Tratado Dante Pazzanese
de Emergências Cardiovasculares

Cardiologia — Outros Livros de Interesse

A Neurologia que Todo Médico Deve Saber 2ª ed. – Nitrini
A Saúde Brasileira Pode Dar Certo – Lottenberg
Acessos Vasculares para Quimioterapia e Hemodiálise – Wolosker
Atualização em Hipertensão Arterial – Clínica, Diagnóstico e Terapêutica – Beltrame Ribeiro
A Vida por um Fio e por Inteiro – Elias Knobel
Bases Moleculares das Doenças Cardiovasculares – Krieger
Cardiologia Clínica 2ª – Celso Ferreira e Rui Povoa
Cardiologia Prática – Miguel Antônio Moretti
Cardiologia Pediátrica – Carvalho
Cardiologia Preventiva - Prevenção Primária e Secundária – Giannini
Cardiopatias Congênitas no Recém-nascido 2ª ed. Revisada e Ampliada – Virgínia Santana
Chefs do Coração – Ramires
Cirurgia Cardiovascular – Oliveira
Climatério e Doenças Cardiovasculares na Mulher – Aldrighi
Clínicas Brasileiras de Cirurgia – CBC (Colégio Brasileiro de Cirurgiões) Vol. 2/5 - Cirurgia Cardiovascular – Oliveira
Como Cuidar de seu Coração – Mitsue Isosaki e Adriana Lúcia Van-Erven Ávila
Condutas em Terapia Intensiva Cardiológica – Knobel
Coração e Sepse – Constantino José Fernandes Junior, Cristiano Freitas de Souza e Antonio Carlos Carvalho
Desfibrilação Precoce - Reforçando a Corrente de Sobrevivência – Timerman
Dinâmica Cardiovascular - Do Miócito à Maratona – Gottschal
Doença Cardiovascular, Gravidez e Planejamento Familiar – Andrade e Ávila
Doença Coronária – Lopes Palandri
Eletrocardiograma – Cirenza
Eletrocardiologia Atual 2ª ed. – Pastore
Eletrofisiologia Cardíaca na Prática Clínica vol. 3 – SOBRAC
Emergências em Cardiopatia Pediátrica – Lopes e Tanaka
Endotélio e Doenças Cardiovasculares – Protásio, Chagas e Laurindo
Enfermagem em Cardiologia – Cardoso
Enfermaria Cardiológica – Ana Paula Quilici, André Moreira Bento, Fátima Gil Ferreira, Luiz Francisco Cardoso, Renato Scotti Bagnatori, Rita Simone Lopes Moreira e Sandra Cristine da Silva
Hipertensão Arterial na Prática Clínica – Póvoa
ICFEN - Insuficiência Cardíaca com Fração de Ejeção Normal – Evandro Tinoco Mesquista
Insuficiência Cardíaca – Lopes Buffolo
Intervenções Cardiovasculares – SOLACI
Lesões das Valvas Cardíacas - Diagnóstico e Tratamento – Meneghelo e Ramos
Manual de Cardiologia da SOCESP – SOCESP (Soc. Card. Est. SP)
Manual do Clínico para o Médico Residente – Atala – UNIFESP

Medicina Nuclear em Cardiologia - Da Metodologia à Clínica – Thom Smanio
Medicina: Olhando para o Futuro – Protásio Lemos da Luz
Medicina, Saúde e Sociedade – Jatene
Os Chefs do Coração – InCor
Parada Cardiorrespiratória – Lopes Guimarães
Prescrição de Medicamentos em Enfermaria – Brandão Neto
Prevenção das Doenças do Coração - Fatores de Risco – Soc. Bras. Card. (SBC) – FUNCOR
Problemas e Soluções em Ecocardiografia Abordagem Prática – José Maria Del Castillo e Nathan Herzskowicz
Psicologia e Cardiologia - Um Desafio que Deu Certo - SOCESP – Ana Lucia Alves Ribeiro
Ressuscitação Cardiopulmonar – Hélio Penna Guimarães
Riscos e Prevenção da Obesidade – De Angelis
Rotinas de Emergência – Pró-cardíaco
Rotinas Ilustradas da Unidade Clínica de Emergência do Incor – Mansur
Semiologia Cardiovascular – Tinoco
Série Clínica Médica - Dislipidemias – Lopes e Martinez
Série Clínica Médica Ciência e Arte – Soc. Bras. Clínica Médica
Doença Coronária – Lopes Palandri
Insuficiência Cardíaca – Lopes Buffolo
Série Fisiopatologia Clínica – Carvalho
   Vol. 3 - Fisiopatologia Respiratória
Série Fisiopatologia Clínica (com CD-ROM) – Rocha e Silva
   Vol. 1 - Fisiopatologia Cardiovascular – Rocha e Silva
   Vol. 2 - Fisiopatologia Renal – Zatz
   Vol. 3 - Fisiopatologia Respiratória – Carvalho
   Vol. 4 - Fisiopatologia Digestiva – Laudana
   Vol. 5 - Fisiopatologia Neurológica – Yasuda
Série Livros de Cardiologia de Bolso (Coleção Completa 6 vols.) – Tinoco
   Vol. 1 - Atividade Física em Cardiologia – Nóbrega
   Vol. 2 - Avaliação do Risco Cirúrgico e Cuidados Perioperatórios – Martins
   Vol. 3 - Cardiomiopatias: Dilatada e Hipertrófica – Mady, Arteaga e Ianni
   Vol. 4 - Medicina Nuclear Aplicada à Cardiologia – Tinoco e Fonseca
   Vol. 5 - Anticoagulação em Cardiologia – Vilanova
   Vol. 6 - Cardiogeriatria – Bruno
Série SOBRAC – vol. 2 – Papel dos Métodos não Invasivos em Arritmias Cardíacas – Martinelli e Zimerman
Série Terapia Intensiva – Knobel
   Vol. 1 - Pneumologia e Fisioterapia Respiratória 2ª ed.
   Vol. 3 - Hemodinâmica
Síndrome Metabólica - Uma Abordagem Multidisciplinar – Ferreira e Lopes
Síndromes Hipertensivas na Gravidez – Zugaib e Kahhale
Síndromes Isquêmicas Miocárdicas Instáveis – Nicolau e Marin
Sociedade de Medicina do Esporte e do Exercício - Manual de Medicina do Esporte: Do Paciente ao Diagnóstico – Antônio Claudio Lucas da Nóbrega
Stent Coronário - Aplicações Clínicas – Sousa e Sousa
Tabagismo: Do Diagnóstico à Saúde Pública – Viegas
Terapias Avançadas - Células-tronco – Morales
Transradial - Diagnóstico e Intervenção Coronária e Extracardíaca 2ª ed. – Raimundo Furtado
Tratado de Cardiologia do Exercício e do Esporte – Ghorayeb
Tratamento Cirúrgico da Insuficiência Coronária – Stolf e Jatene
Um Guia para o Leitor de Artigos Científicos na Área da Saúde – Marcopito Santos

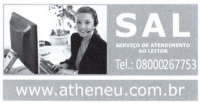

Tratado Dante Pazzanese de Emergências Cardiovasculares

Editores

Elizabete Silva dos Santos

Pedro Henrique Duccini Mendes Trindade

Humberto Graner Moreira

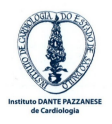

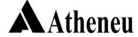

EDITORA ATHENEU

São Paulo — Rua Jesuíno Pascoal, 30
Tel.: (11) 2858-8750
Fax: (11) 2858-8766
E-mail: atheneu@atheneu.com.br

Rio de Janeiro — Rua Bambina, 74
Tel.: (21)3094-1295
Fax: (21)3094-1284
E-mail: atheneu@atheneu.com.br

Belo Horizonte — Rua Domingos Vieira, 319 — conj. 1.104

PRODUÇÃO EDITORIAL: Equipe Atheneu
PROJETO GRÁFICO/DIAGRAMAÇÃO: Triall Composição Editorial Ltda.
CAPA: Equipe Atheneu

Dados Internacionais de Catalogação na Publicação (CIP)
(Câmara Brasileira do Livro, SP, Brasil)

Tratado Dante Pazzanese de emergências cardiovasculares / editores Elizabete Silva dos Santos,
Pedro Duccini Trindade, Humberto Graner Moreira. -- São Paulo : Editora Atheneu, 2016.

Vários colaboradores.
Bibliografia
ISBN 978-85-388-0657-8

1. Cardiologia 2. Doenças cardiovasculares - Diagnóstico e tratamento 3. Emergências cardiovasculares
I. Santos, Elizabete Silva dos. II. Trindade, Pedro Duccini. III. Moreira, Humberto Graner.

15-06884

CDD-616.105
NLM-WG 100

Índice para catálogo sistemático:

1. Doenças cardiovasculares : Cardiologia :
Medicina 616.105

SANTOS, E. S.; TRINDADE, P. H. D. M.; MOREIRA, H. G.
Tratado Dante Pazzanese de Emergências Cardiovasculares

© EDITORA ATHENEU
São Paulo, Rio de Janeiro, Belo Horizonte, 2016

Dedicatórias

Aos pacientes do Pronto-socorro, meu reconhecimento pelo aprendizado de cada dia.

Elizabete Silva dos Santos

Primeiramente a Deus, Senhor que dá a vida e que ilumina o meu caminho.

Ao meu querido pai, Ricardo, e à minha querida mãe, Silvana, fontes de inspiração e amor fraternal, a quem devo minha educação, a formação do meu caráter e a minha vida.

Ao meu melhor amigo e estimado irmão, Luis Felipe, com quem cresci, ensinei e, sobretudo, aprendi.

À minha amada esposa, Vanessa, mulher forte, mãe dedicada com quem escolhi formar uma família e viver por toda minha vida.

Por fim, à minha linda filha, Isabella, amor eterno e incondicional, motivo de paz e alegria, razão do meu viver.

Pedro Henrique Duccini Mendes Trindade

À minha esposa, Priscilla, e à minha filha, Liz: pelo amor e compreensão em todos os momentos nos quais abdiquei da vossa companhia para aprender e ensinar.

Humberto Graner Moreira

Sobre os Editores

Elizabete Silva dos Santos

- Chefe da Seção de Emergências do Instituto Dante Pazzanese de Cardiologia (IDPC);
- Coordenadora do Centro de Treinamento e Simulação em Cardiologia do IDPC;
- Doutora em Cardiologia pela Faculdade de Medicina da Universidade de São Paulo (FMUSP).

Pedro Henrique Duccini Mendes Trindade

- Residência em Cardiologia pelo Instituto Dante Pazzanese de Cardiologia (IDPC);
- Residência em Arritmia Clínica pelo IDPC;
- Especialista em Cardiologia pela Sociedade Brasileira de Cardiologia (SBC);
- Especialista em Arritmia Clínica pela Sociedade Brasileira de Arritmias Cardíacas (SOBRAC);
- Instrutor de Cursos American Heart Association, Advanced Cardiovascular Life Support (ACLS) e Basic Life Support (BLS);
- Chefe de plantão do Pronto-socorro do IDPC entre 2010 e 2012;
- Diretor Técnico da Empresa Viva Coração.

Humberto Graner Moreira

- Residência em Cardiologia no Instituto Dante Pazzanese de Cardiologia (IDPC);
- *Fellow* em Coronariopatias Agudas no Instituto do Coração (InCor) do Hospital das Clínicas da Faculdade de Medicina da Universidade de São Paulo (HC-FMUSP);
- Especialista em Cardiologia pela Sociedade Brasileira de Cardiologia/Associação Médica Brasileira (SBC/AMB);
- Especialista em Medicina Intensiva pela Associação de Medicina Intensiva Brasileira/Associação Médica Brasileira (AMIB/AMB);
- Doutor em Cardiologia pela Faculdade de Medicina da Universidade de São Paulo (FMUSP);
- Professor de Cardiologia e Emergências Clínicas da Faculdade de Medicina UniEvangélica, Anápolis, GO.

Sobre os Colaboradores

Abílio Augusto Fragata Filho

Diretor do Serviço de Cardiologia Clínica do Instituto Dante Pazzanese de Cardiologia (IDPC). Doutor em Saúde Pública pela Faculdade de Saúde Pública da Universidade de São Paulo (USP).

Adriana Bertolami Manfredi

Médica da Seção de Dislipidemias e do Laboratório do Sono do Instituto Dante Pazzanese de Cardiologia (IDPC). Doutorado e Pós-graduação em Medicina – Tecnologia e Intervenção em Cardiologia pelo IDPC – Universidade de São Paulo (USP).

Adriana Marques Fróes Taboada

Graduação em Medicina pela Universidade Federal da Bahia (UFBA). Residência em Clínica Médica no Hospital Universitário Professor Edgard Santos – BA. Residência em Cardiologia pelo Instituto Dante Pazzanese de Cardiologia (IDPC). Especialização em Arritmia Clínica no IDPC. Médica Assistente do Ambulatório de Eletrofisiologia do IDPC.

Adriano Camargo de Castro Carneiro

Especialista em Clínica Médica pela Universidade Estadual de Campinas (Unicamp) e pela Sociedade Brasileira de Clínica Médica (SBCM). Especialista em Cardiologia pelo Instituto Dante Pazzanese de Cardiologia (IDPC) e pela Sociedade Brasileira de Cardiologia (SBC). Especialista em Ressonância e Tomografia Cardiovascular pelo Instituto do Coração – Hospital das Clínicas da Faculdade de Medicina da Universidade de São Paulo (InCor HC-FMUSP). Chefe de Plantão do Pronto-socorro do IDPC em 2010 e 2011. Médico Cardiologista do Pronto-atendimento do Hospital Alemão Oswaldo Cruz. Médico do Setor de Ressonância e Tomografia Cardiovascular do Hospital do Coração (HCor). Coordenador do Grupo de Estudos de Ressonância e Tomografia Cardiovascular do Estado de São Paulo (GERT-SP).

Alejandro Sánchez Velásquez

Médico Internista Formado no Hospital Universitário de Caracas – Venezuela (UCV). Cardiologista Clínico e Intervencionista Formado no Instituto Dante Pazzanese de Cardiologia (IDPC). Coordenador Acadêmico do Departamento de Cardiologia e Cirurgia Cardíaca e Vascular. Médico *Staff* do Setor de Hemodinâmica e Cardiologia Intervencionista do Instituto Médico La Floresta, Caracas – Venezuela.

Allan Diego Rodrigues Leonel

Residência em Cardiologia no Instituto Dante Pazzanese de Cardiologia (IDPC). Especialização em Marcapasso e Arritmias no IDPC. Título de Especialista em Cardiologia pela Sociedade Brasileira de Cardiologia (SBC). Membro Habilitado em Marcapasso pelo Departamento de Estimulação Cardíaca Artificial (DECA). Responsável pelo Serviço de Marcapasso dos Hospitais São José-Unimed Passos e HRCOR S. S. Paraíso.

Allisson Valadão de Oliveira Brito

Especialista em Clínica Médica pela Associação Médica Brasileira (AMB) e pela Sociedade Brasileira de Clínica Médica (SBCM). Especialista em Cardiologia pela Sociedade Brasileira de Cardiologia (SBC) e pela Associação Médica Brasileira (AMB). Especialista em Eletrofisiologia pela SBC e pela AMB.

Aloyra Guedis Guimarães

Cardiologista e Ecocardiografista pelo Instituto Dante Pazzanese de Cardiologia (IDPC). Diretora do Instituto Cearense de Cardiologia (ICCARDIO).

Álvaro Avezum Jr.

Especialização em Cardiologia, Epidemiologia Clínica e Bioestatística pela Universidade McMaster, Hamilton, Canadá. Doutor em Medicina pela Faculdade de Medicina da Universidade de São Paulo (FMUSP). Diretor da Divisão de Pesquisa do Instituto Dante Pazzanese de Cardiologia (IDPC). Presidente do Grupo de Estudos de Epidemiologia e Cardiologia Baseada em Evidências (SBC/DCC/GEECABE). Membro do Comitê Internacional de Eventos e Coordenador Nacional de Estudos. Diretor Científico da Sociedade de Cardiologia do Estado de São Paulo (Socesp).

Amably Pessoa Côrrea

Graduação em Medicina pela Universidade do Maranhão. Residência Médica pela Santa Casa de Misericórdia de São Paulo (SCMSP). Residência em Cardiologia pelo Instituto Dante Pazzanese de Cardiologia (IDPC).

Amanda Fernandes de Barros

Especialista em Ergometria pelo Instituto Dante Pazzanese de Cardiologia. Médica do Setor de Métodos Gráficos do Hospital Israelita Albert Einstein (HIAE).

Amanda Graziella Benelli

Médica Especialista em Clínica Médica pela Universidade Federal do Triângulo Mineiro (UFTM) e em Cardiologia Clínica pelo Instituto Dante Pazzanese de Cardiologia (IDPC).

André Feldman

Médico da Unidade de Terapia Intensiva (UTI) do Instituto Dante Pazzanese de Cardiologia (IDPC). Instrutor ACLS pelo American Heart Association. Especialista em Cardiologia pela Sociedade Brasileira de Cardiologia/ Instituto Dante Pazzanese de Cardiologia (SBC/IDPC) e em Terapia Intensiva pela Associação de Medicina Intensiva Brasileira (AMIB). Doutorado em Ciências Médicas pela Universidade de São Paulo (USP). Professor da Disciplina de Cardiologia da Universidade de Santo Amaro (Unisa).

Antonio Amador Calvilho Junior

Graduado em Medicina pela Faculdade de Medicina de Sorocaba (PUC-SP). Especialista em Clínica Médica pela Pontifícia Universidade Católica de São Paulo (PUC-SP). Especialista em Cardiologia pelo Instituto Dante Pazzanese de Cardiologia (IDPC) e pela Associação Médica Brasileira (AMB). Especialista em Ecocardiografia pelo IDPC e pela AMB. Doutor em Medicina, Tecnologia e Intervenção em Cardiologia pela Universidade de São Paulo – Instituto Dante Pazzanese de Cardiologia (USP-IDPC).

Antônio Carlos Mugayar Bianco

Cooordenador Médico da Unidade de Pós-operatório de Adultos do Instituto Dante Pazzanese de Cardiologia (IDPC). Doutor em Ciências Médicas na Área de Concentração em Cardiologia pelo Instituto do Coração de São Paulo – Universidade de São Paulo (InCor-USP). Especialista em Medicina Intensiva pela Associação de Medicina Intensiva Brasileira (AMIB).

Antonio Massamitsu Kambara

Graduação em Medicina pela Faculdade de Medicina de Ribeirão Preto (FMRP). Mestrado em Radiologia pelo Departamento de Medicina da Escola Paulista de Medicina (EPM). Especialização em Diagnóstico por Imagem pela Associação Brasileira e Colégio Brasileiro de Radiologia por Imagem. Doutorado em Radiologia pela Universidade Federal de São Paulo (Unifesp). Responsável pela Seção Médica de Radiologia do Instituto Dante Pazzanese de Cardiologia. Membro do Corpo Editorial da Revista Brasileira de Cardiologia.

Antonio Tito Paladino Filho

Doutorado em Cardiologia pela Universidade de São Paulo (USP). Ecocardiografista pelo Instituto Dante Pazzanese de Cardiologia (IDPC). *Fellowship* Cardiovascular Magnetic Resonance Imaging pela Drexel University College of Medicine Center (Level 2). Allegheny General Hospital, Pittsburgh, Pensilvânia, EUA. Especialista em Angiotomografia Cardiovascular pelo IDPC. Especialista em Cardiologia pelo IDPC. Médico pela Faculdade de Medicina Souza Marques – RJ. Médico pela Faculdade de Medicina Souza Marques (FTESM).

Ari Timerman

Doutor em Medicina pela Faculdade de Medicina da Universidade de São Paulo (FMUSP). Diretor da Divisão de Pós-graduação e do Serviço Médico Hospitalar do Instituto Dante Pazzanese de Cardiologia (IDPC). Representante do Instituto Dante Pazzanese Junto ao Comitê Estadual e Referência em Cardiologia da Secretaria do Estado de São Paulo.

Arnóbio Dias da Ponte Filho

Médico Especialista em Cardiologia pela Sociedade Brasileira de Cardiologia (SBC) e em Arritmia Clínica pela Sociedade Brasileira de Arritmias Cardíacas (Sobrac). Formação em Arritmia Clínica, Eletrofisiologia e Arritmia Invasiva pelo Instituto do Coração da Faculdade de Medicina da Universidade de São Paulo (InCor-HC-FMUSP). Instrutor pela American Heart Association do Advanced Cardiovascular Life Suport (ACLS).

Auristela Ramos

Doutora em Ciências pela Faculdade de Medicina da Universidade de São Paulo (USP). Chefe da Seção Médica de Valvopatias do Instituto Dante Pazzanese de Cardiologia (IDPC). Coordenadora da Comissão de Estágios e Aprimoramento, Membro da Comissão de Residência Médica, Especialista em Cardiologia e Valvopatias pela Associação de Medicina Intensiva Brasileira/ Sociedade Brasileira de Cardiologia (AMIB/SBC).

Bruno Sampaio Saba

Cardiologista pelo Intituto Dante Pazzanese de Cardiologia (IDPC) e pela Sociedade Brasileira de Cardiologia (SBC). Plantonista do Pronto-atendimento e Cardiologista do *Check up* do Hospital Alemão Oswaldo Cruz. Doutorando em Medicina pela Universidade de São Paulo (USP).

Carina Amorim Pouillard Carneiro

Residência de Clínica Médica no Hospital Santo Antônio – Obras Sociais Irmã Dulce. Residência de Cardiologia no Instituto Dante Pazzanese de Cardiologia (IDPC). Ecocardiografia no IDPC no período de fevereiro de 2009 a janeiro de 2011

Carla de Almeida

Especializada em Cardiologia e Arritmia pelo Instituto Dante Pazzanese de Cardiologia (IDPC). Médica Assistente do Setor de Tele-eletro do IDPC.

Carlos Eduardo Câmara Prado

Cardiologista pela Real e Benemérita Associação Portuguesa de Beneficência – SPEx. Assistente da Seção de Valvopatias do Instituto Dante Pazzanese de Cardiologia (IDPC). Especialista em Cardiologia pela Sociedade Brasileira de Cardiologia da Associação Médica Brasileira (SBC/AMB).

Carlos Eduardo Sandoli Baía

Doutorado pela Faculdade de Medicina da Universidade de São Paulo (FMUSP), Área de Cirurgia. Coordenador Médico do Programa de Transplantes de Fígado do Hospital de Transplantes de São Paulo Euryclides de Jesus Zerbini (HTEJZ). Membro da Câmara Técnico-científica de Fígado da Central de Transplantes de São Paulo.

Carlos Gun

Coordenador das Unidades de Terapia Intensiva (UTIs) do Instituto Dante Pazzanese de Cardiologia (IDPC). Presidente da Comissão de Residência Médica do Instituto Dante Pazzanese de Cardiologia (IDPC). Especialista em Cardiologia pela Sociedade Brasileira de Cardiologa (SBC) e em Terapia Intensiva pela Associação de Medicina Intensiva Brasileira (AMIB). Doutorada em Cardiologia pela Universidade de São Paulo (USP). Presidente da LIGA de Cardiologia da Faculdade de Medicina Santo Amaro (Unisa). Professor Titular de Cardiologia da Faculdade de Medicina da Unisa.

Celso Amodeo

Cardiologista e Nefrologista. Chefe da Seção de Hipertensão e Nefrologia do Instituto Dante Pazzanese de Cardiologia (IDPC). Especialização em Nefrologia na University of Virginia. Doutorado em Nefrologia da Universidade de São Paulo (USP).

Cely Saad Abboud

Médica Infectologista. Mestre em Ciências. Chefe da Seção Médica de Infectologia e Presidente da Competência de Controle de Infecção Hospitalar do Instituto Dante Pazzanese de Cardiologia (CCIH-IDPC). Infectologista e Presidente da Competência de Controle de Infecção Hospitalar da Assistência à Criança Deficiente (CCIH-AACD).

Cleverson Neves Zukowski

Membro Titular da Sociedade Brasileira de Cardiologia (SBC) e da Sociedade Brasileira de Hemodinâmica e Cardiologia Intervencionista (SBHCI). Cardiologista Intervencionista dos Hospitais Copa D'Or, Quinta D'Or e Barra D'Or, Rio de Janeiro – RJ.

Clizenaldo Torres Timótheo Júnior

Especialista em Cardiologia, Estimulação Cardíaca Artificial e Eletrofisiologia pelo Instituto Dante Pazzanese de Cardiologia (IDPC). Especialista em Clínica Médica pelo Hospital do Servidor Público Estadual de São Paulo (HSPE-SP). Membro Associado da Sociedade Brasileira de Arritmias Cardíacas (Sobrac) e Habilitado do Departamento de Estimulação Cardíaca Artificial da Sociedade Brasileira de Cardiologia Veterinária (DECA/SBCV).

Dalmo Antonio Ribeiro Moreira

Chefe da Seção Médica de Eletrofisiologia e Arritmias Cardíacas do Instituto Dante Pazzanese de Cardiologia (IDPC). Doutor em Ciências pela Faculdade de Medicina da Universidade de São Paulo (FMUSP). Professor Pleno de Pós-graduação em Cardiologia, Instituto Dante Pazzanese. Diretor de Eletrofisiologia Diagnóstica e Intervencionista do Centro de Eletrofisiologia Diagnóstica e Intervencionista (CEDI) e Especialização em Cardiologia pelo IDPC.

Daniele Destro Padua

Especialista em Clínica Médica. Especialista em Cardiologia pelo Instituto Dante Pazzanese de Cardiologia (IDPC) e pela Sociedade Brasileira de Cardiologia (SBC). Especialista em Ecocardiografia pela Faculdade de Medicina da Universidade de São Paulo – Departamento de Imagem Cardiovascular (FMUSP/DIC).

David Costa de Souza Le Bihan
Médico da Seção de Ecocardiografia do Instituto Dante Pazzanese de Cardiologia (IDPC).

Denilson e Silva Franco
Especialista em Cardiologia pela Sociedade Brasileira de Cardiologia (SBC). Especialista em Eletrofisiologia Clínica pelo Instituto Dante Pazzanese de Cardiologia (IDPC).

Dikran Armaganijan
Doutor em Medicina pela Universidade de São Paulo (USP). Diretor Acadêmico do Programa de Atualização em Cardiologia da Sociedade Brasileira de Cardiologia (Procardiol/SBC). Conselheiro Editorial dos Arquivos Brasileiros de Cardiologia.

Dimytri Alexandre de Alvim Siqueira
Doutor em Cardiologia pela Faculdade de Medicina da Universidade de São Paulo (FMUSP). Cardiologista Intervencionista do Instituto Dante Pazzanese de Cardiologia (IDPC). Título de Especialista em Cardiologia pela Sociedade Brasileira de Cardiologia (SBC) e em Hemodinâmica e Cardiologia Intervencionista pela Sociedade Brasileira de Hemodinâmica e Cardiologia Intervencionista (SBHCI). Chefe do Setor de Intervenção em Valvopatias Adquiridas e Intervenção em Doenças Estruturais do Coração (CIDEC).

Dorival Julio Della Togna
Chefe da Seção Hospitalar de Valvopatias do Instituto Dante Pazzanese de Cardiologia (IDPC). Doutor em Ciências pela Universidade de São Paulo/Instituto Dante Pazzanese de Cardiologia (USP/IDPC). Especialização em Valvopatias e Intervenção em Cardiologia.

Ederlon Ferreira Nogueira
Médico Assistente do Pronto-socorro e Unidade Coronariana do Hospital do Coração de Londrina. Médico Preceptor da Residência de Clínica Médica do Hospital do Coração de Londrina. Especialista em Clínica Médica pelo Hospital Márcio Cunha (HMC). Especialista em Cardiologia e Área de Atuação em Hemodinâmica e Cardiologia Intervencionista pelo Instituto Dante Pazzanese de Cardiologia (IDPC).

Edileide de Barros Correia
Chefe da Seção de Miocardiopatias do Instituto Dante Pazzanese de Cardiologia (IDPC). Especialista em Cardiologia e Terapia Intensiva.

Elizabete Silva dos Santos
Chefe da Seção de Emergências do Instituto Dante Pazzanese de Cardiologia (IDPC). Coordenadora do Centro de Treinamento e Simulação em Cardiologia do IDPC. Doutora em Cardiologia pela Faculdade de Medicina da Universidade de São Paulo (FMUSP).

Elry Medeiros Vieira Segundo Neto
Médico Assistente do Setor de Medicina Nuclear do Instituto Dante Pazzanese de Cardiologia (IDPC). Especialista em Cardiologia pela Sociedade Brasileira de Cardiologia (SBC). Médico Nuclear pelo Hospital das Clínicas da Faculdade de Medicina da Universidade de São Paulo (HC-FMUSP). Médico Especialista em Medicina Nuclear pela Sociedade Brasileira de Medicina Nuclear e Médico Pleno do Laboratório Fleury, Medicina e Saúde.

Erika Yumi Ishicava Takahashi
Cardiologista Pediátrica e Fetal, Assistente do Setor de Ecocardiografia Pediátrica e Fetal do Hospital Beneficência Portuguesa de São Paulo (BPSP).

Fabio de Jesus Machado
Residência em Cardiologia pela Fundação de Beneficência Hospital de Cirurgia (FBHC). Eletrofisiologia Clínica e Arritmias Cardíacas pelo Instituto Dante Pazzanese de Cardiologia (IDPC).

Fábio Salerno Rinaldi
Graduação em Medicina pela Pontifícia Universidade Católica do Paraná (PUCPR). Residência em Clínica Médica no Hospital Heliópolis. Residência em Cardiologia no Instituto Dante Pazzanese de Cardiologia (IDPC). Residência em Hemodinâmica e Cardiologia Invasiva no IDPC. Título de Especialista em Cardiologia pela Sociedade Brasileira de Cardiologia (SBC) e pela Associação Médica Brasileira (AMB). Título de Especialista em Cardiologia Invasiva e Hemodinâmica pela Sociedade Brasileira de Hemodinâmica e Cardiologia Intervencionista (SBHCI) e AMB.

Fausto Feres
Doutor em Cardiologia pela Faculdade de Medicina da Universidade de São Paulo (FMUSP). Cardiologista Intervencionista do Instituto Dante Pazzanese de Cardiologia (IDPC). Diretor do Serviço de Cardiologia Invasiva pelo IDPC. Especialização em Cardiologia Clínica.

Felicio Savioli Neto

Doutor em Cardiologia pela Faculdade de Medicina da Universidade de São Paulo (FMUSP). Chefe da Seção Médica de Cardiogeriatria do Instituto Dante Pazzanese de Cardiologia (IDCP).

Felipe de Macedo Coelho

Formado na Universidade Federal do Rio Grande do Norte (UFRN). Residência de Clínica Médica na Irmandade Santa Casa de Misericórdia de São Paulo. Residência de Cardiologia no Instituto Dante Pazzanese de Cardiologia (IDCP). Residência de Angioplastia Clínica no IDCP. Residência de Cardiologia Intervencionista no IDCP.

Fernanda Cruz de Souza

Especialista em Cardiologia pelo Instituto Dante Pazzanese de Cardiologia e Sociedade Brasileira de Cardiologia - Associação Médica Brasileira (SBC/AMB). Especialista em Ecocardiografia pelo Departamento de Imagem Cardiovascular (DIC) da Sociedade Brasileira de Cardiologia (SBC).

Fernanda Santos Lopes Teixeira

Formada em Medicina pela Universidade Federal do Mato Grosso (UFMT). Residência em Clínica Médica pela Universidade Federal de São Paulo (Unifesp). Especialização em Cardiologia pelo Instituto Dante Pazzanese de Cardiologia (IDCP). Título de Especialista em Clínica Médica e Cardiologia.

Fernando Alves Moreira

Formado na Faculdade de Medicina do ABC (FMABC). Pediatra com Residência na FMABC. Título de Especialista em Pediatria pela Sociedade Brasileira de Pediatria (SBP). Estágio de Cardiopediatria e Cardiopatias Congênitas do Adulto no Instituto Dante Pazzanese de Cardiologia (IDPC). Estágio em Ecocardiografia Pediátrica e Fetal no IDPC.

Fernando Sérgio Studart Leitão Filho

Residência em Clínica Médica e Pneumologia pela Universidade Federal de São Paulo/Escola Paulista de Medicina (Unifesp/EPM). Médico Assistente do Serviço de Pneumologia do Hospital de Messejana (HM). Professor-assistente do Curso de Medicina da Universidade de Fortaleza (Unifor). Doutor em Ciências da Saúde pela Unifesp/EPM.

Flávia Cunacia D'Eva

Especialista em Cardiologia pela Sociedade Brasileira de Cardiologia (SBC). Especialista em Terapia Intensiva pela Associação de Medicina Intensiva Brasileira (AMIB). Médica Assistente do Pós-operatório de Cirurgia Cardíaca do Instituto Dante Pazzanese de Cardiologia (IDPC).

Francisco Faustino de A. Carneiro de França

Médico Supervisor do Setor de Tele-eletrocardiografia do Instituto Dante Pazzanese de Cardiologia (IDPC).

Francisco Flávio Costa Filho

Graduação em Medicina na Universidade Federal do Ceará (UFC). Residência em Clínica Médica no Hospital Universitário Walter Cantídio (HUWC/UFC). Especialização em Cardiologia Clínica no Instituto Dante Pazzanese de Cardiologia (IDPC). Título de Especialista em Cardiologia pela Sociedade Brasileira de Cardiologia (SBC). Trabalha como Cardiologista Preceptor da Residência em Cardiologia no Pronto-socorro do IDPC. Título de Especialista em Medicina Intensiva pela Associação de Medicina Intensiva Brasileira (AMIB).

Gabriel Jucá Nunes

Graduado em Medicina pela Escola Bahiana de Medicina e Saúde Publica (EBMSP). Especialista em Clínica Médica pelo Hospital Santo Antônio (HSA). Especialista em Cardiologia pelo Instituto Dante Pazzanese de Cardiologia (IDPC) e pela Sociedade Brasileira de Cardiologia/Associação Médica Brasileira (SBC/AMB). Especialista em Ecocardiografia pelo IDPC e pela SBC/AMB. Médico Cardiologista do Hospital Português (HP). Médico Plantonista da Unidade Coronária do HP.

Georgiane Crespi Ponta

Médica Cardiologista pelo Instituto Dante Pazzanese de Cardiologia (IDPC). Membro Especialista pela Sociedade Brasileira de Cardiologia (SBC). Pós-graduação em Eletrofisiologia Clínica e Arritmias Cardíacas no IDPC. *Fellow* em Cardiologia do Esporte na Università degli Studi di Padova, Itália. Especialização em Ecocardiografia na Universidade Estadual de Campinas (UNICAMP).

Gustavo do Prado Monteiro

Graduado em Medicina pela Universidade Severino Sombra (USS). Especialista em Clínica Médica com Residência Médica pelo Hospital Geral de Goiânia (HGG). Especialista em Cardiologia com Residência Médica pelo Instituto Dante Pazzanese de Cardiologia/Associação Médica Brasileira (IDPC/AMB). Especialista em Cardiologia Intervencionista e Hemodinâmica pelo IDPC/AMB. Cardiologista Intervencionista da Procardio e do Hospital Universitário da Universidade Federal do Maranhão, São Luís, MA.

Gustavo Lara Moscardi

Cardiologista, Membro Habilitado do Departamento de Estimulação Cardíaca Artificial da Sociedade Brasileira de Cirurgia Cardiovascular (DECA/SBCCV).

Gustavo Magnus Tito Lívio Simões Rodrigues Peres

Graduado em Medicina pela Faculdade de Medicina de Catanduva (FAMECA). Residência Médica na Faculdade de Medicina de Jundiaí (FMJ), Hospital São Vicente de Paulo (HSVP). Residência Médica em Cardiologia pelo Instituto Dante Pazzanese de Cardiologia (IDPC). Título de Especialista em Cardiologia pela Sociedade Brasileira de Cardiologia (SBC). Ecocardiografia pelo IDPC. Título de Especialista Certificado de Atuação em Ecocardiografia pelo Departamento de Imagem Cardiovascular da Sociedade Brasilera de Cardiologia (DIC/SBC).

Gustavo Mauro Mohallem

Especialista em Cardiologia pelo Instituto Dante Pazzanese de Cardiologia (IDPC). Ecocardiografia no IDPC.

Henri Paulo Zatz

Especialização em Endocrinologia no Hospital das Clínicas da Faculdade de Medicina da Universidade de São Paulo (HC-FMUSP). Endocrinologista do Setor de Dislipidemia do Instituto Dante Pazzanese de Cardiologia (IDPC). Membro da Sociedade Brasileira de Endocrinologia e Metabologia (SBEM). Membro da Associação Paulista de Medicina (APM). Membro da Associação Médica Brasileira (AMB).

Humberto Graner Moreira

Residência em Cardiologia pelo Instituto Dante Pazzanese de Cardiologia (IDPC). *Fellow* em Coronariopatias Agudas no Instituto do Coração (InCor) Hospital das Clínicas da Faculdade de Medicina da Universidade de São Paulo (HC-FMUSP). Especialista em Cardiologia pela Sociedade Brasileira de Cardiologia – SBC/AMB. Especialista em Medicina Intensiva pela Associação de Medicina Intensiva Brasileira – AMIB/AMB. Doutor em Cardiologia pela Faculdade de Medicina da Universidade de São Paulo – FMUSP. Professor de Cardiologia e Emergências Clínicas – Faculdade de Medicina – UniEvangélica, Anápolis, GO.

Idelzuita Leandro Liporace

Médica Assistente pelo Setor de Anticoagulação Oral do Instituto Dante Pazzanese de Cardiologia (IDPC). Especialista em Cardiologia e Ecocardiografia pela Sociedade Brasileira de Cardiologia (SBC).

Ítalo Souza Oliveira Santos

Doutor em Ciências pelo Instituto Dante Pazzanese de Cardiologia/Universidade de São Paulo (IDPC/USP). Diretor do Instituto Cearense de Cardiologia (ICCARDIO). Coordenador do Banco de Dados da Unidade de AVC do Hospital Geral de Fortaleza (HGF).

Jackson Rafael Stadler

Especialista em Cardiologia pela Sociedade Brasileira de Cardiologia (SBC). Médico Residente em Hemodinâmica e Cardiologia Intervencionista no Instituto Dante Pazzanese de Cardiologia (IDPC).

João Carlos Moron Saes Braga

Cardiologista e Ecocardiografista. Aperfeiçoamento em Ecocardiografia – Cleveland Clinic (EUA). Doutorado em Cardiologia pelo Instituto Dante Pazzanese de Cardiologia (IDPC).

João Manoel Rossi Neto

Responsável pelo Ambulatório de Disfunção Ventricular e Transplante Cardíaco do Instituto Dante Pazzanese de Cardiologia (IDPC). Doutor em Cardiologia pela Universidade de São Paulo (USP). Médico do Laboratório Fleury.

Jorge Alcantara Farran

Especialização em Cardiologia pela Sociedade Brasileira de Cardiologia (SBC). Médico do Setor de Coronariopatia do Instituto Dante Pazzanese de Cardiologia (IDPC). Médico Assistente da Unidade de Terapia Intensiva (UTI) do Hospital do Coração da Associação do Sanatório Sírio (HCor/ASS).

Jorge Bezerra Cavalcanti Sette

Residência em Cardiologia pelo Instituto Dante Pazzanese de Cardiologia (IDPC). Especialista em Cardiologia pela Sociedade Brasileira de Cardiologia (SBC). Preceptor da Residência em Cardiologia do Hospital das Clínicas da Universidade Federal de Minas Gerais (HC-UFMG). Mestrando no Programa de Pós-graduação em Ciências Aplicadas à Saúde do Adulto da Faculdade de Medicina da UFMG. Preceptor do Serviço de Cardiologia do Hospital Mater Dei.

Jorge Eduardo Assef

Diretor da Clínica Cuore – Métodos Gráficos em Cardiologia. Diretor da Cardiologia não Invasiva do Instituto Dante Pazzanese de Cardiologia (IDPC). Presidente do Departamento de Imagem Cardiovascular da Sociedade Brasileira de Cardiologia (SBC). Doutor em Cardiologia pela Faculdade de Medicina da Universidade de São Paulo (FMUSP). Membro da comissão de pós-graduação do IDPC.

José Carlos Pachón Mateos

Diretor do Serviço de Estimulação Cardíaca Artificial do Instituto Dante Pazzanese de Cardiologia (IDPC). Diretor do Serviço de Eletrofisiologia, Marca-passo e Arritmias do Hospital do Coração (HCor). Professor Titular da Disciplina de Arritmias e Marca-passo da Pós-graduação da Universidade de São Paulo (USP-IDPC). Diretor do Capítulo de Arritmias da Sociedade Brasileira de Clínica Médica (SBCM).

José Maria Morgado Neto

Cardiologista do Instituto Dante Pazzanese de Cardiologia (IDPC) e Titulado pela Sociedade Brasileira de Cardiologia (SBC). Eletrofisiologista Clínico do IDPC.

Juan Carlos Pachón Mateos

Médico Cardiologista. Especialista em Estimulação Cardíaca Atuando com Marca-passos, Ressincronizadores, Desfibriladores e Arritmia Clínica. Médico do Serviço de Marca-passos do Instituto Dante Pazzanese de Cardiologia (IDPC), do Hospital do Coração (HCor), Hospital Edmundo Vasconcelos e Semap (HPEV). Doutorado pela Universidade de São Paulo (USP) em Medicina e Intervenção em Cardiologia. Coordenador do Serviço de Holter do Hospital do Coração (HCor) e Orientador da Residência Médica de Marca-passo do IDPC.

Julhano Tiago Capeletti

Médico Cardiologista Especialista em Arritmias Clínicas e Tomografia de Coração pelo Instituto Dante Pazzanese de Cardiologia (IDPC). Médico da Unidade de Terapia Intensiva (UTI) do Hospital de Caridade e do Hospital SOS Cardio. Membro da Sociedade de Cardiologia do Estado de São Paulo e da Sociedade Brasileira de Cardiologia (Socesp/SBC).

Juliana Fernandes Kelendjian

Especialização em Cardiologia pelo Instituto Dante Pazzanese de Cardiologia (IDPC). Título de Especialista em Cardiologia pela Sociedade Brasileira de Cardiologia (SBC). Especialização em Tomografia Cardíaca pelo IDPC.

Juliano Caetano Cherobin

Especialista em Cardiologia pelo Instituto Dante Pazzanese de Cardiologia (IDPC), pela Sociedade Brasileira de Cardiologia (SBC) e pela Associação Médica Brasileira (AMB). Habilitação em Ecocardiografia pelo IDPC e SBC/AMB.

Juliano Rasquin Slhessarenko

Graduação em Medicina pela Universidade Federal de Santa Maria (UFSM). Residência em Clínica Médica pela Santa Casa de Porto Alegre. Residência em Cardiologia e Especialização em Angioplastia Clínica e Cardiologia Intervencionista pelo Instituto Dante Pazzanese de Cardiologia (IDPC). Especialização em Terapia Intensiva pelo Hospital Albert Einstein e MBA em Gestão em Saúde pela Fundação Getulio Vargas (FGV). Atualmente é Membro Titular da Sociedade Brasileira de Cardiologia Invasiva. Médico Concursado da Unidade Pós-operatória em Cirurgia Cardíaca do IDPC e Médico Intervencionista em Cuiabá/MT, atuando na Área de Cardiologia Invasiva. Doutorando do Programa de Pós-graduação pela Universidade de São Paulo (USP/IDPC).

Julyana Galvão Tabosa do Egito

Formada pela Faculdade de Medicina da Universidade de Santo Amaro (Unisa). Especializada em Clínica Médica pela Faculdade de Medicina do ABC (FMABC). Especializada em Cardiologia pelo Instituto Dante Pazzanese de Cardiologia (IDPC). Subespecializada em Coronariopatia Crônica pelo IDPC. Médica Assistente do Setor de Coronariopatia Hospitalar do IDPC.

Karina Vasconcelos Ferreira de Conti

Graduada em Medicina pela Universidade Federal de Uberlândia (UFU). Residência Médica em Clínica Médica pela UFU. Cardiologia pelo Instituto Dante Pazzanese de Cardiologia (IDPC). Coordenadora da Unidade Cardiológica Semi-intensiva (UCO) e do Pós-operatório de Cirurgia Cardíaca do Hospital e Maternidade Madrecor de Uberlândia.

Leandro Menezes Alves da Costa

Médico Cardiologista pela Sociedade Brasileira de Cardiologia (SBC). Instrutor de Suporte Avançado de Vida em Cardiologia (ACLS) do Instituto Dante Pazzanese de Cardiologia (IDPC). Médico Assistente do Pronto-socorro do IDPC.

Leandro Zacarias Figueiredo de Freitas

Título de Especialista em Cardiologia pela Sociedade Brasileira de Cardiologia (SBC) e pela Assosiação Médica Brasileira (AMB). Título de Especialista em Hemodinâmica e Cardiologia Intervencionista pela SBC e AMB. Preceptor da Disciplina de Cardiologia da Pontifícia Universidade Católica de Goiás (PUC-GO).

Leonardo de Matos Ribeiro

Residência de Cardiologia e Marca-passo no Instituto Dante Pazzanese de Cardiologia (IDPC). *Research Fellow* Mount Sinai Hospital, New York.

Leonardo Godoy de Mello Motta

Graduado em Medicina pela Universidade de Pernambuco (UPE). Médico Especialista em Clínica Médica pelo Hospital Heliópolis. Médico Especialista em Cardiologia pelo Instituto Dante Pazzanese de Cardiologia (IDPC) e pela Sociedade Brasileira de Cardiologia/Associação Médica Brasileira (SBC/AMB). Médico Especialista em Ecocardiografia pelo IDPC e pela SBC/AMB.

Leonardo Mello Guimarães de Toledo

Especialista em Cardiologia pela Sociedade Brasileira de Cardiologia (SBC). Especialista em Ecocardiografia pela SBC. Médico Assistente da Seção de Ecocardiografia do Instituto Dante Pazzanese de Cardiologia (IDPC).

Leopoldo Soares Piegas

Co-diretor da Unidade Coronariana do Hospital do Coração (UCO/HCor). Professor Livre-docente da Faculdade de Medicina da Universidade de São Paulo (FMUSP). Médico pesquisador do HCOR. Especialista em Cardiologia, Clínica Médica e Terapia Intensiva.

Lili Wihibi

Graduação em Medicina pela Universidad Nacional del Este, Paraguai. Residência Médica em Clínica Médica pelo IPS, Assunção Paraguai. Especialista em Cardiologia pela Sociedade Brasileira de Cardiologia (SBC). Especialização em Ecocardiografia pelo Instituto Dante Pazzanese de Cardiologia (IDPC). Cardiologista e Ecocardiografista do Hospital Ministro Costa Cavalcanti (HMCC).

Liria Maria Lima da Silva

Especialista em Cardiologia pela Sociedade Brasileira de Cardiologia (SBC). Residência em Cardiologia pelo Instituto Dante Pazzanese de Cardiologia (IDPC). Residência em Ecocardiografia pelo IDPC. Médica Assistente do Setor de Ecocardiografia do IDPC.

Louis Nakayama Ohe

Médico Plantonista da Unidade de Terapia Intensiva (UTI) do Instituto Dante Pazzanese de Cardiologia (IDPC). Residência em Cardiologia Clínica no IDPC. Residência em Cardiologia Intervencionista no IDPC.

Louise Sahione Bittencourt

Médica Assistente da Unidade Coronariana e da Sessão de Métodos Gráficos do Hospital Amecor. Especialização em Cardiologia e Métodos Gráficos pelo Instituto Dante Pazzanese de Cardiologia (IDPC).

Luciana Vidal Armaganijan

Médica Eletrofisiologista da Seção de Eletrofisiologia e Arritmias Cardíacas do Instituto Dante Pazzanese de Cardiologia (IDPC). Especialista em Eletrofisiologia e Estimulação Cardíaca. Doutorado em Ciências Médicas pela Universidade de São Paulo (USP/IDPC).

Luis Cavalcanti Pereira Lima

Médico Cardiologista Pediátrico Formado pelo Instituto Dante Pazzanese de Cardiologia (IDPC). Médico Assistente da Unidade de Terapia Intensiva Pediátrica do Centro Hospitalar Municipal de Santo André (CHM). Faculdade de Medicina do ABC (FMABC). Médico Supervisor da UTI Pediátrica do Hospital da Criança – Unidade São Luiz Jabaquara. Médico Plantonista da UTI Pediátrica e Neonatal do Hospital do Coração (HCor).

Luisa Carolina Borges Keiralla

Graduação em Medicina pela Pontifícia Universidade Católica de Campinas (PUC-Campinas). Especialista em Cardiologia pela Sociedade Brasileira de Cardiologia (SBC). Especialista em Arritmia Clínica pela Sociedade Brasileira de Arritmias Cardíacas (Sobrac).

Luiz Alberto Piva e Mattos

Médico do Serviço de Cardiologia Invasiva do Instituto Dante Pazzanese de Cardiologia (IDPC). Doutor em Medicina/ Cardiologia pela Faculdade de Medicina da Universidade de São Paulo (FMUSP). Coordenador dos Serviços de Cardiologia Intervencionista Rede D'Or de Hospitais do Brasil – São Luiz Morumbi/Hospital Brasil e Esperança.

Luiz Antonio Abdalla

Doutor em Cardiologia pela Universidade Estadual de Campinas (Unicamp). Professor do Departamento de Clínica Médica da Pontifícia Universidade Católica de Campinas (PUC-Campinas). Médico Assistente da Unidade Coronária do Instituto Dante Pazzanese de Cardiologia (IDPC). Cardiologista do Hospital do Coração de São Paulo (HCor-SP). Especialista em Cardiologia pela Sociedade Brasileira de Cardiologia (SBC).

Luiz Eduardo Mastrocolla

Diretor do Serviço de Medicina Nuclear do Hospital do Coração da Associação do Sanatório Sírio (HCor/ASS). Diretor do Serviço de Reabilitação Cardiovascular do Instituto Dante Pazzanese de Cardiologia (IDPC). Doutor em Ciências pela Universidade de São Paulo (USP), Área de Concentração em Cardiologia. Vice-presidente do Departamento de Imagem Cardiovascular, Área de Cardiologia Nuclear da Sociedade Brasileira de Cardiologia (SBC).

Luiz Minuzzo

Doutor em Ciências pela Faculdade de Medicina da Universidade de São Paulo (FMUSP). Cardiologista pelo Instituto Dante Pazzanese de Cardiologia (IDPC). Especialista em Emergências Cardiológicas pelo IDPC. Médico Assistente do Setor de Emergências do Instituto Dante Pazzanese de Cardiologia (IDPC). Especialista em Terapia Intensiva pela Associação de Medicina Intensiva Brasileira (AMIB).

Marcel Álvares Guedes do Rêgo

Graduação em Medicina pela Universidade Federal do Rio Grande do Norte (UFRN). Residência Médica em Clínica Médica na Universidade Estadual Paulista (Unesp). Residência Médica em Cardiologia pelo Instituto Dante Pazzanese de Cardiologia (IDPC). Especialista em Ecocardiografia pelo IDPC. Especialista em Ecocardiografia e Cardiologia pela Sociedade Brasileira de Cardiologia (SBC).

Marcela Paganelli do Vale

Especialista em Cardiologia pela Sociedade Brasileira de Cardiologia (SBC). Especialista em Ecocardiografia pelo Departamento de Imagem Cardiovascular.

Marcelo Chiara Bertolami

Diretor de Divisão Científica do Instituto Dante Pazzanese de Cardiologia (IDPC). Mestrado e Doutorado em Medicina Aplicada à Saúde Pública pela Universidade de São Paulo (USP). Orientador do Programa de Pós-graduação (USP/IDPC).

Marcelo Ferraz Sampaio

Chefe do Laboratório de Biologia Molecular do Instituto Dante Pazzanese de Cardiologia (IDPC). Doutor em Medicina pela Faculdade de Medicina da Universidade de São Paulo (FMUSP). Vice-diretor Clínico do Hospital Alemão Oswaldo Cruz. Graduado em Medicina pela Universidade de Santo Amaro (Unisa). Médico da Seção de Coronariopatia e Responsável pela Disciplina de Genoma, Transciptona, Proteoma Aplicado à Cardiologia no Programa de Pós-graduação pela Universidade de São Paulo (USP).

Marcos Paulo Pereira (*in memoriam*)

Médico Assistente do Setor de Emergências do Instituto Dante Pazzanese de Cardiologia (IDPC).

Marcus Ribeiro de Oliveira Santana

Graduado em Medicina pela Escola Bahiana de Medicina e Saúde Pública (EBMSP). Especialista em Clínica Médica pelo Hospital do Servidor Público Estadual de São Paulo (HSPE-SP). Especialista em Cardiologia pelo Instituto Dante Pazzanese de Cardiologia (IDPC) e pela Sociedade Brasileira de Cardiologia/Associação Médica Brasileira (SBC/AMB). Especialista em Ecocardiografia pelo IDPC e pela SBC/AMB. Médico Assistente do Serviço de Ecocardiografia do Hospital Ana Nery – Salvador, Bahia.

Maria Eduarda Menezes de Siqueira

Residência em Cardiologia no Instituto Dante Pazzanese de Cardiologia (IDPC). Residência de Ecocardiografia pela Universidade Federal de São Paulo (Unifesp). Título de Especialista em Cardiologia pela Sociedade Brasileira de Cardiologia (SBC). Título de Especialista em Ecocardiografia pelo Departamento de Imagem Cardiovascular da Sociedade Brasileira de Cardiologia (DIC-SBC). *Fellow* em Tomografia Computadorizada e Ressonância Nuclear Magnética Cardíacas (Cardiac CT/MRI) no Mount Sinai Hospital (EUA).

Maria Elisa Martini Albrecht

Cardiologista Pediátrica e Ecocardiografista pelo Instituto Dante Pazzanese de Cardiologia (IDPC). Especialista em Pediatria pela Sociedade Brasileira de Pediatria. Médica Assistente do Setor de Ecocardiografia Pediátrica e Cardiologia Fetal do Hospital Beneficência Portuguesa de São Paulo (BPSP).

Maria Teresa Cabrera Castillo

Médica Chefe da Unidade de Terapia Intensiva Clínica do Instituto Dante Pazzanese de Cardiologia (IDPC). Residência em Cardiologia pelo IDPC. Médica Assistente da Unidade Coronária do IDPC.

Maria Virgínia Tavares Santana

Chefe da Cardiologia Pediátrica e Cardiopatias Congênitas do Adulto do Instituto Dante Pazzanese de Cardiologia (IDPC). Doutora em Ciências pela Universidade de São Paulo (USP). Editora-chefe da Revista Pumonary Vascular Research Institute (PVRI Review), Portuguese Edition. Especialista em Cardiologia e Ecocardiografia pela Sociedade Brasileira de Cardiologia (SBC).

Mariana Fuziy Nogueira de Marchi

Cardiologista Especializada em Arritmia. Médica Assistente do Setor de Tele-ECG do Instituto Dante Pazzanese de Cardiologia (IDPC).

Marly Akiko Miaira

Médica Assistente da Cardiologia Pediátrica do Instituto Dante Pazzanese de Cardiologia (IDPC).

Mauro Atra

Mestrado em Medicina na Área de Neurologia pela Universidade Federal de São Paulo (Unifesp). Especialização em Residência Médica em Neurologia pela Irmandade da Santa Casa de Misericórdia de São Paulo. Mestrado em Medicina na Área de Neurologia pela Universidade Federal de São Paulo (Unifesp). Atualmente é Médico Neurologista do Hospital do Coração (HCor) e Instituto Dante Pazzanese de Cardiologia (IDPC).

Michel Batlouni

Livre-docente de Clínica Médica da Universidade Federal de Goiás (UFG). Professor de Pós-graduação em Cardiologia pela Universidade de São Paulo (USP) Instituto Dante Pazzanese de Cardiologia (IDPC).

Nabil Ghorayeb

Doutor em Cardiologia pela Faculdade de Medicina da Universidade de São Paulo (FMUSP). Pós-doutorado pelo Instituto Dante Pazzanese de Cardiologia da Universidade de São Paulo (IDPC-USP). Especialista em Cardiologia e em Medicina do Esporte. Chefe da Seção de Cardiologia do Esporte do IDPC. Coordenador Clínico do Sport Check-up HCor.

Nackle Jibran Silva

Médico pela Faculdade de Medicina de Teresópolis (FMT). Residência em Clínica Médica no Hospital Municipal Miguel Couto (HMMC). Residência em Cardiologia no Instituto Dante Pazzanese de Cardiologia (IDPC). Especialidade em Tomografia Cardíaca pelo Instituto Dante Pazzanese de Cardiologia (IDPC). Especialista em Ressonância Magnética Cardíaca pelo Allegheny General Hospital, Estados Unidos. Doutorado em Cardiologia pela Universidade de São Paulo (USP).

Nicki Mallmann

Especialista em Cardiologia e Ecocardiografia pela Sociedade Brasileira de Cardiologia (SBC). Cardiologista e Ecocardiografista do Instituto Dante Pazzanese de Cardiologia (IDPC).

Nísia Lyra Gomes

Médica da Seção Médica de Valvopatias do Instituto Dante Pazzanese de Cardiologia (IDPC).

Paola Emanuela Poggio Smanio

Especialista em Cardiologia pela Sociedade Brasileira de Cardiologia (SBC). Especialista em Medicina Nuclear pelo Colégio Brasileiro de Radiologia. Doutorado pela Universidade Federal de São Paulo (Unifesp). Chefe da Seção de Medicina Nuclear do Instituto Dante Pazzanese de Cardiologia (IDPC) e do grupo de Medicina Diagnóstica Fleury S.A. Assessora Médica Sênior da Medicina Nuclear e Cardiologia – Métodos Gráficos do Fleury.

Paulo de Tarso Jorge Medeiros

Doutor em Cardiologia pela Faculdade de Medicina da Universidade de São Paulo (FMUSP). Chefe da Seção de Diagnóstico Computadorizado do Instituto Dante Pazzanese de Cardiologia (IDPC). Coordenador da Pós-graduação *Lato Sensu* da Beneficência Portuguesa de São Paulo (BPSP). Responsável pelo Serviço de Arritmias e Estimulação Cardíaca do Hospital São Cristovão (HSC).

Paulo Fernando Quérette

Graduado em Medicina pela Universidade Federal da Paraíba (UFPB). Especialista em Clínica Médica pelo Hospital Santa Marcelina (HSM). Especialista em Cardiologia pelo Instituto Dante Pazzanese de Cardiologia (IDPC) e pela Sociedade Brasileira de Cardiologia/Associação Médica Brasileira (SBC/AMB). Especialista em Ecocardiografia pelo IDPC e pela (SBC/AMB). Chefe do Serviço de Ecocardiografia do Hospital São Luiz, Paraíba e do Instituto do Coração da Paraíba (InCor).

Pedro Henrique Duccini Mendes Trindade

Residência em Cardiologia pelo Instituto Dante Pazzanese de Cardiologia (IDPC). Residência em Arritmia Clínica pelo IDPC. Especialista em Cardiologia pela Sociedade Brasileira de Cardiologia (SBC). Especialista em Arritmia Clínica pela Sociedade Brasileira de Arritmias Cardíacas (Sobrac). Instrutor de Cursos American Heart Association, Advanced Cardiovascular Life Support (ACLS) e Basic Life Support (BLS). Diretor Técnico da Empresa Viva Coração.

Pedro Silvio Farsky

Médico Assistente do Setor de Coronária Hospitalar. Doutor em Ciências pela Faculdade de Medicina da Universidade de São Paulo (FMUSP). Doutor em Ciências pela Faculdade de Medicina da Universidade de São Paulo (FMUSP). Revisor Periódico dos Arquivos Brasileiros de Cardiologia e da European Journal of Echocardiography. Especialista em Cardiologia (InCor). Presidente e Coordenador do Comitê de Ética em Pesquisa do Instituto Dante Pazzanese de Cardiologia.

Priscila Feitoza Cestari

Médica Graduada pela Faculdade de Medicina de Jundiaí (FMJ). Residência em Clínica Médica pela FMJ. Residência em Cardiologia Clínica pelo Instituto Dante Pazzanese de Cardiologia (IDPC), com Título de Especialista pela Sociedade Brasileira de Cardiologia (SBC), Complementação Especializada em Medicina Nuclear pela Faculdade de Medicina da Universidade de São Paulo (FMUSP), com Título de Especialista pelo Colégio Brasileiro de Radiologia (CBR). Título de Supervisora de Radioproteção pela Comissão Nacional de Energia Nuclear (CNEN). Médica Assistente do Serviço de Medicina Nuclear do IDPC.

Rafael Freitas Caetano Teixeira

Graduado pela Universidad Católica Boliviana (UCB). Residência em Clínica Médica pela Santa Casa de Campo Grande, Mato Grosso do Sul. Residência em Cardiologia e Eletrofisiologia pelo Instituto Dante Pazzanese de Cardiologia (IDPC).

Reginaldo Cipullo

Médico da Seção de Transplante Cardíaco do Instituto Dante Pazzanese de Cardiologia (IDPC). Professor de Clínica Médica da Faculdade de Medicina de Itajubá (FMIt). Doutor em Ciêncas pela Universidade São Paulo (USP).

Renata Mariot

Graduada pela Universidade de Marília (Unimar). Residência em Clínica Médica pela Universidade Estadual de Londrina (UEL). Residência em Cardiologia pelo Instituto Dante Pazzanese de Cardiologia (IDPC). Residência de Ecocardiografia no IDPC. Título de Especialista em Cardiologia e em Ecocardiografia.

Renato Santos Ferreira Leite

Graduação pela Universidade de Taubaté (Unitau). Residência em Clínica Médica pela Escola Paulista de Medicina (EPM), em Cardiologia pelo Instituto Dante Pazzanese de Cardiologia (IDPC). Especialização em Marca-passo pelo IDPC. Atualmente é Responsavel pelo Serviço de Marca-passo e Diagnósticos Eletrocardiográficos do Hospital Regional do Vale do Paraíba. Médico Cooperado da Unimed e Médico Cardiologista em Lagoinha.

Ricardo Calil de Paiva

Graduado em Medicina pela Universidade de Alfenas (Unifal-MG). Especialista em Clínica Médica pelo Hospital Ipiranga. Especialista em Cardiologia pelo Instituto Dante Pazzanese de Cardiologia (IDPC) e pela Associação Médica Brasileira (AMB). Especialista em Ecocardiografia pelo IDPC e pela Associação Médica Brasileira (AMB).

Ricardo Contesini Francisco

Graduação em Medicina pela Pontifícia Universidade Católica de São Paulo (PUC-SP). Especialização em Medicina pela Universidade Federal de São Paulo (Unifesp). Residência Médica pela Faculdade de Medicina do ABC e pela Universidade Estadual de Campinas (Unicamp). Atualmente é Médico Cardiologista do Esporte do Instituto Dante Pazzanese de Cardiologia (IDPC). Médico da Hospital do Coração e Membro de Corpo Editorial da Revista do DERC. Experiência na Área de Medicina, com ênfase em Clínica Médica.

Ricardo Fonseca Martins

Médico Assistente da Seção de Cardiologia Pediátrica e Cardiopatia Congênita do Adulto do Instituto Dante Pazzanese de Cardiologia (IDPC).

Ricardo Garbe Habib

Médico Assistente do Setor de Eletrofisiologia Clínica e Arritmias Cardíacas do Instituto Dante Pazzanese de Cardiologia (IDPC).

Ricardo Gitti Ragognete

Cardiologista com Especialização em Eletrofisiologia Clínica. Médico Assistente do Setor de Tele-Ecg do Instituto Dante Pazzanese de Cardiologia (IDPC).

Roberto Ramos Barbosa

Cardiologista Intervencionista, Membro da Equipe de Cardiologia Intervencionista do Instituto de Cardiologia do Espírito Santo (ICES). Instrutor do Advanced Cardiology Life Support (ACLS) da American Heart Association pelo Instituto Dante Pazzenese de Cardiologia (IDPC). Mestre pela Escola Superior de Ciências da Santa Casa de Misericórdia (EMESCAN, Espírito Santo).

Rodrigo Lerário Iervolino

Título de Cardiologia pela Sociedade Brasileira de Cardiologia (SBC). Estágio de Eletrofisiologia Clínica pelo Instituto Dante Pazzanese (IDPC).

Rogério Braga Andalaft

Médico Assistente da Seção Médica de Eletrofisiologia Clínica e Arritmias Cardíacas do Instituto Dante Pazzanese de Cardiologia (IDPC). Médico Assistente do Setor de Tele-ECG do IDPC. Faculty do Pediatric Advanced Life Support da American Heart Association – CETES Hospital do Coração. Médico do Hospital Israelita Albert Einstein. Especialista em Cardiologia Clínica e Invasiva pelo IDPC. Especialista em Pediatria pelo Instituto da Criança pelo Hospital das Clínicas da Universidade de São Paulo (USP). Integrante de Tradução da American Heart Association.

Ronaldo Della Mônica Silva

Especialista em Cardiologia e Ecocardiografia pela Sociedade Brasileira de Cardiologia (SBC) e pela Associação Médica Brasileira (AMB). Especialista em Terapia Intensiva pela Associação de Medicina Intensiva Brasileira/Associação Médica Brasileira (AMIB/AMB). Assistente da Unidade de Terapia Intensiva de Pós-operatório de Cirurgia Cardíaca do Instituto Dante Pazzanese de Cardiologia (IDPC).

Said Assaf Neto

Graduação em Medicina pela Faculdade de Medicina da Universidade Estadual de Maringá (UEM). Residência de Clínica Médica pela Santa Casa de Misericórdia de São Paulo. Especialização em Cardiologia pelo Instituto Dante Pazzanese de Cardiologia (IDPC). Título de Especialista em Cardiologia pela Sociedade Brasileira de Cardiologia (SBC) e Associação Médica Brasileira (AMB). Especialização em Hemodinâmica e Cardiologia Intervencionista no IDPC.

Silvana Gomes Alves

Graduação em Medicina pela Universidade Federal do Rio Grande do Norte (UFRN). Especialista em Cardiologia pela Sociedade Brasileira de Cardiologia (SBC). Especialista na Área de Atuação em Ecocardiografia pela Sociedade Brasileira de Cardiologia (SBC). Professora Efetiva da Disciplina de Doenças Cardiovasculares da UFRN.

Thais Buhatem Moreno

Médica Assistente da Seção de Emergência e Terapia Intensiva do Instituto Dante Pazzanese de Cardiologia (IDPC). Médica Assistente da Unidade de Terapia Intensiva (UTI) da Irmandade Santa Casa de Misericórdia de São Paulo.

Thais Pinheiro Lima

Especialista em Cardiologia pela Sociedade Brasileira de Cardiologia (SBC). Especialista em Coronariopatias Agudas do Instituto do Coração do Hospital das Clínicas da Faculdade de Medicina da Universidade de São Paulo (InCor – HC-FMUSP). Especialista em Ressonância e Tomografia Cardiovascular no InCor – HC-FMUSP.

Thalita Gonçalves de Sousa Merluzzi

Especialização em Cardiologia pelo Instituto Dante Pazzanese de Cardiologia (IDPC). Médica Preceptora da Residência de Cardiologia do Hospital Israelita Albert Einstein (HIAE). Diarista da Unidade de Terapia Intensiva (UTI) do Hospital São Luiz.

Thiago Ghorayeb Garcia

Especialista em Cardiologia pela Sociedade Brasileira de Cardiologia (SBC) e pela Associação Médica Brasileira (AMB). Pós-graduação em Medicina Esportiva no Centro de Medicina da Atividade Física e do Esporte da Universidade Federal de São Paulo (Cemafe/Unifesp). Médico da Seção de Cardiologia do Esporte do Instituto Dante Pazzanese de Cardiologia (IDPC).

Tiago Prado Galuppo Martins

Graduado em Medicina pela Universidade São Francisco (USF). Especialista em Clínica Médica pela Universidade Federal de São Paulo (Unifesp), pela Sociedade Brasileira de Clínica Médica (SBCM) e pela Associação Médica Brasileira (AMB). Especialista em Cardiologia pelo Instituto Dante Pazzanese de Cardiologia (IDPC), pela Sociedade Brasileira de Cardiologia (SBC) e pela AMB. Especialista em Ecocardiografia pelo IDPC, pela SBC e pela AMB. Cardiologista do Hospital Santa Catarina. Médico Intensivista do Hospital Nove de Julho e do Hospital São Luiz. Ecocardiografista do Laboratório Salomão & Zoppi Diagnósticos.

Tiago Senra Garcia dos Santos

Graduado em Medicina pela Universidade de São Paulo (USP). Residência Médica no Hospital das Clínicas da Faculdade de Medicina da Universidade de São Paulo (HC-FMUSP) e Cardiologia no Instituto do Coração (InCor) HC-FMUSP. Médico Assistente do Setor de Tomografia Computadorizada Cardiovascular do Instituto Dante Pazzanese de Cardiologia (IDPC). Médico Responsável pelo Serviço RM/TE Cardiovascular do Hospital São Luiz – Unidade Jabaquara. Atualmente Integra as Equipes de RM/TC Cardiovascular do Hospital Sírio-Libanês e do Hospital Vera Cruz – Campinas.

Virgínia Braga Cerutti Pinto

Graduada em Medicina pela Universidade Federal do Espírito Santo (UFES). Residência Médica em Clínica Médica na UFES. Residência Médica em Cardiologia no Instituto Dante Pazzanese de Cardiologia (IDPC). Título de Especialista em Cardiologia pela Associação Médica Brasileira e Sociedade Brasileira de Cardiologia (AMB/SBC). Aperfeiçoamento em Eletrofisiologia Clínica e Arritmias Cardíacas no Instituto Dante Pazzanese de Cardiologia (IDPC). Título de Especialista em Atuação na Área de Arritmia Clínica pela Sociedade Brasileira de Arritmias Cardíacas (SOBRAC). Atualmente Médica Assistente do Pronto-socorro do IDPC e do Hospital do Coração (HCor) da Associação Sanatório Sírio (Telemedicina).

Vivian Lerner Amato

Doutora em Ciências na Área de Concentração em Cardiologia pela Faculdade de Medicina da Universidade de São Paulo (FMUSP). Médica-chefe do Setor Hospitalar e Seção de Coronariopatias do Instituto Dante Pazzanese de Cardiologia (IDPC).

Wersley Silva

Graduado em Medicina na Universidade Federal de Alagoas (UFAL). Residência em Clínica Médica no Hospital Ipiranga. Residência em Cardiologia Clínica no Instituto Dante Pazzanese de Cardiologia (IDPC). Residência em Cardiologia Intervencionista no IDPC. Especialista em Cardiologia pela Sociedade Brasileira de Cardiologia/Associação Médica Brasileira (SBC/AMB).

Zilda Machado Meneghelo

Especialização em Cardiologia pelo Instituto Dante Pazzanese de Cardiologia (IDPC). Doutora em Cardiologia pela Universidade de São Paulo (USP). Médica do Sistema Único de Saúde (SUS).

Introdução

Os cuidados de pacientes graves acometidos por uma condição cardiovascular aguda, em algumas circunstâncias com ameaça à vida, devem ser iniciados o mais precocemente possível, evitando a cascata de eventos deletérios que podem piorar o prognóstico. É no Pronto-Socorro, ou no departamento de emergência, que muitas vezes temos a oportunidade de iniciar esses cuidados de maneira eficaz, onde o tempo pode correr contra a vida.

Felizmente, doenças cardiovasculares críticas, com risco iminente de morte, não constituem a maioria das apresentações no Pronto-Socorro. Mas no que consiste o estado da arte da medicina de urgência e emergência senão em saber identificar e reconhecer com rapidez o paciente que pode evoluir desfavoravelmente, deflagrar as medidas iniciais de estabilização, selecionar adequadamente recursos diagnósticos, dominar habilidades para procedimentos emergenciais, e providenciar os meios terapêuticos efetivos para a resolução de determinado problema? O médico que trabalha com emergências corre contra o relógio, e a todo o momento é obrigado a tomar decisões relevantes sobre as mais variadas apresentações clínicas.

Essa foi a motivação para a criação e elaboração deste livro. Neste texto, buscou-se abordar as apresentações agudas e graves das principais doenças cardiovasculares, assim como outras doenças clínicas em portadores de cardiopatias, não só para o médico cardiologista ou para aquele que atende emergências cardiovasculares, mas também para o médico residente e o graduando em medicina.

Este livro não tem a pretensão de ser a palavra definitiva em Emergências Cardiovasculares, mas é um projeto ambicioso pela forma como foi proposto. A maioria de seus autores é cardiologista egresso da Residência Médica do Instituto Dante Pazzanese de Cardiologia, que vivenciaram de maneira muito profunda o dia a dia do Pronto-Socorro desse instituto, e ali encontraram sólidos alicerces para sua formação e aprendizado. Esses cardiologistas talharam seu conhecimento naqueles corredores, e sabiam das dificuldades e desafios de lidar com doenças cardiovasculares graves, transformando-os em rico material textual para consulta. A esses autores, uniram-se experientes cardiologistas e pesquisadores do corpo clínico do Instituto, nacionalmente conhecidos pelos conhecimentos nas diversas áreas de atuação da cardiologia.

A ciência cardiovascular tem se expandido rapidamente nos últimos anos, pressionada sobretudo pela busca de solução para aquelas que são as maiores causas de morte em todo o mundo. Isso inclui uma grande quantidade de informações envolvendo não só novos medicamentos e procedimentos, como também novas aplicações para velhas tecnologias. O resultado são 58 capítulos que julgamos oferecerem o que há de mais atual na medicina cardiovascular de emergência, que permitirão não só a consolidação do conhecimento por parte do leitor, como também sedimentarão as bases para a contínua atualização à medida que a ciência progride.

Os editores agradecem à Editora Atheneu pelos ingentes esforços e suporte durante esta jornada até a concretização deste livro. Adicionalmente, expressamos nossa profunda gratidão a todos os autores que não hesitaram em atender ao convite e puderam compartilhar do seu conhecimento e experiência. Sem essa dedicação e comprometimento, este livro não seria possível.

Finalmente, agradecemos às nossas famílias, que nos apoiaram nas muitas ocasiões em que foram privadas da nossa companhia para que pudéssemos tornar este livro realidade.

Os Editores

Prefácio

O *Tratado Dante Pazzanese de Emergências Cardiovasculares* é um livro necessário! Dada a prevalência das doenças do coração e do sistema vascular, no mundo ocidental e também em nosso país, e suas consequências graves e, não infrequentemente incapacitantes e letais, essa temática torna-se obrigatória, estando sempre em pauta.

Para abordá-la, contudo, faz-se necessário um grupo de profissionais altamente capacitados e experientes tendo em conta as exigências da área, em especial sua complexidade. É o dia a dia e o enfrentamento das diversidades, nesse campo desafiante do saber cardiológico, que conferem a *expertise* esperada para o perfeito entendimento de como as manifestações agudas se apresentam, nos Prontos-socorros e nas Unidades de Emergência Cardiovascular, e como elas evoluem e devem ser tratadas.

Com a experiência acumulada ao longo de 60 anos, e com uma área de Pronto-atendimento modelo "porta aberta", sempre confrontado com a alta demanda característica da rede pública, o Instituto Dante Pazzanese de Cardiologia tem as credenciais para ter acumulado essa experiência rica, diversa e bem orientada, pela excelente prática intensivista que o caracteriza, e pelas Diretrizes que têm ajudado a estabelecer.

À frente deste projeto, em particular, e fruto de três gerações de médicos dedicados ao assunto, está a Dra. Elizabete Silva dos Santos, que vem das fileiras da Residência Médica institucional, e desde logo dedicou-se ao Pronto-socorro de nossa Instituição, sendo hoje sua Chefe de Seção. Com grande afinco, competência e dedicação, identificando-se com as inovações constantes dessa linha de assistência, ensino e pesquisa, a Dra. Elizabete Silva dos Santos, por 25 anos, primeiramente com seus mentores e posteriormente por sua própria iniciativa, introduziu diversas melhorias e inovações, para melhor atender à nossa população de cardiopatas com situações agudas e graves. Destacam-se, entre suas contribuições, o desenvolvimento do escore Dante Pazzanese para Síndromes Coronárias Agudas e o sistema de Classificação de Risco para estratégia de atendimento baseada na gravidade da apresentação clínica. Além disso, a Dra. Elizabete Silva dos Santos tem formado inúmeros especialistas, vários deles atuando com ela nas diversas atividades correlatas. Merecem destaque aqueles que, com ela, atuaram na edição deste livro: Drs. Pedro Henrique Duccini Mendes Trindade e Humberto Graner Moreira.

Todos os 58 capítulos desta obra têm pelo menos um dos egressos, desta Seção Médica, associado aos Diretores de Serviço e da Divisão da Casa, caracterizando o modo de ver e de atuar da Instituição.

Abrangente, o livro aborda as Emergências Cardiovasculares como um todo, com foco naquelas de maior impacto clínico no exercício da especialidade.

É com muito orgulho, satisfação e alegria, que vemos a obra concluída, testemunhando desde já o quanto poderá contribuir com a boa prática de nossa especialidade.

Congratulo-me com os editores, autores e também com os leitores, e a eles me associo, certamente, no proveito e no aplauso que este trabalho muito merece!

Profª Amanda GMR Sousa
Diretora Geral
Instituto Dante Pazzanese de Cardiologia
Outono, 2016.

Sumário

Capítulo 1   Epidemiologia das Doenças Cardiovasculares no Brasil...1

Humberto Graner Moreira • Álvaro Avezum Jr.

Capítulo 2   Semiologia em Emergências Cardiovasculares...11

Antonio Amador Calvilho Junior • Felipe de Macedo Coelho
Michel Batlouni

Capítulo 3   Abordagem da Dor Torácica na Unidade de Emergência..39

Adriano Camargo de Castro Carneiro • Fábio Salerno Rinaldi • Luiz Minuzzo

Capítulo 4   Abordagem da Dispneia Aguda 77

Leandro Zacarias Figueiredo de Freitas • Fernanda Santos Lopes Teixeira • Edileide de Barros Correia

Capítulo 5   Emergências Hipertensivas 85

Gustavo Magnus Tito Lívio Simões Rodrigues Peres • Luiz Minuzzo • Celso Amodeo

Capítulo 6   Dissecção Aórtica Aguda..105

Julyana Galvão Tabosa do Egito • Said Assaf Neto • Amably Pessoa Côrrea • Antonio Massamitsu Kambara

Capítulo 7   Edema Agudo Pulmonar 125

Francisco Flávio Costa Filho • Luiz Minuzzo • Marcos Paulo Pereira (*in memoriam*)

Capítulo 8   Tromboembolismo Pulmonar 139

Julhano Tiago Capeletti • Pedro Henrique Duccini Mendes Trindade • Luiz Minuzzo

Capítulo 9   Parada Cardiorrespiratória: Suporte Básico de Vida em Adultos.....................................153

Arnóbio Dias da Ponte Filho • Maria Teresa Cabrera Castillo

Capítulo 10   Parada Cardiorrespiratória: Suporte Avançado de Vida em Adultos 163

Leandro Menezes Alves da Costa • Luiz Minuzzo

Capítulo 11   Ressuscitação Cardiopulmonar Pediátrica 177

Erika Yumi Ishicava Takahashi • Luis Cavalcanti Pereira Lima • Marly Akiko Miaira

Capítulo 12   Eletrocardiograma na Sala de Emergência...195

Ricardo Gitti Ragognete • Rodrigo Lerário Iervolino • Pedro Henrique Duccini Mendes Trindade
Francisco Faustino de A. Carneiro de França

Capítulo 13   Radiografia do Tórax..237

Renata Mariot • Antonio Massamitsu Kambara

Capítulo 14   Ressonância Magnética e Angiotomografia na Emergência...245

Antonio Tito Paladino Filho • Nackle Jibran Silva • Tiago Senra Garcia dos Santos

Capítulo 15 Papel do Ecocardiograma nas Emergências Cardiovasculares.................................253

João Carlos Moron Saes Braga • Jorge Eduardo Assef • David Costa de Souza Le Bihan

Capítulo 16 O Papel do Teste Ergométrico e Cintilografia Miocárdica na Sala de Emergência..............263

Amanda Fernandes de Barros • José Maria Morgado Neto • Paola Emanuela Poggio Smanio •
Luiz Eduardo Mastrocolla

Capítulo 17 Fisiopatologia da Aterotrombose.................................279

Adriana Bertolami Manfredi • Thais Buhatem Moreno • Marcelo Chiara Bertolami

Capítulo 18 Síndrome Coronária Aguda sem Supradesnivelamento do Segmento ST: Diagnóstico e
Estratificação de Risco 289

Jorge Bezerra Cavalcanti Sette • Wersley Silva • Luiz Antonio Abdalla • Elizabete Silva dos Santos

Capítulo 19 Síndromes Coronárias Agudas sem Supradesnível do Segmento ST: Tratamento Clínico.................311

Jorge Bezerra Cavalcanti Sette • Thalita Gonçalves de Sousa Merluzzi • Ari Timerman

Capítulo 20 Infarto Agudo do Miocárdio com Supradesnivelamento do Segmento ST: Diagnóstico e
Estratificação de Risco 327

Roberto Ramos Barbosa • Julhano Tiago Capeletti • Elizabete Silva dos Santos

Capítulo 21 Infarto Agudo do Miocárdio com Supradesnivelamento do Segmento ST: Tratamento Clínico 343

Francisco Flávio Costa Filho • Elizabete Silva dos Santos

Capítulo 22 Infarto Agudo do Miocárdio com Supradesnível do Segmento ST: Tratamento de Reperfusão Química ..365

Marcus Ribeiro de Oliveira Santana • Tiago Prado Galuppo Martins
Francisco Flávio Costa Filho • Leopoldo Soares Piegas

Capítulo 23 Intervenção Coronária Percutânea nas Síndromes Coronárias Agudas

23.1 Intervenção Coronária Percutânea no Infarto Agudo do Miocárdio com Supradesnivelamento do
Segmento ST.................................381

Cleverson Neves Zukowski • Dimytri Alexandre de Alvim Siqueira • Fausto Feres

23.2 Intervenção Coronária Percutânea em Síndromes Coronárias sem Elevação do Segmento ST..............393

Gustavo do Prado Monteiro • Dimytri Alexandre de Alvim Siqueira • Fausto Feres

Capítulo 24 Revascularização Miocárdica Cirúrgica em Pacientes Pós-infarto Agudo do Miocárdio
com Supradesnivelamento do Segmento ST 401

Juliano Rasquin Slhessarenko • Ederlon Ferreira Nogueira • Vivian Lerner Amato • Pedro Silvio Farsky

Capítulo 25 Atendimento Pré-hospitalar do Infarto Agudo do Miocárdio com Elevação do Segmento ST 407

Aloyra Guedis Guimarães • Ítalo Souza Oliveira Santos
Leonardo Mello Guimarães de Toledo • Luiz Alberto Piva e Mattos

Capítulo 26 Complicações das Síndromes Coronárias Agudas.................................415

Felipe de Macedo Coelho • Allisson Valadão de Oliveira Brito • Marcelo Ferraz Sampaio

Capítulo 27 Insuficiência Cardíaca Aguda.................................439

Humberto Graner Moreira • Gabriel Jucá Nunes • Abílio Augusto Fragata Filho

Capítulo 28 Tratamento Clínico da Insuficiência Cardíaca Aguda..........461

Humberto Graner Moreira • Roberto Ramos Barbosa • Priscila Feitoza Cestari
Thais Pinheiro Lima • João Manoel Rossi Neto

Capítulo 29 Doenças do Pericárdio..........477

Paulo Fernando Quérette • Juliano Caetano Cherobin • Jackson Rafael Stadler • Jorge Alcantara Farran

Capítulo 30 Tamponamento Cardíaco..........499

Priscila Feitoza Cestari • Carla de Almeida • Reginaldo Cipullo

Capítulo 31 Hipertensão Pulmonar..........509

Juliana Fernandes Kelendjian • Maria Eduarda Menezes de Siqueira
Maria Virgínia Tavares Santana • Ricardo Fonseca Martins

Capítulo 32 Taquicardias Supraventriculares na Sala de Emergência..........525

Rogério Braga Andalaft • Ricardo Gitti Ragognete • Nicki Mallmann

Capítulo 33 Fibrilação Atrial e *Flutter* Atrial..........551

Pedro Henrique Duccini Mendes Trindade • Rogério Braga Andalaft

Capítulo 34 Taquiarritmias Ventriculares em Coração Estruturalmente Normal..........593

Fabio de Jesus Machado • Pedro Henrique Duccini Mendes Trindade • Nicki Mallmann •
Dalmo Antonio Ribeiro Moreira

Capítulo 35 Taquicardias Ventriculares em Pacientes com Cardiopatia Estrutural..........625

Luciana Vidal Armaganijan • Adriana Marques Fróes Taboada • Dikran Armaganijan

Capítulo 36 Diagnóstico Diferencial das Taquiarritmias com QRS Largo..........655

Fabio de Jesus Machado • Clizenaldo Torres Timótheo Júnior • Paulo de Tarso Jorge Medeiros

Capítulo 37 Bradiarritmias..........669

Gustavo Lara Moscardi • Renato Santos Ferreira Leite • José Carlos Pachón Mateos

Capítulo 38 Marca-passo Provisório na Sala de Emergência..........689

Renato Santos Ferreira Leite • Gustavo Lara Moscardi • Juan Carlos Pachón Mateos

Capítulo 39 Emergências Cardiológicas Relacionadas a Dispositivos Cardíacos Eletrônicos Implantáveis (DCEI)..........699

Clizenaldo Torres Timótheo Júnior • Leonardo de Matos Ribeiro • Allan Diego Rodrigues Leonel
Juan Carlos Pachón Mateos

Capítulo 40 Morte Súbita Cardíaca..........723

Gustavo Mauro Mohallem • Leonardo Godoy de Mello Motta • Virgínia Braga Cerutti Pinto

Capítulo 41 Síncope..........745

Bruno Sampaio Saba • Thiago Ghorayeb Garcia • Ricardo Garbe Habib

Capítulo 42 Complicações no Pós-operatório de Cirurgia Cardíaca..........763

Louise Sahione Bittencourt • Karina Vasconcelos Ferreira de Conti • Carina Amorim Pouillard Carneiro
Antônio Carlos Mugayar Bianco

Capítulo 43 Choque Cardiogênico..........823

André Feldman • Ricardo Calil de Paiva • Tiago Prado Galuppo Martins • Carlos Gun

Capítulo 44 Monitorização Hemodinâmica e Perfusão Tecidual em Terapia Intensiva 833

Amanda Graziella Benelli • Mariana Fuziy Nogueira de Marchi • Ronaldo Della Mônica Silva

Capítulo 45 Sedação e Analgesia 853

Fernanda Cruz de Sousa • Liria Maria Lima da Silva • Flávia Cunacia D'Eva

Capítulo 46 Estenoses Aórtica e Mitral 867

Carlos Eduardo Câmara Prado • Nísia Lyra Gomes • Zilda Machado Meneghelo

Capítulo 47 Insuficiências Valvares 879

Alejandro Sánchez Velásquez • Daniele Destro Padua • Dorival Julio Della Togna

Capítulo 48 Endocardite Infecciosa 891

Auristela Ramos • Marcel Álvares Guedes do Rêgo • Lili Wihibi

Capítulo 49 Complicações da Anticoagulação 907

Antonio Amador Calvilho Junior • Elry Medeiros Vieira Segundo Neto • Idelzuita Leandro Liporace

Capítulo 50 Emergências Cardiovasculares na Infância 921

Maria Elisa Martini Albrecht • Fernando Alves Moreira • Maria Virgínia Tavares Santana

Capítulo 51 Emergências Cardiovasculares na Gravidez 935

Luisa Carolina Borges Keiralla • Silvana Gomes Alves

Capítulo 52 Emergências Cardiovasculares em Idosos 957

André Feldman • Arnóbio Dias da Ponte Filho • Felicio Savioli Neto

Capítulo 53 Emergências Cardiovasculares em Pacientes Infectados pelo Vírus da Imunodeficiência Humana 975

Juliano Caetano Cherobin • Louis Nakayama Ohe • Cely Saad Abboud

Capítulo 54 Pneumopatias Obstrutivas no Paciente Cardiopata 983

Antonio Amador Calvilho Junior • Fábio Salerno Rinaldi • Fernando Sérgio Studart Leitão Filho

Capítulo 55 Emergências Cardiovasculares em Atletas 997

Thiago Ghorayeb Garcia • Georgiane Crespi Ponta • Nabil Ghorayeb • Ricardo Contesini Francisco

Capítulo 56 Acidente Vascular Encefálico 1017

Rafael Freitas Caetano Teixeira • Denilson e Silva Franco • Mauro Atra

Capítulo 57 Hepatopatias e Doenças Cardiovasculares 1029

Adriano Camargo de Castro Carneiro • Carlos Eduardo Sandoli Baía

Capítulo 58 Emergências Cardiovasculares em Portadores de Distúrbios Endocrinológicos 1039

Karina Vasconcelos Ferreira de Conti • Marcela Paganelli do Vale • Henri Paulo Zatz

Índice Remissivo 1059

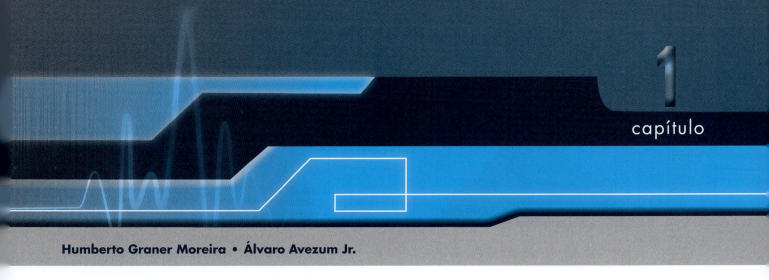

Humberto Graner Moreira • Álvaro Avezum Jr.

Epidemiologia das Doenças Cardiovasculares no Brasil

INTRODUÇÃO

As doenças do aparelho circulatório são as principais causas de mortalidade na maioria dos países ocidentais, e neste início do século XXI emergem como importante problema de saúde pública a ser controlado. A elaboração de ações efetivas de promoção e prevenção de saúde, incluindo as doenças cardiovasculares como principal foco, passa pela necessidade de se conhecer o padrão de morbidade e mortalidade em uma determinada população. Determinar as principais características dessa população, sua heterogeneidade, os fatores de risco envolvidos no processo de adoecimento, e eventualmente cura, e o comportamento temporal das doenças são alguns dos aspectos importantes a serem considerados na elaboração desse perfil, permitindo melhor planejamento das políticas de saúde pública no país.

Infelizmente, um grande viés para a realização desses estudos epidemiológicos no Brasil é a carência de dados contínuos e sistematizados ao longo de décadas. Ao contrário do que ocorre em outros países desenvolvidos, no Brasil ainda não existe um monitoramento sistemático da morbidade por doenças crônico-degenerativas, em especial as doenças cardiovasculares, e a maioria dos estudos nacionais utiliza dados regionalizados, de grandes centros urbanos, ou análises temporais relativamente recentes. Além disso, apesar da importante melhora na qualidade dos dados sobre mortalidade após a informatização e ampliação do Sistema de Informações de Mortalidade (SIM) do Ministério da Saúde, ainda são comuns problemas como preenchimento inadequado de declarações de óbito, erros de diagnóstico e proporção relativamente alta de mortes sem causa esclarecida.

O objetivo deste capítulo é discutir o perfil de morbidade e mortalidade por doenças cardiovasculares no Brasil e seu comportamento temporal desde o final do século passado.

TRANSIÇÃO DEMOGRÁFICA E EPIDEMIOLÓGICA

Nas últimas décadas, o Brasil vivenciou importantes transformações na sua estrutura populacional e nos padrões de morbimortalidade. Esse processo teve início a partir da década de 1940 com a consolidação do modelo industrial brasileiro, a intensificação da urbanização e as consequentes mudanças no estilo de vida. Mais acentuadamente a partir da segunda metade do século passado, essas transformações se caracterizaram, sobretudo, por queda nas taxas de mortalidade, queda nas taxas de natalidade e aumento da longevidade da população. A expectativa de vida ao nascer aumenta de 46 anos em 1950 para 72 anos em 2007, e projeções do Instituto Brasileiro de Geografia e Estatística (IBGE)[1] estimam que até 2050 serão quase 8 milhões de indivíduos acima de 80 anos, a maioria do sexo feminino, o que representará mais de 3% da população brasileira total (Figura 1.1) e terá profundas implicações não só na estrutura demográfica, mas também na definição de novas prioridades nas políticas sociais e de saúde. Essa transformação de uma população com altas taxas de natalidade e mortalidade para um perfil com baixos níveis em relação a esses dois elementos da dinâmica populacional é chamada de *transição demográfica*,[2] e esse processo está relacionado não só ao desenvolvimento socioeconômico do Brasil no período considerado, como também às medidas de saúde pública adotadas e medicina preventiva em larga escala.[3] Estabelece-se aí um novo perfil demográfico brasileiro, marcado por progressivos declínios das taxas de mortalidade e natalidade, alteração da estrutura etária, aumento da proporção de idosos e diminuição da proporção de jovens.[4]

Ao mesmo tempo que se observam essas alterações demográficas, mudanças significativas marcam o perfil de morbimortalidade da população brasileira. Observa-se a substituição das doenças infecciosas por doenças crônico-degenerativas, principalmente as afecções cardiovascula-

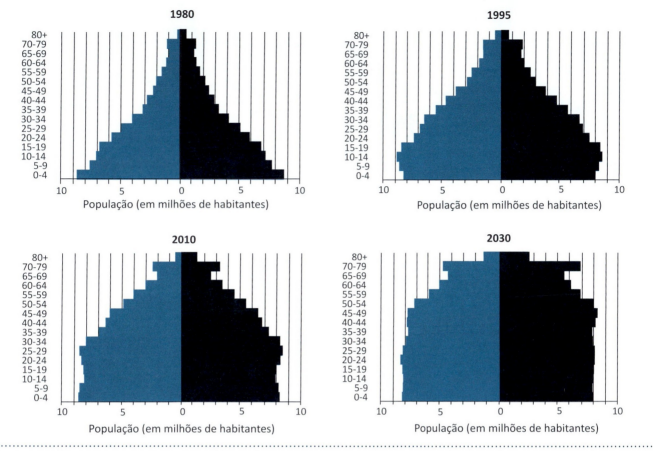

■ **Figura 1.1** Pirâmides etárias do Brasil em 1980 e 1995 e projeção para 2010 e 2030, segundo o IBGE (Instituto Brasileiro de Geografia e Estatística). Observa-se uma tendência no aumento da proporção de idosos (idade > 60 anos) em decorrência do aumento da expectativa de vida, ao mesmo tempo que diminui a predominância de crianças e adolescentes (idade entre 0 e 14 anos), refletindo a queda na natalidade verificada na população brasileira.

res e neoplasias; além do relativo aumento dos agravos de natureza ambiental, ocupacional e daqueles relacionados à violência, como consequência das alterações na estrutura e organização da sociedade. Essa alteração nos padrões de mortalidade, com repercussões importantes na dinâmica populacional, é chamada de *transição epidemiológica*.[5]

No Brasil, além dessa modificação citada no padrão de mortalidade, observam-se ainda dois outros aspectos desse processo: a diminuição da mortalidade infantil e, consequentemente, um deslocamento da maior carga de mortalidade dos grupos mais jovens aos grupos mais idosos; e um maior impacto do perfil de morbidade relacionada a doenças crônicas passa a predominar em relação à mortalidade das afecções.

Assim, a partir da década de 1970, as doenças do aparelho circulatório passam a representar a maior causa de morte no país. As doenças infecciosas e parasitárias, que em 1940 representavam 29,5% do total de óbitos ocorridos no país, somam em 2006 apenas 5% dos óbitos (não contabilizando aqui o total de óbitos com as causas mal definidas). Paralelamente, as doenças cardiovasculares (DCV), seguindo uma tendência inversa, aumentaram sua participação de 12,8% para 32% do total dos óbitos ocorridos no mesmo período (Figura 1.2).

Classicamente, a transição epidemiológica tem sido postulada como um fenômeno padronizado, com estágios bem definidos, observados na maioria dos países, sobretudo quando se verifica melhoria das condições socioeconômicas da população estudada[5, 6] (Tabela 1.1). No Brasil, entretanto, têm sido observadas algumas peculiaridades desse processo quando se analisa as diferentes regiões do país: (1) permanência de grandes endemias em algumas regiões; (2) taxa de mortalidade infantil ainda elevada quando comparada à de países desenvolvidos; (3) variações geográficas quanto aos padrões epidemiológicos e aos serviços de saúde.[4, 7-9]

Nota-se (Figura 1.3) que vários momentos de transição sobrepõem-se no Brasil, e isso representa um desafio para as autoridades nacionais de saúde, que devem modificar continuamente os serviços públicos de saúde para atender às necessidades criadas por esse padrão de evolução das doenças. Nesse contexto, a vigilância epidemiológica desempenha um papel importante na identificação de prioridades e no planejamento que elas merecem.

Existe uma correlação direta entre os processos de transição demográfica e epidemiológica.[10] Normalmente, há um predomínio de doenças infecciosas entre aquelas que influenciam a queda inicial da mortalidade, e isso tende a beneficiar os grupos mais jovens da população. Esse mesmo grupo passa então a conviver com fatores de risco para doenças crônico-degenerativas, que se tornam mais frequentes conforme a expectativa de vida e a longevidade daqueles jovens. Esse fenômeno é conhecido como *"epidemia oculta"*.

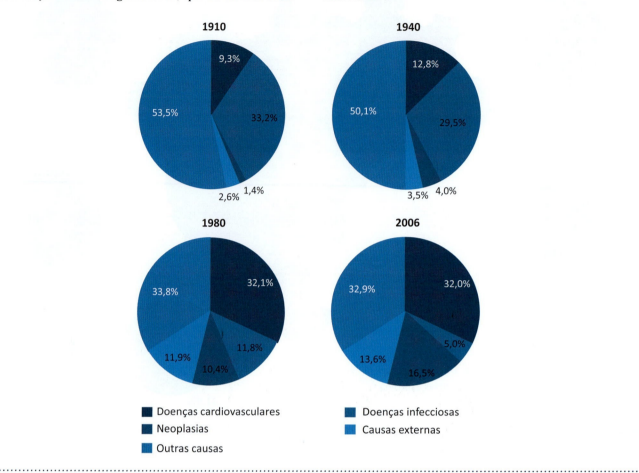

■ **Figura 1.2** Mortalidade proporcional no Brasil, de acordo com os principais grandes grupos de causas, em quatro momentos distintos nos últimos 100 anos (excluindo mortalidade por causas mal definidas).
Adaptada de DATASUS e IBGE.

Tabela 1.1 Estágios clássicos da transição epidemiológica.[11]

Estágio	Descrição resumida	Proporção de morte por DCV (%)
Pestilência e fome	Predomínio de doenças associadas à desnutrição e doenças infecciosas entre as maiores causas de morte. Altas taxas de fecundidade e mortalidade infantil. Baixa expectativa de vida.	< 10
Pandemias em recessão	Desenvolvimento econômico e melhora da saúde pública provocam queda das causas de morte por desnutrição e infecção. Queda das taxas de mortalidade infantil.	10 – 35
Doenças crônico-degenerativas induzidas pelos homens	Novos hábitos de vida associados à urbanização e ao desenvolvimento econômico modificam o perfil de mortalidade. Predomínio de doenças crônico-degenerativas como maiores causas de morte. Aumento da expectativa de vida.	35 – 65
Doenças crônico-degenerativas tardias	Doenças cardiovasculares e neoplasias são as maiores causas de morbidade e mortalidade. Melhora nos processos de prevenção e tratamento previne morte entre os portadores de doença e adia eventos primários. Aumenta o período em que se convive com complicações das doenças. A mortalidade por DCV ajustada pela idade declina; DCVs afetam pessoas cada vez mais idosas.	40 – 50

Adaptada de Gaziano TA, Gaziano JM. Global Burden of Cardiovascular Disease. In: Bonow R, editors. Braunwald's Heart Diseases. Philadelphia: Elsevier; 2012. p. 1-20.

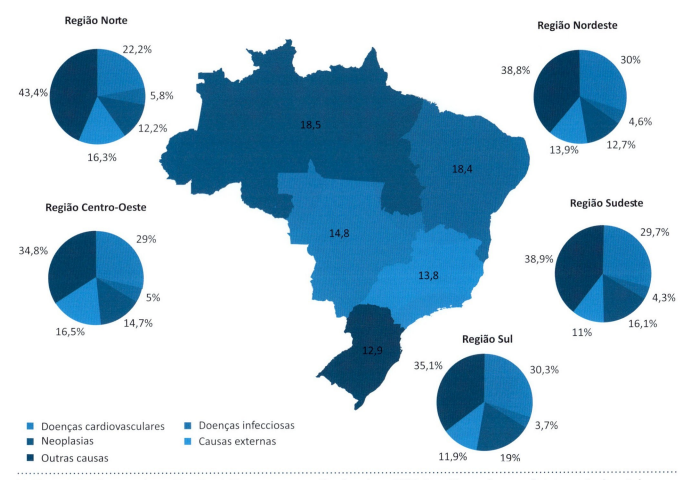

■ **Figura 1.3** Diferenças do perfil epidemiológico entre as regiões do país em 2008. Os gráficos referem-se às internações hospitalares no SUS, segundo os principais grupos de causa. No mapa, estão inscritos os índices de mortalidade infantil (para cada 1.000 nascidos vivos) para cada região

Adaptada de DATASUS.

Assim, modifica-se o perfil de saúde da população; em vez de processos agudos que apresentam desfechos rápidos, seja por meio da cura ou do óbito, tornam-se predominantes as doenças crônicas e suas complicações, o que provoca maior tempo de utilização dos serviços de saúde para um mesmo indivíduo, além do aumento de gastos, considerando a necessidade de incorporação tecnológica para o tratamento das mesmas.[12]

O PAPEL DAS DOENÇAS CARDIOVASCULARES AO LONGO DAS TRANSIÇÕES

Como referido anteriormente, ao longo desse processo de transição demográfica-epidemiológica, as doenças cardiovasculares vão se consolidar como o grupo de causas de maior incidência de morbidade e mortalidade no país (Figura 1.2). As DCVs, que em 1910 representavam menos de 10% do total de óbitos ocorridos no Brasil, atingem em 1980 uma proporção de 32%, mantendo-se estáveis até 2008. Ao mesmo tempo, as DCVs não só aumentam sua frequência na população, como também observam as modificações em relação às características principais da mesma. Até a primeira metade do século XX, as principais causas de DCV eram a doença cardíaca reumática e outras afecções relacionadas à cardiomiopatias infecciosas e nutricionais. A partir da década de 1950, novos fatores de risco são incorporados às características gerais da população brasileira, agora mais urbanizada e desfrutando de melhor poder aquisitivo. O aumento da ingesta calórica, atividade física diária reduzida e maior consumo de tabaco e correlatos irão contribuir significativamente para o aumento da incidência de hipertensão arterial, dislipidemias, e *diabetes mellitus*, resultando em uma maior ocorrência de aterosclerose, doença isquêmica do coração (DIC) e acidente vascular encefálico (AVE). Mais notadamente a partir da década de 1980, consolida-se um novo perfil de doenças cardiovasculares caracterizadas predominantemente por DIC, AVE e insuficiência cardíaca, ainda característico nos dias atuais.

No entanto, como ocorre em outros países mais industrializados,[13-15] a partir do final da década de 1980, verifica-se uma tendência declinante da mortalidade por doenças cardiovasculares no Brasil, mais acentuadamente nas regiões Sul e Sudeste.[16-17] Como será discutido detalhadamente adiante, entre 1980 e 2007, a mortalidade ajustada na região Sudeste caiu de 336 para 156 óbitos por DVC para cada 100.000 habitantes. Em outras regiões do país, contudo, como a região Nordeste, ainda observa-se uma tendência ascendente da mortalidade por DCV. Isso evidencia que o país, mesmo de maneira heterogênea entre as diferentes regiões, já vivencia o quarto estágio da transição epidemiológica, caracterizado por diminuição da mortalidade ao mesmo tempo que se convive por mais tempo com a doença crônica.

Outro aspecto importante diz respeito ao processo de "envelhecimento" populacional, e as doenças cardiovasculares adquirem aqui, uma vez mais, papel de grande importância nessa nova realidade. Os idosos apresentam alterações morfológicas próprias do processo de envelhecimento, com importante destaque para a hipertensão arterial e o processo de aterosclerose, que contribuem para as DCVs.[18] Além disso, devido à multiplicidade de patologias associadas, o idoso consome mais os serviços de saúde, as internações hospitalares são mais frequentes e o tempo de ocupação do leito é maior, quando comparado a outras faixas etárias (IBGE). Em 2008, o sistema público de saúde brasileiro (SUS) gastou 2,23 bilhões de reais com internações hospitalares de indivíduos acima de 60 anos, em um total de 2,186 milhões de internações. Esses indivíduos somam apenas 9,86% da população atual, mas representam 26% do total de gastos com internações do SUS. Entre as causas de internações, as doenças cardiovasculares representaram a maioria delas, com 27% de todas as internações desses indivíduos, cerca de 40% dos custos totais (quase 900 milhões de reais). Projeções revelam que em 2050 os indivíduos acima de 60 anos serão 29% do total da população (Figura 1.4), e esse percentual de gastos com internações hospitalares poderá aumentar ainda mais. Assim, o aumento da proporção de idosos na população não só altera a composição da pirâmide etária brasileira, como também impõe uma redefinição de novas prioridades nas políticas de saúde, de forma a minimizar os impactos dessa transformação demográfica na economia do país.

AS DOENÇAS CARDIOVASCULARES NO SÉCULO XXI

Como discutido anteriormente, desde o início da segunda metade do século XX, as DCVs constituem a principal causa de morte no país, e esse cenário deverá persistir ao longo deste século, tendo em vista a consolidação das alterações no perfil demográfico brasileiro.

Em 2007, foram registrados 308.466 óbitos por doença cardiovascular no Brasil (segundo a classificação internacional de doenças/CID 10: I00–I99). A taxa bruta de mortalidade geral por DCV foi de 166 por 100.000 habitantes, sendo 177,4 para homens e 155 para mulheres. Excetuando as causas mal definidas, as DCVs contabilizaram 31,9% de 967.580 óbitos registrados no país em 2007, ou seja, um a cada 3,1 óbitos. Como o processo de envelhecimento tem fundamental papel na gênese de aterosclerose e outros fatores de risco para doença cardiovascular, é de se esperar que a maioria dos óbitos por DCV ocorram em indivíduos mais idosos. De fato, cerca de 45% destes são verificados em indivíduos acima de 75 anos. Chama a atenção, contudo, o fato de 31,2% desses óbitos ocorrerem em pessoas abaixo de 64 anos, em idade bem menor que a expectativa média de vida da população (72 anos). A doença cerebrovascular ainda corresponde à maior parcela (31,2%) dos óbitos por DCV, seguida de perto pela doença isquêmica do coração (30%) (Tabela 1.2). Juntas, as doenças cerebrovasculares (DCeV) e isquêmicas do coração (DIC) correspondem a 19,6% de todos os óbitos no país, o que significa dizer que, a cada cinco mortes registradas no país atualmente, uma se deve à DIC ou DCeV.

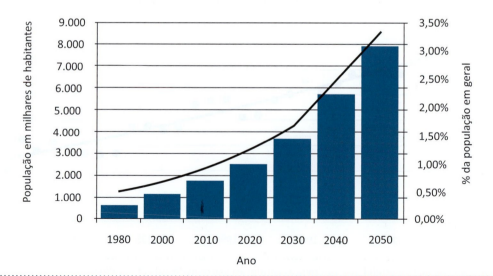

■ **Figura 1.4** Estimativa do crescimento da população brasileira acima de 80 anos, com base nas projeções censitárias do IBGE.

Tabela 1.2 Número de óbitos por doenças do aparelho circulatório segundo a causa e o sexo – 2007.

	Masculino		Feminino		Ignorado	Total	
	Número	%	Número	%	Número	Número	%
Febre reumática aguda e doença reumática crônica do coração	850	0,5	1.300	0,9	1	2.151	0,7
Doenças hipertensivas	18.468	11,4	20.859	14,2	3	39.330	12,8
Doenças isquêmicas do coração	53.732	33,2	38.824	26,5	12	92.568	30,0
Outras doenças cardíacas	32.660	20,2	31.306	21,4	8	63.974	20,7
Doenças cerebrovasculares	48.770	30,1	48.024	32,8	10	96.804	31,4
Aterosclerose	663	0,4	809	0,6	–	1.472	0,5
Restante das doenças do aparelho circulatório	6.787	4,2	5.378	3,7	2	12.167	3,9
TOTAL	161.930	100%	146.500	100%	36	308.466	100%

Adaptada de DATASUS.

Tendência recente de mortalidade por DCV

Para avaliarmos o comportamento das taxas de mortalidade por DCV (número de óbitos por DCV para cada 100.000 habitantes) entre 1980 e 2007, as taxas brutas de mortalidade para cada ano foram padronizadas segundo sexo e faixa etária, utilizando como referência a população do Brasil em 2000. Os dados sobre óbitos encontram-se disponíveis por meio de consulta no Sistema de Informações sobre Mortalidade do Ministério da Saúde, e as informações sobre a população brasileira podem ser consultadas junto ao Instituto Brasileiro de Geografia e Estatística (IBGE).

Entre 1980 e 2007, a taxa padronizada de mortalidade por DCV no país diminuiu 40%, passando de 223,3 para 140,8. Essa variação, no entanto, não foi uniforme entre as diversas regiões do país, como já comentado anteriormente (Figuras 1.5 e 1.6). Nas regiões Sul e Sudeste, as taxas de mortalidade caíram pela metade, 49 e 54%, respectivamente, ao mesmo tempo que se observou aumento de 42% no Nordeste. Nas regiões Norte e Centro-Oeste, as quedas nas taxas padronizadas de mortalidade foram mais discretas, 14 e 23%, respectivamente.

Diversos estudos nacionais já apontavam para um declínio da mortalidade por DCV no país nas últimas décadas do século XX.[19-24] Alguns epidemiologistas têm advogado que os recentes avanços tecnológicos incorporados à terapêutica de DCV, associados à universalização do sistema de saúde público brasileiro a partir da década de 1980, além do controle de alguns fatores de risco cardiovascular conhecidos (hipertensão arterial, tabagismo, obesidade, dislipidemias), poderiam explicar essa nova fase da transição

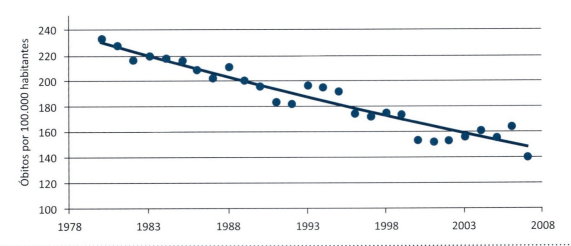

■ **Figura 1.5** Taxa padronizada de mortalidade por doenças cardiovasculares no Brasil entre 1980 e 2007.
Adaptada de DATASUS.

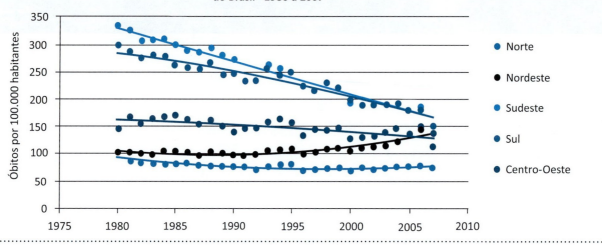

■ **Figura 1.6** Taxa padronizada de mortalidade por doenças cardiovasculares nas diferentes regiões do Brasil entre 1980 e 2007.
Adaptada de DATASUS.

demográfica pela qual o país está passando. Como, infelizmente, os recursos de saúde ainda são desiguais ao longo do território brasileiro, isso também justificaria o comportamento heterogêneo das taxas de mortalidade entre as diferentes regiões do país. No entanto, uma análise crítica desses dados revela que essas conclusões são insuficientes para explicar o declínio na mortalidade por DCV. Dados sobre programas de intervenção em comunidades revelaram informações conflitantes quanto à modificação de fatores de riscos cardiovasculares e a consequente diminuição da mortalidade associada.[25] Além do mais, para se estabelecer essa relação de causa e efeito, seria necessário que o controle desses fatores de riscos cardiovasculares se fizesse antes do reconhecimento da queda de mortalidade por DCV. No Brasil, antes de 1980 esses fatores de risco ainda possuíam um grau de controle incipiente para justificar a redução de mortalidade cardiovascular a partir desse período. Os procedimentos de alta complexidade (cirurgia de revascularização do miocárdio, cineangiocoronariografia ou angioplastia percutânea) tampouco explicariam essas reduções, uma vez que esses recursos, no Brasil, ainda não são acessíveis à maioria da população.

Portanto, a redução da mortalidade por doenças cardiovasculares deve estar mais relacionada à melhoria da qualidade de vida em geral da população nas últimas décadas do que, especificamente, à prevenção ou à utilização de novos recursos e tecnologias, cuja efetividade é maior nas populações de mais alto risco.

Morbidade hospitalar por DCV

Em 2007, o Sistema Único de Saúde registrou 1.157.493 internações por DCV, a uma taxa de 611 internações para cada 100.000 habitantes, o que custou um total de R$ 1,47 bilhões aos cofres públicos. Excetuando as internações por gravidez e parto, as DCVs respondem por 13,1% de todas as admissões hospitalares no SUS e representam 22,3% de todos os gastos com internações.

A maior causa de internação registrada foi insuficiência cardíaca (25,4%), seguida por DIC (18,4%) e DCeV (16,9%). Apesar de não serem mais frequentes, as DICs são em geral as mais onerosas e respondem por mais de um terço de todos os gastos hospitalares com DCV (34,4%). Nesse mesmo ano, foram registradas 91.330 mortes intra-hospitalares por DCV, cerca de 7,8% do total de internações (Tabela 1.3).

Apesar da tendência recente de redução da taxa de mortalidade geral para DCV, como discutido acima, verifica-se no sistema público de saúde um aumento da taxa de mortalidade intra-hospitalar nos últimos vinte anos (Figura 1.7). Não há uma causa evidente para essa constatação epidemiológica. A comparação entre a mortalidade populacional e a mortalidade hospitalar deve ser considerada com ressalvas, uma vez que a primeira se refere a toda população brasileira e a segunda somente àqueles atendidos pelo SUS. Além disso, é preciso considerar as diferenças regionais de acesso aos serviços de saúde, a disponibilidade de leitos e a maior longevidade da população – o que aumenta a proporção de internações de pacientes mais idosos e de comorbidades mais complexas.

Fatores de risco para DCV

Como descrito acima, as recentes mudanças no padrão de mortalidade por doença cardiovascular ocorrem a partir de uma época em que o controle de fatores de risco ainda não é desejável. Entretanto, apesar disso, é inegável que esses fatores contribuem para maior morbidade, com importante impacto na saúde pública.

A hipertensão arterial (HA) é um dos principais fatores de risco cardiovascular, e também um dos mais fáceis de serem tratados, tendo em vista a quantidade de medicamentos anti-hipertensivas disponíveis atualmente. Ainda assim, sua prevalência é alta, e seu controle, inadequado. Inquéritos populacionais recentes em diversas cidades brasileiras estimam a prevalência da HA acima de 30% na

Tabela 1.3 Morbidade hospitalar por doenças cardiovasculares, segundo os principais grupos de causa no SUS em 2007.

	Internações	Gasto total (em reais)	Gasto por internação (em reais)	Óbitos hospitalares	Mortalidade hospitalar
Doença reumática do coração	9.447	54.977.538,01	5.819,58	594	62,88
Hipertensão arterial e doença hipertensiva	157.194	47.209.860,84	300,33	3.210	20,42
Doença isquêmica do coração	213.307	504.642.428,44	2.365,80	13.334	62,51
Arritmias	48.234	146.112.888,88	3.029,25	2.292	47,52
Insuficiência cardíaca	293.759	233.064.862,10	793,39	23.442	79,80
Doença cerebrovascular	195.065	241.242.002,82	1.236,73	40.564	207,95
Aterosclerose e doença vascular periférica	175.020	165.648.592,95	946,46	5.039	28,79
Embolia pulmonar	5.703	5.575.638,64	977,67	1.123	196,9
Outras DCVs	59.764	69.967.466,78	1.170,73	1.732	28,98
TOTAL	**1.157.493**	**1.468.441.279,46**	**1.268,64**	**91.330**	**78,90**

Adaptada de DATASUS.

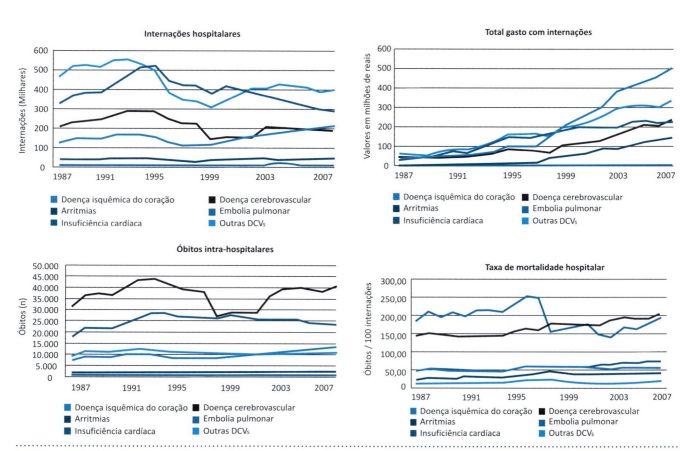

■ **Figura 1.7** Avaliação temporal da morbidade hospitalar por doenças cardiovasculares no Brasil no período de 1987 a 2007. Os valores referentes aos custos das internações disponíveis em outras moedas correntes, anteriores a 1994, foram convertidos para o Real e ajustados segundo o IPC/FIPE para cada ano.

Adaptada de Ministério da Saúde – (SIH/SUS) Sistema de Informações Hospitalares do SUS. Notas: situação da base de dados nacional em 8/2/2010, sujeita a novas atualizações.

população adulta.[26-30] Entre os hipertensos, o controle da pressão arterial (medidas < 140/90 mmHg) ainda é insatisfatório, em geral, menos de 20%.[27,28,30]

A hipercolesterolemia, outro importante fator de risco controlável clinicamente, foi relatada por um terço dos adultos acima de 45 anos em uma amostra representativa da população de cidades com mais de 100.000 habitantes.[31]

Duas pesquisas nacionais mostram que a prevalência do tabagismo na população adulta (acima de 18 anos) tem diminuído no Brasil, variando de 34,8% em 1989 para 22,4% em 2003.[32] O *Global Adult Tobacco Survey*, uma pesquisa representativa nacional realizada em 2009, estimou uma prevalência ainda mais baixa, de 17,2% em indivíduos maiores de 15 anos.[33] Apesar dessas importantes conquistas em relação ao controle do tabagismo nas últimas décadas, estima-se ainda que mais de 10% de todas as mortes de adultos que residem em algumas capitais brasileiras possam ser atribuídas aos efeitos do tabagismo, possivelmente relacionadas a sua alta prevalência no passado.[34]

Os padrões de atividade física começaram a ser delineados apenas mais recentemente no país. Em 1996-97, uma pesquisa nacional apontou que apenas 3,3% dos adultos brasileiros realizavam pelo menos 30 minutos de atividade física, pelo menos cinco dias por semana, o nível mínimo recomendado.[35] Porém, dados recentes do Vigitel,[36] inquérito realizado por telefone anualmente e ajustado para ser representativo da população residente em capitais brasileiras, revelam uma prática de atividade física regular entre 14 e 15%.

Já sobre o excesso de peso, pesquisas epidemiológicas com representatividade nacional têm sido realizadas desde a década de 1970 e revelam importante aumento da prevalência da obesidade,[37-41] podendo ser observada tanto em adolescentes quanto em adultos. A mais recente pesquisa antropométrica nacional, realizada pelo IBGE entre 2008 e 2009, aponta uma prevalência de 14,8% de obesidade em indivíduos acima de 20 anos.[42]

Perspectivas

As doenças cardiovasculares continuarão a ser uma das principais causas de morbimortalidade no Brasil ainda por muitas décadas. A redução recente da mortalidade, aliada ao envelhecimento da população, proporciona uma população mais idosa, com maior expectativa de vida, porém com maior número de comorbidades associadas. A utilização dos serviços de saúde será cada vez mais frequente por esse grupo de indivíduos, e isso já explica, em parte, o aumento das internações por DCV verificadas nos últimos 20 anos. Portanto, apesar de algumas políticas para prevenção e controle de internações já terem sido implementadas nos últimos anos pelo SUS (como o controle do tabagismo e ampla distribuição de medicamentos), muito ainda precisa ser feito para se adequar a essa nova realidade populacional e epidemiológica.

REFERÊNCIAS BIBLIOGRÁFICAS

1. Instituto Brasileiro de Estatística – IBGE. [Internet] [acesso em 2014 jun 23]. Disponível em: www.ibge.gov.br
2. Chesnais JC. The Demographic: Transition - Stages, Patterns, and Economic Implications. New York: Claredon Press/ Oxford University Press, 1992.
3. Wood CH, Carvalho JAM. The Demography of Inequality in Brazil. Cambridge: Cambridge University Press, 1988 .
4. Prata PR. A transição epidemiológica no Brasil. Cad. Saúde Pública. 1992;8(2):168-75.
5. Omran AR. The epidemiologic transition. A theory of the epidemiology of population change. Milbank Mem Fund Q. 1971;49(4):509-38.
6. Olshansky SJ, Ault AB. The fourth stage of the epidemiologic transition. The age of delayed degenerative diseases. Milbank Q. 1986;64(3):355-91.
7. Araújo J. Polarização epidemiológica no Brasil. Informe Epidemiológico do SUS. 1992;1:5-16.
8. Barreto ML, Carmo E. Mudanças em padrões de morbi-mortalidade: Conceitos e métodos. In: Monteiro C (org.). Velhos e Novos Males da Saúde no Brasil: A Evolução do País e suas Doenças. São Paulo: Editora Hucitec/Núcleo de Pesquisas Epidemiológicas em Nutrição e Saúde, Universidade de São Paulo, 1995. p. 17-30.
9. Paes-Souza R. Diferenciais intra-urbanos de mortalidade em Belo Horizonte, Minas Gerais, Brasil, 1994: revisitando o debate sobre transições demográfica e epidemiológica. Cadernos de Saúde Pública. 2002;18(5):1411-21.
10. Chaimowicz F. A saúde dos idosos brasileiros às vésperas do século 21: problemas, projeções e alternativas. Revista de Saúde Pública. 1997;31(2):184-200.

11. Gaziano TA, Gaziano JM. Global Burden of Cardiovascular Disease. In: Bonow R, editors. Braunwald's Heart Diseases. Philadelphia: Elsevier; 2012. p. 1-20.
12. Barreto ML, Carmo EH, Noronha CV, Neves RBT, Alves PC. Mudança nos padrões de morbi-mortalidade: Uma revisão crítica das abordagens epidemiológicas. Physis. 1993;3:126-46.
13. Kubo M, Kiyohara Y, Kato I, Tanizaki Y, Arima H, Tanaka K, et al. Trends in the incidence, mortality, and survival rate of cardiovascular disease in a Japanese community: the Hisayama study. Stroke. 2003;34(10):2349-54.
14. Levi F, Lucchini F, Negri E, La Vecchia C. Trends in mortality from cardiovascular and cerebrovascular diseases in Europe and other areas of the world. Heart. 2002;88(2):119-24.
15. Wu Z, Yao C, Zhao D, Wu G, Wang W, Liu J, et al. Sino-MONICA project: a collaborative study on trends and determinants in cardiovascular diseases in China, Part I: morbidity and mortality monitoring. Circulation. 2001;103(3):462-8.
16. Mansur AP, Souza MFM, Timerman A, Avakian SD, Aldrighi JM, Ramires JAF. Tendência do risco de morte por doenças circulatórias, cerebrovasculares e isquêmicas do coração em treze estados do Brasil, de 1980 a 1998. Arq Bras Cardiol. 2006;87:641-8.
17. Oliveira GMM, Souza e Silva NA, Klein CH. Mortalidade compensada por doenças cardiovasculares no período de 1980 a 1999 – Brasil. Arq Bras Cardiol. 2005;85(5):305-13.
18. Miranda RD, Perroti TC, Bellinazzi VR, Nóbrega TM, Cendoroglo MS, Neto JT. Hipertensão arterial nos idosos: peculiaridades na fisiopatologia, no diagnóstico e no tratamento. Rev Bras Hipertens. 2002;9:293-300.
19. Cesse EAP, Carvalho EF, Souza WV, Luna CF. Tendência da Mortalidade por Doenças do Aparelho Circulatório no Brasil: 1950 a 2000. Arq Bras Cardiol. 2009;93(5):490-7.

20. Mansur AP, Favarato D, Souza MFM, Avakian SD, Aldrighi JM, Cesar LAM, et al. Tendência do risco de morte por doenças circulatórias no Brasil de 1979 a 1996. Arq Bras Cardiol. 2001;76(6):497-503.

21. Lotufo PA, Lolio CA. Tendência da mortalidade por doença isquêmica do coração no Estado de São Paulo: 1970 a 1989. Arq Bras Cardiol. 1993;61(3):149-53.

22. Lolio CA, Souza JMP, Laurenti R. Decline in cardiovascular disease mortality in the city of São Paulo, Brazil, 1970 to 1983. Rev Saude Publica. 1986;20(6):454-64.

23. Passos LC, Lopes AA, Lessa I, Sanches A, Santos-Jesus R. Tendência da mortalidade por infarto do miocárdio (1981 a 1996) na cidade de Salvador, Brasil. Arq Bras Cardiol. 2000;74(4):329-31.

24. Moraes SA, Rezende MHV, Freitas ICM. Tendência da mortalidade por doença isquêmica do coração no município de Goiânia – Brasil na série histórica entre 1980 e 1994. Arq Bras Cardiol. 2000;74(6):493-7.

25. Preventive Cardiology: How can we do Better? Proceedings of the 33 rd Bethesda Conference. Bethesda, Maryland, USA. December 18, 2001. J Am Coll Cardiol. 2002;40(4): 579-651.

26. Cesarino CB, Cipullo JP, Martin JFV, Ciorlia LA, Godoy MRP, Cordeiro JA, et al. Prevalência e fatores sociodemográficos em hipertensos de São José do Rio Preto. Arq Bras Card. 2008;91(1):31-5.

27. Jardim PCV, Peixoto MR, Monego E, Moreira H, Vitorino PVO, Souza WSBS, et al. Hipertensão arterial e alguns fatores de risco em uma capital brasileira. Arq Bras Card. 2007;88(4):452-7.

28. Rosário TM, Scala LCNS, França GVA, Pereira MRG, Jardim PCBV. Prevalência, controle e tratamento da hipertensão arterial sistêmica em Nobres, MT. Arq Bras Card. 2009;93(6):672-8.

29. Pereira M, Lunet N, Azevedo A, Barros H. Differences in prevalence, awareness, treatment and control of hypertension between developing and developed countries. J Hypertension. 2009;27(5):963-75.

30. Pereira MR, Coutinho MS, Freitas PF, et al. Prevalence, awareness, treatment, and control of hypertension in the adult urban population of Tubarao, Santa Catarina, Brazil, 2003. Cad Saúde Pública. 2007;23:2363-74.

31. Nascimento Neto RM. Atlas Corações do Brasil. [Internet] [acesso em 2014 jun 23]. Disponível em: http://www. _cess. sp.gov.br/resources/profissional/acesso_rapido/gtae/_cess_ pessoa_idosa/atlas_190_1.pdf _cessado

32. Monteiro CA, Cavalcante TM, Moura EC, Claro RM, Szwarcwald CL. Population-based evidence of a strong decline in the prevalence of smokers in Brazil (1989–2003). Bull World Health Organ. 2007;85:527-34.

33. Instituto Brasileiro de Geografia e Estatística. Global Adult Tobacco Survey (GATS). 2009.[Internet] [acesso em 2014 jun 23]. Disponível em: http://tabnet.datasus.gov.br/cgi/dh. exe?petab/petab.def

34. Correa PC, Barreto SM, Passos VM. Smoking-attributable mortality and years of potential life lost in 16 Brazilian capitals, 2003: a prevalence-based study. BMC Public Health. 2009;9:206.

35. Monteiro CA, Conde WL, Matsudo SM, et al. A descriptive epidemiology of leisure-time physical activity in Brazil, 1996-1997. Rev Panam Salud Publica. 2003;14:246-54.

36. Monteiro CA, Florindo AA, Claro RM, Moura EC. Validity of indicators of physical activity and sedentariness obtained by telephone survey. Rev Saúde Pública. 2008;42:575-81.

37. Conde WL, Monteiro CA. Secular changes of overweight among Brazilian adolescents from 1974/5 to 2002/3. In: O'Dea JA, Ericksen M (eds). Childhood obesity prevention. Oxford: Oxford University Press, 2010.

38. Monteiro CA, Benicio MHD, Conde WL, et al. Narrowing socioeconomic inequality in child stunting: the Brazilian experience (1974–2007). Bull World Health Organ. 2010;88:305-11.

39. Monteiro CA, Conde WL, Popkin BM. Is obesity replacing or adding to undernutrition? Evidence from different social classes in Brazil. Public Health Nutr. 2002;5:105-12.

40. Monteiro CA, Conde WL, Popkin BM. Income-specific trends in obesity in Brazil: 1975–2003. Am J Public Health. 2007;97:1808-12.

41. Monteiro CA, Conde WL, Konno SC, et al. Avaliação antropométrica do estado nutricional de mulheres em idade fértil e crianças menores de cinco anos. In: Brasil.Ministério da Saúde (ed). Pesquisa Nacional de demografia e saúde da criança e da mulher: PNDS 2006: Dimensões do processo reprodutivo e da saúde da criança. Brasília: Ministério da Saúde, 2009. p. 211-28.

42. Ministério do Planejamento, Orçamento e Gestão, Instituto Brasileiro de Geografia e Estatística—IBGE, Diretoria de Pesquisas,Coordenação de Trabalho e Rendimento. Pesquisa de Orçamentos Familiares 2008–2009 Antropometria e Estado Nutricional de Crianças, Adolescentes e Adultos no Brasil. Rio de Janeiro: Instituto Brasileiro de Geografia e Estatística — IBGE, 2010.

capítulo 2

Antonio Amador Calvilho Junior • Felipe de Macedo Coelho • Michel Batlouni

Semiologia em Emergências Cardiovasculares

INTRODUÇÃO

A semiologia cardiovascular é um importante componente da observação clínica, e no ambiente das emergências possui ainda maior relevância, pois sua adequada realização permite obter informações que combinadas podem orientar o diagnóstico, a conduta terapêutica e o prognóstico. Deve ser praticada com zelo, não sendo aprendida de forma incompleta, pois cada informação obtida pode direcionar as condutas médicas em vias diferentes e, quando bem realizada, poupa recursos, tempo e vidas.

Não é possível, mesmo em um tratado com alto nível de excelência como este, abranger todo o conteúdo da semiologia nas emergências cardiovasculares. Tampouco almeja-se informar as minúcias semiotécnicas no espaço limitado de um capítulo. Entretanto, objetiva-se expor a profissionais cardiologistas, residentes e graduandos o máximo possível de informação refinada com o enfoque mencionado, visando ampliar a capacidade diagnóstica do médico, no pronto-socorro cardiológico, além daquela já ampliada pelos exames subsidiários.

OBSERVAÇÃO CLÍNICA

A observação clínica consta das seguintes partes: anamnese, exame físico geral, exame físico especial, diagnósticos (anatômicos, funcionais e etiológicos), exames subsidiários ou de propedêutica armada, diagnósticos definitivos, prognósticos, planejamento terapêutico, evolução e *causa mortis* (Tabela 2.1).[1]

A clínica propedêutica corresponde ao estudo e ao desenvolvimento técnico da anamnese, e dos exames físicos geral e especial (itens I, II e III da Tabela 2.1), que fornecerão elementos para os diagnósticos e prognósticos.[1]

Tabela 2.1 Os dez itens da observação clínica.

I. Anamnese
II. Exame físico geral
III. Exame físico especial
IV. Diagnósticos anatômicos, funcionais e etiológicos
V. Exames subsidiários ou de propedêutica armada
VI. Diagnósticos definitivos
VII. Prognósticos
VIII. Planejamento terapêutico
IX. Evolução
X. *Causa mortis*

Anamnese

Etimologicamente, anamnese, do grego *anamnesis*, significa reminiscência, recordação. Na medicina, indica tudo que se refere à memorização dos sintomas da doença atual. Após o item inicial, que é a identificação (ID), descrevemos a queixa principal e duração (QPD) e a história pregressa da moléstia atual (HPMA), bem como a participação dos outros órgãos e aparelhos no curso da doença atual, fase conhecida como interrogatório de diferentes aparelhos (IDA). Nessa etapa ainda são colhidas as informações sobre hábitos e vícios (HV), antecedentes pessoais (AP) e antecedentes familiares (AF) (Tabela 2.2).[1,2]

Tabela 2.2 Itens da anamnese.

Etapa	Componentes
Identificação	Nome, idade, estado civil, cor, nacionalidade, profissão, procedência e religião.
Queixa e duração	Diz respeito aos principais sintomas ou sensações subjetivas de anormalidade somática ou psíquica e ao início desses sintomas até a presente data.
História pregressa da moléstia atual	Parte mais difícil para o binômio médico-paciente, pois a coleta das informações depende do nível de conhecimento do médico a respeito da patologia apresentada.
Interrogatório sobre diferentes aparelhos	É uma revisão dos outros órgãos ou sistemas que não foram abordados na HPMA.
Hábitos e vícios	São interrogados hábitos como consumo de álcool, atividade física, alimentação, tabagismo, promiscuidade sexual, e sua prática segura, e também são questionados o uso de drogas lícitas ou ilícitas.
Antecedentes pessoais	Inclui diagnósticos de patologias prévias comprovadas ou suspeitas.
Antecedentes familiares	Relata os diagnósticos de doenças que tiveram ou têm os parentes, principalmente os de primeiro grau (pai, mãe ou irmãos), incluindo *causa mortis* e não se esquecendo da morte súbita.
Confiabilidade das informações	Deve ser descrito o informante (exemplos: próprio paciente, pai, mãe, irmão ou vizinho) e o crédito da informação: digna de crédito, não digna de crédito ou digna de crédito parcial.

HPMA (História Pregressa da Moléstia Atual).

Os dois primeiros itens acima (ID e QPD) são definidos por sua própria etimologia. Resta então definir adequadamente a HPMA, que é a parte mais difícil da propedêutica, pois o médico a aperfeiçoa ao longo da vida, não ocorrendo seu aprendizado em um único momento. Para a realização de uma adequada HPMA, é necessário conhecimento da história natural e dos aspectos fisiopatológicos das diferentes doenças, que também se modifica e se amplia no decorrer de toda a formação médica e mesmo após esta.

Na HPMA, devem ser relatados os sintomas relacionados à queixa principal, bem como seus pormenores em relação ao tempo de evolução e aos fatores modificadores. Esses detalhes variam entre cada processo patológico, e, em conjunto com o IDA, HV, AP e AF, culminarão com um "perfil da doença", tornando o médico capaz de estabelecer a maior parte dos diagnósticos já nessa etapa do exame clínico. Os dados restantes serão fornecidos pelo exame físico e pela propedêutica armada, e terão caráter complementar à anamnese.

Ao fim da anamnese, deve ser mencionada a origem e a qualidade da informação obtida (exemplo: dado informado por familiar ou pelo próprio paciente). A qualificação deve ser designada nas seguintes categorias: digno de crédito, digno de crédito parcial e não digno de crédito.[1]

Estratégias do diagnóstico clínico

Em vez de discutir este tópico ao final, optou-se por apresentá-lo em meio à dissertação sobre a anamnese, pois é nesse momento que mais se intensificam ou se descartam as suspeitas diagnósticas. Além disso, é a anamnese que irá direcionar o exame físico, e nada mais oportuno que racionalizar os diagnósticos nesta etapa e confirmá-los ou não após o exame físico ou propedêutica armada.

A Tabela 2.3 apresenta as quatro estratégias, agrupadas segundo Sackett *et al.*[2], que o médico pode utilizar para a realização do diagnóstico clínico. São descritas quatro modalidades: reconhecimento de padrões, uso de fluxogramas, estratégia da exaustão e estratégia hipotético-dedutiva.

Tabela 2.3 Quatro estratégias de diagnóstico clínico.[2]

Reconhecimento de padrões	Nome que se dá ao "olho clínico", na realidade, deriva da experiência que leva ao reconhecimento de padrões e identificação destes sem a real necessidade de conscientização dos pormenores que os compõem.
Uso de fluxogramas	Fluxo de diagnósticos representado graficamente visando ao direcionamento dos achados e atos médicos em resposta a estes. Pode incluir não só diagnósticos, mas também contemplar tratamentos e outras ações.
Estratégia da exaustão	Realização de minuciosa história clínica e exame físico sem deixar de realizar nenhum item, independentemente de sua relevância inicial.
Estratégia hipotético-dedutiva	Desde o primeiro contato com o paciente, são feitas hipóteses diagnósticas, e toda a realização da observação clínica visará à contínua confirmação ou ao descarte dessas hipóteses.

Adaptada de Sakett *et al.*

Tratado Dante Pazzanese de Emergências Cardiovasculares

Reconhecimento de padrões

A primeira estratégia, o reconhecimento de padrões, nada mais é do que o resultado da experiência médica que capacita o médico a reconhecer os padrões de uma entidade nosocomial, ainda que hajam caracteres semiológicos dos quais ele não tome consciência, mas que o levam a vislumbrar a hipótese diagnóstica. Por sua grande abstração, essa modalidade não possui adequado racional para ser ensinada, mas pode ser "conquistada" com a experiência em medicina.[4]

Uso de fluxogramas

A segunda estratégia, o uso de fluxogramas, é quase o oposto da primeira. Nesta, o médico pode nem necessitar de fechar um diagnóstico para proceder a um ato médico, como é o caso das emergências, sua principal aplicação. Com o emprego dos fluxogramas, obtêm-se uma sequência de identificação de uma situação ou cenário e a conduta correspondente. A divulgação de sequências de diagnóstico e o tratamento em protocolos de pesquisa ou mesmo publicações científicas diversas, como consensos e diretrizes sobre determinada doença, podem usar fluxogramas como um modo adequado de padronização médica. Entretanto, estes devem ser usados somente para orientação, e não em substituição às outras modalidades diagnósticas, pois não são capazes de substituir plenamente a complexidade das situações clínicas no mundo real. Importante exemplo de seu uso adequado é o atendimento para parada cardiorrespiratória, pois demanda ação imediata, quebrando toda e qualquer sequência descrita nas outras estratégias diagnósticas, visando unicamente à preservação da vida em situações extremas de emergência.

Estratégia hipotético-dedutiva *versus* estratégia da exaustão

Nos modos catedráticos de semiotécnica, tanto na anamnese como no exame físico, preconizava-se uma abordagem completa de toda a história do paciente, todos os sistemas inqueridos e todas as possibilidades de exame físico com suas diversas manobras propedêuticas.[1] Muitos dos estudiosos em semiologia já abandonaram essa estratégia por acreditarem ser muito trabalhosa e demorada, porém há quem a valorize no ambiente médico-educacional, por seu caráter didático, e há também outros que a preconizam em enfermarias e ambulatórios de medicina interna, por seu maior poder diagnóstico, pois, pela sua própria definição, visa esgotar as possibilidades diagnósticas.

Entretanto, na sala de emergência, a abordagem hipotético-dedutiva é a mais adequada, pois nela o médico formula hipóteses durante toda a observação clínica e constantemente tenta corroborá-las, visando montar as principais peças do "quebra-cabeça" para "criar" uma imagem da entidade nosocomial que acomete o paciente. Isto feito, o clínico foca sua atenção nos achados sabidamente de componentes de determinada doença, procurando os elementos confirmatórios em sua observação clínica.[5] Preconiza-se uma abordagem sistematizada, similar à estratégia da exaustão, mas, nesse caso, pode-se retornar aos itens iniciais (anamnese,

por exemplo) para a complementação. Esse ciclo pode ser refeito quantas vezes for necessário e torna-se mais eficaz tanto quanto maior for o treinamento médico.[3]

EXAME FÍSICO

Esta etapa constitui o momento de maior intimidade da relação médico-paciente. Deve ser feita com consentimento do examinado a cada manobra, com o médico informando continuamente qual será o próximo passo, procurando-se assim evitar que o paciente se sinta surpreso e desconfortável.

O médico sempre deve abordar o paciente pela direita, posto que essa posição permitiu a padronização de diversas manobras propedêuticas clássicas.[1] Exceções são obviamente feitas no cenário da extrema urgência, no qual a posição do médico em relação ao paciente deverá ser a que permitir a mais rápida abordagem.

Não deve ser esquecida a lavagem das mãos e o uso de luvas, óculos de proteção e máscara quando houver exposição de fluidos corporais e risco potencial de contato com estes.[6]

Exame físico geral

Classicamente esta etapa é composta de variáveis quantitativas (a exemplo da medida da pressão arterial) e qualitativas (a exemplo da impressão geral). Abaixo estão resumidos os itens obrigatórios do exame físico geral e alguns de seus aspectos relevantes. Foram dispostos na sequência em que se preconiza sua apresentação.

Aspecto geral

Serão usados os adjetivos ótimo, bom, regular e péssimo de acordo com o estado nutricional, mental e psicológico do paciente. É determinado pela impressão do médico ao primeiro contato com o paciente. Classicamente é expresso em siglas, como BEG (bom estado geral) e MEG (mau estado geral).

Tipo constitucional

Existem diversas classificações: a mais simples e mais utilizada é a morfológica, que divide em brevilíneo, normolíneo e longilíneo. Porém, em algumas instituições tradicionalistas, classifica-se também pelos tipos constitucionais de Kretschmer-Sheldon, que são pícnico, atlético, astênico e displásico. Esta última classificação leva em consideração caracteres psicológicos, por isso também é chamada de morfopsicológica.[1]

Fácies

Expressam diferentes variáveis clínicas, podendo ser expressão fisionômica do estado psicológico (a exemplo da fácies de ira), demonstração de uma perturbação metabólica (a exemplo da fácies caquética), ou expressão de doença orgânica ou síndrome característica (fácies mitral é o exemplo clássico da cardiologia). Os fácies das doenças endócrinas (que entram tanto na classe das perturbações metabólicas como na das síndromes características) não devem ser esquecidos em cardiologia: a síndrome de Cushing, representada pelos fácies cushingoide (ou em "lua cheia") (Figura 2.1), é acompanhada de aumento do risco cardiometabólico (vide próximo tópico), assim como a acromegalia e o respectivo fácies acromegálico (aumento desproporcional de orelhas, nariz e queixo em relação ao resto da face) (Figura 2.2). A tireotoxicose da doença de Graves e o característico fácies hipertireoideo (caracterizado pela exoftalmia) também confere aumento do risco cardiovascular (pela hipertensão principalmente) e ainda se relaciona com arritmias cardíacas diversas, em especial a taquicardia sinusal e a fibrilação atrial (Figura 2.3).[7,8]

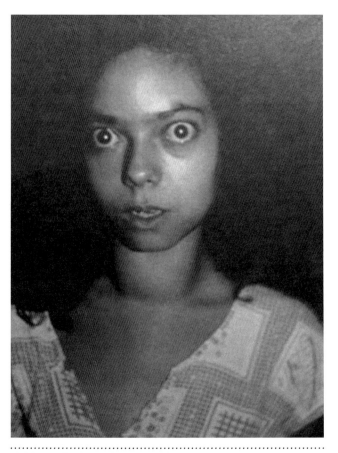

■ **Figura 2.3** Fácies hipertireoideo.

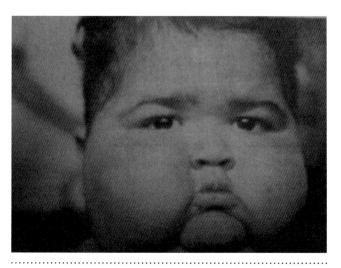

■ **Figura 2.1** Fácies cushingoide.

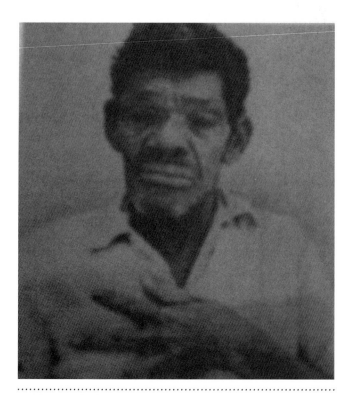

■ **Figura 2.2** Fácies acromegálico.

Nutrição

Variando de obeso a caquético, este item também pode abordar o estado cushingoide e hipovitaminoses.

A obesidade, quando presente, deve ser classificada quanto à distribuição em periférica ou central, devido ao aumento do risco cardiovascular associado à segunda.[9]

Deve-se lembrar que caquexia cardíaca não está diretamente relacionada ao débito cardíaco, conforme geralmente considerado. Essa é na verdade consequência de anormalidade neuroendócrina acentuada (ativação do sistema renina-angiotensina e níveis aumentados de citocinas).[10]

O estado cushingoide (caracterizado por obesidade troncular, estrias abdominais, hipertensão, osteoporose, fraqueza muscular proximal, fadiga e hiperglicemia) determina risco cardiovascular aumentado, principalmente pela obesidade, resistência à insulina e hipertensão secundários à exposição crônica de níveis elevados de cortisol ou corticoides.[7,8]

Importante hipovitaminose em cardiologia, principalmente em pronto-socorro, é o beribéri, causado por deficiência de tiamina (vitamina B1), que pode ocorrer em etilistas crônicos e pacientes com dieta parenteral sem reposição adequada dessa vitamina. Sua suspeita apoia-se no antecedente de etilismo associado a sinais e sintomas de neuropatia periférica, glossite dolorosa ou de pelagra, e, ocasionalmente, podem existir anemia e cirrose hepática.[11] As duas manifestações principais são o "beribéri seco", caracterizado pela polineurite, e o "beribéri úmido", caracterizado pela associação da síndrome de insuficiência cardíaca de alto débito e que pode se manifestar como beribéri cardiovascular agudo (ou shonshin-beribéri), que, apesar de raro, é de extrema gravidade por tratar-se de progressão da insuficiência cardíaca com sinais de baixo débito (hipotensão, taquicardia, acidose lática e resistência vascular periférica diminuída) e que pode evoluir rapidamente para colapso cardiovascular e óbito.[12]

Atitude

É indicada pela postura e/ou posição do paciente no leito, em pé ou na marcha, demonstrando perturbações funcionais importantes, contendo, todas elas, sua parcela nos diagnósticos anatômicos e/ou funcionais. Exemplos respectivos são: atitude genupeitoral ou de prece maometana (clássica de pericardites com derrames pericárdicos volumosos), atitude de depressão (ombros caídos e cabeça baixa do indivíduo com transtorno depressivo) e marcha em pequenos passos do parkinsonismo.[1]

Dispneia

Sintoma ou sinal definido como dificuldade respiratória, com alteração do ritmo, amplitude e frequência dos movimentos respiratórios. Classificadas em psiconeurogênicas, metabólicas, neurogênicas, dispneia da insuficiência respiratória e dispneia da insuficiência cardíaca congestiva.[1] Vide Tabela 2.4 e as Figuras 2.4 a 2.10 para mais detalhes.

Pele e anexos

A inspeção e a palpação da pele podem fornecer dados valiosos, principalmente em relação às doenças sistêmicas com manifestações cardiovasculares. A Tabela 2.5 resume as principais manifestações cutâneas e suas implicações diagnósticas.

Apesar de serem notados na pele, tanto a cianose como a icterícia e o edema são descritos em itens abaixo, devido a suas características fisiopatológicas e a aspectos didáticos.

Unhas são os anexos mais importantes neste tópico, pois a unha "em vidro de relógio" (convexidade em todos os diâmetros com desaparecimento do ângulo da base) associada aos "dedos hipocráticos" ou baqueteamento digital (aumento isolado das falanges distais com forma aproximadamente esférica) constituem clássicas manifestações de mecanismo ainda obscuro, mas sabidamente consequente à anoxia crônica (embora existam casos idiopáticos).[1]

Também não se deve esquecer de observar nesta etapa a vascularização cutânea superficial, as veias e a hiperemia palmar. A Tabela 2.6 resume as principais veias acometidas e suas manifestações. Na grande maioria das vezes, a compressão extrínseca (neoplasias tumorais, por exemplo) e as tromboses desencadeiam essas manifestações.[1]

Cianose

A cianose caracteriza-se por coloração azulada da pele que pode distribuir-se nos padrões definidos como periférico ou central. O primeiro é detectado na pele exposta (por exemplo, lábios, nariz, lobos das orelhas e nos membros) e indica comprometimento da perfusão periférica. Na cianose central, existe coloração azulada da língua, úvula e mucosa bucal, resultante da presença de derivação direita-esquerda intrapulmonar ou intracardíaca. Uma situação peculiar é a cianose diferencial, caracterizada por tom azulado das pernas com membros superiores de coloração normal e associação de baqueteamento digital. Nesses casos, deve-se suspeitar de síndrome de Eisenmenger.[10]

Icterícia

Icterícia discreta pode ocorrer em pacientes com insuficiência cardíaca e hepatopatia congestiva. Deve-se suspeitar de disfunção de prótese valvar quando a icterícia surge em paciente com valvas cardíacas artificiais. Isso decorre de hemólise, a exemplo do *leak* paraprotético.[10]

Edema

O edema poderá ser identificado pela inspeção e palpação, e deverão ser descritos os seguintes caracteres propedêuticos:[1]

- **Local:** descrever o local como regional ou generalizado (anasarca);
- **Cor:** pálido, cianótico ou hiperemiado;
- **Consistência:** mole, duro ou inelástico;
- **Extensão:** definido em cruzes (+ a ++++), mas devem ser descritas as regiões acometidas pelo edema;
- **Temperatura:** quente ou frio;
- **Sensibilidade:** indolor ou doloroso;
- **Duração e circunstâncias do aparecimento:** este item pertence à anamnese, está descrito aqui para fins didáticos.

A palpação é feita na pesquisa do clássico *godet*: depois de comprimir alguns segundos, e não palpar, observa-se a depressão deixada pela compressão.[1]

Linfonodos

Proceder à palpação dos linfonodos faz parte do exame físico geral. Entretanto, como tem pouca relevância no ambiente de emergências cardiovasculares, não serão descritos os pormenores. Porém, quando se considerar uma avaliação completa, essa complementação pode ser decisiva, e não deve ser esquecida.

Exame físico especial

Nesta etapa serão avaliados os diferentes aparelhos ou sistemas em etapas com sequência padronizada na ordem abaixo.

Cabeça e pescoço

Cavidade oral

O estado da dentição deve ser avaliado em todos os pacientes, pois possui correlação inversa com o risco de endocardite infecciosa. O palato "em ogiva" pode ser ma-

Tabela 2.4 Classificação da dispneia.

Classificação	Dispneia	Descrição e exemplos
Dispneias psiconeurogênicas	Suspirosa	É a inspiração profunda e isolada no ritmo respiratório normal (Figura 2.4).
Dispneias metabólicas	Ritmo de Cantani	Taquipneia com amplitude respiratória aumentada (Figura 2.5). É consequente à acidose metabólica.
	Ritmo de Kussmaul	Taquipneia com amplitude respiratória aumentada, porém com fases de apneia na inspiração e na expiração (Figura 2.6). Representa uma acidose mais grave do que a primeira.
	Taquipneia da anóxia	Possui amplitude respiratória pequena (Figura 2.7).
Dispneias neurogênicas	Ritmo de Biot	Caracterizado pela irregularidade das amplitudes respiratórias (Figura 2.8). É secundário a alterações graves de encéfalo que culminam em edema cerebral acentuado.
Dispneias subjetivas da insuficiência respiratória	Subjetivas	Comumente são queixas, ou seja, pertencem à anamnese, e não ao exame físico geral, porém didaticamente aqui cabe mencioná-las. São elas: paroxísticas, provocadas pela dor torácica, de esforço e de decúbito.
Dispneias objetivas da insuficiência respiratória tipo ventilatória	Inspiratória	Pode ser associada à cornagem ou ao traqueísmo (ruído grave ou agudo audível a distância por estenose laríngea ou de traqueia) ou tiragem (retração inspiratória, durante toda a inspiração, dos intercostos, fossas supraesternal e supraclaviculares, infraclaviculares, epigástrio, hipocôndrios e regiões lombares extensas) (Figura 2.9).
	Expiratória	Associada ao abaulamento intercostal expiratório (Figura 2.9).
	Mista	Associação de tiragem e abaulamento.
Dispneias da insuficiência cardíaca subjetivas e objetivas	Dispneia de esforço	Descrita pelo próprio nome (surge aos esforços).
	Dispneia de decúbito	Descrita pelo próprio nome (surge ao decúbito).
	Ortopneia	Aparece uso de musculatura acessória em posição ortogonal do tronco com o plano horizontal do leito.
	Trepopneia	Aparece com paciente em decúbitos laterais.
	Ritmo de Cheyne-Stokes	É uma dispneia do tipo objetiva (paciente não se queixa dela, é detectada pelo examinador) caracterizada por fases de hiperpneia crescente e depois decrescente, entremeadas por fase de apneia de duração variável (Figura 2.10). Ocorre em insuficiência cardíaca avançada e possui explicação fisiopatológica complexa.
	Dispneia paroxística noturna	Refere-se à situação na qual o paciente é despertado do sono profundo devido a uma sensação de falta de ar, levando-o a sentar-se no leito ou levantar-se para obter alívio da sensação de sufocação. Está presente em portadores de insuficiência cardíaca esquerda. Nesses casos, admite-se que, durante a fase profunda do sono, a reabsorção do edema periférico leve à hipervolemia com consequente piora da congestão pulmonar. Essa sobrecarga hemodinâmica ocorre principalmente na fase de movimentos rápidos dos olhos (REM), fase na qual ocorre grande estimulação simpática sobre o sistema cardiovascular.

nifestação da síndrome de Marfan. A macroglossia pode representar doença congênita (síndrome de Down) ou infiltrativa (amiloidose); nesse segundo caso, pode haver aumento das glândulas parótidas.[13] A avaliação da orofaringe e das amígdalas, em cardiologia, resume-se a evidências de faringite estreptocócica, que pode estar associada à febre reumática.

Face

Prognata (queixo alongado e desproporcional à face) é clássico de gigantismo, e a micrognatia compõe diversas síndromes congênitas (como as de Noonan, Turner e Down). Estas também apresentam em comum "pescoço alado", baixa implantação das orelhas e hipertelorismo ocular.[13]

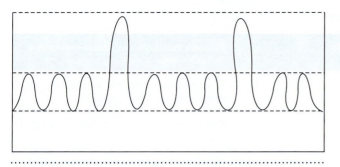
■ **Figura 2.4** Dispneia suspirosa.

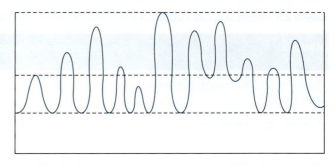
■ **Figura 2.8** Ritmo de Biot.

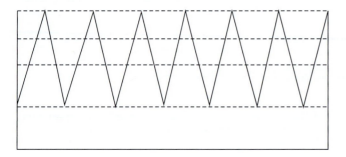
■ **Figura 2.5** Ritmo de Cantani.

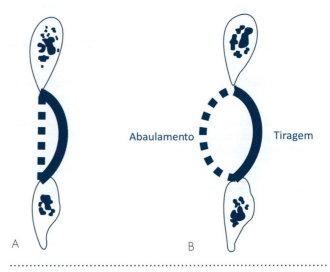
■ **Figura 2.9** Tiragem e abaulamento intercostal.

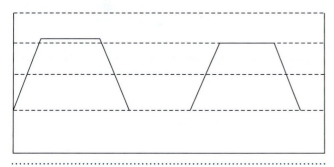
■ **Figura 2.6** Ritmo de Kussmaul.

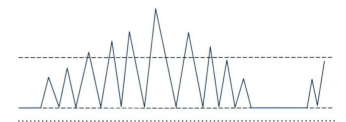
■ **Figura 2.10** Ritmo de Cheyne-Stockes.

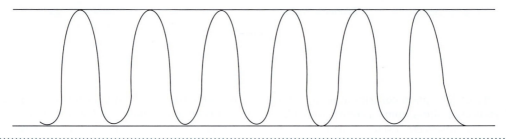
■ **Figura 2.7** Taquipneia da anóxia.

■ CAPÍTULO 2 — Semiologia em Emergências Cardiovasculares — 17

Tabela 2.5 Manifestações cutâneas e doenças cardiovasculares.[10, 13]

Alteração	Afecção correlacionada	Possíveis manifestações cardiovasculares e outros sistemas
Pigmentação acinzentada ou bronzeada da pele	Hemocromatose	Miocardiopatia (dilatada ou restritiva), arritmias e distúrbios de condução
Pigmentação em áreas com exposição à luz solar	Uso crônico de amiodarona	Pneumopatia intersticial, disfunção tireoideana ou hepática
Bronzeamento acentuado	Síndrome carcinoide	Hipertensão e arritmias
Livedo reticular com cianose dos artelhos e pulsos preservados	Síndrome dos artelhos azuis sugere embolia por colesterol	Embolias e suas consequências: insuficiência vascular renal, pulmonar, encefálica, entre outras
Eritema marginado	Específico de febre reumática aguda	Manifestações relacionadas ao espectro da febre reumática
Eritema nodoso	Pouco específico, ocorre em muitas doenças sistêmicas	Artrite reumatoide, lúpus
Nódulos subcutâneos pequenos, indolores à palpação, mais frequentes em nádegas, superfície extensora de cotovelos e suboccipital	Nódulos subcutâneos da febre reumática aguda	Manifestações relacionadas ao espectro da febre reumática
Nódulos subcutâneos grandes, não hipersensíveis à palpação, localizados em pontos de extensão e fricção	Nódulos reumatoides	Complicações cardiovasculares da artrite reumatoide. Exemplos: pericardite, valvopatia aórtica ou mitral, distúrbios de condução e raramente miocardiopatia
Xantomas (lesões amareladas)	Hipercolesterolemia familiar (xantomas tuberosos), hipertrigliceridemia familiar primária (xantomas eruptivos)	A primeira possui risco aumentado de coronariopatia prematura, já a segunda não, mas apresenta risco de pancreatites recorrentes
Lesões cutâneas, eritematosas e nodulares sensíveis à palpação em regiões palmares, plantares e coxins dos dedos das mãos ou artelhos	Nódulos de Osler	Resulta de êmbolos da endocardite infecciosa
Nódulos hemorrágicos, elevados, não sensíveis à palpação que ocorre em regiões palmares e plantares	Nódulos de Janeway	Resulta de êmbolos da endocardite infecciosa
Manchas café com leite, por vezes detectadas apenas em axilas	Neurofibromatose	Ocasionalmente está associada à miocardiopatia hipertrófica
Nervos vasculares em forma de aranha	Teleangiectasias	Esclerodermia, síndrome de Osler-Weber-Rendu, hepatopatas crônicos

Olhos

A coloração da esclera pode contribuir para o diagnóstico de moléstias específicas, como a coloração azulada típica da *osteogenesis imperfecta*. Esclera normal, ou seja, branca, em vigência de coloração amarelada da pele, sugere que não seja esta por aumento de bilirrubinas, e sim por hiperbetacarotenemia (condição benigna por excesso de ingestão de betacaroteno). Exoftalmia é clássica da doença de Graves e costuma estar associada a bócio. Ptose palpebral e oftalmoplegia são sugestivas de distrofias musculares. Arco (ou halo) senil, quando de surgimento precoce e associado a aumento de lobos das orelhas, deve direcionar o raciocínio para dislipidemias familiares, que podem ter risco cardiovascular aumentado. A hiperplasia do canal lacrimal sugere sarcoidose.[13]

Fundoscopia

A fundoscopia é de grande auxílio na sala de emergência, porém pouco praticada neste cenário (Figura 2.11). Deve

Tabela 2.6 Veias visíveis e circulação venosa colateral superficial.[1]

Veia acometida	Alterações que podem ser encontradas.
Tronco braquiocefálico direito	Ingurgitamento venoso, estase jugular direita não pulsátil, edema da fossa supraclavicular direita (sinal de Boinet).
Tronco braquiocefálico esquerdo	Ingurgitamento venoso, estase jugular direita não pulsátil, empastamento da fossa supraclavicular esquerda (sinal de Dorendorf).
Cava superior	Estase jugular bilateral não pulsátil, ingurgitamento venoso da superfície e faces anteriores e posteriores do tronco e abdome. Edema da metade superior do tronco, pescoço e cabeça (edema em pellerine). Sentido da corrente venosa crâniocaudal.
Porta	Ingurgitamento venoso nas regiões dos hipocôndrios, epigástrio e mesogástrio (veias xifoideanas medianas, laterais e veia longo-torácica superficial). Sentido da corrente venosa de caudocranial. Presença ou não de *caput medusae* (veias ectásicas visíveis em região periumbilical, devido à recanalização do ligamento redondo).
Cava inferior	Ingurgitamento das veias subcutâneas do hemi-abdome inferior (veias hipogástricas superficiais) com ingurgitamento das veias longo-torácicas superficiais com sentido da corrente caudocranial (normalmente o sentido é o oposto nesses dois grupos de veias, pois drenam para as femorais).
Ilíacas	Ingurgitamento das veias subcutâneas do hemi-abdome inferior (veia hipogástrica superficial) ipsilateral ao lado acometido (trombose de veia ilíaca esquerda, por exemplo), mas sem ingurgitamento das veias longo-torácicas superficiais (diferenciando clinicamente da trombose de veia cava inferior, por exemplo). O sentido do fluxo na veia ingurgitada é o mesmo do descrito para a obstrução de cava inferior.

Adaptada de José Ramos Jr.

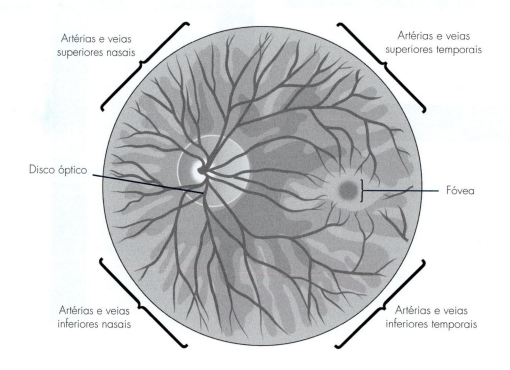

■ **Figura 2.11** Estruturas do fundo de olho normal.[14]

■ CAPÍTULO 2 — Semiologia em Emergências Cardiovasculares

ser realizada em todo paciente com diagnóstico suspeito ou estabelecido de hipertensão arterial, e, em suspeita de hipertensão acelerada ou maligna, pode definir o diagnóstico e o tratamento adequados. A Tabela 2.7 resume as alterações de retina que podem ser encontradas na fundoscopia, elas podem ser agudas ou crônicas.[16] Além dessas, pode-se encontrar alterações do disco óptico, sendo importante o edema de papila, que ocorre nos casos agudos e é caracterizado por dilatação dos capilares e pelo borramento das margens do nervo óptico (Figura 2.12).

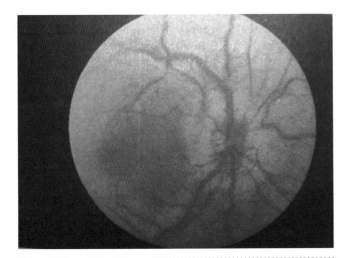

■ **Figura 2.12** Borramento de papila (ou disco) óptica.[15]

Tabela 2.7 Alterações da retina.[16]

Agudas (quebra da barreira hematorretiniana interna)	Crônicas
Hemorragias	Arteriosclerose: caracterizada por redução do brilho dorsal do vaso progressivo, tornando-se menos brilhante, apagado e difuso. Evolui progressivamente para fio de cobre e fio de prata (categorias evolutivamente mais graves, nesta ordem)
Manchas algodonosas	
Exsudatos duros (em casos graves podem formar o que se chama de estrela macular)	
	Cruzamentos arteriovenosos patológicos (são os achados mais comuns da retinopatia hipertensiva vistos à oftalmoscopia)

Adaptada de Jorge e cols.

Quanto às classificações dessas alterações, temos duas amplamente utilizadas, a de Keith-Wagener-Barker[17] (Tabela 2.8) e a de Scheie[18] (Tabela 2.9). Na primeira, os graus I e II agrupam alterações benignas, e as de grau III e IV são observadas na hipertensão acelerada ou maligna.

Tabela 2.8 Classificação de Keith-Wagener-Barker (1939).[17]

Grupos	Achados fundoscópicos
Grau I	Estreitamento mínimo, discreta tortuosidade das arteríolas retinianas e alteração do reflexo arteriolar leve em pacientes geralmente assintomáticos e com HAS leve.
Grau II	Achados do grupo I mais: estreitamento focal ou generalizado das arteríolas, cruzamentos arteriovenosos patológicos e moderada arteriolosclerose em pacientes com HAS leve, geralmente assintomáticos e com mínimo ou nenhum comprometimento sistêmico secundário à HAS.
Grau III	Alterações dos grupos I e II mais: hemorragias, exsudatos duros e manchas algodonosas retinianas. Muitos desses pacientes apresentam disfunção cardíaca, cerebral ou renal.
Grau IV	As alterações acima, porém mais graves, e associadas a edema de papila. Manchas de Elsching podem estar presentes. Os comprometimentos cardíacos, renais e cerebrais geralmente são graves.

Adaptada de Keith e cols.[17]

Tabela 2.9 Classificação de Scheie (1953).[18]

Alterações arterioloescleróticas		Alterações hipertensivas	
A0	Sem alterações arterioloescleróticas de retina, apesar de possuir HAS	H0	Sem alterações hipertensivas, apesar de possuir HAS
A1	Arteriosclerose discreta com aumento do reflexo dorsal, estreitamento arteriolar e cruzamentos arteriovenosos patológicos leves e/ou moderados	H1	Espasmos arteriolares focais e discreto edema da retina
A2	Arteriosclerose grave com arteríolas de fio de cobre e fio de prata e acentuados cruzamentos arteriovenosos patológicos	H2	Os sinais acima acrescidos de hemorragias e exsudatos (lipides) retinianos
A3	Os sinais anteriores acrescidos de oclusões do ramo venoso da retina	H3	Os sinais anteriores acrescidos de edema de papila

Adaptada de Scheie e cols.

Além das consequências da hipertensão, podemos encontrar alterações referentes a outras doenças, como no caso das manchas de Roth (Figura 2.13), que são oclusões vasculares que levam a áreas hemorrágicas com centros brancos, consequentes a microembolias, e são típicas da endocardite infecciosa, mas podem ocorrer também em

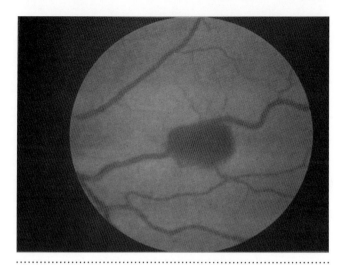

Figura 2.13 Hemorragia com centro claro – mancha de Roth.[15]

distúrbios hematológicos, inclusive leucemias. Hipercolesterolemia leva à típica formação em contas de rosário da artéria retiniana, e o microinfarto dessa mesma artéria pode ser encontrado em pacientes com anemia falciforme. A doença de Takayasu pode provocar anastomose arteriovenosa, semelhante a uma trança, ao redor do disco óptico. Faixas angioides podem sugerir pseudoxantoma elástico, que também possui implicações cardiovasculares.[10]

Pescoço

Nesta importante etapa da avaliação física especial, muitos dados podem ser obtidos em relação ao sistema cardiovascular.

Tireoide

A inspeção e a palpação da tireoide podem indicar bócio difuso ou nodular tóxico (presença de nódulo em vigência de tireotoxicose). Os outros comemorativos já foram expostos em itens prévios do exame físico.

Pulso venoso jugular

A inspeção do pulso venoso é uma avaliação simples e extremamente valiosa da volemia, pois reflete diretamente a pressão venosa central. As veias jugulares interna e externa podem ser utilizadas para essa avaliação, porém a primeira permite uma avaliação mais adequada por não apresentar válvulas e por posicionar-se diretamente alinhada à veia cava superior e ao átrio direito. Entretanto, a veia jugular externa é de visualização mais fácil e pode ser utilizada para discriminar estados de baixa e alta pressão venosa central. Uma pressão elevada da veia jugular externa esquerda pode significar também uma veia cava superior esquerda persistente ou compressão da veia inominada.[19]

Algumas manobras úteis que melhoram a visualização do pulso venoso são deitar o paciente nos casos de suspeita de hipovolemia e sentar-se com os pés pendendo na lateral do leito nos casos de suspeita de pressão venosa central elevada.[1]

O pulso venoso apresenta características que permitem diferenciá-lo do pulso carotídeo. Sua morfologia é bifásica, com alterações na amplitude produzidas pela inspiração (redução inicial com elevação subsequente), não palpável e pode ser obliterado por compressão suave. A elevação da pressão venosa durante a inspiração, decorrente da sobrecarga de volume e baixa complacência nas câmaras cardíacas direitas, corresponde ao sinal de Kussmaul, associado classicamente à pericardite constritiva, porém pode ocorrer na miocardiopatia restritiva, na embolia pulmonar, no infarto do ventrículo direito e na presença de disfunção diastólica grave.[20]

A elevação do pulso venoso é uma medida indireta da pressão venosa central, apesar de haver grande variabilidade entre observadores.[20,21] A pressão venosa é medida pela distância vertical entre o topo do pulso venoso e a junção entre o manúbrio e o corpo do esterno (ângulo de Louis). Esse ponto apresenta relação anatômica direta com o centro do átrio direito, estando a 5 cm deste, embora haja variação de acordo com o biotipo e grau de inclinação em relação à posição supina (Figura 2.14).[22,23] Assim, a medida em centímetros dessa distância somada a 5 cm fornece o valor estimado da pressão venosa em centímetros de água, devendo ser convertida para milímetros de mercúrio (1,36 cm H_2O = 1,0 mmHg).

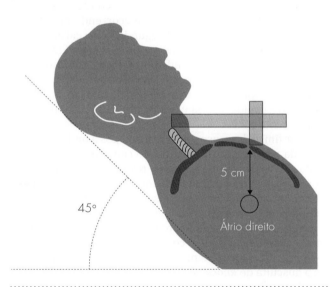

Figura 2.14 Avaliação do pulso venoso jugular e relação com a pressão venosa central.

Em geral, essa medida subestima a pressão venosa. Dessa forma, alguns investigadores sugerem que o método seja utilizado apenas de forma qualitativa, para distinguir entre pressões venosas normais e alteradas.[21] Outros pontos de referência utilizados são a linha axilar média e o quinto espaço intercostal junto à borda esternal esquerda.[24]

Os componentes do pulso venoso são as ondas *a* e *v* e os descensos *x* e *y* (Figura 2.15).

A onda *a* é produzida pela contração pré-sistólica do átrio direito, precedendo a primeira bulha e coincidindo com a onda P do eletrocardiograma. Consequentemente, essa onda não é visualizada nos pacientes portadores de fibrilação atrial. Uma onda *a* proeminente pode ser visualizada quando há redução da complacência do ventrículo direito. A onda *a* em canhão é um sinal clínico de dissociação atrioventricular, havendo contração do átrio direito contra uma valva tricúspide fechada.[1]

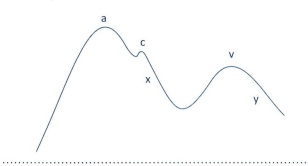

Figura 2.15 Componentes morfológicos do pulso venoso jugular.

O descenso *x* ocorre devido à redução de pressão no átrio direito logo após a abertura da valva tricúspide. Pode apresentar uma incisura denominada onda *c*, causada pela contração inicial do ventrículo direito, denotando elevação da valva tricúspide em direção ao átrio direito.[1]

Logo após o descenso *x*, observa-se a onda *v*, representando o enchimento atrial rápido e ocorrendo no final da sístole ventricular, logo após a segunda bulha cardíaca. Sua amplitude é determinada pela complacência do átrio direito e pelo retorno venoso, sendo normalmente de amplitude inferior à da onda *a*. Na presença de comunicação interatrial, suas amplitudes podem ser semelhantes. Já na insuficiência tricúspide a onda *v* é mais proeminente e funde-se à onda *c*.[1]

Por fim, o descenso *y* ocorre logo após a onda *v*, devido à queda na pressão do átrio direito consequente à abertura da valva tricúspide. Se houver resistência ao enchimento ventricular no início da diástole, o descenso *y* pode se tornar menos inclinado ou desaparecer, como ocorre no tamponamento cardíaco e na estenose tricúspide. Por outro lado, quando o enchimento ventricular ocorre precocemente e de forma rápida, como na pericardite constritiva, esse descenso torna-se profundo e brusco, correspondendo à ausculta do *knock* pericárdico.[25]

A pressão venosa elevada pode ser evidenciada em fases mais precoces por meio da observação do refluxo hepatojugular, realizando-se uma compressão firme no hipocôndrio direito por pelo menos dez segundos. Uma elevação sustentada acima de 3 cm da pressão jugular por pelo menos 15 segundos representa um sinal positivo. Foi demonstrado que o refluxo hepatojugular é útil em predizer insuficiência cardíaca e pressão capilar pulmonar acima de 15 mmHg.[25]

Propedêutica torácica

A semiotécnica do tórax pode ser segmentada em quatro itens: inspeção (estática ou dinâmica), palpação, percussão e ausculta (pulmonar ou cardíaca).

No caso da propedêutica torácica, os dois sistemas relevantes são o cardiocirculatório e o respiratório. Para fins didáticos, são descritos em separado, porém, na realização do exame físico, suas manifestações nosológicas se entrelaçam.

Exame do sistema respiratório

Inspeção estática

A inspeção estática visa determinar padrões torácicos. Sua importância reside em direcionar o diagnóstico a certas enfermidades que cursam com anomalias da caixa torácica, sejam elas congênitas ou adquiridas.

O tórax normal mantém uma relação entre os diâmetros anteroposterior e o lateral de 1:2, ou seja, o diâmetro lateral é duas vezes maior que o diâmetro anteroposterior.[26] A Tabela 2.10 resume os principais tipos torácicos e as patologias relacionadas a eles.

Inspeção dinâmica

É a visualização da capacidade de expansão torácica no ciclo respiratório. Comparativamente associado à posição das mãos se determina a expansão nos ápices (manobra de Ruault) e bases.

Nessa fase, deve-se observar a presença ou não do sinal de Lemos Torres, que é o abaulamento expiratório localizado, observado nos três últimos espaços intercostais (9º, 10º e 11º), e às vezes no 8º, na linha axilar posterior e na extensão de 5 a 10 cm aproximadamente que ultrapassa o plano tangencial das costelas, desaparecendo no decúbito lateral oposto. É sempre um sinal patológico de grande valor propedêutico, pois indica derrames de pequeno ou médio volumes na cavidade pleural, sem fibrose. Esse sinal é mais fácil de ser observado em indivíduos magros; sua ausência não implica ausência de derrame, mas sua presença é de grande valia. Pode identificar derrames tão pequenos, a ponto de não serem vistos em radiografias simples, e que seriam detectados somente com ultrassom.[1]

Palpação

A palpação torácica possui diferentes objetivos de acordo com o sistema examinado. No caso do aparelho respiratório, a palpação vinculada à fonação de sons de alta frequência (paciente pronunciando "trinta e três") pode demonstrar o frêmito tóraco-vocal (FTV), que é a transmissão da vibração produzida nas cordas vocais para a mão do examinador. A percepção aumentada de determinado som caracteriza o FTV aumentado, típico de consolidações pulmonares, e correspondente ao mesmo fenômeno da ausculta, nesse caso, chamado de broncofonia aumentada ou pectorilóquia. Outro resultado dessa manobra é a detecção do FTV diminuído ou abolido, quando as vias aéreas segmentares estão obstruídas (tumor ou corpo estranho) ou se o pulmão estiver afastado da parede torácica (pneumotórax, derrame pleural, massa ou espessamento pleural e elevação do hemidiafragma). Nas atelectasias também há diminuição do FTV. Tanto a ausculta como a palpação devem seguir uma comparação simétrica.[27, 28]

Além dos FTVs, há os frêmitos que independem da fonação, caso do frêmito brônquico, sensação palpatória significando secreções acumuladas em brônquios de médio e grande calibres. Pode ocorrer tanto na inspiração como na expiração e equivale à ausculta de estertores subcrepitantes. O frêmito pleural é a sensação palpatória do atrito pleural que costuma ser ouvido (ou sentido, nesse caso) ao final da inspiração.[27]

Tabela 2.10 Tipos torácicos.

Tipo torácico	Situações em que ocorre	Descrição
Tórax em tonel (ou globoso)	Doenças crônicas de comprometimento respiratório: asma, enfizema e fibrose cística	Aumento do diâmetro anteroposterior (torna-se maior que o diâmetro lateral), as costelas ficam mais horizontalizadas, ocorre cifose da coluna torácica e o ângulo esternal é mais proeminente
Pectus escavatum (tórax escavado ou de sapateiro)	É normalmente congênito e na maioria das vezes sem nenhuma repercussão clínica	O tórax se deprime para dentro de tal maneira que os arcos costais anteriores se projetam mais anteriormente que o próprio esterno. Identação na parte inferior do esterno, acima do processo xifoide
Pectus carinatum (tórax de pombo ou quilha de navio)	Pode ser congênito ou adquirido, nesse caso, secundário à cardiopatia congênita ou asma persistente grave na infância. Aproximadamente 50% dos pacientes com defeito de septo atrial interventricular têm essa deformidade	Acentuada protrusão esternal
Cifoescoliose torácica	Em 85% dos casos, é de natureza idiopática, pode acompanhar doenças congênitas como neurofibromatose e distrofia muscular. Há predominância do sexo feminino (4:1). A principal complicação é o cor pulmonale crônico (a partir da quarta ou quinta décadas de vida)	Relação entre os diâmetros anteroposterior e o lateral torna-se de 1:1, devido à proeminência da coluna vertebral; existe desvio lateral da coluna concomitantemente

Percussão

Podem ser auscultados quatro tipos de sons: o som claro pulmonar (obtido na percussão de campos pulmonares normais) e os sons timpânico, submaciço e maciço. A comparação entre suas características é descrita na Tabela 2.11.

A percussão do tórax não é uniforme. Ao percutir-se a partir dos quinto e sexto espaços intercostais direitos, obtêm-se um som maciço correspondente ao parênquima hepático, chamado de macicez hepática, e pode ser utilizada para se determinar a hepatimetria. No lado esquerdo, há a chamada zona de Traube, que possui som timpânico à percussão e corresponde à bolsa gasosa do estômago e à parte do cólon transverso superpostos naquela região.[27]

Ausculta

Os sons produzidos por um indivíduo hígido denominam-se sons respiratórios normais. Nas pessoas com doenças respiratórias, podem ser gerados sons patológicos que, nessa situação, são chamados de sons (ou ruídos) adventícios respiratórios ou pulmonares. A Tabela 2.12 resume os sons respiratórios normais e as situações em que estes podem ser patológicos. Cabe lembrar que a ausência de som também é anormal, podendo ser por consolidação (pneumonias, atelectasias) ou barreira (derrames pleurais, pneumotórax, paquipleuriz etc.).

Broncofonia é a avaliação da transmissão de sons de baixa tonalidade (paciente pronunciando "trinta e três"). Possui a mesma explicação fisiopatológica do FTV, descrito anteriormente, com alguns pormenores. Normalmente,

Tabela 2.11 Sons obtidos com a percussão torácica.

Tipo de som	Mecanismo	Situações em que ocorre
Claro pulmonar	Obtido com a percussão de campos pulmonares normais	Normal
Som timpânico	Produzido quando existe quantidade aumentada de ar no parênquima pulmonar	Enfisema pulmonar, crise aguda de asma, cistos aéreos e cavidades vazias e superficiais do parênquima ou toda caixa torácica (pneumotórax)
Som submaciço	Obtido em parênquima pulmonar com densidade aumentada e diminuição da quantidade de ar	Pneumonia, lesões tumorais periféricas, infarto pulmonar etc.
Som maciço	Obtido quando existe líquido interposto entre o parênquima pulmonar e a parede torácica	Derrames pleurais e grandes consolidações

Tabela 2.12 Sons pulmonares normais e situações em que são patológicos.

Som	Área onde é normal	Situação patológica
Som traqueal ou laringotraqueal	Região anterolateral do pescoço e fúrcula esternal (traqueia) e região interescapulovertebral	Quando auscultado fora da área descrita é sinal de consolidação pulmonar e é chamado de sopro brônquico ou respiração soprosa
Murmúrio vesicular	Regiões periféricas dos pulmões	É som pulmonar normal, não é patológico em nenhuma condição respiratória
Respiração brônquica ou broncovesicular	Projeções dos brônquios de grosso calibre	Do mesmo modo que o primeiro, quando em regiões periféricas, é chamado de sopro brônquico, significando consolidação pulmonar

Tabela 2.13 Os quatro principais ruídos adventícios pulmonares.

Ruído	Características e onde ocorrem
Estertores subcreptantes	Sons explosivos, interrompidos, descontínuos, intensos e de baixa tonalidade Podem ocorrer em qualquer parte do ciclo respiratório Podem desaparecer com a tosse*
Estertores creptantes	Sons explosivos interrompidos, descontínuos, menos intensos que os acima, de duração mais breve e com tonalidade mais alta que os subcreptantes Ocorrem do meio até o final da inspiração Geralmente não se modificam com a tosse
Sibilos	Sons contínuos, mais longos que 250 ms, de alta tonalidade, frequência dominante de 400 Hz ou mais (ou som de assobio)
Roncos	Sons contínuos, mais longos que 250 ms, de alta tonalidade, frequência dominante ao redor de 200 Hz ou menos (ou som de ronco)

* Estertores que têm característica subcreptante, mas não se modificam com a tosse, podem existir. Nesse caso, são chamados de sinal de José Ramos, muito sugestivo de bronquiectasias.

os pulmões, por sua constituição aerada, não transmitem bem os sons de alta tonalidade (nesse caso, as vogais da pronúncia acima), o que configura a broncofonia normal. Ao contrário do tecido normal, o pulmão condensado (cheio de líquido) permite a transmissão dos sons de alta frequência, então, ausculta-se bem, com o estetoscópio, o som pronunciado. Quando isso ocorre, chama-se pectorilóquia, que pode ser de três tipos: fônica, áfona e egofônica. A primeira é definida quando se ouve o referido aumento da broncofonia com o paciente falando em volume normal a frase "trinta e três". Já a segunda é quando, da mesma maneira, se ausculta nitidamente, porém com o paciente sussurrando as palavras. Esse fenômeno correlaciona-se com a intensidade da consolidação, sendo a pectorilóquia áfona representativa de consolidações maiores e mais graves que as observadas na presença da fônica.

Pectorilóquia egofônica (do grego "voz caprina") é quando se ausculta uma distorção da pronúncia com tom anasalado, por exemplo: o "E" soa como "A". Esta ocorre em grandes derrames pleurais e costuma delinear o limite superior do derrame pleural.

Os ruídos adventícios principais são quatro e devem ser descritos como: estertores (creptantes ou subcreptantes), sibilos ou roncos. A Tabela 2.13 resume esses ruídos e suas principais características.

Os atritos pleurais também são sons adventícios, auscultados durante a inspiração e a expiração, e diferem do atrito pericárdico por desaparecerem quando a respiração é retida.

Exame do sistema cardiovascular

Inspeção e palpação do precórdio

A inspeção e a palpação são feitas simultaneamente, de maneira complementar. Em termos práticos, não há vantagem metodológica na separação dos dois processos, nem do ponto de vista didático, para compreensão da fisiopatologia.[29]

A inspeção do *ictus cordis* é a análise visual do impulso gerado pelo *apex cordis* (ou ápice do coração) e, juntamente com a palpação, pode trazer informações valiosíssimas a respeito da câmara cardíaca ventricular esquerda (dilatada ou hipertrofiada) e até do ventrículo direito.

O *ictus cordis* pode ser visto em indivíduos magros e longilíneos e, normalmente, situa-se no nível do cruzamento do 5º espaço intercostal esquerdo (EICE) com a linha hemiclavicular anterior esquerda (LHCAE). Seu impulso não é visto em mais de um espaço intercostal em condições normais, e sua posição lateralizada em relação à linha hemiclavicular e/ou abaixo do 6º EIC demonstra aumento de câmaras esquerdas. Quando percebido medial à linha hemiclavicular, pode ser manifestação de ventrículo direito aumentado, e poderá ocorrer mais próximo da borda esternal esquerda.[1]

Pulsações epigástrica e subxifoide são, em geral, anormais e podem ser consequentes à insuficiência cardíaca direita ou aneurisma aórtico abdominal, embora nos pacientes com DPOC (mesmo sem insuficiência) também possam ser observadas.[1]

Pulsações visíveis no segundo espaço intercostal direito ou na articulação esternoclavicular direita podem indicar aneurisma da aorta ascendente. Do mesmo modo, o aneurisma da crossa da aorta causa pulsação na região supraesternal. Quando visíveis nos 2º ou 3º EICEs, as pulsações podem ser decorrentes de dilatação de artéria pulmonar.[1]

Embora mais rara, a retração sistólica das costelas na axila esquerda pode ser vista, ocorre nos pacientes com pericardite constritiva e é conhecida como sinal de Broadbent.[10]

Técnica da palpação do *ictus cordis*: com a mão espalmada, palpa-se a região acima descrita; após essa localização grosseira, procura-se o maior impulso, sentindo suas características a cada pulsação. Será em sua localização como descrito acima (algumas vezes não se consegue visualizá-lo antes de palpá-lo), valendo-se da mesma regra quanto ao desvio em relação à LHCAE, porém, diferentemente da simples inspeção, a palpação fornece informações da característica do impulso, que pode ser globoso ou cupuliforme.[1]

A sequência sugerida de palpação é começar no ápice, mover-se em direção à borda esquerda do esterno, em seguida mover-se em direção à base, descer até a borda direita do esterno e seguir para o epigástrio e as axilas, conforme determinarem as circunstâncias.[30] Além dos impulsos, deve-se notar a presença de frêmitos sistólicos ou diastólicos.

- **Ictus cordis globoso:** também chamado de persistente, é a sensação de um impulso ventricular aumentado em extensão (notado em mais de um EIC) e duradouro. A impressão de uma "bola de futebol" projetando-se nos intercostos e causando impulso em mais de um intercosto reflete um ventrículo com dilatação excêntrica, protótipo das cardiopatias dilatadas com disfunção sistólica.[1, 10]
- **Ictus cordis cupuliforme:** também chamado de hiperdinâmico, possui amplitude aumentada, podendo ou não a extensão ser aumentada; a sensação é de um impulso de grande amplitude e que desaparece imediatamente dos dedos do examinador semelhante a uma cúpula, como diz o nome. Ocorre devido à dilatação concêntrica ou à hipertrofia ventricular.[1, 10]

O impulso ventricular direito é sentido por meio da palpação da área paraesternal esquerda inferior; em crianças e alguns adultos com paredes torácicas finas, um impulso breve e delicado pode ser sentido nos 3º e 4º EICEs e normalmente ocorre na diástole. Quando este se estende durante a fase de ejeção (isto é, entre os ramos ascendente e descendente do pulso carotídeo ou entre B_1 e B_2), é anormal e reflete insuficiência ventricular direita ou hipertrofia do ventrículo direito. Entretanto, esse impulso pode ser causado por um átrio esquerdo dilatado (como ocorre em regurgitações mitrais graves), devendo esse achado ser correlacionado com os outros aspectos clínicos.[10]

Percussão cardíaca

Método em desuso atualmente, por fornecer resultados incertos. Pode ser utilizada para determinar a borda cardíaca, porém resultados falso-positivos podem ocorrer pela sobreposição de regiões do pulmão no coração. No entanto, duas situações merecem comentários: em casos de grandes aumentos do átrio esquerdo, pode ser detectada macicez na percussão dos quinto e sexto espaços intercostais da região paravertebral esquerda; e em grandes derrames pericárdicos pode-se detectar macicez dos segundo e terceiro espaços intercostais, que desaparecem com o paciente em posição ortostática, caracterizando a presença do sinal de Lewis. Além disso, Heckeling e cols.[31] demonstraram que uma área de macicez cardíaca acima de 10,5 cm, medida no quinto espaço intercostal esquerdo a partir da linha médio-esternal, tem sensibilidade de 91% para detectar hipertrofia e/ou dilatação ventricular esquerda.

Ausculta cardíaca

Apesar do grande avanço dos métodos diagnósticos de imagem, a ausculta cardíaca permanece indispensável ao diagnóstico das enfermidades cardíacas. Ao ser comparada ao ecocardiograma transesofágico, a ausculta cardíaca tem sensibilidade de 70%, especificidade de 98% e valores preditivos positivo e negativo de 92% para detectar corretamente doenças valvares em pacientes assintomáticos.[32] Além disso, apresenta uma acurácia diagnóstica de 70 a 97%, sendo maior para defeitos do septo ventricular e menor para doença combinada das valvas aórtica e mitral, insuficiência aórtica e gradientes intraventriculares.[33] Uma ausculta cardíaca bem realizada pode também ser útil no diagnóstico de doenças cardíacas não valvares.[34]

Os focos ou áreas de ausculta foram estabelecidos há mais de um século e, por terem sido baseados em conhecimento incompleto da fisiologia cardiovascular, não devem limitar o examinador apenas a esses locais. Em uma ausculta cardíaca correta, todo o precórdio e as regiões circunvizinhas, incluindo a região axilar esquerda, o dorso e o pescoço, precisam ser auscultados. Os clássicos focos servem como pontos de referência porque, nas regiões correspondentes a eles, encontram-se as informações mais pertinentes às respectivas valvas. As áreas tradicionais são as seguintes:

- **Foco mitral:** quarto e quinto espaços intercostais ao longo da linha axilar anterior esquerda.
- **Foco tricúspide:** quarto e quinto espaços intercostais ao longo da borda esternal esquerda.
- **Foco aórtico:** segundo espaço intercostal ao longo da borda esternal direita. Há também um foco aórtico acessório, situado no terceiro espaço intercostal esquerdo, na linha paraesternal.
- **Foco pulmonar:** segundo espaço intercostal ao longo da borda esternal esquerda.

Uma revisão da classificação das áreas tradicionais de ausculta refere-se às áreas ventriculares direita e esquerda, áreas atriais direita e esquerda e áreas estendidas para a aorta e artéria pulmonar.[35]

É importante ainda conhecer as direções naturais de propagação dos sons produzidos em diferentes valvas: os ruídos originários da valva mitral propagam-se frequentemente em direção à axila, enquanto os sons da valva aórtica podem ser audíveis no pescoço ou ao longo da borda esternal esquerda; por outro lado, os ruídos dependentes das valvas situadas no lado direito do coração tendem a propagar-se pouco, mantendo-se mais restritos às áreas clássicas de ausculta.

A indução de alterações hemodinâmicas por meio de manobras, das modificações no posicionamento do paciente e da administração de fármacos pode ser utilizada no diagnóstico diferencial. Em geral, todos os pacientes devem ser examinados em três posições: decúbito dorsal, decúbito lateral esquerdo e sentado. O decúbito lateral esquerdo tende a amplificar a ausculta dos sons originários da valva mitral, enquanto a posição sentada tende a tornar mais audíveis os ruídos produzidos nas valvas semilunares. Manobras adicionais devem ser realizadas quando necessário ao diagnóstico diferencial dos achados. As principais manobras utilizadas à beira do leito são:

- **Decúbito lateral esquerdo:** os fenômenos mitrais podem ser mais bem auscultados nesta posição. É realizada pedindo-se ao paciente que se posicione em decúbito dorsal; o examinador coloca sua mão esquerda sobre a cabeça do paciente e, enquanto mantém o estetoscópio no foco mitral, orienta para o decúbito lateral esquerdo, aproximando, desse modo, o coração da parede torácica. Permite a palpação de *ictus* não identificado em decúbito dorsal e melhor definição à ausculta de B_3, B_4, estalido de abertura mitral e sopro de estenose mitral.
- **Posição sentada:** permite melhor identificação do sopro de insuficiência aórtica e atrito pericárdico. Deve ser realizada com leve inclinação do tronco anteriormente.
- **Inspiração e expiração profundas (Rivero-Carvalho):** esta manobra permite a distinção entre fenômenos direitos e esquerdos. O paciente deve inspirar e expirar lentamente durante o exame, sem pausas inspiratórias ou expiratórias. Com isso, há aumento do fluxo venoso para as câmaras direitas, acentuando os sopros provenientes do lado direito do coração. Esse sinal apresenta 100% de sensibilidade para um sopro de origem direita, com especificidade de 88% e valor preditivo positivo de 67%.
- **Manobra de Valsalva:** utilizada na diferenciação entre sopros de câmaras direitas e esquerdas. Deve-se pedir ao paciente que realize uma contração abdominal sem ventilar por até 20 segundos. O aumento da intensidade de um sopro ao retomar a ventilação normal sugere origem de câmaras direitas. Essa manobra também aumenta a intensidade dos sopros da miocardiopatia hipertrófica em cerca de dois terços dos casos.
- **Manobra de Müeller:** consiste na inspiração mantendo nariz e boca fechados por cerca de dez segundos. Aumenta os sopros originários das câmaras direitas.
- **Elevação passiva dos membros inferiores:** também utilizada para diferenciar sons de câmaras direitas e esquerdas. Com o paciente em decúbito dorsal, realiza-se a elevação passiva dos membros inferiores em cerca de 45°, auscultando-se por 15 a 20 segundos após a manobra. O surgimento de B_3 ou o aumento na intensidade de um sopro nos primeiros dois ciclos cardíacos sugere um som originário de câmaras direitas. Se o som aumentar após cinco a seis batimentos, a origem esquerda é mais provável. Esta manobra diminui o sopro da miocardiopatia hipertrófica.

- **Posição de cócoras (agachamento rápido):** diminui o sopro da miocardiopatia hipertrófica e aumenta os sopros da insuficiência aórtica, estenose aórtica, insuficiência mitral e comunicação interventricular. Para sua realização, o paciente deve sair da posição ortostática e colocar-se na posição de cócoras, auscultando o paciente logo após a manobra.
- **Ortostatismo:** produz um aumento nos sopros da miocardiopatia hipertrófica e prolapso mitral e diminui a intensidade dos sopros inocentes, estenose aórtica e comunicação interventricular. O paciente deve assumir a posição ortostática abruptamente após realizar um agachamento por cerca de 30 segundos, devendo-se auscultar os primeiros 15 a 20 segundos.
- *Handgrip*: aumenta a intensidade dos sopros da insuficiência aórtica, insuficiência mitral e comunicação interventricular. Diminui o sopro da miocardiopatia hipertrófica. Além disso, permite a identificação de B_3 e B_4 quando estas não foram auscultadas previamente. É realizada solicitando-se ao paciente que realize uma contração isométrica bilateral das mãos, auscultando-se um minuto após a manobra.
- **Oclusão arterial transitória:** aumenta a intensidade dos sopros da insuficiência mitral e comunicação interventricular. Deve-se insuflar um manguito em cada braço de 20 a 40 mmHg acima da pressão arterial sistólica, auscultando-se o precórdio 20 segundos após a manobra.
- **Vasodilatadores (nitrito de amilo e nitroglicerina):** aumenta a intensidade dos sopros da estenose aórtica, da miocardiopatia hipertrófica, da estenose mitral e da insuficiência tricúspide. Diminui os sopros das insuficiências mitral e aórtica. Deve-se auscultar o paciente 15 a 30 segundos após a administração do fármaco.

Nos pacientes excessivamente magros, as costelas proeminentes atrapalham o isolamento acústico do estetoscópio. Perry *et al.*[36] sugeriram o uso de um saco plástico com soro fisiológico entre o diafragma do estetoscópio e a pele do paciente. Isso compensa a perda do tecido subcutâneo e permite a transmissão mais clara do som.

A ausculta cardíaca deve ser orientada pelo conhecimento fisiológico do ciclo cardíaco e deve ser realizada de forma sistematizada, impedindo que se deixem de avaliar aspectos importantes em relação aos sons cardíacos. Deve-se ouvir sequencial e seletivamente cada um dos sons do ciclo cardíaco, determinando-se a intensidade, a qualidade e a separação de cada um dos sons auscultados. A ausculta cardíaca bem realizada requer treinamento, havendo grandes diferenças interobservadores.

Harvey e Stapleton[37] desenvolveram uma técnica sistematizada de ausculta, na qual se deve avaliar inicialmente as bulhas cardíacas e caracterizá-las quanto à intensidade e à presença de desdobramento, além da identificação da

Tratado Dante Pazzanese de Emergências Cardiovasculares

terceira e quarta bulhas. Em seguida, observar se há sopros e definir sua relação com a sístole ou diástole (início, meio ou final), sua duração, o local onde foi auscultado e a irradiação, utilizando rotineiramente as manobras para aperfeiçoar a análise.

As bulhas cardíacas são vibrações geradas pela aceleração da coluna sanguínea e das estruturas cardiovasculares. A correta identificação das bulhas depende da identificação dos períodos da sístole e diástole. Geralmente a sístole tem menor duração que a diástole, tornando a identificação dos períodos intuitiva, exceto nos pacientes taquicárdicos, nos quais esses períodos podem ter durações similares. Nesses casos, pode-se lançar mão da palpação simultânea do pulso carotídeo, que se manifesta logo após a sístole.

Primeira bulha

A primeira bulha cardíaca (B_1) representa o fechamento das valvas atrioventriculares no início da sístole. Os sons audíveis da B_1 são gerados pela vibração dos folhetos, da via de saída do ventrículo esquerdo e da aorta após o fechamento das valvas. Pode ser subdividida nos componentes tricúspide (T_1) e mitral (M_1).

Pode haver um desdobramento fisiológico de B_1 e, às vezes, também patológico. É melhor audível no foco tricúspide, sendo mais bem identificado quando o paciente se encontra sentado e durante a expiração. Esse desdobramento pode representar um atraso no fechamento da valva tricúspide na presença de bloqueio de ramo direito completo, devido à dessincronia das contrações ventriculares, sendo um achado patognomônico dessa condição, especialmente quando acompanhado de desdobramento amplo da segunda bulha no foco pulmonar, o que não acontece no bloqueio incompleto. Um desdobramento paradoxal, situação em que o desdobramento é máximo na expiração e ausente ou mínimo na inspiração, pode ocorrer devido à estenose mitral, quando T_1 surge antes de M_1 devido ao retardo na sístole ventricular esquerda. No entanto, a maior parte dos casos de aparente desdobramento dessa bulha decorre de outros ruídos agregados, como estalidos ou B_4.

A intensidade de B_1 está diretamente relacionada ao grau de separação dos folhetos valvares no início da sístole ventricular. Quanto maior for essa separação, mais brusca será a desaceleração da coluna de sangue nos folhetos e, consequentemente, mais intensa será a B_1. Na estenose mitral, há espessamento valvar acentuado associado ao encurtamento da cordoalha tendínea e retração dos músculos papilares, causando uma desaceleração brusca da coluna sanguínea contra uma valva espessada e pouco móvel, fazendo-a vibrar com uma frequência mais elevada e produzindo uma B_1 hiperfonética. Outras condições que causam hiperfonese de B_1 pelos motivos já expostos são a hiperestimulação adrenérgica, o hipertireoidismo e as síndromes de pré-excitação com intervalo PR curto. Contrariamente, a menor separação dos folhetos produz uma B_1 de menor intensidade.

A intensidade da B_1 também depende da contratilidade e do volume ventricular, ocorrendo hipofonese nas miocardiopatias por diminuição da contratilidade. Nas bradicardias e na insuficiência mitral, também ocorre diminuição da intensidade da B_1. O bloqueio atrioventricular de 1º grau

induz hipofonese da B_1, pois as valvas atrioventriculares permanecem abertas alguns milissegundos a mais, permitindo maior aproximação das cúspides pela diminuição do gradiente de pressão entre átrios e ventrículos, gerando menor desaceleração. Derrame pericárdico, obesidade, enfisema pulmonar e pericardite constritiva provocam hipofonese da B_1 devido à maior dificuldade de transmissão do som por meio da parede torácica.

Raramente a B_1 pode variar de intensidade entre batimentos. Esse fenômeno ocorre no bloqueio atrioventricular de 2º grau do tipo I devido à variação da duração do intervalo PR, e na fibrilação atrial e no bloqueio atrioventricular total devido às modificações transitórias no volume ventricular.

Segunda bulha

A segunda bulha cardíaca (B_2) representa o fechamento das valvas semilunares e é gerada pela desaceleração da coluna sanguínea sobre essas valvas já fechadas, produzindo vibrações nas estruturas circunjacentes. O melhor local para analisar a B_2 é no foco pulmonar.

A segunda bulha apresenta dois componentes: pulmonar (P_2) e aórtico (A_2). Normalmente, o A_2 ocorre alguns milésimos de segundo antes do P_2, produzindo um som único. Durante a inspiração, ocorre diminuição da pressão intratorácica, aumentando assim o retorno venoso para o lado direito do coração e a capacitância da vasculatura pulmonar, o que aumenta o enchimento e o tempo de ejeção do ventrículo direito, resultando em atraso do P_2. O aumento da capacitância dos vasos pulmonares causa uma redução do enchimento do ventrículo esquerdo, reduz seu tempo de ejeção e faz com que o A_2 se antecipe, resultando no aumento da distância entre os componentes da B_2, que se torna audível como um desdobramento. Deve-se lembrar que esse desdobramento é notado durante a inspiração, podendo desaparecer quando o paciente faz uma pausa inspiratória, pelo aumento da pressão intratorácica. Fenômeno inverso ocorre durante a expiração, resultando em uma B_2 única em condições normais pela aproximação dos componentes aórtico e pulmonar.

Algumas doenças alteram a segunda bulha e seu desdobramento. O desdobramento amplo de B_2 pode ser causado por bloqueio de ramo direito, situação na qual o ventrículo direito sofre retardo na ativação em relação ao ventrículo esquerdo, ocorrendo atraso no P_2. Outras causas de desdobramento amplo de B_2 são estenose pulmonar, tetralogia de Fallot e hipertensão pulmonar.

A presença de comunicação interatrial causa um tipo de desdobramento característico, com a segunda bulha se apresentando amplamente desdobrada, sem modificação com a inspiração (desdobramento fixo). Isso ocorre porque, durante a expiração, o aumento no retorno venoso para o lado esquerdo do coração é compensado pelo aumento no desvio de sangue da esquerda para direita por meio da comunicação interatrial. Na inspiração, apesar do aumento do retorno venoso para o lado direito do coração, há diminuição no desvio de sangue pela comunicação interatrial.

Em algumas situações, ocorre desdobramento invertido ou paradoxal da B_2, em que esta se torna desdobrada na expiração. É causado por qualquer doença que encurte o

---

■ CAPÍTULO 2

Semiologia em Emergências Cardiovasculares **27**

tempo de ejeção do ventrículo direito, como o ducto arterioso patente, ou que aumente o tempo de ejeção do ventrículo esquerdo, como o bloqueio de ramo esquerdo, estenose aórtica e hipertrofia do ventrículo esquerdo. A presença do desdobramento paradoxal associada a um sopro sistólico ejetivo no foco aórtico sugere estenose aórtica grave.

Com relação à intensidade, ocorre de forma similar ao descrito para a primeira bulha. As principais causas de hiperfonese de B_2 são: hipertensão arterial sistêmica e hipertensão pulmonar.

A hipofonese de B_2 pode ocorrer devido à ausência do componente pulmonar presente na atresia pulmonar, no *truncus arteriosus*, na tetralogia de Fallot e na estenose pulmonar; e devido à ausência ou diminuição do componente aórtico na estenose aórtica, na insuficiência aórtica grave e na diminuição de ambos os componentes, tais como enfisema pulmonar, obesidade, hipotensão e tamponamento cardíaco.

Terceira bulha

A terceira bulha (B_3) é um som de baixa frequência que ocorre entre a proto e a mesodiástole, e é gerada pela brusca desaceleração da coluna de sangue contra as paredes ventriculares no final da fase de enchimento rápido. O decúbito lateral esquerdo produz aumento em sua intensidade, facilitando sua identificação. Pode ser normal em crianças, adolescentes, gestantes e adultos jovens. Quando patológica, a B_3 representa diminuição da complacência ventricular.

Em idades avançadas, sua presença sugere sobrecarga de volume no ventrículo esquerdo, pelo exagero de aceleração e desaceleração durante o enchimento rápido, ou na disfunção ventricular, pela diminuição na complacência e na distensibilidade das fibras miocárdicas, tornando anormal a fase de enchimento rápido. Nesses casos, a presença patológica de B_3 reflete um grave comprometimento miocárdico. Outras situações que podem produzir B_3 são os estados hipercinéticos (sepse, febre, hipertireoidismo, anemia aguda e exercício físico), insuficiências atrioventriculares, comunicações interatriais e interventriculares.

A presença de B_3 não fornece uma boa estimativa da fração de ejeção, pois reflete primariamente a função diastólica. Em pacientes com insuficiência cardíaca, a B_3 é igualmente prevalente nos que apresentam disfunção sistólica e nos que apresentam função sistólica normal.[38] A avaliação mais detalhada da B_3 em pacientes cardiopatas foi realizada por Marcus *et al.*, que analisaram cem pacientes portadores de cardiopatias diversas que seriam submetidos a cateterismo cardíaco.[39, 40] Esse estudo evidenciou que o achado de B_3, identificada por pós-graduandos em cardiologia, prediz uma elevação na pressão diastólica final do ventrículo esquerdo e do BNP, apesar de apresentar uma baixa sensibilidade (32 a 52%). O valor prognóstico da presença de B_3 na insuficiência cardíaca crônica foi definido pelos estudos de Draznere e cols., que analisaram os dados do estudo SOLVD.[41, 42] O risco relativo de hospitalização por insuficiência cardíaca descompensada e morte nos pacientes que apresentavam B_3 era maior em relação àqueles que não apresentavam essa alteração, principalmente quando associada a uma pressão venosa jugular elevada. A presença de B_3 também é um marcador de maior risco de eventos adversos em portadores de infarto do miocárdio e pós-operatório de cirurgias não cardíacas.[43-45]

Quarta bulha

A quarta bulha (B_4) é um fenômeno que se situa na telediástole e é gerada pela desaceleração da coluna sanguínea, que é impulsionada pelos átrios na fase de contração atrial contra a massa sanguínea existente no interior do ventrículo esquerdo no final da diástole.

A ocorrência de B_4 é sempre patológica, sendo muito frequente nos casos de síndrome coronariana aguda, pois nessas situações ocorre uma diminuição acentuada da complacência ventricular pela isquemia. Outras situações que produzem B_4 são a hipertrofia ventricular esquerda importante, hipertensão arterial sistêmica e estenose aórtica. A hipertensão pulmonar e a estenose pulmonar podem gerar uma B_4 no lado direito do coração.

Ruídos de ejeção

São sons de alta frequência que ocorrem logo após a B_1, no início da abertura das valvas semilunares. O ruído de ejeção ocorre quando um dos folhetos de uma valva semilunar apresenta resistência a sua abertura, produzindo aumento da pressão intraventricular e desaceleração do fluxo de sangue. Geralmente antecede os sopros sistólicos de ejeção aórtico ou pulmonar. O ruído de ejeção aórtico pode ser diferenciado do desdobramento de B_1 porque aquele não se modifica com a respiração, além de ser mais tardio e coincidir com o pulso carotídeo. Pode estar presente na valva aórtica bicúspide, estenose aórtica e síndromes hiperdinâmicas. Diferentemente, o ruído de ejeção pulmonar aumenta sua intensidade na expiração, sendo o único som derivado do lado direito do coração que não aumenta com a inspiração. Esse ruído ocorre na estenose valvar pulmonar, dilatação da artéria pulmonar e comunicação interatrial.

Cliques sistólicos

O clique sistólico manifesta-se quando a valva mitral sofre uma distensão abrupta para o interior do átrio durante a sístole. Ocorre nos pacientes portadores de degeneração mixomatosa da valva mitral e prolapso mitral. Uma característica marcante desses sons é a alteração de sua posição na sístole com manobras que aumentem o retorno venoso, aproximando o clique sistólico da B_2. Ao se realizarem manobras que diminuem o retorno venoso, o clique torna-se mesossistólico.

A anomalia de Ebstein pode produzir um clique sistólico característico, similar ao som de uma "vela de barco".

Estalido de abertura

Os estalidos de abertura mitral ou tricúspide ocorrem na proto ou mesodiástole, quando a abertura da valva atrioventricular ocorre sob elevada pressão. São sons de alta frequência, devendo ser diferenciados do B_3, que é um som de baixa frequência. São causados por estenose das valvas atrioventriculares.

Sons pericárdicos

São representados pelo atrito pericárdico, o *crunch* pericárdico e o *knock* pericárdico. O atrito pericárdico é um som de alta frequência, de intensidade variável no tempo e com manobras, podendo ser sistólico ou sisto-diastólico e mais audível na borda esternal esquerda. Sua causa mais comum é a pericardite aguda. O *crunch* pericárdico é um som sisto-diastólico muito intenso, causado pelo pneumopericárdio ou pneumomediastino. Por fim, o *knock* pericárdico é um som de alta frequência que ocorre na mesodiástole, causado pela pericardite constritiva, devido à vibração do pericárdio enrijecido.

Sopros

Os sopros são sons produzidos quando o fluxo sanguíneo dentro do aparelho cardiovascular deixa de ser laminar e torna-se turbulento. A localização de um sopro nem sempre reflete sua origem e sua identificação deve levar em conta todas as suas características: localização no ciclo cardíaco, formato, localização, irradiação, timbre, frequência, intensidade e efeitos de manobras sobre o sopro. Podem ser orgânicos ou funcionais.

Os sopros funcionais, também conhecidos como sopros inocentes, ocorrem na ausência de anormalidades estruturais cardíacas. Variam bastante com as manobras, aumentando na posição supina e diminuindo de intensidade na posição ortostática. São representados pelo sopro inocente da infância, sopro sistólico hiperdinâmico, sopros arteriais inocentes, sopro mamário e zumbido venoso. Este último diferencia-se dos demais por ser contínuo, mais audível na região supraclavicular, variando sua intensidade ao virar a cabeça para o lado oposto. É causado por hiperfluxo nas veias jugulares e subclávias.

Existem quatro formas básicas de sopros orgânicos: regurgitativo, ejetivo, ruflar e aspirativo.

Os sopros sistólicos regurgitativos, provenientes da insuficiência das valvas atrioventriculares, são de intensidade constante, geralmente suave, e associados a hipofonese de B_1. Iniciam-se junto com B_1 e podem estender-se além de B_2. Podem ser causados também pela comunicação interventricular, tendo como característica a irradiação para a borda esternal direita. Em algumas situações, os sopros regurgitativos podem ser protossistólicos, quando há pressão elevada na câmara que recebe o fluxo sanguíneo, como ocorre nas insuficiências mitral e tricúspide agudas e na comunicação interventricular com hipertensão arterial pulmonar importante. Além disso, no prolapso da valva mitral e na disfunção do músculo papilar podem ocorrer sopros telessistólicos.

Já os sopros sistólicos ejetivos, causados por turbulência na via de saída ou nos vasos da base durante a ejeção, são mais rudes e têm formato de "crescendo e decrescendo", classicamente descrito como em forma de diamante. Estão presentes na estenose aórtica, coarctação de aorta, estenose pulmonar, comunicação interatrial, miocardiopatia hipertrófica e calcificação senil do anel aórtico. O sopro da miocardiopatia hipertrófica é peculiar, pois sua intensidade varia bastante com manobras semiológicas que alteram o volume cavitário (diminui com a manobra de Valsalva, vasodilatadores e posição ortostática, e aumenta com o decúbito dorsal, *handgrip* e posição de cócoras).

Os sopros diastólicos são de distinção mais fácil. O sopro aspirativo é causado por regurgitação das valvas semilunares durante a diástole, sendo de alta frequência e iniciando-se logo após B_2. O sopro da insuficiência aórtica é mais audível no foco aórtico acessório, irradiando-se para o foco mitral. Quando há um aumento no diâmetro torácico, esse sopro pode ser mais audível no foco mitral (sopro de Cole-Cecil). Na insuficiência pulmonar, o sopro é mais audível no foco pulmonar, aumentando de intensidade com a inspiração profunda. Quando é causado por dilatação da artéria pulmonar, não há variação com a inspiração (sopro de Graham-Steell).

O ruflar diastólico é causado pelo hiperfluxo por meio das valvas atrioventriculares ou pela estenose destas. É um som grave e descontínuo, similar ao som de tambores, iniciando-se após o estalido de abertura da valva mitral, na protodiástole, podendo ocasionalmente apresentar uma intensificação na telediástole (reforço pré-sistólico), decorrente da contração atrial.

Além desses, existem os sopros contínuos, presentes durante todo o ciclo cardíaco. As principais causas desse tipo de sopro são a persistência do canal arterial (sopro em maquinária), fístulas arteriovenosas e zumbido venoso.

A irradiação também traz informações importantes sobre a origem do sopro. Os sopros mitrais geralmente se irradiam para a linha axilar e a axila e, em casos menos comuns, como na ruptura do folheto anterior da valva mitral, apresentam irradiação para a região subescapular esquerda. Sopros aórticos tendem a irradiar-se para o pescoço e para a região supraclavicular direita. Os sopros de estenose pulmonar geralmente têm pouca irradiação pela baixa pressão nas câmaras direitas, e a insuficiência tricúspide pode, ocasionalmente, irradiar-se ao longo de trajetos venosos, como no pescoço.

Após avaliar o formato e a irradiação do sopro, deve-se analisar sua frequência, ou seja, se o sopro é agudo ou grave, e seu timbre: suave, rude, áspero ou musical. Dentre as escalas que avaliam a intensidade dos sopros, a mais utilizada é a escala de Levine (Tabela 2.14).

Tabela 2.14 Classificação dos sopros cardíacos segundo Freeman e Levine.

Grau	Descrição
I	Sopro audível somente após ausculta cuidadosa
II	Sopro de intensidade média, audível imediatamente após colocação do estetoscópio
III	Sopro intenso, sem frêmito
IV	Sopro intenso acompanhado de frêmito
V	Sopro muito intenso, mas audível com o estetoscópio ao tórax
VI	Sopro audível com estetoscópio afastado do tórax

Outra escala bastante utilizada é a quantificação por cruzes:

- **Sopro +:** intensidade muito pequena, auscultado com dificuldade em uma pequena área.
- **Sopro ++:** intensidade maior, facilmente auscultado em área geralmente maior.
- **Sopro +++:** bastante intenso, acompanhado de frêmito, auscultado em área mais ampla.
- **Sopro ++++:** intensidade elevada, acompanhado de frêmito, sendo auscultado em áreas distantes do foco maior de ausculta.

Os defeitos valvares produzem uma variedade de sinais clínicos característicos. Os mais comumente encontrados na prática clínica são as insuficiências mitral e aórtica, as estenoses mitral e aórtica e a insuficiência tricúspide, descritos a seguir.

Estenose mitral

Os principais sintomas da estenose mitral são dispneia e fadiga, mas outros sinais e sintomas menos comuns são hemoptise, palpitações e dor torácica atípica.

Nessa valvopatia, observamos um sopro diastólico em ruflar, de timbre grave, mais intenso na protodiástole, com diminuição da sua intensidade na mesodiástole e nova intensificação na telediástole. Esse comportamento do sopro reflete as fases do ciclo cardíaco: fase de enchimento rápido, enchimento lento e sístole atrial. Quando há fibrilação atrial não observamos habitualmente o reforço pré-sistólico devido à ausência de contração atrial efetiva.

A estenose mitral é acompanhada de outros achados auscultatórios, como a hiperfonese de B_1 e o estalido de abertura da valva mitral. A ausência de estalido de abertura mitral em um paciente portador de estenose mitral pode significar calcificação da valva ou espessamento acentuado da valva.

Por determinar importante repercussão às câmaras direitas, a estenose mitral comumente vem acompanhada de achados como hiperfonese de B_2 em foco pulmonar, traduzindo hipertensão pulmonar, insuficiência tricúspide, pelo comprometimento do ventrículo direito, com consequente dilatação ou até mesmo por insuficiência pulmonar.

Um aumento do volume de sangue proveniente do átrio esquerdo pode gerar um sopro diastólico, especialmente quando os folhetos mitrais estão espessados, como acontece na doença reumática. Na fase ativa dessa doença, observamos hipofonese de B_1, associada a sopro sistólico regurgitativo e sopro diastólico em ruflar sem reforço pré-sistólico (sopro de Carey-Coombs). A valvulite aguda leva à insuficiência mitral aguda, que determina aumento do volume em átrio esquerdo e aumento do fluxo sanguíneo na diástole atrial, que faz vibrar a valva espessada pelo processo inflamatório agudo. Diferenciamos esse sopro da dupla disfunção mitral estabelecida por não haver hiperfonese de B_1, estalido de abertura da mitral ou reforço pré-sistólico no sopro diastólico, além do quadro clínico, que é diferente nas duas condições.

Na presença de insuficiência mitral ou comunicação interventricular, com importante desvio de sangue da esquerda para a direita, também podemos observar um sopro diastólico mitral sem real estenose valvar.

Insuficiência mitral

O sopro da insuficiência mitral é um sopro regurgitativo, geralmente suave, audível na ponta do coração, irradiado para a linha axilar anterior e média ao longo do quinto espaço intercostal esquerdo.

Os achados auscultatórios na insuficiência mitral habitualmente podem variar de acordo com a etiologia. No prolapso de valva mitral, geralmente a B_1 é normofonética ou até mesmo hiperfonética e vem acompanhada de um estalido protomesossistólico, sendo que o sopro se origina geralmente após esse estalido e, portanto, é mesotelessistólico. A posição ortostática aproxima o estalido sistólico, que geralmente precede o sopro, de B_1, e assim aumenta a duração do sopro regurgitativo. De outra forma, a posição supina aproxima o estalido de B2, diminuindo a duração do sopro.

Na insuficiência mitral reumática ou secundária à dilatação do ventrículo esquerdo, observamos uma B_1 hipofonética, e o sopro é holossistólico, iniciando-se juntamente com B_1. Os achados auscultatórios da insuficiência mitral secundária à miocardiopatia dilatada e da insuficiência mitral reumática são bastante semelhantes, não permitindo a diferenciação etiológica.

Ocasionalmente, a regurgitação proveniente dessa valvopatia pode produzir sons agudos e bastante intensos, especialmente no caso de ruptura de parte da cordoalha tendínea da valva. Esse sopro, muito intenso, também é chamado de piante ou em pio de gaivota, e pode irradiar-se para o dorso e para a região interescapular, no caso de ruptura das cordas que dão apoio ao folheto posterior da valva. O sopro piante não é exclusivo da ruptura de cordoalha em valvas nativas, podendo ser auscultado em pacientes com valvas protéticas rotas, e são tão intensos que o próprio paciente pode relatar haver notado um som incomum vindo de seu tórax.

Estenose aórtica

Observamos um sopro característico, sistólico, rude e intenso, de padrão ejetivo em área aórtica. Irradia-se para o pescoço e para a região medioclavicular direita, acentuando-se com a flexão do tronco. Em casos graves de estenose aórtica, pode-se observar o desdobramento paradoxal de B_2.

Um sopro sistólico ejetivo auscultado em área aórtica não necessariamente se origina de uma estenose aórtica. Na insuficiência aórtica, existe aumento do volume sistólico devido ao sangue regurgitado pela valva insuficiente. Desse modo, temos um maior enchimento do ventrículo esquerdo que, por esse motivo, fará uma contração de maior intensidade (lei de Frank-Starling). Esse maior volume sistólico, ao passar por uma valva de área normal, pode gerar turbulência, originando sopro semelhante ao da estenose aórtica. Esse fenômeno é conhecido como estenose aórtica relativa.

Outra doença que pode gerar um sopro semelhante é a estenose subaórtica dinâmica da miocardiopatia hipertrófica. Diferentemente da estenose aórtica, o sopro dessa entidade aumenta com manobras que diminuam o volume ventricular, pois, nessa situação, o septo espessado determina uma obstrução mais efetiva da via de saída do ventrículo esquerdo. Assim, acentuamos a ausculta com a posição ortostática e tornamos o sopro mais suave com manobras como a posição de cócoras e com a inspiração profunda, que aumentam o volume ventricular.

Se a valva aórtica estiver muito calcificada, pode gerar um sopro sistólico em ponta, semelhante ao da insuficiência mitral, o que é conhecido como fenômeno de Gallavardin. Esse sopro pode ser rude, mas à medida que deslocamos o estetoscópio para a área mitral ele se torna mais puro, musical e agudo, simulando o da insuficiência mitral. O sopro rude origina-se do turbilhonamento do sangue pela estenose aórtica, e o sopro mais suave, da vibração das cúspides valvares calcificadas. Assim, uma mesma lesão valvar pode determinar dois sopros diferentes em tonalidade e timbre, e o conhecimento desse fenômeno contribui para não associá-los a diferentes lesões valvares.

Insuficiência aórtica

Essa doença gera um sopro diastólico suave, aspirativo, geralmente mais bem auscultado no terceiro espaço intercostal à esquerda do esterno do que na área aórtica propriamente dita. Em pacientes com regurgitações leves, o sopro é protodiastólico e, com a piora da lesão, torna-se holodiastólico. Por ser de alta frequência, pode ser de difícil detecção, sendo necessárias manobras como a flexão do tórax e a pausa expiratória para acentuá-lo. A pausa expiratória também pode ser necessária quando se procede a ausculta em decúbito dorsal, já que o timbre do sopro é semelhante ao do murmúrio vesicular normal.

A sensibilidade da ausculta para a detecção de insuficiência aórtica é de 73%, variando desde 32% para lesões leves até 95 a 100% para lesões graves.[46]

A insuficiência aórtica determina aumento da pressão de pulso: a sistólica eleva-se pelo maior volume sistólico, como já dito, e a diastólica diminui pela própria incompetência da valva, permitindo a regurgitação de sangue para o ventrículo esquerdo. A pressão de pulso pode chegar a ser maior que 60 mmHg (sinal de Hill). Esse fenômeno gera muitos sinais periféricos, que podem auxiliar no diagnóstico da insuficiência aórtica em pacientes com auscultas pouco conclusivas.

Outros sinais periféricos clássicos de insuficiência aórtica são:

- **Sinal de Duroziez:** colocando-se o diafragma do estetoscópio sobre a artéria femoral, gradualmente aumentamos a pressão sobre a peça receptora. Inicialmente, será ouvido um sopro sistólico (que é de ocorrência normal, gerado pela compressão da artéria) e com a progressão da compressão da artéria; no caso de insuficiência aórtica, será auscultado um sopro diastólico breve. Esse sinal pode ocorrer em outras doenças associadas a estados hiperdinâmicos, como tireotoxicose, febre, anemia grave ou fístulas arteriovenosas.
- **Sinal de Musset:** impulsões da cabeça rítmicas com o pulso.
- **Sinal de Müller:** pulso observado na úvula.
- **Sinal de Quincke:** pulsação dos capilares subungueais.
- **Sinal de Traube (*"Pistol shot"*):** som audível sobre a artéria femoral em 45% dos pacientes com insu-

ficiência aórtica grave. Pode ser encontrado em outros estados de alto débito e também é auscultado em outras artérias, como a pediosa.
- **Sinal de Becker:** pulsações visíveis dos vasos retinianos.

Em pacientes com insuficiência aórtica importante, podemos auscultar um ruflar protodiastólico semelhante ao encontrado na estenose mitral (sopro de Austin-Flint). Esse fenômeno ocorre porque o fluxo regurgitante proveniente da valva aórtica incompetente impede a abertura completa do folheto anterior da mitral, mantendo-a semifechada e gerando turbilhonamento do sangue proveniente do átrio esquerdo. Esse fenômeno pode ser distinguível da estenose mitral real, pois nele não são encontrados a B_1 hiperfonética ou o estalido de abertura da valva mitral.

Insuficiência tricúspide

Provoca um sopro sistólico regurgitativo mais audível na borda esternal esquerda baixa, no quarto e quinto espaços intercostais, e geralmente não se irradia para a axila. É distinguível do sopro sistólico regurgitativo da insuficiência mitral por acentuar-se na manobra de Rivero-Carvalho, ou seja, durante a inspiração profunda. Podemos encontrar, ainda, sinais periféricos de insuficiência cardíaca direita, como o refluxo hepatojugular e a turgência jugular, com alterações nas ondas de pulso jugular.

Estenose e insuficiência pulmonar

Na estenose pulmonar podemos auscultar um sopro sistólico de ejeção, mais audível no segundo espaço intercostal esquerdo. Quando a estenose pulmonar é grave, o sopro pode tornar-se meso e telessistólico, encobrindo a B_2.

Na insuficiência pulmonar, geralmente secundária à hipertensão pulmonar ou decorrente de malformação congênita da valva, podemos auscultar um sopro diastólico aspirativo que se intensifica com a inspiração. Quando um sopro típico é audível, a razão de verossimilhança positiva para a insuficiência pulmonar é elevada, mas a ausência de sopro não a exclui.[47]

Valvas protéticas

A disfunção de próteses valvares pode ser decorrente de trombose, crescimento de *pannus*, endocardite infecciosa ou deterioração estrutural. Os sinais e sintomas simulam aqueles decorrentes da disfunção das valvas nativas, podendo ocorrer agudamente ou de forma crônica. Geralmente, a primeira alteração identificada é a mudança na característica das bulhas e o surgimento de um sopro. As bioproteses produzem sons similares aos das valvas nativas. Uma bioprótese em posição mitral usualmente está associada ao sopro mesossistólico, decorrente do fluxo através da valva que se projeta na via de saída do ventrículo esquerdo, e ao sopro mesodiastólico suave. Um sopro holossistólico apical sugere regurgitação paravalvar ou valvar. Uma bioprótese em posição aórtica é invariavelmente associada a um sopro mesossistólico na base, de intensidade moderada. Qualquer sopro diastólico deve ser considerado anormal.

A redução da intensidade das bulhas cardíacas em pacientes portadores de próteses mecânicas é um achado preocupante, sugerindo trombose na prótese. Um sopro sistólico apical de forte intensidade em pacientes portadores de prótese mecânica em posição mitral ou um sopro diastólico decrescente em portadores de prótese mecânica aórtica indica disfunção ou deiscência da prótese.

Propedêutica da pressão arterial e dos pulsos periféricos

Este importante item do exame físico especial pode fornecer valiosas informações. A aferição da pressão arterial é um item imprescindível em toda e qualquer avaliação médica e nunca deve ser ignorada. A clássica metodologia de aferição pelos sons de Korotkoff dispensa maior detalhamento (pois é amplo seu conhecimento em todas as áreas da saúde); entretanto, algumas peculiaridades propedêuticas podem ser de extremo auxílio diagnóstico. A Tabela 2.15 resume tais achados.

Pulso é definido como qualquer flutuação periódica no sistema cardiovascular, sendo que a palpação do pulso arterial fornece informações preciosas sobre seu estado funcional. A simples presença – ou ausência – de pulsos aumenta significativamente a acurácia diagnóstica do exame físico (Tabela 2.16). Seu volume e contorno são determinados por uma combinação de fatores, incluindo o volume sistólico do ventrículo esquerdo, a velocidade de ejeção, a complacência relativa e a capacidade do leito arterial, bem como as ondas de pressão

Tabela 2.15 Pressão arterial – aspectos relevantes.

Situação	Explicação	Relevância
Cuff inapropriadamente pequeno	Menor do que 80 e 40% (comprimento e largura) em relação à circunferência do braço	Superestima a pressão arterial, importante em obesos
Cuff inapropriadamente grande	Maior do que 80 e 40% (comprimento e largura) em relação à circunferência do braço	Pressão será subestimada, importante em indivíduos pequenos
Hiato auscultatório	É atribuído ao ingurgitamento venoso da extremidade distal causando pobre fluxo arterial anterógrado	Ocorre com mais frequência em indivíduos obesos e em hipertensos com lesão de órgão-alvo já estabelecida e pode refletir flutuações na pressão[48]
Ocorrência do som de Korotkoff até 0 (zero) mmHg	Som de korotkoff se mantém mesmo até o *cuff* estar desinsuflado totalmente	Ocorre em pacientes com refluxo valvar aórtico grave, crianças, gestantes ou na presença de grandes fístulas arteriovenosas. Nesses casos, deve-se anotar as fases 4 e 5 dos sons
Diferenças entre pressões nos membros superiores maiores do que 10 mmHg	Normalmente as medidas nos braços não devem variar mais do que 10 mmHg	A presença dessas diferenças pode ocorrer em até 20% dos indivíduos normais (ausência de sintomas ou outros achados no exame), mas a relevância disso ainda não está determinada. Quando relacionado a anormalidades anatômicas, estas podem ser: doença da artéria subclávia (aterosclerótica ou inflamatória), estenose aórtica supravalvar, coarctação de aorta ou dissecção[49]
Pressão sistólica nos membros inferiores maior do que 20 mmHg acima da medida em membros superiores	A pressão sistólica em membros inferiores é até 20 mmHg maior do que nos braços, normalmente essa diferença não deve ser acima de 20 mmHg	Diferenças acima de 20 mmHg acontecem no refluxo valvar aórtico grave (nesse contexto, é conhecido como sinal de Hill) e em pacientes com doença arterial periférica extensa e calcificada. Vide também índice tornozelo-braquial descrito anteriormente
Hipotensão ortostática	É definida pela queda na pressão sistólica maior do que 20 mmHg e/ou queda da diastólica maior do que 10 mmHg no período de três minutos após a mudança da posição de supino para ortostática	Influenciada por condições como: idade, hidratação, medicações, dieta, condicionamento e temperatura do ambiente. Pode estar associada à falta do aparecimento de taquicardia reflexa, o que é sugestivo de disfunção autonômica (encontrado em diabéticos ou doença de Parkinson)
Manobra de Osler	Positivo quando o pulso radial ainda é palpável à despeito da oclusão proximal da artéria braquial pelo esfigmomanômetro	A manobra de Osler positiva é sugestiva de pseudo-hipertensão, condição na qual a artéria está rígida, espessada, calcificada e não compressível. Nessa situação, deve-se reavaliar a dose de anti-hipertensivos, que pode estar excessiva. Não é sinal específico, pois é positivo em até 1/3 dos pacientes idosos internados[50]

Tabela 2.16 Valores preditivos para os sinais e sintomas de doença arterial periférica comparados ao índice tornozelo--braquial.[51]

Tipo de avaliação	Gravidade	Sinal/sintoma	Valor preditivo (IC 95%)	
			Positivo	Negativo
Claudicação				
Rastreamento	Qualquer	Definida ou provável	3,30 (2,30-4,80)*	
	Moderada a grave[†]	Ausente		0,57 (0,43-0,76)
	Qualquer	Ausente		0,89 (0,78-1,00)
Alterações cutâneas				
Sintomáticas	Qualquer	Frio ao toque	5,90 (4,10-8,60)	0,92 (0,89-0,95)
		Úlcera	5,90 (2,60-13,40)	0,98 (0,97-1,00)
		Alteração da cor	2,80 (2,40-3,30)	0,74 (0,69-0,79)
Rastreamento	Moderada a grave[†]	Alterações de pelos, temperatura, cor ou atrofia	1,50 (1,20-1,70)*	0,81 (0,72-0,92)*
Sopros				
Sintomático	Qualquer	Pelo menos um sopro (ilíaco, femoral ou poplíteo)	5,60 (4,70-6,70)*	0,39 (0,34-0,45)*
	Qualquer	Sopro femoral	5,70 (4,70-7,00)	0,74 (0,70-0,78)
Rastreamento	Qualquer	Sopro femoral	4,80 (2,40-9,50)	0,83 (0,73-0,95)
Pulsos				
Sintomático	Qualquer	Qualquer alteração na palpação	4,70 (2,20-9,90)	0,38 (0,23-0,64)
Rastreamento	Moderada a grave[†]	Qualquer alteração na palpação	3,00 (2,30-3,90)	0,44 (0,30-0,66)
	Qualquer	Qualquer alteração na palpação	3,10 (1,40-6,60)	0,48 (0,22-1,04)
	Qualquer	Ausência de qualquer alteração na palpação		0,27 (0,16-0,44)
	Qualquer	Ausência de qualquer alteração na palpação		0,87 (0,79-0,97)

*Resultados estatisticamente homogêneos (p > 0,2);

[†] Doença moderada a grave definida pelo índice tornozelo-braquial menor ou igual que 0,50.

Adaptada de Khan NA, *et al*. JAMA 2006; 295: 536-546.

que resultam do fluxo anterógrado do sangue e as reflexões do pulso arterial, retornando da circulação periférica.

A percepção da amplitude do pulso depende, além da magnitude da pressão intravascular, das dimensões da artéria sob avaliação e da pressão exercida pelos dedos do examinador. A sensação de um pulso de baixa amplitude pode resultar tanto de níveis reduzidos de pressão arterial sistêmica como representar um pulso de amplitude normal avaliado em uma artéria muito estreita.

Outra característica que influencia na percepção do pulso, levando em consideração o fenômeno de reflexão, é o sítio onde o pulso é avaliado. Na dependência da distância a ser percorrida pela onda de pulso, pode ocorrer que a onda de reflexão interfira com a onda que é gerada durante a ejeção ventricular de maneira diversa. Em pequenas distâncias, dependendo do ângulo de reflexão em relação à onda original, ela poderá modificar a sua forma. Entretanto, ao percorrer distâncias maiores, como ocorre nos membros inferiores, o maior tempo para a propagação da onda retrógrada pode determinar que ela venha a se somar

com o pulso nos membros inferiores. Desse modo, se o objetivo da avaliação do pulso for determinar seu contorno ou sua velocidade de inscrição, o exame deve ser realizado em locais mais proximais do sistema arterial, como os pulsos carotídeos, cuja amplitude e forma se aproximam mais das características do pulso aórtico.

Durante o exame clínico, os principais pulsos que devem ser palpados são os temporais, carotídeos, radiais, braquiais, femorais, poplíteos, pediosos e tibiais posteriores. O pulso aórtico também pode ser palpado, apresentando maior intensidade no epigástrio. Deve-se procurar extrair informações sobre frequência, regularidade, simetria, forma e estado da parede arterial.

O pulso normal é caracterizado por uma elevação rápida e uniforme logo após a primeira bulha cardíaca, até atingir um ápice pouco saliente, aproximadamente mesossistólico, seguido de uma inclinação descendente, menos acentuada, podendo ser observada uma incisura no seu contorno, relacionada ao fechamento da valva aórtica. À medida que o pulso é transmitido para a periferia, a elevação é mais acen-

■ CAPÍTULO 2   Semiologia em Emergências Cardiovasculares

tuada, o pico sistólico é maior e a incisura é substituída por um entalhe dicrótico mais suave (Figura 2.16).

Quando ocorre o aumento da resistência vascular periférica, como na hipotensão e no enrijecimento da parede arterial próprio do envelhecimento, há elevação da velocidade da onda de pulso e um pico mais rápido e de maior amplitude. A detecção de assimetria ou reduções na amplitude pode sugerir a presença de obstruções periféricas, doença do arco aórtico, estenose aórtica supravalvar, embolias ou tromboses arteriais e origem anômala de grandes vasos.

A comparação entre a amplitude dos diferentes pulsos também traz informações valiosas, como na coarctação da aorta, na qual os pulsos carotídeos e braquiais são amplos, com rápida elevação, embora apresentem amplitude reduzida e com pico tardio na artéria femoral. Os atrasos braquiorradial, determinado pela palpação simultânea das artérias braquial e radial direita, e o apical-carotídeo, determinado pela palpação simultânea do *ictus cordis* e da artéria carótida direita, sugerem o diagnóstico de estenose aórtica.

Alterações na frequência e no ritmo do pulso devem ser sempre caracterizadas, classificando-o como bradisfigmia ou taquisfigmia e rítmico ou arrítmico.

Os tipos de pulso mais característicos e classicamente descritos são os seguintes:

- **Pulso *parvus et tardus*:** consiste em um pulso de baixa intensidade e lenta ascensão, com pico prolongado, mais bem identificado na palpação dos pulsos carotídeos. Ocorre nos casos de estenose aórtica grave em decorrência do menor volume de ejeção e na exposição ao frio em decorrência do aumento da resistência periférica.
- **Pulso "martelo d'água" ou de Corrigan:** caracterizado por uma pressão de pulso elevada, com rápida ascensão e colapso durante a sístole. Reflete uma baixa resistência à ejeção de grandes volumes de sangue pelo ventrículo esquerdo, como ocorre na insuficiência aórtica.
- **Pulso *bisferiens*:** é um pulso arterial aumentado com duplo pico sistólico. Ocorre em situações nas quais grandes volumes são ejetados rapidamente, como na insuficiência aórtica grave, estados hiperdinâmicos e miocardiopatia hipertrófica.
- **Pulso dicrótico:** semelhante ao *bisferiens*, porém apresenta um segundo pico na diástole, logo após a segunda bulha, decorrente de exacerbação do entalhe dicrótico fisiológico. Ocorre no choque hipovolêmico e estados febris.
- **Pulso alternante:** é definido pela variabilidade da amplitude do pulso a cada batimento cardíaco. Ocorre nos casos de insuficiência cardíaca grave, devido a alterações cíclicas na concentração intracelular de cálcio e na duração do potencial de ação.[52]
- **Pulso paradoxal:** representado por uma queda acima de 10 mmHg da pressão sistólica durante a inspiração. É um sinal indireto de doença pericárdica ou pulmonar, podendo ser encontrado também em obesos e gestantes.[53] É identificado durante a aferição da pressão arterial, determinando-se a diferen-

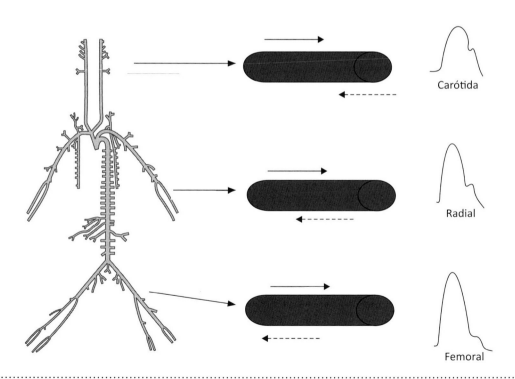

■ **Figura 2.16** Pulsos arteriais.

Ondas de pressão, obtidas por estudo hemodinâmico invasivo, em diversos pontos do sistema cardiovascular (carótida, radial e femoral). As setas cheias representam a onda de pulso anterógrada (centro-periferia), e a seta tracejada, a onda de pulso retrógrada (periferia-centro). Observe que, na carótida, devido à proximidade do coração, a onda retrógrada é muito posterior à onda anterógrada, enquanto o inverso ocorre na artéria femoral, onde a onda anterógrada e a retrógrada são praticamente simultâneas. Tal mecanismo é responsável pelo aumento da amplitude do pulso arterial nos locais mais distantes do coração.

ça entre a pressão sistólica em que se auscultam os sons de Korotkoff apenas na expiração e a pressão sistólica em que esses sons são audíveis em cada batimento, independentemente da fase do ciclo respiratório. A queda inspiratória da pressão sistólica deve-se à redução do volume de sangue no ventrículo esquerdo produzido pelo enchimento aumentado do ventrículo direito e o consequente desvio do septo interventricular em direção àquele nessa fase do ciclo respiratório.

Propedêutica física do abdome

Nos portadores de insuficiência cardíaca, o fígado é frequentemente palpável, volumoso, de borda lisa e sensível à palpação, podendo apresentar consistência endurecida. A palpação de pulsações hepáticas sistólicas ocorre na insuficiência tricúspide grave. Pacientes portadores de endocardite infecciosa de longa duração podem desenvolver esplenomegalia. Ascite é um achado não específico e presente na insuficiência cardíaca direita grave, pericardite constritiva crônica grave ou cirrose hepática. Esse achado frequentemente leva ao diagnóstico errôneo de doenças gastrointestinais na investigação de dor abdominal.

A aorta pode ser palpada entre o epigástrio e a cicatriz umbilical, na linha mediana, em pacientes magros, crianças e pessoas com parede abdominal flácida. A existência de pulsações percebidas em uma massa abdominal palpável nem sempre indica aneurisma de aorta. Para diferenciar as pulsações originadas de um aneurisma daquelas provenientes de uma massa tumoral justaposta à aorta, deve-se observar que nos aneurismas as pulsações devem ser percebidas em todos os diâmetros com igual intensidade. A sensibilidade da palpação para a detecção de aneurismas de aorta abdominal aumenta de acordo com o diâmetro do aneurisma, com valor preditivo positivo de 43% para aneurismas acima de 3,0 cm.[54] Entretanto, a palpação não permite excluir aneurismas de aorta abdominal, especialmente em pacientes obesos.

Sopros arteriais no abdome devem ser identificados e localizados, mas são frequentemente difusos e podem ser confundidos com sons irradiados do tórax. Podem revelar a presença de estenoses na aorta e seus ramos. Na hipertensão renovascular, esse achado ocorre em aproximadamente 10% dos casos.[55]

O refluxo hepatojugular é uma manobra valiosa, realizada por meio da compressão firme da região umbilical ou do hipocôndrio direito por 10 a 30 segundos, observando-se as veias jugulares após um minuto enquanto o paciente respira normalmente pela boca.[56] Nos portadores de insuficiência cardíaca direita, ocorre diminuição da complacência venosa pela congestão sistêmica, tornando o sistema venoso inelástico e fazendo com que o aumento de pressão na região esplâncnica seja transmitido até as veias jugulares. Esse achado ocorre também na insuficiência tricúspide, no tamponamento cardíaco e na síndrome da veia cava inferior. Em indivíduos normais, a pressão venosa jugular pode aumentar em no máximo 3,0 cmH_2O, revertendo-a imediatamente após a manobra. Nos casos de insuficiência ventricular direita e insuficiência tricúspide, a pressão venosa permanece elevada.

CONCLUSÃO

A semiotécnica da observação clínica é instrumento que o médico carrega consigo. Para sua realização, não há necessidade de colossal infraestrutura hospitalar, bastando o ambiente ser adequadamente iluminado e haver quietude suficiente para uma boa ausculta. Portanto, esse instrumento, que faz parte do vasto conjunto de técnicas que o médico utiliza em seu dia a dia, ainda é insubstituível, e não deve ser desvalorizado e tampouco seu aprendizado feito de maneira superficial.

REFERÊNCIAS BIBLIOGRÁFICAS

1. Ramos Júnior J. Semiotécnica da observação clínica. 7 ed. São Paulo: Sarvier, 1986 .
2. Sacket DL, Haynes RB, Guyatt GH, Tugwell P. Clinical epidemiology. A basic science for clinical medicine. 2nd ed. Boston: Little, Brown and Company, 1991 .
3. Barrows HS, Norman GR, Neufeld VR, Feightner JW. The clinical reasoning of randomly selected physicians in general medical practice. Clin Invest Med. 1982;5(1):49.
4. Nunes MPT, Martins MA. História clínica. In: Benseñor IM, Atta JA, Matins MA (editors). Semiologia Clínica. São Paulo: SARVIER, 2002. p.11-9.
5. Lemos Torres U. Diagnóstico: Bases lógicas e científicas do processamento diagnóstico. In: Medicina: ciência e arte. São Paulo: Gráfica São José, 1977. p. 129-38.
6. Técnicas e equipamentos para exame. In: Seidel HM, Ball JW, Dains JE, Benedict GW (editors). Mosby guia de exame físico. Rio de Janeiro: Elservier, 2007. p. 51-85.
7. Roffi M. Coração e outros sistemas de orgãos: Os sistemas endócrinos e o coração. In: Topol EJ (editors). Tratado de cardiologia. Rio de Janeiro: Guanabara Koogan, 2005. p. 654-63.
8. Klein I. Endocrine disorders and cardiovascular disease. In: Libby P, Bonow RO, Mann DL, Zipes DP (editors). Braunwald's Heart Disease: a textbook of cardiovascular medicine. Philadelphia: Elservier; 2008. p. 2033-47.
9. Guimarães AG, et al. Obesidade e Risco Cardiometabólico. In: Sousa AGMR, Piegas LS, Sousa JEMR (editores). Nova Série Monografias DANTE PAZZANESE Fundação Adib Jatene 2008. São Paulo: RS Press Editora, 2008. p. 1-71.
10. Chatterjee K. Exame físico. In: Topol EJ (editors). Tratado de cardiologia. Rio de Janeiro: Guanabara Koogan, 2005. p. 236-73.
11. López M. Estados de alto débito cardíaco. In: López M, Laurentys-Medeiros J (editors). Semiologia Médica: as bases do diagnóstico clínico. Rio de Janeiro: Revinter, 2001. p. 560-73.
12. Gaston L, Osvaldo D, Malvino ER, McLoughlin D, Osatnik J, Zambrano C, et al. Beriberi cardiovascular agudo (shoshin-beriberi); acute cardiovascular beriberi (shoshin-beriberi). Medicina (B. Aires). 2002;62(4):331-4.
13. Fang JC, O'Gara PT. The history and physical examination: An evidence-based approach. In: Libby P, Bonow RO, Mann DL, Zipes DP (editors). Braunwald's Heart Disease: a textbook of cardiovascular medicine. Philadelphia: Elservier, 2008. p. 125-48.

14. Olhos . In: Seidel HM, Ball JW, Dains JE, Benedict GW (editors). Mosby guia de exame físico. Rio de Janeiro: Elservier, 2007. p. 280-315.
15. Netto JA. Fundo de olho. In: López M, Laurentys-Medeiros J (editors). Semiologia Médica: as bases do diagnóstico clínico. Rio de Janeiro: Revinter, 2001. p. 560-73.
16. Jorge R, Lucena DR, Santana JAR. Alterações do fundo de olho na hipertensão arterial. Rev Soc Cardiol Estado de São Paulo. 2008;2:162-8.
17. Keith NM, Wagener HP, Barker NW. Some different types of essential hypertension: Their course and prognosis. Am J Med Sci 1939;197(3):332.
18. Scheie HG. Evaluation of ophthalmoscopic changes of hypertension and arteriolar sclerosis. AMA Arch Ophthalmol. 1953 Feb;49(2):117-38.
19. Vinayak AG, Levitt J, Gehback B, et al. Usefulness of the external jugular vein examination in detecting abnormal central venous pressure in critically ill patients. Arch Intern Med. 2006;166(19):2132-7.
20. Cook DJ, Simel DL. The Rational Clinical Examination. Does this patient have abnormal central venous pressure? JAMA. 1996;275(8):630-4.
21. McGee SR. Physical examination of venous pressure: A critical review. Am Heart J. 1998;136(1):10-8.
22. Ramana RK, Senegala T, Lichtenberg R. A new Angel on the Angel of Louis. Congest Heart Fail. 2006;12(4):196-9.
23. Seth R, Magner P, Matziner F, vanWalraven C. How far is the sternal angle from the mid-right atrium? J Gen Intern Med. 2002;17(11):852-6.
24. Courtouis M, Fattal PG, Kovacs SJ Jr., et al. Anatomically and physiologically based reference level for measurement of intracardiac pressures. Circulation. 1995;92(7):1994-2000.
25. Wiese J. The abdominojugular reflux sign. Am J Med. 2000;109(1):59-61.
26. Campos LAM, Campos FTAF. Inspeção, palpação e percussão do tórax. In: López M, Laurentys-Medeiros J (editors). Semiologia Médica: as bases do diagnóstico clínico. Rio de Janeiro: Revinter, 2001. p. 620-31.
27. Franco Jr A. Exame do tórax e pulmões. In: Benseñor IM, Atta JA, Matins MA (editors). Semiologia Clínica. São Paulo: SARVIER, 2002. p. 11-9.
28. Krumpe PE. Sons pulmonares e o exame físico na vida moderna. In: Tilkian AG, Conover MB (editors). Entendendo os sons e sopros cardíacos: com introdução aos sons pulmonares. São Paulo: Roca, 2004. p. 323-69.
29. Andrade CHV. Inspeção, palpação e percussão do precórdio. In: Andrade CHV (editors). Exame clínico do coração: Aspectos práticos e fisiopatológicos. Belo Horizonte: COOPMED, 2004. p. 115-26.
30. Coração . In: Seidel HM, Ball JW, Dains JE, Benedict GW (editors). Mosby guia de exame físico. Rio de Janeiro: Elservier, 2007. p. 414-58.
31. Heckerling PS, Wiener SL, Wolfkiel CJ, Kushner MS, Dodin EM, Jelnin V, et al. Accuracy and reproducibility of precordial percussion and palpation for detecting increased left ventricular end-diastolic volume and mass. A comparison of physical findings and ultrafast computed tomography of the heart. JAMA. 1993 Oct;27;270(16):1943-8.
32. Roldan CA, Shively BK, Crawford MH. Value of the cardiovascular physical examination for detecting valvular heart disease in asymptomatic subjects. Am J Cardiol. 1996 Jun;15;77(15):1327-31.
33. Chizner MA. Cardiac auscultation: rediscovering the lost art. Curr Probl Cardiol. 2008 Jul;33(7):326-408.
34. Rothman A, Goldberger AL. Aids to cardiac auscultation. Ann Intern Med. 1983 Sep;99(3):346-53.
35. Tilkian AG, Conover MB. Áreas de ausculta. Entendendo os sons e sopros cardíacos. 4 ed. São Paulo: Roca, 2004. p. 49-67.
36. Perry GY, Pitlik S, Greenwald M, Rosenfeld JB. Cardiac auscultation of "bony" chests. Isr J Med Sci. 1984 Mar;20(3):260-1.
37. Harvey WP, Stapleton J. Clinical aspects of gallop rhythm with particular reference to diastolic gallops. Circulation. 1958 Nov;18(5):1017-24.
38. Malki Q, Sharma ND, Afzal A, Ananthsubramaniam K, Abbas A, Jacobson G, et al. Clinical presentation, hospital length of stay, and readmission rate in patients with heart failure with preserved and decreased left ventricular systolic function. Clin Cardiol. 2002 Apr;25(4):149-52.
39. Marcus GM, Gerber IL, McKeown BH, Vessey JC, Jordan MV, Huddleston M, et al. Association between phonocardiographic third and fourth heart sounds and objective measures of left ventricular function. JAMA. 2005 May;11;293(18):2238-44.
40. Marcus GM, Vessey J, Jordan MV, Huddleston M, McKeown B, Gerber IL, et al. Relationship between accurate auscultation of a clinically useful third heart sound and level of experience. Arch Intern Med. 2006 Mar;27;166(6):617-22.
41. Drazner MH, Hamilton MA, Fonarow G, Creaser J, Flavell C, Stevenson LW. Relationship between right and left-sided filling pressures in 1000 patients with advanced heart failure. J Heart Lung Transplant. 1999 Nov;18(11):1126-32.
42. Drazner MH, Rame JE, Dries DL. Third heart sound and elevated jugular venous pressure as markers of the subsequent development of heart failure in patients with asymptomatic left ventricular dysfunction. Am J Med. 2003 Apr;15;114(6):431-7.
43. Maisel AS, Gilpin E, Hoit B, LeWinter M, Ahnve S, Henning H, et al. Survival after hospital discharge in matched populations with inferior or anterior myocardial infarction. J Am Coll Cardiol. 1985 Oct;6(4):731-6.
44. Ali AS, Rybicki BA, Alam M, Wulbrecht N, Richer-Cornish K, Khaja F, et al. Clinical predictors of heart failure in patients with first acute myocardial infarction. Am Heart J. 1999 Dec;138(6 Pt 1):1133-9.
45. Goldman L, Caldera DL, Nussbaum SR, Southwick FS, Krogstad D, Murray B, et al. Multifactorial index of cardiac risk in noncardiac surgical procedures. N Engl J Med. 1977 Oct;20;297(16):845-50.
46. Meira ZM, Goulart EM, Mota CC. Comparative study of clinical and Doppler echocardiographic evaluations of the progression of valve diseases in children and adolescents with rheumatic fever. Arq Bras Cardiol. 2006 Jan;86(1):32-8.
47. Choudhry NK, Etchells EE. The rational clinical examination. Does this patient have aortic regurgitation? JAMA. 1999 Jun;16;281(23):2231-8.
48. Cavallini MC, Roman MJ, Blank SG, Pini R, Pickering TG, Devereux RB. Association of the auscultatory gap with vascular disease in hypertensive patients. Ann Intern Med. 1996 May;15;124(10):877-83.
49. Lane D, Beevers M, Barnes N, Bourne J, John A, Malins S, Beevers DG. Inter-Arm differences in blood pressure: When are they clinically significant? J Hypertens. 2002;20(6):1089-95.
50. Belmin J, Visintin JM, Salvatore R, Sebban C, Moulias R. Osler's maneuver: Absence of usefulness for the detection of pseudohypertension in an elderly population. Am J Med. 1995;98(1):42-9.
51. Khan NA, Rahim SA, Anand SS, Simel DL, Panju A. Does the clinical examination predict lower extremity peripheral arterial disease? JAMA. 2006 Feb;1;295(5):536-46.
52. Sipido KR. Understanding cardiac alternans: the answer lies in the Ca2+ store. Circ Res. 2004 Mar;19;94(5):570-2.

53. Lee JC, Atwood JE, Lee HJ, Cassimatis DC, Devine PJ, Taylor AJ. Association of pulsus paradoxus with obesity in normal volunteers. J Am Coll Cardiol. 2006 May;2;47(9):1907-9.

54. Lederle FA, Simel DL. The rational clinical examination. Does this patient have abdominal aortic aneurysm? JAMA. 1999 Jan;6;281(1):77-82.

55. Svetkey LP, Helms MJ, Dunnick NR, Klotman PE. Clinical characteristics useful in screening for renovascular disease. South Med J. 1990 Jul;83(7):743-7.

56. Ewy GA. The abdominojugular test: technique and hemodynamic correlates. Ann Intern Med. 1988 Sep;15;109(6):456-60.

capítulo 3

Abordagem da Dor Torácica na Unidade de Emergência

Adriano Camargo de Castro Carneiro • Fábio Salerno Rinaldi • Luiz Minuzzo

INTRODUÇÃO

A dor torácica é uma das causas mais comuns de atendimento no pronto-socorro e representa um desafio para o médico emergencista devido à ampla lista de diagnósticos diferenciais que inclui tanto doenças benignas como doenças com risco iminente de morte.[1]

Neste capítulo, revisaremos as principais etiologias de dor torácica, a abordagem inicial do paciente com esse sintoma no pronto-socorro e a investigação complementar das patologias de maior gravidade.

DIAGNÓSTICO DIFERENCIAL DA DOR TORÁCICA NO PRONTO-SOCORRO

O diagnóstico diferencial da dor torácica abrange uma grande variedade de etiologias orgânicas e não orgânicas. Doenças cardiovasculares, pulmonares, gastrintestinais e musculoesqueléticas estão entre as causas orgânicas, e cada etiologia pode ter diferentes formas de apresentação clínica e constituir difícil tarefa ao médico emergencista (Tabela 3.1).[2]

A anamnese da dor é o principal instrumento na formulação da hipótese diagnóstica e deve ser realizada de forma detalhada, levando em consideração suas características:[3]

- Padrão (exemplos: aperto, peso, queimação, dilacerante, pontadas, pleurítica);
- Intensidade (exemplos: leve, moderada, grave, notas de 1 a 10);
- Localização (exemplos: retroesternal, precordial, dorso, epigástrio);
- Extensão (exemplos: uma polpa digital, todo precórdio, difusa);

- Irradiação (exemplos: mandíbula, membros superiores, dorso);
- Forma de aparecimento (exemplos: início súbito, gradual, em "crescendo");
- Duração (exemplos: poucos segundos, minutos, horas, dias);
- Fatores acompanhantes (exemplos: náuseas, vômitos, diaforese, palidez, tontura, síncope, palpitações, dispneia, hemoptise, tosse, febre);
- Fatores desencadeantes e de piora (exemplos: esforço físico, estresse emocional, alimentação, posicional, palpação);
- Fatores de alívio (exemplos: repouso, nitratos, alimentação, posicional);
- Evolução (exemplos: único episódio, intermitente, contínua).

O conjunto dessas características, e não apenas uma delas isolada, associado ao exame físico e aos fatores de risco permitirá a elaboração das hipóteses diagnósticas, a estimativa de suas probabilidades pré-testes, a escolha dos exames complementares e a terapêutica inicial.

Citaremos a seguir as causas mais comuns de dor torácica e suas apresentações clínicas.

Doença cardíaca isquêmica

A isquemia do miocárdio ocorre quando a oferta de oxigênio é insuficiente para satisfazer sua demanda metabólica. A sua etiologia mais comum é a aterosclerose coronária, porém outros processos não ateroscleróticos também podem provocar isquemia do músculo cardíaco (Tabela 3.2).[4]

Tabela 3.1 Principais etiologias de dor torácica.

Doenças cardíacas isquêmicas	Doenças gastrintestinais
Angina estável Angina instável* IAM sem supradesnivelamento do segmento ST* IAM com supradesnivelamento do segmento ST*	Doença ulcerosa péptica Colelitíase, colecistite Coledocolitíase, colangite Pancreatites aguda e crônica Abscesso subfrênico
Doenças cardíacas não isquêmicas	**Doenças da parede torácica**
Dissecção aguda da aorta* Doença cardíaca valvar Cardiomiopatia hipertrófica Pericardite Miocardite Cardiomiopatia induzida por estresse (Takotsubo)	Mialgia Costocondrite, síndrome de Tietze Lesões ósseas (fraturas, metástases) Doença discal cervical Fibromialgia Herpes-zóster e neuralgia pós-herpética
Doenças pleuropulmonares	**Doenças psiquiátricas**
Tromboembolismo pulmonar* Hipertensão pulmonar Pneumonia Pleurite Pneumotórax, pneumotórax hipertensivo*	Crise de pânico, transtorno de pânico Transtorno de ansiedade generalizada Depressão Transtornos somatoformes Síndrome de Munchausen
Doenças esofágicas	
Doença por refluxo gastresofágico Espasmo esofágico Esofagite Ruptura esofágica e mediastinite*	

* Doenças com risco iminente de morte.

Tabela 3.2 Principais etiologias da isquemia miocárdica.

- Aterosclerose coronária
- Espasmo coronário
  - Angina variante de Prinzmetal
  - Cocaína e seus derivados
- Disfunção coronária microvascular
  - Síndrome X
- Dissecção da aorta
  - Oclusão ostial da artéria coronária
- Dissecção da artéria coronária
  - Durante cateterismo cardíaco
  - Espontânea
- Embolia coronária
  - Endocardite infecciosa
  - Trombo no átrio esquerdo
  - Trombo no ventrículo esquerdo
  - Estenoses mitral e aórtica, próteses valvares
  - Tumores intracardíacos
  - Tromboembolia paradoxal (CIA e CIV)
- Trombose coronariana *in situ*
  - Trombofilias hereditárias
  - CIVD, policitemia vera, anemia falciforme
- Anomalias congênitas das artérias coronárias
- Ponte miocárdica

- Arterites
  - Aortite sifilítica
  - Doença de Kawasaki
  - Arterite de Takayasu
  - Poliarterite nodosa
  - Lúpus eritematoso sistêmico
- Estenose aórtica
- Insuficiência aórtica
- Cardiomiopatia hipertrófica
- Aumento do consumo miocárdico
  - Hipertrofia do ventrículo esquerdo
  - Taquiarritmias
  - Tireotoxicose
  - Sepse
- Diminuição do conteúdo arterial de oxigênio
  - Hipoxemia
  - Anemia
- Intoxicação por monóxido de carbono
- Trauma cardíaco
- Radiação mediastinal

CIA (Comunicação Interatrial); CIV (Comunicação Interventricular); CIVD (Coagulação Intravascular Disseminada).

A manifestação clínica da isquemia miocárdica é a angina. Esta geralmente é descrita como sensação de aperto, peso ou queimação na região retroesternal ou precordial e pode irradiar-se para pescoço, mandíbula, ombros ou braços e vir acompanhada de náuseas, vômitos, diaforese, palidez, dispneia ou tontura. A dor costuma aumentar sua intensidade ao longo de sua duração, tem como fatores de piora o exercício físico e o estresse emocional e como fatores de melhora o repouso e o uso de nitratos. A duração do episódio da dor depende da sua apresentação clínica, podendo durar de dois a dez minutos na angina estável, habitualmente até vinte minutos na angina instável e frequentemente mais de trinta minutos no infarto agudo do miocárdio.[5]

Algumas características da dor, como irradiação para ombros ou braços, associação com sudorese ou náuseas e piora com o esforço físico, estão relacionadas à maior probabilidade do quadro ser devido à isquemia miocárdica. Já a dor descrita como pleurítica, posicional ou reprodutível, com a palpação, duração de poucos segundos ou contínua por horas e até dias, e a localização da dor em região de pequena extensão, como uma polpa digital, estão relacionadas à baixa probabilidade de isquemia (Tabela 3.3).[6]

Doença cardíaca valvar e cardiomiopatia hipertrófica

A estenose e a insuficiência aórticas podem provocar isquemia miocárdica pelo aumento do consumo de oxigê-nio pelo miocárdio (hipertrofia do ventrículo esquerdo e elevação do tempo de ejeção ventricular) e pela diminuição do suprimento de oxigênio para o mesmo (redução do tempo de diástole e menor pressão na aorta). A angina é a manifestação comum nos estágios avançados de doença valvar aórtica, podendo ser decorrente apenas da patologia valvar, estar associada à aterosclerose coronária ou raramente resultar de embolia coronária.[7]

A cardiomiopatia hipertrófica também pode cursar com angina devido ao importante aumento na massa do ventrículo esquerdo e na demanda de oxigênio pelo miocárdio.[5] A associação de aterosclerose coronária deve ser avaliada levando-se em conta seus principais fatores de risco.

Pericardite e miocardite

A pericardite ocorre por inflamação do pericárdio e, por este ser indolor em sua maior parte, acredita-se que a dor seja causada pela inflamação da pleura parietal adjacente. A dor da pericardite é aguda, tem localização retroesternal ou precordial, pode ter irradiação para pescoço, ombro ou braço esquerdo, tem padrão pleurítico (piora com inspiração profunda, tosse e mudanças da posição corporal), piora com o decúbito dorsal e melhora na posição sentada com inclinação para frente. Em alguns casos, a dor pode ser contínua e simular isquemia miocárdica, dificultando o diagnóstico. História de febre e de sintomas de infecção das vias aéreas superiores pode acompanhar ou preceder o quadro da dor, sugerindo etiologia viral da pericardite.[8]

Tabela 3.3 Valor de características específicas da dor torácica no diagnóstico de infarto agudo do miocárdio.[6]

Característica da dor torácica	Razão de chances para IAM
Características que aumentam a probabilidade de IAM	
Irradiação para braço direito ou ombro direito	4,7 (IC 1,9-12)
Irradiação para ambos os braços ou ombros	4,1 (IC 2,5-6.5)
Associada ao esforço físico	2,4 (IC 1,5-3,8)
Irradiação para o braço esquerdo	2,3 (IC 1,7-3,1)
Associada à diaforese	2,0 (IC 1,9-2,2)
Associada a náuseas ou vômitos	1,9 (IC 1,7-2,3)
Pior que angina prévia ou igual ao IAM prévio	1,8 (IC 1,6-2,0)
Descrita como pressão	1,3 (IC 1,2-1,5)
Características que diminuem a probabilidade de IAM	
Descrita como pleurítica	0,2 (IC 0,1-0,3)
Descrita como posicional	0,3 (IC 0,2-0,5)
Descrita como aguda	0,3 (IC 0,2-0,5)
Reprodutível com a palpação	0,3 (IC 0,2-0,4)
Localização inframamária	0,8 (IC 0,7-0,9)
Não associada ao esforço físico	0,8 (IC 0,6-0,9)

IAM (Infarto Agudo do Miocárdio); IC (Intervalo de Confiança) de 95%.

■ CAPÍTULO 3   Abordagem da Dor Torácica na Unidade de Emergência

No exame físico, pode haver atrito pericárdico e, em menor frequência, sinais de tamponamento cardíaco como hipotensão, abafamento das bulhas cardíacas, turgência jugular e pulso paradoxal. O eletrocardiograma demonstra elevação generalizada do segmento ST nas fases iniciais da pericardite e pode haver modesta elevação dos marcadores de necrose miocárdica (miopericardite).[8]

Na miocardite, as manifestações clínicas variam desde o estado assintomático até a morte súbita por arritmia ventricular. A dor da miocardite pode lembrar a pericardite quando há acometimento conjunto do pericárdio ou sugerir infarto do miocárdio. O exame físico habitualmente é normal, porém sinais de insuficiência cardíaca e atrito pericárdio também podem estar presentes. A elevação dos marcadores de necrose miocárdica torna essa doença diagnóstico diferencial do infarto agudo do miocárdio, principalmente em pacientes jovens sem fatores de risco para aterosclerose.[9]

Cardiomiopatia induzida por estresse (Takotsubo)

A cardiomiopatia de Takotsubo é uma síndrome rara caracterizada por disfunção sistólica (discinesia, acinesia ou hipocinesia) transitória da porção médioapical do ventrículo esquerdo na ausência de doença aterosclerótica obstrutiva das artérias coronárias. Ocorre geralmente em mulheres na pós-menopausa que sofreram um episódio agudo de grande estresse emocional ou físico. Esse estresse causaria liberação excessiva de catecolaminas, a qual causaria cardiotoxicidade, atordoamento miocárdico e queda da fração de ejeção do ventrículo esquerdo.[10]

Os sintomas mais comuns são a dor torácica aguda que lembra o infarto do miocárdio e a dispneia, podendo ser encontrados sinais de insuficiência cardíaca no exame físico. O eletrocardiograma demonstra supradesnivelamento do segmento ST e/ou inversão da onda T, em que ocorre pequena elevação das enzimas cardíacas e aumento significativo das catecolaminas séricas e do peptídeo natriurético do tipo B, e a angiografia não apresenta obstruções das artérias coronárias. O prognóstico após a fase inicial da doença é favorável devido à normalização da função ventricular em poucas semanas.[10]

Dissecção aguda da aorta

A principal manifestação clínica da dissecção aguda da aorta é a dor torácica de forte intensidade, de início súbito, geralmente descrita como dilacerante e acompanhada de diaforese. A dor pode localizar-se na porção anterior ou posterior do tórax e irradia-se conforme a propagação da dissecção, podendo ser migratória. Sintomas associados podem ocorrer devido às complicações da dissecção, como insuficiência cardíaca (insuficiência aórtica aguda), infarto do miocárdio (oclusão do óstio das artérias coronárias), acidente vascular encefálico (oclusão da artéria carótida interna), síncope (tamponamento cardíaco ou ruptura da aorta), paraplegia (isquemia da medula espinhal) e dor abdominal (oclusão das artérias mesentéricas ou do tronco celíaco).[11]

Embolia pulmonar e hipertensão pulmonar crônica

A dor decorrente da embolia pulmonar é pleurítica, localiza-se na região ipsilateral do tórax, tem início súbito e apresenta piora com inspiração profunda, tosse e mudança da posição corporal. A dor torácica geralmente ocorre nos casos de embolia com infarto pulmonar, podendo este também estar associado a febre, hemoptise e atrito pleural. Entretanto, a dor pleurítica não é o sintoma mais comum dessa patologia, sendo suspeitada principalmente na presença de dispneia, frequentemente de início súbito.[12]

A hipertensão pulmonar pode apresentar dor retroesternal em aperto desencadeada pelo esforço físico, sendo acompanhada de dispneia aos esforços, fadiga e sinais de hipertensão pulmonar. A causa da dor geralmente é atribuída à dilatação das artérias pulmonares e à isquemia do ventrículo direito.[13]

Pneumonia, pleurite e pneumotórax

A pneumonia pode apresentar dor pleurítica ipsilateral associada a sintomas como febre e tosse com expectoração purulenta, e ausculta pulmonar com estertores subcrepitantes e sopro brônquico. A pleurite pode ser causada por infecções virais e doenças autoimunes, como o lúpus eritematoso sistêmico, por exemplo, apresentando dor pleurítica ipsilateral, atrito pleural e, em alguns casos, sinais de derrame pleural. E o pneumotórax espontâneo apresenta dor pleurítica e dispneia de início súbito, mostrando no exame físico murmúrio vesicular diminuído e percussão timpânica no hemitórax acometido.[14]

Doenças esofágicas e gastrintestinais

Os distúrbios do esôfago e do estômago são causas comuns de dor torácica no pronto-socorro, merecendo atenção especial do médico emergencista. A doença por refluxo gastroesofágico costuma provocar esofagite de refluxo e pirose. A pirose é caracterizada por queimação retroesternal ascendente, podendo ter irradiação para pescoço, dorso ou braços e estar associada à regurgitação de conteúdo ácido para boca. Geralmente tem duração de dez minutos a uma hora, pode piorar após as refeições, com o uso de bebidas alcoólicas, com o decúbito dorsal, com a inclinação para frente e aos esforços físicos, e é aliviada pela posição ereta, deglutição de líquido e com o uso de antiácidos. Manifestações extraesofágicas, como desconforto na garganta (faringite), rouquidão (laringite), tosse crônica e broncoespasmo (aspiração pulmonar), também podem ocorrer.[15]

O espasmo esofágico é consequência de contrações não peristálticas do esôfago, podendo provocar dor retroesternal em aperto ou queimação, com duração habitual de dois a trinta minutos e irradiação para pescoço, costas ou braços em alguns casos. A dor inicia-se na maioria das vezes em repouso, porém também pode ser desencadeada por deglutição, esforço físico e estresse emocional, além de melhorar com o uso de nitratos.[15] O diagnóstico diferencial com a angina é difícil apenas com a história clínica, e a presença de disfagia simultânea ou não à dor deve levantar suspeita de etiologia esofágica.

A esofagite sem refluxo pode causar disfagia, odinofagia (deglutição dolorosa) e dor em queimação retroesternal que acompanha a descida dos alimentos pelo esôfago. As suas principais etiologias são as esofagites infecciosas por *Candida*, *herpesvírus simples* tipos 1 e 2, *citomegalovírus* e *vírus varicela-zoster* (mais comum em pacientes imunocomprometidos), e a esofagite induzida por pílula (tetraciclinas, anti-inflamatórios não esteroides, cloreto de potássio e bifosfonatos, por exemplo).[15] Já a síndrome de hipersensibilidade esofágica é causa de dor torácica esofágica sem doença estrutural associada. Geralmente é acompanhada de distúrbios psiquiátricos, como transtornos de ansiedade e depressão, e é confirmada pelo baixo limiar de dor reprodutível pela distensão esofágica com balão.

A doença ulcerosa péptica inclui úlceras duodenais e, em menor frequência, úlceras gástricas, e tem como principais etiologias a infecção pela bactéria *Helicobacter pylori* e o uso de anti-inflamatórios não esteroides. As úlceras costumam causar desconforto e queimação na região epigástrica, podendo às vezes iniciar ou sofrer irradiação para a região retroesternal. A úlcera duodenal costuma provocar dor cerca de uma a três horas após as refeições, pode despertar o paciente durante a madrugada e melhora com a alimentação e o uso de antiácidos. Já a úlcera gástrica geralmente é desencadeada pela alimentação, melhora com jejum e antiácidos, e é mais comumente associada a náuseas e perda de peso.[16]

Ruptura esofágica e mediastinite

A ruptura esofágica pode ser secundária ao aumento rápido da pressão intraesofágica nas situações de vômitos ou esforço de vômito (ruptura espontânea ou síndrome de Boerhaave), secundária ao trauma esofágico, iatrogênica (perfuração durante esofagoscopia ou durante a passagem do tubo de Sengstaken-Blakemore) ou associada a doenças esofágicas (neoplasia, úlcera esofágica e esofagite corrosiva). A ruptura esofágica costuma causar dor retroesternal intensa agravada por deglutição e inspiração profunda, complicando-se rapidamente com mediastinite e sepse, podendo apresentar dispneia, febre, taquicardia e hipotensão.[15]

Doenças da vesícula biliar e dos ductos biliares

O sintoma característico da colelitíase é a cólica biliar. Esta é descrita como uma dor constante de intensidade moderada a forte no hipocôndrio direito, podendo irradiar-se para ombro direito, escápula direita e dorso, e em alguns casos sendo referida apenas nessas regiões. A dor pode ser desencadeada por refeições (principalmente alimentos gordurosos), costuma durar de trinta minutos a cinco horas e pode estar associada a náuseas e vômitos. A colecistite aguda é uma das complicações da colelitíase, provocando dor semelhante com maior duração, piora progressiva e associada a febre baixa, calafrios, anorexia, náuseas, vômitos e hipersensibilidade no quadrante superior direito do abdome.[17]

Outra complicação da colelitíase é a migração de cálculos para o colédoco e sua obstrução (coledocolitíase), podendo provocar cólica biliar, icterícia (bilirrubina sérica geralmente maior do que 5 mg/dL) e aumento significativo da fosfatase alcalina (colestase extra-hepática). Se esse quadro clínico for acompanhado de febre, o diagnóstico de colangite aguda deve ser suspeitado, sendo a colangiopancreatografia retrógrada endoscópica procedimento diagnóstico e terapêutico.[17]

Pancreatite aguda

A pancreatite pode ser causada mais frequentemente por cálculos biliares, alcoolismo, hipertrigliceridemia e medicamentos (ácido valproico e didanosina, por exemplo). A dor relacionada à pancreatite é constante, localiza-se em epigástrio, irradia-se habitualmente para as costas (às vezes para flancos ou tórax), é aliviada na posição sentada com o tronco inclinado sobre os membros inferiores fletidos, e é acompanhada por náuseas, vômitos e distensão abdominal. No exame físico, podem estar presentes febre, taquicardia, hipotensão, diminuição dos ruídos hidroaéreos e hipersensibilidade abdominal, havendo nos casos mais graves choque e sinais de pancreatite necrosante.[18]

Doenças musculoesqueléticas e herpes-zóster

As doenças musculoesqueléticas respondem por um número considerável de pacientes que procuram o pronto-socorro com dor torácica, sendo a história clínica e o exame físico determinantes no seu diagnóstico. Costumam provocar dor contínua com duração de horas a dias, geralmente de início insidioso e localizada em regiões específicas. A palpação da região provoca dor reprodutível e pode haver piora posicional desencadeada por movimentos do tronco, membros superiores ou pescoço e pela inspiração profunda. Em alguns casos, antecedentes recentes de trauma e de esforço físico repetitivo ou não habitual podem estar presentes.[2]

Entre as etiologias mais comuns estão a mialgia, as síndromes costocondral, condroesternal e costovertebral, as lesões ósseas (fraturas devido a traumas ou osteoporose e metástases), as artralgias relacionadas ou não às doenças reumatológicas e a doença discal cervical. As síndromes costocondral (costocondrite) e condroesternal provocam dor aguda e transitória envolvendo as junções costocondrais e condroesternais superiores, que piora a palpação da região afetada, podendo em alguns casos estar acompanhadas de edema, eritema e calor local (síndrome de Tietze).[2] Já a doença discal cervical é causada por compressão das raízes nervosas por um disco cervical, levando à dor ou a parestesias no pescoço, ombro, braço e mão (cervicobraquialgia), que piora a extensão e rotação lateral do pescoço e pode estar acompanhada de alterações neurológicas sensoriais e motoras de distribuição radicular.[19]

O herpes-zóster é caracterizado pelo surgimento de lesões cutâneas vesiculares unilaterais na distribuição de um dermátomo (mais frequentemente nos dermátomos T3 a L3), podendo acometer indivíduos de todas as idades, porém sendo mais comum a partir dos cinquenta anos. A dor associada ao herpes-zóster pode ser intensa e debilitante, pode surgir cerca de dois a três dias antes do aparecimento das erupções cutâneas e, em alguns casos, persistir após a sua resolução, que ocorre aproximadamente em dez dias (neuralgia pós-herpética).[20]

Doenças psiquiátricas

Os transtornos psiquiátricos correspondem a cerca de um terço dos pacientes que chegam ao pronto-socorro com dor torácica aguda, podendo, às vezes, ocorrer juntamente com um episódio de isquemia miocárdica. A avaliação clínica das características da dor e a atenção aos aspectos emocionais dos pacientes são fundamentais para o diagnóstico correto dessas situações.[2]

A dor associada aos transtornos psiquiátricos geralmente tem início súbito, duração aproximada de trinta minutos a uma hora, é mal caracterizada, pode ser difusa ou ter extensão de uma polpa digital e antecedentes de episódios prévios semelhantes e problemas emocionais, e o uso abusivo de álcool ou sedativos pode estar presente. As etiologias mais comuns são a crise de pânico, o transtorno de ansiedade generalizada, a depressão e os transtornos somatoformes.

A crise de pânico pode ser imprevisível e é caracterizada por sensação de medo ou desconforto intenso associada ao aparecimento súbito de vários sintomas (Quadro 3.1), atingindo o auge em dez minutos e resolução em cerca de uma hora. A hiperventilação observada nesses pacientes pode provocar ocasionalmente alterações eletrocardiográficas inespecíficas do segmento ST e da onda T, dificultando a exclusão de isquemia do músculo cardíaco. Já o transtorno de pânico é definido pela recorrência das crises e pela preocupação persistente com novos episódios e suas consequên-

cias, podendo ou não ser acompanhado de agorafobia (medo excessivo quando se está em locais ou situações difíceis de sair ou ter ajuda caso tenha uma crise de pânico).[21]

Quadro 3.1 Critérios diagnósticos para crise de pânico de acordo com o DSM-IV.[21]

Período distinto de medo ou desconforto intensos, no qual quatro (ou mais) dos seguintes sintomas aparecem abruptamente e atingem o auge dentro de dez minutos:
■ Palpitações ou taquicardia
■ Sudorese
■ Tremores
■ Dispneia ou sensação de asfixia
■ Sensação de sufocamento
■ Dor ou desconforto torácico
■ Náuseas ou desconforto abdominal
■ Sensação de tontura ou desmaio
■ Sensação de irrealidade (desrealização) ou de separar-se de si mesmo (despersonalização)
■ Medo de perder o controle ou de enlouquecer
■ Medo de morrer
■ Parestesias ou dormência
■ Calafrios ou fogachos

Adaptada de DSM-IV (*Diagnostic and Statistical Manual of Mental Disorders, 4th Edition*).

O Quadro 3.2 mostra resumidamente as características clínicas das principais etiologias de dor torácica.

Quadro 3.2 Manifestações clínicas das principais etiologias de dor torácica.[5, 22]

Doença	Duração	Qualidade e localização	Aspectos importantes
Angina estável	2 a 10 min.; em "crescendo"	Queimação ou aperto em região retroesternal ou precordial, podendo irradiar-se para pescoço, ombros ou braços	Desencadeada por exercício físico, estresse emocional, exposição ao frio e após grandes refeições Pode estar acompanhada de náuseas, vômitos, diaforese e dispneia
Angina instável	< 20 min.; em "crescendo"	Semelhante à angina estável, porém mais intensa	Pode iniciar-se em repouso ou com pequenos esforços; piora com pequenos esforços Geralmente pode estar acompanhada de náuseas, vômitos, diaforese e dispneia
Infarto agudo do miocárdio	> 30 min.; em "crescendo"; início súbito	Semelhante à angina estável, porém mais intensa	Frequentemente inicia-se em repouso sem fatores desencadeantes; piora com pequenos esforços Geralmente pode estar acompanhada de náuseas, vômitos, diaforese, dispneia e tontura Pode haver sinais de insuficiência cardíaca e arritmias
Estenose aórtica	2 a 10 min.; em "crescendo"	Semelhante à angina estável	Desencadeada pelo exercício físico Ausculta cardíaca mostra sopro sistólico em foco aórtico com irradiação para as carótidas
Pericardite	Geralmente de horas a dias	Dor aguda e pleurítica em região retroesternal ou precordial, podendo irradiar-se para pescoço, ombro ou braço esquerdo	Piora com inspiração profunda, tosse e decúbito dorsal; melhora na posição sentada com inclinação para frente Atrito pericárdico no exame físico

(*Continua*)

Quadro 3.2 Manifestações clínicas das principais etiologias de dor torácica.[5, 22]

(Continuação)

Doença	Duração	Qualidade e localização	Aspectos importantes
Miocardite	Geralmente de horas a dias	Semelhante à pericardite, mas também pode lembrar o infarto agudo do miocárdio	Atrito pericárdico, insuficiência cardíaca e arritmias ventriculares podem estar presentes
Dissecção aguda da aorta	Geralmente horas; início súbito	Dor de forte intensidade, dilacerante, geralmente na região anterior do tórax com irradiação para o dorso	A dor pode ser migratória Pode estar associada a sopro de insuficiência aórtica, tamponamento cardíaco, acidente vascular encefálico e assimetria dos pulsos periféricos
Embolia pulmonar	Geralmente horas a dias; início súbito	Dor pleurítica na região ipsilateral do tórax, acompanhada de dispneia	Dispneia com ausculta pulmonar normal Pode haver sinais de hipertensão pulmonar e insuficiência cardíaca direita
Hipertensão pulmonar	Geralmente de 2 a 10 min.	Aperto retroesternal desencadeado por esforços	Pode estar acompanhada de dispneia, fadiga e sinais de hipertensão pulmonar
Pneumonia	Geralmente de horas a dias	Dor pleurítica na região ipsilateral do tórax	Associada a febre e tosse com expectoração Ausculta pulmonar com estertores subcreptantes e sopro brônquico
Pleurite	Geralmente de horas a dias	Dor pleurítica na região ipsilateral do tórax	Pode estar associada à febre Ausculta pulmonar com atrito pleural
Pneumotórax	Geralmente horas; início súbito	Dor pleurítica na região ipsilateral do tórax, acompanhada de dispneia	Ausculta pulmonar com murmúrio vesicular diminuído no hemitórax acometido, associada à percussão timpânica
Doença por refluxo gastroesofágico	10 a 60 min.	Queimação retroesternal ascendente, podendo estar acompanhada de regurgitação	Piora após grandes refeições e com o decúbito dorsal; melhora com antiácidos
Espasmo esofágico	2 a 30 min.	Aperto ou queimação retroesternal, podendo irradiar-se para pescoço, costas ou braços Pode ser semelhante à angina	Frequentemente inicia-se em repouso; pode ser desencadeado por deglutição, exercício físico e estresse emocional; melhora com nitratos Presença de disfagia deve levantar suspeita de etiologia esofágica
Ruptura esofágica e mediastinite	Geralmente horas; início súbito	Dor retroesternal intensa	Piora com deglutição e inspiração profunda Associada a sintomas e sinais de mediastinite, como dispneia, febre, taquicardia e hipotensão
Doença ulcerosa péptica (úlcera duodenal)	Geralmente 10 a 60 min.	Queimação epigástrica, podendo irradiar-se para região retroesternal	Inicia-se de 1 a 3 horas após as refeições e durante a madrugada Melhora com alimentação e antiácidos
Colelitíase	De 30 min. a 5 horas	Dor constante no hipocôndrio direito, podendo irradiar-se para ombro direito, escápula direita e dorso	Pode ser desencadeada por refeições gordurosas e estar acompanhada de náuseas e vômitos A colecistite aguda provoca dor semelhante, porém geralmente acima de 5 horas e acompanhada de febre e calafrios
Coledocolitíase	Geralmente horas	Semelhante à colelitíase, porém associada à icterícia obstrutiva	A colangite aguda provoca quadro semelhante, porém pode estar acompanhada de febre e sinais de sepse
Mialgia	Geralmente de horas a dias; início insidioso	Dor contínua em região específica	Piora com a movimentação e com a palpação da região Antecedentes recentes de trauma e de esforço físico repetitivo ou não habitual podem estar presentes
Costocondrite	Geralmente horas; início rápido	Dor aguda e transitória em região das junções costocondrais superiores	Piora a palpação da região afetada A síndrome de Tietze está associada a edema, eritema e calor local

(Continua)

Quadro 3.2 Manifestações clínicas das principais etiologias de dor torácica.[5, 22]

(Continuação)

Doença	Duração	Qualidade e localização	Aspectos importantes
Doença discal cervical	Geralmente horas	Dor contínua em pescoço, ombro, braço e mão (cervicobraquialgia) ou parestesias	Piora a extensão e rotação lateral do pescoço. Pode estar acompanhada de alterações neurológicas de distribuição radicular
Herpes-zóster	Geralmente dias	Dor aguda ou em queimação, podendo ser intensa e debilitante, em região de um dermátomo	Está associada a lesões vesiculares na distribuição do dermátomo acometido
Crise de pânico	30 a 60 min.; início súbito e auge dos sintomas em 10 min.	Dor torácica mal caracterizada associada à sensação de medo ou desconforto intenso e a outros sintomas como palpitações, dispneia, tontura, tremores e parestesias	Problemas emocionais e uso abusivo de álcool ou sedativos podem estar presentes
Transtorno de ansiedade generalizada e depressão	30 a 60 min.; geralmente de início súbito	Dor torácica mal caracterizada	Ansiedade ou depressão podem ser detectadas pela história clínica. Uso abusivo de álcool ou sedativos pode estar presente

ABORDAGEM DO PACIENTE COM DOR TORÁCICA NO PRONTO-SOCORRO

A dor torácica é um dos sintomas mais comuns de atendimento nas unidades de emergência, representando aproximadamente 12 milhões de pacientes vistos anualmente nos Estados Unidos, número que corresponde a cerca de 5 a 10% das consultas em pronto-socorro,[23] sendo as síndromes coronárias agudas (SCA) responsáveis por quase 1/5 das causas de dor torácica.[24] O Brasil não possui números da quantidade de atendimentos realizados por dor torácica nas unidades de emergência, porém, de acordo com o Ministério da Saúde e o Departamento de Informática do Sistema Único de Saúde (DATASUS), o número de internações por infarto agudo do miocárdio (IAM) vem aumentando progressivamente.[25]

Apesar do avanço do conhecimento e das inovações diagnósticas, a avaliação da dor torácica muitas vezes torna-se difícil e potencialmente onerosa. Inúmeras são as etiologias, sua prevalência varia de acordo com a população estudada e pode variar desde causas benignas a patologias com risco iminente de morte.

Como a maioria dos pacientes acaba sendo internada para a investigação de uma provável SCA com um custo médio de 3 a 6 mil dólares por paciente nos Estados Unidos,[26] e considerando que até 2/3 desses pacientes não confirmam um diagnóstico cardíaco para seus sintomas, ao redor de 8 bilhões de dólares são gastos por ano de forma desnecessária.[27] Por outro lado, de 2 a 10% dos pacientes com SCA são erroneamente liberados do pronto-socorro,[28] podendo apresentar uma evolução clínica desfavorável com o dobro da mortalidade e dos eventos adversos cardiovasculares,[29] e envolvendo o médico emergencista em ações legais por má prática de sua profissão.

Dessa forma, torna-se imperativo o estabelecimento de uma estratégia sistematizada a fim de se obter uma alta acurácia diagnóstica, objetivando primordialmente o reconhecimento e o tratamento das condições mais graves e evitando as internações e os exames complementares inapropriados para os pacientes de baixo risco.

UNIDADE DE DOR TORÁCICA

As unidades de dor torácica (UDT) foram criadas nos Estados Unidos na década de 1980 e constituem-se de uma estratégia operacional padronizada para o atendimento dos pacientes com dor torácica, dependendo da estrutura e das características assistenciais de cada instituição. As UDTs não necessitam de uma área física específica para a sua existência e geralmente funcionam dentro das unidades de emergência ou adjacente a elas, exigindo médicos e uma equipe multidisciplinar treinada no manejo das urgências e emergências cardiovasculares.[30]

Os principais objetivos das UDTs são:

- Priorizar o atendimento dos pacientes com dor torácica que procuram as unidades de emergência e a rápida realização de um eletrocardiograma;
- Agilizar a identificação precoce das patologias com risco de morte (principalmente o IAM com supra-desnivelamento do segmento ST) e o início do tratamento específico (redução do retardo intra-hospitalar e do tempo de internação);
- Confirmar ou excluir em curto período e com segurança a suspeita de patologias com risco de morte por meio de protocolos acelerados, reduzindo as altas indevidas e as internações desnecessárias;
- Prover alta qualidade e eficiência do atendimento;
- Reduzir os custos hospitalares.

ABORDAGEM INICIAL

Os pacientes com dor torácica aguda devem passar rapidamente por atendimento médico, sendo primeiramente avaliados os sinais vitais (frequência cardíaca, pressão arterial e frequência respiratória) e as condições que implicam risco imediato de morte, como instabilidade hemodinâmica e insuficiência respiratória aguda.[31]

Os pacientes com estabilidade clínica podem ser atendidos em consultório e, após caracterização minuciosa da dor, avaliação dos fatores de risco e exame físico atencioso, devem ser encaminhados prontamente para a realização de um eletrocardiograma (ECG) em até dez minutos da admissão na unidade de emergência. Já os pacientes com instabilidade clínica devem ser levados à sala de emergência, onde o atendimento médico por meio da anamnese e do exame físico é feito concomitantemente com as medidas de suporte (monitorização cardíaca, saturação de oxigênio e obtenção de acesso venoso) e com os exames complementares iniciais, como o eletrocardiograma e a radiografia de tórax.[31]

Com a história clínica e o eletrocardiograma concluídos, o médico emergencista deve ser capaz de formular as hipóteses diagnósticas, estimar as probabilidades pré-teste e estratificar inicialmente o risco de eventos adversos. Com esses dados, pode então decidir sobre os exames complementares a serem solicitados, a terapia a ser instituída e o local do tratamento do paciente. Vale ressaltar que mais importante que obter o diagnóstico específico da etiologia da dor torácica na unidade de emergência é afastar as condições com risco de morte, principalmente as síndromes coronárias agudas.

De uma forma geral, todos os pacientes com instabilidade clínica devem receber medidas de suporte o mais rápido possível, terapia adjuvante direcionada à hipótese diagnóstica e ser transferidos para uma unidade de terapia intensiva ou unidade coronária (no caso específico das SCAs). Os pacientes com alto risco de eventos adversos também são mais bem acompanhados em um leito intensivo, reservando as unidades de dor torácica para os pacientes com riscos baixo e intermediário enquanto se investiga a etiologia da dor torácica e a necessidade de internação hospitalar. Os pacientes com doenças que não apresentam risco de eventos desfavoráveis e que não necessitam de atendimento hospitalar devem receber alta e agendar acompanhamento ambulatorial.[31]

Discutiremos a seguir a abordagem específica das principais patologias com risco de morte (síndromes coronárias agudas, dissecção aguda da aorta, tromboembolismo pulmonar, pneumotórax hipertensivo e ruptura esofágica espontânea), apresentando no final deste capítulo os algoritmos usados no pronto-socorro do Instituto Dante Pazzanese de Cardiologia para os pacientes com dor torácica aguda (Algoritmos 3.1 a 3.9 no final do capítulo).

SÍNDROMES CORONÁRIAS AGUDAS

As síndromes coronárias agudas são representadas pelo infarto agudo do miocárdio com supradesnivelamento do segmento ST e pelas SCAs sem supradesnivelamento do segmento ST, sendo estas divididas em infarto e angina instável. A sua patogenia frequentemente envolve a ruptura de uma placa aterosclerótica com consequente agregação plaquetária e formação de trombo intraluminal, e, por fim, oclusão coronária parcial ou completa levando a isquemia ou necrose do músculo cardíaco.[32]

Como as SCAs correspondem a quase 1/5 dos pacientes com dor torácica nas unidades de emergência e são as mais prevalentes entre as patologias com risco iminente de morte, a maioria dos protocolos de abordagem da dor torácica visam a confirmação ou exclusão dessas patologias.

A fim de organizar o raciocínio clínico, demonstraremos a abordagem inicial das SCAs em cinco passos conforme exposto a seguir. Uma discussão mais detalhada das SCAs com e sem supradesnivelamento do segmento ST encontra-se em capítulos específicos deste livro.

1º Passo: história clínica, exame físico e fatores de risco

O primeiro passo na abordagem de um paciente com dor torácica é a anamnese detalhada das características da dor, a obtenção dos fatores de risco para a doença arterial coronária e a realização do exame físico.

A angina, já descrita anteriormente, é o dado com maior valor preditivo positivo para a doença coronária aguda, porém até 33% dos pacientes com infarto agudo do miocárdico não terão angina típica.[33] Esses pacientes, mais comumente idosos, mulheres, diabéticos e portadores de transtornos psiquiátricos, podem não ter dor torácica, apresentando como manifestação clínica das síndromes coronárias agudas apenas vômitos, diaforese, dispneia ou confusão mental.[34]

Os fatores de risco para a doença arterial coronária (DAC) são bem conhecidos (Tabela 3.4) e constituem informação fundamental na abordagem dos pacientes com dor torácica na unidade de emergência, pois refletem a probabilidade de a etiologia se tratar de SCA e influenciam no seu prognóstico. Da mesma forma, a presença de doença aterosclerótica conhecida em outros territórios vasculares (estenose carotídea, acidente vascular encefálico, aneurisma da aorta, isquemia mesentérica arterioclusiva, estenose das artérias renais e doença arterial periférica) aumenta o risco de DAC não diagnosticada.

Tabela 3.4 Principais fatores de risco para doença arterial coronária.[35-37]

- Homens > 45 anos e mulheres > 55 anos
- Tabagismo
- Hipertensão arterial sistêmica
- Dislipidemia
- *Diabetes mellitus*, glicemia em jejum alterada e/ou intolerância à glicose
- Sobrepeso, obesidade, síndrome metabólica
- Nefropatia, microalbuminúria
- Inatividade física
- História familiar de DAC prematura*
- PCR-us ≥ 2 mg/L (na ausência de etiologia não aterosclerótica)

*Parente de 1º grau: homem < 55 anos e mulher < 65 anos.
DAC (Doença Arterial Coronária); PCR-us (Proteína C Reativa ultrassensível).

Já o exame físico no contexto das SCAs costuma ser inalterado na maioria dos casos, porém, em algumas situações, sinais como congestão pulmonar, presença de terceira bulha cardíaca, sopro mitral novo e hipotensão arterial elevam tanto a probabilidade de isquemia miocárdica como o risco de eventos adversos. Achados físicos adicionais de doença aterosclerótica não coronária como sopro carotídeo, massa abdominal pulsátil e redução dos pulsos periféricos também orientam para maior probabilidade de coronariopatia.

2º Passo: realização do eletrocardiograma inicial

O eletrocardiograma constitui uma importante ferramenta diagnóstica e prognóstica, sendo considerado simples, prático e custo-efetivo. Devido a sua alta especificidade (> 90%), o ECG de doze derivações deve ser o primeiro exame utilizado para identificação dos pacientes com síndrome coronária aguda com supradesnivelamento do segmento ST, permitindo dessa forma o estabelecimento precoce de uma terapia de reperfusão.[38] A *American Heart Association* (AHA) recomenda em sua diretriz a realização de um ECG em todo paciente com dor torácica em até 10 minutos da sua admissão.[39]

A sensibilidade do ECG inicial para o IAM é de 45 a 60% quando se utiliza o supradesnivelamento do segmento ST como critério diagnóstico, assim, metade dos pacientes com infarto agudo do miocárdio não é diagnosticada com um único ECG, sendo importante o seu uso de forma seriada.[29]

O ECG normal reduz sensivelmente a probabilidade de IAM, porém não a exclui. Cerca de 6% dos pacientes que procuram a unidade de emergência com um ECG normal irão apresentar infarto agudo do miocárdio,[40] sendo prevalência maior observada para a angina instável, em que até 1/3 dos pacientes não apresentam alterações eletrocardiográficas na avaliação inicial.[41]

Além do valor diagnóstico do ECG, achados como a inversão da onda T e as alterações do segmento ST são fortes marcadores de prognóstico (Figura 3.1).[42] Os estudos multicêntricos GUSTO I e II (*Global Use of Strategies to Open Occluded Coronary Arteries*) definiram o risco de morte e de IAM de acordo com os critérios eletrocardiográficos por ocasião da admissão hospitalar.[42,43] Os resultados encontrados no GUSTO IIb demonstraram que a probabilidade de os pacientes com alterações eletrocardiográficas apresentarem IAM é de 32% para a inversão da onda T, de 48% para a depressão do segmento ST e de 81% para a elevação do segmento ST.[43]

Para pacientes com diagnóstico confirmado de síndrome coronária aguda sem supradesnivelamento do segmento ST, o bloqueio do ramo esquerdo (BRE) e os desvios do segmento ST ≥ 0,5 mm são variáveis independentes dentro de um ano para morte ou infarto agudo do miocárdio.[5] Outras alterações, como a bradicardia, a fibrilação atrial e as arritmias ventriculares, especialmente a taquicardia e a fibrilação ventriculares, também conferem pior prognóstico.[44,45]

Recomendações importantes

Segundo a I Diretriz de Dor Torácica da Sociedade Brasileira de Cardiologia, é aconselhável que:[29]

- Todo paciente com dor torácica visto na sala de emergência seja submetido imediatamente a um ECG, o qual deve ser prontamente interpretado;
- Um novo ECG deve ser obtido no máximo 3 horas após o primeiro em pacientes com suspeita clínica de SCA ou qualquer doença cardiovascular aguda, mesmo que o ECG inicial tenha sido normal, ou a qualquer momento em caso de recorrência da dor torácica ou surgimento de instabilidade clínica;
- Devido à sua baixa sensibilidade para o diagnóstico de SCA, o ECG nunca seja o único exame complementar a ser utilizado para confirmar ou afastar o diagnóstico da doença, necessitando de outros testes simultâneos, como os marcadores de necrose miocárdica, monitor do segmento ST, ecocardiograma e testes de estresse.

3º Passo: formulação da hipótese diagnóstica e avaliação da sua probabilidade pré-teste

A suspeita clínica e a determinação da probabilidade pré-teste das SCAs visam instituir estratégias diagnósticas e terapêuticas que sejam custo-efetivas. Somando-se os dados da avaliação clínica da dor torácica, o exame físico, os fatores de risco para a DAC e o eletrocardiograma inicial, é possível formular uma hipótese diagnóstica e estimar a probabilidade de isquemia miocárdica como sua etiologia (Tabela 3.5).

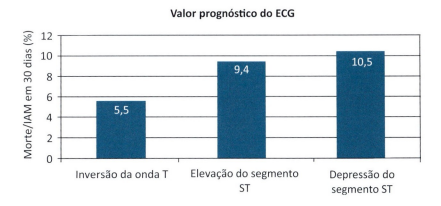

■ **Figura 3.1** Prognóstico do eletrocardiograma nas síndromes coronárias agudas.
ECG (Eletrocardiograma); IAM (Infarto Agudo do Miocárdio).

O estudo *Coronary Artery Surgery Study* (CASS) apresentou uma classificação direcionada ao diagnóstico da dor torácica em pacientes com suspeita de DAC, ainda hoje utilizada na estimativa da probabilidade de isquemia miocárdica aguda pela AHCPR/NIHLB (*Agency for Health Care Policy and Research/National Institute of Heart, Lung and Blood*). Nesse estudo, foi possível classificar a dor torácica em quatro grupos distintos: definitivamente anginosa, provavelmente anginosa, provavelmente não anginosa e definitivamente não anginosa (Tabela 3.6).[46]

4º Passo: estratificação do risco de eventos adversos

Uma vez suspeitado de uma SCA sem supradesnivelamento do segmento ST e avaliada a sua probabilidade pré-teste, o passo seguinte é a estratificação do risco de eventos adversos com a confirmação ou exclusão do diagnóstico. Esse passo pode ser realizado em duas etapas, a primeira por meio da investigação do infarto agudo do miocárdio e da isquemia em repouso, e, se necessário, a segunda etapa com a investigação de isquemia induzida por estresse.[47]

A investigação do IAM e da isquemia em repouso geralmente é realizada nas primeiras 6 a 12 horas da admissão por meio da coleta seriada dos marcadores de necrose miocárdica, da análise dos ECGs seriados e da evolução clínica dos pacientes (recorrência dos sintomas).[47] Pacientes com alterações dos marcadores de necrose miocárdica e aqueles com alterações dinâmicas do segmento ST acompanhadas de recorrência da dor torácica devem ser considerados de alto risco, sendo mais bem conduzidos em uma unidade coronária, e devendo ser submetidos à cineangiocoronariografia.[39]

Tabela 3.5 Probabilidade de que os sinais e sintomas representem uma síndrome coronária aguda secundária à doença arterial coronária.[39]

Variável	Alta probabilidade (qualquer um dos seguintes)	Probabilidade intermediária (ausência de características de alta probabilidade e presença de qualquer um dos seguintes)	Baixa probabilidade (ausência de características de probabilidades alta e intermediária, podendo ter qualquer um dos seguintes)
História	▪ Dor ou desconforto torácico ou no braço esquerdo como sintoma principal reproduzindo angina previamente documentada ▪ História conhecida de doença arterial coronária, incluindo infarto do miocárdio	▪ Dor ou desconforto torácico ou no braço esquerdo como sintoma principal ▪ Idade > 70 anos ▪ Sexo masculino ▪ *Diabetes mellitus*	▪ Sintomas provavelmente isquêmicos na ausência de qualquer característica de probabilidade intermediária ▪ Uso recente de cocaína
Exame físico	▪ Insuficiência mitral transitória, hipotensão, diaforese, edema pulmonar ou estertores pulmonares	▪ Doença vascular extracardíaca	▪ Desconforto torácico reproduzido pela palpação
Eletrocardiograma	▪ Desvio do segmento ST (≥ 1 mm) ou inversão da onda T novos ou presumivelmente novos, transitórios e em múltiplas derivações precordiais	▪ Ondas Q patológicas ▪ Depressão do segmento ST de 0,5 a 1 mm ou inversão da onda T maior que 1 mm	▪ Achatamento ou inversão das ondas T em derivações com ondas R predominantes ▪ ECG normal
Marcadores de necrose miocárdica	▪ Elevação de Troponina I, Troponina T ou CK-MB	▪ Normais	▪ Normais

Tabela 3.6 Classificação da dor torácica segundo o estudo CASS.[46]

(a) Classificação da dor	(b) Características da dor
Definitivamente anginosa	Dor ou desconforto retroesternal ou precordial, geralmente precipitados pelo esforço físico, podendo ter irradiação para ombro, mandíbula ou face interna do braço, com duração de alguns minutos, e aliviados pelo repouso ou nitrato em menos de dez minutos
Provavelmente anginosa	Tem a maioria mas não todas as características da dor definitivamente anginosa (pode ser inteiramente típica sobre alguns aspectos)
Provavelmente não anginosa	Tem poucas características da dor definitivamente anginosa, não apresentando as demais (principalmente a relação com o esforço)
Definitivamente não anginosa	Não tem nenhuma das características da dor anginosa, com aspectos evidentes de etiologia não cardíaca

CASS (*Coronary Artery Surgery Study*).

■ CAPÍTULO 3 — Abordagem da Dor Torácica na Unidade de Emergência

Os pacientes em que foram excluídos o IAM e a isquemia em repouso devem ser estratificados quanto ao risco de eventos adversos e, então, submetidos a um exame de melhor acurácia para se excluir a isquemia induzida por estresse, sendo mais comumente utilizados o teste ergométrico, a ecocardiografia sob estresse e a cintilografia de perfusão miocárdica.[39]

A estratificação do risco de eventos adversos pode ser feita pela análise dos sintomas, dos fatores de risco, do exame físico, do eletrocardiograma e dos marcadores de necrose miocárdica. Modelos de estratificação de risco, que avaliam principalmente o risco de morte e de infarto ou reinfarto, também podem ser usados na tentativa de simplificar e diminuir a variabilidade entre os médicos emergencistas.[39] Os principais modelos de estratificação de risco utilizados no nosso serviço são o de Braunwald (Tabela 3.7), o escore de risco de TIMI (Tabela 3.8) e o escore de risco Dante Pazzanese (Tabela 3.9).

5º Passo: terapia adjuvante das SCAs

Conforme discutido anteriormente, todo paciente com suspeita de SCAs deve realizar um ECG de doze derivações e ter seu risco de eventos adversos estratificado para se determinar a terapia inicial e o local mais apropriado para o atendimento hospitalar.

Tabela 3.7 Risco de morte ou infarto não fatal a curto prazo nas síndromes coronárias agudas sem supradesnivelamento do segmento ST.[39]

Variável	Alto risco (qualquer um dos seguintes)	Risco intermediário (ausência de características de alto risco e presença de qualquer um dos seguintes)	Baixo risco (ausência de características de riscos alto e intermediário, podendo ter qualquer um dos seguintes)
História	▪ Sintomas isquêmicos progressivos nas últimas 48 horas	▪ Antecedente de infarto do miocárdio, cirurgia de RM, doença vascular periférica ou doença cerebrovascular ▪ Uso prévio de AAS	
Característica da dor	▪ Dor em repouso persistente e prolongada (> 20 minutos)	▪ Dor em repouso prolongada (> 20 minutos) já resolvida, com probabilidades intermediária ou alta de DAC ▪ Angina em repouso (< 20 minutos) ou aliviada com repouso ou nitrato sublingual ▪ Angina noturna ▪ Angina classe III ou IV da CCS de início recente ou progressiva nas últimas duas semanas, sem dor em repouso prolongada (> 20 minutos), com probabilidades intermediária ou alta de DAC	▪ Angina previamente diagnosticada que se apresenta mais frequente, mais intensa ou com maior duração ▪ Angina previamente diagnosticada desencadeada por atividade menor do que a habitual ▪ Angina de início recente, com início 2 semanas a 2 meses antes da apresentação
Dados clínicos	▪ Edema pulmonar, provavelmente devido à isquemia ▪ Sopro de insuficiência mitral novo ou com piora ▪ B3 ou estertores pulmonares novos ou com piora ▪ Hipotensão, bradicardia, taquicardia ▪ Idade > 75 anos	▪ Idade > 70 anos	
Eletrocardiograma	▪ Angina em repouso com alterações transitórias do segmento ST (> 0,5 mm) ▪ Bloqueio do ramo esquerdo novo ou presumivelmente novo ▪ Taquicardia ventricular sustentada	▪ Alterações da onda T ▪ Ondas Q patológicas ou depressão do segmento ST em repouso menor que 1 mm em múltiplos territórios eletrocardiográficos (anterior, inferior, lateral)	▪ ECG normal ou inalterado durante um episódio de desconforto torácico
Marcadores de necrose miocárdica	▪ Elevados (ex., Troponina T ou Troponina I > 0,1 ng/mL)	▪ Discretamente elevados (ex., Troponina T > 0,01 e < 0,1 ng/mL)	▪ Normais

B3 (Terceira Bulha Cardíaca); RM (Revascularização Miocárdica); AAS (Ácido Acetilsalicílico); DAC (Doença Arterial Coronária); CCS (Canadian Cardiovascular Society); ECG (Eletrocardiograma).

Tratado Dante Pazzanese de Emergências Cardiovasculares

Tabela 3.8 Escore de risco de TIMI para morte, (re)infarto e revascularização de urgência em catorze dias nas síndromes coronárias agudas sem supradesnivelamento do segmento ST.[48]

Variável	Pontos
Idade ≥ 65 anos	1
Presença de três ou mais fatores de risco para DAC*	1
Antecedente de DAC (estenose coronária ≥ 50%)[†]	1
Uso de AAS nos últimos sete dias	1
Dois ou mais episódios de angina em 24 horas	1
Desvio do segmento ST ≥ 0,5 mm	1
Elevação dos marcadores de necrose miocárdica	1

Risco	Escore	% Eventos adversos
Baixo risco	0/1	4,7%
	2	8,3%
Risco intermediário	3	13,2%
	4	19,9%
Alto risco	5	26,2%
	6/7	40,9%

* Tabagismo, hipertensão arterial sistêmica, dislipidemia, *diabetes mellitus* e história familiar de DAC prematura.

† Em unidades de emergência, também podem ser considerados antecedentes de infarto do miocárdio, angioplastia ou cirurgia de revascularização miocárdica.

TIMI (*Thrombolysis in Myocardial Ischemia Trial*); DAC (Doença Arterial Coronária); AAS (Acido Acetilsalicílico).

Se o ECG evidenciar supradesnivelamento persistente do segmento ST ou BRE presumivelmente novo, o paciente deve ser submetido imediatamente à terapia de reperfusão coronária (intervenção coronária percutânea primária ou fibrinólise) associada à terapia adjuvante, visando reduzir a mortalidade e limitar a área de necrose miocárdica.[50] Se o ECG apresentar outros indícios de isquemia, ou mesmo se for normal ou inespecífico, e o paciente apresentar dor torácica sugestiva de isquemia miocárdica, a terapia adjuvante também deve ser iniciada.[51]

A terapia adjuvante tem como principais objetivos a estabilização da placa aterosclerótica pela inibição plaquetária e da cascata da coagulação, aliviar os sintomas isquêmicos e prevenir as complicações, como isquemia recorrente, infarto ou reinfarto, disfunção ventricular, arritmias e morte. Relatamos aqui apenas as principais medidas iniciais no atendimento das SCAs, sendo o tratamento completo exposto em outros capítulos deste livro.

Tabela 3.9 Escore de risco Dante Pazzanese para morte e (re)infarto em trinta dias nas síndromes coronárias agudas sem supradesnivelamento do segmento ST.[49]

Variável	Pontos
1) Idade em anos	
< 40	0
40 a < 50	1
50 a < 60	2
60 a < 70	3
70 a < 80	4
80 a < 90	7
≥ 90	9
2) Antecedentes	
Diabetes mellitus	2
Acidente vascular encefálico	4
3) Medicamentos de uso prévio	
Não utilização de iECA	1
4) Troponina e eletrocardiograma	
Sem elevação da troponina e sem depressão do segmento ST	0
Sem elevação da troponina e com depressão do segmento ST	1
Com elevação da troponina e sem depressão do segmento ST	3
Com elevação da troponina e com depressão do segmento ST	4
5) Creatinina sérica (mg/dL)	
< 1	0
1 a < 2	1
2 a < 4	4
≥ 4	10

Risco	Escore	% Eventos adversos
Muito baixo risco	0 a 5	2%
Baixo risco	6 a 10	6%
Risco intermediário	11 a 15	15%
Alto risco	16 a 30	47%

- **Ácido acetilsalicílico (AAS):** indicado em todos os pacientes com suspeita de SCA imediatamente após a chegada na sala de emergência, com exceção dos casos em que houver contraindicação (alergia ou intolerância ao medicamento, sangramento ativo, hemofilia e úlcera péptica ativa).[30,39,50-55]

Posologia

- **Dose de ataque:** 200 a 300 mg por via oral mastigado;
- **Dose de manutenção:** 100 mg por via oral, uma vez por dia, por tempo indefinido[*].
- **Tienopiridínicos (Clopidogrel e Prasugrel):** indicados em substituição ao AAS no caso de alergia ou intolerância a ele (por tempo indefinido), e em associação ao AAS nas SCAs (por no mínimo um mês e idealmente por um ano), e nos pacientes submetidos à intervenção coronária percutânea com *stent* não farmacológico (por no mínimo um mês e idealmente por um ano) ou farmacológico (por no mínimo um ano).[30, 39, 50-55]

Posologia do Clopidogrel

- Em pacientes com SCA sem supradesnivelamento do segmento ST:
  - **Dose de ataque:** 300 a 600 mg por via oral[†];
  - **Dose de manutenção:** 75 mg por via oral, uma vez ao dia.
- Em pacientes com IAM com supradesnivelamento do segmento ST submetidos à intervenção coronária percutânea (primária e não primária):
  - **Dose de ataque:** 600 mg por via oral;
  - **Dose de manutenção:** 75 mg por via oral, uma vez ao dia.
- Em pacientes com IAM com supradesnivelamento do segmento ST não submetidos à intervenção coronária percutânea (submetidos à fibrinólise ou sem terapia de reperfusão) e idade ≤ 75 anos:
  - **Dose de ataque:** 300 mg por via oral;
  - **Dose de manutenção:** 75 mg por via oral, uma vez ao dia.
- Em pacientes com IAM com supradesnivelamento do segmento ST não submetidos à intervenção coro-

nária percutânea (submetidos à fibrinólise ou sem terapia de reperfusão) e idade > 75 anos:
  - **Dose de manutenção:** 75 mg por via oral, uma vez ao dia (sem dose de ataque).

Posologia do Prasugrel (contraindicado em pacientes com história de acidente vascular encefálico ou ataque isquêmico transitório)[57]

- Em pacientes com idade < 75 anos e peso ≥ 60 kg:
  - **Dose de ataque:** 60 mg por via oral;
  - **Dose de manutenção:** 10 mg por via oral, uma vez ao dia.
- Em pacientes com idade ≥ 75 anos e/ou peso < 60 kg:
  - **Dose de ataque:** 60 mg por via oral;
  - **Dose de manutenção:** 5 mg por via oral, uma vez ao dia.

Ciclopentiltriazolopirimidinas (Ticagrelor)[58]

Posologia do Ticagrelor

- Em pacientes com SCA com e sem supradesnivelamento do segmento ST:
  - **Dose de ataque:** 180 mg por via oral
  - **Dose de manutenção:** 90 mg por via oral, duas vezes por dia (por um ano)

Obs: contraindicado em associação com terapia trombolítica.

- **Oxigenioterapia:** indicada nos pacientes com SCA nas primeiras 3 a 6 horas da admissão e em todos pacientes com saturação arterial de oxigênio abaixo de 90% e/ou congestão pulmonar.[30,39,50-55]

Posologia

Geralmente usado o cateter nasal a 3 L/min. com oxigênio a 100%.

- **Nitratos:** indicados como primeira escolha no alívio da angina, podendo ser utilizados também no controle da hipertensão arterial e nos pacientes com disfunção ventricular esquerda. Se não houver alívio da dor com a formulação sublingual, podem ser usadas as formulações intravenosas. São contraindicados na presença de hipotensão, bradicardia, suspeita de infarto do ventrículo direito e em pacientes que fizeram uso de inibidores da fosfodiesterase nas últimas 24 horas.[30, 39, 50-55]

Posologia do Dinitrato de Isossorbida

- **Dose:** 5 mg por via sublingual a cada cinco minutos, no total de três doses.

Posologia da Nitroglicerina

- **Dose:** 10 a 200 microgramas/min. intravenoso em infusão contínua.
- **Sulfato de morfina:** indicado quando não houver alívio da angina com o uso de nitrato sublingual e nos casos de recorrência da dor apesar de terapia anti-isquêmica apropriada.[30, 39, 50-55]

---

[*] No estudo CURRENT-OASIS 7, após dose de ataque de AAS ≥ 300 mg, o uso de AAS 75-100 mg diários em comparação com seu uso de 300-325 mg diários em pacientes com SCA com intenção de intervenção coronária percutânea não mostrou diferença significativa nos primeiros 30 dias nos eventos primários (morte cardiovascular, infarto e acidente vascular encefálico) nem no número de sangramentos graves e maiores.[56]

[†] O estudo CURRENT-OASIS 7, que também comparou o clopidogrel na dose de ataque de 300 mg seguida de 75 mg diários com a dose de ataque de 600 mg seguida de 150 mg diários do segundo ao sétimo dia e então de 75 mg diários, mostrou aumento do número de transfusões de duas ou mais unidades de concentrado de hemáceas nos pacientes que usaram a maior dose do medicamento, sem diferença significativa na redução dos eventos primários. Porém, quando analisado o subgrupo que foi submetido à intervenção coronária percutânea, houve redução significativa a favor da maior dose do clopidogrel em relação ao evento secundário de trombose definitiva de *stent*.[56]

Posologia

- **Dose:** 2 a 5 mg intravenoso, podendo ser repetido a cada 5 a 15 minutos.
- **Betabloqueadores:** indicados por via oral nas primeiras 24 horas em todos os pacientes com SCA e por via intravenosa nos pacientes com angina persistente, especialmente se associada a taquicardia ou hipertensão. São contraindicados na presença de sinais de insuficiência cardíaca ou baixo débito cardíaco, risco aumentado de choque cardiogênico (idade > 70 anos, pressão arterial sistólica < 120 mmHg, ritmo sinusal com frequência cardíaca < 60 bpm ou > 110 bpm, e tempo prolongado desde o início dos sintomas), intervalo PR > 0,24 segundos, bloqueio atrioventricular de 2º ou 3º grau, história de asma, doença pulmonar obstrutiva grave e doença arterial periférica grave. Existem vários esquemas terapêuticos com sugestão de posologia, mas, de forma geral, a dose deve ser ajustada para que a frequência cardíaca de repouso se situe entre 50 e 60 bpm.[30,39,50-55]

Posologia do Metoprolol

- **Dose intravenosa:** 5 mg intravenoso (em 1-2 min.), podendo ser repetido a cada 5 minutos até a dose total de 15 mg;
- **Dose de manutenção:** 25 a 100 mg por via oral, de 12/12 horas.

Posologia do Atenolol

- **Dose intravenosa:** 5 mg intravenoso (em 1-2 min.), podendo ser repetido em cinco minutos até a dose total de 10 mg;
- **Dose de manutenção:** 25 a 100 mg por via oral, uma vez ao dia.
- **Antagonistas dos canais de cálcio:** indicados em pacientes sem disfunção ventricular e sem bloqueio atrioventricular quando há contraindicação ao uso de betabloqueadores (preferência aos não diidropiridínicos, como verapamil e diltiazem), em pacientes com angina variante de Prinzmetal (não diidropiridínicos ou diidropiridínicos de ação prolongada), e nos casos de angina recorrente ou persistente apesar do uso adequado de betabloqueadores e nitratos (não diidropiridínicos ou diidropiridínicos de ação prolongada).[30,39,50-55]

Posologia do Diltiazem

- **Dose:** 30 a 90 mg por via oral, 3 a 4 vezes ao dia.

Posologia da Anlodipina (esta pode ser usada em pacientes com disfunção ventricular)

- **Dose:** 5 a 10 mg por via oral, uma vez ao dia.

EXAMES COMPLEMENTARES NAS SÍNDROMES CORONÁRIAS AGUDAS

Radiografia de tórax

A radiografia de tórax não tem papel diagnóstico nas síndromes coronárias agudas, tendo valor no diagnóstico diferencial da dor torácica (dissecção da aorta, tromboembolismo pulmonar, pneumotórax e pneumomediastino) e na identificação de complicações do infarto do miocárdio.

Aproximadamente 20% das radiografias de tórax realizadas em vigência de dor torácica nos prontos-socorros revelam informações clinicamente relevantes quando corretamente interpretadas,[59] sendo que 23% das anormalidades relatadas influenciam na terapia subsequente.[60]

Nas primeiras 24 horas do IAM, a radiografia do tórax encontra-se absolutamente normal em 50% dos pacientes, apresentando no restante algum grau de congestão pulmonar, achado que possui relação desfavorável com a sobrevida. As características radiológicas de algumas das complicações do IAM, como o aneurisma do ventrículo esquerdo (Figura 3.2), estão expostas na Tabela 3.10.

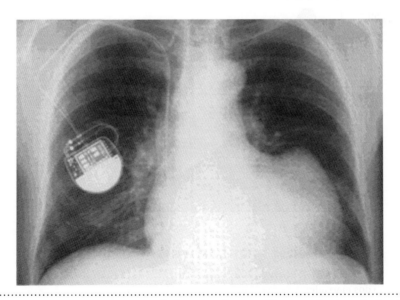

Figura 3.2 Paciente com aneurisma verdadeiro do ventrículo esquerdo secundário ao infarto agudo do miocárdio.

Tabela 3.10 Características radiológicas em algumas complicações do infarto agudo do miocárdio.

Ruptura do músculo papilar	Edema pulmonar intersticial (linhas A e B de Kerley), edema alveolar e aumento do átrio esquerdo
Ruptura do septo interventricular	Aumento da área cardíaca, proeminência do tronco pulmonar e das artérias pulmonares, e hiperfluxo pulmonar
Ruptura da parede livre do VE	Aumento global da área cardíaca com aparência arredondada, com alteração dos ângulos cardiofrênicos (hemopericárdio)
Aneurisma ou pseudoaneurisma do VE	Aumento localizado do contorno ventricular

VE (Ventrículo Esquerdo).

Marcadores de necrose miocárdica

A necrose do músculo cardíaco promove a liberação de enzimas e proteínas estruturais dos miócitos que podem ser quantificadas por técnicas específicas no sangue dos pacientes com IAM, sendo o valor dessas moléculas proporcional ao tamanho do dano celular. Os principais marcadores séricos de necrose miocárdica são a mioglobina, a creatinoquinase isoenzima MB (CK-MB) e as troponinas I e T (Tabela 3.11 e Figura 3.3).[30]

Tabela 3.11 Cinética dos marcadores de necrose miocárdica após o IAM.[59]

Marcador	Início	Pico	Duração
Mioglobina	1-4 horas	6-7 horas	24 horas
CK-MB	3-12 horas	18-24 horas	36-48 horas
Troponina I	3-12 horas	24 horas	5-10 dias
Troponina T	3-12 horas	12-48 horas	5-14 dias

IAM (Infarto Agudo do Miocárdio); CK-MB (Creatinoquinase Isoenzima MB).

Mioglobina

A mioglobina é uma hemeproteína citoplasmática de baixo peso molecular encontrada tanto no músculo cardíaco como na musculatura esquelética. É um marcador precoce de infarto do miocárdio, tendo alta sensibilidade quando usada nas primeiras quatro horas do aparecimento dos sintomas, porém podendo ser negativa em pacientes com IAM de apresentação tardia, devido a sua rápida excreção renal.[30, 51]

A grande desvantagem da mioglobina é a sua baixa especificidade e a alta taxa de resultados falso-positivos, elevando-se a diversas situações, como cirurgias, trauma muscular, injeções intramusculares, cardioversão elétrica, convulsões e insuficiência renal. Sua maior utilidade está na exclusão do IAM em pacientes com até quatro horas do início da dor torácica, apresentando valor preditivo negativo maior do que 90%.[30, 51]

Creatinoquinase e isoenzimas

A creatinoquinase (CK) é uma enzima que catalisa a transferência de fosfato de alta energia entre as moléculas de creatina fosfato e de adenosina trifosfato (ATP), presente em tecidos com maior consumo de energia, como o mus-

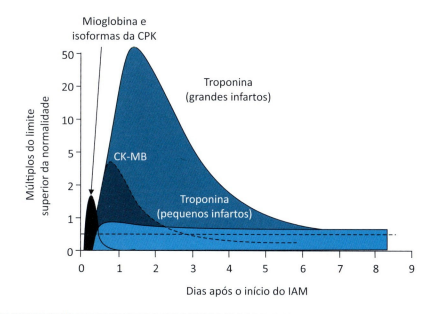

■ **Figura 3.3** Tempo de liberação dos marcadores de necrose miocárdica após o IAM.[39]
IAM (Infarto Agudo do Miocárdio); CPK (Creatinoquinase); CK-MB (Creatinoquinase Isoenzima MB).

cular e o nervoso. A CK constitui um dímero composto das subunidades M e B, tendo dessa maneira três isoenzimas: CK-MM, CK-MB e CK-BB. O miocárdio contém as isoenzimas CK-MB (20 a 30%) e CK-MM, já a musculatura esquelética contém principalmente a isoenzima CK-MM e pequena quantidade da CK-MB, enquanto a isoenzima CK-BB é encontrada predominantemente no encéfalo e nos rins.[61, 62]

A CK-MB é um dos marcadores de necrose miocárdica mais disponíveis nas unidades de emergência, podendo ser medida a CK-MB atividade ou dosada a CK-MB massa (esta última mais sensível e específica). A CK-MB é detectada a partir de 3 a 12 horas dos sintomas, tem pico entre 18 a 24 horas e duração de 36 a 48 horas, podendo ser usada tanto no diagnóstico do IAM como do reinfarto. Observa-se sensibilidade de 97% e especificidade de 90%, sendo a sensibilidade aumentada quando a CK-MB for dosada de forma seriada após a admissão.[51]

Troponinas

As troponinas são proteínas estruturais que regulam a contração dependente de cálcio da musculatura estriada. As troponinas T e I cardíacas usadas atualmente nas unidades de emergência não são detectáveis em indivíduos normais, fazendo com que um discreto aumento dos seus valores séricos, mesmo na ausência de elevação da CK-MB, sinalizem lesão miocárdica.[61]

Como são os marcadores com maior sensibilidade e especificidade existentes, são considerados hoje o padrão-ouro no diagnóstico do IAM. As troponinas elevam-se três a seis horas após o evento isquêmico, têm um pico em cerca de 24 horas e normalizam-se em aproximadamente 10 dias. Tal cinética tem a vantagem da detecção de infartos ocorridos há mais de 48 horas, porém implica a necessidade de um tempo maior do que seis horas do início dos sintomas para que o exame atinja a sua sensibilidade máxima[‡].

Além da sua utilidade no diagnóstico do IAM, as troponinas T e I possuem comprovado valor prognóstico nas SCAs, apresentando relação direta entre os seus níveis séricos e eventos adversos como morte e infarto no seguimento dos pacientes (Figura 3.4).[65-68] Tal fato é determinante na estratificação de risco dos pacientes com SCA, tendo também importante influência na terapêutica medicamentosa e na decisão pela cineangiocoronariografia.

Em algumas situações que não a doença arterial coronária, as troponinas também podem estar elevadas, mais comumente em outras patologias que provoquem lesão miocárdica. Exemplo de etiologias não coronárias de alteração das troponinas são miocardite, pericardite (miopericardite), cardiomiopatia de Takotsubo, insuficiência cardíaca, dissecção aguda da aorta, tromboembolismo pulmonar, choque séptico, hemorragia intracraniana, intoxicação por monóxido de carbono, insuficiência renal grave, miopatias inflamatórias (polimiosite e dermatomiosite), uso de drogas cardiotóxicas (antraciclinas), trauma cardíaco e cirurgia cardíaca.[69] Portanto, a elevação isolada da troponina não confirma o diagnóstico de IAM, sendo imprescindível a avaliação clínica criteriosa do paciente com elevação desse marcador.

Outros marcadores laboratoriais (Biomarcadores)

Proteína C reativa

A proteína C reativa é produzida durante a inflamação aguda ou a necrose de tecidos, sendo dosada pela técnica padronizada da proteína C reativa ultrassensível (PCR-us) e

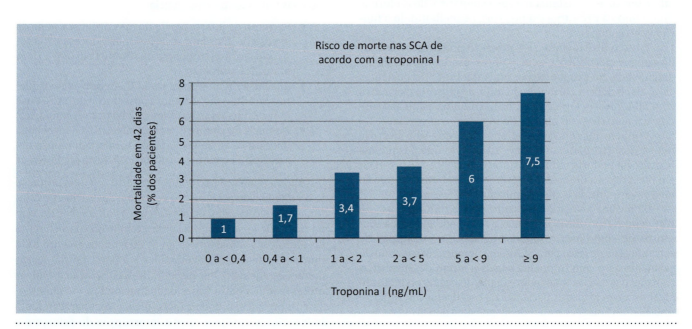

■ **Figura 3.4** Risco de morte nas síndromes coronárias agudas de acordo com os valores da troponina I.
SCA (Síndrome Coronária Aguda).

[‡] Recentemente, uma nova geração de troponinas T e I sensíveis foi comparada com os exames de troponinas-padrão e mostrou aumento significativo no diagnóstico precoce do IAM, principalmente em pacientes com início recente dos sintomas, com altíssima sensibilidade na terceira hora de admissão.[63, 64]

considerada um marcador bioquímico tanto da doença arterial coronária crônica como das síndromes coronárias agudas.

Em indivíduos assintomáticos, o aumento da PCR-us maior ou igual a 2 mg/L está associado a um maior risco de morte, infarto do miocárdio, acidente vascular encefálico e insuficiência cardíaca, sendo hoje bem aceito na avaliação de risco de pacientes ambulatoriais.[37, 70]

Já em pacientes com SCA, os níveis de PCR-us costumam sofrer aumento tanto em pacientes com infarto agudo do miocárdio (mais evidente) quanto naqueles com angina instável, geralmente atingindo um pico dois a quatro dias após o evento isquêmico e voltando aos valores basais após duas a quatro semanas. Ainda não existe ponto de corte definido para a estratificação de risco em pacientes com SCA, porém valores acima de 1,5 a 2,0 mg/L estão associados com maior risco a curto e longo prazos de morte, IAM, isquemia recorrente e necessidade de revascularização.[70]

No entanto, apesar das evidências do seu uso na melhora da estratificação de risco dos pacientes com SCA, até o momento não existem recomendações da coleta da PCR-us nesse grupo de pacientes, sendo o tratamento não influenciado pelos seus valores.

Peptídeo natriurético do tipo B (BNP)

O pró-hormônio BNP é um polipeptídeo sintetizado pelos miócitos ventriculares em resposta ao aumento da tensão da parede ventricular nos casos de sobrecarga de volume ou pressão. No sangue, o pró-hormônio BNP é clivado em uma porção fisiologicamente ativa, o BNP, e em uma porção inativa, o N-terminal pró-BNP (NT pró-BNP). O BNP causa diurese, natriurese, vasodilatação arterial e venosa, além de inibição do sistema renina-angiotensina-aldosterona e do sistema nervoso simpático, dessa forma, diminuindo a pré-carga e a pós-carga e melhorando a função ventricular.[71, 72]

Tanto o BNP quanto o NT pró-BNP podem ser dosados no sangue periférico e seus valores usados na avaliação diagnóstica, no prognóstico e no tratamento de pacientes com insuficiência cardíaca. Quando usados em pacientes com SCA, níveis elevados desses hormônios estão associados a maior risco de óbito e de insuficiência cardíaca. Tal fato também foi reproduzível em pacientes sem necrose miocárdica (troponina normal), sugerindo que a isquemia transitória poderia induzir a síntese de BNP e NT pró-BNP, e o nível desses biomarcadores poderia refletir a extensão ou a severidade da isquemia miocárdica.[73]

Da mesma maneira que ocorre para o PCR-us, o uso do BNP e do NT pró-BNP ainda não é recomendado pelos consensos de síndromes coronárias agudas. Se estratégias de estratificação de risco para SCA sem supradesnivelamento do segmento ST e com troponina negativa forem desenvolvidas com o uso desses biomarcadores, suas dosagens poderão auxiliar no manejo desses pacientes na escolha da cineangiocoronariografia ou de um método diagnóstico não invasivo.

Métodos diagnósticos não invasivos

Os pacientes com SCA sem supradesnivelamento do segmento ST, que na admissão e durante o tempo de observação não apresentaram alterações eletrocardiográficas e dos marcadores de necrose miocárdica, constituem os de maior desafio para o médico emergencista. Esses pacientes com angina instável tratados inicialmente em unidades de dor torácica requerem adequada estratificação de risco para se escolher a estratégia mais segura e custo-efetiva.

Aproximadamente de 6 a 15% dos pacientes com angina instável são considerados de baixo risco para eventos cardíacos adversos, com uma taxa de morte e IAM menor do que 1% em trinta dias. Por outro lado, cerca de 54% dos pacientes com angina instável têm um risco intermediário, com uma taxa de eventos adversos de 7% no primeiro mês.[74] Assim, a abordagem desses pacientes pode ter um substancial efeito tanto no custo quanto nas complicações dessa doença cardíaca. É dentro desse contexto que os métodos diagnósticos não invasivos como o teste ergométrico, a ecocardiografia sob estresse, a cintilografia de perfusão miocárdica, a ressonância magnética cardiovascular e a angiotomografia computadorizada de coronárias apresentam papel fundamental.

Teste ergométrico

O teste ergométrico é recomendado nas unidades de dor torácica como exame complementar seguro em pacientes de riscos baixo e intermediário, com o objetivo de investigar a isquemia induzida por estresse e apresentando importante valor diagnóstico e prognóstico. É um exame simples, amplamente disponível, de baixo custo e de alto valor preditivo negativo (> 95%) para eventos cardíacos adversos.[30, 51]

As seguintes condições são pré-requisitos para garantir a segurança dos pacientes submetidos ao teste ergométrico nas unidades de emergência:[75]

- Exclusão de infarto agudo do miocárdio por meio da análise de duas amostras dos marcadores de necrose miocárdica (troponina ou CK-MB) em oito a doze horas dos sintomas;
- Ausência de alterações do ECG sugestivas de isquemia na admissão, durante a observação de oito a doze horas e imediatamente anterior ao teste ergométrico;
- Ausência de sintomas e sinais sugestivos de isquemia miocárdica ou de insuficiência cardíaca durante a observação e no momento do início do teste ergométrico.

Após a realização do teste ergométrico, a interpretação do resultado e do prognóstico do exame deve avaliar os sintomas desencadeados pelo esforço e as alterações do segmento ST. Deve-se levar em conta o tempo do aparecimento das alterações, a magnitude do desnível do segmento ST, o número de derivações acometidas e a persistência dessas alterações, inclusive no período de recuperação.[51] Outros fatores, como a baixa capacidade funcional, a incompetência cronotrópica, o déficit inotrópico, a recuperação lenta da frequência cardíaca após a interrupção do esforço e a presença de arritmias ventriculares na fase de recuperação, também têm reconhecido valor prognóstico, auxiliando na decisão clínica.[51, 76]

Apesar de sua importante contribuição nas unidades de dor torácica, o teste ergométrico possui algumas limitações semelhantes as de sua indicação eletiva, como a impossibilidade de realização do esforço físico (acidente vascular encefálico com déficit motor, distúrbios neurológicos e musculoesqueléticos, e doença arterial periférica com claudicação intermitente), alterações do ECG de repouso que dificultam a sua interpretação (bloqueio do ramo esquerdo, infradesnivelamento do segmento ST ≥ 1 mm, síndrome da pré-excitação e marcapasso com estimulação ventricular) e o uso de medicamentos como os betabloqueadores que impeçam o aumento da frequência cardíaca até o seu valor submáximo para determinada faixa etária.[75] No caso dessas limitações, a escolha de métodos complementares de imagem é mais bem indicada.

Ecocardiografia

A ecocardiografia pode ser utilizada nas SCAs para avaliar a etiologia isquêmica em pacientes com dor, para investigar isquemia induzida por estresse em pacientes em que foram excluídos o IAM e a isquemia em repouso, para avaliação prognóstica de pacientes com angina instável ou infarto do miocárdio e na suspeita de complicações das SCAs.[51, 77]

Quando o miocárdio torna-se isquêmico, rapidamente ocorre alteração na contratilidade do segmento acometido, o qual pode apresentar hipocinesia, acinesia ou discinesia. O uso da ecocardiografia como instrumento diagnóstico nas unidades de emergência fundamenta-se no fato de que os distúrbios da contratilidade miocárdica segmentar precedem as alterações eletrocardiográficas e a angina durante a isquemia miocárdica. Outra vantagem é a identificação de outras etiologias de dor torácica, como a dissecção aguda da aorta, o tromboembolismo pulmonar, a estenose aórtica, a cardiomiopatia hipertrófica e a pericardite.[51, 77]

Para pacientes com suspeita de SCA com eletrocardiograma não diagnóstico e em vigência de dor torácica, a visualização de alterações da contratilidade segmentar pela ecocardiografia geralmente confirma o diagnóstico, já a ausência desses achados possui maior chance de o sintoma não estar relacionado à doença arterial coronária. Se realizada em pacientes sem dor torácica no momento do exame, a sensibilidade para o diagnóstico de infarto do miocárdio (não podendo se distinguir entre isquemia, infarto agudo e infarto prévio) situa-se entre 70 a 95%, sendo menor para infartos que acometem menos de 20% da espessura miocárdica e para a angina instável.[30, 62]

Outras indicações da ecocardiografia em repouso são a avaliação do risco de eventos adversos e o diagnóstico das complicações das SCAs. As principais variáveis associadas a um pior prognóstico são a gravidade da alteração da contratilidade miocárdica segmentar, a disfunção sistólica do ventrículo esquerdo (fração de ejeção < 40%) e o grau da insuficiência mitral.[51] E as complicações mais comuns das SCAs são congestão pulmonar, insuficiência cardíaca, envolvimento do ventrículo direito, choque cardiogênico, aneurisma e pseudoaneurisma do ventrículo esquerdo, trombo, insuficiência mitral aguda, ruptura do músculo papilar, comunicação interventricular, ruptura da parede livre do ventrículo esquerdo, derrame pericárdico e tamponamento cardíaco.[78]

Para pacientes com angina instável de riscos baixo e intermediário com ECG não diagnóstico e marcadores de necrose miocárdica normais, a pesquisa de isquemia por meio da ecocardiografia sob estresse pode identificar com alto valor preditivo negativo (> 95%) os pacientes que podem receber alta hospitalar. O estresse é realizado habitualmente com dobutamina após 24 horas da melhora da dor, mas também pode ser feito com esforço físico (esteira e bicicleta ergométrica), vasodilatadores (dipiridamol e adenosina) ou estimulação atrial transesofágica, sendo validado seu uso com baixo risco de complicações.[51, 77]

Recentemente, a ecocardiografia com contraste ultrassônico à base de microbolhas, que pode ser usada em repouso e sob estresse, tem mostrado melhora significativa da acurácia diagnóstica em pacientes com SCA. As microbolhas são formadas por envoltório proteico ou lipídico contendo gases de alto peso molecular em seu interior, comportando-se como hemácias, porém com a possibilidade de visualização ao ultrassom. Primeiramente, ao preencherem a cavidade do ventrículo esquerdo, as microbolhas permitem melhor delineamento das bordas endocárdicas e avaliação mais fidedigna das alterações da contratilidade segmentar, e posteriormente ao chegarem na microcirculação coronária possibilitam a avaliação da perfusão miocárdica.[79]

Entre as limitações ao uso da ecocardiografia, estão janela acústica ruim, indisponibilidade de operadores experientes para execução do exame em caráter de urgência e as contraindicações ao uso do estresse farmacológico pela dobutamina (angina instável de alto risco, angina no momento de início do exame, dissecção da aorta, aneurismas arteriais, cardiomiopatia hipertrófica obstrutiva, arritmias complexas e hipertensão arterial não controlada).[75]

De acordo com a Sociedade Brasileira de Cardiologia, a ecocardiografia sob estresse, bem como a cintilografia de perfusão miocárdica, pode ser realizada antes da alta hospitalar nos casos em que o teste ergométrico foi inconclusivo ou na impossibilidade de realizá-lo.[30, 51]

Cintilografia de perfusão miocárdica

As anormalidades da perfusão miocárdica antecedem as alterações da contratilidade segmentar e eletrocardiográficas. Dessa forma, a cintilografia de perfusão miocárdica (CPM) é capaz de avaliar isquemia e infarto do miocárdio por meio do uso de radioisótopos (Tálio-201) ou radiofármacos (Sestamibi-^{99m}Tc) que se concentram no miocárdio proporcionalmente ao fluxo sanguíneo regional. A CPM também pode avaliar a função contrátil global e segmentar do ventrículo esquerdo por meio da sincronização do ECG às imagens de perfusão miocárdica pela técnica de gated-SPECT, acrescentando ao método tanto acurácia diagnóstica quanto informações prognósticas.[80,81]

Para avaliação da dor torácica na sala de emergência, podemos usar a CPM em repouso e sob estresse. A CPM em repouso está indicada nos pacientes com suspeita de SCA e eletrocardiograma não diagnóstico com o objetivo de confirmar ou afastar precocemente esse diagnóstico. É importante frisar que a injeção do radiofármaco deverá ser feita preferencialmente na vigência da dor, ou de acordo com

■ CAPÍTULO 3   Abordagem da Dor Torácica na Unidade de Emergência a Sociedade Americana de Cardiologia Nuclear, até duas horas após seu término, evitando possíveis perdas diagnósticas. Essa estratégia permite a rápida avaliação dos pacientes com suspeita de SCA, com sensibilidade entre 90 e 100% e valor preditivo negativo maior do que 98%. Os pacientes com exame normal apresentam baixíssimo risco de eventos cardíacos adversos nos próximos meses, podendo ser liberados imediatamente das unidades de emergência com redução dos custos hospitalares.[30, 80-82]

Os pacientes que perderam a janela de administração do radiofármaco em repouso, e que foram classificados como de risco baixo ou intermediário após um período de observação com ECG e marcadores de necrose miocárdica, podem realizar como alternativa ao teste ergométrico a CPM sob estresse e em repouso para investigar a isquemia induzida por estresse por meio de um método não invasivo. Assim como a ecocardiografia, os pacientes podem ser submetidos ao estresse físico ou farmacológico (dipiridamol, adenosina e dobutamina), a depender das alterações no ECG de repouso e na capacidade de realizar o esforço físico.[80-82]

A incapacidade de diferenciar infartos antigos de recentes é uma limitação do método em pacientes com história prévia de infarto, assim como a menor disponibilidade e o alto custo do exame.

Ressonância magnética cardiovascular

A Ressonância Magnética Cardiovascular (RMC) apresentou grandes progressos na avaliação da doença arterial coronária, sendo capaz de realizar em um único exame a pesquisa de isquemia, infarto e viabilidade do miocárdio, além de precisa análise da morfologia cardíaca, massa do ventrículo esquerdo, volumes ventriculares e funções global e segmentar de ambos os ventrículos.[83]

A pesquisa de isquemia miocárdica pode ser feita pela RMC sob estresse com dobutamina, sendo um exame interpretado de maneira similar à ecocardiografia sob estresse, ou mais comumente pela RMC de perfusão miocárdica com gadolínio e vasodilatadores (dipiridamol ou adenosina), tendo ambas as técnicas altas sensibilidade e especificidade, com alto valor preditivo negativo.[83,84] A grande vantagem da RMC sobre os outros métodos funcionais está na ausência de radiação ionizante, na capacidade de identificação da obstrução microvascular (*no-reflow*), que está associada ao pior prognóstico clínico e ao remodelamento do ventrículo esquerdo, e na técnica do realce tardio. Essa técnica é capaz de identificar com precisão áreas de infarto agudo (necrose de miócitos) e infarto crônico (fibrose miocárdica) com maior sensibilidade que os outros exames de imagem pela sua melhor resolução espacial (evidente na detecção de infartos subendocárdicos), podendo também identificar os segmentos com viabilidade miocárdica e a probabilidade de recuperação de suas funções contráteis com a revascularização.[83,84]

A RMC pode ser indicada em pacientes de risco baixo ou intermediário como alternativa à cintilografia de perfusão miocárdica e à ecocardiografia sob estresse, e também na avaliação de diagnósticos diferenciais das SCAs, como a miocardite, a pericardite, a dissecção aguda da aorta, a cardiomiopatia hipertrófica e a cardiomiopatia de Takotsubo.[83,85,86]

As principais contraindicações a sua realização são claustrofobia, uso de marca-passo, cardioversor desfibrilador implantável e ressincronizador cardíaco, clipes metálicos do sistema nervoso central, implante coclear e fixadores ortopédicos externos.

Angiotomografia computadorizada de coronárias

A angiotomografia de coronárias com múltiplos detectores é capaz, de forma não invasiva, de avaliar a anatomia coronária por meio de sua análise luminal e parietal, identificando a presença de placas ateroscleróticas e classificando o seu grau de estenose. Esse exame possui alta acurácia na identificação de estenoses coronárias significativas ($\geq 50\%$), apresentando elevados valores preditivos negativos e positivos, sendo hoje bem difundido em nosso meio, e fazendo parte da triagem de pacientes com dor torácica aguda nas unidades de emergência de hospitais de referência em cardiologia.[87]

Além de fornecer dados sobre a anatomia coronária, a angiotomografia pode também analisar a função ventricular e o pericárdio, e, por meio de utilização de protocolos de aquisição específicos (com maior dose de radiação ionizante e contraste iodado), auxiliar no diagnóstico diferencial da dissecção aguda da aorta, do tromboembolismo pulmonar e de doenças pulmonares como o pneumotórax e a pneumonia.[88]

O seu uso nas unidades de emergência está indicado como um dos métodos diagnósticos em pacientes com suspeita de SCA com riscos baixo e intermediário, com as vantagens da rápida aquisição das imagens e de não precisar de tempo adicional após a estratificação de risco para a sua realização, já que não utiliza os estresses físico e farmacológico.[87, 89]

Contudo, apesar dos seus valores no diagnóstico e no prognóstico a curto e longo prazos (quando associada ao escore de cálcio), algumas considerações devem ser realizadas ao indicar esse exame. A primeira limitação é o uso do contraste iodado, que pode causar reações alérgicas graves e nefrotoxicidade (maior risco em portadores de insuficiência renal crônica, idosos e diabéticos). Outro ponto negativo é a dose de radiação empregada, sendo que a angiotomografia com 64 detectores com modulação da dose utiliza quantidade aproximada à da cintilografia de perfusão miocárdica sob estresse e em repouso com o radiofármaco Sestamibi-^{99m}Tc, porém cerca de duas vezes mais do que a cineangiocoronariografia diagnóstica.[87, 90]

Cineangiocoronariografia

A cineangiocoronariografia é considerada o padrão-ouro na avaliação da anatomia coronária e de lesões estenóticas obstrutivas, sendo fundamental para se decidir sobre o tratamento de revascularização miocárdica dos pacientes com SCA, seja por meio da intervenção coronária percutânea, seja pela cirurgia.[91]

A cineangiocoronariografia associada à intervenção coronária percutânea primária está indicada no contexto do IAM com supradesnivelamento do segmento ST ou bloqueio do ramo esquerdo presumivelmente novo nos pacientes com até doze horas do início da dor torácica, tendo como meta porta-balão o tempo de 90 minutos.[50, 52, 54]

No caso das SCAs sem supradesnivelamento do segmento ST, a estratégia invasiva por meio da cineangiocoronariografia é a preferência naqueles pacientes estratificados como de alto risco, devendo ser realizada nas primeiras 24 a 48 horas do evento isquêmico. No caso de complicações como isquemia persistente ou recorrente, insuficiência cardíaca, choque cardiogênico, instabilidade hemodinâmica e taquicardia ventricular sustentada, o exame deve ser realizado imediatamente.[39, 51, 53]

Já nos pacientes que foram estratificados como de risco baixo ou intermediário, a cineangiocoronariografia deve ser indicada para aqueles em que os exames diagnósticos não invasivos foram positivos para isquemia miocárdica, evidenciando um maior risco de eventos cardíacos adversos.[51]

As complicações relacionadas ao exame de cineangiocoronariografia são pouco prevalentes e dependem da população estudada, tendo maior risco os pacientes idosos e com múltiplas comorbidades. As principais complicações são morte, acidente vascular encefálico, infarto, arritmias e complicações vasculares (hematoma, pseudoaneurisma, fístula arteriovenosa, sangramento retroperitoneal, oclusão arterial e necessidade de cirurgia vascular). De forma geral, o procedimento deve sempre ser considerado quando os benefícios associados a sua realização forem maiores do que os riscos e, por outro lado, evitado nos pacientes que recusam o procedimento ou não são candidatos à terapia de revascularização miocárdica.

SÍNDROMES AÓRTICAS AGUDAS

As síndromes aórticas agudas são compostas pela dissecção aguda da aorta, hematoma intramural, úlcera aterosclerótica penetrante e ruptura da aorta, e, apesar de pouco frequentes, estão associadas à alta letalidade, sendo o diagnóstico e o tratamento precoces fundamentais na sobrevida desses pacientes.

A dissecção da aorta é caracterizada por uma laceração da íntima e pela dissecção do sangue entre os planos laminares da camada média com a formação de uma luz falsa. A dissecção pode se propagar ao longo da aorta tanto no sentido distal como no proximal, e em alguns casos causando uma ruptura distal da íntima e a reentrada do sangue para a luz verdadeira. O hematoma intramural ocorre pela ruptura dos *vasa vasorum* e consequente hematoma entre planos laminares da parede da aorta, e a úlcera aterosclerótica penetrante ocorre por uma erosão de uma placa aterosclerótica, podendo formar um hematoma na camada média. Todas as três patologias anteriores podem evoluir com ruptura da aorta, complicação mais temida e com provável evolução para a morte.[92]

A dissecção aguda da aorta tem como principal fator de risco a hipertensão arterial sistêmica, tendo também como fatores predisponentes as síndromes de Marfan e de Ehler-Danlos, a valva aórtica bicúspide, a coarctação da aorta, as aortites inflamatórias (aortite sifilítica, arterite de Takayasu e arterite de células gigantes), o aneurisma da aorta prévio, uma história de traumatismo torácico, o uso de cocaína ou crack e as mulheres no terceiro trimestre da gestação.[92-93]

A dissecção da aorta pode ser dividida conforme a classificação de Stanford como do tipo A, em que a aorta ascendente está envolvida independentemente do local da laceração da íntima, e do tipo B, em que a dissecção se limita à aorta descendente (Figura 3.5). A dissecção manifesta-se com dor torácica de forte intensidade, de início súbito e acompanhada de diaforese, sendo que a dissecção do tipo B causa dor habitualmente na porção posterior do tórax e no abdome. A dissecção sem dor é incomum, porém acontece principalmente em pacientes idosos com dissecção do tipo A, manifestando-se por síncope, acidente vascular encefálico ou insuficiência cardíaca, e está associada à maior mortalidade intra-hospitalar.[92-93]

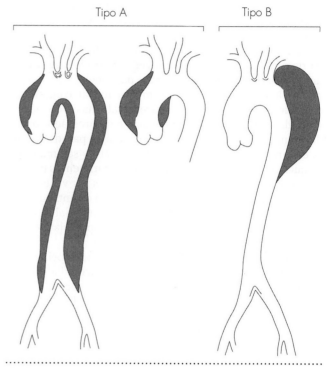

■ **Figura 3.5** Classificação de Stanford das dissecções da aorta.

Achados clínicos associados podem ocorrer devido às complicações da dissecção, como síncope (tamponamento cardíaco ou ruptura da aorta), insuficiência cardíaca (insuficiência aórtica aguda), infarto agudo do miocárdio (oclusão do óstio das artérias coronárias, geralmente da artéria coronária direita), acidente vascular encefálico (oclusão da artéria carótida interna), diferença de pulso e de pressão arterial entre os membros superiores ou inferiores (oclusão das artérias subclávia ou femoral), paraplegia (isquemia da medula espinhal), dor lombar e hematúria (oclusão da artéria renal), dor abdominal (oclusão das artérias mesentéricas ou do tronco celíaco), dispneia (derrame pleural ou compressão do brônquio pulmonar), disfagia (compressão do esôfago), rouquidão (compressão do nervo laríngeo recorrente), síndrome de Horner (compressão do gânglio simpático cervical superior) e síndrome da veia cava superior (compressão da veia cava superior).[11, 92-93]

Na avaliação diagnóstica de pacientes com suspeita de dissecção da aorta, o eletrocardiograma pode ser útil na diferenciação com o infarto do miocárdio, e a radiografia de tórax pode mostrar alargamento do mediastino em cerca de 63 e 56% dos pacientes com dissecções dos tipos A e B, respectivamente, necessitando de exames de imagem adicionais com maiores sensibilidade e especificidade.[93] Entre os exames de imagem usados para confirmação ou exclusão da dissecção da aorta, estão a ecocardiografia transesofágica (usada preferencialmente em pacientes instáveis na sala de emergência), a tomografia computadorizada (amplamente disponível e bastante usada em pacientes estáveis clinicamente), a ressonância magnética (de excelente definição espacial, porém menos disponível nos serviços de emergência, de alto custo e exigindo maior tempo para ser realizada) e a aortografia (exame invasivo usado quando outros exames são inconclusíveis ou em casos selecionados quando há forte suspeita de síndrome coronária aguda concomitante).[11, 93]

Assim que confirmado o diagnóstico de dissecção aguda da aorta, esses pacientes devem ser transferidos para uma unidade de terapia intensiva para melhor monitoramento hemodinâmico. O tratamento inicial consiste no controle da dor com morfina parenteral e nas reduções da velocidade de contração ventricular e da pressão arterial, diminuindo a força de cisalhamento sobre a parede da aorta e a propagação da dissecção. Os objetivos são manter a frequência cardíaca próxima a sessenta batimentos por minuto por meio do uso de betabloqueadores por via intravenosa ou, na contraindicação destes, do uso de antagonistas dos canais de cálcio, e manter a pressão arterial sistólica entre 100 e 120 mmHg com o uso de nitroprussiato de sódio.[11, 92, 94]

A próxima etapa terapêutica é a definição pela cirurgia ou pelo tratamento clínico. Devido à mortalidade de 1 a 2% por hora após o início dos sintomas em pacientes com dissecção do tipo A, estes devem ser submetidos à cirurgia de emergência. Já os pacientes com dissecção do tipo B são mais bem conduzidos por meio do tratamento clínico, exceto aqueles que apresentam complicações como dor persistente ou recorrente, propagação da dissecção, aumento da dilatação da aorta, oclusão dos ramos aórticos principais e ruptura iminente, em que a cirurgia de emergência ou o tratamento endovascular em casos selecionados devem ser indicados.[94]

TROMBOEMBOLISMO PULMONAR

O tromboembolismo pulmonar (TEP) tem sua prevalência subestimada pela sua grande variedade de apresentações clínicas e pela falta de suspeita dos médicos atendentes, sendo responsável por mais de 15% das mortes intra-hospitalares[95] e sabendo-se que mais de 90% dos óbitos ocorrem em pacientes não tratados em que o diagnóstico não foi realizado.[96]

Em pacientes com diagnóstico de TEP, pode ser encontrada trombose venosa profunda (TVP) nos membros inferiores em 70% dos casos,[96] sendo as veias da panturrilha a localização mais comum, porém, quanto mais proximal o local da trombose, maior o risco de embolização, chegando a mais de 50% dos pacientes com trombose das veias das coxas.[12] Entre os fatores predisponentes associados à TVP e ao TEP estão fraturas de quadril e fêmur, cirurgias de quadril e joelho, cirurgias de grande porte, politraumatismo, trauma raquimedular, imobilização (> 3 dias), idade maior que 40 anos, obesidade, câncer e quimioterapia, insuficiência cardíaca, doença pulmonar obstrutiva crônica, acidente vascular encefálico, trombofilias, gravidez tardia e puerpério, anticoagulação oral e terapia de reposição hormonal.[12, 96, 97]

A fisiopatologia envolve a obstrução da circulação pulmonar pelos êmbolos associada à vasoconstrição adicional por liberação de substâncias vasoativas. O consequente aumento da pós-carga do ventrículo direito causa sua dilatação, disfunção e isquemia, diminui o débito cardíaco e, nos casos mais graves, leva ao choque cardiogênico e à morte por falência ventricular direita.[12, 96] A gravidade de cada caso depende da carga embólica e das comorbidades apresentadas pelo paciente, e podemos avaliar o risco de mortalidade intra-hospitalar ou em 30 dias de acordo a Tabela 3.12.[95, 96]

O sintoma mais frequente no TEP é a dispneia, geralmente de início súbito, entretanto, o quadro clínico pode ser desde assintomático até sintomas e sinais sugestivos de alta carga embólica, como hipoxemia grave, síncope, hipotensão, choque e parada cardiorrespiratória. A dor torácica de padrão pleurítico também pode ocorrer e está associada à embolização pulmonar periférica e ao infarto pulmonar. Taquipneia, taquicardia, hiperfonese do componente pul-

Tabela 3.12 Estratificação do risco de morte precoce no TEP.[95, 96]

Risco de morte precoce		Fatores de risco			Implicações terapêuticas
		Choque ou hipotensão	Disfunção do ventrículo direito	Lesão miocárdica (troponina)	
Alto risco (> 15%)		Presente	Presente	Indiferente	HNF IV + fibrinólise ou embolectomia
Não	Risco	Ausente	Presente	Presente	Admissão hospitalar
Alto	Intermediário	Ausente	Presente	Ausente	+ anticoagulação
Risco	(3 a 15%)	Ausente	Ausente	Presente	(fibrinólise em casos selecionados)
	Baixo risco (< 1%)	Ausente	Ausente	Ausente	Anticoagulação

TEP (Tromboembolismo Pulmonar); HNF (Heparina Não Fracionada); IV (Intravenosa).

monar da 2ª bulha cardíaca, sopro de insuficiência tricúspide e turgência jugular podem estar presentes no exame físico, sendo que uma ausculta pulmonar normal em um paciente com dispneia objetiva sem uma etiologia óbvia deve sempre levar à suspeita de TEP.[12]

Entre os exames complementares iniciais que ajudam na formulação das hipóteses diagnósticas, porém com baixas sensibilidade e especificidade, estão o eletrocardiograma, a radiografia de tórax e a gasometria arterial. O ECG costuma mostrar taquicardia sinusal e pode mostrar sinais compatíveis com a sobrecarga das câmaras direitas, como bloqueio incompleto ou completo do ramo direito, onda P pulmonale, S1Q3T3 (onda S em DI e onda Q e inversão da onda T em DIII), desvio do eixo do QRS para direita e inversão da onda T em DIII e AVF ou de V1 a V4. A radiografia de tórax costuma ser normal ou pode ajudar no diagnóstico diferencial, sendo que, em alguns casos, sinais mais específicos como o sinal de Westermark (oligemia focal) e o sinal da corcunda de Hampton (opacidade periférica em forma de cunha) podem estar presentes. Já a gasometria mostra na maioria dos casos alteração do gradiente alvéolo-arterial de oxigênio, podendo também haver hipoxemia e hipocapnia.[12]

Por meio da história clínica, exame físico, fatores predisponentes, exames complementares iniciais e análise dos diagnósticos diferenciais, devemos estimar de forma empírica ou por escores clínicos (Quadro 3.3) a probabilidade pré-teste de um paciente ter o TEP como causa de seus sintomas. Desse modo, podemos classificar os pacientes em três grupos: probabilidade baixa (prevalência ≤ 10%), probabilidade intermediária (prevalência em torno de 30%) e probabilidade alta (prevalência ≥ 65%). A estimativa da probabilidade pré-teste com a avaliação do risco de morte precoce é fundamental na escolha dos métodos diagnósticos a serem solicitados e na terapêutica inicial a ser tomada.[12, 95-97]

Quadro 3.3 Escores clínicos para avaliação da probabilidade pré-teste em pacientes com suspeita de TEP.[12]

Escore de Wells	
Critérios	**Pontos**
Sinais e sintomas de TVP	3
TEP como diagnóstico mais provável	3
FC > 100 batimentos por minuto	1,5
TVP ou TEP prévios	1,5
Imobilização ou cirurgia nas últimas quatro semanas	1,5
Hemoptise	1,0
Câncer (em tratamento, tratado nos últimos seis meses ou em cuidados paliativos)	1,0
Probabilidade clínica	**Total**
Baixa	0 a 1 (1,3%)
Intermediária	2 a 6 (16,2%)
Alta	≥ 7 (37,5%)

(Continua)

Quadro 3.3 Escores clínicos para avaliação da probabilidade pré-teste em pacientes com suspeita de TEP.[12]

(Continuação)

Dicotomização do escore de Wells	Total
TEP improvável	0 a 4
TEP provável	≥ 4

Escore de Geneva Original	
Critérios	**Pontos**
Idade entre 60 e 79 anos	1
Idade maior ou igual a 80 anos	2
TVP ou TEP prévios	2
Cirurgia recente	3
FC > 100 batimentos por minuto	1
Gasometria com $PaCO_2$ < 36,2 mmHg	2
Gasometria com $PaCO_2$ entre 36,2 e 38,9 mmHg	1
Gasometria com PaO_2 < 48,8 mmHg	4
Gasometria com PaO_2 entre 48,8 e 59,9 mmHg	3
Gasometria com PaO_2 entre 60 e 71,2 mmHg	2
Gasometria com PaO_2 entre 71,3 e 82,4 mmHg	1
Radiografia de tórax com atelectasia	1
Radiografia de tórax com elevação de uma cúpula diafragmática	1
Probabilidade clínica	**Total**
Baixa	0 a 4 (10%)
Intermediária	5 a 8 (38%)
Alta	≥ 9 (81%)

Escore de Geneva Revisado	
Critérios	**Pontos**
Idade maior que 65 anos	1
TVP ou TEP prévios	3
Cirurgia ou fratura de membro inferior no último mês	2
Câncer ativo	2
Dor em membro inferior unilateral (sintoma)	3
Hemoptise	2
FC entre 75 e 94 batimentos por minuto	3
FC ≥ 95 batimentos por minuto	5
Dor a palpação de membro inferior ou edema unilateral (sinal)	4
Probabilidade clínica	**Total**
Baixa	0 a 3 (8%)
Intermediária	4 a 10 (28%)
Alta	≥ 11 (74%)

TEP (Tromboembolismo Pulmonar); TVP (Trombose Venosa Profunda); FC (Frequência Cardíaca); $PaCO_2$ (Pressão Parcial de Dióxido de Carbono no Sangue Arterial); PaO_2, (Pressão Parcial de Oxigênio no Sangue Arterial).

O D-dímero é um exame de alta sensibilidade e baixa especificidade, indicado para excluir TEP pelo seu alto valor preditivo negativo em pacientes de não alto risco que possuam probabilidades pré-teste baixa (D-dímeros Látex ou ELISA) e intermediária (apenas D-dímero ELISA), sendo seu uso limitado em pacientes hospitalizados, acima de 80 anos, vítimas de traumatismo, portadores de câncer e gestantes, pois costuma estar elevado em tais situações.[12, 95-97] Pacientes de não alto risco que possuam D-dímero positivo ou em que seu uso não está indicado devem realizar exames de imagem como a tomografia computadorizada, a cintilografia de ventilação e perfusão pulmonar ou a ultrassonografia com Doppler de membros inferiores.

A tomografia computadorizada com multidetectores apresenta altas sensibilidade e especificidade, sendo hoje o exame de escolha para a investigação do TEP, podendo também ser útil no diagnóstico diferencial de outras patologias pulmonares e acrescentar valor prognóstico ao diagnóstico do TEP por meio da avaliação do tamanho do ventrículo direito. A cintilografia de ventilação e perfusão pulmonar pode ser uma alternativa à tomografia em pacientes que possuam alto risco de eventos adversos com o uso de contraste, como os pacientes com insuficiência renal, porém, apesar de seu resultado normal afastar TEP e seu resultado positivo (probabilidade alta de TEP) confirmá-lo, a maioria dos resultados é inconclusiva (probabilidades baixa ou intermediária de TEP), principalmente em pacientes com doenças cardiopulmonares associadas. Já a ultrassonografia com Doppler de membros inferiores tem sensibilidade em torno de 50%, sendo usada na avaliação adicional dos pacientes quando outros exames são inconclusivos e como método inicial em gestantes (sem radiação) e em pacientes com suspeita clínica de TVP concomitante.[12, 95-97]

A arteriografia pulmonar é o padrão-ouro na avaliação diagnóstica do TEP, mas, por ser um exame de alto custo, invasivo e sujeito a complicações (0,5% de mortalidade), foi substituída pela tomografia com multidetectores, sendo usada atualmente em alguns pacientes de probabilidade pré-teste alta onde há discordância entre a suspeita clínica e os exames não invasivos. Quanto à ecocardiografia, método diagnóstico inadequado em pacientes de não alto risco por ser normal em metade dos pacientes com TEP, apresenta grande utilidade na avaliação prognóstica por meio da análise da disfunção e do aumento do ventrículo direito, ajudando na estratificação de risco desses pacientes em baixo ou intermediário.[12, 95, 96]

O tratamento dos pacientes com suspeita de TEP de não alto risco e probabilidades pré-teste intermediária ou alta consiste no início de heparina de baixo peso molecular (enoxaparina ou tinzaparina), fondaparinux ou heparina não fracionada (esta tem preferência nos pacientes com clearance de creatinina < 30 mL/min. e naqueles com alto risco de sangramento), e se o diagnóstico for confirmado seu uso em todos os pacientes é associado a um anticoagulante oral. Caso a anticoagulação for contraindicada ou houver complicações hemorrágicas decorrentes da anticoagulação necessitando de sua suspensão, o filtro da veia cava inferior deve ser utilizado, com predileção

pelo filtro retrátil que pode ser removido assim que a anticoagulação puder ser (re)iniciada ou o risco de um novo TEP for baixo.[12, 95, 96]

Nos pacientes de risco intermediário (TEP submaciço), em que ocorre disfunção do ventrículo direito e/ou aumento da troponina sérica, há uma maior chance de instabilidade hemodinâmica nas primeiras 48 horas. Logo, esses pacientes devem ser monitorados e avaliados quanto a sinais de baixo débito cardíaco e a necessidade de drogas inotrópicas positivas. A anticoagulação isolada é o tratamento indicado na maioria desses pacientes, porém a fibrinólise pode ser considerada em alguns casos com baixo risco de sangramento e maior risco de óbito.[95, 96]

Os pacientes de alto risco (TEP maciço), por apresentarem alta mortalidade durante as primeiras horas da apresentação nos serviços de emergência, devem ser sempre considerados de probabilidade pré-teste alta, e a investigação deve ser realizada o mais rápido possível. O método diagnóstico de escolha é a tomografia com multidetectores, entretanto, se esta não estiver imediatamente disponível, a ecocardiografia pode ser realizada para procura de trombo nas câmaras cardíacas direitas ou na artéria pulmonar e para análise da disfunção do ventrículo direito.[95, 96]

O tratamento dos pacientes de alto risco envolve o início de heparina não fracionada intravenosa assim que houver a suspeita clínica de TEP (a heparina de baixo peso molecular não foi testada em pacientes de alto risco), suportes hemodinâmico e respiratório, e a fibrinólise tão logo o diagnóstico for confirmado. A fibrinólise pode ser usada até catorze dias do início dos sintomas, tendo maior benefício quando realizada nas primeiras 48 horas, e, caso seja contraindicada, a embolectomia cirúrgica ou por cateter deve ser considerada.[95, 96]

PNEUMOTÓRAX HIPERTENSIVO

O pneumotórax espontâneo ocorre sem antecedente de traumatismo, podendo ser primário, quando não associado à doença pulmonar, ou secundário, na presença de pneumopatia preexistente, sendo mais comum a doença pulmonar obstrutiva crônica. Costuma causar dor pleurítica ipsilateral de início súbito acompanhada de dispneia, e no exame físico encontram-se expansibilidade e murmúrio vesicular diminuídos acompanhados de percussão timpânica no hemitórax acometido, sendo a radiografia de tórax em posição ortostática o exame de confirmação diagnóstica.[98, 99]

O pneumotórax hipertensivo, condição com risco iminente de morte, pode ocorrer em 1 a 2% dos casos de pneumotórax espontâneo, sendo mais frequente em pacientes com traumatismo e em ventilação mecânica. A elevada pressão positiva no espaço pleural provoca desvio do mediastino para o lado contralateral, colapso das veias cavas, redução do retorno venoso e consequente diminuição do débito cardíaco. O diagnóstico é feito apenas com a história clínica e o exame físico, sendo que, além dos sintomas e sinais descritos anteriormente, podem estar presentes taquicardia, hipotensão, desvio da traqueia na fúrcula esternal e turgência jugular.[98]

Frente ao diagnóstico clínico de pneumotórax hipertensivo, não se deve esperar pela radiografia de tórax, e a toracocentese com agulha na linha hemiclavicular do segundo espaço intercostal do hemitórax acometido deve ser realizada imediatamente. A agulha deve ser mantida até a drenagem torácica com dreno tubular.[98]

RUPTURA ESOFÁGICA ESPONTÂNEA (SÍNDROME DE BOERHAAVE) E MEDIASTINITE

A ruptura esofágica espontânea acontece mais comumente nas situações de vômitos ou esforço de vômito, em que o aumento rápido da pressão intraesofágica, associado à pressão intratorácica negativa, leva à ruptura de todas as camadas do esôfago e ao extravasamento de ar e conteúdo gástrico para o mediastino.[15, 100]

O quadro clínico é marcado por dor retroesternal intensa que piora com a deglutição, sinais de mediastinite (febre, taquicardia e hipotensão) e tardiamente por sinais compatíveis com outras complicações (derrame pleural, pneumotórax e enfisema subcutâneo).[15, 100]

A radiografia de tórax encontra-se alterada na maioria dos pacientes, inicialmente com pneumomediastino e/ou pneumoperitônio (a depender do segmento esofá-gico acometido) e após horas a dias com sinais de derrame pleural, pneumotórax, alargamento do mediastino e/ou enfisema subcutâneo. A confirmação diagnóstica pode ser realizada com a tomografia computadorizada que demonstra edema da parede do esôfago associada a ar e líquido no mediastino, ou com o esofagograma com gastrografina (um contraste hidrossolúvel que ao contrário do bário não causa inflamação das cavidades mediastinal e pleural) que demonstra o local e a extensão do extravasamento do contraste.[100]

O tratamento inicial consiste de antibióticos de largo espectro, jejum via oral, sondagem nasogástrica e nutrição parenteral. A cirurgia deve ser realizada dentro de 24 horas, pois após esse período está associada com maior mortalidade e consiste, na maioria das vezes, de reparo da laceração e drenagem. Em alguns casos de apresentação tardia, pode ser necessária a realização de drenagem ampla do mediastino e das cavidades pleurais, esofagectomia e gastrostomia ou jejunostomia, sendo a reconstrução do trânsito intestinal programada posteriormente.[100]

O Quadro 3.4 mostra resumidamente os aspectos da história clínica, do exame físico e dos exames diagnósticos das principais causas de dor torácica com risco iminente de morte.

Quadro 3.4 Diagnóstico diferencial das causas de dor torácica com risco iminente de morte.[31]

Diagnóstico	História clínica	Exame físico	ECG	Radiografia de tórax	Outros exames diagnósticos
Síndromes coronárias agudas	■ Sensação de aperto, peso ou queimação na região retroesternal ou precordial, podendo irradiar-se para pescoço, mandíbula, ombros ou braços e vir acompanhada de náuseas, vômitos, diaforese, palidez, dispneia ou tontura ■ Costuma aumentar de intensidade ao longo de sua duração ■ Piora com o exercício físico e o estresse emocional ■ Melhora com o repouso e o uso de nitratos	■ Normal na maioria dos casos ■ Pode haver sinais de insuficiência cardíaca, como congestão pulmonar, presença da 3ª bulha cardíaca, taquicardia e hipotensão ■ Sopro de insuficiência mitral novo pode estar presente	■ Supradesnivelamento do segmento ST, bloqueio do ramo esquerdo novo e ondas Q patológicas são evidências de infarto do miocárdio ■ Infradesnivelamento do segmento ST e inversão da onda T são evidências de isquemia miocárdica e estão associados a maior risco de infarto e morte ■ ECG normal ou não diagnóstico é comum em pacientes com síndromes coronárias agudas, principalmente na angina instável	■ Normal na maioria dos casos ■ Pode haver sinais de insuficiência cardíaca, como cardiomegalia e edema pulmonar	■ Elevação dos marcadores de necrose ■ Miocárdica, como troponina e CK-MB, são diagnósticos de infarto agudo do miocárdio ■ Estratégia invasiva é preferida em pacientes com alto risco ■ Estratégia não invasiva pode ser realizada com teste ergométrico, ecocardiografia sob estresse, cintilografia de perfusão miocárdica, ressonância magnética cardiovascular e angiotomografia de coronárias

(Continua)

Quadro 3.4 Diagnóstico diferencial das causas de dor torácica com risco iminente de morte.[31]

(Continuação)

Diagnóstico	História clínica	Exame físico	ECG	Radiografia de tórax	Outros exames diagnósticos
Dissecção aguda da aorta	■ Dor torácica de forte intensidade, de início súbito e acompanhada de diaforese ■ A dor irradia-se conforme a propagação da dissecção, podendo ser migratória ■ Dissecção do tipo B causa dor habitualmente na porção posterior do tórax e no abdome ■ Dissecção sem dor é incomum, porém acontece em pacientes idosos com dissecção do tipo A, iniciando o quadro com síncope, acidente vascular encefálico ou insuficiência cardíaca ■ Devido à oclusão do óstio dos principais ramos arteriais da aorta, pode ter diversas apresentações, como síncope, infarto agudo do miocárdio, acidente vascular encefálico, dor lombar e dor abdominal	■ Diferença de pulsos e da pressão arterial sistólica (> 20 mmHg) sugere o diagnóstico ■ Sopro de insuficiência aórtica pode estar presente em 1/3 dos casos ■ Alterações neurológicas podem estar presentes em mais de 30% dos casos ■ Acidente vascular encefálico ocorre em 5% dos casos	■ Alterações compatíveis com infarto do miocárdio podem estar presentes em 5% das dissecções do tipo A (oclusão do óstio das artérias coronárias, geralmente da artéria coronária direita) ■ Alterações sugestivas de isquemia podem estar presentes em 15% dos casos ■ Alterações não específicas podem estar presentes em 42% dos casos (como, por exemplo, alterações decorrentes da hipertrofia do ventrículo esquerdo)	■ Alargamento do mediastino pode estar presente em 63 e 56% das dissecções dos tipos A e B, respectivamente	■ Tomografia computadorizada, ecocardiografia transesofágica e ressonância magnética são os principais exames diagnósticos ■ Ecocardiografia transesofágica é o exame ■ de escolha nos pacientes com instabilidade ■ hemodinâmica
Tromboembolismo pulmonar	■ Dispneia geralmente de início súbito é o sintoma mais comum ■ Dor pleurítica também pode ocorrer e está associada à embolização pulmonar periférica e ao infarto pulmonar ■ O quadro clínico pode ser desde assintomático até sintomas e sinais sugestivos de alta carga embólica, como hipoxemia grave, síncope, hipotensão, choque e parada cardiorrespiratória	■ Ausculta pulmonar costuma ser normal ■ Taquipneia, taquicardia, hiperfonese do componente pulmonar da 2ª bulha cardíaca, sopro de insuficiência tricúspide e turgência jugular podem estar presentes	■ Geralmente alterado, porém inespecífico ■ Taquicardia sinusal é comum ■ Pode haver sinais de sobrecarga das câmaras direitas, como bloqueio incompleto ou completo do ramo direito, onda P pulmonale, S1Q3T3, desvio do eixo do QRS para direita e inversão da onda T em DIII e AVF ou de V1 a V4	■ Normal na maioria dos casos ■ Pode haver alterações sugestivas, porém inespecíficas, como alargamento do ramo descendente da artéria pulmonar direita, atelectasia, elevação da cúpula diafragmática e derrame pleural ■ Em alguns casos, pode haver sinais mais específicos, como o sinal de Westermark (oligemia focal) e o sinal da corcunda de Hampton (opacidade periférica em forma de cunha)	■ D-dímero ELISA é útil para excluir o diagnóstico nas probabilidades baixa e intermediária ■ A tomografia com multidetectores é o melhor exame para investigação diagnóstica, podendo demonstrar êmbolos nas artérias pulmonares e nos seus segmentos

(Continua)

Quadro 3.4 Diagnóstico diferencial das causas de dor torácica com risco iminente de morte.[31]

(Continuação)

Diagnóstico	História clínica	Exame físico	ECG	Radiografia de tórax	Outros exames diagnósticos
Pneumotórax hipertensivo	▪ Dor pleurítica ipsilateral e dispneia de início súbito	▪ Expansibilidade e murmúrio vesicular diminuídos associados à percussão timpânica no hemitórax acometido		▪ Ar no espaço pleural comprimindo o pulmão acometido ▪ Pode haver desvio da traqueia e do mediastino para o lado contralateral	
Ruptura esofágica espontânea	▪ Dor retroesternal intensa agravada por deglutição e inspiração profunda ▪ Complica-se rapidamente com dispneia e sepse ▪ Vômitos ou esforço de vômito podem preceder o quadro	▪ Sinais compatíveis com complicações, como derrame pleural, pneumotórax e enfisema subcutâneo, podem estar presentes ▪ Sinais de mediastinite, como febre, taquicardia e hipotensão, podem estar presentes		▪ Alterada na maioria dos pacientes, inicialmente com pneumomediastino e/ou pneumoperitônio (a depender do segmento esofágico acometido) e após horas a dias com derrame pleural, pneumotórax, alargamento do mediastino e/ou enfisema subcutâneo	▪ A tomografia computadorizada demonstra edema da parede do esôfago associada a ar e líquido no mediastino ▪ O esofagograma com gastrografina demonstra o local e a extensão do extravasamento do contraste

ALGORITMOS DE ATENDIMENTO

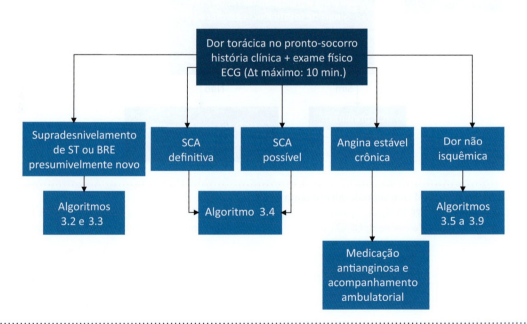

▪ **Algoritmo 3.1** Abordagem inicial da dor torácica no pronto-socorro.
ECG (Eletrocardiograma); BRE (Bloqueio do Ramo Esquerdo); SCA (Síndrome Coronária Aguda).

Abordagem da Dor Torácica na Unidade de Emergência

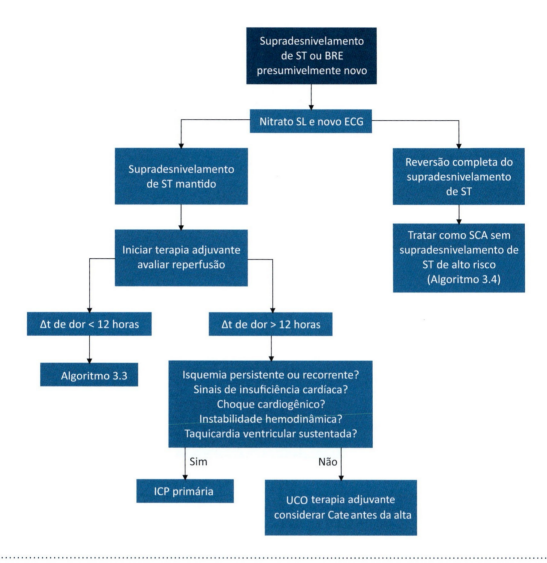

- **Algoritmo 3.2** Abordagem do IAM com supradesnivelamento de ST.

IAM (Infarto Agudo do Miocárdio); BRE (Bloqueio do Ramo Esquerdo); SL (Sublingual); ECG (Eletrocardiograma); SCA (Síndrome Coronária Aguda); ICP (Intervenção Coronária Percutânea); UCO (Unidade Coronária); Cate, cateterismo cardíaco (cineangiocoronariografia).

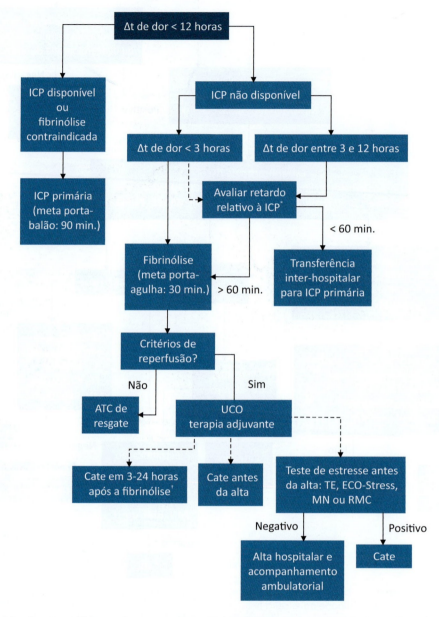

* O retardo relativo à ICP refere-se à diferença de tempo entre a ICP (tempo estimado porta-balão) e a fibrinólise (tempo estimado porta--agulha). Quando esse tempo é maior do que sessenta minutos, perde-se o benefício da ICP sobre a fibrinólise.
† O estudo TRANSFER-AMI mostrou que a transferência de pacientes submetidos à fibrinólise para realizar cineangiocoronariografia e angioplastia dentro de até seis horas após a terapia fibrinolítica reduziu os eventos de isquemia recorrente e de início ou piora de insuficiência cardíaca em relação ao grupo de controle que realizou cineangiocoronariografia dentro de 32,5 horas após a randomização.[101]

■ **Algoritmo 3.3** IAM com supradesnivelamento de ST com Δt de dor < 12 horas.

IAM (Infarto Agudo do Miocárdio); ICP (Intervenção Coronária Percutânea); ATC (Angioplastia); UCO (Unidade Coronária); Cate, cateterismo cardíaco (cineangiocoronariografia); TE (Teste Ergométrico); ECO-Stress (Ecocardiografia Sob Estresse); MN (Medicina Nuclear [cintilografia de perfusão miocárdica]); RMC (Ressonância Magnética Cardiovascular [RMC de perfusão miocárdica com vasodilatadores ou RMC sob estresse com dobutamina]).

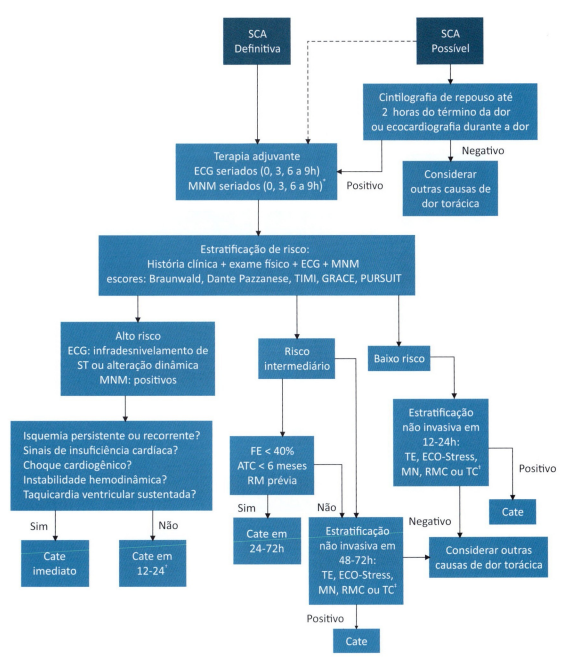

* Novos ensaios de troponinas sensíveis apresentaram melhora no diagnóstico precoce do IAM, principalmente em pacientes com início recente dos sintomas, com altíssima sensibilidade na terceira hora de admissão.[63, 64]

† O estudo TIMACS mostrou que o subgrupo de alto risco dos pacientes com SCA sem supradesnivelamento de ST teve redução significativa de isquemia refratária com a realização de cineangiocoronariografia em menos de 24 horas da randomização em comparação a sua realização após 36 horas.[102] Uma análise do estudo ACUITY nos pacientes com SCA sem supradesnivelamento do segmento ST que foram submetidos a angioplastia mostrou redução de morte, infarto e revascularização não planejada em trinta dias e em um ano nos pacientes que realizaram cineangiocoronariografia em menos de 24 horas da apresentação em relação com aqueles que a fizeram após 24 horas. O benefício (mortalidade) da estratégia invasiva precoce manteve-se significativo independentemente da estratificação de risco pelo escore de TIMI, porém foi mais evidente nos pacientes com riscos intermediário e alto.[103]

‡ A angiotomografia de coronárias não utiliza os estresses físico e farmacológico, não necessitando de tempo adicional após a estratificação de risco para ser realizada.

■ **Algoritmo 3.4** Abordagem da SCA sem supradesnivelamento de ST.

SCA (Síndrome Coronária Aguda); ECG (Eletrocardiograma); MNM (Marcadores de Necrose Miocárdica); FE (Fração de Ejeção do Ventrículo Esquerdo); ATC (Angioplastia); RM (Cirurgia de Revascularização Miocárdica); TE (Teste Ergométrico); ECO-Stress (Ecocardiografia Sob Estresse); MN (Medicina Nuclear [cintilografia de perfusão miocárdica]); RMC (Ressonância Magnética Cardiovascular [RMC de perfusão miocárdica com vasodilatadores ou RMC sob estresse com dobutamina]); TC (Angiotomografia de Coronárias); Cate, cateterismo cardíaco (cineangiocoronariografia).

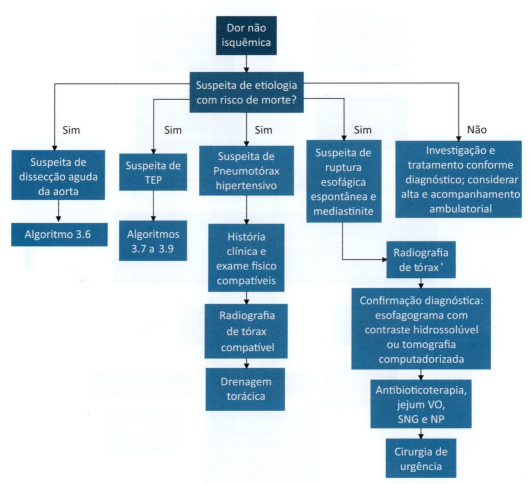

* A radiografia de tórax na ruptura esofágica quase sempre se encontra alterada, mostrando inicialmente sinais de pneumomediastino e/ou pneumoperitônio e após horas a dias derrame pleural, pneumotórax, alargamento do mediastino e/ou enfisema subcutâneo.

■ **Algoritmo 3.5** Abordagem da dor torácica não isquêmica.
TEP (Tromboembolismo Pulmonar); VO (Via Oral); SNG (Sondagem Nasogástrica); NP (Nutrição Parenteral).

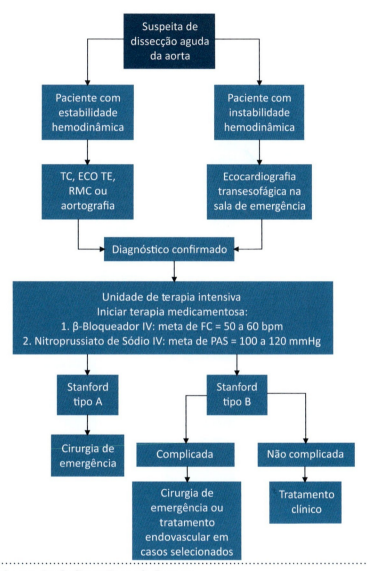

■ **Algoritmo 3.6** Abordagem da suspeita de dissecção aguda de aorta.
TC (Tomografia Computadorizada); ECO TE (Ecocardiografia Transesofágica); RMC (Ressonância Magnética Cardiovascular); IV, intravenosa; FC (Frequência Cardíaca); PAS (Pressão Arterial Sistólica).

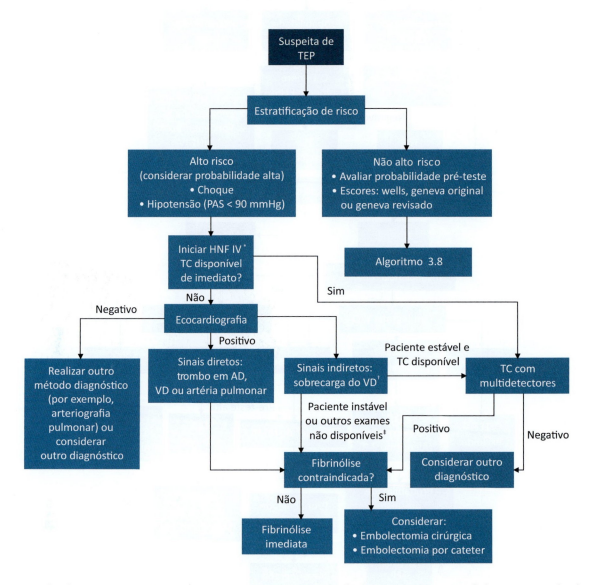

* Em pacientes de alto risco, inicia-se HNF intravenosa assim que suspeitado do diagnóstico. Heparina de baixo peso molecular não foi testada em pacientes com TEP associado à hipotensão e choque, não sendo recomendada nesses casos.
† Alguns dos sinais indiretos de TEP pela ecocardiografia são a sobrecarga do VD (dilatação, hipocinesia e movimento paradoxal do septo), hipertensão pulmonar, insuficiência tricúspide e veia cava inferior dilatada sem o colapso fisiológico durante a inspiração.
‡ Em pacientes de alto risco e com apenas sinais indiretos de TEP pela ecocardiografia, outros exames como a ecocardiografia transesofágica e a TC podem ser realizados para confirmação diagnóstica, porém são inapropriados se não houver melhora da instabilidade hemodinâmica e, nesse caso, o tratamento não deve ser postergado.

■ **Algoritmo 3.7** Abordagem da suspeita de tromboembolismo pulmonar.
TEP (Tromboembolismo Pulmonar); PAS (Pressão Arterial Sistólica); HNF (Heparina Não Fracionada); IV (Intravenosa); TC (Tomografia Computadorizada); AD (Átrio Direito); VD (Ventrículo Direito).

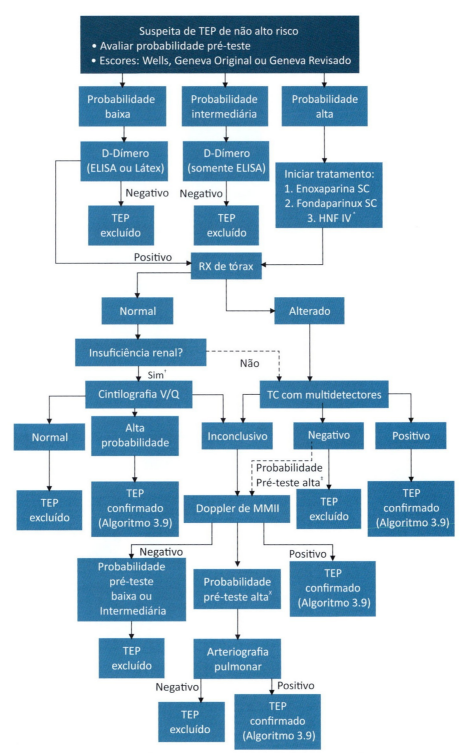

* A heparina não fracionada é preferida em pacientes com insuficiência renal grave (clearance de creatinina < 30 mL/min.), já que não tem eliminação renal, e em pacientes com maior risco de sangramento (exemplos: doença ulcerosa péptica, angiodisplasia intestinal, neurocirurgia recente, retinopatia diabética e endocardite bacteriana), pois tem meia-vida curta e pode ser neutralizada pela protamina.
† Na presença de RX de tórax normal e de insuficiência renal crônica ou aguda, o método diagnóstico mais apropriado é a cintilografia V/Q, porém, devido a sua menor disponibilidade e menor acurácia em relação à TC com multidetectores, essa última pode ser usada se o benefício da informação e da conduta subsequente for maior do que as consequências da nefropatia induzida por contraste.
‡ Em pacientes com probabilidade pré-teste alta e TC com multidetectores negativa, pode ser considerada investigação adicional devido a casos relatados de falso-negativos.
ˣ Deve-se considerar individualmente a solicitação de arteriografia pulmonar em pacientes com probabilidade pré-teste alta, TC ou cintilografia inconclusivas e Doppler de MMII negativo.

■ **Algoritmo 3.8** Suspeita de tromboembolismo pulmonar de não alto risco.
TEP (Tromboembolismo Pulmonar); SC (Subcutâneo); HNF (Heparina Não Fracionada); IV (Intravenosa); RX (Radiografia); V/Q, de Ventilação e Perfusão Pulmonar; TC (Tomografia Computadorizada); MMII (Membros Inferiores).

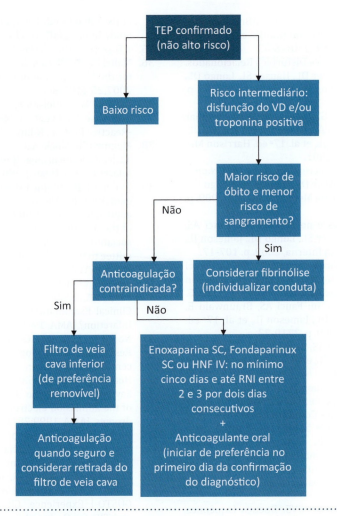

■ **Algoritmo 3.9** Tratamento do tromboembolismo pulmonar de não alto risco.
TEP (Tromboembolismo Pulmonar); VD (Ventrículo Direito); SC (Subcutâneo); HNF (Heparina Não Fracionada); IV (Intravenosa); RNI (Razão Normalizada Internacional).

REFERÊNCIAS BIBLIOGRÁFICAS

1. Minuzzo L. Estratégia Diagnóstica no Paciente com Dor Torácica: Como Conciliar Rapidez e Eficiência no Diagnóstico Diferencial? Revista da SOCESP. 2009;19(2):94-107.
2. Meisel JL. Differential Diagnosis of Chest Pain in Adults. [Internet] [acesso em 2008 may 14]. Disponível em: http://www.uptodate.com
3. Meisel JL. Diagnosis Approach to Chest Pain in Adults. [Internet] [acesso em 2018 may 14]. Disponível em: http://www.uptodate.com
4. Awtry EH, Loscalzo J. Doença Cardíaca Coronariana. In: Carpenter CJC, Griggs RC, Loscalzo J (eds). 6ª ed. Cecil – Medicina Interna Básica, 2005. p. 89-111.
5. Cannon CP, Lee TH. Approach to the Patient with Chest Pain. In: Libby P, Bonow RO, Mann DL, Zipes DP (eds). 8ª ed. Braunwald´s Heart Disease, 2008. p.1195-205.
6. Swap CJ, Nagurney JT. Value and Limitations of Chest Pain History in the Evaluation of Patients With Suspected Acute Coronary Syndromes. JAMA. 2005;294:2623-9.
7. Otto CM, Bonow RO. Valvular Heart Disease. In: Libby P, Bonow RO, Mann DL, Zipes DP (eds). 8ª ed. Braunwald´s Heart Disease, 2008. p. 1625-712.
8. LeWinter MM. Pericardial Diseases. In: Libby P, Bonow RO, Mann DL, Zipes DP (eds). 8ª ed. Braunwald´s Heart Disease, 2008. p. 1829-53.
9. Liu PP, Schultheiss HP. Myocarditis. In: Libby P, Bonow RO, Mann DL, Zipes DP (eds). 8ª ed. Braunwald´s Heart Disease, 2008:1775-92.
10. Akashi YJ, Goldstein DS, Barbaro G, Ueyama T. Takotsubo Cardiomyopathy: A New Form of Acute, Reversible Heart Failure. Circulation. 2008;118:2754-62.
11. Haro LH, Decker WW, Boie ET, Wright RS. Initial Approach to the Patient who has Chest Pain. Cardiol Clin. 2006;24:1-17.
12. Tapson VF. Acute pulmonary embolism. N Engl J Med. 2008;358:1037-52.
13. Rich S. Hipertensão Pulmonar. In: Fauci AS, Braunwald E, Kasper DL, Hauser SL, Longo DL, Jameson JL, et al. 17ª ed. Harrison Medicina Interna, 2009. p. 1576-81.
14. Light RW. Distúrbios da Pleura e do Mediastino. In: Fauci AS, Braunwald E, Kasper DL, Hauser SL, Longo DL, Jameson JL, et al. 17ª ed. Harrison Medicina Interna, 2009. p. 1658-61.

15. Goyal RK. Doenças do Esôfago. In: Fauci AS, Braunwald E, Kasper DL, Hauser SL, Longo DL, Jameson JL, et al. 17ª ed. Harrison Medicina Interna, 2009. p. 1846-55.

16. Valle JD. Doença Ulcerosa Péptica e Distúrbios Relacionados. In: Fauci AS, Braunwald E, Kasper DL, Hauser SL, Longo DL, Jameson JL, et al. 17ª ed. Harrison Medicina Interna, 2009. p. 1855-72.

17. Greenberger NJ, Paumgartner G. Doenças da Vesícula Biliar e dos Ductos Biliares. In: Fauci AS, Braunwald E, Kasper DL, Hauser SL, Longo DL, Jameson JL, et al. 17ª ed. Harrison Medicina Interna, 2009. p. 1991-2001.

18. Greenberger NJ, Toskes PP. Pancreatites Aguda e Crônica. In: Fauci AS, Braunwald E, Kasper DL, Hauser SL, Longo DL, Jameson JL, et al. 17ª ed. Harrison Medicina Interna, 2009. p. 2005-17.

19. Engstrom JW. Dorn as Costas e no Pescoço. In: Fauci AS, Braunwald E, Kasper DL, Hauser SL, Longo DL, Jameson JL, et al. 17ª ed. Harrison Medicina Interna, 2009. p. 107-17.

20. Whitley RJ. Infecções pelo Vírus Varicela-Zoster. In: Fauci AS, Braunwald E, Kasper DL, Hauser SL, Longo DL, Jameson JL, et al. 17ª ed. Harrison Medicina Interna, 2009. p. 1102-5.

21. Reus VI. Transtornos Mentais. In: Fauci AS, Braunwald E, Kasper DL, Hauser SL, Longo DL, Jameson JL, et al. 17ª ed. Harrison Medicina Interna, 2009. p. 2710-23.

22. Lee TH. Dor Torácica. In: Fauci AS, Braunwald E, Kasper DL, Hauser SL, Longo DL, Jameson JL, et al. 17ª ed. Harrison Medicina Interna, 2009. p. 87-91.

23. Lloyd-Jones D, Adams R, Carnethon M, et al. Heart Disease and Stroke Statistics - 2009 Update: a Report from the American Heart Association Statistics Committee and Stroke Statistics Subcommittee. Circulation. 2009;119(3):480-6.

24. Graff L, Joseph T, Andelman R, et al. American College of Emergency Physicians Information Paper: Chest Pain Units in Emergency Departments - a Report from the Short-Term Observation Services Section. Am J Cardiol. 1995;76(14):1036-9.

25. Laurenti R, Buchalla CM, Caratin CVS. Doença Isquêmica do Coração. Internações, Tempo de Permanência e Gastos. Brasil, 1993 a 1997. Arquivos Brasileiros de Cardiologia. 2000;74(6):483-7.

26. Lee TH, Goldman L. Evaluation of the Patient with Acute Chest Pain. N Engl J Med. 2000;342:1187-95.

27. Zalenski RJ, Rydman RJ, Ting S, et al. A National Survey of Emergency Department Chest Pain Centers in the United States. Am J Cardiol. 1998;81(11):1305-9.

28. Pope JH, Aufderheide TP, Ruthazer R, et al. Missed Diagnoses of Acute Cardiac Ischemia in the Emergency Department. N Engl J Med. 2000;342(16):1163-70.

29. Kaul P, Newby LK, Fu Y, et al. International Differences in Evolution of Early Discharge after Acute Myocardial Infarction. Lancet. 2004;363(9408):511-7.

30. Bassan R, Pimenta L, Leães PE, Timerman. Sociedade Brasileira de Cardiologia - I Diretriz de Dor Torácica na Sala de Emergência. Arquivos Brasileiros de Cardiologia. 2002;79(supl II):1-22.

31. Hollander JE, Chase M. Evaluation of Chest Pain in the Emergency Departament. [Internet] [acesso em 2008 may 14]. Disponível em: http://www.uptodate.com

32. Libby P. Current Concepts of the Pathogenesis of the Acute Coronary Syndromes. Circulation. 2001;104(3):365-72.

33. Canto JG, Shlipak MG, Rogers WJ, et al. Prevalence, Clinical Characteristics, and Mortality Among Patients with Myocardial Infarction Presenting without Chest Pain. JAMA. 2000;283(24):3223-9.

34. Green GB, Hill PM. Approach to Chest Pain and Possible Myocardial Ischemia. In: Tintinalli JE, Kelen GD, Stapczyns-ki JH (eds). 6ª ed. Emergency Medicine: A Comprehensive Study Guide, 2003. p. 333-43.

35. V Diretrizes Brasileiras de Hipertensão Arterial, 2006 .

36. Mancia G, De Backer G, Dominiczak, et al. 2007 Guidelines for the Management of Arterial Hypertension. J Hypertens. 2007;25:1105-87.

37. Ridker PM, Danielson E, Fonseca FAH. Rosuvastatin to Prevent Vascular Events in Men and Women with Elevated C--Reactive Protein. N Engl J Med. 2008;359:2195-207.

38. Menown IB, Mackenzie G, Adgey AA. Optimizing the Initial 12-lead Eletrocardiographic Diagnosis of Acute Myocardial Infarction. Eur Heart J. 2000;21(4):275-83.

39. Anderson JL, Adams CD, Antman EM, et al. ACC/AHA 2007 guidelines for the management of patients with unstable angina/non–ST-elevation myocardial infarction: a report of the American College of Cardiology/American Heart Association Task Force on Practice Guidelines (Writing Committee to Revise the 2002 Guidelines for the Management of Patients With Unstable Angina/Non–ST-Elevation Myocardial Infarction). Circulation. 2007;116:e148-e304.

40. Panju AA, Hemmelgarn BR, Guyatt GH, et al. The Rational Clinical Examination. Is This Patient Having a Myocardial Infarction? JAMA. 1998;280(14):1256-63.

41. Norell M, Lythall D, Coghlan G, et al. Limited Value of the Resting Electrocardiogram in Assessing Patients with Recent Onset Chest Pain: Lessons from a Chest Pain Clinic. Br Heart J. 1992;67(1):53-6.

42. Savonitto S, Ardissino D, Granger CB, et al. Prognostic value of the admission electrocardiogram in acute coronary syndromes. JAMA. 1999;281(8):707-13.

43. Hathaway WR, Peterson ED, Wagner GS, et al. Prognostic Significance of the Inicial Electrocardiogram in Patients with Acute Myocardial Infarction. JAMA. 1998;279;387-91.

44. Crenshaw BS, Ward SR, Granger CB, et al. Atrial Fibrillation in the Setting of Acute Myocardial Infarction: the GUSTO-I Experience. Global Utilization of Streptokinase and TPA for Occluded Coronary Arteries. J Am Coll Cardiol. 1997;30(2):406-13.

45. Newby KH, Thompson T, Stebbins A, et al. Sustained Ventricular Arrhythmias in Patients Receiving Thrombolytic Therapy: Incidence and Outcomes. The GUSTO Investigators. Circulation. 1998;98(23):2567-73.

46. Chaitman BR, Bourassa MG, Davis K, et al. Angiographic Prevalence of High-Risk Coronary Artery Disease in Patient Subsets (CASS). Circulation. 1981;64(2):360-7.

47. Pfeferman E, Forlenza LMA. Estrutura da Unidade de Dor Torácica. In: Serrano Jr CV, Timerman A, Stefanini E (eds). 2ª Ed. Tratado de Cardiologia – SOCESP, 2008. p. 844-60.

48. Antman EM, Cohen M, Bernink PJLM. The TIMI Risk Score for Unstable Angina/Non-ST Elevation MI. JAMA. 2000;284:835-42.

49. Santos ES, Timerman A, Baltar VT, et al. Escore de Risco Dante Pazzanese para Síndrome Coronariana Aguda sem Supradesnivelamento do Segmento ST. Arquivos Brasieliros de Cardiologia. 2009;93(4):343-51.

50. Piegas LS, Feitosa G, Mattos LA, et al. Sociedade Brasileira de Cardiologia. Diretriz da Sociedade Brasileira de Cardiologia sobre Tratamento do Infarto agudo do Miocárdio com Supradesnível do Segmento ST. Arquivos Brasileiros de Cardiologia. 2009;93(6 supl.2):e179-e264.

51. Nicolau JC, Timerman A, Piegas LS, et al. Guidelines for Unstable Angina and Non-ST-Segment Elevation Myocardial Infarction of the Brazilian Society of Cardiology (II Edition, 2007). Arquivos Brasileiros de Cardiologia. 2007;89(4):e89-e131.

52. Antman EM, Hand M, Armstrong PW, et al. 2007 Focused Update of the ACC/AHA 2004 Guidelines for the Management of Patients With ST-Elevation Myocardial Infarction: a report of the American College of Cardiology/American Heart Association Task Force on Practice Guidelines (Writing Group to Review New Evidence and Update the ACC/AHA 2004 Guidelines for the Management of Patients With ST-Elevation Myocardial Infarction). Circulation. 2008;117:296-329.

53. Bassand JP, Hamm CW, Ardissino D. Guidelines for the diagnosis and treatment of non-ST-segment elevation acute coronary syndromes. The Task Force for the Diagnosis and Treatment of Non-ST-Segment Elevation Acute Coronary Syndromes of the European Society of Cardiology. Eur Heart J. 2007;28:1598-660.

54. Werf FV, Bax J, Betriu A. Management of acute myocardial infarction in patients presenting with persistent ST--segment elevation. The Task Force on the management of ST-segment elevation acute myocardial infarction of the European Society of Cardiology. Eur Heart J. 2008;29:2909-45.

55. Kushner FG, Hand M, Smith Jr SC, et al. 2009 Focused Updates: ACC/AHA Guidelines for the Management of Patients With ST-Elevation Myocardial Infarction (Updating the 2004 Guideline and 2007 Focused Update) and ACC/AHA/SCAI Guidelines on Percutaneous Coronary Intervention (Updating the 2005 Guideline and 2007 Focused Update): A Report of the American College of Cardiology Foundation/American Heart Association Task Force on Practice Guidelines. Circulation. 2009;120:2271-306.

56. Mehta SR, Bassand JP, Chrolavicius S, Diaz R, Eikelboom JW, Fox Ka, et al. Dose Comparisons of Clopidogrel and Aspirin in Acute Coronary Syndromes. N Engl J Med. 2010;363:930-42.

57. Wiviott SD, Braunwald E, McCabe CH, Montalescot G, Ruzyllo W, Gottieb S, et al. Prasugrel versus Clopidogrel in Patients with Acute Coronary Syndromes. N Engl J Med. 2007;357:2001-15.

58. Wallentin L, Becker RC, Budaj A, et al.;PLATO Investigators. Ticagrelor versus Clopidogrel in patients with acute coronary syndromes. N Engl J Med.2009;361(11):1045-57.

59. Russell NJ, Pantin CF, Emerson PA, et al. The Role of Chest Radiography in Patients Presenting with Anterior Chest Pain to the Accident & Emergency Department. J R Soc Med. 1988;81(11):626-8.

60. Ng JJ, Taylor DM. Routine Chest Radiography in Uncomplicated Suspected Acute Coronary Syndrome Rarely Yields Significant Pathology. Emer Med J. 2008;25(12):807-10.

61. Antman EM, Braunwald E. ST-Elevation Myocardial Infarction: Pathology, Pathophysiology, and Clinical Features. In: Libby P, Bonow RO, Mann DL, Zipes DP (eds). 8ª ed. Braunwald's Heart Disease, 2008. p. 1207-32.

62. Perez EDB, Cardoso LF. Dor Torácica na Unidade de Emergência. In: Schettino G, Cardoso LF, Mattar Jr J, Torggler Filho F (eds). Paciente Crítico – Diagnóstico e Tratamento, 2006. p. 238-48.

63. Reichlin T, Hochholzer W, Bassetti S. Early Diagnosis of Myocardial Infarction with Sensitive Cardiac Troponin Assays. N Engl J Med. 2009;361:858-67.

64. Keller T, Zeller T, Peetz D. Sensitive Troponin I Assay in Early Diagnosis of Acute Myocardial Infarction. N Engl J Med. 2009;361:868-77.

65. Antman EM, Milenko JT, Thompson B, et al. Cardiac-Specific Troponin I Levels to Predict the Risk of Mortality in Patients with Acute Coronary Syndromes. N Engl J Med. 1996;335:1342-9.

66. Hillis GS, Zhao N, Taggart P, et al. Utility of Cardiac Troponin I, Creatine Kinase-MB (Mass), Myosin Light Chain 1, and Myoglobin in the Early In-Hospital Triage of "High-Risk" Patients with Chest Pain. Heart. 1999;82:614-20.

67. Heidenreich PA, Alloggiamento T, Melsop K, et al. The Prognostic Value of Troponin in Patients with Non-ST Elevation Acute Coronary Syndromes: a Meta-Analysis. J Am Coll Cardiol. 2001;38:478-85.

68. Newby LK, Christenson RH, Ohman EM, et al. Value of Serial Troponin T Measures for Early and Late Risk Stratification in Patients with Acute Coronary Syndromes. The GUSTO IIa Investigators. Circulation. 1998;98:1853-9.

69. Tsai SH, Chu SJ, Hsu CW. Use and Interpretation of Cardiac Troponins in the ED. Am J Emer Med. 2008;26:331-41.

70. Fonseca FAH, Monteiro CAC, Izar MCOI. Proteína C-Reativa de Alta Sensibilidade. In: Fonseca FAH. Doenças Cardiovasculares – Apoio ao Diagnóstico Volume III, 2008. p. 207-12.

71. Isaac DL. Biomarkers in Heart Failure Management. Curr Opin Cardiol. 2008;23:127-33.

72. Braunwald E. Biomarkers in Heart Failure. N Engl J Med. 2008;358:2148-59.

73. Naccarato AFP, Magalhães CC. Novos Marcadores Laboratoriais. In: Fonseca FAH. Doenças Cardiovasculares – Apoio ao Diagnóstico Volume III, 2008. p. 212-18.

74. Farkouh ME, Smars PA, Reeder GS, et al. The Clinical Trial of a Chest-Pain Observation Unit for Patients with Instable Angina. Chest Pain Evaluation in the Emergency Room (CHEER) Investigators. N Engl J Med. 1998;339:1882-7.

75. Andrade J, Brito FS, Vilas-Boas F, et al. II Diretrizes da Sociedade Brasileira de Cardiologia Sobre Teste Ergométrico. Arquivos Brasileiros de Cardiologia. 2002;78(supl.II):1-18.

76. Mastrocolla LE, Oliveira Filho JA, Murad Neto A, et al. As Novas Variáveis do Teste Ergométrico além do Segmento ST e da Dor Precordial. Mudança de Paradigma? Revista da SOCESP. 2009;19(3):438-54.

77. Camarozano A, Rabischoffsky A, Maciel BC, et al. Sociedade Brasileira de Cardiologia. Diretrizes das Indicações da Ecocardiografia. Arquivos Brasileiros de Cardiologia. 2009;93(6 supl.3):e265-e302.

78. Douglas PS, Khandheria B, Stainback RF, et al. ACCF/ASE/ACEP/AHA/ASNC/SCAI/SCCT/SCMR 2008 appropriateness criteria for stress echocardiography: a report of the American College of Cardiology Foundation Appropriateness Criteria Task Force, American Society of Echocardiography, American College of Emergency Physicians, American Heart Association, American Society of Nuclear Cardiology, Society for Cardiovascular Angiography and Interventions, Society of Cardiovascular Computed Tomography, and Society for Cardiovascular Magnetic Resonance endorsed by the Heart Rhythm Society and the Society of Critical Care Medicine. J Am Coll Cardiol. 2008 Mar;18;51(11):1127-47.

79. Mathias Junior W, Tsutsui JM, Moisés VA. Ecocardiografia na Doença Arterial Coronária. Revista da SOCESP. 2009;19(3):274-83.

80. Meneghetti JC, Smanio P, Ramos CD. Medicina Nuclear na Doença Arterial Coronária. Revista da SOCESP. 2009;19(3):284-302.

81. Klocke FJ, Baird MG, Bateman TM, et al. ACC/AHA/ASNC 2003 Guidelines for the Clinical Use of Cardiac Radionuclide Imaging: a Report of the American College of Cardiology/American Heart Association Task Force on Practice Guidelines (ACC/AHA/ASNC Committee to Revise the 1995 Guidelines for the Clinical Use of Radionuclide Imaging). J Am Coll Cardiol. 2003 Oct;1;42(7):1318-33.

82. Hendel RC, Berman DS, Di Carli MF, et al. ACCF/ASNC/ACR/AHA/ASE/SCCT/SCMR/SNM 2009 Appropriate Use Cri-

teria for Cardiac Radionuclide Imaging. J Am Coll Cardiol. 2009;53(23):1-29.

83. Kim HW, Farzaneh-Far A, Kim RJ. Cardiovascular Magnetic Resonance in Patients with Myocardial Infarction. J Am Coll Cardiol. 2010;55:1-16.

84. Szarf G, Azevedo GSAA, Pinto IM, et al. Ressonância Magnética Cardiovascular na Doença Arterial Coronária. Revista da SOCESP. 2009;19(3):303-12.

85. Kwong RY, Schussheim AE, Rekhraj S, et al. Detecting Acute Coronary Syndrome in the Emergency Department with Cardiac Magnetic Resonance Imaging. Circulation. 2003;107(4):531-7.

86. Ingkanisorn WP, Kwong RY, Bohme NS, et al. Prognosis of Negative Adenosine Stress Magnetic Resonance in Patients Presenting to an Emergency Department with Chest Pain. J Am Coll Cardiol. 2006;47(7):1427-32.

87. Min JK, Shaw LJ, Berman DS. The Present State of Coronary Computed Tomography Angiography – A Process in Evolution. J Am Coll Cardiol. 2010;55:957-65.

88. Vrachliotis TG, Bis KG, Haidary A, et al. Atypical Chest Pain: Coronary, Aortic, and Pulmonary Vasculature Enhancement at Biphasic Single-Injection 4-Section CT Angiography. Radiology. 2007;243(2):368-7.

89. Taylor AJ, Cerqueira M, Hodgson JM, et al. ACCF/SCCT/ACR/AHA/ASE/ASNC/SCAI/SCMR 2010 Appropriate Use Criteria for Cardiac Computed Tomography. J Am Coll Cardiol. 2010;23;122(21):e525-55.

90. Rochitte CE, Pinto IMF, Fernandes JL. Diretrizes SBC Ressonância e Tomografia Cardiovascular. Arquivos Brasileiros de Cardiologia. 2006;87(3):e60-e100.

91. Popma JJ. Coronary Arteriography and Intravascular Imaging. In: Libby P, Bonow RO, Mann DL, Zipes DP (eds). 8ª ed. Braunwald´s Heart Disease, 2008. p. 465-508.

92. Creager MA, Loscalzo J. Doenças da aorta.. In: Fauci AS, Braunwald E, Kasper DL, Hauser SL, Longo DL, Jameson JL, et al. 17ª ed. Harrison Medicina Interna, 2009. p. 1563-8.

93. Manning WJ. Clinical Manifestations and Diagnosis of Aortic Dissection. [Internet] [acesso em 2009 nov 15]. Disponível em: http://www.uptodate.com

94. Manning WJ. Management of Aortic Dissection. [Internet] [acesso em 2009 nov 15]. Disponível em: http://www.uptodate.com

95. Konstantinides S. Acute Pulmonary Embolism. N Engl J Med. 2008;359:2804-13.

96. Torbicki A, Perrier A, Konstantinides S. Guidelines on the Diagnosis and Management of Acute Pulmonary Embolism. The Task Force for the Diagnosis and Management of Acute Pulmonary Embolism of the European Society of Cardiology (ESC). Eur Heart J. 2008;29:2276-315.

97. Fedullo PF, Tapson VF. The Evaluation of Suspected Pulmonary Embolism. N Engl J Med. 2003;349:1247-56.

98. Light RW. Primary Spontaneous Pneumothorax in Adults. [Internet] [acesso em 2010 jan 03]. Disponível em: http://www.uptodate.com

99. Light RW. Secondary Spontaneous Pneumothorax in Adults. [Internet] [acesso em 2010 jan 03]. Disponível em: http://www.uptodate.com

100. Triadafilopoulos G, LaMont JT. Boerhaave´s Syndrome: Effort Rupture of the Esophagus. [Internet] [acesso em 2010 jan 03]. Disponível em: http://www.uptodate.com

101. Cantor WJ, Fitchett D, Borgundvaag B, et al. Routine Early Angioplasty after Fibrinolysis for Acute Myocardial Infarction. N Engl J Med. 2009;360:2705-18.

102. Mehta SR, Granger CB, Boden WE. Early versus Delayed Invasive Intervention in Acute Coronary Syndromes. N Engl J Med. 2009;360:2165-75.

103. Sorajja P, Gersh BJ, Cox DA, et al. Impact of Delay to Angioplasty in Patients with Acute Coronary Syndromes Undergoing Invasive Management. Analysis from the ACUITY Trial. J Am Coll Cardiol. 2010;55:1416-24.

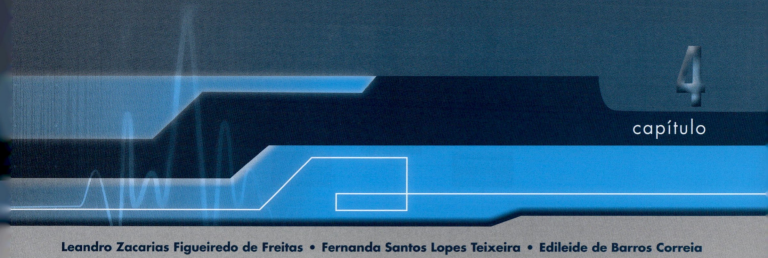

Leandro Zacarias Figueiredo de Freitas • Fernanda Santos Lopes Teixeira • Edileide de Barros Correia

Abordagem da Dispneia Aguda

INTRODUÇÃO

A dispneia é definida como uma sensação subjetiva de desconforto respiratório. Essa característica subjetiva torna difícil estabelecer uma correlação precisa entre os sinais clínicos de dificuldade respiratória apresentados pelo paciente e o que realmente ele apresenta.

De acordo com a *American Thoracic Society*, a dispneia passou a ser definida da seguinte forma: termo usado para caracterizar a experiência subjetiva de desconforto respiratório que consiste de sensações qualitativamente distintas, variáveis em sua intensidade. A experiência deriva de interações entre múltiplos fatores fisiológicos, psicológicos, sociais e ambientais podendo induzir respostas comportamentais e fisiológicas secundárias.[1]

A dispneia é um dos sintomas mais comuns nas unidades de emergência. A sua presença está associada a um acentuado aumento da mortalidade e morbidade, além de importante limitação funcional.[2]

A maioria dos indivíduos que procuram os serviços de emergência com quadros agudos de dispneia pode ser enquadrada em uma das seguintes situações clínicas: doença cardiovascular ou doença pulmonar. Outras condições que podem ter a dispneia como manifestação clínica principal são: distúrbios eletrolíticos e acidobásico, processos infecciosos e quadros psicogênicos.[2]

Um dos objetivos principais do manejo do paciente dispneico no serviço de emergência, além da manutenção da vida, é estabelecer a etiologia da dispneia para que se determine um tratamento adequado. No entanto, nem sempre esta é uma tarefa fácil, dadas as numerosas causas da dispneia e a interposição entre elas, em alguns casos.

Uma história clínica e um exame físico cautelosos permitem uma definição clara do diagnóstico na maioria das vezes, ficando a indicação de exames complementares mais sofisticados e dispendiosos reservada às situações em que o diagnóstico não seja tão óbvio.

Neste capítulo, o enfoque principal será dado na fisiopatologia, no diagnóstico diferencial das diferentes causas de dispneia aguda e nos exames complementares utilizados para o seu esclarecimento diagnóstico.

FISIOPATOLOGIA

Os mecanismos fisiopatológicos envolvidos na gênese da dispneia são complexos.

Primeiramente, pode-se fazer uma distinção entre *sensação* e *percepção* respiratórias. A **sensação** diz respeito à ativação neurológica, resultante da estimulação de algum receptor periférico; já a **percepção** envolve o resultado do processamento desse estímulo pelo sistema nervoso central e as reações do indivíduo frente à referida sensação. Entretanto, fatores culturais, psicológicos e ambientais podem influenciar a percepção de diferentes indivíduos frente a sensações semelhantes. Isso faz com que alguns indivíduos refiram menor desconforto respiratório do que outros, mais sensíveis, diante de um mesmo estímulo.[3]

Alguns estudos foram realizados na tentativa de se estabelecer associações entre sensações respiratórias qualitativamente distintas e diferentes mecanismos fisiopatológicos.[4-7] Como resultado, algumas dessas correlações puderam ser traçadas. Como exemplo, frases do tipo "minha respiração é pesada" e "parece que o ar não entra" estão relacionadas a condições caracterizadas por sobrecarga da mecânica respiratória, como doença pulmonar obstrutiva crônica (DPOC) e doença intersticial pulmonar. Queixas de "sufocação" e "aperto no peito" foram encontradas em pacientes com asma, enquanto pacientes com insuficiência cardíaca congestiva relataram sensação de "sufocação" ou de "urgência para respirar".[3]

O conhecimento da fisiologia normal da mecânica respiratória é fundamental para a compreensão dos mecanismos relacionados ao desenvolvimento da dispneia. Uma ilustração dos elementos constituintes dos sistemas de controle da ventilação encontra-se na Figura 4.1.

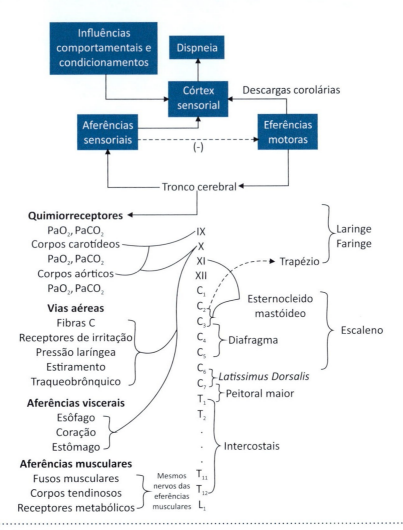

■ **Figura 4.1** Fisiopatologia da dispneia.[2]
Adaptada de Curley FJ et al.

A atividade motora respiratória normal origina-se de grupos de neurônios localizados no bulbo. Os estímulos eferentes ativam os músculos respiratórios, que expandem a caixa torácica e inflam os pulmões desencadeando a ventilação. Quimiorreceptores, localizados no bulbo, carótida, aorta; e mecanorreceptores, presentes nas vias aéreas, pulmões, caixa torácica e músculos respiratórios, estão envolvidos na regulação automática da respiração, tornando o ato de respirar um fenômeno inconsciente.

Os quimiorreceptores detectam mudanças nas pressões parciais de gás carbônico (pCO_2) e oxigênio (pO_2) emitindo sinais ao bulbo para o ajuste na respiração e manutenção do equilíbrio acido-básico.

Os mecanorreceptores emitem sinais aferentes a partir de estímulos diversos, como: expansão pulmonar, altas taxas de fluxo aéreo, elevação da temperatura do ar, aumento do tônus da musculatura brônquica e estiramento dos músculos intercostais e do diafragma. Esses sinais aferentes fornecem informações relacionadas à situação mecânica da bomba ventilatória, bem como das mudanças no comprimento e força de contração dos músculos respiratórios, permitindo ajustes da atividade dos neurônios motores.[3]

A sensação de dispneia é gerada por um desequilíbrio ou dissociação entre a atividade de neurônios motores, localizados no sistema nervoso central, e a informação sensorial aferente, captada pelos mecanorreceptores. O sistema de *feedback* aferente, a partir do qual o cérebro avalia a efetividade da resposta enviada aos músculos respiratórios, encontra-se alterado no paciente dispneico. Dessa maneira, quando as respostas aferentes não são proporcionais aos estímulos motores iniciais, a respiração torna-se consciente e desconfortável.[3]

DENOMINAÇÕES ESPECIAIS DE DISPNEIA

O termo dispneia também pode apresentar denominações especiais que traduzem condições específicas com fisiopatologia própria. Entre elas, podemos citar:

- **Ortopneia:** surgimento ou agravamento da sensação de dispneia quando se assume a posição supina. Classicamente, surge em pacientes com insuficiência cardíaca esquerda devido à congestão pulmonar. O mecanismo responsável pela ortopneia está relacionado à queda da complacência pulmonar atribuída à elevação da pressão hidrostática intravascular que se agrava quando a posição deitada é assumida. A ortopneia também pode ser observada em pacientes com DPOC e asma. Também é característica de doenças que afetam a musculatura diafragmática. Nesses casos, o decúbito dorsal eleva as vísceras abdominais, que, por sua vez, se opõem às incursões inspiratórias diafragmáticas.[3]

- **Dispneia paroxística noturna:** refere-se à situação na qual o paciente é despertado do sono profundo devido a uma sensação de falta de ar, levando-o a sentar-se no leito ou levantar-se para obter alívio da sensação de sufocação. Está presente em portadores de insuficiência cardíaca esquerda. Nesses casos, admite-se que, durante a fase profunda do sono, a reabsorção do edema periférico leve à hipervolemia com consequente piora da congestão pulmonar. Essa sobrecarga hemodinâmica ocorre principalmente na fase de movimentos rápidos dos olhos (REM), fase na qual ocorre grande estimulação simpática sobre o sistema cardiovascular.[3]
- **Asma cardíaca:** trata-se de um termo inapropriado utilizado para designar a presença de sibilos em pacientes com insuficiência cardíaca esquerda. Os mecanismos envolvidos na sua gênese seriam o estreitamento das pequenas vias aéreas por edema da mucosa e reflexos gerados a partir de receptores nervosos localizados no interstício pulmonar, com consequente broncoespasmo.[3]
- **Platipneia:** é o nome dado à sensação de dispneia que surge ou se agrava quando o paciente assume a posição ortostática. Classicamente encontrada em pacientes com pericardite, *shunts* direito-esquerdo e síndrome hepatopulmonar.[3]
- **Trepopneia:** é a sensação de dispneia que surge ou piora em uma posição lateral que desaparece ou melhora com o decúbito lateral oposto. Costuma estar presente em doenças que comprometem um pulmão mais intensamente do que o outro, como, por exemplo, o derrame pleural unilateral ou paralisia diafragmática unilateral.[3]

AVALIAÇÃO DO PACIENTE DISPNEICO

A avaliação inicial do paciente dispneico deve incluir, sempre que possível, história clínica e exame físico completos e minuciosos. Em pacientes muito graves, as informações devem ser obtidas com o paciente ou acompanhante ao mesmo tempo que são implementadas medidas terapêuticas imediatas para a manutenção da vida, como ventilação e oxigenação.[8] Estudos têm demonstrado que a anamnese e o exame físico, isoladamente, são capazes de predizer o diagnóstico etiológico da dispneia em 70 a 80% dos casos.[9] A Tabela 4.1 contém os achados de exame físico e história clínica que auxiliam no diagnóstico diferencial entre as causas cardíacas e pulmonares de dispneia aguda.

Tabela 4.1 Características que auxiliam no diagnóstico diferencial entre as causas cardíacas e pulmonares de dispneia.

Causa cardíaca	Causa pulmonar
- Dispneia paroxística noturna	- Dor torácica tipo pleurítica
- Ortopneia	- Tosse produtiva
- Angina de peito associada	- Aumento do diâmetro antero-posterior do tórax
- Turgência jugular	- Murmúrio vesicular diminuído
- Edema periférico	
- Ascite	
- Cardiomegalia	
- Galope de B3	

Adaptada de Sherman DL, Ryan TJ. Differentiating cardiac and pulmonary causes of dyspnea. ACC Curr J Rev 1995; 4:65.

Existe uma variedade de causas cardíacas e pulmonares de dispneia, além de outras não relacionadas diretamente ao sistema cardiorrespiratório, que é listada na Tabela 4.2.

ANAMNESE

A história clínica do paciente dispneico deve incluir informações pertinentes para se estabelecer o diagnóstico da maneira mais precisa possível. Alguns elementos a ser investigados são: época e hora de início da dispneia; forma

Tabela 4.2 Condições associadas ao surgimento de dispneia aguda.

Pulmonares	Cardíacas	Outras
- Obstrução de vias aéreas (corpo estranho, reação alérgica)	- Isquemia miocárdica	- Anemia
- Infecção pulmonar	- Doença valvular	- Acidose metabólica
- Neoplasia	- Cardiopatia congênita	- Hipertiroidismo
- Atelectasia	- Cardiomiopatias (dilatada, hipertrófica, restritiva)	- Ascite
- Tromboembolismo pulmonar	- Pericardite	- Reflexo gastroesofágico
- Hipertensão pulmonar	- Tamponamento cardíaco	- Ansiedade
- Vasculites		- Paralisias flácidas agudas (Síndrome de Guillain-Barré)
- Edema pulmonar não cardiogênico		
- Pneumotórax		

CAPÍTULO 4

Abordagem da Dispneia Aguda 79

de instalação (abrupta ou progressiva); tempo de evolução; antecedentes patológicos; fatores desencadeantes; comparação com episódios prévios; número de crises e periodicidade; intensidade; fatores que melhoram ou pioram a sensação de dispneia, bem como aqueles que a acompanham[3].

A dispneia de instalação súbita é comum em processos de instalação aguda, como pneumotórax espontâneo e embolia pulmonar. A dispneia de instalação progressiva é característica de processos evolutivos como insuficiência cardíaca congestiva e doença pulmonar obstrutiva crônica. Os fatores desencadeantes, como tipo de esforço empregado, posição referida, exposições ambiental e ocupacional, estresse e medicamentos, devem ser investigados. A sensação experimentada pelo paciente e expressada na forma de aperto no peito, sufocação, entre outros, é importante na correlação diagnóstica. A presença de edema periférico e palpitações sugere etiologia cardíaca ao passo que fatores como tosse produtiva, chiado e hemoptise falam mais a favor da etiologia pulmonar. Não se deve esquecer de questionar os fatores que aliviam o sintoma, como o tipo de medicamento utilizado, repouso e posições assumidas. Além disso, a presença de doença cardíaca ou pulmonar prévia aumenta a probabilidade de que a recorrência ou exacerbação da doença subjacente seja responsável pelo quadro de dispneia aguda, como nos casos de exacerbação aguda da DPOC.[10]

A avaliação da intensidade da dispneia é um elemento importante na abordagem do paciente, de tal forma que inúmeras escalas têm sido desenvolvidas com essa finalidade. Algumas dessas escalas são: analógico-visual, numérica e escala de Borg modificada[11-13] (Figura 4.2). Uma das principais aplicações dessas escalas na avaliação da dispneia aguda é quando se avalia a efetividade imediata de uma medicação como, por exemplo, os broncodilatadores em uma crise de asma ou diuréticos no tratamento da insuficiência cardíaca descompensada. A escala analógico-visual consiste de uma linha horizontal, em que uma das extremidades consiste da ausência total de dispneia e, na outra, a pior sensação de dispneia já sentida pelo paciente. No momento da avaliação, o paciente é orientado a marcar um ponto na escala. A escala numérica segue o mesmo princípio, porém com um número menor de graus de opção. A escala de Borg permite uma correlação entre a intensidade dos sintomas e uma graduação numérica, porém de difícil compreensão para a maioria dos pacientes.[3]

Exame físico

Como mostrado na Tabela 4.1, alguns achados do exame físico se associam mais especificamente a um determinado grupo de doenças.

A ausculta pulmonar pode mostrar-se normal, porém, achados semiológicos como sibilos, estertores ou roncos são bastante comuns em pacientes dispneicos. A presença de sibilos e expiração prolongada é sugestiva de doença obstrutiva das vias aéreas como asma e DPOC. Roncos e estertores crepitantes podem representar pneumonia, fibrose ou congestão pulmonar. O tromboembolismo pulmonar geralmente cursa sem alterações na ausculta pulmonar, no entanto, a presença de atrito pleural pode ser sinal de infarto pulmonar.[10]

A ausculta cardíaca pode mostrar terceira bulha ou ritmo de galope, sugerindo insuficiência ventricular esquerda; abafamento de bulhas, sugerindo tamponamento cardíaco; sopros, podendo indicar complicações valvulares ou comunicações intercamerais.[8] A quarta bulha é indicativa de diminuição da complacência ventricular, podendo ser encontrada no infarto agudo do miocárdio, estenose aórtica, cardiomiopatia hipertrófica ou hipertensiva.[10]

Vale frisar que o exame físico deve ser o mais abrangente possível, não se restringindo apenas ao aparelho cardiorrespiratório. Como exemplo, temos a presença de sinais de trombose venosa profunda em membros inferiores em pacientes com dispneia aguda, indicando a embolia pulmonar como provável etiologia.[10]

Um dos aspectos interessantes no exame físico do tórax é a presença de alterações do padrão do ritmo respiratório (Figura 4.3). Embora tais alterações não impliquem obrigatoriamente na presença da sensação de desconforto respiratório, elas podem associar-se a distúrbios fisiopatológicos específicos.

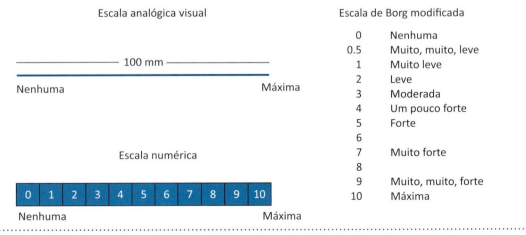

■ **Figura 4.2** Algumas escalas usadas na avaliação da dispneia.[3]
Adaptada de Martinez JAB *et al.*

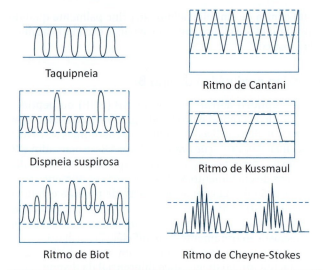

■ **Figura 4.3** Ritmos respiratórios.[3]
Adaptada de Martinez JAB et al.

- **Taquipneia:** é o aumento da frequência respiratória. Nos adultos, em condições fisiológicas de repouso, a frequência encontra-se em torno de 12 a 20 incursões respiratórias por minuto. É encontrada em situações como doenças pulmonares, febre e ansiedade.[3]
- **Hiperpneia:** refere-se ao aumento da ventilação alveolar secundária ao aumento da frequência respiratória e ao aumento da amplitude dos movimentos respiratórios. Encontrada em condições clínicas como acidose metabólica, febre e ansiedade.[3]
- **Bradipneia:** é a redução do número de movimentos respiratórios. Pode surgir em lesões neurológicas, depressão do centro respiratório por drogas (opioides, benzodiazepínicos), entre outras.[3]
- **Apneia:** é a interrupção dos movimentos respiratórios por um período de tempo determinado. Um exemplo clássico é a síndrome da apneia obstrutiva do sono.[3]
- **Dispneia suspirosa:** consiste na presença de períodos de inspirações profundas, em meio a um ritmo respiratório normal. Pode ser observada em indivíduos com distúrbios psicológicos.[3]
- **Ritmo de Cantani:** caracteriza-se pelo aumento da amplitude dos movimentos respiratórios, de modo regular, secundário à acidose metabólica, como na cetoacidose diabética e insuficiência renal.[3]
- **Ritmo de Kussmaul:** alternância de apneias inspiratórias e expiratórias. Exemplo: acidose metabólica grave.[3]
- **Ritmo de Biot:** refere-se a um ritmo respiratório com amplitude das incursões e frequências respiratórias totalmente irregulares. Aparece em pacientes com hipertensão intracraniana e lesões do sistema nervoso central.[3]
- **Ritmo de Cheyne-Stockes:** caracteriza-se pela alternância de períodos de apneia, seguidos por períodos de hiperpneia crescente e decrescente, até a instalação de nova apneia. Ocorre mais comumente em pacientes com insuficiência cardíaca congestiva grave, podendo ser encontrado também em lesões do sistema nervoso central e hipertensão intracraniana.[3]

EXAMES COMPLEMENTARES

Os exames complementares devem ser realizados de acordo com a história clínica e o exame físico. Exames solicitados aleatoriamente, sem um diagnóstico diferencial claro, podem induzir a uma conduta inadequada. A seguir, descreveremos os principais exames complementares utilizados para o diagnóstico e para a orientação terapêutica da dispneia aguda.

Radiografia de tórax

Realizada na maioria dos pacientes com dispneia aguda que procura os serviços de emergência. É útil comparar com radiografias prévias, principalmente quando são encontradas anormalidades. Os achados variam conforme a patologia subjacente:

- **Insuficiência cardíaca congestiva:** entre os sinais que podem aparecer na radiografia de tórax estão: cardiomegalia, cefalização dos vasos sanguíneos, edema intersticial (por exemplo, linhas B de Kerley, espessamento peribrônquico), congestão vascular, além de derrame pleural. É preciso ter em mente que 20% dos pacientes com insuficiência cardíaca congestiva terão as manifestações clínicas precedendo as alterações radiológicas, o que tornará o exame não diagnóstico.
- **Pneunomia:** sugerida pela presença de infiltrado parenquimatoso na radiografia de tórax. O diagnóstico etiológico geralmente não é possível, e as radiografias obtidas no início do curso clínico podem ser inespecíficas. A hipovolemia pode caracterizar uma radiografia normal.
- **Pneumotórax:** geralmente é visível na radiografia de tórax, sobretudo quando o volume é suficiente para desencadear dispneia.
- **DPOC e asma:** grandes volumes pulmonares e um diafragma rebaixado na radiografia sugerem aprisionamento de ar, o que ocorre com a DPOC e a asma. Aprisionamento de ar unilateral sugere um corpo estranho. Muitos pacientes com DPOC leve ou moderada e a maioria dos pacientes com asma têm uma radiografia de tórax normal.
- **Tromboembolismo pulmonar:** as principais alterações relacionadas à embolia pulmonar são as áreas de hipoperfusão pulmonar (sinal de Westermark), imagens cuneiformes (sinal de Hampton), dilatação da artéria pulmonar direita (sinal de Palla), atelectasia, derrame pleural e elevação da hemicúpula diafragmática. Dentre essas alterações, as áreas de hipoperfusão são os achados mais específicos.[14] Na maioria dos casos, no entanto, a embolia pulmonar cursa sem alterações na radiografia de tórax.

Eletrocardiograma

O eletrocardiograma (ECG) pode trazer informações importantes, pois, mesmo quando normal, é capaz de afastar muitas doenças cardiológicas cuja principal manifestação é a dispneia.[8] As alterações do segmento ST e onda T podem sugerir isquemia miocárdica aguda. Alterações crônicas, como sobrecarga de câmaras, podem indicar a presença de doença estrutural de base. O ECG também pode revelar sinais de embolia pulmonar (sobrecarga ventricular direita, inversão de onda T em derivações precordiais direitas e padrão S1Q3T3) e de tamponamento cardíaco (baixa voltagem e alternância elétrica). Dessa forma, devido ao grande número de informações fornecidas, ao baixo custo e ao fácil manejo, a realização do ECG em pacientes com dispneia aguda torna-se obrigatória.[8]

Oximetria de pulso

Trata-se de um medidor não invasivo do grau de saturação da hemoglobina (expressa em porcentagens) medida por pletismografia óptica e espectroscopia por transiluminação do leito capilar pulsátil. Pode ser aplicada na polpa digital e no lobo da orelha. São considerados normais os valores acima de 92%. Leituras incorretas ocorrem nas situações de intoxicação por carboxihemoglobina ou metahemoglobinemia. São comuns os artefatos devido ao posicionamento e à luz ambiente inadequados. Também pode haver erros se o paciente estiver com esmalte de unha, anemia, vasoconstrição periférica, hipotensão arterial ou hipotermia, tornando-se necessária a confirmação com gasometria arterial.[15, 16]

Gasometria arterial

A medida do pH sanguíneo, da pO_2, da pCO_2, do excesso de base e do bicarbonato permite inferir o distúrbio ácido-básico e respiratório apresentado pelo paciente.[8] A gasometria, aliada aos critérios clínicos, auxilia na decisão de indicar ou não ventilação mecânica.

Marcadores de necrose miocárdica

A troponina e a CK-MB (massa) contribuem para o diagnóstico e prognóstico da dispneia como equivalente anginoso de uma síndrome coronária aguda. No entanto, podem se encontrar normais nas primeiras horas do início do quadro clínico.[8] Vale lembrar que os marcadores de necrose miocárdica podem se elevar na vigência de embolia pulmonar (valor prognóstico), sepse, pericardite, miocardite e insuficiência renal.

D-dímero

A sensibilidade do d-dímero para o diagnóstico de tromboembolismo pulmonar é de 97%, com especificidade de 42%. Algumas condições clínicas podem cursar com elevações do d-dímero: idade avançada, gravidez, cirurgia recente, doenças malignas e estados inflamatórios. Apesar de sua baixa especificidade, o d-dímero apresenta alto valor preditivo negativo (97 a 100%) em pacientes com suspeita clínica de embolia pulmonar, principalmente quando a probabilidade clínica pré-teste é baixa, excluindo assim o diagnóstico.[8]

Peptídeo natriurético do tipo B

O peptídeo natriurético do tipo B (BNP) ou peptídeo natriurético cerebral é produzido predominantemente pelos ventrículos cardíacos, sendo o marcador mais sensível e específico das alterações ventriculares.[8] Esse marcador é liberado na corrente sanguínea em resposta ao aumento das pressões de enchimento. Seus níveis séricos aumentam em uma relação direta com a sobrecarga de pressão e volume sobre os ventrículos. Esse mecanismo fisiopatológico explica sua utilidade no diagnóstico, prognóstico e na avaliação da resposta ao tratamento da insuficiência cardíaca.[8]

Diversos estudos demonstraram que o BNP é uma ferramenta útil no diagnóstico diferencial da dispneia, distinguindo as causas cardiológicas das demais.[8] O valor de corte de 100 pg/mL demonstrou sensibilidade de 90%, especificidade de 76% e valor preditivo negativo de 89% para o diagnóstico de insuficiência cardíaca congestiva, valores esses superiores aos dos critérios de Framingham.[17]

O BNP é capaz de excluir as causas cardíacas de dispneia aguda, em decorrência de seu elevado valor preditivo negativo. Nos testes rápidos, em que os resultados são obtidos em 10 a 20 minutos, valores acima de 400 pg/mL tornam muito provável a causa cardíaca, ao passo que valores abaixo de 100 pg/mL praticamente a excluem.[8] Valores entre 100 e 400 pg/mL não permitem diferenciar entre insuficiência cardíaca congestiva e outras causas de elevação do BNP.

A utilização do BNP nos departamentos de emergência como ferramenta auxiliar nas tomadas de decisão tem demonstrado reduzir o número de internações, o tempo de permanência hospitalar, a necessidade de Unidade de Terapia Intensiva, além da redução do custo total do tratamento.[18]

No entanto, o BNP possuiu limitações como os falso-positivos, devendo ser utilizado sempre em conjunto com o contexto clínico do paciente.[8] Entre as causas de falso-positivos (geralmente entre 100 e 400 pg/mL) podemos citar: embolia pulmonar; outros estados de sobrecarga hídrica, como insuficiências renal e hepática; fibrilação atrial; doença grave; e outras causas de distensão do ventrículo direito, como cor pulmonale e hipertensão pulmonar. Além disso, apesar de confirmar a presença de hipervolemia, o BNP não exclui doenças concomitantes, fato comum em pacientes com dispneia aguda. Um exemplo disso é a presença de pneumonia como fator descompensador da insuficiência cardíaca. Nesse caso, o BNP elevado não exclui a concomitância do processo infeccioso.[8]

Ecocardiograma

O ecocardiograma pode ser útil em alguns cenários de dispneia aguda. Nas síndromes isquêmicas agudas, podemos encontrar alterações de contratilidade segmentar. Na suspeita de tamponamento cardíaco, a ausência de evidência ecocardiográfica de efusão pericárdica praticamente exclui o diagnóstico, ao passo que sinais como colapso de cavidades direitas são bastante sensíveis para o seu diagnóstico. O raro achado de trombo nas artérias pulmonares confirma o diagnóstico de tromboembolismo pulmonar (TEP), porém a dilatação do ventrículo direito e a hipertensão pulmonar tornam o seu diagnóstico mais provável, aliado a um prognóstico mais sombrio.[8] Vale lembrar que, nos trombos localizados no tronco da artéria pulmonar ou nos seus ramos principais, o ecocardiograma transesofágico possui sensibilidade de 98%.[14] Além disso, o exame, quando normal, torna menos provável uma etiologia cardíaca da dispneia.

Tomografia e angiotomografia de tórax

A tomografia computadorizada de tórax de alta resolução permite uma melhor avaliação do parênquima pulmonar, esclarecendo dúvidas encontradas na radiografia de tórax. A tomografia de tórax helicoidal ou angiotomografia é útil no diagnóstico de embolia pulmonar, além da possibilidade de investigação de outros diagnósticos diferenciais, como dissecção de aorta e síndrome coronária aguda. Entre suas limitações encontram-se: nefropatia induzida por contraste, reação alérgica ao contraste e radiação.

Cintilografia pulmonar

A cintilografia pulmonar de ventilação e perfusão é um método utilizado no diagnóstico de tromboembolismo pulmonar. O diagnóstico baseia-se na presença de defeito perfusional com ventilação preservada. Indivíduos com alta probabilidade de tromboembolismo pulmonar são aqueles que apresentam dois ou mais defeitos de perfusão segmentares discordantes. Os pacientes que se apresentam com alta probabilidade de tromboembolismo pulmonar à cintilografia associada à alta probabilidade clínica apresentam valor preditivo positivo de 96%. Os principais diagnósticos diferenciais que simulam o padrão de embolia pulmonar na cintilografia são: embolia pulmonar prévia não resolvida, abuso de drogas endovenosas e envolvimento hilar ou mediastinal, como no carcinoma broncogênico.[19]

Pico de Fluxo Expiratório (PFE)

O PFE é medida simples, quantitativa e reprodutível, definida como o fluxo mais alto obtido na boca durante a expiração forçada. Requer a realização de inspiração máxima seguida de expiração máxima. As medidas são obtidas por meio de espirômetro ou sistema manual portátil. A taxa de PFE pode ser útil para distinguir as causas pulmonares e cardíacas de dispneia e determinar a gravidade do broncoespasmo em casos de asma grave. Os valores normais variam de acordo com sexo, altura e idade. Como o PFE depende do esforço e da técnica, deve ser dada atenção ao treinamento do paciente na realização da medida, o que limita sua utilização em situações de emergência. Geralmente é maior em pacientes com uma causa cardíaca da dispneia.

TRATAMENTO

A hospitalização dos pacientes com dispneia aguda deve seguir os critérios de internação para cada doença de base separadamente. No entanto, de forma geral, a hospitalização é indicada aos pacientes com instabilidade hemodinâmica, saturação arterial de oxigênio inferior a 90% e para os casos com necessidade de terapêutica mais intensiva para controle dos sintomas.

Todo paciente com queixa de dispneia deve ter atendimento priorizado, devido à possibilidade de risco de morte e parada cardiorrespiratória.

O tratamento da dispneia aguda vai depender da doença de base do paciente.

Nos casos de etiologia cardíaca, o tratamento da causa de base permite o controle do sintoma rapidamente na maioria dos casos. Como exemplo, tem-se o estímulo diurético e a redução da pré e da pós-carga na insuficiência cardíaca congestiva e o restabelecimento do fluxo sanguíneo coronário na síndrome coronária aguda, sobretudo no infarto agudo do miocárdio com supradesnivelamento do segmento ST.

Pacientes com sinais de desconforto respiratório evidente, tais como o uso de musculatura acessória, batimento de asas de nariz, tiragem intercostal, frequência respiratória elevada, devem ser prontamente transferidos para uma sala de emergência. Nessa situação, são imediatamente obtidos: mensurações da pressão arterial, frequência cardíaca, temperatura, monitorização eletrocardiográfica contínua e saturação arterial de oxigênio primeiramente pela oximetria de pulso. Caso se observe uma saturação arterial de oxigênio menor do que 90%, oxigênio suplementar deve ser fornecido.

Dependendo da gravidade do paciente, existem dispositivos que podem se usados para fornecer oxigênio. São eles:

- **Cateter nasal:** dispositivo de baixo fluxo que fornece oxigênio misturado ao ar ambiente. Cerca de 2 litros por minuto fornecem uma fração inspirada de oxigênio por volta de 25%, e 6 litros por minuto, cerca de 41%.
- **Máscara facial:** usada com 6 a 10 litros por minuto de oxigênio fornece uma fração inspirada de oxigênio de cerca de 35 a 60%.
- **Máscara de Venturi:** usada com 4 a 8 litros por minuto fornece de 24 a 40% de fração inspirada de oxigênio, e com 10 a 12 litros por minuto, uma fração de oxigênio de 40 a 50%.
- **Máscara com reservatório de oxigênio:** 10 litros por minuto é capaz de fornecer oxigênio a quase 100%. Deve ser usada em pacientes graves, conscientes, com ventilação adequada que necessitem de altas frações de oxigênio e com reflexo de vômito preservado.

Caso o paciente não melhore com essas medidas, e se desde o início apresenta sinais de insuficiência respiratória, pode ser utilizada a ventilação não invasiva com pressão positiva contínua (CPAP) nas vias aéreas ou pressão positiva bifásica (BiPAP) nas vias aéreas, além da ventilação mecânica, que não deve ser postergada quando as medidas acima descritas não estiverem surtindo o efeito desejado.

Assim que possível, realiza-se uma radiografia de tórax e coleta-se uma gasometria arterial. Com base nos dados clínicos, radiológicos, laboratoriais e de anamnese obtidos, na grande maioria das vezes, é possível formular uma hipótese diagnóstica. Em seguida, solicita-se exames mais direcionados e complexos (citados anteriormente), para se confirmar o diagnóstico, ao mesmo tempo que se implementam medidas para o tratamento da hipótese diagnóstica formulada.

REFERÊNCIAS BIBLIOGRÁFICAS

1. American Thoracic Society. Dyspnea: mechanisms, assessment, and management: A consensus statement. Am J Respir Crit Care Med. 1999;159:321-40.
2. Curley FJ. Dyspnea. In: Irwin RS; Curley FJ, Grossman RF. Diagnosis and treatment of symptoms of the respiratory tract. Armonk: Futura Publishing, 1997. p. 55-115.
3. Martinez JAB, Padua AI, Terra Filho J. Dispneia. Ribeirão Preto: Medicina, 2004. p. 199-207.
4. Manning HL, Schwartzstein RM. Pathophysiology of dyspnea. N Engl J Med. 1995;333:1547-52.
5. Simon PM, Schwartzstein RM, Weiss JW, Fencl V, Teghtsoonian M, Weinberrger SE. Distinguishable sensations of breathlessness induced in normal volunteers. Am Rev Respir Dis. 1989;140:1021-27.
6. Simon PM, Schwartzstein RM, Weiss JW, Fencl V, Teghtsoonian M, Weinberrger SE. Distinguishable types of dyspnea in patients with shortness of breath. Am Rev Respir Dis. 1990;142:1009-14.
7. Elliot MW, Adams L, Cockcroft A, Macrae KD, Murphy K, Guz A. The language of breathlessness: use by patients of verbal descriptors. Am Rev Respir Dis. 1991;144:826-32.
8. Stefanini E, Reggi S, Echenique LS. Avaliação e diagnóstico diferencial da dispneia aguda. Ver Soc Cardiol Estado de São Paulo. 2009;19(2):125-33.
9. Michelson E, Hollrah S. Evaluation of the patient with shortness of breath: an evidence based approach. Emerg Med Clin North Am. 1999;17:221-37.
10. Boyars MC, Karnath BM, Mercado AC. Acute Dyspnea: A Sign of Underlying Disease. Florida: Hospital Physician, 2004. p. 23-7.
11. Gift AG. Validation of a vertical visual analogue scale as a measure of clinical dyspnea. Rehab Nurs. 1989;14:3 23-5.
12. Gift AG, Narsavage G. Validity of the numeric rating scale as a measure of dyspnea. Am J Crit Care. 1998;7:200-4.
13. Borg GAV. Psychophysical bases of perceived exertion. Med Sci Sports Med. 1982;14:377-81.
14. Volschan A, Carameli B, Gottschall CAM, et al. Diretriz de embolia pulmonar. Arq Bras Cardiol. 2004:83(2):1-9.
15. Anbar R, Jatene FB. Cuidados pré e perioperatório em cirurgia cardíaca. In: Schettino G, Cardoso LF, Mattar Jr J, Torggler Filho F (edits). Paciente crítico: diagnóstico e tratamento - Hospital Sírio Libanês. Barueri, SP: Manole, 2006. p. 739.
16. Hanning CD, Alexander-Williams JM. Pulse oximetry: A practical review. BMJ. 1995;311-67.
17. Maisel AS, Krishnaswamy P, Nowak RM, et al. Rapid measurement of B- type natriuretic peptide in the emergency diagnosis of heart failure. N Engl J Med. 2002;347(3): 161-7.
18. Mueller C, Scholer A, Laule-Kilian K, et al. Use of B- type natriuretic peptide in the evaluation and management of acute dyspnea. N Engl J Med. 2004;350(7):647-54.
19. Gottschalk A, Coleman RE., Sandler MP, et al. Evaluation of Patients with Suspected Venous Thromboelbolism. Diagnosis Nuclear Medicine. 1997;30:585-612.

capítulo 5

Gustavo Magnus Tito Lívio Simões Rodrigues Peres • Luiz Minuzzo • Celso Amodeo

Emergências Hipertensivas

INTRODUÇÃO

A hipertensão arterial sistêmica (HAS) é uma doença de alta prevalência em todo o mundo, sendo que no Brasil é encontrada em cerca de 35% da população com mais de 20 anos.[1]

É muito comum na prática clínica o atendimento a indivíduos com aumento da pressão arterial (PA), principalmente em pronto atendimento e unidades de emergência.

Nos serviços de emergências é estimado que até 2% dos atendimentos são relacionados a alterações da PA, e que 27% das emergências médicas são de alguma forma associadas à elevação pressórica.[2]

No passado, elevações acentuadas e agudas da PA, geralmente quando a pressão arterial diastólica (PAD) é maior que 130 mmHg, eram tratadas de maneira rigorosa, mesmo em pacientes assintomáticos. Esse aumento era caracterizado como "crises hipertensivas" e pressupunha um maior risco de complicações cardiovasculares, com consequente necessidade de uma redução rápida da pressão arterial. Porém, foi demonstrado que grande parte desses casos não apresentava tais complicações,[3] tornando o agressivo tratamento anti-hipertensivo desnecessário em muitas situações.

A dificuldade diagnóstica por critérios nem sempre objetivos, a alta prevalência em unidades de emergência, a diversidade de apresentações clínicas com terapêutica e metas diferentes conforme o quadro clínico e o prognóstico muitas vezes catastrófico, caso seja feita uma avaliação inicial incorreta, tornam as emergências hipertensivas (EH) um importante capítulo das emergências cardiovasculares.

EPIDEMIOLOGIA

A partir da década de 1940, com a introdução de fármacos para o tratamento anti-hipertensivo, a incidência de crises hipertensivas (CH) e de morbidade e mortalidade relacionadas a elas diminuiu. Até essa época não se dava a devida importância para a HAS, e em muitos casos se considerava a PA elevada como elemento essencial para forçar o sangue através dos tecidos e órgãos. Estima-se que 7% dos indivíduos hipertensos, antes do aparecimento das drogas anti-hipertensivas, apresentavam alguma emergência hipertensiva, e hoje, apesar de todo arsenal terapêutico, a incidência ainda é de 1 a 2%.[2, 4-7] As EH são mais prevalentes entre os negros, fumantes, pessoas de classe social inferior e indivíduos submetidos a estresse.[8] Também é duas vezes mais frequente em homens do que em mulheres,[2] porém nas mulheres é aumentada a frequência naquelas que usam anticoncepcional oral.[8] A frequência é também aumentada em portadores de hipertensão arterial renovascular ou em situações que cursem com excesso de catecolaminas, como feocromocitoma, usuários de cocaína[9] e naqueles submetidos à suspensão abrupta de anti-hipertensivos, como betabloqueadores.[10]

Zampaglione e colaboradores,[11] em um seguimento de um ano, estimaram em 3% a prevalência de crise hipertensiva do total de atendimentos no departamento de emergência e em 25% de atendimentos clínicos, sendo a maioria caracterizada como urgência hipertensiva (UH) (76%). Desconheciam hipertensão prévia 28% dos pacientes atendidos como UH e 8% dos atendidos como EH.

No Brasil, porém, em um estudo retrospectivo, foi encontrada uma estatística diferente, com CH correspondendo a 0,54% dos atendimentos em unidade de emergência em um período de 12 meses de avaliação, sendo 1,7% das emergências clínicas.[12]

Essa diferença talvez possa, entre outras, refletir uma ineficiente abordagem diagnóstica e, consequentemente, terapêutica nos serviços de emergência e pronto atendimento em nosso país. Esse fato pode ser demonstrado por Rosa e colaboradores, que, por meio de um questionário aplicado a médicos pronto-socorristas, verificaram a falta de conhecimento diagnóstico com inadequadas condutas diante de casos clínicos diversos. Em um dos casos apresentados no estudo, uma paciente com HAS tratada e controlada, apresentando tontura giratória e PA 160 × 100 mmHg, seria tratada como CH por 47% dos médicos. Já em outra situação, 64,7% tratariam um paciente hipertenso prévio com PA 200 × 120 mmHg, assintomático, como CH. No entanto, as condutas mais controversas e preocupantes foram feitas para quadros clínicos de EH, expressas com edema agudo de pulmão, dissecção de aorta e encefalopatia hipertensiva, que seriam tratadas em apenas 50%, 50% e 44,11%, respectivamente, como EH pelos plantonistas avaliados.[13]

O não tratamento das EH proporciona importante diminuição da sobrevida, com média de 10,5 meses e taxa de mortalidade de 79% em um ano.[1] O diagnóstico correto com abordagem pertinente são, então, elementos fundamentais para a não ocorrência dessa estatística ruim, minimizando a morbidade e mortalidade da população.

DEFINIÇÕES

Crise hipertensiva é o termo convencionado para designar elevações inadequadas e abruptas da pressão arterial que predispõe ou vem acompanhada de lesão dos órgãos-alvo em evolução, com risco de desenvolvimento de alguma complicação letal. Há várias divergências entre autores para determinar um valor de corte para sua definição, estabelecendo valores no geral acima de 180 ou 200 mmHg para pressão sistólica, e acima de 120 mmHg para diastólica. Porém, a Sociedade Brasileira de Cardiologia, assim como diversas diretrizes internacionais, não determina valores de corte para sua conceituação. Isso acontece principalmente em virtude de duas situações de crise ou emergência hipertensiva; uma é a glomerulonefrite difusa aguda e a outra é a pré-eclampsia. Nessas duas situações, aumentos pressóricos bem abaixo de 180/120 mmHg já podem caracterizar uma crise hipertensiva em virtude de associação de sintomas, mais precisamente sintomas neurológicos que vão desde obnubilação até coma e morte.

Mais importante que os níveis isolados da PA, para diagnóstico e gravidade dos quadros de CH, é a velocidade com que essa PA se eleva. A instalação de uma emergência hipertensiva depende de quão agudo e importante foi o aumento da PA, tendo influência a presença ou ausência de HAS prévia e da reserva funcional de determinados órgãos.[14-16]

A maioria das pessoas que apresentam aumento de sua PA é geralmente assintomática em virtude da ocorrência de alterações fisiopatológicas adaptativas para essa nova e inoportuna situação. Porém, em alguns casos, esse aumento agudo da PA ultrapassa o limite de autocontrole do fluxo sanguíneo tecidual, proporcionando sintomas e risco de estabelecimento de lesões. A essas situações denominamos de emergências hipertensivas.

Indivíduos com hipertensão arterial crônica já possuem mecanismos autorregulatórios de proteção a elevações pressóricas, com deslocamento para a direita da curva de regulação do fluxo sanguíneo por variação da PA (Figura 5.1), apresentando, assim, uma "resistência" para ocorrência de EH, e podendo, caso medicado inadvertidamente, apresentar quedas sintomáticas da pressão arterial. Daí o cuidado e cautela para redução pressórica nesses pacientes. Já indivíduos sem antecedentes prévios de hipertensão estão menos adaptados a elevações da PA, e podem apresentar sintomas ou consequências orgânicas com menores valores ao acréscimo da pressão arterial basal.

Por isso não é incomum observarmos alguns pacientes com PA 160 × 100 mmHg com desenvolvimento de eclâmpsia ou glomerulopatias,[17-19] enquanto outros com PA 240 × 130 mmHg, por exemplo, permanecem assintomáticos e sem comprometimento orgânico agudo.

CLASSIFICAÇÃO

As elevações inadequadas da pressão arterial podem ser classificadas em verdadeiras crises hipertensivas, aquelas em que há comprometimento de órgãos-alvo em evolução com risco de complicações letais, e as pseudocrises hipertensivas.

Pseudocrise hipertensiva

São situações de PA elevada, porém sem estabelecimento de relação causal entre esse aumento com a sintomatologia do paciente. É muito comum encontrarmos em prontos-socorros indivíduos com sintomas diversos como cefaleia, tontura, falta de ar, dor no peito, além de outros sintomas, e verificarmos aumento da PA. Na maioria desses casos, esse aumento foi uma consequência do desconforto ocorrido, como cefaleia tensional, crise de labirintite, ansiedade, entre outras; e a terapia com sintomáticos é a escolha para esses casos. Com o controle do sintoma referido ocorre queda da PA sem a necessidade do uso de drogas hipotensoras. Porém, não é incomum ocorrer o tratamento anti-hipertensivo de forma agressiva a

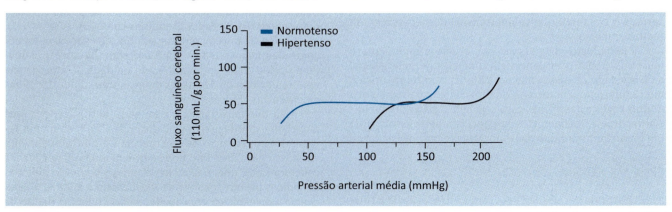

■ Figura 5.1 Autorregulação do fluxo sanguíneo conforme a PAM.[17]

esses pacientes por médicos em serviços de atenção primária ou nas emergências, o que pode ser constatado por Nobre e colaboradores,[20] que demonstraram que 64,5% dos pacientes atendidos com diagnóstico de pseudocrise hipertensiva foram tratados como crise hipertensiva.

Portanto, é importante realizar uma análise mais profunda desses casos recebidos em serviços de emergência para não ocorrer iatrogenias pelo uso desnecessário de hipotensores.

É muito comum associar sintomas como cefaleia ao aumento da PA, fato bastante divulgado por leigos e médicos, porém, em diversos trabalhos com a utilização da MAPA (Monitorização Ambulatorial da Pressão Arterial), não houve a confirmação desse aumento da PA com aparecimento das queixas.[2]

Sobrinho e colaboradores,[21] comparando dados de hospitais públicos e privados, demonstraram que a cefaleia foi um preditor independente para pseudocrise hipertensiva. Nesse estudo a prevalência de pseudocrise hipertensiva foi de 48% (intervalo de confiança de 95% [IC 95%] = 39-58%), sendo maior em serviço privado (59% *vs.* 37%; $p = 0,02$), e a frequência de tratamento indevido foi semelhante nos dois serviços. Em cinco meses de seguimento, a mortalidade foi menor no grupo pseudocrise em relação à crise hipertensiva (0% *vs.* 21%; $p = 0,0004$).

Crises hipertensivas

Urgência hipertensiva

Situação de pressão arterial elevada, com condição clínica estável, porém com um risco em potencial de lesões em órgãos-alvo. Várias situações clínicas se enquadram nesse contexto: aumento pressórico em pacientes com doença coronariana pré-diagnosticada e que não estão com instabilidade no momento; aumento pressórico em pacientes com insuficiência cardíaca congestiva (ICC), mas que não apresentaram edema agudo de pulmão (EAP); portadores de aneurismas vasculares com aumento da PA sem evidências de dissecção do vaso, ou outras manifestações de injúria de órgãos; gestantes com pré-eclampsia ou aumento importante da PA etc. Ou seja, são várias situações em que ocorre aumento da PA sem dano agudo em órgãos-alvo, porém com risco de que ocorra essa complicação, sem a necessidade de controle pressórico imediato com drogas via endovenosa, mas a necessidade de uma abordagem criteriosa com anti-hipertensivos por via oral, com reavaliações e controles da PA em horas a alguns dias.[22] Há autores que não consideram essa subclassificação de crise hipertensiva, definindo-a também como pseudocrise hipertensiva. Eles se baseiam no *VAS Study* da década de 1960, que não mostrou pior evolução em relação a eventos cardiovasculares ou mortalidade nos pacientes classificados como tendo urgência hipertensiva quando tratados com placebo em relação aos tratados com hipotensores.

A significância clínica das urgências hipertensivas é muito questionada, havendo poucos trabalhos que evidenciam sua real importância. Recentemente, no entanto, após um acompanhamento de cinco anos, um grupo austríaco demonstrou maior risco de eventos cardiovasculares nos hipertensos que apresentaram urgência hipertensiva em relação aos hipertensos que não apresentaram esse evento.[23]

Emergências hipertensivas

Condição de aumento crítico e abrupto da PA ocasionando lesões em órgãos-alvo e potencial risco de morte. Nesses casos é imperativa a redução pressórica com drogas via parenteral.[22] Devido à sua importância, será feita neste capítulo uma exposição mais detalhada dessa emergência médica, com sua etiopatogenia, fisiopatologia, principais quadros clínicos e seus respectivos tratamentos.

ETIOPATOGENIA

Pressão (P) é conceituada como força por unidade de área. Em um tubo ela sofre influência direta do fluxo (F) e da resistência (R):

$$P = F \times R$$

Analogicamente, podemos entender que a pressão arterial (PA), pressão sanguínea exercida na parede dos vasos arteriais, sofre como influência direta do débito cardíaco (DC) e da resistência vascular periférica (RVP):

$$PA = DC \times RVP$$

Uma CH ocorre quando há um desequilíbrio nessa equação, por meio de um aumento desproporcional do volume intravascular ou na resistência vascular periférica.

Como débito cardíaco é o produto da frequência cardíaca (FC) pelo volume sistólico (VS) por unidade de tempo, $DC = FC \times VS$, temos como determinantes primários da PA a RVS, FC e VS, que modulam a PA através da influência de diversos fatores:

- **Fator cardíaco:** através do volume e velocidade em que o sangue é ejetado durante a sístole ventricular;
- **Fator neurológico:** através da interferência no débito cardíaco pela influência na FC, contratilidade miocárdica e tônus venular (modificando o retorno venoso), e através da RVP, por ação nas arteríolas e sistema venoso;
- **Fator volume extracelular:** através, principalmente, do componente intravascular, que influencia os valores pressóricos pela variação da volemia;
- **Fator humoral:** influencia a PA através dos seguintes elementos: esteroides, que interferem na volemia pela ação no metabolismo eletrolítico; sistema-renina-angiotensiva, que age diretamente como vasoconstritor, aumentando a RVP, e interfere na volemia através da aldosterona; e catecolaminas, atuando sobre vasos e coração.

A presença de um ou mais fatores descritos determina aumento na pressão arterial. Cronicamente, essa elevação é sempre patológica, e de maneira aguda pode ser fisiológica, como resposta ao esforço físico ou tensão emocional; ou patológica, determinando as diversas formas de apresentação das crises hipertensivas.[24,25] (Tabelas 5.1 e 5.2).

Tabela 5.1 Etiologia das urgências hipertensivas.

Urgências hipertensivas*	
Hipertensão associada a:	■ Insuficiência cardíaca ■ Insuficiência coronariana ■ Aneurisma de aorta ■ AVCi não complicado ■ Queimaduras ■ Estados de hipercoagulabilidade
Crises renais	■ Glomerulonefrites agudas ■ Crise renal do escleroderma ■ Síndrome hemolítico-urêmica
Vasculites sistêmicas	
Perioperatório	■ Hipertensão no pré-operatório
Crises adrenérgicas leves/moderadas	■ Síndrome do rebote (suspensão abrupta de inibidores adrenérgicos) ■ Interações medicamentosas ■ Consumo excessivo de estimulantes
Na gestação	■ Pré-eclâmpsia ■ Hipertensão severa

* Várias dessas situações podem evoluir para emergência hipertensiva.

FISIOPATOLOGIA[2,26-31]

Vários órgãos têm a capacidade de autorregulação de seu fluxo sanguíneo durante variações da pressão arterial, como cérebro, coração e rins. Isso ocorre devido à ação coordenada da musculatura das meta-arteríolas presentes nesses órgãos, mantendo um fluxo sanguíneo estável para sua perfusão.

Porém, há um limite de autorregulação, e, quando ele é ultrapassado, o fluxo sanguíneo local passa a ser excessivo, ocasionando extravasamento de filtrado e edema para os órgãos em questão, com comprometimento de suas funções.

Uma forma de comprometimento dos órgãos-alvo é por meio de hemorragias decorrentes da ruptura da camada endotelial, com formação de fibrina perivascular. Porém, a disfunção endotelial e a alteração da resistência vascular são os elementos centrais no mecanismo de comprometimento dos órgãos-alvo ocasionados pelas crises hipertensivas. Com o aumento da pressão arterial, ocorre a ativação do endotélio, que reage liberando óxido nítrico como compensação. Ao mesmo tempo, as artérias e arteríolas, para proteção celular, respondem com vasoconstrição ao aumento pressórico. Por sua vez, a contração prolongada da musculatura lisa vascular, junto com marcadores inflamatórios induzidos pelo estresse hemodinâmico, determina disfunção endotelial, proporcionando, assim, um prejuízo na liberação de óxido nítrico e tornando a resposta hipertensiva mais grave, e com lesão contínua do endotélio.

Tabela 5.2 Etiologia das emergências hipertensivas.

Emergências hipertensivas
Cerebrovascular ■ Encefalopatia hipertensiva ■ Acidente Vascular Encefálico Isquêmico (AVEi) ■ Hemorragia Intracerebral (AVCh) ■ Hemorragia Subaracnoide (HSA)
Cardiovascular ■ Dissecção aguda da aorta ■ Insuficiência ventricular esquerda com edema agudo de pulmão ■ Síndrome coronariana aguda ■ Pós-*by-pass* coronariano cirúrgico
Renal ■ Glomerulonefrites agudas ■ Crise renal de doenças vasculares do colágeno ■ Hipertensão severa pós-transplante renal
Circulação excessiva de catecolaminas ■ Crise de feocromocitoma ■ Interações de drogas ou alimentos com inibidores da monoa-minoxidase ■ Uso de drogas simpatomiméticas (ex.: cocaína, anfetaminas etc.) ■ Hipertensão rebote pós-suspensão abrupta de anti-hipertensivos (ex.: clonidina, betabloqueadores)
Gestacional ■ Pré-eclâmpsia grave ■ Eclâmpsia ■ Síndrome HELLP ■ Hipertensão grave em fim de gestação
Cirúrgico ■ Hipertensão severa em pacientes que necessitam de cirurgia imediata ■ Hipertensão do pós-operatório ■ Sangramento pós-operatório da linha de sutura vascular
Outros ■ Hipertensão acelerada-maligna ■ Púrpura trombocitopênica trombótica (PTT) ■ Queimadura corporal severa ■ Epistaxe severa

A injúria endotelial determinada pelos marcadores inflamatórios, como citocinas, tromboxane, moléculas de adesão endotelial e endotelina, ocasiona um aumento da permeabilidade desse endotélio, levando a um extravasamento de filtrado com edema tecidual e posterior lesão por isquemia. Esses marcadores inflamatórios também provocam inibição da fibrinólise, ativando a cascata de coagulação com agregação plaquetária, deposição de material fibrinoide, gerando mais inflamação e vasoconstrição vascular, agravando mais a disfunção endotelial e formando um ciclo vicioso de injúria (Fluxogramas 5.1 e 5.2).[2,26-31]

AVALIAÇÃO CLÍNICA

A abordagem clínica inicial é fundamental para o correto manejo dos pacientes em crise hipertensiva, definindo, assim, uma sequência operacional de acordo com a gravidade do quadro, como proposto no Fluxograma 5.2.

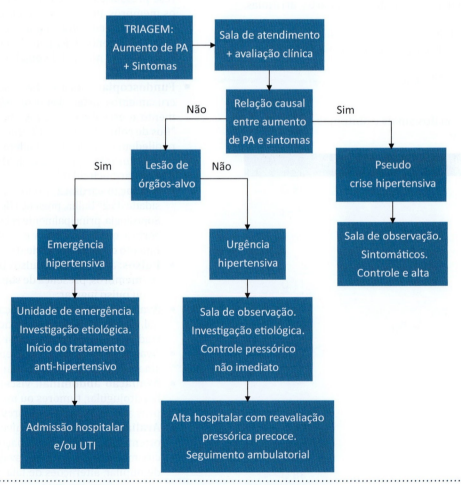

■ **Fluxograma 5.1** Fisiopatologia das emergências hipertensivas.

■ **Fluxograma 5.2** Sequência operacional de atendimento das crises hipertensivas.

Essa avaliação inicial deve ser minuciosa a fim de obter dados através da história, exame físico e complementar, de maneira ágil e objetiva, evitando a hipervalorização dos quadros não emergenciais e erros terapêuticos potencialmente danosos, como hipotensão grave, e ao mesmo tempo evitar subestimação de casos emergenciais, proporcionando abordagens pouco ativas no controle pressórico e expondo o paciente a danos orgânicos irreversíveis.

Anamnese[17,32]

A anamnese deve ser completa, abordando diversos itens:

- **Sintomas do quadro atual:** cefaleia, tontura, dispneia, alterações visuais ou do nível de consciência ou dor. Martin e colaboradores[12] demonstraram cefaleia como principal queixa em crises hipertensivas (44,3%), seguida de tontura (29,3%) e dispneia (16,5%) (Tabela 5.3);
- Avaliação de hipertensão arterial prévia, assim como sua duração, estágio e drogas anti-hipertensivas em uso;
- Presença de episódios anteriores semelhantes ao atual e frequência de comparecimento em pronto-socorro devido a descontrole pressórico;
- Comorbidades, sinais e sintomas preexistentes.
- **Aparelho cardiocirculatório:** dispneia, cansaço, ortopneia, edemas, palpitações, infarto, arritmias, claudicações;
- Doença renal prévia ou manifestações como alteração urinária, disúria, nictúria, edema facial ou matutino;
- Tabagismo, DPOC, asma;

Tabela 5.3 Frequência dos sinais e sintomas associados a crises hipertensivas.

Sinais e sintomas	%
Cefaleia	44,3
Tonturas	29,3
Dispneia	16,5
Déficit neurológico	15,7
Dor precordial	11,0
Vômitos	13,9
Parestesias	8,4
Arritmias	7,7
Síncope	2,9
Sonolência	2,5
Coma	0,7
Epistaxe	0,7
Outros	38,0

Adaptada de Martin et al., 2004.

- DM, doença aterosclerótica;
- Antecedentes ou manifestações neurológicas: AVE, déficit motor, convulsões, alterações de fala e linguagem, doença carotídea;
- **Alterações visuais:** escotomas cintilantes, amaurose transitória, borramento recente da visão etc;
- **Uso de medicamentos que interferem com a pressão arterial:** AINE, corticoide, analgésicos, antidepressivos, moderadores do apetite;
- Ingestão abusiva de álcool;
- **Uso de drogas ilícitas:** anfetaminas, cocaína, crack etc;
- **Suspensão abrupta de inibidores adrenérgicos:** clonidina e betabloqueadores;
- Apresentações que simulam crise hipertensiva (estresse emocional, profissional ou familiar), enxaqueca, crises vertiginosas, epistaxe de causa otorrinolaringológica etc.

Exame físico[14-16,33]

- **Aferição da pressão arterial:** técnica e manguito adequados (Tabelas 5.4 e 5.5), medir nos membros superiores na posição deitada e se possível em pé (detectar hipotensão postural medicamentosa, com inibidores adrenérgicos, ou hipovolemia por natriurese pressórica). Avaliar diferença pressórica entre os membros, inclusive em relação aos membros inferiores. É recomendada não apenas uma aferição, mas pelo menos três com intervalo de 1 minuto entre elas, e, no caso de emergências, considerar a menor delas.
- **Fundoscopia:** avaliação dos vasos – vasoespasmos, cruzamentos arteriovenosos, sinais de endurecimento e esclerose (artérias em "fios de prata" ou "fios de cobre"). Na retina, exsudatos, hemorragias e papiledema. Esses dados podem ajudar no diagnóstico da duração e gravidade da HAS.
- Exame cardiocirculatório:
  - **Avaliação cardíaca:** ritmo, desvio do íctus, intensidade da 2ª bulha, presença de 4ª bulha ou galope. Soprologia, principalmente relacionado à disfunção aórtica, que indica maior gravidade do comprometimento cardiocirculatório da hipertensão;
  - **Pulsos:** avaliação dos pulsos periféricos nos quatro membros, presença de sopro carotídeo e estase ou pulso jugular;
  - **Avaliação da aorta:** presença de sopro abdominal, sugerindo estenose aórtica ou renal (encontrada na doença renovascular);
  - **Avaliação pulmonar:** presença de estertores e sinais de congestão pulmonar;
  - **Avaliação abdominal:** visceromegalias, refluxo hepatojugular, tumores ou massas pulsáteis e sopros abdominais ou lombares;
  - **Avaliação neurológica:** nível de consciência e orientação no tempo e espaço. Presença de déficits motores e sensitivos, avaliação da reatividade pupilar, alterações de fala, sinais de liberação esfincteriana, e outros.

90 Tratado Dante Pazzanese de Emergências Cardiovasculares

Tabela 5.4 Técnica da medida indireta da pressão arterial.

Certifique-se de que o estetoscópio e o esfigmomanômetro estejam íntegros e calibrados.
Certifique-se de que o manguito esteja desinsuflado antes de ser ajustado ao membro do cliente.
Posicione o cliente em local calmo e confortável, com o braço apoiado no nível do coração, permitindo 5 minutos de repouso.
Descubra o membro a ser aferido e meça a circunferência do braço para assegurar-se do tamanho do manguito (Tabela 5.5).
Selecione o tamanho ideal da bolsa inflável a ser utilizada – deve corresponder a 40% da circunferência braquial, para a largura; e 80% para o comprimento.
Meça a distância entre o acrômio e o olécrano colocando o manguito no ponto médio.
Envolva o manguito em torno do braço, mantendo-o a 2 cm de distância da sua margem inferior à fossa antecubital, posicionando o centro da bolsa inflável sobre a artéria braquial, permitindo que tubos e conectores estejam livres e o manômetro em posição visível.
Palpe a artéria braquial e centralize a bolsa inflável ajustando o meio da bolsa sobre a artéria (para identificar o meio da bolsa inflável basta dobrá-la ao meio e colocar essa marcação sobre a artéria palpada). Com a mão "não dominante" palpe a artéria radial e simultaneamente, com a mão dominante, feche a saída de ar (válvula da pera do esfigmomanômetro), inflando rapidamente a bolsa até 70 mmHg e gradualmente aumente a pressão aplicada até que perceba o desaparecimento do pulso, inflando 10 mmHg acima deste nível.
Com a mão "não dominante", palpe a artéria radial e simultaneamente, com a mão dominante, feche a saída de ar (válvula da pera do esfigmomanômetro), inflando rapidamente a bolsa até 70 mmHg e gradualmente aumente a pressão aplicada até que perceba o desaparecimento do pulso, inflando 10 mmHg acima deste nível.
Desinsufle o manguito lentamente, identificando pelo método palpatório a pressão arterial sistólica.
Aguarde de 15 a 30 segundos para inflar novamente o manguito.
Posicione corretamente as olivas do estetoscópio no canal auricular, certificando-se da ausculta adequada na campânula (a posição correta das olivas do estetoscópio é para a frente em relação ao diafragma, pois permite maior adequação ao conduto auricular, diminuindo a interferência de ruídos ambientais externos).
Posicione a campânula do estetoscópio sobre a artéria braquial, palpada abaixo do manguito na fossa antecubital e, simultaneamente, com a mão dominante, feche a saída de ar (válvula da pera do esfigmomanômetro), com a mão "não dominante" palpe a artéria braquial e em seguida novamente com a mão dominante insufle o manguito gradualmente até o valor da pressão arterial sistólica estimada pelo método palpatório (passo 10) e continue insuflando rapidamente até 20 mmHg acima dessa pressão.
Desinsufle o manguito de modo que a pressão caia de 2 a 4 mmHg por segundo, identificando pelo método auscultatório a pressão sistólica (máxima) em mmHg, observando no manômetro o ponto correspondente ao primeiro ruído regular audível – 1ª fase dos sons de Korotkoff; e a pressão diastólica (mínima) em mmHg, observando no manômetro o ponto correspondente à cessação dos ruídos (5ª fase dos sons de Korotkoff, no adulto).
Desinsufle totalmente o manguito com atenção voltada ao completo desaparecimento dos sons.
Repita a ausculta após 30 segundos e quando necessário.

Adaptada com base nas recomendações da American Heart Association.

Tabela 5.5 Cálculo da circunferência do membro e uso do manguito de tamanho correto.

Circunferência do braço no ponto médio * (cm)	Nome do manguito	Largura da bolsa (cm)	Comprimento da bolsa (cm)
5-5,7	Recém-nascido	3	5
7,5-13	Bebê	5	8
13-20	Criança	8	13
24-32	Adulto	13	24
32-42	Adulto grande	17	32
42-50	Coxa	20	42

*O ponto médio do braço pode ser obtido a partir da mensuração com uma fita métrica apropriada (que não estique) da distância do acrômio até o olécrano.

■ CAPÍTULO 5 — Emergências Hipertensivas

A Tabela 5.6 a seguir nos mostra os principais achados clínicos das principais emergências hipertensivas.

Exames complementares

Após a abordagem clínica inicial, pode ser necessária a utilização de exames complementares para melhor definição e confirmação diagnóstica:

- **Bioquímica**: glicemia, função renal, eletrólitos, hematócrito e hemoglobina.
- **Exame de urina:** urina I, sumário ou em fita de emersão *dipstic*, avaliando principalmente a presença de proteinúria e hematúria.
- **Raio X de tórax:** avaliação da área cardíaca, vasos da base e sinais de congestão pulmonar.
- **ECG:** avaliação de isquemia e necrose miocárdica, arritmias, sinais de sobrecarga de câmaras cardíacas.

Esses são os principais exames solicitados, proporcionando uma avaliação geral. O resultado desses exames, quando comparados com exames prévios, pode nos ajudar no diagnóstico e quantificar a lesão aguda nos órgãos-alvo acometidos.[4,16,34]

Conforme a suspeita clínica inicial, a evolução, ou após avaliações dos exames iniciais, pode ser necessária complementação com outros exames:

- Marcadores de necrose miocárdica (mioglobina, troponina I ou T, CPK, CK-MB atividade e massa);

- **Marcadores de hemólise (esquizócitos, bilirrubinas, DHL, reticulócitos, hematócritos):** suspeita de hipertensão acelerada maligna, PTT, crise renal da esclerodermia, síndrome HELLP;
- **Função hepática e DHL:** suspeita de síndrome HELLP;
- **Dismorfismo eritrocitário:** glomerulonefrites agudas;
- **TC de crânio sem contraste:** quadros neurológicos agudos;
- **RNM de crânio:** quadros neurológicos agudos;
- **Líquor:** após TC negativa, se suspeita forte de HSA;
- **Ecocardiograma transesofágico (ETE), TC tórax, angiorressonância ou arteriografia:** suspeita de dissecção aguda de aorta;
- **Outros:** dosagem de metanefrinas e catecolaminas urinárias, dosagem sanguínea de tóxicos, proteinúria de 24 horas etc.

O ETE só poderá ser realizado após controle adequado dos níveis pressóricos, e TC, RNM e angiografia, após estabilidade clínica do paciente.

A Tabela 5.7 mostra alguns exames que se correlacionam à patologia clínica apresentada.

É possível perceber a variabilidade de sinais e sintomas a serem avaliados nos pacientes que chegam às unidades de atendimento de emergência com aumento da PA. A Tabela 5.8 mostra de maneira simplificada diagnósticos diferenciais das principais emergências hipertensivas, correlacionando apresentação clínica com a etiologia pertinente.

Tabela 5.6 Achados de história e exame físico das diferentes emergências hipertensivas.

Emergências hipertensivas	Anamnese	Exame físico	Comentários
Edema agudo de pulmão	Paciente angustiado e com dificuldade para falar. Geralmente já apresenta algum grau de disfunção ventricular.	Estertores pulmonares até ápice. Baixa saturação de oxigênio. B3 e/ou B4. Estase jugular (não obrigatória).	Ás vezes pode ter sibilos importantes, deixando dúvidas com o diagnóstico diferencial de asma.
Síndrome coronária aguda	Dor ou sensação de opressão precordial. Pode ser acompanhado de náuseas, dispneia, sudorese fria.	Pobres achados propedêuticos.	A caracterização minuciosa da dor é a etapa mais importante na investigação de SCA.
Dissecção aguda de aorta	Dor lancinante, pode ser precordial ou se irradiar para as costas.	Pode ter pulsos assimétricos. Pode ter sopro diastólico em foco aórtico.	É fundamental diferenciar de SCA.
Encefalopatia hipertensiva	Letargia, cefaleia, confusão, distúrbios visuais e convulsões, todos com início agudo ou subagudo.	Pode não ter qualquer achado ao exame físico.	Geralmente é necessário excluir acidente vascular encefálico com tomografia.
Hipertensão maligna	Astenia, mal-estar, emagrecimento, oligúria, sintomas vagos cardiovasculares e/ou neurológicos.	Fundo do olho: papiledema.	Potencialmente fatal, seu diagnóstico rápido só é possível com exame de fundo de olho.
Acidente vascular encefálico isquêmico candidato à trombólise ou hemorrágico	Súbita alteração neurológica (geralmente motora ou sensitiva).	Alteração no exame neurológico.	Diagnóstico diferencial principal é hipo ou hiperglicemia. Atenção à cefaleia súbita (hemorragia subaracnoide).
Eclâmpsia	Gestante após a 20ª semana de gestação ou até a 6ª semana após o parto.	Diagnóstico prévio de pré-eclâmpsia e que desenvolve convulsões.	

Tabela 5.7 Exames específicos conforme cada tipo de emergência hipertensiva.

Emergências hipertensivas	Exame específico para esta emergência
Edema agudo de pulmão	BNP sérico (se disponível), ecocardiograma
Síndrome coronária aguda	Marcadores de necrose miocárdica (sempre), cineangiocoronariografia (quase sempre)
Dissecção aguda de aorta	Tomografia computadorizada, ecocardiograma transesofágico, angiorressonância, angiografia
Encefalopatia hipertensiva	Tomografia computadorizada (para descartar acidente vascular encefálico)
Hipertensão maligna	Fundo de olho
Acidente vascular encefálico	Tomografia computadorizada de crânio
Eclâmpsia	Urina I: proteinúria

Tabela 5.8 Diagnóstico diferencial.

Etiologia	Apresentação clínica
Hipertensão acelerada maligna	PAD geralmente > 130 mmHg, retinopatia grau III ou IV, cefaleia, borramento visual, insuficiência renal aguda
Encefalopatia hipertensiva	Alteração do nível de consciência, confusão mental, cefaleia, retinopatia III ou IV, distúrbios visuais e convulsões
Acidente vascular encefálico isquêmico	Sinais focais súbitos, alteração de pares cranianos, rebaixamento do nível de consciência (AVE extenso ou de tronco)
Acidente vascular encefálico hemorrágico	Déficit neurológico focal súbito, cefaleia, náuseas, vômitos, rebaixamento do nível de consciência
Hemorragia subaracnoide	História de cefaleia súbita, holocraniana, dita como a mais forte da vida; náuseas, vômitos, sinais meníngeos, síncope
Dissecção aguda de aorta	Dor precordial súbita, lancinante, com irradiação para dorso e/ou abdômen, associada à sudorese profusa, palidez, taquicardia, pulsos assimétricos, diferença de PA entre os braços em geral > 20 mmHg, sopro de IAo, síncope, sintomas neurológicos focais, sinais de tamponamento
Insuficiência ventricular esquerda aguda com EAP	Dispneia, estertores pulmonares, galope de B3, turgência jugular, hepatomegalia, edema de membros inferiores etc.
Síndrome coronariana aguda	Dor precordial típica, alterações no ECG
Glomerulonefrites agudas	Hematúria, oligúria, edema, proteinúria, história recente de infecção de pele ou orofaringe
Eclâmpsia	Gestante > 20 semanas ou até 6 semanas no pós-parto, proteinúria, edema, PAD ≥ 110 mmHg, convulsão
Síndrome HELLP	Anemia hemolítica microangiopática, LDH > 600, AST ≥ 72 UI/L, plaquetopenia, edema agudo de pulmão
Púrpura trombocitopênica trombótica	Oligúria, confusão mental, anemia hemolítica microangiopática, plaquetopenia, febre
Crise do feocromocitoma	História de paroxismos de cefaleia, sudorese, palpitação e hipertensão arterial
Cocaína ou drogas simpaticomiméticas	Histórico de uso da droga, sudorese, palpitação, taquicardia, taquipneia, hipertermia, midríase

TRATAMENTO

O manejo clínico inicial dependerá da correta triagem diagnóstica com a abordagem terapêutica realizada em instalações apropriadas conforme a gravidade do caso. A sala de emergência é o ambiente designado aos casos mais graves (emergências hipertensivas), realizando o monitoramento adequado dos sinais vitais e, com o estabelecimento de um acesso venoso e o tipo de manifestação clínica decorrente da elevação pressórica, norteará a conduta e a droga endovenosa a ser utilizada (Tabelas 5.9 e 5.10).

- **Diuréticos:**[17] usados em situações de hipervolemia relacionada à emergência hipertensiva (EAP, ICC, insuficiência renal etc.). São preferidos os diuréticos de alça (furosemida). As doses preconizadas variam de 20 a 60 mg via endovenosa, podendo se repetir a cada 20-30 minutos;
- **Nitroprussiato de sódio:**[21,34-39] é o fármaco parenteral mais efetivo para o tratamento de emergências hipertensivas. Pertence ao grupo dos nitratos, possuindo potente ação vasodilatadora preferencialmente arterial, mas também venosa. Tem efeito quase imediato (segundos) e curta duração (1 a 2 minutos), com meia-vida plasmática de 3 a 4 minutos. Deve ser administrado protegido da luz, pois é fotossensível. Pode ser iniciado com 0,25 μg/kg/min. e aumentado a cada 2 minutos até obtenção da PA desejada. Na prática, a solução é obtida com uma ampola de nitroprussiato de sódio (50 mg) em 250 mL de soro. Deve-se pensar em intoxicação pelo uso de nitroprussiato de sódio após uso prolongado (> 24-48 horas) e/ou em altas doses (> 2 μg/kg/min.), manifestado com acidose metabólica, hiperóxia venosa (aumento da pvO$_2$ pela diminuição do consumo celular de O$_2$), cefaleia, náusea, cansaço, confusão mental, convulsões, distúrbio de condução cardíaca inexplicada, encefalopatia e coma. A intoxicação pode ser tratada com infusão de tiossulfato de sódio a 25% (50 mL EV) e nitrito de sódio 3% (4 mg a 6 mg EV), ou prevenida através do uso concomitante de hidroxicobalamina.

Em pacientes com doença arterial coronariana, nitroprussiato pode reduzir o fluxo coronariano devido a uma redução da pós-carga. Foi demonstrado em ensaio clínico aleatório, placebo-controlado, aumento da mortalidade em treze semanas com uso de nitroprussiato quando administrado nas primeiras horas após IAM (24,2% *versus* 12,7%).[14,33]

- **Nitroglicerina:**[38-44] anti-hipertensivo menos eficaz que nitroprussiato devido à ação vasodilatadora predominantemente venosa. Apresenta, no entanto, importante efeito vasodilatador coronariano, sendo usado em eventos relacionados à isquemia miocárdica. Tem ação através da interação com receptores de nitrato da musculatura lisa. Deve ser mantido em frasco de vidro ou de polietileno e equipo de polietileno. Seu pico de ação é em 2 a 5 minutos com duração do efeito por 5 a 10 minutos. Cefaleia é um dos principais efeitos colaterais, ocorrendo devido à va-

sodilatação cerebral. O uso prolongado pode gerar tolerância e, mais raramente, meta-hemoglobulinemia. Há importante associação danosa com sildenafil, principalmente se usado nas últimas 24 horas.

- **Hidralazina:**[17,19,42-44] é um vasodilatador arteriolar direto. Seu início de ação se dá entre 5 e 15 minutos e tem duração prolongada (2 a 6 horas), podendo ser administrado de maneira repetida ou em infusão contínua. Tem metabolização hepática e excreção urinária, devendo, assim, ter doses reajustadas no caso de hepatopatas e nefropatas. Tem sua indicação maior em gestantes com eventos relacionados a emergências hipertensivas (eclâmpsia, pré-eclâmpsia, síndrome HELLP). Não deve ser usado em síndromes coronarianas e dissecção aguda de aorta devido ao efeito de hiperatividade simpática reflexa, que provoca taquicardia e aumento do débito cardíaco, piorando o quadro nessas situações.
- **Betabloqueadores:**[4,21,37] são drogas mais usadas para controle de frequência cardíaca do que para redução da PA.
  1. **Propranolol:**[18,43,44,45] inibidor beta-adrenérgico inespecífico (beta 1 e beta 2). Tem ação hipotensora através da redução do débito cardíaco e inibindo a liberação de renina. Contraindicado em pacientes com insuficiência ventricular descompensada, portadores de doença pulmonar obstrutiva crônica (DPOC) descompensada ou asma, vasculopatia periférica grave e bloqueios atrioventriculares.
  2. **Metoprolol:**[44-46] efeito betabloqueador mais seletivo (beta 1), com efeitos cardíacos predominantemente com relação a brônquios e circulação periférica.
  3. **Esmolol:**[19,42-44,47] cardiosseletivo e com a vantagem da rápida metabolização, apresentando meia-vida de aproximadamente 9 minutos, e menor incidência de efeitos colaterais. Mais usado na dissecção aguda de aorta e hipertensão perioperatória.
- **Enalaprilato:**[2,4,9,11] é a forma endovenosa do enalapril, e sua maior utilidade é nas crises hipertensivas relacionadas com insuficiência cardíaca (não disponível no Brasil).

Tabela 5.9 Características ideais de um fármaco para tratamento de emergências hipertensivas.

1. Capacidade de reverter alterações fisiopatológicas envolvidas;
2. Rápido início de ação;
3. Rápido fim de ação (se ocorrerem efeitos adversos);
4. Alta reversibilidade;
5. Atividade titulável em ampla margem de pressão e curva dose-resposta previsível;
6. Eficaz nas diferentes síndromes;
7. Bom índice terapêutico;
8. Não interferir no estado de alerta;
9. Não promover elevação da pressão intracraniana;
10. Não diminuir a perfusão de órgãos vitais;
11. Ser fácil de administrar e monitorizar;
12. Baixo risco de promover hipotensão arterial;
13. Fácil substituição por fármacos para uso VO;
14. Boa relação custo-benefício.

Tabela 5.10 Drogas de uso parenteral nas emergências hipertensivas.[1]

Medicamentos	Dose	Início	Duração	Efeitos adversos e precauções	Indicações
Nitroprussiato de sódio (NPS) (vasodilatador arterial e venoso)	0,25-10 mg/kg/min. EV	Imediato	1-2 min.	Náuseas, vômitos, intoxicação por cianeto. Cuidado na insuficiência renal e hepática e na pressão intracraniana alta. Hipotensão grave	Maioria das emergências hipertensivas
Nitroglicerina (vaso-dilatador arterial e venoso)	5-100 mg/min. EV	2-5 min.	3-5 min.	Cefaleia, taquicardia reflexa, taquifilaxia, *flushing*, meta--hemoglobinemia	Insuficiência coronariana, insuficiência ventricular esquerda
Hidralazina (vasodila-tador de ação direta)	10-20 mg EV ou 10-40 mg IM 6/6h	10-30 min.	3-12h	Taquicardia, cefaleia, vômitos. Piora da angina e do infarto. Cuidado com pressão intracraniana elevada	Eclâmpsia
Metoprolol (bloquea-dor β-adrenérgico seletivo)	5 mg EV (repetir 10/10 min., se necessário até 20 mg)	5-10 min.	3-4h	Bradicardia, bloqueio atrioventricular avançado, insuficiência cardíaca, broncoespasmo	Insuficiência coronária. Dissecção aguda de aorta (em combinação com NPS)
Esmolol (bloqueador β-adrenérgico seletivo de ação ultrarrápida)	Ataque: 500 µg/kg Dose de manutenção: 25-50 µg/kg/min ↑ 25 µg/kg/min. cada 10-20 min. Máximo: 300 µg/kg/min.	1-2 min.	1-20 min.	Náuseas, vômitos, BAV 1º grau, espasmo brônquico, hipotensão	Dissecção aguda de aorta (em combinação com NPS). Hipertensão pós-operatória grave
Furosemida (diurético)	20-60 mg (repetir após 30 min.)	2-5 min.	30-60 min.	Hipopotassemia	Insuficiência ventricular esquerda. Situações de hipervolemia
Fentolamina (bloquea-dor alfa-adrenérgico)	Infusão contínua: 1-5 mg Máximo: 15 mg	1-2 min.	3-5 min.	Taquicardia reflexa, *flushing*, tontura, náuseas, vômitos	Excesso de catecolaminas

SITUAÇÕES ESPECIAIS

Agora, iremos expor algumas situações mais comuns de emergências hipertensivas. As Síndromes Coronárias Agudas, Dissecção Aguda de Aorta e Edema Agudo de Pulmão serão tratados em capítulos específicos deste livro.

Acidente vascular encefálico

É muito comum o acidente vascular encefálico (AVE) estar associado a crise hipertensiva (Figura 5.2). Em 60% dos casos de AVE observa-se aumento da PA,[48] e esse aumento pode ser determinante e/ou consequência desses eventos cerebrais. Torna-se, então, muito importante ter critérios para o controle pressórico nesses casos.

Nos AVE o aumento da PA é um mecanismo compensatório, proteção fisiológica, para manter um mínimo de fluxo sanguíneo cerebral nas áreas adjacentes à do sofrimento isquêmico, ditas como zona de penumbra. Nas inadvertidas reduções abruptas da PA, esse mecanismo compensatório pode ser perdido, provocando diminui-

ção do fluxo sanguíneo cerebral e aumentando a área de isquemia.[49,50,51]

O fluxo sanguíneo cerebral (FSC) é mantido através da relação da pressão de perfusão cerebral (PPC) sobre a resistência cerebrovascular (RCV):

$$FSC = PPC / RCV$$

A PPC é determinada pela diferença entre PAM (irrigação) e pressão venosa (retorno), sendo esta representada pela pressão intracraniana (PIC):

$$PPC = PAM - PIC$$

Uma diminuição da PAM ou um aumento da PIC determinam uma diminuição da PPC. O aumento da PIC é comumente encontrado em situações de doença arterial ou venosa oclusiva ou hemorragias intracerebrais.

Portanto, a queda da PPC provoca a queda do FSC, após ultrapassar o limiar de compensação da RCV, ocasionando isquemia cerebral (já sabendo que os limiares da RCV são determinados por diferentes valores de PAM quando se trata de hipertensos crônicos em relação aos normotensos)[17,24,31] (Figura 5.1).

Mas quais seriam, então, os valores de PA que deveriam ser abordados nos AVE, e qual seria a meta a ser atingida? Esse é um tema de muita discussão devido a iatrogenias. Em recente publicação sobre erros no tratamento medicamentoso em pacientes com evento cardiovascular agudo, foram mostradas taxas de até 19% de erros nos casos de AVE, sendo o tratamento anti-hipertensivo inadequado um importante responsável por essa incidência.[52]

Uma importante maneira de evitar medidas potencialmente danosas através do uso de anti-hipertensivos é não se basear apenas na primeira aferição da PA, considerar e controlar também outras variáveis que afetam hemodinamicamente o paciente como ventilação adequada, transferência do paciente para uma sala silenciosa, controle de glicemia, febre, dor, agitação, retenção urinária e tratamento dos casos de aumento da pressão intracraniana,[53] proporcionando, assim, significativas quedas da PA sem o uso de medicamentos.

Nos AVE isquêmicos o aumento da PA é frequente e transitório, sendo observada queda dos níveis de PA nos primeiros dias, mesmo sem intervenção medicamentosa.[54,55] Oliveira-Filho e colaboradores observaram uma queda de 28% na pressão arterial sistólica (PAS) no primeiro dia após o AVE em pacientes internados sem a necessidade de prescrição de medicamentos anti-hipertensivos.[56]

Apresentaremos a seguir as recomendações conforme diretrizes da *American Heart Association* (AHA) e *American Stroke Association* (ASA) de 2007.[57,58]

1. Para os casos de AVE hemorrágico:

   - **PAS > 200 mmHg ou PAM > 150 mmHg:** redução agressiva da PA com infusão de anti-hipertensivos e monitorização da PA 5/5 minutos ou contínua;
   - **PAS > 180 mmHg ou PAM > 130 mmHg com evidência ou suspeita de elevação da pressão intracraniana (PIC):** monitorar PIC, infusão EV contínua ou intermitente de anti-hipertensivos com manutenção de perfusão cerebral 60 a 80 mmHg;
   - **PAS > 180 mmHg ou PAM > 130 mmHg se elevação de pressão intracraniana (PIC):** infusão EV contínua ou intermitente de anti-hipertensivos com moderada redução da PA (PAM 110 mmHg ou PA 160/90 mmHg) com reavaliação 15/15 minutos.

2. Para os casos de AVE isquêmico:

   Considerar possibilidade de uso de rt-PA EV após controle da PA, nas primeiras três horas, na dose de 0,9 mg/kg, máximo de 90 mg, sendo 10% em *bolus* e o restante em infusão contínua em 60 minutos.

   Durante a terapia de reperfusão com rt-PA, monitorar a PA 15/15 minutos nas primeiras duas horas, 30/30 minutos durante seis horas e a seguir de hora em hora por dezesseis horas. Não administrar rt-PA se PAS > 180 mmHg ou PAD > 110 mmHg.

- PAS > 180 mmHg ou PAD > 110 mmHg*:
  - Metoprolol 5 mg EV em 2 a 5 minutos. Repetir até a dose total de 15mg. Dose máxima 45 mg/dia;
  - Labetalol 10 a 20 mg EV em 1 a 2 minutos. Repetir uma vez;
  - Nicardipina 5 mg/h EV e titulação com acréscimo de 2,5 mg/h com intervalos de 5 a 10 minutos até a dose máxima de 15 mg/h. Alcançada a PA desejada, reduzir para 3 mg/hora;
- PAS 180-230 mmHg ou PAD 105-120 mmHg.*
  - Metoprolol 5 mg EV em 2 a 5 minutos. Repetir até a dose total de 15 mg. Dose máxima de 45 mg/dia;
  - Labetalol 10 a 20 mg EV em 1 a 2 minutos. Repetir em 10 a 20 minutos até a dose máxima de 300 mg, ou infusão contínua 2-8 mg/min.
- PAS > 230 mmHg ou PAD 121 a 140 mmHg:
  - Metoprolol 5 mg EV em 2 a 5 minutos. Repetir até a dose total de 15 mg. Dose máxima de 45 mg/dia;
  - Labetalol 10 a 20 mg EV em 1 a 2 minutos. Repetir em 10 a 20 minutos até a dose máxima de 300 mg, ou infusão contínua 2-8 mg/min.;
  - Nicardipina infusão contínua 5 mg/h EV; aumentar 2,5 mg/h 5/5 minutos até 15 mg/h.
- Se não houver controle satisfatório ou PAD > 141 mmHg:
  - Nitroprussiato de sódio EV 0,3 a 10 mcg/kg/min., monitorização contínua da PA. Redução alvo de 10 a 15%.

Estudos recentes têm mostrado maior segurança no tratamento anti-hipertensivo mais intenso dos AVE. No estudo multicêntrico INTERACT,[59] foi demonstrado que nos pacientes com hemorragia intracerebral o controle da PAS < 140 mmHg limitou o sangramento em relação ao controle com maior PAS. Já o estudo CHHIPS Pilot Trial[60] avaliou o controle pressórico pós-AVE isquêmico e hemorrágico com grupos usando labetalol ou lisinopril ou placebo, não sendo verificada maior deterioração neurológica nos grupos tratados com os medicamentos por um período de 72 horas, e havendo ainda uma redução da mortalidade aos 90 dias em relação ao placebo. Esses são estudos iniciais na demonstração de benefício da redução precoce da PA nos AVE, apresentando pequeno número de pacientes avaliados, sendo necessários maiores estudos para influenciar na prática clinica. A Figura 5.2 demonstra uma representação esquemática de área cerebral acometida após AVE.

Encefalopatia hipertensiva

Distúrbio com comprometimento encefálico após o esgotamento da capacidade de autorregulação do fluxo sanguíneo cerebral decorrente do aumento abrupto da PA, gerando hiperfluxo cerebral, disfunção endotelial, quebra da barreira hematoencefálica, edema cerebral e micro-

---

* No Brasil a droga de escolha é o nitroprussiato de sódio.

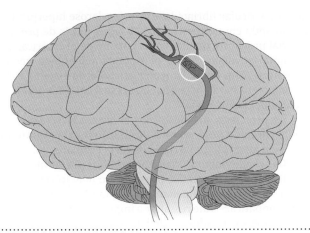

■ **Figura 5.2** Representação de área cerebral comprometida após AVE.
Adaptada de www.revistapesquisamedica.com.br.

-hemorragias[16,17,61] (Figuras 5.3 e 5.4). Nos hipertensos crônicos, devido a um mecanismo adaptativo compensatório, há deslocamento da curva de autorregulação do fluxo sanguíneo cerebral para direita (Figura 5.1), e isso gera certa proteção contra a ocorrência de encefalopatia hipertensiva nesses pacientes, e quando ocorre é geralmente com altos níveis tensionais. Por outro lado, indivíduos normotensos estão mais suscetíveis para essa situação com níveis pressóricos mais baixos, pois ainda não desenvolveram os mesmos mecanismos do hipertenso crônico. Esses pacientes são geralmente jovens e apresentam diversas situações associadas à hipertensão arterial, como glomerulonefrite aguda, eclâmpsia, pré-eclâmpsia, púrpura trombocitopênica trombótica,[62] *overdose* de drogas ilícitas como cocaína e crack, terapia imunossupressora e uso de eritropoetina.[63]

Os sintomas são relacionados principalmente à hipertensão intracraniana, como cefaleia, tonturas, vômito em jato, distúrbios visuais, alteração do nível de consciência, convulsões e até coma.

Importante auxílio diagnóstico é a realização de exame de fundo de olho, exame mandatório na suspeita diagnóstica, sendo encontrados principalmente borramento da papila (papiledema), mas também exsudatos e hemorragias. A realização de TC de crânio é importante principalmente para afastar situações clínicas semelhantes, como os AVEs. O encontro de leucoencefalopatia posterior com acometimento predominante da substância branca parietoccipital bilateral sugere encefalopatia hipertensiva.[2,17]

O tratamento de escolha no Brasil é feito com o nitroprussiato de sódio: preparação de 1 ampola (50 mg/5 mL) diluída em 245 mL de soro, iniciando com 0,3 mcg/kg/min., e aumentando a dose a cada 5 minutos, até a meta pressórica atingida. Como alternativa podem ser usados nicardipi-

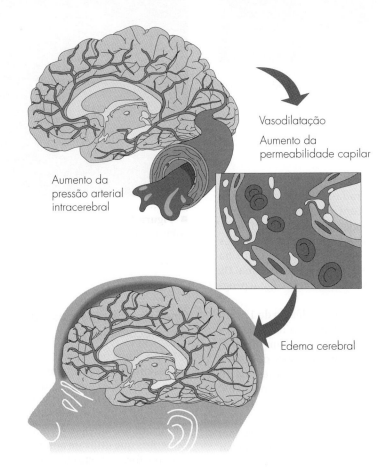

■ **Figura 5.3** Esquema demonstrativo de desenvolvimento de edema cerebral em decorrência de encefalopatia hipertensiva.[61]

na, labetalol ou fenoldopam, não presentes em nosso meio. A meta pressórica é a redução aproximada de 20 a 25% em um período de seis horas, podendo, após esse período, ser iniciado anti-hipertensivos via oral se a evolução clínica for favorável.[34,38-40,64,65]

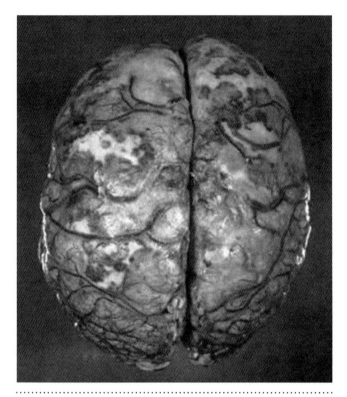

Figura 5.4 Peça anatômica de um cérebro acometido por encefalopatia hipertensiva
Adaptada de www.acessemed.com.br.

Hipertensão acelerada-maligna

O termo "hipertensão acelerada-maligna" consiste na atual denominação do que antes era dividido em hipertensão acelerada e hipertensão maligna. A primeira configurava os pacientes com hipertensão e importantes alterações de fundo de olho, porém sem papiledema, enquanto na segunda a hipertensão era associada com papiledema. Os termos foram unidos uma vez que foi observado igual prognóstico para as duas situações.[66]

É uma doença incomum hoje, com incidência de 1% em hipertensos, e duas vezes mais frequente em homens, porém, se não tratada, tem mortalidade de 90% em um ano. Hipertensão secundária é a responsável por 80% dos casos em doentes brancos, principalmente se ocorre antes dos 30 anos.[67] Já em negros, a hipertensão essencial é a principal causa de hipertensão acelerada-maligna, próximo a 82%, mesmo entre os jovens.

Os órgãos-alvo de maior acometimento são a retina, que se manifesta tradicionalmente com papiledema ao fundo de olho (Figura 5.5) (correspondente à retinopatia grau IV na classificação de Keith-Wagener) (Tabela 5.11), e o rim, que sofre, com a elevação pressórica, um processo de necrose vascular fibrinoide, e arteriosclerose hiperplásica, culminando em nefroesclerose. Os altos níveis de pressão arterial provocam também uma natriurese pressórica, observando atividade renina plasmática aumentada nesses pacientes. Além disso, há maior ativação do sistema renina-angiotensina-aldosterona, que leva à injúria endotelial com isquemia no órgão.[68]

As principais manifestações clínicas são cefaleia, astenia, perda de peso, vômitos, confusão mental, tontura e sinais de alteração renal como oligúria e até uremia.

Os achados laboratoriais encontrados são elevação dos níveis de ureia, creatinina, presença de hematúria, proteinúria, hipocalemia, hiponatremia, e também anemia microangiopática.[2,4] Vale ressaltar a importância da creatinina sérica como marcador prognóstico nessa doença. Valores abaixo de 1,5 mg/dL estão associados a uma sobrevida de 96% em cinco anos, ao passo que em valores maiores essa sobrevida cai para 65%.[2,6]

O tratamento deve ser feito com nitroprussiato de sódio, obtendo redução da PA de 20% em duas horas, seguido de controle gradativo em dois a três dias com medicações por via oral.[2,4,6,39,40]

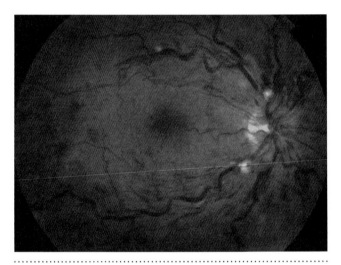

Figura 5.5 Retinopatia hipertensiva, apresentando aspectos crônicos (exsudatos duros) e comprometimento agudo pós-EH (sangramentos e edema de papila).
Adaptada de www.povoa-saude.blogspot.com.

Emergências hipertensivas causadas por excesso de catecolaminas

São situações pouco comuns na prática clínica e são representadas principalmente pela crise de feocromocitoma, suspensão abrupta de anti-hipertensivos inibidores adrenérgicos (clonidina e betabloqueadores), interação medicamentosa (antidepressivo iMAO com alimentos ricos em tiramina – queijos e vinhos), uso em excesso de medicamentos que utilizam anfetaminas ou derivados tricíclicos em sua forma (estimulantes, antidepressivos, anoréticos ou descongestionantes nasais) e abuso de drogas ilícitas como cocaína e crack.[14,37,69,70]

Tabela 5.11 Classificações de retinopatia hipertensiva.

Classificação de Jerome Gans	
A = Alterações arterioscleróticas	A1 – Discreto aumento do reflexo arteriolar Alterações mínimas dos cruzamentos arteriovenosos
	A2 – Reflexo arteriolar mais intenso. Arteríolas cor de cobre ou prata. Alterações das veias nos cruzamentos
	A3 – Obliteração arteriolar e venosa
H = Alterações hipertensivas	H1 – Arteríolas mais finas modificando a relação de diâmetro arteriovenoso para ½. Constrições arteriolares focais
	H2 – Maior redução de diâmetro arterial tornando a relação arteriovenosa de ⅓ Irregularidade arteriolar com constrições focais, exsudatos e hemorragias
	H3 – Estreitamento arteriolar fazendo segmentos espásticos invisíveis Hemorragias e exsudatos Edema
Classificação de Keith-Wagener-Barker	
Grupo I	Leve estreitamento ou esclerose arteriolar (a relação de diâmetro arteriovenoso normal é de ⅘)
Grupo II	Esclerose moderada e acentuada com reflexo luminoso exagerado e compressão venosa nos cruzamentos arteriovenosos
Grupo III	Edema, exsudatos e hemorragias retinianas superimpostas a artérias escleróticas e espásticas, com diminuição da relação entre os diâmetros em alguns pontos
Grupo IV	Papiledema mais lesões vasculares exsudativas e hemorrágicas descritas acima Artérias em fio de prata

Feocromocitoma

Feocromocitomas são tumores neuroendócrinos secretores de catecolaminas, originários de células cromafins da medula adrenal ou paragânglio extra-adrenal.[71]

Quando provenientes de tecido extra-adrenal são conhecidos como feocromocitoma extra-adrenal ou paragangliomas, mais frequentemente localizados ao longo do eixo paravertebral e para-aórtico. É importante reconhecê-lo por sua maior associação com neoplasias, maior risco de malignização e utilidade no uso dos testes genéticos.[72]

São tumores com baixa incidência, aproximadamente dois a três casos para cada milhão de pessoas, menos do que 0,2% dos casos de hipertensão.[73,74] Aproximadamente 10% são malignos, 10% são bilaterais, 10% acometem crianças e 10% fazem parte de síndromes familiares. Contrariando a "regra dos 10%", a prevalência de malignidade chega até 33% entre os paragangliomas, que podem representar até 20% dos casos de feocromocitoma.[71]

Os feocromocitomas hereditários (familiares) podem ocorrer nas neoplasias endócrinas múltiplas tipo 2 (NEM2A e NEM2B), Von Hippel Lindau, neurofibromatose tipo 1 e paraganglioma familiar.

A apresentação clínica do feocromocitoma é muito variada, alguns autores chamam-na "a grande imitadora". Classicamente, seu portador apresenta em 50% dos casos crises de cefaleia, palpitações e sudorese, e os outros 50%, hipertensão sustentada.[71] Alguns estudos, porém, chega-

ram a mostrar uma incidência de 20 a 30% dos pacientes com níveis normais de pressão arterial.[75]

Achados menos frequentes, tais como dor torácica, fadiga generalizada, pânico, poliúria, polidipsia, constipação, tremor, náuseas, vômitos, *flushing* e disfunção cardiopulmonar (cardiopatia dilatada catecolaminérgica), podem estar presentes e devem ser indicativos em pacientes suspeitos. Entre os sinais, destacam-se a hiperglicemia, acidose lática, perda ponderal, hipotensão ortostática e papiledema.[76]

A abordagem diagnóstica deve começar pelos testes bioquímicos, cujo padrão-ouro é a dosagem de metanefrinas plasmáticas, porém as metanefrinas urinárias e as catecolaminas plasmáticas possuem, quando solicitadas em conjunto, boa sensibilidade (98%) e especificidade (98%),[72] fazendo dessa associação uma interessante forma de abordagem nos pacientes suspeitos. As metanefrinas plasmáticas devem ser priorizadas naqueles pacientes com alto risco para feocromocitoma (síndromes familiares e ressecção cirúrgica prévia), devido a seu alto valor preditivo negativo.[72]

Devido à baixa prevalência e diversidade dos sinais e sintomas, somente 1 a cada 300 casos suspeitos investigados é confirmado como feocromocitoma.[77]

Para pacientes cujos resultados mostraram-se próximos ao normal pode-se lançar mão do teste de supressão com clonidina oral 0,3 mg/70 kg, dosando-se catecolaminas plasmáticas e/ou metanefrinas urinárias, antes e três horas após a administração do fármaco. A ausência de queda de seus níveis torna provável o diagnóstico de feocromocitoma.[75,78,79]

Seguindo o algoritmo de investigação diagnóstica, passa-se para a realização de exames de imagem cujo objetivo é a localização do tumor.[73,80] A tomografia computadorizada (TC) ou a ressonância nuclear magnética (RNM) de abdome e pelve devem ser o exame inicial. Esses métodos possuem igual sensibilidade (em torno de 75%), no entanto o uso do contraste pela TC pode induzir aumento da pressão arterial, motivando, algumas vezes, a opção pela RNM.[81] Se negativas e a suspeita clínica é forte, realiza-se a cintilografia com 123-I-meta-iodo--benzil-guanidina (MIBG),[80] cuja finalidade é detectar o tumor, em suprarrenal ou outra localização não habitual. Menos comuns, podem ser utilizadas a cintilografia com 111In-octreotide para detecção da doença em sítios incomuns ou a tomografia com emissão de pósitrons (PETscan) para detecção de doença metastática.[82,83]

Uma vez diagnosticado, a opção cirúrgica é a mais indicada. Alguns cuidados iniciais devem ser tomados obrigatoriamente, minimizando, assim, as complicações consequentes à sua manipulação.

O bloqueio alfa-adrenérgico utilizando preferivelmente fenoxibenzamina (alfabloqueador não competitivo), durante 7 a 14 dias, tem por finalidade prevenir as crises hipertensivas e manter a pressão arterial controlada, iniciando-se com a dose de 10 mg duas vezes ao dia, seguida, se necessário, de até 1 mg/kg, dividido em três ou quatro tomadas. Recomenda-se níveis de pressão arterial normais durante as 24 horas antes da cirurgia.

Alfabloqueadores competitivos como doxazosin ou prazosin, na dose de 1 mg a 16 mg uma vez ao dia, são opções alternativas à fenoxibenzamina.

Uma vez realizado um eficiente alfabloqueio, usa-se betabloqueador minimizando, assim, a possibilidade de arritmias cardíacas.[79]

As crises hipertensivas devem ser manejadas com anti--hipertensivos endovenosos como o nitroprussiato de sódio, a nitroglicerina e a fentolamina, mesmo no intraoperatório.

Alguns critérios predizem um adequado pré-operatório: níveis de pressão arterial inferiores a 160 × 90 mmHg, hipotensão ortostática porém com pressão arterial superior a 80 × 45 mmHg, menos de uma extrassístole ventricular a cada cinco minutos e ausência de alterações do segmento ST/T por uma semana.[71]

A ressecção tumoral intra ou extra-adrenal por laparoscopia ou retroperitoneoscopia é atualmente a técnica cirúrgica preferida pois proporciona menor liberação de catecolaminas, menor uso de analgésico, recuperação clínica mais rápida e menos dias de internação.[71,75]

Na presença de tumor de adrenal benigno unilateral, indica-se adrenalectomia total, enquanto nas formas bilaterais ou familiares é indicada apenas a adrenalectomia parcial; nos casos de tumores extra-adrenais há a necessidade da ressecção de todo o tumor. O seguimento pós-cirúrgico é feito por dez anos nos casos de tumores benignos unilaterais e por toda a vida nos demais.[75]

A diferenciação histológica entre tumoração benigna e maligna é impossível, sendo esta última diagnosticada na presença de metástases, principalmente em osso, pulmão, fígado e linfonodos. Em geral, tumores maiores que 5 cm ou extra-adrenais têm maior chance de serem malignos.[71] Na presença de malignidade, a ressecção cirúrgica total das metástases é a primeira opção, na sua impossibilidade, quimioterapia, radioterapia, terapia com I-MIBG ou octreotide devem ser considerados.[75]

A sobrevida em cinco anos do feocromocitoma benigno é de 95% com taxas de recorrências menores que 10%.[75]

Crises hipertensivas na gestação

As doenças hipertensivas específicas da gestação (DHEG) são representadas principalmente pela pré-eclâmpsia e suas formas mais graves, como a Síndrome HELLP ou iminência de eclâmpsia e eclâmpsia. São distúrbios placentários que têm como consequência o espasmo arteriolar placentário e sistêmico, ocasionando aumento da PA.[84]

Pré-eclâmpsia é definida pelo aparecimento de hipertensão arterial (PA ≥ 140 × 90 mmHg ou aumento de 30 mmHg na PAS e/ou aumento de 15 mmHg na PAD) após a 20ª semana de gestação, associada à proteinúria (≥ 300 mg em 24 horas), podendo ou não se apresentar com edema. Entre as formas de apresentação de gravidade dessa doença, encontra-se a Síndrome HELLP (*Hemolisys, Elevated Liver enzimas* e *Low Plaquets*) (Tabela 5.12).

Eclâmpsia é definida pela presença de convulsões ou coma em pacientes com pré-eclâmpsia, complicação encontrada em 5% dessas gestantes.[85]

O tratamento anti-hipertensivo de escolha é a hidralazina EV, e pode ser utilizado nitroprussiato de sódio somente nos casos de iminência de parto ou quando não se consegue controle pressórico adequado com hidralazina EV. As metas de PA são de 140 a 160 mmHg para PAS e 90 a 105 mmHg para PAD. Usa-se, também, sulfato de magnésio, e corticosteroides nos casos de necessidade de maturação fetal. Embora possa realizar essas medidas para controle e prevenção das DHEG, somente o parto com retirada da placenta é capaz de reverter toda a fisiopatologia dessa doença gestacional.[37,71,72]

Tabela 5.12 Sinais indicativos de gravidade da pré--eclâmpsia.

PA	≥ 160 × 110 mmHg
Proteinúria	≥ 2 g/24h
Oligúria	< 25 mL/h ou < 400 mL em 24h
Elevação da creatinina	> 1,3 mg/dL
Complicações respiratórias	EAP e cianose
Síndrome HELLP	Hemólise (anemia hemolítca microangiopática); • Fragmentação eritrocitária; • Bilirrubina ≥ 1,2 mg/dL; • LDH > 600 UI/l; Enzimas hepáticas elevadas (AST ≥ 72 UI/l); Trombocitopenia < 100.000/mm³.

PROPOSTAS DE SOLUÇÕES

As emergências hipertensivas constituem síndromes decorrentes de uma importante elevação da pressão arterial sistêmica levando à lesão em órgãos-alvo e ameaçando a vida.

A abordagem inicial, com diagnóstico e escolha terapêutica corretos, tem decisivo impacto para um bem-sucedido desfecho aos pacientes com esse quadro clínico.

Medidas em várias esferas, como aspectos operacionais e estruturais com qualificação das equipes e dos centros de atendimento, são atitudes que visam à melhoria ao atendimento, implicando uma menor incidência e melhor abordagem clínica.

Em um fórum[32] realizado com diversos profissionais representantes da Sociedade Brasileira de Nefrologia, Sociedade Brasileira de Cardiologia e Sociedade Brasileira de Hipertensão, atuantes em centros de referência a atendimentos de emergências de sete estados do Brasil, foram propostas medidas estruturais e educacionais a serem implantadas em curto, médio e longo prazos, com o intuito de melhorar o cenário das CH em nosso país.

Soluções passíveis de execução em curto prazo

- Implementar rotinas para atendimentos, fluxograma de permanência dos pacientes em cada área do hospital. Divulgar rotinas e consensos para o tratamento das emergências hipertensivas;
- Implementar rotinas e controle da qualidade da manutenção preventiva de esfigmomanômetros. Programar cursos de medida de pressão para médicos, internos e equipe paramédica;
- Disponibilização universal e permanente de drogas consideradas indispensáveis para o tratamento de urgências e emergências médicas;
- Treinamento periódico de pessoal médico e paramédico no diagnóstico das emergências e uso de drogas;
- Instituir medidas de educação médica regular, complementar e de educação continuada visando habilitar todos os médicos que trabalham em emergências para realização de exame de FO, atuando para incluir equipamentos e instrumental para sua realização de rotina;
- Padronizar o tratamento das emergências hipertensivas em situações especiais;
- Divulgar os consensos e as recomendações nacionais e internacionais entre os profissionais que atuam em emergências. Abordar essa temática na programação científica de simpósios, congressos e eventos científicos.

Medidas para implantação entre seis e dezoito meses

- Disponibilizar equipamentos de medida automática não invasiva da pressão arterial para controle de urgências e emergências hipertensivas, não apenas nas unidades de terapia intensiva, mas em unidades de atendimento e de observação;

- Estimular ativamente a reciclagem e o comparecimento aos congressos médicos vinculados ao atendimento de emergências;
- Disponibilizar, dentro das estruturas de pronto atendimento, espaço físico para observação de pacientes em urgências hipertensivas por até doze horas;
- Qualificar os profissionais que trabalham em emergências hipertensivas com cursos consagrados em outros países, tipo ACLS e ATLS;
- Disponibilizar e popularizar equipamentos denominados bombas de infusão para administrar drogas endovenosas, não somente nas UTIs.

Medidas de implantação a longo prazo

- Conscientizar a população hipertensa sobre os riscos da interrupção do tratamento anti-hipertensivo, estimulando a criação de associações de pacientes hipertensos;
- Melhorar o tratamento e disponibilização de drogas anti-hipertensivas na rede pública e implementar programas para controle da qualidade do atendimento médico em urgências hipertensivas;
- Avaliar a incidência e a prevalência de emergências hipertensivas em cada unidade e comunidade;
- Mudanças nas estruturas físicas dos hospitais, disponibilizando maior número de leitos para o tratamento em unidades de terapia intensiva;
- Valorização das entidades científicas como interlocutoras dos programas de saúde nos âmbitos federal e estaduais;
- Criação de bancos de dados para iniciar no Brasil estudos multicêntricos brasileiros em hipertensão arterial e emergências hipertensivas.

Essas, entre outras medidas conforme as necessidades de diferentes centros de saúde, são atitudes que podem melhorar as condições de atendimento, proporcionando mais agilidade e qualidade aos serviços de emergências.

CONCLUSÃO

As EH são ocorrências clínicas peculiares na prática médica, devido ao fato de representarem um grupo heterogêneo de patologias de comprometimento de órgãos diversos, expressas por quadros clínicos variados e que remetem a uma abordagem terapêutica variada, conforme o órgão acometido. A ansiedade pela instituição de uma terapêutica anti-hipertensiva, sem critérios de sua resposta hipotensora, faz com que em muitos casos haja piora do estado mórbido do paciente. Além de aspectos técnicos, com o conhecimento da fisiopatologia, quadro clínico, terapêutico e conceitos atualizados, é muito importante que os profissionais responsáveis por atendimentos de emergências tenham bom senso e poder discriminatório ao lidar com pacientes com emergência hipertensiva, e que no exercício da prática médica, através da doutrina da *beneficência*, não se esqueça também da não *maleficência*, cumprindo sempre o pilar ético da medicina: *"Primum non nocere"*, ou seja, antes de tudo não cause dano.

REFERÊNCIAS BIBLIOGRÁFICAS

1. VI Diretrizes Brasileiras de Hipertensão. Sociedade Brasileira de Cardiologia/Sociedade Brasileira de Hipertensão/Sociedade Brasileira de Nefrologia. Arq Bras Cardiol. 2010;95(1 supl.1):1-51

2. Serrano Jr CV, Timerman A, Stefanini E. Tratado de Cardiologia SOCESP. 2ª ed. Barueri: Manole, 2009.

3. Ferguson RK, Vlasses PH. How urgent is .urgent. hypertension? Arch Intern Med. 1989;149: 257-8.

4. Elliott WJ. Clinical features in the manegement of selected hypertensive emergencies. Prog Cardiovasc Dis. 2006;48:316-25.

5. Marik PE, Varon J. Hypertensive crises: challenges and management. Chest. 2007;131:1949-62.

6. Shayne PH, Pitts SR. Severely elevated blood pressure in the emergency department. Ann Emerg Med. 2003;41:513-29

7. Flanigan JS, Vitberg D. Hypertensive emergency and severe hypertension: what to treat, and how to treat. Med Clin N Am. 2006;90:439-51

8. Sesoko S, Akema N, Matsukawa T, Kaneko Y. Predisposing factors for the development of malignant essential hypertension. Arch Intern Med. 1987;147(10):1721-4.

9. Prisant M, Carr AA, Hawkins DW. Treating hypertensive emergencies: controlled reduction of blood pressure and protection of target organs. Postgraduate Med. 1993;93(2):243-6.

10. Houston MC. Abrupt cessation treatment in hypertension: consideration of clinical features, mechanisms, prevention and management of the discontinuation syndrome. Am Heart J. 1981;102(3Pt1):415-30.

11. Zampaglione B, Pascale C; Marchisio M, Cavallo-Perin P. Hypertensive urgencies and emergencies: prevalenceand clinical. Hypertension. 1996;27(1):144-7.

12. Martin JFV, Higashiama E, Garcia E, Luizon MR, Cipullo JP. Perfil de Crise Hipertensiva. Prevalência e Apresentação Clínica Arquivos Brasileiros de Cardiologia, 2004

13. Rosa EM, Mezzomo A, Zamboni AP, et al. Perfil do diagnóstico e tratamento da crise hipertensiva realizada nos pronto-atendimentos da Caxias do Sul. Revista AMRIGS. 2003;47:257-61.

14. Lopes RD, Feitosa Filho GS. Crise hipertensiva. Rev Soc Bras Clin Med. 2005;3:113-6.

15. Haas AR, Marik PE. Current diagnosis and management of hypertensive emergency. Semin Dial. 2006;19(6):502-12.

16. Stewart DL, Feinstein SE, Colgan R. Hypertensive urgencies and emergencies. Prim Care. 2006;33(3):613-23.

17. Kaplan NM. Hipertensive Crises. In: Clinical Hypertension. 7ª ed. Baltimore: Willians & Wilkins, 1998. p. 265-80.

18. Trapp, Ringold RSS. Hypertensive emergencies. In: Virtual Hospital. [Internet] [acesso em 2014 jun 24]. Disponível em: http://www.vh.org.

19. Bales A. Hypertensive crises. How to tell if it´s an emergencynor an urgency. Postgard Med. 1999;105(5):119-30.

20. Nobre F, Chauchar F, Viana JM, et al. Avaliação do atendimento do hipertenso em serviço de urgência e em ambulatório de hipertensão. Arq Bras Cardiol. 2002;78(2):156-61.

21. Sobrinho S, Correia LCL, Cruz C, Santiago M, Paim AC, Meireles B, et al. Ocorrencia e preditores clinicos de pseudocrise hipertensiva no atendimento de emergencia. Arq Bras Cardiol. 2007;88(5):579-84.

22. V Diretrizes Brasileiras de Hipertensao Arterial. Sociedade Brasileira de Hipertensao; Sociedade Brasileira de Cardiologia; Sociedade Brasileira de Nefrologia, 2006.

23. Vicek M, Bur A, Woisetschlager C, et al. Association between hypertensive urgencies and subsequent cardiovascular events in patients with hypertension. J Hypertens. 2008;26:657-63

24. Genest, J. Basic mechanisms of essential hypertension. In Genest CJ. Hypertension Physiopathology and Treatment. New York: Mc Graw-Hill, 1977. p. 559.

25. Wajngarten M, Antunes JEA, Pileggi F. Crise Hipertensiva - Conceito e Diagnóstico. Arq Bras Cardiol. 1982;39(3);192-89.

26. Aggarwal M, Khan IA. Hypertensive emergencies and urgencies. Cardiol Clin. 2006:24:135-46.

27. Okada M, Matsumori A, Ono K, et al. Cyclic atretch upregulares production of interleukin-8 and monocyte chemotactic and activating factor/monocyte chemoattractant protein 1 in human endothelial cells. Arterioscler Thromb Vasc Biol. 1998;18:894-901.

28. Verhaar MC, Beutler JJ, Gaillard CA, et al. Progressive vascular damage in hypertension is associated with increased levels of circulating P-selectin. J Hypertens. 1998;16:45-50.

29. Ault MJ, Ellrodt AG. Pathophysiological events leading to the end-organ effects of acute hypertension. Am J Emerg Med. 1985;3(suppl 6):10-5.

30. Wallach R, Karp RB, Reves JG, et al. Pathogenesis of paroxysmal hypertension developing during and after coronary bypass surgery: a study of hemodynamic and humoral factors. Am J Cardiol. 1980;46:559-65.

31. Passarelli Jr O, Fonseca FAH, Colombo FMC, Scala LCN, Póvoa R. Hipertensão arterial de difícil controle: da teoria à prática clínica. Ed. Segmento Farma, 2008.

32. Praxedes JN, Santello JL, Amodeo C, et al. Encontro Multicêntrico sobre Crises Hipertensivas – Relatório e Recomendações. J Bras Nefrol. 2001;23(supl 3): 1-20.

33. Herzog E, Frankenberger O, Aziz E, Bangalore S, Balaram S, Nasrallah EJ, et al. A novel pathway for the management of hypertension for hospitalized patients. Crit Pathw Cardiol. 2007;6(4):150-60.

34. Furtado RG, Coelho EB, Nobre F. Urgencias e emergências hipertensivas. Medicina (Ribeirao Preto). 2003; 36(2/4):338-44.

35. Baumann BM, Abate NL, Cowan RM, Chansky ME, Rosa K, Boudreaux ED. Characteristics and referral of emergency department patients with elevated blood pressure. Acad Emerg Med. 2007;14(9):779-84.

36. Fenves AZ, Ram CV. Drug treatment of hypertensive urgencies and emergencies. Semin Nephrol. 2005;25(4):272-80.

37. Feldstein C. Management of hypertensive crises. Am J Ther. 2007;14(2):135-9.

38. Chobanian AV, Bakris GL, Black HR, Cushman WC, Green LA, Izzo JL Jr, et al. Joint National Committee on Prevention, Detection, Evaluation, and Treatment of High Blood Pressure. National Heart, Lung, and Blood Institute; National High Blood Pressure Education Program Coordinating Committee. Seventh report of the Joint National Committee on Prevention, Detection, Evaluation, and Treatment of High Blood Pressure. Hypertension. 2003;42(6):1206-52.

39. 2003 European Society of Hypertension - European Society of Cardiology guidelines for the management of arterial hypertension. J Hypertens. 2003;21(6):1011-53. Erratum in: J Hypertens. 2003;21(11):2203-4. J Hypertens. 2004;22(2):435.

40. Tuncel M, Ram VC. Hypertensive emergencies. Etiology and management. Am J Cardiovasc Drugs. 2003;3(1):21-31.

41. Shayne PH, Pitts SR. Severely increased blood pressure in the emergency department. Ann Emerg Med. 2003;41(4):513-29.

42. Oparil S, Aronson S, Deeb GM, Epstein M, Leng JH, Luther RR. Consensus Roundtable on the management of periope-

rative hypertension and hypertension crises. Am J Hypertension. 1999;12(7):653-64

43. Kaplan NM, Rose BD. Treatment of specific hypertensive emergencies. In: UP to DATE, vol. 7 nº 2, 1999.

44. Fonseca AI. Dicionário de Especialidades Farmacêuticas. Jornal Brasileiro de Medicina. São Paulo: Editora de Publicações Científicas Ltda., 1999/2000.

45. Benet LZ, Mitchell JR, Sheiner LB. Pharmacokinetics: the dynamics of drug absortion, distribution and elimination. In: Goodman and Gilman (editors). The Pharmacologial Basis of Therapeutics. Canada: Ed. Pergamon Press, 1990. p. 3-32.

46. Brooks TW, Finch CK, Lobo BL, Deaton PR, Varner CF. Blood pressure management in acute hypertensive emergency. Am J Health Syst Pharm. 2007;64(24):2579-82.

47. Gray RJ. Managing critically ill patients with esmolol: an ultra short-acting beta-adrenergic blocker. Chest. 1988;93:398-403

48. Robinson T, Waddington A, Ward-Close S, Taub N, Potter J. The predictive role of 24-hour compared to causal blood pressure levels on outcome following acute stroke. Cerebrovasc Dis. 1997;7:264-72.

49. Johnston KC, Mayer SA. Blood pressure reduction in ischemic stroke: a two-edged sword? Neurology. 2003;61:1030-1.

50. Powers WJ. Acute hypertension after stroke: the scientific basis for treatment decisions. Neurology. 1993;43(pt 1):461-7.

51. Goldstein LB. Blood pressure management in patients with acute ischemic stroke. Hypertension. 2004;43:137-41.

52. Michaels AD, et al. On behalf of the American Heart Association Acute Cardiac Care Committee of the Council on Clinical Cardiology, Council on Quality of Care and Outcomes Research; Council on Cardiopulmonary, Critical Care,Perioperative, and Resuscitation; Council on Cardiovascular Nursing; and Stroke Council. Medication Errors in Acute Cardiovascular and Stroke Patients A Scientific Statement From the American Heart Association Circulation published online Mar 22, 2010.

53. Phillips SJ. Pathophysiology and management of hypertension in acute ischemic stroke. Hypertension. 1994;23:131-6.

54. Britton M, Carlsson A, de Faire U. Blood pressure course in patients with acute stroke and matched controls. Stroke. 1986;17:861-4.

55. Talbert RL. The challenge of blood pressure management in neurologic emergencies. Pharmacotherapy. 2006;26:123S--30S

56. Oliveira-Filho J, Silva SC, Trabuco CC, Pedreira BB, Sousa EU, Bacellar A. Detrimental effect of blood pressure reduction in the first 24 hours of acute stroke onset. Neurology. 2003;61:1047-51.

57. Broderick J, Conolly S, et al. Guidelines for the Management of Spontaneous Intracerebral Hemorrhage in Adults 2007 Update A Guideline From the American Heart Association/ American Stroke Association Stroke Council, High Blood Pressure Research Council, and the Quality of Care and Outcomes in Research Interdisciplinary Working Group. The American Academy of Neurology affirms the value of this guideline as an educational tool for neurologists. Stroke. 2007;38;2001-23.

58. Adams HP,Zoppo G, et al. Guidelines for the Early Management of Adults With Ischemic Stroke A Guideline From the American Heart Association/ American Stroke Association Stroke Council, Clinical Cardiology Council, Cardiovascular Radiology and Intervention Council, and the Atherosclerotic Peripheral Vascular Disease and Quality of Care Outcomes in Research Interdisciplinary Working Groups The American Academy of

Neurology affirms the value of this guideline as an educational tool for neurologists. Stroke. 2007;38;1655-711.

59. Late-Breaking Science News Release 3. Intensive anti-hypertensive treatment may control blood clot after stroke. 2008 [Internet] [acesso em 2014 jun 24]. Disponivel em: http://strokeconference.americanheart.org/portalstroke-conference/sc/lbs32008

60. Treating for hypertension may reduce mortality after a stroke. 2008 [Internet] [acesso em 2014 jun 26]. Disponivel em: http://americanheart.mediaroom.com/index.php?s=43&item=337

61. Vaughan, CJ, Delanty, N. Hypertensive emergencies. Lancet. 2000;356:411-7.

62. Strandgaard S, Paulson OB. Cerebral Blood flow and its pathophysiology in hypertension. Am J Hypertens. 1989;2:486-92.

63. Baumbach GL, Heisted DD. Cerebral circulation in chronic arterial hypertension. Hypertension. 1988;12:89-95.

64. Cherney D, Straus S. Management of patients with hypertensive urgencies and emergencies: a systematic review of the literature. J Gen Intern Med. 2002;17(12):937-45.

65. Chobanian AV, Bakris GL, Black HR, Cushman WC, Green LA, Izzo JL Jr, et al. Seventh Reporto of the Joint National Committee on Prevention, Detection, Evaluation, and Treatment of High Blood Pressure. Hypertension. 2003;42:1206-52.

66. Ahmed ME, Walker JM, Beevers DG, Beevers M. Lack of difference between malignant and accelerated hypertension. Br Med J. 1986;292:235-7.

67. Patel, R, Ansari, A, Grim, CE. Prognosis and predisposing factors for essential malignant hypertension in predominantly black patients. Am J Cardiol. 1990;66:868-9.

68. Montgomery, HE, Kiernan, LA, Whitworth, CE, et al. Inhibition of tissue angiotensin converting enzyme activity prevents malignant hypertension in TGR (mREN)27. J Hypertens. 1998;16:635-43.

69. Khan TV, Khan SS, Akhondi A, Khan TW. White coat hypertension: relevance to clinical and emergency medical services personnel. MedGenMed. 2007;9(1):52.

70. Slama M, Modeliar SS. Hypertension in the intensive care unit. Curr Opin Cardiol. 2006;21(4):279-87.

71. Lenders JW, Eisenhofer G, Mannelli M, Pacak K. Phaeochromocytoma. Lancet. 2005 Aug;20-26;366(9486):665-75.

72. William FYJ, Norman MK. Clinical presentation and diagnosis of pheochromocytoma. In: Rose BD (Ed). UpToDate. Waltham, MA: UpToDate, 2007.

73. Stein PP, Black HR. A simplified diagnostic approach to pheochromocytoma. Medicine (Baltimore). 1991 jan;70(1):46-66.

74. Pacak K, et al. Recent advantaces in genetics, diagnosis, localization and treatment of pheochromocytoma. Ann Intern Med. 2001 Feb;20;134(4):315-29.

75. –Reisch N, Peczkowaska M, Januszewicz A, Neumann HP. Pheochromocytoma: presentation, diagnosis and treatment. J Hypertens. 2006;24:2331-9.

76. Sibal L, Javanovic A, et al. Pheochromocytomas presenting as acute crises after beta blockade therapy. Clin Endocrinol. 2006 Aug;65(2):186-90.

77. Fogarty J, Engel C, Russo J et al. Hypertension and pheochromocytoma testing: The association with anxiety disorders. Arch Fam Med. 1994;3:55.

78. Sjoberg RJ, Simcic KJ, KIdd GS. The clonidine suppression test for pheochromocytoma. A review of its utility and pitfalls. Arch Intern Med. 1992;152:1193-7.

79. Grossman E, Goldstein DS, Hoffman A, Keiser HR.Glucagon and clonidine testing in the diagnosis of pheochromocytoma. Hypertension. 1991;17:733-41.

80. Bravo, EL. Pheochromocytoma: New concepts and feature trends. Kidney Int. 1991;40:544-56.
81. Bouloux PG, Fakeeh M. Investigation of pheochromocytoma. Clin Sci. 1992;83:205-11.
82. Lin JC, Palafox BA, et al. Cardiac pheochromocytoma: resection after diagnosis by III-indium octreotide scan. Ann Thorac Surg. 1999;67:555-8.
83. Lias I, Yu J, Carrasquillo JA, et al. Superiority of 6-[18F]-fluorodopamine positrón emission tomography versus [I3 II]-metaiodobenzylguanidine scintigraphy in the localization of metastatic pheochromocytoma. J Clin Endocrinol Metab. 2003;88:4083-7.
84. Williams Obstetrics: 23rd Edition (Hardcover), F. Cunningham (Author), Kenneth Leveno (Author), Steven Bloom (Author), John Hauth (Author), Dwight Rouse (Author), Catherine Spong (Author), The McGraw-Hill Companies, Inc, 2010 .
85. Obstetrícia Fundamental Autor: Rezende Editora: Editora Guanabara Koogan, 2008 ,Edição: 11ª.

6
capítulo

Julyana Galvão Tabosa do Egito • Said Assaf Neto • Amably Pessoa Corrêa • Antonio Massamitsu Kambara

Dissecção Aórtica Aguda

INTRODUÇÃO

A dissecção aórtica aguda é definida como a ruptura, decorrente da solução de continuidade da camada íntima com a camada média da aorta. Seu potencial catastrófico é elevado e sua mortalidade inicial chega a 1% por hora se não tratada. Porém sua evolução natural pode ser significativamente modificada com introdução de terapêutica clínica e/ou cirúrgica adequada.[1]

A despeito dos avanços ocorridos nos exames diagnósticos, nos métodos de monitorização e suporte hemodinâmico e nas técnicas de correção cirúrgica, as doenças da aorta continuam sendo importante causa de mortalidade e morbidade cardiovascular, e um permanente desafio a cardiologistas e cirurgiões.

A identificação clínica imediata, bem como a realização de testes diagnósticos definitivos, é essencial e visa ao início precoce do tratamento em pacientes com dissecção aórtica.

EPIDEMIOLOGIA

Devido ao caráter emergencial dessa patologia, torna-se difícil a análise epidemiológica desta por meio de estudos randomizados. Dados obtidos por intermédio de estudos populacionais estimam sua incidência em torno de três casos por 100.000 pessoas por ano.[2-4] A taxa de mortalidade pré-hospitalar atinge cerca de 20%. Cerca de 30% dos pacientes morrem durante a internação, e 20% adicionais apresentam óbito nos dez anos subsequentes ao diagnóstico.[2-4]

Um estudo realizado na Suíça, que envolveu 4.425 pacientes no período de 1987 a 2002, evidenciou uma incidência de 3,4 casos por 100.000 pessoas por ano. A taxa de incidência anual de dissecção de aorta associada ao aneurisma apresentou aumento de 50% para homens e 30% para mulheres nos últimos dezesseis anos.[4] Provavelmente esse aumento se deva a um maior número de casos diagnosticados, decorrente do aperfeiçoamento nos métodos diagnósticos, ou ao aumento da expectativa de vida da população ou, ainda, por ambos.[4]

O ciclo circadiano e as variações sazonais parecem estar diretamente relacionados à incidência de dissecção; existe um pico de eventos geralmente entre oito e nove horas da manhã e, principalmente, nos meses de inverno.[5] Outras doenças cardiovasculares apresentam mesmo padrão de ocorrência estabelecendo relação de causa e consequência com a variação circadiana da pressão arterial.[6]

FISIOPATOLOGIA

A fisiopatologia da dissecção aórtica permanece obscura até os dias de hoje. Acredita-se que seja a somatória de fatores genéticos e de fatores adquiridos a responsável pelo desenvolvimento da degeneração da camada média da aorta. Todas as doenças que causam deterioração dos componentes responsáveis pela integridade dos elementos musculares e elásticos dessa camada podem, portanto, ser causa de dissecção.[7]

Existe uma relação bem definida entre determinados fatores de risco e a dissecção, sendo os mais comumente associados: idade avançada, hipertensão arterial, doença aterosclerótica, cirurgia cardíaca prévia especialmente quando há reparo aórtico ou antecedente de dissecção, sendo os dois primeiros os mais frequentes.[7]

Essa patologia apresenta seu pico de incidência entre a sexta e sétima década de vida, sendo o sexo masculino duas vezes mais acometido do que o feminino.[1] A hipertensão está presente em 72 a 80% dos casos de dissecção.[8]

A válvula aórtica bicúspide também é um fator de risco bem estabelecido para dissecção de aorta proximal e está presente em 7 a 14% dos casos.[9, 10]

Algumas síndromes e determinadas patologias congênitas podem predispor a dissecção.

Dentre essas síndromes, destacam-se:

- A síndrome de Marfan e de Ehlers-Danlos são caracterizadas pelo acometimento do tecido conjuntivo, levando à degeneração cística da camada média e, consequentemente, maior risco para o desenvolvimento de dissecção. A síndrome de Marfan é causa de dissecção em 6 a 9% dos casos.[8-10] Esse aspecto cístico da degeneração é extremamente característico das síndromes descritas acima.

- As síndromes de Noonam e Turner também estão relacionadas a casos de dissecção.[8,11] A coarctação de aorta é outra patologia congênita relacionada à dissecção.[10]

Arterites raramente complicam com dissecção de aorta, no entanto, os casos de arterites de células gigantes apresentam, particularmente, maior chance dessa complicação.[12]

A relação entre aneurisma de aorta e dissecção geralmente causa bastante confusão. A presença de aneurisma previamente à dissecção pode ocorrer, mas para o desenvolvimento de dissecção é necessária a presença de degeneração da camada média como fator de risco. Em mais de 80% dos casos, a dissecção ocorre sem a presença de aneurisma preexistente.

Outra causa de dissecção aórtica é o trauma fechado, em que podem ocorrer lacerações localizadas, transecção, hematoma, sendo consideradas raras. Trauma aórtico direto decorrente de cateterização arterial ou inserção de balão intra-aórtico também pode lesar a camada íntima e causar, consequentemente, dissecção.[13] O próprio trauma da cirurgia cardíaca associa-se a um risco muito pequeno de dissecção. A maioria dos casos são diagnosticados e reparados no intraoperatório; alguns casos, porém, são diagnosticados mais tardiamente.[14] O antecedente de cirurgia cardíaca está presente em 18% dos pacientes com dissecção. Nos pacientes que foram submetidos à troca de valva aórtica, o risco de dissecção é mais elevado.[15,16]

Quando a dissecção ocorre em indivíduos jovens, algumas publicações relatam associação entre jovens do sexo masculino e uso de cocaína, embora a relação causal direta não tenha sido estabelecida.[17,18]

Em mulheres jovens, há uma associação entre gestação e dissecção, em que cerca de 50% das dissecções descritas em mulheres abaixo de quarenta anos são em gestantes, geralmente no último trimestre, e raramente no período pós-parto. Até o momento não há explicação convincente para tal relação; aumento da pressão arterial, aumento da volemia e do débito cardíaco presente no final da gestação, promovendo uma embebição edematosa na parede do vaso, podem contribuir para o risco, embora essas alterações não justifiquem a ocorrência de dissecção no período pós-parto.[19-21] A ação hormonal na parede da artéria, com redução de mucopolissacarídeos, e a perda das fibras elásticas também corroboram para justificar tais eventos. Quando a gestante possui síndrome de Marfan ou dilatação de raiz da aorta, esse risco é ainda maior.[21] Pacientes com dilatação superior a 4 cm devem ser desencorajadas a engravidar, já que apresentam risco aumentado de dissecção, em torno de 10%.[22]

CLASSIFICAÇÃO

Existem três classificações principais para definir a localização e a extensão do comprometimento aórtico: classificação de DeBakey,[23] classificação de Stanford[24] e classificação anatômica. Essas diferentes classificações servem basicamente para definir o tipo de tratamento a ser empregado, dependendo da localização, e determinar o prognóstico. Por facilidade, nos dias atuais, a classificação de Stanford é a mais empregada.

Classificação de Stanford (Figura 6.1):

1. **Tipo A:** acometimento de aorta ascendente, independentemente do ponto de origem.
2. **Tipo B:** acometimento da aorta descendente, após a emergência da artéria subclávia esquerda.

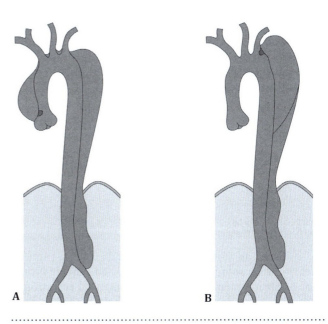

■ **Figura 6.1** Desenho esquemático dos tipos de dissecção segundo a classificação de Stanford.[25]

O tempo de início do evento da dissecção determina sua classificação em aguda, quando o tempo entre o início dos sintomas e a avaliação médica for inferior a duas semanas; e crônica, quando esse período for superior a duas semanas.

APRESENTAÇÃO CLÍNICA

A dor torácica é o sintoma inicial mais frequente, acometendo cerca de 90% dos pacientes; 10%, portanto, podem não apresentar dor. A dor é intensa, tem início súbito, sua intensidade é máxima desde o início, diferente da dor decorrente de insuficiência coronariana, em que a dor se apresenta de forma progressiva. Durante a descrição da dor, os pacientes usam termos como "rasgando", "rompendo", "facada", "apunhalando", que, quando associados a fatores de risco, devem levantar forte suspeita para o diagnóstico de dissecção aguda da aorta.[26]

Existe correlação entre a localização da dor e o local da dissecção, conforme evidenciado por Spittel e cols.[9]; em seus estudos, quando a dor se encontrava localizada apenas na região anterior, ou nos casos em que a dor anterior era mais intensa, mais de 90% dos pacientes tinham a aorta ascendente acometida. Quando a dor se localiza apenas na região interescapular, ou quando a dor mais intensa ocorre nessa localização, mais de 90% dos pacientes têm dissecção da aorta torácica descendente. A dor descrita nas costas, extremidades inferiores ou região abdominal sugere acometimento de aorta distal, enquanto relato de dor em região cervical, face ou mandíbula correlaciona-se com acometimento proximal. Casos atípicos, em que o diagnóstico é menos evidente, são caracterizados geralmente por dor pleurítica com consequente hemopericárdio; nesse caso, a aorta ascendente é que encontra-se dissecada. A presença de hemotórax também pode ser responsável por uma dessas apresentações atípicas, nos casos de dissecção de aorta descendente.[9]

Síncope, acidente vascular encefálico e insuficiência cardíaca congestiva são sintomas menos frequentes, associados ou não à dor torácica. A presença de insuficiência cardíaca congestiva tem forte relação com a disfunção da válvula aórtica, nos casos de dissecção proximal. A presença de síncope, na ausência de sinais neurológicos focais, sugere emergência cirúrgica, pois pode refletir a existência de tamponamento pericárdico, e, nesse caso, está associado a pior prognóstico. Em uma análise de 728 pacientes com dissecção, cerca de 13% apresentavam síncope. Em sua maioria, as dissecções eram do tipo A de Stanford. Em comparação com outros sintomas, houve uma incidência maior de tamponamento cardíaco e acidente vascular cerebral também nesse grupo de pacientes.[27, 28]

O acometimento de outros ramos arteriais emergentes da aorta pode ocorrer em 30% dos casos. As artérias coronárias estão comprometidas em 3% dos pacientes, causando angina; déficit motor em membros inferiores, secundário à isquemia medular, acomete 1 a 2,5% dos casos de dissecção; as artérias renais têm sua perfusão prejudicada em 6 a 8%; agitação psicomotora, síncope e acidente vascular encefálico ocorrem em até 7% dos pacientes, e 1,5% dos pacientes apresentam isquemia mesentérica.[28-30,32-34] Existe uma correlação entre os diferentes tipos da classificação de Stanford e os sinais e sintomas decorrentes de determinado ramo comprometido (Tabela 6.1).

O exame físico desses pacientes pode ser bastante variável. Nos casos com apresentação clássica, os achados de anamnese e exame físico sugerem bastante o diagnóstico, em outros, no entanto, esses achados são menos evidentes, mesmo em casos de dissecção extensa. A hipotensão é um sinal mais frequente em casos de dissecção proximal, enquanto a hipertensão está mais relacionada à dissecção distal. A presença de hipotensão arterial geralmente resulta de tamponamento cardíaco, regurgitação aórtica aguda, ruptura intrapleural ou intraperitoneal.[32]

O achado de disparidade ou ausência de pulsos manifestado em vasos periféricos, como déficit de pulso em regiões carotídeas, braquiais ou femorais, é secundário ao

Tabela 6.1 Incidência de sinais e sintomas relacionados à classificação de Stanford.[31]

	Tipo A (n = 617)	Tipo B (n = 384)	Total (n = 1.001)
Sinais e sintomas			
Dor torácica ou dorsal	507 (85%)	328 (86%)	835 (85%)
Piora progressiva da dor	211 (90%)	135 (90%)	346 (90%)
Dor de início abrupto	453 (91%)	332 (89%)	785 (90%)
Irradiação da dor	85 (15%)	90 (25%)	175 (19%)
Déficit neurológico focal	105 (17%)	18 (5%)	123 (12%)
Hipotensão, choque, tamponamento	163 (27%)	13 (13%)	176 (18%)
Hipertensão	99 (36%)	260 (69%)	359 (49%
Assimetria de pulso	168 (31%)	73 (21%)	241 (21%)
Regurgitação aórtica	117 (44%)	20 (12%)	137 (30%)
Dor abdominal	60 (22%)	73 (43%)	133 (30%)
Raio X de tórax			
Alargamento mediastinal	331 (61%)	202 (56%)	533 (60%)
Silhueta cardíaca anormal	124 (47%)	171 (49%)	295 (49%)
Normal	67 (11%)	74 (21%)	141 (16%)
Eletrocardiograma			
Normal	188 (30%)	113 (31%)	301 (30%)
Hipertrofia ventricular esquerda	139 (23%)	56 (32%)	195 (26%)
Isquemia miocárdica ou infarto	149 (24%)	38 (10%)	187 (17%)

flap intimal ou compressão pelo hematoma obstruindo a luz do vaso. Essa anormalidade está descrita em cerca de 19 a 30% dos pacientes com dissecções do tipo A, comparado com 7 a 21% naquelas do tipo B, e é mais comum entre os homens. Esses pacientes apresentam maiores riscos de complicações intra-hospitalares em relação àqueles sem diferença de pulso.[33]

Os pacientes com envolvimento da aorta ascendente apresentam algumas singularidades em relação a suas manifestações clínicas, como:

- A insuficiência aórtica aguda, evidenciada por intermédio de um sopro diastólico em decrescente, hipotensão ou insuficiência cardíaca, presente em cerca da metade ou até 2/3 dos pacientes com dissecções do tipo A. O sopro aórtico agudo secundário à dissecção é mais comumente audível em bordo esternal direito, ao contrário do que ocorre nos pacientes com doença valvar prévia, que apresentam tal ausculta mais evidente em bordo esternal esquerdo.
- A isquemia miocárdica ou o infarto agudo do miocárdio estão mais relacionados ao comprometimento da artéria coronária direita.
- O tamponamento cardíaco relacionado à ruptura da aorta e ao extravasamento de sangue para dentro do saco pericárdico, sendo mais comum em mulheres. Podemos ainda encontrar hemotórax, se a dissecção se estender pela camada adventícia com extravasamento para o espaço pleural.
- Sintomas neurológicos secundários a dissecções que se estendem até os ramos carotídeos ou por diminuição secundária de fluxo, manifestando-se com acidente vascular encefálico ou alterações do nível de consciência. Podemos ainda encontrar a síndrome de Horner devido à compressão do gânglio simpático cervical superior e paralisia das cordas vocais ou rouquidão devido à compressão do nervo laríngeo recorrente.[33]

Em relação a dissecções do tipo B, além da dor, o acometimento da aorta descendente pode causar isquemia esplênica, insuficiência renal, isquemia de membros inferiores consequentes ao comprometimento das artérias que irrigam esses locais e até déficits neurológicos focais secundários à lesão das artérias que irrigam o canal medular.[33]

Em pacientes idosos, em uma revisão com 550 pacientes, sendo 32% com idade superior a 70 anos, foram encontradas algumas diferenças clínicas em relação aos mais jovens. A síndrome de Marfan não foi encontrada naqueles mais idosos, ao contrário da incidência no grupo jovem, que foi de 8,5%. Os mais idosos apresentavam maior presença de aterosclerose, aneurismas e hematomas intramurais; em contrapartida, um menor número apresentava dor torácica abrupta, déficit de pulso (24% idosos *versus* 33% indivíduos jovens) e sopro de insuficiência aórtica (29% idosos *versus* 47% jovens). Obviamente, os pacientes mais idosos apresentam maior risco cirúrgico e maior morbidade e mortalidade quando se compara o tratamento intervencionista e o medicamentoso apenas.[34] Durante o acompanhamento hospitalar, hipotensão e choque ocorreram em cerca de 12% dos pacientes, insuficiência renal aguda em cerca de 14%, isquemia mesentérica em 5%, isquemia pulmonar em 7%, coma e alteração do nível de consciência em 5% de todos os pacientes.[34]

Em outra análise com 250 pacientes que deram entrada com sintomas de dor torácica e/ou dorsalgia de início abrupto, 128 confirmaram o diagnóstico de dissecção. Quatro por cento desses pacientes não apresentavam qualquer um dos sintomas; 31% apresentavam apenas dor; anormalidade na radiografia de tórax esteve presente em 39%; variação de pulso ou da pressão arterial, em aproximadamente 83%; e duas apresentações em combinação em 77% dos pacientes.[31]

Apesar de toda cautela no reconhecimento dessas características clínicas, o diagnóstico clínico pode não ser fácil, e cerca de 98% dos pacientes seguem investigação complementar com métodos de imagem adicionais. Muitas vezes são necessários métodos mais apurados devido à limitada sensibilidade isolada do eletrocardiograma e da radiografia de tórax, principalmente nos pacientes com dissecções do tipo B.

DIAGNÓSTICO

O diagnóstico baseia-se, principalmente, nos achados clínicos descritos acima associados à investigação complementar com exames de imagem.

Pacientes com dissecção aórtica aguda comumente apresentam como único sintoma a dor torácica, que representa cerca de 8% das admissões em unidades de emergência. Dessa forma, métodos mais apurados de diagnóstico devem ser utilizados para o diagnóstico rápido e preciso de tal afecção, que necessita muitas vezes de cirurgia de urgência como tratamento salvador.

Assim sendo, exames não invasivos de aplicação rápida devem ser sempre utilizados, como o eletrocardiograma (ECG) e a radiografia de tórax. No entanto, cabe lembrar que eles têm baixa sensibilidade e especificidade no diagnóstico e na exclusão das dissecções aórticas agudas, principalmente nos pacientes com dissecções do tipo B.

Diagnóstico laboratorial

Inúmeros testes sanguíneos têm sido pesquisados, dentre eles, alguns marcadores como fragmentos de elastina, d-dímero e proteínas de cadeia pesada da miosina. Este último mostrou uma sensibilidade e especificidade próximas de 98 e 83%, respectivamente.[35]

Em um estudo observacional, prospectivo, publicado na revista *Circulation*[32] em 2009, foram selecionados 220 pacientes de catorze centros com suspeita de dissecção de aorta sendo acompanhados com d-dímero até o momento da alta hospitalar. Destes, 87 foram diagnosticados como dissecção de aorta, e os outros 133, com outras doenças, incluindo infarto agudo do miocárdio, angina pectoris, tromboembolismo pulmonar, entre outros. Os valores de d-dímero foram extremamente elevados no grupo de dissecção, com valor médio de 3.310 ng/dL nos casos de dissecção do tipo A e 3.902 ng/dL nos do tipo B. O valor de corte de 500 ng/dL nas primeiras 24h teve sensibilidade de

108 Tratado Dante Pazzanese de Emergências Cardiovasculares

96,6% e especificidade de 46%. Com base nesse estudo, ficou demonstrado que valores abaixo de 500 ng/dL praticamente excluem o diagnóstico de dissecção de aorta, sendo possível utilizá-lo como exame de triagem nos casos de dor torácica na sala de emergência.[36]

Diagnóstico eletrocardiográfico

As características e localização da dor torácica, associadas a um eletrocardiograma sem alterações, permitem uma diferenciação entre a dissecção aórtica e as síndromes coronarianas agudas, entretanto, são pouco benéficas nas situações em que a dissecção provoca isquemia coronariana. Em uma revisão com 464 pacientes, 31% apresentavam ECG normal, 42% com alterações inespecíficas do segmento ST e da onda T (mais precisamente hipertrofia ventricular com padrão de *strain*, secundário à hipertensão arterial sistêmica), 15% demonstravam alterações isquêmicas e 5% padrão de infarto agudo do miocárdio, geralmente comprometendo a artéria coronária direita (Figura 6.2).[31]

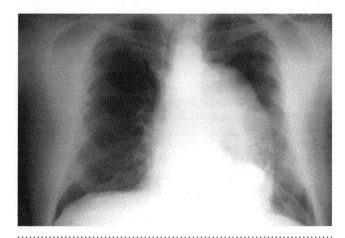

■ **Figura 6.3** Radiografia de tórax demonstrando alargamento mediastinal em paciente com dissecção tipo A de Stanford.[37]

Arteriografia

Este método envolve a injeção de contraste no interior da aorta, permitindo identificar o local da dissecção, sua relação com os ramos aórticos e a comunicação entre o falso e o verdadeiro lúmen (Figura 6.4). A coronariografia associada à avaliação de disfunção da válvula aórtica também pode ser realizada no mesmo procedimento.

Entretanto, na maioria das vezes, podemos lançar mão de exames menos invasivos, principalmente na urgência, sendo o tempo limitante e muitas vezes crítico na instituição do tratamento precoce e correto.

Em uma revisão com 164 pacientes, 82 apresentando dissecção, a arteriografia apresentou uma sensibilidade de 88% e especificidade de 94%. Resultados falso-negativos foram encontrados quando se encontrava opacidade tanto no falso lúmen como no verdadeiro, ou seja, quando o *flap* da camada íntima não é visível, ocorrendo quando há trombose do falso lúmen, ou quando há hematoma intramural sem comunicação com a dissecção.[39, 40]

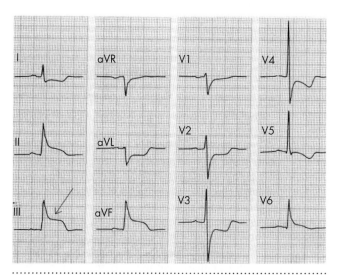

■ **Figura 6.2** Eletrocardiograma com supradesnivelamento do segmento ST, na parede inferior, com supradesnivelamento na derivação DIII maior do que na derivação DII, sugerindo acometimento da coronária direita.[37]

Diagnóstico radiológico

Radiografia de tórax

A radiografia convencional de tórax geralmente demonstra alargamento de mediastino nas dissecções aórticas. Sendo essa a alteração mais frequente, está presente em 81 a 90% dos casos. Cerca de 12% apresentam raio X de tórax não característico.[26]

Entre outros achados estão derrame pleural, em 19%, e descrição de outros menos comuns, como perda do contorno aórtico, calcificação e opacificação da janela aórtico-pulmonar.[38]

Entretanto, um raio X de tórax normal nunca exclui o diagnóstico de dissecção (Figura 6.3).

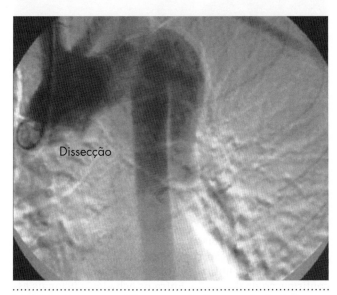

■ **Figura 6.4** Aortografia mostrando imagem de dupla luz em aorta torácica.[41]

Tomografia computadorizada

O diagnóstico de dissecção de aorta evidencia-se após a injeção de contraste, demonstrando dois lúmens distintos, e o *flap* intimal. Em duas análises envolvendo 162 e 110 pacientes, respectivamente, a sensibilidade variou entre 83 e 98%, e a especificidade entre 87 e 100%.[42]

Entre as vantagens da tomografia estão a rapidez de acesso em vários hospitais, principalmente em situações de emergência, e a identificação de trombos na luz do vaso e efusões pericárdicas (Figura 6.5). Porém duas desvantagens são encontradas: o *flap* intimal é encontrado em menos de 75%, e o local de entrada da dissecção raramente é localizado.[13] Além disso, existe o potencial nefrotóxico do contraste iodado e a incapacidade de avaliar as disfunções da válvula aórtica.

A acurácia da tomografia aumenta substancialmente com a introdução do método helicoidal e multi-slice, sendo possível a avaliação do arco aórtico com maior eficácia em relação à ressonância nuclear magnética e ao ecocardiograma transesofágico. Sua limitação está em produzir artefatos que simulam a dissecção principalmente naqueles pacientes em que não se realiza o eletrocardiograma simultaneamente.

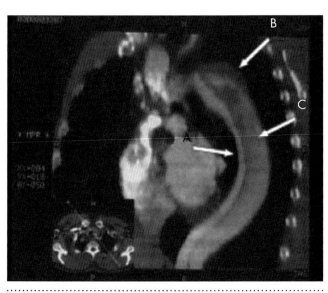

Figura 6.5 Tomografia computadorizada helicoidal de tórax com contraste que ilustra dissecção de aorta tipo A de Stanford. (**A**) luz verdadeira; (**B**) trombos organizados; (**C**) luz falsa.[43]

Ressonância Nuclear Magnética (RNM)

Embora menos utilizada, trata-se do método não invasivo com maior acurácia para avaliar a aorta torácica nas suspeitas de dissecção. A presença de duplo lúmen e a visualização do *flap* intimal são os critérios diagnósticos para confirmação de dissecção. Entre os achados adicionais estão o alargamento da aorta, a parede do vaso fina e a trombose do falso lúmen.

Um estudo prospectivo envolvendo 110 pacientes com suspeita de dissecção de aorta apresentou uma sensibilidade e especificidade de 98%, com 85% de sensibilidade para identificar o sítio de entrada da dissecção.[42]

A RNM é segura no seguimento de pacientes com dissecções de aorta, já que seus agentes contrastantes são mais seguros do que os iodados. Outra vantagem é: a facilidade de avaliar os ramos da aorta e a disfunção aórtica.

As desvantagens atribuídas ao método estão relacionadas ao tempo para adquirir as imagens, em torno de 30 minutos, pouco plausível em situações de emergência e instabilidade clínica. Contraindicado naqueles pacientes com claustrofobia, portadores de dispositivos de marcapasso e cardiodesfibrilador implantável, clipes metálicos cerebrais, implantes oculares ou auriculares.

Deve-se lembrar que a administração de contraste gadolíneo, utilizado nesse exame, em pacientes com insuficiência renal moderada a grave (principalmente nos dialíticos) está associada a uma síndrome sistêmica de fibrose nefrogênica, sendo esse método relativamente contraindicado nesses casos.[44]

Ecocardiografia transtorácica

Embora a ecocardiografia transtorácica seja um diferencial na avaliação não invasiva do coração, barata e prática, podendo ser realizada à beira do leito, ela é extremamente limitada na avaliação da artéria aorta em toda sua extensão. O primeiro problema está na avaliação e visualização das porções distais da aorta ascendente, transversal e porção descendente, situação em que o ECO transesofágico alcança maior sensibilidade. Além disso, embora seja possível visualizar o *flap* intimal na porção principal, ela é muito menos sensível do que os demais exames propostos anteriormente. Como resultado, esse método deve ser usado para avaliar possíveis complicações cardíacas, como insuficiência aórtica, derrame pericárdico, tamponamento cardíaco e disfunções miocárdicas regionais; bem como ser utilizado em pacientes muito instáveis com dificuldade de transporte devido à instabilidade hemodinâmica.[45]

Ecocardiografia Transesofágica (ETE)

As vantagens do ETE estão relacionadas à proximidade do esôfago com a aorta torácica, e a ausência do obstáculo relacionado à interposição do pulmão e da parede torácica. É um método portátil, de fácil utilização em situações de emergência, com diagnóstico realizado em poucos minutos. É particularmente útil em pacientes instáveis, apesar da necessidade de certo grau de sedação. Por ser operador dependente, muitas vezes não está disponível em algumas unidades de atendimento.

Os achados abaixo devem ser vistos nos pacientes que realizam ETE na identificação das dissecções:[46]

- O *flap* intimal pode ser visualizado em alta resolução espacial, e o uso do modo-M aumenta a acurácia do exame, identificando uma falha entre a movimentação do *flap* intimal e a parede do vaso.

- O verdadeiro e o falso lúmen podem ser visualizados, indistinguíveis sem doppler ou identificação da borda proximal da dissecção. Entretanto, em alguns casos, o falso lúmen pode ser identificado por meio da propagação do som pela luz verdadeira. O doppler permite identificar claramente o fluxo entre o falso e o verdadeiro lúmen.
- Trombose no falso lúmen, derrame pericárdico, regurgitação aórtica e ramos proximais das artérias coronarianas podem também ser visualizados.
- O longo eixo axial a 135º pode definir a gravidade e o mecanismo das regurgitações aórticas complicadas pelas dissecções do tipo A.[4]

A sensibilidade, a especificidade e a acurácia do ETE são extensamente estudadas. Porém a maioria dos trabalhos publicados é proveniente de aparelhos unidimensionais. Em três grandes estudos, a sensibilidade na detecção de dissecções aórticas variou entre 97 e 99%. Entretanto, sua especificidade enquanto método único de avaliação varia entre 77 a 85%. Essa taxa está relacionada principalmente aos falso positivos encontrados devido aos artefatos relacionados à aorta ascendente. No modo-M, essa dificuldade inexiste e, assim sendo, a especificidade aproxima-se dos 100%.[47] A Tabela 6.2 demonstra a sensibilidade e a especificidade dos diferentes métodos utilizados no diagnóstico de dissecção da aorta.[39, 40, 42, 48]

Tabela 6.2 Relação entre os diferentes métodos diagnósticos e suas respectivas sensibilidade e especificidade.[39, 40, 42, 48]

Ecocardiograma transtorácico	■ Sensibilidade de 63 a 96% ■ Especificidade de 59 a 85% ■ Melhor acurácia nas dissecções proximais
Ecocardiograma transesofágico	■ Sensibilidade de 98 a 99% ■ Especificidade baixa de 80% ■ Método de eleição na sala de emergência
Tomografia helicoidal	■ Sensibilidade de 83 a 100% ■ Especificidade de 87 a 100%
Arteriografia	■ Sensibilidade de 88% ■ Especificidade de 94% ■ Método mais invasivo
Ressonância nuclear magnética	■ Acurácia diagnóstica de quase 100%

Uma deficiência da imagem ecocardiográfica unidimensional relaciona-se à dificuldade de visualização da porção superior da aorta ascendente, principalmente devido à interposição da traqueia. A instituição dos modos bidimensionais e tridimensionais praticamente exclui tal artefato. Em um estudo com 112 pacientes, em aparelhos com modos bidimensional e tridimensional, foi demonstrada uma sensibilidade e especificidade de 98 e 95%, respectivamente.[47]

Ainda não se sabe qual método é superior, o bidimensional ou o tridimensional, entretanto, nas situações em que a anatomia aórtica é desfavorável, a flexibilidade do método tridimensional é a melhor opção.

Recomendações

A maioria recomenda o uso da ecocardiografia e/ou tomografia de tórax como método de avaliação inicial nas dissecções agudas, ficando a RNM restrita para os casos de dissecção crônica.

O método de escolha para avaliação inicial na suspeita de dissecção aórtica depende de sua disponibilidade no local, experiência da instituição e apresentação clínica do caso, principalmente em relação ao *status* hemodinâmico do paciente. Segundo as determinações da força-tarefa 2001, seguimos as recomendações abaixo:[49]

- A ecocardiografia transesofágica é o método escolhido, no leito, para os pacientes que se apresentam com dor torácica e/ou instabilidade hemodinâmica.
- A RNM é preferível nos pacientes com estabilidade hemodinâmica, com dor torácica crônica e seguimento de dissecções crônicas.
- A tomografia computadorizada está indicada nos casos em que não se dispõe de ETE ou RNM, ou nos casos de contraindicação para ambos os métodos. Nos casos em que a TC não é esclarecedora ou necessita-se de delimitação da dissecção, deve-se realizar o ETE ou a RNM.
- A arteriografia deve ser realizada quando a presença de dissecção da aorta ascendente é fortemente suspeitada, principalmente quando os exames menos invasivos não estão disponíveis ou são inconclusivos. A angiografia é também recomendada em pacientes com má perfusão visceral e/ou nos casos de intervenção percutânea.
- A cineangiocoronariografia é segura em pacientes estáveis, embora não mostre benefícios na morbidade e na mortalidade intra-hospitalar. Em algumas instituições, ela é realizada em casos selecionados de pacientes com angina ou infarto prévio, idade superior a 60 anos e pacientes com múltiplos fatores de risco para doença coronariana.

Avaliação de doença coronariana e doença valvar aórtica

Os pacientes com dissecções apresentam uma incidência significativa de doença arterial coronariana. Dessa forma, é necessária a avaliação por meio da coronariografia prévia à cirurgia, no sentido de realização de revascularização no mesmo tempo cirúrgico caso haja acometimento grave coronariano. Essa afirmação está baseada no fato de pacientes coronarianos, quando não abordados durante o ato operatório, apresentarem maior dificuldade em sair da circulação extracorpórea e maior possibilidade de apresentarem infarto do miocárdio perioperatório. Entretanto, o atraso na cirurgia envolve um maior risco para o desenvolvimento de tamponamento cardíaco e ruptura aórtica, que são importantes causas de morte pré-operatória.

Assim, o papel da coronariografia foi avaliado em um estudo que retrospectivamente analisou o desfecho de 122 pacientes que foram para a cirurgia na dissecção do tipo A.[50] Observou-se que não houve diferença na mortalidade intra-hospitalar entre aqueles que realizaram ou não a coronariografia, incluindo aqueles que já tinham passado por infarto agudo do miocárdio. Além do mais, não teve impacto na decisão de realização ou não de revascularização, sendo que a causa mais frequente (cerca de 75% dos casos) esteve associada à dissecção da artéria coronária, e não à doença aterosclerótica propriamente dita. Essas observações demonstram que a realização de angiografia coronariana prévia à cirurgia não tem benefício nesse grupo de pacientes e, pelo contrário, pode postergar a cirurgia e provocar com isso complicações com aumento de mortalidade.[50]

Em relação à avaliação da valva aórtica, como já comentado previamente, o ecocardiograma transesofágico permite a análise minuciosa da lesão e da presença ou não de regurgitação valvar, identificando aqueles pacientes que têm benefício da plastia valvar e os que necessitam da troca valvar aórtica.

TRATAMENTO

Não existem trabalhos randomizados comparando o manejo da dissecção aguda de aorta. A abordagem terapêutica é baseada em registros de casos, consensos, revisões sistemáticas e experiência clínica.

Uma vez aventada a hipótese diagnóstica de dissecção aguda de aorta, devemos transferir imediatamente o paciente a uma unidade de terapia intensiva para monitorização dos parâmetros hemodinâmicos, instalação de acesso venoso periférico e oxigenioterapia. Pacientes com instabilidade hemodinâmica ou comprometimento da via aérea devem ser prontamente entubados e ressuscitados volemicamente. Após essas medidas básicas iniciais, devemos adotar medidas terapêuticas específicas.

Tratamento clínico

O tratamento clínico inicial da dissecção aguda de aorta envolve basicamente o controle da dor, da pressão arterial e da frequência cardíaca. E deve ser empregado em todos os pacientes com dissecção independentemente de sua classificação, tipo A ou B de Stanford.

A primeira medida a ser tomada é o controle agressivo da dor que, devido a sua forte intensidade, pode agravar ainda mais a hipertensão arterial presente na maioria dos casos. A dor deve ser controlada com morfina endovenosa, tomando a devida atenção aos casos que cursem com hipotensão arterial.[45] O controle adequado da dor é um parâmetro clínico importante, pois reflete estabilidade momentânea do quadro.

Em seguida, devemos utilizar drogas que reduzam a pressão arterial e, principalmente, a pressão de pulso, visando manter a pressão arterial sistólica entre 120 e 100 mmHg (média de 60 a 75 mmHg),[26] dando preferência a nitratos orais e nitroglicerina ou nitroprussiato endovenosos, uma vez que são drogas de ação curta e de rápida eliminação.[26]

O nitroprussiato de sódio é uma droga muito eficaz na redução aguda da pressão arterial. Esse fármaco possui potente efeito dilatador venoso e de arteríolas sistêmicas e pulmonares. Tem início de ação rápido e duração de efeito muito curta (1 a 2 min.). Aumenta o débito cardíaco devido à redução da pós-carga, facilitando a ejeção ventricular em virtude de seu efeito vasodilatador arterial. A dose inicial

é de 0,25 a 0,5 µg/kg/min., podendo ser aumentada até o máximo de 10 µg/kg/min. Nunca deve ser usado antes do início da terapia com betabloqueadores, devido à taquicardia reflexa secundária, o que aumenta o estresse da parede aórtica.[26]

A frequência cardíaca também deve ser devidamente controlada, pois em associação à redução da pressão arterial reduz o estresse da parede aórtica, evitando assim o aumento da dissecção e sua ruptura.

O objetivo é atingir uma frequência cardíaca de aproximadamente 60 bpm. Para isso, deve-se lançar mão de betabloqueadores como propranolol, metoprolol, labetalol e esmolol. Devido à rápida meia-vida, o esmolol é preferível em situações de emergência.[26]

É importante lembrar que os betabloqueadores em altas doses podem aumentar o risco de eventual intervenção cirúrgica devido à depressão ventricular causada por esses fármacos e, por esse motivo, devem ser utilizados com cautela.[51]

Caso haja contraindicação a essa classe de drogas, incluindo bradicardia sinusal, broncoespasmo, bloqueios átrio ventriculares de segundo e terceiro graus e insuficiência cardíaca congestiva, elas podem ser substituídas por bloqueadores de canal de cálcio como diltiazen e verapamil.[26]

Nos pacientes que se apresentarem com hipotensão arterial, a avaliação deve ser minuciosa, e devemos aventar a possibilidade de hipovolemia, derrame pericárdico/tamponamento, hemotórax e insuficiência aórtica aguda. Entretanto, antes devemos excluir o diagnóstico de pseudo-hipotensão, ou seja, pressão reduzida apenas no membro comprometido pela dissecção. Agentes inotrópicos devem ser evitados por aumentarem o estresse de parede. Nos casos de tamponamento cardíaco, a pericardiocentese pode acelerar o processo de sangramento e choque.[52]

Devido a condutas bastante distintas entre os grupos com dissecção tipo A e tipo B, abordaremos o tema separadamente.

Tratamento de dissecção tipo A

Tratamento cirúrgico

Nas dissecções do tipo A, a correção cirúrgica é tratamento indiscutível e deve ser empregada com brevidade, pois a mortalidade varia de 3% quando a correção é realizada precocemente a 20% quando a mesma é postergada.[53] Em estudos de caso, apenas os pacientes com múltiplas comorbidades, com doenças terminais e que se recusaram ao tratamento cirúrgico eram tratados exclusivamente com medicamentos, sendo a mortalidade acima de 50% em 30 dias.[54]

A principal cirurgia aplicada é a ressecção da camada íntima da aorta ascendente e/ou do arco quando afetado, seguida pela inserção de um tubo protético. Quando afetada em sua estrutura, a valva aórtica também deve ser substituída, e, dependendo da estrutura dos óstios coronarianos, estes também devem ser reimplantados.

O momento exato da cirurgia depende de alguns fatores, como condições preexistentes que propiciaram a dissecção, estado do lúmen aórtico, da valva aórtica, das artérias coronárias, além da experiência e preferência do cirurgião.

Uma revisão com aproximadamente 682 pacientes tratados em hospitais terciários em seis países demonstrou que em 27% foi utilizada a técnica de substituição de hemiarco aórtico à direita, 24% trocaram a valva aórtica e 15% foram submetidos à revascularização miocárdica.[55]

Uma das controvérsias seria em relação à troca ou ao reparo da valva aórtica. A preservação da valva aórtica nativa seria benéfica para evitar a anticoagulação, porém a necessidade de reoperação é muito alta.[56]

Outra controvérsia está relacionada à extensão de ressecção da camada intimal. A dissecção geralmente se estende pela aorta ascendente e pelo arco, e o lúmen dissecado permanece patente mesmo após a correção. Dessa forma, são recomendados os procedimentos associados e muitas vezes estagiados, combinando a cirurgia aberta com a intervenção percutânea.

A Tabela 6.3 abaixo expõe as recomendações para tratamento cirúrgico da dissecção tipo A segundo as diretrizes de 2004.[56]

Tabela 6.3 Recomendações para o tratamento das dissecções agudas tipo A.[56]

Recomendações	Classe	Nível de evidência
1. Cirurgia imediata para evitar ruptura/tamponamento/morte	I	A
2. Enxerto reto na aorta ascendente, se raiz de aorta e válvula aórtica normais	I	B
3. Enxerto reto na aorta ascendente e ressuspensão da valva aórtica, se raiz de aorta normal e válvula aórtica insuficiente	I	B
4. Tubo valvado, se aorta ascendente dilatada ou ectasiada e válvula insuficiente	I	B
5. Auto ou homoenxerto se (situação 4) associada à endocardite	IIa	C
6. Ressuspensão valvar aórtica e remodelamento da raiz de aorta em síndrome de Marfan	IIa	C
7. Reparo parcial do arco aórtico, se dissecção não compromete o arco, mas não há destruição da íntima	I	D
8. Reconstrução total do arco, se há destruição da íntima	I	D
9. Em caso de intervenção no arco, reconstrução aberta com proteção cerebral	I	A
10. Enxertos de veias safenas, se óstios coronarianos comprometidos e não passíveis de reimplante	I	D

O benefício cirúrgico foi evidenciado nos registros de pacientes com dissecção, demonstrando os seguintes achados em uma revisão com 547 pacientes com tipo A de dissecção:[55]

- 80% dos pacientes foram tratados cirurgicamente, aqueles conduzidos clinicamente eram os que apresentavam múltiplas comorbidades, idade avançada (média de 80 anos) e recusa ao tratamento cirúrgico.
- A mortalidade intra-hospitalar foi de 27% no grupo tratado cirurgicamente, contra 56% no grupo medicamentoso, em grande parte devido às condições de base desses pacientes.
- Os pacientes com maior mortalidade foram aqueles que apresentaram complicações como déficits neurológicos, isquemia coronariana ou mesentérica, insuficiência renal aguda e isquemia pulmonar.

A presença de infarto agudo do miocárdio não protela o tratamento cirúrgico imediato, porém o acidente vascular cerebral aumenta a chance de eventos hemorrágicos, principalmente devido à heparinização no ato cirúrgico. Além disso, o acidente vascular cerebral hemorrágico contraindica a intervenção cirúrgica de urgência.

Pacientes com idade superior a 70 anos são menos tratados cirurgicamente (64% contra 86% naqueles mais jovens). Entretanto, idade não é contraindicação para o tratamento cirúrgico. Embora sua mortalidade seja maior (38% contra 22%), ela é menor do que o grupo tratado de forma medicamentosa (38% contra 53%). Assim sendo, a cirurgia deve ser considerada nesse grupo de pacientes, até nos octagenários.[48]

A mortalidade cirúrgica das dissecções do tipo A nos diversos centros varia entre 7 a 36%, sendo, portanto, substancialmente menor do que os 50% da terapia medicamentosa.

Um pior prognóstico cirúrgico está associado aos seguintes fatores:[32]

- Idade superior a 70 anos;
- Início abrupto de dor torácica;
- Hipotensão, choque ou tamponamento cardíaco durante a apresentação do quadro;
- Insuficiência renal no início do quadro ou prévia à cirurgia;
- Assimetria de pulso;
- Eletrocardiograma anormal, particularmente se houver elevação do segmento ST;
- Antecedente de infarto do miocárdio;
- Troca valvar aórtica prévia;
- Isquemia renal ou visceral;
- Comorbidades pulmonares prévias;
- Alterações neurológicas perioperatórias;
- Sangramentos e transfusões maciças perioperatórias;
- Tempo de clampeamento da aorta prolongado.

Os primeiros seis fatores são os principais preditores de mortalidade intra-hospitalar. Pacientes que apresentam algumas combinações desses fatores podem chegar a quase 80% de mortalidade intra-hospitalar.[57]

Tratamento percutâneo

Uma alternativa possível para os pacientes com dissecções do tipo A com complicações isquêmicas é o procedimento endovascular com implantação de *stents* (Figura 6.6). Porém, ainda existem limitações ligadas à experiência de tal procedimento. Em uma análise de casos, a obliteração completa do falso lúmen foi atingida em apenas 14 a 15% dos pacientes em três meses de acompanhamento.[59] Dessa forma, necessitamos de mais estudos para validação dos *stents* nesse tipo de dissecção.

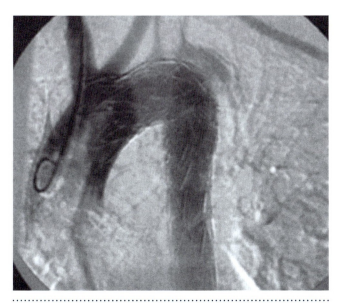

Figura 6.6 Aortografia demonstrando tratamento percutâneo realizado em paciente com dissecção de aorta torácica.[41]

Aplicação de *stents* fenestrados

A ocorrência de dissecção frequentemente ocasiona isquemia de órgãos em porções distais ao sítio inicial no decorrer da vida, isso gera um aumento da morbidade e mortalidade, e acomete cerca de 60% dos pacientes. Embora o procedimento cirúrgico geralmente corrija tal afecção, os *stents* ou balão fenestrado são alternativas menos invasivas para os pacientes que no pós-operatório desenvolvem ou mantêm isquemias mesentérica, renal ou periférica.

A eficácia de tal procedimento foi avaliada em um estudo com 40 pacientes que realizaram tratamento percutâneo do arco aórtico com *stents* tanto no falso quanto no verdadeiro lúmen, com ou sem balão fenestrado, restaurando o fluxo para os órgãos em sofrimento isquêmico. A revascularização atingiu o sucesso em 93% dos pacientes, entretanto, a mortalidade em trinta dias chegou a 25%, sendo atribuída à isquemia irreversível dos órgãos acometidos mesmo antes do procedimento. Os pacientes que sobreviveram após trinta dias apresentaram uma taxa de mortalidade em 29 meses de 17%.[59] Essa modalidade de tratamento tem espaço promissor no futuro próximo e deve estimular novos estudos, principalmente quando estamos diante de um paciente de alto risco cirúrgico e que se apresenta com isquemia de artérias renais ou viscerais.

Tratamento de dissecção tipo B

Diferentemente da dissecção tipo A, pacientes com dissecções do tipo B não complicadas são aqueles que mais se beneficiam da terapia medicamentosa, reservando-se a terapêutica cirúrgica aos casos com complicações como sinais de ruptura aórtica (hemotórax, expansão rápida do diâmetro aórtico, alargamento de mediastino), formação de pseudoaneurisma, isquemia grave visceral ou de extremidades, ou progressão da dissecção durante terapia medicamentosa, caracterizada por dor persistente ou recorrente. Também casos de aorta previamente aneurismática que sofre dissecção aguda devem ser considerados para cirurgia de urgência.[56]

Em uma série publicada com 384 pacientes, 73% foram manejados clinicamente, com cerca de 10% de mortalidade intra-hospitalar. A sobrevida varia entre 60 a 80% em cinco anos e 40 a 45% em dez anos. Maior sobrevida é encontrada nos grupos que apresentam dissecções retrógradas ou não comunicantes.[60]

A despeito da longa sobrevida desses pacientes tratados clinicamente, o desaparecimento da dissecção, secundário à trombose do falso lúmen, é extremamente incomum.

A relação entre a patência do falso lúmen e o prognóstico dos pacientes tratados clinicamente foi avaliada em 201 pacientes sobreviventes durante a fase intra-hospitalar. A patência do falso lúmen e a trombose parcial estiveram presentes em cerca de 57 e 34% dos pacientes, respectivamente. A média de mortalidade em três anos foi claramente pior no segundo grupo (32% contra 14%).[51]

Tratamento cirúrgico

Devido aos resultados pouco favoráveis da cirurgia de ressecção nas dissecções do tipo B, esta abordagem tem indicações restritas. As indicações mais comuns estão relacionadas a obstruções de ramos aórticos importantes, aumento progressivo da dissecção manifestando-se por dor refratária e ruptura aórtica. Pacientes com síndrome de Marfan devem ser preferencialmente tratados cirurgicamente em todas as dissecções.[61]

Devido ao tratamento cirúrgico ser reservado aos pacientes com complicações, esse grupo apresenta maior mortalidade em relação aos tratados clinicamente. Nos registros de dissecção, a mortalidade intra-hospitalar chega a 32%, comparada aos 10% no grupo em terapia medicamentosa.

São dois os fatores de pior prognóstico:

- Idade superior a 70 anos;
- Hipotensão, choque ou tamponamento cardíaco no momento da admissão.

Embora a mortalidade esteja aumentada no período intra-hospitalar, a longo prazo, os dois grupos se equiparam. Isso fica bem claro em um levantamento com 142 pacientes, dos quais 111 (78%) foram tratados clinicamente. Existe uma menor mortalidade no grupo tratado com medicamentos em um ano (15% *versus* 33%), no entanto, é similar em cinco e dez anos (60% e 35%, respectivamente).[62]

Tratamento percutâneo

A angioplastia com *stents* endovasculares, utilizada com sucesso nos aneurismas de aorta torácica e abdominal crônica, tem sido empregada como técnica menos invasiva, alternativamente à cirurgia, principalmente nos pacientes com dissecções do tipo B que se apresentam clinicamente estáveis.

O *stent* é posicionado encobrindo o *flap* intimal e obstruindo a via de entrada da dissecção, provocando assim a trombose do falso lúmen.[26]

O implante de *stents* tem sido avaliado naqueles pacientes com dissecção aguda, porém os resultados não são bons.

Os *stents* fenestrados estão indicados apenas àqueles com dissecções do tipo B tratados medicamentosamente que desenvolveram isquemia.[57] Em um levantamento com 19 pacientes com dissecções agudas do tipo B com indicação cirúrgica (14 apresentavam acometimento de ramos aórticos e 7 com comprometimento de múltiplos ramos e manifestações clínicas), a trombose completa foi atingida em 79% dos pacientes, e a revascularização dos ramos isquêmicos ocorreu em 76%. Entretanto, a taxa de morbidade foi de 21% e de mortalidade 16% em trinta dias. Os sobreviventes não apresentaram aumento de aneurisma, ruptura da aorta ou mortalidade em 13 meses.[57]

O maior acompanhamento estudado foi realizado em cerca de 49 pacientes com dissecções agudas ou crônicas submetidos ao implante de *stents*. A análise de tomografias sequenciais demonstrou em 34 pacientes uma maior trombose total do falso lúmen em pacientes com dissecção aguda (76% *versus* 36% daqueles com dissecções crônicas) em 2 anos.[58] Os pacientes com quadro crônico apresentavam redução similar aos agudos no diâmetro do falso lúmen, entretanto, eram identificados com maior diâmetro no início do tratamento.

Em decorrência de poucos pacientes envolvidos em cada estudo no mundo, foi realizada uma metanálise, com 39 estudos, envolvendo cerca de 609 pacientes, notando-se o seguinte:[57]

1. A taxa de sucesso foi alcançada em cerca de 98% dos procedimentos.
2. Complicações maiores ocorreram em cerca de 11%, as neurológicas em 2,9%. A taxa de complicação foi bem maior nos casos agudos (21,7% *versus* 9,1%). Complicações menores ocorreram em 2,5%. A taxa de complicações é comparativamente igual ou menor do que recentes estudos com procedimento cirúrgico.
3. O falso lúmen não apresentou oclusão total em cerca de 25% dos pacientes em uma média de 19 meses de acompanhamento, e a ruptura de aorta ocorreu em aproximadamente 2,3%.
4. A incidência de mortalidade foi de 5,2% intra-hospitalar e 5,3% em trinta dias, significativamente maior nos casos agudos (9,8% contra 3,2%). A análise de Kaplan-Meier demonstrou uma sobrevida de 90% em um ano e 89% em dois anos.

5. Os desfechos são muito melhores em centros com maior experiência no procedimento. Isso inclui menor taxa de complicações (7,7% *versus* 20,1%), menor índice de complicações neurológicas (1% *versus* 5,7%) e menor mortalidade em trinta dias (3,2% *versus* 8,5%).

Nos pacientes sem complicações intra-hospitalares da dissecção, ainda existem controvérsias em relação ao tratamento medicamentoso *versus* implantação de *stents*. O estudo INSTEAD não demonstrou diferença na mortalidade em um ano nos pacientes tratados medicamentosamente, contra aqueles que receberam *stents*.[63,64]

Um resumo do tratamento preconizado para dissecção da aorta tipo B encontra-se na Tabela 6.4.

Tabela 6.4 Recomendação para o tratamento das dissecções agudas tipo B.[56]

Recomendações	Classe	Nível de evidência
1. Manejo clínico com analgesia e controle agressivo da PA	I	A
2. Tratamento cirúrgico, se dor persistente/recorrente, sinais de expansão, ruptura e/ou má perfusão de extremidades	I	A
3. Fenestração endovascular, se isquemia mesentérica, renal, de membros inferiores ou déficits neurológicos	IIa	C
4. *Stent* para desobstruir origem de ramo visceral ou para manter fenestração aberta	IIa	C
5. Fenestração por balão e implante de *stent*, se compressão grave da luz verdadeira com ou sem reentrada distal	IIa	C
6. Implante de *stent* na luz verdadeira para tratar compressão pela falsa luz	IIa	C
7. Implante de *stent* recoberto na luz verdadeira para ocluir a lesão intimal e promover trombose da falsa luz	IIa	C

PROCEDIMENTO HÍBRIDO

A busca por tratamentos que ofereçam maior eficácia e com menor risco de morbidade e mortalidade tem levado ao surgimento de técnicas minimamente invasivas em substituição às tradicionais cirurgias abertas. Em algumas áreas da cirurgia vascular as técnicas por via percutânea por cateterismo estão firmemente estabelecidas e cada vez mais aplicadas. Entretanto, nem todos os pacientes ou doenças são elegíveis a esta modalidade terapêutica, por questões anatômicas ou técnicas. Há situações em que se associam as técnicas percutâneas e cirúrgicas para lograr melhores resultados, e nesses cenários destacam-se os benefícios de um ambiente cirúrgico híbrido.[65-67]

Tem sido descrita a realização de procedimentos híbridos para as dissecções de aorta, reparo endoluminal do arco aórtico com revascularização para ramos supra-aórticos, reparo de aneurismas toracoabdominais combinados com revascularização de artérias viscerais, tratamento da doença arterial periférica, especialmente das lesões difusas, permitindo um tratamento minimamente invasivo em pacientes com anatomia complexa e de alto risco cirúrgico.[65,68] Trataremos com mais detalhes das lesões da aorta.

Aspectos técnicos

Arco aórtico

A correção de doenças do arco aórtico representa um desafio técnico e é uma área em constante desenvolvimento. A interrupção do fluxo sanguíneo pelo arco aórtico durante o procedimento requer a utilização de técnicas para proteção cerebral, cardíaca, da medula espinal e demais vísceras. A introdução da circulação extracorpórea possibilitou a substituição do arco aórtico, porém também se associa a uma substancial taxa de mortalidade e morbidade. O reparo endovascular total do arco aórtico tem se mostrado como um método promissor, porém, a angulação aguda e a morfologia do arco dificultam a criação de uma vedação proximal adequada. Além disso, para manter a perfusão cerebral, é necessário que cada prótese seja personalizada para a anatomia de cada paciente, o que traz o questionamento quanto à durabilidade de cada dispositivo. Diante dessas questões, o procedimento híbrido, modificando a anatomia dos vasos supra-aórticos, surge como uma alternativa para pacientes de alto risco não elegíveis para o reparo cirúrgico aberto convencional.[69-72]

A complexidade do procedimento híbrido do arco aórtico depende da natureza e extensão da doença, bem como da zona para implante do *stent*. De acordo com a classificação de Mitchell e Ishimaru, o arco aórtico pode ser dividido em 5 zonas de ancoragem (Figura 6.7). Zona 0 envolve a aorta ascendente proximal ao tronco braquiocefálico. Zona 1 envolve o arco entre o tronco braquiocefálico e a artéria carótida comum esquerda. Zona 2 envolve o arco aórtico entre a artéria carótida comum esquerda e a artéria subclávia esquerda. Zona 3 envolve a aorta torácica descendente distal e a artéria subclávia esquerda. Zona 4 envolve a aorta torácica descendente média. Para cada uma dessas zonas são descritos diferentes procedimentos.[69,72,73]

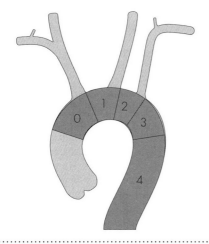

■ **Figura 6.7** Classificação das zonas de ancoragem do arco aórtico.[73]

Adaptada de Ingrund JC *et al.*

Zona 0

Este reparo é realizado quando não há doença na aorta ascendente nativa e a condição patológica se restringe ao arco transverso, aorta torácica descendente proximal, ou ambos (Figura 6.8). Através de uma esternotomia mediana é realizado clampeamento parcial da aorta ascendente e é feita a anastomose proximal com o tronco principal do enxerto bifurcado ou trifurcado. Em seguida são feitas anastomoses individuais distais com artéria subclávia esquerda, carótida comum esquerda e tronco braquiocefálico. Após as anastomoses para os vasos supra-aórticos, é realizada a porção endovascular do procedimento, que consiste na liberação anterógrada ou retrógrada de uma prótese com zona proximal de ancoragem na aorta ascendente, para cobrir a porção doente do arco aórtico.[69,72,74]

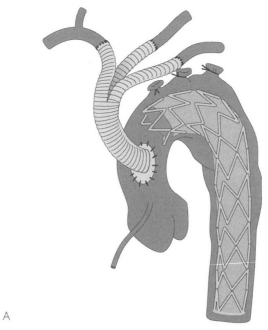

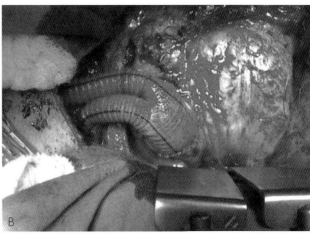

■ **Figura 6.8** Procedimento híbrido com enxerto bifurcado da aorta ascendente para tronco braquiocefálico e carótida esquerda, seguido de reparo endovascular (Zona 0). (**A**) adaptada de Moulakakis KG *et al.*[69] (**B**) imagem cedida pelo Dr. Antônio Kambara (Chefe da Seção Médica de Radiologia do Instituto Dante Pazzanese de Cardiologia).

Zona 1

No tratamento de doenças do arco aórtico médio e distal ocorre a oclusão de vasos supra-aórticos e a necessidade de anastomoses extra-anatômicas para restabelecer o fluxo nesses territórios (Figura 6.9). Inicialmente é realizado cirurgicamente um *bypass* da carótida esquerda subclávia, seguido de um *bypass* da carótida esquerda – carótida direita por via retrofaríngea e ligadura da artéria carótida esquerda proximal. Em seguida, uma prótese é liberada por via endovascular para cobrir o arco médio e distal, acima do nível do tronco braquiocefálico.[72,74,75]

Zona 2

Nos pacientes que têm condições patológicas do arco distal, o reparo consiste em uma etapa cirúrgica para realização de um *bypass* da carótida esquerda – artéria subclávia, associada à liberação retrógrada de uma prótese para cobrir a área doente no arco distal, por via percutânea (Figura 6.10). Existe controvérsia quanto à necessidade de revascularização da artéria subclávia esquerda rotineiramente em todos os casos em que ela é ocluída, pois os ramos arteriais musculares no pescoço e cintura escapular supririam o membro superior esquerdo e a

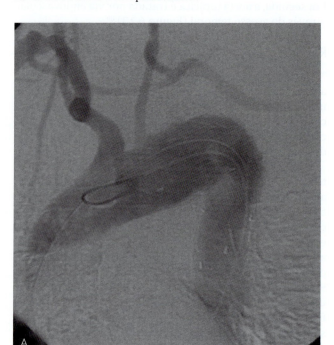
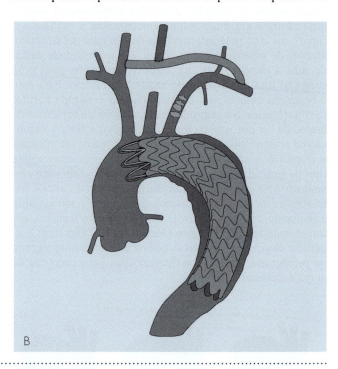

■ **Figura 6.9** *Bypass* da carótida direita – carótida esquerda, seguida de liberação de prótese via endovascular. (**A**) imagem cedida pelo Dr. Antônio Kambara (Chefe da Seção Médica de Radiologia do Instituto Dante Pazzanese de Cardiologia). (**B**) adaptada de Andersen N *et al*.[75]

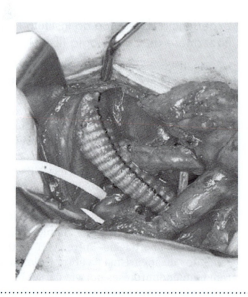
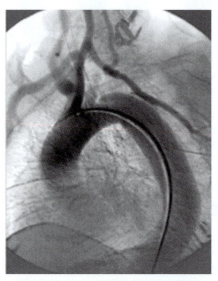

■ **Figura 6.10** *Bypass* da carótida esquerda – subclávia esquerda para preservar artéria vertebral esquerda dominante.[74]
Adaptada de Chan YC *et al*.

circulação vertebrobasilar. As indicações absolutas para revascularização da subclávia esquerda são os casos em que a artéria vertebral esquerda é dominante, na presença de fístula arteriovenosa no membro superior esquerdo e em pacientes com enxerto de artéria mamária interna esquerda – coronária patente.[70,72,74]

"Mega-aorta"

Pacientes com doença extensa da aorta, incluindo aorta ascendente, arco aórtico e aorta descendente, a chamada "mega-aorta", são submetidos ao procedimento conhecido como tromba de elefante. A técnica convencional requer uma cirurgia em duas etapas. Inicialmente é realizado o reparo do arco pela interposição de um enxerto sintético, através de esternotomia mediana, e a extremidade distal do tubo é deixada solta na aorta descendente, para uma correção total num segundo tempo operatório. Esta fase é realizada com *bypass* cardiopulmonar e parada cardíaca hipotérmica. Na segunda etapa, através de toracotomia esquerda ou por acesso toracoabdominal é feita a extensão da endoprótese para reimplante dos vasos intercostais e viscerais. A morbidade e mortalidade associadas a este tipo de procedimento permanecem substancialmente elevadas.[75,77] Na abordagem híbrida, a correção do arco é feita através da técnica da tromba de elefante e em seguida é realizado o reparo endovascular da porção torácica, em um mesmo tempo cirúrgico (Figura 6.11).[78] Um *stent* é liberado dentro do enxerto sintético de forma anterógrada ou retrógrada, guiado por fluoroscopia, para correção da aorta descendente.[72]

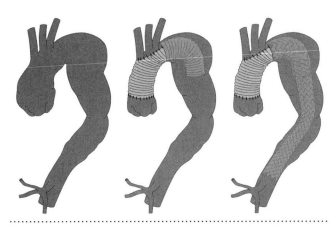

■ **Figura 6.11** Reparo em tempo único de aneurisma da aorta ascendente e aorta torácica descendente.[78]
Adaptada de Azizzadeh A. *et al.*

AORTA DESCENDENTE

Diferentes técnicas de abordagem híbrida são descritas de acordo com a localização da doença da aorta e o acometimento de vasos viscerais. Kpodonu *et al.* descrevem o tratamento de um aneurisma que se estendia da aorta torácica média até o nível das artérias renais (Figura 6.12). Neste caso, foi realizada a exposição das artérias renais, tronco celíaco e artérias mesentéricas através de uma laparotomia mediana. Uma prótese de 6 mm foi suturada a uma prótese de 12 mm, bifurcada. A prótese bifurcada foi anastomosada à aorta abdominal distal. Foram então realizadas anastomoses do tronco celíaco e artérias renais para as próteses. Finalmente, a prótese bifurcada foi usada como conduto para a liberação da endoprótese na aorta torácica.[79]

Outra técnica é descrita por Pacini *et al.*, que utilizam uma prótese multirramificada para correção do seguimento abdominal, à qual são anastomosados os ramos viscerais. Em seguida, a aorta torácica é tratada por via endovascular através do acesso femoral (Figura 6.13).[80]

Resultados

O reparo aberto de patologias do arco aórtico tem apresentado, em análise de grandes séries, uma média de mortalidade em 30 dias de 14% e de acidente vascular encefálico (AVE) de 11%. No entanto, várias destas séries excluíram pacientes de alto risco, que representam a maioria dos pacientes que requerem intervenção.[70]

Uma metanálise, com 44 publicações e 2.272 pacientes, mostrou, para aqueles submetidos à desramificação do arco aórtico, uma taxa de sucesso técnico de 92,8%, mortalidade intra-hospitalar e em 30 dias de 11,9% e eventos cerebrovasculares de 7,6%. Naqueles com doença aórtica extensa, submetidos a reparo endovascular completo da aorta toracoabdominal, as taxas de mortalidade intra-hospitalar e em 30 dias e eventos cerebrovasculares foram de 9,5% e 6,2%, respectivamente.[69] Andersen *et al.* utilizaram um algoritmo em que pacientes de alto risco, com média de mortalidade calculada pelo EuroSCOREII de 16,3%, eram submetidos ao procedimento híbrido, encontrando taxas de AVE de 4,6%, paraplegia de 1,2%, mortalidade intra-hospitalar de 5,7% e em 30 dias de 14,9%, mostrando resultados favoráveis dos procedimentos híbridos em pacientes selecionados.[75]

Experiência da equipe do Instituto Dante Pazzanese de Cardiologia (IDPC)

No IDPC, os pacientes submetidos a procedimentos vasculares já podem contar com as vantagens da sala híbrida. São realizadas anualmente 130 a 150 correções de doenças da aorta abdominal. Devido ao grande diâmetro dos cateteres liberadores das endopróteses, o acesso vascular usualmente é feito por dissecção cirúrgica das artérias femorais comuns e em alguns casos por via retroperitoneal, abordando-se a artéria ilíaca comum. Mesmo aqueles casos em que é realizado apenas o procedimento endovascular se beneficiam pela segurança de que, em caso de falha ou complicação, a conversão para cirurgia aberta pode ser realizada no mesmo ambiente, já preparado para este tipo de abordagem. Entre 2011 e 2013, 65% dos tratamentos de aneurisma da aorta abdominal infrarrenal foram com endopróteses por via percutânea. A indicação de endoprótese é motivada pelo perfil dos pacientes da instituição, que apresentam, em sua maioria, várias comorbidades, com alto risco para procedimento convencional.

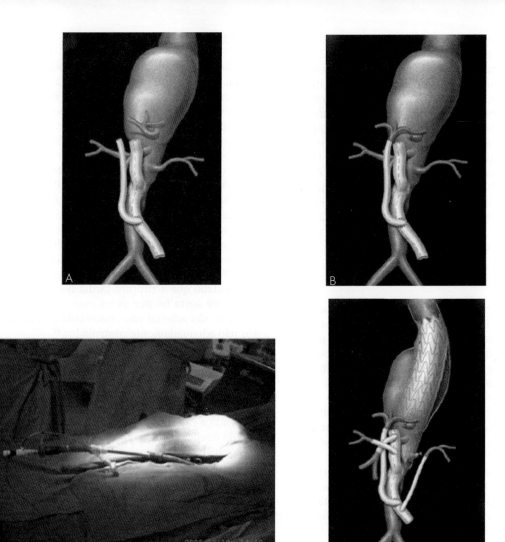

■ **Figura 6.12** (**A**) Enxerto bifurcado suturado com aorta abdominal. (**B**) Anastomose com o tronco celíaco. (**C**) Liberação da endoprótese torácica através do conduto bifurcado. (**D**) Resultado final.[79]

Adaptada de Kpodonu J. et al.

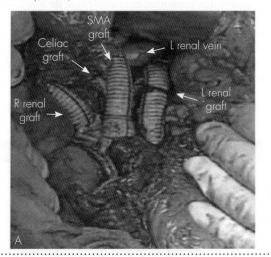
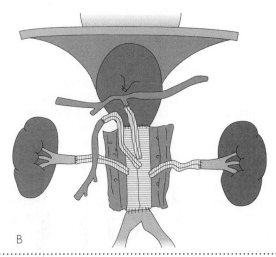

■ **Figura 6.13** (**A**) Visão no intraoperatório. (**B**) Primeiro estágio da correção de aneurisma toracoabdominal. *R renal graft*: enxerto para artéria renal direita; *celiac graft*: enxerto para tronco celíaco; *SMA graft*: enxerto para artéria mesentérica superior; *L renal vein*: veia renal esquerda; *L renal graft*: enxerto para artéria renal esquerda.[80]

Adaptada de Pacini D. et al.

Metzger *et al.* relatam a experiência da equipe do IDPC no período de janeiro de 2010 e dezembro de 2012, com um total de 18 pacientes submetidos a procedimento híbrido para reparo das doenças do arco aórtico. A idade média foi de 62,3 ± 8,3 anos, com predomínio do sexo masculino. Todos os pacientes eram hipertensos, 44,4% apresentavam doença pulmonar obstrutiva crônica e 27,8% cardiopatia isquêmica. Foram realizados 8 enxertos anatômicos (revascularização total do arco aórtico) e 10 enxertos extra-anatômicos, com taxa de sucesso técnico de 94,5%. A taxa de mortalidade em 30 dias foi de 11,1%. Como principais complicações, a taxa de AVE foi de 5,5% e houve apenas 1 caso de isquemia medular. Não houve óbito ou oclusão dos enxertos anatômicos ou extra-anatômicos durante o período de seguimento de um ano.[81]

PROGNÓSTICO

A taxa de sobrevida em dez anos dos pacientes que chegam ao hospital com dissecção aguda de aorta varia entre 30 a 88% nos diferentes estudos. A sobrevida parece ter similaridade nos dois tipos de dissecção. Isso pode ser explicado pelo fato de serem os efeitos adversos, como dissecções recorrentes ou complicações de formações aneurismáticas, semelhantes em ambos os grupos.[82]

E quando comparamos esses pacientes que foram tratados para dissecção e sobreviveram com a população de mesma idade que não possuía dissecção observamos mortalidade semelhante.[26]

A taxa de sobrevida em longo prazo após a cirurgia de correção das dissecções do tipo A é relativamente boa. Em um levantamento de 303 pacientes entre 1996 e 2003, sendo 90% tratados cirurgicamente, as taxas de sobrevida em um e três anos foram de 96 e 91%, respectivamente.[83]

Em outra revisão com cerca de 208 pacientes, entre 1975 e 1998, as taxas de sobrevida em cinco e dez anos foram de 68 e 52%, respectivamente. A permanência de dissecção distal residual não interfere na taxa de sobrevida nem aumenta os riscos de formação aneurismática e reoperação.[84] Os avanços nas técnicas cirúrgicas e no tratamento medicamentoso aumentando a sobrevida desses pacientes ainda não foram demonstrados.

A história natural das dissecções distais tipo A tem sido avaliada, principalmente, por meio da tomografia computadorizada. Em um grupo de 89 pacientes, observou-se uma taxa de evolução de aproximadamente 1 mm ao ano. São preditores de crescimento rápido da aorta distal os pacientes do sexo masculino com diâmetro inicial da aorta maior ou igual a 4 cm ou diâmetro menor, mas com falso lúmen. O risco total de reoperação em dez anos gira em torno de 16%.[85]

As causas de morte foram avaliadas em uma observação de 380 pacientes sobreviventes de dissecções do tipo A, com 31 mortes tardias. O AVE foi responsável por doze óbitos; reoperação aórtica por redissecção ou por dilatação progressiva do falso lúmen, em sete pacientes; neoplasias, em cinco; infarto agudo do miocárdio, em quatro; e insuficiência cardíaca como causa, em três pacientes.[86]

SEGUIMENTO

São três os fundamentos observados durante o seguimento dos pacientes sobreviventes das dissecções de aorta: a terapia medicamentosa evitando o estresse de parede, exames de imagem seriados buscando identificar novas dissecções e formações aneurismáticas, e a indicação de nova intervenção cirúrgica ou percutânea.

Todos os pacientes devem receber terapia medicamentosa, com betabloqueadores, pelo resto da vida, reduzindo a pressão arterial sistêmica e as oscilações dos níveis de pressão sistólica, diminuindo dessa forma o estresse na parede do vaso arterial. Embora não avaliada nos diversos trabalhos realizados, devemos manter a pressão arterial em níveis menores ou iguais a 120/80 mmHg e a frequência cardíaca em torno de 60 bpm. A combinação com outras drogas hipotensoras pode ser necessária. Um estudo demonstrou que a ruptura tardia do aneurisma após dissecção de aorta foi dez vezes mais comum nos pacientes com pressão arterial não controlada quando comparados aos não adequadamente controlados.[87]

A restrição à atividade física deve ser recomendada, devido ao aumento do estresse na parede aórtica.

O acompanhamento com métodos de imagem deve ser realizado preferencialmente por meio da RNM, em 3, 6 e 12 meses, naqueles pacientes assintomáticos, sendo após realizada a cada 1 a 2 anos dependendo da progressão ou não da doença (Tabela 6.5). A RNM é preferível em relação à ecocardiografia transesofágica, pois é menos invasiva e apresenta maior acurácia. Por não necessitar de contraste iodado e expor o paciente a menor dose de radiação, é também preferível à tomografia de tórax.

Podemos encontrar durante o acompanhamento radiológico recorrência e extensão da dissecção, formação aneurismática e *leaks* nas anastomoses e entre os *stents* e o vaso.

A reoperação é necessária em cerca de 12 a 30% dos pacientes, usualmente devido à recorrência ou extensão da dissecção, formações aneurismáticas, deiscência de suturas ou infecções e insuficiência aórticas. A taxa de reoperação é maior nos pacientes com síndrome de Marfan.[41]

A despeito de avanços nos métodos diagnósticos, aprimoramento do tratamento medicamentoso, implementação de novas técnicas cirúrgicas e novas próteses endovasculares, o diagnóstico e tratamento da dissecção aguda de aorta é um permanente desafio aos clínicos e cirurgiões.

Tabela 6.5 Recomendações para seguimento de pacientes com dissecção de aorta.[45]

Recomendações	Classe	Nível de evidência
1. Manejo contínuo de HAS com betabloqueadores	I	C
2. Exames de imagem (RNM, TC, ECO)	I	C
3. Restrição moderada da atividade física	I	C

REFERÊNCIAS BIBLIOGRÁFICAS

1. Hist AE Jr, Kime SW Jr. Dissecting aneurysm of the aorta: A review of 505 cases. Medicine (Baltimore). 1958;37:217-79.
2. Clouse WD, Hallett JW Jr, Schaff HV, et al. Acute aortic dessection: population- based incidence comperared with degenerative aortic aneurysm rupture. Mayo Clin Proc. 2004;79:17-80.
3. Meszaros I, Morocz J, Szlavi J, et al. Epidemiology and clinicopathology of aortic dissection. Chest. 2000;117:1271-78.
4. Olsson C, Thelin S, Stahle E, Ekabom A, Granath F. Thoracic aortic aneurysm and dissection: increasing prevalence and improved outcames reported in nationwide population--based study of more than 14000 cases from 1987 to 2002. Circulation. 2006;114:2611-8.
5. Mehta RH, Mnfredini R, Hassan F, et al. International Registry of Acute Aortic Dissection Investigators. Chronobiological patterns of acute aortic dissection. Circulation. 2002;106:1110-5.
6. Millar-Craig MW, Bishop CN, Raftery EB. Circardian variation of blood-pressure. Lancet. 1978;311:795-7.
7. Stefanini E, Serrano CV, Timerman . Tratado de cardiologia Socesp – 2a edição. 2009;20;2003-9.
8. Hagan PG, Nienaber CA, Issellbacher EM, et al. International Registry of Acute Aortic Dissecation-new insights into an old disease. JAMA. 2000;283:298.
9. Spittell PC, Spittell JA Jr, Joyce JW, et al. Clinical features and differential diagnosis of aortic dissecation: Experience with 236 cases (1980 through 1990). Mayo Clin Proc. 1993;68:642-51.
10. Larson EW, Edwards WD. Risk factors for aortic dissection: A necropsy study of 161 patients. Am J Cardiol. 1984;53:849-55.
11. Bordeleau L, Cwinn A, Turek M, et al. Aortic dissection and Tuner´s syndrome: Case report and review of the literature. J Emerg Med. 1998;16:593-6.
12. Liu G, Shupak R, Chiu BK. Aortic dissection in giant-cell arteritis. Semin Arthritis Rheum. 1995;25:160-71.
13. Ochi M, Yamauchi S, Yajima T, et al. Aortic dissection extending from the left coronary artery during percutaneous coronary angioplasty. Ann Thorac Surg. 1996;62:1180-2.
14. Still RJ, Hilgenberg AD, Akins CW, et al. Intraoperative aortic dissection. Ann Thorac Surg. 1992;53:374-9.
15. Albat B, Thevenet A. Dissecting aneurysms of the ascending aorta occurring late after aortic valve replacement. J Cardiovasc Surg. 1992;33:272-5.
16. Von Kodolistsch Y, Simic O, Schwatz A, et al. Predictors of proximal aortic dissection at the time of aortic valve replacement. Circulation. 1999;100(suppl 2):287-94.
17. Om A, Porter T, Mohanty PK. Transesophageal echocardiographic diagnosis of acute aoric dissection complicating cocaine abuse. Am Heart J. 1992;123:532-4.
18. Rashid J, Eisemberg MJ, Topol EJ. Cocaine –induced aortic dissection. Am Heart J. 1996;132:1301-4.
19. Willians GM, Gott VL, Brawley RK, et al. Aortic disease associated with pregancy. J Vasc Surg. 1988;8:470-5.
20. Mazzucotelli J-P, Deleuze PH, Baureton C, et al. Preservation of aortic valve in acute dissection: Long – term echocardiographic assessment and clinical outcome. Ann Thorac Surg. 1993;55:1513-7.
21. Elkayam U, Ostzega, E, Shotan A, Mehra A. Cardiovascular problems in pregnant women with the Marfan Syndrome. Ann Intern Med. 1995;123:117-22.
22. Diretriz de Sociedade Brasileira de Cardiologia para Gravidez na Mulher Portadora de Cardiopatia. Arq Bras Cardiol. 2009;93:142-4.
23. De Bakey ME, McCollum CH, Crawford ES, et al. Dissection and dissecting aneurysm of the aorta: Twenty-year follow up of five hundred twenty-seven patients tread surgically. Surgery. 1982;92:1118-34.
24. Daily PO, Trueblood HW, Stinson EB, et al. Managent of acute aortic dissections. Ann Thorac Surg. 1970;10:237-47.
25. Dissecação Aórtica Aguda. [Internet] [acesso em 2014 jun 26]. Disponível em: http://perfline.com/tutorial/dissec--aorta/dissec-aorta10.htm
26. Braunwald, Zipes, Libby . Tratado de medicina cardiovascular – 6a edição. 2003, volume 2. p. 1476-96.
27. Nallamothu, BK, Mehta, RH, Saint, S, et al. Syncope in acute aortic dissection. Diagnostic, prognostic, and clinical implications. Am J Med. 2002;113:468-71.
28. Crawford ES, Svensson LG, Coselli JS, et al. Aortic dissection and dissecting aortic aneurysms. Ann Surg. 1998;208: 254-73.
29. Kazui T, Washiyama N, Bashar AHM, et al. Surgical outcome of acute type A aortic dissection: analysis of risk factors. Ann Thorac Surg. 2002;74;75-82.
30. Apaydin A, Buket S, Posacioglu H, et al. Perioperative risk for mortality in patients with acute type A aortic dissection. Ann Thorac Surg. 2002;74;2034-9.
31. Collins JS, Evangelista A, Nienaber CA, et al. International Registry of Acute Aortic Dissection. Differences in clinical presentation, management, and outcomes of acute type a aortic dissection in patients with and without previous cardiac surgery. Circulation. 2004;110:II237-42.
32. Bossone E, et al. Coronary artery involvement in patients with acute type A aortic dissection: Clinical characteristics and in-hospital outcomes. J Am Coll Card. 2003;41S:235.
33. Bossone E, Rampoldi V, Nienaber CA, et al. Usefulness of pulse deficit to predict in-hospital complications andmortality in patients with acute type A aortic dissection. Am J Cardiol. 2002; 89:851-5.
34. Mehta R, O'Gara P, Bossone E, et al. Acute type A aortic dissection in the elderly: clinical characteristics, management, and outcomes in the current era. J Am Coll Cardiol. 2002;40:685-92.
35. X pegar com said 2014 ESC Guidelines on the diagnosis and treatment of aortic diseases. European Heart Journal (2014) 35, 2873–2926.
36. Suzuki T, et al. Diagnosis of Acute Aortic Dissection by D-Dimer: The International Registry of Acute Aortic Dissection Substudy on Biomarkers (IRAD-Bio) Experience. Circulation. 2009;119;2702-7.
37. [Internet] [acesso em]. Disponível em: http://blogdoecg.blogspot.com/2011/03/disseccao-aguda-de-aorta-x-iam.html
38. Von Kodolitsch Y, Nienaber CA, Dieckmann C, et al. Chest radiography for the diagnosis of acute aortic syndrome. Am J Med. 2004;116:73-7.
39. White RD, Lipton MJ, Higgins CB, et al. Noninvasive evaluation of suspected thoracic aortic disease by contrast-enhanced computed tomography. Am J Cardiol. 1986;57:282-90.
40. Shuford WH, Sybers RG, Weens HS. Problems in the aortographic diagnosis of dissecting aneuryms of the aorta. N Engl J Med. 1969;280:225-31.
41. Biblioteca de Ciências Médicas. [Internet] [acesso 2014 jun 26]. Disponível em: http://ciencia-atual.blogspot.com/2009/06/dissec cao-aguda-da-aorta.html
42. Nienaber CA, von Kodolitsch Y, Nicolas V, et al. The diagnosis of thoracic aortic dissection by noninvasive imaging procedures. N Engl J Med. 1993;328:1-9.
43. [Internet] [acesso em]. Disponível em: http://www.scielo.br/img/revistas/rbccv/v20n4/27925f1.jpg

44. Broome DR, Girguis MS, Baron PW, Cottrell AC, Kjellin I, Kirk GA. Gadodiamide-associated nephrogenic systemic fibrosis: why radiologists should be concerned. AJR Am J Roentgenol. 2007;188:586-92.

45. Timerman A, Serrano CV JR, Stefanini E. Tratado de Cardiologia Socesp. 2009;2:2004-9.

46. Vasile, N, Mathieu, D, Keita, K, et al. Computed tomography of thoracic aortic dissection: Accuracy and pitfalls. J Comput Assist Tomogr. 1986;10:211-5.

47. Keren A, Kim CB, Eyngorina I, et al. Accuracy of biplane and multiplane transesophageal echocardiography in diagnosis of typical acute aortic dissection and intramural hematoma. J Am Coll Cardiol. 1996;28:627-36.

48. Evangelista A, Garcia-del-Castillo H, Gonzalez-Alujas T, et al. Diagnosis of ascending aortic dissection by transesophageal echocardiography: utility of M-mode in recognizing artifacts. J Am Coll Cardiol. 1996;27:102-7.

49. Erbel R, Alfonso F, Boileau C, et al. Diagnosis and management of aortic dissection. Eur Heart J. 2001;22:1642-81.

50. Penn MS, Smedira N, Lytle B, Brener SJ. Does coronary angiography before emergency aortic surgery affect in-hospital mortality? J Am Coll Cardiol. 2000; 35:889-94.

51. Tsai TT, Evangelista A, Nienaber CA, et al. Partial thrombosis of the false lumen in patients with acute type B aortic dissection. N Engl J Med. 2007;357:349-59.

52. Isselbacher EM, Cigarroa JE, Eagle KA. Cardiac tamponade complicating proximal aortic dissection. Is pericardiocentesis harmful? Circulation. 1994;90:2375-8.

53. Rizzo RJ, Aranki SF, Aklog L. Rapid noninvasive diagnosis and surgical repair of acute ascending aortic dissection. J Thorac Cardiovasc Surg. 1994;108:567-74.

54. Nienaber CA, Eagle KA. Aortic dissection: new frontiers in diagnosis and management: Part I: from etiology to diagnostic strategies. Circulation. 2003;108:628-35.

55. Mehta RH, Suzuki T, Hagan PG, et al. Predicting death in patients with acute type A aortic dissection. Circulation. 2002;105:200-6.

56. A Diretrizes para o tratamento cirúrgico das doenças da aorta da Sociedade Brasileira de Cirurgia Cardiovascular - Atualização 2009 Rev Bras Cir Cardiovasc 2009; 24(2) Suplemento: 7s-34s Editores: Luciano Cabral ALBUQUERQUE1, Domingo Marcolino BRAILE2, José Honório PALMA3, Eduardo Keller SAADI4,Rui Manuel Sequeira de ALMEIDA5. Revisores: Walter José GOMES6, Enio BUFFOLO.

57. Eggebrecht H, Nienaber CA, Neuhauser M, et al. Endovascular stent-graft placement in aortic dissection: a meta-analysis. Eur Heart J. 2006;27:489-98.

58. Kusagawa H, Shimono T, Ishida M, et al. Changes in false lumen after transluminal stent-graft placement in aortic dissections: six years' experience. Circulation. 2005;111:2951-7.

59. Slonim SM, Miller DC, Mitchell RS, et al. Percutaneous balloon fenestration and stenting for life-threatening ischemic complications in patients with acute aortic dissection. J Thorac Cardiovasc Surg. 1999;117:1118-26.

60. Suzuki T, Mehta RH, Ince H, et al. Clinical profiles and outcomes of acute type B aortic dissection in the current era: lessons from the International Registry of Aortic Dissection (IRAD). Circulation. 2003;108(Suppl 1):II312-7.

61. DeSanctis RW, Doroghazi RM, Austen WG, Buckley MJ. Aortic dissection. N Engl J Med. 1987;317:1060-7.

62. Movsowitz, HD, Levine, RA, Hilgenberg, AD, Isselbacher, EM. Transesophageal echocardiographic description of the mechanisms of aortic regurgitation in acute type A aortic dissection: Implications for aortic valve repair. J Am Coll Cardiol. 2000;36:884.

63. Umana JP, Lai DT, Mitchell RS, et al. Is medical therapy still the optimal treatment strategy for patients with acute type B aortic dissections? J Thorac Cardiovasc Surg. 2002;124:896-910.

64. Nienaber CA, et al. Randomized Comparison of Strategies for Type B Aortic Dissection. The INvestigation of STEnt grafts in Aortic Dissection (INSTEAD) Trial. Circulation. 2009;120:2519-28.

65. Hudorović N et al. The vascular hybrid room – operating room of the future, Acta Clin Croat 2010; 49:289-298.

66. Rosset E, et al., Hybrid Treatment of Thoracic, Thoracoabdominal, and Abdominal Aortic Aneurysms: A Multicenter Retrospective Study, European Journal of Vascular and Endovascular Surgery (2014), http://dx.doi.org/10.1016/j.ejvs.2014.02.013

67. Murad H, Murad FF. A cirurgia endovascular e as salas hibridas. Rev. Col. Bras. Cir. 2012; 39(1): 001-002.

68. Joh JH et al. Simultaneous hybrid revascularization for symptomatic lower extremity arterial occlusive disease. Experimental and Therapeutic Medicine 7: 804-810, 2014.

69. Moulakakis KG et al. A systematic review and meta-analysis of hybrid aortic arch replacement. Ann Cardiothorac Surg 2013;2(3):247-260. doi: 10.3978/j.issn.2225-319X.2013.05.06

70. Clough RE, Lotfi S, Powell J, Lee A, Taylor PR. Hybrid aortic arch repair. Ann Cardiothorac Surg 2013;2(3):300-302. doi: 10.3978/j.issn.2225-319X.2013.05.10

71. Coselli J, Green S. Evolution of Aortic Arch Repair. Texas Heart Institute Journal. Volume 36, Number 5, 2009.

72. Preventza O, Aftab M, Coselli J. Hybrid techniques for complex aortic arch surgery. Texas Heart Institute Journal. Volume 40, Number 5, 2013.

73. Ingrund JC et al. Tratamento híbrido das doenças complexas da aorta torácica. Rev Bras Cir Cardiovasc. 2010; 25(3): 303-310.

74. Chan YC et al. Supra-aortic hybrid endovascular procedures for complex thoracic aortic disease: Single center early to midterm results. Journal of Vascular Surgery, Volume 48, Number 3, 2008.

75. Andersen N et al. Results with an Algorithmic Approach to Hybrid Repair of the Aortic Arch. J Vasc Surg. 2013 March ; 57(3): 655–667. doi:10.1016/j.jvs.2012.09.039.

76. Greenberg R et al. Hybrid Approaches to Thoracic Aortic Aneurysms: The Role of Endovascular Elephant Trunk Completion. Circulation October 25, 2005. DOI: 10.1161/CIRCULATIONAHA.105.552398

77. Novero ER et al. Tratamento endovascular das doenças da aorta torácica: análise dos resultados de um centro. Radiol Bras. 2012 Set/Out;45(5):251–258.

78. Azizzadeh A et al. The hybrid elephant trunk procedure: A single-stage repair of an ascending, arch, and descending thoracic aortic aneurysm. J Vasc Surg 2006;44:404-7.

79. Kpodonu J et al. A Novel Technique of Deployment of a Thoracic Endograft in the Hybrid Treatment of a Patient with Thoracoabdominal Aneurysm. Ann Thorac Surg 2008;85:666–8

80. Pacini D et al. Hybrid Repair of Thoracoabdominal Aneurysm: A Two-Stage Approach. Ann Thorac Surg 2013;96:1496–8

81. Metzger PB et al. Tratamento híbrido das doenças do arco aórtico. Rev Bras Cir Cardiovasc. DOI: http://dx.doi.org/10.5935/1678-9741.20140056. No prelo.

82. Isselbacher EM. Dissection of the descending thoracic aorta: looking into the future. J Am 46. Coll Cardiol. 2007;50:805-7.

83. Tsai TT, Evangelista A, Nienaber CA, et al. Long-term survival in patients presenting with type A acute aortic dissection: insights from the International Registry of Acute Aortic Dissection (IRAD). Circulation. 2006;114:I350-6.

84. Sabik JF, Lytle BW, Blackstone EH, et al. Long-term effectiveness of operations for ascending aortic dissections. J Thorac Cardiovasc Surg. 2000;119:946-62.

85. Halstead JC, Meier M, Etz C, et al. The fate of the distal aorta after repair of acute type A aortic dissection. J Thorac Cardiovasc Surg. 2007;133;127-35.

86. Chiappini B, Schepens M, Tan E, et al. Early and late outcomes of acute type A aortic dissection: analysis of risk factors in 487 consecutive patients. Eur Heart J, 2005;26:180-6.

87. Neya K, Omoto R, Kyo S, et al. Outcame of Stanford type B acute aortic dissection. Circulation. 1992;86:II1-7.

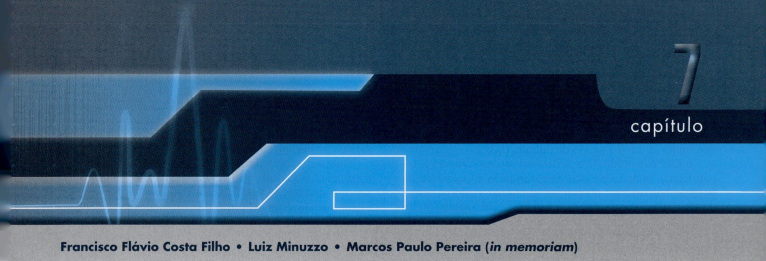

Francisco Flávio Costa Filho • Luiz Minuzzo • Marcos Paulo Pereira (*in memoriam*)

Edema Agudo Pulmonar

INTRODUÇÃO

Em 1834, Laennec já definia Edema Agudo de Pulmão desta forma: "Edema do pulmão é a infiltração de soro dentro do parênquima desse órgão, em intensidade suficiente para diminuir sua permeabilidade ao ar e sua respiração".[1]

Pode estar associado a uma variedade de condições clínicas, como doenças cardiovasculares, renais e pulmonares; trauma torácico ou não torácico; infecções; broncoaspiração; choque; além de outras causas mais raras.[1]

Sabe-se, atualmente, que, em uma situação normal e de acordo com a teoria de Starling, o transudado se desloca continuamente do leito capilar pulmonar para o espaço intersticial dependendo da diferença entre pressões hidrostáticas e oncóticas desses territórios, assim como da permeabilidade da membrana capilar.[2] Complementando esse processo fisiológico, os vasos linfáticos removem o ultrafiltrado do espaço intersticial de volta para o sistema circulatório, evitando o acúmulo excessivo de líquido no interstício e espaço alveolar (Figura 7.1).[3]

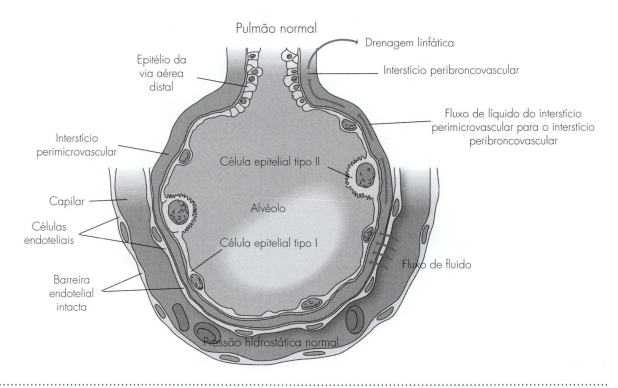

■ **Figura 7.1** Movimento de fluidos em um pulmão normal.[3]
Adaptada de Ware *et al*.

A ruptura desse equilíbrio fisiológico entre pressões e permeabilidade capilar, seja por grande elevação no componente hidrostático vascular ou pelo aumento na permeabilidade da barreira endotelial, pode gerar acúmulo de líquido no parênquima e no alvéolo (Figura 7.2).[4] Clinicamente, quando se apresenta com início agudo e difuso, denomina-se edema agudo de pulmão (EAP).[3]

O EAP é dividido de acordo com seu mecanismo fisiopatológico. Quando ele ocorre secundário ao aumento na pressão hidrostática do capilar pulmonar (valores acima de 18 mmHg), é classificado como EAP cardiogênico ou hidrostático. O termo "cardiogênico" é destinado aos casos em que o aumento da pressão do capilar pulmonar foi secundário a uma cardiopatia (estenose mitral ou disfunção sistólica de ventrículo esquerdo, por exemplo). Já o termo "hidrostático" é mais abrangente, refere-se a todos os casos de EAP com elevação de pressão hidrostática, podendo ser secundária a uma cardiopatia ou não. Exemplos nos quais EAP hidrostático ocorre sem uma cardiopatia associada é a crise hipertensiva e o *status* hipervolêmico.

O segundo tipo fisiopatológico de edema pulmonar ocorre por aumento na permeabilidade da membrana do capilar a proteínas. Nesse processo, há extravasamento de macromoléculas proteicas do intra para o extravascular. Consequentemente, ocorre diminuição do gradiente oncótico, favorecendo o acúmulo de líquido no espaço intersticial. Isso ocorre na ausência de aumento da pressão das câmaras cardíacas esquerdas e na do capilar pulmonar, sendo classificado como EAP não cardiogênico.[3]

Tanto o edema pulmonar cardiogênico quanto o não cardiogênico são emergências médicas, visto que, por causar um quadro de insuficiência respiratória hipoxêmica aguda, se não diagnosticados e tratados de maneira oportuna, podem levar à morte.[5,6]

Estima-se que, anualmente, um milhão de pacientes são internados por EAP cardiogênico nos Estados Unidos, com uma mortalidade hospitalar de 10 a 20%, especialmente quando associado a infarto agudo do miocárdio (IAM).[7]

Acerca do EAP não cardiogênico, um estudo prospectivo de coorte americano estimou a incidência das duas principais formas desse tipo de edema: a lesão pulmonar aguda (LPA) e a síndrome do desconforto respiratório agudo (SDRA). Foi concluído que a incidência anual de LPA e de SDRA é, respectivamente, 86 e 65 casos para cada 100.000

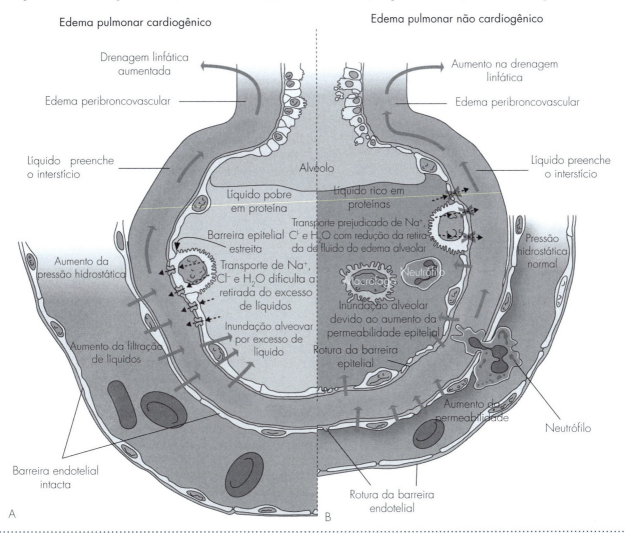

■ **Figura 7.2** (**A**) Movimento de fluidos no edema agudo pulmonar cardiogênico. (**B**) Movimento de fluidos no edema pulmonar não cardiogênico.[3]

Adaptada de Ware *et al*.

habitantes.[8] Outro estudo revelou que, em unidades de terapia intensiva, até 15% dos pacientes admitidos preenchem critérios para LPA ou SDRA.[9,10] Está associada a uma taxa de mortalidade hospitalar de até 65%.[11]

Este capítulo abordará essa importante síndrome clínica no contexto das emergências cardiovasculares. Dar-se-á ênfase na diferenciação dos dois tipos fisiopatológicos, assim como na abordagem terapêutica, principalmente das causas relacionadas às doenças cardiovasculares, tema principal deste tratado.

DIAGNÓSTICO CLÍNICO

As apresentações clínicas dos tipos de edema pulmonar, cardiogênico e não cardiogênico, são semelhantes, sendo, na maioria das vezes, difícil diferenciá-las analisando apenas o exame físico e a radiografia de tórax.[3]

O paciente, classicamente, queixa-se de dispneia importante e tosse seca ou produtiva. Ao exame físico, observa-se taquipneia e sinais de estimulação simpática, como taquicardia e ansiedade. À ausculta pulmonar evidenciam-se, invariavelmente, crepitações difusas, muitas vezes acometendo todo o território pulmonar, inclusive os ápices. A hipoxemia é fácil de ser evidenciada com o uso da oximetria de pulso. A radiografia torácica revela um infiltrado pulmonar difuso.[6] A Figura 7.3 exemplifica o padrão radiológico dos dois tipos de edema pulmonar.

Maior dificuldade, entretanto, pode existir quando o paciente chega ao pronto-socorro em parada cardiorrespiratória (PCR), e não se dispõe de dados da história clínica.

Constatado que se trata de uma insuficiência respiratória hipoxêmica por EAP, resta o desafio de definir se o componente gerador é cardiogênico/hidrostático ou não cardiogênico. Tal discernimento é importante, visto que as estratégias terapêuticas são diferentes. Para isso, inicialmente, a história clínica deve ser direcionada na tentativa de confirmar ou descartar as causas mais comuns de EAP.[13]

DIAGNÓSTICO ETIOLÓGICO

Edema agudo pulmonar cardiogênico ou hidrostático

As causas mais comuns de EAP cardiogênico são isquemia miocárdica com ou sem infarto agudo, exacerbação de insuficiência cardíaca (IC) sistólica ou diastólica e disfunção de valva mitral ou aórtica.

Por isso, dados na história clínica que sugiram uma síndrome coronariana aguda (angina aos esforços, sudorese, equivalentes anginosos) associada a indícios de isquemia ao eletrocardiograma (ECG) devem ser buscados. Nessa situação, além de sugerir a forma cardiogênica, impõe-se que, paralelamente ao tratamento do edema pulmonar, se tomem atitudes específicas para a síndrome coronariana aguda, como antiagregação plaquetária, anticoagulação e intervenção percutânea (ver capítulo específico sobre o tema).

Relato de ortopneia e dispneia paroxística noturna também fala a favor de quadro cardiogênico. Sopros cardíacos à ausculta podem estar associados à doença valvar aórtica ou mitral.[3]

Outros achados do exame físico que sugerem etiologia cardiogênica são presença de ritmo de galope, terceira bulha, turgência jugular patológica e edema em membros inferiores, apesar de esses últimos serem menos específicos.

Como já foi citado anteriormente, é importante lembrar que a presença de elevação nas pressões de câmaras cardíacas esquerdas e no capilar pulmonar não obrigatoriamente significa que se trata de uma patologia cardí-

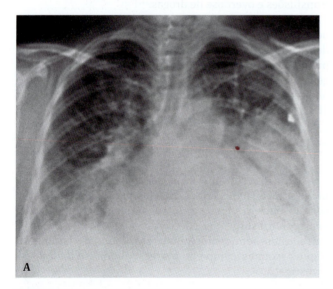

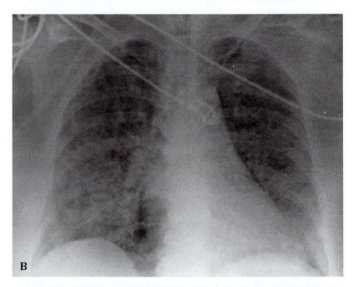

■ **Figura 7.3 (A)** Radiografia de tórax anteroposterior de edema pulmonar cardiogênico secundário à dupla lesão mitral reumática.[12] **(B)** Radiografia de tórax anteroposterior de edema pulmonar não cardiogênico secundário à síndrome do desconforto respiratório agudo.[11]
Adaptada de Woolley et al.[12]
Adaptada de Levy et al.[11]

aca primária. Uma variedade de condições pode causar edema pulmonar devido à elevação dessas pressões, na ausência de doença estrutural cardíaca, e essas condições devem ser lembradas como hipóteses diagnósticas. Por exemplo, sobrecarga volêmica após a infusão maciça de cristaloides ou hemoderivados, crise hipertensiva (ver Capítulo 5), estenose de artéria renal ou insuficiência renal avançada são causas de EAP com elevação da pressão do capilar pulmonar hidrostática na ausência de doença cardíaca primária.[14]

Edema agudo pulmonar não cardiogênico

A maioria dos casos de edema pulmonar não cardiogênico deve-se à lesão pulmonar aguda (LPA) e à síndrome do desconforto respiratório agudo (SDRA).

Nesses pacientes, as queixas iniciais são referentes à condição clínica adjacente que levou à lesão pulmonar. É importante questionar sobre febre, episódios de aspiração de conteúdo gástrico (convulsões, perda de consciência, sequelas neurológicas), politraumatismo, transfusões sanguíneas, viagens a áreas endêmicas etc.

A primeira descrição desse tipo distinto de insuficiência respiratória hipoxêmica, com acometimento difuso e bilateral, foi na década de 1960.[15] Médicos militares, trabalhando em hospitais de guerra no Vietnã, descreveram essa "nova" entidade como "pulmão de choque" (lung shock). Nesse mesmo período, médicos clínicos urbanos passaram a descrever outra síndrome hipoxêmica de características semelhantes ao "pulmão de choque", como síndrome da angústia respiratória do adulto. Posteriormente, observou-se que pessoas de qualquer idade poderiam desenvolver essa síndrome, que passou a ser chamada de síndrome do desconforto respiratório agudo.

Em 1994, o consenso euro-americano para LPA/SDRA normatizou e criou os critérios obrigatórios para o diagnóstico.[16]

A partir de então, é necessária a presença de todas as quatro características abaixo, em paciente que esteja sob risco de desenvolver SDRA e não tenha história de doença pulmonar crônica prévia, para que o diagnóstico de LPA seja feito:

- Início agudo;
- Infiltrado radiológico bilateral;
- Ausência de evidência de pressão atrial esquerda elevada (pressão capilar pulmonar < 18 mmHg);
- Razão entre pressão parcial de oxigênio (PaO_2) no sangue arterial e a fração de oxigênio inspirada (FiO_2) entre 201 e 300 mmHg.

Para o diagnóstico de SDRA, fazem-se necessários os mesmos critérios, com exceção da relação PaO_2/FiO_2, que deve ser menor ou igual a 200 mmHg (Tabela 7.1).

Embora mais de sessenta condições clínicas e cirúrgicas já tenham sido descritas como possíveis causas de LPA/SDRA (Tabela 7.2), mais de 80% dos casos estão relacionados a um grupo pequeno de doenças. Algumas acarretam lesão pulmonar de forma direta, como a aspiração conteúdo gástrico e pneumonia, outras a causam de forma indire-

Tabela 7.1 Critérios diagnósticos de SDRA e LPA.

Oxigenação	Início	Radiografia de tórax	Ausência de hipertensão atrial esquerda
LPA: PaO_2/FiO_2 ≤ 300 mmHg SDRA: PaO_2/FiO_2 ≤ 200 mmHg	Agudo	Infiltrado alveolar ou intersticial bilateral	POAP ≤ 18 mmHg ou ausência de evidência clínica de elevação da pressão do átrio esquerdo

SDRA (Síndrome do Desconforto Respiratório Agudo); LPA (Lesão Pulmonar Aguda); PaO_2 (Pressão Parcial de Oxigênio); FiO_2 (Percentual de Oxigênio Inspirado); mmHg (Milímetro de Mercúrio); POAP (Pressão de Oclusão da Artéria Pulmonar).

Adaptada de Levy et al.

Tabela 7.2 Situações clínicas associadas à síndrome do desconforto respiratório agudo.

Lesão pulmonar direta	Lesão pulmonar indireta

■ Pneumonia
■ Aspiração de conteúdo gástrico
■ Quase afogamento
■ Lesão por inalação de substâncias tóxicas
	■ Sepse
	■ Trauma grave
	  ■ Múltiplas fraturas ósseas
	  ■ Tórax instável
	  ■ Traumatismo craniano
	  ■ Grandes queimados
	■ Politransfusão
	■ Overdose de drogas
	■ Pancreatite
	■ Pós-operatório de cirurgia cardíaca

SDRA (Síndrome do Desconforto Respiratório Agudo).

Adaptada de Levy et al.

ta, como a sepse grave (50% dos casos), trauma, múltiplas transfusões e overdose de drogas.[11, 17]

Além da LPA/SDRA, outras condições mais raras também são capazes de causar EAP não cardiogênico. Muitas delas ainda sem mecanismo fisiopatológico definido: edema pulmonar associado à alta altitude, edema pulmonar neurogênico, edema de reexpansão pulmonar, reperfusão pulmonar, toxicidade por salicilato, embolia pulmonar, infecções virais (hantavirose, dengue, H1N1, enterovirus 71 etc.).[18]

EXAMES COMPLEMENTARES

Como descrito anteriormente, apesar de a história clínica fornecer importantes indícios para a caracterização correta entre a etiologia do edema agudo como cardiogênico/hidrostático ou não cardiogênico, a diferenciação entre estes nem sempre pode ser definida claramente. Alguns exames complementares podem auxiliar nessa investigação.

Eletrocardiograma

Na investigação complementar, o eletrocardiograma (ECG) deve ser realizado e interpretado logo após a admissão.

Alterações no segmento ST, novo BRE ou alterações da onda T podem sugerir um quadro de isquemia cardíaca. O ECG também pode ser útil no diagnóstico de taquiarritmias (fibrilação atrial) ou bradiarritmias (bloqueios avançados), que podem estar contribuindo para a diminuição do débito cardíaco.

A pesquisa por doenças cardíacas prévias também pode ser realizada com o ECG, que pode demonstrar sinais sugestivos de sobrecarga ventricular esquerda, estenose mitral, insuficiência ou estenose aórtica.[3]

Radiografia de tórax

Apesar de muitas vezes ser impossível definir se o edema é de origem cardiogênica ou não cardiogênica apenas pela radiografia de tórax, algumas características são úteis nessa diferenciação. A presença de uma área cardíaca aumentada, linhas B de Kerley, derrame pleural e o predomínio de opacidade nas zonas centrais dos pulmões, poupando a periferia, classicamente descrito como "asa de borboleta", além da cefalização da trama vascular, sugerem a forma cardiogênica ou hidrostática.

É importante ressaltar que em aproximadamente 2% dos pacientes o EAP cardiogênico apresenta-se à radiografia de tórax com edema unilateral. Essa forma menos comum de apresentação está mais associada à insuficiência mitral importante (Figura 7.4).[19]

Na LPA/SDRA, entretanto, o infiltrado é tipicamente alveolar bilateral.[20] Nessa entidade, o infiltrado não necessita ser difuso ou intenso, basta ser bilateral que já se configura como um dos critérios para o diagnóstico.[21]

A Tabela 7.3 ilustra características radiográficas que auxiliam na definição do diagnóstico.

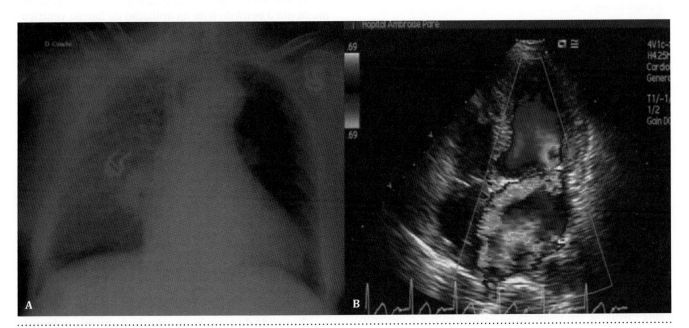

Figura 7.4 (A) Radiografia de tórax. Edema agudo de pulmão unilateral à direita. **(B)** Ecocardiograma. Corte apical de quatro câmaras do mesmo paciente mostrando regurgitação mitral importante.[19]
Adaptada de Attias et al.

Tabela 7.3 Características radiográficas que podem auxiliar na diferenciação do edema agudo pulmonar cardiogênico do não cardiogênico.[3]

Característica radiográfica	Edema cardiogênico	Edema não cardiogênico
Área cardíaca	Tamanho normal ou aumentado	Frequentemente normal
Largura do pedículo vascular*	Tamanho normal ou aumentado	Frequentemente normal
Distribuição vascular	Balanceado ou invertido	Frequentemente normal
Derrame pleural	Central	Desigual ou periférico
Espessamento peribrônquico	Presente	Frequentemente ausente
Linhas septais	Presentes	Frequentemente ausente
Broncograma aéreo	Normalmente ausente	Frequentemente ausente

*A largura do pedículo vascular é determinada desenhando uma linha perpendicular do ponto em que a artéria subclávia esquerda sai do arco aórtico até o ponto em que a veia cava superior cruza com o brônquio fonte direito. Um pedículo vascular maior que 70 mm em uma radiografia de tórax anteroposterior é considerado aumentado compatível com aumento do volume intravascular.[22]
Adaptada de Ware et al.

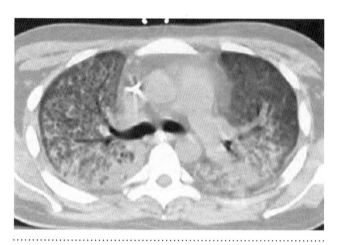

Figura 7.5 Tomografia de tórax de fase inicial da síndrome do desconforto respiratório agudo evidenciando predomínio de edema alveolar e atelectasias em áreas pendentes do pulmão.[11]
Adaptada de Levy et al.

Na LPA/SDRA, imagens tomográficas demonstram infiltrados intersticiais e alveolares mais densos nas zonas dependentes do pulmão (Figura 7.5).

Exames laboratoriais

Entre os exames úteis ao diagnóstico, a elevação da troponina cardíaca (T ou I) pode sugerir lesão em miócitos, entretanto, seus valores séricos podem estar aumentados em pacientes com sepse grave na ausência de síndrome coronariana aguda.[23]

O peptídeo natriurético cerebral (*brain natriuretic peptide*) (BNP) já é bem estabelecido como ferramenta útil na avaliação diagnóstica e prognóstica do paciente com IC crônica.[24] Atualmente, tem sido exaustivamente estudado como potencial método não invasivo para a diferenciação do edema pulmonar cardiogênico/hidrostático do não cardiogênico.[25]

O BNP é secretado predominantemente pelos ventrículos cardíacos em resposta ao estiramento e à elevação das pressões intracardíacas. Em pacientes com IC, seus níveis estão relacionados com a pressão diastólica final do ventrículo esquerdo e com a pressão de oclusão do capilar pulmonar.[26]

De acordo com o painel do consenso do BNP 2004,[27] o valor de BNP abaixo de 100 pg/dL indica ser improvável tratar-se de insuficiência cardíaca (valor preditivo negativo > 90%), enquanto valores acima de 500 pg/dL indicam a presença de IC (valor preditivo positivo > 90%). Entretanto, valores intermediários (entre 100 e 500 pg/dL) mostraram-se com pouco valor discriminatório.

Além disso, a validação inicial com os valores de normalidade para o BNP ocorreu em pacientes ambulatoriais e em departamento de emergência com quadro de dispneia.[26, 28] A extrapolação desses resultados para pacientes críticos, internados em UTI, deve ser realizada com cautela. Outros fatores, como diminuição do *clearence* renal, sobrecarga de ventrículo direito ou embolia pulmonar, podem elevar os valores séricos do BNP nessa população sem ter relação com insuficiência ventricular esquerda.[29]

Um estudo de coorte prospectivo com 54 pacientes internados em UTI por insuficiência respiratória aguda concluiu que a dosagem sérica de BNP, quando comparada à pressão do capilar pulmonar e ao ecocardiograma, não conseguiu diferenciar LPA/SDRA de EAP cardiogênico.[25]

Nesse estudo, observou-se que os pacientes com LPA/SDRA tinham níveis mais baixos de BNP (496 ± 439 *versus* 747 ± 476 pg/mL, $p = 0{,}05$). Considerando o valor de corte do BNP de 100 pg/dL, tinha uma especificidade alta (95,2%), porém uma sensibilidade baixa (27,3%) para o diagnóstico de LPA/SDRA.

Dessa forma, considera-se que na maioria dos casos a dosagem do BNP não consegue discernir entre o tipo fisiopatológico do edema, porém pode ser útil quando revela valores inferiores a 100 pg/dL.[3]

Ecocardiografia

O ecocardiograma bidimensional é uma ferramenta muito útil à beira do leito na avaliação da função ventricular e da funcionalidade das valvas cardíacas.[30]

O ecocardiograma também se mostrou útil na estimativa da pressão capilar pulmonar. Um estudo demonstrou que, em até 86% dos casos, a avaliação do ecocardiograma foi compatível com a avaliação por cateter de artéria pulmonar (Swan Ganz) em pacientes críticos.[31] Dessa forma, a avaliação ecocardiográfica deve ser a primeira medida quando história, exames laboratoriais e radiografia de tórax não esclarecem a origem do EAP.[3]

Apesar disso, não se pode excluir uma etiologia cardiogênica apenas com base em um ecocardiograma com função ventricular contrátil normal. A disfunção diastólica pode estar presente em um paciente com função ventricular esquerda preservada.[32] A utilização do ecocardiograma tissular tem diminuído essa limitação do método. Maiores detalhes podem ser vistos no capítulo específico do papel do ecocardiograma na emergência cardiovascular.

Cateter de artéria pulmonar (Swan Ganz)

A medida de pressão de oclusão da artéria pulmonar (POAP), com a cateterização da artéria pulmonar, é considerada o padrão-ouro na definição do tipo fisiopatológico do edema pulmonar.[33] Valores da POAP acima de 18 mmHg sugerem edema pulmonar cardiogênico ou hidrostático. Apesar disso, inúmeros estudos indicam que não há benefício no uso rotineiro do cateter de Swan Ganz para determinação do diagnóstico ou manejo de um paciente com LPA ou SDRA.[34] Não obstante, a cateterização da artéria pulmonar deve ser considerada quando não se consegue definir o tipo fisiopatológico de edema pulmonar apenas com o uso da avaliação clínica, radiografia, BNP e ecocardiograma.[32]

TRATAMENTO

Neste tópico, será abordado o manejo terapêutico do paciente com edema agudo pulmonar. Dar-se-á maior ênfase às medidas relacionadas ao tratamento do EAP cardiogênico/hidrostático por estar relacionado a doenças cardiovasculares, tema principal deste tratado.

Tratamento do edema pulmonar cardiogênico ou hidrostático

Algumas medidas devem ser tomadas assim que o paciente dá entrada na sala de emergência. Dentre elas, destacam-se:

- Assegurar uma via aérea com aporte de oxigênio e ventilatório adequados, assim como monitorização com oximetria de pulso;
- Avaliação dos sinais vitais, em especial determinar a presença de hipotensão ou hipertensão arterial;
- Monitorização cardíaca contínua;
- Acesso venoso periférico calibroso;
- Posicionar o paciente sentado com as pernas pendentes para reduzir o retorno venoso;
- Monitorização do débito urinário com sonda vesical de demora, se for necessário.

Uma vez definido tratar-se de componente cardiogênico/hidrostático, medidas iniciais de tentativa de estabilização do quadro de insuficiência respiratória devem ser tomadas paralelamente à investigação etiológica.

Os três pilares para adequado manejo do quadro são: oxigenioterapia, diuréticos e vasodilatadores.

Oxigenoterapia

A atualização de 2009 do consenso do *American College of Cardiology and American Heart Association* (ACC/AHA) para IC[35] recomenda uso de oxigenioterapia para alívio dos sintomas associados à hipoxemia. Inicialmente, deve ser ofertado oxigênio suplementar por cateter nasal ou máscara de Venturi. Não havendo resposta a essa estratégia inicial, ou na presença de acidose respiratória, pode-se fazer uso da ventilação mecânica não invasiva (VNI) com CPAP (*continuous positive air pressure*) ou o BiPAP (*bilevel positive air pressure*)[35] (Figura 7.6).

Em 2006, uma metanálise avaliou 23 estudos, totalizando aproximadamente 300 pacientes, e concluiu que a utilização do CPAP reduziu significativamente a mortalidade hospitalar ($p = 0,015$) e a necessidade de intubação orotraqueal ($p = 0,003$) quando comparado o uso de máscara com oxigênio apenas (Figura 7.7). Já o uso do BiPAP, apesar de também reduzir a necessidade de intubação orotraqueal ($p = 0,02$), não apresentou diminuição significativa na mortalidade ($p = 0,11$) em relação à terapia convencional. Quando comparados, os modos de ventilação não invasiva CPAP e BiPAP não se mostraram diferentes quanto à mortalidade hospitalar ($p = 0,38$) nem quanto à necessidade de ventilação mecânica invasiva ($p = 0,86$).[38,39-49]

Entre os efeitos fisiológicos do CPAP estão aumento do débito cardíaco, maior oferta de oxigênio, melhora da capacidade funcional residual ventilatória, diminuição do esforço para respirar e diminuição da pós-carga do ventrículo esquerdo.[50-53]

Um estudo randomizado com 1.069 pacientes, publicado após essa metanálise, comparando a VNI com o tratamento convencional demonstrou melhora nos parâmetros clínicos com o uso da pressão positiva, porém sem redução da mortalidade ou necessidade de intubação.[54]

Nos pacientes com IAM e EAP, há controvérsias quanto ao uso da VNI. Um estudo observou aumento de infarto com uso do BiPAP em relação ao CPAP.[55] Entretanto, esse estudo tinha uma pequena casuística, e seus resultados não conseguiram ser reproduzidos.

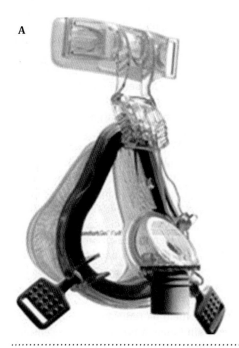
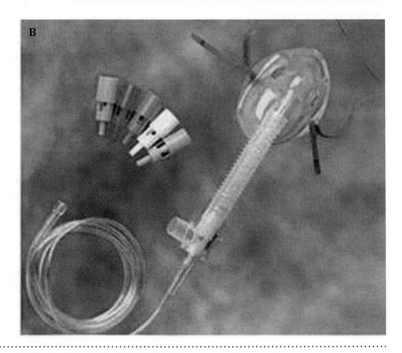

■ **Figura 7.6** (A) Máscara de Venturi.[36] (B) Máscara facial para ventilação não invasiva.[37]

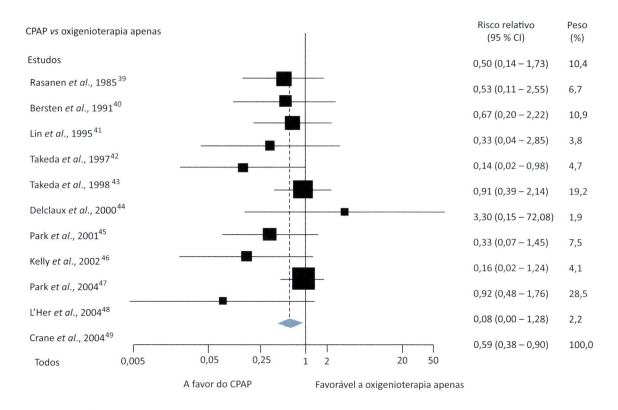

Figura 7.7 Efeito do CPAP na mortalidade hospitalar do edema agudo de pulmão cardiogênico.[38]
CPAP (*Continuous Positive Air Pressure*), IC (Intervalo de Confiança).
Adaptada de Peter *et al.*

Tabela 7.4 Contraindicações ao suporte mecânico respiratório não invasivo.[24]

Contraindicações absolutas
▪ Falência respiratória
▪ Instabilidade hemodinâmica
▪ Rebaixamento do nível de consciência (inabilidade em proteger via aérea)
▪ Secreção excessiva, tosse ineficaz
▪ Agitação ou falta de cooperação
▪ Inabilidade em se adequar à máscara
▪ Cirurgia de vias aéreas superiores ou esofágica
Contraindicações relativas
▪ Síndrome coronariana aguda
▪ Gravidez
▪ Cirurgia gástrica

Adaptada de Montera *et al.*

Apesar desses questionamentos, a atual diretriz brasileira[24] e americana[35] para IC aguda recomenda a utilização da VNI para os pacientes com EAP cardiogênico que foram refratários à suplementação de oxigênio com máscara de Venturi, na ausência de contraindicações. A Tabela 7.4 ilustra as contraindicações para o uso da VNI.

Diuréticos

Pacientes com EAP associado à elevação na pressão do capilar pulmonar geralmente se encontram com sobrecarga hídrica. Mesmo em situações em que esse edema ocorre sem uma sobrecarga importante de volume (crise hipertensiva, insuficiência aórtica ou mitral aguda), a retirada de líquido do intravascular com o uso de diurético pode aliviar sintomas e melhorar a oxigenação.[14]

Não há estudos controlados nem randomizados avaliando a eficácia e segurança do uso dos diuréticos no EAP cardiogênico, porém a experiência observacional mostra que essa estratégia traz alívio aos sintomas congestivos.[14]

A atualização de 2009 do consenso da ACC/AHA para IC recomenda que pacientes admitidos no departamento de emergência com importante sobrecarga hídrica devem receber diuréticos sem atraso.[35]

Nesse contexto, a administração intravenosa (IV) é melhor do que a oral em virtude de sua melhor biodisponibilidade e seu efeito venodilatador precoce. A dose inicial habitual é de 40 mg de furosemida IV com pico de ação entre vinte e trinta minutos. Essa dose deve ser individualizada de acordo com cada paciente. Os pacientes que já faziam uso crônico de diurético devem receber uma dose inicial maior. De uma maneira prática, esses pacientes devem receber IV pelo menos equivalente ao que recebiam oral. Por exemplo, fazer 80 mg de furosemida IV para os que já faziam uso de 80 mg oral.[35]

Acredita-se que, por meio da redução do volume intravascular, os diuréticos diminuem a pressão venosa central e do capilar pulmonar. A furosemida também tem um efeito "semelhante à morfina" no contexto do EAP cardiogênico, uma vez que causa venodilatação e diminuição da pressão capilar pulmonar antes mesmo de iniciar seu efeito diurético.[56]

A redução das pressões de enchimento das câmaras direitas e esquerdas com o uso do diurético, frequentemente, está associada a uma melhora no volume sistólico e no débito cardíaco.[57]

Entretanto, observa-se que, em alguns pacientes, o uso do diurético pode causar hipotensão sintomática associada à diminuição do débito cardíaco. Pacientes com função sistólica preservada com alguma patologia restritiva geralmente são mais sensíveis à redução da pré-carga, necessitando de monitorização frequente da pressão arterial.[14]

Vasodilatadores

Em pacientes sem hipotensão (PAS sistólica > 90 mmHg), o uso de vasodilatadores intravenosos, como nitroglicerina, nitroprussiato de sódio ou nesiritide, pode ser benéfico no tratamento do EAP cardiogênico/hidrostático.[35]

O consenso 2010 da Associação Americana de Insuficiência Cardíaca (*Heart Failure Society of America*) (HFSA)[57] recomenda o uso da nitroglicerina e do nitroprussiato para o tratamento do EAP e de crises hipertensivas (ver Capítulo de Emergências Hipertensivas). É importante a monitorização frequente da pressão arterial e o ajuste da dose em casos de hipotensão sintomática.

A nitroglicerina é o vasodilatador mais utilizado, e sua associação com diuréticos melhora rapidamente os sintomas congestivos.[35, 57] Os nitratos reduzem as pressões de enchimento das câmaras esquerdas por meio da dilatação venosa e redução da pré-carga, primariamente. Com doses maiores, ocorre uma redução da pós-carga, elevação do volume sistólico e do débito cardíaco.[14]

Inicialmente, recomenda-se uma dose de 10-20 mcg/min., com incrementos gradativos a cada dez minutos, até uma dose máxima de 200 mcg/min.

A associação de nitrato com inibidores da fosfodiesterase 5 (PDE-5) pode causar hipotensão arterial sintomática e grave. O uso de nitrato está contraindicado nos pacientes com dor torácica que fizeram uso de sildenafil ou vardenafil nas últimas 24 horas (e por tempo maior em portadores de insuficiência renal ou hepática), assim como para os que utilizaram o tadalafil nas últimas 48 horas.[58-60]

Outro vasodilatador útil no tratamento do EAP cardiogênico é o nitroprussiato de sódio. Este atua com efeito balanceado na dilatação venosa e arterial, produzindo uma rápida redução na pressão capilar pulmonar e aumento do débito cardíaco. Em situações em que se necessita de uma rápida redução da pós-carga (insuficiência aórtica ou mitral aguda, ruptura do septo ventricular, crises hipertensivas), seu uso deve ser preferencial em relação à nitroglicerina.

Inicia-se com dose de 0,5 mcg/kg/min., ajustando a cada dez minutos, até uma dose máxima de 10 mcg/kg/min., se necessário.

A maior limitação ao nitroprussiato é seu metabolismo para cianato. O acúmulo dos metabólitos do nitroprussiato pode precipitar uma intoxicação por cianeto ou tiocianeto, potencialmente fatal. Doses acima de 400 mcg/min. não trazem benefícios vasodilatadores e aumentam o risco de intoxicação.[61]

Um terceiro vasodilatador de uso no tratamento do EAP em pacientes com IC descompensada é um análogo do BNP humano, o nesiritide. Embora esses pacientes já tenham níveis endógenos de BNP elevados, eles mantêm uma avidez maior ao sódio e uma resistência vascular periférica aumentada devido aos altos níveis de vasoconstritores endógenos. A administração de nesiritide aumenta os níveis de BNP séricos causando vasodilatação arterial e venosa.

Apesar desses benefícios na redução da pré e pós-carga, alguns estudos clínicos interrogam o impacto na mortalidade e questionam possível piora da função renal com o uso dessa droga.[62, 63] Outro ponto a se considerar sobre o uso do nesiritide refere-se a sua meia-vida prolongada, comparado-o aos outros vasodilatadores.[14] O estudo randomizado, placebo controlado, duplo cego ASCEND HF, que avaliou os benefícios desse análogo do BNP humano em relação à mortalidade, não apresentou redução na taxa de hospitalização por insuficiência cardíaca recorrente ou de morte em 30 dias.[64]

Quanto à posologia, inicialmente deve ser realizado um *bolus* IV de 2 mcg/kg, e em seguida mantêm-se infusão contínua de 0,015 a 0,030 mcg/kg por minuto com ajustes subsequentes, se necessário. Assim como os outros vasodilatadores intravenosos, é necessária uma monitorização pressórica frequente.

A Tabela 7.5 resume os efeitos hemodinâmicos e a posologia dos vasodilatadores intravenosos.

Tabela 7.5 Efeitos hemodinâmicos de agentes vasodilatadores.[24]

Agente	DC	PCP	PA	FC	Arritmia	Início da ação	Duração do efeito	Diurese	Dose
Nitroglicerina	↑	↓↓↓	↓↓	↑	Não	Rápido	Curta	#Indireto	*Iniciar com 10-20 µg/min. *Ajuste a cada 10 min. *Aumentar até 200 µg/min.
Nitroprussiato de sódio	↑↑↑	↓↓↓	↓↓↓	↑	Não	Rápido	Curta	#Indireto	*Ajuste a cada 10 min. *Dose: 0,3 a 10 µg/kg/min.
Nesiritide	↑↑	↓↓↓	↓↓	↑	Não	Rápido	Curta	#Indireto	*Bolus de 2 µg/kg + infusão de 0,015 a 0,03 µg/kg/min.

DC (Débito Cardíaco); PCP (Pressão de Capilar Pulmonar); PA (Pressão Arterial Sistêmica); FC (Frequência Cardíaca).
Adaptada de Montera *et al.*

Agentes inotrópicos

Agentes inotrópicos como dobutamina, milrinone e levosimedana podem ser úteis em pacientes com EAP cardiogênico que se apresentam com disfunção grave sistólica do ventrículo esquerdo (VE) e sinais de baixo débito. Nesses pacientes, as opções terapêuticas são reduzidas devido à pressão sistólica arterial diminuída e à resposta inadequada aos vasodilatadores e diuréticos.[65, 66]

A atualização de 2009 do consenso da ACC/AHA para IC recomenda, para pacientes com evidência de hipotensão arterial (pressão arterial sistólica < 90 mmHg) associada a hipoperfusão e sinais óbvios de elevação das pressões de enchimento cardíacas (pressão jugular elevada, pressão capilar pulmonar elevada), o uso de inotrópicos ou vasopressores para a manutenção de adequada perfusão orgânica.[35]

A monitorização cardíaca e pressórica contínua é mandatória, visto que complicações como hipotensão sintomática e taquiarritmias são frequentes.

Em pacientes com função sistólica preservada, os inotrópicos não devem ser utilizados, dando preferência a vasodilatadores, como citado anteriormente.

A dobutamina atua primariamente em receptores beta 1 adrenérgicos com mínimo efeito beta 2 e alfa 1. Os efeitos hemodinâmicos devem-se ao aumento no volume sistólico, aumento no débito cardíaco e ao modesto efeito na diminuição da resistência vascular periférica e na pressão capilar pulmonar.[67] Os efeitos adversos do uso desse simpaticomimético beta-agonista são aumento na frequência cardíaca, no consumo de oxigênio pelo miocárdio, no número de extrassístoles e no surgimento de episódios de taquicardia ventricular.[24]

Deve ser iniciada com dose de 2,5 mcg/kg por minuto com aumento gradual até 20 mcg/kg por minuto, se tolerável.

Outra droga útil nesses pacientes é o milrinone, um inibidor da fosfodiesterase que aumenta o inotropismo por inibir a degradação do AMP cíclico. Entre outros efeitos diretos estão a redução da resistência vascular sistêmica e pulmonar e o aumento da complacência distólica do VE.[68]

A dose inicial de ataque de 50 mcg/kg deve ser realizada em dez minutos seguida de manutenção com infusão contínua de 0,375 a 0,750 mcg/min.

A levosimedana atua aumentando a sensibilidade da troponina C ao cálcio intracelular, sem aumento no consumo de oxigênio pela célula. Traz aumento na contratilidade miocárdica semelhante ao atingido pelo uso da dobuta-

mina e do milrinone.[24] O estudo SURVIVE [69] comparou levosimedana com dobutamina em pacientes candidatos à utilização de agentes inotrópicos. O desfecho primário (mortalidade em 180 dias) não demonstrou diferença significativa, entretanto, a análise do subgrupo, que também fazia uso de betabloqueador, sugeriu um provável benefício da levosimedana. Apesar disso, novos estudos são necessários para definir o papel da levosimedana na redução da mortalidade.[24] A Tabela 7.6 traz a posologia dos inotrópicos utilizados em pacientes com IC aguda.

Segundo a atual diretriz brasileira para IC aguda, o paciente com EAP associado a choque cardiogênico (PA sistólica menor que 90 mmHg ou queda na PA média maior que 30 mmHg, com hipoperfusão periférica) deve, inicialmente, receber suporte hemodinâmico com dobutamina e diurético IV (Classe I, nível de evidência C). Em caso de falha nessa terapia inicial, recomenda-se a associação com vasopressores, em especial a noradrenalina (Classe IIa, nível evidência C).[24]

Morfina

A morfina tem um efeito simpaticolítico causando dilatação arteriolar e venosa, além de diminuir a ansiedade, reduzindo o esforço respiratório. Entretanto, pode causar liberação de histamina e hipotensão, devendo ser evitada em portadores de asma e em hipotensos.[70, 71]

Apesar de amplamente utilizada em unidades de pronto atendimento no tratamento do EAP, existem poucos dados na literatura demonstrando sua eficácia e segurança.[72]

Não obstante, a atual diretriz brasileira para IC aguda orienta o uso da morfina para pacientes com EAP cardiogênico. Recomenda, porém, cautela no uso desse opioide em pacientes asmáticos ou hipotensos (Classe I, nível de evidência C).[24] A dose preconizada de morfina é de 2 a 5 mg IV a cada 5 a 10 min. (dose máxima = 15 mg).

Tratamento do edema pulmonar não cardiogênico

Recentes reduções na mortalidade em pacientes com LPA/SDRA, principais causas de edema pulmonar não cardiogênico, acompanharam os avanços gerais no manejo do doente crítico.[32]

Atualmente, os principais pilares para o manejo desses pacientes são:

- Diagnosticar e tratar a doença clínica adjacente à lesão pulmonar (sepse, aspiração, trauma etc.);
- Minimizar procedimentos invasivos e suas complicações;

Tabela 7.6 Dose dos inotrópicos utilizados na insuficiência cardíaca aguda.[24]

Inotrópicos/Inodilatadores	Dose inicial (g)	Dose máxima (g)
Agonistas beta-adrenérgicos: Dobutamina	2,5 μg/kg/min. – avaliar ajuste a cada 10 min. Efeito hemodinâmico em até duas horas.	20 μg/kg/min.
Inibidores da fosfodiesterase: Milrinone	Ataque: 50 μg/kg em 10 minutos (evitar se PAS <110 mmHg – risco de hipotensão). Manutenção: 0,375 μg/kg/min. (necessidade de correção pela função renal).	0,75 μg/kg/min.
Sensibilizadores de cálcio: Levosimendana	Ataque: 6-12 μg/kg em 10 minutos (evitar se PAS <110 mmHg – risco de hipotensão). Manutenção: 0,05-0,1 μg/kg/min. por 24h.	0,2 μg/kg/min.

Adaptada de Montera et al.

- Profilaxia para tromboembolia pulmonar, sangramento gastrointestinal e infecção de cateter;
- Rápido reconhecimento de infecções nosocomiais;
- Prover suporte nutricional adequado.

Praticamente todos os pacientes que desenvolvem SDRA necessitam de ventilação mecânica invasiva na fase inicial.

A fim de definir a melhor estratégia ventilatória, um estudo multicêntrico randomizou 861 pacientes e comparou o grupo que recebeu estratégia de ventilação protetora (volume corrente inicial de 6 mL/kg) com o que recebeu a estratégia tradicional (volume corrente de 12 mL/kg). O primeiro grupo teve mortalidade hospitalar menor (31,0% versus 39,8%, p = 0,007) em relação ao segundo. Além de ventilar com um volume menor, a estratégia protetora também preconiza uma pressão de platô inferior a 30 cm de H_2O.[73]

Dentre todas as medidas já estudadas para redução da mortalidade nos pacientes com LPA/SDRA, a estratégia de ventilação protetora foi a que trouxe melhor benefício na sobrevida.[11]

Em virtude da perda do surfactante e da diminuição da complacência pulmonar, os pacientes com LPA/SDRA apresentam colabamento de alvéolos durante a expiração, gerando atelectasias cíclicas. Para evitar isso, deve-se manter uma pressão positiva no final da expiração (positive end expiratory pressure) (PEEP) entre 12 e 15 cmH_2O.[73]

Evitar balanços hídricos excessivamente positivos, com uso de diuréticos e cautela na infusão de líquidos, demonstrou ser útil. Apesar de o mecanismo do edema pulmonar estar principalmente relacionado ao aumento da permeabilidade capilar, a redução do componente hidrostático também diminui a transudação de líquidos para o parênquima. Um estudo randomizado com 1.000 pacientes internados em UTI com LPA/SDRA demonstrou que uma estratégia conservadora no manejo de líquidos foi superior à estratégia liberal. Apesar de não ter demonstrado diferença na mortalidade, os pacientes que receberam a primeira estratégia apresentaram melhores parâmetros de função pulmonar, além de menor tempo de ventilação mecânica e de internação em UTI, sem piora na função de outros órgãos.[74]

Outras estratégias, como uso de corticoide, suplementação de surfactante pulmonar, inalação de óxido nítrico, não demonstraram eficácia suficiente para se estimular seu uso rotineiro.[11]

Na Figura 7.8, segue uma forma prática de manejo terapêutico do paciente com LPA/SDRA.

Apesar dessas medidas, a mortalidade da SDRA continua elevada. Estima-se que 41 a 65% dos pacientes evoluem a óbito ainda no período hospitalar. Alguns fatores são preditores de maior risco de morte, como idade maior que 75 anos, disfunção orgânica prévia (he-

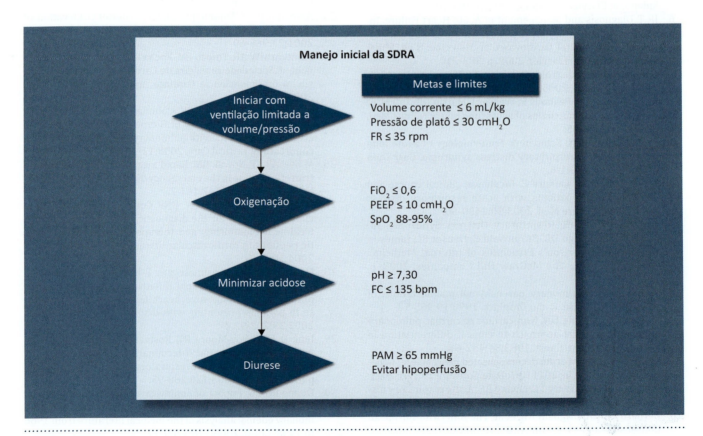

■ **Figura 7.8** Manejo terapêutico inicial do paciente com LPA/SDRA.[11]

SDRA (Síndrome do Desconforto Respiratório Agudo); mL/kg (Mililitro/Quilo); cmH_2O (Centímetros de Água); FR (Frequência Respiratória); rpm (Respirações por Minuto); PAM (Pressão Arterial Média); FiO_2 (Fração de Oxigênio Inspiratório), PEEP (Positive End Expiratory Pressure).

Adaptada de Levy et al.

patopatia, insuficiência renal ou insuficiência cardíaca), etilismo e escore APACHE II elevado no momento da admissão na UTI.[11]

O tratamento do paciente que se apresenta com insuficiência respiratória secundária a edema pulmonar deve inicialmente ser conduzido tendo-se em vista a diferenciação entre os padrões fisiopatológicos e, paralelamente a isso, medidas de primeiro atendimento já devem ser iniciadas, com algumas estratégias direcionadas para casos particulares.

CONCLUSÃO

No tratamento do paciente com edema pulmonar é de grande importância a distinção entre os dois principais tipos de edema pulmonar, cardiogênico *versus* não cardiogênico. Para isso, informações clínicas, laboratoriais, radiográficas, ecocardiográficas ou monitorização invasiva auxiliam na diferenciação. Além das medidas gerais (oxigenioterapia, ventilação mecânica), medidas específicas devem ser tomadas de acordo com cada tipo fisiopatológico.

REFERÊNCIAS BIBLIOGRÁFICAS

1. Luisada AA CL. Pulmonary Edema: Pathology, Physiology and Clinical Management. Circulation. 1956;13:113-35.
2. Guyton AC HJ. The Microcirculation and the Lymphatic System: Capillary Fluid Exchange, Interstitial Fluid and Lymph Flow. In: Textbook of Medical Physiology. 11 ed. Philadelphia: Saunders Elsevier, 2006. p. 181-94.
3. Ware LB MM. Acute Pulmonary Edema. N Engl J Med. 2005;353:2788-96.
4. RM S. Dyspnea and Pulmonay Edema. In: Fauci AS KD, Longo DL, Braunwald E, Hauser SL, Jameson JL, et al. Harrison's Principles of Internal Medicine. 17 ed. New York: The McGraw Hill Companies, 2008. p. 221-5.
5. Guyton AC HJ. Pulmonary Circulation, Pulmonary Edema, Pleural Fluid. In: Textbook of Medical Physiology. 11 ed. Philadelphia: Elsevier Saunders, 2006. p. 483-90.
6. JR T. Diagnosis and Management of Acute Heart Failure. In: Libby P BR, Mann DL, Zipes DP, ed. Braunwald's Heart Disease: a Textbook of Cardiovascular Medicine. 8 ed. Philadelphia: Saunders Elsevier, 2008. p. 583-610.
7. Heart disease and stroke statistics- 2005 update In: Association AH. Dallas, 2005.
8. Rubenfeld GD CE, Peabody E, Weaver J, Martin DP, Neff M, et al. Incidence and outcomes of acute lung injury. N Eng J Med. 2005;353:1685-93.
9. Frutos-Vivar F NN, Esteban A. Epidemiology of acute lung injury and acute respiratory distress syndrome. Curr Opin Crit Care. 2004;10:1-6.
10. Estenssoro E DA, Laffaire E. Incidence, clinical course and outcome in 217 patients with acute respiratory distress syndrome. Crit Care Med. 2003;30:2450-56.
11. Levy BD SS. Acute Respiratory Distress Syndrome. In: Fauci AS KD, Longo DL, Braunwald E, Hauser SL, Jameson JL, et al, ed. Harrison's Principles of Internal Medicine. 17 ed. New York: The McGraw Hill Companies, 2008. p. 1680-84.
12. Woolley K SP. Pulmonary parenchymal manifestations of mitral valve disease. Radio Graphics. 1999;19:965-72.
13. Sibbald WJ CD, Chin DN. Non-cardiac or cardiac pulmonary edema? A practical approach to clinical differentiation in critically ill patient. Chest. 1983;84:452-61.
14. WS C. Treatment of acute decompensated heart failure: General considerations. In: 2011 UpToDate. Software 19.1 ed; 2011.
15. Ashbaugh DG BD, Petty TL, Levine BE Acute respiratory distress in adults. Lancet. 1967;2:319-23.
16. Bernard GR AA, Brigham KL, et al. The American-European Consensus Conference on ARDS. Definitions, mechanisms, relevant outcomes and clinical trial coordination. Am Respir Crit Care Med. 1994;149:818-24.
17. Li G MM, Cartin-Ceba R, Venkata CV, Kor DJ, Petres SG, et al Eight-year trend of acute respiratory distress syndrome: a population-based study in Olmsted County, Minnesota. Am J Respir Crit Care Med. 2011;183:59-66.
18. MM G. Noncardiogenic pulmonary edema. In. Software 19.1 ed: ©2011 UpToDate; 2011.
19. Attias D MN, Auvert B, Vieillard-Baron A, Delos A, Lacombe P, et al Prevalence, Characteristics, and Outcomes of Patients Presenting With Cardiogenic Unilateral Pulmonary Edema. Circulation. 2010;122:1109-15.
20. Goodman LR. Congestive heart failure and adult respiratory distres s syndrome. New insights using computed tomography. Radiol Clin North Am. 1996;34:33-46.
21. Rubenfeld GD CE, Granton J Interobserver variability in applying a radiographic definition for ARDS. Chest. 1999;116:1347-53.
22. Ely EW HE. Using the chest radiograph to determine the intravascular volume status: the role of vascular pedicle width. Chest. 2002;121:942-50.
23. Ammann P FT, Minder EI, Gunter C, Bertel O Elevation of troponin Iin sepsis and septic shock. Intensive Care Med. 2001;27:965-69.
24. Montera MW AR, Tinoco EM, Rocha RM, Moura LZ, Réa-Neto A, et al. Sociedade Brasileira de Cardiologia. II Diretriz Brasileira de Insuficiência Cardíaca Aguda. Arq Bras Cardiol. 2009;93:1-65.
25. Levitti JE VA, Gehlbach BK, Pohlman A, Van Cleve W, Hall JB, et al. Diagnostic utility of B-type natriuretic peptide in critically ill patients with pulmonary edema: a prospective cohort study. Critical Care. 2008;12(1):R3.
26. Maisel AS KP, Nowak RM. Rapid measurement of B-type natriuretic peptide in the emergency diagnosis of heart failure. N Eng J Med. 2002;347:161-7.
27. Silver MA MA, Yancy CW. BNP Consensus Panel 2004: a clinical approach for the diagnostic, prognostic, screening, treatment monitoring, and therapeutic roles of natriuretic peptides in cardiovascular diseases. Congest Heart Fail. 2004;10:1-30.
28. Morrison LK HA, Krishnaswamy P, Kazanegra R, Clopton P, Maisel AS. Utility of a rapid B-natriuretic peptide assay in differentiating congestive heart failure from lung disease in patients presenting with dispnea. J Am Coll Cardiol. 2002;39:202-9.
29. Jefic D LJ, Savoy-Moore RT, Rosman HS. Utility of B-type natriuretic peptide and N-terminal pro B-type natriuretic peptide in evaluation of respiratory failure in critically ill patients. Chest. 2005;128:288-95.
30. Duane PG CG. Impact of noninvasive studies to distinguish volume overload from ARDS in acutely ill patients with pulmonary edema: analysis of the medical literature from 1966 to 1998. Chest. 2000;118:1709-17.
31. Kaul S SA, Pollock SG, Marieb MA, Keller MW, Sabia PJ. Value of two dimensional echocardiography for determinig the basis of hemodynamic compromise in critically ill patients: a prospective study. J Am Soc Echocardiogr. 1994;7:598-606.

32. Hansen-Flaschen J SM. Acute respiratory distress syndrome: Definition, clinical features, and diagnosis. In. Software 19.1 ed. 2011 UpToDate; 2011.

33. Swan HJ GW, Forrester J, Marcus H, Diamond G, Chonette D. Catheterization of the heart in man with use of a flow-directed balloon-tipped catheter. N Engl J Med. 1970;283:447-51.

34. Network, Wheeler AP, Bernard GR, et al. Pulmonary-artery versus central venous catheter to guide treatment of acute lung injury. N Engl J Med. 2006;354:2213-24.

35. Hunt SA AW, Chin MH, et al. 2009 focused update incorporated into the ACC/AHA 2005 Guidelines for the Diagnosis and Management of Heart Failure in Adults: a report of the American College of Cardiology Foudation/American Heart Association Task Force on Practice Guidelines: developed in collaboration with the International Society for Heart and Lung Transplantation. Circulation. 2009;14;119(14):e391-479.

36. Máscara de Venturi. DSM Comercial Biomédica Ltda 2011. [Internet] [acesso 2014 jun 26]. Disponível em: www.dsm-biomedica.com.br/fotos/produtos/187.jpg

37. ComfortGel Full mask. 2004-2011 Koninklijke Philips Electronics N.V. [Internet] [acesso em 2014 jun 26]. Disponível em: http://www.healthcare.philips.com/main/homehealth/sleep/comfortgelfull/default.wpd

38. Peter JV MJ, Philips-Hughes J, Graham P, Bersten AD. Effect of non-invasive positive pressure ventilation (NIPPV) on mortality in patients with acute cardiogenic pulmonary oedema: a meta-analysis. Lancet. 2006;367:1155-63.

39. Rasanen J HJ, Downs J, et al. Continuous positive airway pressure by face mask in acute cardiogenic pulmonary edema. Am J Cardiol. 1985;55:296-300.

40. Bersten AD HA, Vedig AE, et al. Treatment of severe cardiogenic pulmonary edema with continuous positive airway pressure delivered by face mask. N Engl J Med. 1991;325:1825-30.

41. Lin M YY, Chiang HT, et al. Chest 1995;107:1379-86. Reappraisal of continuous positive airway pressure therapy in acute cardiogenic pulmonary edema. Short-term results and long-term follow-up. Chest. 1995;107:1379-86.

42. Takeda S TT, Ogawa R. The effect of nasal continuous positive airway pressure on plasma endothelin-1 concentrations in patients with severe cardiogenic pulmonary edema. Anesth Analg. 1997;84:1091-6.

43. Takeda S NJ, Takano T, et al. Effect of nasal continuous positive airway pressure on pulmonary edema complicatings acute myocardial infarction. Jpn Circ J. 1998;62:553-8.

44. Delclaux C LHE, Alberti C. Treatment of acute hypoxemic nonhypercapenic respiratory insufficiency with continuous positive airway pressure delivered by a face mask: A randomized controlled trial. JAMA. 2000;284:2352-60.

45. Park M L-FG, Feltrim MI, et al. Oxygen therapy, continuous positive airway pressure, or noninvasive bilevel positive pressure ventilation in the treatment of acute cardiogenic pulmonary edema. Arq Bras Cardiol. 2001;76:221-30.

46. Kelly CA ND, McDonagh TA, et al. Randomised controlled trial of continuous positive airway pressure and standart oxygen therapy in acute pulmonary oedema: effects on plasma brain netriuretic peptide concentration. Eur Heart J. 2002;23:1379-86.

47. Park M SM, Volpe MS, et al. Randomized, prospective trial of oxygen, continuous positive airway pressure, and bilevel positive airway pressure by face mask in acute cardiogenic pulmonary edema. Crit Care Med. 2004;32:2407-15.

48. L'Her E DF, Girou E, et al. Noninvasive continuous positive airway pressure in elderly cardiogenic pulmonary edema patients. Intensive Care Med. 2004;30:882-8.

49. Crane SD EM, Gilligan P, et al. Randomised controlled comparasion of continuous positive airway pressure, bilevel noninvasive ventilation, and standard treatment in emergency department patients with acute cardiogenic pulmonary oedema. Emerg Med J. 2004;21:155-61.

50. Lenique F HM, Lafosa F, et al. Ventilatory and hemoninamic effects of continuous positive airway pressure in left heart failure. Am J Respir Crit Care Med. 1997;155:500-5.

51. Baratz DM WP, Shah PK, et al. Effect of nasal continuous positive airway pressure on cardiac output and oxygen delivery in patients with congestive heart failure. Chest. 1992;102:1397-401.

52. Medicine ICCiIC. Noninvasive positive pressure ventilation in acute respiratory failure. Am J Crit Care Med. 2001;163:283-91.

53. Mehta S HN. Noninvasive ventilation. Am J Respir Crit Care Med. 2001;163:540-77.

54. Gray A GS, Newby DE, Masson M, Sampson F, Nicholl J. Noninvasive ventilation in acute cardiogenic pulmonary edema. N Engl J Med. 2008;359:142-51.

55. Meth S JG, Woolard RH, Hipona RA, Connolly EM, Cimini DM, et al. Randomized, prospective trial of bilevel versus continuous positive airway pressure in acute pulmonary edema. Crit Care Med. 1997;25:620-8.

56. Dikshit K VJ, Forrester JS, et al. Renal and extrarenal hemodynamic effects of furosemide in congestive heart failure after acute myocardial infarction. N Engl J Med. 1973;288:1087-90.

57. Heart Failure Society of America LJ, Albert NM, et al. HFSA 2010 Comprehensive Heart Failure Practice Guideline. In: J Card Fail; 2010:e1.

58. Kloner RA HA, Emmick JT, Mitchell MI, Denne J, Jackson G. Time course of the interaction between tadalafil and nitrates. J Am Coll Cardiol. 2003;42(10):1855-60.

59. RA K. Cardiovascular effects of the 3 phosphodiesterase-5 inhibitors approved for the treatment of erectile dysfunction. Circulation. 2004;110(19):3149-55.

60. Kostis JB JG, Rosen R, Barrett-Connor E, Billups K, Burnett AL, et al. Sexual dysfunction and cardiac risk (the Second Princeton Consensus Conference). Am J Cardiol. 2005;96(12B):85M-93M.

61. Packer M MJ, Medina N, et al. Rebound hemodynamic events after the abrupt withdrawal of nitroprusside in patients with severe chronic heart failure. N Engl J Med. 1979;301:1193-7.

62. Sackner-Bernstein JD KM, Fox M, Aaronson K. Short-term risk of death after treatment with nesiritide for descompensated heart failure: a pooled analysis of randomized controlled trials. JAMA. 2005;293:1900-5.

63. Sackner-Bernstein JD SH, Aaronson KD. Risk of worsening renal function with nesiriteide in patients with acutely descompensated heart failure. Circulation. 2005;111:1487-91.

64. Dandamudi S, Chen HH. The ASCEND-HF trial: an acute study of clinical effectiveness of nesiritide and descompadecente heart failure. Expert Rev Cardiovasc Ther. 2012 May;10(5): 557-63.

65. Gage J RH, Lucido D, LeJemtel TH. Addictive effects of dobutamine and amrinone on myocardial contractility and ventricular performance in patients with severe heart failure. Circulation. 1986;74:367-73.

66. Mager G KR, Kux A, et al. Phosphodiesterase III inhibition or adrenoreceptor stimulation: milrinone as an alternative to dobutamine in the treatment of severe heart failure. Am Heart J. 1991;21:1974-83.

67. Liang CS SL, Doherty JU, et al. Sustained improvement of cardiac function in patients with congestive heart failure after short-term infusion of dobutamine. Circulation. 1984;69:113-9.

68. Anderson JL. Hemodynamic and clinical benefits with intravenous milrinone in severe chronic heart failure: results of a multicenter study in the United States. Am Heart J. 1991;121:1956-64.

69. Mebazaa A NM, Packer M, Cohen-Solal A, Kleber FX, Pocock SJ, et al. Levosimedan vs dobutamine for patients with acute decompensated heart failure: the SURVIVE randomized trial. JAMA. 2007;297:1883-91.

70. Hsu HO HR, Forbes AR. Morphine decreases peripheral vascular resistance and increases capacitance in man. Anesthesiology. 1979;50:98-102.

71. Pur-Shahriari AA MR, Hoppin FG Jr, Dexter L. Comparison of chronic and acute effects of morphine sulfate on cardiovascular function. Am J Cardiol. 1967;20:654-9.

72. Grimm W. What is evidence-based, what is new in medical therapy of acute heart failure? Herz. 2006;31:771-9.

73. Ventilation with lower tidal volumes as copared with traditional tidal volumes for acute lung injury and the acute respiratory distress syndrome. The Acute Respiratory Distress Syndrome Network. N Engl J Med. 2000;342:1301-8.

74. Wiedemann HP, Wheeler AP, Bernard GR, Thompson BT, Hayden D, deBoisblanc B, et al. Comparison of Two Fluid-Management Strategies in Acute Lung Onjury. N Engl J Med. 2006;354:2564-75.

capítulo 8

Julhano Tiago Capeletti • Pedro Henrique Duccini Mendes Trindade • Luiz Minuzzo

Tromboembolismo Pulmonar

INTRODUÇÃO

O tromboembolismo pulmonar (TEP) agudo é uma entidade grave e frequentemente subdiagnosticada, decorrente, na sua maioria, da impactação de trombos provenientes da circulação venosa profunda dos membros inferiores na árvore pulmonar. A trombose venosa profunda (TVP) e consequente TEP acomete predominantemente pacientes em pós-operatório de cirurgia ortopédica ou acamados por qualquer motivo; aqueles portadores de neoplasias malignas, particularmente ginecológicas; portadores de trombofilias; entre outros. Tem como manifestação típica a taquidispneia, dor torácica e tosse com hemoptise, podendo, em casos mais graves, desenvolver hipotensão arterial grave e choque cardiogênico. Dentre todos os exames que podem ser usados para auxiliar no diagnóstico, o mais frequentemente empregado para a confirmação da doença é a angiotomografia computadorizada. O tratamento rápido e eficaz com trombolíticos e/ou anticoagulantes pode garantir a reperfusão parcial ou total da área acometida, poupando o doente de sequelas cardíacas e pulmonares graves.

EPIDEMIOLOGIA

A obtenção de dados epidemiológicos dos eventos tromboembólicos é um desafio em função das dificuldades de confirmação diagnóstica. Os estudos, em média, mostram uma incidência de eventos tromboembólicos de 71 casos por 100.000 habitantes por ano, dos quais dois terços se constituem apenas de TVP e um terço de TEP associada. Em estudo conduzido nos EUA em 1991, os autores encontraram incidência de TEP de 23 casos por 100.000 habitantes por ano e de TVP isolada de 48 casos por 100.000 habitantes por ano.[1]

A mortalidade do TEP depende da conjunção de dois fatores, a saber: tamanho do êmbolo e alteração hemodinâmica subjacente. Varia desde 2 a 8 quando um diagnóstico precoce é feito e o tratamento adequado é instituído; atingindo cerca de 30% quando ocorre acometimento de VD; 70% quan-

do ocorre parada cardiorrespiratória; e 100% em pacientes com morte súbita (25% dos pacientes). O óbito decorre, na maioria das vezes, em função de episódios recorrentes. Obviamente esses resultados consideram os episódios de TEP diagnosticados, ou seja, aqueles de maior repercussão clínica, geralmente maciço ou submaciço. A presença de quadros de menor gravidade, que passam clinicamente despercebidos, faz-nos pensar que a real mortalidade do TEP seja menor.[1]

FISIOPATOLOGIA

Estima-se que 65 a 90% dos episódios de TEP originam-se do sistema venoso profundo dos membros inferiores, incluindo veias ilíacas, femorais e poplíteas. Entretanto, eles podem decorrer de trombos provenientes das veias pélvicas, renais, de membros superiores ou do átrio direito. A maior parte dos casos decorre de trombos de origem ilíaca ou femoral.[2]

A principal consequência fisiopatológica do TEP é referente às alterações hemodinâmicas e surgem quando mais de 30 a 50% do leito arterial pulmonar está ocluído pelo fenômeno tromboembólico.[3]

Tromboembolismos pulmonares extensos determinam alterações na hemodinâmica pulmonar como hipertensão pulmonar aguda, resultado da obstrução mecânica da circulação, da vasoconstrição (por ação de mediadores inflamatórios e hipóxia) e da broncoconstrição. Embolias grandes e/ou múltiplas podem aumentar abruptamente a resistência vascular pulmonar com um nível de pós-carga que não pode ser tolerado pelo ventrículo direito (VD). Cerca de 15% dos casos de morte súbita são atribuídos a fenômenos tromboembólicos pulmonares e podem apresentar-se principalmente sob a forma de dissociação eletromecânica (atividade elétrica sem pulso – AESP). Alguns pacientes, por outro lado, se apresentam inicialmente com síncope e hipotensão arterial sistêmica, que pode evoluir para choque e morte por insuficiência aguda do VD. O abaulamento do septo interventricular para a esquerda pode comprometer ainda mais o débito cardíaco como resultado da disfunção diastólica do ventrículo esquerdo, redução do volume ejetivo ventricular e hipotensão arterial. O choque circulatório pode ocorrer também em pacientes que já tenham algum comprometimento cardiopulmonar prévio, como doença pulmonar obstrutiva crônica (DPOC), insuficiência ventricular esquerda crônica ou embolias recorrentes anteriores.[3, 4]

Podem ser também descritas alterações nas trocas gasosas. Substâncias liberadas pelo êmbolo podem levar à broncoconstrição local e à disfunção do surfactante, favorecendo a ocorrência de atelectasias, com consequente baixa relação ventilação/perfusão (V/Q) e hipoxemia. Quando a obstrução da circulação pulmonar é extensa, há aumento do espaço-morto, com intensificação da hipoxemia e retenção de gás carbônico.[5]

ESTRATIFICAÇÃO DE RISCO

A presença de certos marcadores de risco pode estratificar o paciente de forma a predizer o risco de morte prematura (hospitalar ou mortalidade em trinta dias). Para fins práticos, os principais marcadores usados na estratificação de risco no TEP agudo podem ser divididos em:

- **Clínicos:** hipotensão arterial e choque cardiogênico.
- **Marcadores de disfunção do VD:** dilatação, hipocinesia ou hipertensão pulmonar na ecocardiografia do VD; dilatação do VD na tomografia computadorizada; elevação no BNP ou NT-proBNP; pressão cardíaca direita elevada no cateterismo.
- **Marcadores de lesão miocárdica:** troponinas T ou I positivas.

A presença de todos os marcadores positivos significa a presença de embolia pulmonar de alto risco, que se relaciona a uma taxa de mortalidade precoce superior a 15%.[3]

Fatores de risco

Os fatores de risco podem ser divididos em maiores e menores, conforme o risco relativo que eles impõem à ocorrência de TEP, como observado a seguir (Tabela 8.1).[6]

Em alguns casos, testes para trombofilia deverão ser solicitados, uma vez que irão identificar anormalidades da hemostasia nos pacientes com tromboembolismo venoso (TEV). As trombofilias (congênitas ou adquiridas) que mais se associam ao TEP são: síndrome do anticoagulante lúpico (ou anticorpo antifosfolípide), deficiências de antitrombina III, proteína C e proteína S, além do defeito no fator V de Leiden. Este último é o mais prevalente e determina uma resistência à proteína C ativada. Sua presença aumenta o risco de trombose venosa em 3 a 5 vezes.

A investigação de trombofilia deve ser realizada em pacientes com menos de cinquenta anos que apresentem TEP idiopático recorrente ou história familiar forte de ocorrência de TEV. Investigações para câncer oculto somente estão indicadas em tromboses idiopáticas quando é suspeitado clinicamente, em radiografias de tórax ou exames de sangue de rotina.[6]

QUADRO CLÍNICO

Os sintomas do TEP são inespecíficos. Entretanto, a instalação aguda, muitas vezes súbita, de determinados sintomas, principalmente em pacientes com fatores de ris-

Tabela 8.1 Fatores de risco para tromboembolia pulmonar.

Maiores (risco relativo entre 5 e 20)	Menores (risco relativo entre 2 e 4)
Cirurgias ▪ Grandes cirurgias abdominais ou pélvicas ▪ Prótese de quadril ou joelho ▪ Pós-operatório em UTI	**Cardiovasculares** ▪ Cardiopatia congênita ▪ Insuficiência cardíaca congestiva ▪ Hipertensão arterial sistêmica ▪ Trombose venosa superficial ▪ Cateter venoso central
Eventos obstétricos ▪ Final da gravidez ▪ Cesariana ▪ Puerpério	**Terapia com estrógenos** ▪ Contraceptivos ▪ Reposição hormonal
Membros inferiores ▪ Fraturas ▪ Veias varicosas	**Outros** ▪ DPOC ▪ Doenças neurológicas
Neoplasias ▪ Abdominais ▪ Pélvicas ▪ Avançadas/metastáticas	▪ Neoplasias ocultas ▪ Doenças trombóticas ▪ Viagens prolongadas ▪ Obesidade
Imobilização ▪ Hospitalização ▪ Casas de repouso	▪ Doença inflamatória intestinal ▪ Síndrome nefrótica ▪ Diálise crônica ▪ Doenças mieloproliferativas
Outros ▪ TVP prévia confirmada	▪ Hemoglobinúria paroxística noturna ▪ Doença de Behçet

Obs.: Nos procedimentos cirúrgicos, quando a profilaxia adequada é usada, o risco é bem menor.

co, deve fazer pensar nessa hipótese diagnóstica e iniciar a condução da investigação diagnóstica.

Como documentado em várias séries, dispneia, taquipneia e dor torácica estão presentes em mais de 90% dos pacientes com TEP, isoladamente ou em combinação. Dois grandes estudos estabeleceram a frequência dos principais sintomas, estando os seus resultados resumidos na Tabela 8.2.[3, 7, 8, 9]

Tabela 8.2 Sintomas mais frequentemente encontrados em pacientes com TEP.

Sintomas	Estudo	
	UPED	PIOPED
Dispneia	84%	73%
Dor torácica pleurítica	74%	66%
Tosse	53%	37%
Dor nas pernas	NC	26%
Hemoptise	30%	13%
Palpitações	NC	10%
Sibilância	NC	9%
Dor torácica do tipo angina	14%	4%

NC (Não Citado).

O principal sinal no TEP é a taquipneia (frequência respiratória superior a 20 irpm). Deve-se dar ênfase na pesquisa de sinais clínicos de TVP, que podem estar presentes em até 50% dos pacientes. Outros sinais são descritos em menor frequência, como evidenciado em dois grandes estudos de pacientes com TEP (Tabela 8.3).[7, 8]

Tabela 8. 3 Sinais mais frequentemente encontrados em pacientes com TEP.

Sinais	Estudos	
	UPED	PIOPED
Taquipneia	92%	70%
Taquicardia	44%	30%
Estertores	58%	51%
Atrito pleural	NC	3%
Sibilos	5%	NC
Hiperfonese de B2	53%	23%
Presença de B4	NC	24%
Presença de B3	NC	3%
Febre	43%	7%
Cianose	19%	1%
Sinal de Homans	4%	4%

NC (Não Citado).

O tromboembolismo pulmonar pode ser classificado em três síndromes clínicas:

- **TEP maciço:** PA sistólica < 90 mmHg ou má perfusão tecidual com alta carga trombótica em ramos principais da artéria pulmonar;
- **TEP submaciço:** hemodinamicamente estável, com disfunção de VD ou aumento de VD moderado a importante; com ou sem necrose miocárdica (dor torácica ou pleurítica, dispneia, taquipneia, taquicardia, hipoxemia); e
- **TEP leve:** hemodinâmica estável, tamanho e função de VD normais.

A síncope também é vista como forma de apresentação secundária à instabilidade hemodinâmica, ou seja, à redução do débito cardíaco.[10]

Com base no que foi discutido anteriormente, pode-se concluir que os achados clínicos de TEP são inespecíficos e devem, preferencialmente, indicar uma investigação diagnóstica complementar, de maior ou menor complexidade segundo as disponibilidades do local. Os achados mais fortemente sugestivos para TEP são o aparecimento, em um paciente com fatores de risco, de um quadro agudo de dispneia (e/ou taquipneia), acompanhada ou não de dor torácica ou tosse, acompanhada ou não de sinais de TVP. Quanto maior o número de sintomas compatíveis com TEP presentes, maior a probabilidade diagnóstica.

Com o objetivo de facilitar a avaliação de probabilidade na prática clínica, podendo guiar a tomada de decisão, alguns escores têm sido desenvolvidos. O escore mais frequentemente utilizado é o escore do Canadá, por Wells e cols. (Tabela 8.4).[11] Esse escore tem sido extensivamente validado usando tanto uma das três categorias (leve, moderada ou alta probabilidade clínica) quanto o regime de duas categorias (TEP provável ou improvável). O escore de Genebra também é usado na Europa (Tabela 8.4). É simples, com base inteiramente em variáveis clínicas, e padronizado. Também foi validado internamente e externamente,[12] embora menos amplamente do que o escore de Wells. Seja qual for o escore utilizado, a proporção de pacientes com TEP é de cerca de 10% na categoria de baixa probabilidade, de 30% na categoria de probabilidade moderada e de 65% na categoria de alta probabilidade clínica.

Em função da grande variedade de apresentação clínica do TEP, a lista de diagnósticos diferenciais é extensa. Os principais estão descritos na Tabela 8.5.[13]

Trombose Venosa Profunda (TVP)

Os principais dados clínicos da TVP são:[4]

- Sinal de Homans: ao se promover a dorsoflexão do pé, ativa ou passiva, o paciente apresenta dor, flexão do joelho ou não realiza a dorsoflexão em função da dor;
- Edema de membros inferiores (uni ou bilateral);
- Assimetria entre as circunferências das panturrilhas;
- Assimetria entre as circunferências dos tornozelos;
- Eritema e/ou dolorimento local;
- Cordão varicoso palpável.

■ CAPÍTULO 8   Tromboembolismo Pulmonar   **141**

Tabela 8.4 Preditores clínicos de TEP: Escore de Genebra e Escore de Wells.

Escore de Genebra revisado[12]		Escore de Wells[11]	
Variável	Pontos	Variável	Pontos
Fatores predisponentes		Fatores predisponentes	
▪ Idade > 65 anos	+1		
▪ TEP ou TVP prévios	+3	▪ TEP ou TVP prévios	+1,5
▪ Cirurgia ou fratura no último mês	+2	▪ Cirurgia recente ou imobilização	+1,5
▪ Malignidade ativa	+2	▪ Câncer	+1
Sintomas		Sintomas	
▪ Dor unilateral nos membros inferiores	+3		
▪ Hemoptise	+2	▪ Hemoptise	+1
Sinais clínicos		Sinais clínicos	
▪ Frequência cardíaca		▪ Frequência cardíaca	
▪ 75-94 bpm	+3	▪ > 100 bpm	+1,5
▪ ≥ 95 bpm	+5		
Dor venosa profunda unilateral no membro inferior à palpação e edema	+4	Sinais clínicos de TVP	+3
		Avaliação clínica	
		▪ Diagnóstico alternativo menos provável do que TEP	+3
Probabilidade clínica	Total	Probabilidade clínica (3 níveis)	Total
▪ Baixa	0-3	▪ Baixa	0-1
▪ Intermediária	4-10	▪ Intermediária	2-6
▪ Alta	≥ 11	▪ Alta	≥ 7
		Probabilidade clínica (2 níveis)	
		▪ TEP improvável	0-4
		▪ TEP provável	> 4

Tabela 8.5 Diagnósticos diferenciais com tromboembolismo pulmonar.

Doenças pleuropulmonares	Doenças cardiovasculares	Doenças da parede torácica	Miscelânea
▪ Pneumonia ▪ Asma ▪ Agudização de DPOC ▪ Câncer de pulmão ▪ Pneumotórax ▪ SARA ▪ Pleurite viral ou idiopática	▪ Infarto do miocárdio ▪ Angina instável ▪ Dissecção da aorta ▪ Edema agudo de pulmão ▪ Tamponamento pericárdico ▪ Hipertensão pulmonar primária	▪ Fratura de costela ▪ Costocondrite ▪ Dor muscular	▪ Sepse ▪ Ansiedade

O quadro clínico sugestivo implica a necessidade de investigação futura, não sendo suficiente para firmar o diagnóstico, embora, na presença de suspeita de TEP, ele aumente muito a probabilidade de tal diagnóstico. A determinação da probabilidade clínica pré-teste de TVP foi proposta segundo um escore definido por Wells (Tabela 8.6).[14]

Tabela 8.6 Escore proposto por Wells para determinação da probabilidade clínica pré-teste de TVP.[14]

Características clínicas	Pontos
Câncer ativo (com tratamento atual ou nos últimos seis meses, em tratamento paliativo)	1
Paresia, paralisia ou imobilização de extremidades inferiores	1
Restrição ao leito por mais de três dias ou grande cirurgia, com necessidade de anestesia geral ou regional, nas últimas doze semanas	1
Dolorimento localizado ao longo do trajeto do sistema venoso profundo	1
Edema de todo membro inferior	1
Edema de panturrilha 3 cm maior do que o lado assintomático (medido 10 cm abaixo da tuberosidade da tíbia)	1
Edema depressível confinado à perna sintomática	1
Veias superficiais colaterais (não varicosas)	1
Diagnóstico alternativo pelo menos tão provável quanto à TVP	–2

- Alta probabilidade de TVP: ≥ 3 pontos
- Probabilidade moderada de TVP: 1-2 pontos
- Baixa probabilidade de TVP: 0 ponto

Obs.: Em pacientes com alterações bilaterais, consideram-se as alterações do lado mais comprometido.

AVALIAÇÃO COMPLEMENTAR

D-dímero

O d-dímero, um produto de degradação da fibrina, pode ser dosado por meio de várias técnicas, sendo o método ELISA (*enzyme-linked immunosorbent assay*) considerado a técnica de melhor acurácia, com sensibilidade de 97% e especificidade de 42%. O método de avaliação semiquantitativo pela técnica do látex é o mais utilizado, porém com níveis de acurácia inferiores aos realizados pelo método ELISA: sensibilidade de 70% e especificidade de 76%.[10] Resultado falso-positivo pode ocorrer em diferentes situações, como pacientes hospitalizados, pacientes obstétricos, doença vascular periférica, câncer, trauma, várias doenças inflamatórias e idade avançada.[13]

A importância da utilização de um método com maior ou menor sensibilidade leva a um resultado de dímero-D negativo, em um teste altamente sensível, excluindo o diagnóstico de TEP com maior segurança em pacientes com baixa ou moderada probabilidade clínica.[15] Esses pacientes não requerem a realização de um exame de imagem para excluir o diagnóstico de TEP.[6] Enquanto um teste com sensibilidade apenas moderada exclui TEP apenas em pacientes com baixa probabilidade clínica pré-teste.[16]

Gasometria arterial

Em um estudo que avaliou dados gasométricos dos pacientes com TEP, 90% apresentavam hipoxemia ($PaO_2 < 82$ mmHg) e hipocapnia ($PaCO_2 < 37$ mmHg).[17] O principal mecanismo de hipoxemia no TEP é a baixa relação V/Q. Nas formas mais graves, também contribuem para hipoxemia o *shunt* (intrapulmonar ou pela abertura do forame oval, ambos gerados pela hipertensão pulmonar secundária à embolia) e a redução da pressão parcial de oxigênio no sangue venoso (PvO_2), que chega aos pulmões para ser oxigenado em função da queda do débito cardíaco. A hipocapnia deve-se à hiperventilação secundária à hipoxemia.[13]

A gasometria arterial é de baixa especificidade e moderada sensibilidade para o diagnóstico de TEP.[18] A presença de hipoxemia e de hipocapnia possui valor preditivo negativo entre 65 e 68%, considerado insuficiente para afastar o diagnóstico de TEP.[19] A gasometria deve orientar a necessidade de oxigenioterapia suplementar e de ventilação mecânica em pacientes instáveis.[10]

Radiografia de tórax

Estudos radiológicos sobre TEP são limitados, principalmente devido ao pequeno número de pacientes envolvidos.

A maioria das radiografias apresenta alterações como aumento de área cardíaca, derrame pleural, elevação da hemicúpula diafragmática, atelectasias, infiltrados pulmonares, entre outras. Porém, alguns sinais radiológicos, quando presentes, aumentam a probabilidade diagnóstica, como sinal de Westermark (oligoemia em segmentos pulmonares), sinal de Hampton (presença de imagem triangular com ápice voltado para o hilo pulmonar) e sinal de Palla (alargamento do hilo pulmonar direito).[17]

É importante frisar que a radiografia de tórax é fundamental no subgrupo de pacientes a ser submetidos à cintilografia pulmonar de ventilação e perfusão, ajudando a definir a probabilidade diagnóstica.[8]

Eletrocardiograma (ECG)

O ECG não é um exame sensível ou específico para o diagnóstico de TEP.[3]

As alterações eletrocardiográficas mais específicas no TEP são aquelas em que estão presentes sinais da sobrecarga aguda do VD e, por isso, estão presentes nas embolias pulmonares maciças ou submaciças. Dentre estas, podemos destacar a taquicardia sinusal, inversão de onda "T" de V1 a V4, bloqueio de ramo direito, desvio do eixo elétrico para direita e padrão S1Q3T3[17, 20] (Figura 8.1).

Marcadores de necrose miocárdica

Lesão miocárdica em pacientes com TEP pode ser detectada por elevação da troponina I ou T e está associada à disfunção de VD.[21] No entanto, essa elevação não diferencia adequadamente os pacientes estáveis hemodinamicamente com TEP sintomático, que são de baixo risco, daqueles de alto risco de morte.[22]

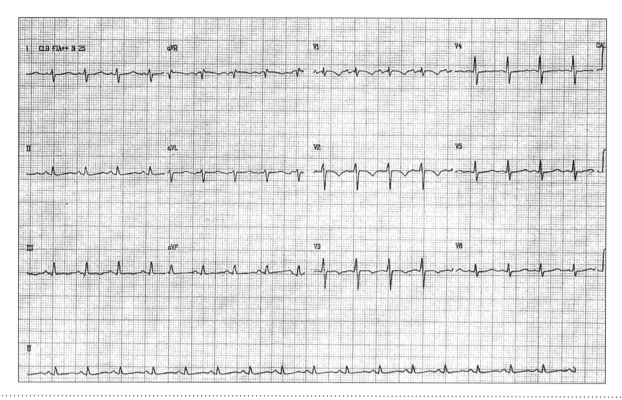

■ **Figura 8.1** Tromboembolismo pulmonar. Taquicardia sinusal, com a presença de SÂQRS desviado para a direita, distúrbio de condução pelo ramo direito, padrão S1Q3T3 e inversão da onda T de V1 a V3.

Duplex-scan venoso

O ultrassom com doppler é considerado o exame de melhor custo-benefício para o diagnóstico da TVP.[6] Apresenta boa acurácia para TVPs proximal e sintomática, com sensibilidade de 89% a 96% e especificidade de 94% a 99%. Entretanto, a sensibilidade cai para 47% a 62% nos casos de TVP assintomática de veias proximais e para valores ainda mais baixos (50% em média) para os eventos assintomáticos em veias distais (de panturrilha).[2] O diagnóstico da TVP pode evitar a realização de exames para identificar o trombo na circulação pulmonar, já que esta possui abordagem terapêutica semelhante ao TEP.[10]

Ecocardiograma

O ecocardiograma pode ajudar no diagnóstico de TEP maciço,[23] mas permite firmar diagnóstico em somente uma minoria dos outros tipos de TEP.[24] O ecocardiograma bidimensional transtorácico (ETT) não possui boa acurácia para a visualização do trombo na artéria pulmonar, no entanto, pode mostrar disfunção do VD como consequência desse trombo. Algumas vezes o ETT pode diagnosticar a presença de trombo nas cavidades cardíacas direitas em pacientes com TEP;[25] a dilatação do ventrículo direito está presente em 25% dos casos, sendo um achado útil na estratificação de risco.[3] A disfunção do VD foi detectada em 40% dos pacientes avaliados no estudo ICOPER, e a sua presença determinou um aumento de duas vezes na incidência de trombos em catorze dias e uma vez e meia em três meses de seguimento.[23] O ecocardiograma transesofágico (ETE) possui acurácia diagnóstica superior ao ETT para a visualização do trombo na artéria pulmonar. Nos trombos de localização central, ou seja, no tronco da artéria pulmonar ou nos ramos principais, o ETE possui sensibilidade de 98% e especificidade de 86%.[10]

Em um paciente com suspeita de TEP que está em estado crítico, o ecocardiograma à beira do leito é particularmente útil nas decisões de emergência. A ausência de

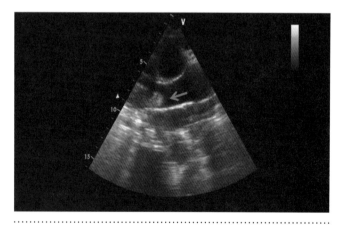

■ **Figura 8.2** Observe o trombo (seta) obstruindo porção significativa da artéria pulmonar direita.

sinais ecocardiográficos de sobrecarga ou de disfunção de VD em um paciente em choque ou com quadro de hipotensão pode excluir o TEP como sua etiologia. O ecocardiograma pode afastar outros diagnósticos, como dissecção de aorta, derrame pericárdico e infarto agudo do miocárdio[3] (Figura 8.2).

Cintilografia ventilação/perfusão (V/Q)

O estudo PIOPED (*Prospective investigation of pulmonary embolism diagnosis*), publicado em 1990 sob a coordenação de Stein, classificou os estudos de cintilografia (V/Q) segundo a probabilidade de TEP em alta, intermediária e baixa.[8]

Nos pacientes considerados de alta probabilidade, a especificidade da cintilografia foi de 97%, com sensibilidade de 41%. Os pacientes considerados de alta probabilidade clínica e com alta probabilidade cintilográfica são diagnosticados como TEP, enquanto naqueles com baixa probabilidade clínica e cintilografia pulmonar normal esse diagnóstico é excluído. Nos pacientes com baixa ou intermediária probabilidade, que constituem mais de dois terços dos casos, é necessária a realização de outro método para esclarecimento diagnóstico[8] (Figura 8.3).

Tomografia Computadorizada (TC) helicoidal

O valor da TC na tomada de decisão na suspeita de TEP mudou com as recentes melhorias na tecnologia disponível. Duas revisões sistemáticas sobre o desempenho da TC helicoidal em TEP suspeita relatam amplas variações em relação a sensibilidade (53% a 100%) e especificidade (73% a 100%) da TC,[26,27] sendo o método mais sensível para identificar trombos nos ramos principais, lobares e segmentares.[28] Outra utilidade para a TC helicoidal é que ela pode avaliar sinais de TVP em vasos pélvicos e abdominais onde o *duplex scan* apresenta limitações.[29]

A TC helicoidal com boa qualidade mostrando ausência de trombo ao nível segmentar não requer investigação adicional ou tratamento para TEP. Nos casos com suspeita de TEP não maciço, consideramos a TC helicoidal o método de imagem inicial[3,6] (Figura 8.4).

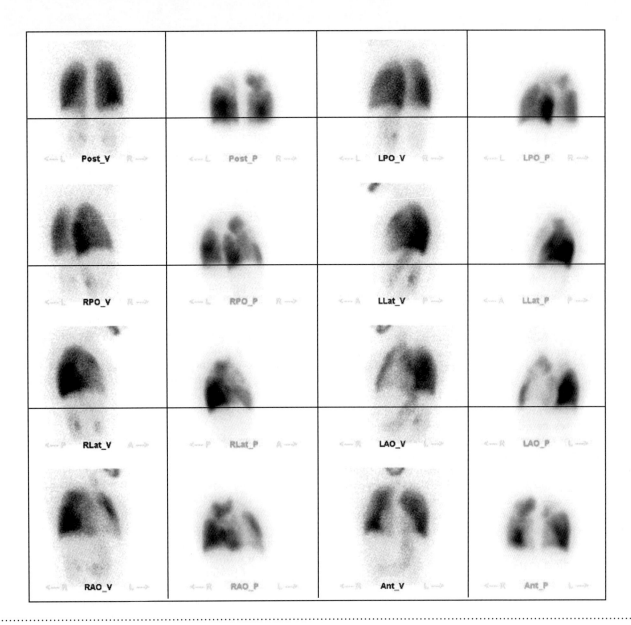

■ **Figura 8.3** Cintilografia ventilação/perfusão.

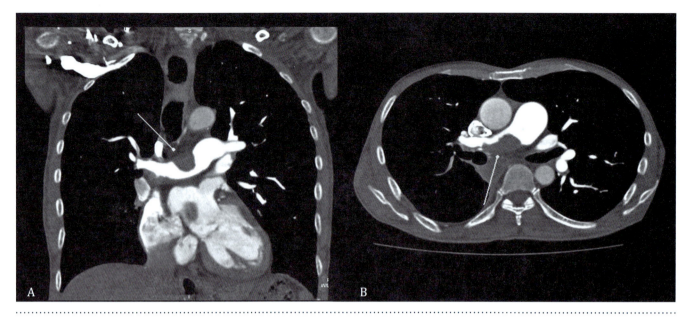

■ **Figura 8.4** Tomografia Computadorizada de aorta torácica. Em (**A**) plano coronal; (**B**) plano axial, temos um paciente que chegou ao setor com hipótese diagnóstica de aneurisma de aorta e descobriu-se um tromboembolismo pulmonar (TEP). Instituto Dante Pazzanese de Cardiologia.

Arteriografia pulmonar (AP)

A arteriografia pulmonar é considerada o método padrão para o diagnóstico da TEP com a visualização da circulação pulmonar, após a injeção de contraste iodado. O uso de cateteres mais finos e flexíveis e a melhor definição da imagem com a incorporação da técnica de subtração digital têm melhorado a acurácia do método.[3]

Constitui um método invasivo e apresenta alguns riscos. Em uma análise conjunta de cinco séries, com um total de 5.696 pacientes, a mortalidade devido à arteriografia pulmonar foi de 0,2% (95% IC,0-0,3).[30] As principais complicações do método são a anafilaxia e a nefrotoxicidade induzida pelo contraste, esta última pode ser minimizada com uma adequada hidratação venosa.[3, 6, 10]

Atualmente a AP, considerada como padrão-ouro para o diagnóstico ou a exclusão de TEP, é utilizada apenas em casos de suspeita forte e quando os resultados dos exames de imagem não invasivos não confirmem o diagnóstico; levando-se em conta ainda que a angiotomografia não invasiva oferece informações semelhantes ou melhores.[3]

Os pacientes com instabilidade hemodinâmica e insuficiência respiratória com indicação de suporte ventilatório mecânico apresentam, frequentemente, trombo em ramos principais da artéria pulmonar, em que o ETE possui uma alta acurácia diagnóstica. Nas situações de persistência de alta probabilidade de doença após o ETE negativo, deve ser considerada a hipótese de realização de arteriografia pulmonar.[3, 6, 10, 31]

Fluxograma diagnóstico

A disponibilidade dos exames e a condição clínica do paciente são, na maioria das vezes, o que define a estratégia de investigação a ser realizada. Os algoritmos das Figuras 8.5 e 8.6, retirados da última diretriz europeia de tromboembolismo pulmonar,[3] demonstram a condução diagnóstica em pacientes considerados como de alto risco e os de não alto risco, respectivamente, e complementados pela avaliação da probabilidade clínica por meio do Escore de Wells.[31]

TRATAMENTO

Suporte hemodinâmico e respiratório é considerado terapia inicial em pacientes com diagnóstico de TEP, principalmente naqueles que se apresentam com choque cardiogênico ou hipotensão arterial. A terapia de suporte inclui oxigênio e, em alguns pacientes, analgésicos. Em pacientes hipotensos, é comum o uso de expansores plasmáticos e suporte inotrópico. O efeito do TEP sobre a função ventricular direita é acrescido da concomitante vasoconstrição pulmonar; em estudos com animais, o efeito de antagonistas dessa vasoconstrição e de vasodilatadores pulmonares diretos sugere que esses agentes têm um potencial efeito benéfico nas embolias maciças.[32]

Trombolíticos

O uso de trombolíticos no tratamento do TEP é apoiado no fato de esses fármacos serem mais eficazes do que a heparina para dissolver os trombos e, consequentemente, propiciarem melhor resultado clínico e efeitos benéficos sobre os parâmetros hemodinâmicos.[3] Dalla e cols. demonstraram que o uso do ativador de plasminogênio (rt-PA) levou a uma redução de 12% da obstrução vascular no final do período de infusão de duas horas, enquanto nenhuma alteração foi observada em pacientes que receberam heparina. Além disso, o uso de rt-PA foi associado a uma redução de 30% na pressão arterial pulmonar média e um aumento de 15% no índice cardíaco.[33]

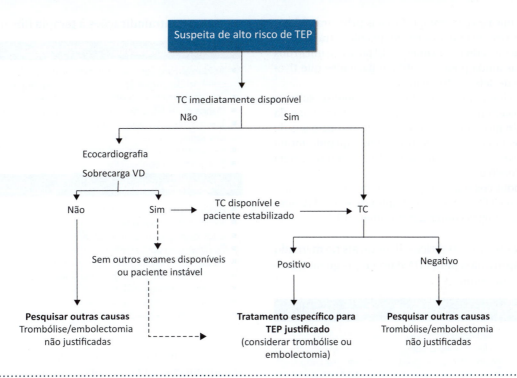

■ **Figura 8.5** Algoritmo de tratamento – suspeita de alto risco de tromboembolismo pulmonar.

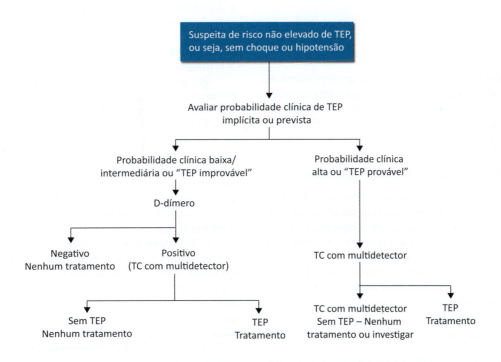

■ **Figura 8.6** Algoritmo de tratamento – suspeita de risco não elevado de tromboembolismo pulmonar.

Dessa forma, os pacientes com TEP maciço beneficiam-se de trombólise química.[3,6]

Por outro lado, inúmeros estudos em pacientes com TEP submaciço mostraram uma tendência à redução em todas as causas de mortalidade, quando submetidos ao tratamento trombolítico.[23,34-36] No entanto, o julgamento clínico deverá ser feito individualmente, no intuito da decisão entre a heparinização plena e a terapia trombolítica.

No geral, aproximadamente 92% dos pacientes podem ser classificados como responsivos à trombólise com base na melhora clínica e ecocardiográfica nas primeiras 36 horas.[37] O maior benefício é observado quando o tratamento trombolítico é iniciado nas primeiras 48 horas do início dos sintomas,[3] mas ainda pode ser útil em pacientes que tiveram sintomas de seis a catorze dias.[38]

Os benefícios hemodinâmicos da trombólise sobre a heparina parecem limitar-se aos primeiros dias. O uso da trombólise não mostrou ser mais eficiente do que o uso da heparina após uma semana de tratamento, quando foram avaliadas a reversão da disfunção do VD e as mudanças na gravidade da obstrução vascular.[39]

Os trombolíticos mais frequentemente utilizados para o tratamento da TEP são a estreptoquinase e o rt-PA, obedecendo às posologias conferidas na Tabela 8.7.[40]

Tabela 8.7 Agentes trombolíticos disponíveis no mercado brasileiro e aprovados pelo FDA para emprego no tromboembolismo pulmonar.

Agente	Mecanismo de ação	Regime terapêutico
Estreptoquinase	Indireto (formação de complexo com o plasminogênio para geração de plasmina)	Dose inicial de 250.000 UI IV em 30 min., seguida de infusão IV contínua de 100.000 UI/h por 24-72 horas
r-tPA	Direto (clivagem do plasminogênio)	100 mg IV em 2 horas

O uso de trombolítico pode induzir a sangramentos, portanto, sua indicação limita-se a subgrupos de pacientes que apresentem maior gravidade clínica. As principais contraindicações ao uso de fibrinolíticos estão representadas na Tabela 8.8.[41]

Embolectomia cirúrgica e pulmonar percutânea

Com as atuais técnicas cirúrgicas, em pacientes que permanecem instáveis a despeito do tratamento intensivo, a embolectomia cirúrgica é uma opção terapêutica importante em pacientes com TEP maciço nos quais a trombólise é absolutamente contraindicada ou não foi eficaz.[42] O cateter de embolectomia ou fragmentação de coágulos arteriais pulmonares proximais é uma alternativa ao tratamento cirúrgico, recebendo a mesma indicação.[3]

Anticoagulação inicial

O objetivo do tratamento anticoagulante é prevenir a morte e a recorrência de eventos tromboembólicos. Portanto, a terapia anticoagulante deve ser administrada a pacientes com probabilidade clínica de TEP intermediária a alta, enquanto se aguardam os resultados dos exames.[3,6]

A heparina não fracionada (HNF) pode ser usada por via endovenosa ou subcutânea, sendo a endovenosa preferencialmente recomendada. A dose endovenosa recomendada utiliza um *bolus* inicial de 80 UI/kg, seguida

Tabela 8.8 Contraindicações à terapia fibrinolítica.

Contraindicações absolutas

- Acidente vascular cerebral hemorrágico ou acidente vascular cerebral de origem desconhecida, a qualquer momento
- AVC isquêmico nos três meses anteriores
- Danos ao sistema nervoso central ou neoplasias
- Trauma recente maior/cirurgia/lesão na cabeça (dentro de três semanas anteriores)
- Hemorragia gastrointestinal no último mês
- Sangramento conhecido

Contraindicações relativas

- Ataque isquêmico transitório nos últimos três meses
- Terapia anticoagulante oral
- Gravidez ou dentro de uma semana após o parto
- Punções não compressíveis
- Reanimação cardiopulmonar traumática
- Hipertensão refratária (pressão arterial sistólica > 180 mmHg)
- Doença hepática avançada
- Endocardite infecciosa
- Úlcera péptica ativa

de dose de manutenção de 18 UI/kg/h. O seu uso exige acompanhamento laboratorial por meio de avaliações do tempo de tromboplastina parcial ativado (TTPa). O objetivo terapêutico é manter níveis séricos de TTPa entre 1,5 e 2,5 vezes (50 a 70 segundos) o valor basal do paciente. Este deve ser medido a cada quatro a seis horas após a injeção em *bolus* e depois de três horas após cada ajuste de dose, ou uma vez ao dia quando a dose terapêutica-alvo for atingida.[3,10]

Comparando a eficácia e a segurança da heparina de baixo peso molecular (HBPM) subcutânea com o uso da HNF em pacientes com TEP sintomático de baixo risco ou com TEP assintomático em associação com TVP sintomática, uma metanálise demonstrou que, ao final do tratamento de cinco a catorze dias, a HBPM foi pelo menos tão eficaz quanto à HNF no que se refere à taxa de TVP recorrente (OR, 0,63; 95% IC, 0,33-1,18), tão segura quanto em relação a sangramento maior (OR, 0,67; 95% IC, 0,36-1,27), com taxas de mortalidade por todas as causas semelhantes à HNF (OR, 1,20, 95% CI, 0,59-2,45).[43]

A HNF deve ser o método de anticoagulação inicial preferível em pacientes com insuficiência renal crônica (clearance de creatinina inferior a 30 mL/min.), pois não é eliminada pelo rim, e também para pacientes com alto risco de sangramento, pois seu efeito anticoagulante pode ser rapidamente revertido. Para todos os outros pacientes, a HBPM subcutânea pode substituir a HNF, ajustando sua dose pelo peso e sem controle laboratorial.[3]

Em um estudo recente, a HNF subcutânea em doses fixas ajustadas pelo peso (dose inicial de 333 UI/kg seguida de doses fixas de 250 UI/kg cada 12 horas) foi comparada com a HBPM (dalteparina ou enoxaparina 100 UI/kg cada 12 horas) para anticoagulação inicial de TVP, demonstrando equivalência quando avaliada para recorrência de TVP e sangramento.[44]

Na Tabela 8.9, verifica-se o ajuste de dose de HNF e as doses de HBPM utilizadas.[3,40]

Tabela 8.9 Ajuste da dose de heparina não fracionada intravenosa com base no tempo de tromboplastina parcial ativada.

Tempo de tromboplastina parcial	Mudança de dosagem
< 35 s (< 1,2 vezes superior ao controle)	80 U/kg em *bolus*, aumento da taxa de infusão de 4 U/kg/h
35-45 s (1,2-1,5 vezes o controle)	40 U/kg em *bolus*, aumento da taxa de infusão em 2 U/kg/h
46-70 s (1,5-2,3 vezes o controle)	Nenhuma mudança
71-90 s (2,3-3,0 vezes o controle)	Reduzir a taxa de infusão em 2 U/kg/h
> 90 s (> 3,0 vezes superior ao controle)	Parar a infusão em uma hora, em seguida, reduzir a taxa de infusão para 3 U/kg/h
Heparina de baixo peso molecular usada no tratamento do TEP	
Heparina	Posologia
Enoxaparina	1 mg/kg, subcutâneo, de 12/12 horas
Dalteparina	100 UI/kg, subcutâneo, de 12/12 horas

A anticoagulação com heparina deve ser mantida até que se consiga níveis adequados de relação normatizada internacional (INR) com o uso de anticoagulantes orais.[45]

Em pacientes com estabilidade hemodinâmica, o fondaparinux subcutâneo (inibidor do fator Xa) mostrou ter efetividade e segurança equivalentes a HNF endovenosa no tratamento de TEP. Está contraindicado em pacientes com insuficiência renal com clearance de creatinina inferior a 20 mL/min.[46]

Anticoagulação a longo prazo

Os cumarínicos (warfarina) são anticoagulantes orais que agem inibindo a síntese dos fatores da coagulação dependentes da vitamina K (fatores II, VII, IX e X), mas também inibem a síntese das proteínas C e S, que têm uma vida mais curta do que os fatores da coagulação, conferindo aos cumarínicos um paradoxal efeito pró-trombótico no início do tratamento. Por isso, a anticoagulação deve ter obrigatoriamente um período de superposição de heparina e anticoagulante oral.[10, 47]

O anticoagulante oral mais utilizado no tratamento da TEP é a warfarina, na dose diária inicial de 5 mg. A dose da warfarina é ajustada pelo tempo de protrombina, cujo resultado é normatizado sob a forma de INR, que deve ser mantida entre duas e três. Doses maiores mostraram pouca redução no tempo para atingir a meta de INR, com aumento na taxa de sangramento.[48] Deve ser iniciado quando o diagnóstico de TEP for confirmado[6] e o tratamento inicial se fizer com HNF ou HBPM. Após o uso de trombolíticos, inicia-se a heparinização plena com o anticoagulante oral, até atingir a faixa terapêutica.

A duração do tratamento com anticoagulantes orais dependerá, fundamentalmente, dos fatores de risco e da possibilidade de esses fatores serem removidos. Somente os pacientes com fatores considerados temporários ou removíveis, desde que retirado o fator de risco, poderão ser tratados por três meses (nos casos de cirurgia, trauma, gravidez, terapia com estrogênio).[10] A trombose idiopática, em seu primeiro episódio, requer tratamento de seis meses,[10] podendo ser tratada por três meses segundo alguns estudos.[6] Nos pacientes com trombose idiopática recorrente, ou naqueles com fatores de risco não removíveis (câncer,

trombofilia), o tratamento pode se estender por doze meses ou até pela vida toda.[3, 6, 10] O risco de sangramento grave deve ser levado em conta e ser menor do que a chance de novos eventos tromboembólicos.[6]

Novos anticoagulantes orais

Os novos anticoagulantes orais rivaroxaban e apixaban, que são inibidores do fator Xa, e o dabigatran, que é um inibidor direto da trombina, foram testados em estudos clínicos em pacientes com TVP e TEP. O rivaroxaban no estudo EINSTEIN-PE[49] não foi inferior à enoxaparina associada à varfarina na taxa de TEV recorrente, com sangramentos semelhantes. O apixaban *versus* enoxaparina mais varfarina em casos de TEV agudo no estudo AMPLIFY[50] apresentou taxas de TEV recorrente e morte semelhantes com menos hemorragias graves. O dabigatran *versus* varfarina em pacientes com TEV agudo no estudo RE-COVER[51] não foi inferior na prevenção de TEV recorrente ou morte, com menores taxas de sangramentos. Não há antídotos específicos para estes novos anticoagulantes orais.

Filtro de veia cava inferior

Os filtros de veia cava inferior podem ser utilizados em pacientes em que existam contraindicações absolutas ao uso de terapia anticoagulante, ou seja, em pacientes com alto risco para recorrência de TVP ou naqueles que apresentaram TEP mesmo na vigência da anticoagulação plena. O uso rotineiro de filtros de veia cava em pacientes com TVP não é recomendado.[3, 6]

Filtros removíveis foram desenvolvidos para serem utilizados profilaticamente em pacientes com alto risco de trombose venosa, podendo ser uma alternativa à terapia farmacológica ou mecânica (dispositivos de compressão) em pacientes com injúria traumática e nos submetidos às cirurgias medulares, neurológicas ou bariátricas. Não há evidências conclusivas sobre a redução de embolia pulmonar ou morte. Entre as complicações descritas estão a impossibilidade de remover o filtro devido a formação de trombo, migração do filtro, erosão do filtro por meio da veia cava inferior, obstrução do filtro, com necessidade de remoção do mesmo.

■ CAPÍTULO 8 — Tromboembolismo Pulmonar — **149**

CONCLUSÕES E PERSPECTIVAS

Levar em conta as seguintes considerações na abordagem dos pacientes com suspeita de TEV: a) ter a hipótese diagnóstica em mente; b) iniciar terapia com heparina o mais rápido possível, mesmo antes da confirmação diagnóstica; c) rápida abordagem diagnóstica com exames subsidiários; d) avaliar a indicação de terapia trombolítica; e) na sua contraindicação, avaliar a possibilidade de embolectomia por cateter ou cirúrgica; f) envolvimento de equipe multiprofissional e, por último, fazer profilaxia em todos os pacientes de risco.

REFERÊNCIAS BIBLIOGRÁFICAS

1. Frederick A, Anderson Jr H, Brownell Wheeler A. Population-Based Perspective of the Hospital Incidence and Case-Fatality Rates of Deep Vein Thrombosis and Pulmonary Embolism. Ann Intern Med. 1991;151:933-8.
2. Segal JB, Eng J, Tamariz LJ, Bass EB. Review of the evidence on diagnosis of deep venous thrombosis and pulmonary embolism. Ann Fam Med. 2007;5:63-73.
3. The Task Force for the Diagnosis and Management of Acute Pulmonary Embolism of the European Society of Cardiology. Guidelines on the diagnosis and management of acute pulmonary embolism. Eur Heart J. 2008;29:2276-315.
4. Fauci AS, Braunwald E, Kasper DL, et al. Harrison's: PRINCIPLES OF INTERNAL MEDICINE, 17ª Ed, 2008.
5. PneumoAtual – Informação médica recomenda. [Internet] [acesso em 2014 jun 26]. Disponível em: http://www.pneumoatual.com.br/secao/per/per.aspx?IDAssunto=187
6. British Thoracic Society Standards of Care Committee Pulmonary Embolism Guideline Development Group. British Thoracic Society guidelines for the management of suspected acute pulmonary embolism. Thorax. 2003;58:470-84.
7. The Urokinase Pulmonary Embolism Trial (UPED). A national cooperative study. Circulation. 1973;47(Suppl II):1-30.
8. The PIOPED Investigators: Value of the ventilation/perfusion scan in acute pulmonary embolism: Results of the Prospective Investigators of Pulmonary Embolism Diagnosis(PIOPED). JAMA. 1990;263:2753-60 42.
9. Stein PD, Hull RD, Saltzman HA, et al. Strategy for diagnosis of patients with suspected acute pulmonary embolism. Chest. 1993;103:1553-9.
10. Diretrizes de Embolia Pulmonar - Arquivos Brasileiros de Cardiologia - Volume 83, Suplemento I, Agosto 2004.
11. Wells PS, Anderson DR, Rodger M, et al. Derivation of a simple clinical model to categorize patients probability of pulmonary embolism: Increasing the model's utility with the SimpliRED D-dimer. Thromb Haemost. 2000;83:416-20.
12. G Le Gal, M Righini, Roy PM, O Sanchez, Aujesky D, H Bounameaux, et al. Prediction of pulmonary embolism in the emergency department: the revised Geneva Score.. Ann Intern Med. 2006;144;165-71.
13. Stein PD. Pulmonary embolism. Baltimore: Ed. Williams & Wilkins, 1996. p. 330.
14. Qaseem A, Snow V, Barry P, et al. Current diagnosis of venous thromboembolism in primary care: A clinical practice guideline from the American Academy of Family Physicians and the American College of Physicians. Ann Fam Med. 2007;5:57-62.
15. Perrier A, Desmarais S, Miron MJ, et al. Non-invasive diagnosis of venous thromboembolism in outpatients. Lancet. 1999;353:190-5.
16. Ginsberg JS, Wells PS, Kearon C, et al. Sensitivity and specificity of a rapid whole-blood assay for D-dimer in the diagnosis of pulmonary embolism. Ann Intern Med. 1998;129:1006-11.
17. Elliott CG, Goldhaber SZ, Visani L, DeRosa M. Chest Radiographs in Acute Pulmonary Embolism (Results From the International Cooperative Pulmonary Embolism Registry). Chest. 2000;118:33-8.
18. Scucs MM, Brooks HL, Grossman W, et al. Diagnostic sensitivity of laboratory findings in acute pulmonary embolism. Ann Intern Med. 1971;74:161-8.
19. Stein PD. Arterial blood gas analysis in the assessment of suspect acute pulmonary embolism. Chest. 1996;109: 78-81.
20. Ferrari E, Imbert A, Chevalier T, et al. The ECG in pulmonary embolism. Chest. 1997;111:537-44.
21. Meyer T, Binder L, Hruska N, Luthe H, Buchwald AB. Cardiac troponin I elevation in acute pulmonary embolism is associated with right ventricular dysfunction. J Am Coll Cardiol. 2000;36:1632-6.
22. Jiménez D, Uresandi F, Otero R, et al. Troponin-Based Risk Stratification of Patients With Acute Nonmassive Pulmonary Embolism: Systematic Review and Metaanalysis. Chest. 2009;136;974-82.
23. Goldhaber SZ, Visani L, De Rosa M. Acute pulmonary embolism: clinical outcomes in the International Cooperative Pulmonary Embolism Registry (ICOPER). Lancet. 1999;353:1386-9.
24. Ferrari E, Baudouy M, Cerboni P, et al. Clinical epidemiology of venous thromboembolic disease. Results of a French Multicentre Registry. Eur Heart J. 1997;18:685-91.
25. Cheriex EC, Sreeream N, Eussen YF, et al. Cross sectional Doppler echocardiography as the initial technique for the diagnosis of acute pulmonary embolism. Br Heart J. 1994;72:52-7.
26. Mullins MD, DM Becker, Hagspiel KD, Philbrick JT. The role of spiral volumetric computed tomography in the diagnosis of pulmonary embolism. Arch Intern Med. 2000; 160:293-8.
27. SW Rathbun, GE Raskob, Whitsett TL. Sensitivity and specificity of helical computed tomography in the diagnosis of pulmonary embolism: a systematic review . Ann Intern Med. 2000;132:227-32.
28. Remy-Jardin M, Remy J, Deschildre F, et al. Diagnosis of pulmonary embolism with spiral CT. Comparison with pulmonary angiography and scintigraphy. Radiology. 1996;200:699-706.
29. Schoepf U, Goldhaber SZ, Costello P. Spiral Computed Tomography for Acute Pulmonary Embolism. Circulation. 2004;109:2160-7.
30. Pavão AJ, Rubin L, A Perrier, Bounameaux H. Acute pulmonary embolism: diagnosis. In: Pavão AJ, Rubin L. Pulmonar. Londres: Arnold, Circulation. p. 414-28.
31. Musset D, Parent F, et al. Diagnostic strategy for patients with suspected pulmonary embolism: a prospective multicentre outcome study. Lancet. 2002;360:1914-20.
32. Smulders YM. Contribution of pulmonary vasoconstriction to haemodynamic instability after acute pulmonary em-

bolism. Implications for treatment? Neth J Med. 2001;58: 241-7.

33. Dalla Volta-S, Palla A, Santolicandro A, Giuntini C, V Pengo, O Visioli, et all. PAIMS 2: alteplase combined with heparin versus heparin in the treatment of acute pulmonary embolism. Plasminogen activator Italian multicenter study 2. J Am Coll Cardiol. 1992;20:520-6.

34. Kucher N, Rossi E, De Rosa M, et al. Massive pulmonary embolism. Circulation. 2006;113:577-582.

35. Kasper W, Konstantinides S, Geibel A, et al. Management strategies and determinants of outcome in acute major pulmonary embolism: results of a multicenter registry. J Am Coll Cardiol. 1997;30:1165-117.

36. Lobo JL, Zorrilla V, Aizpuru F, et al. Cinical Syndromes and clinical outcome in patients with pulmonary embolism: findings from of RIETE registry. Chest. 2006;130:1817-1822.

37. Meneveau N, Seronde MF, Blonde MC, Legalery P, Didier-Petit K, Briand F, et al. Management of unsuccessful thrombolysis in acute massive pulmonary embolism. Chest. 2006;129:1043-50.

38. Daniels LB, Parker JA, Patel SR, Grodstein F, Goldhaber SZ. Relation of duration of symptoms with response to thrombolytic therapy in pulmonary embolism. Am J Cardiol. 1997;80:184-8.

39. Konstantinides S, Tiede N, Geibel A, Olschewski M, Just H, KasperW. Comparison of alteplase versus heparin for resolution of major pulmonary embolism. Am J Cardiol. 1998;82:966-70.

40. U.S. Food and Drug Administation. [Internet] [acesso 2014 jun 27]. Disponível em: http://www.fda.gov/

41. Van de WF, Ardissino D, Betriu A, Cokkinos DV, Falk E, Fox KA, et al. Management of acute myocardial infarction in patients presenting with ST-segment elevation. The Task Force on the Management of Acute Myocardial Infarction of the European Society of Cardiology. Eur Heart J. 2003;24:28-66.

42. Beall AC. Pulmonary embolectomy. Ann Thorac Surgery. 1991;51:179.

43. Quinlan DJ, McQuillan A, Eikelboom JW. Low-molecular--weight heparin compared with intravenous unfractionated heparin for treatment of pulmonary embolism: a meta--analysis of randomized, controlled trials. Ann Intern Med. 2004;140:175-83.

44. Kearon CK, Ginsberg JS, Julian JA et al. Comparison of fixed--dose weight-adjusted unfractionated heparin and low--molecular-weight heparin for acute treatment of venous thromboembolism. JAMA. 2006;296:935-42.

45. Hull RD, Raskob GE, Rosenbloom D, Panju AA, Brill-Edwards P, Ginsberg JS, et al. Heparin for 5 days as compared with 10 days in the initial treatment of proximal venous thrombosis. N Engl J Med. 1990;322:1260-4

46. Buller HR, Davidson BL, Decousus H, Gallus A, Gent M, Piovella F, et al. Subcutaneous fondaparinux versus intravenous unfractionated heparin in the initial treatment of pulmonary embolism. N Engl J Med. 2003;349:1695-702.

47. Ansell J, Hirsh J, Dalen J, et al. Management oral anticoagulant therapy. Sixth ACCP Consensus Conference on Antithrombotic Therapy. Chest. 2001;119(Suppl):22S-38S.

48. Harrison L, Johnston M, Massicotte MP, et al. Comparison of 5mg and 10mg loading doses in the initiation of warfarin therapy. Ann Intern Med. 1997;126:133-6.

49. Buller HR, Prins MH, Lensin AW, et al. EINSTEIN-PE Investigators. Oral rivaroxaban for the treatment of symptomatic pulmonary embolism.? N Engl J Med. 2012;366(14):1287-1297.

50. Agnelli G, Buller HR, Cohen A, et al. AMPLIFY Investigators. Oral apixaban for the treatment of the acute venous thromboembolism. N Engl J Med. 2013;369(9):799-808.

51. Schuman S, Kearon C, Kakkar AK, et al. RE-COVER Study Group. Dabigatran versus warfarin in the treatment of acute venous thromboembolism. N Engl J Med. 2009;361(24):2342-2352.

capítulo 9

Arnóbio Dias da Ponte Filho • Maria Teresa Cabrera Castillo

Parada Cardiorrespiratória: Suporte Básico de Vida em Adultos

INTRODUÇÃO

A parada cardiorrespiratória (PCR) é uma situação dramática pela gravidade e pelos elevados índices de morbidade e de mortalidade. Devido à heterogeneidade de etiologias (cardíacas e não cardíacas), ao local de ocorrência (hospitalar ou fora do ambiente hospitalar) e à qualidade de atendimento prestado (profissional de saúde treinado ou circunstante), a ressuscitação cardiopulmonar (RCP) é um conjunto de ações organizadas e de propostas que aumentam as chances de uma vítima sobreviver a uma PCR. As técnicas com evidências científicas foram inicialmente descritas na década de 1950. Em 1958, Elam e Safar[1] demonstraram os benefícios da ventilação artificial pulmonar em pacientes com parada respiratória. Em 1960, Kouwenhoven, Knickerbocker e Jude descreveram os benefícios da compressão torácica externa.[2] Um pouco antes, em 1956, Zoll e cols. já haviam relatado o uso de corrente elétrica alternada indiretamente no tórax com sucesso.[3]

Ao conjunto de medidas denominado Suporte Básico de Vida (SBV), inclui-se o reconhecimento de sinais de parada cardíaca súbita (PCS), infarto agudo do miocárdio (IAM), acidente vascular encefálico (AVE) e obstrução das vias aéreas por corpo estranho, além de RCP de alta qualidade e desfibrilação precoce com o uso do desfibrilador externo automático (DEA).[4] Essa técnica é ensinada e praticada mundialmente para permitir que o socorrista, seja ele profissional de saúde ou circunstante, possa melhorar as chances de sobrevivência a uma PCS por meio da RCP, quando esta é factível.

Este capítulo discute aspectos do SBV em adultos[5] e mostra as evidências mais recentes nesse assunto.

EPIDEMIOLOGIA

A estimativa sobre o número de PCS fora do ambiente hospitalar é muito variável. Na Europa, cerca de 700.000 pessoas sofrem PCS a cada ano e, nos Estados Unidos, estima-se que sejam 460.000 pessoas.[6,7]

Fora do ambiente hospitalar, os estudos têm relatado taxas de sobrevivência muito baixas, variando de 1% a 6%.[8-10] Três revisões sistemáticas de PCS extra-hospitalar relataram sobrevida até a alta do hospital de 5% a 10% entre aqueles tratados pelos serviços médicos de emergências (SME) e de 15% quando o distúrbio do ritmo subjacente foi a fibrilação ventricular (FV).[10-12] Uma análise de um registro nacional americano de PCS intra-hospitalar relatou uma sobrevivência de 17%.[10]

Em contrapartida, alguns programas de SBV para socorristas leigos em aeroportos e cassinos norte-americanos e em programas envolvendo policiais de certas comunidades têm mostrado índices de 49% a 74% de sobrevivência a uma PCR testemunhada em FV.[13-15] Isso mostra o quanto é possível otimizar o atendimento, em termos de treinamento de SBV e disponibilização de DEA à população, para melhorar os índices de sucesso.[16,17]

A American Heart Association (AHA) recomenda o uso de cadeias de sobrevivência distintas que identifiquem as diferentes vias de cuidados aos pacientes que sofrem uma parada cardíaca no hospital ou no ambiente extra-hospitalar (Figura 9.1):

Parada Cardíaca Intra-hospitalar:

1. Vigilância e prevenção.
2. Reconhecimento e acionamento do SME.
3. RCP imediata de alta qualidade.
4. Rápida desfibrilação.
5. Suporte avançado de vida e cuidados pós-PCR

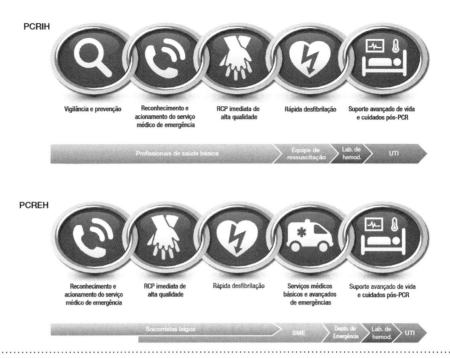

■ **Figura 9.1** Corrente de sobrevivência no adulto.
PCRIH (Parada Cardiorrespiratória Intra-hospitalar); PCREH (Parada Cardiorrespiratória Extra-hospitalar).
Adaptada de Guimarães HP e equipe do Projeto de Destaques das Diretrizes da American Heart Association. Atualização das Diretrizes de RCP e ACE: *Guidelines 2015: CPR & ECC*. Edição em português.

Parada Cardíaca Extra-hospitalar:

1. Reconhecimento e acionamento do SME.
2. RCP imediata de alta qualidade.
3. Rápida desfibrilação.
4. Serviços médicos básicos e avançados de emergências.
5. Suporte avançado de vida e cuidados pós-PCR.

FASES DA PARADA CARDÍACA

Muitos pesquisadores em ressuscitação consideram a existência de três fases distintas de parada cardíaca: (1) elétrica, (2) hemodinâmica e (3) metabólica:

- A fase elétrica é definida como os primeiros quatro a cinco minutos de PCR devido à FV. Desfibrilação imediata é necessária para aumentar as chances de sobrevida desses pacientes em uma fase em que o miocárdio está "receptivo" ao choque.[14]
- A fase hemodinâmica ou circulatória é a que segue a fase elétrica e consiste no período do 4º ao 10º minuto após a PCS, durante o qual o paciente pode permanecer em FV. Além do consumo das reservas de ATP, ocorre o acúmulo de CO_2 e H^+, que tornam o meio ácido.[18] Apesar de desfibrilação precoce ser defendida para todos os pacientes em FV, evidências revelam que os pacientes com FV de baixa amplitude, devido à ausência prolongada de pulso, podem se beneficiar de RCP para gerar perfusão cerebral e coronária adequadas, antes das tentativas iniciais de desfibrilação. E mesmo a desfibrilação nessa fase poderia transformar um ritmo chocável em uma assistolia ou atividade elétrica sem pulso (AESP).[19]
- A fase metabólica tem início após o 10º minuto da PCS, aproximadamente. As estratégias terapêuticas para melhorar as taxas de sobrevivência nessa fase ainda constituem um desafio. Se não for convertido rapidamente a um ritmo de perfusão, esses pacientes geralmente não sobrevivem.

Em 2003, um estudo norueguês randomizou pacientes com PCS fora do ambiente hospitalar para receberem desfibrilação imediata ou três minutos de RCP antes da desfibrilação. Nos casos com tempo de chegada da ambulância maior do que cinco minutos ao local da PCS, os pacientes tratados com RCP antes da desfibrilação tiveram maiores taxas de sobrevivência à alta hospitalar do que aqueles desfibrilados imediatamente (22% *versus* 4%; OR 7,42; intervalo de confiança 95% 1,61-34,3). Entre os casos com tempo de chegada rápido da ambulância, os resultados dos pacientes não diferiram.[11]

Contudo, não há evidência suficiente (contra ou a favor) para recomendar o atraso da desfibrilação em detrimento de um período de dois minutos de RCP (cinco ciclos de 30 compressões para duas ventilações), antes da desfibrilação em pacientes com parada cardíaca fora do ambiente hospitalar.

As diretrizes da AHA sugerem que o desfibrilador seja usado logo que disponível em PCS com socorrista treinado e com DEA disponível, em ambientes hospitalares, ou se o socorrista testemunha a PCS. Quando mais de um socorrista estiver disponível, um deve realizar as compressões torácicas e o outro acionar o serviço de emergência e tentar conseguir um DEA.

FATORES DECISIVOS

Tempo

Vários estudos demonstram os benefícios da RCP imediata, os efeitos negativos da demora para o início da RCP de alta qualidade com desfibrilação precoce e a relação inversa entre a sobrevivência e o tempo de início das manobras. Para cada minuto sem RCP, a sobrevivência a uma PCS com FV testemunhada diminui em 7% a 10%.[20]

Quando uma RCP é feita por um circunstante, antes da chegada da equipe de emergência, a redução na sobrevida é mais gradativa e gira em torno de 3% a 4% por minuto desde a PCS até a desfibrilação.[20,21] Está demonstrado que a RCP duplica[20,21] ou triplica[22] a sobrevivência a uma PCS testemunhada em muitos intervalos de tempo até a desfibrilação.[23]

Em muitas comunidades, o intervalo de tempo entre o acionamento do serviço de emergência até a chegada deste ao local de atendimento é de oito minutos ou mais,[24] reforçando o papel dos circunstantes para aumentar as chances de sobrevivência dos pacientes.

Os sistemas de saúde devem avaliar seus protocolos de atendimento às vítimas de PCS a fim de minimizar os intervalos de resposta entre o acionamento e a chegada da equipe de atendimento, bem como o treinamento dos profissionais da regulação médica (responsáveis pelas unidades de suporte avançado) no reconhecimento de situações como respiração agônica (*gasping*) e PCS. Esses profissionais devem recomendar as compressões torácicas para as vítimas arresponsivas e que não estejam respirando normalmente, porque a maioria está em PCR e as taxas de lesões secundárias às compressões são muito baixas nos pacientes arresponsivos.[5] Quando o intervalo entre o acionamento do SME e a chegada da equipe de SAV é menor do que cinco a seis minutos, ocorre significativo aumento da sobrevivência.[25-27]

Compressões torácicas

Apesar de sabidamente conhecidas como um pilar fundamental no SBV e no Suporte Avançado de Vida em Cardiologia (SAVC), vários estudos qualitativos mostram que as compressões torácicas, mesmo quando realizadas por socorristas treinados de forma sistemática, têm desempenho que não atende às diretrizes, tanto no atendimento pré-hospitalar quanto no intra-hospitalar.[28,29] A baixa qualidade da RCP é um fator que contribui para piores resultados.

As atuais recomendações para compressões torácicas são:[5]

- Compressões torácicas "eficazes" são essenciais para promover o fluxo sanguíneo durante a RCP.
- São consideradas eficazes as compressões fortes e rápidas (de 100 a 120 compressões por minuto, com uma profundidade de pelo menos 5 centímetros, mas não superior a 6 centímetros) permitindo que o tórax retorne *completamente* após cada compressão, utilizando tempos aproximadamente iguais de compressão–relaxamento.
- Minimizar as interrupções nas compressões torácicas, com relação compressão–ventilação de 30:2.

Para otimizar as compressões torácicas, o socorrista deve comprimir a metade inferior do esterno da vítima, na região central (média) do tórax, entre os mamilos,[30] colocando a região hipotenar de uma das mãos sobre o esterno e a região hipotenar da outra mão sobre a primeira, para que as mãos fiquem sobrepostas e paralelas[30-32] (Figura 9.2).

O esterno deve ser comprimido pelo menos cinco centímetros, porém não superior a 6 centímetros, e depois promove-se o retorno completo do tórax à posição normal. Isso permite o retorno venoso para o coração e a perfusão coronária, que são necessários para uma RCP eficaz.[32-34] Os tempos de compressão e retorno do tórax à posição inicial devem ser equivalentes,[35,36] com frequência de 100 a 120 compressões por minuto.

As diretrizes recomendam que o socorrista deve minimizar as interrupções das compressões torácicas para a avaliação do pulso, análise do ritmo ou realização de outras atividades (inserir uma via aérea definitiva ou desfibrilação), visto que essas interrupções, não importa quão breves sejam, resultam em declínios inaceitáveis da pres-

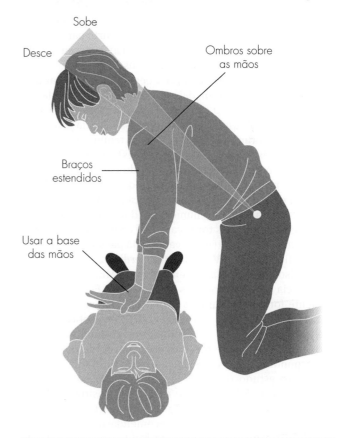

■ **Figura 9.2** Retirado de Luciano PM *et al.*
Adaptada de Revista da Sociedade de Cardiologia do Estado de São Paulo v. 20- n. 2 – Abr-Mai-Jun – 2010, p. 234.

são de perfusão coronária e piores resultados.[37-39] Estudos observacionais demonstram que as compressões torácicas não foram aplicadas em 24% a 49% do tempo total de parada, quando a RCP era realizada por profissionais de saúde.[28, 29, 40]

A recomendação atual é de uma relação compressão-ventilação de 30:2. Contudo, evidências apontam que as compressões torácicas possam ser realizadas de forma contínua, sem pausas para as ventilações. Vários estudos demonstram não haver diferença na sobrevida das vítimas de PCS quando as mesmas eram reanimadas com atendimento padrão contra aquelas atendidas apenas com compressão torácica, sem ventilações.[37,41-47] Por esse motivo, as novas recomendações orientam para realizar as compressões torácicas antes das ventilações.

Para os socorristas leigos não treinados a RCP somente com as mãos (somente compressões) é mais fácil de ser executada e pode ser prontamente orientada por telefone pelos atendentes/operadores. Além disso, as taxas de sobrevivência das PCRs de etiologia cardíaca são similares para a RCP somente com as mãos e a RCP com compressões e ventilações.

Um estudo de RCP que suporta essa ideia foi realizado de forma prospectiva e observacional e encontrou maior sobrevivência com um resultado neurológico favorável em 30 dias entre os pacientes que receberam somente a compressão em comparação àqueles que receberam RCP convencional, incluindo ventilação (OR 2,5; 95% IC 1,2 a 4,9).[37] Melhor resultado neurológico era evidente entre os pacientes com apneia, um ritmo chocável, ou tempo mais curto para o início da RCP. O desempenho das ventilações não forneceu benefício adicional em nenhum dos subgrupos.

O número total de compressões aplicadas durante a ressuscitação é um fator determinante importante da sobrevivência na PCR. O número de compressões aplicadas é afetado pela *frequência* de compressão e pela *fração* da compressão torácica (FCT) (a parte do tempo total de RCP dedicada à execução das compressões); os aumentos na frequência e na FCT elevam o total de compressões aplicadas, ao passo que reduções na frequência e na FCT diminuem o total de compressões aplicadas. A FCT aumenta se o socorrista reduzir o número e a duração das interrupções nas compressões torácicas. Uma coorte observacional prospectiva multicêntrica[42] avaliou 506 pacientes com quadro confirmado de FV ou de taquicardia ventricular (TV) sem pulso antes de darem entrada no SME. A presença e frequência das compressões torácicas e a FCT para cada paciente foram mensuradas com desfibriladores externos automáticos. Ao todo, 117 pacientes (23%) sobreviveram até a alta hospitalar, e os resultados mostram uma relação direta da FCT com melhores índices de retorno da circulação espontânea e de sobrevida até a alta hospitalar.

Outro estudo recente[48] testou uma relação compressão–ventilação 50:2 e obteve resultados positivos, contudo, essa abordagem ainda não tem evidências robustas o suficiente para fazer parte das recomendações atuais.

A fadiga do socorrista pode reduzir a qualidade da RCP (por frequência e profundidade inadequadas). Ela inicia-se após um minuto de RCP, embora os socorristas possam negar a presença da fadiga por mais do que cin-co minutos.[49] Na presença de dois ou mais socorristas, recomenda-se o revezamento da pessoa que aplica as compressões a cada dois minutos (ou após cinco ciclos de compressões e ventilações com uma relação 30:2).[5] Todo esforço deve ser feito para que esse revezamento ocorra em tempo menor do que cinco segundos. Um bom momento para o revezamento é durante a análise do ritmo ou do choque.

Ventilações

Durante a RCP, o objetivo da ventilação é manter a oxigenação adequada, mas ainda não se sabe qual o volume corrente ideal, a frequência respiratória e a fração inspirada de oxigênio necessária para tal. As atuais recomendações de ventilação são:

- Durante os primeiros minutos da PCS por FV, as compressões torácicas são mais importantes que a ventilação,[38] pois a saturação de oxigênio permanece alta no sangue dos vasos pulmonares e no coração por vários minutos após a parada cardíaca. Isso reforça o papel das compressões torácicas em promover fluxo sanguíneo e oferta de oxigênio aos tecidos, principalmente miocárdico e cerebral.
- Durante a RCP, há uma grande redução de fluxo sanguíneo para os pulmões. A partir daí, uma relação ventilação–perfusão adequada pode ser mantida com volume corrente e frequência respiratória mais baixa do que o normal.[50] A hiperventilação, seja por muitas ventilações ou por volume minuto elevado, é desnecessária e prejudicial, pois aumenta a pressão intratorácica, reduz o retorno venoso para o coração e diminui o débito cardíaco e a sobrevida.[51]
- Apenas o volume corrente suficiente para confirmar a elevação do tórax inicial deve ser ofertado.
- Alteração da sequência: alteração na sequência da RCP: C-A-B, em vez de A-B-C.

Estudos em modelos animais também têm demonstrado que a hiperventilação reduz as taxas de sucesso de desfibrilação e diminui a sobrevida global.[52-55]

Outro ponto que dificulta a realização das ventilações é o medo de transmissão de doenças pelo contato boca a boca, apesar dos relatos de transmissão serem escassos e nenhum envolvendo HIV.[29]

Assim, as diretrizes da AHA recomendam uma nova sequência de "compressões torácicas primeiro", com a RCP sendo executada se o adulto não estiver respondendo, nem respirando ou não respirando normalmente. A sequência da RCP começa com compressões (sequência C-A-B, invertendo o antigo padrão A-B-C). Após a primeira série de compressões torácicas, a via aérea é aberta e o socorrista aplica duas ventilações. Como já mencionado, os socorristas leigos não treinados serão instruídos a aplicar a RCP com compressões torácicas apenas, sem ventilação, para a vítima que não responde, "não respira" ou estiver apenas com respiração agônica (*gasping*).

Desfibrilação pelo DEA (para Desfibrilador Manual, ver Capítulo 10)

A desfibrilação deve ser administrada o mais rapidamente possível em pacientes vítimas de FV e TV sem pulso. Estudos demonstram que, quanto menor o tempo entre a perda de pulso e a desfibrilação, maior é a taxa de sobrevida.

Os desfibriladores externos automáticos (DEA) são dispositivos computadorizados planejados para guiar os passos dos socorristas por meio de mensagens sonoras e visuais, capazes de liberar energia para desfibrilar o miocárdio que depende do tipo de onda utilizado: monofásico – 360J – e bifásico – 150J a 200J.

O socorrista deve seguir os passos indicados pelo DEA, que tem um padrão universal:

- **Ligue o DEA:** as mensagens sonoras de orientação quanto ao manuseio serão acionadas automaticamente.
- **Fixar as pás ao tórax desnudo da vítima:** uma das pás deverá ser colocada no lado superior direito do tórax, à direita do esterno, logo abaixo da clavícula, e a outra à esquerda do mamilo esquerdo, alguns centímetros abaixo da axila. Existem diferenças de tamanho das pás para adultos e crianças com oito anos ou menos.
- **Análise do ritmo:** nessa análise, o socorrista deve avisar em voz alta e se certificar de que todos estejam afastados do paciente para que o aparelho possa fazer a análise do ritmo sem interferências externas e estas alterarem a leitura do aparelho (confundindo com ritmos passíveis de choque ou não). Essa análise leva de dez a quinze segundos. Após a análise, uma mensagem sonora informa se o choque está indicado ou não.
- **Choque:** indicado: nesse caso, o socorrista estará de frente a uma FV ou TV sem pulso. O socorrista deverá avisar em voz alta e se certificar de que todos estejam afastados do paciente para que o choque seja aplicado evitando lesões nos socorristas. Após aplicado o choque, o socorrista deverá reiniciar a RCP, começando com compressões torácicas. Após aproximadamente dois minutos (equivalentes a cinco ciclos de 30:2), o DEA recomendará nova análise de ritmo e choque, se indicado. Não indicado: *socorrista* deve manter as manobras de RCP até que novo aviso sonoro de análise de ritmo seja recomendado ou até que a vítima se movimente ou um socorrista com treinamento mais avançado assuma o comando. Socorrista profissional de saúde deve avaliar a presença de pulso que não deve levar mais do que dez segundos; caso não consiga sentir o pulso nesse período, deve reiniciar as compressões torácicas imediatamente. Na presença de pulso, deve manter as pás conectadas ao DEA.

Situações especiais:

- **Vítima com tórax com grande quantidade de pelos:** caso as pás sejam colocadas sobre o tórax da vítima, provavelmente o DEA emitirá mensagem para "checar as pás", e estas deverão ser rapidamente retiradas reduzindo a quantidade de pelos. Se ainda existir grande quantidade de pelos, estes deverão ser raspados com o auxílio de um aparelho de barbear, que deverá ficar dentro da caixa de transporte do DEA. Em seguida, use um novo conjunto de pás e siga as mensagens do DEA.
- **Vítima com implante definitivo de marca-passo ou de desfibrilador:** as pás do DEA deverão ser fixadas pelo menos a oito centímetros de distância do dispositivo implantado. Siga as instruções habituais do DEA. Caso o desfibrilador implantado esteja administrando choques à vítima, aguarde de 30 a 60 segundos para que o mesmo termine seu ciclo de tratamento para aplicar um choque com o DEA.
- **Vítima com medicamento transdérmico ou objeto no local onde as pás do desfibrilador serão posicionadas:** as pás do DEA não deverão ser colocadas diretamente sobre o medicamento transdérmico porque haverá bloqueio ao fornecimento de energia pelo DEA. Esse medicamento deverá ser retirado, e o local, limpo. Só então as pás deverão ser fixadas ao tórax da vítima.
- **Vítima imersa em água ou com água cobrindo o tórax:** primeiro a vítima deverá ser transportada para um local seco antes da utilização do DEA. Se o tórax estiver molhado, também deverá ser seco rapidamente antes de fixar as pás.

Análise do pulso

O socorrista leigo é orientado a assumir que uma vítima não responsiva apresenta PCR se não estiver respirando ou com respiração agônica. Os socorristas leigos não são capazes de reconhecer a ausência de pulso em 10% das vítimas sem pulso, aumentando o tempo sem fornecimento de compressões, e não conseguem detectar a presença de pulso em 40% das vítimas com pulso.

O profissional de saúde não deve levar mais do que dez segundos para avaliar o pulso; caso não consiga sentir o pulso nesse período, deve reiniciar as compressões torácicas imediatamente.

Qualquer interrupção nas compressões torácicas leva à queda do fluxo sanguíneo, e compressões contínuas são necessárias para recuperar as taxas de fluxo pré-interrupção. As Figuras 9.3, 9.4 e 9.5 exemplificam a relação das compressões com a pressão de perfusão coronária e a redução de fluxo durante a ventilação, reforçando a ideia de que mesmo pequenos atrasos para o início, ou interrupções durante a RCP, se correlacionam com baixa pressão de perfusão coronariana e piores resultados.

ANÁLISE DO ALGORITMO

As recomendações atuais para SBV estão ilustradas no algoritmo da Figura 9.6 para leigos e 9.7 para profissionais de saúde, e se baseiam em avaliações e ações.

Para os socorristas leigos, uma simplificação das orientações é uma tentativa de priorizar as compressões torácicas e minimizar as interrupções, resumidas no algoritmo universal simplificado na Figura 9.6. Antes de avaliar a vítima, o socorrista deve se certificar de que a cena está segura, evitando acidentes e novas vítimas.

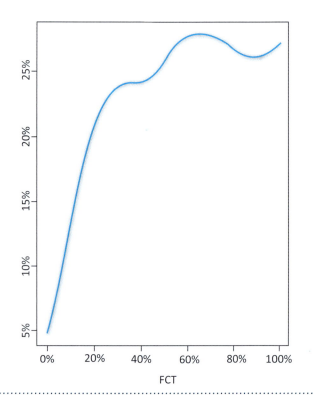

■ **Figura 9.3** Relação entre o aumento da fração de compressão torácica (FCT) e sobrevida.

Adaptada de Christenson J, Andrusiek D, Everson-Stewart S, et al. Chest Compression Fraction Determines Survival in Patients With Out-of-Hospital Ventricular Fibrillation. Circulation. 2009;120:1241-1247.

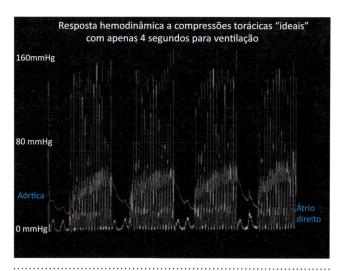

■ **Figura 9.5** Resposta hemodinâmica com compressões torácicas otimizadas com apenas quatro segundos para ventilação e a relação dessa pausa com a queda da pressão aórtica.

Adaptada de Ewy, GA. Cardiocerebral resuscitation: the new cardiopulmonary resuscitation. Circulation 2005; 111:2134.

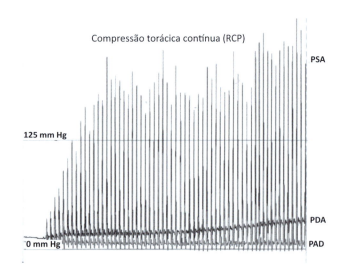

■ **Figura 9.4** Compressões torácicas contínuas modelo animal.
PSA (Pressão Sistólica Aórtica); PDA (Pressão Diastólica Aórtica); PAD (Pressão em Átrio Direito).

Adaptada de Ewy, GA. Cardiocerebral resuscitation: the new cardiopulmonary resuscitation. Circulation 2005; 111:2134.

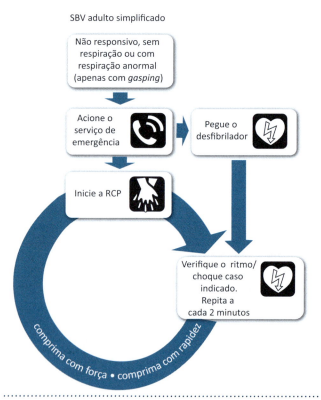

■ **Figura 9.6** Algoritmo de Suporte Básico de Vida Adulto para leigos.

Adaptada de Berg RA, Hemphill R, Abella BS, Aufderheide TP, Cave DM, Hazinski MF, Lerner EB, Rea TD, Sayre MR, Swor RA. Part 5: Adult basic life support: 2010 American Heart Association Guidelines for Cardiopulmonary Resuscitation and Emergency Cardiovascular Care. *Circulation*. 2010;122(suppl 3):S685–S705.

Se o socorrista estiver sozinho e se deparar com uma vítima não responsiva, o socorrista deve acionar o serviço de emergência (para providenciar orientações quanto a compressões, solicitação da equipe de suporte avançado), conseguir um DEA (se possível) e retornar ao local em que a vítima está, para realizar RCP e a desfibrilação, se necessário.

A RCP deverá dar ênfase em compressões **fortes** e **rápidas**, no centro do tórax, ou seguir as instruções do atendente ou operadores do SME. O socorrista leigo não treinado deverá seguir com as compressões apenas (sem necessidade de ventilação), até a chegada da equipe de suporte avançado.

Se o DEA estiver disponível, deverá seguir as orientações de Ligar – Analisar – Choque, se orientado pelo aparelho conforme explicado anteriormente. Deverá seguir as orientações do DEA até que uma equipe de suporte avançado chegue e assuma o comando.

Os profissionais de saúde treinados deverão seguir a Figura 9.7.

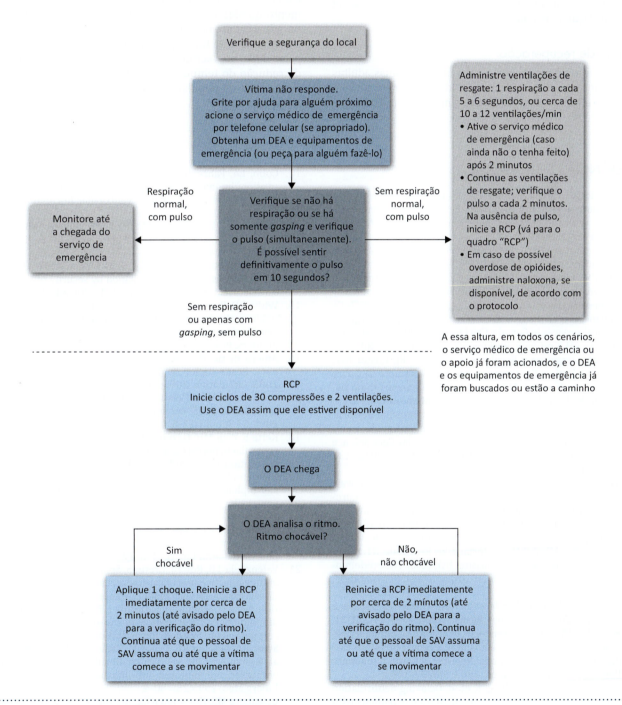

■ **Figura 9.7** Algoritmo de Suporte Básico de Vida Adulto para profissionais da saúde.
Atualização de 2015.

Pressão cricoide (manobra de Sellick)

O uso rotineiro da pressão cricoide na PCR não é recomendado. Ela é realizada aplicando-se pressão sobre a cartilagem cricoide empurrando-a para baixo e deslocando a traqueia em direção posterior, comprimindo assim o esôfago contra as vértebras cervicais e podendo evitar a insuflação gástrica e reduzir o risco de regurgitação e aspiração.[56, 57]

Deve ser utilizada apenas se a vítima estiver sem reflexo de tosse ou vômito, quando um terceiro socorrista estiver presente, e desde que o mesmo não seja responsável pela ventilação nem compressões torácicas.

Posição de recuperação

A posição de recuperação é usada para vítimas adultas não responsivas que estejam respirando normalmente e com circulação eficiente. Essa posição visa manter a via aérea pérvia e reduzir o risco de obstrução das vias aéreas e de aspiração. Existem diversas variações dessa posição, mas consiste em decúbito lateral, ou próxima deste, com o braço que está mais próximo ao solo colocado à frente do corpo, com a cabeça alinhada sem exercer pressão sobre o tórax.

CONCLUSÃO

O reconhecimento da PCR tanto por profissionais da área da saúde quanto por leigos é de extrema importância e qualquer retardo, por parte do socorrista, atrasa o acionamento do SME e o início das compressões torácicas, diminuindo a chance da vítima sobreviver.[58]

A constante busca pelo melhor atendimento deve ser prioridade nos serviços de emergência com a tentativa de redução do tempo entre a PCS e o atendimento aliada à educação da população para realizar o SBV, incluindo o manuseio do DEA.

REFERÊNCIAS BIBLIOGRÁFICAS

1. Safar P, Escarraga LA, Elam JO. A comparison of the mouth-to-mouth and mouth-to-airway methods of artificial respiration with the chest-pressure arm-lift methods. N Engl J Med. 1958;258:671-7.
2. Kouwenhoven WB, Jude JR, Knickerbocker GG. Closed-chest cardiac massage. JAMA. 1960;173:1064-7.
3. Zoll PM, Linenthard AJ, Gibson W, Paul MH, Norman LR. Termination of ventricular fibrillation in man by externally applied electric countershock. N Engl Med. 1956;254:727-32.
4. Vaillancourt, C, Stiell, IG. Cardiac arrest care and emergency medical services in Canada. Can J Cardiol. 2004; 20:1081-90.
5. Travers AH, Co-Chair; Perkins GD, Co-Chair; Berg RA; Castren M; Considine J; Escalante R; Gazmuri RJ; Koster RW; Lim SH; Nation KJ; Olasveengen TM; Sakamoto T; Sayre MR; Sierra A; Smyth MA; Stanton D; Vaillancourt C; on behalf of the Basic Life Support Chapter Collaborators. Part 3: Adult Basic Life Support and Automated External Defibrillation 2015. International Consensus on Cardiopulmonary Resuscitation and Emergency Cardiovascular Care Science with Treatment Recommendations. Circulation 2015. 132 (suppl 1): S51-S83.
6. Sans, S, Kesteloot, H, Kromhout, D. The burden of cardiovascular diseases mortality in Europe. Task Force of the European Society of Cardiology on Cardiovascular Mortality and Morbidity Statistics in Europe. Eur Heart J. 1997; 18:1231-48.
7. State-specific mortality from sudden cardiac death- United States, 1999. MMWR Morb Mortal Wkly Rep. 2002; 51:123-6.
8. Engdahl, J, Holmberg, M, Karlson, BW, et al. The epidemiology of out-of-hospital'sudden'cardiac arrest. Resuscitation. 2002; 52:235-45.
9. Herlitz, J, Bahr, J, Fischer, M, et al. Resuscitation in Europe: a tale of five European regions. Resuscitation. 1999; 41:121-31.
10. Peberdy, MA, Kaye, W, Ornato, JP, et al. Cardiopulmonary resuscitation of adults in the hospital: a report of 14720 cardiac arrests from the National Registry of Cardiopulmonary Resuscitation. Resuscitation. 2003; 58:297-308.
11. Wik, L, Hansen, TB, Fylling, F, et al. Delaying defibrillation to give basic cardiopulmonary resuscitation to patients with out-of-hospital ventricular fibrillation: a randomized trial. JAMA. 2003; 289:1389-95.
12. Cobb, LA, Fahrenbruch, CE, Walsh, TR, et al. Influence of cardiopulmonary resuscitation prior to defibrillation in patients with out-of-hospital ventricular fibrillation. JAMA. 1999; 281:1182-8.
13. Caffrey SL, Willoughby PJ, Pepe PE, Becker LB. Public use of automated external defibrillators. N Engl J Med. 2002;347:1242-7.
14. Valenzuela TD, Roe DJ, Nichol G, Clark LL, Spaite DW, Hardman RG. Outcomes of rapid defibrillation by security officers after cardiac arrest in casinos. N Engl J Med. 2000;343:1206-9.
15. White RD, Bunch TJ, Hankins DG. Evolution of a community--wide early defibrillation programme experience over 13 years using police/fire personnel and paramedics as responders. Resuscitation. 2005;65:279-83.
16. American Heart Association Guidelines for Cardiopulmonary Resuscitation and Emergency Cardiovascular Care 2005. Circulation. 2005;112:IV1-203.
17. Nolan J. European resuscitation council guidelines for resuscitation 2005 section 1. Introduction. Resuscitation. 2005;67 Suppl 1:S3-6.
18. Kette F, Weil MH, Gazmuri RJ, Bisera J, Rackow EC. Intramyocardial hypercarbic acidosis during cardiac arrest and resuscitation. Crit Care Med. 1993;21:901-6.
19. Niemann JT, Burian D, Garner D, Lewis RJ. Monophasic versus biphasic transthoracic countershock after prolonged ventricular fibrillation in a swine model. J Am Coll Cardiol. 2000;36:932-8.
20. Larsen MP, Eisenberg MS, Cummins RO, Hallstrom AP. Predicting survival from out-of-hospital cardiac arrest: a graphic model. Ann Emerg Med. 1993;22:1652-8.
21. Valenzuela TD, Roe DJ, Cretin S, Spaite DW, Larsen MP. Estimating effectiveness of cardiac arrest interventions: a logistic regression survival model. Circulation. 1997;96:3308-13.
22. Holmberg M, Holmberg S, Herlitz J. Effect of bystander cardiopulmonary resuscitation in out-of-hospital cardiac arrest patients in Sweden. Resuscitation. 2000;47:59-70.
23. Swor RA, Jackson RE, Cynar M, Sadler E, Basse E, Boji B, et al. Bystander CPR, ventricular fibrillation, and survival in witnessed, unmonitored out-ofhospital cardiac arrest. Ann Emerg Med. 1995;25:780-4.
24. Eisenberg MS, Horwood BT, Cummins RO, Reynolds-Haertle R, Hearne TR. Cardiac arrest and resuscitation: a tale of 29 cities. Ann Emerg Med. 1990;19:179-86.

25. Braun O, McCallion R, Fazackerley J. Characteristics of midsized urban EMS systems. Ann Emerg Med. 1990;19:536-46.

26. MacDonald RD, Mottley JL, Weinstein C. Impact of prompt defibrillation on cardiac arrest at a major international airport. Prehosp Emerg Care. 2002;6:1-5.

27. Nichol G, Valenzuela T, Roe D, Clark L, Huszti E, Wells GA. Cost effectiveness of defibrillation by targeted responders in public settings. Circulation. 2003;108:697-703.

28. Abella, BS, Alvarado, JP, Myklebust, H, et al. Quality of cardiopulmonary resuscitation during in-hospital cardiac arrest. JAMA. 2005; 293:305-10.

29. Wik, L, Kramer-Johansen, J, Myklebust, H, et al. Quality of cardiopulmonary resuscitation during out-of-hospital cardiac arrest. JAMA. 2005; 293:299-304.

30. Handley AJ. Teaching hand placement for chest compression–a simpler technique. Resuscitation. 2002;53:29-36.

31. Liberman M, Lavoie A, Mulder D, Sampalis J. Cardiopulmonary resuscitation: errors made by pre-hospital emergency medical personnel. Resuscitation. 1999;42:47-55.

32. Kundra P, Dey S, Ravishankar M. Role of dominant hand position during external cardiac compression. Br J Anaesth. 2000;84:491-3.

33. Aufderheide TP, Pirrallo RG, Yannopoulos D, Klein JP, von Briesen C, Sparks CW, et al. Incomplete chest wall decompression: a clinical evaluation of CPR performance by EMS personnel and assessment of alternative manual chest compression-decompression techniques. Resuscitation. 2005;64:353-62.

34. Yannopoulos D, McKnite S, Aufderheide TP, Sigurdsson G, Pirrallo RG, Benditt D, Lurie KG. Effects of incomplete chest wall decompression during cardiopulmonary resuscitation on coronary and cerebral perfusion pressures in a porcine model of cardiac arrest. Resuscitation. 2005;64:363-72.

35. Handley AJ, Handley JA. The relationship between rate of chest compression and compression:relaxation ratio. Resuscitation. 1995;30:237-41.

36. Fitzgerald KR, Babbs CF, Frissora HA, Davis RW, Silver DI. Cardiac output during cardiopulmonary resuscitation at various compression rates and durations. Am J Physiol. 1981;241:H442-H448.

37. Cardiopulmonary resuscitation by bystanders with chest compression only (SOS-KANTO): an observational study. Lancet. 2007; 369:920-6.

38. Kern KB, Hilwig RW, Berg RA, Sanders AB, Ewy GA. Importance of continuous chest compressions during cardiopulmonary resuscitation: improved outcome during a simulated single lay-rescuer scenario. Circulation. 2002;105:645-9.

39. Eftestol, T, Sunde, K, Steen, PA. Effects of interrupting precordial compressions on the calculated probability of defibrillation success during out-of-hospital cardiac arrest. Circulation. 2002; 105:2270.

40. Abella BS, Sandbo N, Vassilatos P, Alvarado JP, O'Hearn N, Wigder HN, et al. Chest compression rates during cardiopulmonary resuscitation are suboptimal: a prospective study during in-hospital cardiac arrest. Circulation. 2005;111:428-34.

41. Kellum, MJ, Kennedy, KW, Barney, R, et al. Cardiocerebral resuscitation improves neurologically intact survival of patients with out-of-hospital cardiac arrest. Ann Emerg Med. 2008; 52:244-52.

42. Christenson J, Andrusiek D, Everson-Stewart S, et al. Chest Compression Fraction Determines Survival in Patients With Out-of-Hospital Ventricular Fibrillation. Circulation. 2009;120:1241-7.

43. Bobrow BJ, Clark LL, Ewy GA. Minimally interrupted cardiac resuscitation by emergency medical services for out-of-hospital cardiac arrest. JAMA. 2008;299:1158-65.

44. Fales W, Farrell R. Impact of new resuscitation guidelines on out-of hospital cardiac arrest survival. Acad Emerg Med. 2007;14(suppl):S157–S158.

45. Iwami, T, Kawamura, T, Hiraide, A, et al. Effectiveness of bystander-initiated cardiac-only resuscitation for patients with out-of-hospital cardiac arrest. Circulation. 2007; 116:2900-7.

46. Bohm, K, Rosenqvist, M, Herlitz, J, et al. Survival is similar after standard treatment and chest compression only in out-of-hospital bystander cardiopulmonary resuscitation. Circulation. 2007; 116:2908-12.

47. Van Hoeyweghen, RJ, Bossaert, LL, Mullie, A, et al. Belgian Cerebral Resuscitation Study Group. Quality and efficiency of bystander CPR. Resuscitation. 1993; 26:47-52.

48. Garza AG, Gratton MC, Salomone JÁ. Improved Patient Survival Using a Modified Resuscitation Protocol for Out-of-Hospital Cardiac Arrest. Circulation. 2009;119:2597-605.

49. Greingor JL. Quality of cardiac massage with ratio compressionventilation 5/1 and 15/2. Resuscitation. 2002;55:263-7.

50. Baskett P, Nolan J, Parr M. Tidal volumes which are perceived to be adequate for resuscitation. Resuscitation. 1996;31:231-4.

51. Aufderheide TP, Sigurdsson G, Pirrallo RG, Yannopoulos D, McKnite S, von Briesen C, et al. Hyperventilation-induced hypotension during cardiopulmonary resuscitation. Circulation. 2004;109:1960-5.

52. Ewy GA. Cardiocerebral resuscitation: the new cardiopulmonary resuscitation. Circulation. 2005;111:2134-42.

53. Kern, KB, Valenzuela, TD, Clark, LL, et al. An alternative approach to advancing resuscitation science. Resuscitation. 2005; 64:261-8.

54. Steen, S, Liao, Q, Pierre, L, et al. The critical importance of minimal delay between chest compressions and subsequent defibrillation: a haemodynamic explanation. Resuscitation. 2003; 58:249-58.

55. Aufderheide, TP, Lurie, KG. Death by hyperventilation: a common and life-threatening problem during cardiopulmonary resuscitation. Crit Care Med. 2004; 32:S345-51.

56. Sellick BA. Cricoid pressure to control regurgitation of stomach contents during induction of anaesthesia. Lancet. 1961;2:404-6.

57. Petito SP, Russell WJ. The prevention of gastric inflation-a neglected benefit of cricoid pressure. Anaesth Intensive Care. 1988;16:139-43.

58. Gonzalez MM, Timerman S, Gianotto-Oliveira R, et al. I Diretriz de Ressuscitação Cardiopulmonar e Cuidados Cardiovasculares de Emergência da Sociedade Brasileira de Cardiologia. Arq Bras Cardiol 2013; 101 (2 Supl. 3) 1-221.

10

capítulo

Leandro Menezes Alves da Costa • Luiz Minuzzo

Parada Cardiorrespiratória: Suporte Avançado de Vida em Adultos

INTRODUÇÃO

O atendimento da parada cardiorrespiratória (PCR) avançado consiste na aplicação dos conceitos de reanimação fundamentais, conhecidos como Suporte Básico de Vida (SBV)[1], com o acesso precoce à vítima em colapso circulatório, a realização de compressões torácicas com técnica adequada, o uso precoce do desfibrilador e a rápida desfibrilação quando esta estiver indicada.

O Suporte Avançado de Vida (SAV) alia ao atendimento básico o manejo de vias aéreas com técnicas avançadas, a aquisição de acesso venoso e a administração de medicamentos, o uso do desfibrilador, a interpretação dos ritmos de PCR, a realização correta da desfibrilação e o tratamento correto da síndrome pós-parada cardíaca.[2]

A realização do SAV necessita de organização, treinamento e trabalho em equipe. O atendimento deve ser realizado de modo coletivo e integrado, sob o comando de um líder e de uma divisão ordenada de tarefas. Cada membro da equipe deve entender o processo como um todo e prover-se de competência necessária para sua função, ter comprometimento com o sucesso e contribuir na reavaliação contínua de sua execução. O uso de parâmetros comparativos e comunicação em círculo fechado entre os membros da equipe auxiliam no bom andamento do processo.

As principais ações do processo de atendimento foram agrupadas em sequência, de modo lógico e eficaz, com base nas diretrizes do *International Liaison Commitee on Resuscitation* (ILCOR), o que foi denominado "corrente de sobrevivência", com o objetivo de aumentar as chances das vítimas de PCR visando ao retorno da circulação espontânea (RCE), representada na Figura 10.1.[3]

Elos da cadeia de sobrevivência em Parada Cardíaca Intra-hospitalar:

1. Vigilância e prevenção.
2. Reconhecimento e acionamento do SME.
3. RCP imediata de alta qualidade.
4. Rápida desfibrilação.
5. Suporte avançado de vida e cuidados pós-PCR

Elos da cadeia de sobrevivência da Parada Cardíaca Extra-hospitalar:

1. Reconhecimento e acionamento do SME.
2. RCP imediata de alta qualidade.
3. Rápida desfibrilação.
4. Serviços médicos básicos e avançados de emergências.
5. Suporte avançado de vida e cuidados pós-PCR.

EPIDEMIOLOGIA

Nos Estados Unidos, estima-se que 370.000 a 750.000 pacientes são submetidos à Ressuscitação Cardiopulmonar (RCP) em razão de PCR extra-hospitalar a cada ano. Estudos comunitários evidenciaram índices de 4% a 33% de sobrevivência, com apenas 3% dos sobreviventes sem danos neurológicos graves.

Dados do *Canadian Care Research Network* indicaram uma mortalidade intra-hospitalar de 65% dos 1.483 pacientes admitidos em Unidade de Terapia Intensiva (UTI) após PCR extra-hospitalar.[4]

No Reino Unido, 71,4% de 8.987 pacientes admitidos em UTI, após PCR extra-hospitalar, morreram antes da alta hospitalar.[5,6]

Dados de um estudo na Noruega, de quatro regiões diferentes, mostraram que as taxas de mortalidade intra-hospitalar de pacientes vítimas de PCR extra-hospitalar foram de, aproximadamente, 63% para pacientes que atingiram RCE, 57% dos pacientes admitidos no pronto-socorro com pulso e de 50% de pacientes admitidos nos hospitais avaliados.[7] O maior banco de dados sobre parada cardíaca

Cadeias de sobrevivência de PCRIH e PCREH

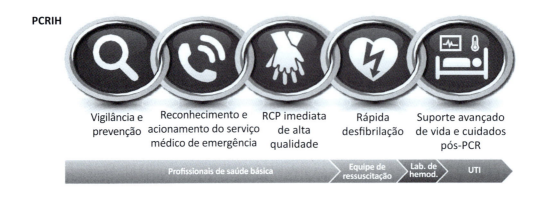

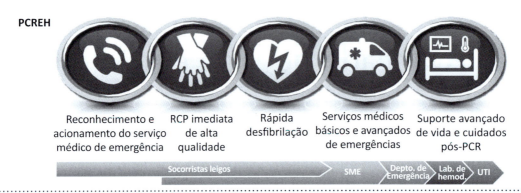

■ **Figura 10.1** Cadeia da sobrevida.
PCRIH (Parada Cardiorrespiratória Intra-hospitalar); PCREH (Parada Cardiorrespiratória Extra-hospitalar).
Adaptada de Guimarães HP e equipe do Projeto de Destaques das Diretrizes da American Heart Association. Atualização das Diretrizes de RCP e ACE: Guidelines 2015: CPR & ECC. Edição em português.

intra-hospitalar publicado foi o *National Registry of Cardiopulmonary Resuscitation* (NRCPR), que incluiu informações de mais de 36.000 paradas cardíacas, que mostraram mortalidade intra-hospitalar de 67% entre os 19.819 adultos com documentação de RCE e 62% entre 17.183 adultos com RCE por mais de vinte minutos.

RITMOS DE PCR

A PCR pode ser causada por quatro ritmos: Fibrilação ventricular (FV), Taquicardia ventricular sem pulso (TVsp), Assistolia e Atividade elétrica sem pulso (AESP). Após a identificação do ritmo cardíaco, pode-se agrupar a PCR em duas modalidades:

- **Ritmos que devem receber desfibrilação:** FV e TVsp;
- **Ritmos sem indicação de desfibrilação:** AESP e Assistolia.

FV/TVsp

Nas Figuras 10.2 e 10.3, observamos um registro eletrocardiográfico da FV e da TVsp, respectivamente.

Os ritmos com indicação de desfibrilação correspondem a 80% dos casos de morte súbita, sendo a FV o ritmo mais comum em PCR extra-hospitalar. São ritmos que apresentam melhor prognóstico se tratados precocemente e de modo adequado.

Quando a identificação com o desfibrilador manual revela o ritmo de FV/TVsp, a prioridade é a realização de desfibrilação o mais rápido possível. Deve-se salientar a necessidade de evitar ao máximo as interrupções das compressões torácicas, e estas só devem ser descontinuadas quando o desfibrilador estiver pronto para a realização do choque.[8,9]

Em situações em que não houve a realização de SBV até o 4º ou 5º minuto da PCR, ainda não há consenso em relação a qual o momento ideal para a realização da primeira desfibrilação, que pode ser realizada imediatamente após a identificação do ritmo ou após a aplicação de dois minutos de RCP.[10]

Para proceder a desfibrilação, o socorrista deve estar atento à segurança do procedimento. Deve ser verificado se todos os socorristas estão afastados do paciente, o correto posicionamento das pás, a aplicação de força adequada das pás sobre o tórax, o uso de gel condutor apropriado e a desconexão das fontes de oxigênio do paciente. Após o choque, o início da RCP deve ocorrer imediatamente e prosseguir pelos próximos dois minutos.

A carga do choque varia de acordo com o tipo de desfibrilador. No bifásico, a energia utilizada deve ser entre

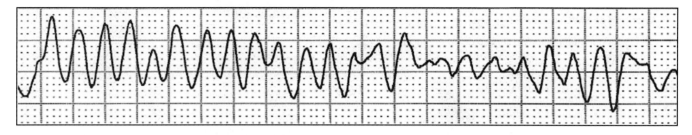

■ **Figura 10.2** Fibrilação ventricular.

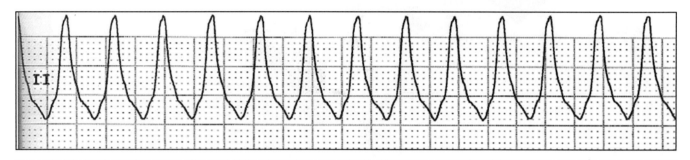

■ **Figura 10.3** Taquicardia ventricular monomórfica.

120 a 200J, conforme a recomendação do fabricante. Caso não haja conhecimento da recomendação, utilizar a maior carga disponível. No caso de desfibriladores monofásicos, a carga deverá ser de 360J.

No caso do paciente manter-se em PCR após o primeiro choque, são necessários aquisição de acesso para infusão de drogas (endovenosa periférica ou óssea), manejo adequado das vias aéreas, monitorização cardíaca, pesquisa ativa por diagnósticos diferenciais e causas potencialmente reversíveis. Essa sequência de atendimento está esquematizada na Figura 10.4.

AESP e assistolia

A identificação de qualquer atividade elétrica diferente de FV/TVsp caracteriza um ritmo não passível de desfibrilação.

O ritmo de AESP se dá pela presença de ritmo cardíaco relativamente organizado, o qual geraria pulso em condições fora do contexto de PCR. Geralmente proveniente de causas reversíveis (com probabilidade de tratamento), sendo imprescindível sua busca ativa e seu tratamento específico, representados pela forma simples de memorização de 5H e 5T (Tabela 10.1). A causa mais comum de AESP é a hipovolemia, cujo tratamento se baseia na administração de volume intravenoso.

A assistolia é geralmente resultante da evolução tardia da FV, ou de estados de hipoxemia prolongada, acidose ou necrose miocárdica. É o ritmo de PCR com pior prognóstico, com taxa de 7% de alta hospitalar. Deve-se atentar ao diagnóstico diferencial com FV fina e realização de medidas que auxiliem em sua diferenciação. Nesse sentido, a primeira recomendação é a busca por problemas técnicos, como cabos e eletrodos desconexos. Em seguida, em virtude de a amplitude do traçado da FV no monitor ser dependente das reservas de ATP do miocárdio, o aumento do ganho (amplitude) é mandatório. Finalmente, deve-se alterar a derivação do monitor do desfibrilador, já que o eixo elétrico resultante pode estar perpendicular ao eixo da monitorização, o que geraria um ritmo isoelétrico.

VIA AÉREA AVANÇADA

A ventilação com bolsa-válvula-máscara durante o atendimento da PCR é aceitável, embora em certas situações é necessário o uso de dispositivo avançado. Pode ser realizada por meio da intubação orotraqueal (IOT) ou por uma via supraglótica (máscara laríngea, tubo esofagotraqueal ou tubo laríngeo). Ainda não se sabe o momento ideal para a inserção de uma via aérea avançada em relação a outras intervenções durante o atendimento de PCR, e esta não deve retardar ou interferir na RCP, bem como na realização da desfibrilação elétrica.[1,11]

A IOT é considerada o método ideal para o manejo de vias aéreas durante PCR. Entretanto, tentativas de IOT por profissionais inexperientes aumentam a incidência de traumatismos orofaríngeos, interrupções na RCP, hipoxemia por tentativas prolongadas de IOT e dificuldade de reconhecimento do correto posicionamento do tubo. Desse modo, deve ser realizada apenas por médicos treinados e com mínima interrupção da RCP. Necessita de laringoscopia correta e visualização da glote e, quando bem locada, reduz o número de interrupções nas compressões torácicas para a realização de ventilações, reduz o risco de broncoaspiração e garante melhor oxigenação e ventilação do paciente.[12] Após a realização da IOT, é necessária a confirmação do posicionamento do tubo, sem interromper as compressões, devendo-se observar a expansão torácica bilateral, aliada à ausculta de sons

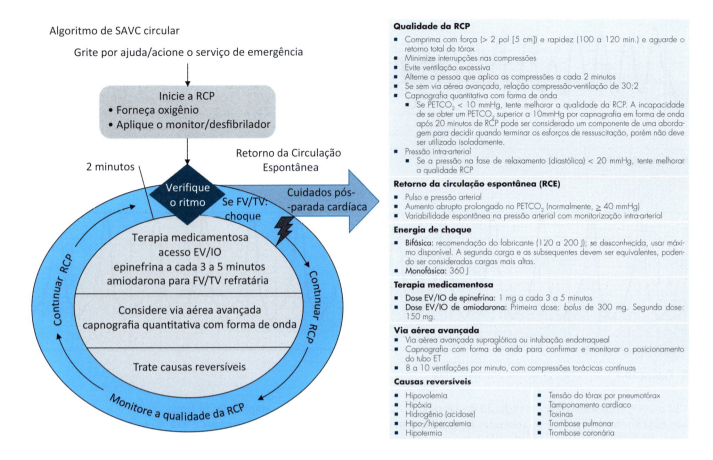

■ **Figura 10.4** Algoritmo de SAVC.

SAVC (Suporte Avançado de Vida em Cardiologia); RCP (Ressuscitação Cardiopulmonar); PCR (Parada Cardiorrespiratória); EV (Endovenoso); IO (Intraósseo); FV (Fibrilação Ventricular); TV (Taquicardia Ventricular); ET (Endotraqueal).

Adaptada de American Heart Association. Suporte Avançado de Vida 2012. Com base no algoritmo da American Heart Association 2010, American Heart Association Guidelines for Cardiopulmonary Resuscitation and Emergency Cardiovascular Care part 8: Adult Advanced Cardiovascular Life Support. Circulation 2010; 122 (suppl3): s737.

Tabela 10.1 5H 5T.

Condição	Indicadores no ECG e no monitor	Indicadores no histórico e no exame físico	Possíveis intervenções eficazes
Hipovolemia	Complexo QRS estreito Taquicardia	Histórico, sinais de desidratação, colabamento das jugulares	Infusão de volume
Hipóxia	Bradicardia	Cianose, gasometrias, problemas com vias aéreas	Oxigenação e ventilação
H+ (Acidose)	Complexos QRS de menor amplitude	Diabetes, insuficiência renal, acidose metabólica preexistente, hipoventilação	Bicarbonato de sódio e ventilação
Hipercalemia	Ondas T em tenda (apiculadas) Ondas P baixa amplitude Alargamento QRS AESP de onda sinusoidal	Diabetes, insuficiência renal, diálise recente, fístulas para diálise, medicamentos	Bicarbonato de sódio Diálise
Hipocalemia	Ondas T baixa amplitude Ondas U proeminentes Alargamento QRS QT alongado Taquicardia de complexo largo	Perda anormal de potássio, desnutrição, uso de diurético	Reposição de potássio
Hipotermia	Ondas J ou de Osborne	Exposição ao frio, baixa temperatura central	Reaquecimento

(Continua)

Tabela 10.1 5H 5T.

(Continuação)

Condição	Indicadores no ECG e no monitor	Indicadores no histórico e no exame físico	Possíveis intervenções eficazes
Tensão no tórax – Pneumotórax	Complexo QRS estreito Bradicardia	Desvio de traqueia contralateral, estase jugular unilateral	Descompressão com agulha e drenagem de tórax
Tamponamento cardíaco	Complexo estreito Taquicardia	Turgência jugular bilateral	Pericardiocentese
Toxinas: tricíclicos, digoxina, β-bloqueadores, bloqueadores de canais de cálcio	Diversos efeitos sobre ECG, predominantemente, prolongamento de QT	Evidência de uso de medicamentos Exame neurológico	Antídotos de acordo com síndrome tóxica
Tromboembolismo pulmonar	Complexo estreito Taquicardia	Histórico, trombose venosa em membros	Considerar trombólise
Trombose coronária – síndromes coronárias agudas	ECG doze derivações anormal Ondas Q Alterações de segmento ST Inversão de onda T	Histórico	Considerar trombólise ou intervenção coronária percutânea

pulmonares em ambos os hemitóraxes associada à ausência de ruídos em epigástrio. Caso haja dúvida, deve-se utilizar o laringoscópio para observar o tubo passando pelas cordas vocais. Associado ao exame físico, o uso de capnografia quantitativa em forma de onda confirma o correto posicionamento do tubo e reconhece precocemente o seu deslocamento, principalmente em situações de transporte da vítima.[13, 14]

Outro dispositivo avançado corresponde àqueles das vias aéreas supraglóticas, os quais são utilizados para manter as vias aéreas abertas e facilitar a ventilação. Apresentam manuseio e colocação mais simples por não necessitar de visualização direta das cordas vocais. Esses dispositivos são alternativas seguras e válidas em situações de indisponibilidade ou dificuldade técnica de ventilação com bolsa-válvula-máscara ou IOT.[15-17]

Após a colocação da via aérea avançada, deve-se realizar de oito a dez ventilações por minuto, de modo assincrônico com as compressões torácicas. Não esquecer que a hiperventilação aumenta a pressão intratorácica, com consequente redução do retorno venoso e do débito cardíaco, devendo, desse modo, ser evitada.

MONITORIZAÇÃO DURANTE PCR

A monitorização fisiológica da qualidade de RCP pode ser realizada pela quantificação de dióxido de carbono exalado no final da expiração ($PETCO_2$) em pacientes intubados, detectado pela capnografia quantitativa, método também utilizado para a avaliação contínua do posicionamento do tubo e do RCE. O principal determinante da $PETCO_2$ durante a RCP é a transferência de sangue para os pulmões. Diante de valores de $PETCO_2$ continuamente abaixo de 10 mmHg, a técnica de RCP está inadequada e deve ser revista e otimizada.[18, 19] A elevação abrupta dos valores da mesma para 35 a 40 mmHg indica RCE. A onda capnográfica é representada na Figura 10.5.[20-23]

Outro método de monitorização é avaliado pela pressão de perfusão coronária (PPC), a qual está correlacionada ao fluxo sanguíneo miocárdico e ao RCE.[24, 25] A quantificação da pressão arterial diastólica com a pressão arterial invasiva (PAI) apresenta boa correlação com a PPC, sendo que PAI diastólica inferior a 20 mmHg indica também má qualidade da RCP.

A saturação venosa central de oxigênio pode ser adquirida com o uso de cateteres venosos centrais com pontas oximétricas inseridas na veia cava superior ou na artéria pulmonar, sendo que a taxa de normalidade varia de 60% a 80%. Caso esteja abaixo de 30%, há evidências de necessidade de melhora nas técnicas de RCE.

VIAS DE ACESSO PARA ADMINISTRAÇÃO DE MEDICAMENTOS

A prioridade de acesso para infusão de medicamentos na PCR é a via intravenosa periférica. Os medicamentos devem ser realizadas em *bolus*, seguidas de *flush* de 20 mL de soro fisiológico e elevação do membro puncionado por cerca de 10 a 20 segundos. Os medicamentos normalmente necessitam de um a dois minutos para alcançar a circulação central.[26]

A segunda opção de acesso é a via intraóssea, que pode ser estabelecida de forma rápida, segura e efetiva. Todos os medicamentos e fluidos podem ser administrados tanto pela via intravenosa quanto pela intraóssea.[27]

O acesso venoso central não é necessário na maioria das tentativas de ressuscitação e pode causar interrupções na RCP, devido a complicações durante a sua inserção, tais como laceração vascular, hematomas, entre outras. Entretanto, esse tipo de acesso permite maior pico de concentração e tempo de circulação sistêmica mais curto dos medicamentos administrados.[28]

■ CAPÍTULO 10 — Parada Cardiorrespiratória: Suporte Avançado de Vida em Adultos

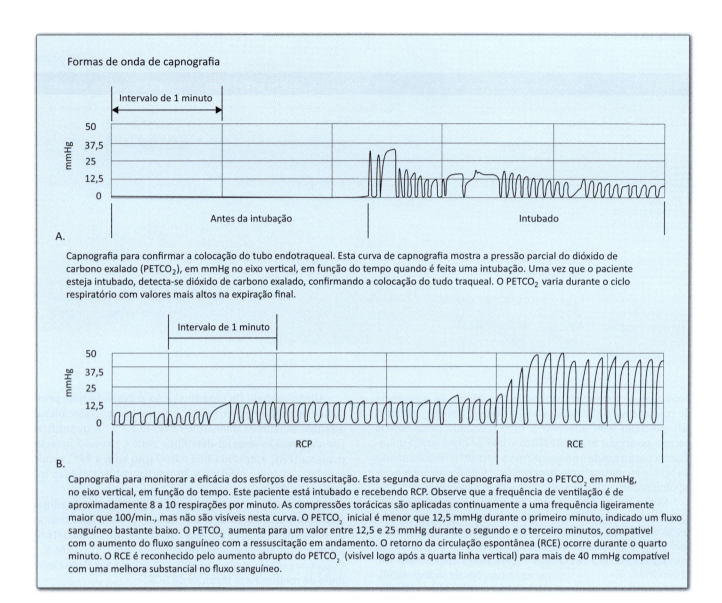

- **Figura 10.5** Onda de capnografia.

Adaptada de American Heart Association. Suporte Avançado de Vida 2012. Com Base no Algoritmo da American Heart Association 2010, American Heart Association Guidelines for Cardiopulmonary Resuscitation And Emergency Cardiovascular Care. Part 9: Post Cardiaca Arrest, Circulation 2010; 122 (Suppl3): S769.

É importante destacar que a realização de compressões torácicas e de desfibrilação elétrica não deve ser retardada para a inserção de acesso intravenoso ou ósseo para administração de drogas.

O Fluxograma central do atendimento de SAV encontra-se pormenorizado na Figura 10.6.

MEDICAMENTOS

O objetivo principal das intervenções farmacológicas é facilitar o retorno e a manutenção de ritmos cardíacos organizados passíveis de gerar pulso central. Estão associadas ao aumento das taxas de RCE, embora não tenham mostrado melhora na sobrevivência a longo prazo com boa capacidade funcional neurológica.[29]

A adrenalina é o vasopressor de escolha, devendo ser administrada na dose de 1 mg/dose a cada três a cinco minutos durante a RCP. Sua utilização é baseada nos efeitos alfa-adrenérgicos, como o aumento da pressão de perfusão coronária e cerebral.[30, 31] Porém, a dosagem e a segurança dos efeitos beta-adrenérgicos são controversas, devido ao aumento do trabalho miocárdico e à redução da perfusão subendotelial.[32]

A vasopressina é um vasopressor periférico não adrenérgico, com efeito vasoconstrictor coronário e renal.[33] O uso combinado de vasopressina e epinefrina não oferece nenhuma vantagem em comparação ao uso da dose padrão de epinefrina em PCR.[3] Uma dose única de 40 UI é recomendada em substituição à primeira ou à segunda dose de adrenalina,[34, 35] nos serviços onde a utilização desse medicamento faz parte do tratamento.[2]

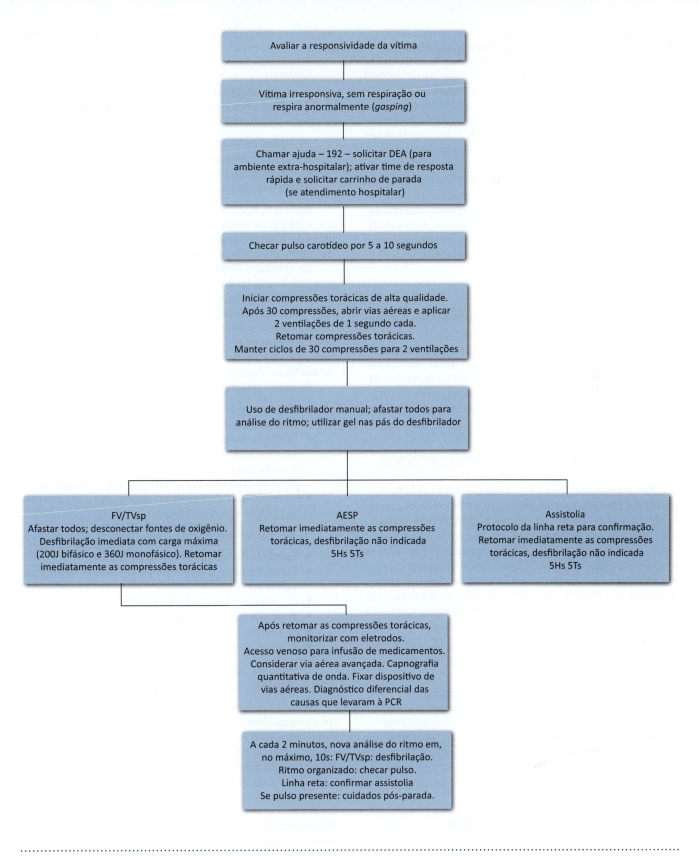

■ **Figura 10.6** Fluxograma central do atendimento do Suporte Avançado de Vida.
Adaptada de Algoritmo central do TECA A. (Treinamento de Emergências Cardiovasculares Avançado): TECA/ editores Canesin MF, Timerman S; coordenador Nazima W – Barueri, SP: Manole, 2013.

A amiodarona é o antiarrítmico de eleição para PCR em FV/TVsp não responsiva à RCP, desfibrilação elétrica e terapia vasopressora. A administração deve ser feita de modo intercalado com vasopressor, sendo a dose inicial de 300 mg intravenosa em *bolus*, seguida por uma segunda dose de 150 mg, se necessária. Essa terapia apresentou aumento da sobrevivência à admissão hospitalar quando comparada com placebo ou lidocaína.[36] O uso de lidocaína deve ser considerado caso a amiodarona não esteja disponível. A dose inicial recomendada apenas em ritmos FV/TVsp é de 1 a 1,5 mg/kg, seguida por uma segunda dose que deverá ser a metade da primeira, caso haja necessidade.[37]

Outro medicamento é o sulfato de magnésio, que não deverá ser administrado de rotina na RCP, porém deve ser utilizado em FV/TVsp na suspeita de hipomagnesemia ou em TV com padrão eletrocardiográfico de torção de pontas.[38, 39]

CESSAÇÃO DOS ESFORÇOS

A cessação dos esforços deve ser considerada mediante a análise de diversos fatores, como o tempo de PCR até o atendimento, tempo total de atendimento, idade do paciente, ritmo inicial, comorbidades e prognóstico. Não existe recomendação clara sobre o momento do término dos esforços e determinação do óbito, devendo isso ficar a cargo do médico-assistente de maior experiência no atendimento de PCR.

PREDITORES DE MAU PROGNÓSTICO PÓS-PCR

Até o presente momento, a legislação brasileira não permite a retirada de suporte intensivo em pacientes com prognósticos desfavoráveis, porém o grau de investimento (ex.: intervenção cirúrgica, implante de cardiodesfibrilador, entre outros) pode ser analisado, mediante marcadores bem estabelecidos de mau prognóstico.[40] Variáveis clínicas e métodos complementares estão sendo estudados para a quantificação de desfechos desfavoráveis em pacientes comatosos. Sabe-se que a presença de alguns sinais após 24 a 72 horas do evento está relacionada com pior prognóstico neurológico:[41, 42]

- Reflexos oculares ausentes após 72 horas do evento;
- $PETCO_2$ abaixo de 10 mmHg;
- Descerebração ou ausência de resposta motora à dor;
- Ausência de reflexo vestíbulo-ocular por mais de 24 horas do evento em pacientes não hipotérmicos;
- Redução ou ausência de potenciais evocados de tronco cerebral após 24 horas do evento;
- Padrão de sofrimento cortical difuso grave em 24--72 horas do evento.

CUIDADOS PÓS-PARADA CARDÍACA

O retorno à circulação espontânea após PCR caracteriza o sucesso do atendimento realizado e o início de uma nova fase de cuidados para o tratamento do estado denominado síndrome pós-parada cardíaca (SPPC). Essa síndrome complexa apresenta altas taxas de mortalidade hospitalar, variando entre 63% a 90%, e necessita de atendimento precoce e intensivo.[41, 42]

As características únicas da fisiopatologia da SPPC são, na maioria das vezes, superpostas pela doença de base que levou à parada cardíaca, assim como pelas comorbidades associadas. Os quatro componentes fundamentais da síndrome pós-parada são:

a) Dano cerebral pós-parada cardíaca;
b) Disfunção miocárdica pós-parada cardíaca;
c) Resposta à isquemia/reperfusão sistêmica;
d) Doença persistente que precipitou a parada cardíaca.

Após o RCE, a gravidade dessas desordens não é uniforme, e irá variar entre os pacientes, dependendo da intensidade do insulto isquêmico, da causa da parada cardíaca e do estado de saúde prévio do paciente.

Os cuidados dispensados após uma PCR são um componente essencial do SAV e ganharam destaque na diretriz do ACLS 2010 (Figura 10.7). Com base em estudos clínicos randomizados, quando bem aplicados, houve aumento da taxa de sobrevivência com qualidade de vida satisfatória, redução da mortalidade precoce causada por instabilidade hemodinâmica e da mortalidade tardia associada à falência de múltiplos órgãos e lesão cerebral.[46, 47]

As metas iniciais dos cuidados pós-parada são:

- Otimizar a função cardiopulmonar e a perfusão de órgãos vitais;
- Transporte da vítima de PCR para unidade hospitalar capaz de realização de cineangiocoronariografia e angioplastia; hipotermia terapêutica; abordagem diagnóstica (precoce) e terapêutica neurológica;
- Identificação e tratamento das causas da PCR e prevenção de sua recorrência.

Os objetivos subsequentes são:

- Controle da temperatura corporal;
- Identificação e tratamento de síndromes coronárias agudas;
- Otimização da ventilação mecânica;
- Redução do risco de falência múltipla de órgãos;
- Avaliação de preditores prognósticos;
- Promoção de reabilitação multiprofissional.

Dano cerebral

O dano cerebral após PCR é causa comum de morbidade e mortalidade. Em estudo com pacientes que sobreviveram à admissão em UTI, mas que no seguimento faleceram no ambiente hospitalar, observou-se que o dano cerebral foi a causa da morte em 68% dos casos das PCRs.

A vulnerabilidade do cérebro é atribuída a sua limitada tolerância à isquemia, assim como sua resposta inflamatória exacerbada à reperfusão.[48] O controle direcionado da temperatura deve ser considerado para todos os pacientes adultos comatosos (ou seja, sem resposta a comandos verbais) com RCE após a PCR.[3] A temperatura-alvo de resfriamento encontra-se entre 32 °C e 36 °C pelo período de pelo menos 24 horas. Deve-se destacar que o reaquecimento ativo deve ser evitado em pacientes que desenvolverem hipotermia moderada de

Cuidados Imediatos Pós-PCR

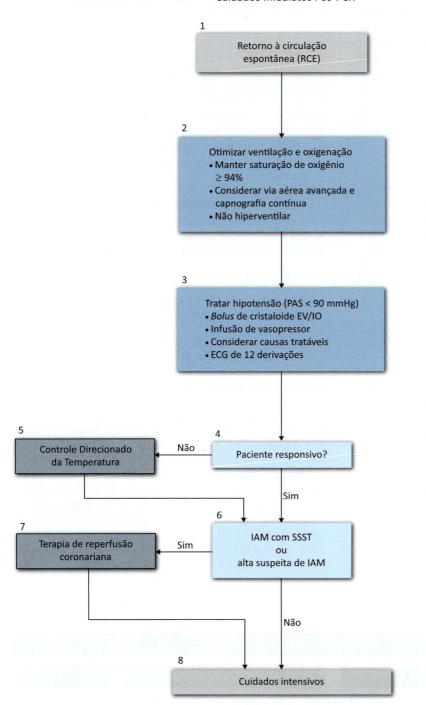

Figura 10.7 Algoritmo de cuidados pós-PCR.

PCR (Parada Cardiorrespiratória); ECG (Eletrocardiograma); RCE (Retorno à Circulação Espontânea); PAS (Pressão Arterial Sistólica); IV (Intravenoso); IAM (Infarto Agudo do Miocárdio); SSST (Supradesnivelamento do Segmento ST); PETCO$_2$, (Pressão Parcial do CO$_2$ Exalado).

Adaptada de Peberdy MA, Callaway CW, Neumar RW, et al: Part 9: Post-Cardiac Arrest Care: 2010 American Heart Association Guidelines for Cardiopulmonary Resuscitation and Emergency Cardiovascular Care. Circulation 2010, 122(18_suppl_3):S768-786.

até 32 °C dentro das primeiras 48 horas de RCE. Quanto mais precoce a hipotermia – idealmente nas primeiras seis horas de RCE –, melhor o prognóstico neurológico e maior a redução da mortalidade.

Dano cardíaco

A disfunção miocárdica na SPPC contribui para a menor sobrevida dos pacientes vítimas de parada cardíaca.[48,49] Um número significativo de evidências clínicas indica que esse fenômeno tem resposta à terapia e é reversível.[50] Imediatamente após o RCE, a frequência cardíaca e a pressão arterial são extremamente variáveis. É importante reconhecer que a frequência cardíaca e a pressão arterial normais ou elevadas logo após o RCE podem ser em razão de um aumento transitório nas concentrações de catecolaminas circulantes.[51-53] Durante o período de disfunção miocárdica, o fluxo coronariano não está reduzido, indicando um estado real de miocárdio "atordoado" em vez de dano permanente ou infarto miocárdico.

Resposta à isquemia/reperfusão

A resposta sistêmica à isquemia/reperfusão e a disfunção miocárdica da SPPC têm muitas características semelhantes com a sepse.[53] Dessa forma, aventou-se a hipótese de que a *Early Goal-Directed Therapy* (EGDT) pudesse beneficiar pacientes pós-PCR. Mas tal benefício ainda não foi comprovado na literatura. Além disso, as metas e estratégias para alcançar esses objetivos podem ser diferentes na SPPC, dada a presença concomitante de dano cerebral, disfunção miocárdica e persistência dos fatores precipitantes.

Fator causador da PCR

O diagnóstico e o tratamento da doença precipitante, como síndrome coronariana aguda (SCA), doenças pulmonares, sepse, entre outras doenças, são imprescindíveis, e tal negligência pode associar-se de forma sinérgica às alterações da SPPC. Existe grande probabilidade de se diagnosticar uma SCA em um paciente que é recuperado de uma parada cardíaca. Em estudos de parada cardíaca extra-hospitalar, o infarto agudo do miocárdio (IAM) foi documentado em quase 50% de pacientes adultos.[54-56]

A indicação de cinecoronariografia precoce deve ser realizada caso haja suspeita de isquemia coronária como causa precipitante da PCR, já que esta é responsável por 65% a 70% das PCRs extra-hospitalares, mesmo na ausência de evidências eletrocardiográficas e laboratoriais de isquemia ou necrose miocárdica.

Monitorização

No momento pós-PCR, os pacientes geralmente exigem vigilância intensiva. A monitorização pode ser dividida em três categorias: monitorização intensiva geral, monitorização intensiva avançada e monitorização cerebral. A monitorização intensiva geral é caracterizada pela obtenção de dados fundamentais e indispensáveis que permitem uma orientação rápida da equipe sobre os sinais vitais do paciente. Recursos adicionais podem ser aplicados dependendo do estado do paciente, da disponibilidade e experiência da instituição. O impacto desse tipo de monitorização não foi prospectivamente validado, porém é altamente recomendado e amplamente utilizado na prática diária em unidades de terapia intensiva, conforme observado na Tabela 10.2.

Otimização hemodinâmica

A terapia precoce guiada por metas ou EGDT constitui-se de algoritmos para uma abordagem sistematizada com a finalidade de restaurar e manter o equilíbrio entre oferta e demanda de oxigênio. O principal objetivo consiste justamente na instauração de terapia precoce e aplicação de metas a serem atingidas em poucas horas. Essa abordagem concentra-se na otimização da pré-carga, do conteúdo arterial de oxigênio, na pós-carga, na contratilidade miocárdica e na taxa de extração de oxigênio. A EGDT tem sido estudada em ensaios prospectivos randomizados em pacientes de pós-operatório cirúrgico e sepse grave.[57, 58]

Nesses estudos, entre as metas hemodinâmicas estão a pressão venosa central (PVC) entre 8 e 12 mmHg, a pressão arterial média (PAM) entre 65 e 90 mmHg, a saturação venosa central de O_2 (SvO_2) > 70%, hematócrito > 30%, hemoglobina > 8 g/dL, lactato ≤ 2 mmol/L, débito urinário ≥ 0,5 mL/kg/h, e índice de transporte de oxigênio maior que 600 mL/min. As principais ferramentas terapêuticas

---

Tabela 10.2 Opções de monitorização na síndrome pós-parada cardíaca.

Síndrome pós-parada cardíaca: opções de monitorização	
Monitorização intensiva geral	**Monitorização avançada**
■ Cateter arterial ■ Traçado eletrocardiográfico contínuo ■ Pressão venosa central ■ Saturação venosa central ■ Temperatura ■ Urina ■ Gasometria ■ Lactato ■ Glicemia, eletrólitos, hemograma, bioquímica ■ Radiografia de tórax ■ Eletrocardiograma de superfície	■ Ecocardiograma ■ Monitorização hemodinâmica com cateter de artéria pulmonar
	Monitorização cerebral
	■ Eletroencefalograma ■ Tomografia computadorizada ■ Ressonância nuclear magnética ■ Potencial evocado somatossensorial

Adaptada de Martín-Hernández H, López-Messa JB, Pérez-Vela JL, Molina-Latorre R, Cárdenas-Cruz A, Lesmes-Serrano A, Álvarez-Fernández JA, Fonseca-San Miguel F, Tamayo-Lomas LM, Herrero-Ansola P. Manejo del síndrome posparada cardíaca. Medicina Intensiva 2010, 34(2):107-126.

para se atingir tais metas são fluidos intravenosos, agentes inotrópicos ou vasopressores e hemotransfusão, os quais devem ser titulados para otimizar a pressão arterial, o débito cardíaco e a perfusão sistêmica. Combina-se à otimização hemodinâmica as terapias que têm objetivo de prevenir danos (p.e. controle direcionado da temperatura) e tratar causas reversíveis (p.e. intervenção coronária precoce no IAM).[59, 60] Entre os objetivos da EGDT estão a modulação do processo inflamatório (características semelhantes à sepse), a redução da disfunção orgânica, a redução dos gastos em saúde e da mortalidade dos pacientes vítimas de PCR.[57, 58]

Hiperglicemia é comum após a PCR. Os níveis ideais de controle glicêmico não estão definidos, e os resultados dos estudos são controversos. Embora um estudo tenha mostrado que o controle estrito da glicemia (entre 80 a 110 mg/dL) com insulina reduziu a mortalidade hospitalar em uma UTI cirúrgica, estudos recentes indicam que pacientes pós--PCR devem ser tratados com alvos glicêmicos um pouco mais elevados (aproximadamente 144 mg/dL).[61-63] Valores mais baixos não reduzem a mortalidade e podem expor os pacientes aos efeitos adversos da hipoglicemia. As medidas dos níveis glicêmicos devem ser realizadas com frequência, especialmente quando a terapia insulínica é instituída durante a hipotermia terapêutica, principalmente nas fases de indução e reaquecimento.

PERSPECTIVAS

A PCR permanece como um problema mundial de saúde pública. Apesar de avanços nos últimos anos relacionados à prevenção e tratamento, muitas são as vidas perdidas anualmente no Brasil relacionadas à PCR.[64]

O atendimento de uma PCR tanto fora como dentro do ambiente hospitalar é um desafio em que arte e ciência deverão estar presentes, pois o sucesso da RCP está diretamente relacionado à qualidade do atendimento.

Tendo como orientação os algoritmos, tanto leigos quanto profissionais da saúde deverão estar preparados para essa longa jornada, em que o diagnóstico precoce, a rapidez e a eficiência das manobras de RCP poderão definir o prognóstico dos pacientes.

REFERÊNCIAS BIBLIOGRÁFICAS

1. Travers AH, Co-Chair; Perkins GD, Co-Chair; Berg RA; Castren M; Considine J; Escalante R; Gazmuri RJ; Koster RW; Lim SH; Nation KJ; Olasveengen TM; Sakamoto T; Sayre MR; Sierra A; Smyth MA; Stanton D; Vaillancourt C; on behalf of the Basic Life Support Chapter Collaborators. Part 3: Adult Basic Life Support and Automated External Defibrillation 2015. International Consensus on Cardiopulmonary Resuscitation and Emergency Cardiovascular Care Science with Treatment Recommendations. Circulation 2015. 132 (suppl 1): S51-S83.
2. Callaway CW; Soar J; Aibiki M; Böttiger BW; Brooks SC; Deakin CD; Donnino MW; Drajer S; Kloeck W; Morley PT; Morrison LJ; Neumar RW; Nicholson TC; Nolan JP; Okada K; O'Neil BJ; Paiva EF; Parr MJ; Wang TL; Witt J; on behalf of the Advanced Life Support Chapter Collaborators. Part 4: Advanced Life Support. 2015 International Consensus on Cardiopulmonary Resuscitation and Emergency Cardiovascular Care Science with Treatment Recommendations. Circulation 2015. 132 (suppl 1): S84-S145.
3. Guimarães HP e equipe do Projeto de Destaques das Diretrizes da American Heart Association. Atualização das Diretrizes de RCP e ACE: Guidelines 2015: CPR & ECC. Edição em português.
4. Keenan SP, Dodek P, Martin C, Priestap F, Norena M, Wong H. Variation in length of intensive care unit stay after cardiac arrest: where you are is as important as who you are. Crit Care Med. 2007;35(3):836-41.
5. Nolan JP, Laver SR, Welch CA, Harrison DA, Gupta V, Rowan K. Outcome following admission to UK intensive care units after cardiac arrest: a secondary analysis of the ICNARC Case Mix Programme Database. Anaesthesia. 2007;62(12):1207-16.
6. Safar P. Resuscitation from clinical death: pathophysiologic limits and therapeutic potentials. Crit Care Med. 1988;16:923-41.
7. Langhelle A, Tyvold SS, Lexow K, Hapnes SA, Sunde K, Steen PA. In-hospital factors associated with improved outcome after out-of- hospital cardiac arrest. A comparison between four regions in Norway. Resuscitation. 2003;56(3):247-63.
8. Wik L, Hansen TB, Fylling F, Steen T, et al. Delaying defibrilation to give basic cardiopulmonar resuscitation prior to defibrilation in patients with out-of-hospital ventricular fibrillation: a randomized trial. JAMA. 2003;289:1389-95.
9. Cobb LA, Fahrenbruch CE, Walsh TR, et al. Influence of cardiopulmonar resuscitation prior to defibrillation in patients with out-of-hospital ventricular fibrillation. JAMA. 1999;281:1182-8.
10. Ristagno G, Tang W, Chang YT, et al. The quality of chest compressions during cardiopulmonar resuscitation overrides importance of timing of desfibrilation. Chest. 2007;132: 70-5.
11. Wong ML, Carey S, Mader TJ, Wang HE. Time to invasive airway placement and resuscitation outcomes after inhospital cardiopulmonary arrest. Resuscitation. 2010;81:182-6.
12. Warner KJ, Carlbom D, Cooke CR, Bulger EM, Copass MK, Sharar SR. Paramedic training for proficient prehospital endotracheal intubation. Prehosp Emerg Care. 2010;14:103-8.
13. Andersen KH, Schultz-Lebahn T. Oesophageal intubation can be undetected by auscultation of the chest. Acta Anaesthesiol Scand. 1994;38:580-2.
14. Kelly JJ, Eynon CA, Kaplan JL, de Garavilla L, Dalsey WC. Use of tube condensation as an indicator of endotracheal tube placement. Ann Emerg Med. 1998;31:575-8.
15. Dorges V, Wenzel V, Knacke P, Gerlach K. Comparison of different airway management strategies to ventilate apneic, nonpreoxygenated patients. Crit Care Med. 2003;31:800-4.
16. Abitsch W, Schellongowski P, Staudinger T, Hofbauer R, Dufek V, Eder B, et al. Comparison of a conventional tracheal airway with the Combitube in an urban emergency medical services system run by physicians. Resuscitation. 2003;57:27-32.
17. Heuer JF, Barwing J, Eich C, Quintel M, Crozier TA, Roessler M. Initial ventilation through laryngeal tube instead of face mask in out-of-hospital cardiopulmonary arrest is effective and safe. Eur J Emerg Med. 2010;17:10-5.
18. Ahrens T, Schallom L, Bettorf K, Ellner S, Hurt G, O'Mara V, et al. End-tidal carbon dioxide measurements as a prognostic indicator of outcome in cardiac arrest. Am J Crit Care. 2001;10:391-8.
19. Sanders AB, Kern KB, Otto CW, Milander MM, Ewy GA. End--tidal carbon dioxide monitoring during cardiopulmonary

resuscitation: a prognostic indicator for survival. JAMA. 1989;262:1347-51.

20. Entholzner E, Felber A, Mielke L, Hargasser S, Breinbauer B, Hundelshausen VB, et al. Assessment of end-tidal CO2 measurement in reanimation. Anasthesiol Intensivmed Notfallmed Schmerzther. 1992;27:473-6.

21. Garnett AR, Ornato JP, Gonzalez ER, Johnson EB. End-tidal carbon dioxide monitoring during cardiopulmonary resuscitation. JAMA. 1987;257:512-5.

22. Bhende MS, Karasic DG, Karasic RB. End-tidal carbon dioxide changes during cardiopulmonary resuscitation after experimental asphyxial cardiac arrest. Am J Emerg Med. 1996;14:349-50.

23. Falk JI., Rackow EC, Weil MH. End-tidal carbon dioxide concentration during cardiopulmonary resuscitation. N Engl J Med. 1988;318:607-11.

24. Niemann JT, Criley JM, Rosborough JP, Niskanen RA, Alferness C. Predictive indices of successful cardiac resuscitation after prolonged arrest and experimental cardiopulmonary resuscitation. Ann Emerg Med. 1985;14:521-8.

25. Halperin HR, Tsitlik JE, Gelfand M, Weisfeldt ML, Gruben KG, Levin HR, et al. A preliminary study of cardiopulmonary resuscitation by circumferential compression of the chest with use of a pneumatic vest. N Engl J Med. 1993;329:762-8.

26. Emerman CL, Pinchak AC, Hancock D, Hagen JF. The effect of bolus injection on circulation times during cardiac arrest. Am J Emerg Med. 1990;8:190-3.

27. Brickman KR, Krupp K, Rega P, Alexander J, Guinness M. Typing and screening of blood from intraosseous access. Ann Emerg Med. 1992;21:414-7.

28. Barsan WG, Levy RC, Weir H. Lidocaine levels during CPR: differences after peripheral venous, central venous, and intracardiac injections. Ann Emerg Med. 1981;10:73-8.

29. Olasveengen TM, Sunde K, Brunborg C, Thowsen J, Steen PA, Wik L. Intravenous drug administration during out-of-hospital cardiac arrest: a randomized trial. JAMA. 2009;302:2222-9.

30. Yakaitis RW, Otto CW, Blitt CD. Relative importance of α and β adrenergic receptors during resuscitation. Crit Care Med. 1979;7:293-6.

31. Michael JR, Guerci AD, Koehler RC, Shi AY, Tsitlik J, Chandra N, et al. Mechanisms by which epinephrine augments cerebral and myocardial perfusion during cardiopulmonary resuscitation in dogs. Circulation. 1984;69:822-35.

32. Ditchey RV, Lindenfeld J. Failure of epinephrine to improve the balance between myocardial oxygen supply and demand during closed-chest resuscitation in dogs. Circulation. 1988;78:382-9.

33. Lindner KH, Strohmenger HU, Ensinger H, Hetzel WD, Ahnefeld FW, Georgieff M. Stress hormone response during and after cardiopulmonary resuscitation. Anesthesiology. 1992;77:662-8.

34. Stiell IG, Hebert PC, Wells GA, Vandemheen KL, Tang AS, Higginson LA, et al. Vasopressin versus epinephrine for inhospital cardiac arrest: a randomised controlled trial. Lancet. 2001;358:105-9.

35. Wenzel V, Krismer AC, Arntz HR, Sitter H, Stadlbauer KH, Lindner KH. A comparison of vasopressin and epinephrine for out-of-hospital cardiopulmonary resuscitation. N Engl J Med. 2004;350:105-13.

36. Dorian P, Cass D, Schwartz B, Cooper R, Gelaznikas R, Barr A. Amiodarone as compared with lidocaine for shock-resistant ventricular fibrillation. N Engl J Med. 2002;346:884-90.

37. Herlitz J, Ekstrom L, Wennerblom B, Axelsson A, Bang A, Lindkvist J, et al. Lidocaine in out-of-hospital ventricu-

lar fibrillation. Does it improve survival? Resuscitation. 1997;33:199-205.

38. Manz M, Pfeiffer D, Jung W, Lueritz B. Intravenous treatment with magnesium in recurrent persistent ventricular tachycardia. New Trends in Arrhythmias. 1991;7:437-42.

39. Tzivoni D, Banai S, Schuger C, Benhorin J, Keren A, Gottlieb S, Stern S. Treatment of torsade de pointes with magnesium sulfate. Circulation. 1988;77:392-7.

40. Pereira JCRG. Abordagem do paciente reanimado, pósparada cardiorrespiratória. Revista Brasileira de Terapia Intensiva. 2008;20:190-6.

41. Geocadin RG, Buitrago MM, Torbey MT, Chandra-Strobos N, Williams MA, Kaplan PW. Neurologic prognosis and withdrawal of life support after resuscitation from cardiac arrest. Neurology. 2006;67(1):105-8.

42. Morrison LJ, Kierzek G, Diekema DS, Sayre MR, Silvers SM, Idris AH, et al. Part 3: Ethics: 2010 American Heart Association Guidelines for Cardiopulmonary Resuscitation and Emergency Cardiovascular Care. Circulation. 2010;122(18 suppl 3):S665-675.

43. Nadkarni VM, Larkin GL, Peberdy MA, Carey SM, Kaye W, Mancini ME, et al. First documented rhythm and clinical outcome from in-hospital cardiac arrest among children and adults. JAMA. 2006;295(1):50-7.

44. Herlitz J, Engdahl J, Svensson L, Angquist KA, Silfverstolpe J, Holmberg S. Major differences in 1-month survival between hospitals in Sweden among initial survivors of out-of-hospital cardiac arrest. Resuscitation. 2006;70(3):404-9.

45. Keenan SP, Dodek P, Martin C, Priestap F, Norena M, Wong H. Variation in length of intensive care unit stay after cardiac arrest: where you are is as important as who you are. Crit Care Med. 2007;35(3):836-41.

46. Neumar RW, Nolan JP, Adrie C, Aibiki M, Berg RA, Bottiger BW, et al. Post-cardiac arrest syndrome: epidemiology, pathophysiology, treatment, and prognostication. A consensus statement from the International Liaison Committee on Resuscitation (American Heart Association, Australian and New Zealand Council on Resuscitation, European Resuscitation Council, Heart and Stroke Foundation of Canada, InterAmerican Heart Foundation, Resuscitation Council of Asia, and the Resuscitation Council of Southern Africa); the American Heart Association Emergency Cardiovascular Care Committee; the Council on Cardiovascular Surgery and Anesthesia; the Council on Cardiopulmonary, Perioperative, and Critical Care; the Council on Clinical Cardiology; and the Stroke Council. Circulation. 2008;118:2452-83.

47. Safar P. Resuscitation from clinical death: Pathophysiologic limits and therapeutic potentials. Crit Care Med. 1988;16:923-41.

48. Laver S, Farrow C, Turner D, Nolan J. Mode of death after admission toan intensive care unit following cardiac arrest. Intensive Care Med. 2004;30:2126-8.

49. Herlitz J, Ekstrom L, Wennerblom B, Axelsson A, Bang A, Holmberg S. Hospital mortality after out-of-hospital cardiac arrest among patients found in ventricular fibrillation. Resuscitation. 1995, 29(1):11-21.

50. Huang L, Weil MH, Tang W, Sun S, Wang J. Comparison between dobutamine and levosimendan for management of postresuscitation myocardial dysfunction. Crit Care Med. 2005;33(3):487-91.

51. Rivers EP, Wortsman J, Rady MY, Blake HC, McGeorge FT, Buderer NM. The effect of the total cumulative epinephrine dose administered during human CPR on hemodynamic, oxygen transport, and utilization variables in the postresuscitation period. Chest. 1994;106(5):1499-507.

52. Prengel AW, Lindner KH, Ensinger H, Grunert A. Plasma catecholamine concentrations after successful resuscitation in patients. Crit Care Med. 1992;20(5):609-14.

53. Adrie C, Adib-Conquy M, Laurent I, Monchi M, Vinsonneau C, Fitting C, et al. Successful cardiopulmonary resuscitation after cardiac arrest as a "sepsis- like" syndrome. Circulation. 2002;106(5):562-8.

54. Sunde K, Pytte M, Jacobsen D, Mangschau A, Jensen LP, Smedsrud C, et al. Implementation of a standardised treatment protocol for post resuscitation care after out-of-hospital cardiac arrest. Resuscitation. 2007;73(1):29-39.

55. Bulut S, Aengevaeren WR, Luijten HJ, Verheugt FW. Successful out- of-hospital cardiopulmonary resuscitation: what is the optimal in- hospital treatment strategy? Resuscitation. 2000;47(2):155-61.

56. Engdahl J, Abrahamsson P, Bang A, Lindqvist J, Karlsson T, Herlitz J. Is hospital care of major importance for outcome after out-of- hospital cardiac arrest? Experience acquired from patients with out-of-hospital cardiac arrest resuscitated by the same Emergency Medical Service and admitted to one of two hospitals over a 16-year period in the municipality of Goteborg. Resuscitation. 2000;43(3):201-11.

57. Rivers E, Nguyen B, Havstad S, Ressler J, Muzzin A, Knoblich B, et al. Early goal-directed therapy in the treatment of severe sepsis and septic shock. N Engl J Med. 2001;345(19):1368-77.

58. Pearse R, Dawson D, Fawcett J, Rhodes A, Grounds RM, Bennett ED. Early goal-directed therapy after major surgery reduces complications and duration of hospital stay. A randomised controlled trial [ISRCTN38797445]. Crit Care. 2005;9(6):R687-693.

59. Peberdy MA, Callaway CW, Neumar RW, Geocadin RG, Zimmerman JL, Donnino M, et al. Part 9: Post-Cardiac Arrest Care: 2010 American Heart Association Guidelines for Cardiopulmonary Resuscitation and Emergency Cardiovascular Care. Circulation. 2010;122(18 suppl 3):S768-786.

60. Gaieski DF, Band RA, Abella BS, Neumar RW, Fuchs BD, Kolansky DM, et al. Early goal- directed hemodynamic optimization combined with therapeutic hypothermia in comatose survivors of out-of-hospital cardiac arrest. Resuscitation. 2009;80(4):418-24.

61. Van den Berghe G, Wouters P, Weekers F, Verwaest C, Bruyninckx F, Schetz M, et al. Intensive insulin therapy in the critically ill patients. N Engl J Med, 2001;345(19):1359-67.

62. Oksanen T, Skrifvars M, Varpula T, Kuitunen A, Pettilä V, Nurmi J, et al. Strict versus moderate glucose control after resuscitation from ventricular fibrillation. Intensive Care Medicine. 2007;33(12):2093-100.

63. Losert H, Sterz F, Roine RO, Holzer M, Martens P, Cerchiari E, et al. Strict normoglycaemic blood glucose levels in the therapeutic management of patients within 12 h after cardiac arrest might not be necessary. Resuscitation. 2008;76(2):214-20.

64. Gonzalez MM, Timerman S, Gianotto-Oliveira R, et al. I Diretriz de Ressuscitação Cardiopulmonar e Cuidados Cardiovasculares de Emergência da Sociedade Brasileira de Cardiologia. Arq Bras Cardiol 2013; 101 (2 Supl. 3) 1-221.

capítulo 11

Erika Yumi Ishicava Takahashi • Luis Cavalcanti Pereira Lima • Marly Akiko Miaira

Ressuscitação Cardiopulmonar Pediátrica

INTRODUÇÃO

As causas de parada cardiorrespiratória (PCR) em pediatria são decorrentes de fatores como idade, local do evento, condições prévias de saúde e, mais frequentemente, etiologias não cardíacas, como insuficiência respiratória, síndrome da morte súbita do lactente, sepse, doenças neurológicas e trauma.[1-3]

A PCR súbita de origem cardíaca na faixa etária pediátrica é menos frequente que nos adultos.[4] O período de deterioração cardiorrespiratória prévia é um evento que pode ser antecipado.[1,4]

Os procedimentos de suporte básico de vida (SBV) devem ser iniciados o mais precocemente possível (fora ou dentro do ambiente hospitalar), até que um suporte avançado de vida (SAV) seja instituído.[2]

As principais emergências pediátricas relacionadas ao sistema cardiorrespiratório são as comentadas a seguir.[5]

Insuficiência Respiratória Aguda (IRA)

Pode-se definir a IRA como o estado em que o sistema respiratório é incapaz de suprir as demandas metabólicas do organismo em relação à captação de oxigênio e eliminação do gás carbônico. Para que isto ocorra, é necessária a integridade anatômica e funcional de diversos órgãos e sistemas, como o sistema nervoso central (SNC), músculos respiratórios, vias aéreas, parênquima pulmonar, coração, fluxo sanguíneo pulmonar e sistêmico.[6]

Em razão da possibilidade de ser o estágio final de várias doenças,[7] tais como pneumonia, crise de sibilância, cardiopatias congênitas de hiperfluxo pulmonar e obstrução anatômica ou mecânica das vias aéreas, a IRA é a principal causa de admissão de pacientes nas unidades pediátricas de tratamento intensivo (UTI) primárias ou secundárias.

Volumes e capacidades pulmonares

A alteração do volume pulmonar pode ser medida pelo exame de espirometria, que caracteriza diferentes condições respiratórias.

Podemos definir os volumes e capacidades pulmonares pela Figura 11.1.

Causas de insuficiência respiratória aguda

As causas mais comuns estão relacionadas às infecções do sistema respiratório, porém a IRA pode ser parte da manifestação sistêmica de outros processos patológicos em outros órgãos (Tabela 11.1).

A evolução da insuficiência respiratória em pacientes pediátricos segue um padrão temporal, no qual a intervenção nas fases I e II é extremamente importante para que não haja angústia respiratória, pois a fase III caracteriza a fadiga dos mecanismos compensatórios e o paciente inicia um estado de acidose respiratória, como demonstra a Figura 11.2.

DIAGNÓSTICO

A avaliação da IRA deve ser feita com critérios clínicos e laboratoriais e a análise de gases arteriais não deve retardar o tratamento em casos de maior gravidade.

É importante correlacionar a doença e sua fisiopatologia ao sistema respiratório para a elaboração de um diagnóstico precoce e a intervenção de forma rápida, pois, quanto mais novo o paciente, menor será a sua capacidade de reação ao processo da insuficiência respiratória.

Os sinais e sintomas podem variar de acordo com a causa e a idade do paciente e geralmente são: taquipneia ou bradipneia, apneia, sibilos, gemidos expiratórios, ruídos respiratórios diminuídos ou com distribuição desigual, batimentos de asa do nariz, retrações da parede torácica, cianose, cornagem e incapacidade de se manter em posição horizontal. O início do quadro pode ser súbito ou insidioso.

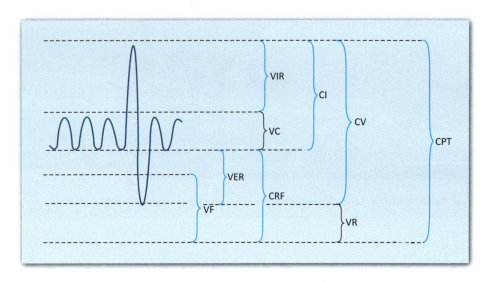

Volume e capacidades pulmonares. VR (Volume Residual): é a quantidade de gás que permanece nos pulmões, mesmo após uma expiração forçada, e nunca é eliminado dos pulmões. VC (Volume Corrente): é a quantidade de gás que entra ou que sai dos pulmões a cada respiração normal. VIR (Volume Inspiratório de Reserva): é a quantidade de gás que pode ser acrescentada ao VC através de uma inspiração forçada. VER (Volume Expiratório de Reserva): é a quantidade de gás que pode ser exalada além do VC através de uma expiração forçada. CI (Capacidade Inspiratória): é a soma VC com VIR. CRF (Capacidade Residual Funcional): é a quantidade de gás que resta nos pulmões após uma expiração normal; ou seja: é a quantidade de gás residente nos pulmões entre uma respiração normal (VC) e outra. A CRF consiste na somatória do VR e do VER. É o resultado final de fatores físicos e anatômicos que, de um lado, favorecem o colpaso dos pulmões e, de outro, favorecem sua expansão. CV (Capacidade Vital): é a quantidade máxima de gás que pode ser exalada dos pulmões após uma inspiração forçada. É a soma do VER, do VC e do VIR. CPT (Capacidade Pulmonar Total): é o máximo volume de gás que os pulmões podem conter. VF (Volume de Fechamento): usando técnicas de "lavagem" de gás inerte, durante manobras ins ou expiratórias, pode-se identificar um ponto no qual as vias aéreas condutoras começam a se colapsar nas regiões "dependentes" dos pulmões. Esse ponto é chamado de CF (Capacidade de Fechamento) e contém certo volume de gás, que é o VF. Se a respiração ocorrer abaixo deste VF, a ventilação não conseguirá ser distribuída àquelas regiões dos pulmões. Em outras palavras: a ventilação às regiões "fechadas" dos pulmões só irá ocorrer se o Volume de Fechamento for excedido durante a respiração normal.

■ **Figura 11.1** Volumes e capacidades pulmonares.
Adaptada de Carvalho WB. Insuficiência respiratória aguda. In: Terapia intensiva pediátrica. 3ª ed. São Paulo: Atheneu; 2006. p. 392.

Tabela 11.1 Causas mais frequentes de insuficiência respiratória.

Sistema nervoso central	■ Depressão por drogas ■ Apneia primária da prematuridade ■ Estado de mal convulsivo ■ Aumento da pressão liquórica: TCE, infecções no SNC, hemorragia, tumor ■ Coma ■ Encefalopatia hipóxico-isquêmica ■ *Kernicterus*
Relacionadas à medula, sistema muscular, conexões neuromusculares	■ Polineurite ou polirradiculoneurite ■ Poliomielite ■ Tétano ■ Drogas curarizantes ■ Inseticidas organofosforados ■ Hipofosfatemia, hipomagnesemia, hipocalcemia ■ Miastenia *gravis*, distrofia muscular, esclerose lateral amiotrófica
Vias aéreas superiores	■ Laringotraqueobronquite ■ Epiglotite ■ Difteria ■ Corpo estranho ■ Laringoespasmo reflexo ■ Trauma ■ Tumor

(*Continua*)

Tabela 11.1 Causas mais frequentes de insuficiência respiratória.

(Continuação)

Vias aéreas inferiores e parênquima pulmonar	▪ Asma, bronquiolite, coqueluche ▪ Tuberculose ▪ Doença da membrana hialina ▪ Pneumonias e broncopneumonias ▪ Síndrome aspirativa ▪ Edema pulmonar ▪ Secreções espessas ▪ Pneumotórax ▪ Derrames pleurais ▪ Displasia broncopulmonar ▪ Síndrome do quase afogamento ▪ Perda de tecido pulmonar ▪ Parâmetros inadequados da ventilação mecânica ▪ Embolia pulmonar
Caixa torácica	▪ Trauma ▪ Fadiga muscular ▪ Paralisia frênica ▪ Miopatias (síndrome de Werdnig-Hoffmann)
Outros	▪ Sepse, choque, coagulação intravascular disseminada (CIVD), queimaduras ▪ Distúrbio metabólico ▪ Intoxicações exógenas ▪ Limitação da movimentação diafragmática (ascite, distensão abdominal)

Adaptada de Carvalho WB. Insuficiência respiratória aguda. In: Terapia intensiva pediátrica. 3ª ed. São Paulo: Atheneu; 2006. p. 395.

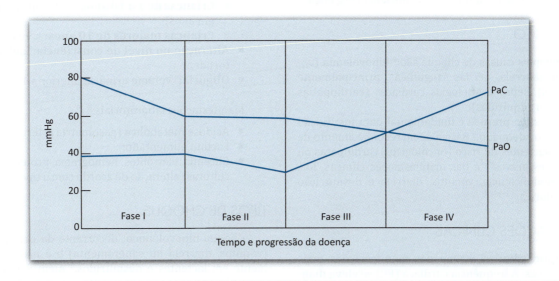

▪ **Figura 11.2** Evolução temporal da insuficiência respiratória aguda.
Adaptada de Carvalho WB. Insuficiência respiratória aguda. In: Terapia intensiva pediátrica. 3ª ed. São Paulo: Atheneu; 2006. p. 398.

É importante observar também sinais e sintomas extrarrespiratórios, como: sudorese, náusea, fadiga, anorexia, palidez, taquicardia, oscilação da pressão arterial (aumento seguido de hipotensão e choque), pulso paradoxal, arritmias, sonolência ou agitação com confusão mental, convulsão e até coma.

No período neonatal segue-se a classificação conforme a indicação do boletim de Silverman-Anderson, em que a soma maior ou igual a sete indica falência respiratória (Tabela 11.2).

Tabela 11.2 Boletim de Silverman-Anderson.

Parâmetros	0	1	2
Gemência	Ausente	Audível com estetoscópio	Audível sem estetoscópio
Batimento de asa de nariz	Ausente	Discreto	Acentuado
Tiragem intercostal	Ausente	Três últimos espaços intercostais	Mais de três espaços intercostais
Retração esternal	Ausente	Discreta	Acentuada
Balanço	Ausente	Discreto	Acentuado

Adaptada de Carvalho WB. Insuficiência respiratória aguda. In: Terapia intensiva pediátrica. 3ª ed. São Paulo: Atheneu; 2006. p. 410.

Choque

A função principal do sistema cardiorrespiratório é manter a distribuição de oxigênio e nutrientes para os tecidos do corpo e remover os subprodutos do metabolismo celular. Quando essa distribuição não satisfaz as demandas teciduais, ocorrem aumento da extração de oxigênio do sangue e diminuição da saturação de oxigênio venoso central.[8,9] À medida que a hipóxia tecidual se agrava, as células usam o metabolismo anaeróbio para produzir energia e geram ácido lático como subproduto. O metabolismo anaeróbio é capaz somente de manter uma função celular limitada. As células hipóxicas tornam-se disfuncionais ou morrem, o que leva à disfunção ou insuficiência orgânica.[9]

DIAGNÓSTICO

As principais causas de choque são:[8] hipovolemia (vômitos e/ou diarreia, perdas sanguíneas, principalmente por traumas), sepse e etiologias cardíacas (cardiopatias congênitas ou adquiridas).

O diagnóstico precoce é fundamental para instituição de tratamento adequado.[8] Baseia-se no reconhecimento de potenciais pacientes de risco (oncológicos, cardiopatas ou com infecções graves[8]) e nas manifestações clínicas, tais como imunodeficiência, vômitos, diarreia e desnutrição proteico-calórica.

MANIFESTAÇÕES CLÍNICAS

- **Taquicardia:**[8,10] é uma das manifestações mais precoces. A frequência cardíaca (FC) se eleva diante de qualquer queda do volume sistólico como mecanismo compensatório para evitar queda do débito cardíaco;
- **Alteração dos pulsos:**[8,10] pulsos finos;
- **Alteração da perfusão periférica:**[8,10] encontra-se lenta (superior a 3 segundos), na maioria dos quadros de choque (na fase quente do choque séptico a perfusão é menor do que 1 segundo);
- **Cor e temperatura das extremidades:**[8,10] frias e pálidas devido à vasoconstrição periférica que redireciona o sangue dos órgãos não vitais (sistema músculoesquelético, pele, intestino e rins) para os órgãos vitais (coração, SNC) (exceto na fase quente

do choque séptico) a fim de manter a pressão arterial adequada;
- **Pressão arterial (PA):**[8,10] a queda da PA pode ser uma manifestação tardia do quadro, pois o organismo ativa inicialmente os mecanismos compensatórios (aumento da FC e vasoconstrição). A queda da PA significa que os mecanismos compensatórios não foram eficazes e caracteriza choque descompensado e maior gravidade do quadro. Parâmetros de PA sistólica (PAS) (percentil 5 para idade) para definir hipotensão na faixa etária pediátrica:[2,8,10]
  - **Neonatos (0 a 28 dias):** < 60 mmHg;
  - **Lactentes (1 a 12 meses):** < 70 mmHg;
  - **Crianças de 1 a 10 anos:** < 70 mmHg + (2x idade em anos);
  - **Crianças maiores de 10 anos:** < 90 mmHg;
- **Alteração no nível de consciência:**[8] agitação e/ou torpor;
- **Oligúria:**[8] volume urinário inferior a 1 mL/kg/h.

Manifestações laboratoriais:[8,10]

- Acidose metabólica (gasometria arterial);
- Lactato aumentado;
- Glicemia, eletrólitos, hemograma, proteína C reativa, culturas (alteração de acordo com o tipo de choque).[8]

TIPOS DE CHOQUE

Choque hipovolêmico: decorrente de perdas líquidas (vômitos, diarreia ou sangramento) e é mais frequentemente em lactentes e desnutridos.[8] Além das manifestações clínicas, a criança apresenta sinais de desidratação, pele com turgor pastoso, olhos encovados, saliva escassa e fontanela deprimida.[2,8,10]

Choque distributivo: aumento da permeabilidade capilar e/ou redistribuição do fluxo sanguíneo por vasodilatação e, consequentemente, hipovolemia relativa.[8]

Na criança, os choques mais frequentes são o séptico e, mais raramente, os neurogênicos e anafiláticos.[8] Para diagnosticar o choque séptico, é necessário saber e reconhecer as definições em pediatria[11] propostas por uma conferência em 2003:[11]

- **Síndrome da resposta inflamatória sistêmica (SIRS):** resposta inflamatória inespecífica. Existem quatro critérios diagnósticos, dos quais pelo menos dois (um deles a presença de temperatura elevada ou contagem anormal de leucócitos) definem SIRS:

- Temperatura (retal, vesical, oral ou central) superior 38,5 °C ou inferior 36 °C;
- Taquicardia: FC média superior dois desvios padrões acima do normal para idade, na ausência de estímulo externo (drogas vasoativas, dor);
- Bradicardia: em crianças menores de 1 ano de idade (FC média inferior ao percentil 10 para idade, na ausência de estímulo vagal, drogas ou cardiopatia congênita);
- Frequência respiratória (FR) média maior do que dois desvios padrões acima do normal para idade ou necessidade de ventilação mecânica (processo agudo não relacionado à doença de origem neuromuscular ou anestesia geral);
- Leucocitose ou leucopenia de acordo com a idade (não secundária à quimioterapia) ou mais de 10% de neutrófilos imaturos dos neutrófilos totais.
- **Sepse:** SIRS associada ou como consequência de uma infecção confirmada ou suspeita;
- **Infecção:** confirmada (cultura positiva: bactéria, fungo, vírus ou Rickettsia) ou suspeita (achados clínicos, laboratoriais ou imagem):
  - Púrpura ou petéquias associadas à instabilidade hemodinâmica;
  - Febre e tosse associadas à leucocitose e/ou imagem pulmonar;
  - Abdome distendido, timpânico associado à leucocitose e perfuração intestinal.
- **Sepse severa:** sepse associada às seguintes condições: disfunção cardiovascular, síndrome do desconforto respiratório agudo, duas ou mais disfunções orgânicas (respiratória, renal, neurológica, hematológica ou hepática);
- **Choque séptico:** sepse na presença de disfunção cardiovascular. Em pediatria não é necessário haver hipotensão, ao contrário do paciente adulto, pois pode ser manifestação tardia do quadro (choque descompensado);
  - **Disfunção cardiovascular:** é definida se, mesmo após administração EV de mais de 40 mL/kg de solução salina isotônica, em uma hora, a criança apresentar algum dos seguintes parâmetros:
    - **Hipotensão:** PA menor do que o percentil 5 para idade, PAS menor do que dois desvios padrão do normal para idade;
    - Necessidade de droga vasoativa para manter a pressão normal;
    - **Dois dos seguintes itens:** acidose metabólica, aumento do lactato arterial, oligúria (volume urinário inferior a 0,5 mL/kg/h), perfusão periférica lenta (superior a 5 segundos) e diferencial entre temperatura central e periférica superior 3 °C.

Algumas crianças manifestam o quadro com o chamado choque quente, que consiste na tentativa do organismo compensar a vasodilatação com aumento do débito cardíaco (perfusão periférica muito rápida, extremidades e face ruborizadas e quentes) associado aos outros sinais de choque.[11]

- **Choque cardiogênico:** é causado pela falência da bomba e ocorre principalmente nos pacientes com cardiopatia congênita ou adquirida;
- **Choque obstrutivo:** aumento da resistência de trabalho do coração em razão de pneumotórax hipertensivo ou tamponamento cardíaco.

Parada cardiorrespiratória (PCR)

A PCR em pediatria decorre normalmente de insuficiência respiratória ou choque e raramente de forma súbita. Com isso, os ritmos de parada cardíaca mais encontrados são a assistolia e a atividade elétrica sem pulso (geralmente bradiarritmia com QRS largo).[12] É o evento terminal da hipóxia tecidual progressiva e acidose causada por insuficiência respiratória, choque ou insuficiência cardiopulmonar.[13]

As taquiarritmias são as causas menos frequentes de PCR. Devem-se considerar arritmias primárias nos quadros súbitos em que a vítima estava previamente estável.

O distúrbio do ritmo deve ser tratado se resultar em hipotensão e perfusão inadequada de órgão-alvo (desmaio) até a parada cardíaca. São simplificadamente classificados em ritmos lentos (bradiarritmias), ritmos rápidos (taquiarritmias) e ausência de pulso (ritmo de colapso).

AVALIAÇÃO PEDIÁTRICA

As diferenças anatômicas e fisiológicas que devem ser consideradas para melhor atendimento do paciente pediátrico são resumidas a seguir:[3,4]

- Vias aéreas superiores e inferiores menores acarretam maior resistência ao fluxo e menor volume pulmonar, além de maior risco de obstrução na presença de secreções, sangue, edema e corpo estranho;
- O lactente possui a língua proporcionalmente maior que a orofaringe;
- O espaço subglótico é menor e mais complacente (cartilagem de sustentação menos desenvolvida). Pode sofrer compressão externa ou colapso com mais facilidade durante um esforço mais intenso;
- As costelas e o esterno possuem complacência maior, o que causa menor volume pulmonar. É frequente a respiração tornar-se abdominal (diafragmática) e ser comprometida por distensão gástrica;
- Aproximadamente 2/3 dos casos ocorrem no primeiro ano de vida e principalmente no período neonatal devido à imaturidade anatômica e funcional do sistema respiratório e características anatômicas e imunológicas;
- O menor número e calibre dos alvéolos pulmonares facilita o colabamento e diminui a superfície de troca gasosa.

Segundo as Diretrizes da *American Heart Association* (AHA), a avaliação pediátrica consiste na abordagem sistemática e padronizada para melhor reconhecimento e tratamento das crianças gravemente enfermas.

As definições de faixa etária das diretrizes da AHA para o SBV são:[10]

- **Lactente:** menor de 1 ano de idade;
- **Criança:** de 1 ano até puberdade (nas meninas: aparecimento do broto mamário; nos meninos: presença de pelos axilares);
- **Adulto:** após a puberdade.

Ressuscitação Cardiopulmonar (RCP) – Suporte básico de vida[14]

As recomendações das antigas diretrizes da sequência de RCP eram baseadas nas iniciais "ABC" [*airway* vias aéreas (A), *breathing*/ventilação (B) e *circulation*/compressões torácicas (C)].

As diretrizes atuais recomendam a sequência "CAB" (compressões torácicas/vias aéreas/ventilação), pois a maioria das vítimas que necessita de RCP é adulta e, nesse grupo, a causa principal é de origem cardíaca (compressão torácica mais importante que a ventilação).[14]

Além disso, o posicionamento da cabeça, além da técnica adequada para iniciar a respiração boca a boca, leva mais tempo e atrasa o início das compressões.[4]

Apesar de a maior causa de parada cardiorrespiratória na faixa etária pediátrica ser de origem respiratória, essa mudança foi aprovada para simplificar o treinamento (em qualquer faixa etária), no intuito de se promover melhor atendimento para o maior número de vítimas.[14] As orientações para a RCP pediátrica são:

1. Verificar a segurança do local para iniciar o atendimento;
2. Reconhecer se a vítima está sem resposta e ventilação adequada. Se houver mais de um socorrista, deve-se acionar o atendimento de emergência;
3. Checar pulsos (lactente: braquial; criança: femoral ou carotídeo) por 5 a 10 segundos. Caso não haja pulso ou se for percebida bradicardia (FC inferior a 60 bpm) e/ou o paciente não estiver respirando, devem-se iniciar compressões torácicas (30 compressões por ciclo);
4. As compressões torácicas apropriadas devem ser: rápidas (100 a 120 por minuto) e fortes (o suficiente para deslocar 1/3 do diâmetro anteroposterior do tórax, cerca de 4 cm no lactente ou cerca de 5 cm nas crianças, com limite máximo de 6 cm de profundidade para adolescentes). É importante permitir o retorno total do tórax ao diâmetro inicial após cada compressão para facilitar o retorno venoso.

- Técnica de compressão com um socorrista (Figura 11.3).

Lactentes: dois dedos sobre o esterno, abaixo da linha intermamilar.

- Técnica de compressão com dois socorristas (Figura 11.4).

Lactentes: 2 polegares e mão envolvendo o tronco.

Nas crianças, o socorrista utiliza a palma da mão (uma ou duas) na metade inferior do esterno.

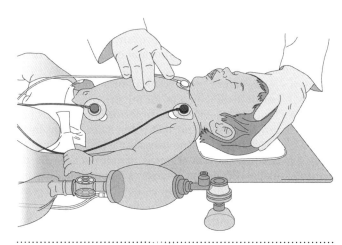

■ **Figura 11.3** Técnica de compressão torácica com um socorrista. Técnica de dois dedos.

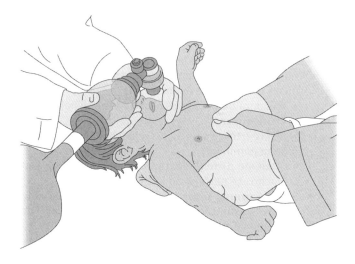

■ **Figura 11.4** Técnica de compressão torácica com dois socorristas. Técnica dos dois polegares e mão envolvendo o tronco.

5. Vias aéreas e ventilação: manter via aérea pérvia com inclinação da cabeça e elevação do queixo da vítima (Figuras 11.5 e 11.6).

Após as 30 compressões, aplicar duas ventilações (boca a boca para criança e boca a boca-nariz nos lactentes).

Relação compressão/ventilação:

- **1 socorrista:** 30:2;
- **2 socorristas:** 15:2.

A ventilação efetiva promove a elevação do tórax da criança. Cada respiração deve durar até 1 segundo.

No caso de aspiração de corpo estranho (CE), aplicar técnica de alívio:[4]

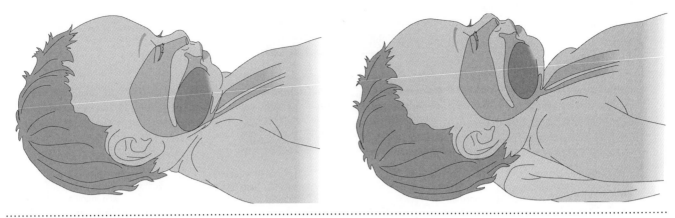

■ **Figura 11.5** Abertura das vias aéreas.
Adaptada de American Heart Association – SAVP Manual para provedores. 2003. Edição em português, 3:48.

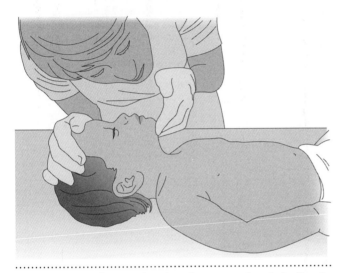

■ **Figura 11.6** Abertura das vias aéreas: manobra de inclinação da cabeça e elevação do queixo.
Adaptada de American Heart Association – SAVP Manual para provedores. 2003. Edição em português, 3:48.

- **Menores de 1 ano:** golpe nas costas e compressões torácicas (Figura 11.7);
- **Maiores de 1 ano:** compressões abdominais.
6. A PCR súbita é rara na faixa etária pediátrica. No entanto, quando ocorre, as causas mais frequentes são a fibrilação ventricular e a taquicardia ventricular sem pulso (TVSP). Nesses casos, é necessário um desfibrilador externo automático (DEA) o mais rápido possível.

Os algoritmos de RCP pediátrica administrada por profissionais de saúde com um socorrista ou vários socorristas foram individualizados (Figuras 11.8 e 11.9) para melhor orientação nas etapas iniciais da RCP numa época em que são comuns os telefones celulares com alto-falantes.

O DEA é utilizado mais frequentemente no ambiente pré-hospitalar. Ele avalia o ritmo do paciente e determina se é "chocável" ou "não chocável". Existem no mercado DEAs com sistema de cabos e eletrodos que atenuam a energia liberada para adequar as doses aos lactentes e crianças com até 25 kg. No entanto, se não houver esse dispositivo, pode-se usar um desfibrilador manual ou, em última opção, o DEA sem o atenuador. No caso de um desfibrilador manual, deve-se aplicar

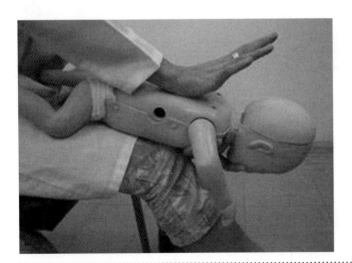
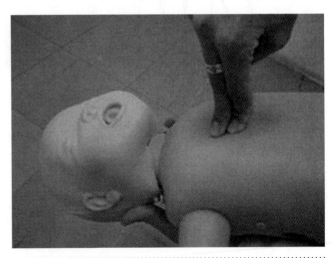

■ **Figura 11.7** Desobstrução da via aérea em lactente.
Adaptada de http://www.spsp.org.br/spsp_2008/materias.asp?Id_Pagina=342&sub_secao=104.

■ CAPÍTULO 11   Ressuscitação Cardiopulmonar Pediátrica

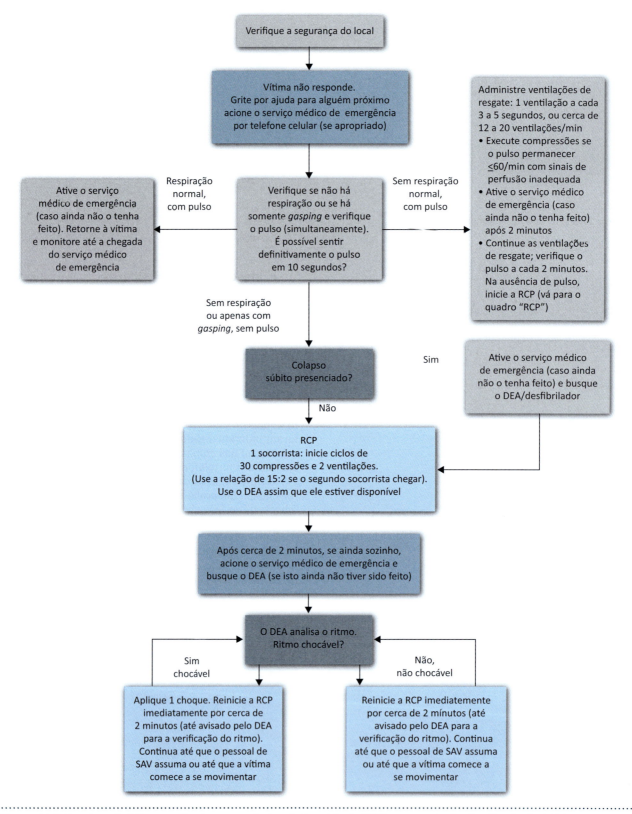

Figura 11.8 Algoritmo de PCR em pediatria para profissionais de saúde de SBV (um socorrista) – Atualização de 2015.

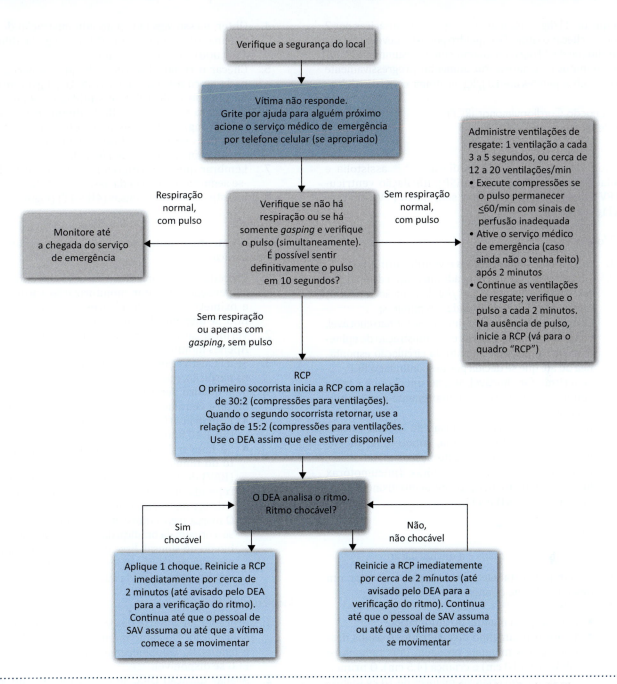

■ **Figura 11.9** Algoritmo de PCR em pediatria para profissionais de saúde de SBV (dois socorristas) – Atualização de 2015.

1 choque de 2 J/kg, continuar as compressões torácicas por 2 minutos e checar o ritmo. Se o quadro persistir, deve-se aplicar outro choque de 4 J/kg e imediatamente reassumir a RCP por mais 2 minutos e, se necessário, aumentar progressivamente as doses subsequentes até 10 J/kg ou atingir carga de adulto.

Ressuscitação Cardiopulmonar (RCP) – Suporte avançado de vida

Parada cardiorrespiratória (PCR)

Modalidades de parada cardíaca:[12, 15, 16] assistolia e atividade elétrica sem pulso (AESP), fibrilação ventricular (FV), taquicardia ventricular sem pulso (TV sem pulso) (Figura 11.10).

AESP/assistolia[12,15,16]

1. Iniciar RCP (compressões e ventilação);
2. Obter acesso venoso para administração de epinefrina (0,01 mg/kg ou 0,1 mL/kg da diluição 1:10.000) que pode ser repetida a cada 3-5 minutos;
3. Checar o ritmo a cada 2 minutos. Se for não chocável, continuar as compressões e administração de epinefrina até o restabelecimento da circulação espontânea ou até que se decida por descontinuar a RCP;
4. Se o ritmo for chocável, aplicar um choque e reassumir as compressões imediatamente por 2 minutos e após checar o ritmo;
5. Investigar as possíveis causas da parada cardíaca: **h**ipoxemia, **h**ipovolemia, **h**ipotermia, **h**iper/ **h**ipocalemia e outras alterações metabólicas; **t**amponamento, **t**ensão no tórax (pneumotórax hipertensivo), **t**oxinas, **t**romboembolismo (regra mnemônica de 4**H** e 4**T**).

FV/TV sem pulso[12,15,16]

O tratamento destes casos é a desfibrilação:

1. Iniciar RCP, estabelecer ventilação e acoplar um desfibrilador na criança;
2. Desfibrilar:[12, 15, 16]
   - Regular para manual ou automático;
   - Verificar o tamanho dos eletrodos/pás: os desfibriladores manuais possuem dois tamanhos: adulto (8 a 10 cm) e criança (4,5 cm). O primeiro é usado em crianças maiores de 10 kg (acima de 1 ano de idade) e o segundo para lactentes (até 1 ano ou menor que 10 kg);
   - Manter os eletrodos com uma distância de 3 cm entre eles;
   - Posicionar uma pá/eletrodo do lado direito superior do tórax, abaixo da clavícula, e a outra diretamente sobre o coração. Uma opção é o posicionamento anteroposterior, em que uma pá é colocada nas costas e a outra no lado esquerdo do tórax;
3. Aplicar 1 choque de 2 J/kg. Em seguida, continuar as compressões torácicas por 2 minutos e checar o ritmo. Se o quadro persistir, aplicar outro choque de 4 J/kg e imediatamente reassumir RCP por mais 2 minutos;

4. Obter acesso vascular para administração de epinefrina (0,01 mg/kg ou 0,1 mL/kg da diluição 1:10.000) a cada 3-5 minutos;
5. Checar o ritmo. O terceiro choque, se necessário, pode ser com 4 J/kg ou mais (até 10 J/kg ou até dose máxima de adulto). Retomar RCP imediatamente;
6. Enquanto se mantém a RCP, administrar amiodarona (5 mg/kg em *bolus*, podendo ser repetida por mais duas vezes com dose máxima de 15 mg/kg) ou lidocaína (1 mg/kg em *bolus*);
7. Lembrar que, se o ritmo for "não chocável", deve-se seguir a sequência da assistolia/AESP;
8. Investigar possíveis causas (4H e 4T) (Figura 11.10).

Bradicardia[12]

O tratamento é indicado quando há instabilidade hemodinâmica:

1. Proceder ao suporte das vias aéreas, ventilação e oxigenação. Executar monitorização cardíaca, PA e oximetria. Estabelecer acesso venoso. Realizar ECG se disponível no momento;
2. Verificar se houve melhora após suporte básico. Apenas monitorar o paciente;
3. Se a FC estiver inferior a 60 bpm e associada à baixa perfusão, iniciar RCP e manter por 2 minutos;
4. Se o quadro persistir, verificar vias aéreas, oxigenação e ventilação. Aplicar drogas e marca-passo:
   - Epinefrina (0,01 mg/kg ou 0,1 mL/kg da diluição 1:10.000);
   - Se houver bradicardia secundária ao aumento do tônus vagal ou bloqueio atrioventricular (BAV) de 1º grau, iniciar atropina (0,02 mg/kg, repetida uma vez se necessário. A dose mínima é de 0,1 mg e a máxima é de 0,5 mg);
   - O marca-passo transcutâneo pode ser necessário se a origem da bradicardia for BAV total ou distúrbio do nó sinusal. Esse dispositivo não é útil nos casos de assistolia ou lesão miocárdica hipóxico/ isquêmica pós-parada ou IRA (Figura 11.11).

Taquicardia[12,15,16]

1. Proceder ao suporte das vias aéreas, ventilação e oxigenação. Executar monitorização cardíaca, PA e oximetria. Estabelecer acesso venoso. Realizar ECG se disponível;
2. Avaliar duração QRS. Se o QRS for estreito, diferenciar taquicardia sinusal e taquicardia supraventricular (TSV). No caso de taquicardia sinusal, investigar causas e tratar (4H, 4T e dor);
3. TSV:
   - Manter o paciente monitorizado durante os procedimentos;
   - O tratamento é escolhido de acordo com o grau de instabilidade hemodinâmica do paciente;
   - Tentar obter estímulo vagal (colocar gelo na face da criança, massagem carotídea ou manobra de Valsalva) inicialmente se o paciente estiver estável e se não houver atraso no tratamento medicamentoso/cardioversão elétrica;
   - Cardioversão química com adenosina: primeira dose: 0,1 mg/kg em *bolus* rápido com dose máxima de 6 mg. Segunda dose: 0,2 mg/kg em

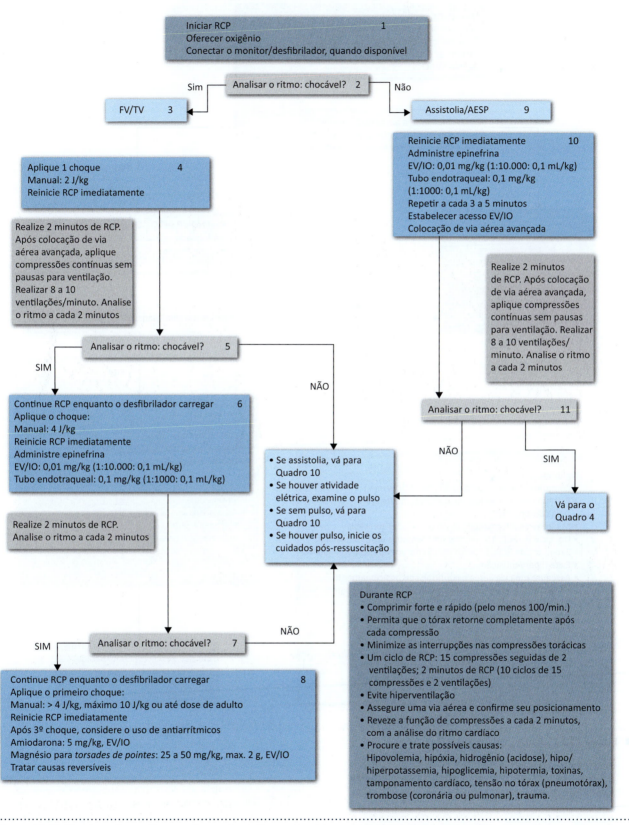

■ **Figura 11.10** Algoritmo de atendimento de parada cardiorrespiratória em pediatria.

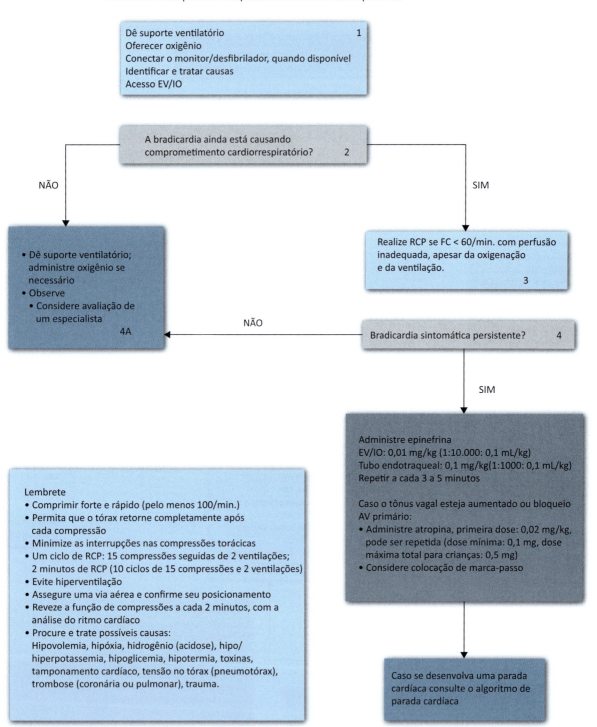

■ **Figura 11.11** Algoritmo da bradicardia.

bolus rápido com dose máxima 12 mg ou cardioversão elétrica sincronizada se houver instabilidade hemodinâmica importante;
- Iniciar cardioversão elétrica com 0,5 a 1 J/kg e aumentar para 2 J/kg caso haja necessidade de novo choque. Se a taquicardia se mantiver, considerar amiodarona (5 mg/kg em 20-60 minutos) ou procainamida (15 mg/kg em 30-60 minutos). Evitar utilização simultânea das duas drogas;
4. QRS largo: até que se prove o contrário, devem ser considerados como taquicardias ventriculares:
  - **Pacientes estáveis:** adenosina, cardioversão elétrica, amiodarona;
- **Pacientes instáveis:** cardioversão elétrica (dose inicial de 0,5 a 1 J/kg e aumento para 2 J/kg se houver necessidade) (Figura 11.12).

DROGAS (TABELA 11.3)

Insuficiência respiratória aguda (IRA): caracterizada por ventilação e/ou oxigenação inadequadas, associadas ou não à angústia respiratória. Como o paciente pediátrico é incapaz de manter mecanismos compensatórios por um tempo prolongado, são necessários diagnósticos e intervenções precoces.

Tabela 11.3 Medicações usadas no Suporte Avançado de Vida em Pediatria.

Medicação	Doses	Comentários
Adenosina	0,1 mg/kg (máximo 6 mg) Segunda dose: 0,2 mg/kg (máximo de 12 mg)	Monitor ECG Infusão rápida IV/IO *bolus* com *flush*
Amiodarona	5 mg/kg IV/IO; pode ser repetida 2x até 15 mg/kg Dose máxima por vez 300 mg	Monitor ECG e pressão arterial; ajustar a velocidade de infusão nas urgências (*push* EV na parada cardíaca, e lentamente 20-60 minutos nos ritmos de perfusão). Recomenda-se a avaliação de um especialista antes de utilizá-la. Usar com cautela se associada a outras drogas que prolongam o intervalo QT (consultar se necessário)
Atropina	0,02 mg/kg IV/IO 0,04-0,06 mg/kg ET* Repetir 1x se necessário Dose mínima: 0,1 mg Dose máxima unitária: 0,5 mg	Altas doses podem ser necessárias nas intoxicações por organofosfatos
Cloreto de cálcio (10%)	20 mg/kg IV/IO (0,2 mL/kg) Dose única máxima de 2 g	Administração lenta
Epinefrina	0,01 mg/kg (0,1 mL/kg 1:10.000) IV/IO 0,1 mg/kg (0,1 ml/kg 1:1.000) ET* Dose máxima de 1 mg IV/IO; 2,5 mg ET	Pode ser repetida a cada 3-5 minutos
Glicose	0,5-1 g/kg IV/IO	Recém-nascidos: 5-10 mL/kg SG 10% Lactentes e crianças: 2-4 mL/kg SG 25% Adolescentes: 1-2 mL/kg SG 25%
Lidocaína	*Bolus*: 1 mg/kg IV/IO Infusão: 20-50 mcg/kg/minuto	
Sulfato de magnésio	25-50 mg/kg IV/IO por 10-20 minutos, infusão mais rápida nas *torsades de pointes* Dose máxima de 2 g	
Naloxone	Reversão total: < 5 a ou ≤ 20 kg: 0,1 mg/kg IV/IO/ET* ≥ 5 a ou > 20 kg: 2 mg IV/IO/ET*	Usar doses menores para reverter depressão respiratória associada ao uso terapêutico dos opioides Titular a dose: 1-5 mcg/kg
Procainamida	15 mg/kg IV/IO Dose para adultos: 20 mg/min. IV Dose máxima total para infusão 17 mg/kg	Infusão lenta 30-60 minutos. Uso cauteloso quando administrada associada a outras drogas que prolongam o intervalo QT (consultar)
Bicarbonato de sódio	1 mEq/kg por dose IV/IO lento	Após adequada ventilação

IV (Intravenoso); IO (Intraósseo); ET (Via Tubo Endotraqueal).
*Flush com 5 mL de solução salina seguida de cinco ventilações.
Adaptada de 2010 American Heart Association Guidelines for Cardiopulmonary Resuscitation and Emergency Cardiovascular Care. Part 14: Pediatric Advanced Life Support.

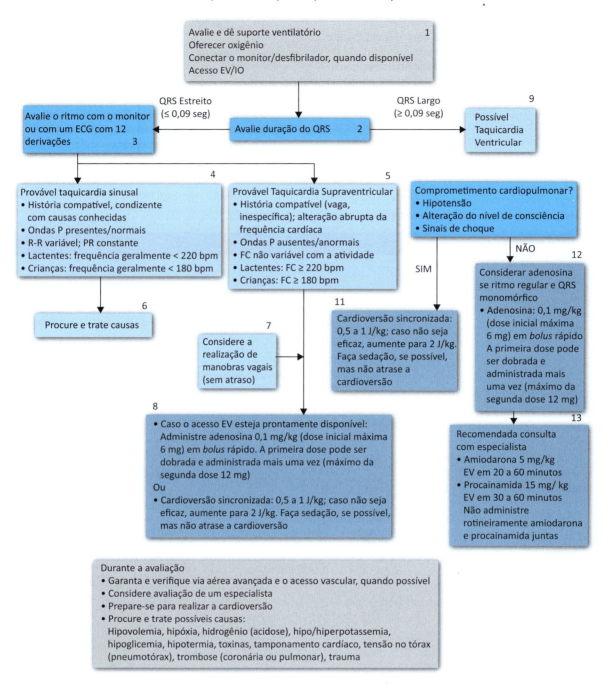

Figura 11.12 Algoritmo da taquicardia.
Adaptada de American Heart Association Guidelines for Cardiopulmonary Resuscitation and Emergency Cardiovascular Care. Part 14: Pediatric Advanced Life Support, 2006/7-2010.

Tratamento

O oxigênio (O_2) em altas concentrações deve ser fornecido a todos os pacientes pediátricos graves com insuficiência respiratória, trauma ou choque mesmo que a gasometria arterial mostre valores altos de PaO_2.[7] Após a estabilização do paciente, deve-se ajustar uma FiO_2 mínima para manter saturação arterial de até 94%.[12, 17]

Em pacientes com respiração espontânea efetiva, a escolha do sistema de oferta de O_2 deve ser feita conforme o estado clínico do paciente e pode-se dividir em baixo e alto fluxo.[7] Os sistemas de baixo fluxo permitem a mistura com ar ambiente no momento da inspiração e fornecem FiO_2 de 23% a 80%. Os de alto fluxo são mais confiáveis e são indicados nas situações de emergência:[7]

1. **Máscara do oxigênio:** sistema de baixo fluxo com ar umidificado e capaz de ofertar uma FiO_2 de 35% a 60%. É menos tolerada por lactentes. Dispositivos com reinalação parcial são capazes de fornecer FiO_2 mais confiável entre 50% e 60%. As máscaras de Venturi são sistema de alto fluxo que fornecem concentrações controladas de O_2 entre 25% e 50%;

2. **Tenda de oxigênio:** sistema de alto fluxo que permite FiO_2 máxima confiável em 40%;

3. **Capacete ou capuz de O_2:** melhor tolerado por crianças pequenas e lactentes, porém limita o acesso ao oxigênio;

4. **Cateter nasal:** oferta de O_2 de baixo fluxo. A FiO_2 final depende da frequência respiratória, do esforço respiratório do paciente e sofre a influência de diversos fatores, como resistência nasal, resistência da orofaringe, fluxo inspiratório, volume corrente e tamanho da orofaringe e nasofaringe. O fluxo de O_2 maior que 4 L/minuto irrita a nasofaringe e prejudica a oxigenação adequada;

5. **Ventilação com bolsa-máscara facial:** na maioria das situações de emergência em que a ventilação assistida é necessária, a ventilação com bolsa-máscara é o tratamento inicial. O primeiro passo consiste em abrir as vias aéreas, posicionar a máscara adequadamente na face, envolvendo o nariz e a boca e evitando a compressão dos olhos, promover vedação hermética e fornecer volume suficiente para visualizar a expansão torácica. Deve-se evitar ventilação excessiva durante a reanimação, pois o aumento da pressão intratorácica dificulta o retorno venoso e diminui o débito cardíaco e a perfusão cerebral e coronária;

6. Na criança com respiração espontânea, a aplicação de pressão positiva contínua nas vias aéreas (*continuous positive airway pressure* – CPAP) pela máscara facial ou *prong* nasal pode manter uma ventilação/oxigenação adequada sem necessidade de ventilação assistida;

7. **Máscara laríngea (ML):** utilizada para assegurar as vias aéreas nos pacientes inconscientes. É útil nos pacientes vítimas de trauma facial ou de anatomia anormal das vias aéreas superiores;

8. **Tubo traqueal (TT):**[4, 12] é o método mais efetivo e confiável de ventilação assistida. Os tubos endotraqueais com *cuff* podem ser utilizados para todas as idades, exceto neonatos. O *cuff* oferece proteção da via aérea contra aspiração do conteúdo gástrico, além de otimizar a ventilação por minimização de escape de ar. Deve ter cuidado com a pressão instalada no risco de lesão da traqueia. A fórmula abaixo pode ser utilizada para a escolha do tamanho adequado do tubo endotraqueal:[12]
   - Tubo endotraqueal com balonete (mm) = idade em anos/4 + 3,5;
   - Tubo endotraqueal sem balonete (mm) = idade em anos/4 + 4;
   - Fixação da cânula (em relação ao lábio superior) igual ao diâmetro interno da cânula (em mm) x 3;
   - Verificação da posição do tubo:

- Observar a expansibilidade torácica (simetria) e ausculta pulmonar simétrica (na região axilar, preferencialmente);
- Auscultar a região epigástrica e verificar a presença de sons no estômago;
- Checar CO_2 exalado;
- Checar saturação de O_2 no oxímetro de pulso;
- Solicitar radiografia de tórax.
- Com o estabelecimento de uma via aérea segura (TT), a compressão e a ventilação podem ser feitas de maneira independente: 100 compressões/minuto e 8 a 10 ventilações/minuto (uma ventilação a cada 6-8 segundos). Se, após a intubação, o paciente apresentar piora clínica, deve-se verificar: deslocamento do tubo, obstrução do tubo, pneumotórax ou falha do equipamento (regra mnemônica DOPE);

9. **Distensão gástrica:** pode interferir numa ventilação adequada, provocar regurgitação e aspiração do conteúdo gástrico.[12] Para diminuir esse risco:
   - Deve-se evitar pressão inspiratória excessiva (o suficiente para elevar a caixa torácica);
   - Aplicar pressão cricóide nas vítimas inconscientes (cuidado para não obstruir a traqueia);
   - Passar sonda orogástrica ou nasogástrica para aliviar a distensão.

10. **Sequência rápida de intubação (SRI):**[12] facilita a intubação na emergência e reduz a incidência de complicações. Utilizam-se sedativos, bloqueadores neuromusculares e outras drogas adjuvantes. Os passos da SRI:[18]
    - **Pré-oxigenação:** oxigênio a 100% por meio de máscara se o paciente estiver respirando espontaneamente por 3 minutos ou com ventilação com bolsa/máscara por 1 a 2 minutos;
    - **Pré-medicação:** redução dos efeitos adversos como consequência da laringoscopia, introdução do tubo orotraqueal e medicações (resposta vagal, taquicardia, hiper/hipotensão arterial, hipóxia, aumento da pressão intracraniana e intraocular):
      - **Atropina (0,02 mg/kg, dose máxima: 1 mg, EV 1 a 2 minutos antes da intubação):** reduz secreção e previne bradicardia. É indicada para menores de 1 ano de idade; não há nenhuma evidência que respalde o uso rotineiro de atropina como pré-medicação para evitar bradicardia em intubações pediátricas de emergência. Pode-se considerá-la em situações em que haja maior risco de bradicardia.[14]
      - **Lidocaína (1,5 mg/kg, EV 2 a 5 minutos antes da laringoscopia):** diminui hipertensão arterial sistêmica, taquicardia, hipertensão intracraniana e intraocular. Indicada para vítimas de trauma cranioencefálico;
      - **Opioides (fentanil: 2 a 4 mcg/kg, EV lento; morfina: 0,05 a 0,2 mg/kg, EV):** analgesia e sedação, reduzem os efeitos da resposta vagal na frequência cardíaca e na PA.
    - **Sedação**
      - **Etomidato (0,2 a 0,4 mg/kg, EV, em 30 a 60 segundos):** sedativo-hipnótico, não tem

ação de analgesia e tem efeito ultracurto (10 a 15 minutos). Diminui a pressão intracraniana, o fluxo sanguíneo e a taxa metabólica cerebral. Provoca pouca depressão respiratória e cardiovascular. Como efeito colateral exacerba os transtornos convulsivos focais;

- **Benzodiazepínicos (midazolan: 0,1 a 0,3 mg/kg, EV, tem início de ação rápido e efeito breve; diazepan: 0,3 a 0,5 mg/kg, EV, ação mais lenta e adequado para manutenção da sedação):** não possuem efeito analgésico, podem provocar depressão respiratória e hipotensão;
- **Barbitúricos de ação curta (tiopental: 2 a 4 mg/kg, EV):** sedativo-hipnótico de início de ação (10 a 20 segundos) e duração rápidos (5 a 10 minutos). Não tem efeito analgésico. Efeito protetor de sistema nervoso central. Provocam depressão miocárdica e respiratória, hipotensão, bronco e laringoespasmo, tosse e anafilaxia;
- **Propofol (1 a 3 mg/kg, EV):** início de ação (0,5 a 1 segundo) e duração rápidos (10 a 15 minutos), sedativo-hipnótico. Pode induzir anestesia geral. Pode provocar dor no momento da aplicação e hipotensão;
- **Cetamina (1 a 4 mg/kg, EV ou 3 a 6 mg/kg, IM):** anestésico dissociativo (analgesia, sedação e amnésia). Mantém *drive* respiratório adequado e reflexos de proteção das vias aéreas. Causa broncodilatação e estabilidade da pressão arterial. Efeitos adversos são hipertensão arterial e intracraniana, alucinações e ataques de pânico (em associação com benzodiazepínicos pode diminuir esse efeito), laringoespasmo e hipersecreção da via aérea (efeito pode ser evitado com uso de 0,01 mg/kg de atropina).

Bloqueio neuromuscular

- **Rocurônio (0,6 a 1,2 mg/kg, EV):** mínimos efeitos cardiovasculares, início de ação em 60 segundos e duração de 30 a 60 minutos;
- **Suxametônio ou succinilcolina (1 a 1,5 mg/kg para crianças e 2 mg/kg para lactentes, EV. Pode ser usado IM com o dobro da dose EV):** início de ação rápido (30 a 60 segundos) e duração ultracurta (3 a 5 minutos). Pode causar bradicardia, assistolia, rabdomiólise, mioglobinúria, hipercalemia, hipertensão intracraniana e intraocular, fasciculações e dor musculares;
- **Vecurônio (0,1 a 0,2 mg/kg, EV):** poucos efeitos colaterais, mais potente que o rocurônio, início de ação lenta (90 a 120 segundos) e duração de 30 a 90 minutos.

Choque

Estado crítico de disfunção circulatória que resulta em má distribuição de oxigênio e nutrientes para manter a demanda metabólica dos tecidos.

TRATAMENTO

Geral[15,16,19]

1. Garantir oxigenação e ventilação adequadas;
2. Providenciar acesso vascular seguro: via periférica (dispositivo curto e calibroso) ou, se não for possível, punção intraóssea (extremidade proximal da tíbia, 1 a 2 cm abaixo da tuberosidade, no platô medial), ou acesso central (femoral, jugular interna ou subclávia);
3. Via infusão de volume, já que as formas de choque mais comuns são o hipovolêmico e o distributivo. Inicia-se a reposição com 20 mL/kg (para qualquer idade) de solução cristaloide (soro fisiológico 0,9% ou Ringer-lactato) em, no máximo, 15 a 20 minutos, mesmo com PA normal.[20] Este procedimento pode ser repetido até o restabelecimento da perfusão tecidual. A partir deste ponto, o tratamento é específico para cada tipo de choque.

Específico[15,16,19]

Choque hipovolêmico

No choque hipovolêmico secundário à desidratação, devem-se infundir *bolus* de 20 mL/kg cristaloide rapidamente. Se a criança não melhorar após pelo menos três *bolus* (60 mL/kg) de fluido, considerar que:

- A extensão das perdas foi subestimada;
- Há necessidade de alteração do tipo de reposição (sangue ou coloides);
- Há perda de fluido persistente (sangramento oculto);
- Há outra etiologia do choque.

Choque hemorrágico

Caso a criança permaneça instável após infusão de três *bolus* de cristaloides, considerar a possibilidade de transfusão de concentrado de hemácias (10 mL/kg).

- **Indicações de transfusão no choque hemorrágico:** hipotensão ou perfusão inadequada refratárias aos cristaloides e perdas sanguíneas conhecidas (hemoglobina inferior a 7 g/dL). A falha na terapia de reposição volêmica com fluidos sugere perda maior que a estimada, perdas contínuas (hemorragia) ou tipo de choque mais complexo (choque séptico ou obstrutivo).

Choque distributivo

O tratamento adequado na primeira hora é fundamental para alcançar uma evolução positiva.

- Após o início da ressuscitação volêmica, deve-se estabelecer acesso venoso central para monitorização da pressão venosa central (PVC);
- Se, mesmo após três expansões volêmicas, a PVC estiver baixa, pode-se administrar mais volume. Caso contrário, administra-se dopamina (5 a 20 mcg/kg/minuto);

- Se o quadro persistir, considerar a aplicação de corticosteroide (5 a 10 mg/kg de hidrocortisona, dose de ataque, e 100 mg/m^2 de 6/6h por 5 dias);
- Se o choque persistir, deve-se iniciar adrenalina em caso de choque frio ou noradrenalina em choque quente;
- Corrigir distúrbios metabólicos (acidose, glicemia, cálcio etc.);
- Iniciar transfusão de concentrado de hemácias se Hb < 9 mg/dL;
- Diminuir o consumo de oxigênio se houver febre, sedação e ventilação mecânica precoce;
- Iniciar antibioticoterapia após coleta de material para cultura.

Choque cardiogênico

- Proceder administração cautelosa de fluidos e monitorização, principalmente se sinais de edema pulmonar: 5 a 10 mL/kg lentamente (10 a 20 minutos);

- Proceder ao suporte farmacológico:
  - Diuréticos: edema pulmonar ou congestão venosa sistêmica;
  - Vasodilatadores: diminuição da pós-carga;
  - Redução da demanda metabólica: ao suporte ventilatório, antipiréticos, analgésicos e sedativos;
  - Inotrópicos, inodilatadores.

CONCLUSÃO

A epidemiologia da PCR em pediatria é diferente do adulto. Nas crianças, a PCR é tipicamente o resultado final da deterioração progressiva das funções respiratória e/ou circulatória, sendo a assistolia e a AESP os ritmos mais frequentemente observados.

O SAV deveria ocorrer em locais onde, em geral, há equipamento adequado e pessoal treinado para a realização de RCP de alta qualidade, sendo a organização e treinamento prévio do time de ressuscitação grandes desafios para as instituições, porém, essenciais para que haja eficácia nos procedimentos.[21]

REFERÊNCIAS BIBLIOGRÁFICAS

1. Carvalho PRA. Medidas de Suporte Avançado de Vida e Transporte dos Pacientes Graves. In: Tratado de Pediatria – Sociedade Brasileira de Pediatria, 1ª edição. Barueri – SP: Manole, p. 2057-64.
2. Fagundes U. Parada Cardiorrespiratória. In: Guias de Medicina Ambulatorial e Hospitalar. UNIFESP/ Escola Paulista de Medicina – Pediatria, 1ª edição. Barueri – SP: Nestor Schor, 2005. p. 395-404.
3. Nakakura CH. Reanimação Cardiorrespiratória Básica. In: Emergência e Terapia Intensiva Pediátrica, 2ª edição. São Paulo – SP: Atheneu,2004. p. 55-61.
4. Vias aéreas, ventilação e tratamento do desconforto e insuficiências respiratórios. In: SAVP Manual para Provedores, 2003 edição em português: American Heart Association. Rio de Janeiro, 2004. p. 81-126.
5. Avaliação Pediátrica. In: SAVP Manual para Provedores, 2006/2007 edição em português: American Heart Association. Rio de Janeiro, 2008. p. 1-32.
6. Doniger SJ, Sharieff GQ. To improve survival: an overview of pediatric resuscitation and the update PALS guidelines. Minerva Pediatr. 2009;61:129-39.
7. Hirscheimer MR, Fernandes JC, Nóbrega RF. Insuficiência Respiratória Aguda. In: Terapia Intensiva Pediátrica, 3ª edição. São Paulo: Atheneu. 2006. p. 383-424.
8. Nóbrega RF. Choque. In: Tratado de Pediatria – Sociedade Brasileira de Pediatria, 1ª edição. Barueri – SP: Manole, 2007. p. 2065-71.
9. Reconhecimento do Choque. In: SAVP Manual para Provedores, 2006/2007 edição em português: American Heart Association. Rio de Janeiro, 2008. p. 61-80.
10. Monica E. Kleinman, Allan R. de Caen, Leon Chameides, Dianne L. et al. Part 10: Pediatric Basic and Advanced Life Support: 2010 International Consensus on Cardiopulmonary Resuscitation and Emergency Cardiovascular Care Science With Treatment Recommendations. Circulation. 2010;122:S466-S515.
11. Carcillo JA, Fields AL. Task Force Committee Members. ACCM clinical practice parameters for hemodynamic support of pediatric and neonatal septic shock. Crit Care Med. 2003;30:1365-78.
12. Kleinman ME, Chameides L, Schexnayder SM, Samson RA, Hazinski MF, Atkins DL, et al. Part 14: Pediatric Advanced Life Support: 2010 American Heart Association Guidelines for Cardiopulmonary Resuscitation and Emergency Cardiovascular Care. Circulation. 2010;122:S876-S908.
13. Matsumoto T. Insuficiência respiratória. In: Tratado de Pediatria – Sociedade Brasileira de Pediatria, 1ª edição. Barueri – SP: Manole, p. 2072-9.
14. Caen AR, Maconochie IK, Aickin R, Atkins DL, Biarent D, Guerguerian A-M, Kleinman ME, Kloeck DA; Meaney PA; Nadkarni VM, Kee-Chong Ng, Nuthall G, Reis AG, Shimizu N, Tibballs J, Pintos RV; on behalf of the Pediatric Basic Life Support and Pediatric Advanced Life Support Chapter Collaborators. Part 6: Pediatric Basic Life Support and Pediatric Advanced Life Support. 2015 International Consensus on Cardiopulmonary Resuscitation and Emergency Cardiovascular Care Science With Treatment Recommendations. Circulation 2015; 132 (suppl 1): S177-S203.
15. Reconhecimento e tratamento da parada cardíaca. In: SAVP Manual para Provedores, 2006/2007 edição em português: American Heart Association. Rio de Janeiro, 2008. p. 153-90.
16. Reconhecimento e tratamento das bradiarritmias e das taquiarritmias. In: SAVP Manual para Provedores, 2006/2007 edição em português: American Heart Association. Rio de Janeiro, 2008. p. 115-47.
17. American Heart Association. Pediatric Basic and Advanced Life Support. International Consensus Conference on Cardiopulmonary Resuscitation and Emergency Cardiovascular Care Science. Circulation. 2005;112:III-73–III-90.
18. Affonseca CA, Carvalho LFA. Protocolo de Intubação em Sequência Rápida em Pediatria. In: Protocolos Clínicos da Fun-

dação Hospitalar do Estado de Minas Gerais, 2ª edição. Belo Horizonte, Minas Gerais , 2010. p. 124-33.

19. Tratamento do Choque. In: SAVP Manual para Provedores, 2006/2007 edição em português: American Heart Association. Rio de Janeiro, 2008. p. 81-114.

20. Tanaka ACS. Alterações do ritmo cardíaco em situações de emergência. In: Emergências em Cardiologia Pediátrica, 1ª edição. São Paulo, Atheneu .2007. p. 51-96.

21. Gonzalez MM, Timerman S, Gianotto-Oliveira R, et al. I Diretriz de Ressuscitação Cardiopulmonar e Cuidados Cardiovasculares de Emergência da Sociedade Brasileira de Cardiologia. Arq Bras Cardiol 2013; 101 (2 Supl. 3) 1-221.

12
capítulo

Ricardo Gitti Ragognete • Rodrigo Lerário Iervolino • Pedro Henrique Duccini Mendes Trindade
Francisco Faustino de A. Carneiro de França

Eletrocardiograma na Sala de Emergência

INTRODUÇÃO

O eletrocardiograma é fundamental no setor de emergência por ser um exame simples e de rápida realização, de baixo custo, seguro e de excelente reprodutividade. É considerado padrão-ouro para o diagnóstico não invasivo das arritmias e distúrbios da condução, além de ser muito importante nos quadros isquêmicos coronarianos, constituindo-se em um marcador de doença do coração.

Dessa forma, qualquer médico ou profissional da área de saúde, por meio de treinamento adequado, pode ter acesso ao conhecimento necessário para a interpretação do eletrocardiograma convencional de 12 derivações. É importante ressaltar que a precisão diagnóstica do eletrocardiograma em algumas situações determina a decisão médica, bem como modifica o prognóstico do paciente, principalmente na sala de emergência. Vale lembrar também que o melhor analista não é quem o faz de forma mais rápida e sim quem o interpreta com mais atenção e segurança.

O objetivo deste capítulo é fornecer aos clínicos, residentes e até mesmo aos profissionais com mais experiência em cardiologia os conceitos mais recentes para o diagnóstico preciso e rápido por meio do eletrocardiograma nas emergências cardíacas, pulmonares, relacionadas com drogas, como digitálicos, amiodarona e tricíclicos, hipotermia e distúrbios eletrolíticos, encontradas no dia a dia. A cada tópico, serão demonstradas as principais características eletrocardiográficas dessas emergências citadas, bem como o contexto clínico que as acompanha.

SUPRADESNIVELAMENTO DO SEGMENTO ST NO ECG DO INFARTO AGUDO DO MIOCÁRDIO

O eletrocardiograma exerce papel fundamental na avaliação do paciente com suspeita de isquemia miocárdica aguda, devendo ser realizado nos 10 primeiros minutos da admissão do paciente na sala de emergência.

A análise do eletrocardiograma (ECG) deve ser criteriosa e a avaliação do segmento ST e da onda T no tra-

çado representa o melhor caminho na tomada de decisão sobre como conduzir o raciocínio clínico. Na avaliação do paciente com supradesnivelamento do segmento ST, a doença arterial coronariana é a causa mais importante a ser considerada.

Um eletrocardiograma normal não exclui o diagnóstico de infarto agudo do miocárdio (IAM). O ECG tem sensibilidade de 56% e especificidade de 94% para todos os IAM diagnosticados por alteração dos marcadores de necrose miocárdica.[1,2] Em dois estudos combinados, aproximadamente 3,5% dos pacientes com dor torácica inespecífica tiveram, mais tarde, diagnósticos de IAM por alteração nos marcadores de necrose (CK-MB) e 9% dos pacientes com ECG inespecífico tiveram IAM.[2,3] Entre os pacientes que chegam com dor no peito e tem posteriormente o diagnóstico de IAM, 6[4] a 8%[2,5] deles têm ECG normal e 22[6] a 35%[2,3] têm ECG inespecífico.

O infarto agudo do miocárdio com supradesnivelamento do segmento ST (IAM com SST) é definido como elevação do segmento ST, com concavidade ou, na maioria das vezes, com convexidade superior em duas ou mais derivações contíguas de no mínimo 1 mm do ponto J, mas também pode ser medido a 60 ou 80 m desse ponto.

Elevações do segmento ST e alterações hiperagudas da onda T ocorrem como o sinal mais precoce do IAM.[7] A isquemia acontece normalmente na fase inicial da oclusão, podendo comprometer tanto o subepicárdio como o subendocárdio. Quando a isquemia acomete o subepicárdio, o vetor da isquemia foge do epicárdio, apontado para o endocárdio. A onda T na isquemia subepicárdica será negativa, de amplitude aumentada, pontiaguda e simétrica. Na isquemia subendocárdica, o vetor da isquemia aponta do endocárdio para o epicárdio. A onda T será positiva, de amplitude aumentada, pontiaguda e simétrica.

A partir dos 20 minutos de oclusão, alterações estruturais evidentes começam a ocorrer. Essas alterações são denominadas corrente de lesão. Na corrente de lesão subepicárdica, o vetor aponta para o eletrodo explorador registrando um supradesnivelamento do segmento ST. Na lesão subendocárdica, o vetor de lesão aponta para o endocárdio. Dessa forma, o vetor indicativo de lesão afasta-se do eletrodo explorador registrando um infradesnivelamento do segmento ST.[8]

A evolução das alterações nas horas subsequentes ao infarto agudo do miocárdio é o surgimento da onda Q, indicando uma área eletricamente inativa secundária à necrose miocárdica. Geralmente se instala entre 6 e 12 horas após a oclusão.[8]

As alterações eletrocardiográficas analisadas nas diferentes derivações do eletrocardiograma permitem, além do diagnóstico, localizar as áreas do infarto agudo do miocárdio (Tabelas 12.1 e 12.2) e estimar qual é a artéria comprometida.[9]

No IAM de parede inferior, o vaso culpado pode ser a artéria coronária direita (80% dos casos) ou a artéria circunflexa. A elevação do segmento ST em D3 maior que em D2 ou a depressão do segmento ST maior que 1 mm em D1 e aVL sugerem envolvimento da artéria coronária direita (CD) (sensibilidade de 90% e especificidade de 71%).[10] O achado adicional de elevação do ST em V1 sugere oclusão proximal da artéria CD associada com infarto do ventrículo direito (VD) (Figura 12.1).[11]

O envolvimento da artéria circunflexa é sugerido quando ocorre elevação do segmento ST em D2 maior que em D3 e ST isoelétrico ou elevado na derivação aVL (sensibilidade de 83% e especificidade de 96%).[12]

O infarto do VD ocorre em 25% dos pacientes com infarto da parede inferior, sendo associado com a oclusão do segmento proximal da artéria coronária direita. O sinal eletrocardiográfico mais sensível é a elevação do ST maior que 1 mm em V4R .[8]

No infarto do miocárdio de parede anterior, a elevação do segmento ST nas derivações precordiais V1, V2 e V3 indica oclusão da artéria descendente anterior (DA). A elevação do segmento ST em V1, V2 e V3 e aVL associada com

Tabela 12.2 Novos critérios para identificação da onda Q no infarto agudo do miocárdio com base na correlação com a área de infarto reconhecido na ressonância nuclear magnética.

Septal	Q em V1 e V2
Anterior medial	Q em aVL e algumas vezes em V1 e V3 sem Q em V6
Anteroapical	Q em V1 – V2 para V3 – V6
Anterior extenso	Q em V1 – V2 para V4 – V6, aVL e algumas vezes D1
Lateral	RS em V1 – V2 e/ou Q nas derivações D1, aVL, V6 e/ou R em V6 diminuído
Inferior	Q em D2, D3 e aVF

depressão do ST maior que 1 mm em aVF indica oclusão proximal da artéria descendente anterior (sensibilidade de 34% e especificidade de 98%).[13,14] Também, na presença de IAM acometendo a parede anterior, o supradesnível do segmento ST em aVR > 0,5 mm correlaciona-se com a obstrução da porção proximal da artéria descendente anterior.[15,16]

A elevação do segmento ST de V1 a V3 sem depressão significativa do segmento ST nas derivações inferiores sugere oclusão da artéria descendente anterior na origem do primeiro ramo diagonal.[13]

A elevação do segmento ST em V1, V2 e V3 com aumento do segmento ST nas derivações inferiores sugere oclusão da artéria descendente anterior distalmente da origem do primeiro ramo diagonal (sensibilidade de 66% e especificidade de 73%)[13] (Figuras 12.2 e 12.3).

Tabela 12.1 Diagnóstico topográfico de infarto agudo do miocárdio.

	Septal	V1, V2, V3
	Anterolateral	V4, V5, V6, D1e aVL
Parede anterior	Anterior localizado	V2, V3 e V4
	Lateral alta	Apenas D1 e aVL ou, ocasionalmente, V2 e V3
	Lateral (baixa)	V5, V6 ou V4 a V6
	Extensa	D1, aVL e de V1 a V6
	Propriamente dita	D2, D3 e aVF
Parede diafragmática	Inferolateral	D2, D3, aVF, V5 e V6
	Inferoanterosseptal	D2, D3, aVF, V1 e V2
	Dorsal restrita	V7 e V8
	Inferodorsal	D2, D3, aVF, V7 e V8
Parede dorsal (associações mais comuns)	Laterodorsal	D1, aVL, V5, V6, V7 e V8
	Inferolaterodorsal	D1, D2, D3, aVL, aVF, V5, V6, V7, V8

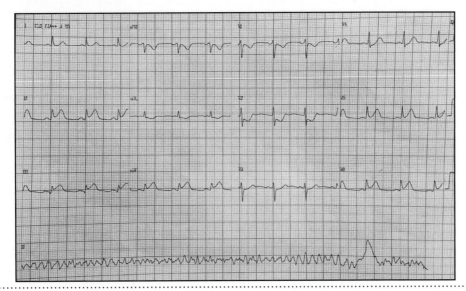

■ **Figura 12.1** Ritmo sinusal, IAM de parede inferolateral. A elevação do segmento ST está presente nas derivações D2, D3, aVF, V5 e V6, o que é compatível com corrente de lesão subepicárdica em parede inferolateral. Nota-se em D2 longo a degeneração para fibrilação ventricular.

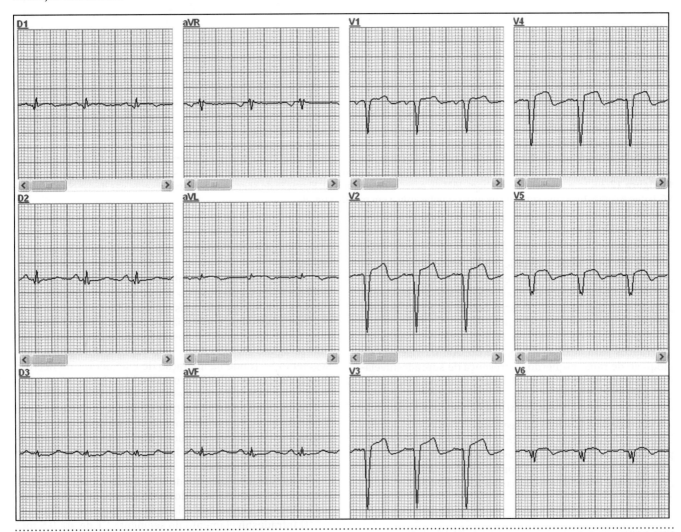

■ **Figura 12.2** Ritmo sinusal, FC = 90 bpm, IAM de parede anterior extensa. Elevação do segmento ST está presente em todas as derivações precordiais e nas derivações D1 e aVL, o que é compatível com corrente de lesão subepicárdica em parede anterior extensa. Ligeira depressão recíproca do segmento ST nas derivações D3 e aVF.

■ CAPÍTULO 12 — Eletrocardiograma na Sala de Emergência

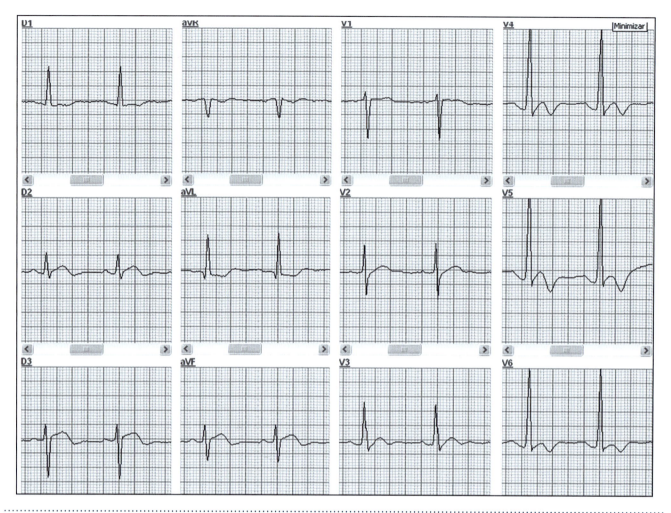

■ **Figura 12.3** Ritmo sinusal, FC = 65 bpm, IAM de parede lateral (baixa). Elevação do segmento ST está presente nas derivações V4, V5 e V6, o que é compatível com corrente de lesão subepicárdica em parede lateral.

Quando é observado no ECG bloqueio de ramo, o diagnóstico de IAM pode ser dificultado, principalmente na presença de bloqueio de ramo esquerdo (BRE). Um indicador de IAM na presença de bloqueio de ramo é a mudança primária do segmento ST. Ocorre desvio do ST na mesma direção do principal vetor do QRS.

Sgarbossa e colaboradores criaram critérios eletrocardiográficos para auxiliar na análise do IAM na vigência de bloqueio de ramo esquerdo. A presença de supradesnivelamento do segmento ST maior ou igual a 1 mm em concordância com o QRS/T recebe 5 pontos; a depressão do segmento ST maior ou igual a 1 mm em V1, V2 e V3 recebe 3 pontos; e o supradesnivelamento do segmento ST maior ou igual a 5 mm em discordância com o QRS/T recebe 2 pontos. Assim, para definição de IAM com SST associado a BRE, é necessária a somatória de pelo menos 3 pontos. Infelizmente a sensibilidade destes critérios é baixa, chegando a 20%.[17]

INFRADESNIVELAMENTO DO SEGMENTO ST NO ECG NA SÍNDROME CORONARIANA AGUDA

O sinal mais comum na insuficiência coronariana aguda é a corrente de lesão subendocárdica, caracterizada no eletrocardiograma como o infradesnivelamento do segmento ST.[18]

A definição de infradesnivelamento do segmento ST é a depressão do segmento ST > 1 mm, abaixo da linha de base medida, a 0,08 segundo após o ponto J.[19]

Nas síndromes coronarianas agudas, o infradesnivelamento do segmento ST é observado na angina instável, no infarto agudo do miocárdio sem supradesnivelamento do segmento ST (onde há liberação de marcadores de necrose miocárdica, como CK-MB e troponina) e na imagem em espelho de uma IAM com supradesnivelamento do segmento ST.

No entanto, essas alterações do segmento ST e na onda T não são específicas e podem ocorrer numa série de outras condições clínicas, como miocardite, hipertrofia ventricular, alterações eletrolíticas, choque, desordem metabólica e na intoxicação digitálica.

O infradesnivelamento do ST e as alterações da onda T ocorrem em mais de 50% dos pacientes com angina instável e IAM sem supradesnivelamento do segmento ST.[20]

O infradesnivelamento do segmento ST de até 0,5 mm em relação à linha de base está associado com o aumento da mortalidade. Quando maior que 1 mm em duas ou mais derivações consecutivas, representa mais risco ao paciente.[21] Esse prognóstico é independente da elevação da troponina.[22] Os indivíduos com depressão do segmento ST > 2 mm, presente em duas ou mais derivações, têm uma probabilidade maior de evoluírem com elevação dos marcadores bioquímicos de necrose miocárdica, como CK-MB e troponina (Figura 12.4).[23]

BRADIARRITMIAS

As bradiarritmias são alterações no ritmo cardíaco com frequência cardíaca (FC) baixa. A bradicardia é definida quando a frequência cardíaca é inferior a 50 batimentos por minuto. No entanto, nem toda FC baixa é patológica. Em indivíduos com bom preparo físico e atletas, a bradicardia é considerada fisiológica.[24] Quando patológica, a bradicardia pode tornar-se sintomática, levando a graves complicações.

A bradicardia pode ocorrer por alterações na geração do estímulo, nos casos de disfunção do nó sinusal, na condução do estímulo, como nos bloqueios atrioventriculares ou em ambos.

Doença do nó sinusal

A disfunção do nó sinusal ocorre frequentemente na população de idade avançada por degeneração do tecido responsável pela geração do estímulo. Doenças inflamatórias, infiltrativas e isquêmicas também podem contribuir para o surgimento dessa patologia.

Eletrocardiograficamente, a doença do nó sinusal pode se manifestar com bradicardia sinusal, pausas sinusais, taquicardias supraventriculares (p. ex.: taquicardia atrial, fibrilação atrial), seguidas de pausas sinusais, e bloqueios sinoatriais (Figuras 12.5 e 12.6).

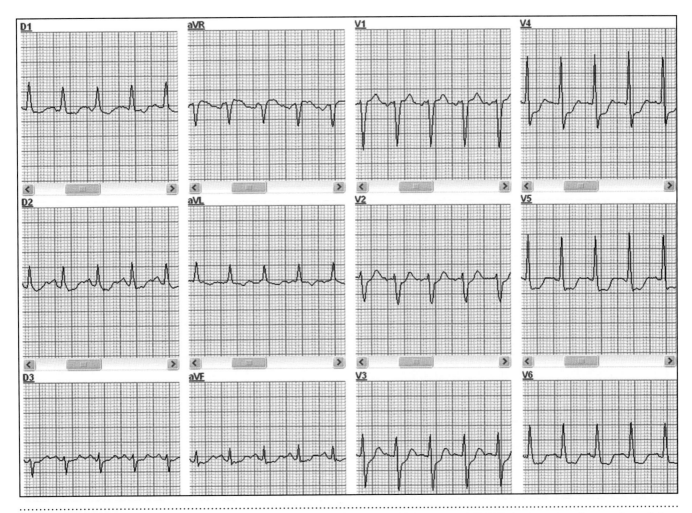

■ **Figura 12.4** Taquicardia sinusal, FC = 134 bpm, corrente de lesão subendocárdica em parede inferior e em parede anterolateral. Presença de depressão do segmento ST nas derivações D2, D3 e aVF, indicando comprometimento de parede inferior e nas derivações V4, V5, V6, D1 e aVL, bem como comprometimento da parede anterolateral. Há supradesnivelamento do segmento ST > 0,5 mm em aVR sugerindo comprometimento de DA proximal ou tronco de artéria coronária esquerda.

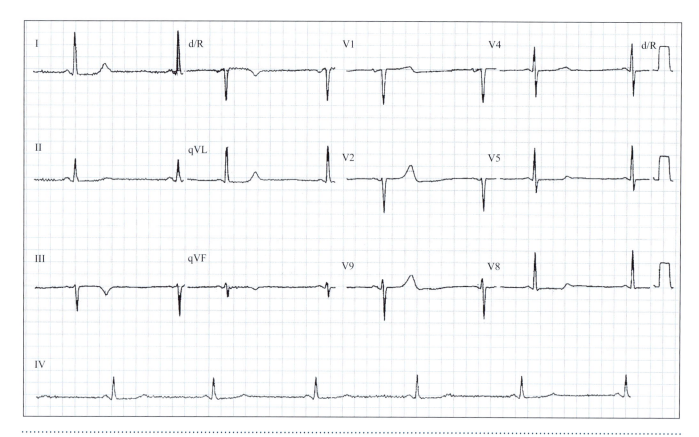

■ **Figura 12.5** Bradicardia sinusal. Note a presença de ondas P de origem sinusal com frequência cardíaca inferior a 50 bpm.

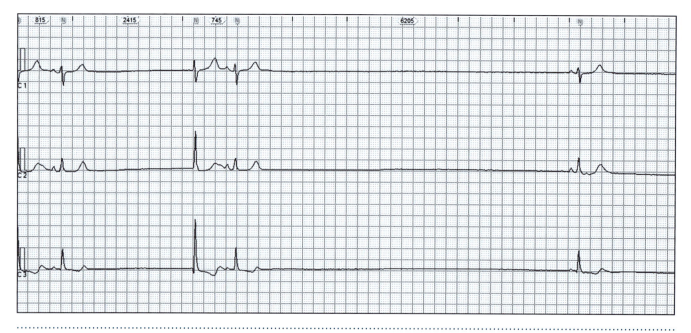

■ **Figura 12.6** Pausas sinusais até 6 segundos em traçado de Holter.

Bloqueios atrioventriculares

Os bloqueios da condução atrioventricular (BAV) são normalmente os mais encontrados na prática clínica, podendo ocorrer tanto no nó atrioventricular, como no feixe de His ou nos ramos.[25] Podem ser definidos como atraso ou interrupção na transmissão de um impulso dos átrios para os ventrículos, devido a uma deficiência anatômica ou funcional do sistema de condução. O distúrbio de condução pode ser transitório ou permanente.

Do ponto de vista eletrocardiográfico, os bloqueios atrioventriculares são classificados em:

- BAV de primeiro grau;
- BAV de segundo grau:
  - Tipo I (Mobitz tipo I) ou Wenckebach;
  - Tipo II (Mobitz tipo II).
- BAV do tipo 2:1;
- BAV de grau avançado;
- BAV de terceiro grau ou total;

Em relação à sua localização anatômica, eles podem ser classificados em:[26]

- **Supra-hissiano (intra-atrial e nodal atrioventricular):** geralmente de melhor prognóstico, sofrendo grande influência do sistema nervoso autônomo (SNA) parassimpático. Raramente evolui com bradiarritmias ameaçadoras à vida.
- **Hissiano (sistema His-Purkinje):** pode, por sua vez, ser em topografia intra-hissiana e infra-hissiana. De pior prognóstico, sofre pouca ação do SNA parassimpático e comumente evolui com ritmos bradicárdicos ameaçadores à vida (Tabelas 12.3 e 12.4).

BAV de primeiro grau

O BAV de primeiro grau apresenta intervalo PR maior que 200 ms (normal de 120 a 200 ms), no adulto, com rela-ção atrioventricular 1:1. Esse intervalo PR varia de acordo com a idade e a FC.[27] O BAV de primeiro grau ocorre no nó atrioventricular em 87% dos casos e 13% deles têm localização intra-hissiano.[28] Não é progressivo e tem caráter benigno, quando acompanhado de QRS estreito.[29]

Quando há bloqueio de ramo, o retardo responsável pelo bloqueio pode localizar-se no nó atrioventricular (AV), sistema His-Purkinje ou em ambos. Somente o estudo eletrofisiológico localiza o nível do retardo (Figura 12.7).

BAV de segundo grau

Mobitz I

O BAV de segundo grau tipo I (Mobitz tipo I) ou Wenckebach é caracterizado por: a) prolongamento progressivo do intervalo PR, até que uma onda P não seja seguida de complexos QRS (P bloqueada); b) encurtamento progressivo do intervalo RR, até ocorrer a onda P bloqueada produzindo uma pausa; c) intervalo PR, que segue a P bloqueada, menor que o intervalo PR que antecede à P bloqueada.

Em relação à localização, 72% dos BAV ocorrem no nó AV, 8% são intra-hissianos e 22% são infra-hissianos.[30] Ele é considerado inocente quando associado a um complexo QRS estreito, sugerindo localização no nó AV. Quando o complexo QRS é alargado, sugere comprometimento intra ou infra-hissiano. Em decorrência de sua maior localização no nó AV, pode ser considerado como de bom prognóstico (Figura 12.8).

Mobitz II

O BAV de segundo grau Mobitz II é caracterizado pela falha súbita e intermitente da condução dos impulsos atriais para os ventrículos, sem alteração do intervalo PR.[25] Normalmente esse grau de bloqueio apresenta um pior prognóstico devido à localização do bloqueio ocorrer em 71% dos casos no infra-hissiano e 29% no intra-hissiano.[28]

Tabela 12.3 Localização dos bloqueios atrioventriculares.

	Primeiro grau	Segundo grau tipo I	Segundo grau tipo II	Terceiro grau
Átrio	Comum	Quase nunca	Quase nunca	Quase nunca
NAV	Comum	Comum	Quase nunca	Comum
Intra-His	Comum	Incomum	Comum	Comum
Infra-His	Comum	Incomum	Comum	Comum

Tabela 12.4 Tipos de bloqueios atrioventriculares.

Grau	Condução atrioventricular
BAV de primeiro grau	Prolongamento da condução
BAV de segundo grau	Condução intermitente
• Tipo I	Prolongamento progressivo
• Tipo II	Falha súbita
2:1	2:1
Alto grau	Duas ou mais P bloqueadas com condução intermitente
Terceiro grau	Ausência de condução atrioventricular

■ CAPÍTULO 12

Eletrocardiograma na Sala de Emergência **201**

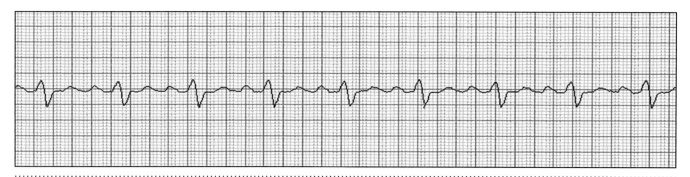

■ **Figura 12.7** Ritmo sinusal, BAV de primeiro grau. Intervalo PR prolongado (PR = 240 m).

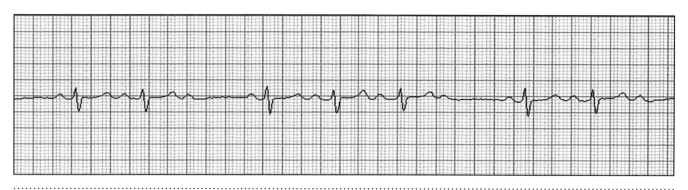

■ **Figura 12.8** Ritmo sinusal com bloqueio atrioventricular de segundo grau tipo Mobitz I (Wenckebach). Intervalo PR aumenta progressivamente até ocorrer uma falha. Uma onda P passa a não ser conduzida aos ventrículos. Há encurtamento progressivo do intervalo RR.

Quando associado ao QRS estreito, indica localização infra-hissiano. Porém, quando apresenta QRS alargado (morfologia de bloqueio de ramo), pode estar ocorrendo no tronco do feixe de His ou na região infra-hissiana[31] (Figura 12.9).

BAV 2:1

O BAV 2:1 caracteriza-se por dois batimentos de origem atrial, sendo um conduzido e despolarizando os ventrículos, e o outro bloqueado, não conseguindo despolarizar os ventrículos. O BAV 2:1 pode ser resultado de comprometimento nodal AV (60%) ou no tronco do feixe de His (40%).[32] Se o complexo QRS é estreito, sugere comprometimento nodal. Na presença de QRS alargado, o comprometimento encontra-se no sistema His-Purkinje (Figura 12.10).

BAV avançado

O BAV avançado ou de alto grau ocorre quando há o bloqueio de duas ou mais ondas P consecutivas (3:1, 4:1 etc.). Tem localização no sistema His-Purkinje em 71% dos casos e em 23% pode ser encontrado no nó atrioventricular.[30] É o estágio mais avançado do bloqueio cardíaco incompleto, sendo intermediário entre o bloqueio de segundo e de terceiro grau.

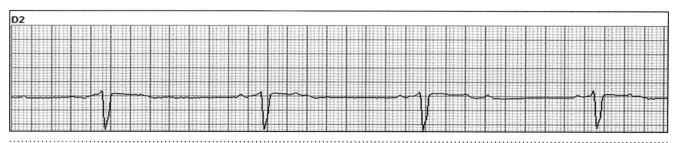

■ **Figura 12.9** BAV de segundo grau Mobitz II. Bradicardia sinusal com bloqueio atrioventricular de segundo grau Mobitz II. Caracterizada por ondas P intermitentes não conduzidas. Presença de intervalo PR constante nos batimentos que são conduzidos.

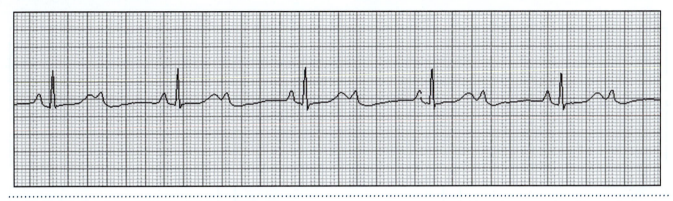

■ **Figura 12.10** BAV 2:1. Ritmo sinusal com bloqueio AV 2:1, FC = 42 bpm. A frequência atrial é de 85 bpm e regular. Observe duas ondas P para cada QRS, sendo uma conduzida, despolarizando os ventrículos, e outra bloqueada, não conseguindo despolarizar os ventrículos.

BAV total

O BAV de terceiro grau ou BAV total (BAVT) apresenta dissociação AV, com frequência atrial maior que a frequência do ritmo de escape, que pode ter origem juncional ou ventricular. O intervalo RR geralmente é regular. Em 21% dos BAVT, o bloqueio está localizado no nó AV, 18% são intra-hissianos e 61% têm origem infra-hissiana.[28] O QRS é alargado quando o bloqueio é infra-hissiano e estreito nos bloqueios localizados no nó atrioventricular ou intra-hissiano[32] (Figura 12.11).

TAQUICARDIAS SUPRAVENTRICULARES

Taquicardia sinusal

Originada no nó sinusal, a taquicardia sinusal é definida pela frequência cardíaca superior a 100 bpm.

A onda P tem morfologia e orientação espacial normal. A orientação média da ativação atrial normal aponta para baixo e para esquerda. Portanto, espera-se onda P positiva nas derivações inferiores (aVF, DII) e esquerdas (DI, V6) e negativa nas derivações superiores (aVR) e direitas.

Taquicardias sinusais são fisiológicas quando mediadas pelo automatismo normal do sistema nervoso simpático. Situações de aumento do metabolismo basal como exercício, estresse emocional e febre são alguns exemplos. Também refletem situações de doença que resultam em estados hiperdinâmicos, como anemia, insuficiência cardíaca e hipertireoidismo (Figura 12.12).

Qualquer situação fisiológica ou patológica que exija aumento do débito cardíaco, na ausência de doença do sistema de condução, se acompanha de taquicardia sinusal.

Cabe ao médico avaliar o contexto clínico em que ela acontece, para que seja abordada a causa de base que desencadeou a taquicardia, já que, na quase totalidade dos casos, é secundária a aumento do automatismo do sistema de condução, fisiológico ou compensatório, não necessitando de tratamento específico.

Fibrilação atrial

A fibrilação atrial é uma taquiarritmia de origem supraventricular caracterizada por múltiplos circuitos de microrreentrada intra-atrial e ausência de atividade contrátil, rítmica e sincronizada dos átrios. Vem se destacando como o mais frequente distúrbio do ritmo cardíaco.

A incidência da fibrilação atrial é menor que 1% até os 60 anos de idade, chegando a uma proporção de 3 a 5% entre 60 e 65 anos e a 10% em pacientes na faixa etária dos 80 anos de idade.[33]

A fibrilação atrial pode ser classificada das seguintes maneiras:

a) Paroxística;
b) Crônica persistente;
c) Crônica permanente.[34]

A forma paroxística caracteriza-se por episódios recorrentes, com duração variável (poucos minutos até sete

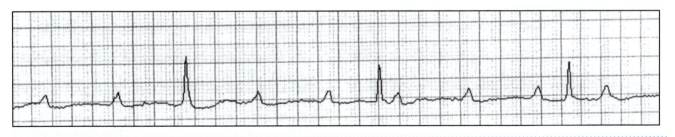

■ **Figura 12.11** Bloqueio atrioventricular de terceiro grau (BAVT). O ritmo do átrio é sinusal com frequência de 77 bpm, e a frequência de ventrículo é idioventricular de escape com frequência de 30 bpm. Observe dissociação AV com frequência atrial maior que a frequência ventricular e a regularidade do intervalo RR.

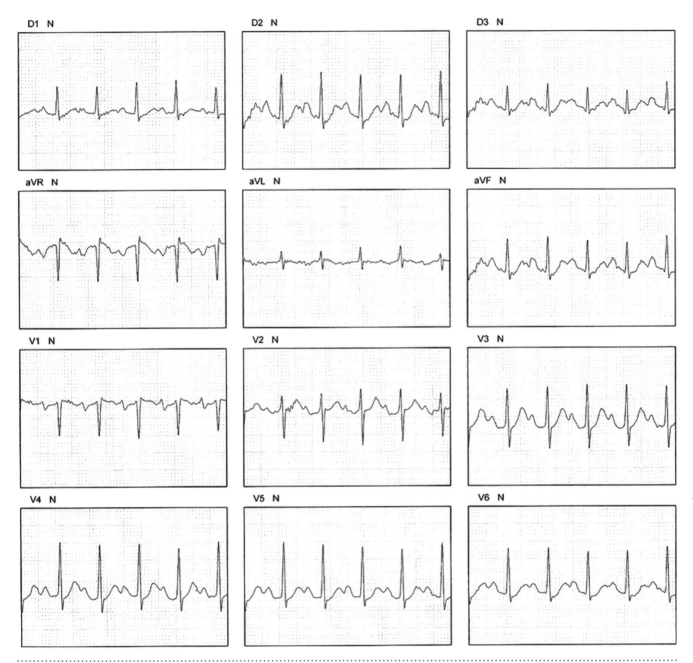

■ **Figura 12.12** Taquicardia sinusal. Note a presença de ondas P de origem sinusal e frequência cardíaca superior a 100 bpm.

dias), e pode evoluir para a forma crônica. A forma persistente é aquela que tem duração maior que uma semana, sem que o paciente tenha sido submetido a qualquer processo de reversão espontânea. A forma permanente é aquela refratária a várias tentativas de reversão.[34]

Principais causas relacionadas ao desencadeamento da fibrilação atrial estão apontadas na Tabela 12.5.[35]

Características eletrocardiográficas

O eletrocardiograma se caracteriza pela ausência de ondas P, substituídas por ondulações irregulares da linha de base, conhecidas como ondas f, com frequência maior que 400 bpm, melhor visibilizadas nas derivações D2 e V1. As ondulações podem ser grosseiras ou finas.

Os intervalos RR são irregulares, com complexos QRS normais ou alargados caso haja bloqueio de ramo. Observam-se alterações da repolarização ventricular causadas pela frequência ventricular irregular e pela presença de ondas f sobre o segmento ST e ondas T (Figura 12.13).

Em caso de bloqueio atrioventricular total, os complexos RR tornam-se regulares em baixa resposta ventricular. Também existe uma tendência à regularização quando a resposta ventricular é elevada.

Tabela 12.5 Principais causas de fibrilação atrial.

Causas cardíacas	Causas extracardíacas
■ Valvopatia mitral	■ Consumo de álcool
■ Hipertensão arterial	■ Dispepsias
■ Disfunção sinusal	■ Envelhecimento (apoptose)
■ Cardiopatias congênitas (comunicação interatrial)	■ Idiopática
■ Insuficiência cardíaca	■ Prática de esportes
■ Miocardites	■ Raiva
■ Pós-operatório de cirurgia cardíaca	■ Corticosteroides
■ Síndrome de Wolff-Parkinson-White	■ Neoplasias (tratamento)
■ Indivíduos com marca-passo VVI	■ Intoxicação por gasolina
■ Pericardites	■ Apneia do sono

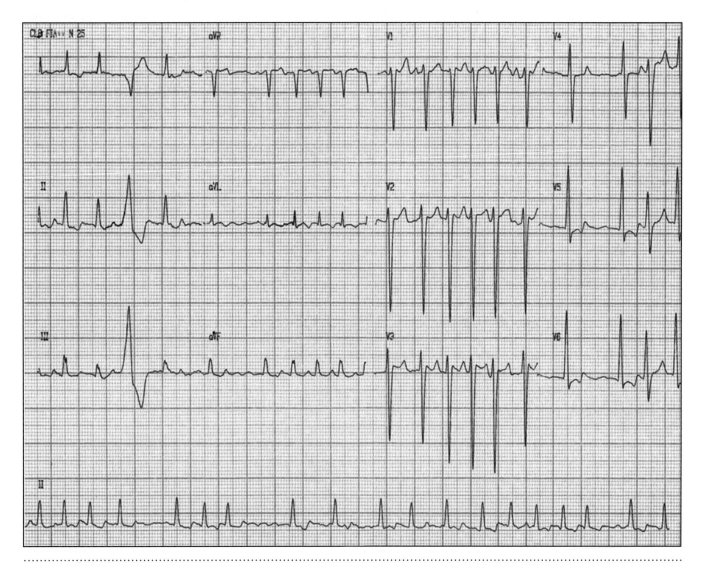

■ **Figura 12.13** Ritmo de fibrilação atrial: ausência de onda P. Linha de base com evidência de desorganização elétrica atrial. Intervalo entre os complexos QRS irregulares. Observar extrassístole ventricular após o segundo complexo QRS.

Flutter atrial

Trata-se de uma arritmia onde a origem é no território atrial, sendo o mecanismo responsável pela arritmia de circuitos de macrorreentrada. Pode ocorrer de forma paroxística, em surtos, com duração de poucos minutos, até horas, dias ou semanas, ou na forma crônica, mais rara.

O *flutter* atrial caracteriza-se pela substituição das ondas P por ondas F "em serrote", contínuas, não separadas por linhas isoelétricas, melhor visibilizadas nas derivações da parede inferior e em V1 e V2.

Atualmente podemos classificar o *flutter* atrial baseado na frequência atrial em tipo I (ou típico) ou tipo II (ou atípico).[36]

O *flutter* atrial tipo I apresenta frequência atrial entre 250 e 340 bpm. Trata-se de um circuito de macrorreentrada que envolve barreiras anatômicas e funcionais.

O circuito é formado pelo óstio da veia cava superior (VCS), *crista terminalis* no átrio direito, óstio da veia cava inferior (VCI) e istmo entre VCI e anel tricúspide.[37] Trata-se de um circuito anti-horário através dessas estruturas, o que se traduz no ECG como ondas F negativas na parede inferior (D2, D3, aVF), e positivas em V1 com aspecto clássico de "serrilhado" (despolarização dos átrios de baixo para cima).

No circuito horário, o caminho percorrido é em sentido inverso ao anterior, com ondas F positivas em D2, D3 e aVF e negativas em V1. Nesses casos, o circuito pode estar localizado no átrio esquerdo ou circundar uma cicatriz cirúrgica ou valva (Figuras 12.14 e 12.15).

O *flutter* atrial tipo II apresenta frequência atrial mais elevada, variando em torno de 340 a 430 bpm. O circuito reentrante nesse caso tem sentido horário, o que gera ondas F positivas na parede inferior (D2, D3, aVF). Esse tipo de *flutter* costuma produzir maior grau de desorganização na linha de base do ECG, podendo muitas vezes ser confundido com fibrilação atrial grosseira.[38] É comum em pós-operatório imediato ou tardio nas cirurgias correção das cardiopatias congênitas.

Taquicardia atrial

São taquicardias supraventriculares em que o estímulo elétrico é gerado fora do sistema de condução normal, em qualquer localização dos átrios e, portanto, com **morfologia da onda P diferente da sinusal**.

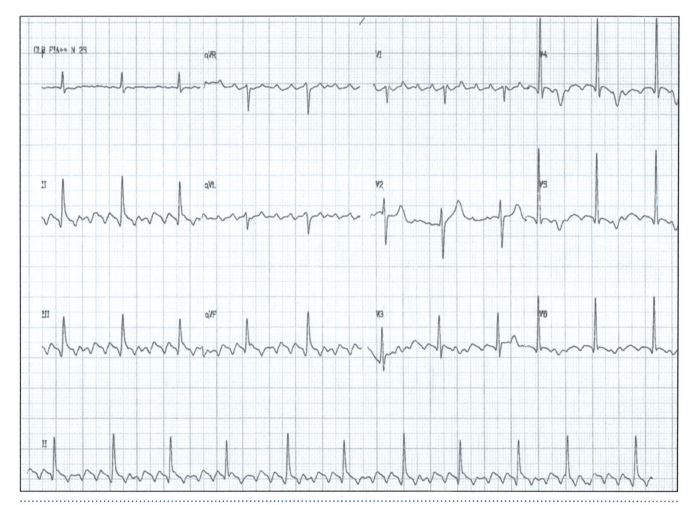

■ **Figura 12.14** *Flutter* atrial tipo I ou típico. Ondas F negativas na parede inferior (DII, DIII, aVF), aspecto "ponta para baixo, ponta para cima". O que define a orientação vetorial do circuito é a porção apiculada da onda F. Nesse caso, negativas na parede inferior.

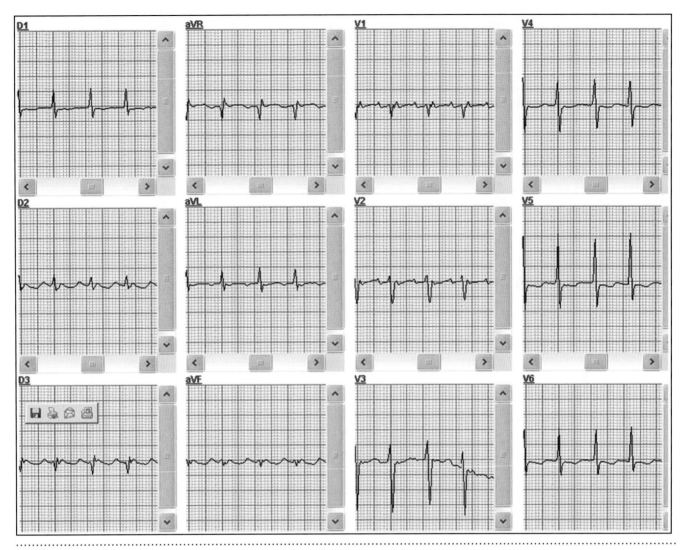

■ **Figura 12.15** *Flutter* tipo I tipo horário. Ondas F positivas na parede inferior (DII, DIII e aVF) e com fase negativa em V1, com FC em torno de 136 bpm e condução atrioventricular 2:1 (frequência atrial de 300 bpm e frequência ventricular de 136 bpm). Paciente de 54 anos do sexo feminino.

Seu mecanismo de origem pode ser de reentrada, atividade deflagrada ou hiperautomatismo, sendo este último o mecanismo mais comum envolvido nessa arritmia.

O diagnóstico eletrocardiográfico caracteriza-se pela presença de ondas P de morfologia diferente do ritmo sinusal, com frequência cardíaca podendo variar de 150 a 240 bpm.

As taquicardias atriais por reentrada são normalmente paroxísticas, de início e término súbitos, muitas vezes iniciados por extrassístoles atriais. Frequentemente apresentam condução atrioventricular 2:1. As taquicardias atriais causadas por hiperautomatismo podem apresentar caráter incessante. Outro critério importante a ser analisado é presença de linha isoelétrica entre as ondas P.[39]

O eletrocardiograma de 12 derivações pode também auxiliar na localização da origem da taquicardia atrial. A presença de onda P positiva na parede inferior (DII, DIII, aVF) sugere origem em regiões mais altas dos átrios (vetor no sentido craniocaudal), enquanto ondas P negativas na parede inferior sugerem origem nas porções mais baixas (vetor no sentido caudocranial). Da mesma forma, a onda P positiva ou bifásica em aVL tem origem no átrio direito, enquanto positiva em V1 sugere a localização no átrio esquerdo (Figura 12.16).

É importante observar a entrada e a saída súbitas de uma taquicardia atrial paroxística não sustentada em traçado de Holter, bem como as diferentes morfologias de T que se devem às ondas P sobrepostas. Isso é uma característica marcante que permite a identificação da arritmia (Figuras 12.17 e 12.18).

A taquicardia atrial apresenta intervalo PR inferior ao intervalo RP. A exceção pode ocorrer na taquicardia atrial paroxística com presença de bloqueio atrioventricular de primeiro grau.

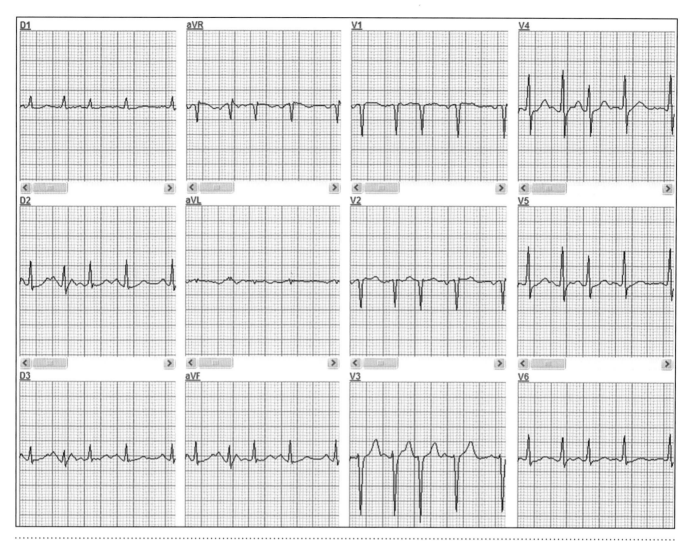

■ **Figura 12.16** Taquicardia atrial. Ritmo irregular, complexos QRS estreitos com frequência cardíaca em torno de 145 bpm. Presença de atividade atrial com frequência variável sobrepondo-se ao segmento ST-T durante o traçado.

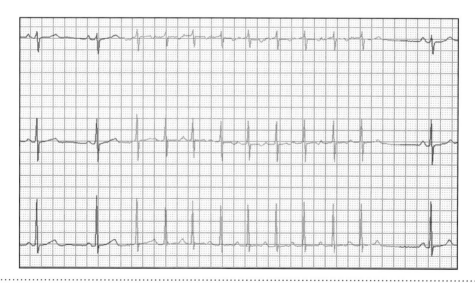

■ **Figura 12.17** Taquicardia atrial paroxística não sustentada (TAPNS). A partir do terceiro batimento, encurtamento do intervalo R-R em relação ao anterior (entrada súbita). A TAPNS se inicia a partir do terceiro batimento, com duração de nove complexos, com ondas P sobrepostas às ondas T e alargamento do intervalo R-R no final (saída súbita).

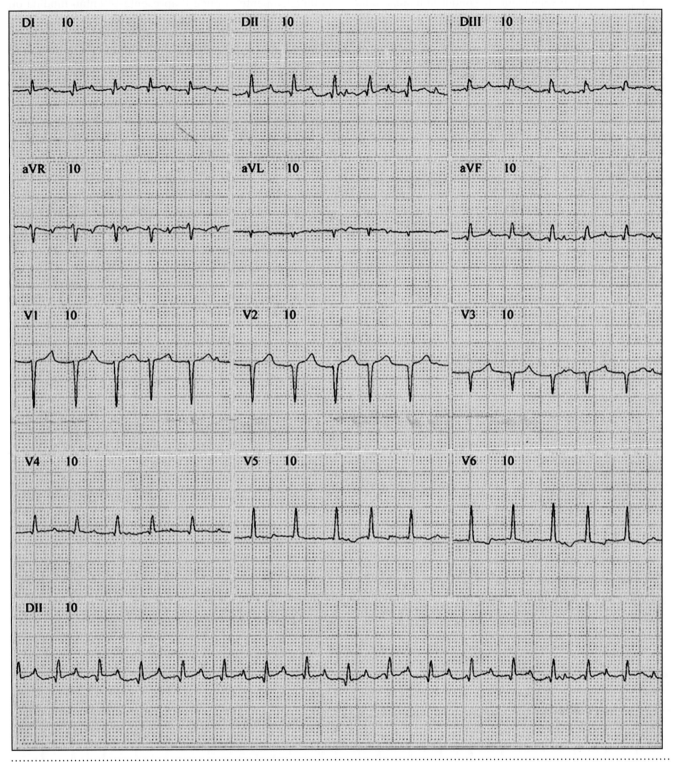

■ **Figura 12.18** Taquicardia atrial com bloqueio atrioventricular de primeiro grau. Intervalo PR é maior que o intervalo RP. O diagnóstico diferencial nesses casos deve ser feito com TRN atípica ou taquicardia de Coumel.

Taquicardia por reentrada nodal

Corresponde a aproximadamente 60% de todas as arritmias supraventriculares sustentadas, ocorrendo geralmente em indivíduos com coração estruturalmente normal.

O mecanismo eletrofisiológico da taquicardia por reentrada nodal (TRN) é a dissociação funcional longitudinal do nó atrioventricular em duas vias para a passagem do estímulo. Uma via é chamada alfa, com período refratário anterógrado curto e velocidade de condução lenta, e uma via é chamada beta, com período refratário anterógrado longo e velocidade de condução rápida.

Em ritmo sinusal, o impulso sinusal habitualmente conduz pela via rápida (via beta). No entanto, ocorrendo um batimento ectópico precoce, esse impulso pode encontrar a via beta no seu período refratário e conduzir lentamente pela via alfa. Isso se reflete no ECG de 12 derivações pelo alargamento abrupto do intervalo PR, fenômeno chamado de duplo salto ou comportamento dual da junção atrioventricular.

Dessa forma, o impulso percorre a via alfa lentamente, alcançando a região distal do nó AV. Nesse momento, o impulso pode encontrar a via beta já recuperada, isto é, fora do seu período refratário. O impulso retornará por essa via em direção à região proximal do nó atrioventricular, gerando um circuito de reentrada e iniciando a taquicardia.

A taquicardia por reentrada nodal caracteriza-se por complexos QRS estreitos, regular e frequência cardíaca variando de 120 a 220 bpm.

Na taquicardia por reentrada nodal, a ativação ventricular e a ativação atrial retrógrada acontecem quase simultaneamente. A onda P apresenta-se então fundida ou dispersa no meio do complexo QRS na maioria dos casos (75%), ou então se insere logo após o complexo QRS, gerando o que é denominado pseudo-R em V1 ou pseudo-S em (D2, D3) (20%). Raramente se apresenta antes do complexo QRS (5%).[40]

Na análise do ECG, o intervalo RP'< P'R (quase sempre RP'< 70 ms), a presença de pseudo-S em DII, DIII e aVF e pseudo-R em V1 são característicos dessa arritmia[41] (Figura 12.19).

Taquicardia por reentrada atrioventricular

A taquicardia por reentrada atrioventricular (TRAV) tem como substrato principal a presença de uma via acessória atrioventricular. Podemos determinar dois grupos dentro dessa arritmia. No primeiro grupo, as vias acessórias são aparentes ao ECG durante o ritmo sinusal, sendo o modelo clássico a presença de onda delta na pré-excitação ventricular.

Na presença de pré-excitação associada a sintomas de taquicardia, denominamos de síndrome de Wolf-Parkinson-White (WPW). Sua prevalência varia de 0,1 a 0,2%, sendo mais comum em homens.[42]

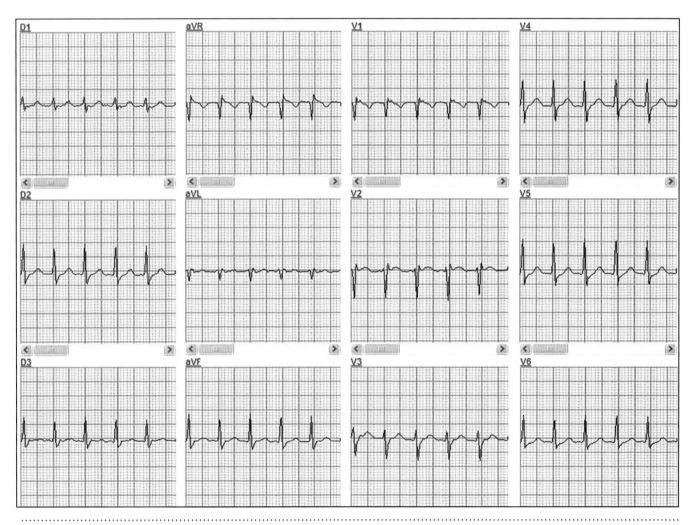

■ **Figura 12.19** Taquicardia por reentrada nodal. Frequência cardíaca em torno de 140 bpm e complexos QRS estreitos e regulares. Notar presença de onda P retrógrada nas derivações V1 (pseudo-R) e em DII (pseudo-S). O intervalo RP' quando presente é curto, raramente ultrapassando 70 ms.

Na síndrome de WPW, a condução atrioventricular é, em geral, através de um feixe acessório muscular denominado feixe de Kent. Isso resulta em ativação mais precoce (pré-excitação) dos ventrículos. O intervalo PR é curto, há presença de onda delta e alterações secundárias da repolarização ventricular. Podem ser encontrados dois tipos de taquicardia supraventricular por reentrada atrioventricular nesta situação:

a) **Taquicardia ortodrômica**: mais frequente arritmia dos pacientes com síndrome de WPW. O impulso elétrico percorre anterogradamente o nó atrioventricular-tronco do feixe de His e seus ramos e, retrogradamente, a via acessória.

Os complexos QRS são estreitos e estritamente regulares. Há alternância elétrica da amplitude dos complexos QRS, presente em até 38% dos casos, e é mais comumente vista quando a FC é muito rápida.[43] A depressão do segmento ST, simulando uma alteração isquêmica, pode ser observada com mais frequência em V4, V5 e V6. Isso se deve a um circuito maior de reentrada em que a P retrógrada se insere além de 70 m do QRS. Essa característica pode auxiliar no diagnóstico diferencial com TRN, ou seja, a TRAV origina intervalos RP'< P'R, mas a duração do RP' quase sempre é superior a 70 ms (Figura 12.20).

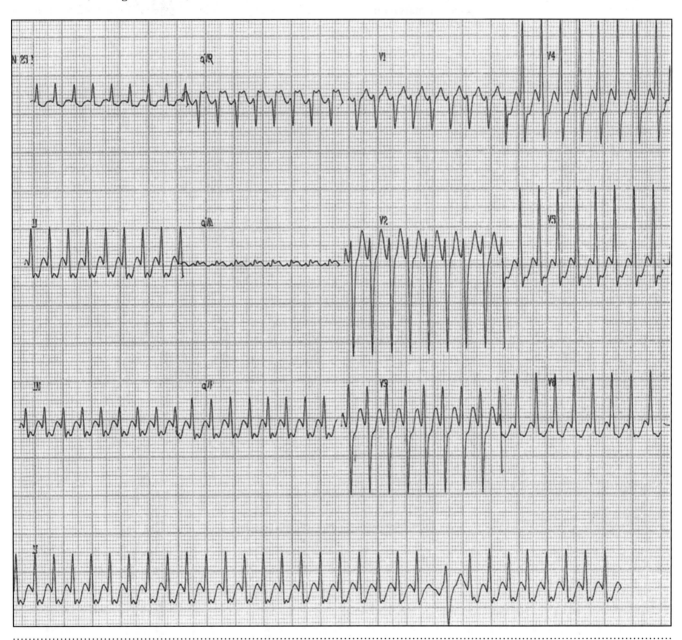

■ **Figura 12.20** Taquicardia por reentrada atrioventricular. Frequência cardíaca em torno de 270 bpm com complexos QRS regulares e estreitos (ortodrômica). Notar intervalo RP' < P'R. Entretanto, o intervalo RP' é superior a 70 ms (cerca de 100 ms), o que a difere da TRN. Este último aspecto é responsável pelo infradesnivelamento do segmento ST-T, mais bem observado nas precordiais esquerdas (V4, V5 e V6), nesse caso sugerindo um feixe à esquerda.

b) **Taquicardia antidrômica**: o impulso elétrico percorre anterogradamente a via acessória em direção aos ventrículos e, retrogradamente, o sistema normal de condução. Durante a TRAV antidrômica, os ventrículos são ativados anterogradamente pela via acessória seguidos por condução retrógrada através do nó atrioventricular e do sistema His-Purkinje.

A taquicardia é caracterizada por um complexo QRS alargado, normalmente com intervalos RR regulares, e a frequência cardíaca variando até 250 bpm. As ondas P nem sempre são identificadas, pois acabam inscritas nos complexos QRS aberrantes ou sobre as alterações secundárias do segmento ST-T. O intervalo de RP' pode ser mais da metade do intervalo RR desde que a condução retrógrada por meio do nó atrioventricular e a do sistema His-Purkinje ocorram lentamente (sistema de condução via lenta). O intervalo PR permanece constante, independentemente da duração do ciclo da taquicardia. O diagnóstico diferencial é justamente com taquicardias ventriculares, que muitas vezes torna-se difícil até mesmo para eletrofisiologistas experientes.

Nos pacientes com taquicardia por reentrada atrioventricular por via de condução retrógrada exclusiva não há pré-excitação ventricular. Portanto, só é possível o desenvolvimento de taquicardias ortodrômicas. É a forma mais comum de taquicardia mediada por vias acessórias, tratando-se de um circuito de reentrada que envolve a condução ventricular anterógrada pelo sistema normal de condução e condução retrógrada pelo feixe acessório (Figura 12.21).

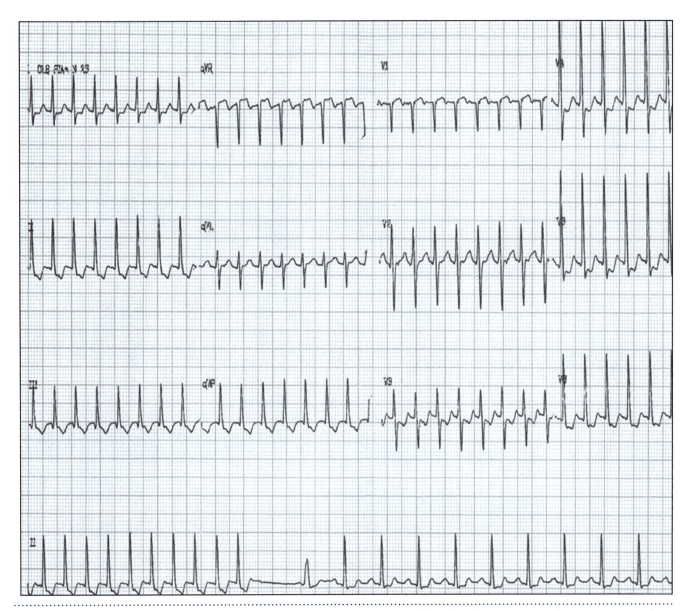

■ **Figura 12.21** Taquicardia por reentrada atrioventricular com condução ventriculoatrial exclusiva. Presença de remissão espontânea após o décimo complexo QRS em DII longo. Em ritmo sinusal não há sinais de pré-excitação ventricular.

Fibrilação atrial na presença de pré-excitação ventricular

Nessa condição há risco aumentado de morte súbita, principalmente por se tratar de uma arritmia conduzida exclusivamente pelo feixe que possui um período refratário curto (< 250 ms), ou seja, capacidade de condução rápida.

O nó atrioventricular, pela sua capacidade intrínseca de refratariedade (modulada pelo sistema nervoso autônomo), normalmente confere ao coração uma proteção, bloqueando anterogradamente os estímulos muito rápidos, o que caracteriza uma seletividade para os ventrículos.

A via acessória, por ser constituída de tecido fibromuscular, não possui essa propriedade, além do que a despolarização celular se faz através dos canais rápidos de sódio (fase 0), podendo então conduzir estímulos em alta velocidade e, devido ao seu período refratário curto, recuperar sua excitabilidade também de forma rápida. Tal característica eletrofisiológica confere à síndrome de WPW o potencial aparecimento de arritmias conduzidas com frequência cardíaca muito elevada, podendo degenerar para fibrilação ventricular e colapso circulatório.[44]

Características eletrocardiográficas

Existem vários achados característicos no ECG em pacientes com fibrilação atrial pré-excitada. O ritmo é quase sempre irregular, embora, com FC superiores a 200 bpm, possa ocorrer uma "pseudorregularização" dos intervalos RR.

Os complexos QRS são largos e aberrantes e a aberrância pode ser ainda maior, dependendo da relação variável da condução pela via acessória *versus* nó atrioventricular/His-Purkinje. Isso produz diferentes graus de fusão dos complexos QRS, resultando em traçados bizarros.

O diagnóstico diferencial muitas vezes se faz com taquicardia ventricular polimórfica. No entanto, aspectos eletrocardiográficos peculiares e praticamente exclusivos da fibrilação atrial pré-excitada citados anteriormente permitem a um observador mais atento o diagnóstico na quase totalidade dos casos (Figura 12.22).

Taquicardia de Coumel

Trata-se de um tipo peculiar de TRAV que tem como principais características do feixe acessório:

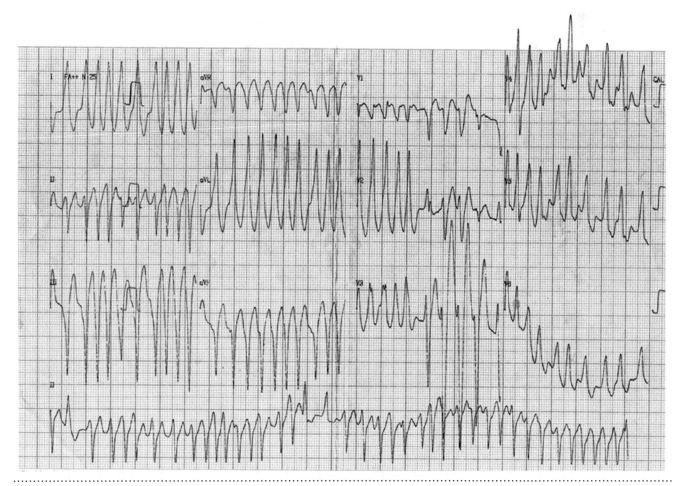

■ **Figura 12.22** Fibrilação atrial na presença de pré-excitação ventricular. O ritmo é quase sempre irregular. Os complexos QRS são largos e aberrantes com diferentes graus de fusão resultando em traçados bizarros. O diagnóstico diferencial é com taquicardia ventricular polimórfica.

- Condução ventriculoatrial exclusiva;
- Velocidade lenta e decremental de condução.

Tal arritmia tem caráter incessante, que se deve à velocidade de condução lenta do feixe no sentido ventriculo atrial, permitindo a recuperação completa do sistema de condução, que propaga novamente o estímulo pelas vias normais. Dessa maneira, fecha-se um circuito de reentrada, que tende a se repetir de forma espontânea, sem a necessidade de gatilhos (extrassístoles) para seu início.[45]

Características eletrocardiográficas

- Frequência cardíaca pouco elevada, entre 120 e 130 bpm;
- Condução decremental pela via acessória;
- Onda P visível e negativa nas derivações inferiores (DII, DIII, aVF) e também nas derivações do plano horizontal;
- Intervalo RP' maior que o intervalo PR (devido à condução lenta retrógrada pelo feixe) permite a diferenciação da TRAV ortodrômica clássica (em que o intervalo PR é maior que o RP') (Figura 12.23).

Taquicardia das fibras de Mahaim

É mediada por feixes de condução unicamente anterógrada, que tem como característica a condução decremental (lenta), semelhante ao que acontece no sistema normal de condução. São feixes longos, localizados quase sempre à direita, partindo do átrio e se inserindo nas fibras do ramo direito na maioria dos casos. Por isso é também denominada atriofascicular.[46]

Características eletrocardiográficas

Em ritmo sinusal:
- Empastamento inicial dos complexos QRS habitualmente com morfologia tipo BRE;
- Intervalo PR pode ser normal.

Durante a taquicardia:
- Frequência variável de 130 a 270 bpm;
- Sempre antidrômica com morfologia de BRE;
- Padrão rS em V1;
- Discreto crescimento de R até V4 (transição precordial tardia) (Figura 12.24).

Taquicardia supraventricular com condução intraventricular aberrante

O estímulo tem origem supraventricular, mas encontra um dos ramos (direito ou esquerdo) bloqueado. O bloqueio de ramo pode ser preexistente à arritmia (doença estrutural do sistema de condução) ou ser decorrente do bloqueio de um ramo do feixe de His apenas durante a elevação da frequência cardíaca (bloqueio funcional).

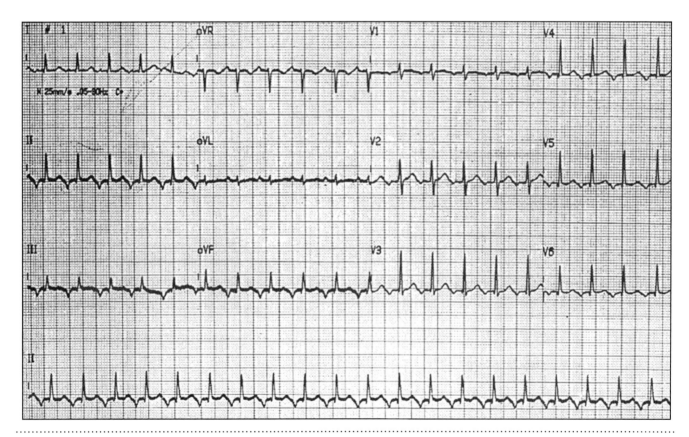

■ **Figura 12.23** Taquicardia de Coumel: ondas P negativas em derivações inferiores e em precordiais. Intervalo P'R < RP', apesar de se tratar de um tipo de TRAV.

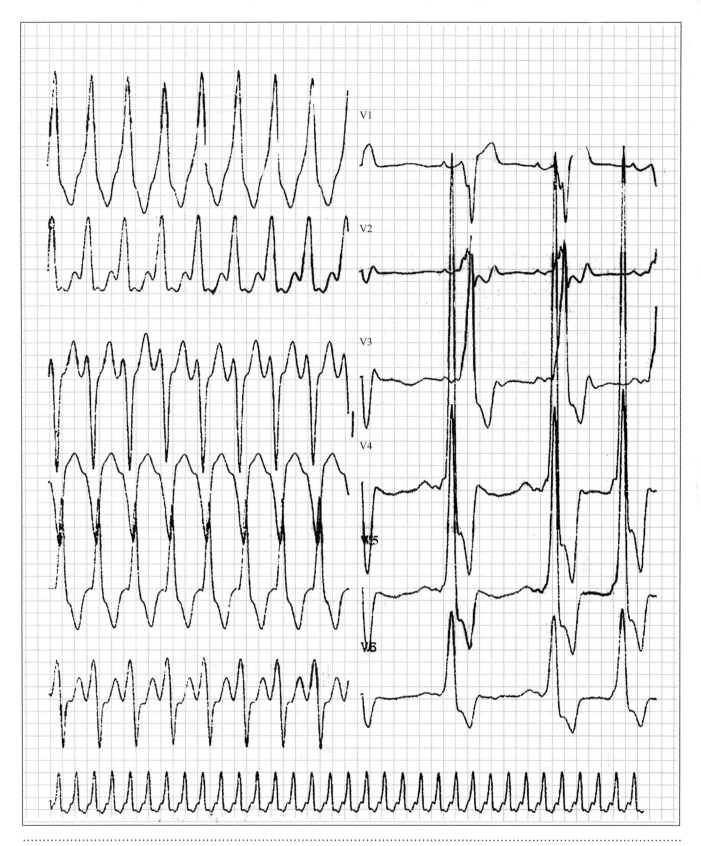

■ **Figura 12.24** Taquicardia por reentrada AV antidrômica por via anômala direita do tipo Mahaim e ritmo sinusal nas derivações precordiais.
Cortesia: Dr. Dalmo Moreira e Dr. Rogério Andalaft – Seção de Eletrofisiologia do IDPC.

Nesse último caso, trata-se de uma incapacidade de adaptação rápida das fibras do sistema de condução para o início abrupto de uma frequência cardíaca elevada. Nessa situação obrigatoriamente o período refratário do ramo bloqueado é maior durante o ritmo sinusal que durante a taquicardia.[47]

A aberrância com morfologia de bloqueio de ramo direito frequentemente é encontrada. Isso acontece pelo período refratário mais prolongado do ramo direito em relação ao esquerdo (Figuras 12.25 e 12.26).

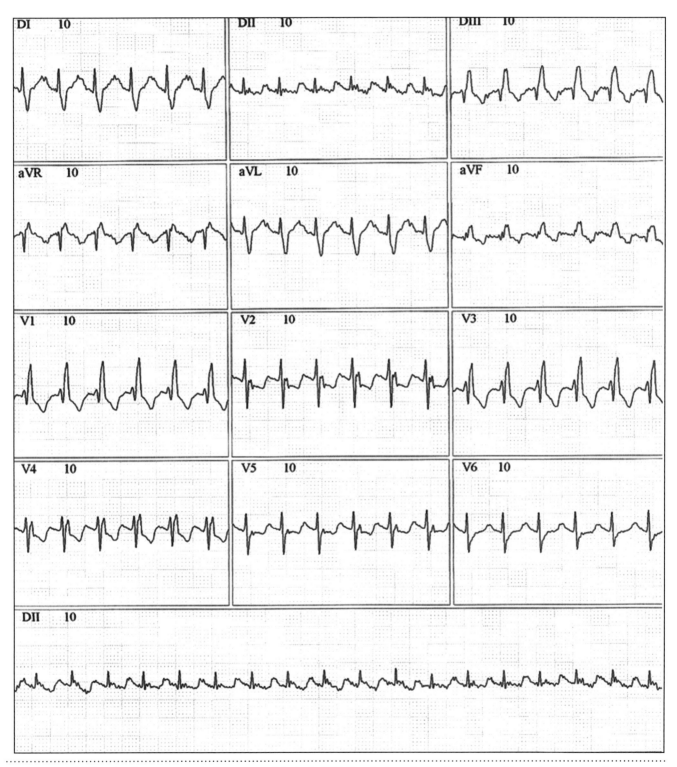

■ **Figura 12.25** Taquicardia supraventricular com morfologia de BRD. Provável condução aberrante ou bloqueio de ramo prévio.

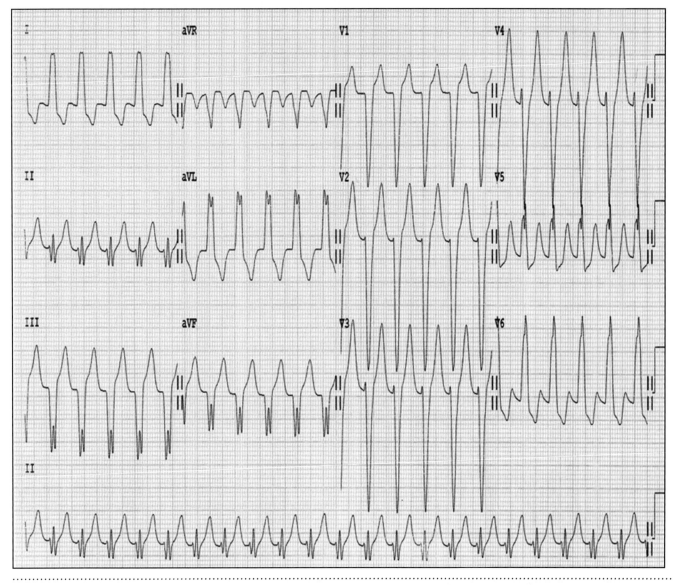

■ **Figura 12.26** Taquicardia supraventricular com morfologia de BRE. Provável condução aberrante ou bloqueio de ramo prévio.

Após os primeiros batimentos, a nova frequência cardíaca estabelecida pode modular a refratariedade do sistema de condução, de modo que permita sua completa recuperação. Este então passará a conduzir com complexos QRS cada vez mais estreitos até sua total normalização, também chamado de fenômeno de **Ashman (classicamente utilizado para fibrilação atrial)**[48] (Figura 12.27).

O diagnóstico diferencial entre taquicardias paroxísticas supraventriculares (TPSV) conduzidas com aberrância e taquicardia ventricular (TV) pode ser realizado com aplicação de critérios diagnósticos para esse fim. Alguns dos mais utilizados e que mantêm adequada especificidade são os critérios de Brugada.[49] Este tema será abordado com mais detalhes no capítulo referente ao diagnóstico diferencial de taquicardias de complexos QRS largos.

Vale lembrar que, em determinadas situações na sala de emergência, principalmente na vigência de instabilidade clínica do paciente, o diagnóstico definitivo nem sempre poderá ser realizado ou muito menos implicar retardo para tomada de decisão terapêutica. Em caso de dúvida no diagnóstico e na ausência de especialista, o tratamento deverá ser conduzido como nos casos de taquicardia ventricular.

Taquicardia juncional

É uma taquicardia originada na junção atrioventricular que envolve a parte proximal do sistema de His-Purkinje. Na maioria dos casos trata-se de uma taquicardia automática, que pode adquirir caráter incessante ou subentrante. Nessas situações, a junção atrioventricular impõe-se ao nó sinusal que deveria ser o marca-passo natural do coração, mantendo uma velocidade de despolarização mais acelerada (despolarização diastólica do potencial de ação mais rápida – automatismo aumentado).

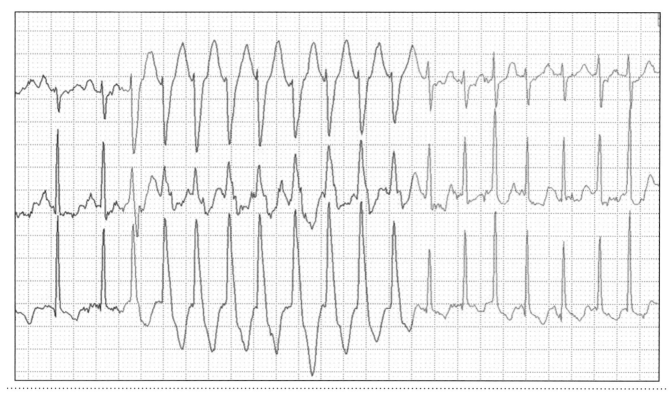

■ **Figura 12.27** Fibrilação atrial com aberrância de condução de frequência dependente, também denominada fenômeno de Ashman. Notar redução progressiva da largura dos complexos QRS no decorrer da taquicardia (transição entre o décimo primeiro e décimo segundo complexos QRS).

Desse modo, os átrios são comandados pelo nó sinusal e os ventrículos pela junção atrioventricular. Nessa situação, temos a dissociação atrioventricular. Este tipo de arritmia habitualmente ocorre no pós-operatório de cardiopatias congênitas e tem como característica a refratariedade da terapia elétrica.

Ocasionalmente a taquicardia juncional pode apresentar condução retrógrada para os átrios, o que na maioria das vezes manifesta-se em onda P logo após o complexo QRS e de polaridade negativa em DII, DIII e aVF, já que o vetor de despolarização parte de baixo para cima[50] (Figura 12.28).

TAQUICARDIA VENTRICULAR

A taquicardia ventricular é a arritmia cardíaca de complexo QRS largo mais encontrada na prática clínica. A definição de taquicardia de complexo QRS largo é todo ritmo com frequência cardíaca acima de 100 bpm, cuja duração dos complexos QRS seja superior a 120 ms (0,12 segundo).[51]

As taquicardias de complexos QRS largos envolvem cinco diagnósticos possíveis: TV, taquicardia supraventricular com aberrância de condução, taquicardia supraventricular com bloqueio de ramo preexistente, taquicardia por reentrada atrioventricular antidrômica e fibrilação atrial associada à síndrome de pré-excitação.[52]

Aproximadamente 90% das taquicardias que se manifestam com complexos QRS largos ocorrem por causa de TV, os 10% restantes ocorrem devido às taquicardias supraventriculares com complexos QRS largos.[53] Como bem demonstrado anteriormente, taquicardias supraventriculares com complexos QRS largos (aberrância de condução) serão abordadas com base no diagnóstico diferencial neste tópico (Tabela 12.6).

Tabela 12.6 Causas de taquicardia de QRS largo.

- Taquicardia ventricular;
- TSV com bloqueio de ramo prévio;
- TSV com bloqueio de ramo funcional;
- TSV por reentrada AV antidrômica;
- Fibrilação atrial com pré-excitação ventricular.

A taquicardia ventricular é sugerida pela ocorrência de uma série de três ou mais extrassístoles consecutivas, com o vetor ST apontado na direção oposta da principal deflexão do QRS. O intervalo R-R pode ser regular ou irregular. A TV pode ser classificada em monomórfica, quando há uniformidade dos complexos QRS numa mesma derivação, ou polimórfica, quando há complexos QRS com morfologia variável. Em relação à duração da taquicardia, pode ser classificada em sustentada quando tem duração maior que 30 segundos ou há sinais de instabilidade hemodinâmica, e não sustentada, quando ela é interrompida espontaneamente em menos de 30 segundos. Os mecanismos arritmogênicos responsáveis pelas TV são reentrada (mais comum), atividade deflagrada e hiperautomatismo.[52,54]

A análise criteriosa do ECG de 12 derivações é fundamental para o correto diagnóstico da taquicardia ventricu-

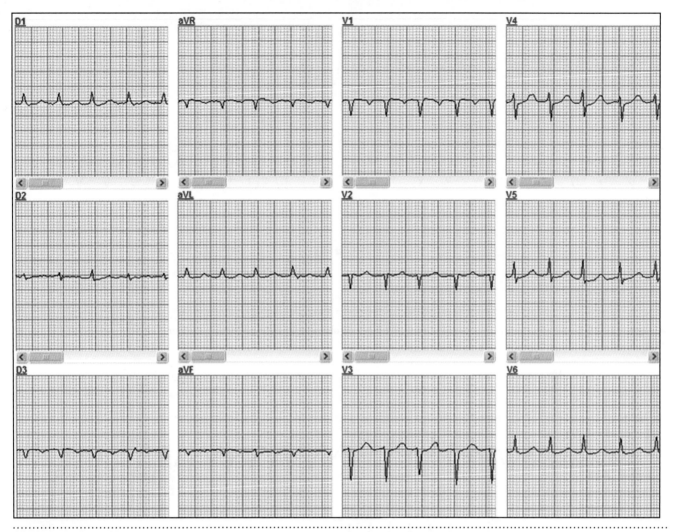

■ **Figura 12.28** Taquicardia juncional. Ritmo regular de complexos QRS estreitos e ausência de onda P. Nesse caso, pela frequência alta da junção AV em torno de 150 bpm, a despolarização atrial é suprimida ou não é perceptível.

lar. Vários dados podem ser avaliados durante análise do ECG: relação atrioventricular (dissociação atrioventricular, batimentos de fusão ou de captura), análise do complexo QRS, eixo do QRS no plano frontal, duração do complexo QRS, concordância do QRS nas derivações precordiais, presença de ondas Q e outros aspectos morfológicos.[55]

A presença de dissociação atrioventricular durante a taquicardia com QRS largo estabelece o diagnóstico de TV com especificidade de 100%.[56,57,58] A melhor derivação para se observar dissociação atrioventricular é V1 (Figura 12.29).

A presença de batimento de fusão é característico de TV, porém não é patognomônico.[59] O batimento de fusão corresponde a um batimento originado no ventrículo, tardio, que se funde com o batimento fisiológico do coração. O batimento de captura corresponde a um batimento originado no átrio que consegue ultrapassar o bloqueio de condução que existe na junção atrioventricular e despolariza o ventrículo (Figura 12.30).

O padrão concordante do QRS nas derivações precordiais (todos os complexos QRS com a mesma polaridade de V1 a V6) sugere fortemente o diagnóstico de taquicardia ventricular (Figura 12.31).

Em 1991, Brugada et al.[55] descreveram um algoritmo para o diagnóstico diferencial entre a taquicardia ventricular e a taquicardia supraventricular com aberrância de condução. Esse algoritmo apresenta sensibilidade de 98,7% e especificidade de 96,5% para o diagnóstico diferencial das taquiarritmias com QRS largo[55] (Figura 12.32).

Os critérios morfológicos são analisados da seguinte forma:

- Nas taquicardias de QRS largo com padrão morfológico tipo distúrbio de condução pelo ramo direito (BRD) (complexos QRS com polaridade positiva na derivação V1), a presença de R monofásico em V1, RR' com R > R' ou complexo QRS bifásico com morfologias QR ou RS em V1 indica TV. Também sugere TV quando a relação R/S < 1 ou padrão QS em V6;
- Nas taquicardias de QRS largo com padrão morfológico tipo BRE (complexos QRS com polaridade negativa em V1), a onda r inicial > 30 ms, ou início do r ao nadir do S > 60 ms, e S entalhado nas derivações V1 ou V2, sugerem TV. Também sugerem TV, morfologia qR ou QS na derivação V6 (Figura 12.33).

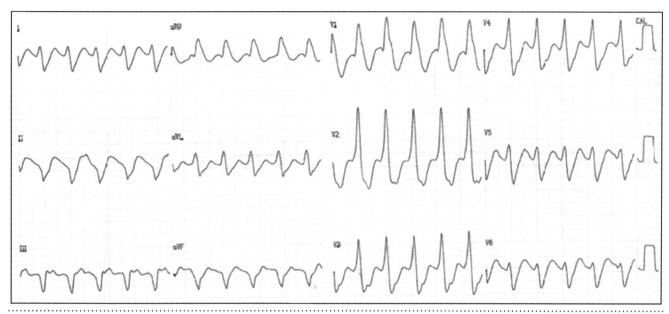

■ **Figura 12.29** Taquicardia ventricular monomórfica. Presença de dissociação atrioventricular, melhor analisada nas derivações D3, V2 e V3.

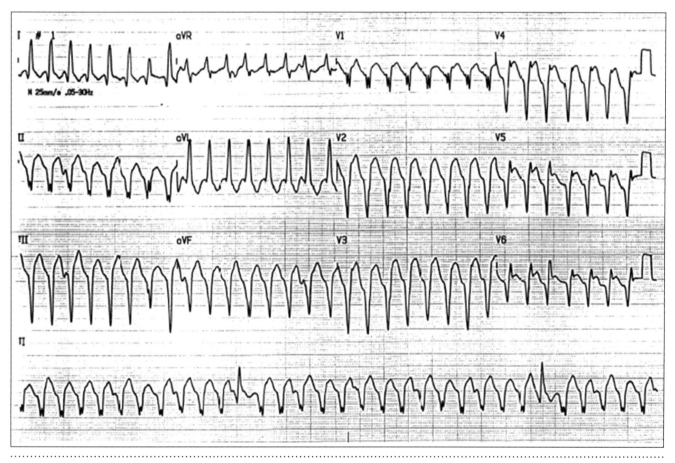

■ **Figura 12.30** Taquicardia ventricular monomórfica. Presença de batimento de fusão, melhor visualizado na derivação D2 longo.

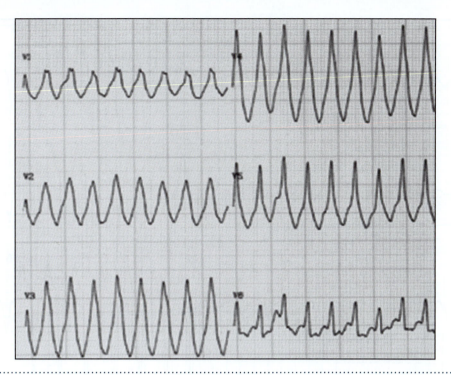

■ **Figura 12.31** Taquicardia ventricular monomórfica. Presença de padrão concordante (todos os complexos QRS com a mesma polaridade de V1 a V6).
Cortesia: Dr. Dalmo Moreira e Dr. Rogério Andalaft – Seção de Eletrofisiologia do IDPC.

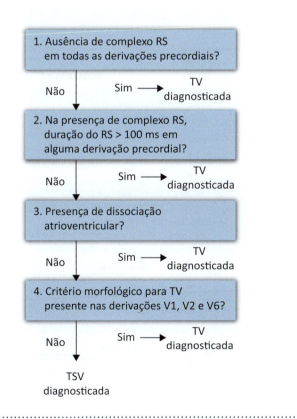

■ **Figura 12.32** Algoritmo de Brugada.
VI (Voltagem Inicial); VF (Voltagem Final).

Em 2006, András Vereckei et al.,[56] partindo do conhecimento de que a ativação ventricular na presença de bloqueio de ramo atrasa a porção final do QRS, enquanto batimentos de origem ventricular atrasam a porção inicial do QRS, incorporaram dois novos critérios para o diagnóstico diferencial das taquicardias de QRS largo: presença de onda R inicial na derivação aVR e relação entre as voltagens do QRS medidas nos 40 ms iniciais e finais (Figura 12.34).

Em 2008, András Vereckei et al. propuseram um novo algoritmo utilizando-se apenas a derivação aVR no diagnóstico diferencial das taquicardias de QRS largos regulares.[59] Tal abordagem teve a mesma acurácia que o algoritmo anterior, sendo superior aos critérios de Brugada (Figuras 12.35 e 12.36).

Taquicardia fascicular

Também chamada de taquicardia idiopática de ventrículo esquerdo ou taquicardia verapamil sensível. É classificada como uma taquicardia de QRS relativamente estreito. Contudo, apesar dessa classificação, mais raramente os complexos QRS podem apresentar duração entre 120 e 140 ms.

Ocorre na ausência de cardiopatia estrutural, em pacientes na maioria jovens, com predomínio do sexo masculino (70% dos casos). É originada no sistema de condução His-Purkinje do ventrículo esquerdo, caracterizada por complexos QRS mais estreitos que os das taquicardias ventriculares, o que em muitas ocasiões leva ao diagnóstico errôneo de taquicardia supraventricular.

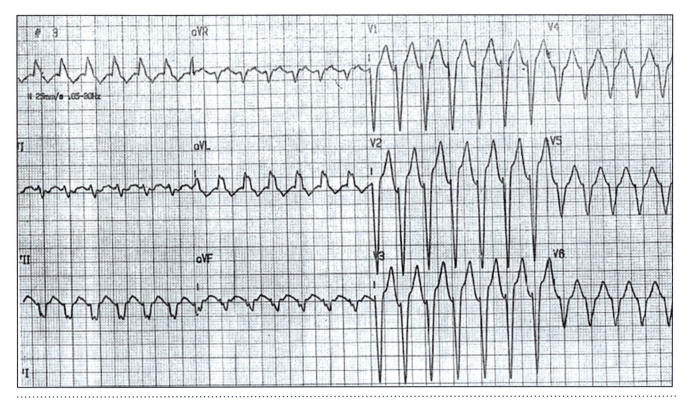

Figura 12.33 Taquicardia ventricular monomórfica com padrão de BRE. Analisando apenas os critérios morfológicos para TV, observa-se a presença de QS em V6.

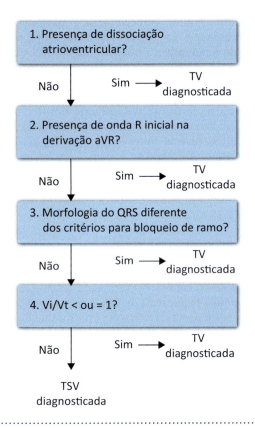

Figura 12.34 Algoritmo de Vereckei.
VI (Voltagem Inicial); VF (Voltagem Final).

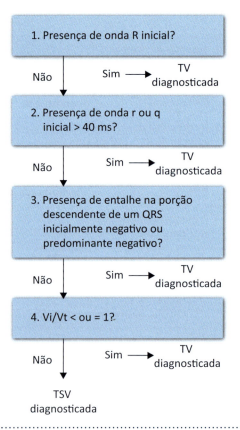

Figura 12.35 Algoritmo utilizando apenas derivação AVR.
VI (Voltagem Inicial); VF (Voltagem Final).

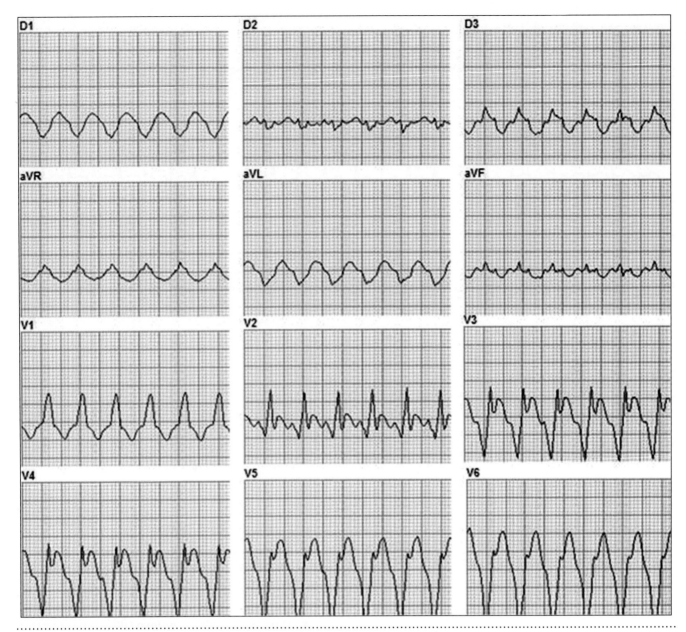

■ **Figura 12.36** Taquicardia ventricular monomórfica. Analisando essa taquicardia regular com complexos QRS largos pelo algoritmo de Vereckei, observe a presença de onda R inicial na derivação aVR.

A TV fascicular é classificada em três subtipos, sendo dois deles mais comuns, posteroinferior e anterossuperior:[60]

a) TV do fascículo posteroinferior: eixo elétrico com desvio à esquerda representando 92% dos casos;
b) TV fascicular anterossuperior: com eixo elétrico desviado para direita, representa 7% dos casos;
c) TV do septo alto < 1%.

O mecanismo na maioria dos casos é relacionado ao fenômeno de reentrada envolvendo partes distintas do sistema de condução.

Características eletrocardiográficas

Complexos QRS relativamente estreitos (< 120 ms), porém podendo ocorrer variações de 120 a 140 ms.
Forma clássica:

- Morfologia de bloqueio de ramo direito (originada no VE);
- Eixo desviado para esquerda ou presença de bloqueio divisional anterossuperior esquerdo (originada no fascículo posteroinferior esquerdo)[61] (Figura 12.37).

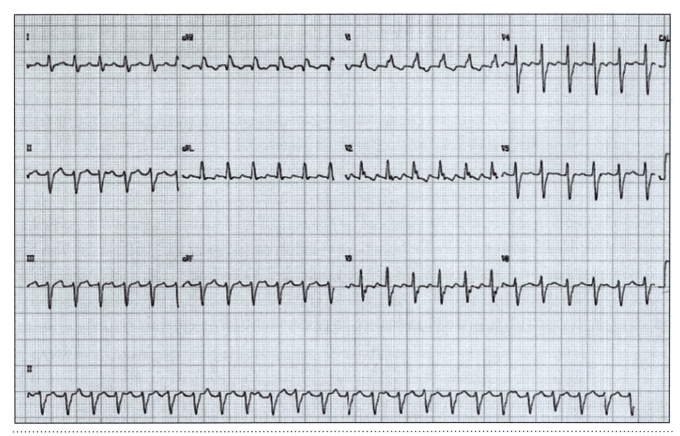

■ **Figura 12.37** Taquicardia fascicular. Frequência cardíaca de 150 bpm e complexos QRS em torno de 130 ms. Padrão típico de bloqueio de ramo direito com bloqueio divisional anterossuperior esquerdo.

São taquicardias bem toleradas[62] e têm como peculiaridade reversão com uso de bloqueadores de canais de cálcio e ausência de resposta aos betabloqueadores na maioria dos casos.[63]

EMERGÊNCIAS RELACIONADAS AO POTÁSSIO

Hiperpotassemia

Hiperpotassemia é definida como a concentração de potássio sérico superior a 5,5 mEq/L.[64] Frequentemente os pacientes são assintomáticos, embora nos casos graves possam causar sérias alterações da função muscular e do ritmo cardíaco, predispondo ao desenvolvimento de arritmias.

Quando o nível de potássio encontra-se acima de 5,5 mEq/L, os primeiros sinais eletrocardiográficos começam a ocorrer.[64]

A hiperpotassemia pode ser causada pelo aporte excessivo de potássio, pela redistribuição interna (aumento da relação entre o potássio extracelular e intracelular) ou pela excreção inadequada.[65,66]

Na prática clínica, as alterações decorrentes da hiperpotassemia são encontradas em 5 a 10% dos pacientes hospitalizados.[67]

Características eletrocardiográficas

- **Alterações da onda T:** são as alterações eletrocardiográficas mais precoces encontradas. A onda T torna-se alta, pontiaguda, tendendo à simetria.[68] A morfologia característica é descrita como padrão "em tenda";
- **Alargamento do complexo QRS:** com o aumento progressivo dos níveis séricos de potássio, geralmente acima de 6,5 mEq/L, ocorre alargamento do QRS com morfologia de bloqueio de ramo.[64] Nessa fase, o QTc (intervalo QT corrigido) pode estar prolongado;
- Diminuição progressiva da amplitude e até ausência da onda P (aumento do intervalo PR) acima de 7 mEq/L. Com o potássio sérico acima de 8 ou 9 mEq/L, ocorre o desaparecimento da onda P (condução sinoventricular);[69]
- **Alterações do segmento ST:** em valores acima de 11 mEq/L, pode-se encontrar supradesnivelamento do segmento ST semelhante à corrente de lesão no IAM e na pericardite;[64]
- **Arritmias cardíacas:** nas fases iniciais pode ocorrer aumento do intervalo PR (bloqueio atrioventricular de primeiro grau) e evoluir para bloqueio de

segundo grau. Os casos mais graves podem evoluir para bloqueio atrioventricular total e arritmias malignas, como fibrilação ventricular ou parada cardíaca (Figura 12.38).

Hipopotassemia

A hipopotassemia é definida como a concentração sérica de potássio inferior a 3,5 mEq/L. Pode ocorrer em virtude de alterações na distribuição de potássio (desvio do compartimento extracelular para intracelular) ou de reduções efetivas no conteúdo corporal de potássio por causa de uma menor ingesta ou perda aumentada.[70]

Características eletrocardiográficas[64,69]

- Progressiva depressão do segmento ST com infradesnivelamento do ponto J;
- Diminuição da amplitude da onda T, acompanhada de aumento da duração;
- Aumento da amplitude da onda U: frequentemente se observa onda U muito próxima ou de amplitude maior que a onda T. Nos estágios avançados, as ondas T e U se fundem;
- O intervalo QTc pode permanecer inalterado ou pode prolongar-se devido à fusão da onda T com a onda U e esta medida representar na realidade o intervalo Q-U;
- Aumento da amplitude da onda P;
- Arritmias cardíacas: podem ocorrer bloqueios atrioventriculares de primeiro e de até segundo grau, taquicardias supraventriculares, ventriculares, fibrilação ventricular ou AESP (atividade elétrica sem pulso)/assistolia (Figura 12.39).

ELETROCARDIOGRAMAS NO TROMBOEMBOLISMO PULMONAR AGUDO

O tromboembolismo pulmonar (TEP) é uma das principais causas de morte em hospitais gerais. A mortalidade na primeira hora chega a 12% e atinge 30% naqueles casos em que o diagnóstico não é realizado.[71]

O eletrocardiograma, na maioria das vezes, apresenta alterações inespecíficas como taquicardia sinusal.

As alterações mais específicas no tromboembolismo pulmonar são aquelas que indicam sinais de sobrecarga aguda do ventrículo direito de instalação súbita.[72]

Características eletrocardiográficas

- **P *pulmonale*:** presença de ondas P altas (> que 2,5 mm) nas derivações D2, D3 e aVF, devido à dilatação do átrio direito;[73]
- **Padrão S1-Q3-T3:** surgimento de onda S na derivação D1; onda q na derivação de D3 e onda T negativa

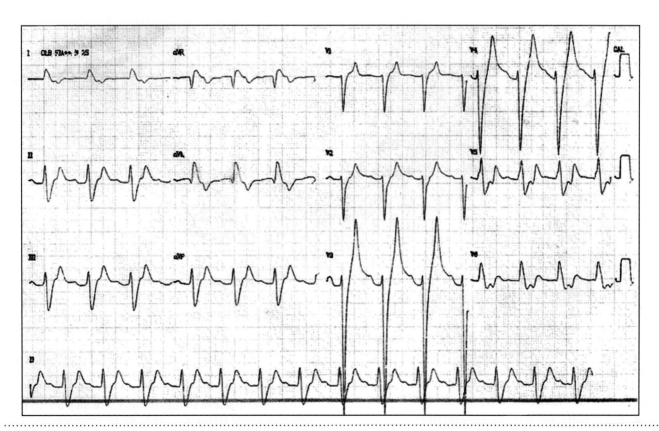

■ **Figura 12.38** Hiperpotassemia. Presença de onda T alta, pontiaguda, tendendo à simétrica (padrão em tenda). Alargamento evidente do QRS, bem como aumento do intervalo PR. Paciente do sexo feminino apresentando alteração da função renal (creatinina = 5,6 mg/dL e ureia = 170 mg/dL) e a dosagem de K = 7,4 mEq/L.

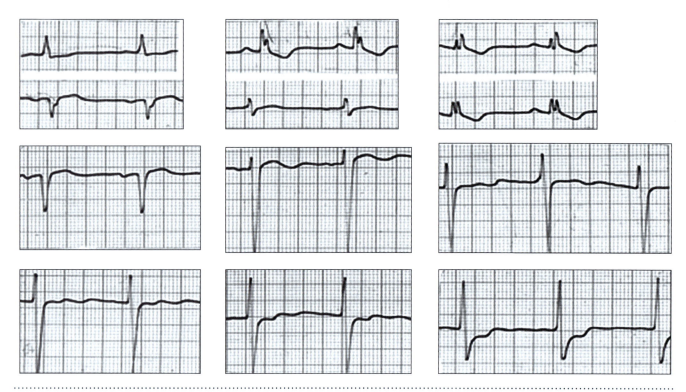

■ **Figura 12.39** Hipopotassemia. Depressão do segmento ST com infradesnivelamento do ponto J e diminuição da amplitude da onda T, acompanhada de aumento da duração. Paciente do sexo feminino, com dosagem de K = 3,0 mEq/L.

em D3, decorrente do desvio do eixo do QRS para a direita. Ocorre em menos de 15% dos casos, porém é altamente específico;[74,75]
- **Inversão de T nas derivações precordiais (V1 a V4):** anomalia mais comum (68%) e representa o sinal eletrocardiográfico que melhor correlaciona com a gravidade do TEP. Este padrão subepicárdico isquêmico é um marcador de gravidade ainda mais forte quando ele aparece no primeiro dia;[76]
- **Desvio do eixo elétrico para a direita:** desvio do eixo elétrico do QRS, podendo chegar a valores acima de + 100°;[73]
- **BRD:** pode ocorrer aparecimento abrupto de um padrão de BRD, surgindo complexos rsR' ou RSR' nas precordiais direitas e ondas S alargadas em V6 resultante da dilatação do VD[73] (Figura 12.40).

TAMPONAMENTO CARDÍACO

O tamponamento cardíaco desenvolve-se em aproximadamente 1 a 3% dos pacientes que apresentam derrame pericárdico.[77,78]

No tamponamento, a anormalidade primária é a compressão de todas as câmaras cardíacas, devido à pressão pericárdica aumentada.[79,80]

Características eletrocardiográficas
- **Baixa voltagem dos complexos QRS:** este critério pode estar ausente naqueles que já possuem doença que implica alta voltagem. Exemplo: sobrecarga ventricular esquerda;

- **Achatamento ou oscilações do segmento ST-T:** não é rara a presença de hemólise provocada dentro do pericárdio cursando com aumento da concentração de potássio, o que pode levar a picos de onda T;
- Como a repercussão é maior sobre o VD, o SÂQRS pode estar desviado para a direita;
- Alternância elétrica do QRS, em um contexto adequado, é quase patognomônico de tamponamento cardíaco, ocorrendo em mais de 1/3 dos casos. Representa a variação do eixo elétrico devido à movimentação cardíaca dentro do saco pericárdico, enquanto os eletrodos permanecem fixos[81] (Figuras 12.41 e 12.42).

HIPOTERMIA

A hipotermia ocorre quando a temperatura central do organismo cai abaixo de 35 °C, de modo não intencional.[82]

A causa mais comum de hipotermia ocorre em indivíduos expostos a ambientes frios.[83] No entanto, outras condições podem produzir hipotermia, como o uso excessivo de álcool, infecções, medicamentos antipsicóticos, alterações neurológicas como o acidente vascular cerebral, alterações endócrinas como o hipotireoidismo, hipoglicemia e a cetoacidose diabética.[84]

A hipotermia leve (temperatura entre 34 e 35 °C) normalmente causa tremores, perda da coordenação motora, letargia e confusão mental leve. Hemodinamicamente, provoca aumento da frequência cardíaca, da resistência vascular periférica e da pressão arterial.

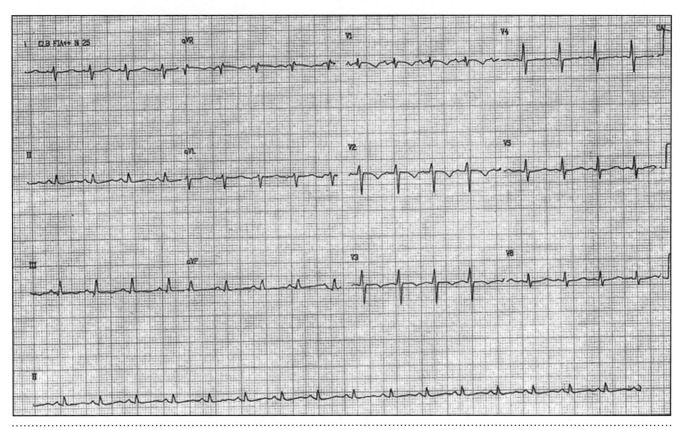

■ **Figura 12.40** Tromboembolismo pulmonar. Taquicardia sinusal, com a presença de SÂQRS desviado para a direita, distúrbio de condução pelo ramo direito, padrão S1Q3T3 e inversão da onda T de V1 a V3.

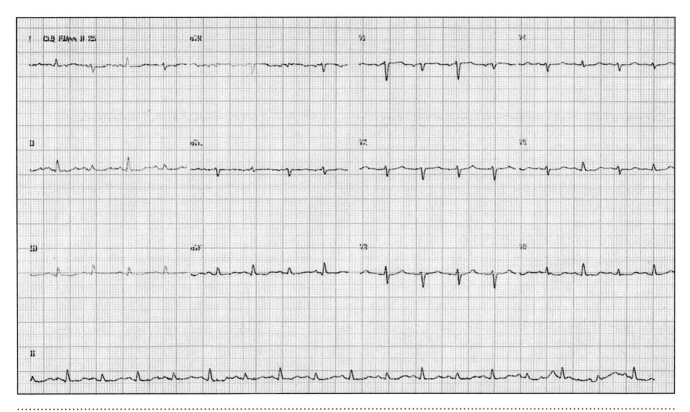

■ **Figura 12.41** Tamponamento cardíaco: ritmo regular, FC = 115 bpm. Complexos QRS com efeito dielétrico difuso e presença de alternância elétrica (orientação do QRS variável). Alterações difusas da repolarização ventricular.

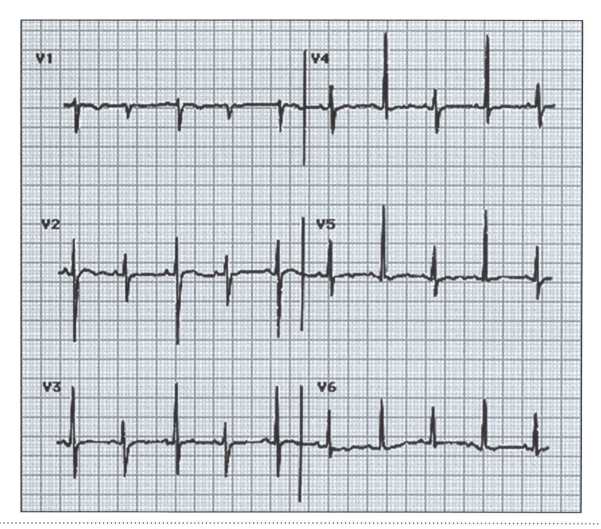

■ **Figura 12.42** Tamponamento cardíaco com alternância elétrica.

A hipotermia moderada (temperatura entre 30 e 34 °C) e a hipotermia grave (temperatura abaixo de 30 °C) podem causar bradicardia, arritmias atriais, como fibrilação atrial (arritmia mais comumente encontrada), juncional ou ventriculares, hipotensão arterial e queda do débito cardíaco. A temperatura abaixo de 30 °C aumenta o risco de fibrilação ventricular.[85]

Características eletrocardiográficas

- Bradicardia sinusal;
- Ondas P alargadas;
- Complexos QRS alargados;
- Intervalo QT prolongado;
- Onda de Osborn (onda J).

A onda de Osborn ou onda J é um entalhe que ocorre entre o término do QRS e o início do segmento ST com sentido positivo nas derivações que apontam para o ventrículo esquerdo.[86] Mais proeminente em V3 ou V4, ocorrendo em 80% dos pacientes com hipotermia, e aumenta de tamanho com a diminuição da temperatura corporal[83] (Figura 12.43).

ALTERAÇÕES ELETROCARDIOGRÁFICAS PROVOCADAS POR MEDICAMENTOS

Induzidas pelos digitálicos

Os digitálicos são usados na prática clínica há mais de 200 anos, tendo sua ação no tratamento da insuficiência cardíaca crônica e para o controle da resposta ventricular nas arritmias supraventriculares, incluindo a fibrilação atrial.[87,88] Eles têm a característica de se distribuírem por quase todos os tecidos com nítida predileção pelo miocárdio, no qual, em estado de equilíbrio, a concentração chega a ser 30 vezes a do plasma e duas vezes a da musculatura esquelética.[89] Possuem ação inotrópica positiva, efeitos eletrofisiológicos e ação sobre a musculatura dos vasos.[90,91]

O maior problema do uso do digitálico é seu estreito limite terapêutico, isto é, a diferença entre a dose terapêutica eficaz e a potencialmente tóxica. Níveis elevados de digitálicos no soro podem predispor ao aparecimento ou agravamento de arritmias ventriculares.

O quadro clínico é constituído basicamente por alterações neurológicas, gastrintestinais e do ritmo cardíaco.

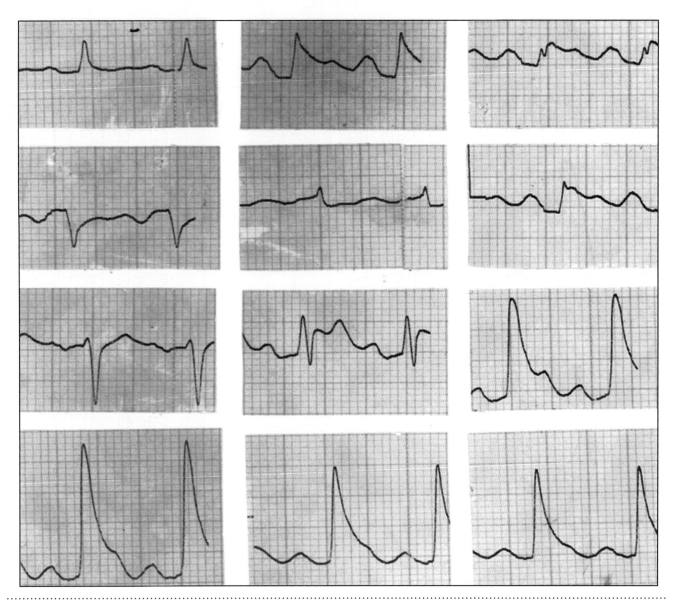

■ **Figura 12.43** Hipotermia. Presença de onda de Osborn (entalhe que ocorre entre o término do QRS e o início do segmento ST com sentido positivo nas derivações que apontam para o ventrículo esquerdo).

Os pacientes idosos são os que apresentam mais risco de intoxicação digitálica.[92]

Para o diagnóstico de intoxicação digitálica deve se correlacionar manifestações clínicas sugestivas e concentração sérica superior a 2 ng/mL de digoxina ou 25 ng/mL de digitoxina. Até a década de 1970, a incidência de intoxicação digitálica era alta, atingindo 20 a 25%, mas, em estudos mais recentes, não ultrapassa 5%.[93,94]

Características eletrocardiográficas

As manifestações mais precoces ocorrem no segmento ST e na onda T:

- Depressão côncava do segmento ST-T em muitas derivações do ECG, principalmente D2, D3, aVF e de V4 a V6 (orientação do vetor ST, em geral, entre -120° e -130°);
- Pode ocorrer elevação do segmento ST nas derivações aVR e V1;
- A amplitude da onda T torna-se diminuída;
- O intervalo QT torna-se mais curto.

A depressão do segmento ST, com a diminuição do intervalo QTc, confere ao registro aspecto comparável ao de uma "colher de pedreiro" (Figura 12.44):

- Aumento da amplitude da onda U;
- Arritmias: a digital pode provocar qualquer tipo de arritmia.

A extrassístole ventricular é a arritmia mais frequente e pode ser o primeiro sinal da intoxicação. Os BAV são frequentes e se manifestam mais comumente em crianças. Pode ocorrer taquicardia atrial com BAV variável, fibrilação atrial e taquicardia juncional.[95,96]

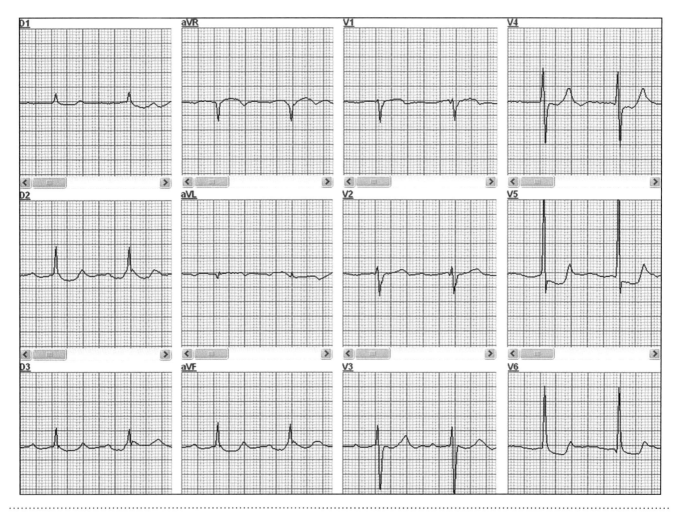

■ **Figura 12.44** Sinais de ação digitálica. Presença de depressão do segmento ST nas derivações D2, D3, aVF e de V4 a V6.

A taquicardia ventricular tem geralmente padrão de bloqueio de ramo direito, com frequência cardíaca variando de 140 a 180 bpm.[97] Outra forma de taquicardia ventricular é a taquicardia bidirecional, que se caracteriza por complexos ventriculares alternantes, em direção oposta, encontrada nos casos mais graves de intoxicação digitálica, tendo pior prognóstico (Figura 12.45). Outra arritmia de maior gravidade encontrada é a fibrilação ventricular.

Induzidas pela amiodarona

Antiarrítmico amplamente utilizado na atualidade, classificado como fármaco antiarrítmico do grupo III (segundo os critérios de Vaughan-Williams), cujas propriedades eletrofisiológicas incluem:

1. Aumento da duração do potencial de ação por prolongamento das fases 2 e 3;
2. Diminuição do automatismo celular por redução da fase 4;
3. Bloqueio frequência-dependente dos canais rápidos de sódio;
4. Efeito betabloqueador discreto, não competitivo;
5. Ação antagonista dos canais de cálcio.[98,99,100]

A amiodarona provoca diminuição da frequência sinusal e aumento do tempo de condução sinoatrial, sem alteração do tempo de recuperação sinusal.[101] Provoca discreto retardo pelo nó AV, prolongamento variável da condução intraventricular, principalmente em pacientes com doença no sistema de condução infranodal (Figura 12.46).

Características eletrocardiográficas

- Redução da frequência cardíaca;
- Aumento do intervalo PR;
- Aumento do intervalo QTc;
- Aparecimento de ondas U proeminentes nas derivações precordiais;
- Achatamento do ápice da onda T principalmente em derivações precordiais.

Induzidos por antidepressivos tricíclicos

Os antidepressivos tricíclicos (ADT) são usados mundialmente no tratamento da depressão crônica ou profunda e nas fases depressivas da doença bipolar. Também usados no tratamento de dor neuropática (por disfunção nos neurônios das vias da dor) que não responde aos opioides.[102]

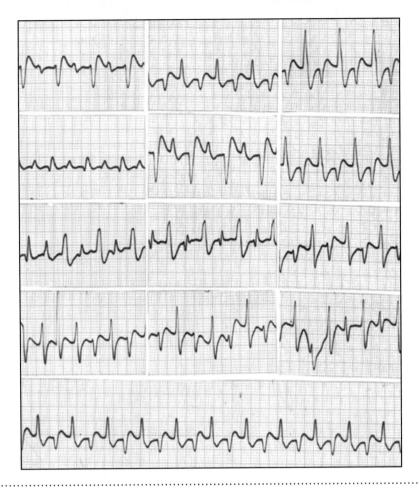

■ **Figura 12.45** Taquicardia bidirecional. Presença de complexos ventriculares alternantes, em direção oposta. Taquicardia encontrada na intoxicação digitálica.

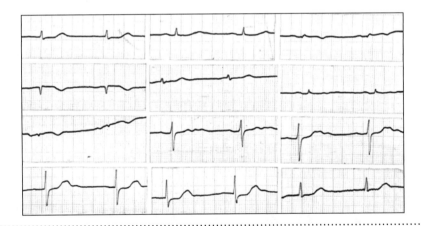

■ **Figura 12.46** Sinais da ação da amiodarona em paciente em uso crônico de amiodarona. Presença de bradicardia sinusal, com aparecimento de ondas U proeminente nas derivações precordiais e achatamento do ápice da onda T principalmente em derivações precordiais.

Os ADT constituem uma classe de drogas de alta importância toxicológica. São medicações de fácil acesso devido ao seu baixo custo e sua distribuição pelo sistema público de saúde. A utilização de doses elevadas de ADT pode provocar graves efeitos cardíacos, principalmente distúrbios do ritmo e da condução intraventricular.

Normalmente, os pacientes sem cardiopatias estruturais são assintomáticos.[103] No entanto, um aumento do intervalo QT pode levar à arritmia ventricular grave.[104]

Os principais efeitos colaterais são boca seca, constipação, tontura, tremores, náusea, sonolência, retenção urinária, ganho de peso, hipotensão postural e arritmias.

Características eletrocardiográficas

- Taquicardia sinusal;
- Alargamento do complexo QRS maior que 100 ms;
- Desvio do SÂQRS para a direita (entre +130° e +170°);
- Alterações da onda R característica na derivação aVR;
- A intoxicação por tricíclicos provoca aumento da amplitude da onda R terminal e da relação entre a onda R e a onda S em aVR;[105]
- O aumento da onda R em aVR maior que 3 mm possui sensibilidade de 81%. A relação R/S maior que 0.7 apresenta sensibilidade de 75% comparada com o alargamento do QRS maior que 100 ms, que possui sensibilidade de 82% como preditor de intoxicação grave por antidepressivo tricíclico;[106]
- Aumento do intervalo QTc (Figura 12.47).

ALTERAÇÕES ELETROCARDIOGRÁFICAS RELACIONADAS AO ACIDENTE VASCULAR CEREBRAL (AVC)

O acidente vascular cerebral, isquêmico ou hemorrágico, comumente vem acompanhado de alterações cardíacas, que em até 92% das vezes manifestam-se por arritmias e alterações da repolarização ventricular.[107] Nesse cenário, é de suma importância determinar se tais alterações são a causa ou a consequência do quadro cerebral (p. ex.: fibrilação atrial como causa do AVC).

A alteração eletrocardiográfica mais frequentemente encontrada no AVC é o prolongamento do intervalo QT, acompanhada de alterações da onda U e da onda T. Tais alterações, por aumentarem a fase de repolarização, tornam maior o período vulnerável durante o qual uma extrassístole ventricular isolada pode deflagrar arritmias (fenômeno R sobre T), como taquicardia ventricular ou fibrilação ventricular.[107-110]

Classicamente, a alteração que mais sugere um evento cerebral agudo é a presença das ondas T cerebrais: ondas T apiculadas, de polaridade negativa, grande amplitude (muitas vezes maior que 10 mm), acompanhadas de infradesnivelamento do segmento ST e de marcado prolongamento do intervalo QT. Sugere-se que tais alterações se devem à disfunção autonômica seguinte ao evento cerebral, na maioria das vezes hemorrágico (Figura 12.48).[111]

PERICARDITE

A pericardite é a desordem que mais comumente acomete o pericárdio. Trata-se de um processo inflamatório sobre o saco pericárdico consequente, na maioria das vezes, de uma infecção viral. Afecções bacterianas, fúngicas, metabólicas, infiltrativas e isquêmicas também contribuem para o desenvolvimento dessa patologia.

Classicamente, o paciente se apresenta com dor precordial tipo pleurítica, atrito pericárdico, derrame pericárdico e alterações eletrocardiográficas.

As alterações eletrocardiográficas características da pericardite aguda estão presentes em até 60% dos casos e correspondem ao supradesnivelamento do segmento ST difuso com concavidade superior, geralmente poupando aVR e V1, além do infradesnível do segmento PR (Figura 12.49).[112]

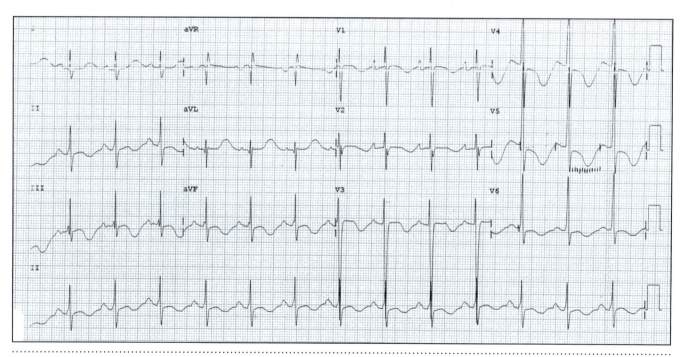

■ **Figura 12.47** Paciente feminina, 46 anos, se apresentando com intoxicação por antidepressivos tricíclicos. Intervalo QTc: 610 ms.

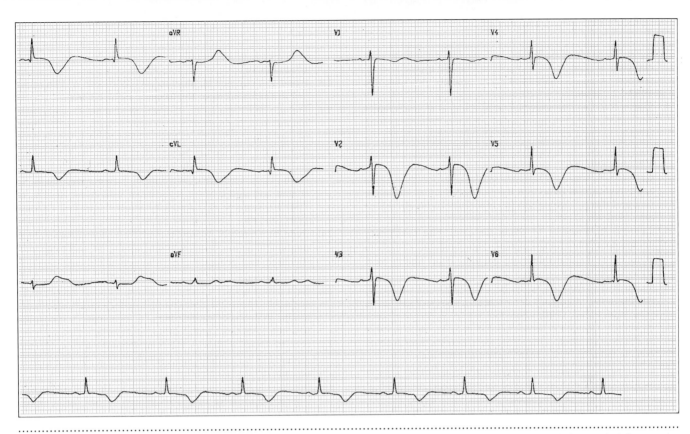

■ **Figura 12.48** Paciente com 65 anos com acidente vascular cerebral hemorrágico e presença de onda T cerebral observada difusamente: ondas T invertidas, de grande amplitude e duração, associadas ao prolongamento do intervalo QT.

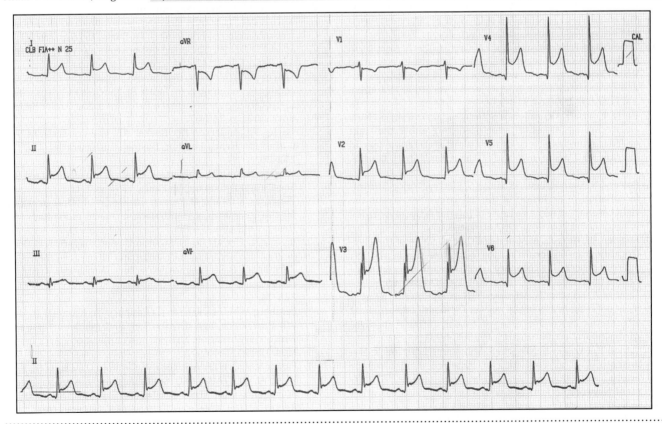

■ **Figura 12.49** Paciente masculino, 32 anos, com quadro de pericardite. Note a presença de supradesnível do segmento ST difuso, com concavidade para cima, poupando V1 e aVR.

■ CAPÍTULO 12 Eletrocardiograma na Sala de Emergência **233**

REFERÊNCIAS BIBLIOGRÁFICAS

1. Rude RE, Poole WK, Muller J, et al. Electrocardiografhic and clinical criteria for recognition of acute myocardial infarction based on analysis of 3,697 patients. Am J Cardiol. 1983;52:936-42.
2. Rouan GW, Lee TH, Cook EF, et al. Clinical characteristics and outcome of acute myocardial infarction in patients with initially normal or nonspecific electrocardiograms(a report from the Multicenter Chest Pain Study). Am J Cardiol. 1989,64:1087-92.
3. Karlson BW, Herlitz J, Wiklund O, et al. Early prediction of acute myocardial infarction from clinical history, examination and electrocardiogram in emergency room. Am J Cardiol. 1991;68:171-5.
4. Zalenski RJ, Rydman RJ, Sloan EP, et al. The emergency department electrocardiogram and hospital complications in myocardial infarction patients. Acad Emerg Med. 1996;3:318-25.
5. McCarthy BD, Wong JB, Selker HP. Detecting acute cardiac ischemia in the emergency department: a review of literature. J Gen Intern Med. 1990;5:365-73.
6. Welch RD, Zalenski RJ, Frederick PD, et al. Prognostic value of a normal or nonspecific initial electrocardiogram in acute myocardial infarction. JAMA. 2001;286:1977-84.
7. Braunwald . Tratado de doenças cardiovasculares. Infarto do Miocárdio com Supradesnivelamento do Segmento ST. 7ª ed. Tratamento. São Paulo: Elsevier. p. 1167-222.
8. Sanches PCR, Moffa PJ. Infarto do Miocárdio-Diagnóstico Topográfico, Evolutivo e Diferencial. In: Moffa PJ, Sanches PCR. Tranchesi, Eletrocardiograma Normal e Patológico. São Paulo: Editora Roca, 2001. p. 492-525.
9. Bayés de Luna A, Zareba W. New Terminology of the Cardiac Walls and New Classification of Q- Wave M Infarction Based on Cardiac Magnetic Resonance Correlations. 2007
10. Zimetbaum P, Krishnan S, Gold A. Carrozza JP II, Josephson M. Usefulness of ST segment elevation in leads III exceeding that of lead II for identifying the location of the totally occluded coronary artery in inferior wall myocardial infarction. AM J Cardiol. 1998;81:918-9.
11. Hertz I, Assali AR, Adler Y, Solodly A, Sclarovsky S. New electrocardiografic criteria for predicting either the right or left circumflex artery as the culprit coronary artery in inferior wall acute myocardial infarction. Am J Cardiol. 1997;80:1343-5.
12. Bairey CN, Shan K, Lew AS, Hulse S. Electrocardiografic differentiation of occlusion of the left circumflex versus the right coronary artery as a cause of inferior acute myocardial infarction. Am J Cardiol. 1987;60:456-9.
13. Engelen DJ, Gorgels AP, Cheriex EC, et al. Value of the electrocardiogram in localizing the occlusion site in the left anterior descending coronary artery in acute anterior myocardial infarction. J Am Coll Cardiol. 1999;34:389-95.
14. Tamura A, Katoaka H, Mikuriya Y, Nasu M. Inferior ST segment depression as a useful marker for identifying proximal left anterior descending artery occlusion during acute myocardial infarction. Eur Heart J. 1995;334:931.
15. Yamaji H, Iwasaki K, Kusachi S, Murakami T, Hirami R, Hamamoto H, et al. Prediction of acute left main coronary artery obstruction by 12- lead eletrocardiography: ST segment elevation in lead aVR with less ST segment elevation in lead V1. J Am Coll Cardiol. 2001;38,1348-54.
16. Williamson K, Mattu A, Plautz C U, Binder A e Brady WJ. Electrocardiographic applications of lead aVR. Am J Emerg Medicine. 2006;24:864-74.
17. Sgarbossa EB, Pinski SL, Barbagelata A, et al. Eletrocardiographic diagnostic of evolving Acute myocardial infartction in presence of left bundle branch block. N England J Med. 1996:335;481-7.
18. Wood P, McGregor M, Mogidson O. Wittaker W. The effort test in angina pectoris. Brit Heart J. 1950;12:363.
19. Tratado de Cardiologia da Socesp. Síndromes Coronarianas Agudas sem Supradesnivelamento do Segmento ST: Diagnóstico e Estratificação de Risco . 2004-2005. p. 624-33.
20. Cannon CP, McCabe CH, Stone PH, et al. For the TIMI III Registry ECG Ancillary Study Investigators: The electrocardiogram predicts one-year outcome of patients with unstable angina and non-Q wave myocardial infarction: Results of TIMI III Registry ECG Ancillary Study. J Am Coll Cardiol. 1997;30:133.
21. Hyde TA, French JK, Wong Ck, et al. Four-year survival of patients with acute coronary syndromes without ST segment elevation and prognostic significance of 0.5 mm segment depression. Am J Cardiol. 1999;84:379-85.
22. Kaul P, Newby LK, Fu Y, et al. Troponin T and quantitative ST segment depression offer complementary prognostic information in the risk stratification of acute coronary syndrome patients. J AM Coll Cardiol. 2003;84:379-85.
23. Lee HS, Cross SJ, Rawles JM, et al. Patients with suspected myocardial infarctions who present with ST depression. Lancet. 1993;342:1204-7.
24. Dreifus LS, Michelson EL, Kaplinsky E. Bradyarrhythmias: clinical significance and management. J Am Coll Cardiol. 1983;1:327.
25. Narula OS. Cardiac arrhythmias: electrophysiology,diagnosis and management. Baltimore, Lippincott: Williams and Wilkins,1979. p. 85-113.
26. Narula OS. Current concepts of atrioventricular block. In: Narula OS. His bundle electrocardiography and clinical eletrocaphysiology. Philadelphia: FA Davis, 1975. p. 157.
27. Scherf D, Dix JH. The effects of posture on A-V conduction. Am Heart J. 1952;43:494.
28. Sanches PCR, Moffa PJ. Disritmias Causadas por distúrbio da condução do impulso. In: Moffa PJ, Sanches PCR. Tranchesi, Eletrocardiograma Normal e Patológico. São Paulo: Editora Roca, 2001. p. 248-67.
29. Davies MJ, Anderson RH, Becker AE. The Conductions System of the Heart. London, Boston: Butterworths, 1983. p. 252-80.
30. Valente N, Ali KO, Pimenta J. Bradiarritmias sinusais. Rev Soc Cardiol Estado de São Paulo, 1998. p. 1-12.
31. Pimenta J, Miranda, M, Pereira CB. Electrophysiological findings in long-term asymptomatic chagasic individuals. Am Heart. 1983;106:374-80.
32. Rassi A, Lorga AM, Rassi SG. Abordagem diagnóstica e terapêutica das arritmias na cardiopatia chagásica crônica. In: Germiniani H,ed. Diagnóstico e Terapêutica das Arritmias cardíacas. Rio de Janeiro: Guanabara Koogan S.A., 1990. p. 225-44.
33. Feinberg WM, Blackshear JL, Laupacis A, Kronmal R, Hart RG. Prevalence, age distribution, and gender of patients with atrial fibrilation: analysis and implications. Arch Intern Med. 1995;155:469-73.
34. Fuster V, Ryden LE, Asinger RW, Cannom DS, Crijns HJ, Frye RL,et al. ACC/AHA/ESC Guidelines for the management of patients with atrial fibrilation: Executive Summary A Report of the American College of Cardiology/American Heart Association Task Force on Practice Guidelines and the European Society of Cardiology Committee for Practice Guidelines and Policy Conferences (Committee to Develop

Guidelines for the Management of Patients with Atrial Fibrilation) Developed in Collaboration with the North American Society of Patcing and Electrophysiology. Circulation. 2001;104:2118-50.

35. Moreira DAR, et al. Abordagem clínica da fibrilação atrial. Revista Socesp de Cardiologia do Estado de São Paulo. 2008;3:205-20.

36. Wells JR, Maclean WAH, James TN, et al. Characterization of atrial flutter studies in man after open heart surgery fixed atrial electrodes. Circulation. 1979;60:665-72.

37. Moffa PF, Sanches PCR. Tranchesi – Eletrocardiograma Normal e Patológico. 7ª Ed – Série Incor. São Paulo: Roca, 2001.

38. Pachon JC, Pachon EI. Arritmias Cardíacas. Edição Antonio Carlos Lopes. São Paulo: Atheneu, 2004.

39. Swerdlow CD, Liem LB LB. Atrial and Juncional tachycardias. Clinical Presentation, Course, and Therapy. In: Zipes DP, Jalife J. Cardiac Electrophysiology: From Cell to Bedside. Philadelphia: W.B. Saunders Company, 1992. p. 742-55.

40. Kwaku KF, Josephson ME. Typical AVNRT--an update on mechanisms and therapy. Card Electrophysiol Rev. 2002;6:414.

41. Kay GN, Pressley JC, Packer DL, et al. Value of the 12-lead electrocardiogram in discriminating atrioventricular nodal reciprocating tachycardia from circus movement atrioventricular tachycardia utilizing a retrograde accessory pathway. Am J Cardiol. 1987;59:296.

42. Chung KY, Walsh TJ, Massie E. Wolf-Parkinson-White syndrome. AM Heart J. 1965;69:116-33.

43. Green M, Heddle B, Dassen W, et al. Value of QRS alternation in determining the site of origin of narrow QRS supraventricular tachycardia. Circulation. 1983;68:368.

44. Klein GJ, BT Mashore, Sellers TD, Pritchett EL, Smith WM, Gallagher JJ. Ventricular fibrillation in the Wolff Parkinson White Syndrome. N England JM. 1979;301:1080-5.

45. Coumel P, Cabrol C, Fabiato A, et al. Tachycardie permanente par rythme réciproque. I. Preuvres Du diagnostic par stimulation auriculaire et ventriculaire. Arch Mal Coeur. 1967;60:1830-49.

46. Mahaim I, Benatt A. Nouvelles recherches sur les connections superieures de la branche du faisceau de His-Tawara avec cloison interventriculaire. Cardiologia. 1937;1:61.

47. Wellens HJJ, Barr FWHM, Lie KI. The value of the electrocardiogram in the differential diagnosis of a tachycardia with a widened QRS complex. Am J Med. 1978;64:27-33.

48. Lauer MR, Sung R. Physiology of the conduction system. In: Podrid DP, KoweyP. Cardiac Arrhythmia: Mechanism, Diagnosis and Management. Baltimore: Williams & Wilkins, 1995. p. 29.

49. Brugada P, Brugada J, Mont L, et al. A new approach to the differential diagnosis of a regular tachycardia with a wide QRS complex. Circulation. 1991;83:1649-59.

50. Rosen KM. Junctional tachycardia: mecanisms, diagnosis, differential diagnosis e management. Circulation. 1973;47:654-64.

51. Goldman MJ. Definitions of electrocardiographic configurations. In: Principles of Clinical Electrocardiography. Los Altos, CA: Lange, 1973.

52. Gupta AK, Thakur RK. Wide QRS complex tachycardias. Medical Clinics of North America. 2001;85:245-66.

53. Tratado de Cardiologia SOCESP/ Ed Fernando Nobre; Carlos V. Serrano Junior. São Paulo: Editora Manole Ltda., 2005. p. 1195.

54. Zipes, Jalife. Cardiac Electrophysiology: from cell to bedside. 5ª edition. Philadelphia, Saunders: Elsevier, 2009. p. 823-830.

55. Brugada P, Brugada J, Mont L, et al. A new approach to the differential diagnosis of a regular tachycardia with a wide QRS complex. Circulation. 1991;83:1649-59.

56. Wellens HJJ, Bar FW, Lie Ki. The value of the electrocardiogram in the diffrencial diagnosis of a tachycardia with a widened QRS complex. Am J Med. 1978;64:27-32.

57. Langendorf R. Differential diagnosis of ventricular paroxysmal tachycardia. Exp Med Surg. 1959;8:228-9.

58. Slama R, Motte G, Coumel P, et al. Les tachycardies junctionelles avec aberration ventriculaires et bloc complete retrograde (pseudo tachycardie ventriculaire). Arch Mal Coeur. 1971;64:691-700.

59. Sager P, Bhandari AK. Wide complex tachycardias: differential diagnosis and management. Cardiology Clinics. 1991;4(9):595-618.

60. Belhassen B, Shapira I, Pelleg A, et al. Idiopathic recurrent sustained ventricular tachycardia responsive to verapamil: An ECG-electrophysiologic entity. Am Heart J. 1984;108:1034.

61. Cranefield PF, Aronson RLS, Wit Al. Effects of verapamil on the normal action potential and on the calcium-dependent slow response of canine Purkinje fibers. Circ Res. 1974;34:204.

62. German LD, et al. Ventricular tachycardia induced by atrial stimulation in patients without symptomatic cardic disease. Am J Cardiol. 1983;52:1202-7.

63. Singh BN, Ellrodt G, Peter CT. Verapamil: A review of its pharmacological properties and therapeutic use. Drugs. 1978;15:169.

64. Sanches PCR, Moffa PJ. O Eletrocardiograma nos distúrbios eletrolíticos. In: Moffa PJ, Sanches PCR. Eletrocardiogreama normal e patológico. São Paulo: Roca, 2001. p. 652-65.

65. Brem AS. Disorders of potassium homeostasis. Pediats Clin North Am. 1990;37:419-28.

66. Hellerstein S. Fluid and electrolytes: clynical aspects. Pediatr Rev. 1993;14:103-15.

67. Paice B, Gray JMB, McBribe D, Donnelly T, Dawson DH. Hyperkalemia in patients in hospital. Br Medl J (Clin Res Ed). 1983;286:1189-92.

68. Surawicz B. Relationship between electrocardiogram and electrolyte. Am Heart J. 1967;73:814.

69. McAllen PM. Myocardial changes a occurring in potassium deficiency. Brit Heart J. 1995;17:5.

70. Suki WN, Jackson D. Hypokalemia: Cause and treatment. Heart Lung. 1978;7:854-60.

71. Anderson FAJ, Wheeler HB, Goldberg RJ, et al. A population-based perspective of the hospital and case-fatality rates of venousthrombosis and pulmonary embolism: The Worcester DVT Study. Arch Intern Med. 1991;151:933-8.

72. Oakley CM. Diagnosis of pulmonary embolism. Brit Med J. 1970;2:773.

73. Sanches PCR, Moffa PJ. O ECG no Tromboembolismo Pulmonar. In: Moffa PJ, Sanches PCR. Eletrocardiogreama normal e patológico. São Paulo: Roca, 2001. p.704-7.

74. Wood P. Diseases of the heart and circulation. Londo: Eyre and Spottis-Woode (Publishers) Ltd., 1968.

75. Perlman MM. Electrocardiographic changes in acute pulmonary embolism. Heart and Lung. 1972;1:831.

76. Ferrari E, Imbert, Chevalier T, et al. The ECG in pulmonary embolism. Chest. 1997;111:537-44.

77. Ofori-Krakye SK, Tyberg TI, Geba AS, Hammond GL, Cohen LS, Langou RA. Late cardiac tamponade after open heart surgery: incidence, role of anticoagulants in its pathogenesis and its relationship to the postpericardiotomy syndrome. Circulation. 1981;63:1323.

78. Weitzmann LB, Tinker WP, Kronzon I, Cohen ML, Glassmam E, Spencer FC. The incidence and natural history of pericardial effusion after cardiac surgery: an echocardiographic study. Circulation. 1983;69:506

79. Spodick, DH. Acute cardiac tamponade. N Engl J Med. 2003;349:684.

80. Asher CR, Klein AL. Pericarditis. Lancet. 2004;363:717.

81. Braunwald E. Tratado de Medicina Cardiovascular. 4ª ed. vol. II. cap. 45. p.1567-8.

82. Yoder E. Disorders due to heat and cold. In: Bennet JC, Plum F. Cecil textbook of medicine. 20ª ed. Philadelphia: WB Saunders, 1996. p. 501-32.

83. Okada M, Nishimura F, Yoshino H. The J wave in accidental hypothermia. J Eletrocardiol. 1983;16:23-8.

84. Sheikl AM, Hurst JW. Osborn Waves in the Electrocardiogram, Hypothermia Not Due to Exposure, and Death Due to Diabetic Ketoacidosis. Clin Cardiol. 2003;26:555-60.

85. Weinberg AD. Hypothermia. Ann Emerg Med. 1993;22:104-10.

86. Hurst JW. Naming of the waves in the ECG, with a brief account of their genesis. Circulation. 1998;98:1937-42.

87. Sanches PCR, Moffa PJ. Modificações eletrocardiográficas provocadas pelos medicamentos. In: Moffa PJ, Sanches PCR. Tranchesi Eletrocardiograma Normal e Patológico. São Paulo: Editora Roca, 2001. p. 664-78.

88. Wyse DG, Waldo AL, Dimarco JP, et al. A comparison of rate contoll and rhythm control in patients with atrial fibrillation. N Engl J Med. 2002;347:1825-33.

89. Smith TW, Haber E. Digitalis (First of Four Parts). N Engl J Med. 1973;289:945-52.

90. Hauptman PJ, Kelly RA. Digitalis. Circulation. 1999;99:1265.

91. Kelly RA, Smith TW. Pharmacologic treatment of heart failure. In Hardman JG, Limbird LT 9eds): 5-Goodman and Gilman`s Pharmacologic Basis of Therapeutics. 9th ed. New York: McGraw-Hill, 1996. p. 809-38.

92. Borron SW, Bismuth C, Muszynski J. Advances in the management of digoxin toxicity in the older patient. Drugs Aging. 1997;10:18-33.

93. Beller GA, Smith T, Abelmann W, Haber E, Hood WB. Digitalis intoxication: a prospective clinical study with serum level correlations. N Engl J Med. 1971;284:989-97.

94. Nahadyan H, Battilana G, Rosuran H, Galdytein S, Gheorghiade M. The evolving pattern of digoxin intoxication: observations at a large urban hospital from 1980 to 1988. Am Heart J. 1990;1120:1189-94.

95. Marcus F, Emy GA. Intoxicación digitálica. In: Mason DT. Emergências Cardíacas - Editorial Médica Panamericana. Madrid , 1982. p. 384-404.

96. Marriot HJL, Conover NHB. Digitalis disrythmias. In: Advanced Concepts in Arrythmias. ST. Louis: The C. Mosby Company, 1983. p. 324.

97. Vanagt EJ, Wellens HJJ. The eletrocardiogram in digitalis intoxication. In: Wellens HJJ, Kulbertus HE. What's Newin Electrocardiography Martinus Nijhoff Publishers. The Hague , 1981. p. 315.

98. Singh BN. Amiodarone: Electropharmacologic Properties. In: EM Vaughan Williams (ed). Antiarrythmic Drugs. Berlin: Springer-Verlag, 1989. p. 335-64.

99. Ikeda N, Nademanee K, Kannan R, Singh BN. Electrophysiologic effects of amidarone: experimental and clinical observations relative to serum and tissue drug concentrations. Am Heart J. 1984;108:890-8.

100. Vaughan Williams EM. The classification of antiarrhythmic actions revised after a decade. In: Reiser HJ, Horowitz LN. Mechanisms and treatment of Cardiac Arrhythmias. Relevance of Basic Studies to Clinical Management. Baltimore: Urban and Schwarzenber, 1985. p. 153-61.

101. Podrid PJ. Amiodarone: reevaluation of an old drug. An Intern Med. 1995;122:689-700.

102. Watson CP, Evans RJ, Reed K, et al. Amitriptyline versus placebo in postherpetic neuralgia. Neurology. 1982;32: 671-3.

103. Glassman AH, Rodrigues AI, Shapiro PA. The use of antidepressant drugs in patients with heart disease. J Clin Psychiatry. 1998;59(suppl 10):16-21.

104. Antzelevitch C. Arrhythmogenic mechanisms pf QT prolonging drugs: is QT prolongation really the problem? J Electrocardiol. 2004;37(suppl):15-24.

105. Singh N, Singh HK, Harinder K, Klan JA. Serial electrocardiographic changes as a predictor of cardiovascular toxicity in acute tricyclic antidepressant overdose. AM J Ther. 2002;9:75-9.

106. Liebelt EL, Francis PD, Woolf AD. ECG lead aVr versus QRS interval in predicting seizures and arrhythmias in acute tricyclic antidepressant toxicity. Ann Emerg Med. 1995;26:195-201.

107. Goldstein DS. The electrocardiogram in stroke: relationship to pathophysiological type and comparison with prior tracings. Stroke. 1979;10:253.

108. Dimant J, Grob D. Electrocardiographic changes and myocardial damage in patients with acute cerebrovascular accidents. Stroke. 1977;8:448.

109. Yamour BJ, Sridharan MR, Rice JF, Flowers NC. Electrocardiographic changes in cerebrovascular hemorrhage. Am Heart J. 1980;99:294.

110. Oppenheimer SM, Cechetto DF, Hachinski VC. Cerebrogenic cardiac arrhythmias. Cerebral electrocardiographic influences and their role in sudden death. Arch Neurol. 1990;47:513.

111. Maramattom BV, Manno EM, Fulgham JR, et al. Clinical importance of cardiac troponin release and cardiac abnormalities in patients with supratentorial cerebral hemorrhages. Mayo Clin Proc. 2006;81:192.

112. Imazio M, Demichelis B, Parrini I, Giuggia M, et al. Day-hospital treatment of acute pericarditis: a management program for outpatient therapy. J Am Coll Cardiol. 2004;43(6): 1042.

capítulo 13

Renata Mariot • Antonio Massamitsu Kambara

Radiografia do Tórax

PAPEL DA RADIOGRAFIA DE TÓRAX

A radiografia de tórax é um exame de imagem imprescindível em qualquer avaliação clínica cardiológica, em especial em situações emergenciais. Ela permite a avaliação global da caixa torácica, coração, pulmões, circulação pulmonar e mediastino, estruturas que são frequentemente sede de afecções que fazem diagnóstico diferencial com cardiopatias ou alterações relacionadas.[1]

Por ser realizada em tempo muito curto, com baixa dose de exposição à radiação ionizante e sem desconforto significativo ao paciente, permite a análise comparativa entre exames com intervalos de tempo menores. A aquisição e a execução da imagem são feitas por um operador de nível técnico e facilmente reprodutíveis, além de o equipamento necessário ser disponível e economicamente mais acessível.[1]

Técnica

O exame radiográfico básico do tórax consiste em incidências frontais e de perfil. A frontal é posteroanterior, com o paciente em pé e com o tórax de frente para o filme. Nessa posição, o tamanho do coração aparece menor que o real e com o contorno melhor delineado.[2]

Em muitas situações de emergência, há necessidade de utilização dos aparelhos de raio X à beira do leito, onde as imagens são realizadas no plano anteroposterior, com o paciente em posição supina ou semissupina. Essa incidência, mesmo com desvantagens e muitas limitações práticas, como o aumento da área cardíaca, alargamento do mediastino e perda de definição dos campos pulmonares inferiores e posteriores, responde a questões importantes e, muitas vezes, decisivas no diagnóstico de uma afecção.[1,2]

A radiografia de tórax para o estudo das doenças cardíacas e pulmonares deve ser realizada com a técnica de alta quilovoltagem, em que o uso de um tempo de exposição muito curto diminui a possibilidade de aparecimento de artefatos de movimento (pulsação) que causam borramento e melhora a definição da vascularização pulmonar e imagem cardíaca.[3]

Para que as informações registradas nas radiografias sejam comparáveis, deve-se observar sua qualidade quanto à penetração (grau de escurecimento da imagem), posição do paciente e volume inspiratório no momento da aquisição da imagem. Em condições ideais, a coluna vertebral deve se projetar na linha mediana do tórax, com as escápulas fora dos campos pulmonares.

A penetração deve ser tal que permita ver os espaços intervertebrais mais radiotransparentes, mas não a anatomia detalhada da vértebra. A inspiração adequada é aquela em que a interseção da porção anterior do sexto arco costal com o diafragma ocorra no nível da cúpula frênica.[3]

Quando se trata de pacientes críticos, a análise da radiografia de tórax deve ser feita com uma abordagem sistemática. Sugere-se iniciar pelas partes moles, arcabouço ósseo, seguida do diafragma, mediastino, pulmões e, finalmente, coração e circulação cardiopulmonar.[1]

A crescente incorporação da tecnologia nos diversos segmentos da medicina, particularmente na radiologia, tem contribuído para o diagnóstico cada vez mais precoce e acurado das diferentes doenças e trazido grandes benefícios aos pacientes.

A radiologia digital, de utilização mais recente, possibilita, pela conversão de imagens analógicas em digitais, que elas sejam armazenadas, manipuladas e que suas características diagnósticas, como grau de exposição, brilho e contraste sejam melhoradas. Essa facilidade reduz a repetição de exames e irradiação desnecessária dos pacientes. Ela também permite a visualização e transmissão à distância das informações sempre que desejável. Esta tecnologia é conhecida como telerradiologia e permite acesso rápido das imagens e laudos por todo o ambiente hospitalar.[4]

INTERPRETAÇÃO SOB O PONTO DE VISTA CARDIOVASCULAR

Forma, posição e densidade cardíaca

Quando analisado na incidência frontal, o coração normal apresenta aspecto piriforme, mais alongado em pacientes longilíneos e mais achatado nos brevilíneos. Ele repousa sobre a hemicúpula diafragmática esquerda, com dois terços da sombra cardíaca à esquerda da linha média e um terço à direita. Sua posição pode ser alterada tanto por doenças cardiovasculares como por doenças pleuropulmonares.[1]

A distinção entre as estruturas na radiografia de tórax se faz não somente por sua forma e situação, mas também por sua densidade radiológica. Em ordem decrescente de absorção da radiação X e densidade fundamental (do mais branco para o mais escuro), temos o metal, os ossos, as partes moles, gorduras, até chegar ao ar, que é o mais hipertransparente (preto).[5]

Na radiografia de tórax, a densidade de ar é própria do parênquima pulmonar, porque o ar é o elemento predominante nos pulmões. A densidade do tecido gorduroso pode ser vista ao redor dos músculos e a da água no coração, nos vasos e nos músculos.[5]

Avaliação do tamanho cardíaco

Há três métodos básicos para avaliação do tamanho da sombra cardíaca na radiografia de tórax. Um deles é o índice cardiotorácico, que é a relação do diâmetro horizontal da sombra cardíaca com o maior diâmetro interno do tórax. É avaliado na incidência posteroanterior com o paciente em inspiração. O valor normal é 40 a 50%. Este índice só pode ser calculado se não houver assimetria torácica por qualquer causa.[1]

Outro método é o volume cardíaco. Trata-se do cálculo da massa cardíaca medida nas incidências frontal e lateral em relação à superfície corporal do indivíduo. Para calcular a massa cardíaca são tomados os diâmetros longitudinal, transversal e de profundidade do coração medidos nas radiografias. O produto destas medidas é multiplicado por um fator que corrige a magnificação da imagem radiográfica e o formato ovoide do coração. Esta medida é pouco utilizada.[1]

O método mais difundido é a avaliação subjetiva, que depende do conhecimento prévio e da experiência do observador.[1]

RADIOTRANSPARÊNCIA DOS CAMPOS PULMONARES

Os pulmões normais contêm uma quantidade considerável de ar. Como as radiografias do tórax são tiradas em inspiração, aparecem com uma radiotransparência bem maior que as outras estruturas que formam o tórax e seu conteúdo.

Há um padrão radiográfico distinto produzido, em grande parte, pelos vasos sanguíneos, à medida que se estendem do hilo para o interior dos pulmões. Nos hilos, os campos pulmonares são mais claros por estarem mais aerados. Na parte mais periférica, já não se observam vasos. Entende-se que qualquer variação nesses elementos (ar, sangue, tecido) pode alterar a densidade radiológica dos pulmões.[5]

Doenças dos espaços aéreos e intersticial

É fundamental para a correta interpretação da radiografia de tórax o conhecimento das alterações radiológicas elementares que aparecem nos processos broncopulmonares. Dois padrões básicos de doença pulmonar diferem significativamente em seu aspecto radiográfico.

A doença dos espaços aéreos envolve os alvéolos, que se enchem de líquido ou exsudato, e desloca o ar dentro deles. Essas áreas de enchimento alveolar (sejam grandes e únicas, múltiplas ou coalescentes) aparecem brancas e radiopacas no filme de tórax.

A doença intersticial distribui-se através do parênquima pulmonar que de outro modo está bem aerado. Qualquer processo intersticial produzirá densidades esféricas pequenas ou grandes ou faixas lineares de densidade que parecem estar sobrepostas ao padrão normal radiante dos troncos vasculares.[6]

Pneumonia aspirativa

Há condições clínicas que favorecem esse quadro, como o rebaixamento do nível de consciência, distúrbios neuromusculares e alterações estruturais relacionadas ao tubo digestivo.

Classicamente, dividem-se a aspiração e suas consequências em: aspiração do conteúdo gástrico, infecções pleuropulmonares (decorrentes da aspiração) e obstrução aguda das vias aéreas, essa última mais frequente em crianças.[4]

- **Aspiração do conteúdo gástrico:** as lesões causadas por esse mecanismo dependerão do volume aspirado e do pH gástrico e são mais significativas quando seu valor é menor que 2,5. Os achados radiológicos não são específicos e podem variar desde uma radiografia de tórax normal até velamentos nodulares ou confluentes, geralmente multilobares, bilaterais, com predominância de acometimento dos segmentos superiores dos lobos inferiores e segmentos posteriores dos lobos superiores em pacientes em decúbito dorsal. O paciente pode apresentar edema pulmonar não cardiogênico.[4]
- **Complicações infecciosas:** há predomínio de agentes infecciosos anaeróbios. Nas infecções nosocomiais, os aeróbios predominam.
- **Obstruções das vias aéreas:** as alterações radiológicas dependerão do nível de obstrução na árvore traqueobrônquica e podem ser normal ou mostrar hiperinsuflação unilateral, atelectasia e desvio do mediastino.

Síndrome da angústia respiratória aguda

A síndrome da angústia respiratória aguda (SARA) caracteriza-se por um quadro respiratório grave de início súbito (com infiltrado pulmonar bilateral visto na radiografia de tórax), hipoxemia severa (definida pela $PO_2/FIO_2 \leq 200$) muitas vezes refratária à suplementação de O_2 e ausência de hipertensão atrial esquerda. Ocorre quando uma lesão pulmonar severa resulta em dano do epitélio alveolar e, consequentemente, entrada de líquido para o espaço aéreo, com disfunção do surfactante e inflamação.[7]

É frequentemente associada a infecções e trauma, mas pode resultar de inúmeras etiologias, como aspiração de

238 Tratado Dante Pazzanese de Emergências Cardiovasculares

conteúdo gástrico, embolia gordurosa, pancreatite aguda, transfusão sanguínea, overdose de drogas e outras.[7]

É fundamental o uso de radiografia de tórax[8] para detecção da SARA, já que é um quadro respiratório bastante grave com taxa de mortalidade de 40 a 60%.

Radiograficamente, os achados são indistinguíveis daqueles encontrados no edema pulmonar cardiogênico. Observa-se infiltrado pulmonar simétrico ou assimétrico que pode incluir a presença de derrame pleural. Distinguem-se três fases com evolução radiológica bastante rápida (Figura 13.1):

1. **Estágio I (0 a 24 horas):** fase exsudativa inicial. Caracterizada por discreto extravasamento de líquido para o interstício com a radiografia de tórax normal ou com linhas septais.[4]
2. **Estágio II (24 a 36 horas):** aumento do extravasamento de líquido para o interstício e para os alvéolos. Radiologicamente, observa-se opacificação alveolar, com limites mal definidos localizados inicialmente nas porções mais periféricas dos pulmões que progridem para o envolvimento pulmonar difuso.[4]
3. **Estágio III (aproximadamente 72 horas):** processo de reparação pulmonar com resolução do quadro alveolar e evidência de velamento de padrão reticular.[4]

A tomografia de tórax pode ser importante na identificação de complicações não diagnosticadas na radiografia convencional e quantificação do acometimento pulmonar.

TROMBOEMBOLISMO PULMONAR

A incidência exata de tromboembolismo pulmonar (TEP) é incerta. Estimam-se 600 mil episódios que resultam de 100 mil a 200 mil mortes por ano nos EUA. No entanto, quando o diagnóstico precoce é feito e a terapia adequada é instituída, o óbito é incomum.[9]

O TEP geralmente se origina de uma trombose venosa profunda (TVP) de membros inferiores. Para muitos, o TEP e a TVP são espectros de uma mesma doença.[10]

Quando se tem suspeita de TEP, deve-se fazer uma avaliação cuidadosa em relação à história clínica (para verificar sintomas como dispneia de início súbito, dor no peito, dor torácica pleurítica e hemoptise), exame físico (taquicardia, taquipneia, queda da pressão arterial e/ou da saturação) e fatores de risco.

Exames não invasivos, como a radiografia de tórax, não podem ser usados para confirmar ou afastar o TEP, mas auxiliam no diagnóstico de doenças que podem simulá-lo, demonstrar anormalidades que necessitam de avaliação adicional e fornecer uma estimativa geral da severidade.

Uma radiografia de tórax normal em pacientes com TEP é considerada por muitos o achado radiológico mais comum, principalmente em pacientes que não apresentam cardiopatia ou doença pulmonar prévia.

As alterações radiológicas mais frequentes associam-se ao infarto pulmonar, como presença de infiltrado do parênquima, algumas vezes em forma triangular com a base voltada para a pleura (imagem em cunha), e em geral localizada nos segmentos posteriores e inferiores dos pulmões pelo efeito gravitacional, pois o êmbolo é mais pesado que o sangue. Quando localizada no seio costofrênico recebe o nome de "giba de Hampton". É possível que derrame pleural (sero-hemático) e atelectasias estejam presentes.

A oligoemia localizada (sinal de Westermark), apesar de estar presente na minoria dos casos, é bastante sugestiva do diagnóstico de embolia pulmonar, principalmente quando acompanhada do aumento da artéria pulmonar proximal (sinal de Palla). Nesse caso, pode ser encontrada elevação diafragmática (por atelectasia e/ou paresia do nervo frênico).[11]

Muitos métodos de imagem têm sido utilizados para confirmar o diagnóstico de TEP, como a tomografia computadorizada *multislice* (Figura 13.2), cintilografia de ventilação/perfusão, ressonância nuclear magnética e a arteriografia pulmonar, considerada padrão-ouro de avaliação.[10]

DERRAME PLEURAL

O derrame pleural compreende o extravasamento de líquido em uma cavidade pleural e possibilita o aparecimento de uma imagem densa e delimitada internamente por uma linha curva chamada parábola de Damoiseau.

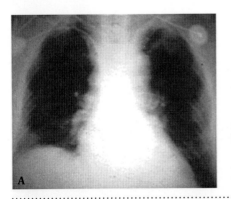 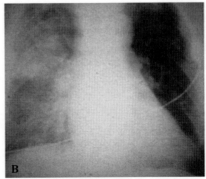 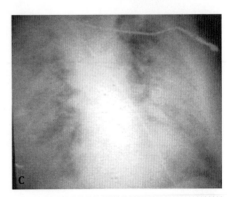

■ **Figura 13.1** Evolução radiográfica de um paciente após revascularização do miocárdio e evolução de síndrome da angústia respiratória aguda (SARA). **(A)** 1º PO mostra radiografia de tórax normal. **(B)** 2º PO mostra infiltrado interstício-alveolar heterogêneo em terço médio e base de HTX D. **(C)** 3º PO comprometimento pulmonar difuso.

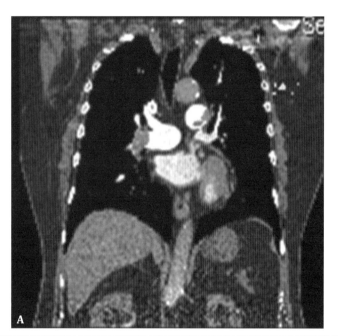
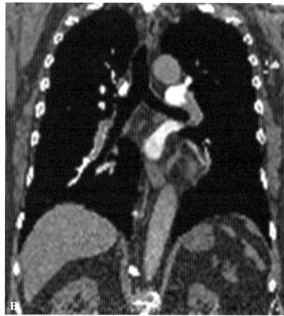

■ **Figura 13.2** Tomografia computadorizada *multislice* com injeção de contraste endovenosa e reformatação no plano sagital. (**A**) Artéria pulmonar direita e esquerda com falha de enchimento em sua porção distal. (**B**) Corte mais posterior mostrando ramo lobar inferior da artéria pulmonar esquerda com grande falha de enchimento. TEP maciço.

No estado normal, existem de 10 a 15 mL de líquido entre as pleuras visceral e parietal. O líquido acumula-se primeiramente por gravidade no seio costofrênico posterior. Pequenos derrames podem ser detectados por meio de incidência em decúbito lateral com raios horizontais (incidência de Laurell) (Figura 13.3). Quando detectado na telerradiografia em posteroanterior no seio costofrênico, seu volume é de, no mínimo, 100 a 200 mL.[12]

A história clínica e o exame físico são essenciais para guiar a avaliação do derrame pleural. Pacientes com quadro de dispneia progressiva, edema em membros inferiores, estase jugular e terceira bulha à ausculta cardíaca, na maioria das vezes, apresentam insuficiência cardíaca congestiva como causa. Já a presença de disfunção do ventrículo direito ou tromboflebite sugere tromboembolismo pulmonar. Outras causas são infecções bacterianas ou virais, tumores, obstrução linfática, pancreatite aguda e trauma.

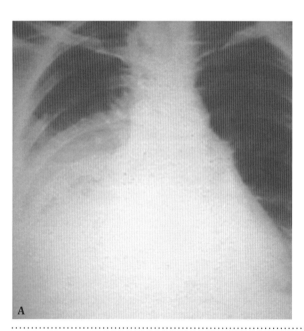
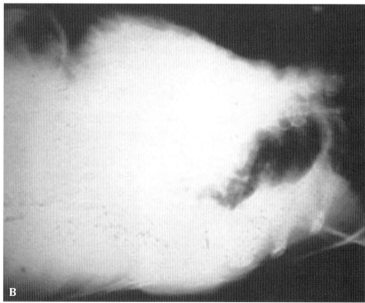

■ **Figura 13.3** (**A**) Radiografia de tórax em PA (posteroanterior) mostrando opacidade em base de HTX direito. (**B**) Radiografia de tórax em decúbito lateral direito com raios horizontais (Laurell), incidência que detecta pequenos derrames pleurais.

A toracocentese pode ser diagnóstica ou terapêutica. É indicada quando o derrame pleural é clinicamente significativo (maior que 10 mm no decúbito lateral) sem causa definida, em derrame pleural unilateral e derrame pleural sugestivo de insuficiência cardíaca que persiste após três dias de terapia adequada com diuréticos, visto que aproximadamente 75% desses derrames se resolvem em 48 horas.

É importante atentar para derrames pleurais à esquerda por dissecção de aorta, que deve ser cuidadosamente analisada em busca de sinais sugestivos. Caso exista a suspeita, não se aconselha puncionar antes de uma melhor investigação com outros métodos, como a tomografia computadorizada.

Radiologicamente, o derrame pleural livre pode ser visto como opacidade homogênea delimitada internamente por uma linha curva (sinal da parábola), apagamento dos ângulos costo e cardiofrênicos, borramento do contorno do diafragma, velamento parcial ou total do hemitórax, desvio do mediastino para o lado oposto e diafragma para baixo e mobilidade do líquido livre (Laurell).[12]

No derrame loculado, as aderências entre a pleura visceral e parietal resultam no desenvolvimento de coleções septadas. Na radiografia em posteroanterior, notam-se opacidades redondas mal definidas. Na imagem em perfil ou, mais frequentemente, nas oblíquas, observa-se opacidade semicircular cujos limites formam um ângulo obtuso com a parede torácica.[12]

Em casos com derrame pleural subpulmonar, pode ser difícil o reconhecimento na radiografia de tórax. Em decúbito dorsal, devido à gravidade, o líquido fica localizado na região posterior do ápice e das bases pulmonares. Isso resulta em aumento homogêneo da densidade do hemitórax envolvido, manutenção da visualização dos vasos pulmonares, ausência de broncogramas aéreos sem desvio do hilo e mediastino (a não ser quando volumoso), perda do contorno normal do hemidiafragma, obliteração do seio costofrênico (sinal do menisco) e ápice pulmonar e alargamento da cissura menor.[13,14,15,16]

O derrame interlobar que resulta do acúmulo de líquido nas cissuras é denominado tumor evanescente, pois desaparece com o tratamento da doença subjacente. Mostra-se como uma opacidade homogênea de forma biconvexa, esférica ou elíptica, afilando-se progressivamente em suas extremidades lateral e medial.

Ruskin et al.[17] descrevem para detecção de derrame pleural sensibilidade de 67% e especificidade de 70% na radiografia de tórax em posição supina. Como o diagnóstico dos derrames pleurais pequenos e simétricos é difícil, a contribuição do ultrassom e da tomografia computadorizada faz-se importante.

A radiografia de tórax não consegue distinguir entre exsudato, transudato, empiema e hemorragia. Por isso, tomografia computadorizada é o melhor método para avaliação.

PACIENTES SOB VENTILAÇÃO MECÂNICA

O barotrauma é uma complicação frequente com alta mortalidade. Pode variar de enfisema pulmonar intersticial, pneumomediastino, pneumoperitoneo, enfisema subcutâneo, cistos subpleurais, pneumorretroperitôneo, a condições bastante ameaçadoras à vida, como o pneumotórax (Figura 13.4). A incidência deste último em pacientes sob ventilação mecânica varia de 4 a 15% e aproximadamente 60 a 96% podem rapidamente se tornar hipertensivos.[18]

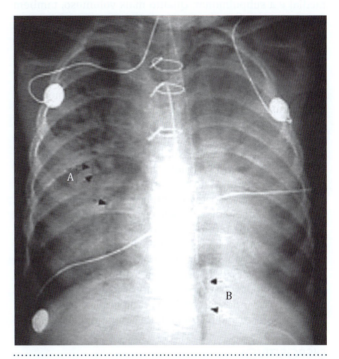

Figura 13.4 Manifestações de barotrauma. (**A**) Enfisema peribrônquico. (**B**) Pneumomediastino.

Inicia-se com a ruptura da parede alveolar adjacente aos vasos pulmonares com entrada de ar na bainha perivascular e segue por dissecção proximal para o mediastino, de onde pode romper por meio da pleura mediastinal e causar pneumotórax.

Os fatores que aumentam o risco de barotrauma estão em sua maioria relacionados aos parâmetros ventilatórios, como as elevações das pressões de pico e pressão positiva expiratória final (PEEP). A incidência é diretamente proporcional à pressão de pico, ou seja, ocorre em 43% quando essa pressão é maior ou igual a 70 cmH$_2$O e praticamente não ocorre quando ela é menor ou igual a 50 cmH$_2$O. Outra variável envolvida é a extensão da doença pulmonar de base com destaque para síndrome da angústia respiratória do adulto, estado de mal asmático e pneumonia aspirativa. A influência dos parâmetros volume-minuto e frequência respiratória não tem sido bem estudada.[19]

Os achados radiográficos do enfisema pulmonar intersticial podem ser: cistos parenquimatosos, linhas lucentes em direção ao hilo, ar subpleural ao redor dos grandes vasos e pneumatoceles. No enfisema mediastinal, observam-se linhas lucentes ao longo das bordas do mediastino com destaque do botão aórtico.

Radiologicamente, o pneumotórax é identificado com a separação das pleuras parietal e visceral, associado à ausência de vasculatura entre os folhetos pleurais e melhor visualizado na radiografia em expiração. No cenário de pacientes críticos, como os que estão em terapia intensiva, muitas vezes este diagnóstico é difícil e aumenta a sensibilidade com incidência em decúbito lateral.

Devido à posição supina e à presença da gravidade, o ar se coleta em regiões menos habituais, como a anteromedial e a subpulmonar. Quanto mais volumoso, também na região lateroapical, que é a localização mais tradicional. Identifica-se a localização anteromedial pelo adequado delineamento das estruturas mediastinais, como a veia cava superior, veia ázigos, veias pulmonares superiores, artéria subclávia esquerda, veia cava inferior e contornos cardíacos. Na localização subpulmonar, observa-se aumento da radiotransparência dos quadrantes superiores do abdome, seio costofrênico mais profundo e hipertransparente, adequada visualização do diafragma ipsilateral e margem inferior do pulmão. Em caso de perda de volume do lobo inferior, o ar poderá se coletar na região posteromedial e delinear as estruturas do mediastino posterior, com a aorta descendente, seios costovertebrais e linha paraespinhal.[4]

O desvio do mediastino e a perda do volume pulmonar podem ser vistos no pneumotórax simples e no hipertensivo. Neste último, há repercussões ventilatórias e hemodinâmicas. Na radiografia de tórax nota-se deslocamento inferior ou inversão do diafragma e alteração do contorno do coração e dos vasos. O pneumotórax de pequeno volume pode passar despercebido na radiografia convencional, mas é diagnosticado na tomografia computadorizada.[4]

DISPOSITIVOS

Sonda endotraqueal

É extremamente importante saber manejá-la de forma adequada, pois o uso desse dispositivo é bastante necessário em cenários de pacientes críticos, como unidades de terapia intensiva e salas de emergência.

Observa-se em aproximadamente 12 a 15% dos pacientes mal posicionamento deste dispositivo. Contudo, apenas em 3% dos casos o diagnóstico é feito pelo exame físico, o que evidencia a importância de se fazer uma radiografia de tórax após o procedimento com o objetivo de garantir a localização adequada do tubo e avaliar o estado pulmonar.

A posição ideal da extremidade distal da sonda com a cabeça em posição neutra é 5 a 7 cm acima da carina, uma vez que a sonda poderá migrar 2 cm para baixo ou para cima com movimentos de extensão e flexão da cabeça (Figura 13.5).

Se houver dificuldade para localizar a carina em radiografias realizadas no leito, é prudente deixar a extremidade distal do tubo no nível dos corpos vertebrais T2-T4, uma vez que, em 90% dos casos, a carina está entre T5 e T7.[4] Acidentalmente, pode ocorrer intubação seletiva do brônquio fonte direito devido sua própria angulação. Nesses casos, ocorrerá hiperinsuflação do pulmão direito e atelectasia do pulmão esquerdo (Figura 13.6). Esta última tem como principal causa nos adultos a obstrução da luz de um brônquio por "rolha" mucosa e, nas crianças, a aspiração de corpo estranho.[12] Ela acomete, preferencialmente, o lobo inferior esquerdo (66%), seguido dos lobos inferior (22%) e superior (11%) direitos.

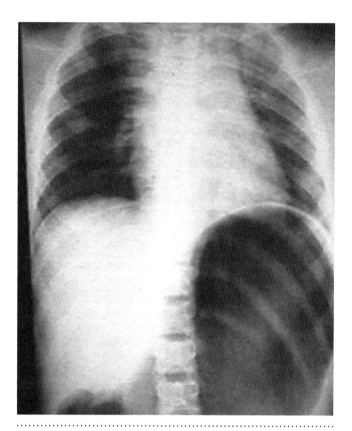

■ **Figura 13.5** Sonda endotraqueal com posicionamento muito alto na traqueia com vazamento para o trato digestivo.

Radiologicamente, a atelectasia tem apresentação variável, desde radiografia de tórax normal até a presença de achados clássicos, como o desvio ipsilateral das cissuras, do mediastino, dos arcos costais, das estruturas broncovasculares e elevação do hemidiafragma.[4] Não podemos esquecer da atelectasia em pacientes no pós-operatório, nesses casos, relacionada à diminuição da mobilidade diafragmática.

Cateter venoso central

É uma ferramenta bastante útil em unidades de emergência e de cuidados intensivos. Permite medir variáveis hemodinâmicas, administrar medicamentos e suporte nutricional que não podem ser fornecidos de forma segura por acesso periférico.

Pode ser implantado através das veias jugular interna, subclávia e femoral. A extremidade distal do cateter deverá estar localizada entre o átrio direito e as valvas venosas mais proximais, localizadas nas veias subclávia e jugular interna em torno de 2,5 cm do ponto onde estes vasos se juntam para formar a veia braquiocefálica.

A última valva na veia subclávia está situada no nível do primeiro arco costal anterior. Assim, a ponta do cateter deverá estar localizada medialmente na porção anterior do primeiro arco costal. Deve-se evitar que a ponta do cateter fique no átrio ou ventrículo direito, em função da possibilidade de arritmias, perfuração e tamponamento cardíaco. Outras complicações possíveis são pneumotórax, hemotórax, em-

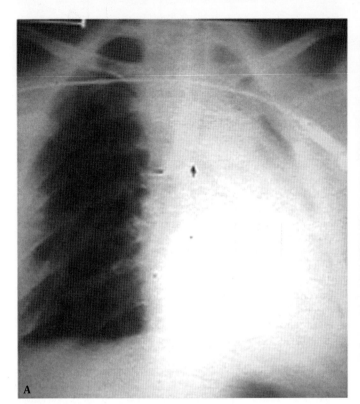 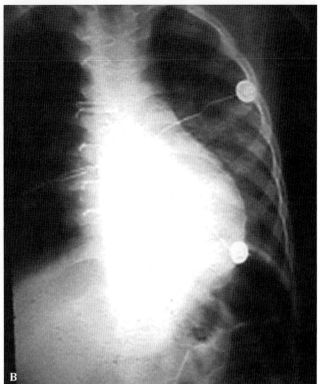

■ **Figura 13.6 (A)** Intubação seletiva do brônquio fonte direito, provocando atelectasia do pulmão esquerdo. **(B)** Reexpansão pulmonar após reposicionamento da sonda.

bolia gasosa e fratura do cateter,[4] que pode ocorrer nas porções intra ou extravascular do dispositivo (Figura 13.7).

Quando o cateter está localizado no percurso extravascular subcutâneo entre a clavícula e a primeira costela, pode ocorrer a síndrome de *Pinch-off*, que é a oclusão, com trauma repetido, e fratura do cateter com embolização distal do fragmento. Os pedaços podem se alojar no coração e gerar arritmias cardíacas, perfuração cardíaca ou embolização para artéria pulmonar.

Essa é a razão pela qual o reconhecimento precoce por meio da análise adequada da radiografia de tórax em todos os pacientes com acesso central é extremamente necessário. Caso essa complicação ocorra, os fragmentos deverão ser retirados por um radiologista intervencionista, pois sua permanência dentro da vasculatura central pode favorecer a formação de trombose e fibrose com fixação do cateter à parede do vaso. Ele também pode migrar para a veia braquiocefálica, veia jugular ou veias ázigos.[20] Casos de pneumotórax e hemotórax são mais frequentes quando o sítio de punção é a veia subclávia.

A embolia gasosa, complicação menos comum, pode ser fatal se uma pequena quantidade de ar alcançar a circulação sistêmica através de um defeito no septo atrial ou ventricular. Aconselha-se manter o paciente na posição de *Trendelemburg* e em decúbito lateral esquerdo com o objetivo de diminuir a movimentação de ar no ventrículo direito.[4]

Cateter de Swan-Ganz

A ponta do cateter não deve estar além da porção proximal das artérias pulmonares interlobares, pois, quando localizada mais distalmente, aumenta a chance de infarto pulmonar. As possíveis complicações que devem ser investigadas radiologicamente incluem infarto pulmonar, perfuração, pneumotórax, enovelamento do cateter, mal posicionamento e ruptura da artéria pulmonar.[4]

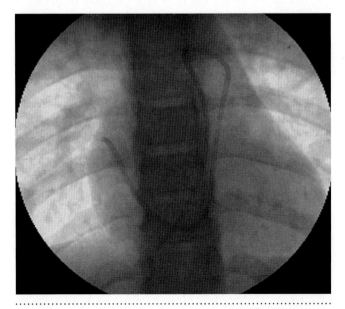

■ **Figura 13.7** Cateter venoso fraturado e que se desprendeu, embolizando no interior de AD, VD e artéria pulmonar.

Sonda nasogástrica

A ponta deve estar localizada cerca de 10 cm além da junção gastroesofágica para que o último orifício lateral fique dentro do estômago, previna a infusão da dieta no esôfago e posterior aspiração pulmonar. É imprescindível a verificação da localização correta da sonda para excluir a eventual colocação em vias aéreas e consequente infusão da dieta na árvore traqueobrônquica.[4]

Balão intra-aórtico

O correto posicionamento da ponta do balão deve ser distal à origem da artéria subclávia esquerda e no nível do botão aórtico para evitar oclusão das artérias carótidas, subclávias e renais. As complicações incluem embolia cerebral, dissecção aórtica, oclusão de vasos emergentes da aorta e ruptura do balão.[4]

Marca-passo provisório

A ponta do fio de marca-passo deve estar localizada na ponta do ventrículo direito, pelo menos 3 mm aprofundada na gordura epicárdica, na radiografia em perfil. O exame de radiologia é importante para detecção de complicações, como mau posicionamento, fratura do fio, perfuração miocárdica e tamponamento cardíaco.[4]

Dreno de tórax

O estudo radiológico é importante para determinação do posicionamento, assim como também é necessária a obtenção da radiografia em perfil para determinar se os tubos de drenagem estão bem localizados em relação à coleção. Quando houver loculação, a drenagem também poderá ser guiada pelo ultrassom ou tomografia computadorizada. As complicações mais importantes são perfuração pulmonar, inadequado posicionamento e fístula broncopleural.[4]

Dessa forma, podemos concluir que todos os dispositivos acima descritos têm diversas aplicações na clínica diária, em especial para pacientes com maior gravidade. Devem ser corretamente indicados, pois não estão isentos de complicações. A radiografia de tórax tem papel fundamental no auxílio à detecção de possíveis complicações não identificadas pelo exame clínico.

REFERÊNCIAS BIBLIOGRÁFICAS

1. Gorayeb N, Meneghelo RS. Radiologia. In: Métodos Diagnósticos em Cardiologia. São Paulo: Editora Atheneu, 1997. p. 135-43.
2. Braunwald E, Libby P, Zipes DP. Tratado de Doenças Cardiovasculares. 7ª edição. Rio de Janeiro: Elsevier, 2006. p. 271-3.
3. Lage SG, Ramires JAF. Cardiologia no Internato: bases teórico-práticas. São Paulo: Atheneu, 2001. p. 85-91.
4. Lucchesi FR, Taketani G, Elias J, Trad CS. O papel da radiologia na Unidade de Terapia Intensiva. Ribeirão Preto: Medicina, 1998. p. 517-23.
5. Pena IB. Radiologia Clinica Del Tórax, 2ª ed. Barcelona, Toray: 1977. p. 19-33.
6. Novelline RA. Fundamentos de Radiologia de Squire. 5ª ed. Porto Alegre: Artmed, 1999. p. 104-5.
7. Medoff BD, Shepard JAO, Smith RN, Kratz A. Case 17-2005: A 22-Year-Old Woman with Back and Leg Pain and Respiratory Failure. N Engl J Med. 2005;352:2425.
8. Ware LB, Matthay MA. The Acute Respiratory Distress Syndrome. N Engl J Med. 2000;342:1334.
9. Fedullo PF, Tapson VF. The Evaluation of Suspected Pulmonary Embolism. N Engl J Med. 2003;349:1247.
10. Tapson VF. Acute Pulmonary Embolism. N Engl J Med. 2008;358:1037.
11. Lage SG. Ramires JAF. Cardiologia no Internato: bases teórico-práticas. São Paulo: Atheneu, 2001. p. 280-1.
12. Nacif MS, Freitas LO. Atelectasia e Derrame Pleural. In: Radiologia Prática Para O Estudante de Medicina. 1ª edição. Rio de Janeiro: Revinter, 2003. p. 73-4.
13. Miller WT. The chest radiography in the Intensive Care Unit. Semin Roentgenol. 1997;32:89-101.
14. Brown K, Kallman C. Imaging procedures. In: Bogard FS, Sue DY. Current critical care diagnosis & treatment. Connecticut: Appleton & Lange, 1994. p. 245-93.
15. Cascade PN, Kazerooni EA. Aspectos da Radiografia de Tórax na Unidade de Terapia Intensiva. Clín Ter Intensiva. 1994;10:251-69.
16. Raasch BN, Carsky EW, Lane EJ, O'Callaghan JP, Heitzman ER. Pleural effusion: explanation of some typical appearances. Am J Roentgenol. 1982;139:899-904.
17. Ruskin JA, Gurney JW, Thorsen MK, Goodman LR. Detection of pleural effusions on supine chest radiographs. Am J Roentgenol. 1987;148:681-3.
18. Gammon RB, Shin MS, Buchalter SE. Pulmonary Barotrauma in Mechanical Ventilation: patterns and risk factors. Chest. 1992;102:568-72.
19. Haake R, Schlichtig R. Barotrauma. Pathophysiology, risk factors, and prevention. Chest. 1987;91:608-13.
20. Mirza B, Vanek VW, Kupensky DT. Pinch-off Syndrome: Case Report and Collective Review of the Literature. Am Surg. 2004;70(7):635-44.

capítulo 14

Antonio Tito Paladino Filho • Nackle Jibran Silva • Tiago Senra Garcia dos Santos

Ressonância Magnética e Angiotomografia na Emergência

RESSONÂNCIA MAGNÉTICA NA EMERGÊNCIA

Introdução

A ressonância magnética cardiovascular (RMC) avançou de forma bastante significativa na última década para fins de avaliação não invasiva da doença arterial coronária (DAC). Com novas técnicas e novos aparelhos com mais resolução espacial, hoje é possível responder a diversas perguntas com um único exame.[1,2]

Devido à sua versatilidade, é possível analisar a perfusão miocárdica, contratilidade global e segmentar no repouso ou sob estresse farmacológico, utilizando dobutamina ou vasodilatadores diretos (adenosina) ou indiretos (dipiridamol) e relacioná-los com áreas de estenoses coronárias.[3,4] Pode-se, ainda, identificar a necrose miocárdica e a presença de viabilidade. Dessa forma, um único exame fornece ao cardiologista informações fundamentais para um melhor manejo e conduta do paciente no pronto-socorro.

O diagnóstico precoce, apropriado e definitivo é essencial para o paciente que se apresenta na sala de emergência com dor torácica. Sintomas, eletrocardiograma (ECG) e biomarcadores de necrose miocárdica são importantes para o diagnóstico das síndromes coronarianas agudas (SCA). Contudo, essas síndromes podem manifestar-se de formas atípicas e até mesmo oligossintomáticas, com ECG normal e com biomarcadores inconclusivos,[5] levando, muitas vezes, a internações prolongadas e desnecessárias e à liberação hospitalar de um paciente com insuficiência coronária sem que o diagnóstico seja feito.

A utilização da ressonância magnética na sala de emergência é útil nos pacientes de risco intermediário, fazendo do exame uma alternativa aos já bem estabelecidos exames funcionais na estratificação de risco.[6] O uso da ressonância magnética para avaliação de isquemia é estabelecido pela Diretriz Brasileira de Ressonância Magnética e Tomografia Computadorizada Cardiovascular da SBC e considerado classe IIa pela American Heart Association e pela European Society of Cardiology.[7]

A avaliação de isquemia pela RMC pode detectar desde alterações da contratilidade segmentar, alterações na perfusão miocárdica induzidas pelo estresse farmacológico e até *no reflow*.

Dentre as importantes vantagens sobre os métodos convencionais inclui-se a capacidade de uma avaliação completa em um único exame em aproximadamente 40 minutos e sem utilização de radiação.

Doença coronária

Avaliação de contratilidade segmentar

Devido à necessidade de imobilidade do paciente dentro do magneto, o estresse farmacológico é a opção viável em contraposição ao exercício físico.[8,9,10,11,12] São adquiridas imagens funcionais em eixo curto do ventrículo esquerdo (VE) de forma contígua e cobrindo toda sua extensão tanto em repouso como na frequência cardíaca máxima sob estresse farmacológico.

A identificação de alterações segmentares da contratilidade pode ser feita de forma visual qualitativa ou com auxílio de sequências específicas (*tagging*) que permitem o cálculo do espessamento e a deformidade de cada segmento do ventrículo esquerdo.

O estresse com dobutamina é uma técnica bem estabelecida, inclusive com diretrizes publicadas para sua aplicação na prática clínica,[13] apresentando sensibilidade de 83,4 a 96,7%, especificidade de 85,5 a 94,5% e com acurácia superior ao ecocardiograma de estresse[14] devido à melhor qualidade das imagens.[15] A segurança do método também se mostrou elevada quando comparado aos demais métodos que usam a dobutamina como agente indutor de isquemia.[16]

Avaliação da perfusão

A avaliação da perfusão miocárdica ao repouso e sob estresse farmacológico com vasodilatadores é a técnica mais utilizada em nosso meio devido à facilidade de uso e menor tempo de exame.

O preparo do paciente, assim como contraindicações e possíveis complicações, são análogos a outros métodos de imagem que utilizam dessas medicações e que já foram exaustivamente descritos na literatura.[17]

A técnica de avaliação de perfusão é realizada pela aquisição de múltiplos cortes contíguos dos eixos curtos e longos do VE[18] cobrindo toda extensão da área cardíaca. As imagens são adquiridas em apneia respiratória após a injeção de 0,1 mmol/kg de gadolínio, a uma velocidade de infusão de 3-4 mL/s uniforme, que é realizada por uma bomba infusora.

As imagens de perfusão são adquiridas durante o estresse e repouso e depois comparadas.[19] A análise pode ser feita de forma visual qualitativa através da identificação de áreas de hipossinal segmentar nos cortes obtidos ou de forma qualitativa através de programas específicos.[20,21,22]

A acurácia da RMC na detecção de DAC obstrutiva significativa e seu valor prognóstico foram comprovados em vários estudos.[20,23]

Em importante metanálise, incluindo artigos de 1990 a 2007, Kiran et al.[23] analisaram 37 estudos, com um total de 2.191 pacientes que foram submetidos a estresse farmacológico pela RM e comparados aos resultados da cinecoronariografia, sendo considerados resultados positivos as lesões > 50% para o diagnóstico de DAC obstrutiva. Em um grupo de pacientes com prevalência de DAC de 70,5%, demonstraram-se sensibilidade de 83% e especificidade de 86%. Para o segundo grupo com prevalência de DAC de 57,4%, observaram-se sensibilidade de 91% e especificidade de 81%, mostrando que tanto em grupos com alta ou intermediária prevalência de DAC o diagnóstico pode ser feito com bastante acurácia.

Em outra metanálise, Hamon et al.[24] analisaram artigos anteriores a julho de 2009 em que os resultados da RMC de estresse foram comparados aos da cinecoronariografia, sendo considerados pacientes positivos aqueles com obstrução > 50%. A análise geral demostrou sensibilidade de 98% e especificidade de 80%. Nesse estudo, uma subanálise por fármaco estressor utilizado revelou melhores resultados com adenosina (sensibilidade de 90% e especificidade de 70%), quando comparada ao dipiridamol (sensibilidade de 81% e especificidade de 77%).

Steel et al.[25] avaliaram o valor prognóstico complementar que a RMC com estresse farmacológico e realce tardio pode acrescentar ao paciente com doença arterial coronária suspeita ou conhecida. Foram avaliados 264 pacientes apresentando angina típica, atípica e sintomas não anginosos. Todos os pacientes foram avaliados pela RMC com perfusão miocárdica sob estresse seguido de realce tardio com um acompanhamento de 17 meses. As análises estatísticas concluíram que o defeito perfusional ao estresse farmacológico e o realce tardio positivo estão associados a um risco de morte e IAM três vezes maior que na população com RMC normal, mesmo após ajuste de outras variáveis clínicas.

Por um lado, pacientes sem história de IAM que tiveram estresse farmacológico negativo e realce tardio positivo apresentaram 11 vezes mais chance de morte/IAM. Por outro lado, pacientes sem história de IAM com estresse farmacológico negativo e realce tardio negativo tiveram uma taxa anual negativa de eventos de 98,1% ($P < 0,0001$).

Jahnke et al.[26] avaliaram 513 pacientes com estresse farmacológico alterado e observaram um aumento de 12 vezes no risco de eventos cardíacos. Já os pacientes com estresse farmacológico negativo apresentaram em três anos uma taxa livre de eventos de 99%.

Esses dados confirmam o importante papel da RMC na avaliação prognóstica dos pacientes com sintomas isquêmicos.

Diferente da maioria dos estudos que tinham como padrão-ouro de DAC obstrutiva a cinecoronariografia com lesões > 50%, Stuart Watkins et al.[27] realizaram um estudo com 103 pacientes com suspeita de DAC e comparam a perfusão coronária pela RMC com a técnica de reserva de fluxo fracionado (FFR) realizada no laboratório de hemodinâmica e considerada padrão-ouro para avaliação de fluxo coronário. Os resultados mostram sensibilidade de 91%, especificidade de 94%, valor preditivo negativo de 94% e valor preditivo positivo de 91%, confirmando a excelente acurácia da RMC no diagnóstico de DAC obstrutiva.

Nas síndromes agudas, a avaliação de perfusão pela RMC em pacientes com ECG inespecífico e troponina negativa mostrou uma sensibilidade de 100% e especificidade de 93% para o diagnóstico de DAC ou eventos adversos cardíacos em até um ano de seguimento.[28]

Raymond Y. Kwong et al.,[29] em estudo prospectivo observacional, analisaram 161 pacientes com dor torácica na sala de emergência. Foram incluídos nesse estudo pacientes hemodinamicamente estáveis, sem dor torácica no momento dos exames, com início dos sintomas nas últimas 12 horas e que não tinham infarto agudo do miocárdio (IAM) com supradesnivelamento do segmento ST.

No estudo, foram analisados pela RMC a função ventricular global e segmentar, a perfusão miocárdica de primeira passagem do contraste sem indução de estresse farmacológico e o realce tardio. Os resultados mostraram sensibilidade de 84% e especificidade de 85% para detecção de SCA pela RMC. A RMC se mostrou mais sensível que os critérios de isquemia pelo ECG e que o pico de troponina I e mais específica que alterações inespecíficas do ECG ($p < 0,001$).

Estudos prévios mostraram o valor prognóstico da RMC no paciente com dor torácica aguda. Ingkanisorn et al.[30] e Aletras et al.[31] estudaram pacientes com dor torácica na sala de emergência e mostraram uma excelente sobrevida livre de eventos cardíacos maiores em pacientes com estresse farmacológico negativo.

Detecção de áreas de fibrose e necrose

A técnica do realce tardio permite avaliar áreas de fibrose miocárdica e estabelecer o potencial de recuperação contrátil de cada segmento após revascularização do segmento coronariano correspondente.

As imagens do realce tardio são adquiridas após a infusão do meio de contraste, constituído por sais de gadolínio, e baseadas em sua cinética no tecido miocárdico.

O gadolínio não penetra nas membranas celulares íntegras e, portanto, tem distribuição extracelular no tecido miocárdico. Nas regiões de necrose e fibrose ocorre aumento do espaço extracelular, seja por ruptura das membranas dos miócitos seja por substituição destes por fibroblastos e matriz extracelular, levando à maior distribuição do contraste nessa região e alteração de sua cinética de distribuição,[32,33] de forma que a saída do gadolínio dessas áreas ocorre lentamente (*delayed washout*).[34] Essas alterações levam a maiores concentrações de contraste 10 a 20 minutos após a injeção nas regiões de fibrose quando comparadas ao tecido miocárdico normal, tornando as áreas de infarto com sinal intenso (brancas).

Devido à excelente resolução espacial, a ressonância magnética permite a caracterização detalhada e a quantificação de massa infartada mesmo de pequenos infartos subendocárdicos, com correlação excelente quando comparada à anatomia patológica.[35]

Viabilidade miocárdica

A decisão quanto à revascularização ou não do paciente com síndrome coronariana aguda é de grande importância. Nesse contexto, faz-se fundamental investigar quais segmentos miocárdicos se beneficiariam devido à presença de miocárdio ainda viável.[36]

As imagens funcionais do VE permitem a análise da contratilidade segmentar semelhante à ecocardiografia sem injeção de contraste. Entretanto, associar essa técnica ao realce tardio permite determinar com precisão o que é tecido atordoado, ou seja, que tem viabilidade do dano irreversível por fibrose,[37] contribuindo na decisão da revascularização e melhorando de forma significativa o prognóstico do paciente.[38]

A ressonância magnética também possibilita avaliar a presença e a extensão de áreas de obstrução microvascular (*no reflow*)[39] e transmuralidade,[40] análises essas que possuem importante valor prognóstico.

As informações obtidas pelas técnicas de perfusão, realce tardio e viabilidade, quando analisadas em conjunto, aumentam significativamente a especificidade (de 58 para 87%), a acurácia (de 68 para 88%) e a sensibilidade (de 84 para 89%) do método para detecção de estenoses coronárias ≥ 70%, se comparadas à análise isolada da perfusão.[41]

RMC nas emergências cardiovasculares não coronarianas

A RMC tem vantajosas aplicabilidades e benefícios a oferecer ao médico nas emergências cardiovasculares, diferenciando as causas de dor torácica.

A ampla avaliação anatômica e funcional da RMC, seu caráter não invasivo e a não utilização de radiação ionizante permitem adequada análise e diferenciação de várias cardiomiopatias não isquêmicas, doenças do pericárdio, massas cardíacas e doenças valvares que podem estar entre os diagnósticos diferenciais de dor torácica na sala de emergência.

Miocardite

A RMC tem se mostrado útil nos casos de pacientes jovens, sem fatores de risco para DAC, admitidos no pronto--socorro com dor torácica, alteração eletrocardiográfica e com marcadores de necrose miocárdica positivos. Nesses casos, a hipótese de miocardite deve ser confirmada.

O diagnóstico definitivo de miocardite é feito pela biópsia miocárdica com avaliação histopatológica. Contudo, devido à baixa sensibilidade do método e à dificuldade de realização do procedimento, na maioria dos casos o diagnóstico não é confirmado.

Estudos de biópsia confirmam a etiologia viral, entre eles o parvovírus B19, como a principal causa de miocardite. Dentre as infecções virais, acredita-se que 5% evoluem com miocardite e, dessas, 10% evoluem para forma dilatada com sinais e sintomas de insuficiência cardíaca e com risco de morte súbita.

A RMC é uma excelente ferramenta diagnóstica por somar duas técnicas de análise que associadas apresentam sensibilidade de 76%, especificidade de 95%, com acurácia de 85% no diagnóstico de miocardite.[42,43,44]

Uma das técnicas baseia-se na aquisição de imagens ponderadas em T1 e T2 que podem demonstrar aumento de sinal em áreas de inflamação e edema miocárdico na fase aguda da doença. Outra técnica é baseada no realce tardio[45] após a injeção do contraste, possibilitando a identificação de áreas de fibrose miocárdica,[46] tanto na fase aguda como na fase crônica da doença.

As imagens mostram um aspecto peculiar de injúria miocárdica que difere de forma clara da doença isquêmica, poupando o subendocárdico e acometendo o epicárdio da parede lateral e/ou mesocárdio da parede septal.[47] O seguimento desses pacientes com ressonância seriada tem demonstrado que pacientes com realce tardio na parede lateral tendem a ter melhor prognóstico com recuperação da fração de ejeção; entretanto, o realce tardio mesocárdico septal tende a evoluir com pior prognóstico e insuficiência cardíaca.[48]

Pericardite

A pericardite também faz parte do diagnóstico diferencial de dor torácica na sala de emergência. Dor torácica de início súbito que piora com a inspiração profunda, irradia para dorso e melhora com flexão anterior do tronco são achados clínicos comuns na pericardite. Na pericardite aguda, as principais causas são infecciosas (ex.: viral, bacteriana, tuberculosa, fúngica), autoimunes (febre reumática, lúpus), medicamentosa e após infarto agudo do miocárdio.

Apesar de o ecocardiograma ser considerado o exame de escolha para avaliação pericárdica, a ressonância magnética tem sua importância quando há limitações ecocardiográficas.[49] A RMC é muito sensível para detecção de pequenos derrames pericárdicos,[50] especialmente os derrames loculados.[51] Na suspeita de espessamento pericárdico, a ressonância magnética pode ser considerada como método de primeira escolha.

As imagens são feitas utilizando-se várias sequências de pulso e as diferenças nas intensidades de sinal obtidas são úteis para distinguir a linha pericárdica do derrame e da gordura adjacente, além da identificação de edema (inflamação).

As sequências de cinerressonância ponderadas em T2 e PVM (*phase velocity mapping*) possibilitam a análise de sinais diretos e indiretos de tamponamento cardíaco e pericardite constrictiva,[52] como colapso diastólico do ventrículo direito, compressão do átrio direito durante a sístole e padrões anormais de enchimento ventricular semelhantes às curvas obtidas pelo ECO Doppler para avaliação de disfunção diastólica pela válvula mitral. Ainda, é possível, pela análise da intensidade de sinal e atenuação, sugerir a composição do derrame pericárdico.

Avaliação de doenças da aorta

Dentre os diagnósticos diferenciais de precordialgia na sala de emergência, as afecções da aorta representam uma parcela importante que deve ser investigada. Os métodos não invasivos tornam-se referência para avaliação da aorta e seus sub-ramos.[49]

Na maioria das situações clínicas, como na dissecção aórtica aguda, trombose e aneurisma, a tomografia computadorizada e a ressonância magnética mostram-se equivalentes.

As vantagens da ressonância magnética sobre a tomografia computadorizada incluem a ausência de radiação e a menor toxicidade do contraste. Dentre as desvantagens, estão a dificuldade de monitorização do paciente durante o exame, mais tempo de exame, menos resolução espacial e limitação na caracterização de estruturas aéreas e cálcio, além do custo e da pequena disponibilidade.[49]

TOMOGRAFIA COMPUTADORIZADA NA SALA DE EMERGÊNCIA

Introdução

Um dos maiores e mais complicados desafios da sala de emergência é a avaliação, o diagnóstico e o tratamento da dor torácica. Milhões de pacientes no mundo são avaliados nos serviços de emergência com dor torácica, sendo muitas vezes difícil a caracterização e a identificação da causa.

Diante de vários diagnósticos diferenciais possíveis, temos que excluir por critérios clínicos e exames complementares aqueles que implicam risco iminente de morte. Podemos destacar como mais importantes e frequentes: síndrome coronariana aguda; tromboembolismo pulmonar; aneurisma dissecante de aorta; pneumotórax espontâneo e, com menor frequência, ruptura de esôfago. O diagnóstico precoce e a terapia adequada, instituídos de modo rápido, formam o alicerce para os algoritmos atuais nas unidades de dor torácicas.[53]

Depois da exclusão dessas causas, devemos sempre pesquisar outras doenças que podem se apresentar com dor torácica, tais como miocardite, pericardite, úlcera péptica e costocondrite.

Devido à dificuldade da avaliação e diagnóstico da causa da dor torácica apenas pelo exame clínico, mesmo que minucioso, os médicos nas unidades de emergência lançam mão de exames complementares que aumentam a acurácia diagnóstica, promovendo melhor condução do paciente e aumentando a chance de sucesso terapêutico.

A angiotomografia computadorizada de coronárias vem ampliando sua utilização na avaliação de dor torácica, sendo indispensável em algumas situações para diferen-ciar a causa da referida dor. As indicações para o uso do tomógrafo de múltiplos detectores na sala de emergência estão descritas a seguir.

Doença arterial coronária

Atualmente, a doença coronariana tem sido o objeto maior dos estudos de diagnóstico com angiotomografia com múltiplos detectores. Os novos tomógrafos trouxeram a capacidade de se realizar um exame não invasivo, rápido e com custo aceitável, que apresenta bons resultados quando comparado à cineangiocoronariografia. Podem-se avaliar anatomia, função ventricular, perfusão e realce tardio.

Gallagher et al.,[54] em estudo prospectivo, compararam cintilografia de estresse/repouso com a tomografia de coronárias de 64 canais, em 85 pacientes de unidade de dor torácica. Mais uma vez foram encontrados resultados similares, com redução de tempo de internação, em comparação ao tratamento convencional.

A angiotomografia de coronárias assim como a cineangiocoronariografia avaliam a luz do vaso, estimando o percentil de estenose causado pela doença ateromatosa. Além dessa análise, a tomografia coronária, por se tratar de um estudo tridimensional do coração, é capaz de avaliar calcificação, anomalias coronarianas e origem anômala dos vasos.

A calcificação coronariana tem sido estudada em pacientes crônicos ou assintomáticos como ferramenta de prognóstico, sem relação com grau de estenose e sem indicação em pacientes sintomáticos. Essa calcificação pode, às vezes, atrapalhar a avaliação luminal por causar artefatos de endurecimento de raio e volume parcial, necessitando o examinador de treinamento adequado para interpretação do exame.

James Goldstein et al., em estudo randomizado, avaliaram dois grupos de pacientes de baixo risco cardiovascular submetidos à angiotomografia de coronárias e ao tratamento convencional. A doença coronária mínima ou inexistente foi encontrada em 67% dos pacientes. Em 24 pacientes, a angiotomografia mostrou lesões intermediárias ou não diagnósticas. Esses pacientes foram submetidos à cintilografia de perfusão miocárdica que não mostrou isquemia em 21, com posterior alta hospitalar.[55]

Udo Hoffmann et al., no "Rule out myocardial infarction using computer assisted tomography" (ROMICAT Trial), avaliaram, com a angiotomografia de coronárias, pacientes que se apresentavam no setor de emergência com quadro de dor torácica, sem alteração das troponinas e com um eletrocardiograma não sugestivo de isquemia. Foram avaliados como endpoints primários a síndrome coronariana aguda durante a internação e qualquer evento cardíaco maior nos seis meses seguintes.

Nos 368 pacientes do estudo, a sensibilidade e o valor preditivo negativo para ausência de doença coronária foram de 100%, enquanto a sensibilidade e o valor preditivo negativo para estenose coronariana significativa foram de 77 e 98%, respectivamente.[56] Em análise posterior desse estudo, observou-se pior prognóstico associado à presença de placa, estenose da luz coronariana superior a 50% e alteração segmentar contrátil do ventrículo esquerdo.[57]

Em metanálise realizada por Samad *et al.*, foram avaliados 386 estudos prospectivos e incluídos 9 (1.349 pacientes), com acompanhamento maior ou igual a um mês após a realização de angiotomografia de coronárias no atendimento de emergência. Foi demonstrada elevada sensibilidade diagnóstica (95%), além de ausência de infarto ou morte na evolução de 30 dias.[58]

Para pacientes portadores de *stents* há poucos estudos publicados, porém já é conhecido que *stents* com diâmetro acima de 3 mm são melhores avaliados, além da importância de seu material, pois, quanto maior a densidade, mais difícil a análise luminal.[58]

Harvey S. Hecht *et al.*, avaliando a acurácia diagnóstica das análises quantitativa e qualitativa da angiotomografia de coronárias na avaliação de reestenose intra-*stent*, mostraram em 67 pacientes que a análise qualitativa foi superior (sensibilidade de 94%, especificidade de 74%, valor preditivo positivo de 39% e valor preditivo negativo de 99%, respectivamente). Esse desempenho foi mantido nas diferentes localizações anatômicas.[59]

O método também pode ser considerado na avaliação de pacientes revascularizados. Estudos anteriores compararam a angiotomografia e a cinecoronariografia para vasos que receberam enxertos e vasos não revascularizados, mostrando acurácia diagnóstica semelhante.[60,61]

Outro aspecto interessante reside no fato de que a angiotomografia de coronárias é um método que traz informação tridimensional, diferenciando a densidade das estruturas avaliadas. Hoffmann *et al.* analisaram a morfologia e a composição das placas de 17 pacientes com dor torácica aguda, demonstrando maiores área de placa e índice de remodelamento.[62]

Mais recentemente, grandes estudos randomizados reavaliaram o uso sistemático da TC como elemento de triagem no pronto-socorro em pacientes com dor torácica. O estudo CT-STAT (*Coronary Computed Tomographic Angiography for Systematic Triage of Acute Chest Pain Patients to Treatment*) comparou o uso da TC com a cintilografia de perfusão miocárdica como teste não invasivo de diagnóstico em pacientes de risco baixo a intermediário. A TC resultou em menor tempo para diagnóstico (mediana 2,9 *versus* 6,3 horas, respectivamente, *p* < 0,0001), além de reduzir em 38% os gastos quando comparados com a cintilografia, não havendo diferenças nas taxas de eventos cardiovasculares sérios no seguimento de 6 meses.[63]

O estudo ACRIN PA 4500, conduzido por Litt et al., incluiu 1.370 pacientes de risco baixo a moderado com suspeita de SCA que foram randomizados para a realização precoce de TC ou para tratamento padrão de acordo com as diretrizes atuais. A idade média era de 49 anos, 51% eram mulheres, 64% tinham o ECG normal, e apenas 13% tinham escore de risco TIMI maior ou igual a 2. Entre os pacientes de fato submetidos à ATCC (n = 763), não foi observada doença arterial coronariana obstrutiva grave em 83% desses, e não houve mortes ou infarto em 30 dias. A utilização da TC precocemente resultou em menos tempo no hospital (mediana de 18 horas versus 25 horas, respectivamente, *p* < 0,001), e mais pacientes receberam alta direto da emergência (50% *versus* 23%, respectivamente, *p* < 0,001), ou seja, houve menos internações.[64]

Com propósito semelhante, Hoffmann *et al*, no estudo ROMICAT II, incluiu 1.000 pacientes de risco baixo a moderado com suspeita de SCA randomizados para avaliação por TC ou tratamento padrão. O tempo de permanência no hospital foi significativamente menor nos pacientes estratificados por tomografia (23,2 *versus* 30,8 horas no grupo controle; *P* < 0,001), com uma proporção significativamente maior de alta hospitalar diretamente da emergência (46,7% *versus* 12,4%; *p* = 0,001). Igualmente importante, a ATCC não encareceu a abordagem desses pacientes, e os gastos totais ao final de 30 dias foram semelhantes entre os dois grupos. Uma análise de subgrupos do estudo ROMICAT II mostrou que as mulheres tendem a se beneficiar mais da triagem com TC na emergência quando comparadas com os homens, com reduções ainda maiores no tempo de permanência hospitalar e taxa de internações.[65]

Uma metanálise com quatro grandes estudos randomizados, totalizando 3.266 pacientes de risco baixo a intermediário e comparando o uso da TC com a abordagem usual de pacientes com dor torácica na emergência, concluiu que a angiotomografia pode facilitar a tomada de decisão nesses pacientes por apresentar forte valor preditivo para excluir o risco de eventos cardiovasculares sérios, além de diminuir o tempo de permanência hospitalar, embora tenha aumentado as taxas de coronariografia invasiva e revascularização. O impacto da TC na morbidade e mortalidade a longo prazo ainda é incerto.[66]

Baseando-se nessas evidências, a atualização de 2014 das Diretrizes da Sociedade Brasileira de Cardiologia sobre Angina Instável e Infarto Agudo do Miocárdio sem Supradesnível do Segmento ST traz como recomendação grau I a utilização da angiografia por TC das artérias coronárias "em pacientes com dor torácica aguda de risco baixo a intermediário, com ECG não diagnóstico e marcadores de necrose miocárdica negativos (nível de evidência: A)".[67]

Outras indicações

Outra indicação da angiotomografia de múltiplos detectores na emergência reside na possibilidade de excluir três das mais importantes causas de dor torácica aguda (doença coronariana/embolia pulmonar/dissecção aórtica) em um único exame, otimizando tempo e permitindo uma terapia precoce adequada.

Em estudo para avaliar o *"Triple rule out"* em pacientes de baixo e intermediário risco cardiovascular, Takakuwa e Halpern descreveram como resultados 11% de pacientes com lesão coronariana no mínimo moderada e 11% de causas não cardíacas de dor torácica. Ainda nesse estudo encontrou-se um valor preditivo negativo de 99,4%.[68]

Outro achado importante e muitas vezes de difícil diagnóstico é a "ponte miocárdica". Dentro das diversas definições, esses trajetos coronarianos entre as fibras do miocárdio podem sofrer compressão e causar desconforto torácico, sem muito efeito no prognóstico, mas com uma qualidade de vida muitas vezes prejudicada.

Konem *et al.* encontraram ponte miocárdica em aproximadamente 30% dos pacientes estudados, sendo 57% dos casos no terço médio da artéria descendente anterior, número semelhante a achados prévios em autópsia.[69]

REFERÊNCIAS BIBLIOGRÁFICAS

1. Sensky PR, Jivan A, Hudson NM, Keal RP, Morgan B, Tranter JL, et al. Coronary artery disease: combined stress MR imaging protocol-one-stop evaluation of myocardial perfusion and function. Radiology. 2000;215:608-14.

2. Plein S, Ridgway JP, Jones TR, Bloomer TN, Sivananthan MU. Coronary artery disease: assessment with a comprehensive MR imaging protocol--initial results. Radiology. 2002;225:300-7.

3. Leppo JA. Comparison of pharmacologic stress agents. J Nucl Cardiol. 1996;3(6 Pt 2):S22-26.

4. Karamitsos TD, Arnold JR, Pegg TJ, Cheng AS, van Gaal WJ, Francis JM, et al. Tolerance and safety of adenosine stress perfusion cardiovascular magnetic resonance imaging in patients with severe coronary artery disease. Int J Cardiovasc Imaging. 2009;25(3):277-83

5. Pope JH, Aufderheider TP. Ruthazer Missed diagnoses of acute cardiac ischemia in the emergency department. N Engl J Med. 342:1163-70.

6. Vogel-Claussen J, Skork J. Comprehensive Adenosine Stress Perfusion MRI Defines the Etiology of Chest pain in the Emergency Room: Comparison With Nuclear Stress Test. J Magn Reson Imaging. 2009;30:753-62.

7. Pennell DJ, Sechtem UP, Higgins CB, Manning WJ, Pohost GM, Rademakers FE, et al. Clinical indications for cardiovascular magnetic resonance (CMR): Consensus Panel report. Eur Heart J. 2004;25:1940-65.

8. Baer FM, Voth E, Theissen P, Schneider CA, Schicha H, Sechtem U. Coronary artery disease: findings with GRE MR imaging and Tc-99m-methoxyisobutyl-isonitrile SPECT during simultaneous dobutamine stress. Radiology. 1994;193:203-9.

9. Baer FM, Voth E, Theissen P, Schicha H, Sechtem U. Gradient--echo magnetic resonance imaging during incremental dobutamine infusion for the localization of coronary artery stenoses. Eur Heart J. 1994;15:218-25.

10. Baer FM, Smolarz K, Jungehulsing M, Theissen P, Sechtem U, Schicha H, et al. Feasibility of high-dose dipyridamole-magnetic resonance imaging for detection of coronary artery disease and comparison with coronary angiography. Am J Cardiol. 1992;69:51-6.

11. Pennell DJ, Underwood SR, Manzara CC, Swanton RH, Walker JM, Ell PJ, et al. Magnetic resonance imaging during dobutamine stress in coronary artery disease. Am J Cardiol. 1992;70:34-40.

12. Zhao S, Croisille P, Janier M, Roux JP, Plana A, Magnin I, et al. Comparison between qualitative and quantitative wall motion analyses using dipyridamole stress breath-hold cine magnetic resonance imaging in patients with severe coronary artery stenosis. Magn Reson Imaging. 1997;15:891-8.

13. Nagel E, Lorenz C, Baer F, Hundley WG, Wilke N, Neubauer S, et al. Stress cardiovascular magnetic resonance: consensus panel report. J Cardiovasc Magn Reson. 2001;3:267-81.

14. Nagel E, Lehmkuhl HB, Bocksch W, Klein C, Vogel U, Frantz E, et al. Noninvasive diagnosis of ischemia-induced wall motion abnormalities with the use of high-dose dobutamine stress MRI: comparison with dobutamine stress echocardiography. Circulation. 1999;99(6):763-70.

15. Nagel E, Lehmkuhl HB, Klein C, Schneider U, Frantz E, Ellmer A, et al. [Influence of image quality on the diagnostic accuracy of dobutamine stress magnetic resonance imaging in comparison with dobutamine stress echocardiography for the noninvasive detection of myocardial ischemia]. Z Kardiol. 1999;88:622-30.

16. Wahl A, Paetsch I, Gollesch A, Roethemeyer S, Foell D, Gebker R, et al. Safety and feasibility of high-dose dobutamine-atropine stress cardiovascular magnetic resonance for diagnosis of myocardial ischaemia: experience in 1000 consecutive cases. Eur Heart J. 2004;25:1230-6.

17. Karamitsos TD, Arnold JR, Pegg TJ, Cheng AS, van Gaal WJ, Francis JM, et al. Tolerance and safety of adenosine stress perfusion cardiovascular magnetic resonance imaging in patients with severe coronary artery disease. Int J Cardiovasc Imaging. 2009;25(3):277-83.

18. Klassen C, Nguyen M, Siuciak A, Wilke NM. Magnetic resonance first pass perfusion imaging for detecting coronary artery disease. Eur J Radiol. 2006;57:412-6.

19. Jerosch-Herold M, Muehling O. Stress perfusion magnetic resonance imaging of the heart. Top Magn Reson Imaging. 2008;19(1):33-42

20. Nagel E, Klein C, Paetsch I, Hettwer S, Schnackenburg B, Wegscheider K, et al. Magnetic resonance perfusion measurements for the noninvasive detection of coronary artery disease. Circulation. 2003;108:432-7.

21. Panting JR, Gatehouse PD, Yang GZ, Jerosch-Herold M, Wilke N, Firmin DN, et al. Echo-planar magnetic resonance myocardial perfusion imaging: parametric map analysis and comparison with thallium SPECT. J Magn Reson Imaging. 2001;13:192-200.

22. Schwitter J, Nanz D, Kneifel S, Bertschinger K, Buchi M, Knusel PR, et al. Assessment of myocardial perfusion in coronary artery disease by magnetic resonance: a comparison with positron emission tomography and coronary angiography. Circulation. 2001;103:2230-5.

23. Nandalur KR, Dwamena BA, Choudhri AF, Nandalur MR, Carlos RC. Diagnostic Performance of Stress Cardiac Magnetic Ressonance Imaging in the Detection of Coronary Artery Disease: A Meta-Analysis. J Am Coll Cardiol. 2007;50:1343–53.

24. Hamon M, Fau G, Nee G, Ehtisham J, Morello R, Hamon M. Meta – Analysis of the diagnostic performance of stress perfusion cardiovascular magnetic resonance for detection of coronary artery disease. J Cardiovasc Magn Reson. 2010;19:12–29.

25. Steel K, Broderick R, Gandla V, Larose E, Resnic F, Jerosch--Herold M, et al. Complementary Prognostic Values of Stress Myocardial. Perfusion and Late Gadolinium Enhancement Imaging by. Cardiac Magnetic Resonance in Patients With Known or Suspected Coronary Artery Disease. Circulation. 2009;120:1390-400.

26. Jahnke C, Nagel E, Gebker R, Kokocinski T, Kelle S, Manka R, et al. Prognostic value of cardiac magnetic resonance stress tests: adenosine stress perfusion and dobutamine stress wall motion imaging. Circulation. 2007;115:1769-76.

27. Watkins S, McGeoch R, Lyne J, Steedman T, McLaughlin MJ, Cunningham T, et al. Validation of Magnetic Resonance Myocardial Perfusion Imaging With Fractional Flow Reserve for the detection of Significant Coronary Heart Disease. Circulation. 2009 120:2207-13.

28. Ingkanisorn WP, Kwong RY, Bohme NS, Geller NL, Rhoads KL, Dyke CK, et al. Prognosis of Negative Adenosine Stress Magnetic Resonance in Patients Presenting to an Emergency Department with Chest Pain. J Am Coll Cardiol. 2006;47:1427-32.

29. Kwong RY, Arai AE. Detecting patients with acute coronary syndrome in the chest pain center of the emergency department with cardiac magnetic resonance imaging. Crit Pathw Cardiol. 2004;3(1):25-31.

30. Ingkanisorn WP, Kwong RY, Bohme NS, Geller NL, Rhoads KL, Dyke CK, et al. Prognosis of negative adenosine stress

magnetic resonance in patients presenting to an emergency department with chest pain. J Am Coll Cardiol. 2006;47:1427-32.

31. Aletras AH, Ingkanisorn WP, Mancini C, Arai AE. DENSE with SENSE. J Magn Reson. 2005;176:99 -106.

32. Saeed M, Wendland MF, Masui T, Higgins CB. Reperfused myocardial infarctions on T1 – and susceptibility-enhanced MRI: evidence for loss of compartmentalization of contrast media. Magn Reson Med. 1994;31:31-9.

33. Diesbourg LD, Prato FS, Wisenberg G, Drost DJ, Marshall TP, Carroll SE, et al. Quantification of myocardial blood flow and extracellular volumes using a bolus injection of Gd-DTPA: kinetic modeling in canine ischemic disease. Magn Reson Med. 1992;23:239-53.

34. Kim RJ, Chen EL, Lima JA, Judd RM. Myocardial Gd-DTPA kinetics determine MRI contrast enhancement and reflect the extent and severity of myocardial injury after acute reperfused infarction. Circulation. 1996;94:3318-26.

35. Kim RJ, Fieno DS, Parrish TB, Harris K, Chen EL, Simonetti O, et al. Relationship of MRI delayed contrast enhancement to irreversible injury, infarct age, and contractile function. Circulation. 1999;100:1992-2002.

36. Anselmi M, Golia G, Cicoira M, Tinto M, Nitti MT, Trappolin R, et al. Prognostic value of detection of myocardial viability using low-dose dobutamine echocardiography in infarcted patients. Am J Cardiol. 1998;81:21G-28G.

37. Choi KM, Kim RJ, Gubernikoff G, Vargas JD, Parker M, Judd RM. Transmural extent of acute myocardial infarction predicts long-term improvement in contractile function. Circulation. 2001;104:1101-7.

38. Picano E, Sicari R, Landi P, Cortigiani L, Bigi R, Coletta C, et al. Prognostic value of myocardial viability in medically treated patients with global left ventricular dysfunction early after an acute uncomplicated myocardial infarction: a dobutamine stress echocardiographic study. Circulation. 1998;98:1078-84.

39. Baks T, van Geuns RJ, Biagini E, Wielopolski P, Mollet NR, Cademartiri F, et al. Effects of primary angioplasty for acute myocardial infarction on early and late infarct size and left ventricular wall characteristics. J Am Coll Cardiol. 2006;47:40-4.

40. Gerber BL, Garot J, Bluemke DA, Wu KC, Lima JA. Accuracy of contrast-enhanced magnetic resonance imaging in predicting improvement of regional myocardial function in patients after acute myocardial infarction. Circulation. 2002;106:1083-9.

41. Klem I, Heitner JF, Shah DJ, Sketch MH Jr, Behar V, Weinsaft J, et al. Improved detection of coronary artery disease by stress perfusion cardiovascular magnetic resonance with the use of delayed enhancement infarction imaging. J Am Coll Cardiol. 2006;47(8):1630-8.

42. Abdel-Aty H, Boye P, Zagrosek A, Wassmuth R, Kumar A, Messroghli D, et al. Diagnostic performance of cardiovascular magnetic resonance in patients with suspected acute myocarditis: comparison of different approaches. J Am Coll Cardiol. 2005;45(11):1815-22.

43. Liu PP, Yan AT. Cardiovascular magnetic resonance for the diagnosis of acute myocarditis: prospects for detecting myocardial inflammation. J Am Coll Cardiol. 2005;45:1823-5.

44. Magnani JW, Dec GW. Myocarditis: current trends in diagnosis and treatment. Circulation. 2006;113:876-90.

45. Mahrholdt H, Goedecke C, Wagner A, Meinhardt G, Athanasiadis A, Vogelsberg H, et al. Cardiovascular magnetic resonance assessment of human myocarditis: a comparison to histology and molecular pathology. Circulation. 2004;109:1250-8.

46. Laissy JP, Hyafil F, Feldman LJ, Juliard JM, Schouman-Claeys E, Steg PG, et al. Differentiating acute myocardial infarction from myocarditis: diagnostic value of early- and delayed-perfusion cardiac MR imaging. Radiology. 2005;237:75-82.

47. Mahrholdt H, Wagner A, Judd RM, Sechtem U, Kim RJ. Delayed enhancement cardiovascular magnetic resonance assessment of non-ischaemic cardiomyopathies. Eur Heart J. 2005;26:1461-74.

48. Mahrholdt H, Wagner A, Deluigi CC, Kispert E, Hager S, Meinhardt G, et al. Presentation, patterns of myocardial damage, and clinical course of viral myocarditis. Circulation. 2006;114(15):1581-90.

49. Rochitte CE, Pinto IM, Fernandes JL, Filho CF, Jatene A, Carvalho AC, et al. I Diretriz de Ressonância e Tomografia Cardiovascular da Sociedade Brasileira de Cardiologia. Grupo de Estudo em Ressonância e Tomografia Cardiovascular (GERT) do Departamento de Cardiologia Clínica da Sociedade Brasileira de Cardiologia. Arq Bras Cardiol. 2006;87(3):e60-100.

50. Mulvalgh SL, Rokey R, Vick GWD, Johnston DL. Usefulness of nuclear magnetic resonance imaging for evaluation of pericardial effusions, and comparison with twodimensional echocardiography. Am J Cardiol. 1989;64:1002-9.

51. Engel PJ. Echocardiographic findings in pericardial disease. In: Fowler NO. The pericardium in health and disease. Armonk, NY: Futura, 1985. p. 99-151.

52. Myers RBH, Spodick DH. Constrictive pericarditis: clinical and pathophysiologic characteristics. Am Heart J. 1999;138(2 Pt 1):219-32.

53. Phillips CD, Bubash LA. CT angiography and MR angiography in the evaluation of extracranial carotid vascular disease. Radiol Clin North Am. 2002;40(4):783-98.

54. Gallagher MJ, Ross MA, Raff GL, Goldstein JA, O'Neill WW, O'Neil B. The diagnostic accuracy of 64-slice computed tomography coronary angiography compared with stress nuclear imaging in emergency department low-risk chest pain patients. Ann Emerg Med. 2007 Feb;49(2):125-36.

55. Goldstein JA, Gallagher MJ, O'Neill WW, Ross MA, O'Neil BJ, Raff GL, et al. Randomized Controlled Trial of Multi-Slice Coronary Computed Tomography for Evaluation of Acute Chest Pain. J Am Coll Cardiol. 2007;27;49(8):863-71.

56. Hoffmann U, Bamberg F, Chae CU, Nichols JH, Rogers IS, Seneviratne SK, et al. Coronary Computed Tomography Angiograph for Early Triage of Patients With Acute Chest Pain . The ROMICAT (Rule Out Myocardial Infarction using Computer Assisted Tomography) Trial. J Am Coll Cardiol. 2009 May 5;53(18):1642-50.

57. Schlett CL, Banerji D, Siegel E, Bamberg F, Lehman SL, Ferencik M, et al. Prognostic Value of CT Angiography for Major Adverse Cardiac Events in Patients With Acute Chest Pain From the Emergency Department 2-Year Outcomes of the ROMICAT Trial. JACC Cardiovasc Imaging. 2011;4(5):481-91.

58. Rixe J, Achenbach S, Ropers D, Baum U, Kuettner A, Ropers U, et al. Assessment of coronary artery stent restenosis by 64-slice multi-detector computed tomography. Eur Heart J. 2006;27:2567-72.

59. Hecht HS, Zaric M, Jelnin V, Lubarsky L, Prakash M, Roubin G. Usefulness of 64-Detector Computed Tomographic Angiography for Diagnosing In-Stent Restenosis in Native Coronary Arteries. Am J Cardiol. 2008;101:820-4.

60. Graaf FR, Velzen JV, Witkowska AJ, Schuijf JD, Bijl N, Kroft LJ, et al. Diagnostic performance of 320-slice multidetector computed tomography coronary angiography in patients after coronary artery bypass grafting. Eur Radiol. 2011 Nov;21(11):2285-96.

61. Ropers D, Pohle FK, Kuettner A, Pflederer T, Anders K, Daniel WG, et al. Diagnostic Accuracy of Noninvasive Coronary Angiography in Patients After Bypass Surgery Using 64-Slice Spiral Computed Tomography With 330-ms Gantry Rotation. Circulation. 2006;114;2334-41.

62. Hoffmann U, Moselewski F, Nieman K, Jang IK, Ferencik M, Rahman AM, et al. Noninvasive Assessment of Plaque Morphology and Composition in Culprit and Stable Lesions in Acute Coronary Syndrome and Stable Lesions in Stable Angina by Multidetector Computed Tomography. J Am Coll Cardiol. 2006;47(8).

63. Goldstein JA, Chinnaiyan KM, Abidov A, Achenbach S, Berman DS, Hayes SW, Hoffmann U, Lesser JR, Mikati IA, O'Neil BJ, Shaw LJ, Shen MY, Valeti US, Raff GL, CT-STAT Investigators. The CT-STAT (Coronary Computed Tomographic Angiography for Systematic Triage of Acute Chest Pain Patients to Treatment) trial. J Am Coll Cardiol. 2011;58(14):1414.

64. Litt HI, Gatsonis C, Snyder B, Singh H, Miller CD, Entrikin DW, Leaming JM, Gavin LJ, Pacella CB, Hollander JE. CT angiography for safe discharge of patients with possible acute coronary syndromes. N Engl J Med. 2012 Apr;366(15):1393-403.

65. Hoffmann U, Truong QA, Schoenfeld DA, Chou ET, Woodard PK, Nagurney JT, Pope JH, Hauser TH, White CS, Weiner SG, Kalanjian S, Mullins ME, Mikati I, Peacock WF, Zakroysky P, Hayden D, Goehler A, Lee H, Gazelle GS, Wiviott SD, Fleg JL, Udelson JE, ROMICAT-II Investigators. Coronary CT angiography versus standard evaluation in acute chest pain. N Engl J Med. 2012;367(4):299.

66. Hulten E, Pickett C, Bittencourt MS, Villines TC, Petrillo S, Di Carli MF, Blankstein R. Outcomes after coronary computed tomography angiography in the emergency department: a systematic review and meta-analysis of randomized, controlled trials. J Am Coll Cardiol. 2013;61(8):880-92.

67. Nicolau JC, Timerman A, Marin-Neto JA, Piegas LS, Barbosa CJDG, Franci A, Sociedade Brasileira de Cardiologia. Diretrizes da Sociedade Brasileira de Cardiologia sobre Angina Instável e Infarto Agudo do Miocárdio sem Supradesnível do Segmento ST

68. Takakuwa KM, Halpern EJ. Evaluation of a "triple rule-out" coronary CT angiography protocol: use of 64-Section CT in low-to-moderate risk emergency department patients suspected of having acute coronary syndrome. Radiology. 2008 Aug;248(2):438-46.

69. Konen E, Goitein O, Sternik L, Eshet Y, Shemesh J, Segni ED. The Prevalence and Anatomical. Patterns of Intramuscular Coronary Arteries. A Coronary Computed Tomography Angiographic Study. J Am Coll Cardiol. 2007;6;49(5):587-93.

capítulo **15**

João Carlos Moron Saes Braga • Jorge Eduardo Assef • David Costa de Souza Le Bihan

Papel do Ecocardiograma nas Emergências Cardiovasculares

INTRODUÇÃO

As doenças cardiovasculares são a principal causa de óbito mundial. Frequentemente se apresentam como emergências clínicas graves cujo cenário desafiador impõe um diagnóstico rápido e correto.

Dispor de história clínica e de exame físico adequados são mandatórios durante a avaliação inicial e importantes para a eleição de um correto exame complementar. Nesse contexto, a ecocardiografia ocupa posição de destaque devido à sua alta versatilidade, ampla disponibilidade e fornecimento de vasta informação morfofuncional de modo rápido, preciso e inócuo na ausência de contraste nefrotóxico ou radiação.[1]

A utilização da ecocardiografia no paciente crítico apresenta dificuldades bem conhecidas: impossibilidade de posicionamento adequado, "janelas acústicas" inapropriadas, necessidade de rapidez e objetividade no exame e realização em salas com luminosidade excessiva.[2,3]

Para superar esses problemas, apregoa-se atualmente o uso de imagens com a tecnologia de segunda harmônica e armazenamento digital, de contraste ecocardiográfico intravenoso e de aparelhos portáteis cada vez mais sofisticados. A adoção dessa tecnologia resulta em taxas de sucesso diagnóstico nas unidades de emergência entre 85 e 90% com o ecocardiograma transtorácico (ETT) e em aproximadamente 99% dos casos com o ecocardiograma transesofágico (ETE).[4-6]

O estudo ecocardiográfico tem demonstrado um papel relevante na abordagem das emergências cardiovasculares e sido valioso na elucidação diagnóstica, na detecção de possíveis complicações e na avaliação prognóstica. Citamos, a seguir, algumas condições clínicas frequentes nos prontos-socorros cardiológicos e como a ecocardiografia pode contribuir nessas situações.

HIPOTENSÃO E CHOQUE

No manejo de pacientes com hipotensão e choque é essencial uma rápida distinção entre etiologia cardíaca, caracterizada por redução primária do débito cardíaco, e causa estritamente não cardíaca, como hemorragia e hipovolemia. Isso permite recorrer à precoce e apropriada intervenção terapêutica, pois a hipotensão prolongada implica isquemia de múltiplos órgãos e afeta o prognóstico desses pacientes.[7]

Nesse contexto, o ecocardiograma se mostra uma ferramenta diagnóstica indispensável que permite acessar em tempo real a função biventricular global e segmentar, bem como determinar as pressões de enchimento, os diâmetros das cavidades cardíacas, a espessura de suas paredes, a presença de líquido pericárdico, anatomia e função valvares.[8,9]

A avaliação da função sistólica ventricular esquerda corresponde a uma das principais aplicações da ecocardiografia na sala de emergência. O desempenho sistólico ventricular pode ser determinado com base em diferentes métodos de análise: fração de ejeção por diferentes técnicas (Teicholz, Simpson, área-comprimento, ecocardiograma tridimensional), fração de encurtamento (delta D), índice de Tei e tecnologias mais modernas como o Doppler tecidual, _strain_, _strain rate_ e _tissue tracking_.

A estimativa visual da fração de ejeção do ventrículo esquerdo é frequentemente utilizada na prática, principalmente nas situações clínicas de emergência. Essa avaliação subjetiva é bastante fidedigna e reprodutível em mãos experientes, mas pode levar a erros no caso de examinadores menos qualificados.[10,11]

A determinação da função diastólica ventricular esquerda é essencial ao considerar que 30 a 40% dos pacientes com insuficiência cardíaca apresentam congestão pulmonar dependente de uma função diastólica anormal (insuficiência cardíaca com fração de ejeção normal).

253

Mesmo na presença de uma fração de ejeção previamente deprimida, a maioria dos casos de insuficiência cardíaca descompensada que chega ao pronto-socorro apresenta piora da função diastólica e não da sistólica. Além disso, a função diastólica é mais sensível às intervenções terapêuticas que a sistólica e reflete de forma mais fidedigna a melhora do paciente após a introdução de medidas clínicas para reduzir as pressões diastólicas do ventrículo esquerdo e capilar pulmonar.[12]

A diástole pode ser estudada por meio de diferentes técnicas: fluxo através da valva mitral e das veias pulmonares com o Doppler pulsátil, movimento do anel valvar mitral e tricúspide com o Doppler tecidual, velocidade do fluxo de enchimento ventricular com a técnica color M-mode, índice de Tei e cálculo da deformidade ventricular (strain e strain rate).[10,11]

Através desses métodos classifica-se, atualmente, a função diastólica do ventrículo esquerdo em cinco graus (I, IA, II, III, IV), em que o aumento demonstra maior prejuízo à diástole, com elevação nas pressões do átrio esquerdo.

Considerando-se os diferentes métodos para estimativa das pressões de enchimento ventricular (pressão atrial esquerda), destaca-se a relação E/E', que corresponde à existente entre a velocidade de fluxo inicial através da valva mitral (obtida com o Doppler pulsátil) e a diastólica inicial do anel valvar mitral, obtida por meio do Doppler tecidual. Essa técnica ecocardiográfica demonstra boa correlação com os valores de pressão de enchimento ventricular, tanto em pressões elevadas (E/E' > 15) como em normais (E/E' < 8).[10-16]

Em virtude desse amplo conteúdo de informações fornecido pelo ecocardiograma, publicações recentes questionam o real benefício do uso de cateteres de artéria pulmonar (Swan-Ganz), ainda considerados como padrão de referência em monitoração hemodinâmica.[16,17]

Um estudo canadense com 100 pacientes consecutivos com quadro de choque comparou os achados de dois ecocardiografistas (que desconheciam o diagnóstico e história clínica) com os dados obtidos por meio de outros métodos (cateter de artéria pulmonar, eletrocardiograma, marcadores bioquímicos, angiografia, cirurgia e necropsia), com o objetivo de definir a causa de choque. O ecocardiograma transtorácico demonstrou uma sensibilidade de 100% e especificidade de 95%, com valor preditivo positivo de 97% e valor preditivo negativo de 100%, para o diagnóstico do choque de causa cardíaca.[6]

Baseando-se na elevada acurácia da modalidade ecocardiográfica no direcionamento terapêutico da insuficiência cardíaca aguda de forma equivalente aos métodos invasivos, a II Diretriz Brasileira de Insuficiência Cardíaca Aguda aconselha sua utilização nessa situação clínica como classe de recomendação IIA e nível de evidência B.[18]

Outra causa comum de hipotensão em unidades de emergência e terapia intensiva é a hemorragia associada à hipovolemia. O estudo ecocardiográfico clássico evidencia um volume ventricular esquerdo reduzido com movimentação hiperdinâmica, além de demonstrar redução da velocidade de pico da onda E mitral (E/A < 1) e veia cava inferior com diâmetro reduzido.[19-23]

A complexidade dos pacientes hipotensos e em estado de choque faz com que a reposição volêmica se torne um grande desafio. Muita ênfase tem sido dada à procura de melhores parâmetros que monitorem essa reposição e identifiquem os respondedores.

O diâmetro da veia cava e sua variação com a respiração refletem as pressões no átrio direito (pressão venosa central) e podem ser usados como guias para previsão de resposta à expansão volêmica em pacientes críticos. Para isso, utiliza-se o índice de distensão da veia cava inferior (VCI) associado à variação do fluxo aórtico (medidos através do ETT) ou o índice de colapso da veia cava superior (VCS), medido através do ETE. Os pacientes que apresentam potencial de aumento do débito cardíaco em mais de 11% após a infusão de volume são os que têm variação superior a 18% do diâmetro da VCI e de 36% do diâmetro da VCS.[24-30]

Vale a pena ressaltar que existe um pequeno grupo de pacientes, caracteristicamente com hipertrofia ventricular esquerda, que, ao apresentar depleção de volume e taquicardia, desenvolve uma síndrome de obstrução dinâmica do ventrículo esquerdo com movimentação anterior sistólica da valva mitral, regurgitação mitral secundária e hipotensão arterial progressiva.[10] Nesses casos, a reposição volêmica e a diminuição da frequência cardíaca são mandatórias. Além de guiar a infusão de volume, o ecocardiograma demonstra diminuição do gradiente intraventricular e do refluxo mitral com a melhora do estado hiperdinâmico.

TAMPONAMENTO CARDÍACO

O saco pericárdico possui uma elasticidade que permite o acúmulo gradual de líquido em seu interior. No entanto, essa capacidade pode não ser suficiente para conter um acúmulo rápido (até mesmo de pequenos volumes) ou muito volumoso de fluido, pois isso pode acarretar um aumento da pressão intrapericárdica exceder as pressões intracardíacas e ocasionar colapso circulatório.[31,32]

O tamponamento cardíaco é um diagnóstico fundamentalmente clínico. Contudo, o estudo ecocardiográfico poderá evidenciar de forma rápida e segura a presença de líquido pericárdico e sua quantidade, além de definir se há comprometimento no enchimento ventricular. Dessa forma, a ecocardiografia torna-se uma ferramenta diagnóstica indispensável nos dias atuais quando a anamnese e o exame físico fazem suspeitar dessa situação.

A presença de líquido pericárdico pode ser evidenciada pelo ecocardiograma bidimensional e achado de espaço anecoico entre as camadas pericárdicas. Pode ser classificado em derrame pericárdico discreto (espaço menor que 10 mm), moderado (entre 10 e 20 mm) e importante (maior que 20 mm).

Nos derrames discretos, o fluido se localiza preferencialmente na parede inferolateral do ventrículo esquerdo; nos derrames moderados, além dessa localização, observa-se espaço ecolucente nas regiões anterior, anterolateral e apical; nos derrames pericárdicos importantes, toda a circunferência do coração se encontra acometida, o que permite observar uma movimentação característica em todas as direções conhecida por swinging heart, fenômeno que se correlaciona com a alternância elétrica demonstrada pelo eletrocardiograma.[33-35]

Na presença de tamponamento cardíaco, poderá ocorrer a compressão diastólica das paredes do átrio direito ou ventrículo direito, movimento anormal do septo interventricular em direção ao ventrículo esquerdo na inspiração, dilatação da veia cava inferior sem redução do seu diâmetro durante o ciclo respiratório, alteração no padrão do fluxo venoso supra-hepático, além de variações respiratórias exageradas nos fluxos mitral e tricúspide avaliados pelo Doppler[36,37] (Figura 15.1).

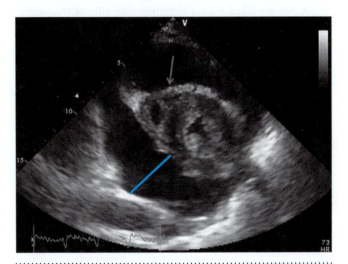

■ **Figura 15.1** Corte paraesternal do eixo curto durante a diástole em um paciente com um importante derrame pericárdico. Observe o grande espaço não ecogênico circundando o ventrículo esquerdo (traço azul) e o colapso da parede livre do ventrículo direito (seta) que evidencia o comprometimento hemodinâmico.

O colapso diastólico atrial e ventricular direitos é reflexo da compressão cardíaca pela elevada pressão intrapericárdica. Pode não se evidenciar em vigência de hipertensão pulmonar e hipertrofia ventricular direita, além de sofrer sensível interferência com alterações da volemia.[37,38]

Entre todas as modalidades ecocardiográficas possíveis no tamponamento cardíaco, as anormalidades de fluxo nas câmaras cardíacas são as mais específicas e refletem a interdependência entre os ventrículos, que prejudicam o fluxo contralateral para conseguir se encher na diástole, uma vez que o coração como um todo está restrito pelo líquido pericárdico. Esses achados podem ocorrer antes do aparecimento do pulso paradoxal e ser indicadores importantes de comprometimento hemodinâmico antes da manifestação clínica clássica de tamponamento cardíaco.[39,40]

Outro papel importante do ecocardiograma é a sua utilização para guiar a pericardiocentese, tanto para localizar o local ideal para a punção como para confirmar a posição da agulha no espaço pericárdico e reduzir os riscos de complicações. Pode-se utilizar injeção de solução salina agitada para este fim. Após o procedimento, é possível, ainda, verificar a presença de derrame pericárdico residual.[11]

TROMBOEMBOLIA PULMONAR AGUDA

O diagnóstico de tromboembolia pulmonar (TEP) é um grande desafio, dado que sua apresentação clínica pode variar desde pacientes assintomáticos ou oligossintomáticos até casos graves com importante instabilidade hemodinâmica.

As alterações ecocardiográficas na TEP estão relacionadas à magnitude do evento tromboembólico e ao estado cardiovascular e pulmonar prévios do paciente. Tromboembolismos de pequena monta (menor que 25% do leito arterial pulmonar) podem não provocar alterações ecocardiográficas. Assim, um ecocardiograma com resultado normal não deve ser usado para excluir a presença de embolia pulmonar.[11]

Contudo, na embolia pulmonar maciça (maior que 30% do leito arterial pulmonar), pode-se observar hipertensão arterial pulmonar aguda com disfunção ventricular direita aguda. Ao ecocardiograma, notam-se elevação da pressão sistólica arterial pulmonar, dilatação das câmaras direitas, hipocontratilidade e disfunção diastólica ventricular direita, projeção do septo interventricular para o interior do ventrículo esquerdo na sístole e aumento do calibre da veia cava inferior com perda de sua variação respiratória e reflexo no aumento da pressão atrial direita.[11,41]

Raramente o ETT pode visibilizar diretamente os trombos na artéria pulmonar e porção proximal de seus ramos. O ETE usualmente demonstra bem a artéria pulmonar direita, mas não consegue, na maioria dos casos, expor mais que 2 cm do ramo esquerdo. De modo excepcional, o examinador pode ser surpreendido por trombos em trânsito movendo-se nas cavidades direitas, ultrapassando um forame oval patente, originando-se na extremidade de cateteres vasculares centrais ao nível da desembocadura da veia cava superior, ou emergindo da veia cava inferior, proveniente das veias dos membros inferiores[41-43] (Figura 15.2).

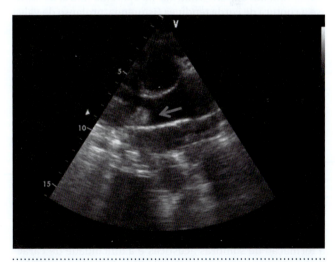

■ **Figura 15.2** Ecocardiograma transtorácico com imagem obtida da janela supraesternal, em eixo transverso, em paciente com embolia pulmonar aguda. Observe o trombo (seta) obstruindo porção significativa da artéria pulmonar direita. Pode-se obter essa imagem algumas vezes no estudo transesofágico. Entretanto, raramente é possível no estudo transtorácico, como nesse caso.

Atualmente, pacientes com diagnóstico de TEP e sinais ecocardiográficos de hipertensão arterial pulmonar aguda e disfunção ventricular direita têm indicação de uso de trombolítico.

Nesses casos, o ecocardiograma poderá ser utilizado não somente no diagnóstico, mas para a decisão de conduta e avaliação da resposta terapêutica por meio da melhora da função ventricular e redução da pressão sistólica de artéria pulmonar.[44,45] Dessa forma, a ecocardiografia se configura como um instrumento de auxílio terapêutico e avaliação prognóstica na tromboembolia pulmonar aguda.

EMERGÊNCIAS VALVARES

As emergências cardíacas valvares são potencialmente letais e seu diagnóstico e tratamento rápidos são determinantes para a melhoria das taxas de mortalidade. As principais causas relacionadas às lesões valvares agudas dividem-se em inflamatórias, infecciosas, isquêmicas, traumáticas, degenerativas, obstrutivas e, mais recentemente, iatrogênicas, devido às consequências de procedimentos percutâneos durante abordagem valvar.[46,47]

Quando o acometimento é das valvas mitral e aórtica, a apresentação clínica caracteriza-se classicamente pela presença de dispneia aguda, dor torácica, edema agudo de pulmão e pode se relacionar a um quadro de choque cardiogênico. Essa grave situação clínica é consequência de uma sobrecarga aguda de volume em câmaras cardíacas esquerdas não adaptadas.[47,48]

O auxílio do ecocardiograma é essencial para quantificar e diagnosticar a disfunção valvar. Com maior frequência, a ecocardiografia evidenciará jato de insuficiência valvar importante, ventrículo esquerdo hiperdinâmico, hipertensão arterial pulmonar e, possivelmente, definirá o processo anatômico específico causador da regurgitação valvar.[48]

Diversos mecanismos fisiopatológicos são intrínsecos ao acometimento de valvas nativas: no aparelho mitral destaca-se a ruptura de corda tendínea (isquemia, prolapso de valva mitral, endocardite, doença reumática), de músculo papilar (isquemia, trauma, degeneração, valvulite) e perfuração dos folhetos (endocardite infecciosa); no aparelho aórtico, laceração valvar aórtica (trauma, procedimentos percutâneos), perfuração dos folhetos (endocardite infecciosa) e dissecção aórtica. No aparelho tricúspide, ruptura valvar tricúspide (trauma torácico e procedimentos percutâneos).[49-54]

As disfunções das próteses valvares estão intimamente ligadas ao tipo de prótese, ao tempo de implante e ao tratamento desses pacientes. O ecocardiograma possibilita a avaliação da integridade estrutural das próteses mecânicas e biológicas, bem como a identificação de possíveis elementos relacionados ao mau funcionamento, como trombos, *pannus*, vegetação, abscessos ou a associação deles.[55,56]

A reverberação das estruturas metálicas das próteses, a formação de sombras acústicas e a dificuldade de caracterização de estruturas anômalas implantadas nos substitutos valvares podem diminuir a acuidade diagnóstica do ETT convencional na definição da disfunção protética. Nesses casos, especialmente na suspeita de trombos ou vegetações, a abordagem por via transesofágica aumenta significativamente a sensibilidade do método.[56]

Apesar de sua baixa incidência na prática clínica, a mortalidade das emergências cardíacas valvares permanece elevada e constitui-se ainda em um grande desafio. Nessa situação clínica, a ecocardiografia é a principal arma diagnóstica para que se proceda uma intervenção terapêutica adequada e garanta a sobrevida dos pacientes acometidos.

DOR TORÁCICA E SÍNDROME CORONÁRIA AGUDA

A dor torácica é uma manifestação clínica frequente, originada por múltiplas e diferentes etiologias e responsável por intensa procura às unidades de emergência. O exame ecocardiográfico à beira do leito é útil na caracterização de causas cardiovasculares não isquêmicas de dor torácica (TEP, dissecção aórtica, pericardite, miocardite), como também desempenha papel importante no diagnóstico, nas complicações e prognóstico da doença isquêmica cardiovascular.[57]

Após alguns segundos da oclusão de uma artéria coronária, inicia-se um processo conhecido por "cascata isquêmica", que leva a alterações regionais da contratilidade miocárdica e disfunção diastólica que antecedem às alterações eletrocardiográficas e clínicas, como a dor precordial. Quanto mais crítico o fluxo sanguíneo nas artérias coronárias, mais comprometido estará o espessamento miocárdico avaliado pelo ecocardiograma. A presença de nova anormalidade na contratilidade regional do ventrículo esquerdo, em paciente com dor torácica, sugere infarto do miocárdio ou isquemia[58-60] (Figura 15.3).

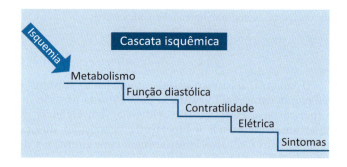

■ **Figura 15.3** A figura demonstra a sequência de alterações que ocorrem devido à isquemia miocárdica. Observe que as alterações de contratilidade segmentar precedem as modificações do eletrocardiograma e as manifestações clínicas.

Entretanto, pacientes com angina instável podem apresentar função ventricular regional normal. Além disso, a presença de infarto do miocárdio prévio e outras causas não isquêmicas pode alterar a contratilidade segmentar, como miocardite focal, bloqueio de ramo esquerdo, cardiopatia chagásica e síndrome de *Wolf-Parkinson-White*. Essas condições podem causar alterações de contratilidade idênticas àquelas da coronariopatia aguda.[58,59]

Apesar desses eventuais fatores de equívoco, o ecocardiograma de repouso pode ser um importante instrumento quando as informações obtidas com a avaliação clínica, o ECG e os marcadores de necrose miocárdica forem inconclusivos para o diagnóstico. Nos casos com dor torácica e ECG sem supradesnivelamento do segmento ST, a alteração contrátil segmentar é um preditor significativo e independente de eventos cardiovasculares, como infarto do miocárdio, óbito ou revascularização miocárdica.[58,59]

É possível utilizar também a ecocardiografia contrastada baseada na administração intravenosa de contraste ecocardiográfico com microbolhas que possibilitam melhor definição dos bordos endocárdios e permitem uma avaliação concomitante da contração e perfusão miocárdicas com alto grau de resolução espacial e temporal.[60]

Pesquisas recentes demonstraram segurança e excelente acurácia no diagnóstico das síndromes coronárias agudas com essa técnica. Esse fato fez com que a *American Society of Echocardiography* recomendasse sua utilização quando pelo menos dois segmentos miocárdicos não são visibilizados ou o são inadequadamente.[61]

O *Optimize Trial*, estudo multicêntrico duplo-cego, demonstrou que, em repouso, os segmentos adequadamente visibilizados sem e com contraste foram, respectivamente, da ordem de 72 e 95%; sob estresse, essa diferença incrementou para 67 e 96%, respectivamente.[62] Outro aspecto relevante na utilização da ecocardiografia com contraste intravenoso é a possibilidade de avaliação da perfusão miocárdica.

É importante compreender que a recanalização da artéria relacionada ao infarto com fluxo TIMI III não é sinônimo de perfusão microvascular. O fenômeno de *no reflow* (não restabelecimento do fluxo tecidual) é demonstrado pela ecocardiografia com contraste como áreas de miocárdio sem contraste mesmo após abertura da artéria relacionada ao infarto. Esse fenômeno indica lesão miocárdica irreversível e relaciona-se à disfunção e ao remodelamento ventriculares. A demonstração de perfusão miocárdica prejudicada nas primeiras 48 horas pós-infarto agudo do miocárdio é preditora de remodelamento ventricular esquerdo.[63-68]

Os pacientes de risco baixo ou intermediário para coronariopatia, com dor torácica atípica e sem alterações eletrocardiográficas ou elevação dos marcadores de necrose miocárdica (duas amostras com intervalo de seis horas), podem ser submetidos ao ecocardiograma sob estresse físico ou farmacológico após o controle dos sintomas ainda na sala de emergência, com o intuito de descartar doença coronariana e evitar internações desnecessárias.[60]

Para o grupo com risco intermediário e resposta satisfatória ao tratamento clínico, estáveis por pelo menos 72 horas, a estratificação não invasiva com ecocardiograma sob estresse pode ser indicada principalmente quando existe alguma limitação para o estudo angiográfico.[69-71]

A ecocardiografia sob estresse é segura e útil na estratificação de risco não invasiva da síndrome coronária aguda, uma vez que apresenta alto valor preditivo negativo. Sua utilização em associação com o uso de contraste e novas tecnologias como o *strain, strain rate* e imagem tridimensional tem proporcionado um aumento da sensibilidade sem perda da especificidade do método, além de serem isentos de material radioativo ou toxicidade renal.[72-73]

Nos pacientes com diagnóstico de infarto agudo do miocárdio, as imagens ecocardiográficas caracterizam-se pela presença marcante de anormalidades contráteis segmentares (hipocinesia, acinesia, discinesia).

O ecocardiograma se torna ainda mais relevante nos casos de infarto agudo do miocárdio complicados com insuficiência cardíaca ou choque. Tal situação pode revelar imediatamente grande área de comprometimento ventricular, aneurisma do ventrículo esquerdo, infarto do ventrículo direito ou complicações mecânicas agudas que exigem diagnóstico precoce e tratamento imediato, como pseudoaneurismas, comunicação interventricular por ruptura do septo interventricular, insuficiência mitral aguda por disfunção ou ruptura de músculo papilar e tamponamento cardíaco por ruptura da parede livre do ventrículo esquerdo (Figura 15.4).[59]

Finalmente, a ecocardiografia é capaz de apontar indicadores de pior prognóstico no infarto agudo do miocárdio, como disfunção ventricular esquerda importante (sistólica e diastólica), presença de déficit contrátil à distância (em território distinto daquele irrigado pela artéria cuja oclusão provocou o infarto), insuficiência mitral e remodelamento ventricular desfavorável (dilatação ventricular significativa).[59,60]

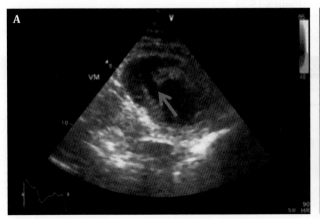 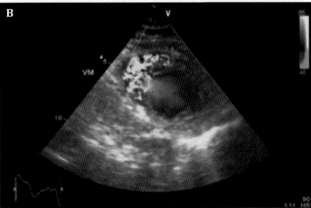

■ **Figura 15.4** Incidência paraesternal de eixo curto registrada num paciente com infarto agudo do miocárdio inferior e inferosseptal. Em (**A**), observe o nítido defeito do septo interventricular (seta) e o sinal de fluxo colorido atravessando o septo ventricular (**B**) do ventrículo esquerdo em direção ao ventrículo direito.

SÍNDROMES AÓRTICAS AGUDAS

As síndromes aórticas agudas apresentam elevado potencial letal e caracterizam-se pela possibilidade de característica migratória e presença de dor torácica intensa, súbita e sensação de "rasgo" ou "corte". São representadas pela dissecção aórtica clássica e suas variantes: o hematoma intramural e a úlcera aterosclerótica penetrante[74-76] (Figura 15.5).

O ecocardiograma possui a vantagem de ser realizado à beira do leito em pacientes instáveis, apresentar elevada acurácia e ser rapidamente obtido de forma não invasiva e com menor custo que outros métodos diagnósticos (tomografia computadorizada e aortografia contrastada). Ele também pode monitorar o tratamento intervencionista no centro cirúrgico ou na sala de hemodinâmica.[77]

A dissecção aórtica ocorre quando há uma ruptura da camada íntima do vaso que permite ao sangue penetrar na parede da aorta, dissecá-la longitudinalmente entre as camadas íntima e média e formar falsa luz. Essas lacerações podem ocorrer em qualquer região da aorta. Contudo, acontecem com maior frequência em áreas de estresse hemodinâmico: na aorta ascendente próximo à junção sinotubular e na aorta descendente, logo após a origem da artéria subclávia esquerda.[77]

O hematoma intramural se origina de um rompimento da *vasa vasorum* da parede aórtica. Constitui-se em uma hemorragia parietal laminar da camada média e é encontrado mais frequentemente no arco aórtico e na aorta descendente.

Quando visibilizado pelo ETE, o hematoma intramural aparece como um espessamento crescente da parede, liso e homogêneo, tipicamente com mais de 7 mm de espessura e, por definição, sem fluxo ativo no local, uma vez que não apresenta orifício de entrada (não há rotura da camada íntima).[10,75]

Por fim, a úlcera aterosclerótica penetrante caracteriza-se por uma placa aterosclerótica que se ulcera, penetra profundamente até a camada média da aorta, pode provocar dissecção aórtica, hematoma intramural aórtico ou atingir a adventícia, além de causar rotura ou formação de pseudoaneurismas. Habitualmente se apresenta como uma formação escavada com limites abruptos e comumente está associada a extenso ateroma aórtico.[10,74,75]

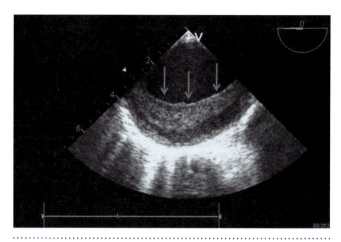

Figura 15.6 Imagem transesofágica da aorta torácica descendente em eixo curto obtida num paciente com hematoma intramural que apresentou dor torácica aguda. As setas vermelhas mostram a camada íntima que foi separada das camadas média e adventícia com o hematoma dentro do espaço íntima/média. Observe que não há evidência de comunicação entre a luz e a camada íntima.

O estudo ecocardiográfico da dissecção aórtica clássica caracteriza-se pela presença do *flap* médio-intimal que representa a delaminação da parede da aorta e cria a luz verdadeira e a luz falsa.

Para evitar diagnósticos falso-positivos, em razão da possibilidade de alguns artefatos de imagem serem confundidos com um *flap* dissecante, deve-se observar o *flap* em mais de um plano de imagem, que tipicamente se apresenta com aspecto fino, linear, com movimentação independente das paredes aórticas e separação da luz em dois canais.

Além disso, é importante também documentar o fluxo em duas luzes separadas. Outras informações relevantes disponibilizadas pelo ETE incluem: a extensão, sentido e o tipo anatômico da dissecção, a localização dos orifícios de entrada e comunicantes distais, o envolvimento dos ramos aórticos, a presença de hemopericárdio (decorrente de transudação da *vasa vasorum* ou rotura parietal) e a insuficiência valvar aórtica, que muitas vezes é grave[10,78,79] (Figura 15.7).

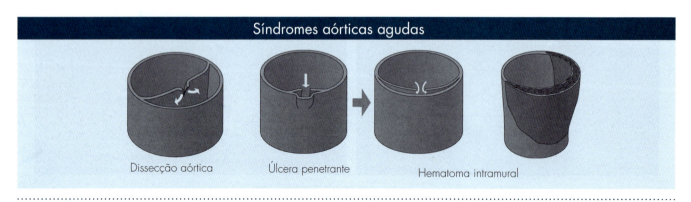

Figura 15.5 Representação esquemática das diferentes formas de apresentação das síndromes aórticas agudas.[80]
Adaptada de Nienaber & Powel. Eur Heart J. 2012;33(1):26-35.

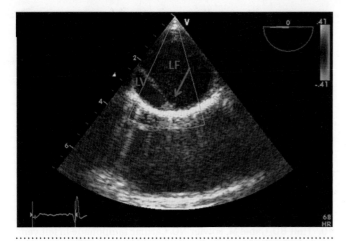

Figura 15.7 Ecocardiograma transesofágico em incidência de eixo curto da aorta descendente registrado num paciente com dissecção aórtica. Observe a geometria circular da aorta relativamente preservada e o *flap* dissecante que a divide numa Luz Verdadeira (LV) e numa luz falsa (LF) substancialmente maior. Observe também neste caso, com auxílio do Doppler com fluxo colorido, que existe orifício de saída comunicando a luz verdadeira com a luz falsa.

A dissecção aórtica clássica e suas formas variantes frequentemente evoluem para ruptura aórtica durante a fase aguda, especialmente quando acometem a aorta ascendente. Tais condições exibem extrema gravidade, com alto índice de mortalidade, e exigem uma avaliação rápida e acurada nos pacientes com forte suspeição clínica.[68]

O ETT é uma alternativa capaz de identificar anormalidades que envolvem a aorta ascendente, como a dilatação da aorta proximal, a fenda intimal e a falsa luz, além de complicações, como insuficiência aórtica, derrame pericárdico, pseudoaneurisma e ruptura. Contudo, apresenta baixa sensibilidade para o diagnóstico da dissecção da aorta descendente.[11]

A ETE multiplanar (ecocardiograma transesofágico, já citado anteriormente) exibe alta acurácia diagnóstica, com índices de sensibilidade e especificidade superiores a 90-95%, e inclui a avaliação da aorta descendente.[77,81] Assim, a abordagem ecocardiográfica nesses casos deve ser feita, preferencialmente, com base no estudo transesofágico.

TRAUMA TORÁCICO

O traumatismo torácico pode gerar injúrias cardiovasculares fatais. É classificado como penetrante ou contuso (contusão direta, lesão por desaceleração, lesão compressiva).[82]

Formalmente, pacientes com trauma penetrante que se apresentam claramente em choque não são candidatos a investigação por métodos de imagem e devem receber abordagem cirúrgica exploratória imediata. Naqueles sem evidência de choque, o ecocardiograma poderá ser utilizado para pesquisar possível acúmulo de fluido pericárdico com tamponamento cardíaco em evolução.[83]

A contusão cardíaca representa um universo de situações clínicas que variam desde simples queixas de dor, até casos de choque cardiogênico refratário. Essas situações devem ser investigadas quando houver evidência de dano cardíaco: alterações do ECG, arritmias, alterações da radiografia de tórax, elevação de marcadores de necrose miocárdica e sinais de baixo débito cardíaco.[84]

O ecocardiograma poderá revelar alterações segmentares da contratilidade e disfunção ventricular que afetam principalmente o ventrículo direito em razão de sua localização anterior. Em casos mais graves, lacerações valvares (principalmente da valva tricúspide), derrame pericárdico com tamponamento, lesões em artérias coronárias, rupturas septais, ruptura de parede livre e injúria de grandes vasos.[85]

REFERÊNCIAS BIBLIOGRÁFICAS

1. Campos Filho O, Zielinsky P, Ortiz J, et al. Diretriz para indicação e utilização do ecocardiograma na prática clínica. Arq Bras Cardiol. 2004;82:11-34.
2. Poelaert J, Schmidt C, Colardyn F. Transesophageal echocardiography in the critically ill. Anaesthesia. 1998;53:55-68.
3. Hwang JJ, Shyu KG, Chen JJ, et al. Usefuness of transesophageal echocardiography in the treatment of critically ill patients. Chest. 1993;104:861-6.
4. Cook CH, Praba AC, Berry PR, et al. Transthoracic echocardiography is not costeffective in critically ill surgical patients. J Trauma. 2002;52:280-4.
5. Stamos TD, Soble JS. The use of echocardiography in the critical care setting. Crit Care Clin. 2001; 17:253-70.
6. Joseph MX, Disney PJS, Da Costa R, et al. Transthoracic echocardiography to identify or exclude cardiac cause of shock. Chest. 2004;126:1592-7.
7. Rivers E, Nguyen B, Havstad S, et al. Early goal-directed therapy in the treatment of sever sepsis and septic shock. N Engl J Med. 2001;345:1368-77.
8. Foster E, Schiller NB. Introduction to transesophageal echocardiography (TEE) with a historical perspective. Cardiol Clin. 2000;18:675-9.
9. Townend JN, Hutton P, Guyen B. Transesophageal echocardiography in anaesthesia and intensive care. Br J Anaesth. 1996;77:137-9.
10. Fiegenbaum H. Echocardiography. Philadelphia: Lea e Febinger, 2005.
11. Otto CM. The practice of Clinical Echocardiography, 2nd ed. Philadelphia: WB Saunders, 1977; 2002.
12. Richartz BM, et al. Comparison of left ventricular systolic and diastolic function in patients with idiopathic dilated cardiomyopathy and mild heart failure versus those with severe heart failure. Am J Cardiol. 2002;90:390-4.
13. Rhodes A, Cusack RJ, Newman PJ, et al. A randomized, controlled trial of the pulmonary artery catheter in critically ill patients. Intensive Care Med. 2002;28:256-64.
14. Sandham JD, Hull RD, Brant RF, et al. Canadian Critical Care Clinical Trials Group. A randomized, controlled trial of the use of pulmonary-artery catheters in high-risk surgical patients. N Engl J Med. 2003;348:5-14.
15. Richard C, Warszawski J, Anguel N, et al. French Pulmonary Artery Catheter Study Group. Early use of the pulmonary artery catheter and outcomes in patients with shock an acute respiratory distress syndrome: a randomized controlled trial. JAMA. 2003;290:2713-20.

16. Dabaghi SF, Rokey R, Rivera JM, et al. Comparison of echocardiography assessment of cardiac hemodynamics in the intensive care unit with right-sided cardiac catheterization. Am J Cardiol. 1995;76:392-5.

17. Oh JK. Echocardiography as a Noninvasive Swan-Ganz Catheter. Circulation. 2005;111:3192-4.

18. II Diretriz Brasileira de Insuficiência Cardíaca Aguda. Arq Bras Cardiol. 2009;93(3 supl.3):1-65.

19. Marsh JD, Green LH, Wynne J, Cohn PF, Grossman W. Left ventricular end-systolic pressure-dimension and stress-length relations in normal human subjects. Am J Cardiol. 1979;44:1311.

20. Borow KM, Neumann A, Wynne J. Sensitivity of End-systolic Pressure-Dimension and Pressure-Volume Relations to the Inotropic State in Humans. Circulation. 1982;65:988-97.

21. Schiller NB, Shah PM, Crawford M et al. Recommendations for quantitation of the left ventricle by two-dimensional echocardiography Committee on Standards, Subcommittee on Quantitation of Two-Dimensional Echocardiograms. J Am Soc Echocardiogr. 1989;2:358-67.

22. Sahn DJ, DeMaria A, Kisslo J, Weyman A. Recommendations regarding quantitation in M-mode echocardiography: results of a survey of echocardiographic measurements. Circulation. 1978;58:1072-83.

23. Ommen SR, Nishimura RA, Appleton C, et al. Clinical utility of Doppler echocardiography and tissue Doppler imaging in the estimation of left ventricular filling pressures. A comparative simultaneous Doppler-catheterization study. Circulation. 2000;102:1788-94.

24. Heidenreich PA, Staninback RF, Redberg RF, et al. Transesophageal echocardiography predicts mortality in critically ill patients with unexplained hypotension. J Am Coll Cardiol. 1995;26:152-8.

25. Kaul S, Stratienko AA, Pollock SG, et al. Value of two-dimensional echocardiography for determining the basis of hemodynamic compromise in critically ill patients: a prospective study. J Am Soc Echocardiogr. 1994;7:598-6060.

26. Barbier C, Loubiers Y, Schmit C, Hayon J, Ricome JL, Jardim F, Vieillard-Baron A. Respiratory changes in inferior vena cava diameter are helpful in predicting fluid responsiveness in ventilated septic patients. Intensive Care Med. 2004;30:1740-6.

27. Feissel M, Michard F, Faller JP, Teboul JL. The respiratory variation in inferior vena cava diameter as a guide to fluid therapy. Intensive Care Med. 2004;30:1834-7.

28. Feissel M, Michard F, Mangin I, Ruyer O, Faller JP, Teboul Jl. Respiratory changes in aortic blood velocity as an indicator on fluid responsiveness in ventilated patients with septic shock. Chest. 2001;119:867-73.

29. Lamia B, Ochagavia A, Monnet X, et al. Echocardiographic prediction of volume responsiveness in critically ill patients with spontaneously breathing activity. Intensive Car Med. 2007;DOI 10.1007/s00134-007-0646-7.

30. Vieillard-Baron A, Chergui K, Rabiller A, et al. Superior vena cava collapsibility as a gauge of volume status in ventilated septic patients. Intensive Care Med. 2004;30(9):1734-9.

31. Little WC, Freeman GL. Pericardial disease. Circulation. 2006;113:1622-32.

32. Wann S, Passen E. Echocardiography in pericardial disease. J Am SocEchocardiogr. 2008;21(1):7-13.

33. Burstow DJ, Oh JK, Bailey KR, et al. Cardiac tamponade: characteristic Dopller observations. Mayo Clinic Proc. 1989;64:312-24.

34. Karia DH, Xing YQ, Kuvin JT, et al. Recent role on imaging in the diagnosis of pericardial disease. Curr Cardiol Rep. 2002;4:33-40.

35. Parameswaran R, Goldberg H. Echocardiography quantification of pericardial effusion. Chest. 1983; 83:767-70.

36. Leimgruber PP, Klopfenstein HS, Wann LS, et al. The hemodynamic derangement associated with right ventricular diastolic collapse in cardiac tamponade: An experimental echocardiographic study. Circulation. 1983;68:612-20.

37. Gillam LD, Guyer DE, Gibson TC, et al. Hydrodynamic compression of the right atrium: A new echocardiographic sign of cardiac tamponade. Circulation. 1983;68:294-301.

38. Armstrong WF, Schilt BF, Helper DJ, et al. Diastolic collapse of the right ventricle with cardiac tamponade: an echocardiographic study. Circulation. 1982;65:1491-6.

39. Leeman DE, Levine MJ, Come PC. Doppler echocardiography in cardiac tamponade: exaggerated respiratory variation in transvalvular blood flow velocity integrals. J Am Coll Cardiol. 1988;11-572-8.

40. Hoit BD, Gabel M, Fowler NO. Cardiac tamponade in left ventricular dysfunction. Circulation. 1990;82:1370-6.

41. Leibowitz D. Role of echocardiography in the diagnosis and treatment of acute pulmonary thromboembolism. J Am Soc Echo. 2001;14:921-6.

42. Douketis JD, Crowther MA, Stanton EB, et al. Elevated cardiac troponin levels in patients with submassive pulmonary embolism. Arch Intern Med. 2002;162:79-81.

43. McConnel MV, Solomon SD, Rayan ME, et al. Regional RV dysfunction detected by echocardiography in acute pulmonary embolism. Am J Cardiol. 1996;78:469-73.

44. Goldhaber SZ. Thrombolysis for pulmonary embolism. N Engl J Med. 2002;347:1131-2.

45. Ten Wolde M, Tulevski II, Mulder JW, et al. Brain natriuretic peptide as a predictor of adverse outcome in patients with pulmonary embolism. Circulation. 2003;107:2082-4.

46. Iung B, Baron G, Butchart EG, et al. A prospective survey of patients with valvular heart disease in Europe: The Euro Heart Survey on Valvular Heart Disease. Eur Heart J. 2003;24:1231-43.

47. Bonow RO, Carabello BA, Kanu C, et al. ACC/AHA 2006 guidelines for the management of patients with valvular heart disease: a report of the American College of Cardiology/ American Heart Association Task Force on Practice Guidelines (writing committee to revise the 1998 Guidelines for the Management of Patients With Valvular Heart Disease): developed in collaboration with the Society of Cardiovascular Angiography and Interventions and the Society of Thoracic Surgeons. Circulation. 2006;14:e84-e231.

48. Carabello BA. Mitral regurgitation: basic pathophysiologic principles, part 1. Mod Concepts Cardiovasc Dis. 1988;57:53-8.

49. Vahanian A, Barumgartener H, Bax J, et al. Task Force on the Management of Valvular Hearth Disease of the European Society of cardiology; ESC Committee for Practice Guidelines on the management of valvular heart disease: the Task Force on the Management of Valvular Disease of the European Society of Cardiology. Eur Heart J. 2007;28:230-68.

50. Grigioni F, Enriquez-Sarano M, Zehr KJ, et al. Ischemic mitral regurgitation: long-term outcome and prognostic implications with quantitative Doppler assessment. Circulation. 2001;103:1759-64.

51. Thuny F, Avierinos JF, Tribouilloy C, et al. Impact of cerebrovascular complications on mortality and neurologic outcome during infective endocarditis: a prospective multicentre study. Eur Heart J. 2007;28:1155-61.

52. Wilson WR, Geraci JE. Cardiac valve replacement in patients with active infective endocarditis. Herz. 1983;8:332-43.

53. Ambrose J, Greenberg B. Acute Presentations of Valvular Heart Disease. In: Brown DL. Cardiac Intensive Care. Philadelphia, Pa: Saunders, 1998.

54. Marijon E, Ou P, Celermajer DS, et al. Prevalence of rheumatic heart disease detected by echocardiographic screening. N Engl J Med. 2007;357:470-6.

55. Hammermeister KE, Sethi GK, Henderson WG, et al. A comparison of outcomes in men 11 years heart-valve replacement with a mechanical valve or bioprosthesis. Veterans Affairs Cooperative Study on Valvular Heart Disease. N Engl J Med. 1993;328:1289-96.

56. Daniel WG, Mugge A, Grote J, et al. Comparison of transthoracic and transesophageal echocardiography for detection of abnormalities os prosthetic valves in the mitral and aortic positions. Am J Cardiol. 1993;71:210-5.

57. Blatchford O, Capewell S. Emergency medical admission in Glasgow: general practices vary despite adjustments for age, sex and deprivation. Br J Gen Pract. 1999;49:551-4.

58. Kaul S, Senior R, Firschke C, et al. Increment value of cardiac imaging in patients presenting to the emergency department with chest pain and without ST-segment elevation: a multicenter study. Am Heart J. 2004;148:129-36.

59. Ornato JP. Chest pain emergency centers: improving acute myocardial infarction care. Clin Cardiol. 1999;22:IV3-9.

60. Braunwald E, Antman EM, Beasly JW, et al. ACC/AHA guidelines for unstable angina and non-ST-segment elevation myocardial infarction. J Am Coll Cardiol. 2000;36:970-1062.

61. Mulvagh SL, Rakowski H, Vannan MA, Abdelmoneim SS, Becher H, Bierig SM, et al. American Society of Echocardiography Consensus Statement on the Clinical Applications of Ultrasonic Contrast Agents in Echocardiography. J Am Soc Echocardiogr. 2008;21:1179-201.

62. Plana JC, Mikati IA, Dokainish H, Lakkis N, AbukhalilJ, Davis R, et al. A Randomized Cross-Over Study for Evaluation of the Effect of Image Optimization With Contrast on the Diagnostic Accuracy of Dobutamine Echocardiography in Coronary Artery Disease: The OPTIMIZE Trial. J Am Coll Cardiol. 2008;1:145-52.

63. Moraes A, Morcerf F, Nogueira AC, Castier M, Salek F, Pereira W, Dohmann H. Myocardial contrast echocardiography for the detection of coronary artery disease. J Am Coll Cardiol. 1998;31(supp A):400A.

64. Morcerf F, Castier M, Salek F, Dohmann HFJ, Moraes A. Myocardial contrast imaging with decafluorobutane microbubbles: an attempt to develop a suitable protocol for clinical application. Circulation. 1997;96 (suppl I):I- 457.

65. Porter TR, Xie F, Kricsfeld A, Deligonul U, Kilzer K, Kricsfeld D. Myocardial perfusion abnormalities during low-dose dobutamine after coronary reperfusion can be demonstrated with intravenous perfluorocarbon-exposed sonicated dextrose albumin ultrasound contrast. Am Heart J. 1996;131:1079-87.

66. Villanueva F, Glasheen WP, Sklenar J, Kaul S. Assessment of risk area coronary occlusion and infarct size after reperfusion with myocardial contrast echocardiography using left and right atrial injections of contrast. Circulation. 1993;88:596-604.

67. Grayburn PA, Erikson JM, Velasco CE. Assessment of myocardial risk area and infarct size by peripheral intravenous injection of a new phase shift echo contrast agent. Circulation. 1994;90:I-555.

68. Caldas MA, Tsutsui JM, Kowatsch I, Andrade JL, Nicolau JC, Ramires JF, et al. Value of muocardial contrast echocardiography for predicting left ventricular remodeling and segmental functional recovery after anterior wall acute myocardial infarction. J Am Soc Echocardiogr. 2004;17:1662-32

69. Stiges M, Paré C, Azqueta M, et al. Feasibility and prognostic value of bobutamine-atropine stress echocardiography early in unstable angina. Eur Heart J. 2000;21:1063-71.

70. Filardi PP, Pace L, Prastaro M, et al. Dobutamine echocardiography predicts improvement of hypoperfused dysfunctional myocardium after revascularization in patients with coronary artery disease. Circulation. 1995;91:2556-63.

71. Porter TR, Li S, Kricsfeld D, et al. Detection of myocardial perfusion in multiple echocardiography windows with one intravenous injection of microbubbles using transient response second harmonic imaging. J Am Coll Cardiol. 1997;29:791-7.

72. Mulvagh SL, DeMaria AN, Feinstein SB, et al. Contrast echocardiography: current and future applications. J Am Soc Echocardiogr. 2000;13:331-42.

73. Tsutsui JM, Xie F, O'Leary EL, Anderson JR, McGrainAC, Porter TR. Diagnostic accuracy and prognostic value of dobutamine stress myocardial contrast echocardiographyin patients with suspected acute coronary syndromes. Echocardiography. 2005;22:487-95.

74. Harris JA, Kostaki GB, Glover JL et al. Penetrating atherosclerotic ulcers of the aorta. J Vasc Surg. 1994;19:90-9.

75. Nenaber CA, Yshert K, Petersen B, et al. Intramural hemorrhage of the thoracic aorta: diagnostic and therapeutic implications. Circulation. 1995;92:1465-72.

76. Coady Ma, Rizzo JA, Elefteriades JA. Variantes patológicas da dissecção aórtica. Clin Cardiol Am Norte. 1999;17:851-77.

77. Dinsmore RE, Willerson JT, Buckley MJ. Dissecting aneurysm of the aorta: aortographic features affecting prognosis. Radiology. 1972;105:567-72.

78. Khandheria BK, Tajik AJ, Taylor CL, et al. Aortic dissection: review of value and limitations of two-dimensional echocardiography in a six-year experience. J Am Soc Echocardiogr. 1989;2:17-24.

79. Carvalho ACC, Almeida DR, Campos Filho O, et al. Estudo comparativo do ecocardiograma transtorácico: tomografia computadorizada e aortografia no diagnóstico de dissecção aórtica. Arq Bras Cardiol. 1994;63:179-84.

80. Nienaber CA, Powel JT. Management of acute aortic syndromes. Eur Heart J. 2012;33(1)26-35.

81. More AG, Eagle KA, Bruckman D, et al. Choice of computed tomography, transesophageal echocardiography magnetic resonance imaging and aortography in acute aortic dissection: International Registry of Acute Aortic Dissection (IRAD). Am J Cardiol. 2002;89:1235-8.

82. Chan D. Echocardiography in thoracic trauma. Emerg Med Clin North Am. 1998;16(1):191-207.

83. Burack JH, Kandil E, Sawas A, et al. Triage and outcome os patientswith mediastinal penetrating trauma. Am Thoracic Surg. 2007;83(2):377-82.

84. Pretre R, Chilcott M. Blunt trauma to the heart and great vessels. N Engl J Med. 1997;336(9):626-32.

85. Navid F, Gleason TG. Great vessel and cardiac trauma: diagnostic and management strategics. Semin Thoracic Cardiovasc Surg. 2008;20(1):31-8.

16
capítulo

**Amanda Fernandes de Barros • José Maria Morgado Neto • Paola Emanuela Poggio Smanio •
Luiz Eduardo Mastrocolla**

O Papel do Teste Ergométrico e Cintilografia Miocárdica na Sala de Emergência

Neste capítulo será abordada a importância do teste ergométrico (TE) e da cintilografia miocárdica (CM) na estratificação diagnóstica e prognóstica de pacientes que chegam à sala de emergência com queixa de dor torácica, após terem sido afastadas a síndrome coronariana aguda (SCA) e a angina instável de alto risco.

INTRODUÇÃO

Diariamente, milhares de pacientes com dor torácica ou outros sintomas sugestivos de síndrome coronariana aguda são avaliados em salas de emergência por todo o mundo. No Brasil, em 2005 ocorreram 196.474 internações e 84.945 óbitos registrados no Sistema de Informação de Mortalidade por SCA.[1]

Em contrapartida, dados americanos apontam que menos de 20% dos pacientes hospitalizados com suspeita de SCA apresentam infarto agudo do miocárdio (IAM). Além disso, a falha diagnóstica é a responsável pelo maior número de processos contra médicos que atuam na sala de emergência,[2] onde em torno de 2% dos pacientes com doença coronária são erroneamente liberados para casa.[3,4]

A estratificação de risco em pacientes com dor torácica tem como objetivo a identificação de subgrupos com risco de desenvolverem eventos cardíacos sérios (IAM, necessidade de revascularização do miocárdio ou morte).

A história clínica, o exame físico, o eletrocardiograma (ECG) e os marcadores de necrose miocárdica estão integrados dentro da estimativa de risco de morte e evento cardíaco não fatal. Uma vez delimitada a categoria de risco clínico, o passo seguinte é determinar a estratégia a ser seguida.

Os pacientes de baixo risco podem ser encaminhados para realização de exames não invasivos e, diante de uma prova de estresse não compatível com isquemia, podem ser liberados para casa, diminuindo os custos com internações hospitalares e o desconforto do paciente.[5]

TESTE ERGOMÉTRICO

Nos últimos anos, o teste ergométrico tornou-se um dos exames de melhor relação custo-efetividade na prática cardiológica, graças ao seu papel no diagnóstico, na estratificação de risco e prognóstico, especialmente na doença arterial coronária.

Durante a década de 1970, surgiram os primeiros trabalhos onde o teste ergométrico foi utilizado para estratificação prognóstica após evento coronariano agudo. Em 1971, Atterohog *et al.* demonstraram a segurança e a implicação prognóstica do teste ergométrico realizado em indivíduos selecionados na sala de emergência.[6]

Butman *et al.*, em 1985, realizaram o teste ergométrico em pacientes com angina instável, em que o diagnóstico de IAM já havia sido afastado e não houve novos episódios de dor nos três dias subsequentes. Nesse trabalho, 48% dos pacientes apresentaram teste ergométrico isquêmico e, dentre eles, 87% desenvolveram angina grau III/IV (CCS), IAM, necessidade de revascularização miocárdica (RM) ou morte no período de um ano.[7]

Também na década de 1980, nos Estados Unidos, começaram a surgir as unidades de dor torácica, que chegaram ao Brasil em 1995, inicialmente no Hospital Pró-Cardíaco. O conceito dessas unidades pressupõe a estratificação de risco de pacientes com dor torácica e o pronto manejo para aqueles com SCA.

Os pacientes com angina instável de baixo risco podem permanecer na unidade de dor torácica ou, eventualmente, ser liberados para casa após a realização de uma prova de estresse que não mostre sinais de isquemia miocárdica.[5]

A diretriz americana[8] de angina instável de 1994 recomendava que o teste ergométrico pudesse ser realizado em pacientes com angina instável num prazo mínimo de 48 horas caso permanecessem livres de dor e sem qualquer sinal de insuficiência cardíaca. No entanto, diversos estudos têm

263

demonstrado que é possível estratificar o risco desses pacientes mais precocemente, com 6 a 12 horas da admissão, e até mesmo imediatamente.

Lewis *et al.* submeteram 93 pacientes ao TE precoce (menos de uma hora) e sintoma-limitante, obtendo 81 testes negativos ou inconclusivos, permitindo que 61 pacientes recebessem alta precoce, dos quais um apresentou IAM no seguimento de 13 meses. Dos 12 pacientes com teste positivo, seis apresentavam doença arterial coronariana significativa.[9]

Um dos maiores estudos, publicado por Gibler *et al.*, analisou 1.010 pacientes com quadro compatível com SCA. Foram submetidos ao TE limitado por sintomas após 9 horas de observação. O TE mostrou-se de alta especificidade (99,4%), baixa sensibilidade (28,6%), com alto valor preditivo negativo (98,7%) e baixo a moderado valor preditivo positivo (44%).[10]

Mais estudos se seguiram demonstrando a segurança e a fácil aplicabilidade do teste ergométrico, coadjuvante no processo de "aceleração diagnóstica". Atualmente, as diretrizes americanas e brasileiras concordam que o paciente classificado como baixo risco, uma vez excluído o diagnóstico de IAM, pode ser submetido ao teste ergométrico após monitorização mínima de seis horas, estável clinicamente, com ECG e marcadores de necrose miocárdica seriados normais.[4,11]

A Tabela 16.1 mostra as contraindicações à realização do TE na sala de emergência, segundo as III Diretrizes da Sociedade Brasileira de Cardiologia[12] (SBC) sobre TE:

Tabela 16.1 Contraindicações à realização do TE na sala de emergência.

- Alterações do segmento ST no ECG de repouso, novas ou em evolução
- Marcadores séricos de necrose miocárdica acima dos valores normais
- Incapacidade ou limitação para o paciente se exercitar
- Piora ou persistência dos sintomas de dor torácica sugestiva de isquemia até a realização do TE
- Perfil clínico de alta probabilidade para realização de coronariografia
- Arritmia complexa
- Sinais de disfunção ventricular esquerda

Fonte: III Diretrizes da SBC sobre TE, 2010.

Identificação do paciente de baixo risco

O paciente, antes de ser submetido ao teste ergométrico, deve ser estratificado e identificado como baixo risco cardiovascular. Para isso, devem ser consideradas a presença de fatores de risco, assim como as características da dor torácica, ECG de repouso e marcadores de necrose miocárdica na admissão.

O ECG de repouso normal na admissão foi associado com taxas de complicações cardíacas de 0,6% contra 14% com ECG anormal.[13] Assim como o ECG de repouso, as características da dor torácica e os antecedentes cardiovasculares identificaram indivíduos com menos de 5% de chance de desenvolverem IAM intra-hospitalar.[14]

O paciente com baixo risco cardiovascular deve ser observado clinicamente e monitorizado por pelo menos seis horas. Durante esse período, devem ser realizados ao menos duas dosagens de marcadores enzimáticos e dois eletrocardiogramas seriados.[15-19]

Caso permaneça sem novos episódios de dor e não ocorra nenhuma alteração eletrocardiográfica ou laboratorial, o paciente poderá seguramente ser encaminhado para a prova de esforço (Tabela 16.2).

Tabela 16.2 Pré-requisitos para realização do teste ergométrico na sala de emergência.

- Duas amostras normais de marcadores de necrose miocárdica (troponina I) em 6 e 12 horas após o início dos sintomas
- Ausência de modificações do traçado do ECG de repouso na admissão e imediatamente anterior ao teste
- Ausências de sintomas no intervalo entre a coleta e o resultado da segunda amostra de marcadores
- Ausência de dor torácica sugestiva de isquemia no momento do início do esforço
- Completa estabilidade hemodinâmica

Fonte: III Diretrizes da SBC sobre TE, 2010.

O modelo diagnóstico preconizado por Braunwald *et al.*[19] tem sido utilizado na última década para estabelecer a probabilidade de SCA em pacientes que não apresentam supradesnivelamento do segmento ST no ECG de admissão. Esse modelo estratifica os pacientes em baixo, médio e alto risco de doença coronária angiográfica (DAC), utilizando dados clínicos, eletrocardiográficos e demográficos, conforme a Tabela 16.3.

Realização do teste ergométrico

O teste de esforço deve ser sintoma limitante e a escolha do protocolo dependerá da avaliação médica sobre a capacidade funcional individual para realizar a prova. Os protocolos utilizados nessa fase devem ser atenuados, tendo sido preconizados os de Bruce e Bruce modificado,[20] adaptados às condições biomecânicas do paciente.

Após o esforço, o paciente ainda deverá ser submetido por um período mínimo de seis minutos de recuperação, em que também serão avaliados alterações eletrocardiográficas, presença de arritmias, comportamento da pressão arterial e frequência cardíaca.

A prova funcional consiste em três resultados:

1. **Compatível com isquemia miocárdica**, por alterações eletrocardiográficas isquêmicas; dor anginosa típica reproduzida no esforço;
2. **Não compatível com isquemia miocárdica**, por teste de esforço normal com pelo menos cinco METS alcançados;
3. **Inconclusivo**, quando não se alcança 85% da frequência máxima predita (mesmo na vigência de betabloqueadores); persistência de bloqueio de ramo esquerdo previamente existente; síndrome

Tabela 16.3 Estratificação de risco cardiovascular em pacientes com angina instável.[19]

Alto risco	Médio risco	Baixo risco
Angina prolongada (> 20 min.) em repouso	Angina com alívio após nitrato	Aumento da intensidade ou da duração de angina prévia
Edema pulmonar	Angina noturna	Angina provocada por limiar mais baixo
Piora ou surgimento de sopro de regurgitação mitral, B3 ou hipotensão	Angina classe III; IV nas duas últimas semanas	Angina de recente começo (2 semanas a 2 meses)
Infradesnivelamento de ST (associado ou não à angina)	Alterações dinâmicas da onda T Infradesnível do ST < 0,5 mm Ondas Q patológicas	ECG normal ou inalterado
Troponinas T ou I elevadas	Idade > 65 anos	

Adaptada de Braunwald, 1994.

de Wolff-Parkinson-White nos traçados de controles, com sua persistência no esforço e recuperação; traçados eletrocardiográficos com qualidade técnica insatisfatória.[12]

Na Tabela 16.4, seguem os critérios de positividade do teste ergométrico segundo as III Diretrizes da Sociedade Brasileira sobre teste ergométrico.

Avaliação dos resultados

O número de resultados positivos depende do perfil de pacientes atendidos em sala de emergência. Esse número tende a ser pequeno, já que somente pacientes de baixo risco cardiovascular são incluídos, o que acarreta um baixo valor preditivo positivo do exame (Tabela 16.5).[21]

Tabela 16.4 Critérios de positividade do teste ergométrico.

- Elevação do segmento ST > ou = 1 mm no esforço em parede viável, com ausência de onda Q, salvo em aVR e V1

- Infradesnivelamento do segmento ST, durante o esforço ou recuperação, em ambos os sexos, com morfologia ascendente lento, ≥ a 1,5 mm, em indivíduos com alto ou moderado risco de DAC; ≥ ou = a 2 mm em indivíduos com baixo risco de DAC; aferido no ponto Y

- Infradesnivelamento do segmento ST, durante o esforço ou a recuperação, em ambos os sexos, com morfologia horizontal ou descendente, > ou = a 1 mm, aferido no ponto J

- Dor torácica típica limitante ou não limitante associada ao esforço

Tabela 16.5 Estudos do teste ergométrico na sala de emergência.

Autor	nº pacientes	TP	VPN	VPP	EAT
Tsakonis	28	17,8%	100%	—	0
Kerns et al.	32	0%	100%	—	0
Lewis e Amsterdam	93	13%	100%	46%	0
Gibler et al.	782	1,2%	99%	44%	0
Gomez et al.	100	7%	100%	0%	0
Zalenski et al.	224	8%	98%	16%	0
Polanczyk	276	24%	98%	15%	0
Kirk et al.	212	12,5%	100%	33%	0
Amsterdam et al.	1.000	13%	88,7%	33%	0

TP (Testes Positivos); VPN (Valor Preditivo Negativo); VPP (Valor Preditivo Positivo); EAT (Eventos Adversos no Teste).

A grande vantagem do teste de esforço na sala de emergência é seu excelente valor preditivo negativo, que se aproxima a 100% em alguns trabalhos, e a ausência de eventos adversos durante o procedimento. Assim o examinador possui segurança para realizar o procedimento e liberar para acompanhamento ambulatorial aqueles com resultados negativos (Tabela 16.5).[21]

Obviamente aqueles pacientes com resultados positivos devem ser hospitalizados e encaminhados para investigação mais detalhada, e aqueles com resultados negativos podem ser liberados para casa com programação de acompanhamento ambulatorial.

O desafio encontra-se naqueles com resultados inconclusivos (por exemplo, que não atingiram 85% da frequência cardíaca preconizada); nesse caso, a capacidade funcional atingida em METS, a incompetência cronotrópica, além de outros fatores de risco que não foram considerados na estratificação inicial, poderão ajudar o médico responsável pela sala de emergência a adotar a melhor conduta quanto à internação ou à alta hospitalar.

Há a utilização de escores para o estabelecimento do prognóstico do paciente após a realização do teste de esforço, e dentre os mais citados na literatura médica está o escore de Duke, tem seu emprego bem estabelecido no seguimento de pacientes ambulatoriais, porém seu uso em pacientes que chegam à sala de emergência ainda não foi bem estabelecido.[22] Novamente, com o conhecimento do perfil de risco da população que se apresenta em seu serviço de emergência, cabe ao médico responsável a conduta final.

CINTILOGRAFIA MIOCÁRDICA

A cintilografia de perfusão miocárdica tem sido utilizada como uma importante ferramenta na tomada de decisões clínicas com pacientes na sala de emergência cardiológica.

As técnicas cintilográficas de imagem podem exercer um papel tanto de diagnóstico como de prognóstico para os pacientes com suspeita de síndrome coronariana aguda na sala de emergência. A capacidade de complementação morfológica e funcional confere ao exame grande utilidade.

O papel típico da cintilografia na sala de emergência é fornecer informações para a estratificação do risco de modo que direcione uma estratégia de tratamento que tenha como alvo a melhora da história natural.

Aspectos técnicos

O procedimento de imagem mais comumente realizado em cardiologia nuclear é a cintilografia da perfusão miocárdica com a tomografia por emissão de fóton único (SPECT).

Após a injeção do radiotraçador escolhido, o isótopo é extraído do sangue pelos miócitos viáveis e retido dentro dos miócitos por certo período de tempo. Os fótons são emitidos a partir do miocárdio em proporção à magnitude da captação do radioisótopo, por sua vez relacionado com a perfusão.

Uma câmara padrão chamada gama-câmara (Figura 16.1) captura os fótons de raios gama e converte-os em informações digitais de magnitude de captação e localização da emissão.[23]

O resultado é a criação de múltiplos cortes do órgão em imagens digitais de distribuição radioisotópica representando a distribuição da perfusão miocárdica. Após a aquisição das imagens em vários ângulos, faz-se uma reconstrução tridimensional do coração, sendo usadas técnicas de processamento computadorizado para identificar o eixo longo do ventrículo esquerdo e seus planos derivados (Figura 16.2).[23]

O radiotraçador a ser utilizado no momento da dor tem que ter uma meia-vida curta e sem redistribuição tardia, para que as imagens sejam formadas rapidamente e representem o momento da injeção. A utilização do sestamibi ou tetrofosmin marcados com tecnécio-99m para confirmação diagnóstica de SCA em pacientes com dor torácica aguda já foi muito bem estabelecida.[24,25]

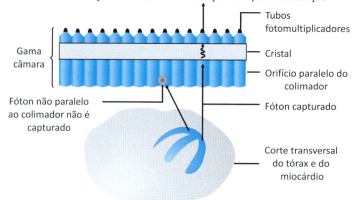

■ **Figura 16.1** Captura de fótons emitidos por uma câmara gama. Emissões são capturadas por um colimador de furos paralelos, permitindo que os fótons interajam com um cristal detector, e registradas como eventos de cintilação. O evento está localizado na base do fóton que interage com o cristal.

Adaptada de Udelson JE *et al*.[26]

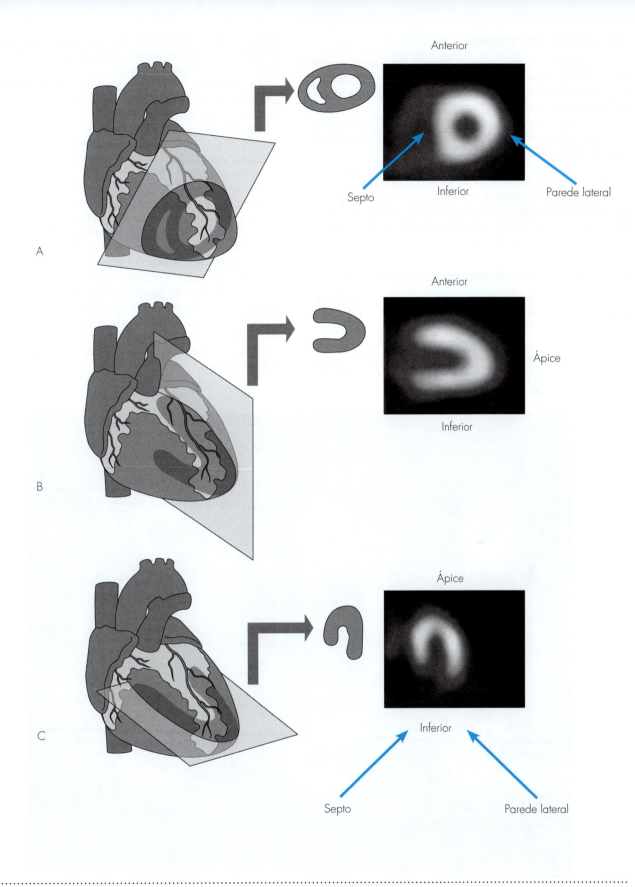

■ **Figura 16.2** Emissão de fóton único padrão mostrada na tela da tomografia. (**A**) As imagens de cada eixo curto representam uma parte das paredes anterior, lateral, inferior e septal. (**B**) As imagens do eixo longo vertical representam a parede anterior, o ápice e a parede inferior. (**C**) As imagens do eixo longo horizontal representam o septo, o ápice e as paredes laterais.[27]

Interpretação das imagens

A cintilografia de repouso alterada fornece imagens anormais no exato momento da dor torácica, com boa correlação anatômica, além de dados prognósticos como extensão da área acometida (Figura 16.3).

A sincronização da imagem SPECT ao ECG permite avaliar a função do ventrículo esquerdo simultaneamente à perfusão (Figura 16.4).

As imagens de perfusão sincronizadas ao ECG são congeladas na diástole e no final da sístole. A fração de ejeção é calculada avaliando-se a mudança de volume calculado a partir das imagens tridimensionais processadas. Essas imagens também são utilizadas para visualização de déficit contrátil segmentar (Figura 16.5).

Cintilografia nas síndromes coronarianas agudas

A avaliação de dor torácica na sala de emergência permanece um desafio para os profissionais médicos. A síndrome coronariana aguda faz parte do diagnóstico diferencial e apresenta um amplo caminho de evolução clínica.

Muitos pacientes com sintomas sugestivos de SCA, mas com ECG e biomarcadores não diagnósticos, são internados para estratificação não invasiva. Nesse contexto, o valor preditivo negativo para se descartar um IAM é alto em todas as séries observacionais.

Os pacientes com exame positivo (Figura 16.6) apresentam mais risco de eventos cardíacos durante a hospitalização e o acompanhamento.[27,28,29]

Em metanálise com 2.465 pacientes que se apresentaram em sala de emergência com menos de 6 horas de dor torácica,[30] a sensibilidade da cintilografia miocárdica de repouso foi superior a 90%, onde somente pequenos infartos inferiores e não transmurais não foram visualizados (normalmente este sem complicações clínicas).

A especificidade é subótima, girando em torno de 80%, provavelmente devido ao fato de que a cintilografia de repouso fornece imagens anormais em situações de grave hipoperfusão como na angina instável.

Seu alto valor preditivo negativo, que ultrapassa os 99%, é de grande importância para o médico na sala de emergência. Isso implica que um paciente na sala de emergência com dor torácica aguda, submetido à cintilografia de repouso com resultado absolutamente normal, tenha pouca probabilidade de estar diante de uma SCA (Tabela 16.6).

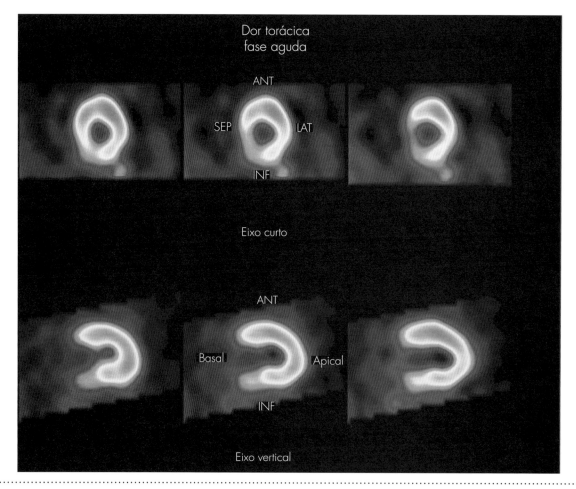

■ **Figura 16.3** Imagem sugestiva de hipocaptação na parede inferior do ventrículo esquerdo de moderada extensão e intensidade.[27]

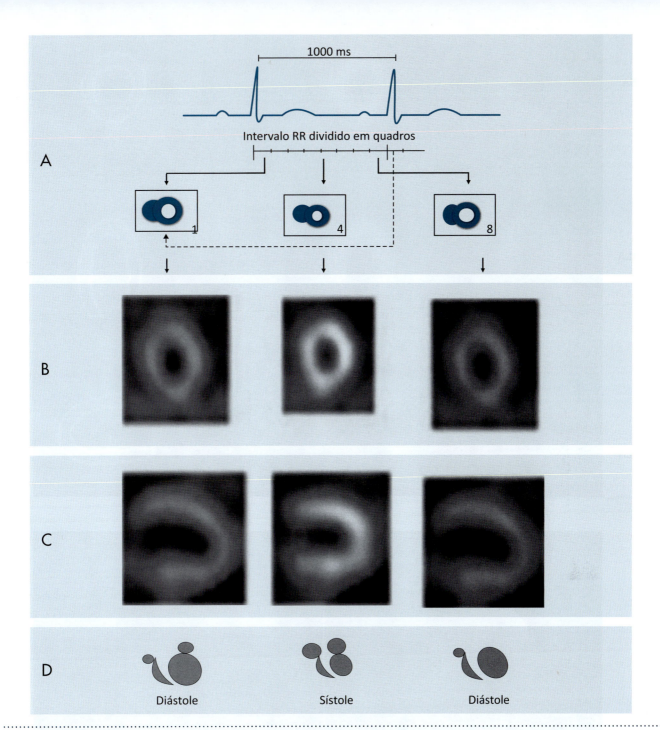

■ **Figura 16.4** Base para a técnica de sincronização eletrocardiográfica. (**A**) Os dados de aquisição de cintilografia são coletados em conjunto com o eletrocardiograma. O intervalo RR é dividido em um número preestabelecido de quadros (neste exemplo, de oito quadros). Em uma frequência cardíaca de 60 batimentos/min. (1.000 batimento/ms), cada um dos oito quadros compreenderia 125 milissegundos. Para os primeiros 125 milissegundos após o pico da onda inicial R, todos os dados de imagem são gravados no quadro 1; os segundos 125 milissegundos são registrados no quadro 2, e assim por diante, até que seja detectado o pico da onda R seguinte, e isto é repetido para cada batida na aquisição. O quadro 1 representa, assim, os eventos diastólicos finais, e um dos quadros do meio da aquisição (quadro 4, neste exemplo) representa eventos sistólicos finais. (**B**) Exemplos de tomografia computadorizada por emissão de fóton único de perfusão. Imagens de eixo curto são vistas em diástole e em sístole final. (**C**) tempo similar com as imagens exibidas a partir da orientação do eixo longo vertical. Visualmente, espessamento da parede e brilho são vistos ao longo do curso da sístole. Estes eventos representam espessamento da parede regional e mudanças na função global de todo o ciclo cardíaco. (**D**) Imagens esquemáticas entre ECG fechado e radionuclídeos ventriculográficos são mostradas na diástole e na sístole final. (Adaptada de German G, Berman DS: Acquisition and processing for ageted SPECT: Technical aspects. In German G, Berman DS [eds]: Clinical gated cardiac SPECT. Armonk, NY, Futura Publishing, 1999,pp. 93-144).[32]

AE (Átrio Esquerdo); VE (Ventrículo Esquerdo); AD (Átrio Direito); VD (Ventrículo Direito).

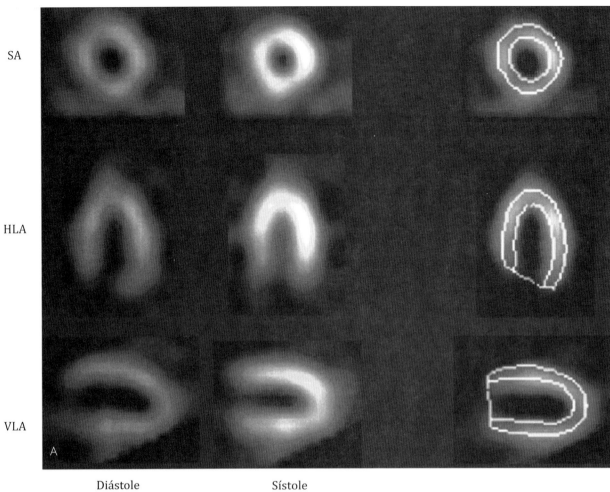
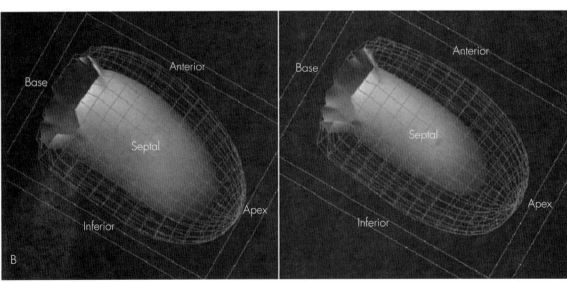

■ **Figura 16.5** (**A**) Imagens de tomografia computadorizada por emissão de fóton único ECG-gated (SPECT) de perfusão em EC (Eixo Curto), EVL (Eixo Vertical Longo) e ELH (Eixo Longo Horizontal) congeladas na diástole (coluna da esquerda) e em sístole final (coluna do meio). Margens endocárdicas e epicárdicas são mostradas nos quadros diastólicos atribuídos automaticamente pelo programa de análise de software (coluna da direita). (**B**) A partir dos contornos criados em todas as radiografias bidimensionais, uma imagem processada à superfície tridimensional do ventrículo esquerdo pode ser criada e exibida em várias orientações aqui congeladas em diástole final (à esquerda) e sístole final (direita). O pontilhado verde representa o epicárdio, e a superfície cinza representa o endocárdio. A fração de ejeção é quantificada a partir da mudança de volume. Durante a interpretação da imagem, imagens de SPECT-gated são exibidas no formato de cinema, como um filme de loop infinito, e não como os quadros descritos aqui. (Adaptada de Udelson JE et al.)[26] (ver detalhe de cor no Atlas colorido).

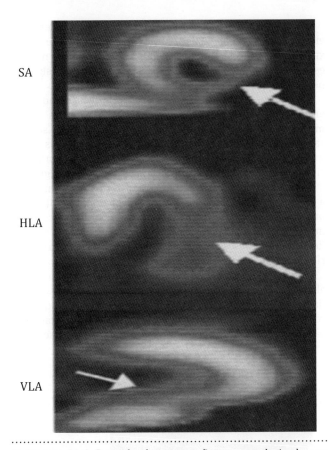

Figura 16.6 Exemplo de tomografia computadorizada por emissão de fóton único em repouso de um paciente avaliado no departamento de emergência com dor torácica e alterações eletrocardiográficas iniciais não diagnosticadas. Um defeito grave na perfusão inferolateral em repouso é observado (setas), sugestivo de isquemia ou infarto nessa área. Subsequente angiografia emergente demonstrou uma artéria circunflexa ocluída. (Adaptada de Udelson JE et al.).[26]

Os pacientes que apresentam imagem de perfusão miocárdica em repouso normal e dosagens de biomarcadores e eletrocardiograma seriados sem alterações podem ser submetidos a uma estratificação com imagem de estresse físico ou farmacológico.[32]

Além do seu valor diagnóstico, a cintilografia miocárdica de repouso é capaz de predizer eventos em curto prazo nesses pacientes. Indivíduos com cintilografia de repouso normais possuem baixos índices de eventos cardiovasculares em 30 dias (< 1%), enquanto aqueles com anormalidades nas imagens podem ter de 10-20% de chance de eventos cardiovasculares em 30 dias.

Embora a cintilografia de repouso tenha demonstrado inúmeras vantagens, ela raramente é adotada, principalmente pelo fato de que a maioria dos pacientes que chega à sala de emergência já está sem dor, fazendo com que sua sensibilidade caia de maneira significativa. Dessa forma, não deve ser preconizada a realização desse exame em pacientes que estiverem sem dor há mais de seis horas.

Infarto agudo do miocárdio sem elevação do segmento ST e angina instável

As diretrizes recomendam que pacientes de elevado risco clínico com angina instável, marcadores séricos positivo ou estratificado como alto risco cardiovascular devem ser encaminhados para uma cineangiocoronariografia.[33] No entanto, para os pacientes considerados de baixo ou intermediário risco clínico, a cintilografia no momento da dor ou sob estresse tem demonstrado grande valor na estratificação de risco.

Pacientes sem evidências de isquemia ou infarto e com função ventricular normal podem ser mantidos em estratégia conservadora, enquanto os pacientes com evidências de isquemia importante devem ser encaminhados para uma estratégia invasiva.[32,34,35]

Tabela 16.6 Cintilografia miocárdica em repouso em 2.465 pacientes com dor torácica aguda e ECG normal ou não diagnóstico que se apresentaram na sala de emergência.

	Ano	Nº	Traçador	SEN (%)	ESP (%)	VPN (%)	Evento primário
Wackers et al.	1979	203	Tl-201	100	72	100	IAM
Wiecken et al.	1983	149	Tl-201	90	80	96	IAM
Varetto et al.	1993	64	Tc-mibi	100	92	100	DAC
Hilton et al.	1994	102	Tc-mibi	94	83	99	DAC/IAM
Tatum et al.	1997	438	Tc-mibi	100	78	100	IAM
Kontos et al.	1997	532	Tc-mibi	93	71	99	IAM
Heller et al.	1998	357	Tc-tetro	90	60	99	IAM
Kontos et al.	1999	620	Tc-mibi	92	67	99	IAM

IAM (Infarto Agudo do Miocárdio); DAC (Doença Coronária Angiográfica); SEN (Sensibilidade); ESP (Especificidade); VPN (valor preditivo negativo).

Fonte: Amsterdam E, Kirk J, Bluemke D. Testing of Low-Risk Patients Presenting to the Emergency Department With Chest Pain a Scientific Statement From the American Heart Association Circulation 2010, 122:1756-1776.

As diretrizes da ACC/AHA/ASNC para o uso de imagem com radionuclídeos classificam o uso da cintilografia miocárdica para diagnóstico diferencial de dor torácica aguda em pacientes com biomarcadores normais e ECG não diagnóstico como indicação classe I e nível de evidência A. As mesmas diretrizes classificam o exame sob estresse como indicação classe I para avaliação de isquemia residual.[33]

Os pacientes com exame de repouso normal ou já estabilizados do quadro agudo devem realizar a fase de esforço, sendo importante afastar antes outras possíveis causas de dor torácica, como tromboembolismo pulmonar, dissecção aórtica, pneumotórax e pericardite.

Uma vez excluídos os diagnósticos citados anteriormente, o próximo passo é o encaminhamento para o método mais apropriado para a confirmação ou exclusão da presença de doença coronariana, lembrando que, ao se tratar de um paciente de baixo risco cardiovascular com marcadores e ECG normais, o exame de escolha geralmente é o teste ergométrico. Quando este não for compatível com isquemia miocárdica, o médico responsável pode liberar seguramente o paciente para acompanhamento ambulatorial, como já citado anteriormente.

Todavia, se o teste ergométrico apresentar alterações eletrocardiográficas, existe uma possibilidade de aproximadamente 50% de ser um falso positivo. Para melhor esclarecer esse caso, o teste ergométrico deve ser seguido pela cintilografia miocárdica de esforço.

Pacientes que apresentam contraindicação ao teste ergométrico, pouco motivados, mal condicionados ou até mesmo que se recusem a andar na esteira podem ser encaminhados diretamente para a cintilografia. Nesses casos, prefere-se uma prova de estresse farmacológico com dipiridamol, adenosina ou dobutamina associada à imagem.

Após a estabilização de um quadro de angina instável, a cintilografia de perfusão miocárdica tem grande valor prognóstico para estratificação de risco para uma conduta invasiva. A Figura 16.7 mostra exemplos de exames estratificados como de baixo risco (conduta conservadora) e alto risco (conduta invasiva).

Pode-se, ainda, observar alguns achados importantes além das alterações perfusionais, sugestivos de doença multiarterial ou de disfunção isquêmica do ventrículo esquerdo, como a captação pulmonar do radiofármaco e a dilatação da cavidade após a fase de estresse em comparação à fase basal.

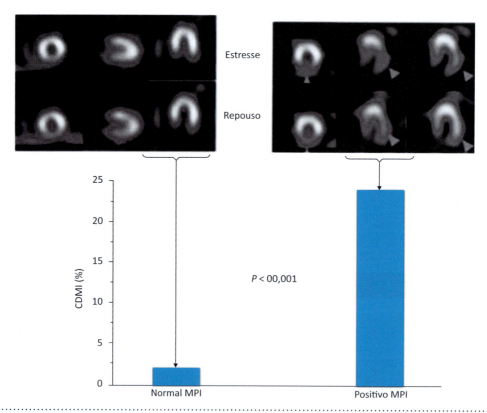

■ **Figura 16.7** Tomografia computadorizada de perfusão de imagem por emissão de fóton único em paciente após a estabilização médica de angina instável. Canto superior esquerdo: avaliação normal associada a um baixo risco de eventos cardíacos durante o seguimento, sugerindo que tal paciente pode ser tratado de forma conservadora, sem cateterismo, mas com estratégias de prevenção secundária agressivas. O gráfico inferior é um resumo de valores preditivos de SPECT no resultado da angina instável a partir de vários estudos. Similar aos conceitos em populações com dor estável no peito, a presença de imagens de perfusão anormal após angina instável está associada a um aumento substancial do risco de morte cardíaca ou infarto do miocárdio durante o seguimento. Canto superior direito: exemplo de um estudo de imagem SPECT de perfusão de alto risco sob estresse do miocárdio no resultado da angina instável. Apesar da estabilização dos sintomas, extensos defeitos de perfusão reversíveis nas paredes inferior e lateral sugerem alto risco de morte cardíaca ou infarto do miocárdio, ou ambos, durante o seguimento. Assim, este paciente seria tratado de forma mais agressiva com cateterismo e intervenção.[36]
Adaptada de Brown KA: Management of unstable angina: The role on noninvasive risk stratification. J Nucl Cardiol 4:S164, 1997.

Captação pulmonar

Alguns pacientes apresentam imagem de captação do radiotraçador nos ramos pulmonares seguidos de estresse que não aparecem em repouso (Figura 16.8A). Esta imagem está frequentemente associada à doença multiarterial grave.[37]

A captação pulmonar do tálio-201 tem sido mais validada que a captação de outros radiofármacos.

Dilatação isquêmica transitória do ventrículo esquerdo (VE)

Refere-se ao padrão de aumento da cavidade do ventrículo esquerdo nas imagens de estresse em relação ao repouso (Figura 16.8B).[38] Este sinal também pode indicar uma doença arterial coronária mais extensa.

Para que a avaliação da extensão e da magnitude das alterações da perfusão não seja apenas qualitativa, alguns programas de computação tentam, de forma semiquantitativa e quantitativa, estimar a área comprometida.[39]

O protocolo de 17 segmentos é o mais utilizado na atualidade. Cada segmento do miocárdio pode ser categorizado de 0 a 4, sendo 0 igual a ausência de alteração da perfusão e 4, a ausência de captação do radiofármaco no segmento em questão (Figura 16.9).[40]

Uma somatória para as fases de estresse (SSS = *summed stress score*) e repouso (SRS = *summed rest score*) é atribuída e, ainda, para o diferencial entre as fases (SDS = *summed difference score*). Dessa forma, o eletrocardiograma reflete a área de fibrose e está mais associado à mortalidade cardiovascular; e o SDS, que reflete a área de isquemia, está mais associado a eventos isquêmicos na evolução.

Outra forma de quantificar a área com hipoperfusão é pela porcentagem de miocárdio acometido. Para tanto, calcula-se a nota máxima do miocárdio com 17 segmentos ($17 \times 4 = 68$). Se 68 refletem 100% do miocárdio, o número do escore obtido em relação ao total representa a porcentagem de miocárdio acometido.

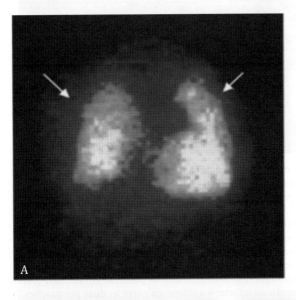

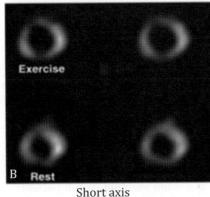
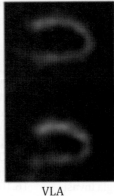
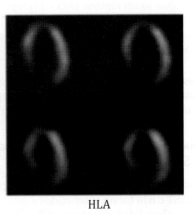

Short axis   VLA   HLA

Figura 16.8 (A) Aumento da captação pulmonar de tálio-201, captado na projeção anterior. Captação pulmonar está associada a doença arterial coronariana extensa e prognóstico adverso. **(B)** Dilatação isquêmica transitória do ventrículo esquerdo após o estresse. Nas imagens ergométricas (linha superior), o tamanho aparente da cavidade do ventrículo esquerdo é maior em comparação com as imagens de repouso (linha inferior), ou seja, transitoriamente dilatado.[26]

ELH (Eixo Longo Horizontal); ELV (Eixo Longo Vertical).
Adaptada de Udelson JE *et al*.

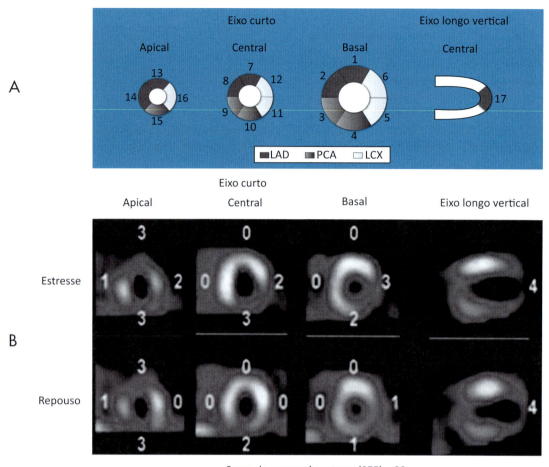

■ **Figura 16.9** (**A**) Padrão segmentar do miocárdio para a análise visual semiquantitativa em um modelo de 17 segmentos, com os correspondentes territórios vasculares esquemáticos. (**B**) Escore segmentar de um paciente cujas imagens de perfusão em estresse e repouso na tomografia computadorizada por emissão de fóton único mostram um grave defeito fixo apical (no eixo vertical), estendendo-se até as paredes anteroapical, inferoapical e apical (no eixo curto), com provas de defeitos reversíveis nas paredes inferior e lateral (nos eixos curto, central e basal). A pontuação de estresse (SSS = 23) representa extensa anormalidade de perfusão em estresse (refletindo isquemia e infarto); a pontuação em repouso (SRS = 15) representa a extensão do infarto; e a diferença entre as duas pontuações (SDS = SSS - SRS = 8) representa a extensão da isquemia.[26]
ADA (Descendente Anterior [artéria]); ACE (Circunflexa Esquerda [artéria coronária]); ACD (Artéria Coronária Direita).
Adaptada de Udelson JE *et al.*

Todas as variáveis citadas anteriormente, quando presentes, fortalecem a conduta para uma estratégia invasiva e, quando ausentes, para uma estratégia conservadora.

Infarto agudo do miocárdio com elevação do segmento ST

Todos os pacientes que sobreviveram a um período agudo de IAMC/SST e não foram submetidos à estratégia invasiva devem ser submetidos a uma estratificação não invasiva antes da alta hospitalar. Nesse caso, a cintilografia é o exame mais importante para tal conduta por ser o mais completo.

Três dos mais importantes determinantes da história natural após um IAM (função ventricular em repouso, extensão da isquemia e miocárdio em risco) podem ser avaliados pelo exame.[33,41]

O risco de eventos cardíacos durante o acompanhamento a longo prazo após o infarto é predito pelo tamanho da área acometida e pela fração de ejeção do ventrículo esquerdo (Figura 16.10A).

À medida que a extensão da isquemia aumenta e a fração de ejeção diminui, o risco evolutivo eleva-se.[42]

O ponto em vermelho (veja figura no atlas colorido) na Figura 16.10A representa o perfil do exame na Figura 16.10B, que é um exemplo de um paciente estudado dias após um IAMC/SST e estável clinicamente. Foi avaliada uma fração de ejeção de 38% e uma extensão de isquemia de 25%, com risco de eventos adversos pós-IAM de 25%.

A combinação de alterações tanto da fração de ejeção como da imagem de perfusão identifica os pacientes de maior mortalidade a longo prazo e os que se beneficiam de conduta invasiva visando à revascularização miocárdica.

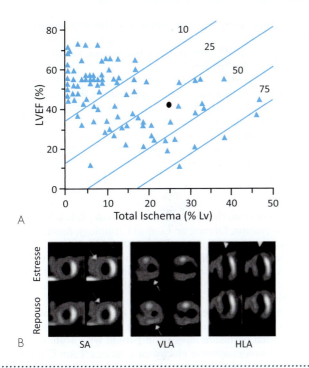

pentadecanoico (BMIPP) marcado, tem sido observada após 24 horas e até cinco dias depois do evento isquêmico agudo.⁴⁴

A Figura 16.11 representa o exame feito em paciente na sala de emergência cujos sintomas haviam desaparecido há muitas horas. A primeira fileira representa a captação de tálio-201 com perfusão quase homogênea, a segunda fileira representa as imagens do exame marcado com BMIPP, evidenciando-se hipocaptação anterosseptal e sugerindo uma memória isquêmica prolongada por supressão pós-isquêmica do metabolismo dos ácidos graxos.

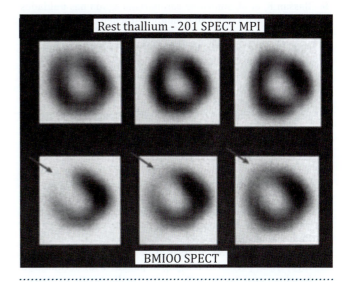

■ **Figura 16.10** (**A**) Risco de evento cardíaco durante acompanhamento de longo prazo após o IM (Infarto do Miocárdio) é previsto pela combinação do tamanho do infarto (representada pela Fração de Ejeção do Ventrículo Esquerdo [FEVE]) e da extensão da isquemia reversível. Conforme a medida aumenta, provoca isquemia (eixo x), e, conforme a FEVE diminui (eixo y), o risco aumenta. As linhas azuis representam isobars de 10, 25, 50 e 75% de risco de evento adverso durante o acompanhamento pós-IM. O grande símbolo (círculo) preto corresponde às imagens em (**B**), que é o exemplo de um paciente estudado vários dias após a elevação aguda do segmento ST e estabilização médica. Além do defeito fixo representando o IM na parede anterior e ápice (pontas de seta), há extensa isquemia induzida dentro e fora a partir da área do infarto (paredes do septo e inferiores, setas), envolvendo 25% do ventrículo. A FE calculada pela tomografia por emissão de fóton único Gated foi de 38%. Com base nos dados, há um risco de cerca de 25% de eventos adversos pós-IM (grande círculo preto em A).⁴³

ELH (Eixo Longo Horizontal); EC (Eixo Curto); ELV (Eixo Longo Vertical).

Adaptada de Mahmarian JJ, Mahmarian AC, Marks GF, et al: Role of adenosine thallium-201 tomography for defining long term risk in patients after acute myocardial infarction. J Am Coll Cardiol 25:1333, 1995.

■ **Figura 16.11** Imagem de memória isquêmica com ácido iodo-123-beta-metiliodopentadecanoico imagiologia ácido. Na linha superior, várias tomografias eixo curto com tálio-201 de captação em repouso demonstram perfusão de repouso homogênea em um paciente atendido em um serviço de urgência e cujos sintomas de dor no peito tinham se resolvido várias horas antes. As imagens BMIPP nos mesmos planos tomográficos de eixo curto demonstram um significativo defeito anterosseptal (setas), referido como "memória isquêmica", sugerindo supressão prolongada pós-isquêmica do metabolismo dos ácidos graxos.⁴⁴

IPM (Imagem de Perfusão Miocárdica); SPECT (Tomografia Computadorizada por Emissão de Fóton Único).

Adaptada de Kawai Y, Tsukamoto E, Nozaki Y et al.: Significance of reduced uptake of iodinated fatty acid analogues for the evaluation of patients with acute chest pain. J Am Coll Cardioll 2001:38:1888.

Perspectivas futuras

Imagem de memória isquêmica

Técnica mais recentemente empregada, com grande potencial no futuro e que possibilita diagnóstico e estratificação de risco nas síndromes coronárias agudas, é a imagem do metabolismo cardíaco realizada com ácidos graxos marcados ou glicose marcada.

Após injúria isquêmica, alterações metabólicas podem permanecer mesmo depois de a perfusão ter voltado ao normal, pela chamada memória isquêmica. Captação de um análogo ao ácido graxo, o betametiliodo-

Conclusão

Sem dúvida, as provas funcionais devem ser lembradas nas salas de emergência, seja com o objetivo de diminuir os gastos hospitalares, reduzindo o número de internações desnecessárias, ou liberar pacientes que possuíam doença coronária e evitar processos legais.

Mesmo assim, a capacidade do médico de avaliar o paciente de maneira rápida e eficiente, aliada com seu conhecimento de interpretação do exame escolhido, ainda será a base das salas de emergência.

REFERÊNCIAS BIBLIOGRÁFICAS

1. Brasil, Ministério da Saúde. DATASUS. [Internet] [acesso em 2014 jun 29]. Disponível em: http://datasus.saude.gov.br/
2. Pope JH, Aufderheid TP, Ruthazer R, et al. Missed diagnoses of acute cardiac ischemia in the emergency department. N Engl J Med. 2000;342:1163-70.
3. Braunwald E, Antman EM, Beasley JW, et al. Unstable angina: Diagonis and management. Rockville, MD: Angency for Health Care Policy and Research, 1994.
4. Bassan R, Pimenta L, Leães PE, Timerman A, Sociedade Brasileira de Cardiologia. I Diretriz de Dor Torácica na Sala de Emergência. Arq Bras Cardiol 2002; 79 (supl II): 1-22.
5. Bassan R, et al. Síndrome coronariana aguda nas unidades de dor torácica. São Paulo: Editora Atheneu, 2000. p. 308
6. Atterohog HK, et al. Eletrocardiographic abnormalities during exercise 3 weeks to 18 months after anterior myocardial infarction. Br Heart J. 1971;33:871-7
7. Butman SM, Olson HG, Gardin JM. Submaximal exercise testing after stabilization of instable angina pectoris. J Am Coll Cardiol. 1984;4:667-73.
8. Braunwald E, Jones R, Mark D.B; Diagnosing and managing unstable angina. Circulation. 90 1994:613-622.
9. Lewis WR, Amsterdam EA, Turnipseed S, Kirk JD. Immediate exercise testing of low risk patients with knowncoronary artery disease presenting to the emergency department with chest pain. J Am Coll Cardiol. 1999;3333:1843-7.
10. Gibler WB, Runyon JP, Levy RC, Sayre MR, Kacich R, Hattemer CR, et al. A rapid diagnostic and treatment center for patients with chest pain in the emergency department. Ann Emerg Med. 1995;25:1-8.
11. Mattera JA, Arain SA, Sinirsas AJ, et al. Exercise testing with myocardial perfusion imaging in patient with normal ECG baseline: cost saving with a stepwise diagnostic strategy. J Nucl Cardiol. 1998;5(5):498-506.
12. Meneghelo RS, Araújo CGS, Stein R, Mastrocolla LE, Albuquerque PF, Serra SM et al/Sociedade Brasileira de Cardiologia. III Diretrizes da Sociedade Brasileira de Cardiologia sobre Teste Ergométrico. Arq Bras Cardiol 2010; 95(5 supl.1): 1-26.
13. Brush JE Jr, Brand DA, Acampora D, et al. Use of the initial electrocardiogram to predict in-hospital complications of acute myocardial infarction. N Engl J Med. 1985;2;312(18):1137-41.
14. Lee TH, Cook EF, Weisberg M, et al. Acute chest pain in the emergency room: Identification and examination of low risk patients. Arch Intern Med. 1985;145:65-69.
15. Hutter AM, Amsterdam EA, Jaffe AS. Task Force 2: Acute coronary syndromes: Section 2B-Chest discomfort evaluation in the hospital, 31st Bethesda Conference. J Am Coll Cardiol. 1999;14:321.
16. Kirk JD, Diercks DB, Turnipseed SD, et al. Evaluation of chest pain suspicious for acute coronary syndrome: Use of an accelerated diagnostic protocol in a ches pain evaluation unit. Am J Coll Cardiol. 2000;85:40B-48B.
17. Amsterdam EA, Lewis WR, Kirk JD, et al. Acute ischemic syndromes. Chest pain center concept. Cardiol Clin. 2002;20:117-36.
18. Lee Th, Goldman L. Evaluation of the patient with acute chest pain. N Engl J Med. 2000;342:1187-95.
19. Braunlawd E, Antman EM, Beasley JW, et al. ACC/AHA 2002 guideline update for the management of patients with unstable angina and non-ST-segment elevation myocardial infarction—sumary article: a report of the American College of Cardiology/American Heart Association task force on practice guidelines (Committee on the Management of Patients With Unstable Angina. J Am Coll Cardiol. 2002;2;40(7):1366-74.
20. Amsterdam EA, et al. Testing of Low-Risk Patients Presenting to the Emergency Department With Chest Pain. A Scientific Statement From the American Heart Association. Circulation. 2010;26;122(17):1756-76.
21. Amsterdam EA, Kirk JD, Diercks DB, Lewis WR, Turnipseed SD. Exercise Testing in Chest Pain Units: Rationale, Implementation, and Results. Cardiol Clin. 2005;23:503-16.
22. Stein RA, Chaitman BR, Balady GJ, Fleg JL, Limacher MC, Pina IL, Williams MA, Bazarre T. Safety and Utility of Exercise Testing in Emergency Room Chest Pain Centers: An Advisory From the Committee on Exercise, Rehabilitation, and Prevention, Council on Clinical Cardiology, American Heart Association. Circulation. 2000;102;1463-7.
23. Garcia EV, Galt JR, Faber TL, Chen J. Principles of nuclear cardiology imaging. In: Dilsizian V, Narula J, Braunwald E. Atlas of Nuclear Cardiology. 2nd ed. Philadelphia: Current Medicine, 2006.
24. Heller GV, Stowers SA, Hendel RC, et al. Clinical value of acute rest technetium 99 tetros fosmin tomographic myocardial perfusion imaging in patient with acute chest pain and non diagnostic electrocardiograms. J Am Coll Cardiol. 1998;31:10011-7.
25. Mattera JA, Arain SA, Sinirsas AJ, et al. Exercise testing with myocardial perfusion imaging in patient with normal ECG baseline. Electrocardiograms: cost savings using a step wise diagnostic strategy. J Nucl Cardiol. 1998;5: 498-506.
26. Udelson JE, Dilsizian V, Bonow RO. Nuclear Cardiology. In: Bonow R, editors. Braunwald's Heart Diseases. Philadelphia: Elsevier; 2012. p. 293-339.
27. Wackers FJ, Brown KA, Heller GV, et al. American Society of Nuclear Cardiology position statement on radionuclide imaging in patients with suspected acute ischemic syndromes in the emergency department or chest pain center. J Nucl Cardiol. 2002;9:246.
28. Stowers SA, Eisenstein EL, Wackers FJ, et al. An economic analysis of an aggressive diagnostic strategy with single photon emission computed tomography myocardial perfusion imaging and early exercise stress testing in emergency department patients who present with chest pain but non diagnostic electrocardiograms: Results from a randomized trial. Ann Emerg Med. 2000;35:17.
29. Udelson JE, Beshansky JR, Ballin DS, et al. Myocardial perfusion imaging for evaluation and triage of patients with suspected acute cardiac ischemia: A randomized controlled trial. JAMA. 2002;288:2693.
30. Udelson JE, Beshansky JR, Ballin DS, Feldman JA, Griffith JL, Handler J, et al. Myocardial perfusion imaging for evaluation and triageof patients with suspected acute cardiac ischemia: a randomized controlledtrial [published correction appears in JAMA. 2003;289:178]. JAMA. 2002;288:2693-700.
31. German G, Berman DS: Acquisition and processing for ageted SPECT: Technical aspects. In German G, Berman DS [eds]: Clinical gated cardiac SPECT. Armonk, NY, Futura Publishing, 1999,pp. 93-144.
32. Jneid H, Anderson JL, Wright RS, Adams CD, Bridges CR, Casey DE Jr., Ettinger SM, Fesmire FM, Ganiats TG, Lincoff AM, Peterson ED, Philippides GJ, Theroux P, Wenger NK, Zidar JP, Anderson JL; 2012 Writing Committee Members. 2012

ACCF/AHA focused update of the guideline for the management of patients with unstable angina/non-ST-elevation myocardial infarction (updating the 2007 guideline and replacing the 2011 focused update): a report of the American College of Cardiology Foundation/American Heart Association Task Force on practice guidelines. Circulation. 2012;126:875–910.

33. Klocke FJ, Baird MG, Bateman TM, et al. ACC/AHA/ASNC guidelines for the clinical use of cardiac radionuclide imaging: A report of the American College of Cardiology/American Heart Association Task Force on Practice Guidelines (ACC/AHA/ASNC Committee to Revise the 1995 Guidelines for the Clinical Use of Radionuclide Imaging). 2003. American College of Cardiology Web Site. Circulation. 2003; 108: 1404-1418.

34. Cannon CP, Weintraub WS, Demopoulos LA, et al. Comparison of early invasive and conservative strategies in patients with unstable coronary syndromes treated with the glycoprotein IIb/IIIa inhibitor tirofiban. N Engl J Med. 2001;344:1879-87.

35. Antman EM, Cohen M, Bernink PJ, et al. The TIMI risk score for unstable angina/non-ST elevation MI: A method for prognostication and therapeutic decision making. JAMA. 2000;284:835.

36. Brown KA: Management of unstable angina: The role on noninvasive risk stratification. J Nucl Cardiol 4:S164, 1997.

37. Dilsizian V. SPECT and PET Imaging: Tracers and Techniques. In: Dilsizian V, Narula J, Braunwald E. Atlas of Nuclear Cardiology, 2nd ed. Philadelphia: Current Medicine, 2006.

38. McLaughlin MG, Danias PG. Transient ischemic dilation: A powerful diagnostic and prognostic finding of stress myocardial perfusion imaging. J Nucl Cardiol. 2002;9:663-7.

39. Berman DS, Hachamovitch R, Germano G. Risk stratification and patient management. In: Dilsizian V, Narula J, Braunwald E. Atlas of Nuclear Cardiology. 2nd ed. Philadelphia: Current Medicine, 2006.

40. Cerqueira MD, Weissman NJ, Dilsizian V, et al. Standardized myocardial segmentation and nomenclature for tomographic imaging of the heart: A statement for healthcare professionals from the cardiac imaging committee of the council on clinical cardiology of the American Heart Association. Circulation. 2002;105:539.

41. O'Gara PT, Kushner FG, Ascheim DD, et al. 2013 ACCF/AHA Guideline for the Management of ST-Elevation Myocardial Infarction: A Report of the American College of Cardiology Foundation/American Heart Association Task Force on Practice Guidelines. J Am Coll Cardiol. 2013;61(4):e78-e140.

42. Beller GA. First Annual Mario S. Verani, MD, Memorial Lecture: Clinical value of myocardial perfusion imaging in coronary artery disease. J Nucl Cardiol. 2003;10:529.

43. Mahmarian JJ, Mahmarian AC, Marks GF, et al: Role of adenosine thallium-201 tomography for defining long term risk in patients after acute myocardial infarction. J Am Coll Cardiol 25:1333, 1995.

44. Kawai Y, Tsukamoto E, Nozaki Y, et al. Significance of reduced uptake of iodinated fatty acid analogues for the evaluation of patients with acute chest pain. J Am Coll Cardiol. 2001;38:1888.

capítulo 17

Adriana Bertolami Manfredi • Thais Buhatem Moreno • Marcelo Chiara Bertolami

Fisiopatologia da Aterotrombose

INTRODUÇÃO

A aterosclerose é uma doença crônica, progressiva e generalizada que se inicia nos primeiros anos de vida e tem como consequência a estenose arterial com posterior ruptura da placa e trombose.[1]

A trombose sobre a placa aterosclerótica é considerada hoje o principal mecanismo fisiopatológico relacionado às síndromes coronárias agudas (SCA). Até meados dos anos 1980, o trombo era entendido como consequência irrelevante do infarto agudo do miocárdio (IAM) e não como sua causa.

A partir do momento em que a cineangiocoronariografia passou a ser realizada imediatamente após o IAM, foi possível observar que a artéria comprometida muitas vezes apresentava reperfusão espontânea e, quando agentes fibrinolíticos eram usados, esse processo era acelerado. Dessa forma, o trombo passou a ser entendido como um processo dinâmico e, principalmente, como o cerne das síndromes isquêmicas agudas.[2]

São reconhecidas atualmente algumas causas de SCA, como compressão por pontes miocárdicas, dissecção de artéria, arterite, embolia e espasmo coronário.[2] Contudo, acredita-se que o principal mecanismo deflagrador dos eventos agudos seja a oclusão de uma artéria coronária por trombose sobre uma placa de ateroma previamente formada.

É importante ressaltar que, por razões desconhecidas, algumas artérias, como a braquial e a mamária interna, são extremamente resistentes ao processo aterotrombótico e que, apesar de as artérias epicárdicas serem mais suscetíveis, as artérias intramiocárdicas são muito resistentes à aterosclerose.[3]

A aterosclerose é um estado inflamatório crônico de etiologia multifatorial que envolve não apenas fatores inflamatórios, mas também genéticos e hemodinâmicos associados a estímulos agressores externos, como tabagismo, hipertensão arterial, dislipidemias e diabetes. A disfunção endotelial e a inflamação são reconhecidas como pivôs da aterosclerose, que apresenta íntima relação com o processo trombótico denominado aterotrombose.

A aterotrombose é, portanto, uma doença sistêmica que acomete a íntima de artérias de moderado e grande calibre e cujas complicações se manifestam por sintomas cardiovasculares. Dessa forma, o entendimento dos processos de formação da placa aterosclerótica e da trombose é fundamental, pois possibilita a adoção de medidas direcionadas preventivas, terapêuticas e efetivas.

PAPEL DO ENDOTÉLIO NA HOMEOSTASE VASCULAR

O endotélio vascular, camada interna celular dos vasos sanguíneos, é considerado hoje um órgão autócrino e parácrino, ou seja, responde a diferentes estímulos, além de produzir e secretar uma série de substâncias que agem sobre o próprio endotélio ou sobre células adjacentes. É um órgão dinâmico, capaz de controlar a contratilidade, a secreção e a atividade mitogênica na parede arterial além da trombogenicidade sanguínea.[3]

A homeostase vascular, que é a capacidade do sistema vascular de manter sua integridade e fluxo sanguíneo adequados, é garantida pelo equilíbrio na produção de agentes vasodilatadores, como o óxido nítrico (NO) e vasoconstritores, como a endotelina-1 (ET-1).

Sob condições fisiológicas, o estímulo ao endotélio leva à produção e à liberação de NO que se difunde pelo tecido adjacente, relaxa e diminui a proliferação das células musculares lisas, previne a adesão de leucócitos e sua migração pela parede arterial, a adesão e a agregação de plaquetas e a maior expressão de moléculas de adesão.[4,5]

Isso resulta no predomínio do tônus de vasodilatação e no estado de anticoagulação. Estímulos patológicos repetitivos, como a presença dos fatores de risco cardiovascular, levam ao *shear stress* ou estresse de cisalhamento, que acarreta alterações no funcionamento do endotélio principalmente em locais de bifurcação arterial, com perda de seu papel protetor e transformação em uma estrutura pró-aterogênica.[4]

O estágio inicial desse processo é conhecido como disfunção endotelial e é marcado pela menor biodisponibilidade do NO e maior produção e liberação de ET-1, tromboxane A_2, prostaglandina H_2 e radicais livres de oxigênio (ROS) deletérios para o endotélio, além de sinalizadores das vias pró-inflamatórias, como o fator nuclear kappa B responsável pela transcrição, ou seja, a formação de RNAm a partir da cadeia-molde de DNA, da molécula de adesão intercelular-1 (ICAM-1), molécula de adesão vascular-1 (VCAM-1) e E-selectina.[6]

Podemos concluir que a presença de disfunção endotelial primária ou secundária a fatores de risco cardiovascular em decorrência da perda da capacidade protetora do endotélio e indução de mecanismos pró-aterogênicos está intimamente ligada à patogênese da aterosclerose e da trombose (Figura 17.1).

FORMAÇÃO DA PLACA DE ATEROMA

A placa de ateroma é constituída por um *core* lipídico composto por uma massa extracelular de lipídios e seus ésteres, circundada por uma capa fibrosa de tecido conectivo. A placa aterosclerótica se forma a partir de metais e espécies reativas de oxigênio e nitrogênio e resulta em acúmulo de lipoproteínas plasmáticas no espaço subendotelial, especialmente lipoproteína de baixa densidade (LDL).

As partículas de LDL retidas no espaço subendotelial sofrem processos de oxidação e geram produtos com atividade quimiotática para os monócitos circulantes e células musculares lisas da camada média das artérias.

Os monócitos são atraídos e se aderem à superfície endotelial. Depois migram por meio de moléculas de adesão ICAM-1, VCAM-1 e E-selectinas para o espaço subendotelial, onde se diferenciam em macrófagos e fagocitam as partículas de LDL oxidadas presentes neste espaço.

A captação das partículas de LDL oxidada é realizada pelos receptores específicos na superfície dos monócitos denominados *scavenger* (lixeiros), que não são submetidos à regulação. Dessa forma, os macrófagos continuam a fagocitar as partículas de LDL oxidada, tornam-se repletos de lípides e dão origem às células espumosas (*foam cells*) (Figura 17.2) e às estrias gordurosas, lesões iniciais da aterosclerose.[7-9]

Nessas estrias gordurosas, os macrófagos ativados liberam fatores quimiotáticos e mitogênicos que levam à perpetuação do processo pelo recrutamento de mais ma-

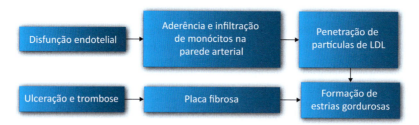

■ **Figura 17.1** Desenvolvimento do processo aterotrombótico.

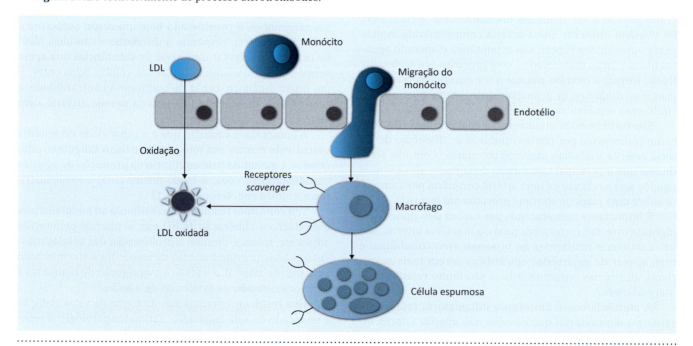

■ **Figura 17.2** Diferenciação do monócito em macrófago e célula espumosa. Os monócitos migram do lúmen vascular para a íntima, onde se diferenciam em macrófagos. Os macrófagos, por meio dos receptores *scavenger*, interiorizam as partículas de LDL oxidadas, o que dá origem às células espumosas.

crófagos e células musculares lisas que evoluem para lesões maiores com a formação de um centro lipídico e uma capa fibrosa, ou seja, a placa de ateroma.[10]

Aceita-se que outras lipoproteínas além da LDL podem contribuir para a formação das células espumosas na oferta de material lipídico para os macrófagos, mas em sua forma nativa, não oxidada, como as lipoproteínas de muito baixa densidade (VLDL) e as lipoproteínas de densidade intermediária (IDL).

A lipoproteína de alta densidade (HDL) tem papel protetor na aterosclerose. Em oposição ao realizado pela LDL, que transporta colesterol para os tecidos, ela realiza o transporte reverso do colesterol, ou seja, retira o colesterol das células e o leva para o fígado, de onde pode ser eliminado pelo intestino. Outro papel conhecido da HDL é a troca de material lipídico com outras lipoproteínas potencialmente aterogênicas, como os remanescentes de quilomicrons, as VLDL, IDL e LDL.[11]

CARACTERÍSTICAS DA PLACA

A vulnerabilidade da placa é o fator determinante de eventos isquêmicos futuros. O principal fator é sua composição e não seu percentual de estenose.[3] Várias características são reconhecidas até o momento, como a presença de um grande *core* lipídico (> 50% do volume da placa), o aumento da densidade de macrófagos, a reduzida densidade de células musculares lisas na capa, o aumento da quantidade de fator tecidual e a presença de capa fibrosa fina na qual o colágeno está desorganizado.

Os lagos lipídicos, ou aglomerados de lípides (núcleos lipídicos), são também denominados de centros ou núcleos necróticos (*necrotic cores*) por possuírem *debris* e restos celulares.[12,13] São constituídos por células espumosas e lípides acumulados na matriz extracelular, conteúdo altamente trombogênico quando em contato com o sangue circulante. As placas cujo *core* lipídico corresponde a mais de 40% do seu volume são mais vulneráveis.[14]

Paralelamente, a maior carga de macrófagos também está associada à maior vulnerabilidade das placas. Macrófagos ativados e mastócitos se acumulam nas bordas das lesões,[15] liberam enzimas metaloproteinases (que destroem a *matrix* extracelular), colagenase, gelatinase e estreptolisina e induzem a grande maioria das placas a romperem nesses pontos.

As áreas ricas em macrófagos apresentam grandes quantidades de fator tissular (FT), que é uma glicoproteína de baixo peso molecular deflagradora da via extrínseca da cascata de coagulação e um dos principais moduladores da trombogenicidade.

Possivelmente a trombose mural residual tenha efeito trombogênico como resultado da ativação do monócito/FT e da geração de trombina. Estudos recentes demonstraram uma relação direta entre aumento da expressão de FT em artérias coronárias e seus níveis plasmáticos em pacientes com SCA quando comparados a pacientes com angina estável.[16]

A análise de tecidos retirados por aterectomia de pacientes com angina instável mostrou grande quantidade de macrófagos (trombogenicidade célulo-mediada)[17] e FT no interior de macrófagos em apoptose (morte celular).[18,19]

Tais observações documentam a importância do FT na trombose e abrem novas estratégias na prevenção e tratamento da doença arterial coronária.

Apenas aproximadamente 15% das SCA são causadas por placas com obstruções maiores que 60% do lúmen.[20] Embora a maioria dos infartos fatais ocorra em sítios de estenose arterial não crítica, não se pode negligenciar as lesões estenóticas de alto grau. Na realidade, as estenoses mais avançadas apresentam mais chance de causar SCA mas, como são menos numerosas e durante a sua evolução há desenvolvimento de circulação arterial colateral protetora, associam-se a menor risco total de produzir eventos agudos quando em comparação com as lesões não críticas.[21]

A angioplastia e a cirurgia de revascularização do miocárdio servem para restaurar o fluxo em um território de estenose crítica e melhorar os sintomas de angina. No entanto, muitas vezes não é o local de maior estenose o de maior risco para evento agudo.

De fato, na evolução da doença aterosclerótica, a placa sofre remodelamento positivo, ou seja, aumenta de tamanho em direção às camadas mais externas e apenas tardiamente se estende para a superfície luminal. Como esse processo demora de anos a décadas, há desenvolvimento de circulação arterial colateral e o fenômeno de trombose nestas placas mais estenóticas leva a menor impacto na perfusão coronária.[22]

O remodelamento arterial positivo é representado pelo crescimento da placa com protrusão da parede arterial para o sentido contrário ao lúmen. Apesar de no remodelamento positivo a obstrução luminal ser menos intensa, Varnava *et al.*[23] demonstraram que placas com esse comportamento têm maior excentricidade, possuem maior conteúdo lipídico e mais atividade inflamatória, fatores sabidamente associados à vulnerabilidade das placas.

Dessa forma, durante grande parte de sua formação, a placa cresce silenciosamente em direção contrária do lúmen arterial sem que haja redução da luz vascular. Esse fenômeno retarda o surgimento de complicações estenóticas da placa aterosclerótica que só começa a crescer em direção à luz arterial depois que o limite da capacidade para remodelamento positivo é atingido.[21]

O fibroateroma de capa fina (FACF) é considerado a lesão precursora da ruptura aguda da placa. A espessura da capa fibrosa das placas prestes a romper é de aproximadamente 19 a 23 µm. As placas com a capa fibrosa menor que dois desvios padrões acima da média (64 µm) têm maior risco de ruptura e são denominadas de FACF.[24]

Os FACF possuem grande semelhança com as placas rotas, mas tendem a ter menor centro necrótico, menor quantidade de macrófagos, menor grau de calcificação e a secção transversa luminal maior que as dessas. A maioria dos FACF está localizada na porção proximal das três principais artérias coronárias e aproximadamente metade está na porção média destas artérias.

A prevalência de FACF nos pacientes que morrem de IAM é de 2,5% nos homens e 1,5% nas mulheres, enquanto a incidência de FACF nos pacientes que tiveram morte súbita é de aproximadamente 1% e é semelhante nos dois sexos. Diante do fato de estas placas vulneráveis não serem em grande número, mas de estas estarem geralmente localizadas nas porções proximais e relacionadas a eventos clínicos, os esforços para detectá-las são justificados.[25]

MECANISMOS DE INSTABILIZAÇÃO DA PLACA

É observado que os locais de maior prevalência de ruptura da placa apresentam abundância de macrófagos e linfócitos T.[26] Os linfócitos T, quando ativados pela LDL oxidada, liberam fator de necrose tumoral alfa (TNF-α)[27] que leva ao enfraquecimento da capa fibrosa pela inibição da proliferação das células musculares lisas, da diminuição de sua síntese de colágeno[28] e da ativação de células espumosas.

Quando as células espumosas são ativadas, liberam metaloproteinases capazes de degradar o colágeno e demais componentes da matriz,[29] processo que enfraquece ainda mais a capa fibrosa. Fatores oxidantes, como a LDL oxidada e a homocisteína, parecem contribuir para a ativação da apoptose de macrófagos, deposição de lipídios altamente trombogênicos no interior da placa e à apoptose das células musculares lisas que resulta em redução da produção de colágeno[22] e, portanto, incrementa significativamente o risco de eventos agudos.

Os principais mecanismos de instabilização da placa aterosclerótica são os seguintes:

1. **Fratura da capa fibrótica da placa**: é considerado o principal mecanismo de instabilização das placas ateroscleróticas, responsável por dois terços das SCA[13,24,30-35], e parece resultar do desequilíbrio entre a resistência da placa e as forças mecânicas impostas sobre ela. A placa rota consiste em uma lesão com trombo luminal com núcleo necrótico encapsulado por capa fibrótica fina infiltrada por macrófagos.[36] Esses macrófagos promovem um ambiente rico em citocinas inflamatórias, pró-coagulantes e proteases, enquanto o centro lipídico possibilita a concentração de forças biomecânicas nas bordas das placas que são os sítios mais propensos à ruptura. Com a ruptura da placa, há exposição do *core* lipídico altamente trombogênico, que leva à formação de trombo no interior da placa, expansão e distorção de sua estrutura e se estende por toda a luz do vaso[2,25] (Figura 17.3).

2. **Ulceração superficial da íntima**: indicada como o segundo mecanismo mais frequente de instabilização, a placa ulcerada[37] está presente em 1/4 dos casos selecionados para necropsia.[24,31,35] É frequentemente o mecanismo encontrado em indivíduos do sexo feminino, idosos e portadores de *diabetes mellitus* e hipertrigliceridemia.[31] Alguns desses são considerados responsáveis pela ulceração da placa. Os principais são a degradação excessiva das macromoléculas da matriz[19] pela liberação de proteases e a apoptose de células endoteliais[38] causada por macrófagos ativos, condições estimuladas por mecanismos inflamatórios que levam à descamação do endotélio e posterior erosão da placa.

O trombo formado se adere à superfície da placa (Figura 17.3) e tanto a fissura quanto a ruptura da placa são consideradas reflexo de um estado pró-inflamatório. A capa é uma estrutura dinâmica, cujo tecido conectivo (composto basicamente por colágeno) é constantemente substituído. O processo inflamatório reduz a síntese de colágeno por inibição das células musculares lisas e causa sua morte por apoptose. Os macrófagos produzem metaloproteinases, que também degradam todos os componentes da matriz do tecido conectivo, inclusive o colágeno. As metaloproteinases são secretadas em forma inativa e ativadas pela plasmina, já que sua produção é estimulada por citocinas pró-inflamatórias, como TNFα. Assim, percebe-se que a ruptura da placa é vista como um fenômeno autodestrutivo associado à atividade inflamatória[2,25] (Figura 17.4).

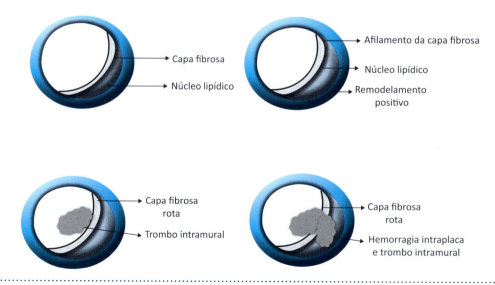

■ **Figura 17.3** Patogênese da placa aterosclerótica: Lesão inicial > Remodelamento positivo e afilamento da capa fibrosa > Ruptura da capa fibrosa sem hemorragia intraplaca > Hemorragia intraplaca determinando ruptura da capa fibrosa.[39]
Adaptada de Rohde Le *et al.*

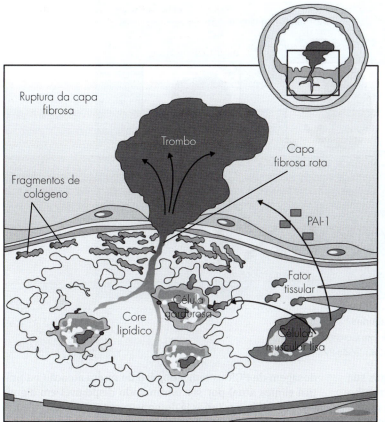 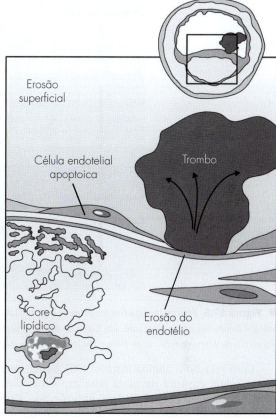

Figura 17.4 Complicação trombótica da aterosclerose. O painel à esquerda corresponde a uma ruptura da capa fibrosa da placa, permitindo o contato do sangue e de seus fatores de coagulação com o fator tissular expresso por macrófagos e células musculares lisas. As células ativadas no local da placa, incluindo célula endotelial e células musculares lisas, liberam grandes quantidades do inibidor do ativador do plasminogênio-1 (PAI-1), um potente inibidor das enzimas fibrinolíticas endógenas, também encontradas na placa, como a uroquinase e o ativador tissular do plaminogênio. O painel à direita representa o segundo mecanismo mais frequente na formação do trombo coronariano, que corresponde à erosão superficial das células endoteliais, talvez causada por descamação ou apoptose endotelial.[40]

3. **Nódulo calcificado**: menos comum, tem sido indicado como o terceiro mecanismo de ruptura da placa. Projeta-se na luz do vaso em uma lesão estenótica grave.[30,34] Nessa situação, trata-se de uma placa rica em tecido fibrótico e calcificado com pouco ou nenhum núcleo necrótico, contendo um trombo luminal sem ruptura óbvia da lesão.
4. **Hemorragia intraplaca**: decorrente da ruptura de microvasos dentro de uma placa avançada e seguida de trombose local.[41] A trombina liberada estimula a migração e a proliferação de células musculares lisas e a produção de colágeno. Esse mecanismo geralmente não é responsável por oclusão arterial, mas pela progressão da lesão (Figura 17.3).

SÍNDROMES ISQUÊMICAS AGUDAS

Na evolução natural das placas ateroscleróticas, principalmente das que estão carregadas de lípides, ocorre uma ruptura da placa que resulta em eventos agudos. Após esta ruptura, há exposição de colágeno e de fragmentos de tecido conjuntivo que promovem a ativação e a agregação plaquetária, a geração de trombina e, por fim, a formação de um trombo. Este trombo interrompe o fluxo sanguíneo e leva ao desequilíbrio entre a oferta e a demanda de oxigênio. Se esse desequilíbrio for grave e persistente, ocorre a necrose miocárdica.[42-44]

O IAM com supra de ST é causado por oclusão da artéria coronária que se desenvolve em período de tempo relativamente curto de poucas horas e persiste por pelo menos seis a oito horas. O tecido miocárdico danificado é homogêneo, ou seja, todo o músculo é lesado concomitantemente.

O IAM sem supra de ST e a angina crescente apresentam áreas de necrose com diferentes idades que parecem ser causadas por períodos curtos de oclusão arterial por trombos plaquetários. A existência prévia de artérias colaterais limita a expansão da necrose e preserva a região subpericárdica.[2]

O trombo associado à SCA sem supra de ST geralmente é branco, não oclusivo e rico em plaquetas, fibrina ou ambos. Já no IAM com supra de ST, o trombo é oclusivo e vermelho, rico em hemácias, fibrina, plaquetas e leucócitos[45,46] (Figura 17.5).

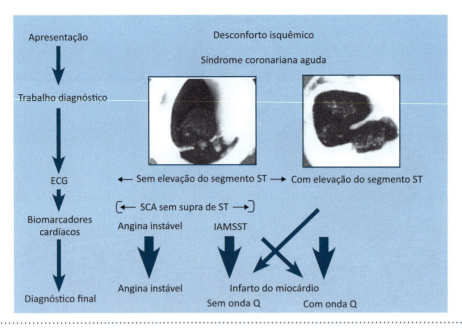

Figura 17.5 Fisiopatologia das síndromes coronárias agudas.[47]
IAMSST (Infarto Agudo do Miocárdio sem Supra de ST); SCA (Síndrome Coronária Aguda).
Adaptada de Amsterdam EA, et al, (J Am Coll Cardiol. 2014; 64 (24): 2645-87).

Com relação à angina instável (AI), supõe-se que sua causa seja a ruptura da placa com exposição do trombo mural e retenção parcial do fluxo anterógrado. Esta característica de manutenção parcial de fluxo é o que diferencia a AI do IAM.[2]

Os ataques intermitentes de isquemia miocárdica no repouso que ocorrem na AI são causados por diversos mecanismos:

- O trombo pode se expandir e se recolher intermitentemente e tornar-se oclusivo por tempo mínimo;
- Pode ocorrer vasoconstrição tão intensa que obstrua a passagem do fluxo sanguíneo;
- A deposição de plaquetas é um estímulo para a contração das células musculares lisas;
- Agregados de plaquetas podem embolizar no leito vascular, bloquear artérias de 50-100 μm e levar à vasoconstrição de artérias intramiocárdicas.[2]

O mecanismo fisiopatológico que desencadeia ou exacerba o quadro de angina estável decorre do aumento súbito no volume da placa, resultado de episódios de ruptura da placa que quase em sua totalidade estão associados à trombose intraplaca.

PAPEL DOS MARCADORES DE INFLAMAÇÃO SISTÊMICOS NA IDENTIFICAÇÃO DOS EVENTOS AGUDOS

Diversos marcadores de atividade inflamatória e metabólica estão envolvidos no processo de formação, ruptura e erosão da placa aterosclerótica (Figura 17.6). Suas taxas séricas aumentadas possibilitam a identificação dos pacientes com maior risco de desenvolver eventos agudos.

Entre os marcadores inflamatórios circulantes, a proteína C reativa ultrassensível (PCR-us) é a mais estudada. A dosagem de PCR-us tem sido alvo de muita atenção na prática clínica atual por ser um método disponível em alguns centros. Muitos estudos já demonstraram a associação entre níveis elevados de PCR-us e risco futuro de evento coronário.

A PCR é uma proteína de fase aguda, produzida principalmente pelo fígado, em resposta a injúria tecidual, infecção ou inflamação. Tem ação pró-trombótica, estimula a produção de fator tecidual, a formação de células espumosas e a expressão de moléculas de adesão das células vasculares. Níveis elevados de PCR-us são vistos em pacientes com SCA e estão associados a taxas mais altas de eventos futuros.[48,49]

A interleucina-6 (IL-6) é uma citocina inflamatória, estimulante para a produção de PCR no fígado, que também encontra-se elevada em pacientes com SCA. A IL-6 participa ativamente na patogênese da SCA na medida em que estimula a produção de fibrinogênio, de PCR e de fator tecidual de metaloproteinases pelos macrófagos, o que conduz à agregação plaquetária, ao aumento da expressão de moléculas de adesão e fator de necrose tumoral (TNF-α) e da proliferação de células musculares lisas dos vasos.

Elevações dos níveis circulantes de IL-6 estão fortemente associadas a pior prognóstico e são marcadores independentes de mortalidade nas SCA. Estudos têm sugerido que a IL-6 é fator prognóstico de IAM em homens saudáveis e de mortalidade por todas as causas em idosos.[48]

A fosfolipase A2 associada à lipoproteína (LP-PLA2) é uma enzima produzida por macrófagos e linfócitos que atua na oxidação da LDL e acarreta a ativação do processo imunoinflamatório. Dessa forma, altas concentrações plasmáticas de LP-PLA2 estão vinculadas ao aumento do risco cardiovascular. É o único marcador de atividade inflamatória liberado pela *Food and Drug Administration* (FDA) como ferramenta para reestratificar os pacientes considerados de médio e de alto risco segundo o *National Cholesterol Eduacation Program* – ATP III de 2001[50] para uma faixa de risco imediatamente superior.

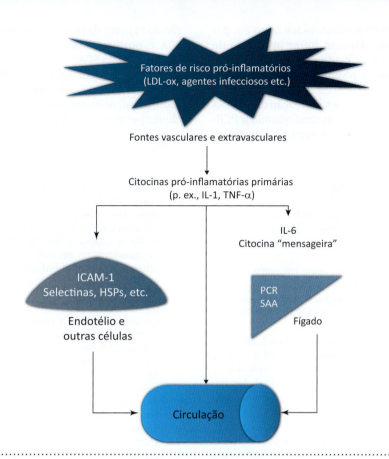

■ **Figura 17.6** Esquema ilustrativo do processo inflamatório na aterosclerose, que resulta em aumento dos níveis circulantes de alguns marcadores inflamatórios. A inflamação sistêmica ou local desencadeia a produção de citocinas pró-inflamatórias potentes, ditas primárias (IL-1β ou TNFα). Essas citocinas levam à produção de fatores pró-coagulantes e outros mediadores (ICAM-1, selectina, HSP etc.) pelas células endoteliais e de adesão, que são liberados na circulação sanguínea. As citocinas primárias também estimulam a produção de IL-6, que induz a expressão de genes hepáticos para síntese de mediadores de fase aguda, como a PCR e amiloide-A.
IL (Interleucina); ICAM (Molécula de Adesão Intercelular); HSP (*Heat Shock Protein*); SAA (Amiloide Sérica A).

Outros marcadores também podem predizer risco coronário, como o TNF-α e a interleucina-1 (IL-1), que estimulam a expressão de IL-6 e de moléculas de adesão dos leucócitos (ICAM-1). Estudos prospectivos têm demonstrado correlação de aumento sérico de marcadores inflamatórios e risco coronário (Figura 17.7).[51]

A proteína plasmática associada à gravidez (PAPP-A) é uma metaloproteinase originalmente descrita em grávidas e usada inicialmente para estimar a data do parto e diagnóstico fetal de síndrome de Down. Esse marcador é igualmente encontrado em ambos os sexos e está presente em grande concentração em placas ateroscleróticas rotas ou com fissura em sua superfície.

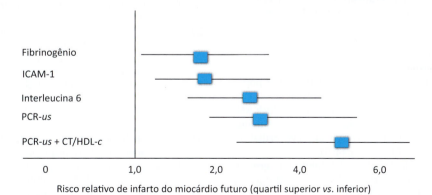

■ **Figura 17.7** Risco relativo de futura SCA em homem de meia-idade de acordo com as concentrações de fibrinogênio, ICAM-1, IL-6, PCR-*us*, e combinação de PCR-*us*, razão entre colesterol total e HDL-colesterol (CT/HDL-c). Dados do *Physicians Healthy Study*.[52]
Adaptada de Libby P.

Os níveis séricos de PAPP-A são elevados tanto em pacientes com AI quanto com IAM sem sofrer influência de sexo, idade, fatores de risco ou medicamentos. Sua dosagem é feita por imunoensaio e o valor de corte para risco de SCA é acima de 10 mL U/L.

Estudo recente demonstrou que há elevação de PAPP-A em indivíduos com angina instável, mesmo quando a PCR-*us* está normal. A PAPP-A parece ser o marcador de detecção de ruptura da placa que se eleva mais precocemente na SCA. É, portanto, um promissor instrumento de estratificação de risco na SCA.[48]

Apesar da existência de dados na literatura que demonstram a associação entre aumento sérico desses marcadores inflamatórios e risco coronário, seu uso na prática clínica permanece incerto.

REFERÊNCIAS BIBLIOGRÁFICAS

1. Goldschmidt-Clermont PJ, Creager MA, Losordo DW, Lam GK, Wassef M, Dzau VJ. Atherosclerosis 2005: recent discoveries and novel hypotheses. Circulation. 2005 Nov;22;112(21):3348-53.
2. Davies MJ. The pathophysiology of acute coronary syndromes. Heart. 2000 Mar;83(3):361-6.
3. Corti R, Fuster V, Badimon JJ. Pathogenetic concepts of acute coronary syndromes. J Am Coll Cardiol. 2003 Feb;19;41(4 Suppl S):7S-14S.
4. Versari D, Daghini E, Virdis A, Ghiadoni L, Taddei S. Endothelial dysfunction as a target for prevention of cardiovascular disease. Diabetes Care. 2009 Nov;32 Suppl 2:S314-S321.
5. Taddei S, Ghiadoni L, Virdis A, Versari D, Salvetti A. Mechanisms of endothelial dysfunction: clinical significance and preventive non-pharmacological therapeutic strategies. Curr Pharm Des. 2003;9(29):2385-402.
6. Barnes PJ, Karin M. Nuclear factor-kappaB: a pivotal transcription factor in chronic inflammatory diseases. N Engl J Med. 1997 Apr;10;336(15):1066-71.
7. Goldstein JL, Ho YK, Basu SK, Brown MS. Binding site on macrophages that mediates uptake and degradation of acetylated low density lipoprotein, producing massive cholesterol deposition. Proc Natl Acad Sci U S A. 1979 Jan;76(1):333-7.
8. Frenette PS, Wagner DD. Adhesion molecules--Part 1. N Engl J Med. 1996 Jun;6;334(23):1526-9.
9. LIMA LM CMSASM. Lipoproteína(a) e inibição da fibrinólise na doença arterial coronariana. Rev Bras Hematol Hemoter. 2006;1(28):53-9.
10. Libby P, Ridker PM, Maseri A. Inflammation and atherosclerosis. Circulation. 2002 Mar;5;105(9):1135-43.
11. Bertolami MC, Bertolami A, Chaves FP, Puzzello TA. Pathophysiology and risk factors linked to atherothrombosis. Revista Brasileira de Clínica e Terapêutica. 2004;(30):114-8.
12. Falk E. Why do plaques rupture? Circulation. 1992 Dec;86(6 Suppl):III30-III42.
13. Shah PK. Pathophysiology of coronary thrombosis: role of plaque rupture and plaque erosion. Prog Cardiovasc Dis. 2002 Mar;44(5):357-68.
14. Narula J, Finn AV, Demaria AN. Picking plaques that pop. J Am Coll Cardiol. 2005 Jun;21;45(12):1970-3.
15. White HD, Norris RM, Brown MA, Brandt PW, Whitlock RM, Wild CJ. Left ventricular end-systolic volume as the major determinant of survival after recovery from myocardial infarction. Circulation. 1987 Jul;76(1):44-51.
16. Meyer BJ, Badimon JJ, Mailhac A, et al. Inhibition of growth of thrombus on fresh mural thrombus. Targeting optimal therapy. Circulation. 1994 Nov;90(5):2432-8.
17. Meyer BJ, Badimon JJ, Chesebro JH, Fallon JT, Fuster V, Badimon L. Dissolution of mural thrombus by specific thrombin inhibition with r-hirudin: comparison with heparin and aspirin. Circulation. 1998 Feb;24;97(7):681-5.
18. Rosenfeld ME. Leukocyte recruitment into developing atherosclerotic lesions: the complex interaction between multiple molecules keeps getting more complex. Arterioscler Thromb Vasc Biol. 2002 Mar;1;22(3):361-3.
19. Mallat Z, Gojova A, Marchiol-Fournigault C, et al. Inhibition of transforming growth factor-beta signaling accelerates atherosclerosis and induces an unstable plaque phenotype in mice. Circ Res. 2001 Nov;9;89(10):930-4.
20. Abizaid ACLS. Impacto clínico tardio da aplicação de critérios ultra-sonográficos na tomada de decisão para o tratamento das lesões coronárias moderadas. Faculdade de Medicina da Universidade de São Paulo, 2003.
21. Rocha VZLP. Biologia Vascular da Aterosclerose e Complicações Agudas do Ateroma. Segunda edição, 171-189. 2009. São Paulo, Editora Manole. Fisiologia do Sistema Cardiocirculatório e Fisiopatologia das Doenças Cardiovasculares. Ref Type: Edited Book.
22. Foo RS, De Bono DP. Concepts in acute coronary syndromes. Singapore Med J. 2000 Dec;41(12):606-10.
23. Varnava AM, Mills PG, Davies MJ. Relationship between coronary artery remodeling and plaque vulnerability. Circulation. 2002 Feb;26;105(8):939-43.
24. Burke AP, Farb A, Malcom GT, Liang YH, Smialek J, Virmani R. Coronary risk factors and plaque morphology in men with coronary disease who died suddenly. N Engl J Med. 1997 May;1;336(18):1276-82.
25. Ross R. Atherosclerosis – an inflammatory disease. N Engl J Med. 1999 Jan;14;340(2):115-26.
26. Moreno PR, Falk E, Palacios IF, Newell JB, Fuster V, Fallon JT. Macrophage infiltration in acute coronary syndromes. Implications for plaque rupture. Circulation. 1994 Aug;90(2):775-8.
27. Libby P. Molecular bases of the acute coronary syndromes. Circulation. 1995 Jun;1;91(11):2844-50.
28. Hansson GK, Jonasson L, Holm J, Clowes MM, Clowes AW. Gamma-interferon regulates vascular smooth muscle proliferation and Ia antigen expression in vivo and in vitro. Circ Res. 1988 Oct;63(4):712-9.
29. Galis ZS, Sukhova GK, Lark MW, Libby P. Increased expression of matrix metalloproteinases and matrix degrading activity in vulnerable regions of human atherosclerotic plaques. J Clin Invest. 1994 Dec;94(6):2493-503.
30. Naghavi M, Libby P, Falk E, et al. From vulnerable plaque to vulnerable patient: a call for new definitions and risk assessment strategies: Part I. Circulation. 2003 Oct;7;108(14):1664-72.
31. Virmani R, Burke AP, Farb A, Kolodgie FD. Pathology of the unstable plaque. Prog Cardiovasc Dis. 2002 Mar;44(5):349-56.
32. Hansson GK. Inflammation, atherosclerosis, and coronary artery disease. N Engl J Med. 2005 Apr;21;352(16):1685-95.
33. Shiomi M, Ito T, Yamada S, Kawashima S, Fan J. Correlation of vulnerable coronary plaques to sudden cardiac events. Lessons from a myocardial infarction-prone animal model (the WHHLMI rabbit). J Atheroscler Thromb. 2004; 11(4):184-9.

34. Schaar JA, Muller JE, Falk E, et al. Terminology for high-risk and vulnerable coronary artery plaques. Report of a meeting on the vulnerable plaque, June 17 and 18, 2003, Santorini, Greece. Eur Heart J. 2004 Jun;25(12):1077-82.

35. Kolodgie FD, Virmani R, Burke AP, et al. Pathologic assessment of the vulnerable human coronary plaque. Heart. 2004 Dec;90(12):1385-91.

36. Bonow RO, Mitch WE, Nesto RW, et al. Prevention Conference VI: Diabetes and Cardiovascular Disease: Writing Group V: management of cardiovascular-renal complications. Circulation. 2002 May;7;105(18):e159-e164.

37. Virmani R, Kolodgie FD, Burke AP, Farb A, Schwartz SM. Lessons from sudden coronary death: a comprehensive morphological classification scheme for atherosclerotic lesions. Arterioscler Thromb Vasc Biol. 2000 May;20(5):1262-75.

38. Slowik MR, Min W, Ardito T, Karsan A, Kashgarian M, Pober JS. Evidence that tumor necrosis factor triggers apoptosis in human endothelial cells by interleukin-1-converting enzyme-like protease-dependent and -independent pathways. Lab Invest. 1997 Sep;77(3):257-67.

39. Rohde LE, Lee RT. Pathophysiology of atherosclerotic plaque development and rupture: an overview. Semin Vasc Med. 2003 Nov;3(4):347-54.

40. Libby P, Ridker PM. Inflammation and Atherothrombosis. From Population Biology and Bench Research to Clinical Practice. J Am Coll Cardiol. 2006; 48 (9 Suppl A); A33-46.

41. Barger AC, Beeuwkes R, III, Lainey LL, Silverman KJ. Hypothesis: vasa vasorum and neovascularization of human coronary arteries. A possible role in the pathophysiology of atherosclerosis. N Engl J Med. 1984 Jan;19;310(3):175-7.

42. Boersma E, Mercado N, Poldermans D, Gardien M, Vos J, Simoons ML. Acute myocardial infarction. Lancet. 2003 Mar;8;361(9360):847-58.

43. Libby P. Current concepts of the pathogenesis of the acute coronary syndromes. Circulation. 2001 Jul;17;104(3):365-72.

44. Fuster V, Corti R, Fayad ZA, Schwitter J, Badimon JJ. Integration of vascular biology and magnetic resonance imaging in the understanding of atherothrombosis and acute coronary syndromes. J Thromb Haemost. 2003 Jul;1(7):1410-21.

45. Malek AM, Alper SL, Izumo S. Hemodynamic shear stress and its role in atherosclerosis. JAMA. 1999 Dec;1;282(21):2035-42.

46. Rosenberg RD, Aird WC. Vascular-bed--specific hemostasis and hypercoagulable states. N Engl J Med. 1999 May;20;340(20):1555-64.

47. Amsterdam EA, et al. 2014 AHA/ACC Guideline for the Management of Patients with Non-ST-Elevation Acute Coronary Syndromes: Executive Summary. J Am Coll Cardiol. 2014; 64 (24): 2645-87.

48. Futterman LG, Lemberg L. Novel markers in the acute coronary syndrome: BNP, IL-6, PAPP-A. Am J Crit Care. 2002 Mar;11(2):168-72.

49. Ridker PM. Evaluating novel cardiovascular risk factors: can we better predict heart attacks? Ann Intern Med. 1999 Jun;1;130(11):933-7.

50. Executive Summary of The Third Report of The National Cholesterol Education Program (NCEP) Expert Panel on Detection, Evaluation, And Treatment of High Blood Cholesterol In Adults (Adult Treatment Panel III). JAMA. 2001 May;16;285(19):2486-97.

51. Mizuno K, Satomura K, Miyamoto A, et al. Angioscopic evaluation of coronary-artery thrombi in acute coronary syndromes. N Engl J Med. 1992 Jan;30;326(5):287-91.

52. Libby P, Ridker PM. Novel inflammatory markers of coronary risk: theory versus practice. Circulation. 1999 Sep;14;100(11):1148-50.

Síndrome Coronária Aguda sem Supradesnivelamento do Segmento ST: Diagnóstico e Estratificação de Risco

Jorge Bezerra Cavalcanti Sette • Wersley Silva • Luiz Antonio Abdalla • Elizabete Silva dos Santos

INTRODUÇÃO

Pacientes que se apresentam ao pronto-socorro com Síndrome Coronária Aguda (SCA) sem elevação do segmento ST são diagnosticados como angina instável (AI) ou infarto agudo do miocárdio sem supradesnivelamento do segmento ST (IAMSSST). Dada a natureza heterogênea dessa síndrome, esses pacientes têm um grande espectro de risco de morte ou de eventos isquêmicos em curto prazo.

Determinar o risco de ocorrência desses eventos adversos é importante não apenas para triagem inicial na seção de emergências, onde será definido o local ideal para realização dos cuidados médicos, assim como serão identificados os pacientes que possam se beneficiar de condutas mais potentes, dispendiosas e muitas vezes arriscadas.

Vários modelos de estratificação de risco têm sido aplicados na prática clínica no intuito de identificar os pacientes com maior ou menor risco de eventos adversos. Todavia, em alguns casos, são modelos de difícil aplicação, que não contemplam o tratamento atual das SCAs e, principalmente, não retratam a população brasileira. Para tentar sanar tal dificuldade, foi realizado recentemente um escore brasileiro denominado escore de risco Dante Pazzanese.[1]

VARIÁVEIS CLÍNICAS DE ESTRATIFICAÇÃO DE RISCO

História clínica

A história clínica é um dos principais fatores para a avaliação do paciente com SCA.[2] Embora a apresentação clínica dos pacientes com isquemia miocárdica possa ser diversa, em 75 a 85% dos casos a dor torácica constitui o sintoma predominante. Logo, uma história clínica detalhada ajuda na estratificação de risco do paciente, com descrição minuciosa dos sintomas, possibilitando ao clínico uma boa caracterização da dor torácica.[3]

Algumas características dos sintomas devem ser cuidadosamente investigadas com o objetivo de orientar a probabilidade da presença da angina do peito[4] (Figura 18.1):

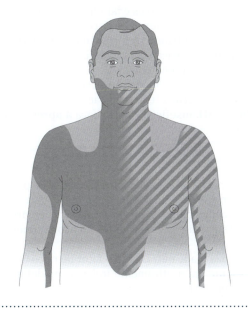

■ **Figura 18.1** Localização e irradiação da dor anginosa.
Adaptada de Healthwise, incorporated.

- **Qualidade**: a dor referida como aperto, peso, opressão, constrição ou pontada;
- **Localização**: precordial, retroesternal, no ombro, epigástrio, cervical e no dorso;
- **Irradiação**: membros superiores (direito, esquerdo ou ambos), ombro, mandíbula, pescoço, dorso ou epigástrio;
- **Duração**: segundos, minutos, horas ou dias;
- **Fatores desencadeantes**: esforço físico, atividade sexual, alimentação, posição, respiração, estresse emocional ou surgimento espontâneo;
- **Fatores de alívio**: repouso, nitrato, analgésicos, alimentação, respiração, apneia, antiácidos ou posição;
- **Sintomas associados**: dispneia, sudorese, náusea, vômitos, palidez cutânea, hemoptise, tosse, lipotimia, pré-síncope ou síncope.

Na SCA, a dor usualmente é retroesternal ou em precórdio, tipo aperto ou opressão, com irradiação para membros superiores, pescoço, mandíbula ou epigástrio, prolongada (maior que 20 minutos) e aumenta de intensidade durante um período de poucos minutos. Pode ser desencadeada pelo esforço ou estresse psicológico. É intensa, aliviada parcialmente com repouso ou nitrato e pode apresentar dispneia, náuseas, vômitos e palidez cutânea.

A angina pode ser classificada como: típica, atípica ou não cardíaca.[5] Para satisfazer o critério de angina típica os três seguintes fatores devem estar presentes: desconforto retroesternal com características e duração típicas; piorar ao esforço ou estresse emocional; aliviar com nitrato ou repouso. A dor atípica apresenta dois desses critérios e a não cardíaca apresenta nenhum ou um deles.

Outra classificação utilizada para angina instável, desenvolvida por Braunwald *et al.*,[6] apresenta grande utilidade clínica e se baseia na avaliação das características da angina, na sua provável causa e na terapia anti-isquêmica já utilizada pelo paciente.[6]

Antecedentes pessoais e fatores de risco

Os antecedentes pessoais e familiares, bem como uma avaliação completa dos fatores de risco para doença aterosclerótica, podem contribuir de forma importante para a valorização da dor torácica como manifestação de isquemia miocárdica no atendimento inicial.

Dentre eles estão: idade, antecedentes de *diabetes mellitus*, aterosclerose extracardíaca, revascularização miocárdica (RM), insuficiência cardíaca à apresentação e função renal.

Idade

A influência da idade no prognóstico dos pacientes com SCA sem elevação do segmento ST recai sobre o maior número de comorbidades, de revascularizações prévias e na característica difusa e mais grave do acometimento coronariano.[7]

Portanto, a idade entra como o fator de risco universal e está presente em praticamente todos os modelos de estratificação de risco.

Diabetes mellitus

O *diabetes mellitus* é considerado um importante fator de risco para morbidade e mortalidade cardiovascular.[8] Em pacientes com SCA, a presença desse fator de risco leva a uma mortalidade significativamente maior em 30 dias em comparação aos não diabéticos.[9]

Bierman descreve que os pacientes com *diabetes mellitus* apresentam três a cinco vezes maior risco de desenvolvimento de Doença Arterial Coronária (DAC) em comparação aos não diabéticos e aproximadamente 75% deles morrerão desse mal.[9]

Os pacientes diabéticos têm aumentada agregação plaquetária, apresentam plaquetas morfologicamente maiores, maior número de receptores de GPIIb/IIIa sobre as plaquetas e aumentada circulação de plaquetas ativadas. Roffi *et al.* afirmam que a relevância clínica dessas observações permanece na incerteza.[8]

Aterosclerose extracardíaca

Antecedente de Acidente Vascular Encefálico (AVE), ataque isquêmico transitório ou de doença arterial periférica estão associados com DAC e sua maior extensão.[10,11] No estudo OPUS (*Orbofiban in Patients with Unstable coronary Syndromes*) TIMI 16, os investigadores concluíram que em pacientes com SCA e doença vascular extracardíaca há associação de DAC mais grave e pior evolução.

Outra possível explicação seria a disponibilidade de tratamentos menos intensivos a esses pacientes, pelos mesmos apresentarem fatores prévios que impeçam terapêutica mais agressiva[12] (ex.: AVE hemorrágico).

Revascularização prévia

O tipo de revascularização prévia é um marcador de gravidade de DAC. Em pacientes submetidos à intervenção coronária percutânea (ICP), a DAC subjacente é menos acentuada em comparação ao procedimento cirúrgico. Estes geralmente apresentam doença difusa mais grave e disfunção ventricular associada. Portanto, pacientes com antecedentes de ICP apresentam prognóstico mais favorável.[13]

Insuficiência cardíaca

A classificação *Killip-Kimball*,[14] que avalia a gravidade da insuficiência cardíaca, mostrou ser uma variável independente de informação prognóstica tanto a curto como a longo prazos.[15]

Pacientes com maior classe de Killip apresentam comumente depressão do segmento ST e elevação dos marcadores de necrose miocárdica.[15] Logo, a insuficiência cardíaca no momento da apresentação está associada com mais mortalidade.

Isquemia recorrente

Estudos têm demonstrado que a presença de isquemia refratária durante a monitorização do segmento ST antes da realização de ICP é um importante fator prognóstico de infarto e de morte em 5 dias[16] e em 1 ano (Figura 18.2).

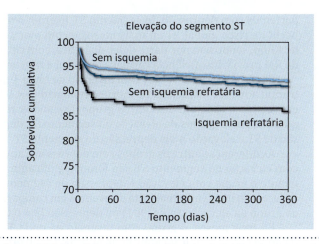
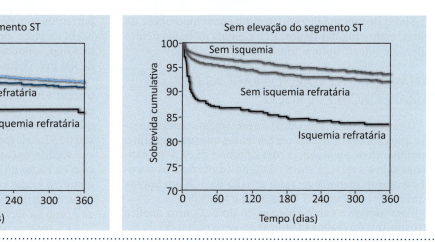

■ **Figura 18.2** Papel da isquemia refratária. Foi utilizado o teste de log-rank para comparar as curvas de sobrevida por categoria de isquemia, com e sem elevação do segmento ST. A sobrevida não diferiu significativamente entre os grupos sem isquemia e com isquemia não refratária dentro da coorte de elevação do segmento ST ($p = 0,32$); todas as outras comparações foram estatisticamente significativas ($p < 0,03$). Para elevação do segmento ST versus sem elevação do segmento ST: comparação para o grupo isquemia não foi estatisticamente significativa ($p < 0,002$); comparações para os grupos não refratários e refratários não foram significativas.
Adaptada de GUSTO-IIb Investigators Circulation. 1998;98:1860-1868.

Síndrome coronária aguda sem dor

Em alguns casos de SCA, os pacientes podem se apresentar de forma atípica, sem a presença de dor ou de desconforto precordial. Extensa revisão realizada no *National Registry of Myocardial Infarction*[17] demonstrou que cerca de um terço dos pacientes não apresentava dor ao chegar ao hospital.

Nesse grupo de pacientes, as principais manifestações foram: dispneia, vômitos, palpitações, síncope ou pré-síncope, ou mesmo parada cardiorrespiratória. Observou-se também que o grupo era constituído, em média, por pacientes mais idosos, por maior número de diabéticos e do sexo feminino.[18]

Os pacientes que se apresentam com tais manifestações e sem dor precordial à admissão evoluem com importantes implicações em termos terapêuticos e, consequentemente, prognósticas.

Como existe menor chance de diagnosticar tal evento, ou de o diagnóstico ser feito apenas tardiamente, com frequência tais pacientes não recebem terapia apropriada, inclusive terapia de reperfusão em casos selecionados. Por tais motivos, a apresentação de SCA na ausência de sintomas está associada a importante aumento de mortalidade hospitalar.

Exame físico

A importância de um exame físico inicial detalhado não está somente em diagnosticar uma SCA ou afastar diagnósticos diferenciais. Uma propedêutica bem efetuada auxilia também na detecção das repercussões hemodinâmicas, sendo extremamente importante a pesquisa de achados ao exame físico que possam, por si só, ser indicadores clínicos de risco aumentado de eventos adversos.

A ausculta pulmonar pode identificar a presença de estertores úmidos em bases, significando algum grau de estase pulmonar por insuficiência sistólica ou redução da complacência do ventrículo esquerdo.[19]

A presença de sibilos, tosse com secreção rósea, ou mesmo hemoptise, além da terceira bulha cardíaca, é compatível com insuficiência ventricular esquerda com edema agudo de pulmão.

Dependendo do grau de comprometimento da função ventricular esquerda pelo episódio isquêmico, o paciente pode apresentar graus variáveis de desconforto respiratório, procurando manter-se na posição sentada. Nos quadros mais graves de disfunção ventricular esquerda, como choque hemodinâmico, o paciente pode se apresentar com palidez cutânea, sudorese, extremidades frias e algum grau de perturbação do sensório.[19]

Um quadro de hipotensão arterial sistêmica pode significar evolução para choque cardiogênico em presença de área de necrose miocárdica extensa ou pode ser transitório, como, por exemplo, associado à bradicardia no infarto de parede inferior por ativação do reflexo de *Bezold-Jarish*.

A hipotensão e o baixo débito cardíaco na ausência de sinais de congestão pulmonar podem estar associados a infarto do ventrículo direito, desidratação, hipovolemia ou ao uso de medicamentos opiáceos, vasodilatadores e betabloqueadores.[19]

A presença de estase jugular pode estar associada à insuficiência cardíaca ou ao choque cardiogênico na vigência de hipotensão arterial e hipoperfusão periférica.[19]

A ausculta cardíaca rapidamente pode revelar a presença de bradi ou taquiarritmia. Esta última pode ser em razão de taquicardia ventricular com possibilidade de progressão para fibrilação ventricular, geralmente nas primeiras 48 horas após o IAM.[20]

A frequência cardíaca aumentada também pode ser consequência de uma fibrilação atrial, cuja incidência está estimada em 6,4% de todos os casos de SCA sem elevação do segmento ST e associada ao aumento da mortalidade em 30 dias e 6 meses.[21]

A presença de terceira bulha ou ritmo de galope é compatível com disfunção ventricular esquerda, enquanto a quarta bulha significa redução da complacência ventricular relacionada ao evento isquêmico.

A ausculta de um sopro sistólico precordial indica a possibilidade de complicações mecânicas do IAM, como disfunção do músculo papilar e comunicação interventricular. Um sopro diastólico no foco aórtico permite suspeitar de dissecção de aorta.

Sinais de tamponamento cardíaco como hipofonese de bulhas, estase jugular importante e sinais de baixo débito podem significar ruptura miocárdica.

VARIÁVEIS ELETROCARDIOGRÁFICAS DE ESTRATIFICAÇÃO DE RISCO

O eletrocardiograma (ECG) é a ferramenta mais acessível e amplamente utilizada em pacientes que procuraram o atendimento de emergência com sintomas de SCA. Investigações sobre a relação entre o ECG da admissão e os eventos cardiovasculares levaram à divisão da SCA em angina instável,[22-25] IAM com SST (IAMCSST) e IAMSSST.

Para avaliar o valor prognóstico do ECG, uma análise retrospectiva foi realizada utilizando-se os pacientes do estudo *The Global Use of Strategies to Open Occluded Coronary Arteries* (GUSTO IIB).

Os pacientes selecionados para o GUSTO IIb[26] deveriam mostrar sinais eletrocardiográficos de isquemia, consistindo em transitória ou persistente elevação ou depressão do segmento ST de mais de 0,05 mV ou persistente e definitiva inversão da onda T de mais de 0,1 mV (incluindo a normalização de uma onda T previamente negativa, considerada pseudonormalização).

Dados de 12.142 pacientes randomizados, 12.124 apresentavam alterações eletrocardiográficas pelo médico assistente e constituíram a população da análise.

Os pacientes foram divididos em quatro grupos com base nos achados eletrocardiográficos à admissão: **1**. Inversão de onda T isolada de mais de 0,1 mV, incluindo a pseudonormalização; **2**. Elevação do segmento ST de pelo menos 0,05 mV em no mínimo duas derivações consecutivas; **3**. Depressão do segmento ST maior que 0,05 mV (isolada ou com inversão da onda T concomitante); **4**. A combinação de elevação e depressão do segmento ST.

Os 145 pacientes com bloqueio de ramo esquerdo (BRE) novo ou supostamente novo foram incluídos no grupo da elevação do segmento ST. Dos pacientes randomizados, 2.723 (22%) apresentavam inversão da onda T isolada, 3.369 (28%) elevação do segmento ST, 4.263 (35%) depressão do segmento ST e 1.769 (15%) a combinação de elevação e depressão do segmento ST.

O desfecho primário do estudo GUSTO IIb foi composto por morte e reinfarto durante os primeiros 30 dias de seguimento. Desfechos secundários considerados para esta análise foram as incidências em 30 dias e seis meses de morte, reinfarto, cirurgia de RM ou ICP e o composto de morte e reinfarto em seis meses.

Com relação às características dos pacientes avaliados, aqueles com elevação ou elevação e depressão do segmento ST eram mais comumente homens e fumantes ativos. Já os com inversão da onda T ou depressão de segmento ST tinham mais prevalência de hipercolesterolemia e hipertensão arterial e história mais prolongada de DAC.

A cineangiocoronariografia foi realizada em 6.957 pacientes (57%) durante a hospitalização, mostrando que a maior incidência de coronárias normais ou DAC insignificante foi no grupo de inversão da onda T (19%) e a maior incidência de doença triarterial ocorreu no grupo com depressão do segmento ST (36%).

Os pacientes com elevação ou elevação e depressão do segmento ST eram mais comumente uniarteriais. Os pacientes com depressão do segmento ST tiveram o maior perfil de risco global, eram mais idosos e com pior classe de Killip, sendo a maior parte deles diabética, com cirurgia de RM prévia, insuficiência cardíaca ou doença triarterial.

Em 30 dias, os pacientes com inversão da onda T mostraram a menor incidência de morte e reinfarto ($p < 0,001$ em relação a cada um dos outros grupos) seguidos, na sequência, pelos grupos da elevação do segmento ST, depressão de ST e elevação mais depressão do segmento ST.

As diferenças entre os grupos com depressão e aqueles com elevação do segmento ST não foram significantes, enquanto o grupo com elevação e depressão do segmento ST apresentou incidência mais alta de eventos em comparação ao grupo da elevação ($p < 0,001$) ou depressão ($p = 0,03$).

Em seis meses, o grupo com inversão da onda T ainda apresentou menor incidência de eventos ($p < 0,001$ em relação a cada um dos outros grupos). O grupo com elevação do segmento ST teve uma incidência intermediária; e os dois grupos com depressão do segmento ST (isolada ou em associação com elevação de ST) evoluíram com as mais altas taxas de eventos (Figura 18.3).

Na mortalidade, a maior diferença foi observada entre o grupo com inversão da onda T e os demais grupos. A probabilidade de morte foi maior durante os primeiros dias nos dois grupos com elevação do segmento ST, tendendo ao platô no grupo da elevação de ST isolada.

A probabilidade de morte precoce foi menor no grupo com depressão de ST, mas houve aumento nas taxas de mortalidade ao longo do tempo, sem diferença no grupo de elevação mais depressão do segmento ST em seis meses.

A análise mostrou que o ECG é capaz de discriminar o risco de desenvolver eventos cardíacos adversos no seguimento em curto e longo prazos. As altas taxas de eventos precoces nos dois grupos com supradesnivelamento do segmento ST podem ser explicadas pela maior incidência

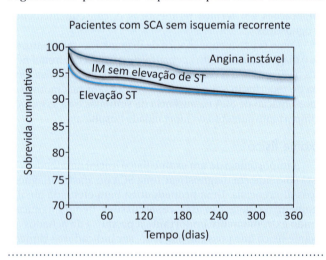

■ **Figura 18.3** Diferenças no prognóstico eletrocardiográfico no GUSTO IIb. Foi utilizado o teste de log-rank para comparar as curvas de sobrevida para pacientes sem isquemia recorrente. Não houve diferença significativa entre os grupos de IM com e sem elevação do segmento ST, mas houve diferenças significativas entre o grupo de angina instável e os dois outros grupos ($p < 0,001$). SCA: síndrome coronariana aguda.

SCA (Síndrome Coronária Aguda); IM (Infarto do Miocárdio).

Adaptada de GUSTO-IIb Investigators *Circulation*. 1998;98:1860-1868.

de IAM nesses grupos, o que leva a um risco imediato de morte e arritmias, falência de ventrículo esquerdo e ruptura cardíaca.

Em pacientes com depressão do segmento ST isolada, a incidência de eventos precoces foi menor, mas continuou a aumentar durante o seguimento.[23,27-30] Durante o seguimento nesse grupo, a mortalidade foi atribuída ao reinfarto e à insuficiência cardíaca, particularmente em idosos, podendo refletir a maior ocorrência de DAC grave e disfunção ventricular esquerda observada nesses pacientes.[25,26]

Em comparação com pacientes do grupo com elevação do segmento ST isolada, pacientes com elevação e depressão de ST eram similares em relação às características basais, fatores de risco e tratamento. Entretanto, os dados angiográficos mostraram que os últimos apresentavam DAC mais grave.

Além disso, analisando a base de dados do estudo GUSTO 1,[31] observou-se que os pacientes com elevação mais depressão de ST evoluíram com infartos maiores, como mostrado pelos picos de creatinofosfoquinase (CK) mais elevados, mais sintomas de insuficiência cardíaca e menores frações de ejeção do ventrículo esquerdo. Então, em pacientes com elevação do segmento ST, a depressão de ST associa-se a um pior prognóstico.

Os pacientes com inversão de onda T isolada têm um prognóstico relativamente benigno comparado a outros grupos, particularmente em termos de mortalidade. Este grupo mostrou DAC menos grave à angiografia, com cerca de 20% dos pacientes com DAC não significativa. Entretanto, a prevalência de fatores de risco e eventos cardíacos prévios foi semelhante à dos pacientes com depressão do segmento ST e, durante o seguimento, eles se submeteram a procedimentos de RM em taxa similar à dos grupos com pior prognóstico.

No registro TIMI III de pacientes com AI e IAMSSST, fatores prognósticos independentes de mortalidade ou de infarto em um ano incluíram o BRE (risco relativo de 2,8) e o desvio do segmento ST maior que 0,05 mV (risco relativo de 2,45) ($p < 0,001$).[22] Parece haver diferença no risco com base no grau de desvio do segmento ST.[23,24] Em contraste, a presença de uma alteração na onda T maior que 0,1 mV foi associada a um modesto ou nenhum aumento de mortalidade ou de infarto subsequente.[22,25]

BIOMARCADORES NA ESTRATIFICAÇÃO DE RISCO

Troponina

O interesse no uso dos marcadores bioquímicos como ferramenta na estratificação de risco na SCA tomou grande impulso com as crescentes evidências a respeito do valor prognóstico da troponina cardíaca, diferenciando os pacientes com AI e IAMSSST.

As troponinas T, I e C são componentes do aparato contrátil do músculoesquelético. Formas específicas da troponina T e I estão presentes no músculo cardíaco, denominadas troponina T cardíaca (cTnT) e troponina I cardíaca (cTnI) e são liberadas na circulação na injúria miocárdica.

Alguns pacientes podem não apresentar elevação de CKMB, mas ter as troponinas cardíacas T ou I elevadas, sugerindo necrose miocárdica em pequena escala ou microinfartos.

Estudos demonstraram a relação linear entre o nível sérico da troponina e a mortalidade (Figura 18.4)[32,33] e também a presença de doença multiarterial, de lesões complexas e de trombos visíveis à angiografia.[34]

Logo, medir os níveis de cTnT e cTnI usando *kits* de alta sensibilidade tem sido a abordagem padrão-ouro para diagnóstico de necrose miocárdica. Deve-se lembrar que a presença de troponina elevada não corresponde à necrose cardíaca de origem coronariana primária, sendo o diagnóstico feito com abordagem clínica e eletrocardiográfica associadas.

Fração MB da creatinofosfoquinase

A fração MB da creatinofosfoquinase (CKMB) por muito tempo foi o marcador diagnóstico padrão para IAM. Porém, com o uso rotineiro da cTnT e cTnI, mais sensíveis e específicas que a CKMB , sua utilização é hoje como marcador precoce de reinfarto e infartos periprocedimentos, devido à sua meia-vida mais curta em relação a cTnT e cTnI.

Desser *et al.*[35] avaliaram 8.654 pacientes que se apresentaram com SCA sem SST entre o período de 2000-2003 e dividiram os pacientes em quatro grupos conforme o resultado da dosagem da CKMB e troponina: troponina +/CKMB+, troponina -/CKMB+, troponina +/CKMB- e troponina -/CKMB-.

Eles avaliaram a influência da CKMB+ na mortalidade durante o seguimento médio de 1.269 dias após a hospitalização. Os autores concluíram que os pacientes com CKMB+ tiveram maior mortalidade por todas as causas independentemente do valor da troponina, e que pode ser benéfico continuar medindo a CKMB para estratificar o risco nas SCA sem SST (Figura 18.5).

Peptídeo natriurético cerebral (BNP) e NT-proBNP

Após uma injúria isquêmica, o sistema para liberação dos peptídeos natriuréticos cardíacos é rapidamente ativado. O aumento da produção do NT-proBNP (N-terminal pró-BNP) após episódio de isquemia aguda pode ser resultado de uma variedade de fatores, entre eles o aumento do estresse miocárdico secundário à disfunção sistólica e/ou diastólica induzidas por isquemia. Além disso, isquemia e hipóxia celular também podem estimular a produção desses peptídeos na ausência de alterações hemodinâmicas demonstráveis.

Vários estudos observacionais de larga escala nos últimos anos têm documentado de forma convincente que os níveis elevados de BNP (*brain natriuretic peptide*) e NT-proBNP obtidos na fase aguda ou subaguda após SCA sem SST são associados com incremento de morte cardiovascular e por todas as causas.[36-39] Essa relação é independente dos fatores de risco convencionais, incluindo a presença de insuficiência cardíaca clínica e disfunção ventricular esquerda. Ao contrário, após ajuste de potenciais fatores de confusão, tem-se observado apenas uma fraca ou até não existente associação entre BNP e episódios isquêmicos recorrentes.

Não se sabe se medidas repetidas de BNP ou NT-proBNP em pacientes com suspeita de SCA fornecem valor prognós-

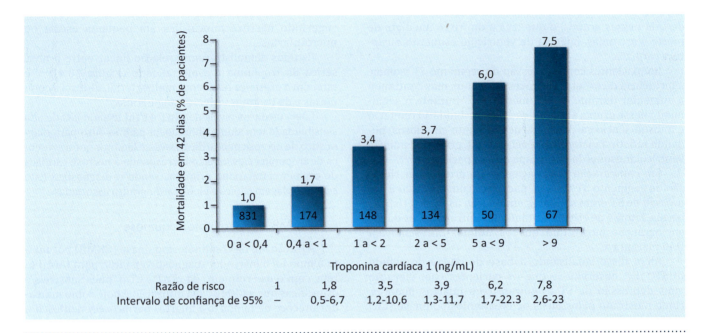

■ **Figura 18.4** Relação da troponina e mortalidade. Taxa de mortalidade em 42 dias segundo o nível de troponina cardíaca 1 medido no arrolamento. As taxas de mortalidade em 42 dias (sem ajuste para características basais) são mostradas para níveis de troponina cardíaca 1, medidos na linha de base. Os números na parte inferior de cada barra representam os pacientes com níveis de troponina cardíaca 1 em cada faixa, e os números acima das barras são porcentagens. $P < 0,001$ para o aumento na taxa de mortalidade (e a razão de risco de mortalidade) com níveis crescentes de troponina cardíaca 1 no arrolamento.

Adaptada de Cardiac-specific troponin I levels to predict the risk of mortality in patients with acute coronary syndromes Braunwald E et al. N Engl J Med 1996;335:1342-9.

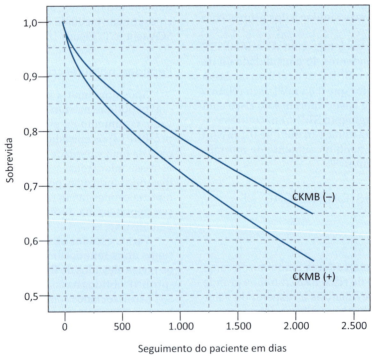

■ **Figura 18.5** Sobrevida em dias relacionando infarto agudo do miocárdio com CKMB positiva e negativa.

SCA (Síndrome Coronária Aguda); SST (Supradesnivelamento do Segmento ST).

Adaptada de Desser KB et al. Creatine Kinase-MB Enzyme Elevation is a Powerful Independent Predictor of All cause Mortality in Non-ST Segment Elevation Acute Coronary Syndrome Circulation. 2007;116:II-364.

tico incremental. Informações recentes do estudo FRISC-II (*Fragmin and Fast Revascularization during Instability in Coronary Artery Disease II*) demonstram que os níveis de NT-proBNP são maiores à admissão, decrescem marcadamente durante as primeiras 24 horas e, após esse período, decrescem mais gradualmente no decorrer de seis meses.[40]

Informações do estudo PRISM (*Platelet Receptor Inhibition in Ischemic Syndrome Management*)[39] sugerem que uma nova medida 72 horas após a admissão tem papel adicional na predição do risco, isto é, independente do valor do NT-proBNP à admissão. Uma concentração > 250 ng/L em 72 horas esteve associada com um marcado aumento no risco combinado de morte ou reinfarto em 30 dias.

Uma questão importante é se os níveis de BNP à admissão são fatores prognósticos de uma intervenção terapêutica específica. Atualmente, a evidência para tal afirmação é limitada. Uma razão para isso é um número pequeno de estudos recentes em pacientes com SCA sem SST que documentam uma significativa diminuição da mortalidade com a intervenção.

Dados do estudo FRISC II sugerem uma maior redução na mortalidade com estratégia invasiva precoce em pacientes com mais níveis de NT-proBNP, apesar de uma interação estatística limítrofe.[41] Esses achados foram recentemente confirmados com dados do GUSTO IV que mostraram que pacientes com troponina elevada e NT-proBNP que foram submetidos à revascularização tiveram menor mortalidade em um ano que os que não foram revascularizados. No entanto, pacientes sem aumento concomitante de troponina e NT-proBNP não se beneficiaram de tal procedimento.[42]

Portanto, em SCA, o BNP está associado ao pior prognóstico. Não há recomendação para utilização do BNP para guiar terapêutica invasiva precoce. Todavia, no caso de elevação inicial de BNP com troponina, dados atuais parecem sugerir considerar procedimento invasivo precoce.

Marcadores inflamatórios

O crescente entendimento da fisiopatologia das SCAs e as consequências da trombose coronária aguda também estimularam pesquisas de novos marcadores bioquímicos, como: a proteína C reativa ultrassensível (PCR-us), e as citocinas, como marcadores inflamatórios; o BNP tipo B e seu precursor, o NT-proBNP, que refletem o estresse hemodinâmico no ventrículo esquerdo; o *clearance* de creatinina e a microalbuminúria, que espelham o dano vascular; o fibrinogênio, um determinante importante da viscosidade sanguínea e da agregação plaquetária; a homocisteína, cuja elevação sugere distúrbio metabólico genético e aparecimento de aterosclerose precoce; glicemia sérica e hemoglobina glicada, que são marcadores de *diabetes mellitus*.

Proteína C reativa

Entre os novos biomarcadores potenciais, interesse especial foi dado aos marcadores inflamatórios. Ao longo dos anos, vários estudos têm demonstrado que a PCR-*us* é bastante útil na estratificação desses pacientes, estando elevada dentro de seis horas do IAM. Seus níveis estão relacionados com maior risco de eventos cardiovasculares, com: morte, infarto ou revascularização miocárdica de urgência.[43]

A PCR-*us* é uma proteína de fase aguda produzida em torno de seis horas após o estímulo pelos hepatócitos, célu-

las musculares lisas e macrófagos, com meia-vida de mais ou menos 19 horas. A ruptura da placa aterosclerótica responsável pelo evento coronariano agudo ocorre no local onde a sua capa fibrosa é mais fina e mais intensamente infiltrada por macrófagos ativos (células espumosas). A PCR pode refletir a atividade desses macrófagos.

Na distribuição dos níveis de PCR-us, diferenças importantes são encontradas em relação ao sexo e à raça. As mulheres apresentam níveis séricos aproximadamente duas vezes maiores que os homens, e os homens negros, por sua vez, valores 30% maiores que os brancos.

No estudo TIMI 11 A,[44] a mortalidade em 14 dias foi de 5,6% para pacientes com PCR-us aumentada, comparada a 0,3% dos pacientes sem PCR-us aumentada. Em outros estudos, a PCR foi indicadora de eventos tardios em 30 dias, 3 meses, 6 meses e 1 ano após a alta hospitalar.[45]

Mesmo em pacientes com troponina cardíaca negativa, a PCR pode identificar pacientes de alto risco[46] e relaciona-se diretamente à ruptura de placas vulneráveis em pacientes com IAM.

Burke *et al.*[47]correlacionaram a PCR com placas "vulneráveis" de pacientes com morte súbita por doença coronariana grave. Além de marcador prognóstico, alguns estudos atribuem à PCR um papel de mediadora no processo de aterotrombose.[48]

Em pacientes com SCA, pontos de corte diferentes para PCR-us elevada em comparação com pacientes assintomáticos devem ter melhor capacidade preditiva. Na atualidade, não existe ponto de corte definido exclusivo para esse grupo de pacientes, diferentemente daqueles com DAC assintomática. Portanto, o tratamento de pacientes com SCA não tem sido influenciado pelos níveis de PCR até o momento.

Citocinas inflamatórias

Outros marcadores inflamatórios foram estudados e relacionados à SCA, destacando-se: citocinas, fator de necrose tumoral-alfa (TNF-alfa), lipoproteína de baixa densidade (LDL) oxidada, amiloide A sérica, fator de von Willebrand (FvW), E-selectina, molécula de adesão intercelular-1 (ICAM-1) e molécula de adesão das células vasculares-1 (VCAM-1), contagem de leucócitos e marcadores de ativação plaquetária.

Dentre as citocinas, a interleucina-6 (IL-6) e a MCP-1 (*Monocyte Chemoattractant Protein-1*) são as mais relacionadas à SCA.[49] Os níveis de IL-6 estão aumentados na SCA quando comparados à doença coronariana estável. Seu aumento nas primeiras 48 horas da AI está associado a maior risco de morte, infarto e angina refratária e, também, à maior mortalidade em 6 a 12 meses, independentemente dos valores de troponina T.[49,50]

Níveis elevados de IL-6, portanto, também poderiam identificar um subgrupo de pacientes que se beneficiariam de uma estratégia invasiva precoce.[49] A MCP-1 é uma citocina que ativa os leucócitos mononucleares, promovendo a adesão ao endotélio e a migração para sítios de inflamação.

Alguns estudos demonstraram a associação da MCP-1 com o risco de morte e infarto após dez meses, assim como com a extensão da doença aterosclerótica coronariana evidenciada por angiografia.[49] Apesar das evidência favoráveis, ainda faltam estudos para validar a utilização da IL-6 e da MCP-1 como marcadores de SCA.

CAPÍTULO 18 — Síndrome Coronária Aguda sem Supradesnivelamento do Segmento ST: Diagnóstico e...

A IL-10 é um biomarcador diferente, já que é uma citocina anti-inflamatória. Seus níveis elevados foram relacionados com menor risco de morte e IAM não fatal.[49]

O TNF-alfa é uma citocina pró-inflamatória associada à disfunção e ao remodelamento miocárdico após o IAM,[49] bem como ao infarto recorrente e à morte em pacientes com IAM.[51]

Substância amiloide A sérica

Os níveis séricos de amiloide A começam a elevar dentro das primeiras 24 horas do evento coronariano, com pico em três dias.[52] No estudo TIMI 11A,[44] foi evidenciado que seus níveis elevados estariam associados à maior mortalidade em 14 dias, em pacientes com SCA sem SST. Em contrapartida, um estudo que dosou a substância amiloide A após o IAM não encontrou relação com maior risco de eventos cardiovasculares.[53]

Moléculas de adesão

Em pacientes com SCA, os níveis do FvW começam a elevar-se já na admissão, podendo refletir perfusão tecidual prejudicada, com consequente ativação endotelial, tendo seu pico em 24 horas e retornando ao normal em três dias.[52]

Em um subgrupo do estudo ESSENCE,[54] observou-se que a elevação do FvW nas primeiras 48 horas da SCA sem SST foi um fator prognóstico independente de morte, infarto do miocárdio, angina recorrente ou RM em 14 a 30 dias.

A E-selectina apresenta estudos conflitantes, mostrando que talvez seja mais útil para pacientes com angina estável que com SCA.[52] Da mesma forma com relação à ICAM-1 e VCAM-1 existem poucos relatos na literatura, restritos a pequenas coortes. A ICAM-1 é mais específica para SCA que a VCAM-1, porém esta ainda necessita de mais estudos para confirmar sua utilidade como ferramenta de estratificação de risco.[52]

Cluster of differentiation 40 ligand (CD40L)

Recentemente, observou-se que uma proteína transmembrana encontrada nas membranas de linfócitos B e plaquetas, a CD40L, é um marcador de aterosclerose.

No momento de sua ativação, o CD40L é clivado em sua forma solúvel e a elevação dos níveis plasmáticos do CD40L solúvel é um marcador específico da presença de placas instáveis.[55] Em pacientes com SCA, identifica-se um subgrupo com maior risco de morte ou infarto não fatal em seis meses.[55]

Metaloproteinases

As metaloproteinases são endoproteases dependentes de zinco que atuam como uma colagenase ou uma gelatinase. A degradação das placas colágenas compromete a estabilidade da placa aterosclerótica e a integridade da membrana endotelial, predispondo a ruptura de placas de ateromas avançadas.

Os pacientes com SCA têm níveis séricos elevados de metaloproteinases dos tipos 1, 2 e 9. Seus níveis podem estar presentes na apresentação e aumentar durante 7 a 14 dias subsequentes. Poucas informações existem da associação entre a elevação de metaloproteinases e os desfechos na SCA.[55]

Em estudo com 24 pacientes com SCA, elevações das metaloproteinases em 7 e 14 dias após SCA foram negativamente relacionadas com a fração de ejeção ventricular esquerda. A pequena elevação dos níveis de metaloproteinase após SCA e a falta de informações sobre prognóstico não fazem da sua dosagem um biomarcador para decisão terapêutica.[55]

Contagem de leucócitos

A contagem de leucócitos reflete o estado inflamatório, sendo considerada fator prognóstico independente de SCA em pacientes que se apresentam ao pronto-socorro com dor torácica.[56]

A leucocitose também está associada à maior mortalidade intra-hospitalar e ao desenvolvimento de insuficiência cardíaca congestiva.[57] Dessa forma, a contagem de leucócitos representa ferramenta pouco dispendiosa e útil para estratificação de risco na SCA sem SST.

MODELOS DE ESTRATIFICAÇÃO DE RISCO

A estratificação de risco para pacientes com SCA sem SST tem merecido destaque na literatura cardiológica atual. A razão disso justifica-se pela importância em determinar o prognóstico e decidir pela instituição do melhor tratamento e, ainda, fornecer informações ao paciente e a seus familiares.

Diversas variáveis têm sido identificadas como prognósticas de eventos adversos nos numerosos estudos relacionados, como: idade, depressão do segmento ST, elevação dos biomarcadores plasmáticos, sinais de insuficiência cardíaca, *diabetes mellitus*, DAC prévia e presença de trombo coronariano.

Muitas tentativas têm sido feitas para formar um modelo de estratificação de risco ideal em pacientes com SCA sem SST. A estratificação de risco de *Braunwald* e os escores TIMI, PURSUIT e GRACE são os mais conhecidos na classe médica cardiológica.

O uso de modelos de estratificação de risco como TIMI, PURSUIT e GRACE pode ser útil nas tomadas de decisão no que tange a opções terapêuticas em pacientes com suspeita de SCA (recomendação classe IIa, nível de evidência B).[58]

Esses escores foram desenvolvidos baseados em grandes ensaios clínicos, como o TIMI 11B e o PURSUIT, ou registros, como o GRACE, sob rigorosa análise estatística. Diferentes desfechos primários, especialmente morte e reinfarto, foram analisados com a intenção de aperfeiçoar cada vez mais a estratificação dos pacientes já à admissão. Apesar disso, são passíveis de muitas críticas, como a amostra populacional selecionada em muitos modelos.

Um modelo de risco para ser aplicado deve ser desenvolvido em uma coorte que represente a população geral. Deve também apresentar acurácia prognóstica que pode ser representada pelo C (*concordance*) *statistic* (área sob a curva ROC), definindo a capacidade de um modelo em discriminar aqueles que terão ou não um evento. Um modelo que determina perfeitamente esses pacientes terá um C *statistic* de 1,0.[59]

Em geral, é considerado que o C *statistic* menor que 0,6 não tem valor clínico, de 0,6 a menor que 0,7 tem valor limitado, de 0,7 a 0,8, valor moderado, e maior que 0,8 tem boa acurácia prognóstica.[60]

Com o objetivo de realizar um modelo simples de estratificação de risco em pacientes com SCA sem SST para ocorrência de desfecho combinado de morte ou reinfarto em 30 dias de evolução na população brasileira, foi idealizado o escore de risco Dante Pazzanese, que se mostrou de fácil execução e C *statistic* de 0,74.[1]

Classificação da angina instável de Braunwald

A AI compreende um grupo heterogêneo de pacientes com episódios isquêmicos variando no que diz respeito à causa, à gravidade, ao prognóstico e à resposta terapêutica. Com frequência, esses pacientes são definidos sob o mesmo conceito, sendo necessário separá-los em subgrupos distintos de acordo com as características de sua doença.

Em 1989, *Braunwald*[61] propôs uma classificação clínica para angina instável baseada na gravidade dos sintomas, na circunstância clínica, na otimização terapêutica e na presença de alterações eletrocardiográficas. É uma classificação simples que pode ser realizada sem a necessidade de exames mais especializados. Os grupos são assim definidos (Tabela 18.1):

A. **De acordo com a gravidade: Classe I:** pacientes com angina de início recente (< 2 meses) de forte intensidade ou frequência (≥ 3 episódios por dia) ou pacientes com angina estável que desenvolvem angina crescendo (angina mais intensa, mais frequente, mais prolongada ou desencadeada por menores esforços, em relação a casos anteriores), porém sem apresentar dor em repouso nos últimos dois meses; **Classe II:** pacientes com angina em repouso, subaguda, que apresentaram um ou mais episódios de dor no último mês, mas não nas últimas 48 horas; **Classe III:** pacientes com angina em repouso, aguda que mostraram um ou mais episódios de dor nas últimas 48 horas;

B. **De acordo com as circunstâncias clínicas em que ocorre angina: Classe A:** AI secundária, com pacientes que desenvolvem angina secundária a uma causa identificável extrínseca ao leito vascular coronariano, intensificando a isquemia miocárdica. São exemplos: anemia, febre, hipotensão arterial sistêmica, infecções, taquiarritmias; **Classe B:** AI primária, isto é, pacientes com DAC que desenvolvem angina na ausência de causa secundária identificável; **Classe C:** angina pós-infarto, ou seja, angina que ocorre nas primeiras duas semanas após um episódio documentado de IAM;

C. **De acordo com a otimização terapêutica:** conforme os níveis de tratamento antianginoso, definidos pelos subscritos 1, 2, 3. O numeral **arábico 1** corresponderia à angina que ocorre na ausência de tratamento ou com terapia antianginosa mínima; o **2** corresponde à angina que se verifica a despeito de tratamento apropriado para angina estável (doses convencionais de betabloqueador, nitrato e bloqueadores de canal de cálcio); e o **3** à AI que ocorre sob tratamento com doses máximas toleradas das três classes medicamentosas anteriores, incluindo nitroglicerina endovenosa;

D. **De acordo com as alterações eletrocardiográficas:** conforme a presença ou não de alterações eletrocardiográficas durante episódio de angina (desvios do segmento ST e inversão de onda T). Os pacientes com alterações eletrocardiográficas são considerados de pior prognóstico.

Um paciente que desenvolve angina em repouso, sem dor nas últimas 48 horas, mas em tratamento adequado para angina estável (AI II B 2), tem prognóstico melhor que o paciente com IAM nos últimos 14 dias, em tratamento otimizado, com dor nas últimas 48 horas e com alteração do ECG (AI III C 3).

Tabela 18.1 Classificação de angina instável de Braunwald.

Gravidade	Circunstâncias clínicas		
	A. Desenvolve-se na presença de doença extracardíaca que intensifica a isquemia miocárdica (AI secundária)	B. Desenvolve-se na ausência de doença extracardíaca (AI primária)	C. Desenvolve-se dentro de 2 semanas após o IAM (AI pós-infarto)
I. Novo aparecimento de angina grave ou acelerada; nenhuma dor em repouso	IA	IB	IC
II. Angina em repouso no último mês, mas não nas 48 horas anteriores (angina em repouso, subaguda)	IIA	IIB	IIC
III. Angina em repouso nas 48 horas anteriores (angina em repouso, subaguda)	IIIA	IIIB	IIIC

Os pacientes com AI também podem ser divididos em três grupos, conforme a ocorrência de AI: 1) na ausência de tratamento da angina estável crônica; 2) durante o tratamento de angina estável crônica; 3) apesar da máxima terapêutica com droga anti-isquêmica. Esses três grupos podem ser designados por 1, 2 ou 3, respectivamente.

Pacientes com AI podem ser, ainda, subdivididos entre aqueles com e sem mudanças transitórias na onda T e segmento ST durante a dor.

AI (Angina Instável); IAM (Infarto Agudo do Miocárdio).

Adaptada de E Braunwald *Circulation* 1989;80;410-414.

Esta classificação mostrou ter alto valor prognóstico e foi validada em vários estudos prospectivos. O registro TIMI III,[62] por exemplo, demonstrou que os desfechos de morte ou infarto, após um ano, eram mais frequentes na medida em que se progredia da classe I para III, assim como em pacientes com angina pós-infarto e angina secundária.

Calvin et al.[63] demonstraram que nos últimos 14 dias a história de IAM e a depressão do segmento ST no ECG eram marcadores de pior prognóstico. Meltenbung-van Zijl et al.[64] acompanharam 417 pacientes com AI durante seis meses e observaram que morte e reinfarto foram mais frequentes em pacientes classe III (angina em repouso com menos de 48 horas) e C (angina pós-infarto).

A presença de alterações eletrocardiográficas e a necessidade de terapêutica antianginosa máxima também são fatores de risco independentes.[65] Van Domburg et al.[66] demonstraram que uma classificação da AI mais grave (IIIC ou IIIB) estaria associada à elevada taxa de necessidade de RM.

Essa classificação também tem alta correlação com a anatomia coronariana,[67] sendo indicador importante de trombo intracoronário e lesões complexas à angiografia.[68] Existe relação entre as classes III e C com lesões culpadas complexas e baixo fluxo TIMI.[69] Evidências de lesões complexas e trombos aumentavam com a progressão das classes clínicas de AI.[70]

Apesar da importância dessa classificação, por ser um divisor de águas no tratamento dos pacientes com SCA sem SST e de seu documentado valor prognóstico, é uma classificação antiga, criada em 1989. Desde então, considerado progresso no entendimento da fisiopatologia da AI e no tratamento tem ocorrido.

Assim, em 2000, Braunwald[65] lançou uma revisão de sua classificação. Nessa revisão, o autor sugere que angina em repouso nas últimas 48 horas, sem IAM recente (AI IIIB), é uma condição comum, consistindo em subgrupos de pacientes com riscos diferentes. Propõe, então, a subdivisão dos pacientes com a utilização da dosagem da troponina cardíaca como marcador, separando-os em pacientes de alto ou baixo risco.

As troponinas cardíacas já demonstraram que são fortes fatores prognósticos de eventos cardíacos futuros em pacientes com SCA,[71,33] e hoje definem, dentro do grupo de pacientes com SCA sem SST, os pacientes com necrose miocárdica ou microinfartos e, consequentemente, pior prognóstico. A superioridade, em relação ao ECG, como marcador prognóstico foi confirmada por meio de análises prospectivas e retrospectivas.[32]

Estratificação de risco de Braunwald

Além da classificação de AI criada em 1989 e revisada em 2000, Braunwald também propôs uma forma de estratificar qualitativamente os pacientes com SCA sem SST em três grupos: alto, moderado e baixo risco de eventos adversos (morte ou infarto não fatal) a curto prazo[67] (Tabela 18.2).

Essa é uma forma simples e eficiente de triagem dos pacientes que procuram atendimento médico com angina. Baseia-se na história clínica, no exame físico, no ECG e na dosagem de marcadores cardíacos, que, geralmente, são de rápido acesso e execução em um pronto-socorro.

Na história clínica, são relevantes a idade do paciente, o tipo e a característica da dor anginosa, o histórico de IAM ou RM prévia, diabetes mellitus e o uso prévio de ácido acetilsalicílico. Idade maior que 75 anos ou dor em repouso, com duração maior que 20 minutos à chegada ao pronto-socorro, caracteriza o paciente de alto risco, e quando a dor também for superior a 20 minutos, porém cedendo espontaneamente ou com o uso de nitrato, reflete risco moderado.

Ao exame físico, merecem atenção dados positivos que demonstrem insuficiência ventricular esquerda ou complicações da SCA, como estertores crepitantes pulmonares, terceira bulha, hipotensão arterial sistêmica, bradi ou taquiarritmias, piora ou surgimento de novo sopro cardíaco. O encontro de qualquer desses sinais caracteriza o paciente como de alto risco, devendo receber os cuidados apropriados.

Algumas alterações do ECG são mais específicas e preditivas de isquemia miocárdica e de pior prognóstico, como a alteração dinâmica do segmento ST. Depressões $\geq 0,5$ mm foram associadas a maior mortalidade em quatro anos, com o risco aumentado à medida que se acentuava a depressão do segmento ST.[32,72]

A inversão acentuada e simétrica da onda T ($> 0,2$ mV) também é considerada uma alteração sensível e específica de isquemia,[43] porém com um aumento modesto ou nulo da mortalidade comparado a pacientes sem alteração do segmento ST.[32,62,67]

A elevação dos marcadores bioquímicos de necrose miocárdica (CKMB, TnT ou TnI cardíacas) também são importantes ferramentas na estratificação de risco dos pacientes, refletindo maior mortalidade na medida em que se elevam, sobretudo, a troponina.[32,71]

O sucesso da estratificação de Braunwald pode ser atribuído à sua praticidade e acurácia. É um modelo simples, pontual, em que a presença de uma determinada variável colocaria o paciente no grupo de alto, intermediário ou baixo risco. Permanece como um dos mais bem-sucedidos métodos de estratificação de risco dos pacientes com SCA sem SST.

Escore de risco TIMI

No desenvolvimento do escore de risco TIMI,[73] a primeira meta foi a criação de um modelo de estratificação simples, fornecendo uma ferramenta que, potencialmente, poderia ser aplicada em cenários clínicos cujos pacientes com SCA inicialmente se apresentam.

Para o desenvolvimento e a validação inicial desse escore, foram selecionados pacientes dos estudos TIMI 11B[74] e ESSENCE.[54] Nesses, incluíram-se pacientes que apresentavam nas primeiras 24 horas um episódio de dor anginosa iniciada em repouso, tendo como critérios adicionais de seleção, pelo menos, um dos seguintes: desvio do segmento ST ($\geq 0,5$ mm), história documentada de DAC e elevação dos marcadores cardíacos de injúria miocárdica. Critérios maiores de exclusão foram RM planejada nas próximas 24 horas, angina secundária ou contraindicações à anticoagulação.

Tabela 18.2 Risco a curto prazo de morte ou infarto (reinfarto) do miocárdio não fatal em pacientes com síndrome coronária aguda sem supra de ST.

Característica	Alto risco Pelo menos 1 das seguintes características deve estar presente:	Risco intermediário Nenhuma característica de alto risco, mas deve ter uma das seguintes:	Baixo risco Nenhuma característica de risco alto ou intermediário, mas pode ter qualquer uma das seguintes:
Histórico	Idade > 75 anos, aceleração do ritmo dos sintomas isquêmicos nas 48 horas anteriores	Idade 70 a 75 anos, infarto prévio, doença vascular periférica, DM, cirurgia de RM, uso prévio de AAS	
Característica da dor	Curso prolongado (> 20 min.) da dor em repouso	Curso prolongado (> 20 min.) da angina repouso, agora resolvida, com probabilidade moderada ou alta de DAC Angina em repouso (> 20 min.) ou aliviada com repouso ou NTG sublingual Angina noturna Início ou progressão da angina classe CCS III ou IV nas últimas duas semanas; dor prolongada (> 20 min.) em repouso, mas com probabilidade intermediária ou alta de DAC	Aumento da frequência, gravidade ou duração da angina Angina provocada em um limiar mais baixo Nova angina com início nas duas semanas ou meses anteriores à apresentação
Achados clínicos	Edema pulmonar provavelmente devido a isquemia, piora ou surgimento de sopro de insuficiência mitral, 3ª bulha, hipotensão, bradicardia, taquicardia		
ECG	Infradesnível do segmento ST > 0,5 mm (associado ou não com angina), bloqueio completo de ramo novo ou presumivelmente novo Taquicardia ventricular sustentada	Inversão de onda T > 2 mm, ondas Q patológicas	ECG normal ou sem alterações
Marcadores cardíacos*	Acentuadamente elevados	Elevação discreta	Normais

Estimativa dos riscos de curto prazo de morte e eventos cardíacos isquêmicos não fatais na AI ou IAMSSST é um problema multivariável complexo que não pode ser totalmente especificado em uma tabela como esta. Por isso, esta tabela destina-se a oferecer uma orientação geral e ilustração, uma vez que os algoritmos são rígidos.

RM (Revascularização Miocárdica).

* Troponina T cardíaca, troponina I cardíaca ou CKMB (preferencialmente massa) elevadas: acima do percentil 99; elevação discreta: acima do nível de detecção e inferior ao percentil 99; DM (*Diabetes Mellitus*); RM (Revascularização Miocárdica); AAS (Ácido Acetilsalicílico); DAC (Doença Arterial Coronária); CCS (Canadian Cardiovascular Society); CKMB (Fração MB da Creatinofosfoquinase); ECG (Eletrocardiograma); NTG (Nitroglicerina); AI (Angina Instável); IAMSSST (Infarto Agudo do Miocárdio sem Supradesnivelamento do Segmento ST).

Adaptada de AHCPR Clinical Practice Guidelines nº 10, unstable angina: diagnosis and management. May 1994 (28).

Com o propósito de desenvolver o escore de risco TIMI, o desfecho primário de eficácia do TIMI 11B foi aplicado a ambos os estudos de forma similar ao relatado para o TES-SMA (metanálise do TIMI 11B e ESSENCE): mortalidade por todas as causas, infarto (ou reinfarto) ou isquemia recorrente levando à RM de urgência. As análises foram feitas sobre as taxas desses eventos dentro dos 14 dias, após a randomização.

O modelo incorporou características clínicas basais que poderiam ser prontamente identificadas na apresentação, sendo restrita à população de 1.957 pacientes selecionados para o grupo da heparina não fracionada (HNF) do TIMI 11B. O objetivo dessa abordagem foi focalizar informações que pudessem ser obtidas em curto período de tempo.

Inicialmente, 12 variáveis foram selecionadas e avaliadas em uma análise univariada, como fatores prognósticos para desenvolver o desfecho combinado de morte, infarto (reinfarto) ou RM urgente em 14 dias. Aquelas que atingiram nível de significância menor que 0,2 ($p < 0,2$) foram incluídas em um modelo de regressão logística múltipla.

O desfecho combinado ocorreu em 16,7% dos pacientes em 14 dias. Das 12 variáveis analisadas, 7 mantiveram-se após a análise multivariada e constituíram o conjunto final de variáveis do modelo (Figura 18.6): idade ≥ 65 anos; DAC prévia igual ou maior que 50%; angina grave (dois ou mais episódios de angina nas últimas 24 horas); três ou mais fatores de risco para DAC; uso prévio de ácido acetil-

■ CAPÍTULO 18   Síndrome Coronária Aguda sem Supradesnivelamento do Segmento ST: Diagnóstico e...

salicílico nos últimos sete dias; desvio do segmento ST ≥ 0,5 mm; elevação dos marcadores de necrose miocárdica.

Como o peso estimado para cada uma das sete variáveis foi semelhante em magnitude, o escore de risco foi calculado determinando-se o valor 1 quando uma variável estava presente e, dessa forma, categorizando os pacientes pelo número de variáveis existentes em baixo (0 a 2 pontos), intermediário (3 ou 4 pontos) e alto risco (5 a 7 pontos). O escore foi então construído pela simples soma aritmética do número de variáveis. O desempenho do modelo foi avaliado pela área sob a curva *ROC* (*C statistic*).

Em razão do pequeno número de pacientes com escores de risco extremos, pacientes com escore zero ou um e seis ou sete foram combinados. Houve um progressivo e significante crescimento na taxa de eventos com o aumento do escore na população estudada ($p < 0,001$). O *C statistic* para o modelo foi modesto (0,65).

Como meta secundária, examinou-se a habilidade de o escore de risco TIMI predizer o desenvolvimento de cada um dos componentes do desfecho primário isoladamente.

Validação do escore de risco TIMI em populações selecionadas

Inicialmente, o modelo foi validado em três diferentes populações: o grupo da enoxaparina do TIMI 11B (1.953 pacientes), o grupo da HNF do ESSENCE (1.564 pacientes) e o grupo da enoxaparina do ESSENCE (1.607 pacientes). Houve um crescimento significativo na taxa de eventos com o aumento no escore de risco TIMI ($p < 0,001$) para as três populações de validação.

Este modelo foi testado prospectivamente na população de pacientes do PRISM-PLUS[75] (*platelet receptor inhibitor for ischemic Syndrome Management in Patients Limited to very Unstable Signs and Symptoms*). Da mesma forma que no TIMI 11B e ESSENCE, o modelo revelou um elevado gradiente de morte, infarto e isquemia refratária em 14 dias ($p < 0,001$). O *C statistic* foi de 0,64.

No TACTICS-TIMI 18[76] (*Treat Angina with Aggastrat and determine Cost of Therapy with an Invasive or Conservative Strategy. Thrombolysis in Myocardial Infarction*), de forma semelhante, houve um aumento significante no gradiente de risco com o aumento no escore TIMI ($p < 0,001$). O *C statistic* foi de 0,58.

No estudo VANQWISH[77] (*Veteran Affairs Non-Q-Wave Myocardial Infarction Strategies In-Hospital*), testou-se a habilidade do escore TIMI em predizer mortalidade por todas as causas, infarto recorrente não fatal e necessidade de revascularização urgente em 30 dias, 6 e 12 meses após a randomização.

Nessa validação, foram analisadas todas as variáveis do modelo, exceto a estenose coronária em cateterismo prévio. Esta variável foi substituída por uma história prévia de infarto, antecedente de ICP ou cirurgia de RM.

Como no estudo original, o escore de risco foi calculado assinalando o valor de 1 para cada variável presente. Em razão do pequeno número de pacientes com escore 1 ou

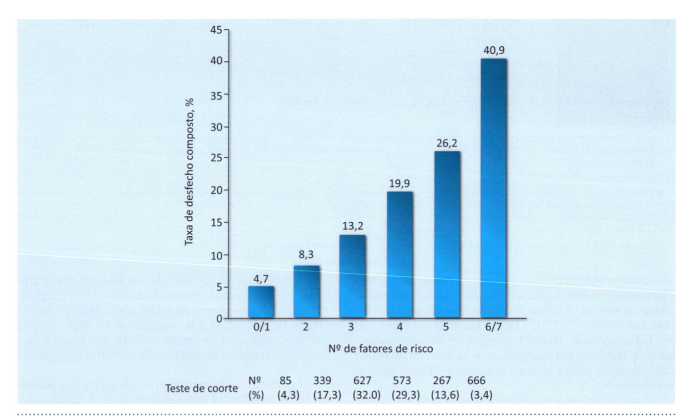

■ **Figura 18.6** Escore de risco TIMI. Taxas de mortalidade por todas as causas, infarto do miocárdio e isquemia recorrente grave levando a revascularização urgente 14 dias após a randomização foram calculadas para vários subgrupos de pacientes com base no número de fatores de risco presentes (grupo de estudo Thrombolysis In Myocardial Infarction [TIMI] 11B, n = 1.957). As taxas de eventos aumentaram significativamente, assim como o escore de risco TIMI ($p < 0,001$).

≥ 5, pacientes com escores 0 a 2 foram combinados, assim como foram os pacientes com escores 5 a 7.

A validação foi analisada para um seguimento de 30 dias, 6 meses e 1 ano. Foi também avaliado cada componente do desfecho composto isoladamente, bem como a extensão da DAC e a fração de ejeção do ventrículo esquerdo pós-infarto.

O desfecho combinado ocorreu em 10,3% dos pacientes em 30 dias, 19,5% em 6 meses e 26,5% em 1 ano. Houve um modesto, mas significante, aumento na taxa de eventos do menor para o maior grupo do escore de risco em 30 dias (p = 0,003 e C statistic 0,59). O modelo manteve-se modestamente preditivo de eventos em 6 meses (p < 0,0001 e C statistic 0,60) e 1 ano (p < 0,0001 e C statistic 0,60).

Ao analisar cada componente do desfecho composto, o escore de risco TIMI foi preditivo de morte (p = 0,006; C statistic 0,63) e infarto não fatal (p = 0,002; C statistic 0,61) em 180 dias e do desfecho combinado de morte ou infarto não fatal em 30 dias (p = 0,01; C statistic 0,61); não sendo preditivo de RM em nenhuma situação.

Com o aumento no escore de risco, houve um decréscimo na prevalência de DAC insignificante (p = 0,02) e da doença uniarterial (p < 0,0001). Houve um progressivo aumento na prevalência de doença triarterial e lesão de tronco de coronária esquerda entre aqueles com escore TIMI 0 e 2 para os pacientes com escore TIMI 5 a 7 (p = 0,0001). Esses dados incluem os pacientes do grupo da estratégia invasiva e conservadora.

Observou-se uma progressiva queda da fração de ejeção do ventrículo esquerdo pós-infarto, com o aumento no escore. A fração de ejeção média foi de 0,56 (±15) para um escore de 0 a 2; 0,53 (±15) para um escore igual a 4; e de 0,45 (±14) para um escore de 5 a 7 (p < 0,0001).

Os achados dessa validação demonstram que o modelo tem capacidade preditiva para eventos cardíacos em longo prazo. Entretanto, o escore TIMI não identificou um grupo de baixo risco em termos absolutos, mas serviu como ferramenta útil para determinar pacientes que poderiam se beneficiar de intervenções mais agressivas.

Modelo de risco PURSUIT

O modelo PURSUIT para estratificação de risco em pacientes com SCA sem SST foi criado baseado na análise dos 9.461 pacientes do ensaio clínico PURSUIT[78] (*platelet glycoprotein IIb/IIIa in Unstable Angina: receptor supression using integrilin-eptifibatide-Therapy*).

A relação entre as características basais e a ocorrência de morte ou de infarto (reinfarto) em 30 dias,[13] isoladamente ou em combinação, foi avaliada por meio de uma análise univariada seguida por um modelo de regressão logística.

Após a correção para outros fatores determinantes, a idade mostrou ser o fator prognóstico mais importante para mortalidade em 30 dias, seguida pela frequência cardíaca, com uma significância maior aos portadores de infarto do miocárdio em comparação àqueles com AI. Isso sugere que a relação entre idade e os eventos adversos depende da presença e da extensão da necrose miocárdica à admissão[13] (Figura 18.7).

Na análise do desfecho combinado de morte ou de infarto (reinfarto), a idade foi da mesma forma a variável mais importante, embora com uma contribuição inferior

em comparação ao desfecho de morte isoladamente. Por outro lado, a contribuição do diagnóstico de admissão foi maior para o desfecho duplo.

Outros importantes fatores relacionados à morte foram: sinais de insuficiência cardíaca, depressão do segmento ST e frequência cardíaca na admissão.[13] Outras variáveis significativas foram: *diabetes mellitus*, infarto prévio, sintomas anginosos prévios e níveis de CKMB à internação, este último caracterizando infarto *versus* angina.[13]

O diagnóstico de infarto foi considerado o segundo fator prognóstico mais importante do desfecho combinado. Com isso, a elevação dos marcadores de necrose miocárdica poderia ser um forte fator prognóstico de eventos isquêmicos recorrentes.

Apesar do significado clínico dessa variável e de os autores afirmarem sua importância para os resultados, não é apresentada como um fator prognóstico isolado no modelo final, e sim como interação com pontos de corte da idade e da frequência cardíaca.

Em relação ao antecedente de DAC, os pacientes submetidos à RM cirúrgica apresentaram um pior prognóstico em relação àqueles submetidos à ICP, provavelmente por apresentarem DAC mais grave, com comprometimento em mais de um vaso.[79]

Um fato interessante foi a relação entre a taxa de mortalidade de acordo com o local de inclusão dos pacientes do estudo, sendo semelhante na Europa e na América do Norte, porém pacientes incluídos na América Latina apresentaram maior risco de morte em 30 dias. O fato não pode ser totalmente explicado com base nas características basais.

Na tentativa de criar um modelo de risco que fosse incorporado à prática clínica, sem perder a objetividade e o valor de estimativa prognóstica, esquematizou-se o escore de risco PURSUIT (Figura 18.7). Um total de pontos foi designado para cada uma das variáveis selecionadas.

A soma total de pontos determinará o escore que será incorporado em um gráfico de probabilidade prognóstica. Desse modo, a soma dos pontos pode ser convertida na probabilidade de eventos adversos com a ajuda de um gráfico.

Em maio de 2005, Gonçalves *et al.*[79] publicaram a validação dos escores TIMI, PURSUIT e GRACE para eventos em 30 dias e 1 ano, utilizando uma esquematização simplificada dos modelos em uma população de 460 pacientes admitidos com SCA sem SST. No estudo, o desfecho analisado foi a combinação de morte e infarto não fatal.

Nessa população, a análise univariada revelou que a idade (como uma variável contínua ou com ponto de corte de 65 anos), a insuficiência cardíaca à admissão e a creatinina sérica foram fatores significativos de prognóstico em 30 dias. No seguimento de um ano, as variáveis que foram fatores prognósticos de desfecho primário foram idade, história de hipertensão arterial sistêmica, angina classe III ou IV (da Sociedade Cardiovascular Canadense), nas últimas seis semanas, frequência cardíaca, depressão do segmento ST e creatinina sérica basal.

Os marcadores de risco tradicionais, como depressão de 1 mm do segmento ST no ECG da admissão ou biomarcadores plasmáticos, não alcançaram significância estatística. Isso pode ser explicado pela terapia antitrombótica mais agressiva e conduta invasiva precoce adotada em pacientes de alto risco nessa população.

Modelo de risco PURSUIT		Pontos	
		Apenas morte	Morte ou infarto
Idade em anos *	50	0	8 (11)
	60	2 (3)	9 (12)
	70	4 (6)	11 (13)
	80	6 (9)	12 (14)
Sexo	Feminino	0	0
	Masculino	1	1
Angina prévia (CSCC)	Sem angina, I ou II	0	0
	III ou IV	2	2
Frequência cardíaca (bpm) *	80	0	0
	100	1 (2)	0
	120	2 (5)	0
Pressão arterial sistólica (mmHg)	120	0	0
	100	1	0
	80	2	0
Sinais de insuficiência cardíaca	Não	0	0
	Sim	3	2
Depressão do segmento ST	Não	0	0
	Sim	3	1

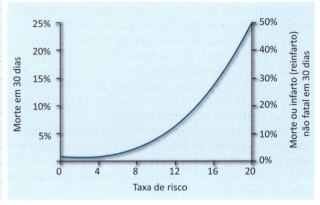

■ **Figura 18.7** Escore PURSUIT.
CSCC (Classificação da Sociedade Cardiovascular Canadense); bpm (Batimentos por Minuto); mmHg (Milímetros de Mercúrio).
* Com relação à idade e à frequência cardíaca, pontos distintos foram designados de acordo com o diagnóstico de angina instável ou infarto do miocárdio (em parênteses). Adaptada de Boersma et al. Predictors of Outcome in Patients With Acute Coronary. Syndromes Without Persistent ST-Segment Elevation Circulation. 2000;101:2557-2567.

A habilidade do modelo para prever o desfecho combinado de morte ou de infarto (reinfarto) foi modesto, definido pelo *C statistic* de 0,669. De acordo com os autores, a ruptura da placa aterosclerótica que, com frequência, leva ao infarto pode ocorrer em múltiplas localizações no leito arterial coronário, independentemente de evento isquêmico prévio.

Para o desfecho isolado de morte, o modelo revelou boa habilidade prognóstica, com *C statistic* de 0,814.

Estratificação de risco GRACE

O GRACE (*Global Registry Acute Cororary Events*), lançado em 1999, é um registro multinacional que envolve 94 hospitais em 14 países no mundo.[80] Com base nesse registro, o escore de risco GRACE[81] foi desenvolvido e validado com o objetivo de se criar uma ferramenta simples de risco-predição, aplicável a todos os tipos de SCA.

De 17.142 pacientes admitidos com SCA de 1º abril de 1999 a 31 de março de 2002 e que foram de alta hospitalar, 15.007 representaram a população para o desenvolvimento do modelo.

Posteriormente, o escore GRACE foi validado em 7.638 pacientes admitidos de 1º abril de 2002 a 31 de dezembro de 2003. O desfecho primário avaliado foi mortalidade por todas as causas em seis meses. A taxa de mortalidade no período de seguimento foi similar na população de desenvolvimento – 717 pacientes (4,8%) – e na população de validação – 331 pacientes (4,7%).

Os pacientes foram divididos em uma das seguintes categorias: IAMCSST, IAMSSST ou AI. O escore foi desenvolvido usando um modelo de regressão proporcional de Cox, sendo o seu desempenho avaliado pela área sobre a curva ROC (*C statistic*). No modelo final, foi designado um total de pontos para cada uma das variáveis, permitindo uma contagem total de pontos (soma de pontos de cada variável) para ser calculada em cada paciente. A contagem final era então aplicada a um nomograma de referência, mostrando o risco correspondente de mortalidade.

No modelo final, para todas as modalidades de SCA, identificaram-se nove variáveis prognósticas de mortalidade em seis meses. **1.** Idade avançada; **2.** História prévia de infarto; **3.** História de insuficiência cardíaca; **4.** Frequência cardíaca na admissão; **5.** Baixa pressão sistólica na apresentação; **6.** Níveis séricos elevados de creatinina; **7.** Elevação de biomarcadores cardíacos; **8.** Depressão do degmento ST; **9.** Pacientes não submetidos à ICP no hospital.

O *C statistic* para esse modelo na população de desenvolvimento foi de 0,81 (Figura 18.8).

Dependendo da contagem total obtida por meio do somatório das contagens individuais, foi criado um método para calcular o risco de mortalidade dos pacientes com SCA.

Demonstrou-se que a predição diagnóstica para a mortalidade intra-hospitalar é semelhante quando se compara o desvio do segmento ST, seja elevação ou depressão,[82] não importando se o paciente apresenta IAMCSST, IAMSSST ou AI. O escore de risco GRACE é uma ferramenta para prever óbito em seis meses nos pacientes com SCA, em todas as formas de apresentação, demonstrando boa habilidade preditiva.

Em maio de 2005, Gonçalves et al.[79] validaram o escore GRACE em pacientes com SCA. O *C statistic* para esta validação foi de 0,715.

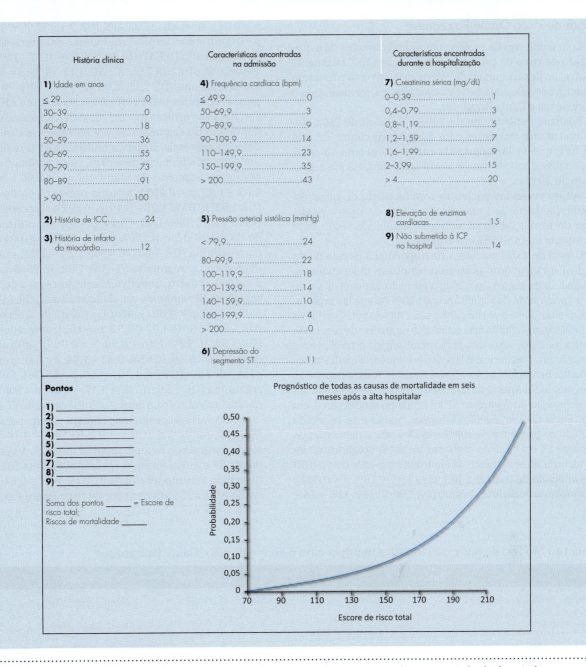

Figura 18.8 Escore de risco GRACE e nomograma para mortalidade por todas as causas após seis meses da alta hospitalar.

bpm (Batimentos por Minuto); mmHg (Milímetros de Mercúrio); mg/dL (Miligramas por Decilitro); ICP (Intervenção Coronária Percutânea); ICC (Insuficiência Cardíaca Congestiva).

Adaptada de Eagle KA, Lim MJ, Dabbous OH, et al. A validated prediction model for all forms of acute coronary syndrome: estimating the risk of 6-month postdischarge death in an international registry. JAMA 2004;291:2727-33(47).

A condição socioeconômica demonstra ser um determinante importante da saúde da população e de resultados cardiovasculares que podem esclarecer algumas das heterogeneidades nos resultados em pacientes hospitalizados com IAM. O modelo de estratificação GRACE demonstrou ser uma ferramenta bem calibrada para predizer resultados a curto e médio prazos em pacientes com SCA, por meio de suas condições socioeconômicas.[83]

Portanto, o escore GRACE, como foi baseado em um registro multinacional, representa uma população que mais se aproxima do mundo real, em comparação com modelos anteriores que são limitados a populações selecionadas de ensaios clínicos ou registros de uma única região. É aplicável aos pacientes hospitalizados com SCA que não faleceram, pois a população de desenvolvimento do modelo correspondeu àquela que apresentou alta hospitalar.

Escore de risco Dante Pazzanese

Com o objetivo de realizar um modelo simples de estratificação de risco de pacientes com SCA sem SST facilmente aplicável no departamento de emergência, em uma população brasileira não selecionada de ensaios clínicos, foi idealizado o escore de risco Dante Pazzanese.[1]

Realizado entre julho de 2004 e outubro de 2006, foram recrutados pacientes com diagnóstico clínico de SCA sem SST que faziam parte da rotina do pronto-socorro, para análise do desfecho de morte ou (re)infarto em seguimento de 30 dias.

Foram excluídos pacientes com bloqueio de ramo esquerdo, bloqueio de ramo direito, ritmo de marca-passo, ritmo de fibrilação atrial, episódio isquêmico secundário ou suspeita de IAMCSST em evolução.

O total de 1.027 pacientes correspondeu à população do estudo. Para identificar variáveis prognósticas independentes, uma análise de regressão múltipla foi realizada com as variáveis para um nível de significância de 10% na análise exploratória, mantendo-se o ajuste para o sexo. As seguintes variáveis não mostraram significância estatística na análise de regressão logística múltipla: sexo; tabagismo atual; angina estável prévia; doença arterial periférica; DAC ≥ 50%; frequência cardíaca; hematócrito; hemoglobina; leucócitos totais; PCR-us; e depressão do segmento ST. Apesar de não ser estatisticamente significante, a depressão do segmento ST foi retida no modelo final, em decorrência do seu significado clínico, sendo este resultado atribuído ao problema de colinearidade entre a depressão do segmento ST e a cTnI. As seguintes variáveis prognósticas foram identificadas: aumento da idade em anos (*odds ratio* [OR] 1,06; intervalo de confiança [IC] 95% 1,03 – 1,09; $p < 0,001$); história prévia de *diabetes mellitus* (OR 1,90; IC 95% 1,05 – 3,45;

$p = 0,03$); antecedente de AVE (OR 3,46; IC 95% 1,43 – 8,40; $p = 0,006$); utilização prévia de inibidor da enzima de conversão da angiotensina (IECA) (OR 0,57; IC 95% 0,31 – 1,02; $p = 0,05$); elevação da cTnI (OR 2,06; IC 95% 1,12 – 3,78; $p = 0,01$); elevação da creatinina (OR 1,58; IC 95% 1,17 – 2,12; $p = 0,003$); e depressão do segmento ST (OR 1,54; IC 95% 0,83 – 2,83; $p = 0,16$).

Para se verificar a ocorrência de colinearidade entre a depressão do segmento ST e a elevação da cTnI, dois modelos de regressão logística múltipla foram realizados. Em um deles não foi incluída a cTnI, cujos resultados foram os seguintes: aumento da idade em anos (OR 1,06; IC 95% 1,03 – 1,09; $p < 0,001$); história prévia de *diabetes mellitus* (OR 1,93; IC 95% 1,07 – 3,49; $p = 0,02$); antecedente de AVE (OR 3,41; IC 95% 1,43 – 8,14; $p = 0,006$); utilização prévia de IECA (OR 0,54; IC 95% 0,30 – 0,97; $p = 0,04$); elevação da creatinina (OR 1,65; IC 95% 1,24 – 2,22; $p = 0,001$); e depressão do segmento ST (OR 1,82; IC 95% 1,01 – 3,28; $p = 0,04$). O outro modelo foi realizado sem a depressão do segmento ST: aumento da idade em anos (OR 1,06; IC 95% 1,03 – 1,09; $p < 0,001$); história prévia de *diabetes mellitus* (OR 1,95; IC 95% 1,07 – 3,52; $p = 0,02$); antecedente de AVE (OR 3,54; IC 95% 1,46 – 8,58; $p = 0,005$); utilização prévia de IECA (OR 0,58; IC 95% 0,32 – 1,04; $p = 0,07$); elevação da cTnI (OR 2,27; IC 95% 1,26 – 4,10; $p = 0,006$); e elevação da creatinina (OR 1,59; IC 95% 1,17 – 2,17; $p = 0,003$). Com a não inclusão da cTnI, a depressão do segmento ST apresenta-se como variável prognóstica independente para o nível de significância de 5% (OR = 1,82; IC 1,01 – 3,28; $p = 0,04$), sendo mantida no modelo final, no qual a depressão do segmento ST e a cTnI foram combinadas (Tabela 18.3). O C statistic para este modelo foi de 0,78 (IC 0,71 – 0,84; $p < 0,01$), sendo utilizado para o escore de risco Dante Pazzanese.

Tabela 18.3 Modelo de regressão logística múltipla para o escore de risco Dante Pazzanese.

Variáveis	β-coeficiente	*OR* [IC 95%]	*p*
Aumento da idade em anos	0,058	1,060 [1,03-1,09]	< 0,001
Sexo masculino	0,075	1,078 [0,581-1,998]	0,812
Diabetes mellitus	0,668	1,951 [1,073-3,547]	0,028
AVE	1,247	3,479 [1,434-8,438]	0,006
IECA prévio à internação	−0,564	0,569 [0,316-1,023]	0,059
Sem elevação da troponina I cardíaca e sem depressão do segmento ST	—	—	0,024
Sem elevação da troponina I cardíaca e com depressão do segmento ST	0,661	1,938 [0,818-4,591]	0,133
Com elevação da troponina I cardíaca e sem depressão do segmento ST	0,910	2,484 [1,132-5,45]	0,023
Com elevação da troponina I cardíaca e com depressão do segmento ST	1,132	3,101 [1,42-6,772]	0,005
Elevação da creatinina	0,452	1,571 [1,166-2,117]	0,003
Constante	−7,886	—	—

A depressão do segmento ST foi representada pela depressão ≥ 0,5 mm em, pelo menos, uma derivação eletrocardiográfica, com exceção de *aVR*.
AVE (Acidente Vascular Encefálico); IECA (Inibidor da Enzima Conversora da Angiotensina); *OR* (*Odds Ratio*); IC 95% (Intervalo de Confiança de 95%).

Para facilitar a utilização do modelo, foi idealizado um escore com pontuações designadas de acordo com as respectivas probabilidades do evento combinado do modelo original. Para o menor valor da probabilidade, foi designado valor igual a 1; para aqueles que eram duas vezes maior, pontuação 2; aos que eram três vezes maior, pontuação 3, e assim por diante. Para as variáveis contínuas, foram definidas faixas com valores de probabilidades próximos de uma, duas, três vezes maior e assim por diante. Desenvolveu-se, então, uma escala de pontuação que pode variar de 0 a 30 pontos. Após o somatório final, o escore para cada paciente seria determinado, podendo o risco do evento combinado ser mostrado por meio de um gráfico. Na Figura 18.9, observa-se a representação da pontuação do escore de risco Dante Pazzanese e nomograma para a probabilidade do desfecho combinado.

Para cada paciente, foi calculada sua pontuação, a fim de avaliar se a escala de pontuação mediria a probabilidade do evento combinado na população de desenvolvimento. Verificou-se a ocorrência de aumento na probabilidade do evento combinado com o aumento gradativo da pontuação. Em seguida, os pacientes foram categorizados, conforme a pontuação encontrada, em: muito baixo (até 5 pontos), baixo (6 a 10 pontos), intermediário (11 a 15 pontos) e alto risco (16 a 30 pontos) para o evento de morte ou (re)infarto em até 30 dias. Houve um progressivo crescimento na proporção do evento, com o aumento do escore de risco (Figura 18.10). A área sob a curva ROC (*receiver operating characteristic*) do escore de risco foi comparada à área sob a curva ROC da probabilidade do evento combinado em até 30 dias (Figura 18.11). O *C statistic* para a escala de pontuação foi de 0,74 (IC 0,67 – 0,81; *p* < 0,001), demonstrando bom desempenho para discriminar quem terá ou não o evento.

De forma simples, pôde-se determinar a probabilidade para ocorrência de morte ou (re)infarto em 30 dias em pacientes com SCA sem SST. O modelo incorporou variáveis facilmente coletadas na prática médica diária: idade; antecedente de *diabetes mellitus* e AVE; uso de IECA anterior à internação; depressão do segmento ST no ECG da admissão; cTnI; e creatinina.

O escore de risco Dante Pazzanese apresentou bom desempenho. Deve ser calculado na admissão e atualizado durante a internação. Como qualquer modelo de estratificação de risco, deve ser reavaliado futuramente, para a reanálise das variáveis existentes, bem como para incorporação de novas variáveis.

Em recente publicação, o escore DANTE apresentou excelente habilidade preditiva para a ocorrência de óbito ou (re)infarto em 30 dias em população independente da população de desenvolvimento (Figura 18.12), e pode ser incorporado na avaliação prognóstica de pacientes com SCA sem SST.[84]

CONCLUSÃO

A estratificação de risco de pacientes com SCA sem SST passa por etapas como: característica da dor, antecedentes pessoais e familiares, exame físico, ECG de base e seriados, marcadores bioquímicos e utilização de escores de risco. Com todas essas ferramentas em mãos e usando-as de forma racional e baseada em evidências, é possível determinar o risco de ocorrência de eventos adversos, definir o local ideal para realização de cuidados médicos, assim como identificar condutas apropriadas para cada paciente.

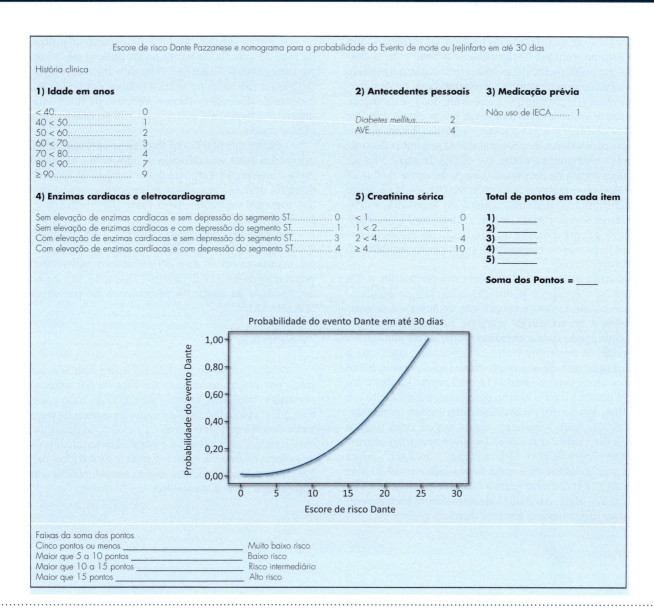

Figura 18.9 Escore de risco Dante Pazzanese.

AVE (Acidente Vascular Encefálico); IECA (Inibidor da Enzima Conversora da Angiotensina).

Adaptada de Santos et al. Arq. Bras. Cardiol. 2009;93(4):319-326.

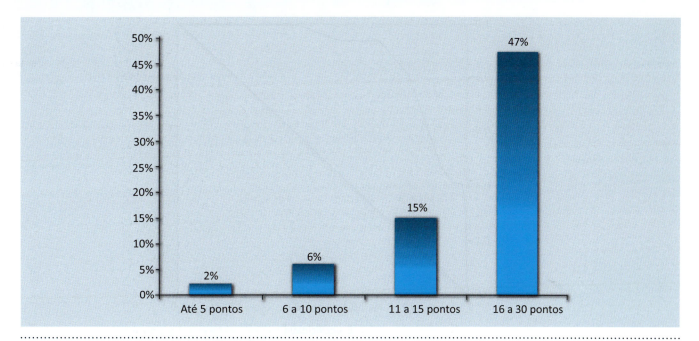

■ **Figura 18.10** Validação interna do escore Dante Pazzanese.

Adaptada de Santos et al. Arq. Bras. Cardiol. 2009;93(4):319-326.

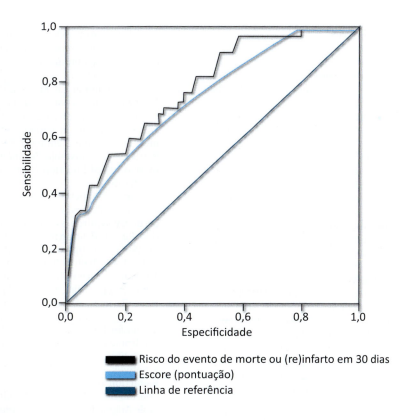

■ **Figura 18.11** Áreas sob a curva ROC (*Receiver Operating Characteristic*) da probabilidade do evento de morte ou (re)infarto em 30 dias e do escore de risco Dante Pazzanese.

Adaptada de Santos et al. Arq. Bras. Cardiol. 2009;93(4):319-326.

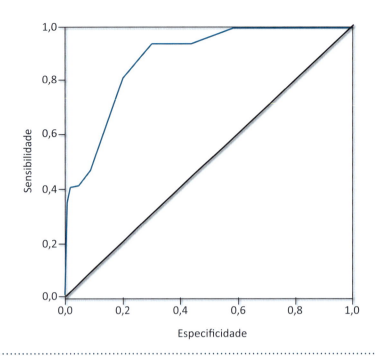

■ **Figura 18.12** Área sob a curva ROC (*receiver operating characteristic*) para a ocorrência do evento de morte ou (re)infarto em 30 dias com o escore de risco Dante Pazzanese em população independente da população de desenvolvimento (C statistic 0,87; intervalo de confiança 95% 0,81-0,94, $p < 0,0001$).

REFERÊNCIAS BIBLIOGRÁFICAS

1. Santos ES, Timerman A, Baltar VT, Castillo MTC, Pereira MP, Minuzzo L, et al. Escore de Risco Dante Pazzanese para Síndrome Coronariana Aguda sem Supradesnivelamento do Segmento ST Arq Bras Cardiol. 2009;93(4):343-51.
2. Zalenski RJ, Ridman RJ, Ting S, et al. A national survey of emergency chest pain in United States. Am J Cardiol. 1998;81:1305-9.
3. Farkarh ME, Smars PA, Reeder GS, et al. A clinical trial of a chest pain observation unit for patients with unstable angina. N Engl J Med. 1998;339:1882-8.
4. Diretrizes de doenças coronarianas crônicas. Arq Bras Cardiol. 2004;83 (supl II): 1-44.
5. Ministério da Saúde do Brasil. Sistema de informação hospitalar do SUS (SIH/SUS). [Internet] [acesso em 2014 jun 29]. Disponível em: http://tabnet.datasus.com.br
6. Braunwald E. Heart Disease a text book of cardiovascular medicine. 6ª ed. Philadelphia: WB Saunders, 2001.
7. Stone PH, Thompson B, Anderson HV, Kronenberg MW, Gibson RS, Rogers WJ, et al. Influence of race, sex, and age on management of unstable angina and non-Q-wave myocardial infarction: The TIMI III registry. JAMA. 1996;275(14):1104-12.
8. Roffi M, Chew DP, Mukherjee D, Bhatt DL, White JA, Heeschen C, et al. Platelet glycoprotein IIb/IIIa inhibitors reduce mortality in diabetic patients with non-ST-segment--elevation acute coronary syndromes. Circulation. 2001;104 (23):2767-71.
9. Bierman EL. George Lyman Duff Memorial Lecture. Atherogenegis is diabetis. Arterioscler Throm Vasc Biol. 1992;12(6):647-56.
10. Hirsch AT, Criqui MH, Treat-Jacabson D, Regensteiner JG, Creager MA, Olin JW, et al. Peripheral arterial diseas detection, awareness, and treatment in primary care. JAMA. 2001;286(11):1317-24.
11. Love BB, Grover-Mckay M, Biller J, Rezai K, Mckay CR. Coronary artery disease and cardiac events with asymptomatic and symptomatic cerebrovascular disease. Stroke. 1992;23(7):939-45.
12. Cotter G, Cannon CP, McCabe CH, Michowitz Y, Kaluski E, Charlesworth A, et al. Prior peripheral arteria disease and cerebrovascular disease are independent predictors of adverse outcome in patients with acute coronary syndromes: are we doing enough? Results from the Orbofiban in Patients with Unstable Coronary Syndromes-Thrombolysis In Myocardial Infartion (OPUS-TIMI) 16 study. Am Heart J. 2003;145(4):622-7.
13. Boersma E, Pieper KS, Steyerberg EW, Wilcox RG, Chang WC, Lee KL, et al. Predictors of outcome in patients with acute coronary syndromes without persistent ST-segment elevation. Results from an international trial of 9461 patients. The PURSUIT Investigators. Circulation. 2000;101(22):2557-67.
14. Killip T, Kimball JT. Treatment of myocardial infarction in a coronary care unit. A two year experience with 250 patients. Am J Cardiol. 1967;20(4):457-64.
15. Khot UN, Jia G, Moliterno DJ, Lincoff AM, Khot MB, Harrington RA, Topol EJ. Prognostic importance of physical examination for heart failure in non-ST-elevation acute coronary syndromes: the enduring value of Killip classification. JAMA. 2003;290(16):2174-81.
16. Klootwijk P Meij S, Melkert R, Lenderink T, Simoons ML Reduction of Recurrent Ischemia With Abciximab During Continuous ECG-Ischemia Monitoring in Patients With Unstable Angina Refractory to Standard Treatment (CAPTURE). Circulation. 1998;98;1358-64.
17. Canto JG, Shipach MG, Rogers WJ, Malmgran JA, Frederic PD, Lambrew CT, et al. Prevalence, clinical characteristics and mortality among pacients with myocardial infarction presente without pain. JAMA. 2000;283:3223-9.
18. Nobre C, Serrano Jr CV. Síndromes coronarianas agudas sem supradesnivelamento do segmento ST: Diagnóstico

e estratificação de risco. Tratado de cardiologia SOCESP. 2000;6:8:624-35.

19. SOCESP. Tratado de Cardiologia, primeira edição. São Paulo: Ed. Manole, 2005; p. 651-2.

20. Al-Khatib SM, Granger CB, Huang Y, Lee KL, Califf RM, Simoons Ml, et al. Susteined ventricular arrhythmias among patients with acute coronary syndromes with no ST-segmet elevation: incidence, predictors and outcomes. Circulation. 2002;106:309-12.

21. Newby KH, Thompson T, Stebbins A, Topol EJ, Califf RM, Natale A. Sustained ventricular arrhythmias in patients receiving thrombolytic therapy: incidence and outcomes. The GUSTO investigators. Circulation. 1998;98:2567-73.

22. RISC Group. Risk of myocardial infarction and death during treatment with low dose aspirin and intravenous heparin in men with unstable coronary artery disease. Lancet. 1990;336:827-30.

23. Nyman I, Areskog M, Areskog NH, Swahn W, Walentin L. Very early risk stratification by electrocardiogram at rest in men with suspected unstable coronary heart disease. J Intern Med. 1993;234:293-301.

24. Severi S, Orsini E, Marraccini P, Micelassi C, L'Abbate A. The basal eletrocardiogram and the exercise stress test in assessing prognosis in patients with unstable angina. Eur Heart J. 1998;9:441-6.

25. Wilcox J, Freedman SB, McCredie RJ, Carter GS, Kelly DT, Harris PJ. Risk of adverse outcomes in patients admitted to the coronary care unit with suspected unstable angina pectoris. Am J Cardiol. 1989;64:845-8.

26. The Global Use of Strategies To Open Occluded Coronary Arteries (GUSTO-IIb) Investigators. A combination of recombinant hirudin with heparin for the treatment of acute coronary syndromes. N Engl J Med. 1996;335:775-82.

27. Nicod P, Gilpin E, Dittrich H, et al. Short and long-term clinical outcomes after Q waves and non-Q wave myocardial infarction in a large patient population. Circulation. 1989;79:528-36.

28. De Servi S, Guio S, Ferrario S, et al. Clinical and angiographi findings in angina at rest. Am Heart J. 1986:11:6-10.

29. Shiang L-H, Cross SJ, Rawles JM, Jennings KP. Patients with suspected myocardial infarction who present with ST depression. Lancet. 1993;345:1204-7.

30. Cannon CP, McCabe CH, Stone PJ, et al. The Electrocardiogram predicts one-year outcome of patients with unstable angina and non-Q wave myocardial infarction: results of the TIMI III registry ECG ancillary study. J am Coll Cardiol. 1997; 30:133-40.

31. Peterson ED, Hathaway WR, Zabel KM, et al. Prognostic significance of precordial ST segment depression during inferior myocardial infarction in the thrombolytic era: results in 16.521 patients. J am Coll Cardiol. 1996;28:305-12.

32. Cannon CP, Braunwald E. Unstable angina. In: Braunwald E, Zipes DP, Libby P. Heart Disease: a text book of cardiovascular medicine. 6ª edição. Philadelphia: W.B Saunders, 2001. p. 21232-71.

33. Antman EM, Tanasijevic MJ, Thompon B, et al. Cardiac-specific troponina I levels to predict the risk of mortalitu in patients with acute coronary syndromes. N Engl J Med. 1996;335:1342-9.

34. Frey N, Dietz A, Kurowski V, et al. Angiographic correlates of a positive troponina T test in patients with unstable angina. Crit Care Med. 2001;29:1130-6.

35. Kalayeh N, Yarkoni A, Kahn Y, Gonzalez FJ, Loli K,Halligan Jr RE, et al. Creatine Kinase-MB Enzyme Elevation is a Powerful Independent Predictor of All cause Mortality in Non-ST Segment Elevation Acute Coronary Syndrome. Circulation. 2007;116:II364.

36. de Lemos JA, Morrow DA, Bentley JH, et al. The prognostic value of B-type natriuretic peptide in patients with acute coronary syndromes. N Engl J Med. 2001;345(14): 1014-21.

37. Omland T, Persson A, Ng L, et al. N-terminal pro-B-type natriuretic peptide and long-term mortality in acute coronary syndromes. Circulation. 2002;106(23):2913-18.

38. James SK, Lindahl B, Siegbahn A, et al. N-terminal pro-brain natriuretic peptide and other risk markers for the separate prediction of mortality and subsequent myocardial infarction in patients with unstable coronary artery disease: a Global Utilization of Strategies To Open occluded arteries (GUSTO)-IV substudy. Circulation. 2003;108(3):275-81.

39. Heeschen C, et al. N-terminal pro-B-type natriuretic peptide levels for dynamic risk stratification of patients with acute coronary syndromes. Circulation. 2004;110(20):3206-12.

40. Lindahl B, Lindback J, Jernberg T, et al. Serial analyses of Nterminal pro-B-type natriuretic peptide in patients with non-STsegment elevation acute coronary syndromes: a Fragmin and fast Revascularisation during In Stability in Coronary artery disease (FRISC)-II substudy. J Am Coll Cardiol. 2005;45(4):533-41.

41. Jernberg T, Lindahl B, Siegbahn A, et al. N-terminal pro-brain natriuretic peptide in relation to inflammation, myocardial necrosis, and the effect of an invasive strategy in unstable coronary artery disease. J Am Coll Cardiol. 2003;42(11):1909-16.

42. James SK, Lindback J, Tilly J, et al. Troponin-T and N-terminal pro-B-type natriuretic peptide predict mortality benefit from coronary revascularization in acute coronary syndromes: a GUSTO-IV substudy, J Am Coll Cardiol, 2006;48(6):1146-54.

43. Toshihiko S, Atsushi T, et al. C-reactive protein and Lesion Morphology in Patients With Acute Coronary Infarction. Circulation. 2003;108;282-5.

44. Morrow DA, Rifai N, et al. C-Reactive protein is a potent predictor of mortality independently and in combination with troponin T in acute coronary syndromes: a TIMI 11A substudy. Thrombolysis in Myocardial Infarction. J Am Coll Cardioll. 1998 Jun;31(7):1460-5.

45. Heeschen C, Hamm CW, et al. Predictive value of C-reactinve protein and troponin T in patients with unstable angina: A comparative analysis. Circulation. 1999;100 (supl I); I371.

46. Ehara S, Ueda M, Naruko T, Haze K, Otsuka M, Becker A, et al. Elevated levels of oxidized low density lipoprotein show a positive relationship with severity of acute coronary syndromes. Circulation. 2001;103:1955-60.

47. Burke AP, Tracy RP, Kolodgie F, et al. Elevated C-reactive protein values and atherosclerosis in sudden coronary death: association with different pathologies. Circulation. 2002;105:2019-23.

48. Pasceri V, Willerson JT, Yeh ET, et al. Direct proinflamatory effect of C-Reactive protein on human endothelial cells. Circulation. 2000;102:2165-8.

49. Armstrong EJ, Morrow DA, et al. Inflammatory Biomarkers is Acute Coronary Syndromes: Part I: Introduction and Cytokines. Circulation. 2006;113;72-5.

50. Lindmark E, Diderholm E, Wallentin L, Siegbahn A, et al. Relationship between interleukin 6 and mortality in patients with unstable coronary artery disease. JAMA. 2001;286:2107-13.

51. Ridker P, Rifai N, Pfeffer M, Sacks F, Lepage S, Braunwald E, et al. Evaluation of tumor necrosis factor-alpha and increased risk of coronary events after myocardial infarction. Circulation. 2000;101:2149-53.

52. Armstrong EJ, Morrow DA, et al. Inflammatory Biomarkers is Acute Coronary Syndromes: Part II: Acute-Phase Reac-

tants and Biomarkers of Endothelial Cell Activation. Circulation. 2006;113:152-5.

53. Harb T, Zareba W, Moss A, Ridker P, Marder V, Rifai N, Miller-Watelet L, Arora R, et al. Association of C-Reactive protein and serum amyloid A with recurrent coronary events in stable patients after healing of acute myocardial infarction. Am J Cardiol. 2003;92:1195-7.

54. Cohen M, Demers C, Gurfinkel Ep, et al. for the Efficacy and Safety of Subcutaneous Enoxaparin in Non-Q-wave Coronary Events Study Group. A comparison of low-molecular-weight heparin with unfractioned heparin for unstable coronary artery disease. N Eng J Med. 1997;337:447-52.

55. Armstrong EJ, Morrow DA, et al. Inflammatory Biomarkers is Acute Coronary Syndromes: Part IV: Matrix Metalloproteinases and Biomarkers of Platelet Activation. Circulation. 2006;113:382-5.

56. Roy D, Quiles J, Avanzas P, Arroyo-Esplieguero R, Sinha M, Kaski JC. A comparative study of markers of inflammation for assessment of cardiovascular risk in patients presenting to the emergency departament with acute chest pain suggestive of acute coronary syndrome. Int J Cardiol. 2006;24;109 (3):317-21.

57. Furman MI, Gore JM, Anderson FA, Budaj A, Goodman SG, Avezum A, et al. Elevated leukocyte count and adverse hospital events in patients eith acute coronary syndromes: findings from the Global Registry of Acute Coronary Events (GRACE). Am Heart J. 2004;147(1):42-8.

58. ACC/AHA 2007 Guidelines for the Management of Patients With Unstable Emergency Medicine Cardiovascular and Pulmonary Rehabilitation and the Society for Academic the Society of Thoracic Surgeons: Endorsed by the American Association of Physicians, the Society for Cardiovascular Angiography and Interventions, and Infarction): Developed in Collaboration with the American College of Emergency Management of Patients With Unstable Angina/Non_ST-Elevation Myocardial on Practice Guidelines (Writing Committee to Revise the 2002 Guidelines for the of the American College of Cardiology/American Heart Association Task Force Angina/Non_ST-Elevation Myocardial Infarction: Executive Summary: A Report. Circulation. 2007;116;803-77.

59. Harrel E Jr, Callif R, Pryor DB, Lee KL, Rosati RA. Evaluating the yield of medical tests. JAMA. 1982;247:2543-6.

60. Ohman EM, Granger CB, Harrington RA, Lee KL. Risk stratification and therapeutic decision making in acute coronary syndromes. JAMA. 2000;284(7):876-8.

61. Braunwald E. Unstable Angina: a classification. Circulation. 1989;80:410-4.

62. Cannon CP, McCabe Ch, Stone PH, et al. the electrocardiogram predicts one-year outcome of patients with unstable angina and non-Q wave myocardial infarction: results of the TIMI III Registry ECG Ancillary Study. J Am Coll Cardiol. 1997;30:133-40.

63. Calvin JE, Klein LW, Vanderberg BJ, et al. Risk stratification in unstable angina: prospective validation of the Braunwald classification. JAMA. 1995;273;136-41.

64. Miltenburg-van Zijl AJ, Simoons ML, Veerhoek RJ, et al. Incidence and follow up of Braunwald subgroups in unstable angina pectoris. J am Coll Cardiol. 1995;25:36-141.

65. Braunwald E. A classification of unstable angina revised. Circulaton. 2000;102:118-22.

66. Van Domburg RT, Miltenburg-van Zijl AJ, Veerhoek RJ, et al. Unstable angina: good long term outcome after a complicated early course. J am Coll Cardiol. 1998;31:1534-9.

67. Braunwald E, Jones RH, Mark DB, et al. Diagnosing and managing unstable angina. Circulation. 1998;98:2219-22.

68. Ahmed WH, Bittl JA, Braunwald E. Relation between clinical presentation and angiographic findings in unstable angina pectoris, and comparison with thath in stable angina. Am J Cardiol. 1993;72:544-50.

69. Depre C, Wijns W, Robert AM, et al. Pathology of unstable plaque: correlation with the clinical severity of acute coronary syndromes. J Am Coll Cardiol. 1997;30:694-702.

70. Rupprecht HJ, Sohn HY, Kearney P, et al. Clinical predictors of unstable coronary lesion morphology. Eur Heart J. 1995;16:1526-34.

71. Ohaman EM, Armstrong PW, Christenson RH, et al. Cardiac troponina T levels for risk stratification in acute myocardial ischemia. N Engl J Med. 1996; 335:1333-41.

72. Hyde TA, French JK, Wong CK, et al. Four-year survival of patients with acute coronary syndromes without ST segments elevation and prognostic significance of 0.5mm ST segment depression. Am J Cardiol. 1999;84:379-85.

73. Antman EM, Cohen M, et al. The TIMI Risk Score for unstable angina/non-ST Elevation Myocardial Infarction. A method for prognostication and therapeutic decision making .JAMA. 2000;284:835-42.

74. Antman EM, McCabe CH, Gurfinkel ED, et al. Enoxaparin prevents death and cardiac ischemic events in unstable angina/non Q wave myocardial infarction: results of the Thrombolysis in Myocardial Infarction (TIMI 11B). Circulation. 1999;100:1593-601.

75. Lascher MS, Thygesen K, Kavkilde J, Heichen-dorff L, et al. THE trim Study Group. Aplicability of cardiac troponina T and I for early risk stratification in unstable coronary artery disease. Circulation. 1997;96:2578-85.

76. Haller AM, Amsterdam EA, Jeffe AS. Task force 2: acute coronary syndromes, section 2B: chest discomfort evalution in the hospital. J Am Coll Cardiol. 2000;35:853-62.

77. Selker HP, Beshansky JR, Griffith JL, et al. Use of the acute cardiac ischemia time-insensitive instrument (ACI-TIPI) to assist with triage of patients with chest pain or other symptoms suggestive of acute cardiac ischemia: a multicenter, controlled clinical trial. Ann Intern Med. 1998;129:845-55.

78. The PURSUIT Investigators. Inhibition of platelet glycoprotein IIb/IIIa with eptifibatide in patients with acute coronary syndromes. N Engl J Med. 1998;339:436-43.

79. Gonçalves PA, Ferreira J, Aguiar C, Gomes RS. TIMI, PURSUIT, and GRACE risk scores: sustained prognostic value and interaction with revascularization in NSTE-ACS. Eur Heart J. 2005;26:865-72.

80. The GRACE investigators. Rationale and design of the GRACE (Global Registry of Acute Coronary Events) Project: a multinational registry of patients hospitalized with acute coronary syndromes. Am Heart J. 2001;141:190-9.

81. Eagle KA, Avezum A, Budaj A, et al. A validated Prediction Model for All Forms of Acute Coronary Syndrome: Estimating the Risk of Month Postdischarge Death in an International Registry. JAMA. 2004;291:2727-33.

82. Granger CB, Golberg RJ, Dabbous O, et al. Predictors of hospital mortality in the global registry of acute coronary events. Arch Intern Med. 2003;163:2345-53.

83. Alter DA, Venkatesh V, Chong A, et al. Evaluation the performance of the GRACE risk-adjustment index across socioeconomic strata among patients discharged from the hospital after acute myocardial infarction. Am Heart J. 2006;151:323-31.

84. Santos ES, Minuzzo L, de Souza R, Timerman A. Validação Prospectiva do Escore de Risco Dante Pazzanese em Síndrome Coronariana Aguda sem Supradesnivelamento do Segmento ST. Arq Bras Cardiol 2013; 101 (3): 197-204.

capítulo 19

Jorge Bezerra Cavalcanti Sette • Thalita Gonçalves de Sousa Merluzzi • Ari Timerman

Síndromes Coronárias Agudas sem Supradesnível do Segmento ST: Tratamento Clínico

A síndrome coronária aguda sem supradesnível do segmento ST (SCASSST) compreende a angina instável (AI) e o infarto agudo do miocárdio sem supradesnível do segmento ST (IAMSSST), sendo responsável por aproximadamente 1.433.000 internações anuais nos Estados Unidos e por 3 milhões no Brasil.[1,2]

A diferenciação entre as duas apresentações está na gravidade da isquemia: na presença de elevação dos marcadores de necrose miocárdica, confirma-se o IAMSSST; em sua ausência, se configura a AI.[3]

A causa mais comum é a aterosclerose coronária que origina uma placa ateromatosa. Ao se instabilizar, essa placa predispõe a formação de um trombo não oclusivo, o que leva a um desequilíbrio entre a oferta e o consumo de oxigênio, resultante da redução da perfusão miocárdica.[3]

Assim, o tratamento da SCASSST visa à estabilização da placa aterosclerótica, ao alívio dos sintomas isquêmicos e à prevenção de eventos como recorrência de isquemia miocárdica, infarto e morte.[3]

No primeiro contato com o paciente deve ser avaliada a probabilidade de os sintomas verificados representarem isquemia miocárdica. Esse paciente deverá submeter-se a uma estratificação de risco baseada na avaliação eletrocardiográfica e na dosagem dos marcadores de necrose miocárdica.

Essa abordagem inicial tem como objetivo estabelecer o local e a estratégia terapêutica ideal para cada paciente.

Neste capítulo será discutida a estratégia terapêutica na SCASSST.

MEDIDAS GERAIS

O repouso no leito, a monitorização eletrocardiográfica contínua para detecção de arritmias ou isquemia recorrente e um acesso venoso são as primeiras providências a serem tomadas em pacientes com dor torácica.[4]

A deambulação conforme tolerada é permitida se o paciente estiver estável e sem desconforto torácico há pelo menos 12 a 24 horas, ou após um procedimento de revascularização miocárdica.[5]

Pacientes com risco intermediário ou alto devem ser internados em unidades coronárias (UCO), ao passo que os de baixo risco devem ser mantidos em observação sob monitorização eletrocardiográfica.[6]

OXIGENOTERAPIA

O uso de oxigênio suplementar em todos os casos de SCASSST não está fundamentado na literatura, mas é razoável um período inicial de suplementação de oxigênio até a estabilização do paciente,[4] já que a hipoxemia, por sua vez, agrava a isquemia com aumento da lesão miocárdica.[6]

Por outro lado, a administração desnecessária de oxigênio por tempo prolongado pode causar vasoconstrição sistêmica e ser prejudicial.[6]

Em casos de hipoxemia grave é importante monitorar a saturação sanguínea de oxigênio pela oximetria de pulso ou determinação da gasometria arterial, administrando-se oxigênio suplementar de acordo com os resultados.

311

- **Indicações:** todos os pacientes com SCASSST por até quatro horas após o desaparecimento da dor;[6]
  - Para pacientes com cianose, estertores pulmonares extensos ou hipoxemia documentada, a suplementação de oxigênio deverá permanecer conforme a necessidade clínica.[5,6]
  - **Objetivo:** saturação de oxigênio maior que 90%.[5]
- **Contraindicação:** não há para suplementação de oxigênio, apenas um cuidado maior deverá ser fornecido a pacientes com doença pulmonar obstrutiva crônica para não eliminar o estímulo respiratório hipóxico.
- **Forma de administração:** 3 L/min. por meio do cateter de oxigênio.[6]

ANALGESIA

O alívio da dor torácica é um objetivo inicial do tratamento, já que a dor, associada à ansiedade, leva a um estado hiperadrenérgico que, além de aumentar o consumo miocárdico de oxigênio, predispõe ao aparecimento de taquiarritmias atriais e ventriculares.[6]

Sendo assim, recomenda-se a utilização de analgésicos potentes em pacientes com dor isquêmica refratária à terapêutica antianginosa como a administração de nitrato.[7]

O sulfato de morfina é considerado o analgésico de eleição. Além de sua propriedade analgésica e ansiolítica, produz venodilatação e aumento do tônus vagal, o que resulta em redução da demanda de oxigênio miocárdico pela diminuição da pré-carga.[5]

Em casos de hipersensibilidade ou ausência dessa medicação, recomenda-se o uso de sulfato de meperidina.[6]

- **Indicação:** pacientes com dor isquêmica que não obtiveram alívio do sintoma ou nos casos de recorrência da dor apesar da terapia antianginosa adequada.[5,6]
- **Contraindicações:**
  - Hipotensão arterial sistêmica;
  - Hipersensibilidade ao medicamento.

Formas de administração:

  - Sulfato de morfina 1 a 5 mg intravenoso (IV), podendo ser repetido em intervalos de 5 a 30 minutos, monitorando-se a PA;
  - Sulfato de meperidina, com doses fracionadas de 20 a 50 mg IV.
- **Efeitos adversos:** náuseas, vômitos, hipotensão e depressão respiratória. Se ocorrerem efeitos adversos graves, pode-se usar naloxone IV na dose de 0,4 a 2,0 mg.

Recentemente um registro observacional sugeriu o aumento da probabilidade de morte nos pacientes que fizeram uso de morfina,[8] o que motivou as recentes diretrizes americanas a reclassificar o uso de morfina de classe I para classe IIa, nível de evidência C.[4]

Já o emprego de ansiolítico tem sido uma prática comum em nosso meio, embora não seja comprovado seu benefício. Um estudo clínico, randomizado, duplo-cego, envolvendo 131 pacientes do gênero masculino com IAM, observou que o grau de ansiedade, os valores de pressão arterial, a frequência cardíaca e o desconforto precordial não diferiram nos pacientes que tenham sido tratados com diazepam ou placebo.[6,9]

NITRATOS

Os nitratos são vasodilatadores independentes do endotélio que promovem a formação de óxido nítrico, aumentam o fluxo sanguíneo do miocárdio pela vasodilatação coronária e reduzem a demanda miocárdica de oxigênio pela diminuição da pré-carga consequente da venodilatação que promove.[5]

Observam-se efeitos de vasodilatação de artérias coronárias normais ou ateroscleróticas, aumento da circulação colateral coronária e inibição da agregação plaquetária.[6] Portanto, há uma redistribuição de fluxo sanguíneo coronário para áreas isquêmicas.

O efeito do nitrato na mortalidade foi avaliado em abrangentes estudos randomizados em pacientes com suspeita de infarto do miocárdio com e sem SST.[10,11] Não se observou nenhum efeito benéfico na mortalidade da população global ou do subgrupo de pacientes com IAMSSST. Portanto, o objetivo da terapêutica com nitrato é o alívio da dor.[5]

- **Indicação:** todos os pacientes com risco intermediário e alto.
- **Contraindicação:** hipotensão arterial sistêmica (pressão arterial [PA] sistólica < 100 mmHg); uso de sildenafil nas últimas 24 horas.
- **Forma de administração:** o tratamento é iniciado com nitrato sublingual; caso não haja alívio rápido da dor, deve ser iniciada a administração IV.

Pequenos estudos que compararam as vias de administração não demonstraram diferenças significativas entre a sublingual e a endovenosa:[12,13]

A administração sublingual pode ser feita com intervalo de 5 minutos sem ultrapassar o máximo de três comprimidos:[6] nitroglicerina 0,4 mg; dinitrato de isossorbida 5 mg; mononitrato de isossorbida 5 mg.

A nitroglicerina IV deve ser iniciada na dose de 10 µg/min., com incremento de 10 µg/min. a cada 5 minutos até se obter melhora sintomática ou redução da PA (queda da PA sistólica não superior a 20 mmHg ou PA sistólica atingindo 110 mmHg), ou aumento da FC > 10% da basal. O tratamento IV deve ser mantido por 24 a 48 horas da última dor anginosa e retirado de forma gradual.[6]

O fenômeno de tolerância é observado nos pacientes em uso desse medicamento e é atribuído à depleção dos radicais sulfidrila existentes na parede arterial. Esses radicais são responsáveis pela conversão dos nitratos orgânicos em óxido nítrico. Quando se estiver usando a via oral como via de administração, a tolerância pode ser reduzida com doses menores e espaçadas (no mínimo a cada oito horas); já na administração IV será necessário o incremento periódico das doses administradas.[6]

Os efeitos adversos mais frequentes são cefaleia, hipotensão arterial, pré-síncope e síncope.

BETABLOQUEADORES ADRENÉRGICOS

Os betabloqueadores inibem competitivamente os efeitos das catecolaminas circulantes e, ao agirem em receptores beta-adrenérgicos, diminuem a frequência cardíaca, a PA e a contratilidade miocárdica, promovendo uma redução do consumo de oxigênio pelo miocárdio. Além disso, a redução da frequência cardíaca leva a um aumento do tempo diastólico e consequentemente a uma melhor perfusão coronária.[6]

Estudos controlados por placebo em AI e no IAMSSST mostraram o benefício dos betabloqueadores na redução de infarto do miocárdio subsequente e da isquemia recorrente, ou de ambos.[14,15]

Em pacientes com IAM, com e sem SST, esse medicamento demonstrou redução do tamanho da área infartada, do reinfarto e da mortalidade.[16,17]

Uma metanálise de cinco pequenos estudos realizada por Yusuf et al.,[18] avaliando a utilização da terapêutica com betabloqueadores em 4.700 pacientes com AI, demonstrou redução de 13% no risco relativo de progressão para IAM.

Embora tenha sido desenvolvido em pacientes com IAMCSST, o estudo *Clopidogrel and metoprolol in myocardial infarction trial* (COMMIT) sugere que a utilização rotineira de betabloqueador IV seguido do oral pode aumentar a incidência de choque cardiogênico, sobretudo quando utilizado nas primeiras 24 a 48 horas de evolução e em pacientes com quadro clínico de disfunção ventricular esquerda.[19,20]

Assim, recomenda-se iniciar sua administração (em pacientes estáveis) com pequenas doses e aumentar gradualmente até que se tenha uma frequência cardíaca ao redor de 60 batimentos por minuto (bpm),[6] em pacientes com taquicardia ou hipertensão arterial sistêmica, mas sem sinais de insuficiência cardíaca.

Em casos de pacientes com isquemia, com dor torácica persistente e/ou taquicardia, pode-se utilizar a formulação venosa que deverá ter início precoce seguida do betabloqueador via oral.[4,5,6]

- **Indicação:** pacientes com SCASSST estáveis hemodinamicamente na ausência de contraindicações.
- **Contraindicações:**
  - **Absoluta:** bloqueio atrioventricular na ausência de marca-passo normofuncionante, hipotensão arterial persistente, disfunção sistólica grave, em vigência de descompensação cardíaca;[5,21]
  - **Relativa:** história de doença broncoespástica, asma e doença vascular periférica.[21]

Em pacientes diabéticos insulinodependentes, a administração deve ser realizada com cautela, já que, ao se inibirem, os receptores beta-adrenérgicos podem mascarar sintomatologias importantes no diagnóstico de hipoglicemia.[21]

Formas de administração:

- **Metoprolol IV:** 5 mg administrados em 1 a 2 minutos, podendo-se repetir a dose com intervalo de 5 minutos até o máximo de 15 mg;
- **Metoprolol via oral (VO):** 50 a 100 mg a cada 12 horas, iniciado 15 minutos após a última administração IV;
- **Atenolol IV:** 5 mg administrados em 1 a 2 minutos, podendo-se repetir com intervalo de 5 minutos até o máximo de 10 mg;
- **Atenolol VO:** 25 a 50 mg a cada 12 horas, iniciado 15 minutos após a última administração IV.

Na administração IV, devem-se monitorizar a frequência cardíaca, a PA, o eletrocardiograma e a ausculta pulmonar.

- **Efeitos adversos:** fadiga, letargia, insônia, pesadelos, piora de claudicação de membros inferiores e disfunção erétil.[22]

BLOQUEADORES DOS CANAIS DE CÁLCIO

Os antagonistas de canal de cálcio formam um grupo heterogêneo de fármacos que agem reduzindo o fluxo de cálcio transmembrana via bloqueio de canais de cálcio, o que leva à ação vasodilatadora, inotrópica e cronotrópica negativa, variando conforme a classe da medicação.[6]

Seus efeitos benéficos na SCASSST se devem a uma combinação de ações, como a diminuição do consumo de oxigênio, da pós-carga, da contratilidade e da frequência cardíaca, além do aumento da oferta de oxigênio ao miocárdio devido à vasodilatação coronária que promovem.[6] Todas as subclasses desse grupo promovem vasodilatação coronária similar.[23] A dilatação dos vasos epicárdicos é o principal mecanismo responsável pelo efeito benéfico desses agentes na angina vasoespástica.

Existem três classes de bloqueadores de canal de cálcio:

Derivados di-hidropiridínicos

A **nifedipina** é de curta duração e apresenta maior tendência em produzir taquicardia reflexa. Uma metanálise de 16 estudos que utilizaram nifedipina de curta duração em pacientes com IAM e AI relatou um excesso de mortalidade relacionada à dose com esse agente.[24] Esse resultado foi justificado pela diminuição aguda da resistência vascular periférica com consequente ativação do sistema nervoso simpático, o que leva à taquicardia reflexa e ao aumento da contratilidade com consequente maior consumo de oxigênio. Portanto, os di-hidropiridínicos de curta duração devem ser evitados.

Já a **anlodipina** é de longa duração, mais vasosseletiva e com menor efeito sobre o inotropismo cardíaco. Os agentes vasosseletivos de liberação lenta e longa duração têm se mostrado efetivos em melhorar sintomas e diminuir o risco de eventos cardíacos adversos.[25] Não se observou nenhum prejuízo com o tratamento em longo prazo com a anlodipina[26] ou a felodipina[27] em pacientes com disfunção ventricular esquerda documentada e doença arterial coronária, o que indica que esses antagonistas de cálcio vasosseletivos podem também ser usados em pacientes com SCASSST e disfunção ventricular esquerda.[5]

Fenilalquilaminas

Verapamil (maior ação cronotrópica negativa).[28,29] No estudo *Danish verapamil infarction trial II*[30] (DAVIT II) envolvendo pacientes com suspeita de IAM ou AI, dos quais quase a metade não tinha IAM confirmado, o verapamil reduziu o infarto do miocárdio recorrente.

Benzotiazepínicos

Diltiazem (maior ação cronotrópica negativa).[28,29] O *Diltiazen reinfarction study*[31] examinou o uso de diltiazem no IAMSSST e mostrou redução de reinfarto e angina refratária em 14 dias sem aumento significativo da mortalidade. Em pacientes com infarto do miocárdio e com disfunção ventricular esquerda ou insuficiência cardíaca congestiva, observou-se um efeito prejudicial do diltiazem.[32]

- **Indicação:** pacientes em uso de betabloqueadores e nitratos em doses adequadas, com sintomas isquêmicos refratários; contraindicação ao betabloqueador; angina variante.
- **Contraindicação:** insuficiência cardíaca descompensada, bradicardia, doença do nó sinusal e bloqueio atrioventricular.[21]

Formas de administração:

- Nifedipina de ação prolongada 10 a 20 mg, três vezes ao dia;
- Verapamil 80 a 120 mg, três vezes ao dia;
- Diltiazem 60 mg, três a quatro vezes ao dia (o mais utilizado na angina instável).[6]
- **Efeitos adversos:** hipotensão arterial, piora da insuficiência cardíaca, bradicardia, bloqueio atrioventricular, edema periférico, cefaleia, rubor, constipação e alterações não específicas do sistema nervoso central.[21]

INIBIDORES DO SISTEMA RENINA-ANGIOTENSINA-ALDOSTERONA

Na SCASSST, esses agentes estão indicados principalmente para pacientes hipertensos, diabéticos[33] com disfunção ventricular esquerda[34,35] ou outra característica de alto risco.[36]

O uso de inibidores da enzima conversora de angiotensina (IECA) parece atuar na prevenção da ruptura da placa aterosclerótica, diminuindo eventos clínicos.[37]

Não existem evidências de benefício no uso precoce desse agente na fase aguda de eventos coronários, mas alguns estudos sugerem sua utilidade na fase crônica. O estudo HOPE[38] (*The heart outcomes prevention evaluation*) demonstrou que pacientes de alto risco para eventos cardiovasculares – independentemente da fase em que se encontravam – beneficiaram-se do uso de ramipril 10 mg/dia a longo prazo. Em cinco anos de seguimento, observou-se redução de 26% do risco relativo de óbito ($p < 0,001$), redução de 20% do risco de infarto ($p < 0,001$) e redução de 32% de risco de acidente vascular encefálico – AVE ($p < 0,001$).

ESTATINAS

O tratamento em longo prazo com terapia redutora de lípides, especialmente com as estatinas, mostrou-se benéfico em pacientes após IAM e AI.[39]

No estudo *Long term intercention with pravastatin in ischemic disease* (LIPID), que envolveu aproximadamente 3.200 pacientes com AI, a terapia com a pravastatina reduziu significativamente (em 26%) a mortalidade total ($p = 0,004$).[40] Quando iniciado em paciente hospitalizado no momento da SCA, houve mais aderência terapêutica[41] e o início precoce da estatina no pós-SCA mostrou um benefício clínico com reduções precoces em eventos isquêmicos recorrentes.[42]

No estudo *Myocardial ischemia reduction with aggressive cholesterol lowering* (MIRACL) foram randomizados 3.086 pacientes com dose alta de atorvastatina (80 mg/dia) comparada com placebo. Nos pacientes que receberam atorvastatina, houve redução de 16% no risco relativo de morte, reinfarto, parada cardíaca ou isquemia sintomática recorrente depois de 16 semanas.[43]

Após um período mais longo de acompanhamento, no estudo PROVE IT-TIME 22, a terapia de redução de lipídios intensiva com atorvastatina 80 mg diminuiu em 16% o desfecho clínico primário e em 25% a mortalidade, no IM ou na revascularização de emergência, em comparação à terapia de redução de lipídios moderada com pravastatina 40 mg.[44] O benefício foi constatado 30 dias após o episódio de SCA,[45] o que reforça a importância do início precoce do tratamento com estatinas. A média de LDL alcançada nos dois braços do estudo foi de 62 mg/dL e 95 mg/dL, respectivamente.

Com base nesses resultados, o *Adult treatment panel III of the national cholesterol education program* divulgou uma atualização na qual se recomenda o alvo terapêutico de LDL colesterol menor que 70 mg/dL em pacientes com alto risco de doença coronariana.[46]

Foram realizados três estudos adicionais com terapia intensiva com estatinas, um em SCA e dois em pacientes com doença arterial coronária estável, que foram analisados por metanálise. Ocorreu redução altamente significativa de 16% na mortalidade coronária ou IM com a terapia de estatinas intensiva em comparação à terapia padrão.[47]

Outro estudo importante foi o *A to Z*, em que 4.487 pacientes (60% com SCASSST) foram randomizados para estratégia intensiva, ou seja, sinvastatina na dose de 40 mg/dia por um mês e após 80 mg/dia (2.265 pacientes) comparada com estratégia conservadora, ou seja, placebo por quatro meses e após 20 mg/dia de sinvastatina (2.232 pacientes). A primeira estratégia mostrou tendência de redução de eventos como morte cardiovascular, infarto, readmissão por SCA e AVE.[48]

AGENTES ANTIPLAQUETÁRIOS

Ácido acetilsalicílico

O ácido acetilsalicílico (AAS) promove inibição irreversível da cicloxigenase, responsável pela conversão do ácido araquidônico em tromboxano A_2 (TxA_2) nas plaquetas, sendo este uma substância vasoconstritora e pró-trombótica. Assim, ao diminuir a liberação do tromboxano A_2, o AAS reduz a agregação plaquetária global no local do trombo.

Vários estudos demonstraram os efeitos benéficos do AAS, com uma redução de mais de 50% no risco de morte ou IAM em pacientes com IAMSSST.[49,50]

Ao analisar conjuntamente os dados de quatro estudos clínicos controlados que reuniram mais de 2 mil pacientes com AI tratados com AAS, observou-se redução do desfecho combinado de óbito e/ou infarto não fatal de 11,8% (controle) para 6,9% (AAS).[20,51,52,53]

Tratado Dante Pazzanese de Emergências Cardiovasculares

Durante a terapia crônica, foi identificado em pequenos estudos que de 2 a 8% dos pacientes apresentaram "resistência ao AAS", ou seja, tinham uma inibição mínima da agregação plaquetária quando tratados com AAS, o que levava à maior tendência em apresentar eventos cardíacos recorrentes.[54-57]

Constatou-se que quanto maior a quantidade de metabólitos do tromboxano A_2 na urina, maior a taxa de recorrência de eventos cardiovasculares ao longo de cinco anos,[54] o que poderia ser considerado uma medida do "escape do tromboxano" e de ativação plaquetária, apesar da terapia com AAS.[56]

Estudos preliminares verificaram que os pacientes com uma resposta antiplaquetária limitada em uso de 81 mg/dia de AAS podiam conseguir uma resposta antiplaquetária mais completa com uma dose de 325 mg.[58] No entanto, ainda não foi comprovado em estudos de grande porte se o monitoramento dos efeitos antiplaquetários e o ajuste da dose são estratégias efetivas para obter benefícios clínicos.

O estudo *Second international study of infarct survival* (ISIS-2) mostrou redução de mortalidade de 23% em cinco semanas com administração apenas de AAS, de 25 % apenas com estreptoquinase e de 42% com a associação de ambos. Em metanálise de estudos que realizaram angiografia, observou-se diminuição da taxa de reoclusão e isquemia recorrente após trombólise com uso do AAS.

- **Indicação:** todos os pacientes, com exceção dos raros casos de contraindicação.[6]
- **Contraindicação:** alergia, intolerância gástrica, sangramento ativo, distúrbio plaquetário conhecido, alta probabilidade de sangramento gastrointestinal ou genitourinário.[6]

Para pacientes com alergia ou com intolerância ao AAS, recomenda-se o emprego do clopidogrel (classe I; nível de evidência A).

Formas de administração:
- **Dose inicial:** AAS 160 a 325 mg mastigável;
- **Dose de manutenção:** 100 mg/dia.

Com o emprego de doses mais baixas, tornam-se menos frequentes os efeitos colaterais gastrointestinais.[59]

- **Efeitos adversos:** úlcera gástrica, dispneia e náuseas.

O estudo CURRENT-OASIS 7 teve o objetivo de avaliar a dose ideal de clopidogrel e AAS na SCA. Incluiu 25.087 pacientes, dos quais 70,8% apresentavam IAMSSST ou AI, e comparou a dose elevada de AAS que correspondia a 300-325 mg com dose baixa de 75-100 mg.

Os resultados obtidos mostraram que não houve alteração significativa na dose de AAS avaliada quanto a eventos primários (IAM, morte de origem cardíaca e AVE), à trombose do *stent* e ao sangramento, sendo esse resultado presente em pacientes submetidos à intervenção coronária percutânea (ICP) ou não.[60]

Além disso, o AAS em altas doses tem um efeito sinérgico com as doses mais elevadas de clopidogrel na redução de eventos cardiovasculares e trombose do *stent*. No entanto, essa combinação de doses otimizadas de AAS com clopidogrel mostrou maior índice de sangramento (Figura 19.1).

ANTAGONISTAS DO RECEPTOR P2Y$_{12}$ DO ADP

Antagonistas do receptor P2Y$_{12}$ do ADP inibem de forma irreversível tanto a ativação plaquetária induzida pelo ADP como o nível de fibrinogênio circulante, e bloqueiam parcialmente os receptores de glicoproteína IIb/IIIa, impedindo sua ligação ao fibrinogênio e ao fator de von Willebrand.

Dentre os antagonistas desse receptor estão a ticlopidina, o clopidogrel e o prasugrel, que são pró-medicamentos convertidos em metabólitos ativos, assim como o AZD6140 (ticagrelor) e o cangrelor, que são as substâncias ativas que não requerem a metabolização hepática e são reversíveis.

A ticlopidina e o clopidogrel estão no mercado há alguns anos, enquanto o prasugrel foi recentemente aprovado pelos órgãos regulamentadores na Europa. O ticagrelor e o cangrelor são os mais recentes. Semelhante ao AAS, os antagonistas do ADP são limitados pela inabilidade em bloquear a ativação plaquetária e trombose subsequente em resposta a outros agonistas na parede da plaqueta.

O clopidogrel foi testado em comparação ao AAS em pacientes com doença arterial coronária crônica no estudo *Clopidogrel versus aspirin in patients at risk of ischemic events* (CAPRIE).[61] Nesse estudo, o clopidogrel foi superior ao AAS, com diminuição do risco relativo de eventos maiores de 8,7% ao final de quase dois anos de seguimento.

As primeiras evidências clínicas do benefício do clopidogrel na SCASSST foram os resultados dos estudos *Clopidogrel in unstable angina to prevent recurrent events* (CURE)[62] e (PCI-CURE).[63] No estudo CURE, que englobou um total de 12.562 pacientes com SCASSST, foram randomizados pacientes para tomar placebo ou clopidogrel, ambos adicionados ao AAS por 12 meses.

O clopidogrel significativamente reduziu o desfecho composto de morte, infarto do miocárdio ou AVE (9,3% *versus* 11,4%). Após 30 dias da randomização, os desfechos primários também foram menores no grupo do clopidogrel (3,8% *versus* 4,8%). O clopidogrel foi associado à maior taxa de sangramentos (3,7% *versus* 2,7%). Interessante notar que os efeitos benéficos com a utilização do clopidogrel ocorreram tanto nos pacientes de alto risco como naqueles de risco intermediário ou baixo (Figura 19.2).

No PCI-CURE, os pacientes que se submeteram a ICP foram tratados com o clopidogrel por uma média de 10 dias e tiveram um desfecho primário cardiovascular de morte, IAM ou revascularização urgente do vaso alvo em 30 dias da ICP (4,5% *versus* 6,4%). Esses resultados demonstraram que a adição do clopidogrel ao AAS reduz o risco de desfechos isquêmicos adversos em pacientes com SCASSST. No entanto, a morbidade e a mortalidade residual em pacientes tratados com AAS e clopidogrel continuam altas, e o risco de sangramento aumentou em comparação ao uso apenas do AAS.

O *Trial to assess improvement in therapeutic outcomes by optimizing platelet inhibition with prasugrel–Thrombolysis in Myocardial Infarction 38 (TRITON-TIMI 38)*[64] incluiu pacientes com SCASSST e SCACSST candidatos à ICP. Pacientes foram randomizados entre a dose padrão de clopidogrel ou uma dose de 60 mg seguida de manutenção de prasugrel. A randomização foi iniciada após a anatomia coronária ter sido definida pela angiografia.

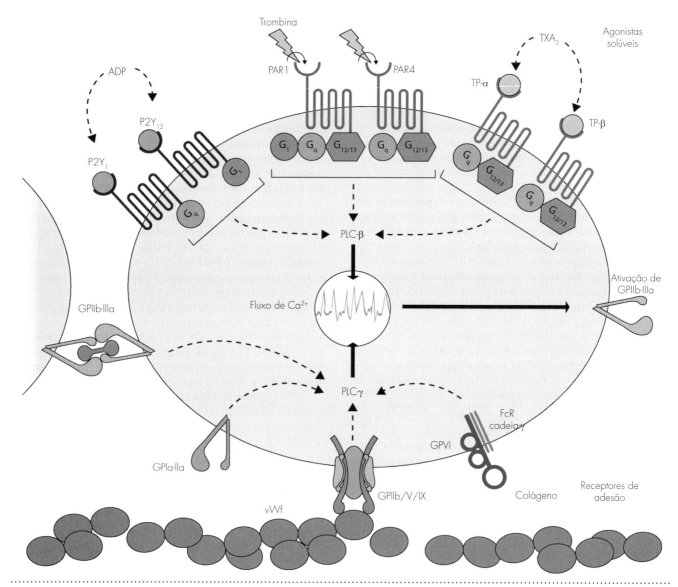

■ **Figura 19.1** Mecanismo de ação dos antiplaquetários.
Adaptada de *Nature reviews*.

O desfecho primário foi morte cardiovascular, infarto não fatal e AVE não fatal em um ano. O desfecho primário foi menor com o uso do prasugrel em comparação ao clopidogrel em 15 meses (9,9% *versus* 12,1%). A redução do desfecho primário foi de 30% em pacientes diabéticos em comparação a 19% em pacientes não diabéticos. Um total de 2,4% dos pacientes que receberam prasugrel teve sangramentos maiores em comparação a 1,8% dos que receberam clopidogrel. Ainda, esses sangramentos foram mais fatais no grupo do prasugrel em relação ao clopidogrel.

Todavia, foram identificados três subgrupos de interesse que tiveram menor eficácia clínica e maiores níveis de sangramento absoluto em comparação à população total (o que resultou em benefícios menores e até desfavoráveis clinicamente): os pacientes com história prévia de AVE ou ataque isquêmico transitório, idosos acima de 75 anos e os com peso menor que 60 kg. Esses riscos já haviam sido associados com o risco elevado de sangramento em outros estudos.

Os pacientes que haviam tido eventos cerebrovasculares antes da inclusão no estudo tiveram pior prognóstico no que tange a desfechos primários e maior número de sangramentos (incluindo o intracraniano) em relação aos que não tinham tal antecedente. Portanto, deve-se pesar o risco-benefício entre os pacientes com antecedentes de AVE antes de utilizar o prasugrel. Dentre os pacientes com baixo peso ou idosos, houve benefício semelhante àquele do uso do clopidogrel, devido principalmente aos metabólitos ativos do prasugrel terem causado maior nível de sangramentos por conta da aplicação do medicamento aos pacientes com idade avançada ou baixo peso (Figura 19.3).

Dos 12.844 pacientes que receberam pelo menos um *stent*, o prasugrel significativamente reduziu o desfecho primário (9% *versus* 11,1%). A trombose de *stent* foi, de forma relevante, reduzida com prasugrel (1,13% *versus* 2,35%), especialmente com *stent* eluído. Portanto, fica a preocupação do uso do prasugrel, pois a despeito do seu

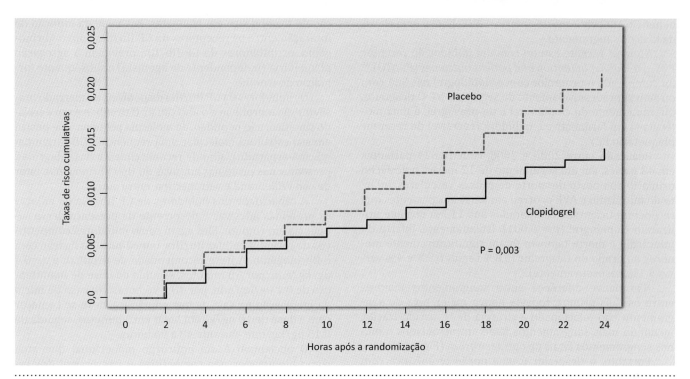

■ **Figura 19.2** Estudo CURE. Morte cardiovascular, infarto do miocárdio ou acidente vascular encefálico em 24 horas de randomização.
Adaptada de Early and Late Effects of Clopidogrel in Patients With Acute Coronary Syndromes Circulation. 2003;107:966-972.

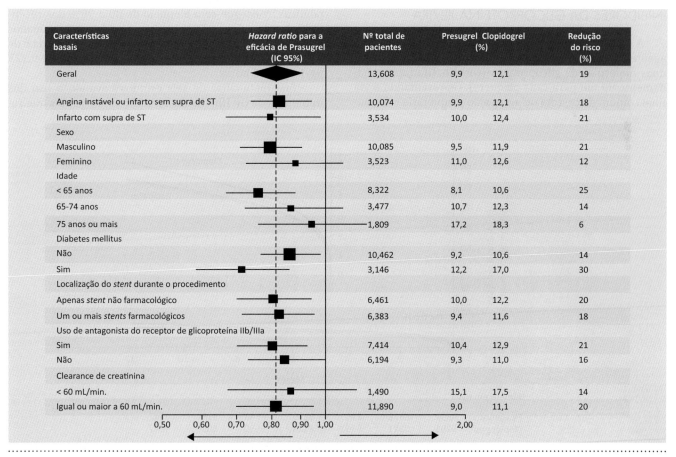

■ **Figura 19.3** Estudo TRINTON-TIMI 38 (comparação entre clopidogrel e prasugrel).
Adaptada de N Engl J Med 2007;357: 2001-15.

CAPÍTULO 19 — Síndromes Coronárias Agudas sem Supradesnível do Segmento ST: Tratamento Clínico

benefício em evitar morte, infarto e AVE, houve uma elevada taxa de sangramento.

No mais recente estudo com um inibidor do receptor P2Y$_{12}$, o *Platelet inhibition and patient outcomes* (PLATO),[65] foi comparado o ticagrelor com o clopidogrel nas SCA com ou sem supradesnivelamento do segmento ST. O ticagrelor, diferentemente do clopidogrel e do prasugrel, é uma molécula já em forma ativa e inibidora reversível do receptor plaquetário P2Y$_{12}$.

Realizado entre 2006 e 2008, com 18.624 pacientes em 43 países, em um seguimento de 12 meses, o desfecho primário composto de morte de causas vasculares, infarto do miocárdio e AVE ocorreu em 9,8% dos pacientes que receberam ticagrelor, comparados aos 11,7% dos que utilizaram clopidogrel ($p < 0,001$). Isoladamente, infarto do miocárdio e morte também foram significativamente menores no grupo do ticagrelor (5,8% *versus* 6,9% e 4% *versus* 5,1%, respectivamente).

Não houve diferença entre sangramentos maiores entre os dois grupos, todavia houve maior taxa de sangramento não relacionado à cirurgia de revascularização, incluindo mais sangramentos fatais intracranianos e menos sangramentos fatais de outra natureza (Figura 19.4).

Portanto, o ticagrelor é uma opção terapêutica com mais eficácia e segurança similar ao clopidogrel. Recomenda-se como posologia a dose de ataque de 180 mg, seguida da dose de manutenção de 90 mg duas vezes ao dia.

INIBIDORES DA GLICOPROTEÍNA IIB/IIIA

A agregação das plaquetas ativadas, independente do agente agonista, é mediada pela ligação do fibrinogênio a duas moléculas de glicoproteína (GP) IIb/IIIa (aproximadamente 80 mil para cada plaqueta), representando a via final comum da cascata de agregação plaquetária e formação do trombo rico em plaquetas. Por meio da inibição da interação entre os receptores da GP IIb/IIIa com o fibrinogênio, os inibidores da GP IIb/IIIa previnem a agregação plaquetária (independente do agonista) e subsequente formação do trombo.

Os inibidores da GP IIb/IIIa disponíveis no mercado brasileiro são o tirofiban e o abciximab. O tirofiban é um derivado sintético, não peptídeo, de molécula pequena, que possui em sua estrutura molecular uma sequência RGD (arginina-glicina-aspartato), sítio de reconhecimento das integrinas, presentes nas proteínas adesivas do tipo fibrinogênio, fator de von Willebrand e vetronectina, entre outras.

A capacidade dos inibidores de GP IIb/IIIa de enlaçar as proteínas adesivas é decorrente da presença dessa sequência em comum. Eles agem como inibidores competitivos do receptor celular IIb/IIIa, impedindo sua ligação com o fibrinogênio. A dose recomendada de tirofiban é de 0,4 µg/kg/min. por 30 minutos, seguida da dose de manutenção de 0,1 µg/kg/min. por 48 a 96 horas. No caso de início da medicação na sala de hemodinâmica, deve-se começar com a dose de 10 µg/kg em *bolus* em 3 minutos, seguida de 0,15 µg/kg/min. durante 48 a 96 horas.

O abciximab é um anticorpo monoclonal que atua como bloqueador não competitivo e irreversível dos receptores de GP IIb/IIIa. Tem meia-vida plasmática curta de 5 a 10 minutos, pois a molécula rapidamente se liga aos receptores plaquetários. Sua meia-vida biológica é de 6 a 12 horas após a injeção de *bolus* isolada. Com doses terapêuticas, consegue-se o bloqueio de 80 a 90% dos receptores de superfície, e 50% ainda permanecem bloqueados uma semana após sua utilização. A dose recomendada é de 0,25 mg/kg em *bolus*, seguida da administração de 0,125 µg/kg por 12 horas.

Uma metanálise de seis estudos[66] avaliou o uso dos inibidores de GP IIb/IIIa na SCASSST em pacientes que re-

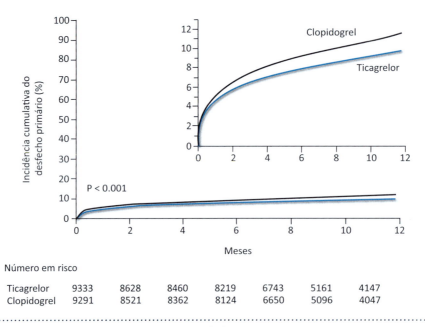

■ **Figura 19.4** Estudo Plato (comparação entre o clopidogrel e o ticagrelor).
Adaptada de N Engl J Med 2009;361:1045-57.

ceberam tratamento com heparina e AAS (total de 31.402 pacientes), e demonstrou uma redução de 9% nos desfechos combinados de morte ou infarto em comparação ao placebo e o controle (10,8 *versus* 11,8%). O benefício foi evidenciado em todos os subgrupos, e foi maior nos pacientes de alto risco.

Mesmo após uma dose inicial de clopidogrel de 600 mg, o abciximab esteve associado à redução do desfecho composto de morte, infarto ou revascularização urgente de lesão alvo em 30 dias, conforme o estudo *Intracoronary stenting and antithrombotic: regimen rapid early action for coronary treatment 2* (ISAR-REACT 2),[67] que inclui pacientes de alto risco com SCASSST. A taxa de sangramentos maiores foi no grupo dos inibidores de GP IIb/IIIa, porém não houve diferença no sangramento intracraniano. A diretriz da Sociedade Europeia de Cardiologia recomenda o uso dos inibidores GP IIb/IIIa como terapia inicial, precoce em pacientes de alto risco.

TERAPIAS ANTITROMBÍNICAS

Heparinas

A heparina não fracionada (HNF) é uma preparação heterogênea de moléculas de heparina de pesos distintos. O efeito anticoagulante da heparina é mediado pela sua ligação à antitrombina III, que aumenta sua atividade inibitória aos fatores de coagulação, agindo primeiramente na protrombina ativada (IIa) e no fator X ativado (Xa), este que é uma protease que catalisa a geração de trombina pela protrombina.

No entanto, devido às moléculas grandes de heparina exibirem um alto grau de ligação não específica às proteínas plasmáticas e às células, a atividade anticoagulante da HNF é imprevisível e deve ser monitorada. Além disso, a ligação da HNF ao fator plaquetário 4 na superfície das plaquetas pode resultar em trombocitopenia induzida pela heparina.

Alguns pequenos estudos avaliaram a eficácia da HNF na angina instável. A metanálise com 1.353 pacientes demonstrou uma tendência a desfechos favoráveis com o uso da HNF e AAS em relação à administração isolada de AAS, sem significância estatística.[68]

Durante a investigação para compreender a estrutura da heparina convencional, verificou-se que suas cadeias polissacarídeas podiam ser despolimerizadas por meio de vários processos físico-químicos para a obtenção de um composto heterogêneo de baixo peso molecular, que por definição deve ter peso molecular médio inferior a 8 mil dáltons, com pelo menos 60% de suas moléculas também atendendo a esse critério. Essas moléculas têm capacidade relativamente menor de se ligarem às proteínas e células plasmáticas, sem alterar os testes de coagulação usualmente empregados para monitorar o efeito terapêutico usado para HNF. Com isso, apresentam um efeito mais previsível, maior meia-vida e menor incidência de indução de trombocitopenia.

Dentre as heparinas de baixo peso molecular disponíveis no Brasil, estão a nadroparina, a dalteparina e a enoxaparina. Desde o surgimento dessas, existem estudos que compararam sua eficácia e segurança com a HNF.

Estudos com a nadroparina e dalteparina mostraram-se seguros e eficazes em comparação à HNF – porém, não se mostraram superiores,[69-71] apenas gerando hipóteses para os principais estudos com a enoxaparina, como o provável benefício em pacientes de mais alto risco e benefício nas primeiras fases de evolução da estratégia de revascularização.[72,73]

Dois estudos publicados com a enoxaparina surgiram para avaliar a segurança e a eficácia em comparação à HNF em pacientes com SCASSST. O estudo *Efficacy and safety of subcutaneous enoxaparin in non-Q wave coronary events* (ESSENCE),[74] multicêntrico, randomizado e duplo-cego, realizado com 3.171 pacientes, utilizou as heparinas por dois a oito dias. O desfecho primário constituiu óbito, infarto do miocárdio não fatal e angina recorrente, com alteração eletrocardiográfica dinâmica ou nova revascularização.

A incidência do desfecho após 14 dias foi de 19,8% *versus* 16,5% nos grupos de HNF e HBPM, respectivamente. Esse benefício se mostrou também significativo após 30 dias e um ano da análise. Todavia, a distinção se fez pela diminuição de angina recorrente, sem diferença nas taxas de morte e infarto.

Outro estudo comparando a enoxaparina e a HNF, TIMI 11B,[75] randomizou 3.910 pacientes com SCASSST com o mesmo intuito de avaliar a segurança e a eficácia entre os dois grupos de medicamentos. Diferentemente do estudo ESSENCE, os pacientes no grupo da enoxaparina realizaram 30 mg IV de dose de ataque e nova randomização após oito dias com placebo *versus* enoxaparina. Esse estudo também demonstrou benefício da enoxaparina *versus* HNF em 14 dias, com redução de aproximadamente 15% do desfecho primário, mas não houve diferença significante em 43 dias.

No entanto, em dois grandes estudos em SCASSST, a enoxaparina falhou em mostrar superioridade sobre a HNF: *The superior yield of the new strategy of enoxaparin, revascularization and glycomprotein IIb/IIIa* (SYNERGY)[76] e no estudo A to Z.[77] Não obstante, no primeiro estudo foi observado que os pacientes que não fizeram permutação entre as heparinas (isto é, utilizaram apenas um tipo de heparina durante internação) apresentaram menos eventos quando o fizeram com heparina de baixo peso molecular em comparação com a não fracionada (Figura 19.5).

Uma metanálise de seis estudos randomizados comparando a enoxaparina com a HNF, em 21.946 pacientes, encontrou diminuição significativa de óbito e infarto em 30 dias a favor da enoxaparina, com número necessário para tratamento (NNT) de 117 na população em geral e NNT de 72 na população que não realizou permutação entre heparinas.[78]

Como orientação, sugere-se que a enoxaparina seja superior à HNF e que se deve evitar a permuta durante o tratamento entre as heparinas.

INIBIDORES INDIRETOS DO FATOR XA

Inibidores indiretos do fator Xa (IIXa) inclui o fondaparinux, um pentassacarídio sintético que também se liga à antitrombina. O complexo pentassacarídio-antitrombina é ativo contra o fator Xa, mas não contra a trombina, resultando na inibição da geração de trombina sem a inibição direta dela.

A eficácia e a segurança do fondaparinux foram avaliadas no estudo *Fifth organization to assess strategies in acute ischemic syndromes* (OASIS-5),[79] no qual 20.078 pacientes com SCASSST foram randomizados para receber fondapa-

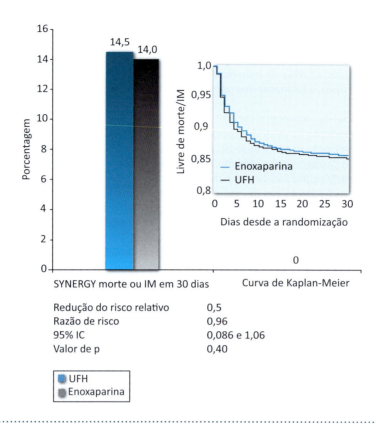

Figura 19.5 Comparação entre enoxaparina e heparina não fracionada.
Adaptada de Estudo SYNERGY. Desfecho em 30 dias.

rinux ou enoxaparina. A taxa de desfecho primário (morte, infarto ou isquemia refratária) em nove dias foi comparável nos dois grupos, satisfazendo o critério de não inferioridade. A taxa de sangramento maior em nove dias foi significativamente menor com fondaparinux (2,2% versus 4,1%). Em 30 dias, a taxa de desfecho primário foi semelhante em ambos os grupos, porém com uma taxa de morte significativamente menor com fondaparinux (2,9% versus 3,5%) (Figura 19.6).

Algumas subanálises a favor da enoxaparina explicaram parcialmente alguns desses achados. A diferença entre os dois grupos pode-se justificar parcialmente em termos de sangramento aumentado, já que no grupo da enoxaparina utilizou-se a HNF em 55% dos pacientes.

Logo, como visto no estudo SYNERGY, o *crossover* entre as heparinas aumenta significativamente o risco de sangramentos maiores. Ainda, o benefício do fondaparinux foi maior nos pacientes com mais disfunção renal, o que pode corroborar com a má adequação dos níveis de heparina nesses pacientes, já que não foi utilizada a dosagem preconizada para a idade (0,75 mg/kg a cada 12 horas para maiores de 75 anos), mas apenas para o *clearance* estimado de creatinina (1 mg/kg, uma vez ao dia quando menor que 30 mL/min.) (Tabela 19.1).[80]

INIBIDORES DIRETOS DA TROMBINA

Ao contrário da HNF, da HBPM e dos inibidores indiretos do fator Xa, os inibidores diretos da trombina, que incluem a hirudina, bivalirudina, argatroban, dabigatran (via oral) ou ximelagatran (via oral), atuam diretamente sobre a inibição da trombina. Não necessitam de monitorização laboratorial e não estão associados à plaquetopenia. No entanto, eles não são ativos contra o fator Xa; logo, não inibem a formação de trombina.

A eficácia e segurança da bivalirudina foram avaliadas no estudo *Acute cateterization and urgent intervention triage strategy*[81] (ACUITY). Esse foi um estudo aberto que randomizou 13.819 pacientes com SCASSST de risco moderado e alto para uso de HNF ou enoxaparina associado a inibidor de GP IIb/IIIa, bivalirudina associado a inibidor de GP IIb/IIIa ou apenas bivalirudina com uso de inibidor de GP IIb/IIIa durante angioplastia coronária. Quando comparado com HNF associado a inibidor de GP IIb/IIIa, a bivalirudina sem associação apresentou taxas não inferiores de infarto, morte ou revascularização em 30 dias (7,3% versus 7,8%), além de níveis significativamente menores de sangramento (5,7% versus 3%) (Figura 19.7).

Já que existe uma associação importante entre sangramentos maiores e mortalidade cardiovascular, essa classe de medicamentos mostra-se promissora para administração em pacientes com SCASSST de risco moderado ou alto (Figuras 19.8).

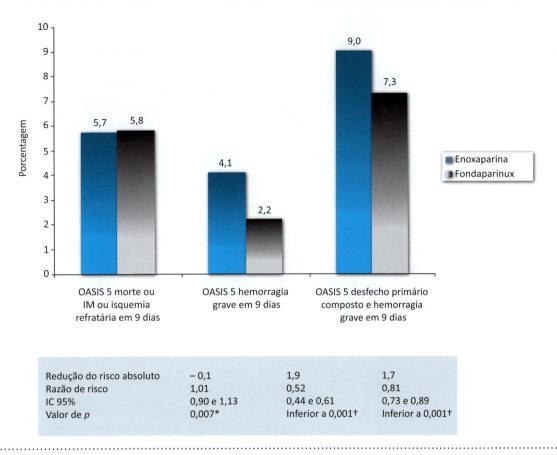

■ **Figura 19.6** OASIS 5. Comparação de fondaparinux com enoxaparina.
*p para não inferioridade . †p para superioridade. IC (Intervalo de Confiança); IM (Infarto do Miocárdio).
Adaptada de OASIS 5 (Fifth Organization to Assess Strategies for Ischemic Syndromes).

Tabela 19.1 Desfecho composto (morte/infarto do miocárdio/isquemia refratária e sangramentos maiores) em nove dias nos pacientes com diferentes graus de disfunção renal.[80]

GRF (mL/min. por 1.73 m²)	Enoxaparina (%)	Fondaparinux (%)	HR
< 58	12,5	8,8	0,69
58 – 71	7,1	8,1	0,84
71 – 86	7,1	6,3	0,89
> 86	7,0	6,2	0,89

Adaptada de Fox KAA, Bassand JP, Mehta SR, *et al.*

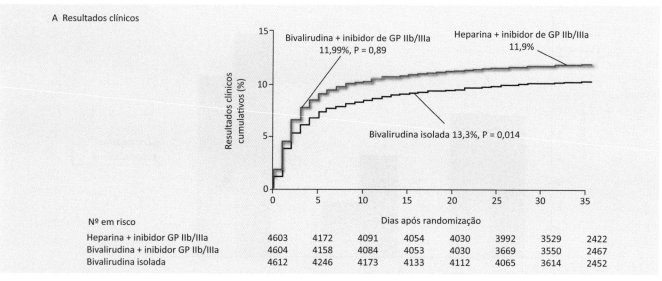
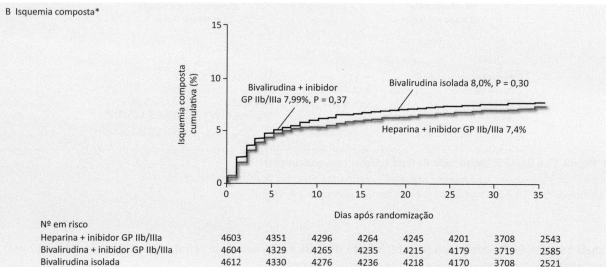
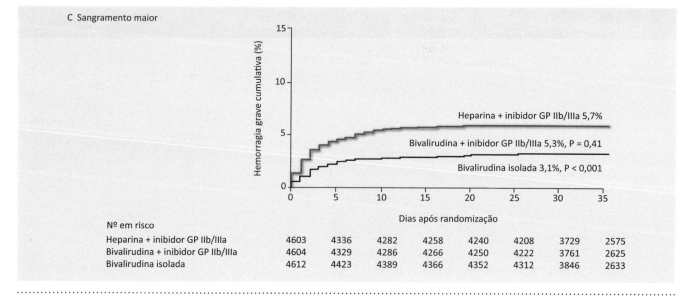

■ **Figura 19.7** Estudo ACUITY. Comparação entre bivalirudina × heparinas.[81]
Curva de Kaplan-Meier para resultados clínicos (Painel A), isquemia composta (Painel B) e sangramento maior (Painel C).
*Isquemia composta = morte por todas as causas, infarto do miocárdio ou revascularização miocárdica não planejada por isquemia; GP (Glicoproteína).

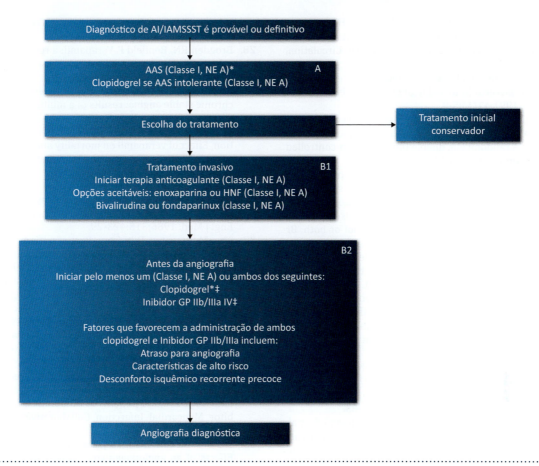

■ **Figura 19.8** Organograma para conduta invasiva na SCASSST.

‡Inibidor de GP IIb/IIIa não é necessário se o paciente recebeu dose de ataque de pelo menos 300 mg de clopidogrel há pelo menos 6 horas (Classe I, NE B para administração de clopidogrel) e bivalirudina foi selecionada como anticoagulante (Classe II a, NE B).
AI (Angina Instável); IAMSSST (Infarto Agudo do Miocárdio sem Supra de ST); AAS (Ácido Acetilsalicílico); NE (Nível de Evidência); IV (Intravenoso).

REFERÊNCIAS BIBLIOGRÁFICAS

1. DATASUS – Dados de mortalidade 2006. [Internet] [acesso em 2014 jun 29]. Disponível em: http://tabnet.datasus.gov.br
2. Heart Disease and Stroke Statistics – 2007 Update: A Report From the American Heart Association Statistics Committee and Stroke Statistics Subcommittee. Circulation. 2007;115:e69-171.
3. Timerman A, et al. Síndrome Coronária Aguda sem supradesnivelamento do Segmento ST: Estratificação de risco e tratamento. Revista da Sociedade de Cardiologia do Estado de São Paulo. 2009;19:202-22.
4. Anaderson JL, Adms CD, Antman EM, et al. ACC/AHA 2007 guidelines for the management of patients with unstable angina/non –ST- elevation myocardial infarction: executive summary. American College of Cardiology/American Heart Association Task Force on Practice Guidelines (Committee on the Management of Patients With Unstable Angina/Non-ST-Elevation Myocardial Infarction). Circulation. 2007;116:803-77.
5. Braunwald E, Cannon PC. Angina instável e infarto do miocárdio sem supradesnivelamento do segmento ST. In: Libby P, et al. Braunwald: Tratado de doenças cardiovasculares. Editora Elsevier. 8ª ed. São Paulo . 2010. p. 1319-52.
6. Diretrizes da Sociedade Brasileira de Cardiologia sobre angina instável e infarto agudo do miocárdio sem supradesnível do segment ST. Arq Bras Cardiol. 2007;89(4):e89-e131.
7. Braunwald E, Jones RH, Mark DB, Brown J, Brown L, Cheitlin MD, et al. Diagnosing and managing unstable angina. Agency for Health Care Policy and Research. Circulation. 1994:90(1):613-22.
8. Meine TJ, Roe MT, Chen AY, et al. CRUSADE Investigators. Association of intravenous morphine use and outcomes in acute coronary syndromes: results from the CRUSADE Quality Improvement Initiative. Am Heart J. 2005;149(6):1043-9.
9. Dixon RA, Edwards IR, Pilcher J. Diazepam in immediate post-myocardial infarct period. A double blind trial. Br Heart J. 1980;43(5):535-40.
10. Gruppo Italiano per lo Studio della Sopravvivenza nell'Infarto Miocardico. GISSIS-3: effect of lisinopril and transdermal glyceryl trinitrate singly and together on 6-week mortality and ventricular function after acute myocardial infarction. Lancet. 1994;345:1115-22.
11. ISIS-4 Collaborative Group. ISIS-4: Randomized factorial trial assessing early oral captopril, oral mononitrate, and intravenous magnesium sulphate in 58050 patients with suspected acute myocardial infarction. Lancet. 1995;345:669-85.

12. Curfman GD, Heinsimer JA, Lozner EC, Fung HL. Intravenous nitroglycerin in the treatment of spontaneous angina pectoris: a prospective, randomized trial. Circulation. 1983;67(2):276-82.

13. Dellborg M, Gustafsson G, Swedberg K. Buccal versus intravenous nitroglycerin in unstable angina pectoris. Eur J Clin Pharmacol. 1991;41(1):5-9.

14. Gottlieb SO, Weisfeldt ML, Ouyang P, et al. Effect of the addition of propranolol to therapy with nifedipine for unstable angina: A randomized, double blind, placebo-controlled trial. Circulation. 1986;73:331-7.

15. The Holland Interuniversitu Nifedipine/Metoprolol Trial (HINT) Research Group. Early treatment of unstable angina in the coronary care unit: A randomized, double blind, placebo controlled comparison of recurrent ischaemia in patients treated with nifedipine or metoprolol or both. Br Heart J. 1986;56:400-13.

16. Yusuf S, Peto R, Lewis J, et al. Beta-blockade during and after myocardial infarction: An overview of the randomized trials. Prog Cardiovasc Dis. 1985;27:335-71.

17. Shivkumar K, Schultz L. Goldstein S. Gheorghiade M. Effects of propranolol in patients entered in the Beta Blocker Heart Attack Trial with their first myocardial infarction and persistent electrocardiographic ST-segment depression depression. Am Heart J. 1998;135:261-7.

18. Yusuf S, Wittes J, Friedman L. Overview of results of randomized clinical trials in heart disease. II. Unstable angina, heart failure, primary prevention with aspirin, and risk factor modification. JAMA. 1988;260(15):2259-63.

19. Chen ZM, Pan HC, Chen YP, Peto R, Collins R, Jiang LX, et al. Early intravenous then oral metoprolol in 45,852 patients with acute myocardial infarction: randomised placebo-controlled trial. Lancet. 2005;366(9497):1622-32.

20. Risk of myocardial infarction and death during treatment with low dose aspirin and intravenous heparin in men with unstable coronary artery disease. The RISC Group. Lancet. 1990;336(8719):827-30.

21. Coelho OR, Marsaro EA, Neto Rossi JM. Tratamento da Síndromes Coronárias Agudas sem Supradesnivelamento do Segmento ST: Angina Instável e Infarto Agudo do Miocárdio sem Supradesnivelamento do segmento ST. In: Jr Serrano VC, Timerman A, Stefanini E. Tratado de Cardiologia SO-CESP. Editora Manole. 2ª ed. Barueri SP . 2009. p. 874-92.

22. Wassertheil-Smoller S, Oberman A, Blaufox MD, Davis B, Langford H. The Trial of Antihypertensive Interventions and Management (TAIM) Study. Final results with regard to blood pressure, cardiovascular risk, and quality of life. Am J Hypertens. 1992;5:37-44.

23. Bassand JP, Hamm CW, Ardissino D, et al. Task force for diagnosis and treatment of non-ST-segment elevation acute coronary syndromes. Guidelines of the European Society of Cardiology. Eur Heart J. 2007;28(13):1598-660.

24. Furberg CD, Psaty BM, Meyer JV. Nifedipine. Dose-related increase in mortality in patients with coronary heart disease. Circulation. 1995; 92:1326-31.

25. Parmley WW, Nesto RW, Singh BN, Deanfield J, Gottlieb SO, Attenuation of the circadian patterns of myocardial ischemia with nifedipine GITS in patients with chronic stable angina. N-CAP Study Group. J Am Coll Cardiol. 1992;19:1380-9.

26. Packer M, O'Connor CM, Ghali JK, et al. Effect of amlodipine on morbidity and mortality in severe chronic heart failure. N Engl J Med. 1996;335:1107-14.

27. Cohn JN, Ziesche S, Smith R, et al. Effect of the calcium antagonist felodipine as supplementary vasodilator therapy in patients with chronic heart failure treated with enalapril:

V-HeFT III. Vasodilator-Heart Failure Trial (V-HeFT) Study Group. Circulation. 1997;96:853-63.

28. Brogden RN, Benfield P. Verapamil: a review of its pharmacological properties and therapeutic use in coronary artery disease. Drugs. 1996;51:792-819.

29. Ezekowitz MD, Hossack K, Mehta JL, et al. Amlodipine in chronic stable angina: results of a multicenter double-blind crossover trial. Am Heart J. 1995;129:527-35.

30. The Danish Study Group on Verapamil in Myocardial Infarction. Effect of verapamil on mortality and major events after acute infarction (The Danish Verapamil Infarction Trial II--DAVIT II). Am J Cardiol. 1990;66:779.

31. Gibson RS, Boden WE, Theroux P, et al. Diltiazem and reinfarction in patients with non-Q-wave myocardial infarction. Results of a double-blind, randomized, multicenter trial. N Engl J Med. 1986;315:423-29.

32. The Multicenter Diltiazem Postinfarction Trial Research Group. The effect of diltiazem on mortality and reinfarction after myocardial infarction. N Engl J Med. 1998;319:385-92.

33. Gustafsson I, Torp-Pedersen C, Kober L, Gustafsson F, Hildbrandt P. Effect of the anfiotensin-converting enzyme inhibitor trandolapril on morbidity in diabetic patiens with Trace Study Group. J Am Coll Cardiol. 1999;34:83-9.

34. Yusuf S, Pepine CJ, Garces C, et al. Effect of enalapril on myocardial infarction and unstable angina in patients with low ejection fractions. Lancet. 1992;340:1173-8.

35. Indications for ACE inhibitors in the early treatment of acute myocardial infarction: systematic overview of individual data from 100,000 patients in randomized trials. ACE Inhibitor Myocardial Infarction Collaborative Group. Circulation. 1998;97:2202-12.

36. Yusuf S, Sleight P, Pogue J, Bosch J, Davies R, Dagenais G. Effects of an angiotensin-converting-enzyme inhibitor, ramipril, on cardiovascular events in high-risk patients. The Heart Outcomes Prevention Evaluation Study Investigators. N Engl J Med. 2000;342:145-53.

37. Cannon C, Braunwald E. Unstable angina and non-ST elevation myocardial infarction. In Braunwald E, Zipes D, Libby P, Bonow RO. Heart disease. 7th ed. Philadelphia: Elsevier, 2004. p. 1243-73.

38. Yusuf S, Sleight P, Pogue J, Bosch J, Davies R, Dagenais G. Effects of an angiotensin-converting-enzyme inhibitor, ramipril, on cardiovascular events in high-risk patients. The Heart Outcomes Prevention Evaluation Study Investigators. N Engl J Med. 2000;342(3):145-53.

39. Heart Protection Study Collaborative Group: MRC/BHF Heart Protection Study of cholesterol lowering with simvastatin in 20536 High-risk individuals: A randomized placebo controlled trial. Lancet. 2002;360:7-22.

40. Tonkin AM, Colquhoun D, Emberson J, et al. Effects of pravastatin in 3260 patients with unstable angina: Results from the LIPID study. Lancet. 2000;356:1871-5.

41. Smith CS, Cannon CP, McCabe CH, et al. Early initiation of lipid-lowering therapy for acute coronary syndromes improves compliance with guideline recommendations: Observations from the orbobifan in the patients with unstable coronary syndromes (OPUS-TIMI 16) Trial. Am Heart J. 2005;149:444-50.

42. Hulten E, Jackson JL, Douglas K, et al. The effect of early, intensive statin therapy on acute coronary syndrome: A meta-analysis of randomized controlled trials. Arch Intern Med. 2006;166:1814-21.

43. Schwartz GG, Olsson AG, Ezekowitz MD, Ganz P, Oliver MF, Waters D, et al. Effects of atorvastatin on early recurrent ischemic events in acute coronary syndromes. The MIRACL Study: A randomized controlled trial. JAMA. 2001;285:1711-8.

44. Cannon GP, Braunwald E, McCabe CH, et al. Intensive versus moderate lipid lowering with statins after acute coronary syndromes. N Engl J Med. 2004;350:1495-504

45. Ra y KK, Cannon CP, McCable C, et al. Early and late benefits of high-dose Atorvastatin in patients with acute coronary syndromes: Results from the PROVEIT-TIMI 22 trial. J Am Coll Cardiol. 2005;46:1405-10.

46. Grundy SM, Cleeman Jr. Merz CNB, et al. Implications of Recent Clinical Trials for the National Cholesterol Education Program Adult Treatment Panel III Guidelines. Circulation. 2004;110:227-39.

47. Cannon GP, Steinberg BA, Murphy SA, et al. Meta-analysis of cardiovascular outcomes trials comparing intensive versus moderate statin therapy. J Am Coll Cardiol. 2006;48:438-45.

48. de Lemos JA, Blazing MA, Wiviott SD, Lewis EF, Fox KA, White HD, et al. Early intensive vs. a delayed conservative simvastatin strategy in patients with acute coronary syndromes: phase Z of the A to Z Trial. JAMA. 2004;292:1307-16.

49. Theroux P, Ouimet H, McCans J, et al. Aspirin, heparin or both to treat unstable angina. N Engl J Med. 1988; 319:1105-11.

50. The RISC Group: risk of myocardial infarction and death during treatment with low-dose aspirin and intravenous heparin in men with unstable coronary artery disease. Lancet. 1990;336:827-30.

51. Lewis HD, Jr., Davis JW, Archibald DG, Steinke WE, Smitherman TC, Doherty JE, et al. Protective effects of aspirin against acute myocardial infarction and death in men with unstable angina. Results of a Veterans Administration Cooperative Study. N Engl J Med. 1983;309(7):396-403.

52. Cairns JA, Gent M, Singer J, Finnie KJ, Froggatt GM, Holder DA, et al. Aspirin, sulfinpyrazone, or both in unstable angina. Results of a Canadian multicenter trial. N Engl J Med. 1985;313(22):1369-75.

53. Theroux P, Ouimet H, McCans J, Latour JG, Joly P, Levy G, et al. Aspirin, heparin, or both to treat acute unstable angina. N Engl J Med. 1988;319(17):1105-11.

54. Eikelboom JW, Hirsh J, Weitz JL, et al. Aspirin-resistent thomboxane biosynthesis and the risk of myocardial infarction, stroke, or cardiovascular death in patients at high risk for cardiovascualar events. Circulation. 2002;105:1650-5.

55. Gum PA, Kottke-Marchan K, Welsh PA, et al. A prospective, blinded determination of the natural history of aspirin resistance among stable patients with cardiovascular disease. J Am Coll Cardiol. 2003;41:961-5.

56. Frelinger AL, 3rd, Furman MI, Linden MD, et al. Residual arachidonic acid-induced platelet activation via an adenosine diphosphate-dependent but cyclooxygenase-1- and cyclooxyenase-2-independent pathway: A 700-patient study of aspirin resistance. Circulation. 2006;113:2888-96.

57. Gum PA, Kottke-Marchant K, Poggio ED, et al. Profile and prevalence of aspirin resistance in patients with cardiovascular disease. Am J Cardiol. 2001;88:230-5.

58. Mirkhel A, Peyster E, Sundeen J, et al. frequency of aspirin resistance in a community hospital. Am J Cardiol. 2006;98:577-9.

59. Clarke RJ, Mayo G, Price P, FitzGerald GA. Suppression of thromboxane A2 but not of systemic prostacyclin by controlled-release aspirin. N Engl J Med. 1991;325(16):1137-41.

60. Mehta SR, Bassand J-P, Chrolavicius S, et al. Design and rationale of CURRENT-OASIS 7: a randomized, 2 × 2 factorial trial evaluating optimal dosing strategies for clopidogrel and aspirin in patients with ST and non–ST-elevation acute coronary syndromes managed with an early invasive strategy. Am Heart J. 2008;156:1080-8.

61. CAPRIE Steering Committee. A randomised, blinded, trial of clopidogrel versus aspirin in patients at risk of ischaemic events (CAPRIE). Lancet. 1996;348:1329-39.

62. Yusuf S, Zhao F, Metha SR, Chrolavicius S, Tognoni G, Fox KK. Effects of clopidogrel in addition to aspirin in patients with acute coronary syndromes without st-segment elevation (CURE). N Engl J Med. 2001;345:494-502.

63. Mehta SR, Yusuf S, Peters RJ, et al. Effects of pretreatment with clopidogrel and aspirin followed by long-term therapy in patients undergoing percutaneous coronary intervention: the PCI-CURE study. Lancet. 2001;358:527-33.

64. Wiviott SD, Braunwald E, McCabe CH, Montalescot G, Ruzyllo W, Gottlieb S, et al. Prasugrel versus Clopidogrel in Patients with Acute Coronary Syndromes (TRITON-TIMI 38) N Engl J Med. 2007;357:2001-15.

65. Wallentin L, Becker RC, Budaj A, Cannon CP, Emanuelsson H, Held C, et al. Ticagrelor versus Clopidogrel in Patients with Acute Coronary Syndromes (PLATO). N Engl J Med. 2009;361:1045-57.

66. Boersma E, Harrington RA, Moliterno DJ, White H, Theroux P, Van de Werf, et al. Platelet glycoprotein IIb/IIIa inhibitors in acute coronary syndromes: a meta-analysis of all major randomized clinical trials. Lancet. 2002;359:189-98.

67. Kastrati A, Mehilli J, Neumann FJ, Dotzer F, ten Berg J, Bollwein H, Graf I, et al. Intracoronary Stenting Antithrombotic Regimen: Rapid Early Action for Coronary treatment 2 (ISAR-REACT 2) Trial Investigators. Abciximab in patients with acute coronary syndromes undergoing percutaneous coronary intervention after clopidogrel pretreatment: ISAR-REACT 2 randomized trial. J am Med Assoc. 2006;295:1531-8.

68. Cairns JA, Lewis HDJ, Meade TW, Sutton GC, Theroux P. Antithrombotic agents in coronary artery disease. Chest. 1995;108(4l):S380-S400.

69. Low-molecular-weight heparin during instability in coronary artery disease, Fragmin during Instability in Coronary Artery Disease (FRISC) study group. Lancet. 1996;347(9001):561-8.

70. Klein W, Buchwald A, Hillis WS, Monrad S, Sanz G, Turpie AG, et al. Framing in unstable angina pectoris or in non-Q-wave acute myocardial infarction (the FRIC study). Framing in Unstable Coronary Artery Disease. Am J Cardiol. 1997;80(5A):30E-4E.

71. Klein W, Buchwald A, Hillis WS, Monrad S, Sanz G, Turpie AG, et al. Comparison of low-molecular-weight heparin with unfractionated heparin acutely and with placebo for 6 weeks in the management of unstable coronary artery disease. Framing in Unstable Coronary Artery Disease (FRIC). Circulation. 1997;96(1):61-8.

72. Wallentin L, Swahn E, Kontny F, Husted S, Lagerqvist B, Stahle E, et al. Long-term low-molecular-mass heparin in usable coronary artery disease: FRISC II prosective randomized multicenter study. FRagmin and Fast Revascularization during InStability in Coronary artery disease Investigators. Lancet. 1999;354(9180):701-7.

73. Wallentin L, Swahn E, Kontny F, Husted S, Lagerqvist B, Stahle E, et al. Invasive compared with non-invasive treatment in unstable coronary-artery disease FRISC II prosective randomized multicenter study. FRagmin and Fast Revascularization during InStability in Coronary artery disease Investigators. Lancet. 1999;354(9180):708-15.

74. Cohen M, Demers C, Gurfinkel EP, Turpie AG, Fromell GJ, Goodman S, et al. A comparison of low-molecular-weight heparin with unfractionated heparin for unstable coronary artery disease.Efficacy and Safety of Subcutaneous Enoxa-

parin In Non-Q wave Coronary Events (ESSÊNCE) N Engl J Med. 1997;337(7):447-52.

75. Antman EM, McCabe CH, Gurfinkel EP, Turpie AG, Beernink PJ, Salien K, et al. Enoxaparin prevents death and cardiac ischemic events in unstable angina/non-Q-wave myocardial infarction. Results of the Thrombolysis in myocardial infarction (TIMI) 11B trial. Circulation. 1999;100(15):1593-601

76. Fergunson JJ, Califf RM, Antman EM, Cohen M, Grines Cl, Goodman S, et al. Enoxaparin vs unfractionated heparin in high-risk patients with non-ST-segment elevation on acute coronary syndromes managed with an intended early invasive strategy: primary results of the SYNERGY randomized trial. JAMA. 2004;292(1):45-54.

77. Blazing MA, De Lemos JA, Dyke CK, Califf RM, Bilheimer D, Braunwald E. The A-to-Z Trial: Methods and rationale for a single trial investigating combined use of low-molecular-weight heparin with the glycoprotein IIb/IIIa inhibitor tirofiban and defining the efficacy of early aggressive simvastatin therapy. Am Heart J. 2001;142(2):211-7.

78. Petersen JL, Mahaffey KW, Hasselblad V, Antman E, Kleiman NS, Goodman SG, et al. Efficacy and Bleeding complications among patients randomized to enoxaparina or unfractionated heparin for antithrombotic therapy in non-ST-Segment elevation acute coronary syndromes: a systematic overview. JAMA. 2004;292(1):89-96.

79. Fifth Organization to Assess Strategies in Acute Ischemic Syndromes investigators (OASIS-5). Comparison of Fondaparinux and Enoxaparin in Acute Coronary Syndromes. N Engl J Med. 2006;354:1464-76.

80. Fox KAA, Bassand JP, Mehta SR, et al. Influence of renal function on the efficacy and safety of fondaparinux relative to enoxaparin in non-ST-segment elevation acute coronary syndromes. Ann Intern Med. 2007;147:304-10

81. Stone GW, McLaurin BT, Cox DA, Bertrand ME, et al. Bivalirudin for patients with acute coronary syndromes. N Engl J Med. 2006;355:2203-16.

capítulo 20

Roberto Ramos Barbosa • Julhano Tiago Capeletti • Elizabete Silva dos Santos

Infarto Agudo do Miocárdio com Supradesnivelamento do Segmento ST: Diagnóstico e Estratificação de Risco

INTRODUÇÃO

Apesar de importantes avanços no diagnóstico e no tratamento do infarto agudo do miocárdio com supradesnivelamento do segmento ST (IAMCSST), essa enfermidade continua a ser um grande e custoso problema de saúde pública nos países desenvolvidos, ganhando importância também nos países em desenvolvimento.

Um claro aprimoramento das técnicas diagnósticas se deu nas últimas décadas, visando às ações terapêuticas mais precoces e possibilitando melhorias prognósticas em geral. Entretanto, a prática clínica ainda reflete uma desconfortável dificuldade acerca do diagnóstico e da estratificação de risco em IAMCSST. Isso, associado à disparidade entre os recursos disponíveis para seu tratamento nos países desenvolvidos e os recursos dos países em desenvolvimento, especialmente o Brasil, prejudica o controle epidemiológico da doença e a minimização dos danos psicossociais e econômicos provocados por ela.

Este capítulo fornece informações sobre o diagnóstico e a estratificação de risco em IAMCSST, de forma que auxilie a implementação mais precoce das medidas terapêuticas adequadas e priorize as situações de maior risco.

DIAGNÓSTICO

Os pacientes com síndrome coronária aguda (SCA) podem se apresentar em dois grandes grupos: com ou sem elevação do segmento ST. Entre os que apresentam a elevação (ou supradesnivelamento) do segmento ST, a maioria desenvolve onda Q patológica na parede acometida, e uma pequena parte não evolui dessa forma. Ainda,

uma minoria dos pacientes que apresenta SCA sem supradesnivelamento de ST também pode apresentar ondas Q patológicas no futuro.[1]

A diferenciação diagnóstica do tipo de apresentação da SCA é essencial para definir as estratégias terapêuticas. Pacientes com elevação persistente do segmento ST, e somente esses, são candidatos à terapia de reperfusão (farmacológica ou mecânica), a fim de se restaurar prontamente o fluxo sanguíneo na artéria coronária epicárdica relacionada ao infarto.[2]

História e sintomas

O reconhecimento precoce dos sintomas de IAM pelo paciente ou acompanhante é o primeiro passo para obter um tratamento capaz de salvar vidas. Embora muitas pessoas saibam que dor torácica é um sintoma clássico de IAM, a maioria não conhece os sintomas associados, tais como dor no braço, na mandíbula, dificuldade de respiração e diaforese.[3] O paciente com IAMCSST comumente procura atendimento médico apenas após duas horas do início dos sintomas, e esse padrão permaneceu inalterado na última década.[4]

Na maioria dos estudos, as mulheres apresentam mais retardo até a chegada aos serviços médicos que os homens, conforme análises uni e multivariadas ajustadas (nas quais a idade e outros fatores confundidores são controlados).[5] De forma geral, o reconhecimento dos sintomas deve ser rápido, permitindo o acesso ao diagnóstico e às medidas terapêuticas apropriadas, bem como reduzindo o tempo até a implementação de uma estratégia de reperfusão e maximizando as chances de sucesso do tratamento.[6]

Os pacientes com IAMCSST nem sempre apresentam desconforto torácico. O estudo Framingham foi o primeiro a demonstrar que quase a metade dos casos de IAM pode ser clinicamente silenciosa e não reconhecida pelo paciente.[7]

Os indivíduos que desenvolvem IAM sem desconforto torácico geralmente são idosos, diabéticos, mulheres e/ ou têm história pregressa de insuficiência cardíaca. Além disso, esses pacientes comumente retardam mais até chegar aos serviços médicos, e têm mais chance de receber diagnósticos outros que não SCA, menor probabilidade de tratamento com trombolíticos ou angioplastia primária e maior mortalidade intra-hospitalar.[8]

Portanto, equipes médicas devem manter um alto grau de suspeição de IAM quando se deparam com pacientes do sexo feminino, diabéticos, idosos e aqueles com história de insuficiência cardíaca, bem como com aqueles portadores de marca-passo com desconforto torácico, uma vez que o diagnóstico clínico do supradesnivelamento do segmento ST fica assim comprometido.[9]

Deve-se obter a história de pacientes com suspeita de SCA de forma precisa e direcionada, avaliando-se episódios pregressos de isquemia miocárdica, cirurgia de revascularização miocárdica (RM) ou intervenções coronárias percutâneas (ICP).

O julgamento das queixas desses pacientes deve ter enfoque no desconforto/dor torácica, sintomas associados, sexo e idade, hipertensão arterial, *diabetes mellitus*, possibilidade de dissecção aórtica, risco de sangramento e presença de doença cerebrovascular (grau de recomendação I, nível de evidência C).[10]

A história deve ser concisa e detalhada, tanto em ambiente pré quanto intra-hospitalar, de forma que se estabeleça a probabilidade de IAM, mas sem que se retarde uma possível terapia de reperfusão.

A dor torácica é frequentemente descrita como constritiva, em aperto, sufocante, em peso ou em queimação. É importante lembrar que muitos pacientes não admitem que sentem "dor" torácica, mas reconhecem um "desconforto" torácico, devido à sua definição de dor.

Geralmente, a dor/desconforto se localiza na região retroesternal, mas pode se originar ou se irradiar para pescoço, mandíbula, área interescapular, extremidades superiores e epigástrio. A duração tipicamente é maior que 30 minutos, podendo haver períodos de melhora e de piora, ou ainda ser intermitente.

Muitos pacientes relatam melhora da dor ao adotarem posições específicas, o que comumente confunde sua caracterização. A possibilidade de precipitação de IAM por drogas ilícitas, como, por exemplo, a cocaína, deve ser aventada.

Outros sintomas considerados incluem náusea e vômitos. Diaforese e palidez também podem estar presentes, assim como fraqueza, fadiga e falta de ar. Tonturas, parestesias e síncope podem ocorrer em decorrência de dor e de hiperventilação.[10]

Exame físico

O exame físico deve ser realizado e pode auxiliar no diagnóstico, na avaliação da extensão, da localização e da presença de complicações decorrentes do IAM (grau de recomendação I, nível de evidência C).[10]

Achados de exame físico que podem sugerir um risco elevado de IAMCSST incluem estertoração pulmonar, distensão jugular, sopros cardíacos, ritmo de galope, sinais de tamponamento cardíaco e sinais de hipoperfusão periférica.

Em geral, não há achados específicos do exame físico que corroborem o diagnóstico de IAMCSST, mas as alterações descritas implicam risco elevado de eventos adversos em caso de confirmação desse diagnóstico.

Diagnóstico diferencial

Deve-se fazer o diagnóstico diferencial da dor torácica, com atenção especial à possibilidade de dissecção aórtica, principalmente em pacientes idosos e hipertensos.

Dor torácica que parece "rasgar", com irradiação para o dorso ou para a extremidade inferior do corpo, sem indícios eletrocardiográficos de IAM, deve levantar a suspeita de dissecção aórtica. Pulsos periféricos podem estar ausentes ou com amplitudes diferentes, e um sopro de regurgitação aórtica pode ser auscultado. Essa enfermidade pode ainda complicar com extensão para o saco pericárdico, causando tamponamento cardíaco ou dissecção de uma artéria coronária.

Vários outros diagnósticos diferenciais se impõem na identificação de IAMCSST em indivíduos que apresentam dor/desconforto torácico (Tabela 20.1). O diagnóstico de

Tabela 20.1 Diagnósticos diferenciais do infarto agudo do miocárdio com supradesnivelamento do segmento ST.

Ameaçadores à vida
■ Dissecção aórtica
■ Tromboembolismo pulmonar
■ Úlcera perfurante
■ Pneumotórax hipertensivo
■ Síndrome de Boerhaave (ruptura esofágica com mediastinite)

Cardiovasculares e não isquêmicas
■ Pericardite
■ Angina atípica
■ Repolarização precoce
■ Síndrome de Wolff-Parkinson-White
■ Ondas T invertidas e profundas sugestivas de lesão do sistema nervoso central ou miocardiopatia hipertrófica
■ Hipertrofia ventricular esquerda
■ Síndrome de Brugada
■ Miocardite
■ Hipercalemia
■ Bloqueios de ramo
■ Angina vasoespástica
■ Miocardiopatia hipertrófica

Não cardíacas
■ Refluxo gastroesofágico e espasmo esofágico
■ Dor da parede torácica
■ Pleurite
■ Doença ulcerosa péptica
■ Ataque de pânico
■ Dor de origem biliar ou pancreática
■ Dor cervical osteomuscular ou dor neuropática
■ Somatização e distúrbios psicogênicos

dissecção aórtica tem papel de destaque pela possibilidade de danos ao paciente por uma possível terapêutica fibrinolítica, antiplaquetária e antitrombínica em caso de diagnóstico errôneo de SCA. Isso também se aplica para a doença ulcerosa péptica ativa; esta pode se apresentar como dor torácica ou epigástrica, associando-se à síncope, hematêmese ou melena. A presença de ar subdiafragmático na radiografia de tórax pode ocorrer em casos de perfuração. A pericardite aguda usualmente se manifesta com dor do tipo pleurítica com irradiação para ombros e região do músculo trapézio, que se alivia com posições sentadas e inclinadas para frente, características não encontradas no IAMCSST. Observam-se depressão do segmento PR e elevação do segmento ST no eletrocardiograma (ECG), mas sem concordância de derivações conforme a anatomia coronária e sem depressão recíproca de segmento ST (sem "imagens em espelho"). Um atrito pericárdico frequentemente está presente.

Tromboembolismo pulmonar, com ou sem infarto pulmonar, pode levar à dispneia e à dor torácica do tipo pleurítica, às vezes com hemoptise, e deve ser lembrado como diagnóstico diferencial de IAM. A dor da costocondrite é descrita como aguda e localizada, às vezes associada com sinais inflamatórios na região.

Pneumotórax pode causar dispneia e dor torácica do tipo pleurítica, com redução do murmúrio vesicular e timpanismo à percussão em um dos campos pulmonares. A colecistite aguda também pode mimetizar um IAM; geralmente, encontra-se dor à palpação do hipocôndrio direito, sensibilizada por manobras específicas.

Eletrocardiograma

No atendimento pré-hospitalar a pacientes com dor torácica, recomenda-se que todos os provedores de suporte avançado de vida em cardiologia (SAVC) realizem e avaliem um ECG de 12 derivações rotineiramente em indivíduos com suspeita de IAM (grau de recomendação IIa, nível de evidência B).

Se o ECG mostrar evidência de IAMCSST, recomenda-se checar imediatamente possíveis contraindicações ao uso de trombolíticos e repassar o ECG e os dados conferidos para o centro médico responsável ou para o hospital a receber o paciente (grau de recomendação IIa, nível de evidência B).[10] Tais recomendações, encorajadas pela 31ª Conferência de Bethesda e pelo American College of Cardiology,[11] requerem treinamento e equipamento suficientes para os serviços de atendimento médico de urgência.

Sistemas operacionais que possuem experiência com fibrinólise pré-hospitalar dispõem de médico na ambulância e de um mecanismo bem integrado de obtenção e transmissão de traçados de ECG de 12 derivações, bem como apresentam excelentes resultados na diminuição da mortalidade em curto e em longo prazo.[10]

Em ambiente hospitalar, todo paciente que se apresenta com desconforto torácico ou com outros sintomas que sugiram SCA deve ser considerado prioritário e tratado conforme protocolos de dor torácica específicos.[12]

Um ECG deve ser realizado e avaliado por um médico com experiência em medicina de emergência dentro de 10 minutos desde a chegada do paciente ao serviço médico. Se o ECG inicial não for conclusivo para o diagnóstico e o paciente permanecer sintomático, com alto grau de suspeição de SCA, devem-se realizar ECG seriados a cada 5 a 10 minutos ou monitorização contínua do segmento ST (grau de recomendação I, nível de evidência C).[10]

Em caso de IAMCSST de parede inferior, um ECG com derivações precordiais direitas e derivações V7 e V8 deve ser realizado, em busca de elevações do segmento ST sugestivas de infarto de ventrículo direito e parede dorsal, respectivamente.

O ECG de 12 derivações está no centro da decisão terapêutica devido à forte evidência de que a existência do supradesnivelamento do segmento ST identifica os pacientes que se beneficiam de terapia de reperfusão imediata.[13]

A mortalidade aumenta proporcionalmente ao número de derivações eletrocardiográficas com elevação do segmento ST. Importantes preditores de mortalidade no ECG de 12 derivações incluem bloqueio do ramo esquerdo do feixe de His (BRE) e infarto com localização na parede anterior do ventrículo esquerdo.[14,15] A duração do QRS também se correlaciona diretamente com o risco de eventos adversos.[16] Além das informações diagnósticas e prognósticas contidas no ECG de 12 derivações, ele também fornece pistas valiosas quanto ao sucesso da reperfusão para o IAMCSST.[16]

Na maioria dos pacientes com IAMCSST podem ser evidenciadas alterações ao se comparar ECG seriados. Entretanto, há fatores limitantes da capacidade do ECG para diagnosticar e localizar o IAM: extensão da lesão miocárdica, tempo de infarto, localização, defeitos de condução, infartos prévios, distúrbios hidroeletrolíticos e administração de medicações cardioativas.

Alterações no segmento ST e na onda T são geralmente inespecíficas, podendo ocorrer em diversas outras situações (miocardite, pericardite, repolarização precoce, distúrbios metabólicos e choque, por exemplo). ECG seriados constituem um método eficaz e clinicamente útil para a detecção e a localização do IAM, podendo também identificar o sítio de oclusão na artéria infartada.[16,17] Alguns exemplos da correlação entre as alterações do ECG e a localização anatômica da lesão culpada são dados nas Figuras 20.1 a 20.6.

Todos os pacientes com IAMCSST devem receber monitorização cardíaca no setor de emergência, devido ao risco de desenvolverem arritmias ventriculares potencialmente letais. O supradesnivelamento do segmento ST também pode ser detectado por inspeção visual intermitente do osciloscópio cardíaco ou por alarmes em sistemas de monitorização contínua do segmento ST.

Interpretações errôneas do ECG ocorrem em até 12% dos pacientes, sendo diagnosticados inapropriadamente como SCA nos serviços de emergência, o que demonstra um benefício potencial de sistemas de transmissão de ECG para especialistas via fax ou computador.[18] Há menor probabilidade de diagnóstico de IAMCSST se o supradesnivelamento do segmento ST for côncavo (Figura 20.7), em vez de convexo.[19]

Apesar de existir concordância geral quanto aos critérios eletrocardiográficos e vetocardiográficos para o reconhecimento do infarto das paredes miocárdicas anterior e inferior, constata-se menor concordância para os infartos laterais e posteriores.[20]

■ CAPÍTULO 20   Infarto Agudo do Miocárdio com Supradesnivelamento do Segmento ST: Diagnóstico e Estratificação de Risco   **329**

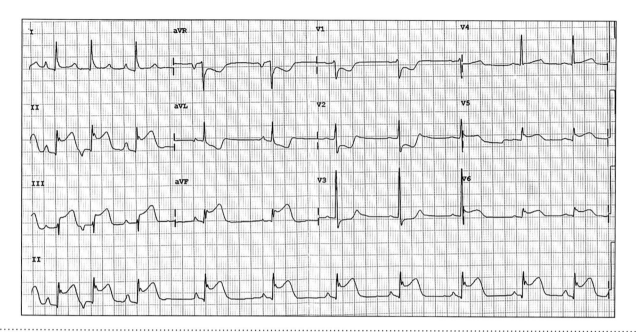

■ **Figura 20.1** Infarto ínfero-látero-dorsal – vaso culpado: artéria circunflexa.

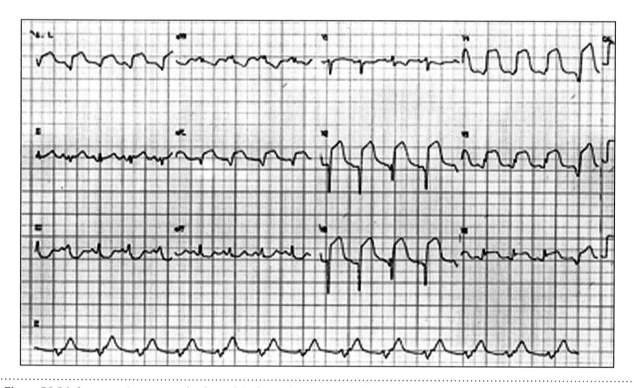

■ **Figura 20.2** Infarto anterior – vaso culpado: artéria descendente anterior (em seu terço proximal).

Os pacientes com onda R anormal em V1 (0,04 s em duração e/ou uma relação R/S ≥ 1 na ausência de pré-excitação ou hipertrofia ventricular direita), com ondas Q inferiores ou laterais, têm incidência aumentada de oclusão isolada de uma artéria coronária circunflexa esquerda dominante sem circulação colateral; tais pacientes têm fração de ejeção menor, volume sistólico final aumentado e maior taxa de complicações que os pacientes com infarto inferior devido à oclusão isolada de artéria coronária direita.[20]

O critério diagnóstico de elevação do segmento ST de pelo menos 0,1 mV nas derivações V1 a V4 pode ter especificidade reduzida em pacientes com repolarização precoce. Há evidências que dão suporte ao uso de pelo menos 0,2 mV de supradesnivelamento de ST na parede anterosseptal como preferível para o diagnóstico de IAMCSST, pois assim mais pacientes são corretamente diagnosticados com IAMCSST do que com o critério de 0,1 mV ou mais nessas derivações.[20]

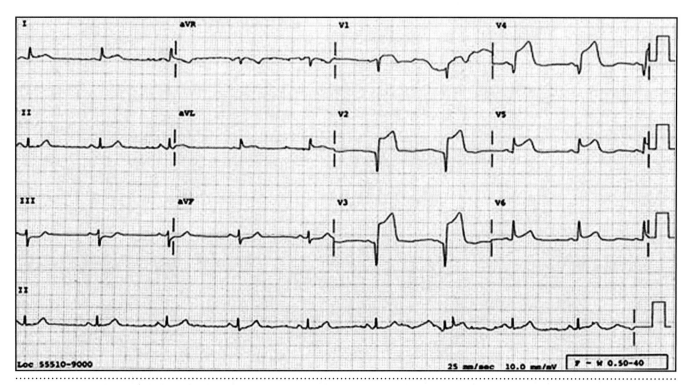

■ **Figura 20.3** Infarto anterior (fase aguda) – vaso culpado: artéria descendente anterior.

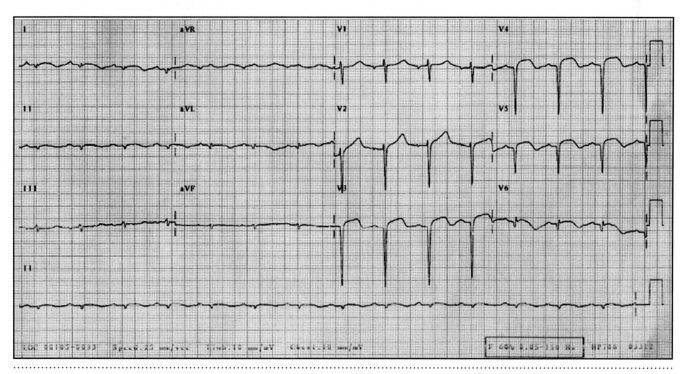

■ **Figura 20.4** Infarto anterior (fase tardia) – vaso culpado: artéria descendente anterior.

Depressão acentuada do segmento ST nas derivações V1 a V4 associada a ondas R amplas e ondas T positivas nas derivações precordiais configura corrente de lesão em parede posterior do ventrículo esquerdo e oclusão de artéria circunflexa. Nesses casos, derivações eletrocardiográficas posteriores (V7 e V8) demonstram o supradesnivelamento do segmento ST, e a ecocardiografia pode ser útil para a confirmação diagnóstica de infarto posterior, com alto valor preditivo negativo.[21,22]

O supradesnivelamento do segmento ST nas derivações precordiais direitas (V1, V3R-V6R) é um sinal relativamente sensível e específico de infarto do ventrículo direito,

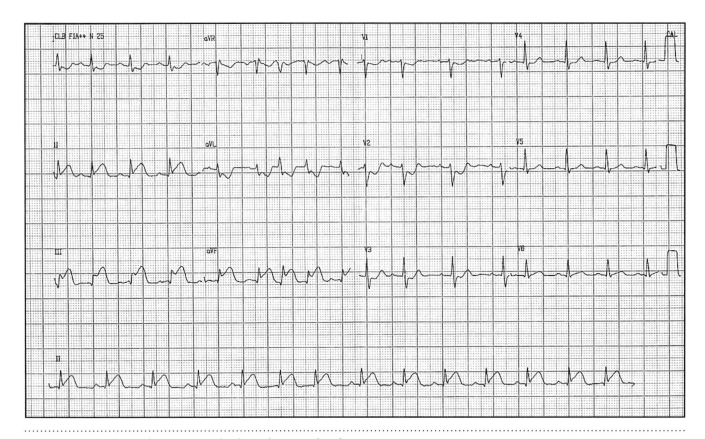

■ **Figura 20.5** Infarto inferior – vaso culpado: artéria coronária direita.

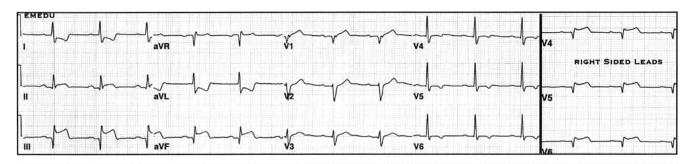

■ **Figura 20.6** Infarto inferior com acometimento de ventrículo direito – vaso culpado: artéria coronária direita.

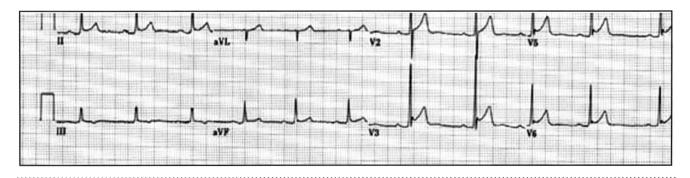

■ **Figura 20.7** Elevação "côncava" do segmento ST – não sugestiva de infarto agudo do miocárdio.

mas muitas vezes não é visibilizado devido ao seu rápido desaparecimento.[16,17] Ocasionalmente, o supradesnivelamento de ST em V2 e V3 é devido a infarto ventricular direito agudo; isso parece ocorrer apenas quando a lesão na parede inferior ventricular esquerda for mínima.[23,24]

Geralmente, a lesão associada na parede inferior esquerda suprime esse supradesnivelamento anterior do segmento ST resultante da lesão ventricular direita. Além disso, o infarto ventricular direito parece reduzir a depressão anterior do ST com frequência observada reciprocamente com o infarto da parede inferior.[16]

Padrões eletrocardiográficos que podem sugerir infarto atrial incluem a depressão ou a elevação do segmento PR, alterações no contorno da onda P e ritmos atriais anormais, como o *flutter* atrial, a fibrilação atrial, o marca-passo atrial migratório e o ritmo nodal atrioventricular.[25]

Pacientes com ondas Q novas e supradesnivelamento do segmento ST diagnosticados com IAMCSST em um território frequentemente apresentam depressão do segmento ST em outros territórios. Essas alterações adicionais do segmento ST são causadas ou por isquemia em um território além da área de infarto, denominada *isquemia a distância*, ou por fenômenos elétricos recíprocos ("imagem em espelho"). Muitas vezes, a diferenciação entre as duas situações é difícil e requer uma técnica de imagem, como a ecocardiografia. No entanto, em ambos os casos, quando há envolvimento da parede anterior, a presença de tais alterações eletrocardiográficas implica um pior prognóstico.[16]

A presença ou a ausência de ondas Q no ECG não prediz confiavelmente a distinção entre o infarto do miocárdio transmural e o não transmural (subendocárdico).[26] As ondas Q significam uma atividade elétrica anormal, mas não são sinônimas de dano miocárdico irreversível. Além disso, a ausência de ondas Q pode simplesmente refletir a insensibilidade do ECG padrão de 12 derivações, especialmente na parede posterior do ventrículo esquerdo.[16]

Mesmo com evidências de que o grupo com BRE novo ou presumivelmente novo está em alto risco quando se apresenta com IAM presumido, conforme o *Fibrinolytic Therapy Trialists' (FTT) Collaborative Group*, essa apresentação eletrocardiográfica é uma causa frequente de retardo ou de ausência de terapia de reperfusão. Inclusive, é uma apresentação em que a angioplastia primária é preferível à terapia fibrinolítica.[27]

Contudo, o diagnóstico de IAMCSST tende a ser dificultado na presença de BRE. Os pacientes com BRE e com uma história típica de isquemia miocárdica podem ser avaliados por critérios eletrocardiográficos que agregam valor diagnóstico independente. Estes consistem em elevação do ST maior ou igual a 0,1 mV em derivações com QRS positivo, depressão do ST maior ou igual a 0,1 mV em V1 a V3 e elevação do ST maior ou igual a 0,5 mV em derivações com QRS negativo.[28,29]

Eletrocardiogramas seriados podem demonstrar um segmento ST que muda durante os episódios isquêmicos, secundariamente à dinâmica de oferta de sangue para o miocárdio. Os critérios de Sgarbossa podem ser utilizados para auxílio diagnóstico do IAMCSST na vigência de BRE: elevação de ST > 1 mm em derivações com complexo QRS positivo (desvio do ST concordante – 5 pontos); depressão de ST > 1 mm em V1-V3 (desvio do ST concordante – 3 pontos); elevação de ST > 5 mm em derivações com complexo QRS negativo (desvio do ST discordante inapropriado – 2 pontos). Esse último critério é sensível, mas não específico para isquemia na presença de BRE; no entanto, está associado ao pior prognóstico quando presente no BRE durante isquemia miocárdica. Com um escore de 3 ou mais pontos, estes critérios têm uma especificidade de 90% na detecção de infarto do miocárdio.[30]

Apesar de a maioria dos pacientes continuar a demonstrar alterações no ECG secundárias a um infarto para o resto de suas vidas, principalmente se evoluírem com ondas Q, em alguns pode ocorrer o desaparecimento das alterações típicas, as ondas Q podem regredir e o ECG pode até mesmo voltar ao normal após alguns anos.

Condições que podem simular as características eletrocardiográficas de um IAM incluem a hipertrofia ventricular, os distúrbios de condução, a pré-excitação, a doença miocárdica primária, o tromboembolismo pulmonar, o pneumotórax, a doença cardíaca amiloidótica, os tumores primários e metastáticos do coração, o trauma cardíaco, a hemorragia intracraniana, a hipercalemia, a pericardite, a repolarização precoce e o envolvimento cardíaco pela sarcoidose.[16]

Exames laboratoriais

Como parte do tratamento de pacientes com IAMCSST, devem-se realizar exames laboratoriais específicos. Porém, estes não devem retardar a implementação da terapia de reperfusão (grau de recomendação I, nível de evidência C).[10] Além da análise de biomarcadores de lesão miocárdica, outros exames de rotina devem ser realizados na avaliação inicial dos pacientes com IAMCSST, tais como dosagem sérica de creatinina, ureia, eletrólitos, glicose, hemograma, lipidograma e testes de coagulação.

Os resultados desses exames não devem ser aguardados para que só depois se inicie a terapia de reperfusão (nem mesmo dos biomarcadores cardíacos), devido ao papel crucial do tempo no tratamento do IAMCSST. A presença de elevação do segmento ST no ECG implica a necessidade de imediata terapia de reperfusão, seja ela farmacológica ou mecânica, e não se deve aguardar os resultados de qualquer análise laboratorial para isso.

As troponinas cardíaco-específicas são os marcadores de eleição para a avaliação de pacientes com IAMCSST que apresentam lesão concomitante de musculatura esquelética. Além disso, os biomarcadores séricos podem ser úteis para dar informações não invasivas sobre a reperfusão da artéria culpada após terapia fibrinolítica em pacientes que não se submetem à coronariografia dentro de 24 horas (grau de recomendação IIa, nível de evidência B).[10]

Os biomarcadores cardíacos (creatina-cinase, ou CK-total; CK-MB; troponinas cardíaco-específicas e mioglobina) podem ser úteis para a confirmação diagnóstica de IAM e para estimar o tamanho do infarto. Eles também fornecem valiosas informações prognósticas e auxiliam na identificação do sucesso da terapia fibrinolítica.[31,32]

A CK-total, embora seja um indicador sensível de lesão muscular, não é específica para o diagnóstico de lesão miocárdica. Resultados anormais da atividade e da concentração da CK-total podem ocorrer em razão de: problemas intrínsecos aos testes laboratoriais; doenças associadas que diminuem a depuração de proteínas; liberação de tecidos necróticos contendo níveis elevados da enzima; presença de lesões musculares agudas e crônicas; uso de medicamentos e drogas ilícitas.[33,34]

Várias entidades internacionais encaram a troponina como o biomarcador preferível para o diagnóstico de IAM devido à sua especificidade e sensibilidade elevadas.[31] Um valor de corte recomendado para o diagnóstico de IAM é a elevação da troponina T ou troponina I, dentro de 24 horas depois do evento clínico inicial, a um nível superior ao percentil 99 do valor médio encontrado numa população-controle considerada normal.[31]

Entretanto, pacientes com IAMCSST são reconhecidos com base no ECG de 12 derivações; geralmente, a confirmação subsequente pode ser realizada com a mensuração de biomarcadores séricos. Ocasionalmente, infartos de pequena extensão podem não acarretar alterações na CK-MB; assim, a troponina sérica deve sempre ser dosada em indivíduos com suposto IAMCSST, mas com CK-MB seriada negativa.[10]

A CK-MB, por sua vez, é o biomarcador de eleição quando há necessidade de diagnosticar reinfarto e também para identificar não invasivamente o sucesso da terapia de reperfusão. Uma reelevação da CK-MB, após queda abaixo dos valores de corte, é evidência de reinfarto miocárdico. Consequentemente, elevações da troponina I podem persistir por 7 a 10 dias após o IAM, e elevações de troponina T, por 10 a 14 dias.

Após o tratamento fibrinolítico no IAMCSST, um pico precoce de CK-MB (12 a 18 horas) sugere reperfusão da artéria relacionada ao infarto. Pela sua cinética de rápida liberação, a mioglobina também é um biomarcador atraente para fazer o diagnóstico precoce de reperfusão no IAMCSST.

A maioria dos pacientes com IAMCSST apresenta-se ao serviço de emergência com marcadores negativos, devido ao tempo necessário de aproximadamente 3 a 6 horas para o início da elevação dos principais biomarcadores. Portanto, mesmo com a possibilidade de realizar testes rápidos qualitativos de biomarcadores cardíacos à beira do leito, a negatividade deles não deve estar condicionada a qualquer retardo na terapia de reperfusão.

Além disso, as mensurações subsequentes de biomarcadores devem ser feitas de forma quantitativa, ficando os testes qualitativos reservados à análise inicial no setor de emergência, quando disponíveis (grau de recomendação I, nível de evidência B).[10,35]

Exames de imagem

Pacientes com IAMCSST devem sempre realizar uma radiografia de tórax, mas esta não deve retardar a implementação da terapia de reperfusão, a não ser em caso de suspeita de uma contraindicação, como, por exemplo, a dissecção aórtica (grau de recomendação I, nível de evidência C).[10]

Além da radiografia de tórax, a ecocardiografia transtorácica e/ou transesofágica, a tomografia computadorizada contrastada do tórax ou a ressonância magnética podem ser usadas para diferenciar um IAMCSST de uma dissecção aórtica em pacientes nos quais a distinção diagnóstica permanece incerta.

A ecocardiografia é útil para esclarecer o diagnóstico de IAMCSST e permite a estratificação de risco em pacientes com dor torácica, especialmente se o diagnóstico de IAMCSST é obscuro devido à presença de BRE ou de marca-passo cardíaco, ou se há suspeita de infarto de parede posterior com depressão do segmento ST em parede anterior (grau de recomendação IIa, nível de evidência B).[10,36]

A cintilografia de perfusão miocárdica (CPM) com radionuclídeos não deve ser usada para o diagnóstico de IAMCSST nos pacientes que têm evidente diagnóstico eletrocardiográfico de IAMCSST.[10] Durante a fase de recuperação hospitalar do IAMCSST, a CPM pode ser usada para a avaliação de paredes em risco devido a outras lesões coronarianas e de anormalidades segmentares da contração ventricular esquerda.

ESTRATIFICAÇÃO DE RISCO

O processo de estratificação de risco no IAMCSST ocorre em vários estágios: apresentação inicial, curso intra-hospitalar (pronto-socorro, unidade coronária (UCO), unidade de cuidados intermediários) e no momento da alta hospitalar.

Os instrumentos empregados para formar a avaliação integrada do paciente consistem em informações demográficas basais, ECGs seriados e medidas dos marcadores séricos cardíacos, dados de monitorização hemodinâmica, uma variedade de testes não invasivos e, se realizados, nos achados do cateterismo cardíaco.[37]

Pacientes com SCA e supradesnível do segmento ST são classificados como de alto risco para eventos e complicações cardíacas isquêmicas no futuro.[38]

Foram desenvolvidos e validados escores de estratificação de risco provenientes de análises multivariadas. O escore de risco TIMI (*Thrombolysis in Myocardial Infarction*) com supra-ST e o escore GRACE (*Global Registry of Acute Coronary events*) serão demonstrados no decorrer deste capítulo.

Apresentação inicial

Certos fatores demográficos e históricos estão associados ao pior prognóstico em pacientes com IAMCSST, incluindo sexo feminino, idade acima de 70 anos, história de *diabetes mellitus* (DM), angina *pectoris* prévia e infarto do miocárdio prévio. O DM, em particular, parece conferir um aumento de três a quatro vezes no risco. Esses pacientes também experimentam um curso pós-infarto mais complicado, incluindo maior incidência de angina pós-infarto, maior extensão do infarto e insuficiência cardíaca.[37]

Maior classe Killip, frequência cardíaca elevada, pressão sistólica baixa e infarto de parede anterior são os mais importantes preditores independentes de mortalidade precoce em estudos clínicos.[39] Além de exercer um papel central no fluxo de tomada de decisão para o tratamento dos pacientes com IAMCSST com base na presença ou na ausência de supradesnivelamento do segmento ST, o ECG de 12 derivações traz informações prognósticas importantes.

A mortalidade é maior em pacientes que experimentam infarto do miocárdio da parede anterior do que naqueles que experimentam IM da parede inferior, mesmo quando corrigido pelo tamanho do infarto. Os pacientes cujos ECGs demonstram bloqueios cardíacos avançados e persistentes (bloqueio AV tipo II, de segundo grau, ou de terceiro grau), ou novas anormalidades de condução intraventricular (bifascicular ou trifascicular) no curso de um IAMCSST, apresentam pior prognóstico que os pacientes sem essas anormalidades.

A influência de altos graus de bloqueio atrioventricular é importante em pacientes com infarto do ventrículo direito, pois tais pacientes têm um risco de mortalidade particularmente elevado.[37]

A estratificação de risco deve ser feita precocemente, no tempo de admissão hospitalar para desfechos adversos em curto prazo (< 30 dias ou intra-hospitalar) e tardios até alta hospitalar para prognóstico a longo tempo.[40]

O escore de risco TIMI (Tabela 20.2) relaciona a maioria das informações prognósticas oferecidas por um modelo de regressão logística, sendo realizado à beira do leito. É provável que essa ferramenta de avaliação de risco seja clinicamente útil na triagem e na administração de fibrinolítico a pacientes com IAMCSST. O escore de risco TIMI prediz a mortalidade em 30 dias após admissão hospitalar de pacientes com IAMCSST.[41]

Curso hospitalar

Após o advento das UCOs, tornou-se aparente que a função ventricular esquerda é um determinante precoce importante da sobrevida. A mortalidade hospitalar pelo IAM depende diretamente da gravidade da disfunção ventricular esquerda. A estratificação de risco por meio de achados clínicos, estimativas do tamanho do infarto e, em pacientes apropriados, monitorização hemodinâmica invasiva na UCO fornece uma avaliação da probabilidade de um curso hospitalar complicado.

A isquemia recorrente e o reinfarto após IAMCSST na mesma localização do infarto índice ou em outra localização influenciam adversamente no prognóstico. Um prognóstico pobre provém da perda de miocárdio viável, com uma área resultante de infarto maior, criando ainda mais comprometimento na função ventricular esquerda.

A angina pós-infarto, que ocorre entre o 1º e o 14º dia após o evento, geralmente implica prognóstico menos favorável, pois ela indica a presença de miocárdio sob risco. Na atual era da revascularização agressiva, a angina pós-infarto frequentemente leva a intervenções precoces que tendem a melhorar o prognóstico, diminuir o impacto em longo prazo e a significância da angina precocemente após IAMCSST.[37]

Avaliação na alta hospitalar

Tanto a sobrevida em curto prazo quanto em longo prazo após o IAMCSST depende de três fatores: função ventricular esquerda em repouso, miocárdio residual potencialmente isquêmico e suscetibilidade a arritmias ventriculares graves.

O mais importante desses fatores é o estado da função ventricular esquerda. O segundo fator mais importante é como a gravidade e a extensão das lesões obstrutivas no leito vascular coronariano que perfundem miocárdio viável afe-

Tabela 20.2 Escore de risco TIMI para estratificação de risco e avaliação prognóstica em infarto agudo do miocárdio com supradesnivelamento de ST.

IAM com supradesnível de ST	Pontos
Idade	
≥ 75 anos	3
65 – 74 anos	2
História de diabetes, hipertensão ou angina	1
Exame físico	
PAS < 100 mmHg	3
FC > 100 bpm/min.	2
Classe Killip II-IV	2
Peso < 67 kg	1
Supradesnível do segmento ST anterior ou BCRE	1
Tempo para terapia de reperfusão > 4h	1
Total	**14**

Soma do Escore de risco	Percentagem de mortalidade em 30 dias
0	0,8
1	1,6
2	2,2
3	4,4
4	7,3
5	12
6	16
7	23
8	27
> 8	36

IAM (Infarto Agudo do Miocárdio); PAS (Pressão Arterial Sistólica); FC (Frequência Cardíaca); BCRE (Bloqueio Completo de Ramo Esquerdo).

tam o risco de infarto recorrente, dano miocárdico adicional e arritmias ventriculares sérias. Portanto, a sobrevida depende da quantidade de miocárdio que se tornou necrótico e da quantidade sob risco de tornar-se necrótico.[37]

O escore GRACE (Tabela 20.3), modelo de cálculo prognóstico de mortalidade seis meses após alta hospitalar, envolve todos os tipos de SCA, incluindo IAMCSST, IAMSSST e angina instável. O escore GRACE inclui parâmetros clínicos coletados em tempo da alta hospitalar que predizem mortalidade em seis meses e podem ter uma aplicabilidade mais larga em longo prazo. O escore de risco pós-alta hospitalar GRACE contém relevantes fatores prognósticos e discrimina sobreviventes de não sobreviventes em longo prazo (até quatro anos) em todos os subtipos de pacientes com SCA[42] (Tabela 20.4).

CAPÍTULO 20 Infarto Agudo do Miocárdio com Supradesnivelamento do Segmento ST: Diagnóstico e Estratificação de Risco **335**

Tabela 20.3 Escore de risco GRACE e nomograma para mortalidade por todas as causas após seis meses da alta hospitalar.

História Clínica	Características encontradas na admissão	Características encontradas durante a hospitalização
1. Idade em anos	4. Frequência cardíaca (bpm)	7. Creatinina sérica (mg/dL)
≤ 29 0	≤ 49,9 0	0-0,39 1
30-39 0	50-69,9 3	0,4-0,79 3
40-49 18	70-89,9 9	0,8-1,19 5
50-59 30	90-109,9 14	1,2-1,59 7
60-69 55	110-149,9 23	1,6-1,99 9
70-79 73	150-199,9 35	2-3,99 15
80-89 91	≥ 200 43	≥ 4 20
≥ 90 100		
	5. Pressão arterial sistólica (mmHg)	8. Elevação de enzimas cardíacas. 15
2. História de ICC 24		9. Não submetido à ICP no hospital.. 14
3. História de infarto do miocárdio.. 12	≤ 79,9 24	
	80-99,9 22	
	100-119,9 18	
	120-139,9 14	
	140-159,9 10	
	160-199,9 4	
	≥ 200 0	
	6. Depressão do segmento ST. 11	

Pontos

1. _____
2. _____
3. _____
4. _____
5. _____
6. _____
7. _____
8. _____
9. _____

Soma dos pontos ___ = Escore de risco total;
Riscos de mortalidade ___

Prognóstico de todas as causas de mortalidade em seis meses após a alta hospitalar

ICC (Insuficiência Cardíaca Congestiva); bpm (Batimentos por Minuto); mmHg (Milímetros de Mercúrio); mg/dL (Miligramas por Decilitro); ICP (Intervenção Coronária Percutânea).

Tabela 20.4 Relação entre a soma de pontos do escore de risco GRACE e a mortalidade observada nos diferentes intervalos de tempo até quatro anos após a alta hospitalar por síndrome coronária aguda (intervalo de confiança de 95%).

Escore GRACE	6 meses	1 ano	2 anos	3 anos	4 anos
< 100	1 % (0-2)	1% (0-2)	3% (1-5)	4% (2-6)	7% (4-12)
100-149	3% (2-5)	5% (3-8)	9% (6-12)	14% (11-18)	29% (23-35)
≥ 150	15% (10-20)	23% (18-29)	33% (27-40)	43% (36-50)	58% (50-65)

Avaliação da função ventricular esquerda e isquemia miocárdica

A fração de ejeção ventricular esquerda pode ser a medida da função ventricular esquerda mais fácil de ser avaliada, além de ser extremamente útil para a estratificação do risco.

Os pacientes com boa capacidade de exercício, apesar de fração de ejeção reduzida, apresentam melhor prognóstico em longo prazo que aqueles que não conseguem realizar mais que um exercício modesto.[38]

Para a avaliação da fração de ejeção do ventrículo esquerdo, utiliza-se mais comumente a ecocardiografia de repouso, podendo-se lançar mão também de outros métodos diagnósticos, como a cintilografia miocárdica, a ventriculografia radioisotópica, a ventriculografia com contraste no laboratório de hemodinâmica (na ocasião de uma cinecoronariografia) e a ressonância nuclear magnética cardíaca.

Além da análise da função ventricular esquerda, uma avaliação pré-alta para a isquemia miocárdica permite aos clínicos selecionarem os pacientes que poderiam se beneficiar do cateterismo e da revascularização após um IAMCSST e avaliarem a adequação da terapia medicamentosa àqueles pacientes para os quais uma estratégia de tratamento mais conservadora é a adequada.[37,38]

Ecocardiografia

Um dos principais fatores prognósticos de mortalidade cardíaca após infarto é a função ventricular esquerda. Observa-se que a redução progressiva da fração de ejeção do ventrículo esquerdo acarreta grandes incrementos da mortalidade em longo prazo, considerando-se como pacientes de alto risco aqueles com fração de ejeção ventricular esquerda menor que 35%.[43]

Para propósitos de análise prognóstica, a resposta ao ecocardiograma sob estresse deve ser avaliada quanto ao tempo para indução de isquemia e quanto à sua gravidade e extensão. O risco de eventos cardíacos aumenta à medida que o tempo necessário para que o estresse induza a isquemia diminui.[43]

A função ventricular em repouso é um excelente fator prognóstico de morte cardíaca, enquanto a isquemia induzida prediz efetivamente a recorrência de angina e de morte, de forma adicional à simples avaliação da função ventricular em repouso. Um teste negativo, associado à função ventricular esquerda normal ou levemente deprimida, tem excelente valor preditivo negativo para morte e IAM, porém um teste positivo em pacientes com disfunção em repouso confere risco de morte em um ano superior a 10%.[38]

Teste ergométrico

O teste ergométrico pós-IAM, realizado em pacientes estáveis antes ou logo após a alta hospitalar, representa um método seguro, de fácil execução e de grande utilidade para estratificação prognóstica. É capaz de identificar os pacientes com risco baixo, médio e alto para o desenvolvimento de graves eventos isquêmicos, como reinfarto, morte súbita e angina intensa. Essa estratificação contribui sobremaneira com adequadas decisões clínicas no que se refere a indicações de procedimentos invasivos ou opções por condutas conservadoras, sem adicionais prejuízos evolutivos.[38]

A principal utilização clínica do teste ergométrico imediatamente após IAM reside na determinação prognóstica. Visa à avaliação da reserva coronariana e à quantificação de seu comprometimento, fatores determinantes do prognóstico. A procura de isquemia residual e do comprometimento funcional torna-se obrigatória para o bom exercício da cardiologia, pois é um fator determinante na evolução dos distintos grupos de pacientes que sobrevivem ao IAM.[38]

Admite-se a associação direta entre angina, reinfarto e morte súbita com a quantificação da resposta isquêmica obtida por meio das alterações do segmento ST e do comportamento hemodinâmico do teste ergométrico, variáveis que expressam a extensão e a gravidade da doença coronariana subjacente.[44] Os pacientes, quando identificados, deverão ser submetidos a condutas intervencionistas, com a finalidade de reverter a história natural da doença.[38]

O teste ergométrico está indicado aos pacientes que apresentam completa estabilização tanto clínica como hemodinâmica, ausência de isquemia eletrocardiográfica ativa, ausência de sinais sugestivos de disfunção ventricular e normalização dos marcadores de necrose, além de aptidão para realizar o exercício sob o ponto de vista musculoesquelético (ausência de contraindicações ortopédicas, distúrbios neurológicos, limitação funcional importante, dentre outros).[38]

O teste ergométrico em esteira após o IAMCSST tradicionalmente tem sido realizado com protocolo submáximo. Variáveis derivadas dos testes ergométricos após IAMCSST que foram avaliadas quanto à sua capacidade de predizer a ocorrência de morte ou de infarto recorrente não fatal incluem o desenvolvimento e a magnitude da depressão do segmento ST em carga baixa, o desenvolvimento de angina, carga máxima alcançada abaixo de 5 METs, resposta inadequada da pressão arterial sistólica (pressão arterial sistólica máxima abaixo de 110 mmHg ou aumento inferior a 30 mmHg em relação ao repouso) e sinais de congestão pulmonar durante ou imediatamente após o exercício.[37]

Para identificação prognóstica, consideram-se como variáveis principais aquelas vinculadas à isquemia (depressão de ST, graves arritmias e dor torácica) e as indicadoras de disfunção ventricular, como a resposta inadequada da pressão arterial e a incapacidade de atingir o tempo de exercício previamente estabelecido. Baixa tolerância ao esforço tem-se apresentado como o maior marcador prognóstico, permitindo identificar grupos de pacientes com risco quatro vezes maior para eventos.[44]

Pacientes com testes negativos para isquemia e boa tolerância ao esforço (acima de 9 METs) apresentam mortalidade anual inferior a 1%. Pacientes com testes isquêmicos em baixa carga apresentam mortalidade anual elevada (acima de 5%), permanecendo o grupo intermediário com mortalidade anual em torno de 3%.[45]

Medicina nuclear

Os principais fatores prognósticos de risco detectados pela CPM são: demonstração de isquemia induzida e sua localização, correlacionando-a com a coronária acometida;

análise da extensão dessa isquemia; concomitância com outras paredes comprometidas; identificação da associação de isquemia e necrose. Outras variáveis importantes na estratificação de risco são a presença de captação pulmonar na CPM e o aumento transitório do ventrículo esquerdo.[46]

As características indicadoras de risco, provenientes dos exames nucleares, que são independentes e incrementais não somente aos aspectos clínicos e eletrocardiográficos de esforço, mas também ao estudo cinecoronariográfico de contraste, são:

a) Redução da fração de ejeção ventricular esquerda < 40%; e

b) Presença de miocárdio viável, mas com isquemia induzível durante o estresse (hipoperfusão reversível com o repouso) na área do IAM.

O risco é proporcional à extensão dos defeitos perfusionais (englobando a zona do IAM e as áreas distantes), por denotar tanto grande área de infarto como envolvimento de vários territórios vasculares em risco isquêmico. Por exemplo, houve sobrevivência sem infarto não fatal da ordem de 95% até um ano de evolução, em grupos de indivíduos com fração de ejeção ventricular esquerda > 40%, e defeitos perfusionais envolvendo < 20% da área ventricular, em contraste com sobrevivência de apenas 20% no grupo em que essa extensão era > 20%: neste havia > 10% de isquemia reversível sem processo de revascularização.[47]

Eletrocardiografia de alta resolução

A eletrocardiografia de alta resolução é capaz de detectar potenciais elétricos de baixa amplitude, oriundos de zonas cinzentas de miocárdio ventricular infartado. É realizada pela medição de centenas de complexos QRS captados na superfície corpórea, ampliados e filtrados. Trata-se de um método propedêutico não invasivo que, juntamente com outras formas de avaliação da função ventricular e da isquemia, auxiliam na estratificação de risco do paciente pós-IAM.[48]

Atualmente, reconhece-se que o maior mérito da eletrocardiografia de alta resolução é seu valor prognóstico negativo (95% no paciente pós-IAM), significando que um paciente sem potenciais tardios tem bom prognóstico. Sua acurácia preditiva positiva é de cerca de 20%, ou seja, um paciente com resultado de eletrocardiografia de alta resolução positivo apresenta probabilidade de ter desencadeada uma taquicardia ventricular monomórfica sustentada à estimulação ventricular programada no laboratório de eletrofisiologia e, portanto, maior risco de arritmias malignas cronicamente.[38]

Holter

Trata-se de um exame não invasivo de fácil execução e de baixo custo que permite a avaliação da existência de isquemia residual e informa sobre o substrato arritmogênico, duas das condições que, associadas ao grau de disfunção ventricular esquerda, representam os pilares determinantes do prognóstico para os pacientes pós-infarto.[49]

A monitorização cardíaca com Holter de 24 horas com finalidades de estratificação de risco pós-infarto do miocárdio deve usualmente ser realizada antes da alta hospitalar, entre o sexto e o décimo dia de evolução.[38]

Arritmias ventriculares: o risco de um sobrevivente de infarto do miocárdio apresentar arritmia fatal ainda continua significativo, sendo estimado em 5% atualmente.[50] A presença de arritmias ventriculares complexas associadas à disfunção ventricular (fração de ejeção < 40%) identifica pacientes com maior risco de eventos arrítmicos graves ou morte súbita.[51]

A taquicardia ventricular não sustentada, que ocorre em aproximadamente 12% dos pacientes convalescentes de infarto do miocárdio, está relacionada à mortalidade quatro vezes maior, comparativamente ao subgrupo sem essa arritmia. Entretanto, embora a especificidade e o valor preditivo positivo de tais achados sejam elevados, ultrapassando 90%, a sensibilidade e o valor preditivo negativo permanecem baixos, sendo de 5% a 15% para morte súbita e entre 11% e 32% para morte total.[52]

Caso a possível indicação do exame esteja relacionada à investigação de sintomas possíveis de serem provocados por arritmias, a realização do Holter é obrigatória. Incluem-se, nesses sintomas, a síncope no pós-infarto, quase sempre provocada por taquiarritmias ventriculares graves, os equivalentes sincopais e as palpitações.[38]

Alterações isquêmicas: a presença de isquemia pós-infarto é reconhecida, há muito tempo, como fator de pior prognóstico, mesmo quando identificada apenas por causa de sintomas de angina.[53] As alterações de ST, quando o Holter é realizado na fase precoce, identificam isquemia na região peri-infarto, isquemia dependente de recanalização parcial da artéria ocluída e também das variações do tônus coronariano.[54] Em estudos usando análise multivariada, a isquemia espontânea no Holter foi o segundo mais poderoso fator prognóstico de morte cardíaca, inferior apenas ao índice de Killip da fase aguda.[55]

Variabilidade da frequência cardíaca: o risco maior de morte súbita está associado estreitamente aos sinais de depressão parassimpática. A baixa variabilidade do intervalo RR, consequente a um elevado tônus simpático, tem se mostrado um índice independente para a estratificação do risco em pacientes sobreviventes de infarto do miocárdio.[56]

As diretrizes da ESC/NASPE (*Task Force of the European Society of Cardiology and the North American Society of Pacing and Electrophysiology*) recomendam a medida da variabilidade de RR em torno de uma semana após o episódio agudo, com objetivo de estratificação de risco.[38]

Estudo eletrofisiológico

A avaliação eletrofisiológica invasiva após IAM pode ser útil para estratificar o risco de morte súbita em pacientes com cardiopatia estrutural. Pacientes com IAM prévio, disfunção ventricular esquerda (fração de ejeção ventricular esquerda ≤ 35%) e taquicardia ventricular não sustentada assintomática, nos quais taquiarritmias ventriculares sustentadas são induzíveis durante a estimulação elétrica programada, podem ter maior risco de morte súbita ou parada cardíaca que pacientes sem taquiarritmias sustentadas induzíveis.[38]

Cinecoronariografia

A cinecoronariografia para estratificação de risco em pacientes estáveis não é considerada um consenso nas diretrizes internacionais. Entretanto, na prática, esse exame é realizado em grande proporção de pacientes na fase intra-hospitalar, evidenciando tendência que acompanha a rápida evolução do método quanto à sua segurança e aos recursos terapêuticos disponíveis.[57]

A cinecoronariografia pode ser realizada não só pelo benefício possível da revascularização, mas também para conhecimento da função ventricular e do padrão arterial. O número de vasos e a extensão do acometimento aterosclerótico podem ajudar na classificação de risco, alocando-se recursos de forma mais adequada para esforços clínicos agressivos em pacientes de alto risco.[58]

Devido à reconhecida relação linear entre estágio de doença renal e risco cardiovascular ou mortalidade por infarto do miocárdio, é importante pesar o risco-benefício da cinecoronariografia como avaliação de risco nos pacientes com falência renal, qualificando-os conforme a gravidade da disfunção.

A Tabela 20.5 ilustra a classe de recomendação para a realização de cinecoronariografia em diversas situações após um IAMCSST.

Evidências atuais sugerem que a não realização de ICP antes da alta hospitalar está associada a maior mortalidade, corroborando a recomendação de se realizar cinecoronariografia na maioria dos pacientes após episódio de IAMCSST, caso esta não tenha sido feita no contexto de uma ICP primária.

O tempo sugerido para a realização desse exame nessa situação é, a princípio, após quatro horas da administração de terapia trombolítica, pois com um tempo inferior há uma tendência a aumento da mortalidade.[59]

Tabela 20.5 Graus de recomendação para a realização de cinecoronariografia após IAMCSST.[58]

Cinecoronariografia	Classe
Pacientes com isquemia espontânea (angina aos pequenos esforços) ou induzida em teste provocativo não invasivo	I
Presença de instabilidade hemodinâmica, complicações mecânicas, insuficiência cardíaca congestiva estabelecida ou episódica (reversão completa), depressão da fração de ejeção (< 40%) ou arritmia ventricular grave	I
Pacientes diabéticos; com revascularização cirúrgica prévia; doença renal crônica estágio 1, 2 ou dialíticos; doença arterial periférica	IIa
Cinecoronariografia de rotina antes da alta hospitalar em hospitais com laboratório de hemodinâmica disponível	IIa
Encaminhamento para cinecoronariografia de rotina antes da alta hospitalar em hospitais sem laboratório de hemodinâmica	IIb
Pacientes assintomáticos, sem evidência de isquemia na investigação não invasiva, nos quais a cinecoronariografia pode agravar a função renal (doença renal crônica estágio 3 ou 4)	III

REFERÊNCIAS BIBLIOGRÁFICAS

1. Libby P. Current concepts of the pathogenesis of the acute coronary syndromes. Circulation. 2001;104:365-72.
2. Boersma E, Mercado N, Poldermans D, Gardien M, Vos J, Simoons ML. Acute myocardial infarction. Lancet. 2003;361:847-58.
3. Goff DC, Sellers DE, McGovern PG, et al. Knowledge of heart attack symptoms in a population survey in the United States: the REACT Trial. Rapid Early Action for Coronary Treatment. Arch Intern Med. 1998;158:2329-38.
4. Rogers WJ, Canto JG, Lambrew CT, et al. Temporal trends in the treatment of over 1.5 million patients with myocardial infarction in the US from 1990 through 1999: the National Registry of Myocardial Infarction 1, 2 and 3. J Am Coll Cardiol. 2000;36:2056-63.
5. Goldberg RJ, Steg PG, Sadiq I, et al. Extent of, and factors associated with, delay to hospital presentation in patients with acute coronary disease (the GRACE registry). Am J Cardiol. 2002;89:791-6.
6. Cummins RO, Ornato JP, Thies WH, Pepe PE. Improving survival from sudden cardiac arrest: the "chain of survival" concept: a statement for health professionals from the Advanced Cardiac Life Support Subcommittee and the Emergency Cardiac Care Committee, American Heart Association. Circulation. 1991;83:1832-47.
7. Kannel WB. Silent myocardial ischemia and infarction: insights from the Framingham Study. Cardiol Clin. 1986;4:583-91.
8. Canto JG, Shlipak MG, Rogers WJ, et al. Prevalence, clinical characteristics, and mortality among patients with myocardial infarction presenting without chest pain. JAMA. 2000;283:3223-9.
9. Rathore SS, Weinfurt KP, Gersh BJ, Oetgen WJ, Schulman KA, Solomon AJ. Treatment of patients with myocardial infarction who present with a paced rhythm. Ann Intern Med. 2001;134:644-51.
10. Antman EM, Anbe DT, Armstrong PW, Bates ER, Green LA, Hand M, et al. ACC/AHA guidelines for the management © 2004 by the American College of Cardiology Foundation and the American Heart Association, Inc. of patients with ST-elevation myocardial infarction: a report of the American College of Cardiology/American Heart Association Task Force on Practice Guidelines (Committee to Revise the 1999 Guidelines for the Management of Patients With Acute Myocardial Infarction). Circulation 2004; 110: 588-636.

11. Hutter AM, Weaver WD. 31st Bethesda Conference: emergency cardiac care: task force 2: acute coronary syndromes: section 2A–prehospital issues. J Am Coll Cardiol. 2000;35:846-53.

12. Braunwald E, Antman E, Beasley J, et al. ACC/AHA 2002 guideline update for the management of patients with unstable angina and non–ST-segment elevation myocardial infarction: summary article: a report of the American College of Cardiology/American Heart Association Task Force on Practice Guidelines (Committee on the Management of Patients With Unstable Angina). J Am Coll Cardiol. 2002;40:1366.

13. Menown IB, Mackenzie G, Adgey AA. Optimizing the initial 12- lead electrocardiographic diagnosis of acute myocardial infarction. Eur Heart J. 2000;21:275-83.

14. Mauri F, Gasparini M, Barbonaglia L, et al. Prognostic significance of the extent of myocardial injury in acute myocardial infarction treated by streptokinase (the GISSI trial). Am J Cardiol. 1989;63:1291-5.

15. Antman EM, Rutherford JD. Coronary care medicine: a practical approach. Boston, MA: Martinus Nijhoff Publishing, 1986. p. 81.

16. Braunwald's Heart Disease: A Textbook of Cardiovascular Medicine, 7th ed. Philadelphia: Saunders, 2005

17. Zimetbaum PJ, Josephson ME. Use of the electrocardiogram in acute myocardial infarction. N Engl J Med. 2003;348:993.

18. Goldman L, Cook EF, Brand DA, et al. A computer protocol to predict myocardial infarction in emergency department patients with chest pain. N Engl J Med. 1988;318:797-803.

19. Phibbs B, Marcus F, Marriott HJC, et al. Q-wave versus non--Q-wave myocardial infarction: A meaningless distinction. J Am Coll Cardiol. 1999;33:576.

20. Menown IB, Mackenzie G, Adgey AA. Optimizing the initial 12- lead electrocardiographic diagnosis of acute myocardial infarction. Eur Heart J. 2000;21:275-83.

21. Matetzky S, Freimark D, Chouraqui P, et al. Significance of ST segment elevations in posterior chest leads (V7 to V9) in patients with acute inferior myocardial infarction: application for thrombolytic therapy. J Am Coll Cardiol. 1998;31:506-11.

22. Cheitlin MD, Armstrong WF, Aurigemma GP, et al. ACC/AHA/ASE 2003 guideline update for the clinical application of echocardiography: a report of the American College of Cardiology/American Heart Association Task Force on Practice Guidelines (ACC/AHA/ASE Committee to Update the 1997 Guidelines for the Clinical Application of Echocardiography). American College of Cardiology Web Site. [internet] [acesso em 2014 jun 29]. Disponível em: www.acc.org/clinical/guidelines/echo/index.pdf

23. Acikel M, Yilmaz M, Bozkurt E, et al. ST segment elevation in leads V1 to V3 due to isolated right ventricular branch occlusion during primary right coronary angioplasty. Catheter Cardiovasc Interv. 2003;60:32.

24. Finn AV, Antman EM. Images in clinical medicine. Isolated right ventricular infarction. N Engl J Med. 2003;349:1636.

25. Neven K, Crijins H, Goegels A. Atrial infarction: A neglected electrocardiographic sign with important clinical implications. J Cardiovasc Electrophysiol. 2003;12:306.

26. Wang K, Asinger RW, Marriott HJ. ST-segment elevation in conditions other than acute myocardial infarction. N Engl J Med. 2003;349:2128-35.

27. Fibrinolytic Therapy Trialists' (FTT) Collaborative Group. Indications for fibrinolytic therapy in suspected acute myocardial infarction: collaborative overview of early mortality and major morbidity results from all randomised trials of more than 1000 patients. Lancet. 1994;343:311-22.

28. Sgarbossa EB, Pinski SL, Barbagelata A, et al. for the GUSTO-1 (Global Utilization of Streptokinase and Tissue Plasminogen Activator for Occluded Coronary Arteries) Investigators. Electrocardiographic diagnosis of evolving acute myocardial infarction in the presence of left bundle-branch block. N Engl J Med. 1996;334:481-7.

29. Sgarbossa EB. Value of the ECG in suspected acute myocardial infarction with left bundle-branch block. J Electrocardiol. 2000;33(Suppl):87-92.

30. Sgarbossa EB, Pinski SL, Barbagelata A, Underwood DA, Gates KB, Topol EJ, et al. Electrocardiographic diagnosis of evolving acute myocardial infarction in the presence of left bundle-branch block. GUSTO-1 (Global Utilization of Streptokinase and Tissue Plasminogen Activator for Occluded Coronary Arteries) Investigators. N Engl J Med. 1996 Feb;22;334(8)481-7.

31. Alpert JS, Thygesen K, Antman E, Bassand JP. Myocardial infarction redefined: a consensus document of the Joint European Society of Cardiology/American College of Cardiology Committee for the redefinition of myocardial infarction. J Am Coll Cardiol. 2000;36:959-69.

32. Wu AH, Apple FS, Gibler WB, Jesse RL, Warshaw MM, Valdes R. National Academy of Clinical Biochemistry Standards of Laboratory Practice: recommendations for the use of cardiac markers in coronary artery diseases. Clin Chem. 1999;45:1104-2

33. Piegas LS, Timerman A, Nicolau JC, et al. III Diretriz sobre Tratamento do Infarto Agudo do Miocárdio. Arq Bras Cardiol. 2004; 83 (Sup 4): 1-83.

34. Wu AH. Creatine kinase, isoenzymes, and variants. In: Wu AH, editor. Cardiac markers. New Jersey: Human Press, 1998. p. 113-25.

35. Antman EM, Sacks DB, Rifai N, McCabe CH, Cannon CP, Braunwald E. Time to positivity of a rapid bedside assay for cardiac- specific troponin T predicts prognosis in acute coronary syndromes: a Thrombolysis in Myocardial Infarction (TIMI) 11A substudy. J Am Coll Cardiol. 1998; 31:326-30.

36. Cheitlin MD, Armstrong WF, Aurigemma GP, et al. ACC/AHA/ASE 2003 guideline update for the clinical application of echocardiography: a report of the American College of Cardiology/American Heart Association Task Force on Practice Guidelines (ACC/AHA/ASE Committee to Update the 1997 Guidelines for the Clinical Application of Echocardiography). American College of Cardiology Web Site. [Internet] [acesso em 2014 jun 29]. Disponível em: www.acc.org/clinical/guidelines/echo/index.pdf

37. Braunwald E. Tratado de Doenças Cardiovasculares. 7 ed. Rio de Janeiro: Elsevier, 2006. p. 1216-8.

38. III Diretriz sobre tratamento do infarto agudo do miocárdio. Arq Bras Cardiol. 2004; 83(supl. IV): p. 1-83

39. Lee KL, Woodlief LH, Topol EJ, Weaver WD, Betriu A, Col J, et al. Predictors of 30-day mortality in the era of reperfusion for acute myocardial infarction. Results from an international trial of 41,021 patients. GUSTO-I Investigators. Circulation. 1995;91:1659-68.

40. Granger CB, Goldberg RJ, Dabbous O, et al. Global Registry ofAcute Coronary Events Investigators. Predictors of hospital mortality in the global registry of acute coronary events. Arch Intern Med. 2003;163:2345-53.

41. Morrow DA, Antman EM, Charlesworth A, Cairns R, Murphy SA, Lemos JA, et al. TIMI Risk Score for ST-Elevation Myocardial Infarction: A Convenient, Bedside, Clinical Score for Risk Assessment at Presentation An Intravenous nPA for Treatment of Infarcting Myocardium Early II Trial Substudy. Circulation. 2000;102:2031-7.

42. Tang EW, Wong CK, Herbison P. Global Registry of Acute Coronary Events (GRACE) hospital discharge risk score ac-

42. curately predicts long-term mortality post acute coronary syndrome. Am Heart J. 2007;153:29-35.

43. Picano E. Stress Echocardiography. 2 ed. Berlin: Springer-Verlag, 1994.

44. Shaw LJ, Peterson ED, Kesler K, Hasselblad V, Califf RM. A metaanalysis of predischarge risk stratification after acute myocardial infarction with stress electrocardiographic, myocardial perfusion, and ventricular function imaging. Am J Cardiol. 1996 Dec;15;78(12):1327-37.

45. Mark DB, Hlatky MA, Harrell FE, Jr., Lee KL, Califf RM, Pryor DB. Exercise treadmill score for predicting prognosis in coronary artery disease. Ann Intern Med. 1987 Jun;106(6):793-800.

46. Beller GA. Radionuclide assessment of prognosis. In: Beller GA. Clinical Nuclear Cardiology. Philadelphia: W.B.Saunders, 1995. p. 142-68.

47. Chiamvimonvat V, Goodman SG, Langer A, Barr A, Freeman MR. Prognostic value of dipyridamole SPECT imaging in low-risk patients after myocardial infarction. J Nucl Cardiol. 2001 Mar;8(2):136-43.

48. Feitosa GA, Scavanacca MI, Brito FS, Leal M. Diretrizes para Avaliação e Tratamento de Pacientes com Arritmias Cardíacas. Arq Bras Cardiol. 2002;79(suppl.5):1-50.

49. Coronary artery surgery study (CASS): a randomized trial of coronary artery bypass surgery. Survival data. Circulation. 1983 Nov;68(5):939-50.

50. Cairns JA, Connolly SJ, Roberts R, Gent M. Randomised trial of outcome after myocardial infarction in patients with frequent or repetitive ventricular premature depolarisations: CAMIAT. Canadian Amiodarone Myocardial Infarction Arrhythmia Trial Investigators. Lancet. 1997 Mar;8;349(9053):675-82.

51. Bigger JT Jr, Fleiss JL, Rolnitzky LM, Steinman RC. Frequency domain measures of heart period variability to assess risk late after myocardial infarction. J Am Coll Cardiol. 1993 Mar;1;21(3):729-36.

52. Gomes JA, Winters SL, Ip J, Tepper D, Kjellgren O. Identification of patients with high risk of arrhythmic mortality. Role of ambulatory monitoring, signal-averaged ECG, and heart rate variability. Cardiol Clin. 1993 Feb;11(1):55-63.

53. Quyyumi AA, Panza JA, Diodati JG, Callahan TS, Bonow RO, Epstein SE. Prognostic implications of myocardial ischemia during daily life in low risk patients with coronary artery disease. J Am Coll Cardiol. 1993 Mar;1;21(3):700-8.

54. Gottlieb SO, Gottlieb SH, Achuff SC, Baumgardner R, Mellits ED, Weisfeldt ML, et al. Silent ischemia on Holter monitoring predicts mortality in high-risk postinfarction patients. JAMA. 1988 Feb;19;259(7):1030-5.

55. Stevenson R, Ranjadayalan K, Wilkinson P, Marchant B, Timmis AD. Assessment of Holter ST monitoring for risk stratification in patients with acute myocardial infarction treated by thrombolysis. Br Heart J. 1993 Sep;70(3):233-40.

56. Kleiger RE, Miller JP, Bigger JT Jr, Moss AJ. Decreased heart rate variability and its association with increased mortality after acute myocardial infarction. Am J Cardiol. 1987 Feb;1;59(4):256-62.

57. Fox KA, Goodman SG, Klein W, Brieger D, Steg PG, Dabbous O, Avezum A. Management of acute coronary syndromes. Variations in practice and outcome; findings from the Global Registry of Acute Coronary Events (GRACE). Eur Heart J. 2002 Aug;23(15):1177-89

58. Piegas LS, Feitosa G, Mattos LA, Nicolau JC, Rossi Neto JM, et al. Sociedade Brasileira de Cardiologia. Diretriz da Sociedade Brasileira de Cardiologia sobre Tratamento do Infarto agudo do Miocárdio com Supradesnível do Segmento ST. Arq Bras Cardiol. 2009;93(6 supl.2):e179-e264.

59. Danchin N, Coste P, Ferrières J, Steg PG, Cottin Y, Blanchard D, et al. Comparison of thrombolysis followed by broad use of percutaneous coronary intervention with primary percutaneous coronary intervention for ST-segment-elevation acute myocardial infarction: data from the french registry on acute ST-elevation myocardial infarction (FAST-MI). Circulation. 2008 Jul;15;118(3):268-76.

capítulo 21

Francisco Flávio Costa Filho • Elizabete Silva dos Santos

Infarto Agudo do Miocárdio com Supradesnivelamento do Segmento ST: Tratamento Clínico

INTRODUÇÃO

Dentre as síndromes clínicas consideradas "Emergências Cardiovasculares", o infarto agudo do miocárdio com supradesnivelamento do segmento ST (IAMCSST) encontra-se em lugar de destaque por liderar as causas de morte no Brasil,[1] juntamente com o Acidente Vascular Encefálico (AVE). Essa entidade é um dos temas mais estudados na "era da Medicina Baseada em Evidências".

Sabe-se que a recanalização precoce do vaso culpado é a principal medida terapêutica para limitar a necrose miocárdica e reduzir a mortalidade.[2] A reperfusão coronária pode ser realizada com o uso de agentes fibrinolíticos ou por Intervenção Coronária Percutânea (ICP).[3]

Neste capítulo abordaremos as medidas terapêuticas medicamentosas para o tratamento do IAMCSST.

Evolução histórica no tratamento do IAMCSST

O tratamento do IAM passou por grande transformação ao longo dos últimos 60 anos até chegar às diretrizes atuais.

Até meados do século XX, com pouca compreensão dos mecanismos fisiopatológicos e dos fatores de risco da doença arterial coronária (DAC), a sociedade convivia com assustadoras taxas de mortalidade hospitalar de até 30%.[4] Até esse período, o tratamento do infarto era focado simplesmente, em medidas paliativas e de observação. Restrição ao leito durante semanas, medicamentos como papaverina, atropina subcutânea, hidratação venosa e morfina eram algumas das poucas medidas disponíveis para o manuseio desses pacientes.[5,6]

A partir de 1960, começaram as primeiras experiências com unidades coronarianas. Contemporâneas ao surgimento dos desfibriladores externos, tais unidades se destacavam por prestar atendimento diferenciado, com equipe treinada no tratamento das complicações do infarto, principalmente a Fibrilação Ventricular (FV). Essas medidas reduziram a mortalidade de 30 para 15% nas primeiras horas do infarto.[5]

Com a descoberta de anticoagulantes como dicuramal e warfarina, achava-se que finalmente teria sido encontrado o medicamento que pudesse "dissolver" o trombo. Porém, estudos randomizados na década de 1960 revelaram que esses medicamentos recém-descobertos falhavam nesse intuito.[7]

Apesar de a primeira descrição de uma substância com propriedade fibrinolítica ter sido feita em 1933 – a estreptoquinase (SK) isolada de uma bactéria, a *Streptococcus* beta-hemolítico –, até a consolidação de seu uso no tratamento do IAMCSST muitos anos se passaram.[8]

Em 1986 foi publicado o estudo GISSI-1 (*Gruppo Italiano per lo Studio dela Streptochinasi nell'Infarto Miocardico*), com mais de 11 mil pacientes, no qual se demonstrou que o uso da SK intravenosa com menos de seis horas do início dos sintomas resultava em redução significativa da mortalidade.[9] Esse estudo não só demonstrou a eficácia da SK como propôs um fluxograma factível para sua utilização, tornando-a um medicamento popular. Dava-se início à "era da reperfusão".

Paralelamente ao desenvolvimento e à descoberta de novas drogas fibrinolíticas fibrinoespecíficas, um grande avanço ocorria nos laboratórios de hemodinâmica. Em 1977, Andreas Gruentzig realizou a primeira angioplastia com cateter balão em um portador de angina estável.[5] Mais avanços ocorreram nas décadas seguintes, com a introdução dos *stents* não farmacológicos, *stents* farmacológicos, o aperfeiçoamento de cateteres-guias e de medicamentos antiplaquetários possibilitando melhores resultados no tratamento da DAC estável e da Síndrome Coronária Aguda (SCA).

Ao longo das últimas seis décadas, foram inúmeras publicações que solidificaram a maioria das condutas utilizadas no tratamento do IAMCSST. Motivo de orgulho para a comunidade científica internacional pois, por meio de medidas pré-hospitalares, hospitalares e de prevenção secundária, se conseguiu reduzir a taxa de 30% de mortalidade hospitalar na metade do século passado para os atuais 6,5%.[10]

TRATAMENTO PRÉ-HOSPITALAR

Mesmo com a importante redução da mortalidade hospitalar do IAM nas últimas décadas, chama a atenção que 50% das mortes acontecem na primeira hora do início dos sintomas, muitas vezes antes de o paciente receber atendimento médico.

Dessa forma, qualquer estratégia de atendimento que vise diminuir a atual taxa de mortalidade necessita dar atenção especial ao tratamento pré-hospitalar.

O tempo é a variável mais importante no tratamento. A eficácia das três intervenções disponíveis com maior capacidade de mudança na evolução natural de um ataque cardíaco (desfibrilação, trombólise química e reperfusão percutânea do vaso culpado) é dependente do tempo.[3]

O período pré-hospitalar do IAM compreende o espaço de tempo entre o início dos sintomas e a chegada ao hospital (Figura 21.1). Na prática clínica, apenas 20% desses pacientes chegam ao setor de emergência com menos de duas horas do início dos sintomas.[11] É importante conhecer os detalhes desse período para que esse atraso seja reduzido.

Condições que dificultam o atendimento

A demora na procura por atendimento médico é um dos principais fatores limitantes do grande potencial da terapia de reperfusão.[12]

O atraso pré-hospitalar consiste de dois componentes:

- **Tempo de decisão:** corresponde ao tempo gasto pelo paciente para o reconhecimento da gravidade de seus sintomas até a decisão pela procura por atendimento médico.
- **Tempo de transporte:** é o tempo decorrido a partir do pedido de socorro até a admissão ao hospital.

Esses componentes são afetados por diferentes fatores, sendo o tempo de decisão responsável por 60% do tempo total.[14]

Medidas na fase pré-hospitalar

A realização e a interpretação eletrocardiográfica ainda no ambiente pré-hospitalar são essenciais para a redução do atraso no diagnóstico, com capacidade de reduzir o tempo porta-agulha em 34%, e o tempo porta-balão em 18%.[15]

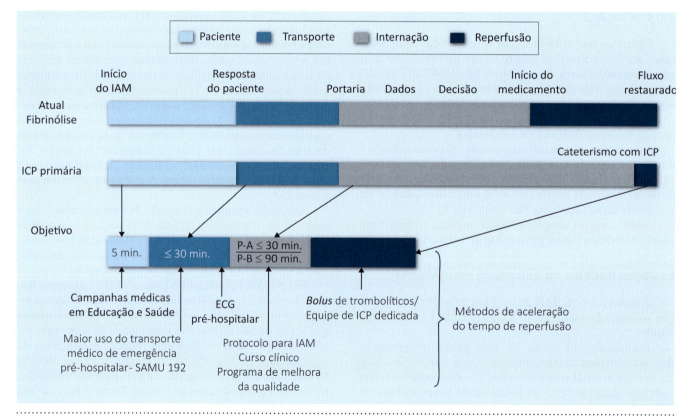

■ **Figura 21.1** Principais componentes do atraso temporal entre o início do infarto e o restabelecimento do fluxo na artéria culpada.[13]
IAM (Infarto Agudo do Miocárdio); ICP (Intervenção Coronária Percutânea); P-A (Tempo Porta-Agulha); P-B (Tempo Porta-Balão); ECG (Eletrocardiograma). Adaptada de Antman.

Outra medida salvadora é a monitorização elétrica durante o transporte. A FV é a modalidade mais frequente de parada cardiorrespiratória (PCR) e pode ser prontamente revertida. As equipes da ambulância devem estar preparadas para realizar uma desfibrilação precoce.[3] Além disso, a aplicação das técnicas de Suporte Básico de Vida (SBV) por indivíduos (leigos ou profissionais de saúde) presentes no local da ocorrência da PCR está associada a maiores taxas de sobrevida e de alta hospitalar.[16]

As evidências a respeito do uso pré-hospitalar de fármacos, como ácido acetilsalicílico (AAS), tienopiridínicos, betabloqueadores ou anticoagulantes são escassas. No entanto, tendo em vista a importância do início precoce do tratamento, o uso no ambiente pré-hospitalar deverá ser encorajado e seguir as recomendações atuais para o tratamento do IAM.[3]

Trombólise pré-hospitalar

Inúmeras pesquisas clínicas vêm estudando medidas para a redução do tempo de início do tratamento. Uma estratégia possível é a administração de trombolíticos antes de o paciente chegar ao hospital.[17]

Embora nenhum estudo isoladamente tenha demonstrado redução significativa da mortalidade com a trombólise pré-hospitalar, comparando-a ao uso apenas após a chegada ao hospital, há observação consistente de que sua administração mais precoce é benéfica.[13]

Em metanálise publicada em 2000, Morrison et al. relacionaram e analisaram seis estudos controlados e randomizados que comparavam a eficácia e a segurança da trombólise pré-hospitalar com a hospitalar.[17] No total, foram analisados 6.434 pacientes. Esse estudo demonstrou uma diminuição de 17% no risco relativo de morte hospitalar por todas as causas ($p = 0,03$) (Figura 21.2).

Além disso, essa metanálise demonstrou que o grupo pré-hospitalar recebeu a terapia de reperfusão com um atraso menor, 104 minutos *versus* 160 minutos no grupo hospitalar ($p = 0,007$).[17]

O estudo francês randomizado multicêntrico CAPTIM (*Comparison of Angioplasty and Prehospital Thrombolysis in Acute Myocardial Infarction*)[18] se propôs a avaliar se a ICP primária era superior à trombólise pré-hospitalar para o tratamento desses pacientes. A análise dos resultados não mostrou diferença significativa entre as duas estratégias para o desfecho analisado (morte, reinfarto não fatal e AVE). Nesse estudo, concluiu-se que a ICP primária não foi superior à trombólise pré-hospitalar no tratamento de pacientes com até seis horas do início dos sintomas. No seguimento de 5 anos dos pacientes desse estudo, observou-se consistência nos resultados obtidos com os dados de mortalidade em 30 dias. Em uma análise exploratória de subgrupos, porém, os sujeitos que receberam o fibrinolítico pré-hospitalar com menos de 2 horas de início dos sintomas tiveram mortalidade em 5 anos inferior aos que realizaram ICP primária ($p = 0,04$).[19]

A atual diretriz brasileira para IAMCSST considera a trombólise pré-hospitalar como recomendação Classe IIa (nível de evidência B), na impossibilidade de angioplastia ou expectativa de transporte ou transferência maior que 90 minutos para o hospital com capacidade de realizá-la.[3]

Dentre os fibrinolíticos disponíveis no Brasil, o Tenecteplase (TNK) se destaca para o uso no cenário pré-hospitalar por reunir duas características importantes: eficácia e facilidade posológica (ver adiante).

O grande fator limitante para o uso mais disseminado do TNK em países em desenvolvimento ainda é o seu alto custo.[3]

A implementação de um modelo de atendimento emergencial com a capacidade de realizar trombólise pré-hospitalar está associada a aumento de custos em capacitação de profissionais, aparelhagem das ambulâncias e serviço de telemedicina. Por isso, apesar de promissora, essa estratégia deve levar em conta alguns aspectos práticos: a) a taxa de IAM entre os pacientes atendidos por dor torácica

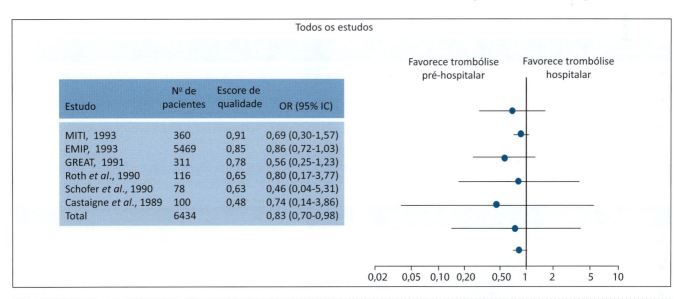

■ **Figura 21.2** Resultado dos estudos randomizados de trombólise pré-hospitalar quanto à mortalidade hospitalar.
OR (*Odds Ratio*); IC (Intervalo de Confiança).[17]
Adaptada de Morrison et al.

pelas ambulâncias ou nas salas de emergência é baixa (5 a 10%); b) apenas 30% dos pacientes com IAM atendidos no domicílio são elegíveis para o tratamento fibrinolítico; c) é elevado o valor monetário calculado para cada "vida salva" com a utilização da trombólise pré-hospitalar.[3]

A posologia do agente fibrinolítico utilizado no ambiente pré-hospitalar é idêntica à utilizada nos hospitais, como será discutido na próxima seção.

TRATAMENTO HOSPITALAR

Medidas gerais

Como foi discutido em capítulo anterior (Fisiopatologia e diagnóstico do IAMCSST), uma vez que o paciente entra em contato com o serviço médico com suspeita de SCA, algumas medidas como acesso venoso, monitorização e suporte de oxigênio devem ser tomadas simultaneamente à investigação diagnóstica para a rápida identificação de IAMCSST.[20]

Confirmado o diagnóstico clínico e eletrocardiográfico, medidas para alívio da dor isquêmica, avaliação do estado hemodinâmico, medicamentos antiplaquetários e anticoagulantes devem ser iniciados ainda no pronto-socorro (PS). Diferentemente da SCA sem SST, o IAMCSST requer o imediato restabelecimento do fluxo sanguíneo do vaso culpado.

A recanalização e a reperfusão precoce da artéria culpada configuram-se como as principais medidas terapêuticas a serem almejadas, pois limitam a necrose miocárdica e reduzem a mortalidade.[2]

Definir estratégia de reperfusão

Simultaneamente à estabilização clínica no PS, deve ser avaliada qual a melhor estratégia de reperfusão a ser utilizada, de acordo com as características clínicas do paciente e com a disponibilidade de recursos da unidade hospitalar.

Apesar de ainda ser motivo de discussão entre especialistas e sociedades de cardiologia, considera-se que a ICP primária, se realizada em tempo hábil por equipe capacitada, é a terapia de escolha na maioria dos pacientes com IAMCSST.[21] Entretanto, poucos hospitais têm disponibilidade de uma sala de hemodinâmica para realizar esse procedimento de urgência, 7 dias na semana, 24 horas por dia. Dessa forma, em muitas situações da vida real, a estratégia de reperfusão por fibrinolíticos se mostra como a mais factível.

Qualquer que seja a estratégia escolhida, sempre se deve tentar diminuir ao máximo o tempo de atraso para reperfusão do vaso culpado. As metas de atraso entre o primeiro contato com uma equipe médica e o tratamento de reperfusão foram revisadas na última Diretriz da Sociedade Americana de Cardiologia para o Tratamento do IAMCSST de 2013 e estão esquematizados na Tabela 21.1.[20]

Caso se opte pela estratégia de reperfusão fibrinolítica, mesmo que ela seja realizada em tempo hábil algumas características clínicas da apresentação e da evolução podem predizer pior prognóstico em curto prazo, com provável benefício em encaminhamento. Nesses pacientes de alto risco para complicações, recomenda-se, assim que possível, encaminhamento a um centro com capacidade de realizar cateterismo e ICP. Essas características são:[22]

- Pressão arterial sistólica < 100 mmHg.
- Frequência cardíaca > 100 batimentos por minuto.
- Classificação de Killip 2 ou 3.
- Infarto de parede inferior associado a infra > 2 mm em derivações anteriores ou supra > 1mm em V4R, sugerindo acometimento de ventrículo direito.

Tabela 21.1 Metas de tempo para reperfusão de acordo com o tipo de transporte ao hospital.[20, 21]

Chegada ao hospital em ambulância SAMU (recomendado)

- Se a ambulância tem condições de realizar fibrinólise pré-hospitalar e o paciente é elegível, realizá-la em até 30 minutos após a chegada da ambulância à cena.
- Se a ambulância não é capaz de realizar fibrinólise pré-hospitalar e o paciente foi encaminhado a um hospital sem capacidade de realizar ICP primária, a meta de tempo porta-agulha deve ser de 30 minutos naqueles com indicação de fibrinólise.
- Se a ambulância não é capaz de realizar fibrinólise pré-hospitalar e o paciente foi encaminhado a um hospital com capacidade para realizar ICP primária, a meta de tempo da chegada à cena-balão dever ser menor que 90 minutos.
- Se a ambulância encaminha o paciente para um hospital sem capacidade de realizar ICP primária, considerar a transferência para um outro hospital com capacidade de realizar ICP primária se houver contraindicação para fibrinolítico, se a ICP primária puder ser realizada em 120 minutos (tempo primeiro contato médico-balão 120 minutos) ou se foi administrado o trombolítico e este não obteve sucesso (ICP de resgate).

Chegada ao hospital por meios próprios (não recomendado)

- Se o paciente chega a um hospital sem capacidade de realizar ICP primária, a meta de tempo porta-agulha deve ser de 30 minutos, a partir da chegada à emergência.
- Se o paciente chega a um hospital com capacidade de realizar ICP primária, a meta de tempo porta-balão deve ser menor que 90 minutos, a partir da chegada à emergência.
- Se o paciente chega a um hospital sem capacidade de realizar ICP primária, considerar a transferência para outro hospital que tenha capacidade de realizá-la se houver contraindicação para fibrinolítico, se a ICP primária puder ser realizada em 120 minutos (tempo primeiro contato médico-balão 120 minutos) a partir da chegada à emergência do primeiro hospital ou se foi administrado o trombolítico e este não obteve sucesso (ICP de resgate).

Terapia fibrinolítica

A indicação de fibrinolíticos se respalda no mecanismo fisiopatológico da maioria dos casos de IAMCSST: a ruptura de uma placa instável. Essa ruptura e a consequente ativação de plaquetas e do sistema de coagulação culminam na formação de um trombo intracoronariano, levando à oclusão completa da artéria.[23]

Todos os trombolíticos atuam na ativação do sistema endógeno fibrinolítico, por meio da transformação do plasminogênio em sua forma enzimática ativa, a plasmina.[24] Uma vez ativada, a plasmina atua como enzima capaz de degradar a rede de fibrina e dissolve o trombo em pequenas partículas residuais, restabelecendo a patência do fluxo coronário.[23]

Mais de 200 mil pacientes já foram randomizados em ensaios clínicos.[25] Não existe dúvida de que a fibrinólise precoce melhora a sobrevida de pacientes com IAMCSST.[13]

Boersma *et al.* analisaram 22 estudos com 50.246 pacientes randomizados para tratamento com fibrinolítico *versus* placebo. Concluíram que o benefício da terapia fibrinolítica é maior nas primeiras duas horas após o início dos sintomas, com redução de 65 mortes para cada mil pacientes tratados na primeira hora.[26]

As atuais diretrizes orientam o uso de fibrinolítico até 12 horas depois do início dos sintomas, idealmente nas primeiras três horas, na ausência de contraindicações (Tabela 21.2), com um tempo de atraso porta-agulha menor que 30 minutos.[3] É importante ressaltar que, mesmo com nível de evidência mais baixo, alguns autores ainda recomendam o uso do fibrinolítico entre 12 e 24 horas após o início do IAMCSST naqueles pacientes que persistem com dor torácica, alteração eletrocardiográfica e uma grande área de miocárdio em risco, cujo acesso à ICP demorou mais que 120 minutos.[20]

Aspectos como eficácia, segurança, posologia e custo são importantes na escolha do trombolítico a ser utilizado e serão discutidos a seguir.

Estreptoquinase

A SK (fibrinolítico de primeira geração) é um polipeptídeo de cadeia simples derivado de culturas de *Streptococcus* beta-hemolítico. Após a ligação com plasminogênio endógeno, a SK forma um complexo enzimático que passa a ativar outras moléculas de plasminogênio em plasmina, iniciando a fibrinólise.[27]

Por ser um derivado do estreptococo, anticorpos pré-formados contra antígenos dessa bactéria podem diminuir a eficácia da substância, além de desencadear uma resposta alérgica. Altas doses do substrato são necessárias para neutralizar os níveis plasmáticos de anticorpos antiestreptococo já existentes na corrente sanguínea da maioria das pessoas.

O benefício da estreptoquinase foi demonstrado pela primeira vez no estudo GISSI-1,[9] em que houve redução da mortalidade hospitalar de 13 para 10,7% nos pacientes tratados até 12 horas depois do início dos sintomas.

Resultado similar foi encontrado no estudo ISIS-2,[29] que comparou quatro tratamentos diferentes para pacientes com suspeita de infarto: apenas SK, apenas AAS, combinação AAS e SK e grupo-controle com placebo. A mortalidade em cinco semanas nos pacientes tratados no grupo-controle foi de 13,2%, enquanto o grupo que recebeu SK teve mortalidade de 10,7%, semelhante ao grupo que recebeu apenas o AAS. A associação AAS mais SK mostrou um benefício adicional, reduzindo a mortalidade para 7,2%.

Recomenda-se, para o tratamento do IAMCSST, infusão de 1,5 milhão de unidades, via endovenosa, em 30 a 60 minutos.[3]

Tabela 21.2 Contraindicações aos fibrinolíticos.[21]

Contraindicações absolutas	Contraindicações relativas
Qualquer sangramento intracraniano	História de AVE isquêmico > 3 meses ou patologias intracranianas não listadas nas contraindicações absolutas
AVE isquêmico nos últimos três meses (exceto AVE isquêmico agudo sofrido há menos de 4 horas 30 minutos.	Gravidez
	Uso atual de anticoagulante oral
Trauma significante na cabeça ou rosto nos últimos três meses	Sangramento interno recente (entre 2 e 4 semanas)
Sangramento ativo ou diástese hemorrágica (exceto menstruação)	Ressuscitação cardiopulmonar traumática ou prolongada (>10 min.) ou grande cirurgia < 3 semanas
Qualquer lesão vascular cerebral conhecida (malformação arteriovenosa)	Hipertensão arterial não controlada na chegada ao hospital (pressão arterial sistólica >180 mmHg ou diastólica > 110 mmHg)
Suspeita de dissecção de aorta	Punções vasculares não compressíveis
História de neoplasia cerebral primária ou metastática	História de hipertensão arterial crônica não controlada
Neurocirurgia nos últimos 2 meses	Úlcera péptica ativa
Hipertensão Arterial não controlada (não responsiva ao tratamento de emergência)	Demência
Para o uso da SK, a utilização prévia nos últimos 6 meses	

AVE (Acidente Vascular Encefálico); SK (Estreptoquinase). Devem ser vistas como um auxílio à decisão clínica e não podem ser consideradas definitivas.
Adaptada de O'Gara.

Dentre as limitações do uso da SK está o risco de reações alérgicas. Eventos graves como anafilaxia são raros (menos de 0,5%), porém calafrios, febre e *rash* podem aparecer em até 10% dos pacientes. A hipotensão pode ocorrer, principalmente quando a velocidade de infusão é maior que 500 UI/kg/min. Essa reação responde bem à redução da velocidade de infusão, reposição de volume com cristaloide e, quando necessário, dopamina.[30]

O sangramento, comum a todos os agentes fibrinolíticos, ocorre em pequena intensidade (sítios de punção, equimoses) em 3 a 4% dos pacientes. Sangramentos maiores são raros. O AVE hemorrágico pode ocorrer em até 1,6% nos maiores de 70 anos de idade.[30]

Antes do início da SK ou de qualquer fibrinolítico deve-se estar atento às contraindicações ao uso desses medicamentos (Tabela 21.2).

Alteplase

O alteplase (ativador do fator tecidual recombinante, t-PA) é uma enzima de ocorrência natural produzida por uma série de tecidos, inclusive o endotélio (Figura 21.3).

Em contraste com a SK, essa substância é classificada como um agente fibrinoespecífico por ter grande afinidade com o plasminogênio. Sua meia-vida é curta, de apenas três a quatro minutos.

A maior eficácia comparada à SK foi demonstrada no estudo GUSTO-1.[31] Este randomizou 41 mil pacientes em quatro braços: apenas SK com heparina subcutânea (12.500 UI, a cada 12 horas), SK com heparina endovenosa (5.000 UI, *bolus* seguido de infusão contínua 1.000 UI/h), t-PA acelerado mais heparina e o último com a associação de t-PA mais SK. O braço com t-PA e heparina mostrou uma redução absoluta na mortalidade de 1% em 30 dias, comparada com os dois grupos que usaram SK. A associação t-PA e SK trouxe piores desfechos, comparada ao grupo com apenas t-PA.

O risco de sangramento mostrou ser a principal complicação do uso do t-PA. Nesse estudo GUSTO-1,[31] a ocorrência de sangramento maior foi de 1,8%.[32]

A posologia recomendada para a infusão de t-PA é 15 mg em *bolus*, seguido de infusão de 0,75 mg/kg (não excedendo 50 mg) em 30 minutos e, por fim, mais 0,50 mg/kg (não excedendo 35 mg) nos 60 minutos seguintes, não excedendo 100 mg na dose total.

Diferentemente dos fibrinolíticos de primeira geração, o t-PA não desencadeia resposta alérgica nem quadro de hipotensão.

Tenecteplase (TNK)

O TNK é uma droga derivada do t-PA, considerada um agente fibrinolítico de terceira geração, por ser mais fibrinoespecífico. Através de tecnologia de DNA recombinante, foram realizadas mudanças na estrutura da molécula de t-PA nos sítios X e Y. É uma droga 14 vezes mais fibrinoespecífica e 80 vezes mais resistente à inibição, pelo inibidor ativador plasminogênio (PAI-1).[33] Diversos estudos mostraram sua equivalência na ação fibrinolítica em relação ao t-PA,[34-36] com benefício por causar menos sangramento não cerebral.[36] Essa droga também se destaca por ter posologia mais cômoda, com administração em *bolus* único.

Todos os agentes fibrinolíticos atualmente em uso na prática clínica reduzem a mortalidade do IAMCSST. A Tabela 21.3 traz as principais características comparativas desse grupo de drogas.

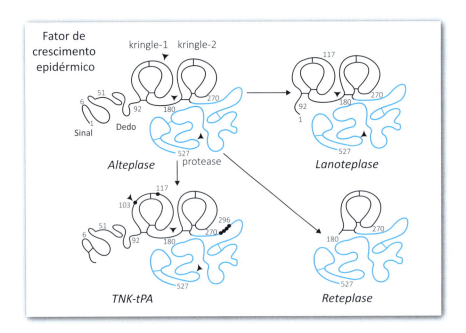

Figura 21.3 Estrutura molecular dos trombolíticos fibrinoespecíficos: alteplase e tenecteplase.[28]
Adaptada de White *et al.*

Devido a essas características, o TNK é o fibrinolítico mais utilizado nos Estados Unidos e em países desenvolvidos. Porém, no Sistema Único de Saúde (SUS) o fibrinolítico mais utilizado ainda é a SK, por ter menor custo (Tabela 21.3).

Outros agentes trombolíticos como reteplase, lanotoplase, stafiloquinase e saruplase não estão disponíveis no Brasil, portanto não foram discutidos neste texto.[3]

Terapia antiplaquetária

Conforme discutido anteriormente, o mecanismo fisiopatológico desencadeador do IAMCSST inicia-se com a ruptura de uma placa aterosclerótica, seguido de exposição de substâncias que promovem ativação e agregação plaquetária, geração de trombina e, por fim, a formação do trombo oclusivo.[41]

Dessa forma, as plaquetas têm um papel-chave nesse processo, sendo alvo de intensa investigação científica em busca de medicamentos efetivos para o tratamento desses pacientes.

As plaquetas são, na verdade, pequenos fragmentos celulares originados de uma célula, o megacariócito. Apesar de anucleadas, possuem mitocôndrias, retículo endoplasmático, complexo de Golgi e um complexo sistema de produção enzimática, além de uma membrana repleta de glicoproteínas que funcionam como receptores e transmissores em constante "comunicação" com o meio ao redor.[42]

O contato com fibras de colágeno subendotelial e com o fator de von Willebrand gera uma série de mudanças na membrana plaquetária, tornando-a aderente à parede do vaso (adesão). Além disso, ocorre a liberação de grande quantidade de Tromboxano A_2 (TXA$_2$) e Adenosina difosfato (ADP). Essas duas substâncias ativam (ativação) outras plaquetas da luz do vaso, tornando-as aderentes umas às outras, formando conglomerados de plaquetas (agregação), conforme esquematizado na Figura 21.4.

As três classes de agentes antiplaquetários disponíveis para o tratamento do IAMCSST serão discutidas a seguir.

Ácido acetilsalicílico (AAS)

O AAS é um fármaco com propriedades anti-inflamatórias que atua permanentemente no bloqueio da enzima cicloxigenase (Figura 21.5). Essa enzima é responsável pela produção de prostaglandinas e TXA2 a partir do ácido aracdôneo, substâncias essas que têm ação na parede do vaso causando vasoconstrição. Além dessa ação, provocam ativação de outras plaquetas circulantes.[43]

A evidência do benefício do AAS no tratamento no IAMCSST foi primeiramente demonstrada no estudo ISIS-2,[29] já citado. O uso do AAS resultou em uma redução importante da mortalidade cardiovascular em cinco semanas (RRR 23%), se comparada com a do grupo-controle. Não houve aumento do risco de sangramento nos pacientes que receberam AAS. Inúmeros outros estudos confirmaram o benefício do AAS no tratamento do paciente com SCA.[44]

A dose atual preconizada para o paciente que chega à emergência com SCA é de 160 a 325 mg de AAS não tamponado. O comprimido deve ser mastigado e engolido tão rapidamente quanto possível.[3] Não há evidência de que uma maior dose seja mais eficaz que a menor. Doses maiores estão associadas a maior irritação gástrica.[45] Uma dose de 75 a 162 mg ao dia deve ser continuada indefinidamente para a prevenção secundária.

Os efeitos colaterais mais comuns estão associados à intolerância gastrointestinal, incluindo o sangramento. Além disso, alergia ou piora de um sangramento já existente pode limitar a utilização do AAS. Os pacientes que apresentaram sangramento gastrointestinal devem ser tratados com inibidor de bomba de prótons associado à dose mínima de 75 a 100 mg ao dia.[46] A forma entérica pode trazer alguns benefícios contra a dispepsia, porém não protege contra sangramento.

Tabela 21.3 Comparação entre agentes fibrinolíticos disponíveis no Brasil.[40]

	Estreptoquinase	Alteplase	Tenecteplase
Dose	1,5 milhão em 30-60 min.	Máximo 100 mg (de acordo com o peso)* em 90 minutos	30-50 mg (de acordo com o peso)**
Administração em *bolus*	Não	Não	Sim
Ação antigênica	Sim	Não	Não
Reações alérgicas	Sim	Não	Não
Depleção do sistema de fibrinogênio	Importante	Pouco	Mínimo
Patência do vaso após 90 minutos (%)	50	75	75
Fluxo TIMI III (%)	32	54	63
Custo (aproximado)	R$ 350,00[37]	R$ 1.500,00[38]	R$ 5.500,00[39]

* *Bolus* de 15 mg, seguido de 0,75 mg/kg em 30 minutos (máximo 50 mg), depois 0,5 mg/kg em 60 minutos (máximo 35 mg), dose total máxima 100 mg.

** 30 mg para peso menor que 60 kg; 35 mg para peso entre 60-69 kg; 40 mg para peso entre 70-79 kg; 45 mg para peso entre 80-89 kg; 50 mg para peso igual ou maior que 90 kg.

Adaptada de Antman *et al.*

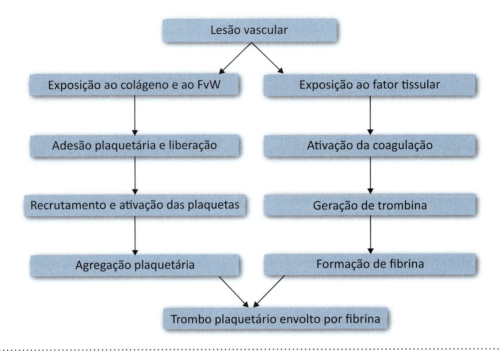

Figura 21.4 Papel coordenado das plaquetas e do sistema de coagulação na trombogênese.[43]
FvW (Fator de von Willebrand).
Adaptada de Weitz et al.

Bloqueadores do receptor P2Y$_{12}$ plaquetários (Tienopiridínicos e Ticagrelor)

Esse grupo de fármacos é representado pelos tienopiridínicos (ticlopidina, clopidogrel e prasugrel) e pelo ticagrelor, que é uma ciclopentiltriazolopirimidina.

Os tienopiridínicos inibem seletivamente a agregação plaquetária induzida pelo ADP (Figura 21.5), através do bloqueio irreversível do receptor P2Y$_{12}$ da membrana. Todos os fármacos dessa classe são pró-drogas e necessitam do metabolismo hepático, pelo citocromo P450, para adquirir atividade farmacológica. Por isso, quando iniciados com doses baixas podem levar dias para atingir nível sérico efetivo.[43,47]

A ticlopidina foi o primeiro tienopiridínico de uso clínico, porém é a que requer maior tempo entre a primeira tomada e o efeito de antiagregação plaquetária plena, limitando seu uso no cenário das SCAs.

O clopidogrel, em relação à ticlopidina, tem maior potência de antiagregação e não causa leucopenia, uma limitação da primeira droga.

A terceira droga tienopiridínica isolada e com utilidade clínica foi o prasugrel, que apesar de também necessitar de ativação pelo metabolismo hepático demonstrou-se com maior poder de antiagregação plaquetária – dez vezes maior que o clopidogrel e até cem vezes maior que a ticlopidina.[47]

O ticagrelor é o mais recente bloqueador do receptor P2Y$_{12}$ e já está disponível no Brasil. Apesar de atuar no mesmo receptor dos tienopiridínicos, pertence à classe das ciclopentiltriazolopirimidinas e bloqueia esse receptor de maneira reversível. Atua diretamente, sem necessidade de ser metabolizado em metabólito ativo, atingindo níveis de antiagregação plaquetária mais rapidamente.[48]

Diante da atual disponibilidade de pelo menos três bloqueadores de P2Y$_{12}$ para uso na SCA, surge um novo questionamento: qual a melhor droga antiplaquetária a ser associada ao AAS no tratamento do IAMCSST?

Essa pergunta ainda é motivo de muito debate e não possui uma resposta definitiva. A Tabela 21.4 traz uma análise comparativa desses medicamentos. A seguir discutiremos os ensaios clínicos que suportam a utilização de cada uma dessas medicações, de acordo com o cenário clínico e a estratégia de reperfusão utilizada.

Inibidor P2Y$_{12}$ associado à terapia fibrinolítica

O clopidogrel foi avaliado no estudo COMMIT/CCS-2[49] que randomizou 45.582 pacientes com suspeita de infarto (93% com supra ST ou bloqueio de ramo esquerdo novo) para receber clopidogrel ou placebo. Metade desses pacientes recebeu terapia fibrinolítica e todos foram tratados com AAS e heparina. Observou-se redução significativa da mortalidade total (7,5% versus 8,1%) no grupo que recebeu clopidogrel.

O estudo CLARITY-TIMI 28[50] também demonstrou redução na mortalidade (15,0% versus 21,7%) nos pacientes com IAMCSST que, além do uso do fibrinolítico (t-PA), heparina e AAS, receberam clopidogrel. Esse benefício foi atingido sem aumento na incidência de sangramento.

Atualmente, no tratamento do IAMCSST com estratégia de reperfusão por trombólise, recomenda-se o uso do clopidogrel com uma dose de ataque de 300 mg seguida de 75 mg ao dia em pacientes de até 75 anos de idade.[3] Em pacientes acima de 75 anos de idade deve ser utilizado clopidogrel 75 mg ao dia, sem a dose de ataque.

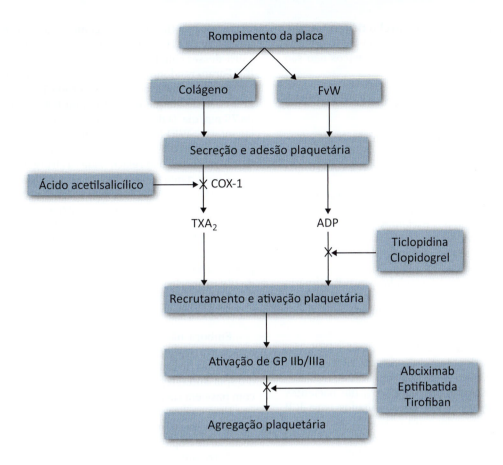

■ **Figura 21.5** Local de ação das drogas antiplaquetárias.[43]
FvW (Fator de von Willebrand); COX-1 (Cicloxigenase-1); TXA2 (Tromboxano A2); ADP (Adenosina Difosfato); GP (Glicoproteína).
Adaptada de Weitz et al.

Tabela 21.4 Comparação dos antiplaquetários utilizados em associação com o ácido acetilsalicílico no tratamento do IAMCSST.

	Clopidogrel	Prasugrel[α]	Ticagrelor
Dose de ataque	300-600 mg[β]	60 mg	180 mg
Dose de manutenção	75 mg 1 vez ao dia	10 mg 1 vez ao dia[π]	90 mg a cada 12 horas
Mecanismo de ação	Inibição irreversível	Inibição irreversível	Inibição reversível
	Pró-droga	Pró-droga	Droga ativa
Aprovado para utilização em:			
■ Reperfusão química	SIM	NÃO	NÃO
■ Reperfusão percutânea	SIM	SIM	SIM
■ Sem terapia de reperfusão	SIM	NÃO	NÃO

[α] Evitar em idosos > 75 anos e pacientes com antecedente de Acidente Vascular Encefálico ou Ataque Isquêmico Transitório.

[β] 300 mg no caso de reperfusão química (em idoso maior que 75 anos não fazer dose de ataque) e 600 mg no caso de reperfusão percutânea (independentemente da idade).

[π] Se o peso for < 60 kg fazer 5 mg ao dia.

A eficácia e segurança do **prasugrel** e **ticagrelor** ainda não foram estudadas em pacientes com IAMCSST que receberam fibrinolíticos, por isso esses fármacos não são recomendados nesse cenário.[20]

Inibidores P2Y$_{12}$ na terapia de reperfusão percutânea primária

Clopidogrel: nos pacientes que apresentam IAMCSST e são submetidos à estratégia de reperfusão por ICP primária está consagrada a associação clopidogrel e AAS (dupla antiagregação plaquetária).

Apesar dessa prática, nenhum estudo randomizado foi primariamente realizado para avaliar o benefício dessa associação *versus* o AAS isolado nos pacientes submetidos à ICP primária.[51] Porém, há evidências indiretas que demonstraram o benefício dessa associação, a partir de subanálises do estudo CLARITY-TIMI 28.[52]

Os pacientes com IAMCSST candidatos à ICP primária deverão receber dose de ataque de 600 mg de clopidogrel (sem correção de dose para a idade) idealmente antes da intervenção, seguida de 75 mg ao dia.[3,20]

Prasugrel: a eficácia desse inibidor do receptor P2Y$_{12}$ foi comparada com a do clopidogrel no estudo TRITON-TIMI 38.[53] Nesse estudo, 13.686 pacientes com SCA de moderado a alto risco foram submetidos à ICP (26% dos pacientes tinham IAMCSST). Os pacientes encaminhados para ICP primária foram randomizados para prasugrel com ataque de 60 mg seguido de manutenção 10 mg/dia *versus* clopidogrel ataque de 300 mg e manutenção 75 mg/dia. O uso de AAS e de heparina foi recomendado para todos os pacientes. O desfecho primário (morte cardiovascular, infarto não fatal, AVE não fatal) foi significativamente menor nos pacientes que receberam prasugrel (10% *versus* 12,4%), principalmente devido à redução de reinfartos. Também foi menor a taxa de trombose aguda de *stent* definida ou presumida (1,6% *versus* 2,8%).

Apesar disso, o prasugrel foi associado a um significativo aumento na taxa de sangramento maior TIMI (2,4% com prasugrel *versus* 1,8% com clopidogrel). Além disso, mesmo sendo superior na maioria dos subgrupos pré-especificados, uma análise *post hoc* sugere que o prasugrel não foi favorável em três subgrupos de pacientes com SCA: pacientes com história de AVE ou Ataque Isquêmico Transitório (AIT), idosos com mais de 75 anos de idade e pessoas com peso corporal menor que 60 kg. Observou-se que pacientes com pelo menos uma dessas características têm maior risco de sangramento do que aqueles que não as possuem.[54]

Uma crítica a esse estudo refere-se à dose de ataque do clopidogrel. A dose, no estudo, foi menor do que a atualmente recomendada: [3,22] foram 300 e não 600 mg, o que pode ter subestimado sua eficácia.

A posologia recomendada[20] do prasugrel é de 60 mg, em dose de ataque, seguida de dose de manutenção de 10 mg ao dia. Em pacientes com história de AIT, AVE ou idosos maiores de 75 anos, o uso do prasugrel não está recomendado, devido ao maior risco de sangramento. Os pacientes com menos de 60 kg têm uma exposição maior ao metabólito ativo do prasugrel e risco aumentado de sangramento com dose de manutenção de 10 mg. Logo, recomenda-se para esses pacientes uma dose de manutenção de 5 mg.

Ticagrelor: o ticagrelor foi comparado com o clopidogrel no estudo PLATO,[55] que analisou 18.624 pacientes com SCA (38% desses com IAMCSST) que tinham previsão de realizar ICP. Foram randomizados para ataque de 180 mg de ticagrelor com manutenção de 90 mg a cada 12 horas ou clopidogrel dose de ataque de 300 mg ou 600 mg, e manutenção de 75 mg/dia. O desfecho primário (morte por causa vascular, infarto, AVE) foi menor no grupo tratado com ticagrelor (9,4% *versus* 10,8%), sem diferença estatística entre as taxas de sangramento não relacionadas à cirurgia cardíaca.

É importante lembrar que no estudo PLATO a dose do AAS associado ao ticagrelor foi menor ou igual a 100 mg ao dia. Portanto, quando se optar por essa combinação de dupla antiagregação plaquetária, recomenda-se essa dose da aspirina.

Dessa forma, o ticagrelor apresenta-se como mais uma opção para a associação ao AAS na dupla antiagregação plaquetária em pacientes com IAMCSST em programação de ICP primária.

Inibidores de P2Y$_{12}$ em pacientes não revascularizados

Embora não exista estudo randomizado direcionado a esse grupo de pacientes, que mesmo com IAMCSST não receberam nenhuma terapia de reperfusão, recomenda-se a dupla antiagregação plaquetária com clopidogrel e AAS com base em resultados indiretos de outros estudos.

Uma análise do subgrupo de pacientes que não realizou revascularização no estudo CURE[56] mostrou benefício da associação de clopidogrel e AAS nos pacientes com SCA sem SST.

Entretanto, nem o prasugrel nem o ticagrelor devem ser utilizados nos pacientes com IAMCSST que não receberam terapia de reperfusão, pois até o momento nenhum trabalho, mesmo que indiretamente, avaliou o benefício desses medicamentos nesse contexto.

Os primeiros estudos de segurança recomendavam a suspensão do clopidogrel por no mínimo 5 dias antes da realização de uma cirurgia de revascularização miocárdica (RM), pelo risco de sangramento aumentado. Entretanto, análises mais recentes observaram que, quando o benefício da cirurgia de RM for maior que o risco de sangramento, esta pode ser realizada após pelo menos 24 horas de suspensão do clopidogrel ou ticagrelor (Classe de Recomendação I, Nível de Evidência B). Já para o prasugrel, mantém-se a orientação para a suspensão de 7 dias.[20]

Duração da dupla antiagregação plaquetária

O tempo de duração da dupla antiagregação plaquetária em pacientes com IAMCSST e ICP primária não foi definido por estudo randomizado próprio. No momento, orienta-se a manutenção de dupla antiagregação por 12 meses, independentemente de se ter utilizado o stent farmacológico ou não farmacológico.[20] Entretanto, nos casos em que individualmente se avalie que o risco de sangramento é maior que o benefício, pode-se considerar a descontinuação mais precoce.

Inibidor da glicoproteína IIb/IIIa

Essa classe de medicamentos bloqueia a via final comum da agregação plaquetária, através da inibição da formação de pontes entre fibrinogênio e glicoproteínas IIb/IIIa (GP IIb/IIIa) na membrana ativada (Figura 21.5).[43]

Observa-se que a maioria das evidências que sustentavam seu uso no cenário do IAMCSST foi publicada ainda na era prévia ao uso de dupla antiagregação plaquetária com bloqueadores do receptor P2Y$_{12}$ e dos novos anticoagulantes.[57] Poucos estudos se deleitaram na avaliação dessa classe de antiplaquetários no contexto contemporâneo.

O grande questionamento atual é se os inibidores GP IIb/IIIa trazem alguma vantagem adicional à terapêutica já consagrada de dupla antiagregação plaquetária (AAS mais inibidor P2Y$_{12}$) e anticoagulação.

O estudo BRAVE-3[58] randomizou 800 pacientes com IAMCSST para receber abciximab ou placebo antes de realizar ICP. Ambos os grupos receberam AAS e clopidogrel. No seguimento de 30 dias, os desfechos combinados de morte, reinfarto, AVE e revascularização não foram diferentes entre os grupos.

O estudo ON TIME-2[59] comparou a utilização de alta dose de tirofiban *versus* placebo, antes da ICP. Mais uma vez, não se observou diferença significativa nos desfechos de morte, reinfarto ou necessidade de revascularização de urgência entre os grupos.

O estudo FINESSE[60] que foi desenhado para avaliar o benefício da angioplastia facilitada também avaliou a utilização do abciximab ainda no ambiente pré-hospitalar. Randomizou 2.452 pacientes com IAMCSST em três grupos de tratamento: fibrinolítico reteplase (metade da dose) mais abciximab pré-ICP, apenas abciximab pré-ICP ou abciximab apenas na hora da ICP. Os resultados não demonstraram benefício do uso do abciximab no pré-ICP comparado com o uso apenas no momento da ICP.

Dessa forma, diante dos estudos disponíveis e de acordo com a última atualização da diretriz norte-americana, a única recomendação atual para o uso do inibidor de GP IIb/IIIa em pacientes com IAMCSST é para aqueles que realizarão ICP primária, preferencialmente o abciximab, sendo a decisão tomada pelo intervencionista. Alguns achados sugerem benefício do uso dessa classe de medicamentos no momento do cateterismo, como naqueles pacientes com alta carga trombótica – além, é claro, do caso daqueles que não vinham recebendo terapia dupla antiagregação plaquetária adequada. Está desencorajado o uso rotineiro dessa classe de medicamentos na sala de emergência.[22]

Anticoagulantes

Sabe-se que mais de 50 substâncias circulantes no sangue e presentes nos tecidos causam ou modulam a coagulação sanguínea.[61] As que promovem a coagulação são chamadas de pró-coagulantes, e as que a inibem são chamadas de anticoagulantes. Em uma situação estável, fisiológica, essas substâncias estão em equilíbrio e predomina a ação anticoagulante, o que permite que o sangue flua entre os vasos sem problemas.

Entretanto, após a ruptura de uma placa de aterosclerose, esse equilíbrio harmônico se altera. Somando-se à adesão, ativação e agregação plaquetária (ver acima), ocorrem também a liberação e a ativação de substâncias pró-coagulantes, ativando o sistema de coagulação.

De forma resumida, a ativação dos fatores pró-coagulantes levam à produção de "substâncias ativadoras" da protrombina. Estas catalisam a conversão de protrombina em trombina que, por sua vez, atua convertendo moléculas de fibrinogênio em fibras de fibrina, formando uma "rede" dentro do vaso com aglomeração de células sanguíneas e plaquetas, culminando na formação do trombo (Figura 21.6).

A compreensão dessa cascata de coagulação, assim como de seus fatores, impulsionou a pesquisa científica

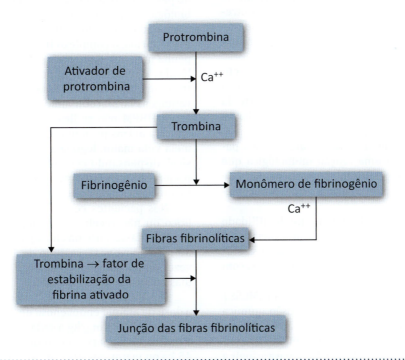

■ **Figura 21.6** Conversão de protrombina em trombina e a polimerização do fibrinogênio para formar as fibras de fibrina.[61]
Adaptada de Hall.

à procura de estratégias farmacológicas capazes de controlar o estado pró-coagulante exacerbado vigente em algumas síndromes agudas vasculares como a SCA, trombose arterial aguda periférica, trombose venosa profunda e tromboembolia pulmonar. Inúmeras drogas atuam na modulação desse estado pró-coagulante, com êxito na redução de morbidade e mortalidade.

Tanto a presença do trombo rico em fibrina como a lise deste após o uso de um agente fibrinolítico atuam como ativadores constantes da cascata de coagulação. Dessa forma, a utilização de agentes anticoagulantes faz-se importante para evitar reoclusão do vaso coronário, assim como para diminuir o risco de eventos tromboembólicos, principalmente nos pacientes que apresentam disfunção ventricular grave.

Atualmente, há quatro drogas parenterais disponíveis com efeitos anticoagulantes: Heparina Não Fracionada (HNF), Heparina de Baixo Peso Molecular (HBPM), bivalirudina e fondaparinux.

Heparina Não Fracionada (HNF)

A heparina é um polissacarídeo sulfatado endógeno armazenado em mastócitos e em células endoteliais. Está presente na corrente sanguínea, em baixa concentração.[43]

Fisiologicamente desempenha seu papel anticoagulante através da inibição indireta de moléculas de trombina. É chamada de inibidor indireto, pois isoladamente, não desempenha nenhum papel anticoagulante, mas, ao ligar-se a moléculas de antitrombina, forma um complexo ativo e eficiente. Esse complexo acelera a velocidade de inibição que a antitrombina tem sobre a trombina e o fator Xa. Inibe, também, com menor intensidade, outros fatores como o XIIa e IXa.

A forma de HNF disponível comercialmente origina-se do tecido intestinal de porcos, rico em mastócitos. Entretanto, apenas um terço dessa heparina tem capacidade de ligar-se à antitrombina, e o restante tem pouco ou nenhum potencial anticoagulante.[43]

Inúmeras são as limitações de seu uso. Dentre elas, observou-se que o complexo heparina mais antitrombina não consegue inativar toda a carga de trombina, pois parte da trombina aderida ao trombo é resistente a esse complexo e continua ativando o sistema de coagulação.

Além dessa limitação de eficácia, em até 4% dos pacientes a HNF desencadeia uma reação imunológica que resulta da queda da contagem de plaquetas, chamada de Trombocitopenia Induzida por Heparina, o que compromete a segurança de seu uso.

Não obstante, há tempos a HNF tem grande utilidade na prática clínica, em inúmeros cenários. Antes mesmo da utilização do AAS e dos agentes fibrinolíticos, alguns estudos já mostravam benefício no uso HNF nos pacientes com infarto do miocárdio.[62]

A posologia recomendada aos pacientes com IAMCSST que serão submetidos à estratégia de reperfusão química ou aos que não receberam terapia de reperfusão é *bolus* endovenoso de 60 a 80 UI por quilo (máximo 4.000 UI), seguido de infusão contínua de 12 a 16 UI/kg/hora para atingir a meta de TTPa entre 50 e 70 segundos. Essa indicação vale, inclusive, para os pacientes que receberam SK.[3]

A meia-vida da HNF é de aproximadamente 30 a 60 minutos, o que requer a infusão endovenosa contínua. Além de se ligar à trombina e a fatores de anticoagulação, a heparina também se liga a outras proteínas plasmáticas e à própria superfície do endotélio. Essa característica faz com que a quantidade de droga biologicamente disponível e ativa varie muito de paciente para paciente, principalmente em relação ao peso, superfície corpórea e estado hemodinâmico. Controles de TTPa devem ser solicitados a cada 6 horas para a correção da dose de infusão, mantendo o paciente dentro de uma faixa terapêutica e evitando anticoagulação exacerbada. A duração terapêutica deve ser de pelo menos 48 horas após o evento inicial, podendo ser prorrogada de acordo com a avaliação individual.[3]

Nos pacientes que realizaram ICP primária com implante de *stent*, a terapia de anticoagulação deve ser suspensa após o término do procedimento. Sua manutenção não interfere nos índices de reinfarto ou trombose de *stent* comparados com a manutenção apenas da dupla antiagregação plaquetária.[63] Ao contrário, a manutenção da anticoagulação está associada a maior risco de sangramento sistêmico ou no sítio de punção. Exceções a essa orientação são pacientes que já possuíam indicação de anticoagulação plena, como a fibrilação atrial e prótese valvar metálica. Além desses, pacientes com infarto de parede anterior extenso com disfunção grave de ventrículo esquerdo também se beneficiam da manutenção da anticoagulação prolongada devido ao risco de formação de trombo intracavitário e eventos tromboembólicos.

Heparina de baixo peso molecular

A HBPM é uma forma refinada, composta por partículas do polissacarídeo sulfatado de baixo peso molecular derivadas da HNF, porém com aproximadamente um terço do peso médio destas. Esses polissacarídeos têm atividade biológica diferente dos encontrados na apresentação não fracionada. Suas moléculas não têm afinidade à trombina. Dessa forma, o complexo HBPM mais antitrombina desempenha uma atividade mais seletiva, inativando apenas moléculas do fator Xa, com pouco efeito sobre moléculas de trombina (Figura 21.7). Essa diferença configura inúmeras vantagens farmacodinâmicas.[43]

A HBPM não se liga a partículas do endotélio e tampouco a outras proteínas circulantes, além de possuir uma meia vida maior, logo seu efeito terapêutico é mais previsível, dispensando controles laboratoriais na maioria dos pacientes. Outra vantagem é a menor incidência de plaquetopenia associada ao seu uso.

Nos pacientes com IAMCSST que receberam fibrinolítico ou não receberam qualquer terapia de reperfusão, recomenda-se o uso da enoxaparina com dose de ataque de 30 mg endovenosa, seguido de 1 mg/kg subcutâneo duas vezes ao dia (dose máxima de 100 mg por dose), por oito dias ou até a alta hospitalar.[3]

Nos idosos maiores de 75 anos, não deve ser realizada a dose de ataque endovenosa de 30 mg e a manutenção deverá ser de 0,75 mg/kg a cada 12 horas. Não se recomenda o uso da enoxaparina em indivíduos com peso menor que 45 kg ou maior que 100 kg, pois não se sabe, para essa população, a dose efetiva e segura. Por ter excreção principalmente renal, os pacientes com insuficiência renal crônica e

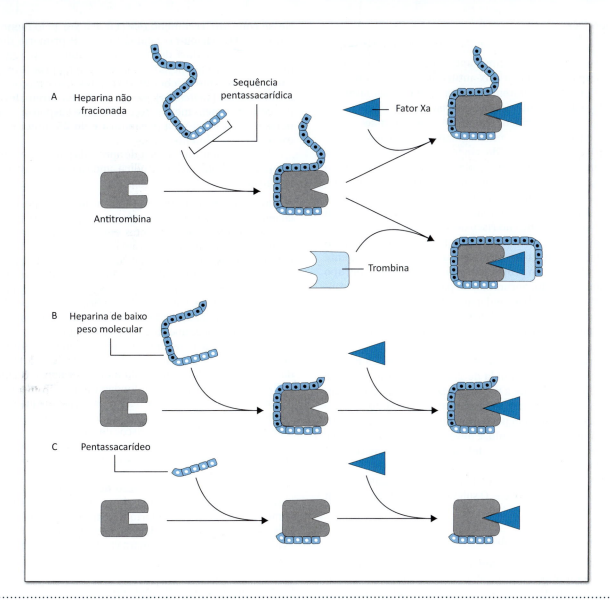

■ **Figura 21.7** Mecanismo de ação da HNF (Heparina Não Fracionada), HBPM (Heparina de Baixo Peso Molecular) e do fondaparinux, um pentassacarídeo sintético. (**A**) A heparina liga-se à antitrombina via sua sequência de pentassacarídeo. Isso causa uma mudança conformacional no centro reativo da antitrombina, que acelera sua interação com o fator Xa. Para potencializar a inibição da trombina, a molécula de heparina deve simultaneamente ligar-se à antitrombina e à trombina. Para isso, é necessário que a heparina tenha pelo menos 18 cadeias de polissacarídeos, com peso molecular maior que 5.400. Com peso médio de 15.000, a maior parte dos polissacarídeos da HNF é capaz de fazer isso. (**B**) A HBPM tem maior potencial de ligar-se ao fator Xa através da antitrombina e pouca interferência na trombina, pois com peso médio de 4.500, pelo menos metade da cadeia da HBPM é muito curta para fazer a ponte antitrombina-trombina. (**C**) O pentassacarídeo sintético fondaparinux acelera apenas a ligação da antitrombina ao fator Xa, pois ele é muito curto para fazer a ponte antitrombina-trombina.[43]

Adaptada de Weitz.

clearance de creatinina menor que 30 mL/min. não devem receber dose de ataque endovenosa, e a manutenção deve ser realizada com 1 mg/kg, uma vez ao dia, independentemente da idade.[3]

Em pacientes que receberam inicialmente HBPM no PS e são encaminhados para a sala de cateterismo, recomenda-se que um novo ataque endovenoso de enoxaparina de 0,3 mg/kg seja feito se a última dose subcutânea tenha sido administrada entre 8 e 12 horas. Caso esta tenha sido administrada há menos de 8 horas, não há necessidade de nova administração de enoxaparina durante o procedimento invasivo. Em intervalos maiores que 12 horas, considera-se que o paciente não está mais plenamente anticoagulado, podendo receber a dose habitual de HNF ou enoxaparina conforme a preferência do intervencionista.[22]

O principal efeito colateral das HBPM é o sangramento.

Em casos de distúrbio de coagulação pelo uso da enoxaparina, o sulfato de protamina antagoniza apenas parcialmente o efeito da HBPM, pois atua apenas nas moléculas de maior peso, sendo ineficaz nesse propósito.

Fondaparinux

O fondaparinux é um polissacarídeo sulfatado sintético que se liga seletivamente à antitrombina (Figura 21.7). Esse complexo fondaparinux-antitrombina não consegue ligar-se à trombina, porém tem alta afinidade ao fator Xa, inibindo-o de maneira rápida e previsível.[43]

Esse polissacarídeo sintético apresenta-se como uma razoável opção de anticoagulante em pacientes com IAMCSST e elevado risco de sangramento, que receberam fibrinolíticos ou apresentam plaquetopenia.[21] No estudo OASIS-6,[64] no estrato 1, realizado com pacientes sem planejamento de ICP, o fondaparinux demonstrou reduzir desfechos clínicos (morte e reinfarto) quando comparado com placebo, sem diferença no risco de sangramento maior.[65,66]

Porém, nos pacientes com programação de ICP primária, o fondaparinux não deve ser usado como único agente anticoagulante.[21] No próprio estudo OASIS-6,[64] o subgrupo de pacientes que foi encaminhado para ICP primária e randomizado para receber fondaparinux apresentou pior desfecho clínico e maior prevalência de trombose de cateter.

A grande vantagem em relação às heparinas é não induzir plaquetopenia.

A dose recomendada de fondaparinux é de 2,5 mg endovenosa, em *bolus*, seguida de 2,5 mg subcutânea ao dia por até oito dias ou até a revascularização. Essa droga tem excreção renal ainda em sua forma ativa, portanto seu uso está contraindicado em pacientes com *clearance* de creatinina menor que 30 mL/min. e deve ser usado com cautela, com *clearance* menor que 50 mL/min., evitando-se complicações hemorrágicas.

O maior efeito colateral do fondaparinux é o sangramento. Não há antídoto para ele. O sulfato de protamina não tem nenhum efeito.[43]

Inibidores diretos da trombina

Outra classe de medicamentos com ação anticoagulante parenteral utilizada no tratamento do IAMCSST é composta pelos derivados da hirudina. Estes, diferentemente dos anticoagulantes já apresentados, são inibidores diretos da trombina. Foram desenvolvidos a partir de uma substância presente na saliva de sanguessugas, animais pertencentes à subclasse *Hirudineia*, o que inspirou o nome dessa classe de medicamentos.

Destes, a bivalirudina é a droga com maior utilidade clínica. Atua no bloqueio da trombina, ligando-se diretamente a ela de maneira seletiva e reversível, impedindo o reconhecimento do fibrinogênio e de sua transformação em fibrina.[67]

Sua eficácia foi avaliada no estudo HERO-2,[68] comparando-a com a HNF em pacientes tratados com SK. Não houve diferença em mortalidade entre os grupos, com uma pequena, porém significante redução de infarto nas primeiras 96 horas no grupo que recebeu bivalirudina. Houve, entretanto, uma tendência não significativa a maior sangramento. Apesar disso, ressalta-se o benefício de sua utilização em pacientes com plaquetopenia induzida por heparina.

A bivalirudina, como anticoagulante em pacientes tratados com fibrinolítico (SK), deve ser iniciada com *bolus* de 0,75 mg/kg seguida de manutenção em 1,75 mg/kg/h.

Nesse contexto, recomenda-se seu uso por pelo menos 48 horas.[22,68] Os pacientes candidatos a ICP primária devem receber a mesma dose de ataque e manutenção, porém esta deve ser realizada apenas até o término do procedimento. Nos pacientes que receberam HNF antes, não está contraindicada a troca (*switching*), porém o inibidor direto deve ser iniciado após pelo menos 30 minutos de suspensão da heparina.[68] Sua meia-vida plasmática é de 25 minutos, com excreção parcialmente renal.

Vale ressaltar que, apesar de aprovada para o uso em SCA nos Estados Unidos, a bivalirudina ainda não é comercializada no Brasil.

Duração da anticoagulação: a duração da terapia de anticoagulação depende da estratégia de reperfusão escolhida.

Os objetivos são diferentes em cada estratégia. Na reperfusão fibrinolítica objetiva-se um aumento na taxa de patência do vaso tratado, haja vista que até 20% desses pacientes apresentam falência no restabelecimento do fluxo coronariano ou reoclusão precoce;[50] na estratégia de reperfusão mecânica, o uso desses medicamentos é focado em minimizar complicações trombóticas associadas ao cateter, inerentes ao procedimento intervencionista.

Naqueles pacientes que receberam terapia fibrinolítica ou não receberam nenhuma terapia de reperfusão, recomenda-se a anticoagulação por pelo menos 48 horas. Quando é utilizada a enoxaparina ou o fondaparinux estes devem ser mantidos até oito dias ou até a alta hospitalar – o que primeiro ocorrer. Evita-se prolongar o tempo de infusão da HNF por mais de 48 horas devido aos riscos de induzir plaquetopenia.

Já nos pacientes que realizaram ICP primária, a anticoagulação, na maioria dos casos, deve ser suspensa no final do procedimento.[21]

A duração da anticoagulação deve ser prolongada nos casos com risco aumentado de evento tromboembólico, como nos casos de pós-infarto de parede anterior extenso, disfunção grave do ventrículo esquerdo, fibrilação atrial, evidência de trombo em câmara cardíaca ou uso de prótese valvar mecânica.[3]

Outras medicações adjuvantes

Além da terapia de reperfusão, antiplaquetária e anticoagulante, inúmeros outros fármacos já demonstraram eficácia no tratamento adjuvante do paciente com IAMCSST.

Oxigênio

Diferentemente do que era proposto e por falta de evidências científicas, a atual diretriz americana não recomenda o uso rotineiro indiscriminado de oxigênio (O_2) nas primeiras seis horas do atendimento. A suplementação de O_2 deve ser administrada para pacientes com dispneia, sinais de insuficiência cardíaca ou saturação sanguínea de O_2 < 94% pela monitorização não invasiva (oximetria de pulso).[69]

Inicialmente, deve-se fornecer suplemento de O_2 por meio de cateter nasal ou máscara de oxigênio com 4 L/min. Em pacientes com importante hipoxemia (edema agudo de pulmão, choque cardiogênico), maior oferta de oxigênio pode ser necessária. Nesses casos, pode-se fazer uso do suporte de ventilação mecânica não invasiva ou invasiva.

Apesar da utilização universal histórica para todos os pacientes com suspeita de SCA, alguns estudos demonstraram que o suplemento desnecessário de O_2 pode levar à hiperoxia, e esta teria, teoricamente, efeito vasoconstritor nas artérias coronárias.[70]

Nitratos

Os nitratos já são utilizados há mais de 70 anos como medicação adjuvante no controle da dor isquêmica. Devido a suas características vasodilatadoras, venosas e arteriais, diminuem a pré e pós-carga, reduzindo consequentemente, o consumo de O_2 do miocárdio, além de causar dilatação direta dos vasos coronarianos.

Em pacientes que se apresentam com dor isquêmica, inicialmente pode-se utilizar a apresentação sublingual, em até três tomadas, com intervalos de cinco minutos até o alívio da dor. A preparação endovenosa (nitroglicerina) pode ser necessária nos pacientes com dor refratária, pacientes hipertensos ou com congestão pulmonar.

Apesar de sua incontestável importância para o tratamento da dor isquêmica, estudos mostraram que os nitratos não alteram a mortalidade desses pacientes.[71]

O estudo GISSI-3[72] testou o uso de nitrato transdérmico de rotina *versus* o uso seletivo, de acordo com a presença de sinais isquêmicos em 19.394 pacientes. Não houve diferença significativa da mortalidade entre as duas estratégias.

Apesar do benefício de trazer alívio da dor, vale ressaltar que o uso de nitratos, em qualquer de suas formas, deve ser evitado em pacientes com pressão sistólica menor que 90 mmHg, bradicardia (frequência cardíaca < 50 bpm), taquicardia (frequência cardíaca > 100 bpm), suspeita de infarto de ventrículo direito ou choque cardiogênico.[40]

Em especial, pacientes com infarto de ventrículo direito são dependentes da pré-carga para a manutenção da estabilidade hemodinâmica. Nessas circunstâncias, o nitrato pode ter um efeito desastroso e piorar ou desencadear um quadro de hipotensão sintomática com deterioração do quadro geral.[73] Além disso, pacientes que fizeram uso de inibidores de fosfodiesterase nas últimas 48 horas[74-76] não devem receber nitrato, pois essa associação pode trazer hipotensão grave e instabilidade hemodinâmica.

A nitroglicerina endovenosa deve ser utilizada em bomba de infusão contínua, sob monitorização periódica da pressão arterial. Deve-se iniciar com doses de 5 a 10 mcg/min. com subsequentes aumentos de 5 a 20 mcg até o alívio dos sintomas ou manifestação de efeito colateral.[40]

Analgesia

O alívio da dor é de extrema importância não somente por questões humanitárias, mas também porque esse estímulo funciona como um gatilho constante de ativação do sistema nervoso simpático. Consequentemente, ocorre elevação da pressão arterial e da frequência cardíaca, que culmina com aumento do consumo de O_2 pelo miocárdio.

Os opioides, principalmente a morfina, são utilizados nesse cenário. Recomendam-se doses de 2 a 4 mg de morfina com incrementos de 2 a 8 mg.

Apesar de seus benefícios, é importante observar o surgimento de reações adversas. Efeitos colaterais como náuseas e vômitos respondem bem a antieméticos. A morfi-

na também pode induzir bradicardia e hipotensão, que costuma responder à administração de atropina. Em pacientes instáveis, esse opioide pode causar depressão respiratória.

O uso de Anti-Inflamatórios Não Esteroidais (AINES) está contraindicado aos pacientes na vigência de IAMCSST, assim como deve ser suspenso qualquer AINES que, porventura, o paciente tenha em uso crônico, inclusive comprimidos de fórmulas manipuladas que os contenham. Essas medicações aumentam o risco de reinfarto, hipertensão, insuficiência cardíaca e de ruptura de parede livre.[77-79]

Betabloqueadores

Pacientes com IAMCSST devem receber, ainda nas primeiras 24 horas, betabloqueador oral, exceto quando apresentarem contraindicação (Tabela 21.5).

Tabela 21.5 Contraindicações do uso de betabloqueador na fase aguda do infarto agudo do miocárdio com supradesnivelamento do segmento ST.

- Presença de sinais clínicos de insuficiência cardíaca
- Presença de sinais de baixo débito
- Risco aumentado de evoluir para choque cardiogênico
  - Idade maior que 70 anos
  - Pressão sistólica < 120 mmHg
  - Taquicardia sinusal maior que 110 bpm
- Bradiarritmias
  - Frequência sinusal < 60 bpm
  - Intervalo PR > 240 ms
  - Bloqueio AV de 2° ou 3° grau
- Asma ou broncoespasmo ativo

O estudo COMMIT/CCS 2 (braço metoprolol)[80] randomizou 45.842 pacientes com suspeita de infarto para receber metoprolol (três doses iniciais endovenosas de 5 mg a cada 5 minutos, seguidas de 200 mg oral ao dia) ou placebo. O uso endovenoso dessa droga trouxe redução na incidência de reinfartos e FV, porém trouxe aumento na incidência de choque cardiogênico. Esse efeito indesejado foi maior nos pacientes com mais de 70 anos de idade, pressão sistólica menor que 120 mmHg, frequência cardíaca maior que 110 bpm ou classificação de Killip maior que I.

Dessa forma, o betabloqueador está indicado como droga adjuvante, porém deve ser utilizado com cautela, e seu uso deve ser evitado nos pacientes em que há maior risco de evolução para choque cardiogênico (Tabela 21.5).

O uso oral deve ser preferencial ao endovenoso. A administração endovenosa deve ser considerada apenas nos pacientes com IAMCSST hipertensos, na ausência de qualquer característica que os coloquem em risco de choque cardiogênico.

Inibidores do sistema renina angiotensina

Um Inibidor da Enzima Conversora da Angiotensina (IECA) deve ser administrado via oral nas primeiras 24 horas após o IAMCSST, exceto na presença de hipotensão (pressão arterial sistólica menor que 100 mmHg ou 30 mmHg menor que a basal) ou contraindicação para o uso dessa classe de medicamentos.[40] O benefício maior foi evidenciado em pacientes com congestão pulmonar, sinais de insuficiência cardíaca ou com fração de ejeção do ventrículo esquerdo menor que 40%.

De acordo com uma metanálise com mais de 100 mil pacientes randomizados, mostrou-se redução de 6,5% na mortalidade, com benefício de 4,6 mortes evitadas para cada mil pacientes tratados.[81]

A dose inicial deve ser baixa, aumentando-se conforme a aceitação, até a dose máxima tolerada.

Os Bloqueadores de Receptor de Angiotensina (BRA) não foram vastamente testados nesse contexto como os IECAs. Apesar disso, a experiência clínica no tratamento de pacientes com insuficiência cardíaca sugere que os BRAs são úteis nos pacientes com função ventricular diminuída (fração de ejeção < 40%) e sinais de insuficiência cardíaca que não toleram IECAs.[40]

ESTRATIFICAÇÃO DE RISCO ANTES DA ALTA HOSPITALAR

Após sobreviver a um infarto é importante que o paciente saiba qual o risco de novos eventos agudos e, o mais relevante, o que fazer para evitá-los.

A partir dessa demanda espontânea, médicos e pesquisadores avaliam várias estratégias de tratamento desses sobreviventes. Muito já se avançou nas diretrizes de prevenção secundária do IAM.

A diretriz americana sugere um fluxograma que serve como guia para decidir quais pacientes devem realizar estudo angiográfico (Figura 21.8).

Nesse fluxograma, o ecocardiograma tem papel fundamental. Deve ser realizado em todos os pacientes antes da alta hospitalar, pois além de definir prognóstico auxiliará na seleção de pacientes que serão encaminhados à angiografia coronária.

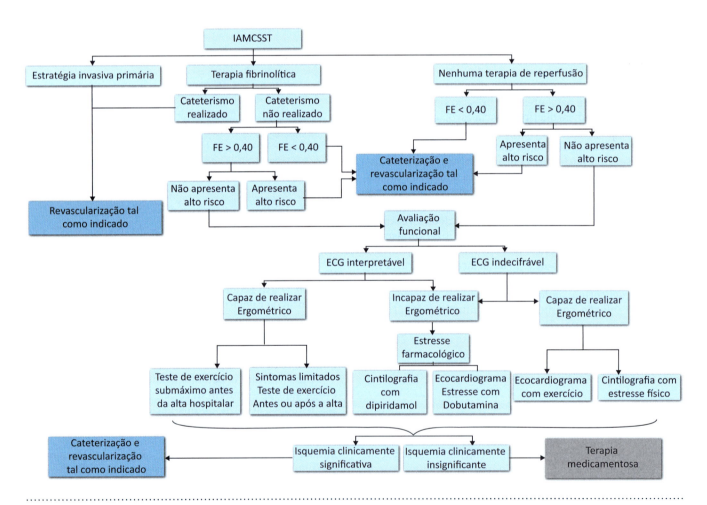

■ **Figura 21.8** Fluxograma para a necessidade de solicitação de cateterismo após IAM com SST.[40]
IAMCSST (Infarto Agudo do Miocárdio com Supra de ST); FE (Fração de Ejeção); ECG (Eletrocardiograma).
Adaptada de Antman et al.

Os pacientes que apresentarem fração de ejeção < 40% devem ser encaminhados para um serviço de hemodinâmica, e deve ser definida a anatomia coronariana independentemente de sintomatologia, antes da alta hospitalar. Os que apresentarem fração de ejeção > 40%, sem características de maior risco, devem realizar uma avaliação funcional, teste ergométrico com cintilografia ou ecocardiograma com estresse, preferencialmente antes da alta hospitalar. Nesse caso, só os pacientes que demonstrarem isquemia nos exames funcionais devem ser encaminhados para a definição da anatomia coronariana. Os que tiverem fração de ejeção > 40% e características de maior risco devem realizar a angiografia independentemente da prova funcional.[40]

ORIENTAÇÕES DE ALTA

A doença arterial coronária é uma doença crônica, e os pacientes que se recuperaram de um IAMCSST têm alto risco de ter novos eventos.[82] De 8 a 10% dos pacientes que recebem alta apresentam novo infarto no primeiro ano.[83] A mortalidade desses pacientes continua sendo bem mais elevada comparando-os com a população geral. Apesar disso, uma série de medidas, baseadas em evidências científicas, já demonstraram benefício na redução da mortalidade pós-infarto a longo prazo.

A maioria das medidas de prevenção secundária envolve mudanças de hábitos de vida de décadas. Observou-se que nesse período da internação hospitalar os pacientes têm maior sensibilidade para concretizá-las, restando ao médico e equipe de saúde tirar proveito desse momento orientando corretamente quanto a hábitos mais saudáveis.

Suspensão do tabagismo

A medida de prevenção secundária com maior impacto na prevenção de novos eventos é a suspensão do uso do tabaco.[82] Estudos observacionais demonstraram a redução de um terço de novos eventos nos indivíduos que suspenderam o tabagismo, comparando-os com os que continuaram fumando.[84] Durante o período de internação hospitalar a suspensão do tabagismo é de 100%, porém, ao retornarem para seu domicílio, muitos pacientes têm recaída e retomam seu hábito. Medidas farmacológicas como reposição de nicotina, bupropiona e antidepressivos, além do acompanhamento por um grupo multidisciplinar antitabagismo, são importantes.[85] A reposição de nicotina em adesivos se demonstrou segura em pacientes em SCA.[86]

Suspensão do sedentarismo

A prática de atividade física regular, de pelo menos 30 minutos, com exercícios de intensidade moderada cinco vezes por semana, há tempos está estabelecida no processo de reabilitação e prevenção secundária pós-IAM.[82] Pelo menos quatro mecanismos sustentam esse benefício: melhora da função endotelial, redução da progressão de DAC, redução do risco trombogênico e melhora na formação de circulação colateral no território do miocárdio.

Antiagregação plaquetária e anticoagulantes

O AAS já é utilizado na prevenção de infarto desde meados do século passado. Na era da medicina baseada em evidências, uma metanálise[87] demonstrou redução de 25% na incidência de reinfarto e morte no grupo que recebeu AAS, consolidando essa indicação.

O uso prolongado do AAS e clopidogrel foi analisado em um estudo com 12.562 pacientes em prevenção secundária após SCA sem SST.[88] Os pacientes que fizeram uso da associação durante 9 a 12 meses tiveram redução no risco/desfecho combinado de morte cardiovascular, infarto não fatal e AVE de 20% em 12 meses.

Dessa forma, com base em estudos de pacientes pós-SCA sem SST, recomenda-se a dupla antiagregação plaquetária entre 9 e 12 meses nos pacientes pós-IAMCSST, independentemente de ter ou não sido utilizado *stent*.[82]

Em pacientes com risco aumentado de tromboembolismo, a associação de AAS e varfarin, mantendo a faixa de Relação Normatizada Internacional (RNI) entre 2 e 3, preveniu três eventos cardíacos maiores e causou um sangramento maior a cada 100 pacientes tratados, comparados com o grupo que usou apenas AAS.[89] Logo, essa combinação é benéfica nos pacientes sobreviventes de IAM que necessitam de anticoagulação plena.[82]

A terapia tríplice, dupla antiagregação plaquetária mais anticoagulação com antagonistas da vitamina K faz-se necessária em alguns pacientes. Não há estudos randomizados prospectivos definindo a melhor estratégia, porém parece ser aceitável o uso concomitante dessas três drogas em pacientes com baixo risco de sangramento, contanto que seja pelo menor tempo possível.[90] O uso de *stent* farmacológico deve ser evitado em pacientes que já têm indicação de anticoagulação plena e precisarão de pelo menos 12 meses de clopidogrel.[82]

Betabloqueadores

Inúmeros estudos demonstraram que o uso de betabloqueadores em sobreviventes de IAM reduz a mortalidade de 20 a 25%. A maioria desses estudos foi realizada na era pré-reperfusão. Uma metanálise com 82 estudos demonstrou redução da morbidade e mortalidade com o uso prolongado de betabloqueadores, com ou sem a associação com IECA.[91] Portanto, os pacientes pós-infarto devem receber indefinidamente betabloqueio, salvo aqueles que apresentam contraindicações ou que desenvolvem efeitos colaterais.[82]

Nitratos

Assim como na fase aguda, o uso de nitratos a longo prazo pós-infarto não demonstrou benefício na redução da mortalidade.[72] Apesar disso, os nitratos continuam sendo os medicamentos de primeira linha para o tratamento da angina.[82]

Inibidores da enzima de conversão da angiotensina

Inúmeros estudos já demonstraram que os IECA diminuem a mortalidade em pacientes recuperados de IAMCSST que evoluem com fração de ejeção < 40%.[92-95] De maneira geral, essa classe de medicamento deve fazer parte da receita de todo paciente hipertenso com aterosclerose ou que apresente disfunção ventricular ou clínica de insuficiência cardíaca. Entretanto, o benefício de seu uso prolongado nos pacientes sem essas três características ainda é duvidoso.[82]

Estudos demonstraram igualdade em eficácia dos BRA comparados aos IECA, de tal forma que podem ser substitutos dos IECA na presença de sinais de intolerância, como tosse e angioedema.[96,97]

Bloqueador de aldosterona

O estudo EPHESUS[98] randomizou 6.642 pacientes pós-infarto com fração de ejeção < 40%, insuficiência cardíaca ou diabetes para receber eplerenole (bloqueador do receptor de aldosterona) ou placebo. Houve redução relativa na mortalidade total. A partir dessa evidência e de outros estudos, aconselha-se o uso de bloqueador de aldosterona nos pacientes pós-IAM com fração de ejeção < 40%, com sintomas de insuficiência cardíaca ou diabéticos. É importante lembrar que essa classe de medicamentos deve ser evitada em pacientes com potássio sérico > 5,0 mEq/L e creatinina > 2,0 mg/dL. Além disso, deve ser realizado controle rotineiro de níveis de potássio sérico.[82]

Controle da pressão arterial

A meta de pressão arterial para pós-IAM é de 130 × 80 mmHg, mesma meta para pacientes pós-AVE, doença renal crônica, diabetes.[99]

Controle de glicemia

A meta de controle glicêmico nos diabéticos pós-infarto é de hemoglobina glicada menor que 6,5%. Atividade física, redução no peso, dieta apropriada e medicamentos são fundamentais para atingi-la.[82]

Controle de dislipidemia

Inúmeros estudos demonstraram o benefício do uso em longo prazo das estatinas na redução dos níveis de colesterol e redução de mortalidade em pacientes com DAC. O paciente que já apresentou um evento coronariano é considerado de muito alto risco, logo, deve ter como meta para prevenção secundária LDL colesterol menor que 70 mg/dL ou, na impossibilidade, redução de pelo menos 50% do LDL-colesterol basal.[100]

REFERÊNCIAS BIBLIOGRÁFICAS

1. Malta DC, Moura L, Souza FM, Fernandes FM. Doenças crônicas não-transmissíveis: mortalidade e fatores de risco no Brasil, 1990 a 2006 in Saúde Brasil 2008. Ministério da Saúde, Brasília, 2009. p. 337-62.
2. Braunwald E. The open-artery theory is alive and well again. N Engl J Med. 1993;329:1650-2.
3. Piegas LS, Feitosa G, Mattos LA, et al. Sociedade Brasileira de Cardiologia. Diretriz da Sociedade Brasileira de Cardiologia sobre tratamento do infarto agudo do miocárdio com supradesnível do segmento ST. Arq Bras Cardiol. 2009;93:e179-e264.
4. Braunwald E, Antman EM. Evidence based coronary care. Ann Intern Med. 1997;126:551-3.
5. Sarmento-Leite R, Krepsky AM, Gottschall CAM. Infarto Agudo do Miocárdio: Um século de história. Arq Bras Cardiol. 2001;77(6):602-10.
6. Braunwald E. Evolution of the management of acute myocardial infarction: a 20th century saga. Lancet. 1998;352:1771-4.
7. Wasserman AJ, Gutterman LA, Yoe KB, Kemp VE Jr, Richardson DW. Anticoagulants in acute myocardial infarction. The failure of anticoagulants to alter mortality in a randomized series. Am Heart J. 1966;71:43-9.
8. Kiernan TJ, Gersh BJ. Thrombolysis in acute myocardial infaction: currents status. Med Clin North Ann. 2007;97:617-37.
9. The GISSI Investigators. Gruppo Italiano per lo Studio dela Streptochinasi nell'Infarto Miocardico. GISSI: effectiveness of intravenous thrombolytic treatment in acute myocardial infarction. Lancet. 1986;327:397-402.
10. Hasdai D, Behar S, Wallentin L, et al. A prospective survey ot the characteristics, treatment and outcomes of patients with acute coronary syndromes in Europe and the Mediterranean basin. Eur Heart J. 2002;23:1190-201.
11. Dallan LAP, Timerman A. Síndrome coronária aguda- do pré-hospitalar à sala de emergência. Rev Soc Cardiol Estado de São Paulo. 2010;20:251-72.
12. Sullivan MD, Ciechanowski OS, Russo JE, et al. Understanding why patients delay seeking care for acute coronary syndromes. Circ Cardiovasc Qual Outcomes. 2009;2:148-54.
13. Antman EM. ST-elevation myocardial infarction: management. In: Lybby P, Bonow RO, Mann DL, et al. Braunwald's heart disease: a textbook of cardiovascular medicine. Philadelphia: Saunders-Elsevier, 2008. p. 1233-99.
14. Perkins-Porras L, Whitehead DL, Strike PC, et al. Pre-hospital delay in patients with acute coronary syndrome: factors associated with patient decision time and home-to-hospital delay. Eur J Cardiovasc Nurs. 2009;8:26-33.
15. Curtis JP, Portnay EL, Wang Y, et al. The pre-hospital electrocardiogram and time to reperfusion in patients with acute myocardial infarction, 2000-2002. Findings from the National Registry of Myocardial Infarction-4. J Am Coll Cardiol. 2006;47:1544-52.
16. Nichol G, Stiell IG, Laupacis A, et al. A cumulative meta-analysis of the effectiveness of defibrillator-capable emergency medical services for victims of out-of-hospital cardiac arrest. ANN Emerg Med. 1999; 34:517-25.
17. Morrison LJ, Verbeek PR, McDonald AC, et al. Mortality and prehospital thrombolysis for acute myocardial infarction: a meta-analysis. JAMA. 2000;283:2686-92.
18. Bonnefoy E, Lapostolle F, Leizorovicz A, et al. Primary angioplasty versus prehospitalal fribrinolysis in acute myocardial infarction: a randomized study. Lancet. 2002;360:825-9.
19. Bonnefoy E, Steg PG, Boutitie F, Dubien P, Lapostolle F, Roncalli J, et al. Comparison of primary angioplasty and pre-hospital

20. fibrinolysis in acute myocardial infarction (CAPTIM) trial: a 5-year follow-up. Eur Heart J. 2009;30:1598–1606.

20. Sayre MR, Koster RW B, et al. Part 1: Adult Basic Life Support: 2010 International Concensus on Cardiopulmonary Resuscitation and Emergency Cardiovascular Care Sciense With Treatment Recommendations. Circulation. 2010;122:S250-275.

21. O'Gara PT, Kushner FG, Ascheim DD, Casey DE, Chung MK, Lemos JA, et al. 2013 ACCF/AHA Guideline for the Management of ST-Elevation Myocardial Infarction: A Report of the American College of Cardiology Foundation/American Heart Association Task Force on Practice Guidelines. Circulation. 2013;127:e362-e425.

22. Kushner FG, Hand M, Smith SC Jr, King SB 3rd, Anderson JL, Antman EM, et al. 2009 Focused uptodate: ACC/AHA guidelines for the management of patients with ST-elevation myocardial infarction (updating the 2004 and 2007 focused uptodate) and ACC/AHA/SCAI guidelines on percutaneous coronary intervention (updating the 2005 guideline and 2007 focused update): a report of the American College of Cardiolog Foundation/American Heart Association Task Force on Practice Guidelines. Circulation. 2009;120:2271-306.

23. Antman EM, Braunwald E. ST-elevation myocardial infarction: pathology, pathophysiology and clinical features. In: Lybby P, Bonow RO, Mann DL et al., eds. Braunwald's heart disease: a textbook of cardiovascular medicine. Philadelphia: Saunders-Elsevier, 2008. p. 1207-32.

24. Sazonova IY, Houng AK, Chowdhry AS, Robinson BR, Hedstrom L, Reed GL. The mechanism of a bacterial plasminogen activator intermediate between Streptokinase and Staphylokinase. J Biol Chem. 2001;276(16):12609-13.

25. White HD, Van de Werf FJJ. Thrombolysis for Acute Myocardial Infarction. Circulation. 1998;97:1632-46.

26. Boersma E, Maas AC, Deckers JW, Simoons ML. Early thrombolytic treatment in acute myocardial infarction: reappraisal of the Golden hour. Lancet. 1996;348:771.

27. Anderson HV, Willerson JT. Thrombolysis in acute myocardial infarction. N Engl J Med. 1993;329:703.

28. White HD, Van de Werf FJJ. Thrombolysis for Acute Myocardial Infarction. Circulation. 1998;97:1632-46.

29. ISIS-2 Collaborative Group. Randomized trial of intravenous streptokinase, oral aspirin, both or neither among 17,187 cases of suspected acute myocardial infarction: ISIS-2. J Am Coll Cardiol. 1988;12(6 Supl A):3A-13.

30. Gibson MC, Levin T. Characteristics of fibrinolytic (thrombolytic) agents and clinical trials in acute ST elevation myocardial infarction. ©2012 UpToDate. [Internet] [acesso em 2014 jul 04]. Disponível em: http://uptodate.com

31. The GUSTO Investigators. Na international randomized trial comparing four thrombolytic strategies for acute myocardial infarction. N Engl J Med. 1993;329:673-83.

32. Berkowitz SD, Granger CB, Pieper KS, et al. Incidence and predictors of bleeding after contemporary thrombolytic therapy for myocardial infarction. The Global Utilization of Streptokinase and Tissue Plasminogen activator for Occluded coronary arteries (GUSTO) I Investigators. Circulation. 1997;95:2508.

33. Keyt BA, Paoni NF, Refino CJ, et al. A faster-acting and more potente formo f tissue plasminogen activator. Proc Natl Acad Sci USA. 1994;91:3670.

34. Cannon CP, McCabe CH, Gibson CM, et al. TNK-tissue plasminogen activator in acute myocardial infarction. Results of the Thrombolysis in Myocardial Infarction (TIMI) 10A dose-ranging trial. Circulation. 1997;95:351.

35. Cannon CP, Gibson CM, McCabe CH, et al. TNK-tissue plasminogen activator compared with from-loaded alteplase in acute myocardial infarction: results of the TIMI 10B trial.

Thrombolysis in Myocardial Infarction (TIMI) 10B Investigators. Circulation. 1998;98:2805.

36. ASSENT-2 Investigators. Single-bolus tenecteplase compared with front-loaded alteplase in acute myocardial infarction: the ASSENT-2 double-blind randomised trial. Lancet. 1999;354:716-22.

37. Prefeitura Municipal de São Paulo. Setor de Atas de Registro de Preço. [Internet] [acesso em 2014 jul 04]. Disponível em: http://ww2.prefeitura.sp.gov.br//arquivos/secretarias/saude/extrato_ata/0001/ATA16608.pdf

38. Furlan LHP, Conti MA, Laranjeira FO, Elias FTS. Parecer Técnico Científico: Uso do Alteplase no Acidente Vascular Isquêmico Cerebral. Ministério da Saúde. Brasília-DF, 2009.

39. Prefeitura Municipal de São Paulo. Setor de Atas de Registro de Preço. [Internet] [acesso em 2014 jul 04]. Disponível em: http://www.prefeitura.sp.gov.br/cidade/secretarias/upload/saude/arquivos/extratoata/ATA01112.pdf

40. Antman EM, Anbe DT, Armstrong PW, Bates ER, Green LA, Hand M, et al. ACC/AHA guidelines for the management of patients with ST-elevation myocardial infarction: a report of the American College of Cardiology/American Heart Association Task Force on Practice Guidelines (Committee to Revise the 1999 Guidelines for the Management of Patients With Acute Myocardial Infarction). Circulation. 2004;110:e82-e293.

41. Rosenberg RD, Aird WC. Vascular-bed-specific hemostasis and hypercoagulablees. N Engl J Med. 1999;340:1555.

42. Hall JE. Hemostasis and Blood Coagulation. In: Guyton AC, Hall JE. Textbook of Medical Physiology 11th edition. Philadelphia: Saunders-Elsevier, 2006. p. 457-68.

43. Weitz JI. Antiplatelet, Anticoagulanti and Antifibrinolytic Drugs. In: Fauci AS, Braunwald E, Kasper DL, Hauser SL, Longo DL, Jameson JL, Loscalzo J. Harrison's Principles of Internal Medicine 17th edition. New York: Mc Graw Hill Medical, 2008. p. 735-47.

44. Antithrombotic Trialist's Collabroration. Collaborative meta-analysis of randomised trials of antiplatelet therapy for prevention of death, myocardial infarction and stroke in high risk patients. BMJ. 2002;324:71.

45. Mehta SR, Bassand JP, et al. Dose comparisons of clopidogrel and aspirin in acute coronary syndromes. N Engl J Med. 2010;363:930.

46. Harrington RA, Becker RC, Cannon CP, et al. Antithrombotic therapy for non-ST-segment elevation acute coronary syndromes: American College of Chest Physicians Evidence-Based Clinical Practice Guidelines (8th Edition). Chest. 2008;133:6708.

47. Niitsu Y, Jakubowski JA, Sugidachi A, Asai F. Pharmacology of CS-747 (prasugrel), LY640315), a novel, potent antiplatelet agent with in vivo P2Y12 receptor antagonist. Semin Thromb Hemost. 2005;31(2):184-94.

48. Wallentin L, Becker RC, Budaj A, et al. Ticagrelor versus clopidogrel in patients with acute corinary syndromes. N Engl J Med. 2009;361:1045.

49. Addition of clopidogrel to aspirin in 45 852 patients with acute myocardial infarction: randomised, placebo-controlled trial. Lancet. 2005;366:1607-21.

50. Sabatine MS, Cannon CP, Gibson CM, et al. Addition of clopidogrel to aspirin and fibrinolytic therapy for myo-

cardial infarction with ST-segment elevation. N Engl Med. 2005;352:1179-89.

51. Lincoff AM. Antiplatelet agentes in acute ST elevation myocardial infarction. ©2012 UpToDate. [Internet] [acesso em 2014 jul 04]. Disponível em: http://uptodate.com

52. Sabatine MS, Cannon CP, Gibson CM, et al. Effect of clopidogrel pretreatment before percutaneous coronary intervention in patients with ST-elevation myocardial infarction treated with fibrinolytics: the PCI-CLARITY study. JAMA. 2005;294:1224.

53. Wivlott SD, Braunwald E, McCabe CH, et al. Prasugrel versus clopidogrel in patients with acute coronary syndromes. N Engl J Med. 2007;357:2001.

54. Wrishko RE, Ernest CS, Small DS, et al. Population pharmacokinetic analyses to evaluate the influence of intrinsic and extrinsic factors on exposure of prasugrel active metabolite in TRITON-TIMI 38. J Clin Pharmacol. 2009;49:984-98.

55. Wallentin L, Becker R, Budaj A, Cannon CP, Emanuelsson H, Held C, et al. Ticagrelor versus Clopidogrel in Patients with Acute Coronary Syndromes. NEJM. 2009;361:1045-57.

56. The Clopidogrel in Unstable Angina to Prevent Recurrent Events Trial Investigators. Effects of Clopidogrel in Addition to Aspirin in Patients with Acute Coronary Syndromes without ST-Segment Elevation. NEJM. 2001;345:494-502.

57. De Luca G, Suryapranata H, Stone GW, et al. Abciximab as adjunctive therapy to reperfusion in acute ST-segment elevation myocardial infarctio: a meta-analysis of randomized trials. JAMA. 2005;293:1759.

58. Melhilli J, Kastrati A, Schulz S, et al. Abciximab in patients with acute ST-segment elevation myocardial infarction undergoing primary percutaneous coronary intervention after clopidogrel loading: a randomized double-blind trial. Circulation. 2009;119:1933.

59. Tem Berg JM, van 'tHof AW, Dill T, et al. Effect of early, pre-hospital initiation of high bolus dose tirofiban in with ST-segment elevation myocardial infarction on short and long-term clinical outcomes. J Am Coll Cardiol. 2010;55:2446.

60. Ellis SG, Tendera M, de Belder MA, et al. Facilitated PCI in patients wih ST-elevation myocardial infaction. N Engl J Med. 2008;358:2205-17.

61. Hall JE. Hemostasis and Blood Coagulation. In: Guyton AC, Hall JE, eds. Textbook of Medical Physiology 11th edition. Philadelphia: Saunders-Elsevier, 2006. p. 457-68.

62. Collins R, MacMahon S, Flather M, Baigent C, Remvig L, Mortensen S, et al. Clinical effects of anticoagulante therapy in suspected acute myocardial infaction: systematic overview of randomised trials. BMJ. 1996;313(7058):652-9.

63. Schomig A, Neumann FJ, Kastrati A, Schuhlen H, Blasini R, Hadamitzky M, et al. A randomized comparison of antiplatelet and anticoagulante therapy after the placement of coronary-artery stents. N Engl J Med. 1996;334:1084-9.

64. Yusuf S, Mehta SR, Chrolavicius S, et al. Effects of fondaparinux on mortality and reinfarction in patients with acute ST-segment elevation myocardial infarction: the OASIS-6 randomized trial. JAMA. 2006;295:1519.

65. Califf RM. Fondaparinux in ST-segment elevation myocardial infarction: the drug, the strategy, the environment, or all of the above? JAMA. 2006;295:1579.

66. Peters RJ, Joyner C, Bassand JP, et al. The role of fondaparinux as an adjunct to thrombolytic therapy in acute myocardial infarction: a subgroup analysis of the OASIS-6 trial. Eur Heart J. 2008;29:324.

67. Bittl JÁ, Strony J, Brinker JÁ, et al. Treatment with bivalirudin (Hirulog) as compared with heparina during coronary angioplasty for unstable or postinfarction angina. Hirulog Angioplasty Study Investigators. N Engl J Med. 1995;333:764.

68. White H. Hirulog and Early Reperfusion or Occlusion (HERO-2) Trial Investigators. Thrombin-specific anticoagulation with bivalirudin versus heparina in patients receiving fibrinolytic therapy for acute myocardial infarction: the HERO-2 randomised trial. Lancet. 2001;358:1855.

69. O'Connor RE, Brady W, Brooks SC, Diercks D, Egan J, Ghaemmaghami C, et al. Part 10: Acute Coronary Syndromes: 2010 American Heart Association Guidelines for Cardiopulmonary Resuscitation and Emergency Cardiovascular Care. Circulation. 2010;122:S787-S817.

70. Moradkhan R, Sinoway LI. Revisiting the role of oxygen therapy in cardiac patients. J Am Coll Cardiol. 2010;56:1013.

71. ISIS-4 (Fourth International Study of Infact Survival) Collaborative Group. ISIS-4: a randomised factorial trial assessing early oral captopril, oral mononitrate, and intravenous magnesium sulfate in 58.050 patients with suspected acute myocardial infarction. Lancet. 1995;345:669-86.

72. Gruppo Italiano per lo Studio dela Sopravvivenza nell'infarto Miocardico (GISSI). GISSI-3: effects of lisinopril and transdermal glyceryl trinitrate singly and together on 6-week mortality and ventricular function after myocardial infarction. Lancet. 1994;343:1115-22.

73. Kinch JW, Ryan TJ. Right ventricular infarction. N Engl J Med. 1994;330:1211-7.

74. Kloner RA HA, Emmick JT, Mitchell MI, Denne J, Jackson G. Time course of the interaction between tadalafil and nitrates. J Am Coll Cardiol. 2003;42(10):1855-60.

75. RA K. Cardiovascular effects of the 3 phosphodiesterase-5 inhibitors approved for the treatment of erectile dysfunction. Circulation. 2004;110(9):3149-55.

76. Kostis JB JG, Rosen R, Barrett-Connor E, Billups K, Burnett AL, et al. Sexual dysfunction and cardiac risk (the Second Princeton Consensus Conference). Am J Cardiol. 2005;96(12B):85M-93M.

77. Gislason GH, Jacobsen S, Rasmussen JN, et al. Risk of death or reinfarction associated with yhe use of selective cyclooxygenase-2 inhibitors and nonselective nosteroidal anti-inflammatory drugs after acute myocardial infarction. Circulation. 2006;113:2906-12.

78. McGettigan P, Henry D. Cardiovascular risk and inhibition of cyclooxygenase: a systematic review of the observational studies of selective and nonselective inhibitors cyclooxygenase-2. JAMA. 2006;296:1633-44.

79. Keamey PM, Baigent C, Godwin J, Halls H, Emberson JR, Patrono C. Do selective cyclooxygenase-2 inhibitors and traditional non-steroidal anti-inflammatory drugs increase the risk of atherothrombosis? Meta-analysis of randomized trials. BMJ. 2006;332:1302-8.

80. COMMIT collaborative group. Early intravenous then oral metoprolol in 45 852 patients with acute myocardial infarction: randomised, placebo-controlled trial. Lancet. 2005;366:1622-32.

81. Latini R, Maggioni AP, Flather M, Sleight P, Tognoni G. ACE inhibitor use in patients with myocardial infarction: summary of evidence from clinical trials. Circulation. 1995;92:3132-7.

82. Steg G, James SK, Atar D, Badano LP, Blomstrom-Lundqvist C, Borger MA, et al. ESC Guidelines for the management of acute myocardial infarction in patients presenting with ST-segment elevation. Eur Heart J. 2012;33:2569–2619.

83. Buch P, Rasmussen S, Gislason GH, Rasmussen JN, Kober L, Gadsboll N, et al. Temporal decline in the prognostic impact of a recurrent acute myocardial infarction 1985 to 2002. Heart. 2007;93:210-5.

84. Aberg A, Bergstrand R, Johansson S, Ulvenstam G, Vedin A, Wedel H, et al. Cessation of smoking after myocardial infarction. Effects on mortality after 10 years. Br Heart J. 1983;49:416-22.

85. Graham I, Atar D, Borch-Johnsen K, Boysen G, Burell G, Cifkova R, et al. European guidelines on cardiovascular disease prevention in clinical practice: executive summary. Eur Heart J. 2007;28:2375-414.

86. Meine TJ, Patel MR, Washam JB, Pappas PA, Jollis JG. Safety and effectiveness of transdermal nicotine patch in smokers admitted with acute coronary syndromes. Am J Cardiol. 2005;95:976-8.

87. Antithrombotic Trialists' Collaboration. Collaborative meta-analysis of randomized trials of antiplatelet therapy for prevention of death, myocardial infarction, and stroke in high risk patients. BMJ. 2002;324:71–86.

88. Yusuf S, Zhao F, Mehta SR, Chrolavicius S, Tognoni G, Fox KK. Effects of clopidogrel in addition to aspirin in patients with acute coronary syndromes without ST-segment elevation. N Engl J Med. 2001;345:494-502.

89. Andreotti F, Testa L, Biondi-Zoccai GG, Crea F. Aspirin plus warfarin compared to aspirin alone after acute coronary syndromes: an updated and comprehensive meta-analysis of 25,307 patients. Eur Heart J. 2006;27:519-26.

90. Karjalainen PP, Porela P, Ylitalo A, Vikman S, Nyman K, Vaittinen MA, et al. Safety and efficacy of combined antiplatelet–warfarin therapy after coronary stenting. Eur Heart J. 2007;28:726-32.

91. Freemantle N, Cleland J, Young P, Mason J, Harrison J. Beta blockade after myocardial infarction: systematic review and meta regression analysis. BMJ. 1999;318:1730-7.

92. Pfeffer MA, Braunwald E, Moye LA, Basta L, Brown EJ Jr, Cuddy TE, et al. Effect of captopril on mortality and morbidity in patients with left ventricular dysfunction after myocardial infarction. Results of the survival and ventricular enlargement trial. The SAVE Investigators. N Engl J Med. 1992;327:669-77.

93. The Acute Infarction Ramipril Efficacy (AIRE) Study Investigators. Effect of ramipril on mortality and morbidity of survivors of acute myocardial infarction with clinical evidence of heart failure. Lancet. 1993;342:821-8.

94. Ambrosioni E, Borghi C, Magnani B. The effect of the angiotensinconverting- enzyme inhibitor zofenopril on mortality and morbidity after anterior myocardial infarction. The Survival of Myocardial Infarction Long-term Evaluation (SMILE) Study Investigators. N Engl J Med. 1995;332:80-5.

95. Kober L, Torp-Pedersen C, Carlsen JE, Bagger H, Eliasen P, Lyngborg K, et al. A clinical trial of the angiotensin-converting-enzyme inhibitor trandolapril in patients with left ventricular dysfunction after myocardial infarction. Trandolapril Cardiac Evaluation (TRACE) Study Group. N Engl J Med. 1995;333:1670-6.

96. Dickstein K, Kjekshus J. Effects of losartan and captopril on mortality and morbidity in high-risk patients after acute myocardial infarction: the OPTIMAAL randomized trial. Optimal Trial in Myocardial Infarction with Angiotensin II Antagonist Losartan. Lancet. 2002;360:752-60.

97. Pfeffer MA, McMurray JJ, Velazquez EJ, Rouleau JL, Kober L, Maggioni AP, et al. Valsartan, captopril, or both in myocardial infarction complicated by heart failure, left ventricular dysfunction, or both. N Engl J Med. 2003;349:1893-906.

98. Pitt B, Remme W, Zannad F, Neaton J, Martinez F, Roniker B, et al. Eplerenone, a selective aldosterone blocker, in patients with left ventricular dysfunction after myocardial infarction. N Engl J Med. 2003;348:1309-21.

99. Mancia G, De Backer G, Dominiczak A, Cifkova R, Fagard R, Germano G, et al. The task force for the management of arterial hypertension of the European Society of Hypertension, The task force for the management of arterial hypertension of the European Society of Cardiology. 2007 Guidelines for the management of arterial hypertension: The Task Force for the Management of Arterial Hypertension of the European Society of Hypertension (ESH) and of the European Society of Cardiology (ESC). Eur Heart J. 2007;28:1462-536.

100. Reiner ZE, Catapano AL, De Backer G, Graham I, Taskinen MR, Wiklund O, et al. ESC/EAS Guidelines for the management of dyslipidaemias The Task Force for the management of dyslipidaemias of the European Society of Cardiology (ESC) and the European Atherosclerosis Society (EAS). Eur Heart J. 2011;32:1769-818.

**Marcus Ribeiro de Oliveira Santana • Tiago Prado Galuppo Martins
Francisco Flávio Costa Filho • Leopoldo Soares Piegas**

Infarto Agudo do Miocárdio com Supradesnível do Segmento ST: Tratamento de Reperfusão Química

INTRODUÇÃO

As doenças cardiovasculares continuam sendo a maior causa de mortalidade no mundo.

Em 2007, no Brasil, segundo dados do Datasus, as doenças cardiovasculares foram responsáveis por 30% do total de óbitos.

O Infarto Agudo do Miocárdio (IAM) foi responsável por aproximadamente 7% do total de óbitos, totalizando 71.997 mortes no ano de 2007.[1]

Anualmente, 4 a 5 milhões de pacientes procuram os hospitais nos Estados Unidos com queixa de dor torácica. Desses, 2 milhões têm o diagnóstico de síndrome coronariana aguda.[2]

A mortalidade pelo IAM, dentro dos primeiros 30 dias após a hospitalização, tem diminuído significativamente ao longo do tempo. Até o início da década de 1960, a mortalidade era de aproximadamente 30%. Com o reconhecimento da morte súbita como fator complicador importante, veio a idealização das unidades coronarianas e, adicionado a isso, o uso dos betabloqueadores, que ocasionou uma queda na mortalidade para 15%.

A partir da década de 1980 a medicina vivenciou o maior avanço no tratamento do IAM com supradesnível do Segmento ST IAMCSST. Conhecida como a "era da recanalização dos vasos", os trombolíticos e logo depois a intervenção coronária percutânea (ICP) provocaram uma redução de 6,5% na mortalidade pelo IAM, nos primeiros 30 dias.

Desde então, diversos estudos clínicos solidificaram o papel da reperfusão química (fibrinolíticos) como modificador da história natural do IAMCSST.

No contexto global de atendimento ao paciente com IAMCSST, o fibrinolítico ainda é a opção mais acessível devido à facilidade de aplicação do método e disponibilidade, podendo ser aplicado por qualquer médico emergencista habilitado.

A terapia fibrinolítica é baseada na fisiopatologia do IAMCSST. A presença de trombo de fibrina oclusivo nas artérias coronárias ocasiona a perda abrupta de fluxo no território miocárdico correspondente, gerando, consequentemente, lesão e necrose do músculo cardíaco. O restabelecimento desse fluxo o mais precocemente possível por meio da recanalização do vaso reduz consideravelmente tal desfecho.

A reperfusão coronária pode ser realizada com a utilização dos agentes fibrinolíticos ou por meio da ICP primária com balão ou implante de *stents*. Independentemente da técnica utilizada, constitui-se na mais importante terapia a ser empregada no tratamento do IAM.

Nenhum tratamento apresentou impacto mais profundo na conduta global dos pacientes com IAMCSST que a terapia fibrinolítica. A habilidade de alcançar uma reperfusão rápida e efetiva, com uma infusão ou *bolus* sistêmico intravenoso, tem realmente transformado a abordagem terapêutica.

Aproximadamente 30 mortes precoces são prevenidas por mil pacientes tratados até seis horas do início dos sintomas, com 20 mortes prevenidas por mil pacientes tratados entre 7 e 12 horas após o início dos sintomas.[3]

Neste capítulo, abordaremos de maneira mais aprofundada o tratamento de reperfusão química no paciente com IAMCSST.

HISTÓRIA DOS FIBRINOLÍTICOS

A história da terapia fibrinolítica teve seu início em 1933, quando William Smith Tillett descreveu uma substância encontrada em culturas de estreptococos beta-hemolíticos que era capaz de dissolver um coágulo de fibrina, inicialmente denominada *streptococcal fibrinolysin*, ou fibrinolisina estreptocócica.[4]

Em 1941, Tillett e Milstone verificaram que coágulos formados por trombina e fibrinogênio purificados não eram capazes de ser dissolvidos pela fibrinolisina estreptocócica. No entanto, a dissolução ocorria rapidamente com a adição de soro humano, surgindo então a ideia da necessidade de um cofator plasmático, mais tarde identificado como plasminogênio. Então, deu-se início ao conhecimento do atual sistema enzimático fibrinolítico, no qual a "fibrinolisina estreptocócica" atuaria como um ativador da enzima fibrinolítica. Por esse motivo, Christenses, em 1945, a denomina estreptoquinase (SK).

A primeira aplicação clínica da SK no ser humano foi realizada por Tillet, em 1949, que injetou o medicamento no espaço pleural dos pacientes para o tratamento de derrame pleural organizado.[5] Portanto, a SK foi utilizada inicialmente na terapia de exsudatos pleurais fibrinosos, hemotórax e meningite tuberculosa, até porque não se tinha uma purificação suficiente para sua aplicação intravenosa.[6]

Em 1958, Sherry e colaboradores iniciaram o uso da SK nos pacientes com IAM, mudando o foco do tratamento, que passaria a influenciar a história natural da doença, até então tratada com medidas paliativas. Diversos estudos conflitantes foram publicados a partir de então.

Em 1979, Rentrop *et al.* iniciaram estudos com infusão de SK intracoronariana, porém sem consistência estatística.[7]

Somente em 1986 o estudo GISSI (Gruppo Italiano per la Sperimentazione della Streptochinasi nell'Infarto Miocardico) validou a SK e protocolou o seu uso no IAM.[8]

Em paralelo ao estudo e aperfeiçoamento da SK, outros centros de pesquisa continuavam à procura de outras substâncias trombolíticas, e o potencial fibrinolítico da urina humana foi descrito pela primeira vez em 1947. Em 1952, Astrup e outros grupos de pesquisadores purificam um novo ativador do plasminogênio presente na urina humana, ao qual denominaram de uroquinase.[9]

Na década de 1980, com o desenvolvimento da técnica do DNA recombinante, conseguiu-se produzir o Ativador do Plasminogênio Tecidual – Tissue Plasminogen Activator (TPA), um ativador direto do plasminogênio, produzido pelas próprias células endoteliais. Denominado alteplase (t-PA), sua vantagem seria a alta especificidade e não antigenicidade. O estudo GUSTO-1, publicado em 1993, comprovou a superioridade do t-PA sobre a SK nos desfechos primários, com a desvantagem de um risco maior de sangramento cerebral.[10]

Por meio de modificações na molécula do t-PA, a bioengenharia desenvolveu, anos após, o tenecteplase (TNK) e o reteplase com o propósito de um maior tempo de ação e uma maior especificidade à fibrina, que dessa forma podiam ser administrados em *bolus* e com uma ação teoricamente mais eficaz. Os estudos não mostraram diferença quanto aos desfechos primários, ficando tais medicamentos então como opções adicionais e de benefício comprovado.[11, 12]

Desde então, outros fibrinolíticos foram descritos e avaliados em estudos menores, porém sem vantagem comprovada sobre os principais estudados e citados anteriormente.

Apesar dos avanços, a SK ainda continua sendo a principal arma usada no IAMCSST em todo o mundo, principalmente pelo seu menor custo e, por isso, maior acesso, principalmente nos países em desenvolvimento.

FARMACOLOGIA

A fibrina, convertida a partir do fibrinogênio na presença da trombina, é o produto final da cascata de coagulação. Participa da formação do coágulo, formando uma rede sobre o coágulo pré-formado pelas plaquetas, estabilizando-o. Faz parte do componente hemostático fisiológico do organismo humano. Há uma harmoniosa interação entre a produção e a degradação da fibrina no organismo a fim de manter um equilíbrio entre o sangramento e a coagulação. A plasmina, molécula formada a partir da ativação do plasminogênio, é responsável pela degradação da fibrina. Diversos ativadores e inibidores intrínsecos da plasmina formam um ciclo virtuoso com um fim comum: o equilíbrio da hemostasia, ou seja, evitar a perda dos componentes sanguíneos para outros tecidos ou para o meio externo assegurando uma coagulação balanceada. Um esboço simplificado da fibrinólise endógena está demonstrado na Figura 22.1.

FIBRINOLÍTICOS

Agente não fibrinoespecífico

Estreptoquinase

A SK continua sendo o fibrinolítico mais comumente usado em todo o mundo. Constitui-se por um polipeptídeo de cadeia simples, derivado de culturas de *Streptococcus beta-hemolíticos*. Não é um ativador direto do plasminogênio. Liga-se ao plasminogênio plasmático livre formando um complexo molecular capaz de converter o plasminogênio restante em plasmina. São necessárias altas doses para neutralizar os níveis plasmáticos de anticorpos antiestreptocócicos adquiridos durante a vida.

Sua meia-vida plasmática é de aproximadamente 20 minutos, no entanto, uma fração livre (aproximadamente 15% do total) possui meia-vida de 80 minutos.

Uma das complicações da SK está relacionada à sua antigenicidade. A capacidade de estimular o sistema imunológico pode provocar reações febris, anafilaxia e hipotensão arterial relacionada à velocidade de infusão.

Após poucos dias, os níveis de anticorpos anti-SK aumentam de 50 a 100 vezes, permanecendo assim por muitos meses ou até anos. Isso explica o fato da impossibilidade de repetir a administração, exceto logo após a infusão inicial.

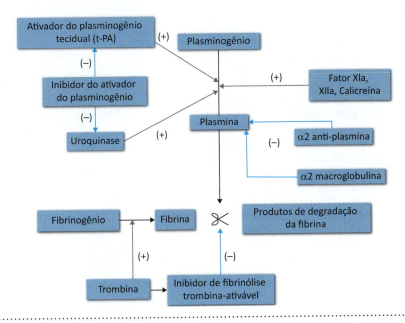

■ **Figura 22.1** Fisiologia da fibrinólise endógena (setas azuis (-): inibição; setas pretas (+): estimulação).

Agentes fibrinoespecíficos

Alteplase

O ativador tecidual do plasminogênio produzido pelas células endoteliais é um dos principais agentes fibrinolíticos endógenos, responsável pelo equilíbrio no sistema de coagulação, participando ativamente da homeostase.

O t-PA foi o primeiro fibrinolítico produzido pela técnica do DNA recombinante. Idêntico ao ativador tecidual do plasminogênio, o t-PA foi também o primeiro representante da nova geração de fibrinolíticos, os fibrinoespecíficos.

Consiste num polipeptídeo de cadeia única formado por 527 aminoácidos e alta afinidade pelo plasminogênio na presença da fibrina. Sua meia-vida plasmática é de quatro a seis minutos, fazendo-se então necessária sua infusão contínua (Tabela 22.1).

É o fibrinolítico mais comumente usado nos departamentos de emergência dos Estados Unidos, e seu uso já está aprovado pelo FDA no IAMCSST, na embolia pulmonar maciça, no acidente vascular encefálico (AVE) isquêmico e na oclusão de cateteres.

Teoricamente, o t-PA deveria agir apenas na superfície do coágulo de fibrina; no entanto, na prática observa-se um estado de fibrinólise sistêmica pela quantidade aumentada de produtos de degradação da fibrina. Isso leva a um aumento no risco de sangramentos, inclusive fatais.

O t-PA não é antigênico e, por isso, pode ser readministrado quando necessário.

Tabela 22.1 Comparação entre os fibrinolíticos.

	Estreptoquinase (SK)	Alteplase (t-PA)	Reteplase (r-PA)	Tenecteplase (TNK)
Dose	1,5 milhão UI IV em 30 a 60 minutos	15 mg IV em *bolus*; 0,75 mg/kg IV em 30 min.; 0,5 mg/kg IV em 60 min. (máximo: 100 mg em 90 min.)	10 UI IV em 2 min.; repetir 10 UI após 30 min.	Bolus IV: (peso) 30 mg se < 60 kg 35 mg se 60 a 70 kg 40 mg se 70 a 80 kg 45 mg se 80 a 90 kg 50 mg se > 90 kg
Antigenicidade	Sim	Não	Não	Não
Reação alérgica (hipotensão)	Sim	Não	Não	Não
Depleção do fibrinogênio	Muito	Pouco	Moderado	Mínimo
Taxa de patência em 90 min. (%)	50	75	75	75
Fluxo TIMI-III (%)	32	54	60	63
Administração em *bolus*	Não	Não	Sim	Sim
Peso molecular (kDa)	47	70	39	70

Reteplase

O Reteplase (r-PA) é um fibrinolítico fibrinoespecífico, porém é classificado como de segunda geração, visto que é sintetizado a partir de uma deleção na molécula do t-PA, contendo 355 dos 527 aminoácidos da molécula nativa (Figura 22.2). É produzido pela técnica do DNA recombinante pela *Escherichia coli*. Não possui afinidade tão alta pela fibrina, permitindo teoricamente uma difusão melhor pelo coágulo, ao invés de ligar-se apenas na superfície do mesmo.

Em altas concentrações, o r-PA não compete com o plasminogênio pela ligação à fibrina, permitindo maior ativação do plasminogênio em plasmina. Esses mecanismos explicam a lise do coágulo mais rápida quando comparado ao t-PA.

Tais modificações também resultaram numa molécula com meia-vida mais longa (18 minutos), permitindo sua administração em *bolus* (Tabela 22.1).

Está aprovado pelo FDA para IAMCSST.

Também não é antigênico, o que permite sua readministração.

Tenecteplase

O TNK foi aprovado pelo FDA para o uso no IAMCSST em 2000. A partir de dezembro de 2011, passou a pertencer à Tabela de Medicamentos do Sistema Único de Saúde (SUS), assim como o t-PA.

Também é produzido pela tecnologia do DNA-recombinante, usando-se ovário de *hamsters* chineses. É uma molécula sintética, derivada do t-PA. Assim como o t-PA, possui 527 aminoácidos, porém com algumas modificações na molécula: substituição da tirosina-103 com asparagina e substituição da asparagina-117 com glutamina, ambos no "kringle 1"; e uma tetra-alanina substituição nos aminoácidos 296-299 na "protease" da molécula (Figura 22.2). Tais modificações permitem ao TNK maior meia-vida (20 a 24 minutos inicialmente) e maior especificidade à fibrina.

Possui a vantagem posológica da administração em *bolus* único e menor risco de sangramento não cerebral pela maior especificidade à fibrina (Tabela 22.1).

O estudo ASSENT-2, publicado em 1999, avaliou a eficácia e a segurança do TNK comparado ao t-PA em aproximadamente 17 mil pacientes com IAMCSST em até seis horas do início dos sintomas. Os dois grupos também receberam aspirina e heparina não fracionada endovenosa por 48 a 72 horas. Demonstrou-se a não inferioridade da TNK em relação ao t-PA quanto à mortalidade em 30 dias. Além disso, o TNK associou-se a uma menor taxa de sangramento maior e menor necessidade de hemotransfusão.[13] As taxas de sangramento intracraniano foram similares. Diversos estudos estão em andamento para avaliar a eficácia e a segurança da TNK no AVE isquêmico.

Desfechos do ASSENT-2:[13]

- **Primário:** mortalidade geral em 30 dias: 6,2% para TNK e 6,2% para t-PA (RR 1,00; IC 95% = 0,89-1,12).
- **Secundário:** hemorragia intracraniana (HIC) em 30 dias: 0,9% para TNK e 0,9% para t-PA (RR=0,99; IC 95% = 0,73 – 1,35). Qualquer AVE em 30 dias: 1,8% para TNK e 1,7% para t-PA (RR=1.07; IC 95%= 0,86-1,35).

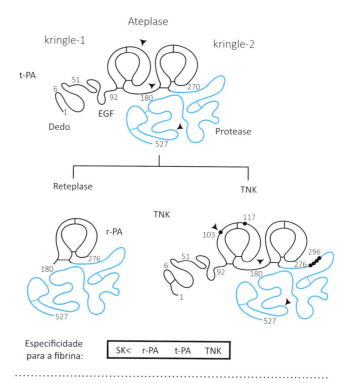

Figura 22.2 Esquematização molecular dos principais agentes fibrinoespecíficos.
t-PA (Alteplase); TNK (Tenecteplase); r-PA (Reteplase); SK (Estreptoquinase).
Cedida do Tratado de Medicina Cardiovascular - Brawnwauld 8ª ed.

- **Sangramento maior não cerebral:** 4,7% para TNK e 5,9% para t-PA (*p*=0,0002; RR=0,78; IC 95%=0,69-0,89).
- **Necessidade de hemotransfusão:** 4.3% para TNK e 5.5% para t-PA (*p*=0.0002; RR=0.77 IC 95%=0.67, 0.89).
- **Sangramentos menores:** 21.8% para TNK e 23% para t-PA (*p*=0.0553; RR 0,94; IC 95%=0,89, 1.00).

Na Tabela 22.1 apresenta-se a comparação entre os fibrinolíticos.

Outros fibrinolíticos

Outros fibrinolíticos surgiram, e há também outros em estudo. No entanto, nenhum se mostrou, até o momento, superior aos já amplamente estudados.

- **Uroquinase:** é um trombolítico fisiológico produzido pelas células parenquimatosas renais. Diferentemente da SK, a uroquinase cliva diretamente o plasminogênio em plasmina. Quando isolada da urina humana, são necessários aproximadamente, 1.500 litros de urina para purificar a dose necessária para tratar um paciente. Portanto, por meio da técnica do DNA recombinante, passou-se a produzir uroquinase a partir de culturas de *E. coli*. Sua meia-vida é de 15 minutos, e sua antigenicidade é quase nula, podendo ser readministrada sem precauções maiores. Retirada do mercado, foi reintroduzida recentemente com a recomendação para o uso apenas na embolia pulmonar maciça.

- **Estafiloquinase**: molécula recombinante, modificada, isolada inicialmente da bactéria estafilococo, apresentou eficácia similar ao t-PA no estudo STAR. Apesar das modificações moleculares, anticorpos aparecem após duas semanas de sua administração. Modificações na molécula serão passíveis futuramente, assim como novos estudos randomizados.[14]
- **Anistreplase (APSAC)**: complexo molecular formado por SK e plasminogênio. Com meia-vida maior (90 a 100 minutos), pode ser administrada em *bolus*. Não chegou ao Brasil e não está mais disponível nos Estados Unidos.[15]
- **Lanoteplase**: produzida por meio de uma deleção e mutação pontual na molécula do t-PA. Foi avaliada num grande estudo – InTIME – com 15.078 pacientes com IAM e não houve diferença quanto à mortalidade nem em trinta dias e nem em seis meses em comparação ao t-PA. Além disso, apresentou maior taxa de AVE hemorrágico.[16]

Há um novo fibrinolítico em estudo, o **BB-10153**. Produzido pela engenharia genética, é um derivado do plasminogênio que se ativa em plasmina na presença da trombina. A hipótese é de que esse trombolítico terá incidência menor de HIC visto que, teoricamente, será formado apenas no local onde há trombo fresco com liberação de trombina local.[17]

EFICÁCIA

O primeiro estudo a provar a segurança e a eficácia do uso dos fibrinolíticos foi o GISSI 1 (Gruppo Italiano per lo Studio della Streptochinasi nell'Infarto Miocardico). Nesse estudo histórico, publicado em 1986, foram randomizados 11.712 pacientes com até 12 horas do início dos sintomas, para o uso de SK ou placebo, e em 21 dias de seguimento a mortalidade foi significativamente menor entre os pacientes que receberam SK (10,7% *versus* 13%, p=0,0002).[8] Além disso, foi demonstrado que o grau de benefício está relacionado ao tempo de início da dor até a infusão do fibrinolítico (riscos relativos: 0,74, 0,80, 0,87, e 1,19 para os subgrupos 0-3h, 3-6h, 6-9h, e 9-12h).

Em 1988, foi publicado outro importante estudo para a consolidação do uso da SK na terapia do IAMCSST, o ISIS-2[18] (*Second International Study of Infarct Survival*), que consistiu em um estudo randomizado, controlado com placebo, que selecionou 17.187 pacientes que deram entrada em 417 hospitais com até 24 horas (média de cinco horas) do início dos sintomas. Esses pacientes foram divididos em quatro grupos: Grupo 1 - SK; Grupo 2 - aspirina (uso diário de 160 mg por um mês); Grupo 3 - SK + aspirina; Grupo 4 - placebo. O uso de estreptoquinase isoladamente, bem como o de aspirina isoladamente, provocou significativa redução na mortalidade vascular em cinco meses. Além disso, foi demonstrado que a combinação de SK e aspirina foi significativamente, melhor que o uso isolado de ambas.

A maior eficácia, comparada à SK, foi demonstrada no estudo GUSTO-1.[10] Esse estudo randomizou 41 mil pacientes em quatro braços: apenas SK com heparina subcutânea (12.500 UI a cada 12 horas), SK com heparina endovenosa (5.000 UI em *bolus* seguido de infusão contínua 1.000 UI/h), t-PA acelerado mais heparina e, por último, a associação de t-PA com SK.

O braço com t-PA e heparina mostrou uma redução absoluta de 1% na mortalidade em 30 dias, comparada com os dois grupos que usaram SK. A associação t-PA e SK trouxe piores desfechos, comparada ao grupo com apenas t-PA. O risco de sangramento mostrou ser a principal complicação do uso do t-PA. A ocorrência de sangramento maior foi de 1,8%.

FATORES DETERMINANTES PARA O BENEFÍCIO

Tempo dos sintomas até a chegada ao hospital

Revisões sistemáticas de estudos randomizados controlados com placebo de fibrinólise revelaram que o benefício máximo foi alcançado quando o tratamento foi dado dentro de 60 minutos do início dos sintomas, o qual caracteriza o conceito de "*golden hour*". Em seguida, o benefício diminuiu exponencialmente, até tornar-se praticamente nulo após seis horas de dor.[19]

No registro americano NRMI-2 (*The Second National-Registry of Myocardial Infarction*), foi analisada a associação entre tempo de tratamento com fibrinolítico e eventos hospitalares em pacientes com IAMCSST, inscritos em um registro nacional de 71.253 pacientes que receberam t-PA. Após controle de potenciais fatores confundidores, a taxa de morte intra-hospitalar aumentou progressivamente com o aumento do atraso no tempo de administração do t-PA. O menor risco de morrer durante a hospitalização foi visto naqueles que foram tratados com t-PA em até duas horas depois do início dos sintomas.[20]

Uma metanálise do FTT (*Fibrinolytic Therapy Trialists'Collaborative Group*) demonstrou que o benefício absoluto da mortalidade em cinco semanas após terapia fibrinolítica foi de 3% naqueles que se apresentaram dentro das seis horas de início dos sintomas, 2% para aqueles que se apresentaram entre 7 a 12 horas, e 1% para aqueles que se apresentaram entre 13 a 18 horas do início dos sintomas.[3]

Infelizmente, muitos pacientes se apresentam tardiamente ao hospital. Em diferentes registros de pacientes com IAM, o tempo do início dos sintomas na apresentação ao hospital foi ≥ 4 horas em 50%, mais de 6 horas em 40%, e mais de 12 horas entre 9 e 31%.

O atraso foi maior nas mulheres, nos idosos, naqueles com baixo nível socioeconômico, em grupos étnicos minoritários e naqueles que apresentaram seus sintomas entre 18 e 6 horas.[21]

No estudo ASSENT-3 (*Assessment of the Safety and Efficacy of a New Thrombolytic agent*), demonstrou-se claramente o conceito de abortamento do infarto, no qual os pacientes tinham resolução significativa do segmento ST, com mínima elevação dos marcadores de necrose miocárdica, quando submetidos à trombólise o mais precocemente possível, na grande maioria dentro da primeira hora após o início dos sintomas. O subgrupo que apresentou resolução maior que 70% do supradesnivelamento do segmento ST dentro de 60 minutos apresentou uma taxa de mortalidade significativamente menor quando comparado ao subgrupo com resolução menor que 70% (mortalidade em 30 dias: 1% *versus* 5,9%; mortalidade em um ano: 2,7% *versus* 9,3%, *p* ≤ 0,002).[22]

Tempo para terapia (porta-agulha)

A terapia fibrinolítica deve ser administrada para pacientes elegíveis em, no máximo, trinta minutos da sua chegada ao pronto-socorro. No entanto, a média de tempo porta-agulha excede 45 min. (EUA).[23]

Diversos fatores intra-hospitalares podem contribuir adicionalmente aos fatores pré-hospitalares para o atraso final à administração da terapia fibrinolítica. Dentre eles, o atraso no registro do paciente, na sua avaliação inicial e na obtenção e interpretação do eletrocardiograma (ECG), assim como na preparação da droga.

Uma prática médica comum quando se depara com um provável IAMCSST é solicitar uma avaliação de outro clínico antes de iniciar a terapia fibrinolítica. Apesar do seu valor no contexto diagnóstico, isso pode potencialmente atrasar o tratamento claramente indicado.

No registro NRMI-2, 64% dos pacientes com IAM passaram por uma segunda avaliação antes de iniciar a terapia fibrinolítica, apesar de apresentarem aspectos típicos de um IAM. Com uma média de atraso de 15 minutos, isso associou-se a um aumento na mortalidade intra-hospitalar.[24]

O desempenho de cerca de mil hospitais americanos foi avaliado em um estudo retrospectivo, observacional, que teve como base o *National Registry of Myocardial Infarction-3 and -4* (NRMI-3 and -4). Apenas 46% dos cerca de 68 mil pacientes que receberam terapia fibrinolítica apresentaram o tempo de tratamento recomendado menor que 30 minutos. Além disso, após o período de quatro anos do estudo, não ocorreu melhora dessa meta. Apenas 33% dos hospitais reduziram o tempo porta-agulha em mais de um minuto/ano, enquanto 32% mostraram um aumento em mais de um minuto/ano.[25]

Fluxo inicial

A patência coronária tem sido usada como uma medida do sucesso fibrinolítico após o IAM. A classificação de fluxo TIMI (*Thrombolysis in Myocardial Infarction*)[26] caracteriza o fluxo sanguíneo na artéria "culpada", o qual é geralmente medido no período de 60 a 90 minutos após a administração da terapia fibrinolítica.

- **TIMI 0:** ausência de fluxo;
- **TIMI 1:** fluxo fraco após a oclusão com enchimento distal do leito coronariano incompleto;
- **TIMI 2:** fluxo tardio ou lentificado com enchimento distal do leito coronariano completo;
- **TIMI 3:** fluxo coronariano normal.

A presença de fluxo TIMI 3 após 90 minutos da terapia fibrinolítica é um importante preditor de eventos. Apenas o fluxo TIMI 3 está associado com a melhora da função ventricular esquerda e da sobrevida; já o fluxo TIMI 2 apresenta desfechos semelhantes àqueles com fluxo TIMI 0 ou 1.

Uma metanálise de cinco estudos envolvendo 3.969 pacientes avaliou a influência do fluxo TIMI inicial sobre os desfechos clínicos, como a mortalidade. Foi constatada uma mortalidade a curto prazo de 3,7% para o fluxo TIMI, 3,7% para o TIMI 2 e 8,8% para TIMI 0/1.[27]

Entre todos os pacientes portadores de IAMCSST incluídos no estudo GUSTO-I (*Global Utilization of Streptokinase and Tissue Plasminogen Activator for Occluded Coronary Arteries Trial*), aqueles que apresentaram fluxo TIMI 3 na artéria culpada em 90 minutos, após a terapia fibrinolítica, cursaram com maiores taxas de sobrevida em dois anos que os pacientes com fluxo TIMI 0, 1, ou 2.

Idade do paciente

A mortalidade associada ao IAM tratado com terapia fibrinolítica aumenta com a idade do paciente; apesar disso, o uso de fibrinolíticos ainda é melhor quando comparado ao placebo. Uma análise do estudo FTT (*Fibrinolytic Therapy Trialists*)[3] constatou que os pacientes com mais de 75 anos e com sintomas de até 12 horas de seu início e com elevação do segmento ST ou bloqueio de ramo apresentaram taxas de mortalidade significantemente menores quando tratados com fibrinolíticos[28] (Figura 22.3).

FIBRINÓLISE PRÉ-HOSPITALAR

O objetivo da administração de fibrinolíticos para pacientes com quadro de IAMCSST no ambiente pré-hospitalar é reduzir o tempo até o tratamento de reperfusão e, portanto, reduzir a área de necrose miocárdica e consequentemente a mortalidade após o IAM.

Na última década, a fibrinólise pré-hospitalar tornou-se um método de reperfusão cada vez mais utilizado nos centros urbanos.

A diretriz americana (AHA/ACC) determina que a fibrinólise pré-hospitalar deve ser apenas realizada após a confirmação do IAMCSST em um ECG de 12 derivações, interpretado por um clínico no local, ou após a transmissão para um especialista. Uma lista de checagem deve ser completada para assegurar que o paciente não apresente contraindicações para o fibrinolítico e identificar pacientes de alto risco que devem se beneficiar mais da ICP primária.[29]

A fibrinólise pré-hospitalar deve ser realizada em até 30 minutos do primeiro contato do paciente com a equipe médica. Se não puder ser realizada e o paciente for posteriormente transportado para um hospital sem serviço de hemodinâmica disponível, o tempo porta-agulha deve ser de, no máximo, trinta minutos.[29]

Uma metanálise de seis trabalhos randomizados (6.434 pacientes) mostrou que a fibrinólise pré-hospitalar é significativamente superior à fibrinólise intra-hospitalar em relação à mortalidade e tempo para administração (104 x 162 minutos), apresentando ainda redução do risco relativo de

17%.[30] Isso é especialmente importante em regiões e países onde não há serviços de hemodinâmica disponíveis.

O estudo CAPTIM (*Comparison of Angioplasty and Prehospital Thrombolysis in Acute Myocardial Infarction*) comparou a fibrinólise pré-hospitalar com a ICP primária e mostrou que os pacientes que receberam trombólise em até duas horas do início dos sintomas apresentaram forte tendência em relação a uma mais baixa mortalidade em 30 dias do que aqueles que foram submetidos à angioplastia. Após duas horas, a diferença entre os grupos foi quase revertida a favor da angioplastia.[31]

Os achados do CAPTIM foram consistentes com aqueles encontrados no PRAGUE-2, o qual mostrou que com três horas do início dos sintomas as taxas de mortalidade foram quase idênticas, mas em pacientes randomizados após três horas a mortalidade após trombólise foi mais alta.[32]

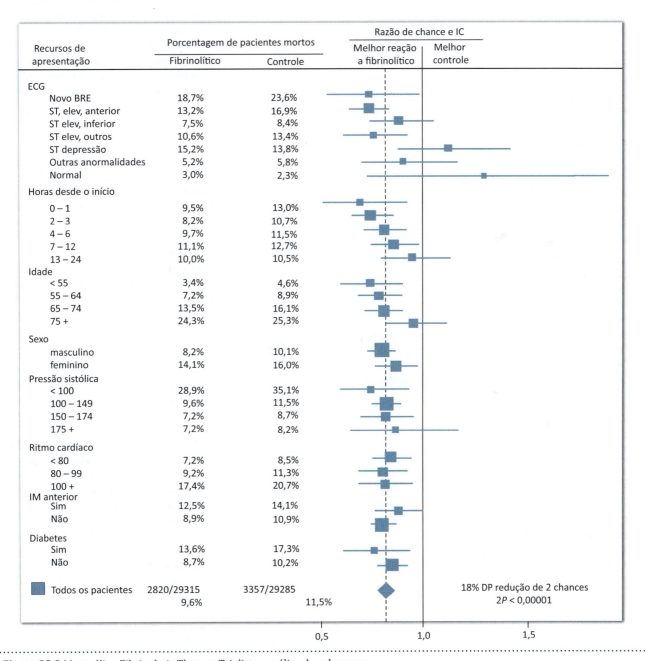

■ **Figura 22.3** Metanálise *Fibrinolytic Therapy Trialists* – análise de subgrupos.

IC (Intervalo de Confiança); ECG (Eletrocardiograma); BRE (Bloqueio de Ramo Esquerdo); IM (Infarto do Miocárdio); DP (Desvio Padrão).

COMPLICAÇÕES DOS FIBRINOLÍTICOS

Hemorragia intracraniana

A terapia fibrinolítica está associada com um pequeno, porém significante aumento do risco de HIC, ocorrendo predominantemente no primeiro dia após o tratamento. Pode se apresentar como hemorragia intraparenquimatosa, hemorragia subaracnoidea, hematoma subdural e hematoma epidural. Entre 65 e 77% das HIC ocorrem nas primeiras 24 horas do início do tratamento; até 77% são lobares/subcortical lobares 15 a 33% são hemorragias intraparenquimatosas múltiplas; e até 15% são hemorragias intraparenquimatosas combinadas com hematoma subdural.[3]

Os pacientes com HIC tipicamente se apresentam com um quadro agudo de mudança no nível de consciência, sinais neurológicos unifocais ou multifocais, coma, cefaleia, náuseas, vômitos e convulsão. Em muitos casos o início é catastrófico e rapidamente fatal.

Fatores predisponentes

Um modelo preditor foi especialmente desenvolvido para determinar o risco de HIC em pacientes recebendo fibrinolíticos. O *Cooperative Cardiovascular Project* analisou dados clínicos de 31.732 pacientes que receberam terapia fibrinolítica entre 1994 e 1995.[13] A HIC ocorreu em 455 (1,43%). Fatores preditores independentes incluíram:

- Idade ≥ 75 anos;
- Raça negra;
- Sexo feminino;
- História prévia de AVE;
- PAS ≥ 160 mmHg;
- Peso ≤ 65 kg para mulheres ou ≤ 80 kg para homens
- RNI (Relação Normatizada Internacional) > 4;
- Tempo de Protrombina (TP) > 24;
- Uso de t-PA (*versus* outro agente fibrinolítico).

Para cada fator preditor foi atribuído o valor de 1 ponto. O risco de HIC variou de 0,69% para pacientes com 0 ou um ponto, até 4,11% para aqueles pacientes com cinco ou mais pontos.

Diagnóstico e tratamento

Deve-se suspeitar de HIC em qualquer paciente que desenvolva deterioração neurológica súbita, rebaixamento do nível de consciência, cefaleia, náuseas e vômitos, ou uma súbita elevação na pressão sanguínea após a administração da terapia fibrinolítica, especialmente nas primeiras 24 horas do tratamento.

A abordagem desses pacientes é similar àqueles com HIC de outras causas. Fibrinolíticos, anticoagulantes e antiplaquetários devem ser suspensos logo que os sinais e sintomas forem reconhecidos. Uma Tomografia Computadorizada deve ser realizada logo que possível para identificar o tipo específico de complicação hemorrágica e medir o volume do hematoma.[33] Sangue deve ser coletado para tipagem e reação cruzada, medida do TP, do TTPA, contagem de plaquetas e fibrinogênio. Medidas imediatas para reduzir a pressão intracraniana devem ser realizadas, como a infusão de manitol, elevação da cabeceira do leito para 30 graus, intubação endotraqueal e hiperventilação para alcançar um pCO_2 entre 25 e 30 mmHg. Além disso, devem ser solicitadas avaliações de neurologistas, neurocirurgiões e hematologistas (Figura 22.4).

Após a confirmação de HIC, deve-se considerar a administração de agentes para reversão dos efeitos do fibrinolítico, dos antiplaquetários e dos anticoagulantes. A diretriz americana (ACC/AHA)[29] recomenda que 10 U de crioprecipitado devem ser administradas para aumentar os níveis de fibrinogênio e fator VIII, assim como plasma fresco congelado, uma fonte de fator V e VII e expansor de volume. Em pacientes que receberam heparina não fracionada (HNF), 1 mg de protamina a cada 100 U de HNF deve ser administrada. Se o Tempo de Sangramento é anormal, é indicada a infusão de 6 a 8 U de plaquetas. Em casos raros, podem ser necessários agentes antifibrinolíticos como o ácido aminocaproico épsilon.

Mortalidade

A HIC associada ao uso de fibrinolíticos é responsável por alta taxa de mortalidade e morbidade. No estudo GUSTO-I, a mortalidade por HIC foi de 59,7%. Fatores como Escala de coma de Glasgow, idade, tempo da fibrinólise até o início da HIC, hidrocefalia, herniação, efeito de massa, hemorragia intra-ventricular, volume e localização da HIC foram significantes variáveis preditoras.[34]

Achados similares foram encontrados no NRMI-2. Hemorragia intracraniana ocorreu em 0,95% dos pacientes, sendo que 53% desses pacientes morreram durante hospitalização e 25% apresentaram um déficit neurológico residual.[35]

Outras hemorragias

Grandes sangramentos não cerebrais (sangramentos que requerem transfusão sanguínea ou aqueles que causam risco de morte) podem ocorrer em 4 a 13% dos pacientes tratados.[36] Os casos de sangramento mais comuns estão relacionados a procedimentos, ocorrendo em 3,6% das cirurgias de revascularização miocárdica e 2% das intervenções coronárias percutâneas. O trato gastrointestinal é o local mais comum de sangramento espontâneo (1,8%). Idade avançada, baixo peso e sexo feminino são fatores independentes para sangramento não cerebral.

No GUSTO-I, a combinação de SK mais heparina intravenosa e SK mais t-PA foram associadas com maior incidência de sangramento que o uso separado dessas substâncias. A presença de sangramento grave associou-se com uma hospitalização mais longa e maior mortalidade em 30 dias, além de mais eventos adversos como isquemia recorrente, disfunção ventricular esquerda, arritmia e AVE.[37]

Em relação ao sangramento menstrual, o GUSTO-I mostrou que entre 12 mulheres que estavam menstruando não existiu aumento significativo de sangramentos graves.[38]

CONTRAINDICAÇÕES

Cerca de 20 a 30% dos pacientes com diagnóstico de IAMCSST são inelegíveis para a terapia fibrinolítica.[39]

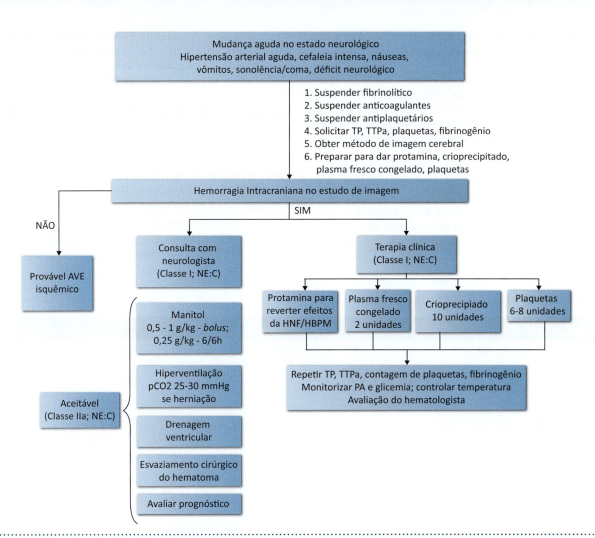

■ **Figura 22.4** Algoritmo para avaliação de hemorragia intracraniana após terapia fibrinolítica (Guideline AHA/ACC 2007).
NE (Nível de Evidência); AVE (Acidente Vascular Encefálico).

O emergencista deve assegurar-se de que o paciente não tem contraindicações para terapia fibrinolítica, incluindo: qualquer história de HIC ou trauma importante facial ou craniano nos últimos três meses, hipertensão sem controle e AVE isquêmico nos últimos seis meses (Tabela 22.2).

Pacientes com IAMCSST com grande risco para HIC devem ser tratados preferivelmente com ICP.

INDICAÇÕES

Os fibrinolíticos têm indicação clara aos pacientes com dor torácica sugestiva de IAM apresentando-se em até 12 horas após o início dos sintomas, e com ECG evidenciando elevação do segmento ST (> 1mm em duas derivações contíguas, após nitroglicerina para afastar espasmo coronariano). Pacientes com sintomas típicos e persistentes na presença de um novo bloqueio de ramo esquerdo ou presumivelmente novo também são considerados elegíveis.[29] Em pacientes com essas características, a terapia de reperfusão não deve esperar pela disponibilidade dos resultados dos biomarcadores cardíacos (Tabela 22.3).

Nas fases muito inicias do IAMCSST, ondas T gigantes hiperagudas podem anteceder a elevação do ST. Infarto de parede posterior pode se manifestar por meio de ondas R amplas nas derivações precordiais direitas, assim como depressão do segmento ST de V_1 até V_4, especialmente quando ondas T são apiculadas. Repetir o ECG e incorporar derivações adicionais como V_7, V_8, e V_9 aumenta a especificidade para a detecção do IAM posterior. Pacientes com infarto inferior e elevação em V_1 e V_4R, ou ambas, apresentam provável infarto de ventrículo direito.

QUAL FIBRINOLÍTICO ESCOLHER?

Obviamente, a escolha deverá englobar todo o contexto de atendimento, assim como variáveis do próprio paciente, levando-se em consideração o uso do bom senso clínico sempre.

De modo geral, os principais fatores são:

- **Preço:** a SK é muito mais barata e está disponível em quase todos os prontos-socorros do país.
- **Local:** nos Estados Unidos usam-se somente fibrinolíticos fibrino-específicos, sendo o t-PA o mais disponível. No Brasil, em alguns hospitais públicos de referência e nos particulares, há disponibilidade desses fibrinolíticos (t-PA e TNK).

No entanto, a SK ainda está presente na imensa maioria do país. Na Europa, grande parte dos hospitais utiliza a SK.

- **Risco *versus* Benefício:** no estudo GUSTO-I, a mortalidade em 30 dias foi de 7,3% para SK e 6,3% para t-PA; RRR=14% (IC 95%: 5.9 - 21.3); NNT=100.[10] Os outros fibrinolíticos fibrinoespecíficos foram semelhantes ao t-PA quanto aos desfechos maiores. Ver Figura 22.5.[36,40]
- **Idade:** a incidência de HIC é maior com t-PA e derivados nos pacientes com idade superior a 75 anos. Portanto, nesse subgrupo há uma preferência pela SK.
- **Extensão do IAM:** quanto mais extenso o IAM, maior o benefício do t-PA em relação à SK.
- **Risco de HIC:** quanto maior o risco HIC, maior a preferência pela SK. No estudo GUSTO-I, a incidência de sangramento cerebral foi maior nos pacientes que utilizaram t-PA quando comparada à SK.[10] Os outros fibrinolíticos tiveram perfil de sangramento cerebral semelhante ao t-PA (Figura 22.6).

MARCADORES DE EFICÁCIA E CRITÉRIOS DE REPERFUSÃO

O objetivo primordial da fibrinólise é a recanalização da artéria ocluída. A reperfusão miocárdica com sucesso pode ser definida pelo estabelecimento de fluxo TIMI 3 na artéria ocluída após 60 a 90 minutos do início da infusão do trombolítico, visto que apenas pacientes com esse perfil tiveram melhora da função ventricular e sobrevida.[10,27,41] Pacientes com fluxo TIMI 2, 1 ou 0 tiveram prognósticos semelhantes.

Tabela 22.2 Contraindicações para o uso de fibrinolíticos.

Contraindicações absolutas	Contraindicações relativas
Qualquer sangramento intracraniano	História de AVE isquêmico > 3 meses ou patologias intracranianas não listadas nas contraindicações absolutas
AVE isquêmico nos últimos três meses (exceto AVE isquêmico agudo a menos de 4h e 30 minutos)	Gravidez
	Uso atual de anticoagulante oral
Trauma significante na cabeça ou rosto nos últimos três meses	Sangramento interno recente (entre 2 e 4 semanas)
Sangramento ativo ou diástese hemorrágica (exceto menstruação)	Ressuscitação cardiopulmonar traumática ou prolongada (>10 min.) ou grande cirurgia < 3 semanas
Qualquer lesão vascular cerebral conhecida (malformação arteriovenosa)	Hipertensão arterial não controlada na chegada ao hospital (pressão arterial sistólica >180 mmHg ou diastólica > 110 mmHg)
Suspeito de dissecção de aorta	Punções vasculares não compressíveis
História de neoplasia cerebral primária ou metastática	História de hipertensão arterial crônica não controlada
Neurocirurgia nos últimos 2 meses	Úlcera péptica ativa
Hipertensão Arterial não controlada (não responsiva ao tratamento de emergência)	Demência
Para o uso da SK, a utilização prévia nos últimos 6 meses	

AVC (Acidente Vascular Cerebral); SK (Estreptoquinase). Devem ser vistas como um aconselhamento à decisão clínica e não podem ser consideradas definitivas ou completas.

Tabela 22.3 Recomendações para o uso de fibrinolítico no IAMCSST – IV Diretriz da Sociedade Brasileira de Cardiologia sobre Tratamento do Infarto Agudo do Miocárdio com Supradesnível do Segmento ST.[42]

Procedimentos fibrinolíticos	Classe	Nível de evidência
Dor sugestiva de IAM	I	A
• Duração > 20 minutos e < 12 horas não responsiva a nitrato sublingual • ECG		
Supradesnível do segmento ST > 1,0 mm em pelo menos duas derivações precordiais contíguas ou duas periféricas adjacentes Bloqueio de ramo (novo ou presumivelmente novo)		
• Impossibilidade de realizar reperfusão mecânica em tempo adequado • Ausência de contraindicação absoluta • Em hospitais sem recurso para realizar imediata intervenção coronária (dentro de 90 minutos)		
Acima de 75 anos (preferencialmente SK)	IIa	B

IAMCSST (Infarto Agudo do Miocárdio com Supradesnível do Segmento ST); ECG (Eletrocardiograma); SK (Estreptoquinase).

Tratado Dante Pazzanese de Emergências Cardiovasculares

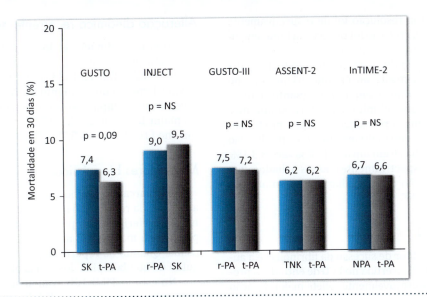

■ **Figura 22.5** Mortalidade em 30 dias em estudos clínicos comparando diferentes fibrinolíticos para pacientes com infarto agudo do miocárdio com supradesnível do segmento ST.

SK (Estreptoquinase); t-PA (Alteplase); r-PA (Reteplase); TNK (Tenecteplase); NPA (Lanoteplase). GUSTO (Global Utilization of Streptokinase and tPA for Occluded Arteries); INJECT (International Joint Efficacy Comparison of Thrombolytics); ASSENT-2 (Assessment of Safety and Efficacy of a New Thrombolytic Agent); InTIME (Intravenous nPA for Treatment of Infarcting Myocardium Early).

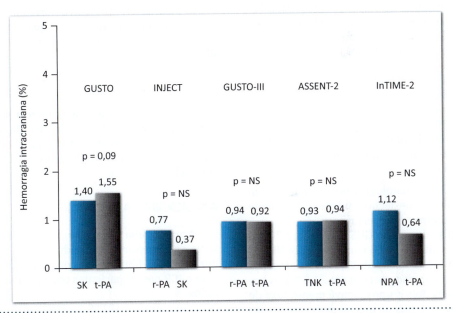

■ **Figura 22.6** Hemorragia intracraniana em estudos clínicos comparando diferentes fibrinolíticos para pacientes com infarto agudo do miocárdio com supradesnível do segmento ST.

SK (Estreptoquinase); t-PA (Alteplase); r-PA (Reteplase); TNK (Tenecteplase); NPA (Lanoteplase); GUSTO (Global Utilization of Streptokinase and tPA for Occluded Arteries); INJECT (International Joint Efficacy Comparison of Thrombolytics); ASSENT-2 (Assessment of Safety and Efficacy of a New Thrombolytic Agent); InTIME (Intravenous nPA for Treatment of Infarcting Myocardium Early).

Alguns marcadores não invasivos da eficácia fibrinolítica foram descritos a fim de identificar o sucesso terapêutico e o prognóstico, assim como para selecionar os candidatos à angioplastia de resgate.

Resolução do segmento ST

Na diretriz americana de 2008, define-se como critério de reperfusão uma resolução do segmento ST ≥ 50% no ECG seriado em 60 a 90 minutos do início da infusão do fibrinolítico.

O grau de resolução do segmento ST é um preditor de evento a curto, médio e longo prazos.[43,44] No estudo INJECT, 1909 pacientes que receberam fibrinólise em até 6 horas de dor foram avaliados quanto ao grau de resolução do segmento ST em até 3 horas. A mortalidade em 35 dias de quem apresentou resolução completa (≥ 70%), parcial (30% a

70%) ou não apresentou resolução foi de respectivamente 2,5%, 4,3% e 17,5%. Essa relação foi observada tanto em infarto de parede anterior quanto inferior.

O tempo de resolução do segmento ST também prediz eventos como o demonstrado no estudo InTIME-II,[16] no qual 1.797 pacientes foram comparados quanto à resolução do segmento ST aos 60 minutos *versus* 90 minutos. Embora menos frequente, a resolução do segmento ST observada aos 60 minutos *versus* 90 minutos teve implicação na mortalidade em 30 dias e em um ano (1,7% *versus* 3,1%, e 2,7% *versus* 4,7%, respectivamente). Esses achados corroboram a recomendação de se avaliar aos 60 minutos a resolução do segmento ST.

Presença de onda Q

Um importante preditor de sucesso da fibrinólise é a ausência de onda Q e onda T invertida no ECG de entrada. A presença dessas alterações provavelmente reflete maior duração da oclusão coronária.

Em um estudo com 362 pacientes tratados com SK,[45] os seguintes achados quanto ao fluxo coronariano e a presença ou não de onda Q patológica e inversão da onda T foram estabelecidos:

- Fluxo TIMI 3 foi mais comum nos pacientes trombolisados que não apresentavam onda Q no ECG prévio à terapia (55% *versus* 35%, *p* < 0.001).
- Fluxo TIMI 3 foi mais comum nos pacientes trombolisados que não apresentavam inversão da onda T (50% *versus* 30%, *p* < 0.002)
- Fluxo TIMI 3 ocorreu em somente 20% daqueles com onda Q e inversão de onda T no ECG de entrada,e foi verificado em 50% dos demais pacientes.
- Anormalidade na motilidade da parede ventricular após 48 horas foi mais comum naqueles com onda Q patológica no ECG.[46]

A ausência de onda Q patológica nos pacientes com IAMCSST prediz melhores desfechos independentemente de ter havido ou não terapia de reperfusão.

Em uma subanálise do estudo GUSTO-I, os 21.570 pacientes que não apresentavam ECG com fatores conflitantes ou infarto prévio foram analisados quanto à presença de onda Q patológica, que não ocorreu em 21,3% dos pacientes. Comparando os dois grupos, houve menor taxa de ICC (8,5% *versus* 13,8%) e menor mortalidade em 30 dias (4,8% *versus* 5,3%) no grupo sem onda Q.[47]

Persistência da depressão do segmento ST

A persistência de depressão do segmento ST nas derivações não relacionadas ao IAM tem valor prognóstico negativo, conforme avaliado em um estudo com 221 pacientes que receberam terapia fibrinolítica para um primeiro IAMCSST. A sobrevida em 31 meses daqueles que mantiveram depressão do segmento ST no ECG da alta hospitalar, dos pacientes que tiveram a resolução da depressão do segmento ST e daqueles que não apresentaram depressão do segmento em nenhum momento foi de 55%, 81% e 94%, respectivamente.[48]

Alteração dinâmica recorrente do segmento ST

Alterações dinâmicas do segmento ST após resolução completa, pós-fibrinólise, identificam pacientes de alto risco. No estudo GUSTO-I, 33% dos pacientes tiveram novo desnivelamento do segmento ST. Nesses pacientes, a mortalidade, em comparação aos que não tiveram tal alteração, foi maior tanto em 30 dias (7,8% *versus* 2,3%), quanto em um ano (10,3% *versus* 5,7%).[49]

Marcadores bioquímicos

Os marcadores bioquímicos também são usados na avaliação da reperfusão miocárdica. A CK-MB e a mioglobina são preferíveis à troponina, pois apresentam meia-vida plasmática mais curta; no entanto, esta também pode ser usada. Quando há reperfusão, observa-se pico precoce seguido de queda rápida dos níveis plasmáticos.

No estudo TIMI 10B avaliou-se a relação entre a concentração de mioglobina, CK-MB e troponina na entrada e após 60 minutos da terapia fibrinolítica em 442 pacientes. Uma razão de 60 minutos/entrada ≥ 4 para mioglobina, ≥ 3.3 para CK-MB e ≥ 2 para troponina I relacionaram-se à presença de fluxo TIMI 2 ou 3 em 90%, 88% e 87% dos pacientes, respectivamente.[50]

O pico da CK-MB ocorre normalmente após 24 horas do início do evento; no entanto, quando há reperfusão com sucesso, o pico geralmente se dá antes de 12 horas do início do evento (pico precoce).

Arritmias de reperfusão

Algumas arritmias podem indicar sucesso na reperfusão. O ritmo idioventricular acelerado, observado após o início da infusão, foi a arritmia que melhor se correlacionou com o sucesso na reperfusão, sendo no entanto pouco sensível e específico.[51]

ANGIOGRAFIA PÓS-FIBRINÓLISE

A angiografia coronariana seguida de angioplastia com *stent*, se necessária, está indicada aos pacientes submetidos à terapia fibrinolítica com sucesso. O momento ideal para a ICP nesses pacientes tem sido o alvo de diversos estudos.

No estudo CARESS-in-AMI comparou-se uma estratégia conservadora, em que somente os pacientes com falência da fibrinólise seriam enviados para angiografia, com uma estratégia mais invasiva, na qual todos os pacientes portadores de IAMCSST de alto risco e submetidos à terapia fibrinolítica eram também submetidos à angiografia coronariana precoce e à angioplastia, se indicada. Observou-se pior desfecho clínico nos pacientes submetidos à estratégia conservadora. O fibrinolítico utilizado foi a reteplase em sua dose pela metade, associado a abciximab.[52]

Outro estudo importante desenhado para responder a essa questão foi o TRANSFER-AMI. Foram randomizados 1.059 pacientes com IAMCSST e critérios de alto risco, que receberam tratamento fibrinolítico em centros que não dispunham de ICP para o tratamento padrão (incluindo ICP de resgate, se necessário, ou angiografia tardia) ou para uma estratégia de transferência imediata para outro hospital e ICP no prazo de seis horas após a fibrinólise. Todos os pacientes receberam aspirina, TNK e heparina ou enoxaparina; clopidogrel concomitante foi recomendado.

Os resultados mostraram uma redução significativa do desfecho primário composto de morte, reinfarto, isquemia recorrente, surgimento ou agravamento de insuficiência cardíaca congestiva ou choque cardiogênico no prazo de 30 dias no grupo de transferência imediata – o risco relativo com ICP precoce foi de 0,64 (IC 95% 0,47 a 0,87, $p = 0, 004$; ver Tabela 22.4).

A mortalidade analisada isoladamente não apresentou diferença estatisticamente significativa entre os dois grupos. O fator de maior contribuição para o desfecho combinado a favor da intervenção precoce foi a taxa de isquemia recorrente, muito menor no grupo de intervenção precoce (0,2% *versus* 2,1%, RR 0.09; IC 95%: 0.01-0.68; $p = 0.003$).

Não houve diferença estatística quanto à incidência de sangramentos maiores entre os dois grupos.[53]

Portanto, até o presente momento, recomenda-se a realização de angiografia coronária precoce com ICP subsequente, se indicada, nos pacientes portadores de IAMCSST de alto risco submetidos a terapia fibrinolítica.

Na Tabela 22.5 são apresentadas as recomendações quanto à angiografia nos pacientes submetidos à terapia fibrinolítica e naqueles que não receberam terapia de reperfusão, segundo a Diretriz da Sociedade Europeia de Cardiologia – Força Tarefa no tratamento do IAMCSST.[54]

Tabela 22.4 TRANSFER-AMI: resultados principais.

Desfecho	Tratamento-padrão	Transferência imediata
Pacientes que receberam intervenção coronária percutânea (%)	67,4	84
Tempo médio de cateterismo cardíaco após a randomização (h)	21,9	3,2
Critério de avaliação primário em 30 dias (%)	17,2	11

Tabela 22.5 Angiografia durante a internação após a terapia fibrinolítica e em pacientes que não receberam terapia de reperfusão.[54]

Recomendações	Classe de recomendação	Nível de evidência
Evidência de fibrinólise falha ou incerteza sobre o sucesso: imediata	IIa	B
Isquemia recorrente, reoclusão após a fibrinólise inicial: imediata	I	B
Evidência de fibrinólise com sucesso dentro de 3-24 horas após o início do tratamento fibrinolítico	IIa	A
Em pacientes instáveis que não receberam terapia de reperfusão: imediata	I	C
Em pacientes estáveis que não receberam terapia de reperfusão: antes da alta	IIb	C

REFERÊNCIAS BIBLIOGRÁFICAS

1. DATASUS. Banco de dados do Sistema Único de Saúde. [Internet] [acesso em 2014 jul 04]. Disponível em: www.datasus.gov.br

2. American College of Cardiology/American Heart Association: Guidelines for the Management of Patients with Acute Myocardial Infarction: Update 2004. Circulation. 2004;110:588-636.

3. Indications for fibrinolytic therapy in suspected acute myocardial infarction: collaborative overview of early mortality and major morbidity results from all randomised trials of more than 1000 patients. Fibrinolytic Therapy Trialists' (FTT) Collaborative Group. Lancet. 1994;343(8893):311-22.

4. Tillett WS, Garner RL. The Fibrinolytic Activity of Hemolytic Streptococci. J Exp Med. 1933;58(4):485-502.

5. Tillett WS, Sherry S. The Effect in Patients of Streptococcal Fibrinolysin (Streptokinase) and Streptococcal Desoxyribonuclease on Fibrinous, Purulent, and Sanguinous Pleural Exudations. J Clin Invest. 1949;28(1):173-90.

6. Tillett WS, Sherry S, Read CT. The use of streptokinase-streptodornase in the treatment of chronic empyema; with an interpretive discussion of enzymatic actions in the field of intrathoracic diseases. J Thorac Surg. 1951;21(4):325-41.

7. Rentrop KP, et al. Acute myocardial infarction: intracoronary application of nitroglycerin and streptokinase. Clin Cardiol. 1979;2(5):354-63.

8. Effectiveness of intravenous thrombolytic treatment in acute myocardial infarction. Gruppo Italiano per lo Studio della Streptochinasi nell'Infarto Miocardico (GISSI). Lancet. 1986;1(8478):397-402.

9. Astrup T. and I. Sterndorff, An activator of plasminogen in normal urine. Proc Soc Exp Biol Med. 1952;81(3):675-8.

10. An international randomized trial comparing four thrombolytic strategies for acute myocardial infarction. The GUSTO investigators. N Engl J Med. 1993;329(10):673-82.

11. Cannon CP, et al. TNK-tissue plasminogen activator in acute myocardial infarction. Results of the Thrombolysis in Myocardial Infarction (TIMI) 10A dose-ranging trial. Circulation. 1997;95(2):351-6.

12. Keyt, B.A, et al. A faster-acting and more potent form of tissue plasminogen activator. Proc Natl Acad Sci U S A. 1994;91(9):3670-4.

13. Brass, L.M, et al. Intracranial hemorrhage associated with thrombolytic therapy for elderly patients with acute myocardial infarction: results from the Cooperative Cardiovascular Project. Stroke. 2000;31(8):1802-11.

14. Vanderschueren S, et al. A randomized trial of recombinant staphylokinase versus alteplase for coronary artery patency in acute myocardial infarction. The STAR Trial Group. Circulation. 1995;92(8):2044-9.

15. Anderson HV, Willerson JT. Thrombolysis in acute myocardial infarction. N Engl J Med, 1993. 329(10):703-9.

16. Intravenous NPA for the treatment of infarcting myocardium early; InTIME-II, a double-blind comparison of single-*bolus* lanoteplase vs accelerated alteplase for the treatment of patients with acute myocardial infarction. Eur Heart J. 2000;21(24):2005-13.

17. Curtis, L.D, et al. Pharmacokinetics and pharmacodynamics of BB-10153, a thrombin-activatable plasminogen, in healthy volunteers. J Thromb Haemost. 2005;3(6):1180-6.

18. Randomised trial of intravenous streptokinase, oral aspirin, both, or neither among 17,187 cases of suspected acute myocardial infarction: ISIS-2. ISIS-2 (Second International Study of Infarct Survival) Collaborative Group. Lancet. 1988;2(8607):349-60.

19. Boersma, E, et al. Early thrombolytic treatment in acute myocardial infarction: reappraisal of the golden hour. Lancet. 1996;348(9030):771-5.

20. Goldberg, R.J, et al. Impact of time to treatment with tissue plasminogen activator on morbidity and mortality following acute myocardial infarction (The second National Registry of Myocardial Infarction). Am J Cardiol. 1998;82(3):259-64.

21. Goff, D.C., Jr, et al. Prehospital delay in patients hospitalized with heart attack symptoms in the United States: the REACT trial. Rapid Early Action for Coronary Treatment (REACT) Study Group. Am Heart J. 1999;138(6 Pt 1):1046-57.

22. Efficacy and safety of tenecteplase in combination with enoxaparin, abciximab, or unfractionated heparin: the AS-SENT-3 randomised trial in acute myocardial infarction. Lancet. 2001;358(9282):605-13.

23. Rogers, W.J, et al. Treatment of myocardial infarction in the United States (1990 to 1993). Observations from the National Registry of Myocardial Infarction. Circulation. 1994;90(4):2103-14.

24. Al-Mubarak, N, et al. Consultation before thrombolytic therapy in acute myocardial infarction. Second National Registry of Myocardial Infarction (NRMI 2) Investigators. Am J Cardiol. 1999;83(1):89-93, A8.

25. McNamara, R.L, et al. Hospital improvement in time to reperfusion in patients with acute myocardial infarction, 1999 to 2002. J Am Coll Cardiol. 2006;47(1):45-51.

26. Chesebro, J.H, et al. Thrombolysis in Myocardial Infarction (TIMI) Trial, Phase I: A comparison between intravenous tissue plasminogen activator and intravenous streptokinase. Clinical findings through hospital discharge. Circulation. 1987;76(1):142-54.

27. Anderson JL, Karagounis LA, Califf. RM. Metaanalysis of five reported studies on the relation of early coronary patency grades with mortality and outcomes after acute myocardial infarction. Am J Cardiol. 1996;78(1):1-8.

28. White HD. Thrombolytic therapy in the elderly. Lancet. 2000;356(9247):2028-30.

29. Antman, E.M, et al. 2007 focused update of the ACC/AHA 2004 guidelines for the management of patients with ST-elevation myocardial infarction: a report of the American College of Cardiology/American Heart Association Task Force on Practice Guidelines. J Am Coll Cardiol. 2008;51(2):210-47.

30. Morrison L.J, et al. Mortality and prehospital thrombolysis for acute myocardial infarction: A meta-analysis. JAMA. 2000;283(20):2686-92.

31. Steg, P.G, et al. Impact of time to treatment on mortality after prehospital fibrinolysis or primary angioplasty: data from the CAPTIM randomized clinical trial. Circulation. 2003;108(23):2851-6.

32. Widimsky, P, et al. Long distance transport for primary angioplasty vs immediate thrombolysis in acute myocardial infarction. Final results of the randomized national multicentre trial--PRAGUE-2. Eur Heart J. 2003;24(1):94-104.

33. Gebel JM, et al. Thrombolysis-related intracranial hemorrhage: a radiographic analysis of 244 cases from the GUSTO-1 trial with clinical correlation. Global Utilization of Streptokinase and Tissue Plasminogen Activator for Occluded Coronary Arteries. Stroke. 1998;29(3):563-9.

34. Gore, J.M, et al. Stroke after thrombolysis. Mortality and functional outcomes in the GUSTO-I trial. Global Use of Strategies to Open Occluded Coronary Arteries. Circulation. 1995;92(10):2811-8.

35. Gurwitz, J.H, et al. Risk for intracranial hemorrhage after tissue plasminogen activator treatment for acute myocardial infarction. Participants in the National Registry of Myocardial Infarction 2. Ann Intern Med. 1998;129(8):597-604.

36. Van De Werf, F, et al. Single-*bolus* tenecteplase compared with front-loaded alteplase in acute myocardial infarction: the ASSENT-2 double-blind randomised trial. Lancet. 1999;354(9180):716-22.

37. Berkowitz SD, et al. Incidence and predictors of bleeding after contemporary thrombolytic therapy for myocardial infarction. The Global Utilization of Streptokinase and Tissue Plasminogen activator for Occluded coronary arteries (GUSTO) I Investigators. Circulation. 1997;95(11):2508-16.

38. Karnash SL, et al. Treating menstruating women with thrombolytic therapy: insights from the global utilization of streptokinase and tissue plasminogen activator for occluded coronary arteries (GUSTO-I) trial. J Am Coll Cardiol. 1995;26(7):1651-6.

39. Cannon CP, et al. Underutilization of Evidence-Based Medications in Acute ST Elevation Myocardial Infarction: Results of the Thrombolysis in Myocardial Infarction (TIMI) 9 Registry. Crit Pathw Cardiol. 2002;1(1):44-52.

40. Aylward P. GUSTO II trial. Aust N Z J Med. 1993;23(6):766-8.

41. Simes R.J, et al. Link between the angiographic substudy and mortality outcomes in a large randomized trial of myocardial reperfusion. Importance of early and complete infarct artery reperfusion. GUSTO-I Investigators. Circulation. 1995;91(7):1923-8.

42. IV Diretriz da Sociedade Brasileira de Cardiologia sobre Tratamento do Infarto Agudo do Miocárdio com Supradesnível do Segmento ST. Arq Bras Cardiol. 2009;93(6 supl.2):e179-e264.

43. Schroder R, et al. Extent of early ST segment elevation resolution: a strong predictor of outcome in patients with acute myocardial infarction and a sensitive measure to compare thrombolytic regimens. A substudy of the International Joint Efficacy Comparison of Thrombolytics (INJECT) trial. J Am Coll Cardiol. 1995;26(7):1657-64.

44. Schroder K, et al. Extent of ST-segment deviation in a single electrocardiogram lead 90 min after thrombolysis as a predictor of medium-term mortality in acute myocardial infarction. Lancet. 2001;358(9292):1479-86.

45. Wong C.K, et al. Usefulness of the presenting electrocardiogram in predicting successful reperfusion with streptokinase in acute myocardial infarction. Am J Cardiol. 1999;83(2):164-8.

46. Wong C, et al. Relation of pathologic Q waves at presentation and time to streptokinase therapy with early changes in infarct-related artery flow and ventricular wall motion. Am J Cardiol. 2001;88(5):558-61.

47. Barbagelata A, et al. Thrombolysis and Q wave versus non-Q wave first acute myocardial infarction: a GUSTO-I substudy. Global Utilization of Streptokinase and Tissue Plasminogen Activator for Occluded Arteries Investigators. J Am Coll Cardiol. 1997;29(4):770-7.

48. Bellotti G, et al. Usefulness of ST-segment depression in non-infarct-related electrocardiographic leads in predicting prognosis after thrombolytic therapy for acute myocardial infarction. Am J Cardiol. 1997;79(10):1323-8.

49. Langer A, et al. Prognostic significance of ST segment shift early after resolution of ST elevation in patients with myocardial infarction treated with thrombolytic therapy: the GUSTO-I ST Segment Monitoring Substudy. J Am Coll Cardiol. 1998;31(4):783-9.

50. Tanasijevic M.J, et al. Myoglobin, creatine-kinase-MB and cardiac troponin-I 60-minute ratios predict infarct-related artery patency after thrombolysis for acute myocardial infarction: results from the Thrombolysis in Myocardial Infarction study (TIMI) 10B. J Am Coll Cardiol. 1999;34(3):739-47.

51. Berger PB, et al. Incidence and significance of ventricular tachycardia and fibrillation in the absence of hypotension or heart failure in acute myocardial infarction treated with recombinant tissue-type plasminogen activator: results from the Thrombolysis in Myocardial Infarction (TIMI) Phase II trial. J Am Coll Cardiol. 1993;22(7):1773-9.

52. Di Mario C, et al. Immediate angioplasty versus standard therapy with rescue angioplasty after thrombolysis in the Combined Abciximab REteplase Stent Study in Acute Myocardial Infarction (CARESS-in-AMI): an open, prospective, randomised, multicentre trial. Lancet. 2008;371(9612):559-68.

53. Cantor WJ, Fitchett D, Borgundvaag B, et al. Routine early angioplasty after fibrinolysis for acute myocardial infarction. N Engl J Med. 2009;360:2705-2718.

54. Van de Werf F, Bax J, Betriu A, Blomstrom-Lundqvist C, Crea F, Falk V, et al. Management of acute myocardial infarction in patients presenting with persistent ST-segment elevation: The Task Force on the management of ST-segment elevation acute myocardial infarction of the European Society of Cardiology. Eur Heart J. 2008;29:2909-45.

23.1
capítulo

Cleverson Neves Zukowski • Dimytri Alexandre de Alvim Siqueira • Fausto Feres

Intervenção Coronária Percutânea no Infarto Agudo do Miocárdio com Supradesnivelamento do Segmento ST

INTRODUÇÃO

O infarto agudo do miocárdio permanece como a principal causa de óbito em todo o mundo. Sua letalidade, contudo, vem decaindo desde a segunda metade do século XX, impulsionada por grandes avanços no tratamento. A implementação das unidades coronarianas, o desenvolvimento de fármacos que reduzem o consumo e o remodelamento miocárdicos ou promovem antiagregação plaquetária e previnem novos eventos isquêmicos desempenharam papel substancial nesse cenário. No final da década de 1970, o conhecimento de que o infarto do miocárdio era ocasionado na maioria das vezes pela oclusão trombótica da artéria coronária[1] – levando a processo gradual e inexorável de necrose que se instalava do subendocárdio para o subepicárdio –, expandiu as fronteiras do tratamento dessa condição: a restauração efetiva e em tempo hábil do fluxo sanguíneo na artéria lesionada revelou-se como a medida mais efetiva para o salvamento do miocárdio em risco, com consequente melhoria da função do ventrículo esquerdo e redução de mortalidade.

A reperfusão coronária em situações de infarto agudo do miocárdio com supradesnível do segmento ST (IAMCSST) pode ser realizada de modo efetivo pela terapia fibrinolítica ou por meio da intervenção coronária percutânea (ICP). De modo particular, diversas estratégias de intervenção coronária percutânea têm sido empregadas nesse cenário e incluem a intervenção coronária primária, a intervenção de resgate, a intervenção facilitada, pós-fibrinólise ou a intervenção tardia. Neste capítulo, apresentaremos as principais evidências que fornecem embasamento para a aplicação dessas estratégias no IAMCSST. Recentes avanços na farmacologia adjunta, no emprego de *stents* farmacológicos e na utilização de dispositivos que proporcionam melhores índices de fluxo coronário serão abordados.

INTERVENÇÃO CORONÁRIA PERCUTÂNEA PRIMÁRIA

A intervenção coronária primária é definida como a intervenção no vaso "culpado" pelo infarto, realizada em período de até 12 horas do início dos sintomas, sem a utilização de terapia trombolítica prévia. Se realizada em tempo apropriado e por operadores experimentados, a ICP constitui a terapêutica de escolha em pacientes com IAMCSST ou bloqueio de ramo esquerdo (BRE) presumivelmente novo.[2] Diversos estudos randomizados demonstram, quando comparada à trombólise, maior sobrevida e menor ocorrência de eventos cardíacos adversos com a ICP primária. Dados provenientes de metanálise com 23 estudos prospectivos e controlados – com 7.739 pacientes com IAMCSST e duração de sintomas < 12 horas – revelam que a ICP primária determina reduções de 25% na mortalidade (9,3% *vs.* 7%, $p = 0,0002$), 64% na ocorrência de reinfarto (6,8% *vs.* 2,5%, $p < 0,0001$) e de 95% na taxa de acidentes cerebrais hemorrágicos (1,1% *vs.* 0,05%, $p < 0,0001$), quando comparada à fibrinólise[3] (Figura 23.1.1). Redução ainda mais expressiva de mortalidade com a ICP primária é observada ao se analisar apenas os pacientes submetidos a reperfusão com estreptoquinase (n = 1837, *OR* = 0,53 IC 95% 0,37-0,75, $p = 0,0005$). Tal benefício da ICP primária é mais pronunciado em pacientes de maior risco, como em casos de IAM anterior e choque cardiogênico. A ICP primária pode trazer benefício mais evidente sobretudo em idosos e mulheres.[4,5]

381

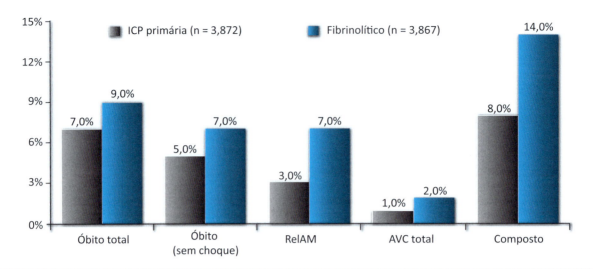

Figura 23.1.1 Metanálise de 23 estudos comparativos entre ICP primária e fibrinólise.[3]

O principal mecanismo que determina os benefícios da ICP primária sobre a fibrinólise no que se refere à sobrevida é a obtenção mais frequente de fluxo epicárdico normal na artéria relacionada com o infarto (Figura 23.1.2). A recanalização da artéria "culpada", se realizada em tempo hábil, reduz o tamanho do infarto e preserva a função ventricular. A restauração de fluxo TIMI 3 (considerado normal) ocorre em 93 a 96% dos pacientes tratados por meio de ICP primária, em 50 a 60% após administração de fármacos fibrinoespecíficos e em apenas 30 a 40% após estreptoquinase.[6] Outro importante mecanismo refere-se à prevenção do AVC hemorrágico iatrogênico após trombólise. A prevenção do reinfarto – que pode resultar em expansão do infarto inicial, arritmias ou complicações mecânicas como ruptura de músculo papilar ou CIV pós-IAM – é obtida com a patência sustentada do vaso culpado, eficazmente proporcionada pela ICP primária.

O atraso na implementação de terapia de reperfusão afeta de modo significativo a sobrevida de pacientes com IAMCSST. Diversos estudos demonstram que quanto maior o intervalo entre o início dos sintomas e a implementação dessa terapia, seja por meio da ICP (tempo dor-balão) ou da fibrinólise (tempo dor-agulha), menor o salvamento miocárdico. Nos dias atuais, enormes desafios são enfrentados para a implementação rápida e efetiva da intervenção coronária primária. Em nosso país, poucos centros terciários dispõem de hemodinâmica com ICP primária disponível por 24 horas, nos sete dias da semana. Também nos EUA, cerca de 60% dos pacientes com IAM apresentam-se em hospitais nos quais a fibrinólise é a única opção disponível.[2]

Importância do tempo porta-balão

O tempo decorrido entre a chegada ao hospital e a reperfusão pela ICP tem se demonstrado como importante preditor de mortalidade intra-hospitalar (Figura 23.1.3). Diversas etapas determinantes desse atraso são definidas, e incluem: tempo entre o início dos sintomas e a procura ou contato com a equipe de saúde; tempo decorrido entre o contato ou atendimento domiciliar e a chegada ao hospital;

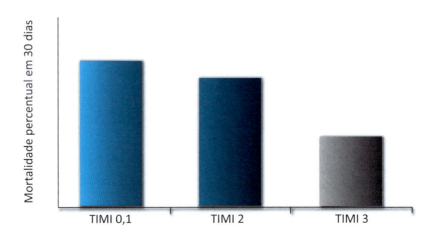

Figura 23.1.2 No estudo GUSTO-I, a mortalidade em 30 dias foi inversamente proporcional ao grau de patência coronária alcançada.
Extraída de N. Engl J Med 1993:329;673.

tempo entre a chegada ao hospital, realização do diagnóstico de IAMCSST e contato com a equipe de hemodinâmica; tempo decorrido entre o contato com o médico intervencionista, realização de angiografia diagnóstica e recanalização do vaso "culpado". A determinação da magnitude do atraso no qual os benefícios da ICP primária serão reduzidos – a ponto de esta estratégia equiparar-se à fibrinólise – é motivo de grande debate, e ensaios clínicos controlados e específicos acerca dessa questão não estão disponíveis. Portanto, é necessária cautela na interpretação de resultados de registros e subanálises.

Sabe-se que os benefícios da terapia fibrinolítica são maiores quando ela é instituída em até 3 horas depois do início dos sintomas, sobretudo nos primeiros 70 minutos. Em metanálise que reuniu os principais estudos comparativos entre ICP primária e fibrinólise, cada atraso de 10 minutos do tempo porta-balão em relação ao tempo de início do fibrinolítico (tempo porta-agulha) acarretou redução de 0,94% do benefício da ICP primária em relação à mortalidade. Após um atraso de 60 minutos do tempo porta-balão em relação ao tempo porta-agulha, as duas estratégias se tornam equivalentes quanto à redução de mortalidade.[7] Diretrizes atuais recomendam que o tempo porta-balão seja inferior a 90 minutos, e para aqueles pacientes que se apresentem dentro do período de maior sucesso da fibrinólise (até 3 horas do início da dor), o tempo porta-balão subtraído do tempo porta-agulha deve ser estimado em até 60 minutos. Não obstante, inúmeros outros fatores devem ser considerados nesse processo de decisão, como o tempo decorrido entre o início de sintomas e a apresentação no hospital, a extensão do infarto, o risco da trombólise e o fármaco disponibilizado (fibrino-específicos vs. estreptoquinase). Portanto, justifica-se a abordagem individualizada nas situações em que se vislumbra atraso na implementação da ICP primária, avaliando os prós e contras desta estratégia em relação à fibrinólise (Tabela 23.1.1).

Tabela 23.1.1 Prós e contras da angioplastia primária em comparação com a trombólise farmacológica.

Vantagens
- Altas taxas de patência do vaso "culpado" (> 90%);
- Menor mortalidade;
- Melhor função ventricular residual;
- Normalização mais rápida do ECG;
- Menor taxa de isquemia recorrente (reinfarto, angina, isquemia induzida pelo exercício);
- Sem fibrinólise sistêmica, reduzindo sangramentos;
- Melhor estratificação de risco pela angiografia, identificando rapidamente os pacientes com indicação de cirurgia de revascularização.

Desvantagens
- Maior custo em relação à estreptoquinase e alteplase;
- Só pode ser realizada em hospital com laboratório de hemodinâmica e médicos capacitados;
- Recanalização mais rápida que trombólise somente com equipes disponíveis 24 horas;
- Riscos e complicações próprios da intervenção percutânea;
- Arritmias de reperfusão mais comuns por reperfusão mais rápida.

A EXPERIÊNCIA DO CENTRO DE HEMODINÂMICA

Muitos dos resultados favoráveis da ICP primária não são observados na prática clínica diária: os resultados variam muito entre diversas instituições, relacionando-se intimamente ao volume anual de ICP primária de cada hospital. Esse fato é ilustrado por uma revisão comparativa entre ICP e fibrinólise que incluiu 62 mil pacientes de 446

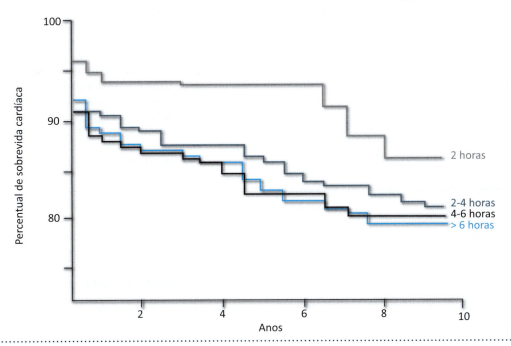

Figura 23.1.3 Em pacientes com IAM seguidos durante 13 anos, a sobrevida aos 30 dias e a longo prazo foi significativamente maior nos pacientes tratados com ICP primária em até 2 horas do início dos sintomas.
Adpatada de Brodie et al. J Am Coll Cardiol 1998;32:1312

hospitais nos EUA:[8] nessa revisão, a ICP primária reduziu a mortalidade no IAM em relação à fibrinólise nos centros de grande volume (≥ 49 procedimentos por ano, 3,4% *vs.* 5,4% $p < 0,001$) e médio volume (17 a 48 procedimentos anuais, 4,5% *vs* 5,9% $p < 0,001$); resultados semelhantes aos encontrados em grandes estudos randomizados. Em contraste, nos centros com menor volume (< 17 procedimentos anuais) não houve benefício em relação a mortalidade ($p = 0,5$), mas significativa taxa de redução de AVC. A II Diretriz Brasileira de Intervenção Coronária Percutânea recomenda que os centros intervencionistas habilitados realizem no mínimo mais de 75 casos de ICP eletiva e mais de 12 casos de ICP primária ao ano, para que sejam considerados aptos ao tratamento percutâneo do IAM.[9] Em centros com experiência menor, o fibrinolítico deve ser considerado como opção de tratamento.

Suporte de equipe de cirurgia cardíaca

Para melhor tratamento de complicações relacionadas com a intervenção coronária com balão, a presença de equipe de cirurgia cardíaca de retaguarda foi, por muito tempo, considerada condição indispensável para realização de ICP primária. No entanto, crescentes evidências vêm surgindo, demonstrando que a ICP primária, se realizada por operadores experientes, apresenta melhores resultados que a fibrinólise mesmo em centros sem cirurgia cardíaca de retaguarda.[10] Tais resultados são observados após o advento dos *stents* coronários, que reduziram de maneira drástica as taxas de oclusão aguda do vaso tratado. Os resultados entre essas duas estratégias de reperfusão no IAM em hospitais sem cirurgia cardíaca são evidenciados no estudo C-PORT, no qual 451 pacientes em vigência de IAMCSST foram randomizados para ICP ou fibrinólise.[11] Os pacientes submetidos à ICP obtiveram significativa redução do desfecho composto de morte, reinfarto e AVC (12,4% *vs.* 20%, $p = 0,03$) quando comparados à fibrinólise. Diretrizes atuais recomendam que haja um sistema de suporte a distância, funcionante e ativo, com retardo inferior a 60 minutos após sua ativação.[9]

Aspectos técnicos
Emprego dos *stents* farmacológicos

De maneira similar a outros cenários clínicos, a ICP primária realizada com implante de *stents* farmacológicos (SF) reduz as taxas de reestenose angiográfica e revascularização do vaso-alvo, quando comparados aos *stents* não farmacológicos (SNF). Tal fato é demonstrado tanto em diversos estudos randomizados[12-16] bem como em grandes registros contemporâneos.

No estudo HORIZONS,[17] 3.006 pacientes com IAMCSST foram randomizados para *stents* com paclitaxel ou *stents* não farmacológicos. Após um ano de acompanhamento, a ocorrência de eventos compostos por óbito, reinfarto, acidente vascular encefálico e trombose de *stent* foi similar entre os grupos (8,1% *vs.* 8%, $p = $ NS). Por sua vez, nova revascularização por reestenose clínica foi menos frequente nos pacientes submetidos ao implante de *stents* com paclitaxel (5,8% *vs.* 8,7%, respectivamente, HR 0,65, IC 95% 0,48-0,49), bem como os achados angiográficos definidores de reestenose binária.

Pelo menos três metanálises[18-20] de ensaios clínicos randomizados demonstram que a opção pelos *stents* farmacológicos no IAMCSST não se traduz em menores taxas de óbito, IAM ou trombose de *stents*, porém cursa com redução de novas revascularizações. Em metanálise[20] de 13 estudos randomizados (n = 7352) e 18 registros (n = 26521), foi demonstrado o benefício dos *stents* farmacológicos em reduzir as taxas de nova revascularização, sem prejuízo da segurança. Mais recentemente, estudos com SF de segunda geração, eluídos em everolimus ou biolimus, apresentam melhor perfil de segurança tardia em relação à redução significativa de trombose intra-*stent*, quando comparados aos SNF e aos SF de primeira geração. O estudo EXAMINATION avaliou 1504 pacientes com IAMCSST randomizando pacientes tratados com SNF *vs.* SF de segunda geração eluído com everolimus. Embora não se tenha encontrado diferença significativa em relação a mortalidade e reinfarto, houve redução de revascularização de lesão-alvo e de trombose intra-*stent* com a utilização de SF eluído com everolimus (2,1% *vs.* 5,0%, $p = 0,003$ e 0,5% *vs.* 1,9%, $p = 0,02$, respectivamente).[21] Já o estudo COMFORTABLE AMI, comparou o uso do SF eluído com biolimus e o SNF nesse cenário. Houve redução do desfecho composto de morte cardiovascular, reinfarto no vaso-alvo e revascularização de vaso-alvo com o uso do SF de segunda geração (4,4% *vs.* 8,7%, $p = 0,004$).[22]

Sendo assim, os SF de segunda geração estão formalmente indicados como *stents* de escolha na realização da angioplastia primária, nos mais diversos cenários anatômicos, por reduzir significativamente as taxas de reestenose, trombose e reinfarto quando comparados aos SNF e aos SF de primeira geração (eluídos por sirolimus e paclitaxel), atualmente obsoletos na prática intervencionista.[23] Considerações importantes incluem a necessidade de manutenção de terapia antiplaquetária dupla por pelo menos 12 meses e a identificação de pacientes que apresentem barreiras clínicas, sociais ou econômicas para o uso continuado desses fármacos. A avaliação da aderência e o entendimento dos pacientes a respeito da importância do uso continuado de antiplaquetários pode ser mais difícil em pacientes tratados em vigência de síndromes coronárias agudas. Em registro com 500 pacientes com IAMCSST, observou-se que, decorridos 30 dias da intervenção, cerca de 14% de pacientes tratados com *stents* farmacológicos suspenderam o uso da medicação prescrita; a não aderência relacionou-se com maior mortalidade ao final de 1 ano (7,5% *vs.* 0,7%, $p = 0,02$).[24]

Com base nesses resultados, o implante de *stents* farmacológicos de segunda geração é recomendado preferencialmente aos SNF na realização da angioplastia primária, com nível de recomendação I A em diretrizes recentes.[25]

Novos dispositivos adjuntos

A embolização distal de material trombótico e debris celulares a partir do sítio de obstrução coronária ocorre com frequência durante a ICP primária, com potencial comprometimento de fluxo coronário epicárdico e ao nível da microcirculação. Decorrente desse processo, o fenômeno de *no-reflow* é caracterizado por reperfusão miocárdica inadequada mesmo após a recanalização bem-sucedida da artéria epicárdica "culpada" pelo infarto. Cerca de 10 a 40% dos pacientes submetidos a ICP primária apresentam essa complicação[26] que pode associar-se a eventos clínicos adversos, como isquemia miocárdica prolongada, arritmias malignas e deterioração hemodinâmica.

Recentemente, diversos dispositivos vêm sendo testados para sua prevenção, os quais visam a redução da área infartada e a preservação da função ventricular esquerda (Figura 23.1.4). Esses dispositivos incluem cateteres de aspiração manual, filtros de proteção distal e sistemas de trombectomia ativa. A maioria dos estudos avaliam a eficácia desses dispositivos a partir da análise de índices de reperfusão miocárdica, sejam estes angiográficos (prevalência de fluxo TIMI 3 ao final do procedimento e *blush* miocárdico – indicador de fluxo na microcirculação – Tabela 23.1.2) ou eletrocardiográficos (resolução de supradesnivelamento de segmento ST). Estudos a respeito da utilidade de filtros de proteção distal e de sistemas de trombectomia ativa apresentam resultados contraditórios: a redução no tamanho do infarto e a melhoria no fluxo coronário epicárdico e na microcirculação não são observados de modo consistente.[27-29] A instalação desses dispositivos, ademais, pode representar atraso de 15 a 20 minutos na reperfusão, e pode ocorrer embolização distal durante a passagem dos materiais pelo trombo oclusivo.

Tabela 23.1.2 Graduação de fluxo coronário e *blush* miocárdico em artéria relacionada com o infarto. O grau de *blush* miocárdico se refere à medida densitométrica, semiquantitativa, o qual tem aparência de vidro moído na angiografia e ilustra a fase de perfusão tissular em um paciente com fluxo coronário epicárdico normal.

Graduação do fluxo coronário e do *blush* miocárdico	
TIMI 0	Sem fluxo anterógrado além do ponto de oclusão
TIMI I	O contraste ultrapassa o ponto de oclusão mas não opacifica totalmente o leito distal coronário
TIMI II	O contraste ultrapassa o ponto de oclusão e opacifica o leito distal coronário, porém o faz com velocidade retardada em comparação com leitos coronários não obstruídos
TIMI III	O fluxo anterógrado antes e depois da obstrução ocorre de maneira similar, *sem retardo de entrada ou clearance*
BLUSH 0	Sem *blush* miocárdico
BLUSH I	*Blush* miocárdico mínimo
BLUSH II	*Blush* miocárdico moderado, menor que o obtido em vaso não relacionado com o infarto
BLUSH III	*Blush* miocárdico normal quando comparado a vaso ipsi ou contralateral

Os cateteres de aspiração manual de trombo são dispositivos adjuntos à ICP primária úteis em reduzir a embolização de material trombótico, melhorando a perfusão da microcirculação. No entanto, em relação a desfechos de maior impacto, como mortalidade e reinfarto, os resultados são controversos. No estudo EXPIRA (n = 175),[30] o uso de cateter de aspiração associou-se a mais frequente observação de *blush* miocárdico 2/3 (88% *vs.* 60%, *p* < 0,001) e de resolução de supra de segmento ST aos 70 min. (64% *vs.* 39%, *p* < 0,001). O estudo TAPAS,[31] unicêntrico, prospectivo e randomizado avaliou o benefício da utilização de cateter de aspiração manual de trombo na melhoria da perfusão miocárdica. Antes mesmo da angiografia diagnóstica, 1.071 pacientes foram randomizados para realizar ICP primária com utilização de cateter de aspiração (n = 535) ou ICP sem a utilização do dispositivo (n = 536); o procedimento de aspiração foi efetivo em 73% dos casos. O desfecho primário (fluxo TIMI 0 ou 1 ao final da ICP, indicativo de insucesso) ocorreu em 17,1% dos pacientes tratados com aspiração adjuvante e em 26,3% daqueles submetidos à intervenção primária convencional (RR 0,65, IC 0,51 a 0,83, *p* < 0,001). Após 30 dias, as taxas de evento composto óbito, reinfarto e revascularização do vaso-alvo foi semelhante entre os grupos (6,8% *vs.* 9,4%, *p* = NS). Embora não desenhado especificamente para análise de eventos clínicos, ao final de 1 ano observou-se que as taxas de óbito de origem cardíaca (3,6% *vs.* 6,7%, *p* = 0,02) e composto de óbito de origem cardíaca e reinfarto (5,6% *vs.* 9,9%, *p* = 0,009) foram menos frequentes nos pacientes tratados com aspiração adjunta. Mais recentemente, dois estudos apresentaram resultados que questionam o uso não seletivo desses dispositivos. O estudo TASTE não encontrou diferença em relação ao desfecho mortalidade em 30 dias em mais de 7 mil pacientes randomizados, (*p* = 0,63) quando comparou um grupo tratado somente com ICP primária com outro que utilizou adicionalmente este dispositivo. Mesmo após o seguimento de um ano, não houve diferenças significativas em relação aos desfechos de mortalidade e reinfarto.[32,33] O maior estudo publicado sobre o tema randomizou mais de 10 mil pacientes para se comparar as estratégias de aspiração rotineira de trombos ou não durante a ICP primária. Não houve diferença em relação ao desfecho primário composto de mortalidade cardiovascular, reinfarto, choque cardiogênico ou sintomas de insuficiência cardíaca em repouso aos 180 dias de seguimento (6,9% *vs.* 7,0% respectivamente, *p* = 0,86). Como conclusão desses estudos, não se indica atualmente a aspiração rotineira manual de trombos coronários durante a ICP primária, ficando esta estratégia reservada para casos que se apresentem com alta carga trombótica em uma artéria não prontamente reperfundida após a passagem da corda-guia.

INTERVENÇÃO CORONÁRIA PERCUTÂNEA APÓS FIBRINÓLISE

O contínuo desenvolvimento da técnica e dos instrumentais, como o implante de *stents*, o acesso radial e a terapia farmacológica – que inclui o uso de inibidores da glicoproteína IIbIIIa, tienopiridínicos potentes, novos antitrombóticos – têm propiciado melhores resultados angiográficos e clínicos da intervenção coronariana percutânea após a fibrinólise. Nessa situação, duas estratégias se distinguem: a ICP de resgate e a ICP rotineira pós-fibrinólise, por vezes denominada ICP adjunta.

Intervenção coronária percutânea de resgate

A intervenção coronária de resgate refere-se à estratégia que inclui coronariografia visando intervenção mecânica por meio de cateteres-balão, *stents* e outros dispositivos, indicada na situação em que a artéria coronária permanece ocluída mesmo após o tratamento fibrinolítico. Fundamenta-se no conhecimento de que a falência da terapia fibrinolítica em restaurar o fluxo coronário da artéria relacionada com o infarto é comum e associa-se a pior evolução prognóstica, situação na qual a recanalização por meio da ICP poderia trazer benefícios clínicos adicionais.

O diagnóstico de reperfusão pós-fibrinólise é classicamente firmado quando ocorre alívio de dor, resolução completa do supra de ST e arritmias ventriculares características. A ausência desses sinais, contudo, não indica necessariamente que a reperfusao não tenha ocorrido. Na prática, a ausência de reperfusão é de modo usual caracterizada quando, após 60 a 90 minutos do início de infusão do trombolítico, o paciente permanece com dor torácica e a resolução do supradesnivelamento do segmento ST é < 50% quando avaliada na derivação com maior supradesnivelamento inicial.[34,35]

Antes do advento de farmacologia adjunta mais moderna e do emprego de *stents*, os resultados da ICP de resgate mostravam-se insatisfatórios.[2] Em alguns estudos, a estratégia consistia em realizar angiografia rotineira em todos os pacientes após 90 min. da infusão do trombolítico, com ICP se os achados indicassem insucesso (fluxo coronário TIMI 0/1); altas taxas de sangramento e de complicações isquêmicas após a intervenção eram observadas. Mais recentemente, os estudos MERLIN[36] e REACT[37] trouxeram novos horizontes nesse cenário. Ambos os estudos utilizaram critérios atuais de indicação de ICP de resgate, com base na resolução do supradesnível do ST. No estudo MERLIN (The Middlesbrough Early Revascularization to Limit Infarction), 307 pacientes com infarto e ausência de reperfusão após a trombólise (89% dos casos com estreptoquinase) e com ΔT < 10 horas, foram randomizados para tratamento conservador ou transferência para realização de coronariografia, seguida de ICP de resgate, se apropriada. A mortalidade em 30 dias foi similar em ambos os grupos (9,8% *vs.* 11%; *p* = 0,7). O grupo da ICP de resgate apresentou resultado favorável no desfecho secundário, ou seja, óbito, reinfarto, AVC, nova revascularização e insuficiência cardíaca combinados (37,3% *vs.* 50%; *p* = 0,02), sobretudo pela menor ocorrência de revascularizações (6,5% *vs.* 20%; *p* < 0,01). No estudo REACT (n = 427), a ocorrência dos desfechos primários óbito, reinfarto, AVC e insuficiência cardíaca aos seis meses também foi menos frequente no grupo submetido a ICP de resgate (13,8%) quando comparado a indivíduos submetidos a nova fibrinólise (25,6%) ou tratamento conservador (22,4%, *p* = 0,05 para os três grupos).

Nesses estudos, muitos dos pacientes se apresentavam com as artérias coronárias patentes à angiografia, refletindo a inacurácia do diagnóstico clínico e eletrocardiográfico em apontar a ocorrência ou não de reperfusão após a fibrinólise. Cerca de 54% dos pacientes do estudo MERLIN e 74% dos pacientes do estudo REACT necessitaram de ICP por não alcançarem fluxo TIMI III com a terapia fibrinolítica. As taxas de sucesso do procedimento foram altas, muito se devendo ao emprego de *stents* coronários e terapia adjunta com tienopiridínicos e inibidores da glicoproteína IIb/III. Quando estes e outros estudos são agrupados em uma metanálise[38] (Figura 23.1.5), observa-se a eficácia desse tipo de intervenção quando comparada ao tratamento conservador, com redução de 35% no risco relativo de óbito (10,4% *vs.* 7,3%, *p* = 0,09), redução significativa de reinfarto (10,7% *vs.* 6,1%, *p* = 0,04) e da incidência de insuficiência cardíaca.

Deve-se levar em conta que a grande maioria dos pacientes incluídos nesses estudos eram de alto risco, portanto, julgamento clínico criterioso deve nortear tanto o estabelecimento do diagnóstico de não reperfusão quanto a indicação de ICP de resgate. Nos pacientes considerados de menor risco, os benefícios da ICP de resgate devem ser confrontados aos riscos de sangramentos – uma vez que o uso de antitrombóticos e inibidores de glicoproteína IIbIIIa são comumente requeridos durante ICP de resgate. Portanto, essa estratégia deve ser considerada quando há evidências clínicas e eletrocardiográficas de infarto de maior extensão (IAM anterior, IAM inferior e de VD, IAM inferolateral ou dorsal) e nas situações nas quais o procedimento possa ser realizado ainda nas primeiras 12 horas após o início dos sintomas (Figura 23.1.5).

Intervenção coronária de rotina após fibrinólise

Ensaios clínicos recentes têm demonstrado resultados favoráveis com a realização de angiografia rotineira e ICP (se apropriada) após a fibrinólise, independentemente da ocorrência ou não de reperfusão. O lógico para a aplicação dessa estratégia se deve ao fato de que muitos dos pacientes apresentam à angiografia redução do fluxo coronário na artéria relacionada com o infarto, mesmo após o sucesso clínico da fibrinólise. Sabe-se que, embora a fibrinólise com agentes fibrinoespecíficos possa restaurar a patência (fluxo TIMI II ou III) em cerca de 80% das artérias relacionadas com o IAM, em 50% delas a completa normalização do fluxo sanguíneo (fluxo TIMI III) não é alcançada – e somente nessa situação o benefício clínico dos fibrinolíticos é assegurado, conforme demonstrado em grandes estudos.[39]

No estudo GRACIA-1,[40] 500 pacientes foram incluídos após receberem dose plena de fibrinolítico, sendo randomizados para angiografia e ICP de maneira sistemática ou angiografia apenas nos casos de isquemia residual, em um prazo de até 24 horas após o IAM. Em um ano, a estratégia de ICP sistemática associou-se à redução significativa do desfecho primário composto de morte, reinfarto e revascularização guiada por isquemia (23% *vs.* 51%, *p* = 0,0008), sem acarretar maiores taxas de sangramento e determinando ainda hospitalizações mais breves.

O estudo SIAM-III[41] avaliou o potencial benefício de coronariografia precoce e ICP se encontrada reperfusão incompleta ou estenose residual de pelo menos 70% à angiografia. Todos os pacientes foram submetidos à reperfusão com reteplase e então randomizados para angiografia precoce (dentro de 6 horas) ou mais tardiamente, com uma média de 11 dias após o IAM. Ao final de seis meses, no grupo da angiografia precoce observou-se redução signifi-

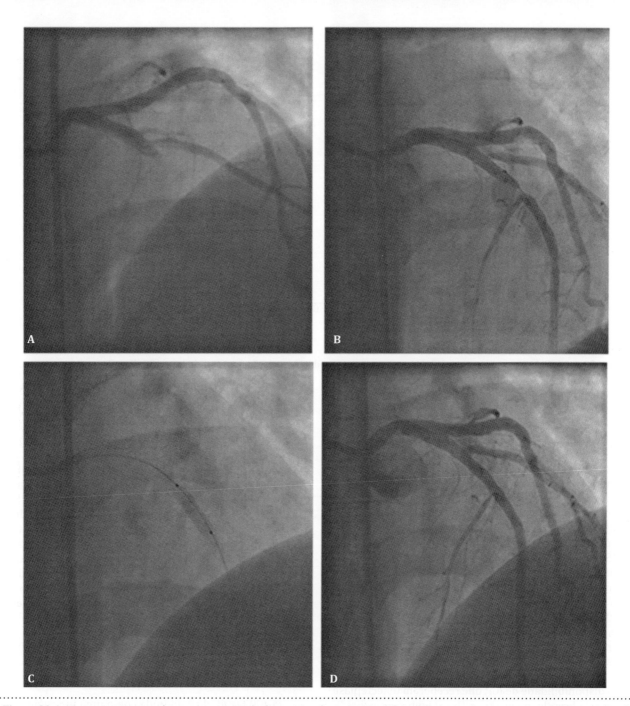

■ **Figura 23.1.4** Intervenção coronária com emprego de dispositivo de aspiração. **(A)** Artéria descendente anterior ocluída em 1/3 médio, fluxo distal TIMI 0. **(B)** Aspecto angiográfico após aspiração de material trombótico, evidenciando-se lesão severa junto ao ramo septal. **(C)** Implante de *stent* farmacológico; **(D)** resultado angiográfico final, com fluxo TIMI.

cativa do desfecho composto de morte, reinfarto, isquemia recorrente e revascularização do vaso-alvo, que se deveu sobretudo pela redução de eventos isquêmicos (26% *vs* 51%, *p* = 0,001). Em situação que mais se aproxima do mundo real, o registro FAST-MI[42] avaliou as taxas de sobrevida de 1.714 pacientes que receberam ICP primária, fibrinólise seguida de ICP de rotina ou que não foram submetidos à reperfusão. A média de tempo entre a fibrinólise e a ICP adjunta foi de 220 minutos. Não houve, ao final de um ano, diferença estatisticamente significativa em relação à mortalidade precoce e tardia entre os grupos submetidos à reperfusão.

Outro ensaio clínico, o CARESS-in-AMI,[43] avaliou a estratégia de reperfusão ótima em 600 pacientes com IAMCSST com pelo menos uma característica de alto risco (elevação importante do segmento ST, novo BRE, IAM prévio, Killip classe > II ou fração de ejeção < 35%), que a princípio foram admitidos em hospitais sem disponibili-

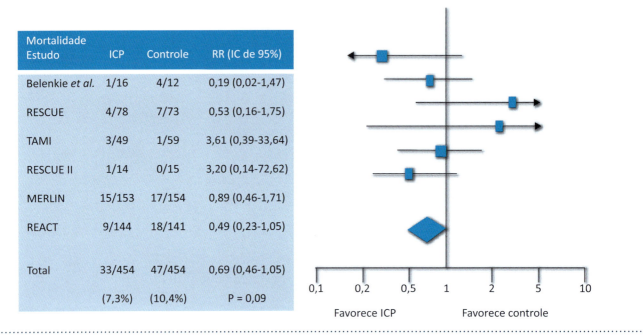

Figura 23.1.5 ICP de resgate comparada ao tratamento conservador em relação à mortalidade aos 30 dias. Os pacientes submetidos à ICP de resgate apresentaram mortalidade significativamente menor.
ICP (intervenção Coronária Percutânea); IC (intervalo de Confiança).
Extraída de Diretrizes da Sociedade Brasileira de Cardiologia - Intervenção Coronária Percutânea e Métodos Adjuntos Diagnósticos em Cardiologia Intervencionista – II edição – 2008.

dade de hemodinâmica. Os pacientes selecionados – todos medicados com aspirina, reteplase, heparina e abciximab – foram randomizados para transferência imediata para um centro com disponibilidade de ICP ou transferência somente se evidenciada falha de reperfusão com o fibrinolítico. A média de tempo entre a fibrinólise e a ICP foi de 125 minutos. Houve redução significativa do desfecho composto de morte, reinfarto e isquemia recorrente no grupo que recebeu intervenção sistemática (4,4% vs. 10,7% p = 0,004). Não foram observadas diferenças nas taxas de sangramento maior (3,4% vs. 2,3%, respectivamente, p = 0,47) e acidente vascular encefálico (0,7% vs. 1,3%, p = 0,50) entre os grupos.

Mais recentemente, o estudo TRANSFER-AMI[43] randomizou 1.059 pacientes que se apresentavam em um hospital sem disponibilidade de ICP, que receberam tenecteplase dentro de 2 horas do início da dor. Os pacientes eram divididos em um grupo que era imediatamente transferido para centro hospitalar com disponibilidade de hemodinâmica capaz de realizar a ICP em até 6 horas após o tratamento fibrinolítico, e outro grupo que era transferido somente em caso de ICP de resgate ou após 24 horas do evento. Em 30 dias, houve redução do desfecho composto primário de morte, reinfarto, isquemia recorrente, surgimento ou piora de ICC e choque cardiogênico no grupo da transferência imediata em comparação ao grupo de tratamento padrão (11% vs. 17,2%, p = 0,004).

De acordo com essas novas evidências, diretrizes atualizadas recomendam que pacientes com IAMCSST que se apresentarem em centros sem possibilidade de oferecer ICP primária devem ser direcionados para transferência imediata a hospital habilitado ou para a fibrinólise. Tal decisão deve ser baseada em inúmeros fatores, como a duração dos sintomas, o risco de terapia fibrinolítica, o tempo até a transferência, a possibilidade de evolução para choque cardiogênico etc. Naqueles indivíduos submetidos à terapia fibrinolítica, a transferência para um hospital com hemodinâmica é recomendada dentro de um período de 24 horas após a fibrinólise, para a realização de coronariografia e ICP se necessário, tendo como tempo-ouro para a realização do procedimento o período entre 3 e 24 horas após a realização da fibrinólise.[25]

INTERVENÇÃO CORONÁRIA PERCUTÂNEA FACILITADA

A ICP facilitada é definida como uma intervenção percutânea planejada dentro de 12 horas do início da dor torácica, logo após uma intervenção farmacológica que objetiva a dissolução do trombo oclusivo, servindo como "ponte" para a angioplastia. Doses plenas de fibrinolíticos, doses reduzidas de fibrinolíticos associadas a inibidores da glicoproteína IIb/IIIa ou inibidores da glicoproteína IIb/IIIa foram testadas isoladamente para a facilitação de ICP. A evidência indireta que deu suporte à realização de estudos nesse cenário veio da série de estudos PAMI,[44] demonstrando que, nos 16% dos pacientes que se apresentavam com fluxo TIMI III pré-intervenção (reperfusão espontânea), a evolução clínica e os resultados angiográficos foram superiores em comparação aos resultados dos indivíduos que apresentavam-se com fluxo reduzido.

ICP após dose plena ou metade da dose de fibrinolítico

O estudo ASSENT-4[45] selecionou pacientes com IAMCSST nas primeiras 6 horas de apresentação submetidos à terapia fibrinolítica com dose plena de tenecteplase ou placebo antes da ICP primária. O estudo foi interrompido precocemente após randomização de 1.667, em razão de ter sido observado aumento na mortalidade no grupo randomizado para fibrinólise (6% *vs.* 3%); maiores taxas de AVC, reinfarto e revascularização do vaso-alvo também foram notadas.

ICP após metade da dose de fibrinolítico e inibidores de glicoproteína IIb/IIIa

O estudo mais robusto que avaliou essa modalidade de facilitação foi o FINESSE.[46] Mais de 2 mil pacientes foram randomizados e receberam abciximab com metade da dose-padrão de reteplase ou abciximab sem reteplase antes da ICP. Não foram notadas diferenças em relação ao desfecho primário composto de óbito, ICC e choque cardiogênico após 90 dias de seguimento. No entanto, o grupo da ICP facilitada apresentou maiores taxas de sangramento TIMI maior e menor.

Baseado nesses estudos, não há evidências de que haja benefício clínico significativo nas estratégias de intervenção facilitada até então testadas.

INTERVENÇÃO CORONÁRIA PERCUTÂNEA TARDIA NO IAM

Fisiopatologicamente, é esperado que as terapias de reperfusão coronária propiciem salvamento miocárdico apenas quando implementadas ainda nas primeiras horas do infarto, antes que a necrose tecidual tenha ocorrido. Potenciais benefícios da recanalização tardia da artéria culpada, como a melhoria da função ventricular esquerda, maior estabilidade elétrica e fornecimento futuro de vasos colaterais para outros leitos, protegendo-os quanto a eventos futuros, fundamentam a "teoria da artéria aberta".[47] No estudo BRAVE-2,[48] um total de 365 pacientes com IAM entre 12 e 48 horas de evolução e já assintomáticos foram randomizados para estratégia que incluía ICP da artéria "culpada" ou tratamento conservador inicial. Como desfecho primário, foi analisado o tamanho do infarto conforme a cintilografia miocárdica com tecnécio, realizada 5 a 10 dias após o evento. Nesse estudo, menor área de infarto foi demonstrada naqueles pacientes tratados com ICP (8% *vs.* 13%, *p* < 0,001). No estudo TOSCA-2, verificou-se também se a recanalização tardia da artéria "culpada" poderia resultar em melhora da função ventricular.[47] Mesmo com altas taxas de sucesso da ICP e maior patência coronária naqueles pacientes submetidos à ICP ao final de um ano (83% *vs.* 25%, *p* < 0,0001), ambos os grupos apresentaram melhora equivalente da fração de ejeção do VE (4,2% *vs* 3,5%, p = 0,47), atribuída em parte à alta aderência aos inibidores da ECA e betabloqueadores.

O estudo OAT (*Occluded Artery Trial*), feito com 2.166 pacientes, testou a hipótese de que a ICP do vaso relacionado com o infarto, de 3 a 28 dias após o evento inicial, poderia reduzir desfechos clínicos como óbito, reinfarto e insuficiência cardíaca refratária.[49] Pacientes clinicamente estáveis, submetidos ou não à fibrinólise na fase aguda do IAM, foram randomizados para terapia medicamentosa isolada ou associada à ICP. Como critérios de inclusão, exigia-se que a artéria culpada pelo IAM apresentasse fluxo TIMI 0 ou I e que a fração de ejeção (FEVE) fosse < 50%; indivíduos com angina limitante, isquemia em provas funcionais, lesões importantes de tronco de coronária esquerda ou multiarteriais e insuficiência renal ou insuficiência cardíaca foram excluídos. Após quatro anos de seguimento, não foram observadas diferenças significativas entre os grupos intervenção e tratamento clínico no que se refere ao desfecho primário (17,2% *vs.* 15,6%, respectivamente, *p* = 0,20) e mortalidade (9,1% *vs.* 9,4%, *p* = 0,83). Nesse estudo, apenas 20% dos pacientes haviam recebido terapia fibrinolítica prévia, 67% apresentavam ondas Q ao eletrocardiograma – sugestivas de necrose significativa já instalada – e 90% haviam sido submetidos a teste funcional sem a demonstração ou com evidências apenas discretas de isquemia miocárdica persistente. Com base nesses dados, diretrizes nacionais e internacionais recomendam atualmente que a ICP de vaso coronário ocluído não deva ser indicada rotineiramente em pacientes assintomáticos pós-IAM.[9] A presença de isquemia miocárdica residual após o infarto, contudo, pode identificar pacientes que se beneficiam de intervenção coronária.

VIA DE ACESSO PARA A REALIZAÇÃO DA ICP PRIMÁRIA

Notadamente, o uso da via arterial radial para a realização da ICP primária tem se demonstrado como a mais segura para a realização do procedimento, em um contexto clínico de maior probabilidade de ocorrência de complicações hemorrágicas. O estudo RIVAL demonstrou menor incidência de sangramento periprocedimento e mortalidade com o uso da via radial em comparação à femoral nos pacientes com IAMCSST.[50] Já o estudo RIFLE-STEACS, desenhado especificamente para avaliar a via radial no contexto da ICP primária, demonstrou redução significativa do desfecho composto de mortalidade cardiovascular, AVE, sangramento grave e revascularização de vaso-alvo, com o uso da via radial em comparação à via femoral (13,6% *vs.* 21%, *p* = 0,003), principalmente às custas de redução de mortalidade cardiovascular e sangramento.[51] Esses estudos demonstram que a via radial é a de escolha para a realização da ICP primária, por apresentar maior segurança em um contexto de uso plural de medicamentos antitrombóticos e antiplaquetários. Alguns pontos devem ser ressaltados em relação à escolha do acesso arterial para a realização da ICP primária:

- O acesso de maior familiaridade do operador deve ser o escolhido, a fim de não se retardar o tempo de reperfusão.
- A utilização plena do acesso radial requer uma curva de aprendizagem, a qual tem impacto direto no potencial beneficio dessa via. Portanto, em pacientes com maior desafio anatômico, como idosos,

obesos com baixa estatura e pacientes com outras deformidades torácicas, essa via deve ser utilizada de rotina somente após curva de aprendizagem em situações mais favoráveis.

- Em pacientes que se apresentam com choque cardiogênico, a utilização da via femoral pode ser benéfica pois pode ser utilizada para o implante de outros dispositivos, como o balão intra-aórtico e *devices* de assistência circulatória.

TRATAMENTO DE LESÕES NÃO CULPADAS

A artéria culpada no IAMCSST deve ser sistematicamente tratada. Um debate atual e controverso é quando intervir em demais lesões críticas não culpadas pelo evento agudo. O estudo PRAMI comparou o tratamento de lesões não culpadas no momento da intervenção primária com o tratamento da lesão culpada somente em 465 pacientes. O tratamento preventivo de lesões não culpadas no momento da ICP primária resultou em diminuição significativa do desfecho composto de mortalidade, reinfarto e angina refratária ($p < 0,001$), principalmente às custas de redução de reinfarto. No entanto, o grupo-controle não passou por intervenção de outras lesões de modo estagiado, estratégia realizada comumente na prática clínica.[52] De maneira geral, indica-se a estratégia de intervenção em múltiplas lesões durante a ICP primária caso estas apresentem aspectos angiográficos de instabilidade (trombos, ulcerações, lesões muito críticas), pacientes com choque cardiogênico ou com acesso arterial difícil.

SUMÁRIO DE RECOMENDAÇÕES

- A ICP primária com o uso de *stents* coronários apresenta, em geral, melhores resultados que a fibrinólise.
- A superioridade da ICP primária sobre a fibrinólise tem relevância clínica em relação à redução de mortalidade quando considerado o intervalo de 3 a 12 horas após o início dos sintomas.
- Em pacientes que se apresentam com choque cardiogênico consequente ao IAM, a ICP primária é o tratamento de escolha.
- A ICP primária utilizando *stents* é mais eficaz que a ICP com uso do cateter-balão isolado, sobretudo por reduzir as taxas de angina recorrente e a revascularização do vaso-alvo.
- O uso de *stents* farmacológicos é recomendado por reduzir a taxa de revascularização do vaso-alvo e de trombose intra-*stent* quando comparado aos *stents* não farmacológicos.
- O tempo entre a chegada do paciente ao hospital e a realização da ICP primária é fundamental para determinar o benefício dessa estratégia, com os melhores resultados ocorrendo com a realização da ICP em até 90 minutos.
- Pacientes que se apresentam em hospitais sem centro de intervenção podem se beneficiar do transporte para ICP, quando o retardo para a realização da ICP não é superior a 60 a 90 minutos do tempo estimado de início do tratamento fibrinolítico (tempo porta-balão – tempo porta-agulha < 90 minutos).
- A ICP primária pode ser realizada em hospitais sem disponibilidade de cirurgia cardíaca de retaguarda, desde que esses hospitais tenham um número mínimo de ICPs ao ano, com pelo menos 12 intervenções primárias ao ano por intervencionista.
- A ICP de artéria totalmente ocluída, realizada tardiamente após o infarto, não é recomendada na ausência de isquemia documentada.
- A ICP de resgate é recomendada quando há evidência de falência da trombólise, por critérios clínicos e/ou eletrocardiográficos.
- A angiografia de rotina em até 24 horas após o evento é recomendada nos pacientes que receberam fibrinolítico, com aplicação de ICP quando indicada, bem como naqueles que se apresentarem com isquemia espontânea ou induzida durante a internação hospitalar.
- A angiografia seguida de ICP deve ser realizada imediatamente durante a internação hospitalar diante de qualquer sinal de instabilidade hemodinâmica ou elétrica em paciente que tenha ou não recebido trombolítico.
- O uso da via de acesso radial é recomendado para reduzir o potencial de complicações hemorrágicas periprocedimento.

REFERÊNCIAS BIBLIOGRÁFICAS

1. DeWood MA, Spores J, Notske R, Mouser LT, Burroughs R, Golden MS, et al. Prevalence of total coronary occlusion during the early hours of transmural myocardial infarction. N Engl J Med. 1980;303:897-902.
2. 2007 Focused Update of the ACC/AHA/SCAI 2005 Guideline Update for Percutaneous Coronary Intervention American College of Cardiology/American Heart Association Task Force on ractice Guidelines, 2007 Writing Group to Review New Evidence and Update the ACC/AHA/SCAI 2005 Guideline Update for Percutaneous Coronary Intervention, Writing on Behalf on the 2005 Writing Committee, Spencer B. King, III, Sidney C. Smith, JR, John W. hirshfeld, Jr, Alice K. Jacobs, Douglass A. Morrison, and David O. Williams. Am Coll Cardiol. 2008;51;72-209.
3. Keeley EC, Boura JA, Grines CL. Primary angioplasty versus intravenous thrombolytic therapy for acute myocardial infarction: a quantitative review of 23 randomised trials. Lancet. 2003; 361:13-20.
4. Goldenberg I, Matetzky S, Halkin A, et al. Primary angioplasty with routine stenting compared with thrombolytic therapy in elderly patients with acute myocardial infarction. Am Heart J. 2003;145:863-7.
5. Tamis-Holland JE, Palazzo A, Stebbins AL, et al. Benefits of direct angioplasty for women and men with acute myocardial infarction: results of the Global Use of Strategies to Open occluded Arteries in Acute Coronary Syndromes Angioplasty (GUSTO II-B) Angioplasty Substudy. Am Heart J. 2004;147:133-9.
6. Anderson JL, Karagounis LA, Califf RM. Metaanalysis of five reported studies on the relation of early coronary patency grades with mortality and outcomes after acute myocardial infarction Am J Cardiol. 1996;78:1-8.

7. Nalbarmoth u BK, Battes ER. Percutaneóus coronary intervention versus fibrinolytic therapy in acute myocardial infarction: is timing (almost) everything? Am J Cardiol. 2003 oct;1;92(7):824-6.

8. Magid DJ, Calonge BN, Rumsfeld JS, et al. Relation between hospital primary angioplasty volume and mortality for patients with acute MI treated with primary angioplasty vs thrombolytic therapy. JAMA. 2000 Dec;27;284(24): 3131-8.

9. Sociedade Brasileira de Cardiologia e Sociedade Brasileira de Hemodinâmica e Cardiologia Intervencionista. Diretrizes de intervenção coronária percutânea e métodos adjuntos diagnósticos em cardiologia intervencionista. Rev Bras Cardiol Invas. 2008;16(Supl 2):9-88.

10. Wennberg DE, Lucas FL, Siewers AE, et al. Outcomes of percutaneous coronary interventions performed at centers without and with onsite coronary artery bypass graft surgery. JAMA. 2004 Oct;27;292(16):1961-8.

11. Aversano T, Aversano LT, Passamani E, et al. Thrombolytic therapy vs primary percutaneous coronary intervention for myocardial infarction in patients presenting to hospitals without on-site cardiac surgery: a randomized controlled trial. JAMA. 2002 Apr;17;287(15):1943-51.

12. Spaulding C, Henry P, Teiger E, et al. Sirolimus-eluting versus uncoated stents in acute myocardial infarction. N Engl J Med. 2006 Sep;14;355(11):1093-104.

13. Laarman GJ, Suttorp MJ, Dirksen MT, et al. Paclitaxel-eluting versus uncoated stents in primary percutaneous coronary intervention. N Engl J Med. 2006 Sep;14;355(11):1105-13.

14. Valgimigli M, Percoco G, Malagutti P, et al. Tirofiban and sirolimus-eluting stent vs abciximab and bare-metal stent for acute myocardial infarction: a randomized trial. JAMA. 2005 May;4;293(17):2109-17.

15. Menichelli M, Parma A, Pucci E, et al. Randomized trial of Sirolimus-Eluting Stent versus bare-metal stent in Acute Myocardial Infarction (SESAMI). Am Coll Cardiol. 2007 May;15;49(19):1924-30.

16. Valmigli M, Campo G, Arcozzi C. Two-year clinical follow-up after sirolimus-eluting versus bare-metal stent implantation:results from STRATEGY study. J Am Coll Cardiol. 2007 Jul;10;50(2):138-45

17. Stone GW, Lansky AJ, Pocock SJ, et al. Paclitaxel-eluting stents versus bare-metal stents in acute myocardial infarction. N Engl J Med. 2009 May;7;360(19):1946-59.

18. Pasceri V, Patti G, Speciale G, Pristipino C, Richichi G, Di Sciascio G. Meta-analysis of clinical trials on use of drug--eluting stents for treatment of acute myocardial infarction. Am Heart J. 2007;153:749-54.

19. Kastrati A, Dibra A, Spaulding C, Laarman GJ, Menichelli M, Valgimigli M, et al. Meta-analysis of randomized trials on drug-eluting stents vs. bare-metal stents in patients with acute myocardial infarction. Eur Heart J. 2007;28: 2706-13.

20. Brar SS, Leon MB, Stone GW, Mehran R, Moses JW, Brar SK, Dangas G. Use of drug-eluting stents in acute myocardial infarction: a systematic review and meta-analysis. J Am Coll Cardiol. 2009 May;5;53(18):1677-89.

21. Sabate M, Cequier A, Iniguez A, et al. Everolimus-eluting stent vs. bare-metal stent in ST-segment elevation myocardial infarction (EXAMINATION): 1 year results of a randomised controlled trial. Lancet 2012;380(9852):1482–1490.

22. Raber L, Kelbaek H, Ostojic M, ET AL. Effect of biolimus--eluting stents with Biodegradable polymer vs.bare-metal stents on cardiovascular events among patients with acute myocardial infarction: the COMFORTABLE AMI randomized trial. JAMA 2012;308(8): 777–787.

23. Sabate M, Raber L, Heg D, ET AL. Comparison of Newer- Generation Drug-Eluting With Bare-Metal Stents in Patients With Acute ST-Segment Elevation Myocardial Infarction: A Pooled Analysis of the EXAMINATION (clinical Evaluation of the Xience-V stent in Acute Myocardial INfArc- TION) and COMFORTABLE-AMI (Comparison of Biolimus Eluted From an Erodible Stent Coating With Bare Metal Stents in Acute ST-Elevation Myocardial Infarction) Trials. JACC Cardiovasc Interv 2014;7 (1):55–63.

24. Spertus JA, Kettelkamp R, Vance C, Decker C, Jones PG, Rumsfeld JS, et al. Prevalence, predictors, and outcomes of premature discontinuation of thienopyridine therapy after drug-eluting stent placement: results from the PREMIER registry. Circulation. 2006;113:2803-9.

25. Windecker S, Kolh P, Alfonso F, et al. 2014 ESC/EACTS guidelines on myocardial revascularization: The Task Force on Myocardial Revascularization of the European Society of Cardiology (ESC) and the European Association for Cardio- Thoracic Surgery (EACTS) developed with the special contribution of the European Association of Percutaneous Cardiovascular Interventions (EAPCI). Eur Heart J. 2014;35:2541–2619.

26. Sorajja P, Gersh BJ, Costantini C, et al. Combined prognostic utility of ST-segment recovery and myocardial blush after primary percutaneous coronary intervention in acute myocardial infarction. Eur Heart J. 2005;26:667-74.

27. Ali A, Cox D, Dib N, Brodie B, Berman D, Gupta N, et al. Rheolytic thrombectomy with percutaneous coronary intervention for infarct size reduction in acute myocardial infarction: 30-day results from a multicenter randomized study. J Am Coll Cardiol. 2006;48:244-52.

28. Bavry AA, Kumbhani DJ, Bhatt DL. Role of adjunctive thrombectomy and embolic protection devices in acute myocardial infarction: a comprehensive meta-analysis of randomized trials. Eur Heart J. 2008;29:2989-3001.

29. Burzotta F, De Vita M, Gu YL, Biondi-Zoccai GG, Trani C, Romagnoli E, et al. Clinical impact of thrombectomy in acute ST-elevation myocardial infarction: an individual patient-data pooled analysis of 11 trials. Eur Heart J. 2009;30:2193-203.

30. Sardella G, Mancone M, Bucciarelli-Ducci C, Agati L, Scardala R, Carbone I, et al. Thrombus aspiration during primary percutaneous coronary intervention improves myocardial reperfusion and reduces infarct size: the EXPIRA (thrombectomy with export catheter in infarct-related artery during primary percutaneous coronary intervention) prospective, randomized trial. J Am Coll Cardiol. 2009;53:309-15.

31. Svilaas T, Vlaar PJ, van der Horst I, Diercks GF, de Smet BJ, van den Heuvel AF, et al. Thrombus aspiration during primary percutaneous coronary intervention. N Engl J Med. 2008;358:557-67.

32. Frobert O, Lagerqvist B, Olivecrona GK, ET AL. Thrombus aspiration during ST-segment elevation myocardial infarction. N Engl J Med 2013;369(17):1587–1597.

33. Lagerqvist B, Frobert O, Olivecrona GK, ET AL. Outcomes 1 year after thrombus aspiration for myocardial infarction. N Engl J Med. 2014;371(12):1111-20.

34. Kushner FG, Hand M, Smith S. et al. 2009 Focused Updates:ACC/AHA Guidelines for the Management of Patients With ST-Elevation Myocardial Infarction. J Am. Coll Cardiol. 2009;54;2205-241.

35. ESC GUIDELINES-Management of aucte myocardial infarction in patients presenting with persistent ST -segment elevation. Eur Heart J. 29, 2909-2945.

36. Sutton AG, Campbell PG, Graham R, et al. A randomized trial of rescue angioplasty versus a conservative approach for failed fibrinolysis in ST-segment elevation myocardial infarction: the Middles-brough Early Revascularization to Limit Infarction (MERLIN) trial. J Am Coll Cardiol. 2004;44:287-96.

37. Gershlick AH, Stephens-Lloyd A, Hughes S, et al. Rescue angioplasty after failed thrombolytic therapy for acute myocardial infarction. N Engl J Med. 2005;353:2758-68.

38. Wijeysudera HC, Vijayaraghavan R, Nallamothu BK, et al. Rescue angioplasty or repeat fibrinolysis after fibrinolytic therapy for ST-segment elevation myocardial infarction: a meta-analysis of randomized trials. Am Coll Cardiol. 2007;49:422-30.

39. Collet JP, Montalecot G, Le May M, et al. Percutaneous coronary intervention after fibrinolysis: a multiple meta-analyses approach according to the type of strategy. J Am Coll Cardiol. 2006;48:1326-35.

40. Fernandez-Aviles F, Alonso JJ, Castro-Beiras A, et al. Routine invasive strategy within 24 hours of thrombolysis versus ischaemia-guided conservative approach for acute myocardial infarction with ST-segment elevation (GRACIA-1): a randomised controlled trial. Lancet. 2004 Sep;18;364(9439):1045-53.

41. Scheller B, Hennen B, Hammer B, et al. Beneficial effects of immediate stenting after thrombolysis in acute myocardial infarction. J Am Coll Cardiol. 2003 Aug;20;42(4):634-41.

42. Danchin N, Coste P, Ferrieres J, et al. Comparison of thrombolysis followed by broad use of percutaneous coronary intervention with primary percutaneous coronary intervention for ST-segment-elevation acute myocardial infarction: data from the French registry on Acute ST-elevation myocardial infarction (FAST-MI). Circulation. 2008 Jul;15;118(3):268-76.

43. Di Mario C, Dudek D, Piscione F, et al. Immediate angioplasty versus standard therapy with rescue angioplasty after thrombolysis in the Combined Abciximab REteplase Stent Study in Acute Myocardial Infarction (CARESS-in-AMI): an open, prospective, randomised, multicentre trial. Lancet. 2008 Feb;16;371(9612):559-68.

44. Schweiger MJ, Cannon CP, Murphy SA, et al. Early coronary intervention following pharmacologic therapy for acute myocardial infarction (the combined TIMI 10B-TIMI 14 experience). Am J Cardiol. 2001 Oct 15;88(8):831-6.

45. Primary versus tenecteplase-facilitated percutaneous coronary intervention in patients with ST-segment elevation acute myocardial infarction (ASSENT-4 PCI): randomised trial. Lancet. 2006 Feb;18;367(9510):569-78.

46. Ellis SG, Tendera M, de Belder MA, et al. Facilitated PCI in patients with ST-elevation myocardial infarction. N Engl J Med. 2008 May;22;358(21):2205-17.

47. Dzavik V, Buller CE, Lamas GA, et al. Randomized trial of percutaneous coronary intervention for subacute infarct--related coronary artery occlusion to achieve long-term patency and improve ventricular function: the Total Occlusion Study of Canada (TOSCAL)-trial. Circulation. 2006;114:2449-57.

48. Schömig A, Mehilli J, Antoniucci D, et al. Mechanical reperfusion in patients with acute myocardial infarction presenting more than 12 hours from symptom onset. A randomized controlled trial. JAMA. 2005;293:2865-72.

49. Hochman JS, Lamas GA, Buller CE, et al. Coronary intervention for persistent oclusion after myocardial infarction. N. Engl J Med. 2006;355:2395-407.

50. Jolly SS, Yusuf S, Cairns J, et al. Radial vs. femoral access for coronary angiography and intervention in patients with acute coronary syndromes (RIVAL): a randomised, parallel group, multicentre trial. Lancet 2011;377(9775):1409–1420.

51. Romagnoli E, Biondi-Zoccai G, Sciahbasi A, Politi L, et al. Radial versus femoral randomized investigation in ST--elevation acute coronary syndrome: the RIFLE-STEACS (Radial Versus Femoral Randomized Investigation in ST-Elevation Acute Coronary Syndrome) study. J Am Coll Cardiol. 2012;60(24):2481-9.

52. Wald D, Morris J, Wald J, et al. Randomized trial of preventive angioplasty in myocardial infarction. N Engl J Med, 2013; 369(12), 1115-1123.

23.2
capítulo

Gustavo do Prado Monteiro • Dimytri Alexandre de Alvim Siqueira • Fausto Feres

Intervenção Coronária Percutânea em Síndromes Coronárias sem Elevação do Segmento ST

INTRODUÇÃO

A angina instável (AI) e o infarto agudo do miocárdio sem supradesnivelamento do segmento ST (IAMSSST) constituem entidades clínicas associadas à significativa morbimortalidade cardiovascular. Nos últimos anos, ocorreram importantes avanços no diagnóstico e tratamento dessas duas condições, unificadas como síndrome coronária aguda sem supradesnivelamento do segmento ST (SCASSST).[1] A coronariografia e a intervenção coronária percutânea (ICP) adquiriram importância fundamental nesse cenário. Aspectos fundamentais a respeito de sua fisiopatologia foram desvendados pela coronariografia. Além disso, a adoção de estratégia que inclui angiografia em pacientes de maior risco e ICP quando apropriada, associada ao desenvolvimento e a aplicação de regimes antitrombóticos e antiplaquetários potentes determinaram significativa redução das taxas de óbito, infarto e isquemia recorrente.

Este capítulo discute o papel atual da coronariografia e da ICP na estratificação e no tratamento de pacientes com SCASSST.

CORRELAÇÃO ENTRE A FISIOPATOLOGIA E OS ACHADOS ANGIOGRÁFICOS EM PACIENTES COM SCASSST

A fisiopatologia da SCASSST envolve a interação complexa de múltiplos eventos biológicos, como a instabilização e ruptura da placa aterosclerótica, a ativação e agregação de plaquetas, a disfunção endotelial, o espasmo coronário e, consequentemente, isquemia. Causas secundárias de desbalanço entre oferta e consumo de oxigênio

pelo miocárdio – febre, infecções, uso de cocaína, anemia, hipoxemia, taquicardia, hipertensão e outras – também são implicadas e resultam em isquemia na presença de lesões coronárias obstrutivas. A AI e o IAMSSST diferem em relação à gravidade da lesão miocárdica. O diagnóstico de AI é considerado em pacientes com sintomas sugestivos de isquemia, sem dano miocárdico suficiente a ponto de determinar necrose e consequente elevação de marcadores laboratoriais (troponinas ou CK-MB), podendo associar-se a alterações eletrocardiográficas indicativas de isquemia (depressão do segmento ST, inversão da onda T). Por sua vez, IAMSSST refere-se à ocorrência de sintomas indicativos de isquemia com demonstração laboratorial de elevação de marcadores de injúria miocárdica, decorrentes de necrose. Como pré-requisito comum, AI e IAMSSST requerem a não observação de supradesnivelamento de segmento ST ao eletrocardiograma – achado indicativo de oclusão total de vaso epicárdico à angiografia –, situação na qual o diagnóstico de infarto agudo do miocárdio com supradesnivelamento do segmento ST (IAMCSST) é firmado e terapia de reperfusão deva ser rapidamente instituída.[2]

A coronariografia de pacientes com SCASSST revela quase sempre presença de pelo menos uma lesão considerada "culpada" pelas manifestações clínicas. Tal lesão caracteriza-se classicamente pela presença de bordas irregulares, aspecto excêntrico, sinais sugestivos de ulcerações e presença de imagens de falha de enchimento indicativas de trombo intraluminal. Em concordância com os achados do eletrocardiograma (com ausência de supra de ST), a artéria coronária acometida apresenta-se na maioria das vezes pérvia, com fluxo epicárdico normal ou reduzido; eventualmente, oclusão coronária total com presença de colaterais pode ser encontrada. De modo geral, observa-se artérias coronárias normais ou sem lesões obstrutivas em 10 a 20% dos casos, doença univascular em 30 a 35%, acometimento multiarterial em 40 a 50% e lesões de tronco em 5 a 10%. A observação de múltiplas lesões consideradas "instáveis" também não é incomum, e reflete a natureza inflamatória e sistêmica da doença aterosclerótica. Estudos apontam que até 14% dos pacientes com SCA apresentam múltiplas lesões com aspecto instável à angiografia,[3] e estima-se que a proporção de placas com sinais ultrassonográficos sugestivos de rotura é de 2,1 lesões por paciente.[4]

Em função da diversidade fisiopatológica e anatômica, os pacientes acometidos por SCASSST apresentam amplo espectro de apresentações clínicas e têm prognósticos distintos. Estudos de longo prazo demonstram que pacientes com IAMSSST podem apresentar altas taxas de eventos cardíacos adversos, comparáveis aos que sofreram IAMCSST;[5] a alta prevalência de doença multiarterial correlaciona-se com uma maior incidência de óbito, reinfarto e isquemia recorrente em 12 meses no IAMSSST.[6] A incidência de eventos adversos é menor em indivíduos com AI.[6] A associação entre a extensão e a severidade da doença aterosclerótica e a ocorrência de eventos cardíacos maiores constitui-se em um dos principais méritos do emprego da coronariografia na SCASSST, ou seja, na capacidade de esta identificar pacientes sob risco elevado e que necessitam de revascularização adicional.

ESTRATÉGIA INVASIVA *VERSUS* GUIADA POR ISQUEMIA EM SCASSST

Definições

Há algum tempo discute-se sobre a melhor estratégia cardiológica para o paciente com SCASSST. A estratégia invasiva é dividida em: invasiva imediata, invasiva precoce (cinecoronariografia dentro das primeiras 24 horas da hospitalização) e invasiva tardia (cinecoronariografia entre 24 a 72 horas da hospitalização). Na estratégia invasiva imediata os pacientes são encaminhados para cinecoronariografia dentro das primeiras 2 horas de hospitalização. São aqueles que apresentam angina refratária, sinais ou sintomas de insuficiência cardíaca ou nova ou piora de regurgitação mitral, instabilidade hemodinâmica, angina recorrente ou isquemia em repouso e taquicardia ou fibrilação ventriculares. Quando a estratégia guiada pela isquemia é sugerida, também chamada de estratégia conservadora, institui-se a terapia antitrombótica e antiplaquetária e o paciente é seguido clinicamente durante a internação. A recorrência de sintomas ou a demonstração de isquemia residual por meio de métodos não invasivos (teste ergométrico, cintilografia de perfusão do miocárdio ou ecocardiograma de estresse) é que fundamentam a necessidade de coronariografia. A maior vantagem desse protocolo é a redução de custos por meio de procedimentos desnecessários. Essas duas estratégias, invasiva e conservadora, têm sido motivo de amplo debate na cardiologia nos últimos anos.

Estudos randomizados

Diversos estudos clínicos randomizados compararam a estratégia invasiva à conservadora em pacientes com SCASSST. Estudos mais antigos incluem o TIMI IIIB,[7] VANQWISH[8] e MATE;[9] e evidências mais contemporâneas, com terapias anticoagulantes e antiplaquetárias mais atuais e emprego de *stents*, são provenientes dos estudos FRISC II,[10] TACTICS-TIMI 18,[11] VINO,[12] RITA 3,[13] ISAR-COOL[14] e ICTUS.[15] Alguns desses estudos serão discutidos a seguir.

- **FRISC II:** nesse estudo, 2.457 pacientes com SCA foram randomizados para estratégia invasiva em até sete dias ou estratégia conservadora. Após seis meses, a taxa de óbito ou IAM foi significativamente mais baixa no grupo invasivo. Após um ano, menor mortalidade foi observada no grupo submetido a estratégia invasiva (2,2% *vs.* 3,9%, $p = 0,016$). Tal estratégia também esteve associada à redução de 50% na recorrência de angina e necessidade de nova admissão hospitalar. A redução na taxa de eventos combinados – óbito e IAM não fatal – foi sustentada até cinco anos de evolução (HR 0,81; $p = 0, 009$).[10]

- **TACTICS-TIMI 18:** 2.220 pacientes com AI ou IAMSSST foram randomizados para estratégia invasiva (dentro de 4 a 48h, com revascularização percutânea ou cirúrgica, se indicada) ou terapia conservadora. Após seis meses, o desfecho primário composto (óbito, IAM ou re-hospitalização por SCA) foi significativamente menor com a estratégia invasiva (15,9% *vs.* 19,4%; $p = 0,025$).[11] Tal benefício foi observado em pacientes classificados como de médio e alto risco, conforme a presença de marcadores de necrose miocárdica (troponina I > 0,1 ng/mL à admissão), escore de risco TIMI ≥ 3 ou alterações do segmento ST ao eletrocardiograma.[11]

- **RITA 3:** comparativo entre as duas estratégias, selecionou 1.810 pacientes com SCASSST de risco intermediário (indivíduos com elevação de marcadores foram excluídos).[16] A estratégia invasiva esteve associada à menor taxa de eventos combinados (óbito, IAM não fatal ou angina refratária) (9,6% *vs.* 14,5%; *OR* 0,66; IC 95% 0,51-0,85). Esse benefício ocorreu fundamentalmente pela redução de angina refratária. Após um ano, não foram observadas diferenças nas taxas de óbito ou IAM não fatal. Em seguimento de cinco anos, contudo, foi revelada diferença a favor do grupo estratificado invasivamente (12% *vs.* 15%; *OR* 0,74; IC 95% 0,56-0,97).[13]

- **ICTUS:** ao contrário dos dados anteriores, pelo menos três estudos randomizados não demonstraram benefícios com a estratégia invasiva. Dentre eles o VANQWISH, TIMI IIIB e ICTUS. Este último ensaio selecionou 1.200 pacientes com SCASSST de alto risco e também comparou ambas as estratégias. O desfecho primário composto (óbito, IAM não fatal e reinternação por angina após 12 meses) ocorreu em 22,7% no grupo invasivo e em 21,2% no grupo conservador (RR 1,07; $p = 0,33$). A mortalidade foi similar nos dois grupos (2,5%). A taxa de IAM foi mais frequente no grupo invasivo (15% *vs.* 10%; $p = 0,005$), estando relacionada com o procedimento, sem diferenças nas taxas de infarto durante a evolução. Porém, reinternação por angina recorrente foi de modo significativo menor no grupo invasivo

(7,4% *vs.* 10,9%; *p* = 0,04). Em análise de subgrupos, mesmo os indivíduos de alto risco (idade avançada, depressão do segmento ST ou elevação de biomarcadores cardíacos) não se beneficiaram da estratégia invasiva, como observado em outros ensaios clínicos. Fatores como discrepâncias no desenho do estudo, diferenças na definição de IAM periprocedimento, alta taxa de *crossover* da estratégia conservadora para invasiva e melhoria no tratamento farmacológico podem ter contribuído para os resultados divergentes entre ICTUS e outros estudos.[15]

Metanálises

Corroborando os achados da maioria dos ensaios clínicos randomizados, metanálises também demonstraram a superioridade da estratégia invasiva sobre a estratégia conservadora na SCASSST. Em metanálise com 9.212 pacientes, Mehta *et al.* incorporaram sete estudos, sem incluir o ICTUS[17] (Figura 23.2.1). A estratégia invasiva resultou em redução de 18% no risco relativo de infarto e óbito (14,4% *vs.* 12,2%; *OR* 0,82; IC 95% 0,72-0,93), além da redução de angina classe CCS III-IV e da re-hospitalização. Bavry *et al.*, em metanálise que incluiu o ICTUS (*n* = 8.375), demonstraram que a estratégia invasiva esteve associada a menores taxas de mortalidade por todas as causas (4,9% *vs.* 6,5%; RR = 0,75; 95% IC 0,63-0,90), IAM não fatal (7,6% *vs.* 9,1%; RR = 0,83; 95% IC 0,72-0,96) e re-hospitalização por angina instável no seguimento.[18]

Com base nessas evidências, conclui-se que a opção pela estratégia invasiva associa-se a maior redução de eventos cardíacos adversos em pacientes com SCASSST quando comparada à estratégia conservadora. Devido à sua diversidade prognóstica, contudo, muitos pacientes com SCASSST caracterizados como de baixo risco para eventos adversos não apresentarão evolução desfavorável. Esses indivíduos podem não se beneficiar tanto de estratégia invasiva como os demais. Portanto, a identificação de grupos de risco constitui etapa fundamental na decisão de adotar ou não a estratégia invasiva nesse contexto.

Seleção de pacientes para estratégia invasiva

Diversos escores prognósticos têm sido validados e mostram-se úteis na identificação de pacientes que se beneficiam de estratégia invasiva inicial. Os escores TIMI,[19] GRACE[20] e PURSUIT[21] demonstram boa acurácia para ocorrência de infarto e óbito, e têm sido utilizados no dia a dia para diferenciação de indivíduos de alto risco. O escore desenvolvido na instituição, denominado Escore de Risco Dante Pazzanese, publicado nos Arquivos Brasileiros de Cardiologia, também revela-se de fácil execução, com alto valor preditivo para eventos cardiovasculares em 30 dias de evolução nos pacientes com SCASSST.

Dados clínicos e laboratoriais amplamente disponíveis identificam pacientes de mais alto risco para eventos cardiovasculares maiores. Dentre eles, a idade avançada, a depressão do segmento ST ao eletrocardiograma e a elevação dos biomarcadores cardíacos revelam-se como importantes preditores de eventos clínicos adversos. Em subanálise do estudo TACTICS-TIMI18, tanto o grau da elevação de troponina quanto a magnitude do desvio do segmento ST foram preditores independentes de evolução desfavorável, situações nas quais a estratégia invasiva precoce mostrou-se superior à conservadora. Embora elevações de pequena monta dos marcadores de necrose possam refletir pequenas áreas de infarto, qualquer nível de elevação associou-se a prognóstico mais adverso nesse estudo, com menores taxas de desfecho primário observadas em pacientes com troponina elevada submetidos à estratégia invasiva (14,3% *vs.* 24,2%; *p* < 0,001).

Quando aplicado no estudo TACTICS, o escore de risco TIMI identificou pacientes que se beneficiariam da estratégia invasiva. Analisando a ocorrência do desfecho primário (morte, IAM, re-hospitalização por SCA em seis meses) nos pacientes de baixo risco (escore TIMI 0-2), não foram observadas diferenças de resultados entre a estratégia invasiva e a conservadora. Notou-se, por sua vez, redução significativa do desfecho quando a estratégia invasiva foi reservada a pacientes de risco intermediário (TIMI 3-4; 16,1% *vs.* 20,3%; *p* = 0,002) e de modo particular naqueles de alto risco (TIMI 5-7; 19,7% *vs.* 30,6%, *p* < 0,001) (Figura 23.2.2).

Momento de realização da coronariografia

O momento ideal para proceder-se à coronariografia e à possível revascularização miocárdica em pacientes com SCASSST ainda não é definido. Sabe-se que a realização da ICP após período de "passivação" com anticoagulantes e antiplaquetários associa-se a menores índices de complicações, como embolização distal de conteúdo necrótico, distúrbios de fluxo durante o implante de *stents*, trombose aguda e infarto do miocárdio. Desse modo, postergar a coronariografia visando efeito máximo das medicações administradas tem como racional a prevenção de eventos isquêmicos per- e pós-procedimento. Por outro lado, defensores da estratégia invasiva precoce – implementada ainda nas primeiras horas após a admissão – postulam que a espera para a coronariografia expõe os pacientes à ocorrência de eventos como oclusão do vaso acometido ou isquemia miocárdica persistente, a despeito do tratamento farmacológico (com potencial evolução desfavorável para infarto com supra ST, disfunção ventricular esquerda, arritmias e óbito).

Representativo da farmacologia hoje empregada, o estudo ISAR-COOL randomizou 410 pacientes de risco intermediário a alto para estratégia invasiva precoce ou invasiva tardia (média de tempo de cateterismo de 2,4 *versus* 86h, respectivamente).[22] Todos os pacientes foram tratados com aspirina, heparina, clopidogrel (na dose de 600 mg em *bolus*) e inibidores de glicoproteína IIb-IIIa. A estratégia invasiva precoce, quando comparada à tardia, esteve associada à significativa redução de óbito ou IAM aos 30 dias. No estudo ABOARD,[23] foram selecionados 352 pacientes com SCASSST e escore de risco TIMI ≥ 3 para coronariografia imediata (média de 70 minutos) ou entre 8 e 60h após a randomização (média de 21h). O valor máximo de troponina I durante a hospitalização – indicativo da extensão e severidade do dano miocárdio – foi o desfecho primário analisado, não sendo observadas diferenças entre os dois grupos com relação a esse parâmetro (2,1 [0,3-7,1] ng/mL *vs.* 1,7 [0,3-7,2] ng/mL na estratégia imediata e não imediata, respectivamente *p* = 0,70). A ocorrência de eventos clínicos adversos também foi semelhante entre os grupos.

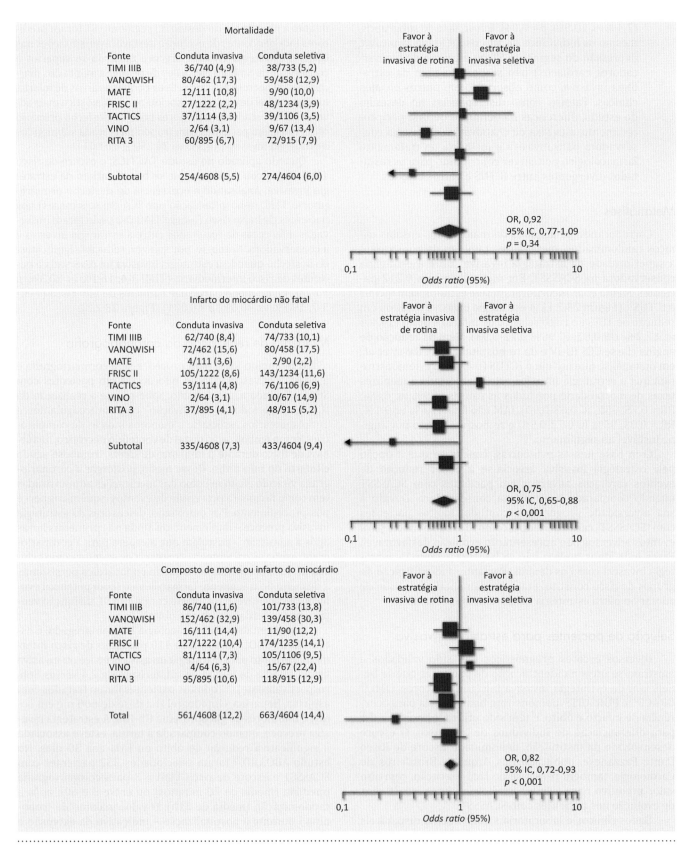

■ **Figura 23.2.1** Principais resultados da randomização até o final do seguimento dos *trials* que compararam estratégia invasiva seletiva *versus* de rotina em pacientes com SCASSST. Testes para heterogeneidade: mortalidade, p = 0,04; infarto do miocárdio não fatal, p = 0,51; desfecho composto de morte e infarto do miocárdio, p = 0,06. Riscos relativos e IC (intervalo de confiança) 95% dos modelos de efeitos randômicos: mortalidade, 0,88 (0,66-1,18); infarto do miocárdio não fatal, 0,76 (0,65-0,88); morte ou infarto do miocárdio, 0,82 (0,68-0,99).[17]

Adaptada de Mehta, SR, Cannon, CP, Fox, KA *et al*. JAMA 2005; 293:2908.

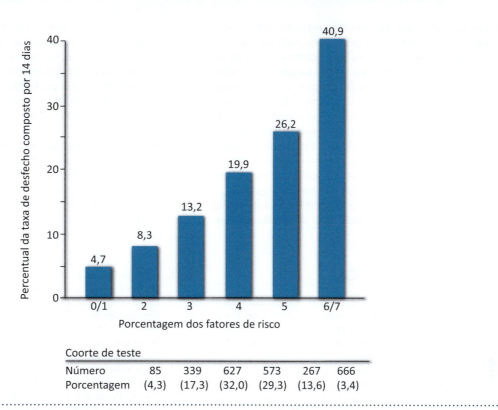

■ **Figura 23.2.2** Escore de risco *TIMI* para SCASSST – taxas de mortalidade por todas as causas, IAM e isquemia recorrente grave necessitando revascularização urgente até 14 dias depois da randomização de acordo com o número de fatores de risco entre *pacientes* com SCASSST nos estudos *TIMI 11b* e *ESSENCE*. Os fatores de risco foram idade igual ou maior que 65 anos, presença de três ou mais fatores de risco maiores para doença coronária, estenose coronária prévia de 50%, presença de desvio do segmento ST no ECG na admissão hospitalar, pelo menos dois episódios de angina nas 24 horas prévias, uso de aspirina nos sete dias prévios e biomarcadores cardíacos séricos elevados. As taxas de eventos aumentaram de modo significativo de acordo com a pontuação do escore. *Escore de 0-2: baixo risco; 3-4: médio risco; 5-7: alto risco.*
Adaptada de Antman, EM, Cohen, M, Bernink, PJ et al. JAMA 2000; 284:835.

No maior estudo até então conduzido, o TIMACS,[24] foram randomizados 3.031 pacientes com SCASSST para estratégia invasiva precoce (angiografia coronária ≤ 24h da randomização; média de 14h) ou tardia (angiografia coronária ≥ 36h da randomização; média de 50h). Após seis meses, não foram observadas diferenças estatísticas em relação à ocorrência do desfecho primário composto de óbito, IAM ou acidente vascular cerebral (9,6% vs. 11,3%, *p* = 0,003). Em análise pré-especificada, foi demonstrado que pacientes com escore de GRACE > 140 beneficiaram-se de intervenção precoce, com redução significativa dos desfechos primários (HR 0,65; IC 95% 0,48 a 0,88 *p* = 0,01 quando comparados aos de risco < 140).[24]

Contudo, tais resultados podem não ser representados na prática diária. Em subestudo do registro CRUSADE, 56.352 pacientes de 310 hospitais norte-americanos foram divididos conforme a data de internação: durante a semana – na qual a coronariografia poderia ser prontamente realizada – ou nos fins de semana. O tempo médio requerido para a intervenção coronária foi de 46h para o grupo internado no fim de semana e de 23h naqueles admitidos durante os dias úteis (*p* < 0,0001). O atraso não esteve relacionado com maiores taxas de eventos adversos como óbito (4,4% vs. 4,1%; *p* = 0,23), IAM recorrente (2,9% vs. 3,0%; *p* = 0,36) ou a combinação desses (6,6% vs. 6,6%; *p* = 0,86).[25]

RECOMENDAÇÕES COM BASE EM DIRETRIZES

As recomendações a seguir são oriundas de diretrizes nacionais e internacionais sobre ICP em Síndrome Coronária Aguda, publicadas no período de 2011-2014.[26, 27, 28]

- Pacientes com SCASSST e que apresentam instabilidade hemodinâmica ou choque cardiogênico, instabilidade elétrica com arritmias ventriculares sustentadas, angina de repouso persistente ou refratária a despeito de terapia farmacológica otimizada caracterizam-se como de alto risco e devem ser submetidos à estratégia invasiva imediata (classe I, nível de evidência A);
- Em pacientes classificados como de alto risco com base em dados clínicos e laboratoriais ou mediante aplicação de escores de risco específicos para SCA (p. ex., com idade avançada, doença coronária prévia, vários fatores de risco, depressão do segmento ST, elevação de marcadores de necrose, TIMI > 3 etc.), recomenda-se a opção pela estratégia invasiva inicial (classe I, nível de evidência A). Nesses pacientes de maior risco e estáveis hemodinamicamente (GRACE > 140), a cinecoronariografia pode ser realizada entre 12 e 24h após a admissão (classe IIa, nível de evidência B);

- Em pacientes que não se caracterizam como de alto risco, uma estratégia conservadora pode ser adotada com a realização de testes provocativos de isquemia de 24 a 48h após esses pacientes tornarem-se assintomáticos. A recorrência de sintomas, o surgimento de alterações dinâmicas ao eletrocardiograma ou a elevação posterior de marcadores de necrose durante a internação indicam a necessidade de mudança da estratégia inicial, pois elevam o risco inicial do paciente. Da mesma maneira, alterações isquêmicas em testes funcionais não invasivos, categorizados como de risco, impõem a realização de coronariografia;
- O diagnóstico firmado de SCASSST pressupõe que os sintomas apresentados por determinado paciente sejam realmente decorrentes de isquemia miocárdica. Contudo, na prática clínica cotidiana, a natureza dos sintomas de determinado paciente não pode ser facilmente desvendada. Em indivíduos com baixa probabilidade de doença coronária e ausência de marcadores de risco, uma estratégia invasiva não deve ser adotada (classe III, nível de evidência C);
- Em pacientes com sérias comorbidades que afetem sobremaneira a sobrevida (neoplasias, insuficiência hepática ou respiratória crônica) ou que recusam procedimentos de revascularização, a coronariografia não é recomendada (classe III, nível de evidência C).

REFERÊNCIAS BIBLIOGRÁFICAS

1. Alpert, JS, Thygesen, K, Antman, E, et al. Myocardial infarction redefined--a consensus document of The Joint European Society of Cardiology/American College of Cardiology Committee for the redefinition of myocardial infarction. J Am Coll Cardiol. 2000;36:959.
2. Braunwald, E, Antman, E, Beasley, J, et al. ACC/AHA 2002 guideline update for the management of patients with unstable angina and non-ST-segment elevation myocardial infarction. [Internet] [acesso em 2014 jul 04]. Disponível em: www.acc.org/qualityandscience/clinical/statements.htm
3. Kerensky RA, Wade M, Deedwania P, et al. Revisiting the culprit lesion in non-Q-wave myocardial infarction. Results from the VANQWISH trial angiographic core laboratory. J Am Coll Cardiol. 2002;39:1456.
4. Rioufol G, Finet G, Ginon I, et al. Multiple atherosclerotic plaque rupture in acute coronary syndrome a three-vessel intravascular ultrasound study. Circulation. 2002;106:804-8.
5. Liebson, PR, Klein, LW. The non-Q wave myocardial infarction revisited: 10 years later. Prog Cardiovasc Dis. 1997;39:399.
6. Armstrong, PW, Fu, Y, Chang, W-C, et al. Acute coronary syndromes in the GUSTO-IIb trial: Prognostic insights and impact of recurrent ischemia. Circulation. 1998;98:1860.
7. Fox KA, Poole-Wilson P, Clayton TC, et al. Effects of tissue plasminogen activator and a comparison of early invasive and conservative strategies in unstable angina and non-Q-wave myocardial infarction. Results of the TIMI IIIB Trial. Thrombolysis in Myocardial Ischemia. Circulation. 1994;89:1545.
8. Boden, WE, O'Rourke, RA, Crawford, MH. Outcomes in patients with acute non-Q-wave myocardial infarction randomly assigned to an invasive compared with a conservative management strategy. N Engl J Med. 1998;338:1785.
9. McCullough PA, O'Neill WW, Graham M, et al. A prospective randomized trial of triage angiography in acute coronary syndromes ineligible for thrombolytic therapy. Results of the medicine versus angiography in thrombolytic exclusion (MATE) trial. J Am Coll Cardiol. 1998;32(3):596-605.
10. Wallentin, L, Lagerqvist, B, Husted S, et al. Outcome at 1 year after an invasive compared with a non-invasive strategy in unstable coronary-artery disease: the FRISC II invasive randomised trial. FRISC II Investigators. Fast Revascularisation during Instability in Coronary artery disease. Lancet. 2000;356:9.
11. Cannon CP, Weintraub WS, Demopoulos LA, et al. Comparison of early invasive and conservative strategies in patients with unstable coronary syndromes treated with the glycoprotein IIb/IIIa inhibitor tirofiban. N Engl J Med. 2001;344:1879.
12. Spacek R, Widimsky P, Straka Z, et al. Value of first day angiography/angioplasty In evolving non-ST segment elevation myocardial infarction: An open multicenter randomized trial. The VINO Study. Eur Heart J. 2002;23:230.
13. Fox K, Poole-Wilson P, Henderson R, et al. Interventional versus conservative treatment for patients with unstable angina or non-ST-elevation myocardial infarction: the British Heart Foundation RITA 3 randomised trial. Lancet. 2002;360:743.
14. Neumann FJ, Kastrati A, Pogatsa-Murray, et al. Evaluation of prolonged antithrombotic pretreatment ("cooling-off" strategy) before intervention in patients with unstable coronary syndromes: a randomized controlled trial. JAMA. 2003;290:1593.
15. de Winter RJ, Windhausen F, Cornel JH, et al. Early invasive versus selectively invasive management for acute coronary syndromes. N Engl J Med. 2005;353:1095.
16. Morrow DA, Cannon CP, Rifai N, et al. Ability of minor elevations of troponins I and T to predict benefit from an early invasive strategy in patients with unstable angina and non-ST elevation myocardial infarction: results from a randomized trial. JAMA. 2001;286:2405.
17. Mehta SR, Cannon CP, Fox KA, et al. Routine vs selective invasive strategies in patients with acute coronary syndromes: a collaborative meta-analysis of randomized trials. JAMA. 2005;293:2908.
18. Bavry AA, Kumbhani DJ, Rassi AN, et al. Benefit of early invasive therapy in acute coronary syndromes: a meta-analysis of contemporary randomized clinical trials. J Am Coll Cardiol. 2006;48:1319.
19. Antman EM, Cohen M, Bernink PJ, et al. The TIMI risk score for unstable angina/non-ST elevation MI: A method for prognostication and therapeutic decision making. JAMA. 2000;284:835.
20. Granger CB, Goldberg RJ, Dabbous OH, et al. for the Global Registry of Acute Coronary Events Investigators. Predictors of hospital mortality in the global registry of acute coronary events. Arch Intern Med. 2003;163:2345-53.
21. Boersma E, Pieper KS, Steyerberg EW, et al. for the PURSUIT Investigators. Predictors of outcome in patients with acute coronary syndromes without persistent ST-segment elevation. Results from an international trial of 9461 patients. Circulation. 2000;101;2557-67.

22. Neumann FJ, Kastrati A, Pogatsa-Murray G, et al. Evaluation of prolonged antithrombotic pretreatment ("cooling-off" strategy) before intervention in patients with unstable coronary syndromes: a randomized controlled trial. JAMA. 2003;290:1593.
23. Montalescot G, Cayla G, Collet JP, et al. Immediate vs delayed intervention for acute coronary syndromes: a randomized clinical trial. JAMA. 2009;302:947.
24. Mehta SR, Granger CB, Boden WE, et al. Early versus delayed invasive intervention in acute coronary syndromes. N Engl J Med. 2009;360:2165.
25. Alexander D, Ou FS, Roe MT, et al. Use of and inhospital outcomes after early clopidogrel therapy in patients not undergoing an early invasive strategy for treatment of non-ST-segment elevation myocardial infarction: results from Can Rapid risk stratification of Unstable angina patients Suppress ADverse outcomes with Early implementation of the American College of Cardiology/American Heart Association guidelines (CRUSADE). Am Heart J. 2008 Sep;156(3):606-12.
26. Glenn N Levine, MD, FACC, FAHA, Chair; Eric R. Bates, MD, FACC, FAHA, Vice Chair; James C. Blankenship, MD, FACC, FSCAI, Vice Chair, et al. 2011 ACCF/AHA/SCAI Guideline for Percutaneous Coronary Intervention. A Report of the American College of Cardiology Foundation/American Heart Association Task Force on Practice Guidelines and the Society for Cardiovascular Angiography and Interventions.
27. Ezra A. Amsterdam, MD, FACC, Chair; Nanette K. Wenger, MD, MACC, FAHA, Vice Chair; Ralph G. Brindis, MD, MPH, MACC, FSCAI, et al. 2014 AHA/ACC Guideline for the Management of Patients With Non-ST-Elevation Acute Coronary Syndromes. A Report of the American College of Cardiology/American Heart Association Task Force on Practice Guidelines.
28. Nicolau JC, Timerman A, Marin-Neto JA, Piegas LS, et al. Diretrizes da Sociedade Brasileira de Cardiologia sobre Angina Instável e Infarto Agudo do Miocárdio sem Supradesnível do Segmento ST (II Edição, 2007) - Atualização 2013/2014.

capítulo 24

Juliano Rasquin Slhessarenko • Ederlon Ferreira Nogueira • Vivian Lerner Amato • Pedro Silvio Farsky

Revascularização Miocárdica Cirúrgica em Pacientes Pós-infarto Agudo do Miocárdio com Supradesnivelamento do Segmento ST

No tratamento do infarto agudo do miocárdio (IAM), as situações que necessitam de indicação de cirurgia de revascularização miocárdica (RM) na fase aguda têm sido cada vez menos frequentes. A RM quase nunca é utilizada como tratamento primário e tem sido indicada a pacientes com anatomia favorável, quando houver contraindicação ou falha das terapêuticas trombolítica e/ou de revascularização percutânea, na presença de complicações como isquemia recorrente, arritmias ventriculares complexas, choque cardiogênico e, ainda, nas complicações mecânicas do infarto.[1]

No estudo GUSTO, a revascularização cirúrgica do miocárdio foi empregada em 8,6% dos casos submetidos a terapêutica trombolítica, em um período de 8,5 dias após o procedimento inicial;[2] já no estudo TIMI-2, a RM cirúrgica foi indicada em regime de urgência, para 1,6% dos pacientes, e, de modo eletivo, para 10%.[3]

Eletivamente, após a alta hospitalar, seguem as indicações clássicas utilizadas para doença coronariana crônica.

REVASCULARIZAÇÃO MIOCÁRDICA CIRÚRGICA NA FASE AGUDA DO INFARTO

Revascularização primária

Durante a evolução do IAM, a revascularização cirúrgica, como tratamento inicial do infarto, deve se limitar a pacientes que apresentem anatomia coronariana favorável, desde que seja idealmente realizada dentro do intervalo de 6 a 12h,[2] quando não houver possibilidade de tratamento percutâneo (preferencialmente) ou trombolítico.

Choque cardiogênico

O choque cardiogênico ocorre em 6 a 7% dos pacientes após IAM (excluindo-se pacientes com complicações agudas mecânicas). Essa complicação ocorre por perda de pelo menos 40% da massa contrátil do ventrículo esquerdo. O tratamento conservador no choque cardiogênico no IAM apresenta mortalidade de 80%.

A eficácia da revascularização cirúrgica indicada em caráter de emergência no tratamento de portadores de choque cardiogênico, complicando a evolução do IAM, é controversa.[4,5] No entanto, os resultados do estudo SHOCK (*Should we emergently revascularize occluded coronaries for cardiogenic shock*) definiram melhor o emprego desse procedimento,[6] sugerindo que a revascularização de urgência percutânea ou cirúrgica, quando possível, deve ser indicada em pacientes com choque cardiogênico, independentemente do tempo entre o infarto e o choque.

Revascularização após angioplastia coronariana sem sucesso

A revascularização cirúrgica de emergência está indicada em pacientes com IAM em evolução que apresentam angina persistente ou instabilidade hemodinâmica após angioplastia coronariana sem sucesso.[7] No entanto, esses casos apresentam alta mortalidade, cujo risco se eleva na presença de choque cardiogênico, tempo de isquemia superior a 4h, doença multiarterial e revascularização cirúrgica prévia.[8,9]

Revascularização por isquemia recorrente

A cirurgia também pode ser indicada por isquemia refratária após tratamento com trombolítico ou percutâneo sem sucesso ou mesmo para pacientes que foram tratados de forma conservadora[10] quando houver isquemia recorrente e lesões não passíveis de tratamento percutâneo.

A mortalidade nesse tipo de paciente está intimamente relacionada com a função ventricular, mas o benefício em relação à sobrevivência em longo prazo suporta o emprego da revascularização, mesmo em casos com grave comprometimento da fração de ejeção ventricular esquerda.[11,12]

Revascularização associada ao tratamento das complicações mecânicas do infarto

A RM cirúrgica deve ser considerada na presença de complicação mecânica, como a ruptura de parede livre do ventrículo esquerdo, comunicação interventricular[13,14] e ruptura ou disfunção de músculo papilar com grave repercussão mecânica hemodinâmica.[13] Caracteristicamente, os defeitos mecânicos aparecem com maior frequência após IAM com supradesnível do segmento ST (IAMCSST). Considerando-se todos os tipos, seja de septo, parede livre ou músculo papilar como um grupo único, as rupturas ventriculares pós-IAM são responsáveis por cerca de 15% de todas as mortes ocorridas no IAM. A principal causa da instabilidade grave e rapidamente progressiva no IAM é a presença de defeito mecânico, e o mais dramático é a ruptura miocárdica, associada a altos índices de morbidade e mortalidade. São vários os fatores que podem estar envolvidos com o aparecimento da ruptura. Embora o mecanismo exato seja desconhecido, muitos acreditam que a ruptura esteja relacionada, de modo fundamental, com as extensas áreas de necrose miocárdica com hemorragia local. Estudos foram dirigidos para avaliar as complicações mecânicas presentes no IAM pós-terapia de reperfusão, e parece que a trombólise precoce reduz a incidência de ruptura. Por outro lado, se a trombólise for implementada tardiamente, com mais de 14h, ou se for ineficaz, o risco de ruptura é maior.[13,14]

Nessas situações, o tratamento cirúrgico da complicação mecânica, associado ou não à revascularização do miocárdio, deve ser sempre indicado e desencadeado em regime de urgência. O preparo pré-operatório, nesses casos, é fundamental, sendo de vital importância a melhor estabilização possível do paciente, inclusive com a colocação de balão intra-aórtico (BIA). O uso do BIA pode ser de extrema importância; deve ser inserido no pré-operatório em pacientes com instabilidade hemodinâmica (sobretudo naqueles com choque cardiogênico) ou com isquemia recorrente. O uso precoce do BIA melhora a perfusão miocárdica e diminui a pós-carga e a demanda de oxigênio.[15]

Revascularização cirúrgica miocárdica após falha do fibrinolítico

Após falha do uso do fibrinolítico, a RM não é empregada com frequência; o tratamento percutâneo é a primeira opção pelos riscos de sangramento e maior mortalidade conferidos pela cirurgia, especialmente se a necessidade de intervenção cirúrgica ocorre em curto intervalo após a administração do fibrinolítico. Em uma análise do estudo TIMI, 2.390 pacientes foram encaminhados para RM após tratamento com fibrinolítico;[3] pacientes que realizaram RM dentro do período de 24h do uso do trombolítico comparados com aqueles que realizaram RM após esse período apresentaram maiores taxas de mortalidade (17 *vs.* 4%) e sangramento maior (74 *vs.* 51%).

DIRETRIZ[16,17]

Cirurgia de RM em paciente com IAMCSST.

CLASSE I

1. Cirurgia de urgência para pacientes com anatomia não passível de tratamento percutâneo com isquemia recorrente, choque cardiogênico, insuficiência cardíaca grave ou outras características de alto risco (nível de evidência B);
2. Concomitantemente à correção de defeitos mecânicos (nível de evidência B).

Classe IIa

1. Uso de suporte mecânico circulatório em pacientes instáveis que requerem cirurgia de RM de urgência (nível de evidência C).

Classe IIb

1. Cirurgia de urgência nas primeiras 6 horas do início dos sintomas em pacientes sem choque cardiogênico e não passíveis de tratamento percutâneo ou terapia com fibrinolíticos (nível de evidência C).

REVASCULARIZAÇÃO MIOCÁRDICA CIRÚRGICA ELETIVA

Evidências clínicas demonstram que em torno de 40 a 65% dos pacientes com IAMCSST apresentam doença coronariana em múltiplos vasos à angiografia,[18] havendo necessidade de tratamento posterior com nova abordagem percutânea ou cirurgia de RM. Hanratty *et al.* observaram que a severidade das estenoses dos vasos não "culpados" pelo IAMCSST podem ser superestimadas durante angioplastia primária da lesão-alvo devido à vasoconstrição.[19]

Em casos de angioplastia primária com uso de *stent* em pacientes multiarteriais com provável indicação cirúrgica, recomenda-se tratar o vaso "culpado" com *stent* não farmacológico devido à necessidade menos prolongada do uso do tienoperidínico, ou seja, 30 dias, ao contrário do período de 1 ano para os *stents* farmacológicos.[20]

A RM cirúrgica eletiva do miocárdico em pacientes que apresentaram IAM é na maioria das vezes considerada naqueles que apresentam: lesão de tronco de coronária esquerda, doença triarterial, doença biarterial com estenose proximal do ramo interventricluar anterior ou doença biarterial não passível de tratamento por intervenção coronária percutânea (ICP) e comprometimento importante da função ventricular.

PERÍODO IDEAL PARA CIRURGIA APÓS O IAM

O período adequado para a intervenção cirúrgica após o episódio de infarto é controverso, e não há, na literatura, estudos randomizados sobre esse tema.

Há registros nos quais a cirurgia de RM é indicada eletivamente de acordo com critérios clássicos, a partir de 3 a 7 dias após o episódio do infarto, com mortalidade operatória semelhante à observada em pacientes portadores de insuficiência coronariana crônica.[2] Contudo, outros estudos relatam mortalidade maior quanto menor o tempo entre o IAM e a RM, observação que nem sempre se mantém quando as taxas de óbito são ajustadas para os fatores relacionados com a mortalidade. Em estudo retrospectivo avaliando 44.365 pacientes, observou-se diminuição da mortalidade à medida que a data do procedimento cirúrgico afastava-se da data do infarto: 11,8% para menos que 6h, 9,5% para 6 a 23h, 4,3% para 1 a 7 dias, 2,4% para 8 a 14 dias e 2,6% quando superior a 15 dias. Porém, na análise multivariada, apenas a cirurgia precoce (até 23h) mostrou-se relacionada com a mortalidade.[21-23]

Em publicação de 2009, a American Heart Association sugere que, para pacientes em fase aguda de IAMCSST submetidos à angioplastia ou à fibrinólise e que se encontram assintomáticos, sem sinais de insuficiência cardíaca, sem evidências de isquemia recorrente ou arritmias ventriculares, a RM seja realizada posteriormente à alta hospitalar de forma semieletiva ou eletiva, sobretudo se houver disfunção ventricular.[24]

REVASCULARIZAÇÃO MIOCÁRDICA CIRÚRGICA EM PACIENTES PÓS-INFARTO AGUDO DO MIOCÁRDIO SEM SUPRADESNIVELAMENTO DO SEGMENTO ST

A angina instável (AI) e o infarto agudo do miocárdio sem supradesnível de ST (IAMSSST) constituem um subgrupo da síndrome coronária aguda (SCA). Aqueles estão associados a risco aumentado de morte cardíaca e novos eventos agudos. São definidos eletrocardiograficamente pela presença de depressão do segmento ST ou inversão proeminente da onda T associados ou não à elevação de biomarcadores de necrose miocárdica (de modo preferencial, a troponina) na ausência de supradesnível do segmento ST, dentro de um contexto clínico de dor torácica ou equivalente anginoso.[24]

Em geral, as indicações de RM na AI/IAMSSST são semelhantes àquelas adotadas para pacientes com angina estável crônica. Os pacientes de alto risco com disfunção ventricular esquerda, diabéticos, biarteriais com grave envolvimento proximal da artéria descendente anterior ou

triarteriais, alem daqueles com doença do tronco da coronária esquerda devem ser encaminhados para cirurgia de RM. Os pacientes uni ou biarteriais, sem envolvimento do tronco da coronária esquerda, podem ser preferencialmente considerados para tratamento clínico ou ICP.

Há poucos estudos avaliando a cirurgia de RM no contexto das síndromes coronarianas agudas. Dentre eles pode-se destacar o estudo dos Veteranos americanos;[25] estudo multicêntrico, randomizado, realizado de 1976 a 1982 e prospectivo, no qual os autores comparam em 468 homens com angina instável o tratamento medicamentoso isolado *versus* cirurgia de RM. No grupo cirúrgico, a taxa de mortalidade operatória foi de 4,1% e o infarto não fatal correspondeu a 11,7% (a maioria perioperatória) contra 12,2% no grupo clínico, não alcançando diferença estatisticamente significativa e com taxa de *crossover* em dois anos. Não houve diferença global na taxa de sobrevida dos dois grupos. No entanto, as curvas de mortalidade em função da fração de ejeção (FE) do ventrículo esquerdo foram significativamente diferentes ($p = 0,03$); nos pacientes com FE menor que 50% (FE < 0,50), o grupo cirúrgico apresentou menor mortalidade e menores taxas de hospitalizações subsequentes por causas cardíacas. Os autores concluíram que os pacientes com angina instável e FE do ventrículo esquerdo reduzida (arbitrariamente definida por FE < 0,50), submetidos a cirurgia de RM apresentavam maior sobrevida que o grupo de tratamento clínico isolado, com resultados mantidos nos seguimentos de 2, 5 e 8 anos.[25]

Em adição ao tratamento medicamentoso otimizado (uso de medicações anti-isquêmicas, antiplaquetários, anticoagulantes) e excluindo-se os pacientes que necessitam de intervenção coronária imediata, podem ser utilizadas duas diferentes estratégias em relação ao estudo hemodinâmico: estratégia invasiva precoce (24 horas da admissão) ou tardia (25 a 72 horas da admissão), devendo a primeira ser reservada a pacientes com características de alto risco (escore GRACE maior que 140, alterações dinâmicas de ST). Os pacientes com identificação óbvia da lesão culpada e anatomia favorável podem ser encaminhados para ICP. Aqueles pacientes multiarteriais e com disfunção ventricular podem ser direcionados para RM. Não há estudos randomizados comparando a realização de ICP com RM na AI/IAMSSST, e o risco de morte e eventos adversos da RM no pós-SCA imediato está aumentado em relação à angina estável, não existindo vantagens comprovadas da RM sobre a ICP na SCA.[16]

Os pacientes que são selecionados para cirurgia RM eletiva devem manter o uso da aspirina, com retorno nas primeiras 48h após a cirurgia.[16,17,26]

MEDICAMENTOS PREVIAMENTE À CIRURGIA

O uso prévio de aspirina pode resultar em sangramento maior e consequentemente mais probabilidade de reoperação, sem implicar maior mortalidade. As diretrizes sugerem que a aspirina seja mantida no período perioperatório, tanto em cirurgias eletivas como nos casos de urgência e emergência. Alguns estudos relatam que o uso de aspirina no perioperatório em período menor que cinco dias antes da RM estaria associado a menor risco de mortalidade intra-hospitalar, apesar do aumento no risco de reoperação por sangramento ou transfusão.[26,27] A ticlopidina e o clopidogrel devem ser suspensos cinco a sete dias antes da cirurgia.

O tirofiban deve ser suspenso 4 a 6h antes da cirurgia. O abciximab promove maior sangramento, maior transfusão de sangue e plaquetas e também mais reoperações; deve ser suspenso 48h antes da cirurgia e não parece apresentar interferência na mortalidade.[26,27]

O uso de trombolíticos, sobretudo a estreptoquinase (SK), a mais usada em nosso país, deve retardar a RM por 12 a 24h, pois quando esta é realizada com menos de 12h ocorre maior sangramento, mais reoperações, mais transfusões e consequentemente maior mortalidade. Em caso de cirurgia de emergência, deve ser usado o antídoto (SK) que é o ácido aminocaproico. Ao contrário da SK, o rt-PA é inativo na ausência de fibrina, porém, quando presente, há aumento de mil vezes em sua capacidade de ativar o plasminogênio; como a produção de plasmina está limitada à superfície do coágulo, a hipocoagulabilidade sistêmica é pequena, tornando possível que se realize a cirurgia com menos complicações de coagulopatia.[27]

O anticoagulante oral deve ser suspenso cinco dias antes da cirurgia, com controle do tempo de protrombina. A enoxaparina e a heparina não fracionada estão relacionadas também com maiores taxas de reoperação por sangramento. Não há diferença quanto à necessidade de transfusões; a heparina não fracionada deve ser suspensa 2h antes da cirurgia, e a enoxaparina, 12h antes da cirurgia.[27]

REFERÊNCIAS BIBLIOGRÁFICAS

1. Ryan TJ, Antman EM, Brooks NH, Califf RM, Hillis LD, Hiratzka LF, et al. 1999 update: ACC/AHA guidelines for the management of patients with acute myocardial infarction. A report of the American College of Cardiology/ American Heart Association Task Force on Practice Guidelines (Committee on Management of Acute Myocardial Infarction). J Am Coll Cardiol. 1999 Sep;34(3):890-911.
2. Holmes DR Jr, Califf RM, Topol EJ. Lessons we have learned from the GUSTO trial. Global Utilization of Streptokinase and Tissue Plasminogen Activator for Occluded Arteries. J Am Coll Cardiol. 1995 Jun;25(7 Suppl):10S-7S.
3. Gersh BJ, Chesebro JH, Braunwald E, Lambrew C, Passamani E, Solomon RE, et al. Coronary artery bypass graft surgery after thrombolytic therapy in the Thrombolysis in Myocardial Infarction Trial, Phase II (TIMI II). J Am Coll Cardiol. 1995 Feb;25(2):395-402.
4. Allen BS, Buckberg GD, Fontan FM, Kirsh MM, Popoff G, Beyersdorf F, et al. Superiority of controlled surgical reperfusion versus percutaneous transluminal coronary angioplasty in acute coronary occlusion. J Thorac Cardiovasc Surg. 1993 May;105(5):864-79.
5. O'Connor GT, Plume SK, Olmstead EM, Coffin LH, Morton JR, Maloney CT, et al. Multivariate prediction of in-hospital mortality associated with coronary artery bypass graft surgery. Northern New England Cardiovascular Disease Study Group. Circulation. 1992 Jun;85(6):2110-8.
6. Hochman JS, Boland J, Sleeper LA, Porway M, Brinker J, Col J, et al. Current spectrum of cardiogenic shock and effect of early revascularization on mortality. Results of an International Registry. SHOCK Registry Investigators. Circulation. 1995 Feb;1;91(3):873-81.
7. Barakate MS, Bannon PG, Hughes CF, Horton MD, Callaway A, Hurst T. Emergency surgery after unsuccessful coronary angioplasty: a review of 15 years' experience. Ann Thorac Surg. 2003 May;75(5):1400-5.
8. Pragliola C, Kootstra GJ, Lanzillo G, Rose PA, Quafford M, Uitdenhaag G. Current results of coronary bypass surgery after failed angioplasty. J Cardiovasc Surg (Torino). 1994 Oct;35(5):365-9.
9. Borkon AM, Failing TL, Piehler JM, Killen DA, Hoskins ML, Reed WA. Risk analysis of operative intervention for failed coronary angioplasty. Ann Thorac Surg. 1992 Nov;54(5):884-90.
10. Betriu A, Califf RM, Bosch X, Guerci A, Stebbins AL, Barbagelata NA, et al. Recurrent ischemia after thrombolysis: importance of associated clinical findings. GUSTO-I Investigators. Global Utilization of Streptokinase and t-PA [tissue-plasminogen activator] for Occluded Coronary Arteries. J Am Coll Cardiol. 1998 Jan;31(1):94-102.
11. Fremes SE, Goldman BS, Weisel RD, Ivanov J, Christakis GT, Salerno TA, David TE. Recent preoperative myocardial infarction increases the risk of surgery for unstable angina. J Card Surg. 1991 Mar;6(1):2-12.
12. Kereiakes DJ, Topol EJ, George BS, Abbottsmith CW, Stack RS, Candela RJ, et al. Favorable early and long-term prognosis following coronary bypass surgery therapy for myocardial infarction: results of a multicenter trial. TAMI Study Group. Am Heart J. 1989 Aug;118(2):199-207.
13. Birnbaum Y, Fishbein MC, Blanche C, Siegel RJ. Ventricular septal rupture after acute myocardial infarction. N Engl J Med. 2002 Oct 31;347(18):1426-32.
14. Muehrcke DD, Daggett WM Jr, Buckley MJ, Akins CW, Hilgenberg AD, Austen WG. Postinfarct ventricular septal defect repair: effect of coronary artery bypass grafting. Ann Thorac Surg. 1992 Nov;54(5):876-82.
15. Bahekar A, Singh M, Singh S, Bhuriya R, Ahmad K, Khosla S, Arora R. Cardiovascular outcomes using intra-aortic balloon pump in high-risk acute myocardial infarction with or without cardiogenic shock: a metanalises. J Cardiovasc Pharmacol Ther 2011; 17: 44-56.
16. O`Gara PT, Kushner FG, Ascheim DD, et al. 2014 ACCF/AHA Guideline for the management of ST elevation- myocardial infarction. Circulation 2013;127; e 362-e 425.
17. Andrade JP, Piegas LS, Timerman A, Feitosa G, Neto JMR, Nicolau JC, et al. IV Diretriz da Sociedade Brasileira de Cardiologia sobre Tratamento do Infarto Agudo do Miocárdio com Supradesnível do Segmento ST. Arq Bras Cardiol. 2009;93(6 Supl 2):e179-e264.
18. Sorajja P, Gersh BJ, Cox DA, McLaughlin MG, Zimetbaum P, Costantini C, et al. Impact of multivessel disease on reperfusion success and clinical outcomes in patients undergoing primary percutaneous coronary intervencion for acute myocardial infarction. Eur Herart J. 2007;28:1709-16.
19. Hanratty CG, Koyama Y, Rasmussen HH, Nelson GI, Hansen PS, Ward MR. Exaggeration of nonculprit stenosis severity during acute myocardial infarction: implantations for during acute myocardial infarction: implications for immediate multivessel revascularization. J Am Coll Cordiol. 2002;40:911-6.
20. Management of acute myocardial infarction in patients presenting with persistent ST-segment elevation. The Task Force on the management of ST-segment elevation acute myocardial infarction of the European Society of Cardiology; Frans Van de Werf, Chairperson, Jeroen Bax, Amadeo Betriu, Carina Blomstrom-Lundqvist, Filippo Crea, Volkmar Fall, Gerasimos Filippatos, Keith Fox, Kurt Huber, Adnan Kastrati, Annika Rosengren et al. Eur Heart J. 2008;29:2909-45.
21. Lee DC, Oz MC, Weinberg AD, Ting W. Appropriate timing of surgical intervention after transmural acute myocardial infarction. J Thorac Cardiovasc Surg. 2003 Jan;125(1):115-9.
22. Jatene FB, Nicolau JC, Hueb ACeal. Fatores prognósticos da revascularização na fase aguda do infarto agudo do miocárdio. Rev Bras Cir Cardiovasc. 2001;16:195-202.

23. Sintek CF, Pfeffer TA, Khonsari S. Surgical revascularization after acute myocardial infarction. Does timing make a difference? J Thorac Cardiovasc Surg. 1994 May;107(5):1317-21.

24. Patel MR, Dehmer GJ, HirshfeldJ W, Smith PK, Spertus JA. ACCF/SCAI/STS/AATS/AHA/ASNC 2009 Appropriateness Criteria for Coronary Revascularization. A Report of the American College of Cardiology Foundation Appropriateness Criteria Task Force, Society for Cardiovascular Angiography and Interventions, Society of Thoracic Surgeons, American Association for Thoracic Surgery, American Heart Association, and the American Society of Nuclear Cardiology. Circulation 2009 mar 10; 119(9):1330-52.

25. Luchi RJ, Scott SM, Deupree RH. Comparison of medical and surgical treatment for unstable angina pectoris. Results of a Veterans Administration Cooperative Study. N Engl J Med 1987 April 16; 316 (16):977-84.

26. Ferraris VA, Swanson E. Aspirin usage and perioperative blood loss in patients undergoing unexpected operations. Sur Gynecol Obstet. 1983;156:439-42.

27. Lincoff AM. Abciximab and bleeding during coronary surgery: Results from the epilog and epistent trials. Ann Thorac Surg. 2000;70:516-26.

capítulo 25

Aloyra Guedis Guimarães • Ítalo Souza Oliveira Santos
Leonardo Mello Guimarães de Toledo • Luiz Alberto Piva e Mattos

Atendimento Pré-hospitalar do Infarto Agudo do Miocárdio com Elevação do Segmento ST

INTRODUÇÃO

O infarto agudo do miocárdio (IAM) caracteriza-se por ser uma doença aguda e grave, sobretudo quando ocorre oclusão luminal completa, se expressando, ao eletrocardiograma (ECG), com a elevação persistente do segmento ST. Nesse caso, a interrupção abrupta do fluxo sanguíneo em uma coronária pode ocasionar manifestações graves e letais de modo precoce, impedindo que as estratégias médico-hospitalares atuem no restabelecimento do fluxo sanguíneo e beneficie o paciente. De fato, estima-se que a chance de morte no IAM com elevação do segmento ST (IAMCSST) seja de 40% a 65% nas primeiras horas de manifestação dos sintomas, e de 80% nas primeiras 24h.[1,2,3] Dados mundiais de pacientes com IAMCSST que têm o seu diagnóstico realizado e o atendimento executado no ambiente hospitalar são cada vez mais confiáveis e densos, tornando possível uma demonstração evolutiva da epidemiologia da síndrome coronária aguda em todo o mundo.[4,5] Na década de 1960, previamente ao surgimento das Unidades de Dor Torácica (UDT) e Unidades Coronarianas (UCO), a mortalidade hospitalar do IAM variava entre 25% e 30%.[5] No início da década de 1980, já se demonstrava uma queda significativa da mortalidade hospitalar do IAM para cerca de 16%.[5] Em 1986, a partir da publicação do estudo GISSI (Gruppo Italiano per lo Studio della Sopravivenza nell'infarto Miocardico),[6] os pacientes acometidos por IAMCSST passaram a contar com uma nova e poderosa arma quando utilizada em tempo hábil: a trombólise. Houve redução adicional de 50% na mortalidade hospitalar em relação aos estudos prévios.[6,7]

Na década de 1990, o arsenal terapêutico do IAM apresentou grande evolução pelo aprimoramento das técnicas percutâneas, das terapias antitrombóticas e de prevenção secundária, associadas à difusão das UDT/UCO e do uso dos agentes fibrinolíticos que se desenvolveram até os dias atuais: em alguns países, a taxa de mortalidade hospitalar do IAM atinge níveis tão baixos quanto 4 a 6%.[8,9]

Por outro lado, a obtenção de dados reais sobre a mortalidade precoce no IAM se encontra prejudicada pela dificuldade de registro de dados naqueles pacientes que evoluem com morte antes de receberem o primeiro atendimento e, na maioria das vezes, antes de chegarem ao hospital. Portanto, embora seja evidente a ocorrência de número significativo de óbitos em pacientes com IAMCSST no ambiente pré-hospitalar,[10] provavelmente os números disponíveis hoje são apenas uma estimativa abaixo da realidade.[4,11]

PERÍODO PRÉ-HOSPITALAR

Estratégias pré-hospitalares vêm sendo desenvolvidas com o objetivo de reduzir o tempo decorrido entre o início dos sintomas e o tratamento, o chamado retardo.[7]

No IAMCSST, o tempo desde o início dos sintomas (oclusão da artéria coronária) até a instituição do tratamento (reperfusão química ou mecânica) é inversamente proporcional à ocorrência de eventos clínicos relevantes, e o tratamento definitivo com a reperfusão do vaso ocluído é um dos fatores determinantes do tamanho do infarto. Embora esse período seja fundamental para o benefício do tratamento tanto imediato quanto tardio[12] e da mortalidade pré e intra-hospitalar,[13,14] no mundo real apenas 20% dos pacientes com dor torácica são atendidos em até duas horas após o início dos sintomas.[15]

Diversos fatores[16,17] estão associados à demora no atendimento médico adequado do paciente, destacando-se:

1. Não valorização do sintoma/gravidade da situação;
2. Atribuição dos sintomas a outras causas (doença preexistente ou outra doença comum, como dor muscular ou gripe);
3. Desconhecimento do benefício do tratamento rápido;
4. Atendimento pré-hospitalar inacessível a alguns pacientes;
5. Baixa condição socioeconômica;
6. Idosos;
7. Sexo feminino.

Além disso, apesar dos avanços terapêuticos, o tempo que decorre desde o início dos sintomas até a administração do trombolítico permanece longo, em média de duas horas e trinta minutos a três horas.[18]

Elaborada como proposta promissora e potencialmente eficaz para redução desse retardo, a "Trombólise Pré--Hospitalar" (iniciada ainda na ambulância) vem sendo discutida em diversos países – como no Brasil – com o objetivo de reduzir os desfechos populacionais.[13]

Entretanto, algumas barreiras identificadas prejudicaram sua disseminação inicial:[7]

1. Impossibildade de diagnóstico confiável realizado pela equipe das ambulâncias, na maioria das vezes formadas por não cardiologistas ou por paramédicos;
2. Dificuldades decorrentes da infusão intravenosa da medicação em ambiente não hospitalar;
3. Conduta indicada para os pacientes com contraindicação para trombólise e para aqueles sem resposta ao trombolítico.

As soluções de tais barreiras surgiram em seguida:

1. Progresso da transmissão digital de dados, tornando possível o laudo do eletrocardiograma por um cardiologista a distância;
2. Desenvolvimento de novos trombolíticos com administração em *bolus*;[19] e
3. Integração com centros terciários regionais de intervenção, capacitados para realização de angioplastia de resgate.[7,20]

Embora um melhor atendimento seja possível, barreiras diversas e dificuldades logísticas regionais ainda não permitem que o atendimento pré-hospitalar do IAMCSST seja ideal e, mesmo com o desenvolvimento mais recente dos sistemas de atendimento por ambulância (SAMU), os desfechos pré-hospitalares persistentemente elevados do IAMCSST demonstram a necessidade de integração de ações já existentes a fim de se obter uma redução de desfechos ao atuar de modo mais precoce com medidas comprovadamente eficazes de reperfusão.

DIAGNÓSTICO E ESTRATIFICAÇÃO DE RISCO PRÉ-HOSPITALAR

O atendimento do paciente com suspeita de IAM em local extra-hospitalar deve ser feito por um médico que fará uma avaliação clínica (história clínica direcionada) e um ECG. Em casos de atendimento em parada cardíaca, o treinamento não apenas da equipe de saúde com ACLS *(Advanced Cardiac Life Support)* – para médicos e enfermeiros – mas, sobretudo, a disponibilização de Desfibriladores Externos Automáticos (DEA) em locais de grande circulação de pessoas e a difusão do conhecimento sobre o BLS *(Basic Life Support)* para toda a população são estratégias que devem ser encorajadas a fim de reduzir a mortalidade antes da chegada do atendimento médico. Estima-se que a desfibrilação precoce salve cerca de quatro vezes mais vidas do que a trombólise.[21] Quando o paciente encontra-se responsivo à equipe de resgate, foi demonstrado que o ECG realizado nesse momento reduz o tempo porta-agulha (tempo entre a admissão e o início da trombólise) em 34% e o tempo porta-balão em 18% (tempo entre a admissão e a angioplastia), além de produzir melhores taxas de tempo porta-balão ideal, ou seja, menor que 90 min. em 82,3% dos procedimentos com realização de ECG *versus* 70% dos procedimentos em que esse método não foi executado ($p < 0,0001$). Adicionalmente, observa-se tendência em redução da mortalidade intra-hospitalar em pacientes com IAMCSST que realizaram essa estratégia.[22] Hoje, já existe disponibilidade de análise a distância do traçado eletrocardiográfico por meio de um sistema de tele--eletrocardiografia em pacientes atendidos por ambulância. Há dados que demonstram que a abordagem realizada por paramédicos em ambulâncias, utilizando o sistema de telemedicina com cardiologista fornecendo assistência remota, é tão eficaz quanto aquele feito por médico capacitado no local do atendimento.[18] Um estudo publicado em 2009 demonstrou que a realização do ECG pré-hospitalar e a ativação de um grupo responsável pelo atendimento de pacientes com IAM resultou em maior percentual de pacientes com tempo porta-balão ideal (93% *vs.* 45%, $p < 0,001$).[23]

DECISÃO TERAPÊUTICA

Feito o diagnóstico do IAMCSST, cabe ao profissional responsável pelo atendimento decidir quanto à melhor estratégia de reperfusão, levando em consideração alguns critérios (Figura 25.1):

1. Contraindicação à trombólise (Tabela 25.1);[24]
2. Sinais clínicos de alto risco como taquicardia, hipotensão, IAMCSST de parede anterior, idade avançada, Killip III ou IV.[25] Segundo o SHOCK Trial,[26] pacientes com menos de 75 anos em choque cardiogênico se beneficiam de revascularização de emergência (percutânea ou cirúrgica), com melhora significativa da sobrevida após 6 a 12 meses;
3. Retardo: observa-se semelhança entre o tratamento percutâneo e o fibrinolítico se realizados com retardo menor do que três horas. Acima desse tempo, a angioplastia, se disponível, deve ser realizada preferencialmente;[27]
4. Tempo de transporte ao centro terciário, avaliando tempo atendimento-balão menor que 90 min. Se o tempo for acima de 90 minutos (conforme diretriz atual de IAMCSST da Sociedade Brasileira de Cardiologia), dar preferência ao tratamento trombolítico.

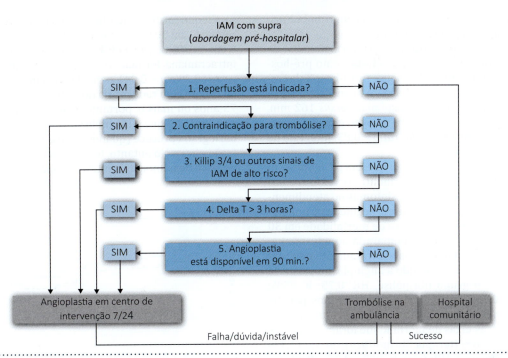

■ **Figura 25.1** Algoritmo demonstrando que, com a utilização das recomendações das principais diretrizes, pode orientar os profissionais envolvidos no atendimento pré-hospitalar do paciente com infarto agudo do miocárdio (IAM) na tomada de decisão quanto à melhor estratégia de reperfusão a ser escolhida para cada paciente atendido.[7] 7/24 = 7 dias por semana, 24 horas por dia.

Tabela 25.1 Contraindicações aos fibrinolíticos.

Contraindicações absolutas	Contraindicações relativas
■ Qualquer sangramento intracraniano	■ História de AVC isquêmico > 3 meses ou doenças intracranianas não listadas nas contraindicações
■ AVE isquêmico nos últimos três meses	■ Gravidez
■ Dano ou neoplasia no sistema nervoso central	■ Uso atual de antagonistas da vitamina K: quanto maior o INR, maior o risco de sangramento
■ Trauma significante na cabeça ou rosto nos últimos três meses	■ Punções não compressíveis
■ Sangramento ativo ou diástese hemorrágica (exceto menstruação)	■ Sangramento interno recente < 2 a 4 semanas
■ Qualquer lesão vascular cerebral conhecida (malformação arteriovenosa)	■ Resssuscitação cardiopulmonar traumática ou prolongada (> 10 min.)
■ Suspeita de dissecção de aorta	■ Cirurgia prévia < 3 semanas
■ História de hipertensão arterial crônica importante e não controlada	■ Hipertensão arterial não controlada (pressão arterial sistólica > 180 mmHg ou diastólica > 110 mmHg)
■ Úlcera péptica ativa	
■ Exposição prévia a SK (mais de cinco dias) ou reação alérgica prévia	

SK (Estreptoquinase); AVE (Acidente Vascular Encefálico).
Adaptada da IV Diretriz da Sociedade Brasileira de Cardiologia sobre tratamento do infarto agudo do miocárdio com Supradesnível do Segmento ST.

As evidências disponíveis atualmente deixam claro o benefício da angioplastia primária (caso o paciente puder ser transferido sem demora) quando comparada à trombólise pré-hospitalar ou à angioplastia facilitada (com uso de terapia trombolítica pré-hospitalar seguida de estudo angiográfico coronariano com vistas à angioplastia com *stent*).[28-31]

No entanto, quando o tempo de transferência para um centro com laboratório de hemodinâmica for consideravelmente elevado (principalmente se for acima de 120 minutos), o benefício da angioplastia primária não é mantido. Dessa forma, quando o atraso entre o atendimento médico extra-hospitalar e a realização da angioplastia for estimado em 90 minutos ou mais, o tratamento com trombolítico deve ser realizado preferencialmente.[32]

Morrison *et al.*[33] demonstraram, em uma metanálise de ensaios clínicos randomizados, que o tratamento pré-hospitalar quando comparado à fibrinólise intra-hospitalar reduziu o tempo para iniciar a infusão do fármaco em cerca de uma hora (104 min. no pré-hospitalar *versus* 162 min. no intra-hospitalar; $p = 0,007$) com redução global da mortalidade hospitalar em 17% (*odds ratio* = 0,83; intervalo de confiança de 95%: 0,70 – 0,98).[33]

O estudo CAPTIM[34] demonstrou que, em pacientes com IAMCSST, quando o tratamento fibrinolítico é realizado nas primeiras duas horas de início dos sintomas no atendimento pré-hospitalar, sendo o paciente em seguida encaminhado ao centro médico terciário, a taxa de mortalidade em 30 dias não foi diferente quando comparada ao encaminhamento do paciente diretamente para o tratamento percutâneo (12,6% para grupo submetido a angioplastia primária *versus* 9,7% para o grupo fibrinólise, HR: 0,75; IC 95%; 0,50 – 1,14; $p = 0,18$). No seguimento de cinco anos, para os pacientes atendidos com retardo de até duas horas do início dos sintomas, as taxas de mortalidade foram diferentes entre os grupos: 5,8% (terapia fibrinolítica) versus 11,1% (angioplastia primária), HR: 0,50; IC 95%: 0,25 – 0,97, $p = 0,04$ (Figuras 25.2 e 25.3).[34]

Quando os dados foram provenientes da prática clínica, por meio de um registro,[18] observou-se que tanto o diagnóstico quanto o tratamento pré-hospitalar com fibrinolítico estão associados à redução de quase uma hora para a instituição do tratamento e uma redução de mortalidade de 29% em um ano quando comparado ao tratamento intra-hospitalar (Figura 25.4).[18]

No estudo STREAM, foi avaliada a estratégia de infusão de fibrinolítico (TNK-tPA) administrado na ambulância ou na sala de emergência *versus* intervenção coronária percutânea (ICP) primária em 1.892 pacientes com IAMCSST, que se apresentaram dentro de três horas após o início dos sintomas e que não puderam se submeter à ICP primária dentro de uma hora. O desfecho primário (morte por qualquer causa, choque cardiogênico, insuficiência cardíaca congestiva ou reinfarto em 30 dias) ocorreu em 12,4% no grupo fibrinólise e em 14,3% no grupo ICP primária ($p = 0,21$). Hemorragia intracraniana foi mais frequente no grupo fibrinólise (1% *versus* 0,2%; $p = 0,04$), o que levou a mudança do protocolo do estudo com redução da dose de TNK-tPA em pacientes de 75 anos ou mais e, portanto, maior segurança. A conclusão do estudo foi que a fibrinólise pré-hospitalar com cinecoronariografia precoce (quando necessária) resultou em reperfusão eficaz. No entanto, foi associada a um ligeiro aumento no risco de hemorragia intracraniana.[35]

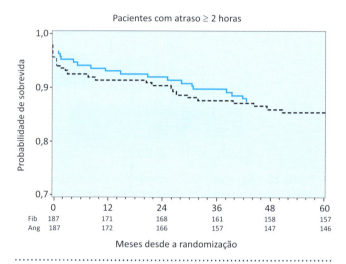

■ **Figura 25.3** Estimativa de mortalidade pelo método de Kaplan-Meier: pacientes com retardo de duas horas ou mais para o atendimento.[34]

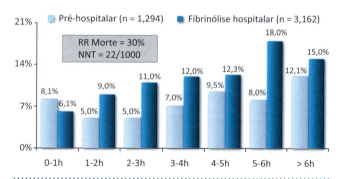

■ **Figura 25.4** Mortalidade em 12 meses de acordo com o tempo de fibrinólise.[18]

FIBRINÓLISE PRÉ-HOSPITALAR

A utilização dos fibrinolíticos, quando indicados, tem seu maior benefício quanto mais precoce for iniciada, resultando em menor mortalidade e melhor preservação da função ventricular (Figuras 25.5 e 25.6).[13,36]

Quando utilizados na primeira hora do início dos sintomas, são salvas 65 vidas por mil pacientes tratados com trombolíticos, contrastando com as 10 vidas salvas por mil pacientes quando o tratamento é feito entre 6h e 12h.[37] Portanto, na impossibilidade do tratamento percutâneo ou

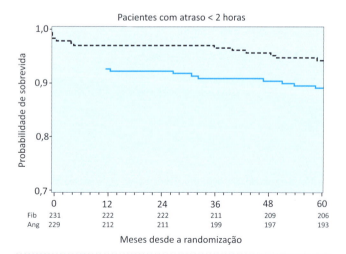

■ **Figura 25.2** Estimativa de mortalidade pelo método de Kaplan-Meier: pacientes com retardo menor do que duas horas para o atendimento.[34]

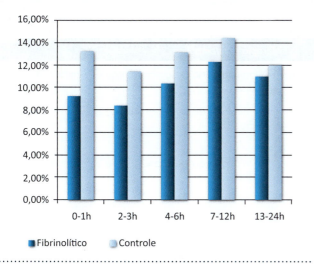

Figura 25.5 Mortalidade em 30 dias após o IAM.[13]

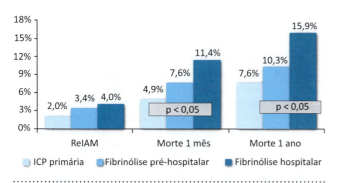

Figura 25.6 Reinfarto, mortalidade precoce e tardia para as diferentes estratégias de reperfusão.[36]

expectativa de transporte para um centro terciário maior que 90 min., deve-se optar por um tratamento fibrinolítico precoce, desde que não haja contraindicação (Tabela 25.2).[24]

Os eventos adversos associados ao uso de fibrinolíticos incluem desde hipotensão durante sua infusão, que geralmente responde bem à infusão venosa de cristaloide e as complicações hemorrágicas, dentre elas – a mais alarmante e temida – a hemorragia intracraniana. Pacientes idosos, com baixo peso e do sexo feminino que apresentem hipertensão arterial e aqueles com antecedentes de doença cérebro-vascular são os que apresentam maior risco para essa complicação.[13]

Os fibrinolíticos podem ser divididos em: não fibrinoespecíficos (estreptoquinase – SK) e fibrinoespecíficos (tenecteplase – TNK-tPA, alteplase – tPA). Hoje, prefere-se a utilização de medicação fibrinoespecífica, cujo manuseio é mais fácil, como TNK-tPA e a tPA (Tabela 25.3).

Os estudos GISSI-2[38] (Gruppo Italiano per lo Studio della Sopravivenza nell'Infarto Miocardico II) e o ISIS-3[39] (Third Internacional Study of Infarct Survival) não demonstraram diferença significativa na mortalidade entre a SK e o tPA. Porém, o estudo GUSTO[40] que utilizou um regime acelerado de tPA em 90 min. associado ao uso concomitante de heparina não fracionada (HNF), obteve redução de 10 mortes adicionais por mil pacientes tratados comparados à SK. O TNK-tPA é o único fibrinolítico disponível no Brasil que pode ser feito em *bolus* e está relacionado com menor taxa de sangramentos não cerebrais e menor necessidade de transfusão sanguínea quando comparado aos demais (Tabela 25.4). Em relação à mortalidade, seus resultados são semelhantes aos do tPA.[19] A SK não deve ser administrada em um paciente que já recebeu esse fármaco devido ao risco de reação à

Tabela 25.2 Nível de evidência e grau de recomendação.

Procedimentos fibrinolíticos	Classe	Nível de evidência
Dor sugestiva de IAM < 75 anos • Duração > 20 min. e < 12h não responsiva a nitrato sublingual • Supradesnível do segmento ST > 1,0 mm em pelo menos duas derivações precordiais contíguas ou duas periféricas adjacentes • Bloqueio de ramo (novo ou presumivelmente novo) Impossibilidade de realizar reperfusão mecânica em tempo adequado Ausência de contraindicação absoluta Em hospitais sem recurso para realizar imediata intervenção coronária (dentro de 90 min.)	I	A
Acima de 75 anos (preferencialmente SK)	IIa	B

SK (Estreptoquinase).
Adaptada da IV Diretriz da Sociedade Brasileira de Cardiologia sobre Tratamento do Infarto Agudo do Miocárdio com Supradesnível do Segmento ST.

Tabela 25.3 Comparação entre os fibrinolíticos.

Agente	Fibrino-específico	Metabolismo	Meia-vida (min.)	Reação alérgica	Custo
SK	–	Hepático	18 a 23	Sim	Menor
tPA	++	Hepático	3 a 8	Não	Maior
TNK-tPA	+++	Hepático	18 a 20	Não	Maior

SK (Estreptoquinase).
Adaptada da IV Diretriz da Sociedade Brasileira de Cardiologia sobre Tratamento do Infarto Agudo do Miocárdio com Supradesnível do Segmento ST.

Tabela 25.4 Doses dos fibrinolíticos.

Agente	Tratamento	Terapia antitrombótica
SK	1,5 milhão UI em 100 mL de SG5% ou SF 0,9% em 30 a 60 min.	HNF ajustada ao peso por 48h ou enoxaparina por até oito dias
tPA	15 mg EV em bolo, seguidos por 0,75 mg/kg em 30 min. e então 0,50 mg/kg em 60 min. A dose total não deve exceder 100 mg	HNF ajustada ao peso por 48h ou enoxaparina por até oito dias
TNK-tPA	Bolo único: 30 mg se < 60 kg 35 mg se entre 60 kg e menor que 70 kg 40 mg se entre 70 kg e menor que 80 kg 45 mg se entre 80 kg e menor que 90 kg 50 mg se maior que 90 kg de peso	HNF ajustada ao peso por 48h ou enoxaparina por até oito dias

Aspirina e clopidogrel devem ser administrados a todos desde que não haja contraindicação ao seu uso.
EV (Endovenosa); HNF (Heparina Não Fracionada); SK (Estreptoquinase).
Adaptada da IV Diretriz da Sociedade Brasileira de Cardiologia sobre Tratamento do Infarto Agudo do Miocárdio com Supradesnível do Segmento ST.

medicação, pois anticorpos para a SK persistem por até 10 anos.[41] A readministração dos outros fibrinolíticos pode aumentar a chance de sangramento, mas não está associada à produção de anticorpos.[24]

TRATAMENTO ADJUVANTE

Não há estudos quanto ao tratamento adjuvante realizado na fase pré-hospitalar do IAMCSST, sendo as recomendações uma extrapolação de estudos realizados no ambiente hospitalar.

a) **Oxigenoterapia:**[24] 2 a 4 L/min. em caso de dispneia ou outros sinais de insuficiência cardíaca (IC), por máscara ou cateter nasal.

b) **Analgesia:**[24] a dor é associada à ativação simpática, o que leva a vasoconstrição e aumento do trabalho cardíaco. Os opioides são os analgésicos de escolha nesse contexto, preferindo-se a morfina com dose inicial de 2 a 8 mg. Com monitorização da pressão arterial, as doses podem ser repetidas em intervalos de 5 a 15 min. Em pacientes com infarto de parede inferior (elevação do segmento ST em DII, DIII e aVF), esses medicamentos não devem ser utilizados devido ao risco de hipotensão e choque, sem benefício em relação à redução de desfechos importantes.

c) **Vasodilatador:**[24] somente deverá ser utilizado para alívio da dor anginosa, para controle da hipertensão arterial e da congestão pulmonar. Prefere-se inicialmente na formulação sublingual na ausência de contraindicações (hipotensão arterial, uso de sildenafil nas últimas 24h, IAM de ventrículo direito). Administrar sublingual 5 mg de dinitrato de isossorbida, podendo-se repetir a mesma dose com intervalo de 5 min., no total de três doses. Seu uso também está contraindicado em pacientes com infarto da parede inferior, devido ao risco de hipotensão associada a vasodilatação.

d) **Antiagregante plaquetário:**[24]
- **Ácido acetilsalicílico (AAS):** indicado para todos os pacientes com suspeita de IAM antes mesmo da realização do ECG, exceto nos casos de contraindicação (sangramento ativo, alergia ou intolerância, hemofilia e úlcera péptica ativa). A dose recomendada é de 160 a 325 mg, mastigado.
- **Clopidogrel:** indicado para pacientes submetidos à terapia trombolítica e percutânea, sempre associado ao AAS.[42,43] As doses recomendadas são de 300 mg (dose de ataque, que deve ser omitida em pacientes com 75 anos ou mais e submetidos a fibrinolítico) e 75 mg/dia por 12 meses, as quais mostraram redução de desfechos de modo mais acentuado naqueles pacientes submetidos à ICP, com 46% de redução do risco relativo, quando comparados àqueles que não receberam ICP, com 9% de redução do risco relativo. Evidências recentes do estudo CURRENT – OASIS 7[44] demonstram que, para cada mil pacientes submetidos à ICP, com dose de ataque de 600 mg seguida de uma dose de manutenção de 150 mg/dia por uma semana e de 75 mg/dia por mais três semanas, seis infartos do miocárdio e sete tromboses de *stent* são evitadas, porém com aumento de três casos de sangramento grave.
- **Ticagrelor:** em pacientes que serão transferidos para centro hospitalar com serviço de cardiologia intervencionista disponível, a dose de ataque de 180 mg deve ser realizada no hospital, antes do procedimento, não devendo ser feita no período pré-hospitalar, uma vez que no Estudo PLATO essa medicação foi administrada em média 15 minutos antes da ICP.[45]

e) **Antitrombínico:**[24] enoxaparina deve ser administrada na dose de 30 mg em *bolus* endovenoso seguido de dose de manutenção de 1 mg/kg a cada 12h. Em pacientes com idade acima de 75 anos suprime-se a dose de ataque e reduz-se a dose de manutenção para 0,75 mg/kg a cada 12h. Em pa-

412 Tratado Dante Pazzanese de Emergências Cardiovasculares
CAPÍTULO 25

cientes com *clearance* de creatinina < 30 mL/min. ajusta-se a dose para 1 mg/kg, dose única diária, conforme observado no estudo Extract TIMI 25.

f) **Betabloqueador:**[24] é recomendável administrar Betabloqueador endovenoso em pacientes que estejam hipertensos e sem contraindicação (sinais de IC, evidência de baixo débito, risco aumentado para choque cardiogênico e outras contraindicações relativas). Administrar 5 mg de metoprolol endovenoso lentamente, podendo ser repetido a cada 5 min. até o total de três doses.

CONCLUSÃO

A doença arterial coronária representa no Brasil um grande desafio de saúde populacional, sendo isoladamente a segunda maior causa isolada de morte com quase 85 mil óbitos no ano de 2005 (Fonte: DATASUS). Levando-se em consideração as graves consequências socioeconômicas dessa doença e de sua evolução epidemiológica, esforços na otimização do tratamento e na luta contra o tempo são de suma importância. Entretanto, deve-se destacar que os estudos que utilizaram fibrinolítico no ambiente pré-hospitalar foram realizados em países que tinham suporte operacional adequado para monitorização clínica e eletrocardiográfica, bem como tratamento de arritmias com terapia elétrica ou medicamentosa, além de um fluxo facilitador de diagnóstico e rápido transporte para um centro capacitado. Barreiras enfrentadas na vida real por cidades brasileiras, como tráfego intenso de veículos, dificuldade de acesso ao local de atendimento e hospitais terciários escassos e com pouca capacidade para disponibilizar atendimento dificultam a incorporação dos resultados obtidos em ensaios clínicos realizados em países com uma realidade completamente diferente da brasileira. No entanto, a condição atual no Brasil, por ser muito desfavorável, permite considerar que a utilização de estratégias para difundir o atendimento pré-hospitalar adequado aos pacientes com dor torácica tem grande potencial para obter sucesso na redução do retardo do tratamento e consequentemente da mortalidade no IAMCSST.

REFERÊNCIAS BIBLIOGRÁFICAS

1. Kannel WB, Cupples LA, D'Agostino RB. Sudden death risk in overt coronary heart disease: the Framingham Study. Am Heart J. 1987 Mar;113(3):799-804.
2. Tunstall-Pedoe H, Kuulasmaa K, Amouyel P, Arveiler D, Rajakangas AM, Pajak A. Myocardial infarction and coronary deaths in the World Health Organization MONICA Project. Registration procedures, event rates, and case-fatality rates in 38 populations from 21 countries in four continents. Circulation. 1994 Jul;90(1):583-612.
3. Myerburg RJ, Castellanos A. Cardiac arrest and sudden death. In: Braunwald E, editor. Textbook of cardiovascular medicine. 6th ed. Philadelphia: W.B. Saunders, 2001. p. 890-923.
4. Avezum A, Braga J, Santos I, Guimaraes HP, Marin-Neto JA, Piegas LS. Cardiovascular disease in South America: current status and opportunities for prevention. Heart (London). 2009;95:1475-82.

5. Van de Werf F, Bax J, Betriu A, Blomstrom-Lundqvist C, Crea F, Falk V, et al. ESC guidelines on management of acute myocardial infarction in patients presenting with persistent ST-segment elevation. Rev Esp Cardiol. 2009 Mar;62(3):293.
6. Gruppo Italiano per lo Studio della Streptoquinasi nell'Infarto Miocárdico (GISSI). Effectiveness of intarvenous thrombolytic treatment inacute myocardial infartation. Lancet. 1996;1:397-401.
7. Brasileiro ALS. SAMU/192 e a abordagem pré-hospitalar do infarto agudo do miocárdio no Brasil: esperança para o paciente ou mais uma oportunidade perdida? Arq Bras Cardiol. 2007;88(2):e44-e46
8. Armstrong PW, Granger CB, Adams PX, Hamm C, Holmes D Jr, O'Neill WW, et al. Pexelizumab for acute ST-elevation myocardial infarction in patients undergoing primary percutaneous coronary intervention: a randomized controlled trial. JAMA. 2007;297:43-51.
9. Primary versus tenecteplase-facilitated percutaneous coronary intervention in patients with ST-segment elevation acute myocardial infarction (ASSENT-4 PCI): randomised trial. Lancet. 2006;367:569-78.
10. Timerman A, Feitosa GA. Síndromes coronárias agudas. Rio de Janeiro: Atheneu, 2003.
11. Rodriguez T, Malvezzi M, Chatenoud L, Bosetti C, Levi F, Negri E, et al. Trends in mortality from coronary heart and cerebrovascular diseases in the Americas: 1970-2000. Heart. 2006 Apr;92(4):453-60
12. Pinto DS, Kirtane AJ, Nallamothu BK, Murphy SA, Cohen DJ, Laham RJ, et al. Hospital delays in reperfusion for ST-elevation myocardial infarction: implications when selecting a reperfusion strategy. Circulation. 2006 Nov;7;114(19):2019-25.
13. Indications for fibrinolytic therapy in suspected acute myocardial infarction: collaborative overview of early mortality and major morbidity results from all randomised trials of more than 1000 patients. Fibrinolytic Therapy Trialists' (FTT) Collaborative Group. Lancet. 1994 Feb;5;343(8893):311-22.
14. Bassan R, Potsch A, Pimenta L, Tachibana V, et al. Mortalidade Hospitalar no Infarto Agudo do Miocárdio: É Possível Prever Utilizando Dados de Admissão? Arq Bras Cardiol. 1996;67(3):149-58.
15. Lee TH, Weisberg MC, Brand DA, Rouan GW, Goldman L. Candidates for thrombolysis among emergency room patients with acute chest pain. Potential true- and false-positive rates. Ann Intern Med. 1989 Jun;15;110(12):957-62.
16. Educational strategies to prevent prehospital delay in patients at high risk for acute myocardial infarction: National Heart Attack Alert Program. Report of the National Institute of Health Publication. Bethesda: National Institute of Health Publication, 1997.
17. Finnegan JR Jr, Meischke H, Zapka JG, Leviton L, Meshack A, Benjamin-Garner R, et al. Patient delay in seeking care for heart attack symptoms: findings from focus groups conducted in five U.S. regions. Prev Med. 2000 Sep;31(3):205-13.
18. Bjorklund E, Stenestrand U, Lindback J, et al. Pre-hospital thrombolysis delivered by paramedics is associated with reduced time delay and mortality in ambulance-transported real-life with ST-elevation myocardial infarction. Eur Heart J. 2006;27:1146-52.
19. Assessment of the Safety and Efficacy of a New Thrombolytic Investigators. Single-bolus tenecteplase compared with front-loaded alteplase in acute myocardial infarction: the ASSENT-2 double-blind randomised trial. Lancet. 1999 Aug;28;354(9180):716-22.

20. Gershlick AH, Stephens LA, Hughes S, REACT Trial Investigators, et al. Rescue angioplasty after failed thrombolytic therapy for acute myocardial infarctation. N Engl J Med. 2005;353(26):2758-68.

21. Effect of time from onset to coming under care on fatality of patients with acute myocardial infarction: effect of resuscitation and thrombolytic treatment. The United Kingdom Heart Attack Study (UKHAS) Collaborative Group. Heart. 1998 Aug;80(2):114-20.

22. Diercks DB, Kontos MC, Chen AY, Pollack CV, Jr., Wiviott SD, Rumsfeld JS, et al. Utilization and impact of pre-hospital electrocardiograms for patients with acute ST-segment elevation myocardial infarction: data from the NCDR (National Cardiovascular Data Registry) ACTION (Acute Coronary Treatment and Intervention Outcomes Network) Registry. J Am Coll Cardiol. 2009 Jan;13;53(2):161-6.

23. Hutchison AW, Malaiapan Y, Jarvie I, Barger B, Watkins E, Braitberg G, et al. Prehospital 12-lead ECG to triage ST-elevation myocardial infarction and emergency department activation of the infarct team significantly improves door-to-balloon times: ambulance victoria and MonashHEART Acute Myocardial Infarction (MonAMI) 12-lead ECG project. Circ Cardiovasc Interv. 2009 Dec;2(6):528-34.

24. Piegas LS, Feitosa G, Mattos LA, Nicolau JC, Rossi Neto JM, et al. Sociedade Brasileira de Cardiologia. Diretriz da Sociedade Brasileira de Cardiologia sobre Tratamento do Infarto agudo do Miocárdio com Supradesnível do Segmento ST. Arq Bras Cardiol. 2009; 93(6 supl.2):e179-e264.

25. Lee KL, Woodlief LH, Topol EJ, Weaver WD, Betriu A, Col J, et al. Predictors of 30-day mortality in the era of reperfusion for acute myocardial infarction. Results from an internationaltrial of 41,021 patients. GUSTO-I Investigators. Circulation. 1995;91:1659-68.

26. Hochman JS, Sleeper LA, Godfrey MS, et al. SHould We Emergently Revascularize Occluded Coronaries for Cardiogenic ShocK: An international randomized trial of emergency PTCA/CABG-trial design. Am Heart J. 1999 Feb;137(2):313-21.

27. Antman EM, Anbe DT, Armstrong PW, Bates ER, Green LA, Hand M, et al. ACC/AHA guidelines for the management of patients with ST-elevation myocardial infarction: a report of the American College of Cardiology/American Heart Association Task Force on Practice Guidelines (Committee to Revise the 1999 Guidelines for the Management of Patients With Acute Myocardial Infarction). 2004. [Internet] [acesso em 2014 jul 04]. Disponível em: www.acc.org/ clinical/guidelines/stemi/index.pdf

28. Ellis et al. A clinical trial comparing primary coronary angioplasty with tissue plasminogen activator for acute myocardial infarction. The global use of strategies to open occluded coronary arteries in acute coronary syndromes (GUSTO IIb) angioplasty substudy investigators [published erratum appears in N Engl J Med. 1997;337(4):287]. N Engl J Med. 1997;336:1621–8.

29. Keeley EC, Boura JA, Grines CL. Primary angioplasty versus intravenous thrombolytic therapy for acute myocardial infarction: a quantitative review of 23 randomised trials. Lancet. 2003;361:13–20.

30. Nallamothu BK, Bates ER. Percutaneous coronary intervention versus fibrinolytic therapy in acute myocardial infarction: is timing (almost) everything? Am J Cardiol. 2003;92:824–6.

31. Assessment of the Safety and Efficacy of a New Treatment Strategy with Percutaneous Coronary Intervention (ASSENT4 PCI) investigators. Primary versus tenecteplase-facilitated percutaneous coronary intervention in patients with st-segment elevation acute myocardial infarction (ASSENT4 PCI): Randomised trial. Lancet. 2006;367:569–78.

32. Pinto DS, Frederick PD, Chakrabarti AK, Kirtane AJ, Ullman E, Dejam A, Miller DP, Henry TD, Gibson CM, National Registry of Myocardial Infarction Investigators. Benefit of transferring ST-segment-elevation myocardial infarction patients for percutaneous coronary intervention compared with administration of onsite fibrinolytic declines as delays increase. Circulation. 2011;124:2512–21.

33. Morrison LJ, Verbeek PR, McDonald HC, et al. Mortality and prehospital thrombolysis for acute myocardial infarctation: a meta-analysis. JAMA. 2000;283(20):2686-92.

34. Bonnefoy E, Steg PG, Boutitie F, et al. Comparison of primary angioplasty and pre-hospital fibrinolysis in acute myocardial infarction (CAPTIM) trial: a 5-years follow-up. Eur Heart J. 2009;30:1598-606.

35. Armstrong PW, Gershlick AH, Goldstein P, Wilcox R, Danays T, Lambert Y, et al. Fibrinolysis or Primary PCI in ST-Segment Elevation Myocardial Infarction. N Engl J Med. 2013; 368 (15): 1379 - 87.

36. Stenestrand U, Lindbäck J, Wallentin L. Long-term outcome of primary percutaneous coronary intervention vs prehospital and in-hospital thrombolysis for patients with ST-elevation myocardial infarction. JAMA. 2006 Oct;11;296(14):1749-56.

37. Boersma E, Maas AC, Deckers JW, Simoons ML. Early thrombolytic treatment in acute myocardial infarction: reappraisal of the golden hour. Lancet. 1996 Sep;21;348(9030):771-5.

38. Volpi A, De Vita C, Franzosi MG, Geraci E, Maggioni AP, Mauri F, et al. Determinants of 6-month mortality in survivors of myocardial infarction after thrombolysis. Results of the GISSI-2 data base. The Ad hoc Working Group of the Gruppo Italiano per lo Studio della Sopravvivenza nell'Infarto Miocardico (GISSI)-2 Data Base. Circulation. 1993 Aug;88(2):416-29.

39. ISIS-3 (Third International Study of Infarct Survival) Collaborative Group. ISIS-3: a randomised comparison of streptokinase vs tissue plasminogen activator vs anistreplase and of aspirin plus heparin vs aspirin alone among 41,299 cases of suspected acute myocardial infarction. Lancet. 1992 Mar;28;339(8796):753-70.

40. An international randomized trial comparing four thrombolytic strategies for acute myocardial infarction. The GUSTO investigators. N Engl J Med. 1993 Sep;2;329(10): 673-82.

41. Squire IB, Lawley W, Fletcher S, Holme E, Hillis WS, Hewitt C, et al. Humoral and cellular immune responses up to 7.5 years after administration of streptokinase for acute myocardial infarction. Eur Heart J. 1999 Sep;20(17):1245-52.

42. Sabatine MS, Cannon CP, Gibson CM, López-Sendón JL, Montalescot G, Theroux P, et al.. Clopidogrel as Adjunctive Reperfusion Therapy (CLARITY)-Thrombolysis in Myocardial Infarction (TIMI) 28 Investigators. Effect of clopidogrel pretreatment before percutaneous coronary intervention in patients with ST-elevation myocardial infarction treated with fibrinolytics: the PCI-CLARITY study. JAMA. 2005 Sep;14;294(10):1224-32.

43. Chen ZM, Jiang LX, Chen YP, Xie JX, Pan HC, Peto R, Collins R, Liu LS. Addition of clopidogrel to aspirin in 45,852 patients with acute myocardial infarction: randomised placebo-controlled trial. Lancet. 2005 Nov;5;366(9497):1607-21.

44. Mehta SR, Bassand JP, Chrolavicius S, Diaz R, Eikelboom JW, Fox KA, et al. CURRENT-OASIS 7 Investigators. Dose comparisons of clopidogrel and aspirin in acute coronary syndromes. N Engl J Med. 2010; 363 (10): 930-42.

45. Wallentin L, Becker RC, Budaj A, Cannon CP, Emanuelsson H, Held C, et al. PLATO Investigators. Ticagrelor versus clopidogrel in patients with acute coronary syndromes. N Engl J Med. 2009; 361 (11): 1045 - 1057.

26
capítulo

Felipe de Macedo Coelho • Allisson Valadão de Oliveira Brito • Marcelo Ferraz Sampaio

Complicações das Síndromes Coronárias Agudas

INTRODUÇÃO

As síndromes coronárias agudas, representadas pela angina instável (AI), pelo infarto agudo do miocárdio sem supradesnivelamento do segmento ST (IAMSSST) e pelo infarto agudo do miocárdio com supradesnivelamento do segmento ST (IAMCSST) podem evoluir com diversas complicações, classificadas de acordo com sua etiopatogenia em isquêmicas, mecânicas, arrítmicas, embólicas e inflamatórias. Na era atual, a incidência dessas complicações caiu de modo significativo, assim como a mortalidade hospitalar, decorrente sobretudo da utilização de terapia fibrinolítica e de angioplastia primária, produzindo reperfusão precoce com redução da extensão da necrose miocárdica e da área isquêmica.

COMPLICAÇÕES ISQUÊMICAS

A presença de isquemia miocárdica poucas semanas após o IAM piora de modo significativo o prognóstico do paciente[1-3] pelo alto risco de eventos cardiovasculares subsequentes. As diversas manifestações clínicas de isquemia após um evento coronariano agudo são: angina pós-infarto, reinfarto, infarto recorrente, progressão e expansão do infarto (Tabela 26.1).

A angina pós-infarto manifesta-se como dor torácica retroesternal ou epigástrica aos mínimos esforços ou em repouso, com piora aos esforços e melhora com o repouso ou uso de nitratos, sendo em geral semelhante à dor do evento isquêmico inicial, ocorrendo no período entre 48h e dois meses após o infarto. O mecanismo fisiopatológico é similar àquele da angina instável, com formação de trombo suboclusivo sobre uma placa instável. Ocorre em cerca de 20% dos casos, tendo sido relatada após a reperfusão com sucesso em até 58% dos pacientes.[4,5] Sua incidência é maior em pacientes com IAMSSST (cerca de 25%) e na-

queles tratados com fibrinolíticos. Pacientes com angina pós-infarto apresentam incidência maior de morte súbita, reinfarto e síndromes isquêmicas agudas.

O reinfarto consiste na ocorrência de um novo evento isquêmico no mesmo território vascular do evento inicial. Os achados patológicos mostram áreas de miocárdio em regeneração próximas a áreas de necrose recente, na mesma região irrigada pela artéria ocluída responsável pelo infarto original. O diagnóstico de reinfarto baseia-se na recorrência do desconforto torácico com duração de pelo menos 30 minutos, geralmente acompanhado por elevação recorrente do segmento ST de pelo menos 0,1 mV em duas ou mais derivações contíguas e nova elevação dos níveis de CK-MB acima do limite superior da normalidade ou pelo menos 50% acima do valor prévio.[6] As complicações precoces mais comuns decorrentes do reinfarto são insuficiência cardíaca grave, arritmias e morte, com incidência aumentada de choque cardiogênico e parada cardíaca.[7-9] Ocorre em cerca de 10% dos pacientes durante os primeiros 10 dias após o infarto, reduzindo-se para 4 a 5% nos pacientes que recebem terapia fibrinolítica e ácido acetilsalicílico (AAS).[7,10]

É mais comum em pacientes portadores de *diabetes mellitus* ou com infarto prévio antigo.

O infarto do miocárdio recorrente, definido como infarto em outro território, pode ser difícil de diagnosticar nas primeiras 24 a 48h após o evento inicial, pois a doença arterial coronariana multivascular é comum nos pacientes que apresentam IAM. O achado angiográfico de placas complexas ou ulceradas em artérias não relacionadas ao infarto ocorre em até 40% desses pacientes. Na avaliação de risco da isquemia não sintomática, deve-se observar que a isquemia a distância é mais grave que a manifestada na área do infarto, pois implica a soma de áreas lesadas do miocárdio, embora ambas indiquem a ocorrência de estenose arterial grave e miocárdio viável distal a esse vaso.[5]

415

Tabela 26.1 Manifestações clínicas de isquemia após um evento coronariano agudo.

Complicações isquêmicas		
	Definição	Marcadores de necrose
Angina pós-infarto	Novo episódio anginoso entre 48h e 2 semanas após o infarto, decorrente de formação de trombo suboclusivo e isquemia residual na área infartada.	Não há elevação de marcadores de necrose.
Reinfarto	Novo episódio isquêmico no mesmo território vascular do infarto inicial, decorrente de reoclusão da artéria responsável pelo infarto.	Nova elevação dos níveis de CK-MB acima do limite superior considerado normal ou pelo menos 50% acima do valor prévio.
Infarto recorrente	Infarto ocorrido em território vascular diferente daquele do infarto inicial.	Nova elevação dos níveis de CK-MB acima do limite superior considerado normal ou pelo menos 50% acima do valor prévio.
Progressão do infarto	Aumento progressivo na quantidade de necrose miocárdica dentro da área isquêmica produzida pelo infarto original. Pode se manifestar como um infarto que se estende e envolve o miocárdio adjacente ou como um infarto subendocárdico que se transforma em infarto transmural.	Em geral, não há nova elevação significativa dos marcadores de necrose.

A progressão do infarto representa aumento gradativo na quantidade de necrose miocárdica dentro da área isquêmica produzida pelo infarto original. Pode se manifestar como infarto que se estende e envolve o miocárdio adjacente ou como infarto subendocárdico que se transforma em infarto transmural. Apresenta-se com alterações inespecíficas de repolarização no eletrocardiograma (ECG) associadas à instabilidade hemodinâmica, sem nova elevação significativa dos marcadores de necrose miocárdica.[8]

Na avaliação dessas manifestações clínicas, alguns aspectos merecem ser considerados. O desconforto isquêmico pode ou não estar associado a outros sintomas e alterações de exames complementares, como nova elevação de CK-MB, desnivelamento do segmento ST ou pseudonormalização de ondas T invertidas.[4] A CK-MB é o marcador bioquímico mais útil para rastrear complicações isquêmicas do que a troponina, tendo em vista sua menor meia-vida de eliminação. Uma nova elevação e queda subsequente de seus níveis sugerem reinfarto ou infarto recorrente. Tam-

bém é importante o diagnóstico diferencial com pericardite pós-infarto pelas óbvias implicações terapêuticas.

O diagnóstico dessas complicações geralmente é complementado ou confirmado por exames de imagem, como a ecocardiografia ou a cintilografia de perfusão miocárdica. Uma nova área com hipocontratilidade, maior tamanho do infarto, nova área isquêmica ou hipocaptação reversível persistente ajudam a confirmar o diagnóstico.

No tratamento do desconforto isquêmico recomenda-se a administração de betabloqueadores, nitratos endovenosos e opioides. A readministração de fibrinolítico pode ser realizada nos pacientes com elevação recorrente do segmento ST, quando um procedimento percutâneo não possa ser realizado em até 60 minutos, evitando-se repetir o uso de estreptoquinase. Caso o fibrinolítico administrado anteriormente tenha sido a estreptoquinase, deve-se evitar a sua readministração após cinco dias da primeira aplicação.

A cinecoronariografia tem importante papel na investigação dos quadros isquêmicos pós-IAM, sobretudo nos casos considerados de maior risco, pois possibilita esclarecer o substrato anatomofuncional e o consequente planejamento da terapêutica adequada. Esta inclui reperfusão imediata com utilização de intervenção coronária percutânea (ICP), trombólise (na presença de trombo), ou cirurgia de revascularização miocárdica (RM), em casos específicos.[4,11,12] Não foi demonstrado benefício da ICP na ausência de isquemia espontânea ou induzível, mas a revascularização percutânea ou cirúrgica tem papel bem definido na presença de isquemia pós-infarto.[13] A RM cirúrgica é recomendada para alívio dos sintomas, se não controlados clinicamente, e para aumento de sobrevida na ocorrência de lesões no tronco da coronária esquerda ou lesões triarteriais, de modo especial na presença de disfunção ventricular esquerda.

CIRURGIA DE REVASCULARIZAÇÃO MIOCÁRDICA

A realização de cirurgia de RM após um IAM apresenta algumas vantagens em relação à intervenção percutânea: tem baixa incidência de isquemia recorrente, além de maior sobrevida livre de eventos e reintervenções. Nos pacientes portadores de doença multiarterial, a cirurgia de RM possibilita maior taxa de revascularização completa.

Não obstante suas vantagens, a principal limitação da cirurgia de RM após um infarto é a dificuldade logística para a realização desse procedimento em tempo hábil. Dessa maneira, o papel da cirurgia de RM nesse cenário é limitado a alguns casos específicos em que a anatomia coronariana é mais adequada à sua realização. As diretrizes da Sociedade Brasileira de Cardiologia sobre AI e IAMSSST preconizam as mesmas indicações de cirurgia de RM para angina crônica estável. As principais indicações após um IAMCSST são: angina pós-infarto e infarto recorrente; choque cardiogênico; complicações agudas após angioplastia primária; complicações mecânicas pós-infarto e arritmias ventriculares refratárias.

Os resultados pós-operatórios estão associados a fatores de risco bem definidos, como o intervalo entre o infarto e a cirurgia de RM, sexo feminino, idade avançada, cirurgia de RM prévia, disfunção ventricular, choque cardiogênico e desenvolvimento de complicações mecânicas.[14] Não há dados claros na literatura sobre o momento mais adequado para se realizar cirurgia de RM após IAMCSST.[15] Quando a cirurgia

416   Tratado Dante Pazzanese de Emergências Cardiovasculares   ■ CAPÍTULO 26

de RM é realizada nos primeiros três a sete dias do IAMCSST, a mortalidade torna-se bastante elevada, sobretudo nos pacientes com infarto transmural submetidos a cirurgia de RM nas primeiras 24h.[16,17] Entretanto, uma revisão de 11 estudos observacionais demonstrou que o tempo entre o infarto e a cirurgia de RM não era um fator de risco independente, para os desfechos cardiovasculares maiores.[18]

Nos pacientes estáveis, com função ventricular preservada e que necessitam de cirurgia de RM, pode-se aguardar alguns dias após o infarto para realização da RM sem uma elevação importante do risco, enquanto naqueles que desenvolvem complicações mecânicas ou isquemia recorrente refratária ao tratamento medicamentoso e apresentam anatomia coronariana adequada para revascularização cirúrgica não pode haver postergação da cirurgia na maioria das vezes. Os pacientes que desenvolvem disfunção ventricular significativa decorrente do infarto e mantêm-se estáveis hemodinamicamente podem ser beneficiados por um período mais longo de estabilização clínica antes da cirurgia de RM. Se o paciente apresentar anatomia coronariana crítica, tal como lesão grave de tronco da coronária esquerda, a cirurgia de RM deve ser realizada no mesmo período de internação hospitalar.

O uso rotineiro de enxertos de artéria mamária interna para a artéria descendente anterior reduz a incidência de angina recorrente, IAM, necessidade de reoperação e intervenções percutâneas, além de aumentar a sobrevida em 10 anos.[19] Entretanto, nos pacientes instáveis deve-se preferir os enxertos venosos devido à maior facilidade técnica e ao risco elevado de vasoespasmo dos enxertos arteriais nesses pacientes.[20]

Nos pacientes que receberam terapia fibrinolítica, a realização de cirurgia de RM precoce apresenta mortalidade operatória maior e requer o uso de maior quantidade de hemoderivados em relação aos pacientes hemodinamicamente estáveis submetidos a cirurgia de RM após 8h da infusão dos fibrinolíticos.[21,22]

ACIDENTE VASCULAR ENCEFÁLICO

O acidente vascular encefálico (AVE) é uma das complicações mais temidas do IAMCSST e ocorre em 0,75 a 1,2% dos casos.[23-25] Não obstante o atual aumento na sobrevida dos pacientes com IAMCSST, a mortalidade do AVE pós-infarto permanece acima de 40%.[24] Os fatores de risco maiores para AVE embólico são: AVE prévio, hipertensão arterial sistêmica, idade avançada, reduzida fração de ejeção, múltiplas placas ulceradas e fibrilação atrial, sendo este último o mais prevalente.[23,26-30] O IAMCSST da parede anterior é frequentemente citado, mas infarto em outras localizações parece apresentar risco similar.[27,31]

A formação do trombo é facilitada por uma anormalidade contrátil extensa e classes III e IV de Killip.[32] No AVE embólico pós-infarto, o trombo quase sempre se origina no ventrículo esquerdo ou no átrio esquerdo (nos pacientes portadores de fibrilação atrial), mesmo após fibrinólise.[27] Diversos estudos em pacientes com IAMCSST demonstraram que a anticoagulação agressiva em curto e em longo prazos pode reduzir a formação do trombo[33-35] e a ocorrência de AVE.[36-40] O risco de AVE isquêmico após terapia fibrinolítica para IAMCSST é elevado até um ano após o evento, com maior risco nos primeiros 28

dias, porém, a maioria ocorre após 48h do tratamento.[25,27,41-43] Comparada à hemorragia intracraniana, o AVE isquêmico apresenta-se mais comumente com déficits neurológicos focais, havendo menor incidência de alteração do nível de consciência, cefaleia, náuseas e vômitos.[44] A Figura 26.1 apresenta um algoritmo para o tratamento do AVE isquêmico após terapia de reperfusão coronária.

Caso o paciente com IAMCSST apresente déficit neurológico súbito e a tomografia de crânio (TC) inicial não apresente efeito de massa ou sangramento, pode-se presumir diagnóstico de AVE isquêmico na ausência de convulsões, distúrbios metabólicos, doenças autoimunes ou câncer. Recomenda-se avaliação por um neurologista para auxiliar o planejamento do tratamento. A localização e a natureza da lesão cerebral isquêmica devem ser definidas com a repetição dos exames de imagem, seja TC ou ressonância nuclear magnética (RNM). As lesões vasculares devem ser avaliadas mediante técnicas não invasivas, como ultrassonografia com Doppler de carótidas, Doppler transcraniano, angiotomografia ou ecocardiograma transesofágico.

No estudo ISIS-2,[45] o uso de aspirina reduziu a ocorrência de AVE isquêmico. Logo, o uso de aspirina após o IAMCSST é apropriado independentemente da presença ou não de AVE isquêmico. Nos pacientes com AVE isquêmico após IAMCSST que irão realizar ICP e não apresentem fatores de risco cardioembólicos, o uso de clopidogrel 75 mg/dia por até 12 meses associado à aspirina na dose de 75 a 162 mg/dia indefinidamente é razoável.[46-48] Os pacientes com IAMCSST que apresentarem AVE isquêmico e que não irão realizar ICP e não apresentam uma fonte cardíaca de êmbolos ou estenose carotídea importante (lesões > 50%) devem ser tratados com aspirina 81 mg/dia.[49] Além disso, uma análise de subgrupo do estudo CAPRIE sugere que nos pacientes com IAMCSST que apresentam AVE isquêmico sem uma fonte emboligênica cardíaca documentada deve-se associar clopidogrel à aspirina por um período de 18 meses.[48]

Os pacientes com documentação de fontes emboligênicas cardíacas, como fibrilação atrial, trombo mural no VE ou segmentos de miocárdio acinéticos no VE, devem receber anticoagulação com varfarina associada à aspirina, visando uma relação normatizada internacional (RNI) entre 2 e 3. A duração do tratamento varia de acordo com a fonte emboligênica. Nos pacientes que apresentam fibrilação atrial persistente prévia, a terapia com varfarina deve ser mantida indefinidamente,[50] independentemente dos achados ecocardiográficos. Naqueles que apresentam trombo mural no VE, o tratamento deve ser mantido por três meses, tempo necessário para ocorrer a estabilização do coágulo e reendotelização. Caso o ecocardiograma realizado após três meses do evento demonstre sinais de risco aumentado de embolização, como presença de trombos pediculados ou móveis, aumento do trombo ou surgimento de novos trombos, a terapia anticoagulante deve ser continuada por tempo indeterminado.

Se for evidenciada uma estenose carotídea significativa que justifique os achados clínicos, pode-se realizar a endarterectomia[51-53] ou angioplastia carotídea com stent e dispositivo de proteção distal.[54,55] Se a morbidade e a mortalidade cirúrgica forem aceitáveis, a endarterectomia carotídea pode ser realizada após quatro a seis semanas do evento cerebral isquêmico.

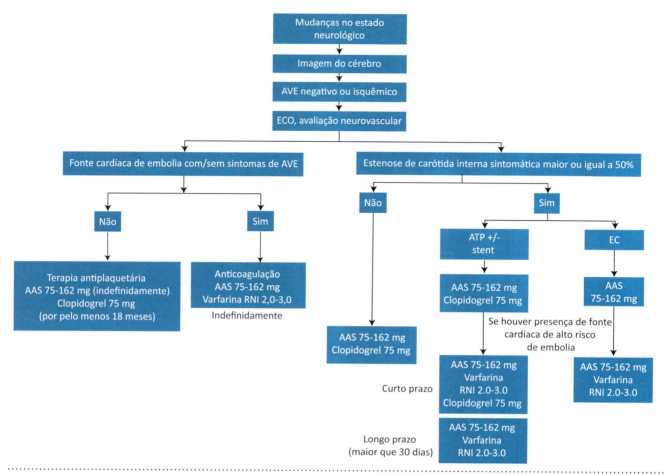

■ **Figura 26.1** Algoritmo para o tratamento do AVE isquêmico.
AVE (Acidente Vascular Encefálico); ECO (Ecocardiograma); AAS (Ácido Acetilsalicílico); EC (Estenose de Carótida); ICP (Intervenção Coronária Percutânea); RNI (Relação Normatizada Internacional).

COMPLICAÇÕES MECÂNICAS

As complicações mecânicas das síndromes coronárias agudas incluem:

a) Ruptura do septo interventricular;
b) Ruptura ou disfunção do músculo papilar gerando insuficiência mitral;
c) Ruptura de parede livre do ventrículo;
d) Pseudoaneurisma;
e) Choque cardiogênico por disfunção ventricular esquerda;
f) Disfunção ventricular direita;[56]
g) Aneurisma ventricular esquerdo;
h) Obstrução dinâmica da via de saída do ventrículo esquerdo.

As complicações mais dramáticas do IAM são aquelas que envolvem a laceração ou a ruptura de um tecido agudamente infartado.[57] As características clínicas dessas lesões variam muito e dependem do local da ruptura, que pode envolver os músculos papilares, o septo interventricular ou a parede livre de qualquer um dos dois ventrículos.

Em um pequeno número de pacientes, a ruptura de mais de uma estrutura cardíaca é notada clinicamente ou no exame *post-mortem*. Todas as possíveis combinações de ruptura da parede livre do VE, do septo interventricular e dos músculos papilares foram descritas.[58]

A incidência global dessas complicações difere consideravelmente entre as séries clínicas e de autópsia.[59]

O uso prévio de corticosteroides ou de agentes anti-inflamatórios não esteroides foi implicado como predisponente à ruptura do miocárdio em consequência de uma cicatrização prejudicada. No entanto, essa implicação é controversa, com várias séries sugerindo correlação da ruptura com o uso dessas substâncias e outras não. Já a terapia fibrinolítica precoce parece reduzir a incidência de ruptura cardíaca. Entretanto, o início tardio dessa terapia pode aumentar o risco de ruptura, apesar de melhorar a sobrevida global.

Ruptura do septo interventricular

A incidência da ruptura do septo interventricular após o IAM era de mais de 11% dos casos autopsiados, e de 1 a 2% dos pacientes na era pré-fibrinolítica. Essa incidência diminuiu dramaticamente com a terapia de reperfusão, chegando a 0,2% dos pacientes nos estudos fibrinolíticos contemporâneos.[59-62] Ela pode surgir nas primeiras 24h do IAM, mas comumente era vista em três a sete dias após o IAM na era pré-fibrinolítica, e hoje, de dois a cinco dias após os trombolíticos. A terapia fibrinolítica não é associada ao risco aumentado de ruptura do septo.[62,63]

Os fatores prognósticos independentes da ruptura do septo interventricular incluem: idade avançada, sexo feminino, hipertensão arterial sistêmica, não tabagismo, IAM da parede anterior, maior classe de Killip e frequência cardíaca elevada na admissão e rede de colaterais pobre.[59]

A ruptura do septo interventricular[64] ocorre quase sempre na junção do miocárdio infartado com o preservado. Ela quase sempre ocorre no cenário de um IAM transmural e é vista com mais frequência nos IAM anterolaterais. Quando associada ao IAM anterior tende a ter localização no septo apical, enquanto o IAM inferior está associado à perfuração do septo posterobasal. O defeito pode ser único e grande, mas frequentemente (30 a 40% dos casos) é formado por uma trama de canais estreitos e sinuosos.

O tamanho do defeito determina a magnitude do *shunt* esquerda-direita e a extensão da deterioração hemodinâmica que, por sua vez, determina a probabilidade de sobrevida. Virtualmente todos os pacientes apresentam doença arterial coronariana multivascular, com a maioria deles apresentando lesões em todos os principais vasos.[59] A ruptura do septo interventricular está associada a bloqueio atrioventricular completo, a bloqueio de ramo direito e à fibrilação atrial em 20 a 30% dos casos.[58]

Na sua fase inicial, a ruptura do septo interventricular pode cursar sem sintomas cardiorrespiratórios significativos. No entanto, no seu curso pode surgir tardiamente recorrência da angina, hipotensão arterial, choque ou edema pulmonar. A ruptura do septo interventricular se manifesta quase sempre com o surgimento de sopro holossistólico rude, intenso, melhor audível na borda esternal esquerda baixa. O sopro é acompanhado de frêmito em 50% dos casos.[57] Esse sinal geralmente é associado a piora hemodinâmica e insuficiência biventricular, que surgem em horas a dias.

O ECG pode mostrar anormalidades da condução atrioventricular em cerca de 40% dos casos. O ecocardiograma com fluxo em cores é o melhor método para diagnosticar a ruptura do septo interventricular. Há dois tipos de ruptura do septo interventricular, que podem ser visibilizados em planos ecocardiográficos diferentes. A ruptura do septo interventricular basal é mais bem visibilizada no eixo longo paraesternal com angulação medial, no eixo longo apical e no eixo longo subcostal. Já a ruptura do septo interventricular apical é mais bem visibilizada na visão apical quatro câmaras.

O ecocardiograma (ECO) pode definir a função biventricular, importante determinante de mortalidade, bem como o tamanho do defeito e o grau de *shunt* esquerda-direita por meio da avaliação dos fluxos pelas valvas aórtica e pulmonar. Em alguns casos, pode ser necessário o uso do ecocardiograma transesofágico para avaliação do defeito.

A ruptura do septo interventricular também pode ser diagnosticada pela demonstração de um aumento na saturação de oxigênio do ventrículo direito e da artéria pulmonar pelo cateter de Swan-Ganz. O diagnóstico envolve a medida da saturação de oxigênio, guiada por fluoroscopia, nas veias cava superior e inferior, no átrio direito, no ventrículo direito e na artéria pulmonar. Na presença de um *shunt* esquerda-direita através do septo interventricular, ocorre um aumento na saturação de oxigênio de mais de 8% nas amostras sanguíneas obtidas do ventrículo direito e da artéria pulmonar em comparação com aquelas do átrio direito.

A taxa de mortalidade em 30 dias nos pacientes que desenvolvem ruptura do septo interventricular (74%) é muito maior que nos pacientes que não desenvolvem essa complicação (7%).[61] A mortalidade é maior nas rupturas do septo basal associada a IAM inferior (70% *versus* 30% no IAM anterior), provavelmente devido à maior dificuldade técnica na cirurgia reparadora e à presença de insuficiência mitral.[65] A despeito da localização e da condição hemodinâmica, a cirurgia deve ser considerada sempre, já que é associada à menor mortalidade em comparação com o tratamento conservador.[57]

O fechamento cirúrgico precoce é o tratamento de escolha, mesmo nos pacientes com evolução estável. Os estudos sugerem que o atraso do tratamento cirúrgico resulta em mortalidade cirúrgica aumentada.[66] Há mortalidade cirúrgica elevada associada ao choque cardiogênico e à disfunção múltipla de órgãos.[67] A sobrevida cirúrgica é diretamente relacionada com a operação precoce, pela duração curta do choque e por graus leves de danos aos ventrículos direito e esquerdo. Esses pacientes desenvolvem frequentemente sérias complicações caso a cirurgia for adiada, como infecção, síndrome do desconforto respiratório agudo, extensão do infarto ou insuficiência renal. Portanto, a intervenção deve ser precoce, antes que essas complicações ocorram.

O reparo cirúrgico envolve o fechamento da comunicação interventricular, realizado através de uma incisão na parede ventricular infartada seguida de fechamento da comunicação septal com um *patch* protético. Um segundo *patch* é usado para fechamento da incisão na parede livre. Geralmente a correção do defeito é acompanhada por revascularização coronariana.[57]

Um tratamento clínico intensivo deve ser iniciado de modo precoce para suporte do paciente antes da cirurgia. Balão de contrapulsação intra-aórtico (BIA)[68] deve ser instalado precocemente como ponte para o tratamento cirúrgico. Ele diminui a resistência vascular sistêmica (RVS) – e, com isso, o *shunt* –, aumenta a perfusão coronária e mantém a pressão arterial sistêmica.

Após a inserção do BIA, os vasodilatadores podem ser iniciados, com monitorização hemodinâmica invasiva. Esses medicamentos também podem diminuir o *shunt* esquerda-direita e aumentar o fluxo arterial sistêmico por reduzir a RVS. Cuidado deve ser tomado para evitar redução maior na resistência vascular pulmonar (RVP), com consequente aumento do *shunt*. O vasodilatador de escolha é o nitroprussiato de sódio intravenoso (IV), iniciado na dose de 0,5 a 1,0 mcg/kg/min., com pressão arterial média (PAM) alvo de 60 a 75 mmHg.

A monitorização invasiva é essencial nesses pacientes, pois torna possível uma avaliação importante da função ventricular.[57] As pressões de enchimento ventricular di-

Complicações das Síndromes Coronárias Agudas

reita e esquerda (pressão atrial direita e pressão capilar pulmonar) ditam a administração de fluidos ou o uso de diuréticos, enquanto as medidas do débito cardíaco e da PAM são obtidas para o cálculo da RVS, que servirá como guia para a terapia vasodilatadora.

Insuficiência mitral

A insuficiência mitral (IM) prediz pior prognóstico após IAM, como demonstrado no estudo GUSTO-I. A IM de grau leve a moderado é encontrada em 13 a 45% dos pacientes após IAM,[69-72] sendo a maioria transitória e assintomática. Já a IM causada por ruptura do músculo papilar, seja ela parcial ou completa, é uma complicação rara do IAM transmural mas quase sempre fatal.[72] Os agentes fibrinolíticos diminuíram sua incidência, porém a ruptura pode ocorrer mais precocemente do que na ausência de reperfusão. Na era pré-fibrinolítica, a ruptura ocorria entre dois e sete dias após IAM, já o SHOCK Trial demonstrou uma mediana de 13h.[73] A ruptura do músculo papilar está presente em 7% dos choques cardiogênicos e contribui com 5% da mortalidade após IAM.[74,75]

A IM pode ocorrer como resultado de alguns mecanismos:

- Dilatação do anel valvar mitral secundário à dilatação do ventrículo esquerdo (VE);
- Disfunção do músculo papilar posterior associada com alteração isquêmica da contratilidade regional;
- Ruptura parcial ou completa do músculo papilar ou da cordoalha tendínea.[75]

A ruptura do músculo papilar é mais comum no IAM inferior. O músculo papilar posteromedial é o mais frequentemente envolvido, relacionado com o IAM inferior devido à suplência arterial simples pela artéria coronária descendente posterior.[76] Já a ruptura do músculo papilar anterolateral é menos comum, na maioria das vezes em consequência de IAM anterolateral. A ruptura do músculo papilar ventricular direito é rara, mas pode causar regurgitação tricúspide maciça e falência ventricular direita. Em 50% das rupturas, o infarto é relativamente pequeno. A extensão da doença arterial coronária algumas vezes também é modesta.

A transecção completa do músculo papilar ventricular esquerdo é rara e incompatível com a vida, resultando quase sempre em edema agudo de pulmão, choque cardiogênico e morte. A ruptura de uma porção do músculo papilar (parcial) é muito mais frequente: geralmente a ponta da cabeça do músculo resulta em regurgitação mitral grave, mas não imediatamente fatal. Os pacientes desenvolvem insuficiência cardíaca grave.

O exame físico demonstra sopro holossistólico audível no ápice e com irradiação para a axila ou focos da base. Se há ruptura do músculo papilar posterior, o sopro se irradia para a borda esternal esquerda. Nos pacientes com insuficiência cardíaca grave, débito cardíaco baixo ou pressão atrial esquerda elevada, o sopro pode ser suave ou ausente.

O ECG geralmente mostra evidências de um IAM inferior ou posterior. A radiografia de tórax mostra edema pulmonar. Um edema pulmonar focal pode ocorrer no lobo superior direito quando o fluxo é direcionado às veias pulmonares direitas.

O exame diagnóstico de escolha é o ECO bidimensional com Doppler e fluxo em cores.[77] Esse método deve ser realizado imediatamente na suspeita de ruptura de músculo papilar, pois a deterioração hemodinâmica pode ocorrer com rapidez. O fluxo em cores pode ser útil em distinguir a ruptura de músculo papilar com IM grave da ruptura do septo interventricular. O exame também possibilita a diferenciação da ruptura de músculo papilar de outras formas de regurgitação mitral que também ocorrem no IAM. O ECO transtorácico pode não evidenciar o grau de IM em alguns pacientes com jatos posteriormente direcionados. Nesses pacientes o ECO transesofágico pode ser útil.

A monitorização hemodinâmica com cateter de artéria pulmonar pode revelar ondas V grandes (maior que 50 mmHg) na pressão capilar pulmonar (PCP). Os pacientes com IM grave e ondas V refletidas no traçado da artéria pulmonar podem ter aumento na saturação de oxigênio dessa artéria.[78]

O tratamento dos pacientes com ruptura do músculo papilar deve ser feito com tratamento medicamentoso agressivo até a realização da cirurgia. O tratamento clínico inclui o uso de vasodilatadores, como o nitroprussiato. Esse medicamento diminui a RVS, reduzindo a fração regurgitante, aumentando o volume sistólico efetivo e, consequentemente, o débito cardíaco. Deve ser iniciada a 0,5 a 1,0 mcg/kg/min., com PAM alvo de 60 a 75 mmHg.

O BIA deve ser instalado para reduzir a pós-carga do VE, aumentar a perfusão coronária e o débito cardíaco efetivo. Os pacientes com hipotensão arterial podem tolerar os vasodilatadores após a inserção do BIA. Esses pacientes devem ser considerados para cirurgia de emergência. A coronariografia deve ser realizada antes da cirurgia, já que a RM é associada à reduzida mortalidade em curto e longo prazos.[74,79] Candidatos adicionais à cirurgia incluem os pacientes com IM moderada que não melhoram com a redução da pós-carga.

O reparo cirúrgico envolve a correção da regurgitação mitral através da inserção de uma prótese valvar mitral. É realizado um debridamento mitral com a manutenção do segmento comissural e do segmento do folheto não roto para preservação da continuidade papilar anular parcial. Ocasionalmente pode ser realizado reparo valvular mitral pela transferência da cabeça de um músculo papilar para um segmento não roto.

Ruptura de parede livre

A ruptura de parede livre ocorre em 3% dos IAM e é responsável por aproximadamente 10% da mortalidade hospitalar.[80] O tempo para a ocorrência da ruptura está dentro de cinco dias após o IAM em 50% dos pacientes, e em 2 semanas em 90%. Essa complicação ocorre apenas entre pacientes com IAM transmural. Fatores de risco incluem idade avançada, sexo feminino, hipertensão arterial, primeiro IAM e vasos colaterais pobres.

A ruptura de parede livre ocorre, em parte, secundariamente ao tratamento precoce com agentes fibrinolíticos. No entanto, a incidência total de ruptura de parede livre não é maior em pacientes tratados com fibrinolíticos.[81-83]

Embora qualquer parede possa ser afetada, a ruptura cardíaca ocorre mais comumente na parede lateral.

A ruptura de parede livre ocorre em três intervalos distintos, com três características patológicas diferentes. A ruptura Tipo I aumenta com o uso de fibrinolíticos. Ocorre precocemente (dentro das primeiras 24h) e é caracterizada por uma ruptura de toda a espessura da parede. A ruptura Tipo II ocorre um a três dias após o IAM e é resultado da erosão do miocárdio no sítio do infarto. A ruptura Tipo III ocorre tardiamente e é localizada na zona intermediária entre o miocárdio infartado e o miocárdio normal. Após o advento dos fibrinolíticos, houve redução nas rupturas do Tipo III, embora não tenha mudado a taxa total das rupturas de parede livre. Tem sido postulado que as rupturas do Tipo III possam ocorrer como resultado da obstrução dinâmica da via de saída do VE e resultante aumento do estresse de parede.[84]

O surgimento súbito de dor torácica com os esforços ou tosse pode sugerir a presença de ruptura miocárdica. Os pacientes com ruptura aguda têm com frequência dissociação eletromecânica e morte súbita. Outros pacientes podem ter um curso mais subagudo como resultado de uma ruptura contida. Eles podem se apresentar com dor consistente com pericardite, náuseas e hipotensão. Em um estudo avaliando 1.457 pacientes com IAM, 6,2% dos pacientes tinham ruptura de parede livre. Cerca de um terço desses pacientes apresentou curso subagudo.[82]

Estase jugular, pulso paradoxal, bulhas cardíacas abafadas e atrito pericárdico sugerem ruptura subaguda. Novo sopro pode ser ouvido nos pacientes com ruptura subaguda ou pseudoaneurisma. Um ritmo juncional ou idioventricular, QRS de baixa voltagem e ondas T apiculadas nas derivações precordiais podem surgir no ECG. Além disso, grande número de pacientes têm bradicardia transitória logo antes da ruptura, bem como outras manifestações de tônus vagal exacerbado.

Embora com frequência não haja tempo suficiente para a realização de um teste diagnóstico no manejo de pacientes com ruptura aguda, quando possível o ECO é o exame de escolha. O exame demonstra efusão pericárdica com achados de tamponamento cardíaco. Esses achados incluem o colapso diastólico das câmaras direitas, dilatação da veia cava inferior, e variações respiratórias importantes no influxo mitral e tricúspide. Adicionalmente, o cateter de Swan-Ganz pode revelar sinais hemodinâmicos de tamponamento, com equalização das pressões das câmaras direitas e da pressão capilar pulmonar.

O objetivo do tratamento é diagnosticar o problema e realizar precocemente uma cirurgia cardíaca de emergência para corrigir a ruptura. A pericardiocentese de emergência pode ser realizada imediatamente nos pacientes com tamponamento cardíaco e comprometimento hemodinâmico grave, enquanto ajustes são feitos para o transporte ao centro cirúrgico. O procedimento pode ser perigoso devido à reabertura da comunicação com o pericárdio quando a pressão intrapericárdica é reduzida. O tratamento clínico não tem papel nesses casos, exceto pelo uso de vasoconstritores para manter a pressão arterial sistêmica até o paciente ser levado ao centro cirúrgico.

Pseudoaneurisma

O pseudoaneurisma é causado por ruptura da parede livre do VE contida. O aneurisma pode permanecer pequeno ou aumentar de modo progressivo. A parede externa é formada pelo pericárdio e pelo trombo mural. O pseudoaneurisma se comunica com a cavidade do VE através de um pequeno istmo, cujo diâmetro é por definição menor do que 50% do diâmetro da cavidade.

O pseudoaneurisma pode permanecer clinicamente silencioso e ser descoberto durante uma investigação de rotina. Porém, alguns pacientes podem ter taquiarritmia recorrente, embolização sistêmica e insuficiência cardíaca. Alguns pacientes podem ter sopro sistólico, diastólico ou sistodiastólico relacionado com o fluxo de sangue através do istmo do pseudoaneurisma durante a sístole e diástole do VE. Uma radiografia de tórax pode mostrar cardiomegalia com protuberância anormal na borda cardíaca. No ECG pode haver elevação persistente do segmento ST. O diagnóstico pode ser confirmado por ECO, RNM ou tomografia computadorizada.

A ruptura espontânea pode ocorrer sem alarme em cerca de um terço dos pacientes com pseudoaneurisma. A intervenção cirúrgica é recomendada para todos os pacientes, a despeito dos sintomas ou tamanho do aneurisma, a fim de prevenir morte súbita.

Insuficiência ventricular esquerda e choque cardiogênico

Algum grau de disfunção ventricular esquerda é esperado após um IAM e se correlaciona com a extensão e a localização da injúria miocárdica. Os pacientes com infartos pequenos, mais distais, podem ter anormalidades de contratilidade regional discretas com função ventricular esquerda global preservada devido aos segmentos preservados estarem hipercinéticos.[85] A disfunção ventricular esquerda é o fator prognóstico isolado mais importante de mortalidade após IAM.[86,87]

A insuficiência cardíaca após IAM é caracterizada por disfunção sistólica isolada ou pela disfunção tanto sistólica quanto diastólica. A disfunção diastólica de VE leva à hipertensão venosa pulmonar e à congestão pulmonar, enquanto a disfunção sistólica é responsável pela redução do débito cardíaco e da fração de ejeção. As manifestações clínicas da falência ventricular esquerda tornam-se mais comuns conforme aumenta a extensão da lesão ao ventrículo.[88]

Killip e Kimball[64] desenvolveram uma classificação para determinar o prognóstico dos pacientes com base no seu perfil hemodinâmico. Os pacientes foram classificados em quatro tipos hemodinâmicos, que vão desde aqueles com nenhuma evidência de insuficiência cardíaca até aqueles com presença de choque cardiogênico (Tabela 26.2). Eles relataram mortalidade de 81% nos pacientes que apresentavam choque cardiogênico.

Forrester et al.[89,90] classificaram os pacientes por seu perfil hemodinâmico determinado pelo cateter de artéria pulmonar, usando a PCP e o IC (Índice Cardíaco). Eles relataram mortalidade de 50% no tipo mais comprometido (PCP > 18 mmHg; IC < 2,2 L/min./m^2) (Tabela 26.3). A monitorização hemodinâmica invasiva é essencial para orientar a terapia dos pacientes com esse padrão.

Tabela 26.2 Classificação de Killip-Kimball.

Grupo	Aspectos clínicos	Frequência	Mortalidade
I	Sem sinais de congestão pulmonar	40-50%	6%
II	B3, estertores pulmonares bibasais	30-40%	17%
III	Edema agudo de pulmão	10-15%	38%
IV	Choque cardiogênico	5-10%	81%

Tabela 26.3 Classificação de Forrester.

Grupo	Características hemodinâmicas	Mortalidade
I	POAP < 18 mmHg e IC > 2,2 L/min./m²	3%
II	POAP > 18 mmHg e IC > 2,2 L/min./m²	9%
III	POAP < 18 mmHg e IC < 2,2 L/min./m²	23%
IV	POAP > 18 mmHg e IC < 2,2 L/min./m²	51%

POAP (Pressão de Oclusão de Artéria Pulmonar); IC (Índice Cardíaco).

Os resultados do estudo GUSTO-I mostraram que 7 a 8% dos pacientes desenvolvem choque cardiogênico, e que 10% destes o apresentam já na admissão hospitalar. A fibrinólise não afetou consideravelmente a mortalidade, que permaneceu alta (58).[91,92] Infarto do miocárdio ou insuficiência cardíaca prévios, idade avançada, sexo feminino, diabetes e infarto em parede anterior são fatores de risco para o desenvolvimento de choque cardiogênico.[93,94]

Os pacientes podem desenvolver choque cardiogênico em associação a IAM por múltiplas causas. Estas incluem: infarto extenso de VE, infarto grave de ventrículo direito (VD), ruptura do septo interventricular, ruptura de parede livre, IM aguda ou depressão farmacológica da função ventricular esquerda (betabloqueador no IAM anterior extenso). Os pacientes com choque cardiogênico consequente ao IAM têm na maioria das vezes doença multiarterial grave, com envolvimento significativo da artéria descendente anterior.[68,95,96]

Geralmente é necessário o acometimento de pelo menos 40% da massa ventricular esquerda nos pacientes que se apresentam em choque cardiogênico como resultado de um primeiro IAM. Nos pacientes com função ventricular esquerda deprimida, o primeiro infarto pode resultar em um choque cardiogênico com mínimo insulto.[97,98] Os determinantes da sobrevida em um ano dos pacientes com choque que se segue ao IAM incluem a localização do vaso culpado, a idade, o grau de fluxo TIMI inicial e a extensão da disfunção ventricular esquerda.[99]

Os pacientes que se apresentam em Killip III geralmente têm dispneia, diaforese e extremidades frias, em adição aos sinais e sintomas típicos do IAM. Os pacientes em Killip IV podem ter ortopneia, dispneia e oligúria, além de alteração no nível de consciência, bem como insuficiência orgânica múltipla. Pode ser possível palpar uma área de discinesia no precórdio. Ritmo de galope com B3, estertores pulmonares e estase jugular são achados comuns ao exame físico.

Os pacientes com choque cardiogênico secundário a um IAM têm quase sempre mudanças eletrocardiográficas importantes, demonstrando infarto extenso, isquemia difusa ou múltiplos infartos prévios. Se esses achados estão ausentes, deve-se considerar outra causa para o choque. A radiografia de tórax em geral revela edema pulmonar. Os exames laboratoriais podem demonstrar acidose lática, insuficiência renal e hipoxemia arterial.

O ECO ajuda a determinar a extensão da disfunção miocárdica. Ele também ajuda a identificar outras complicações mecânicas do IAM que podem estar contribuindo para o choque cardiogênico.

Os pacientes devem ser monitorados com o cateter de artéria pulmonar e um acesso arterial, que podem distinguir entre insuficiência ventricular esquerda e outras causas mecânicas de choque cardiogênico.

A insuficiência cardíaca leve com frequência responde bem a diuréticos como a furosemida intravenosa (10 a 40 mg), em intervalos de 3 a 4h, se necessário. Esses medicamentos diminuem a dispneia e reduzem a tensão parietal ventricular esquerda, diminuindo a demanda miocárdica de oxigênio e podendo levar à melhora na contratilidade e no débito cardíaco.

A hipoxemia pode prejudicar a função do tecido isquêmico nas margens do infarto. Portanto, deve-se fornecer precocemente oxigênio via cateter ou máscara facial aos pacientes. Se a saturação arterial de oxigênio do paciente não puder ser mantida acima de 85 a 90% com essas medidas, deve-se considerar a intubação endotraqueal com ventilação sob pressão positiva. A melhoria na oxigenação arterial e no suprimento miocárdico de oxigênio pode ajudar a restabelecer o desempenho ventricular.

A terapia vasodilatadora é recomendada aos pacientes com insuficiência cardíaca não responsiva ao tratamento com diuréticos. Ela aumenta o volume de ejeção e reduz a demanda miocárdica de oxigênio, reduzindo a isquemia.

A nitroglicerina IV é o medicamento de primeira linha entre os vasodilatadores devido à menor ocorrência de roubo coronário e à proteção contra isquemia. A dose inicial é de 10 a 20 mcg/min. e pode ser aumentada em 10 mcg/min. a cada 5 min. até PAM alvo de 70 mmHg. Nitroprussiato intravenoso pode ser adicionado se uma redução maior na pós-carga for necessária. O nitroprussiato é iniciado de 0,5 a 1,0 mcg/kg/min. e é também ajustado até a PAM de cerca de 70 mmHg. Os pacientes com hipotensão arterial (PAM menor que 70 mmHg) podem não tolerar os vasodilatadores.

Os inibidores da enzima de conversão da angiotensina (IECA) melhoram o desempenho do VE e diminuem o consumo miocárdico de oxigênio por reduzir a pré e a pós-carga dos pacientes com IAM e insuficiência cardíaca. Os IECA podem reduzir a expansão do infarto quando iniciados nas primeiras 12 horas do IAM se o paciente já não estiver em choque cardiogênico. Eles diminuem o remodelamento do VE reduzindo o desenvolvimento de insuficiência cardíaca e o risco de morte.[100]

Os agonistas β-adrenérgicos dobutamina e dopamina podem ser necessários para os pacientes com insuficiência cardíaca grave e choque cardiogênico (IC < 2 L/min./m²; PCP > 18 mmHg). No entanto, essa terapia deveria ser reservada para aqueles cujo uso de BIA associado à terapia vasodilatadora máxima falhou, ou para aqueles com infarto do ventrículo direito, já que não melhoram a sobrevida hospitalar.

Os inibidores da fosfodiesterase, como o milrinone, podem ser benéficos para alguns pacientes, mas a dose de ataque pode ser omitida nos pacientes com pressão arterial limítrofe. Pacientes com PAM baixa não toleram milrinone. Alguns pacientes podem precisar da noradrenalina para manter a pressão arterial.

Pacientes em choque cardiogênico devem receber precocemente BIA[68] antes da realização do cateterismo cardíaco e angiografia, assim como aqueles não responsivos ao tratamento clínico. O BIA reduz a pós-carga, aumenta o débito cardíaco e melhora a perfusão coronária. O tratamento com vasodilatadores (nitroglicerina, nitroprussiato e IECA) e diuréticos deve ser usado quando tolerado.

A RVS fica quase sempre elevada em pacientes com choque cardiogênico, mas ocasionalmente é normal ou a vasodilatação predomina.[101] Quando a RVS não está elevada (< 1.800 dynes/s/cm^5), a noradrenalina pode ser utilizada para aumentar a pressão arterial diastólica, mantendo a perfusão coronariana e melhorando a contratilidade. Deve ser utilizada apenas quando os outros meios, como o BIA, falham em manter a pressão arterial sistêmica.

A ICP ou a cirurgia de RM de emergência têm sido associadas à melhora do prognóstico nos pacientes com choque cardiogênico, reduzindo a mortalidade. A revascularização de múltiplos vasos deveria ser tentada nos pacientes em choque, indicada para os pacientes com doença multiarterial ou estenose significativa do tronco da artéria coronária esquerda.[102]

O estudo SHOCK avaliou a revascularização precoce como tratamento dos pacientes com IAM complicado pelo choque cardiogênico devido à insuficiência ventricular esquerda. Foram randomizados para uma revascularização de emergência (cirúrgica ou angioplastia) ou para uma estabilização clínica inicial. Em 86% dos pacientes de ambos os grupos foi instalado o BIA. Em 30 dias, a taxa global de mortalidade foi de 46,7%, no grupo de revascularização, e de 56%, no grupo de terapia clínica, sem diferença significativa ($p = 0,11$). No entanto, observou-se em seis meses mortalidade reduzida no grupo de revascularização precoce em alguns subgrupos: naqueles com idade inferior a 75 anos, infarto prévio e randomizados com menos de 6h após início do IAM. A taxa de sobrevida em um ano foi significativamente maior no grupo de revascularização (46,7 *versus* 33,6%; $p = 0,027$).[103]

Outras modalidades cirúrgicas podem ser consideradas, como os dispositivos de assistência do VE ou biventricular, ou a circulação extracorpórea, que servem como ponte para o transplante cardíaco. Alguns pacientes podem ser poupados de maneira gradativa dos dispositivos de assistência depois da recuperação da porção do miocárdio hibernado, sem a necessidade do transplante cardíaco.

Insuficiência do ventrículo direito (VD)

A disfunção de VD moderada é comum (cerca de 40%) após IAM de parede inferior ou inferodorsal. No entanto, a insuficiência ventricular direita hemodinamicamente significativa ocorre em apenas 10% dos pacientes com IAM dessa parede. O grau de disfunção de VD depende da localização da oclusão da artéria coronária direita (ACD). Somente oclusões proximais (proximal ao ramo agudo marginal) da ACD resultam em disfunção importante.[104]

O grau de envolvimento do VD também depende da rede de colaterais da artéria descendente anterior.[54] Devido à pequena espessura da parede do VD e à menor demanda de oxigênio, infarto extenso é raro.

A tríade hipotensão arterial sistêmica, estase jugular e ausculta pulmonar limpa, aliada à ausência de dispneia, tem alta especificidade, porém baixa sensibilidade para infarto de VD.[105] A insuficiência de VD grave pode se manifestar com sintomas de baixo débito cardíaco, como diaforese, extremidades frias e alteração do nível de consciência. Os pacientes têm quase sempre oligúria e hipotensão.[106]

Os pacientes com insuficiência de VD isolada têm pressão venosa jugular elevada e ausculta de B3, com ausculta pulmonar normal. A presença de pressão venosa jugular maior que 8 cmH$_2$O e sinal de Kussmaul (aumento na pressão venosa jugular com a inspiração) é altamente sensível e específica para insuficiência de VD grave. O pulso paradoxal (queda na pressão sistólica de mais de 10 mmHg com a inspiração) também pode estar presente. Uma complicação rara, mas clinicamente importante, é o *shunt* direita-esquerda através de forame oval patente secundário às pressões de enchimento elevadas no átrio e ventrículo direitos. Ela deve ser considerada nos pacientes com infarto de VD e hipoxemia sistêmica inexplicável.

O ECG apresenta elevação do segmento ST na parede inferior em conjunto com a derivação V_4R, com um valor preditivo positivo para infarto do VD de 80%.[107] A presença de supradesnivel do segmento ST de 0,1 mV ou mais em qualquer uma ou em combinação nas derivações V_4R, V_5R e V_6R em pacientes com quadro clínico de IAM é altamente sensível e específica para o diagnóstico de infarto do VD.[108] Ademais, além do supradesnivel de ST em V_4R, deve-se observar se a onda T é positiva ou negativa nessa derivação, pois essas alterações ajudam a distinguir entre oclusão proximal ou distal da ACD e oclusão da artéria circunflexa.[109] A radiografia de tórax é geralmente normal.

O ECO é o método de escolha para o diagnóstico de infarto de VD. Na ecocardiografia bidimensional é observada motilidade parietal anormal no VD, assim como dilatação ventricular direita e depressão na fração de ejeção do VD. Há também disfunção da parede inferior do VE. Estudos seriados demonstram que certo grau de recuperação de uma fração de ejeção ventricular direita, a princípio deprimida, é a regra no infarto do VD.[106] O ECO é útil para excluir tamponamento cardíaco e embolia pulmonar aguda que podem mimetizar hemodinamicamente o infarto de VD.

A monitorização hemodinâmica com o cateter de artéria pulmonar revela pressões de enchimento do coração direito (pressões venosa central, atrial direita e diastólica final do VD) elevadas, com PCP normal, a menos que disfunção grave de VE esteja presente simultaneamente, em consequência do enchimento diminuído do VE e do baixo débito cardíaco, como resultado da insuficiência do VD. As pressões sistólicas ventricular direita e arterial pulmonar são normais.[110] Uma pressão atrial direita (PAD) maior que 10 mmHg e uma relação PAD/PCP $\geq 0,8$ sugerem fortemente infarto de VD.[111]

A chave do tratamento do infarto de VD é a oferta de volume a fim de aumentar a pré-carga do VE e o débito cardíaco. Alguns pacientes podem requerer muitos litros em 1h para chegar a uma PCP alvo de 15 mmHg, ou continuam hipotensos. É importante que esses pacientes tenham monitorização hemodinâmica com cateter de artéria pulmonar, já que a sobrecarga hídrica pode levar à queda do débito do VE em decorrência de dilatação excessiva do VD que pode desviar o septo para a cavidade do VE. A pressão venosa central alvo para a administração de fluidos é de cerca de 15 mmHg.

Quando o volume de enchimento é insuficiente para aumentar o débito cardíaco, os inotrópicos estão indicados. A administração de dobutamina aumenta o índice cardíaco e a fração de ejeção do VD, com resultado melhor que a redução da pós-carga com nitroprussiato intravenoso.[112] Este último reduz a pressão diastólica do VE e, consequentemente, as pressões atrial esquerda e arterial pulmonar, reduzindo a pós-carga do VD e elevando o seu débito.

Os pacientes podem se beneficiar da terapia de reperfusão, já que aqueles que se submetem à reperfusão da ACD com sucesso têm melhora da função do VD e menor mortalidade em 30 dias.[113,114] Os pacientes com infarto de VD e bradiarritmias ou perda do ritmo sinusal podem ter melhora significativa com marca-passo atrioventricular (AV).[104] Os melhores parâmetros incluem intervalo AV mais longo (em torno de 200 ms) e uma frequência cardíaca de 80 a 90 bpm.

A pericardiectomia pode ser considerada para pacientes com choque refratário, devido à reversão do abaulamento do septo interventricular para a cavidade do VE. A maioria dos pacientes com infarto do VD melhora após 48 a 72h. Um dispositivo de assistência ao VD é indicado para os pacientes que permanecem em choque cardiogênico a despeito dessas medidas.

Aneurisma do ventrículo esquerdo

A progressão do infarto e a dilatação progressiva do VE estão associadas à oclusão persistente da artéria relacionada com o infarto. O aneurisma consiste de uma porção dilatada do miocárdio, contendo todas as suas três camadas e conectada ao ventrículo por um colo largo.

O aneurisma ventricular esquerdo (aneurisma verdadeiro) é definido como uma área discreta e discinética da parede ventricular esquerda, que apresenta colo alargado, diferente do pseudoaneurisma (Figura 26.2). Áreas discinéticas ou acinéticas do VE são muito mais comuns após o IAM do que os aneurismas verdadeiros. Esses segmentos que se contraem muito mal são denominados anormalidades regionais da motilidade parietal.[115] A parede do aneurisma verdadeiro é mais fina do que o resto da parede do VE e é em geral composta de tecido fibroso e músculo necrótico permeado por áreas de miocárdio viável.

Hoje, os aneurismas verdadeiros do VE se desenvolvem em menos de 5% de todos os pacientes com IAM, sendo mais frequente nos IAMs transmurais.[116] Os pacientes com IAM transmural apical e anterior têm quatro vezes mais risco de desenvolver aneurisma do que aqueles com infarto inferoposterior. Os pacientes que não recebem a terapia de reperfusão estão em mais alto risco de desenvolver essa complicação (10 a 30%).

A formação do aneurisma ocorre presumivelmente quando a tensão intraventricular estira o músculo cardíaco infartado, não contrátil, produzindo expansão do infarto, com camada relativamente fraca e fina de músculo necrótico e de tecido fibroso que se abaula a cada contração cardíaca. Com o passar do tempo, a parede do aneurisma torna-se mais densamente fibrótica, mas continua a abaular-se durante a sístole, levando à perda de parte do volume de ejeção do VE durante cada sístole.

Quando um aneurisma está presente após IAM em parede anterior, quase sempre há oclusão total da artéria descendente anterior (ADA) com pouca circulação colateral. Um aneurisma quase nunca é observado associado à doença multivascular quando há colaterais extensas, ou à ADA não ocluída. Em geral, ele varia de 1 a 8 cm de diâmetro. Os aneurismas verdadeiros raramente se rompem logo após seu desenvolvimento. A ruptura tardia, quando o aneurisma verdadeiro estabilizou-se pela formação de um tecido fibroso denso na sua parede, quase nunca ocorre.

A reperfusão precoce resulta em salvamento miocárdico aumentado e previne a expansão do infarto. Mesmo a reperfusão tardia limita a expansão do infarto por meio de alguns mecanismos, como a mudança imediata nas características do infarto, a preservação de pequenos aglomerados de miofibrilas residuais e de colágeno intersticial, a cicatrização acelerada e a eliminação de isquemia em um miocárdio viável, mas disfuncionante.

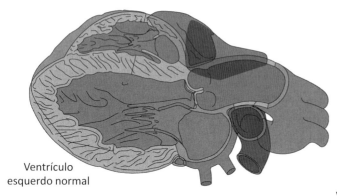 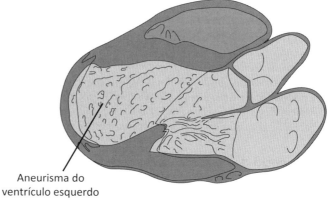

Ventrículo esquerdo normal

Aneurisma do ventrículo esquerdo

■ **Figura 26.2** Aneurisma ventricular.

Em um aneurisma grande do VE, a compensação por hipercinesia do restante do ventrículo é incompleta, podendo desenvolver insuficiência cardíaca congestiva e mesmo choque cardiogênico. Devido à expansão do aneurisma agudo durante a sístole, a energia contrátil produzida pelo miocárdio normal é pior e deixa todo o ventrículo em desvantagem mecânica. O volume de ejeção cai ou se mantém às custas do aumento no volume diastólico final que, por sua vez, resulta em uma tensão parietal aumentada e maior demanda miocárdica de oxigênio, podendo o paciente evoluir com insuficiência cardíaca ou angina. Os aneurismas crônicos persistem por mais de seis semanas depois do evento agudo e são menos complicados do que os aneurismas agudos, expandindo-se menos durante a sístole.

A taxa de mortalidade em pacientes com aneurisma do VE é seis vezes maior do que naqueles sem aneurisma, mesmo quando comparados pacientes com frações de ejeção do VE equivalentes. A morte nesses pacientes quase sempre é súbita e presumivelmente está relacionada com a elevada incidência de taquiarritmias ventriculares que ocorrem nesse grupo de pacientes.[117]

Os pacientes com aneurisma crônico podem ter insuficiência cardíaca, arritmias ventriculares, embolização sistêmica e angina refratária, ou podem ser assintomáticos. A palpação do precórdio pode revelar segmento discinético do ventrículo e um galope com B3 pode ser ouvido nos pacientes com função ventricular pobre.

Achados típicos no ECG incluem elevação do segmento ST, que pode persistir a despeito da realização de terapia de reperfusão, e ondas Q. Quando a mudança eletrocardiográfica (elevação de ST) persiste por mais de seis semanas, os pacientes podem ter aneurisma ventricular crônico. A radiografia de tórax pode revelar protuberância localizada na silhueta cardíaca.

O ECO é o exame padrão-ouro, pois identifica de modo acurado o segmento aneurismático. Ele pode também demonstrar a presença de um trombo mural, e é útil na diferenciação entre aneurismas verdadeiros e pseudoaneurismas. O diagnóstico pode ainda ser feito por meio de ventriculografia com radionuclídeos ou por ventriculografia esquerda durante cateterismo cardíaco. A RNM também pode ser útil para diagnosticar e delinear o segmento aneurismático.

A insuficiência cardíaca associada a aneurismas agudos deve ser tratada com vasodilatadores venosos. Os IECA diminuem a expansão do infarto e o remodelamento desfavorável do VE. Eles devem ser iniciados dentro das primeiras 12 a 24 horas do IAM, uma vez que a expansão do infarto se inicia precocemente. Os corticoides e os anti-inflamatórios não esteroides devem ser evitados na fase aguda, já que eles demonstraram induzir expansão do infarto e formação do aneurisma em modelos experimentais.

A anticoagulação com varfarina sódica é indicada para pacientes que apresentam trombo mural. Os pacientes devem ser tratados a princípio com heparina venosa, com um tempo de tromboplastina parcial ativada (TTPa) alvo de 50 a 70 segundos. A varfarina é iniciada simultaneamente, tendo-se como alvo um INR de 2 a 3 por 3 a 6 meses. Os pacientes com aneurisma de VE e fração de ejeção global baixa (menor que 40%) têm taxa maior de AVE e devem receber anticoagulantes por pelo menos três meses após o evento agudo,

a despeito da presença ou ausência de trombo mural. Eles podem ser acompanhados subsequentemente com ECO, e reiniciar anticoagulação caso surjam novos trombos.[57,118]

A insuficiência cardíaca refratária ou a presença de arritmias ventriculares refratárias em pacientes com aneurisma constituem indicações para sua ressecção cirúrgica. A aneurismectomia pode ser seguida de fechamento convencional ou novas técnicas de manutenção da geometria do VE. Em geral, ela só é bem-sucedida se houver preservação relativa da função contrátil na porção não aneurismática do VE. Nessas circunstâncias, quando a cirurgia é realizada para uma insuficiência cardíaca em piora progressiva ou por angina, a mortalidade cirúrgica é relativamente baixa, e pode-se esperar melhora clínica.[119] A RM simultânea é benéfica nos pacientes com grande área de miocárdio viável em torno do segmento aneurismático.[57]

Obstrução dinâmica da via de saída do ventrículo esquerdo

É uma complicação incomum do IAM anterior.[120] Essa complicação é dependente de uma hipercinese compensatória dos segmentos mediobasais do VE nos pacientes com infarto distal. Os fatores prognósticos de hipermotilidade regional de áreas não infartadas são: ausência de doença multiarterial, sexo feminino e maior fluxo no vaso relacionado com o infarto.

A contratilidade aumentada dessas regiões diminui o diâmetro da via de saída do VE (VSVE). Isso resulta em um aumento da velocidade do sangue pelo trato de saída, podendo diminuir a pressão abaixo da valva mitral, resultando no seu deslocamento anterior em direção ao septo (efeito Venturi). O resultado é a obstrução do trato de saída bem como IM devido ao movimento sistólico anterior do folheto anterior da valva mitral.

Supõe-se que essa complicação possa ter destaque na ruptura de parede livre. A obstrução da VSVE levaria à pressão sistólica final intraventricular aumentada, levando ao aumento do estresse de parede da zona infartada, necrótica e frágil. Essa complicação fatal ocorre com mais frequência nas mulheres, nos pacientes acima de 70 anos e naqueles com infarto prévio.

Os pacientes podem ter dispneia, diaforese, extremidades frias e úmidas em adição aos sinais e sintomas típicos de infarto. Pacientes com obstrução grave podem se apresentar em choque cardiogênico, com ortopneia, dispneia, oligúria e alteração do nível de consciência por hipoperfusão cerebral.

Os pacientes apresentam sopro sistólico de ejeção novo melhor ouvido na borda esternal esquerda alta, com irradiação para o pescoço. Adicionalmente, um novo sopro holossistólico pode ser ouvido no ápice, com irradiação para a axila. Também podem estar presentes galope com B3, estertores pulmonares, hipotensão e taquicardia.

O ECO é o exame de escolha e demonstra acuradamente o segmento hipercinético, a obstrução da VSVE e o movimento sistólico anterior (SAM) da valva mitral.

O tratamento se concentra na redução da contratilidade miocárdica e na frequência cardíaca, enquanto se expande o volume intravascular e se aumenta a pós-carga. Os betabloqueadores são administrados lentamente, com

CAPÍTULO 26

Complicações das Síndromes Coronárias Agudas **425**

monitoração cuidadosa da frequência cardíaca, PA e saturação venosa de oxigênio. Os pacientes podem receber hidratação IV com pequenos volumes de soro (250 mL) a fim de aumentar a pré-carga e diminuir a obstrução da VSVE e o SAM. Uma monitorização hemodinâmica com cateter de artéria pulmonar poderia guiar essa terapêutica. Devem-se evitar vasodilatadores, inotrópicos e BIA, já que podem aumentar a obstrução da VSVE.

COMPLICAÇÕES ARRÍTMICAS

Arritmias cardíacas são comuns nos pacientes com IAMCSST e ocorrem de modo precoce logo após o início dos sintomas anginosos, sendo provavelmente decorrentes de microrreentrada, embora outros mecanismos eletrofisiológicos tenham sido propostos, como hiperautomatismo e atividade deflagrada. Fatores contribuintes importantes são tônus adrenérgico aumentado, hipocalemia, hipomagnesemia, hipercalemia intracelular, acidose, lipólise com produção de ácidos graxos livres e produção de radicais livres decorrentes da reperfusão no miocárdio isquêmico.[121,122] A importância relativa de cada um desses fatores na patogênese das arritmias durante o IAMCSST não está definida, assim como o tratamento específico dessas condições, visando à redução da frequência de arritmias.

Arritmias de reperfusão, mais comumente vistas na era pós-fibrinolítica, parecem estar relacionadas com a liberação de metabólitos tóxicos e diversos íons (como lactato e potássio) na circulação periférica.

Taquiarritmias supraventriculares

As taquiarritmias supraventriculares são relativamente comuns no período peri-infarto e indicam quase sempre disfunção ventricular, podendo inclusive ser responsáveis pela descompensação da insuficiência cardíaca e exacerbação da isquemia. A incidência das taquiarritmias varia de 6 a 20%, e não sofreu alteração significativa após a era trombolítica.[123]

As arritmias supraventriculares significativas associadas ao IAM incluem a fibrilação atrial, o *flutter* atrial e a taquicardia paroxística supraventricular.

A taquicardia paroxística supraventricular, embora tenha frequência menor que 10% no IAM, pode levar a grave comprometimento hemodinâmico. O tratamento inicial deve ser feito com a realização de manobra vagal, de preferência a massagem do seio carotídeo,[124,125] associada ao uso de medicamentos bloqueadores da condução atrioventricular (adenosina, betabloqueadores, antagonistas dos canais de cálcio não diidropiridínicos e digitálicos). Nos casos em que há repercussão hemodinâmica acentuada, deve-se proceder à cardioversão elétrica (Tabela 26.4).

A fibrilação atrial apresenta incidência que varia de 10 a 22% nos pacientes com IAM, sendo mais comum em idosos[126] e portadores de disfunção ventricular.[127] Ocorre com mais frequência nos grandes infartos, sobretudo naqueles localizados na parede anterior ou que evoluem com insuficiência cardíaca, arritmia ventricular, bloqueios atrioventriculares avançados, infarto atrial ou pericardite. No IAM inferior, a fibrilação atrial está associada à oclusão proximal da coronária direita, prejudicando o fluxo da artéria do nó sinusal que irriga o átrio direito. Na era fibrinolítica, a incidência de fibrilação atrial tem sido reduzida, e segundo o estudo GUSTO,[128] o uso de tPA e heparina reduziu a ocorrência dessa arritmia em relação aos outros fibrinolíticos.

A presença de fibrilação atrial é considerada fator de risco independente para mortalidade.[129] Pacientes que desenvolvem fibrilação atrial durante a hospitalização têm pior prognóstico que aqueles que a apresentam na admissão.

A embolização sistêmica é quase três vezes maior entre os pacientes com fibrilação atrial; metade dos eventos embólicos ocorrem nas primeiras 24 horas, e 90% deles até o quarto dia de hospitalização.[129] Em muitos casos, a frequência ventricular não é muito elevada, a arritmia é bem tolerada e pode ser autolimitada, sem necessidade de tratamento específico.[130] No entanto, quando há repercussão hemodinâ-

Tabela 26.4 Medicamentos para tratamento das taquiarritmias supraventriculares.

Medicamento	Dose
Adenosina	6 mg por via endovenosa em 1 a 3 s. Repetir, se necessário, com 12 mg após 1 a 2 min.
Verapimil	2,5 a 5,0 mg por via endovenosa em *bolus* por 2 min. Se necessário segunda dose, 5 a 10 mg em 15 a 30 min. Dose máxima de 20 mg. Alternativa: 5 mg por via endovenosa em *bolus* a cada 15 min. até o máximo de 30 mg.
Diltiazem	15 a 20 mg por via endovenosa em 2 min. Se necessário, repetir em 15 minutos 20 a 25 mg por 2 min.
Betabloqueadores	Metoprolol – 5 mg por via endovenosa lenta a cada 5 min. Dose total de 15 mg. Atenolol – 5 mg por via endovenosa lenta por 5 min. Se necessário repetir após 10 min. a dose de 5 mg por via endovenosa por 5 min. Propranolol – 0,1 mg/kg por via endovenosa lenta dividido em 3 doses iguais a cada 2 a 3 min. de intervalo.
Amiodarona	5 a 10 mg/kg
Cedilanide	0,4 mg

mica acentuada por frequência ventricular alta ou perda da contração atrial, o tratamento deve ser imediato.

A cardioversão elétrica deve ser realizada imediatamente em todos os pacientes com instabilidade hemodinâmica ou manifestações de isquemia miocárdica intratável. As taxas de sucesso da cardioversão elétrica são superiores às da cardioversão química, além de produzir efeito mais rapidamente. Nos aparelhos monofásicos, deve ser aplicada a princípio uma energia de 100 a 200 J, podendo ser aumentada até 360 J, se necessário. No *flutter* atrial, pode-se iniciar com 50 a 100 J. Em geral, choques bifásicos tornam possível a aplicação de menor energia, produzindo resultados similares, podendo-se iniciar com 25 J para o *flutter* atrial e 100 J para a fibrilação atrial, aumentando-se em geral até 200 J. Entretanto, dados comparativos de doses nos aparelhos bifásicos são escassos.[131]

Digital ou amiodarona são medicamentos recomendados para reduzir a frequência ventricular alta em pacientes que apresentam disfunção ventricular esquerda. Betabloqueadores também podem ser administrados por via endovenosa, com o objetivo de reduzir a frequência ventricular em pacientes que não apresentam disfunção do VE, broncoespasmo grave, bloqueios atrioventriculares avançados ou doença arterial periférica aguda (Tabela 26.5).

Tabela 26.5 Abordagem terapêutica de taquiarritmias supraventriculares na fase aguda do infarto.

Procedimento – Não farmacológico: Cardioversão elétrica	Classe	
Taquicardia paroxística supraventricular e fibrilação atrial na presença de acentuada repercussão hemodinâmica	I	

Procedimento farmacológico	Classe	Nível de evidência
Taquicardia paroxística supraventricular		
Adenosina ou verapamil na ausência de recuperação hemodinâmica.	I	C
Diltiazem ou betabloqueadores na ausência de repercussão hemodinâmica.	IIa	C
Digital na TPSV na ausência de recuperação hemodinâmica.	IIb	C
Fibrilação atrial		
Amiodarona na ausência de instabilidade hemodinâmica.	I	C
Digital e betabloqueador para controle da FC na ausência de instabilidade hemodinâmica.	I	C
Anticoagulação com heparina desde que sem contraindicação.	I	C
Uso de fármacos antiarrítmicos do grupo IC no IAM.	III	C

TPSV (Taquicardia Paroxística Supraventricular); FC (Frequência Cardíaca); IAM (Infarto Agudo do Miocárdio).

Obs: tentativas de cardioversão química ou elétrica em pacientes com fibrilação atrial sem instabilidade hemodinâmica devem ser realizadas nas primeiras 48h do início da arritmia.

Anticoagulação oral prévia pode ser dispensada em casos de cardioversão elétrica por fibrilação atrial de início recente, associada a IAM e angina ou com instabilidade hemodinâmica, com introdução imediata de heparina endovenosa em *bolus*, seguida da infusão contínua com ajuste de dose até atingir valor de duas vezes o TTPa basal. Heparina de baixo peso molecular tem valor incerto.

Arritmias ventriculares

As arritmias ventriculares são, muitas vezes, ameaçadoras da vida no transcorrer de uma síndrome isquêmica aguda ou na fase tardia do infarto do miocárdio. A correta identificação e o tratamento desses eventos têm importância vital e são responsáveis por grande parte dos benefícios obtidos com o cuidado intensivo dos portadores de isquemia miocárdica aguda.[132]

Os mecanismos que produzem as taquiarritmias ventriculares incluem perda do potencial de repouso transmembrana, mecanismos de reentrada devido à dispersão de refratariedade nas áreas de transição entre miocárdio isquêmico e não isquêmico[4] e desenvolvimento de focos de hiperautomatismo.

As arritmias ventriculares podem se manifestar desde extrassístoles isoladas até a ocorrência de fibrilação ventricular (FV). As extrassístoles ventriculares ocorrem em cerca de 90% dos pacientes. Sua ocorrência na vigência de IAM foi proposta por alguns autores como premonitório de eventos arrítmicos mais graves, porém várias tentativas de utilizar-se um critério objetivo de estratificação com base nesses eventos falharam, sendo o tratamento dessas arritmias contraindicado hoje.[133] O tratamento com antiarrítmicos visando à supressão das extrassístoles ventriculares após o infarto do miocárdio provou-se deletério.[134]

Fibrilação ventricular

A incidência de FV é de cerca de 2 a 4%, sendo mais comum nos idosos com idade acima de 75 anos.[135] A FV primária deve ser distinguida da FV secundária. Esta última ocorre na presença de insuficiência cardíaca crônica grave ou choque cardiogênico.[136] A FV é considerada tardia quando ocorre após 48h do início dos sintomas do IAMCSST. A incidência de FV primária é maior nas primeiras 4h após o IAMCSST, reduzindo-se progressivamente nas próximas horas.[137] Dados epidemiológicos sugerem que a incidência de FV primária no IAMCSST pode estar diminuindo, possivelmente devido às tentativas agressivas de reduzir o tamanho do infarto, correção dos distúrbios eletrolíticos e uso mais difundido de agentes betabloqueadores.[138] Contrariamente ao que se pensava, a FV primária parece estar associada à alta mortalidade intra-hospitalar, mas os sobreviventes, sobretudo aqueles que desenvolveram FV dentro das primeiras 4h do IAMCSST, apresentam o mesmo prognóstico em longo prazo que os pacientes que não desenvolveram FV.[139]

O ritmo idioventricular acelerado ocorre com frequência durante as primeiras 12h do IAMCSST, mas não representa fator de risco para o desenvolvimento de FV.[140,141] Nos pacientes que recebem terapia fibrinolítica ou angioplastia primária, o ritmo idioventricular acelerado parece ser uma arritmia de reperfusão benigna, sem risco aumentado de desenvolver FV.[142] Logo, não deve ser tratado com antiarrítmicos visando à profilaxia de FV.

O uso de lidocaína visando à prevenção de FV deve ser evitado, pois dados da literatura demonstram não haver benefício na redução da mortalidade, com potencial efeito prejudicial por aumento na incidência de bradiarritmias.[143,144]

A administração IV de betabloqueadores para pacientes sem contraindicações está associada à redução na incidência de FV precoce.[145] Em seguida, deve-se manter um betabloqueador por via oral.

Embora não existam evidências sólidas, a reposição de potássio e de magnésio visando níveis séricos de 4,0 mEq/L e 2,0 mEq/L, respectivamente, é recomendada.

O tratamento da FV deve ser realizado por desfibrilação elétrica com energias progressivas, utilizando a princípio 200 J, seguidos de 300 J e 360 J, caso necessário (energia monofásica). Em geral, a energia equivalente necessária para os desfibriladores bifásicos é cerca de metade da utilizada nos aparelhos monofásicos. O uso de amiodarona nos pacientes com FV refratária aumenta a sobrevida pré-hospitalar, sem influenciar na mortalidade em longo prazo.[146,147] Na ausência de recorrência da arritmia, o uso dos antiarrítmicos deve ser suspenso após 24h no máximo.

Taquicardia ventricular

Diversas definições têm sido utilizadas para a taquicardia ventricular (TV) no cenário do IAMCSST. A TV sustentada apresenta duração acima de 30 segundos e/ou comprometimento hemodinâmico. No ECG, a TV pode ser classificada em monomórfica ou polimórfica.

A grande maioria dos episódios de TV e FV após IAMCSST ocorrem nas primeiras 48h.[132] Os episódios de TV e FV que ocorrem fora desse período merecem avaliação mais detalhada, como a realização de estudo eletrofisiológico.[31] Além disso, episódios de TV monomórfica com frequências abaixo de 170 bpm são raras após o IAMCSST

e sua ocorrência sugere a presença de um substrato arritmogênico crônico.[148-150]

A cardioversão elétrica está sempre indicada nos casos de TV sustentada com comprometimento hemodinâmico.[151] Na ausência de pulso identificável, a desfibrilação deve ser realizada imediatamente. Uma TV polimórfica com frequência elevada deve ser tratada de modo similar à FV utilizando-se um choque não sincronizado inicial de 200 J. A TV monomórfica com frequência acima de 150 bpm pode ser tratada com choque sincronizado de 100 J.[152] Caso a frequência esteja abaixo de 150 bpm, em geral não há necessidade de cardioversão elétrica imediata.

Episódios de TV sustentada sem comprometimento hemodinâmico podem ser tratadas a princípio com medicamentos, como procainamida e amiodarona. Nos pacientes que apresentam disfunção ventricular, deve-se utilizar preferencialmente a amiodarona.[148]

Os episódios de TV polimórfica sustentada refratários às medicações, conhecidos como tempestade elétrica, podem estar relacionados com a isquemia não controlada e tônus simpático aumentado, podendo ser tratados com infusão IV de betabloqueadores e amiodarona, BIA ou revascularização de emergência.

A TV não sustentada comumente não causa comprometimento hemodinâmico e não requer tratamento na maioria dos casos, exceto naqueles em que a frequência cardíaca é maior que 200 bpm, produzindo sintomas. Nesses casos deve-se tratá-la da mesma maneira que a TV sustentada. A TV não sustentada pode significar a presença de um substrato arrítmico de alto risco e, quando ocorre após quatro ou mais dias do IAMCSST em pacientes com função ventricular deprimida, pode ser um indicador de maior risco de morte súbita[153] (Tabela 26.6).

Ritmos idioventricular e juncional acelerados

O ritmo idioventricular acelerado (RIVA) é caracterizado por ritmo regular com complexo QRS largo, frequência ventricular acima da frequência atrial, mas abaixo de 100 bpm. O surgimento de um RIVA é um indicador impreciso de re-

Tabela 26.6 Abordagem terapêutica das taquiarritmias ventriculares na fase aguda do infarto.

Classe I
a) TVMS associada a hipotensão severa, angina do peito ou insuficiência cardíaca aguda deve ser submetida a cardioversão elétrica sincronizada com energia de 100 J, seguidos de 200 J e 360 J, se necessário (nível de evidência B).   b) TVMS em vigência de estabilidade hemodinâmica deverá ser tratada com: • Amiodarona 150 mg/10 min., seguidos de 1 mg/min. durante 6h, seguidos de 0,5 mg/min. (nível de evidência B)   • Procainamida 10 mg/kg a 15 mg/kg 10 a 15 min. e infusão contínua de 1 mg/min. a 4 mg/min. com 100 mg IV a cada 5 min. (máximo: 17 mg/kg (nível de evidência B).   • Lidocaína 1 mg/min. em *bolus*, seguidos de manutenção de 30 mcg/kg/min. (nível de evidência B)

Classe IIb
• Uso de intervenção invasiva em casos de TVMS repetitiva ou incessante, como revascularização de urgência, ablação por radiofrequência, ablação química ou uso de dispositivos de suporte circulatório (nível de evidência C)

Casse III
• Tratamento de extrassístoles ventriculares isoladas e ritmo idioventricular acelerado (nível de evidência A)

TVMS (Taquicardia Ventricular Monomórfica Sustentada); IV (Intravenosa).

428   Tratado Dante Pazzanese de Emergências Cardiovasculares

perfusão. Não é necessário o tratamento com medicamentos antiarrítmicos.

O ritmo juncional acelerado é caracterizado por ritmo regular com QRS estreito não precedido por atividade atrial, com frequência acima de 60 bpm. Pode ser indicativo de intoxicação digitálica e é observado com mais frequência no IAMCSST de parede inferior. Em geral, não é necessário tratamento.

Cardioversor-desfibrilador implantável

Em geral, os casos de FV ou de TV sustentada com comprometimento hemodinâmico que ocorrem após dois dias do IAMCSST, na ausência de infarto recorrente ou isquemia potencialmente reversível, representam instabilidade elétrica significativa e prognóstico pior.[154,155] Nesse subgrupo de pacientes com IAMCSST o uso do cardioversor-desfibrilador implantável (CDI) demonstrou redução de mortalidade.[156-162]

O tratamento da TV não sustentada em pacientes com infarto prévio é mais desafiador. Na presença de disfunção ventricular, essa arritmia associa-se à mortalidade em dois anos de cerca de 30%,[163] mortes das quais se estima que 50% sejam de origem arrítmica. Estudos subsequentes sugerem que esse alto risco ocorre sobretudo nos pacientes que apresentam TV sustentada induzível e que não receberam CDI.[164]

Três grandes estudos randomizados avaliaram a prevenção primária de morte súbita,[157,165,166] demonstrando que nos pacientes portadores de doença arterial coronária, disfunção ventricular e arritmias cardíacas de alto risco o implante do CDI é mais eficaz que a terapia com medicações antiarrítmicas. Os principais fatores de risco para morte súbita nesses pacientes são a disfunção ventricular e a presença de TV sustentada induzida no estudo eletrofisiológico (EEF).

Dessa maneira, o implante de CDI está indicado para os pacientes portadores de doença arterial coronária com fração de ejeção (FE) inferior a 30% (verificada após um mês do IAMCSST), sem necessidade de realização de EEF. Se o paciente apresentar FE entre 31 e 40%, há necessidade de evidência adicional de instabilidade elétrica por meio do EEF. Caso o EEF demonstre a indução de FV ou TV sustentada, o implante do CDI está indicado. Os pacientes que não apresentarem FV ou TV sustentada no EEF devem receber tratamento medicamentoso.

O CDI não está indicado para pacientes com IAMCSST que não apresentam FV ou TV sustentada espontaneamente após 48 horas do infarto e que apresentam FE maior que 40% após um mês (Tabela 26.7).

Bradiarritmias

A bradicardia sinusal, definida pela frequência inferior a 60 bpm, ocorre em 15 a 25% dos pacientes após o infarto do miocárdio.[167-169] Ocorre mais comumente nos infartos inferiores, pois a ACD emite a artéria do nó sinusal em cerca de 60% dos casos. É quase sempre transitória, durando no máximo 24h. Sua ocorrência pode estar relacionada com o aumento da atividade parassimpática por conta da reperfusão da ACD, produzindo o reflexo de *Bezold-Jarish*.

Por outro lado, o bloqueio atrioventricular total ocorre em 6 a 14% dos pacientes com IAM e é fator prognóstico de maior risco de óbito intra-hospitalar. Entretanto, não é um bom fator prognóstico de mortalidade em longo prazo nos pacientes sobreviventes à fase hospitalar.

Em publicações prévias à era fibrinolítica, distúrbios na condução intraventricular foram relatados em 10 a 20% dos pacientes com IAM. Já em pacientes submetidos a tratamento fibrinolítico, os bloqueios de ramo estiveram presentes em apenas 4%, mas foram fatores prognósticos de aumento importante da mortalidade intra-hospitalar. O aumento da mortalidade, associado a distúrbio na condução intraventricular e com bloqueio atrioventricular total, é relacionado mais ao extenso dano provocado ao miocárdio que ao bloqueio de condução propriamente dito. Por isso, o marca-passo provi-

Tabela 26.7 Indicações de cardiodesfibrilador implantável pós-infarto.

Classe I

- Parada cardíaca decorrente de taquicardia ou fibrilação ventricular de causa não reversível, com FE ≤ 35% (nível de evidência B)
- Taquicardia ventricular sustentada espontânea, de causa não reversível, com FE ≤ 35% (nível de evidência B)

Classe IIa

- Parada cardíaca decorrente de taquicardia ou fibrilação ventricular de causa não reversível, com FE > 35% (nível de evidência B)
- Taquicardia ventricular sustentada, espontânea, de causa não reversível, com FE > 35% se refratária a outras terapêuticas (nível de evidência B)

Classe IIb

- Sintomas graves atribuídos a taquiarritmias ventriculares sustentadas em pacientes esperando transplante cardíaco (nível de evidência C)

Classe III

- Paciente com taquiarritmias ventriculares decorrente de causas transitórias (fase aguda de infarto do miocárdio), reversível (distúrbio hidroeletrolítico, drogas) (nível de evidência B)
- Taquicardia ventricular incessante (nível de evidência C)
- Expectativa de vida inferior a um ano por outras condições clínicas (nível de evidência C)
- Doença psiquiátrica possível de agravamento pelo implante/utilização do CDI (nível de evidência C)

FE (Fração de Ejeção); CDI (Cardioversor-Desfibrilador Implantável).

sório (MPP) não tem mostrado clara redução da mortalidade associada a bloqueio atrioventricular total ou a distúrbios da condução intraventricular. O uso do MPP para prevenir hipotensão arterial, isquemia e precipitação de arritmias causadas pelo bloqueio atrioventricular é ainda recomendado em pacientes selecionados entre aqueles de alto risco.

O prognóstico no bloqueio atrioventricular é relacionado com a localização do infarto, o local do bloqueio, a natureza do ritmo de escape e as consequências hemodinâmicas.

O risco de desenvolver bloqueio atrioventricular total nos pacientes com IAM é maior quando uma ou mais das seguintes situações estão presentes: bloqueio atrioventricular de 1º grau, bloqueio atrioventricular tipo Mobitz I, bloqueio atrioventricular tipo Mobitz II, bloqueio divisional anterossuperior, bloqueio divisional posteroinferior, bloqueio do ramo direito e bloqueio do ramo esquerdo.

A assistolia ventricular pode ser causada tanto pela falha do nó sinusal em produzir impulso elétrico como pelo desenvolvimento de bloqueio atrioventricular total.

O tratamento agudo das bradiarritmias tem foco terapêutico e profilático. O uso de MPP profilaticamente, seja transcutâneo ou transvenoso, visa prevenir bradicardia sintomática grave. Seu uso requer identificação adequada dos pacientes que apresentam potencial de desenvolver bloqueio atrioventricular total com escape ventricular inadequado. Os distúrbios de condução desenvolvem-se habitualmente em um padrão progressivo, possibilitando uma previsão do risco de desenvolvimento de bloqueio atrioventricular total de acordo com os achados eletrocardiográficos. As principais indicações de implante de MPP no IAM estão descritas na Tabela 26.8.

Tabela 26.8 Indicações de marca-passo provisório no IAM.

Indicações Classe I
▪ Bradiarritmia sintomática não responsiva às medicações ▪ Assistolia ▪ BAV 2º grau Mobitz II ▪ BAVT ▪ Bloqueio de ramo bilateral ▪ Bloqueios trifasciculares ▪ Bloqueio bifascicular de início recente associado a BAV 1º grau ▪ Bloqueio de ramo esquerdo de início recente associado a BAV 1º grau
Indicações Classe IIa
▪ Bradicardia estável clinicamente ▪ Bloqueio bifascicular de início recente ▪ Bloqueio de ramo direito novo associado a BAV 1º grau ▪ Bloqueio de ramo esquerdo de início recente
Indicações Classe IIb
▪ BAV 1º grau de início recente

BAV (Bloqueio Atrioventricular); BAVT (Bloqueio Atrioventricular Total).

O tratamento farmacológico, diferentemente do marca-passo, é uma medida exclusivamente terapêutica. A principal medicação é a atropina, que atua na frequência cardíaca, na resistência vascular sistêmica e na pressão arterial mediada por atividade parassimpática. É útil para o

tratamento da bradicardia sinusal sintomática e pode ser benéfica na presença de bloqueio atrioventricular de localização supra-hissiana ou na assistolia ventricular. A atropina é mais eficaz para a bradicardia sinusal que ocorre nas primeiras 6h do início dos sintomas. A bradicardia sinusal nesse período pode ser relacionada com a isquemia, reperfusão, dor torácica de características isquêmicas ou tratamento com nitroglicerina ou morfina. A atropina é também eficaz para bradicardia sinusal acentuada associada a hipotensão durante a terapia fibrinolítica, sobretudo de artéria coronária direita. A atropina deve ser utilizada com cautela no manejo do paciente infartado em função do efeito protetor do tônus parassimpático contra a fibrilação ventricular e a extensão da área de necrose (Tabela 26.9).

Tabela 26.9 Indicação de atropina na abordagem das bradiarritmias.

Procedimento Atropina	Classe	Nível de evidência
Bradicardia sinual sintomática (geralmente, FC < 50 bpm, associado a hipotensão, isquemia ou arritmias de escape ventricular).	I	C
Assistolia.	I	C
Bloqueio atrioventricular sintomático ocorrendo no nó atrioventricular (2º grau do tipo I ou 3º grau com ritmo de escape com complexo QRS estreito).	I	C
Bloqueio atrioventricular sintomático ocorrendo abaixo do nó atrioventricular (geralmente associado ao infarto de parede anterior com ritmo de escape com complexo QRS largo).	III	C
Bradicardia sinusal assintomática.	III	C

bpm (Batimentos por Minuto); FC (Frequência Cardíaca).

O marca-passo transcutâneo é um sistema que pode ser utilizado para suporte, sobretudo em pacientes que não necessitam de marca-passo de urgência e estão em risco moderado de progressão para bloqueio atrioventricular total, e naqueles que apresentam risco aumentado e possibilidade de complicação com o marca-passo transvenoso. É composto por um par de placas de tamanho adequado, com eletrodos multifuncionais conectados a um cardioversor que, além de monitorar o ECG, faz estimulação transcutânea e, se necessário, desfibrilação. Esse sistema pode ser utilizado em modo de espera em pacientes potencialmente instáveis. Por ser desconfortável, sobretudo quando prolongada, a estimulação transcutânea tende a ser profilática e temporária. É bem tolerado em pacientes que estão sob terapia fibrinolítica, reduzindo a necessidade de intervenções vasculares.

O marca-passo transvenoso deve ser colocado em pacientes que necessitarão de estímulo prolongado ou naqueles cuja probabilidade de precisar de marca-passo seja muito elevada. O sistema de marca-passo transcutâneo, portanto, tem sido utilizado tanto como suporte em modo de espera como para aguardar a passagem do marca-passo transvenoso.

430 Tratado Dante Pazzanese de Emergências Cardiovasculares ▪ CAPÍTULO 26

O prognóstico desfavorável em longo prazo dos pacientes com IAM que desenvolvem distúrbios de condução é em princípio relacionado com a extensão da lesão miocárdica. Consequentemente, esses pacientes têm maior risco de óbito decorrente de insuficiência cardíaca e de taquiarritmias ventriculares do que por bloqueios progressivos.

As indicações de implante de marca-passo definitivo serão relatadas pormenorizadamente em outra seção deste livro (Tabela 26.10).

Tabela 26.10 Indicação de marca-passo definitivo.

Procedimento-marca-passo definitivo	Classe
Bloqueio atrioventricular de 2º grau do sistema Hiss-Purkinje com bloqueio de ramo bilateral ou bloqueio atrioventricular total após IAM.	I
Bloqueio atrioventricular infranodal avançado transitório (segundo grau) associado a bloqueio de ramo*.	I
Bloqueio atrioventricular de 2º grau persistente e sintomática.	I
Bloqueio atrioventricular no nó atrioventricular de 2º grau.	IIb
Distúrbios de condução transitórios atrioventriculares, na ausência de distúrbios de condução intraventricular.	III
Bloqueio atrioventricular isolado transitório, na presença de bloqueio divisional anterossuperior isolado.	III
Bloqueio divisional anterossuperior adquirido, na ausência de bloqueio atrioventricular.	III
Bloqueio atrioventricular de 1º grau persistente, na presença de bloqueio de ramo antigo ou de início indeterminado.	III

IAM (Infarto Agudo do Miocárdio).

* Estudo eletrofisiológico pode ser útil para demonstrar o local do bloqueio.

COMPLICAÇÕES EMBÓLICAS

A trombose venosa profunda (TVP) e a tromboembolia pulmonar (TEP) são complicações que historicamente eram muito frequentes nos pacientes portadores de IAMCSST. Hoje, como a maioria desses pacientes recebe anticoagulante, a profilaxia quase nunca é necessária. Nos pacientes que desenvolvem insuficiência cardíaca e que têm hospitalização prolongada ou são incapazes de deambular e não estão anticoagulados, a maior evidência de segurança e eficácia dá suporte ao uso de baixas doses de heparina de baixo peso molecular (HBPM).[170]

A incidência de embolização sistêmica clinicamente evidente é inferior a 2%. Essa incidência é maior nos pacientes portadores de infarto de parede anterior.

A incidência global de formação de trombo mural é de cerca de 20%, podendo ocorrer em até 60% dos casos de infarto anterior extenso.[171,172] A maioria dos trombos se origina no VE como resultado de disfunção contrátil ou de

aneurismas. O surgimento de fibrilação atrial também contribui para a formação de trombos.

A manifestação clínica mais comum das complicações embólicas é o AVE, embora os pacientes possam apresentar embolia em outros órgãos, causando isquemia nos membros inferiores, infarto renal ou isquemia intestinal. A maioria dos episódios de embolização sistêmica ocorre nos primeiros 10 dias após o IAM. Os achados do exame físico variam de acordo com o sítio da embolização. Déficits neurológicos focais, dor e ausência de pulsos nos membros inferiores, dor lombar e diarreia sanguinolenta são alguns dos achados mais comuns.

Um alto grau de suspeita para TVP e TEP é necessário, e os pacientes com suspeita de apresentarem qualquer uma dessas condições devem ser avaliados imediatamente por meio de uma estratégia diagnóstica apropriada baseada em evidências. A maioria dos pacientes com TVP e TEP após IAMCSST devem ser anticoagulados com doses plenas de HBPM. Estas foram pelo menos tão eficazes quanto a heparina não fracionada (HNF) nos ensaios clínicos, e uma metanálise sugere que as HBPM apresentam menor taxa de mortalidade.[173] Além disso, as HBPM têm a vantagem de produzir anticoagulação mais estável que a HNF, sendo ainda mais custo-efetivas por não necessitarem de administração IV e dosagens laboratoriais frequentes. Devem ser prescritas por no mínimo cinco dias e até que o paciente esteja adequadamente anticoagulado com varfarina. Deve-se iniciar a varfarina conjuntamente à heparina, titulando a dose para atingir INR entre 2 e 3.[174] Os pacientes portadores de insuficiência cardíaca após IAMCSST hospitalizados por longos períodos, incapazes de deambular ou considerados com alto risco de desenvolvimento de TVP que não estejam anticoagulados devem receber profilaxia com baixas doses de heparina, preferencialmente HBPM. A varfarina deve ser mantida por uma duração específica de acordo com o perfil de risco do paciente,[175] em geral por pelo menos três a seis meses nos pacientes com trombo mural e naqueles com grandes áreas acinéticas detectadas na ecocardiografia. Pacientes com contraindicações ao uso de heparinas requerem terapias alternativas, e alguns podem necessitar de implante de filtro de veia cava inferior.

COMPLICAÇÕES INFLAMATÓRIAS

A pericardite no IAMCSST ocorre devido à extensão da necrose através de toda a espessura do miocárdio até o pericárdio, produzindo reação inflamatória local. Pacientes que desenvolvem pericardite apresentam infartos mais extensos, baixas frações de ejeção e incidência maior de insuficiência cardíaca,[176,177] podendo surgir várias semanas após o IAMCSST. A incidência de pericardite precoce após o infarto do miocárdio é de cerca de 10%, desenvolvendo-se em geral entre 24 e 96h após o infarto.[178,179] A síndrome de Dressler, ou pericardite tardia, ocorre em 1 a 3% dos casos, entre 1 e 8 meses após o evento. Após a era da reperfusão, a incidência de pericardite precoce vem caindo com o passar do tempo,[180,181] e a síndrome de Dressler tornou-se muito rara.[179]

A maioria dos pacientes com pericardite precoce é assintomática. A dor torácica anterior mimetizando angina pode ocorrer nos casos de pericardite. Entretanto, os sintomas mais comuns são dor torácica pleurítica intensa e progressiva, com duração de várias horas, podendo irradiar-se para o pescoço, membros superiores, ombros e dorso. Os sintomas são posturais, com piora na posição supina, e aliviados com a flexão anterior do tronco. O atrito pericárdico é patognomônico de pericardite aguda, mas pode ser efêmero. É mais audível na borda esternal esquerda baixa ao se utilizar o diafragma do estetoscópio, contendo três componentes: sístole atrial, sístole ventricular e diástole ventricular. Em cerca de 30% dos pacientes o atrito pericárdico é bifásico, e em 10%, unifásico. A presença de derrame pericárdico, evidenciado em mais de 40% dos casos por meio do ECO,[182] pode produzir variação na intensidade do atrito. O achado de derrame pericárdico na ecocardiografia é muito sugestivo de pericardite, embora sua ausência não exclua o diagnóstico.

O ECG na pericardite pode apresentar ondas T persistentemente positivas ou uma reversão de ondas T inicialmente invertidas na primeira semana após o infarto. Entretanto, tais alterações podem correr devido à presença de derrame pericárdico isolado sem evidência de pericardite.[183] A alteração eletrocardiográfica mais marcante da pericardite é o supradesnível generalizado do segmento ST,[184,185] associado ou não ao infradesnível do segmento PR. Alterações evolutivas do IAM podem mascarar o diagnóstico de pericardite.

O tratamento de escolha é o ácido acetilsalicílico, na dose de 162 a 325 mg/dia, podendo-se aumentar a dose para até 650 mg a cada 4 a 6 horas.[186,187] Anti-inflamatórios não esteroides e corticosteroides podem ser utilizados para otimizar a analgesia, porém deve-se evitar o uso por longos períodos de tempo, pois podem interferir no processo de cicatrização miocárdica e contribuir para a expansão do infarto.[188,189] A colchicina pode ser benéfica nos casos de pericardite recorrente, na dose de 0,6 mg a cada 12h.[190-192]

Deve-se levar em consideração a relação custo-benefício da manutenção da terapia antitrombótica na presença de pericardite aguda, dando atenção especial ao surgimento de derrame pericárdico extenso ou sinais de instabilidade hemodinâmica. Na presença de tamponamento cardíaco, indica-se a suspensão imediata da terapia antitrombótica.

REFERÊNCIAS BIBLIOGRÁFICAS

1. Bosch X, Theroux P, Waters DD, Pelletier GB, Roy D. Early postinfarction ischemia: clinical, angiographic, and prognostic significance. Circulation. 1987 May;75(5):988-95.
2. Schuster EH, Bulkley BH. Early post-infarction angina. Ischemia at a distance and ischemia in the infarct zone. N Engl J Med. 1981 Nov;5;305(19):1101-5.
3. Braunwald E. Unstable angina. A classification. Circulation. 1989 Aug;80(2):410-4.
4. Ryan TJ, Antman EM, Brooks NH, Califf RM, Hillis LD, Hiratzka LF, et al. 1999 update: ACC/AHA guidelines for the management of patients with acute myocardial infarction. A report of the American College of Cardiology/American Heart Association Task Force on Practice Guidelines (Committee on Management of Acute Myocardial Infarction). J Am Coll Cardiol. 1999 Sep;34(3):890-911.
5. Waters D, Jamil G. Complications after myocardial infarction. In: Yusuf S, Carins JA, Camm AJ, Fallen EF, editors. Evidence based cardiology. London: BMJ Books, 1999. p. 505.
6. Zhu MM, Feit A, Chadow H, Alam M, Kwan T, Clark LT. Primary stent implantation compared with primary balloon angioplasty for acute myocardial infarction: a meta-analysis of randomized clinical trials. Am J Cardiol. 2001 Aug;1;88(3):297-301.
7. An international randomized trial comparing four thrombolytic strategies for acute myocardial infarction. The GUSTO investigators. N Engl J Med. 1993 Sep;2;329(10):673-82.
8. Weisman HF, Healy B. Myocardial infarct expansion, infarct extension, and reinfarction: pathophysiologic concepts. Prog Cardiovasc Dis. 1987 Sep;30(2):73-110.
9. Ohman EM, Califf RM, Topol EJ, Candela R, Abbottsmith C, Ellis S, et al. Consequences of reocclusion after successful reperfusion therapy in acute myocardial infarction. TAMI Study Group. Circulation. 1990 Sep;82(3):781-91.
10. Hutchins GM, Bulkley BH. Infarct expansion versus extension: two different complications of acute myocardial infarction. Am J Cardiol. 1978 Jun;41(7):1127-32.
11. Van de Werf F, Ardissino D, Betriu A, Cokkinos DV, Falk E, Fox KA, et al. Management of acute myocardial infarction in patients presenting with ST-segment elevation. The Task Force on the Management of Acute Myocardial Infarction of the European Society of Cardiology. Eur Heart J. 2003 Jan;24(1):28-66.
12. Yusuf S, Zucker D, Peduzzi P, Fisher LD, Takaro T, Kennedy JW, et al. Effect of coronary artery bypass graft surgery on survival: overview of 10-year results from randomised trials by the Coronary Artery Bypass Graft Surgery Trialists Collaboration. Lancet. 1994 Aug;27;344(8922):563-70.
13. Randomised trial of intravenous streptokinase, oral aspirin, both, or neither among 17,187 cases of suspected acute myocardial infarction: ISIS-2. ISIS-2 (Second International Study of Infarct Survival) Collaborative Group. Lancet. 1988 Aug;13;2(8607):349-60.
14. Boden WE. Is it time to reassess the optimal timing of coronary artery bypass graft surgery following acute myocardial infarction? Am J Cardiol. 2002 Jul;1;90(1):35-8.
15. Eagle KA, Guyton RA, Davidoff R, Edwards FH, Ewy GA, Gardner TJ, et al. ACC/AHA 2004 guideline update for coronary artery bypass graft surgery: summary article. A report of the American College of Cardiology/American Heart Association Task Force on Practice Guidelines (Committee to Update the 1999 Guidelines for Coronary Artery Bypass Graft Surgery). J Am Coll Cardiol. 2004 Sep;1;44(5):e213-e310.
16. Antman EM, Anbe DT, Armstrong PW, Bates ER, Green LA, Hand M, et al. ACC/AHA guidelines for the management of patients with ST-elevation myocardial infarction; A report of the American College of Cardiology/American Heart Association Task Force on Practice Guidelines (Committee to Revise the 1999 Guidelines for the Management of patients with acute myocardial infarction). J Am Coll Cardiol. 2004 Aug;4;44(3):E1-E211.
17. Lee DC, Oz MC, Weinberg AD, Lin SX, Ting W. Optimal timing of revascularization: transmural versus nontransmural acute myocardial infarction. Ann Thorac Surg. 2001 Apr;71(4):1197-202.
18. Crossman AW, D'Agostino HJ Jr, Geraci SA. Timing of coronary artery bypass graft surgery following acute myocardial infarction: a critical literature review. Clin Cardiol. 2002 Sep;25(9):406-10.
19. Acinapura AJ, Rose DM, Jacobowitz IJ, Kramer MD, Robertazzi RR, Feldman J, et al. Internal mammary artery bypass

grafting: influence on recurrent angina and survival in 2,100 patients. Ann Thorac Surg. 1989 Aug;48(2):186-91.

20. Allen BS, Buckberg GD, Fontan FM, Kirsh MM, Popoff G, Beyersdorf F, et al. Superiority of controlled surgical reperfusion versus percutaneous transluminal coronary angioplasty in acute coronary occlusion. J Thorac Cardiovasc Surg. 1993 May;105(5):864-79.

21. Kereiakes DJ, Topol EJ, George BS, Abbottsmith CW, Stack RS, Candela RJ, et al. Favorable early and long-term prognosis following coronary bypass surgery therapy for myocardial infarction: results of a multicenter trial. TAMI Study Group. Am Heart J. 1989 Aug;118(2):199-207.

22. Skinner JR, Phillips SJ, Zeff RH, Kongtahworn C. Immediate coronary bypass following failed streptokinase infusion in evolving myocardial infarction. J Thorac Cardiovasc Surg. 1984 Apr;87(4):567-70.

23. Wienbergen H, Schiele R, Gitt AK, Schneider S, Heer T, Gottwik M, et al. Incidence, risk factors, and clinical outcome of stroke after acute myocardial infarction in clinical practice. MIR and MITRA Study Groups. Myocardial Infarction Registry. Maximal Individual Therapy in Acute Myocardial Infarction. Am J Cardiol. 2001 Mar;15;87(6):782-5, A8.

24. Tanne D, Gottlieb S, Hod H, Reicher-Reiss H, Boyko V, Behar S. Incidence and mortality from early stroke associated with acute myocardial infarction in the prethrombolytic and thrombolytic eras. Secondary Prevention Reinfarction Israeli Nifedipine Trial (SPRINT) and Israeli Thrombolytic Survey Groups. J Am Coll Cardiol. 1997 Nov;15;30(6):1484-90.

25. Mooe T, Eriksson P, Stegmayr B. Ischemic stroke after acute myocardial infarction. A population-based study. Stroke. 1997 Apr;28(4):762-7.

26. Crenshaw BS, Ward SR, Granger CB, Stebbins AL, Topol EJ, Califf RM. Atrial fibrillation in the setting of acute myocardial infarction: the GUSTO-I experience. Global Utilization of Streptokinase and TPA for Occluded Coronary Arteries. J Am Coll Cardiol. 1997 Aug;30(2):406-13.

27. Mahaffey KW, Granger CB, Sloan MA, Thompson TD, Gore JM, Weaver WD, et al. Risk factors for in-hospital nonhemorrhagic stroke in patients with acute myocardial infarction treated with thrombolysis: results from GUSTO-I. Circulation. 1998 Mar;3;97(8):757-64.

28. Prieto A, Eisenberg J, Thakur RK. Nonarrhythmic complications of acute myocardial infarction. Emerg Med Clin North Am. 2001 May;19(2):397-xiii.

29. Loh E, Sutton MS, Wun CC, Rouleau JL, Flaker GC, Gottlieb SS, et al. Ventricular dysfunction and the risk of stroke after myocardial infarction. N Engl J Med. 1997 Jan;23;336(4):251-7.

30. Tanne D, Goldbourt U, Zion M, Reicher-Reiss H, Kaplinsky E, Behar S. Frequency and prognosis of stroke/TIA among 4808 survivors of acute myocardial infarction. The SPRINT Study Group. Stroke. 1993 Oct;24(10):1490-5.

31. Bodenheimer MM, Sauer D, Shareef B, Brown MW, Fleiss JL, Moss AJ. Relation between myocardial infarct location and stroke. J Am Coll Cardiol. 1994 Jul;24(1):61-6.

32. Spirito P, Bellotti P, Chiarella F, Domenicucci S, Sementa A, Vecchio C. Prognostic significance and natural history of left ventricular thrombi in patients with acute anterior myocardial infarction: a two-dimensional echocardiographic study. Circulation. 1985 Oct;72(4):774-80.

33. Randomised controlled trial of subcutaneous calcium-heparin in acute myocardial infarction. The SCATI (Studio sulla Calciparina nell'Angina e nella Trombosi Ventricolare nell'Infarto) Group. Lancet. 1989 Jul;22;2(8656):182-6.

34. Stratton JR, Resnick AD. Increased embolic risk in patients with left ventricular thrombi. Circulation. 1987 May;75(5):1004-11.

35. Nordrehaug JE, Johannessen KA, von der LG. Usefulness of high-dose anticoagulants in preventing left ventricular thrombus in acute myocardial infarction. Am J Cardiol. 1985 Jun;1;55(13 Pt 1):1491-3.

36. Vaitkus PT, Berlin JA, Schwartz JS, Barnathan ES. Stroke complicating acute myocardial infarction. A meta-analysis of risk modification by anticoagulation and thrombolytic therapy. Arch Intern Med. 1992 Oct;152(10):2020-4.

37. Arvan S, Boscha K. Prophylactic anticoagulation for left ventricular thrombi after acute myocardial infarction: a prospective randomized trial. Am Heart J. 1987 Mar;113(3):688-93.

38. Eigler N, Maurer G, Shah PK. Effect of early systemic thrombolytic therapy on left ventricular mural thrombus formation in acute anterior myocardial infarction. Am J Cardiol. 1984 Aug;1;54(3):261-3.

39. Motro M, Barbash GI, Hod H, Roth A, Kaplinsky E, Laniado S, et al. Incidence of left ventricular thrombi formation after thrombolytic therapy with recombinant tissue plasminogen activator, heparin, and aspirin in patients with acute myocardial infarction. Am Heart J. 1991 Jul;122(1 Pt 1):23-6.

40. Heik SC, Kupper W, Hamm C, Bleifeld W, Koschyk DH, Waters D, et al. Efficacy of high dose intravenous heparin for treatment of left ventricular thrombi with high embolic risk. J Am Coll Cardiol. 1994 Nov;1;24(5):1305-9.

41. Sloan MA, Gore JM. Ischemic stroke and intracranial hemorrhage following thrombolytic therapy for acute myocardial infarction: a risk-benefit analysis. Am J Cardiol. 1992 Jan;3;69(2):21A-38A.

42. Gore JM, Sloan M, Price TR, Randall AM, Bovill E, Collen D, et al. Intracerebral hemorrhage, cerebral infarction, and subdural hematoma after acute myocardial infarction and thrombolytic therapy in the Thrombolysis in Myocardial Infarction Study. Thrombolysis in Myocardial Infarction, Phase II, pilot and clinical trial. Circulation. 1991 Feb;83(2):448-59.

43. Gore JM, Granger CB, Simoons ML, Sloan MA, Weaver WD, White HD, et al. Stroke after thrombolysis. Mortality and functional outcomes in the GUSTO-I trial. Global Use of Strategies to Open Occluded Coronary Arteries. Circulation. 1995 Nov;15;92(10):2811-8.

44. Sloan MA, Price TR, Terrin ML, Forman S, Gore JM, Chaitman BR, et al. Ischemic cerebral infarction after rt-PA and heparin therapy for acute myocardial infarction. The TIMI-II pilot and randomized clinical trial combined experience. Stroke. 1997 Jun;28(6):1107-14.

45. Effect of intravenous APSAC on mortality after acute myocardial infarction: preliminary report of a placebo-controlled clinical trial. AIMS Trial Study Group. Lancet. 1988 Mar;12;1(8585):545-9.

46. Steinhubl SR, Berger PB, Mann JT, III, Fry ET, DeLago A, Wilmer C, et al. Early and sustained dual oral antiplatelet therapy following percutaneous coronary intervention: a randomized controlled trial. JAMA. 2002 Nov;20;288(19):2411-20.

47. Yusuf S, Zhao F, Mehta SR, Chrolavicius S, Tognoni G, Fox KK. Effects of clopidogrel in addition to aspirin in patients with acute coronary syndromes without ST-segment elevation. N Engl J Med. 2001 Aug;16;345(7):494-502.

48. Ringleb PA, Bhatt DL, Hirsch AT, Topol EJ, Hacke W. Benefit of clopidogrel over aspirin is amplified in patients with a history of ischemic events. Stroke. 2004 Feb;35(2):528-32.

49. Diener HC, Cunha L, Forbes C, Sivenius J, Smets P, Lowenthal A. European Stroke Prevention Study. 2. Dipyridamole and acetylsalicylic acid in the secondary prevention of stroke. J Neurol Sci. 1996 Nov;143(1-2):1-13.

50. Wyse DG, Waldo AL, DiMarco JP, Domanski MJ, Rosenberg Y, Schron EB, et al. A comparison of rate control and rhythm control in patients with atrial fibrillation. N Engl J Med. 2002 Dec;5;347(23):1825-33.

51. Barnett HJ, Taylor DW, Eliasziw M, Fox AJ, Ferguson GG, Haynes RB, et al. Benefit of carotid endarterectomy in patients with symptomatic moderate or severe stenosis. North American Symptomatic Carotid Endarterectomy Trial Collaborators. N Engl J Med. 1998 Nov;12;339(20):1415-25.

52. Rothwell PM, Gutnikov SA, Warlow CP. Reanalysis of the final results of the European Carotid Surgery Trial. Stroke. 2003 Feb;34(2):514-23.

53. Rothwell PM, Eliasziw M, Gutnikov SA, Fox AJ, Taylor DW, Mayberg MR, et al. Analysis of pooled data from the randomised controlled trials of endarterectomy for symptomatic carotid stenosis. Lancet. 2003 Jan;11;361(9352):107-16.

54. Wholey MH, Wholey M, Mathias K, Roubin GS, Diethrich EB, Henry M, et al. Global experience in cervical carotid artery stent placement. Catheter Cardiovasc Interv. 2000 Jun;50(2):160-7.

55. Malek AM, Higashida RT, Phatouros CC, Lempert TE, Meyers PM, Smith WS, et al. Stent angioplasty for cervical carotid artery stenosis in high-risk symptomatic NASCET-ineligible patients. Stroke. 2000 Dec;31(12):3029-33.

56. Brener SJ, Tschopp D. Complications of Acute Myocardial Infarction. The Cleveland Clinic Center for Continuing Education 2000-2008. 10-9-2009. Ref Type: Online Source

57. Antman EM, Anbe DT, Armstrong PW, Bates ER, Green LA, Hand M, et al. ACC/AHA guidelines for the management of patients with ST-elevation myocardial infarction--executive summary: a report of the American College of Cardiology/American Heart Association Task Force on Practice Guidelines (Writing Committee to Revise the 1999 Guidelines for the Management of Patients With Acute Myocardial Infarction). Circulation. 2004 Aug;3;110(5):588-636.

58. Figueras J, Cortadellas J, Soler-Soler J. Comparison of ventricular septal and left ventricular free wall rupture in acute myocardial infarction. Am J Cardiol. 1998 Feb;15;81(4):495-7.

59. Birnbaum Y, Fishbein MC, Blanche C, Siegel RJ. Ventricular septal rupture after acute myocardial infarction. N Engl J Med. 2002 Oct;31;347(18):1426-32.

60. Birnbaum Y, Wagner GS, Gates KB, Thompson TD, Barbash GI, Siegel RJ, et al. Clinical and electrocardiographic variables associated with increased risk of ventricular septal defect in acute anterior myocardial infarction. Am J Cardiol. 2000 Oct;15;86(8):830-4.

61. Crenshaw BS, Granger CB, Birnbaum Y, Pieper KS, Morris DC, Kleiman NS, et al. Risk factors, angiographic patterns, and outcomes in patients with ventricular septal defect complicating acute myocardial infarction. GUSTO-I (Global Utilization of Streptokinase and TPA for Occluded Coronary Arteries) Trial Investigators. Circulation. 2000 Jan;4;101(1):27-32.

62. Yip HK, Fang CY, Tsai KT, Chang HW, Yeh KH, Fu M, et al. The potential impact of primary percutaneous coronary intervention on ventricular septal rupture complicating acute myocardial infarction. Chest. 2004 May;125(5):1622-8.

63. Rhydwen GR, Charman S, Schofield PM. Influence of thrombolytic therapy on the patterns of ventricular septal rupture after acute myocardial infarction. Postgrad Med J. 2002 Jul;78(921):408-12.

64. Killip T, III, Kimball JT. Treatment of myocardial infarction in a coronary care unit. A two year experience with 250 patients. Am J Cardiol. 1967 Oct;20(4):457-64.

65. Moore CA, Nygaard TW, Kaiser DL, Cooper AA, Gibson RS. Postinfarction ventricular septal rupture: the importance of location of infarction and right ventricular function in determining survival. Circulation. 1986 Jul;74(1):45-55.

66. Cerin G, Di DM, Dimulescu D, Montericcio V, Menicanti L, Frigiola A, et al. Surgical treatment of ventricular septal defect complicating acute myocardial infarction. Experience of a north Italian referral hospital. Cardiovasc Surg. 2003 Apr;11(2):149-54.

67. Menon V, Webb JG, Hillis LD, Sleeper LA, Abboud R, Dzavik V, et al. Outcome and profile of ventricular septal rupture with cardiogenic shock after myocardial infarction: a report from the SHOCK Trial Registry. SHould we emergently revascularize Occluded Coronaries in cardiogenic shocK? J Am Coll Cardiol. 2000 Sep;36(3 Suppl A):1110-6.

68. Webb JG, Lowe AM, Sanborn TA, White HD, Sleeper LA, Carere RG, et al. Percutaneous coronary intervention for cardiogenic shock in the SHOCK trial. J Am Coll Cardiol. 2003 Oct;15;42(8):1380-6.

69. Carasso S, Sandach A, Beinart R, Schwammenthal E, Sagie A, Kuperstein R, et al. Usefulness of four echocardiographic risk assessments in predicting 30-day outcome in acute myocardial infarction. Am J Cardiol. 2005 Jul;1;96(1):25-30.

70. Hillis GS, Moller JE, Pellikka PA, Bell MR, Casalang-Verzosa GC, Oh JK. Prognostic significance of echocardiographically defined mitral regurgitation early after acute myocardial infarction. Am Heart J. 2005 Dec;150(6):1268-75.

71. Zmudka K, Zorkun C, Musialek P, Podolec P, Sadowski J, Piwowarska W, et al. Incidence of ischemic mitral regurgitation in 1155 consecutive acute myocardial infarction patients treated with primary or facilitated angioplasty. Acta Cardiol. 2004 Apr;59(2):243-4.

72. Birnbaum Y, Chamoun AJ, Conti VR, Uretsky BF. Mitral regurgitation following acute myocardial infarction. Coron Artery Dis. 2002 Sep;13(6):337-44.

73. Thompson CR, Buller CE, Sleeper LA, Antonelli TA, Webb JG, Jaber WA, et al. Cardiogenic shock due to acute severe mitral regurgitation complicating acute myocardial infarction: a report from the SHOCK Trial Registry. SHould we use emergently revascularize Occluded Coronaries in cardiogenic shocK? J Am Coll Cardiol. 2000 Sep;36(3 Suppl A):1104-9.

74. Hochman JS, Buller CE, Sleeper LA, Boland J, Dzavik V, Sanborn TA, et al. Cardiogenic shock complicating acute myocardial infarction--etiologies, management and outcome: a report from the SHOCK Trial Registry. SHould we emergently revascularize Occluded Coronaries for cardiogenic shocK? J Am Coll Cardiol. 2000 Sep;36(3 Suppl A):1063-70.

75. Davis N, Sistino JJ. Review of ventricular rupture: key concepts and diagnostic tools for success. Perfusion. 2002 Jan;17(1):63-7.

76. Voci P, Bilotta F, Caretta Q, Mercanti C, Marino B. Papillary muscle perfusion pattern. A hypothesis for ischemic papillary muscle dysfunction. Circulation. 1995 Mar;15;91(6):1714-8.

77. Dias B, Graba J, Siu S, Rouleau JL, Yau T, Butany J. Papillary muscle rupture complicating an acute myocardial infarction. Can J Cardiol. 2001 Jun;17(6):722-3.

78. Kageji Y, Oki T, Iuchi A, Tabata T, Ito S. Relationship between pulmonary capillary wedge V wave and transmitral and pulmonary venous flow velocity patterns in various heart diseases. J Card Fail. 1996 Sep;2(3):215-22.

79. Filsoufi F, Salzberg SP, Adams DH. Current management of ischemic mitral regurgitation. Mt Sinai J Med. 2005 Mar;72(2):105-15.

80. Sugiura T, Nagahama Y, Nakamura S, Kudo Y, Yamasaki F, Iwasaka T. Left ventricular free wall rupture after reperfusion therapy for acute myocardial infarction. Am J Cardiol. 2003 Aug;1;92(3):282-4.

81. Becker RC, Gore JM, Lambrew C, Weaver WD, Rubison RM, French WJ, et al. A composite view of cardiac rupture in the United States National Registry of Myocardial Infarction. J Am Coll Cardiol. 1996 May;27(6):1321-6.

82. Sobkowicz B, Lenartowska L, Nowak M, Hirnle T, Borys D, Kosicki M, et al. Trends in the incidence of the free wall cardiac rupture in acute myocardial infarction. observational study: experience of a single center. Rocz Akad Med Bialymst. 2005;50:161-5.

83. Bueno H, Martinez-Selles M, Perez-David E, Lopez-Palop R. Effect of thrombolytic therapy on the risk of cardiac rupture and mortality in older patients with first acute myocardial infarction. Eur Heart J. 2005 Sep;26(17):1705-11.

84. Hrovatin E, Piazza R, Pavan D, Mimo R, Macor F, Dall'Aglio V, et al. Dynamic left ventricular outflow tract obstruction in the setting of acute anterior myocardial infarction: a serious and potentially fatal complication? Echocardiography. 2002 Aug;19(6):449-55.

85. Menon V, White H, LeJemtel T, Webb JG, Sleeper LA, Hochman JS. The clinical profile of patients with suspected cardiogenic shock due to predominant left ventricular failure: a report from the SHOCK Trial Registry. SHould we emergently revascularize Occluded Coronaries in cardiogenic shocK? J Am Coll Cardiol. 2000 Sep;36(3 Suppl A):1071-6.

86. A comparison of reteplase with alteplase for acute myocardial infarction. The Global Use of Strategies to Open Occluded Coronary Arteries (GUSTO III) Investigators. N Engl J Med. 1997 Oct;16;337(16):1118-23.

87. Van de Werf F, Adgey J, Ardissino D, Armstrong PW, Aylward P, Barbash G, et al. Single-bolus tenecteplase compared with front-loaded alteplase in acute myocardial infarction: the ASSENT-2 double-blind randomised trial. Lancet. 1999 Aug;28;354(9180):716-22.

88. Lewis EF, Moye LA, Rouleau JL, Sacks FM, Arnold JM, Warnica JW, et al. Predictors of late development of heart failure in stable survivors of myocardial infarction: the CARE study. J Am Coll Cardiol. 2003 Oct;15;42(8):1446-53.

89. Forrester JS, Diamond G, Chatterjee K, Swan HJ. Medical therapy of acute myocardial infarction by application of hemodynamic subsets (first of two parts). N Engl J Med. 1976 Dec;9;295(24):1356-62.

90. Forrester JS, Diamond G, Chatterjee K, Swan HJ. Medical therapy of acute myocardial infarction by application of hemodynamic subsets (second of two parts). N Engl J Med. 1976 Dec;16;295(25):1404-13.

91. Holmes DR Jr, Bates ER, Kleiman NS, Sadowski Z, Horgan JH, Morris DC, et al. Contemporary reperfusion therapy for cardiogenic shock: the GUSTO-I trial experience. The GUSTO-I Investigators. Global Utilization of Streptokinase and Tissue Plasminogen Activator for Occluded Coronary Arteries. J Am Coll Cardiol. 1995 Sep;26(3):668-74.

92. Holmes DR Jr, Califf RM, Topol EJ. Lessons we have learned from the GUSTO trial. Global Utilization of Streptokinase and Tissue Plasminogen Activator for Occluded Arteries. J Am Coll Cardiol. 1995 Jun;25(7 Suppl):10S-7S.

93. Assali AR, Iakobishvili Z, Zafrir N, Solodky A, Teplitsky I, Rechavia E, et al. Characteristics and clinical outcomes of patients with cardiogenic shock complicating acute myocardial infarction treated by emergent coronary angioplasty. Int J Cardiovasc Intervent. 2005;7(4):193-8.

94. Hasdai D, Topol EJ, Kilaru R, Battler A, Harrington RA, Vahanian A, et al. Frequency, patient characteristics, and outcomes of mild-to-moderate heart failure complicating ST-segment elevation acute myocardial infarction: lessons from 4 international fibrinolytic therapy trials. Am Heart J. 2003 Jan;145(1):73-9.

95. Hasdai D, Topol EJ, Califf RM, Berger PB, Holmes DR Jr. Cardiogenic shock complicating acute coronary syndromes. Lancet. 2000 Aug;26;356(9231):749-56.

96. Wong SC, Sanborn T, Sleeper LA, Webb JG, Pilchik R, Hart D, et al. Angiographic findings and clinical correlates in patients with cardiogenic shock complicating acute myocardial infarction: a report from the SHOCK Trial Registry. SHould we emergently revascularize Occluded Coronaries for cardiogenic shocK? J Am Coll Cardiol. 2000 Sep;36(3 Suppl A):1077-83.

97. Mendes LA, Picard MH, Sleeper LA, Thompson CR, Jacobs AK, White HD, et al. Cardiogenic shock: predictors of outcome based on right and left ventricular size and function at presentation. Coron Artery Dis. 2005 Jun;16(4):209-15.

98. Alonso DR, Scheidt S, Post M, Killip T. Pathophysiology of cardiogenic shock. Quantification of myocardial necrosis, clinical, pathologic and electrocardiographic correlations. Circulation. 1973 Sep;48(3):588-96.

99. Sanborn TA, Sleeper LA, Webb JG, French JK, Bergman G, Parikh M, et al. Correlates of one-year survival inpatients with cardiogenic shock complicating acute myocardial infarction: angiographic findings from the SHOCK trial. J Am Coll Cardiol. 2003 Oct;15;42(8):1373-9.

100. Udelson JE, Patten RD, Konstam MA. New concepts in post-infarction ventricular remodeling. Rev Cardiovasc Med. 2003;4 Suppl 3:S3-12.

101. Hochman JS. Cardiogenic shock complicating acute myocardial infarction: expanding the paradigm. Circulation. 2003 Jun;24;107(24):2998-3002.

102. Bertrand ME, McFadden E. Cardiogenic shock: is there light at the end of the tunnel? J Am Coll Cardiol. 2003 Oct;15;42(8):1387-8.

103. Hochman JS, Sleeper LA, Webb JG, Sanborn TA, White HD, Talley JD, et al. Early revascularization in acute myocardial infarction complicated by cardiogenic shock. SHOCK Investigators. Should We Emergently Revascularize Occluded Coronaries for Cardiogenic Shock. N Engl J Med. 1999 Aug;26;341(9):625-34.

104. Jacobs AK, Leopold JA, Bates E, Mendes LA, Sleeper LA, White H, et al. Cardiogenic shock caused by right ventricular infarction: a report from the SHOCK registry. J Am Coll Cardiol. 2003 Apr;16;41(8):1273-9.

105. O'Rourke RA, Dell'Italia LJ. Diagnosis and management of right ventricular myocardial infarction. Curr Probl Cardiol. 2004 Jan;29(1):6-47.

106. Pfisterer M. Right ventricular involvement in myocardial infarction and cardiogenic shock. Lancet. 2003 Aug;2;362(9381):392-4.

107. Correale E, Battista R, Martone A, Pietropaolo F, Ricciardiello V, DiGirolamo D, et al. Electrocardiographic patterns in acute inferior myocardial infarction with and without right ventricle involvement: classification, diagnostic and prognostic value, masking effect. Clin Cardiol. 1999 Jan;22(1):37-44.

108. Zimetbaum PJ, Josephson ME. Use of the electrocardiogram in acute myocardial infarction. N Engl J Med. 2003 Mar;6;348(10):933-40.

109. Wellens HJ. The value of the right precordial leads of the electrocardiogram. N Engl J Med. 1999 Feb;4;340(5):381-3.

110. Rackley CE, Russell RO Jr, Mantle JA, Rogers WJ, Papapietro SE, Schwartz KM. Right ventricular infarction and function. Am Heart J. 1981 Feb;101(2):215-8.

111. Inoue K, Matsuoka H, Kawakami H, Koyama Y, Nishimura K, Ito T. Pure right ventricular infarction. Circ J. 2002 Feb;66(2):213-5.

112. Brouwer MA, van den Bergh PJ, Aengevaeren WR, Veen G, Luijten HE, Hertzberger DP, et al. Aspirin plus coumarin versus aspirin alone in the prevention of reocclusion after fibrinolysis for acute myocardial infarction: results of the Antithrombotics in the Prevention of Reocclusion In Coronary Thrombolysis (APRICOT)-2 Trial. Circulation. 2002 Aug;6;106(6):659-65.

113. Dell'Italia LJ. Reperfusion for right ventricular infarction. N Engl J Med. 1998 Apr;2;338(14):978-80.

114. Bowers TR, O'Neill WW, Grines C, Pica MC, Safian RD, Goldstein JA. Effect of reperfusion on biventricular function and survival after right ventricular infarction. N Engl J Med. 1998 Apr;2;338(14):933-40.

115. Cheitlin MD, Armstrong WF, Aurigemma GP, Beller GA, Bierman FZ, Davis JL, et al. ACC/AHA/ASE 2003 guideline update for the clinical application of echocardiography: summary article: a report of the American College of Cardiology/American Heart Association Task Force on Practice Guidelines (ACC/AHA/ASE Committee to Update the 1997 Guidelines for the Clinical Application of Echocardiography). Circulation. 2003 Sep;2;108(9):1146-62.

116. Vargas SO, Sampson BA, Schoen FJ. Pathologic detection of early myocardial infarction: a critical review of the evolution and usefulness of modern techniques. Mod Pathol. 1999 Jun;12(6):635-45.

117. Cannom DS, Prystowsky EN. Management of ventricular arrhythmias: detection, drugs, and devices. JAMA. 1999 Jan;13;281(2):172-9.

118. Hirsh J, Fuster V, Ansell J, Halperin JL. American Heart Association/American College of Cardiology Foundation guide to warfarin therapy. Circulation. 2003 Apr;1;107(12):1692-711.

119. Ohara K. Current surgical strategy for post-infarction left ventricular aneurysm--from linear aneurysmecomy to Dor's operation. Ann Thorac Cardiovasc Surg. 2000 Oct;6(5):289-94.

120. Bartunek J, Vanderheyden M, de BB. Dynamic left ventricular outflow tract obstruction after anterior myocardial infarction. A potential mechanism of myocardial rupture. Eur Heart J. 1995 Oct;16(10):1439-42.

121. Yong LC, Forman MR, Beecher GR, Graubard BI, Campbell WS, Reichman ME, et al. Relationship between dietary intake and plasma concentrations of carotenoids in premenopausal women: application of the USDA-NCI carotenoid food-composition database. Am J Clin Nutr. 1994 Aug;60(2):223-30.

122. Nordrehaug JE, von der LG. Hypokalaemia and ventricular fibrillation in acute myocardial infarction. Br Heart J. 1983 Dec;50(6):525-9.

123. Goldberg RJ, Seeley D, Becker RC, Brady P, Chen ZY, Osganian V, et al. Impact of atrial fibrillation on the in-hospital and long-term survival of patients with acute myocardial infarction: a community-wide perspective. Am Heart J. 1990 May;119(5):996-1001.

124. Guidelines 2000 for Cardiopulmonary Resuscitation and Emergency Cardiovascular Care. Part 6: advanced cardiovascular life support: 7D: the tachycardia algorithms. The American Heart Association in collaboration with the International Liaison Committee on Resuscitation. Circulation. 2000 Aug;22;102(8 Suppl):I158-I165.

125. Moretti MA. Arritmias no infarto agudo do miocárdio. In: Timerman A. Manual de cardiologia da SOCESP. São Paulo: Atheneu, 2000. p. 154.

126. Rathore SS, Berger AK, Weinfurt KP, Schulman KA, Oetgen WJ, Gersh BJ, et al. Acute myocardial infarction complicated by atrial fibrillation in the elderly: prevalence and outcomes. Circulation. 2000 Mar;7;101(9):969-74.

127. Pedersen OD, Bagger H, Kober L, Torp-Pedersen C. The occurrence and prognostic significance of atrial fibrillation/-flutter following acute myocardial infarction. TRACE Study group. TRAndolapril Cardiac Evalution. Eur Heart J. 1999 May;20(10):748-54.

128. Crenshaw BS, Ward SR, Granger CB, Stebbins AL, Topol EJ, Califf RM. Atrial fibrillation in the setting of acute myocardial infarction: the GUSTO-I experience. Global Utilization of Streptokinase and TPA for Occluded Coronary Arteries. J Am Coll Cardiol. 1997 Aug;30(2):406-13.

129. Behar S, Zahavi Z, Goldbourt U, Reicher-Reiss H. Long-term prognosis of patients with paroxysmal atrial fibrillation complicating acute myocardial infarction. SPRINT Study Group. Eur Heart J. 1992 Jan;13(1):45-50.

130. Dracup K, Alonzo AA, Atkins JM, Bennett NM, Braslow A, Clark LT, et al. The physician's role in minimizing prehospital delay in patients at high risk for acute myocardial infarction: recommendations from the National Heart Attack Alert Program. Working Group on Educational Strategies To Prevent Prehospital Delay in Patients at High Risk for Acute Myocardial Infarction. Ann Intern Med. 1997 Apr;15;126(8):645-51.

131. 2005 American Heart Association Guidelines for Cardiopulmonary Resuscitation and Emergency Cardiovascular Care. Circulation. 2005 Dec;13;112(24 Suppl):IV1-203.

132. Campbell RW, Murray A, Julian DG. Ventricular arrhythmias in first 12 hours of acute myocardial infarction. Natural history study. Br Heart J. 1981 Oct;46(4):351-7.

133. Behar S, Goldbourt U, Reicher-Reiss H, Kaplinsky E. Prognosis of acute myocardial infarction complicated by primary ventricular fibrillation. Principal Investigators of the SPRINT Study. Am J Cardiol. 1990 Nov;15;66(17):1208-11.

134. Shea S, Bigger JT Jr, Campion J, Fleiss JL, Rolnitzky LM, Schron E, et al. Enrollment in clinical trials: institutional factors affecting enrollment in the cardiac arrhythmia suppression trial (CAST). Control Clin Trials. 1992 Dec;13(6):466-86.

135. Ornato JP, Peberdy MA, Tadler SC, Strobos NC. Factors associated with the occurrence of cardiac arrest during hospitalization for acute myocardial infarction in the second national registry of myocardial infarction in the US. Resuscitation. 2001 Feb;48(2):117-23.

136. Volpi A, Cavalli A, Santoro E, Tognoni G. Incidence and prognosis of secondary ventricular fibrillation in acute myocardial infarction. Evidence for a protective effect of thrombolytic therapy. GISSI Investigators. Circulation. 1990 Oct;82(4):1279-88.

137. Campbell RW, Murray A, Julian DG. Ventricular arrhythmias in first 12 hours of acute myocardial infarction. Natural history study. Br Heart J. 1981 Oct;46(4):351-7.

138. Antman EM, Berlin JA. Declining incidence of ventricular fibrillation in myocardial infarction. Implications for the prophylactic use of lidocaine. Circulation. 1992 Sep;86(3):764-73.

139. Behar S, Goldbourt U, Reicher-Reiss H, Kaplinsky E. Prognosis of acute myocardial infarction complicated by primary ventricular fibrillation. Principal Investigators of the SPRINT Study. Am J Cardiol. 1990 Nov;15;66(17):1208-11.

140. Dhurandhar RW, MacMillan RL, Brown KW. Primary ventricular fibrillation complicating acute myocardial infarction. Am J Cardiol. 1971 Apr;27(4):347-51.

141. Lie KI, Wellens HJ, Durrer D. Characteristics and predictability of primary ventricular fibrillation. Eur J Cardiol. 1974 Apr;1(4):379-84.

142. Solomon SD, Ridker PM, Antman EM. Ventricular arrhythmias in trials of thrombolytic therapy for acute myocardial infarction. A meta-analysis. Circulation. 1993 Dec;88(6):2575-81.

143. Alexander JH, Granger CB, Sadowski Z, Aylward PE, White HD, Thompson TD, et al. Prophylactic lidocaine use in acute myocardial infarction: incidence and outcomes from two international trials. The GUSTO-I and GUSTO-IIb Investigators. Am Heart J. 1999 May;137(5):799-805.

144. MacMahon S, Collins R, Peto R, Koster RW, Yusuf S. Effects of prophylactic lidocaine in suspected acute myocardial infarction. An overview of results from the randomized, controlled trials. JAMA. 1988 Oct;7;260(13):1910-6.

145. Hjalmarson A, Herlitz J, Holmberg S, Ryden L, Swedberg K, Vedin A, et al. The Goteborg metoprolol trial. Effects on mortality and morbidity in acute myocardial infarction. Circulation. 1983 Jun;67(6 Pt 2):I26-I32.

146. Kudenchuk PJ, Cobb LA, Copass MK, Cummins RO, Doherty AM, Fahrenbruch CE, et al. Amiodarone for resuscitation after out-of-hospital cardiac arrest due to ventricular fibrillation. N Engl J Med. 1999 Sep;16;341(12):871-8.

147. Dorian P, Cass D, Schwartz B, Cooper R, Gelaznikas R, Barr A. Amiodarone as compared with lidocaine for shock-resistant ventricular fibrillation. N Engl J Med. 2002 Mar;21;346(12):884-90.

148. Eldar M, Sievner Z, Goldbourt U, Reicher-Reiss H, Kaplinsky E, Behar S. Primary ventricular tachycardia in acute myocardial infarction: clinical characteristics and mortality. The SPRINT Study Group. Ann Intern Med. 1992 Jul;1;117(1):31-6.

149. Wolfe CL, Nibley C, Bhandari A, Chatterjee K, Scheinman M. Polymorphous ventricular tachycardia associated with acute myocardial infarction. Circulation. 1991 Oct;84(4):1543-51.

150. Berger PB, Ruocco NA, Ryan TJ, Frederick MM, Podrid PJ. Incidence and significance of ventricular tachycardia and fibrillation in the absence of hypotension or heart failure in acute myocardial infarction treated with recombinant tissue-type plasminogen activator: results from the Thrombolysis in Myocardial Infarction (TIMI) Phase II trial. J Am Coll Cardiol. 1993 Dec;22(7):1773-9.

151. Campbell RWF. Arrhythmias. In: Julian DG, Braunwald E. Management of acute myocardial infarction.London: WB Saunders Co. Ltd, 1994. p. 223-40.

152. Guidelines for cardiopulmonary resuscitation and emergency cardiac care. Emergency Cardiac Care Committee and Subcommittees, American Heart Association. Part III. Adult advanced cardiac life support. JAMA. 1992 Oct;28;268(16):2199-241.

153. Correction: A Randomized Study of the Prevention of Sudden Death in Patients with Coronary Artery Disease. N Engl J Med. 2000 Apr;27;342(17):1300.

154. Newby KH, Thompson T, Stebbins A, Topol EJ, Califf RM, Natale A. Sustained ventricular arrhythmias in patients receiving thrombolytic therapy: incidence and outcomes. The GUSTO Investigators. Circulation. 1998 Dec;8;98(23):2567-73.

155. Al-Khatib SM, Stebbins AL, Califf RM, Lee KL, Granger CB, White HD, et al. Sustained ventricular arrhythmias and mortality among patients with acute myocardial infarction: results from the GUSTO-III trial. Am Heart J. 2003 Mar;145(3):515-21.

156. Moss AJ, Hall WJ, Cannom DS, Daubert JP, Higgins SL, Klein H, et al. Improved survival with an implanted defibrillator in patients with coronary disease at high risk for

ventricular arrhythmia. Multicenter Automatic Defibrillator Implantation Trial Investigators. N Engl J Med. 1996 Dec;26;335(26):1933-40.

157. Buxton AE, Lee KL, Fisher JD, Josephson ME, Prystowsky EN, Hafley G. A randomized study of the prevention of sudden death in patients with coronary artery disease. Multicenter Unsustained Tachycardia Trial Investigators. N Engl J Med. 1999 Dec;16;341(25):1882-90.

158. Moss AJ, Zareba W, Hall WJ, Klein H, Wilber DJ, Cannom DS, et al. Prophylactic implantation of a defibrillator in patients with myocardial infarction and reduced ejection fraction. N Engl J Med. 2002 Mar;21;346(12):877-83.

159. Lee KL, Hafley G, Fisher JD, Gold MR, Prystowsky EN, Talajic M, et al. Effect of implantable defibrillators on arrhythmic events and mortality in the multicenter unsustained tachycardia trial. Circulation. 2002 Jul;9;106(2):233-8.

160. A comparison of antiarrhythmic-drug therapy with implantable defibrillators in patients resuscitated from near-fatal ventricular arrhythmias. The Antiarrhythmics versus Implantable Defibrillators (AVID) Investigators. N Engl J Med. 1997 Nov;27;337(22):1576-83.

161. Siebels J, Kuck KH. Implantable cardioverter defibrillator compared with antiarrhythmic drug treatment in cardiac arrest survivors (the Cardiac Arrest Study Hamburg). Am Heart J. 1994 Apr;127(4 Pt 2):1139-44.

162. Connolly SJ, Gent M, Roberts RS, Dorian P, Roy D, Sheldon RS, et al. Canadian implantable defibrillator study (CIDS): a randomized trial of the implantable cardioverter defibrillator against amiodarone. Circulation. 2000 Mar21;101(11):1297-302.

163. Bigger JT Jr, Fleiss JL, Kleiger R, Miller JP, Rolnitzky LM. The relationships among ventricular arrhythmias, left ventricular dysfunction, and mortality in the 2 years after myocardial infarction. Circulation. 1984 Feb;69(2):250-8.

164. Buxton AE, Lee KL, DiCarlo L, Gold MR, Greer GS, Prystowsky EN, et al. Electrophysiologic testing to identify patients with coronary artery disease who are at risk for sudden death. Multicenter Unsustained Tachycardia Trial Investigators. N Engl J Med. 2000 Jun;29;342(26):1937-45.

165. Moss AJ, Hall WJ, Cannom DS, Daubert JP, Higgins SL, Klein H, et al. Improved survival with an implanted defibrillator in patients with coronary disease at high risk for ventricular arrhythmia. Multicenter Automatic Defibrillator Implantation Trial Investigators. N Engl J Med. 1996 Dec;26;335(26):1933-40.

166. Moss AJ, Zareba W, Hall WJ, Klein H, Wilber DJ, Cannom DS, et al. Prophylactic implantation of a defibrillator in patients with myocardial infarction and reduced ejection fraction. N Engl J Med. 2002 Mar;21;346(12):877-83.

167. George M, Greenwood TW. Relation between bradycardia and the site of myocardial infarction. Lancet. 1967 Oct;7;2(7519):739-40.

168. Adgey AA, Geddes JS, Mulholland HC, Keegan DA, Pantridge JF. Incidence, significance, and management of early bradyarrhythmia complicating acute myocardial infarction. Lancet. 1968 Nov;23;2(7578):1097-101.

169. Rotman M, Wagner GS, Wallace AG. Bradyarrhythmias in acute myocardial infarction. Circulation. 1972 Mar;45(3):703-22.

170. Geerts WH, Heit JA, Clagett GP, Pineo GF, Colwell CW, Anderson FA Jr, et al. Prevention of venous thromboembolism. Chest. 2001 Jan;119(1 Suppl):132S-75S.

171. Stokman PJ, Nandra CS, Asinger RW. Left Ventricular Thrombus. Curr Treat Options Cardiovasc Med. 2001 Dec;3(6):515-21.

172. Mollet NR, Dymarkowski S, Volders W, Wathiong J, Herbots L, Rademakers FE, et al. Visualization of ventricular thrombi with contrast-enhanced magnetic resonance imaging in patients with ischemic heart disease. Circulation. 2002 Dec;3;106(23):2873-6.

173. Dolovich LR, Ginsberg JS, Douketis JD, Holbrook AM, Cheah G. A meta-analysis comparing low-molecular-weight heparins with unfractionated heparin in the treatment of venous thromboembolism: examining some unanswered questions regarding location of treatment, product type, and dosing frequency. Arch Intern Med. 2000 Jan;24;160(2):181-8.

174. Hyers TM, Agnelli G, Hull RD, Morris TA, Samama M, Tapson V, et al. Antithrombotic therapy for venous thromboembolic disease. Chest. 2001 Jan;119(1 Suppl):176S-93S.

175. Hirsh J, Fuster V, Ansell J, Halperin JL. American Heart Association/American College of Cardiology Foundation guide to warfarin therapy. Circulation. 2003 Apr;1;107(12):1692-711.

176. Tofler GH, Muller JE, Stone PH, Willich SN, Davis VG, Poole WK, et al. Pericarditis in acute myocardial infarction: characterization and clinical significance. Am Heart J. 1989 Jan;117(1):86-92.

177. Wall TC, Califf RM, Harrelson-Woodlief L, Mark DB, Honan M, Abbotsmith CW, et al. Usefulness of a pericardial friction rub after thrombolytic therapy during acute myocardial infarction in predicting amount of myocardial damage. The TAMI Study Group. Am J Cardiol. 1990 Dec;15;66(20):1418-21.

178. Hutchcroft BJ. Dressler's syndrome. Br Med J. 1972 Jul;1;3(5817):49.

179. Shahar A, Hod H, Barabash GM, Kaplinsky E, Motro M. Disappearance of a syndrome: Dressler's syndrome in the era of thrombolysis. Cardiology. 1994;85(3-4):255-8.

180. Widimsky P, Gregor P. Recent atrial fibrillation in acute myocardial infarction: a sign of pericarditis. Cor Vasa. 1993;35(6):230-2.

181. Erhardt LR. Clinical and pathological observations in different types of acute myocardial infarction. Acta Med Scand Suppl. 1974;560:1-78.

182. Oliva PB, Hammill SC. The clinical distinction between regional postinfarction pericarditis and other causes of postinfarction chest pain: ancillary observations regarding the effect of lytic therapy upon the frequency of postinfarction pericarditis, postinfarction angina, and reinfarction. Clin Cardiol. 1994 Sep;17(9):471-8.

183. Oliva PB, Hammill SC, Talano JV. T wave changes consistent with epicardial involvement in acute myocardial infarction. Observations in patients with a postinfarction pericardial effusion without clinically recognized postinfarction pericarditis. J Am Coll Cardiol. 1994 Oct;24(4):1073-7.

184. Jain A. "Tombstone" anterior ST-segment elevations secondary to acute pericarditis: the role of two-dimensional echocardiogram. Clin Cardiol. 1997 Apr;20(4):404-6.

185. Bonnefoy E, Godon P, Kirkorian G, Fatemi M, Chevalier P, Touboul P. Serum cardiac troponin I and ST-segment elevation in patients with acute pericarditis. Eur Heart J. 2000 May;21(10):832-6.

186. Lavie CJ, Gersh BJ. Mechanical and electrical complications of acute myocardial infarction. Mayo Clin Proc. 1990 May;65(5):709-30.

187. Berman J, Haffajee CI, Alpert JS. Therapy of symptomatic pericarditis after myocardial infarction: retrospective and prospective studies of aspirin, indomethacin, prednisone, and spontaneous resolution. Am Heart J. 1981 Jun;101(6):750-3.

188. Bulkley BH, Roberts WC. Steroid therapy during acute myocardial infarction. A cause of delayed healing and of ventricular aneurysm. Am J Med. 1974 Feb;56(2):244-50.

189. Kloner RA, Fishbein MC, Lew H, Maroko PR, Braunwald E. Mummification of the infarcted myocardium by high dose corticosteroids. Circulation. 1978 Jan;57(1):56-63.

190. Adler Y, Finkelstein Y, Guindo J, Rodriguez dlS, Shoenfeld Y, Bayes-Genis A, et al. Colchicine treatment for recurrent pericarditis. A decade of experience. Circulation. 1998 Jun;2;97(21):2183-5.

191. Brucato A, Cimaz R, Balla E. Prevention of recurrences of corticosteroid-dependent idiopathic pericarditis by colchicine in an adolescent patient. Pediatr Cardiol. 2000 Jul;21(4):395-6.

192. Troughton RW, Asher CR, Klein AL. Pericarditis. Lancet. 2004 Feb;28;363(9410):717-27.

capítulo 27

Humberto Graner Moreira • Gabriel Jucá Nunes • Abílio Augusto Fragata Filho

Insuficiência Cardíaca Aguda

INTRODUÇÃO

Há relatos de uma doença semelhante à insuficiência cardíaca já no antigo Egito, caracterizada por edema e fadiga.[1] Descrições posteriores referiam sobre essa condição como *hidropisia*, ressaltando sobretudo os sinais externos de edema.[2] Foi somente no século XVII, após os trabalhos pioneiros de William Harvey sobre os mecanismos da circulação, que o coração foi implicado nesse processo. À luz desses conceitos emergentes no século XVIII, outro médico inglês, William Withering, documentou um tratamento bem-sucedido para essa condição utilizando dedaleira (*Digitalis purpura*).[3] O termo hidropisia foi substituído por insuficiência cardíaca congestiva, destacando o papel central do coração na fisiopatologia conhecida até então. Na segunda metade do século XX, Arthur Guyton, o célebre fisiologista, descreveu as relações entre o débito cardíaco e sua relação com a circulação periférica, destacando a premissa de que o objetivo principal do sistema cardiocirculatório era fornecer nutrientes para os tecidos. A partir desse conceito, a insuficiência cardíaca foi concebida como um fracasso nesse sistema em suprir adequadamente as necessidades metabólicas tissulares.[4,5]

Nas últimas décadas, os avanços no entendimento dos mecanismos básicos associados ao desenvolvimento de insuficiência cardíaca e a evolução na farmacologia moderna têm reduzido a morbidade e a mortalidade em pacientes que apresentam essa doença. A implementação de novos tratamentos (inibidores da enzima conversora de angiotensina, betabloqueadores, ressincronizadores, cardiodesfibriladores implantáveis) modificou de modo substancial os resultados no manejo da insuficiência cardíaca crônica, mas não da insuficiência cardíaca aguda (ICA). No registro canadense de Ontário, notou-se diminuição na mortalidade em um ano nos pacientes internados com ICA (Figura 27.1), mas a mortalidade em 30 dias se manteve praticamente inalterada, superior a 10%.[6]

Embora a taxa de mortalidade intra-hospitalar se assemelhe à taxa do infarto do miocárdio sem supradesnivelamento do segmento ST, a grande maioria dos pacientes hospitalizados com ICA não recebem cuidados médicos mais agressivos.[7-9]

Dados do registro ADHERE demonstram que, para a maioria dos pacientes hospitalizados por insuficiência cardíaca, a única medicação intravenosa recebida é um diurético.[10] A natureza estática dessa abordagem terapêutica, praticamente inalterada em mais de quatro décadas, é, sem dúvida, resultado de múltiplos fatores que influenciam a decisão clínica em ICA, como poucos estudos randomizados controlados que possam nortear as decisões de tratamento, a escassez de consensos direcionados e uma aparente subestimação da gravidade da doença.

EPIDEMIOLOGIA

Desde a consolidação da chamada transição epidemiológica no país, quando as doenças crônico-degenerativas assumiram papel fundamental no perfil de morbimortalidade, a IC emergiu como importante problema de saúde pública no Brasil. Somente em 2008, o Sistema Único de Saúde (SUS) registrou 268.945 internações hospitalares por IC, cujos gastos totalizaram quase 250 milhões de reais.[11] Cerca de 70% desses indivíduos internados tinham mais de 60 anos, e a taxa de mortalidade intra-hospitalar foi de 82 óbitos para cada 1.000 internações por IC. Os gastos totais associados à doença, embora não disponíveis, são ainda maiores se contabilizarmos custos ambulatoriais como consultas e o fornecimento de medicamentos pela rede pública.[11] Para se ter uma ideia da dimensão do problema mundial, nos EUA, por exemplo, dados recentes indicam prevalência atual de IC de 5,3 milhões, ou 2,5% da população adulta, com custo total (direto e indireto) estimado em US$ 37 bilhões, pouco menos que o equivalente aos gastos com saúde pública no Brasil no mesmo ano, estimado em US$ 40 bilhões no ano de 2008.[12]

Dados do registro norte-americano de internações hospitalares (National Hospital Discharge Survey – NHDS) revelam que as internações por IC nos EUA aumentaram

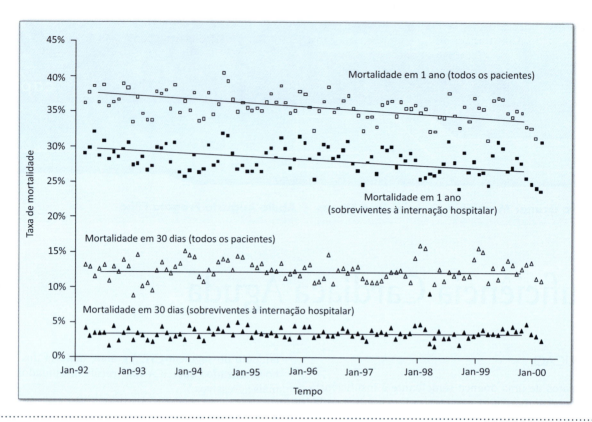

Figura 27.1 Dados do registro Canadá – AHF,[6] demonstrando redução temporal na mortalidade em um ano após episódio de internação hospitalar por ICA, mas com taxas de mortalidade em 30 dias ainda inalteradas.

de 400 mil em 1979 para 1 milhão e 106 mil em 2006.[12] No Brasil, no mesmo período, observa-se uma tendência temporal bifásica, com aumento do número de internações por IC, de 303.724 para 524.155 entre 1984 e 1994, com posterior descenso desse número, registrando-se 268.945 internações em 2008. No entanto, a taxa de mortalidade hospitalar por IC no SUS (número de óbitos para cada mil internações) aumentou de 51,4 para 82,1 no mesmo período.[13] Esses dados podem inferir que, provavelmente, tem-se optado pela internação hospitalar de casos mais graves ou complexos, o que reflete a elevada taxa de mortalidade apesar da redução absoluta de internações no período.

Características dos pacientes

Durante muitos anos a ICA foi considerada como uma simples exacerbação de IC crônica, como parte da evolução natural da doença, ocorrendo sobretudo em pacientes com disfunção de VE mais grave e fração de ejeção acentuadamente reduzida. No entanto, registros recentes têm revelado que quase metade dos pacientes que se apresentam na sala de emergência com ICA têm FE normal ou muito próximo do normal.[6,7,10,15] Essa e outras informações sobre o perfil dos pacientes que se apresentam com ICA somente foram obtidas na última década, quando foram publicados os dados de grandes registros multicêntricos, acumulando informações de mais de 200 mil pacientes hospitalizados (Tabela 27.1). Até então, os dados sobre as características clínicas e os resultados de pacientes hospitalizados com ICA eram escassos, oriundos de pequenos ensaios clínicos e análises retrospectivas.

Tabela 27.1 Características gerais dos pacientes internados com insuficiência cardíaca aguda nos principais registros publicados.

	Canadá AHF [6]	Euro-HF [7]	ADHERE AHF [10]	CHARM CHF [14]	OPTIMIZE-HF AHF [15]
N	77.421	11.327	105.388	7.599	48.612
Idade	76±11	71	72,4	71	73
Sexo masculino	50%	53%	48%	50%	48%
FE < 40%	50%	46%	54%	50%	51%
Insuf. renal	—	17%	30%	17%	30%
HAS		53%	73%		71%
DM	34%	27%	44%	27%	42%
DAC	37%	32%	57%	61%	50%

Esses estudos demonstraram que a maioria dos pacientes tem alguma história prévia de IC, e apenas 15 a

20% destes têm o diagnóstico definido pela primeira vez. A idade média dos pacientes admitidos com ICA varia entre 71 e 76 anos, e cerca de 52% dos pacientes são mulheres; aproximadamente 50% têm fração de ejeção preservada. Além disso, há prevalência considerável de hipertensão arterial, doença arterial coronariana, diabetes e insuficiência cardíaca, sobretudo nos registros norte-americanos.[10,15]

DEFINIÇÃO E CLASSIFICAÇÃO

ICA não é uma entidade nosológica única, mas sim uma síndrome complexa causada por diferentes mecanismos, definida como deterioração gradual ou rápida de sinais e sintomas de insuficiência cardíaca que requerem tratamento urgente.[16-18]

Com base na variedade de situações nas quais o paciente com ICA pode apresentar-se na sala de emergência, a Sociedade Europeia de Cardiologia propõe uma classificação em que associa os sinais e os sintomas com possíveis mecanismos fisiopatológicos:[18]

- **Insuficiência cardíaca descompensada**: normalmente existe uma história de IC prévia em tratamento, evoluindo com piora dos sintomas e evidência de congestão pulmonar. Hipotensão arterial à admissão é associada a pior prognóstico.
- **Edema agudo de pulmão**: caracterizado pela instalação gradual ou súbita de insuficiência respiratória, taquipneia, ortopneia e hipoxemia ($SaO_2 < 90\%$).
- **Insuficiência cardíaca hipertensiva**: sinais e sintomas de IC com pressão arterial muito elevada e usualmente função preservada de VE, com sinais e sintomas de congestão pulmonar sem congestão sistêmica.
- **Choque cardiogênico**: o paciente apresenta-se com sinais de hipoperfusão induzida por insuficiência cardíaca apesar do ajuste adequado da pré-carga e/ou arritmia. Tipicamente caracterizado por hipo-

tensão (PAS < 90 mmHg ou queda > 30 mmHg na PAM), oligúria e congestão pulmonar.
- **Insuficiência cardíaca aguda direita**: caracterizada por síndrome de baixo débito devido à baixa pressão de enchimento de VE, na ausência de congestão pulmonar. Pode estar associado à estase jugular com ou sem hepatomegalia.
- **Insuficiência cardíaca por síndrome coronária aguda**: muitos pacientes com quadro de ICA apresentam evidência clínica e laboratorial de SCA, e cerca de 15% dos pacientes com SCA apresentam sinais e sintomas de IC. Arritmias presentes podem piorar o quadro (Tabela 27.2).

No entanto, a Sociedade Brasileira de Cardiologia opta por adotar a classificação de Gheorghiade, que classifica a ICA em três grupos com base na apresentação clínica, com implicações terapêuticas e prognósticas importantes independentemente do mecanismo envolvido:[16]

1. **IC aguda com pressão arterial elevada**: início rápido dos sintomas acompanhado de pressão arterial elevada. Pode ser o primeiro episódio de ICA relatado, ou o paciente era assintomático ou oligossintomático na presença de lesão cardíaca já estabelecida. Ocorre aumento da pressão capilar pulmonar e redistribuição de líquido para o pulmão com insuficiência cardíaca concomitante. A fração de ejeção está na maioria das vezes normal. Quase sempre responde mais rapidamente à terapia introduzida;
2. **IC aguda com pressão arterial normal:** o paciente apresenta piora gradual e progressiva de sinais e sintomas de IC, com pressão arterial normal. Nesse caso, é mais comum o paciente ter história prévia de IC crônica, a fração de ejeção é reduzida e ocorre congestão pulmonar e edema periférico. O tratamento é mais difícil, e muitos pacientes mantêm os sintomas apesar da terapia otimizada;

Tabela 27.2 Apresentações hemodinâmicas segundo a classificação proposta pela Sociedade Europeia de Cardiologia.[18] A IC acompanhada de SCA não está representada pois a apresentação pode ser variável e melhor orientada pelas classificações de Killip e Forrester.

	IC descompensada	Edema agudo de pulmão	IC hipertensiva	Choque cardiogênico	IC direita aguda
Frequência cardíaca	–	↑	↑	↑	↑/↓
PA sistólica	N/↑	Normal baixo/↑	↑ a ↑↑↑	N/↓ – ↓↓↓	↓/↓↓
Índice cardíaco (L/min./m²)	Normal baixo/↓	↓	N/↑/↓	< 1,8–2,2 ↓↓↓	< 2,2/↓↓
Pressão arterial capilar pulmonar (mmHg)	↑/≥ 12 – 16	↑ > 16	↑ ≥ 18	> 16	< 12
Congestão	+/++	+++	+/+++	+/++	–
Débito urinário	Diminuído ou preservado	Preservado	Diminuído ou preservado	Diminuído ou ausente	Diminuído ou ausente
Hipoperfusão periférica	– / +	– / +	–/+	++/+++	–/+

3. **IC aguda com pressão arterial baixa**: caracterizada por sinais e sintomas de hipoperfusão tecidual, pressão arterial baixa ou choque cardiogênico. É a apresentação clínica menos comum de ICA, mas com significativa mortalidade associada.

IC COM FRAÇÃO DE EJEÇÃO PRESERVADA *VERSUS* IC COM FRAÇÃO DE EJEÇÃO REDUZIDA

Durante muitos anos acreditou-se que a síndrome de ICA consistia em uma evolução natural da IC crônica, com um pressuposto de que, nesses pacientes, a função ventricular esquerda era deprimida, refletida sobretudo por uma fração de ejeção do ventrículo esquerdo (FEVE) reduzida. No entanto, dados recentes (Tabela 27.1) de diversos registros multicêntricos consolidaram o fato de que até quase a metade dos pacientes que se apresentam com ICA no setor de emergências apresenta FEVE normal. O próprio esquema clássico de estratificação do paciente com ICA em perfis frio-quente/seco-úmido foi desenvolvido utilizando uma coorte de pacientes gravemente doentes com cardiomiopatia avançada (dois terços eram homens, idade média de 55 anos e FEVE de 23%), na vigência de uma descompensação aguda de IC crônica. Hoje sabe-se que eles compreendem apenas uma parcela dos pacientes admitidos com ICA, o que implica discriminação fisiopatológica desses doentes entre aqueles com IC sistólica ou diastólica, baseadas na presença de FEVE reduzida (IC sistólica) ou preservada (IC diastólica) (Figura 27.2).

Pacientes com fração de ejeção preservada

Os pacientes admitidos com edema agudo pulmonar grave ou insuficiência cardíaca descompensada que apresentam FEVE normal passaram a ser classificados como portadores de IC diastólica. Somente com a utilização da ecocardiografia em larga escala, como em serviços de emergência, foi possível observar que essa disfunção diastólica é tão comum quanto a disfunção sistólica do VE, e com mortalidade muito semelhante a longo prazo.[20]

As principais causas de IC diastólica incluem:

- Hipertensão arterial de longa data ou mal controlada, com hipertrofia ventricular esquerda (HVE) associada, sobretudo em idosos;
- Cardiomiopatia hipertrófica (MCH);
- Estenose aórtica com FEVE normal;
- Doença isquêmica do coração;
- Cardiomiopatia restritiva, que pode ser idiopática ou causada por doenças infiltrativas, como sarcoidose, hemocromatose ou amiloidose.

Três critérios têm sido propostos para o diagnóstico de insuficiência cardíaca diastólica ou IC com fração de ejeção preservada:[21]

1. Sinais e sintomas de insuficiência cardíaca;
2. Presença de função sistólica do VE normal (FEVE > 50% e um volume diastólico final de VE < 97 mL/m^2);
3. Evidência de disfunção diastólica por meio de métodos invasivos ou não invasivos.

Esses critérios ainda são discutíveis, uma vez que os parâmetros ecocardiográficos utilizados podem excluir pacientes com pressão de enchimento normal em repouso, mas com pressão diastólica elevada ao exercício. Os sinais e sintomas de insuficiência cardíaca são inespecíficos, e muitos pacientes com FE reduzida podem apresentar evidências de disfunção diastólica, sobretudo durante descompensações agudas.[22-24] A controvérsia em torno da melhor definição para o conceito de IC diastólica e seu diagnóstico tem atrapalhado o delineamento de ensaios clínicos randomizados com foco nesses pacientes.[25,26] Uma revisão de 61

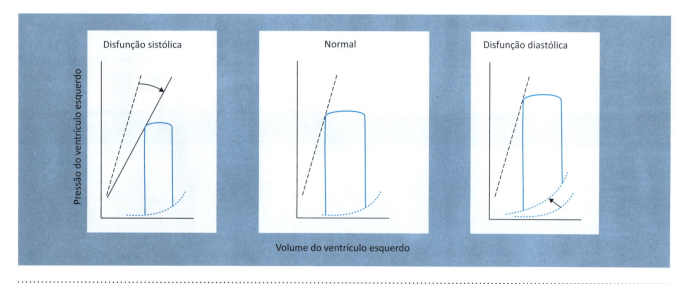

■ **Figura 27.2** Diagrama de pressão-volume do ventrículo esquerdo na disfunção sistólica e diastólica. Na disfunção sistólica, a contratilidade é deprimida e a linha de pressão-volume é deslocada para direita e para baixo. Isso significa que a capacidade de ejeção sistólica é diminuída na presença de uma pressão aórtica elevada. Na disfunção diastólica, a rigidez ventricular é elevada, e a relação diastólica de pressão-volume é deslocada para cima e para esquerda. Isso leva à capacidade diminuída de enchimento a pressões sistólicas baixas.[19]
Adaptada de Gaash.

estudos de pacientes com insuficiência cardíaca e função sistólica preservada apontou grande diversidade nos critérios utilizados para determinar a presença de IC, o que dificultava comparações diretas entre os estudos.[20]

Não obstante as incertezas sobre a nomenclatura, mecanismos e tratamento de pacientes com IC diastólica, a sua apresentação é muito mais frequente na população geral do que se imaginava anteriormente.[27,28] Pacientes com IC diastólica costumam ser mulheres, caracteristicamente mais idosos,[29] com maior associação a hipertensão arterial e menos relacionados com a doença isquêmica do coração. As taxas de morbidade e de mortalidade, apesar de menores, são tão elevadas quanto em pacientes com FEVE reduzida.[23,24,30]

É praticamente impossível distinguir entre disfunção sistólica ou diastólica com base exclusivamente nos sinais e sintomas durante a avaliação clínica.[31,32] Nessa questão, o ecocardiograma é a ferramenta mais utilizada para esse fim, pela praticidade e melhor acesso.[33] Na presença de insuficiência cardíaca, uma pressão diastólica final do ventrículo esquerdo (PDFVE) anormal e uma pressão aumentada na fase precoce da diástole associada a um VE de tamanho normal indica maior rigidez diastólica do VE,[34] e esses achados ecocardiográficos são típicos de uma IC diastólica. Não obstante o crescente interesse a respeito dessa síndrome, a história natural e o tratamento não diferem muito daqueles associados à IC sistólica.[35]

Pacientes com IC diastólica geralmente não toleram certos tipos de estresse hemodinâmico, o que pode levar a descompensações agudas em portadores crônicos de disfunção diastólica. Esses fatores incluem:

- Fibrilação atrial, uma vez que a perda da contração atrial pode reduzir o esvaziamento do átrio esquerdo, diminuir o tempo e o volume de enchimento do VE e consequentemente o volume sistólico;
- Taquicardia, pois o aumento da frequência cardíaca diminui a duração da diástole;
- Elevações abruptas ou refratárias da pressão arterial, que provocam aumento de pressão na parede ventricular prejudicando ou atrasando o relaxamento do miocárdio;
- Isquemia miocárdica, induzindo ou agravando a disfunção diastólica, levando a aumento das pressões do átrio esquerdo e das veias pulmonares, provocando sintomas respiratórios na ausência de dor precordial, muitas vezes classificados como "equivalentes isquêmicos".

Um dos exemplos mais característicos de uma síndrome de ICA diastólica é o edema agudo pulmonar, caso no qual a maioria dos pacientes apresenta função sistólica de VE preservada[36,37] e são marcadamente hipertensos. A FEVE geralmente é normal durante o episódio agudo de EAP hipertensivo, e não se altera mesmo após controle da PA e da congestão pulmonar,[38] o que sugere que a disfunção sistólica transitória e durante o episódio de EAP é rara.

Em pacientes com disfunção diastólica, as causas para falência aguda podem estar relacionadas tanto a mecanismos intrínsecos ao miocárdio quanto a mecanismos extracardíacos.[39] Estes últimos normalmente estão relacionados a alterações na pré-carga e disfunções do pericárdio. Fatores intrínsecos ao miocárdio são mais frequentes e incluem alterações na homeostase do cálcio, na função dos miofilamentos e na dinâmica energética. A ativação neuro-hormonal, o óxido nítrico e o estresse oxidativo também desempenham importante papel. Tal como acontece com a IC sistólica, não há nenhuma anormalidade isolada que caracterize o processo de IC diastólica aguda. Diversas alterações levando à rigidez vascular periférica e do próprio miocárdio estão envolvidas.

Pacientes com fração de ejeção deprimida

Apenas pouco mais da metade dos pacientes com ICA apresentam FEVE reduzida (Tabela 27.3). Na maioria das vezes, esses pacientes são portadores de cardiomiopatia dilatada, e a ocorrência de congestão pulmonar e sistêmica é mais comum. Não obstante a marcada disfunção sistólica nesses pacientes, poucos se apresentam hipotensos e com síndrome de baixo débito na sala de emergência. Dados do registro ADHERE[10] sugere que esse grupo de pacientes com padrão hemodinâmico de choque cardiogênico representa menos de 5% dos pacientes internados por ICA. Raramente um paciente com IC descompensada por disfunção sistólica do VE se apresentará sem dilatação ventricular. As causas mais comuns associadas a disfunção contrátil e volume diastólico final do VE preservado incluem miocardite fulminante, endocardite bacteriana aguda com regurgitação aórtica, infarto agudo do miocárdio e miocardite induzida por quimioterápicos que podem levar ao quadro clínico de IC aguda sem terem tido tempo suficiente para dilatar o VE.

A ICA sistólica pode ser dividida em três categorias distintas:

1. IC sistólica de início recente, normalmente secundária a um dos principais fatores precipitantes como IAM ou miocardite aguda. Nesses casos, os pacientes não apresentavam qualquer evidência de IC prévia, e a disfunção contrátil aguda é o principal problema;
2. Descompensação aguda de IC crônica, que ocorre dias ou semanas antes da internação e é caracterizada principalmente por congestão, muitas vezes devido à não aderência dietética ou medicamentosa;
3. IC terminal com sintomas tanto de baixo débito quanto de congestão, associados à redução acentuada da função sistólica (FEVE < 25%), que quase sempre pioram progressivamente apesar do tratamento (IC refratária).

Pacientes com estertores e edema são muitas vezes referidos como "úmidos", enquanto pacientes com fluxo periférico preservado são referidos como "quentes". Pacientes em estados de baixo débito que são vasoconstritos são chamados "frios", e normalmente apresentam pressão de pulso fino e pressão arterial inferior a 100 mmHg. Embora esses pacientes "frios e úmidos" sejam muito comuns em centros de insuficiência cardíaca ou de transplante cardíaco, eles não são comuns nos registros de ICA. No ADHERE, apenas 3% dos pacientes internados com ICA apresentavam PAS < 90 mmHg.[10]

Tabela 27.3 Características dos pacientes com ICA com fração de ejeção preservada e com fração de ejeção diminuída.[40]

Características dos pacientes de acordo com a função sistólica do ventrículo esquerdo (Registro OPTIMIZE-HF)		
	Função sistólica deprimida	Função sistólica normal
N	20.118	21.149
Idade	70,4 ± 14,3	75,1 ± 13,1
Sexo masculino	62%	38%
Histórico médico		
Diabetes, insulinodependente	15%	17%
Diabetes, não insulinodependente	24%	26%
Hipertensão arterial	66%	76%
Dislipidemia	34%	32%
Arritmias atriais	28%	33%
Etiologia		
Doença isquêmica	54%	38%
Doença hipertensiva	17%	28%
Idiopática	18%	21%
Sinais vitais à admissão		
Frequência cardíaca (bpm)	89 ± 22	85 ± 21
PAS (mmHg)	135 ± 31	149 ± 33
PAD (mmHg)	77 ± 19	76 ± 19
Principais achados à admissão hospitalar		
Edema agudo pulmonar	3%	2%
Dor torácica	23%	24%
Hipertensão não controlada	9%	12%
Dispneia em repouso	44%	44%
Dispneia ao exercício	63%	62%
Estertores pulmonares	63%	65%
Edema de membros	62%	68%
Estase jugular	33%	26%
FE (%)	24,3 ± 7,7	54,7 ± 10,2

Adaptada de tabela de Fonarow.

CAUSAS E FATORES PRECIPITANTES

A principal causa de IC aguda continua sendo a descompensação clínica de pacientes com IC prévia, e nesses casos vários fatores podem servir de gatilho para a "agudização" de uma doença crônica existente. Diversos outros fatores também estão implicados na instalação de IC aguda, tanto em pacientes com doença prévia quanto naqueles sem cardiopatia preexistente (Tabela 27.4).

Comentaremos a seguir os principais fatores envolvidos.

Tabela 27.4 Principais causas de insuficiência cardíaca aguda.

Idiopática ou progressão da doença
Doença cardíaca isquêmica
Síndrome coronária aguda Complicações mecânicas de IAM Infarto de ventrículo esquerdo
Doença cardíaca valvular
Estenoses valvares Insuficiências valvares Endocardite infecciosa Dissecção de aorta
Cardiomiopatias
Miocardite aguda Cardiomiopatia periparto
Hipertensão arterial não controlada
Arritmias (aguda ou não controlada)
Falência circulatória
Sepse Hipertiroidismo Anemia *Shunts* Tamponamento cardíaco Tromboembolismo pulmonar
Relacionada a medicamentos
Anti-inflamatórios não esteroides (AINE) Bloqueadores do canal de cálcio Antiarrítmicos Classe 1A e 1C Tiazolidinediona
Descompensação de IC prévia
Não aderência dietética/restrição hídrica Não aderência medicamentosa Cirurgia Agressão cerebrovascular Insuficiência renal Abuso de etanol ou cocaína DPOC, asma Infecções, sobretudo pneumonia

NÃO ADERÊNCIA

A não aderência ao tratamento pode ser um fator significativo de precipitação de ICA em pacientes cardiopatas.

A falta de adesão é relatada em até 60% dos pacientes com insuficiência cardíaca crônica e quase sempre citada como a principal causa de internação hospitalar por IC descompensada. Apesar disso, os dados sobre esse assunto são limitados, em parte devido à incapacidade de se aferir corretamente o grau de aderência de modo confiável e reprodutível. Cline *et al.*[41] observaram que cerca de 50% dos pacientes de uma coorte de IC crônica não se lembravam da dose correta da medicação prescrita, e mais da metade não conseguia lembrar-se da hora correta para tomar a medicação. Dados semelhantes são encontrados referentes à não aderência à restrição líquida e recomendações dietéticas.[42] No estudo CHARM,[43] mesmo a não aderência a placebo foi associada a piores resultados entre aqueles portadores de IC crônica. Até o momento, no entanto, nenhum grande estudo prospectivo avaliou diretamente o papel da não aderência em pacientes que se apresentam na sala de emergência com ICA. Isso seria importante porque não apenas a não aderência à terapia de IC crônica leva a variados graus de descompensação como também a descontinuidade de outros tratamentos, como o da hipertensão arterial ou do diabetes, pode precipitar ICA em pacientes antes assintomáticos por meio de eventos agudos como edema agudo pulmonar ou infarto do miocárdio.

ISQUEMIA MIOCÁRDICA

Na maioria dos países industrializados, a doença arterial coronariana (DAC) é a principal causa de desenvolvimento de insuficiência cardíaca crônica,[17,44-46] e a isquemia miocárdica é na maioria das vezes invocada como gatilho para o desencadeamento de ICA.[46]

Em muitos pacientes sem IC prévia, a instalação de uma SCA com consequente injúria miocárdica pode levar à instalação de quadros variáveis de ICA, que pode ser quantificada segundo a classificação de Killip, com importante repercussão prognóstica. Por outro lado, em pacientes com DAC preexistente, a injúria miocárdica muitas vezes pode ser consequência da evolução da IC crônica. Nesses casos, a injúria pode ser resultado de importantes alterações hemodinâmicas e neuro-hormonais provocadas pela disfunção ventricular. A elevada pressão diastólica do ventrículo esquerdo também pode levar à isquemia subendocárdica, que também ativa uma cascata de neuro-hormônios capazes de aumentar a contratilidade miocárdica, porém reduzem a perfusão coronária ao induzir disfunção endotelial. Além disso, pacientes com DAC prévia podem apresentar miocárdio hibernado, o que diminui a contratilidade segmentar, piora a função cardíaca e também provoca injúria miocárdica por ativação neuro-hormonal, discutida em detalhes mais adiante.

Como descrito anteriormente (Tabela 27.3), a maioria dos pacientes internados por ICA apresentam história de doença arterial coronariana prévia, porém ainda há poucos dados sobre a incidência de isquemia aguda durante um evento de ICA. O registro GRACE[47] foi o que até agora proporcionou as melhores informações sobre os pacientes com ICA associada à síndrome coronariana aguda (SCA). Esse registro avaliou 13.307 pacientes com SCA confirmada, sem história prévia de IC ou choque cardiogênico (Killip IV). Destes, 1.778 pacientes (13%) desenvolveram insuficiência cardíaca, proporção tida como subestimada considerando-se os critérios de exclusão do estudo (pacientes com IC crônica ou com apresentação de choque cardiogênico). Pacientes com insuficiência cardíaca (Killip II ou III) eram mais idosos (72,5 anos contra 64 anos sem IC), predominantemente do sexo feminino, e possuíam maior número de comorbidades, como diabetes, hipertensão arterial, dislipidemias, doença renal crônica e taquiarritmias atriais. A incidência de IC foi mais elevada em pacientes com infarto da parede anterior (46,2% *vs.* 33,6%, $p < 0,0001$), e a presença de SCA com ou sem supradesnivelamento do segmento ST não foi um diferencial.[47]

No entanto, o diagnóstico de SCA durante um episódio de ICA ainda é desafiador na prática clínica. Isso está relacionado, em parte, com o fato de que episódios de dor torácica, alterações eletrocardiográficas e elevação de marcadores séricos de injúria miocárdica podem ocorrer mesmo em pacientes com IC sem DAC.[48,49] No registo europeu,[7] cerca de 32% dos pacientes internados com ICA apresentavam dor torácica à admissão, porém infarto agudo do miocárdio (IAM) foi diagnosticado em apenas 12%. Embora tenha alta especificidade para o diagnóstico de IAM, a elevação plasmática de troponinas pode ocorrer mesmo na ausência de síndrome coronariana aguda,[50] e está sempre associada a pior prognóstico.[51-53] No estudo PRESERVED-HF (*Pilot Randomized Study of Nesiritide Versus Dobutamine in Heart Failure*), 74% dos pacientes com ICA sem SCA associada, mas com DAC conhecida, apresentaram elevação de troponinas mesmo que em baixos níveis, no momento da admissão hospitalar.[54]

Um estudo prospectivo de pacientes com IC crônica descompensada revelou um *odds ratio* de 6,00 (IC 95% 1,04 – 34,76) para morte ou readmissões hospitalares em um ano naqueles indivíduos com elevação persistente de troponina-T acima de 0,020 ng/mL.[51]

Dados do registro ADHERE revelam que pacientes admitidos com ICA sem SCA associada, mas com elevação de troponina acima do limite laboratorial para IAM, apresentam significativamente maior mortalidade intra-hospitalar (8,0% *vs.* 2,7%, $p < 0,001$).[53]

O estudo RITZ 4[55] randomizou 200 pacientes com ICA e diagnóstico confirmado de SCA para receberem placebo ou o antagonista da endotelina tezosentan. Nas primeiras 72h de admissão, 3% dos pacientes apresentaram óbito, 12% mantiveram episódio sustentado de IC e 12% apresentaram isquemia recorrente, das quais 3% eram IAM. Nesses pacientes, o aumento da troponina foi um forte preditor de efeitos adversos.[56]

Até o momento, não há consenso ou diretriz que indique o melhor momento e os melhores métodos para detectar ou reavaliar a presença de isquemia em pacientes com ICA. A maioria dos estudos utilizou critérios clínicos, como história prévia de IAM, angina, revascularização do miocárdio ou a presença de isquemia em testes não invasivos anteriores à admissão. A porcentagem de pacientes com ICA que foram submetidos ao estudo angiográfico das coronárias nesses mesmos estudos variam de 9 a 16%,[44,57] mesmo sabendo-se que a isquemia miocárdica é a principal causa de IC. Isso certamente contribui para subestimar o diagnóstico de DAC e sua gravidade nessa parcela da população.[46] Portanto, a incidência exata de isquemia miocárdica em pacientes com ICA permanece desconhecida, mas independentemente disso pacientes com ICA e SCA associada têm prognóstico ruim.

ARRITMIAS

O impacto de arritmias no desencadeamento de ICA ainda não foi estudado em detalhes. A principal taquiarritmia relacionada com as síndromes de ICA é a fibrilação atrial (FA), que ocorre em 30 a 40% dos pacientes internados.[58-60] A FA pode tanto estar relacionada com a exacerbação de sintomas em pacientes com IC prévia, quando se reduzem a contratilidade e o débito cardíaco, com deteriorização da função diastólica,[61] quanto resultar de uma injúria cardíaca aguda em pacientes sem cardiopatia prévia, como síndromes coronarianas agudas ou tireotoxicoses. A frequência de arritmias ventriculares ou bradiarritmias em pacientes com ICA não é bem documentada. Cleland *et al.*[59] estudaram a frequência de arritmias em mais de 11 mil pacientes com ICA e relataram a prevalência de 42% de FA à admissão hospitalar, dos quais cerca de metade não possuíam FA prévia. Em cerca de 25% desses pacientes, a FA com alta resposta ventricular associada foi atribuída como causa da ICA. No mesmo estudo, arritmias ventriculares malignas foram relatadas em apenas 8% dos pacientes. Devido à natureza retrospectiva do estudo, os autores não foram capazes de demonstrar relação de causa e efeito entre a ocorrência de arritmias e de ICA. Outro estudo, conduzido por Benza *et al.*,[62] demonstrou que a ocorrência de novos episódios de arritmias, sobretudo a FA, esteve fortemente relacionada com episódios de recorrência de IC e morte em pacientes internados por ICA.

LESÕES MECÂNICAS

Em alguns pacientes, a diminuição da contratilidade miocárdica levando a episódios de ICA pode estar relacionada com lesões mecânicas que se instalam ou deterioram rapidamente. As principais causas de lesões mecânicas que podem causar ICA são: regurgitação mitral aguda, ruptura (isquêmica ou não) do músculo papilar, endocardite infecciosa, disfunção aguda de próteses valvares por rupturas, trombose ou *panus,* ruptura aguda do septo ventricular (quase sempre pós-IAM) e dissecção da aorta causando isquemia grave ou regurgitação aórtica. Embora nenhum estudo prospectivo com controle ecocardiográfico tenha sido realizado até o momento em pacientes internados por ICA, a prevalência dessas lesões mecânicas nesses pacientes parece ser baixa.

FISIOPATOLOGIA

Hemodinâmica da insuficiência cardíaca aguda

O retorno venoso da circulação periférica em direção ao coração provoca neste uma carga de volume (denominado pré-carga), produzindo pressão de enchimento das câmaras cardíacas. A pressão média de enchimento, por sua vez, influencia diretamente no volume sistólico e no débito cardíaco por meio dos mecanismos descritos por Starling.[63] O equilíbrio entre essas relações funcionais determina o débito cardíaco e retorno venoso a uma pressão específica atrial (o ponto de equilíbrio), e são mantidas por mecanismos fisiológicos de regulação (Figura 27.3A). A curto prazo, esses mecanismos envolvem reflexos neurocirculatórios capazes de alterar mais agudamente a contratilidade e a complacência venosa, de modo a determinar os fluxos, pressões e resistências no circuito. A médio e longo prazos, outros mecanismos alteram a reatividade renal e vascular e a quantidade total de líquido dentro do sistema. Na insuficiência cardíaca aguda (Figura 27.3B), o equilíbrio normal entre as forças de Starling e as curvas de retorno venoso (ponto X) é deslocado por uma queda na contratilidade cardíaca (deslocamento da curva 1) para estabelecer um novo ponto de equilíbrio (ponto Y), com um débito cardíaco menor às custas de maior pressão atrial. A queda no débito cardíaco e consequentemente na pressão de perfusão periférica desencadeia uma cascata de mecanismos compensatórios regulados pelo sistema neuro-hormonal (catecolaminas, renina/angiotensina, aldosterona). Esses fatores vão causar retenção de líquidos, com a finalidade de aumentar o retorno venoso (deslocamento da curva 2) e normalizar o débito cardíaco (ponto Z). Uma relativa compensação se dá às custas de pressões cada vez maiores de enchimento atrial. Essa ativação do eixo neuro-hormonal pode ser útil por um curto período, mas seu estímulo excessivo e prolongado pode ser deletério e desempenha papel central na fisiopatologia do coração insuficiente, como será mais detalhado adiante. Um ciclo vicioso ocorre se essa maior pressão de enchimento atrial provocar edema pulmonar, hipoxemia e acentuar a redução da função cardíaca.

No caso da disfunção diastólica (Figura 27.3C), a contratilidade cardíaca é normal, e o que se observa é uma redução na complacência ventricular,[64,65] o que provoca limitações ao enchimento dos átrios e ventrículos.[66] A retenção de líquido no sistema venoso, portanto, é necessária para aumentar a pressão do retorno venoso e o enchimento ventricular. Quando isso ocorre, o acúmulo de líquido na circulação periférica favorece potencialmente o desenvolvimento de edema nas extremidades e a congestão pulmonar.

SOBRECARGA DE VOLUME

A sobrecarga de volume é considerada o marco inicial da ICA, e praticamente todos os pacientes internados com esse diagnóstico receberão terapia com diuréticos. A importância da sobrecarga de volume na ICA é evidenciada quando notamos que seus sinais e sintomas, como dispneia, estertores pulmonares, estase jugular ou edema periférico são os sintomas mais comuns relatados em registros de pacientes internados por ICA (Tabela 27.5).

Nos indivíduos com IC prévia, ocorre ativação crônica do sistema renina-angiotensina-aldosterona, a princípio como forma de compensação fisiológica. A consequente retenção de água e sódio no volume extracelular aumenta a pré-carga ventricular esquerda e, pela lei de Frank-Starling,

446 Tratado Dante Pazzanese de Emergências Cardiovasculares

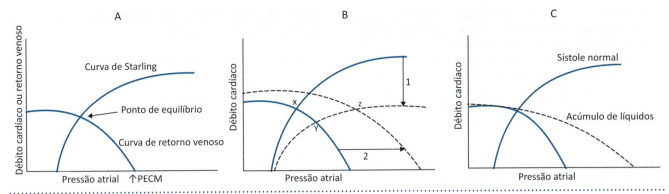

■ **Figura 27.3** Análise gráfica do débito cardíaco, determinada pela interseção entre as curvas de Starling e retorno venoso. (**A**) O ponto de equilíbrio define a manutenção de um determinado débito cardíaco a uma determinada pressão atrial. O retorno venoso (e débito cardíaco) torna-se zero quando a pressão atrial é igual à pressão média de enchimento circulatório (PMEC). (**B**) Com a contratilidade ventricular deprimida, (1) o débito cardíaco é reduzido, e a pressão atrial é elevada à medida que o ponto de equilíbrio desloca de X para Y. Uma consequente retenção de líquidos desloca a curva de retorno venoso (2) para restaurar o débito cardíaco ao estado normal, às custas de maior pressão atrial no ponto de equilíbrio Z. (**C**) A disfunção diastólica é caracterizada pela contração cardíaca normal e complacência ventricular diminuída. Isso também desencadeia acúmulo de líquido no sistema venoso para aumentar a pré-carga e o enchimento cardíaco.

Adaptada de Summers e Amsterdan. Heart Failure Clin 2009;5:9-17.

Tabela 27.5 Prevalência de sinais ou sintomas de congestão referidos nos principais registros de insuficiência cardíaca aguda.

Estudo	ADHERE[10]	IMPACT-HF[67]	OPTIMIZE-HF[68]	Worcester et al.[69]	Registro Italiano[70]
Ano	2005	2005	2006	2005	2006
Nº de pacientes	65.275	567	48.612	2.604	2.807
Dispneia (%)	89	77	61	93	100
Ortopneia (%)		41		36	
Fadiga (%)		37		28	
Estertores pulmonares (%)	67	64	64	30	87
Edema periférico (%)	66	59	65	70	59

melhora o débito cardíaco. Apesar do aumento total no volume de líquido corpóreo, a pressão de enchimento arterial continua baixa, o que mantém o SRAA ativado e continua a estimular a retenção de água e sódio. Essa visão simplista da fisiopatologia da ICA pode sugerir erroneamente que a simples normalização da volemia utilizando diuréticos restabelece a homeostase normal nesses pacientes.

Embora consagrado na literatura médica desde o estabelecimento do modelo de regulação cardiocirculatória de Guyton, a partir do final do século passado cada vez mais evidências têm apontado que essa sobrecarga de líquidos não é a única responsável pelos quadros de descompensação aguda de IC; antes, ela é somente um importante componente de complexa rede de mecanismos, que envolve ainda ativação neuro-humoral, resposta inflamatória sistêmica e aumento da resistência vascular. Isso pode ser verificado quando se observa que, em muitos pacientes internados com ICA, o tratamento mais agressivo com diuréticos nem sempre modifica o prognóstico e a história natural da doença, tendo sido relacionada, em muitos casos, com maiores complicações, como insuficiência renal aguda.[71,72]

Portanto, pacientes portadores de IC prévia irão apresentar piora clínica progressiva durante os episódios de descompensação, caracterizados por ganho de peso, edema periférico e congestão pulmonar. Na maioria desses pacientes, o acúmulo de líquidos é a manifestação responsável pela hospitalização. Há evidências de que essa retenção hídrica tem início até três semanas antes do aparecimento de sintomas em portadores de IC crônica.[73]

Em contraste, nos pacientes sem evidência de IC prévia, a ICA de instalação súbita, também chamada por alguns autores de Disfunção Vascular Aguda,[18,74-77] muitas vezes ocorre na ausência de sobrecarga crônica de líquido. Nesse caso, ocorre redistribuição de fluidos em vez de acúmulo de líquidos, e a falência circulatória é caracterizada pelo aumento da impedância aórtica, com aumento da pressão de enchimento do VE e da pressão pulmonar, e o consequente extravasamento de fluidos para o interstício e alvéolos, como ocorre no edema agudo pulmonar e na IC hipertensiva. Outros exemplos comuns são episódios isquêmicos, arritmias ou quadros inflamatórios sistêmicos, na ausência de lesão miocárdica prévia, levando a déficit contrátil agudo, aumento da PDVE e consequente congestão pulmonar. Nesses pacientes, a presença de dispneia e estertoração pulmonar não necessariamente indicam acúmulo de fluidos, mas sim uma redistribuição de fluidos da circulação periférica para a circulação pulmonar[74,77] (Tabela 27.6).

Tabela 27.6 Diferenças entre as apresentações de entre a disfunção vascular e disfunção cardíaca.

Disfunção vascular	Disfunção cardíaca
Hipertensão arterial	Pressão arterial normal
Início rápido da congestão pulmonar	Piora gradual (dias)
Pressão capilar pulmonar elevada	Pressão capilar pulmonar elevada cronicamente
Estertores pulmonares	Estertores podem estar presentes
Importante congestão venocapilar (radiografia de tórax)	Congestão pode estar presente
Ganho ponderal mínimo	Ganho ponderal significante (edema)
Função sistólica preservada (frequentemente)	Baixa fração de ejeção do VE
Resposta terapêutica: relativamente rápida	Resposta terapêutica: lenta redução da congestão sistêmica melhora sintomática inicial

Adaptada de Montera et al. Arq Bras Cardiol 2009; 93(3 supl.3):1-65.

Ativação inflamatória e neuro-hormonal

Na insuficiência cardíaca crônica, a ativação de sistemas neuro-hormonais e cascatas inflamatórias é conhecida por desempenhar um papel central na fisiopatologia dessa doença. Essa descoberta possibilitou o que foi considerado como a última grande revolução no tratamento da IC crônica: o advento dos beta-bloqueadores no manejo desses pacientes. A regulação da homeostase hidroeletrolítica, da função circulatória e da pressão arterial depende da integração de múltiplos mecanismos fisiológicos. Descreveremos a seguir o papel do sistema neuro-hormonal (NH) e da ativação inflamatória no contexto de IC, quando a maioria desses mecanismos de regulação falha em manter uma homeostase circulatória normal frente a uma disfunção cardíaca. A maioria dos dados que serão descritos é derivada de estudos de pacientes com insuficiência cardíaca crônica. Há menos informação a respeito da contribuição desses mecanismos adaptativos na ICA, no entanto, eles também têm seu papel de destaque nesse cenário.[14,74,75]

ATIVAÇÃO NEURO-HORMONAL NA DISFUNÇÃO CARDÍACA

Sistema nervoso simpático

O estímulo inicial para ativação do sistema neuro-humoral (NH) é o comprometimento da função ventricular esquerda, que pode estar relacionada com a lesão de isquemia, infarto, inflamação, doença valvular ou cardiomiopatia. A primeira evidência de ativação NH na insuficiência cardíaca foi a constatação de níveis plasmáticos elevados de noradrenalina nesses pacientes, e que esse grau de elevação estava correlacionado com a gravidade da disfunção cardíaca e também com o prognóstico.[78,79] Os efeitos do excesso de noradrenalina no tecido cardíaco seriam:

- Sobrecarga intracelular de cálcio e disfunção dos miócitos;
- Indução de apoptose;
- Alterações na transdução de sinais intracelulares, como a regulação negativa dos receptores β1 adrenérgicos, desacoplamento dos β2 adrenérgicos, e aumento da atividade inibitória da proteína-G.[80] As alterações nos receptores β1 promovem a hipertrofia do miocárdio, que, quando crônica, contribui para remodelamento ventricular, dilatação, apoptose e disfunção ventricular progressiva.[81]

Outros efeitos circulatórios relacionados com a ativação deletéria do SNS incluem taquicardia e vasoconstrição, causando aumento da demanda de oxigênio pelo miocárdio, isquemia e arritmias, o que contribui ainda mais para manutenção da excitação do SNS, num ciclo vicioso. Além disso, a noradrenalina direta e indiretamente ativa o SRAA.

Sistema renina-angiotensina-aldosterona

A insuficiência cardíaca é associada à importante ativação do SRAA, com níveis elevados de cada um de seus componentes.[82] A renina é liberada do aparelho justaglomerular em resposta à estimulação simpática relacionada com o fluxo de perfusão renal.[83] Ela cliva o angiotensinogênio para formar a angiotensina I (decapeptídeo), sobre a qual atua a enzima conversora para formar a angiotensina II (octapeptídeo), um potente vasoconstritor. Seus efeitos adicionais incluem o aumento do tônus simpático, liberação de arginina vasopressina, síntese e secreção de aldosterona pelo córtex adrenal e retenção renal de sódio e água. A angiotensina II tem ainda ações diretas no miocárdio, como hipertrofia e apoptose de miócitos, e, à semelhança da noradrenalina, seus níveis plasmáticos se correlacionam à gravidade da disfunção cardíaca e ao prognóstico da IC.[84,85] A aldosterona é um potente retentor renal de sódio, e atua também no tecido miocárdico promovendo inflamação e fibrose, disfunção endotelial, infarto do miocárdio, hipertrofia cardíaca e aumento da mortalidade.[86,87]

Arginina vasopressina

A vasopressina, secretada pela glândula pituitária, é um potente vasoconstritor e importante regulador da osmolalidade plasmática e excreção de água livre. Além do importante papel da angiotensina II, estímulos osmóticos e não osmóticos também influenciam a liberação de vasopressina plasmática, induzindo a vasoconstrição ao ativar receptores de vasopressina 1 (V1) e promovendo reabsorção renal de água e secreção de renina pela estimulação de receptores da vasopressina 2 (V2). A contrarregulação negativa de vasopressina ocorre por estímulos baroceptores e peptídeos natriuréticos. Pacientes com IC crônica apresentam níveis aumentados de vasopressina em relação a indivíduos-controle.[85] O aumento da resistência vascular periférica induzido pela vasopressina contribui para o aumento do tônus vascular em pacientes com IC, com efeitos diretos na pós-carga do VE e consequentemente no débito cardíaco. Além disso, a retenção de água livre leva à hiponatremia crônica, o que reconhecidamente é fator prognóstico nesses pacientes.[88] Mais recentemente, a inibição por competição antagônica dos receptores V1 e V2 tem sido cada vez mais estudada, e novas drogas têm obtido resultados promissores focalizando esse tipo de inibição em pacientes com ICA.[89,90]

Peptídeos natriuréticos

Os principais peptídeos natriuréticos são o peptídeo natriurético atrial (ANP) e o peptídeo natriurético cerebral (tipo B) (BNP). Eles são ativados por receptores de volume e pressão atrial e ventricular, e também encontram-se elevados na insuficiência cardíaca. Esses peptídeos, sobretudo o BNP, promovem natriurese, reduzem a atividade do SNS e do SRAA, inibem a vasopressina e endotelina, diminuem a resistência vascular sistêmica e induzem venodilatação.

No entanto, esses peptídeos natriuréticos desempenham papel fisiológico ainda limitado em pacientes com ICA e, na maioria das vezes, apesar de "antagonizar" os principais efeitos provocados pelos mecanismos vasoconstritores não são capazes de compensá-los.[63] Sua importância clínica refere-se à sua utilização como ferramenta de diagnóstico e potencialidades terapêuticas quando utilizados em doses farmacológicas.[63]

O BNP foi identificado a princípio no cérebro de suínos (daí a denominação B de *brain*), mas posteriormente foi encontrado em concentrações bem maiores no miocárdio humano. Ele é inicialmente sintetizado como um peptídeo de 134 aminoácidos (pré-proBNP), a partir do qual é clivada a pró-BNP, que por sua vez também é clivada para formar BNP ativa e N-terminal (NT)-proBNP inativa. Níveis de peptídeos natriuréticos aumentam proporcionalmente à gravidade da doença cardíaca subjacente e têm assumido importante papel diagnóstico, terapêutico e prognóstico para o manejo de pacientes com insuficiência cardíaca.[91,92]

Endotelina

As endotelinas, assim chamadas por serem produzidas pelas células endoteliais, são potentes vasoconstritores e estão envolvidas na manutenção do tônus vascular e da pressão arterial. A endotelina-1 (ET-1) é o principal representante desse grupo e, além da vasoconstrição, também contribui para a retenção de sódio renal e para ativação inflamatória ao estimular a produção de fator de necrose tumoral alfa (TNF-α). A ET-1 encontra-se elevada na insuficiência cardíaca, e sua principal fonte de produção é o endotélio pulmonar; também está associada a pior prognóstico nesse contexto.[93]

Mediadores inflamatórios

Estudos recentes têm cada vez mais evidenciado o papel da ativação inflamatória na fisiopatologia da IC crônica, assim como na ICA.[94-99]

Em um estudo que avaliou 30 pacientes internados com ICA, Cotter *et al.* demonstraram que tanto neuro-hormônios clássicos (norepinefrina, BNP e endotelina 1) quanto marcadores de atividades inflamatórias (interleucina-6, proteína C-reativa) estavam significativamente aumentados durante a fase aguda da ICA (Figura 27.4).[94]

Um fato interessante observado nesse estudo foi a persistência da ativação inflamatória e neuro-hormonal mesmo após o evento agudo, com níveis ainda elevados de citocinas após 60 dias da internação hospitalar.[94] Esse padrão também foi observado na análise dos dados do estudo PRESERVED-HF, em que valores elevados de neuro-hormônios e marcadores inflamatórios persistiram até o quinto dia de *follow-up*.[54] Talvez essa elevação persistente dos eixos neuro-hormonais e inflamatórios em pacientes com ICA possa explicar a elevada (50%) taxa de recorrência dessa doença a curto prazo. Além da interleucina-6, também é conhecido o papel de outros marcadores inflamatórios igualmente elevados na IC, como a interleucina-1 (IL-1) e o fator de necrose tumoral alfa (TNF-α). A IL-1 deprime a contratilidade miocárdica, inibe a capacidade de resposta do miócito à estimulação β-adrenérgica e promove apoptose.[97,98] O TNF-α produz alterações cardíacas estruturais e funcionais, como apoptose, fibrose miocárdica e remodelamento cardíaco.[96]

Resistência vascular e *after load mismatch*

Nos principais registros de ICA com pacientes não selecionados, a principal observação hemodinâmica relacionada com o desencadeamento da síndrome é um aumento significativo na pressão arterial (PA). No registro ADHERE,[10] a mediana da primeira medida da PA sistólica relatada foi de 143 mmHg. No estudo OPTIMIZE-HF,[15] as médias de PA sistólica à admissão foram de 135 ± 31 mmHg, em pacientes com fração de ejeção deprimida, e 149 ± 33 mmHg, naqueles com fração de ejeção normal. Esses dados revelam que a pressão arterial elevada é um elemento-chave na maioria dos pacientes com ICA, sugerindo que um aumento acentuado na resistência vascular sistêmica (RVS) possa ser um gatilho para a instalação dessa síndrome.

Nos últimos anos, novas evidências sugerem que os conceitos de potência cardíaca, contratilidade miocárdica e fluxo sanguíneo são preditores significativos de desfecho a curto e longo prazos em pacientes com ICA. A potência cardíaca pode ser estimada pelo produto do débito cardíaco (DC) e pressão arterial média (PAM), e seu conceito integra tanto considerações sobre contratilidade (DC) quanto pós-carga (PAM). Estudos recentes demonstraram que pacientes com ICA apresentam potência cardíaca diminuída já na admissão hospitalar, e que a RVS encontra-

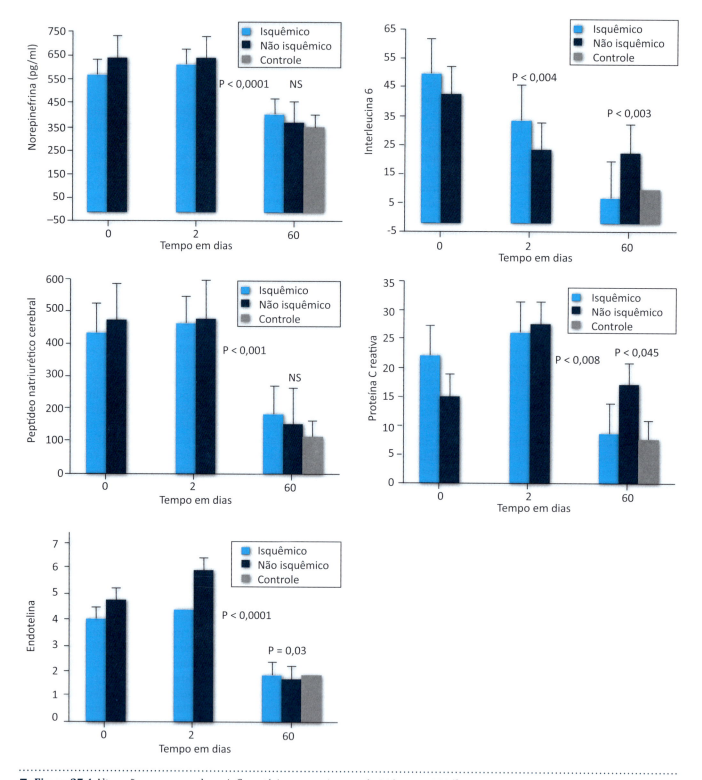

Figura 27.4 Alterações nos marcadores inflamatórios em pacientes admitidos com ICA.[45]
Adaptada de Milo et al.

-se desproporcionalmente aumentada nesses casos. Esse "desencontro" agudo entre o aumento rápido na pós-carga (em inglês, *afterload*), determinada sobretudo por aumento da RVS e PAM, e uma *performance* sistólica prejudicada, com aumento na pressão diastólica final do VE e uma diminuição do DC, é conhecida como *afterload mismatch*. Esse fenômeno é descrito como uma queda no volume sistólico devido a uma pós-carga inapropriadamente alta, desempenhando papel importante na *performance* cardíaca e, portanto, nas síndromes de ICA.[100]

A pós-carga é inversamente proporcional ao volume sistólico; portanto, um aumento da pós-carga pode resultar em queda no débito cardíaco. Em corações saudáveis, um aumento na tensão da parede ventricular por elevação na pós-carga é compensada por aumento na contratilidade. No entanto, em caso de função ventricular prejudicada, esse aumento na pós-carga não é tolerado, o tempo de encurtamento da fibra miocárdica é prejudicada e ocorre diminuição na FE. Além disso, a consequente PDFVE elevada afeta ainda as propriedade de relaxamento do ventrículo esquerdo, resultando ainda em disfunção diastólica associada.

Esse modelo fisiopatológico pode explicar a presença de congestão pulmonar, embora o acúmulo real de líquido não seja tão evidente. A incompatibilidade entre a pós-carga e a contratilidade reduzida leva à redistribuição de líquidos da circulação periférica para a circulação pulmonar devido ao aumento da pressão venosa pulmonar, induzindo à congestão pulmonar e à baixa perfusão periférica — os principais sinais e sintomas de ICA.

As causas exatas para os aumentos repentinos observados na RVS não são conhecidas. Alguns estudos têm atribuído esse fato ao aumento da rigidez arterial, que pode estar relacionada também com a idade[101] e ativação neuro-humoral e inflamatória.[102] Independentemente da causa, o paradigma do aumento da RVS, levando ao fenômeno de *afterload mismatch* e à diminuição do desempenho cardíaco, parece se ajustar aos dados observacionais sobre a epidemiologia da ICA, e novos estudos podem revelar melhor os mecanismos envolvidos nesse processo.

AVALIAÇÃO INICIAL DO PACIENTE COM ICA

A abordagem ao paciente com insuficiência cardíaca inclui a história clínica, exame físico, raios X e uma série de outros exames para em conjunto estabelecer o diagnóstico, determinar a etiologia e sua severidade.

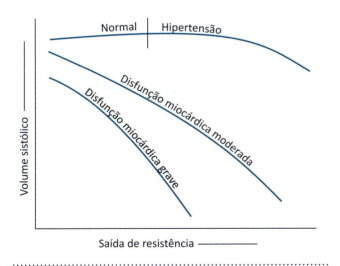

■ **Figura 27.5** Relação entre SV(SW) e saída de resistência/impedância.
Adaptada de Cohn, J.N. e Franciosa, J.A.[11].

História

Há dois tipos principais de sintomas na insuficiência cardíaca: aqueles relacionados com o acúmulo excessivo de fluidos, como dispneia, congestão hepática e ascite; e aqueles relacionados a baixo débito cardíaco, como fadiga e astenia, sobretudo ao esforço físico.

É importante diferenciar na história clínica se a insuficiência cardíaca é de início recente ou é crônica. Na falência cardíaca de início recente, a principal queixa do paciente é a dispneia, seja em repouso ou aos esforços, associada ou não à dispneia paroxística noturna, ortopneia com evolução aguda ou subaguda (dias a semanas). Quando associada à insuficiência de ventrículo direito, a dispneia pode estar acompanhada de desconforto em abdome superior devido à congestão hepática e ascite, além de palpitações quando há arritmias associadas. Já na insuficiência cardíaca de apresentação crônica, as queixas de fadiga, anorexia, astenia e edema periférico são mais pronunciadas do que a dispneia. A anorexia pode ser explicada por distensão de alças intestinais, além de náuseas devido à congestão hepática.

Alguns estudos examinaram a acurácia e a confiabilidade da história e do exame físico como ferramentas para o diagnóstico de insuficiência cardíaca. Uma metanálise publicada em 2005 envolvendo 18 estudos que avaliaram a utilidade da história clínica, exame físico e testes diagnósticos básicos estimaram as razões de probabilidades para diagnóstico de IC – a história clínica de IC prévia foi o parâmetro mais útil na anamnese. Outros fatores de risco para IC como hipertensão, diabetes, doença valvular prévia, idade avançada e sexo masculino também são indicadores úteis para suspeita clínica. O sintoma com maior sensibilidade para o diagnóstico foi dispneia aos esforços, e os mais específicos foram dispneia paroxística noturna (DPN), ortopneia e edema[103] (Tabela 27.7).

No entanto, como se pode notar na tabela anterior, nenhum sintoma foi sensível ou específico o suficiente para predizer isoladamente o diagnóstico de IC.

Exame físico

O exame físico pode fornecer informações importantes sobre o grau de acúmulo de líquido, assim como o quão reduzido está o débito cardíaco do paciente com insuficiência cardíaca.

Inspeção geral

A inspeção geral do paciente, ao mesmo tempo em que se obtém a anamnese, é um modo eficiente de se iniciar o exame físico. Aspectos como acentuada perda de peso podem indicar caquexia, assim como obesidade pode sugerir apneia obstrutiva do sono. Outras pistas da presença de IC prévia descompensada incluem anasarca, icterícia ou palidez cutânea.

Pressão arterial

A aferição da pressão arterial (PA) é um importante componente da avaliação inicial de pacientes com ICA, capaz de diferenciar estratégias terapêuticas e de predizer

Tabela 27.7 Resumo da acurácia diagnóstica dos achados sobre a história e exame físico em pacientes do departamento de emergência que se apresentam com dispneia.

Achados	Grupo		Resumo RC (95% IC)	
	Sensibilidade	Especificidade	Positivo	Negativo
Diagnóstico clínico inicial	0,61	0,86	4,4 (1,8–10,0)	0,45 (0,28–0,73)
Histórico				
Insuficiência cardíaca	0,60	0,90	5,8 (4,1–8,0)	0,45 (0,38–0,53)
Infarto do miocárdio	0,40	0,87	3,1 (2,0–4,9)	0,69 (0,58–0,82)
Doença arterial coronariana	0,52	0,70	1,8 (1,1–2,8)	0,68 (0,48–0,96)
Dislipidemia	0,23	0,87	1,7 (0,43–6,9)	0,89 (0,69–1,1)
Diabetes mellitus	0,28	0,83	1,7 (1,0–2,7)	0,86 (0,73–1,0)
Hipertensão	0,60	0,56	1,4 (1,1–1,7)	0,71 (0,55–0,93)
Fumante	0,62	0,27	0,84 (0,58–1,2)	1,4 (0,58–3,8)
COPD	0,34	0,57	0,81 (0,60–1,1)	1,1 (0,95–1,4)
Sintomas				
PND	0,41	0,84	2,6 (1,5–4,5)	0,70 (0,54–0,91)
Ortopneia	0,50	0,77	2,2 (1,2–3,9)	0,65 (0,45–0,92)
Edema	0,51	0,76	2,1 (0,92–5,0)	0,64 (0,39–1,1)
Dispneia aos esforços	0,84	0,34	1,3 (1,2–1,4)	0,48 (0,35–0,67)
Fadiga e ganho de peso	0,31	0,70	1,0 (0,74–1,4)	0,99 (0,85–1,3)
Tosse	0,36	0,61	0,93 (0,70–1,2)	1,0 (0,87–1,3)
Exame físico				
Terceira bulha	0,13	0,99	11(4,9–25,0)	0,88 (0,83–0,94)
Refluxo abdominojugular	0,24	0,96	6,4 (0,81–51,0)	0,79 (0,62–1,0)
Distensão da veia jugular	0,39	0,92	5,1(3,2–7,9)	0,66 (0,57–0,77)
Estertores	0,60	0,78	2,8 (1,9–4,1)	0,51 (0,37–0,70)
Qualquer estertor	0,27	0,90	2,6 (1,7–4,1)	0,81 (0,73–0,90)
Edema de membros inferiores	0,50	0,78	2,3 (1,5–3,7)	0,64 (0,47–0,87)
Manobra de Valsalva	0,73	0,65	2,1(1,0–4,2)	0,41 (0,17–1,0)
PAS < 100 mmHg	0,06	0,97	2,0 (0,60–6,6)	0,97 (0,91–1,0)
Quarta bulha	0,05	0,97	1,6 (0,47–5,5)	0,98 (0,93–1,0)
PAS > 150 mmHg	0,28	0,73	1,0 (0,69–1,6)	0,99 (0,84–1,2)
Chiado	0,22	0,58	0,52 (0,38–0,71)	1,3 (1,1–1,7)
Ascite	0,01	0,97	0,33 (0,04–2,9)	1,0 (0,99–1,1)

RC (Razão de Chance); IC (Intervalo de Confiança); PND (Dispneia Noturna Paroxística); PAS (Pressão Arterial Sistólica).[103]

prognóstico, sobretudo em relação à pressão sistólica.[104] O registro da PAD também é importante na determinação da pressão de pulso (PAS – PAD). Uma pressão de pulso diminuída é um marcador de baixo débito cardíaco,[105] e aumenta em até 2,5 vezes o risco de morte em pacientes com ICA.[106] Por outro lado, pressão de pulso elevada pode alertar para estados de alto débito cardíaco, como a possibilidade de tireotoxicose ou anemia.

É recomendado também que se avalie a variação da PA em resposta a algumas manobras como respiração, variações ortostáticas ou manobra de Valsalva. A diminuição da PAS em mais de 10 mmHg durante a inspiração normal (pulso paradoxal) pode sugerir tamponamento cardíaco que muitas vezes mimetiza ICA. Já o declínio da PA em posição ortostática em mais de 10 mmHg sugere depressão de volume, assim como distúrbios autonômicos em pacientes com DM. A aferição da PA durante a manobra de Valsalva também é útil para diferenciar dispneia relacionada com doenças pulmonares ou pressões de enchimento elevadas de VE.[107-111] Durante a fase de força da manobra, a PAS primeiro aumenta brevemente (2 a 3 batimentos) e depois cai para níveis abaixo da pressão arterial inicial do paciente. No entanto, na presença de pressões de enchimento elevadas de VE, a elevação inicial da PAS está presente, porém a queda subsequente não ocorre, mantendo-se em forma de platô enquanto durar a manobra (Figura 27.6).

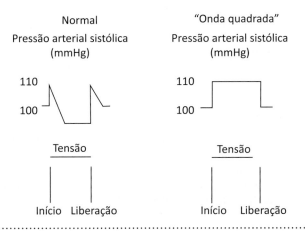

■ **Figura 27.6** Resposta da pressão arterial sistólica à fase de tensão da manobra de Valsalva. Neste exemplo, o paciente tem PA sistólica de repouso 100 mmHg, e o manguito de pressão arterial é inflado até 110 mmHg. À esquerda a resposta bifásica normal, onde se auscutará o som de Korotkoff por 2 a 3 batimentos com a manobra de Valsalva. À direita, a onda quadrada no qual a pressão será auscultada durante toda a fase de tensão da manobra de Valsalva, o que normalmente ocorrem em pacientes com insuficiência cardíaca.

Pulso e frequência cardíaca

Em pacientes com IC prévia, os quadros de descompensação aguda podem estar diretamente relacionados com alterações do ritmo cardíaco. Bradicardias induzidas por toxicidade por betabloqueadores, digoxina, amiodarona ou pela presença de doença do sistema de condução podem precipitar sintomas de ICA. Por outro lado a presença de taquicardia pode indicar infecção, hipertireoidismo, anemia, TEP, arritmias supraventriculares ou ventriculares ou simplesmente ser um marcador de severidade de IC descompensada (ativação autonômica em resposta a síndromes de baixo débito). Especial atenção deve ser dirigida a pacientes com fatores de risco para DAC na presença de alterações de ritmo cardíaco – estes podem sugerir síndromes coronarianas agudas em evolução.

A palpação do pulso também fornece informações importantes. A amplitude de pulsos se correlaciona diretamente com o débito cardíaco. A presença de *pulso alternans* é virtualmente patognomônica de disfunção ventricular esquerda grave. Esse fenômeno é caracterizado pela alternância uniforme entre pulsos periféricos fortes e fracos. É melhor avaliado por meio de leve pressão sobre o pulso arterial periférico, e pode ser confirmado pela medição da pressão arterial. Quando o manguito de pressão é lentamente liberado, sons da fase I de Korotkoff são a princípio ouvidos apenas durante os pulsos fortes; com a posterior liberação do manguito de pressão, os sons mais suaves (pulsos fracos) também aparecem.[112,113]

Pulsos assimétricos nas extremidades podem sugerir dissecção de aorta ou doença vascular periférica, que muitas vezes se associa a DAC concomitante.

Pressão venosa jugular

Não obstante a estase jugular refletir pressão de átrio direito, uma PVJ elevada está diretamente associada a pressões de enchimento elevadas no VE.[104,114,115] Pressão venosa jugular pode ser estimada com o paciente sentado a 45°, tanto a partir da altura acima do átrio esquerdo das pulsações venosas na veia jugular interna ou, se visíveis, da coluna de líquido na veia jugular externa. A aferição sistemática da PVJ pode ser útil para guiar a terapia diurética, assim como para fornecer importantes informações prognósticas em pacientes com IC crônica prévia e disfunção de VE.[116] Sua presença é associada a aumento do risco de eventos adversos nesses pacientes.

Palpação e ausculta cardíaca

Sinais de dilatação ventricular esquerda podem ser estimados pela palpação precordial. Um impulso apical lateralizado, além da linha medioclavicular, indica aumento de VE. Disfunção severa de VE pode levar à impulsão sustentada do ápice e, por conseguinte, a impulsão paraesternal além de palpação de B3.

Um exame físico com terceira bulha cardíaca (B3) está associado à pressão de átrio esquerdo que excede 20 mmHg, pressão de enchimento diastólico ventricular esquerdo aumentado (> 15 mmHg) e elevação de peptídeo natriurético atrial (BNP). Entretanto, há alta variabilidade interobservador na detecção de B3, que não pode apenas ser atribuída à falta de experiência por parte do examinador. Adicionalmente, em um estudo fonocardiográfico de pacientes submetidos a cateterismo cardíaco, a presença de B3 não foi muito sensível (40 a 50%) para Pd2F aumentada ou diminuição da fração de ejeção do ventrículo esquerdo (FEVE). A presença de B3 foi muito específica (90%) para a detecção desses parâmetros e para aumento da concentração de BNP.[117-119]

A presença de sopros também é útil em revelar cardiopatias valvares subjacentes, o que muitas vezes pode requerer intervenção cirúrgica.

Ausculta pulmonar

Embora os estertores pulmonares sejam considerados achados clássicos de IC crônica, eles muitas vezes podem não ser encontrados em quadros de descompensação aguda. A IC crônica está associada a aumento da capacitância venosa e maior drenagem linfática dos pulmões. Como resultado, creptações estão ausentes mesmo com pressão capilar pulmonar elevada. Por outro lado, na presença de edema agudo pulmonar, como ocorre nas emergências hipertensivas ou nas SCA, os pacientes irão se apresentar na sala de emergência com dispneia súbita e estertores muitas vezes audíveis até ápices.

Extremidades

A avaliação das extremidades visa identificar dois achados: temperatura e edema. Determinar se as extremidades estão quentes ou frias é útil na avaliação de perfusão periférica e débito cardíaco. Outro clássico sinal de IC crônica descompensada é a presença de edema periférico, que se manifesta como edema de MMII, ascite ou hepatomegalia.

Exames complementares

Os exames de sangue a princípio recomendados para pacientes com suspeita de insuficiência cardíaca são:

- Hemograma completo;
- Função renal e eletrólitos;
- Função hepática;
- Glicemia de jejum;
- Função tireoidiana, sobretudo em pacientes acima de 65 anos ou com fibrilação atrial;
- Estudo do ferro → seriar para hemocromatose.

Outros exames podem ser solicitados a depender de informações obtidas pela história e exame físicos como FAN, sorologias virais, investigação de feocromocitoma, dentre outros.

BNP

Na insuficiência cardíaca crônica, os miócitos atriais secretam quantidades aumentadas de peptídeo natriurético atrial (ANP) e os ventrículos secretam ANP e peptídeo natriurético cerebral (BNP), como respostas a elevadas pressões de enchimento atriais, no primeiro caso, e ventriculares, no segundo caso. A concentração plasmática desses dois hormônios está elevada tanto em pacientes assintomáticos como nos sintomáticos, sendo, portanto, importante ferramenta diagnóstica para pacientes com suspeita de ICC.[120]

Uma medida rápida da sua concentração plasmática é muito útil para diferenciar pacientes com disfunção sistólica e/ou diastólica de VE e disfunção pulmonar em pacientes com dispneia.

Entre os pacientes que se apresentam na sala de emergência com dispneia aguda, aqueles com IC diagnosticados clinicamente (como pacientes com insuficiência cardíaca direita devido à *cor pulmonale*) apresentam valores de BNP muito maiores (normalmente acima de 600 pg/mL) quando comparados àqueles sem IC (média de 110 pg/mL). Os valores intermediários podem ser encontrados nos pacientes com disfunção ventricular esquerda de base, porém sem uma exacerbação aguda (média de 350 pg/mL).[121]

Um valor de BNP acima de 100 pg/mL diagnostica IC com sensibilidade, especificidade e acurácia de 90, 76 e 83%, respectivamente. Valores acima de 150 pg/mL diminuem a sensibilidade e aumentam a especificidade, mas não alteram a acurácia. A acurácia do BNP plasmático para o diagnóstico de IC é equivalente ou melhor do que outros critérios clássicos, como cardiomegalia na radiografia de tórax, história prévia de IC ou estertores pulmonares no exame físico.

O ponto de corte do BNP tem variado em vários estudos – em parte devido aos diferentes tipos de teste realizados –, assim como sua sensibilidade e especificidade variável. No exame realizado à beira do leito, a maior parte dos pacientes dispneicos e com IC apresenta valores acima de 400 pg/mL, enquanto aqueles com disfunção de VE prévia sem descompensação aguda, embolia pulmonar ou *cor pulmonale* apresentam valores intermediários entre 100 e 400 pg/mL.[122]

Um achado consistente na maioria dos estudos relacionados com a dosagem de BNP é seu alto valor preditivo negativo quando em valores baixos, sugerindo que o BNP pode ser ferramenta importante para excluir IC como causa de dispneia, sem a necessidade da realização de exames adicionais.

Um fator que pode afetar o ponto de corte do BNP plasmático a ser considerado para a determinação de IC é a presença de FA.[123]

Troponina

Cerca de 40% dos pacientes admitidos com ICA se apresentam com níveis de troponina I elevados. Além de fazer parte do arsenal diagnóstico de pacientes com SCA, a troponina pode também ser útil na estratificação de risco de pacientes com ICA na ausência de SCA. Níveis de troponina I elevados são preditores de mortalidade em 30 dias e 1 ano. No registro ADHERE, a troponina estava elevada em até 5,6% dos pacientes com ICA. Uma combinação de troponina elevada com BNP acima do normal foi associada à mortalidade hospitalar duas vezes maior.

Radiografia de tórax

Esse exame é um teste diagnóstico útil (sobretudo em pacientes que se apresentam com dispneia) para diferenciar causas cardíacas de causas pulmonares primárias. Achados sugestivos de insuficiência cardíaca incluem cardiomegalia – índice cardiotorácico > 50%, cefalização da trama vascular pulmonar, linhas B de kerley e derrames pleurais. Uma revisão sistemática do uso de raios-X para diagnóstico de disfunção de VE concluiu que a redistribuição da trama vascular e a cardiomegalia foram os melhores preditores de aumento de pré-carga e da diminuição de fração de ejeção, respectivamente. Entretanto, nenhum dos achados foi suficiente para confirmar o diagnóstico de ICC.

ECG

O eletrocardiograma pode evidenciar achados que favoreçam uma causa específica de IC, além de detectar arritmias como extrassístoles ventriculares, taquicardias ventriculares não sustentadas e fibrilação atrial, que podem ser a causa da descompensação de ICC.

Pacientes com cardiomiopatia dilatada, na maioria das vezes, têm bloqueio atrioventricular de 1º grau, bloqueio do ramo esquerdo, bloqueio divisional anterior esquerdo ou algum distúrbio inespecífico da condução intraventricular. Grande parte dos pacientes com insuficiência cardíaca secundária à disfunção sistólica tem alteração significativa no ECG. Um eletrocardiograma normal torna o diagnóstico de disfunção sistólica bastante improvável (valor preditivo negativo de 98%).

Ecocardiograma

O ecocardiograma deve ser realizado em todos os pacientes com insuficiência cardíaca de início recente e fornece importantes informações sobre dimensões cavitárias e função ventricular esquerda.

A sensibilidade e a especificidade do ecocardiograma bidimensional para o diagnóstico de disfunção sistólica pode chegar a 80 e a 100%, respectivamente.

Uma série de outras importantes informações podem ser obtidas com a realização do ecocardiograma bidimensional transtorácico:

- Anormalidades regionais de paredes que, apesar de compatíveis com doença isquêmica do miocárdio, não são específicas a essa patologia, já que cerca de 50 a 60% de pacientes com cardiomiopatia dilatada podem cursar com essa alteração. Entretanto, quando elas acontecem na vigência do uso de dobutamina, podem aumentar a habilidade de diferenciar entre causas isquêmicas ou não isquêmicas. Em um estudo, a sensibilidade e a especifidade foram de respectivamente 80% e 96% para cardiopatia isquêmica na presença de seis ou mais segmentos acinéticos;
- Espessura pericárdica, na presença de pericardite constritiva;
- Doença valvar aórtica ou mitral, assim como presença de *shunts* interatriais ou interventriculares;
- Textura miocárdica alterada em cardiomiopatias infiltrativas;
- Função e tamanho de VD quando da suspeita de insuficiência de VD;
- Estimativa da pressão capilar pulmonar;
- Um tempo curto de desaceleração (< 125 ms) como preditor independente de mau prognóstico em pacientes com disfunção sistólica de VE, sintomáticos ou assintomáticos;
- Pressão do átrio direito e da artéria pulmonar.

TRIAGEM DO PACIENTE COM INSUFICIÊNCIA CARDÍACA AGUDA

A abordagem inicial do paciente exige alguns passos sistemáticos para identificar aqueles de maior gravidade e determinar condutas emergenciais.

- **1º Passo:** definir a gravidade da ICA.

  Há várias classificações que auxiliam a determinar a gravidade da ICA. A mais utilizada é aquela que combina perfis de perfusão (frio/quente) com o grau de congestão (seco/úmido). Outras classificações, como Killip e Forrester, são do mesmo modo importantes e mais utilizadas no contexto das falências cardíacas que ocorrem concomitantemente a uma síndrome coronariana aguda. O risco de morte durante a internação hospitalar por ICA está muito ligado a fatores clínicos e laboratoriais à chegada desse paciente ao serviço, como níveis séricos de creatinina elevada, hipotensão arterial e hipoxemia com necessidade de suporte ventilatório.

- **2º Passo:** tentar identificar a etiologia e fatores precipitantes.

  As causas mais comuns de ICA já foram discutidas (Tabela 27.4). Aqui, é fundamental a determinação da doença de base e, sobretudo, de fatores precipitantes, cujo tratamento direcionado influencia muito a sobrevida desses pacientes.

- **3º Passo:** decidir pelo direcionamento do paciente.

  Alguns episódios de descompensação de insuficiência cardíaca podem ser manejados na forma de hospital-dia, com visitas diárias do paciente ao serviço para reavaliação da terapêutica. No entanto, muitos pacientes vão requerer internação hospitalar por maior período de tempo. Aqueles que se apresentam com choque cardiogênico, ou sinais de pré-choque e/ou falência respiratória aguda são mais bem manejados em unidades de terapia intensiva.

CONCLUSÃO

Pacientes com ICA representam uma população heterogênea, com altas taxas de readmissão e mortalidade a curto prazo. Integrar a compreensão dos fatores fisiopatológicos envolvidos e as diversas maneiras de apresentação é determinante para decidir pela melhor estratégia terapêutica nesses pacientes, o que será discutido no capítulo seguinte.

REFERÊNCIAS BIBLIOGRÁFICAS

1. Saba MM, Ventura HO, Saleh M, et al. Ancient Egyptian medicine and the concept of heart failure. J Card Fail. 2006;12:416--21.
2. Lutz JE. A XII century description of congestive heart failure. Am J Cardiol. 1988;61(6):494-5.
3. Breckenridge A. William Withering's legacy—for the good of the patient. Clin Med. 2006;6(4):393-7.
4. Guyton AC, Coleman TG, Granger HJ. Circulation: overall regulation. Annu Rev Physiol. 1972;34:13-46.
5. Guyton AC. The systemic venous system in cardiac failure. J Chronic Dis. 1959;9:465-75.
6. Lee DS, Mamdani MM, Austin PC, et al. Trends in heart failure outcomes and pharmacotherapy: 1992 to 2000. Am J Med. 2004;116:581-589.
7. Cleland JG, Swedberg K, Follath F, et al. The EuroHeart Failure survey programme: a survey on the quality of care among

patients with heart failure in Europe. Part 1: patient characteristics and diagnosis. Eur Heart J. 2003;24:442-63.

8. Daley J, Jencks S, Draper D, et al. Predicting hospital-associated mortality for Medicare patients. A method for patients with stroke, pneumonia, acute myocardial infarction, and congestive heart failure. JAMA. 1988;260:3617 - 3624.

9. Fonarow GC, Adams KF, Abraham WT, et al. Risk stratification for in-hospital mortality in acutely decompensated heart failure. JAMA. 2005;293(5):572-580.

10. Adams Jr KF, Fonarow GC, Emerman CL, et al. Characteristics and outcomes of patients hospitalized for heart failure in theUnited States: rationale, design, and preliminary observations from the first 100,000 cases in the Acute DecompensatedHeart Failure National Registry (ADHERE). Am Heart J. 2005;149:209-16.

11. MINISTÉRIO DA SAÚDE/DATASUS. [Internet] [acesso em 2014 jun 08]. Disponível em: www.datasus.gov.br

12. Rosamond W, Flegal K, Furie K, et al. Heart disease and stroke statistics 2008 update: a report from the American Heart Association Statistics Committee and Stroke Statistics Committee. Circulation. 2008;117:e25-146.

13. Moreira HG, Nunes GJ, Grimaldi-Jr W, Assaf-Neto S, Trindade PHMD. Tendência de mortalidade hospitalar por doenças cardiocirculatórias no Brasil no período de 1984 a 2008. Arq Bras Cardiol. 2009(93 Suppl):149[abstract].

14. McMurray JJ, Ostergren J, Swedberg K, et al. Effects of candesartan in patients with chronic heart failure and reduced left-ventricular systolic function taking angiotensin-converting-enzyme inhibitors: the CHARM-Added trial. Lancet. 2003;362:767-71

15. Fonarow GC, Abraham WT, Albert N, et al. Impact of evidence-based heart failure therapy use at hospital discharge on treatment rates during follow-up: a report from the Organized Program to Initiate Lifesaving Treatment in Hospitalized Patients With Heart Failure (OPTIMIZE-HF). J Am Coll Cardiol. 2005;45:345A.

16. Montera MW, Almeida RA, Tinoco EM, Rocha RM, Moura LZ, Réa-Neto A, et al. SBC - II Diretriz Brasileira de Insuficiência Cardíaca Aguda. Arq Bras Cardiol. 2009;93(3 supl.3):1-65

17. Gheorghiade M, Zannad F, Sopko G, et al. International working group on acute heart failure syndromes. Acute heart failure syndromes: current state and framework for future research. Circulation. 2005;112:3958-68.

18. The task force for diagnosis and treatment of acute and chronic heart failure 2008 of the European Society of Cardiology. Eur Heart J. 2008;29;2388-442

19. Gaasch WH. Diagnosis and treatment of heart failure based on left ventricular systolic or diastolic dysfunction. J Am Med Assoc. 1994; 271:1276-80.

20. Thomas MD, Fox KF, Coats AJ, Sutton GC. The epidemiological enigma of heart failure with preserved systolic function. Eur J Heart Fail. 2004;6:125-36.

21. Paulus WJ, Tschope C, Sanderson JE, et al. How to diagnose diastolic heart failure: a consensus statement on the diagnosis of heart failure with normal left ventricular ejection fraction by the Heart Failure and Echocardiography Associations of the European Society of Cardiology. Eur Heart J. 2007;28:2539.

22. Kawaguchi M, Hay I, Fetics B, Kass DA. Combined ventricular systolic and arterial stiffening in patients with heart failure and preserved ejection fraction: implications for systolic and diastolic reserve limitations. Circulation. 2003;107:714-20.

23. Konstam MA. "Systolic and diastolic dysfunction" in heart failure? Time for a new paradigm. J Card Fail. 2003;9:1-3.

24. Bhatia, RS, Tu, JV, Lee, DS, et al. Outcome of heart failure with preserved ejection fraction in a population-based study. N Engl J Med. 2006;355:260.

25. Redfield, MM, Jacobsen SJ, Burnett JC Jr, et al. Burden of systolic and diastolic ventricular dysfunction in the community: appreciating the scope of the heart failure epidemic. JAMA. 2003;289:194.

26. Kitzman DW, Little WC, Brubaker PH, et al. Pathophysiological characterization of isolated diastolic heart failure in comparison to systolic heart failure. JAMA. 2002;288:2144.

27. Redfield MM, Jacobsen SJ, Burnett JC Jr, et al. Burden of systolic and diastolic ventricular dysfunction in the community: appreciating the scope of the heart failure epidemic. JAMA. 2003;289:194-202.

28. Vasan RS, Larson MG, Benjamin EJ, et al. Congestive heart failure in subjects with normal versus reduced left ventricular ejection fraction: prevalence and mortality in a population-based cohort. J Am Coll Cardiol. 1999;33:1948-55.

29. Masoudi FA, Havranek EP, Smith G, et al. Gender, age, and heart failure with preserved left ventricular systolic function. J Am Coll Cardiol. 2003;41:217-23.

30. Hogg K, Swedberg K, McMurray J. Heart failure with preserved left ventricular systolic function; epidemiology, clinical characteristics, and prognosis. J Am Coll Cardiol. 2004;43:317-27.

31. Kitzman DW, Little WC, Brubaker PH, et al. Pathophysiological characterization of isolated diastolic heart failure in comparison to systolic heart failure. JAMA. 2002;288:2144-50.

32. Goldsmith SR, Dick C. Differentiating systolic from diastolic heart failure: pathophysiologic and therapeutic considerations. Am J Med. 1993;95:645-55.

33. Garcia MJ. Diastolic dysfunction and heart failure: causes and treatment options. Cleve Clin J Med. 2000;67:727-9, 733-8.

34. Zile MR, Gaasch WH, Carroll JD, et al. Heart failure with a normal ejection fraction: is measurement of diastolic function necessary to make the diagnosis of diastolic heart failure? Circulation. 2001;104:779-82.

35. Senni M, Redfield MM. Heart failure with preserved systolic function: a different natural history? J Am Coll Cardiol. 2001;38:1277-82.

36. Kramer K, Kirkman P, Kitzman D, Little WC. Flash pulmonary edema: association with hypertension and reoccurrence despite coronary revascularization. Am Heart J. 2000;140:451-5.

37. Dodek A, Kassebaum DG, Bristow JD. Pulmonary edema in coronary-artery disease without cardiomegaly: paradox of the stiff heart. N Engl J Med. 1972;286:1347-50.

38. Little WC. Hypertensive pulmonary oedema is due to diastolic dysfunction. Eur Heart J. 2001;22:1961-4.

39. Zile MR, Brutsaert DL. New concepts in diastolic dysfunction and diastolic heart failure: Part I: diagnosis, prognosis, and measurements of diastolic function. Circulation. 2002;105:1387-93.

40. Fonarow GC, Stough WG, Abraham WT, et al. Characteristics, treatments, and outcomes of patients with preserved systolic function hospitalized for heart failure: a report from the OPTIMIZE-HF Registry. J Am Coll Cardiol. 2007;50:768 -77.

41. Cline CM, Bjorck-Linne AK, Israelsson BY, et al. Non-compliance and knowledge of prescribed medication in elderly patients with heart failure. Eur J Heart Fail. 1999;1:145-9.

42. van der Wal MH, Jaarsma T, van Veldhuisen DJ. Non-compliance in patients with heart failure; how can we manage it? Eur J Heart Fail. 2005;7:5-17.

43. Granger BB, Swedberg K, Ekman I, et al. Relationship of adherence to candesartan and placebo with outcomes in chronic heart failure: results from the CHARM programme. Lancet. 2005;366:2005-11.

44. Gheorghiade M, Bonow RO. Chronic heart failure in the United States: a manifestation of coronary artery disease. Circulation. 1998;97:282-9.

45. Gheorghiade M, Sopko G, De Luca L, et al. Navigating the crossroads of coronary artery disease and heart failure. Circulation. 2006;114:1202-13.

46. Flaherty JD, Bax JJ, De Luca L, Rossi JS, et al. Acute Heart Failure Syndromes in Patients With Coronary Artery Disease: Early Assessment and Treatment. J Am Coll Cardiol. 2009;53;254-63.

47. Steg PG, Dabbous OH, Feldman LJ, et al. Determinants and prognostic impact of heart failure complicating acute coronary syndromes: observations from the Global Registry of Acute Coronary Events (GRACE). Circulation. 2004;109:494-9.

48. Littmann L. Large T wave inversion and QT prolongation associated with pulmonary edema: a report of nine cases. J Am Coll Cardiol. 1999;34:1106-10.

49. Sugiura T, Takase H, Toriyama T, et al. Circulating levels of myocardial proteins predict future deterioration of congestive heart failure. J Card Fail. 2005;11:504-9.

50. Ishii J, Nomura M, Nakamura Y, et al. Risk stratification using a combination of cardiac troponin T and brain natriuretic peptide in patients hospitalized for worsening chronic heart failure. Am J Cardiol. 2002;89:691-5.

51. Del Carlo CH, Pereira-Barretto AC, Cassaro-Strunz C, et al. Serial measure of cardiac troponin T levels for prediction of clinical events in decompensated heart failure. J Card Fail. 2004;10:43-8.

52. You JJ, Austin PC, Alter DA, et al. Relation between cardiac troponin I and mortality in acute decompensated heart failure. Am Heart J. 2007;153:462-70.

53. Peacock WF, De Marco T, Fonarow GC, et al. Cardiac troponin and outcome in acute heart failure. N Engl J Med. 2008;358:2117-26.

54. Gheorghiade M, Gattis Stough W, Adams KF Jr, et al. The Pilot Randomized Study of Nesiritide Versus Dobutamine in Heart Failure (PRESERVD-HF). Am J Cardiol. 2005;96:18G-25.

55. O'Connor CM, Gattis WA, Adams Jr KF, et al. Tezosentan in patients with acute heart failure and acute coronary syndromes: results of the Randomized Intravenous TeZosentan Study (RITZ-4). J Am Coll Cardiol. 2003;41:1452-7.

56. Gattis WA, O'Connor CM, Hasselblad V, et al. Usefulness of an elevated troponin-I in predicting clinical events in patients admitted with acute heart failure and acute coronary syndrome (from the RITZ-4 trial). Am J Cardiol. 2004;93:1436-7.

57. Kurtz CE, Gerber Y, Weston SA, et al. Use of ejection fraction tests and coronary angiography in patients with heart failure. Mayo Clinic Proc. 2006;81:906-13.

58. Lee DS, Austin PC, Rouleau JL, et al. Predicting mortality among patients hospitalized for heart failure: derivation and validation of a clinical model. JAMA. 2003;290:2581-2587.

59. Cleland JG, Swedberg K, Follath F, et al. The EuroHeart Failure survey programme: a survey on the quality of care among patients with heart failure in Europe. Part 1: patient characteristics and diagnosis. Eur Heart J. 2003;24:442-63.

60. Fonarow GC. The Acute Decompensated Heart Failure National Registry (ADHERE): opportunities to improve care of patients hospitalized with acute decompensated heart failure. Rev Cardiovasc Med. 2003;4:S21-S30.

61. De Luca L, Fonarow GC, Adams KF Jr, Mebazaa A, Tavazzi L, Swedberg K, et al. Acute heart failure syndromes: clinical scenarios and pathophysiologic targets for therapy. Heart Fail Rev. 2007;12(2):97-104.

62. Benza RL, Tallaj JA, Felker GM, et al. The impact of arrhythmias in acute heart failure. J Card Fail. 2004;10:279-84

63. Summers RL, Amsterdan E. Pathophysiology of Acute Decompensated Heart Failure. Heart Failure Clin. 2009;5:9-17

64. Andrew P. Diastolic heart failure demystified. Chest. 2003;124:744-53.

65. Summers RL, Kolb JC, Woodward LH, et al. Differentiating systolic from diastolic heart failure using impedance cardiography. Acad Emerg Med. 1999;6(7):693-9.

66. Summers RL, Montani JP. Computer model of cardiac diastolic dynamics. Comput Cardiol. 1992;19:697-700.

67. O'Connor CM, Stough WG, Gallup DS, et al. Demographics, clinical characteristics, and outcomes of patients hospitalized for decompensated heart failure: observations from the IMPACT-HF registry. J Card Fail. 2005;11:200-5.

68. Gheorghiade M, Abraham WT, Albert NM, et al. Systolic bloodpressure at admission, clinical characteristics, and outcomes inpatients hospitalized with acute heart failure. JAMA. 2006;296:2217-26.

69. Goldberg RJ, Spencer FA, Farmer C, et al. Incidence and hospital deaths rates associated with heart failure: a community-wide perspective. Am J Med. 2005;118:728-34.

70. Tavazzi L, Maggioni AP, Lucci D, et al. Nationwide survey on acuteheart failure in cardiology ward services in Italy. Eur Heart J. 2006;27:1207.

71. Cotter G, Weissgarten J, Metzkor E, et al. Increased toxicity of highdose furosemide versus low-dose dopamine in the treatment of refractory congestive heart failure. Clin Pharmacol Ther. 1997;62:187-93.

72. Butler J, Forman DE, Abraham WT, et al. Relationship between heart failure treatment and development of worsening renal function among hospitalized patients. Am Heart J. 2004;147:331-8.

73. Yu CM, Wang L, Chau E, et al. Intrathoracic impedance monitoring in patients with heart failure: correlation with fluid status and feasibility of early warning preceding hospitalization. Circulation. 2005;112:841-8.

74. Cotter G, Felker GM, Adams KF, et al. The pathophysiology of acute heart failure—is it all about fluid accumulation? Am Heart J. 2008;155:9-18.

75. Felker GM, Cotter G. Unraveling the pathophysiology of acute heart failure: an inflammatory proposal. Am Heart J. 2006;151:765-7.

76. Cotter G, Moshkovitz Y, Milovanov O, et al. Acute heart failure: a novel approach to its pathogenesis and treatment. Eur J Heart Fail. 2002;4:227-34

77. Cotter G, Metra M, Milo-Cotter O, Dittrich HC, Gheorghiade M. Fluid overload in acute heart failure—re-distribution and other mechanisms beyond fluid accumulation. Eur J Heart Fail. 2008;10:165-9.

78. Cohn JN, Levine TB, Olivari MT, et al. Plasma norepinephrine as a guide to prognosis in patients with chronic congestive heart failure. N Engl J Med. 1984;311(13):819-23.

79. Francis GS, Benedict C, Johnstone DE, et al. Comparison of neuroendocrine activation in patients with left ventricular dysfunction with and without congestive heart failure. A substudy of the studies of left ventricular dysfunction (SOLVD). Circulation. 1990;82(5):1724-9.

80. Mann DL, Kent RL, Parsons B, et al. Adrenergiceffects on the biology of the adult mammalian cardiocyte. Circulation. 1992;85(2):790-804.

81. Adams JW, Sakata Y, Davis MG, et al. Enhanced Galpha q signaling: a common pathway mediates cardiac hypertro-

phy and apoptotic heart failure. Proc Natl Acad Sci U S A. 1998;95(17):10140-5.

82. Anand IS, Ferrari R, Kalra GS, et al. Edema of cardiac origin. Studies of body water and sodium, renal function, hemodynamic indexes, and plasma hormones in untreated congestive cardiac failure. Circulation. 1989;80(2):299-305.

83. Hall JE, Guyton AC, Mizelle HL. Role of the renin-angiotensin system in control of sodium excretion and arterial pressure. Acta Physiol Scand Suppl. 1990;591:48-62.

84. Tan LB, Jalil JE, Pick R, et al. Cardiac myocyte necrosis induced by angiotensin II. Circ Res. 1991; 69(5):1185-95.

85. Francis GS, Cohn JN, Johnson G. Plasma norepinephrine, plasma renin activity, and congestive heart failure. Relations to survival and the effects of therapy in V-HeFT II. The V-HeFT VA Cooperative Studies Group. Circulation. 1993;87(Suppl. 6):V140-8.

86. Loskutoff D, Quigley J. PAI-1, fibrosis, and the elusive provisional fibrin matrix. J Clin Invest. 2000;106(12):1441-3.

87. Swedberg K, Eneroth P, Kjekshus J, et al. Hormones regulating cardiovascular function in patients with severe congestive heart failure and their relation to mortality. CONSENSUS Trial Study Group. Circulation. 1990;82(5):1730-6.

88. Klein L, Gattis WA, Leimberger JD, et al. Prognostic value of hyponatremia in hospitalized patients with worsening heart failure: insights from the Outcomes of a Prospective Trial of Intravenous Milrinone for Exacerbations of Chronic Heart Failure (OPTIME-CHF). J Card Fail. 2003;9:S83.

89. Gheorghiade M, Gattis WA, O'Connor CM, et al. Effects of tolvaptan, a vasopressin antagonist, in patients hospitalized with worsening heart failure. JAMA. 2004;291:1963-1971.

90. Goldsmith SR. Vsopressin receptor antagonists: Mechanisms of action and potential effecs in heart failure. Cleveland Clin J Med. 2006;73(2):S20-S23.

91. Colucci WS, Elkayam U, Horton DP, et al. Intravenous nesiritide, a natriuretic peptide, in the treatment of decompensated congestive heart failure. N Engl J Med. 2000;343(4):246-53.

92. Maisel AS, McCord J, Nowak RM, et al. Bedside B-type natriuretic peptide in the emergency diagnosis of heart failure with reduced or preserved ejection fraction: results from the breathing not properly multinational study. J Am Coll Cardiol. 2003;1(11):2010-7.

93. Wei CM, Lerman A, Rodeheffer RJ, et al. Endothelin in human congestive heart failure. Circulation. 1994;89(4):1580-6.

94. Milo O, Cotter G, Kaluski E, et al. Comparison of inflammatory and neurohormonal activation in cardiogenic pulmonary edema secondary to ischemic versus nonischemic causes. Am J Cardiol. 2003;92:222-6.

95. Sato Y, Takatsu Y, Kataoka K, et al. Serial circulating concentrations of C-reactive protein, interleukin (IL)-4, and IL-6 in patients with acute left heart decompensation. Clin Cardiol. 1999;22:811-3.

96. Bradham WS, Bozkurt B, Gunasinghe H, et al. Tumor necrosis factor-alpha and myocardial remodeling in progression of heart failure: a current perspective. Cardiovasc Res. 2002;53(4):822-30.

97. Torre-Amione G, Kapadia S, Benedict C, et al. Proinflammatory cytokine levels in patients with depressed left ventricular ejection fraction: a report from the studies of left ventricular dysfunction (SOLVD). J Am Coll Cardiol. 1996;27(5):1201-6.

98. Francis SE, Holden H, Holt CM, et al. Interleukin-1 in myocardium and coronary arteries of patients with dilated cardiomyopathy. J Mol Cell Cardiol. 1998;30(2):215-23.

99. Aukrust P, Ueland T, Lien E, et al. Cytokine network in congestive heart failure secondary to ischemic or idiopathic dilated cardiomyopathy. Am J Cardiol. 1999;83(3):376-82.

100. Francis GS Pathophysiology of the heart failure clinical syndrome. In: Topol E. Textbook of Cardiovascular Medicine. Philadelphia: Lippincott-Raven Publishers, 1998. p. 2179.

101. Redfield MM, Jacobsen SJ, Borlaug BA, et al. Age- and genderrelated ventricular-vascular stiffening: a community--based study. Circulation. 2005;112:2254-62.

102. Vlachopoulos C, Dima I, Aznaouridis K, et al. Acute systemic inflammation increases arterial stiffness and decreases wave reflections in healthy individuals. Circulation. 2005;112:2193-200.

103. Wang CS, Fitzgerald JM, Schulzer M, et al. Does this dyspneic patient in the emergency department have congestive heart failure? JAMA 2005;294:1944–56.

104. Stevenson LW, Perloff JK. The limited reliability of physical signs for estimating hemodynamics in chronic heart failure. JAMA. 1989;261:884-8.

105. Aronson D, Burger AJ. Relation between pulse pressure and survival in patients with decompensated heart failure. Am J Cardiol. 2004;93:785-8.

106. Gorlin R, Knowles JH, Storey CF. The Valsalva maneuver as a test of cardiac function. Am J Med. 1957;22:197-212.

107. Zema MJ. Heart failure and the bedside Valsalva maneuver. Chest. 1990;97:772-3.

108. Felker GM, Cuculich PS, Gheorghiade M. The Valsalva maneuver: a bedside "biomarker" for heart failure. Am J Med. 2006;119(2):117-22.

109. Bernardi L, Saviolo R, Spodick DH. Do hemodynamic responses to the Valsalva maneuver reflect myocardial dysfunction? Chest. 1989;95:986-91.

110. Schmidt DE, Shah PK. Accurate detection of elevated left ventricular filling pressure by a simplified bedside application of the Valsalva maneuver. Am J Cardiol. 1993;71:462-5.

111. Givertz MM, Slawsky MT, Moraes DL, McIntyre KM, Colucci WS. Noninvasive determination of pulmonary artery wedge pressure in patients with chronic heart failure. Am J Cardiol. 2001;87:1213-5, A1217.

112. Gleason WL, Braunwald E. Studies on Starling's law of the heart. VI. Relationships between left ventricular end--diastolic volume and stroke volume in man with observations on the mechanism of pulsus alternans. Circulation. 1962;25:841.

113. McGaughey MD, Maughan WL, Sunagawa K, et al. Alternating contractility in pulsus alternans studied in the isolated canine heart. Circulation. 1985;71:357.

114. Butman SM, Ewy GA, Standen JR, Kern KB, Hahn E. Bedside cardiovascular examination in patients with severe chronic heart failure: importance of rest or inducible jugular venous distension. J Am Coll Cardiol. 1993;22:968-74.

115. Drazner MH, Hamilton MA, Fonarow G, et al. Relationship between right and left-sided filling pressures in 1000 patients with advanced heart failure. J Heart Lung Transplant. 1999;18:1126-32.

116. Packer M, Abraham WT, Mehra MR, et al. Prospective evaluation and identification of cardiac decompensation by ICG test (predict) study investigators and coordinators utility of impedance cardiography for the identification of short-term risk of clinical decompensation in stable patients with chronic heart failure. J Am Coll Cardiol. 2006;47:2245-52.

117. Ishmail AA, Wing S, Ferguson J, et al. Interobserver agreement by auscultation in the presence of a third heart sound in patients with congestive heart failure. Chest. 1987;91:870.

118. Lok CE, Morgan CD, Ranganathan N. The accuracy and interobserver agreement in detecting the 'gallop sounds' by cardiac auscultation. Chest. 1998;114:1283.

119. Marcus GM, Gerber IL, McKeown BH, et al. Association between phonocardiographic third and fourth heart sounds and objective measures of left ventricular function. JAMA. 2005;293:2238.

120. Maisel AS, Krishnaswamy P, Nowak RM, et al. Rapid measurement of B-type natriuretic peptide in the emergency diagnosis of heart failure. N Engl J Med. 2002;347:161.

121. McCullough PA, Nowak RM, McCord J, et al. B-type natriuretic peptide and clinical judgment in emergency diagnosis of heart failure: analysis from Breathing Not Properly (BNP) multinational study. Circulation. 2002;106:416.

122. Maisel A. B-type natriuretic peptide levels: diagnostic and prognostic in congestive heart failure: what's next? Circulation. 2002;105:2328.

123. Knudsen CW, Omland T, Clopton P, et al. Impact of atrial fibrillation on the diagnostic performance of B-type natriuretic peptide in dyspneic patients: an analysis from the Breathing Not Properly multinational study. J Am Coll Cardiol. 2005;46:838.

28
capítulo

**Humberto Graner Moreira • Roberto Ramos Barbosa • Priscila Feitoza Cestari
Thais Pinheiro Lima • João Manoel Rossi Neto**

Tratamento Clínico da Insuficiência Cardíaca Aguda

A admissão de um paciente com insuficiência cardíaca aguda (ICA) impõe que o serviço de saúde esteja muito bem estruturado, pois esse paciente normalmente exigirá uma série de recursos diagnósticos e terapêuticos requerendo algumas vezes cuidados intensivos, além de uma abordagem multidisciplinar que envolva cuidados de enfermagem, fisioterapia e nutrição. A estabilização inicial do paciente que se apresenta com ICA no pronto-socorro é apenas a parte inicial desse complexo cuidado, que envolve também a transição de uma doença na sua fase aguda para a fase crônica que se seguirá após a alta hospitalar desse paciente, e cuidados são essenciais para se evitar hospitalizações recorrentes. O objetivo deste capítulo é discutir os principais aspectos no tratamento da ICA. A abordagem da ICA associada ao choque cardiogênico será discutida no Capítulo 43.

ABORDAGEM INICIAL NO TRATAMENTO DA IC AGUDA

Os objetivos do tratamento na ICA podem ser identificados por fases (Quadro 28.1).[1,2]

Quadro 28.1 Objetivos do tratamento na IC Aguda.[1]

- **Imediato (unidade de emergência):** melhorar os sintomas, restaurar oxigenação, melhorar hemodinâmica e perfusão dos órgãos, minimizar dano cardíaco e renal, encurtar estadia no CTI.
- **Intermediário (intra-hospitalar):** estabilizar o paciente e otimizar terapia, iniciar farmacoterapia objetivando aumento da sobrevida, considerar dispositivos de suporte extracorpóreo, minimizar estadia intra-hospitalar.
- **Longo-prazo (domiciliar):** traçar estratégia de acompanhamento, educação e orientação quanto a mudanças no estilo de vida, realizar profilaxia secundária quando indicada (ex: cardiopatia reumática), prevenir reinternações, melhorar qualidade de vida.

Adaptada de *ESC Guidelines for the diagnosis and treatment of acute and chronic heart failure* 2012.

Durante a avaliação inicial do paciente com ICA, é importante determinar:[1]

1. Este paciente tem insuficiência cardíaca ou existe uma causa alternativa para os seus sintomas e sinais? (p. ex.: DPOC, anemia, insuficiência renal, tromboembolismo pulmonar?);
2. Se este paciente tem insuficiência cardíaca, existe algum precipitante para a descompensação ou agudização dos sintomas que necessita de controle específico? (p. ex.: arritmias, isquemia miocárdica, sepse);
3. Existem sinais de instabilidade hemodinâmica ou ameaça à vida como hipoxemia, hipotensão ou choque?

Essa avaliação inicial na sala de emergência inclui ainda a monitorização dos sinais vitais desse paciente e a obtenção de um acesso venoso para o tratamento medicamentoso inicial ou de urgência, se necessário. A *Heart Failure Society of America* (HFSA)[3] e a *American Heart Association* (AHA)[4] recomendam que o paciente com sintomas de insuficiência cardíaca (IC) deve ser internado sempre que houver:

- Evidência de IC grave, incluindo hipotensão, piora da função renal ou alteração do nível de consciência. Hipoperfusão associada à redução do débito urinário e outras manifestações de choque.
- Taquidispneia em repouso com saturação de oxigênio < 90%.
- Arritmia com instabilidade hemodinâmica.
- Síndromes coronarianas agudas.

Além disso, a hospitalização pode ser considerada naqueles que apresentam:

- Piora da congestão mesmo sem dispneia (avaliado pelo aumento de peso maior ou igual a 5 kg).

461

- Sinais ou sintomas de congestão pulmonar ou sistêmica.
- Distúrbios hidroeletrolíticos.
- Outras patologias associadas, como pneumonia, tromboembolismo pulmonar e cetoacidose diabética.

De modo resumido, a abordagem inicial do paciente com ICA (em muitos aspectos, já discutida no capítulo anterior) pode ser visualizada no Quadro 28.2.

Existem diferenças importantes entre o manejo da insuficiência cardíaca crônica e aguda. Na IC crônica, o manejo se baseia em tratamentos que melhoram a mortalidade em longo prazo e diminuem os sintomas. Algumas das pedras angulares no tratamento da IC crônica não devem ser adicionadas ou devem ser utilizadas com precaução na ICA (por exemplo, betabloqueadores), particularmente durante o período de estabilização inicial. Esses tratamentos podem ser iniciados ou titulados numa fase posterior do tratamento desses pacientes.

Em linhas gerais, os principais objetivos no tratamento da IC aguda são:[3]

- Melhorar os sintomas, especialmente a congestão e baixo débito;
- Restaurar a oxigenação;
- Otimizar o estado volêmico;
- Identificar a etiologia ou fatores precipitantes, buscando corrigi-los;
- Otimizar o tratamento crônico com medicamentos por via oral;
- Minimizar os efeitos colaterais;
- Identificar os pacientes que poderiam se beneficiar de revascularização.
- Identificar os pacientes que poderiam se beneficiar de dispositivos de assistência circulatória.
- Identificar risco de tromboembolismo e a necessidade de terapia anticoagulante.

- Educar os pacientes sobre a doença na sua fase crônica, incluindo aderência medicamentosa e não medicamentosa.

MANEJO CLÍNICO DOS PACIENTES COM IC AGUDA

A Figura 28.1 mostra um algoritmo proposto para o manejo clínico do paciente admitido com IC aguda e congestão pulmonar ou sistêmica.

Oxigenoterapia

É recomendada a administração de oxigênio precoce em pacientes hipoxêmicos,[3] visando atingir saturação de O_2 maior ou igual a 95% (ou > 90% na presença de DPOC).[1] Quando há hipóxia sem hipercapnia, a simples suplementação de O_2 através de cateter nasal, máscara facial ou máscara de Venturi pode ser suficiente. Na presença de hipoxemia persistente, hipercapnia e/ou acidose respiratória, e sinais de insuficiência respiratória, é indicada ventilação não invasiva com pressão positiva de oxigênio (CPAP/BIPAP), salvo quando contraindicada (vide abaixo). Nestes casos, a obtenção de via aérea definitiva para ventilação mecânica deve ser considerada.

Assistência ventilatória

Devemos considerar a ventilação não invasiva (VNI) em pacientes com edema agudo de pulmão cardiogênico ou hipertensivo. A pressão positiva aplicada na VNI reduz a pós-carga melhorando a função ventricular esquerda.[1]

Em pacientes com edema pulmonar cardiogênico, existem fortes evidências de metanálises e ensaios clínicos randomizados de que a VNI diminui a necessidade de intubação e melhora os parâmetros ventilatórios, como frequência res-

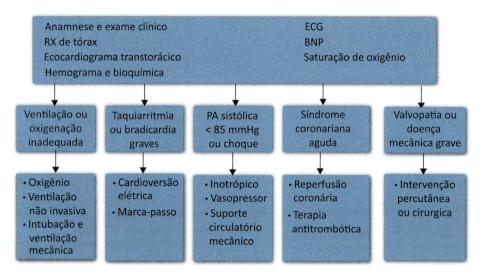

Quadro 28.2 Abordagem inicial do paciente com suspeita de ICA.[1]

Adaptada de ESC *Guidelines for the diagnosis and treatment of acute and chronic heart failure*, 2012.

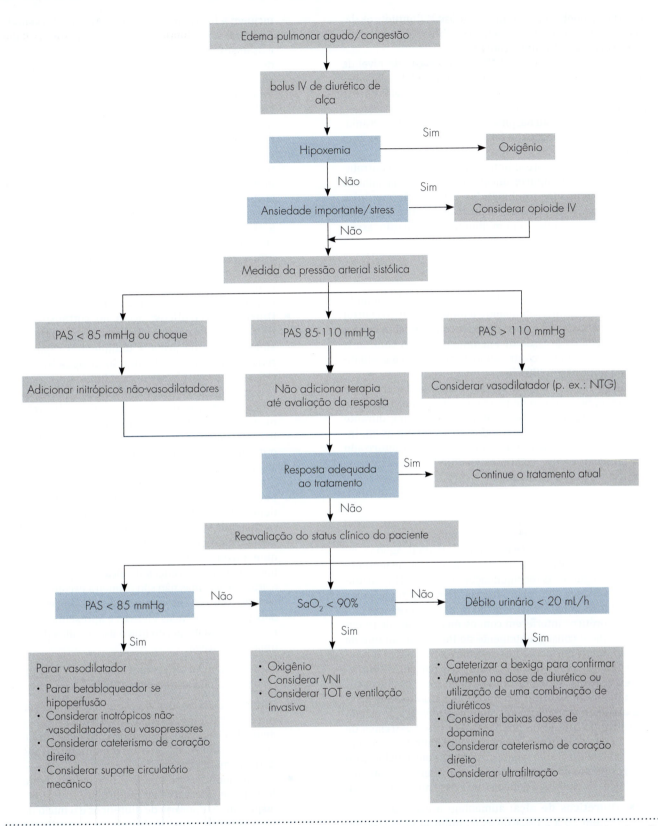

Figura 28.1 Algoritmo para controle de pacientes admitidos com AHF e edema/congestão pulmonar. IV = intravenoso; NTG = nitroglicerina; PAS = pressão arterial sistólica; TOT = tubo orotraqueal; VNI = ventilação não invasiva.

Adaptada de McMurray JJ, Adamopoulos S, Anker SD, et al. and Treatment of Acute and Chonic Heart Failure 2012 of the European Society of Cardiology. Desenvolvido em colaboração com a Heart Failure Association (HFA) of the ESC. Eur Heart J 33:1787, 2012.

CAPÍTULO 28 — Tratamento Clínico da Insuficiência Cardíaca Aguda — 463

piratória, dispneia, hipercapnia e acidose.[5-8] Contudo, os dados acerca de um possível benefício também na mortalidade desses pacientes são conflitantes. [8,9]

As contraindicações da VNI são: alteração do nível de consciência, sangramento gastrintestinal, instabilidade hemodinâmica ou arritmias graves, obstrução de vias aéreas superiores, inabilidade para cooperar ou proteger a via aérea, alto risco de broncoaspiração, cirurgia facial ou craniana recente ou deformidade facial que impossibilite o bom ajuste da máscara.

Pacientes que apresentem algumas dessas contraindicações ou cujo suporte inicial com VNI tenha falhado devem ser intubados e submetidos à ventilação mecânica convencional. Nesses casos, a pressão positiva expiratória final (PEEP) é eficaz em melhorar a oxigenação, assim como o edema alveolar.

Morfina

A morfina reduz a ansiedade do paciente, diminuindo o esforço respiratório, atenuando o tônus simpático central e levando à vasodilatação venosa e arteriolar, com consequente queda da pressão de enchimento.[3,10] No entanto, o seu uso ainda é muito controverso, sem menção nas atualizações da ACC/AHA 2009.[11]

Pacientes com edema agudo pulmonar hipertensivo respondem bem ao uso de morfina. A droga normalmente é administrada em doses endovenosas de 2 a 5 mg, durante 3 minutos, podendo ser realizadas doses repetidas em intervalos de 15 minutos. O paciente deve ser monitorizado para possíveis efeitos colaterais, incluindo depressão respiratória e hipotensão arterial.

Diuréticos

Eficientes no controle dos sintomas congestivos, os diuréticos são peças-chave no tratamento da IC aguda.[3,11,12] Exceção feita aos casos de choque cardiogênico ou hipotensão grave, segundo as recomendações da ACC/AHA[11], o diurético deverá ser administrado sem demora em pacientes com sintomas congestivos, logo na sala de emergência.

Os diuréticos interferem com os mecanismos de retenção de sódio e consequentemente de fluidos, resultante da ativação neuro-hormonal dos sistemas adrenérgico e renina-angiotensina-aldosterona (SRAA) nos pacientes com IC. Com exceção dos antagonistas da aldosterona, os diuréticos não influenciam na história natural da IC crônica.[1] Sua principal utilidade é a redução dos sintomas, melhora do estado congestivo e redução da pré-carga. Em casos extremos de elevação das pressões de enchimento, os diuréticos podem restaurar a perfusão adequada dos órgãos com a melhora do fluxo resultante da redução da pressão venosa. A ação farmacológica do diurético define a sua classe medicamentosa:

- **Diuréticos de alça:** aumentam a excreção de sódio em 20 a 25% através da inibição reversível do simporte (cotransporte) de $Na^+/K^+/2Cl^-$ na porção ascendente da alça de Henle, aumentando o *clearance* de água livre. Sua função permanece inalterada mesmo na presença de disfunção renal. São os diuréticos mais utilizados no tratamento da ICA, e

incluem a furosemida, a bumetanida e a torsemida. Em geral são administradas inicialmente em *bolus*, e as doses sequenciais devem ser tituladas de acordo com a resposta diurética e o alívio dos sinais e sintomas congestivos. Existem evidências de que a infusão contínua de furosemida, após uma dose inicial de ataque, pode ser mais efetiva que doses sequenciais em *bolus*.[13,14] A combinação de diuréticos de alça com inotrópicos também é uma estratégia usualmente mais eficiente e segura que o aumento progressivo da dose de diuréticos. A furosemida, *in vitro*, também estimulou a liberação de prostaciclina e óxido nítrico, aumentando a liberação das citocinas vasoativas. Sua capacidade de aumentar a excreção de sódio urinário e diminuir os sinais clínicos de retenção hídrica resulta em redução da estase venosa jugular, da congestão hepática e pulmonar, redução do peso e também do edema periférico. A somatória desses efeitos resulta em controle dos sintomas e da tolerância ao exercício.[4]

- **Diuréticos tiazídicos:** agem no cotransportador Na^+/Cl^- do tubo contorcido distal, prevenindo a máxima diluição da urina, e diminuem a capacidade renal de aumentar a depuração de água livre, com risco de desenvolvimento de hiponatremia. Essa classe de diuréticos também aumenta a reabsorção de Ca^+ no néfron distal e diminui a reabsorção de magnésio, resultando em hipomagnesemia se em uso prolongado. O aumento da liberação de NaCl e de fluido no ducto coletor aumenta diretamente a secreção de K^+ e H^+ por esse segmento do néfron e pode levar à hipocalemia importante. O cotransportador Na^+/Cl^- também está presente nas células dentro da vasculatura, explicando sua ação anti-hipertensiva. São representantes dessa classe: clortiazida, hidroclorotiazida, clortalidona, metazolona, quinetazona e indapamida. São usados em combinação com os diuréticos de alça para potencializar a ação destes, mas não são primeira escolha nos pacientes com ICA. As combinações de diuréticos em baixas doses são mais efetivas e apresentam menores efeitos colaterais do que o uso de altas doses de uma única droga.

A função renal deve ser sempre cuidadosamente monitorada (ver Síndrome Cardiorrenal abaixo):

- Aumento discreto dos níveis de creatinina sérica, entre 0,3 e 0,5 mg/dl; nesse caso, e na presença de sinais de congestão, é indicado continuar com a terapia com diuréticos, monitorizando e otimizando o status hemodinâmico;
- Se o aumento de creatinina sérica refletir depleção do volume intravascular importante, considerar a suspensão temporária de diuréticos e o início da terapia adjuvante com inotrópicos e a otimização da volemia sistêmica;
- Na presença de disfunção renal moderada a grave preexistente, pode ser necessária a administração de doses maiores de diuréticos de alça, evitando a classe de tiazídicos (pouco eficazes nesse contexto);

- Diante da piora progressiva da função renal, sem melhora do quadro congestivo mesmo com a otimização da terapia, considerar a possibilidade de ultrafiltração.

A Tabela 28.1 resume as principais doses de diuréticos recomendadas e os objetivos do tratamento.

Resistência ao tratamento com diuréticos

Alguns pacientes com ICA não irão responder adequadamente à terapia inicial com diuréticos de alça.[3] Nesses casos, algumas medidas são indicadas na tentativa de otimizar a volemia desses pacientes. O primeiro passo envolve simplesmente ajustar a posologia do diurético administrado, com aumento progressivo da dose. Uma outra medida é associar um segundo diurético a fim de potencializar a ação do diurético de alça. Nesses casos, indica-se associar a hidroclorotiazida (25 a 50 mg) ou espironolactona. Esta droga, especificamente, já é muitas vezes utilizada pelos pacientes com IC crônica em baixas doses, e estas podem ser ajustadas até 100 mg/dia. Além disso, a espironolactona não só melhora a diurese, como minimiza a hipocalemia secundária ao uso de diuréticos de alça, e isso porque não só reduz a reabsorção de sódio no tubo coletor como também a secreção de potássio. Se essas medidas falham, a ultrafiltração pode ser utilizada para remoção do excesso de volume corpóreo.[3,4]

Síndrome cardiorrenal

A síndrome cardiorrenal (SCR) refere-se à complexa interação entre coração e rins: a insuficiência de um deles induz à disfunção no outro.[15] Cinco tipos distintos de síndrome cardiorrenal têm sido descritos de acordo com o contexto clínico e a evolução temporal da falência orgânica (Tabela 28.2). No contexto de insuficiência cardíaca aguda, a SCR pode ser definida como sendo a instalação e/ou progressão de insuficiência renal no paciente com insuficiência cardíaca e congestão resistente ou refratária ao tratamento (SCR tipo I). É importante notar que essa forma de SCR deve ser diagnosticada na persistência de congestão sistêmica, pois uma diminuição da função renal durante o tratamento eficaz com diuréticos pode ocorrer transitoriamente e não se associa a pior prognóstico. Os preditores para a disfunção renal na vigência de ICA incluem a creatinina aumentada à admissão, idade avançada, sexo feminino, pressão arterial basal elevada, níveis mais elevados de peptídeos natriuréticos e pressão venosa central aumentada. Estima-se que a SCR ocorra em até 25 a 35% dos pacientes hospitalizados com ICA e tenha impacto importante na mortalidade[16].

A redução da taxa de filtração glomerular (TFG) em pacientes com ICA envolve múltiplos fatores fisiopatológicos, incluindo adaptações neuro-humorais, redução da perfusão renal, aumento da pressão venosa renal e disfunção ventricular direita (Figura 28.2)[17].

No entanto, apesar de ser objeto de estudos recentes, o tratamento da SCR no paciente com ICA ainda é desafiador. Não existem tratamentos específicos que demonstraram aumentar diretamente a TFG em pacientes com SCR. Vários estudos randomizados com diferentes estratégias de administração de diuréticos, uso de agentes de proteção renal, infusão de peptídeos natriuréticos e antagonistas neuro-hormonais não impediram o desenvolvimento de SCR em pacientes com ICA. De um modo geral, sabe-se que a própria melhora da função cardíaca e da hemodinâmica do paciente podem melhorar a função renal. Apesar disso, nenhum estudo demonstrou benefícios a longo prazo de inotrópicos como dobutamina e milrinone. A perda progressiva da função renal ou a hipercalemia podem exigir a suspensão dos inibidores da ECA ou espironolactona, que usualmente são substituídos por outros vasodilatadores por via oral (dinitrato de isossorbida e hidralazina) ou via intravenosa (nitroglicerina ou nitroprussiato).

Tabela 28.1 Doses sugeridas para diuréticos e os objetivos do tratamento.[2]

Cenário	Diurético	Dose	Objetivo
Congestão volêmica moderada	Furosemida	20-40 mg IV 12/12h*	Débito urinário > 200 mL nas primeiras 2h após a dose em *bolus*
	Bumetanida	0,5-1 mg IV 12/12h*	
Congestão volêmica grave	Furosemida	40-80 mg IV 12/12h** ou *bolus* de 80 mg IV + infusão contínua 10-20 mg/h	Débito urinário > 400 mL nas primeiras 2h após a dose em *bolus* e então 150 mL/h
	Bumetanida	1-2 mg IV 12/12h	
Congestão volêmica grave e disfunção renal (TFG < 30 mL/min.)	Furosemida	80-200 mg IV 12/12h ou *bolus* de 80 mg IV + infusão contínua 20-40 mg/h	Débito urinário > 200 mL nas primeiras 2h após a dose em *bolus* e então 100 mL/h
Resistência a diuréticos	Adicione hidroclorotiazida à furosemida	25-50 mg IV 30 min. antes do diurético de alça	Débito urinário > 200 mL nas primeiras 2h após a dose em *bolus* e então 100 mL/h

* Considere dobrar a dose se necessário.

** Diminuir a dose se pressão arterial sistólica < 100 mmHg.

Adaptada de *ESC Guidelines for the Diagnosis and Treatment of Acute and Chronic Heart Failure*, 2008.

Tabela 28.2 Classificação da síndrome cardiorrenal.[15]

SCR Tipo I (Síndrome cardiorrenal aguda)
Piora aguda da função cardíaca (p. ex. choque cardiogênico ou IC descompensada) levando à injúria renal aguda.

SCR Tipo II (Síndrome cardiorrenal crônica)
Anormalidades crônicas na função cardíaca (p. ex. IC crônica) causando doença renal crônica progressiva e permanente.

SCR Tipo III (Síndrome renocardíaca aguda)
Piora abrupta da função renal (p. ex. isquemia renal aguda ou glomerulonefrite) causando disfunção cardíaca aguda.

SCR Tipo IV (Síndrome renocardíaca crônica)
Doença renal crônica (p. ex. glomerulopatia crônica) contribuindo para a disfunção cardíaca, hipertrofia cardíaca e/ou risco aumento de eventos cardiovasculares.

SCR Tipo V (Síndrome cardiorrenal secundária)
Doenças sistêmicas (p. ex. diabetes, sepse grave) causando simultaneamente tanto disfunção cardíaca quanto disfunção renal.

Adaptada de Ronco *et al.* Cardiorenal syndrome. J Am Coll Cardiol 2008;52:1527.

Os diuréticos de alça constituem o tratamento de primeira linha para o manejo da congestão pulmonar e sistêmica nos pacientes com IC aguda, e sua ação pode influenciar a função renal de três maneiras: (1) queda da TFG decorrente da redução da pressão de enchimento do ventrículo esquerdo e consequente baixo débito e baixa perfusão renal; (2) manutenção da TFG, quando a redução da volemia não influencia no débito cardíaco; e (3) melhora da TFG e diminuição da creatinina por redução da pressão venosa renal, da pressão intra-abdominal, e da dilatação do ventrículo direito que usualmente diminui o enchimento do ventrículo esquerdo por deslocamento do septo. De uma forma geral, os resultados são melhores quanto mais efetiva a resposta na diminuição da congestão sistêmica, mesmo que associados com aumento transitório e moderado da creatinina.[18]

Doses crescentes de diuréticos são tipicamente requeridas e devem ser tituladas caso o paciente desenvolva hipotensão ou piora importante da função renal, além do risco de haver resistência, como comentado anteriormente. Embora a ultrafiltração muitas vezes seja considerada nesse cenário, o ensaio clínico randomizado CARRESS-HF demonstrou que uma estratégia de tratamento medicamentoso focada no uso escalonado de diuréticos foi superior à ultrafiltração na manutenção da função renal, além de apresentar menos efeitos colaterais associados.[19]

Vasodilatadores endovenosos

A pós-carga do ventrículo esquerdo está aumentada na maioria dos pacientes com IC, e seus efeitos deletérios são proporcionais à disfunção sistólica presente. O objetivo da vasodilatação sistêmica é reduzir tanto a pós-carga do VE como reduzir o estresse de parede, aumentando assim o volume ejetado e diminuindo a pressão diastólica final. Os maiores benefícios hemodinâmicos são vistos nos pacientes com IC avançada, cujos mecanismos compensatórios crônicos estabelecem um quadro de vasoconstrição e aumento da resistência vascular sistêmica. Além dos efeitos diretos na pós-carga, a terapia com vasodilatadores também reduz a pré-carga do VE ao redistribuir a volemia para a periferia, diminuindo o volume e a pressão diastólica final do ventrículo esquerdo. A redução da pré-carga também é desejável

em pacientes com IC aguda e sintomas de congestão. O início precoce da terapia é recomendado em pacientes sem evidência de hipotensão grave (PAS < 90 mmHg), com doença valvar obstrutiva ou sintomas de congestão.[1]

Os efeitos hemodinâmicos dos principais vasodilatadores se encontram na Tabela 28.3.

Nitroglicerina

A nitroglicerina age tanto nas células musculares lisas arteriais quanto em veias com alta capacitância.[20] A ação predominante irá depender da dose utilizada. Em doses mais baixas, a nitroglicerina age principalmente nas veias periféricas e reduz a pressão de enchimento tanto de VD quanto de VE. Em doses mais altas, causa vasodilatação arterial modesta, mas o suficiente para poder melhorar também o débito cardíaco.[21]

Estudos randomizados em pacientes com ICA demonstraram que a administração de nitratos em combinação com furosemida é superior à administração de altas doses de diurético isoladamente.[22,23] Em pacientes cujo quadro de IC aguda possa estar relacionado com isquemia miocárdica, a nitroglicerina é o vasodilatador de escolha, pois é eficaz para vasodilatação coronária, reduzindo a isquemia subendocárdica e o consumo de oxigênio pelo miocárdio por meio dos efeitos na pré e pós-carga. Uma desvantagem da nitroglicerina é o rápido desenvolvimento de tolerância, principalmente quando administrada em altas doses, o que limita seu uso em geral até 48h. Além disso, ela pode induzir taquifilaxia quando utilizada em altas doses. Os potenciais efeitos colaterais são taquicardia reflexa, hipotensão e cefaleia.

A dose inicial é de 10 a 20 μg/min. ou 0,5 μg/kg/min. com aumentos progressivos a cada 5 minutos até a dose máxima de 200 μg/min. e melhora dos sintomas, ou, ainda, aparecimento de efeitos colaterais limitantes.[24]

Não é recomendado o seu uso em pacientes com disfunção ventricular direita.

Nitroprussiato

É um potente vasodilatador arterial e venoso, produzindo rápida redução na pressão capilar pulmonar e aumento do débito cardíaco.[25]

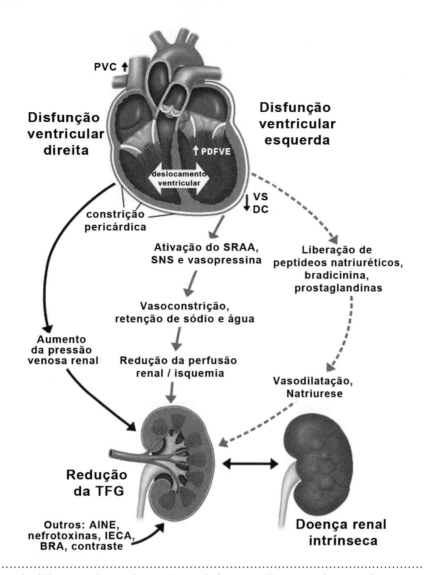

Figura 28.2 Fisiopatologia da síndrome cardiorrenal tipo I. Tanto a disfunção cardíaca esquerda quanto direita contribuem para uma série de respostas adaptativas hemodinâmicas e neuro-humorais levando à redução da perfusão renal e redução da taxa de filtração glomerular.[17]

AINE (Antinflamatórios não Esteroides); BRA (Bloqueador do Receptor da Angiotensina II); DC (Débito Cardíaco; IECA (Inibidor da Enzima Conversora de Angiotensina); SNS (Sistema Nervoso Simpático); SRAA (Sistema Renina-angiotensina-aldosterona); PDFVE (Pressão Diastólica Final de Ventrículo Esquerdo); PVC (Pressão Venosa Central); TFG (Taxa de Filtração Glomerular); VS (Volume Sistólico)

Adaptada de Kiernan et al.

Tabela 28.3 Efeitos hemodinâmicos das drogas vasodilatadoras.[27]

Agente	DC	PCP	PA	FC	Arritmia	Início da ação	Duração do efeito	Diurese	Dose
Nitroglicerina	↑	↓↓↓	↓↓	↑	Não	Rápido	Curta	#indireto	▪ Iniciar com 10-20 µg/min. ▪ Ajuste a cada 10 min. ▪ Aumentar até 200 µg/min.
Nitroprussiato de sódio	↑↑↑	↓↓↓	↓↓↓	↑	Não	Rápido	Curta	#indireto	▪ Ajuste a cada 10 min. ▪ Aumentar até 0,3 a 5 µg/kg/min.
Nesiritide	↑↑	↓↓↓	↓↓	↑	Não	Rápido	Curta	#indireto	▪ *Bolus* de 2 µg/kg + infusão de 0,015 a 0,03 µg/kg/min.

DC (Débito Cardíaco); PCP (Pressão de Capilar Pulmonar); FC (Frequência Cardíaca).
Adaptada da II Diretriz Brasileira de Insuficiência Cardíaca Aguda.

A dose inicial é de 0,3 µg/kg/min., podendo ser titulada a cada 5 minutos até a dose máxima de 5 µg/kg/min. Está indicada preferencialmente a pacientes com emergência hipertensiva, insuficiência aórtica ou mitral agudas e em rupturas agudas do septo intraventricular.

Uma das principais limitações ao uso da droga é a toxicidade pelo tiocianato, e por isso ela deve ser usada com cautela em pacientes com disfunção renal ou hepática, vias de excreção da droga. Doses acima de 400 µg/min. elevam o risco de toxicidade. Além disso, o uso prolongado pode causar taquicardia reflexa, e há o risco de vasoconstrição de rebote quando a infusão é descontinuada.[27] Por esses motivos, não se recomenda sua utilização por períodos superiores a 24 a 48h.

Nesiritide

É análogo ao peptídeo natriurético do tipo B, com ação vasodilatadora arterial e periférica, cuja ação vasodilatadora resulta em rápido alívio dos sintomas de dispneia. Seu uso ainda é bastante controverso. A dose utilizada é de 2 µ/kg em *bolus*, seguida de infusão contínua de 0,015 a 0,030 µ/kg/min.

Antagonistas da vasopressina

Os dois antagonistas da vasopressina mais estudados no uso da ICA são o conivaptan (antagonista dos receptores V1a/V2), usado em pacientes com hiponatremia, e o tolvaptan, usado por via oral (antagonista do receptor V2).

O estudo EVEREST demonstrou que o tolvaptan melhorou os sintomas associados à ICA, promovendo a redução do peso mas sem benefício na mortalidade e morbidade em 1 ano.[28]

Inotrópicos

O uso de agentes inotrópicos deverá ser considerado em pacientes com disfunção sistólica grave associada a baixo débito cardíaco – hipoperfusão e/ou congestão – quando, apesar do tratamento com vasodilatadores e diuréticos, não há melhora dos sintomas. Em pacientes com hipotensão, hipoperfusão e pressão capilar pulmonar elevada, os agentes inotrópicos demonstram benefício na manutenção da perfusão e preservação do fluxo sanguíneo para demais órgãos.[3] São também eficazes em suporte hemodinâmico temporário nos pacientes em choque cardiogênico à espera da terapia definitiva.

De acordo com o estudo OPTIME-CHF[29] o uso rotineiro de inotrópicos em pacientes hospitalizados mostrou-se deletério, exigindo cautela na prescrição dos mesmos.

Dopamina

Estimula os receptores adrenérgicos e dopaminérgicos. Em doses baixas (2 a 3 mg/kg/min.) estimula os receptores dopaminérgicos com algum efeito renal, aumentando a diurese. Em doses acima de 5 mg/kg/min., o efeito inotrópico positivo é predominante ao estimular receptores beta, enquanto o efeito vasopressor é menos importante, ao estimular receptores alfa. Em doses elevadas, age como vasoconstritor por estímulo alfa-adrenérgico, aumentando a resistência vascular periférica. Geralmente é utilizada em doses baixas associadas à dobutamina.

No Instituto Dante Pazzanese utiliza-se uma fórmula que concentra a medicação, evitando a administração de volume em excesso, e permite saber rapidamente a dose (em mcg/kg/min.) que está sendo empregada. Esta fórmula é: volume de dopamina = peso $\times$ 6/5 (em mL), diluídos até completar 100 mL da solução. Por exemplo, em paciente de 60 kg, o volume de dopamina prescrito será 60 $\times$ 6/5 = 72. Desta forma, 72 mL de dopamina serão diluídos em soro (nesse caso, 28 mL) até completar 100 mL de solução. A administração em bomba de infusão dessa solução em mL/h corresponde exatamente à dose em mcg/kg/min., ou seja, se a velocidade de infusão for de 5 mL/h significa que a infusão é de 5 mcg/kg/min.

Dobutamina

Estimula os receptores β1 e β2 adrenérgicos. Seu efeito dose-dependente se faz no aumento do débito cardíaco. Doses iniciais de 2 a 3 µg/kg/min. (dose máxima de 15 µg/kg/min. em pacientes sem uso de betabloqueadores e 20 µg/kg/min. nos pacientes betabloqueados), com progressão baseada na avaliação dos sintomas, débito urinário e estados perfusionais.[1] Sempre que possível, a dose do betabloqueador deve ser mantida ou reduzida, exceção feita aos casos de choque cardiogênico com necessidade de uso de vasoconstritores.

Assim como exemplificado com a dopamina acima, no Instituto Dante Pazzanese emprega-se uma fórmula matemática para calcular a dose de dobutamina a ser administrada, fornecendo reduzido volume e permitindo melhor titulação da dose em mcg/kg/min. A fórmula utilizada é: volume de dobutamina = peso $\times$ 6/12,5. Nesse caso, em um paciente de 60 kg, empregando a fórmula, temos 60 $\times$ 6/12,5 = 29. Prescreve-se, dessa forma, 29 mL de dobutamina diluídos em soro até completar 100 mL de solução (nesse caso, 71 mL). A administração em bomba de infusão contínua dessa solução em mL/h corresponde exatamente à dose em mcg/kg/min., ou seja, se a velocidade de infusão for de 5 mL/h significa que a infusão dada é de 5 mcg/kg/min.

Milrinone

Agente com ação inotrópica e vasodilatadora, atua através da inibição da fosfodiesterase, através da quebra do AMP cíclico. Ao aumentar a concentração celular de cálcio, promove aumento do débito cardíaco e redução da resistência vascular pulmonar e sistêmica. Deve ser utilizado com cautela em pacientes com DAC, uma vez que vem demonstrando aumento da mortalidade em médio prazo.[29]

Levosimendana

Agente sensibilizador do cálcio, exercendo sua ação através do aumento da ligação da troponina C ao cálcio já disponível no citoplasma. Aumenta o débito cardíaco, reduz a pressão capilar pulmonar e a resistência vascular periférica. Sua resposta hemodinâmica é mantida por vários dias. É segura quando utilizada em pacientes com uso prévio de betabloqueadores. Seu principal efeito colateral é a hipotensão.[27] Não realizar dose de ataque em pacientes com PA sistólica < 100 mmHg.

Dose de ataque: 3 a 12 µg/ kg por 10 minutos, seguida de infusão de 0,05 a 0,20 µ/kg em 24 horas.

Noradrenalina

Não é utilizada como droga de primeira escolha em pacientes com choque cardiogênico. Geralmente utilizada quando a etiologia da descompensação da IC é por sepse.

Um resumo das doses dos inotrópicos para o tratamento da ICA está disponível na Tabela 28.3.

Tabela 28.3 Doses de inotrópicos na IC aguda.[2]

	Bolus	Taxa de infusão
Dobutamina	Não	20 µg/kg/min. (β +)
Dopamina	Não	< 3µg/kg/min.: efeito renal (δ +) 3-5 µg/kg/min.: inotrópico (β +) > 5 µg/kg/min.: (β +), vasopressor (α +)
Milrinona	25-75 µg/kg a cada 10-20 minutos	0,375-0,7 µg/kg/min.
Enoximona	0,25-0,75mg/kg	1,25-7,5 µg/kg/min.
Levosimendana*	12 µg/kg a cada 10 minutos (opcional)**	0,1 µg/kg/min. que pode ser diminuído para 0,05 ou aumentado para 0,2 µg/kg/min.
Norepinefrina	Não	0,2-1,0 µg/kg/min.
Epinefrina	Bolus: 1 mg pode ser dado durante a ressuscitação, repetir a cada 3-5 minutos	0,05-0,5 µg/kg/min.

Adaptada de ESC Guidelines for the Diagnosis and Treatment of Acute and Chronic Heart Failure 2008.

Reposição volêmica

O objetivo da reposição volêmica é aumentar a pré-carga e o débito cardíaco através da melhora da interação entre actina e miosina nas miofibrilas. Esse aumento de fluxo reduz o tônus simpático e a pós-carga. O perfil hemodinâmico frio-seco ou quente-seco refere-se aos pacientes nos quais a reposição volêmica deve ser cogitada. A resposta clínica seriada com avaliação da pressão venosa central (PVC) ou pressão de oclusão da artéria pulmonar (POAP), após administração de pequenos volumes de cristaloides, parece ser mais confiável que medidas isoladas.[30, 31] Quando a elevação da PVC ou POAP for superior a 2 mmHg e/ou houver melhora dos indicadores de fluxo tecidual (diurese, lactato, excesso de bases à gasometria, SvO$_2$), a reposição volêmica deverá ser interrompida. A reposição volêmica na ICA está indicada a pacientes comprovadamente hipovolêmicos.[27] Na suspeita de hipovolemia, provas de volume com infusão rápida de 250 mL de cristaloide podem ser utilizadas. Além disso, pacientes com valores baixos de PVC e/ou

POAP associados à hipoperfusão tecidual também podem se beneficiar da reposição volêmica.[27]

Restrição de sódio e de fluidos

Apesar de discutidas as situações nas quais serão necessárias a reposição de volume, na grande maioria desses pacientes há um estado de congestão sistêmica e hipervolemia. Nesse contexto, a restrição de sódio tem sido comumente recomendada para pacientes com IC aguda ou crônica, embora não existam dados suficientes para embasar qualquer quantidade específica de ingestão de sódio em pacientes com IC sintomática. As diretrizes norte-americanas sugerem quantidades de ingestão diária < 3 g,[4] ao passo em que a diretriz europeia apenas aponta que a segurança e a eficácia de restrição de sal ainda demandam mais estudos específicos.[2]

Sobre a ingesta hídrica, sugere-se que esta não ultrapasse 1,5 L/dia em pacientes com IC refratária e hiponatremia, mas restrições mais rigorosas estão indicadas a pacientes com hiponatremia grave (sódio sérico < 125 mEq/L), embora a tolerância do paciente a uma restrição hídrica rigorosa possa ser limitada. A hiponatremia é comum nos pacientes com IC e é um indicador de prognóstico desfavorável.

DO PACIENTE AGUDO PARA O CRÔNICO

Ainda durante a fase hospitalar, alguns medicamentos por via oral devem ser iniciados com o objetivo de manter a estabilidade e o controle dos sintomas, assim como para também buscar aumentar a sobrevida desses pacientes. Alguns desses pacientes já estarão em uso de algumas dessas medicações pela IC crônica prévia, e vão requerer apenas ajustes nas doses antes da alta hospitalar.

Em pacientes com insuficiência cardíaca com fração de ejeção preservada, o tratamento em longo prazo ainda é empírico, e muitas vezes extrapolado das evidências do tratamento da IC com fração de ejeção reduzida. Não há nenhuma terapia específica que tenha demonstrado redução da mortalidade nesse contexto.[32] Os princípios gerais para tratamento crônico na IC diastólica são os controles da hipertensão arterial, da frequência cardíaca (principalmente em pacientes com FA), do estado congestivo com diuréticos e, em casos selecionados, a realização de revascularização coronariana quando indicada, pois a isquemia muitas vezes está relacionada à disfunção diastólica.[3,4]

Já para pacientes com IC acompanhada de fração de ejeção reduzida, as evidências apontam para a possibilidade de redução da morbimortalidade com o uso de inibidores da enzima conversora de angiotensina (IECA), bloqueadores dos receptores da angiotensina II (BRA) ou mineralocorticoides (apenas a espironolactona disponível no Brasil).

Inibidores da enzima conversora de angiotensina (IECA)

O sistema renina-angiotensina-aldosterona (SRAA) tem participação de destaque na fisiopatologia compensatória da IC, com consequências desastrosas para o miocárdio e para a sobrevida do paciente. A introdução dos IECA revolucionou o tratamento da IC com fração de ejeção reduzida, antes baseado somente em medicações sintomáticas sem qualquer impacto positivo na mortalidade cardiovascular. A melhora do prognóstico, demonstrável através da inibição do SRAA, permitiu um entendimento mais aprofundado desse sistema regulatório que envolve órgãos anatomicamente distantes e interligados por mecanismos complexos de controle da volemia, absorção de sódio e regulação hemodinâmica.

A inibição desse sistema pode ser realizada em múltiplos pontos: no nível da enzima responsável pelos IECA ou BRA, ou no receptor da aldosterona, este último influenciado tanto pelos precursores do SRAA quanto pela inibição direta local (antagonistas da aldosterona).

Os IECA constituem a classe de medicamentos mais estudada na farmacologia do tratamento da IC. Sua comprovada capacidade de reduzir a mortalidade, aliviar os sintomas e melhorar o *status* funcional do paciente nos diversos estudos publicados até hoje estendem-se por todas as fases da IC, desde a prevenção – tanto quando aplicada no tratamento da hipertensão arterial, prevenção da instalação e retardo da progressão da nefropatia diabética quanto na presença de IC com ou sem sintomatologia.[2,33,34] Analisando separadamente as classes funcionais da IC, conforme a classificação da NYHA, o estudo CONSENSUS avaliou especificamente 253 pacientes em CF NYHA III e IV, que vinham sendo tratados com diuréticos, digital e vasodilatadores (nitratos). A administração de enalapril reduziu significativamente a mortalidade em 6 meses de tratamento (26% *versus* 44%) e em 12 meses (36% *versus* 52%), e esse benefício se sustentou por pelo menos 4 anos, com redução de 30% do risco absoluto em 10 anos. A terapia com enalapril também reduziu a classe funcional e a necessidade de outras terapias para o tratamento da IC.[35,36]

O estudo SOLVD avaliou 2.569 pacientes em CF NYHA II e III, e a mortalidade por todas as causas no grupo tratado com enalapril apresentou redução absoluta de 40 para 35% quando comparado com o grupo placebo. O NNT (número necessário para tratar) foi expressivo: de 22 pacientes para evitar 1 óbito em um período de 41 meses.[37]

O efeito benéfico dos IECA parece não ser dose-dependente e permanece incerta a associação de altas doses com maior eficácia no tratamento da IC. Alguns estudos comparando doses diferentes de enalapril não comprovaram diferenças significativas quanto aos desfechos primários de morte, hospitalização por IC ou piora da classe funcional.[38]Alguns efeitos adversos da terapia com IECA devem ser prontamente reconhecidos. A hipotensão é o mais comum deles. A redução dos níveis tensionais acontece em todos os pacientes que recebem essa classe de droga, mas quando acompanhada de sintomas como escurecimento visual, piora da função renal e até síncope, nessas circunstâncias pode ser feita a redução da dose de diuréticos, aumentando a ingesta de sal ou ambos nos casos em que não há grande retenção hídrica. Outros hipotensores associados podem ser reduzidos ou administrados de forma que o pico de ação não seja coincidente com o do IECA. Esses efeitos costumam acontecer nas primeiras semanas após o início da terapia e, se manejados adequadamente, resultam em adaptação sem maiores intercorrências.

Outra complicação é a piora da função renal, uma vez que em estados de redução da perfusão renal como na IC, a filtração glomerular é criticamente dependente do efeito mediado pela angiotensina de vasoconstrição da arteríola eferente. Essa dependência do SRRA é maior nos pacientes portadores de IC com hiponatremia e em CF NYHA IV. Um aumento significativo da creatinina sérica, ou seja, maior ou igual a 0,3 mg/dL, é observado em 15 a 30% dos pacientes com IC severa, mas em somente 5 a 15% dos pacientes com IC pouco/moderadamente sintomática. O risco aumenta na presença de aterosclerose da artéria renal ou em uso concomitante de anti-inflamatórios não esteroidais. Nesse caso, reduzir a dose de diurético, ou ainda, tolerar pequenos graus de azotemia para manter a terapia com IECA.[39,40]

A hipercalemia é uma consequência temível do uso de IECA. A suspensão de drogas de uso concomitante, que podem contribuir para a elevação dos níveis séricos de potássio, deve acontecer antes da suspensão do IECA.

A tosse, cuja incidência pode variar de 5 a 50%[41] de acordo com a população estudada, é caracteristicamente não produtiva e usualmente aparece nas primeiras semanas após o início da terapia e desaparece após 1 ou 2 semanas da descontinuação do tratamento. Uma alternativa para esse sintoma incômodo é a substituição pelos BRA, desde que descartadas outras causas de tosse como congestão pulmonar e outras causas pulmonares.

O angioedema ocorre em aproximadamente 1% da população em uso de IECA e é mais frequente na raça negra. Em função da gravidade dessa complicação, a sua suspeição já deve resultar na interrupção do tratamento. Se houver antecedente de angioedema, não iniciar o uso de IECA. A substituição pelos BRA ainda não mostrou ser efetiva, uma vez que relatos de angioedema com essa classe também foram registrados.[42,43]

Bloqueadores do receptor de angiotensina II (BRA)

Os BRA pertencem a uma classe de drogas cuja ação difere dos IECA, apesar de ambos reduzirem a estimulação da Angiotensina II (AT II). Os IECA bloqueiam a formação de AT II, de forma que há redução da angiotensina disponível para estimular tanto os receptores AT 1 quanto os AT 2. A produção de angiotensina é mantida mesmo na presença dos IECA por vias alternativas à enzima conversora de angiotensina, e com o passar do tempo a terapia com IECA ainda resulta em aumento da atividade da renina plasmática e aumento gradual da atividade, resultando em reativação da formação de angiotensina II pelo tecido vascular. Os BRA surgiram como uma nova abordagem de bloqueio do SRAA, agindo seletivamente os receptores AT 1, sem interferir nos receptores AT 2. A interferência no SRAA sem inibição da quininase resulta nos mesmos benefícios do IECA, mas sem alguns efeitos indesejáveis como a tosse. A avaliação mais criteriosa da ação dos BRA em comparação aos IECA permitiu perceber que alguns dos benefícios do IECA podem estar mais relacionados ao acúmulo de cininas do que à supressão da formação da AT II.[44-46]

A experiência de utilização dos BRA no tratamento da IC é menor do que a obtida nos estudos clínicos com IECA. Uma metanálise incluindo 24 estudos demonstrou que nos pacientes intolerantes aos IECA, os BRA comparados ao placebo reduziram significativamente a mortalidade por todas as causas (OR 0,83; IC 95% 0,69-1,00), assim como a hospitalização decorrente de IC. E quando os BRA foram comparados aos IECA, não houve diferença estatística na mortalidade por todas as causas (OR 1,06; IC 95% 0,9-1,26) ou nas hospitalizações por IC (OR 0,95; IC 95% 0,8-1,13).[47]

Analisando a associação de BRA com IECA comparada à terapia com IECA somente, não foi demonstrada diferença significativa na mortalidade (OR 0,97; 95% IC 0,87-1,08), mas houve significativa redução na hospitalização por IC (OR 0,77; 95% IC 0,69-0,87).[48]

Diversos estudos avaliaram a associação terapêutica de IECA e BRA utilizando o racional de que um bloqueio em duas partes distintas do SRAA seria mais efetivo. O primeiro estudo foi o RESOLVD, mas dois estudos maiores e com tempo de seguimento mais longo forneceram dados mais consistentes. O estudo Val-HeFT, após 2 anos de seguimento, avaliou a adição de valsartana à terapia com o IECA, o que não mostrou resultar em qualquer alteração quanto à mortalidade por todas as causas ou óbito de origem cardiovascular. Observou-se que a adição dos BRA à associação de IECA e betabloqueador aumentou significativamente a mortalidade e apresentou tendência em aumentar o desfecho combinado de mortalidade e morbidade.[49]

A combinação rotineira de BRA, IECA e antagonista da aldosterona não é recomendada pelo risco de hipercalemia e eficácia ainda não comprovada. Como a maioria dos estudos avaliando a associação de BRA e IECA utilizou população em IC CF II ou III e o antagonista da aldosterona está indicado para CF III ou IV, recomenda-se que a terapia tríplice com IECA, betabloqueador e um dos BRA seja utilizada em pacientes em CF II ou III e que o BRA seja substituído por um antagonista da aldosterona quando atingida a CF IV. A adição da quarta droga quando utilizado IECA, BRA e betabloqueador deve ser considerada nos casos de IC refratária e com certificação e controle dos níveis séricos de potássio.

Assim sendo, a recomendação das diretrizes atuais é que os BRA sejam considerados para pacientes com IC atual ou anteriormente sintomática ou com redução da FE que sejam intolerantes aos IECA, desde que esta não seja piora da função renal ou hipercalemia. Os BRA são uma alternativa aos IECA para pacientes com IC moderada e redução da FEVE, particularmente naqueles em que há indicação dos IECA por outra razão. A utilização dos BRA como terapia inicial de primeira linha ao invés do IECA pode ser considerada nos casos de IC crônica e disfunção sistólica pós IAM. A associação de IECA e BRA está contraindicada.

A recomendação (Tabela 28.4) para o uso de IECA ou BRA em pacientes com ICA baseia-se em duas vertentes:

- Pacientes já em uso crônico e não possuindo contraindicações (hipercalemia, piora da função renal, hipotensão arterial – PAS < 85 mmHg – dentre outras): devemos manter a medicação e, se necessário, apenas reduzir a dose durante a fase inicial.
- Pacientes que nunca utilizaram IECA ou BRA: seu uso deverá ser iniciado assim que o paciente estiver hemodinamicamente estável, mesmo que ainda em uso de drogas intravenosas. Nos casos de hipotensão (PAS menor ou igual a 80), optar pela redução

da dose de diuréticos ou outros vasodilatadores para que o IECA/BRA possa ser iniciado com segurança.

Tabela 28.4 Manejo de IECA ou BRA na IC aguda. [27]

Dicas de manejo
■ Comece com dose baixa;*
■ Dobre a dose a cada duas semanas após a alta hospitalar. Durante a internação, em pacientes que não estão hipotensos e com a função renal preservada, é possível tentar titulação mais acelerada;*
■ Tentar atingir máxima dose tolerada.

Monitorizar
■ Quadro clínico: tonturas, tosse;*
■ Pressão arterial em intervalos frequentes;*
■ Função renal.*

Resolução de problemas
■ Hipotensão sintomática
Reconsidere a necessidade de outros agentes redutores de PA: nitratos, hidralazina;* Se não houver congestão, avalie a possibilidade de reduzir diuréticos;* Reduzir dose.*
■ Tosse
Excluir outras causas de tosse (doença pulmonar, brônquica, edema pulmonar);* Se muito incômoda e recorrente após nova tentativa de reintrodução de IECS, considere emprego de BRA.*
■ Piora de função renal
Piora discreta (aumento < 0,5 mg de creatina) é esperada. Nenhuma intervenção se a piora for pequena e assintomática;* Se não houver sinais de congestão, considere reduzir diuréticos;* Se persistir a disfunção, reduza dose de IECA/BRA pela metade. Reavalie;* Não havendo melhora, considere o uso de inotrópicos ou consulte especialista (nefrologia).*

* Não havendo melhora, considere o uso de inotrópicos ou consulte especialista (nefrologia).

Adaptada de II Diretriz Brasileira de Insuficiência Cardíaca Aguda.

Betabloqueadores

A ativação adrenérgica faz parte do arsenal de mecanismos compensatórios da IC. Inicialmente essa ativação é capaz de manter a *performance* do ventrículo em falência através do aumento da contratilidade e da frequência cardíaca. Em longo prazo, a ativação simpática resulta em cardiotoxicidade tanto por dano direto da ação da norepinefrina como por dano indireto através do aumento do consumo miocárdico, vasoconstrição e ativação do SRAA.

Quatro betabloqueadores demonstraram ser efetivos na redução do risco de morte em pacientes com IC: bisoprolol, nebivolol, succinato de metoprolol e o carvedilol. Os efeitos positivos encontrados com esses três fármacos não devem ser interpretados como efeito de classe. Pacientes em estágio C da IC têm indicação de tratamento com uma

■ CAPÍTULO 28

Tratamento Clínico da Insuficiência Cardíaca Aguda **471**

das três drogas acima relacionadas. Tanto a segunda como a terceira geração de betabloqueadores melhoram a função sistólica intrínseca e provocam o remodelamento reverso.

Diversos estudos randomizados já provaram que o bloqueio dos receptores adrenérgicos resultam em melhora da sintomatologia, redução da hospitalização e melhora da sobrevida dos pacientes com IC e disfunção sistólica. O betabloqueio também esteve associado à redução da hospitalização por IC.[50] É importante frisar que a maioria dos estudos envolvendo betabloqueadores não incluiu pacientes com função ventricular preservada, frequência cardíaca baixa (abaixo de 65 bpm), pressão sistólica abaixo de 85 mmHg ou ainda pacientes hospitalizados ou em CF IV – exceto um estudo com carvedilol, que incluiu pacientes em CF III ou IV, mas sem sinais de edema.[51] As recomendações são semelhantes quando avaliadas as diretrizes da ACC/AHA e ESC. Pacientes com IC atual ou previamente sintomática e com disfunção ventricular esquerda devem receber betabloqueador. Para pacientes sintomáticos, deve haver nenhuma ou mínima evidência de retenção hídrica, já em uso de IECA e sem indicação de uso de inotrópicos positivos endovenosos. Quando possível, o início da terapia deve ser realizado antes da alta hospitalar. As diretrizes atuais recomendam que o betabloqueador seja utilizado nos pacientes em CF II a IV e com FEVE ≤ 40%.[2,4,27]

Os betabloqueadores com atividade simpatomimética intrínseca devem ser evitados. Atenção especial às contraindicações como frequência cardíaca menor que 60 bpm, hipotensão sintomática, sinais de hipoperfusão periférica, intervalo PR > 0,24 segundo, bloqueio atrioventricular de segundo ou terceiro grau, história de asma não controlada ou hiper-reatividade sintomática de vias aéreas.

Para aumentar a adesão à terapia, é importante informar ao paciente que pode haver piora dos sintomas na fase inicial do tratamento. A instrução de avaliação domiciliar do peso diário ajuda o início da terapia. Aumentos de peso de 1 a 1,5 kg devem ser comunicados ao médico responsável. Todo esforço deve ser realizado no sentido de atingir a dose máxima de cada fármaco. Ainda assim, doses baixas são efetivas e devem ser administradas quando as doses-alvo não forem toleradas.

Os efeitos colaterais dos betabloqueadores incluem piora da IC, bradicardia, hipotensão, broncoespasmo e exacerbação da doença arterial periférica.

A manutenção da terapia deve ser prioritária, com tentativa de manejo da volemia associada a ajustes das doses de diuréticos sempre que houver sinal de retenção hídrica. A suspensão da terapia fica reservada para os casos em que há sinais de hipoperfusão, bradicardia ou requerimento de drogas inotrópicas.

A terapia com betabloqueador pode demorar de 2 a 3 meses para que a resposta seja aparente. A suspensão abrupta do betabloqueador pode resultar na deterioração clínica e deve ser evitada; se necessário, descalonar dose até estabilização dos sintomas e realizar posterior aumento gradativo até a dose prévia. Quando há necessidade de drogas vasoativas por hipoperfusão, deve-se tentar a redução da dose pela metade, e, ainda, diante da necessidade de administração de drogas inotrópicas, deve-se dar preferência para as de ação independente dos receptores beta-adrenérgicos, como os inibidores de fosfodiesterase. Assim que atingida a estabilidade, o betabloqueador deve ser reintroduzido para evitar deterioração subsequente.

Nos pacientes com ICA, a introdução do betabloqueador naqueles virgens de tratamento deve ser ponderada após controle da fase aguda de congestão pulmonar e, preferencialmente, após iniciado o IECA/BRA e diurético via oral. A estratégia de iniciar betabloqueador ainda durante a internação aumenta a aderência ao tratamento domiciliar. Para pacientes que entram em IC aguda e já utilizavam a medicação, a determinação do perfil hemodinâmico auxilia na decisão de manter a dose prévia:[2,4]

- Para pacientes com descompensação grave (por exemplo, requerendo drogas vasoativas, inotrópicos ou com congestão grave), as diretrizes recomendam suspender temporariamente o betabloqueador.
- Para pacientes com descompensação moderada a grave ou hipotensão, sugere-se reduzir a dose do betabloqueador.
- Para pacientes com descompensação leve sem hipotensão ou evidência de hipoperfusão, a dose de betabloqueador deve ser mantida conforme tolerância.

Espironolactona

Os níveis de aldosterona em usuários de IECA ou BRA, responsáveis pelo bloqueio do SRAA em diferentes níveis, podem permanecer discretamente elevados, uma vez que essa supressão não é completa e pode não se sustentar em longo prazo. A maior atividade da aldosterona circulante pode exercer efeitos adversos na estrutura e função cardíaca, independentemente da ação deletéria da angiotensina II.

A espironolactona é o antagonista de aldosterona mais utilizado no mundo. O estudo RALES incluiu pacientes com FE menor ou igual a 35% e em classe funcional (NYHA) IV e III. O tratamento com espironolactona resultou em 30% de redução do risco relativo de morte e em 35% menos internações por piora da classe funcional em um seguimento de dois anos.[52]

O estudo EPHESUS testou outro antagonista da aldosterona, a eplerenona, e avaliou pacientes entre o 3º e 14º dia pós-IAM com FE menor ou igual a 40% com sintomas de IC, e a redução de risco relativo de morte foi de 15% com o uso da medicação.[53]

Mais recentemente, o estudo EMPHASIS-HF também demonstrou o benefício da eplerenona em pacientes com FE reduzida (menor ou igual a 35%) e sintomas leves, determinados pela classe funcional NYHA II.[54]

A seleção de pacientes a receberem antagonistas da aldosterona deve incluir avaliação da função renal e dos níveis séricos de potássio. São candidatos ao uso pacientes com FE menor ou igual a 35%, presença de IC sintomática em classe funcional (NYHA) II a IV em terapia otimizada com IECA ou BRA e betabloqueadores.[2,4] As contraindicações ao seu uso incluem disfunção renal com *clearance* de creatinina inferior a 30 mL/min. *Clearance* de creatinina inferior a 50 mL/min. indica início de tratamento com espironolactona em doses menores, 12,5 mg/dia, podendo chegar a 25 mg/dia. Pacientes em uso de altas doses de diuréticos em regime de suplementação de potássio devem ser avaliados cuidadosamente quanto aos riscos deletérios da hipercalemia associada à inibição da aldosterona.

Diante de níveis de potássio séricos superiores a 5,0 mEq/L, deve-se reduzir a dose pela metade, e valores superiores a 5,5 mEq/L indicam a descontinuação do uso do antagonista da aldosterona.[27] Nos casos de piora da função renal, deve ser avaliada a possibilidade de desidratação. A dose de diurético deve ser reavaliada antes da decisão pela suspensão do antagonista da aldosterona.

A ocorrência de ginecomastia e disfunção sexual em homens e irregularidades menstruais nas mulheres na terapia prolongada com espironolactona está relacionada aos efeitos antiandrogênicos da droga e de seus metabólitos. A troca por eplerenona poderia resolver esses efeitos colaterais uma vez que esta possui maior seletividade por receptores mineralocorticoides do que para os receptores esteroides. No entanto, essa medicação não está disponível no mercado brasileiro.

Digital

Embora ainda tenha limitada indicação nos casos sintomáticos de IC crônica com FE reduzida, a digoxina não tem papel nos casos de ICA. O uso de digital endovenoso, como deslanósido, também não tem seu uso limitado nesse cenário, apesar da potencial ação inotrópica positiva, ficando restrito o seu uso em casos de IC com FE reduzida associados à fibrilação atrial, quando se deseja também melhor controle da frequência cardíaca.

Nitrato e hidralazina

Essa associação deve ser utilizada nos pacientes com contraindicação ao IECA na fase aguda da IC ou mesmo adicionalmente ao IECA em pacientes refratários (manutenção dos sintomas mesmo em vigência de terapia otimizada com perfil hemodinâmico que permita vasodilatação adicional).

Anticoagulantes

O papel da anticoagulação oral em pacientes com IC e fibrilação atrial já está claramente estabelecido como estratégia terapêutica para redução de eventos tromboembólicos, e será discutido em capítulo à parte.

Pacientes hospitalizados com IC aguda deverão fazer profilaxia de tromboembolismo venoso, com heparina não fracionada em baixas doses ou heparina de baixo peso molecular, durante o período de confinamento ao leito. Nos casos de risco de sangramento elevado ou impossibilidade de profilaxia medicamentosa, as medidas não farmacológicas como as meias de compressão elásticas ou dispositivos de compressão pneumática e, sempre que possível, a deambulação precoce, não devem ser esquecidas.[2,4]

ALTA HOSPITALAR

O planejamento da alta hospitalar, associado a uma cuidadosa gestão hospitalar, é necessário para reduzir o risco de readmissões e mortalidade pós-alta. Em pacientes com ICA, readmissões hospitalares estão associadas a pior prognóstico em longo prazo.

Para a alta hospitalar, devem ser observados os seguintes fatores:[3]

- Se as causas de exacerbação foram controladas;
- Se a volemia está otimizada ou próxima do ideal;
- Se a transição da terapia com diuréticos da forma IV para oral foi realizada com sucesso;
- Se a educação do paciente e familiares quanto à doença e instruções para o tratamento crônico foram realizadas;
- Se a fração de ejeção do ventrículo esquerdo foi documentada;
- Se foi iniciada terapia farmacológica otimizada, pelo menos com IECA e betabloqueador.

Para pacientes com IC grave ou hospitalizações recorrentes, alguns detalhes adicionais devem também ser considerados para a alta:

- Tratamento com medicação por via oral estável por 24h;
- Sem vasodilatador ou inotrópico intravenoso por 24h;
- Deambular antes da alta, para avaliar capacidade funcional e grau de dependência para atividades diárias;
- Planejamento de cuidados domiciliares (*homecare*), quando indicados.

O planejamento da alta deve abordar detalhes da medicação, da restrição de sódio na dieta e o nível de atividade recomendada. É também possível orientar o paciente sobre o próprio estado congestivo através da monitorização diária do peso, orientando-o acerca do controle da ingesta hídrica, assim como, em alguns casos, o ajuste da dose de diuréticos pelo próprio paciente. Isso porque muitos pacientes respondem bem à terapia hospitalar com diuréticos por via intravenosa e onde a ingestão de sódio e fluidos é regulada, mas quando recebem alta, ajustes adicionais de dose são muitas vezes necessários, pois no domicílio a ingestão de sal e líquidos pode não ser tão bem regulada.

O ideal é que o paciente de alta hospitalar por IC aguda seja visto em consulta ambulatorial entre 7 a 10 dias. A importância do acompanhamento ambulatorial precoce após a alta hospitalar foi ilustrado por um estudo de 30.136 beneficiários do *Medicare* nos EUA, hospitalizados por IC em 225 hospitais. As taxas de readmissão em 30 dias foram maiores no quartil de hospitais que programavam retorno ambulatorial em maior tempo.[55]

Por fim, o paciente deve ser orientado sobre o que fazer caso se agravem os sintomas de IC, inclusive orientando sobre nova visita ao departamento de emergência quando necessário.

REFERÊNCIAS BIBLIOGRÁFICAS

1. McMurray JJ, Adamopoulos S, Anker SD, et al. ESC Guidelines for the diagnosis and treatment of acute and chronic heart failure 2012: The Task Force for the Diagnosis and Treatment of Acute and Chronic Heart Failure 2012 of the European Society of Cardiology. Developed in collaboration with the Heart Failure Association (HFA) of the ESC. Eur Heart J 2012; 33:1787.

2. Dickstein K, Cohen-Solal A, Filippatos G, et al. ESC Guidelines for the diagnosis and treatment of acute and chronic heart failure 2008: the Task Force for the Diagnosis and Treatment of Acute and Chronic Heart Failure 2008 of the European Society of Cardiology. Developed in collaboration with the Heart Failure Association of the ESC (HFA) and endorsed by the European Society of Intensive Care Medicine (ESICM). Eur Heart J 2008; 29:2388.

3. Heart Failure Society of America, Lindenfeld J, Albert NM, et al. HFSA 2010 Comprehensive Heart Failure Practice Guideline. J Card Fail 2010; 16:e1.

4. Writing Committee Members, Yancy CW, Jessup M, et al. 2013 ACCF/AHA guideline for the management of heart failure: a report of the American College of Cardiology Foundation/American Heart Association Task Force on practice guidelines. Circulation 2013; 128:e240.

5. Masip J, Roque M, Sánchez B, et al. Noninvasive ventilation in acute cardiogenic pulmonary edema: systematic review and meta-analysis. JAMA 2005; 294:3124.

6. Winck JC, Azevedo LF, Costa-Pereira A, et al. Efficacy and safety of non-invasive ventilation in the treatment of acute cardiogenic pulmonary edema--a systematic review and meta-analysis. Crit Care 2006; 10:R69.

7. Collins SP, Mielniczuk LM, Whittingham HA, et al. The use of noninvasive ventilation in emergency department patients with acute cardiogenic pulmonary edema: a systematic review. Ann Emerg Med 2006; 48:260.

8. Weng CL, Zhao YT, Liu QH, et al. Meta-analysis: Noninvasive ventilation in acute cardiogenic pulmonary edema. Ann Intern Med 2010; 152:590.

9. Vital FM, Ladeira MT, Atallah AN. Non-invasive positive pressure ventilation (CPAP or bilevel NPPV) for cardiogenic pulmonary oedema. Cochrane Database Syst Rev 2013; 5:CD005351.

10. Pur-Shahriari, AA, Mills, RA, Hoppin, FG Jr, Dexter, L. Comparison of chronic and acute effects of morphine sulfate on cardiovascular function. Am J Cardiol 1967; 20:654.

11. Hunt, SA, Abraham, WT, Chin, MH, et al. 2009 focused update incorporated into the ACC/AHA 2005 Guidelines for Diagnosis and Management of Heart Failure in Adults: a report of the American College of Cardiology Foundation/ American Heart Association Task Force on Practice Guidelines: developed in collaboration with the International Society for Heart and Lung Transplantation. Circulation 2009; 119:e391.

12. Stampfer, M, Epstein, SE, Beiser, GD, Braunwald, E. Hemodynamic effects of diuresis at rest and during intense upright exercise in patients with impaired cardiac function. Circulation 1968; 37:900.

13. Lahav M, Regev A, Ra'anani P, et al. Intermittent administration of furosemide vs continuous infusion preceded by a loading dose for congestive heart failure. Chest 1992; 102:725-31.

14. Dormans TP, van Meyel JJ, Gerlag PG, et al. Diuretic efficacy of high dose furosemide in severe heart failure: bolus injection versus continuous infusion. J Am Coll Cardiol 1996; 28:376-82.

15. Ronco C, Haapio M, House AA, et al: Cardiorenal syndrome. J Am Coll Cardiol 2008;52:1527.

16. Shamseddin MK, Parfrey PS. Mechanisms of the cardiorenal syndromes. Nat Rev Nephrol 2009; 5:641

17. Kiernan MS, Udelson J, Sarnak M, Konstam M. Cardiorenal syndrome: Definition, prevalence, diagnosis and pathophysiology. In: UpToDate, Post TW (Ed), UpToDate, Waltham, MA. (Acessado em 15 de agosto, 2015)

18. Testani JM, Chen J, McCauley BD, et al. Potential effects of aggressive decongestion during the treatment of decompensated heart failure on renal function and survival. Circulation 2010;122:265.

19. Bart BA, Goldsmith SR, Lee KL, et al: Ultrafiltration in decompensated heart failure with cardiorenal syndrome. N Engl J Med 2012;367:2296.

20. Edwards JC, Ignarro LJ, Hyman AL, et al. Relaxation of intrapulmonary artery and vein by nitrogen oxide-containing vasodilators and cyclic GMP. J Pharmacol Exp Ther 1984; 288:33-42.

21. Dupuis J. Nitrates in congestive heart failure. Cardiovasc Drugs Ther 1994; 8:501-7.

22. Cotter G, Metzkor E, Kaluski E, et al. Randomised trial of high-dose isosorbide dinitrate plus low-dose furosemide versus high-dose furosemide plus low-dose isosorbide dinitrate in severe pulmonary oedema. Lancet 1998; 351:389-93.

23. Cohn JN, Franciosa JA. Vasodilator therapy of cardiac failure (second of two parts). N Engl J Med 1977; 297:254-8.

24. Jain P, Massie BM, Gattis WAP, Klein L, Gheorghiade M. Current medical treatment for the exacerbation of chronic heart failure resulting in hospitalization. Am Heart J 2003; 145 (2 Suppl.):S3-S17.

25. Palmer, RF, Lasseter, KC. Drug therapy. Sodium nitroprusside. N Engl J Med 1975; 292-4.

26. Packer M, Meller J, Medina N, et al. Rebound hemodynamic events after the abrupt withdrawal of nitroprusside in patients with severe chronic heart failure. N Engl J Med 1979; 301:1193.

27. Montera MW, Almeida RA, Tinoco EM, Rocha RM, Moura LZ, Réa-Neto A, et al. Sociedade Brasileira de Cardiologia. II Diretriz Brasileira de Insuficiência Cardíaca Aguda. Arq Bras Cardiol 2009; 93(3 supl.3):1-65.

28. Konstam MA, Gheorghiade M, Burnett JC Jr, et al. Effects of oral tolvaptan in patients hospitalized for worsening heart failure: the EVEREST Outcome trial. JAMA 2007; 297:1319-31.

29. Cuffe, MS, Callif, RM, Adams, KF Jr, et al. Short-term intravenous milrinone for acute exacerbation of chronic heart failure: a randomized controlled trial. JAMA 2002; 287:1541.

30. Zema MJ, Masters AP, Margouleff D. Dyspnea: the heart or the lungs? Differentiation at bedside by use of the simple Valsalva maneuver. Chest 1984; 85 (1): 59-64.

31. Weilenmann D, Rickli H, Follath F, Kiowski W, Brunner-La Rocca HP. Noninvasive evaluation of pulmonary capillary wedge pressure by bp response to the Valsalva maneuver. Chest 2002; 122 (1):140-5.

32. Bishu K, Redfield MM. Acute heart failure with preserved ejection fraction: unique patient characteristics and targets for therapy. Curr Heart Fail Rep 2013; 10:190.

33. Sharpe DN, Murphy J, Coxon R, Hannan SF. Enalapril in patients with chronic heart failure: a placebo-controlled, randomized, double-blind study. Circulation 1984; 70:271.

34. Cleland JG, Dargie HJ, Ball SG, et al. Effects of enalapril in heart failure: a double blind study of effects on exercise performance, renal function, hormones and metabolic state. Br Heart J 1985; 54:305.

35. Effects of enalapril on mortality in severe heart failure. Results of the Cooperative North Scandinavian Enalapril Survival Study (CONSENSUS). The CONSENSUS Trial Study Group. N Engl J Med 1987; 316:1429.

36. Swedberg K, Kjekshus J, Sanpinn S. Long-term survival in severe heart failure in patients treated with enalapril, Ten year follow-up of CONSENSUS I. Eur Heart J 1999; 20:136.

37. Effect of enalapril on survival in patients with reduced left ventricular ejection fractions and congestive heart failure. The SOLVD Investigators. N Engl J Med 1991; 325:303.

38. Clinical outcomes with enalapril in symptomatic chronic heart failure; a dose comparison. The NETWORK Investigators. Eur Heart J 1998; 19:481.

39. Hasenfuss G, Holubarsch C, Blanchard EM, et al. Influence of isoproterenol on myocardial energetics. Experimental and clinical investigations. Basic Res Cardiol 1989; 84 Suppl 1:147–55.

40. Giles TD, Katz R, Sullivan JM, et al., for the Multicenter Lisinopril-Captopril Congestive Heart Failure Study Group. Short- and long acting angiotensin-converting enzyme inhibitors: a randomized trial of lisinopril versus captopril in the treatment of congestive heart failure. J Am Coll Cardiol 1989; 13:1240-7.

41. Woo KS, Nicholls MG. High prevalence of persistent cough with angiotensin converting enzyme inhibitors in Chinese. Br J Clin Pharmacol 1995; 40:141-4.

42. Israili ZH, Hall WD. Cough and angioneurotic edema associated with angiotensin-converting enzyme inhibitor therapy. A review of the literature and pathophysiology. Ann Intern Med 1992; 117:234-42.

43. Warner KK, Visconti JA, Tschampel MM. Angiotensin II receptor blockers in patients with ACE inhibitor-induced angioedema. Ann Pharmacother 2000; 34:526-8.

44. Linz W, Scholkens BA. A specific B2–bradykinin receptor antagonist HOE 140 abolishes the anti hypertrophic effect of ramipril. Br J Pharmacol 1992; 105:771-2.

45. McDonald KM, Garr M, Carlyle PF, et al. Relative effects of alpha 1-adrenoceptor blockade, converting enzyme inhibitor therapy, and angiotensin II subtype 1 receptor blockade on ventricular remodeling in the dog. Circulation 1994; 90:3034-46.

46. McDonald KM, Mock J, D'Aloia A, et al. Bradykinin antagonism inhibits the antigrowth effect of converting enzyme inhibition in the dog myocardium after discrete transmural myocardial necrosis. Circulation.1995; 91:2043-8.

47. Lee VC, Rhew DC, Dylan M, et. Al. Meta-analysis: angiotensin-receptor blockers in chronic heart failure and high risk acute myocardial infarction. Ann Intern Med 2004; 141:693.

48. Solomon SD, Wang D, Finn P, et al. Effect of candesartan on cause-specific mortality in heart failure patients: the Candesartan in Heart failure Assessment of Reduction in Mortality and morbidity (CHARM) program. Circulation 2004; 110:2180.

49. Cohn JN, Tognoni GA. A randomized trial of the angiotensin-receptor blocker valsartan in chronic heart failure. N Engl J Med 2001; 345:1667.

50. Brophy JM, Joseph L, Rouleau JL. Beta-blockers in congestive heart failure. A Bayesian meta-analysis. Ann Intern Med 2001; 134:550.

51. Packer M, Coats AJS, Fowler MB, et al. Effect of carvedilol on the survival of patients with severe chronic heart failure. N Engl J Med 2001; 344:1651-8.

52. Pitt B, Zannad F, Remme WJ, et al. The effect of spironolactone on morbidity and mortality in patients with severe heart failure. Randomized Aldactone Evaluation Study Investigators. N Engl J Med 1999; 341:709.

53. Pitt B, Remme W, Zannad F, et al. Eplerenone, a selective aldosterone blocker, in patients with left ventricular dysfunction after myocardial infarction. N Engl J Med 2003; 348:1309.

54. Zannad F, McMurray JJ, Krum H, et al. Eplerenone in patients with systolic heart failure and mild symptoms. N Engl J Med 2011; 364:11.

55. Hernandez AF, Greiner MA, Fonarow GC, et al. Relationship between early physician follow-up and 30-day readmission among Medicare beneficiaries hospitalized for heart failure. JAMA 2010; 303:1716.

29

capítulo

Paulo Fernando Quérette • Juliano Caetano Cherobin • Jackson Rafael Stadler • Jorge Alcantara Farran

Doenças do Pericárdio

PERICARDITE AGUDA

Introdução

A pericardite aguda é definida pela presença de sinais e sintomas resultantes de inflamação pericárdica com duração menor que uma a duas semanas. Ocorre predominantemente em indivíduos do sexo masculino, com idade entre 20 e 50 anos e sem doenças prévias. O acometimento pericárdico pode ocorrer, virtualmente, em todas as doenças orgânicas, às vezes como a primeira manifestação clínica destas. A real incidência da pericardite aguda é difícil de ser quantificada em virtude do grande número de casos não diagnosticados. Atinge frequência de aproximadamente 1% em estudos de autópsia.[1,2] É relativamente comum em pacientes que procuram o pronto-socorro e responde por cerca de 5% dos quadros de dor torácica não isquêmica[2] e 1% dos casos de elevação do segmento ST.[3] A incidência em pacientes hospitalizados é de aproximadamente 0,1%.[4] A maior parte dos casos manifesta-se de forma benigna e autolimitada, entretanto eles podem evoluir de forma crônica e/ou apresentar complicações.

Etiologia

O acometimento pericárdico pode ocorrer de forma isolada ou fazer parte do espectro clínico de um grande número de doenças com envolvimento sistêmico. As doenças pericárdicas podem manifestar-se com ou sem derrame pericárdico associado.

Estabelecer a etiologia da pericardite aguda pode ser bastante difícil em virtude do baixo poder diagnóstico dos exames rotineiramente utilizados na sua avaliação.

O termo idiopático é reservado para denotar casos em que nenhuma etiologia específica foi diagnosticada com os testes de rotina (descritos adiante). São presumivelmente virais em sua maioria.

A porcentagem de casos idiopáticos varia de 80 a 90%[1,2,5,6] e é influenciada por fatores demográficos, bem como variações regionais e sazonais das infecções virais.

Tal porcentagem é menor em pacientes que requerem internação e maior em pacientes jovens previamente hígidos. A Tabela 29.1 apresenta as principais etiologias da pericardite aguda.

Manifestações clínicas

As principais manifestações clínicas da pericardite aguda são a dor torácica, o atrito pericárdico e o derrame pericárdico.

A dor torácica está presente em quase todos os pacientes. Tipicamente apresenta início relativamente rápido (às vezes súbito) e ocorre na parede anterior do tórax, mais comumente em localização retroesternal. Pode, entretanto, ser localizada em região precordial ou epigástrica. Tem intensidade e qualidade variáveis, quase sempre perfurante e pleurítica (piora com a inspiração e com a tosse). Menos comumente, pode ser descrita como opressão/constricção, sendo difícil a diferenciação de uma isquemia miocárdica.

O local mais característico de irradiação da dor é o topo do músculo trapézio, de um ou ambos os lados, o que é altamente específico para pericardite e pode ser considerado patognomônico. Pode também ocorrer irradiação para pescoço, costas e, mais raramente, braço esquerdo e epigástrio. A dor melhora em posição sentada com tronco inclinado para frente, piorando com o decúbito dorsal. Dispneia, tosse e soluços podem acompanhar a dor.

Pacientes com pericardite aguda geralmente apresentam-se desconfortáveis, ansiosos, e podem manifestar mialgia, astenia, febre baixa e taquicardia.

O atrito pericárdico apresenta virtualmente 100% de especificidade para pericardite aguda, podendo ser considerado patognomônico de inflamação pericárdica.[7] Sua presença define pericardite, embora sua ausência não a descarte. Uma das explicações para a gênese do atrito seria a fricção entre as duas superfícies inflamadas do pericárdio, mas tal sinal pode ocorrer mesmo em grandes derrames pericárdicos, o que torna tal hipótese por demais simplista. Classicamente apresenta três componentes

477

Tabela 29.1 Causas de pericardite aguda.[6,8-10]

Etiologia				Incidência (%)
Idiopática				Variável (até > 50ª)
Viral	▪ *Coxsackie* A; B1-4 ▪ *Influenza* ▪ HIV ▪ Parvovírus B19	▪ Echovirus (8) ▪ Epstein-Barr vírus ▪ Hepatites A, B, C ▪ Caxumba	▪ Varicela ▪ Rubéola ▪ Adenovírus ▪ CMV	30 – 50ª
Bacteriana	▪ Estafilococo ▪ Pneumococo ▪ *Hemophilus* ▪ *Borrelia*	▪ Gonococo ▪ Meningococo ▪ *Treponema pallidum* ▪ *Salmonela*	▪ *Chlamydia* ▪ Tuberculose	5 – 10ª
Fúngica	▪ *Candida*	▪ *Histoplasma*		Rara
Parasitária	▪ *Entamoeba histolytica* ▪ *Toxoplasma*	▪ *Echinococus*		Rara
Doenças autoimunes	▪ Lúpus eritematoso sistêmico* ▪ Artrite reumatoide** ▪ Espondilite anquilosante	▪ Dermatomiosite ▪ Poliarterite nodosa ▪ Síndrome de Reiter ▪ Febre familiar do Mediter-râneo	▪ Esclerose sistêmica*** ▪ Granulomatose de Wegener ▪ Sarcoidose ▪ Síndrome de Sjogren	*30ᵇ **30ᵇ ***> 50ᵇ
Doenças metabólicas	▪ Insuficiência renal (uremia) * ▪ Hipotireoidismo/mixedema** ▪ Doença de Addison	▪ Cetoacidose diabética ▪ Pericardite colesterolêmica		*Frequente ** 30ᵇ
Trauma	▪ Direto ▪ Lesão cardíaca (cirurgia ou CATE) ▪ Trauma torácico	▪ Penetrante ▪ Perfuração esofágica ▪ Corpo estranho	▪ Indireto ▪ Trauma torácico não penetrante ▪ Radiação	NA
Neoplasias	▪ Tumores primários ▪ Mesotelioma maligno ▪ Fibrossarcoma ▪ Linfangioma	▪ Lipossarcoma ▪ Neurofibroma ▪ Teratoma	▪ Tumores metastáticos ▪ Mama* ▪ Pulmão** ▪ Estômago e cólon	▪ Leucemia e linfoma ▪ Melanoma ▪ Sarcomas ▪ Outros 35ª *22ᶜ **40ᶜ
Doenças em órgãos adjacentes	▪ Infarto agudo do miocárdio* ▪ Miocardite** ▪ Aneurisma de aorta ▪ Infarto pulmonar	▪ Pneumonia ▪ Doenças esofágicas ▪ Hidropericárdio na ICC ▪ Pericardite paraneoplásica		*5-20ᵇ **30ᵇ
Processos autoimunes	▪ Febre reumática* ▪ Síndrome pós-pericardiectomia	▪ Síndrome pós-IAM (Dressler) ▪ Pericardite autorreativa		*20-50ᵇ
Drogas	▪ Hidralazina ▪ Procainamida			Rara
Gravidez				

a. Porcentagem relacionada com a população de 260 pacientes subsequentes passando por pericardiocentese, pericardioscopia e biópsia epicárdica (Marburg Registro pericardite 1988-2001).[1]

b. Porcentagem relacionada com a incidência de pericardite na população específica de pacientes (por exemplo, pacientes com lúpus eritematoso sistêmico).

c. Porcentagem relacionada com a população de pacientes com pericardite neoplásica.

Adaptada de Maisch B, Seferovic PM, Ristic AD, *et al.*: Orientações sobre o diagnóstico e tratamento de doenças do pericárdio sumário executivo; Grupo de Trabalho sobre o diagnóstico e tratamento de doenças do pericárdio da Sociedade Europeia de Cardiologia. Eur Heart J. 25: 587, 2004.

auscultatórios que correspondem à sístole ventricular, ao enchimento rápido da fase inicial da diástole e à contração atrial. Entretanto, pode apresentar-se com apenas um ou dois componentes.[11]

O atrito é um som estridente e superficial, melhor audível com o diafragma do estetoscópio. É mais intenso na borda esternal esquerda baixa e geralmente estende-se para o ápice. Sua intensidade aumenta quando se aplica pressão sobre o diafragma, durante a interrupção da respiração e com o paciente mantendo o tronco inclinado para frente. A interrupção da respiração permite a diferenciação com o atrito pleural ou pleuropericárdico, os quais só ocorrem durante a inspiração. O atrito pericárdico é geralmente dinâmico, desaparecendo e retornando durante períodos curtos de tempo, o que torna necessário a realização de auscultas frequentes naqueles pacientes com suspeita de pericardite, mas com ausculta inicial normal.

Alguns poucos casos de pericardite aguda são diagnosticados, incidentalmente, em pacientes com doenças sistêmicas e sintomas não cardíacos ou durante a avaliação de pacientes com dispneia ou febre.

A revisão cuidadosa da história pregressa e a realização de exame físico completo são de importância fundamental para o fornecimento de dados que sugiram um diagnóstico etiológico específico.

Exames complementares

Eletrocardiograma

É o mais importante exame para o diagnóstico de pericardite aguda. Suas alterações são decorrentes da inflamação do epicárdio, já que o pericárdio é eletricamente inerte. As alterações eletrocardiográficas ocorrem em cerca de 90% dos pacientes. O achado clássico é o supradesnivelamento do segmento ST em todas as derivações com exceção de aVR e geralmente de V1. Tal achado ocorre pelo fato de o vetor do segmento ST apontar tipicamente para a esquerda anterior e inferiormente. Assim como o atrito pericárdico, as alterações eletrocardiográficas podem ser dinâmicas, e a realização frequente de eletrocardiogramas é necessária[5] (ver Figura 29.1).

Tipicamente, as alterações eletrocardiográficas são divididas em quatro estágios evolutivos:

1. Elevação difusa do segmento ST tipicamente com concavidade para cima, com depressão recíproca nas derivações aVR e V1, e ondas T positivas. Às vezes, envolve pequeno número de derivações. Há também corrente de lesão atrial, que gera elevação do segmento PR em aVR e depressão do segmento PR nas outras derivações dos membros e nas pre-

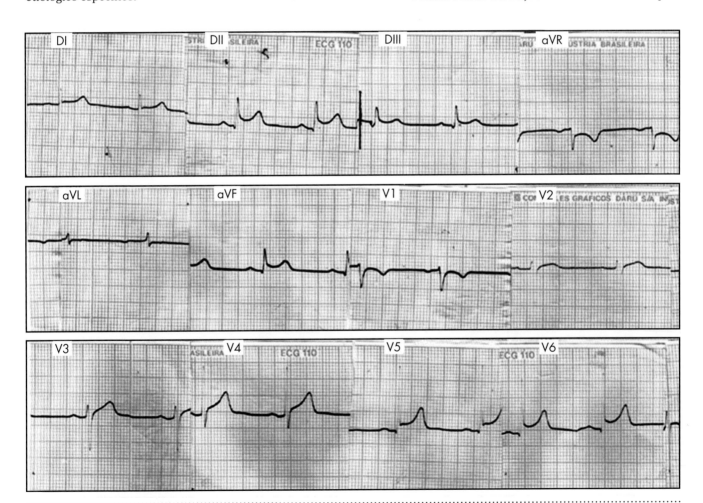

■ **Figura 29.1** ECG na pericardite aguda; observar elevação difusa do segmento ST, com infradesnivelamento em aVR e V1.

cordiais esquerdas, principalmente em V5 e V6. As alterações de PR são altamente específicas, mas pouco sensíveis; podem ocorrer na ausência de elevação do segmento ST e ser a manifestação eletrocardiográfica inicial da pericardite.[1,5] As alterações do primeiro estágio são vistas nas primeiras horas a dias e podem durar até duas semanas.

2. Normalização dos segmentos ST e PR com retorno à linha de base. Pode ocorrer de horas a alguns dias após o início dos sintomas.
3. Inversão das ondas T difusamente. Ocorre entre a segunda e a terceira semana e normaliza dentro de alguns dias, mas pode durar por semana. Não ocorre em todos os pacientes.
4. Ocorre normalização do ECG. Em alguns estudos, a normalização ocorreu até três meses após início dos sintomas.[7,12] No entanto, pode não haver normalização, com persistência das ondas T invertidas por tempo indefinido.

Em uma série de trezentos pacientes consecutivos com pericardite aguda, a evolução típica em quatro estágios, descrita acima, ocorreu em 60% dos casos.[13] A instituição do tratamento pode acelerar ou alterar a evolução eletrocardiográfica. A duração das alterações também depende da etiologia e da extensão do dano miocárdico subjacente.

Alterações atípicas como elevação localizada de ST e inversão de T antes da normalização do supradesnível são mais frequentes quando há envolvimento miocárdico concomitante (miopericardite) (ver Figura 29.2).

Arritmias sustentadas são incomuns, e sua presença sugere miocardite concomitante ou doença cardíaca de base – por exemplo, valvopatias. A forma mais comum é a taquicardia sinusal, mas também podem ocorrer taquicardia supraventricular paroxística, *flutter* e fibrilação atrial, e arritmias ventriculares (estas mais associadas à miocardite). Achados adicionais de envolvimento miocárdico incluem bloqueio de ramo novo, atrasos de condução intraventricular e ondas Q patológicas.[12]

Devem-se avaliar cuidadosamente alterações eletrocardiográficas atípicas porque elas podem sugerir diagnósticos específicos e/ou a presença de complicações. Por exemplo, bloqueio AV pode indicar doença de Lyme, baixa voltagem ou alternância elétrica apontam para derrame significativo, e ondas Q patológicas podem significar infarto silencioso prévio com dor pericárdica como sua primeira manifestação.[12]

Diagnóstico diferencial com infarto agudo do miocárdio

1. A elevação do ST na pericardite aguda raramente excede 5 mm e mantém concavidade para cima. No infarto, o supradesnível de ST típico é convexo e pode ter mais de 5 mm de amplitude. A base morfológica dessas diferenças não é conhecida e provavelmente é relacionada com a maior corrente de lesão associada ao infarto.
2. Como o pericárdio envolve o coração, na pericardite as alterações de ST-T são mais difusas, estando presentes na maioria das derivações precordiais, assim como em DI, DII, DIII, aVL e aVF. A elevação de ST é mais comumente vista em V5 e V6 e com frequência decrescente de V4 para V1. Nas derivações dos membros é geralmente mais evidente em DI e DII que em DIII, aVL e aVF.[14]
3. IAM é geralmente associado a alterações recíprocas de ST, o que não é visto na pericardite, exceto em aVR e V1.
4. Ao contrário do que acontece no infarto, a elevação do segmento ST e a inversão de onda T geralmente

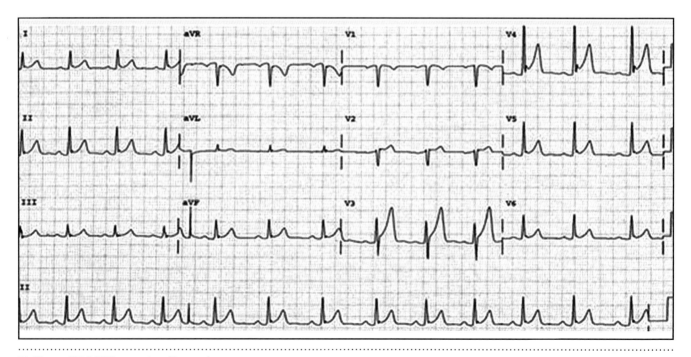

■ **Figura 29.2** ECG na pericardite aguda.

não ocorrem simultaneamente na pericardite. Além disso, a evolução das anormalidades de repolarização ocorre mais lentamente e de maneira mais assincrônica entre as derivações durante a pericardite. Nesta, graus variáveis de inversão de T e elevação de ST estão presentes simultaneamente em diferentes derivações. No infarto, as derivações tendem a mostrar o mesmo estágio de evolução do ST-T.
5. Anormalidades do segmento PR são incomuns no IAM.
6. Ondas Q patológicas geralmente não são vistas na pericardite a não ser que haja miocardite concomitante, cardiomiopatia ou infarto preexistente.
7. Ondas T hiperagudas não são típicas de pericardite.
8. Prolongamento do intervalo QT com inversão regional de onda T favorece o diagnóstico de isquemia (ou miopericardite).

Diagnóstico diferencial com repolarização precoce

Cerca de metade dos indivíduos com repolarização precoce não apresenta desvio do ST nas derivações dos membros, o que ocorre na maioria dos casos de pericardite.

1. O desvio do segmento PR e a evolução das alterações do segmento ST sugerem fortemente pericardite, e não são vistas na repolarização precoce.[15]
2. A razão entre o supradesnivelamento do segmento ST e a amplitude da onda T em V6 maior que 0,24 confirmou a presença de pericardite com 100% de valor preditivo e negativo em estudo prospectivo,[15] sendo a característica mais valiosa na distinção entre as duas entidades.

RX de tórax

É tipicamente normal nos casos não complicados. Pequenos infiltrados pulmonares podem estar presentes presumivelmente em virtude das infecções virais. Derrame pleural à esquerda é comum.[7] Outras alterações podem sugerir uma etiologia específica como pneumonia grave na pericardite bacteriana, infiltrados pulmonares em ápice na pericardite tuberculosa e massas ou aumento de linfonodos na pericardite neoplásica. Congestão vascular pulmonar pode significar miocardite grave coexistente. Derrames pericárdicos pequenos e até moderados podem não aumentar a silhueta cardíaca, já que pelo menos 200 mL de líquido devem ser acumulados para que tal alteração se manifeste radiograficamente. Assim, mesmo pequenos aumentos da área cardíaca devem alertar para a presença de derrame pericárdico significativo, e tal diagnóstico deve ser cogitado na avaliação de pacientes com cardiomegalia inexplicada de origem recente (ver Figura 29.3).[4]

Exames laboratoriais

Podem ocorrer elevações dos marcadores séricos de inflamação como elevação da velocidade de eritrossedimentação (VHS) e da proteína C reativa (PCR), e leucocitose. Tais alterações podem não estar presentes na fase hiperaguda da doença, aparecendo apenas subsequentemente no acompanhamento. O VHS leve a moderadamente

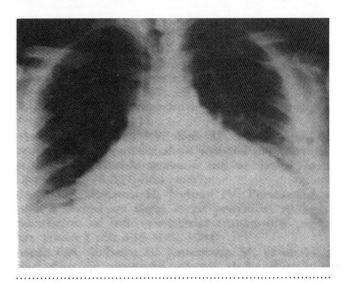

■ **Figura 29.3** Radiografia de tórax exibe grande cardiomegalia importante ocasionada por derrame pericárdico.

elevado, bem como modestas elevações da contagem de glóbulos brancos, tipicamente entre 11.000 e 13.000/mm^3 com linfocitose leve, são comuns na pericardite aguda idiopática. Valores maiores que os habituais, assim como a presença de anemia, devem alertar para a presença de outras etiologias como tuberculose e doenças autoimunes. Marcada leucocitose deve alertar para a presença de pericardite purulenta. Elevação de ureia deve direcionar o diagnóstico para presença de pericardite urêmica. A elevação das dosagens de NT Pro-BNP associou-se a pior prognóstico em casos que evoluem com derrame pericárdico.[16]

Marcadores cardíacos

Pericardite aguda está geralmente associada a elevações de biomarcadores de injúria miocárdica como CK-MB e troponina I. Considera-se que tais indivíduos apresentem miopericardite. No entanto, em um grande número de casos em que ocorrem elevações dos níveis séricos de biomarcadores, não se demonstra evidência de miocardite, sugerindo miocardite silenciosa.[17,18] Outra possibilidade seria infarto silencioso evoluindo com pericardite subsequente.

Pacientes com elevação de biomarcadores quase sempre apresentam elevação do segmento ST. Em alguns casos, ocorre elevação da troponina I sem alteração da CK-MB,[17,18] e sugere-se que tal fato pode ser causado por uma inflamação de epicárdio adjacente em vez de uma verdadeira miocardite.

Ecocardiograma

O ecocardiograma é normal na maioria dos pacientes com pericardite aguda, principalmente em sua forma idiopática. Sua mais importante indicação é avaliar a presença de derrame pericárdico. A ecocardiografia deve ser realizada em todos os pacientes.[19] A presença de derrame pericárdico mesmo que pequeno é útil na confirmação do diagnóstico, apesar de que a sua ausência não o exclui. Apesar de pequenas efusões serem comuns, não há dados atuais sobre a sua real incidência.

O ecocardiograma é particularmente importante quando há suspeita de pericardite purulenta, miocardite ou quando há aumento de área cardíaca à radiografia de tórax (ver Figura 29.4).

Tomografia computadorizada e ressonância nuclear magnética

São úteis em casos de derrame pericárdico associado e/ou tamponamento cardíaco, e têm fundamental importância quando o ecocardiograma não pode ser realizado ou é tecnicamente inadequado. Serão melhor descritas na seção de derrame pericárdico.

Pericardiocentese

Na pericardite aguda, quando há derrame pericárdico associado, a pericardiocentese pode ter finalidade diagnóstica e/ou terapêutica. Sua realização deve levar em consideração as características (tamanho e composição) e significância clínica (se há ou não comprometimento hemodinâmico) do derrame.[6]

A pericardiocentese geralmente é indicada para definição etiológica quando os testes iniciais forem inconclusivos, principalmente na suspeita de pericardite tuberculosa, purulenta ou neoplásica.[6]

No líquido pericárdico, determina-se o hematócrito, dosagem de proteínas, adenosina deaminase (ADA), DHL, glicose, colesterol celularidade total e diferencial, citologia oncótica e culturas para germes aeróbios, anaeróbios e bacilo de Koch. Adicionalmente, outros exames podem ser realizados de acordo com a suspeita clínica. A análise do fluido pericárdico será mais detalhada na seção de derrame pericárdico. A Tabela 29.2 contempla os exames que podem ser solicitados de acordo com a etiologia a ser investigada.

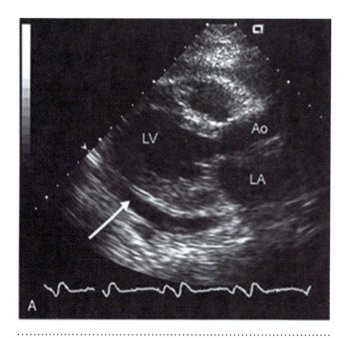

■ **Figura 29.4** Imagem ecocardiográfica revelando pequeno derrame pericárdico.
Adaptada de The Echo Manual, 3ª edição.

Tabela 29.2 Avaliação do líquido pericárdico; exames a serem pedidos para elucidação etiológica.

Suspeita	Exames
Neoplasia	Citologia oncótica e marcadores tumorais: CEA, AFP, CA 125, CA 72-4, CA 15-3, CA 19-9, CD 30, CD 25
Tuberculose	Pesquisa de BAAR, culturas, ADA, IFN-gamma, lisozima, PCR
Bacteriana	Gram, culturas do líquido e sangue (mínimo de 3 amostras),
Viral	Culturas (baixo rendimento), PCR, pesquisa de antígenos

Adaptada de Maisch B, Seferovic PM, AD Ristic, et al.: Orientações sobre o diagnóstico e tratamento de doenças do pericárdio sumário executivo; Grupo de Trabalho sobre o diagnóstico e tratamento de doenças do pericárdio da Sociedade Europeia de Cardiologia. Eur Heart J. 25: 587, 2004.

BIÓPSIA PERICÁRDICA

Os espécimes de biópsia pericárdica podem ser submetidos a uma grande quantidade de exames. A histologia pode estabelecer o diagnóstico de pericardite neoplásica e tuberculosa. Através de técnicas de reação em cadeia da polimerase (PCR) pode ser feito o diagnóstico de etiologia viral com maior sensibilidade e especificidade do que o isolamento viral do líquido pericárdico.[20,21-24] Ensaios de fixação de complemento ou imunoglobulinas e pesquisa de antígenos e marcadores tumorais por técnicas de imuno-histoquímica são outros exames que podem ser realizados no material de biópsia.

Há aumento significativo da eficácia diagnóstica da biópsia quando realizada através de pericardioscopia. Essa técnica permite a inspeção da superfície pericárdica com melhor seleção dos locais de biópsia, sendo retiradas múltiplas amostras (cerca de 18 a 20 por paciente). Pode ser realizada com endoscópio rígido ou flexível.[6]

Diagnóstico

O diagnóstico clínico de pericardite aguda é estabelecido quando pelo menos duas de suas quatro principais manifestações estão presentes, quais sejam: 1) dor torácica; 2) atrito pericárdico; 3) alterações eletrocardiográficas típicas e 4) derrame pericárdico.

Deve-se suspeitar do diagnóstico em pacientes com febre persistente associada à efusão pericárdica ou à cardiomegalia inexplicada de início recente, quando for feita a radiografia de tórax.

Pode ocorrer o envolvimento concomitante do miocárdio, em grau variável de intensidade, sendo o termo miopericardite usado para descrever tal associação.

Diagnóstico etiológico

Após o estabelecimento do diagnóstico clínico de pericardite, deve-se pesquisar a etiologia visando o tratamento específico. Nos países ocidentais, a maioria dos casos de pericardite aguda em imunocompetentes é idiopática ou causada por infeções virais.[5,8,12,25-28] Entretanto, exames direcionados para a detecção de vírus específicos não são feitos de rotina em virtude do seu alto custo e do fato de o diagnóstico de pericardite viral raramente alterar o tratamento, já que segue um curso benigno e autolimitado com o uso empírico de anti-inflamatórios não hormonais (AINHs). Há poucos trabalhos que focaram o diagnóstico e o tratamento das doenças pericárdicas, e, desse modo, os dados existentes sobre recomendações diagnósticas são bastante limitados.

Zayas *et al.* estudaram a incidência de etiologias específicas em 100 pacientes com pericardite aguda, acompanhados por pelo menos 1 ano.[29] Quase 90% dos pacientes com etiologia determinada por meio de métodos diagnósticos apresentaram evolução desfavorável, como tamponamento cardíaco ou outras complicações. Assim, os autores sugeriram que a investigação etiológica deveria ser realizada apenas nesses subgrupos de pacientes com evolução desfavorável, em que o benefício do tratamento etiológico seria mais evidente.

Tomando como referência o protocolo proposto por Sauleda *et al.*,[7] no Instituto Dante Pazzanese de Cardiologia, utilizamos uma sequência escalonada de exames para a definição do diagnóstico etiológico em pacientes com pericardite aguda, visando realizar o mínimo de procedimentos cruentos ao mesmo tempo em que se busca o máximo de diagnósticos específicos. Tal sequência leva em consideração a alta prevalência de pericardite viral e idiopática, que não têm tratamento específico.

Inicialmente, na história clínica e exame físico, deve-se pesquisar sinais/sintomas que sugiram uma etiologia específica. Eletrocardiograma, radiografia de tórax, ecocardiograma, hemograma completo, marcadores de inflamação, enzimas cardíacas e análise geral do sangue devem ser realizados em todos os pacientes. Realizar hemoculturas se houver febre > 38 graus e/ou sinais de sepse. Fazer teste cutâneo de tubeculina ou ensaio de interferon gama, caso não tenham sido realizados recentemente. Pesquisa de anticorpos antinucleares e de *Mycobacterium tuberculosis* no escarro ou aspirado gástrico deve ser realizada em pacientes que evoluem com tamponamento cardíaco ou que apresentam derrame pericárdico há mais de uma semana. Sorologias para agentes infecciosos (mononucleose, Mycoplasma, Legionella, Coxiella etc.) devem ser realizadas quando houver contexto epidemiológico, bem como sorologia para HIV em casos selecionados. Outros exames podem ser realizados dependendo dos achados clínicos (por exemplo, biópsia ganglionar na presença de adenopatias ou broncoscopia na vigência de massas pulmonares). Nos pacientes com derrame pleural, realiza-se a pesquisa de adenosina – deaminase (ADA), sendo que valores acima de 45 UI são bastante sugestivos de tuberculose. Em casos selecionados pode ser realizada a determinação da PCR para bacilo de Koch.

Pericardiocentese deve ser feita em casos com tamponamento cardíaco e/ou derrames maiores que 20 mm em diástole à ecocardiografia, primariamente com finalidade terapêutica. É indicada também para definição etiológica quando os testes iniciais forem inconclusivos, principalmente na suspeita de pericardite tuberculosa, purulenta ou neoplásica. Os exames utilizados na avaliação do líquido pericárdico já foram descritos anteriormente. A necessidade de pericardiocentese em derrames pequenos sem comprometimento hemodinâmico ou em casos não complicados deve ser avaliada com cautela, já que sua realização em pacientes sem tais características mostrou baixo rendimento diagnóstico.[29,30] Entretanto, tal cenário pode ser modificado em decorrência do desenvolvimento de métodos cada vez mais sofisticados de análise do líquido e tecido pericárdicos.

Biópsia pericárdica (associada à drenagem pericárdica) deve ficar reservada para os casos de tamponamento cardíaco recidivante pós-pericardiocentese ou de derrame pericárdico com atividade clínica persistente com mais de três semanas de duração a partir da internação, sem diagnóstico etiológico. Pode também ser realizada nos pacientes com alta suspeita de pericardite tuberculosa sem confirmação diagnóstica com os passos anteriores.[6]

A Tabela 29.3 mostra a sequência para o diagnóstico de pericardite aguda de acordo com as diretrizes da Sociedade Europeia de Cardiologia.

Determinação do risco e necessidade de internação

A pericardite aguda idiopática evolui de forma autolimitada e sem complicações e/ou recorrência em cerca de 70 a 90% dos casos.[1,2,5,6,31] Hospitalização não é necessária em todos os casos. Pacientes com quadros não complicados podem ser avaliados ambulatorialmente, no entanto é necessário acompanhamento subsequente.[5,12,27,28] Pacientes com características de alto risco têm chance elevada de complicações a longo prazo e alta probabilidade de apresentar etiologia não viral/idiopática. Nesses casos, internação hospitalar está indicada para investigação diagnóstica e administração terapêutica apropriada.

Sinais de alto risco incluem:[9,28]

- Febre > 38 °C e leucocitose;
- Sinais de tamponamento;
- Derrame pericárdico volumoso (> 20 mm);
- Estados de imunodepressão;
- Uso de terapia anticoagulante;
- Trauma agudo;
- Falha de resposta à terapia com AINES por 7 dias;
- Elevação de troponina I, sugerindo miopericardite.

O uso prévio de glicocorticoides esteve associado à maior taxa de complicações em pacientes com pericardite aguda idiopática ou viral.[28] Indivíduos do sexo feminino parecem estar sob maior risco de complicações, talvez pela maior incidência de doenças autoimunes nessa população.

TRATAMENTO

Tratamento clínico

O manejo inicial da pericardite aguda tem como objetivos a pesquisa de etiologia específica que demande tratamento apropriado, a detecção de derrame pericárdico ou outras anormalidades ecocardiográficas e o alívio dos sintomas. Quando uma causa específica de pericardite é identificada, deve-se instituir terapêutica apropriada, como descrito posteriormente.

Tabela 29.3 Sequência diagnóstica da pericardite aguda de acordo com as diretrizes da Sociedade Europeia de Cardiologia (nível de evidência B para todos os procedimentos).

Classe I (obrigatórios)	
Ausculta cardíaca	Atrito pericárdico
ECG	Alterações em 4 estágios (como explicado anteriormente)
Ecocardiograma	Derrame com ou sem sinais de tamponamento
Análise de sangue	Marcadores inflamatórios – DHL, VHS, PCR, leucócitos; Marcadores de lesão miocárdica – Troponina I e CK-MB
Radiografia de tórax	Alterações da silhueta cardíaca. Alterações pulmonares concomitantes.
Pericardiocentese e drenagem nos casos de tamponamento cardíaco	PCR e histoquímica para classificação etiopatogênica
Classe IIa (opcionais, ou se os primeiros testes forem inconclusivos)	
TC e RM	Para avaliação de derrame, pericárdio e epicárdio
Pericardiocentese e drenagem para derrames grandes/recorrentes ou em caso de exames prévios inconclusivos	PCR e histoquímica para classificação etiopatogênica
Pericardioscopia, biópsia pericárdica	Estabelecimento de etiologia específica
Classe IIb (o risco deve ser pesado contra o benefício)	
Pericardiocentese e drenagem para avaliação de derrames pequenos	PCR e histoquímica para classificação etiopatogênica

Adaptada de Maisch B, Seferovic PM, AD Ristic, *et al.*: Orientações sobre o diagnóstico e tratamento de doenças do pericárdio sumário executivo; Grupo de Trabalho sobre o diagnóstico e tratamento de doenças do pericárdio da Sociedade Europeia de Cardiologia. Eur Heart J. 25: 587, 2004.

Pacientes que não apresentam nenhuma das características de alto risco citadas anteriormente podem ser tratados seguramente em nível ambulatorial.[13]

Se os dados clínicos e laboratoriais apontam para o diagnóstico de pericardite aguda idiopática ou viral, deve-se iniciar o tratamento sintomático, pois, apesar do curso autolimitado, os sintomas podem ser intensos e persistir por semanas. No entanto, nenhuma terapia provou rigorosamente alterar a história natural da doença ou prevenir a ocorrência de complicações sérias como constrição e tamponamento pericárdicos.[2]

A terapia primária tem sido o uso dos AINHs, que atuam inibindo a produção de prostaglandinas (principalmente a prostaglandina I-2) pelo pericárdio. Reduzem, assim, a dor e a inflamação pericárdicas e podem promover a resolução do derrame. Promovem rápido alívio da dor na maioria dos pacientes, sem necessidade de tratamento adicional.[1,12,25,29,30,32,33]

O ácido acetilsalicílico (AAS) pode ser utilizado na dose de 800 mg a cada 6 a 8 horas, com redução gradual de 800 mg a cada semana. O período de tratamento deve ser de 3 a 4 semanas.[13]

O ibuprofeno pode ser utilizado nos pacientes que apresentam contraindicação ao uso de AAS. É administrado em doses de 300 a 800 mg a cada 6 a 8 horas, descontinuando-se o uso duas semanas após a resolução da dor ou até o desaparecimento do derrame pericárdico. O ibuprofeno é a medicação recomendada pelas diretrizes europeias em virtude dos raros efeitos colaterais, do impacto favorável no fluxo coronariano e da grande comodidade posológica.[34]

A indometacina, apesar de efetiva no controle dos sintomas, deve ser evitada em adultos pelos efeitos colaterais indesejáveis e pela redução do fluxo coronariano. É, portanto, contraindicada a pacientes portadores de doença arterial coronária.[6]

A falha de tratamento com os AINHs é definida como a piora do quadro geral, persistência da febre, dor torácica ou derrame pericárdico novo. Sugere outra etiologia que não idiopática ou viral e requer hospitalização para investigação e otimização de tratamento. A resistência ao AAS foi significativamente associada ao aumento das taxas de recorrência da pericardite.[12]

A colchicina pode ser utilizada para o tratamento da pericardite aguda e era inicialmente, empregada nos casos de resposta lenta ou insatisfatória ao uso dos AINHs. Estudos observacionais iniciais sugeriram que o uso de colchicina poderia prevenir recorrência da pericardite aguda idiopática ou viral; no entanto, seu uso durante os episódios iniciais não era consensual entre os especialistas. Com base nas diretrizes europeias,[6] pode ser utilizada isoladamente ou em associação aos AINHs, tendo-se mostrado efetiva tanto para o primeiro episódio de pericardite como para prevenção de recorrência. A dose recomendada é 0,5 mg a cada 12 horas por 10 a 14 dias, podendo ser feita dose de ataque de 2 a 3 mg no primeiro dia.

Posteriormente à publicação das diretrizes europeias, o efeito da colchicina no tratamento inicial do primeiro episódio de pericardite aguda foi avaliado pelo estudo COPE (prospectivo e randomizado), que comparou o uso do AAS em monoterapia com a combinação de AAS e colchicina, na dose de 1 a 2 mg no primeiro dia, seguidos de uma a duas doses diárias de 0,5 mg durante três meses. A taxa de recorrência foi significativamente menor no grupo que usou colchicina, bem como o índice de persistência dos sintomas até 72 horas.[25] Mais recentemente, o estudo ICAP também demonstrou que a colchicina adicionada à terapia antinflamatória padrão nos casos de pericardite aguda reduziu as taxas de pericardite incessante ou recorrente.[35]

A colchicina é bem tolerada e produz menos reações adversas que os AINHs nas doses geralmente utilizadas (0,5 a 1,2 mg/dia), mesmo no seu uso contínuo por décadas. Os efeitos colaterais mais comuns são os gastrointestinais, mas também podem ocorrer, em menos de 1% dos casos, depressão medular, toxicidade hepática e muscular.[36-38] Insuficiência renal crônica parece ser o principal fator de risco para o desenvolvimento de efeitos colaterais com o uso da colchicina, em virtude do aumento dos seus níveis séricos. Drogas que interagem com o citocromo P450 podem elevar os níveis séricos e os efeitos adversos da colchicina. Particular atenção deve ser dada à interação entre colchicina e macrolídeos, pelo fato de esses serem inibidores, além das enzimas do citocromo P450 e da glicoproteína-P, um transportador envolvido na eliminação de várias drogas, inclusive a colchicina. O uso combinado das duas drogas não é recomendado, principalmente em idosos portadores de disfunção renal.[38-41]

Deve-se evitar o uso da colchicina em pacientes com disfunção hepatobiliar, patologias gastrointestinais e renais graves e discrasias sanguíneas. Recomenda-se reduzir a dose em 50% em pacientes com idade superior a 70 anos ou com taxa de filtração glomerular menor que 50 mL/min. Todos os pacientes devem realizar dosagens séricas de aminotransferases, creatinina, CPK e hemograma antes do início e após 1 mês de tratamento.[42] A Tabela 29.4 cita drogas que podem apresentar interação farmacológica com a colchicina.

Tabela 29.4 Drogas que podem interagir com a colchicina.

▪ Ciclosporina	▪ Propofol
▪ Imidazólicos	▪ Quinidina
▪ Ciprofloxacina	▪ Verapamil
▪ Doxiciclina	▪ Macrolídeos
▪ Izoniazida	▪ Inibidores de protease
▪ Nicardipina	▪ Diclofenaco

Os glicocorticoides podem ser utilizados na pericardite aguda e produzem rápido alívio dos sintomas. Devem ser considerados em casos de refratariedade aos AINHs e à colchicina, fato que ocorre em uma pequena porcentagem de casos,[12,25] e quando causas específicas de pericardite forem excluídas.

Uma série de estudos, na maior parte observacionais, sugerem que uso de glicocorticoides no início da doença está associado a uma maior taxa de episódios recorrentes.[5,25,43,44] Os melhores dados disponíveis vêm do estudo COPE. Na análise multivariada, o uso de glicocorticoides foi preditor significativo de recorrência (*odds ratio* 4,30). O mesmo efeito foi verificado em pacientes com o primeiro episódio recorrente[45] ou com múltiplas recorrências.[31,46]

As diretrizes europeias recomendam o uso de corticoterapia sistêmica para os casos de doenças do tecido conjuntivo, pericardite autorreativa e pericardite urêmica. A dose deve ser diminuída rapidamente para reduzir o risco de efeitos colaterais, introduzindo-se precocemente os AINHs ou colchicina. Pode-se usar a predinisona na dose de 1 mg/kg/dia. Em caso de derrame, o uso de corticoide intrapericárdico é altamente efetivo e uma opção para limitar a toxicidade sistêmica.[9]

Tratamento cirúrgico

A pericardiocentese deve ser realizada na vigência de tamponamento cardíaco, derrame pericárdico maior que 20 mm (durante a diástole) à ecocardiografia ou derrame pericárdico persistente sintomático.

Para sua realização, deve-se manter o paciente deitado com tórax elevado a 45° em relação ao leito. Após assepsia e anestesia locais, introduz-se gradualmente a agulha, sempre aspirando, através do acesso subxifoide (logo abaixo da junção do processo xifoide com a margem costal esquerda), com angulação entre 30° e 45° em relação ao plano sagital (plano da pele), e em direção ao ombro esquerdo ou ângulo da escápula. Pode haver dor no ombro referida pelo paciente. Deve-se retirar o líquido por etapas, com quantidades menores que um litro por vez, para evitar a dilatação aguda do ventrículo direito.[6]

São contraindicações relativas ao procedimento: distúrbios de coagulação não corrigidos, terapia anticoagulante, trombocitopenia < 50.000/mm³, efusões pequenas, loculadas e posteriores. Dissecção aórtica é contraindicação absoluta.

A pericardiocentese pode ser guiada por fluoroscopia ou ecocardiografia, o que diminui bastante a incidência de complicações e aumenta a segurança do procedimento. Na primeira, é realizada no laboratório de cateterismo cardíaco com monitorização eletrocardiográfica, podendo ser feita concomitante cateterização do ventrículo direito para excluir constrição pericárdica. A modalidade guiada por ecocardiografia é menos dispendiosa e pode ser realizada à beira do leito. Tem alta taxa de sucesso (93%) em efusões anteriores maiores que 10 mm, com menor resolutividade em derrames menores, localizados posteriormente (58%). Também é eficaz em efusões loculadas.[6]

As complicações da pericardiocentese são raras. Foram reportadas incidências de 1,3 a 1,6% por ecocardiografia.[47-50] São descritas na Tabela 29.5.

A drenagem pericárdica cirúrgica deve ser considerada como procedimento inicial em derrames loculados e/ou recorrentes (especialmente se estes estiverem evoluindo com tamponamento). Nesse procedimento, uma janela pericárdica é confeccionada, o que eficazmente elimina futuros episódios de tamponamento e fornece tecido para biópsia.[6]

Tabela 29.5 Complicações da pericardiocentese.

- Perfuração e laceração miocárdicas e dos vasos coronários
- Fístulas na artéria mamária interna
- Embolia gasosa
- Edema agudo de pulmão
- Pneumotórax
- Pericardite purulenta
- Arritmias (mais comum bradicardia por reação vasovagal)
- Punção de cavidade peritoneal ou víscera abdominal

Complicações e prognóstico

As principais complicações da pericardite aguda são: derrame pericárdico moderado a grande, tamponamento cardíaco e pericardite constritiva.

O tamponamento cardíaco é de ocorrência rara na pericardite aguda idiopática, sendo mais comum em pacientes com uma etiologia específica, como tuberculose, neoplasia e pericardite purulenta, que representam até 68% dos casos.

Pericardite constritiva também é mais frequente em pacientes com etiologia específica e ocorre em cerca de 1% dos pacientes com pericardite idiopática. Dessa forma, o prognóstico é relacionado com o surgimento ou não de complicações e também com a etiologia da pericardite aguda. Pericardites viral e idiopática têm bom prognóstico em longo prazo.[2]

PERICARDITE RECORRENTE

Pericardite recorrente é caracterizada pelo retorno da dor pericárdica após episódio típico de pericardite aguda. Acredita-se que 15 a 30% dos pacientes com pericardite aguda aparentemente idiopática, que respondam adequadamente ao tratamento inicial, tenham recorrência da doença após o término do tratamento.[1,2,5,6,51,52]

Alguns pacientes desenvolvem manifestações de uma causa específica da doença quando há recorrência da pericardite. Uma pequena parcela dos doentes apresenta surtos de dor pericárdica recorrente, que pode ser crônica e debilitante.

Habitualmente, pacientes que apresentam dor torácica recorrente sem derrame pericárdico evidente não necessitam de biópsia, uma vez que raramente a informação adquirida modificará o manejo clínico.[1,2,5,6,51,52]

O tratamento da dor recorrente é empírico. Para a primeira recorrência, o uso por duas semanas de anti-inflamatórios não hormonais é geralmente efetivo. O uso da colchicina parece ser também eficaz, conforme evidenciado no estudo CORE (COlchicine for REcurrent pericarditis), que demostrou que o uso da colchicina para o primeiro episódio de recaída da pericardite reduziu a taxa de recorrência e a persistência dos sintomas em até 72 horas. Naqueles pacientes que permanecem com dor recorrente (após primeira recidiva), pode-se usar colchicina profilática.[45]

O uso da colchicina para profilaxia de dor pericárdica recorrente, incluindo aquelas causadas por pericardites idiopáticas e outras etiologias como pós-toracotomia, tem-se mostrado efetivo com base em experiência acumulada com o uso desse fármaco. Sugere-se que a colchicina é tão eficiente quanto os corticosteroides, com menos efeitos colaterais. A dose inicial é 2 a 3 mg via oral diários, seguida de 1 mg via oral ao dia. Os principais efeitos adversos são náuseas e diarreia.[45]

Para aqueles pacientes com dor pericárdica refratária ao tratamento com anti-inflamatórios não hormonais e colchicina, pode-se tentar terapia com baixas doses de prednisona. Outra alternativa é o uso de azatriopina e ciclofosfamida, embora a eficácia não seja bem estabelecida. A administração intermitente de imunoglobulinas pode ser efetiva. Pericardiectomia parece ser efetiva apenas em um grupo pequeno de pacientes.[1,2,5,6,53,54]

PERICARDITE CRÔNICA

As pericardites crônicas apresentam duração maior que três meses. Existem as formas efusivas, adesivas e constritivas.[34]

A sintomatologia é geralmente leve e relacionada com o grau de constrição cardíaca e inflamação pericárdica. Pode haver dor torácica, fadiga e palpitações.

A investigação diagnóstica é realizada de forma semelhante à da pericardite aguda, apesar de etiologia específica frequentemente não ser encontrada. Entretanto, sua busca deve ser perseguida uma vez que a detecção de causas curáveis permite o uso de terapia específica eficaz.

As indicações de pericardiocentese e o tratamento sintomático são os mesmos da pericardite aguda. A pericardiotomia por balão e a pericardiectomia devem ser consideradas nos casos de recorrências frequentes e sintomáticas.[55,56]

PERICARDITE CONSTRITIVA

Introdução

Pericardite constritiva é o espessamento e, por vezes, calcificação do pericárdio em virtude de um processo inflamatório crônico, levando à restrição do enchimento ventricular diastólico e à função ventricular reduzida.

É considerada como o estágio final de um processo inflamatório que envolve o pericárdio, e virtualmente todas as etiologias descritas na Tabela 29.1 podem causar constrição.[2,57] Em países desenvolvidos, as causas mais comuns de pericardite constritiva são: irradiação e pós cirurgia cardíaca. Tuberculose era a etiologia mais frequente antes do advento da terapia específica.

Um pericárdio com mais de 6 mm de espessura sugere fortemente o diagnóstico de pericardite constritiva.[34,58] No entanto, o espessamento pericárdico não é considerado essencial para estabelecer o diagnóstico dessa entidade.[6]

O diagnóstico diferencial inclui: tromboembolismo pulmonar, infarto do ventrículo direito, doença pulmonar obstrutiva crônica, cardiomiopatia restritiva e derrame pleural de outras etiologias.

Manifestações clínicas e exames complementares

Alguns sintomas de pericardite constritiva incluem: anasarca, ascite e edema de membros inferiores, além de dispneia e dor torácica. Além disso, podem estar presentes sintomas inespecíficos como fadiga, anorexia, dispepsia e perda ponderal.[59]

Ao exame físico, podem ser observadas turgência jugular patológica e elevação do pulso venoso. Pode-se observar à ausculta cardíaca um ruído pericárdico (*knock pericárdico*), primeira bulha normal e segunda bulha desdobrada.[59]

A radiografia de tórax pode apresentar aumento da silhueta cardíaca pela coexistência de derrame pericárdico. Calcificação pericárdica pode estar presente em até 40% dos casos, no entanto não é diagnóstica de constrição (ver Figura 29.5). Quando a calcificação ocorre de forma isolada no ápice do ventrículo esquerdo ou na parede posterior, é mais sugestiva de aneurisma. Derrame pleural apresenta incidência de até 60% e pode ser um sinal do estabelecimento da pericardite constritiva. Quando as pressões de enchimento das câmaras esquerdas estão acentuadamente elevadas, podem ocorrer congestão e redistribuição vasculares.

O eletrocardiograma exibe alterações inespecíficas como baixa voltagem e anormalidades da onda T. Fibrilação atrial e bloqueios também podem ocorrer.[60]

Com relação às características ecocardiográficas, observa-se variação respiratória na inspiração, com diminuição das velocidades de fluxo ao Doppler da onda E mitral > 25%, diminuição expiratória na velocidade de fluxo diastólico da veia hepática e aumento do fluxo diastólico reverso.[34]

A tomografia computadorizada e a ressonância magnética permitem identificar o pericárdio espessado, fazendo o diagnóstico diferencial com cardiomiopatia restritiva.[62] Ver Figuras 29.6 e 29.7.

Há estudos correlacionados ao aumento dos níveis de NT-proBNP e BNP em pacientes com pericardite constritiva. Na cardiomiopatia restritiva, no entanto, esses níveis parecem estar ainda mais elevados, auxiliando no diagnóstico diferencial.[63]

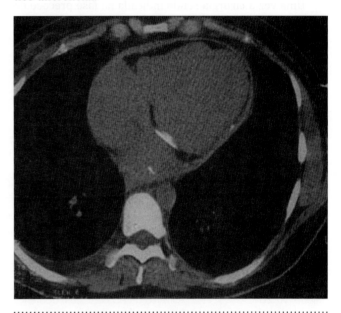

■ **Figura 29.6** Tomografia computadorizada exibindo espessamento pericárdico aumentado e calcificação discreta em paciente com pericardite constritiva.

Adaptada de Braunwald (7ª edição, pág. 1.772).[61]

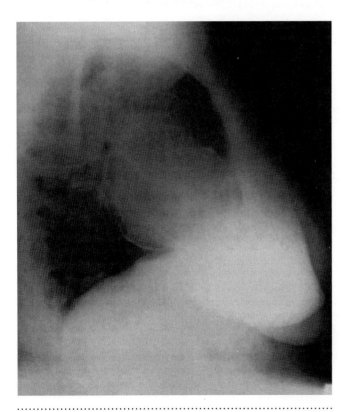

■ **Figura 29.5** Radiografia do tórax mostrando calcificações pericárdicas em paciente com pericardite constritiva.

Adaptada de Braunwald (7ª edição, pág. 1.770).[61]

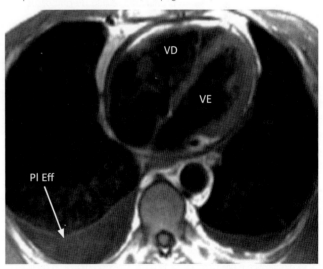

■ **Figura 29.7** Ressonância magnética cardiovascular em um paciente com pericardite constritiva. À direita há uma vista do eixo curto basal dos ventrículos mostrando um pericárdio espessado que encerra o coração (como setas). À esquerda, há uma visão transaxial, mais uma vez mostrando o pericárdio espessado, particularmente sobre o coração direito, mas também um derrame pleural (Pl Eff). VE (Ventrículo Esquerdo); VD (Ventrículo Direito).

Adaptada de Braunwald (7ª edição, pág. 346).[61]

Tratamento

Os diuréticos devem ser usados com cautela para se evitar o baixo débito cardíaco. O tratamento da pericardite tuberculosa deve ter duração de um ano.[64-66]

A pericardiectomia deve ser realizada nos pacientes com pericardite constritiva e sinais de insuficiência cardíaca sintomática.[67,64] A melhora dos parâmetros hemodinâmicos após a cirurgia é observada em apenas 60% dos casos.

Uma vez a cirurgia sendo indicada na fase precoce da doença, a sobrevida é longa para a maioria dos pacientes. No entanto, se os sinais e sintomas de comprometimento hemodinâmico já estiverem presentes antes da operação, a realização de uma pericardiectomia completa pode não trazer o mesmo benefício.[34] A Tabela 29.6 expõe a abordagem diagnóstica da pericardite constritiva.

DERRAME PERICÁRDICO

O acúmulo de líquido no saco pericárdico, gerando o afastamento dos folhetos parietal e visceral, caracteriza o derrame pericárdico. Qualquer processo inflamatório, infeccioso, autoimune ou neoplásico do pericárdio pode cursar com derrame, de forma que este possui etiologia semelhante à da pericardite.[34]

Clinicamente, o derrame pericárdico pode manifestar-se de forma assintomática, quando se desenvolve lentamente, ou com tamponamento cardíaco, quando de rápida instalação. Pode fazer parte de um quadro de pericardite aguda e, finalmente, evoluir com constrição pericárdica quando se mantém de forma crônica.

Grandes efusões são comumente associadas a neoplasias, tuberculose, uremia, hipotireoidismo e parasitoses.[68] O

Tabela 29.6 Abordagem diagnóstica da pericardite constritiva.

Apresentação clínica	Congestão venosa sistêmica crônica grave associada a baixo débito cardíaco, incluindo distensão da veia jugular, hipotensão com baixa pressão de pulso, distensão abdominal, edema e perda de massa muscular
ECG	Pode ser normal, ou revelar baixa voltagem do QRS, inversão de onda T generalizada/achatamento, anormalidades AE, fibrilação atrial, bloqueio atrioventricular, defeitos de condução intraventricular ou raramente padrão de pseudoinfarto
Raio-x de tórax	Calcificações do pericárdio, derrames pleurais
Ecocardiograma modo M/2D	Espessamento do pericárdio e calcificações[a], bem como sinais indiretos de constrição: Aumento de AD & AE com aparência normal dos ventrículos e função sistólica normal Movimento para dentro e para fora patológico precoce do septo interventricular (fenômeno *dip-plateau*) Ondas achatadas na parede posterior do VE Diâmetro do VE não está aumentando após a fase inicial de enchimento rápido VCI e veias hepáticas são dilatadas com oscilações respiratórias restritas[b]
Doppler	Enchimento restrito de ambos os ventrículos com variação respiratória > 25% em válvulas AV[c]
ETE	Medição da espessura do pericárdio
TC/RM	Pericárdio espessado e/ou calcificado, configuração tubular de um ou ambos os ventrículos, estreitamento de um ou ambos os sulcos atrioventriculares, congestão das veias cavas, aumento de um ou ambos os átrios
Cateterismo cardíaco	Sinal de *dip-plateau* ou sinal da "raiz quadrada" na curva de pressão do ventrículo direito e/ou esquerdo Equalização de pressões diastólicas finais de VE/VD na faixa de 5 mmHg ou menos[d]
Angiografia de VD/VE	Redução do tamanho do VD & VE e aumento de tamanho de AD & AE Durante a diástole, um enchimento inicial rápido com parada de outro alargamento (*dip-plateau*)[e]
Angiografia coronariana	Em todos os pacientes com mais de 35 anos e em pacientes com uma história de irradiação mediastinal, independentemente da idade

ETE (Ecocardiograma Transesofágico); TC (Tomografia Computadorizada); RM (Ressonância Magnética); AD (Átrio Direito); AE (Átrio Esquerdo); VD (Ventrículo Direito); VE (Ventrículo Esquerdo); VCI (Veia Cava Inferior); AV (Atrioventriculares). Tabela adaptada de Maisch B, Seferovic PM, AD Ristic, *et al.* Orientações sobre o diagnóstico e tratamento de doenças do pericárdio sumário executivo; Grupo de Trabalho sobre o diagnóstico e tratamento de doenças do pericárdio da Sociedade Europeia de Cardiologia. Eur Heart J. 25: 587, 2004.

a. Espessamento do pericárdio não é sempre igual a constrição (ausente em 18% dos 143 casos cirurgicamente comprovados). Quando características hemodinâmicas clínicas, ecocardiográficas ou métodos invasivos indicam constrição, a pericardiectomia não deve ser descartada com base na espessura do pericárdio normal.[69]

b. O diagnóstico é difícil em fibrilação atrial. Reversão diastólica do fluxo da veia hepática na expiração é observada mesmo quando o padrão de velocidade de fluxo é inconclusivo.

c. Menos de 25% dos pacientes com pressões atriais altas ou constrição mista e restrição demonstram alterações respiratórias. Um teste de provocação cautelosamente realizada com inclinação ou posição sentada diminui a pré-carga e pode desmascarar a pericardite constritiva.

d. Na fase precoce ou na forma oculta, esses sinais podem não estar presentes e a infusão rápida de 1 a 2 litros de soro fisiológico pode ser necessária para o estabelecimento do diagnóstico. Hemodinâmica constritiva pode ser mascarada ou complicada por doença da artéria coronária e valvular.

e. A velocidade de fluxo mitral na doença pulmonar obstrutiva crônica diminui quase 100% durante a inspiração e aumenta durante a expiração. Nesses casos, a velocidade de fluxo mitral normalmente é maior ao final da expiração, mas quando ocorre pericardite constritiva, a velocidade de fluxo mitral se torna mais alta imediatamente após o início da expiração. Além disso, o fluxo da veia cava superior aumenta com a inspiração na doença pulmonar obstrutiva crônica, enquanto não há uma mudança significativa da respiração na pericardite constritiva.

derrame pode ser loculado quando ocorre no pós-operatório, no pós-trauma ou em decorrência de pericardite purulenta. Os derrames pericárdicos de causa bacteriana, fúngica, associada ao vírus HIV e neoplásica apresentam grande propensão ao desenvolvimento de tamponamento cardíaco.

O derrame pericárdico sem tamponamento comumente não causa sintomas, e o exame físico normalmente não mostra alterações. No entanto, alguns pacientes podem referir dor pericárdica. Derrames volumosos podem apresentar *ictus cordis* impalpável e bulhas hipofonéticas.[56]

O ECG pode mostrar baixa voltagem dos complexos QRS e ondas T além de depressão de PR, alterações de ST-T, bloqueios de ramo e alternância elétrica (esta raramente vista na ausência de tamponamento). Quando coexiste com pericardite aguda, os achados do ECG típicos dessa condição podem não estar presentes.[6] À radiografia de tórax, apenas observa-se cardiomegalia quando o derrame é, no mínimo, de tamanho moderado (ver Figura 29.3). Não há sinais de congestão pulmonar.

O ecocardiograma é o melhor método diagnóstico não invasivo para detecção de derrame pericárdico e avaliação de tamponamento. Observa-se uma separação translúcida entre os folhetos pericárdicos durante todo o ciclo cardíaco (ver Figura 29.4). Geralmente, apenas volumes maiores que 15 mL são detectados. Os derrames podem ser graduados em:[70,71]

- Discretos (1 a 9 mm);
- Moderados (10 a 19 mm);
- Grandes (> 20 mm).

A tomografia computadorizada (TC) e a ressonância magnética (RM) normalmente não são necessárias em pacientes que precisam de decisões terapêuticas imediatas. Entretanto, são bastante úteis quando o ecocardiograma não é tecnicamente satisfatório e também na quantificação e localização de derrames loculados e regionais. A TC pode fornecer informações acerca da etiologia do derrame através da atenuação dos coeficientes das imagens. Ambas as modalidades são indispensáveis quando há suspeita de patologia torácica causando o derrame pericárdico.[72]

A causa do derrame pericárdico pode ser sugerida com base na história clínica e nos exames complementares em até 60% dos casos.[73] A probabilidade de se encontrar uma causa específica é maior quando o derrame é volumoso. Quando o diagnóstico etiológico não pode ser estabelecido ou sugerido com os dados acima, deve-se proceder a realização de exames específicos de forma semelhante à pericardite aguda.

A pericardiocentese pode ser útil na determinação etiológica (ver Figura 29.8). A técnica e as complicações desse procedimento já foram descritas e também estão detalhadas no Capítulo 30. O líquido pericárdico normal é um ultrafiltrado do plasma com predomínio de linfócitos. Rotineiramente, realizam-se medidas da densidade, proteínas, hematócrito, DHL, glicose e celularidade total e diferencial com pesquisa de células neoplásicas. Exames mais específicos de acordo com a suspeita etiológica já foram citados anteriormente (ver Tabela 29.2).[6] Dados que sugerem exsudato são:

- Valor de proteínas totais > 3 g/dL;
- Proteína: líquido/sérico > 0,5;

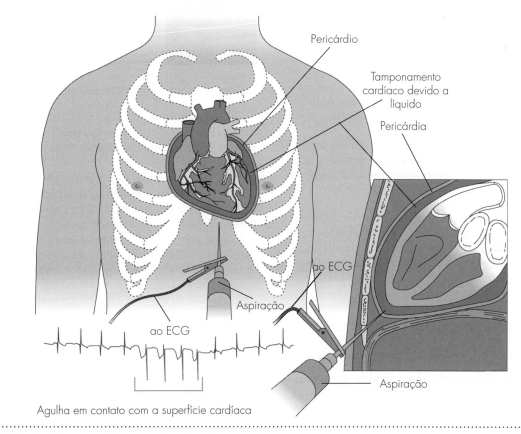

Figura 29.8 Ilustração esquemática da pericardiocentese.

- DHL > 200 mg/dL;
- DHL: líquido/sérico > 0,6;
- Densidade > 1.015; glicose baixa.

A celularidade total está bastante aumentada nos processos inflamatórios, particularmente os bacterianos e reumatológicos, com predomínio neutrofílico. O hipotireoidismo exibe celularidade muito baixa. Alta contagem de monócitos é vista em neoplasias e também no hipotireoidismo.

Alto teor de colesterol é visto em derrames neoplásicos, bacterianos e no hipotireoidismo. A bacterioscopia apresenta especificidade de 99%, mas sensibilidade de apenas 38% para o diagnóstico de pericardite bacteriana, em comparação com as culturas.[74] A análise do fluido pericárdico é aconselhada nas seguintes situações:

- Nos casos em que a pericardiocentese é realizada para tratar o tamponamento cardíaco;
- Quando existe suspeita clínica de que o derrame seja purulento, tuberculoso ou neoplásico;
- Em derrames moderados a graves de etiologia indefinida que não respondem rapidamente à terapia anti-inflamatória.

A pericardioscopia com biópsia pode ser indicada em pacientes com derrames pericárdicos inexplicáveis ou para diagnóstico de derrame idiopático recorrente.[75]

Quando possível, o tratamento sempre deve ser direcionado à causa subjacente. Se houver tamponamento, deve-se proceder com internação e monitorização cardíaca, sendo a pericardiocentese necessária na maioria dos casos.[72]

Embora pacientes com grandes derrames assintomáticos permaneçam estáveis ao longo do tempo, pode haver evolução para tamponamento pericárdico de maneira não previsível. Dessa forma, pode-se considerar a realização de pericardiocentese fechada com finalidade terapêutica, já que tipicamente não ocorre o reacúmulo de líquido após a punção.[72]

Na tentativa de se reduzir o volume do derrame, pode-se considerar o uso de AINHs, colchicina ou corticosteroides antes da realização da pericardiocentese. Algumas efusões podem, inclusive, desaparecer apenas com o tratamento medicamentoso.[72]

A realização de drenagem pericárdica com cateter, por tempo variável (1 a 13 dias), foi associada a menores taxas de recorrência do derrame, em comparação ao tratamento conservador apenas (sem drenagem). Tal resultado foi observado mesmo em derrames idiopáticos.[48]

Processos neoplásicos resistentes podem requerer tratamento intrapericárdico, pericardiotomia percutânea por balão ou, raramente, pericardiectomia. Este último procedimento é recomendado apenas em pacientes com efusões crônicas muito volumosas em que repetidas pericardiocenteses não obtiveram sucesso.[76]

CAUSAS ESPECÍFICAS DE DOENÇA PERICÁRDICA

Pericardite viral

Pericardite viral é a causa mais comum de infecção pericárdica.[2,6,60] A reação inflamatória do pericárdio é resultante do dano tecidual direto pela replicação viral e/ou da resposta imunológica do hospedeiro.[10,77] A replicação viral no tecido pericárdico e epicárdico inicia uma resposta humoral e celular contra o vírus ou os próprios tecidos. Fragmentos do genoma viral não necessariamente se replicam, mas podem servir como fonte de antígenos para estimulação da reposta imune. Após anos ainda podem ser encontrados depósitos de IgM, IgG e, eventualmente, IgA no pericárdio ou miocárdio.[77] Um grande número de vírus pode causar inflamação pericárdica (Tabela 29.1), sendo os mais comuns o coxsackie e echovírus.

O diagnóstico de pericardite viral requer a análise do líquido ou do tecido pericárdico (ou epicárdico), idealmente por PCR ou hibridização *in situ*. Aumento de quatro vezes ou mais dos níveis séricos de anticorpos é sugestivo, mas não diagnóstico de etiologia viral.[6]

O tratamento baseia-se na resolução dos sintomas e prevenção de complicações (como descrito na seção de tratamento de pericardite aguda). Em casos de infecção viral confirmada, a erradicação do vírus através de tratamento específico ainda está sob investigação e vem sendo testada em casos de derrame pericárdico sintomático, crônico ou recorrente. No entanto, nenhum tratamento específico tem-se mostrado efetivo até o momento.[72] A Tabela 29.7 cita a terapêutica específica para os agentes virais.

Tabela 29.7 Terapêutica específica para infecção viral.

Citomegalovírus	Hiperimunoglobulina 4 mL/kg nos dias 0,4 e 8 2 mL/kg nos dias 12 e 16
Coxsackie B	Interferon alfa ou beta 2,5 Mio.IU/m² de área de superfície corporal SC, 3x por semana
Adenovírus e parvovírus B19	Imunoglobulina 10 g EV por 6-8h, nos dias 1 e 3

Doença pericárdica relacionada com o HIV

É a manifestação cardíaca mais comum do HIV. Aproximadamente, 20% dos pacientes portadores do vírus apresentam acometimento pericárdico em algum momento da evolução.[78,79]

Manifesta-se, mais comumente, na forma de pequeno derrame pericárdico, embora, em estágios mais avançados da infecção, as efusões possam tornar-se mais volumosas. A maioria permanece como de causa idiopática (talvez por ação viral primária). No entanto, pode estar relacionada a causas secundárias como infecções, neoplasias (como, por exemplo, o sarcoma de Kaposi) e insuficiência cardíaca congestiva. *M. tuberculosis e Mycobacterium avium-intracellulare* são os agentes infecciosos mais comumente encontrados nos derrames sintomáticos.[80] Alguns germes não usuais também podem ser encontrados, como *Cryptococus neoformans*, citomegalovírus e *Mycobacterium Kansasii*.[78,79]

Pericardite aguda clássica e miopericardite são formas menos frequentes de acometimento pericárdico. Tamponamento e pericardite constritiva são raros.[81]

Derrames pequenos a moderados, assintomáticos, não requerem tratamento e podem ter resolução espontânea. Drenagem é recomendada para derrames volumosos e/ou sintomáticos; nesses casos, devem ser pesquisadas causas identificáveis.[78-81]

A efusão pericárdica tipicamente ocorre em um contexto de imunodeficiência avançada ou marca o início dessa fase, sendo fortemente associada à redução de sobrevida, independentemente da contagem de CD4. O impacto da terapia antirretroviral na doença pericárdica ainda não foi estabelecido.[81]

Pericardite bacteriana

É causa rara de pericardite em adultos. As condições predisponentes são derrame pericárdico, doenças crônicas, cirurgia cardíaca, trauma torácico e imunossupressão. Ocorre por contiguidade na maior parte dos casos, principalmente de pneumonia ou empiema. Contudo, pode também ocorrer por disseminação hematogênica durante bacteremia ou por ruptura de abscesso perivalvular no espaço pericárdico. É letal se não tratada[82-85] e apresenta mortalidade de 40% em pacientes tratados, geralmente em virtude de tamponamento cardíaco, sepse ou constrição.

Os microrganismos mais prevalentes são os estafilococos, estreptococos e o pneumococo. Pericardite hospitalar causada por estafilococos resistentes à penicilina, após cirurgia torácica, tem-se tornado mais frequente atualmente. Germes anaeróbios também têm aumentado de frequência e geralmente provocam infecção associada de mediastino, cabeça e pescoço.[82,83]

Os pacientes apresentam-se clinicamente com febre alta, calafrios e taquicardia com início súbito e fulminante, de curta duração. Pacientes debilitados podem não apresentar tal quadro. Os sintomas da pericardite aguda podem ser mascarados por doenças associadas como pneumonia grave ou mediastinite que se segue à cirurgia torácica. Tamponamento cardíaco é comum e pode ser confundido com choque séptico.[82,83]

Pericardiocentese, com finalidade também terapêutica, deve ser realizada rapidamente, com coleta de líquido para análise bacteriológica (coloração de Gram, pesquisa de BAAR e fungos e culturas). Devem-se realizar culturas de sangue, urina, escarro e ferida cirúrgica.[82,83]

O líquido pericárdico apresenta leucocitose polimorfonuclear, elevação de proteínas e DHL, e glicose baixa. A radiografia de tórax revela aumento da área cardíaca no caso de grande derrame, podendo-se observar interface líquido-gasosa nos casos de microrganismos produtores de gás.

Após confirmação diagnóstica ou mesmo em casos suspeitos de pericardite purulenta, devem ser realizadas drenagem e lavagem pericárdicas por pelo menos 3 a 4 dias, através de pericardiocentese ou janela pericárdica (drenagem cirúrgica). Esta última é geralmente necessária visto que as efusões purulentas têm grande chance de recorrência. Além disso, drenagem cirúrgica precoce pode ajudar a prevenir constrição pericárdica tardiamente. A administração intrapericárdica de estreptoquinase pode ser feita em pacientes selecionados que apresentam derrame francamente purulento com loculações e aderências. Tal estratégia pode reduzir a necessidade de realização de janela pericárdica.[86] No entanto, em pacientes com efusões pericárdicas densas e grossas aderências, pode ser neces-sária a realização de pericardiectomia extensa para garantir adequada drenagem e prevenir o desenvolvimento de pericardite constritiva. Outras indicações de pericardiectomia são: infecção intratável, evolução para pericardite constritiva e recorrência do tamponamento. A mortalidade operatória gira em torno de 8%.

O uso de antibióticos sistêmicos também é mandatório. Podem ser administrados através de instilação intrapericárdica, mas geralmente não é suficiente. Esquemas antibióticos de amplo espectro por via endovenosa devem ser iniciados e depois modificados de acordo com os resultados das culturas e antibiogramas.[82,83]

Pericardite tuberculosa

Nos países desenvolvidos, a pericardite tuberculosa tem ocorrido, primariamente, em pacientes imunocomprometidos.[87] O pericárdio pode ser acometido por disseminação hematogênica de um foco infeccioso a distância, disseminação linfática através de gânglios mediastinais e/ou peribrônquicos e, menos comumente, por contiguidade de lesão pulmonar ou pleural. O acometimento pericárdico ocorre em cerca de 1 a 8% dos portadores de tuberculose.

Pode ser dividida em quatro estágios fisiopatológicos consecutivos:

1. Pericardite serofibrinosa;
2. Derrame pericárdico, geralmente sero-hemorrágico;
3. Reabsorção do líquido, formação de granuloma caseoso, espessamento pericárdico e fibrose;
4. Constrição pericárdica.

A apresentação clínica do comprometimento miocárdico é variável, podendo manifestar-se como pericardite aguda com ou sem efusão, derrame pericárdico persistente e oligossintomático, tamponamento cardíaco, sintomas toxêmicos com febre persistente, constrição (aguda, subaguda ou crônica) com ou sem efusão associada e calcificações pericárdicas.[10,30] A instalação do derrame pericárdico se faz geralmente de maneira lenta, sendo o tamponamento pericárdico uma apresentação menos comum.

O diagnóstico é feito pela identificação do *Mycobacterium tuberculosis* no líquido ou tecido pericárdicos, ou pela presença de granuloma caseoso[10,87] no pericárdio. Altos níveis de ADA (> 40 UI/L) e interferon gama no líquido pericárdico também confirmam o diagnóstico com alta sensibilidade e especificidade. A realização de pericardioscopia com biópsia melhorou a acurácia diagnóstica para pericardite tuberculosa, demonstrando ser superior à pericardiocentese.

O teste cutâneo da tuberculina (PPD) positivo sugere o diagnóstico, no entanto pode ser falso-negativo em 25 a 33%[88] e falso-positivo em 30 a 40% dos casos.[87] Outros exames podem ser utilizados na investigação, como testes para detecção de células T específicas para antígenos do *Mycobacterium tuberculosis* (ELISPOT).[89]

Apenas os casos confirmados ou com alta probabilidade de pericardite tuberculosa (incluindo regiões endêmicas) devem receber tratamento. A utilização de esquemas específicos para tuberculose diminuiu bastante a mortalidade, porém seu uso não necessariamente evita o desenvolvimento de constrição pericárdica.

De acordo com o Programa Nacional de Controle da Tuberculose (PNCT)/Ministério da Saúde, o esquema terapêutico é composto por rifampicina, isoniazida, pirazinamida e etambutol por dois meses, seguidos de rifampicina e isoniazida por mais quatro meses.[90]

A associação de corticosteroides aos tuberculostáticos é controversa. Os corticosteroides podem desempenhar um papel na prevenção de pericardite constritiva, e seu uso em pacientes com maior risco de complicações inflamatórias, incluindo aqueles com grandes derrames ou número elevado de leucócitos, parece ser benéfico. Uma metanálise de pacientes com pericardite tuberculosa efusivo-constritiva sugeriu que tal combinação associou-se a menor mortalidade e necessidade de pericardiocentese ou pericardiectomia.[91,92] Recomenda-se prednisona em altas doses (1-2 mg/kg/dia) por 5 a 7 dias com redução gradual e descontinuação em seis a oito semanas.[91,92]

Pericardiocentese ou drenagem cirúrgica estão indicadas nos casos de tamponamento pericárdico. Pacientes submetidos à drenagem têm menos necessidade de pericardiocentese de repetição e menor evolução para pericardite constritiva.[93] Pericardiectomia deve ser realizada nos casos de evolução para constrição apesar do tratamento antituberculoso.

Pericardite neoplásica

A pericardite neoplásica pode ser decorrente de neoplasias primárias do pericárdio ou tumores metastáticos. As neoplasias primárias mais comuns são o mesotelioma maligno (mais frequente), fibrossarcomas, linfangiomas, hemangiomas, teratomas, neurofibroma e lipomas. São aproximadamente quarenta vezes menos frequentes que os tumores metastáticos do coração,[34] que são representados, mais comumente, pelas neoplasias de pulmão, mama, melanoma maligno, linfomas e leucemias. Interessante notar que em quase dois terços dos pacientes com neoplasia, a efusão pericárdica tem causas não malignas como radiação e infecções oportunistas.[69,94]

A pericardite aguda ocorre como primeira manifestação clínica em aproximadamente 4% dos pacientes com tumores primários de outros órgãos, sendo mais comum no câncer de pulmão.[95] O acometimento pericárdico pela neoplasia denota pior prognóstico e maior mortalidade.

O derrame pericárdico é a manifestação clínica predominante, de tamanho variável, podendo ser recorrente e evoluir com tamponamento ou constrição. Ocorre por obstrução da drenagem linfática do pericárdio pelos linfonodos mediastinais. O carcinoma broncogênico é responsável pelos derrames mais volumosos (40%), seguidos pelo carcinoma de mama (22%) e linfomas (15%).[34]

A radiografia de tórax, a tomografia computadorizada (TC) e a ressonância magnética (RM) podem revelar aumento da área cardíaca, alargamento mediastinal, massas hilares e derrame pleural. O ECO Doppler, a TC e a RM são utilizados para avaliação anatômica dos tumores, extensão da doença e comprometimento das estruturas adjacentes.

A análise do líquido pericárdico e da biópsia pericárdica/epicárdica são essenciais para o diagnóstico definitivo, que é dado pela confirmação da infiltração neoplásica do tecido pericárdico,, ou pela identificação de células neoplásicas no líquido.[69,94]

A avaliação da expectativa de vida é essencial antes da escolha e da realização das modalidades de tratamento. Em pacientes terminais, a drenagem de efusões deve ser realizada apenas para alívio de sintomas, reservando-se uma abordagem mais agressiva para pacientes com melhor prognóstico. Em pacientes com derrame sem tamponamento, deve-se administrar tratamento antineoplásico sistêmico como terapia de base, o que pode prevenir recorrência em até 67% dos casos.[96] Pericardiocentese deve ser realizada para alívio dos sintomas e com finalidade diagnóstica. Drenagem cirúrgica é recomendada em casos de grandes efusões em virtude do alto índice de recorrência (40 a 70%).[97-103]

A instilação intrapericárdica de agentes esclerosantes ou citotóxicos (tetraciclina, doxiciclina, minociclina, bleomicina etc.) pode ser utilizada com efetividade na prevenção de recorrência, no entanto constrição secundária à fibrose pericárdica permanece como um grave problema nos sobreviventes.[103]

Outras modalidades terapêuticas efetivas em casos selecionados são: administração intrapericárdica de radionuclídeos, radioterapia em tumores radiossensíveis, como linfomas e leucemias, e pericardiotomia percutânea por balão, na qual é criada uma comunicação pleuropericárdica direta que permite a drenagem de fluido para o espaço pleural (utilizada em grande derrames neoplásicos com tamponamento recorrente). Pericardiectomia deve ser realizada nos casos de evolução para constrição ou em complicações de procedimentos prévios.

Pericardite fúngica

Essa forma de pericardite pode ser causada por fungos endêmicos, como Histoplasma e Coccidioides, ou oportunistas, como *Candida, Aspergillus* e *Blastomyces*.[6,60] Outros fungos como *Criptococcus, Pneumocystis carinii* e semi-fungos como *Nocardia* e *Actinomyces* também já foram descritos.[104-106] A histoplasmose é a causa mais comum de pericardite fúngica e, assim como a coccidioidomicose, ocorre por inalação de clamidósporos em áreas endêmicas, podendo acometer pacientes saudáveis que vivem nessas áreas.[107] Pacientes imunocomprometidos, usuários de drogas, aqueles em recuperação de cirurgia cardíaca aberta e aqueles tomando corticosteroides e/ou antibióticos de largo espectro têm risco aumentado de pericardite por fungos oportunistas.[6,60]

O quadro clínico compreende todo o espectro das doenças pericárdicas e pode haver miocardite concomitante.[10] O derrame pericárdico pode ser seroso ou hemorrágico (comum na histoplasmose), além de levar a tamponamento.

O diagnóstico é obtido por pesquisa direta do fungo ou cultura do líquido/tecido pericárdico. Anticorpos antifúngicos séricos também são úteis no diagnóstico de infecção fúngica.[10]

O tratamento é feito com administração de terapêutica antifúngica com fluconazol, cetoconazol, itraconazol ou anfotericina B. AINHs e corticosteroides podem ser associados ao esquema. Pacientes com histoplasmose podem necessitar apenas de AINHs por 2 a 12 semanas, reservando-se a anfotericina B para os casos com disseminação sistêmica. Sulfonamidas são as drogas de escolha para nocardiose. Uma combinação de três antibióticos incluindo penicilina deve ser administrada para os casos de actinomicose. Pericardiocentese deve ser indicada nos casos de comprometimento hemodinâmico, e pericardiectomia nos casos de evolução para pericardite constritiva.[106]

Pericardite por radiação

Acomete de 2 a 20% dos pacientes submetidos à radioterapia. A probabilidade de desenvolvimento de pericardite actínica é influenciada pela dose total aplicada, duração da exposição, natureza da fonte radioativa, fracionamento da terapia, quantidade de tecido exposto e idade do paciente.[108]

Pode ocorrer durante a realização da radioterapia ou até meses a anos após o seu término, com latência de mais de quinze a vinte anos. Derrame pericárdico pode-se manifestar após irradiação; geralmente é pequeno e assintomático, podendo ser seroso ou hemorrágico. Pode haver evolução para pericardite constritiva em mais de 20% dos pacientes, tipicamente sem calcificação tecidual. No entanto, a ocorrência de tamponamento é rara.[108]

O paciente pode ser assintomático ou manifestar o quadro de pericardite. Entretanto, os sintomas podem ser mascarados pela doença subjacente ou pela quimioterapia concomitante. O ecocardiograma deve ser realizado primariamente, seguido de TC ou RM se necessário.

Pericardiocentese deve ser indicada nos casos de comprometimento hemodinâmico ou para fins diagnósticos. Pericardiectomia é necessária nos casos de pericardite constritiva, sendo alta a mortalidade peroperatória (21%). A sobrevida pós-operatória em cinco anos é bastante baixa (1%), principalmente pelo desenvolvimento de fibrose miocárdica.[108]

Pericardite urêmica

Ocorre pela reação inflamatória dos folhetos pericárdicos. Manifesta-se nos portadores de insuficiência renal crônica antes da instituição da diálise ou em até oito semanas após seu início.[109,110] Sua incidência diminuiu bastante após o emprego mais generalizado e precoce dos métodos dialíticos.

Esse tipo de pericardite correlaciona-se com os níveis de ureia e creatinina. Vários fatores etiológicos já foram sugeridos, como: compostos tóxicos (mais aceito), hipercalcemia, hiperuricemia, vírus e mecanismos autoimunes. No entanto, sua fisiopatologia ainda não foi completamente estabelecida e nenhuma substância tóxica, até o momento, foi identificada como agente direto.[6,34,51,110]

Ela caracteriza-se por exsudatos fibrinosos e hemorrágicos em ambas as superfícies do pericárdio (visceral e parietal), com mínima reação inflamatória. Derrames grandes, de acúmulo gradual, ocorrem tipicamente. Posteriormente, pode haver a organização do derrame e o desenvolvimento de aderências fibróticas dentro do espaço pericárdico levando à constrição pericárdica.[34]

A doença pericárdica associada à diálise é atualmente mais comum que a pericardite urêmica clássica.[6,110] Caracteriza-se pelo desenvolvimento de doença pericárdica em pacientes submetidos à diálise por mais de oito semanas (mais comumente durante hemodiálise), mesmo com níveis normais ou levemente elevados de ureia e creatinina. Seus mecanismos e sua relação com a pericardite urêmica clássica são obscuros. Pode manifestar-se com um quadro habitual de pericardite aguda, como derrame pericárdico assintomático ou, mais raramente, como tamponamento cardíaco.

As alterações eletrocardiográficas típicas como a elevação difusa do segmento ST-T normalmente não ocorrem em virtude da escassa reação inflamatória pericárdica. Comumente, o eletrocardiograma reflete anormalidades associadas como hipertrofia ventricular esquerda, infarto prévio e distúrbios eletrolíticos. Alterações inespecíficas da repolarização ventricular são descritas em até 70% dos casos. Se o ECG for típico de pericardite aguda, deve-se suspeitar de infecção.[109]

A radiografia de tórax revela aumento de área cardíaca por disfunção miocárdica, sobrecarga de volume ou efusão pericárdica.

É comum o aparecimento de derrame pericárdico assintomático pequeno a moderado, geralmente por sobrecarga de volume; portanto, é necessário o aparecimento de dor ou atrito pericárdico para o diagnóstico de pericardite.[110]

O tratamento da pericardite urêmica clássica consiste na realização de hemodiálise intensiva (diária) por dez a quatorze dias. Deve-se evitar o uso de heparina no procedimento. A maioria dos pacientes responde a essa abordagem em uma a duas semanas.[111] Diálise peritoneal pode ser utilizada nos casos resistentes à hemodiálise ou quando não se pode realizá-la sem heparina. Efusões pericárdicas sem comprometimento hemodinâmico também são geralmente resolvidas após várias semanas de intensificação da diálise. AINHs e corticosteroides podem ser usados para tratar a dor torácica, mas têm sucesso limitado quando a diálise intensiva é ineficaz. Drenagem pericárdica deve ser realizada nos casos de derrames moderados a volumosos, instabilidade hemodinâmica ou sinais de tamponamento cardíaco ao ecocardiograma.[6,51,60,110] Nos casos de tamponamento recorrente ou sintomas graves refratários, está indicada a pericardiectomia.[110]

O tratamento da doença pericárdica associada à diálise também pode ser feito com a intensificação do procedimento (também por 10 a 14 dias), entretanto o benefício é variável. AINHs podem ser usados para tratar a dor torácica, mas os corticosteroides são provavelmente ineficazes e devem ser evitados.[110] As indicações de drenagem pericárdica e pericardiectomia são semelhantes às da pericardite urêmica clássica. A instilação de corticosteroide intrapericárdico (triamcinolona 50 mg a cada 6h por 2 a 3 dias) após drenagem pode ser empregada em pacientes com derrames refratários, volumosos e sintomáticos.[112,113]

Pericardite autorreativa

Maisch *et al.* têm utilizado o termo pericardite autorreativa para designar o acometimento pericárdico causado por provável mecanismo autoimune.[114] Esse tipo de pericardite não requer necessariamente um diagnóstico específico (por exemplo, LES), mas baseia-se na exclusão sistemática de etiologias não autoimunes.

As diretrizes europeias citam os seguintes critérios para o diagnóstico:

1. Presença no líquido pericárdico de linfócitos ou células mononucleares > 5.000/mm^3 ou de anticorpos contra o músculo cardíaco (antissarcolema).
2. Presença de inflamação (> 14 células/mm^2) em biópsia epicárdica ou endomiocárdica.
3. Exclusão de infecção viral ativa no líquido pericárdico e nas biópsias epimiocárdicas/endomiocárdicas.
4. Exclusão de tuberculose, *borrelia burgdorferi* e outras infecções bacterianas por PCR ou culturas.
5. Exclusão de neoplasias no líquido pericárdico e nas biópsias.
6. Exclusão de doenças metabólicas sistêmicas e uremia.

Nessa situação, o uso intrapericárdico de triamcilonona é altamente eficiente, com raros efeitos colaterais.[114]

Pericardite nas doenças autoimunes

A pericardite geralmente pode ocorrer em qualquer doença autoimune como: artrite reumatoide, lúpus eritematoso sistêmico, esclerose sistêmica, dermato/polimiosite, doença mista do tecido conjuntivo, espondiloartropatias soronegativas, vasculites sistêmicas e também por hipersensibilidade, síndrome de Behcet e sarcoidose. A intensificação do tratamento da doença de base e a terapia sintomática são indicados.[6,34]

A seguir, descreveremos as principais doenças autoimunes que cursam com acometimento pericárdico mais frequentemente.

Pericardite na artrite reumatoide

O envolvimento pericárdico na artrite reumatoide é comum e manifesta-se clinicamente em aproximadamente 25% dos pacientes.[115-116] A apresentação clínica é variável. Sintomas de pericardite aguda geralmente acompanham exacerbações da doença. Também podem ocorrer outras manifestações como derrame pericárdico assintomático, tamponamento cardíaco e pericardite constritiva.[117,118]

O líquido pericárdico caracteriza-se por baixos níveis de complemento e glicose, neutrofilia, títulos elevados de fator reumatoide e, raramente, elevação de colesterol.[119]

O tratamento da pericardite aguda, ou do derrame assintomático, é o mesmo da exacerbação da artrite reumatoide quando os quadros coexistem simultaneamente, podendo ser utilizadas altas doses de AAS ou AINHs, com boa resposta.[119-121] Terapia com colchicina se mostrou eficaz nas recorrências.[6]

Drenagem pericárdica deve ser realizada nos casos de tamponamento cardíaco, sendo utilizada, também, para exclusão[118] de outras etiologias (por exemplo, infecção), pelo fatos de esses pacientes geralmente necessitarem de drogas imunossupressoras. Janela pericárdica é indicada nos casos de tamponamento recorrente ou derrames volumosos.[6]

Pericardite no lúpus eritematoso sistêmico

Aproximadamente 40% dos pacientes com lúpus eritematoso sistêmico (LES) apresentam pericardite em algum momento de sua evolução. Geralmente ocorre em associação com o acometimento de outras serosas. A pericardite é a forma mais comum de comprometimento cardiovascular no LES.[6,60] Em alguns casos pode ser a primeira manifestação dessa doença,[82] mas geralmente ocorre dentro de um contexto de reativação.

Os pacientes apresentam-se normalmente com dor pleurítica e febre baixa. Podem ocorrer grandes derrames, apesar de não usuais, e tamponamento cardíaco pode se manifestar em até 10% dos casos. O líquido pericárdico apresenta alta concentração de proteínas, baixos níveis de glicose e contagens leucocitárias menores que 10.000/mm^3.[34]

A maioria dos pacientes responde ao tratamento com os corticosteroides e imunossupressores usados nas exacerbações da doença. Assim como na artrite reumatoide, é importante a exclusão de pericardite purulenta, fúngica ou tuberculosa em virtude do uso das drogas já citadas. Drenagem pericárdica deve ser realizada nos casos de tamponamento cardíaco e pericardiectomia nos casos de pericardite constritiva.[34]

Pericardite na esclerose sistêmica

Pericardite aguda ocorre em cerca de 10% dos pacientes com esclerose sistêmica progressiva.[6,60] Efusões pericárdicas podem ser detectadas ao ecocardiograma em cerca de 40% dos casos, em sua maioria de pequeno tamanho e assintomáticas. No entanto, grandes derrames podem ocorrer, bem como evolução tardia para pericardite constritiva.

O uso de AAS e AINHs tem resposta imprevisível, e geralmente os resultados são desanimadores. A utilização de colchicina deve ser considerada, apesar de não haver dados publicados na literatura.[6]

Pericardite induzida por drogas

É causa rara de pericardite. Diversas medicações e substâncias tóxicas podem acometer o pericárdio, provocando pericardite, derrame pericárdico, tamponamento, adesões, fibrose e constrição. A grande maioria dos casos ocorre como um componente da síndrome do lúpus induzido por drogas. A isoniazida e a hidralazina são as causas mais comuns. Outros mecanismos fisiopatológicos descritos incluem reações idiossincrásicas e de hipersensibilidade, doença do soro, reação de corpo estranho e imunopatia. O manejo inclui a descontinuação do agente causador e o tratamento sintomático.

Outras causas de acometimento pericárdico

Derrame pericárdico ocorre em 5 a 30% dos pacientes com hipotireoidismo. Ele pode tornar-se bastante volumoso, no entanto raramente causa tamponamento. Em alguns casos, altas concentrações de colesterol podem ser detectadas no líquido pericárdico. O tratamento é feito com reposição hormonal, que leva à resolução gradual do derrame.[123]

Quilopericárdio refere-se a uma comunicação entre o saco pericárdico e o ducto torácico, em virtude de trauma, anomalias congênitas, complicação de cirurgia

494   Tratado Dante Pazzanese de Emergências Cardiovasculares   ■ CAPÍTULO 29

cardíaca, linfangiomas, linfangiectasias e obstrução e/ou anomalias do ducto torácico. O líquido contém altos níveis de triglicerídeos (5 a 50 g/L) e proteínas (22 a 60 g/L). O tratamento depende da etiologia e do tamanho do derrame.

A pericardite relacionada com o infarto e a síndrome de Dressler serão abordadas no Capítulo de Complicações das Síndromes Coronarianas Agudas.

A Tabela 29.8 apresenta o diagnóstico diferencial de formas específicas de pericardite aguda.

Tabela 29.8 Diagnóstico diferencial das principais formas específicas de pericardite.

	Viral	Bacteriana	Tuberculosa	Autorreativa
Agentes cardiotrópicos	Entero-, echo-, adeno-, cytomegalo, Ebstein Barr, herpes simplex, influenza, parvo B19, hepatitis A,B,C vírus, HIV	Estafilococos, pneumococo, estreptococos, Neisseria, Proteus, bacilos Gram-negativos, Legionella	Mycobacterium tuberculosis	Processo autoimune na ausência de agentes virais e bacterianos
Diagnóstico específico	PCR ou hibridização in situ	Gram, culturas, PCR para Borrelia e Chlamydia pneumoniae	Ziehl-Neelsen, coloração para auramin 0, cultura, PCR	Ig ligada ao peri- e epicárdio; PCR negativo para agentes cardiotrópicos; epicardite
Relação homem: mulher	3:1	1:1	1:1	1:1
Predisposição	Desconhecida	Alcoolismo crônico; imunossupressão	Abuso de álcool; infecção por HIV	Associação a doenças autoimunes
Características clínicas	Quadro clássico de pericardite aguda; geralmente subfebril	Fulminante, com febre alta, taquicardia	Quadro crônico, subfebril	Quadro crônico, subfebril
Tamanho da efusão	Variável, geralmente pequena	Variável	Variável, geralmente grande	Variável
Tamponamento	Infrequente	80%	Frequente	Infrequente
Remissão espontânea	Frequente	Não ocorre	Não ocorre	Rara
Taxa de recorrência	30 – 50%	Rara	Frequente	Frequente; > 25%
Aspecto do líquido pericárdico	Seroso ou serossanguíneo	Purulento	Serossanguíneo	Seroso
Conteúdo proteico	> 3 g/dL	Alto	Moderado/Alto	Moderado
Contagem leucocitária	> 5.000/mL	>> 10.000/mL	Moderada; > 8.000/mL	Moderada; < 5.000/mL
Análise do líquido pericárdico	Linfócitos e macrófagos (esparsos) ativados; ADA negativo	Granulócitos e macrófagos (numerosos); ADA negativo	Granulócitos e macrófagos (quantidade moderada); ADA positivo (> 40 UI/mL)	Linfócitos e macrófagos (esparsos) ativados; ADA negativo
Biópsia peri/epicárdica	Peri/epicardite linfocítica; PCR(+) para vírus cardiotrópicos	Epicardite leucocítica	Granuloma caseoso; PCR(+) para M. tuberculosis	Peri/epicardite linfocítica; PCR(-)
Mortalidade sem tratamento	Depende do agente e da presença de tamponamento	100%	85%	Se houver tamponamento não tratado
Tratamento intrapericárdico	Drenagem se necessário	Drenagem e lavagem; antibiótico IP pode ser usado	Drenagem se necessário	Drenagem; triamcilonona IP
Pericardiotomia; pericardiectomia	Raramente necessária	Prontamente necessária	Raramente necessária	Raramente necessária
Tratamento sistêmico	Imunoglobulina EV; IFN (enterovírus) SC	Antibiótico EV	Tuberculostático +/– prednisona	AINHs, colchicina, prednisona, azatioprina
Constrição	Rara	Frequente	Frequente (30-50%)	Rara

ADA (Atividade da Adenosina Deaminase); EV (Endovenoso); IP (Intrapericárdico); PCR (Reação em Cadeia de Polimerase); IFN (Interferon).

REFERÊNCIAS BIBLIOGRÁFICAS

1. Spodick DH. Acute pericarditis: current concepts and practice. JAMA. 2003;289:1150.
2. Troughton RW, Asher CR, Klein AL. Pericarditis. Lancet. 2004;363:717.
3. Brady WJ, Perron AD, Martin ML, et al. Cause of ST-segment abnormality in ED chest pain patients. Am J Emerg Med. 2001;19:25.
4. Spodick DH. Acute cardiac tamponade. N Eng J Med. 2003;349:684.
5. Lange RA, Hillis LD. Clinical practice. Acute pericarditis. N Eng J Med. 2004;351:2195.
6. Maisch B, Seferovic PM, Ristic AD, et al. Guidelines on the diagnosis and management of pericardial diseases executive summary; the Task Force on the Diagnosis and Management of Pericardial Diseases of the European Society of Cardiology. Eur Heart J. 2004;25:587-610.
7. Sauleda JS, Miralda GP, Soler JS. Orientación diagnóstica y manejo de los síndromes pericárdicos agudos. Rev Esp Cardiol. 2005;58(7):830-41.
8. Maisch B, Ristic AD. The classification of pericardial disease in the age of modern medicine. Curr Cardiol Rep. 2002;4(1):13-21.
9. Maisch B, Ristic AD, Pankuweit S. Intrapericardial treatment of autoreactive pericardial effusion with triamcinolone: the way to avoid side effects of systemic corticosteroid therapy. Eur Heart J. 2002;23:1503-8.
10. Spodick DH. Infectious pericarditis. In: Spodick DH. The pericardium: a comprehensive textbook. New York: Marcel Dekker, 1997. p. 260-90.
11. Spodick DH. Pericardial rub. Prospective, multiple observer investigation of pericardial friction in 100 patients. Am J Cardiol. 1975;35:357-62.
12. Ariyarajah V, Spodick DH. Acute pericarditis: Diagnostic cues and common electrocardiographic manifestations. Cardiol Rev. 2007;15(1):24-30.
13. Imazio, M, Demichelis B, Parrini I, et al. Day-hospital treatment of acute pericarditis: a management program for outpatient therapy. J Am Coll Cardiol. 2004;43:1042.
14. Chou TC. Electrocardiography in clinical practice. Philadelphia: WB Saunders Company, 1996.
15. Ginzton LE, Laks M. The differential diagnosis of acute pericarditis from the normal variant: New electrocardiographic criteria. Circulation. 1982;65:1004.
16. Fernandes F, Almeida IJA, Ramires FJA, Buck PC, Salemi VMC, Ianni BM, et al. Dosagem dos níveis de NT Pro-BNP nas afecções pericárdicas e sua utilidade como método complementar de avaliação de restrição diastólica. Experiência inicial de 25 casos. Arq Bras Cardiol. 2006;86(3):175-80.
17. Brandt RR, Filzmaier K, Hanrath P. Circulating cardiac troponin I in acute pericarditis. Am J Cardiol. 2001;87:1326.
18. Imazio M, Demichelis B, Cecchi E, et al. Cardiac troponin I in acute pericarditis. J Am Coll Cardiol. 2003;42:2144.
19. Cheitlin MD, Armstrong WF, Aurigemma GP, et al. ACC/AHA/ASE 2003 Guideline for the clinical application of echocardiography: summary article. A report of the American College of Cardiology/American Heart Association Task Force on Practice Guidelines (ACC/AHA/ASE Committee to Update the 1997 Guidelines for the Clinical Application of Echocardiography). J Am Soc Echocardiogr. 2003;16(10):1091-110.
20. Maisch B, Pankuweit S, Brilla C, et al. Intrapericardial treatment of inflammatory and neoplastic pericarditis guided by pericardioscopy and epicardial biopsy – results from a pilot study. Clin Cardiol. 1999;22(Suppl 1):I17–22.
21. Maisch B, Schonian U, Crombach M, et al. Cytomegalovirus associated inflammatory heart muscle disease. Scand J Infect Dis. 1993;88(Suppl 1):135-48.
22. Maisch B, Schonian U, Crombach M, et al. Cytomegalovirus associated inflammatory heart muscle disease. Scand J Infect Dis. 1993;88(Suppl 1):135-48.
23. Satoh T. Demonstration of the Epstein-Barr genome by the polymerase chain reaction and in situ hybridisation in a patient with viral pericarditis. Br Heart J. 1993;69:563-4.
24. Andreoletti L, Hober D, Belaich S, Lobert PE, Dewilde A, Wattre P. Rapid detection of enterovirus in clinical specimens using PCR and microwell capture hybridization assay. J Virol Methods. 1996;62(1):1-10.
25. Imazio M, Bobbio M, Cecchi E, et al. Colchicine in Addition to Conventional Therapy for Acute Pericarditis: Results of the COlchicine for acute PEricarditis (COPE) Trial. Circulation. 2005;112:2012-6.
26. Permanyer-Miralda G. Acute pericardial disease: approach to the aetiologic diagnosis. Heart. 2004;90:252.
27. Imazio M, Trinchero R. Clinical management of acute pericardial disease: areview of results and outcomes. Ital Heart J. 2004;5:803.
28. Imazio, M, Cecchi E, Demichelis B, et al. Indicators of poor prognosis of acute pericarditis. Circulation. 2007;115:2739.
29. Zayas R, Anguita M, Torres F, Gimenez D, Bergillos F, Ruiz M, et al. Incidence of specific etiology and role of methods for specific etiologic diagnosis of primary acute pericarditis. Am J Cardiol. 1995;75:378-82.
30. Permanyer-Miralda G, Sagrista-Sauleda J, Soler-Soler J. Primary acute pericardial disease: A prospective series of 231 consecutive patients. Am J Cardiol. 1985;56:623-30.
31. Imazio, M, Demichelis B, Parrini I, et al. Management, risk factors, and outcomes ir recurrent pericarditis. Am J Cardiol. 2005;96:736-9.
32. McGinn JT, Rosati M, McGinn TG. Indomethacin in treatment of pericarditis. N Y State J Med. 1970;70:17838.
33. Berman J, Haffajee CI, Alpert JS. Therapy of syntomatic pericarditis after myocardial infarction: retrospective and prospective studies of aspirin, indomethacin, prednisone, and spontaneous resolution. Am Heart J. 1981;101:750.
34. Spodick DH. Pericardial diseases. In: Braunwald E, Zippes DP, Libby P. Heart disease. 6th ed. Philadelphia, London, Toronto, Montreal, Sydney, Tokyo: W.B. Saunders, 2001. p. 1823-76.
35. Imazio M, Brucato A, Cemin R, et al. A randomized trial of colchicine for acute pericardites. N Engl J Med 2013; 369:1522-1528.
36. Lange U, Schumman C, Schmidt KL. Current aspects of colchicine therapy – classical indications and new therapeutic uses. Eur J Med Res. 2001;6:150.
37. Wilbur K, Makowsky M. Colchicine myotoxicity: case reports and literature review. Pharmacoteraphy. 2004;24:1784.
38. Brucato A, Adler Y, Spodick DH. Letter regarding article by Imazio et al, "colchicine in addition to conventional therapy for acute pericarditis". Circulation. 2006;113:e693.
39. Rollot F, Pajot O, Chauvelot-Moachon L, et al. Acute colchicine intoxication during clarithromycin administration. Ann Pharmacother. 2004;38:2074.
40. Hung IFN, Wu AKL, Cheng VCC, et al. Fatal interaction between clarithromycin and colchicine in patients with renal insufficiency: a retrospective study. Clin Infect Dis. 2005;41:291.
41. Adler y, Spodick DH, Shabetai R, Brucato A. Can colchicine prevent recurrence of new-onset acute pericarditis? Nat Clin Pract Cardiovasc Med. 2006;3:78-9.
42. Imazio M, Trinchero R. Triage and management of acute pericarditis. Int J Cardiol. 2007;118:286.

43. Shabetai R. Often neglected yet important: the pericardium and its diseases. Herz. 2000;25:717-9.

44. Imazio, M, Demichelis B, Parrini I, et al. Recurrent pain without objective evidence of disease in patients with previous idiopathic or viral acute pericarditis. Am J Cardiol. 2004;94:973.

45. Imazio M, Bobbio M, Cecchi E, et al. Colchicine as first-choice therapy for recurrent pericarditis: results of the CORE (COlchicine for REcurrent pericarditis) trial. Arch Intern Med. 2005;165:1987-91.

46. Artom G, Koren-Morag N, Spodick DH, et al. Pretreatment with corticosteroids attenuates the efficacy of colchicines in preventing recurrent pericarditis: a multi-centre all-case analysis. Eur Heart J. 2005; 26:723-7.

47. Tsang TS, Enriquez-Sarano M, Freeman WK, et al. Consecutive 1127 therapeutic echocardiographically guided pericardiocenteses: clinical profile, practice patterns, and outcomes spanning 21 years. Mayo Clin Proc. 2002;77(5):429-36.

48. Tsang TS, Barnes ME, Gersh BJ, et al. Outcomes of clinically significant idiopathic pericardial effusion requiring intervention. Am J Cardiol. 2002;91(6):704-7.

49. Tsang TS, Barnes ME, Hayes SN, et al. Clinical and echocardiographic characteristics of significant pericardial effusions following cardiothoracic surgery and outcomes of echo-guided pericardiocentesis for management: Mayo Clinic experience, 1979–1998. Chest. 1999;116(2):322-31.

50. Tsang TS, Freeman WK, Barnes ME, et al. Rescue echocardiographically guided pericardiocentesis for cardiac perforation complicating catheter-based procedures. The Mayo Clinic experience. J Am Coll Cardiol. 1998;32(5):1345-50.

51. Shabetai R. The pericardium. New York, Grune & Stratton, 1981.

52. Shabetai R. Recurrent pericarditis: Recent advances and remaining questions. Circulation. 2005;112:1921-3.

53. Marcolongo R, Russo R, Laveder F, et al. Immunosupressive therapy prevents recurrent pericarditis. J Am Coll Cardiol. 1995;26:1276.

54. Peterlana D, Puccetti A, Simeoni S, et al. Efficacy of intravenous Immunoglobulin in chronic idiopathic pericarditis: Reporto of four cases. Clin Rheumatol. 2005;24:18.

55. Sagrista-Sauleda J, Angel J, Permanyer-Miralda G, et al. Long-term follow-up of idiopathic chronic pericardial effusion. N Engl J Med. 1999;341(27):2054-9.

56. Ziskind AA, Pearce AC, Lemmon CC, et al. Percutaneous balloon pericardiotomy for the treatment of cardiac tamponade and large pericardial effusions: description of technique and report of the first 50 cases. J Am Coll Cardiol. 1993;21(1):1-5.

57. Hoit BD. Management of effusive and constrictive pericardial heart disease. Circulation. 2002;105:2939-42.

58. Talreja DR, Edwards WD, Danielson GK, et al Constrictive pericarditis in 26 pacients with histologically normal pericardial thickness. Circulation. 2003;108:1852-7.

59. Goldstein JA. Cardiac tamponade, constrictive pericarditis, and restrictive cardiomyopathy. Curr Probl Cardiol. 2004;29:503-67.

60. Maisch B, Ristic AD. Practical Aspects of the management of pericardial disease. Heart. 2003;89:1096-103.

61. Braunwald, E. Tratado de Doenças Cardiovasculares.7.a edição. Rio de Janeiro: Elsevier, 2006.

62. Wang ZJ, Reddy GP, Gotway MB, et al. CT and MRimaging of pericardial disease. Radiographics. 2003;23:S167-S180.

63. Leya FS, Arab D, Joyal D, et al. The efficacy of brain natriuretic peptide levels in differentiating constrictive pericarditis from restrictive cardiomyopathy. J Am Coll Cardiol. 2005;45(11):1900-2.

64. Ling LH, Oh JK, Schaff HV, Danielson GK, et al Constrictive pericarditis in the modern era: evolving clinical spectrum and impact on outcome after pericardiectomy. Circulation. 1999;100:1380-6.

65. Yetkin U, Kestelli M, Yilik L, et al. Recent surgical experience in chronic constrictive pericarditis. Tex heart Inst J. 2003;30:27-30.

66. Sagrista-Sauleda J. Clinical decision making based on cardiac diagnostic imaging techniques (I). Diagnosis and therapeutic management of patients with cardiac tamponade and constrictive pericarditis. Rev Esp Cardiol. 2003;56:195-205.

67. Soufen HN, Fernandes F, Ianni BM, et al Neoplastic pericardial disease. Analysis of 26 patients. Arq Bras Cardiol. 1999;72:51-8.

68. Merce J, Sagrista-Sauleda J, Permanyer-Miralda G, et al. Should pericardial drainage be performed routinely in patients who have a large pericardial effusion without tamponade? Am J Med. 1998;105:106-9.

69. Millaire A, Wurtz A, de Groote P, et al. Malignant pericardial effusions: usefulness of pericardioscopy. Am Heart J. 1992;124(4):1030-4.

70. Pepi M, Muratori M, Barbier P, Doria E, Arena V, Berti M, et al. Pericardial effusion after cardiac surgery: incidence, site, size and haemodynamic consequences. Br Heart J. 1994:72(4):327-31.

71. Horowitz MS, Schultz CS, Stinson EB, Harrison DC, Popp RL. Sensitivity and specificity of echocardiographic diagnosis of pericardial effusion. Circulation. 1974;50(2):239-47.

72. Maisch B, Ristic AD, Seferovic PM. New directions in diagnosis and treatment of pericardial disease: an update by the Taskforce on pericardial disease of the World Heart Federation. Herz. 2000;25(8):769-80.

73. Sagrista-Sauleda J, Merce J, Permanyer-Miralda G, et al. Clinical clues to the causes of large pericardial effusions. Am J Med. 2000;109(2):95-101.

74. Meyers DG, Meyers RE, Prendergast TW. The usefulness of diagnostic tests on pericardial fluid. Chest. 1997;111(5):1213-21.

75. Seferovic PM, Ristic AD, Maksimovic R, et al. Diagnostic value of pericardial biopsy: improvement with extensive sampling enabled by pericardioscopy. Circulation. 2003;107:978-83.

76. Piehler JM, Pluth JR, Schaff HV, et al. Surgical management of effusive pericardial disease. Influence of extent of pericardial resection on clinical course. J Thorac Cardiovasc Surg. 1985;90:506-12.

77. Maisch B, Outzen H, Roth D, et al. Prognostic determinants in conventionally treated myocarditis and perimyocarditis—focus on antimyolemmal antibodies. Eur Heart J. 1991;12:81-7.

78. DeCastro S, Migliau G, Silvestri A, et al. Heart involvement in AIDS: a prospective study during various stages of the disease. Eur Heart J. 1992;13:1452-9.

79. Chen Y, Brennessel D, Walters J, et al. Human immunodeficiency virus-associated pericardial effusion: report of 40 cases and review of literature. Am Heart J. 1999;137:516-21.

80. Hakim JG, Ternouth I, Mushangi E, et al. Double blind randomized placebo controlled trial of adjunctive prednisolone in the treatment of effusive tuberculous pericarditis in HIV seropositive patients. Heart. 2000;84(2):183-8.

81. Silva-Cardoso J, Moura B, Martins L, et al. Pericardial involvement in human immunodeficiency virus infection. Chest. 1999;115:418-22.

82. Sagrista-Sauleda J, Barrabes JA, Permanyer-Miralda G et al. Purulent pericarditis: review of a 20-year experience in a general hospital. J Am Coll Cardiol. 1993;22:1661-5.

83. Goodman LJ. Purulent pericarditis. Curr Treat Options Cardiovasc Med. 2000;2(4):343-50.

84. Defouilloy C, Meyer G, Slama M, et al. Intrapericardial fibrinolysis: a useful treatment in the management of purulent pericarditis. Intesive Care Med. 1997;23:117-8.

85. Ustunsoy H, Celkan MA, Sivrikoz MC, et al. Intrapericardial fibrinolytic therapy in purulent pericarditis. Eur J Cardiothorac Surg. 2002;22(3):373-6.

86. Tomkowsky WZ, Gralec R, Kuca P, et al. Effectiveness of intrapericardial administration of streptokinase in purulent pericarditis. Herz. 2004;29:802-5.

87. Fowler NO. Tuberculous pericarditis. JAMA. 1991;266(1):99-103.

88. Sagrista-Sauleda J, Permanyer-Miralda G, Soler-Soler J. Tuberculous pericarditis: ten year experience with a prospective protocol for diagnosis and treatment. J Am Coll Cardiol. 1988;11(4):724-8.

89. Ewer K, Deeks J, Alvarez L, et al. Comparison of T-cell-based assay with tuberculin skin test for diagnosis of Mycobacterium tuberculosis infection in a school tuberculosis outbreak. Lancet. 2003;361(9364): 1168-73.

90. Nota técnica sobre as mudanças no tratamento da tuberculose no Brasil para adultos e adolescentes. Programa nacional de controle da tuberculose. Departamento de vigilância epidemiológica. Ministério da saúde, 2009.

91. Mayosi BM, Ntsekhe M, Volmink JA, et al. Interventions for treating tuberculous pericarditis. Cochrane Database Syst Rev. 2002;(4):CD000526.

92. Ntsekhe M, Wiysonge C, Volmink JA, Commerford PJ, Mayosi BM. Adjuvant corticosteroids for tuberculous pericarditis: promising, but not proven. Q J Med. 2003;96:593-9.

93. Strang JI, Kakaza HH, Gibson DG, et al. Controlled clinical trial of complete open surgical drainage and of prednisolone in treatment of tuberculous pericardial effusion in Transkei. Lancet. 1988;2(8614):759-64.

94. Porte HL, Janecki-Delebecq TJ, Finzi L, et al. Pericardioscopy for primary management of pericardial effusion in cancer patients. Eur J Cardiothorac Surg. 1999;16(3):287-91

95. Imazio, M, Demichelis B, Parrini I, Favro E, Beqaraj F, Cecchi E, et al. Relation of pericardial disease to malignancy. Am J Cardiol. 2005;95:1393-4.

96. Vaitkus PT, Herrmann HC, LeWinter MM. Treatment of malignant pericardial effusion. JAMA. 1994;272:59-64.

97. Tomkowski W, Szturmowicz M, Fijalkowska A, et al. New approaches to the management and treatment of malignant pericardial effusion. Support Care Cancer. 1997;5:64-6.

98. Tsang TSM, Seward JB, Barnes ME. Outcomes of primary and secondary treatment of pericardial effusion in patients with malignancy. Mayo Clin Proc. 2000;75:248-53.

99. Susini G, Pepi M, Sisillo E, et al. Percutaneous pericardiocentesis versus subxyphoid pericardiotomy in cardiac tamponade due to postoperative pericardial effusion. J Cardiothorac Vasc Anesthes. 1993;7:178-83.

100. Fagan SM, Chan KI. Pericardiocentesis. Blind no more. Chest. 1999;116:275-6.

101. Soler-Soler J, Merce J, Sagrista-Sauleda J. Should pericardial drainage be performed routinely in patients who have a large pericardial effusion without tamponade? Am J Med. 1998;105:106-9.

102. DeCamp MM, Mentzer SJ, Swanson SJ, et al. Malignant effusive disease of pleura and pericardium. Chest. 1997;112(Suppl):291-5.

103. Zwischenberger JB, Sanker AB, Lee R. Malignant pericardial effusion.In: Pass HJ, Mitchell JB, Johnson DH, et al., editors. Lung cancer Principles and practice. Philadelphia: Lippincott, Wiliams and Wilkins, 2000. p. 1038-46.

104. Cishek MB, Yost B, Schaefer S. Cardiac aspergillosis presenting as myocardial infarction. Clin Cardiol. 1996;19:824-7.

105. Wheat J. Histoplasmosis: experience during outbreaks in Indianapolis and review of the literature. Medicine. 1997;76:339-54.

106. Rabinovici R, Szewczyk D, Ovadia P, et al. Candida pericarditis: clinical profile and treatment. Ann Thorac Surg. 1997;63:1200-4.

107. Arsura EL, Bobba RK, Reddy CM. Coccidioidal pericarditis. Int J Infect Dis. 2006;10:86-7.

108. Karram T, Rinkevitch D, Markiewicz W. Poor outcome in radiationinduced constrictive pericarditis. Int J Radiat Oncol Biol Phys. 1993;25(2):329-31.

109. Rostand SG, Rutsky EA. Pericarditis in end-stage renal disease. Cardiol Clin. 1990;8:701-6.

110. Alpert MA, Ravenscraft MD. Pericardial involvement in end--stage renal disease. Am J Med Sci. 2003;325(4):228-36.

111. Connors JP, Kleiger RE, Shaw RC, et al. The indications for pericardiectomy in the uremic pericardial effusion. Surgery. 1976;80:689-774.

112. Wood JE, Mahnensmith RL. Pericarditis associated with renal failure: evolution and management. Semin Dial. 2001;14:61-6.

113. Rutsky EA. Treatment of uremic pericarditis and pericardial effusion. Am J Kidney Dis. 1987;10:2-7.

114. Maisch B, Ristic AD, Pankuweit S. Intrapericardial treatment of autoreactive pericardial effusion with triamcinolone: the way to avoid side effects of systemic corticosteroid therapy. Eur Heart J. 2002;23:1503-8.

115. Fernandes F, Ianni BM, Artega E, et al. Valor da biópsia pericárdica no diagnóstico etiológico das pericardiopatias. Arq Bras Cardiol. 1998;70:393-5.

116. Sagrista-Sauleda J, Almenar Bonet L, Angel Ferrer J, et al. The clinical practice guidelines of the Sociedad Espanhola de Cardiologia on pericardial pathology. Ver Esp Cardiol. 2000;53:394-412.

117. Hara KS, Ballard DJ, Ilstrup DM, et al. Rheumatoid pericarditis : clinical features and survival. Medicine. 1990;69:81-91.

118. Escalante A, Kaufman RL, Quismorio Jr FP, et al Cardiac compression in rheumatoid pericarditis. Semin Arthritis Rheum. 1990;20:148-63.

119. Kelly CA, Bourke JP, Malcolm A, Griffiths ID. Chronic pericardial disease in patients with rheumatoid arthritis: a longitudinal study. Q J Med. 1990;75:461-70.

120. Corrao S, Salli L, Arnone S, et al . Cardiac involvement in rheumatoid arthritis: evidence of silent heart disease. Eur Heart J. 1995;16:253-6.

121. Bruyn GA, Essed CE, et al. Fatal cardiac nodules in a pacient with rheumatoid arthritis treated with low dose methotrexate. J Rheumatol. 1993;20:912-4.

123. Hardisty CA, Naik RD, Munro DS. Pericardial effusion in hypothyroidism. Clin Endocrinol. 1980;13:349-54.

122. Kahl LE. The spectrum of pericardial tamponade in systemic lupus erythematosus. Arthritis Rheum. 1992;35:1343-9.

capítulo 30

Priscila Feitoza Cestari • Carla de Almeida • Reginaldo Cipullo

Tamponamento Cardíaco

INTRODUÇÃO

O pericárdio é uma dupla membrana que envolve o coração. É responsável pela produção do líquido pericárdico, composto por proteínas, albumina e fosfolipídeos, e pela contenção dos ventrículos no momento da diástole, limitando a distensão ventricular nessa fase do ciclo cardíaco. Normalmente, a quantidade de líquido entre as membranas pericárdicas é de aproximadamente 15 a 50 mL.

Diversas situações podem acometer o pericárdio, sendo responsáveis pela mudança da quantidade e da qualidade desse líquido. Esses processos podem tornar-se crônicos. Com o espessamento e a calcificação do pericárdio levando à redução de sua complacência, e a consequente redução do enchimento diastólico cardíaco, inicia-se a sequência de eventos que resulta em congestão pulmonar e sistêmica e diminuição do débito cardíaco. Essa condição é conhecida como pericardite constritiva crônica.

Por outro lado, no tamponamento cardíaco, ocorre rápido acúmulo de líquido resultando em compressão aguda de câmaras cardíacas, com consequências hemodinâmicas indesejáveis como redução do débito cardíaco, congestão pulmonar e morte. Alguns autores relatam a ocorrência de tamponamento cardíaco em até 15% dos pacientes com pericardite grave.[1]

O tempo de evolução do derrame pericárdico influi diretamente na apresentação clínica. Acúmulos lentos de líquido pericárdico podem resultar em derrames de até 2.000 mL sem repercussão hemodinâmica importante. Em contrapartida, acúmulo repentino de 150 mL é suficiente para elevar rapidamente as pressões intrapericárdicas.[2]

O tamponamento cardíaco ocorre quando há diminuição dos volumes sistólicos e diastólicos, por elevação das pressões intracardíacas secundárias ao aumento da pressão intrapericárdica e, consequentemente, redução do débito cardíaco. Por tratar-se de uma emergência médica, seu diagnóstico e seu tratamento devem ser precisos para evitar catástrofes hemodinâmicas.

Etiologia do derrame pericárdico

O acometimento do pericárdio pode ocorrer por uma variedade de doenças, incluindo infecções (virais, bacterianas e fúngicas); neoplasias; doenças sistêmicas levando à inflamação e consequente efusão pericárdica; doenças relacionadas com o coração, como infarto do miocárdio; doenças não inflamatórias, como hipotireoidismo e amiloidose e, ainda, acometimento mecânico como no trauma ou em lesões perfurocortantes no tórax.[3]

A busca pela causa da efusão pericárdica pode ser facilitada conhecendo-se as causas mais comuns em cada localidade. Derrames de origem tuberculosa são comuns em países como o Brasil, mas raros em países europeus, por exemplo.

A história clínica e o exame físico podem fornecer dados importantes na investigação da patologia de base, e por vezes, quando associados a exames simples como radiografia do tórax, eletrocardiograma, bioquímica do sangue, hemograma e função renal, podem evitar a utilização de métodos invasivos, como a biópsia pericárdica.

Dentre as causas mais comuns de derrame pericárdico, podem ser citadas as neoplasias (20 a 40%), a uremia (10 a 20%), as causas virais (5 a 10%), as doenças reumatológicas (5 a 10%), o pós-infarto do miocárdio (5 a 10%), a tuberculose (2 a 5%) e as causas iatrogênicas (2 a 5%).[4] Os derrames de origem idiopática são os mais prevalentes.[5] Porém, a frequência das causas varia de estudo para estudo, dependendo da região demográfica em que é realizado.[4,6,7]

Assim, apesar de todos os esforços na tentativa de esclarecer a etiologia da efusão pericárdica, estima-se que 40% dos casos ainda sejam classificados como idiopáticos.[3]

A análise do líquido pericárdico é de grande valia quando as informações dos exames acima citados não são suficientes. A associação de análise bioquímica, imunológica, bacterioscópica e culturas do líquido pericárdico aumentaram a acurácia diagnóstica. Valores de proteína, DHL e glicose podem ajudar na distinção entre transudato e exsudato, além de sugerir um diagnóstico, como a presença de adenosina deaminase (ADA) na tuberculose.[8,9] A realização de pericardioscopia e biópsia do pericárdio também são úteis no diagnóstico em pacientes com efusões recorrentes e de causa não conhecida.[10-12]

Levy *et al.* propuseram um organograma diagnóstico para análise do líquido pericárdico (Figura 30.1), que incluindo a reação em cadeia da polimerase (PCR) na detecção de DNA viral ou bacteriano, aumentou em 10,3% o número de casos com etiologia definida.[13]

FISIOPATOLOGIA

Reddy *et al.* introduziram um conceito de *continuum* descrevendo o espectro de alterações hemodinâmicas envolvidas no tamponamento cardíaco observadas em animais.[14]

Esse conceito baseia-se em uma sequência de eventos detalhadas a seguir. A compressão cardíaca por fluidos pericárdicos depende de três condições inter-relacionadas: espaço entre as membranas pericárdicas deve ser preenchido, já que numerosos recessos apresentam-se não preenchidos pela quantidade normal de líquido pericárdico que pode variar de 15 a 50 mL; quando os espaços todos estiverem preenchidos, a distensibilidade da membrana pericárdica parietal deve ser superada e, finalmente, exceder o pequeno gradiente de pressão normalmente existente para o enchimento do ventrículo direito pelo fluxo sanguíneo venoso. Em condições normais, o enchimento cardíaco em uma membrana pouco distensível acaba competindo constantemente por espaço com o fluido pericárdico, controlando, assim, o volume de líquido nessa cavidade. A chave para a ocorrência do tamponamento é a redução do enchimento cardíaco pela compressão externa de suas câmaras que, progressivamente, reduz a sua complacência diastólica e, finalmente, equaliza as pressões diastólicas médias em cada uma das câmaras cardíacas.

Apesar do componente elástico e da presença de colágeno em sua composição, a membrana pericárdica parietal é naturalmente pouco complacente, de forma que após um pequeno volume, chamado de reserva pericárdica, a curva de pressão *versus* volume do espaço pericárdico sofre uma angulação e verticalização. Sendo assim, pequenos volumes são capazes de provocar grandes aumentos na pressão desse espaço (Figura 30.2).

As primeiras câmaras afetadas pela compressão extrínseca do derrame pericárdico são as de paredes mais delgadas como o átrio direito e o ventrículo direito, câmaras que naturalmente apresentam pressões mais baixas em relação às esquerdas e, por isso, são mais suscetíveis ao aumento da pressão intrapericárdica. Durante o tamponamento, a pressão dentro do espaço pericárdico aumenta, e nas fases mais avançadas pode tornar a diferença transmural (pressão do átrio direito menos pressão pericárdica) negativa. Durante o ciclo cardíaco normal, a inspiração leva ao maior enchimento das câmaras direitas, e a expiração faz o inverso. Em vigência de tamponamento, com a redução de pelo menos 30% do débito cardíaco,[14-17] as pressões transmurais próximas de zero (tipicamente entre 15 mmHg a 30 mmHg no pericárdio e entre 15 mmHg e 30 mmHg no coração de pacientes euvolêmicos) fazem com que o ciclo respirató-

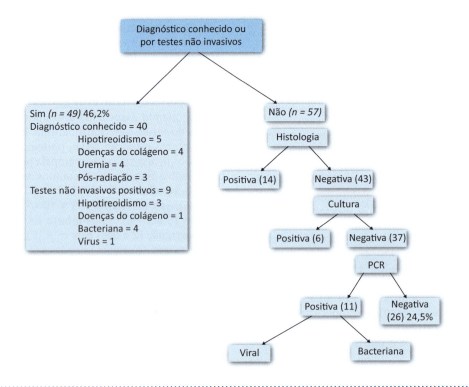

■ **Figura 30.1** Organograma diagnóstico para análise do líquido pericárdico.
Modificada de Levy, P. Y. *et al. Molecular analysis of pericardial fluid: a 7-year experience.* Eur Heart J, 2006. 27(16): p. 1.942-6.

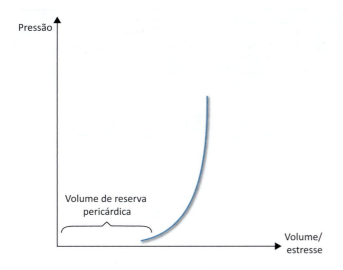

■ **Figura 30.2** Curva de pressão *versus* volume do espaço pericárdico.
Adaptada de Spodick, D.H., *Pathophysiology of cardiac tamponade*. Chest, 1998. 113(5): p. 1.372-8.

rio torne-se o principal mecanismo de contribuição para o enchimento e esvaziamento ventricular. Esse papel do ciclo respiratório no desempenho cardíaco pode ser bem demonstrado com o deslocamento do septo interventricular em direção ao ventrículo esquerdo durante a inspiração, que promove maior enchimento das câmaras direitas, e o movimento inverso na expiração, em direção ao ventrículo direito. A expressão clínica desse fenômeno é o pulso paradoxal.

Os leitos vasculares pulmonares e sistêmicos devem gerar pressão suficiente para o enchimento das câmaras cardíacas, de forma que exista uma ascensão paralela desses valores na circulação pulmonar e na circulação sistêmica durante essa fase do ciclo cardíaco. No tamponamento, o principal determinante dessas pressões passa a ser a complacência do pericárdio, e não do miocárdio. E, ainda, a compressão extrínseca pelo líquido pericárdico provoca uma resistência progressivamente maior ao enchimento ventricular. Em resposta a esse aumento da resistência ao enchimento, ocorre expansão do volume venoso através da ativação de mecanismos neuro-humorais. Em parte, a capacidade de tolerar o aumento da compressão cardíaca está relacionada com a capacidade de expansão volêmica compensatória. Esse mecanismo é virtualmente inexistente no tamponamento por derrames pericárdicos de rápida evolução.

Quando a pressão diastólica de ambos os ventrículos e da artéria pulmonar entram em equilíbrio provocado pelo tamponamento, o que significa uma diferença de pressões diastólicas não maiores que 5 mmHg, a apresentação clínica torna-se mais evidente com exacerbação da flutuação respiratória da pressão arterial, manifestada pela queda de mais de 10 mmHg nos níveis tensionais na inspiração (Figuras 30.3 e 30.4). Em casos extremos, a válvula mitral pode abrir apenas quando a sístole atrial ocorre na expiração. Na inspiração, a pressão pulmonar cai abaixo da pressão intrapericárdica, mas a pressão atrial, apesar de cair, ainda mantém seu nível superior ao intrapericárdico, permitindo o enchimento ventricular nessa fase do ciclo respiratório.

Como a compressão cardíaca pelo líquido pericárdico ocorre tanto na sístole quanto na diástole, é durante o esvaziamento ventricular, em que há redução volumétrica do espaço ocupado pelos ventrículos e consequente redução da pressão pericárdica, que ocorre o enchimento atrial. A ejeção ventricular simultânea ao enchimento atrial "empurra" o assoalho atrial ao nível das válvulas em direção ao ápice ventricular, gerando um descenso "X" normal na curva de pressão atrial.

No início da diástole, o rápido pico de enchimento ventricular é radicalmente reduzido, junto à fração de ejeção. Ao final da diástole, os ventrículos com sua completa distensão elevam ao máximo a pressão intrapericárdica. Ainda assim, o enchimento ventricular é muito inferior quando comparado à capacidade habitual, trabalhando com o final da curva de Frank-Starling enquanto ejeta um pequeno volume sistólico.

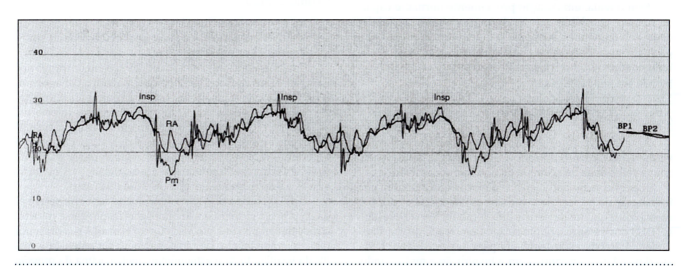

■ **Figura 30.3** Flutuação respiratória da pressão arterial (pulso paradoxal).
Adaptada de Spodick, D.H., *Pathophysiology of cardiac tamponade*. Chest, 1998. 113(5): p. 1372-8

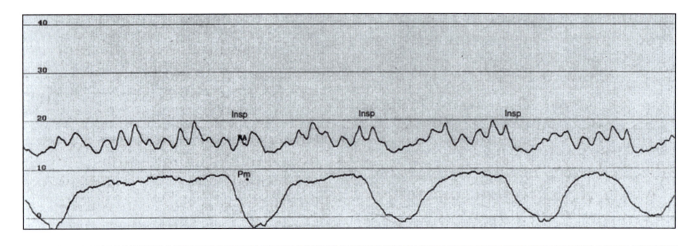

Figura 30.4 Comportamento da pressão arterial após pericardiocentese.
Adaptada de Spodick, D.H. *Pathophysiology of cardiac tamponade*. Chest, 1998. 113(5): p. 1.372-8.

Pressões diastólicas continuamente elevadas impedem o rápido enchimento ventricular, resultando na redução e até interrupção do enchimento atrial em sua fase inicial. O descenso "Y" da curva de pressão atrial que segue o fechamento das válvulas atrioventriculares é, então, progressivamente amputado e, nas fases finais, eliminado. Some-se ainda o fato de as pressões diastólicas elevadas favorecerem o fechamento precoce das válvulas atrioventriculares, e o resultado final será uma importante redução do volume (que efetivamente adentra as cavidades ventriculares) e consequentemente da fração de ejeção.

Todos os fenômenos descritos acontecem precocemente e com pressões menores em pacientes hipovolêmicos. Assim, pressões menores que 6 mmHg são suficientes para desencadear o chamado tamponamento de baixa pressão, que pode ser de difícil reconhecimento, principalmente em pacientes usuários de diuréticos.

Na presença de coronárias normais, o fluxo, apesar de reduzido, é suficiente para manter o metabolismo aeróbico, já que há proporcional redução do trabalho ventricular.

Sem dúvida, um coração previamente normal é capaz de manter um débito adequado para assegurar estabilidade hemodinâmica por mais tempo, diferentemente do paciente portador de cardiopatia prévia ao episódio de tamponamento, cuja repercussão clínica e instabilidade podem ser mais precoces.

APRESENTAÇÃO CLÍNICA

A apresentação clínica do tamponamento cardíaco é variada, dependente da causa e diretamente relacionada com a velocidade de acúmulo da efusão pericárdica.

Nas causas de patologias sistêmicas que cursam com inflamação do pericárdio ou nos casos infecciosos, a dor torácica consequente da pericardite geralmente está presente. Essa dor se apresenta localizada em região precordial, podendo ou não estar irradiada para dorso, e é ventilatório-dependente, piorando com a inspiração e melhorando com a anteriorização do corpo. O derrame pericárdico melhora significativamente a dor por afastar os folhetos pericárdicos. Febre, mialgia e calafrios também aparecem nos quadros infecciosos.

No tamponamento subagudo, muitos pacientes podem apresentar sintomas inespecíficos como fadiga, letargia e anorexia. Alguns casos apresentam-se com sinais de insuficiência cardíaca congestiva levando a sintomas de congestão visceral, como tosse, dor abdominal pela distensão da cápsula de Glisson e edema de membros inferiores ou com sintomas de baixo débito pela diminuição do débito cardíaco como oligúria, sonolência e síncope.

O aumento da área cardíaca pode manifestar-se clinicamente com sintomas compressivos como disfagia e rouquidão.[18]

Nos casos agudos, a manifestação dos sintomas descritos acima aparece abruptamente, podendo levar rapidamente ou até mesmo iniciar o quadro com instabilidade hemodinâmica importante e parada cardiorrespiratória.

Cerca de 50 a 60% dos pacientes possuem antecedente clínico que pode justificar a causa do derrame pericárdico.[5]

Exame clínico

No exame clínico do paciente com derrame pericárdico, os sinais encontrados estão relacionados com a sintomatologia clínica.

Os sinais de insuficiência cardíaca são encontrados nos casos mais insidiosos à medida que o quadro vai agravando-se, como estase jugular, estertores crepitantes pulmonares, hepatomegalia, ascite e edema de membros inferiores.

A tríade clássica de tamponamento cardíaco é composta por estase jugular, hipofonese de bulhas cardíacas e hipotensão arterial, também conhecida como a tríade de Beck. É vista mais frequentemente associada aos quadros graves e está presente em apenas 30% dos casos.

O pulso paradoxal (Figura 30.5) que se expressa pela queda da pressão sistólica em 10 mmHg na inspiração é característico do tamponamento, mas não específico. A sua presença não é patognomônica de tamponamento. Sua medida é realizada insuflando-se o esfigmomanômetro acima da pressão arterial sistólica do paciente, e, na medida em que for auscultado o primeiro ruído de Korotkoff, o manguito deve ser oclu-

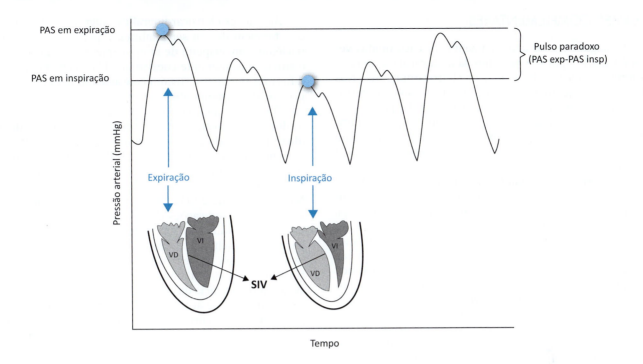

Figura 30.5 Pulso paradoxal.
Adaptada de Roy, C. L. et al. Does this patient with a pericardial effusion have cardiac tamponade? JAMA, 2007. 297(16): p. 1.810-8.

ído. Observa-se, então, a respiração do paciente. Caso o ruído desapareça na inspiração, o manguito deve ser desinsuflado em mais 5 mmHg de mercúrio até que o ruído esteja presente em todo o ciclo respiratório. A diferença entre esses dois pontos denomina-se pulso paradoxal.[18, 19]

Quando existem elevações preexistentes das pressões ou dos volumes diastólicos, ou de ambos, o tamponamento pode ocorrer sem pulso paradoxal, cujos exemplos são os pacientes com disfunção ventricular esquerda, regurgitação aórtica e defeito do septo atrial.[20, 21]

Quanto à pericardite constritiva, nota-se que ela é muitas vezes confundida com o tamponamento. Porém, nela não existe transmissão da negatividade da pressão intratorácica durante a respiração para o coração, em razão do aumento da espessura e consequente obliteração do espaço pericárdico. Assim, a inspiração provoca aumento do fluxo sanguíneo para as cavidades direitas e observa-se aumento da distensão jugular, que é o sinal de Kussmaul, não presente no tamponamento. No tamponamento, a redução normal da pressão venosa durante a inspiração está preservada, assim como na pericardite constritiva raramente está presente o pulso paradoxal.[4] As principais diferenças estão demonstradas na Tabela 30.1.

No tamponamento também há alteração no pulso venoso jugular avaliado no exame físico da região cervical. O descenso "X", uma onda em descenso que aparece durante a ejeção ventricular, está preservada, diferentemente do descenso "Y", que representa a abertura da valva tricúspide e corresponde à fase de enchimento rápido do ventrículo, que está abolido. A perda da descendente "Y" é explicada com base no conceito de que o volume cardíaco total é fixo.[22-24]

Tabela 30.1 Hemodinâmica no tamponamento cardíaco e na pericardite constritiva.

Achado	Tamponamento	Constrição
Pulso paradoxal	Geralmente presente	Presente em ±1/3 dos casos
Pressões de enchimento esquerda-direita iguais	Presente	Presente
Morfologia da onda venosa sistêmica	Descendente Y ausente	Descendente Y acentuada (formato em "m" ou "w")
Alteração inspiratória na pressão venosa sistêmica	Reduzida (normal)	Elevada ou sem alteração (sinal de Kussmaul)
Sinal da "raiz quadrada" na pressão ventricular	Ausente	Presente

Adaptada de Braunwald, E. Tratado de doenças cardiovasculares. 7ª ed. 2006. p. 1.757-80.

EXAMES COMPLEMENTARES

O diagnóstico de tamponamento cardíaco muitas vezes é sugerido por um aumento da área cardíaca ao raio-x e por alterações observadas no eletrocardiograma. Nos derrames moderados, a silhueta cardíaca anteroposterior aumenta assumindo uma forma arredondada; já nas incidências laterais, uma linha translúcida entre a parede torácica e a superfície anterior do coração pode estar presente e representa a separação da gordura parietal pericárdica do epicárdio (Figura 30.6).

No eletrocardiograma (ECG) (Figuras 30.7 e 30.8), as alterações mais comuns encontradas são taquicardia sinusal associada a complexos QRS de baixa amplitude, ou seja, complexos QRS ≤ 5 mm (0,5 mV) nas derivações bipolares e/ou ≤ 10 mm (1,0 mV) nas derivações precordiais. Outra alteração encontrada é a alternância elétrica, mais comum nas derivações precordiais (*swinging heart*).[25] A alternância nos complexos QRS pode estar presente em outras patologias, porém, quando associada à alternância elétrica da onda P, torna-se patognomônico de tamponamento cardíaco.

As maiores diminuições de voltagem ocorrem em casos de mixedema associado ao tamponamento cardíaco. No derrame pericárdico, a diminuição da amplitude é acompanhada de taquicardia, ao contrário do hipotireoidismo, no qual se verifica bradicardia. Assim, a frequência cardíaca é o melhor critério diagnóstico para a diferenciação dessas duas condições.

É interessante observar que a diminuição de voltagem se relaciona mais com a composição do derrame do que com o volume líquido. Líquidos com maior teor de fibrina apresentam maior impedância elétrica. Assim, exsudatos diminuem mais a voltagem no eletrocardiograma do que transudatos.[26]

Alterações eletrocardiográficas sugestivas de pericardite também devem ser lembradas quando se avalia um paciente com suspeita de tamponamento cardíaco, já que é situação comumente coexistente. Elas incluem elevação difusa do segmento ST, com concavidade para cima e depressão do segmento PR.

O ecocardiograma é o método de escolha para avaliar as doenças do pericárdio. Quando realizado em condições ideais (boa janela acústica e com examinador experiente), o exame é capaz de detectar a grande maioria das efusões pericárdicas e fornece informações relevantes quanto ao tamanho do derrame e à sua repercussão hemodinâmica. Nas diretrizes de 2003, a *American Heart Association* considerou como indicações classe I de utilização do ecocardiograma: a avaliação de pacientes com suspeita de doença pericárdica, incluindo derrame, constrição ou processo de tamponamento; suspeita de sangramento no espaço pericárdico (seja por trauma ou perfuração); seguimento para avaliar a recorrência de efusões ou para diagnóstico precoce de constrição e avaliação do desenvolvimento de atrito pericárdico no decorrer de um infarto agudo do miocárdio, principalmente se acompanhado de sintomas como dor persistente, hipotensão arterial e náusea.[27]

No ecocardiograma, o derrame pericárdico aparece como um espaço translúcido entre o pericárdio visceral e o parietal. Pequenas coleções podem ser fisiológicas e visíveis durante a sístole ventricular. Efusões acima de 50 mL vistas em todo o ciclo cardíaco são consideradas patológicas.

A alta resolução espacial do ecocardiograma torna o modo M valioso na avaliação da movimentação do pericárdio e do ventrículo direito e da dinâmica do átrio direito. Mas a avaliação bidimensional com Doppler é a forma indicada para a confirmação de efusões pericárdicas. Essa forma de ecocardiograma permite a avaliação de cortes do pericárdio que guardam grande semelhança com os cortes tomográficos. O preenchimento do espaço pericárdico pode não significar derrame, uma vez que existem partes desse espaço "virtual" preenchidas por gordura. Esta, normalmente, é visualizada no eixo longo paraesternal e no subcostal, principalmente em localização anterior. A diferenciação pode ser difícil, mas algumas dicas auxiliam nesse diagnóstico, como a movimentação normal do pericárdio, o eco menos intenso e a ausência da imagem na janela de quatro câmaras acima do átrio direito. Neste tocante, o acúmulo de líquido acima do átrio direito talvez seja o sinal mais específico da presença de efusão pericárdica e é o primeiro local onde um acúmulo de líquido no espaço pericárdico se manifesta, sendo o local ideal para realizar o modo M. Quando o derrame toma proporções maiores (moderado a importante), pode ser visualizado em diversos locais.[28]

O derrame pericárdico deve ser pesquisado em diversas janelas, para detecção de coleções loculadas ou septadas (comuns em pós-operatórios de cirurgia cardíaca) pela presença de aderências.[29, 30] A ressonância magnética e a tomografia computadorizada são superiores na quantificação do derrame pericárdico. Uma forma de o ecocardiograma estimar a quantidade de fluido no espaço entre as membranas pericárdicas é a avaliação nos três dos maiores eixos, que será utilizada para calcular o conteúdo

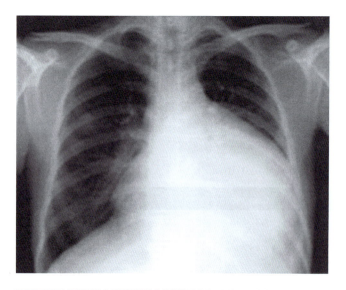

■ **Figura 30.6** Radiografia no derrame pericárdico em posteroanterior.

Adaptada de Pegô-Fernandes, et al., Miocardiopatias, Pericardiopatias e Cardiologia no Consultório. *Revista da Sociedade de Cardiologia do Estado de São Paulo*, 2003. vol. 13.

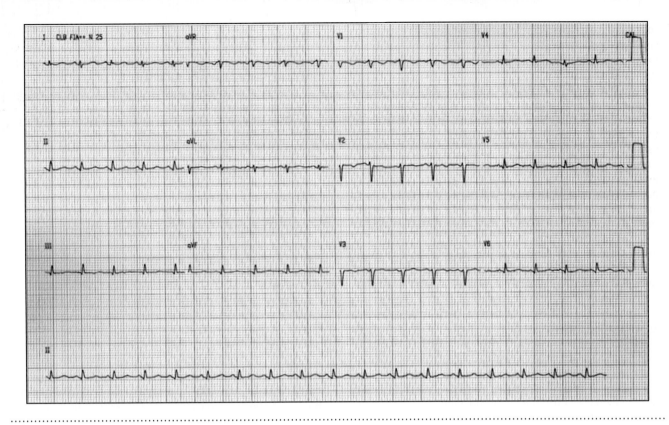

■ **Figura 30.7** Eletrocardiograma no derrame pericárdico, em que se nota taquicardia sinusal e baixa voltagem dos complexos QRS.
Adaptada de Friedman et al. *Diagnóstico diferencial no eletrocardiograma.* 2007, pág. 73.

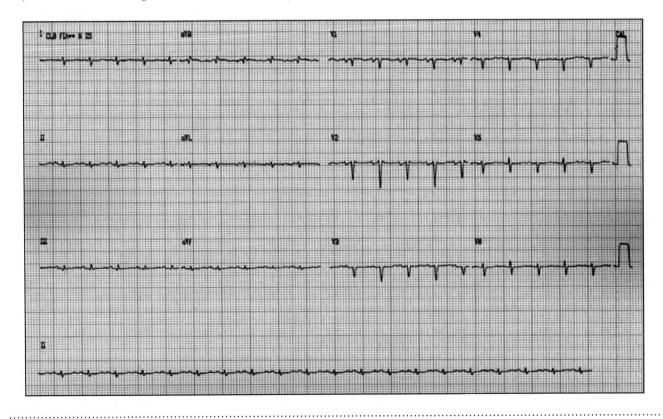

■ **Figura 30.8** Eletrocardiograma no derrame pericárdico, em que se nota taquicardia sinusal, baixa voltagem dos complexos QRS e alternância elétrica nas derivações precordiais.
Adaptada de Friedman et al. *Diagnóstico diferencial no eletrocardiograma.* 2007, pág. 74.

total (líquido e massa cardíaca) e o volume das estruturas cardíacas isoladamente nos mesmos três eixos. Subtraindo os dois volumes, é possível estimar a quantidade de líquido coletada.

Na prática clínica diária, os volumes são quantificados em pequenos, moderados e grandes pelo examinador. Pequenas efusões são visualizadas somente posteriormente, tipicamente com espessura menor que 1 cm e provocando discreta separação entre os folhetos pericárdicos. A diferenciação do fluido fisiológico é difícil. Normalmente, os derrames são visualizados em ambas as fases do ciclo cardíaco, enquanto a separação dos folhetos pericárdicos pelo líquido fisiológico é mais bem detectada na sístole. A presença de gordura pericárdica na parede anterior sempre deve ser lembrada para evitar diagnósticos equivocados. Efusões moderadas tendem a ser observadas na parede posterior, mas não anteriormente, e as grandes efusões são vistas circunferencialmente, com espessura maior que 1 cm no maior eixo.

Após o diagnóstico do derrame pericárdico, deve-se determinar sua significância hemodinâmica. As principais alterações do tamponamento incluem colapso do átrio direito no final da diástole e colapso do ventrículo direito no início da diástole; mudanças no volume do ventrículo direito e esquerdo com a respiração; variação respiratória nos fluxos valvulares, direito e esquerdo, com elevações inspiratórias acentuadas no lado direito e reduções à esquerda e, por fim, dilatação da veia cava inferior com redução de mais de 50% no seu diâmetro durante a inspiração, refletindo congestão sistêmica.[31-34]

Outros métodos de imagem têm sua importância em informações adicionais aos derrames pericárdicos, principalmente nos derrames de evolução atípica. As imagens da tomografia computadorizada e da ressonância nuclear magnética fornecem quantificação mais detalhada e localização regional e espacial mais precisas, sendo úteis em diagnosticar algumas patologias do pericárdio que provocam derrames loculados e tamponamento regional, algumas vezes também presente no pós-operatório de cirurgia cardíaca.[35] Na maioria das vezes, esses exames são dispensados.

O cateterismo cardíaco e a fluoroscopia são utilizados em casos suspeitos de tamponamento por perfurações.

TRATAMENTO

O manejo da efusão pericárdica depende principalmente da doença de base que levou ao derrame e da hemodinâmica do paciente. Nos quadros crônicos, a anamnese e a propedêutica devem ser cautelosas, visando o diagnóstico etiológico para um tratamento específico. Muitas vezes, a pericardiocentese (fechada ou aberta com biópsia) é realizada para análise do líquido com caráter diagnóstico, principalmente quando os exames complementares são inconclusivos; entretanto, o líquido pericárdico tem baixa probabilidade de fornecer um diagnóstico específico.[36] Os quadros crônicos dificilmente evoluem para tamponamento, e um tratamento conservador com monitorização hemodinâmica e ecocardiogramas seriados deve ser a conduta de escolha nos casos de efusão moderada a importante sem repercussão hemodinâmica. Nos casos agudos, em

que a efusão tende a causar instabilidade hemodinâmica com maior frequência, a abordagem cirúrgica, muitas vezes, é a primeira escolha. Porém, os casos devem ser individualizados e avaliados com cautela.

Os derrames pleurais com estabilidade hemodinâmica com causa conhecida devem ser tratados de acordo com a etiologia. As causas idiopáticas podem ser tratadas com anti-inflamatórios não hormonais e, em casos sem melhora, com corticoides, por curto período.

Na instabilidade hemodinâmica, a hidratação[37] e o uso de drogas vasoativas podem ser empregados no intuito de ganhar tempo até que o material da pericardiocentese esteja disponível. O tratamento na sala de emergência é a pericardiocentese (feita através da punção de Marfan) por meio de acesso subxifoide com menor risco de lesão miocárdica, principalmente quando guiada por ecocardiografia,[38] até o preparo e a colocação de um dreno pericárdico.

A punção de Marfan é realizada com o paciente em decúbito dorsal puncionando o ponto mediano entre a região lateral do apêndice xifoide e a borda da décima cartilagem costal. Faz-se um botão anestésico no local escolhido e anestesia-se o trajeto da punção. A agulha de punção é introduzida sob aspiração contínua e dirigida cranialmente em direção ao acrômio da escápula esquerda até a transposição do pericárdio parietal e a saída de líquido. Passa-se um fio-guia até o saco pericárdico, faz-se a dilatação do trajeto e introduz-se o cateter (geralmente de material flexível tipo *sylastic*). Uma onda de deflexão no traçado eletrocardiográfico pode ocorrer no contato da agulha com a superfície epicárdica. Esse cateter pode permanecer no espaço pericárdico por alguns dias (preferivelmente até 72 horas), podendo ser utilizado para administração de agentes esclerosantes, esteroides, fibrinolíticos e quimioterápicos específicos. Entre as complicações possíveis do procedimento, podem ser citadas laceração de vasos coronarianos, perfuração do miocárdio ou parênquima pulmonar, hipotensão (reflexa) e arritmias. A drenagem cirúrgica é indicada em casos de tamponamento cardíaco, quando a pericardiocentese não obteve resultado satisfatório; na presença de recidiva precoce; derrame purulento; derrame seroso com número considerável de debris e caso o paciente apresente alguma coagulopatia, por diminuir o risco de sangramento. Pode também ser indicada em casos de doença ativa persistente apesar do tratamento instalado. A drenagem cirúrgica é realizada com o paciente intubado e devidamente anestesiado, o que pode levar à perda do tônus motor acarretando em instabilidade hemodinâmica; por isso, deve ser realizada em centro cirúrgico com adequada monitorização. Outro método que vem ganhando espaço é a videopericardiotomia, que permite excelente visibilização de todo o saco pericárdico e, consequentemente, das regiões pericárdicas mais acometidas.[39]

Em alguns casos de derrame pericárdico recidivante, pode-se realizar a chamada janela pericárdica (comunicação entre o pericárdio e a pleura), com diminuição da superfície secretora, possibilitando, assim, melhor manejo do derrame.[40]

Dependendo da causa que levou ao derrame, como neoplasias ou tuberculose, muitas vezes a pericardiectomia é necessária para o tratamento definitivo.

REFERÊNCIAS BIBLIOGRÁFICAS

1. Goyle KK, Walling AD. Diagnosing pericarditis. Am Fam Physician. 2002;66(9):1695-702.
2. Knobel, Elias. Condutas no paciente grave. 3ed. São Paulo: Editora Atheneu, 2006. p. 281-297
3. Bonow RO, Mann DL, Zipes DP, Libby P. Braunwald's Heart Disease: A Textbook of Cardiovascular Medicine, 9th ed, Saunders Elsevier, Philadelphia, PA, 2011.
4. Sagrista-Sauleda J, et al. Clinical clues to the causes of large pericardial effusions. Am J Med. 2000;109(2):95-101.
5. Soler-Soler J, Sagrista-Sauleda J, Permanyer-Miralda G. Management of pericardial effusion. Heart. 2001;86(2):235-40.
6. Imazio M, et al. Aetiological diagnosis in acute and recurrent pericarditis: when and how. J Cardiovasc Med (Hagerstown). 2009;10(3):217-30.
7. Zayas R, et al. Incidence of specific etiology and role of methods for specific etiologic diagnosis of primary acute pericarditis. Am J Cardiol. 1995;75(5):378-82.
8. Tuon FF, Litvoc MN, Lopes MI. Adenosine deaminase and tuberculous pericarditis--a systematic review with meta--analysis. Acta Trop. 2006;99(1):67-74.
9. Ben-Horin S, et al. Diagnostic value of the biochemical composition of pericardial effusions in patients undergoing pericardiocentesis. Am J Cardiol. 2007;99(9):1294-7.
10. Maisch B, et al. Guidelines on the diagnosis and management of pericardial diseases executive summary; The Task force on the diagnosis and management of pericardial diseases of the European society of cardiology. Eur Heart J. 2004;25(7):587-610.
11. Nugue O, et al. Pericardioscopy in the etiologic diagnosis of pericardial effusion in 141 consecutive patients. Circulation. 1996;94(7):1635-41.
12. Pego-Fernandes PM, et al. The role of videopericardioscopy in evaluating indeterminate pericardial effusions. Heart Surg Forum. 2008;11(1):E62-5.
13. Levy PY, et al. Molecular analysis of pericardial fluid: a 7-year experience. Eur Heart J. 2006;27(16):1942-6.
14. Reddy PS, Curtiss EI, Uretsky BF. Spectrum of hemodynamic changes in cardiac tamponade. Am J Cardiol. 1990;66(20):1487-91.
15. Bernath GA, et al. Influences on the distribution of blood flow during cardiac tamponade in the conscious dog. Circ Res. 1987;60(1):72-81.
16. Spodick DH, Paladino D, Flessas AP. Respiratory effects on systolic time intervals during pericardial effusion. Am J Cardiol. 1983;51(6):1033-5.
17. Spodick DH. Threshold of pericardial constraint: the pericardial reserve volume and auxiliary pericardial functions. J Am Coll Cardiol. 1985;6(2):296-7.
18. Roy CL, et al. Does this patient with a pericardial effusion have cardiac tamponade? JAMA. 2007;297(16):1810-8.
19. Little WC, Freeman GL. Pericardial disease. Circulation. 2006;113(12):1622-32.
20. Winer HE, Kronzon I. Absence of paradoxical pulse in patients with cardiac tamponade and atrial septal defects. Am J Cardiol. 1979;44(2):378-80.
21. Hoit BD, Shaw D. The paradoxical pulse in tamponade: mechanisms and echocardiographic correlates. Echocardiography. 1994;11(5):477-87.
22. Sagrista Sauleda J. [Clinical decision making based on cardiac diagnostic imaging techniques (I). Diagnosis and therapeutic management of patients with cardiac tamponade and constrictive pericarditis]. Rev Esp Cardiol. 2003;56(2):195-205.
23. Sagrista-Sauleda J, et al. Low-pressure cardiac tamponade: clinical and hemodynamic profile. Circulation. 2006;114(9):945-52.
24. Shabetai R, Fowler NO, Guntheroth WG. The hemodynamics of cardiac tamponade and constrictive pericarditis. Am J Cardiol. 1970;26(5):480-9.
25. Bruch C, et al. Changes in QRS voltage in cardiac tamponade and pericardial effusion: reversibility after pericardiocentesis and after anti-inflammatory drug treatment. J Am Coll Cardiol. 2001;38(1):219-26.
26. Friedmann AG, Oliveira J. CAR, Eletrocardiograma: Diagnóstico diferencial no eletrocardiograma. 1ª ed. São Paulo: Manole, 2007.
27. Cheitlin MD, et al. ACC/AHA/ASE 2003 guideline update for the clinical application of echocardiography--summary article: a report of the American College of Cardiology/American Heart Association Task Force on Practice Guidelines (ACC/AHA/ASE Committee to Update the 1997 Guidelines for the Clinical Application of Echocardiography). J Am Coll Cardiol. 2003;42(5):954-70.
28. Rifkin RD, et al. Combined posteroanterior subepicardial fat simulating the echocardiographic diagnosis of pericardial effusion. J Am Coll Cardiol. 1984;3(5):1333-9.
29. Tsang TS, et al. Clinical and echocardiographic characteristics of significant pericardial effusions following cardiothoracic surgery and outcomes of echo-guided pericardiocentesis for management: Mayo Clinic experience, 1979-1998. Chest. 1999;116(2):322-31.
30. Kuvin JT, et al. Postoperative cardiac tamponade in the modern surgical era. Ann Thorac Surg. 2002;74(4):1148-53.
31. Merce J, et al. Correlation between clinical and Doppler echocardiographic findings in patients with moderate and large pericardial effusion: implications for the diagnosis of cardiac tamponade. Am Heart J. 1999;138(4 Pt 1):759-64.
32. Vaska K, et al. Pleural effusion as a cause of right ventricular diastolic collapse. Circulation. 1992;86(2):609-17.
33. Singh S, et al. Right ventricular and right atrial collapse in patients with cardiac tamponade--a combined echocardiographic and hemodynamic study. Circulation. 1984;70(6):966-71.
34. Chuttani K, et al. Left ventricular diastolic collapse. An echocardiographic sign of regional cardiac tamponade. Circulation. 1991;83(6):1999-2006.
35. Wang ZJ, et al. CT and MR imaging of pericardial disease. Radiographics. 2003;23Spec No:S167-80.
36. Merce J, et al. Should pericardial drainage be performed routinely in patients who have a large pericardial effusion without tamponade? Am J Med. 1998;105(2):106-9.
37. Sagrista-Sauleda J, et al. Hemodynamic effects of volume expansion in patients with cardiac tamponade. Circulation. 2008;117(12):1545-9.
38. Tsang TS, et al. Consecutive 1127 therapeutic echocardiographically guided pericardiocenteses: clinical profile, practice patterns, and outcomes spanning 21 years. Mayo Clin Proc. 2002;77(5):429-36.
39. Pêgo-Fernandes PM, da Fonseca MH, de Moraes Neto DM. Cardiologia Geral: Miocardiopatias, Pericardiopatias e Cardiologia no Consultório. Rev SOCESP. 2003;13(4):532-540.
40. Piehler JM, et al. Surgical management of effusive pericardial disease. Influence of extent of pericardial resection on clinical course. J Thorac Cardiovasc Surg. 1985;90(4):506-16.

capítulo 31

Juliana Fernandes Kelendjian • Maria Eduarda Menezes de Siqueira
Maria Virgínia Tavares Santana • Ricardo Fonseca Martins

Hipertensão Pulmonar

INTRODUÇÃO

Hipertensão Pulmonar (HAP) é a síndrome decorrente da restrição do fluxo pela circulação pulmonar, com aumento da resistência vascular pulmonar, resultando na falência do ventrículo direito (VD). Inúmeros fatores estão implicados no desenvolvimento da HAP, incluindo alterações moleculares e gênicas, alterações na musculatura lisa, adventícia e endotélio da vasculatura pulmonar. A compreensão dos mecanismos fisiopatológicos é fundamental para a conduta terapêutica, que inclui a administração de prostaglandinas, de antagonista do receptor de endotelina e de inibidor da PDE-5.[1]

CLASSIFICAÇÃO

A classificação da HAP tem sofrido muitas alterações desde a primeira elaborada em 1973. Inicialmente, era dividida em duas categorias: primária ou secundária dependendo da presença ou não de fatores de risco. Vinte e cinco anos após, no 2º Simpósio Mundial de HAP, foram criadas novas categorias agrupando causas de HAP que apresentavam alterações patológicas e clínicas semelhantes, assim como o tratamento.

Já no 3º Simpósio, ocorrido em 2003, o termo Hipertensão Arterial Pulmonar Primária foi abandonado em favor das denominações HAP Idiopática (HAPI), HAP familiar, ou HAP associada caso outra causa estiver presente, como doença do tecido conectivo ou infecção pelo HIV.

A classificação mais recente foi reformulada em 2008, no 4º Simpósio Mundial de HAP, em Dana Point, Califórnia,[7] conforme demonstrado na Tabela 31.1.

Neste capítulo, abordaremos a HAP relacionada com o grupo 1.

Tabela 31.1 Classificação clínica atualizada da hipertensão pulmonar, composta por 5 grupos (Dana Point, 2008).

1. Hipertensão arterial pulmonar
1.1. Idiopática
1.2. Transmissível
1.2.1. BMPR2
1.2.2. ALK1, endoglin (com ou sem telangiectasia hemorrágica hereditária)
1.2.3. Desconhecido
1.3. Fármaco e induzido por toxina
1.4. Associado com
1.4.1. Doenças do tecido conectivo
1.4.2. A infecção pelo HIV
1.4.3. A hipertensão portal
1.4.4. As cardiopatias congênitas
1.4.5. Esquistossomose
1.4.6. Anemia hemolítica crônica
1.5 Hipertensão pulmonar persistente do recém-nascido
1. Doença pulmonar veno-oclusiva (DPVO) e/ou Hemangiomatose capilar pulmonar (HCP)
2. Hipertensão pulmonar devido à doença do lado esquerdo do coração
2.1. Disfunção sistólica
2.2. Disfunção diastólica
2.3. Doença valvular

(Continua)

Tabela 31.1 Classificação clínica atualizada de hipertensão pulmonar (Dana Point, 2008).

(Continuação)

3. Hipertensão pulmonar devido a doenças pulmonares e/ou hipóxia
3.1. Doença pulmonar obstrutiva crônica
3.2. Doença pulmonar intersticial
3.3. Outras doenças pulmonares com padrão restritivo e obstrutivo misto
3.4. Distúrbios respiratórios do sono
3.5. Distúrbios de hipoventilação alveolar
3.6. Exposição crônica a alta altitude
3.7. Anormalidades do desenvolvimento
4. Hipertensão pulmonar tromboembólica crônica
5. Hipertensão pulmonar com mecanismos multifatoriais pouco claros
5.1. Doenças hematológicas: distúrbios mieloproliferativos, esplenectomia
5.2. Doenças sistêmicas: sarcoidose, histiocitose pulmonar de células de Langerhans: linfangioleiomiomatose, neurofibromatose, vasculite
5.3. Distúrbios metabólicos: doença de armazenamento de glicogênio, doença de Gaucher, distúrbios da tireoide
5.4. Outros: obstrução tumoral, mediastinite fibrosante, insuficiência renal crônica em diálise

FISIOPATOLOGIA

Grupo 1: HAP

Idiopática (HAPI): doença esporádica na qual não há história familiar ou fator de risco identificado.

É resultado do fluxo sanguíneo restrito na circulação pulmonar em virtude de um aumento da resistência vascular pulmonar (RVP) com consequente disfunção do ventrículo direito (VD). A causa predominante do aumento da RVP é o remodelamento que produz excessiva proliferação celular, com baixa taxa de apoptose, além de excessiva vasoconstrição. A HAP é uma panvasculopatia que afeta predominantemente as pequenas artérias pulmonares, também chamadas artérias de resistência em virtude da regulação regional do fluxo sanguíneo no pulmão. É caracterizada por anormalidades que incluem: hiperplasia intimal, hipertrofia da camada média, proliferação da adventícia, trombose *in situ* e vários graus de inflamação e arteriopatia plexiforme. Um paciente pode manifestar todas essas alterações, e a distribuição pode ser focal ou difusa. A compreensão da história natural das alterações é limitada, porque é rara a obtenção da biópsia dos pacientes, mas acredita-se que a hiperplasia da camada média ocorre mais precocemente, tendo maior chance de reversibilidade do que a fibrose da camada íntima e da arteriopatia plexiforme.[3]

Alterações moleculares na HAP

A HAP é caracterizada pela disfunção endotelial com desbalanço entre a produção aumentada de substâncias vasoconstritoras e mitogênicas, como endotelina e tromboxane, e da produção deficiente de vasodilatadores, como a prostaciclina. Elevados níveis de fibrinopeptídeo A e inibidor de plasminogênio ativado, além dos níveis reduzidos do ativador do plasminogênio tecidual, contribuem para um estado pró-coagulante associado.[4]

A injúria endotelial também expõe a camada muscular, liberando, na circulação, fatores mitogênicos e de crescimento que estimulam a proliferação celular.[3]

A endotelina-1 (ET-1) é um potente vasoconstritor e estimulador das células musculares da artéria pulmonar. Na HAP, ocorre aumento da ET-1 que apresenta correlação com a gravidade e o prognóstico. Já o óxido nítrico (NO) é um vasodilatador e inibidor da ativação plaquetária e da proliferação celular, estando sua produção diminuída.

Participa também do processo a serotonina, potente vasoconstritor e promotor de hiperplasia e hipertrofia das células musculares lisas da vasculatura pulmonar. Na HAP, os níveis plasmáticos dessa substância encontram-se aumentados.[1]

Papel da inflamação

Autoanticorpos, citocinas pró-inflamatórias e infiltrados leucocitários foram observados em alguns casos de HAP, sugerindo que a inflamação pode contribuir para o desenvolvimento de algumas formas de hipertensão pulmonar (Figura 31.1).[5]

Remodelamento patológico

Frente aos diferentes estímulos deletérios, os vasos pulmonares sofrem alterações conhecidas como remodelamento patológico da circulação. Aparentemente, as células endoteliais apresentam papel fundamental na mediação da resposta vascular, produzindo substâncias como citocinas e fatores de crescimento que levam a grandes alterações nas células musculares lisas da túnica média. Ocorre, então, um espessamento dessa camada, com hipertrofia das suas células e deposição de componentes da matriz extracelular, como colágeno e proteoglicanos, deixando o vaso mais resistente e reativo.[6]

Paralelamente, foi demonstrado que ocorre aumento na área da túnica adventícia pela deposição de colágeno e fibras elásticas, e pelo aumento da celularidade. Essas modificações parecem atuar como coxim para absorver a maior pressão no território arterial.

A células musculares lisas da túnica média sofrem outra alteração conhecida como *desdiferenciação*, ou seja, elas passam do fenótipo contrátil para o secretor, produzindo substâncias promotoras de proliferação celular, atuando de forma autócrina e parácrina. Produzem também metaloproteinases que quebram as proteínas da matriz extracelular e propiciam a migração de algumas células desdiferenciadas (também chamadas de miofibroblastos) para a túnica íntima, promovendo a oclusão parcial ou total da luz vascular por deposição de proteínas da matriz (Figura 31.2).[3]

Essas alterações ocorrem fisiologicamente no recém-nascido porque algumas arteríolas distais não são completamente muscularizadas, sendo o resultado desse processo um vaso maduro. Porém, se o estímulo promotor das alterações está presente já no período neonatal, como no caso do hiperfluxo pulmonar que ocorre em algumas cardiopatias congênitas, a quantidade dos vasos pulmonares também fica comprometida, ocorrendo um desenvolvimento numérico menor do que o esperado para a idade. Assim, se em crian-

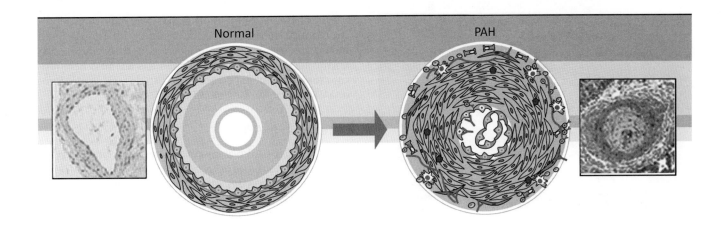

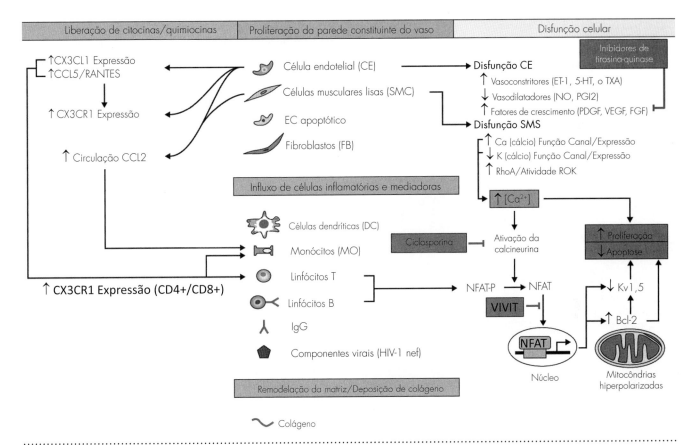

■ **Figura 31.1** Mecanismo do remodelamento mediado pela inflamação. A liberação de citocinas e quimiocinas nos vasos remodelados ou na circulação a partir de células endoteliais ativadas (CE) e células do músculo liso (SMC) é responsável pelo influxo de células inflamatórias (por exemplo, monócitos e linfócitos). A disfunção celular (especialmente envolvendo CE e SMC) contribui para a liberação de mediadores vasomotores e fatores de crescimento, ativação de fatores de transcrição (p. ex., NFAT), influxo de cálcio e disfunção mitocondrial. Por conseguinte, há um desbalanço em favor da proliferação celular e diminuição da apoptose, levando à remodelação e estreitamento do lúmen vascular pulmonar. Potenciais alvos terapêuticos incluem a inibição dos fatores de crescimento com os inibidores de tirosinoquinase, inibição da calcineurina com ciclosporina e a prevenção da ativação de NFAT com polipeptídeo VIVIT.
Adaptada daptado de Hassoun PM et al. J Am Coll Cardiol 2009;54(1):S10-19.

ças com 2 anos de idade a proporção numérica normal de alvéolos pulmonares e de arteríolas está por volta de 14:1, em crianças com hiperfluxo pulmonar a proporção pode chegar à 20:1 ou 25:1, podendo ter como consequência uma elevação persistente da pressão arterial pulmonar mesmo depois da correção cirúrgica da cardiopatia congênita.[3]

Lesões dilatadas

Lesões dilatadas caracterizam-se por apresentarem dilatação da parede arterial. Ocorrem de duas formas: plexiformes e angiomatoides.

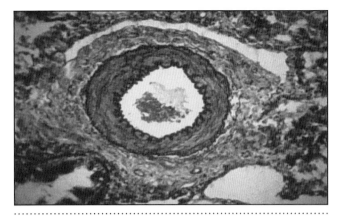

■ **Figura 31.2** Fotomicrografia de artéria pré-acinar com hipertrofia da túnica média e espessamento fibroso da adventícia. (Arquivo de Patologia do Instituto Dante Pazzanese de Cardiologia).
Cedida pela Dra. Mabel Barros Zamorano.

- **Lesão plexiforme:** caracteriza-se por um aglomerado de células endoteliais que delimitam capilares. Geralmente, ocupam a luz de uma artéria dilatada, preferencialmente em locais de bifurcação. É consequência de um processo de reparação de uma necrose fibrinoide (Figura 31.3).

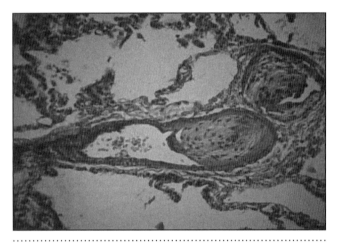

■ **Figura 31.3** Lesão plexiforme no interior de ramo arterial dilatado. (Arquivo de Patologia do Instituto Dante Pazzanese de Cardiologia).
Cedida pela Dra. Mabel Barros Zamorano.

- **Lesão angiomatoide:** caracteriza-se pela presença de numerosos vasos de diferentes diâmetros, congestos e com paredes delgadas circundando uma artéria pulmonar.[3]

Trombose *in situ* e tromboembolismo

As alterações morfológicas que ocorrem na árvore arterial levam a modificações locais no padrão do fluxo sanguíneo, que se torna mais lento. Somando-se a isso, as alterações nas proteínas de coagulação e na superfície do endotélio propiciam a formação local de trombos.

Também existem condições clínicas cujo estado pró-trombótico pode ser a causa básica da hipertensão pulmonar em alguns pacientes, como os casos de anemia falciforme (fazendo parte do grupo das anemias hemolíticas crônicas, também do grupo 1), estados pós-esplenectomia e síndrome antifosfolípide.[3]

Hereditária (HAPH)

Quando a HAP ocorre em um contexto familiar, pode apresentar a mutação do gene *BMPR2*, detectado em aproximadamente 70% dos casos. Mais raramente, ocorre mutação do receptor ativador da kinase e da endoglina. Como a mutação também pode ser detectada em 11 a 40% daqueles pacientes aparentemente de etiologia idiopática, sem história familiar, a distinção entre essas duas formas de HAP se torna difícil. Além do fato de que, em algumas formas familiares, não se detectar nenhuma mutação. Por isso foi decidido trocar o termo familiar por hereditário, que inclui as mutações citadas acima. Nessa nova categoria, não é mandatório solicitar testes de genotipagem, o que só é feito em casos de aconselhamento genético.[5]

Outra etiologia de grande importância são as cardiopatias congênitas, especialmente aquelas com *shunt* sistêmico-pulmonar. A vasculatura pulmonar exposta ao aumento do fluxo sofre remodelamento que resulta em aumento da RVP e *shunt* reverso. A Síndrome de Eisenmenger é a fase final de uma série de cardiopatias congênitas com hiperfluxo pulmonar, que progressivamente causam doença vascular pulmonar e posterior HP, com inversão do *shunt* e cianose importante. A alteração morfológica inicial (hipertrofia da camada média, proliferação intimal, fibrose, oclusão de capilares e pequenas arteríolas) são potencialmente reversíveis. Entretanto, com a progressão da doença, modificações morfológicas mais avançadas, como lesão plexiforme e arterite necrotizante, se tornam irreversíveis. O resultado é a obliteração de grande parte do leito vascular pulmonar, levando ao aumento da resistência vascular pulmonar. Quando a resistência vascular pulmonar excede a resistência sistêmica, o *shunt* passa a ser da direita para esquerda e a cianose aparece.[2]

As alterações morfológicas que ocorrem na vasculatura pulmonar na Síndrome de Eisenmenger geralmente se iniciam na infância, mas os sintomas podem não aparecer até a adolescência ou a fase adulta. Muitos pacientes podem ter intolerância ao exercício e dispneia. Palpitações também são comuns, e ocorrem em decorrência de fibrilação atrial e *flutter*. Poliglobulia ocorre em virtude de dessaturação, levando a sintomas de hiperviscosidade. Hemoptise pode ocorrer como resultado de infarto pulmonar ou ruptura de artérias pulmonares dilatadas.

Pacientes com Síndrome de Eisenmenger devem evitar depleção de volume intravascular, exercício físico extenuante, altas altitudes e uso de vasodilatadores. Em decorrência da alta morbimortalidade fetal, a gravidez deve ser evitada.[2]

Muitas vezes, quando o paciente se apresenta na Sala de emergência com HP, é necessário diferenciar se há ou não presença de *shunt* direita-esquerda (Síndrome de Eisenmenger), já que o tratamento é diferente nos dois casos (Figura 31.4).

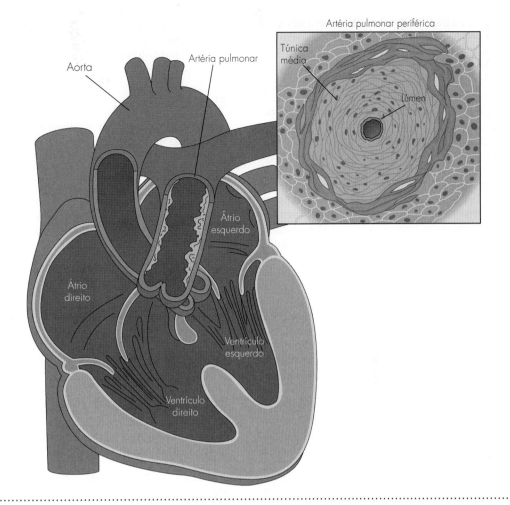

■ **Figura 31.4** Síndrome de Eisenmenger. Em resposta ao importante *shunt* da esquerda para a direita, alterações morfológicas ocorrem nas pequenas artérias e arteríolas pulmonares (no detalhe), levando à hipertensão pulmonar e reversão do *shunt* intracardíaco para a esquerda (seta). Nas pequenas artérias e arteríolas pulmonares, a hipertrofia da camada média, proliferação celular da íntima e fibrose levam ao estreitamento ou fechamento do lúmen do vaso. Com hipertensão pulmonar sustentada, extensa aterosclerose e calcificação frequentemente se desenvolvem nas grandes artérias pulmonares. A síndrome de Eisenmenger pode ocorrer em associação com um defeito do septo ventricular (como mostrado), mas também pode ocorrer em associação com um defeito ou persistência do canal arterial do septo atrial.
Adaptada de Brickner et al.[2]

Abordaremos mais detalhadamente a fisiopatologia das duas causas e o tratamento, com ênfase na abordagem na emergência.

Fazendo parte ainda do grupo 1, podemos citar drogas como aminorex, fenfluramina e dexfenfluramina, que apresentam relação comprovada com HAP. Já a anfetamina e o L-triptofano possivelmente também levam ao desenvolvimento de HP, existindo apenas estudos caso-controle evidenciando tal relação.[7]

Representa um subgrupo importante também a HAP relacionada com as doenças do tecido conectivo. A relação é bem estabelecida com esclerodermia sistêmica, e alguns estudos sugerem que o prognóstico nesses pacientes é pior em relação aos pacientes com HAPI, apesar da terapêutica moderna. Importante lembrar que a hipertensão arterial pulmonar não é a única causa de HAP em pacientes com esclerose sistêmica: a fibrose pulmonar associada também faz parte dessa fisiopatologia.

Outras causas menos comuns relacionadas: infecção pelo HIV, hipertensão portal, esquistossomose, anemia hemolítica crônica, doença veno-oclusiva pulmonar. A esquistossomose é uma das causas de HAP a ser considerada em pacientes provenientes de área endêmica. Admite-se que as lesões sejam consequência da embolização de ovos dos vermes que vivem nas veias mesentéricas. Através de um curto circuito que se estabelece pela presença de hipertensão portal, ocluindo as artérias periféricas, esses ovos promovem uma reação granulomatosa local, característica da doença. No entanto, estudos mais recentes indicam que a HP relacionada com a esquistossomose apresenta clínica similar à da idiopática, até mesmo com achados histológicos semelhantes, incluindo o desenvolvimento de lesão plexiforme.[1]

DIAGNÓSTICO

História clínica

A anamnese deve ser minuciosa e detalhada desde a infância do paciente para auxiliar na pesquisa das possibilidades diagnósticas e provável etiologia específica da doença. O diagnóstico de HAP geralmente ocorre nas fases avançadas da doença, quando surgem a maior parte dos sintomas.[8] Os sintomas de HAP são inespecíficos, e o mais prevalente é a dispneia ao esforço progressivo pela disfunção secundária do ventrículo direito.

Os pacientes queixam-se também de fadiga decorrente do baixo débito cardíaco. Os sintomas no repouso ocorrem nas fases avançadas da doença. Angina aos esforços pode indicar isquemia do VD por redução de fluxo e perfusão coronariana.

Palpitações são eventos recorrentes e sugerem arritmias supraventriculares e ventriculares. Síncope ou pré--sincope denotam gravidade e são sintomas de alarme por baixo débito cardíaco secundário à disfunção de VD ou arritmias ventriculares. Hemoptise pode indicar a ocorrência de tromboembolismo pulmonar crônico.[9] São relatadas também outras manifestações, como distensão abdominal e anorexia pela ascite.

Exame físico

Ao exame físico, pode-se observar aumento na intensidade do componente pulmonar (P2) da 2ª bulha cardíaca e também sua transmissão para o ápice. Esse sinal ocorre em até 90% dos casos, pois a hipertensão pulmonar aumenta a força de fechamento da válvula pulmonar.[10] Pulsação sistólica no 2º espaço intercostal sugere dilatação do tronco pulmonar.

Podem ser audíveis sopro de insuficiência tricúspide e sopro de insuficiência pulmonar secundários a HP. Impulsões sistólicas no precórdio e 3ª bulha de ventrículo direito indicam disfunção e falência de ventrículo direito.[11]

Distensão venosa jugular, hepatomegalia, edema de membros inferiores e extremidades frias caracterizam pacientes em estágios avançados da doença.[12] Cianose periférica, redução na pressão de pulso e hipotensão arterial podem ocorrer por baixo débito cardíaco e vasoconstrição periférica. Existem alguns sinais ao exame físico que podem sugerir alguma causa de base para a etiologia da HP. Baqueteamento digital, cianose central e ausência de sopro cardíaco reforçam a possibilidade do diagnóstico de Síndrome de Eisenmenger. Alterações na ausculta cardíaca, como sopros, podem indicar valvopatias congênitas ou adquiridas causando hipertensão pulmonar.

Sibilos, roncos, crepitações podem indicar doença do parênquima ou interstício pulmonar (asma, fibrose pulmonar, bronquite). Fenômeno de Raynaud, lesões cutâneas e artrites são achados frequentes nas colagenoses. Portadores da síndrome hepatopulmonar evoluem com sinais de hepatopatia crônica como telangiectasias, aranhas vasculares, atrofia testicular e eritema palmar.[3]

Exames laboratoriais

Bioquímica de rotina, hematologia e testes de função tireoidiana, bem como outros exames, são necessários para todos os pacientes com a finalidade de afastar causas secundárias de HAP. Sorologias são necessárias para detectar hepatite, HIV e doenças do colágeno.[13] Anticorpos antinucleares (FAN) são utilizados para screening de colagenoses. Até 40% dos pacientes com HAP apresentam anticorpos antinucleares elevados, geralmente em baixos títulos.[14] Realizar exame de hemoglobina e hematócrito para diag-

nóstico de policitemia, bem como eletroforese de hemoglobina (anemia falciforme). Na suspeita de esquistossomose, solicitar parasitológico de fezes, sorologia e biópsia de válvula retal.[3]

Eletrocardiograma

O ECG pode sugerir evidências de HP por demonstrar hipertrofia de VD, padrão strain e dilatação de átrio direito. Hipertofia de VD no ECG está presente em 87% dos casos, e desvio do eixo para a direita, em 79%. A ausência desses achados não exclui HP ou anormalidades hemodinâmicas severas. Arritmias ventriculares são raras. Arritmias supraventriculares podem estar presentes nos estágios avançados, particularmente flutter atrial e também fibrilação atrial.[15]

Radiografia de tórax

Em 90% dos pacientes, a radiografia de tórax é anormal no momento do diagnóstico. Achados incluem aumento das cavidades direitas, aumento da artéria pulmonar com atenuação ou desaparecimento dos vasos pulmonares na periferia. A radiografia permite afastar ou auxiliar no diagnóstico de causas pulmonares como DPOC, fibrose pulmonar, doença intersticial e doenças granulomatosas,[9] além de cardiopatias congênitas através da análise da silhueta cardíaca e vasos da base.

Testes de função pulmonar (prova ventilatória) e gasometria arterial

Esses exames avaliam a contribuição de doenças das vias aéreas ou do parênquima pulmonar como causa ou agravantes de HAP. Pacientes com HAP geralmente apresentam diminuição na capacidade de difusão do monóxido de carbono (CO_2, em torno de 40-80% do predito) e leve à moderada redução dos volumes pulmonares. Padrão obstrutivo também pode ser identificado.[16]

Cintilografia de ventilação-perfusão pulmonar

Exame de grande importância que deve ser realizado nos pacientes com HP na investigação de tromboembolismo pulmonar crônico. Uma cintilografia ventilação-perfusão normal ou de baixa probabilidade pode, com segurança, excluir tromboembolismo pulmonar crônico com uma sensibilidade de 90-100% e especificidade de 94-100%. Tomografia com contraste pode ser utilizada como método complementar.[17]

Tomografia computadorizada de alta resolução, ressonância nuclear magnética, angiografia pulmonar

Tomografia de alta resolução mostra detalhadamente o parênquima pulmonar e facilita o diagnóstico de doença intersticial e enfisema.

A ressonância magnética auxilia no diagnóstico não invasivo de algumas cardiopatias congênitas que comprometem a anatomia da circulação pulmonar.

A angiografia pulmonar pode ser útil na avaliação de possível vasculite ou malformações arteriovenosas pulmonares. Esse exame também auxilia na confirmação do diagnóstico de tromboembolismo crônico e no planejamento cirúrgico, se houver necessidade do mesmo.[18,19,20]

Ecocardiograma bidimensional com Doppler

O ecocardiograma com Doppler permite estimar a pressão na artéria pulmonar de modo não invasivo. Esse método é útil para excluir ou detectar HP significativa, porém é operador-dependente. A estimativa da PAP é baseada no pico de velocidade de fluxo da válvula pulmonar e do jato regurgitante da válvula tricúspide. O exame pode ser realizado durante o esforço (manobra de vasalva). É frequente o achado de dilatação das cavidades direitas, hipertrofia de VD, movimento anômalo do septo e insuficiência tricúspide. O ecocardiograma transesofágico ajuda a evidenciar com maior sensibilidade anormalidades cardíacas estruturais, doenças valvares e defeitos congênitos.[21]

ESTUDO HEMODINÂMICO (CATETERISMO CARDÍACO)

A cateterização cardíaca direita e esquerda é necessária a fim de complementar a investigação diagnóstica na hipertensão pulmonar. É possível confirmar o diagnóstico de HAP, avaliar a gravidade da doença e testar a vasorreatividade da circulação pulmonar frente a intervenções farmacológicas utilizadas.[22] Em centros experientes, o procedimento tem uma baixa morbidade (1,1%) e mortalidade (0,055%). Devem ser realizadas medidas da PAP (sistólica, diastólica e média), da pressão atrial direita, da pressão no ventrículo direito e da pressão de oclusão da artéria pulmonar.

Na avaliação hemodinâmica, a hipertensão pode ser quantificada em HP leve (PAP média (PmAP) de 25-40 mmHg), moderada (PmAP 41-55 mmHg) ou grave (PmAP > 55 mmHg). Nas cardiopatias de hiperfluxo, é obrigatória a avaliação da resistência vascular pulmonar: se esta for igual ou maior que a sistêmica e não se modificar com as provas vasodilatadoras, configura-se uma situação de contraindicação para correções cirúrgicas dos defeitos (fisiologia de Eisenmenger).[13]

A avaliação da resistência vascular pulmonar e a sua reversibilidade frente às drogas vasodilatadoras é imperativa nos pacientes com disfunção ventricular severa avançada (grupo II) que são candidatos a transplante cardíaco, pois a RVP fixa e acima de 6 Unidades Wood contraindica o transplante cardíaco ortotópico.[23] O teste de vasorreatividade deve ser realizado durante o cateterismo cardíaco a fim de identificar os pacientes que mais se beneficiam da terapia a longo prazo com bloqueadores de canal de cálcio.[24] O teste da vasodilatação só deve ser realizado com drogas de curta ação, seguras, fáceis de administrar e sem efeitos sistêmicos. A resposta positiva é definida pela redução de pelo menos 10 mmHg da PmAP, com PmAP < ou igual a 40 mmHg, com aumento ou sem alteração do débito cardíaco. As medicações de escolha são: (1) Epoprostenol via endovenosa em doses crescentes de 1 ng/kg/min. até 12 ng/kg/min.; (2) Óxido nítrico inalatório em doses de 5-20 ppm; e (3) Adenosina via endovenosa 50-500 ug/kg/min. Os pacientes respondedores ao teste têm uma evolução positiva com o uso de bloqueadores de canal de cálcio em altas doses e devem ser os únicos que podem ser tratados com segurança com esse tipo de terapia[25] (Figuras 31.5 e 31.6).

TRATAMENTO

Medidas gerais

Informar cuidadosamente ao paciente e aos familiares sobre as possíveis limitações da doença e encorajá-los a procurar grupos de apoio. Os pacientes devem evitar atividade física excessiva que produza sintomas como dispneia intensa, tontura, precordialgia e pré-síncope. Caso o paciente com HAP necessite de procedimentos invasivos, como biópsia pulmonar ou cateterismo, os mesmos devem ser feitos com cuidadosa monitorização e suporte ventilatório e hemodinâmico. A gestação é contraindicada pois está associada a alta mortalidade materno-fetal. Acompanhamento psicológico e psquiátrico pode ser necessário, pois muitos desenvolvem sintomas de depressão e ansiedade. Os pacientes devem ser vacinados contra influenza e pneumococos. Nos casos de disfunção grave de VD, deve ser realizada a restrição hídrica e dieta hipossódica.

Terapia de suporte

Anticoagulantes orais

Existe uma alta prevalência de lesão vascular trombótica nas autópsias de pacientes com HAP. Anormalidades na coagulação e na fibrinólise também têm sido relatadas.[26] Associado a isso, a presença concomitante de fatores de risco não específicos para TEV, incluindo insuficiência cardíaca e imobilidade, representam a necessidade do uso racional de anticoagulantes orais na HAP.

Quando se decidir pela anticoagulação, deve-se considerar a relação risco *versus* benefício da doença de base. Estudos clínicos restrospectivos e prospectivos demonstraram aumento da sobrevida nos pacientes anticoagulados.[27,28]

A RNI (Razão Normatizada Internacional) deve ser mantida entre 2,0 e 3,0. Nos pacientes com fatores adicionais de trombose (hipoxemia crônica, eritrocitose, hiperviscosidade), a RNI deve ser mantida entre 2,5 a 3,0. Até o momento, não há estudos com novos anticoagulantes orais na profilaxia de eventos trombóticos em pacientes com HAP.

Diurético

A insuficiência cardíaca direita descompensada leva à retenção hídrica, aumento da pressão venosa central, congestão hepática, ascite e edema periférico. O objetivo da terapia diurética é reduzir o volume intravascular e os sinais de congestão pela diminuição da pré-carga do VD. A escolha e a dose do diurético deve ser feita pelo médico-assistente, com base em critérios como grau de congestão, peso do paciente, e presença ou não de insuficiência renal. A adição do antagonista da aldosterona (espironolactona) deve ser considerada.

É importante monitorizar a função renal para evitar hipercalemia e os efeitos da redução do volume intravascular, que podem levar a IRA pré-renal e piora do débito cardíaco. O uso de diuréticos deve ser cauteloso na ausência de lesões estruturais que determinem *shunt* intracardíaco, pois poderá haver redução importante na pré-carga do VE e agravamento dos sinais e sintomas de baixo débito cardíaco.

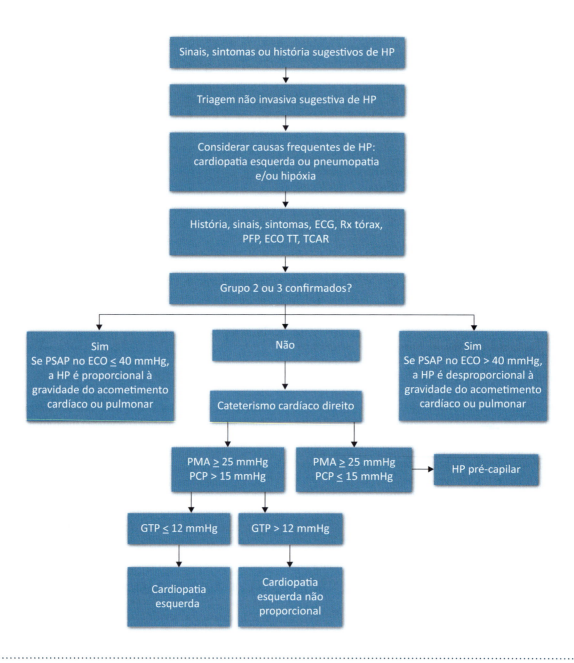

■ **Figura 31.5** Fluxograma para diagnóstico de hipertensão pulmonar (HP).
ECG (Eletrocardiograma); Rx (Radiografia); PFP (Prova de Função Pulmonar); ECO (Ecocardiograma); TT (Transtorácico); PSAP (Pressão Sistólica da Artéria Pulmonar); PMAP (Pressão Média da Artéria Pulmonar); PCP (Pressão Capilar Pulmonar); GTP (Gradiente Transpulmonar).
Adaptada de Galiè et al.[11]

Oxigênio

Embora tenha sido demonstrado que a administração de oxigênio reduz a resistência vascular pulmonar nos pacientes com HAP, não há estudos randomizados sugerindo que o uso de oxigênio a longo prazo tenha benefícios. O uso de O_2 domiciliar deve ser considerado quando há evidências de benefícios nos sintomas e correlação com a dessaturação ao exercício. Os pacientes portadores da Síndrome de Eisenmenger, com *shunt* direita-esquerda, podem-se beneficiar do uso de oxigênio suplementar pois apresentam aumento da extração de oxigênio durante o esforço.[29]

Digoxina

A digoxina tem demonstrado evidência de melhora no DC nos pacientes com HAP. Ela pode ser administrada a fim de diminuir a frequência ventricular em pacientes que desenvolvam taquiarritmias atriais. Por apresentar atividade simpaticolítica, reduz a concentração de norepinefrina circulante.[30] Não há estudos na literatura atual comprovando a eficácia dos digitálicos no tratamento a longo prazo de pacientes com disfunção ventricular direita.

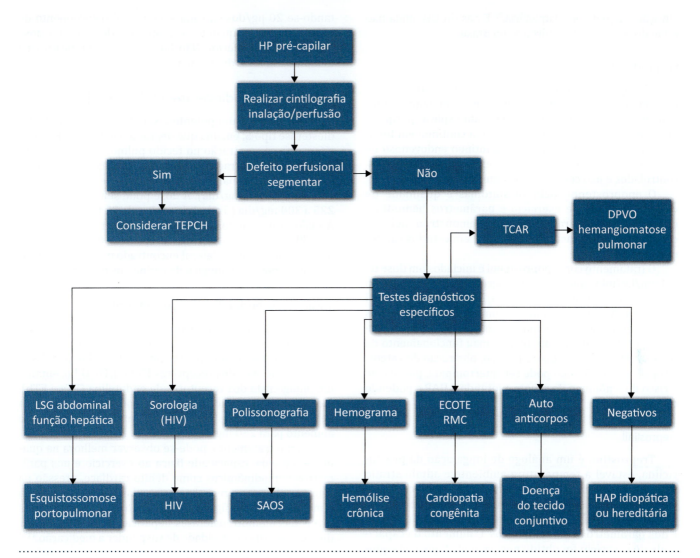

■ **Figura 31.6** Fluxograma para diagnóstico da etiologia da hipertensão pulmonar.
TEPCH (Tromboembolismo Pulmonar Crônico Hipertensivo); DPVO (Doença Pulmonar Vaso-oclusiva); USG (Ultrassonografia); ECOTE (Ecocardiograma Transesofágico); RMC (Ressonância Magnética Cardíaca); SAOS (Síndrome da Apneia Obstrutiva do Sono).
Figura adaptada de Galiè et al.[11]

TRATAMENTO ESPECÍFICO

Bloqueadores de cálcio

Estudos não randomizados têm demonstrado melhora clínica e aumento da sobrevida nos pacientes respondendores ao teste de vasorreatividade com altas doses de bloqueadores de canais de cálcio.[30,31] Os bloqueadores dos canais de cálcio mais utilizados nos estudos são nifedipina, diltiazem e anlodipina.

A escolha da droga é baseada na FC basal do paciente, com bradicardia relativa favorecendo a nifedipina e anlodipina, e taquicardia relativa favorecendo o diltiazem. As doses diárias das drogas que mostraram eficácia na HAPI são relativamente altas: nifedipina 120-240 mg/dia, diltiazem 240-720 mg/dia e anlodipina 20 mg/dia. É recomendado iniciar com baixas doses (ex: nifedipina retard 30 mg 2×/dia, diltiazem 60 mg 3×/dia ou anlodipina 2,5 mg/dia) e aumentá-las com cautela até o máximo tolerado. Os fatores limitantes para aumento da dose são, geralmente, hipotensão sistêmica e edema periférico.

Se o paciente não demonstrar uma resposta adequada, definida como classe funcional NYHA I a II, com melhora dos parâmetros hemodinâmicos, terapia adicional para HAP deve ser instituída. Os pacientes não respondendores ao teste de vasorreatividade não devem iniciar o uso de bloqueadores de cálcio pelos efeitos colaterais graves.

Prostanoides

A prostaciclina é o principal produto do ácido aracdônico no endotélio vascular e induz potente vasodilatação por estimular a produção de AMP cíclico e inibir o crescimento das células musculares lisas. Ela atua também na inibição da ativação e agregação plaquetária.[32] Essas drogas ainda não estão disponíveis para utilização no Brasil.

Epoprostenol

O epoprostenol (uma prostaciclina sintética) tem uma meia-vida curta (3-5 min.) e é estável em temperatura ambiente por apenas 8 horas. Esse fato explica porque a droga deve ser administrada de forma contínua em bomba de infusão. A eficácia do uso contínuo endovenoso de epoprostenol foi testada em três estudos randomizados, controlados e não cegos em pacientes com HAP.[33]

O epoprostenol melhora sintomas e qualidade de vida, capacidade de exercício e parâmetros hemodinâmicos, e é o único tratamento que demonstrou melhora na sobrevida nos pacientes com HAP em estudos randomizados.[34,35]

O tratamento com epoprostenol é iniciado com dose de 2-4 mg/kg/min., que deve ser progredida até o surgimento de efeitos colaterais, como cefaleia, diarreia, dor em MMII e *flushing*. As doses devem ser aumentadas nos retornos ambulatoriais de acordo com os sintomas. Eventos adversos têm sido relatados, apontando mau funcionamento da bomba, infecção em sítio de punção, obstrução de cateter e sepse. A infusão não pode ser interrompida, pois existe o risco do fenômeno do rebote, piorando a HAP e podendo causar a morte.

Treprostinil

Treprostinil é um análogo de longa ação da prostaciclina, estável à temperatura ambiente e administrado pela via subcutânea, com propriedades que facilitam a aderência dos pacientes. Com seu uso, ocorre melhora da dispneia, do sinais e sintomas de hipertensão pulmonar e dos parâmetros hemodinâmicos. O aumento da capacidade do exercício foi obtido nos pacientes que conseguiram tolerar as maiores doses. Os efeitos colaterais mais comuns são dor e hiperemia no local da punção. A dose terapêutica varia entre 20-80 mg/kg/min. e deve ser iniciada com a dose de 1-2 mg/kg/min.[36]

Iloprost

Análogo da prostaciclina de uso inalatório de curta duração, com potência comparável ao epoprostenol. A dose diária é de 2,5 µg ou 5,0 µg de seis a doze vezes ao dia.

Ocorre melhora significativa no teste de caminhada de 6 minutos, na classe funcional, na qualidade de vida e no índice de dispneia. O medicamento é bem tolerado, e pode-se observar tosse, rubor facial e eventos sincopais. Uma desvantagem do iloprost é a sua curta duração de ação, e por esse motivo ele deve ser inalado pelo menos 6 vezes ao dia.[37,38]

Beraprost

O primeiro análogo ativo da prostaciclina por via oral. É absorvido rapidamente após a administração oral, atingindo um pico de concentração plasmática em 30 minutos. A dose inicial é de 20 µg/dose quatro vezes ao dia, aumen-tando-se 20 µg/dose a cada semana até o surgimento de efeitos colaterais quando se diminui a dose para a dose imediatamente inferior. Não há mudança significativa na hemodinâmica cardiovascular.[39]

Inibidor da fosfodiesterase-5 (sildenafila)

O sildenafil é um potente e seletivo inibidor da fosfodiesterase tipo 5, enzima que degrada o AMP e GMP cíclico e tem alta concentração no tecido pulmonar. Age aumentando os níveis intracelulares de GMP cíclico levando à vasodilatação pulmonar.[40,41] A dose inicial é de 20 mg/dia três vezes ao dia (60 mg/dia). A dose pode ser aumentada até 225 a 300 mg/dia (3 administrações de 75 mg ou 100 mg). A maioria dos efeitos adversos são decorrentes do efeito vasodilatador da droga (cefaleia, epistaxe, *flushing*). A retinopatia é um efeito colateral encontrado e obriga a realização de exame oftalmológico de rotina nos pacientes.[42]

Inibidor da endotelina-1 (bosentana)

A endotelina-1 tem efeito vasoconstritor direto, estimula a proliferação e mitose das células musculares lisas, induz fibrose e inflamação. Os efeitos da endotelina-1 são mediados através dos receptores ETa e ETb. O bosentan é um antagonista dos receptores da endotelina (ETa e ETb). A droga é administrada por via oral com dose preconizada de 125 mg/dia (duas doses de 62,5 mg) por 4 semanas e aumento para 250 mg/dia a seguir.

Com o tratamento, pode-se observar melhora na qualidade de vida, capacidade física ao exercício e nos parâmetros hemodinâmicos como débito cardíaco, pressão na artéria pulmonar e resistência vascular pulmonar. A droga é metabolizada no fígado e pode induzir ao aumento dos níveis das aminotransferases hepáticas. Se o aumento for discreto, não há necessidade de suspender a medicação.[43,44]

Suplementação com L-arginina oral

A enzima NO sintase é responsável pela transformação da L-arginina em óxido nítrico. A suplementação oral com L-arginina aumenta a produção de óxido nítrico e leva à queda na pressão arterial pulmonar média e na resistência vascular pulmonar; porém, é de menor magnitude quando comparada com outras drogas. A dose recomendada é de 0,5 g/10 kg de peso dividida em 3 doses diárias.[45]

TRATAMENTO MEDICAMENTOSO COMBINADO

A combinação de drogas com diferentes mecanismos de ação a fim de otimizar os benefícios clínicos é uma alternativa no tratamento de pacientes que permanecem sintomáticos com monoterapia. Existe opção de associação de sildenafila ou bosentana com prostanoides, e também bosentana com sildenafila.[46-49]

TRATAMENTO CIRÚRGICO

Observou-se que os pacientes com cardiopatia congênita e hipertensão pulmonar apresentavam maior sobrevida quando comparados àqueles com hipertensão pulmonar de outra etiologia. Um *shunt* da circulação sistêmica com a pulmonar poderia trazer benefícios para esses pacientes.

A atriosseptostomia aumenta a capacidade do exercício e a sobrevida, além de melhorar a classe funcional. O procedimento é contraindicado aos pacientes com pressão média de átrio direito maior que 20 mmHg, índice de resistência vascular pulmonar maior que 55 Uwood/m² e taxa de sobrevida em 1 ano menor que 40%.[50] A única opção de tratamento para os pacientes com insuficiência ventricular direita refratária é o transplante pulmonar ou cardiopulmonar (Figura 31.7).

TRATAMENTO DA HIPERTENSÃO PULMONAR NA EMERGÊNCIA

Até o presente momento não existe consenso quanto ao tratamento da hipertensão pulmonar na emergência. Abordaremos a seguir as condutas do serviço de Emergência do Instituto Dante Pazzanese de Cardiologia.

As principais causas de descompensação do paciente portador de hipertensão pulmonar são as seguintes: falência ventricular direita, tromboembolismo pulmonar, infecções, arritmias e má aderência medicamentosa.

Falência ventricular direita

A insuficiência cardíaca direita apresenta pior evolução nos pacientes com HAP sem *shunt* direita-esquerda, já que não existe via de escape, cabendo exclusivamente ao ventrículo direito a responsabilidade de manter a pré-carga para as câmaras esquerdas trabalhando contra a hiper-resistência da circulação pulmonar.

Clinicamente, o paciente com HAP sem *shunt* apresenta cansaço e síncope aos esforços, em decorrência da diminuição da pré-carga para o ventrículo esquerdo. Já nos pacientes com *shunt*, além do cansaço aos esforços, ocorre piora da cianose por aumento do *shunt* direita-esquerda.

O tratamento da falência ventricular direita envolve:

- **Oxigenoterapia:** o uso do oxigênio é indicado nos pacientes com hipoxemia (saturação de O_2 < 90% ou PaO_2 < 60%), reduzindo a vasoconstrição pulmonar e aliviando a hipoxemia tecidual.
- **Diuréticos:** o objetivo do uso do diurético é reduzir o volume intravascular e os sintomas congestivos. Seu uso pode levar a uma adequação da pré-carga do ventrículo direito com redução do edema e da congestão sistêmica, mas eventualmente produz efeitos hemodinâmicos adversos se não for utilizado com cautela. Depleção excessiva de volume, queda do débito cardíaco e piora da função renal não são infrequentes. Os diuréticos de alça são os mais eficazes mesmo em pacientes com disfunção renal e podem ser associados a outros diuréticos (ex: bumetamida e clortalidona). Inicia-se com doses baixas, observando a resposta de cada paciente (controle de diurese e pressão arterial). Aumentar a dose conforme tolerabilidade individual. Em pa-

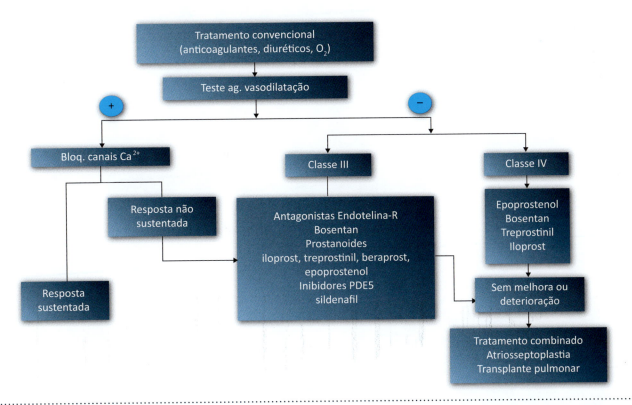

■ **Figura 31.7** Algoritmo para o tratamento da hipertensão arterial pulmonar com base no consenso do 3º Simpósio Mundial em Hipertensão Arterial Pulmonar. Veneza, 2003. Galié N, Rubin LJ, eds. p. 63.

cientes com *shunt*, pela manutenção da pré-carga do ventrículo esquerdo, o diurético poderá ser utilizado em doses maiores.

- **Drogas inotrópicas:** terapia inotrópica pode ser necessária para pacientes com baixo débito cardíaco (hipotensão sintomática) e hipoperfusão tecidual. A medicação de escolha é a dobutamina com dose incial de 5 mcg/kg/min. e aumento até 20 mcg/kg/min. se possível. O desmame deve ser lento, 1 mcg/kg/min. a cada dia, pois reduções mais rápidas comumente acarretam em descompensação clínica. Deve ser evitado o uso da noradrenalina pois leva à vasoconstrição arterial intensa inclusive do território pulmonar, diminuindo ainda mais a pré-carga ventricular esquerda, tendo como consequência a piora do débito cardíaco e da hipotensão.
- **Antagonistas da endotelina (bosentana):** a bosentana leva à inibição dual dos receptores de endotelina, diminuindo a vasoconstrição pulmonar. Deve ser iniciada na dose de 62,5 mg por via oral de 12/12 horas. Necessita de rigorosa monitoração da função hepática e deve ser descontinuada caso os níveis das transaminases ultrapassem quatro vezes o valor normal.
- **Sildenafila:** pela inibição da fosfodiesterase 5 aumenta a disponibilidade do óxido nítrico endógeno causando vasodilatação arterial pulmonar. A dose recomendada nos estudos é de 20 mg por via oral a cada 8 horas. Porém, em casos de maior descompensação, utiliza-se até a dose de 80 mg a cada 8 horas.
- **Óxido nítrico:** é administrado por via inalatória e produz vasorrelaxamento dependente do endotélio vascular pulmonar. Observa-se melhor eficácia da medicação nos pacientes sob ventilação mecânica, pois a droga é administrada diretamente no tubo orotraqueal. Ao ser administrado por via inalatória, se difunde nas vias aéreas para a parede dos vasos pulmonares causando sua dilatação, além de atuar nos vasos sanguíneos dos alvéolos melhor ventilados, melhorando a relação ventilação-perfusão.
- **Eporostenol:** prostaciclina administrada continuamente de forma intravenosa, age diretamente sobre a musculatura da artéria produzindo relaxamento e vasodilatação. É a medicação de escolha para tratamento de pacientes em classe funcional IV, porém ainda não está disponível para uso no Brasil.

Tromboembolismo pulmonar

O tromboembolismo pulmonar (TEP) deve ser sempre lembrado nos casos de pacientes que chegam à emergência com quadro de dispneia ou insuficiência cardíaca descompensada. O diagnóstico e o tratamento são os mesmos realizados para os outros casos de embolia pulmonar (ver Capítulo 8).

Arritmias cardíacas

Os pacientes podem apresentar tanto arritmias ventriculares como supraventriculares, e seu tratamento segue os protocolos habituais, como já exposto no capítulo correspondente (Tabela 31.2).

Secretaria de Estado da Saúde de São Paulo
Formulário para Solicitação de Medicamentos – HAP

Ficha de Acompanhamento Semestral

CID Principal: _____ CID Secundário: _____

Nome do paciente:	
Endereço:	
CEP:	Município: UF:
Data de nascimento:	
Nome da mãe:	

Unidade solicitante:	
CNES:	

Número do prontuário do paciente na Unidade:	
CNS / paciente:	
Tipo de tratamento	

Medicamento	Posologia
☐ bosentana	
☐ sildenafila	
☐ iloprost	

Exames	Data	Resultado
Classe funcional		☐ I ☐ II ☐ III ☐ IV
Teste de caminhada 6 min.		
TGO(*)		
TGP(*)		
Fundo de olho(**)		

Data: / /	CNS/médico responsável:	
Carimbo	CPF/médico responsável:	
	Assinatura	

RECIBO

Data: / /	Assinatura do paciente /responsável:	

■ **Figura 31.8** Protocolo para tratamento dos portadores de hipertensão pulmonar atendidos pelo SUS (Sistema Único de Saúde) do Estado de São Paulo.

Tabela 31.2 Principais medicamentos e recursos utilizados na terapêutica de hipertensão pulmonar. (Tabela a de Lopes AA. Diagnóstico, avaliação e terapêutica da hipertensão pulmonar. Arq Bras Cardiol 2005; 84:162.)

Droga	Dose	Forma de uso	Administração	Nível de recomendação/ evidência
Oxigênio	2 a 3 L/min.	8 a 10 horas/dia	Cateter nasal	IIa/C
Furosemida	Uso criterioso Dose individualizada	Individualizada	Oral/intravenosa	I/C
Espironolactona	Uso criterioso Dose individualizada	Individualizada	Oral	I/C
Warfarin	Individualizada para INR 2,0 a 3,0	1 vez pela manhã em jejum	Oral	IIa/C HAPI IIB/C outros
Nifedipina	180 a 240 mg/dia	2 a 3 tomadas	Oral	IIa/C HAPI IIB/C outros
Diltiazem	720 a 960 mg/dia	2 a 3 tomadas	Oral	IIa/C HAPI IIB/C outros
Epoprostenol	Iniciar com 2 ng/kg/min. Aumentar de 2 em 2 ng/kg/min. até a dose máxima tolerada Ajustar dose nos retornos ambulatoriais	Contínuo	Intravenosa	I/A HAPI e DTC IIa/C outros
Treprostinil	Iniciar com 1,25 ng/kg/min. Aumentar paulatinamente até a dose máxima tolerada Ajustar dose nos retornos ambulatoriais	Contínuo	Subcutânea	IIa/B
Iloprost	2,5 a 5,0 mcg/dose	6 a 9 tomadas	Inalatória	IIa/B HAPI
Beraprost	Dose inicial 80 mcg/dia Aumentar em 80 mcg/dia/semana Dose máxima 480 mcg/dia	4 tomadas	Oral	IIb/B HAPI
Bosentan	Primeiro mês 125 mg/dia 250 mg/dia a seguir	2 tomadas	Oral	I/A HAPI classe III e escleroderma IIa/B HAPI classe IV e escleroderma
Bosentan (uso pediátrico)	Entre 10 e 20 kg: 31,25 mg/dia, 1º mês 62,5 mg/dia, a seguir Entre 21 e 40 kg: 62,5 mg/dia, 1º mês 125 mg/dia, a seguir Acima de 40 kg: 125 mg/dia, 1º mês 250 mg/dia, a seguir	1 tomada 2 tomadas 1 tomada 2 tomadas 1 tomada 2 tomadas	Oral	
Sildenafil	60 mg/dia Aumentos graduais, se necessário até 225 a 300 mg/dia	3 tomadas	Oral	I/A HAPI, *shunts* congênitos e DTC classe III
Sildenafil (uso pediátrico)	Dose máxima publicada 3 mg/kg/dia Iniciar com 1/10 e verificar resposta	3 tomadas	Oral	
L-arginina	1,5 g/10 kg peso/dia	3 tomadas	Oral	C
Sintaxsentan	100 ou 300 mg/dia	1 tomada	Oral	?/B
Atriosseptostomia com balão				C
Transplante pulmonar				I/C

REFERÊNCIAS BIBLIOGRÁFICAS

1. McLaughlin V, Archer S, Badesch D, Barst R, et al. ACC/AHA 2009 Expert Consensus document of pulmonary hypertension: A report of the American College of cardiology Foundation task force on expert consensus documents and the American Heart Association Developed in collaboration with the American College of Chest Physicians; American Thoracic Society, Inc; and Pulmonary Hypertension Association. J Am Cardiol. 2009;53;1573-619.

2. Brickner ME, Hillis D, Lange RA. Congenital Heart Disease in Adults. N Engl J Med. 2000;342:988a.

3. Lopes AA. Diagnóstico, Avaliação e Terapêutica da Hipertensão Pulmonar. Arq Bras Cardiol. 2005;85:1-189.

4. Tuder RM, Abman SH, Braun T, Capron F, Stevens T, Thislethwaite PA, Haworth SH. Development and Pathology of Pulmonary Hypertension. J Am Cardiol. 2009;54:S3-S9.

5. Hassoun PM, Mouthon L, Barberá JA, et al. Inflammation, Growth Factors, and Pulmonary Vascular Remodeling. J Am Cardiol. 2009;54:S10-S19.

6. Morrell NW, Adnot S, Archer SL, et al. Cellular and Molecular Basis of Pulmonary Hypertension. J Am Cardiol. 2009;54:S20-S31.

7. Simonneau G, Robbins IM, Beghetti M, et al. Updated Clinical Classification of Pulmonary Hypertension. J Am Cardiol. 2009;54:S43-S54.

8. Chatterjee K, et al. Pulmonary Hypertension. Arch intern Med. 2002;162:1925-33.

9. Rich S, et al. Primary pulmonary hypertension: a national prospective study. Ann Int Med. 1987;107:216-23.

10. Murphy JG, Lloyd MA. Mayo Clinic Cardiology Concise Textbook. Third Edition. Rochester: Mayo Clinic Foundation, 2007.

11. Galiè N, Hoeper MM, Humbert M, et al. Task Force for Diagnosis and Treatment of Pulmonary Hypertension of European Society of Cardiology (ESC); European Respiratory Society (ERS); International Society of Heart and Lung Transplantation (ISHLT). Guidelines for the diagnosis and treatment of pulmonary hypertension. Eur Respir J. 2009;34(6):1219-63.

12. Gaine SP, Rubin LJ. Primary Pulmonary Hypertension. [published erratum appears in Lancet 1999;353:74]. Lancet. 1998;352:719-25.

13. Recomendations on the management of pulmonary hypertension in clinical practice. British Cardiac Society Guidelines and Medical Pratice Commitee, and approved by the British Thoracic Society and British Society of Rheumatology. Heart. 2001;66:11-3.

14. Rich S, Kieras K, Groves B, Stobo JD, Brundage B. Antinuclear antibodies in primary pulmonary hypertension. J AM Coll Cardiol. 1986;8:1307-11.

15. Tongers J, Schwerdtfeger B, Klein G, Kempf T, Schaefer A, Knapp JM, et al. Incidence and clinical relevance of supraventricular tachyarrhythmias in pulmonary hypertension. Am Heart J. 2007;153:127-32.

16. Gibbs SR, et al. Consensus statement on the management of pulmonary hypertension in clinical practice in the UK and Ireland. National Pulmonary Hypertension Centres of the UK and Ireland Thorax. 2008;63:ii1-ii41.

17. Tunariu N, Gibbs SJR, Win Z, Gin-Sing W, Graham A, Gishen P, et al. Ventilation-perfusion scintigraphy is more sensitive than multidetector CTPA in detecting chronic tromboembolic pulmonary disease as a treatable cause of pulmonary hypertension. J Nucl Med. 2007;48:680-4.

18. Reichelt A, Hoeper MM, Galanski M, Keberle M. Chronic thromboembolic pulmonary hypertension: evaluation with 64-detector row CT versus digital substraction angiography. Eur J Radiol. 2009;71:49-54.

19. Torbicki A. Cardiac magnetic resonance in pulmonary arterial hypertension: a step in the right direction. Eur Heart J. 2007;28:1187-9.

20. Dartevelle P, Fadel E, Mussot S, Chapelier A, Herve P, de Perrot M, et al. Chronic thromboembolic pulmonary hypertension. Eur Respir J. 2004;23:637-48.

21. Fisher MR, Forfia PR, Chamera E, Housten-Harris T, Champion HC, Girgis RE, et al. Accuracy of Doppler echocardiography in the hemodynamic assessment of pulmonary hypertension. Am J Resp Crit Care Med. 2009;169:615-21.

22. Almeida DR, et al. Hipertensão pulmonar primária. Rev Soc Cardiol Est de São Paulo. 2000;5:576-89.

23. Erickson KW, et al. Influence of preoperative transpulmonary gradient on late mortality after orthotopic heart transplantation. J Heart Transplant. 1990;9:526-37.

24. Rich S, Kaufmann E, Levy PS. The effect of high doses of high doses of calcium channel blockers on survival in primary pulmonary hypertension. N Engl J Med. 1992;327:76-81.

25. Sitbon O, Humbert M, Jais X, Loos V, Hamid AM, Provencher S, et al. Long-term response to calcium channel blockers in idiopathic pulmonary hypertension. Circulation. 2005;111:3105-11.

26. Herve P, Humbert M, Sitbon O, Parent F, Nunes H, Legal C, et al. Pathobiology of pulmonary hypertension: the role of platelets and thrombosis. Clin Chest Med. 2001;22:451-8.

27. Fuster V, et al. Primary pulmonary hypertension: natural history and the importance of thrombosis. Circulation. 1984;70:580-7.

28. Rich S, et al. The effect of high doses of calcium-channel blockers on survival in primary pulmonary hypertension. N Engl J Med. 1992;327:76-81.

29. Rosenzweig EB, Barst RJ. Eisenmenger's syndrome current management. Prog Cardiovasc Dis. 2002;45:129-38.

30. Rich S, Seidlitz M, Dodin E, et al. The short-term effects of digoxin in patients with right ventricular dysfunction from pulmonary hypertension. Chest. 1998;114:787-92.

31. Peacock AJ. Vasodilators in pulmonary hypertension. Thorax. 1993;48:1196-9.

32. Clapp LH, Finney P, Turcato S, Tran S, Rubin LJ, Tinker A. Differential effects os stable prostacyclin analogues on smooth muscle proliferation and cyclic AMP generation in human pulmonary artery. Am J Respir Cell Mol Biol. 2002;26:194-201.

33. Rubin LJ, Mendoza J, Hood M, Mc Goon M, Barst R, Williams WB, et al. Treatment of primary pulmonary hypertension with continuous intravenous prostacyclin (epoprostenol). Results of a randomized trial. Ann Intern Med. 1990;112:485-91.

34. McLaughlin VV, et al. Reduction in pulmonary vascular resistance with long-term epoprostenol (prostacyclin) therapy in primary pulmonary hypertension. N Engl J Med. 1998;338:273-7.

35. McLaughlin VV, et al. Survival in primary pulmonary hypertension: the impact of epoprostenol therapy. Circulation. 2002;106:1477-82.

36. Simonneau G, Barst RJ, Galié N, et al. Continuous subcutaneous infusion of terprostinil, a prostacyclin analogue, in patients with pulmonary arterial hypertension: a double-blind randomized controlled trial. Am J Respir Crit Care Med. 2002;165:800-4.

37. Hoeper MM, Schwarze M, Ehlerding S, et al. Long-term treatment of primary pulmonary hypertension with aerosolized iloprost, a prostacyclin analogue. N Engl J Med. 2000;342:1866-70.

38. Olschewski H, Simonneau G, Galié N, et al. Inhaled iloprost in severe pulmonary hypertension. N Engl J Med. 2002;347:322-7.

39. Okano Y, Yoshioka T, Shimouchi A, Satoh T, Kunieda T. Orally active prostacyclin analogue in primary pulmonary hypertension. Lancet. 1997;349:1365.

40. Mehta S. Sildenafil for pulmonary arterial hypertension: exciting , but protection required. Chest. 2003;123:989-92.

41. Prasad S, et al. Sildenafil in primary pulmonary hypertension . N Engl J Med. 2000;343:1342-3.

42. Sastry BK, et al. Clinical efficacy of sidenafil in primary pulmonary hypertension. A randomized, placebo-controlled, double-blind crossover study. JACC. 2004;43:1149-53.

43. Channick RN,et al. Effects of the dual endothelin-receptor antagonist bosentan in patients with pulmonary hypertension: a randomised placebo-controlled study. Lancet. 2001;358:1119-23.

44. Rubin LJ, et al. Bosentan therapy for pulmonary arterial hypertension. N Engl J Med. 2002;346:896-903.

45. Nagaya N, et al. Short-term oral administration of L-arginine improves hemodynamics and exercise capacity in patients with precapillary pulmonary hypertension. Am J Respir Crit Care Med. 2001;163:887-91.

46. Humbert M, Barst RJ, Robbins IM, et al. Combination of bosentan with epoprostenol in pulmonary arterial hypertension.: BREATH-2. Eur Respir J. 2004;24:353-9.

47. Simonneau G, Rubin LJ, Galié N, et al. Addition of sildenafil to long-term intravenous epoprostenol therapy in patients with pulmonary arterial hypertension: a randomized trial. Ann Intern Med. 2008;149:521-30.

48. Hoeper MM, Markevych I, Spiekerkoetter E,Welte T,Niedermeyer J. Goal-oriented treatment and combination therapy for pulmonary hypertension. Eur Respir J. 2005;26:858-63.

49. McLaughlin VV, Oudiz RJ,Frost A,et al. Randomized study of adding inhaled iloprost with bosentan in patients with idiopathic pulmonary arterial hypertension. Eur Respir J. 2006;28:691-4.

50. Sandoval J, et al. Atrial septostomy for pulmonary hypertension. Clin Chest Med. 2001;22:547-560.

32
capítulo

Rogério Braga Andalaft • Ricardo Gitti Ragognete • Nicki Mallmann

Taquicardias Supraventriculares na Sala de Emergência

INTRODUÇÃO

A compreensão e a abordagem das taquicardias supraventriculares (TSV) na sala de emergência passa primeiramente pelo pronto reconhecimento do quadro e também pela avaliação do algoritmo diagnóstico das taquicardias que se originam acima da bifurcação do feixe de His.

Obviamente, a primeira pergunta a ser respondida é se existe ou não repercussão hemodinâmica, o que pode ser bem avaliado observando-se a presença de: taquipneia e congestão pulmonar, pressão arterial (PA) e perfusão periférica, dor precordial e nível de consciência. Frente a um caso de taquicardia com repercussão, todos os algoritmos diagnósticos perdem a importância e cedem sua vez ao tratamento imediato com cardioversão elétrica.

Entretanto, frente à taquicardia estável hemodinamicamente, o diagnóstico preciso permite não só o pronto tratamento e alívio dos sintomas, assim como permite que o médico do setor de emergência forneça subsídios aos especialistas para o tratamento adequado a longo prazo.

Outro dado de extrema relevância frente a uma taquicardia de complexos QRS estreitos é saber qual a participação do nodo atrioventricular na taquicardia. Em casos nos quais o nodo atrioventricular não participa do circuito arritmogênico, sempre podemos lançar mão de artifícios para controlar a frequência cardíaca ou controlar o ritmo. Em pacientes portadores de taquicardias supraventriculares nas quais o nodo atrioventricular é parte do circuito, somente é possível o controle do ritmo com retorno ao ritmo sinusal. É nesse cenário cheio de nuances que realizaremos nossos diagnósticos e tratamentos, tentando sempre adequar e individualizar o tratamento a cada doença e paciente.

PRINCÍPIOS DO DIAGNÓSTICO E TRATAMENTO DAS ARRITMIAS

Podemos dividir as arritmias cardíacas em taquicardias e bradicardias, com base na análise da frequência cardíaca. As taquicardias podem ser subdivididas de acordo com a duração dos complexos QRS em taquicardias de complexos QRS largos ou estreitos. Nesse momento, devemos lembrar que as crianças de forma geral apresentam complexos QRS mais estreitos que os adultos, de forma que, em algumas situações, durações superiores a 100 ou 110 ms podem ser consideradas de complexos QRS alargados. As taquicardias de complexos QRS alargados envolvem cinco diagnósticos possíveis: taquicardia ventricular, taquicardia supraventricular aberrante, taquicardia supraventricular com bloqueio de ramo preexistente, taquicardia por reentrada atrioventricular (AV) antidrômica e fibrilação atrial associada à síndrome de Wolff-Parkinson-White (WPW). Já as taquicardias de complexos QRS estreitos envolvem as taquicardias supraventriculares em sua forma clássica e uma forma específica de taquicardia ventricular denominada taquicardia ventricular fascicular (que possui complexos QRS relativamente estreitos). As taquicardias fasciculares mais frequentes possuem morfologia tipo bloqueio de ramo direito (BRD) e hiperdesvio à esquerda (padrão bloqueio divisional anterossuperior esquerdo – BDAS), e são responsivas ao tratamento com bloqueadores de canal de cálcio. As taquicardias supraventriculares devem ser investigadas quanto a sua regularidade de forma mais profunda, principalmente quando o médico se depara com um paciente em crise na sala de emergência. Quando dizemos que uma arritmia é irregular, estamos analisando que o nó atrioventricular não participa do circuito da arritmia, estando apenas recebendo estímulos que vêm de um território superior. Nessas formas de arritmias, o nó AV pode ser chamado de espectador da arritmia, o que em outras palavras significa que, para tratar essa arritmia, posso controlar o ritmo retornando o paciente ao ritmo sinusal ou controlar a resposta ventricular reduzindo a frequência cardíaca. Quando nos deparamos com uma taquicardia de complexos QRS estreitos e regulares, a dúvida que naturalmente surge é: "ela realmente é regular?" Assim, nessas taquicardias, podemos lançar mão de manobras ou fármacos como a adenosina na tentativa de irregularizar a taquicardia. Quando realizamos uma manobra vagal ou utilizamos adenosina e interrompemos a taquicardia retornando o paciente ao ritmo sinusal, então sabemos que essa arritmia era "estritamente regular" e, então, podemos dizer que o nó atrioventricular participava do circuito. Nos casos em que o nó AV participa do circuito, só nos resta cardioverter o paciente ao ritmo sinusal por manobras mecânicas, químicas ou elétricas. Em algumas situações, nas taquicardias de complexos QRS estreitos e regulares, a aplicação de manobras vagais ou mesmo adenosina irregulariza a taquicardia, porém não a interrompe. Nesse caso, a irregularização da taquicardia nos informa que o nó AV é um expectador da arritmia, isto é, não participa diretamente do circuito arritmogênico. Nesses casos, a irregularização da arritmia permite que visualizemos o território supraventricular com maior facilidade possibilitando o diagnóstico. Como o nó AV também não participa do circuito nessa arritmia, do ponto de vista terapêutico, podemos controlar o ritmo retornando o paciente ao ritmo sinusal ou controlar a frequência ou resposta ventricular utilizando fármacos.

Estruturaremos este capítulo de forma a iniciarmos por arritmias de caráter hiperautomático em que o nodo atrioventricular é mero espectador da arritmia; em situações patológicas, podemos controlar o ritmo ou a frequência cardíaca.

Nos Algoritmos 32.1 e 32.2, podemos, de forma prática, nos guiar no diagnóstico das diversas formas de taquicardia supraventricular.

De forma geral, podemos agrupar as taquicardias quanto à participação do nodo atrioventricular no circuito arritmogênico em:

- Taquicardias em que o nodo atrioventricular é espectador da arritmia (do ponto de vista prático: quando se pode controlar o ritmo ou a frequência cardíaca).
    - Taquicardia sinusal.
    - Taquicardia sinusal inapropriada.
    - Taquicardia atrial mono e multifocal.
    - Fibrilação e *flutter* atrial.
- Taquicardias em que o nodo atrioventricular é parte do circuito arritmogênico (do ponto de vista prático: em que se pode controlar apenas o ritmo, ou seja, as manobras para irregularizar o RR interrompem a taquicardia).
    - Taquicardias por macrorreentrada atrioventricular
        - Com pré-excitação: síndrome de *Wolf-Parkinson-White*.
        - Sem pré-excitação: taquicardias por reentrada atrioventricular por vias de condução retrógrada exclusiva ("feixes ocultos").
    - Taquicardias por microrreentrada: taquicardia por reentrada nodal.
- Taquicardias em que o nodo atrioventricular é o próprio foco hiperautomático da taquicardia: como ocorre na taquicardia juncional.

As principais formas de taquicardias supraventriculares estão resumidas na Tabela 32.1

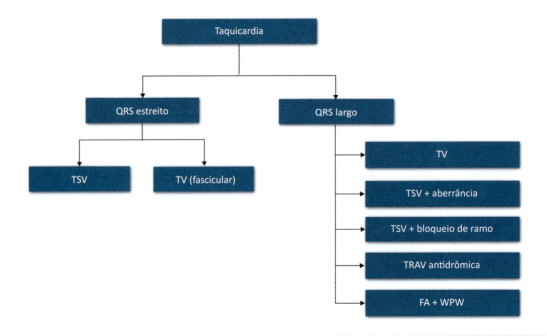

■ **Algoritmo 32.1** Esquema diagnóstico das taquicardias quanto à duração dos complexos QRS.
TSV (Taquicardia Supraventricular); TV (Taquicardia Ventricular); TRAV (Taquicardia por Reentrada Atrioventricular); FA (Fibrilação Atrial); WPW (Wolff-Parkinson-White).

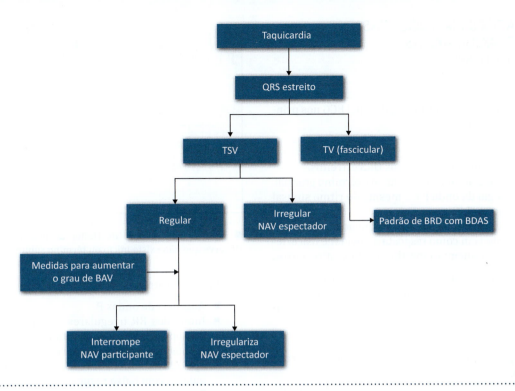

■ **Algoritmo 32.2** Esquema diagnóstico das taquicardias de complexos QRS estreitos.
TSV (Taquicardia Supraventricular); TV (Taquicardia Ventricular); NAV (Nó Atrioventricular); BAV (Bloqueio Atrioventricular); BRD (Bloqueio de Ramo Direito); BDAS (Bloqueio Divisional Anterossuperior Esquerdo).

Tabela 32.1 Resumo das principais arritmias supraventriculares e os seus mecanismos principais.

Arritmia	Mecanismo	Local	Eletrocardiograma	Comportamento do nó atrioventricular na arritmia	PR < RP
Sinusal	A ou R	Nó sinusal	Onda P positiva em D1, V6 e negativa em aVR	Espectador	Sim
Atrial	A ou R	Átrio	Morfologia diferente da P sinusal	Espectador	Sim
Juncional	A ou R	Junção atrioventricular	Ausência de P ou pseudo-R em V1 e pseudo-S D2. Pode haver dissociação AV	Participante do circuito	Não ou dissoc.
TRAV	R	Via acessória	P retrógrada a mais de 70 ms do início do QRS	Participante do circuito	Não
Flutter atrial	Macro R intra-atrial	Átrio	Ondas F negativas ou positivas parede inferior Ausência na linha isoelétrica	Espectador	Não se aplica
Fibrilação atrial	Múltiplas micro R intra-atriais	Átrio	Atividade elétrica desorganizada e RR irregular	Espectador	Não se aplica
Taquicardia ventricular	R ou A ventricular	Ventrículo	Critérios de Brugada podem falhar na infância	Dissociação AV 50% dos casos	Não se aplica

A (Automatismo); R (Reentrada).

■ CAPÍTULO 32   Taquicardias Supraventriculares na Sala de Emergência

CONSIDERAÇÕES DIAGNÓSTICAS GERAIS DAS TAQUICARDIAS SUPRAVENTRICULARES

De forma objetiva, descreveremos os aspectos eletrocardiográficos observados na análise do sinal ECG nos principais eventos arrítmicos:

Taquicardia sinusal

- Habitualmente tem complexos QRS estreitos.
- A taquicardia ao Holter tem início e término gradual.
- A morfologia da onda P é a mesma do ritmo sinusal com FC normal.
- Não existe variação súbita da frequência cardíaca.
- Geralmente vem como resposta à atividade física, febre, estresse, anemia, hipertireoidismo, entre outros.

As taquicardias atriais possuem início e término súbitos, diferentemente das taquicardias sinusais que possuem início e término graduais – diferenciando-se assim os episódios de taquicardia atrial e sinusal (Ver Figura 32.1).

Extrassístoles supraventriculares:

- De forma geral, são precedidas por ondas P atriais (exceto as juncionais).
- O complexo QRS do batimento precoce apresenta no geral mesma morfologia do complexo QRS de base do paciente (exceto casos de aberrância).

Taquicardia atrial

- Morfologia da onda P em ritmo taquicárdico de morfologia diferente da onda P sinusal.
- A morfologia da onda P pode ao Holter se assemelhar à onda P sinusal, porém o início e o término da taquicardia são súbitos.
- O gráfico de 24 horas evidencia elevação súbita da FC demonstrando o comportamento paroxístico.
- Os intervalos RR são habitualmente regulares, mas pode existir irregularidade demonstrando o padrão no atrioventricular expectante nessa doença.
- Podem ter QRS estreito (habitualmente) ou serem conduzidas com aberrância (ver Figuras 32.2 e 32.3).

Taquicardia juncional

- Apresentam-se com o mesmo padrão dos complexos QRS de base do paciente.
- As ondas P podem vir antes, durante ou depois dos complexos QRS por estarem dissociadas.
- Pode existir captura atrial retrógrada, fato que elimina a possibilidade de dissociação em alguns casos.
- Pode-se manifestar de forma paroxística (comum em pacientes portadores de cardiopatia congênita submetidos à cirurgia) ou de forma não paroxística (competindo com ritmo sinusal; ver Figura 32.4).

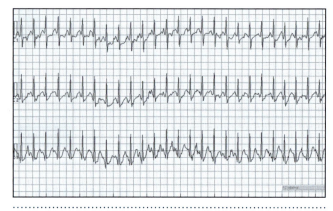

■ **Figura 32.1** Traçado de Holter de uma taquicardia sinusal Observe que não existe início ou término súbito.

Fibrilação atrial

- Ausência de ondas P.
- Intervalos RR irregulares. É importante relembrar que episódios de FA de alta resposta e FA de baixa resposta tendem a regularizar o intervalo RR. Nos episódios de BAVT com FA, os intervalos RR são regulares com baixa resposta ventricular.
- Pode apresentar aberrância de condução após aumento abrupto da FC seguindo pausa mesmo que pequena. Após alguns batimentos, os complexos QRS podem-se estreitar (fenômeno de Ashman).

Em um Holter, pode ser observada no gráfico de 24h uma grande separação das três linhas da frequência cardíaca, evidenciando intensa variabilidade do intervalo R-R" (ver Figuras 32.5 e 32.6).

Na fibrilação atrial e no *flutter* atrial com condução AV variável, a demonstração da irregularidade dos intervalos RR facilita o diagnóstico. Para isso, a busca dos traçados na FC mínima colabora muito para o diagnóstico. No *flutter* atrial com condução AV 2:1, a presença de FC mantida em 150 impede a visualização clara de ondas f e pequenas variações do ciclo facilitam o diagnóstico (Ver Figura 32.7).

A presença de taquicardia com complexo QRS alargado durante a fibrilação atrial pode ser em decorrência da aberrância de condução (fenômeno de Ashman). A presença de batimentos alargados após uma pausa com súbita elevação da FC pode também ser decorrente de aberrância de condução, fato que pode ocorrer em qualquer taquicardia de origem supraventricular. Muitas vezes, esses episódios são nomeados como taquicardia ventricular; este frequente erro diagnóstico pode muitas vezes levar a condutas terapêuticas equivocadas. As dificuldades para o diagnóstico são muitas, mas alguns achados podem direcionar o diagnóstico:

- O batimento ou a sequência de batimentos alargados ocorrem após uma pausa mesmo que pequena. Esses batimentos acontecem quando na FA existe um aumento súbito da FC.

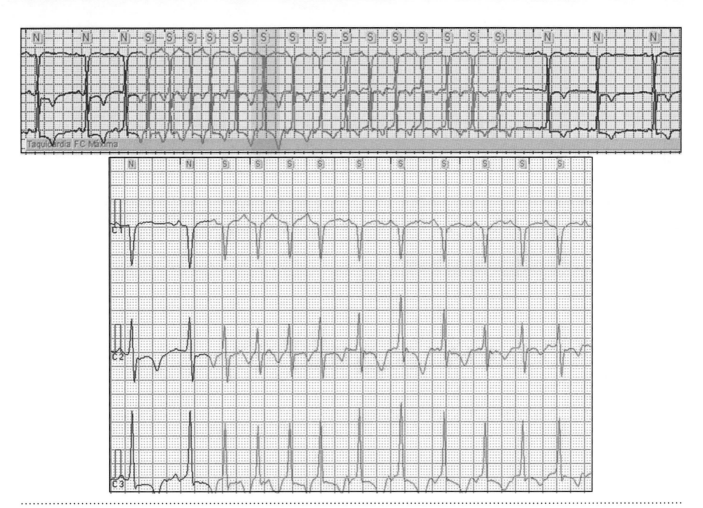

■ **Figura 32.2** Taquicardia atrial no traçado de Holter. Observe o início e o término súbito da taquicardia de complexos QRS estreitos.

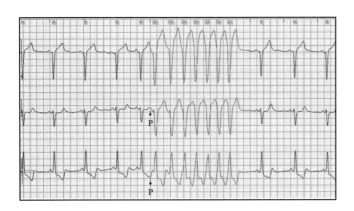

■ **Figura 32.3** Taquicardia atrial com aberrância. Observe a onda P (seta) deformando a onda T no primeiro batimento da taquicardia.

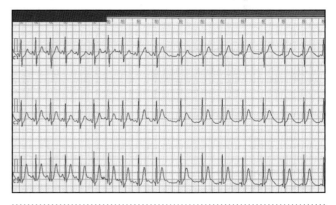

■ **Figura 32.4** Traçado de Holter de um ritmo juncional. Observe um intervalo PR ultracurto com posterior desaparecimento da onda P.

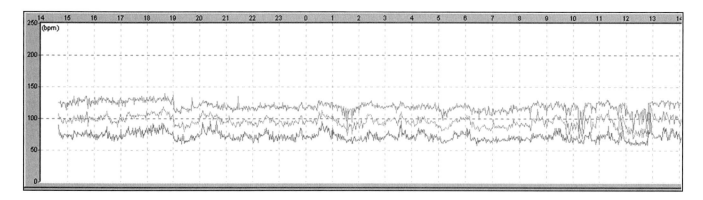

■ **Figura 32.5** Gráfico de FC de 24 horas na vigência de fibrilação atrial. Observe o afastamento das três linhas de FC.

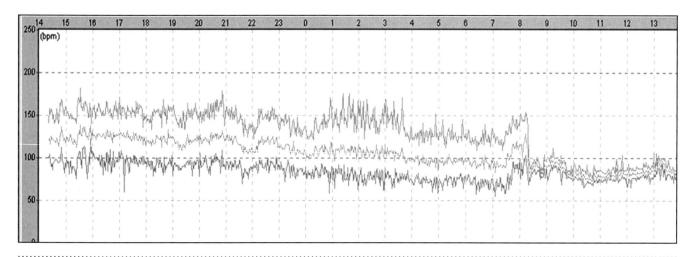

■ **Figura 32.6** Gráfico de FC 24 horas na vigência de fibrilação atrial paroxística. Observe o afastamento das três linhas de FC e sua reaproximação indicando a reversão da arritmia.

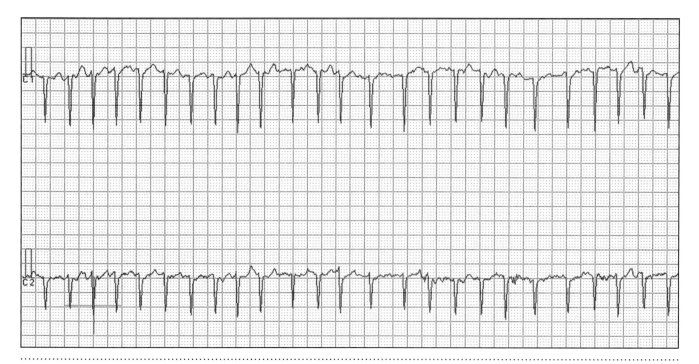

■ **Figura 32.7** Fibrilação atrial com alta resposta ventricular.

- Após alguns batimentos alargados pode existir estreitamento dos complexos QRS sem qualquer pausa compensatória.
- Ausência de pausa compensatória.
- Acoplamento variável nos diversos episódios. (ver Figura 32.8).

Flutter atrial

- Ausência de ondas P e presença de ondas f que têm como característica ciclos F-F ao redor de 200 ms e ausência de linha isoelétrica entre ondas f.

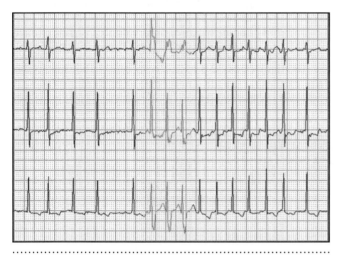

■ **Figura 32.8** Fibrilação atrial e presença de batimentos de complexos QRS alargados (fenômeno de Ashman). Observe a sequência longo-curto no momento do início da aberrância, assim como a ausência de pausa após a aberrância. A taquicardia se estreita com a mesma frequência.

- As demais características se assemelham à FA. É importante lembrar que quando há FC fixa, ao redor de 150 bpm mesmo onde não se visualiza claramente a onda f sempre se deve incluir *flutter* atrial entre as hipóteses diagnósticas. (ver Figura 32.9).

Taquicardias por reentrada com participação da junção atrioventricular:

- Taquicardia por reentrada nodal:
  - Acomete principalmente mulheres na idade adulta.
  - Palpitação ou pulsação cervical são sintomas que podem ser referidos no diário de eventos.
  - Taquicardia de intervalos RR regulares.
  - Em 80% dos casos, não se visualiza a onda P retrógrada. Em 15% dos casos, a onda P retrógrada está localizada no ponto J formando uma falsa onda R.
  - O intervalo do início do QRS até o início da onda P é inferior a 70 ms.
  - A taquicardia de complexos QRS estreitos possui início e término súbito.
  - Habitualmente, a taquicardia se inicia com o fenômeno de comportamento dual da junção em virtude de um batimento ectópico supraventricular.
- A presença de comportamento dual da junção atrioventricular pode ser suspeitada quando existe em um traçado dois intervalos PR distintos sem variação da FC.
- Taquicardia por reentrada atrioventricular (taquicardias que utilizam uma via acessória):
  - Síndrome de WPW.

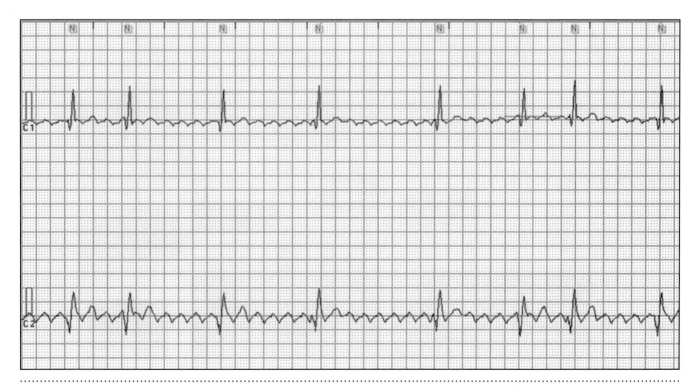

■ **Figura 32.9** *Flutter* atrial com condução atrioventricular variável.

- Taquicardia ortodrômica.
  - Taquicardia de complexos QRS estreitos na ausência de aberrância de condução.
  - FC habitualmente mais elevada que a taquicardia por reentrada nodal.
  - Onda P retrógrada habitualmente situada no seguimento ST.
  - Pode ocorrer infradesnivelamento do segmento ST em virtude da inserção da onda P nesse segmento.
  - Do início do complexo QRS ao início da onda P teremos mais que 70 ms de distância.
  - Pode apresentar alternância elétrica no traçado (um complexo QRS grande e outro pequeno).
  - Apresentam início e término súbitos.
  - A maioria das ondas P são visíveis.
- Taquicardia antidrômica.
  - Taquicardia de complexos QRS alargados com mesma orientação da onda Delta da pré-excitação do traçado de base.
  - No ECG de 12 derivações, pode ser indistinguível da taquicardia ventricular e falsear os critérios de Brugada para padrões concordantes positivos.
- Vias acessórias de condução retrógrada exclusiva.
  - Indistinguíveis das taquicardias ortodrômicas do WPW.
  - Não apresentam sinais de condução anterógrada pela via durante a gravação (ausência de onda Delta).
  - Taquicardias de intervalo RR regular e início e término súbitos. (ver Figura 32.10).

Os Algoritmos 32.3 e 32.4 resumem a abordagem das taquicardias na sala de emergência, considerando crianças e adultos respectivamente:

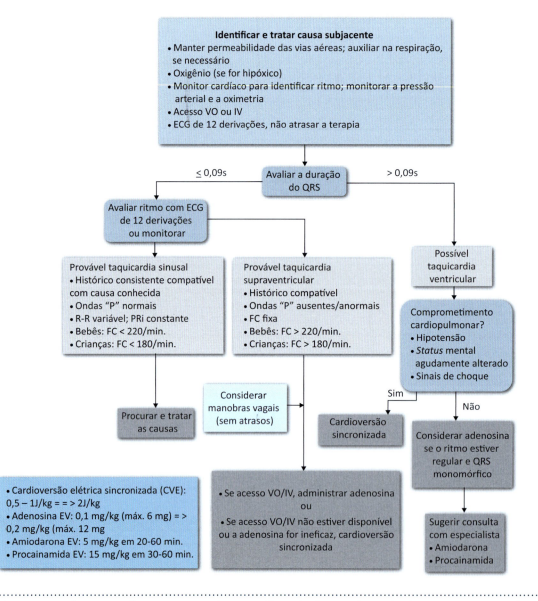

- **Algoritmo 32.3** Tratamento das taquicardias supraventriculares na infância (Pediatric Advanced Life Support 2010 – AHA).

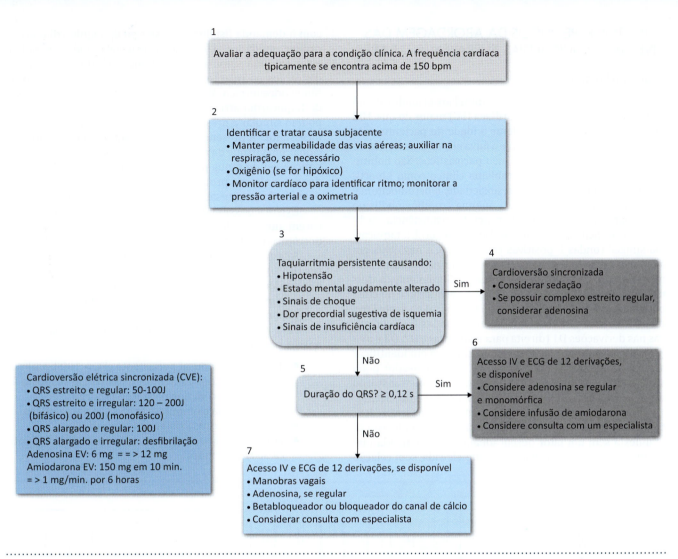

■ **Algoritmo 32.4** Tratamento das taquicardias com pulso na sala de emergência (Suporte Avançado de Vida em Cardiologia AHA 2010).

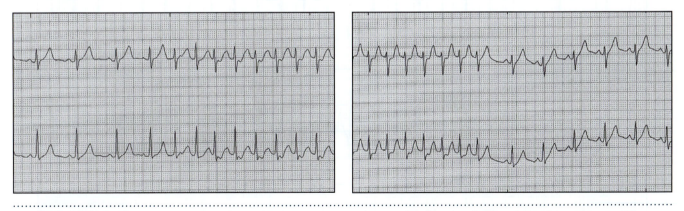

■ **Figura 32.10** Taquicardia por reentrada atrioventricular. Observe onda P retrógrada a mais de 70 ms inserida no segmento ST.

CAPÍTULO 32 — Taquicardias Supraventriculares na Sala de Emergência — 533

ASPECTOS ESPECÍFICOS DA ABORDAGEM DAS DIVERSAS TAQUICARDIAS SUPRAVENTRICULARES

Taquicardia sinusal

É um ritmo no qual a taxa de impulsos oriundos do nó sinusal está com frequência cardíaca (FC) maior do que 100 bpm. Deve-se sempre considerar a idade do paciente, uma vez que a FC é variável conforme a faixa etária. Caracteriza-se por início e término graduais, não paroxísticos. São habitualmente secundárias a um problema clínico como hipertireoidismo, febre, desidratação, ansiedade, feocromocitoma, uso de drogas vasoativas, sepse, anemia, tromboembolismo pulmonar, síndrome coronariana aguda, insuficiência cardíaca, drogas ilícitas, entre outros. De forma geral, a taquicardia sinusal (ondas P positivas em D1 e V6, e negativas em aVR) não causa repercussão clínica, sendo, na realidade, um mecanismo compensatório à agressão. Geralmente, a despolarização atrial faz-se da direita para esquerda e de cima para baixo conforme localização do nó sinusal na parte lateral alta do átrio direito. Sendo assim, as ondas P são positivas nas derivações D1 (direita para esquerda) e D2, D3 e aVF (de cima para baixo).[1] O tratamento consiste em identificar a causa primária e tratá-la. O uso de betabloqueador pode ser útil em casos em que o estresse emocional ou transtorno de ansiedade são a causa da taquicardia. (ver Figura 32.11).

Entretanto, em determinados casos, não é possível identificar uma causa para a taquicardia sinusal. Quando esta se manifesta sem um fator desencadeante é denominada inapropriada. A FC está constantemente elevada, sem relação com a demanda fisiológica. Esse tipo de taquicardia possui caráter multifatorial, em que as origens etiológicas podem estar em uma automaticidade aumentada do nó sinusal ou distúrbios na relação simpático/vagal com predomínio do tônus adrenérgico. Vale a pena ressaltar que alguns casos de taquicardia atrial com origem próxima ao nodo sinusal podem simular a presença de taquicardia sinusal de caráter incessante.[2] A presença de resposta autonômica desproporcional, em virtude da maior sensibilidade de receptores simpáticos, ou de tônus parassimpático diminuído, são alguns dos mecanismos propostos, porém o aumento da automaticidade do nó sinusal parece ser o principal responsável.[3]

Existe a possibilidade de anticorpos específicos provocarem aumento do AMPc e, consequentemente, efeito cronotrópico positivo.[4]

A taquicardia sinusal acomete principalmente mulheres (90%) e é mais prevalente em pessoas hipertensas na quarta década de vida. O quadro clínico é variável e pode ser responsável por perda progressiva da função ventricular (taquicardiomiopatia).[5]

Para melhor acurácia diagnóstica, devemos buscar em nossos pacientes:

- Taquicardia sinusal persistente (FC > 100 bpm) durante o dia com aumento excessivo em resposta às atividades e com normalização noturna;
- A taquicardia e os sintomas não são paroxísticos;
- Exclusão de causa sistêmica secundária;
- Morfologia da onda P e ativação endocárdica idêntica ao ritmo sinusal.

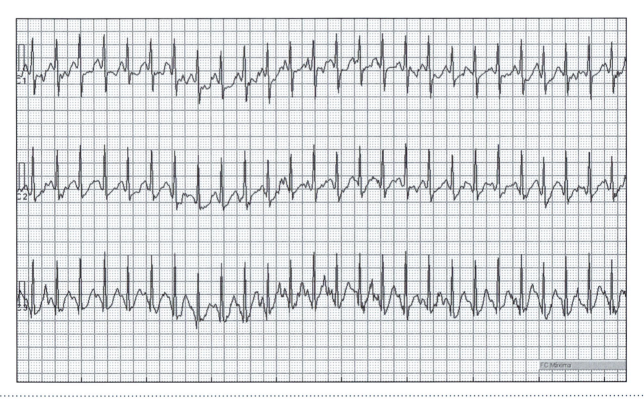

■ **Figura 32.11** Taquicardia sinusal durante exame de Holter. Observamos, nestes casos, que não existem entradas ou saídas súbitas e o complexo QRS é sempre precedido por uma onda P.

O diagnóstico deve ser feito com formas de taquicardia postural ortostática, que pode ser considerada uma forma inicial de disautonomia, em que ainda é possível a elevação da FC ao estresse ortostático com intuito de manter a PA.[6]

Nos serviços de emergência, a triagem clínica e laboratorial de rotina, além do traçado eletrocardiográfico, permitem o diagnóstico inicial da taquicardia sinusal inapropriada. Pesquisa laboratorial hormonal e realização do Holter devem ser realizadas em ambiente ambulatorial para a confirmação de ausência de distúrbios que justifiquem o quadro. O Holter de 24 horas fornece dados sobre a FC média e também permite a avaliação da condição autonômica do paciente pela análise da variabilidade da FC nos domínios do tempo e da frequência.

O estudo eletrofisiológico permite observar que, durante as mudanças da FC, o local de ativação na crista terminal varia, sendo que frequências mais elevadas são mais superiores na crista terminal, e FCs mais baixas têm localização inferior na crista.[3]

Habitualmente, devemos direcionar nossos esforços para o controle dos sintomas, visto que o risco de repercussão hemodinâmica e taquicardiomiopatia são baixos.[7]

O tratamento clínico deve ser feito preferencialmente com betabloqueadores ou bloqueadores dos canais de cálcio, ficando a ablação como tratamento reservado apenas aos casos refratários.

Na ablação por radiofrequência da taquicardia sinusal inapropriada, o sucesso a curto prazo é de 76-100%, porém a longo prazo os resultados são desapontadores.[8] Espera-se como resultado positivo durante a terapia de qualquer natureza o controle da FC e alívio dos sintomas.

Taquicardia atrial

As taquicardias atriais manifestam-se classicamente pela presença de ondas P com morfologia diferente da onda P sinusal, gerando complexos QRS normais ou aberrantes, que, na maioria dos casos, mantêm relação atrioventricular 1:1 (uma onda P para cada complexo QRS), mas podem se apresentar com relação atrioventricular mais elevada ou mesmo com relação atrioventricular variável, o que claramente demonstra o fato de que o nodo atrioventricular não participa do circuito arritmogênico. O ECG mostra tipicamente uma taquicardia de complexo QRS estreito, e a FC varia entre 100-250 bpm.[9] O ritmo é geralmente regular, mas pode se tornar irregular, geralmente com FC elevada pela variação da condução pelo nó atrioventricular, e apresentar um padrão 2:1, 3:1 ou 4:1 – ou bloqueio AV do tipo Wenckebach. Para fins didáticos, analisaremos o fato de que as taquicardias atriais podem se originar de focos hiperautomáticos, atividade deflagrada ou mesmo de microcircuito de reentrada intra-atrial único. Como o foco atrial passa por processo de despolarização e repolarização, existem momentos de silêncio elétrico no ECG de superfície entre duas ondas atriais chamados de fase isoelétrica. Esse aspecto é de suma importância na diferenciação dessa arritmia em relação ao *flutter* atrial, em que o circuito de macrorreentrada intra-atrial impede a formação da fase isoelétrica (i.e. sempre alguma parte do átrio está despolarizada).[9] Algumas taquicardias atriais focais (TAF) originam-se fora dos átrios, como em veia cava superior, veias pulmonares ou veia de Marshall (remanescente embriológico da veia cava superior esquerda).[10] (Ver Figuras 32.12, 32.13, 32.14 e 32.15.)

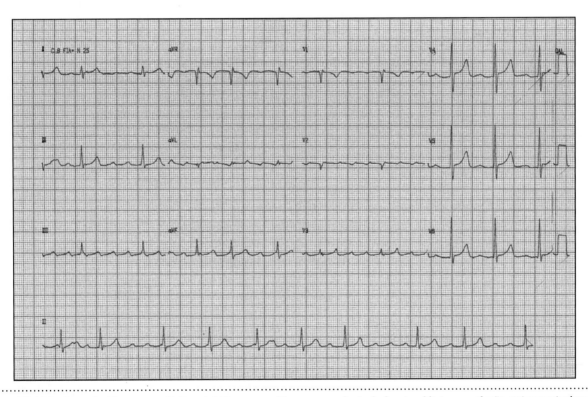

■ **Figura 32.12** Paciente de 49 anos com *flutter* atrial incomum. Observe a ausência de fase isoelétrica e a relação atrioventricular variável demonstrando que o nodo atrioventricular não participa do circuito arritmogênico.

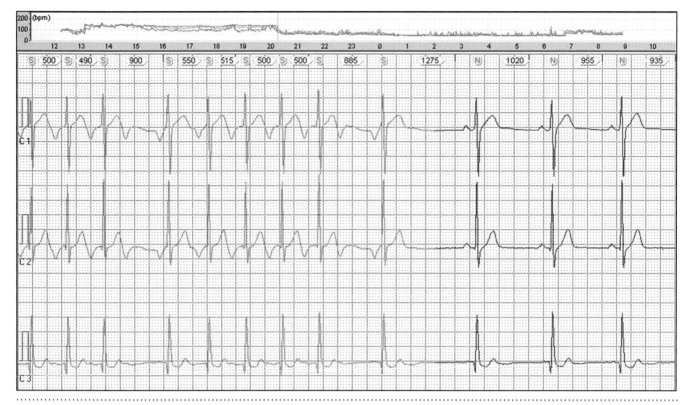

■ **Figura 32.13** Taquicardia atrial demonstrada no Holter com relação atrioventricular variável.

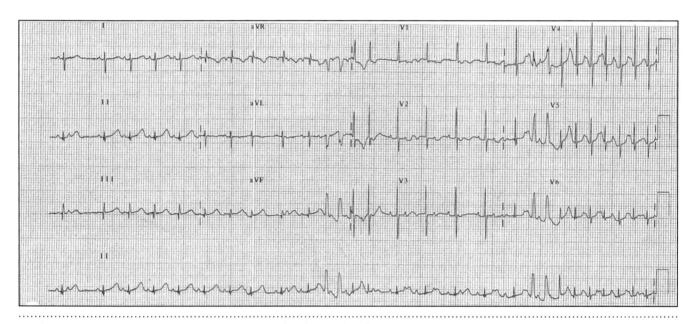

■ **Figura 32.14** Taquicardia atrial não sustentada conduzida com aberrância em paciente RN com grande instabilidade elétrica atrial.

Quanto à duração, as taquicardias podem ser sustentadas, quando duram mais de 30 segundos ou apresentam repercussão hemodinâmica; e não sustentadas, quando duram menos de 30 segundos e não apresentam repercussão hemodinâmica. A taquicardia atrial sustentada é relativamente rara. Em pacientes jovens assintomáticos, a prevalência gira em torno de 0,34% e, em sintomáticos, 0,46%.[11]

Dos pacientes adultos submetidos a estudo eletrofisiológico, a taquicardia atrial correspondeu a 5 a 15% do total de casos, sendo predominante entre crianças.[12] Ela apresenta-se com FC em torno de 130-250 bpm, com frequências de até 340 bpm em crianças. Os sintomas englobam tonturas, palpitações, dor torácica, dispneia, fadiga e síncope. Não há predileção por raça, etnia ou sexo.

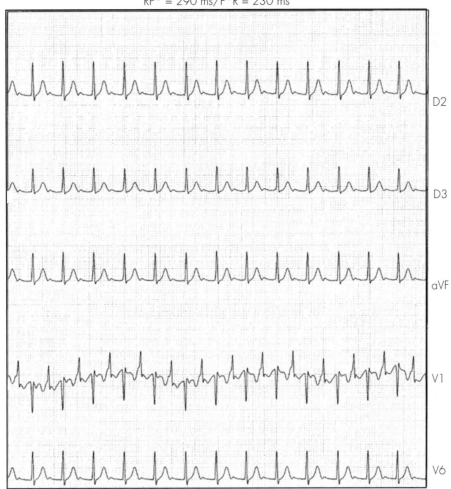

■ **Figura 32.15** Taquicardia atrial sustentada com V1 representando derivação esofágica. Observe as ondas P negativas na parede inferior. Diagnóstico diferencial com taquicardia de Coumel.

Episódios não sustentados de TAF em jovens são comumente encontrados em exames de Holter, infrequentemente causam sintomas ou requerem alguma terapia farmacológica. Acredita-se que tais episódios possam predizer um risco futuro de fibrilação atrial, fato pelo qual muitas vezes, dentro de nossa instituição, optamos por tratar as grandes instabilidades elétricas em pacientes com outros fatores de risco para o surgimento de FA[13] (ver Figura 32.16).

O curso é geralmente benigno, com exceção para os pacientes que desenvolvem formas incessantes, as quais podem acarretar taquicardiomiopatias.[14] A associação de TAF com disfunção ventricular é frequente, com coexistências de até 63% sem relação direta de causa e efeito.[15] Os pacientes com episódios de arritmia com FC maiores têm maior chance de desenvolvimento de taquicardiomiopatias.[16] O controle da FC pode promover melhora clínica significativa do quadro de disfunção.[17] (ver Figuras 32.17 e 32.18).

Existem características da taquicardia que podem auxiliar a esclarecer os mecanismos da arritmia, conforme descrito por Chen et al.[15]

- **Automatismo:** início com aumento e término com diminuição progressiva da FC. Dificilmente apresenta início ou término com estímulo atrial único ou reverte com *overdrive* realizado por estimulação atrial. A manobra vagal e uso de adenosina, verapamil ou dipiridamol causam bloqueio AV transitório, mas não cessam a arritmia. A cardioversão elétrica é inefetiva; o uso de propranolol cessa todas as formas de TA por automatismo; não existe pós-potenciais tardios; possui caráter paroxístico.
- **Atividade deflagrada:** a TA pode ser iniciada, acelerada e terminada com estimulação atrial. Logo antes do início da TA, observa-se pós-potenciais tardios (no ECGAr). Pode apresentar múltiplos sítios de origem com onda P de morfologias diferentes. A utilização dos fármacos e manobras descritos para tratar TA por automatismo podem controlar a arritmia.
- **Microrreentrada:** estimulação programada em estudo eletrofisiológico pode iniciar e terminar a TA; os fármacos e as manobras terminam a maioria dos episódios de TA; a cardioversão elétrica é geralmente efetiva. A TA tem caráter contínuo e sustentado.

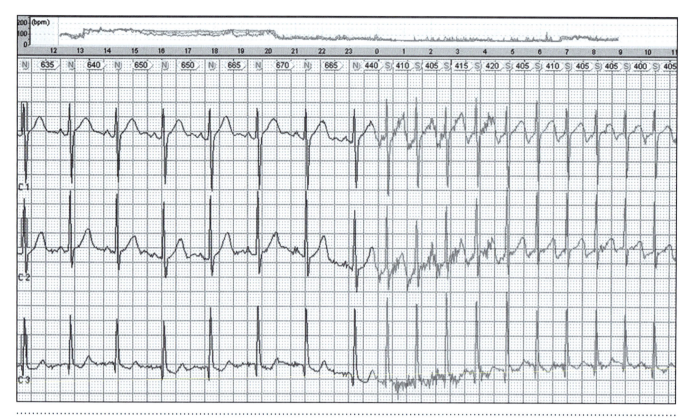

■ **Figura 32.16** Taquicardia atrial detectada ao Holter. Observe a mudança morfológica da onda P.

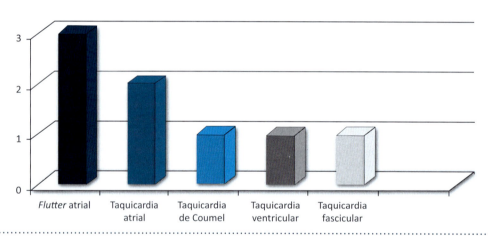

■ **Figura 32.17** Distribuição dos casos de taquicardiomiopatia entre jovens em uma pequena série de casos no IDPC.

Um dos fatores limitantes é a frequente sobreposição dos diferentes mecanismos. Outro fator são as informações com resultados inconsistentes entre os diferentes estudos. Teoricamente, a infusão de adenosina afetaria todos os tipos de TAF: ao inibir a geração de AMP_c intracelular e diminuir correntes de cálcio, reduziria os pós-potenciais tardios estimulados por catecolaminas e suprimiria a atividade deflagrada. Uma vez que a microrreentrada tem a participação de miocárdio atrial dependente de cálcio, este mecanismo também seria afetado. Já a ativação de corrente de potássio sensível à adenosina levaria à alteração do potencial de repouso da membrana miocárdica com supressão da atividade de automaticidade.[18]

Dentre os diversos mecanismos arritmogênicos para ectopias atriais, a presença de reentrada merece maior interesse. Para que esta ocorra, deverá obrigatoriamente

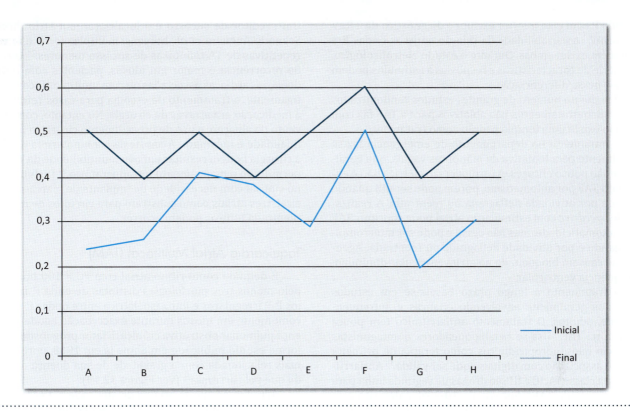

■ **Figura 32.18** Evolução quanto à FE em 8 casos consecultivos entre jovens no IDPC.

existir um obstáculo anatômico ou funcional à passagem do impulso e velocidades de condução e períodos refratários diferentes entre os braços do circuito. Da mesma forma que ocorre nas arritmias por reentrada clássica (como na dupla via nodal), a presença de um braço de condução mais lenta e recuperação rápida e outro braço de condução mais rápida e recuperação mais lenta são os pré-requisitos para a arritmia. Neste capítulo nos deteremos nas microrreentradas isoladas, deixando as macrorreentradas atriais e microrreentradas múltiplas para serem discutidas no capítulo sobre *flutter* e fibrilação atrial.

Na sala de emergência, analisando o traçado eletrocardiográfico detalhadamente, o profissional de saúde poderá diferenciar entre *flutter* e taquicardia atrial, agora não mais observando a frequência da ativação atrial, e sim observando a presença de fase isoelétrica entre duas ondas. Dessa maneira, a ausência de fase isoelétrica confirma a presença de *flutter* atrial. Outra característica é que, em geral, a taquicardia atrial tende a apresentar FCs menores, em torno de 130 a 250 bpm, diferente da macrorreentrada com FC entre 240 e 310 bpm. Quando originadas no átrio esquerdo (AE), a maioria origina-se das veias pulmonares, mas também do anel mitral, apêndice atrial esquerdo e septo esquerdo.

Quando a origem é a direita, com frequência, origina-se na crista terminal, uma área com marcada anisotropia.

A taquicardia por reentrada do nó sinusal é aquela iniciada na região do nó sinusal, sabendo-se que este é uma estrutura complexa e difusa de atividade de marca-passo localizada ao longo da crista terminal.

A TAF com origem no seio coronário é infrequente e é localizada nos lábios superior e posterior do óstio do seio. O mecanismo envolvido é de microrreentrada ou atividade deflagrada na maioria dos casos. As TAF com foco no septo atrial apresentam quase sempre mecanismos de reentrada, e deve-se ter cuidado durante ablação pela proximidade com o nó AV.

As TAFs com origem no AE têm seu foco mais comum nos óstios das veias pulmonares, principalmente das superiores. São processos focais e localizados, o que as diferem da fibrilação atrial, que possui múltiplos focos em várias veias pulmonares. Assim, a taxa de sucesso com a ablação à alta e com pequeno risco de complicações, como a estenose de óstio de veias pulmonares, que pode ocorrer quando da realização de ablação circunferencial dos óstios das veias. O segundo local mais frequente é o anel mitral.

A análise da morfologia da onda P pode auxiliar no foco da arritmia, porém frequentemente está incluída parcial ou totalmente na onda T. A forma como se inicia e como termina a taquicardia ajuda na diferenciação; desta maneira, quando seu inicio e término são de maneira progressiva, sugere-se TAF. A característica mais importante para diferenciar TAF da TRAV ou TRNAV é o intervalo R-P, constante nestas duas últimas. Onda P positiva em V1 indica origem em AE com sensibilidade (S) de 93%, especificidade (E) de 88%, valor preditivo positivo (VPP) de 87% e negativo (VPN) de 94%. Onda P negativa em V1 sugere origem em AD. Onda P positiva ou bifásica em aVL indica origem em AD com S de 88%, E de 79%, VPP de 83% e VPN de 85%. Onda P bifásica em V1 sugere origem em região média e superior da crista terminal, e, se negativa, região inferior.

A maioria dos casos é diagnosticada através do ECG. No entanto, a diferenciação de TA de outras formas de TSV (TRAV ou TRNAV) pode ser difícil, uma vez que a TA pode apresentar intervalos R-P curtos ou longos associados a variações na velocidade de condução do nó AV. A presença de onda P com eixo inferior excluiu o diagnóstico de TRAV ou TRNAV. A variabilidade da relação entre as ondas R e P também exclui ambas. Durante o estudo eletrofisiológico, uma série de características e respostas a estímulos podem auxiliar nessa diferenciação.

O pequeno número de grandes estudos randomizados que avaliam tratamentos não ablativos para a TAF faz com que não exista uma terapia padrão como tratamento.

O tratamento no departamento de emergência faz-se inicialmente pela tentativa de manobras vagais, que geralmente são pouco eficazes. A cardioversão elétrica não é eficaz para TAF por automatismo, porém pode ser útil quando causada por atividade deflagrada ou reentrada. A realização de *overdrive* com estimulação atrial pode suprimir TAF com automaticidade, mas não cessa e pode ser interrompida quando é por atividade deflagrada ou reentrada. Agentes que causam bloqueio do nó atrioventricular diminuem a frequência ventricular.

O tratamento a longo prazo baseia-se em estudos pequenos geralmente envolvendo crianças e, infrequentemente, adultos. O tratamento antiarrítmico tem pouca eficácia na TAF. Usa-se betabloqueadores e antagonistas de cálcio não diidropiridínicos como terapia de primeira linha. A associação com digitais pode ser válida.[16] Antiarrítmicos da classe IA, IC e III são drogas de segunda linha para o tratamento da TAF.[19] Sucesso de 10-20% é descrito com quinidina e procainamida.[20] Sotalol e amiodarona parecem ter os melhores resultados.[21, 22]

O tratamento ablativo com radiofrequência pode ser considerado como terapia de primeira linha principalmente em pacientes muito sintomáticos, uma vez que a eficácia dos fármacos antiarrítmicos é limitada.[23]

A técnica mais usada para identificação do foco da TAF é o mapeamento de ativação endocárdica. A taxa de sucesso da ablação varia de 69 a 100%, e a de recorrência, 0-33%.

Um preditor de sucesso é a localização em átrio direito. Segundo Anguera *et al.*, homens, múltiplos focos e formas repetitivas de TA têm taxas de sucesso menores.[24] O risco de recorrência é maior em idosos, pacientes com outras doenças cardíacas associadas ou com múltiplos focos.[15] Antigamente, o tratamento de escolha para casos refratários à medicação era através da cirurgia. No entanto, com o advento da ablação, o uso de procedimento cirúrgico para tal finalidade é incomum. A anestesia e a hipotermia durante a cirurgia podem resultar em não indutibilidade da TA, não permitindo o mapeamento intraoperatório.[25] Disfunção do nó sinusal com necessidade de implante de marca-passo e cicatrizes atriais como substrato para circuitos de macrorreentrada futuros podem ocorrer.

Taquicardia Atrial Multifocal (TAM)

É definida como ritmo atrial com FC > 100 bpm com pelo menos três morfologias distintas de onda P, intervalos P-P irregulares e linha isoelétrica entre ondas P. Ocorre comumente em idosos durante exacerbação aguda de doença pulmonar obstrutiva crônica. É fator prognóstico, conforme estudo publicado em Shine já em 1968, porém está mais relacionada com a gravidade de sua doença de base do que pela arritmia[26] (ver Figura 32.19).

Acredita-se que se origina de atividade deflagrada originada do acúmulo de cálcio intracelular produzido pela hipoxemia, hipocalemia, acidose e elevados níveis de catecolaminas.

O tratamento deve ser direcionado para a doença de base. Se houver persistência da arritmia, o uso de medicação antiarrítmica deve ser criterioso. O uso de betabloqueadores como metoprolol parece ser mais efetivo do que bloqueadores de cálcio não diidropiridínicos como verapamil, porém aquele tem seu uso frequentemente contraindi-

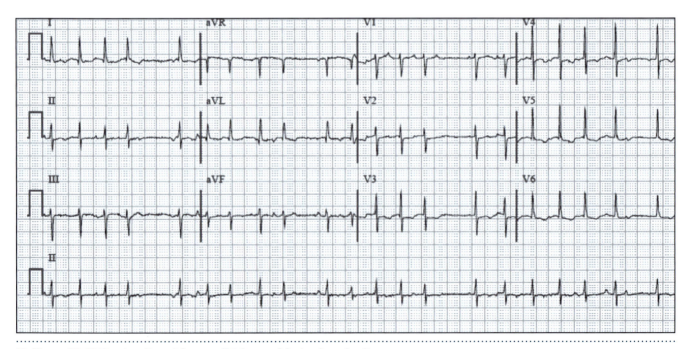

■ **Figura 32.19** Taquicardia atrial com múltiplas morfologias de ondas P.

cado nesses pacientes. Altas doses de sulfato de magnésio podem ser eficazes. A cardioversão elétrica e a ablação por radiofrequência não se mostraram eficazes. A ablação da junção AV e uso de marca-passo pode ser considerada em casos selecionados.[27]

Taquicardias por reentrada

Na sala de emergência, as taquicardias por reentrada com participação da junção atrioventricular englobam as taquicardias por microrreentrada ou taquicardia por reentrada nodal e as taquicardias por macrorreentrada denominadas taquicardias por reentrada atrioventricular.

Geralmente, as taquicardias por reentrada se manifestam como palpitações taquicárdicas de início e término súbitos que, por vezes, são abortadas pelo próprio paciente com manobras vagais. De maneira geral, as taquicardias por reentrada atrioventricular englobam dois grupos principais quanto à presença de pré-excitação no eletrocardiograma de base. Quando a taquicardia está associada à presença de pré-excitação ventricular (i.e. intervalo PR curto onda delta e alteração da despolarização ventricular), denomina-se síndrome de Wolff-Parkinson-White. Entretanto, a presença de pré-excitação pode ocorrer de forma intermitente, o que pode inicialmente dificultar o diagnóstico imediato da síndrome, sendo necessários exames complementares como o Holter para elucidação do quadro. Quando após a reversão de uma taquicardia por reentrada não observamos a presença de pré-excitação, estamos diante de uma taquicardia mediada por via acessória (lembrando que todas as taquicardias por reentrada atrioventricular são mediadas por via acessória) de condução retrógrada exclusiva, antigamente chamada de via acessória oculta. Lembramos que as taquicardias por reentrada taquicardias por reentrada nodal (exceto nos casos em que ocorre aberrância de condução) e as taquicardias por reentrada atrioventricular

por via acessória oculta ativam os ventrículos pelo sistema elétrico normal e habitualmente são de complexos QRS estreitos. Na síndrome de WPW, podemos ter taquicardias de complexo QRS estreito denominadas ortodrômicas, taquicardias de complexos QRS alargados denominadas antidrômicas e, por fim, a arritmia, que envolve risco real de morte súbita no WPW que é a fibrilaçao atrial conduzida pela via acessória denominada fibrilação atrial pré-excitada.

A seguir discorreremos com mais detalhes a fisiopatologia e o tratamento dessas formas de taquicardia, resumidas no quadro abaixo (ver Quadro 32.1).

Taquicardia por reentrada nodal

É a arritmia supraventricular por mecanismo de reentrada mais frequente, correspondendo a 2/3 dos casos de taquicardia por reentrada. É mais comum em adultos jovens, com ligeira predominância do sexo feminino. Como ocorre classicamente nas arritmias por reentrada, a combinação gatilho e substrato gera e mantém a taquicardia. A presença de ectopias atriais ou mesmo ventriculares podem desencadear a taquicardia em casos mais raros. Essas ectopias associadas à presença de duas vias nodais com velocidades de condução e períodos refratários distintos propicia o mecanismo de reentrada. Habitualmente, os casos são esporádicos dentro de uma família; agrupamentos familiares são possíveis, mas raros. Palpitações, dor torácica inespecífica, sensação de "atordoamento" e tontura são sintomas frequentes, enquanto pacientes cardiopatas podem relatar dor torácica importante e dispneia durante a crise.

Alguns pacientes apresentam poliúria durante e depois dos episódios em virtude de maior liberação de peptídeo natriurético atrial durante a crise de taquicardia.

Síncopes são raras e frequentemente refletem a desadaptação do sistema nervoso autônomo durante a taquicardia, gerando episódios idênticos à síncope neuromediada.

Quadro 32.1 Diagnóstico diferencial das taquicardias por reentrada.

	Taquicardia reentrada nodal	Taquicardia reentrada AV por feixe de condução retrógrada exclusiva	Síndrome de WPW
Idade mais comum	Mulheres adultas	Jovens	Jovens
ECG basal	Pode apresentar comportamento dual da junção	Normal	Intervalo PR curto onda delta e alteração da repolarização
Sintoma característico	Pulsação cervical	–	–
Tipos de taquicardia	QRS estreito	QRS estreito	QRS estreito (ortodrômica) e QRS alargado (antidrômica)
FC da taquicardia	Mais lenta. Ao redor de 180 – 200 bpm	Rápida. Pode chegar a 300 bpm	Rápida. Pode chegar a 300 bpm
Presença de onda P retrógrada visível	Onda P não visível em 80% dos casos. Em 15% deles, se apresenta como pseudo R em V1 e pseudo S em D2. Nos 5% restantes, antes do QRS.	No segmento ST, em 95% dos casos	No segmento ST, em 95% dos casos. É difícil a visualização nas taquicardias antidrômicas.
RP	Menor que 70 ms	Maior que 70 ms	Maior que 70 ms
Infradesnivelamento ST maior 2 MM V5 e V6	Ausente	Pode estar presente	Pode estar presente

■ CAPÍTULO 32

Taquicardias Supraventriculares na Sala de Emergência

Essa forma de taquicardia que se configura na principal forma de taquicardia na idade adulta se baseia no princípio da presença de dupla via nodal. Nessa situação, presente em até 40% da população, encontramos a presença de duas vias nodais. A primeira, de condução rápida e recuperação lenta (período refratário prolongado), e a segunda, de período refratário mais curto (recuperação mais rápida) e condução mais rápida. Justamente é a combinação de velocidades de condução e períodos refratários diferentes que levam à possibilidade de reentrada. A sequência de informações a seguir justificam a fisiopatologia da maioria dos casos de taquicardia por reentrada nodal. Observe os esquemas ilustrativos abaixo:

1. Durante o ritmo sinusal, o impulso segue geralmente pela via de condução rápida (β), alcançando o His antes do estímulo que corre pela via lenta e despolarizando o ventrículo com intervalo PR normal.
2. Quando um extraestímulo atrial (ou menos frequentemente uma extrassístole juncional ou ventricular com condução retrógrada) é gerado, este encontra a via rápida (β) no período refratário (visto que esta se recupera lentamente) e pode descer pela via lenta (α) (que, por se recuperar rapidamente, já está apta a conduzir o estímulo da extrassístole atrial ao ventrículo) até o nó atrioventricular. Conforme ilustrado no modelo, um intervalo PR com duração maior que o anterior é gerado.
3. Se a via rápida (β) já estiver se recuperado, estando, portanto, fora de seu período refratário, o impulso elétrico é capaz de ascender retrogradamente por essa via até o nó sinusal. Desse modo, fecha-se o circuito, que tem propriedade de se tornar repetitivo e assim passar a contar com certa estabilidade a ponto de sustentar a taquicardia.

Embora haja limitações, esse modelo explica de 80 a 90% das taquicardias geradas por reentrada nodal. Nem todos pacientes portadores dessa forma de arritmia têm de fato duas vias nodais, como já demonstrado em estudo eletrofisiológico. Outras formas de substrato anatômico e mesmo funcional com potenciais áreas de retardo na condução próximas a regiões do nó atrioventricular podem elucidar as outras formas mais raras[13,14] (ver Figura 32.20).

Caso as condições permitam, se desencadeará uma taquicardia por reentrada nodal (ver Figura 32.21).

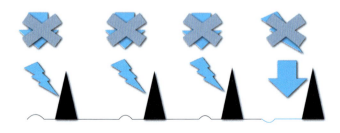

■ **Figura 32.20** Esquema elucidando o funcionamento de uma dupla via nodal. Observe que, quando a ectopia atrial acontece, a via rápida é bloqueada e existe o alargamento abrupto do intervalo PR (duplo salto ou comportamento dual).

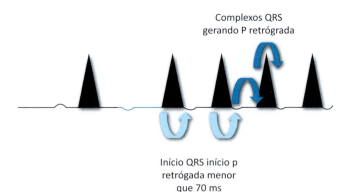

■ **Figura 32.21** Esquema do início de uma taquicardia por reentrada nodal. Após o bloqueio da via rápida, o estímulo percorre a via lenta no sentido dos ventrículos alargando o intervalo PR e sobe aos átrios pela via rápida gerando um RP curto (na maioria dos casos não se visualiza onda P retrógrada).

Classicamente, a taquicardia por reentrada nodal se manifesta por palpitações taquicárdicas de início e término súbitos. Frequentemente, os pacientes apresentam a sensação do coração batendo na região cervical, o que é fruto da contração atrial ocorrendo simultaneamente à contração ventricular. Do ponto de vista eletrocardiográfico, o ECG em ritmo sinusal raramente manifesta-se alterado, e quando ocorre podemos observar a presença de intervalos PR variáveis sem variação da FC, o que denota a presença de comportamento dual da junção atrioventricular. (Ver Figura 32.22).

Outra manifestação possível é a presença de normalização do intervalo PR após uma extrassístole, o que também demonstra o fenômeno da dupla via nodal. Durante as crises de taquicardia, observamos taquicardia regular (estritamente regular) que pode facilmente ser interrompida por adenosina ou por manobra vagal. Vale a pena ressaltar que extrassístoles ventriculares podem ocorrer na vigência de taquicardia e, ainda assim, não interromper a taquicardia caso não tenham interferência no circuito arritmogênico.

Na grande maioria dos casos, não observamos a presença de ondas P na taquicardia, e estas, quando ocorrem de forma retrógrada, estão localizadas no ponto J se apre-

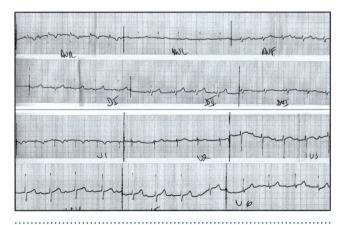

■ **Figura 32.22** ECG em ritmo sinusal demonstrando provável comportamento dual da junção atrioventricular. Observe a mudança do intervalo PR sem variação da FC.

sentando como pseudo-ondas R em V1 ou pseudo-ondas S em D2. Essas ondas representam a onda P retrógrada e desaparecem logo após a reversão da taquicardia para ritmo sinusal, e por isso são chamadas falsas ondas R ou S[28-30] (ver Figuras 32.23 e 32.24).

Umas das manifestações mais raras da dupla via nodal em ritmo sinusal é a presença de um fenômeno elétrico denominado *One to Two*, que representa a presença de uma onda P gerando dois complexos QRS, pois esta conduz pelas duas vias de forma anterógrada (ver Figura 32.25).

Para melhor abordagem terapêutica, devemos utilizar fármacos para agir no nodo atrioventricular. Na crise de taquicardia, devemos dar preferência à manobra vagal ou à adenosina. Casos em que exista repercussão hemodinâmica à cardioversão elétrica devem ser preferidos. Não constitui um erro em uma taquicardia supraventricular com repercussão hemodinâmica a administração de adenosina, desde que isso não retarde a cardioversão elétrica.

Taquicardias por reentrada atrioventricular

Essas taquicardias se estabelecem em virtude da presença de um feixe acessório. Classicamente, podemos determinar dois grupos dentro dessa arritmia. No primeiro grupo, as vias acessórias são aparentes ao eletrocardiograma durante o ritmo sinusal cujo modelo clássico é a presen-

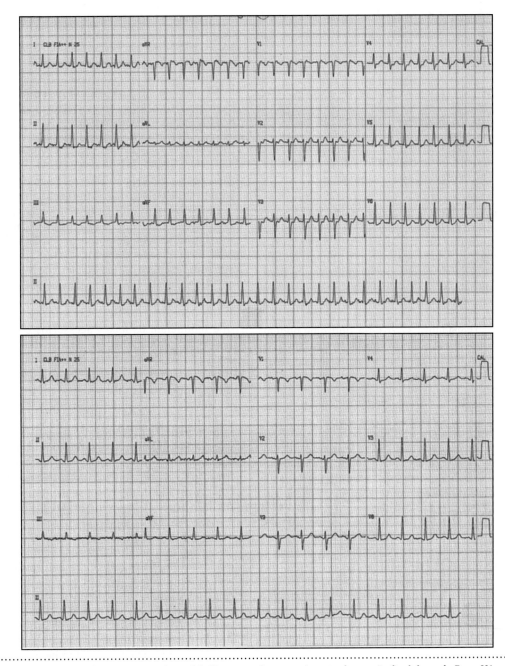

■ **Figuras 32.23 e 32.24** Taquicardia por reentrada nodal. Observe o desaparecimento da porção final da onda R em V1 após a reversão.

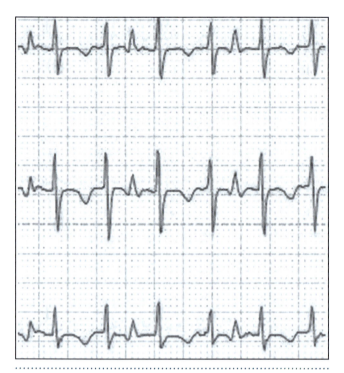

Figura 32.25 Presença de uma onda P gerando dois complexos QRS sugestivos da presença de dupla via nodal.

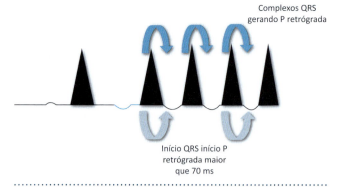

Figura 32.26 Esquema ilustrativo do início de uma taquicardia mantida por via acessória.

ça de onda Delta na síndrome de pré-excitação ventricular. Quando essa pré-excitação está associada a taquicardias, a denominamos síndrome de Wolff-Parkinson-White. Nessa síndrome, mediada por vias acessórias, podemos encontrar taquicardias ortodrômicas (aquelas que descem para despolarizar a musculatura ventricular via NAV e sobem novamente para os átrios pela via acessória, estabelecendo um circuito de reentrada), que são taquicardias de complexos QRS estreitos (ver Figura 32.26). Na síndrome podem se apresentar também taquicardias antidrômicas que são taquicardias de complexos QRS largos e entram no diagnóstico diferencial com taquicardias ventriculares. Nas taquicardias antidrômicas, o estímulo desce para os ventrículos pelo feixe acessório e despolariza a musculatura não especializada, gerando complexos QRS alargados. Outra forma mais rara de arritmia associada à síndrome de WPW é a fibrilação atrial pré-excitada que pode levar à fibrilação ventricular e morte súbita. Vale lembrar que paciente portador de pré-excitação ventricular tem uma incidência aumentada de fibrilação atrial em relação à população geral. O segundo grupo de taquicardias no grupo dos feixes acessórios pertence àqueles pacientes nos quais a análise da eletrocardiografia de superfície (ECG e Holter) não demonstram pré-excitação ventricular. Nesse grupo, só é possível o desenvolvimento de taquicardias ortodrômicas, visto que os feixes acessórios desses pacientes têm condução no sentido ventrículo atrial exclusivamente, o que, no passado, era conhecido por feixe anômalo oculto (i.e. oculto no ECG em ritmo sinusal). Vale ressaltar que esse grupo não tem incidência maior de morte súbita que a população geral de mesma idade.[28-30]

Quanto ao diagnóstico, é essencial o registro do traçado eletrocardiográfico da crise por meio de Holter, *looper* ou ECG de 12 derivações no pronto-atendimento. Nos casos portadores de pré-excitação, a suspeita do mecanismo da taquicardia é em muito facilitado (Figura 32.27).

Para reversão da crise de taquicardia para ritmo sinusal, podemos lançar mão de manobras vagais ou mesmo adenosina nas formas ortodrômicas. Nas taquicardias antidrômicas, a interrupção da taquicardia deve ser feita pela via acessória, utilizando-se drogas do grupo I (propafenona ou procainamida) ou drogas do grupo III (amiodarona). Não se deve utilizar adenosina para reversão de taquicardias antidrômicas pelo risco real de fibrilação atrial pré-excitada que pode evoluir para fibrilação ventricular. Devemos lembrar que a adenosina reduz o limiar do átrio para fibrilação atrial, e sua infusão pode desencadear fibrilação atrial. Nos casos com instabilidade hemodinâmica, a cardioversão elétrica sincronizada deve ser imediatamente realizada.

No Instituto Dante Pazzanese de Cardiologia, utilizamos a seguinte estratégia terapêutica: em pacientes com idade inferior a 6 meses, optamos por utilizar fármacos que bloqueiem os feixes acessórios combinados ou não aos betabloqueadores quando os pacientes são portadores de WPW. Nos pacientes que não apresentam pré-excitação, devemos realizar a profilaxia com medicações que atuem no NAV (betabloqueadores ou bloqueadores de canais de cálcio – para pacientes acima de 1 ano). Em pacientes acima de 6 meses e abaixo de 10 anos, independentemente da presença de pré-excitação, optamos por utilizar betabloqueadores ou bloqueadores de canais de cálcio (acima de 1 ano), visto que esses pacientes com coração estruturalmente normal não apresentam risco aumentado de FA e, consequentemente, morte súbita. Atenção especial deve ser dada ao uso da propafenona (10 a 15 mg/kg ao dia dividido em duas doses), pois quando se dilui a medicação para se adaptar a dose à criança o fármaco possui efeito anestésico sobre a boca, o que pode, em crianças jovens, dificultar a deglutição. Para adultos a dose mínima é de 450 mg ao dia divididos em 3 doses. Após os 10 anos, caso não exista indicação formal para ablação, ou nos casos em que a família rejeite a ablação por radiofrequência, realizamos a profilaxia das taquicardias, utilizando preferencialmente propafenona. A utilização de amiodarona e sotalol também é possível.[30,31]

Nos pacientes portadores de pré-excitação ventricular, a indicação de ablação por radiofrequência deve ser

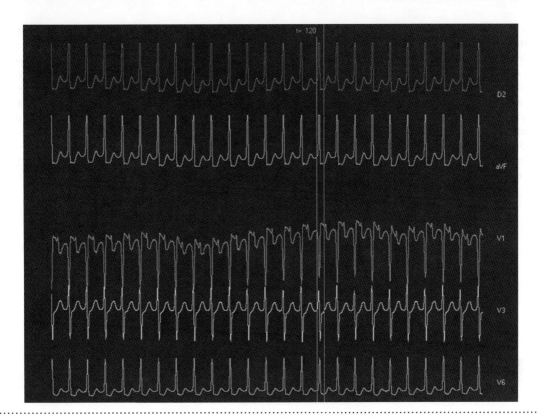

■ **Figura 32.27** Taquicardia por reentrada atrioventricular. Observe em V1 uma derivação esofágica demonstrando uma onda P retrógrada a mais de 70 ms do início do complexo QRS e confirmando o circuito de macrorreentrada.

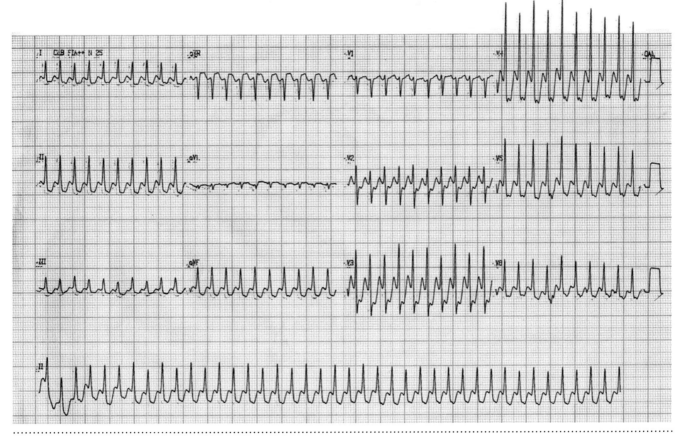

■ **Figura 32.28** Paciente de 6 anos em crise de taquicardia. Observe as características gerais do traçado: frequência cardíaca muito elevada, alternância elétrica e infradesnivelamento de segmento ST em V5 e V6 altamente sugestivos de taquicardia mantida por via acessória.

indicada nos casos de síncope, arritmias de difícil controle que são interpretadas como falha terapêutica, fibrilação atrial associada à pré-excitação (principalmente com intervalo de acoplamento inferior a 250 ms). Também deve ser indicada a pacientes que desejam praticar atividade física intensa e àqueles que desejam atuar em profissões de risco (motoristas profissionais, pilotos, entre outros). Outra indicação bem-definida da ablação por radiofrequência é destinada a pacientes com efeitos colaterais limitantes do uso da terapia antiarrítmica[29] (ver Figuras 32.29 e 32.30).

A utilização de métodos para estratificação de risco da síndrome de WPW englobam a avaliação do comportamento da via acessória com Holter (na pesquisa de intermitência), teste ergométrico para avaliação do comportamento da via acessória no esforço (buscando desaparecimento abrupto da pré-excitação), cardioestimulação transesofágica e estudo eletrofisiológico (para estimar o período refratário da via acessória). Habitualmente, optamos por utilizar, na infância, a cardioestimulação transesofágica[32] como opção ao estudo eletrofisiológico[29-30] (Quadro 32.2).

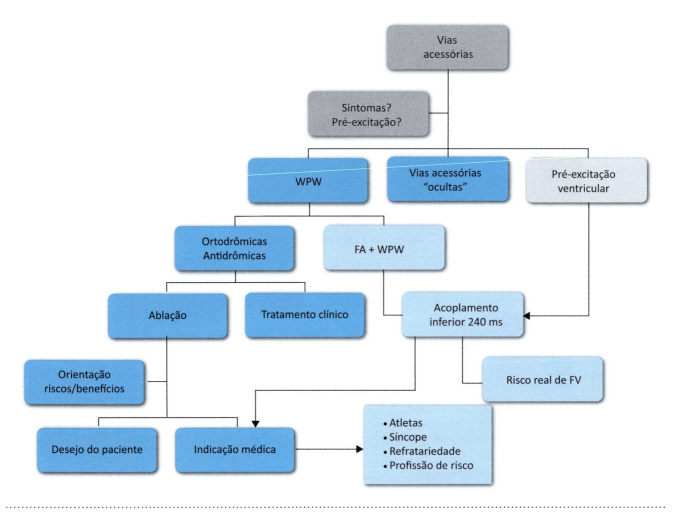

Figura 32.29 Esquema de indicação da ablação por radiofrequência. Todas as indicações devem sempre vir acompanhadas da orientação dos riscos e benefícios do procedimento para o paciente.
WPW (Wolff-Parkinson-White); FA (Fibrilação Atrial); FV (Fibrilação Ventricular).

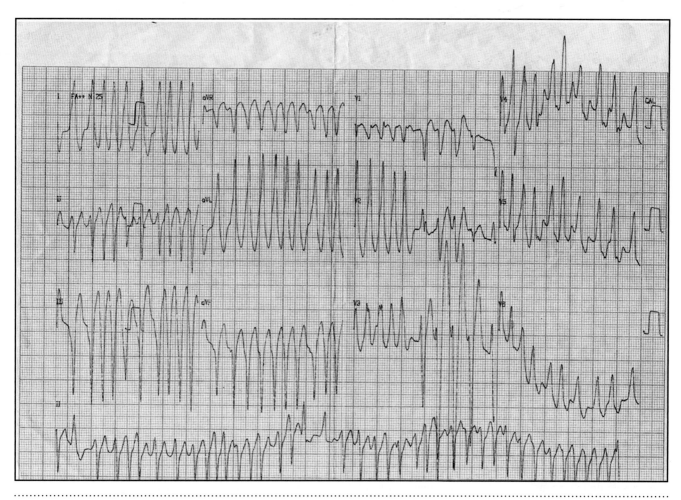

■ **Figura 32.30** ECG de uma fibrilação atrial associada à síndrome de WPW – observe a irregularidade dos intervalos RR e a variação da duração dos complexos QRS.

Quadro 32.2 Fármacos mais frequentemente utilizados na sala de emergência por via intravascular nas taquicardias supraventriculares.

Via Venosa	
Cedilanide	0,4 mg
Diltiazem	0,25 mg/kg
Verapamil	0,075 a 0,15 mg/kg
Propranolol	0,15 mg/kg
Metoprolol	2,5 a 5 mg (3 doses)
Esmolol	0,5 mg em 1 m (0,05-0,2 mg/kg/min.)
Amiodarona	5 a 10 mg/kg
Sulfato de magnésio	2 g em 5 min.

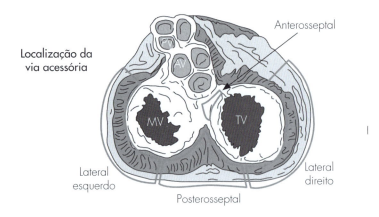
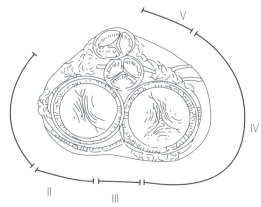

Região	Delta negativa	Eixo QRS	R > S
I	I e/ou aVL	normal	V1-V3
II	IIIe aVF	-75 a +75	V1
III	III e aVF	0 a 90	V2-V4
IV	aVR	normal	V3-V5
V	V1 e V2	normal	V3-V5

Figura 32.31 Esquema ilustrativo de uma das formas de se localizar a via acessória pelo ECG
Cedida e adaptada pelo Prof. Dr. Dalmo Antonio Ribeiro Moreira).

CONCLUSÃO

Reconhecer corretamente o traçado eletrocardiográfico na sala de emergência permite o tratamento precoce e adequado das taquicardias supraventriculares. Não se deve postergar a cardioversão elétrica nos casos com repercussão hemodinâmica. O conhecimento pormenorizado dos fármacos antiarrítmicos permite ao médico fornecer o melhor tratamento ao seu paciente.

REFERÊNCIAS BIBLIOGRÁFICAS

1. Eletrocardiograma normal e patológico / Coordenação Paulo Jorge Moffa, Paulo César R. Sanches; [editado por José Antônio F. Ramires, Sérgio Almeida de Oliveira] 7ª edição. São Paulo: Roca, 2001. Série Incor.
2. Morillo CA, Klein GJ, Thakur RK, et al. Circulation. 1994;90: 873-7.
3. Shen WK, et al. How to manage patients with inappropriate sinus tachycardia. Heart Rhythm. 2005;2(9):1015-9.
4. Chiale PA, Garro HA, Schmidberg J, et al. Inappropriate sinus tachycardia may be related to na ammunologic disorder involving cardiac B adrenergic receptors. Heart Rhytm. 2006;3:1182-6.
5. Krahn AD, Yee R, Klein GJ, et al. Inappropriate sinus tachycardia: evaluation and therapy. J Cardiovasc Electrophysiol. 1995;6:1124-8.
6. Libby: Braunwald's Heart Disease: A Textbook of Cardiovascular Medicine, 8th ed. Chapter 89 - Cardiovascular Manifestations of Autonomic Disorders.
7. Lundqvist CB, Scheinman MM, Aliot EM, et al. ACC/AHA/ESC Guidelines for the Management of Patients With Supraventricular Arrhytmias – Executive Summary: A Reporto f the American College of Cardiology/American Heart Association Task Force on Practice Guidelines and the European Society of Cardiology Committee for Practice Guidelines. Circulation. 2003;108:1871-909.
8. Shen WK, Low PA, Jahangir A, et al. Is sinus node modification appropriate for inappropriate sinus tachycardia with features of postural orthostatic tachycardia syndrome? Pacing Clin Electrophysiol. 2001;24:217-30.
9. Roberts-Thomson CK, Kistler PM, Kalman JM, et al. Atrial Tachycardia: Mechanisms, Diagnosis and Management. Curr Probl Cardiol. 2005;30:529-73.
10. Nascimento TA, de Paola AAV, Fenelon G, et al. Mecanismos das arritmias cardíacas: fundamentos para o cardiologista clínico. Revista da Sociedade de Cardiologia do Estado de São Paulo. Volume 18 – número 3 – Julho-Agosto-Setembro de 2008.
11. Poutiainen AM, Koistinen MJ, Airaksinen KE, et al. Prevalence and natural course of ectopic atrial tachycardia. Eur Heart J. 1999;20(9):694-700.
12. Rodriguez LM, de Chillou C, Schlapfer J, et al. Age at onset and gender of patients with different types of supraventricular tachycardias. Am J Cardiol. 1992;70(13):1213-5.
13. Roberts-Thomson CK, Kistler PM, Kalman JM, et al. Atrial Tachycardia: Mechanisms, Diagnosis and Management. Curr Probl Cardiol. 2005;30:529-73.
14. Packer DL, Bardy GH, Worley SJ, et al. Tachycardia-induced cardiomyopathy: a reversible formo f left ventricular dysfunction. Am J Cardiol. 1986;57(8):563-70.
15. Chen SA, Tai CT, Chiang CE, et al. Focal atrial tachycardia: reanalysis of the clinical and electrophysioologic character-

15. istics and prediction of successful radiofrequency ablation. J Cardiovasc Electrophysiol. 1998;9(4):355-65.
16. Koike K, Hesslein OS, Finlay CD, et al. Atrial automatic tachycardia in children. Am J Cardiol. 1988;61(13):1127-30.
17. Keane JF, Plauth WH, Nadas AS, et al. Chronic ectopic tachycardia in of infancy and childhood. Am Heart J. 1972;84:748-53.
18. Roberts-Thomson CK, Kistler PM, Kalman JM, et al. Atrial Tachycardia: Mechanisms, Diagnosis and Management. Curr Probl Cardiol. 2005;30:529-73.
19. Blomstrom-Lundqvist C, Scheinman MM, Aliot EM, et al. ACC/AHA/ESC guidelines for the management of patients with supraventricular arrhythmias-executive summary, a report of the American College of Cardiology/American Heart Association task force on practice guidelines and the European Society of Cardiology committee for practice guidelines(writing committee to develop guidelines for the management of patients with supraventricular arrhythmias developed in collaboration with NASPE-Heart Rhythm Society. J Am Coll Cardiol. 2003;42(8):1493-531.
20. Prager NA, Cox JL, Lindsay BD, et al. Long-term effectiveness of surgical treatment of ectopic atrial tachycardia. J Am Coll Cardiol. 1993;22(1):85-92
21. Guccione P, Fidelle J. Long term follow-up of amiodarone therapy in the young: continued efficacy, unimpaired growth, moderate side effects. J Am Coll Cardiol. 1990;15(5):1118-24.
22. Coumel P, Fidelle J. Amiodarone in the treatment of cardiac arrhytmias in children: one hundred thirty-five cases. Am Heart J. 1980;100(6 Pt, 2):1063-9.
23. Roberts-Thomson CK, Kastler PM, Kalman JM, et al. Atrial Tachycardia: Mechanisms, Diagnosis and Management. Curr Probl Cardiol 2005; 30: 529-573.

24. Anguera I, Brugada J, Roba M, et al. Outcomes after radiofrequency catheter ablation of atrial tachycardia. Am J Cardiol. 2001;87(7):886-90.
25. Seals AA, Lawrie GM, Magro S, et al. Surgical treatment of right atrial focal tachycardia in adults. J Am Coll Cardiol. 1988;11(5):1111-7.
26. Shine KI, Kastor JA, Yurchak PM, et al. Multifical atrial tachycardia. Clinical and electrocardiographic features in 32 patients. N Eng J Med. 1968;279(7):344-9.
27. McCord JK, Borzak S, Davis T, et al. Usefulness of intravenous magnesium for multifocal tachycardia in patients with chronic obstructivr pulmonary disease. Am J Cardiol. 1998;81(1):91-3.
28. Kadish AH, et al. ACC/AHA clinical competence statement on electrocardiography and ambulatory electrocardiography: a report of the ACC/AHA/ACP-ASIM task force on clinical competence (ACC/AHA Committee to develop a clinical competence statement on electrocardiography and ambulatory electrocardiography) endorsed by the International Society for Holter and noninvasive electrocardiology. Circulation. 2001;104:3169-78.
29. Andalaft RB, Rubayo EM. Arritmias cardíacas na infância. In: Piegas LS, Armaganijan D, Timerman A. Condutas Terapêuticas do Instituto Dante Pazzanese. São Paulo: Atheneu, 2006. p. 637-46.
30. Andalaft RB. Arritmias em crianças e adolescentes. In Como tratar 4 capitulo 7, 2010.
31. Hazinski, et al. Manual de atendimento Cardiovascular de Urgência /Emergência para profissionais de saúde 2010 - AHA.
32. Andalaft R, et al. Cardioestimulação transesofágica na infância e adolescência: papel do exame na investigação de palpitações taquicárdicas. Revista Soc Cardiol Estado de São Paulo. 2009;19(2):70.

Fibrilação Atrial e *Flutter* Atrial

Pedro Henrique Duccini Mendes Trindade • Rogério Braga Andalaft

INTRODUÇÃO

A fibrilação atrial (FA) é a taquiarritmia supraventricular mais comum nas emergências, responsável por mais de 1/3 das internações hospitalares por distúrbios do ritmo cardíaco. Sua incidência dobra a cada década de vida, atingindo cerca de 9% da população de faixa etária entre 80-89 anos (dados obtidos do estudo de Framingham).[1-3]

Essa arritmia foi primeiramente relatada pelo médico imperador chinês chamado Huang Ti Nei Ching Su Wen, que viveu no período de 1696 a 1598 a.C., em sua obra *The Yellow Emperor's Classic of Internal Medicine*. Em 1628, William Harvey, realizando experimentos com animais domésticos, analisou os pulsos arteriais e observou a irregularidade e ineficácia das contrações auriculares momentos antes da morte do animal, sendo talvez essa a primeira observação científica da FA.[4] O primeiro registro humano dessa arritmia foi conseguido a partir de um esfigmógrafo adaptado a um polígrafo, observando-se a movimentação das veias. Em 1906, Willem Einthoven, a partir da construção de um galvanômetro, registrou pela primeira vez o traçado eletrocardiográfico de FA. Hering, por sua vez, em 1908, interpretou a "interferência elétrica" descrita por Einthoven como sendo ondas próprias do átrio, nomeando-as de ondas F.[5] Um ano mais tarde, Lewis correlacionava todos os achados eletrocardiográficos do ritmo regular e irregular com as alterações hemodinâmicas e contráteis atriais presentes no ritmo sinusal e na FA, respectivamente.[6]

Em geral, a FA (doença de origem multifatorial) está associada a alguma cardiopatia estrutural de base, porém muitas vezes se manifesta em pacientes com coração estruturalmente normal ou como secundária a distúrbios orgânicos.[1,7] O aumento da expectativa de vida nos grandes centros, a maior sobrevida atualmente observada em portadores de miocardiopatias diversas, como insuficiência cardíaca, valvopatias e infarto do miocárdio, bem como a presença de distúrbios orgânicos inerentes a esses pacientes, justificam o aumento da prevalência e incidência da fibrilação atrial em todo o mundo.[8] Espera-se que em 40 anos atinjamos aproximadamente 15 milhões de portadores de FA no planeta, e isso certamente terá impacto sobre a morbidade e mortalidade da população.

A FA é um distúrbio do ritmo cardíaco caracterizado por atividade atrial caótica, não coordenada, que despolariza o tecido atrial de maneira rápida e irregular, resultando na deterioração da mecânica atrial. A expressão eletrocardiográfica se faz por rápidas oscilações da linha de base, também chamadas de ondas fibrilatórias (ondas f) e ausência de onda P.

A FA está associada a um risco aumentado de acidente vascular cerebral (AVC), tromboembolismo sistêmico e insuficiência cardíaca (IC), especialmente em mulheres. A mortalidade é duas vezes maior nos portadores dessa arritmia do que em indivíduos em ritmo sinusal, estando diretamente relacionada à cardiopatia estrutural de base.[1]

CLASSIFICAÇÃO

Ao longo dos anos, inúmeras classificações e nomenclaturas foram propostas para a FA. A diversidade na abordagem fisiopatológica criava dificuldades para comparações e muitas vezes impedia a aplicação dos dados da literatura na prática clínica.

Assim, o estabelecimento de uma classificação para a FA deve apresentar relevância clínica importante e ser de fácil entendimento e utilização. Para isso, a diretriz de FA de 2006 da *American College of Cardiology/American Heart Association/European Society of Cardiology (ACC/AHA/ESC)*[1] propôs a seguinte classificação:

1. **Primeiro episódio detectado:** não há informação sobre episódios anteriores e sua duração é incerta;
2. **Paroxística:** episódios recorrentes que podem reverter espontaneamente em até 7 dias (e mais usualmente menor que 48 horas);
3. **Persistente:** episódios recorrentes, com duração maior que 7 dias e que normalmente requerem cardioversão química ou elétrica para seu término;

4. **Permanente:** FA documentada há algum tempo, que falhou em reverter a arritmia, ou na qual houve recidiva nas primeiras 24 horas pós-cardioversão, ou, ainda, naqueles pacientes em que, por decisão clínica, a cardioversão não será mais tentada.

Essa classificação se aplica para episódios com duração superior a trinta segundos, não relacionados a causas reversíveis. Se a FA for secundária a cirurgia cardíaca, pericardite, infarto agudo do miocárdio, hipertireoidismo, tromboembolismo pulmonar ou outras causas reversíveis, o tratamento deverá ser voltado não somente para a FA, mas principalmente contra a patologia de base.[2]

Essas categorias não necessariamente se apresentam isoladamente, uma vez que um mesmo paciente pode apresentar alguns episódios de FA paroxística e ocasionalmente FA persistente, ou vice-versa. Portanto, a classificação será feita baseada na forma mais frequente de apresentação de cada paciente.[1]

O termo FA isolada (*lone atrial fibrillation*) se aplica a indivíduos com menos de 60 anos e sem evidências clínicas ou ecocardiográficas de doença cardiovascular, incluindo hipertensão. Esses pacientes apresentam menor risco de tromboembolismo sistêmico e menor mortalidade. Com o passar do tempo, esses pacientes podem migrar de categoria à medida que envelhecem ou desenvolvem anormalidades cardíacas que predisponham o surgimento de novos episódios de FA.[1]

O termo "FA não valvular", por sua vez, se refere aos casos em que a arritmia surge na ausência de valvulopatia mitral reumática, próteses ou plastias valvulares. Do ponto de vista prático, a presença de FA de origem valvar infere o uso de anticoagulação como terapêutica obrigatória.

EPIDEMIOLOGIA

A fibrilação atrial tem se tornado um grave e dispendioso fator para a saúde pública. Nos EUA, essa arritmia atinge cerca de 2,2 milhões de pessoas, e na Europa, cerca de 4,5 milhões de pacientes. No Brasil, estima-se um total de 1,5 milhão de pessoas portadoras de FA.[9] Ela é responsável por um terço de todas as internações por arritmias em todo o mundo, e seus gastos, na União Europeia, giram em torno de 15,7 bilhões de dólares por ano.[1]

As primeiras informações do impacto da FA sobre a população foram fornecidas pelo grupo de Framingham. Estimou-se a prevalência na população geral em aproximadamente 0,5%, variando, no entanto, de 0,1% em adultos na quinta década até 9% na nona década de vida.[10,11] Posteriormente, outros estudos vieram corroborar a importância do fator idade no surgimento da FA (Figura 33.1).

No estudo de Framingham, as taxas de incidência anuais para indivíduos com idade entre 50-59 anos eram aproximadamente 1,9 e 0,9 por 1.000 pessoas ao ano (homens e mulheres, respectivamente). Durante 38 anos de seguimento, Framingham encontrou uma incidência de aproximadamente 3 por 1.000 indivíduos ao ano em homens, e 2 por 1.000 indivíduos ao ano entre as mulheres, com idade entre 55-64 anos.[11,12] A incidência de FA dobra a cada década de vida. É geralmente mais frequente entre os homens; entretanto, acima dos 75 anos, 60% dos casos de FA ocorrem em mulheres [10,13,14] (Figura 33.2).

O aumento da prevalência de FA com o avançar da idade é explicado pelas comorbidades associadas a essa população, como a hipertensão arterial, diabetes, doença isquêmica do miocárdio, valvulopatias, insuficiência cardíaca, entre outras, que sabidamente facilitam o surgi-

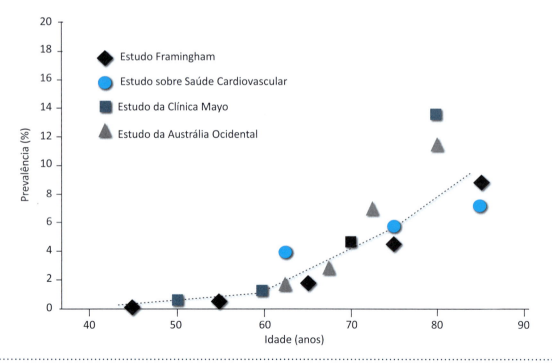

■ **Figura 33.1** Prevalência da fibrilação atrial em quatro populações diferentes.

Adaptada de Feinberg W. M., Blackshear J. L., Laupacis A., *et. al.*: Prevalence, age distribution, and gender of patients with atrial fibrillation. *Arch. Intern. Med.* 1995, 155:469–473.

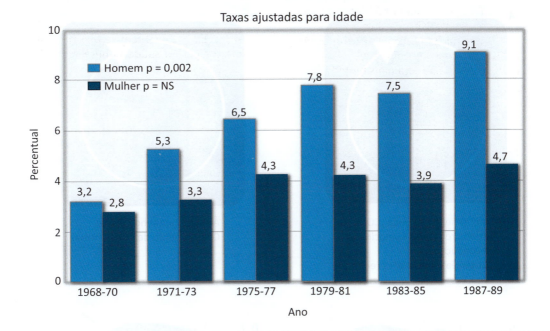

Figura 33.2 Tendência temporal de prevalência da FA entre homens e mulheres, na faixa etária entre 65 e 84 anos.
Adaptada de Feinberg W. M., Blackshear J. L., Laupacis A., et al. Prevalence, age distribution, and gender of patients with atrial fibrillation. Arch. Intern. Med. 1995; 155:469-73.

mento e perpetuação dessa arritmia. Além disso, o avanço na medicina tem permitido o aumento da prevalência de cardiopatias crônicas, levando a um aumento de 66% do número de internações por FA nos últimos 20 anos.[15-24]

MECANISMO ELETROFISIOLÓGICO

O entendimento dos mecanismos eletrofisiológicos responsáveis pela deflagração e manutenção da fibrilação atrial é fundamental para o tratamento dessa arritmia.

Em linhas gerais, para o surgimento e manutenção da FA é necessário um gatilho (deflagrador da arritmia), um substrato arritmogênico (mantenedor) e um componente modulador.[25]

Acredita-se que os focos deflagradores (**gatilhos**) da FA se localizam predominantemente próximo à saída das veias pulmonares, no átrio esquerdo (AE). Outros focos menos importantes estão na parede posterior do AE, no átrio direito (ao longo da *crista terminalis*), no seio coronário, nas veias cavas e no ligamento de Marshall.[25,26] Em um estudo, a veia cava superior foi responsável por 6% das ectopias atriais.[27] O modo como esses focos disparam o impulso elétrico ainda não é conhecido, mas supõe-se estar relacionado à reentrada anatômica (anisotropia), funcional (rotores) ou atividade deflagrada.[13,26]

O **substrato arritmogênico** pode ser dividido em elétrico e anatômico. O substrato elétrico (SE) é formado a partir de áreas do miocárdio atrial com diferentes períodos refratários e diferentes velocidades de condução do estímulo elétrico, que favorecem a formação dos inúmeros circuitos de reentrada que caracterizam a arritmia. A reentrada na FA é do tipo funcional, ou seja, não envolve substrato anatômico nem período excitável dentro do circuito arritmogênico. Tais reentradas são de tamanhos variados, e sua ocorrência está na dependência do comprimento de onda (CO) do impulso elétrico atrial, definido como a distância percorrida pelo impulso elétrico em um período refratário determinado e representado pelo produto da velocidade de condução (VC) pela duração do período refratário efetivo atrial (PRE) (CO = VC $\times$ PRE).[28] Para que a reentrada seja sustentada, o impulso deve atravessar todo o circuito de maneira lenta o suficiente para que os circuitos adjacentes readquiram a excitabilidade, ou seja, o tempo de condução deve ser maior que o período refratário. A velocidade de condução lenta permite que o tecido atrial receba a frente de onda já recuperado, fora do período refratário e, portanto, podendo conduzir novo estímulo. Assim, o período refratário curto também permite uma recuperação mais rápida do tecido atrial, tornando possível nova despolarização. Para uma mesma massa de tecido atrial, comprimentos de onda mais curtos, sejam por períodos refratários diminuídos, velocidades de condução lentas ou ambos, tornam mais propenso o desenvolvimento de circuitos reentrantes, pois permitem que esse tecido se torne novamente excitável quando atingido pelo impulso reentrante. Assim, um maior número de reentradas funcionais será acomodado no miocárdio atrial, aumentando a estabilidade da FA[29] (Figura 33.3).

O conceito de remodelamento eletrofisiológico (ou taquicardia atrial induzida) foi somente introduzido a partir de 1995. Dois estudos experimentais clássicos conduzidos independentemente por Wijffels *et al.* e Morillo *et al.* demonstraram que uma estimulação atrial rápida ou a indução artificial de fibrilação atrial levavam a alterações elétricas que aumentam a suscetibilidade para FA (diminuição da refratariedade atrial e perda, ou mesmo inversão, da adapta-

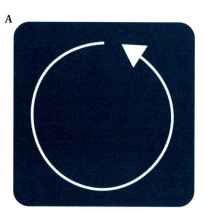
Comprimento de onda (CO) = período refratário x velocidade de condução
- Distância mínima para reentrada

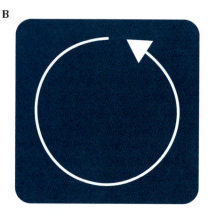
Átrio de tamanho normal
Comprimento de onda normal

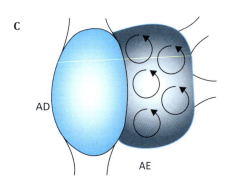
Átrio de tamanho normal
Menor comprimento de onda
(↓ PRE ↓ VC)

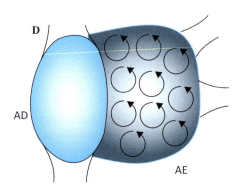
Átrio de tamanho aumentado
Maior tecido atrial para acomodar os circuitos de reentrada

■ **Figura 33.3** (**A**) O comprimento de onda é dado pelo produto do período refratário efetivo (PRE) e velocidade de condução (VC). De acordo com a teoria circular, o comprimento de onda é o menor circuito capaz de sustentar a reentrada. (**B**) Em um átrio normal com um comprimento de onda normal, o número de ondas de reentrada é pequeno; assim, a FA é instável e autolimitada. (**C**) Em um átrio normal, se o comprimento de onda é reduzido, seja por redução no PRE ou VC, os circuitos de reentrada se tornam menores e mais ondas de reentrada podem ser estabilizadas. Nesse caso, a FA é mais provável de ser sustentada. (**D**) Se houver dilatação atrial, o maior espaço tecidual permite que circuitos de reentrada maiores sejam estabilizados e/ou um maior número de microcircuitos sejam mantidos, sustentando a FA.[26]
Adaptada de Moreira, D. A. R. *Fibrilação Atrial*. São Paulo: Lemos Editorial, 2003.

ção normal do período refratário relacionada à frequência cardíaca).[30,31] Essas evidências iniciais permitiram uma série de estudos subsequentes que somente corroboraram e ampliaram o conceito de que a FA é capaz de perpetuar fibrilação atrial (*AF begets AF*). Esse conceito explica, em parte, como que episódios paroxísticos de FA podem se transformar na forma permanente da arritmia. Godfresen demonstrou que o tempo médio entre o primeiro episódio de FA e o estabelecimento da sua forma crônica foi de 34 meses, e que essa transição ocorre principalmente em pacientes portadores de cardiopatias reumáticas (66% dos casos).[32]

Disparos intermitentes e rápidos dos focos deflagradores induzem ao acúmulo de cálcio intracelular, diminuindo a fase de platô do potencial de ação e, por conseguinte, resultando na redução do período refratário efetivo atrial (remodelamento elétrico) (Figura 33.4). Com o PRE curto, há diminuição do comprimento de onda resultando na formação de inúmeros circuitos reentrantes. Isso explica como os focos ectópicos próximos às veias pulmonares influenciam na formação do substrato elétrico propício à indução e perpetuação da FA. Binici e *et al.* analisaram o Holter de 678 indivíduos saudáveis e evidenciaram que aqueles que apresentaram 30 ou mais extrassístoles supraventriculares por hora ou ao menos um episódio de taquicardia atrial com mais de 20 batimentos tiveram um risco 2,7 vezes maior de desenvolverem FA num período de sete anos.[33]

Contudo, em humanos, mesmo após episódios prolongados de FA (meses a anos), o remodelamento elétrico é completamente reversível depois de alguns dias da cardioversão para ritmo sinusal.[34] Assim, outros fatores, além das alterações eletrofisiológicas, são responsáveis pela maior vulnerabilidade atrial à FA, e há evidências de que esses efeitos são cumulativos a cada novo episódio da arritmia.[35] É nesse cenário que ganha importância o substrato anatômico, caracterizado por alterações estruturais e contráteis com grande importância na fisiopatologia da FA. Tanto o remodelamento estrutural quanto o contrátil são alterações que ocorrem de maneira mais lenta, dependentes do tempo de duração da FA e igualmente mais difíceis de serem revertidas em longo prazo.

O remodelamento contrátil inicia-se paralelamente às alterações elétricas. A homeostase alterada do Ca^{2+} no nível celular, descrita acima, igualmente prejudica a contratilidade do miócito atrial ao diminuir a liberação sistólica desse íon.[36] Essa disfunção contrátil leva ao aumento da complacência atrial e, em semanas a meses, à dilatação do átrio, aumentando a massa atrial crítica e a suscetibilidade à perpetuação da FA.[37] Além disso, a contratilidade diminuída contribui para a estase atrial e, consequentemente, para os fenômenos tromboembólicos associados.

Os mecanismos regulatórios implicados no remodelamento da matriz extracelular (remodelamento estrutural) ainda não são completamente compreendidos. A via final dessas alterações é a fibrose, que altera a composição e a função do tecido atrial e predispõe à perpetuação da FA, já que diminui a refratariedade do tecido atrial e a velocidade de condução do impulso elétrico. Vários fatores pró-fibróticos agem sinergicamente nesse cenário (angiotensina II, TGF-β1, fator de crescimento derivado de plaquetas – PDGF e fator de crescimento de tecido conectivo – CTGF, por exemplo).[38]

Além dos gatilhos deflagradores e do substrato mantenedor, estão presentes os fatores moduladores, representado pelo sistema nervoso autônomo (SNA). A hiperatividade do SNA parassimpático, com aumento do tônus vagal, pode encurtar o período refratário efetivo (principalmente através da estimulação de correntes de potássio) e aumentar a sua heterogeneidade no espaço atrial, favorecendo o fenômeno de microcircuitos de reentrada. No que compete ao SNA simpático, a atividade adrenérgica aumentada pode excitar focos ectópicos e disparar a FA em um substrato favorável.[39] Em corações estruturalmente normais, o sistema nervoso autônomo e a presença de extrassístoles atriais, além de provável componente genético, são os grandes responsáveis pelo aparecimento da arritmia.[40-42]

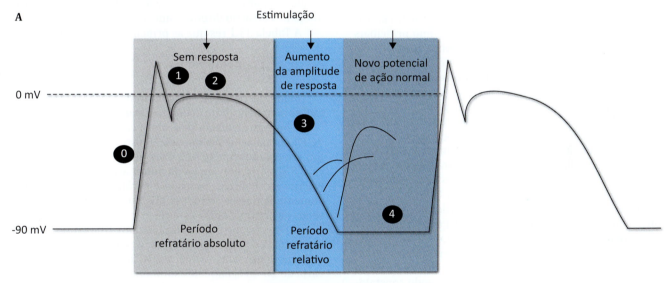

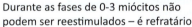

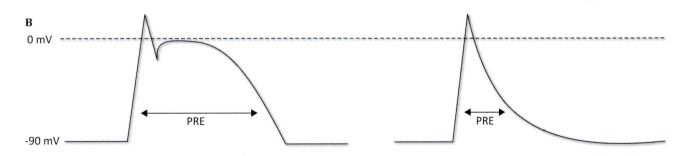

■ **Figura 33.4** (**A**) Potencial de ação da célula miocárdica evidenciando os períodos refratários relativos (PRE) e absolutos. (**B**) Potencial de ação da célula miocárdica após remodelamento elétrico; observe a perda dos períodos refratários e aumento do período de suscetibilidade.

ETIOLOGIA

FA idiopática

Em geral, a FA é acompanhada de alguma cardiopatia prévia, como hipertensão arterial e doença coronariana. No entanto, uma parcela dos casos se manifesta em corações estruturalmente normais e na ausência de qualquer outro fator predisponente, sendo denominadas FA idiopática ou FA isolada – *lone atrial fibrilation*. Sua incidência pode variar de menos de 15% até mais de 30% para casos de FA crônica e mais de 25 a 45% para os casos de FA paroxística.[43] Na maioria das vezes, os pacientes são do sexo masculino e mais jovens quando comparados àqueles com cardiopatias. O sistema nervoso autônomo tem papel fundamental na deflagração da arritmia, como citado anteriormente. Alguns gatilhos deflagradores foram observados em uma série de casos de 181 pacientes com FA isolada, que evidenciou que 44% dos pacientes apresentavam FA dormindo, 36% durante exercício, 36% após ingesta de álcool e 34% durante alimentação. Além disso, uma história familiar esteve presente em 39% dos casos, sugerindo um componente genético como possível preditor (FA familial).[43]

FA associada à cardiopatia

A fibrilação atrial relacionada à doença cardíaca estrutural constitui a maioria dos casos e tem como principais preditores a hipertensão arterial e a doença coronariana. Nos países subdesenvolvidos assume maior importância a etiologia reumática, com acometimento da valva mitral na maioria dos casos.

A hipertensão arterial (HA) é hoje o principal fator de risco modificável da FA, e sua presença aumenta em 1,42 vezes a chance do desenvolvimento da arritmia.[44] No estudo de Framingham, a associação da hipertensão arterial com hipertrofia ventricular (HVE) estava presente em 30,6% dos homens e 28,6% das mulheres com FA, constituindo um importante preditor de FA ($p < 0,05$).[8]

A fibrilação atrial ocorre em 6 a 10% dos pacientes que sofrem infarto agudo do miocárdio (IAM) e deve-se provavelmente à isquemia atrial ou distensão atrial secundária à insuficiência cardíaca.[45,46] Esses pacientes apresentam um pior prognóstico em longo prazo. A incidência de FA na doença coronariana crônica é bem menor, sendo constatado pelo estudo CASS (*Coronary Artery Surgical Study*) uma incidência de 0,6% entre os 18 mil pacientes portadores de doença coronária documentada.[47,48] Apesar de baixa, sua ocorrência é duas vezes maior entre os homens.[29]

A cardiopatia reumática é ainda hoje um importante preditor de FA, especialmente nos países subdesenvolvidos, onde a incidência de febre reumática permanece elevada. Mesmo nos EUA, apesar da menor incidência, a valvopatia reumática ainda é considerada um forte preditor para FA, como mostrou o estudo de Framingham ao verificar uma incidência da valvopatia, previamente à FA, de 10,2% entre os homens e 26,5% entre as mulheres. A prevalência da arritmia varia de acordo com o tipo de valva acometida, como segue:[49,50]

- Estenose Mitral (EMi), Insuficiência Mitral (IMi) e Insuficiência Tricúspide (IT) – 70%
- EMi e IMi – 52%
- EMi isolada – 29%
- IMi isolada – 16%

A insuficiência cardíaca (IC) pode ser a causa ou a consequência da FA, caminhando junto com ela em grande parte das vezes. A arritmia, que está presente em 10 a 50% dos pacientes com IC, resulta na perda da contração atrial e num tempo de enchimento ventricular irregular, proporcionando consequências clínicas e hemodinâmicas negativas para o paciente. Alguns estudos demonstram um pior prognostico para aqueles pacientes portadores de IC que desenvolvem FA.[51]

Como visto anteriormente, as taquiarritmias e as ectopias supraventriculares frequentes podem desencadear a FA. Desse modo, taquiarritmias supraventriculares como a taquicardia atrial paroxística, a síndrome de Wolff-Parkinson-White (WPW), a taquicardia por dupla via nodal, entre outras, também podem ser a causa direta da FA.[52-55]

Outras condições associadas ao aparecimento da FA incluem a cardiomiopatia hipertrófica, cardiomiopatia dilatada de qualquer etiologia, miocardite, cardiopatias congênitas (principalmente em adultos com defeito de septo interatrial), cardiomiopatias restritivas (p. ex. amiloidose, hemocromatose, endomiocardiofibrose), tumores extracardíacos, pericardite constritiva, *cor pulmonale*, dilatação idiopática do átrio direito e síndrome da apneia do sono.[13]

A Tabela 33.1 resume as principais causas de FA.

CAUSAS REVERSÍVEIS DE FA

Inúmeras condições podem predispor à FA, desde alterações metabólicas até doenças extracardíacas subjacentes.

O hipertireoidismo se destaca como importante causa de FA em pacientes com coração estruturalmente normal. Em um estudo com 40.628 pacientes portadores da doença, 8,3% apresentavam FA ou *flutter* atrial, sendo mais prevalente em homens e idosos.[56] O tônus beta-adrenérgico aumentado parece ser o mecanismo responsável pela presença da arritmia nesse cenário.

A FA está entre as arritmias mais frequentes no pós-operatório de cirurgia cardíaca, ocorrendo com mais frequência dentro das primeiras 48 horas. Sua prevalência varia de 20-40% naqueles submetidos à cirurgia de revascularização miocárdica e pode atingir até 60% daqueles submetidos à troca valvar. Essa arritmia confere um aumento da morbidade e da ocorrência de acidente vascular cerebral (AVC), bem como aumento no tempo de internação hospitalar. O *status* pré-operatório do paciente, o estresse cirúrgico intraoperatório (anestesia, homeostase, inflamação, descarga adrenérgica, circulação extracorpórea) e o aumento do tônus do simpático e parassimpático no pós-operatório contribuem de forma importante para a ocorrência da FA.[57,58] A grande maioria reverte espontaneamente em até seis semanas.

Nas cirurgias não cardíacas, a ocorrência de FA gira em torno de 4%, sendo mais frequente dentro dos três primeiros dias de pós-operatório e em cirurgias intratorácicas.[59]

A obesidade tem sido atribuída, com base em inúmeros trabalhos, como fator predisponente à ocorrência de FA. Em um estudo foi observado um aumento médio de 3%

■ Tabela 33.1 Etiologias e fatores predisponentes para FA.

- Anormalidades eletrofisiológicas
  - Automatismo aumentado (FA focal)
  - Alteração na condução (reentrada)
- Aumento da pressão atrial
  - Doença valvular mitral ou tricúspide
  - Doença miocárdica (primária ou secundária, levando à disfunção sistólica ou diastólica)
  - Alteração valvular semilunar (causando hipertrofia ventricular)
  - Hipertensão arterial sistêmica ou pulmonar (embolia pulmonar)
  - Tumores intracardíacos ou trombo
- Isquemia atrial
  - Doença arterial coronariana
- Doença atrial infiltrativa ou inflamatória
  - Pericardite
  - Amioidose
  - Miocardite
- Alterações atriais fibróticas associadas ao envelhecimento
- Drogas
- Álcool
- Cafeína
- Doenças endócrinas
  - Hipertireoidismo
  - Feocromocitoma
- Alterações no tônus autonômico
  - Atividade parassimpática aumentada
  - Hiperatividade simpática
- Doença primária ou metastática na parede atrial
- Pós-operatório
  - Cardíaco, pulmonar ou esofagiano
- Doença cardíaca congênita
- Neurogênica
  - Hemorragia subaracnóidea
  - Não hemorrágica, acidente vascular encefálico maior
- Idiopática (solitária)

Adaptada de Arq. Bras. Cardiol., 2009; 92(6 supl. 1): 1-39 Diretrizes Brasileiras de Fibrilação Atrial.

no risco de desenvolvimento da arritmia para cada aumento de uma unidade do índice de massa corpórea, atingindo 7% quando avalia-se somente a forma sustentada da arritmia.[60] Alguns mecanismos foram propostos para explicar sua ocorrência, como o aumento do tamanho do átrio esquerdo em obesos, inflamação crônica e o desenvolvimento de outros fatores de risco cardiovascular associados, como a hipertensão arterial, diabetes e dislipidemia.

A síndrome metabólica, resultante da associação desses fatores de risco, foi responsável por um aumento de 49% no risco relativo de desenvolvimento de FA numa coorte realizada com 28.449 japoneses.[61]

O consumo exagerado de álcool (superior a 35 drinques por semana), que ocorre mais frequentemente aos finais de semana ou feriados, pode ser suficiente para deflagrar um episódio de FA (*the holiday heart syndrome*), mesmo em indivíduos sem cardiopatia estrutural (risco relativo 1,45).[62,63] A síndrome de abstinência alcoólica, por apresentar grande descarga adrenérgica, também pode predispor à FA.

A cafeína, quando ingerida em doses habituais, não pode ser considerada como agente predisponente de FA, apesar da sua teórica relação com arritmias. No entanto, em pessoas seletas, seu consumo excessivo pode deflagrar a arritmia.[64]

Algumas drogas como teofilina, digital, adenosina e bifosfonatos orais podem causar FA. Num estudo com 200 pacientes apresentando taquiarritmias supraventriculares, o uso da adenosina interrompeu as arritmias em 99% dos pacientes; no entanto, induziu a FA em 12% deles.[65]

A FA pode ainda estar associada a doenças pulmonares como o tromboembolismo pulmonar (10 a 14% dos casos), a apneia obstrutiva do sono e doença pulmonar obstrutiva crônica.[66-71]

Por fim, nota-se uma frequente associação entre a arritmia e a inflamação, como demonstraram alguns estudos que evidenciaram um aumento nos níveis de proteína C reativa em pacientes que apresentaram FA.[72]

O tratamento eficaz das causas de base supracitadas pode ser a única medida necessária para a interrupção da FA.

QUADRO CLÍNICO

A fibrilação atrial pode se manifestar de diferentes formas, desde episódios totalmente assintomáticos até episódios com sintomas limitantes. Idade avançada, assim como presença de comorbidades associadas, função ventricular comprometida, duração do episódio e resposta ventricular exacerbada ou deprimida são variáveis determinantes da apresentação clínica.[73,74]

Os sintomas mais frequentemente associados à FA são palpitações, tontura, síncope, dispneia, dor torácica e tolerância reduzida ao esforço. Poliúria pode estar presente devido à distensão da cavidade atrial e consequente liberação de peptídeo natriurético atrial.[13]

O primeiro sintoma relacionado à arritmia pode ser tão grave quanto um quadro cardioembólico (embolia pulmonar, cerebral, mesentérica) ou de insuficiência cardíaca descompensada.[1]

Alguns estudos observacionais constataram que a prevalência de episódios de FA totalmente assintomáticos é maior do que os sintomáticos. Israel e *et al.* observaram, através de registros retirados de um sistema de monitorização implantável, a ocorrência de episódios assintomáticos de FA em até 90% dos casos, incluindo episódios com duração superior a 48h, presente em até 17% dos casos.[73]

Moreira DAR e *et al.*, em estudo observacional conduzido no ambulatório de arritmias do Instituto Dante Pazzanese de Cardiologia de São Paulo, verificaram que 29,4% dos pacientes atendidos eram portadores de FA crônica ou paroxística, e que 20,5% destes não apresentavam qualquer sintoma relacionado à arritmia. Em sua maioria, esses pacientes apresentavam função ventricular normal, eletrocardiograma com poucas alterações morfológicas e algum tipo de cardiopatia.[75]

ABORDAGEM DIAGNÓSTICA

A suspeita diagnóstica da FA se faz a partir do relato dos sintomas acima mencionados ou por alterações no exame físico, quais sejam: ritmo cardíaco irregular, pulso jugular irregular, desaparecimento de quarta bulha previamente presente e irregularidade da amplitude do pulso arterial.

A história clínica auxilia tanto no diagnóstico da arritmia quanto na identificação dos seus fatores predisponentes. No inquérito, deve constar a presença ou não de sintomas associados, frequência e duração dos episódios, possíveis situações deflagradoras, grau de tolerabilidade, história familiar, resposta a agentes farmacológicos previamente utilizados, história de comorbidades associadas, intoxicação exógena e libação alcoólica.

O diagnóstico da arritmia é feito por meio de um registro eletrocardiográfico, seja através de um simples eletrocardiograma de repouso como também por meio de um Holter de 24h, um monitor de eventos ou pela utilização da memória interna de marca-passo ou desfibrilador implantável.[1]

O traçado eletrocardiográfico caracteriza-se pela ausência de ondas P, irregularidade do intervalo RR e ondulações da linha de base, convencionalmente denominadas ondas F, melhor analisadas nas derivações DII e V1 (Figura 33.5). Quando essas ondulações são maiores que 1 mm (ou 0,1 mV) de amplitude, são ditas ondas F grosseiras, ao passo que aquelas com amplitudes menores são denominadas ondas F finas (Figura 33.6).[76]

Alguns autores descrevem que o aspecto morfológico das ondas f poderia estar relacionado com a duração da FA. Nesse contexto, ondas f grosseiras estariam relacionadas à FA aguda, enquanto ondas F finas se relacionariam à FA crônica.[76] A frequência das ondas F (resposta atrial) varia entre 400 a 600 batimentos por minuto (bpm).

A resposta ventricular, em indivíduos com nó AV íntegro, varia entre 90 e 170 bpm, podendo atingir 200 bpm nas formas paroxísticas (FA de alta resposta ventricular; Figura 33.7). Respostas ventriculares superiores são observadas na concomitância de feixe anômalo acessório tipo Kent com período refratário curto (inferior a 270 ms). Por outro lado, respostas ventriculares mais lentas (inferior a 80 bpm) devem levantar a suspeita de algum grau de bloqueio atrioventricular (BAV), associado, por vezes, ao próprio BAV total. Nesse caso, como não há passagem do estímulo elétrico atrial para os ventrículos, um ritmo de escape juncional ou ventricular assume, conferindo o aspecto regular dos intervalos R-R (Figura 33.8).[77]

Respostas ventriculares muito lentas ou muito rápidas devem ser cuidadosamente analisadas, já que podem facilmente ser confundidas com uma arritmia sinusal devido à relativa regularidade do intervalo RR. A FA só adquire regularidade do ritmo quando associada ao bloqueio atrioventricular total. Nesse caso, observam-se as ondulações da linha de base associadas a um ritmo ventricular de escape regular.

Em geral, a FA resulta numa taquicardia irregular de complexos QRS estreitos; no entanto, algumas vezes pode-se apresentar como uma taquicardia de complexo largo, como acontece na concomitância de distúrbio de condução intraventricular ou, mais raramente, em associação ao WPW. Este último só é possível na presença de uma via acessória que permita a condução do átrio para o ventrículo (WPW manifesto). O traçado eletrocardiográfico é caracterizado por uma frequência cardíaca elevada, com intervalo RR irregu-

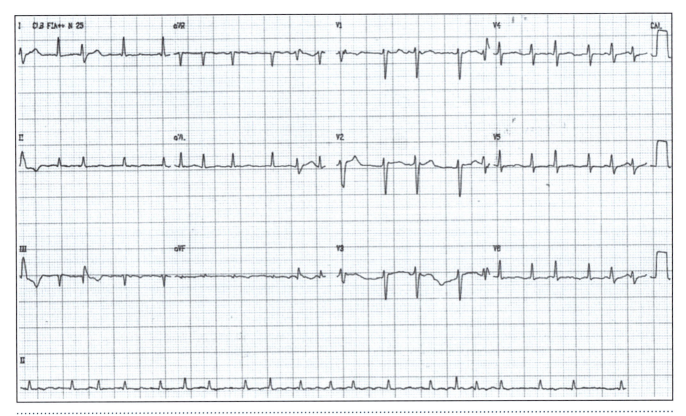

■ **Figura 33.5** ECG de 12 derivações evidenciando fibrilação atrial. Observe a irregularidade do intervalo R-R e as ondulações da linha de base (ondas F).

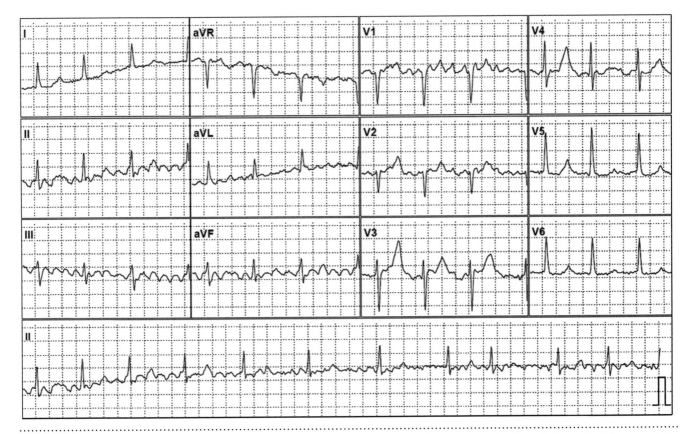

■ **Figura 33.6** ECG de 12 derivações evidenciando fibrilação atrial tipo grosseira. Observe a irregularidade do intervalo R-R e as ondulações da linha de base superiores a 1 mm (ondas F).

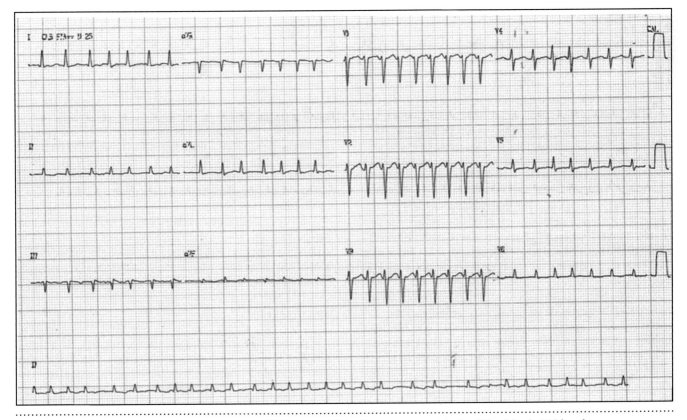

■ **Figura 33.7** ECG de 12 derivações evidenciando fibrilação atrial de alta resposta ventricular (FC média de 180 bpm).

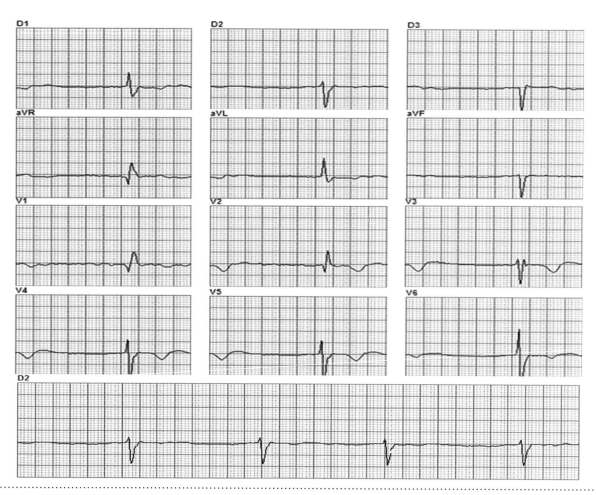

■ **Figura 33.8** ECG de 12 derivações evidenciando fibrilação atrial com BAV total e escape ventricular. Observe a presença de ondas F, porém com intervalos R-R regulares.

lar e marcada variação de amplitude e morfologia do QRS devido aos diferentes graus de pré-excitação (Figura 33.9). Aqueles pacientes que apresentarem um período refratário curto na condução anterógrada da via acessória (< 250 ms) correm maior risco de morte súbita, uma vez que o estímulo atrial decorrente da FA pode passar pela via anômala e deflagrar fibrilação ventricular.

Uma vez estabelecido o diagnóstico da FA, torna-se imperativa a busca pelos fatores predisponentes. Faz parte dessa investigação o próprio ECG, que poderá mostrar alterações sugestivas de sobrecarga atrial e ventricular, IAM prévio, bloqueios de ramo e sinais de pré-excitação ventricular.[2]

A radiografia simples de tórax poderá detectar doença pulmonar, alterações da vasculatura e cardiomegalia.

O ecocardiograma transtorácico (ETT) é o exame mais importante nessa situação, já que poderá avaliar as dimensões atriais e ventriculares, espessura da parede ventricular, fração de ejeção do ventrículo esquerdo, presença ou não de valvulopatias, doenças pericárdicas ou miocardiopatia hipertrófica subjacente. O ecocardiograma transesofágico (ETE) deve ser usado para afastar a presença de trombos intra-atriais ou dentro dos apêndices atriais.

Como veremos mais adiante, essa é uma medida útil para guiar o tratamento.[2]

O Holter de 24 horas e os monitores de eventos podem ser úteis para avaliar a forma de apresentação da FA (isolada, paroxística ou persistente), principalmente quando na presença de sintomas associados ao ECG simples normal. Além do diagnóstico, ambos contribuem também para a avaliação do comportamento da frequência cardíaca.

É importante ainda a investigação laboratorial, da qual faz parte a solicitação de: função tireoidiana, hemograma completo, função renal, função hepática e eletrólitos.[1,13] Enzimas cardíacas devem ser solicitadas somente na suspeita de doença coronariana deflagrando a arritmia.

TRATAMENTO

A abordagem terapêutica da FA consiste na atuação ampla e direta sobre os possíveis fatores predisponentes, prevenção de fenômenos tromboembólicos e controle dos sintomas clínicos – este último, a partir da estabilização da frequência ou do ritmo cardíaco.

É fundamental para o sucesso do tratamento que as causas predisponentes sejam identificadas e seu tratamen-

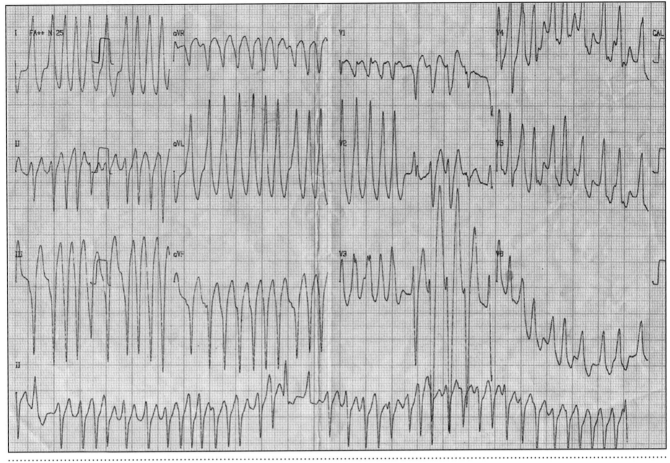

Figura 33.9 ECG de 12 derivações evidenciando fibrilação atrial pré-excitada. Observe a irregularidade do intervalo R-R associada à presença de complexos QRS com diferentes graus de pré-excitação.

to individualizado. Assim, a simples correção de uma causa reversível como um quadro de tireotoxicose, por exemplo, poderá ser suficiente para interromper a arritmia.

A prevenção de fenômenos tromboembólicos deverá ser mandatória nos pacientes que persistirem em FA ou mesmo naqueles que se mantiverem em ritmo sinusal, porém com alto risco para tromboembolismo. Além disso, o julgamento da condição socioeconômica e do risco de sangramento do paciente também influenciará na opção pela anticoagulação.

A escolha da melhor forma de estabilização clínica do paciente, seja pelo controle da frequência cardíaca, seja pela reversão do ritmo para sinusal, vai depender do tempo de instalação da FA, da forma de apresentação e das condições hemodinâmicas do paciente. Muitas vezes essa não é uma escolha fácil.

Abordagem do episódio agudo de fibrilação atrial

A abordagem inicial do paciente com FA vai depender do tempo de instalação da arritmia, da presença ou não de instabilidade hemodinâmica e do risco de tromboembolismo sistêmico.

FA instável

A conduta nos pacientes apresentando instabilidade clínica ou hemodinâmica (angina, hipotensão, insuficiência cardíaca aguda ou edema agudo pulmonar e rebaixamento do nível de consciência) é a imediata cardioversão elétrica (CVE), utilizando-se choques monofásicos sincronizados com cargas iniciais de 200 J ou bifásicos, inicialmente com 120 a 200 J. Se os níveis pressóricos permitirem, pode-se iniciar o controle farmacológico da FC, enquanto se prepara o paciente para cardioversão elétrica.[78]

Os seguintes passos devem ser seguidos para a realização da cardioversão elétrica:

1. Monitorização cardíaca, cateter de O_2, acesso periférico.
2. Equipamento de intubação e aspiração à beira do leito.
3. Identificação da taquiarritmia
4. Sedação (sempre que possível) com:
   - Propofol 30 – 50 mg EV em *bolus* → repetir até 200 mg se necessário; ou
   - Fentanil 2 mL EV → após 2 min., Etomidato 20 mg EV *bolus*; ou

- Midazolam 3 – 5 mg em *bolus* → repetir até sedação adequada.
5. CVE modo sincrônico monofásico 200 J ou bifásico 120 a 200 J.

Em casos de insucesso, choques com escalonamento de energia devem ser aplicados. Considerar reposiciomanento das pás, por exemplo, em posição anteroposterior.

Se por algum motivo houver degeneração da arritmia em fibrilação ventricular/taquicardia ventricular (FV/TV) sem pulso, deve-se aplicar imediatamente a desfibrilação (modo assincrônico) a 120-200 J (bifásico) ou 360 J (monofásico).

A anticoagulação deve ser iniciada tão logo quanto possível e mantida por pelo menos 4 semanas.

FA estável

Diante de um quadro agudo de FA sem instabilidade hemodinâmica, a abordagem inicia-se pelo controle medicamentoso da frequência cardíaca, em geral com drogas endovenosas. Para esse fim são utilizadas drogas que atuam retardando a condução do nó AV, quais sejam, betabloqueadores, antagonistas não diidropiridínicos dos canais de cálcio (verapamil e diltiazem) e, em pacientes

com insuficiência cardíaca descompensada ou hipotensão, a digoxina. A amiodarona, apesar de eficaz para o controle da FC, só é considerada droga de primeira linha nos casos de FA associado à síndrome de WPW, pois retarda tanto a condução do nó AV quanto da via anômala. Nesses casos, o uso de drogas inibidoras exclusivas do nó AV facilitaria a condução preferencial pela via anômala, predispondo paradoxalmente respostas ventriculares rápidas, incluindo fibrilação ventricular (Tabela 33.2).

Cardioversão elétrica e cardioversão química

A cardioversão utilizada poderá ser farmacológica ou elétrica. Em geral, a CVE é a escolhida pela alta eficácia e baixo risco de pró-arritmia. A taxa de sucesso desse procedimento, em qualquer nível de energia, é de 75 a 93% (contrastando com a taxa de sucesso farmacológico que varia de 30 a 60%), sendo inversamente proporcional à duração da FA e ao tamanho do átrio esquerdo.[79,80]

A utilização de terapia antiarrítmica precedendo a CVE já está bem estabelecida. O pré-tratamento com amiodarona, propafenona ou sotalol é considerado classe IIa para aumentar o sucesso da CV elétrica e prevenir a recorrência da FA. A administração de betabloqueador, disopiramida,

Tabela 33.2 Controle da FC aguda em pacientes com FA.

Fármacos	Recomendação de classe/NE	Dose de carga	Início	Dose de manutenção	Principais efeitos colaterais
Quadro agudo: controle da frequência cardíaca em pacientes sem via acessória					
Esmolol	Classe I, NE C	500 mcg/kg IV durante 1 min.	5 min.	60 a 200 mcg/kg/min. IV	↓ PA, bloqueio ↓ FC, asma, IC
Metoprolol	Classe I, NE C	2,5 a 5 mg IV *bolus* durante 2 min.; até 3 doses	5 min.	NA	↓ PA, bloqueio ↓ FC, asma, IC
Propranolol	Classe I, NE C	0,15 mg/kg IV	5 min.	NA	↓ PA, bloqueio ↓ FC, asma, IC
Diltiazem	Classe I, NE B	0,25 mg/kg IV durante 2 min.	2 a 7 min.	5 a 15 mg/h IV	↓ PA, bloqueio IC
Verapamil	Classe I, NE B	0,075 a 0,15 mg/kg IV durante 2 min.	3 a 5 min.	NA	↓ PA, bloqueio IC
Controle da frequência cardíaca em pacientes com via acessória					
Amiodarona	Classe IIa, NE C	150 mg durante 10 min.	Dias	0,5 a 1 mg/min. IV	↓ PA, bloqueio, toxicidade pulmonar, descoloração da pele, hipotireoidismo, hipertireoidismo, depósitos córneos, neuropatia óptica, interação com varfarina, bradicardia sinusal.
Controle da frequência cardíaca em pacientes com insuficiência cardíaca e sem via acessória					
Digoxina	Classe I, NE B	0,25 mg IV a cada 2h, até 1,5 mg	60 min. ou mais	0,125 a 0,375 mg IV diária ou por via oral	Toxicidade digital, bloqueio, ↓ FC
Amiodarona	Classe IIa, NE C	150 mg durante 10 min.	Dias	0,5 a 1 mg/min. IV	↓ PA, HP, toxicidade pulmonar, descoloração da pele, hipotireoidismo, hipertireoidismo, depósitos córneos, neuropatia óptica, interação com varfarina, bradicardia sinusal.

PA (Pressão Arterial); FC (Frequência Cardíaca); IC (Insuficiência Cardíaca); NE (Nível de Evidência); IV (Intravenoso).
Adaptada de Circulation. 2006;114:700-752.

diltiazem, procainamida ou verapamil é considerada classe IIb para esse mesmo objetivo. Em pacientes sem doença cardíaca, esse esquema terapêutico pode ser feito no próprio domicílio, enquanto se programa a CVE.[1,13]

Ao se optar pela cardioversão farmacológica, os *guidelines* de 2014 da ACC/AHA/HRS[1] e a Diretriz Brasileira de Fibrilação Atrial[13] advogam o uso preferencial de determinados antiarrítmicos de acordo com o tempo de instalação da arritmia e a presença ou não de cardiopatia estrutural. Desse modo, são recomendados dofetilida, flecainide, ibutilida, propafenona ou, em menor escala, amiodarona (exceto na presença de disfunção ventricular esquerda), se a duração da FA for inferior a sete dias; e dofetilida ou, em menor escala, amiodarona ou ibutilida quando a duração for superior a sete dias (Tabelas 33.3 e 33.4).

A propafenona pode ser utilizada fora de ambiente hospitalar para reversão de episódios de FA de recente começo (*pill in the pocket*). Para isso é necessário que sua segurança e eficácia tenham sido testadas ao menos uma vez dentro do hospital. São utilizadas doses de 600 mg oral em única tomada para pacientes com mais de 70 kg ou 450 mg para aqueles com menos de 70 kg. O sucesso estimado para reversão precoce da arritmia é de até 94% em um tempo médio de 113 minutos.[81]

Ao se utilizar drogas do grupo IA ou IC para cardioversão, há a possibilidade de transformação da FA em *flutter* atrial, que por vezes possui condução AV 1:1 e consequente resposta ventricular elevada. Por isso, é prudente a utilização prévia de drogas inibidoras do nó AV, como os betabloqueadores, antagonistas não diidropiridínicos dos canais de cálcio e, em casos de hipotensão ou insuficiência cardíaca descompensada, digoxina.

Tabela 33.3 Medicamentos usados na cardioversão da FA levando em conta o tempo de duração de arritmia (inferior ou superior a 7 dias).

Medicação	Duração de FA	Via	Classe de recomendação	NE
Propafenona	> 7 dias	Oral ou IV	IIa	A
	< 7 dias	Oral ou IV	I	A
Amiodarona	> 7 dias	Oral ou IV	IIa	A
	< 7 dias	Oral ou IV	IIa	B
Disopramida	> 7 dias	IV	IIb	B
	< 7 dias	IV	IIb	B
Quinidina	> 7 dias	Oral	IIb	B
	< 7 dias	Oral	IIb	B
Digoxina	> 7 dias	Oral ou IV	III	A
	< 7 dias	Oral ou IV	III	A
Sotalol	> 7 dias	Oral ou IV	III	B
	< 7 dias	Oral ou IV	III	B

Adaptada de Arq. Bras. Cardiol. 2009; 92(6 supl. 1): 1-39. Diretrizes Brasileiras de Fibrilação Atrial.

Tabela 33.4 Doses recomendadas dos medicamentos com efetividade provada para cardioversão da FA disponíveis para uso no Brasil.

Medicação	Via	Dosagem	Efeitos colaterais
Amiodarona	Oral	Internados: 1,2 a 1,8 g/dia em doses divididas até o total de 10 g ou 30 mg/kg em dose única. Manutenção: 200 a 400 mg/dia Ambulatoriais: 600 a 800 mg/dia em doses divididas até o total de 10 g. Manutenção: 200 a 400 mg/dia	Hipotensão, bradicardia, prolongamento do QT, *torsades de pointes*, elevação da glicemia, obstipação, flebite
	IV	5 a 7 mg/kg em 30 a 60 min., seguidos de 1,2 a 1,8 g/dia e infusão contínua até o total de 10 g. Manutenção: 200 a 400 mg/dia	
Propafenona	Oral	600 mg IV 1,5 a 2,0 mg/kg em 10 a 20 min.	Hipotensão, *flutter* atrial com alta resposta ventricular
Quinidina	Oral	0,75 a 1,5 g em doses divididas durante 6 a 12h, associada a um medicamento para diminuir a frequência cardíaca	Prolongamento do QT, *torsades de pointes*, hiperglicemia, hipotensão

Adaptada de Arq. Bras. Cardiol. 2009; 92(6 supl. 1): 1-39. Diretrizes Brasileiras de Fibrilação Atrial.

Os pacientes com FA de duração inferior a 48h podem ser monitorados enquanto se decide pela reversão ou não da arritmia. Uma grande porcentagem dos pacientes com FA de início recente reverte a arritmia espontaneamente em 24 a 48h ou após correção da causa predisponente.[82] Portanto, a cardioversão estaria indicada naqueles pacientes que não reverteram a arritmia espontaneamente e que não possuem fatores de risco maiores para tromboembolismo (tromboembolismo prévio ou valvulopatia reumática mitral).

Anticoagulação

Nos pacientes com FA de duração inferior a 48h e sem fatores de risco para fenômenos tromboembólicos, o uso de anticoagulante antes da cardioversão é opcional, e não se faz necessário após o procedimento.[1]

Os pacientes com FA de duração superior a 48h, FA de início indeterminado ou naqueles com FA de duração inferior a 48h com fatores de risco maiores para tromboembolismo, apresentam 1 a 7% de chances de eventos tromboembólicos caso a cardioversão seja feita sem anticoagulação previa.[83]

CAPÍTULO 33   Fibrilação Atrial e *Flutter* Atrial   **563**

Assim, esses pacientes devem ser anticoagulados com warfarin por pelo menos 3 semanas (mantendo o INR entre 2 e 3) antes do procedimento e mantidos por mais 4 semanas ou mais, a depender do risco de eventos tromboembólicos. Os novos anticoagulantes orais (NACOs) também podem ser utilizados para esse fim, não necessitando do controle de INR (ver detalhes adiante).[1]

Dependendo do tempo de instalação da FA, um atordoamento atrial poderá se instalar após a cardioversão, favorecendo a formação de trombos intracavitários e consequente embolização. Como a contratilidade atrial deverá restabelecer-se progressivamente em até quatro semanas, a anticoagulação oral é mandatória durante esse período.

A ecocardiografia transesofágica tem importante papel na abordagem inicial da FA, sendo o método mais adequado para a identificação de trombos intracavitários, com uma alta sensibilidade (90 a 100%) e alta especificidade (98 a 100%).[84-86] Portanto, em pacientes com FA de duração maior que 48h, início indeterminado ou com fatores de risco maior para tromboembolismo, o ETE poderá ser utilizado antecipando a cardioversão após afastar a presença de trombos.[13] Nesse caso, deve-se utilizar heparina não fracionada (HNF), Heparina de Baixo Peso Molecular (HBPM) ou um dos NACO antes do procedimento e manter a anticoagulação oral por toda a vida.[1]

Um resumo do manejo da terapia anticoagulante em pacientes que serão submetidos a cardioversão pode ser observado na Figura 33.10.

Uma vez restabelecido o ritmo sinusal, a decisão para manutenção desse ritmo a partir do uso de drogas antiarrítmicas se baseará em critérios clínicos. Somente 20 a 30% dos pacientes cardiovertidos com sucesso mantêm o ritmo sinusal por mais de 1 ano sem uso de drogas antiarrítmicas. Isso em geral ocorre em pacientes com duração de FA inferior a 1 ano, sem dilatação atrial, e também naqueles com causas reversíveis de FA.[87-90]

Os *guidelines* da *American Academy of Family Physicians* e do *American College of Physicians* (AAFP/ACP) para manejo do primeiro episódio detectável de FA, só recomendam o uso de terapia antiarrítmica para manutenção de ritmo após cardioversão da FA para pacientes com recorrências frequentes sintomáticas para aqueles com sintomas persistentes apesar da terapia adequada para controle de frequência cardíaca.[91,92]

As diretrizes brasileiras de FA contraindicam o uso de drogas antiarrítmicas para a manutenção de ritmo sinusal na FA sem fatores de risco para recorrências e cujo fator desencadeante tenha sido corrigido.[13]

Abordagem da fibrilação atrial crônica

Controle de ritmo *versus* controle de frequência cardíaca

Ainda hoje, um dos maiores dilemas da cardiologia gira em torno de qual seria a melhor estratégia para o manejo do paciente com FA: manutenção da arritmia, associada ao

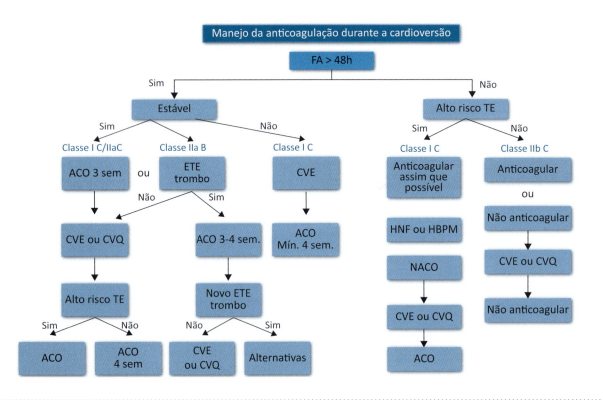

■ **Figura 33.10** Manejo da anticoagulação durante a cardioversão.

FA (Fibrilação Atrial); TE (Tromboembólico); HNF (Heparina Não Fracionada); HBPM (Heparina de Baixo Peso Molecular); NACO (Novos Anticoagulantes Orais); ACO (Anticoagulante Oral); ETE (Ecocardiograma Transesofágico); CVE (Cardioversão Elétrica); CVQ (Cardioversão Química).

Adaptada de January C. T. Wann L. S., Alpert J. S. et al., 2014 AHA/ACC/HRS Guideline for the Management of Patients With Atrial Fibrillation A Report of the American College of Cardiology/American Heart Association Task Force on Practice Guidelines and the Heart Rhythm Society. Circulation 2014; 129: 0000-0000.

controle da frequência cardíaca (CF), ou o controle do ritmo (CR) através da reversão da arritmia para ritmo sinusal.

As razões para se buscar a reversão da FA e a manutenção do ritmo sinusal (RS) baseavam-se em conceitos de fisiologia e hemodinâmica. Em pacientes com IC, esses efeitos seriam ainda mais evidentes, pois a perda da contração atrial consequente à FA pioraria a sintomatologia e dificultaria a compensação clínica do paciente. Controlar os sintomas associados à FA também seria uma das razões mais fortes para se perseguir o restabelecimento a manutenção do RS.

Além disso, como discutido anteriormente, o restabelecimento do ritmo sinusal interromperia uma cadeia de alterações fisiológicas, anatômicas, celulares e moleculares, que levam aos fenômenos de remodelamento elétrico, estrutural e mecânico, favorecendo a perpetuação da arritmia.

Aqueles que advogam o CF como alternativa igualmente eficaz no manejo da FA, alegam que, de uma maneira muito mais eficaz que a terapia antiarrítmica, o CF isoladamente evitaria episódios de instabilidade hemodinâmica e/ou sintomas relacionados à arritmia, bem como aqueles relacionados aos efeitos adversos dos antiarrítmicos.

A fim de sanar as dúvidas em relação a qual estratégia adotar, alguns importantes ensaios clínicos randomizados foram desenhados. Dentre eles, o AFFIRM foi seguramente o maior e mais importante pelo poder estatístico da amostra. Este estudo incluiu 4.060 pacientes com FA recorrente e que requeriam tratamento em longo prazo.[93] Os pacientes foram randomizados para CF ou CR com drogas antiarrítmicas. Todos foram inicialmente anticoagulados.

No braço CF, após cinco anos, 35% dos pacientes estavam em RS (comparados aos 65% daqueles alocados para CR), e, daqueles mantidos em FA, mais de 80% apresentaram controle da frequência cardíaca adequada. A prevalência de RS no grupo-controle do ritmo durante o acompanhamento foi de 82%, 73% e 63% em um, três e cinco anos respectivamente, utilizando-se principalmente amiodarona (38%) e sotalol (31%). Ablação do nódulo atrioventricular com radiofrequência foi necessária em 5,2% dos pacientes.

Ao final do estudo, houve uma tendência quase significativa para uma redução na taxa de ocorrência do desfecho primário (mortalidade por todas as causas) no grupo CF (21,3% versus 23,8%, RR 0,87; IC 95% 0,75-1,01). Não houve diferença significativa entre os dois grupos na incidência de morte por causas cardiovasculares, por arritmia ou devido a acidente vascular cerebral hemorrágico ou isquêmico (Figura 33.11). A mortalidade por causas não cardíacas foi maior no grupo CR (47,5% versus 36,5%, p = 0,0008), relacionada principalmente a doenças pulmonares e neoplasias.[94] Após análise por subgrupos, verificou-se uma redução significativa na taxa de mortalidade com controle da frequência nos pacientes sem antecedentes de insuficiência cardíaca (RR ajustado 0,69) e naqueles com 65 anos de idade ou mais (RR 0,76).[95] Outra subanálise publicada posteriormente evidenciou que a tendência de maior mortalidade no grupo CR foi devido aos efeitos deletérios das drogas antiarrítmicas.[96] A presença de ritmo sinusal ao final do estudo reduziu significativamente o risco de morte (RR 0,87; IC 95% 0,75-1,01). e esteve associado à melhora da classe funcional. Houve uma tendência de maior risco de acidentes vasculares isquêmicos com controle do ritmo (7,1% versus 5,5% para controle de frequência), nos quais 72% dos AVCs ocorreram em pacientes sem anticoagulação ou com controle em níveis subterapêuticos. O número de pacientes que necessitaram de internação durante o seguimento foi significativamente

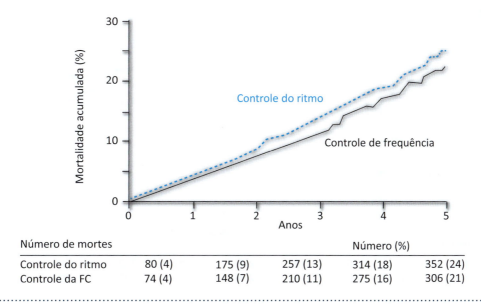

- **Figura 33.11** Mortalidade por todas as causas no estudo AFFIRM. Houve uma tendência quase significativa de menor mortalidade por todas as causas no grupo sob controle de frequência quando comparados com o grupo-controle do ritmo (21,3% contra 23,8%, RR 0,87; IC 95% 0,75-1,01).(Figura modificada de Wyse et al.)

Adaptada de Wyse D. G. Waldo A. L. Dimarco J. P., et al. In: The Atrial Fibrillation Follow-up Investigation of Rhythm Management (AFFIRM) investigators. A comparison of rate control and rhythm control in patients with atrial fibrillation. N. Engl. J. Med. 2002;347:1.825-1.833.

maior no grupo-controle do ritmo do que naqueles em controle da FC (80% *versus* 73%).

Outro estudo de grande impacto foi o estudo RACE[97] que incluiu 522 pacientes com FA recorrente persistente ou *flutter* atrial com duração menor que um ano, já submetidos pelo menos a uma (e no máximo, duas) cardioversão nos últimos dois anos. Foram randomizados 256 pacientes para o grupo CF, e 266 para o grupo CR. Após uma média de 2,3 anos de seguimento, 39% dos pacientes do grupo CR se encontravam em ritmo sinusal; no grupo CF, apenas 10%.

Houve uma tendência quase significativa para uma menor incidência dos desfechos primários (morte cardiovascular, insuficiência cardíaca, admissão hospitalar por eventos tromboembólicos, hemorragia grave, necessidade de marca-passo ou efeitos colaterais graves de fármacos antiarrítmicos) com CF, além de uma maior incidência de desfechos não fatais entre os pacientes em CR (Figura 33.12). Não houve diferença na mortalidade cardiovascular (6,8% *versus* 7%). Ao final do estudo, não houve diferenças significativas na qualidade de vida entre os dois grupos, estando esta relacionada à presença de ritmo sinusal ao final do acompanhamento, independentemente da estratégia atribuída.

No estudo PIAF (*Pharmacological Intervention in Atrial Fibrillation*),[98] com 252 pacientes que se apresentavam em FA entre 7 e 360 dias de duração, não houve diferença nos sintomas ou na qualidade de vida entre os grupos CF e CR. Os últimos apresentaram melhor tolerância ao exercício, mas necessitaram de hospitalizações mais frequentes, principalmente devido à necessidade de cardioversão elétrica. Também houve maior intolerância aos antiarrítmicos.

O estudo STAF (*Strategies for Treatment of Atrial Fibrillation*)[99] envolveu 200 pacientes com FA persistente, e nele 100 pacientes foram randomizados para cada grupo: CR e CF. Depois de um tempo médio de 20 meses, não houve diferença no desfecho primário (morte, acidentes vasculares ou ataques isquêmicos transitórios, ressuscitação cardiopulmonar ou embolização sistêmica; 6% por ano para ambas as estratégias, *p* = 0,99). Também não houve diferença nos desfechos secundários (síncope, sangramento, piora da IC, alterações na função ventricular esquerda, no tamanho atrial ou na qualidade de vida) (Figura 33.13.)

Por fim, o estudo HOT CAFE (*How to Treat Chronic Atrial Fibrillation*)[100] avaliou 205 pacientes com FA acompanhados por um período médio de 1,7 ano. Ao final do acompanhamento, a incidência dos desfechos primários (mortalidade por todas as causas, eventos tromboembólicos, hemorragia intracraniana ou outros sangramentos maiores) foi maior no grupo CR, mas essa diferença não foi estatisticamente significativa (4% *versus* 2%, RR 1,98, IC 95% 0,28-22,3). A incidência de admissões hospitalares foi menor no grupo CF (12% *versus* 74%, *p* < 0,001). Ao encerramento do estudo, 63,5% dos pacientes no grupo CR encontravam-se em ritmo sinusal.

Uma metanálise reunindo esses cinco estudos encontrou uma forte tendência para redução em todas as causas de mortalidade com o CF (13,0% *versus* 14,6% com CR, RR 0,87, IC 95% 0,74-1,02, *p* = 0,09).[101] A proporção de pacientes que tiveram um acidente vascular cerebral isquêmico foi similar nas duas abordagens (3,5% *versus* 3,9%). Esses dados foram rapidamente incorporados às atuais diretrizes, e o controle de frequência passou a ser a abordagem inicial preferida na maioria dos pacientes com FA, particularmente na FA paroxística ou persistente recorrente (Figura 33.14).[1]

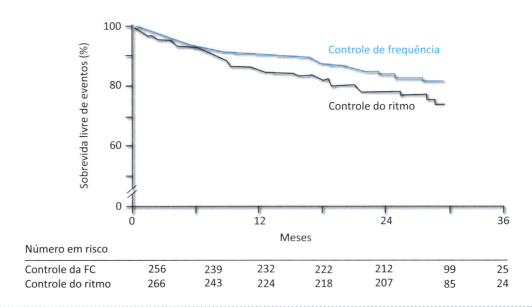

■ **Figura 33.12** Resultados do estudo RACE. Houve uma tendência quase significativa de menor incidência de desfechos primários no grupo-controle de frequência quando comparado com o grupo-controle do ritmo (17,2% *versus* 22,6%, RR 0,7; IC 90% 0,53-1,01).

Adaptada de Van Gelder I. C. Hagens V. E., Bosker H. A. et al. In: RACE Investigators. A comparison of rate control and rhythm control in patients with recurrent persistent atrial fibrillation. N. Engl. J. Med. 2002;347:1.834-1.840.

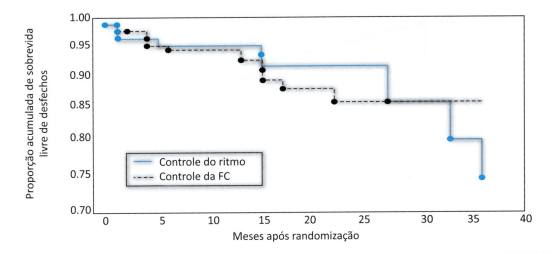

■ **Figura 33.13** Resultados do estudo STAF. Apesar de uma tendência de menor incidência de desfechos no grupo-controle de frequência, esta não foi significativa ($p = 0,99$). (Figura modificada de Carlsson et al.)

Adaptada de Carlsson J. Miketic S., Windeler J., et al. Randomized trial of rate-control vs. rhythm-control in persistent atrial fibrillation: the Strategies of Treatment of Atrial Fibrillation (STAF) study. J. Am. Coll. Cardiol. 2003;41:1.690–1.696.

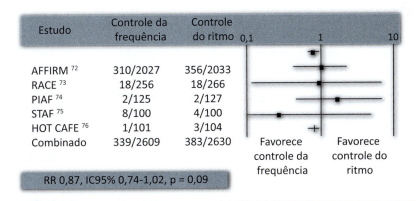

■ **Figura 33.14** Risco relativo de mortalidade por todas as causas entre os indivíduos incluídos em cada estudo e análise combinada.

Adaptada de Denus, S., Sanoski, C. A., Carlsson, J. et al. Rate vs. rhythm control in patients with atrial fibrillation: a meta-analysis. Arch. Intern. Med., 2005; 165:258-262.

Como descrito anteriormente, em indivíduos com insuficiência cardíaca as vias fisiopatológicas de deflagração e manutenção da FA diferem ligeiramente das vias daqueles indivíduos de coração estruturalmente normal, com os mecanismos de fibrose exercendo papel fundamental. Para tentar demonstrar a hipótese de que o CR nesses pacientes reduziria a mortalidade por causas cardiovasculares, foi elaborado um estudo multicêntrico e randomizado envolvendo indivíduos com disfunção ventricular – AF-CHF (*Atrial Fibrillation in Chronic Heart Failure*).[102] Esse estudo incluiu 1.376 pacientes com fração de ejeção ≤ 35%, classe funcional NYHA II a IV nos últimos 6 meses ou assintomáticos mas com hospitalização recente por IC nos últimos 6 meses. Após um acompanhamento médio de 37 meses, mais uma vez, não se observaram diferenças no desfecho primário – morte de causa cardiovascular – entre os dois grupos (27% no grupo-controle de ritmo *versus* 25% no grupo-controle de frequência) (Figura 33.15). No entanto, a proporção de pacientes que necessitaram de hospitalização foi maior no grupo CR (64% *versus* 59%, $p = 0,06$).

Aqueles que defendem o controle da frequência cardíaca acreditam que essa abordagem é uma forma mais simples, segura e efetiva que o controle do ritmo, já que:

- Não exige hospitalizações e procedimentos como cardioversões elétricas;
- Utiliza drogas cronotrópicas negativas com menores efeitos colaterais e toxicidade, quando comparados aos fármacos antiarrítmicos;
- Existe uma apreciável taxa de recorrência da FA mesmo com a utilização de antiarrítmicos para manutenção do ritmo sinusal após cardioversão. A recorrência é clinicamente detectada em 20 a 60% em um ano.[103] Um estudo de monitorização contínua (marca-passo com registro de ECG) constatou que episódios recorrentes de FA ocorrem em cerca de 90% dos pacientes.[104]

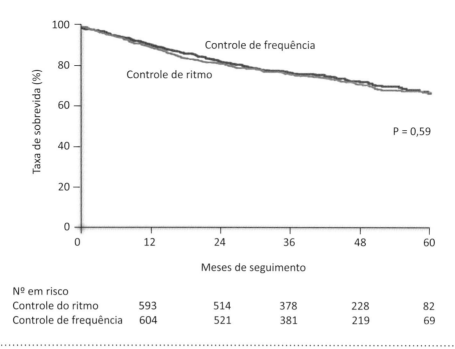

■ **Figura 33.15** Mortalidade por causas cardiovasculares no estudo AF-CHF. Entre os pacientes com fibrilação atrial e insuficiência cardíaca investigados, houve 27% de mortes por causas cardiovasculares no grupo-controle do ritmo contra 25% naqueles sob controle de frequência (RR 1,06; IC 95% 0,86-1,30).

Adaptada de Roy D. Talajic M. Nattel, S., The Atrial Fibrillation and Congestive Heart Failure Investigators. Rhythm control versus Rate Control for Atrial Fibrillation and Heart Failure. N. Eng. J. Med., 2008; 358(25): 2.667-2.677

Apesar da atual preferência por uma estratégia de controle da frequência, há três principais indicações para tentar controlar o ritmo, com cardioversão seguida pela manutenção da terapêutica com antiarrítmicos:

- Primeiro episódio de FA ou FA de início recente;
- Sintomas persistentes (palpitações, dispneia, angina, pré-síncope e insuficiência cardíaca), apesar do controle da resposta ventricular;
- Incapacidade para se atingir FC adequada;
- Preferência do paciente.

Neste último caso, quando o controle satisfatório da resposta ventricular com a terapêutica farmacológica não é obtido, abordagens não farmacológicas podem ser consideradas, particularmente a ablação do nó AV por radiofrequência seguido de implante de marca-passo. Outra alternativa que pode ser adotada é o isolamento das veias pulmonares por ablação por radiofrequência, na tentativa de cura da FA. Nesse caso, há evidências de que, embora possa conferir melhora dos sintomas em até 67% dos pacientes, grande parte pode necessitar de até três procedimentos para melhor controle da FA, e, em mais da metade desses, a FA paroxística recorre ao final de até 4 anos de seguimento.[105]

Apesar das evidências descritas, os estudos acima apresentam certas limitações que impedem a generalização desses dados para todos os pacientes com FA. Esta não é uma doença singular, mas sim a manifestação de um espectro variado de alterações cardíacas. Uma apresentação de FA em um indivíduo de 45 anos de predomínio autonômico é muito diferente daquela que se manifesta em um indivíduo de 75 anos com hipertensão e diabetes de longa data e insuficiência cardíaca.[106]

Além disso, a idade média no AFFIRM, RACE e AF-CHF (os maiores estudos) foi de 70, 68 e 67 anos, respectivamente.[93,97,102] É, por conseguinte, incerto que os pacientes mais jovens e saudáveis possam beneficiar-se de um controle do ritmo mais agressivo.

Outra limitação importante é o impacto da presença do ritmo sinusal nos desfechos de ambos os grupos. Os investigadores do grupo STAF já haviam alertado sobre a menor incidência de desfechos primários entre aqueles que permaneciam em ritmo sinusal, independentemente do grupo alocado.[99]

Corley e et al. analisaram os dados do AFFIRM tomando o ritmo sinusal como variável independente, e os resultados evidenciaram que a presença do RS ao final do estudo reduziu significativamente a mortalidade (RR 0,53 IC95% 0,39-0,73), ao mesmo tempo em que a utilização de fármacos antiarrítmicos foi associada a um aumento no risco de morte (RR 1,49, IC 95% 1,11-2,01).[107]

Assim, deve-se ter discernimento ao interpretar os ensaios clínicos aqui apresentados: eles **não** representam uma evidência de que existe equivalência entre a presença de ritmo sinusal e fibrilação atrial, mas antes indicam que as estratégias atuais de controle do ritmo não apresentam superioridade sobre aquelas voltadas para o controle de frequência, certamente devido à eficácia limitada da terapia antiarrítmica e os riscos que ela representa.

Diante de controvérsias e dúvidas apresentadas, as diretrizes brasileiras de FA[13] recomendam a manutenção do ritmo sinusal nas seguintes situações:

- Terapia farmacológica para tratamento de recorrências infrequentes e bem toleradas de FA (classe IIA);
- Terapia farmacológica para pacientes com FA sem cardiopatia e que apresentam boa tolerância ao agente farmacológico empregado (classe IIA);
- Terapia farmacológica para manutenção do ritmo sinusal e prevenção da taquicardiomiopatia (classe IIA);
- Propafenona iniciada ambulatorialmente na FA paroxística idiopática em pacientes sem cardiopatia e que estão em ritmo sinusal quando do início do tratamento;
- Sotalol administrado ambulatorialmente a pacientes com discreta ou nenhuma cardiopatia, quando estão em ritmo sinusal, e àqueles com risco de FA paroxística, se o intervalo QT não corrigido for menor que 460 ms, os eletrólitos plasmáticos estiverem normais e na ausência de fatores de riscos de efeitos pró-arrítmicos associados aos fármacos do grupo III.

Essas mesmas diretrizes chamam a atenção para a não utilização de droga antiarrítmica para a manutenção de ritmo sinusal na FA sem fatores de riscos para recorrências e cujo fator desencadeante tenha sido corrigido. Destaca também a importância de se identificar e tratar as causas potencialmente removíveis da FA antes de iniciar o tratamento antiarrítmico.

Controle do ritmo

Alguns critérios devem ser levados em conta quando se opta pelo controle do ritmo, sendo considerados como de alta probabilidade de sucesso para essa estratégia:[108-111]

- Tamanho atrial menor que 45 a 50 mm;
- FA de início recente;
- Ausência de insuficiência cardíaca;
- Causas reversíveis de FA (p. ex.: hipertireoidismo, pericardite, embolia pulmonar, pós-operatório de cirurgia cardíaca);
- Ausência de hipertensão arterial;
- Velocidade de fluxo elevada no apêndice atrial ao ETE.

Os critérios para a escolha do fármaco antiarrítmico empregado na manutenção do ritmo sinusal baseiam-se na presença ou não de uma série de fatores que podem ou não interferir no sucesso terapêutico e no risco de efeitos pró-arrítmicos (Figura 33.16).

Algumas características devem ser consideradas como preditoras de risco pró-arrítmico, tais como a presença de cardiopatia estrutural significativa, hipertrofia ventricular esquerda, insuficiência coronariana, IC e uso de diuréticos, principalmente em idosos.

São considerados efeitos pró-arrítmicos o aumento de recorrências de FA, as bradiarritmias graves e a taquicardia ventricular polimórfica do tipo *torsades de pointes*, mais comumente associados à quinidina e ao sotalol.

Amiodarona

Age de maneira abrangente no tecido atrial, possuindo atividade antagonista de cálcio, ação betabloqueadora e discreto efeito bloqueador dos canais de sódio, além de prolongar o período refratário atrial. Essas propriedades tornam essa droga um potente fármaco estabilizador da

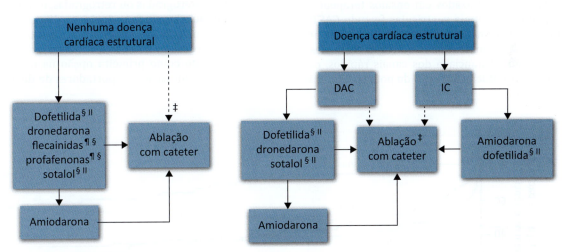

* A ablação por cateter somente é recomendada como terapia de primeira linha para pacientes com FA paroxística (recomendação Classe IIa).
‡ Dependendo da preferência do paciente e quando realizada em centros especializados.
§ Não recomendado com HVE grave (espessura de parede > 1,5 cm).
‖ Deve ser usado com cautela em pacientes com risco de taquicardia ventricular tipo *torsades de pointes*.
¶ Deve ser combinado com agentes bloqueadores de nodo AV.

- **Figura 33.16** Estratégias para controle de ritmo em pacientes com FA paroxística* e persistente.
FA (Fibrilação Atrial), DAC (Doença Arterial Coronariana), IC (Insuficiência Cardíaca), HVE (Hipertrofia Ventricular Esquerda).

Adaptada de January C. T. Wann L. S. Alpert JS et al. 2014 AHA/ACC/HRS Guideline for the Management of Patients With Atrial Fibrillation A Report of the American College of Cardiology/American Heart Association Task Force on Practice Guidelines and the Heart Rhythm Society. Circulation. 2014; 130: e199-e267

atividade elétrica atrial, além de reduzir os gatilhos deflagradores dessa arritmia (extrassístoles atriais e taquicardia atrial paroxística) e, provavelmente por isso, ser considerada a mais eficaz na prevenção de recorrências de FA.[13] Doses tão baixas quanto 100 a 200 mg ao dia já podem ser consideradas eficazes, principalmente quando utilizadas em idosos.

Em dois estudos randomizados, *Canadian Trial of Atrial Fibrillation* (CTAF) e SAFE-T, assim como em uma subanálise do braço-controle do ritmo do estudo AFFIRM, pacientes recebendo amiodarona apresentaram maior taxa livre de recorrências do que aqueles que tomaram sotalol (52 a 62% *versus* 32 a 38%) ou antiarrítmicos da classe I (62 a 65% *versus* 23 a 37%) (Figura 33.17.)[112-114]

Apesar desses resultados, os *guidelines* da ACC/AHA/ESC restringem o uso da amiodarona como primeira escolha em pacientes com insuficiência cardíaca, moderada a grave disfunção sistólica ou hipertensão arterial com grave hipertrofia ventricular. Tal postura se deve aos efeitos tóxicos, cardíacos e extracardíacos que o uso prolongado da droga pode causar, tais como tireoidopatia, hepatite, fotossensibilidade, neurite óptica, fibrose pulmonar, entre outros. Doses de 200 mg ou menores podem ser eficazes e melhor toleradas clinicamente, já que estão associadas a menor incidência de efeitos adversos.[13]

Propafenona

É o único fármaco antiarrítmico do grupo IC disponível para uso no Brasil. As drogas dessa classe (como a encainida e a flecainida) são potentes antiarrítmicos, porém com importantes efeitos pró-arrítmicos, associados à mortalidade elevada quando utilizados em ensaios terapêuticos para tratamento de arritmia ventricular (estudo CAST,[115] com flecainida e encainida, e estudo CASH,[116] com propafenona). O mecanismo de ação das drogas dessa classe inclui: (1) inibição pronunciada dos canais rápidos, causando depressão acentuada da fase 0 do potencial de ação; (2) efeitos inibitórios da condução através do sistema His-Purkinje, com alargamento do complexo QRS; e (3) encurtamento importante da duração do potencial de ação das fibras de Purkinje, deixando inalterado o período refratário das células musculares adjacentes.

É a droga de primeira escolha na prevenção de recorrências da FA em pacientes com coração estruturalmente normal ou com mínima cardiopatia.

Em estudos comparando propafenona com placebo, a primeira foi mais efetiva em manter o ritmo sinusal em 6 meses (em mais de 68% dos pacientes) e prevenir recorrências. Em comparação a outros agentes, a propafenona apresenta maior eficácia para reversão de episódios agudos de FA e na prevenção de recorrências.[117,118] Seus efeitos são dose-dependentes, sendo 900 mg ao dia mais eficaz do que 600 mg. No entanto, doses maiores desse fármaco são associadas com maior incidência de efeitos colaterais.

Esses fármacos são formalmente contraindicados para pacientes com hipertrofia ventricular esquerda, disfunção ventricular, IC e insuficiência coronariana devido aos riscos de efeitos pró-arrítmicos.

Sotalol

O sotalol é uma droga betabloqueadora com características peculiares, associando efeitos eletrofisiológicos típicos das drogas pertencentes às classes II (potentes propriedades betabloqueadoras não cardiosseletivas) e III (prolongamento da repolarização das fibras cardíacas). Causa o aumento da duração do potencial de ação (concentração-dependente) e prolongamento dos períodos refratários absolutos dos átrios, ventrículos, NAV e vias anômalas do *bypass*, anterógradas ou retrógradas, e seus efeitos são mais pronunciados em frequências cardíacas mais lentas, o que pode aumentar seu efeito pró-arrítmico em pacientes com bradicardia sinusal após a cardioversão.[119]

É utilizado como primeira opção na manutenção do ritmo sinusal em pacientes portadores de doença arterial

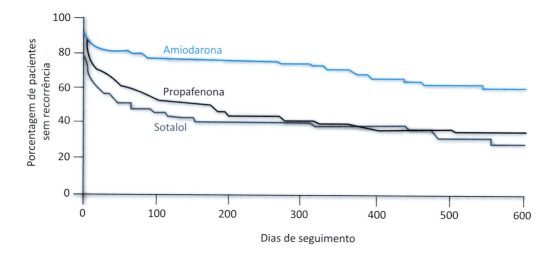

Figura 33.17 Resultados do estudo CTAF (*Canadian Trial of Atrial Fibrillation*) que evidenciou menor taxa de recorrência da FA com o uso de amiodarona comparado à propafenona e ao sotalol, diferentes antiarrítmicos, ao final de 16 meses de acompanhamento.
Adaptada de Roy, D., Talajic, M., Dorian, P. et al. N. Engl. Med. 2000; 342:913.

coronariana e função ventricular normal. Seu sucesso é similar ao observado com a propafenona, porém menos eficaz que a amiodarona, particularmente em pacientes com cardiomiopatia dilatada não isquêmica.

Está contraindicado para pacientes com asma, hipertrofia ventricular esquerda importante, disfunção ventricular significativa, IC aparente, insuficiência renal ou para aqueles com intervalo QT longo (> 500 ms).

Outros antiarrítmicos

Fármacos como Dofetilide e Flecainide não são comercializados no Brasil, razão pela qual não cabe detalhá-los neste capítulo. Mais adiante discorreremos um pouco sobre a dronedarona, droga que potencialmente pode ganhar o mercado brasileiro em breve.

Controle da FC

Existem dois motivos principais para o controle da FC: manter a estabilidade hemodinâmica e/ou controle dos sintomas, e prevenir a taquicardiomiopatia decorrente da resposta exacerbada da FA por longo tempo.

Nos casos de FA sem terapia medicamentosa, a frequência cardíaca varia entre 90 a 170 bpm, estando abaixo desses valores quando presente um tônus vagal aumentado ou alguma desordem do tecido de condução. De outro modo, a resposta ventricular pode ser tão rápida quanto 200 bpm em pacientes com hipertireoidismo, situações de excesso de catecolaminas e na ocorrência de via anômala acessória (síndrome de WPW).

A frequência cardíaca tida como ótima para pacientes com FA ainda é controversa. No estudo AFFIRM[93] a frequência ótima foi de até 80 bpm em repouso, e a média, de até 100 bpm, em monitorização de 24 horas.

As drogas mais eficazes para controle da FC são as que prolongam o período refratário do nó AV. Nesse sentido, as terapias disponíveis para o controle da FC incluem drogas como digitálicos, betabloqueadores e os bloqueadores dos canais de cálcio não diidropiridínicos, como verapamil e diltiazem e, em casos selecionados, a amiodarona.[113]

Da mesma forma que no controle do ritmo, a escolha da melhor droga a ser empregada para o controle da FC é feita a partir da presença ou não de cardiopatias estruturais, disfunção ventricular, cardiopatia isquêmica ou grau de atividades físicas empregadas no dia-a-dia.

Existem poucos estudos comparando a eficácia dessas drogas. Em geral, os antagonistas dos canais de cálcio são efetivos tanto no repouso quanto durante a atividade física. Os betabloqueadores possuem esse mesmo perfil, no entanto são mais eficazes ainda durante o exercício. Em contrapartida, os digitálicos são eficazes só durante o repouso praticamente.

Betabloqueadores

São drogas de primeira linha para o controle da FC em pacientes coronarianos, em portadores de insuficiência cardíaca e naqueles com resposta ventricular exagerada no exercício. Nos dois primeiros casos, a droga atua também aumentando a sobrevida desses pacientes. Dentre os betabloqueadores, aqueles que possuem maior evidência

clínica a seu favor são: atenolol, metoprolol, timolol, pindolol e nadolol.[120] Em pacientes com insuficiência cardíaca, a associação de carvedilol com digoxina se mostrou superior ao uso isolado de cada uma delas em controlar a FC, evidenciando também melhora na fração de ejeção e nos sintomas.[121]

- Dose para controle agudo da FC:
  - Metoprolol 2,5 a 5 mg EV *bolus* lento de 2 minutos (até 3 doses);
  - Esmolol 500 mcg/kg EV por 1 min. = > manutenção: 60 a 200 mcg/kg/min. EV;
  - Propranolol 0,15 mg/kg EV.
- Dose para controle crônico da FC:
  - Metoprolol 25 a 100 mg VO duas vezes ao dia;
  - Propranolol 80 a 240 mg VO divididos em 3 tomadas;
  - Atenolol 25 a 50 mg VO duas vezes ao dia.

Antagonistas de cálcio não diidropiridínicos

São representados pelo verapamil e diltiazem. São igualmente eficazes no controle da FC.[122] Seu uso é preferido em pacientes com doença pulmonar obstrutiva crônica, asma e em outros casos em que é contraindicado o uso de betabloqueadores.

- Dose para controle agudo da FC:
  - Diltiazem 0,25 mg/kg EV lento de 2 minutos = > após 15 minutos, pode repetir 0,35 mg/kg *bolus* lento de 2 minutos;
  - Verapamil 2,5 a 5 mg EV lento = > após 15 minutos, pode repetir 5 a 10 mg em *bolus* lento EV.
- Dose para controle crônico da FC:
  - Diltiazem 120 a 360 mg VO divididos em até 3 tomadas;
  - Verapamil 120 a 360 mg VO divididos em até 3 tomadas.

Amiodarona

Seu efeito simpaticolítico sobre o nó AV é o grande responsável pela redução da resposta ventricular. Devido aos potenciais efeitos tóxicos, acaba sendo utilizada como segunda opção no manejo da frequência cardíaca, ganhando maior importância em pacientes com insuficiência cardíaca.[1,13] Deve se tomar especial cuidado na administração desse fármaco para controle de FC, pois há potencial chance de reversão inadvertida da arritmia com o seu uso.

- Dose para controle agudo da FC:
  - Amiodarona 150 mg EV em 10 minutos = > 0,5 a 1,0 mg/min. EV.
- Dose para controle crônico da FC:
  - Amiodarona 200 a 800 mg VO nas primeiras semanas = > 200 mg VO ao dia.

Digitálicos

São drogas especialmente benéficas em pacientes com disfunção ventricular que não toleram os betabloqueadores. Por não serem eficazes durante o esforço, são indicadas para pacientes idosos, sedentários ou com limitação física. Podem também ser utilizadas em associação com os betabloqueadores e antagonistas dos canais de cálcio, permitindo redução de dose dessas drogas e consequente diminuição de seu efeito inotrópico negativo.[13]

- Dose para controle agudo da FC:
  - Digoxina 0,25 mg EV em *bolus*.
- Dose para controle crônico da FC:
  - Digoxina 0,125 a 0,375 mg VO ao dia.

A Figura 33.18 sumariza a escolha do fármaco apropriado para o controle da frequência cardíaca em pacientes com FA.[1]

Terapia combinada

Para pacientes que não atingiram o controle adequado da FC com doses máximas de monoterapia com betabloqueador ou antagonistas dos canais de cálcio (AC), é indicada associação de digoxina, independentemente da função ventricular. Se ainda assim o objetivo não for atingido, associa-se a droga que ainda não foi utilizada (betabloqueador ou AC)[1] (Figura 33.19.)

Alguns pacientes podem ainda não atingir o controle adequado da FC, quer por intolerância às drogas ou por fraca resposta à terapia utilizada. Nesses casos, restam duas opções: reconsiderar a estratégia de controle de ritmo ou controle não farmacológico da FC.

Controle não farmacológico da frequência cardíaca

Nos pacientes refratários ao controle medicamentoso da FC, em que o ritmo sinusal não pode restaurado, uma alternativa é o isolamento elétrico entre os átrios e ventrículos através da ablação do nó AV, seguido de implante de marca-passo definitivo (classificação IIa, nível de evidência C, segundo os *guidelines* da ACC/AHA/HRS).[1] O procedimento se faz através da ablação do nó AV por cateter com radiofrequência, com taxas de sucesso que variam de 97% a 100%.[123,124]

Nos raros casos em que o paciente não aceitar o uso de um marca-passo definitivo, uma opção é a modificação da junção atrioventricular através de lesões de radiofrequência na região posterosseptal do átrio direito, diminuindo a carga de estímulos elétricos que alcançam o nó AV. No entanto, até 30% dos pacientes permanece com resposta ventricular rápida.[125]

Atualmente esses procedimentos estão perdendo espaço para a conversão do ritmo sinusal através da ablação cirúrgica ou percutânea da FA (ver adiante).

Prevenção de fenômenos tromboembólicos

Umas das complicações mais temidas da FA é o tromboembolismo cerebral, que pode ocorrer em 3 a 5% dos pacientes sem terapia antitrombótica.[126,127]

A simples presença da FA em pacientes não valvulares aumenta em três a cinco vezes o risco de AVC. Com base em dados de Framingham, foi elaborado um modelo de estratificação de risco para acidente vascular cerebral em pacientes com FA. Fatores preditores nesse modelo incluem idade, sexo feminino, a pressão arterial sistólica, *diabetes mellitus*, acidente vascular cerebral prévio ou ataque isquêmico transitório. Pacientes com FA também apresentam

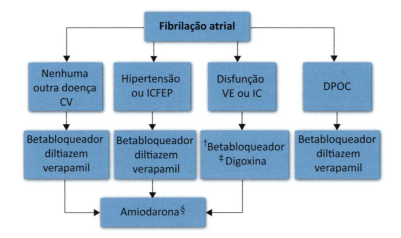

† Betabloqueadores devem ser iniciados após estabilização em pacientes com insuficiência cardíaca.
‡ Digoxina não é terapia de primeira linha usual. Pode ser combinada com betabloqueador e/ou antagonistas de cálcio não diidropiridínicos quando a frequência cardíaca não é controlada com monoterapia. Pode ser útil em pacientes com IC.
§ O uso de amiodarona para controle de frequência cardíaca deve ser reservado para pacientes que não respondem ou são intolerantes aos betabloqueadores ou antagonistas de cálcio não-diidropiridínicos.

■ **Figura 33.18** Escolha do fármaco para controle crônico da FC em pacientes com FA.
DPOC (Doença Pulmonar Obstrutiva Crônica); CV (Cardiovascular); IC (Insuficiência Cardíaca); ICFEP (Insuficiência Cardíaca com Fração de Ejeção Preservada); VE (Ventrículo Esquerdo).

Adaptada de January C. T., Wann L. S., Alpert J. S. et al. 2014 AHA/ACC/HRS Guideline for the Management of Patients With Atrial Fibrillation A Report of the American College of Cardiology/American Heart Association Task Force on Practice Guidelines and the Heart Rhythm Society. Circulation. 2014; 130: e199-e267.

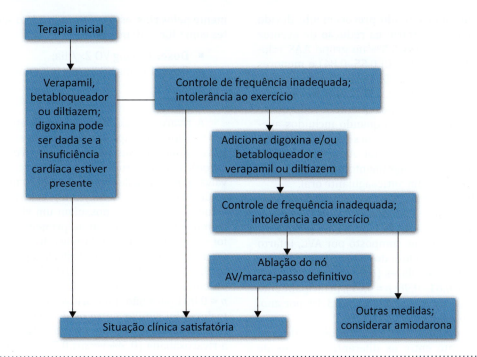

Figura 33.19 Algoritmo do manejo terapêutico da FC em pacientes com FA crônica permanente.

Adaptada de Morton F. Arnsdorf, Leonard I. Ganz. Control of ventricular rate in atrial fibrillation: Pharmacologic therapy. In: UpToDate, Basow, DS (Ed), UpToDate, Waltham, MA, 2009.

maior número de eventos fatais e incapacitantes, independentemente da idade ou outros fatores de risco.[128] Outro fator alarmante nesses pacientes é o maior número de recorrências. No entanto, nem todos os eventos isquêmicos são essencialmente cardioembólicos, e cerca de 39% dos episódios apresentam outras causas, principalmente associadas à presença de aterosclerose.[128] A embolização periférica corresponde a 6% dos casos de tromboembolismo.

O risco de AVC parece ser equivalente na FA crônica permanente e na forma paroxística, e conforme observado nos estudos RACE e AFFIRM, é equivalente também nas duas estratégias estudadas (controle de ritmo e controle de FC).[129-131] A incidência aumentada de tromboembolismo na FA paroxística, mesmo nos pacientes mantidos em ritmo sinusal, e a necessidade imperativa da terapia antitrombótica nesses pacientes, é apoiada pelos seguintes achados:

- Aproximadamente 90% dos pacientes estudados apresentaram episódios recorrentes de FA, e 90% desses foram totalmente assintomáticos.[73,74] Além disso, episódios com duração superior a 48h não foram incomuns, ocorrendo em 17% dos pacientes com monitorização contínua.
- Alguns pacientes apresentavam outros fatores de risco para embolização.

A prevenção dos fenômenos tromboembólicos é feita através da instituição de terapia antitrombótica adequada, com antiagregante ou anticoagulante. Sua escolha será feita levando em consideração o risco tromboembólico e os riscos para a ocorrência de sangramentos maiores decorrentes da terapia.

Ácido Acetilsalicílico (AAS)

É um anti-inflamatório não esteroidal que promove a antigregação plaquetária de modo irreversível.

Uma metanálise de seis estudos randomizados comparando AAS com placebo evidenciou uma redução significativa da incidência de AVC ou ataque isquêmico transitório (AIT) de 22% no grupo que tomou AAS, com uma redução de risco absoluto de 1,5% por ano.[132] Outra metanálise mostrou redução de 32% no risco de AVC.[133] As doses entre 81 e 325 mg diários foram igualmente eficazes para a prevenção nesses estudos.

Varfarina

É um anticoagulante oral que inibe a síntese dos fatores de coagulação dependentes da vitamina K.

Sua eficácia na prevenção de AVC foi testada em uma série de grandes estudos, dentre eles o SPAF- I e SPAF- II t, AFASAK, BAATAF, SPINAF e CAFA.[134-139] Juntos esses estudos randomizaram 4 mil pacientes com FA de origem não valvular e não reumática. O resultado foi uma significativa redução do risco de AVC em pacientes usando varfarina em comparação com placebo e AAS. A dose ajustada de varfarina, mantendo INR entre 2,0 e 3,0, reduziu o risco de AVC em 62 a 69% dos casos.[140] Portanto, quando indicado seu uso, a dose da varfarina deverá ser ajustada para manter um INR entre 2,0 e 3,0; e, naqueles portadores de válvulas metálicas, o INR deve ser mantido entre 2,5 e 3,5.

Terapia associada

A combinação de AAS com clopidogrel, em comparação ao anticoagulante oral (varfarina) foi avaliada no estudo

ACTIVE-W,[141] que foi interrompido precocemente devido à clara superioridade do warfarin na redução de eventos tromboembólicos (3,7% *versus* 5,5% no grupo AAS +clopidogrel por ano; RR, 0,67; 95% CI 0,55–0,84) e menores taxas de sangramento maior (2,0% *versus* 2,6% por ano, respectivamente; RR, 0,77; 95% CI, 0,56–1,06). No entanto, em análise de subgrupo a diferença quanto à redução de AVC perde significância estatística quando incluídos apenas pacientes virgens de tratamento, ou seja, que ainda não estavam tomando anticoagulante oral. Além disso, nesse grupo houve maior taxa de sangramento maior no grupo randomizado para terapia com anticoagulante oral.

O estudo ACTIVE-A[142] veio logo em seguida para comparar a associação de AAS e clopidogrel *versus* AAS e placebo. Nesse estudo, a associação do clopidogrel permitiu a redução do desfecho primário, composto por AVC, infarto agudo do miocárdio, embolia fora do sistema nervoso central e morte por causas vasculares (6,8% *versus* 7,6% por ano; RR, 0,89; 95% CI, 0,81– 0,98; p = 0,01), principalmente pela redução das taxas de AVC (2,4% *versus* 3,3% por ano; RR, 0,72; 95% CI, 0,62–0,83; P < 0,001).

Em estudo dinamarquês, L. Morten e *et al.* verificaram o risco de sangramento entre os diferentes regimes de tratamento antitrombótico na FA. Tendo como referência o tratamento com varfarina, a utilização do AAS mostrou menor taxa de sangramento [HR 0,93 (IC 95% 0,88-0,98)]; igual taxa com clopidogrel [HR 1,06 (0,87-1,29)]; maiores taxas com a associação AAS + clopidogrel [HR 1,66 (1,34-2,04)], varfarina + AAS [HR 1,83 (1,72-1,96)], varfarina + clopidogrel [3,08 (2,32-3,91)] e varfarina + AAS + clopidogrel [HR 3,70 (2,89-4,76)].[143]

Novos Anticoagulantes Orais (NACOs)

Dabigatrana

O estudo RE-LY[144] (*Randomized Evaluation of Long--Term Anticoagulant Therapy*) testou a eficácia e segurança da *dabigatrana,* um inibidor direto, competitivo e reversível da trombina, de rápido início de ação, efeito anticoagulante consistente e meia-vida de 12 a 17 horas. Foi um estudo prospectivo, incluindo mais de 18 mil pacientes com FA não valvular e pelo menos um fator de risco para AVC, que comparou a dabigatrana em doses fixas (110 ou 150 mg duas vezes ao dia) com varfarina em doses ajustadas de (INR 2,0-3,0). Após dois anos de seguimento, as taxas de AVC foram similares entre aqueles que receberam dabigatrana 110 mg (1,53% por ano) e aqueles que receberam varfarina (1,69% por ano), porém as taxas de sangramento maior foram inferiores no primeiro grupo (2,71% *versus* 3,36% por ano; RR, 0,80; IC 95%, 0,69–0,93). Em doses de 150 mg, a dabigatana obteve menores taxas de AVC (1,11% por ano, RR, 0,66; IC 95%, 0,53–0,82) e taxas semelhantes de sangramentos maiores comparadas à varfarina (3,11% por ano; RR, 0,93; IC 95%, 0,81–1,07). Desse modo, na dose de 150 mg duas vezes ao dia a droga se mostrou *superior* à varfarina na prevenção de eventos tromboembólicos, com igual segurança para sangramentos maiores. Na dose de 110 mg duas vezes ao dia, mostrou-se *não inferior* a varfarina na prevenção tromboembólica, mas superior em segurança. Por ser uma droga excretada predominante-

mente pelos rins, está contraindicado o seu uso em pacientes com ClCr < 30 mL/min.

- **Dose:** 150 mg VO 2×/dia;
- **Dose:** 110 mg VO 2×/dia (ClCr entre 30 e 50 mL/min.).

Rivaroxabana

A rivaroxabana, um inibidor direto do fator Xa, teve seu uso aprovado após publicação do estudo ROCKET AF[145] (*Rivaroxaban Versus Warfarin in Nonvalvular Atrial Fibrillation*). Foram estudados 14.264 pacientes com FA não valvar para o uso de rivaroxabana (20 mg/dia e 15 mg/dia se ClCr entre 30 e 49 mL/min.) contra a varfarina. Nesse estudo, os pacientes possuíam um risco para fenômenos trombembólicos superior ao primeiro estudo. O resultado foi a não inferioridade da nova droga em comparação ao warfarin com relação aos desfechos primários de AVC (RR 0,79; IC 95% , 0,66 – 0,96; p < 0,001 para não inferioridade) ou embolização sistêmica (RR 0,88; IC 95%, 0,74 – 1,03; p < 0,001 para não inferioridade). A taxa de sangramentos maiores foi similar entre os dois grupos, mas as taxas de AVC hemorrágico e sangramento fatal foram menores com a rivaroxabana (0,5% *versus* 0,7%; p = 0,02 e 0,2% *versus* 0,5%; p = 0,003, respectivamente).

- **Dose:** 20 mg VO 1×/dia;
- **Dose:** 15 mg VO 1×/dia (ClCr 30 – 40 mL/min.).

Apixabana

Dos NACOs, a apixabana, um inibidor direto do fator Xa, foi a última a ser aprovada pela ANVISA. Seu lançamento se deu após os resultados dos estudos AVERROES[146] e ARISTOTLE[147] (*Apixaban Versus Warfarin in Patients With Atrial Fibrillation*). O primeiro foi um ensaio clinico, duplo--cego e randomizado que incluiu 5.600 pacientes com FA e ao menos um fator de risco para tromboembolismo sistêmico, com contraindicação ao uso da warfarina. Foram comparados apixabana 5 mg duas vezes ao dia contra AAS 81 a 325 mg/dia. Houve redução de 54% dos desfechos primários (AVC ou eventos embólicos sistêmicos) no grupo tratado com a nova droga (RR 0,46; IC 0,33 – 0,64; p < 0,001). Não houve diferença significativa no quesito segurança, com taxas similares de sangramentos maiores (RR 1,14, IC 95% 0,74-1,75; p = 0,56).

O segundo estudo, ARISTOTLE, comparou de maneira randomizada e duplo-cega a Apixabana 5 mg duas vezes ao dia à varfarina, em uma população de 18.201 pacientes com FA. A dose foi reduzida para 2,5 mg duas vezes ao dia em pacientes com duas ou mais das seguintes condições: idade superior a 80 anos, peso inferior a 60 kg ou creatinina sérica superior a 1,5 mg/dL. Após seguimento de 1,8 ano, o desfecho primário (AVC ou eventos embólicos sistêmicos) foi menor no grupo que usou a apixabana. Além disso, apresentaram também menores índices de desfechos secundários, tais como mortalidade, sangramento maior, hemorragia intracraniana e qualquer outro sangramento.

- **Dose:** 5 mg VO 2×/dia;
- **Dose:** 2,5 mg VO 2×/dia (se presentes dois ou mais destes fatores: idade superior a 80 anos, peso inferior a 60 kg ou creatinina sérica superior a 1,5 mg/dL).

Terapia não farmacológica para prevenção de fenômenos tromboembólicos[1]

A terapia não farmacológica está despontando como uma alternativa àqueles pacientes portadores de FA crônica e elevado risco trombembólico que possuem contraindicação ao uso de anticoagulantes ou que apresentaram sangramentos significativos com o seu uso. Sabendo que o apêndice atrial esquerdo, por características anatômicas, é o principal local formador de trombo, novas estratégias foram estudadas a fim de inibir a liberação desse trombo, nos casos em que o anticoagulante não puder ser utilizado. Assim, deu-se início ao desenvolvimento de próteses capazes de ocluir definitivamente o apêndice atrial esquerdo.

Prótese oclusora do apêndice atrial esquerdo

Dentre os dispositivos oclusores de apêndice atrial esquerdo desenvolvidos, destacam-se o dispositivo WATCHMAN e o Amplatzer Cardiac Plug.

O dispositivo WATCHMAN[148] alcança o apêndice atrial esquerdo através de punção transeptal e ancora após sua expansão, ocluindo a região. Estudos envolvendo o dispositivo revelaram sua não inferioridade em relação à varfarina nos desfechos compostos de AVC, embolização sistêmica e morte cardiovascular. Os riscos de complicação com o procedimento, anteriormente de 10%, são reduzidos na medida em que se ganha experiência com o método.

O dispositivo de Amplatzer[149] autoexpansivo também é implantado via percutânea, sendo capaz de selar completamente o apêndice atrial esquerdo.

Excisão cirúrgica do apêndice atrial esquerdo

A excisão cirúrgica do apêndice atrial esquerdo pode ser considerada nos pacientes portadores de FA que serão submetidos a cirurgia cardíaca. No entanto, seus resultados são subótimos, e os estudos, controversos, devido às múltiplas técnicas cirúrgicas diferentes. São observadas excisões incompletas do apêndice em mais de 50% dos pacientes.[1]

Escores de risco de fenômenos tromboembólicos e eventos hemorrágicos

A escolha da necessidade da terapia antitrombótica é feita a partir da análise dos fatores de risco de cada paciente para AVC ou embolização sistêmica.[150] Embora vários modelos de estratificação de risco estejam disponíveis, o mais utilizado na prática clínica é o escore de risco CHADS 2 (*Cardiac failure, Hypertension, Age, Diabetes, Stroke*).[151] Para utilização em portadores de FA, não valvulopatas, o escore incluiu aspectos de diversas publicações em que a história de AVC ou ataque isquêmico transitório (AIT) recebe 2 pontos, e idade acima de 75 anos, hipertensão arterial, *diabetes mellitus* ou insuficiência cardíaca recente recebem 1 ponto cada. Quanto maior a pontuação, maior o risco para eventos tromboembólicos.

Recentemente, a diretriz europeia e posteriormente a americana incorporaram um aprimoramento desse escore (CHA_2DS_2-$VASc$), que incluiu mais três variáveis, a saber: sexo feminino (1 ponto), idade entre 65 e 74 anos (1 ponto) e doença vascular como infarto do miocárdio prévio,

doença arterial periférica e doença aterosclerótica de aorta (1 ponto); a idade superior a 75 anos passa a valer 2 pontos. A Tabela 33.5 mostra de forma resumida esse escore, bem como sua correlação com o risco de AVC.[152,153]

Com base nesse modelo, pacientes com pontuação zero são considerados como de baixo risco para AVC ou embolização periférica e, portanto, podem ser tratados somente com AAS ou até mesmo ficar sem qualquer medicação. Pacientes com pontuação maior ou igual a 2 são considerados de alto risco e, na ausência de contraindicação, devem ser tratados com anticoagulante. Por fim, aqueles com pontuação igual a 1 são considerados de risco intermediário; neste caso, poderão ser tratados com AAS ou anticoagulante, de acordo com decisão médica e vontade do paciente (Tabela 33.6).

Pacientes com FA isolada, considerados de baixo risco (idade inferior a 65 anos e ausência de fatores de risco), podem ser tratados apenas com AAS ou até mesmo acompanhados clinicamente sem qualquer tratamento.[1]

Na tomada de decisão quanto ao início da terapia antitrombótica, outro fator que deve ser levado em consideração é o risco de sangramento que essa terapia pode proporcionar. Sabe-se que esse risco não é homogêneo entre a população, devendo, portanto, ser analisado individualmente. Nesse contexto, foi desenvolvido um escore de risco para sangramento, o HAS-BLED, de fácil aplicação, que inclui as seguintes variáveis: hipertensão arterial, funções hepática e renal, AVC prévio, história ou predisposição a sangramento, labilidade do INR, idade e uso de álcool ou drogas. Com cada variável valendo 1 ponto, a soma de 3 ou mais classifica o paciente como de maior risco para sangramento (Tabela 33.7).[152]

Portanto, a decisão quanto à utilização do antitrombótico deverá ser tomada após cuidadosa avaliação do risco de tromboembolia periférica/AVC (CHA_2DS_2-$VASc$) e de sangramento (HAS-BLED) que cada paciente possui.

Terapêutica invasiva da FA

O desenvolvimento crescente de técnicas alternativas ao tratamento da FA deve-se à relativa ineficácia dos antiarrítmicos atuais, bem como à toxicidade consequente ao seu uso.

Atualmente, diversos procedimentos percutâneos e cirúrgicos vêm sendo aprimorados na tentativa de promover o tratamento da FA através de sua reversão para ritmo sinusal.

A seleção de pacientes para a terapia ablativa deve ser rigorosa, e esta já configura classe I, como primeira escolha terapêutica, em pacientes com FA isolada sem outras comorbidades e sem tratamento medicamentoso prévio.[152,1]

A ablação da FA por cateter de radiofrequência é direcionada a dois objetivos: eliminação dos gatilhos deflagradores da arritmia ao realizar o isolamento elétrico das veias pulmonares em relação ao átrio esquerdo e modificação do substrato através da eliminação de potenciais fragmentados, dos ninhos de FA, da ablação de gânglios parassimpáticos ou através da criação de lesões lineares no átrio esquerdo. Quando realizada por profissionais experientes, a ablação da FA tem se mostrado um método seguro e eficaz.[13]

■ CAPÍTULO 33

Fibrilação Atrial e *Flutter* Atrial

Tabela 33.5 Escore CHA_2DS_2VASc e risco de AVC.

(a) Fatores de risco para acidente vascular cerebral e tromboembolismo FA não valvular	
Principais fatores de risco	**Fatores de risco clinicamente relevantes**
AVC prévio, AIT ou embolia sistêmica. Idade ≥ 75 anos	Insuficiência cardíaca ou moderada a grave disfunção sistólica do VE (por exemplo, LV EF ≤ 40%) Hipertensão – *Diabetes mellitus*. Sexo feminino – Idade: 65-74 anos. Doença vascular*.

(b) Os fatores de risco baseados na abordagem expressa como um sistema de pontos com a sigla CHA_2DS_2-VASc (Nota: a pontuação máxima é 9, desde que a idade possa contribuir 0,1 ou 2 pontos)	
Fatores de risco	**Pontuação**
Insuficiência cardíaca congestiva/ disfunção do VE	1
Hipertensão	1
Idade ≥ 75 anos	2
Diabetes mellitus	1
AVC/AIT/tromboembolismo	2
Doença vascular*	1
Idade: 65-74 anos	1
Sexo (i.e. sexo feminino)	1
Pontuação máxima	9

(c) Cadência ajustada de acordo com a pontuação CHA_2DS_2-VASc (de acordo com a pontuação)		
$CHA_2 DS_2$-VASc score	Pacientes (n = 7.329)	Variação de ataque súbito ajustado (%/ano)
0	1	0%
1	422	1,3%
2	1.230	2,2%
3	1.730	3,2%
4	1.718	4,0%
5	1.159	6,7%
6	679	9,8%
7	294	9,6%
8	82	6,7%
9	14	15,2%

*Infarto do miocárdio prévio, doença arterial periférica, placa aórtica. As taxas reais de acidente vascular cerebral em grupos contemporâneos podem variar em relação às estimativas.

FA (Fibrilação Atrial); FE (Fração de Ejeção) (como documentado pelo ecocardiograma, ventriculografia, cateterismo cardíaco, ressonância magnética cardíaca, etc.); VE (Ventrículo Esquerdo); AIT (Ataque Isquêmico Transitório); AVC (Acidente Vascular Cerebral).

Adaptada de Lip *et al.*

Tratado Dante Pazzanese de Emergências Cardiovasculares

Tabela 33.6 Abordagem antitrombótica no paciente portador de FA.

Riscos	CHA$_2$DS$_2$-VASc pontuação	Terapia antitrombótica recomendada
Um fator de risco mais importante ou ≥ 2 não-principais fatores de risco clinicamente relevantes	≥ 2	ACO
Um fator de risco clinicamente relevante	1	ACO ou aspirina 75-325 mg por dia. Preferência: ACO
Sem fatores de risco	0	Aspirina 75-325 mg por dia ou sem terapia antitrombótica. Preferência: sem terapia antitrombótica

FA (Fibrilação Atrial); INR (Relação Internacional Normalizada); ACO (Anticoagulação Oral).

Tabela 33.7 Características clínicas que compõem o escore de risco de sangramento HAS-BLED.

Letra	Características clínicas	Pontos atribuídos
H	Hipertensão	1
A	Função renal e/ou hepática anormal	1 ou 2
S	AVC	1
B	Sangramento	1
L	Labilidade do INR	1
E	Idosos (> 65 anos)	1
D	Drogas ou álcool	1 ou 2
		Máximo 9 pontos

A hipertensão arterial é definida como pressão arterial sistólica > 160 mmHg. Função renal anormal é definida como a presença de diálise crônica ou transplante renal ou creatinina sérica ≥ 200 umol/L. Alteração da função hepática é definida como doença crônica hepática (ex. cirrose) ou evidências bioquímicas de perturbação hepática significativa (por exemplo, bilirrubina ≥ 2 x limite superior do normal, em associação com aspartato aminotransferase/alanina aminotransferase/fosfatase alcalina > 3 x limite superior normal etc.). Sangramento refere-se a histórico de sangramento prévio e/ou predisposição a hemorragias, por exemplo, diátese hemorrágica, anemia etc. Labilidade do INR se refere à instabilidade/elevação do INR ou pouco tempo dentro da faixa terapêutica (ex.: menos de 60% do tempo). Uso de drogas/álcool refere-se ao uso concomitante de medicamentos, tais como os agentes antiplaquetários, drogas anti-inflamatórias não esteroides ou o próprio abuso de álcool etc.

Os *guidelines* da *American College of Cardiology, American Heart Association* e *European Society of Cardiology* consideram a ablação da FA como alternativa para prevenir FA recorrente sintomática com discreto ou nenhum aumento de átrio esquerdo e que tenha falhado com pelo menos uma tentativa com antiarrítmicos.[1, 152] O sucesso do procedimento é menor em pacientes com idade avançada, portadores de cardiopatia estrutural significativa, FA crônica e naqueles com alargamento atrial.

Não existe evidência que suporte a interrupção do anticoagulante nos pacientes submetidos à ablação por radiofrequência. Assim, esses pacientes devem ser mantidos cronicamente em anticoagulação.[154]

Da mesma forma que a ablação por cateter, a abordagem cirúrgica visa eliminação dos gatilhos e modificação do substrato. Atualmente a estratégia mais importante da cirurgia consiste no isolamento das veias pulmonares, diminuição da massa crítica atrial de reentrada, isolamento do istmo mitral e ressecção dos apêndices atriais, com um sucesso de até 95% em 15 anos.[155-157]

A abordagem cirúrgica está indicada para pacientes com FA sintomática que serão submetidos à cirurgia valvar mitral ou outras cirurgias cardíacas.[13]

Ainda em fase de experimentação, os desfibriladores atriais vêm despontando como terapia promissora e alternativa nos casos de FA refratária ao tratamento convencional.

Perspectivas futuras no tratamento da FA

Antiarrítmicos

A abordagem medicamentosa ainda é a primeira escolha para a maioria dos pacientes com fibrilação atrial, motivo pelo qual existe a necessidade imperiosa de que novas drogas com maior eficácia e melhor tolerabilidade sejam desenvolvidas.

Uma maior compreensão dos diversos mecanismos eletrofisiopatológicos envolvidos na gênese e manutenção da FA tem possibilitado alguns avanços no desenvolvimento de novos fármacos antiarrítmicos mais seguros e eficazes. Além disso, cresce o interesse numa abordagem

■ CAPÍTULO 33

Fibrilação Atrial e *Flutter* Atrial

"polifarmacológica" no manejo da FA, incluindo o uso de drogas adjuntas, como os inibidores da enzima conversora de angiotensina e estatinas, que poderiam favorecer a reversão da arritmia e a manutenção do ritmo sinusal.[158-160]

Do ponto de vista eletrofisiológico, atualmente a grande promessa para a manutenção mais segura do ritmo sinusal é a abordagem farmacológica atrial-seletiva. Nesse caso, drogas com atuação sobre canais iônicos específicos do tecido atrial, em especial I_{Kur} e I_{KACh}, presentes no tecido atrial e ausentes no miocárdio ventricular, poderiam diminuir os efeitos tóxicos e pró-arrítmicos observados em outros fármacos hoje disponíveis.[161,162]

Inúmeras drogas têm sido testadas para essa finalidade, dentre elas a tertiapina-Q, que atua sobre os canais iônicos acetilcolina-regulados, e a AVE0118, que atua sobre os canais de potássio ultrarrápidos.[163-165] Até o momento, nenhuma dessas foi liberada para uso humano. O desafio de vários pesquisadores e eletrofisiologistas não tem sido fácil, uma vez que muitos antiarrítmicos testados em laboratórios não passam de estudos fase III – e mesmo aqueles aprovados com euforia inicial passam a despertar desconfianças sobre a segurança.

Até o momento, a amiodarona ainda é considerada a droga mais efetiva para a manutenção do ritmo sinusal, acarretando poucos efeitos cardiovasculares adversos. No entanto, seus efeitos colaterais extracardíacos muitas vezes limitam sua utilização. Em busca de uma droga mais segura e tão ou mais efetiva, foi desenvolvida recentemente a dronaderona, um similar não iodado da amiodarona e com as mesmas características eletrofisiológicas desta. A retirada do iodo de sua molécula permitiu eliminar, em tese, os efeitos adversos limitantes da amiodarona. Sua eficácia e segurança foram testadas em diversos estudos. O estudo DAFNE[166] foi conduzido a fim de obter sua dose terapêutica, definida em 400 mg duas vezes ao dia.

Os estudos EURIDIS[167] (*European Trial in AF or AFL Patients receiving dronedarone for the Maintenance of Sinus Rhythm*) e ADONIS[168] (*American-Australian-African Trial with dronedarone in AF or AFL patients for the Maintenance of Sinus Rhythm*) evidenciaram sua superioridade em relação ao placebo na manutenção do ritmo sinusal, com recorrência da FA em 67% e 61,1%, no grupo dronedarona, e 77,5% e 72,8% no grupo placebo (ambos com $p < 0,05$). Porém, quando comparada à amiodarona, a dronedarona foi menos eficaz para a manutenção do ritmo. Foi o que mostrou o estudo DIONYSOS,[169] que envolveu aproximadamente 500 pacientes, no qual se obteve taxa de recorrência da FA de 36,5% no grupo dronedarona e 24,3% no grupo amiodarona ($p < 0,05$). Esse mesmo estudo também verificou menor taxa de descontinuação do primeiro em relação ao segundo (10,4% *versus* 13,3%), devido a menores taxas de tireoidopatia ou eventos neurológicos, bem como menor interação com anticoagulantes orais no grupo que usou dronedarona. O estudo ERATO,[170] por sua vez, demonstrou a eficácia do novo fármaco na redução da frequência cardíaca em pacientes com FA crônica.

O estudo ANDROMEDA[171] verificou aumento da mortalidade em portadores de insuficiência cardíaca moderada a grave que fizeram uso da dronedarona.

Por fim, o estudo ATHENA[172] incluiu 4.628 pacientes com FA paroxística ou permanente (979 desses com insuficiência cardíaca classe funcional II ou III da NYHA) e teve como *end point* primário morte ou internação hospitalar por causas cardiovasculares. Ao final de 21 meses, não houve diferença significativa de mortalidade entre os grupos (5% no grupo dronedarona *versus* 6,0% no grupo placebo, $p = 0,18$), embora a droga tenha conseguido significância estatística quando analisada exclusivamente causas cardiovasculares e arrítmicas de morte ($p = 0,03$ e $0,01$ respectivamente). Hospitalizações por causas cardíacas ocorreram em 29,3% e 36,9% respectivamente ($p < 0,001$). Além disso, a dronedarona mostrou-se segura e eficaz em reduzir a morbidade e mortalidade em idosos portadores de FA não permanente.

À luz de todos esses dados, o FDA *(Food and Drug Administration)* aprovou o uso da dronedarona para pacientes com riscos adicionais (idade superior a 70 anos, diabetes, hipertensão arterial, aumento de átrio esquerdo ou fração de ejeção de ventrículo esquerdo inferior a 40%) e FA ou *flutter* atrial, paroxístico ou persistente, que estão em ritmo sinusal ou em programação para reversão. Está contraindicada para aqueles pacientes em classe funcional IV da NYHA, ou classe funcional II ou III com episódios recentes de hospitalizações. No Brasil, esse medicamento ainda aguarda liberação da ANVISA (Agência Nacional de Vigilância Sanitária) para ser comercializado.

Anticoagulantes orais

Como a prevenção dos fenômenos tromboembólicos constitui a pedra angular para o tratamento da FA, numerosos são os esforços para o desenvolvimento de novos anticoagulantes, com perfis de eficácia e segurança cada vez maiores.

Em 2013, foi publicado o estudo ENGAGE AF – TIMI 18[173] (que randomizou 21 mil pacientes portadores de FA não valvar e comparou a edoxabana (inibidor do fator Xa) com a varfarina para desfecho primário de AVC e embolização sistêmica. O estudo mostrou que a edoxabana na dose de 60 mg dose única diária foi não inferior à varfarina em relação ao desfecho primário, relevando superioridade na análise por intenção de tratamento. Além disso, mostrou-se mais segura, com redução significativa das taxas de sangramentos maiores e intracranianos.

Flutter Atrial

INTRODUÇÃO

O *flutter* atrial (FLA) é uma arritmia supraventricular pouco comum na prática médica, porém frequentemente sintomática, que pode ter como consequências deletérias a isquemia miocárdica, a ocorrência de fenômenos tromboembólicos e, mais raramente, a piora da fração de ejeção ventricular (taquicardiomiopatia). Descrita como o protótipo de arritmia atrial macrorreentrante, caracteriza-se por despolarizações atriais regulares e rápidas, originadas de forma mais frequente no átrio direito, onde o impulso elétrico percorre por entre barreiras anatômicas e funcionais formando um circuito reentrante.[174] Ao contrário da fibrilação atrial (FA), apresenta baixa incidência na população geral, tendendo ao aumento com a idade.[175]

A primeira descrição do FLA foi feita em 1886 por McWilliam, quando observou excitações rápidas e regulares em átrios de animais. Em 1906, Einthoven realizou a primeira documentação eletrocardiográfica, permitindo que, em 1911, Jolly e Ritchies descrevessem pela primeira vez as características "ondas em dente de serra" em parede inferior. Foram eles os primeiros autores a distinguirem o *flutter* da fibrilação atrial. Em seguida, Lewis e *et al.* estudaram pela primeira vez seu mecanismo arritmogênico, concluindo que o FLA era decorrente de um movimento circulatório do impulso elétrico ao redor da veia cava superior e inferior, que despolarizava os átrios de forma cíclica.[176-178]

MECANISMO FISIOPATOLÓGICO

As macrorreentradas caracterizam-se por circuitos de condução do impulso elétrico ao redor de grandes obstáculos centrais, geralmente alguns centímetros de diâmetro em pelo menos uma de suas dimensões. Tais obstáculos podem corresponder a estruturas normais ou anormais, anatômicas e/ou funcionais.[179]

Dentre as barreiras anatômicas, se destacam os orifícios das veias cava superior e inferior, bem como o orifício tricúspide. A *crista terminalis*, principal barreira funcional, tem fundamental participação na manutenção da arritmia. É composta por feixes musculares dotados de menor resistência e maior velocidade de condução do impulso elétrico no sentido longitudinal (até dez vezes mais) do que no sentido transversal das fibras, o que em última análise implica em retardo da condução por essa região. Para a ocorrência do FLA, esse retardo tem que ser o suficiente para que ao passar por essa região o impulso encontre a região seguinte do circuito fora do período refratário, podendo dessa forma reentrar.[180]

A combinação de grandes orifícios valvulares e a barreira funcional na *crista terminalis* do átrio direito faz dessa câmara um lugar ideal para ocorrência das macrorreentradas. Esse é o local de quase todos os casos de FLA (Figura 33.20).[181,182]

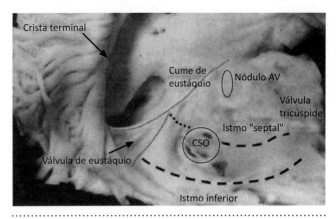

Figura 33.20 Estruturas anatômicas do átrio direito de interesse em cavotricuspídeo-dependente istmo vibração. O istmo inferior é alvo de ablação por radiofrequência na maioria dos laboratórios de eletrofisiologia.

Fonte: Kattkamp H., Hindricks G. Catheter ablation of atrial *flutter*. In: Zipes D. P., Jalife J. (eds.). *Cardiac Eletrophysiology*: From Cell to Bedside. Philadelphia: Sounders; 2004:1.054.

CLASSIFICAÇÃO

O *flutter* atrial é uma arritmia tipicamente paroxística, geralmente durando de segundos a horas, com reversão rápida espontânea ou após o tratamento. Só ocasionalmente se apresenta como um ritmo estável e persistente.[183,184]

A classificação do FLA, segundo os novos critérios apontados pelas Sociedade Norte-Americana de Marca-passo e Eletrofisiologia e a Sociedade Europeia de Cardiologia, é baseada nas características anatômicas e nos mecanismos eletrofisiológicos. Dessa forma, qualquer circuito reentrante que utilize o istmo cavo-tricuspídeo (ICT) como parte do circuito é dito como típico.[174]

Flutter atrial dependente do istmo cavo-tricuspídeo

O circuito do *flutter* atrial é delimitado anteriormente pelo orifício tricúspide, e, posteriormente, por barreiras anatômicas dos orifícios das veias cavas e crista de Eustáquio, bem como pela barreira funcional da *crista terminalis*. A margem superior ainda não está bem definida, mas pode incluir o teto do átrio direito, anterior ao orifício veia cava superior. A margem inferior é marcada anteriormente pelo orifício tricúspide e posteriormente pelo orifício da veia cava inferior, a continuação do circuito se dá na válvula de Eustáquio. A região inferior é o elo fundamental no circuito e é referido como o istmo cavotricuspídeo ou subeustaquiano (Figura 33.21).

De acordo com o sentido de rotação da reentrada, o FLA é dividido em *flutter* atrial típico (rotação anti-horária) ou típico reverso (rotação horária) (Figura 33.20).

Flutter atrial típico

Representa mais de 90% das apresentações dos FLA que utilizam o ICT. Nesse grupo, o impulso, visto em projeção oblíqua anterior esquerda, percorre o circuito reentrante no sentido anti-horário, descendo pela *crista terminalis*, passando pelo ICT e subindo pelo septo interatrial.

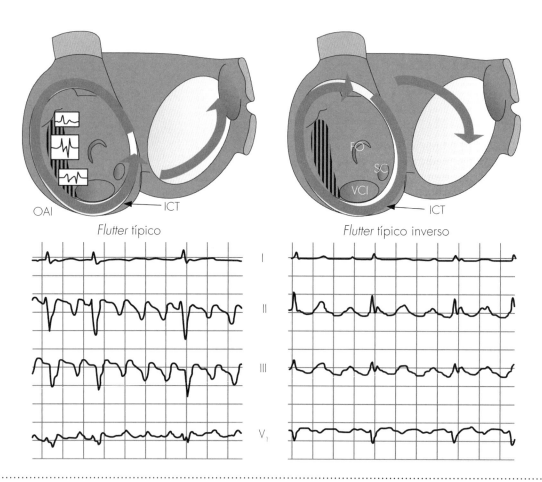

■ **Figura 33.21** Mecanismo e padrão eletrocardiográfico de *flutter* típico (esquerda) e *flutter* típico inverso (direita) em dois pacientes distintos. Os esquemas mostram os átrios em incidência oblíqua anterior esquerda com anéis valvulares ampliados para mostrar a posição da veia cava inferior (VCI), o seio coronário (SC), a fossa oval (FO) e a crista terminal (CT). No *flutter* típico, a reentrada em torno do anel tricúspide é anti-horária (descendente no AD anterior e ascendente no AD septal), e no típico inverso o giro é no sentido contrário. Há um bloqueio funcional na crista terminal que produz potenciais duplos. O istmo cavotricúspide (ICT) é passagem obrigatória da frente de ativação circular. A ativação do átrio esquerdo é passiva a partir do circuito. Para mais detalhes, veja o texto. OAE (oblíquo anterior esquerdo).
Adaptada de Cosío F. G., Pastor A., Núñez A. Flúter auricular: perspectiva clínica actual. *Rev. Esp. Cardiol.*, 2006;59(8):816-31

Flutter atrial típico inverso

Representa os restantes 10% dos casos. Nele, o impulso percorre as mesmas barreiras anatômicas, no entanto o faz no sentido horário, ou seja, em direção oposta ao FLA típico. No laboratório de eletrofisiologia, é possível converter um FLA típico em típico reverso em até 50% dos casos.

Flutter atrial atípico

Corresponde a qualquer taquicardia supraventricular que preencha a definição clássica de ondulações contínuas padrão no eletrocardiograma (ECG), porém sem os critérios para *flutter* típico ou típico reverso, mencionados adiante. Geralmente são circuitos reentrantes instáveis, que podem variar de tamanho e localização, e por isso são de difícil caracterização, pois frequentemente revertem espontaneamente ou após estimulação, tornando impossível a entrada no circuito arritmogênico.

Ao contrário das formas típicas, por definição as formas atípicas não contém o ICT como parte de seus circuitos. Portanto, os circuitos são delimitados por diferentes barreiras anatômicas ou funcionais, tais como áreas de fibrose ou cicatrizes de atriotomia cirúrgica em pós-operatório de cardiopatias congênitas. Em menor número, podem se apresentar no átrio esquerdo, onde giram ao redor do anel mitral, veias pulmonares, seio coronário, zonas de fibrose ou até mesmo de linhas de lesão próximas às veias pulmonares após ablação de FA.[180]

Flutter atrial tipo I e tipo II

Nessa classificação proposta por Wells e *et al.*,[185] amplamente utilizada em todo o mundo, o termo *flutter* atrial tipo I se refere aos FLA típicos, como os descritos acima, enquanto o FLA tipo II diz respeito às formas atípicas, que comumente cursam com frequências cardíacas atriais mais elevadas (superior a 340 bpm) e não podem ser interrompidas por estimulação eletrofisiológica.[185]

EPIDEMIOLOGIA

Enquanto estudos epidemiológicos avaliando FA são frequentemente desenvolvidos, poucos são aqueles desenhados para avaliar as características populacionais dos pacientes portadores de FLA, bem como sua real incidência.

Em dados de 1990, da *Commission on Profession and Hospital Activity* (CPHA), sobre as 517.699 altas hospitalares de pacientes com diagnóstico de arritmia, o FLA esteve presente em 23.420 (4,5%).[186] Estudos mais recentes revelaram uma incidência ainda menor (88 pacientes para cada 100 mil por ano), estimando em torno de 200 mil novos casos por ano nos Estados Unidos (EUA), sendo que destes apenas 80 mil com FLA isoladamente.[187, 188]

A análise exclusiva da forma persistente de FLA foi realizada numa população de 21.648.681 pessoas do banco de dados de Thomson Reuters, nos EUA, encontrando-se uma incidência de 24 para cada 100 mil pessoas para FLA isoladamente, e 68 para cada 100 mil pacientes que se apresentaram com FA e FLA. A projeção da prevalência da FLA para o ano de 2050 foi de 150 mil casos.[189]

A incidência de FLA é duas a cinco vezes maior em homens do que em mulheres e, da mesma forma que a FA, aumenta com a idade. Além da idade e do gênero, outros fatores que estão relacionados ao aumento da incidência de FLA são insuficiência cardíaca, doença pulmonar obstrutiva crônica, isquemia miocárdica e AVC prévio (Figura 33.22).[188]

Estudos têm correlacionado o FLA com aumento da morbidade e mortalidade, porém em taxas menores que a FA isoladamente ou a associação FLA/FA (Figura 33.23).[190]

ETIOLOGIA

O *flutter* atrial é incomum em corações estruturalmente normais, especialmente em crianças e adolescentes. Os fatores predisponentes e as condições associadas assemelham-se muito àqueles relacionados à FA, quais sejam: valvopatias (principalmente de etiologia reumática), insuficiência cardíaca, pericardiopatias, infarto do miocárdio, embolia pulmonar, tumores cardíacos, cardiopatia congênita, cardiomiopatia hipertrófica, pós-operatório de cirurgia cardíaca e não cardíaca, tireotoxicose, intoxicação alcoólica, drogas estimulantes, doença do nó sinusal, entre outros.[191]

Em algumas situações, nos pacientes com FA submetidos ao tratamento antiarrítmico com drogas do grupo III, como a amiodarona e sotalol, ou do grupo I, como quinidina, disopiramida e propafenona, a arritmia pode se organizar em *flutter* atrial, pois essas drogas atuam alentecendo a condução pela *crista terminalis*.[180]

A apresentação do FLA em corações estruturalmente normais, também chamada de "*flutter* atrial isolado", é rara, representando 1,7% dos casos na população geral. Essa porcentagem se eleva para até 8% quando somente crianças e adolescentes são analisados.[192]

QUADRO CLÍNICO

Da mesma forma que na FA, os sintomas se correlacionam diretamente com a frequência cardíaca e com a função ventricular. Dessa forma, mesmo frequências cardíacas pouco elevadas podem causar sintomas em pacientes com disfunção ventricular grave.

Os sintomas mais frequentes são palpitações, fadiga, tontura e dispneia. Menos comumente podemos observar angina, hipotensão arterial, pré-síncope e síncope.

Estima-se que o risco de eventos tromboembólicos no FLA é equivalente a 1/3 do risco da FA, sendo maior quando associado a esta última.[193]

ABORDAGEM DIAGNÓSTICA

A suspeita diagnóstica se faz pela presença de qualquer um dos sintomas supracitados ou do achado no exame

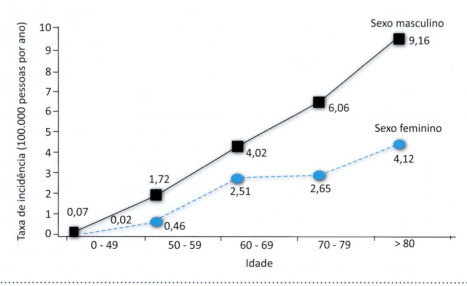

■ **Figura 33.22** Incidência de *flutter* atrial por idade e sexo (100 mil pessoas-ano).
Modificada de Granada J, et al. J. Am. Coll. Cardiol. 2000;36:2.242-6.

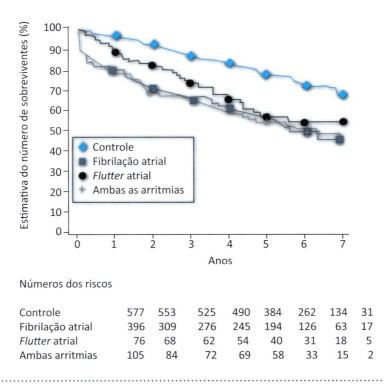

■ **Figura 33.23** Kaplan-Meier de sobrevida dos pacientes com fibrilação atrial, *flutter* atrial, ou ambas as arritmias, em comparação com os controles.
Modificada de Vidaillet H. *et al.* Am J. Med., 2002;113:365-70.

físico de um pulso rápido e regular com frequência cardíaca elevada, geralmente próximo a 150 bpm.

O diagnóstico definitivo é feito na maioria das vezes a partir do ECG de 12 derivações, onde caracteristicamente são observadas as ondas F em "dente de serra ou em serrote".

No *flutter* atrial típico (rotação anti-horária), essas ondas são contínuas, regulares, com polaridade negativa nas derivações correspondentes à parede inferior (D2, D3 e aVF) e positiva na derivação V1. Classicamente não se observa a linha isoelétrica entre os batimentos. A frequência atrial pode variar de 240 a 340 bpm, e o circuito pode ser interrompido por estimulação atrial artificial. No *flutter* atrial típico reverso (rotação horária) as características se assemelham ao anterior; no entanto, as ondas F apresentam polaridade positiva na parede inferior e negativa em V1.[174,191,194]

O *flutter* atrial atípico (ou tipo II) caracteriza-se por frequências atriais mais elevadas, entre 340 e 430 bpm, geralmente com polaridade positiva em parede inferior e negativa em V1. Muitas vezes se apresenta com marcada irregularidade da linha de base.

A resposta ventricular ao *flutter* varia de acordo com o período refratário do nó AV, que pode ser influenciado pelo sistema nervoso autônomo, fármacos ou mesmo lesões degenerativas aí presentes. Comumente a frequência atrial é de 300 bpm, e o enlace AV é do tipo 2:1 ou 4:1, permitindo que a frequência ventricular se situe próximo a 150 bpm ou 75 bpm, respectivamente (Figuras 33.24 e 33.25). Mais frequentemente, a relação atrioventricular é par, provavelmente refletindo um bloqueio AV em dois níveis. São mais difíceis o encontro de enlaces AV do tipo 3:1 ou 5:1. Em alguns casos, o bloqueio AV é variável (por exemplo, 2:1 – 4:1 – 3:1), tornando o ritmo cardíaco irregular, o que ao olhar desatento poderá ser confundido com fibrilação atrial (Figura 33.26).

Durante a atividade física ou qualquer outra situação que resulte em aumento de catecolaminas circulantes, o grau de bloqueio AV diminui, podendo ocasionalmente permitir um enlace AV 1:1, resultando em resposta ventricular próximo a 300 bpm. Outra situação que pode cursar com esse grau de enlace AV é a síndrome de WPW, quando o período refratário da via anômala for curto o bastante para permitir que todos os estímulos atriais passem para os ventrículos. Drogas antiarrítmicas do grupo I, particularmente grupo IC, podem lentificar a frequência cardíaca atrial, permitindo que um menor bloqueio AV seja imposto e, com isso, um enlace AV que antes era de 2:1, por exemplo, pode passar a ser 1:1; assim, apesar de ser menor o número de estímulos gerados no átrio, é maior o número de estímulos que atinge os ventrículos, acelerando paradoxalmente a frequência cardíaca ventricular[174] (Figura 33.27).

Em situações nas quais a resposta ventricular for muito elevada, o diagnóstico do *flutter*, a partir da visualização das ondas F, torna-se difícil. Assim, podemos lançar mão de manobras vagais (massagem do seio carotídeo, manobra de valsalva, invocar reflexo de vômito) para aumentar o grau de bloqueio AV e com isso diminuir a resposta ventricular, possibilitando a visualização do traçado típico da

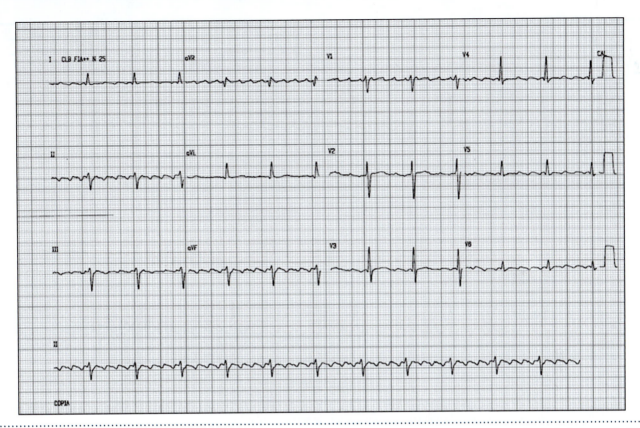

■ **Figura 33.24** ECG de 12 derivacções evidenciando ritmo de *flutter* atrial típico com BAV 4:1. Observe a regularidade do intervalo R-R e o padrão das ondulações da linha de base em "dente de serra" (ondas F). A FC atrial é de 300 bpm, e a FC ventricular é de 75 bpm.

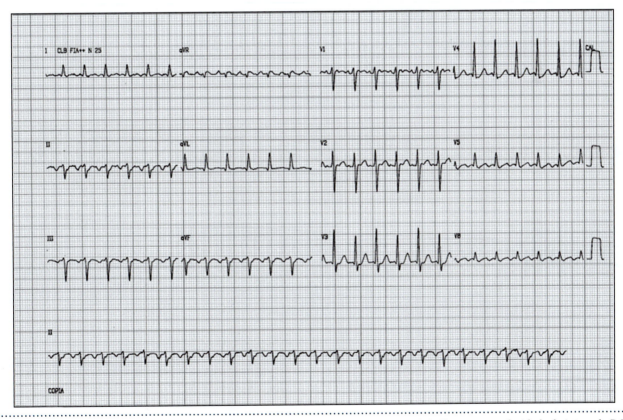

■ **Figura 33.25** ECG de 12 derivações evidenciando ritmo de *flutter* atrial típico com BAV 2:1. Observe a regularidade do intervalo R-R e o padrão das ondulações da linha de base em "dente de serra" (ondas F). A FC atrial é de 300 bpm, e a FC ventricular é de 150 bpm.

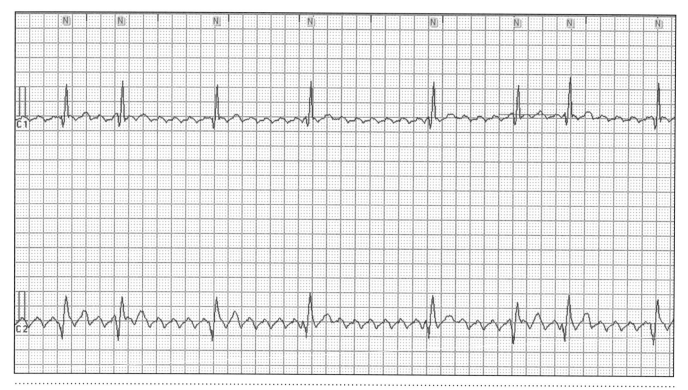

■ **Figura 33.26** Traçado de Holter evidenciando nos canais 1 e 2 ritmo de *flutter* atrial com BAV variável. Observe a irregularidade do intervalo R-R e o padrão das ondulações da linha de base em "dente de serra" (ondas F).

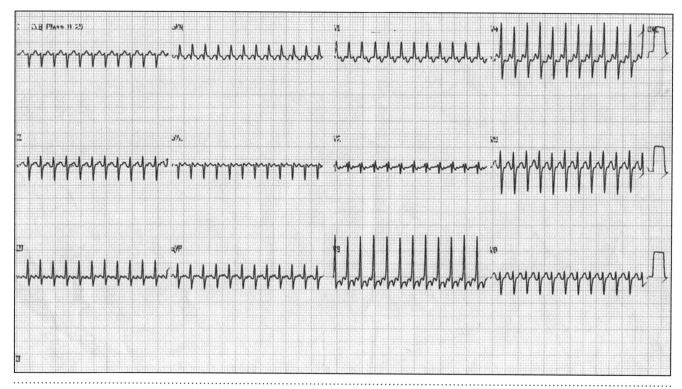

■ **Figura 33.27** ECG de 12 derivações evidenciando ritmo de *flutter* atrial típico com condução AV 1:1. A FC atrial e ventricular é de 300 bpm.

arritmia. Se ainda assim o diagnóstico não estiver claro – e a situação clínica permitir –, pode ser utilizado o eletrodo esofágico para visualização direta da atividade atrial ou mesmo drogas bloqueadoras do nó AV de curta duração (como a adenosina), que permitem maior alentecimento da frequência cardíaca.

A frequência ventricular geralmente é mais lenta em pacientes que estão em uso de drogas inibidoras do nó AV, como betabloqueadores, diltiazem, verapamil, digital ou amiodarona. Naqueles portadores de doença degenerativa do nó AV é frequente encontrar FLA com baixa resposta ventricular.

TRATAMENTO

Da mesma forma que na FA, o tratamento do FLA leva em conta quatro aspectos fundamentais: reversão para ritmo sinusal, manutenção do ritmo sinusal, controle da frequência cardíaca e prevenção de fenômenos tromboembólicos.

Em geral, o que vai determinar a abordagem terapêutica inicial é o *status* hemodinâmico do paciente. Desse modo, quando a taquiarritmia se apresenta com hipotensão arterial, *angina pectoris*, dispneia ou rebaixamento do nível de consciência, o tratamento de escolha é a pronta CVE do ritmo. Diferentemente da FA, o FLA pode ser cardiovertido com choques de baixas cargas: inicialmente 50 J, aumentando progressivamente caso haja necessidade. A taxa de sucesso desse procedimento é de quase 100%.[180]

Em pacientes sintomáticos, porém estáveis hemodinamicamente, o tratamento inicial deverá objetivar o controle da frequência cardíaca, que pode ser feito por meio da infusão endovenosa de betabloqueadores (esmolol, metoprolol ou propranolol) ou antagonistas de cálcio não diidropiridínicos (diltiazem ou verapamil). Para pacientes portadores de disfunção ventricular descompensada, dá-se preferência a digitálicos ou amiodarona endovenosos. As doses e velocidades de infusão se assemelham às utilizadas no tratamento da FA.

A cardioversão eletiva, química ou elétrica, segue as mesmas regras estabelecidas para a FA no que tange ao tempo de instalação da arritmia, necessidade de anticoagulação e a vantagem ou não de manutenção do ritmo sinusal. Porém, ao contrário da FA, o FLA costuma ser refratário à reversão com antiarrítmicos; nesse grupo, portanto, a cardioversão elétrica eletiva é a preferida.[195] Ao optar-se pela cardioversão química, as drogas utilizadas devem ser a procainamida (500 a 1.000 mg por via endovenosa), a propafenona (1 a 2 mg/kg diluídos em 100 mL de solução glicosada e infundida em dez minutos) ou a amiodarona (300 mg diluídos em 230 mL de solução glicosada e infundida em 20 minutos).[7] Ambulatorialmente, a reversão pode ser tentada através da impregnação oral com amiodarona ou propafenona. Vale ressaltar que tais drogas, ao lentificarem a condução atrial, permitem maior passagem de estímulos atriais aos ventrículos, culminando no aumento da

frequência ventricular. Por isso, drogas inibidoras do nó AV devem preceder a administração dos antiarrítmicos.

Outra forma menos utilizada na prática clínica para interrupção da arritmia, porém quase tão eficiente quanto a CVE, é a estimulação atrial rápida, com taxas de sucesso entre 85% e 90%. Por ser um circuito organizado, o FLA permite que o estímulo externo penetre e assuma o comando do ritmo, dessa forma interrompendo a arritmia. Esse é um procedimento seguro, realizado por meio de um marca-passo provisório transvenoso ou epicárdico (pós-operatório de cirurgia cardíaca); mesmo procedimento realizado nos pacientes portadores de marca-passo definitivo, por meio deste. O principal efeito adverso é a conversão do FLA em FA, que pode acontecer numa minoria dos pacientes, durante segundos a minutos antes de se converter espontaneamente em ritmo sinusal.[174,196]

Em pacientes estáveis clinicamente, em que a cardioversão foi tentada porém malsucedida, uma opção é o controle farmacológico da frequência cardíaca, realizado pelas mesmas drogas utilizadas no tratamento da FA. Não raramente se faz necessária a associação de duas ou até três drogas inibidoras do nó AV para o controle da resposta ventricular. Nos casos refratários, opta-se pela ablação do nó AV e implante de marca-passo definitivo.

Entre os pacientes que optaram pela reversão para ritmo sinusal e aqueles portadores de FLA paroxístico, é imprescindível a associação de antiarrítmicos para manutenção do ritmo, o que nesse caso se faz com amiodarona, propafenona ou sotalol, respeitando as mesmas indicações e contraindicações observadas na FA.

Por fim, o tratamento definitivo do *flutter* atrial típico (ICT dependente) pode ser realizado através da ablação por cateter de radiofrequência, procedimento no qual um bloqueio bidirecional e persistente é feito no ICT, interrompendo o circuito arritmogênico. O índice de sucesso pode chegar a 95%.[183] Por isso, esse é muitas vezes o tratamento de escolha mesmo em pacientes que se apresentam pela primeira vez com a arritmia, resultando em considerável melhora da qualidade de vida.

Não há dados suficientes na literatura que permitam avaliar o sucesso das técnicas de ablação por radiofrequência para curar *flutter* atrial atípico (ICT não dependente), embora novas técnicas capazes de localizar os diferentes circuitos reentrantes venham sendo desenvolvidas nos últimos anos.[183]

Apesar de não haver estudos prospectivos randomizados avaliando a incidência de complicações tromboembólicas no *flutter* atrial paroxístico ou permanente, a anticoagulação deve ser preconizada, respeitando-se os mesmos critérios utilizados para indicá-la nos portadores de FA. Isso porque alguns estudos evidenciaram uma taxa de incidência de AVC em pacientes com FLA próxima daqueles com FA. Além disso, não são incomuns os casos das duas arritmias coexistirem num mesmo paciente. Por fim, alguns estudos submetendo portadores de FLA ao ecocardiograma transesofágico mostraram alta incidência de contraste espontâneo atrial.[174]

REFERÊNCIAS BIBLIOGRÁFICAS

1. January CT, Wann LS, Alpert JS et at. 2014 AHA/ACC/HRS Guideline for the Management of Patients With Atrial Fibrillation A Report of the American College of Cardiology/ American Heart Association Task Force on Practice Guidelines and the Heart Rhythm Society.Circulation 2014; 129: 0000-0000

2. Morton FA, Philip JP. Overview of the evaluation and management of atrial fibrillation. In UpToDate software ver. 17.2, 2009.

3. Feinberg WM, Blackshear JL, Laupacis A, et al. Prevalence, age, distribution and gender of patients with atrial fibrillation. Analysis and implications. Arch Intern Med. 1995;155:469-73.

4. Gregory YHL, D Gareth B. ABC of Atrial Fibrillation: history, epidemiology, and importance of atrial fibrillation. BMJ. 1995;311:1361.

5. Moreira DAR. Fibrilação Atrial/Moreira, DAR Segmento . São Paulo 2ed, 2007. p. 15-32.

6. Lewis T. Evidences of auricular fibrillation, treated historically. Br Med J. 1912;13:57-60.

7. Serrano C, Timerman A, Stefanini E. Tratado de Cardiologia Socesp. Seção 14. Cap.6 Fibrilação e Flutter Atriais. p. 1544-68.

8. Kannel WB, Abbot RD, Savage DD, et al. Epidemiologic features of chronic atrial fibrillation. The Framingham Study. N Engl J Med. 1982;306:1018-22.

9. Vidaillet H, Granada JF, Chyou P, et al. A population-based study of mortality among patients with atrial fibrillation or flutter. Am J Med. 2002;113:365-70.

10. Feinberg WM, Blackshear JL, Laupacis A, et al. Prevalence, age distribution, and gender of patients with atrial fibrillation. Arch Intern Med. 1995;155:469-73.

11. Kannel WB, Wolf PA, Benjamin EJ, Levy D. Prevalence, incidence, prognosis, and predisposing conditions for atrial fibrillation: population-based estimates. Am J Cardiol. 1998;82:2N-9N.

12. Benjamin EJ, Levy D, Vaziri SM, D'Agostino RB, Belanger AJ, Wolf PA. Independent risk factors for atrial fibrillation in a population-based cohort. The Framingham Heart Study. JAMA. 1994;271:840-4.

13. Zimerman LI, Fenelon G, Martinelli Filho M, Grupi C, Atié J, Lorga Filho A, et al. Sociedade Brasileira de Cardiologia. Diretrizes Brasileiras de Fibrilação Atrial. Arq Bras Cardiol. 2009;92(6 supl.1):1-39.

14. Wolf PA, Benjamin EJ, Belanger AJ, Kannel WB, Levy D, D'Agostino RB. Secular trends in the prevalence of atrial fibrillation: the Framingham Study. Am Heart J. 1996;131(4):790-5.

15. Friberg J, Buch P, Scharling H, et al. Rising rates of hospital admissions for atrial fibrillation. Epidemiology. 2003;14:666-72.

16. Wattigney WA, Mensah GA, Croft JB. Increasing trends in hospitalization for atrial fibrillation in the United States, 1985 through 1999: implications for primary prevention. Circulation. 2003;108:711-6.

17. The SOLVD Investigators. Effect of enalapril on mortality and the development of heart failure in asymptomatic patients with reduced left ventricular ejection fractions. N Engl J Med. 1992;327:685-91.

18. The SOLVD Investigators. Effect of enalapril on survival in patients with reduced left ventricular ejection fractions and congestive heart failure. N Engl J Med. 1991;325:293-302.

19. Massie BM, Fisher SG, Deedwania PC, et al. For the CHF-STAT Investigators. Effect of amiodarone on clinical status and left ventricular function in patients with congestive heart failure. Circulation. 1996;93:2128-34.

20. MERIT-HF Study Group. Effect of metoprolol CR/XL in chronic heart failure: Metoprolol CR/XL Randomized Intervention Trial in Congestive Heart Failure (MERIT-HF). Lancet. 1999;353:2001-7.

21. Middlekauff HR, Stevenson WG, Stevenson LW. Prognostic significance of atrial fibrillation in advanced heart failure. A study of 390 patients. Circulation. 1991;84:40-8.

22. Stevenson WG, Stevenson LW, Middlekauff HR, et al. Improving survival for patients with atrial fibrillation and advanced heart failure [published erratum appears in J Am Coll Cardiol. 1997;30:1902]. J Am Coll Cardiol. 1996;28:1458-63.

23. The CONSENSUS Trial Study Group. Effects of enalapril on mortality in severe congestive heart failure. Results of the cooperative North Scandinavian Enalapril Survival Study (CONSENSUS). N Engl J Med. 1987;316:1429-35.

24. Stewart S, MacIntyre K, MacLeod MM, et al. Trends in hospital activity, morbidity and case fatality related to atrial fibrillation in Scotland, 1986-1996. Eur Heart J. 2001;22:693-701.

25. Moreira DAR. Fibrilação Atrial/Moreira, DAR Segmento. Sao Paulo 2ed., 2007. 63-74.

26. Takeshita A, Brundel B, Nattel S. Atrial fibrillation: basic mechanisms, remodeling and triggers. J Interv Cardiac Electrophysiol. 2005;13:181-93.

27. Tsai, CF, Tai, CT, Hsieh, MH, et al. Initiation of atrial fibrillation by ectopic beats originating from the superior vena cava: electrophysiological characteristics and results of radiofrequency ablation. Circulation, 2000;102:67.

28. Smeets JRLM, Alessie MA, Lammers WJEP, et al. The wavelength of the cardiac impulse and reentrant arrhythmia in isolated rabbit atrium. Circ Res. 1986;58:96-108.

29. Moreira DAR. Fibrilação Atrial. São Paulo: Lemos Editorial, 2003.

30. Cha TJ, Ehrlich JR, Zhang L, et al. Dissociation between ionic remodeling and ability to sustain atrial fibrillation during recovery from experimental congestive heart failure. Circulation. 2004;109:412-8.

31. Wijffels MC, Kirchhof CJ, Dorland R, Allessie MA. Atrial fibrillation begets atrial fibrillation. A study in awake chronically instrumented goats. Circulation. 1995;92:1954-68.

32. Godfresen J. Atrial fibrillation: couse and prognosis – a follow-up study os 1212 cases. In: Kulberts HE, Olsson SB, and Schlepper M (eds). Atrial Fibrillation, Molndal, Sweden, 1982, AB Hassle.

33. Binici Z, Intzilakis T, Wendelboe O, closet al. Excessive supraventricular ectopic activity and increased risk of atrial fibrillation and stroke. Circulation. 2010;121:1904-11.

34. Nattel S, Burstein B, Dobrev D. Atrial Remodeling and Atrial Fibrillation: Mechanisms and Implications. Circ Arrhythmia Electrophysiol. 2008;1:62-73.

35. Hobbs WJ, Fynn S, Todd DM, Wolfson P, Galloway M, Garratt CJ. Reversal of atrial electrical remodeling after cardioversion of persistent atrial fibrillation in humans. Circulation. 2000;101:1145-51.

36. Todd DM, Walden AP, Fynn SP, Hobbs WJ, Garratt CJ. Repetitive one-month periods of atrial electrical remodeling promote stability of atrial fibrillation. Circulation. 2000;102:II154-155.

37. Sun H, Gaspo R, Leblanc N, Nattel S. Cellular mechanismsof atrial contractile dysfunction caused by sustained atrial tachycardia. Circulation. 1998;98:719-27.
38. Burstein B, Nattel S. Atrial Fibrosis: Mechanisms and Clinical Relevance in Atrial Fibrillation. J Am Coll Cardiol. 2008;51;802-9.
39. Olgin JE, Sih HJ, Hanish S, et al. Heterogeneous atrial denervation creates substrate for sustained atrial fibrillation. Circulation. 1998;98:2608-14.
40. Kolb C, Nurnberger S, Ndrepepa G, Zrenner B, Schomig A, Schmitt C. Modes of initiation of paroxysmal atrial fibrillation from analysis of spontaneously occurring episodes using a 12-lead Holter monitoring system. Am J Cardiol. 2001;88(8):853-7.
41. Haissaguerre M, Jais P, Shah DC, Takahashi A, Hocini M, Quiniou G, et al. Spontaneous initiation of atrial fibrillation by ectopic beats originating in the pulmonary veins. N Engl J Med. 1998;339:659-66.
42. Waktare JE, Hnatkova K, Sopher SM, Murgatroyd FD, Guo X, Camm AJ, et al. The role of atrial ectopics in initiating paroxysmal atrial fibrillation. Eur Heart J. 2001;22:333-9.
43. Patton, KK, Zacks, ES, Chang, JY, et al. Clinical subtypes of lone atrial fibrillation. Pacing Clin Electrophysiol. 2005;28:630.
44. Krahn, AD, Manfreda, J, Tate, RB, et al. The natural history of atrial fibrillation: Incidence, risk factors, and prognosis in the Manitoba Follow-up Study. Am J Med. 1995;98:476.
45. Liberthson RR, Salisbury KW, Hutter AM Jr, DeSanctis RW. Atrial tachyarrhythmias in acute myocardial infarction. Am J Med. 1976;60:956.
46. Eldar M, Canettii M, Rotstein Z, et al. Significance of paroxysmal atrial fibrillation complicating acute myocardial infarction in the thrombolytic era. Circulation. 1998;97:965.
47. Cameron, A, Schwartz, MJ, Kronmal, RA, et al. Prevalence and significance of atrial fibrillation in coronary artery disease (CASS Registry). Am J Cardiol. 1988;61:714.
48. Kramer, RJ, Zeldis, SM, Hamby, RI. Atrial fibrillation, a marker for abnormal left ventricular function in coronary heart disease. Br Heart J. 1982;47:606.
49. Probst, P, Goldschlager, N, Selzer, A. Left atrial size and atrial fibrillation in mitral stenosis. Factors influencing their relationship. Circulation. 1973;48:1282.
50. Diker, E, Aydogdu, S, Ozdemir, M, et al. Prevalence and predictors of atrial fibrillation in rheumatic heart disease. Am J Cardiol. 1996;77:96.
51. Knecht S, O'Neill MD, Verbeet T, et al. Rhythm Control versus Rate Control for Atrial Fibrillation. N Engl J Med. 2008;358:2667-77.
52. Ortiz J, Niwano S, Abe H, et al. Mapping the conversion of atrial flutter to atrial fibrillation and atrial fibrillation to atrial flutter. Insights into mechanisms. Circ Res. 1994;74:882.
53. Hsieh, MH, Tai,CT, Tsai, CF, et al. Mechanism of spontaneous transition from typical atrial flutter to atrial fibrillation: role of ectopic atrial fibrillation foci. Pacing Clin Electrophysiol. 2001;24:46.
54. Hamer ME, Wilkinson WE, Clair WE, et al. Incidence of symptomatic atrial fibrillation in patients with paroxysmal supraventricular tachycardia. J Am Coll Cardiol. 1995;25:984.
55. Bauernfeind RA, Wyndham CR, Swiryn SP, et al. Paroxysmal atrial fibrillation in the Wolff-Parkinson-White syndrome. Am J Cardiol. 1981;47:562.
56. Frost, L, Vestergaard, P, Mosekilde, L. Hyperthyroidism and risk of atrial fibrillation or flutter: a population-based study. Arch Intern Med. 2004;164:1675.

57. Bauernschmitt, R, Malberg H, Wessel, N. Autonomic Control in Patients Experiencing Atrial Fibrillation After Cardiac Surgery. PACE. 2007;30:77-84.
58. Elizabeth AM, EricBB, Peter Z. Pharmacologic Control of Rhythm : American College of Chest Physicians Guidelines for the Prevention and Management of Postoperative Atrial Fibrillation After Cardiac Surgery. CHEST. 2005;128:48s-55s.
59. Vaporciyan AA, Correa AM, Rice DC, et al. Risk factors associated with atrial fibrillation after noncardiac thoracic surgery: Analysis of 2588 patients. J Thorac Cardiovasc Surg. 2004;127:779.
60. Dublin S, French B, Glazer NL, et al. Risk of New-Onset Atrial Fibrillation in Relation to Body Mass Index. Arch Intern Med. 2006;166:2322-8.
61. Watanabe H, Tanabe N, Watanabe T, et al. Metabolic syndrome and risk of development of atrial fibrillation: the Niigata preventive medicine study. Circulation. 2008;117:1255.
62. Ettinger PO, Wu CF, De La Cruz C Jr, et al. Arrhythmias and the "holiday heart." Alcohol associated cardiac rhythm disorders. Am Heart J. 1978;95:555.
63. Mukamal KJ, Tolstrup JS, Friberg J, et al. Alcohol consumption and risk of atrial fibrillation in men and women: The Copenhagen City Heart Study. Circulation. 2005;112(12):1736-42.
64. Morton FA, Leonard IG. Causes of atrial fibrillation. In UpToDate software ver. 17.2, 2009.
65. Strickberger SA, Man KC, Daoud EG, et al. Adenosine-induced atrial arrhythmia: a prospective analysis. Ann Intern Med. 1997;127:417.
66. Weber DM, Phillips JH Jr. A re-evaluation of electrocardiographic changes accompanying acute pulmonary embolism. Am J Med Sci. 1966;251:381.
67. Goldhaber SZ, Visani L De Rosa M. Acute pulmonary embolism: clinical outcomes in the International Cooperative Pulmonary Embolism Registry (ICOPER). Lancet. 1999;353:1386.
68. Davidson E, Weinberger I, Rotenberg Z, et al. Atrial fibrillation: Cause and time of onset. Arch Intern Med. 1989;149:457.
69. Buch P, Friberg J, Scharling H, et al. Reduced lung function and risk of atrial fibrillation in the Copenhagen City Heart Study. Eur Respir J. 2003;21:1012.
70. Kanagala R, Murali NS, Friedman PA, et al. Obstructive sleep apnea and the recurrence of atrial fibrillation. Circulation. 2003;107:2589.
71. Gami AS, Pressman G, Caples SM, et al. Association of atrial fibrillation and obstructive sleep apnea. Circulation. 2004;110:364.
72. Chung MK, Martin DO, Sprecher D, et al. C-reactive protein elevation in patients with atrial arrhythmias: Inflammatory mechanisms and persistence of atrial fibrillation. Circulation. 2001;104:2886.
73. Israel CW, Gronefeld G, Erlich JR, et al. Long-term risk of recurrent atrial fibrillation as documented by an implantable monitoring device: implications for optimal patient care. J Am Coll Cardiol. 2004;43:47-52.
74. Page RL, Wilkinson WE, Clair WK, et al. Asymptomatic arrhythmias in patients with symptomatic paroxysmal atrial fibrillation and paroxysmal supraventricular tachycardia. Circulation. 1994;89:224-7.
75. Moreira DAR. Fibrilação Atrial / Moreira, DAR Segmento, Sao Paulo 2ed., 2007;93-7102.
76. Chung EK. Principles of cardiac arrhythmias. 4 ed. Baltimore: William & Wilkins, 1989. p.143-65.

77. Moreira, DAR. Fibrilação Atrial / Moreira, DAR Segmento, Sao Paulo 2ed., 2007. 75-92.

78. Neumar R W, Otto CW, Link MS et al. 2010 American Heart Association Guidelines for Cardiopulmonary Resuscitation and Emergency Cardiovascular Care. Circulation. 2010; 122 [suppl 3]: S729-S767.

79. Gallagher MM, Guo XH, Poloniecki JD, et al. Initial energy setting, outcome and efficiency in direct current cardioversion of atrial fibrillation and flutter. J Am Coll Cardiol. 2001;38:1498.

80. Nichol G, McAlister F, Pham B, et al. Meta-analysis of randomised controlled trials of the effectiveness of antiarrhythmic agents at promoting sinus rhythm in patients with atrial fibrillation. Heart. 2002;87:535.

81. Antman EM, Beamer AD, Cantillon C, et al. Therapy of refratctory symptomatic atrial fibrilation and flutter: a stage care aproach with new antiarrhythmic drugs. J Am Coll Cardiol. 1990;15:668-73.

82. Stroobandt R, Stiels B, Hoebrechts R. Propafenone for conversion and prophylaxis of atrial fibrillation. Propafenone Atrial Fibrillation Trial Investigators. Am J Cardiol. 1997;79:418-23.

83. Arnold AZ, Mick MJ, Mazurek RP, et al. Role of prophylactic anticoagulation for direct current cardioversion in patients with atrial fibrillation or atrial flutter. J Am Coll Cardiol. 1992;19:851-5.

84. Aschenberg W, Schluter M, Kremer P, et al. Transesophageal two-dimensional echocardiography for the detection of left atrial appendage thrombus. J Am Coll Cardiol. 1986;7:163-6.

85. Mugge A, Kuhn H, Nikutta P, et al. Assessment of left atrial appendage function by biplane transesophageal echocardiography in patients with nonrheumatic atrial fibrillation: identification of a subgroup of patients at increased embolic risk. J Am Coll Cardiol. 1994;23:599-607.

86. Stollberger C, Chnupa P, Kronik G, et al. Transesophageal echocardiography to assess embolic risk in patients with atrial fibrillation. ELAT Study Group. Embolism in Left Atrial Thrombi. Ann Intern Med. 1998;128:630-8.

87. Pritchett, EL. Management of atrial fibrillation. N Engl J Med. 1992;326:1264.

88. Atrial fibrillation: current understandings and research imperatives. The National Heart, Lung, and Blood Institute Working Group on Atrial Fibrillation. J Am Coll Cardiol. 1993;22:1830.

89. Disch DL, Greenberg ML, Holzberger PT, et al. Managing chronic atrial fibrillation: A Markov decision analysis comparing warfarin, quinidine and low-dose amiodarone. Ann Intern Med. 1994;120:449.

90. Dittrich HC, Erickson JS, Schneiderman T, et al. Echocardiographic and clinical predictors for outcome of elective cardioversion of atrial fibrillation. Am J Cardiol. 1989;63:193.

91. Snow V, Weiss KB, LeFevre M, et al. Management of newly detected atrial fibrillation: a clinical practice guideline from the American Academy of Family Physicians and the American College of Physicians. Ann Intern Med. 2003;139:1009.

92. McNamara RL, Tamariz LJ, Segal JB, Bass EB. Management of atrial fibrillation: review of the evidence for the role of pharmacologic therapy, electrical cardioversion, and echocardiography. Ann Intern Med. 2003;139:1018.

93. Wyse DG, Waldo AL, Dimarco JP, et al., for the Atrial Fibrillation Follow-up Investigation of Rhythm Management (AFFIRM) investigators. A comparison of rate control and rhythm control in patients with atrial fibrillation. N Engl J Med. 2002;347:1825-33.

94. Steinberg, JS, Sadaniantz, A, Kron, J, et al. Analysis of cause-specific mortality in the Atrial Fibrillation Follow-up Investigation of Rhythm Management (AFFIRM) study. Circulation. 2004;109:1973-80.

95. Curtis AB, Gersh BJ, Corley SD, et al. Clinical factors that influence response to treatment strategies in atrial fibrillation: the Atrial Fibrillation Follow-up Investigation of Rhythm Management (AFFIRM) study. Am Heart J. 2005;149:645-9.

96. Corley, SD, Epstein AE, DiMarco JP. Relationships between sinus rhythm, treatment, and survival in the Atrial Fibrillation Follow-Up Investigation of Rhythm Management (AFFIRM) Study. Circulation. 2004;109:1509-13.

97. Van Gelder IC, Hagens VE, Bosker HA, et al. A comparison of rate control and rhythm control in patients with recurrent persistent atrial fibrillation. N Engl J Med. 2002;347:1834-40.

98. Hohnloser S, Kuck K, Lilenthal J, for the PIAF investigators. Rhythm or rate control in atrial fibrillation—Pharmacologic Intervention in Atrial Fibrillation (PIAF): a randomized trial. Lancet. 2000;356:1789-94.

99. Carlsson J, Miketic S, Windeler J, et al. Randomized trial of rate-control vs rhythm-control in persistent atrial fibrillation: the Strategies of Treatment of Atrial Fibrillation (STAF) study. J Am Coll Cardiol. 2003;41:1690-6.

100. Opolski G, Torbicki A, Kosior D, et al. Rate control vs rhythm-control in patients with nonvalvular persistent atrial fibrillation: the results of the Polish How to Treat Chronic Atrial Fibrillation (HOT CAFE) study. Chest. 2004;126:476-86.

101. de Denus S, Sanoski CA, Carlsson J, et al. Rate vs rhythm control in patients with atrial fibrillation: a meta-analysis. Arch Intern Med. 2005;165:258-62.

102. Roy D, Talajic M, Nattel S. Rhythm Control versus Rate Control for Atrial Fibrillation and Heart Failure. N Engl J Med. 2008;358(25):2667-77.

103. Roy D, Talajic M, Dorian P, et al. Amiodarone to prevent recurrence of atrial fibrillation. Canadian Trial of Atrial Fibrillation Investigators. N Engl J Med. 2000;342:913.

104. Israel CW, Gronefeld G, Ehrlich JR, et al. Long-term risk of recurrent atrial fibrillation as documented by an implantable monitoring device. Implications for optimal patient care. J Am Coll Cardiol. 2004;43:47.

105. Katritsis D, Wood MA, Giazitzoglou E, Shepard RK, Kourlaba G, Ellenbogen KA. Long-term follow-up after radiofrequency catheter ablation for atrial fibrillation. Europace. 2008;10:419-24.

106. Go AS, Hylek EM, Phillips KA, et al. Prevalence of diagnosed atrial fibrillation in adults: National implications for rhythm management and stroke prevention: the AnTicoagulation and Risk Factors In Atrial Fibrillation (ATRIA) Study. JAMA. 2001;285:2370.

107. Chung MK, Shemanski L, Sherman DG, et al. Functional status in rate- versus rhythm-control strategies for atrial fibrillation: results of the Atrial Fibrillation Follow-Up Investigation of Rhythm Management (AFFIRM) Functional Status Substudy. J Am Coll Cardiol. 2005;46:1891-9.

108. Pritchett EL. Management of atrial fibrillation. N Engl J Med. 1992;326:1264.

109. Dittrich HC, Erickson JS, Schneiderman T, et al. Echocardiographic and clinical predictors for outcome of elective cardioversion of atrial fibrillation. Am J Cardiol. 1989;63:193.

110. Antonielli E, Pizzuti A, Palinkas A, et al. Clinical value of left atrial appendage flow for prediction of long-term sinus rhythm maintenance in patients with nonvalvular atrial fibrillation. J Am Coll Cardiol. 2002;39:1443.

111. Nakazawa H, Lythall DA, Noh J, et al. Is there a place for the late cardioversion of atrial fibrillation? A long-term follow-up study of patients with post-thyrotoxic atrial fibrillation. Eur Heart J. 2000;21:327.

112. Roy D, Talajic M, Dorian P, et al. Amiodarone to prevent recurrence of atrial fibrillation. Canadian Trial of Atrial Fibrillation Investigators. N Engl J Med. 2000;342:913.

113. Singh BN, Singh SN, Reda DJ, et al. Amiodarone versus sotalol for atrial fibrillation. N Engl J Med. 2005;352:1861.

114. Maintenance of sinus rhythm in patients with atrial fibrillation: an AFFIRM substudy of the first antiarrhythmic drug. J Am Coll Cardiol. 2003;42:20.

115. The Cardiac Arrhythmia Suppression Trial (CAST) Investigators.Preliminary report: effect of encainide and flecainide on mortality in a randomized trial of arrhythmia suppression after myocardial infarction. N Engl J Med. 1989;321:406-12.

116. Kuck KH, Cappato R, Siebels J, et al. Randomized comparison of antiarrhythmic drug therapy with implantable defibrillators in patients resuscitated from cardiac arrest: the Cardiac Arrest Study Hamburg (CASH). Circulation. 2000;102:748-54.

117. Capucci A, Villani GQ, Piepoli MF, et al. The role of oral 1C antiarrhythmic drugs in terminating atrial fibrillation. Curr Opin Cardiol. 1999;14:4-8.

118. Naccarelli GV, Wolbrette DL, Khan M, et al. Old and new antiarrhythmic drugs for converting and maintaining sinus rhythm in atrial fibrillation: comparative efficacy and results of trials. Am J Cardiol. 2003;91:15D-26D.

119. Zipes DP, Jalife J, editors. Cardiac Electrophysiology: From Cell to Bedside. 3rd edition. Philadelphia, PA: WB Saunders Company, 2000. p. 615-40.

120. McNamara RL, Tamariz LJ, Segal JB, Bass EB. Management of atrial fibrillation: review of the evidence for the role of pharmacologic therapy, electrical cardioversion, and echocardiography. Ann Intern Med. 2003;139:1018.

121. Khand AU, Rankin AC, Kaye GC, et al. Systematic review of the management of atrial fibrillation in patients with heart failure. Eur Heart J. 2000;21:614-32.

122. Lundstron T. Ventricular rate control and exercise performance in chronic atrial fibrillation: effects of diltiazem and verapamil. J Am Coll Cardiol. 1990:16:86-90.

123. Calkins H, Yong P, Miller JM et al. Catheter ablation of acessory pathways, atrioventricular nodal reentrant tachycardia, and the atrioventricular junction. Final results of a prospective multicenter clinical Trial. Circulation. 1999;99:262-70.

124. Scheinman MM, Huang S. The 1998 NASPE prospective catheter ablation registry. PACE. 2000;23:1020-8.

125. Fleck R, Chen OS, Boyce K, et al. Radiofrequency modification of atrioventricular conduction by selective ablation of the low posterior septal right atrium in a patient with atrial fibrilation and rapid ventricular response. PACE. 1993;16:377-81.

126. Wolf PA, Kannel WB, McGee DL, et al. Duration of atrial fibrillation and imminence of stroke: The Framingham study. Stroke. 1983;14:664.

127. Frost L, Engholm G, Johnsen S, et al. Incident stroke after discharge from the hospital with a diagnosis of atrial fibrillation. Am J Med. 2000;108:36.

128. Dulli DA, Stanko H, Levin RL. Atrial fibrillation is associated with severe acute ischemic stroke. Neuroepidemiology. 2003;22:118-23.

129. Hart RG, Pearce LA, Rothbart RM, et al. Stroke with intermittent atrial fibrillation: incidence and predictors during aspirin therapy. Stroke Prevention in Atrial Fibrillation Investigators. J Am Coll Cardiol. 2000;35:183.

130. The effect of low-dose warfarin on the risk of stroke in patients with nonrheumatic atrial fibrillation. The Boston Area Anticoagulation Trial for Atrial Fibrillation Investigators. N Engl J Med. 1990;323:1505.

131. Risk factors for stroke and efficacy of antithrombotic therapy in atrial fibrillation. Analysis of pooled data from five randomized controlled trials. Arch Intern Med. 1994;154:1449.

132. Bousser MG, Bouthier J, Buller HR, et al. Comparison of idraparinux with vitamin K antagonists for prevention of thromboembolism in patients with atrial fibrillation: a randomised, open-label, non-inferiority trial. Lancet. 2008;371:315.

133. Cooper NJ, Sutton AJ, Lu G, Khunti K. Mixed comparison of stroke prevention treatments in individuals with nonrheumatic atrial fibrillation. Arch Intern Med. 2006;166:1269.

134. The Boston Area Anticoagulation Trial for Atrial Fibrillation Investigators. The effect of low-dose warfarin on the risk of stroke in patients with nonrheumatic atrial fibrillation. N Engl J Med. 1990;323:1505.

135. Stroke Prevention in Atrial Fibrillation Investigators. Stroke prevention in atrial fibrillation study: Final results. Circulation. 1991;84:527.

136. Warfarin versus aspirin for prevention of thromboembolism in atrial fibrillation: Stroke Prevention in Atrial Fibrillation II Study. Lancet. 1994;343:687.

137. Petersen P, Boysen G, Godtfredsen J, et al. Placebo-controlled, randomized trial of warfarin and aspirin for prevention of thromboembolic complications in chronic atrial fibrillation. The Copenhagen AFASAK Study. Lancet. 1989;1:175.

138. Ezekowitz MD, Bridgers SL, James KE, et al. Warfarin in the prevention of stroke associated with nonrheumatic atrial fibrillation. N Engl J Med. 1992;327:1406.

139. Connolly SJ, Laupacis A, Gent M, et al. Canadian Atrial Fibrillation Anticoagulation (CAFA) Study. J Am Coll Cardiol. 1991;18:349.

140. Risk factors for stroke and efficacy of antithrombotic therapy in atrial fibrillation. Analysis of pooled data from five randomized controlled trials. Arch Intern Med. 1994;154:1449.

141. Connolly S, Pogue J, Hart R, et al. Clopidogrel plus aspirin versus oral anticoagulation for atrial fibrillation in the Atrial fibrillation Clopidogrel Trial with Irbesartan for prevention of Vascular Events (ACTIVE W): a randomised controlled trial. Lancet. 2006;367:1903-12.

142. Connolly SJ, Pogue J, Hart RG, et al. Effect of clopidogrel added to aspirin in patients with atrial fibrillation. N Engl J Med. 2009;360:2066-78.

143. Morten L, Rikke S, Mette T, et al. Risk of Bleeding With Single, Dual, or Triple Therapy With Warfarin, Aspirin, and Clopidogrel in Patients With Atrial Fibrillation. Arch Intern Med. 2010;170(16):1433-41.

144. Connolly SJ, EzekowitzMD, Yusuf S, et al. Dabigatran versus warfarin in patients with atrial fibrillation. N Engl J Med. 2009;361(12):1139-51.

145. Patel MR, Mahaffey KW, Garg J, et al. Rivaroxaban versus warfarin in nonvalvular atrial fibrillation. N Engl J Med. 2011; 365:883-91.

146. Connolly SJ, Eikelboom J, Joyner C et al. Apixaban in patients with atrial fibrillation. N Engl J Med. 2011; 364: 806-17.

147. Granger CB, Alexander JH, McMurray JJ, et al. Apixaban versus warfarin in nonvalvular atrial fibrillation. N Engl J Med. 2011; 365: 981-92.

148. Reddy VY, Dochi SK, Siever H, et al. Percutaneous Left Atrial Appendage Closure for Stroke Prophylaxis in Patients with Atrial Fibrillation: 2.3 Year Follow-Up of the PROTECT AF Trial (Watchman device atrial appendage system for embolic protection in patients with atrial fibrillation) trial. Circulation 2013; 127:720-9.

149. Park JW, Bethencourt A, Sievert H, el at. Left atrial appendage closure with Amplatzer cardiac plug in atrial fibrillation: initial European experience. Catheter Cardiovasc INterv. 2011; 77:700-6.

150. Go AS, Hylek EM, Chang Y, et al. Anticoagulation therapy for stroke prevention in atrial fibrillation: how well do randomized trials translate into clinical practice?. JAMA. 2003;290:2685.

151. Van Walraven WC, Hart RG, Wells GA, et al. A clinical prediction rule to identify patients with atrial fibrillation and a low risk for stroke while taking aspirin. Arch Intern Med. 2003;163:936-43.

152. Camm A J, Kirchhof P, Lip G. Guidelines for the management of atrial Fibrillation The Task Force for the Management of Atrial Fibrillation of the European Society of Cardiology (ESC). Eur Heart J. 2010 Oct;31(19):2369-429.

153. Lip G, Nieuwlaat R, Pisters R. Refi ning Clinical Risk Stratifi cation for Predicting Stroke and Thromboembolism in Atrial Fibrillation Using a Novel Risk Factor-Based Approach. CHEST. 2010;137(2):263-72.

154. Calkins H, Brugada J, Packer DL, et al. HRS/EHRA/ECAS expert Consensus Statement on catheter and surgical ablation of atrial fibrillation: recommendations for personnel, policy, procedures and follow-up. A report of the Heart Rhythm Society (HRS) Task Force on catheter and surgical ablation of atrial fibrillation. Heart Rhythm. 2007;4:816.

155. McCarthy PM, Gillinov AM, Castle L, et al. The Cox-Maze procedure: the Cleveland Clinic experience. Semin Thorac Cardiovasc Surg. 2000;12:25-9.

156. Schaff HV, Dearani JÁ, Daly RC. Cox-Maze procedure for atrial fibrilation: Mayo Clinic experience. Semin Thorac Cardiovasc Surg. 2002;12:30-7.

157. Damiano RJ, Gaynor SL, Bailey M, et al. The long-term outcome of patients with coronary disease and atrial fibrillation undergoing the Cox maze procedure. J Thorac Cardiovasc Surg. 2003;126:2016-21.

158. Bertaglia, E, D'Este, D, Zerbo, F, et al. Success of serial external electrical cardioversion of persistent atrial fibrillation in maintaining sinus rhythm. A randomized study. Eur Heart J. 2002;23:1522.

159. Hansen ML, Gadsbøll N, Gislason GH, Abildstrom SZ, Schramm TK, Folke F, et al. Atrial fibrillation pharmacotherapy after hospital discharge between 1995 and 2004: a shift towards beta-blockers. Europace. 2008;10:395-402.

160. Zaman A, Kearney MT, Schecter C, et al. Angiotensin-converting enzyme inhibitors as adjunctive therapy in patients with persistent atrial fibrillation. Am Heart J. 2004;147:823-7.

161. Casaclang-Verzosa G, Gersh BJ, Tsang TSM. Structural and Functional Remodeling of the Left Atrium: Clinical and Therapeutic Implications for Atrial Fibrillation. J Am Coll Cardiol. 2008;51:1-11.

162. Fauchier L, Pierre B, Labriolle A, Grimard C, Zannad N, Babuty D. Antiarrhythmic Effect of Statin Therapy and Atrial Fibrillation: A Meta-Analysis of Randomized Controlled Trials. J Am Coll Cardiol. 2008;51:828-35.

163. Ehrlich JR, Biliczki P, Hohnloser SH, Nattel S. Atrial-Seletive Approaches for the Treatment of Atrial Fibrillation. J Am Coll Cardiol. 2008;51:787-92.

164. Morrow JP, Cannon CP, Reiffel JA. New antiarrhythmic drugs for establishing sinus rhythm in atrial fibrillation: what are our therapies likely to be by 2010 and beyond? Am Heart J. 2007;154(5):824-9.

165. Savelieva I, Camm J. Anti-arrhythmic drug therapy for atrial fibrillation: current anti-arrhythmic drugs, investigational agents, and innovative approaches. Europace. 2008;10:647-65.

166. Touboul P, Brugada J, Capucci A, Crijns HJ, Edvardsson N, Hohnloser SH. Dronedarone for prevention of atrial fibrillation: a doseranging study. Eur Heart J. 2003;24:1481-7.

167. Singh BN, Connolly SJ, Crijns HJ, et al. Dronedarone for maintenance of sinus rhythm in atrial fibrillation or flutter. N Engl J Med. 2007;357:987-99.

168. Christine BC, Christian TP, Lars K. Impact of dronedarone in atrial fibrillation and flutter on stroke reduction. Clinical Interventions in Aging. 2010:5;63-9.

169. LE Heuzey JY, DE Ferrari GM, Radzik D. A Short-Term, Randomized, Double-Blind, Parallel-Group Study to Evaluate the Efficacy and Safety of Dronedarone versus Amiodarone in Patients with Persistent Atrial Fibrillation: The DIONYSOS Study. J Cardiovasc Electrophysiol. 2010 Apr 6.

170. Davy JM, Herold M, Hoglund C, et al. Dronedarone for the control of ventricular rate in permanent atrial fibrillation: the Efficacy and safety of dRonedArone for the cOntrol of ventricular rate during atrial fibrillation (ERATO) study. Am Heart J. 2008;156:527:e521-e529.

171. Kober L, Torp-Pedersen C, McMurray JJ, et al. Increased mortality after dronedarone therapy for severe heart failure. N Engl J Med. 2008;358:2678-87.

172. Connolly SJ, Crijns HJ, Torp-Pedersen C, et al. Analysis of stroke in ATHENA: a placebo-controlled, double-blind, parallel-arm trial to assess the efficacy of dronedarone 400 mg BID for the prevention of cardiovascular hospitalization or death from any cause in patients with atrial fibrillation/atrial flutter. Circulation. 2009;120:1174-80.

173. Giugliano RP, Ruff CT, Braunwald E, et al. Edoxaban versus Warfarin in Patients with Atrial Fibrillation. N Engl J Med 2013; 369: 2093-2104.

174. Zipes Cardiac Electrophysiology – Cap. 55 Supraventricular arrhythmias, pg 567-576

175. Granada J, Uribe W, Chyou P, et al. Incidence and predictors of atrial flutter in the general population. J Am Coll Cardiol. 2000;36:2242-6.

176. Waldo AL. Mechanisms of atrial fibrillation, atrial flutter, and ectopic atrial tachycardia—a brief review. Circulation. 1987;75:III37-40.

177. Scheinman MM, Yang Y. Atrial flutter: historical notes—Part 1. Pacing Clin Electrophysiol. 2004;27:379-81.

178. Lewis T, Drury AN, Iliescu CC. A demonstration of circus movement in clinical flutter of the auricles. Heart. 1921;8:34.

179. Saoudi N, Cosío F, Waldo A. A classification of atrial flutter and regular atrial tachycardia according to electrophysiological mechanisms and anatomical bases. A Statement from a Joint Expert Group from the Working Group of Arrhythmias of the European Society of

Cardiology and the North American Society of Pacing and Electrophysiology. Eur Heart J. 2001;22(14):1162-82.

180. Cosío FG, Pastor A, Núñez A. Flúter auricular: perspectiva clínica actual. Rev Esp Cardiol. 2006;59(8):816-31.

181. Sánchez-Quintana D, Anderson RH, Cabrera JA, Climent V, Martin R, Farré J, et al. The terminal crest: morphological features relevant to electrophysiology. Heart. 2000; 88:406-11.

182. Cosío FG. The right atrium as an anatomic set-up for re-entry: electrophysiology goes back to anatomy. Heart. 2002;88:325-7.

183. Waldo AL. Treatment of atrial flutter. Heart. 2000;84:227-32.

184. Hein J.J. Wellens - Contemporary Management of Atrial Flutter. Circulation. 2002;106;649-52.

185. Wells JL, McLean WAH, James TN, Waldo AL. Characterizationof atrial flutter. Studies in man after open heart surgery using fixed atrial electrodes. Circulation. 1979;60:665-73.

186. Bialy D, Lehmann MH, Schumacher DN, Steinman RT, Meissner MD. Hospitalization for arrhythmias in the United States: Importance of atrial fibrillation. J Am Coll Cardiol. 1992;19:41A.

187. DeStefano F, Eaker ED, Broste SK, et al. epidemiologic research in an integrated regional medical care system: the Marshfield Epidemiologic Study Area. J Clin Epidemiol. 1996;49:643-52.

188. Granada J, Uribe W, Chyou PH, et al. Incidence and predictors of atrial flutter in the general population. J Am Coll Cardiol. 2000;36:2242-6.

189. Gerald V, Helen V, Jay L. Increasing Prevalence of Atrial Fibrillation and Flutter in the United States. Am J Cardiol. 2009;104(11):1534-9.

190. Vidaillet H, et al. A population-based study of mortality among patients with atrial fibrillation or flutter. Am J Med. 2002;113:365-70.

191. Ken WL, Yanfei Y, Melvin MS. Atrial flutter: A review of its history, mechanisms, clinical features, and current therapy. Curr Probl Cardiol. 2005;30;(3):121-67.

192. Morton FA, Leonard IG, Peter JZ. Causes of atrial flutter. In UpToDate software ver. 17.2, 2009.

193. Wood KA, Eisenberg SJ, Kalman JM, Drew BJ, Saxon LA, Lee RJ, et al. Risk of thromboembolism in chronic atrial flutter. Am J Cardiol. 1997;79:1043-7.

194. Trachesi. ECG normal e patológico. Cap. 12. O ECG das disrritmias mais frequentes. p. 223-328.

195. Niebauer MJ, Chung MK. Management of atrial flutter. Cardiology in Review. 2001;9:253-8.

196. Goicolea A, Cosio FG, López Gil M, Kallmeyer C, Gómez P, De las Fuentes I. Conversion of recurrent atrial flutter with implanted pacemakers programmale to high rate AOO mode. Eur J Cardiac Pac Electrophysiol. 1992;2:19-21.

34 capítulo

Fabio de Jesus Machado • Pedro Henrique Duccini Mendes Trindade • Nicki Mallmann • Dalmo Antonio Ribeiro Moreira

Taquiarritmias Ventriculares em Coração Estruturalmente Normal

INTRODUÇÃO

As taquiarritmias ventriculares têm maior prevalência na população com doença cardíaca estrutural estabelecida, como miocardiopatia isquêmica, miocardiopatia dilatada, miocardiopatia hipertrófica, doenças valvares e displasia arritmogênica de ventrículo direito. Entretanto, nos últimos anos, as taquiarritmias ventriculares em pacientes com coração estruturalmente normal têm sido diagnosticadas com certa frequência[1] em salas de emergência e em ambulatórios especializados.

As entidades clínicas relacionadas às taquiarritmias ventriculares sem cardiopatia estrutural podem ser divididas em dois grupos:

1. Arritmias ventriculares idiopáticas (sem causa identificável)
2. Arritmias ventriculares hereditárias:
   a) Síndrome de intervalo QT longo;
   b) Síndrome de intervalo QT curto;
   c) Síndrome de Brugada;
   d) Taquicardia ventricular polimórfica catecolaminérgica.

Desse segundo grupo, fazem parte aquelas originadas por alterações genéticas em canais iônicos, associadas a maior risco de morte súbita cardíaca.[1]

A Morte Súbita Cardíaca (MSC) é definida como morte natural de forma repentina e inexplicada devido a causas cardíacas, que ocorre dentro de uma hora após o início dos sintomas.[4] A incidência anual estimada de morte súbita nos EUA chega a 450 mil, e no mundo inteiro beira 3 milhões.[3,4] As principais causas de MSC são a doença arterial coronária (80%) e as miocardiopatias (15%); apenas 5% ocorrem em pacientes sem cardiopatia estrutural.[3,5]

Neste capítulo serão abordadas as cinco principais entidades associadas a taquiarritmias ventriculares em pacientes sem cardiopatia estrutural, com enfoque na etiologia, mecanismo arritmogênico, apresentação clínica e eletrocardiográfica, diagnóstico e abordagem terapêutica durante a crise de taquicardia e seguimento em longo prazo.

TAQUICARDIA VENTRICULAR IDIOPÁTICA

A Taquicardia Ventricular Idiopática (TVI) é uma forma incomum de taquiarritmia que se manifesta em indivíduos geralmente com coração normal e representa 10 a 20% das taquicardias diagnósticas nos grandes centros.[3] Apresenta curso benigno na maioria dos casos e raramente está associada a taquicardiomiopatia.[3] Podem ser classificadas em monomórfica e polimórfica, conforme mencionado na Tabela 34.1.

Tabela 34.1 Classificação das arritmias ventriculares idiopáticas.

Taquicardias ventriculares idiopáticas	
TVI monomórfica	TVI polimórfica
TVI trato de saída: ventrículo direito, ventrículo esquerdo, cúspide aórtica	TV idiopática polimórfica
TVI fasciculares: anterossuperior esquerdo, posteroinferior esquerdo, septal	
TV anular: anel mitral, anel tricúspide	
TVI monomórfica adrenérgica	

Taquicardia ventricular monomórfica idiopática

Nesse grupo incluem-se taquicardia ventricular do trato de saída do ventrículo direito, taquicardia ventricular fascicular, taquicardia ventricular monomórfica adrenérgica e taquicardia ventricular anular (anel mitral).

Taquicardia ventricular do trato de saída do ventrículo direito

Representam 60 a 70% de todas as taquicardias ventriculares idiopáticas.[3] Foi inicialmente descrita por Gallavardin, em 1922, como uma síndrome de taquicardia ventricular monomórfica repetitiva com morfologia de bloqueio de ramo esquerdo, caracterizada, além da taquicardia propriamente, por frequentes episódios de extrassístoles ventriculares monomórficas isoladas ou em bigeminismos.[6] Em 1983, Buxton *et al.* descreveram os aspectos eletrocardiográficos relacionados à origem dessa arritmia nas diferentes regiões da via de saída de ventrículo direito.[7]

Mecanismo arritmogênico

Lerman *et al.* demonstraram que a taquicardia de via de saída do ventrículo direito é sensível à adenosina e apresenta, como principal mecanismo desencadeante, a atividade deflagrada por pós-potencial tardio mediada por catecolaminas. Tal mecanismo está relacionado à ativação do AMP cíclico, com subsequente liberação do cálcio pelo retículo sarcoplasmático e elevação do cálcio intracelular.[3,8-10] Esta taquicardia pode ser reproduzida em laboratório de eletrofisiologia através da infusão de isoproterenol ou aminofilina, mas raramente com estimulação ventricular programada.[3]

Aspectos clínicos

A taquicardia ventricular de via de saída de ventrículo direito acomete geralmente mulheres entre a terceira e quinta décadas de vida.[11] Os principais sintomas incluem palpitação, tontura, precordialgia atípica e, raramente, síncope.

A síndrome clínica apresenta duas formas predominantes:

- Taquicardia ventricular monomórfica não sustentada repetitiva, intercalada com períodos de ritmo sinusal;
- Taquicardia ventricular sustentada induzida durante esforço.[12]

Há também formas intermediárias de apresentação. Comumente os pacientes cursam com extrassístoles ventriculares frequentes, que evoluem para formas bigeminadas e taquicardia ventricular. Em 25 a 50% dos casos há reprodução dos sintomas durante o esforço.[3,13] Porém, na forma clínica de taquicardia ventricular monomórfica não sustentada, não raramente a taquicardia é suprimida durante o exercício.

A maioria dos pacientes com a taquicardia do trato de saída apresenta evolução clínica benigna, tendo baixo risco de morte súbita.[3,14] Entretanto, nem toda taquicardia ventricular com padrão morfológico de bloqueio de ramo esquerdo é benigna. Nesse caso, é de extrema importância se fazer o diagnóstico diferencial com a displasia arritmogênica de ventrículo direito, cuja arritmia tem as mesmas características da forma idiopática, mas com pior prognóstico, apresentando risco de morte súbita principalmente em adultos jovens com idade inferior a 35 anos.[15,16]

Aspectos eletrocardiográficos

Por meio do eletrocardiograma de 12 derivações, podem-se analisar as características morfológicas da taquicardia ventricular. A taquicardia ventricular de via de saída do ventrículo direito apresenta-se com padrão morfológico de bloqueio de ramo esquerdo e eixo elétrico do QRS orientado inferiormente, ou seja, com polaridade positiva em derivações inferiores do plano frontal (DII, DIII, aVF). Essa característica eletrocardiográfica representa aproximadamente 70% de todas as taquicardias ventriculares idiopáticas em pacientes sem cardiopatia estrutural[3] (Figura 34.1).

Através de estimulação ventricular endocavitária de regiões distintas da via de saída de ventrículo direito, foi possível correlacionar a origem do foco (regiões anterosseptal, posterosseptal, parede lateral e parede livre)[17-20] e a sua respectiva morfologia eletrocardiográfica.

O padrão QS em aVR e R monofásico em DII, DIII, aVF e V6 estão presentes em todos os sítios. Quando a derivação D1 tem polaridade negativa, o foco está localizado anteriormente; quando sua polaridade é positiva, a arritmia se origina na região posterior. Por outro lado, a derivação V3 indica a posição mais alta do foco na região anterior quando predomina a onda R, e a posição mais baixa quando predomina a onda S. Na região posterior da via de saída do ventrículo direito, tanto nas regiões altas quanto baixas predominam as ondas R em V3. Esses aspectos eletrocardiográficos têm importância quando do mapeamento intracavitário para ablação com cateter do foco arritmogênico (Figuras 34.2, 34.3 e 34.4).

Abordagem terapêutica

A abordagem terapêutica da taquicardia ventricular direita envolve a conduta na fase aguda (reversão da crise), terapia farmacológica de manutenção e terapia não farmacológica por meio da ablação por cateter.

A decisão de internação vai depender da frequência e da gravidade dos sintomas. Sabe-se que, ocasionalmente, pacientes portadores dessa taquicardia podem evoluir com taquicardiomiopatia, entidade caracterizada pelo aumento das cavidades cardíacas com prejuízo da fração de ejeção ventricular secundária à frequência cardíaca persistentemente elevada. Essa condição pode ser normalizada após obtenção de sucesso terapêutico.[21,22]

A abordagem durante crise de taquicardia ventricular envolve medidas para reversão da mesma, sendo os betabloqueadores e os bloqueadores de canal de cálcio não diidropiridínicos (verapamil) fármacos de primeira escolha.[3,4] Medidas como massagem do seio carotídeo e administração venosa de adenosina podem reverter a arritmia em alguns casos. Em segundo plano, outros antiarrítmicos, como a amiodarona, podem ser usados.[23]

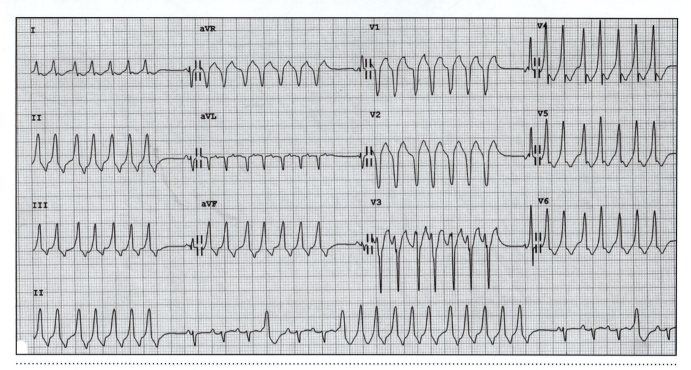

Figura 34.1 TV idiopática de via de saída de VD. Observe na derivação DII longo reversão da taquicardia para ritmo sinusal e extrassístole ventricular com mesmo padrão morfológico da taquicardia.

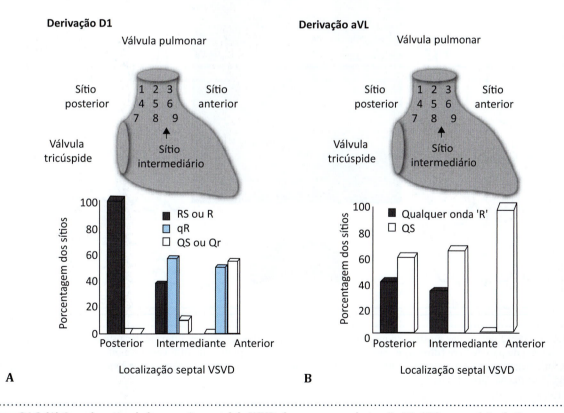

Figura 34.2 (A) Quando estimulada a porção septal da VSVD observa-se, em derivação D1, QRS com padrão de R puro em sítios posteriores e padrão qR ou QS em sítios anteriores. **(B)** Quando estimuladas as porções septais anteriores, intermediárias e posteriores da VSVD observa-se, na derivação aVL, QRS com padrão de QS.

VSVD (Via de Saída do Ventrículo Direito).

Adaptada de Jadonath RL et al. Am Heart J 1995; 130:1.107-13.

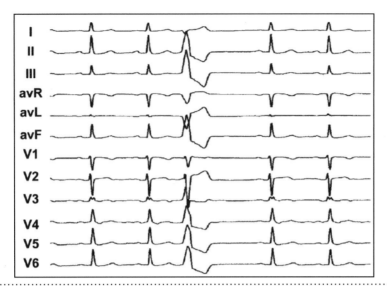

■ **Figura 34.3** ECG de 12 derivações mostrando um ritmo sinusal normal e uma extrassístole ventricular com morfologia de BRE e eixo inferior com transição em V3, V4 e morfologia QRS negativo nas derivações I e aVL, o que sugere origem a partir da região anterosseptal.

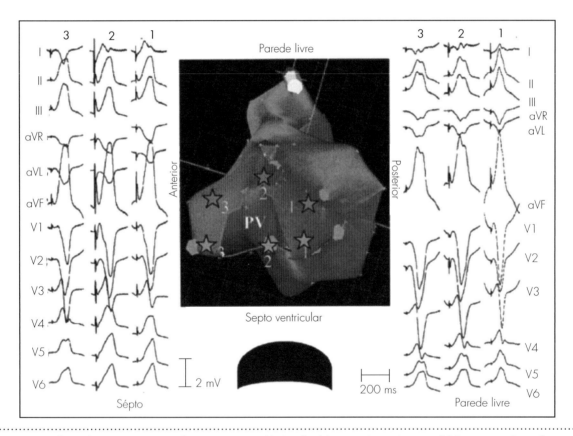

■ **Figura 34.4** ECG de 12 derivações mostrando mapeamento elétrico de sítios anteriores, intermediários e posteriores (nomeados 3, 2 e 1, respectivamente) da parede livre (direita) e septo da VSVD. Todas elas têm padrão de BRE com eixo inferior. A derivação I é positiva no sítio posterior e negativa no sítio anterior. O sítio da parede livre mostra ondas R mais amplas, curtas e entalhadas nas derivações inferiores, e transição tardia nas precordiais.

Adaptada de Dixit et al. J Cardiovasc Electrophysiol 2003; 14: 1-7.

Como terapia de manutenção e prevenção de recorrências, os fármacos indicados são os betabloqueadores e os bloqueadores de canal de cálcio.[3,4] Nos casos refratários ou intolerantes a terapia farmacológica, em pacientes muito sintomáticos ou em evolução para taquicardiomiopatia, a terapia com ablação por cateter está indicada.[3] A conduta invasiva deve ser sempre oferecida ao paciente como opção de cura da taquicardia.

Taquicardia ventricular de ventrículo esquerdo ou taquicardia ventricular fascicular

Essa forma de taquicardia ventricular foi inicialmente descrita por Zipes *et al.,* em 1979. Eles identificaram os seguintes achados nos pacientes com esse tipo de taquicardia: a) indução através da estimulação atrial programada; b) padrão de morfologia de bloqueio de ramo direito com eixo de QRS desviado à esquerda no quadrante superior e c) ocorrência em pacientes sem cardiopatia estrutural.[24] Posteriormente, em 1981, Belhassem *et al.* demonstraram que essa taquicardia ventricular poderia ser revertida com verapamil.[25] Atualmente, sabe-se que a taquicardia ventricular fascicular se origina nos fascículos do ramo esquerdo do feixe de His. Conforme o foco de origem, a taquicardia pode ser do tipo fascicular posterior esquerda, fascicular anterior esquerda e fascicular septal esquerda. Cada uma delas apresenta características morfológicas peculiares ao eletrocardiograma de 12 derivações.[3,26]

Mecanismo arritmogênico

Estudos com estimulação ventricular programada mostraram relação inversa entre o intervalo de acoplamento dos extraestímulos e a duração do primeiro ciclo da taquicardia ventricular fascicular induzida, o que sugere um mecanismo arritmogênico reentrante localizado em um dos fascículos do ramo esquerdo[3,27] (Figura 34.5).

Aspectos clínicos

A taquicardia ventricular fascicular geralmente acomete pacientes com idade entre 15 e 40 anos de idade, sendo que nas mulheres a apresentação clínica é mais precoce.[11] Cerca de 60 a 70% dos pacientes afetados é do sexo masculino.

Essa taquiarritmia manifesta-se clinicamente com sintomas de palpitação, tontura, dispneia e pré-síncope. História de síncope e evolução para morte súbita são muito raras.[28] A maioria dos episódios ocorre durante o repouso, porém há casos de exacerbação da taquicardia ventricular durante exercício ou estresse emocional.[3] Taquicardia ventricular fascicular com padrão incessante e evolução para taquicardiomiopatia também já foram descritas.[3]

Aspectos eletrocardiográficos

A taquicardia ventricular fascicular, cujo sítio de origem está localizado no fascículo posteroinferior esquerdo, apresenta o eletrocardiograma padrão morfológico de bloqueio de ramo direito com eixo QRS desviado para cima e para a esquerda no plano frontal (Figura 34.6). Se o foco estiver localizado no fascículo anterossuperior esquerdo, a taquicardia ventricular apresenta padrão morfológico de bloqueio de ramo direito com eixo de QRS desviado inferiormente e para a direita no plano frontal. A duração do complexo QRS pode ser relativamente estreita (< 120 ms), e a duração do intervalo R-S (medido do início da onda R ao

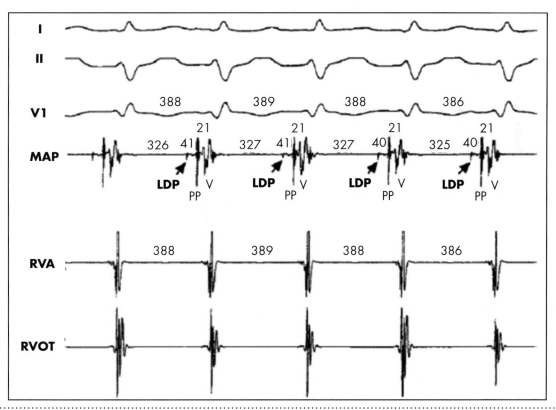

■ **Figura 34.5** Um exemplo do potencial diastólico tardio (LDP) precedendo o potencial de Purkinje (PP) gravado no meio do septo ventricular esquerdo durante taquicardia ventricular fascicular. Os traçados de ECG são das derivações I, II e V1, e os eletrogramas intracardíacos gravados a partir do cateter de mapeamento localizado no meio do septo ventricular esquerdo (MAP no local do potencial diastólico tardio), no ápice do ventrículo direito (RVA) e na Via de Saída do Ventrículo Direito (RVOT). Todos os números são em milissegundos.
Adaptada de Okumura K *et al.* Card Electrophysiol Ver 2002; 6: 61-7.

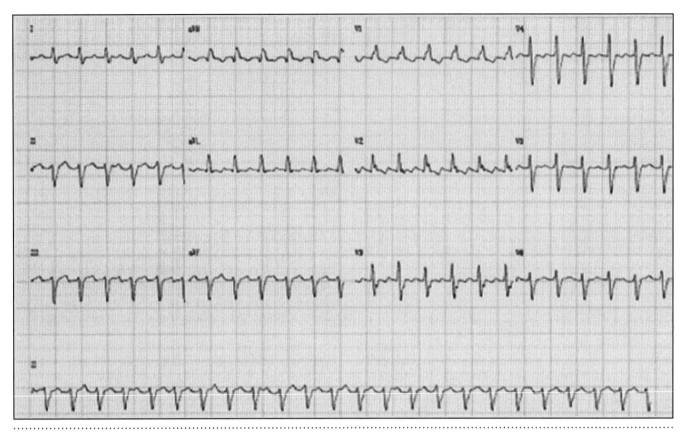

■ **Figura 34.6** TV fascicular posteroinferior esquerda. Observe o padrão tipo BRD em V1 e o eixo QRS desviado à esquerda no plano frontal.

nadir do S) nas derivações precordiais varia de 60 a 80 ms.[29] Tal padrão eletrocardiográfico pode gerar dúvida no diagnóstico diferencial com taquicardia supraventricular com condução aberrante, principalmente no caso de taquicardia ventricular fascicular sensível a adenosina.

A taquicardia ventricular fascicular septal esquerda apresenta complexo QRS estreito (100 ms) com transição R/S entre V3 e V4, padrão morfológico de bloqueio de ramo esquerdo e eixo QRS normal ou desviado à direita.[30]

Abordagem terapêutica

O tratamento da taquicardia ventricular fascicular envolve a conduta na fase aguda (terapia de reversão), o tratamento farmacológico de manutenção e a terapia de ablação por radiofrequência.

Na fase aguda, o fármaco de escolha para reversão da arritmia é o verapamil endovenoso. Ao contrário da forma originada no ventrículo direito, a adenosina e manobra vagal são inefetivas. Após reversão da crise, opta-se pela prevenção de recorrência com uso continuado de verapamil oral (120 a 480 mg/dia). A terapia de ablação por cateter é a conduta de escolha na maioria dos casos, pois cura o paciente – e, por esta razão, deve ser sempre oferecida.[3,4,31]

Prognóstico

O prognóstico da taquicardia ventricular fascicular sem cardiopatia estrutural é bom. Em um estudo envolvendo 37 pacientes durante seguimento de 5 anos, aqueles com sintomas leves não tiveram evolução da doença, mesmo sem terapia medicamentosa. Pacientes que apresentam a forma incessante podem evoluir para taquicardiomiopatia[3] e, por esta razão, devem ser tratados vigorosamente.

Taquicardia ventricular idiopática anular (anel mitral)

A taquicardia ventricular monomórfica anular pode ser originada no anel mitral ou no anel tricúspide. Historicamente, já foram descritos casos de taquicardia ventricular monomórfica sensível a adenosina, as quais foram tratadas posteriormente por meio da terapia de ablação por cateter na região anterobasal do ventrículo esquerdo.[32-34]

A taquicardia ventricular do anel mitral representa apenas 5% de todos os casos de taquicardia ventricular idiopática. Porém, representam 49% se analisarmos apenas as taquicardias originadas em ventrículo esquerdo.

Mecanismo arritmogênico

O mecanismo arritmogênico da taquicardia ventricular do anel mitral parece ser atividade deflagrada por pós-potenciais tardios, com base na sua resposta a infusão de adenosina, verapamil ou manobras de estimulação. Alguns autores acreditam que um resquício do sistema de condução atrioventricular interrompe a continuidade aorto-mitral, podendo explicar o mecanismo não reentrante dessa taquiarritmia.[3]

Aspectos clínicos

Os pacientes portadores de taquicardia ventricular do anel mitral cursam, geralmente, com palpitações bem toleradas secundárias a extrassístoles ventriculares frequentes e taquicardia ventricular monomórfica repetitiva, sendo a maioria não sustentada. Tais arritmias iniciam-se espontaneamente, mas podem-se exacerbar com estresse adrenérgico.[3]

Aspectos eletrocardiográficos

Ao eletrocardiograma de 12 derivações, a taquicardia ventricular do anel mitral apresenta-se morfologicamente com padrão de bloqueio de ramo direito, transição de polaridade do QRS em V1 ou V2, onda S em V6 e R monofásico ou Rs de V2 a V6.[35] Com relação à região do anel mitral na qual se inicia a taquicardia, podemos classificá-las em: anterolateral (58%); posterior (11%) e posterosseptal (31%).

Quando localizada no anel mitral anterolateral, apresenta ao eletrocardiograma polaridade do QRS com positividade com fase tardia de onda R entalhada em derivações inferiores (D2, D3 e aVF) e negatividade nas derivações DI e aVL. Quando em anel mitral posterior, apresenta polaridade do QRS com negatividade em derivações inferiores, positividade em DI e aVL, além de fase tardia de onda Q entalhada em derivações inferiores e onda R dominante em V1. Já a taquicardia ventricular do anel mitral posterosseptal apresenta polaridade do QRS com negatividade em derivações inferiores e positividade em DI e aVL, além de um componente negativo do QRS em V1 (qR, qr, RS, RS ou QS). Não se observa a presença de entalhe de onda Q em derivações inferiores[3] (Figuras 34.7 e 34.8).

Abordagem terapêutica

Além da terapia farmacológica com adenosina ou verapamil endovenoso para reversão de crise aguda, pode-se utilizar o verapamil oral como tratamento de manutenção, visando a prevenção de recorrências.[3,4]

A terapia de ablação mostra-se como opção terapêutica curativa em longo prazo, porém a taxa de recorrência é de 8% em algumas séries.[36]

Taquicardia ventricular idiopática monomórfica adrenérgica

Essa forma de taquicardia ventricular também é referida como taquicardia ventricular automática propranolol-sensível.[3] O principal mecanismo arritmogênico envolve alterações do automatismo (hiperautomatismo) originado nas fibras de Purkinje, mediadas pela corrente de entrada de sódio (I_f), relacionada à despolarização diastólica de fase 4.

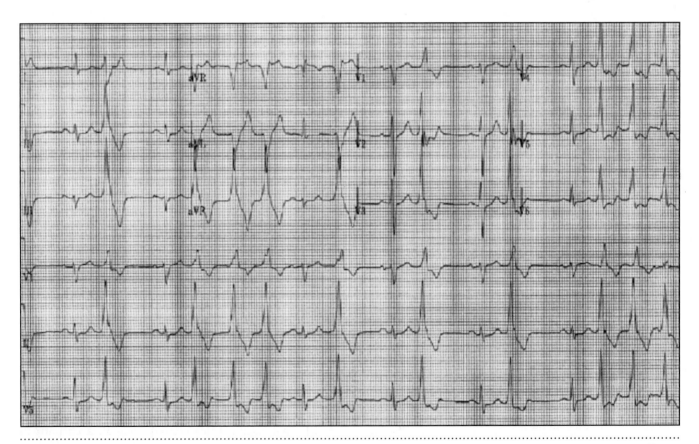

Figura 34.7 ECG de 12 derivações mostrando extrassístoles ventriculares monomórficas e episódios de TVNS com ondas R monofásicas nas precordiais, sugerindo origem do anel mitral. A morfologia QRS é positiva nas derivações inferiores e negativa nas derivações DI e AVL e é característica da localização em anel mitral anterolateral.

Adaptada de Badhwar N et al. Idiopathic Ventricular Tachycardia: Diagnosis and Management. Current. Probl. Cardiol., 2007;32:7-43.

TVNS (Taquicardia Ventricular Não Sustentada).

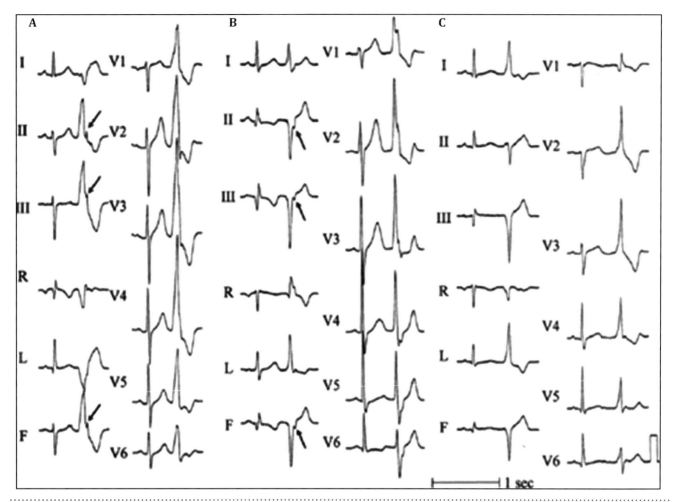

■ **Figura 34.8** ECG 12d representando batimentos ventriculares prematuros originados nas regiões anterolateral (**A**), posterior (**B**) e posteroseptal (**C**) do anel mitral. As setas indicam entalhe na porção final do QRS nas derivações inferiores.
Adaptada de Badhwar N et al. Idiopathic Ventricular Tachycardia: Diagnosis and Management. Current Probl Cardiol 2007;32:7-43.

Quantos aos aspectos clínicos, a taquicardia ventricular monomórfica adrenérgica prevalece em pacientes jovens com idade inferior a 50 anos. Pela estreita relação com estresse adrenérgico, os pacientes iniciam a taquicardia durante realização de esforço ou estresse emocional. Na grande maioria dos casos, ela reverte espontaneamente, porém há relatos de taquicardia ventricular com padrão incessante e evolução para taquicardiomiopatia em crianças.[37]

Ao eletrocardiograma de 12 derivações, a taquicardia ventricular monomórfica adrenérgica apresenta padrão morfológico de bloqueio de ramo direito ou esquerdo, a depender da localização do foco de origem. Essa taquicardia não pode ser iniciada nem revertida com estimulação ventricular programada.

A abordagem terapêutica de escolha, tanto para reversão de crise como para prevenção de recorrências, é o betabloqueador. Essa taquicardia não responde ao verapamil e apresenta baixa taxa de sucesso com terapia de ablação por cateter.[3]

Taquicardia ventricular polimórfica idiopática

Da mesma maneira que na forma monomórfica, a taquicardia polimórfica idiopática acomete indivíduos sem doença cardíaca estrutural identificável. É, portanto, um diagnóstico de exclusão, com apenas alguns relatos de caso na literatura (Tabela 34.2).

Aspectos clínicos

A apresentação clínica varia desde casos assintomáticos até casos com sintomas de palpitações taquicárdicas sem relação com esforço, pré-síncope, síncope de causa arrítmica e parada cardíaca abortada.[38]

Aspectos eletrocardiográficos

A taquicardia ventricular polimórfica idiopática é uma arritmia não associada a intervalo QTc prolongado ou alterações do segmento ST sugestivas de isquemia miocárdica, além de não apresentar relação com estresse adrenérgico. A principal característica eletrocardiográfica encontrada nos casos relatados até o momento é a presença de curto intervalo de acoplamento. Define-se intervalo de acoplamento como o tempo compreendido entre complexo QRS anterior ao da taquicardia ventricular e o primeiro complexo QRS da taquicardia ventricular. Dividindo-se o intervalo

Tabela 34.2 Sumário dos casos reportados de taquicardia ventricular idiopática polimórfica com intervalo QT normal e sem doença cardíaca orgânica identificada.

Autores (número com as referências)	Número de pacientes	Sintomas ou apresentação	Achados em eletrocardiográficos	Estudo eletrofisiológico com EEP*	Tratamento
Coum et al.[2]	4	Síncope	Intervalo de acoplamento curto	Não induzido pelo EEP ventricular. Um caso com indução por simulação atrial	Verapamil
Elserberg et al.[4]	9	1: Nenhuma	Intervalo de acoplamento curto com (4 pacientes) e sem (5 pacientes) pausa	Indução EEP TRN	Acompanhar pacientes com pausas
		3: Pré-síncope		(1 paciente), PV T (1 paciente) e FV (1 paciente) Indução por isoproterenol TVP (0 pacientes)	Dependência de TVP CDI para pacientes com MSC ou síncope
		2: Síncope 3: SCD			
Gambhir et al.[10]	1	Palpitações e em seguida síncope	Intervalo de acoplamento curto sem pausa	Não indução por EEP ventricular	CDI

*EEP (Estimulação Elétrica Programada); TRN (Taquicardia por Reentrada Nodal); TVP (Taquicardia Ventricular Polimórfica); FV (Fibrilação Ventricular); CDI (Cardiodesfibrilador Implantável); MSC (Morte Súbita Cardíaca).

de acoplamento pelo intervalo QTc do complexo QRS normal anterior ao da taquicardia ventricular, obtém-se o índice de taquicardia ventricular, descrito por Eisenberg et al.[39] Alguns estudos demonstraram que intervalo de acoplamento < 300 ms e índice de taquicardia ventricular menor ou igual a 1 são fatores de mau prognóstico, com aumento na taxa de mortalidade (Figura 34.9).[39,40]

Abordagem terapêutica

Já que a taquicardia ventricular polimórfica idiopática deve ser encarada como diagnóstico de exclusão, a abordagem terapêutica deve ser inicialmente direcionada a uma causa secundária, principalmente na fase aguda.

Após exclusão de causas subjacentes, o tratamento medicamentoso em longo prazo pode ser feito com verapamil,

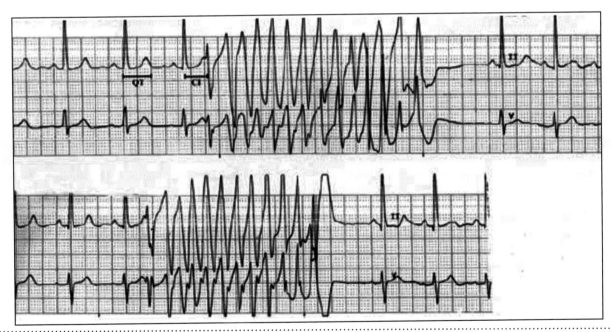

■ **Figura 34.9** Mulher de 55 anos com história de síncope e intervalo QTc normal. ECG de ritmo (DII longo), mostrando dois ciclos de TV polimórfica não sustentada com índice de TV < 1. Índice TV = intervalo de acoplamento/intervalo QTc.

Adaptada de Eisenberg S. J. et al. Sudden cardiac death and polymorphous ventricular tachycardia in patients with normal QT intervals and normal systolic cardiac function. Am. J. Cardiol., 1995;75:687-92.

o que ficou demonstrado por Coumel *et al.*[41] O cardiodesfibrilador implantável está indicado na prevenção secundária (síncope ou parada cardiorrespiratória abortada) ou na prevenção primária, nos casos de falha do tratamento clínico ou na presença de dados eletrocardiográficos de pior prognóstico, como curto intervalo de acoplamento e ausência de pausa precedente a taquicardia ventricular.[38,39] Não há estudos avaliando a terapia não farmacológica, por meio de ablação por cateter, nesse tipo de taquicardia.

SÍNDROME DO QT LONGO CONGÊNITO

A síndrome do intervalo QT longo (SQTL) é uma doença hereditária, que se manifesta em crianças e adolescentes com coração estruturalmente normal e pode causar morte súbita em uma alta proporção de pacientes não tratados.[42] Essa doença foi primeiramente descrita em 1957 em uma família na qual crianças com intervalo QT prolongado, surdez bilateral e episódios de síncope faleciam subitamente. Tal família apresentava um padrão de hereditariedade autossômico-recessiva (síndrome de Jervell e Lange-Nilsen – JLN).[43] Na década de 1960, foi descrita uma desordem também familiar, mais comum, porém sem a presença de surdez, cujo modelo de hereditariedade era autossômico-dominante (síndrome de Romano-Ward – RW).[44,45]

As reais incidência e prevalência da síndrome do QT longo são incertas. Para síndrome de RW, dados americanos apontam para ocorrência em 1 a cada 5 mil a 10 mil indivíduos.[42] Para a síndrome de JLN, a prevalência estimada varia de 1,6 a 6 por milhão de crianças com idade entre 4 a 15 anos.[42]

A síndrome do QT longo é responsável por 3 mil a 4 mil mortes súbitas em crianças e adultos jovens a cada ano nos Estados Unidos.[42] Além disso, a taxa de letalidade pode chegar a 70% em 10 anos nos pacientes não tratados.[42,46]

Genética e mecanismo molecular

Nos últimos anos, a análise genética de pacientes portadores da síndrome do QT longo congênito e de seus familiares conseguiu identificar mutações em determinados genes que codificam proteínas específicas de certos canais iônicos envolvidos no potencial de ação da célula cardíaca.[42,47,48] Pode-se, então, classificar a SQTL em 9 subtipos, fundamentando-se na análise genética. A forma autossômico-dominante (síndrome de RW) pode ser classificada em 7 subtipos; e a forma autossômico-recessiva (síndrome de JLN) em 2 subtipos.[47] Atualmente, mais de 300 mutações já foram identificadas, e futuramente essa classificação irá se estender (Tabela 34.3).

A maioria dos genes relacionados a SQTL codifica canais de potássio, com exceção do gene relacionado a SQTL tipo 3 (SCN5A), que codifica canal de sódio, e do gene associado a SQTL tipo 4 (ankyrina-B), que codifica uma proteína adaptadora responsável pela ancoragem de proteínas específicas da membrana celular[48,49] (Figura 34.10).

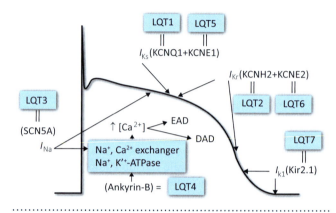

■ **Figura 34.10** Correlação entre os genes da SQTL e as correntes iônicas do potencial de ação das fibras de Purkinje.

Mecanismo arritmogênico

A atividade deflagrada por pós-potenciais precoces é o principal mecanismo arritmogênico responsável pela taquicardia ventricular polimórfica do tipo *torsades de pointes* observada em pacientes portadores da SQTL. Tal mecanismo envolve alterações no funcionamento de certos canais iônicos

Tabela 34.3 Genética da síndrome do QT longo.

Tipo	Gene	Locus cromossomo	Canal iônico	Efeitos	Porcentagem da SQTL
Autossômico-dominante (RW)					
SQTL 1	KCNQ 1	11p15.5	Iks (subunidade α)	↓ Iks	50%
SQTL 2	KCNH 2	7q35-36	Ikr (subunidade α)	↓ Ikr	45%
SQTL 3	SCN5 A	3p21-24	INa (subunidade α)	↑ INa	3 – 4%
SQTL 4	Ankyrin – B	4q25-27		↑ INa tardia?	< 1%
SQTL 5	KCNE 1	21q22.1-22.2	Iks (subunidade β)	↓ Iks	< 1%
SQTL 6	KCNE 2	21q22.1-22.2	Ikr (subunidade β)	↓ Ikr	< 1%
SQTL 7	KCNJ 2	17q23	I$_{kir}$2.1	↓ Ikir2.1	< 1%
Autossômico-recessiva (JLN)					
JLN 1	KCNQ 1	11p15.5	Iks (subunidade α)	↓ Iks	< 1%
JLN 2	KCNE 1	21q22.1-22.2	Iks (subunidade β)	↓ Iks	< 1%

(canais de potássio ou sódio), assim como de proteínas transmembrana (proteína cinase II Ca/calmodulina dependente). Essas alterações acabam por prolongar a duração do potencial de ação, permitindo recuperação através da inativação ou reativação da corrente de cálcio (I_{Ca-L}) com consequente atividade deflagrada por pós-potenciais precoces (fase de platô ou fase precoce da repolarização). Alguns estudos demonstraram que esse evento ocorre geralmente em células das fibras de Purkinje ou células miocárdicas do tipo M.[50-53]

Nos últimos anos, foi constatada a estreita relação entre o sistema nervoso autônomo e a SQTL. A atividade simpática elevada pode exacerbar a corrente de entrada pelos canais I_{Ca-L}, elevando a probabilidade de ocorrência de pós-potenciais precoces. Dados recentes apontam que portadores de mutações nos genes KCNQ1 ou KCNE1 estão sob risco elevado de arritmias ventriculares fatais associadas à atividade simpática elevada.[54] Além do mais, outros estudos demonstraram relação entre o subtipo SQTL-2 e o estresse adrenérgico. Tais pacientes são habitualmente bradicárdicos e apresentam potencial de ação prolongado durante o sono. Ao despertar subitamente, há liberação de grande quantidade de epinefrina, podendo causar a taquicardia ventricular polimórfica, fibrilação ventricular e morte súbita.[55]

Aspectos eletrocardiográficos

A principal marca dos pacientes portadores da SQTL é o intervalo QT prolongado. Este deve ser medido do início do complexo QRS ao final da onda T, devendo-se incluir a onda U caso esta esteja fundida com a onda T. Como há variações com a frequência cardíaca, o intervalo QT medido deve ser ajustado para a frequência. A fórmula de Bazett é a mais utilizada (QTc = $QT_{medido} / \sqrt{RR}$), entretanto ela perde sua acurácia em frequências cardíacas acima de 90 bpm.[56,57] É considerado intervalo QTc prolongado se maior que 460 ms na criança, maior que 450 ms no homem, ou maior que 470 ms na mulher. Tal medida fica prejudicada na presença de fibrilação atrial.

Eletrocardiogramas de 12 derivações seriados são importantes na identificação de casos suspeitos, contudo um intervalo QTc normal ou morfologia de onda T normal não exclui SQTL. O grau de prolongamento do intervalo QT não está estritamente relacionado à ocorrência de síncope, entretanto, pacientes com intervalo QTc maior que 600 ms têm maior risco para taquicardia ventricular do tipo *torsades de pointes*.[42]

Padrões morfológicos diferentes do segmento ST e da onda T podem ser observados conforme o subtipo da SQTL. Observa-se duração da onda T particularmente prolongada no subtipo SQTL1. Pacientes com SQTL2 geralmente apresentam onda T pequena e/ou entalhada – bífida. Já no subtipo SQTL3, o início da onda T é caracteristicamente prolongado. Estudos recentes apresentam 10 padrões morfológicos do segmento ST em SQTL (4 em SQTL1; 4 em SQTL2, e 2 em SQTL3), cuja sensibilidade varia de 83 a 85%, e a especificidade, de 70 a 94% na predição do genótipo da SQTL[58] (Figuras 34.11 e 34.12).

A taquicardia ventricular típica de pacientes com SQTL é a *torsades de pointes*, cujo início apresenta características eletrocardiográficas peculiares, denominado ciclo "curto-

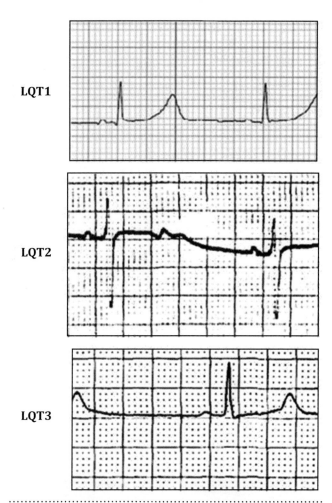

■ **Figura 34.11** Padrões eletrocardiográficos dos diferentes tipos de Síndrome do QT longo.
Extraída de Roden Dam M. NEJM 10 jan 2008, 358 (2):169.

-longo-curto": inicialmente há uma despolarização ventricular prematura seguida de pausa compensatória e, em sequência, um batimento sinusal com intervalo QT mais prolongado e bizarro (efeito causado pela pausa precedente), seguido de um novo batimento ventricular precoce iniciando a taquicardia ventricular[42] (Figura 34.13).

Outras anormalidades eletrocardiográficas podem ocorrer nos portadores da SQTL. Há relatos de dispersão do intervalo QT (heterogenicidade da repolarização ventricular) em comparação com a população geral, além de frequência cardíaca mais baixa durante o repouso (Figura 34.14).

Aspectos clínicos

Em pacientes portadores da SQTL, sintomas prodrômicos, como palpitações ou sensação de batedeira, são incomuns, já que a taquicardia ventricular tem início súbito sem a percepção de sintomas. Desse modo, síncope e parada cardíaca são a apresentação clínica mais comum, podendo ou não estar associada ao estresse adrenérgico. Cerca de 50% dos pacientes não tratados com idade de até 12 anos já sofreram pelo menos uma parada cardíaca, chegando a 90% dos casos até os 40 anos de idade.[42]

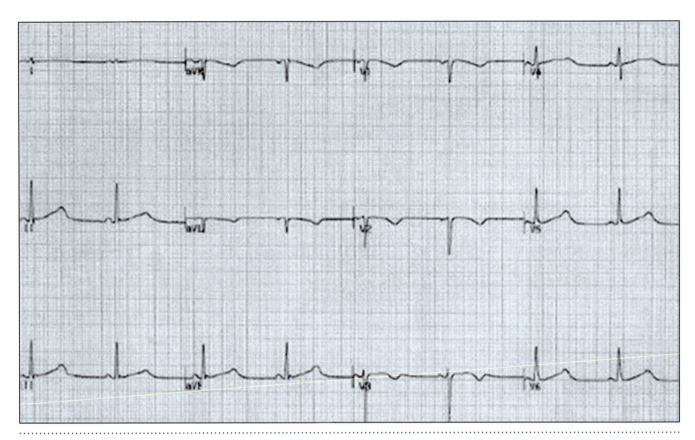

■ **Figura 34.12** ECG de paciente de 28 anos portadora de SQTL2. Observe ondas T bífidas nas derivações DII, DIII, aVF e V4.

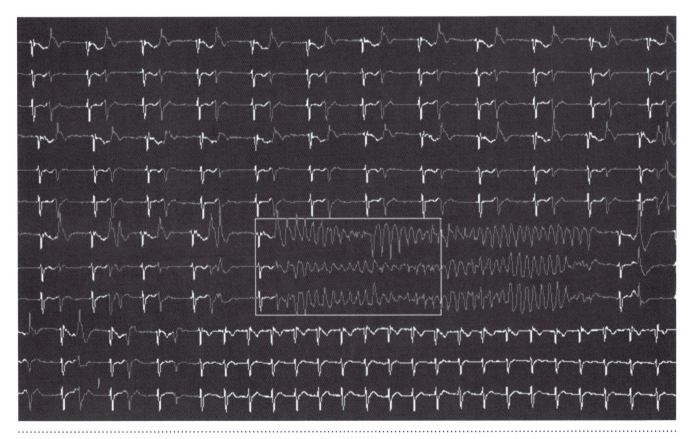

■ **Figura 34.13** Holter 24h mostrando evolução para taquicardia ventricular polimórfica do tipo *torsades de pointes*.

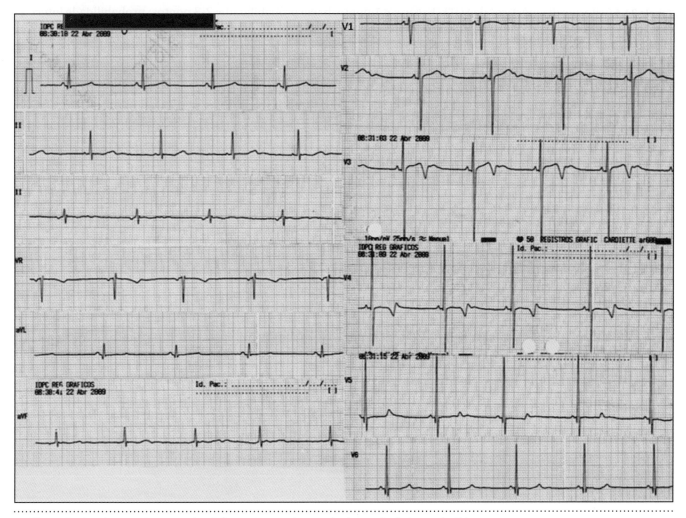

■ **Figura 34.14** Eletrocardiograma de 12 derivações, evidenciando dispersão do intervalo QT.

Atualmente, sabe-se que os pacientes portadores da SQTL podem ter fenótipos variáveis, a depender da genotipagem. Aproximadamente 75% dos pacientes apresentam eventos precipitados por estresse adrenérgico, principalmente aqueles subtipos associados a disfunção nos canais de K. Em portadores da SQTL1, os eventos cardíacos estão associados a atividade física vigorosa, mais especificamente natação. Pacientes com SQTL2 são particularmente sensíveis ao susto decorrente de estímulos sonoros, como alarme de relógio ou telefone. Já no subtipo SQTL3, os eventos ocorrem durante o sono sem relação com o despertar.[42]

Uma variante da SQTL é a síndrome de Andersen, que, além do intervalo QT prolongado, apresenta outras peculiaridades fenotípicas, como paralisia periódica, micrognatia e clinodactilia. Arritmias ventriculares são comuns, chegando a 64% dos casos, porém não há relatos de morte súbita cardíaca.[59]

Diagnóstico e estratificação de risco

A suspeita clínica representa a chave fundamental no diagnóstico da síndrome do QT longo. A apresentação típica é de uma criança ou adulto jovem que cursa com síncope não esclarecida ou parada cardíaca durante exercício físico ou relacionadas ao susto, ou ainda história de afogamentos inexplicados.[42] Apesar dos avanços na biologia molecular e no mapeamento genético, o diagnóstico ainda é fundamentado nas características clínicas do paciente e na história familiar.

Em decorrência da variabilidade do intervalo QTc em pacientes com SQTL, Schwartz PJ *et al.* propuseram uma somatória de dados do eletrocardiograma, história clínica e história familiar para o diagnóstico da SQTL.[60] A triagem familiar, a partir de testes genéticos, apresenta relevância como ferramenta de pesquisa, mas não como rotina de investigação (Tabela 34.4).

Um estudo com 647 pacientes conseguiu estratificar o risco para o primeiro evento cardíaco (síncope, parada cardiorrespiratória ou morte súbita) em pacientes com idade inferior a 40 anos e nunca antes tratados, fundamentando-se no genótipo, no sexo e na duração do intervalo QTc (ver Tabela 34.5).[61]

É sabido também que mutações isoladas podem ter impacto na evolução clínica. Defeitos no gene KCNQ1 são benignos, enquanto defeitos no KCNH2 estão associados a maior risco de morte súbita.[62]

Tabela 34.4 Critérios diagnósticos da SQTL. Escore: < 1 ponto: baixa probabilidade; 2-3 pontos: probabilidade intermediária; > 4 pontos: alta probabilidade. SQTL é definida com escore > 4 $^{\pi}$ na ausência de medicações ou desordens que afetem o intervalo QTc.

Critérios diagnósticos da síndrome do QT longo	
	Pontos
Achados eletrocardiográficos	
■ QTc > 480 ms$^{\pi}$	3
■ QTc 460 – 470 ms$^{\pi}$	2
■ QTc 450 ms (homem)$^{\pi}$	1
■ *Torsades de Pointes*	2
■ Alternância de onda T	1
■ Entalhe na onda T em 3 derivações	1
■ Baixa FC para idade	0,5
História clínica	
■ Síncope com estresse	2
■ Síncope sem estresse	1
■ Síncope + surdez congênita	0,5
História familiar	
■ Familiares com SQTL definitiva	1
■ Morte súbita inexplicada em parentes próximos com menos de 30 anos de idade	0,5

Adaptada de Schwartz P. J. *et al*. Diagnostic criteria for the long QT syndrome. An update. *Circulation*. 1993;88:782–784.

Tabela 34.5 Probabilidade de primeiro evento cardíaco (síncope, PCR ou morte súbita).[61]

Probabilidade para primeiro evento cardíaco			
Genótipo	QTc	Sexo	Risco
SQTL1	> 500 ms	Masc. ou Fem.	Alto
	< 500 ms	Masc. ou Fem.	Baixo
SQTL2	> 500 ms	Masc. ou Fem.	Alto
	< 500 ms	Fem.	Intermediário
		Masc.	Baixo
SQTL3	> 500 ms	Masc.	Alto
		Fem.	Intermediário
	< 500 ms	Masc. ou Fem.	Intermediário

Baixo risco: < 30%; risco intermediário: 30 – 49%; alto risco: > 50%

Adaptada de Priori S. G. *et al*. Risk stratification in the long-QT syndrome. N. Engl. Med., 003;348:1.866-74.

Abordagem terapêutica

A abordagem terapêutica dos pacientes portadores de síndrome de QT longo congênito envolve a conduta durante o episódio de *torsades de pointes* e o tratamento de manutenção em longo prazo, objetivando prevenção de recorrências.

Conduta na crise de taquicardia ventricular polimórfica tipo *torsades de pointes* e prevenção precoce de recorrência

Em um paciente com taquicardia ventricular do tipo *torsades de pointes* associada à instabilidade hemodinâmica, o tratamento imediato é a cardioversão elétrica. Simultanea-mente deve-se iniciar sulfato de magnésio 2 g endovenoso em *bolus* seguido de infusão 2 a 4 g/min., objetivando estabilização da membrana celular e supressão dos pós-potenciais precoces, além de medidas que encurtem o intervalo QT, entre as quais: lidocaína 1 a 2 mg/kg EV em *bolus*, seguidos de 3 a 10 mg/min. em infusão contínua; cloreto de potássio endovenoso, se necessário, até manter normalização do potássio sérico; e elevação da frequência cardíaca com uso de marca-passo transvenoso, mantendo-a entre 90 e 110 bpm, principalmente nos casos em que a taquicardia ventricular é originada na dependência de pausas (*torsades de pointes* pausa-dependente). Ressalta-se a necessidade de suspensão de qualquer medicação que prolongue o intervalo QT.[63-65]

606 Tratado Dante Pazzanese de Emergências Cardiovasculares ■ CAPÍTULO 34

Tratamento de manutenção

Em pacientes sintomáticos não tratados, a taxa de mortalidade excede 20% no ano seguinte após o primeiro episódio de síncope, e o risco médio anual de síncope está em torno de 5%. Nesse mesmo grupo de pacientes, a mortalidade em 10 anos chega a 50%. Dessa maneira, a instituição do tratamento em longo prazo com betabloqueador, marca-passo, desnervação cardíaca e/ou cardioversor-desfibrilador automático melhora significativamente a sobrevida, e reduz a mortalidade em cinco anos para 3 a 5%.[4,42]

Já que 75% dos eventos cardíacos são precipitados pela descarga adrenérgica, os betabloqueadores são considerados tratamento de primeira linha na prevenção de recorrências em longo prazo. O mecanismo responsável pela eficácia desses fármacos em pacientes portadores de SQTL parece ser a redução da dispersão do intervalo QTc. Dentre os betabloqueadores, o mais indicado é o propranolol na dose de 2 a 3 mg/kg/dia, devendo ter a dose ajustada até o máximo tolerado. Em pacientes que evoluem com bradicardia grave ou pausas sinusais com duração maior que 2 segundos, deve-se indicar marca-passo definitivo concomitantemente ao uso do betabloqueador.[42,65,74] O marca-passo também está indicado nos casos de bloqueio atrioventricular que justifique o seu implante, bem como nos casos selecionados de pacientes portadores do subtipo SQTL3, já que apresentam aumento da dispersão da repolarização associado aos períodos de bradicardia durante o sono.[65] A frequência básica de estimulação programada deve ser de 80 bpm.[4,42,65]

Naqueles pacientes refratários ao tratamento inicial com betabloqueadores, a terapia de desnervação simpática cardíaca tem sido uma alternativa. Algumas publicações demonstraram a normalização do intervalo QTc e melhora da dispersão do QTc, assim como redução do número de eventos cardíacos em dez anos[42,65] (Figura 34.15).

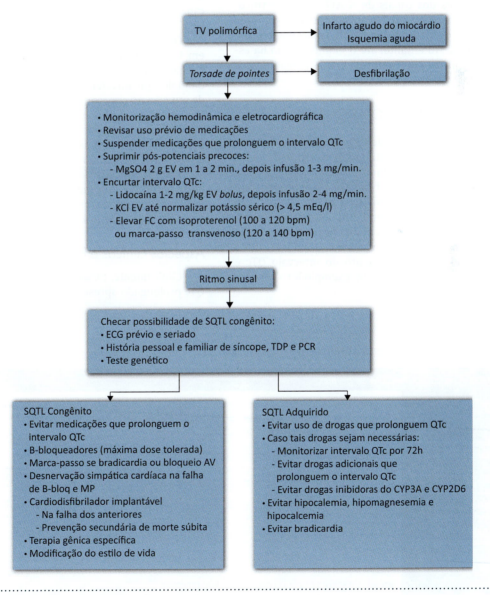

■ **Figura 34.15** Abordagem da VT polimórfica tipo *torsades de pointes*.

Para os pacientes considerados de alto risco, especialmente aqueles com arritmia maligna documentada ou parada cardíaca abortada, o implante do cardiodesfibrilador automático está indicado, concomitantemente ao uso do betabloqueador e a função de marca-passo. Na vigência de síncope recorrente a despeito do tratamento prévio com betabloqueador, desnervação simpática cardíaca e marca-passo, o implante do CDI também está indicado.[4,42,67]

Além das medidas anteriormente citadas, preconiza-se também modificação do estilo de vida. Assim, o uso de medicações que sabidamente prolongam o intervalo QTc está proscrito. Especificamente para os portadores do subtipo SQTL1, deve-se evitar atividades competitivas, como a natação. Os portadores da SQTL2, por sua vez, devem evitar o uso de aparelhos com alarme sonoro no ambiente de convívio.[42]

Atualmente, diversas medicações potencialmente benéficas estão em estudo, entre elas bloqueadores de canais de sódio (mexiletina, flecainida, pentisomida, fenitoína), ativadores dos canais de K ATP-sensíveis (nicorandil, pinacidil, cromakalin), bloqueadores de receptores alfa-adrenérgico (doxazosina, labetalol), espironolactona e suplementos de K. No entanto, até o momento não há estudos em longo prazo que comprovem o benefício desses medicamentos.[42,65,68-71]

SÍNDROME DO QT LONGO ADQUIRIDO

Nos últimos anos, tem-se identificado um vasto número de medicações capazes de aumentar o tempo de repolarização ventricular, prolongando o intervalo QTc. Apesar de a chance de fármacos não cardiovasculares provocarem *torsades de pointes* ser muito mais baixa em comparação aos antiarrítmicos, recentemente um número cada vez maior de agentes não cardiovasculares tiveram sua comercialização suspensa nos EUA por relatos de morte súbita cardíaca associada a prolongamento do intervalo QTc e subsequente *torsades de pointes*. Um exemplo foi a suspensão da cisaprida no ano 2000.[42]

Etiologia e mecanismo arritmogênico

Uma série de fármacos de ação cardiovascular e não cardiovascular pode potencialmente causar *torsades de pointes* (Tabela 34.6).

O principal mecanismo envolvido na gênese de *torsades de pointes* no contexto da SQTL adquirida é o bloqueio da corrente Ik_r, principal responsável pela fase de repolarização ventricular. Fármacos que bloqueiam especificamente essa corrente, sem atuar em outros canais iônicos, apresentam maior propensão a indução da taquicardia. As células M e as fibras de Purkinje são mais acometidas do que os outros miócitos cardíacos, o que explica o aumento da dispersão da repolarização observado nessa síndrome, cuja consequência é o desenvolvimento de *torsades de pointes* por atividade deflagrada por pós despolarização precoce.[42,72]

Quanto aos antiarrítmicos, o risco de desenvolvimento de *torsades de pointes* com amiodarona é muito menor do que com uso de quinidina e sotalol. Tal fato é explicado pela ação da amiodarona em bloquear múltiplos canais iônicos, tanto canais de potássio (Ik_r) como canais de cálcio (I_{CaL}) e sódio (I_{Na}), reduzindo, dessa forma, a dispersão da repolarização.[42]

O grau de prolongamento do intervalo QTc pode variar em função do nível sérico do fármaco, da associação de fármacos que prolonguem o intervalo QTc e da interação daqueles que interferem no metabolismo de outros através de atuação no citocromo CYP450 e CYP2D6 (Figura 34.16). Com relação à quinidina, o risco de *torsades de pointes* é maior justamente em concentração plasmática subterapêutica, já que em baixa concentração há maior bloqueio da corrente Ik_r e menor atuação na corrente I_{Na}.

Estudos iniciais de análise genética sugerem que alguns pacientes têm maior predisposição genética para o desenvolvimento de *torsades de pointes* associado ao intervalo QTc longo adquirido do que outros.[73-75]

Aspectos clínicos e fatores de risco

Clinicamente, *torsades de pointes* associada a intervalo QTc prolongado apresenta início súbito, sem sintomas pro-

Tabela 34.6 Relação drogas *versus* potencial de causar TDP.

Drogas: potencial de causar *torsades de pointes*	
Risco real de TDP	Amiodarona, Bepridil, Clorpromazina, Cisapride, Claritromicina, Disopiramida, Dofetilida, Domperidona, Droperidol, Eritromicina, Haloperidol, Ibutilida, Levometadil, Mesoridazina, Metadona, Pentamidina, Procainamida, Quinidina, Sotalol, Tioridazina
Risco possível de TDP	Amantadina, Azitromicina, Hidrato de Cloral, Dolasetrona, Felbamato, Flecainida, Foscarnet, Gatifloxacina, Idapamida, Isradipina, Levofloxacina, Lítio, Moxifloxacina, Nicardipina, Octreotide, Ondansentrona, Risperidona, Salmeterol, Tacrolimus, Tamoxifeno, Vardenafil, Venlafaxina, Voriconazol, Ziprazidona
Evitar em portadores SQTL congênito (inclui drogas citadas anteriormente)	Albuterol, Atomoxetina, Cocaína, Dobutamina, Dopamina, Efedrina, Epinefrina, Fenfluramine, Isoproterenol, Levalbuterol, Metaproterenol, Midrodina, Norepinefrina, Fenilefrina, Fenilpropanolamina, Pseudoefedrina, Sibutramina, Terbutamina
Improvável	Amitriptilina, Amoxicilina, Ampicilina, Ciprofloxacina, Clomipramina, Desipramina, Fluconazol, Fluoxetina, Galantamina, Imipramina, Itraconazol, Cetoconazol, Mexiletina, Nortriptilina, Paroxetina, Protriptilina, Sertralina, Trimetoprima-Sulfametoxazol, Trimipramina

Adaptada de www.qtdrugs.org

Tratado Dante Pazzanese de Emergências Cardiovasculares

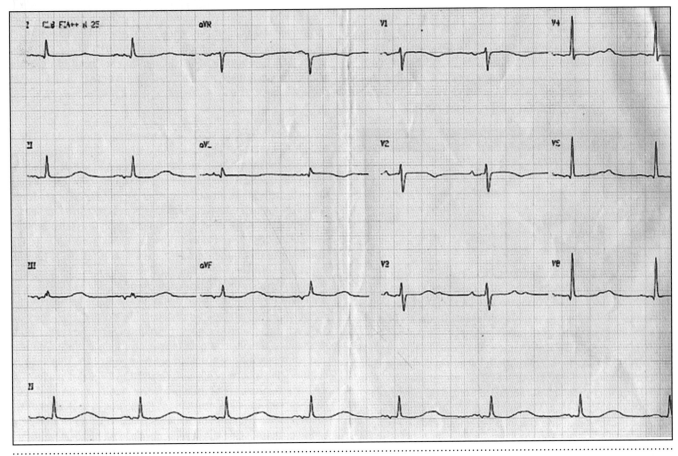

■ **Figura 34.16** ECG de paciente de 14 anos com história de síncope por *torsades de pointes* secundário a intervalo QT longo adquirido por uso de claritromicina.

drômicos, e muitas vezes manifesta-se com síncope ou parada cardíaca. O risco de desenvolvimento da taquicardia é tanto maior quanto maior for o intervalo QTc, podendo ser estimado conforme a seguinte equação: RISCO = $1,052^x$, em que o "x" equivale a um aumento de 10 ms no intervalo QTc.[76]

São considerados fatores de risco ou fatores precipitantes para *torsades de pointes* fármaco-induzida: intervalo QTc longo prévio; história de SQTL adquirida ou *torsades de pointes*, hipocalemia hipomagnesemia; hipocalcemia; bradicardia sinusal; rápida infusão de drogas que prolongam o intervalo QTc; elevado tônus adrenérgico imediatamente antes da *torsades de pointes* e condições que favoreçam elevação do cálcio intracelular como insuficiência cardíaca e hipertrofia ventricular esquerda e isquemia miocárdica.[42,72]

Abordagem terapêutica

Em pacientes com taquicardia ventricular polimórfica do tipo *torsades de pointes*, a cardioversão elétrica estará indicada na presença de instabilidade hemodinâmica. Caso haja relação com uso prévio de fármacos que prolonguem o intervalo QTc, estes devem ser imediatamente suspensos. Sulfato de Magnésio 2 g endovenoso em 1-2 min. está indicado para suprimir os pós-potenciais precoces, e medidas que encurtem o intervalo QTc também são indicadas conforme o caso (lidocaína, cloreto de potássio, isoproterenol e marca-passo provisório). É de extrema importância afastar a possibilidade de síndrome do QT longo congênito associado.[42,72]

SÍNDROME DO INTERVALO QT CURTO CONGÊNITO

Descrita inicialmente por Gussak *et al.*, em 2000,[78] a síndrome do intervalo QT curto congênito (SQTC) é uma canaliculopatia hereditária caracterizada pelo intervalo QTc com duração menor que 360 ms ao eletrocardiograma. Essa síndrome está associada a alto índice de morte súbita.[78-80] Gaita *et al.*,[81] em 2003, descreveram a síndrome em seis pacientes oriundos de duas famílias não relacionadas, as quais tinham histórico de morte súbita associado a intervalo QTc curto ao eletrocardiograma. Desde sua descrição, foram observados avanços quanto ao conhecimento dos aspectos genéticos, base iônica, avaliação clínica e abordagem terapêutica dessa rara entidade.[77]

Genética e mecanismo molecular

Assim como a SQTL congênita, a SQTC também é uma doença geneticamente heterogênea, na qual mutações em cinco diferentes genes codificadores de canais iônicos foram identificadas como causadoras dos cinco subtipos da SQTC.[82-85] Desses cinco genes, quatro também estão envolvidos na SQTL; entretanto, as mutações que levam à SQTC atuam aumentando as forças de repolarização[77] (Tabela 34.7).

Tabela 34.7 Genética da síndrome do QTc curto.

Subtipo	Gene/Proteína	Canal iônico	Herança
SQTC1	KCNH2/HERG	Ikr	AD
SQTC2	KCNQ1/KvLQT1	Iks	
SQTC3	KCNJ2/Kir2.1	Ik$_1$	AD
SQTC4	CACNA1C/Ca$_v$1.2	Ica	
SQTC5	CACNB2b/Ca$_v$B$_{2b}$	Ica	AD

SQTC (Síndrome de QT Curto); AD (Autossômico-Dominante).

Em casos familiares, a doença é transmitida de geração em geração em ambos os sexos, sugerindo uma herança autossômica-dominante. Por outro lado, em muitos pacientes nenhuma mutação gênica pôde ser identificada, favorecendo a heterogeneidade genética.[77]

No subtipo SQTC1, a mutação no gene KCNH2 leva a um ganho de função da corrente Ik$_r$, acelerando o processo de repolarização. Já no subtipo SQTC2, a mutação no gene KCNQ1 está associada a aumento de função da corrente Ik$_s$. Os subtipos SQTC 4 e SQTC 5 estão associados a mutações que codificam canais de cálcio, e levam a perda de função da corrente I$_{Ca}$-$_L$, ocasionando abreviação da fase de platô do potencial de ação e encurtamento do intervalo QT.[77]

Os subtipos SQTC1, SQTC3, SQTC4 e SQTC5 têm sido relatados em casos familiares, enquanto o subtipo SQTC2 foi relatado em apenas um caso esporádico.[77] Frente aos poucos casos descritos na literatura correspondendo a cerca de 50 pacientes totalizando 12 famílias, ainda não há dados suficientes para se estabelecer correlação genótipo-fenótipo dos casos.[77]

Aspectos eletrocardiográficos e mecanismo arritmogênico

Eletrocardiograficamente, a SQTC é caracterizada pelo intervalo QT curto, geralmente inferior a 360 ms, podendo variar de 220 a 360 ms.[78,81,86] Os subtipos SQTC1, SQTC2 e SQTC3 podem apresentar ao eletrocardiograma ondas T apiculadas, simétricas ou assimétricas, positivas ou negativas nas derivações precordiais. Especificamente no subtipo SQTC3, as ondas T são assimétricas, com porção ascendente menos íngreme que a porção descendente.[84] Já os subtipos SQTC4 e SQTC5 apresentam padrão eletrocardiográfico tipo Brugada nas derivações V1 e V2, seja em repouso ou após a administração de ajmalina,[85] além de o intervalo QTc ser mais longo em comparação com os outros subtipos.[77]

Quanto ao mecanismo arritmogênico, ainda não está clara a participação do sistema nervoso autônomo, como ocorre na SQTL. Provavelmente, o fator relacionado à gênese das arritmias ventriculares na SQTC é a dispersão transmural da repolarização, sendo esta maior durante o repouso. Episódios de fibrilação ventricular foram relata-

dos tanto em repouso como durante esforço, além de ocorrer no período de sono ou após susto por estímulo sonoro.[86]

Outros estudos também têm demonstrado associação entre SQTC e fibrilação atrial, sendo esta relatada em até 31% dos pacientes portadores da síndrome.[78,86]

Aspectos clínicos

Assim como na SQTL, a apresentação clínica da SQTC é bastante heterogênea, variando entre famílias distintas ou ainda entre membros da mesma família. A idade de apresentação da doença é bastante variável, desde o primeiro mês de vida até a idade adulta, e muitos pacientes são portadores assintomáticos, sendo diagnosticados pela história familiar.[77]

Em uma série de casos publicada por Giustetto et al.,[86] em 2006, dos 29 pacientes portadores da síndrome de QT curto aproximadamente 62% eram sintomáticos. A parada cardiorrespiratória foi a apresentação clínica mais frequente, aparecendo em 34% dos casos, sendo que em 28% destes foi a primeira manifestação da doença. A idade de ocorrência de parada foi variável, tendo ocorrido no primeiro mês de vida em dois pacientes, sugerindo que a SQTC possa ser uma das causas da síndrome de morte súbita do infante. Palpitação foi o segundo sintoma mais relatado (24% dos casos), seguido de síncope (24% dos casos). Em 17% dos pacientes, a fibrilação atrial (FA) foi a primeira manifestação da doença. Dos pacientes assintomáticos (38% dos casos), muitos tinham extrassístoles ventriculares frequentes no Holter 24h, tendo o diagnóstico sido fundamentado na história familiar.

Tais achados corroboram com a constatação de que a síndrome do QT curto pode manifestar-se em qualquer idade e muitas vezes é assintomática; a primeira manifestação clínica da doença pode ser uma parada cardiorrespiratória. A morte súbita é um achado comum naqueles subtipos familiares de SQTC.[77]

Abordagem terapêutica

A pouca experiência mundial com essa entidade dificulta o estabelecimento de rotinas para o seu tratamento. A principal arma terapêutica na SQTC é o cardiodesfibrilador implantável. Essa prótese está indicada principalmente para aqueles pacientes com história de sintomas arrítmicos, morte súbita recuperada, síncope de origem não esclarecida ou história familiar de morte súbita. O estudo eletrofisiológico não tem valor para indicação do cardiodesfibrilador, já que sua sensibilidade para indução de fibrilação ventricular é de apenas 50%.[80,86,97] Apesar de essa prótese ser a principal arma terapêutica, a terapia farmacológica pode ser útil como ponte para implante de cardiodesfibrilador em crianças e alternativa para aqueles que recusam o implante, assim como terapia adjuvante objetivando redução de choques apropriados.[77]

Teoricamente, fármacos que prolonguem o intervalo QT como bloqueadores de canais de K poderiam ser efetivos na abordagem farmacológica da SQTC; porém, na prática, não é isso que ocorre.[88] Estudos demonstraram que a mutação N588K no gene KCNH2 não só aumenta a densidade da corrente Ik$_r$ como também reduz sua afinidade por antiarrítmicos bloqueadores de canais de K (Classe III), como d-sotalol, em até 20 vezes.[82,89] Fármacos antiarrítmicos como a quinidina e a disopiramida apresentam maior afinidade pelos canais de K (Ik_r).

Em um estudo realizado por Gaita et al., em 2004,[88] foram avaliados quatro fármacos antiarrítmicos (flecainida, sotalol, ibutilida e hidroquinidina) quanto à hipótese de prolongamento do intervalo QT para a faixa normal e prevenção de arritmia ventricular em pacientes portadores da SQTC. Nesse estudo, somente a hidroquinidina se mostrou capaz de prolongar o intervalo QT até a faixa normal, aumentando a fase de repolarização e tornando a fibrilação ventricular não indutível com a estimulação ventricular programada. Recentemente, Schimpf et al., em 2007,[90] relataram eficácia clínica da disopiramida em dois pacientes com SQTC1 através do prolongamento do intervalo QT e do período refratário ventricular. A eficácia da quinidina e da disopiramida em pacientes com SQTC pode também ser atribuída a sua capacidade de bloquear outros canais de K além da corrente Ik_r, incluindo as correntes I_{to}, IK_1 e Ik_s. Apesar de estudos terem demonstrado efetividade da quinidina e da disopiramida em SQTC1, muito provavelmente tais agentes são também efetivos em outros subtipos da síndrome.[85] A amiodarona se mostrou efetiva no controle das arritmias ventriculares e em prolongar o intervalo QT durante o seguimento de apenas um caso descrito por Lu et al., em 2006,[91] e, por esta razão, são necessários estudos adicionais para comprovar a eficácia desse fármaco.

Com relação ao controle da fibrilação atrial paroxística em pacientes portadores de SQTC, alguns estudos têm mostrado que a propafenona tem sido efetiva na prevenção de recorrências, porém sem afetar o intervalo QT.[92,93]

SÍNDROME DE BRUGADA

Introdução

A Síndrome de Brugada (SB) é uma canaliculopatia responsável por mais da metade dos casos de morte súbita cardíaca em indivíduos com coração estruturalmente normal. Mutações no gene SCN5A e consequente perda de função dos canais de sódio transmembrana dão origem aos característicos achados de supradesnivelamento do ponto J acompanhado de segmento ST convexo nas derivações precordiais V1, V2 e V3 presentes nessa síndrome. O espectro clínico pode variar desde formas assintomáticas até manifestações de síncope e morte súbita cardíaca. Entre os pacientes assintomáticos, presença de padrão eletrocardiográfico do tipo I de Brugada, história familiar de morte súbita cardíaca e indução de taquicardia ventricular durante estudo eletrofisiológico são as principais variáveis determinantes de risco de arritmias futuras. Até o momento, não existem fármacos capazes de prevenir o surgimento de arritmias e, por isso, o único tratamento disponível é o cardiodesfibrilador implantável, capaz de ressuscitar uma parada cardíaca por fibrilação ventricular.

Histórico

O primeiro caso de um paciente com suspeita de SB foi descrito em 1986. Tratava-se de uma criança polonesa de 3 anos de idade que havia sido ressuscitada inúmeras vezes pelo seu pai após episódios de parada cardíaca que, na maioria das vezes, aconteciam após períodos de febre. Seu eletrocardiograma, assim como o de sua irmã que morreu de forma súbita, evidenciava alterações semelhantes. A partir da coletânea de oito casos com características semelhantes, Pedro e Joseph Brugada publicaram, em 1992, o que chamaram de Síndrome de Brugada.[94]

Após esse primeiro relato, inúmeros outros foram observados ao redor do mundo, obedecendo aos mesmos critérios clínicos e eletrocardiográficos.

Algumas décadas antes da publicação, já havia relatos de uma síndrome que acometia principalmente povos do sudeste asiático e era responsável pela morte súbita cardíaca, particularmente noturna, de homens jovens aparentemente saudáveis (SUNDS: *sudden unexpected nocturnal death syndrome*). Era conhecida por *lai tai* (morte durante o sono), na Tailândia; *bangungut* (grito seguido de morte durante o sono), nas Filipinas; e *pokkuri* (morte súbita cardíaca inesperada durante a noite), no Japão. Atualmente sabe-se que a SB e a SUNDS compartilham características genotípicas e fenotípicas semelhantes, tratando-se, portanto, da mesma doença.[95]

Epidemiologia

A Síndrome de Brugada é mais comum entre os homens, responsáveis por até 80% dos casos. Modelos animais sugerem que essa predileção pode estar relacionada à testosterona e seu efeito sobre as correntes iônicas, particularmente as de efluxo de potássio (I_{to}).[96-98]

Já foram descritos casos de SB em idade tão precoce quanto 2 dias de vida, até extremos como 84 anos de idade.[94] Geralmente é diagnosticada entre os 35 e 40 anos, podendo, raramente, surgir na infância. Nesse caso, as arritmias estão frequentemente associadas a episódios febris.

Apesar de recentemente descoberta, dados obtidos de inúmeros estudos publicados responsabilizam a SB por até 4 a 12% dos casos de morte súbita cardíaca e por mais de 50% das ocorrências de morte súbita cardíaca em indivíduos com coração aparentemente normal.[99]

Fisiopatologia

A Síndrome de Brugada é uma desordem genética de herança autossômico-dominante, na maioria das vezes consequente de mutações do gene SCN5A, responsável pela codificação da subunidade alfa dos canais de sódio. Até hoje se conhece mais de 70 tipos de mutações desse gene, todas elas criando uma "perda de função" dos canais de sódio transmembrana.[94,99] Apesar de claramente relacionada a SB, essas mutações só são identificadas em 18 a 30% dos pacientes, o que nos leva a crer que outras anormalidades genéticas podem contribuir para as características fenotípicas da síndrome.[100-102]

Vários modelos fisiopatológicos foram propostos para explicar as anormalidades eletrocardiográficas da SB. O mais aceito se baseia na expressão desigual das correntes transitórias de potássio (I_{to}), que se encontram mais evidentes no epicárdio do que no endocárdio. A alteração na fase zero no potencial de ação produzida pela perda de função dos canais de sódio, característica da SB, acentua essa desigualdade (Figura 34.17) Como resultado, o potencial de ação epicárdico torna-se mais curto que o endocárdico, gerando um aumento do gradiente transmembrana entre essas paredes, traduzindo-se eletrocardiograficamente em supradesnivelamento do segmento ST nas derivações V1, V2 e V3 e dispersão da repolarização ventricular aumentada.

O mecanismo mais aceito para explicar o desencadeamento das arritmias ventriculares é o da reentrada de fase dois. As células da região epicárdica contendo os canais de sódio alterados (perda de função) possuem potencial de ação mais curto devido à perda de fase 2 (platô). Portanto, enquanto essa região já está se repolarizando (fase 3), outras células com canais de sódio normais estão ainda na fase 2 do potencial de ação. Essa diferença de potencial de membrana entre as duas regiões adjacentes pode gerar uma corrente elétrica intensa o suficiente para despolarizar a região já repolarizada. Esta, por sua vez, ao atingir a fase dois do PA, encontrará a outra região já repolarizada, permitindo, assim, que a reentrada se estabeleça (Figura 34.18). A presença de extrassístoles ventriculares pareadas com intervalo de acoplamento curto podem precipitar a temida taquicardia ventricular polimórfica, responsável pelos sintomas da síndrome.[103,104]

Manifestações clínicas

A SB tipicamente se caracteriza por episódios de taquicardias ventriculares polimórficas seguidas ou não de síncope ou parada cardíaca em pacientes com alterações eletrocardiográficas específicas, porém sem cardiopatia estrutural.[99]

O espectro clínico, no entanto, pode variar desde pacientes totalmente assintomáticos até aqueles que se apresentam com palpitações, respiração agônica noturna, pré-síncope, síncope e MSC. A predileção dos sintomas pela noite pode estar relacionada ao desequilíbrio entre os sistemas nervosos simpático e parassimpático nessa hora do dia.[105]

Morte súbita cardíaca pode ser a primeira manifestação da doença em até metade dos casos. Aproximadamente 20% dos pacientes desenvolvem arritmias supraventriculares, como fibrilação atrial, taquicardia por reentrada nodal e por reentrada atrioventricular (Síndrome de Wolff-Parkinson-White). Distúrbios de condução sinoatrial também são descritos.[94]

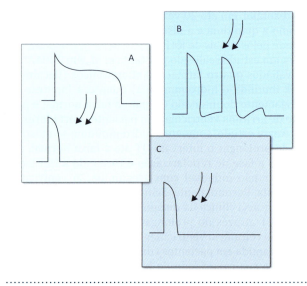

■ **Figura 34.18** Mecanismo arritmogênico tipo reentrada de fase dois. (**A**) A diferença de potencial de membrana entre as duas regiões adjacentes gera uma corrente elétrica capaz de despolarizar a outra região já repolarizada; (**B**) o início da reentrada; (**C**) o término da reentrada quando a corrente elétrica encontra a outra região ainda despolarizada.

Adaptada de Serrano, C., Timerman, A., Stefanini, E. Tratado de Cardiologia Socesp).

Diagnóstico

O exame físico e os exames de imagem habitualmente não demonstram qualquer alteração – exceção feita ao eletrocardiograma, única ferramenta capaz de fazer o diagnóstico da doença.

São descritos três padrões diferentes de eletrocardiograma (ECG) relacionados à SB (Figura 34.19):[94,106]

- **Tipo I:** supradesnivelamento convexo do segmento ST ≥ 2 mm (0,2 mV) seguido de onda T negativa em duas ou mais derivações precordiais direitas: V1, V2 e V3 (pseudobloqueio de ramo direito);
- **Tipo II:** supradesnivelamento do segmento ST "em sela" ≥ 1 mm (0,1 mV) seguido de onda T positiva ou bifásica;
- **Tipo III:** supradesnivelamento do segmento ST "em sela" < 1 mm (0,1 mV) seguido de onda T positiva ou bifásica.

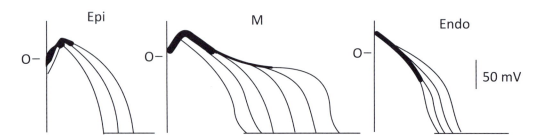

■ **Figura 34.17** Dispersão da repolarização ventricular devido ao influxo de sódio comprometido. Como os canais Ito são predominantemente expressos no epicárdio, a alteração morfológica do potencial de ação é mais proeminente nessa região. Veja o esquema para mais detalhes.
Extraída de Zipes, D. P.; Jalife, J. (eds). *Cardiac Electrophysiology*: From Cell to Bedside. 5.ed. Philadelphia, PA: WB Saunders Company, 2009:723-30. Endo (Endocárdio); Epi (Epicárdio); M (Miocárdio).

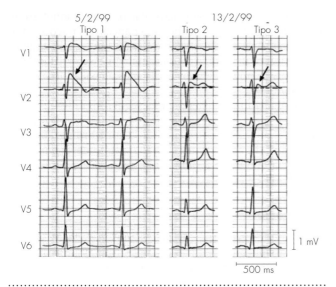

Figura 34.19 Observa-se os três padrões eletrocardiográficos da Síndrome de Brugada. Note as alterações dinâmicas do eletrocardiograma de um mesmo paciente ao longo dos dias.

Extraída de "Pedro Brugada P, Brugada R, Brugada J e cols .Patients With an Asymptomatic Brugada Electrocardiogram Should Undergo Pharmacological and Electrophysiological Testing Circulation. 2005;112:279-292.

O diagnóstico definitivo de SB é feito na presença do padrão eletrocardiográfico tipo I associado a um ou mais dos seguintes:

- Fibrilação ventricular documentada;
- Taquicardia ventricular polimórfica;
- História familiar de morte súbita cardíaca em menores de 45 anos;
- ECG padrão tipo I em membros da família;
- Indução de taquicardia ventricular durante o estudo eletrofisiológico;
- Síncope inexplicada;
- Respiração agônica noturna.

O diagnóstico de SB também é feito quando há conversão dos padrões de ECG tipo II ou III em tipo I após administração de bloqueadores de canais de sódio endovenoso. Um ou mais dos critérios clínicos citados anteriormente devem estar presentes.

A colocação dos eletrodos precordiais em posição mais superior às habituais (segundo ou terceiro espaços intercostais) pode aumentar a sensibilidade para o diagnóstico de SB, porém às custas de redução da especificidade.[94,107] Um discreto aumento do intervalo QT pode estar presente, principalmente nas derivações precordiais direitas.

Teste farmacológico

O teste farmacológico pode ser utilizado para transformar os padrões de Brugada tipo II ou III em tipo I, quando há a suspeita da síndrome.

Os agentes utilizados para esse fim são os bloqueadores dos canais de sódio endovenosos, dentre os quais os mais utilizados são:[94]

- Procainamida 10 mg/kg por 10 minutos;
- Ajmalina 1 mg/kg por 5 minutos;
- Flecainida 2 mg/kg por 10 minutos.

Sob monitoração contínua, o teste deve ser interrompido na presença de um dos seguintes: desenvolvimento de padrão de Brugada tipo I, elevação de 2 milímetros ou mais do supradesnivelamento do segmento ST em pacientes com padrão de Brugada tipo II, aumento de 30% na duração do QRS e aparecimento de extrassístoles ventriculares ou outras arritmias (Figura 34.20).[94]

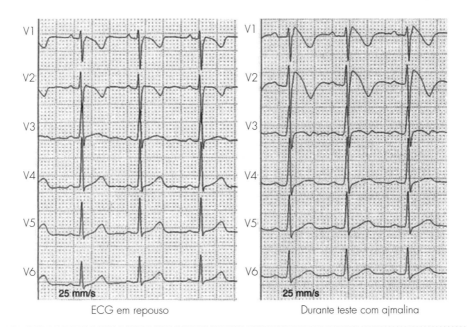

Figura 34.20 A indução de um tipo côncavo (tipo I) de diagnóstico de ECG (Electrocardiograma), pela administração de um agente bloqueador de canal de sódio. Veja o esquema para mais detalhes sobre o teste com ajmalina.

Extraída de Zipes DP, Jalife J, editors. Cardiac Electrophysiology: From Cell to Bedside. 5th edition. Philadelphia, PA: WB Saunders Company, 2009:723-30.

Diagnóstico diferencial

Frequentemente, as manifestações eletrocardiográficas da SB podem estar ocultas. Além dos bloqueadores dos canais de sódio, outros fármacos e/ou condições podem desmascará-la, como: estado febril, agentes vagotônicos, agonistas alfa-adrenérgicos, bloqueadores beta-adrenérgicos, antidepressivos tricíclicos, níveis elevados de insulina, hipercalemia, hipercalcemia e intoxicação por álcool ou cocaína.[94,99] Esses agentes também podem causar formas adquiridas da SB (Tabela 34.8).

Uma entidade que frequentemente é confundida com a SB é a Displasia Arritmogênica do Ventrículo Direito (DAVD), uma desordem genética que cursa com substituição do miocárdio ventricular, principalmente da via de saída do ventrículo direito, por tecido fibrogorduroso. Alguns pesquisadores acreditavam que a SB tratava-se de uma forma frustra da DAVD. Diferente da SB, esta condição cursa com alterações eletrocardiográficas permanentes como a onda épsilon e onda T invertida na derivação V1, o que difere das alterações transitórias da SB. Além disso, o padrão das arritmias ventriculares é diferente, nesse caso, apresentando taquicardias ventriculares monomórficas, deflagradas por pós-potenciais tardios. Outro dado importante para diferenciação destas duas síndromes reside no fato de a SB não apresentar qualquer alteração nos exames de imagem.

Estratificação de risco

Entre os pacientes assintomáticos, a presença de padrão eletrocardiográfico do tipo I de Brugada, a história familiar de morte súbita cardíaca e a indução de taquicardia ventricular durante o EEF são as principais variáveis determinantes de risco de arritmias futuras. Naqueles que se apresentam com síncope, as chances de novo evento arrítmico varia de 6 a 19% em 24 a 39 meses. Já aqueles ressuscitados de parada cardíaca tem um risco estimado de 17 a 62% de novos eventos arrítmicos ameaçadores a vida em 4 a 7 anos.[99]

O algoritmo proposto pela segunda conferência de Brugada[94] para estratificação de risco da SB leva em conta pacientes apresentando os padrões eletrocardiográficos tipos I, II ou III, na presença ou não de sintomas, bem como a história familiar e a indução de taquicardia ventricular durante o EEF (Figura 34.21).

Tratamento

De todos os fármacos já testados para o tratamento dessa síndrome, o único que mostrou algum resultado positivo foi a quinidina, antiarrítmico da classe IA, cujo provável benefício poderia estar atribuído ao bloqueio da corrente transitória de potássio (I_{to}), conforme observado por Belhassen *et al.*[108] Apesar desses achados, sua utilização não deve ser encorajada por falta de evidências clínicas mais contundentes.

Na ausência de fármacos confiáveis capazes de prevenir arritmias e consequente MSC, resta somente o uso de dispositivo capaz de abortar uma arritmia cardíaca ameaçadora a vida ou mesmo parada cardíaca. Para esse fim, indica-se o cardiodesfibrilador automático. Com base no algoritmo proposto pela segunda conferência de Brugada,[94] as indicações dessa prótese são:

- Padrão de Brugada tipo I espontâneo:
  - Morte súbita cardíaca abortada (classe I);

Tabela 34.8 Síndrome de Brugada Adquirida: diagnóstico diferencial da elevação do segmento ST nas leituras do eletrocardiograma V_1 e V_2.[99]

Fármacos	Antiarrítmicos	▪ Bloqueadores dos canais de sódio classe 1C (por exemplo, flecainida, pilsicainida, propafenona) ▪ Bloqueadores dos canais de sódio classe 1A (por exemplo, procainamida, disopiramida, cibenzolina) ▪ Verapamil (bloqueador dos canais de cálcio tipo L) ▪ Betabloqueadores (inibidor de ICa,L)
	Antianginosos	▪ Nitratos ▪ Bloqueadores dos canais de cálcio (por exemplo, nifedipina, diltiazem)
	Agentes psicotrópicos	▪ Os antidepressivos tricíclicos (por exemplo, amitriptilina, desipramina, clomipramina, nortriptilina) ▪ Os antidepressivos tricíclicos (por exemplo, perfenazina, ciamemazina) ▪ Inibidores da recaptação da serotonina (por exemplo, fluoxetina) ▪ A intoxicação por cocaína
	Agentes antialérgicos	▪ A histamina H1 anti-histamínico. Primeira geração (dimenidrinato)
Isquemia aguda de VSVD		
Distúrbios hidroeletrolíticos	Hipercalemia Hipercalcemia	
Hipertermia e hipotermia		
Elevado nível de insulina		
Compressão mecânica da VSVD		

VSVD (Via de Saída de Ventrículo Direito).

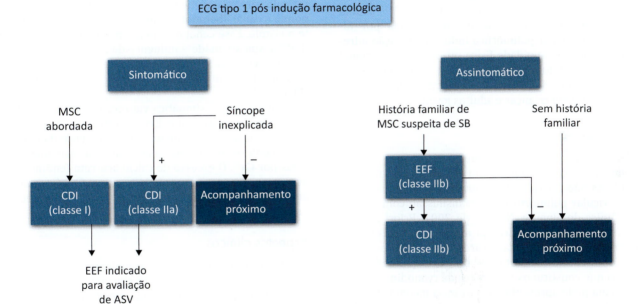

■ **Figura 34.21** Indicação de CDI pelo Consenso de Brugada.
CDI (Cardiodesfibrilador Implantável); MSC (Morte Súbita Cardíaca); SB (Síndrome de Brugada); EEF (Estudo Eletrofisiológico); ASV (Arritmias Supraventriculares). Adaptada de Antzelevitch C, Brugada P, Borggrefe M et al. Brugada Syndrome-Report of the second consensus conference.

- Síncope inexplicada (classe I);
- Assintomático com indução de taquicardia ventricular no EEF (classe IIa).
- Padrão de Brugada tipo I induzido por fármacos (padrões tipo II ou III prévios):

- Morte súbita cardíaca abortada (classe I);
- Síncope inexplicada (classe IIa);
- Assintomático com história familiar de morte súbita cardíaca e indução de taquicardia ventricular ao estudo eletrofisiológico (classe IIb).

Os casos de SB não contemplados acima devem ser seguidos rotineiramente a fim de se detectar de forma precoce condições que podem indicar o implante do CDI.

As Diretrizes Brasileiras de Dispositivos Cardíacos Eletrônicos Implantáveis (DCEI), publicadas em 2007,[109] não levam em conta o estudo eletrofisiológico como estratificador de risco, indicando o implante do cardiodesfibrilador em pacientes com SB sobreviventes de parada cardíaca e expectativa de vida de pelo menos 1 ano. Também contemplam a indicação do dispositivo àqueles com alterações eletrocardiográficas espontâneas e síncope ou taquicardia ventricular sustentada espontânea que não provocou parada cardíaca. Pacientes com SB, alterações eletrocardiográficas induzidas por fármacos se apresentando com síncope de origem indeterminada também podem se beneficiar do cardiodesfibrilador automático. Nos pacientes já portadores da prótese, que apresentam choques frequentes, o uso da amiodarona e, alternativamente, da quinidina, pode ser benéfico. Nos casos refratários, está indicada a ablação do foco arritmogênico.[108,110]

TAQUICARDIA VENTRICULAR POLIMÓRFICA CATECOLAMINÉRGICA

O primeiro caso foi descrito por Philippe Coumel, em 1975, e a doença, caracterizada em 1978 através de quatro crianças com síncope e taquicardia ventricular.[111,112] É uma desordem arritmogênica familiar caracterizada por taquicardia ventricular polimórfica induzida por ação adrenérgica através de atividade física ou estresse emocional em corações estruturalmente normais e com intervalo QT normal. É reconhecida como causa significativa de morte cardíaca súbita em crianças e adultos jovens.

Aspectos genéticos

O entendimento da base genética da doença iniciou-se com a descrição feita por Swan et al.[113] de duas famílias finlandesas não relacionadas a quadro típico de taquicardia ventricular polimórfica com transmissão com padrão autossômico-dominante. No ano de 2001, Priori et al.[114] e Laitinen et al.[115] identificaram a forma de transmissão autossômico-dominante (taquicardia ventricular polimórfica-PC1) associada a mutações do gene que codifica a proteína que constitui os receptores de ryanodina (RyR2). Essa forma pode apresentar penetrância incompleta, com genes silenciosos sem manifestar evento arrítmico. Lahat et al.[116] descreveram a forma recessiva (taquicardia ventricular-PC2) associada à mutação no gene que codifica a isoforma cardíaca da calsequestrina (CASQ2). Cerca de 60% dos pacientes apresentam mutações RyR2, e 1 a 2%, CASQ2 identificáveis; os demais parecem apresentar múltiplas influências genéticas ainda não identificadas.[117] Ambas as proteínas participam da homeostase do cálcio intracelular e fazem parte do complexo de acoplamento excitação-contração das fibras musculares cardíacas.

Existem 67 mutações no RYR2 causando taquicardia ventricular-PC1 e 7 mutações no CASQ2 causando taquicardia ventricular-PC2. Todas as mutações do RYR2, com exceção de uma, localizam-se em quatro domínios proteicos bem definidos. Com relação à CASQ2, nenhum local específico foi encontrado.

Mecanismo arritmogênico

O acoplamento cardíaco excitação-contração (E-C) é o processo que diz respeito à interação da atividade elétrica cardíaca com a atividade mecânica. O íon cálcio é essencial para esse processo. Durante a sístole, a concentração de cálcio citoplasmática aumenta cerca de 10 vezes permitindo que esse íon ligue-se à troponina C e inicie a cascata de alterações conformacionais levando à contração sarcomérica. Devido à enorme quantidade de proteínas citoplasmáticas com capacidade de ligação de cálcio, um grande influxo de cálcio é necessário para aumentar a sua concentração citoplasmática. Existe, também, um pequeno influxo de cálcio resultante da abertura de canais voltagem-dependentes, o qual acarreta uma liberação massiva oriunda do retículo sarcoplasmático, um mecanismo denominado "Cálcio Induz a Liberação de Cálcio" (CILC). Esses canais estão concentrados nos túbulos T ou túbulos transversos em proximidade com os canais liberadores de Ca^{2+} (também chamados de receptores de rianodina) na cisterna terminal do retículo sarcoplasmático conforme observado nas Figuras 34.22 e 34.23.[118,119]

Os receptores de rianodina atravessam a membrana do retículo sarcoplasmático ligando este ao citoplasma, compondo o canal liberador de cálcio para o citoplasma durante a sístole. Esse canal é formado por quatro unidades de RyR2, e sua atividade é influenciada pela concentração de cálcio no citosol. Já a calsequestrina é a principal proteína ligadora de cálcio no interior do retículo sarcoplasmático (Figura 34.24).

A estimulação simpática via receptores beta facilita a contração e o relaxamento. Ela acarreta uma série de ações em sequência, que culminam com o aumento da abertura dos receptores de rianodina facilitando as arritmias induzidas por Ca^{2+}. O excesso de cálcio acarreta fenômenos de pós-potenciais tardios, os quais, ao atingirem determinado limiar de voltagem, desencadeiam um batimento precoce e iniciam a arritmia.

Aspectos clínicos

A apresentação clínica é semelhante à da SQTL e é caracterizada por episódios de síncopes provocados por atividade física ou estresse emocional. Ao contrário dos sintomas da SQTL, que ocorrem na puberdade, a taquicardia ventricular polimórfica catecolaminérgica ocorre na infância, geralmente por volta dos 8 anos de idade.[120] Cerca de 30% dos pacientes apresentam história familiar de síncope ou morte súbita. Os episódios de síncope são mais comuns em homens.

Apesar da síncope desencadeada pelo exercício ser a apresentação habitual, quase metade dos pacientes pode apresentar morte súbita como primeira manifestação. Alguns casos de fibrilação ventricular idiopática em corações estruturalmente normais podem ser decorrentes da taquicardia ventricular polimórfica catecolaminérgica. Cerca de 80% dos portadores da doença apresentarão evento cardiovascular antes dos 40 anos.[117]

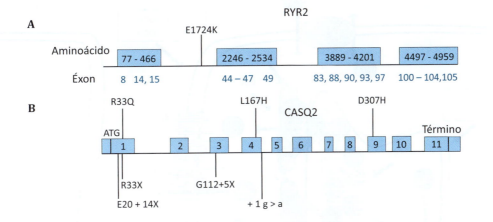

■ **Figura 34.22** (**A**) Os domínios e aminoácidos correspondentes de RyR2 implicam em TV catecolaminérgica tipo 1. Éxons, onde a grande maioria das mutações foram encontradas, são indicados em azul e definidos como uma estratégia de rastreio eficiente de acordo com a referência. (**B**) Estrutura genética CASQ2 e as mutações da TV catecolaminérgica tipo 2.

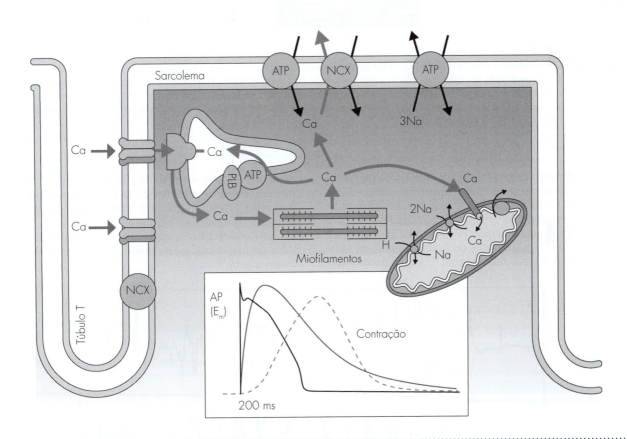

■ **Figura 34.23** O transporte do cálcio em miócitos ventriculares. NCX: bomba de troca entre sódio e cálcio; ATP-Ca2 ATPase, o canal receptor RyR-rianodina. SR (Retículo Sarcoplasmático); PLB (Fosfolamban); Ica: corrente de cálcio; na caixa, contém a linha de tempo do potencial de ação (AP), corrente de calcio transitória (Ca) e contração a 37 °C em um dos miócitos do ventrículo de coelho.
Adaptada de Bers DM. Cardiac excitation-contraction coupling. Nature 2002; 415:198-205.

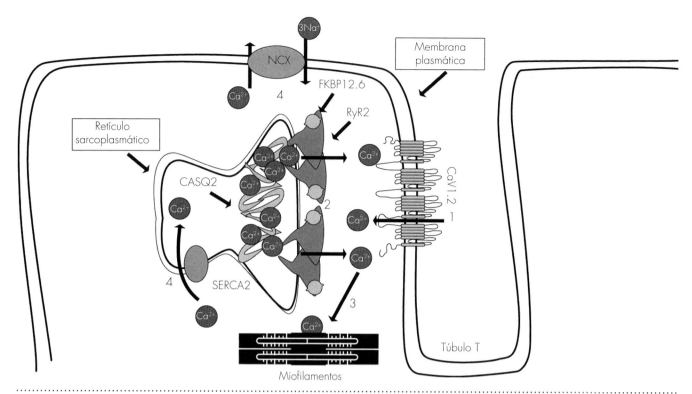

■ **Figura 34.24** Este desenho mostra o RyR2 (Receptor de Rianodina) e o seu papel central no processo de libertação e indução do cálcio. Após a entrada de cálcio através dos canais de cálcio dependentes de voltagem, Cav1.2 (**1**) durante a fase 2 do potencial de ação cardíaca, uma grande quantidade de íons de cálcio é liberada a partir do retículo sarcoplasmático através da RyR 2 (**2**). Após a ativação e contração (**3**), a remoção de cálcio-miosina do citosol (**4**) ocorre devido à ativação da bomba de cálcio do retículo SERCA 2 (Sarcoplasmático) e do trocador Na/Ca (NCX). CASQ2 (Calsequestrina).

Adaptada de Mohamed U, Napolitano C, Priori SG, et al. Molecular and Electrophysiological Bases of Catecholaminergic Polymorphic Ventricular Tachycardia. J Cardiovasc Electrophysiol 2007; 18: 791-797.

Outra diferença entre ambas são os tipos de taquicardias responsáveis pelos episódios sincopais, *torsades des pointes* na SQTL e taquicardia ventricular polimórfica bidirecional com rotação 180 graus na taquicardia ventricular polimórfica catecolaminérgica (Figura 34.25). Pacientes com a SQTL tipo 7 ou síndrome de Andersen podem, também, apresentar padrão bidirecional.[121] Outro ponto interessante é a presença de bradicardia sinusal frequente nos pacientes portadores da taquicardia ventricular polimórfica catecolaminérgica, sendo mais acentuada nos homens do que nas mulheres. A explicação para esse achado poderia ser a mutação nos canais RyR2 nas células do nó sinusal ou mediado por efeito vagal conforme Postma *et al*.[122]

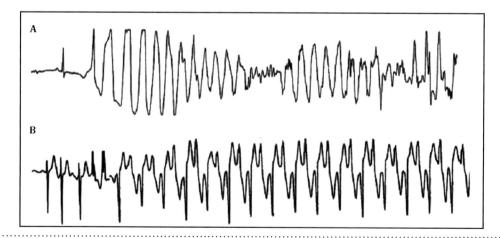

■ **Figura 34.25** Exemplo de um episódio de *torsades de pointes* (**A**) documentado em um paciente com síndrome do QT Longo e um episódio de taquicardia ventricular bidirecional (**B**) observado em um paciente com taquicardia ventricular catecolaminérgica.

Extraída de Cerrone M, Colombi B, Bloise R, et al. Clinical and molecular characterization of a large cohort of patients affected with chatecolaminergic polymorphic ventricular tachycardia(abstract). Circulation 2004; 110 (Suppl II): 552.

Ao contrário da SQTL, que pode ser identificada pela análise do intervalo QT no eletrocardiograma de superfície, a taquicardia ventricular polimórfica catecolaminérgica não pode ser identificada no eletrocardiograma de repouso, pois não apresenta nenhuma particularidade. O achado clássico é o desenvolvimento de arritmias durante esforço físico. Em 80% dos pacientes observam-se ao teste ergométrico as arritmias ventriculares, que se tornam mais frequentes e complexas com a progressão do esforço até culminar com taquicardia ventricular. Após o término, as arritmias diminuem progressivamente, podendo ocorrer aparecimento de arritmias supraventriculares[119] (Figura 34.26).

A doença está associada a elevado índice de mortalidade, com 80% dos pacientes desenvolvendo sintomas como síncope, taquicardia ventricular ou fibrilação ventricular até os 40 anos com mortalidade de até 50% (Figura 34.27).[119,123]

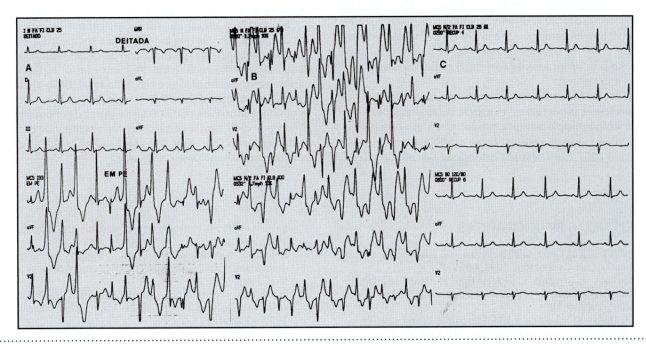

■ **Figura 34.26** Taquicardia ventricular polimórfica em jovem de 23 anos com história de palpitações e tonturas aos esforços. (**A**) Derivações eletrocardiográficas do plano frontal, antes da realização do esforço físico (posição deitada). Quando a paciente fica de pé, observe o surgimento de ectopias ventriculares polimórficas. (**B**) Paciente inicia o teste ergométrico. Observe a ectopia ventricular na forma de taquicardia ventricular polimórfica. (**C**) Logo após a interrupção do exercício, com a queda da frequência sinusal (indicando diminuição do tônus adrenérgico do esforço) ocorre abolição completa das ectopias ventriculares. Essa é a forma de manifestação da taquicardia ventricular catecolaminérgica reproduzida ao teste ergométrico (paciente do Instituto Dante Pazzanese de Cardiologia).

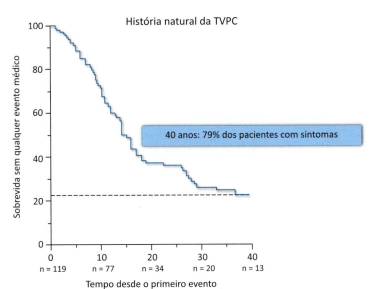

■ **Figura 34.27** Intervalo livre de eventos em uma coorte de 119 pacientes com TVPC. Eventos são definidos como síncope, *torsades de pointes* documentada e/ou parada cardíaca, desde o nascimento até 40 anos.

Adaptada de Cerrone M, Colombi B, Bloise R, et al. Clinical and molecular characterization of a large cohort of patients affected with chatecolaminergic polymorphic ventricular tachycardia(abstract). Circulation 2004; 110 (Suppl II): 552.

TVPC (Taquicardia Ventricular Polimórfica Catecolaminérgica).

Estratificação de risco e tratamento

O tratamento padrão da taquicardia ventricular polimórfica catecolaminérgica baseia-se no uso de betabloqueadores associados à interrupção de atividade física e, em determinados casos, o implante de CDI.

Um ponto importante no seu manejo é a resposta inadequada ao uso de betabloqueadores, o que não é incomum e faz a recorrência de eventos e a mortalidade permanecerem altas. A falta de tratamento com essa medicação acarreta taxas de até 50% de morte súbita até os 20 anos de idade.[124] Não há estudos que comparam a efetividade entre os diferentes betabloqueadores, mas o tratamento pode ser feito com propranolol (2 a 4 mg/kg/dia) ou metoprolol (1 a 3 mg/kg/dia).

O uso de bloqueadores de canais de cálcio pode ser útil nos pacientes intolerantes ao uso de betabloqueadores ou servir como terapia adjunta, porém não é usualmente recomendado. Alguns estudos como o publicado por Rosso et al., em 2007, mostra superioridade de tal combinação.[125]

A desnervação simpática cardíaca esquerda pode ser útil, conforme demonstrou Wilde et al.[126] A atividade física é contraindicada a todos os pacientes.

O estudo eletrofisiológico tem pouca utilidade no manejo e na estratificação de risco devido às arritmias ventriculares na TVPC não serem usualmente induzidas pela estimulação ventricular programada.

Segundo as diretrizes brasileiras de dispositivos cardíacos elétricos implantáveis,[127] publicadas em 2007, são considerados pacientes de alto risco os sobreviventes de parada cardíaca por taquicardia ventricular/fibrilação ventricular, ou pacientes que evoluem com taquicardia ventricular ou síncope a despeito do uso de betabloqueador em dose máxima tolerada, condições em que o implante de cardioversor-desfibrilador é recomendável. Deve-se destacar que o implante do CDI não dispensa o uso contínuo de betabloqueador. Este pode evitar terapias de choque repetitivas por taquicardia ventricular recorrente, que tendem a se perpetuar por hiperatividade adrenérgica causada pelo desconforto do próprio choque.

REFERÊNCIAS BIBLIOGRÁFICAS

1. Wall T S, et al. Ventricular tachycardia in structurally normal hearts. Curr Cardiol Rep. 2002;4:388-95.
2. Sarkosy A, Brugada P. Sudden Cardiac Death and Inherited Arrhythmia Syndromes. J Cardiovasc Electrophysiol. 2005;16(9):8-20.
3. Badhwar N, Scheinman MM. Idiopathic Ventricular Tachycardia: Diagnosis and Management. Current Probl Cardiol2007;32:7-43.
4. Zipes DP, et al. ACC/AHA/ESC 2006 Guidelines for Management of patients With Ventricular Arrhythmias and the Prevention of Sudden Cardiac Death. Circulation. 2006;114:e385-e484.
5. Huikuri HV, Castellanos A, Myerburg RJ. Sudden death due to cardiac arrhythmias. N Engl J Med. 2001;345:1473-82.
6. Gallavardin L. Extrasystolic ventriculaire a paroxysmes tachycardiques prolonges. Arch Mal Coeur. 1922;15:298-6.
7. Buxton AE, Waxman HL, Marchlinski FE, et al. Right ventricular tachycardia: clinical and electrophysiologic characteristics. Circulation. 1983;68:917-27.
8. Lerman BB, Stein K, Engelstein ED, et al. Mechanism of repetitive monomorphic ventricular tachycardia. Circulation. 1995;92:421.
9. Lerman BB, Belardinelli L, West GA, et al. Adenosine-sensitive ventricular tachycardia: evidence suggesting cyclic AMP--mediated triggered activity. Circulation. 1986;74:270-80.
10. Lerman BB. Response of nonreentrant catecholamine-mediated ventricular tachycardia to endogenous adenosine and acetylcholine. Evidence for myocardial receptor-mediated effects. Circulation. 1993;87:382-90.
11. Nakagawa M, Takahashi N, Nobe S, et al. Gender differences in various types of idiopathic ventricular tachycardia. J Cardiovasc Electrophysiol. 2002;13:633-8.
12. Altemose GT, Buxton AE. Idiopathic ventricular tachycardia. Annu Rev Med. 1999;50:159-77.
13. Mont L, Seixas T, Brugada P, et al. Clinical and electrophysiologic characteristics of exercise-related idiopathic ventricular tachycardia. Am J Cardiol. 1991;68:897-900.
14. Lemery R, Brugada P, Bella PD, et al. Nonischemic ventricular tachycardia. Clinical course and long-term follow-up in patients without clinically overt heart disease. Circulation. 1989;79:990.
15. Thiene G, Nava A, Corrado D, et al. Right ventricular cardiomyopathy and sudden death in young people. N Engl J Med. 1988;318:129.
16. Marcus FI, Fontaine GH, Guiraldon G, et al. Right ventricular dysplasia: a report of 24 adult cases. Circulation. 1982;65:384-98.
17. Jadonath RL, Schwartzman DS, Preminger MW, et al. Utility of 12-lead electrocardiogram in localizing the origin of right ventricular outflow tract tachycardia. Am Heart J. 1995;130:1107-13.
18. Dixit S, Gerstenfeld EP, Callans DJ, et al. Electrocardiographic patterns of superior right ventricular outflow tract tachycardias: distinguishing septal and free-wall sites of origin. J Cardiovasc Electrophysiol. 2003;14:1-7.
19. Ito S, Tada H, Naito S, et al. Development and validation of an ECG algorithm for identifying the optimal ablation site for idiopathic ventricular outflow tract tachycardia. J Cardiovasc Electrophysiol. 2003;14:1280-6.
20. Yamauchi Y, Aonuma K, Takahashi A, et al. Electrocardiographic characteristics of repetitive monomorphic right ventricular tachycardia originating near the His-bundle. J Cardiovasc Electrophysiol. 2005;16:1041-8.
21. Yarlagadda RK, Iwai S, Stein KM, et al. Reversal of cardiomyopathy in patients with repetitive monomorphic ventricular ectopy originating from the right ventricular outflow tract. Circulation. 2005;112:1092-7.
22. Chugh SS, Shen WK, Luria DM, et al. First evidence of premature ventricular complex-induced cardiomyopathy: a potentially reversible cause of heart failure. J Cardiovasc Electrophysiol. 2000;11:328-9.
23. Kobayashi Y, Miyata A, Tanno K, et al. Effects of Nicorandil, a potassium channel opener, on idiopathic ventricular tachycardia. J Am Coll Cardiol. 1998;32:1377.
24. Zipes DP, Foster PR, Troup PJ, et al. Atrial induction of ventricular tachycardia: reentry versus triggered automaticity. Am J Cardiol. 1979;44:1- 8.
25. Belhassen B, Rotmensch HH, Laniado S. Response of recurrent sustained ventricular tachycardia to Verapamil. Br Heart J. 1981;46:679-82.

26. Nogami A. Idiopathic left ventricular tachycardia: assessment and treatment. Card Electrophysiol Rev. 2002;6:448.

27. Lerman BB, Stein KM, Markowitz SM. Mechanisms of idiopathic left ventricular tachycardia. J Cardiovasc Electrophysiol. 1997;8:571-83.

28. Ohe T, Aihara N, Kamakura S, et al. Long-term outcome of verapamil-sensitive sustained left ventricular tachycardia in patients without structural heart disease. J Am Coll Cardiol. 1995;25:54.

29. Brugada P, Brugada J, Mont L, et al. A new approach to the differential diagnosis of a regular tachycardia with a wide QRS complex. Circulation. 1991;83:1649-59.

30. Shimoike E, Ueda N, Maruyama T, et al. Radiofrequency catheter ablation of upper septal idiopathic left ventricular tachycardia exhibiting left bundle branch block morphology. J Cardiovasc Electrophysiol. 2000;11:203-7.

31. Kottkamp H, Chen X, Hindricks G, et al. Idiopathic left ventricular tachycardia: new insights into electrophysiological characteristics and radiofrequency catheter ablation. Pacing Clin Electrophysiol. 1995;18:1285-97.

32. Yeh SJ, Wen MS, Wang CC, et al. Adenosine-sensitive ventricular tachycardia from the anterobasal left ventricle. J Am Coll Cardiol. 1997;30:1339-45.

33. Nagasawa H, Fujiki A, Usui M, et al. Successful radiofrequency catheter ablation of incessant ventricular tachycardia with a delta wave-like beginning of the QRS complex. Jpn Heart J. 1999;40:671.

34. Kondo K, Watanabe I, Kojima T, et al. Radiofrequency catheter ablation of ventricular tachycardia from the anterobasal left ventricle. Jpn Heart J. 2000;41:215-25.

35. Tada H, Ito S, Naito S, et al. Idiopathic ventricular arrhythmia arising from the mitral annulus: a distinct subgroup of idiopathic ventricular arrhythmias. J Am Coll Cardiol. 2005;45:877-86.

36. Kumagai K, Yamauchi Y, Takahashi A, et al. Idiopathic left ventricular tachycardia originating from the mitral annulus. J Cardiovasc Electrophysiol. 2005;16:1029-36.

37. Pfammatter JP, Paul T. Idiopathic ventricular tachycardia in infancy and childhood: a multicenter study on clinical profile and outcome. J Am Coll Cardiol. 1999;33:2067-72.

38. Bassam K, et al. Idiopathic polymorphic ventricular tachycardia with normal QT interval in a structurally normal heart. PACE. 2006;29:791-6.

39. Eisenberg SJ, Scheinman MM, Dullet NK, et al. Sudden cardiac death and polymorphous ventricular tachycardia in patients with normal QT intervals and normal systolic cardiac function. Am J Cardiol. 1995;75:687-92.

40. Viskin S, Belhassen B. Polymorphic ventricular tachyarrhythmias in the absence of organic heart disease, classification, differential diagnosis and implications for therapy. Prog Cardiovasc Dis. 1998;41:17-34.

41. Coumel P, Leclercq JF, Lucet V. Possible mechanism of the arrhythmia in the longQT syndrome. Eur Heart J. 1985;(Suppl.D):115-29.

42. Chiang CE. Congenital and acquired long QT syndrome: current concepts and management. Cardiology in Review. 2004;12:222-34.

43. Jervell A, Lange-Nielsen F. Congenital deaf-mutism, functional heart disease with prolongation of the QT interval, and sudden death. Am Heart J. 1957;54:59-68.

44. Romano C, Gemme G, Pongiglione R. Aritmie cardiache rare dell'eta' pediatrica. Clin Pediatr. 1963;45:656-83.

45. Ward OC. A new familial cardiac syndrome in children. J Iri Med Assoc. 1964;54:103-6.

46. Moss AJ, Schwartz PJ, Crampton RS, et al. The long QT syndrome: a prospective international study. Circulation. 1985;71:17-21.

47. Roberts R. Genomics and Cardiac Arrhythmias. J Am Coll Cardiol. 2006;47:9-21.

48. Shah M, Akar FG, Tomaselli GF. Molecular basis of arrhythmias. Circulation. 2005;112:2517-29.

49. Mohler PJ, Schott JJ, Gramolini AO, et al. Ankyrin-B mutation causes type 4 long-QT cardiac arrhythmia and sudden cardiac death. Nature. 2003;421:634-9.

50. Wu Y, Kimbrough JT, Colbran RJ, et al. Calmodulin kinase is functionally targeted to the action potential plateau for regulation of L-type Ca2+ current in rabbit cardiomyocytes. J Physiol. 2004;554:145-55.

51. EL-Sherif N, Caref EB, Yin H, et al. The electrophysiological mechanism of ventricular arrhythmias in the long QT syndrome. Tridimensional mapping of activation and recovery patterns. Circ Res. 1996;79:474-92.

52. Veldkamp MW, Wilders R, Baartscheer A, et al. Contribution of sodium channel mutations to bradycardia and sinus node dysfunction in LQT 3 families. Circ Res. 2003;92:976-83.

53. Wichter T, Schulze-Bahr E, Eckardt L, et al. Molecular mechanisms of inherited ventricular arrhythmias. Herz. 2002;27:712-39.

54. Marx SO, Kurokaua J, Reiken S, et al. Requirement of a macromolecular signaling complex for beta adrenergic receptor modulation of the KCNQ1-KCNE1 potassium channel. Science. 2002;295:496-9.

55. Gullo F, Ales E, Rosati B, et al. ERG K+ channel blockade enhances firing and epinephrine secretion in rat chromaffin cells: the missing link to LQT2-related sudden death? FASEB J. 2003;17:330-2.

56. Anderson ME, Al Khatib SM, Rodem DM, et al. Cardiac repolarization: current knowledge, critical gaps, and new approaches to drug development and patient management. Am Heart J. 2002;144:769-81.

57. Bazette HC. An analysis of the time-relations of electrocardiograms. Heart. 1920;7:353-70.

58. Zhang L, Timothy KW, Vincent GM, et al. Spectrum of ST-T--wave patterns and repolarization parameters in congenital long-QT syndrome: ECG findings identify genotypes. Circulation. 2000;102:2849-55.

59. Tristani-Firouzi M, Jensen JL, Donaldson MR, et al. Functional and clinical characterization of KCNJ2 mutations associated with LQT7 (Andersen syndrome). J Clin Invest. 2002;110:381-8.

60. Schwartz PJ, Moss AJ, Vincent GM, et al. Diagnostic criteria for the long QT syndrome. An update. Circulation. 1993;88:782-4.

61. Priori SG, Schwartz PJ, Napolitano C, et al. Risk stratification in the long-QT syndrome. N Engl J Med. 2003;348:1866-74.

62. Moss AJ, Zareba W, Kaufman ES, et al. Increased risk of arrhythmic events in long-QT syndrome with mutations in the pore region of the human ether-a-go-go-related gene potassium channel. Circulation. 2002;105:794-9.

63. Banai S, Tzivoni D. Drug therapy for torsade de pointes. J Cardiovasc Electrophysiol. 1993;4:206-10.

64. Khan IA. Clinical and therapeutic aspects of congenital and acquired long QT syndrome. Am J Med. 2002;112:58-66.

65. Khan IA, Gowda RM. Novel therapeutics for treatment of long QT syndrome and torsade de points. Intern J Cadiol. 2004;95:1-4.

66. Vincent GM, Schwartz PJ, Denjoy I, et al. High efficacy of beta-blockers in long QT syndrome type 1: contribution of noncompliance and QT-prolonging drugs to the occurrence of beta-blocker treatment "failures". Circulation. 2009;119:215-21.

67. Dorostkar PC, Eldar M, Belhassen B, Scheinman MM. Long-term follow-up of patients with long-QT syndrome treated with beta-blockers and continuous pacing. Circulation. 1999;100:2431-6.

68. Shimizu W, Antzelevitch C. Effects of a K(_) channel opener to reduce transmural dispersion of repolarization and prevent torsade de pointes in LQT1, LQT2, and LQT3 models of the long-QT syndrome. Circulation. 2000;102:706-12.

69. Seebohm G, Pusch M, Chen J, et al. Pharmacological activation of normal and arrhythmia-associated mutant KCNQ1 potassium channels. Circ Res. 2003;93:941-7.

70. Etheridge SP, Compton SJ, Tristani-Firouzi M, et al. A new oral therapy for long QT syndrome: long-term oral potassium improves repolarization in patients with HERG mutations. J Am Coll Cardiol. 2003;42:1777-82.

71. Benhorin J, Taub R, Goldmit M, et al. Effects of flecainide in patients with new SCN5A mutation: mutation-specific therapy for long-QT syndrome? Circulation. 2000;101:1698-706.

72. Kannankeril PJ, Roden DM. Drug-induced Long AT and Torsade de Pointes: recent advances. Curr Opnion Cardiol. 2007;22:39-43.

73. Abbott GW, Sesti F, Splawski I, et al. MiRP1 forms IKr potassium channels with HERG and is associated with cardiac arrhythmia. Cell. 1999;97:175-87.

74. Makita N, Horie M, Nakamura T, et al. Drug-induced long-QT syndrome associated with a subclinical SCN5A mutation. Circulation. 2002;106:1269-74.

75. Kubota T, Shimizu W, Kamakura S, et al. Hypokalemia-induced long QT syndrome with an underlying novel missense mutation in S4-S5 linker of KCNQ1. J Cardiovasc Electrophysiol. 2000;11:1048-54.

76. Webster R, Leishman D, Walker D. Towards a drug concentration effect relationship for QT prolongation and torsades de pointes. Curr Opin Drug Discov Devel. 2002;5:116-26.

77. Patel C, Antzelevitch C. Pharmacological approach to the treatment of long and short QT syndromes. Pharmacol Ther. 2008;118:138-51.

78. Gussak I, Brugada P, Brugada J, Wright RS, Kopecky SL, Chaitman BR, et al. Idiopathic short QT interval: a new clinical syndrome? Cardiology. 2000;94:99-102.

79. Gussak I, Antzelevitch C, Goodman D, Bjerregaard P. Short QT interval: ECG phenomenon and clinical syndrome. In I. Gussak & C. Antzelevitch (Eds.), Cardiac Repolarization. Bridging Basic and Clinical Sciences (pp. 497–506). Totowa, NJ: Humana Press, 2003.

80. Gussak I, Bjerregaard P. Short QT syndrome-5 years of progress. J Electrocardiol. 2005;38:375-7.

81. Gaita F, Giustetto C, Bianchi F, Wolpert C, Schimpf R, Riccardi R, et al. Short QT syndrome: a familial cause of sudden death. Circulation. 2003;108:965-70.

82. Brugada R, Hong K, Dumaine R, Cordeiro J, Gaita F, Borggrefe M, et al. Sudden death associated with short-QT syndrome linked to mutations in HERG. Circulation. 2004;109:30-5.

83. Bellocq C, Van Ginneken AC, Bezzina CR, Alders M, Escande D, Mannens MM, et al. Mutation in the KCNQ1 gene leading to the short QT-interval syndrome. Circulation. 2004;109:2394-7.

84. Priori SG, Pandit SV, Rivolta I, Berenfeld O, Ronchetti E, Dhamoon A, et al. A novel form of short QT syndrome (SQT3) is caused by a mutation in the KCNJ2 gene. Circ Res. 2005;96:800-7.

85. Antzelevitch C, Pollevick GD, Cordeiro JM, Casis O, Sanguinetti MC, Aizawa Y, et al. Loss-of-function mutations in the cardiac calcium channel underlie a new clinical entity characterized by ST-segment elevation, short QT intervals, and sudden cardiac death. Circulation. 2007;115:442-9.

86. Giustetto C, Di MF, Wolpert C, Borggrefe M, Schimpf R, Sbragia P, et al. Short QT syndrome: clinical findings and diagnostictherapeutic implications. Eur Heart J. 2006;27(20):2440-7.

87. Schimpf R, Bauersfeld U, Gaita F, Wolpert C. Short QT syndrome: successful prevention of sudden cardiac death in an adolescent by implantable cardioverter-defibrillator treatment for primary prophylaxis. Heart Rhythm. 2005;2:416-7.

88. Gaita F, Giustetto C, Bianchi F, Schimpf R, Haissaguerre M, Calo L, et al. Short QT syndrome: pharmacological treatment. J Am Coll Cardiol. 2004;43:1494-9.

89. Cordeiro JM, Brugada R, Wu YS, Hong K, Dumaine R. Modulation of IKr inactivation by mutation N588K in KCNH2: a link to arrhythmogenesis in short QT syndrome. Cardiovasc Res. 2005;67:498-509.

90. Schimpf R, Veltmann C, Giustetto C, Gaita F, Borggrefe M, Wolpert C. In vivo effects of mutant HERG K+ channel inhibition by disopyramide in patients with a short QT-1 syndrome: a pilot study. J Cardiovasc Electrophysiol. 2007;18:1157-60.

91. Lu LX, Zhou W, Zhang X, Cao Q, Yu K, Zhu C. Short QT syndrome: a case report and review of literature. Resuscitation. 2006;71:115-21.

92. Hong K, Bjerregaard P, Gussak I, Brugada R. Short QT syndrome and atrial fibrillation caused by mutation in KCNH2. J Cardiovasc Electrophysiol. 2005;16:394-6.

93. Bjerregaard P, Gussak I. Short QT syndrome: mechanisms, diagnosis and treatment. Nat Clin Pract Cardiovasc Med. 2005;2:84-7.

94. Brugada P, Brugada J. Right bundle branch block, persistent ST segment elevation and sudden cardiac death: a distinct clinical and electrocardiographic syndrome: a multicenter report. J Am Coll Cardiol. 1992;20:1391-6.

95. Vatta M, Dumaine R, Varghese G, et al. Genetic and biophysical basis of sudden unexplained nocturnal death syndrome (SUNDS), a disease alletic to Brugada syndrome. Hum Mol Genet. 2002;11:337-45.

96. Shimizu W, Aiba T, Kamakura S. Mechanisms of Disease: current understanding and future challenges in Brugada syndrome. Nat Clin Pract Cardiovasc Med. 2005;2(8):408-14.

97. Di Diego, JM, Cordeiro, JM, Goodrow, RJ, et al. Ionic and cellular basis for the predominance of the Brugada syndrome phenotype in males. Circulation. 2002;106:2004-11.

98. Bai, CX, Kurokawa, J, Tamagawa, M, et al. Nontranscriptional regulation of cardiac repolarization currents by testosterone. Circulation. 2005;112:1701.

99. Zipes DP, Jalife J. Cardiac Electrophysiology: From Cell to Bedside. 5th edition. Philadelphia, PA: WB Saunders Company, 2009. p. 723-30.

100. Priori, SG, Napolitano, C, Gasparini, M, et al. Natural history of Brugada syndrome: insights for risk stratification and management. Circulation. 2002;105:1342.

101. Chen Q, Kirsch GE, Zhang D, et al. Genetic basis and molecular mechanism for idiopathic ventricular fibrillation. Nature. 1998;392:293.

102. Priori SG, Napolitano C, Gasparini M, et al. Clinical and genetic heterogeneity of right bundle branch block and ST-segment elevation syndrome: A prospective evaluation of 52 families. Circulation. 2000;102:2509.

103. Aiba T, Shimizu W, Hidaka I, et al. Cellular basis for trigger and maintenance of ventricular fibrillation in the Brugada syndrome model: high-resolution optical mapping study. J Am Coll Cardiol. 2006;47;2074.

104. Serrano C, Timerman A, Stefanini E. Tratado de Cardiologia Socesp. 2009. Seção 14 . Cap.1, p. 1465-77

105. Gussak I, Antzelevitch C, Bjerregaard P, et al. The Brugada syndrome: clinical, electrophysiologic and genetic aspects. J Am Coll Cardiol. 1999;33:5.

106. Pedro Brugada P, Brugada R, Brugada J, et al. Patients With an Asymptomatic Brugada Electrocardiogram Should Undergo Pharmacological and Electrophysiological Testing. Circulation. 2005;112:279-92.

107. Sangwatanaroj S, Prechawat S, Sunsaneewitayakul B, et al. New electrocardiographic leads and the procainamide test for the detection of the Brugada sign in sudden unexplained death syndrome survivors and their relatives. Eur Heart J. 2001;22(24):2290-6.

108. Belhassen B, Viskin S, Fish R, et al. Effects of electrophysiologic-guided therapy with Class IA antiarrhythmic drugs on the long-term outcome of patients with idiopathic ventricular fibrillation with or without the Brugada syndrome. J Cardiovasc Electrophysiol. 1999;10:1301.

109. Martinelli Filho M, Zimerman LI, Lorga AM, Vasconcelos JTM, Rassi A Jr. Guidelines for Implantable Electronic Cardiac Devices of the Brazilian Society of Cardiology. Arq Bras Cardiol. 2007;89(6):e210-e238.

110. Márquez,MF, Salica G, Hermosillo AG, et al. Ionic basis of pharmacological therapy in Brugada syndrome. J Cardiovasc Electrophysiol. 2007;18:234.

111. Reid DS, Tynam M, Braidwood L, et al. Bidirectional tachycardia in a child. A study using bundle elctrography. Br Heart J. 1975;37:339-44.

112. Coumel P, Fidelle J, Lucet V, et al. Catecholaminergic-induced severe ventricular arrhytmias with Adams-Stokes syndrome in children: Reporto f four cases. Br Heart J. 1978;40:28-37.

113. Swan H, Piippo K, Viitasalo M, et al. Arrhytmic disorder mapped to chromosome 1q42-q43 causes malignant polymorphic ventricular tachycardia in structurally normal hearts. J Am Coll Cardiol. 1999;34:2035-42.

114. Laitinen PJ, Brown KM, Piippo K, et al. Mutations of the cardiac ryanodine receptor(RyR2) gene in familial polymorphic ventricular tachycardia. Circulation. 2001;103:485-90.

115. Priori SG, Napolitano C, Tiso N, et al. Mutations in the cardiac ryanodine receptor gene(hRyR2) underlie catecholaminergic polymorphic ventricular tachycardia. Circulation. 2001;103:196-200.

116. Lahat H, Pras E, Olender T, et al. A missense mutation in a highly conserved region of CASQ2 is associated with autosomal recessive cathecolamine-induced polymorphic ventricular taquicardia in Bedouin families from Israel. Am J Hum Genet. 2001;69:1378-84.

117. Braunwald's heart disease. A Textbook of Cardiovascular Medicine. Eighth Edition. Philadelphia, PA, USA: Elsevier, 2008. p. 101-9.

118. Katz G, Arad M, Eldar M, et al. Catecholaminergic Polymorphic Ventricular Tachycardia from Bedside to Bench and Beyond. Curr Probl Cardiol. 2009;34:9-43

119. Mohamed U, Napolitano C, Priori SG, et al. Molecular and Electrophysiological Bases of Catecholaminergic Polymorphic Ventricular Tachycardia. J Cardiovasc Electrophysiol. 2007;18:791-7.

120. Priori SG, Napolitano C, Memmi M, et al. Clinical and molecular characterization of patients with cathecolaminergic polymorphic ventricular tachycardia. Circulation. 2002;106:69-74.

121. Kannankeril PJ, Roden DM, Fish FA. Supression of bidirecional ventricular tachycardia and unmasking of prolonged QT interval with verapamil in Andersen's syndrome. J Cardiovasc Electrophysiol. 2004;15;119.

122. Postma AV, Denjoy I, Kamblock J, et al. Catecholaminergic polymorphic ventricular tachycardia: RYR2 mutations, bradycardia and follow up of the patients. J Med Genet. 2005;42:863-70.

123. Cerrone M, Colombi B, Bloise R, et al. Clinical and molecular characterization of a large cohort of patients affected with chatecolaminergic polymorphic ventricular tachycardia(abstract). Circulation. 2004;110(Suppl II):552.

124. Leenhardt A, Lucet V, Denjoy I, et al. Catecholaminergic polymorphic ventricular tachycardia in children. A 7-year follow-up of 21 patients. Circulation. 1995;91:1512-9.

125. Rosso R, Kalman JM, Rogowski O, et al. Calcium channel blockers and beta-blockers versus beta-blockers alone for prevent exercise-induced arrhythmias in catecholaminergic polymorphic ventricular tachycardia. Heart Rhytm. 2007;4(9):1149-54.

126. Wilde AA, Bhuiyan ZA, Crotti L, et al. Left cardiac sympathetic denervation for catecholaminergic polymorphic ventricular tachycardia. N Engl J Med. 2008;358:2004-29.

127. Martinelli Filho M, Zimerman LI, Lorga AM, et al. Guidelines for Implantable Electronic Cardiac Devices of the Brazilian Society of Cardiology. Arq Bras Cardiol. 2007;89(6):210-38.

35 capítulo

Luciana Vidal Armaganijan • Adriana Marques Fróes Taboada • Dikran Armaganijan

Taquicardias Ventriculares em Pacientes com Cardiopatia Estrutural

INTRODUÇÃO

As arritmias ventriculares podem ocorrer na população com ou sem cardiopatia estrutural subjacente, e sua forma de apresentação varia desde extrassístoles ventriculares isoladas, episódios de taquicardias ventriculares não sustentadas ou sustentadas até fibrilação ventricular. A Morte Súbita (MS), responsável por cerca de 200 mil a 400 mil mortes anuais nos EUA,[1] tem uma incidência populacional de 53 a 100 casos por 100 mil indivíduos.[2] As arritmias complexas, como a Taquicardia Ventricular (TV) e a Fibrilação Ventricular (FV), respondem por aproximadamente 2/3 dos casos de MS.[3] Nesse contexto, a cardiopatia isquêmica é o principal fator etiológico. Dentre as principais causas de taquicardia ou fibrilação ventricular em pacientes com cardiopatia estrutural destacam-se as miocardiopatias: isquêmicas, dilatadas idiopáticas, restritivas, hipertróficas, chagásicas e valvares, além da displasia arritmogênica de ventrículo direito e das cardiopatias congênitas. Nesse cenário, serão revisadas as diferentes doenças, suas características clínicas, os mecanismos responsáveis pelas arritmias e as opções terapêuticas, incluindo medicamentos antiarrítmicos e implante de Cardioversores-Desfibriladores Implantáveis (CDI).

FISIOPATOLOGIA E MECANISMOS DA TAQUICARDIA VENTRICULAR E FIBRILAÇÃO VENTRICULAR

Taquicardia ventricular

O automatismo, a atividade deflagrada e a reentrada constituem os principais mecanismos envolvidos nas taquicardias ventriculares.

- **Automatismo:** automatismo é a capacidade que uma célula tem em iniciar um potencial de ação, determinada pela inclinação da fase 4 do potencial de ação. Automaticidade exacerbada refere-se ao aumento da atividade automática de uma célula que normalmente iniciaria um potencial de ação. Automaticidade anormal ocorre quando células que, em condições normais, não teriam capacidade automática, passam a tê-la. Estudos experimentais demonstraram a presença de despolarização diastólica espontânea e impulsos repetitivos por automaticidade anormal de fibras de Purkinje sobreviventes na superfície endocárdica de cães submetidos a oclusão coronária aguda, resultando em ritmo idioventricular acelerado.[4]

- **Atividade deflagrada:** atividade deflagrada pode ocorrer por pós-potenciais tardios secundários a aumento do cálcio intracelular, em condições como intoxicação digitálica, ou por pós-potenciais precoces por prolongamento do potencial de ação, causando *torsades de pointes* em modelos animais de intoxicação por drogas.[5] Outras condições associadas a arritmias por pós-potenciais precoces incluem estiramento ventricular por insuficiência cardíaca[4] e mutações em canais de sódio, cálcio e potássio.

- **Reentrada:** estudos experimentais demonstraram que, minutos após oclusão coronária, as reduções no potencial de membrana de repouso, a entrada de sódio intracelular e as alterações nos canais de potássio contribuem para o aparecimento de taquicardias ventriculares reentrantes. A persistência da oclusão, durante 15 a 30 minutos, induz alterações em conexinas, desacoplamento de miócitos, redução do pH intracelular e aumento do cálcio intracelular, responsáveis pela lentificação da ativação e ocorrência de bloqueios no sistema de condução.[4] Os segmentos miocárdicos com alterações irreversíveis podem gerar taquicardias reentrantes secundárias à fibrose, à distorção de miócitos e à perda de conexões GAP.

Consequentemente, a condução se torna lenta e heterogênea, principalmente nas bordas da área comprometida pela isquemia. As arritmias ventriculares de causa não isquêmica em pacientes com cardiopatia estrutural também são, na maioria dos casos, decorrentes de reentrada em áreas de fibrose entremeadas com tecido saudável.

Fibrilação ventricular

Dados de estudos experimentais suportam a hipótese de que a fibrilação ventricular é o resultado da reentrada de diversas ondas espiraliformes no miocárdio ventricular. Da mesma forma que a fibrilação atrial, a FV depende de um substrato estrutural (cardiomiopatia, coronariopatia), de um fator deflagrador (geralmente representado pelas extrassistolias) e de um fator modulador (distúrbios eletrolíticos, hipóxia, inflamação, drogas, disbalanço autonômico, entre outros). Na isquemia miocárdica aguda, o aumento do automatismo, a instabilidade elétrica e as variações na duração do potencial de ação podem estar associadas à indução de FV. Na fase crônica, as arritmias ventriculares geralmente originam-se nas bordas da cicatriz, região constituída de tecidos normais entremeados com tecidos doentes, responsáveis pela variabilidade de duração do potencial de ação, o que é a base da reentrada e instabilidade elétrica, particularmente se associado a disfunção sistólica e comprometimento do sistema nervoso autônomo.[6,7] Nessas circunstâncias, as taquicardias ventriculares rápidas com instabilidade hemodinâmica geralmente degeneram para fibrilação ventricular.

A ocorrência de fibrilação ventricular depende da interação de anormalidades neurais, eletrofisiológicas e estruturais. Ao longo das últimas décadas, importantes progressos foram observados para o entendimento de como esses fatores resultam em indução de FV.

Anormalidades eletrofisiológicas

Em condições fisiológicas, a liberação de cálcio do retículo sarcoplasmático é deflagrada primariamente pelo estímulo elétrico. O funcionamento anormal de receptores de rianodina aumenta a propensão de liberação espontânea de cálcio, que, por sua vez, ativa canais iônicos resultando em arritmia. Esse parece ser o mecanismo principal de FV em pacientes com taquicardia ventricular polimórfica catecolaminérgica.

Anormalidades estruturais

Além das mutações dos receptores de rianodina, o sistema *His-Purkinje* parece exercer importante papel no desencadeamento de outras formas de FV.[8] Estudos recentes demonstraram que, em condições patológicas, como na cardiomiopatia isquêmica e na insuficiência cardíaca, os fibroblastos podem transformar-se em miofibroblastos, e a resultante interação miócito-fibroblasto, via junções GAP, aumenta a propensão para arritmias reentrantes.[9]

Anormalidades neurais

Além do remodelamento estrutural e eletrofisiológico, o remodelamento neural pode ocorrer no período pós-infarto. Os mecanismos responsáveis pelo crescimento do tecido nervoso e a hiperinervação simpática miocárdica resultam da liberação imediata do Fator de Crescimento Neural (FCN), seu *upregulation* e expressão da proteína 43 associada ao fator de crescimento (GAP43). Os fatores de crescimento FCN e GAP43 são transportados retrogradamente ao gânglio estrelado, estimulando o crescimento do tecido nervoso nas áreas não infartadas. A importância do remodelamento do tecido nervoso no desenvolvimento de arritmia ventricular justifica a menor incidência de morte súbita, no período pós-infarto, em pacientes tratados com bloqueadores beta-adrenérgicos.[10]

ELETROCARDIOGRAMA DE 12 DERIVAÇÕES COMO FERRAMENTA DIAGNÓSTICA NA IDENTIFICAÇÃO DO SÍTIO DE ORIGEM DA TAQUICARDIA VENTRICULAR

A localização do sítio de origem da arritmia ventricular no eletrocardiograma (ECG) de 12 derivações é de extrema importância, principalmente quando se planeja uma estratégia invasiva. Contudo, áreas de fibrose, drogas antiarrítmicas, distúrbios de condução, anormalidades metabólicas e efeitos de isquemia podem afetar a morfologia do QRS e limitar a acurácia do ECG. A despeito dessas limitações, algumas regras gerais podem ser aplicadas na análise do QRS durante a taquicardia, independentemente do substrato. Dentre essas, destacam-se: 1) a duração do QRS é afetada pela proximidade do septo, sendo as TVs septais mais estreitas; 2) a morfologia de bloqueio de ramo esquerdo (BRE) sugere taquicardias com origem no ventrículo direito ou no septo ventricular, enquanto a presença da onda R dominante em V1 ou deflexões predominantemente negativas em DI indicam taquicardias com origem no ventrículo esquerdo; 3) as taquicardias com origem apical geralmente cursam com onda S dominante em parede inferior, enquanto as taquicardias que cursam com onda R dominante sugerem origem basal; 4) a presença de complexos QR/QS indica que a ativação está movendo-se em direção oposta ao sítio onde o complexo foi registrado; e, finalmente, 5) as taquicardias de origens epicárdicas geralmente se manifestam com QRSs mais largos e ativação inicial mais lenta quando comparadas com as TVs de origens endocárdicas.

O valor do ECG em casos de TVs pós-infarto é questionado. Apenas cerca de 50% das TVs induzidas estão associadas a uma localização anatômica distinta. A acurácia do *pace mapping* (ver explicação no item "ablação em pacientes com cardiopatia estrutural") na identificação do sítio de origem é questionável, uma vez que morfologias semelhantes podem ser observadas em áreas relativamente grandes. Ademais, quanto maior for a área de infarto, menor será o valor do ECG. De forma geral, as localizações apicais cursam com ondas Q em derivações DI, V1-V6; as localizações basais cursam com ondas R em D1, V1-V6; as localizações septais cursam com morfologia de BRE; e as posteriores cursam com ondas Q em derivações inferiores associadas às ondas R em precordiais e DI.

Os critérios abaixo listados podem ajudar a identificar a localização das TVs em pacientes com infarto prévio.[11-14]

Nos infartos prévios de localização inferior:

1. Morfologia de BRE, deflexões predominantemente negativas em derivações inferiores e progressão de R em precordiais sugerem origem em septo inferobasal;
2. Morfologia de BRD, deflexões predominantemente positivas em derivações inferiores e não progressão de R em precordiais sugerem origem em parede livre inferobasal;
3. Morfologia de BRD e deflexões predominantemente positivas em derivações inferiores sugerem origem em parede livre inferolateral.

Nos infartos prévios de localização anterior:

1. Morfologia de BRE, deflexões predominantemente negativas em derivações inferiores e concordância precordial negativa sugerem origem em septo inferobasal;
2. Morfologia de BRE e deflexões predominantemente positivas em derivações inferiores e concordância precordial negativa sugerem origem em septo anteroapical;
3. Morfologia de BRD, deflexões predominantemente positivas em derivações inferiores e perda abrupta de onda R sugerem origem em septo anteroapical.

As taquicardias com morfologia de BRD e ondas S dominantes em derivações inferiores constituem a maioria dos casos. Entretanto, são menos sensíveis em diagnosticar a origem da taquicardia, especialmente em casos de infartos de parede anterior.

A distinção entre TVs de origem endocárdica e epicárdica também é de extrema importância, uma vez que TVs com origem epicárdica requerem acesso pericárdico e mapeamento epicárdico se um tratamento ablativo é planejado. Berruezo et al.[15] demonstraram que taquicardias com origem epicárdica podem ser reconhecidas por um atraso na porção inicial do QRS (pseudodelta) e QRSs mais largos. Os respectivos valores estão representados na Tabela 35.1.

Tabela 35.1 Critérios de Berruezo para reconhecimento de taquicardias ventriculares de origem epicárdica.

Achados eletrocardiográficos	Limitação
Pseudodelta > 34 ms	
Deflexão intrinsecoide V2 ≥ 85 ms	Não se aplica para TVs com morfologia de BRE
Complexo RS mais curto ≥ 121 ms	

TV (Taquicardia Ventricular); BRE (Bloqueio de Ramo Esquerdo).

DISPLASIA ARRITMOGÊNICA DO VENTRÍCULO DIREITO

A displasia arritmogênica do ventrículo direito (DAVD) é uma patologia caracterizada por anormalidades no desenvolvimento do músculo cardíaco, que acomete principalmente o Ventrículo Direito (VD), com envolvimento variável do ventrículo esquerdo. É caracterizada pela substituição, em graus variáveis, do tecido miocárdico por tecido gorduroso e fibrose (Figura 35.1), usualmente em uma das regiões do chamado triângulo da displasia, constituído pelo ápice do VD, infundíbulo do VD e região subtricuspídea. Trata-se de uma doença com características progressivas, geralmente diagnosticada durante a adolescência, ou em adultos jovens, mais comumente no sexo masculino. Na maioria dos casos, tem caráter autossômico-dominante, com mutações nos genes que codificam a proteína plakofilina 2 e outras proteínas do desmossomo. Mutações no fator de crescimento tumoral beta e receptores de rianodina também parecem estar associados à DAVD. Formas autossômico recessivas foram descritas.

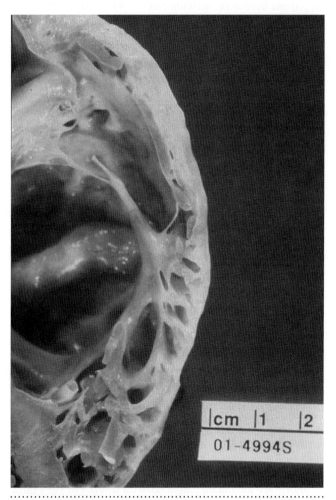

■ **Figura 35.1** Substituição fibrogordurosa do miocárdio com espessamento e alargamento da parede do ventrículo direito.
Extraída de Indian Pacing Electrophysiol J 2003;3(3):148-156.

A DAVD tem um espectro clínico variável, desde as formas assintomáticas e sem arritmias (3,7% dos casos) até as formas altamente sintomáticas resultantes da disfunção ventricular direita ou biventricular, externadas em forma de insuficiência cardíaca.[16] As ectopias ventriculares e as taquicardias ventriculares originárias da região do trato de saída do ventrículo direito constituem o achado mais frequente, mesmo em indivíduos assintomáticos.

A morte súbita pode, entretanto, ser a primeira manifestação da doença,[17-19] com incidência anual de 0,08 a 9%.[20-22] Ocorre geralmente durante o exercício físico ou estresse emocional, mas também pode ocorrer sem fator causal aparente.[23] Apesar de ser mais frequente em indivíduos com extensa infiltração do VD, casos de morte súbita foram descritos em indivíduos com alterações puramente microscópicas.[24] Dilatação do VD, anormalidades da repolarização ventricular em derivações precordiais no ECG e envolvimento do VE estão associados a maior risco.[22,25,26]

A anomalia de Uhl é uma doença frequentemente confundida com a DAVD. Trata-se de uma patologia extremamente rara, caracterizada pela ausência total de miocárdio na parede livre do ventrículo direito. Nas áreas mais gravemente afetadas, epicárdio e endocárdio são separados por apenas uma fina camada de adipócitos ocupada por vasos coronários que exibem proliferação anormal à média.[16] As manifestações clínicas mais comuns são arritmias e insuficiência cardíaca.

Arritmias ventriculares

Na DAVD, a substituição do tecido miocárdico ventricular direito por gordura e fibrose geralmente progride do epicárdio para o endocárdio (Figura 35.2). A fibrose entremeada com fibras saudáveis favorece o desenvolvimento de arritmias ventriculares por reentrada, frequentemente originadas na região do trato de saída do VD e caracterizadas por complexos QRS com morfologia de BRE (Figura 35.3). Esforço físico e descarga catecolaminérgica constituem os principais fatores desencadeantes. Apresentam-se sob a forma de simples ectopias ventriculares, taquicardias ventriculares não sustentadas, sustentadas ou fibrilação ventricular. Nesse grupo, a ocorrência de arritmias ventriculares constitui preditor de risco de morte súbita.

O diagnóstico diferencial deve ser feito com a TV idiopática da via de saída do VD, cujo prognóstico é extremamente favorável. Em contraste com a DAVD, a TV idiopática da via de saída do VD não está associada a anormalidades eletrocardiográficas.[27,28] Os achados eletrocardiográficos da DAVD incluem BRD em 14 a 18% dos casos, onda épsilon em 30% (Figura 35.4), prolongamento dos intervalos QRS, particularmente em derivações precordiais direitas, em 50 a 78%, inversão de ondas T de V1 a V3 em 55 a 85% (Figura 35.5) e atraso na onda S em precordiais direitas em 95% dos casos.[27,29] O eletrocardiograma de alta resolução é geralmente anormal e auxilia no diagnóstico da DAVD. Por ser exame com alto valor preditivo negativo, tem grande valor como *screening* inicial.[27,30,31] A Tabela 35.2 representa a prevalência de achados eletrocardiográficos em pacientes com DAVD e TV idiopática de via de saída de ventrículo direito. Um sumário das características mais comumente encontradas em pacientes com DAVD está explícito na Tabela 35.3.[32]

Estratificação de risco

Taquicardias ventriculares induzidas em estudos eletrofisiológicos, episódios de taquicardia ventricular não sustentada, dilatação grave de VD, extenso envolvimento

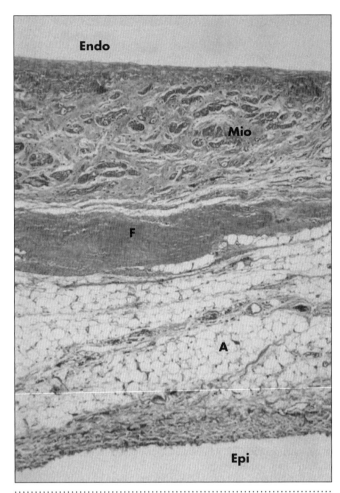

Figura 35.2 Corte histológico evidenciando áreas de F (Fibrose) e tecido A (Adiposo) no Epi (Epicárdio) e miocárdio médio, com pequenos agrupamentos de Mio (Miócitos) remanescentes próximo à borda Endo (Endocárdica).
Extraída de Indian Pacing Electrophysiol J 2003;3(3):148-156.

de VD, manifestação de arritmia em pacientes abaixo de 5 anos de idade, envolvimento de VE, pacientes recuperados de parada cardiorrespiratória (PCR) e síncope de etiologia indefinida constituem fatores de risco associados a morte súbita. Pacientes com síncope, TV sustentada e recuperados de PCR parecem constituir o grupo de maior risco.[33-35]

O valor do estudo eletrofisiológico (EEF) é limitado, e o significado prognóstico das ectopias ventriculares isoladas ou TV não sustentada é incerto. As diretrizes da ACC/HA/ESC recomendam o uso do EEF como classe IIb e nível de evidência C para a estratificação de risco de MS nesse grupo populacional.[1]

Tratamento

O tratamento da DAVD visa a melhora dos sintomas e a prevenção de morte súbita. Em casos de taquicardia ventricular, a amiodarona e o sotalol são drogas de escolha. Contudo, há evidências de superioridade do sotalol na prevenção de arritmias em longo prazo.[36] Na TV sustentada

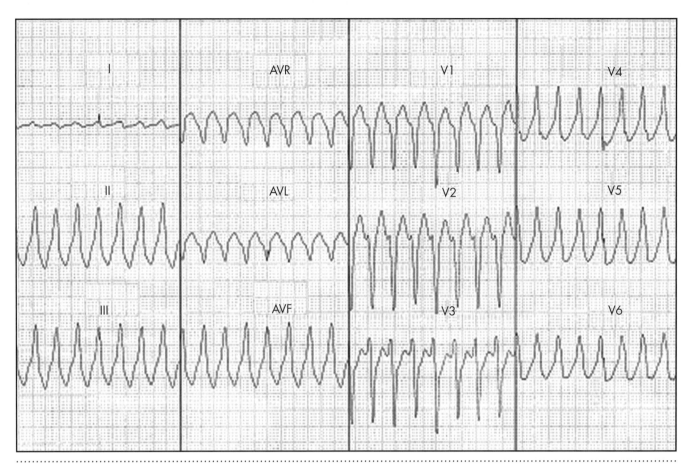

■ **Figura 35.3** Eletrocardiograma de 12 derivações demonstrando taquicardia ventricular monomórfica com morfologia de BRE e ondas R dominantes em D2, D3 e AVF, sugestiva de origem em via de saída de ventrículo direito.

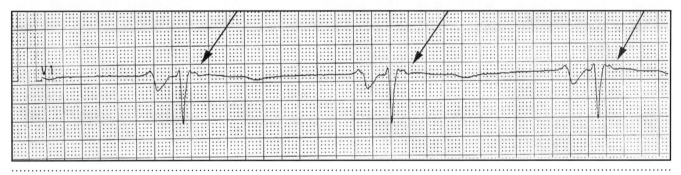

■ **Figura 35.4** Nesse exemplo, ondas épsilon são observadas como pequenas deflexões entalhadas no final do QRS na derivação V1 (setas).
Extraída de Indian Pacing Electrophysiol J 2003;3(3):148-156.

com impossibilidade do emprego do CDI, os antiarrítmicos têm indicação classe IIa e nível de evidência C.

O implante de CDI deve ser considerado em recuperados de parada cardiorrespiratória por FV/TV (classe de recomendação I, nível de evidência B). Na presença de pelo menos um dos seguintes fatores de risco, há indicação classe IIa e nível de evidência C para prevenção primária de morte súbita: história familiar de MS precoce, envolvimento de VE e síncope inexplicada.[1] Atenção especial deve ser dada ao implante do dispositivo, dado o maior risco de perfuração cardíaca devido ao adelgaçamento da parede ventricular direita.

Dalal et al.,[37] em uma série de 24 pacientes, demonstraram baixos índices de sucesso (46%) e elevada recorrência (85%) de TV em pacientes com DAVD submetidos a ablação por cateter. A sobrevida livre de TV cumulativa foi de 75, 50 e 25% após 1, 5,5 e 14 meses de seguimento, respectivamente. Mais de metade dos pacientes necessitaram de procedimentos múltiplos, e o sucesso agudo não foi preditivo de recorrência futura.

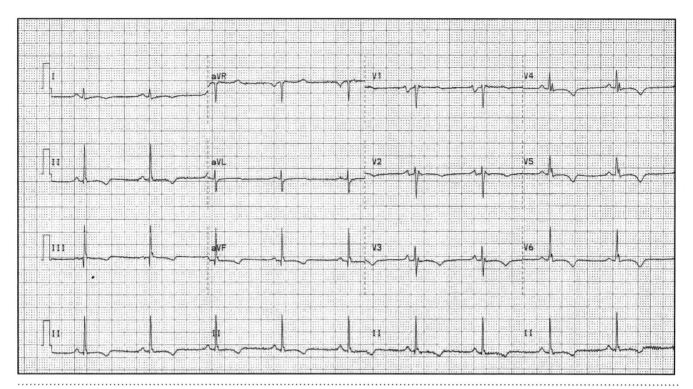

■ **Figura 35.5** ECG de paciente com DAVD evidenciando inversão da onda T nas derivações precordiais.
Extraída de Indian Pacing Electrophysiol J 2003;3(3):148-156.

Tabela 35.2 Prevalência de achados eletrocardiográficos em pacientes com DAVD e TV idiopática de via de saída de ventrículo direito (*Circulation* 2004;110:1527-1534).

	DAVD/C (n = 39)	VSVD (n = 28)	Controles normais (n = 50)	p*	p†
Inversão de onda T V_1 - V_3	33 (85)	0 (–)	0 (–)	< 0,0001	< 0,0001
Onda épsilon	13 (33)	0 (–)	0 (–)	< 0,0001	< 0,0001
Bloqueio parietal	20 (52)	4 (14)	4 (8)	0,004	< 0,0001
QRSd ≥ 110 ms em V_1 - V_3	25 (64)	0 (–)	0 (–)	< 0,0001	< 0,0001
QRS V_1 + V_2 + V_3/QRSd V_4 + V_5 + V_6 ≥ 1,2	30 (77)	2 (7)	4 (8)	< 0,0001	< 0,0001
Dispersão QRS ≥ 40 ms	17 (44)	1 (4)	0 (–)	< 0,0001	< 0,0001
Dispersão QT ≥ 65 ms	27 (69)	3 (10)	1 (2)	< 0,0001	< 0,0001
Onda-S upstroke (entalhada) ≥ 55 ms V_1 - V_2	37 (95)	1 (7)	1 (2)	< 0,0001	< 0,0001

Valores são n (%)
*DAVD vs. VSVD.
†DAVD vs. controles normais.

Tabela 35.3 Sumário das características mais encontradas em pacientes com DAVD.

	DAVD/C (n = 50)
História familiar	
História familiar de DAVD confirmada por biópsia ou autópsia	2 (4)
História familiar de morte súbita prematura (idade < 35 anos) devido a suspeita de DAVD	1 (2)
História familiar (diagnóstico clínico baseado em critérios presentes)	8 (16)
Despolarização de ECG/anormalidades de condução	
Ondas Épsilon	16 (32)
QRSd localizada > 110 ms em V_1, V_2 ou V_2 (na ausência de BRD)	25/39 (64)
Potenciais tardios em ECG de alta resolução	19 (56)
Anormalidades de repolarização	
Ondas T invertidas nas derivações precordiais direitas (V_2-V_3) acima de 12 anos de idade na ausência de BRD	34/39 (87)
Caracterização tecidual das paredes	
Reposição fibrogordurosa do miocárdio na biópsia endomiocárdica	6/14
Anormalidades estruturais ou funcionais	
Dilatação grave e redução de fração de ejeção de VD com envolvimento leve ou ausente de VE	28 (56)
Aneurisma localizado de VD (áreas acinéticas ou discinéticas com abaulamento diastólico)/grave dilatação segmentar da VD (doença difusa de VD)	
Dilatação global leve de VD e/ou redução da fração de ejeção com VE normal/dilatação segmentar leve de VD/hipocinesia regional de VD (doença VD localizada)	22 (44)
Arritmias	
TV de bloqueio de ramo esquerdo no ECG, Holter ou teste ergométrico.	
TV sustentada	21 (42)
TV não sustentada	14 (28)
Extrassístoles ventriculares frequentes (> 1.000/24h no Holter)	11 (22)

VE indica ventricular esquerdo. Todos os valores são n (%).
*Os critérios diagnósticos maiores de DAVD são mostrados em negrito. Um indivíduo deve ter 2 critérios maiores ou 1 maior mais 2 menores ou 4 menores de diferentes categorias para atender ao diagnóstico de DAVD.[2]
Adaptada de Circulation. 2004;110:1527-153.

Apesar da elevada taxa de recorrência, a ablação por radiofrequência pode ser considerada em casos selecionados de TV refratária à medicação.[38] A ablação de um ou mais focos de TV com radiofrequência é útil no manejo dos sintomas, mas pode não ser suficiente para prevenção da morte súbita, devendo ser limitada para os casos de portadores de CDI com choques recorrentes, a despeito do tratamento com antiarrítmicos (classe de recomendação IIa, nível de evidência C).[1] Novamente, cuidado especial deve ser dado ao maior risco de perfuração cardíaca e tamponamento durante a ablação, dada a fina parede livre do ventrículo direito.

Tratamento cirúrgico com desconexão elétrica total do VD parece ter benefícios em pacientes com função ventricular preservada e refratários à medicação, porém esse procedimento está associado a elevado risco de desenvolvimento de insuficiência cardíaca direita.[39] O transplante cardíaco e os dispositivos de assistência ventricular são opções em pacientes com arritmias intratáveis e falência biventricular grave, não controlável com medicação.

A Tabela 35.4 mostra, de forma sumária, as recomendações dos consensos da ACC/AHA/ESC para tratamento da DAVD.

Tabela 35.4 Recomendações da ACC/AHA/ESC para o tratamento da displasia arritmogênica do ventrículo direito.

Condição	Classe de recomendação	Nível de evidência
CDI para recuperados de morte súbita por FV/TV sustentada	I	B
CDI para prevenção primária, na presença de pelo menos um dos seguintes fatores: envolvimento de VE, história familiar de MS precoce, síncope inexplicada Amiodarona ou sotalol nos casos de TV sustentada quando CDI não pode ser indicado Ablação como terapia adjunta em casos de TV recorrente, a despeito do uso de antiarrítmicos	IIa	C
EEF para estratificação de risco	IIb	C

CDI (Cardiodesfibrilador Implantável); VE (Ventrículo Esquerdo); TV (Taquicardia Ventricular); MS (Morte Súbita).

MIOCARDIOPATIA CHAGÁSICA

A Doença de Chagas, principal causa de miocardite infecciosa nas Américas Central e do Sul, é causada pelo protozoário flagelado Trypanossoma cruzi e geralmente transmitida pela picada do inseto hematófago da família *Reduviidae*. Porém, outras formas de transmissão podem ocorrer: por via transplacentária, na transfusão de sangue, no transplante de orgão e no aleitamento materno. Após um período de incubação de 4 a 12 dias, a maioria dos indivíduos permanece assintomática por cerca de 20 anos e, em aproximadamente 30% dos casos, há evolução para a forma crônica da doença, que pode acometer tanto o coração como o sistema nervoso e o trato digestório. Aproximadamente 2/3 dos casos infectados têm envolvimento cardíaco. Distúrbios de condução, insuficiência cardíaca, arritmias atriais e ventriculares, fenômenos tromboembólicos pulmonares e sistêmicos e, não raramente, morte súbita são manifestações da cardiomiopatia chagásica crônica. Dentre os principais achados eletrocardiográficos, incluem-se: bloqueio do ramo direito em 40% dos casos, bloqueio fascicular anterossuperior esquerdo em 37,5% dos casos e ectopias ventriculares em 37,3% dos casos. Bloqueios AV avançados (> 2° grau) ocorrem em aproximadamente 4,2% dos casos.[40]

Arritmias ventriculares

Anormalidades segmentares (geralmente em parede inferolateral do ventrículo esquerdo) associadas à fibrose miocárdica focal e intersticial, entremeadas por tecido normal, constituem o substrato anatômico para a ocorrência de arritmias ventriculares por reentrada. Pacientes chagásicos com arritmias ventriculares complexas apresentam maior risco de morte súbita. Cardinalli *et al.*[41] avaliaram 91 pacientes chagásicos com CDI e registraram episódios de TV sustentada e FV em 70% e 30% dos pacientes, respectivamente. Destes, 4% receberam choque apropriado, e ATP *(anti-tachycardia pacing)* ocorreu em 64% dos casos; 34% dos pacientes morreram, sendo a MS responsável por 7% dos casos, e a falência de bomba a responsável pelos demais. O único fator independente de mortalidade foi o número de choques por arritmia ventricular.

Diferentemente da miocardiopatia isquêmica, na miocardiopatia chagásica poucos são os estudos que avaliaram o uso de antiarrítmicos e CDI, e o manuseio das arritmias ventriculares permanece controverso. Da mesma forma, não há evidências que comprovem os benefícios do tratamento preventivo primário. Recomenda-se uso de amiodarona como tratamento de primeira escolha em pacientes portadores de arritmias ventriculares complexas, especialmente na presença de disfunção ventricular.[42]

Estratificação de risco

O óbito em pacientes chagásicos crônicos deve-se, primariamente, à morte súbita (55 a 65%), progressão da insuficiência cardíaca (20 a 25%) e complicações tromboembólicas (10 a 15%).[43]

Rassi *et al.*[40] desenvolveram um escore preditor de risco de morte nessa população, com base na análise retrospectiva de 424 pacientes e validada em outros 153 pacientes em hospital comunitário. Após um seguimento médio de 7,9 anos, 130 pacientes morreram. Seis fatores foram identificados como preditores independentes de mortalidade, e, para cada fator, pontuações foram dadas a fim de se avaliar a associação estatística com o evento morte: 5 pontos para insuficiência cardíaca classe funcional III ou IV, 5 pontos se existisse evidência de cardiomegalia ao raio-X, 3 pontos para os casos com disfunção sistólica diagnosticada pelo ecocardiograma, 3 pontos para episódios de TVNS registrados no Holter de 24h, 2 pontos para a baixa voltagem de complexos QRS e 2 pontos para sexo masculino. De acordo com a pontuação, os pacientes foram então classificados em 3 grupos de risco: baixo risco (0 a 6 pontos), risco intermediário (7 a 11 pontos) e alto risco (12 a 20 pontos). A taxa de mortalidade após 10 anos para os 3 grupos foi de 10%, 44% e 84%, respectivamente. Na coorte de validação, a mortalidade correspondente foi de 9%, 37% e 85% (Figura 35.6).

Em 2007, os mesmos autores publicaram a primeira revisão sistemática integrando os resultados de todos os estudos em chagásicos crônicos, identificando quatro

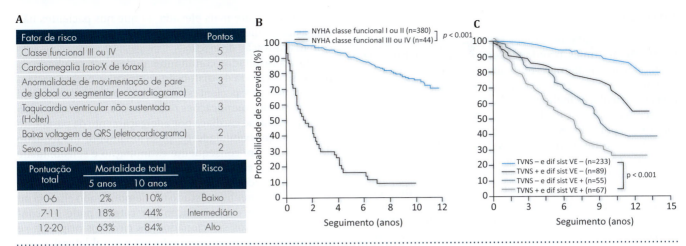

Figura 35.6 (**A**) Escore de risco de Rassi como preditor de mortalidade. (**B**) Curvas de sobrevida de acordo com classe funcional. (**C**) Curvas de sobrevida de acordo com a presença ou não de TVNS em Holter de 24h e disfunção sistólica de VE.
Extraída de Lancet 2010;375:1388–402.

marcadores independentes de risco: disfunção ventricular esquerda, classes funcionais III e IV, cardiomegalia e presença de TVNS. Outros fatores de risco como idade avançada, sexo e anormalidades eletrocardiográficas mostraram-se inconsistentes.[44] Em outros estudos, a dispersão do intervalo QT calculada no ECG de 12 derivações e a dimensão telessistólica do VE pelo ecocardiograma também foram associada a maior risco de morte nesse grupo populacional.[45] Com base nesses resultados, um modelo de estratificação de mortalidade foi proposto para o tratamento desses pacientes (Tabela 35.5).

Leite et al.[46] avaliaram o uso do estudo eletrofisiológico na identificação de estratégias terapêuticas em 115 pacientes com TV sustentada e Doença de Chagas tratada com amiodarona ou sotalol (FE média de 0,49 +/− 0,14).

De acordo com os resultados do EEF, após a administração de droga antiarrítmica, os pacientes foram divididos em 3 grupos: no grupo 1 foram incluídos 23 pacientes que não tiveram TV induzida; no grupo 2, foram incluídos 43 pacientes que tiveram apenas um episódio de TV sustentada hemodinamicamente estável; e, no grupo 3, foram incluídos 47 pacientes que tiveram TV sustentada hemodinamicamente instável. Após seguimento médio de 52 +/− 32 meses, a taxa de mortalidade total foi de 39,1%, sendo significativamente maior no grupo 3, quando comparado com os grupos 2 e 1, (69%, 22,2% e 26%, respectivamente, $P < 0,0001$, HR 10,4, 95% IC 3,8, 21,8). Não houve diferença significativa na taxa de mortalidade total entre os grupos 1 e 2 ($P = 0,40$, HR 1,5, 95% IC 0,75, 4,58). A mortalidade cardíaca e a MS foram mais frequentes no grupo 3.

Tabela 35.5 Estratificação de risco em pacientes chagásicos e tratamento proposto.

Fator de risco				Tratamento
	NYHA classe III ou IV	Disfunção ventricular esquerda (eco), cardiomegalia (raio-x) ou ambos	TVNS (Holter)	
Muito alto	Presente	Presente	Presente	IECA, espironolactona, amiodarona, diurético, digital, betabloqueador, transplante cardíaco*, possível CDI
Alto	Ausente	Presente	Presente	IECA, amiodarona, diurético, betabloqueador, possível CDI
Intermediário	Ausente	Presente	Ausente	IECA, betabloqueador, diurético, possível tratamento antiparasitário
Intermediário	Ausente	Ausente	Presente	Possível tratamento antiparasitário, possível amiodarona
Baixo	Ausente	Ausente	Ausente	Possível tratamento antiparasitário

Adaptada de Rassi Jr A, Rassi A e Marin-Neto JA. Lancet 2010;375:1388–402.
IECA (Inibidor de Enzima Conversora de Angiotensina); CDI (Cardiodesfibrilador Implantável).
* Em casos selecionados.

Tratamento

Apesar da falta de estudos randomizados para tratamento das arritmias, estudos observacionais sugerem que a amiodarona melhora a sobrevida de pacientes com cardiopatia chagásica considerados de alto risco para arritmias ventriculares malignas,[47-49] além de ser o tratamento de escolha em casos de TVs sustentadas, TVs não sustentadas e em portadores de disfunção ventricular. Scanavacca et al.[49] avaliaram a eficácia e a segurança do tratamento empírico com amiodarona em 35 pacientes chagásicos com TV sustentada. As doses de ataque variaram entre 600 e 1.200 mg/dia (média de 883 +/– 239 mg/dia), por um período de 1 a 4 semanas. A dose de manutenção média foi de 356 +/– 125 mg/dia, por um período de 80 meses (média = 27 +/– 20) meses. Os autores demonstraram que a probabilidade de supressão da taquicardia foi de 62% em 12 meses, 56% em 24 meses e 44% em 36 meses. A ocorrência de MS foi 0; 4% e 11% em 12, 24 e 36 meses, respectivamente. A disfunção ventricular esquerda foi preditor de risco de MS. Todos os pacientes em classes funcionais III ou IV e FE menor que 30% tiveram recorrência, e apenas 30% dos pacientes em classes funcionais I e II apresentaram recorrência clínica ($p < 0,05$). Efeitos colaterais ocorreram em 42,8% dos pacientes, porém apenas 11,5% suspenderam a terapêutica medicamentosa. Os autores concluíram que o tratamento empírico com amiodarona é efetivo em pacientes com TV sustentada em classes funcionais I e II. Nos pacientes em classes funcionais III e IV não houve benefício do tratamento.

Quanto ao tratamento da insuficiência cardíaca, cuidado especial deve ser dado ao uso de betabloqueadores e digitálicos, principalmente quando associados à amiodarona, dada a maior prevalência de bloqueios atrioventriculares e bradicardia severa por desnervação do nó sinusal. As III Diretrizes de Cardiopatia Chagásica Crônica recomendam o uso de IECA ou BRA (nos casos de intolerância a IECA) como classe I, nível de evidência C. A espironolactona, os betabloqueadores e os digitálicos em pacientes CF III e IV têm indicação classe IIa, nível de evidência C.[50] Faltam estudos que comprovem os benefícios dos ressincronizadores cardíacos, e o transplante cardíaco é alternativa para os casos avançados de insuficiência cardíaca.

Pequenas séries[51-55] e registros latino-americanos[56] envolveram o uso de CDI em chagásicos. O maior estudo, realizado em um único centro, mostrou resultados desapontadores com uma elevada taxa de mortalidade; 18%, 27%, 40%, 50% e 73% após seguimento de 1, 2, 3, 4 e 5 anos, respectivamente, e uma taxa de mortalidade anual de 16,6%. O aumento de mortalidade nesse grupo (nunca reportada antes em pacientes não chagásicos) foi predominante nos pacientes em classe funcional I e fração de ejeção razoavelmente preservada.[41]

No estudo de Cardinalli,[41] 71% dos pacientes tiveram pelo menos um episódio de TV requerendo intervenção por CDI e 30% tiveram FV, a despeito do uso de antiarrítmico, após um seguimento de 2,1 anos, dados que sugerem benefícios do uso de CDI em casos de arritmias ventriculares malignas. Embora os autores tenham demonstrado baixíssima ocorrência de MS, a taxa de mortalidade total foi inexplicavelmente mais elevada do que nos pacientes não chagásicos,[41] mesmo naqueles em menor classe funcional e com maior fração de ejeção.

Esses resultados conflitantes podem ser resultado da progressão rápida da disfunção ventricular nesses pacientes. Ademais, os pacientes chagásicos podem cursar com maior risco de complicações relacionadas ao procedimento como perfuração cardíaca por adelgaçamento da parede do VD, maior probabilidade de posicionamento inadequado do eletrodo com consequente estimulação e sensibilidade insatisfatórias e maior risco de deslocamento do eletrodo devido à insuficiência tricúspide associada.

Apesar de nenhum estudo ter demonstrado eficácia ou melhora de sobrevida, ablação por cateter pode ser considerada em casos selecionados. Os circuitos originam-se frequentemente de paredes inferior e basal-lateral, e, em alguns casos, pode ser necessária a combinação de ablação endocárdica e epicárdica.

Muitas das questões ainda não foram esclarecidas, e possivelmente serão respondidas pelo estudo BENEFIT (The Benzonidazole Evaluation for Interrupting Trypanossomiasis).[57] Trata-se de um estudo internacional, multicêntrico, prospectivo, duplo-cego e randomizado com objetivos em avaliar os efeitos do benzonidazol, um agente antiparasitário, na redução de mortalidade e morbidade dos pacientes chagásicos crônicos. Estima-se a inclusão de 3 mil portadores de Doença de Chagas que receberão durante 40 a 80 dias tratamento com o benzonidazol, em doses ajustadas de acordo com o peso. Óbito, necessidade de ressuscitação cardiopulmonar, taquicardia ventricular requerendo cardioversão elétrica ou farmacológica, implante de marca-passo ou cardiodesfibrilador e complicação tromboembólica (acidente vascular encefálico, embolia pulmonar, ou sistêmica) constituirão os desfechos primários. Os desfechos secundários incluirão avaliação do perfil de segurança do benzonidazol, reversão/detenção da deterioração da função do VE e efeitos do benzonidazol sobre o desenvolvimento de alterações eletrocardiográficas.

Na Seção de Eletrofisiologia e Arritmias Cardíacas do Instituto Dante Pazzanese de Cardiologia, a conduta baseia-se no tratamento da disfunção ventricular com betabloqueadores, inibidores de ECA e espironolactona, em casos selecionados e na ausência de contraindicações. A amiodarona constitui a terapia de escolha (em associação aos betabloqueadores) em casos de arritmias ventriculares complexas e disfunção ventricular, devendo também ser considerada em casos de taquicardia ventricular sustentada/não sustentada em indivíduos com fração de ejeção preservada, dependendo da frequência cardíaca e da duração da taquicardia, assim como da presença de sintomas associados à arritmia. O sotalol pode ser uma opção em casos de arritmias ventriculares e fração de ejeção preservada. O estudo eletrofisiológico é reservado para casos de síncope de etiologia indefinida, e o implante de CDI é considerado em casos de recuperados de parada cardiorrespiratória, arritmias ventriculares sustentadas associadas a instabilidade clínica ou hemodinâmica e arritmias sustentadas estáveis, principalmente se na presença de disfunção ventricular e na vigência prévia de antiarrítmicos.

CARDIOMIOPATIA HIPERTRÓFICA

A Cardiomiopatia Hipertrófica (CMH) é uma doença cardíaca genética caracterizada por hipertrofia acentuada do músculo cardíaco, na ausência de uma causa aparente (como estenose aórtica ou hipertensão arterial), que cursa com VE hiperdinâmico e disfunção diastólica por alteração de relaxamento ventricular.[58,59] Resulta da mutação de um ou mais genes responsáveis pela codificação das proteínas dos sarcômeros no músculo cardíaco e constitui a principal causa de MS em atletas jovens, com taxas anuais variando entre 0,5% e 1,5% para a maioria das faixas etárias.[60] Apesar de ser mais frequente em jovens com idades abaixo de 35 anos, a ocorrência dessa complicação não é restrita a esse grupo – mais de 1/3 dos casos de MS ocorre em pacientes com idades acima de 55 anos.[61] A CMH pode ser classificada em obstrutiva (caracterizada por hipertrofia septal associada à sucção do folheto anterior da válvula mitral provocando obstrução subaórtica) e não obstrutiva. As manifestações clínicas são variáveis, podendo os pacientes serem assintomáticos ou apresentarem sintomas como dor torácica, dispneia, palpitações e síncope. O diagnóstico é fundamentado nas alterações eletrocardiográficas (sobrecarga de VE), confirmadas pelo ecocardiograma.

Arritmias ventriculares

Os achados patológicos de distorção da arquitetura do miocárdio ventricular esquerdo, decorrentes do desarranjo celular, da hipertrofia e da fibrose, com consequentes alterações eletrofisiológicas, constituem o substrato anatômico para o desenvolvimento de arritmias ventriculares.[58,59,62] A isquemia miocárdica microvascular, causada pela degeneração das arteríolas intramurais, pode resultar em necrose e substituição do tecido miocárdico por tecido fibroso cicatricial, com consequente formação de circuitos de reentrada (Figuras 35.7 e 35.8).[63]

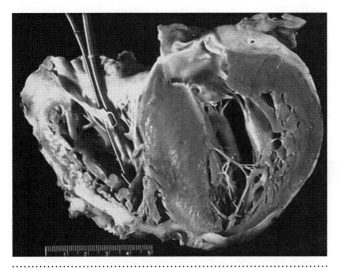

■ **Figura 35.7** Corte transversal do coração evidenciando hipertrofia acentuada do ventrículo esquerdo com redução importante da cavidade ventricular.
Extraída de Br Heart J. 1987 August; 58(2): 156–161.

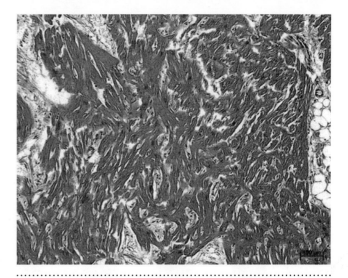

■ **Figura 35.8** Corte histológico do miocárdio da parede livre do ventrículo esquerdo demonstrando desarranjo de miócitos. Note a perda do paralelismo habitual entre as fibras miocárdicas, com orientação oblíqua e áreas de substituição fibrótica.
Extraída de Gac Méd Caracas v. 110 n. 4 Caracas oct. 2002.

Estudos realizados com Holter de 24h demonstraram que a prevalência de arritmias pode comprometer até 90% dos pacientes com CMH. Dentre essas, 20% incluem extrassístoles isoladas;[64,65] 40%, extrassístoles acopladas e 20 a 30%, extrassístoles em salvas.[64-67] (Figura 35.9). Apesar de frequentes, as ectopias ventriculares respondem por baixa prevalência de morte súbita nessa população.[58,59,66]

Estratificação de risco

A MS pode ser a primeira manifestação da doença, inclusive em indivíduos assintomáticos. A identificação dos pacientes de alto risco é de fundamental importância para que medidas preventivas possam ser adotadas.

Episódio de parada cardiorrespiratória arrítmica recuperada é o maior preditor de novo evento fatal em pacientes com CMH.[68] Síncope de etiologia indefinida, história familiar de MS precoce, comportamento anormal da pressão arterial ao esforço, particularmente em pacientes abaixo de 50 anos de idade,[69] e espessuras acentuadas do VE (maior ou igual a 30 mm)[70] são fatores de risco adicionais para MS nesse grupo populacional.

O valor prognóstico dos episódios de TVNS na CMH tem sido objeto de vários estudos.[64] Spirito *et al.* avaliaram o Holter de 151 pacientes assintomáticos ou pouco sintomáticos com CMH[71] e demonstraram que os episódios de TVNS, presentes em 28% da amostra, estavam associados a risco duas a três vezes maior de morte súbita. Entretanto, essa diferença não foi estatisticamente significativa quando comparada ao grupo sem TVNS. Montserrat *et al.* avaliaram 531 pacientes com CMH e demonstraram que aproximadamente 1/5 da população (19,6%) tinha episódios de TVNS no Holter. Dos 32 pacientes que evoluíram para MS durante o seguimento, 13 eram portadores de TVNS ($P = 0,005$). O risco de MS foi maior em pacientes com idades abaixo de 30 anos (razão de chances = 4,35) quando comparados àqueles com idades mais elevadas (razão de chances = 2,16).[72]

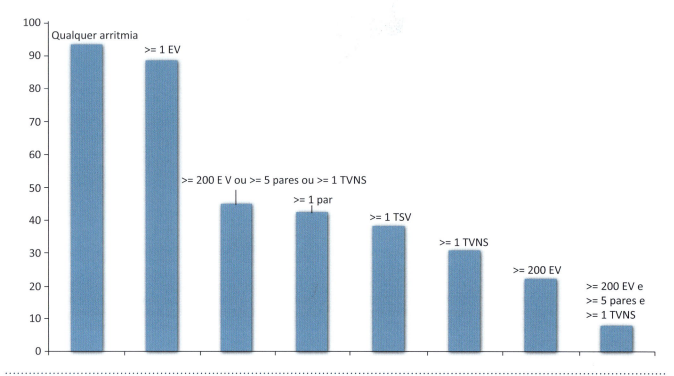

Figura 35.9 Prevalência de arritmias ventriculares e supraventriculares na monitoração pelo Holter-24h em 178 pacientes com miocardiopatia hipertrófica.
TVNS (Taquicardia Ventricular Não Sustentada); ESV (Extrassístoles Ventriculares); TSV (Taquicardia Supraventricular).
Adaptada de J Am Coll Cardiol 2005;45:697-704.

Embora alguns estudos tenham mostrado relação entre mutações genéticas e MS, não há fortes evidências que confirmem essa associação.[73] A fibrilação atrial, a isquemia miocárdica, a obstrução de VSVE e a atividade física competitiva constituem fatores de risco menores para a ocorrência de MS (Tabela 35.6).

Diante da incerteza quanto ao real significado das arritmias induzidas pelo estudo eletrofisiológico, a estimulação ventricular programada tem sido abandonada como método de estratificação de risco em pacientes com CMH.[68,74]

Tratamento

O tratamento medicamentoso da CMH é limitado e visa primariamente o alívio dos sintomas e a prevenção de MS. A administração cautelosa de diuréticos reduz os sintomas de congestão pulmonar; os bloqueadores beta-adrenérgicos reduzem o consumo de oxigênio e o gradiente pressórico durante o esforço físico, mantendo-o inalterado durante o repouso, com resultante melhora da angina, dispneia e pré-síncope; e os antagonistas dos canais de cálcio, por sua vez, constituem alternativa terapêutica aos pacientes com contraindicações ou resposta insatisfatória prévia ao uso de bloqueadores beta-adrenérgicos. Não existem estudos clínicos controlados que demonstrem os benefícios da terapia farmacológica em pacientes assintomáticos. Nos casos refratários, a cirurgia (miectomia septal) e a alcoolização percutânea podem ser alternativas terapêuticas.

Tabela 35.6 Fatores de risco associados à morte súbita em pacientes com cardiomiopatia hipertrófica.

Fatores de risco maiores	Fatores de risco possíveis
■ Recuperados de MS por FV ■ TV sustentada espontânea ■ História familiar de MS em idade precoce ■ Síncope de etiologia incerta ■ Espessamento de parede de VE > 30 mm ■ Resposta anormal de PA durante o esforço ■ TVNS espontânea	■ Fibrilação atrial ■ Isquemia miocárdica ■ Obstrução de VSVE ■ Mutações de alto risco* ■ Atividade física competitiva

*Betamiosina de cadeia pesada e troponina T.
Adaptada de Maron BJ, McKenna WJ, Danielson GK e col. *American College of Cardiology/European Society of Cardiology*-Consenso de Cardiomiopatia Hipertrófica. JACC 2003;42:1687-1713.

Farmacológico

O bloqueio beta-adrenérgico e o antagonismo dos canais do cálcio não parecem suprimir as arritmias ventriculares graves na CMH. Os agentes antiarrítmicos convencionais também não se mostraram eficazes. As drogas do grupo I A (procainamida e quinidina) foram abandonadas devido aos seus efeitos pró-arrítmicos.[58,59] A experiência com o sotalol é limitada. Estudos propõem que a amiodarona possa ter efeito protetor para morte súbita em pacientes sintomáticos com TVNS no Holter.[75] Entretanto, a avaliação de pacientes com CDI e considerados de alto risco[68,76] demonstrou que aproximadamente 50% dos choques apropriados por TV ou FV ocorreram em vigência de uso de amiodarona. Melacini *et al.* mostraram, em um estudo de coorte, elevada incidência de MS em pacientes considerados de alto risco tratados farmacologicamente (maior que 25% no grupo tratado com amiodarona).[74]

Cardiodesfibrilador implantável

A ocorrência de choques apropriados por TV/FV em pacientes com CDI varia de 4 a 11% ao ano, sendo mais frequente nos casos em que o implante é indicado para profilaxia secundária (Figura 35.10). A Figura 35.11 mostra um episódio de choque apropriado por arritmia ventricular em paciente com CMH.[68,76]

A deficiência de estudos randomizados e o baixo valor preditivo positivo dos marcadores de risco tornam difícil a indicação de CDI para prevenção primária em pacientes com CMH. As diretrizes atuais recomendam o implante de CDI como classe I, nível de evidência B em pacientes com TV sustentada ou FV e classe IIa, nível de evidência C para a prevenção primária de MS em pacientes com um ou mais fatores de risco maiores. Especificamente, a amiodarona tem indicação classe IIa, nível de evidência C nos casos com TV sustentada ou FV e impossibilidade de implante de CDI e indicação classe IIb, nível de evidência C nos casos de portadores de pelo menos 1 fator de risco para MS e impossibilidade de implante de CDI (Tabela 35.7). O grau de obstrução na via de saída do VE não demonstrou ser um fator de risco independente para morte súbita na CMH e, portanto, não constitui justificativa isolada para o implante profilático do CDI.[68]

Ablação por cateter

Pouco tem sido publicado a respeito de ablação por cateter em pacientes com CMH, exceto em casos de TV secundária a aneurismas apicais. Nesses casos, assim como na miocardiopatia isquêmica, a ablação por radiofrequência com técnicas convencionais associadas a mapeamento eletroanatômico tridimensional pode ser considerada.

Marca-passo dupla-câmara

Os benefícios do marca-passo dupla câmara em pacientes com CMH são controversos e têm indicação classe

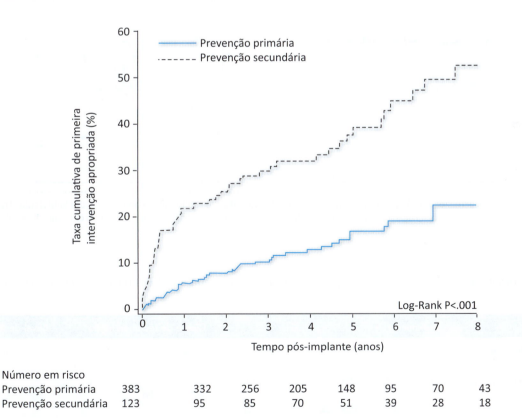

■ **Figura 35.10** Taxas cumulativas estimadas de choques apropriados, calculados separadamente para pacientes com cardiomiopatia hipertrófica que receberam implante de CDI para profilaxia primária e secundária.
Adaptada de JAMA 2007;298:405-412.

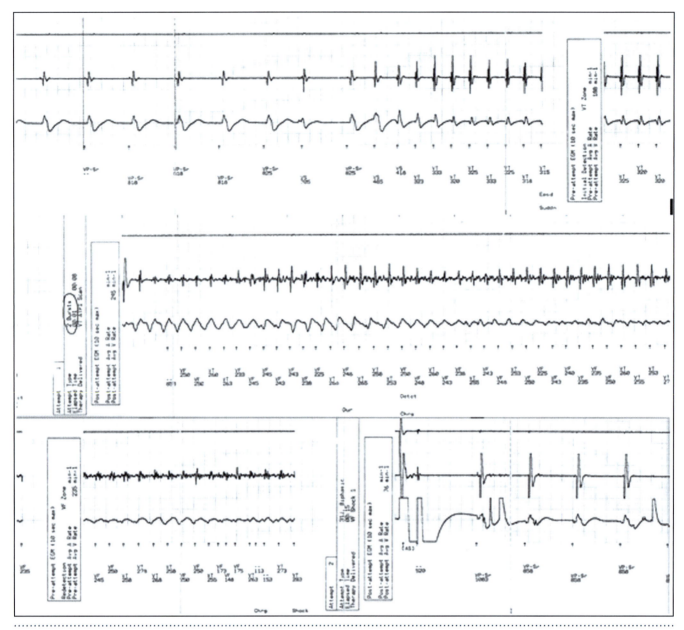

■ **Figura 35.11** Registro armazenado de paciente com CMH e CDI documentando início súbito de taquicardia ventricular tratada inicialmente com ATP, o que resulta em aceleração da mesma, atingindo, então, a zona de fibrilação ventricular. Um choque é liberado, revertendo a arritmia.

Tabela 35.7 Recomendações da ACC/AHA/ESC para o uso de amiodarona e CDI em pacientes com cardiomiopatia hipertrófica.

Tratamento	Classe de recomendação	Nível de evidência
CDI em pacientes com CMH, TV sustentada ou FV	I	B
CDI para prevenção primária em pacientes com CMH, com um ou mais riscos para morte súbita Amiodarona nos casos de TV sustentada ou FV quando CDI não é possível	IIa	C
Amiodarona para prevenção primária de MS em casos de CMH e um ou mais fatores de risco, quando CDI não é possível	IIb	C

CDI (Cardiodesfibrilador Implantável); CMH (Cardiomiopatia hipetrófica); TV (Taquicardia Ventricular); FV (Fibrilação Ventricular).

IIb, nível de evidência A em casos sintomáticos, refratários ao tratamento clínico otimizado e com evidência de obstrução grave na via de saída do VE. Não há evidências que suportem seu uso em pacientes que controlam seus sintomas com o tratamento farmacológico e nos casos sintomáticos e sem obstrução da via de saída do VE (classe de recomendação III, nível de evidência C).

O implante de MP em pacientes com CMH é justificado nos casos de concomitante doença do nó sinusal ou bloqueio atrioventricular (classe de recomendação I, nível de evidência C) (Tabela 35.8).

MIOCARDIOPATIAS RESTRITIVAS

As miocardiopatias restritivas constituem um grupo de patologias cujo principal mecanismo patogênico é a disfunção diastólica, caracterizada por paredes ventriculares excessivamente rígidas e função sistólica usualmente preservada, mesmo em casos com extensa infiltração miocárdica.

Uma variedade de processos patológicos pode resultar em miocardiopatia restritiva, embora, em muitas ocasiões, a causa possa permanecer desconhecida. Fibrose miocárdica, infiltração e processo cicatricial endomiocárdico são geralmente responsáveis pelas anormalidades diastólicas. O depósito miocárdico de várias substâncias, como fibrilas amiloides na amiloidose, ferro na hemocromatose, glicoesfingolípides na doença de Fabry, cerebrosídeos na doença de Gaucher, glicogênio nas glicogenoses e granulomas na sarcoidose é responsável pela distorção da arquitetura do músculo cardíaco, morte celular e fibrose. A resultante induz alterações da função diastólica e predispõe ao aparecimento de anormalidades na formação do impulso cardíaco e, consequentemente, arritmias e distúrbios de condução.[77]

Na amiloidose, a morte súbita, presumivelmente de causa arrítmica, é relativamente comum e pode ser precedida por episódios de síncope.[78,79] Na sarcoidose cardíaca, a morte súbita é a complicação mais temida e uma das mais frequentes manifestações clínicas da doença. A síncope também é frequente e pode resultar de arritmias paroxísticas ou distúrbios de condução.[80-82] Arritmias atriais e ventriculares, especialmente taquicardia ventricular, são frequentemente observadas. Cicatrizes no miocárdio ventricular e ruptura de fibras associadas a infiltração granulomatosa formam o substrato arritmogênico.[83] A endomiocardiofibrose é uma doença caracterizada por extenso espessamento fibrótico do miocárdio e das regiões subvalvares de um ou ambos os ventrículos. Propicia importante obstrução na via de entrada do(s) ventrículo(s)

comprometido(s) e responde pela morte súbita, provavelmente de origem arrítmica.

O prognóstico da miocardiopatia restritiva é variável, podendo apresentar rápida progressão dos sintomas e altas taxas de mortalidade.[84,85] Não há estudos randomizados sobre a prevenção de morte súbita nessas patologias. Nenhuma terapia específica, exceto para os sintomas, está disponível para as formas idiopáticas da miocardiopatia restritiva. Nas miocardiopatias restritivas secundárias, os benefícios podem ser obtidos com o tratamento específico do processo etiológico, como remoção do ferro na hemocromatose e terapia de reposição enzimática na doença de Fabry.[86,87] Os estudos com ablação por cateter envolveram amostras pequenas, e até o momento não há indicações claras para sua realização.

DOENÇAS CONGÊNITAS EM ADULTOS

Dentre as principais Cardiopatias Congênitas (CC) associadas ao maior risco de MS incluem-se a tetralogia de Fallot, estenose aórtica, coarctação de aorta, transposição de grandes vasos, anomalia de Ebstein, síndrome de Marfan, Síndrome de Eisenmenger, BAVT congênito e ventrículo único.[88,89] A maioria dos estudos de MS e arritmia ventricular têm como alvos pacientes portadores de tetralogia de Fallot ou aqueles em pós-operatório de reparo cirúrgico utilizando as técnicas de Mustard e Senning para a correção de transposição de grandes vasos. Embora tenham sido descritos casos de morte secundária a bloqueios atrioventriculares, bradicardia e *flutter* atrial com alta resposta ventricular, principalmente relacionados a procedimentos como Fontan, as arritmias ventriculares permanecem como a principal etiologia de MS.

Tetralogia de Fallot

A tetralogia de Fallot (T4F) constitui a cardiopatia congênita cianótica mais frequente, correspondendo a cerca de 10% de todas as CC. Apesar do bom prognóstico nos pacientes submetidos a correção cirúrgica precoce (primeiros 2 anos de vida), a MS ocorre[90] em 1,5 a 4,5/1.000 pacientes/ano.[91] Em um estudo multicêntrico que incluiu adultos portadores de T4F submetidos ao reparo cirúrgico, 4,2% apresentaram TV e 2% evoluíram com MS.[92]

A microrreentrada ao redor das cicatrizes da ventriculotomia, o desarranjo celular, a hipertrofia, a necrose focal e a fibrose endocárdica difusa constituem os principais mecanismos de arritmia ventricular. *Patch* septal ventricular também pode atuar como fonte de reentrada. As arritmias ventricula-

Tabela 35.8 Indicações da ACC/AHA/ESC para implante de marca-passo para pacientes com cardiomiopatia hipertrófica.

Condição	Classe de recomendação	Nível de evidência
Doença do nó sinusal ou bloqueio atrioventricular	I	C
Sintomáticos, refratários ao tratamento clínico otimizado e obstrução grave de via de saída do VE	IIb	A
Assintomáticos ou sintomáticos com bom controle dos sintomas com medicação Sintomáticos na ausência de obstrução da via de saída de VE	III	C

VE (Ventrículo Esquerdo).

res podem ocorrer tanto em indivíduos não operados, como resultado da fibrose em infundíbulo pulmonar, quanto em pacientes operados, no qual a presença de cicatriz e fibrose secundárias a ventriculotomia direita são os principais responsáveis pela formação de circuitos de reentrada.

O seguimento de pacientes com T4F requer avaliação cuidadosa da história clínica, detalhamento dos procedimentos cirúrgicos realizados, dados hemodinâmicos obtidos por cateterismo, ECG de 12 derivações e avaliação hemodinâmica não invasiva.

Extrassístoles ventriculares espontâneas podem ser identificadas em Holter de 24h em mais de 48% dos pacientes.[93] Sua incidência aumenta nos casos de reparo cirúrgico tardio e naqueles com obstrução ventricular residual e insuficiência pulmonar significativa, fatores esses considerados preditores de mau prognóstico.[92,94-96] Pressão sistólica de VD maior que 60 mmHg e gradiente de fluxo pulmonar maior que 40 mmHg identificam pacientes de maior risco para o desenvolvimento de arritmias ventriculares e MS, respectivamente.[97,98]

A sobrecarga de volume do VD relaciona-se à disfunção diastólica e geralmente é representada pelo prolongamento do complexo QRS. Gatzoulis *et al.* demonstraram forte associação entre complexos QRS com duração maior que 180 ms e ocorrência de arritmias ventriculares em pacientes com T4F.[95]

As evidências que demonstram utilidade do ECGAR, avaliação de repolarização (dispersão e duração de QT/JT), variabilidade de RR e indução de arritmias em teste de esforço na estratificação de risco de MS são fracas.

O valor do estudo eletrofisiológico também tem sido motivo de diversos estudos.[99-101] Apesar de forte associação entre indutibilidade de TV em EEF e MS, o EEF não parece ser útil na estratificação de risco de MS, dados os frequentes resultados falso-positivos e falso-negativos.[99,102]

Tratamento

Incluindo os casos de alto risco, a melhor estratégia de tratamento é incerta, e os antiarrítmicos não parecem ser opções de escolha. Dentre os possíveis tratamentos, destaca-se a ablação com radiofrequência, o implante de CDI e a troca de valva pulmonar em casos selecionados. Experiências com CDI são limitadas a estudos observacionais e seu uso profilático é questionável pela falta de estudos randomizados e baixo valor preditivo dos marcadores de risco. Ablação por cateter é uma opção terapêutica promissora, porém a experiência é limitada e o impacto em longo prazo é incerto.

Anomalias coronárias

Origem anômala de coronária esquerda a partir do seio de Valsalva direito constitui a anomalia coronária congênita mais comum. Nesses casos, a artéria coronária esquerda, comprimida entre a aorta e a via de saída do ventrículo direito, pode induzir isquemia aos esforços e arritmias ventriculares. A maioria dos pacientes portadores dessa anomalia cursa de forma assintomática entretanto, dor torácica, tontura e síncope durante o exercício podem ocorrer em 30% dos casos.

Origem anômala de coronária esquerda na artéria pulmonar pode resultar em isquemia e infarto em idade precoce com consequente substrato para arritmias ventriculares. Apesar do diagnóstico geralmente ser feito em idade precoce, as arritmias ventriculares e a MS podem manifestar-se tardiamente.[103]

MIOCARDIOPATIA ISQUÊMICA

Mais de 80% dos casos de MS ocorrem em portadores de Doença Arterial Coronária (DAC). Acredita-se que o comprometimento da função ventricular esquerda seja um forte preditor de risco de MS, particularmente no período pós-infarto.

Três são os possíveis mecanismos de arritmias ventriculares em pacientes com DAC: 1) instabilidade elétrica induzida por isquemia; 2) macrorreentrada ao redor da zona de cicatriz de um VE remodelado e 3) reentrada ramo a ramo em pacientes com distúrbios de condução intraventricular e VE dilatado.

As arritmias ventriculares na fase aguda do infarto, secundárias a isquemia e necrose, geralmente manifestam-se na forma de taquicardias ventriculares polimórficas ou fibrilação ventricular e têm como principais mecanismos o automatismo e a atividade deflagrada. Na fase crônica, geralmente estão associadas a circuitos de reentrada em áreas de cicatrizes e costumam manifestar-se na forma de TV monomórfica, podendo ocorrer anos após o infarto. Em casos de disfunção ventricular avançada e insuficiência cardíaca, a TV pode manifestar-se novamente como monomórfica ou polimórfica. Clinicamente, podem surgir como episódios isolados ou múltiplos, VT/FV incessante ou tempestade elétrica.

Tratamento

Farmacológico

Antiarrítmicos

Drogas do grupo I

O estudo CAST (*Cardiac Arrhythmia Suppression Trial*)[104] comparou a eficácia de três drogas do grupo 1 (encainida, flecainida e moricizine) com placebo em pacientes assintomáticos ou minimamente sintomáticos, pós-IM e portadores de extrassístoles ventriculares (> 5/hora). Após um seguimento médio de 10 meses, taxas excessivas de mortalidade e arritmia foram observadas no grupo tratado com antiarrítmico, apesar da supressão das ectopias ventriculares (17 *versus* 5, p = 0,01 e 43 *versus* 16, p = 0,0004, respectivamente). De forma semelhante, o estudo CAST II, que avaliou os benefícios do moricizine, droga do grupo IC, foi terminado precocemente por excessiva mortalidade no grupo antiarrítmico (2,2% *versus* 0,5%).[105] A propafenona também não se mostrou benéfica no estudo CASH (*Cardiac Arrest Study Hamburg*)[106] e esteve associada a índices de mortalidade maiores (61%) do que as taxas do grupo CDI.

Uma metanálise envolvendo 61 estudos clínicos randomizados e 23.486 pacientes confirmou que o uso de drogas do grupo I está associado ao aumento do risco de mortalidade total (OR 1,13; 95% IC, 1,01–1,27).[107] Com base nesses resultados, esse grupo farmacológico não é indicado para prevenção primária de MS em pacientes pós-IM.[1]

Drogas do grupo III

O sotalol, antiarrítmico do grupo III, é uma mistura racêmica de isômeros d e i. O isômero d bloqueia canais de potássio, o que confere o seu efeito antiarrítmico, e o isômero i tem efeitos betabloqueadores. O estudo SWORD (*Survival With Oral d-Sotalol*) comparou os benefícios do d-sotalol *vs.* placebo em 3.121 pacientes pós-IM recente (após 6 a 42 dias) ou insuficiência cardíaca sintomática associada a disfunção ventricular (FE ≤ 40%) e IM prévio (> 42 dias),[108] e demonstrou inferioridade do sotalol em relação ao placebo com maiores taxas de mortalidade total e arrítmica no primeiro grupo (5% *versus* 3,1% e 3,6% *versus* 2%, respectivamente). Dessa forma, não há dados suficientes que suportem o uso de sotalol para prevenção primária de MS em pacientes pós-IM.

A amiodarona foi a droga antiarrítmica mais estudada, no que diz respeito à eficácia e segurança, em populações com insuficiência cardíaca ou disfunção ventricular esquerda. Os dois maiores estudos que incluíram pacientes pós-IM e utilizaram a amiodarona foram o EMIAT (*European Myocardial Infarct Amiodarone Trial*)[109] e o CAMIAT (*Canadian Amiodarone Myocardial Infarction Arrhythmia Trial*).[110] Em ambos, a amiodarona não reduziu a incidência de morte súbita. A Tabela 35.9 mostra um sumário dos principais estudos que avaliaram o uso da amiodarona em pacientes pós-IM.

Uma metanálise de 15 estudos randomizados incluindo 8.522 pacientes revelou uma redução do risco absoluto de 1,5% na mortalidade total ($p = 0,093$) e redução no risco MS de 29% (7,1% *versus* 9,7%; ou 0,71, $p < 0,001$) no grupo amiodarona comparado ao grupo com placebo.[111]

Apesar dos estudos não terem demonstrado benefícios do uso profilático de amiodarona em todos os pacientes com FE deprimida pós-infarto, sua utilização pode ser uma alternativa viável naqueles com arritmias ventriculares nas quais a terapia antiarrítmica é indicada e o implante de CDI não é a opção.

Dronedarona

Nenhum estudo avaliou o uso da dronedarona na prevenção de MS. No estudo ANDROMEDA (*Antiarrhythmic Trial with Dronedarone in Moderate-to-Severe Congestive Heart Failure Evaluating Morbidity Decrease*)[112] pacientes com insuficiência cardíaca grave (classes funcionais III ou IV e fração de ejeção < 35%) e instabilidade hemodinâmica que receberam dronedarona apresentaram maiores taxas de mortalidade quando comparados com o grupo-placebo (8,1% *versus* 3,8%, respectivamente).

Tabela 35.9 Sumário dos principais estudos que avaliaram o uso da amiodarona em pacientes pós-infarto.

Estudo	Nº pacientes	Critérios de inclusão	Desenho do estudo	Seguimento médio	Resultados
BASIS (*Basel Antiarrhythmic Study of Infarct Survival*)	312	Pós-IM, arritmia ventricular classes 3 ou 4b de Lown em Holter de 24h	Tratamento antiarrítmico individualizado *versus* amiodarona *versus* não tratamento antiarrítmico	1 ano	Probabilidade de sobrevida maior no grupo amiodarona comparado com grupo-controle ($p < 0,05$) Menos eventos arrítmicos no grupo amiodarona ($p < 0,01$)
PAT (*Polish Amiodarone Trial*)	523	Pós-IM, sem possibilidade de usar betabloqueador	Amiodarona *versus* placebo	46 meses	Amiodarona reduziu MS apenas em pacientes com FE normal. Não foram observados benefícios em pacientes com disfunção ventricular esquerda (FE < 40%)
EMIAT (*European Myocardial Infarct Amiodarone Trial*)	1.486	Pós-IM, disfunção ventricular esquerda (FE <= 40%)	Amiodarona *versus* placebo	21 meses	Sem diferença em mortalidade total e cardíaca entre os grupos. Redução de 35% no risco de morte arrítmica no grupo amiodarona (95% IC 0-58, $p = 0,05$)
CAMIAT (*Canadian Amiodarone Myocardial Infarction Arrhythmia Trial*)	1.202	Pós-IM (FE média 30%), EV frequentes ou repetitivas (> 10/h ou TVNS)	Placebo	1,79 ano	FV ou morte arrítmica: Placebo - 6,9% Amiodarona - 4,5% (RRR de 48,5%, 95% IC 4,5-72,2, $p = 0,016$)

IM (Infarto do Miocárdio); FE (Fração de Ejeção); EV (Extrassístoles Ventriculares); TVNS (Taquicardia Ventricular Não Sustentada); RRR (Redução de Risco Relativo).

Bloqueadores beta-adrenérgicos

Os estudos MERIT-HF (*Metoprolol CR/XL Randomized Intervention Trial in Congestive Heart Failure*)[113] e CIBIS-II (*Cardiac Insufficiency Bisoprolol Study II*)[114] mostraram benefício do metoprolol e bisoprolol, respectivamente, na prevenção de morte arrítmica em pacientes com insuficiência cardíaca. Estudos posteriores, como o COPERNICUS (*Carvedilol Prospective Randomized Cumulative Survival*)[115] e CAPRICORN (*Carvedilol Post-infarct Survival Control in Left Ventricular Dysfunction*),[116] demonstraram efeitos benéficos do carvedilol na redução de risco de TV/FV. As características dos respectivos estudos estão representadas na Tabela 35.10.

Ablação por cateter

Aproximadamente 40 a 60% dos pacientes que receberam CDI por TV sustentada experimentam recorrência dessa arritmia.[117] Portadores de CDI, implantado para prevenção primária de MS, experimentam pelo menos um episódio de TV em 3 a 5 anos após o implante.[118] Nesses casos, a ablação por radiofrequência pode ser alternativa terapêutica.

A ablação por radiofrequência está associada a altos índices de sucesso na eliminação da "TV clínica". Porém, diversos fatores tornam esse procedimento menos encorajador, como: áreas de infartos extensos gerando TVs polimórficas e/ou não toleráveis hemodinamicamente (e consequentemente não mapeáveis) e circuitos epicárdicos ou intramurais em alguns casos, não passíveis de ablação por meio endocárdico. Nesses, o objetivo da terapia ablativa é a eliminação da forma dominante de TV, embora procure-se abolir todas as formas não clinicamente relevantes, porém induzíveis de TV. A ablação de arritmias ventriculares na miocardiopatia isquêmica não está associada a melhora da sobrevida e deve ser apenas considerada como terapia adjunta nos pacientes com choques recorrentes, a despeito do tratamento farmacológico.

Define-se como tempestade elétrica a ocorrência de três ou mais episódios distintos de TV e/ou FV que necessitam de intervenção externa ou pelo CDI, em um período de 24h.[119] Nesses casos, o tratamento é dirigido para a correção de fatores precipitantes, controle do tono simpático e modificação do substrato, o que geralmente é obtido com drogas antiarrítmicas. Ablação por cateter só deve ser considerada nos casos de TV persistente e refratária ao tratamento clínico, geralmente em pacientes que já possuem CDI.

Cardiodesfibrilador implantável

Os maiores estudos que avaliaram o uso de CDI na prevenção primária em pacientes com DAC foram o MADIT, MUSTT, MADIT II, CABG Patch e DINAMIT. Desses, três mos-

Tabela 35.10 Características dos principais estudos que avaliaram o uso de betabloqueadores em pacientes com insuficiência cardíaca.

Estudo	Nº pacientes	Critérios de inclusão	Desenho do estudo	Seguimento médio	Resultados
Metoprolol CR/XL Randomized Intervention Trial in Congestive Heart Failure (MERIT-HF)	3.991	FE < 40% CF II a IV	Metoprolol *versus* placebo em adição à terapia convencional	1 ano	Grupo metoprolol: redução de 34% na mortalidade geral (benefícios tanto em pacientes com quanto naqueles sem doença coronariana [40% e 30% respectivamente]) Redução de 41% na mortalidade por IC* e 49% por MS*
Cardiac Insufficiency Bisoprolol Study II (CIBIS II)	2.647	FE < 35% CF III e IV	Bisoprolol *versus* placebo em adição ao tratamento com iECA e diurético	1,3 ano	Grupo bisoprolol: Redução de 34% na mortalidade geral* Redução de 44% na mortalidade súbita*
Carvedilol Prospective Randomized Cumulative Survival (COPERNICUS)	2.289	FE < 25% CF III ou IV	Carvedilol *versus* placebo	10,4 meses	Grupo carvedilol: Redução de 27% no risco combinado de morte e hospitalização por causa CV* Redução de 31% no risco combinado de morte e hospitalização por IC* Menor tempo de hospitalização por IC e menos deterioração de IC, MS, choque cardiogênico e TV
Carvedilol Post-infarct Survival Control in Left Ventricular Dysfunction (CAPRICORN)	1.959	Pós-IM FE < 40%	Carvedilol *versus* placebo		Grupo carvedilol: Redução de 23% na mortalidade total* Mortalidade por IC e IM não fatal também menos comuns Sem diferença no desfecho primário (mortalidade total ou hospitalização por causa CV)

*Valores de p estatisticamente significativos.
FE (Fração de Ejeção); CF (Classe Funcional); IM (Infarto do Miocárdio); IECA (Inibidor de Enzima Conversora de Angiotensina); MS (Morte Súbita); VC (Cardiovascular); IC (Insuficiência Cardíaca); TV (Taquicardia Ventricular).

642 Tratado Dante Pazzanese de Emergências Cardiovasculares ■ CAPÍTULO 35

traram resultados positivos. O estudo MADIT (*Multicenter Automatic Defibrillator Implant Trial*)[120] incluiu 196 pacientes com história de IM, TVNS, FE <= 35% e TV sustentada induzida em estudo eletrofisiológico. Os pacientes foram randomizados para tratamento clínico ou implante de CDI. Após um seguimento de 27 meses, observou-se melhora significativa nas taxas de sobrevida no grupo CDI (redução de 54% em mortalidade total e 75% em mortalidade arrítmica) quando comparado com o tratamento farmacológico. A maior crítica ao estudo inclui a pequena amostra populacional e o reduzido uso de bloqueadores beta-adrenérgicos no grupo-controle. Apesar de não ter sido desenhado para esses fins, o estudo MUSTT (*The Multicenter UnSustained Tachycardia* Trial)[121] expandiu as indicações profiláticas do uso de CDI em portadores de DAC, FE <= 40%, TVNS e TV sustentada induzida em estudo eletrofisiológico. Os pacientes foram randomizados para terapia antiarrítmica ou não de acordo com a indutibilidade da arritmia ventricular sustentada, suprimida ou não com procainamida. Os pacientes com TV induzida não suprimida com antiarrítmico recebiam CDI. Após 5 anos de seguimento, a taxa de morte arrítmica e total no grupo CDI foi de 25% e 42%, respectivamente, comparados com 32% e 48%, respectivamente, no grupo tratamento clínico (RR 0,73, p = 0,04; RR 0,8, p = 0,06, respectivamente). Contudo, o MUSTT não foi um estudo randomizado e controlado com o objetivo de comparar CDI *versus* estratégia farmacológica, e, possivelmente, pacientes de baixo risco foram selecionados para grupo CDI.

O MADIT II (*Multicenter Automatic Defibrillator Implant Trial*)[122] (n = 1.232, seguimento médio de 20 meses) demonstrou redução significativa de mortalidade com CDI em pacientes com IM prévio e disfunção ventricular grave (FE < 30%), independentemente da presença de arritmias ventriculares. Os pacientes foram randomizados para CDI

ou tratamento clínico convencional. As taxas de mortalidade foram de 31% no grupo clínico e 22% no grupo CDI, o que representa uma RRR de 30% para mortalidade por todas as causas no grupo CDI.

Ao contrário desses estudos, dois ensaios não demonstraram benefícios com CDI.[123,124] O CABG Patch (*Coronary Artery Bypass Graft Patch Trial*)[123,124] incluiu pacientes pós-cirurgia de revascularização miocárdica e FE ≤ 35% associada a eletrocardiograma de alta resolução anormal e não mostrou vantagens no grupo CDI profilático (HR = 1,07, p = 0,64). A maior crítica a esse estudo envolve a inclusão de pacientes de mais baixo risco, uma vez que ECGAR e FE foram utilizados no pré-operatório para estratificação de risco. Apesar do alto valor preditivo negativo (97%), o ECGAR tem baixo valor preditivo positivo (aproximadamente 20%), limitando seu uso isolado como estratificador de risco.[125] Além disso, é sabido que a FE pode melhorar no pós-operatório, e a revascularização coronária por si só pode prevenir a ocorrência de arritmias malignas.

No estudo DINAMIT (*Defibrillator in Acute Myocardial Infarction Trial*),[123] 674 pacientes pós-IM (6 a 40 dias após o evento agudo), disfunção ventricular esquerda (FE <= 35%) e disfunção autonômica (variabilidade do intervalo RR reduzida ou frequência cardíaca média elevada) foram randomizados para tratamento com CDI ou farmacológico. Não se observou diferença na mortalidade total entre os grupos. Apesar da menor ocorrência de morte arrítmica no grupo CDI, maiores taxas de morte não arrítmica foram observadas no grupo CDI.

Uma metanálise, incluindo a maioria dos grandes estudos de prevenção primária, mostrou benefícios a favor do implante de CDI com redução de risco de morte de 34% (p = 0,03).[126] Um resumo das características dos estudos citados está representado na Tabela 35.11.

Tabela 35.11 Estudos clínicos randomizados para prevenção primária de morte súbita cardíaca em pacientes isquêmicos.

Estudo	Nº pacientes	Etiologia	FE (%)	Controle	Critérios adicionais de inclusão	Seguimento (meses)	Mortalidade (%) Controle	CDI	Valor de p
MADIT	196	DAC	<= 35%	Tratamento farmacológico	IM prévio, AV não suprimida	27	39	16	RRR de 55% na mortalidade com CDI (p < 0,009)
MUSTT	704	DAC	<= 40%	Tratamento farmacológico	TVNS, TV sustentada induzida em EEF	39	32	25	RRR de 76% nos desfechos primários com CDI (p < 0,001)
MADIT II	1.232	DAC	<= 30%	Tratamento clínico convencional	IM prévio	20	19,8	14,2	RRR de 31% em mortalidade com CDI (p = 0,016)
CABG-Patch	900	DAC	<= 35%	Não CDI	ECGAR anormal, CRM programada	32 +-16	20,9	23	CDI não reduziu mortalidade (p = 0,064)
DINAMIT	674	DAC	<= 35%	Não CDI	6-40 dias pós-IM	33 +-13	6,9	7,5	CDI não reduziu mortalidade

DAC (Doença Arterial Coronariana); IM (Infarto do Miocárdio); AV (Arritmia Ventricular); TVNS (Taquicardia Ventricular Não Sustentada); TV (Taquicardia Ventricular); EEF (Estudo Eletrofisiológico); ECGAR (Eletrocardiograma de Alta Resolução); CRM (Cirurgia de Revascularização Miocárdica); RRR (Redução de Risco Relativo).

MIOCARDIOPATIA DILATADA

Miocardiopatia dilatada (MCD), caracterizada por aumento das cavidades cardíacas e deterioração da função sistólica, pode ser secundária a doença arterial coronária, valvopatias, hipertensão arterial, gestação, uso de álcool e infecções. Em algumas situações, o agente etiológico não é identificado. Nesses casos, fatores genéticos, autoimunes, virais ou metabólicos parecem estar implicados na fisiopatogenia. Aproximadamente 35% dos pacientes com miocardiopatia dilatada idiopática têm doença familiar, com padrão autossômico-dominante na maioria dos casos, embora um padrão autossômico-recessivo ligado ao X e formas mitocondriais também tenham sido descritos.

O quadro clínico é caracterizado por sintomas de Insuficiência Cardíaca (IC), congestão venosa sistêmica e pulmonar e sinais de baixo débito cardíaco em casos avançados. Arritmias supraventriculares e ventriculares são frequentes, podendo ocorrer de forma assintomática ou como causa de descompensação da IC, síncope e morte súbita.

O prognóstico é determinado principalmente pela gravidade dos sintomas e pelo grau de disfunção ventricular. A mortalidade total em 5 anos para os pacientes com IC é estimada em torno de 50%, podendo chegar a 75% em 1 ano nos casos avançados.[127,128] Nos estágios finais de IC, a principal causa de óbito é a falência de bomba. Morte súbita ocorre em maior proporção em pacientes com doença menos avançada; entretanto, com incidência maior nas fases mais tardias da doença. Embora a taquicardia ventricular ou a fibrilação ventricular sejam consideradas os mecanismos mais comuns de morte súbita, fatores como bradicardia, bloqueios atrioventriculares, dissociação eletromecânica, isquemia secundária a trombose ou embolia coronária aguda, embolia pulmonar, hipercalemia e outros são responsáveis por 50% das mortes súbitas em pacientes com IC avançada.[129]

Arritmias ventriculares

A MCD é caracterizada por um processo de remodelamento muscular cardíaco, com graus variáveis de substituição do tecido normal por fibrose. A presença de cicatrizes fibróticas pode funcionar como sítios de reentrada, facilitando o surgimento de arritmias. Isquemia microvascular, distúrbios eletrolíticos (principalmente hipocalemia e hipomagnesemia) e aumento de catecolaminas séricas são fatores precipitantes de arritmias. Alterações da mecânica e geometria ventricular podem predispor ao desenvolvimento de arritmias por reentrada devido a variações da tensão da parede e encurtamento do período refratário ventricular, ou ainda por meio de hiperautomaticidade ou atividade deflagrada. Efeitos pró-arrítmicos de drogas antiarrítmicas também são mais prevalentes em pacientes com disfunção ventricular.

Soejima *et al.* demonstraram que a arritmia ventricular em pacientes com MCD está associada a reentrada em áreas de cicatriz em 79% dos casos, têm origem focal em 17% dos casos e é causada por reentrada entre ramos em 7% dos casos.[130]

Extrassístoles ventriculares polimórficas, isoladas, pareadas e em salvas estão presentes em 80 a 95% dos pacientes com MCD e se tornam mais frequentes e mais complexas à medida que a função ventricular deteriora. A prevalência de TVNS é de cerca de 15 a 20% nos pacientes em classes funcionais I e II (NYHA) e de 50 a 70% em pacientes em classe funcional IV. Apesar da elevada incidência, as arritmias ventriculares geralmente não estão associadas a sintomas; entretanto, são consideradas preditores independentes de mortalidade cardíaca total e MS.

A taquicardia ventricular por reentrada ramo a ramo é uma arritmia ventricular característica dos pacientes com miocardiopatia dilatada. É mais comumente encontrada em pacientes com atrasos de condução intraventriculares (geralmente BRE) e cavidades ventriculares dilatadas, devendo ser suspeitada nos casos de taquicardias ventriculares sustentadas com complexos QRS idênticos àqueles em ritmo sinusal. Ocorre por meio de um circuito de macrorreentrada envolvendo o sistema His-Purkinje, usualmente com condução anterógrada pelo ramo direito e retrógrada pelo ramo esquerdo, criando um complexo QRS com morfologia de bloqueio de ramo esquerdo. A condução em direção oposta também pode ocorrer, produzindo QRSs com morfologia de bloqueio de ramo direito. A TV ramo a ramo usualmente é rápida podendo degenerar para FV. O diagnóstico é confirmado pelo estudo eletrofisiológico. A importância do reconhecimento desse tipo de taquicardia reside no fato de essa arritmia estar associada ao elevado sucesso terapêutico por meio de ablação por cateter do ramo direito. Em alguns casos, porém, pode ser necessário o implante de marcapasso devido ao alto risco de BAVT associado ao procedimento.

Estratificação de risco

O estudo eletrofisiológico com estimulação ventricular programada não demonstrou ser um bom preditor de MS em pacientes com miocardiopatia dilatada não isquêmica. Arritmias ventriculares polimórficas podem ser induzidas em mais de 86% dos pacientes, porém são inespecíficas e sem significado prognóstico. A taquicardia ventricular monomórfica é induzida mais frequentemente em pacientes com TV sustentada espontânea, e raramente em pacientes recuperados de parada cardiorrespiratória ou com TVNS. Além disso, a não indução de TV sustentada durante o EEF está associada a elevadas taxas de recorrência da arritmia e MS, embora essas taxas sejam mais baixas do que em pacientes com EEF positivo. Por essas razões, o EEF não deve ser utilizado para estratificação de risco em pacientes com MCD não isquêmica.

Tratamento

Farmacológico

Agentes vasodilatadores aumentam a sobrevida dos pacientes com IC, retardando a progressão da disfunção ventricular. No estudo VHeFT-II (*Veterans Heart Failure Trial II*),[131] a redução nas taxas de mortalidade observadas no grupo enalapril, quando comparado ao grupo com placebo, foi atribuída primariamente à redução de MS (37% e 46%, respectivamente). A incidência de TV foi menor durante os primeiros 3 meses, 1 ano e 2 anos no grupo enalapril. No estudo ELITE (*Evaluation of Losartan in the Elderly*), o losartan foi associado a redução de mortalidade geral (46%) e MS (64%) quando comparado com o captopril em um grupo de pacientes idosos com IC sintomática e disfunção ventricular sistólica.[132] Esses resultados não foram confirmados pelo ELITE II, que não mostrou diferença nas taxas de mortalidade geral ou súbita, entre IECA e bloqueadores do receptor da angiotensina II.[133]

Os benefícios com o uso de betabloqueadores foram descritos anteriormente seção Miocardiopatia Isquêmica, e valem para os pacientes com MCD.

Drogas antiarrítmicas podem ser úteis no tratamento de taquicardias ventriculares na MCD. No estudo GESICA (*Grupo de Estudio de la Sobrevida de la Insuficiencia Cardiaca en la Argentina*),[134] a amiodarona foi associada a redução de risco de MS de 27% quando comparada com placebo. Essa diferença, porém, não atingiu significância estatística. No estudo SCD-HeFT (*Sudden Cardiac Death in Heart Failure Trial*)[135] não se observou diferença em mortalidade entre os grupos amiodarona e placebo em pacientes com miocardiopatia dilatada de causas isquêmica e não isquêmica.

Na Seção de Eletrofisiologia e Arritmias Cardíacas do Instituto Dante Pazzanese de Cardiologia, o tratamento é dirigido ao manejo da disfunção ventricular com betabloqueadores, inibidores de ECA e espironolactona em casos selecionados. Na presença de arritmia ventricular complexa não sustentada, opta-se pela associação da amiodarona, na ausência de contraindicações. Em casos de Holters subsequentes que demonstrem persistência da arritmia sintomática (síncope/pré-síncope, especialmente em classes funcionais II e III), considera-se a indicação do estudo eletrofisiológico. A indutibilidade de taquicardia ventricular sustentada indica o implante de CDI.

Ablação por cateter

Em geral, as taquicardias ventriculares associadas a MCD são tratadas com implante de CDI, e a ablação por cateter é considerada tratamento adjunto ou paliativo na maioria dos casos. A terapia ablativa é frequentemente indicada em pacientes com choques apropriados recorrentes, refratários ao tratamento farmacológico. Em pacientes considerados de baixo risco para MS, deve ser considerada em casos de TVs monomórficas sustentadas quando o tratamento medicamentoso não é efetivo, tolerado ou preferido. Por outro lado, o tratamento ablativo é a terapia de escolha em pacientes com taquicardias ventriculares ramo a ramo.

Cardioversor-desfibrilador implantável

Os estudos iniciais envolvendo pacientes com miocardiopatia dilatada, CAT (*Cardiomyopathy Trial*)[136] e AMIOVIRT (*Amiodarone Versus ICD Trial*)[137] não demonstraram benefícios na redução de mortalidade com o uso de CDI. Em ambos, porém, a amostra populacional era pequena e havia maior expectativa de vida no grupo-controle, vieses que podem ter interferido nos resultados observados. Nos grandes estudos DEFINITE (*Defibrillators in Non Ischemic Cardiomyopathy Treatment Evaluation*)[135,138] e SCD HeFT (*Sudden Cardiac Death in Heart Failure Trial*)(129) os resultados foram mais encorajadores. Embora o estudo DEFINITE (n = 458, FE <= 35%, classe funcional II ou III, TVNS ou EV > 10/h) não tenha demonstrado benefícios em mortalidade total ($p = 0,08$), as taxas de morte arrítmica foram significativamente menores no grupo CDI (HR = 0,20, $p = 0,006$). O estudo SCD HeFT comparou o uso de amiodarona, CDI e tratamento clínico otimizado em 2.521 pacientes com DAC ou miocardiopatia não isquêmica, classes funcionais II ou III e FE <= 35%, e demonstrou significante redução de mortalidade total a favor do grupo CDI (HR = 0,77, $p = 0,007$) com redução dos riscos relativo e absoluto de morte correspondentes a 23% e 7,2%, respectivamente, após um seguimento de 5 anos. Os benefícios na mortalidade foram semelhantes entre os grupos isquêmico e não isquêmico, mas a melhora foi mais evidente nos pacientes em classe funcional II (Figura 35.12). A sobrevida no grupo amiodarona não foi diferente do grupo-placebo.

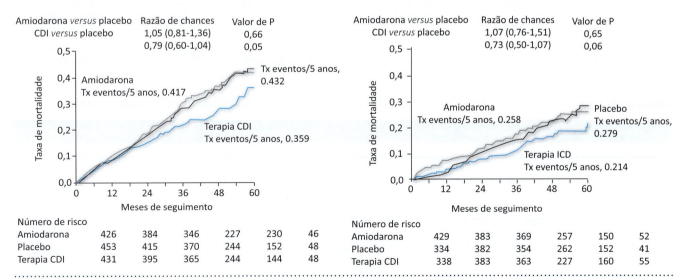

■ **Figura 35.12** Análise de sobrevida entre pacientes com miocardiopatia dilatada isquêmica e não isquêmica randomizados para receber placebo, CDI ou amiodarona no SCD-HeFT (*Sudden Cardiac Death in Heart Failure Trial*). As taxas de redução na mortalidade com a terapia com CDI comparada ao placebo foram similares entre os grupos isquêmico e não isquêmico. Amiodarona falhou em reduzir mortalidade em ambos os grupos.
Adaptada de N Eng J Med 2005;352:225-37.

Apesar de a maioria dos estudos sugerir o uso de CDI para prevenção primária, são imperativas a individualização do paciente, as possibilidades de complicações relacionadas ao procedimento e a ocorrência de choques inapropriados. Métodos de estratificação de risco mais efetivos são necessários a fim de se eliminar o implante desnecessário em pacientes considerados de baixo risco.

Um resumo das características dos estudos citados está representado na Tabela 35.12. A Tabela 35.13 sumariza as indicações atuais para o uso de CDI em pacientes com miocardiopatia não isquêmica.

CDI PARA PREVENÇÃO SECUNDÁRIA EM PACIENTES COM CARDIOPATIA ESTRUTURAL

O estudo AVID (*Antiarrhytmics Versus Implantable Defibrillators*)[139] incluiu 1.016 sobreviventes de parada cardiorrespiratória (PCR) por FV/TV, requerendo cardioversão elétrica ou TV associada a síncope e disfunção ventricular esquerda (FE < 40%), randomicamente selecionados para implante de CDI ou tratamento antiarrítmico, primariamente amiodarona. As taxas de sobrevida total foram maiores no grupo CDI com estimativas não ajustadas de 89,3%, comparadas aos 82,3% no grupo farmacológico após 1 ano, 81,6% *versus* 74,7% após 2 anos e 75,4% *versus* 64,1% após 3 anos de seguimento (*P* < 0,02). A redução de mortalidade com o uso do CDI foi 39 +/- 20, 27 +/- 21 e 31 +/- 21%, respectivamente. Nos estudos CASH (*Cardiac Arrest Study Hamburg*)[140] e CIDS (*Canadian Implantable Defibrillator Study*)[141] não houve benefícios na redução de mortalidade no grupo CDI quando comparado com tratamento antiarrítmico. Contudo, uma metanálise incluindo esses três estudos confirmou significativa redução de mortalidade total (27%) e arrítmica (51%) no grupo CDI.[142] O DEBUT (*Defibrillator Versus Betablockers for Unexplained death in Thailand*)[143] e o MAVERIC (*The Midlands Trial of Empirical*

Tabela 35.12 Estudos clínicos randomizados para prevenção primária de morte súbita cardíaca em pacientes com CMD não isquêmica.

Estudo	Nº pacientes	Etiologia	FE (%)	Controle	Critérios adicionais de inclusão	Seguimento (meses)	Mortalidade (%)		Valor de *p*
							Controle	CDI	
DEFINITE	458	CMPD	<= 35%	Tratamento farmacológico	EVs ou TVNS	29 +- 14	14	8	RRR de 35% em mortalidade com CDI (*p* = 0,08)
CAT	104	CMPD	<= 30%	Não CDI	Início recente de CMP	66 +- 26	32	27	CDI não reduziu mortalidade (*p* = 0,55)
AMIOVIRT	103	CMPD	<= 35%	Amiodarona	TVNS assintomática	36	13	12	CDI não reduziu mortalidade (*p* = 0,8)
SCD-HeFT	2.521	CMPD e DAC	<= 35%	Amiodarona e placebo	TMO ≥ 3 meses, classe funcional II-III NYHA	45,5	Amio-27 Plac-28	22	RRR de 23% na mortalidade com CDI (*p* < 0,009)

FE (Fração de Ejeção); CDI (Cardiodesfibrilador Implantável); DAC (Doença Arterial Coronária); CMPD (Cardiomiopatia Dilatada); IM (Infarto do Miocárdio); AV (Arritmia Ventricular); TVNS (Taquicardia Ventricular Não Sustentada); EEF (Estudo Eletrofisiológico); ECGAR (Eletrocardiograma de Alta Resolução); CRM (Cirurgia de Revascularização Miocárdica); EV (Extrassístole Ventricular); TV (Taquicardia Ventricular); TMO (Tratamento Médico Otimizado).

Tabela 35.13 Indicações da ACC/AHA/ESC para uso de CDI em pacientes com cardiomiopatia não isquêmica.

Condição	Classe de recomendação	Nível de evidência
CDI em pacientes com CMPDNI e disfunção grave de VE associado a TV sustentada ou FV CDI para prevenção primária em pacientes com CMPDNI e FE <= 30 a 35%, CF classe II ou III*	I	A B
CDI em pacientes com síncope inexplicada, disfunção grave de VE e CMPDNI* CDI em pacientes com taquicardia ventricular sustentada, FE normal ou próxima do normal e CMPDNI*	IIa	C
Amiodarona em casos de TV sustentada ou FV CDI em pacientes com CMPDNI e classe funcional I	IIb	C

CDI (Cardiodesfibrilador Implantável); CMPDNI (Cardiomiopatia Dilatada Não Isquêmica); VE (Ventrículo Esquerdo); TV (Taquicardia Ventricular); FV (Fibrilação Ventricular); FE (Fração de Ejeção); CF (Classe Funcional).

Amiodarone versus Electrophysiology-guided Interventions and Implantable Cardioverter-defibrillators)[144] foram estudos menores que também demonstraram benefícios com uso do CDI quando comparado com o tratamento com betabloqueador e amiodarona em recuperados de MSC por FV/TV. Com base nesses estudos, conclui-se que o implante de CDI deve ser indicado para prevenção secundária de MS, na ausência de causa reversível.

A Tabela 35.14 mostra um sumário das características dos estudos descritos.

DISPOSITIVOS BIVENTRICULARES EM PACIENTES COM INSUFICIÊNCIA CARDÍACA

Aproximadamente 1/3 dos pacientes com insuficiência cardíaca avançada (classes funcionais III e IV) têm doença no sistema de condução, mais comumente representado por bloqueio de ramo esquerdo. O atraso na ativação da parede livre do ventrículo esquerdo pode resultar em des-

sincronia da contração da parede livre em relação ao septo que, em adição a dessincronia interventricular, resulta em redução no desempenho ventricular, regurgitação mitral e queda do débito cardíaco. Estudos randomizados prospectivos têm demonstrado consistentemente que o implante de marca-passo biventricular, com o objetivo de restaurar a sincronicidade da contração ventricular esquerda (Terapia de Ressincronização Cardíaca – TRC), é capaz de produzir melhora na hemodinâmica, na fração de ejeção do ventrículo esquerdo, na classe funcional e no teste de caminhada de 6 minutos, bem como na redução de hospitalização por IC.

As diretrizes atuais indicam o uso de dispositivos biventriculares para o manejo de pacientes com FE <= 35%, classes funcionais III ou IV, a despeito de tratamento clínico otimizado e QRS >= 120 ms (Tabela 35.15).[145] Essas indicações são suportadas principalmente por dois grandes estudos, o COMPANION *(Comparison of Medical Therapy, Pacing and Defibrillators in Chronic Heart Failure)*[146] e o CARE HF *(Cardiac Resynchronization Heart Failure)*[147] descritos na Tabela 35.16.

Tabela 35.14 Estudos clínicos randomizados para prevenção secundária de morte súbita cardíaca.

Estudo	Nº pacientes	Etiologia	FE (%)	Controle	Seguimento (meses)	Resultado
AVID	1.016	Sobreviventes de TV/FV/MS TV + síncope	Qualquer ou TV com FE <= 40%	Antiarrítmico (amiodarona ou sotalol)	18,2	Redução de mortalidade com CDI (HR = 0,66; p = 0,02)
CASH	288	Sobreviventes de TV/FV/MS	Qualquer	Antiarrítmico	57	Ausência de diferença em mortalidade
CIDS	659	Sobreviventes de TV/FV/MS	Qualquer ou TV (> 150 bpm) com FE <= 35%	Amiodarona	35	Ausência de diferença em mortalidade; tendência à redução de morte arrítmica com CDI (p = 0,09)
DEBUT	86	Sobreviventes de TV/FV/MS	Qualquer	Betabloqueador	36	Sete mortes no grupo betabloqueador, ausência de morte no grupo CDI (p = 0,02)
MAVERIC	214	Sobreviventes de TV/FV/MS	Qualquer	Amiodarona	60	Redução de mortalidade com CDI (HR = 0,54)

TV (Taquicardia Ventricular); FV (Fibrilação Ventricular); MS (Morte Súbita); FE (Fração de Ejeção).

Tabela 35.15 Indicações para implante de marca-passo biventricular de acordo com os *guidelines* de 2012 da ACC/AHA/ESC.

Indicação	Características clínicas	Nível de evidência
Classe I	Ritmo sinusal, FE <= 35%, QRS >= 150 ms, NYHA classe II (NE B), III ou IV (NE A)	A
Classe IIa	Ritmo sinusal, FE <= 35%, BRE com QRS entre 120-149 ms, NYHA II, III ou IV	B
	Ritmo sinusal, FE <= 35%, não BRE com QRS >=150 ms, NYHA III ou IV	A
	Ritmo sinusal, FE <= 35%, com necessidade de implante de marca-passo e expectativa de dependência do comando ventricular pelo marcapasso	C
		C
	Fibrilação atrial, FE <= 35% se houver necessidade de marcapasso e garantia de comando ventricular pelo marca-passo próximo de 100% do tempo	B
Classe IIb	Ritmo sinusal, FE <= 35%, não BRE, com QRS entre 120-149 ms, NYHA classe III/IV	B
	Ritmo sinusal, FE <= 30%, MCP isquêmica, BRE com QRS >= 150 ms e NYHA classe I	C
	Ritmo sinusal, FE <= 35%, não BRE, com QRS >= 150 ms, NYHA classe II	B
Classe III	NYHA classe I/II, bloqueio de ramo não BRE, com QRS < 150 ms	B
	Comorbidades/fragilidade com expectativa de vida < 1 ano	C

FE (Fração de Ejeção); CDI (Cardiodesfibrilador Implantável); BRE (Bloqueio de Ramo Esquerdo); MCD (Miocardiopatia Dilatada).

Tabela 35.16 Estudos clínicos randomizados para prevenção primária de morte súbita cardíaca em pacientes com insuficiência cardíaca.

Estudo	Nº pacientes	Etiologia	FE (%)	Controle	Critérios adicionais de inclusão	Seguimento (meses)	Resultado
COMPANION	1.520	44% não isquêmica	<= 35%	TMO versus TRC versus TRC+CDI	QRS >= 120 ms classe funcional III-IV PR > 150 ms FE < 35%	14,8-16,5	Redução de morte e hospitalização comparado com TMO TRC – 34% TRC+CDI – 40% Redução de mortalidade TRC – 24% TRC+CDI – 36%
CARE-HF	813	46% não isquêmica	<= 35%	TMO	QRS >= 150 ms, evidência de dissincronia VE# se QRS – 120-149 ms, classe funcional III-IV FE < 35%	29,4	Redução de 36% na taxa de mortalidade e 37% de redução na morte ou hospitalização no grupo TRC Esse grupo também apresentou melhora dos sintomas e da qualidade de vida quando comparado com o grupo TMO

FE (Fração de Ejeção); DAC (Doença Arterial Coronariana); TMO (Tratamento Médico Otimizado).
Definida como dois de três critérios: atraso da pré-ejeção na aorta de mais de 140 ms, atraso mecânico interventricular de mais de 40 ms ou ativação atrasada da parede posterolateral do VE.

Recentemente, o estudo MADIT-CRT demonstrou que o uso de desfibriladores acoplados à TRC (TRC-CDI) está associado à redução do risco relativo de 34% na mortalidade total ou insuficiência cardíaca, em pacientes assintomáticos ou pouco sintomáticos (classes funcionais I ou II), quando comparado com o CDI isolado. Além disso, TRC-CDI esteve associado a redução de risco relativo de 41% na ocorrência de insuficiência cardíaca e melhora de 11% na fração de ejeção (3% no grupo CDI). Os benefícios foram observados tanto em pacientes isquêmicos como não isquêmicos.[148]

ABLAÇÃO EM PACIENTES COM CARDIOPATIA ESTRUTURAL

De um modo geral, as técnicas de mapeamento empregadas na ablação de arritmias ventriculares dependem do mecanismo da taquicardia e da natureza do substrato. Taquicardias de origem focal podem ser secundárias ao automatismo, atividade deflagrada ou microrreentradas. Esses focos usualmente são localizados por mapeamentos de ativação (no qual se define a sequência de ativação ventricular, através da avaliação de eletrogramas intracavitários e, em casos selecionados, com auxílio de imagens tridimensionais (Figura 35.13) e/ou *pace mapping* (no qual se estimula uma região e avalia-se a semelhança entre o QRS produzido e o da taquicardia, objetivando-se obter a mesma morfologia em todas as derivações eletrocardiográficas) (Figura 35.14).

Contrariamente, as taquicardias associadas a áreas de fibrose geralmente originam-se de grandes circuitos de reentrada, limitando o valor do mapeamento de ativação e *pace mapping*. De fato, a maioria dos pacientes com cardiopatia subjacente apresenta uma ou mais morfologias de TV não toleráveis o suficiente para mapeamento.[149] Stevenson *et al.*[150]

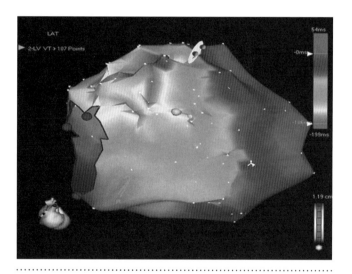

Figura 35.13 Mapeamento de ativação ventricular. A área vermelha (ver atlas colorido) representa ativação mais precoce, e a roxa, a mais tardia.

demonstraram que somente 31% dos pacientes têm apenas uma morfologia mapeável e 38% têm morfologias mapeáveis e não mapeáveis. O mapeamento fundamentado no substrato constitui uma alternativa nesses casos. Esse método envolve a criação de uma imagem tridimensional com cores variadas que representam a voltagem na área selecionada; as regiões de baixa voltagem são secundárias a zonas de cicatriz e as zonas de alta voltagem representam tecido normal (Figura 35.15). Após avaliação da área de cicatriz e suas bordas, linhas de radiofrequência são então produzidas.

A Tabela 35.17 representa as indicações para implante de CDI de acordo com *guidelines* de 2008 da ACC/AHA/ESC.

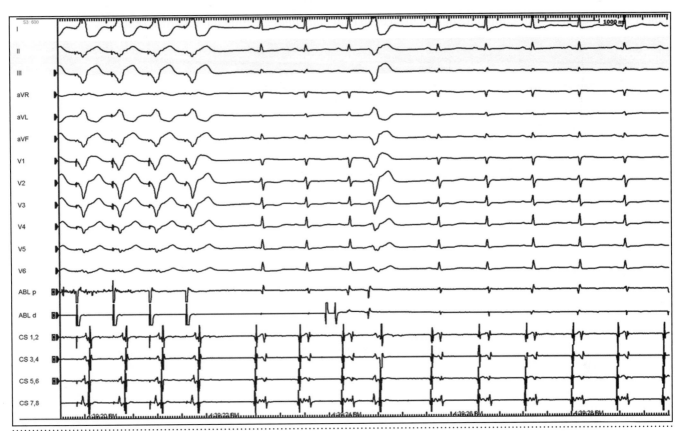

■ **Figura 35.14** *Pace mapping*. Os quatro primeiros batimentos são estimulados e têm exatamente a mesma morfologia da extrassístole espontânea. Essa extrassístole tem a mesma morfologia da taquicardia ventricular clínica. Radiofrequência foi liberada nessa região com sucesso.

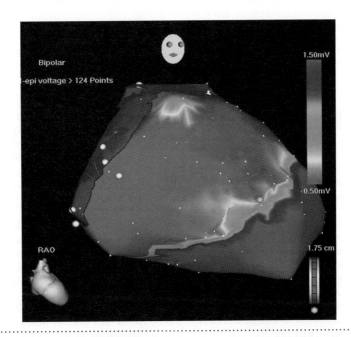

■ **Figura 35.15** Mapeamento eletroanatômico tridimensional em paciente com infarto prévio e taquicardia ventricular. O mapeamento de voltagem é criado em ritmo sinusal. As áreas com voltagem < 0,5 mV aparecem em vermelho, e as áreas com voltagem > 1,5 mV aparecem em roxo. Note a grande área de cicatriz na parede anterior do ventrículo esquerdo (ver detalhes de cor na imagem no Atlas colorido).

Tabela 35.17 Indicações para implante de CDI de acordo com *guidelines* de 2008 da ACC/AHA/ESC.

Indicação	Características clínicas	Nível de evidência
Classe I	Sobreviventes de MS por FV ou TV sustentada com comprometimento hemodinâmico, na ausência de causa reversível	A
	TV sustentada espontânea, na presença de doença cardíaca estrutural, independentemente do comprometimento hemodinâmico	B
	Síncope de etiologia incerta, FV/TV sustentada em estudo eletrofisiológico, com comprometimento hemodinâmico	B
	FE < 35%, de etiologia isquêmica ou não, NYHA classe II-III (se IM prévio, pelo menos 40 dias pós-evento)	A, B
	IM prévio (pelo menos 40 dias pós-evento e 3 meses pós-cirurgia de revascularização miocárdica) e FE <= 30%	A
	TVNS, IM prévio, FE <= 40% e FV/TV sustentada induzida em estudo eletrofisiológico	B
Classe IIa	Cardiomiopatia dilatada não isquêmica, síncope de etiologia incerta e disfunção grave de VE	C
	TV sustentada e FE normal ou no limite inferior	C
	CMH ou DAVD com >= 1 fator de risco para MSC	C
	SQTL associada a síncope e/ou TV a despeito do uso de betabloqueador	B
	Pacientes não hospitalizados aguardando transplante	C
	Síndrome de Brugada associada a síncope ou TV, sem parada cardíaca	C
	TV catecolaminérgica com síncope e/ou TV sustentada a despeito do uso de betabloqueador	C
	Sarcoidose cardíaca, miocardite de células gigantes ou Doença de Chagas	C
Classe IIb	Cardiomiopatia dilatada não isquêmica, FE < 35%, classe funcional I	C
	SQTL associado a fatores de risco para MSC	B
	Síncope em pacientes com doença cardíaca estrutural avançada nos quais nenhuma etiologia foi definida por testes invasivos ou não	C
	Cardiomiopatia familiar com história de morte súbita	C
	VE não compactado	C
Classe III	Expectativa de vida < 1ano, independentemente da indicação	C
	TV/FV incessante	C
	Doença psiquiátrica severa que possa ser agravada pelo implante do dispositivo ou que possa comprometer o seguimento clínico	C
	Insuficiência cardíaca com classe funcional IV, refratária ao tratamento, em pacientes não candidatos a implante de BIV ou transplante	C
	Síncope de etiologia incerta sem cardiopatia estrutural e na ausência de arritmia ventricular em estudo eletrofisiológico	C
	TV/FV que podem ser tratados com ablação por cateter	C
	TV/FV de causa reversível na ausência de cardiopatia estrutural (distúrbio eletrolítico, drogas, trauma)	B

MS (Morte Súbita); FV (Fibrilação Ventricular); TV (Taquicardia Ventricular); FE (Fração de Ejeção); IM (Infarto do Miocárdio); TVNS (Taquicardia Ventricular Não Sustentada); CMH (Cardiomiopatia Hipertrófica); DAVD (Displasia Arritmogênica de Ventrículo Direito); SQTL (Síndrome de QT Longo).

REFERÊNCIAS BIBLIOGRÁFICAS

1. Zipes DP, Camm AJ, Borggrefe M, et al. ACC/AHA/ESC 2006 Guidelines for Management of Patients With Ventricular Arrhythmias and the Prevention of Sudden Cardiac Death: a report of the American College of Cardiology/American Heart Association Task Force and the European Society of Cardiology Committee for Practice Guidelines (writing committee to develop Guidelines for Management of Patients With Ventricular Arrhythmias and the Prevention of Sudden Cardiac Death): developed in collaboration with the European Heart Rhythm Association and the Heart Rhythm Society. Circulation. 2006;114(10):e385-484.

2. Chugh SS, Jui J, Gunson K, et al. Current burden of sudden cardiac death: multiple source surveillance versus retrospective death certificate-based review in a large U.S. community. J Am Coll Cardiol. 2004;44(6):1268-75.

3. Huikuri HV, Castellanos A, Myerburg RJ. Sudden death due to cardiac arrhythmias. N Engl J Med. 2001;345(20):1473-82.

4. Wit AL JM. The Ventricular arrhythmias of ischemia and infarction (Chapter 1). Ney York: Futura Publishing Co., 1993.

5. Roden DM. Drug-induced prolongation of the QT interval. N Engl J Med. 2004;350(10):1013-22.

6. Hartikainen JE, Malik M, Staunton A, Poloniecki J, Camm AJ. Distinction between arrhythmic and nonarrhythmic death after acute myocardial infarction based on heart rate variability, signal-averaged electrocardiogram, ventricular arrhythmias and left ventricular ejection fraction. J Am Coll Cardiol. 1996;28(2):296-304.

7. Malik M, Camm AJ, Janse MJ, Julian DG, Frangin GA, Schwartz PJ. Depressed heart rate variability identifies postinfarction patients who might benefit from prophylactic treatment with amiodarone: a substudy of EMIAT (The European Myocardial Infarct Amiodarone Trial). J Am Coll Cardiol. 2000;35(5):1263-75.

8. Tabereaux PB, Walcott GP, Rogers JM, et al. Activation patterns of Purkinje fibers during long-duration ventricular fibrillation in an isolated canine heart model. Circulation. 2007;116(10):1113-9.

9. Zlochiver S, Munoz V, Vikstrom KL, Taffet SM, Berenfeld O, Jalife J. Electrotonic myofibroblast-to-myocyte coupling increases propensity to reentrant arrhythmias in two-dimensional cardiac monolayers. Biophys J. 2008;95(9):4469-80.

Tratado Dante Pazzanese de Emergências Cardiovasculares

10. Cao JM, Fishbein MC, Han JB, et al. Relationship between regional cardiac hyperinnervation and ventricular arrhythmia. Circulation. 2000;101(16):1960-9.

11. Josephson ME, Horowitz LN, Waxman HL, et al. Sustained ventricular tachycardia: role of the 12-lead electrocardiogram in localizing site of origin. Circulation. 1981;64(2):257-72.

12. Miller JM, Marchlinski FE, Buxton AE, Josephson ME. Relationship between the 12-lead electrocardiogram during ventricular tachycardia and endocardial site of origin in patients with coronary artery disease. Circulation. 1988;77(4):759-66.

13. Josephson ME, Simson MB, Harken AH, Horowitz LN, Falcone RA. The incidence and clinical significance of epicardial late potentials in patients with recurrent sustained ventricular tachycardia and coronary artery disease. Circulation. 1982;66(6):1199-204.

14. Josephson ME, Callans DJ. Using the twelve-lead electrocardiogram to localize the site of origin of ventricular tachycardia. Heart Rhythm. 2005;2(4):443-6.

15. Berruezo A, Mont L, Nava S, Chueca E, Bartholomay E, Brugada J. Electrocardiographic recognition of the epicardial origin of ventricular tachycardias. Circulation. 2004;109(15):1842-7.

16. Fontaine G FP, Herbert JL, et al. Ventricular tachycardia in arrhythmogenic right ventricular cardiomyopathies. In: Zipes DP, Jalife J. Cardiac Electrophysiology: From Cell to Bedside, 4th ed. Philadelphia: Saunders, 2004. p. 588-600.

17. Corrado D, Basso C, Thiene G, et al. Spectrum of clinicopathologic manifestations of arrhythmogenic right ventricular cardiomyopathy/dysplasia: a multicenter study. J Am Coll Cardiol. 1997;30(6):1512-20.

18. Schionning JD, Frederiksen P, Kristensen IB. Arrhythmogenic right ventricular dysplasia as a cause of sudden death. Am J Forensic Med Pathol. 1997;18(4):345-8.

19. Munclinger MJ, Patel JJ, Mitha AS. Follow-up of patients with arrhythmogenic right ventricular cardiomyopathy dysplasia. S Afr Med J. 2000;90(1):61-8.

20. Nava A, Bauce B, Basso C, et al. Clinical profile and long-term follow-up of 37 families with arrhythmogenic right ventricular cardiomyopathy. J Am Coll Cardiol. 2000;36(7):2226-33.

21. Fung WH, Sanderson JE. Clinical profile of arrhythmogenic right ventricular cardiomyopathy in Chinese patients. Int J Cardiol. 2001;81(1):9-18.

22. Peters S, Peters H, Thierfelder L. Risk stratification of sudden cardiac death and malignant ventricular arrhythmias in right ventricular dysplasia-cardiomyopathy. Int J Cardiol. 1999;71(3):243-50.

23. Fornes P, Ratel S, Lecomte D. Pathology of arrhythmogenic right ventricular cardiomyopathy/dysplasia--an autopsy study of 20 forensic cases. J Forensic Sci. 1998;43(4):777-83.

24. Burke AP, Robinson S, Radentz S, Smialek J, Virmani R. Sudden death in right ventricular dysplasia with minimal gross abnormalities. J Forensic Sci. 1999;44(2):438-43.

25. Peters S. Left ventricular impairment in arrhythmogenic right ventricular dysplasia: what we can learn from angiography. Cardiology. 1995;86(6):473-6.

26. Peters S, Reil GH. Risk factors of cardiac arrest in arrhythmogenic right ventricular dysplasia. Eur Heart J. 1995;16(1):77-80.

27. Marcus FI, Fontaine G. Arrhythmogenic right ventricular dysplasia/cardiomyopathy: a review. Pacing Clin Electrophysiol. 1995;18(6):1298-314.

28. Niroomand F, Carbucicchio C, Tondo C, et al. Electrophysiological characteristics and outcome in patients with idiopathic right ventricular arrhythmia compared with arrhythmogenic right ventricular dysplasia. Heart. 2002;87(1):41-7.

29. Thiene G, Basso C, Calabrese F, Angelini A, Valente M. Pathology and pathogenesis of arrhythmogenic right ventricular cardiomyopathy. Herz. 2000;25(3):210-5.

30. Kinoshita O, Fontaine G, Rosas F, et al. Time- and frequency--domain analyses of the signal-averaged ECG in patients with arrhythmogenic right ventricular dysplasia. Circulation. 1995;91(3):715-21.

31. Turrini P, Angelini A, Thiene G, et al. Late potentials and ventricular arrhythmias in arrhythmogenic right ventricular cardiomyopathy. Am J Cardiol. 1999;83(8):1214-9.

32. Nasir K, Bomma C, Tandri H, et al. Electrocardiographic features of arrhythmogenic right ventricular dysplasia/cardiomyopathy according to disease severity: a need to broaden diagnostic criteria. Circulation. 2004;110(12):1527-34.

33. Link MS, Wang PJ, Haugh CJ, et al. Arrhythmogenic right ventricular dysplasia: clinical results with implantable cardioverter defibrillators. J Interv Card Electrophysiol. 1997;1(1):41-8.

34. Dalal D, Nasir K, Bomma C, et al. Arrhythmogenic right ventricular dysplasia: a United States experience. Circulation. 2005;112(25):3823-32.

35. Piccini JP, Dalal D, Roguin A, et al. Predictors of appropriate implantable defibrillator therapies in patients with arrhythmogenic right ventricular dysplasia. Heart Rhythm. 2005;2(11):1188-94.

36. Wichter T, Borggrefe M, Haverkamp W, Chen X, Breithardt G. Efficacy of antiarrhythmic drugs in patients with arrhythmogenic right ventricular disease. Results in patients with inducible and noninducible ventricular tachycardia. Circulation. 1992;86(1):29-37.

37. Dalal D, Jain R, Tandri H, et al. Long-term efficacy of catheter ablation of ventricular tachycardia in patients with arrhythmogenic right ventricular dysplasia/cardiomyopathy. J Am Coll Cardiol. 2007;50(5):432-40.

38. Fontaine G, Tonet J, Gallais Y, et al. Ventricular tachycardia catheter ablation in arrhythmogenic right ventricular dysplasia: a 16-year experience. Curr Cardiol Rep. 2000;2(6):498-506.

39. Guiraudon GM, Klein GJ, Gulamhusein SS, et al. Total disconnection of the right ventricular free wall: surgical treatment of right ventricular tachycardia associated with right ventricular dysplasia. Circulation. 1983;67(2):463-70.

40. Rassi A, Jr., Rassi A, Little WC, et al. Development and validation of a risk score for predicting death in Chagas' heart disease. N Engl J Med. 2006;355(8):799-808.

41. Cardinalli-Neto A, Bestetti RB, Cordeiro JA, Rodrigues VC. Predictors of all-cause mortality for patients with chronic Chagas' heart disease receiving implantable cardioverter defibrillator therapy. J Cardiovasc Electrophysiol. 2007;18(12):1236-40.

42. Marin-Neto JA, Rassi A Jr. Update on Chagas heart disease on the first centenary of its discovery. Rev Esp Cardiol. 2009;62(11):1211-6.

43. Rassi Júnior A RS, Rassi A. Sudden death in Chagas disease. Arq Bras Cardiol. 2001;76(1):86-96.

44. Rassi A, Jr., Rassi A, Rassi SG. Predictors of mortality in chronic Chagas disease: a systematic review of observational studies. Circulation. 2007;115(9):1101-8.

45. Salles G, Xavier S, Sousa A, Hasslocher-Moreno A, Cardoso C. Prognostic value of QT interval parameters for mortality risk stratification in Chagas' disease: results of a long-term follow-up study. Circulation. 2003;108(3):305-12.

46. Leite LR, Fenelon G, Simoes A, Jr., Silva GG, Friedman PA, de Paola AA. Clinical usefulness of electrophysiologic testing in patients with ventricular tachycardia and chronic chagasic cardiomyopathy treated with amiodarone or sotalol. J Cardiovasc Electrophysiol. 2003;14(6):567-73.

47. Rassi Junior A, Gabriel Rassi A, Gabriel Rassi S, Rassi Junior L, Rassi A. [Ventricular arrhythmia in Chagas disease. Diagnostic, prognostic, and therapeutic features]. Arq Bras Cardiol. 1995;65(4):377-87.

48. Rassi A, Jr., Rassi SG, Rassi A. Sudden death in Chagas' disease. Arq Bras Cardiol. 2001;76(1):75-96.

49. Scanavacca MI, Sosa EA, Lee JH, Bellotti G, Pileggi F. [Empiric therapy with amiodarone in patients with chronic Chagas cardiomyopathy and sustained ventricular tachycardia]. Arq Bras Cardiol. 1990;54(6):367-71.

50. Chagas AC. Continuing education and environment in the center of action. Arq Bras Cardiol. 2009;93(1):1.

51. Muratore C, Rabinovich R, Iglesias R, Gonzalez M, Daru V, Liprandi AS. Implantable cardioverter defibrillators in patients with Chagas' disease: are they different from patients with coronary disease? Pacing Clin Electrophysiol. 1997;20(1 Pt 2):194-7.

52. Rabinovich R, Muratore C, Iglesias R, et al. Time to first shock in implantable cardioverter defibrillator (ICD) patients with Chagas cardiomyopathy. Pacing Clin Electrophysiol. 1999;22(1 Pt 2):202-5.

53. Martinelli Filho M, De Siqueira SF, Moreira H, et al. Probability of occurrence of life-threatening ventricular arrhythmias in Chagas' disease versus non-Chagas' disease. Pacing Clin Electrophysiol. 2000;23(11 Pt 2):1944-6.

54. Cardinalli-Neto A, Greco OT, Bestetti RB. Automatic implantable cardioverter-defibrillators in Chagas' heart disease patients with malignant ventricular arrhythmias. Pacing Clin Electrophysiol. 2006;29(5):467-70.

55. da Fonseca SM, Belo LG, Carvalho H, et al. Clinical follow-up of patients with implantable cardioverter-defibrillator. Arq Bras Cardiol. 2007;88(1):8-16.

56. Dubner S, Valero E, Pesce R, et al. A Latin American registry of implantable cardioverter defibrillators: the ICD-LABOR study. Ann Noninvasive Electrocardiol. 2005;10(4):420-8.

57. Marin-Neto JA, Rassi A, Jr., Morillo CA, et al. Rationale and design of a randomized placebo-controlled trial assessing the effects of etiologic treatment in Chagas' cardiomyopathy: the BENznidazole Evaluation For Interrupting Trypanosomiasis (BENEFIT). Am Heart J. 2008;156(1):37-43.

58. Maron BJ, McKenna WJ, Danielson GK, et al. American College of Cardiology/European Society of Cardiology clinical expert consensus document on hypertrophic cardiomyopathy. A report of the American College of Cardiology Foundation Task Force on Clinical Expert Consensus Documents and the European Society of Cardiology Committee for Practice Guidelines. J Am Coll Cardiol. 2003;42(9):1687-713.

59. Maron BJ. Hypertrophic cardiomyopathy: a systematic review. JAMA. 2002;287(10):1308-20.

60. Elliott PM, Gimeno JR, Thaman R, et al. Historical trends in reported survival rates in patients with hypertrophic cardiomyopathy. Heart. 2006;92(6):785-91.

61. Maron BJ, Olivotto I, Spirito P, et al. Epidemiology of hypertrophic cardiomyopathy-related death: revisited in a large non-referral-based patient population. Circulation. 2000;102(8):858-64.

62. Teare D. Asymmetrical hypertrophy of the heart in young adults. Br Heart J. 1958;20(1):1-8.

63. Maron BJ, Wolfson JK, Epstein SE, Roberts WC. Intramural ("small vessel") coronary artery disease in hypertrophic cardiomyopathy. J Am Coll Cardiol. 1986;8(3):545-57.

64. Adabag AS, Casey SA, Kuskowski MA, Zenovich AG, Maron BJ. Spectrum and prognostic significance of arrhythmias on ambulatory Holter electrocardiogram in hypertrophic cardiomyopathy. J Am Coll Cardiol. 2005;45(5):697-704.

65. Adabag AS, Maron BJ. Implications of arrhythmias and prevention of sudden death in hypertrophic cardiomyopathy. Ann Noninvasive Electrocardiol. 2007;12(2):171-80.

66. Maron BJ, Savage DD, Wolfson JK, Epstein SE. Prognostic significance of 24 hour ambulatory electrocardiographic monitoring in patients with hypertrophic cardiomyopathy: a prospective study. Am J Cardiol. 1981;48(2):252-7.

67. McKenna WJ, England D, Doi YL, Deanfield JE, Oakley C, Goodwin JF. Arrhythmia in hypertrophic cardiomyopathy. I: Influence on prognosis. Br Heart J. 1981;46(2):168-72.

68. Maron BJ, Shen WK, Link MS, et al. Efficacy of implantable cardioverter-defibrillators for the prevention of sudden death in patients with hypertrophic cardiomyopathy. N Engl J Med. 2000;342(6):365-73.

69. Olivotto I, Maron BJ, Montereggi A, Mazzuoli F, Dolara A, Cecchi F. Prognostic value of systemic blood pressure response during exercise in a community-based patient population with hypertrophic cardiomyopathy. J Am Coll Cardiol. 1999;33(7):2044-51.

70. Spirito P, Bellone P, Harris KM, Bernabo P, Bruzzi P, Maron BJ. Magnitude of left ventricular hypertrophy and risk of sudden death in hypertrophic cardiomyopathy. N Engl J Med. 2000;342(24):1778-85.

71. Spirito P, Rapezzi C, Autore C, et al. Prognosis of asymptomatic patients with hypertrophic cardiomyopathy and nonsustained ventricular tachycardia. Circulation. 1994;90(6):2743-7.

72. Monserrat L, Elliott PM, Gimeno JR, Sharma S, Penas-Lado M, McKenna WJ. Non-sustained ventricular tachycardia in hypertrophic cardiomyopathy: an independent marker of sudden death risk in young patients. J Am Coll Cardiol. 2003;42(5):873-9.

73. Watkins H, McKenna WJ, Thierfelder L, et al. Mutations in the genes for cardiac troponin T and alpha-tropomyosin in hypertrophic cardiomyopathy. N Engl J Med. 1995;332(16):1058-64.

74. Melacini P, Maron BJ, Bobbo F, et al. Evidence that pharmacological strategies lack efficacy for the prevention of sudden death in hypertrophic cardiomyopathy. Heart. 2007;93(6):708-10.

75. McKenna WJ, Oakley CM, Krikler DM, Goodwin JF. Improved survival with amiodarone in patients with hypertrophic cardiomyopathy and ventricular tachycardia. Br Heart J. 1985;53(4):412-6.

76. Maron BJ, Spirito P, Shen WK, et al. Implantable cardioverter-defibrillators and prevention of sudden cardiac death in hypertrophic cardiomyopathy. JAMA. 2007;298(4):405-12.

77. Reisinger J, Dubrey SW, Lavalley M, Skinner M, Falk RH. Electrophysiologic abnormalities in AL (primary) amyloidosis with cardiac involvement. J Am Coll Cardiol. 1997;30(4):1046-51.

78. Chamarthi B, Dubrey SW, Cha K, Skinner M, Falk RH. Features and prognosis of exertional syncope in light-chain associated AL cardiac amyloidosis. Am J Cardiol. 1997;80(9):1242-5.

79. Dubrey SW, Bilazarian S, LaValley M, Reisinger J, Skinner M, Falk RH. Signal-averaged electrocardiography in patients with AL (primary) amyloidosis. Am Heart J. 1997;134(6):994-1001.

80. Yazaki Y, Isobe M, Hiramitsu S, et al. Comparison of clinical features and prognosis of cardiac sarcoidosis and idiopathic dilated cardiomyopathy. Am J Cardiol. 1998;82(4):537-40.

81. Pisani B, Taylor DO, Mason JW. Inflammatory myocardial diseases and cardiomyopathies. Am J Med. 1997;102(5):459-69.

82. Okura Y, Dec GW, Hare JM, et al. A clinical and histopathologic comparison of cardiac sarcoidosis and idiopathic giant cell myocarditis. J Am Coll Cardiol. 2003;41(2):322-9.

83. Shabetai R. Sarcoidosis and the Heart. Curr Treat Options Cardiovasc Med. 2000;2(5):385-98.

84. Ammash NM, Seward JB, Bailey KR, Edwards WD, Tajik AJ. Clinical profile and outcome of idiopathic restrictive cardiomyopathy. Circulation. 2000;101(21):2490-6.

85. Felker GM, Thompson RE, Hare JM, et al. Underlying causes and long-term survival in patients with initially unexplained cardiomyopathy. N Engl J Med. 2000;342(15):1077-84.

86. Hoffbrand AV. Diagnosing myocardial iron overload. Eur Heart J. 2001;22(23):2140-1.

87. Frustaci A, Chimenti C, Ricci R, et al. Improvement in cardiac function in the cardiac variant of Fabry's disease with galactose-infusion therapy. N Engl J Med. 2001;345(1):25-32.

88. Almahmeed W, Haykowski M, Boone J, Kavanagh-Gray D, Human D, Macdonald I. Congenitally corrected transposition of the great arteries and exercise-induced ventricular tachycardia. Can J Cardiol. 1996;12(5):526-8.

89. Fontaine JM, Kamal BM, Sokil AB, Wolf NM. Ventricular tachycardia: a life-threatening arrhythmia in a patient with congenitally corrected transposition of the great arteries. J Cardiovasc Electrophysiol. 1998;9(5):517-22.

90. Murphy JG, Gersh BJ, Mair DD, et al. Long-term outcome in patients undergoing surgical repair of tetralogy of Fallot. N Engl J Med. 1993;329(9):593-9.

91. Silka MJ, Hardy BG, Menashe VD, Morris CD. A population-based prospective evaluation of risk of sudden cardiac death after operation for common congenital heart defects. J Am Coll Cardiol. 1998;32(1):245-51.

92. Gatzoulis MA, Balaji S, Webber SA, et al. Risk factors for arrhythmia and sudden cardiac death late after repair of tetralogy of Fallot: a multicentre study. Lancet. 2000;356(9234):975-81.

93. Harrison DA, Harris L, Siu SC, et al. Sustained ventricular tachycardia in adult patients late after repair of tetralogy of Fallot. J Am Coll Cardiol. 1997;30(5):1368-73.

94. Gatzoulis MA, Till JA, Redington AN. Depolarization-repolarization inhomogeneity after repair of tetralogy of Fallot. The substrate for malignant ventricular tachycardia? Circulation. 1997;95(2):401-4.

95. Gatzoulis MA, Till JA, Somerville J, Redington AN. Mechanoelectrical interaction in tetralogy of Fallot. QRS prolongation relates to right ventricular size and predicts malignant ventricular arrhythmias and sudden death. Circulation. 1995;92(2):231-7.

96. Gatzoulis MA, Elliott JT, Guru V, et al. Right and left ventricular systolic function late after repair of tetralogy of Fallot. Am J Cardiol. 2000;86(12):1352-7.

97. Garson A, Jr., Randall DC, Gillette PC, et al. Prevention of sudden death after repair of tetralogy of Fallot: treatment of ventricular arrhythmias. J Am Coll Cardiol. 1985;6(1):221-227.

98. Chen D, Moller JH. Comparison of late clinical status between patients with different hemodynamic findings after repair of tetralogy of Fallot. Am Heart J. 1987;113(3):767-72.

99. Chandar JS, Wolff GS, Garson A, Jr., et al. Ventricular arrhythmias in postoperative tetralogy of Fallot. Am J Cardiol. 1990;65(9):655-61.

100. Alexander ME, Walsh EP, Saul JP, Epstein MR, Triedman JK. Value of programmed ventricular stimulation in patients with congenital heart disease. J Cardiovasc Electrophysiol. 1999;10(8):1033-44.

101. Khairy P, Landzberg MJ, Gatzoulis MA, et al. Value of programmed ventricular stimulation after tetralogy of fallot repair: a multicenter study. Circulation. 2004;109(16):1994-2000.

102. Triedman JK. Arrhythmias in adults with congenital heart disease. Heart. 2002;87(4):383-9.

103. Iga K, Hori K, Matsumura T, Gen H. Anomalous origin of left coronary artery from pulmonary artery in a 54-year-old woman presenting ventricular tachycardia from anteroseptal scar. Jpn Circ J. 1993;57(8):837-9.

104. Ruskin JN. The cardiac arrhythmia suppression trial (CAST). N Engl J Med. 1989;321(6):386-8.

105. Effect of the antiarrhythmic agent moricizine on survival after myocardial infarction. The Cardiac Arrhythmia Suppression Trial II Investigators. N Engl J Med. 1992;327(4):227-33.

106. Siebels J, Cappato R, Ruppel R, Schneider MA, Kuck KH. ICD versus drugs in cardiac arrest survivors: preliminary results of the Cardiac Arrest Study Hamburg. Pacing Clin Electrophysiol. 1993;16(3 Pt 2):552-8.

107. McAlister FA, Teo KK. Antiarrhythmic therapies for the prevention of sudden cardiac death. Drugs. 1997;54(2):235-52.

108. Waldo AL, Camm AJ, deRuyter H, et al. Effect of d-sotalol on mortality in patients with left ventricular dysfunction after recent and remote myocardial infarction. The SWORD Investigators. Survival With Oral d-Sotalol. Lancet. 1996;348(9019):7-12.

109. Julian DG, Camm AJ, Frangin G, et al. Randomised trial of effect of amiodarone on mortality in patients with left-ventricular dysfunction after recent myocardial infarction: EMIAT. European Myocardial Infarct Amiodarone Trial Investigators. Lancet. 1997;349(9053):667-74.

110. Cairns JA, Connolly SJ, Roberts R, Gent M. Randomised trial of outcome after myocardial infarction in patients with frequent or repetitive ventricular premature depolarisations: CAMIAT. Canadian Amiodarone Myocardial Infarction Arrhythmia Trial Investigators. Lancet. 1997;349(9053):675-82.

111. Piccini JP, Berger JS, O'Connor CM. Amiodarone for the prevention of sudden cardiac death: a meta-analysis of randomized controlled trials. Eur Heart J. 2009;30(10):1245-53.

112. Kober L, Torp-Pedersen C, McMurray JJ, et al. Increased mortality after dronedarone therapy for severe heart failure. N Engl J Med. 2008;358(25):2678-87.

113. Effect of metoprolol CR/XL in chronic heart failure: Metoprolol CR/XL Randomised Intervention Trial in Congestive Heart Failure (MERIT-HF). Lancet. 1999;353(9169):2001-7.

114. The Cardiac Insufficiency Bisoprolol Study II (CIBIS-II): a randomised trial. Lancet. 1999;353(9146):9-13.

115. Packer M, Fowler MB, Roecker EB, et al. Effect of carvedilol on the morbidity of patients with severe chronic heart failure: results of the carvedilol prospective randomized cumulative survival (COPERNICUS) study. Circulation. Oct 22 2002;106(17):2194-9.

116. Dargie HJ. Effect of carvedilol on outcome after myocardial infarction in patients with left-ventricular dysfunction: the CAPRICORN randomised trial. Lancet. 2001;357 (9266):1385-90.

117. Klein RC, Raitt MH, Wilkoff BL, et al. Analysis of implantable cardioverter defibrillator therapy in the Antiarrhythmics Versus Implantable Defibrillators (AVID) Trial. J Cardiovasc Electrophysiol. 2003;14(9):940-8.

118. Moss AJ, Greenberg H, Case RB, et al. Long-term clinical course of patients after termination of ventricular tachyarrhythmia by an implanted defibrillator. Circulation. 2004;110(25):3760-5.

119. Exner DV, Pinski SL, Wyse DG, et al. Electrical storm presages nonsudden death: the antiarrhythmics versus implantable defibrillators (AVID) trial. Circulation. 2001;103(16):2066-71.

120. Moss AJ, Hall WJ, Cannom DS, et al. Improved survival with an implanted defibrillator in patients with coronary disease at high risk for ventricular arrhythmia. Multicenter Automatic Defibrillator Implantation Trial Investigators. N Engl J Med. 1996;335(26):1933-40.

121. Buxton AE, Lee KL, Fisher JD, Josephson ME, Prystowsky EN, Hafley G. A randomized study of the prevention of sudden death in patients with coronary artery disease. Multicenter Unsustained Tachycardia Trial Investigators. N Engl J Med. 1999;341(25):1882-90.

122. Moss AJ, Zareba W, Hall WJ, et al. Prophylactic implantation of a defibrillator in patients with myocardial infarction and reduced ejection fraction. N Engl J Med. 2002;346(12):877-83.

123. Hohnloser SH, Kuck KH, Dorian P, et al. Prophylactic use of an implantable cardioverter-defibrillator after acute myocardial infarction. N Engl J Med. 2004;351(24):2481-8.

124. Bigger JT, Jr. Prophylactic use of implanted cardiac defibrillators in patients at high risk for ventricular arrhythmias after coronary-artery bypass graft surgery. Coronary Artery Bypass Graft (CABG) Patch Trial Investigators. N Engl J Med. 1997;337(22):1569-75.

125. Kunavarapu C, Bloomfield DM. Role of noninvasive studies in risk stratification for sudden cardiac death. Clin Cardiol. 2004;27(4):192-7.

126. Lee DS, Green LD, Liu PP, et al. Effectiveness of implantable defibrillators for preventing arrhythmic events and death: a meta-analysis. J Am Coll Cardiol. 2003;41(9):1573-82.

127. Levy D, Kenchaiah S, Larson MG, et al. Long-term trends in the incidence of and survival with heart failure. N Engl J Med. 2002;347(18):1397-402.

128. Rose EA, Gelijns AC, Moskowitz AJ, et al. Long-term mechanical left ventricular assistance for end-stage heart failure. N Engl J Med. 2001;345(20):1435-43.

129. Luu M, Stevenson WG, Stevenson LW, Baron K, Walden J. Diverse mechanisms of unexpected cardiac arrest in advanced heart failure. Circulation. 1989;80(6):1675-80.

130. Soejima K, Stevenson WG, Sapp JL, Selwyn AP, Couper G, Epstein LM. Endocardial and epicardial radiofrequency ablation of ventricular tachycardia associated with dilated cardiomyopathy: the importance of low-voltage scars. J Am Coll Cardiol. 2004;43(10):1834-42.

131. Baruch L, Anand I, Cohen IS, Ziesche S, Judd D, Cohn JN. Augmented short- and long-term hemodynamic and hormonal effects of an angiotensin receptor blocker added to angiotensin converting enzyme inhibitor therapy in patients with heart failure. Vasodilator Heart Failure Trial (V-HeFT) Study Group. Circulation. 1999;99(20):2658-64.

132. Pitt B, Segal R, Martinez FA, et al. Randomised trial of losartan versus captopril in patients over 65 with heart failure (Evaluation of Losartan in the Elderly Study, ELITE). Lancet. 1997;349(9054):747-52.

133. Pitt B, Poole-Wilson PA, Segal R, et al. Effect of losartan compared with captopril on mortality in patients with symptomatic heart failure: randomised trial--the Losartan Heart Failure Survival Study ELITE II. Lancet. 2000;355(9215):1582-7.

134. Doval HC, Nul DR, Grancelli HO, Perrone SV, Bortman GR, Curiel R. Randomised trial of low-dose amiodarone in severe congestive heart failure. Grupo de Estudio de la Sobrevida en la Insuficiencia Cardiaca en Argentina (GESICA). Lancet. 1994;344(8921):493-8.

135. Bardy GH, Lee KL, Mark DB, et al. Amiodarone or an implantable cardioverter-defibrillator for congestive heart failure. N Engl J Med. 2005;352(3):225-37.

136. Bansch D, Antz M, Boczor S, et al. Primary prevention of sudden cardiac death in idiopathic dilated cardiomyopathy: the Cardiomyopathy Trial (CAT). Circulation. 2002;105(12):1453-8.

137. Strickberger SA, Hummel JD, Bartlett TG, et al. Amiodarone versus implantable cardioverter-defibrillator:randomized trial in patients with nonischemic dilated cardiomyopathy and asymptomatic nonsustained ventricular tachycardia--AMIOVIRT. J Am Coll Cardiol. 2003;41(10):1707-12.

138. Kadish A, Dyer A, Daubert JP, et al. Prophylactic defibrillator implantation in patients with nonischemic dilated cardiomyopathy. N Engl J Med. 2004;350(21):2151-8.

139. A comparison of antiarrhythmic-drug therapy with implantable defibrillators in patients resuscitated from near-fatal ventricular arrhythmias. The Antiarrhythmics versus Implantable Defibrillators (AVID) Investigators. N Engl J Med. 1997;337(22):1576-83.

140. Kuck KH, Cappato R, Siebels J, Ruppel R. Randomized comparison of antiarrhythmic drug therapy with implantable defibrillators in patients resuscitated from cardiac arrest : the Cardiac Arrest Study Hamburg (CASH). Circulation. 2000;102(7):748-54.

141. Connolly SJ, Gent M, Roberts RS, et al. Canadian implantable defibrillator study (CIDS): a randomized trial of the implantable cardioverter defibrillator against amiodarone. Circulation. 2000;101(11):1297-302.

142. Connolly SJ, Hallstrom AP, Cappato R, et al. Meta-analysis of the implantable cardioverter defibrillator secondary prevention trials. AVID, CASH and CIDS studies. Antiarrhythmics vs Implantable Defibrillator study. Cardiac Arrest Study Hamburg . Canadian Implantable Defibrillator Study. Eur Heart J. 2000;21(24):2071-8.

143. Nademanee K, Veerakul G, Mower M, et al. Defibrillator Versus beta-Blockers for Unexplained Death in Thailand (DEBUT): a randomized clinical trial. Circulation. 2003;107(17):2221-6.

144. Lau EW, Griffith MJ, Pathmanathan RK, et al. The Midlands Trial of Empirical Amiodarone versus Electrophysiology-guided Interventions and Implantable Cardioverter-defibrillators (MAVERIC): a multi-centre prospective randomised clinical trial on the secondary prevention of sudden cardiac death. Europace. 2004;6(4):257-66.

145. Tracy CM, Epstein AE, Darbar D, DiMarco JP, Dunbar SB, Estes NAM 3rd, Ferguson TB Jr, Hammill SC, Karasik PE, Link MS, Marine JE, Schoenfeld MH, Shanker AJ, Silka MJ, Stevenson LW, Stevenson WG, Varosy PD. 2012 ACCF/AHA/HRS focused update of the 2008 guidelines for device-based therapy of cardiac rhythm abnormalities: a report of the American College of Cardiology Foundation/American Heart Association Task Force on Practice Guidelines and the Heart Rhythm Society. Circulation. 2012;126:1784–1800.

146. Bristow MR, Saxon LA, Boehmer J, et al. Cardiac-resynchronization therapy with or without an implantable defibrillator in advanced chronic heart failure. N Engl J Med. 2004;350(21):2140-50.

147. Cleland JG, Daubert JC, Erdmann E, et al. The effect of cardiac resynchronization on morbidity and mortality in heart failure. N Engl J Med. 2005;352(15):1539-49.

148. Moss AJ, Hall WJ, Cannom DS, et al. Cardiac-resynchronization therapy for the prevention of heart-failure events. N Engl J Med. 2009;361(14):1329-38.

149. Callans DJ, Zado E, Sarter BH, Schwartzman D, Gottlieb CD, Marchlinski FE. Efficacy of radiofrequency catheter ablation for ventricular tachycardia in healed myocardial infarction. Am J Cardiol. 1998;82(4):429-32.

150. Stevenson WG, Wilber DJ, Natale A, et al. Irrigated radiofrequency catheter ablation guided by electroanatomic mapping for recurrent ventricular tachycardia after myocardial infarction: the multicenter thermocool ventricular tachycardia ablation trial. Circulation. 2008;118(25):2773-82.

Diagnóstico Diferencial das Taquiarritmias com QRS Largo

Fabio de Jesus Machado • Clizenaldo Torres Timótheo Júnior • Paulo de Tarso Jorge Medeiros

INTRODUÇÃO

As taquiarritmias com QRS largo são arritmias frequentes na prática clínica diária e geralmente representam um desafio diagnóstico. Podemos defini-las como todo ritmo cardíaco com frequência maior que 100 batimentos por minuto, cujos complexos QRS têm duração superior a 120 ms (limite superior da normalidade).[1]

Estudos têm observado que a maioria das taquiarritmias com QRS largo são de origem ventricular. Outras causas incluem os batimentos de origem supraventricular conduzidos com aberrância de condução atrioventricular (transitória ou preexistente) e a ativação ventricular através de feixe acessório observada durante taquicardia supraventricular por reentrada AV antidrômica ou taquicardia supraventricular com pré-excitação ventricular.[2,3]

Durante a avaliação do paciente que se apresenta com taquiarritmia com QRS largo, é de extrema importância identificarmos se esta representa uma taquicardia supraventricular, cujo prognóstico, na maioria dos casos, é benigno, ou se estamos diante de uma taquicardia ventricular, a qual poderá ter prognóstico reservado. O diagnóstico equivocado pode levar a terapias inapropriadas e a consequências potencialmente fatais, caso uma taquicardia ventricular (TV) seja abordada como uma taquicardia supraventricular (TSV).[4-6]

Dada a relevância do diagnóstico diferencial das taquiarritmias com QRS largo, devemos lançar mão de dados clínicos e de exames complementares para esse desafio, no qual o ECG de 12 derivações é decisivo na definição diagnóstica.

CAUSAS DE TAQUICARDIAS DE COMPLEXO QRS LARGO

Para entendermos melhor os mecanismos responsáveis pelo alargamento do complexo QRS, devemos primeiro compreender como se processa a ativação ventricular normal. Assim, em circunstâncias normais, o impulso elétrico é gerado no nó sinusal, atravessa o tecido atrial até o nó atrioventricular, segue pelo sistema His-Purkinje e ativa ambos os ventrículos quase simultaneamente. O tempo de despolarização ventricular normal está compreendido entre 80 ms e 120 ms. O prolongamento do tempo de despolarização ventricular (duração do complexo QRS) pode ocorrer: na presença de bloqueios de ramo direito ou esquerdo preexistentes; na vigência de taquicardia ventricular; nos casos em que a ativação ventricular se processe através de via anômala (taquicardia antidrômica ou taquicardia supraventricular pré-excitada); ou quando há um retardo transitório da condução através do sistema His-Purkinje na presença de isquemia, drogas (procainamida, flecainida, propafenona, amiodarona) ou distúrbio eletrolítico (hipercalemia).[2]

Fundamentando-se nos mecanismos citados anteriormente, as principais causas de taquicardias de complexo QRS largo são: taquicardia ventricular; taquicardia supraventricular com aberrância de condução AV (bloqueio de ramo preexistente ou funcional); taquicardia por reentrada AV antidrômica e fibrilação atrial (ver Figura 36.1) ou *flutter* atrial com pré-excitação ventricular (Tabela 36.1).[2,7]

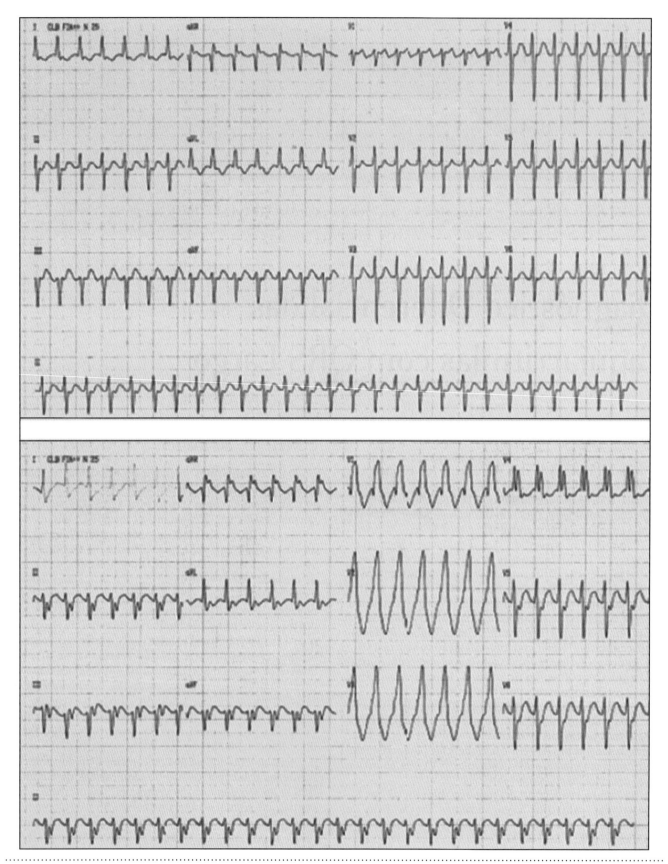

■ **Figura 36.1** Dois traçados de taquicardia supraventricular registrados no mesmo paciente em momentos distintos. No traçado superior, taquicardia supraventricular de QRS estreito. No traçado inferior, a mesma taquicardia com aberrância de condução (bloqueio de ramo direito).

Tabela 36.1 Causas de taquicardia de QRS largo.

- Taquicardia ventricular
- Taquicardia supraventricular com bloqueio de ramo prévio ou funcional
- Taquicardia supraventricular por reentrada AV antidrômica
- Fibrilação atrial ou *flutter* atrial com pré-excitação ventricular

As taquicardias ventriculares são a principal causa de taquicardias de QRS largo.[7] Prolongam a duração do QRS pela ativação sequencial dos ventrículos sem a participação das vias normais de condução. Por outro lado, existem algumas formas de taquicardia ventricular que se originam nos fascículos do sistema *His-Purkinje*, denominadas de TV fasciculares, que apresentam complexo QRS relativamente estreito. Define-se TV como três ou mais batimentos consecutivos de origem ventricular, com frequência cardíaca maior que 100 bpm. Quanto ao tempo de duração da taquicardia ou a presença de estabilidade hemodinâmica, podem ser classificadas em taquicardia ventricular não sustentada, quando apresenta duração inferior a 30 segundos; ou sustentada, quando duram mais que 30 segundos ou estão associadas a sinais de instabilidade hemodinâmica (hipotensão, angina ou dispneia), necessitando de cardioversão elétrica para interrupção. Com relação à morfologia, podem ser monomórficas, quando há uniformidade dos complexos QRS em uma mesma derivação; ou polimórficas, quando há divergência na morfologia ou na polaridade dos complexos QRS em uma mesma derivação. O principal mecanismo arritmogênico das TVs é a reentrada, sendo a atividade deflagrada e alterações do automatismo outros mecanismos relacionados à gênese das taquicardias ventriculares.[2,3,7,8]

Taquicardias supraventriculares são definidas como aquelas que se originam no átrio, no nó atrioventricular ou que requerem o nó AV como participante do circuito de reentrada. Batimentos de origem supraventricular conduzidos com aberrância de condução AV também são causas de taquicardias de complexo QRS largo. A aberrância de condução AV pode ser decorrente de bloqueio de ramo fixo (prévio a taquicardia; ver Figura 36.2) ou funcional (bloqueio que aparece com aumento da FC), quando o impulso elétrico conduzido pelo nó AV atinge um dos ramos (direito ou esquerdo) em período refratário, caracterizando o chamado bloqueio de fase 3 (ver Figura 36.3). Algumas drogas antiarrítmicas podem facilitar a ocorrência de bloqueios funcionais, entre elas os bloqueadores de canais de sódio e os bloqueadores de canais de potássio.[2,7]

Outras causas menos frequentes de taquicardias de QRS largo são as taquicardias por reentrada AV antidrômica e a fibrilação atrial ou *flutter* atrial com pré-excitação ventricular. Na taquicardia por reentrada AV antidrômica, a ativação ventricular se processa exclusivamente pela via anômala, resultando em alargamento do complexo QRS (ver Figura 36.4). Já na fibrilação atrial ou *flutter* atrial com pré-excitação ventricular, parte da ativação ventricular se faz pelo nó AV e parte se faz pela via anômala (ver Figura 36.5). Nesse caso, o complexo QRS será mais largo quando a ativação ventricular predominar pela via anômala.[2,7]

HISTÓRIA CLÍNICA

Dados da história clínica como idade, presença ou ausência de cardiopatia estrutural, história de infarto prévio e tempo de evolução da doença devem ser coletados como etapa inicial de investigação, juntamente com a análise do ECG de 12 derivações. Desse modo, a presença de doença cardíaca estrutural, especialmente coronariopatia, história de infarto prévio ou insuficiência cardíaca nos faz suspeitar de TV como causa da taquicardia de complexos QRS largos.

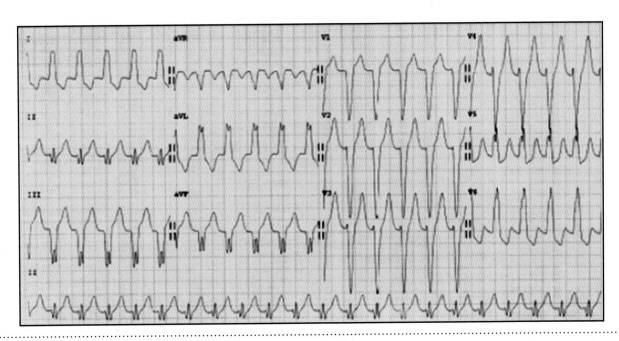

■ **Figura 36.2** Taquicardia supraventricular com bloqueio de ramo esquerdo.

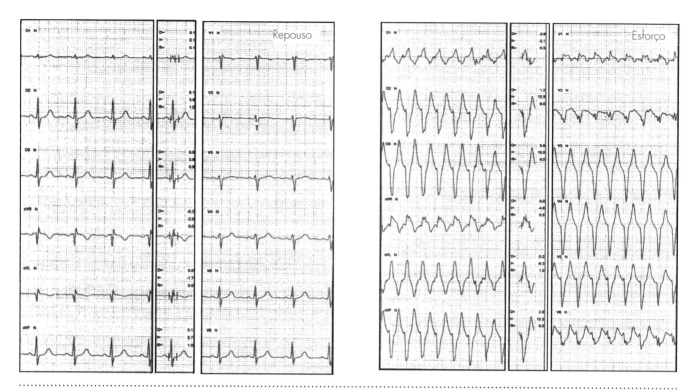

■ **Figura 36.3** Dois traçados durante teste ergométrico. Traçado superior ECG de repouso em ritmo sinusal, com distúrbio de condução pelo ramo direito. Traçado inferior ECG no esforço mostrando taquicardia de QRS largo compatível com taquicardia supraventricular com bloqueio de ramo direito associado a bloqueio divisional anterossuperior esquerdo (bloqueio funcional).

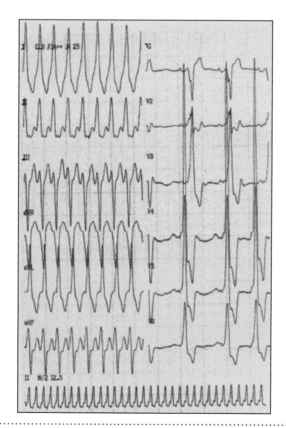

■ **Figura 36.4** ECG mostrando nas derivações do plano frontal taquicardia por reentrada AV antidrômica por via anômala direita do tipo Mahain e ritmo sinusal com pré-excitação ventricular e PR normal nas derivações precordiais.

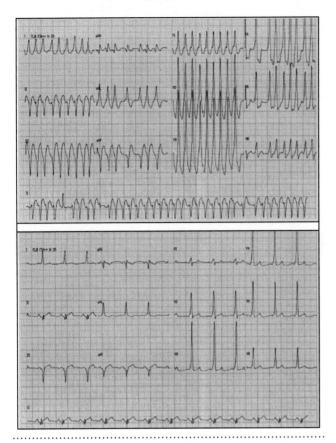

■ **Figura 36.5** Dois traçados do mesmo paciente. Traçado superior mostra taquicardia de QRS largo com irregularidade do intervalo RR e variação da duração do QRS associado à onda delta inicial compatível com fibrilação atrial com pré-excitação ventricular. Traçado inferior mostra ritmo sinusal após reversão com intervalo PR curto e onda delta no início do QRS com mesma polaridade (pré-excitação ventricular), caracterizando síndrome de Wolff-Parkinson-White.

Estudos têm demonstrado que em cerca de 98% dos pacientes com história de infarto prévio a causa da taquicardia com QRS largo é TV.[2,8-10] Em nosso meio, antecedentes de miocardiopatia chagásica também nos levam à suspeita de taquicardia ventricular. Já as taquicardias supraventriculares são mais prevalentes em pacientes jovens sem cardiopatia estrutural ou disfunção ventricular esquerda.[2]

Os pacientes que se apresentam com taquicardia, seja de origem supraventricular ou ventricular, podem cursar com sintomas leves (palpitação, cansaço, sudorese, desconforto torácico) ou sintomas graves, que refletem instabilidade hemodinâmica (tontura, angina de peito, pré-síncope ou síncope). Na maioria dos casos essa apresentação clínica varia em função da FC da taquicardia, da doença cardíaca de base e da função ventricular esquerda, e não em função do mecanismo da taquicardia (ventricular ou supraventricular). Os fatores que vão favorecer uma apresentação clínica mais grave são a FC elevada, a cardiopatia de base associada (isquemia, valvulopatia etc.) e a presença de disfunção ventricular esquerda. Assim, apesar de o estado hemodinâmico não direcionar o diagnóstico durante avaliação de pacientes com taquiarritmia com QRS largo, a presença de instabilidade hemodinâmica exige tratamento imediato.[11]

EXAME FÍSICO

O exame físico do paciente que se apresenta com taquicardia de QRS largo também pode nos fornecer algumas pistas diagnósticas com relação à causa da taquicardia. A evidência de dissociação atrioventricular através da avaliação do pulso venoso jugular, representada pelas ondas A em canhão, leva-nos à suspeita de TV, já que esse achado não está presente nas taquicardias supraventriculares, exceto algumas formas de taquicardia juncional. Outros achados do exame físico que favorecem o diagnóstico de TV são a flutuação da pressão arterial batimento a batimento, assim como a variação da intensidade da primeira bulha à ausculta cardíaca.[2]

Manobras vagais, como a massagem do seio carotídeo, também têm utilidade no diagnóstico diferencial das taquiarritmias com QRS largo. A interrupção da taquicardia ou o bloqueio AV transitório com irregularidade da mesma fazem o diagnóstico de taquicardia supraventricular. Vale lembrar que casos raros de TV idiopática podem ser revertidos com manobra vagal.[2]

ASPECTOS ELETROCARDIOGRÁFICOS

A análise criteriosa do eletrocardiograma de 12 derivações é a principal ferramenta a ser utilizada no diagnóstico diferencial das taquiarritmias com QRS largo. Vários dados podem ser avaliados durante a análise do ECG (ver Tabela 36.2): frequência cardíaca, regularidade do ritmo, relação atrioventricular (dissociação AV, batimentos de fusão ou de captura) e a análise do complexo QRS (eixo do QRS no plano frontal, duração do complexo QRS, concordância do QRS nas derivações precordiais, presença de ondas Q e outros aspectos morfológicos). Esses dados poderão ser utilizados isoladamente ou em conjunto na forma de algoritmos, objetivando maior sensibilidade e especificidade no diagnóstico diferencial.

Tabela 36.2 Principais dados a serem analisados no eletrocardiograma das taquicardias de complexo QRS largo.

Análise do eletrocardiograma nas taquicardias de complexos QRS largos
Frequência cardíaca
Regularidade ou irregularidade dos complexos QRS
Relação atrioventricular ■ Dissociação atrioventricular ■ Batimentos de fusão ■ Batimentos de captura
Análise do complexo QRS ■ Eixo do QRS no plano frontal ■ Duração do complexo QRS ■ Concordância do QRS nas derivações precordiais ■ Presença de ondas Q ■ Morfologia do QRS

A correlação com ECG prévio obtido em ritmo sinusal pode auxiliar no diagnóstico. Mudanças significativas no eixo e na morfologia do QRS durante a taquicardia em relação ao ECG prévio sugerem TV; mas, se QRS permanecer inalterado, fica mais provável o diagnóstico de taquicardia supraventricular.[12]

Frequência cardíaca

Wellens *et al.*[13] observaram que FCs compreendidas entre 170 bpm e 200 bpm eram encontradas com maior frequência em pacientes com taquicardia supraventricular. Já em pacientes com TV, a FC geralmente encontrava-se entre 130 bpm e 170 bpm. Frequência cardíaca maior que 200 bpm foi observada em ambos os grupos. Wellens também observou que em pacientes com padrão de bloqueio de ramo direito configurado durante taquicardia, uma FC maior que 170 bpm sugere taquicardia supraventricular com aberrância. Posteriormente, em contraposição a esses achados, Aktar *et al.*[8] não encontraram valor estatístico da análise da frequência cardíaca para o diagnóstico diferencial dessa arritmia. Estudos posteriores confirmaram essa posição,[14] de modo que esse critério não é mais utilizado na diferenciação entre os tipos de taquicardia com QRS largo.

Regularidade ou irregularidade da taquicardia

As taquicardias com complexos QRS largos regulares sugerem o diagnóstico de taquicardia ventricular; entretanto, certa irregularidade pode ser observada durante o início e o término das taquicardias ventriculares. Irregularidade grosseira pode ser observada na fibrilação atrial com condução AV aberrante, na fibrilação atrial com pré-excitação ventricular e em algumas formas de TV.[13]

Dissociação atrioventricular, batimentos de fusão e de captura

A presença de dissociação atrioventricular durante taquicardia com QRS largo estabelece o diagnóstico de TV com especificidade de 100% (Ver Tabela 36.3).[13,15,16] A onda P dissociada é mais bem observada na derivação V1, mas pode também ser vista em quaisquer outras derivações. Algumas técnicas podem auxiliar na visualização da onda P dissociada, como a derivação de Lewis e a derivação esofágica (ver Figura 36.6).

Tabela 36.3 Evidências de dissociação atrioventricular.

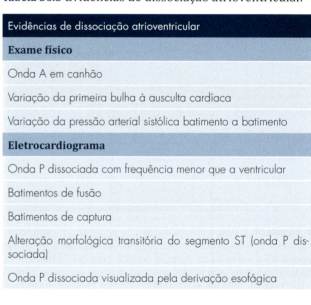

Evidências de dissociação atrioventricular
Exame físico
Onda A em canhão
Variação da primeira bulha à ausculta cardíaca
Variação da pressão arterial sistólica batimento a batimento
Eletrocardiograma
Onda P dissociada com frequência menor que a ventricular
Batimentos de fusão
Batimentos de captura
Alteração morfológica transitória do segmento ST (onda P dissociada)
Onda P dissociada visualizada pela derivação esofágica

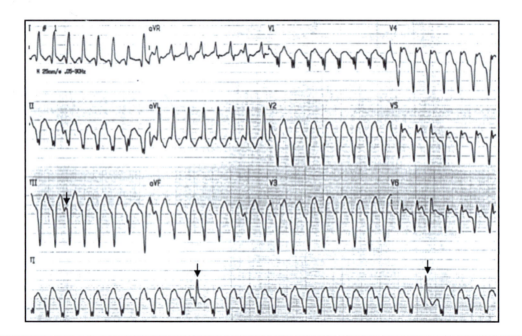

■ **Figura 36.6** Taquicardia de QRS largo com ondas P dissociadas (entalhe apiculando a onda T do primeiro, terceiro e quarto complexo QRS em derivação V1) e batimentos de fusão (setas pretas), confirmando o diagnóstico de taquicardia ventricular.

Os batimentos de fusão ou de captura são evidências eletrocardiográficas de dissociação AV, quando a ativação atrial captura o ventrículo parcialmente (fusão) ou totalmente (captura), registrando-se um batimento de QRS estreito e precoce durante o ciclo da TV (ver Figura 36.7).[7]

Em estudo publicado por Brugada *et al.*, no qual avaliaram 236 pacientes com taquicardia com QRS largo, a dissociação AV apresentou sensibilidade de 21% e especificidade de 100% para o diagnóstico de taquicardia ventricular.[12]

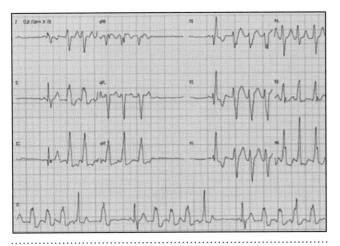

■ **Figura 36.7** Ritmo sinusal e taquicardia ventricular não sustentada monomórfica. Batimentos de fusão no quarto e no décimo complexo QRS na derivação DII longo.

Eixo do QRS no plano frontal

Estudos têm observado que estando o eixo QRS dentro dos limites da normalidade, o diagnóstico provável é taquicardia supraventricular com aberrância de condução; enquanto desvio do eixo QRS à esquerda ou à direita favorece o diagnóstico de taquicardia ventricular, principalmente em caso de desvio extremo do eixo (–90 a –180 graus).[2,8,17]

Brugada *et al.*, utilizando como critério o desvio de eixo QRS para a esquerda no diagnóstico diferencial de 236 taquicardias com complexo QRS largo, encontraram uma sensibilidade de 70% e uma especificidade de 76% para o diagnóstico de TV.[12]

Duração do complexo QRS

A duração do complexo QRS maior que 140 ms tem sido observada mais frequentemente em taquicardia ventricular do que em taquicardia supraventricular. Entretanto, na vigência de bloqueio de ramo esquerdo, será mais sugestivo de TV a duração do QRS acima de 160 ms.[2,13,18] No mesmo estudo de Brugada *et al.* citado no item anterior, a duração do complexo QRS maior que 140 ms apresentou uma sensibilidade de 79% e uma especificidade de 72% para o diagnóstico de TV com base nesse critério.[12]

É importante frisar também que prolongamentos acentuados do QRS podem ocorrer secundários ao uso de drogas antiarrítmicas, entre elas drogas da classe IA, IC e III.[8] Dessa maneira, os critérios com base na largura do complexo QRS perdem acurácia em pacientes sob uso dessas drogas, fazendo com que esses critérios mereçam uma análise cuidadosa nesse grupo de pacientes.

Em pacientes que apresentam bloqueio de ramo no eletrocardiograma basal em ritmo sinusal, uma taquicardia de QRS largo com complexo QRS mais estreito que o QRS em ritmo sinusal é altamente sugestivo de ser TV. Tal fenômeno é raro, ocorrendo em menos de 1% das TVs, e necessita de um ECG basal para comparação dos traçados (ver Figura 36.8).[7]

Presença de ondas Q

Pacientes com história de infarto prévio podem apresentar ondas Q patológicas ao ECG basal. Nesse grupo de pacientes, uma taquicardia de complexo QRS largo com manutenção das mesmas ondas Q sugere o diagnóstico de taquicardia ventricular. Entretanto, esse critério apresenta limitações, já que "pseudo-ondas Q" podem ocorrer em algumas TSVs com aberrância, como na taquicardia por reentrada nodal quando a onda P retrógrada deforma o início do complexo QRS, bem como na TSV com pré-excitação por via anômala posterior, resultando em pseudo-onda Q inferior.[7]

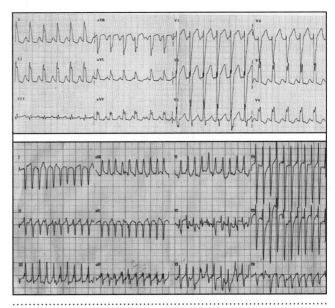

■ **Figura 36.8** Dois traçados do mesmo paciente. No traçado superior, ritmo sinusal com bloqueio de ramo esquerdo. No traçado inferior, taquicardia ventricular com QRS mais estreito que o QRS em ritmo sinusal de base.

Concordância do QRS

Padrão concordante do QRS nas derivações precordiais (todos os complexos QRS com a mesma polaridade de V1 a V6) sugere fortemente o diagnóstico de taquicardia ventricular. A um padrão concordante positivo de V1 a V6 (R puro) geralmente associa-se TV com foco em região posterobasal de VE (Ver Figura 36.9). Entretanto, taquicardia supraventricular antidrômica com via acessória posterobasal esquerda também apresenta padrão concordante positivo. Já padrão concordante negativo de V1 a V6 (QS ou S predominante) é sempre diagnóstico de TV, com foco em região anteroapical de VE (ver Figura 36.10).[2,13,18]

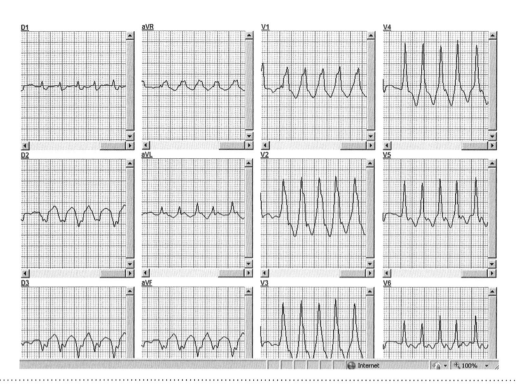

■ **Figura 36.9** Traçado de ECG de taquicardia de QRS largo com padrão concordante (R puro) de V1 a V6, compatível com diagnóstico de taquicardia ventricular.

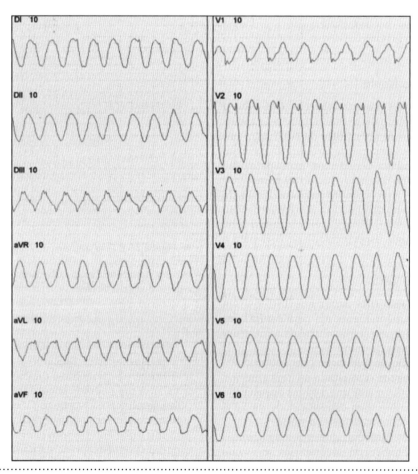

■ **Figura 36.10** Taquicardia de QRS largo com padrão concordante negativo de V1 a V6 e com padrão de BRE com QS em V6, compatível com diagnóstico de taquicardia ventricular.

Aspectos morfológicos clássicos

Aspectos da morfologia do QRS em derivações V1 e V6 também têm sido utilizados no diagnóstico diferencial entre taquicardia ventricular e taquicardia supraventricular com aberrância de condução AV. É importante assinalar que as alterações do complexo QRS na presença de bloqueio de ramo (esquerdo ou direito) apresentam critérios diagnósticos bem definidos. Dessa maneira, na presença de taquicardias com QRS largo, morfologias do complexo QRS que divergem dos critérios estabelecidos para o diagnóstico de bloqueio de ramo sugerem o diagnóstico de taquicardia ventricular.

Nas taquicardias de QRS largo com padrão morfológico tipo BRD (complexos QRS com polaridade positiva na derivação V1), temos:[12,19-23]

- Sugerem o diagnóstico de TV, complexos com R monofásico em V1, ou complexo QRS bifásico com morfologias QR ou RS em V1. Também sugerem TV relação R/S < 1 ou padrão QS ou QR em V6 (ver Figuras 36.11 e 36.12);
- Sugere taquicardia supraventricular com aberrância complexo QRS trifásico nas derivações V1 ou V6.

Nas taquicardias de QRS largo com padrão morfológico tipo BRE (complexos QRS com polaridade negativa em V1), temos:[24]

- Sugerem TV onda R inicial > 30 ms ou início do r ao nadir do S > 60 ms, e S entalhado nas derivações V1 ou V2. Também sugere TV morfologia qR ou QS na derivação V6 (ver Figura 36.13);
- Sugere taquicardia supraventricular com aberrância R monofásico na derivação V6.

Critérios de Brugada

Brugada *et al.*,[12] em 1991, analisando os critérios correntes da época para o diagnóstico diferencial entre taquicardia ventricular e taquicardia supraventricular com aberrância de condução AV, observaram que: desvio de eixo QRS a esquerda e duração do complexo QRS > 140 ms podem estar presentes em taquicardia supraventricular com aberrância; dissociação atrioventricular, apesar de 100% de especificidade para o diagnóstico de taquicardia ventricular, esteve presente em apenas 21% das TVs, refletindo baixa sensibilidade; e critérios morfológicos podem ser discordantes entre V1 e V6.[12]

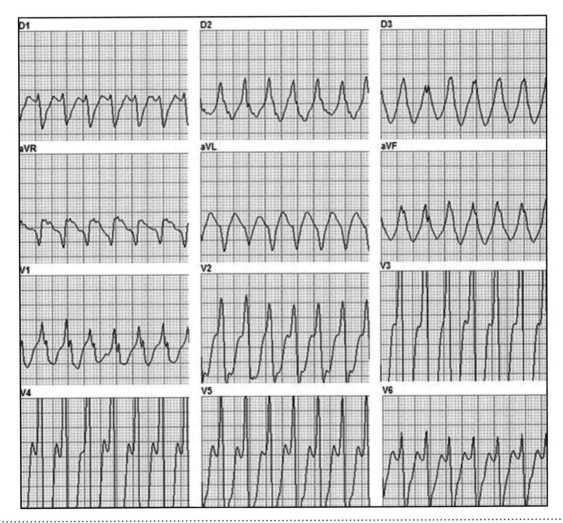

■ **Figura 36.11** Taquicardia de QRS largo com padrão morfológico de BRD em V1, Rr' em V1 e r/S < 1 em V6 compatível com diagnóstico de taquicardia ventricular.

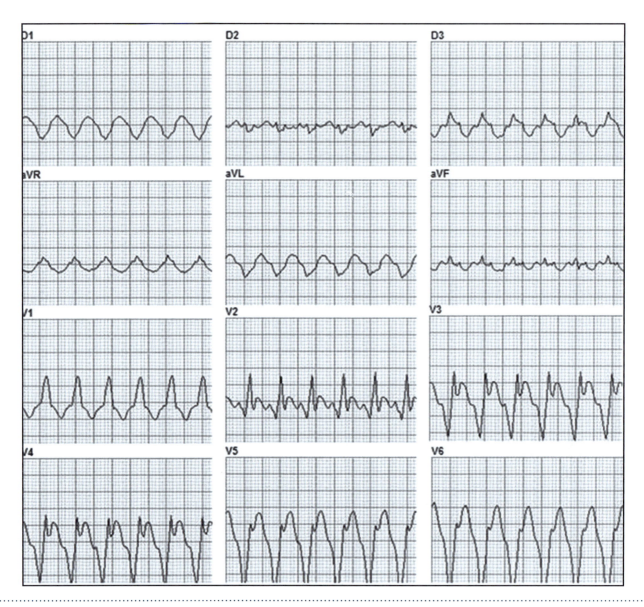

■ **Figura 36.12** Taquicardia de QRS largo com padrão morfológico de BRD em V1 e QS em V6 compatível com diagnóstico de taquicardia ventricular. Na derivação aVR, onda R inicial também confirma o diagnóstico de TV (Critério de Vereckei).

Fundamentando-se nos trabalhos de Kindwall et al.,[24] que propuseram critérios morfológicos sugestivos de taquicardia ventricular para as taquicardias de QRS largo tipo BRE, Brugada et al. observaram que, na presença de morfologia RS em alguma derivação precordial, o intervalo medido do início da onda R ao nadir do S (RS) é mais prolongado nas TV do que nas TSVs com aberrância de condução AV, e que a ausência de morfologia RS nas derivações precordiais é 100% específico para o diagnóstico de TV. A partir de então, propuseram um algoritmo, combinando estes dois últimos critérios com o critério de dissociação atrioventricular (também altamente específico para o diagnóstico de TV) e com os critérios morfológicos para TV presentes em V1 e V6 simultaneamente.

Ao utilizarmos os critérios de Brugada para o diagnóstico diferencial entre TV e TSV com aberrância, devemos seguir os seguintes passos (ver Figura 36.14):[12]

- **Primeiro passo:** a ausência de morfologia RS nas derivações precordiais (V1 a V6) faz o diagnóstico de TV, sem a necessidade de seguir o algoritmo (ver Figura 36.15);
- **Segundo passo:** se existir morfologia RS em alguma derivação precordial, e o intervalo compreendido do início da onda R ao nadir do S for maior que 100 ms, faz-se o diagnóstico de TV. Caso essa medida for menor que 100 ms, segue-se a terceira etapa;
- **Terceiro passo:** na presença de dissociação atrioventricular, o diagnóstico de TV é feito. Caso não seja possível identificarmos dissociação AV, partiremos para o último critério;
- **Quarto passo:** análise dos critérios morfológicos em V1 e V6. Se ambas as derivações tiverem morfologias compatíveis com TV, faz-se o diagnóstico de TV. Ver item anterior.

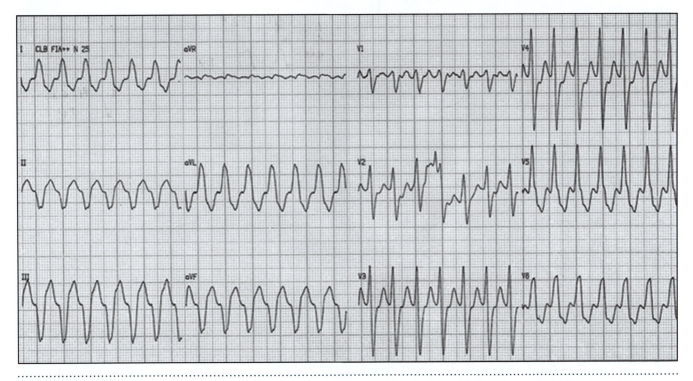

Figura 36.13 Taquicardia de QRS largo com padrão de BRE, onda R > 30 ms e RS > 60 ms em V2 (Kindwall *et al.*),[24] além da presença de ondas P dissociadas em V1 compatível com diagnóstico de taquicardia ventricular.

Observem que ao utilizarmos os critérios de Brugada, o diagnóstico de taquicardia supraventricular com aberrância é feito por exclusão. Com o desenvolvimento desse algoritmo, Brugada *et al.* conseguiram alta sensibilidade (98,7%) e especificidade (96,5%) para o diagnóstico diferencial das taquiarritmias com QRS largo.[12]

ALGORITMOS PROPOSTOS POR VERECKEI *ET AL.*[25,26] (ANÁLISE DA DERIVAÇÃO aVR)

Primeiro algoritmo proposto por András Vereckei *et al.*[25]

Recentemente, partindo do conhecimento de que a ativação ventricular na presença de bloqueio de ramo atrasa a porção final do QRS, enquanto batimentos de origem ventricular atrasam a porção inicial do QRS, András Vereckei *et al.*[25] incorporaram dois novos critérios para o diagnóstico diferencial das taquicardias de QRS largo: presença de onda R inicial na derivação aVR e relação entre as voltagens do QRS medidas nos 40 ms iniciais e finais. Assim, propuseram um novo algoritmo para o diagnóstico diferencial das taquicardias com complexos QRS largos regulares (ver Figuras 36.12 e 36.16). Após aplicação desse algoritmo na avaliação de 453 traçados de taquicardias de QRS largos regulares, foram constatadas maior sensibilidade para o diagnóstico de TV e maior especificidade para o diagnóstico de TSV, quando comparado ao critério de Brugada.

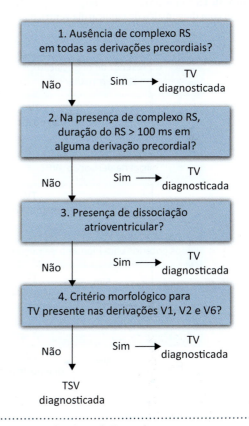

Figura 36.14 Algoritmo de Brugada.
VI (Voltagem Inicial); VF (Voltagem Final).

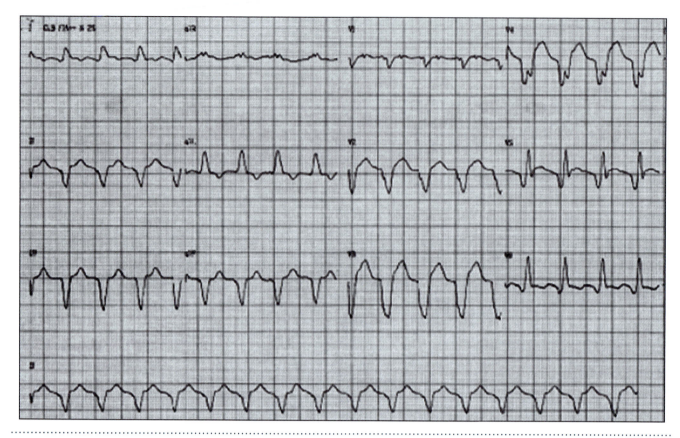

Figura 36.15 Taquicardia de QRS largo com padrão de BRE em V1, ausência de RS nas derivações precordiais e morfologia QR em V6 compatível com diagnóstico de taquicardia ventricular.

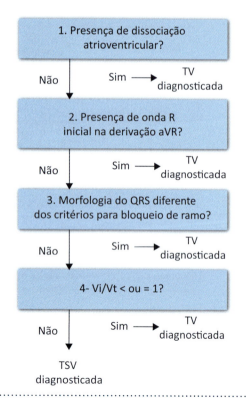

Figura 36.16 Algoritmo proposto por Wereckei.
VI (Voltagem Inicial); VF (Voltagem Final).

Apesar de elevada acurácia diagnóstica, esse novo algoritmo apresenta certas limitações, como incapacidade de reconhecer certas formas de taquicardias de QRS largo, entre as quais TV reentrante ramo a ramo, TV fascicular e TSV envolvendo via acessória AV com bloqueio de ramo típico, a menos que dissociação AV esteja presente nas duas primeiras.[25]

Algoritmo utilizando apenas a derivação aVR[26]

Objetivando-se o abandono da análise dos critérios morfológicos utilizados nos algoritmos anteriores, András Vereckei *et al.* propuseram, em 2008, um novo algoritmo, utilizando-se apenas a derivação aVR no diagnóstico diferencial das taquicardias de QRS largos regulares[26] (ver Figuras 36.12 e 36.17). Tal abordagem teve a mesma acurácia que o algoritmo anterior, sendo superior aos critérios de Brugada. Entretanto, esse novo algoritmo também apresentou limitações, entre as quais presença de infarto do miocárdio anterosseptal, área de fibrose na região ventricular ativada tardiamente e vigência de TV fascicular ou TV reentrante ramo a ramo.[25,26]

SUMÁRIO

Durante a investigação diagnóstica de pacientes que se apresentam com taquiarritmia com QRS largo, devemos lançar mão tanto dos aspectos clínicos como da análise criteriosa do eletrocardiograma de 12 derivações. A história clínica e o exame físico podem sugerir determinado diagnóstico, sendo o ECG ferramenta fundamental na elucidação diagnóstica. Fundamentando-se no eletrocardiograma, listaremos os principais pontos a serem analisados. Na positividade de um desses critérios, fechamos o diagnóstico de taquicardia ventricular, sendo as taquicardias supraventriculares com aberrância de condução AV diagnóstico de exclusão (ver Figura 36.18).

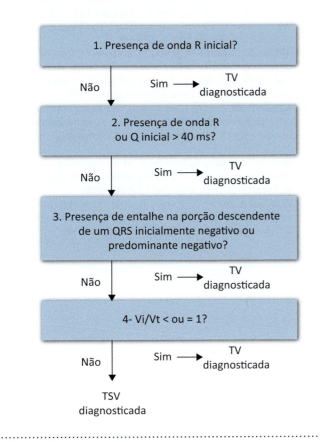

■ **Figura 36.17** Algoritmo utilizando apenas derivação aVR.
VI (Voltagem Inicial); VF (Voltagem Final).

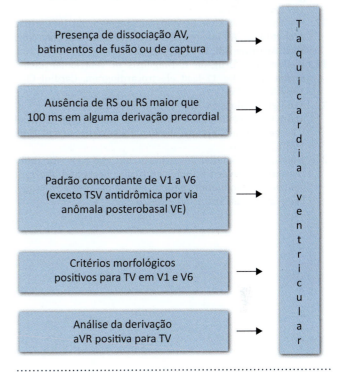

■ **Figura 36.18** Sumário diagnóstico.

REFERÊNCIAS BIBLIOGRÁFICAS

1. Goldman MJ. Definitions of electrocardiographic configurations. In Principles of Clinical Electrocardiography. Los Altos: Lange, 1973.
2. Gupta AK, Thakur RK. Wide QRS complex tachycardias. Med Clin North Am. 2001;85:245-66.
3. Wellens HJJ, Conover M. ECG na tomada de decisão em emergência. 2ª edição. Rio de Janeiro: Ed Revinter, 2007. p. 130-61.
4. Buxton AE, Marchlinsky FE, Doherty JU, et al. Hazards of intravenous verapamil for sustained ventricular tachycardia. Am J Cardiol. 1987;59:1107-10.
5. Stewart RB, Brady GH, Greene HL. Wide complex tachycardia: Misdiagnosis and outcome after emergent therapy. Ann Intern Med. 1986;104:766-71.
6. Pimenta, et al. Diagnóstico diferencial e tratamento das taquicardias com QRS largo. Revista SOCESP. 2009;19(2):150-61.
7. Douglas P. Zipes, Jose Jalife; Cardiac Electrophysiology: from cell to bedside, 5a edition. Philadelphia: Saunders Elsevier, 2009. p. 823-30.
8. Akhtar M, Shenasa M, Jazayeri M, et al. Wide QRS complex tachycardia, reappraisal of a common clinical problem. Ann Intern Med. 1988;109:905-12.
9. Baerman JM, Morady F, Dicarlo LA, et al. Differentiation of ventricular tachycardia from supraventricular tachycardia with aberration: Value of the clinical history. Ann Emerg Med. 1987;16:40-3.
10. Tchou P, Young P, Mahmud R, et al. Useful clinical criteria for the diagnosis of ventricular tachycardia. Am J Med. 1988;84:53-6.
11. Morady F, Baerman JM, Dicarlo LA Jr, et al. A prevalent misconception regarding wide-complex tachycardias. JAMA. 1985;254:279-2792.
12. Brugada P, Brugada J, Mont L, et al. A new approach to the differential diagnosis of a regular tachycardia with a wide QRS complex. Circulation. 1991;83:1649-59.
13. Wellens HJJ, Bar FW, Lie Ki. The value of the electrocardiogram in the diffrencial diagnosis of a tachycardia with a widened QRS complex. Am J Med. 1978;64:27-32.
14. Drew BJ, Scheinman MM. ECG criteria to distinguish between aberrantly conducted supraventricular tachycar-

---

* Agradecemos a gentileza de Dr. Dalmo Antônio R. Moreira, Dr. Francisco Faustino de A. Carneiro de França e Dr. Rogério Braga Andalaft, pelos traçados eletrocardiográficos cedidos para ilustração deste capítulo.

dia and ventricular tachycardia. Practical aspects for the immediate care setting. PACE. 1995;18:2194-208.

15. Langendorf R. Differential diagnosis of ventricular paroxysmal tachycardia. Exp Med Surg. 1959;8:228-9.

16. Slama R, Motte G, Coumel P, et al. Les tachycardies junctionelles avec aberration ventriculaires et bloc complete retrograde (pseudo tachycardie ventriculaire). Arch Mal Coeur. 1971;64:691-700.

17. Prystowsky EN, Klein GJ. Wide QRS tachycardia. In: Cardiac Arrhythmias: An Integrated Approach for the Clinician. New York: McGraw-Hill, 1994. p. 245-62.

18. Wellens HJJ, Brugada P. Diagnosis of ventricular tachycardia from the 12-lead electrocardiogram. Cardiol Clin. 1987;5:511-25.

19. Sandler A, Marriot HJL. The differential morphology of anomalous ventricular complex of RBBB type in lead V1- ventricular ectopy versus aberration. Circulation. 1965;31:551-6.

20. Marriot HJL, Sandler IA. Criteria, old and new, for differentiating between ectopic ventricular beats and aberrant ventricular conduction in the presence of atrial fibrillation. Prog Cardiovasc Dis. 1966;9:18-28.

21. Wellens HJJ, Bar FWHM, Lie KL. The value of the electrocardiogram in the differential diagnosis of a tachycardia with a widened QRS complex. Am J Med. 1978;64:27-33.

22. Wellens HJJ, Bar FW, Vanagt EJ, Brugada P. The differentiation between ventricular tachycardia and supraventricular tachycardia with aberrant conduction: the value of the 12-lead electrocardiogram. In: Wellens HJJ, Kulbertus HE. What's new in electrocardiography? The Hague: Martinus Nijhoff Publishing, 1981. p. 184-99.

23. Akhtar M, Shenasa M, Tchou PJ, Jazayeri M. Role of electrophysiologic studies in supraventricular tachycardia. In: Brugada P, Wellens HJJ. Cardiac Arrhythmias: where to go from here? Mount Kisco: Futura Publishing Co, 1987. p. 233-42.

24. Kindwall KE, Brown J, Josephson ME. Electrocardiographic criteria for ventricular tachycardia in wide complex left bundle branch block morphology tachycardias. Am J Cardiol. 1988;61:1279-83.

25. Vereckei A, Duray G, Szénási G, et al. Application of a new algorithm in the differential diagnosis of wide QRS complex tachycardia. Eur Heart J. 2007;28:589-600.

26. Vereckei A, Duray G, Szénási G, et al. New algorithm using only lead aVR for differencial diagnosis of wide QRS complex tachycardia. Heart Rhythm. 2008;5:89-98.

37 capítulo

Gustavo Lara Moscardi • Renato Santos Ferreira Leite • José Carlos Pachón Mateos

Bradiarritmias

INTRODUÇÃO

Bradicardia é um achado comum durante a avaliação clínica de indivíduos saudáveis ou doentes e significa ritmo cardíaco lento. Historicamente, como valor absoluto, aceita-se que a frequência cardíaca normal em repouso e em vigília situe-se entre 60 e 100 batimentos por minuto, porém esse conceito é relativo à condição clínica do paciente. Um atleta bem condicionado fisicamente pode apresentar uma frequência cardíaca menor que 50 batimentos por minuto sem qualquer implicação clínica, porém um paciente com quadro infeccioso agudo e choque pode ser considerado bradicárdico com frequências superiores a 60 batimentos por minuto.[1,2,3]

As bradiarritmias são alterações patológicas do ritmo que reduzem a frequência cardíaca e podem ser classificadas de diversas formas. Como qualquer distúrbio do ritmo cardíaco, elas são resultado de transtornos do cronotropismo (geração do impulso elétrico ou automatismo), do dromotropismo (capacidade de condução do impulso elétrico) ou, mais comumente, da associação das duas nos miócitos cardíacos. Podem ter etiologia intrínseca ou extrínseca (Tabela 37.1).[4]

A deficiência de cronotropismo leva, na maioria das vezes, à bradiarritmia sinusal e aos ritmos de suplência. A deficiência de dromotropismo resulta nos bloqueios sinoatriais, atrioventriculares e intraventriculares, tornando importante o conhecimento básico da fisiologia, eletrofisiologia e anatomia do Complexo Estimulante Cardíaco.

PRINCÍPIOS BÁSICOS

O coração é formado por três tipos principais de músculo cardíaco: o músculo atrial, o músculo ventricular e fibras musculares excitatórias e condutoras. As fibras musculares cardíacas são ligadas entre si através dos chamados discos intercalares, que são estruturas especializadas da membrana celular que separam fibras adjacentes. Essas conexões apresentam baixa resistência à corrente elétrica

Tabela 37.1 Causas de bradiarritmias.

Causas intrínsecas	Causas extrínsecas
Degeneração idiopática Infarto ou isquemia Doenças infiltrativas ■ Sarcoidose ■ Amiloidose ■ Hemocromatose	Autonomicamente mediada ■ Síncope neurocardiogênica ■ Hiperssensibilidade do seio carotídeo ■ Situacionais
Colagenoses ■ Lúpus eritematoso ■ Sistêmico ■ Artrite reumatoide ■ Esclerodermia	Drogas ■ Betabloqueadores ■ Antagonistas dos canais de cálcio ■ Clonidina ■ Digoxina ■ Antiarrítmicos
Distrofias musculares Traumatismo cirúrgico ■ Próteses valvares ■ Cardiopatias congênitas ■ Transplante cardíaco	Hipotireoidismo Hipotermia Hipertensão intracraniana Distúrbios hidroeletrolíticos ■ Hipercalemia ■ Hipocalemia
Doenças inflamatórias Miocardites Doenças familiares Doenças infecciosas ■ Doença de Chagas ■ Endocardite	

iônica (1/400 da resistência da membrana externa da fibra muscular cardíaca). Essa propriedade surge devido à interdigitação e íntimo contato entre as membranas adjacentes. Além disso, apresentam grande quantidade de canais iônicos específicos (conexinas) que permitem a difusão de íons com grande velocidade (Figura 37.1).[5] As conexinas são constituídas por proteínas especializadas que formam os canais iônicos entre células vizinhas.[6] Assim, do ponto de vista funcional, os íons movem-se com facilidade ao longo dos eixos longitudinais das fibras musculares cardíacas, de modo que os potenciais de ação passam de uma célula muscular cardíaca para a seguinte com grande facilidade. Dessa forma, o músculo cardíaco é um sincício, formado por muitas células musculares cardíacas, ligadas de tal modo que quando uma dessas células é excitada, o potencial de ação se propaga para todas as demais.

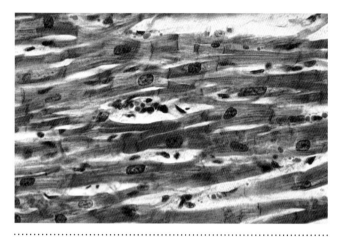

Figura 37.1 Músculo estriado cardíaco. Observam-se as linhas verticais entre as fibras musculares; os discos intercalares.
Extraída de Guyton, AC & Hall, JE. Tratado de Fisiologia Médica, Saunders, 2002.

O coração é, então, formado por dois sincícios: o sincício atrial e o sincício ventricular. Os átrios ficam separados dos ventrículos pelo tecido fibroso que circunda os orifícios valvulares entre os átrios e os ventrículos. Em condições normais, os potenciais de ação só podem ser conduzidos do sincício atrial para o sincício ventricular por meio de um sistema especializado de condução.[5]

O sistema especializado excitocondutor cardíaco, atualmente denominado Complexo Estimulante do Coração,[7] controla as contrações cardíacas. Ele é composto pelo nó sinoatrial (SA), onde é gerado o impulso rítmico normal; pelas vias internodais, condutoras dos impulsos do nó sinoatrial para o nó atrioventricular; pelo nó atrioventricular (AV), onde os impulsos provenientes dos átrios sofrem retardo antes de atingirem os ventrículos; pelo feixe de His, que conduz os impulsos dos átrios para os ventrículos; e pelos feixes esquerdo e direito de Purkinje, que conduzem os impulsos para todas as partes dos ventrículos.

Embora o nó sinoatrial tenha sido primeiramente descrito por Koch,[8] coube a Keith e Flack descrever todas as suas características em 1907, e a partir dessa época esse nó foi reconhecido como responsável pela geração dos estímulos cardíacos.[9] Morfologicamente ele assemelha-se a uma pequena tira achatada, filamentosa, em forma de elipse, que tem tamanho proporcional ao do coração e mede em média 15 mm de extensão, 5 mm de largura e 1,5 mm de espessura.[10] Está localizado na parede lateral e superior do átrio direito, mais precisamente no subepicárdio, na junção desse átrio com a veia cava superior.[10] Pode ser encontrado acompanhando-se o trajeto de sua artéria, que o transfixa a partir da sua porção superior. A artéria do nó SA é, para a maioria dos autores, originada em 60% dos casos da coronária direita e, em 40%, dos casos da coronária esquerda, e, nesse caso, mais comumente da artéria circunflexa.[11,12,13]

O nó SA é formado por dois principais tipos de células, as células P e as células T, que estão sustentadas em uma densa rede de colágeno e entremeadas com vasta quantidade de fibras do sistema nervoso autônomo. As células P (*pacemaker cell* ou células marca-passo), responsáveis pela ritmicidade elétrica, são as células mais primitivas do coração. Elas estão desprovidas de junções intercalares. O seu potencial de ação tem potencial transmembrana de repouso pouco negativo (cerca de -55 mV), que mantém desativado os canais rápidos de sódio e leva a uma fase 0 de pouca amplitude e dependente dos canais de cálcio. O potencial de ação dessas células ainda não possui platô e apresenta como característica fundamental a ascensão espontânea íngreme na fase 4, que determina seu automatismo. Uma variedade grande de canais iônicos contribui para a automaticidade sinusal. O nó SA gera a despolarização fase 4 ativando a corrente dependente de hiperpolarização (I_f). Contribuem ainda as correntes de cálcio tipo "L" e "T" ($I_{Ca(L)}$ e $I_{Ca(T)}$) e a corrente de sódio sensível a tetrodoxina. As correntes que levam a repolarização incluem a bomba sódio-potássio, a corrente retificadora tardia de potássio e o canal de potássio ativado pelo receptor muscarínico (I_{KACh}). As células T (células transicionais) são responsáveis pela amplificação e transmissão dos potenciais de ação das células P para os átrios. As células P têm velocidade de condução lenta, de cerca de 2 a 5 mm/s, e as células transicionais apresentam velocidade de 7 a 11 mm/s.[5,6,14]

A condução através dos átrios até o nó AV é facilitada por um conjunto de fibras musculares especializadas organizadas em três feixes, chamados de feixes internodais. O fascículo dorsal ou posterior (Thorel), que cruza a crista terminal e o fascículo intermédio (Wenckebach), surge na porção inferior, e o fascículo ventral ou anterior (Bachmann) se inicia na região superior do nó SA. Este último fascículo chega ao teto do átrio esquerdo e contribui para sua ativação.[15]

O nó AV, descrito por Aschoff-Tawara, em 1906,[15] foi considerado o centro gerador dos estímulos cardíacos até a descrição, no ano seguinte, do nó SA. Ele pode ser considerado o segundo marca-passo cardíaco, pois pode assumir o comando ventricular com uma frequência cardíaca menor em razão da falência do SA. Fica situado na região posterior da parede septal do átrio direito, no subendocárdio, adjacente ao seio coronário, mais precisamente no triângulo de Koch,[8,11] que é delimitado superiormente pelo tendão de Todaro ou banda sinusal, inferiormente pelo folheto septal da válvula tricúspide e, posteriormente, pelo seio coronário. A sua irrigação sanguínea é proveniente principalmente da artéria do nó AV, também chamada de artéria septal posterior superior ou ainda de ramo do septo fibroso, que se origina da artéria interventricular posterior, na altura do *Crux Cordis*. Essa artéria se origina da coronária direita, em cerca de 85% das pessoas, e da artéria circunflexa, nas demais.[12]

O nó AV é composto de duas porções, sendo a primeira a porção atrial ou de transição, e a segunda, a porção ventricular, central ou compacta, que faz comunicação direta com a porção penetrante do feixe de His. É posicionado de tal forma que sua porção compacta fica situada entre o folheto septal da válvula tricúspide e o anel valvar mitral a esquerda, estando intimamente relacionado à porção fibrosa do septo intraventricular.[5]

É no nó AV que ocorre o retardo principal que é responsável pela sincronia atrioventricular. Esse retardo se inicia nos feixes internodais e dura cerca de 0,03 s após sua origem no nó SA. Ocorre, então, retardo adicional no nó AV de cerca de 0,09 s, antes de o impulso chegar na porção penetrante de feixe de His, onde sofre atraso de mais outros 0,04 s. Dessa forma, o retardo no sistema a partir do nó AV é de 0,13 s, além do retardo inicial de 0,03 s do nó SA para o nó AV, totalizando cerca de 0,16 s de retardo. Cerca de 1/4 desse retardo acontece na região transicional, onde existem fibras especializadas muito delgadas, com velocidade de condução mais lenta (cerca de 1/12 da do músculo cardíaco normal). Após a entrada no nó AV, a velocidade permanece baixa, cerca de 0,05 m/s, 1/8 da velocidade de condução no músculo cardíaco normal.

A causa da condução lenta nas fibras nodais, transicionais e penetrantes do feixe AV acontece principalmente pelo potencial de ação de repouso menos negativo dessas células e pela menor quantidade de junções abertas conectando célula a célula, o que leva a uma maior resistência à passagem da corrente iônica. Assim, com baixa voltagem para impulsionar os íons e maior resistência ao movimento desses é que ocorre a lenta excitação celular nesse tecido e justifica o comportamento decremental típico dos distúrbios de condução originados nesse nodo.[5]

A inervação do nó AV é proveniente do plexo coronário, derivado do plexo cardíaco, formado por fibras simpáticas e parassimpáticas, derivadas do gânglio parassimpático localizado no septo interatrial, próximo da cruz do coração, ou gânglio de Ludwig.[11] Dele partem numerosas fibras pós-ganglionares parassimpáticas que estimulam predominantemente as regiões transicional e compacta. As fibras pós-ganglionares simpáticas são abundantes no nó AV e promovem o aumento da velocidade de condução e redução do período refratário efetivo nessa estrutura.[11]

O feixe atrioventricular ou de His tem origem na porção penetrante do nó AV, e se localiza na região subendocárdica do septo atrioventricular, no seu terço inferior. Dirige-se posteroanteriormente, fazendo uma curva em direção à região posterior, e divide-se em ramo direito e esquerdo quando passa sobre a região central da porção fibrosa do septo interventricular. O ramo direito é uma continuação do feixe de His e desce através do septo, na sua face direita, na região subendocárdica, até atingir a base do músculo papilar anterior do ventrículo direito. O ramo esquerdo é mais espesso e ultrapassa o septo membranoso em direção ao ventrículo esquerdo através de uma abertura própria, situada entre as cúspides aórticas posterior e anterior.[11] Na porção muscular esquerda do septo, na região subepicárdica, o ramo esquerdo se divide em dois fascículos septais que se dirigem para a base dos músculos papilares anterior e posterior da valva mitral.

A irrigação sanguínea do feixe atrioventricular se dá quase exclusivamente pela artéria do nó AV, que o acompanha e irriga a porção proximal dos ramos esquerdo e direito de Purkinje. Os feixes de Purkinje são irrigados juntamente com o miocárdio que esses acompanham.

Funcionalmente, as células desse sistema apresentam características quase opostas às do nó AV. São fibras grossas, transmitindo o potencial de ação na velocidade de 1,5 a 5,0 m/s, sendo cerca de 6 vezes a do músculo cardíaco normal e cerca de 150 vezes a das células transicionais do nó AV. Isso permite a transmissão quase imediata do impulso a todas as regiões dos ventrículos.[11]

A rápida transmissão dos potenciais de ação pelo sistema de Purkinje é decorrente do alto grau de permeabilidade das junções abertas nos discos intercalares situados entre as sucessivas células cardíacas que formam a fibra de Purkinje.[5] Outra característica especial dessas fibras é a incapacidade, exceto em estados anormais, de transmissão retrógrada do potencial de ação, impedindo a reentrada dos impulsos cardíacos por essa via no sentido ventrículo-atrial, só permitindo a condução anterógrada para os ventrículos.[5]

Não há evidências que os feixes e seus ramos sejam inervados em seu trajeto. Apenas a porção juncional do feixe atrioventricular possui uma extensa rede de fibras parassimpáticas de origem vagal. O sistema nervoso simpático tem pouca influência sobre o sistema His-Purkinje, aumentando a velocidade de condução dos estímulos e diminuindo o período refratário das fibras.

BRADIARRITMIAS

Bradicardia sinusal

A Bradicardia Sinusal (BS) é a condição na qual existem uma menor quantidade de despolarizações provenientes do nó SA e consequentes sístoles atriais e ventriculares do que aquela taxa considerada normal. Conforme já mencionado anteriormente, historicamente considera-se 60 bpm como valor de referência inferior de normalidade da frequência cardíaca; todavia, estudo recente demonstrou que 500 indivíduos normais, através de monitoração eletrocardiográfica ambulatorial, apresentavam frequência cardíaca média no período vespertino de cerca de 70 bpm, com limites de referência de 43 e 96 no sexo masculino e 51 e 95 no sexo feminino.[1,2] A Sociedade Brasileira de Cardiologia recomenda em sua última diretriz o valor de 50 bpm como limite inferior da normalidade.[16]

Podemos dividir didaticamente a BS em dois grupos; aquela que ocorre em indivíduos normais e aquela que ocorre em condições patológicas ou associadas.

BS em indivíduos normais

A BS ocorre no indivíduo normal em qualquer faixa etária, particularmente durante o sono, quando frequências cardíacas de 30 bpm e pausas de cerca de 2,0 segundos não são incomuns. Pode ser vista ainda em 25 a 30% de indivíduos assintomáticos abaixo dos 25 anos,[17] em atletas bem condicionados[18,19] e em alguns idosos.[20]

BS em condições patológicas ou associadas

Disfunção e doença do nó sinusal

A BS pode ser a primeira manifestação da disfunção do nó sinusal, que tem implicância clínica e considerações distintas, e será descrita em detalhes mais adiante neste capítulo.

Atividade vagal exagerada

Respostas vagais podem estar associadas à bradicardias importantes e clinicamente significativas, quando a estimulação parassimpática supera a simpática no nó SA e no nó AV. A combinação de frequência cardíaca baixa e queda na resistência vascular periférica são suficientes para causar baixo débito cerebral com pré-síncope e síncope. A ativação vagal surge de uma variedade de estímulos, entre eles: pressão no seio carotídeo, tosse e vômitos, manobra de Valsalva, exposição da face à água gelada, longos períodos de ortostatismo via reflexo de Bezold-Jarisch, dentre outros. Hipervagotonia pode ainda resultar em bradicardia sinusal crônica de repouso, e esse é um dos mecanismos da bradicardia no atleta bem condicionado. Bloqueios atrioventriculares podem também ser vistos devido a essa condição.

Hipertensão intracraniana

Hipertensão intracraniana deve sempre ser excluída quando a BS acontece em pacientes com sintomas neurológicos significativos, principalmente a paralisia do VI par craniano, papiledema e edema periorbital bilateral espontâneo. A presença de bradicardia, hipertensão arterial sistêmica e depressão respiratória configuram a Tríade de Cushing (ou reflexo de Cushing), de mecanismo ainda controverso, que muitos acreditam ser secundário à compressão do tronco cerebral e mesencéfalo.[21] A presença dessa resposta é um achado de grande gravidade e indica que a condição exige intervenções urgentes.

Infarto agudo do miocárdio

BS ocorre em 25 a 30% dos pacientes com Infarto Agudo do Miocárdio (IAM), particularmente naqueles em que há envolvimento da parede inferior, visto que a coronária direita irriga o nó SA em cerca de 60% das pessoas. O responsável é o aumento do tônus vagal (reflexo Bezold-Jarisch), na maioria das vezes. Quando o tratamento é necessário devido a comprometimento hemodinâmico ou isquemia, esses pacientes respondem bem à atropina venosa, na dose de 0,5 mg em *bolus*, repetida a cada 3 a 5 minutos se necessário, sendo a dose máxima de 0,04 mg/kg ou 3 mg (ver Tabelas 37.2 e 37.3).[22]

Atletas

A maioria dos atletas bem condicionados apresenta BS em repouso.[23,24] No entanto, estudos utilizando propranolol e atropina sugerem que existem alterações não apenas no tônus autonômico desses indivíduos, mas também alterações da fisiologia intrínseca do nó sinusal.[25]

Tabela 37.2 Recomendações ao uso da atropina na fase aguda do IAM, nas primeiras 8 horas após o início dos sintomas.

Classe I
Bradicardia sinusal com evidências de baixo débito cardíaco e baixa perfusão periférica, ou frequentes extrassístoles ventriculares na fase inicial do IAM.
Pacientes com BAV de segundo grau tipo I ou de terceiro grau em vigência de IAM inferior, associados a sintomas de hipotensão, isquemia ou arritmias ventriculares.
Bradicardia sustentada e hipotensão após a administração de nitroglicerina.
Para náusea e vômitos associados à administração de morfina.
Assistolia ventricular.

Classe IIa
Pacientes com BAV do segundo grau tipo I ou de terceiro grau em vigência de IAM inferior, sintomáticos, com o bloqueio localizado no nó AV (QRS estreito ou bloqueio de ramo ou fascicular preexistente.

Classe IIb
Administração concomitante com a morfina em pacientes com bradicardia sinusal.
Pacientes com BAV do segundo grau tipo I ou de terceiro grau em vigência de IAM inferior, assintomáticos.
BAV de segundo ou terceiro grau, de localização incerta, quando o marca-passo provisório não está disponível.

Classe III
Bradicardia sinusal com FC acima de 40 bpm sem sinais de hipoperfusão periférica ou arritmias ventriculares.
BAV de segundo ou terceiro grau acompanhado de QRS alargado de início recente presumidamente devido ao IAM.

Tabela 37.3 Recomendações ao uso da atropina na fase aguda do IAM, após 8 horas do início dos sintomas.

Classe I
Bradicardia sinusal sintomática (geralmente FC inferior a 50 bpm, hipotensão, hipoperfusão, isquemia ou arritmia ventricular).
Assistolia.
BAV sintomático ocorrendo no nível do nó AV.

Classe IIa
Nenhuma.

Classe III
BAV infranodal (QRS alargado novo).
Bradicardia sinusal assintomática.

Apneia obstrutiva do sono

Indivíduos com apneia obstrutiva do sono podem apresentar bradicardia importante (FC < 30 bpm) durante episódios de apneia.[26,27] Alguns estudos utilizaram marca-passos com a tentativa de melhorar a apneia, sem sucesso. O tratamento desse distúrbio melhora, na maioria das vezes, a bradicardia noturna.

Fármacos

Várias classes de fármacos podem levar à BS por deprimir a função do nó SA, entre elas os parassimpaticomiméticos, os simpaticolíticos, cimetidina, digitais, antagonistas dos canais de cálcio, lítio, amiodarona e outros antiarrítmicos.

Outras

Outras causas de BS incluem o hipotireoidismo, hipotermia, hipóxia e infecções (Tabela 37.1).

Manifestações clínicas

Primeiramente, o paciente deve sempre ser questionado em relação ao uso de drogas potencialmente culpadas pelo quadro clínico.

A BS é assintomática na maioria das vezes. Todavia, sintomas relacionados à frequência cardíaca reduzida pode ser relatado, como tonturas, lipotímia, síncope e piora de angina ou de insuficiência cardíaca. A relação entre sintomas e bradicardia é a meta principal da anamnese, pois o tratamento tem indicação mais robusta em pacientes sintomáticos.

A bradicardia predispõe ao aparecimento de arritmias atriais e ventriculares, que poderiam ser suprimidas por uma FC mais elevada.

Diagnóstico

O eletrocardiograma é fundamental nesse contexto. O ritmo deve ser sinusal, com ondas P iguais entre si e despo-larização atrial normal, ou seja, de cima para baixo e com um ângulo SÂP entre 0 e 90 graus. Desse modo, sua orientação é positiva nas derivações D1 e D2, e negativa em aVR. Para cada onda P, segue um complexo QRS, com relação 1:1. A frequência cardíaca, como já comentada anteriormente, deve estar abaixo dos 50 bpm, ou maior em condições com maior demanda metabólica ou maior tônus simpático (bradicardia relativa).[28]

Deve-se fazer o diagnóstico diferencial com as causas já citadas para avaliar o risco de sintomas e para programar a terapêutica.

Tratamento

O tratamento deve envolver apenas os pacientes sintomáticos ou com risco de desenvolver sintomas. As drogas com potencial efeito bradicardizante devem ser imediatamente suspensas, se não forem essenciais e insubstituíveis.

Em pacientes com BS e IAM, o tratamento farmacológico com atropina é a primeira opção, e deve ser realizado principalmente nos pacientes sintomáticos. O marca-passo temporário é raramente necessário.

A bradicardia sinusal crônica sintomática, episódica ou permanente, pode ser tratada com implante de marca-passo, unicameral atrial ou dupla câmara, com indicação e seguimento ambulatorial. Em pacientes com hipervagotonia, na síndrome neurocardiogênica ou não, com predomínio de bradicardia, o tratamento através de ablação das regiões de predomínio parassimpático no miocárdio atrial (cardioneuroablação) é bastante promissor, com grande chance de cura para esses pacientes.[29]

Variações não patológicas do ritmo sinusal

Marca-passo atrial migratório

Essa é uma variação benigna do ritmo atrial. As ondas P mudam de forma, sem variação significativa da frequência. O ritmo é regular e não se interrompe mesmo com a mudança da morfologia da onda P. Não existe bradicardia e não existem batimentos prematuros. A importância desse ritmo reside no fato de ele ser confundido com outros ritmos significantes, como a taquicardia atrial multifocal, onde existem salvas de batimentos oriundos de diversas porções dos átrios. Também pode ser confundido com ritmo idiojuncional.[30]

Arritmia sinusal fásica

Esse fenômeno acontece normalmente em pessoas saudáveis, associado ao ritmo respiratório. Após uma inspiração profunda, durante a expiração, existe uma lentificação natural e reflexa do pulso. Isso pode ser exagerado em algumas pessoas, porém sem repercussão clínica. É típica no recém-nascido normal e frequente em crianças, adultos jovens e também idosos.[30]

Disfunção e doença do nó sinoatrial

O termo Doença do Nó Sinusal (DNS) foi usado pela primeira vez por Lown, em 1967, em referência ao comportamento retardado da recuperação do nó SA após a realização de cardioversão elétrica em pacientes com

Fibrilação Atrial (FA).[31] A síndrome Braditaquicardia (uma das apresentações da DNS) já havia sido descrita em 1954, por Short,[32] e relacionada à DNS em 1957 por Birchfield,[33] porém foi apenas em 1968 que Ferrer descreveu de forma completa a síndrome do nó sinoatrial doente.[34]

Isoladamente, a DNS é a maior causa de implante de marca-passos nos EUA, e a segunda no Brasil. É caracterizada eletrofisiologicamente por distúrbios da geração de impulsos e da condução elétrica no nó SA e nos átrios, assim como no tecido de condução cardíaco, e por taquiarritmias atriais paroxísticas ou sustentadas (fibrilação atrial). As manifestações eletrocardiográficas incluem: bradicardia sinusal, pausas e paradas sinusais, bloqueio sinoatrial, taquicardia atrial, fibrilação atrial (FA) e incompetência cronotrópica sinusal, que é a incapacidade de esse nodo responder com aumento da frequência cardíaca esperado para a idade.[35]

Atualmente classifica-se como tendo disfunção do nó sinoatrial aquele paciente que tem bradicardia ou bradiarritmia sinusal, sem sintomatologia. A presença de sintomas relacionados à bradiarritmia define o paciente como portador de doença do nó sinoatrial.

Fisiopatologia

A causa mais comum da DNS é a substituição fibrosa do tecido atrial e do nó SA, que pode ser acompanhada de degeneração de demais localidades do tecido de condução, incluindo o nó AV. A transição entre o nó SA e o átrio direito também é acometida, assim como gânglios do sistema nervoso autonômico.[36] A doença da artéria do nó SA tem correlação com a síndrome, conforme trabalho que correlacionou anatomia dessa artéria com achados eletrofisiológicos. A frequência cardíaca intrínseca foi anormal na maioria dos pacientes com mais de 75% de estreitamento da artéria do nó SA.[37]

Mutações no cromossomo HCN4 já foram citadas como responsáveis pela diminuição das correntes I_f.[38] Mutações na subunidade alfa dos canais de sódio, que causa uma das formas da Síndrome do QT Longo, também está relacionada à DNS.[39] Inativação do gene ERG1 B, leva, em alguns estudos, a episódios de bradicardia sinusal em ratos.[40] Mutações no gene KCNQ1, que codifica o canal de potássio KvLQT1, também estão associadas à DNS.[41] Inativação do canal de Cálcio ($I_{Ca(L)}$) no rato leva à DNS.[42] Existe ainda depleção do nó SA da conexina 43, até a sua extinção, com a idade.[43]

Outras causas que podem ser citadas são as doenças infiltrativas, como a amiloidose e a hemossiderose, as doenças do miocárdio e do pericárdio, doenças inflamatórias, trauma, hipotireoidismo e a hipoxemia.[28]

Portanto, a DNS é multifatorial, e surge da interação entre a disfunção de canais iônicos, transportadores e receptores, que podem ser herdadas ou adquiridas através de estados patológicos ou com o avanço da idade.

Eletrofisiologia

Nos pacientes com DNS, conforme mapeamento eletroanatômico, existe significativo aumento do período refratário atrial em todas as regiões dos átrios, assim como diminuição da velocidade de condução do impulso através

da região lateral do átrio direito e do seio coronário. Existe ainda um grande número de duplos potenciais e potenciais fracionados na região da *crista terminalis*.[44] Pacientes com Insuficiência Cardíaca Crônica (ICC) têm remodelamento anatômico e estrutural na *crista terminalis* e diminuição da reserva funcional do nó SA. Comparados com controles, os pacientes com ICC têm maiores tempos de recuperação do nó sinusal, maiores tempos de condução sinoatrial, maior quantidade de origem caudal do impulso no nó SA, maior quantidade de duplos potenciais e potenciais fracionados e menor amplitude dos potenciais de ação ao longo da *crista terminalis* e propagação anormal do impulso sinusal.[45,46]

Outros fatores que causam ou agravam a DNS são a Fibrilação Atrial (FA) e a falta de sincronismo atrioventricular. A FA causa remodelamento sinoatrial. Estudos clínicos e experimentais demonstraram melhora dos parâmetros eletrofisiológicos e diminuição das pausas pós-cardioversão nesses pacientes após tratamento com ablação por cateter.[45] A perda da sincronia atrioventricular causada com o uso do marca-passo unicameral ventricular leva a aumento das pressões diastólicas finais do ventrículo direito e da pressão atrial, com aumento do tempo de condução atrial e do tempo de recuperação do nó sinoatrial, que predispõe a FA. A restauração da sincronia AV com marca-passo dupla-câmara restaura esses parâmetros.[47]

Apresentação clínica

Os sintomas mais comuns para os quais o paciente procura atendimento médico são: tonturas, pré-síncope, síncope, palpitações, intolerância aos esforços e fadiga. Os sintomas são muito variáveis, e conforme já citado anteriormente é de grande importância a sua correlação com a bradiarritmia. Em pacientes com grandes pausas e paradas sinusais, pode haver síncope ou pré-síncope com traumatismo importante, que justificam internação hospitalar e tratamento de emergência. Em pacientes idosos, a doença do nó sinusal potencializa e pode ser confundida com sintomas de senilidade, ocasionando perda de reflexos, acidentes e, até mesmo, fratura de colo do fêmur. Quadros crônicos, aparentemente benignos no idoso, podem evoluir com insuficiência renal, insuficiência cardíaca e angina mesentérica. Na síndrome braditaqui comumente ocorrem crises de palpitações associadas ou não a tonturas e síncopes principalmente no momento da reversão das taquiarritmias, geralmente representadas por fibrilação atrial paroxística seguida de longas pausas ou assistolia. Nessa forma de apresentação podem ocorrer sintomas relacionados à embolização sistêmica.

Diagnóstico

Devido à natureza intermitente dessa síndrome, o diagnóstico definitivo, além de uma cuidadosa avaliação clínica, depende de vários exames complementares, como:[35]

1. Eletrocardiograma.
2. Holter ou monitoração ambulatorial do eletrocardiograma.
3. Gravadores de eventos com memória circular de longa duração (*loop recorders*), implantáveis ou não.

4. *Web-Looper.*
5. Teste ergométrico.
6. Testes autonômicos, como Teste de Atropina e Teste de Inclinação.
7. Cardioestimulação Transesofágica (CETE).
8. Estudo eletrofisiológico.

O eletrocardiograma classicamente evidencia bradicardia sinusal. Conforme a frequência atrial, o automatismo das outras porções do sistema de condução e o tônus autonômico do paciente, podem ocorrer outros ritmos, chamados de ritmo de escape, de origem ectópica. Esses ritmos são, na maioria das vezes, de origem juncional, porém, como existe acometimento difuso do sistema de condução em grande parte dos doentes com DNS, pode haver ritmos mais baixos, ventriculares. O ritmo juncional de escape se caracteriza por bradicardia sem onda P sinusal e por despolarizar os ventrículos através do sistema normal de condução, o que leva a um complexo QRS estreito, com morfologia igual ou semelhante a do paciente em ritmo sinusal (Figura 37.2). As ondas P podem acompanhar esses complexos, coincidindo, sucedendo ou raramente precedendo cada um deles. Quando precedendo, se diferencia do ritmo sinusal principalmente pelo intervalo PR curto e pela orientação de seus vetores, que devido à despolarização dos átrios de baixo para cima, também segue essa direção, tornando a onda P negativa nas derivações inferiores, DII, DIII e AVf (Figuras 37.3 e 37.4). É muito importante diferenciá-lo das extrassístoles juncionais, que se caracterizam

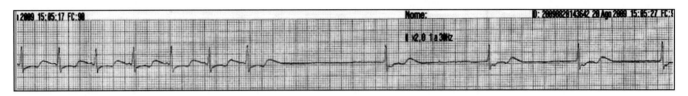

■ **Figura 37.2** Os primeiros sete batimentos são atriais, em taquicardia, com FC próxima a 100 bpm, com reversão espontânea e pausa sinusal importante de 2,4 s. Os complexos de 8 a 11 são juncionais com onda P retrógrada no final do QRS. A paciente apresentava bradicardia sinusal de base. Síndrome braditaquicardia e DNS.

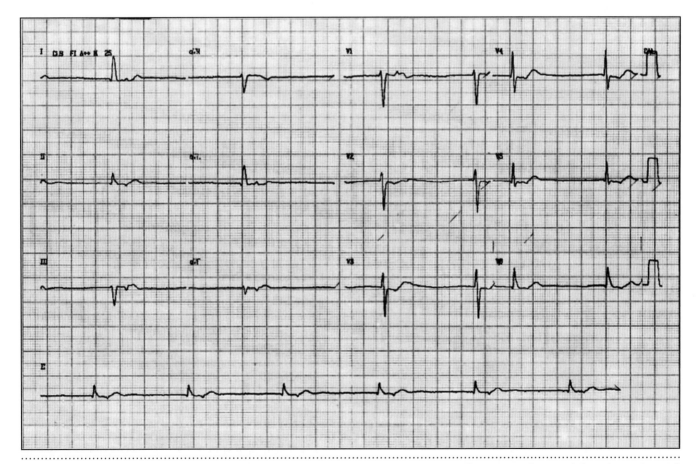

■ **Figura 37.3** Ritmo juncional. Observa-se onda P retrógrada no segmento ST, negativa nas derivações inferiores. A despolarização atrial acontece de baixo para cima. Nessa situação a atropina pode acelerar o automatismo sinusal ou juncional recuperando temporariamente o ritmo sinusal ou acelerando o ritmo juncional.

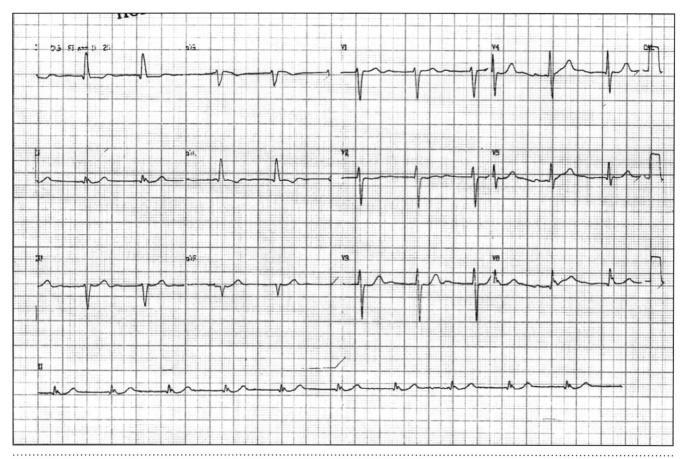

■ **Figura 37.4** Mesma paciente da figura anterior após administração de atropina. Verifica-se que em vez de surgir ritmo sinusal ocorre aceleração do ritmo juncional e coincidência da onda P e do QRS. O diagnóstico é de DNS. Tendo-se em conta ser quadro irreversível, deve ser tratado com implante de marca-passo.

pela sua precocidade em relação ao ciclo cardíaco normal (intervalo de acoplamento mais curto). Os escapes ventriculares normalmente têm frequência cardíaca mais lenta que os juncionais, e devido a sua origem fora do sistema especializado de condução, apresentam complexos QRS alargados. Podem ainda existir os escapes juncionais com condução aberrante dependente de bradicardia, ou aberrância de fase 4, com característica dos bloqueios fasciculares, que podem ser confundidos com os ventriculares –, porém, como são de origem mais alta no sistema excitocondutor, são mais estáveis com menor risco de assitolia.[30]

Os escapes ventriculares são mais instáveis por natureza e denotam uma doença mais difusa; portanto, se não existem causas reversíveis, tornam-se uma indicação para o implante de marca-passo.

Outra forma de apresentação são as pausas e paradas sinusais, decorrentes ou não de bloqueios sinoatriais.

Os bloqueios sinoatriais (BSA) podem ser classificados eletrocardiograficamente em tipo I e tipo II. O BSA do tipo I se deve a fenômeno de Wenckebach na junção sinoatrial, e o BSA do tipo II ocorre devido a bloqueio tipo II na mesma junção. Ao eletrocardiograma temos:

- **BSA tipo I:** existe um intervalo onde não ocorre a onda P, que é precedido por encurtamento dos intervalos PP (fenômeno de Wenckebach). A pausa que acompanha esse bloqueio (ausência de P) deve ser menor que dois ciclos sinusais consecutivos.
- **BSA tipo II:** a pausa que acompanha a ausência de onda P é sempre múltipla da frequência cardíaca básica e não é precedida de encurtamento dos intervalos P-P.

Os pacientes com bradicardia sinusal, quando internados, podem ser monitorados com Holter, para eventualmente se analisar com maior especificidade se os sintomas relatados pelo paciente são relacionados à bradiarritmia registrada, que têm as mesmas definições que as referidas anteriormente na eletrocardiografia. Não existem valores críticos para pausas em ritmo sinusal ou para bradicardias sinusais durante o sono, principalmente para aquelas que ocorrem secundariamente ao aumento no tônus autonômico parassimpático; deve-se, portanto, atentar para aquelas sintomáticas, que ocorrem no período de vigília, ou para bradicardias importantes, definidas pela frequência cardíaca em vigília menor que 40 bpm.[35,48] Como em pacientes internados o repouso é a norma, deve-se sempre que possível realizar o Holter ambulatorialmente para definir a melhor conduta.

O teste ergométrico para investigação desses doentes, utilizado na emergência ou ambulatorialmente, é indicado para avaliação da resposta cronotrópica (aumento de frequência cardíaca) com o aumento do tônus simpático com o esforço, assim como a sua relação com a capacidade funcional do paciente e os seus sintomas. Uma das definições para *deficit* cronotrópico é a incapacidade de se atingir 85% da FC máxima estimada para idade com o esforço máximo. Os pacientes que apresentam deficiência de cronotropismo associada com sintomas como a baixa capacidade funcional devem ser tratados com marca-passo atrial ou bicameral implantável,[35,48,49] dotados de sensor para elevação da frequência de estimulação durante o esforço.

Existe uma incompetência dos testes invasivos e não invasivos em identificar a DNS como causa provável de síncope (entre 4% a 16%).[35] Gravadores de eventos implantáveis têm sido relatados na literatura com maior capacidade em identificar esses pacientes, entretanto têm o inconveniente do alto custo e da necessidade de intervenção.[47,50]

A CETE, que no Brasil foi introduzida no Serviço de Marca-passo do IDPC por Pachón *et al.*, é um método não invasivo simplificado que pode ser realizado à beira do leito. Com uso de estimuladores, eletrodos apropriados e treinamento, pode ser realizada com mínimo desconforto, sendo bem tolerada pela maioria dos pacientes. A CETE permite o diagnóstico eletrofisiológico da disfunção ou da doença do nó SA, através do Tempo de Recuperação do Nó SA (TRNS) e do Tempo de Condução Esôfago – SA (TCESA). Com a CETE, pode ser avaliado o período refratário atrial e podem ser investigados os feixes anômalos, a dupla via nodal e as taquicardias da síndrome braditaqui. A condução AV é estudada através do ponto de Wenckebach. O estudo normalmente inclui a massagem do seio carotídeo e o teste da atropina, fornecendo dados para auxiliar o contexto clínico. Com base na CETE, e conforme a fisiopatologia, é possível racionalizar a apresentação da doença do nó sinusal (Tabela 37.4).[51,520] A dose da atropina é de 0,04 mg/kg, com dose máxima de 3,0 mg. A resposta a atropina é considerada positiva quando o paciente com bradicardia sinusal tem elevação da frequência cardíaca a pelo menos 90 bpm ou reassume o ritmo sinusal quando em ritmo de suplência (Figura 37.4).

Tratamento

O tratamento de escolha para a DNS sintomática e irreversível é o marca-passo cardíaco implantável. As indicações para implante de marca-passo na DNS segundo as diretrizes brasileiras estão na Tabela 37.5.[48] As indicações indiscutíveis são para aqueles pacientes nos quais houve documentação da relação entre os sintomas e a bradicardia. Os sintomas melhoram com o uso do marca-passo, todavia a mortalidade, que é baixa nessa patologia, não parece ser modificada.

O tratamento medicamentoso foi estudado principalmente com a teofilina,[53] o cilostazol e a hidralazina,[54] com resultados modestos, porém sem grandes estudos randomizados e sem grande utilidade clínica.

Recentemente, as diretrizes europeias para implante de marca-passo, o incluíram mais duas indicações esse implante, com recomendação classe IIa:

- Em paciente com idade superior a 40 anos que se apresenta com síncopes recorrentes e imprevisíveis por causa vasovagal com predomínio do componente cardioinibitório documentada (pausas sinusais e/ou bloqueios atrioventriculares);
- Pacientes com história de síncope e achados de pausas assintomáticas superiores a 6 segundos devido a parada sinusal, bloqueio sinusal atrial ou bloqueio atrioventricular.[55]

Vale ressaltar que, em pacientes estáveis, sem pausas sintomáticas e sem síncope, o risco de morte súbita é baixo, e o implante de marca-passo pode ser realizado em nível ambulatorial.[49] Nos pacientes muito sintomáticos, deve ser programado implante durante internação hospitalar, muitas vezes precedido de marca-passo provisório em casos selecionados.

Em pacientes com documentação de FA Paroxística e DNS (Síndrome Braditaquicardia), o risco de eventos embólicos é aumentado significativamente.[56,57] Esse paciente deve ser avaliado em relação à anticoagulação oral. O paciente com DNS e sem documentação ou evidência de FA pode ser acompanhado sem anticoagulação. Suporte para essa conduta baseia-se no resultado do estudo DANISH, no qual a taxa de eventos tromboembólicos foi de 7% em um acompanhamento de 5,5 anos em pacientes com DNS sem evidência de FA.

Bloqueios atrioventriculares

Bloqueio atrioventricular (BAV) é o atraso ou interrupção da transmissão do impulso elétrico dos átrios para os

Tabela 37.4 Classificação da DNS conforme a CETE.

Disfunção sinusal	(TRNS/TCESA)	Resposta à atropina	Número de cels P	Tônus vagal	Alterações funcionais
Tipo I	Normais	Positiva	Normal	Aumentado	Disfunção extrínseca Hipertonia vagal primária
Tipo II	Alterados	Positiva	Reduzido	Normal	Disfunção intrínseca Hipertonia vagal relativa
Tipo III	Alterados	Negativa	Muito reduzido	Reduzido	Disfunção intrínseca + denervação e fibrose
Tipo IV	Normais	Negativa	Normal	Ausente	Nó sinusal normal Denervação isolada

TRNS (Tempo de Recuperação do Nó Sinusal); TCESA (Tempo de Condução Esôfago-Sinusal).

Tabela 37.5 Recomendações para implante de marca-passo definitivo na DNS.

Classe I
Espontânea, irreversível ou induzida por fármacos necessários e insubstituíveis, com manifestações documentadas de síncope, pré-síncope ou tonturas, ou com IC relacionada à bradicardia *(NE C)*.
Com intolerância aos esforços claramente relacionada à incompetência cronotrópica *(NE C)*.

Classe IIa
Espontânea, irreversível ou induzida por fármacos necessários e insubstituíveis, com manifestações de síncope, pré-síncope ou tonturas, ou com IC relacionada à bradicardia, mas não documentada *(NE C)*.
Síncope de etiologia indefinida, na presença de DNS documentada ao EEF *(NE C)*.

Classe IIb
Bradiarritmia sinusal que desencadeia ou agrava IC, angina do peito ou taquiarritmias *(NE C)*.
Pacientes oligossintomáticos com FC crônica < 40 min., durante vigília *(NE C)*.

Classe III
DNS assintomática ou com sintomas comprovadamente não relacionados à bradicardia *(NE C)*.
DNS na presença de bradicardia sintomática por uso de fármacos não essenciais ou substituíveis *(NE C)*.

ventrículos devido a comprometimento anatômico ou funcional do sistema excitocondutor cardíaco, que pode ser transitório ou permanente.

A condução pode ser atrasada, acontecer de forma intermitente ou ser completamente interrompida, levando aos bloqueios classificados como de primeiro, segundo e terceiro graus.

Fisiopatologia

As causas de distúrbio de condução AV são diversas, conforme anteriormente citadas na Tabela 37.1. As principais, de acordo com a literatura mundial, são as degenerativas e a isquêmica.

A doença idiopática progressiva do sistema de condução é a substituição das células do sistema especializado do Complexo Estimulante Cardíaco por tecido fibroso e esclerótico. É a causa de BAV em cerca de metade dos casos, e também pode ser secundária a diversas condições que não podem ser distinguidas clinicamente. A incapacitação progressiva do sistema de condução é conhecida como doenças de Lev e de Lenègre.[58]

O termo "doença de Lenègre" tem sido tradicionalmente usado para descrever o progressivo acometimento fibrótico esclerodegenerativo do sistema de condução em indivíduos jovens, usualmente com início antes dos 40 anos. Normalmente ocorre progressão lenta para BAV total, e a doença pode ser hereditária.

O termo "doença de Lev" é usado para definir a esclerose do esqueleto cardíaco esquerdo em pacientes idosos, com calcificação envolvendo o anel mitral e o aórtico. É causada pela fibrose e calcificação que se inicia no esqueleto fibroso adjacente ao sistema de condução.

A fibrose do septo muscular alto é uma causa comum de bloqueio de ramo direito (BRD) e bloqueio da divisão anterossuperior esquerda (BDAS) em indivíduos idosos. A calcificação do esqueleto fibroso e do anel mitral pode ser a causa mais comum de BAV total com QRS estreito em idosos. A calcificação do anel aórtico, por outro lado, pode invadir os ramos do feixe de His, tanto o direito como o esquerdo, portanto levando a um complexo QRS largo.[58-60]

A doença arterial coronária e a isquemia são responsáveis por cerca de 40% dos casos de BAV total nos EUA e podem ser causadas tanto pela doença crônica como pela aguda no IAM. É estimado que cerca de 20% dos pacientes com IAM desenvolvam BAV, 8% de primeiro, 5% de segundo e 6% de terceiro grau.[61-63] Os distúrbios de condução intraventriculares ocorrem também em cerca de 20% dos pacientes que sofrem de IAM e tem importância distinta na condução clínica e invasiva desses doentes, que será mais bem abordada adiante neste capítulo.

Classificação e localização do bloqueio atrioventricular

Para finalidade didática, dividiremos de maneira simplificada o sistema de condução AV em duas partes: o nó AV e a porção proximal dos ramos esquerdo e direito do sistema His-Purkinje. As células do nó AV são diferentes em estrutura e função se comparadas às células abaixo do His. Elas despolarizam e se recuperam de maneira diferente. Quando estão comprometidas, o seu padrão de condução é diferente, assim como seu prognóstico.

Quando existe um bloqueio AV é importante determinar qual elemento do sistema de condução está comprometido. Uma lesão única no nó AV pode levar ao comprometimento da condução dos átrios para os ventrículos, porém abaixo, nos ramos do sistema His-Purkinje, a lesão tem que ser bilateral para provocar bloqueio AV. Se o bloqueio não é bilateral existirão os bloqueios fasciculares e alargamento do complexo QRS. Esse conceito, apesar de simples, é fundamental para o entendimento, classificação e localização dos BAV.

Bloqueio atrioventricular de primeiro grau

O bloqueio AV do primeiro grau é o atraso da condução do impulso dos átrios para os ventrículos, com intervalo PR maior que o normal para idade e frequência cardíaca. A condução AV mantém relação 1:1, e o intervalo PR tem duração fixa.

O intervalo PR inclui a ativação dos átrios, nó AV e feixe de His até as porções terminais das fibras de Purkinje, e é normal quando sua duração é de 120 a 200 ms, encurtando com o aumento da frequência cardíaca. Em geral o intervalo PR é de até 200 ms em frequências entre 60 bpm e 100 bpm, 180 a 190 ms em frequências entre 100 bpm e 130 bpm, e 170 ms acima de 130 bpm. Crianças menores de 14 anos normalmente têm intervalo PR em torno de 140 ms.

O prognóstico e a história natural do BAV de primeiro grau foram avaliados em trabalhos antigos que evidenciaram benignidade. Esses trabalhos[63,64] foram feitos principalmente com população jovem e das forças armadas americanas, com provável etiologia de hipertonia vagal. Trabalho recente na população de Framingham demonstrou um aumento na incidência de FA, implante de marca-passo e de mortalidade total em um acompanhamento de 20 anos em pacientes portadores de BAV de primeiro grau.[65]

O atraso pode ocorrer nos átrios, no nó AV e nos feixes de His, até as porções terminais das fibras de Purkinje. A localização mais comum é no nó AV. Em pacientes com complexo QRS estreito, como regra geral, o atraso se encontra no nó AV. Para um atraso infra-hissiano determinar um QRS estreito, o atraso deveria ocorrer nos ramos esquerdo e direito de maneira absolutamente idêntica, o que é bastante improvável. Intervalos maiores que 300 ms indicam que a lesão se encontra no nível do nó AV com maior especificidade, enquanto intervalos entre 200 ms e 300 ms são menos específicos. Quando temos um paciente com QRS alargado não há como afirmar o local do bloqueio. No caso do Bloqueio de Ramo Esquerdo (BRE) ou dos bloqueios bifasciculares, pode existir apenas um fascículo conduzindo o estímulo elétrico do nó AV aos ventrículos, portanto o atraso pode estar no nó AV ou nesse fascículo. A diferença clínica não é significante. Bloqueio AV de primeiro grau, isoladamente, principalmente associado a QRS estreito, normalmente não é uma ameaça a vida. Porém, em pacientes com síncope, deve-se atentar para alterações eletrocardiográficas associadas, principalmente para os bloqueios fasciculares. Se houver associação com bloqueio bifascicular, excluídas outras causas de síncope, pode-se indicar marca-passo definitivo pressupondo bradicardia. Nessa situação, o estudo eletrofisiológico é indicado.[66]

Um problema ocasional na identificação do BAV de primeiro grau é quando o intervalo PR é bastante prolongado, levando à coincidência da onda P com a onda T, segmento ST ou QRS precedentes. A comparação com as demais ondas T e uma morfologia apiculada pode sugerir a existência da onda P entalhando a onda T. Em casos de dúvidas, a lentificação da frequência cardíaca com massagem do seio carotídeo ou drogas pode fazer o reconhecimento do ritmo de modo mais fácil. A monitoração esofágica do ritmo é muito útil para auxiliar esse diagnóstico na emergência.[67]

O paciente com PR bastante prolongado pode apresentar sintomas de uma "pseudo" síndrome do marca-passo devido à dissincronia AV, com a contração atrial esquerda acontecendo com a valva mitral fechada, principalmente aos esforços. Os sintomas consistem principalmente em dispneia, palpitações e tonturas. Pode haver evidências de aumento das pressões de enchimento cardíacas em exames de imagem. No tratamento desses pacientes, em casos muito sintomáticos, pode ser necessário implante de marca-passo bicameral para restaurar a sincronia AV, única forma de eliminar esse tipo de sintomas.

As indicações de marca-passo segundo as diretrizes brasileiras se encontram na Tabela 37.6.

Tabela 37.6 Indicações de MP no BAV de primeiro grau.

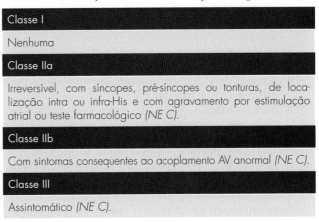

Classe I
Nenhuma
Classe IIa
Irreversível, com síncopes, pré-síncopes ou tonturas, de localização intra ou infra-His e com agravamento por estimulação atrial ou teste farmacológico (NE C).
Classe IIb
Com sintomas consequentes ao acoplamento AV anormal (NE C).
Classe III
Assintomático (NE C).

Bloqueio atrioventricular de segundo grau

No BAV de segundo grau existe interrupção intermitente da condução dos estímulos para os ventrículos. Em 1899, Wenckebach descreveu o prolongar progressivo entre as contrações atriais e ventriculares e a eventual falha do batimento atrial em alcançar os ventrículos através da análise do pulso venoso jugular em polígrafo.[68] Em 1924, com o uso do eletrocardiograma, Mobitz descreveu o BAV de segundo grau em dois tipos:

- **Tipo I:** é a tradução do fenômeno descrito por Wenckebach para a eletrocardiografia, que evidencia progressivo aumento do intervalo PR que precede uma onda P bloqueada.
- **Tipo II:** o intervalo PR se mantém constante e existe uma interrupção súbita da condução e uma onda P bloqueada.
- **BAV avançado:** quando existe bloqueio de duas ou mais ondas P consecutivas, porém com condução ventricular em alguns batimentos, o que o diferencia do BAV total, descrito adiante.[69]
- **BAV 2:1:** quando existe um padrão fixo de condução AV com 2 ondas P para cada QRS.

Bloqueio atrioventricular do segundo grau Tipo I (Wenckebach)[28,30]

Existem dois padrões eletrocardiográficos de bloqueio com periodicidade tipo Wenckebach, o clássico ou típico e o atípico.

O tipo clássico ocorre mais comumente no nó AV (cerca de 70 a 75% das vezes), porém pode refletir distúrbio da condução em qualquer parte do sistema His-Purkinje. Também pode ser observado na condução anterógrada, na condução retrógrada e como bloqueio de saída de focos ectópicos e marca-passos parassistólicos.

Existem características eletrocardiográficas específicas que devem ser observadas para o diagnóstico da forma clássica desse tipo de bloqueio:

- Prolongamento progressivo dos intervalos PR. Para documentar esse comportamento, devem ser observados dois ou mais complexos consecutivos.
- Falha de condução com onda P bloqueada após o máximo prolongamento do intervalo PR.
- Recuperação da condução AV, com encurtamento do intervalo PR após a onda P bloqueada.
- A pausa do RR após a onda P bloqueada é menor que a soma de dois intervalos R-R precedentes a ela. Isso acontece porque o intervalo PR normaliza após o bloqueio, o que "puxa" o próximo complexo QRS fazendo com que ele aconteça relativamente mais precoce do que os outros.
- Reciprocidade R-P/P-R. As ondas P acontecem em intervalos constantes enquanto o intervalo PR prolonga consecutivamente. Consequentemente cada complexo QRS se aproxima mais (é "empurrado") da próxima onda P. Então há uma relação recíproca entre os intervalos R-P e P-R. Quanto mais próximo da onda P está o QRS precedente, mais fadigadas estarão as células do nó AV (menor tempo de recuperação) e maior será o intervalo PR seguinte, até o bloqueio.
- Pode ocorrer o "Paradoxo de Wenckebach", que é o encurtamento dos intervalos R-R enquanto existe o prolongamento progressivo do intervalo PR. O intervalo PR se prolonga com grande incremento no primeiro batimento após a recuperação da condução, e então com incrementos cada vez menores.

Esses incrementos "empurram" os complexos QRS em direção aos próximos. Como os incrementos são cada vez menores, os intervalos R-R encurtam.

A forma atípica acontece quando as razões de condução excedem 6:5 e 7:6, o que leva a um prolongamento pequeno e imprevisível do intervalo PR, que pode se tornar prolongado e constante, com evolução para o bloqueio súbito da condução AV. A explicação mais aceita para esse fenômeno é que existe também o aumento do ritmo sinusal associado, o que leva a variações no tônus hemodinâmico e autonômico. O intervalo PR ainda é maior no batimento que precede o bloqueio e diminui de tamanho no primeiro batimento que conduz aos ventrículos (batimento após o bloqueio), com aumento a partir do segundo batimento do ciclo. Alguns autores associam essa forma de apresentação eletrocardiográfica com o bloqueio na região intra-hissiana.[28,30]

A largura do complexo QRS ajuda a determinar o local do bloqueio. Em pacientes com QRS estreito, pode se considerar que o BAV é nodal, principalmente na forma clássica. Seria matematicamente muito difícil que o atraso acontecesse caprichosamente do mesmo tamanho em todos os fascículos para que não houvesse normalização do intervalo PR ou alargamento do QRS. Em pacientes com QRS alargado, fica difícil determinar a origem do bloqueio. Para fins práticos, se o comportamento é clássico, ele se localiza no nó AV (Figura 37.5).

Uma dificuldade existe quando temos um BAV 2:1 fixo. Uma onda P conduz um QRS com intervalo PR fixo, enquanto a próxima é bloqueada. Quando o complexo QRS é estreito, o bloqueio deve ser no nó AV ou no tronco do feixe de His. Quando o complexo QRS é alargado, frequentemente as ondas P podem estar sendo bloqueadas no fascículo derradeiro, o que leva a um BAV bilateral intermitente, condição extremamente grave que necessita de implante de marca-passo provisório ou definitivo. Raramente, esse bloqueio pode ainda ser nodal coincidente. Não se pode afirmar apenas pelo traçado (Figura 37.6).

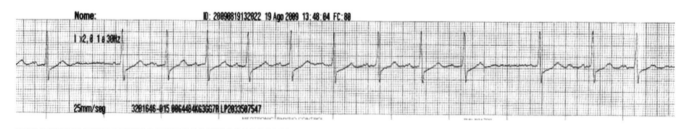

■ **Figura 37.5** Ciclo de Wenckebach. Observe a morfologia da onda T do complexo 11. Ela está apiculada, pois tem uma onda P bloqueada sobreposta. O QRS é estreito e o fenômeno é clássico, sugerindo que o bloqueio deve estar localizado no nó AV.

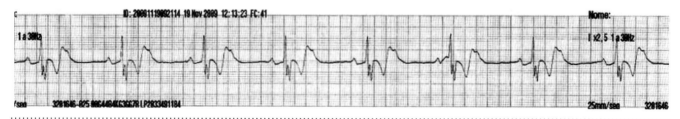

■ **Figura 37.6** BAV 2:1 fixo com QRS alargado. DII longo não evidenciou mudanças no padrão de condução. Não é possível identificar o local do bloqueio apenas com esse traçado, porém é altamente provável que seja no fascículo ou ramo derradeiros. Se o paciente tem sintomas de baixo débito cardíaco indica-se marca-passo provisório. Nota-se ao final de cada onda T um entalhe, que corresponde à onda P bloqueada.

O BAV do segundo grau tipo I é comum em pessoas normais em repouso – principalmente durante o sono – com tônus vagal aumentado, como os jovens e os atletas. O prognóstico é excelente nessas situações, já que formas mais avançadas de bloqueio são raras.[70,71]

A doença degenerativa do sistema de condução, miocardite, infarto inferior e isquemia são condições patológicas nas quais esse tipo de bloqueio pode ocorrer.

Com a idade, o Wenckebach ocorre em frequências cardíacas menores, como demonstrado em estudo epidemiológico no qual a frequência cardíaca em que esse fenômeno ocorria diminuía continuamente com o aumentar da idade.[72]

Existem controvérsias em relação ao prognóstico desse tipo de bloqueio, assim como em relação à necessidade de marca-passo nesses pacientes, mesmo na presença de complexo QRS estreito. Trabalhos do início da década de 1980, que estudaram pacientes jovens e assintomáticos, demonstraram evolução benigna na ausência de doenças estruturais.[73] Em meados da década de 1980, Shaw *et al.* sugeriram que pacientes com BAV do segundo grau tipo I tinham um pior prognóstico que indivíduos da mesma idade e sexo, com exceção daqueles que já haviam sido submetidos a implante de marca-passo. A média da idade da população desse estudo foi de 72 anos, e os pacientes foram acompanhados por 14 anos. Ainda não houve diferença no prognóstico entre aqueles com QRS estreito e aqueles com bloqueios fasciculares em análise de subgrupos.[74] Portanto, há populações distintas nas quais a manifestação eletrocardiográfica é o BAV de segundo grau tipo I: em um extremo, o paciente jovem, assintomático e sem cardiopatia estrutural, na maioria das vezes bem condicionado fisicamente, que apresenta esse tipo de bloqueio em repouso e durante o sono; no outro extremo, temos o paciente adulto jovem ou idoso, sintomático, sedentário, com ou sem cardiopatia estrutural, com provável esclerose do sistema de condução, que apresenta esse tipo de bloqueio em repouso, podendo ainda apresentá-lo com o esforço. Esses dois grupos têm evoluções distintas. Os pacientes enquadrados no último grupo devem ser acompanhados com cautela, e sua indicação de marca-passo, individualizada.

Pacientes com BAV do segundo grau tipo I geralmente são assintomáticos. Podem referir palpitações e tonturas. Em casos nos quais a razão de condução para os ventrículos é pequena, como no BAV 2:1 (Wenckebach extremo) e 3:2, podem existir sintomas de baixo débito cardíaco como síncope, lipotímia, angina e insuficiência cardíaca. Nessas situações pode ser indicada a estimulação cardíaca artificial temporária, transcutânea ou transvenosa, até a reversão da causa (p. ex., isquemia, metabólica, drogas etc.) ou tratamento definitivo. Os pacientes com síncope possuem uma maior chance de localização infranodal do bloqueio. Em BAV 2:1 devem ser realizados traçados longos para registro de variações na frequência cardíaca, o que pode desmascarar um fenômeno de Wenckebach ou um bloqueio do tipo II (a seguir). Em alguns casos, se houver condições clínicas apropriadas, podem ser realizados para desmascarar o local do bloqueio. Esses testes se constituem, além do eletrocardiograma, no teste ergométrico e no teste de atropina. Entretanto, o estudo definitivo nessa condição é o estudo eletrofisiológico invasivo.[66]

O teste de atropina é o mesmo que o anteriormente citado para DNS, com a mesma dosagem. A frequência cardíaca deve subir para mais que 90 bpm ou se sustentar acima dessa, então deve ser avaliado o comportamento do bloqueio. Com a diminuição do tônus vagal promovida pela atropina, prevalece o tônus simpático no nó AV, facilitando a condução AV. Se houver melhora do bloqueio, esse se localiza no nodo AV. Porém, se com a facilitação da condução pelo nó o bloqueio piora ou se mantém, esse bloqueio é de origem infranodal, intra-hissiano ou infra-hissiano.[48,60,67,75]

O esforço físico aumenta o tônus simpático, o que favorece a condução pelo nó AV. Dessa forma, se houver surgimento, manutenção ou piora do bloqueio com o exercício, ele se localiza abaixo do nó AV. A melhora do bloqueio tem pouco valor no TE pois o aumento do tônus simpático pode melhorar a condução mesmo em alguns casos de bloqueio His-Purkinje. As diretrizes americanas classificam os pacientes com BAV de segundo grau de qualquer tipo ou de terceiro grau que surgem ou pioram no esforço, na ausência de isquemia, como recomendação I nível de evidência C para o implante de marca-passo definitivo.[76]

Os pacientes sintomáticos, sem causas reversíveis, devem ser tratados com marca-passo implantável. Os pacientes assintomáticos e com bloqueio nodal devem ter drogas culpadas removidas (aquelas que podem ser substituídas) e podem ser tratados conservadoramente. O implante de marca-passo definitivo deve ser evitado naqueles com comprovação de bloqueio ao nível do nó AV, principalmente se supostamente reversível.[48,55,76]

Bloqueio atrioventricular do segundo grau tipo II

No bloqueio de segundo grau do tipo II a condução atrioventricular se interrompe abruptamente, sem evidência de fadiga progressiva como no fenômeno de Wenckebach. A localização do bloqueio é sempre infranodal e frequentemente infra-hissiana.[77] Na maioria dos casos, os pacientes têm complexo QRS alargado, com bloqueios bifasciculares ou trifasciculares em mais de 2/3 das vezes.[78] Quando o QRS é estreito a localização é hissiana.

Ao eletrocardiograma, temos (Figura 37.7):

- Ao menos dois batimentos conduzidos com o mesmo intervalo PR (sem fenômeno de Wenckebach).
- Um impulso sinusal bloqueado.
- O intervalo PR do primeiro batimento após o bloqueio com a mesma duração dos batimentos prévios ao bloqueio.
- A pausa que acontece no batimento bloqueado deve ser igual a dois ciclos sinusais.

Em ciclos de BAV 2:1 fixo não se pode ter certeza da localização do bloqueio, por isso deve-se tentar registrar dois batimentos conduzidos consecutivos. Se o intervalo PR é fixo nesses dois batimentos, o diagnóstico é de BAV do segundo grau do tipo II.

Os sintomas que acontecem devido às pausas decorrentes das ondas P bloqueadas são decorrentes do baixo débito sanguíneo cerebral, como síncope e pré-síncope (Síndrome de Stokes-Adams).

Esses pacientes, mesmo quando assintomáticos, têm um alto índice de mortalidade. A grande maioria tem sintomas em um curto intervalo de tempo. Shaw *et al.* demonstraram sobrevida em 5 anos de 61%. A mortalidade daqueles que foram submetidos a implante de marca-passo diminuiu significantemente.[74]

Em relação ao tratamento, sempre devemos procurar por causas reversíveis como isquemia miocárdica e drogas que deprimem a condução. Naqueles pacientes sem causas reversíveis, devemos sempre evitar drogas com efeito depressor do dromotropismo.

Devido às evidências anteriormente citadas, o implante de marca-passo é recomendado até mesmo para os pacientes assintomáticos com esse tipo de bloqueio.[48,55]

Bloqueio atrioventricular avançado

Classifica-se o BAV em avançado quando existem dois ou mais impulsos atriais bloqueados para um conduzido, ou seja, padrões de condução maiores ou iguais a 3 (Figura 37.8).

Esse tipo de bloqueio pode acontecer em qualquer parte do sistema de condução. O prognóstico varia em relação ao local de bloqueio, favorecendo aqueles com bloqueio nodal.[74]

Eletrocardiograficamente, pacientes com QRS estreito, como nos outros padrões de bloqueio, devem ter seu distúrbio de condução ao nível do nó AV. Nesses casos, primeiramente suspende-se as drogas causadoras ou atenta-se para fatores desencadeantes, antes da indicação formal de marca-passo.[48] Não obstante, bloqueios hissianos também podem evoluir com QRS estreito e devem ser considerados principalmente na presença de síncopes.

Os pacientes com complexo QRS alargado têm risco potencial de BAV bilateral intermitente. Como no BAV 2:1, deve-se obter registros longos para observação de dois ciclos consecutivos conduzidos, o que leva a esclarecimento da localização do bloqueio.

As indicações de marca-passo nos pacientes com BAV do segundo grau segundo as diretrizes brasileiras estão na Tabela 37.7.

Bloqueio atrioventricular de terceiro grau ou total (BAVT)

Nesse caso não existe condução dos impulsos dos átrios para os ventrículos. Isso pode ocorrer de maneira permanente ou intermitente. O bloqueio pode estar localizado no nó AV ou abaixo dele, no feixe de His ou nos fascículos do sistema de Purkinje.[79] No BAVT, o que comanda os batimentos ventriculares é o ritmo de escape.

O ritmo de escape é gerado em porções do sistema de condução que possuem propriedades automáticas. A morfologia do complexo QRS do ritmo de escape ajuda a determinar a localização do bloqueio.

Em pacientes com complexo QRS estreito, a lesão se encontra no nó AV em cerca de 1/3 dos casos. Se o ritmo de escape tem complexo QRS alargado, com morfologia de bloqueio bifascicular, o bloqueio é de localização infra-hissiana em mais de 80% das vezes.[80]

Como uma regra geral, quanto menor a frequência cardíaca do ritmo de escape, mais distal é a sua origem, assim como pior é a sua estabilidade, ocorrendo mais frequentemente síncopes e assistolia. Ritmos de escape juncionais proximais respondem a alterações no tônus autonômico. Atropina e exercício físico podem acelerar esses batimentos, assim como manobras de estimulação vagal podem desacelerá-los.[81] Esses procedimentos podem também melhorar a condução atrioventricular, como acontece com a atropina no IAM inferior, quando o bloqueio é nodal e reversível.

A importância em determinar a localização em pacientes com BAVT reside no fato de que o bloqueio na região do nó AV é resultado mais provavelmente de efeito de drogas como digital, betabloqueadores e antagonistas dos canais de cálcio. Digital e antagonistas dos canais de cálcio não têm ação nos feixes de His-Purkinje, e a ação dos betabloqueadores nesses é desprezível.

Bloqueio no nó AV também tem maior probabilidade de ser por isquemia transitória, como no BAVT que acom-

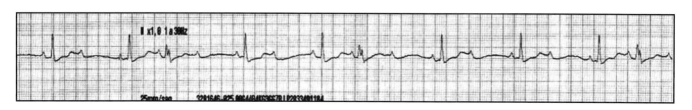

■ **Figura 37.7** BAV 2:1 com ciclos de condução 3:2 em paciente com síncope. Os ciclos conduzidos aos ventrículos apresentam o mesmo intervalo PR. Nos ciclos 3:2 ocorre bloqueio intraventricular (batimentos 3, 6 e 10). BAV do segundo grau Mobitz II com indicação de marca-passo definitivo.

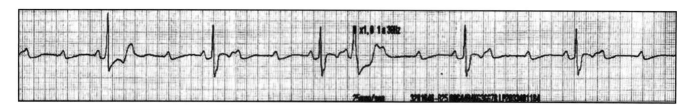

■ **Figura 37.8** BAV avançado 3:1. O quarto complexo é uma extrassístole ventricular. O complexo QRS é alargado e o paciente tem sintomas. O bloqueio neste caso é infra-hissiano.

Tabela 37.7 Indicações de MP no BAV de segundo grau.

Classe I

Permanente ou intermitente, irreversível ou causado por drogas necessárias e insubstituíveis, independente do tipo e localização, com sintomas definidos de baixo fluxo cerebral ou IC consequentes à bradicardia *(NE C)*.

Tipo II, com QRS largo ou infra-His, assintomático, permanente ou intermitente e irreversível *(NE C)*.

Com *flutter* atrial ou FA, com períodos de resposta ventricular baixa, em pacientes com sintomas definidos de baixo fluxo cerebral ou IC consequentes à bradicardia *(NE C)*.

Classe IIa

Tipo avançado, assintomático, permanente ou intermitente e irreversível ou persistente após 15 dias de cirurgia cardíaca ou infarto agudo do miocárdio (IAM) – *(NE C)*.

Tipo II, QRS estreito, assintomático, permanente ou intermitente e irreversível *(NE C)*.

Com *flutter* atrial ou FA, assintomático, com frequência ventricular média abaixo de 40 bpm em vigília, irreversível ou por uso de fármaco necessário e insubstituível *(NE C)*.

Classe IIb

Tipo avançado, assintomático, permanente ou intermitente e irreversível não relacionada à cirurgia cardíaca ou IAM *(NE C)*.

Tipo 2:1, assintomático, permanente ou intermitente e irreversível associado a arritmias ventriculares, que necessitam de tratamento medicamentoso com fármacos insubstituíveis depressores da condução AV *(NE C)*.

Classe III

Tipo I, assintomático, com normalização da condução AV com exercício ou atropina IV *(NE C)*.

---

panha o IAM inferior. Esse tipo de bloqueio, como será mais bem descrito adiante, é benigno e raramente necessita de marca-passo definitivo.

Por outro lado, BAVT no sistema His-Purkinje carrega um pior prognóstico. Ele pode ser causado por altos níveis de potássio e por antidepressivos tricíclicos, mas na maioria dos casos ele representa causas intrínsecas e irreversíveis, e o marca-passo é indicado para grande parte desses pacientes.[48]

O diagnóstico do BAVT é eletrocardiográfico (Figuras 37.9 e 37.10) e se baseia em quatro critérios fundamentais:

- Ausência de condução atrioventricular. Isso se manifesta com a falta de relação entre os complexos P e QRS.
- Frequência cardíaca atrial maior que a ventricular.
- A frequência ventricular é regular.
- Deve haver um número significativo de ondas P para que essas aconteçam na diástole, certificando a ausência de condução.

No BAVT a frequência atrial é maior que a ventricular e ocorre dissociação AV. Ocorre também dissociação AV, sem que isso represente BAVT, quando a frequência ventricular é maior que a atrial. Um bom exemplo é o da taquicardia ventricular, porém pode ocorrer com taquicardias juncionais, Ritmo Idioventricular Acelerado (RIVA), ritmo juncional ativo, entre outros.[30] Em pacientes portadores de FA que se apresentem com BAVT, o intervalo RR se regulariza, apesar do ritmo de base. Isso porque as centenas de impulsos gerados nos átrios não progridem para os ventrículos, que por sua vez são estimulados por ritmos de escape (Figura 37.11).

A história natural desses pacientes foi avaliada por estudos realizados antes do uso dos marca-passos, na década

de 1960. Eles enfatizam o prognóstico ruim desses doentes. A sobrevida em 1 ano dos pacientes com BAVT que têm síncope e não foram submetidos a implante de marca-passo é de 50 a 75%. O "melhor" prognóstico é dos pacientes com BAVT idiopático ou de causa desconhecida, onde 33% das mortes documentadas foram por crises de Stokes-Adams.[82] O prognóstico do BAVT intermitente também é ruim, com um índice de mortalidade de 36% em 1 ano.[83]

Pacientes com BAVT podem apresentar-se com sintomas diversos, dependendo da frequência e estabilidade do foco de escape ventricular. Aqueles com escape proximal e estável mais comumente são oligossintomáticos, podendo apenas referir tontura e fadiga. Não é infrequente o achado acidental de BAVT em pacientes assintomáticos. Os pacientes com escape ventricular distal apresentam-se com a Síndrome de Stokes-Adams, com síncope tipo liga-desliga, com períodos de assistolia e também com piora de angina ou de insuficiência cardíaca.[84]

Os pacientes sintomáticos devem ser tratados com marca-passo implantável, podendo ser usado marca-passo provisório como ponte até o implante de marca-passo definitivo. O BAVT nodal de causa reversível deve ser tratado conservadoramente a princípio, com suspensão de drogas potencialmente causadoras do bloqueio ou tratamento da condição clínica que desencadeia tal distúrbio. Na emergência, esses pacientes podem melhorar com administração de atropina. Em pacientes assintomáticos com evidência de bloqueio infranodal, com ritmo de escape ventricular distal ou distúrbio de condução intraventricular, o tratamento deve ser feito com marca-passo implantável. O uso de marca-passo provisório está indicado nesse grupo de pacientes.

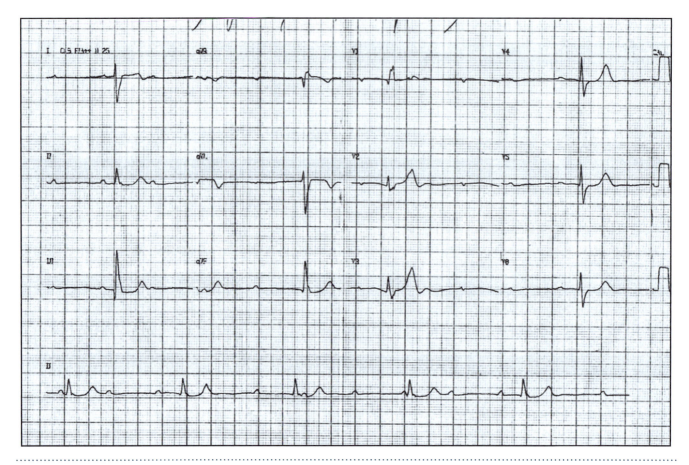

■ **Figura 37.9** BAVT. A frequência atrial é maior que a ventricular, e as ondas P acontecem na diástole sem condução AV. Não existe relação P-QRS.

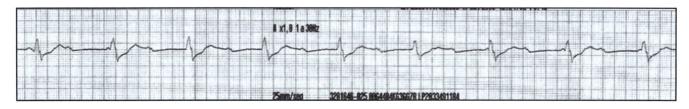

■ **Figura 37.10** A frequência atrial é maior que a ventricular, e não existe relação entre ondas P e QRS. Nota-se a falta de relação entre P e QRS e o ritmo de escape ventricular.

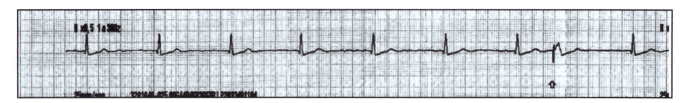

■ **Figura 37.11** FA e BAVT durante teste de marca-passo provisório. É possível notar a irregularidade da linha de base causada pela FA, mas com regularidade do intervalo RR devido ao BAVT. O oitavo batimento representa estímulo do marca-passo quando este perde a sensibilidade.

As indicações de marca-passo no BAV de terceiro grau adquirido segundo as diretrizes nacionais podem ser visualizadas na Tabela 37.8.

BLOQUEIOS INTRAVENTRICULARES

Atrasos e/ou bloqueios nos sistemas de condução intraventricular podem ocorrer por anormalidade no músculo cardíaco ou no sistema His-Purkinje. Essas anormalidades, por sua vez, podem ser funcionais (p. ex., isquemia) ou anatômicas (p. ex., fibrose). A interrupção completa da passagem de estímulos por uma ou outra via de condução levará o aparecimento dos bloqueios de ramo direito (BRD), esquerdo (BRE) ou de seus fascículos (bloqueios divisionais póstero-inferior, anterossuperior e anteromedial, este último somente no ramo esquerdo).

O BRE, em sua maioria, está associado a presença de doença cardíaca estrutural, tendo a hipertrofia ventricular esquerda (HVE) prenunciado o bloqueio em até 70% dos casos. Em até 12% das vezes ocorre em indivíduos saudáveis. Estudos recentes evidenciaram que mesmo nos pacientes sem doença cardíaca estrutural, o BRE se relacionou com maior risco de eventos como morte cardiovascular, insuficiência cardíaca, morte súbita e mortalidade por qualquer causa.[85]

Por ser um feixe mais superficial e estreito, o ramo direito é frequentemente acometido, sendo o BRD um achado comum na população geral. Por vezes, esse achado está relacionado a doenças como *cor pulmonale*, embolia pulmonar, infarto agudo do miocárdio, cardiopatias congênitas, doença de Chagas, entre outras.

Dentre os bloqueios fasciculares o mais frequente é o bloqueio da divisão anterossuperior do ramo esquerdo (BDAS). Tal como o ramo direito, esse fascículo é de natureza delicada e, dessa forma, sujeito a danos frequentes. Assim, a presença de BDAS é um achado comum, sendo

Tabela 37.8 Indicações de MP no BAV de terceiro grau.

Classe I
Permanente ou intermitente, irreversível, de qualquer etiologia ou local, com sintomas de hipofluxo cerebral ou IC consequentes à bradicardia (*NE C*).
Assintomático, consequente a IAM, persistente > 15 dias (*NE C*).
Assintomático, com QRS largo após cirurgia cardíaca, persistente > 15 dias, (*NE C*).
Assintomático, irreversível, com QRS largo ou intra/infra-His, ou ritmo de escape infra-His (*NE C*).
Assintomático, irreversível, QRS estreito, com indicação de antiarrítmicos depressores do ritmo de escape (*NE C*).
Adquirido, irreversível, assintomático, com FC média < 40 bpm na vigília, com pausas > 3 segundos e sem resposta adequada ao exercício (*NE C*).
Irreversível, assintomático, com assistolia > 3 segundos na vigília (*NE C*);
Irreversível, assintomático, com cardiomegalia progressiva (*NE C*).
Congênito, assintomático, com ritmo de escape de QRS largo, com cardiomegalia progressiva ou com FC inadequada para a idade (*NE C*).
Adquirido, assintomático, de etiologia chagásica ou degenerativa (*NE C*).
Irreversível, permanente ou intermitente, consequente à ablação da junção do nó AV (*NE C*).

Classe IIa
Consequente à cirurgia cardíaca, assintomático, persistente > 15 dias, com QRS estreito ou ritmo de escape nodal e boa resposta cronotrópica (*NE C*).
Consequente à cirurgia cardíaca sem perspectiva de reversão < 15 dias (*NE C*).
Congênito assintomático, com QRS estreito, má resposta cronotrópica, sem cardiomegalia, com arritmia ventricular expressiva ou QT longo (*NE C*).

Classe IIb
Congênito, com QRS estreito, boa resposta cronotrópica, sem cardiomegalia, com arritmia ventricular expressiva ou QT longo (*NE C*).

Classe III
Congênito, assintomático, QRS estreito, com frequência apropriada para a idade e aceleração adequada ao exercício, sem cardiomegalia, arritmia ventricular e QT longo (*NE C*).
Transitório por ação medicamentosa, processo inflamatório agudo, cirurgia cardíaca, ablação ou outra causa reversível (*NE C*).

benigno quando não está associado a doenças estruturais. Já o fascículo posteroinferior do ramo esquerdo é uma estrutura mais espessa e percorre mais profundamente no músculo cardíaco. Desse modo, é pouco comum o seu aparecimento em corações saudáveis.

A indicação de marca-passo definitivo em pacientes com bloqueios de ramo é rara. De acordo com as últimas diretrizes europeias sobre o tema, alguns cenários indicam o implante do dispositivo:

- Síncope inexplicada associada a estudo eletrofisiológico (EEF) alterado (intervalo HV ≥ 70 ms, ou bloqueios de segundo/terceiro graus do sistema His-Purkinje durante estimulação incremental ou prova farmacológica) – classe I de recomendação;
- Bloqueio de ramo alternante com ou sem sintomas – classe I de recomendação;
- Síncope inexplicada após investigações não diagnósticas – classe IIb de recomendação.[55]

CONCLUSÃO

As bradiarritmias são achados comuns em pacientes atendidos em unidades de emergência. Diferenciar entre bradicardia patológica e achado de exame físico ou eletrocardiográfico é o primeiro desafio. As bradiarritmias patológicas usualmente estão acompanhadas de sintomas de baixo débito central ou periférico e podem acompanhar doenças clínicas agudas como distúrbios hidroeletrolíticos, acidente vascular encefálico ou infarto agudo do miocárdio. Clínica e eletrocardiograficamente elas estão relacionadas aos sistemas neuroautonômico e excitocondutor cardíaco e são classificadas em bradiarritmias sinusais (deficiência de cronotropismo), bloqueios intraventriculares e bloqueios atrioventriculares (ambos deficiências de dromotropismo). A sua correta identificação e classificação determinam sua gravidade, e, portanto, devem-se usar os meios laboratoriais e analíticos disponíveis para os cuidados adequados. Deve ser dada atenção primeiramente para a investigação de causas reversíveis e seu tratamento. O marca-passo, provisório ou definitivo, deve ser instituído para as bradiarritmias sintomáticas ou potencialmente sintomáticas, ou seja, aquelas com risco de assistolia, tão logo se dê a sua identificação, em que pesem riscos e benefícios da terapia invasiva contra o risco de mortalidade súbita.

REFERÊNCIAS BIBLIOGRÁFICAS

1. Lévy S, Melvin M. Scheinman.Cardiac Arrhythmias. New York: Futura Publishing Company, Inc, 1984.
2. Spodick, DH. Normal sinus heart rate: Sinus tachycardia and sinus bradycardia redefined. Am Heart J. 1992;124:1119.
3. Spodick DH, Raju P, Bishop RL, Rifkin RD. Operational definition of normal sinus heart rate. Am J Cardiol. 1992 May;1;69(14):1245-6.
4. Mangrum, JM, DiMarco, JP. The Evaluation end Manegement of Bradycardia. N Engl J Med. 2000;342:703.
5. Guyton AC, Hall JE. Tratado de Fisiologia Médica. Philadelphia: Saunders, 2002.
6. Davis LM, Kanter HL, Beyer EC, et al. Distinct gap junction protein phenotypes in cardiac tissues with disparate conduction properties. J Am Col Cardiol. 1994;24:1124-32.

7. FCAT. Terminologia Anatômica. 1ª Ed. São Paulo: Manole, 2001.
8. Koch W. Uber das Ultimum Moriens des menschlichen Herzen. Beitr Path Anat. 1907;42:203.
9. Keith A, Flack M. The form and nature of the muscular conections between the primary divisions of the vertebrate heart. J Anat Physiol. 1907;41:172-82.
10. Gardner E, Gray KDJ, O'Rkahilly. Estudo regional do corpo humano, 4ª edição. Rio de Janeiro: Guanabara Koogan, 1978. p. 367-72.
11. Fitzgerald D, Lazzara R. Functional anatomy of the conduction system. Hospital Practice. 1988;15:81-92.
12. Kennel AJ, Titus JL. The vasculature of the human sinus node. Mayo Clin Proc. 1972;47:556-1.
13. Hadziselimovic H. Vascularization of the conducting system in the human heart. Acta Anakto. 1978;102:105-10.
14. Kwong KF, Schuessler RB. Green KG. Differential expression of gap junction proteins in the canine sinus node. Circ Res. 1998:604-12.
15. Tawara S. Das Reizleitungssystem des Säugetierherzens. Eine anatomische Studie über das atrioventrikuläre Bündel und die Purkinjeschen Fäden. Mit einem Vorwort von L. Aschoff. Jena, G. Fischer 1906.
16. Pastore CA, Pinho C, Germiniani H, Samesima N, Mano R, et al. Sociedade Brasileira de Cardiologia. Diretrizes da Sociedade Brasileira de Cardiologia sobre Análise e Emissão de Laudos Eletrocardiográficos (2009). Arq Bras Cardiol. 2009;93(3 supl.2):1-19
17. Hiss, RG, Lamb, LE, Allen MF. Electrocardiographic findings in 67,375 asymptomatic subjects. X. Normal Values. Am J Cardiol. 1960;6:200.
18. Talan DA, Bauernfeind RA, Ashley WW, Kanakis C Jr, Rosen KM. Twenty-four hour continuous ECG recordings in long-distance runners. Chest. 1982 Jul;82(1):19-24.
19. Abdon NJ, Landin K, Johansson BW. Athlete's bradycardia as an embolising disorder? Symptomatic arrhythmias in patients aged less than 50 years. Br Heart J. 1984 Dec;52(6):660-6.
20. Agruss NS, Rosin EY, Adolph RJ, Fowler NO. Significance of chronic sinus bradycardia in elderly people. Circulation. 1972;46:924.
21. Kaye AH. Brain Tumors: An Encyclopedic Approach, 2 ed. New York: Churchill Livingstone, 2001. p. 205.
22. Ryan, TJ, Anderson, JL, Antman, EM, et al. ACC/AHA guidelines for the management of patients with acute myocardial infarction. A report of the American College of Cardiology/ American Heart Association Task Force on Practice Guidelines (Committee on Management of Acute Myocardial Infarction). J Am Coll Cardiol. 1996;28:1328.
23. Talan DA, Bauernfeind RA, Ashley WW, Kanakis C Jr, Rosen KM. Twenty-four hour continuous ECG recordings in long-distance runners. Chest. 1982 Jul;82(1):19-24.
24. Abdon NJ, Landin K, Johansson BW. Athlete's bradycardia as an embolising disorder? Symptomatic arrhythmias in patients aged less than 50 years. Br Heart J. 1984 Dec;52(6):660-6.
25. Stein R, Medeiros CM, Rosito GA, Zimerman LI, Ribeiro JP. Intrinsic sinus and atrioventricular node electrophysiologic adaptations in endurance athletes. J Am Coll Cardiol. 2002 Mar;20;39(6):1033-8.
26. Tilkian AG, Guilleminault C, Schroeder JS, Lehrman KL, Simmons FB, Dement WC. Sleep-induced apnea syndrome. Prevalence of cardiac arrhythmias and their reversal after tracheostomy. Am J Med. 1977 Sep;63(3):348-58.
27. Miller WP. Cardiac arrhythmias and conduction disturbances in the sleep apnea syndrome. Prevalence and significance. Am J Med. 1982 Sep;73(3):317-21.

Tratado Dante Pazzanese de Emergências Cardiovasculares

28. Moffa PJ, Sanches PCR. Tranchesi: Eletrocardiograma Normal e Patológico. 2001. 7ed.

29. Pachón JC, Pachón EI, Pachón JC, et al. "Cardioneuroablation" – new treatment for neurocardiogenic syncope, functional AV block and sinus dysfunction using catheter RF-ablation. Europace. 2005;7(1):1-13.

30. Phibbs. Advanced ECG: Boards and Beyond, 2nd Edition. 2006.

31. Lown B. Electrical reversion of cardiac arrhythmias. Br Heart J. 1967;29:469.

32. Short DS. The syndrome of alternating bradycardia and tachycardia. Br Heart J. 1954;16:208.

33. Birchfield RI, Menefee EE, Bryant GD. Disease of the sinoatrial node associated with bradycardia, asystole, syncope, and paroxysmal atrial fibrillation. Circulation. 1957;16:20.

34. Ferrer MI. The sick sinus syndrome in atrial disease. JAMA. 1968;206:645.

35. Gillis AM. Pacing for Sinus Node Disease: Indications, Techniques, and clinical trials. In: Ellenbogen KA, Kay GN, Wilkoff BL. Clinical cardiac Pacing, 3rd ed. Philadelphia: WB Saunders, 2007. p. 407-23.

36. Thery C, Gosselin B, Lekieffre J, Warembourg H. Pathology of sinoatrial node. Correlations with electrocardiographic findings in 111 patients. Am Heart J. 1977 Jun;93(6):735-40.

37. Alboni P, Baggioni GF, Scarfo S, et al. Role of sinus node artery disease in sick sinus syndrome in inferior wall acute myocardial infarction. Am J Cardiol. 1991 Jun;1;67(15):1180-4.

38. Ueda K, Nakamura K, Hayashi T, et al. Functional characterization of a trafficking-defective HCN4 mutation, D55N, asssociated with cardiac arrhythmia. J Biol Chem. 2004;279:27194-27198.

39. Veldkamp MW, Wilders R, Coronel R, et al. Contribution of sodium channel mutations to bradycardia and sinus node dysfunction in LQT3 familiews. Circ Res. 2003;92:976-983.

40. Lees-Miller JP, Guo J, Somers SR, et al. Selective knockout of mouse ERG1 B potessium channel eliminates Ikr in adult ventricular myocytes elicits apisodes of abrupt sinus bradycardia. Mol Cell Biol. 2003;23:1856-62.

41. Demolomb S, Lande G, Charpentier F, et al. Transgenic mice overexpressing human KvLQT1 dominant-negative isoform. Part I: Phenotypic characterization. Cardiovasc Res. 2001;50:314-27.

42. Platzer J, Engel J, Schrott-Fischer A, et al. Congenital deafness and sinoatrial node dysfunction in mice lacking class D L-type Ca2+ channels. Cell. 2000;102:89-97.

43. Jones SA, Lancaster MK, Boyet MR. Ageing-related changes of connexins and conduction within the sinoatrial node. J Physiol. 2004;560:429-37.

44. Sanders P, Morton JB, Kistler PM, et al. Electrophysiological and alectroanatomic characterization of the atria in sinus node disease: evidence of diffuse atrial remodeling. Circulation. 2004;109:1514-22.

45. Sanders P, Kistler PM, Morton JB, et al. Remodeling of sinus node function in patients with congestive heart failure: reduction in sinus node reserve. Circulation. 2004;110:897-903.

46. Sanders P, Morton JB, Davidson NC, et al. Electrical remodeling of the atria in congestive heart failure: Electrophysiological and electroanatomical mapping in humans. Circulation. 2003;108:1461-8.

47. Hocini M, Sanders P, Deinsenhofer I, et al. Reverse remodeling of sinus node function after catheter ablation of atrial fibrillationin patients with prolonged sinus pauses. Circulation. 2003;108:1172-5.

48. Martinelli Filho M, Zimerman LI, Lorga AM, et al. Guidelines for Implantable Electronic Cardiac Devices of the Brazilian Society of Cardiology. Arq Bras Cardiol. 2007;89(6):e210-e238.

49. Flaker G, Greenspon A, Tardiff B. Death in patients with permanent pacemakers for sick sinus syndrome. Am Heart J. 2003 Nov;146(5):887-93.

50. Sparks PB, Jayaprakash S, Vohra JK, et al. Electrical remodeling of the atria following loss of atrioventricular synchrony: a long term study in humans. Circulation. 1999;100:1894-900.

51. Krahn AD, Klein GJ, Yee R, et al. Randomized assessment of syncope trial: Conventional diagnostic testing versus a prolonged monitoring strategy. Circulation. 2001;104:46-51.

52. Krahn AD, Klein GJ, Yee R, et al. Cost implication of testing strategy in patients with syncope: Randomized assessment of syncope trial. J Am Coll Cardiol. 2003;42:495-501.

53. Alboni P, Menozzi C, Brignole M, Paparella N, et al. Effects of permanent pacemaker and oral theophylline in sick sinus syndrome the THEOPACE study: a randomized controlled trial. Circulation. 1997 Jul;1;96(1):260-6.

54. Weiss AT, Rod JL, Gotsman MS, et al. Hydralazine in the management of symptomatic sinus bradycardia. Eur J Cardiol. 1981;12(5):261-70.

55. Brignole M., Auricchio A., Baron-Esquivias G., et al. 2013 ESC Guidelines on cardiac pacing and cardiac resynchronization therapy: The task force on cardiac pacing and cardiac resynchronization therapy of the European Society os Cardiology (ESC). Euro Heart J (2013) 34, 2281-2329.

56. Sutton R, Kenny RA. The natural history of sick sinus syndrome. Pacing Clin Electrophysiol. 1986 Nov;9(6 Pt 2):1110-4.

57. Fairfax AJ, Lambert CD, Leatham A. Systemic embolism in chronic sinoatrial disorder. N Engl J Med. 1976 Jul 22;295(4):190-2.

58. Lev M. The pathology of complete atrioventricular block. Prog Cardiovasc Dis. 1964;41:317.

59. Lenegre J. Etiology and pathology of bilateral bundle branch block in relation to complete heart block. Prog Cardiovasc Dis. 1964;55:409.

60. Lev M. Anatomic basis for atrioventricular block. Am J Med. 1964;37:742.

61. Levine SA, Miller H, Penton GB. Some clinical features of complete heart block. Circulation. 1956;13:801.

62. Rowe JC, White PD. Complete heart block: A follow-up study. Ann Intern Med. 1958;49:260.

63. Simon AB, Zloto AE. Atrioventricular block: natural history after permanent ventricular pacing. Am J Cardiol. 1978 Mar;41(3):500-7.

64. Packard JM, Graettinger JS, Graybiel A. Analysis of the electrocardiograms obtained from 1000 young healthy aviators; ten year follow-up. Circulation. 1954;10(3):384-400.

65. Cheng S, Keyes MJ, Larson MG, et al. Long-term Outcomes in Individuals With Prolonged PR Interval or First-Degree Atrioventricular Block. JAMA. 2009;301(24):2571-7

66. Zipes DP, DiMarco JP, Gillette PC. ACC/AHA Guidelines for Clinical Intracardiac Electrophysiological and Catheter Ablation Procedures: A Report of the American College of Cardiology/ American Heart Association Task Force on Practice Guidelines (Committee on Clinical Intracardiac Electrophysiologic and Catheter Ablation Procedures). Developed in Collaboration With the North American Society of Pacing and Electrophysiology. Circulation. 1995;92:673-91.

67. Pachón JC, Kormann DS, Gauch PR, et al. Estudo eletrofisiológico simplificado para estudo da doença do nó sinusal. Arq Bras Cardiol. 1983;41(supl. 1):51.

68. Wenckebach, KF. Zur Analyse der unregelmässigen Pulses. Ztschr Klin Med. 1899;36:181.

69. Mobitz W. Über die unvollständige Störung der Erregungsüberleitung zwischen Vorhof und Kammer des menschlichen Herzens. Z Gesamte Exp Med. 1924;41:180.

70. Brodsky M, Wu D, Denes P, et al. Arrhythmias documented by 24 hour continuous electrocardiographic monitoring in 50 male medical students without apparent heart disease. Am J Cardiol. 1977 Mar;39(3):390-5.

71. Zeppilli P, Fenici R, Sassara M, et al. Wenckebach second--degree A-V block in top-ranking athletes: an old problem revisited. Am Heart J. 1980 Sep;100(3):281-94.

72. Baine WB, Yu W, Weis KA. Trends and outcomes in the hospitalization of older Americans for cardiac conduction disorders or arrhythmias, 1991-1998. J Am Geriatr Soc. 2001 Jun;49(6):763-70.

73. Mymin D, Mathewson FA, Tate RB, Manfreda J. The natural history of primary first-degree atrioventricular heart block. N Engl J Med. 1986;315(19):1183-7.

74. Shaw DB, Kerwick CA, Veale D, et al. Survival in second-degree atrioventricular block. Br Heart J. 1985;53:587.

75. Pachón JC, Kormann DS, Pachón EI, et al. Cardioestimulador transesofágico. Arq Bras Cardiol. 1984;43(supl.1):19.

76. Epstein AE, DiMarco JP, Ellenbogen KA, et al. ACC/AHA/HRS 2008 Guidelines for Device-Based Therapy of Cardiac Rhythm Abnormalities: a report of the American College of Cardiology/American Heart Association Task Force on Practice Guidelines (Writing Committee to Revise the ACC/AHA/NASPE 2002 Guideline Update for Implantation of Cardiac Pacemakers and Antiarrhythmia Devices): developed in collaboration with the American Association for Thoracic Surgery and Society of Thoracic Surgeons. Circulation. 2008;117:e350.77.

77. Narula OS. Conduction disorders in the AV transmission system. In: Dreifus L, Likoff W. Cardiac Arrhythmias. New York: Grune and Stratton, 1973. p. 259.

78. Puech P, Wainwright RJ. Clinical electrophysiology of atrioventricular block. Cardiol Clin. 1983 May;1(2):209-24.

79. Narula, OS, Scherlag, BJ, Javier, RP, et al. Analysis of the A-V conduction defect in complete heart block utilizing His bundle electrograms. Circulation. 1970;41:437.

80. Peuch P, Grolleau R, Guimond C. Incidence of different types of A-V block and their localization by His bundle recordings. In: Wellens HJJ, Lie KI, Jansen MJ. The Conduction System of the Heart. Leiden: Stenfert Kroese, 1976. p. 467.

81. Narula OS, Scherlag BJ, Samet P, Javier RP. Atrioventricular block. Localization and classification by His bundle recordings. Am J Med. 1971;50:146.

82. Strasberg B, Amat -Y-Leon F, Dhingra RC, et al. Natural history of second-degree atrioventricular nodal block. Circulation. 1981;63:1043.

83. Edhad O, Swahn A. Prognosis of patients with complete heart block or arrhythmic syncope who were not treated with artificial pacemackers. Acta Med Scand. 1976;200:457.

84. Wellens HJJ, Brugada P, Bär FW. The role of intraventricular conduction disorders in precipitating sudden death. Ann N Y Acad Sci. 1982;382:136.

85. Braunwald E, Bonow RO, Mann DL, et al. Electrocardiography. Mirvis DM, Golberger AL. Brauwald's Heart Disease. Philadelphia, Elsevier Saunders, 2011:126-167.

capítulo 38

Renato Santos Ferreira Leite • Gustavo Lara Moscardi • Juan Carlos Pachón Mateos

Marca-passo Provisório na Sala de Emergência

INTRODUÇÃO

A história do marca-passo (MP) se iniciou em 1930, quando o Dr. Albert S. Hyman idealizou um gerador movido a manivela que estimulava o coração de pacientes em parada cardíaca por meio de agulhas introduzidas na parede torácica dele (Figura 38.1).[1]

Em 1952, o Dr. Paul Zoll utilizou a estimulação cardíaca provisória em dois pacientes com parada ventricular mediante um gerador de corrente pulsátil, com eletrodos fixados no tórax por meio de agulhas hipodérmicas. Apesar de ser uma técnica extremamente desconfortável, um paciente sobreviveu por 25 minutos e outro, por 5 dias.[2] Em 1958, Dr. Furman e Dr. Robinson implantaram o primeiro MP provisório (MPP) transvenoso em uma paciente portadora de bloqueio atrioventricular total (BAVT).[3]

No Brasil, a estimulação cardíaca teve início em 1963 com o primeiro implante de MP realizado no Rio de Janeiro pelo Dr. Antônio Ribeiro Neto et al. mas foi Dr. Décio Kormann (considerado o pai da estimulação cardíaca brasileira), do Instituto Dante Pazzanese de Cardiologia, o responsável pela difusão de técnicas de implante e criação de diversos dispositivos entre MP definitivo (MPD) e MPP (Figura 38.2).[4]

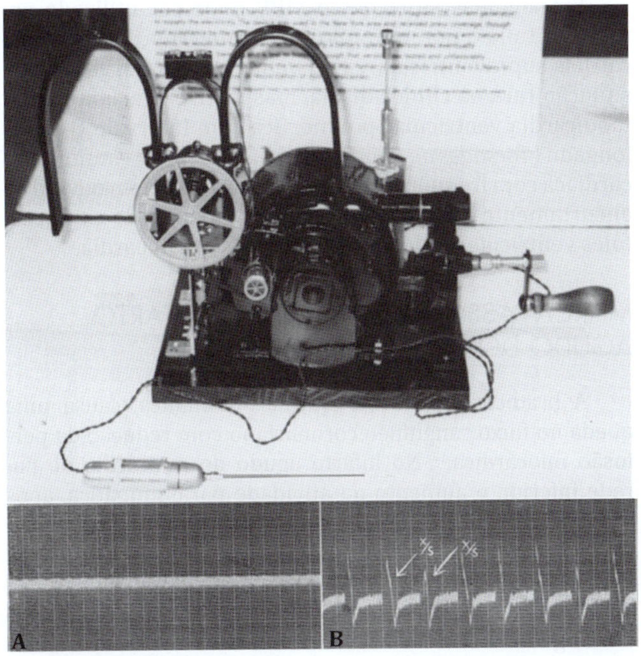

■ **Figura 38.1** Primeiro marca-passo, com registro eletrocardiográfico, em 1930, idealizado pelo Dr. Albert S Hyman.

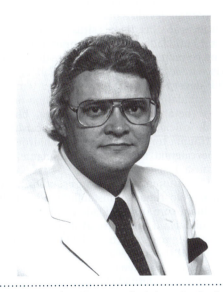

■ **Figura 38.2** Dr. Décio Kormann (pai da estimulação cardíaca brasileira).

O MPP passou por evolução importante no decorrer destes anos e atualmente são disponíveis diversos modelos, que podem ser utilizados por via transcutânea, transvenosa, epicárdica e esofágica.[5,6,7] O objetivo principal de sua utilização é o restabelecimento da hemodinâmica circulatória por meio do controle da frequência cardíaca, tanto em bradicardia quanto em taquicardia. Pode ser utilizado tanto como ponte para o MPD quanto para manutenção da vida do paciente em casos de doença reversível (p. ex., na intoxicação por medicamentos e infarto agudo do miocárdio).[8]

O médico que trabalha em unidades de emergência deve estar familiarizado com sua utilização e, para tanto, a diretriz norte-americana sugere que ele possua as seguintes habilidades:[5,8]

- Conhecimento das indicações, contraindicações e complicações do implante;
- Pelo menos 25 procedimentos de implante de cateter de Swan-Ganz;
- No mínimo 10 implantes de MPP transvenoso;
- Conhecimento das técnicas assépticas e antissépticas;
- Habilidade de punção de pelo menos dois sítios de acessos venosos;
- Familiaridade com os materiais utilizados em seu hospital (gerador de pulsos, eletrodos, monitoração);
- Implante de um a dois MPP por ano.

INDICAÇÕES DE MPP NA SALA DE EMERGÊNCIA

Não há um consenso claro das indicações de MPP, e a maioria das recomendações baseia-se em experiência clínica. Como regra geral, em pacientes com indicação de MPD, o MPP estará indicado naqueles com bradicardia que apresentaram síncope, encontram-se hemodinamicamente instáveis ou apresentam arritmias ventriculares devido à bradicardia.[6-10] A maioria dos pacientes com bradicardia vão beneficiar-se mais de terapia conservadora e do tratamento da causa desencadeante ou mesmo do implante do MPD do que do implante do MPP. Portanto, cabe ao médico emergencista definir qual paciente deve receber ou não uma terapia mais invasiva, tendo conhecimento dos eventuais riscos de complicação.[6]

O MPP no infarto agudo do miocárdio será discutido em item separado devido a maiores evidências e diretrizes para sua utilização. Nas demais situações, devemos avaliar se o MPP será utilizado de forma temporária em causas reversíveis ou como ponte para o implante do MPD em situações de risco imediato para o paciente (Tabela 38.1).

O MPP deverá ser utilizado de forma temporária em condições sabidamente transitórias, como intoxicações por drogas (betabloqueadores, digoxina, bloqueadores de canais de cálcio, antiarrítmicos), miocardite (doença de Lyme), trauma torácico e distúrbios hidroeletrolíticos, como a hipercalemia. Nestes casos é fundamental o tratamento da causa desencadeante.[7,8]

Pacientes sintomáticos que apresentem indicação de MPD (síncope em repouso, instabilidade hemodinâmica) ou que evoluam com instabilidade elétrica (arritmia ventricular secundária a bradicardia) devem receber o MPP até que possa ser realizado o implante do MPD. Pacientes que possuem MPD com desgaste de gerador e são muito dependentes do dispositivo também são candidatos ao uso do MPP até que seja efetuada a troca do gerador.[6,8,10]

Tabela 38.1 Indicações de MPP sem relação com IAM.[6-11]

Bradiarritmias sintomáticas*

- Doença do nó sinusal
- BAV de 2º grau tipo II
- BAV de 3º grau
- BAV de 3º grau com QRS largo (> 120 ms) ou FC < 50 bpm

Bradiarritmias transitórias

- Intoxicação farmacológica
- Miocardite
- Trauma torácico
- Distúrbios hidroeletrolíticos (hipercalemia)

- Arritmia ventricular secundária à bradicardia
- Desgaste de gerador de MPD em pacientes dependentes
- BAVT secundário à endocardite bacteriana com abscesso valvar aórtico

Taquiarritmias

- *Overdrive* em taquicardias supraventriculares ou ventriculares
- Torsades des Pointes, associada a intervalo QT longo

*Bradiarritmia sintomática: síncope, instabilidade hemodinâmica ou arritmias ventriculares devido à bradicardia.

Atenção especial deve ser dada aos pacientes em BAVT assintomáticos. Se o escape for menor que 50 bpm ou com complexos QRS alargados, está indicado o uso do MPP, pois não se trata de escape confiável. Entretanto, quando o paciente possuir um escape supra-hissiano com QRS estreito com frequência cardíaca acima de 50 bpm, não existem diretrizes mostrando qual o melhor tratamento a se instituir devido aos riscos inerentes ao implante do MPP e ao risco de assitolia sem seu uso, cabendo ao médico emergencista a decisão de utilizar um MPP transvenoso (na falta de um transcutâneo) ou manter em observação com monitoração cardíaca e implante de MPD o mais breve possível.[11]

Em algumas situações o MPP pode ser utilizado em taquiarritmias, por exemplo, para interrupção de taquicardias supraventriculares ou ventriculares por *overdrive*, situação rara na clínica diária, mas factível. Pacientes com taquicardia ventricular polimórfica com intervalo QT prolongado (*Torsades de Pointes*) se beneficiam de estimulação cardíaca com frequência entre 90 bpm a 110 bpm devido ao encurtamento do intervalo QT e à supressão de extrassístoles ventriculares desencadeadoras da taquicardia.[6-8,10,11]

MARCA-PASSO PROVISÓRIO NO INFARTO AGUDO DO MIOCÁRDIO

A bradicardia, mesmo que assintomática, causa uma queda no fluxo sanguíneo coronariano com redução da perfusão miocárdica.[12] No infarto agudo do miocárdio de parede inferior, o aumento da atividade parassimpática, após a reperfusão da artéria coronária direita, pode resultar em bradicardia sinusal em 30 a 40% dos pacientes (reflexo de Bezold-Jarish), especialmente na primeira hora pós-infarto.[13]

O BAVT acomete entre 6 e 14% dos pacientes com infarto agudo do miocárdio, sendo um fator de risco para óbito intra-hospitalar sem relação com prognóstico tardio. Na era pré-fibrinolítica, os bloqueios de ramo acometiam de 10 a 20% dos pacientes e, após a introdução da fibrinólise, essas taxas reduziram para 4%.[13]

Pacientes com infarto agudo do miocárdio associado a bloqueio de ramo novo apresentam risco quatro a cinco vezes maior de evolução para BAVT se comparados a pacientes sem bloqueio. O estudo MILIS (*Multicenter Investigation of the Limitation of Infarction Size*) demonstrou que, por meio da observação dos distúrbios de condução, poderia se determinar um escore de risco de evolução para BAVT, em que cada distúrbio receberia um ponto: BAV de 1º grau, BAV de 2º grau tipo I, BAV de 2º grau tipo II, bloqueio divisional anterossuperior (BDAS), bloqueio divisional posteroinferior (BDPI), bloqueio de ramo direito (BRD) e bloqueio de ramo esquerdo (BRE) (Tabela 38.2).[11,14,15,16]

Tabela 38.2 Risco de BAVT durante IAM.[11]

Escore de risco de MILIS (pontos)	Risco de BAVT
0	1,2%
1	7,8%
2	25%
3	36,4%

Fatores de risco: BAV de 1º grau, BAV de 2º grau tipo I, BAV de 2º grau tipo II, BDAS (Bloqueio Divisional Anterossuperior), bloqueio divisional posteroinferior, bloqueio de ramo direito e bloqueio de ramo esquerdo.

O uso do MPP não interfere na evolução de pacientes com infarto agudo do miocárdio por oclusão da artéria descendente anterior, já que os óbitos geralmente são secundários à grande extensão de comprometimento miocárdico e não ao BAVT em si, cuja localização, neste caso, costuma ser infranodal, apresentando-se com QRS largo. Nos infartos de parede inferior, em decorrência da obstrução de artéria coronária direita, o BAVT tende a ser transitório, de localização nodal, QRS estreito e pode responder ao uso de atropina, podendo não ser necessária a utilização de MPP.[6,13,17]

As indicações para a utilização do MPP transcutâneo e transvenoso segundo as Diretrizes Brasileiras de Cardiologia podem ser observadas nas Tabelas 38.3 e 38.4.[13]

Pacientes com indicação ao uso de trombolíticos não devem sofrer retardo na sua administração em virtude do MPP; pode-se utilizar um dispositivo transcutâneo enquanto se prepara a medicação. Uma vez administrado o fibrinolítico e se a indicação do MPP ainda for necessária, o médico deve dar preferência para acessos de menor risco de sangramento e vasos compressíveis, como a utilização das veias femoral, jugular externa ou braquial. A veia jugular interna pode ser considerada, e a veia subclávia está contraindicada.[6,7,10,18,19]

CONTRAINDICAÇÕES AO IMPLANTE DO MARCA-PASSO PROVISÓRIO

Sempre que realizada uma terapia, deve-se avaliar se os riscos não superam o benefício. Portanto, pacientes assintomáticos com bradicardia, ou mesmo oligossintomáticos, não devem receber o MPP transvenoso de rotina.[8]

Tabela 38.3 Indicações de MPP transcutâneo.[13]

Procedimento – placas transcutâneas* e estimulação transcutânea**	Classe
Bradicardia sinusal (FC < 50 bpm) com sintomas de hipotensão (pressão arterial sistólica < 80 mmHg) não responsiva às medicações**	I
Bloqueio atrioventricular de segundo grau Mobitz tipo II**	I
Bloqueio atrioventricular total**	I
Bloqueio de ramo bilateral (alternância dos bloqueios de ramo ou bloqueio do ramo direito, alternando com bloqueio divisional anterior ou posterior, independentemente do momento do início)*	I
Presença ou aparecimento de bloqueio do ramo direito, bloqueio do ramo esquerdo e bloqueio divisional anterossuperior, bloqueio do ramo direito e bloqueio divisional posteroinferior**	I
Bloqueio do ramo direito ou do ramo esquerdo associado a bloqueio atrioventricular de 1º grau*	I
Bradicardia estável (pressão sistólica > 90 mmHg, sem comprometimento hemodinâmico ou que esse comprometimento tenha respondido às medicações)*	IIa
Bloqueio do ramo direito recente ou com início indeterminado*	IIa
Bloqueio atrioventricular de 1º grau recente ou de início indeterminado*	IIb
IAM sem complicações e sem evidência de doença do sistema de condução	III

* Placas aplicadas: sistema pode ser conectado e ativado dentro de pequeno intervalo, caso seja necessário. O marca-passo transcutâneo pode ser muito útil em uma situação de emergência. Por ser associado a dor acentuada, pacientes de alto risco que necessitem de estimulação contínua devem receber marca-passo transvenoso.

** Placas aplicadas e sistema conectado: o sistema fica no modo de espera ou ativado em demanda, para uso imediato sempre que necessário. Quando a colocação do marca-passo transvenoso não puder ser realizada por falta de equipamentos necessários ou de médicos com experiência nesse procedimento, deve ser considerado o transporte desses pacientes para centros com disponibilidade de recursos.

O MPP transvenoso não apresenta benefícios em parada cardíaca por assistolia ou atividade elétrica sem pulso (exceto se ocasionadas por um BAVT), bradiarritmias induzidas por hipotermia e parada cardíaca traumática.[20,21,22]

Quando o risco do acesso venoso central for muito grande (contraindicação relativa), como pós-trombólise ou em pacientes anticoagulados, deve-se dar preferência para acessos compressíveis. Operadores inexperientes e casos instáveis nos quais o MPP serve como gatilho para taquiarritmias também devem ser considerados na indicação do implante.[10]

Tabela 38.4 Indicação de MPP transvenoso.[13]

Procedimento – Marca-passo transvenoso temporário	Classe
Assistolia	I
Bradicardia sintomática (bradicardia sinusal com hipotensão e bloqueio atrioventricular de segundo grau Mobitz I não responsivo à atropina)	I
Bloqueio de ramo bilateral (bloqueio de ramo alternante ou bloqueio de ramo direito alternando com bloqueio divisional anterior ou posterior)	I
Bloqueio bifascicular novo ou de início indeterminado (bloqueio do ramo direito com bloqueio divisional anterior ou posterior, ou bloqueio de ramo esquerdo) com bloqueio atrioventricular de 1º grau	I
Bloqueio atrioventricular de segundo grau Mobitz tipo II	I
Bloqueio do ramo direito e bloqueio divisional anterossuperior ou bloqueio divisional posteroinferior (novo ou de início indeterminado)	IIa
Bloqueio do ramo direito com bloqueio atrioventricular de primeiro grau	IIa
Bloqueio do ramo esquerdo, novo ou indeterminado	IIa
Taquicardia ventricular incessante, para *overdrive* atrial ou ventricular	IIa
Pausa sinusal recorrente (> 3 s) não responsiva à atropina	IIa
Bloqueio de ramo bifascicular de início indeterminado	IIb
Bloqueio do ramo direito isolado, novo ou de início indeterminado	IIb
Bloqueio atrioventricular de 1º grau	III
Bloqueio atrioventricular de 2º grau Mobitz tipo I, sem comprometimento hemodinâmico	III
Ritmo idioventricular acelerado	III
Bloqueio de ramo ou fascicular sabidamente existente, prévio ao IAM	III

TÉCNICA DE IMPLANTE DO MARCA-PASSO PROVISÓRIO TRANSVENOSO

Para o implante do MPP transvenoso, o médico deve estar preparado, com o equipamento necessário pronto e testado. São necessários campos estéreis, anestésico, agulha de punção com fio-guia, introdutor de eletrodo com diâmetro compatível ao eletrodo utilizado, eletrodo de MPP (normalmente de 5 ou 6 *French*), gerador de pulsos (Figura 38.3) com bateria nova e testada, eletrocardiograma (ECG) e/ou monitoração cardíaca.[6-8,10]

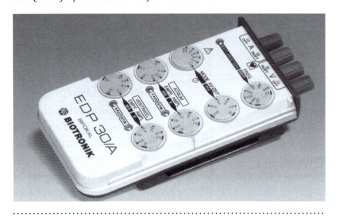

■ **Figura 38.3** Gerador de marca-passo provisório atrioventricular.

O procedimento se inicia com a escolha do sítio de punção. O médico deve ter em mente que o paciente poderá receber posteriormente um MPD, sendo necessário, portanto, preservar a região peitoral para essa finalidade, seja ela direita ou esquerda, dependendo do serviço que o médico trabalha e da condição do paciente. O acesso por veia jugular interna direita é o que mais facilmente leva o eletrodo à ponta do ventrículo direito (VD) seguido pela veia subclávia esquerda. O médico deve estar familiarizado com a anatomia vascular e conhecer os riscos inerentes à punção, como punção arterial e pneumotórax. Outros possíveis acessos são as veias femorais, braquiais e jugulares externas.[6-8,10,18]

O procedimento pode ser realizado de três modos: com uso de radioscopia em centro cirúrgico ou sala de hemodinâmica, guiado pelo ECG ou "às cegas". A técnica por radioscopia requer profissional habilitado, não sendo abordada neste capítulo.[7]

Uma vez realizada a punção venosa por meio de técnica asséptica, introduz-se o fio-guia, retira-se a agulha de punção e coloca-se o introdutor de eletrodo. A partir de então, inicia-se a introdução do eletrodo e escolhe-se a técnica que será utilizada.

Quando se implanta um MPP guiado pelo ECG, o procedimento se torna mais fácil e a impactação é mais bem determinada. É necessário o conhecimento da relação anatômica com os achados eletrocardiográficos e poder determinar se a ponta do eletrodo encontra-se em veia cava superior, átrio direito, veia cava inferior, VD ou tronco da artéria pulmonar (Figura 38.4).

Para a realização do eletrograma endocavitário, deve-se conectar por meio de um cabo-jacaré a região distal do eletrodo que corresponde a sua ponta (polo negativo, de cor preta) à derivação precordial do ECG ou do monitor cardíaco, que não necessita estar em contato com o paciente. Em seguida, liga-se o ECG e realiza-se a introdução do eletrodo por meio de tentativas e erros até que se consiga impactá-lo no VD.

Ao iniciar a introdução do eletrodo, observa-se no eletrograma ondas P e QRS de baixa amplitude e polaridade negativa, sugerindo estar em veia cava superior; à medida que avança-se com o eletrodo no átrio direito, verifica-se ondas P de grande amplitude com a polaridade, modificando-se de negativa para positiva e QRS de baixa amplitude à medida que se segue pelo átrio (alto, médio e baixo); caso o eletrodo siga para a veia cava inferior, observa-se baixa amplitude, no entanto, com polaridade positiva. Uma vez que o eletrodo atinja a cavidade do VD, observa-se um aumento da amplitude dos complexos QRS com ondas P de baixa amplitude. No contato da ponta do eletrodo com o miocárdio do VD observa-se uma corrente de lesão que corresponde ao supradesnivelamento do segmento ST sugestivo de impactação do eletrodo. Se ocorrer redução da amplitude da onda P e do QRS após a introdução do eletrodo no VD, conclui-se que a ponta do eletrodo encontra-se em artéria pulmonar.

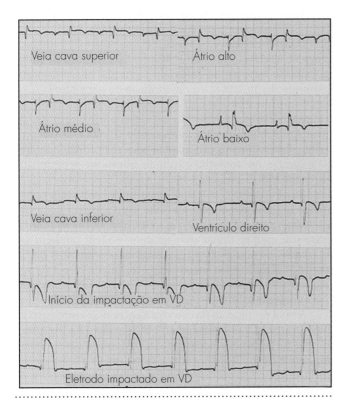

■ **Figura 38.4** Relação eletrocardiográfica com anatomia cardíaca. Paciente portador de BAV de terceiro grau intermitente apresentando-se em ritmo sinusal durante implante de MPP.

Uma vez impactado, conecta-se a porção distal do eletrodo no gerador de pulsos e inicia-se o teste de limiar de comando que deverá estar idealmente abaixo de 1,0 volt (V); se muito superior, procura-se outro ponto de impactação.

Após a impactação do eletrodo, dá-se preferência para a retirada do introdutor com o objetivo de reduzir o risco de infecção, a não ser em casos de difícil impactação ou sem escape ventricular. Realiza-se, então, a fixação do eletrodo na pele com mononylon 3-0 de modo que ele não se desloque, seguido pelo curativo.

Quando não se dispõe de um cabo-jacaré, realiza-se a passagem do eletrodo "às cegas", ou seja, sem nenhum dispositivo para localizar onde se encontra a ponta do eletrodo. Dessa forma, deve-se passar o eletrodo já conectado ao gerador de pulsos em modo assíncrono e com comando máximo. Se houver contração do diafragma, a ponta do eletrodo está na veia cava inferior, e se ocorrer captura ventricular, está impactado no miocárdio do VD, devendo-se em seguida baixar o comando para o teste de captura.

Após o término do implante do MPP, realiza-se um novo teste de limiares da seguinte forma:[6,7]

1. Diminui-se a frequência cardíaca do gerador até que apareça o escape do paciente. Se o paciente não apresentar ritmo de escape ventricular, não se pode realizar o teste de sensibilidade programando-se o gerador para uma sensibilidade empírica entre 2,0 e 3,0 milivolts (mV).
2. Uma vez que o paciente apresenta ritmo de escape ventricular, deixa-se o gerador cada vez menos sensível, aumentando-se o valor numérico, até que o gerador não sinta um estímulo próprio e emita uma espícula. O último valor no qual o gerador sente o escape do paciente corresponde ao limiar de sensibilidade (medido em mV) e programa-se a sensibilidade para a metade a 1/3 do valor encontrado.
3. Retorna-se a frequência cardíaca acima do escape e inicia-se o teste de comando, ou seja, a energia mínima capaz de provocar despolarização ventricular. Deve-se reduzir o comando ventricular (medido em volts [V] ou em miliamperes [mA]) até que exista uma espícula sem despolarização. A última energia capaz de produzir despolarização ventricular corresponde ao limiar de comando ventricular, devendo ser programado com valor de duas a três vezes acima do limiar encontrado com comando mínimo de 3,0 V.
4. Os limiares, o escape ventricular e a frequência cardíaca programada devem ser anotados no prontuário do paciente, e as medidas devem ser realizadas pelo menos uma vez ao dia, esperando-se um aumento dos limiares nas primeiras 48 horas após o implante.

Depois de testado, o MP deverá ser programado conforme a necessidade do paciente. O MPP em sala de emergência é normalmente utilizado para estimulação ventricular. Portanto, deverá ser programado em modo VVI (1ª letra: câmara estimulada; 2ª letra: câmara sentida; 3ª letra: o que faz após sentir a câmara [I: inibe; T: deflagra]). Alguns geradores de MPP permitem estimulação atrial (AAI) ou dupla-câmara (DDD) sendo úteis em pós-operatório de cirurgia cardíaca e pouco utilizados em sala de emergência.

A frequência cardíaca de estimulação estará na dependência do quadro clínico do paciente. Por exemplo, no infarto agudo do miocárdio manter uma frequência entre 50 e 60 bpm seria ideal, enquanto no quadro séptico deve-se optar por frequências cardíacas maiores, próximo de 90 bpm.

Um ECG e a radiografia de tórax sempre devem ser realizados após o implante do MPP para que se possam afastar complicações, como pneumotórax, implante em seio coronário ou perfuração. O ECG deve mostrar um padrão de BRE em V1 com QRS negativo nas derivações inferiores e em V6 (Figura 38.5) e a radiografia deve mostrar o eletrodo impactado no ápice do VD (Figura 38.6). Caso o ECG revele um padrão de BRD, deve-se pensar em implante em seio coronário ou perfuração de septo interventricular. Entretanto, raramente o eletrodo pode levar à ativação preferencial do septo interventricular ou a um retardo na ativação do VD, mantendo um padrão de BRD com eletrodo em posição adequada.[11]

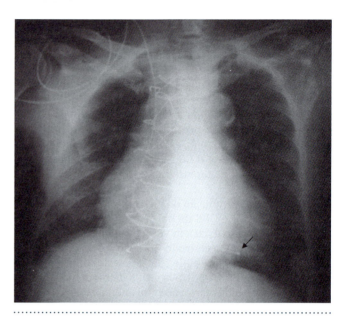

■ **Figura 38.6** Radiografia de tórax com eletrodo impactado em ápice de ventrículo direito (seta).

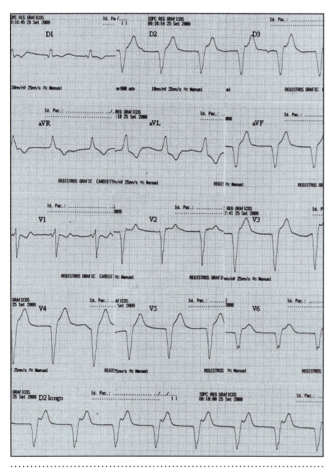

■ **Figura 38.5** ECG com MPP comandando o ventrículo direito. Observar padrão de BRE em V1 e polaridade negativa do QRS em V6 e parede inferior.

TÉCNICA DE IMPLANTE DO MARCA-PASSO PROVISÓRIO TRANSCUTÂNEO

O MPP transcutâneo pode ser utilizado em casos em que o paciente encontra-se estável, mas com risco de evoluir para bloqueios, ou em pacientes com escape muito baixo como ponte para o implante de MPP transvenoso. Seu gerador promove corrente elétrica de até 200 mA com duração variável entre 20 e 40 ms. Esta largura de pulso possibilita limiares de comando menores, minimizando a estimulação muscular e o desconforto do paciente.[11]

Sua utilização é muito mais simples, porém pode necessitar de sedação devido ao desconforto causado ao paciente pelo choque aplicado na pele. Utilizam-se pás adesivas, especialmente produzidas para essa finalidade, que são ligadas no aparelho cardiodesfibrilador programado no modo marca-passo.[6,23]

As pás devem ser fixadas preferencialmente em região anterior (polo negativo, na região precordial) e posterior do tórax (polo positivo, na região infraescapular esquerda) para um melhor limiar de comando. Podem também ser utilizadas as posições apical e esternal. Os limiares de comando normalmente encontrados variam de 20 a 140 mA, e a dor é extremamente variável entre os indivíduos, mas normalmente tolerável.

A taxa de sucesso da captura ventricular com o uso do MPP transcutâneo é extremamente variável na literatura e está fortemente relacionada ao estado hemodinâmico em que o paciente se encontra, como em situações de parada cardiorrespiratória com baixa taxa de sucesso e de forma profilática em pacientes estáveis com alta taxa de sucesso. As causas de falha de comando e de dor relacionada ao MPP transcutâneo encontram-se nas Tabelas 38.5 e 38.6.[11]

Tabela 38.5 Falha de comando relacionada ao MPP transcutâneo.

- Corpo estranho condutor entre a pele e o eletrodo
- Eletrodo sobre lesões na pele
- Baixa tolerância à dor
- Suor ou solução salina na pele
- Alta limiar de comando
- Posicionamento inadequado do eletrodo
- Eletrodo negativo posicionado posteriormente
- Contato pele-eletrodo inadequado (pelos, sujeira)
- Desconexão do eletrodo
- Gerador com bateria descarregada
- Aumento do ar intratorácico (pneumotórax, enfisema)
- Derrame pericárdico
- Isquemia miocárdica
- Distúrbios metabólicos

Tabela 38.6 Causas de dor relacionada ao MPP transcutâneo.[11]

- Corpo estranho condutor entre a pele e o eletrodo
- Eletrodo sobre lesões na pele
- Baixa tolerância à dor
- Suor ou solução salina na pele
- Alta limiar de comando

Os testes de limiares devem ser realizados de forma semelhante ao MPP transvenoso ajustando-se, entretanto, o comando ventricular em torno de 5 a 10 mA acima do limiar de comando. A captura ventricular deve ser cuidadosamente avaliada no ECG para que não haja confusão com a espícula gerada e confirmada através da palpação do pulso, de preferência o femoral ou ausculta cardíaca. O médico plantonista deve estar familiarizado com o dispositivo de MPP transcutâneo de seu local de trabalho (Figura 38.7).

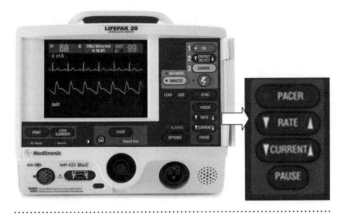

Figura 38.7 Cardiodesfibrilador externo com ampliação da função marca-passo no qual se observam as funções *Pacer, Rate, Current* e *Pause.*

MARCA-PASSO PROVISÓRIO EPICÁRDICO E ESTIMULAÇÃO ESOFÁGICA

A utilização do MPP epicárdico limita-se a casos de pós-operatório de cirurgia cardíaca, no qual o paciente proveniente do centro cirúrgico chega na unidade de terapia intensiva com um ou mais eletrodos epicárdicos provisórios para que se realize a estimulação cardíaca. Este tipo de estimulação não será abordada neste capítulo, pois não corresponde ao grupo de pacientes de uma sala de emergência.

A estimulação esofágica foi desenvolvida na seção de marca-passo do Instituto Dante Pazzanese de Cardiologia, em 1982, e denominada de Cardioestimulação Transesofágica (CETE).[24,25] Tem como objetivo a despolarização das paredes atriais a partir da introdução de um eletrodo apropriado por uma das narinas, posicionado através de ECG esofágico e da localização de onda P de grande amplitude e bifásica. É de grande utilidade como estudo eletrofisiológico simplificado, porém, na emergência, representa uma alternativa para reversão elétrica imediata de taquicardias paroxísticas supraventriculares (taquicardia supraventricular por reentrada nodal e por reentrada atrioventricular e *flutter* atrial). Depende da utilização de um estimulador com características especiais de amplitude e largura de pulso que permitem a captura do átrio esquerdo a partir do esôfago.

MÉTODOS DE REVERSÃO DAS TAQUICARDIAS PELA CARDIOESTIMULAÇÃO TRANSESOFÁGICA

Os métodos de reversão das taquicardias pela CETE são os mesmos utilizados na estimulação endocavitária, quais sejam:

1. ***Underdrive***: estimulação com frequência mais baixa do que a da taquicardia, produzindo uma competição de ritmos. Tem baixo risco de induzir fibrilação atrial, porém sua eficácia é reduzida (Figura 38.8).
2. ***Overdrive***: consiste na estimulação por curtos períodos com frequência superior à da taquicardia. Tem a vantagem de provocar uma redução adicional do período refratário tecidual, induzida pelo aumento de frequência, nos tecidos próximos ao circuito de reentrada permitindo a penetração dos estímulos com maior facilidade (Figura 38.9). Tem a desvantagem de favorecer o desenvolvimento de fibrilação atrial, a qual deverá ser evitada, sobretudo nos portadores de pré-excitação ventricular. Caso não se conheça o ECG anterior à taquicardia, é conveniente tentar o *overdrive* somente quando os outros métodos de reversão forem inadequados. Para prevenir a fibrilação atrial, os trens de pulso devem ser tão curtos quanto possíveis.
3. ***Extraestímulo***: nesta técnica, o curto período de diástole atrial durante a taquicardia é rastreado com um ou mais extraestímulos com intervalo de acoplamento progressivamente menor, até que se obtenha a reversão da arritmia (Figura 38.10). Sempre que possível, este método deve ser o preferido, pois apresenta alto índice de sucesso e a menor possibilidade de complicações. Sua eficácia diminui nos casos em que a condução através da parede atrial está comprometida e a reentrada esteja distante da parede livre do átrio esquerdo. Nesta situação, a utilização de dois ou três extraestímulos consecutivos aumenta significativamente a eficácia.

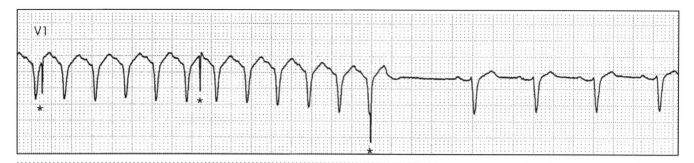

■ **Figura 38.8** Reversão de taquicardia supraventricular, através da CETE, utilizando-se a técnica de *underdrive*. * Estímulos atriais transesofágicos.

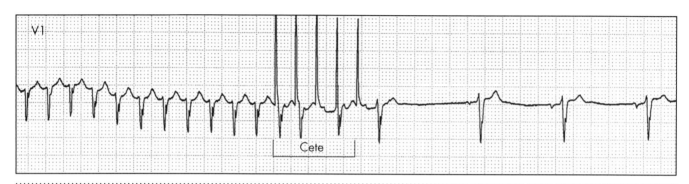

■ **Figura 38.9** Reversão de taquicardia supraventricular através da CETE, utilizando-se a técnica de *overdrive*.

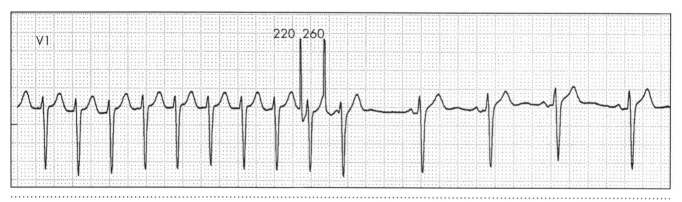

■ **Figura 38.10** Reversão de taquicardia supraventricular através da CETE, utilizando-se a técnica de extraestímulos. Neste caso foram aplicados dois extraestímulos (220 e 260 ms respectivamente), com reversão imediata da taquicardia.

REVERSÃO DO *FLUTTER* ATRIAL PAROXÍSTICO

A CETE tem mostrado-se útil na reversão do *flutter* atrial do tipo comum (ondas "F" negativas nas derivações D_2, D_3 e aVL), principalmente quando o paciente está sob uso adequado de antiarrítmicos. A melhor forma de reversão dessa arritmia é o *overdrive* aplicado durante 10 a 15 segundos na posição que apresenta a maior onda F com o menor QRS possível. A frequência de estimulação não deve ultrapassar 130% da frequência atrial.[26]

COMPLICAÇÕES RELACIONADAS AO MARCA-PASSO PROVISÓRIO

As complicações relacionadas ao uso de MPP transvenoso podem ocorrer nas diversas etapas do procedimento (Tabela 38.7).[7,8] O MPP transcutâneo encontra-se praticamente isento de complicações sendo seu principal efeito colateral a dor durante a estimulação e a falha de comando ventricular.

Tabela 38.7 Complicações relacionadas ao marca-passo provisório transvenoso.

Complicações relacionadas ao acesso venoso:
• Punção arterial
• Pneumotórax
• Infecção
• Embolia aérea
• Trombose venosa

Complicações relacionadas à introdução do eletrodo:
• Taquiarritmias
• Assistolia
• Perfuração cardíaca
• Parede livre
• Septo interventricular
• Cateterização de seio coronário
• Deslocamento do eletrodo

Complicações relacionadas à estimulação cardíaca:
• Estimulação diafragmática
• Falha de comando
• Falha de sensibilidade
• Aumento de limiares
• Desconexão do eletrodo com o gerador
• Desgaste da bateria do gerador

O acesso venoso deve ser obtido, como citado anteriormente, por médico treinado em técnicas de assepsia e antissepsia e experiência em cateterização venosa para minimização dos riscos. A infecção de um eletrodo de MPP constitui um quadro potencialmente grave, devido à possibilidade de evolução para endocardite infecciosa. Portanto, recomenda-se, sempre que possível, a retirada do introdutor após a impactação do eletrodo a não ser em casos de pacientes sem escape ventricular ou que necessitem de acesso venoso central para infusão de medicamentos (alguns introdutores possibilitam a utilização como acesso venoso). Não é recomendada a utilização da "camisinha" utilizada no cateter de Swan-Ganz para realocação devido ao maior risco de infecção. O curativo deve ser avaliado diariamente e o eletrodo trocado de acesso a qualquer sinal de infecção no local de punção.

Quando o eletrodo entra em contato com o miocárdio, pode deflagrar extrassístoles ventriculares e taquiarritmias, ou simplesmente provocar assistolia no paciente, transformando uma situação de urgência em um implante de emergência; neste caso, deve-se prontamente ligar o gerador e tentar um desmame progressivo para recuperar o escape ventricular. Extrassistolias frequentes durante o implante requerem reposicionamento do eletrodo.

A posição do eletrodo em seio coronário apresentará alto limiar de captura ou falha de captura e deverá ser diagnosticada pelo ECG que evidenciará um padrão de Bloqueio de Ramo Direito (BRD) com radiografia de tórax em perfil mostrando eletrodo dirigido posteriormente. Em caso de perfuração de septo interventricular, o ECG também apresentará padrão de BRD. Se houver dúvidas sobre a posição do eletrodo, o ecocardiograma deverá ser realizado para confirmação e ele deverá ser reposicionado. Caso ocorra perfuração de parede livre, poderá ocorrer perda de captura, dor torácica, atrito pericárdico, estimulação diafragmática, podendo o paciente evoluir com tamponamento pericárdico e óbito; portanto, se houver suspeita de perfuração, um ecocardiograma deverá ser prontamente realizado.

O aumento do limiar de comando é comum nas primeiras 48 horas após o implante, atingindo um máximo em 7 dias. Logo, se torna importante a medida de limiares no mínimo uma vez ao dia; após sete dias ocorre uma diminuição da reação inflamatória com redução do limiar.[27] A captura ventricular também pode ser afetada de forma desfavorável por estados de hipóxia, isquemia miocárdica, acidose, alcalose, hiperglicemia severa e hipercalemia, estados estes que devem ser afastados antes de se proceder à troca de um eletrodo.

O gerador de pulsos deve ter sempre uma bateria normofuncionante, e quando esta estiver com o sinal luminoso ligado significa que há necessidade de troca. Para realizar a troca, deve-se realizar o desmame do gerador para que o ventrículo assuma um ritmo de escape e possa se realizar a troca com segurança. Caso não exista ritmo de escape, deve-se ter em mãos outro gerador para que se possa realizar a troca de forma rápida e segura.

REFERÊNCIAS BIBLIOGRÁFICAS

1. Hyman AS. Resuscitation of the stopped heart by intracardial therapy. II Experimental use of an artificial pacemaker. Arch Intern Med. 1932;50:283-305.
2. Zoll PM. Resuscitation of the heart in ventricular standstill by external electrical stimulation. N Eng J Med. 1952;247:768-71.
3. Furman S, Robinson G. The use of an intracardiac pacemaker in the correction of total heart block. Surg Forum. 1958;9:245-8.
4. Melo CS, Pachón M, JC, Greco OT, et al. Temas de Marca-passo. 3ª edição. São Paulo: Leitura Médica, 2008. p. 29-63.
5. Francis GS, Williams SV, Achord JL, et al. Clinical competence in insertion of a temporary transvenous ventricular pacemaker. A statement for physicians from the ACP/ACC/AHA Task Force on Clinical Privileges in Cardiology. Circulation. 1994;89(4):1913-6.
6. Gammage MD. Temporary cardiac pacing. Heart. 2000;83 (6):715-20.
7. Harrigan RA, Chan TC, Moonblatt S, Vilke GM, Ufberg JW. Temporary transvenous pacemaker placement in the Emergency Department. J Emerg Med. 2007;32(1):105-11.
8. Olshansky B. Temporary cardiac pacing. [Internet] [acesso em 2014 jul 15]. Disponível em: http://www.uptodate.com
9. Jafri SM, Kruse JA. Temporary transvenous cardiac pacing. Crit Care Clin. 1992;8:713-25.
10. Fitzpatrick A, Sutton R. A guide to temporary pacing. BMJ. 1992;304(6823):365-9.
11. Ellenbogen KA, Wood MA. Cardiac Pacing & ICDs. 5ª Edição. Oxford: Blackwell Publishing, 2008. p. 35-203.
12. Ryan TJ, Antman EM, Brooks NH, et al. 1999 update: ACC/AHA guidelines for the management of patients with acute myocardial infarction: Executive summary and recommendations. A report of the American College of Cardiology/American Heart Association Task force on Practice Guidelines (Committee on Management of Acute Myocardial Infarction). Circulation. 1999;100:1016-30.

13. Piegas LS, Timerman A, Nicolau JC, et al. III Diretriz sobre Tratamento do Infarto agudo do Miocárdio. Arq Bras Cardiol. 2004;1-87.

14. Hindman MC, Wagner GS, JaRo M, et al. The clinical significance of bundle branch block complicating acute myocardial infarction. 1. Clinical characteristics, hospital mortality, and one year follow up. Circulation. 1978;58:679-88.

15. Hindman MC, Wagner GS, JaRo M, et al. The clinical significance of bundle branch block complicating cute myocardial infarction. 2. Indications for temporary and permanent pacemaker insertion. Circulation. 1978;58:689-99.

16. Lamas GA, Muller JE, Turi ZG, et al. A simplified method to predict occurrence of complete heart block during acute myocardial infarction. Am J Cardiol. 1986;57:1213-9.

17. Antman EM, Anbe DT, Armstrong BW, et al. ACC/AHA Guidelines for the Management of Patients With ST-Elevation Myocardial Infarction. [Internet] [acesso em 2014 jul 15]. Disponível em: http://circ.ahajournals.org/cgi/reprint/110/9/e82.pdf.

18. Parker J, Cleland JGF. Choice of route for insertion of temporary pacing wires: recommendations of the medical practice committee and council of the British Cardiac Society. Br Heart J. 1993;70:294-6.

19. Wald DA. Therapeutic procedures in the emergency department patient with acute myocardial infarction. Emerg Med Clin North Am. 2001;19:451-67.

20. Bressman ES. Emergency cardiac pacing. In: Roberts JR, Hedges JR, eds. Clinical procedures in emergency medicine, 4th ed. Philadelphia, PA: Saunders, 2004. p. 283-304.

21. Syverud SA, Dalsey WC, Hedges JR. Transcutaneous and transvenous cardiac pacing for early bradyasystolic cardiac arrest. Ann Emerg Med. 1986;15:121-4.

22. Hazard PB, Benton C, Milnor P. Transvenous cardiac pacing in cardiopulmonary resuscitation. Crit Care Med. 1981;9:666-8.

23. Madsen JK, Meibom J, Videbak R, et al. Transcutaneous pacing: experience with the Zoll noninvasive temporary pacemaker. Am Heart J. 1988;116:7-10.

24. Pachon JC, Kormann DS, Gauch PR, et al. "Estudo eletrofisiológico simplificado para o diagnóstico da doença do nó sinusal". Arq. Bras. Cardiol. 1983;41(supl. 1):51.

25. Pachon JC, Kormann DS, Pachon EI, et al. "Cardioestimulador transesofágico", Arq. Bras. Cardiol. 1984;43(supl. 1):19.

26. Waldo AL, Mac Lean WAH, Karp RB, Kouchoukos NT, James TN. Entrainment and interruption of atrial flutter with atrial pacing: Studies in man following open heart surgery. Circulation. 1977;56:737-45.

27. Martins HS, Velasco IT, Neto AS, et al. Emergências Clínicas: Abordagem Prática. 2ª Edição. São Paulo: editora Manole, 2006. p. 501-16.

39
capítulo

Clizenaldo Torres Timótheo Júnior • Leonardo de Matos Ribeiro • Allan Diego Rodrigues Leonel • Juan Carlos Pachón Mateos

Emergências Cardiológicas Relacionadas a Dispositivos Cardíacos Eletrônicos Implantáveis (DCEI)

INTRODUÇÃO E HISTÓRICO

O progressivo envelhecimento da população e a consequente elevação da prevalência das doenças cardiovasculares aumenta também o número de pacientes com indicação do uso de dispositivos cardíacos eletrônicos implantáveis (DCEI). Alguns estudos demonstram um aumento de, aproximadamente, 55% no número de implantes nos últimos 10 anos. Portanto, torna-se imperativo que profissionais que atuam em unidades de emergência estejam familiarizados e saibam como atuar diante de problemas relacionados a esses dispositivos.

A história da estimulação cardíaca artificial remonta da primeira metade do século passado e tem se caracterizado por extraordinárias transformações tecnológicas e pela constante ampliação de suas indicações.[1]

O advento da construção do primeiro marca-passo cardíaco para uso humano, realizado por Albert Hyman,[2] em 1932, nos EUA, foi um grande marco na história da medicina. Seu aparelho era composto por um gerador de pulsos movido a manivela em cabo-eletrodo bipolar, que era introduzido diretamente no tórax e promovia a estimulação cardíaca. Em 1933, Hooker[3] tratou com êxito um caso de fibrilação ventricular produzida em laboratório por meio de aplicação direta de corrente elétrica sobre o miocárdio. Em 1940, Wigres e Wegria[4] demonstraram que um choque elétrico inicial era capaz de produzir arritmia e outro choque, mais potente e da mesma natureza, era capaz de revertê-la. A eles se atribui o mérito da desfibrilação cardíaca direta.

Em 1958, Furman, Robinson e Swchwedel utilizaram com sucesso cabos eletrodos unipolares por via transvenosa, e pela primeira vez em humanos produziram estimulação cardíaca pela estimulação da superfície endocárdica.

Na Suécia, em 1962, Largergren ligou um cabo-eletrodo transvenoso a um gerador de pulso implantável, proporcionando um sistema transvenoso totalmente implantável. Em 1965, a empresa Medtronic introduziu, pela primeira vez, em escala comercial, um sistema de estimulação cardíaca endocárdico totalmente implantável. A partir daí, houve uma gradativa mudança da técnica de estimulação epicárdica, realizada através de toracotomia, para a técnica de estimulação endocárdica, por acesso transvenoso, predominante hoje.

Desde a década de 1960 até os dias atuais, houve uma intensa e constante evolução nos sistemas de estimulação cardíaca, sendo esta área responsável por alguns dos maiores avanços da medicina nos últimos 40 anos.

A grande evolução dos marca-passos deve-se principalmente ao seu circuito. Estes dispositivos, que antes operavam apenas em modo fixo ou assíncrono, a partir da década de 1970 passaram a ter programação de frequência, com opção de funcionar em demanda, de acordo com as necessidades do paciente. Estes aparelhos passaram a receber circuitos cada vez mais complexos, com programação de parâmetros diversos, como frequência, modo de comando, sensibilidade, amplitude e largura de pulso, voltagem, períodos refratários e polaridade. No decorrer dos anos, os marca-passos foram reduzindo o tamanho, a espessura e o volume, e aumentando em longevidade, programabilidade e confiabilidade. Surgiram ainda os sensores de frequência que visam adequar a frequência de estimulação de acordo com as necessidades orgânicas.

O surgimento dos dispositivos cardíacos eletrônicos para terapia das taquiarritmias foi também um grande advento para a cardiologia. A partir da década de 1970 surgiram marca-passos com a capacidade de corrigir as taquicardias,

699

com *overdrive* (frequência do marca-passo superior à da taquicardia), *underdrive* (frequência do marca-passo inferior à frequência da arritmia) e o cardioversor-desfibrilador implantável (CDI), desenvolvido por Mirowski em 1970, mas somente implantado em humanos a partir de 1980.[5]

CONCEITOS BÁSICOS EM ESTIMULAÇÃO CARDÍACA

Antes de iniciar a abordagem sobre emergências em Dispositivos Cardíacos Eletrônicos Implantáveis (DCEI), cabe a apresentação de alguns conceitos básicos em estimulação cardíaca artificial, importantes para uma boa compreensão dos problemas relacionados a tais dispositivos.

Denomina-se marca-passo o conjunto cabo-eletrodo-gerador de pulsos. Os marca-passos podem ser constituídos de sistemas de câmara única, limitados ao átrio ou ventrículo, ou de dupla câmara, envolvendo ambas as cavidades. Os marca-passos de câmara única podem ser analisados e reprogramados quanto à frequência de estimulação, amplitude e largura de pulso, voltagem, sensibilidade, período refratário e histerese. Os MP de dupla câmara apresentam, além das funções dos MP unicamerais, a possibilidade de programação do intervalo atrioventricular (AV), frequência máxima e mínima de estimulação, presença de modo automático de autoprogramação em vigência de taquiarritmias atriais, entre outras.

Comando e limiar de comando

Limiar de comando é a quantidade mínima de energia necessária para despolarizar o miocárdio por meio de um estímulo elétrico artificial. Os estímulos podem ser classificados em infralimiares, limiares ou supralimiares, de acordo com a sua quantidade de energia. A estimulação cardíaca artificial do coração fundamenta-se na utilização de estímulos de natureza elétrica, que apresentam amplitude, normalmente medida em volts, e duração ou largura de pulso, geralmente medida em milissegundos. Quanto maior a duração, menor será a amplitude de pulso necessária para que o estímulo seja eficaz e, de modo inverso, quanto menor a duração, maior deverá ser a amplitude do estímulo necessária para atingir o limiar de comando.

Por razões de segurança, a estimulação cardíaca artificial deve ser sempre supralimiar, com margem de segurança adequada.[6]

Sensibilidade

A sensibilidade é um recurso essencial para o bom funcionamento dos sistemas de estimulação cardíaca artificial, e corresponde à capacidade de reconhecer sinais elétricos provenientes da despolarização cardíaca espontânea atrial (onda P) ou ventricular (QRS). Para tanto, foram incorporados aos marca-passos um grande número de componentes que permitem o reconhecimento de sinais apropriados, como complexos QRS e ondas P e ignorar sinais inapropriados, como interferências elétricas não desejadas, potenciais diastólicos ou miopotenciais.[7] Denomina-se *oversensing* quando ocorre a detecção inapropriada de um sinal elétrico fisiológico ou não fisiológico, originando alteração no funcionamento do marca-passo, enquanto *undersensing* consiste na incapacidade de reconhecimento da despolarização espontânea.[8]

Configurações unipolar e bipolar

Não obstante as configurações unipolar ou bipolar requererem um ânodo e um cátodo para completar o circuito, tradicionalmente foi denominada unipolar quando um polo (geralmente o cátodo) encontra-se em contato direto com o miocárdio, e o outro polo tem localização extracardíaca, no caso o gerador de pulsos; enquanto na configuração bipolar, ambos os polos, o cátodo e o ânodo, têm localização intracardíaca, um na ponta do eletrodo e outro em um anel, situado a poucos centímetros da ponta.

O ECG de superfície pode dar o indicativo da configuração do estímulo (unipolar ou bipolar). Geralmente quando o aparelho é programado para estimulação em unipolar, ocorre a presença de uma espícula bem marcada, por vezes, de grande amplitude (Figura 39.1), ao passo que na

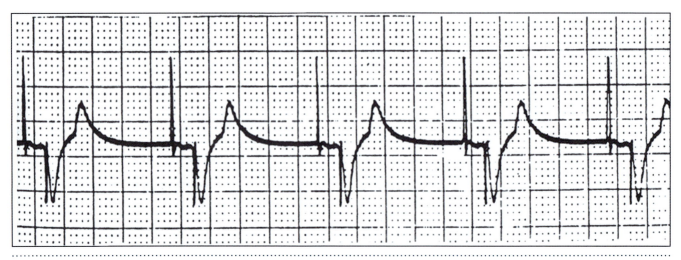

■ **Figura 39.1** Traçado de paciente portador de marca-passo bicameral, com estimulação unipolar atrial e ventricular. Observe a presença de espículas de estimulação de grande amplitude.

configuração bipolar esta tende a ter expressão eletrocardiográfica de baixa amplitude, ou mesmo imperceptível, em várias derivações do ECG.

A configuração bipolar de estimulação pode prevenir a estimulação inapropriada da musculatura peitoral, evento mais comum em modo unipolar.

Quanto à sensibilidade, a programação em modo bipolar, pelo fato dos dois elementos do circuito ter localização intracardíaca, torna o sistema menos suscetível a interferências por ruídos e miopotenciais.

Nos marca-passos atuais, há a possibilidade de usarmos configurações diferentes para estimulação e sensibilidade, sendo mais utilizados a configuração com estimulação em modo unipolar e sensibilidade em modo bipolar.[9]

Códigos de letras

Para melhor padronização e entendimento do funcionamento da grande variedade dos marca-passos cardíacos modernos, em 1974, foi criado um código de letras pela *Intersociety Commission for Heart Disease*. Posteriormente, em 1987, a *North American Society of Pacing and Electrophysiology (NASP)*, juntamente com a *British Pacing and Electrophysiology Group (BPEG)* criaram um código de cinco letras, com o objetivo de incluir a identificação dos dispositivos antitaquicardia:[10]

- **1ª letra:** refere-se à câmara estimulada, sendo representada pelas letras A (átrio), V (ventrículo), D (átrio e ventrículo) ou O (nenhuma).
- **2ª letra:** refere-se à câmara sentida, com a mesma representação utilizada para a câmara estimulada (A, V, D ou O).
- **3ª letra:** indica a resposta do marca-passo à detecção de um sinal natural: I (inibição), T (*trigger* ou deflagração), D (deflagração e inibição) e O (sem resposta).
- **4ª letra:** identifica a capacidade de programabilidade; se apresenta telemetria ou resposta de frequência: P (programável), M (multiprogramável), R (com resposta de frequência), C (telemetria) e O (nenhuma).
- **5ª letra:** identifica a presença ou não de função antitaquicardia: P (*pacing*), S (choque), D (*pacing* e choque) e O (nenhuma).

Modos de estimulação

Normalmente, o modo de estimulação é identificado pelas primeiras três letras. Descreveremos a seguir, de maneira sucinta, os modos mais utilizados hoje:

- **AAI:** modo que estimula o átrio, sendo inibido por atividade atrial sentida.
- **VVI:** modo que estimula o ventrículo, sendo inibido por atividade ventricular sentida.
- **AAT:** modo que estimula o átrio e deflagra uma espícula sobre a onda P sentida.
- **VVT:** modo que estimula o ventrículo e deflagra uma espícula sobre cada QRS sentido. A vantagem desse modo é a ausência de inibição por interferências ou miopotenciais.

- **DDD:** modo bicameral, que estimula o átrio e o ventrículo, sente o átrio e o ventrículo, deflagra o ventrículo quando sente o átrio e inibe o estímulo nas duas câmaras quando sente o ventrículo.
- **DDI:** modo bicameral, que estimula átrio e ventrículo, sente átrio e ventrículo, com inibição por eventos próprios em ambas as câmaras. Neste modo, a sensibilidade de um evento atrial não ativa a estimulação ventricular.
- **VDD:** modo bicameral, com sensibilidade em átrio e ventrículo, deflagra em ventrículo quando sente o átrio e se inibe quando sente o ventrículo.
- **DVI:** estimulação de ambas as câmaras em frequência preestabelecida, com inibição da estimulação ventricular por eventos espontâneos ventriculares, e sem sensibilidade para eventos atriais espontâneos.

Os modos de estimulação citados anteriormente podem também funcionar associados a sensor de resposta de frequência (R).

APRESENTAÇÃO CLÍNICA E EXAME FÍSICO

Pacientes portadores de DCEI podem apresentar-se na unidade de emergência por diversas razões, podendo estar relacionadas ou não à disfunção do dispositivo em questão. Muitas vezes os sintomas relacionados a disfunções ou complicações relacionadas aos DCEI são inespecíficos, podendo, inclusive, simular outros problemas médicos. Nos portadores de CDI, choques apropriados, choques inapropriados, a falsa sensação de estar sendo chocado, o chamado "choque fantasma" e distúrbios psicológicos são outros motivos pelos quais tais pacientes podem recorrer à unidade de emergência.

Uma história detalhada, incluindo dados clínicos e também aspectos relacionados ao dispositivo, como sua indicação, modelo, modo de funcionamento e data de implante (geralmente constantes no cartão de identificação do paciente portador de DCEI) podem ser informações valiosas para o correto diagnóstico do problema. Sintomas como dor torácica, dispneia, pré-síncope, síncope, palpitações e sintomas de insuficiência cardíaca podem estar relacionados à perda da função do dispositivo e retorno à condição clínica de base do paciente, usualmente bradicardia.[11] Complicações infecciosas também devem ser consideradas em portadores de DCEI com queixas de febre e toxemia de causa desconhecida, devendo ser realizado cuidadoso exame físico e procura de sinais locais ou sistêmicos de infecção.

O exame físico deve ser realizado avaliando-se inicialmente o *status* hemodinâmico e cardiovascular. Em pacientes com implante recente, deve-se excluir a presença de complicações precoces, como tamponamento cardíaco, hemotórax, pneumotórax, trombose venosa, hematoma de loja de marca-passo e lesões vasculares associadas ao implante. Evidências de infecção, como eritema, edema, calor e flutuação na loja de marca-passo também devem ser avaliadas.

CAPÍTULO 39   Emergências Cardiológicas Relacionadas a Dispositivos Cardíacos Eletrônicos Implantáveis (DCEI)

COMPLICAÇÕES CIRÚRGICAS APÓS IMPLANTE DE DCEI

As complicações cirúrgicas após implante de marca-passo definitivo ocorrem entre 4,4 e 6,1%[12,13] dos casos, e podem ser diversas:

- **Hemorragia:** a punção da veia subclávia apresenta risco potencial para complicações, que podem ser reconhecidas imediatamente, durante o procedimento, ou após a cirurgia.[14] Sangramento arterial ou venoso por dissecção do plano fascial pode ser causa de hematoma no local do implante. A lesão por laceração da artéria subclávia pode gerar complicações significativas com hemotórax de grande extensão e de rápida evolução. Em tais casos, além da drenagem do hemotórax, a intervenção cirúrgica ou tratamento endovascular, com uso de balão ou implante de *stent* pode-se tornar necessária.[15,16]

  Outra complicação hemorrágica pós-operatória é a formação de hematoma de loja de marca-passo, que pode ser decorrente de hemostasia inadequada, coagulopatias ou pelo retorno precoce de anticoagulantes ou antiagregantes plaquetários após a cirurgia. Tal complicação pode comprometer a integridade da loja de marca-passo e é um fator de risco para infecção.[14] Cerca de 1 a 2% dos hematomas de loja de marca-passo necessitará de drenagem cirúrgica. A aspiração do hematoma por punção, salvo, em casos especiais, deve ser evitada pelo risco potencial de infecção.

- **Pneumotórax:** é uma complicação que ocorre em cerca de 1,5% de todos os casos.[13] É muitas vezes assintomático, sendo descoberto muitas vezes apenas na radiografia de tórax de rotina após o procedimento. Raramente, pode ocasionar importante desconforto respiratório durante o procedimento. Dor pleurítica, tosse e dispneia são sugestivos do diagnóstico. O tratamento desta complicação depende da sua extensão e da severidade dos sintomas. Desconforto respiratório intenso durante ou após o procedimento indica necessidade de drenagem torácica de emergência. Apesar de haver certa controvérsia quanto à drenagem de pneumotórax em pacientes assintomáticos, se a sua extensão for superior a 10% do volume do pulmão afetado, a drenagem deve ser realizada (Figura 39.2).[14]

- **Perfuração miocárdica:** é uma complicação pós-operatória incomum. Estudo realizado por Tobin *et al.* revelou tamponamento cardíaco pós-operatório em apenas 0,2% dos casos.[13] A perfuração cardíaca pode ocorrer internamente, quando dá acesso a outra câmara cardíaca, ou externamente, quando ocorre a perfuração da parede livre de uma determinada câmara. Perfurações de ventrículo direito provavelmente são subnotificadas, pois grande parcela dos casos tem evolução assintomática. Havendo suspeita clínica, deve-se imediatamente realizar um ecocardiograma para confirmação. Nos casos mais graves, como sinais de tamponamento cardíaco, está indicada realização de pericardiocentese de emergência.

- **Embolia gasosa:** a embolia gasosa pode ocorrer durante o implante de marca-passo ou CDI e deve sempre ser considerada em um paciente que apresenta dispneia aguda no intraoperatório e no pós-operatório imediato. Tal complicação pode ser notada pela súbita entrada de ar através do introdutor localiza-

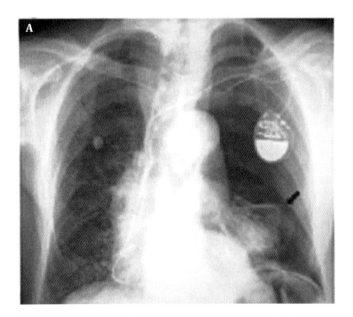 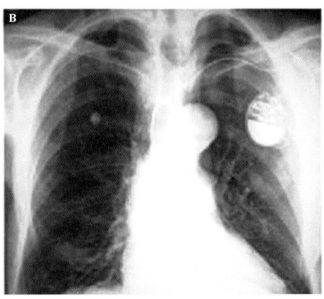

■ **Figura 39.2** Radiografias de tórax realizadas no pós-operatório imediato de implante de marca-passo bicameral. Observe a presença de pneumotórax extenso à esquerda em (**A**). Em (**B**), observa-se a radiografia de tórax realizada após drenagem do pneumotórax, com boa expansão pulmonar.

Adaptada de Çai S, Topaloğlu. A complication of pacemaker implantation: a large pneumothorax compressing the entire left lung. Türk Kardiyol Dern Arş 36:198, 2008.

do no sistema venoso central (geralmente veia subclávia) durante a cirurgia. O êmbolo gasoso pode seguir para o ventrículo direito, artéria pulmonar e pulmões.[17] Esta complicação é geralmente bem tolerada porque o êmbolo é habitualmente pequeno e absorvido pelo parênquima pulmonar. Em casos nos quais ocorre embolização maciça, determinando instabilidade hemodinâmica, devem ser abordados com suporte inotrópico oxigênio a 100% e oxigênio hiperbárico.[18]

- **Tromboembolismo venoso:** o tromboembolismo venoso pode ocorrer pela lesão endotelial durante a passagem dos eletrodos. Quando o trombo ocorre na veia subclávia ou braquiocefálica, o paciente pode apresentar-se com edema e dor no braço do lado acometido. Trombose silenciosa não é incomum. Um estudo realizado em 100 pacientes assintomáticos no momento da troca eletiva de gerador do dispositivo, através de venografia, demonstrou a presença de estenose em 11% e oclusão total em cerca de 12% dos casos.[19] Síndrome da veia cava superior pode ocorrer, porém é incomum. O diagnóstico é realizado através do ultrassom doppler ou venografia do membro acometido e o tratamento indicado é a anticoagulação plena com heparina, ou, mais agressivamente, com trombolíticos na fase aguda e manutenção de warfarin por 3 a 6 meses.[20]

- **Deslocamento de eletrodos:** a principal complicação pós-operatória relacionada aos eletrodos é o seu deslocamento (Figura 39.3). Geralmente é uma complicação que ocorre nas primeiras 24 ou 48 horas após o implante. O deslocamento tardio é muito menos comum, devido a aderência do eletrodo ao miocárdio decorrente da formação de fibrose, secundária ao processo inflamatório. A comparação da radiografia de tórax atual com a do pós-operatório imediato poderá demonstrar o deslocamento do eletrodo, o qual poderá estar no átrio direito, ventrículo direito, seio coronariano, ventrículo esquerdo, veia cava inferior ou superior. Uma causa singular de deslocamento de eletrodos é a síndrome de *Twidller*,[21] que pode ocorrer quando o paciente manipula e gira o gerador abaixo da pele, com tração e deslocamento dos eletrodos da superfície endocárdica.

O deslocamento provocará disfunção do marca-passo, podendo ocasionar tanto falhas de sensibilidade, quanto falhas de captura. Os sintomas decorrerão do funcionamento inadequado do dispositivo, e, dependendo do ritmo de escape do paciente e da sua condição cardiológica de base, podem ocorrer queixas de fadiga, tonturas, síncope, pré-síncope, insuficiência cardíaca ou fibrilação atrial. Se houver comprometimento hemodinâmico por bradicardia relacionado a disfunção do dispositivo, está indicado o uso de MP transvenoso ou transcutâneo provisório. O tratamento definitivo é o reposicionamento cirúrgico do eletrodo.

COMPLICAÇÕES INFECCIOSAS EM DCEI

Não obstante apresentarem incidência relativamente baixa, as complicações infecciosas relacionadas aos DCEI podem ser potencialmente graves, implicando em elevada morbidade e mortalidade. Estudo recente em seguimento de 11 anos revelou uma incidência de endocardite de 0,58% em pacientes portadores de marca-passo e de 0,65% e em pacientes portadores de CDI.[22]

As complicações infecciosas em DCEI podem ser classificadas em precoces, quando ocorrem até 60 dias após o implante, ou tardias. Além disso, quanto ao local, podem ser divididas em duas categorias: infecção de loja de marca-passo, a qual envolve subcutâneo da loja e subcutâneo do eletrodo; e infecção profunda, estando relacionada à porção endovascular e endocárdica dos eletrodos.

Os principais fatores de risco para complicações infecciosas são a manipulação recente (incluindo revisões cirúrgicas do sistema e troca de gerador), presença de hematoma de loja do dispositivo, uso de marca-passo provisório antes do implante definitivo, *diabetes mellitus*,[23] doença maligna, idade avançada e tratamento prévio com anticoagulantes ou glicocorticoides. Infecções agudas podem-se manifestar já nas primeiras semanas após o implante, nestes casos o *S. aureus* é o agente mais comum. Um quadro com início mais tardio, de meses a anos após o implante do dispositivo, e com evolução mais arrastada e indolente, pode estar relacionado a infecção por *S. epidermidis*. Cerca de 30 a 50% das infecções são complicações do primeiro implante; os casos restantes estão geralmente relacionados a procedimentos de troca de gerador ou reposicionamento de eletrodos.[24]

A infecção precoce se apresenta tipicamente como lesões de pele, com eritema, edema, tensão no local da cicatriz e, ocasionalmente, flutuação ou drenagem pela incisão. As infecções tardias são mais indolentes, e a dor pode ser a única queixa, podendo inclusive estar associada à perda de peso. A realização de hemograma e culturas, e início de antibioticoterapia empírica estão indicados quando há suspeita de infecção. A presença de sinais flogísticos e flutua-

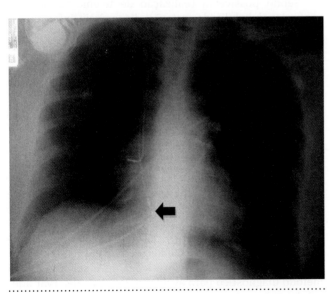

- **Figura 39.3** Radiografia de tórax de paciente portador de marca-passo bicameral, com evidência de deslocamento do eletrodo ventricular (seta).

ção em topografia de loja do dispositivo indica aspiração e drenagem de seu conteúdo, devendo ser realizada pelo especialista, pelo risco de lesão de eletrodos e de outras complicações. Posteriormente está indicada troca de gerador e, possivelmente, dos eletrodos do sistema.

Outra complicação que pode ocorrer é a erosão e exteriorização do gerador de marca-passo (Figura 39.4), geralmente decorrente de processo infeccioso da loja do aparelho, ou da tensão do subcutâneo e pele sobrejacente ao aparelho. Na presença de erosão, o sistema é considerado contaminado, e a maioria das opiniões sugere remoção e troca do gerador e eletrodos.[25]

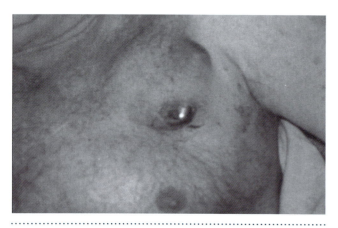

Figura 39.4 Erosão, com exteriorização parcial do gerador de marca-passo.

A presença de bacteremia por bactérias Gram-positivas em pacientes portadores de marca-passo ou CDI está associada a uma alta taxa de infecção do aparelho, com alta morbidade e mortalidade. Logo, é necessário que a presença de endocardite relacionada aos eletrodos seja excluída. O diagnóstico de endocardite relacionada aos eletrodos é realizado através do ecocardiograma. Se o ecocardiograma transtorácico for negativo para endocardite, deve-se optar pela realização de ecocardiograma transesofágico. A evidência de vegetação ao ecocardiograma torna mandatória a retirada de todo o sistema após início da antibioticoterapia, com reimplante após alguns dias, com colocação do gerador em outra topografia. A antibioticoterapia deve ser, posteriormente, guiada pelas culturas do material retirado e pelas hemoculturas, e deve ter duração similar ao tratamento das endocardites não relacionadas a eletrodos, com o mesmo agente isolado.[25]

COMPLICAÇÕES ELETRÔNICAS RELACIONADAS À DCEI

O adequado controle do funcionamento de um sistema de estimulação cardíaca artificial pode ser realizado mediante uma série de procedimentos diagnósticos, se destacando:[26]

Eletrocardiograma

É o registro da atividade elétrica cardíaca, onde pode observar-se a espícula do gerador de pulsos e a despolarização do miocárdio (captura) em resposta ao estímulo. A espícula do marca-passo tem uma duração aproximada de 2 milissegundos, e é seguida imediatamente por um batimento de captura. A espícula varia de tamanho no ECG de superfície, dependendo se o estímulo é unipolar ou bipolar, e da derivação analisada. Quando unipolar, geralmente apresenta uma espícula de maior amplitude em todas as derivações. Como o eletrodo ventricular geralmente se localiza no ventrículo direito, esta câmara se despolarizará primeiro. Logo, o QRS resultante terá uma configuração de bloqueio de ramo esquerdo (BRE) (Figura 39.5).

Para avaliar corretamente a função do marca-passo, alguns critérios devem ser observados. É necessário observar a espícula no ECG para determinar se há alguma anormalidade. Cada marca-passo é programado com uma frequência de estimulação mínima, expressa em milissegundos, que representa o tempo máximo que o dispositivo esperará antes de estimular o ventrículo, se nenhum complexo ventricular for detectado. Existe um intervalo programado entre o estímulo atrial e ventricular para os marca-passos bicamerais, chamado intervalo AV. O intervalo VA é o tempo da última espícula ventricular até a próxima espícula atrial. A soma dos intervalos VA e AV representa o intervalo de tempo correspondente à frequência mínima (Figuras 39.6 e 39.7).

Telemetria

É um recurso disponível na geração atual dos dispositivos eletrônicos implantáveis que permite análise, em tempo real, do funcionamento do sistema de estimulação cardíaca, de maneira não invasiva. A telemetria bidimensional permite que um programador externo possa interrogar e receber informações do dispositivo, incluindo dados úteis para diagnosticar possíveis falhas, bem como reprogramá-lo, se necessário. Modernos marca-passos e CDIs podem armazenar uma grande quantidade de informações, incluindo a presença de possíveis arritmias e terapias nos portadores de CDI.

Sendo possível a realização de telemetria por um profissional habilitado, estarão disponíveis informações cruciais em relação ao funcionamento do aparelho, e suas possíveis alterações. Será possível obter dados quanto ao tipo e ao modelo do dispositivo, data de implante, médico responsável pelo implante, a carga da bateria, a integridade dos eletrodos, modo de programação, frequência programada, carga de fibrilação atrial e parâmetros de detecção e terapia das taquiarritmias, no caso de portadores de CDI.

Radiografia de tórax

É um importante método utilizado na verificação da integridade de todo o sistema de estimulação, especialmente do posicionamento dos eletrodos nas câmaras cardíacas (Figura 39.8).

Em um quadro emergencial, na suspeita de problemas relacionados ou associados à estimulação cardíaca, o eletrocardiograma de 12 derivações deve ser o primeiro método diagnóstico para avaliação. Deve-se observar adequadamente a presença da espícula da estimulação, a qual poderá não ser perceptível em algumas derivações, principalmente em marca-passos sob estímulo em modo bipolar.

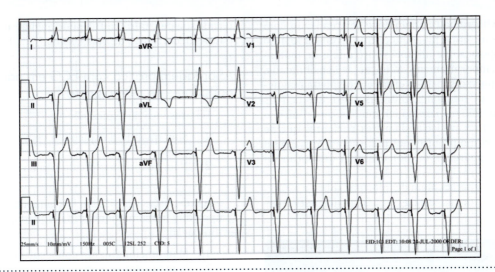

■ **Figura 39.5** Eletrocardiograma de paciente portador de marca-passo normofuncionante em modo VVI, com estimulação unipolar. Observe o desvio de eixo para a esquerda e a morfologia de BRE, indicando eletrodo na ponta do ventrículo direito.

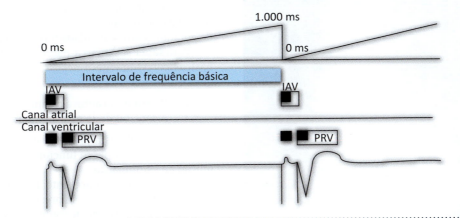

■ **Figura 39.6** Representação esquemática do funcionamento de um marca-passo bicameral programado em modo DDD, ilustrando o intervalo de frequência básica, o IAV (Intervalo Atrioventricular) e o PRV (Período Refratário Ventricular).
Adaptada de Melo CS, Pachón Mateos, Greco OT, Silva Jr. Temas de marca-passo: Intervalos de Tempo em marca-passos. Ed. Lemos, 2007.

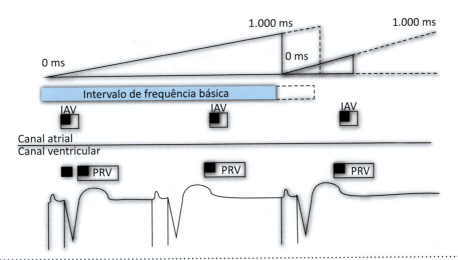

■ **Figura 39.7** Representação esquemática do funcionamento de um marca-passo bicameral programado em modo DDD, com estimulação ventricular sincronizada à frequência atrial. Observe que a frequência da estimulação ventricular é determinada pela frequência do sinal atrial "sentido" (onda P).
Adaptada de Melo CS, Pachón Mateos, Greco OT, Silva Jr. Temas de marca-passo: Intervalos de Tempo em marca-passos. Ed. Lemos, 2007.

O eletrocardiograma também deve ser realizado com a aposição de um campo magnético (ímã) sobre a loja do dispositivo. A aposição de um ímã sobre a loja de marca-passo inativa temporariamente a função de sensibilidade, determinando que o dispositivo entre em resposta magnética, a qual varia de frequência entre as diferentes marcas e modelos, mantendo o aparelho em modo assincrônico, o que pode ser útil na avaliação daqueles pacientes que se apresentam em ritmo próprio, por inibição apropriada ou inapropriada do aparelho, ou por eventual disfunção do sistema.

A resposta magnética, além de informar sobre o estado da bateria (através da análise da frequência magnética determinada pelo fabricante), pode auxiliar no diagnóstico de pausas decorrentes de *oversensing*.

Abordagem prática com ECG em pacientes portadores de marca-passo[26]

Há presença de espícula?

1. Sim, quando a espícula é visível ao ECG (espícula presente).
2. Não, quando a espícula não é visível ao ECG (espícula ausente).

As respostas classificam inicialmente em dois grandes grupos dos funcionamentos inadequados dos sistemas de estimulação:

1. Mau funcionamento com espícula presente.
2. Mau funcionamento com espícula ausente.

No grupo do mau funcionamento com espícula presente, é importante analisar as funções básicas do marca-passo, que são: estimular (capacidade de a espícula originar uma despolarização miocárdica) e sentir ou detectar (capacidade do gerador sentir a atividade intrínseca do coração).

Para saber se o marca-passo realiza essas duas funções básicas corretamente é necessário fazer duas novas perguntas:

1. O estímulo captura a câmara?
2. A sensibilidade está adequada?

Se a espícula está presente e captura adequadamente a câmara, o marca-passo funciona adequadamente em sua função de estimulação.

Se a espícula está presente, mas não captura a câmara correspondente, estamos na presença de um comportamento inadequado na função de estimulação (mau funcionamento com espícula presente e falha de captura) (Figura 39.9).

Se o marca-passo detecta adequadamente o sinal intrínseco do coração (ondas P ou complexos QRS), estamos na presença de uma sensibilidade normal. Se o marca-passo não detecta adequadamente os sinais intrínsecos ou se inibe por sinais não desejados (miopotenciais, ondas T etc.), estamos na presença de um mau funcionamento por falha de sensibilidade (Figura 39.10).

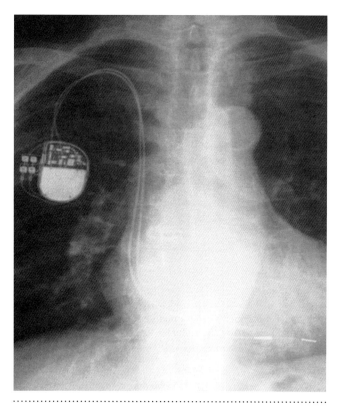

■ **Figura 39.8** Radiografia de tórax de paciente portador de marca-passo bicameral.

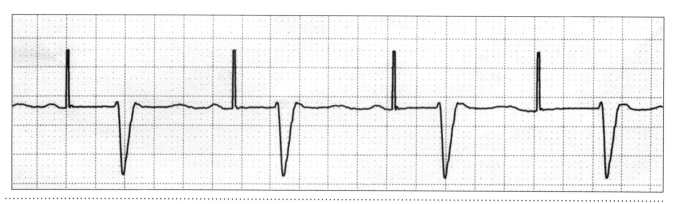

■ **Figura 39.9** Tira de eletrocardiograma demonstrando falha de captura ventricular. Observe a presença de sensibilidade atrial (ondas P), seguida de estímulo (espícula) ventricular com falha de captura.

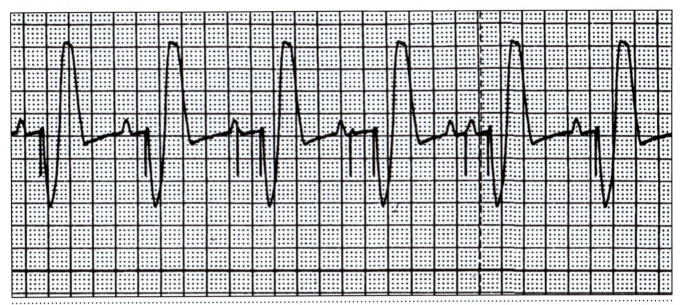

■ **Figura 39.10** Eletrocardiograma de paciente portador de MP bicameral, com evidência de falha intermitente de sensibilidade atrial. Observe no traçado que algumas ondas P são detectadas pelo dispositivo (primeiro, segundo e sexto batimentos), enquanto outras não são sentidas (terceiro, quarto e quinto batimentos). Neste último caso ocorre a liberação inapropriada de espícula atrial.

Podemos dividir as disfunções dos marca-passos em 3 grandes grupos, aos quais pode-se chegar por meio do algoritmo diagnóstico da Figura 39.11.

Estímulo presente com falha de captura ou comando[27]

Para classificar uma disfunção neste grupo, inicialmente, é necessária a identificação da espícula de estimulação com ausência de captura ou comando (Figuras 39.11 e 39.12).

A causa provável da falha de captura pode ser obtida, muitas vezes, pelo estabelecimento de uma relação temporal entre a cirurgia de implante e o início do problema (Tabela 39.1). Se o problema ocorrer nas primeiras horas ou dias, a causa mais provável é o deslocamento do cabo do eletrodo. Caso ocorra nas primeiras semanas, há possibilidade de se tratar de um aumento patológico do limiar de comando. Se a falha de captura ocorrer em uma fase mais tardia, de vários meses até anos, as causas mais comuns são o desgaste avançado da bateria, alterações do miocárdio

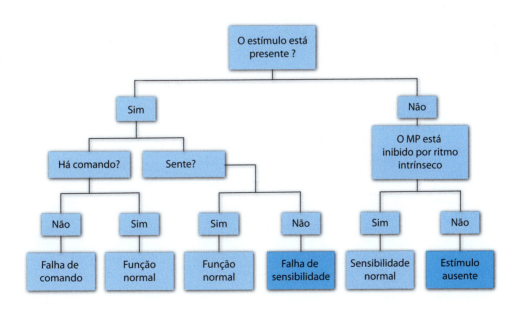

■ **Figura 39.11** Algoritmo diagnóstico das disfunções dos marca-passos.

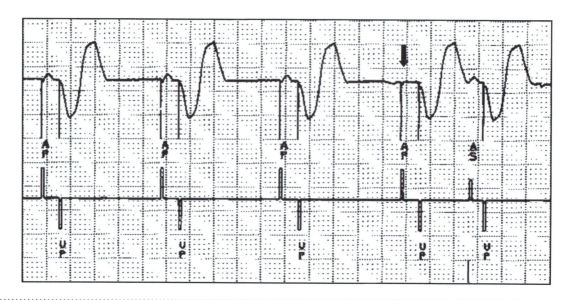

■ **Figura 39.12** Eletrocardiograma (acima) e canal de marcas do aparelho (abaixo), de um portador de marca-passo bicameral, com evidência de falha de captura atrial. Observe, no quarto batimento (seta), a ausência de despolarização atrial após o estímulo (espícula) atrial.

(infarto e fibrose) ou defeitos mecânicos do cabo eletrodo, como lesão do material isolante ou fratura do condutor.

Além das hipóteses citadas, cabe ainda considerar causas extracardíacas, como alterações metabólicas ou uso de determinados agentes farmacológicos capazes de promover flutuações no limiar de comando do estímulo artificial. A programação de um pulso elétrico com margem de segurança inadequada também pode proporcionar falha de captura decorrente de variações fisiológicas do limiar de comando.

Tabela 39.1 Diagnóstico diferencial de estímulo presente com falha de comando persistente ou intermitente.

Etiologia	ECG*	Radiografia**	Impedância	Começo	Administração
Deslocamento do eletrodo ■ Inicialmente: posição instável ■ Mais tarde: síndrome de Twiddler	Anormal	Anormal ou normal	Normal	Elevado	Reposicionar liderança
Sonda maturação ■ Inicialmente: resposta inflamatória ■ Mais tarde: fibrose progressiva	Normal	Normal	Normal	Elevado	Aumentar a produção, o processo, de esteroides ou reposicionar
Limiares altos tardiamente: ■ Fibrose progressiva ■ Infarto do miocárdio ■ Cardiomiopatia ■ Metabólicos/fármacos ■ Derivação avariada ou tecido interface	Normal	Normal	Normal	Elevado	Aumentar a produção, causa correta, ou substituir liderança
Falha no isolamento	Normal‡	Normal ou condutor de anormalidade	Decaimento	Elevado	Reprogramar a unipolar, substituir derivação
Condutores falhos: ■ Derivação bipartida ■ Parafuso de fixação solto	Normal‡		Aumento	Elevado	Reprogramar a unipolar (falha na derivação), substituir o chumbo, reoperação para parafuso de ajuste

(*Continua*)

Tabela 39.1 Diagnóstico diferencial de estímulo presente com falha de comando persistente ou intermitente.

(Continuação)

Etiologia	ECG*	Radiografia**	Impedância	Começo	Administração
Esgotamento da bateria	Normal	Normal	Normal	Elevado§	Substitua o gerador de pulso
Não captura funcional ■ Pseudomau funcionamento	Normal	Normal	Normal	Normal	Diminuir taxa, redução do período refratário (s), ou aumentar a sensibilidade

* Na coluna de ECG, o normal refere-se a uma morfologia estável do potencial evocado; anormal refere-se a uma mudança na morfologia do potencial evocado.

** Na coluna de radiografia no tórax, normal refere-se à posição de liderança estável e nenhuma deformidade óbvia da bobina de condutor; anormal refere-se a uma chance em posição de liderança ou uma deformidade da bobina condutora. O isolamento é radiolúcido e não será visualizado nos raios X.

‡ O ECG com uma falha de isolamento envolvendo um unipolar mostrará uma diminuição da amplitude do estímulo de estimulação. Uma falha de isolamento que envolve o isolamento externo de um eletrodo bipolar que irá mostrar um aumento na amplitude de regulação da estimulação. A falha do isolamento interno de uma liderança bipolar coaxial irá mostrar uma diminuição da amplitude de estímulo. Isto pressupõe que todas as gravações são feitas com uma máquina de ECG analógica.

† O ECG com um condutor intermitente pode mostrar uma amplitude de regulação do estímulo variando se gravado com uma máquina de ECG analógica.

§ Limiar de estimulação é aumentado, medido por meio do gerador de esgotamento, mas é normal através do PSA.

Adaptada de Levine PA. *Pacing Sistem malfunction: Evaluation and management.* Em: Podrid PJ, Kovei PR. *Cardiac Arrhythmia: Mechanisms, Diagnosis and Management.* Philadelphia: Willians & Willians, 1995.

Deslocamentos e microdeslocamentos de eletrodos

A falha de captura decorrente do deslocamento agudo do cabo eletrodo pode-se manifestar através de alterações no padrão eletrocardiográfico dos complexos capturados, e pode ser identificada através da análise da radiografia de tórax (Figura 39.13). Para tal, é importante a obtenção de radiografias do pós-operatório imediato para comparação.

A ocorrência de microdeslocamentos na inserção do eletrodo no endocárdio pode também ser responsável por falhas de captura. Neste caso, o deslocamento pode não ser perceptível à radiografia de tórax. O tratamento para essa condição é a correção cirúrgica do posicionamento ou a troca do eletrodo em questão.

Aumento patológico do limiar de comando

O aumento patológico do limiar de comando pode ser agudo ou crônico. Essa complicação ocorre por uma reação inflamatória excessiva na interface eletrodo-endocárdio, podendo ser decorrente de reação tipo corpo estranho, ou por resposta inflamatória ao trauma local, consequente ao implante. Tal complicação, nos dias de hoje, tem sido cada vez menos comum, graças ao surgimento de eletrodos com liberação de corticoides. O tratamento para esse problema consiste em aumentar a energia de saída do marca-passo até se obter estimulação com adequada margem de segurança. Quando isso não é possível, está indicada correção cirúrgica.

Aumento crônico do limiar de comando

O aumento crônico do limiar de comando, provocando falhas de captura, com radiografia de tórax sem alterações, também pode ser decorrente de outras causas, que podem ser permanentes ou transitórias. As causas permanentes geralmente estão relacionadas à integridade do local de implantação do eletrodo, como no caso de áreas de fibrose.

As causas transitórias de aumento de limiar de comando podem ser diversas, como acidose metabólica, hipercalemia, alcalose metabólica e uso de drogas antiarrítmicas. As drogas antiarrítmicas mais frequentemente associadas a esse problema são flecainamida[28] e amiodarona.[29] Se a causa for transitória, a sua remoção restabelece o limiar de comando prévio; se o dano for permanente, a conduta adequada é o reposicionamento cirúrgico ou a troca do eletrodo em questão.

Problemas de isolamento do eletrodo

Os problemas de isolamento decorrem de defeitos na capa de revestimento do fio metálico do eletrodo e estes podem decorrer tanto por defeitos intrínsecos do material isolante (como nos antigos eletrodos de poliuretano) como por problemas extrínsecos, como tração excessiva aplicada ao material, com lesão das camadas do isolante durante o procedimento cirúrgico ou no pós-operatório ou por tração crônica decorrente das contrações cardíacas ou dos movimentos torácicos do paciente. Os defeitos de isolamento dos eletrodos se apresentam ao eletrocardiograma como espículas de amplitudes variáveis, com falhas de comando, pois uma parte da corrente liberada pelo gerador se perde na solução de continuidade dos tecidos e não alcança a interface eletrodo-endocárdio, podendo gerar estímulos subliminares.

Fratura do condutor metálico do eletrodo

A fratura do condutor metálico só se apresenta com padrão de espícula sem captura se for parcial. Sendo assim, a quantidade de energia que chega ao coração diminui, gerando estímulos elétricos subliminares e provocando falha de comando. Caso a fratura do condutor metálico seja total e não haja fratura de isolante associada, não ocorrerá a presença da espícula, porque não há passagem da corrente de estimulação até os tecidos (Figura 39.14).

■ CAPÍTULO 39   Emergências Cardiológicas Relacionadas a Dispositivos Cardíacos Eletrônicos Implantáveis (DCEI)

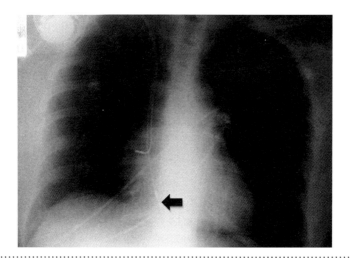

■ **Figura 39.13** Radiografia de tórax de paciente portador de marca-passo bicameral, com evidência de deslocamento do eletrodo ventricular. Observe que a ponta do eletrodo ventricular (seta) encontra-se em topografia de átrio direito.

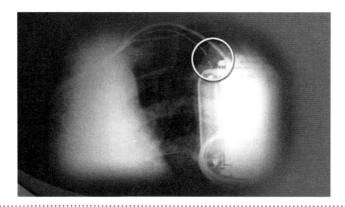

■ **Figura 39.14** Radiografia de tórax de paciente portador de DCEI, evidenciando fratura de eletrodo (círculo).

Falha de captura funcional

Ocorre quando o estímulo elétrico é liberado durante o período refratário fisiológico de uma determinada câmara, não ocorrendo captura.

Estímulo presente com falha de sensibilidade[27]

A falha na resposta a um sinal elétrico fisiológico próprio por um sistema de marca-passo é denominada *undersensing* (Figura 39.15).[8,30] Do mesmo modo que na falha de captura, a falha de sensibilidade pode ser decorrente tanto de uma disfunção na integridade do sistema como de uma alteração funcional dele, podendo, nesse último caso, ser corrigida por meio de reprogramação dos parâmetros de sensibilidade do marca-passo.

As principais causas de falha de sensibilidade estão listadas a seguir:[26]

a) Problemas com os eletrodos:
   ■ Deslocamento;
   ■ Defeitos do isolamento.
b) Problemas relacionados à interface eletrodo-endocárdio:
   ■ Sinal endocavitário pequeno ou lento;
   ■ Oscilações da amplitude dos sinais intracardíacos;
   ■ Maturação dos limiares;
   ■ Após cardioversão ou desfibrilação elétrica;
   ■ Transtornos metabólicos ou iônicos, como hiperpotassemia, hipocalcemia.
c) Problemas relacionados ao gerador:
   ■ Programação inadequada da sensibilidade;
   ■ Falhas dos componentes dos circuitos;
   ■ Desgaste da bateria.

Mau funcionamento com estímulo ausente[26]

Esse tipo de disfunção dos sistemas de marca-passo ocorre quando há falha na liberação dos impulsos pelo dispositivo com consequentes pausas no eletrocardiograma. Para tanto, é importante certificar-se da ausência de espículas nas diversas derivações, especialmente se o aparelho encontra-se programado em modo bipolar, quando a espícula pode ser de pequena amplitude ou mesmo imperceptível. Uma complicação com esse padrão também pode ocorrer quando não há estímulo liberado pelo gerador, ou quando este é liberado e não alcança o coração.[27]

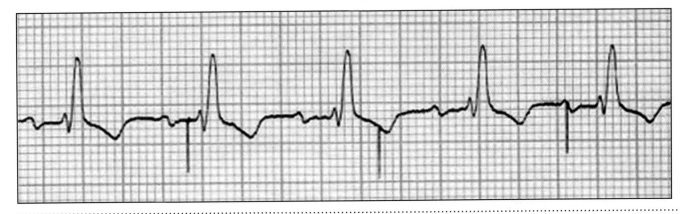

■ **Figura 39.15** Tira de eletrocardiograma de uma paciente portadora de MP unicameral ventricular, demonstrando falha de sensibilidade, com *undersensing*. Observe no traçado a presença de ritmo próprio atrial e ventricular e o registro de três espículas sem captura, com falha de comando e sensibilidade ventricular.

As causas de mau funcionamento com espícula ausente ao ECG são as seguintes:[26]

Oversensing

É quando ocorre detecção exagerada do sinal elétrico, originando alterações no funcionamento do marca-passo. A detecção exacerbada pode ser tanto de sinais fisiológicos (ondas P e T), como de sinais não fisiológicos, como interferências eletromagnéticas, miopotenciais e pós-potenciais (Figuras 39.16 e 39.17).

Circuito aberto (*open circuit*)

Nesse tipo de complicação, embora haja liberação do impulso elétrico pelo gerador, esse não alcança a interface eletrodo-endocárdio. O eletrocardiograma demonstra pausas intermitentes ou permanentes, com ausência de espículas. O uso de ímã nessa condição não elimina as pausas.

As causas mais frequentes de circuito aberto são fraturas de condutor metálico do eletrodo, ajuste inadequado do conector do eletrodo ao gerador durante a cirurgia e incompatibilidade do conector do eletrodo com o gerador, com fixação inadequada.[27]

Síndrome de *Twiddler*

Ocorre em casos de pacientes que manipulam o gerador debaixo da pele, provocando enrolamento do cabo eletrodo, com tração, ocasionando deslocamentos e fraturas.[21] Este defeito foi um pouco mais observado quando os geradores dos DCEI eram de maior tamanhos, sendo mais suscetíveis a trações gravitacionais.

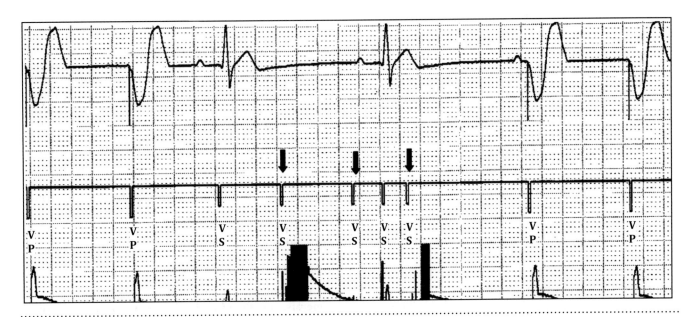

■ **Figura 39.16** Eletrograma (acima) e canal de marcas (abaixo) demonstrando *oversensing* ventricular. Observe, que após o terceiro batimento ocorre sensibilidade inapropriada (setas), confirmada pela análise simultânea do canal de marcas do marca-passo, determinando inibição do estímulo ventricular. *VS (Ventricular Sense); VP (Ventricular Pace)*. Gentilmente cedida pelo setor de estimulação cardíaca artificial do IDPC.

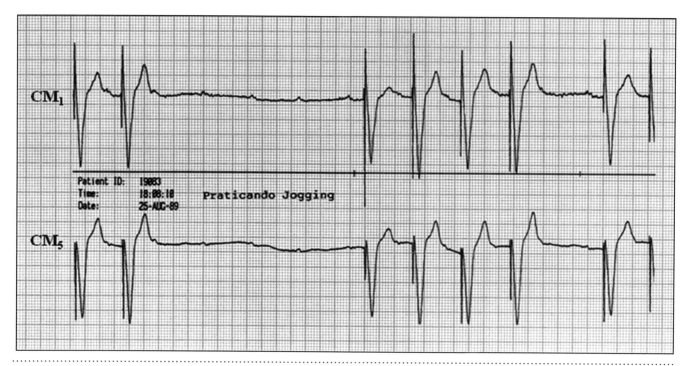

Figura 39.17 Traçado de Holter de um portador de marca-passo ventricular unicameral, altamente dependente, onde se observa, durante atividade física, a presença de inibições por miopotenciais (*oversensing*) e a ocorrência de pausas significativas. Gentilmente cedida pela Medtronic.

Histerese

É um retardo programado na estimulação após uma atividade ventricular sentida, permitindo uma frequência cardíaca abaixo da frequência básica programada (Figura 39.18).

Programação de redução de frequência de sono

É a redução da frequência básica de estimulação em horário noturno, para melhor adequação da frequência cardíaca durante o período de sono.

Falha de componentes do gerador

Quando excluídas as outras causas, e quando a colocação do ímã não restaura a estimulação, deve-se pensar em inadequada função do gerador, estando indicada a sua troca. Atualmente é uma causa pouco comum de disfunção.

MAU FUNCIONAMENTO DOS MARCA-PASSOS BICAMERAIS

As causas de mau funcionamento dos marca-passos bicamerais podem ser divididas em dois grupos principais:[30]

Causas de disfunções de marca-passos unicamerais

Incluem todas as disfunções de marca-passos unicamerais previamente apresentadas. As alterações, nesse caso, podem ocorrer em uma ou em ambas as câmaras do sistema bicameral.

Disfunções e arritmias relacionadas exclusivamente aos marca-passos bicamerais

São alterações do funcionamento dos marca-passos que ocorrem apenas em sistemas bicamerais, pois dependem da interação entre os canais atrial e ventricular.

Crosstalk

Caracteriza-se pela sensibilidade de um impulso elétrico artificial pela câmara oposta podendo determinar inibições ou deflagração a depender do modo de programação do aparelho. Tal fenômeno é mais frequente em dispositivos com programação de estímulo unipolar e pode, inclusive, levar o paciente a ocorrência de assistolias.[31,32] Atualmente, a forma quase exclusiva de *crosstalk* está no modo DDD, no qual ocorre inibição do canal ventricular pelo impulso atrial.[33] Para prevenir esta complicação, os fabricantes de marca-passo incorporaram um período, no ciclo de estimulação, no qual a câmara não estimulada não apresenta sensibilidade, chamado *blanking*, cujo início coincide com o início da estimulação da câmara oposta, evitando a ocorrência de inibições pelo impulso elétrico artificial deflagrado pelo outro canal.

Taquicardias conduzidas pelo marca-passo

São taquicardias que ocorrem nos marca-passos bicamerais, em que o canal atrial sente uma atividade atrial rápida e dispara espículas ventriculares que chegam até o limite superior da frequência. Esse mecanismo surge em pacientes com fibrilação, *flutter* ou taquicardia atrial,[34] podendo gerar sintomas como palpitações, pré-síncope e, até,

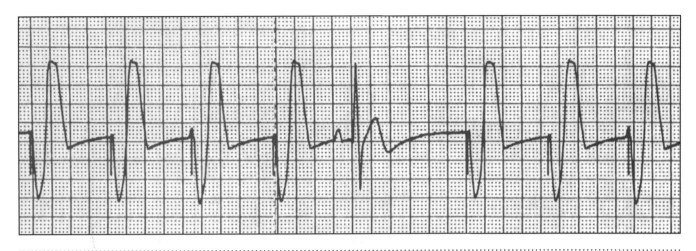

■ **Figura 39.18** Eletrocardiograma de um paciente portador de marca-passo unicameral programado com frequência de 70 bpm em modo VVI, com histerese de 50 bpm. Observe que o intervalo após o quinto complexo (sentido) é superior ao intervalo programado, ou seja, o intervalo pós-pace é superior ao intervalo pós-sense. *Pace* (Batimento por Estímulo Artificial); *Sense* (Batimento Próprio), sentido. Gentilmente cedida pela Medtronic.

síncope, dependendo da frequência atingida e da condição clínica de base do paciente. Esse tipo de complicação pode ser prevenida com a programação de uma frequência de *upper rate* (frequência máxima) baixa ou pela programação de algoritmos, em que ocorre a troca automática para modos de estimulação sem sincronia atrioventricular após eventos atriais próprios, como os modos DDI ou VVI, na vigência de atividade atrial rápida.

Taquicardia Mediada pelo Marca-passo (TMM)

Furman e Fisher, em 1982, criaram o termo *Endless Loop Tachycardia* para descrever a taquicardia reentrante em marca-passos bicamerais, causada pela condução ventrículo-atrial, em que o marca-passo funcionaria como uma via acessória para a condução anterógrada.[35] Também chamada de taquicardia por reentrada eletrônica, ocorre geralmente quando uma onda P retrógrada, frequentemente pós-extrassístole ventricular, é sentida pelo canal atrial ocasionando deflagração do canal ventricular. Se a despolarização ventricular origina outra onda P retrógrada, a situação pode-se perpetuar, ocasionando uma taquicardia por reentrada AV eletrônica, mediada pelo marca-passo. A frequência não excederá seu limite programado, porém pode acarretar sintomas graves em pacientes suscetíveis (Figura 39.19).

Grande parte dos portadores de marca-passos bicamerais é suscetível a essa taquicardia, especialmente na presença de doença do nó sinusal.[36]

Esse tipo de taquicardia pode ser prontamente interrompido através da aposição de um ímã sobre a loja do marca-passo, tornando-o assíncrono e provocando a interrupção do circuito de reentrada. A adenosina também pode ser utilizada para bloquear a condução AV retrógrada. Marca-passos modernos dispõem de algoritmos para prevenir e interromper a TMM.

OUTROS PROBLEMAS RELACIONADOS A DCEI

Síndrome do marca-passo

A síndrome do marca-passo é uma complicação ocasionada pela perda de sincronia atrioventricular, causada por um modo de estimulação não ideal ou programação inadequada. A forma clássica ocorre nos pacientes portadores de marca-passo unicameral com estimulação ventricular exclusiva que apresentam condução ventrículo-atrial, propiciando o aparecimento de ondas P retrógradas após a estimulação ventricular. Ocorre frequentemente em pacientes portadores de doença do nó sinusal tratados com estimulação ventricular exclusiva (Modo VVI), já que nessa doença a condução retrógrada ventrículo-atrial é frequente, e o ritmo atrial é bradicárdico.[37] As ondas P retrógradas muitas vezes podem ser notadas no eletrocardiograma (Figura 39.20). Posteriormente, observou-se que mesmo em marca-passos bicamerais pode ocorrer esse tipo de complicação, bastando, para isso, que haja importante retardo na condução interatrial.[38,39]

Na síndrome do marca-passo ocorre perda da contribuição atrial para a pré-carga, ocorrendo um aumento da pressão atrial. Além disso, a sobrecarga nos barorreceptores atriais alterará o tônus vagal. Clinicamente, o paciente poderá demonstrar sinais de baixa perfusão, tontura e perda da consciência, palpitações, desconforto cervical, cefaleia, cansaço e indisposição, dispneia aos pequenos esforços e hipotensão. Sinais de aumento da pressão atrial, como sensação de opressão e pulsação no pescoço e na cabeça, e sinais de insuficiência cardíaca também podem se desenvolver.

O tratamento desta síndrome pode ser feito pela realização de *upgrade* do marca-passo, com a troca de sistema unicameral para bicameral, de modo a restabelecer a sincronia atrioventricular.

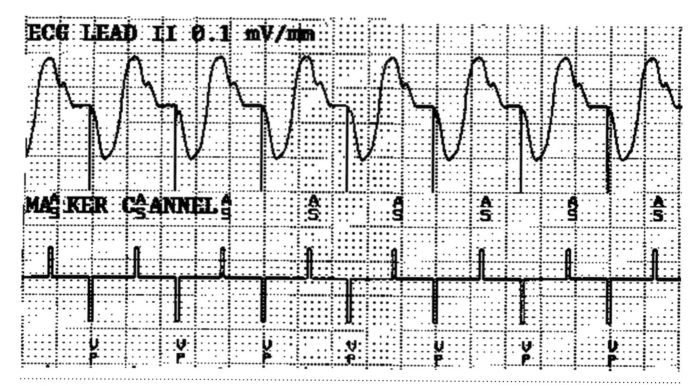

■ **Figura 39.19** Eletrograma (acima) e canal de marcas (abaixo) de um marca-passo bicameral evidenciando taquicardia mediada pelo marca-passo (TMM). Observe a presença de estimulação ventricular com onda P retrógrada, que é "sentida" pelo canal atrial e seguida de deflagração ventricular, perpetuando a taquicardia. *VP (Ventricular Pace); AS (Atrial Sense).*

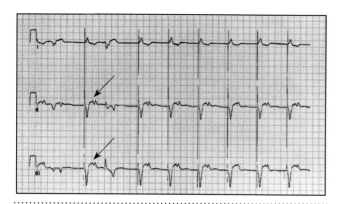

■ **Figura 39.20** Eletrocardiograma de paciente portador de marca-passo unicameral, programado em modo VVI, com evidência de condução retrógrada ventrículo-atrial, melhor observada nas derivações DII e DIII (setas). Gentilmente cedida pela Medtronic.

Marca-passo *runaway*

Uma grave disfunção do gerador do marca-passo, que pode ocorrer devido a desgaste de bateria, penetração de fluidos orgânicos ou por falhas de componentes do circuito,[40] mas que também tem sido vinculado ao uso de bisturi elétrico e de radioterapia,[41] pode precipitar uma condição conhecida como marca-passo *runaway*. O diagnóstico eletrocardiográfico é feito pela presença de espículas ventriculares com frequência muito rápida, podendo estimular o ventrículo e degenerar para taquicardia ou fibrilação ventricular. O *runaway* é muito raro atualmente,[42] já que marca-passos modernos são programados para não estimular a partir de uma frequência limite, tornando-se assim improvável esta situação.

O *runaway* é sempre uma emergência médica. O seu diagnóstico implica na desconexão imediata do gerador de pulsos em condições estéreis, se for possível; caso contrário, o mesmo deve ser desconectado mesmo em condições não estéreis. Se o caso permitir a retirada estéril do MP, um novo gerador de pulsos pode ser conectado ao eletrodo; caso contrário, o eletrodo pode ser utilizado para estimulação temporária conectado a um MP externo, e posteriormente implanta-se um novo sistema.[43]

EMERGÊNCIAS EM PACIENTES PORTADORES DE CDI

O uso do cardiodesfibrilador implantável (CDI) é, atualmente, o tratamento de escolha para pacientes com história de morte súbita cardíaca abortada e arritmias ventriculares sustentadas, na ausência de causas reversíveis e infarto agudo do miocárdio.[44] As evidências atuais baseiam-se em megaensaios de prevenção secundária (AVID,[45] CASH[46] e CIDS)[47] e prevenção primária (MADIT I e II,[48] MUSTT[49] e SCD-HEFT)[50] que demonstraram a superioridade do CDI sobre os fármacos.[51]

Desde a sua introdução, há mais de 20 anos, o CDI vem progressivamente evoluindo, desde um dispositivo não programável, até um sofisticado sistema multifuncional, com uma extensa variedade de funções diagnósticas e terapêuticas. A partir do final da década de 1980, foi desenvolvido um sistema endocárdico, constituído de eletrodos com funções integradas de estimulação, sensibilidade e choque. Este sistema, com poucas variações, é predominante até os dias atuais (Figura 39.21). Os aparelhos modernos podem ser unicamerais, bicamerais ou estar associados a ressincronizador cardíaco[51] (Figura 39.22) e podem armazenar informações detalhadas acerca da morfologia e da frequência das arritmias, além de sinais eletrocardiográficos obtidos antes, durante e após as arritmias.[52]

Os CDIs apresentam quatro funções principais:

a) Sensibilidade: reconhecimento dos sinais elétricos espontâneos, de origem atrial ou ventricular;
b) Detecção: classificar os sinais sentidos de acordo com as zonas de frequência cardíaca programada;
c) Terapias para taquiarritmias ventriculares: englobam os ATPs *(Antitachycardia Pacing)* e choques, para o tratamento de taquicardia ventricular (TV) ou fibrilação ventricular (FV);
d) Terapia para bradicardia ou ressincronização cardíaca.

Os critérios para detecção de TV e FV são programáveis, e se baseiam, principalmente, na frequência e na duração (ou número de batimentos) da taquiarritmia sentida pelo eletrodo ventricular. Existem ainda outras ferramentas sofisticadas, também programáveis, para discriminação entre taquiarritmias ventriculares e taquiarritmias supraventriculares de alta frequência.

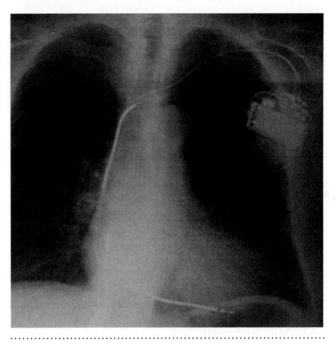

■ **Figura 39.21** Radiografia de tórax de paciente portador de CDI bicameral. Gentilmente cedida pelo setor de estimulação cardíaca artificial do IDPC.

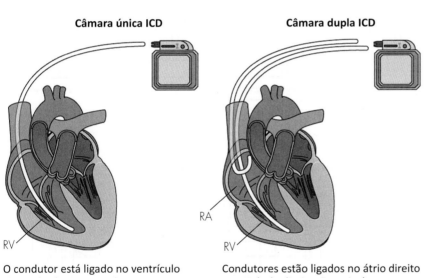

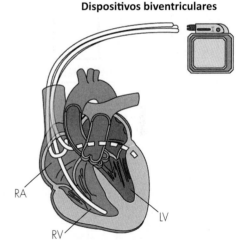

Câmara única ICD

O condutor está ligado no ventrículo direito (VD). Se necessário, a energia é fornecida ao ventrículo para ajudá-lo a contrair normalmente.

Câmara dupla ICD

Condutores estão ligados no átrio direito e ventrículo direito. Energia é entregue pela primeira vez ao átrio direito e, em seguida, para o ventrículo direito, ajudando o seu coração a bater em uma sequência normal.

Dispositivos biventriculares

Dois ou três condutores estão posicionados no átrio direito, ventrículo direito e ventrículo esquerdo através da veia do seio coronário. Este dispositivo ajuda o batimento cardíaco a ter uma velocidade mais equilibrada e é usado especificamente para alguns pacientes com insuficiência cardíaca.

■ **Figura 39.22** Representação esquemática de três modalidades de CDI, respectivamente da esquerda para direita: CDI unicameral, CDI bicameral e CDI com ressincronizador biventricular. RA (Átrio Direito); RV (Ventrículo Direito); LV (Ventrículo Esquerdo).
Adaptada de http://my.clevelandclinic.org/heart/services/tests/procedures/icd).

Quando uma arritmia ventricular é detectada e enquadrada nos algoritmos para TV ou FV, é dado início a um de dois tipos de terapia: choques de alta energia (1 a 40 J) ou *ATPs (antitachycardia pacing)* (Figura 39.23). Na terapia com choque, embora seja usada menor energia do que no cardioversor ou cardio-desfibrilador externo, o paciente geralmente se encontra consciente, e os choques podem ser bastante dolorosos (Figura 39.24). Os *ATPs* consistem comumente de vários estímulos (6 a 10 batimentos) em uma frequência mais rápida que a da TV. Esse tipo de terapia pode ser percebida, porém é menos incômoda e, frequentemente, interrompe a arritmia antes que o paciente desenvolva sintomas. Os *ATPs* são normalmente o tratamento inicial de escolha, mesmo para TVs rápidas, com a programação de choques de alta energia de resgate, caso haja falha do primeiro método na interrupção da arritmia.

Estudos demonstram que aproximadamente 60 a 80% dos pacientes portadores de CDI recebem terapias de choque nos primeiros 5 anos após o implante.[53,54] Apesar de ser uma ocorrência esperada, cada terapia de choque pode-se constituir em um evento traumático para o paciente. Uma história detalhada e um exame físico cuidadoso, associado à interrogação e análise dos dados armazenados no dispositivo, geralmente são suficientes para diagnosticar as causas do problema.

Ao referir um episódio de choque pelo CDI, o paciente pode-se enquadrar em uma das três situações: terapia apropriada, terapia inapropriada ou "choque fantasma". O algoritmo da Figura 39.25 pode ser útil para avaliação de choque de CDI.

O objetivo inicial, neste caso, é estabelecer se a terapia é apropriada ou inapropriada. Uma terapia apropriada é

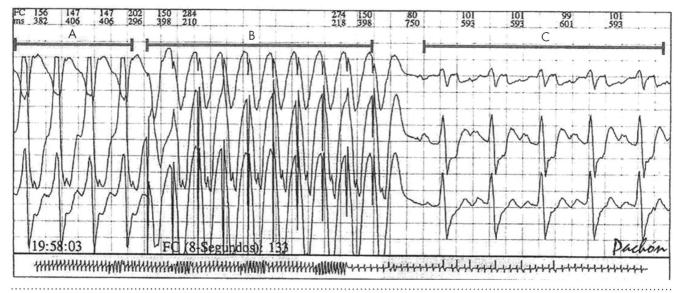

■ **Figura 39.23** Traçado de Holter de paciente portador de CDI, com evidência de taquicardia ventricular monomórfica (**A**) e terapia apropriada através de ATP (**B**), com retorno para ritmo sinusal (**C**). Gentilmente cedido pelo Dr. José Carlos Pachon.

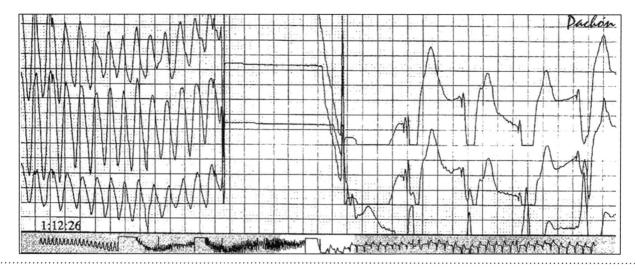

■ **Figura 39.24** Traçado de Holter de paciente portador de CDI, com evidência de taquicardia ventricular, que é detectada e tratada pelo dispositivo através de choque de alta energia (seta). Nota-se que após o choque ocorre reversão da arritmia, e o aparelho passa a comandar o ritmo em modo VVI. Gentilmente cedido pelo Dr. José Carlos Pachon.

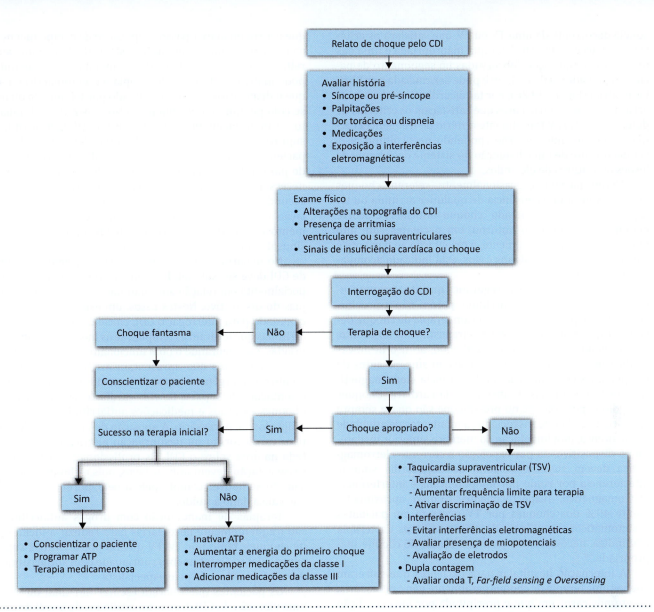

■ **Figura 39.25** Fluxograma para avaliação de terapia de choque de CDI. ATP (*Antitaquicardia Pacing*); TSV (Taquicardia Supraventricular).
Adaptada de Clemo HF, Wood MA. Cardiac Pacing and ICDs. ICDs Follow-up and Troubleshooting. 10:486-492, 2005.)

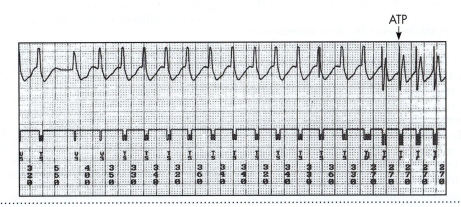

■ **Figura 39.26** Eletrograma (acima) e canal de marcas (abaixo) gravados em CDI unicameral com evidência de terapia inapropriada com ATP em vigência de fibrilação atrial de alta resposta ventricular. Note no traçado a irregularidade dos sinais intracardíacos (acima). A frequência ventricular alcança a zona de frequência de TV (TS), com liberação de terapia por ATP (TP). ATP (*Antitachycardia Pacing*); TS (Detecção em Frequência de TV); TP (Terapia por ATP).
Adaptada de Clemo HF, Wood MA. Cardiac Pacing and ICDs. ICDs Follow-up and Troubleshooting. 10:487, 2005.)

aquela decorrente de uma TV ou FV, que satisfaça os critérios de detecção do CDI. A terapia inapropriada é uma das principais complicações observadas no seguimento de pacientes portadores de CDI,[55,56] e pode ser causada por fibrilação atrial (Figura 39.26), por taquicardia sinusal e outras arritmias supraventriculares que satisfaçam os critérios de detecção de TV/FV (geralmente critério de frequência cardíaca), ou por ruídos externos, podendo, neste último caso, ser decorrente de uma disfunção do sistema decorrente de lesões ou fraturas de eletrodos.

Alguns pacientes, ocasionalmente, referem choques dolorosos mesmo na ausência de qualquer arritmia ou terapia pelo CDI. É o chamado "choque fantasma", e ocorre geralmente no período noturno, em pacientes com alto grau de ansiedade. Usualmente, a orientação ao paciente é suficiente, porém, em alguns casos, está indicado acompanhamento psicológico.

O CDI cria uma rede de segurança que atua promovendo a interrupção de uma arritmia, porém não a previne. Sendo assim, pacientes que sofreram terapia de choque devem ser questionados quanto as circunstâncias do evento, que atividade estavam desempenhando, ao uso de novas medicações, presença de palpitações ou síncope antes da terapia, possível exposição a interferência eletromagnética, angina e sintomas de insuficiência cardíaca. Choques precedidos por síncope ou pré-síncope são quase sempre apropriados. Choques associados a momentos de atividade física intensa, movimentação do membro superior ipsilateral ao dispositivo, ou por exposição a corrente eletromagnética devem suscitar suspeita de taquicardia sinusal, interferência por ruído por miopotenciais e interferência eletromagnética, respectivamente.[57] Como aproximadamente 40% dos choques por TV ocorrem em pacientes assintomáticos, a ausência de sintomas antes da terapia não indica, necessariamente, a ocorrência de choque inapropriado.[58]

A internação hospitalar para pacientes que sofreram apenas uma terapia de choque geralmente não é necessária, exceto nos casos em que é precipitada por uma condição clínica significativa associada, como isquemia miocárdica ou distúrbios metabólicos e hidroeletrolíticos, ou em casos onde há necessidade de alterações importantes na terapia antiarrítmica.

Os choques de repetição pelo CDI são dolorosos e angustiantes ao paciente, podendo causar depressão, e até mesmo síndrome do estresse pós-traumático. Os casos nos quais ocorrem múltiplas terapias, durante minutos e até dias, podem estar relacionados a TV incessante, quadros isquêmicos coronarianos agudos, distúrbios metabólicos, não aderência a medicações, uso de medicações pró-arrítmicas e tempestade elétrica ventricular.[59,60]

O tratamento emergencial para este grupo de pacientes deve ser focado na reversão das causas precipitantes e início imediato de tratamento com antiarrítmicos.[59]

Em emergências relacionadas a múltiplas terapias de choque inapropriado, o CDI deve ter sua função de terapia de choque desativada. Na maioria dos aparelhos atuais, esta função pode ser interrompida pela aposição de um ímã sobre o gerador do CDI. Este suspenderá a detecção de TV/FV, mas manterá a função de marca-passo. Em contraste com o que ocorre no marca-passo, a aplicação de campo magnético não leva a uma estimulação assíncrona. Em alguns aparelhos, a aplicação prolongada de um ímã sobre o gerador pode inativar as funções de terapia para taquiarritmia até que o dispositivo seja reprogramado por telemetria ou que se coloque um ímã novamente sobre o gerador.[57] Enquanto o campo magnético estiver sobre o CDI, nem arritmias supraventriculares, nem TV/FV serão detectados, logo o paciente deverá permanecer monitorado em local adequado para tratar tais arritmias com cardioversor externo, se necessário. Quando choques inapropriados repetitivos são secundários a arritmias supraventriculares, como na fibrilação atrial de alta resposta ventricular, o controle medicamentoso da frequência cardíaca ou a restauração do ritmo sinusal pode interromper o problema.

No departamento de emergência, o paciente portador de CDI deve ser submetido a uma anamnese detalhada, especialmente em relação aos sintomas e à presença de terapias do dispositivo. Nestes casos, um especialista deve ser contatado para interrogar o CDI, elucidando a natureza das arritmias que levaram às terapias, se as mesmas foram apropriadas, e assegurando o bom funcionamento do aparelho.

Os pacientes que apresentam arritmias no departamento de emergência devem ser tratados de acordo com as orientações do suporte de vida cardíaco avançado (ACLS). Choques externos e medicações antiarrítmicas devem ser utilizados, se necessário. A aposição de eletrodos externos para cardioversão ou desfibrilação elétrica deve ser evitada na área sobre o CDI. Os profissionais envolvidos na ressuscitação devem utilizar luvas, pois o choque pode ser sentido se houver contato pele a pele, porém geralmente não causa dano à saúde.

Terapias de manutenção com drogas antiarrítmicas são frequentemente necessárias para reduzir a incidência de choques, tanto por TV/FV quanto por arritmias supraventriculares. O tratamento continuado com antiarrítmicos deve ser coordenado pelo especialista.

Os pacientes que referem escutar um sinal ou sentir uma vibração do CDI devem ser avaliados de imediato, pois alguns destes aparelhos apresentam uma autochecagem e emitem um sinal sonoro ou vibratório na presença de desgaste de bateria, mudança aguda na impedância dos eletrodos ou na falha de terapias para reversão de uma arritmia.

CONDUTA EM PACIENTES INSTÁVEIS NO DEPARTAMENTO DE EMERGÊNCIA

A disfunção do DCEI em pacientes com alto grau de dependência de tal dispositivo pode-se configurar em uma emergência grave, podendo determinar pré-síncope, síncope, insuficiência cardíaca e instabilidade hemodinâmica. Neste caso, prioridade inicial é garantir estabilidade clínica antes da avaliação do dispositivo.[61] Entre as opções, temos:

- Marca-passo transcutâneo ou transvenoso, especialmente em pacientes com BAV de alto grau, terceiro grau ou tipo mobitz II.
- Atropina pode ser utilizada em casos selecionados, como em pacientes com bradicardia com complexo QRS estreito e sob importante tônus vagal.

- Aplicação de campo magnético (ímã) sobre o dispositivo pode interromper a taquicardia mediada pelo marca-passo, taquicardias induzidas pelos sensores, marca-passo *runaway* e interromper pausas em casos de inibições inapropriadas.
- Cardioversão elétrica ou desfibrilação podem ser realizadas, se indicadas. Neste caso devem ser tomadas algumas precauções para preservar a integridade do DCEI.

SÍNDROME CORONARIANA AGUDA EM PORTADORES DE DCEI

Os pacientes portadores de DCEI frequentemente são idosos e apresentam alta prevalência de doenças coronarianas. O diagnóstico eletrocardiográfico de IAM na presença de estimulação cardíaca artificial pode ser prejudicado, já que tais pacientes demonstram geralmente um complexo QRS alargado e padrão de bloqueio de ramo esquerdo (BRE) no ECG. Tais alterações obscurecem os clássicos achados eletrocardiográficos do IAM.[62] Sgarbossa *et al.*[63] desenvolveram três critérios para diagnóstico eletrocardiográfico de IAM com supradesnivelamento de ST em portadores de BRE, que podem ser válidos também para pacientes sob estimulação cardíaca artificial ventricular:

1. Elevação do segmento ST maior ou igual a 5 mm com complexo QRS discordante.
2. Elevação do segmento ST maior ou igual a 1 mm com complexo QRS concordante.
3. Depressão do segmento ST maior ou igual a 1 mm nas derivações V1, V2 e V3.

Outro método possível é a programação do marca-passo para uma frequência inferior à frequência de escape do paciente, caso este não seja totalmente dependente. Se o paciente apresentar escape com QRS estreito (supra-Hissiano), a análise eletrocardiográfica do segmento ST poderá ser realizada normalmente.

RESSUSCITAÇÃO CARDIOPULMONAR (RCP) EM PORTADORES DE DCEI

Não há contraindicação para realização de manobras de RCP e suporte cardiológico avançado de vida (ACLS) em pacientes portadores de DCEI em parada cardiorrespiratória. A desfibrilação e a cardioversão elétricas podem ser realizadas de acordo com as indicações correntes. No entanto, o choque pode danificar o circuito de estimulação e a sensibilidade do aparelho.[64]

Para minimizar essa complicação, as pás do desfibrilador externo devem ser colocadas o mais distante possível do gerador, e no caso dos pacientes portadores de marca-passo recomenda-se a colocação de ímã sobre o gerador para proteger o seu circuito de sensibilidade. Como há risco de disfunção do aparelho após a desfibrilação ou cardioversão externa, a opção de marca-passo temporário transcutâneo ou transvenoso deve estar sempre disponível. Após a realização de manobras de RCP e desfibrilação, com estabilização do paciente, o aparelho deve ser interrogado e reprogramado, se necessário.

Muitos antiarrítmicos podem elevar o limiar de comando e resultar em falha de captura, mas tal efeito apresenta significância clínica apenas com uso de antiarrítmicos da classe IC. Tal efeito pode ser revertido com uso de isoproterenol, que atua reduzindo o limiar de comando. Alternativamente, se necessário, os pacientes podem fazer uso de marca-passo temporário.

A decisão de finalizar a RCP não deve ser influenciada pela presença ou ausência de estimulação cardíaca artificial.

REFERÊNCIAS BIBLIOGRÁFICAS

1. Zoll PM. Ressuscitacion of the heart in ventricular standstill by external electrical stimulation. N Eng J Med. 1952;247:768-71.
2. Hyman AS. Ressuscitation of the stopped heart by intracardial therapy. Arch Intern Med. 1932;50:283.
3. Hooker DR, Kouwenhoven WB, Langworthy OR. The effects of alternating electrical currents on the heart. Am J Physiol. 1933;103:444.
4. Ferris L, King BG, Spence PW, Williams HB. Effect of electrical Shock on the heart. Elec Engr. 1956;55:498.
5. Celso, SM, Pachón JC, Greco OT, Silva Jr O, Neto AC, Silva LM, et al. Temas de marca-passo. História da estimulação cardíaca, São Paulo, 2007. p. 29-63.
6. Celso, SM, Pachón JC, Kormann DS, Pachón Mateos EI. Temas de marca-passo. Conceitos básicos na estimulação cardíaca, São Paulo, 2007. p. 103-38.
7. Ellenbogen KA, Wood MA. Cardiac Pacing and ICDs. Basic Concepts of Pacing. 2005;47:121.
8. Melo CS, Melo JRS, Marra M, Greco OT, Silva Júnior O, Tomás AA, Ruiz LF. Temas de Marca-passo. Glossário. 2007;39:656-61.
9. Olga FS, Pereira LS, Maia IG. O sistema Holter e outros métodos nas arritmia cardíacas. O papel do Holter no marca-passo cardíaco artificial e no desfibrilador implantável. 2001;14:203-6.
10. Passonet V, Furmann S, Smith NPD. Implantable cardiac pacemakers: Status report and resource guideline. A report of the intersociety. Commission for heart disease resources. Am J Cardiol. 1974;34:487-500.
11. Steven WS, Cooper J. Essencial Emergency medicine: For the healthcare Practicioner. Permanent Pacemakers. 2007;83:88.
12. Link MS, Estes NA, Griffin JJ, et al. Complications of dual chamber implantation in the elderly. Pacemaker selection in the elderly (PASE) Investigators. J Interv Card Electrophysiol. 1998;2:175-9.
13. Tobin K, Stewart J, Westveer D, Frumin H. Acute complication of permanent pacemaker implantation: theirs finantial implicatios and relation to volume and operator experience. Am J Cardiol. 2000;85:774-7.
14. Brincker J., Mark GM. Cardiac Pacing and ICDs. Techniques of Pacemaker Implantation and Removal. 2005;5:231-45.
15. Oude Ophuis AJ, Van Doorn DJ, Van Ommen VA, et al. Internal ballon compression: a method to achieve hemostasis

16. Hilficker PR, Razavi MK, Kee ST, et al. Stent-graft therapy for subclavian artery aneurisms and fistulas: single center mid-term results. J Vasc Interv Radiol. 2000;11:578-84.

17. Rotem CE, Greig JH, Walters MB. Air embolism to the pulmonary artery during insertion of transvenous endocardial pacemaker. J Thorac Cardiovasc Surg. 1967;53:562-5.

18. Brincker J., Mark GM. Cardiac Pacing and ICDs. Techniques of Pacemaker Implantation and Removal. 2005;5:234.

19. Goto Y, Aabe T, Sekine S, Sakurada T. Long-term thrombosis after transvenous permanent pacemaker implantation. Pacing Clin Electrophysiol. 1998;21:1192-5.

20. Brincker J., Midei MG. Cardiac Pacing and ICDs. Techniques of Pacemaker Implantation and Removal. 2005;5:239.

21. Bayliss CS, Beanlands DS, Bair RJ. The pacemaker Twidller's Syndrome: a new complication of implantable transvenous pacemakers. Can Med Assoc J. 1968;99:371-3.

22. Del Rio A, Anguera I, Miro JM, et al. Surgical treatment of pacemaker and desfibrillator lead endocarditis: the impact of electrode lead extraction on outcome. Chest. 2003;124:1451-9.

23. Kaul Y, Mohan JC, Gopinath M, Bhatia ML. Permanent pacemaker infections: their characterization and management. A 15 year experience. Indian Heart J. 1983;35:345-9.

24. Choo MJ, Holmes DR, Gersh BJ, et al. Permanent pacemaker infections: their characterization and management. Am J Cardiol. 1981;48:559-64.

25. Brincker J, Mark GM. Cardiac Pacing and ICDs. Techniques of Pacemaker Implantation and Removal. 2005;5:239-43.

26. Celso, SM, Pacchón JC, Greco OT, Silva Jr O, Neto AC. Temas de marca-passo. Complicações elétricas e eletrônicas dos marca-passos. 2007;531:534-63.

27. Ellenbogen KA, Wood MA, Levine PA. Cardiac Pacing and ICDs. Evaluation and Management of pacig system malfunctions. 2005;325:349.

28. Hellenstrand KJ, Burnett PJ, Milne Jr, et al. Effect of the antiarrhythmic flecainide acetate on acute and chronic pacing thresholds. PACE. 1983;6:892:899.

29. Azara D, Andersen E, Suarez KD et al. Relación entre dosis de amiodarona y aumento Del umbral de estimulación, e paciente com marcpasos definitivo. Congreso Internacional " 50 aniversario de La Sociedad Argentina de Cardiología". Buenos Aires, 1987.

30. Levine PA, Ellenbogen KA, Wood MA. Cardiac Pacing and ICDs. Evaluation and Management of pacing system malfunctions. 2005;7:345.

31. Moss AJ, Rivers RJ, Cramers DH. Permanent pervenous atrial pacing form the coronary vein: Long-term follow up. Circulation. 1979;59:222-5.

32. Moss AJ. Therapeutic uses of permanent pervenous atrial pacemakers: A review. J Electrocardiol. 1975;8:373-90.

33. Sweesy MW, Batery RL, Foney RC. "Crosstalk during bipolar pacing". PACE. 1988;11:1512-6.

34. Levine PA, Seltzer PJ. AV universal (DDD) pacing and atrial fibrillation. Clin Prog Pacing Electrofisiol. 1983;1:275-81.

35. Vassalo FS, Costa AD, Serpa EG, Pachon Mateos JC, Vargas RNA, Pachon Mateos EI, et al. Teste de indução de taquicardia por reentrada eletrônica em pacientes portadores de macpasso bicameral. Relampa. 2007;20(3):196-202.

36. Oseran D, Aiseuk K, Klementowic PT, et al." Spontaneus endless loop tachycardia." PACE. 1986;9:379:386.

37. Kormann SJ, Kormann DS, Gauch PRA, Pachón JC, Ruiz GYR, Jatene AD. Sindrome do marca-passo na bradicardia sinsal (Abst.) Arq Bras Cardiol. 1981;37(sup: 1):148.

38. Torresanin J, Erbargostn A, Allard-Latour G. Pacemaker syndrome with DDD Pacing. PACE. 1984;7:1148-51.

39. Ausube K, Klementouwitz P, Furman S. In: Interatrial conduction in cardiac pacing. In: Procedins of international cogress cardioestim 86. Mônaco, 1986. p. 1026.

40. Mond H, Sloman JG. The malfunctioning Pacemaker system. PACE. 1981;4(Part I):4960.

41. Celso, SM, Pacchón JC, Greco OT, Silva Jr O, Neto AC. Temas de marca-passo. Complicações elétricas e eletrônicas dos marca-passos. 2007;544-5.

42. Mickey h, Anderson C, Nielsn LH. Runaway pacemaker: still existing complication and therapeutic guidelines. Clin Cardiol. 1989;12:412.

43. Brito Júnior HL, Gauch PLA, Oliveira AS. Arritmias induzidas por marca-passo cardíaco. Rev Bras Marca-passo e Arritmia. 1990;3(3):88-93.

44. Ellenbogen KA, Wood MA, Henry FC. Cardiac Pacing and ICDs. ICD follow up and troubleshooting. Blackwell Publishing, Massachusetts, 2005. p. 467.

45. AVID Investigators. A comparison of antiarrhythmic drug therapy with implantable defibrillators in patients resuscitated from near-fatal ventricular arrhythmias. The Antiarrhythmics versus Implantable Defibrillators (AVID) Investigators. N Engl J Med. 1997;337:1576-83.

46. Bokhari F, Newman D, Greene M, et al. Long-term comparison of the implantable cardioverter versus amiodarone: eleven-year follow-up of a subset of patients in the Canadian Implantable Defibrillator Study (CIDS). Circulation. 2004;110:112-6.

47. Kuck KH, Cappato R, Siebels J, et al. Randomized comparison of antiarrhythmic drug therapy with implantable defibrillator in patients resuscitated from cardiac arrest: the Cardiac Arrest Study Hamburg (CASH). Circulation. 2000;102:748-54.

48. Moss AJ, Hall WJ, Cannom DS, et al. Improved survival with an implanted defibrillator in patients with coronary disease at high risk for ventricular arrhythmia. N Engl J Med. 1996;335:1933-40.

49. Moss AJ, Zoreba Ç, Hall WJ, et al. Prophylactic implantation of a defibrillator in patients with myocardial infarction and reduced ejection fraction (MADIT II). N Engl J Med. 2002;345:877-83.

50. Kadish A, Mehra M. Heart Failure Devices: Implantable Cardioverter. Circulation. 2005;111:3327-35.

51. Pereira FTM, Rocha EA, Marquês V, Rocha A, Farias R, Negreiros P, et al. Incidência de Choques em Portadores de Desfibriladores Cardíacos Implantáveis: Fatores de Risco. Reblampa. 2007;20(1):23-30.

52. Gold MR, Ellenbogen KA, Wood MA. The Implantable Cardioverter Defibrillator. Cardiac Pacing and ICDs. 2005;8:380-5.

53. Fogoros RN,Elson JJ, Bonett CA. Actuarial incidence and pattern occurrence of shocks following implantation of the automatic implantable cardioverter defibrillator. Pacing Clin Eletrophysiol. 1989;12:1465-73.

54. Grimm W, Flores BT, Marchlinski FE. Shock occurrence and survival in 241 pacients whith implantable cardioverter-defibrilator therapy. Circulation. 1983;87:1880-97.

55. Kadish A, Dyer A, Daubert JP, et al. Prophylatic defibrillator implantation in patients with nonischemic dilated cardiomyopathy. N Engl J Med. 2004;350:2151-8.

56. Moss AJ, Zareba Ç, Hall WJ, et al. Prophylactic implantation of a defibrillator in patients with myocardial infarction and reduced ejection fraction. N Engl J Med. 2002;346: 833-77, 2002.

57. Clemo HF, Wood MA. Cardiac Pacing and ICDs.. Cardiac Pacing and ICDs. ICDs Follow-up and Troubleshooting. 2005;10:486-92.

58. Hook BG, Callns DJ, Kleiman RB, et al. Implantable cardioverter-desfi. brillator theraphy in absence of significant symptoms. Rhythm diagnosis and management aided by stored electrogram analysis. Circulation. 1993;87:1897-906.

59. Nademanee K, Taylor R, Bayley WE, et al. Threating electric storm: sympathetic blockade versus advanced cardiac life support-guided theraphy. Circulation. 2000;102:742-7.

60. Wood MA, Simpson PM, Stambler BS, et al. Long-term temporal patterns of ventricular tachyarrhythmias. Circulation. 1995;91:2371-7.

61. Lam CW. Permanent cardiac pacemaker: an emergency perspective. Honk Kong. J Emerg Med. 2001;8:169-75.

62. Barold SS, Falkoft MD, Ong LS, et al. Electrocardiographic diagnosis of myocardial infarction during ventricular pacing. Cardiol Clin. 1987;5(3):403-17.

63. Sgarbossa EB, Pinski SL, Gates KB, et al. Early electro-cardiograph diagnosis of acute myocardial infarction in the presence of ventricular paced rhythm. Am J Cardiol. 1996;77(5):423-4.

64. Monsieurs KG, Conraads VM, Golthals MP, et al. Semiautomatic external defibrillation and implanted pacemakers: Understanding the interaction during resuscitation. Resuscitation. 1995;30(2):127-31.

Morte Súbita Cardíaca

Gustavo Mauro Mohallem • Leonardo Godoy de Mello Motta • Virgínia Braga Cerutti Pinto

DEFINIÇÃO E HISTÓRICO

A morte é um dos fenômenos naturais mais discutidos em diversos campos como religião, ciências e filosofia. O homem, desde o princípio dos tempos, tem caracterizado a morte com *misticismo* e *mistério*, inclusive com sua personificação em figuras mitológicas nas mais variadas culturas.

Ela nada mais é que a cessação da vida, ou seja, das funções biológicas de um organismo. Corresponde à interrupção irreversível dos batimentos cardíacos, à ausência de respiração espontânea e à morte cerebral.[1] Morte é definida biologicamente, legalmente e literalmente, portanto, como um evento irreversível.

O termo "morte súbita" foi descrito primeiramente, de forma concisa, séculos atrás por Hipócrates, considerado o "pai da Medicina", em um dos seus escritos conhecido como Aforismos. Relatava o seguinte: "aqueles que estão sujeitos a ataques frequentes e graves de desfalecimentos, sem causa aparente, morrem subitamente".[2] Esta descrição, provavelmente, está relacionada com a descrição de casos de síncope em indivíduos outrora saudáveis, que podem corresponder a patologias que cursam com arritmias cardíacas e morte.[2]

Em 490 a.C., Pheidippides, um renomado corredor ateniense, ao propagar a notícia da vitória grega sobre os persas e percorrer cerca de 35 km de distância entre as cidades de Maratona e Atenas, apresentou, aparentemente, um quadro de morte súbita, talvez o primeiro registro histórico do incidente em atletas.[3]

Outra menção histórica a este termo data de 1707, quando o médico e cientista italiano Giovanni Maria Lancisi, a pedido do papa Clemente XI para explicar uma suposta epidemia de mortes em Roma em 1705, atribuiu, em sua obra *De Subitaneis Morbitus (Morte Súbita)*, como causas de morte súbita a hemorragia cerebral, a hipertrofia e dilatação das câmaras cardíacas e a presença de vegetações nas válvulas do coração.[4] Foi a primeira associação conhecida entre morte súbita e doença cardíaca.[3]

Após essa introdução histórica, é importante encontrarmos uma definição para o termo morte súbita. Apesar de o termo parecer óbvio, ainda existem controvérsias quanto ao seu real conceito. A décima revisão da Classificação Internacional de Doenças define morte súbita cardíaca (MSC) como uma morte natural de qualquer causa cardíaca que ocorre fora do ambiente hospitalar, em um departamento de emergências, ou em um indivíduo declarado morto desde sua chegada ao hospital.[5,6] A morte deve ter ocorrido dentro de uma hora do início dos sintomas.[5] Doença cardíaca preexistente pode ou não estar presente, mas o tempo e o mecanismo da morte são inesperados. Em muitos casos, a parada cardíaca pode ser o primeiro e único sintoma.[7]

O termo "morte súbita" traz uma contradição à definição de "morte" mencionada no início deste texto, pelo fato de poder ser abortada por meio de medidas de ressuscitação cardiopulmonar. Existe, portanto, uma distinção importante entre morte biológica e parada cardíaca – esta última se refere à parada da função de bombear sangue do coração, que pode ser reversível, mas que levará à morte biológica sem uma pronta intervenção.

Há também controvérsias na definição temporal de morte súbita que influenciam fortemente dados epidemiológicos. Por exemplo, o uso da definição de morte súbita, como a que ocorre em até 24 horas do início dos sintomas, aumenta a fração de casos de mortes naturais na categoria "súbita" e diminui a proporção de todas as causas de mortes súbitas de causa cardíaca.[8]

Portanto, MSC é definida como morte natural de causa cardíaca excluindo outras causas de morte súbita, como insuficiência respiratória, envenenamento, anafilaxia ou trauma. É caracterizada por perda súbita da consciência dentro de uma hora do início das mudanças agudas do *status* cardiovascular. Doença cardiovascular pode ou não ser conhecida, mas o tempo e o modo em que a morte ocorre são inesperados. Esta definição incorpora os elementos-chave: natural, rápido e inesperado. A MSC pode ser vista por quatro perspectivas temporais: pródromos, início do evento terminal, parada cardíaca e morte biológica.[9]

A MSC pode ser decorrente de Fibrilação Ventricular (FV), Taquicardia Ventricular (TV), Assistolia ou de causas não arrítmicas.[5] Dentre os pacientes que cursam com MSC, uma grande maioria apresenta alguma forma de doença cardíaca estrutural,[5] o que permite concluir que, quando ocorre em indivíduos aparentemente hígidos, deve-se ao fato de estes apresentarem doença cardíaca prévia não detectada. Uma revisão de autópsias realizadas em recrutas americanos vítimas de morte súbita não traumática, revelou que a grande maioria dos casos deveu-se a anormalidades cardíacas identificáveis.[10]

Não obstante a redução do número de mortes de causas cardiovasculares nos últimos 40 a 50 anos, a doença cardiovascular se mantém como a maior causa de morte natural em países desenvolvidos.[9]

A alta incidência e a natureza súbita e inesperada, combinadas com a baixa taxa de sucesso de ressuscitação, tornam a MSC um grande problema não solucionado em cardiologia clínica, medicina de urgência e em Saúde Pública.

EPIDEMIOLOGIA

Por razões práticas e teóricas, estudos epidemiológicos de MSC são desafiadores. Ainda persistem questões fundamentais sobre a definição, inconsistências no acesso aos dados, variações dos mecanismos fisiopatológicos e de seu reconhecimento clínico, e distinções entre populações de risco e risco individual.[9] Além disso, a maioria das mortes súbitas não é documentada porque, em geral, ocorrem fora do ambiente hospitalar.

Aproximadamente 50% de todas as mortes causadas por doenças cardiovasculares são súbita e inesperadas, ocorrendo rapidamente após o início dos sintomas.[5]

A incidência geográfica de MSC varia em função da prevalência de doença arterial coronariana (DAC) nas diferentes regiões. Estima-se que a incidência nos Estados Unidos da América (EUA) varie entre menos de 200 mil a mais de 450 mil casos anuais[5] (1 a 2 casos por mil ou 0,1 a 0,2%). Esta variação deve-se a critérios de inclusão em estudos individuais, e a estimativa é baseada em análises retrospectivas de atestados de óbito e estudos utilizando serviços de emergências como base de dados.[9] Incidências na Europa são semelhantes às citadas acima para os EUA, mas com variações geográficas significativas.[8]

A incidência de MSC também varia conforme a faixa etária e espelha epidemiologia da DAC: aumenta com o avançar da idade. Pode, porém, diminuir a partir da oitava década de vida devido a outras causas de morte nesta faixa etária.[8]

Após um primeiro pico de incidência entre o nascimento e 6 meses de vida (síndrome da morte súbita neonatal), o risco de morte súbita torna-se pequeno até os 30 anos, voltando a aumentar entre os 45 e 75 anos. A incidência é 100 vezes menor em adolescentes e adultos com menos de 30 anos que em adultos maiores de 35 anos.[5] Há também uma preponderância de homens em relação às mulheres, na faixa etária de adultos jovens a homens de meia-idade, devido à proteção contra aterosclerose em mulheres antes da menopausa.[5] Diversos estudos populacionais demonstraram uma taxa quatro a sete vezes menor de MSC em homens em relação a mulheres antes dos 65 anos.[9] Com o aumento do risco após a menopausa para doença aterosclerótica, aumenta também o risco de morte súbita cardíaca.

Estudos nos EUA comparando o risco de MSC entre raças são inconclusivos e discordantes.[5] Alguns estudos, entretanto, demonstraram maior risco para MSC em afro-americanos quando comparados à população branca do mesmo país.[11]

FATORES DE RISCO PARA MORTE SÚBITA CARDÍACA

Analisando-se a incidência dos casos de MSC, é possível chegar à conclusão de que existem subgrupos populacionais de maior risco para a ocorrência de eventos (Figura 40.1). Entretanto, quando se analisa o número absoluto de mortes para cada subgrupo em relação à população geral, observa-se uma fração de casos progressivamente menor, limitando o impacto causado por intervenções a uma pequena parcela da população.[8]

Três fatores afetam a possibilidade de se identificar indivíduos e subgrupos populacionais de risco e dificultam a formulação de estratégias de prevenção de MSC: o número absoluto e a taxa de eventos entre os subgrupos populacionais de risco, os subgrupos clínicos em que a MSC ocorre, e o tempo de risco para ocorrência deste evento.[12]

Dentre os subgrupos populacionais de risco, estão inclusos os indivíduos portadores de disfunção ventricular esquerda, principalmente aqueles com fração de ejeção do ventrículo esquerdo (FEVE) ≤ 30 a 40%. Aproximadamente 5 milhões de norte-americanos são portadores de insuficiência cardíaca e cerca de 250 mil morrem anualmente, 50% destes vítimas de MSC, uma taxa 6 a 9 vezes maior que a população geral.[13] Uma FEVE ≤ 30% é o maior preditor independente de risco para MSC, mas apresenta baixa especificidade.[9] O poder preditivo isolado de disfunção ventricular esquerda para MSC é limitado, pois, dentre os indivíduos acometidos por um evento de MSC, a maioria apresenta função ventricular esquerda preservada.[9]

MSC é a primeira manifestação de doença aterosclerótica coronariana em cerca de 25% dos pacientes portadores desta patologia,[9] e infarto do miocárdio prévio pode ser identificado em até 75% dos pacientes que morrem subitamente.[9] Portanto, fatores de risco relacionados a esta entidade guardam um paralelo com risco de MSC. A hipertensão arterial sistêmica, a hipertrofia ventricular esquerda observada no eletrocardiograma (ECG) ou no ecocardiograma (ECO), os distúrbios da condução intraventricular, como o bloqueio de ramo esquerdo (BRE), tabagismo, obesidade e diabetes estão todos associados a um aumento do risco de MSC. Portanto, os perfis de risco (biológicos e comportamentais) para DAC são úteis para identificar níveis de risco da população para o evento MSC, mas têm valor limitado para distinguir o risco de MSC do risco de outras manifestações de DAC.[9] Em uma análise multivariada de fatores de risco para DAC, observou-se que aproximadamente 50% casos de MSC ocorrem entre os 10% da população localizada no decil de maior risco.[14]

A maioria das formas de atividade elétrica ectópica ventricular e taquicardia ventricular não sustentada (TVNS) tem um prognóstico benigno na ausência de doença cardíaca estrutural, exceção seriam as formas polimórficas de TVNS em indivíduos sem doença cardíaca estrutural, mas que poderiam apresentar base molecular, funcional ou eletrolítica para a ocorrência de arritmias de alto risco.[9] Porém, a ocorrência de atividade ectópica ventricular em pacientes sobreviventes de infarto do miocárdio, se frequente, complexa, e principalmente na presença de disfunção ventricular esquerda, é preditor de risco para MSC e mortalidade geral. Exemplo seria a ocorrência de TVNS e alguns estudos estabelecendo um limiar de frequência para ocorrência de extrassístoles ventriculares de 10 episódios em uma hora.[9]

O impacto da atividade física na morte súbita tem resultados variados. A frequência cardíaca de repouso elevada e sua pequena variação durante o exercício e a recuperação é fator de risco para MSC. Observações epidemiológicas mostram relação entre o sedentarismo e o risco aumentado para MSC. Há um risco de MSC 17 vezes maior durante exercício físico vigoroso seja na população sedentária, seja na ativa. Apesar da possibilidade de morte súbita cardíaca ocasionada pelo exercício físico extenuante, atividade física habitual pode ser benéfica para o controle dos fatores de risco de doença arterial coronariana e atenuar o risco de parada cardíaca, durante o exercício e em repouso.[15]

Jovens atletas são considerados pela sociedade um grupo especial de indivíduos dotados de estilo de vida único, capazes de feitos físicos admiráveis e extraordinários, e são o exemplo perfeito de saúde e invulnerabilidade. Portanto, a possibilidade de atletas jovens e treinados serem portadores de doenças cardíacas potencialmente letais, e de estarem suscetíveis à morte súbita, parece de certa forma um contrassenso.[16] Todavia, tais eventos catastróficos continuam a ocorrer, usualmente na ausência de sintomas, e são supervalorizados pela mídia e com grande impacto nas comunidades médica e leiga. O interesse nestes trágicos eventos trouxe a percepção que, na grande maioria das vezes, condições clínicas cardiovasculares estavam presentes e eram diretamente responsáveis pelo evento. Em grandes levantamentos com base em autópsias em populações de atletas nos EUA, a miocardiopatia hipertrófica (MCPH) foi consistentemente a causa mais comum, computando cerca de um terço dos casos.[16]

A associação de doença cardiovascular insuspeita e morte súbita em jovens atletas não é coincidência, já que a participação em esportes competitivos aumenta substancialmente a probabilidade de ocorrência do evento. Além disso, até 90% dos casos de morte súbita em jovens atletas ocorrem durante o treinamento ou competição. Essas observações corroboram com o fato que, na presença de certas doenças cardiovasculares, a atividade física vigorosa representa um gatilho para arritmias letais e morte súbita no campo atlético.[16]

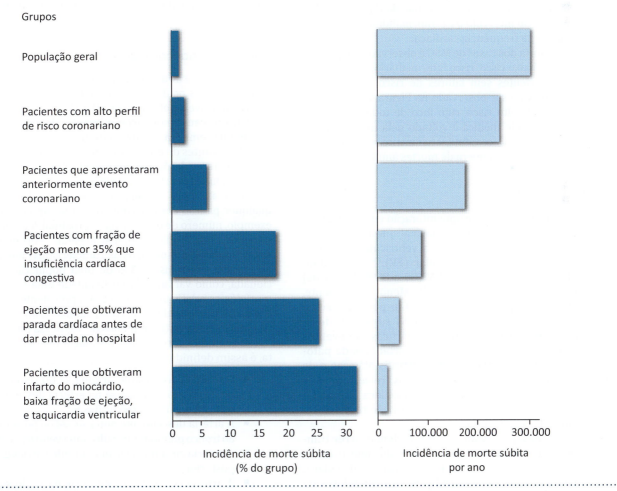

■ **Figura 40.1** A incidência de morte súbita em populações específicas e os números anuais de mortes súbitas nessas populações. A maioria das mortes ocorre em subgrupos de menor risco. Modificada de Myeburg et al.

A hereditariedade é um fator de risco ainda de difícil análise. Relatos de grupos de famílias que apresentaram mortes súbitas sugerem que certos genes têm um papel em comum em algumas formas de MSC. Até o momento, dispõe-se de poucos dados para avaliar se sua influência sobre a ocorrência da MSC está diretamente relacionada à genética destes grupos ou se à exposição ambiental e comportamental da família. Entretanto, muitos genes relacionados à doença cardiovascular interagem entre si e com o ambiente para aumentar o risco de doença cardiovascular. Novas descobertas e implicações de novos genes poderão ajudar na identificação do risco individual para MSC.

Os principais fatores de risco para MSC podem ser explicitados, portanto, da seguinte maneira:[17]

a) Disfunção ventricular esquerda, avaliada pela FEVE, sintomas de insuficiência cardíaca (IC) e avaliação funcional da *New York heart association* (NYHA);

b) Isquemia miocárdica, principalmente na DAC com sintomas de "*angorpectoris*", anormalidade no teste de esforço ou estresse farmacológico na cintilografia de perfusão miocárdica;

c) Instabilidade elétrica evidenciada por ectopias ventriculares frequentes, TVNS, estudo eletrofisiológico positivo, presença de potenciais tardios no ECG de alta resolução, alternância da onda T, dispersão do intervalo QT e anormalidade na variabilidade da frequência cardíaca;

d) A maioria dos casos de MSC é observada em pacientes de baixo risco, risco intermediário, e até mesmo em pacientes sem fatores de risco conhecidos,[18] como pode ser observado na Figura 40.1.[19] O subgrupo de alto risco, cujo foco de toda atenção da comunidade médica é voltado pela magnitude do risco de MSC, constitui, atualmente, uma pequena proporção do número de mortes anual.[5]

FISIOPATOLOGIA

A fisiopatologia envolve uma interação entre um evento deflagrador e um substrato anormal que induz a uma instabilidade elétrica e taquicardia ventricular (TV) que degenera para fibrilação ventricular (FV).[20] Mais comumente MSC é causada por uma TV (80 a 85% dos casos) monomórfica que degenera para FV. Menos comumente, é iniciada por TV polimórfica ou FV. Em poucos casos é precedida por alterações do segmento ST sugestivas de isquemia. Arritmias ventriculares polimórficas são eventos que acontecem mais comumente em portadores de patologias associadas a anormalidades eletrofisiológicas e de hipertrofia miocárdica.[18] Bradiarritmias relacionadas à MSC usualmente representam doença cardíaca terminal e evoluem para dissociação eletromecânica não reversível,[18] constituindo 15 a 20% dos casos.[8]

As condições que levam à TV/FV podem ocorrer transitoriamente ou podem se desenvolver durante o curso de cicatrização de uma injúria do miocárdio ventricular e então persistir. Fatores desencadeantes ou modulares da TV/FV incluem mudanças na atividade do sistema nervoso autonômico, distúrbios metabólicos ou eletrolíticos,

isquemia miocárdica, inflamação miocárdica, sobrecarga aguda de volume/pressão dos ventrículos, anormalidades nos canais iônicos e drogas cardíacas ou não cardíacas com ação pró-arrítmica. A morte de células miocárdicas devido à isquemia, toxinas, agentes infecciosos ou sobrecarga crônica de pressão/volume leva à formação de cicatrizes, alterações na geometria da câmara e remodelamento elétrico e anatômico. As alterações eletrofisiológicas induzidas por estas condições iniciam e perpetuam a TV/FV, mais comumente via um mecanismo de reentrada, embora automaticidade anormal, atividade deflagrada ou a combinação destes possam estar presentes.[5]

Portanto, os mecanismos fundamentais da parada cardíaca incluem dissociação eletromecânica, assistolia e bloqueio cardíaco, TV e FV, sendo a FV o mais comum.

CAUSAS DE MORTE SÚBITA CARDÍACA

O substrato para a MSC depende da doença cardíaca de base, e varia desde a ausência de dano estrutural evidente até cardiomiopatias estruturais avançadas. As doenças cardíacas mais relacionadas à MSC são: DAC (doença arterial coronariana), hipertrofia ventricular esquerda (incluindo a MCPH), miocardiopatia dilatada, insuficiência cardíaca, doença de Chagas, displasia arritmogênica do ventrículo direito (DAVD), valvopatias e anormalidades eletrofisiológicas.

Doença arterial coronariana

A DAC é responsável por cerca de 80% dos casos de MSC em países ocidentais, sendo as demais cardiomiopatias responsáveis pelos outros 10 a 15%.

Outras causas de acometimento das artérias coronárias que, embora menos comuns, ou raras, podem ser detectadas antes de um quadro de morte súbita são patologias não ateroscleróticas, como embolias, arterites e a origem anômala das artérias coronárias.

Uma anomalia coronariana deve ser definida como qualquer padrão coronariano com uma característica (por exemplo, número de óstios, trajeto proximal, leito distal) "raramente" encontrada na população geral.[21] Portanto, podem ser definidas como normais as características morfológicas observadas em mais de 1% de uma população não selecionada, como variante da normalidade uma característica morfológica relativamente incomum prevalente em mais de 1% da mesma população e, como anomalia, uma característica morfológica vista em menos de 1% dessa população.[21]

A anatomia coronariana normal, universalmente aceita, é assim definida:[22]

- O tronco coronariano origina-se do seio coronariano esquerdo e divide-se na artéria descendente anterior e na artéria circunflexa;
- A artéria descendente anterior segue posteriormente ao tronco pulmonar no sulco interventricular anterior;
- A artéria circunflexa segue no sulco atrioventricular posterior;
- A artéria coronária direita origina-se do seio coronariano direito e segue pelo sulco atrioventricular anterior.

726 Tratado Dante Pazzanese de Emergências Cardiovasculares ■ CAPÍTULO 40

Qualquer alteração neste padrão deve ser considerada como uma anatomia coronariana anormal.[22] A artéria coronária circunflexa originando-se do seio coronariano direito ou da artéria coronária direita, com um trajeto retroaórtico, é a anomalia congênita da artéria coronária mais comum.[23] A origem anômala das artérias coronárias é a segunda causa mais frequente de MSC em atletas jovens.[24] O diagnóstico dessa entidade requer um alto grau de suspeição em jovens atletas com história de dor torácica desencadeada pelo exercício e/ou síncope,[24] principalmente por estes pacientes apresentarem exames indutores de isquemia normais.

A origem anômala da artéria coronária esquerda do seio coronariano direito pode relacionar-se à morte súbita em 59% dos casos, precedida por atividade física em 81% dos eventos.[21] Esta anomalia pode apresentar quatro trajetos: anteriormente, a artéria pulmonar; posteriormente, a aorta; intrasseptal e interarterial, entre a aorta e a artéria pulmonar, como pode ser observado na Figura 40.2.[25]

Potenciais mecanismos são levantados para explicar a presença de isquemia miocárdica e morte súbita em pacientes com origem anômala das artérias coronárias: a formação de um ângulo agudo e contorcido na origem da coronária anômala da aorta; um estreitamento no orifício coronariano secundário à anatomia anômala; compressão da artéria coronária anômala durante seu trajeto entre a aorta e o tronco pulmonar no exercício; e espasmo da artéria anômala, possivelmente como resultado de lesão endotelial.[26]

Hipertrofia ventricular esquerda e miocardiopatia hipertrófica

A hipertrofia ventricular esquerda é um fator de risco independente para morte cardíaca súbita e pode contribuir fisiologicamente para arritmias de grande potencial letal. Dentre as causas de hipertrofia ventricular esquerda, podemos citar hipertensão arterial sistêmica, valvopatias, doenças congênitas e MCPH.

A MCPH é uma doença primária do coração. Foi descrita, pela primeira vez, pelo patologista britânico Donald Teareem (1958), com uma publicação de uma série de oito casos de necropsia de jovens da mesma família que apresentaram morte súbita e hipertrofia predominante no septo.[27]

É a causa mais comum de MSC em indivíduos jovens, incluindo atletas treinados.[9] A MCPH é considerada a doença genética cardiovascular mais comum,[28] sendo transmitida por gene autossômico dominante, com prevalência de 1:500 na população geral[28] e apresenta expressão clínica heterogênea. Pode ser definida como uma hipertrofia ventricular esquerda na ausência de uma causa detectável,[29] e histologicamente é caracterizada por um desarranjo miocitário.[28] É causada pela mutação de 13 genes que codificam proteínas do sarcômero cardíaco, havendo mais de 400 mutações já descritas, com as mutações dos genes da cadeia pesada da β-miosina cardíaca, da proteína C de ligação à miosina e da troponina T sendo responsáveis por dois terços dos casos.[27] Quando se estudam os aspectos fenotípicos, constata-se que a heterogeneidade presente na genética da doença se reflete na forma que ela se manifesta. Sendo assim, pode-se observar uma variedade de apresentações anatômicas: septal, apical (ou de Yamaguchi), medioventricular, lateral e, até mesmo, concêntrica (Figura 40.3).

O diagnóstico desta patologia é estabelecido pela ecocardiografia. Achado de espessura parietal maior que 15 mm em qualquer segmento do ventrículo esquerdo confirma o diagnóstico.[27] Em familiares de pacientes portadores de MCPH, espessura maior que 13 mm torna o diagnóstico altamente provável. Espessura maior que 30 mm está associada a risco de morte súbita.[27] A forma obstrutiva da doença, caracterizada pela presença de gradiente na via de saída do ventrículo esquerdo superior a 30 mmHg, representa cerca de 20 a 25% dos casos e está associada a uma pior sintomatologia e maior ocorrência de morte súbita,[28] além do maior risco para endocardite infecciosa.

A grande maioria dos pacientes é de jovens assintomáticos ou oligossintomáticos com idade inferior a 35 anos. Em centros terciários, a taxa anual de mortalidade é de 6%. Entretanto, na população geral dos portadores de MCPH é de 1% ou menos. A mortalidade anual é de 0,5 a 1,5%.[27] Esses pacientes podem não apresentar sinais de alarme e a MSC pode ser a apresentação inicial. A principal questão sobre o mecanismo patogênico das arritmias está no desarranjo dos miócitos e miofibrilas, associada ao aumento da fibrose miocárdica, levando a alterações das junções intercelulares, prolongamento de potencial de ação, pós-potenciais tardios, favorecendo mecanismos de reentrada.[27]

Uma pequena parcela dos portadores de MCPH está sob alto risco de apresentar um quadro de MSC.[5] Estudos observacionais com portadores de MCPH ajudaram a identificar alguns fatores de risco para morte súbita cardíaca nesta população,[30] conhecidos como fatores de risco maior:

a) História familiar de morte prematura na família (< 50 anos) associada à MCPH, particularmente parentes de primeiro grau;
b) Síncope inexplicável recorrente, sobretudo em pacientes jovens e durante o exercício;
c) TVNS, particularmente se múltiplas ou repetitivas, em Holter de 24 horas (três batimentos por minuto ou mais com frequência cardíaca > 120 batimentos por minuto);
d) Episódio de TV sustentada;
e) Hipertrofia ventricular esquerda importante com espessamento da parede do ventrículo esquerdo maior que 30 mm.

Outros fatores de risco possíveis de MSC seriam a fibrilação atrial, que poderia funcionar como um gatilho para episódios de TVS; a obstrução da via de saída do ventrículo esquerdo; a fibrose miocárdica, já que estudos recentes estão mostrando que as arritmias ventriculares observadas nos portadores de MCPH provavelmente decorrem das múltiplas áreas de condução elétrica anormais, e que uma maior porcentagem de fibrose detectada pela RNM está relacionada a um maior risco de MSC; e mutações genéticas de alto risco, como a relacionada ao gene da proteína-C de ligação à miosina e ao gene da troponina-T.

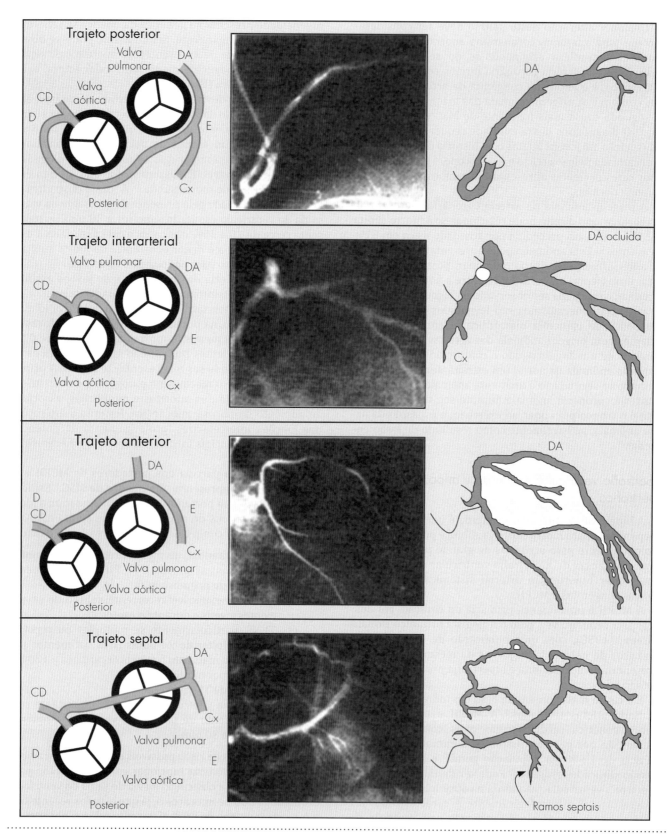

■ **Figura 40.2** Origem anômala da artéria coronária esquerda no seio de Valsalva direito. Cada painel tem uma representação de um corte craniocaudal, ao nível das válvulas semilunares, mostrando o trajeto da artéria coronária anômala. Os angiogramas em posição oblíqua anterior direita e as representações esquemáticas mostram exemplos dos quatro trajetos mais comuns de artéria coronária esquerda anômala originando-se do seio de Valsalva: posterior (retroaórtico), interarterial, anterior e septal.[25]

CD (Artéria Coronária Direita); DA (Artéria Descendente Anterior); Cx (Artéria Circunflexa). Adaptada de Popma JJ, Bittl J. Coronary angiography and intravascular ultrasonography. In: Braunwald E, Zipes DP, Libby P, eds. Heart disease. 6th ed. Philadelphia: W.B. Saunders;2001. p.387-42.

Uma importante observação a ser feita é que a Diretriz Brasileira de Dispositivo Eletrônico, diferentemente das recomendações da ACC/AHA/ESC para Prevenção de Morte Súbita, publicadas em 2006, não considera como fator de risco maior para morte súbita cardíaca a resposta inadequada da pressão sistólica no teste ergométrico (definida como queda da pressão sistólica ou elevação menor ou igual a 20 mmHg no pico do exercício).

Miocardiopatia dilatada e insuficiência cardíaca

A miocardiopatia dilatada é caracterizada pela dilatação e disfunção do ventrículo esquerdo ou de ambos os ventrículos, e pode ser idiopática, hereditária, infecciosa, imunológica ou tóxica.

A MSC em um indivíduo jovem é devastadora e pode ocorrer em qualquer estágio desta doença. A incidência de miocardiopatia dilatada em adultos de países ocidentais varia de 5 a 8/100.000 indivíduos ao ano, com prevalência de 36 a 40/100.000, e na população pediátrica tem incidência de 0,34 a 0,58/100.000 indivíduos ao ano, e prevalência de 2,6 a 7/100.000. Apesar do uso rotineiro dos medicamentos disponíveis (inibidores da enzima conversora da angiotensina, betabloqueadores e espironolactona), a mortalidade anual nesta patologia continua alta (5 a 10%). A MSC é a causa do óbito em mais de 50% dos indivíduos acometidos, geralmente devido a TV/FV.[31]

A estratificação de risco para MSC dos indivíduos acometidos por esta patologia é difícil visto que ela ocorre em pessoas com doença cardíaca menos avançada. Os preditores de morte (FEVE, volume diastólico final, idade avançada, hiponatremia, pressão de artéria capilar pulmonar, hipotensão arterial sistêmica e fibrilação atrial) nesta patologia são úteis como preditores para MSC. Entretanto, não são preditores específicos para arritmia.

A MSC é comum entre os portadores de IC sintomática crônica ou aguda, independente da função ventricular, porém há aumento do risco com a piora da função ventricular esquerda. Síncope sem causa aparente é um forte preditor de morte cardíaca súbita nos pacientes com classe funcional III e IV, independente da etiologia da cardiopatia.[9]

A gravidade da IC tem relação com a modalidade de morte: na classe II da NYHA, 64% das mortes são súbitas, 12% por insuficiência cardíaca congestiva e 24% por outras causas; na classe III da NYHA, as mortes súbitas representam 59% dos casos, 26% por insuficiência congestiva e 15% por outras causas; na classe IV, 33% são súbitas, 56% por insuficiência cardíaca congestiva e 11% por outras causas.

Todas as causas de IC aguda podem levar à MSC causada pela falência circulatória própria da condição ou devido a arritmias secundárias. Dentre estas causas, podemos citar infarto agudo do miocárdio extenso, miocardite aguda, disfunção cardíaca alcoólica aguda, tromboembolismo pulmonar maciço.

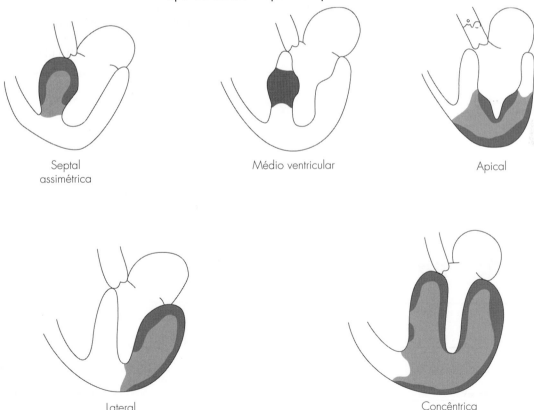

■ **Figura 40.3** Aspectos morfológicos das cardiomiopatias hipertróficas.[32]
Adaptada de Albanesi FM. Cardiomiopatia Hipertrófica. Conceito e Classificação. ArqBrasCardiol volume 66 (nº 2), 1996.

Doença de Chagas

A Doença de Chagas é um dos principais problemas de Saúde Pública e uma das principais causas de morte súbita na América Latina, depois da coronariopatia. Estima-se, segundo registros da Organização Mundial de Saúde, que 18 milhões de pessoas estão cronicamente infectadas pelo *Trypanosoma* cruzi, com taxa de 200 mil novos casos por ano.[33] O envolvimento cardíaco é a principal causa de óbito. O curso clínico da doença é variável e a identificação dos pacientes com risco para óbito permanece um desafio.

Os fatores de risco para óbito na doença de Chagas são em ordem decrescente de importância: classe funcional da NYHA, cardiomegalia na radiografia de tórax, anormalidades na contratilidade segmentar ou global vista ao ECO, TVNS no Holter de 24 horas, baixa voltagem do QRS no ECG e sexo masculino.[33] Nos centros terciários, a principal causa de óbito no indivíduo chagásico é a progressiva falência cardíaca, entretanto, há estudos em que a principal causa de óbito nesta população foi a MSC (mais de 60%). Há relatos de mortalidade total de 3,9% ao ano e taxa de MSC de 2,4% ao ano.[33]

O envolvimento do miocárdio ventricular por fibrose e progressiva infiltração inflamatória, a presença de defeitos no sistema de condução, de aneurismas ventriculares e de lesões no sistema nervoso autonômico são fatores importantes para o desenvolvimento de arritmias graves no portador de doença de Chagas. A morte súbita decorre, principalmente, das TVs.[33] Aproximadamente 50% dos óbitos são de natureza súbita, 40% em decorrência da IC terminal e 10% devem-se a fenômenos embólicos, principalmente cerebrais. Comumente, os pacientes que falecem subitamente têm comprometimento miocárdico menos extenso que aqueles que falecem por insuficiência cardíaca, porém apresentam taquiarritmias mais complexas e sustentadas.[17]

Displasia Arritmogênica de Ventrículo Direito (DAVD)

Também chamada de cardiomiopatia arritmogênica do ventrículo direito, doença primária do miocárdio que envolve primariamente o ventrículo direito, com prevalência de um para 5 mil indivíduos.[34] Caracteriza-se por perda gradual de miócitos com substituição por tecido fibroso e adiposo, com escasso infiltrado inflamatório.[35] O fenótipo desta patologia é variado e inclui TV, arritmias supraventriculares, IC direita e até a apresentação assintomática.[34] O acometimento localizado do ventrículo direito foi muito enfatizado nas primeiras descrições da doença, porém hoje existe um consenso que a doença pode envolver difusamente o ventrículo direito e o ventrículo esquerdo.[35] As alterações morfológicas envolvem, mais frequentemente, as regiões da via de entrada, ápex e região infundibular do ventrículo direito ("triângulo da displasia").

A etiologia da doença não está esclarecida e várias teorias são consideradas. É bem aceito que a DAVD tem caráter genético, com 30 a 50% dos casos com distribuição familiar.[9] O padrão de hereditariedade é autossômico dominante com penetrância variável. É descrita classicamente como uma doença predominante no adulto jovem de sexo masculino, em que 70 a 80% dos casos são diagnosticados em pacientes com idade inferior a 40 anos.[35] O diagnóstico é difícil pelo pouco acometimento da função ventricular e pela presença de alterações eletrocardiográficas muito sutis, que, com frequência, não são percebidas.[35] ECG pode mostrar inversão de onda T de V1 a V3 na ausência de bloqueio de ramo direito e em pacientes com mais de 12 anos, alargamento do QRS de V1 a V3 e presença de onda épsilon (Figura 40.4).

Em uma grande parte dos indivíduos acometidos, talvez cerca de 80%, as primeiras manifestações da doença são síncope inexplicável, arritmia ventricular ou MSC recu-

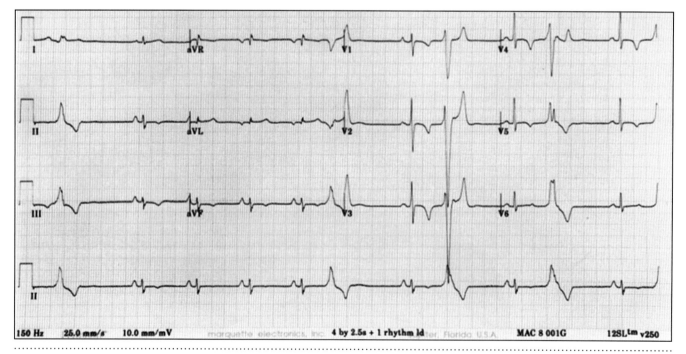

■ **Figura 40.4** ECG mostrando ritmo sinusal, inversão de ondas T difusas e extrassístoles ventriculares com morfologia de bloqueio de ramo esquerdo, em paciente portador de displasia arritmogênica de ventrículo direito.[26,36]
Adaptada de Aziz S, McMahon RFT, Garratt CJ.

perada, principalmente quando ocorre durante a atividade física.[9] Morte cardíaca súbita é frequentemente relacionada ao exercício, observando-se, portanto, forte influência da atividade adrenérgica na gênese e no comportamento da arritmia ventricular, sendo a primeira causa de morte durante atividade física competitiva em países onde há *screening* para MCPH. Na Itália, é reconhecida como a principal causa de morte súbita em jovens atletas,[34] com taxas de 25 a 35% dos casos em algumas regiões do país.

Valvopatias

Antes do advento da cirurgia cardíaca para correção de doenças cardíacas valvares, estenose aórtica grave esteve associada a uma alta mortalidade. Aproximadamente 70% das mortes eram súbitas, com uma taxa de mortalidade absoluta de 15 a 20% dos pacientes afetados. Com o surgimento de procedimentos seguros e efetivos para trocas valvares, foi reduzida a incidência desta causa de MSC, porém os pacientes que são submetidos a trocas valvares permanecem com algum risco de morte súbita causada por arritmias, disfunção de valvas protéticas, DAC concomitante, com pico de incidência em 3 semanas após a cirurgia e diminuindo após 8 meses.[9] Lesões estenóticas das demais válvulas apresentam risco muito menor de MSC quando comparadas à estenose aórtica. Lesões regurgitantes também apresentam risco menor.

Prolapso de valva mitral está associada a uma alta incidência de arritmias cardíacas de baixo risco; entretanto, há um aparente e baixo risco de MSC que provavelmente correlaciona-se com alterações não específicas do segmento ST nas derivações inferiores.[9]

Anormalidades eletrofisiológicas

Em uma pequena porcentagem (5 a 10% dos casos), MSC não está relacionada a doenças cardíacas estruturais como as citadas anteriormente. Existem algumas entidades, geralmente de origem genética, como síndrome do QT longo congênito (SQTLc) e adquirido, síndrome do QT curto, síndrome de Brugada e TV catecolaminérgica que podem interromper o processo elétrico normal do coração e causar arritmias ventriculares com iminente risco de morte. Outros indivíduos podem ter o substrato eletrofisiológico e nunca manifestar arritmia ventricular ou parada cardíaca, visto que é necessário um fator deflagrador, seja por efeito de drogas, isquemia, toxinas ou desequilíbrio do sistema nervoso autonômico, para que a MSC ocorra.

Vias anômalas de condução atrioventricular, como o feixe de Kent na síndrome de Wolff-Parkinson-White e as fibras de Mahaim, são comumente associadas a arritmias não letais.[9] Entretanto, quando as vias de condução anômalas apresentam períodos refratários curtos (geralmente inferiores a 250 ms), a ocorrência de fibrilação atrial pode desencadear um fibrilação ventricular,[9] já que, neste caso, grande parte dos impulsos vindo do átrio passam para a cavidade ventricular. A incidência de MSC relacionada a vias de condução anômalas com períodos refratários curtos é desconhecida. O que se pode concluir é que pacientes com múltiplos feixes estão aparentemente sob maior risco, assim como pacientes com história familiar de feixes anômalos e

morte súbita precoce.[9] A taxa de MSC na síndrome de Wolff-Parkinson-White gira em torno de 0,15%, em sua maioria em decorrência do desenvolvimento de fibrilação atrial com uma rápida resposta ventricular que degenera para FV.[5]

A síndrome do QT-Longo congênito é uma anormalidade funcional causada por defeitos hereditários moleculares em proteínas de canais iônicos associados a um gatilho neurogênico ou ambiental capaz de deflagrar arritmias sintomáticas ou letais. Foram descritos inicialmente dois padrões, o primeiro autossômico dominante e mais comum conhecido como Síndrome de Romano-Ward, e o segundo, um raro padrão autossômico recessivo associado à surdez, conhecido com Síndrome de Jervell e Lange-Nielsen (10% dos casos).[9] A alteração eletrocardiográfica consiste em intervalo QT prolongado e síncope é a expressão fenotípica mais frequente em pacientes sintomáticos. Além de episódios de síncopes e desfalecimentos, pode ocorrer MSC, e estes eventos são frequentemente precipitados por estresse emocional ou físico, geralmente aparecendo nas duas primeiras décadas de vida. As manifestações clínicas são muito variáveis, com muitos pacientes apresentando QT-Longo sem quaisquer manifestações arrítmicas, enquanto outros apresentam alta suscetibilidade para a ocorrência de arritmias, particularmente o *torsades des pointes*.[9] Sexo feminino, graus avançados de prolongamento do intervalo QT (QT > 500 ms) ou QT alternans, síncope sem causa identificável, história familiar positiva para MSC em jovens, *torsades des pointes* documentada ou episódio de FV são fatores de risco para MSC.[37] Em 1995 e 1996, foram identificados os primeiros três genes associados com as formas mais comuns da doença (mais de 90% dos casos) os tipos LQT1, LQT2 e LQT3, com posterior identificação de outros genes relacionados, do LQT4 ao LQT10.

Outra forma mais rara associada à sindactilia, cardiopatia congênita (hipertrofia cardíaca, ducto *arteriosus*, defeitos do septo interartrial e interventricular e tetralogia de Fallot) e alta letalidade com intervalos QT superiores a 600 ms é a síndrome de Timothy.

A Figura 40.5 apresenta esquema proposto para estratificação de risco em pacientes portadores de SQTLc.

A síndrome do QT-Longo adquirido está relacionada ao uso de medicações, alterações eletrolíticas, hipotermia, substâncias tóxicas e lesões do sistema nervoso central, e, assim como na forma congênita, o *torsades des pointes* é arritmia deflagradora que degenera para FV.[9]

A síndrome de Brugada, uma desordem familiar decorrente da mutação de canal de sódio cardíaco (*SCN5A*) e que ocorre com mais frequência em homens de meia-idade, está associada a um maior risco de MSC. É caracterizada por um padrão eletrocardiográfico que se assemelha a padrão de bloqueio de ramo direito (r' em V1 e V2) associado a uma forma incomum de supradesnivelamento do segmento ST não isquêmico nas derivações precordiais anteriores. O risco de MSC não está bem definido e podem ser considerados preditores de maior risco as alterações eletrocardiográficas persistentes, a síncope, as arritmias complexas, história familiar positiva de morte súbita e TVs induzíveis em estudo eletrofisiológico. De modo similar à síndrome do QT-Longo 3 (seu correlato genético, pois são causadas por uma mutação no mesmo gene), arritmia e morte ocorrem principalmente no início da manhã, durante o sono e

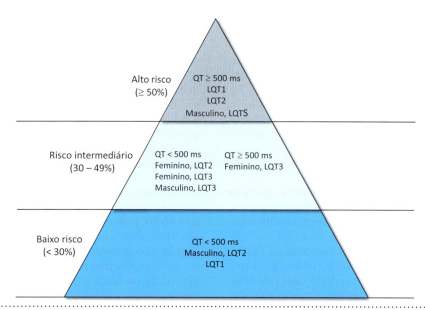

Figura 40.5 Esquema proposto para estratificação de risco em pacientes portadores da Síndrome do QT Longo Congênito de acordo com genótipo e sexo. Os grupos de risco foram definidos com base na probabilidade de um primeiro evento cardíaco (síncope, parada cardíaca ou morte súbita) antes dos 40 anos e antes do início da terapia. Probabilidade maior ou igual a 50% define o grupo de alto risco, um risco de 30-49% define o grupo intermediário e menor que 30% define o grupo de baixo risco.[38]

Adaptada de Piori SG, Schwartz PJ, Mapolitano C et al.

em períodos de bradicardia. Indivíduos com síncope e ECG espontâneo tipo I têm risco de MSC de 8,8% ao ano, outra série de trabalhos observaram taxas de risco que variaram de 1,7 a 10% ao ano.

A síndrome do QT curto é uma síndrome familiar com risco de MSC, síncope, arritmia atrial e MSC causada por várias mutações nas funções retificadoras das correntes de potássio resultando em dramático encurtamento do intervalo QT no ECG de repouso. Estes pacientes apresentam intervalo QT corrigido menor que 300 ms. De forma similar à síndrome do QT longo, apresenta heterogeneidade genética e pode ser subdividida em três tipos (1, 2 e 3). Entretanto, esta síndrome tem uma importante relação com MSC e parece ter herança autossômica dominante.

Outro integrante deste grupo é a taquicardia ventricular polimórfica catecolaminérgica, descrita inicialmente por Coumel e Leenhardt, é caracterizada por TV induzida por estímulo adrenérgico, levando à síncope e MSC na ausência de anormalidades estruturais cardíacas.[9] Atividade física e/ou estresse emocional são os gatilhos para a arritmia, e os portadores da síndrome apresentam, durante o exercício, aparecimento de atividade ectópica ventricular em um limiar de 100 a 120 bpm, seguido do aparecimento de TVNS com a progressão do exercício, se ele não for interrompido, até um quadro mais grave de TV.

Commotiocordis

Embora seja um evento que ocorra em indivíduos não portadores de doença cardiovascular, é uma causa de MSC em atletas que resulta de golpe abrupto não penetrante ao tórax, não associado à lesão estrutural do esterno, costelas ou coração, mas que pode provocar o surgimento de FV.[13]

A frequência precisa de *commotiocordis* durante eventos atléticos é desconhecida, mas poderia ser uma causa de morte súbita mais comum que a maioria das doenças cardiovasculares anteriormente descritas em atletas.[13] Os golpes direcionados ao tórax, que são gatilho do *commotiocordis*, não são frequentemente reconhecidos como anormais para a atividade física envolvida ou de magnitude suficientemente capaz de causar morte.

Ocorre mais comumente em crianças e adolescentes que apresentam uma caixa torácica mais complacente, o que provavelmente facilita a transmissão de energia do trauma ao miocárdio. Um trauma capaz de provocar FV é possível se for direcionado diretamente ao coração e ocorrer entre a faixa de 15 a 30 ms antes do pico da onda T (que representa 1% do tempo do ciclo cardíaco), fase sabidamente vulnerável da repolarização ventricular.[13]

Sobrevivência após esse evento é incomum (15%) e possível somente com pronta manobra de ressuscitação cardiopulmonar.

AVALIAÇÃO DOS PACIENTES COM MSC

Na MSC, o mecanismo que a originou, seja bradicardia, assistolia, TV ou FV, deflagra uma situação de instabilidade hemodinâmica com hipotensão arterial, má perfusão tecidual que leva ao choque, à parada cardíaca e ao óbito se não for revertida prontamente.

Características clínicas do paciente com MSC

A parada cardíaca e, consequentemente, a MSC pode ser dividida em quatro fases de evento (sintomas prodrômicos, início do evento terminal, parada cardíaca e progressão para morte biológica) usadas para estabelecimento das definições temporais. Cada uma dessas fases apresenta características clínicas que podem ajudar os médicos emergencistas na diferenciação dos pacientes com maior ou menor risco de evoluir para MSC e, então, aplicar o atendimento precocemente, uma vez que o tempo é a principal variável que determina a sobrevivência.

Sintomas prodrômicos

Os pacientes sob risco de MSC podem apresentar pródromos, como dor torácica, dispneia, fraqueza ou fadiga, palpitações, síncopes e numerosas outras queixas inespecíficas. Estudos epidemiológicos e clínicos demonstraram que tais sintomas podem pressagiar eventos coronarianos e morte súbita e resultar na procura por atendimento médico semanas ou meses antes de uma MSC.

As tentativas de identificar os sintomas prodrômicos precocemente que fossem específicos para pacientes com risco de MSC não foram bem-sucedidas. Em sua apresentação inicial, os sintomas prodrômicos são inespecíficos e, na maioria das vezes, não relacionados ao coração. Por outro lado, os sintomas que ocorrem nas últimas horas ou minutos antes da parada cardíaca são mais específicos para doença cardíaca e podem incluir sintomas de arritmias, isquemia coronária ou insuficiência cardíaca.[9]

Nesse contexto, é importante que o médico emergencista suspeite de quais pacientes admitidos no serviço de emergência apresentam maior risco de apresentar MSC.

Início do evento terminal

Definido como o período de 1 hora ou menos entre as alterações agudas no estado cardiovascular e a parada cardíaca propriamente dita, o "início do evento terminal" compreende alterações dinâmicas na atividade elétrica cardíaca, aumento da frequência cardíaca e graus avançados de ectopia ventricular precedendo a FV e a MSC.[39]

As MSCs causadas por arritmias ou mecanismos de falência circulatória aguda se correlacionam com uma elevada incidência de distúrbios miocárdicos agudos no início do evento terminal. Tais distúrbios mais provavelmente são isquêmicos quando a morte é devido a arritmias, e estão associados a estado de baixo débito ou anóxia miocárdica quando as mortes são devido a uma falência circulatória.[9]

Parada cardíaca

A parada cardíaca em si caracteriza-se pela perda abrupta da consciência causada por falta de fluxo sanguíneo cerebral adequado. Este é um evento que uniformemente leva à morte na ausência de uma intervenção ativa, apesar de raramente ocorrer uma reversão espontânea.[9] Na MSC, o mecanismo mais comumente envolvido é a FV.

Progressão para a morte biológica

O curso temporal para a progressão da parada cardíaca até a morte biológica está relacionado ao mecanismo de parada cardíaca, à natureza do processo patológico subjacente e ao retardo entre o início da parada e os esforços de ressuscitação cardiopulmonar.

Exames complementares

Assim como as manifestações clínicas, achados de exames complementares podem ajudar a prever indícios de maior probabilidade de MSC, além de avaliar a presença de cardiopatia estrutural e a sua possível etiologia.

As recomendações para utilização de exames complementares das diretrizes da *American College of Cardiology/American Heart Association/European Society of Cardiology* (ACC/AHA/ESC) sobre arritmias ventriculares e MSC, publicadas em 2006,[8] estão sintetizadas no Quadro 40.1.

Eletrocardiograma de repouso

Um ECG de repouso permite não só a identificação de várias anomalias congênitas associadas a arritmias ventriculares e MSC (por exemplo, SQTLc, síndrome do QT curto, SB, DAVD), mas também a identificação de vários outros parâmetros eletrocardiográficos indicativos de distúrbios eletrolíticos ou de doença estrutural subjacente, como bloqueio de ramo, bloqueio atrioventricular, hipertrofia ventricular e presença de ondas Q indicativas de doença isquêmica do coração ou miocardiopatia infiltrativa.[8]

Sabe-se que o ECG não é um teste ideal, entretanto tem relativa alta sensibilidade e especificidade em algumas populações jovens. Em um estudo italiano de avaliação pré-participação esportiva, o ECG mostrou ter poder 77% maior para detectar MCPH que a história e o exame físico isolados. A maioria dos portadores de MCPH possui ECG alterado (95%). Na DAVD, o ECG é alterado em mais de 80% destes. A estratificação com ECG pode diagnosticar cerca de 80% dos indivíduos com a SQTLc, visto que alguns pacientes podem apresentar ECG com QT dentro da normalidade.

Ainda não se tem resposta para qual indivíduo fazer estratificação com ECG. O valor preditivo positivo do *screening* para patologias de risco para MSC com ECG ainda é baixo, visto que a prevalência destas patologias é baixa. Portanto, sua utilização deve levar em consideração a gravidade da doença em questão, o grupo de risco ao qual pertence o indivíduo, se é um atleta ou se pertence a uma família com histórico de MSC. O rastreamento poderia ser feito em dois momentos: nos primeiros meses de vida (identificando QT longo e pré-excitação ventricular, por exemplo) e na pré-adolescência, quando a MCPH é mais prevalente.[40]

Já para pacientes sintomáticos, a utilização de ECG é mandatória. Neste sentido, as diretrizes sobre arritmias ventriculares do *American College of Cardiology/American Heart Association/European Society of Cardiology* (ACC/AHA/ESC), publicadas em 2006,[8] recomendam a realização de ECG em todos pacientes em investigação de arritmias ventriculares (Recomendação Classe I – Nível de evidência A).

Teste ergométrico

O teste ergométrico é comumente utilizado na avaliação de pacientes com arritmias ventriculares. Sua aplicação mais comum é para a detecção de isquemia silenciosa em pacientes com suspeita de DAC subjacente ou naqueles que apresentem sintomatologia relacionada ao esforço.

Em pacientes portadores de DAC ou miocardiopatias, a presença de extrassístoles ventriculares (EV) frequentes durante ou após o exercício físico tem sido associada a maior risco de eventos cardiovasculares, mas não especificamente com MSC.[41-43] No entanto, a ocorrência de EV induzidas pelo exercício em indivíduos aparentemente normais não deve ser utilizada para ditar a terapia, a menos que associada à isquemia documentada ou TV sustentada.[8]

Quadro 40.1 Recomendações para exames complementares na avaliação de arritmias ventriculares e morte súbita cardíaca.[8]

Recomendações para realização de ECG	
Classe I	1. Eletrocardiograma é recomendado em todos os pacientes em investigação de arritmias ventriculares. (NE:A)
Recomendações para realização de teste ergométrico	
Classe I	1. Teste ergométrico é recomendado em pacientes adultos com arritmias ventriculares que têm probabilidade intermediária a alta de ter doença coronária por idade, sexo e sintomas. (NE:B) 2. Teste ergométrico, independentemente da idade, é útil em pacientes com arritmias ventriculares exercício-induzidas conhecidas ou suspeitas, incluindo a TV catecolaminérgica, para induzir a arritmia, conseguir um diagnóstico, e determinar a resposta do paciente à taquicardia. (NE:B)
Classe IIa	1. Teste ergométrico, independentemente da idade, é útil na avaliação da resposta à terapia medicamentosa ou ablação em pacientes com arritmias ventriculares exercício-induzidas conhecida. (NE:B)
Classe IIb	1. O teste ergométrico pode ser útil em pacientes com arritmias ventriculares e uma baixa probabilidade de DAC, por idade, gênero e sintomas. (NE:C) 2. O teste ergométrico poder se útil na investigação de extrassístoles ventriculares isoladas em pacientes de meia-idade ou mais velhos sem outras evidências de DAC. (NE:C)
Recomendações para realização de holter, monitor de eventos e gravadores implantáveis	
Classe I	1. Holter é indicado para esclarecimento diagnóstico pela detecção de arritmias, alterações do intervalo QT, da onda T ou do segmento ST, para avaliar o risco, ou para julgar terapia. (NE:A) 2. Monitores de eventos são indicados quando os sintomas são esporádicos para determinar se eles são causados por arritmias. (NE:B) 3. Gravadores implantáveis são úteis em pacientes com sintomas esporádicos suspeitos de estar relacionados a arritmias, como síncope, quando uma correlação sintoma-ritmo não pode ser estabelecida por técnicas convencionais de diagnóstico. (NE:B)
Recomendações para realização de exames de imagem	
Classe I	1. A ecocardiografia é recomendada em pacientes com arritmias que são suspeitos de ter doença estrutural cardíaca. (NE: B) 2. A ecocardiografia é recomendada para o subconjunto de pacientes com alto risco para o desenvolvimento de arritmias ventriculares graves ou MSC, como aqueles com miocardiopatia dilatada, miocardiopatia hipertrófica, displasia arritmogênica de ventrículo direito, sobreviventes de infarto agudo do miocárdio, ou parentes de pacientes com doenças hereditárias associados com MSC. (NE:B) 3. Teste ergométrico associado a uma modalidade de imagem (ecocardiografia ou cintilografria de perfusão miocárdica) é recomendado para detecção de isquemia silenciosa em pacientes com arritmias ventriculares que têm uma probabilidade intermediária de apresentar DAC por idade, sintomas e gênero e em quem a avaliação de ECG é menos confiável por alterações eletrocardiográficas de base. (NE:B) 4. Teste de estresse farmacológico com uma modalidade de imagem (ecocardiograma ou cintilografia de perfusão miocárdica) é recomendado para detecção de isquemia silenciosa em pacientes com arritmias ventriculares que têm uma probabilidade intermediária de ter doença coronária por idade, sintomas e gênero e são fisicamente incapazes de realizar um teste ergométrico. (NE: B)
Classe IIa	1. Ressonância nuclear magnética (RNM), tomografia computadorizada (TC) ou angiografia radioisotópica podem ser úteis em pacientes com arritmias ventriculares quando o ecocardiograma não fornece avaliação precisa da função do VE e do VD e/ou avaliação de alterações estruturais. (NE:B) 2. Angiografia coronária pode ser útil em estabelecer ou excluir a presença de doença coronária obstrutiva significativa em pacientes com arritmias ventriculares complexas ou em sobreviventes de MSC, que têm uma intermediária ou alta probabilidade de ter doença coronária por idade, sintomas e gênero. (NE:C)

TV (Taquicardia Ventricular); DAC (Doença Arterial Coronariana); MSC (Morte Súbita Cardíaca); ECG (Eletrocardiograma); VE (Ventrículo Esquerdo); VD (Ventrículo Direito).

Holter, monitor de eventos e gravadores implantáveis

Os sistemas de monitorização ambulatorial de EGC podem ser muito úteis no diagnóstico de uma arritmia, estabelecendo sua frequência e relação com sintomas. Além disso, episódios de isquemia miocárdica silenciosa também podem ser detectados.[8] Para sintomas diários ou pelo menos semanais, o holter pode ser o exame de escolha. Quando a sintomatologia é mensal, opta-se pelo *looper* (monitor de eventos), já que permite a monitorização do paciente por sete dias consecutivos. Em casos de sintomatologia rara, o *looper* implantável passa a ser uma excelente opção ao permitir a monitorização por longos períodos de tempo (até 36 meses).

Variabilidade da frequência cardíaca

É um exame realizado a fim de se determinar a influência do sistema autonômico (simpático e parassimpático) sobre o ciclo cardíaco. Seu resultado pode ser obtido através da gravação de um holter de 24 horas e expresso no domínio do tempo e no domínio da frequência. No primeiro, os índices mais empregados e que refletem a influência do sistema parassimpático sobre o nó sinusal são o SDNN (desvio padrão da média dos intervalos RR) e o pNN50 (percentagem de intervalos RR adjacentes cuja diferença da distância entre eles seja maior que 50 ms). No domínio da frequência, componentes de baixa frequência representam mínima variação dos intervalos RR e, por conseguinte, predominância do tonus simpático. Em ambos os domínios, a presença de baixa variabilidade da frequência cardíaca está associada a maior risco de morte no período pós-infarto (não necessariamente morte arrítmica).[44]

Microalternância da onda T

Representa a variação na amplitude da onda T batimento a batimento, geralmente presente em frequências cardíacas elevadas (acima de 110 bpm). Este exame avalia a vulnerabilidade para o aparecimento de bloqueio funcional da condução do estímulo, o que facilitaria a ocorrência de TV ou FV. Estudos atuais indicam que a microalternância de onda T representa um fator de risco para morte súbita cardíaca.[45]

Eletrocardiograma de alta resolução (ECGAR)

Exame aplicado para avaliar especificamente o substrato arritmogênico, representado pela alterações estruturais microscópicas que predispoem fenômenos de reentradas (potenciais tardios). As variáveis avaliadas são: duração do complexo QRS (normal até 114 ms); duração da porção terminal do complexo QRS abaixo de 40 microvolt (conhecida como LAS; normal abaixo de 38 ms); raiz quadrada média da voltagem dos 40 ms finais do QRS (conhecida como RMS; normal superior a 20 microvolt). Esta técnica é útil para detectar potenciais tardios em pacientes pós-infarto. Tais achados são representativos de área de fibrose e predizem maior risco de taquicardias ventriculares.[44]

Turbulência de frequência cardíaca e sensibilidade barorreflexa

Métodos menos empregados na prática clínica avaliam a influência do sistema nervoso autônomo na gênese de arritmias. A turbulência de frequência cardíaca avalia a resposta autonômica após uma extrassitolia; a resposta normal é o aumento da frequência cardíaca após a extrassístole, seguida de desaceleração. Uma resposta anormal está relacionada a maior risco de morte em pacientes pós-infarto. Por outro lado, a sensibilidade barorreflexa é realizada infundindo-se felinefrina, o que resulta normalmente em elevação da pressão arterial e compensatória queda da frequência cardíaca. Quando a queda da frequência cardíaca é baixa, significa atividade vagal diminuída, que pode se relacionar com aumento da mortalidade em pacientes pós-infarto.

Ecocardiograma

A ecocardiografia é a técnica de imagem mais comumente empregada porque é mais barata em comparação com outras técnicas, como a ressonância magnética e a tomografia cardíaca. Em geral, encontra-se prontamente disponível, e fornece um diagnóstico preciso de doenças miocárdicas, valvares e congênitas associadas a arritmias ventriculares e MSC. Além disso, permite a avaliação da FEVE, função sistólica e motilidade miocárdica regional na maioria dos pacientes.[46-48] Finalmente, a ecocardiografia sob estresse, físico ou farmacológico, é uma importante ferramenta no diagnóstico de isquemia miocárdica.

Medicina nuclear

A cintilografia de perfusão miocárdica, em repouso e sob estresse, é aplicável para um grupo selecionado de pacientes com suspeita de arritmias ventriculares desencadeadas pela isquemia e que são incapazes de serem submetidos a exercícios físicos ou que apresentem alterações eletrocardiográficas que limitem a precisão do ECG para detecção de isquemia.[8] Pode-se utilizar estresse físico ou farmacológico devendo, sempre que possível, o estresse físico ser preferido.

Angiotomografia de coronárias

O exame pode ser usado como estratégia para avaliar doença coronária obstrutiva em pacientes com probabilidade pré-teste baixa a intermediária. Além disso, é o exame de eleição para o diagnóstico da origem anômala de coronárias, podendo estabelecer com precisão sua origem e trajeto.

Ressonância nuclear magnética cardíaca

A presença de realce tardio detectada por este método está relacionada à presença de fibrose, frequentemente foco de arritmias graves. Em pacientes coronarianos, a fibrose representa preditor independente de morte no período pós-infarto.

Angiografia coronária

Em pacientes com alto risco de morte ou em sobreviventes de MSC com arritmias ventriculares, a angiografia coronária desempenha um importante papel diagnóstico em estabelecer ou excluir a presença de DAC obstrutiva significativa.

Estudo eletrofisiológico

O estudo eletrofisiológico é de grande utilidade para a avaliação de arritmias e de estratificação de risco para MSC. Suas indicações são: documentar indução de TV, realizar ablação por cateter de focos arritmogênicos, avaliar o risco de TV recorrentes ou MSC, avaliar síncope em pacientes selecionados com suspeita de etiologia arrítmica, e avaliar as indicações para terapia com cardiodesfibriladores implantáveis (CDI).[49-52]

TRATAMENTO

Prevenção primária de morte súbita cardíaca

Terapia farmacológica

As tentativas iniciais de prevenção de MSC foram dirigidas para supressão de ectopias ventriculares. Muitos anos se passaram antes de se entender que o tratamento de ectopias ventriculares precoces assintomáticas e de TVNS era não somente impróprio, mas também perigoso. O estudo CAST[53] (*Cardiac Arrhythmia Suppression Trial*), publicado em 1989, colocou fim na discussão ao demonstrar que pacientes portadores de DAC e de disfunção ventricular esquerda discreta, que receberam certos antiarrítmicos da classe I, apresentaram maior mortalidade que o grupo controle. O estudo contou com 1.727 pacientes distribuídos de maneira randômica para receber tratamento farmacológico com drogas da classe I ou para receber placebo.

Em contraste, a terapia com β-bloqueadores se mostrou efetiva tanto na supressão das ectopias ventriculares quanto na prevenção de morte súbita em um amplo espectro de cardiopatias, com ou sem disfunção ventricular.[54,55]

Da mesma forma, a amiodarona, sobretudo quando associada a β-bloqueadores, teve demonstrada sua eficácia em reduzir a incidência de MSC em pacientes após infarto do miocárdio pelos estudos EMIAT[56] (*European Myocardial Infarct Amiodarone Trial*) e CAMIAT[57] (*Canadian Amiodarone Myocardial Infarction Trial*).

Mais recentemente, estudos demonstraram que inibidores da enzima conversora da angiotensina, bloqueadores dos receptores da angiotensina II, inibidores da aldosterona, ácido acetilsalicílico e estatinas podem reduzir a mortalidade cardiovascular e a MSC.[58,59]

Desta forma, o arsenal farmacológico atualmente disponível visando profilaxia primária de MSC é composto basicamente por amiodarona, β-bloqueadores e drogas que atuam na cardiopatia estrutural.

Cardiodesfibriladores implantáveis

O desenvolvimento do CDI, por Mirowski *et al.*,[60] apresentou uma nova dimensão ao tratamento dos pacientes sob alto risco de morte súbita,[9] uma vez que cerca de 95% das MSC são arritmogênicas (TV/FV).[61] Desde então, vários estudos foram conduzidos nos últimos anos testando a efetividade do CDI na prevenção primária desses eventos fatais.

O primeiro grande estudo publicado com esse objetivo foi o MADIT[62] (*Multicenter Automatic Defibrillator Implantation Trial*) que avaliou 196 pacientes com infarto com onda Q prévio (> 1 mês), com FEVE inferior a 35% e classe funcional NYHA I-III, que apresentaram TVNS, com indução de TVS no estudo eletrofisiológico. Os pacientes foram locados de forma randômica em dois grupos distintos, CDI *versus* terapia farmacológica convencional com amiodarona. Houve uma redução em 54% da mortalidade por qualquer causa no grupo CDI comparado com a terapia convencional (p = 0,009).

Paralelamente, foi desenvolvido o estudo CABG-Patch[63] (*Coronary Artery Bypass Graft Patch Trial*) com 900 pacientes, considerados de alto risco para morte súbita, com FEVE inferior a 36% e eletrocardiograma de alta resolução (ECGAR) positivo, que foram submetidos à cirurgia de revascularização do miocárdio. Os pacientes foram divididos de maneira aleatória em dois grupos, CDI ou "CDI placebo". O estudo foi interrompido prematuramente por não existir evidências de que o uso profilático de CDI reduz a mortalidade em pacientes com disfunção ventricular importante que se submetem à cirurgia de revascularização.

Outro estudo que avaliou a efetividade do CDI e merece destaque é o MUSTT[64] (*Multicenter Unsustained Tachycardia Trial*) que foi composto por pacientes com FEVE ≤ 40% sobreviventes de infarto que apresentaram TVNS e TVS induzidas no estudo eletrofisiológico. O resultado foi a redução tanto da mortalidade arrítmica como do total no grupo CDI.

Como a disfunção ventricular, expressa pela FEVE diminuída, é considerada o maior marcador de risco para morte súbita,[65] dois importantes estudos, o MADIT II e o SCD-HefT foram publicados para avaliar a efetividade do CDI, quando sua indicação era proposta levando-se em conta primordialmente a FEVE.

O MADIT II[66] foi um estudo multicêntrico, randomizado, com acompanhamento médio de 20 meses, que contou com 1.232 pacientes portadores de cardiopatia isquêmica com FEVE ≤ 30% em qualquer classe funcional. O CDI proporcionou redução do risco de mortalidade de 31%, nitidamente associada à redução da mortalidade arrítmica.

Já o SCD-HeFT[67] (*Sudden Cardiac Death – Heart Failure Trial*) contou com 2.521 pacientes, não só com cardiopatia isquêmica mas também com pacientes com cardiomiopatia dilatada idiopática, com FEVE ≤ 35% e CF II ou III. Os pacientes foram randomizados em três braços: CDI, amiodarona e placebo. Independentemente da etiologia da cardiomiopatia, após seguimento médio de 45 meses, o CDI proporcionou redução de 23% na mortalidade (p = 0,007) e não houve benefício com a terapia com amiodarona quando comparada ao placebo.

Outro importante estudo é o DINAMIT,[68] composto por pacientes no período pós-infarto recente (entre 6 e 40 dias) com FEVE ≤ 35% e baixa variabilidade RR avaliada em monitorização de 24 horas pelo sistema Holter. Foi observada redução significativa na mortalidade arrítmica, sem redução significativa na mortalidade total (p = 0,66).

No que diz respeito aos pacientes com cardiopatia não isquêmica, apesar de o estudo SCD-HeFT ter demonstrado redução de mortalidade, os estudos DEFINITE[69] e AMIO-VIRT[70] não mostraram benefícios no implante de CDI em tais pacientes. Estes últimos, entretanto, são criticáveis pela reduzida casuística e pelo menor tempo de seguimento. Dessa forma, o uso de CDI em pacientes com cardiopatia não isquêmica não apresenta resultados consistentes, diferentemente do que ocorre em pacientes com cardiopatia isquêmica e disfunção ventricular grave, em que os benefícios são incontestáveis.[71]

Finalmente, o estudo COMPANION[71] avaliou 1.520 pacientes com cardiopatia isquêmica ou não isquêmica em classe funcional II ou III, com FEVE ≤ 35% e QRS superior a 120 ms. Os pacientes foram randomizados em três grupos: terapêutica farmacológica otimizada isoladamente, terapêutica farmacológica associada à terapia de ressincronização cardíaca (TRC) e terapêutica farmacológica associada à TRC e CDI. O grupo que recebeu o implante de CDI apresentou redução de risco de mortalidade de 36% em relação ao grupo sob tratamento farmacológico ótimo isolado. No entanto, no grupo submetido ao tratamento farmacológico ótimo apenas associado à TRC, embora tenha sido observada redução de mortalidade de 24%, não houve significância estatística.

O Quadro 40.2 sintetiza os principais estudos publicados até o momento que avaliaram o emprego do CDI na profilaxia primária de CDI.

Com base em tais estudos, a Sociedade Brasileira de Cardiologia (SBC) apresenta as seguintes recomendações para implante de CDI na prevenção primária de MSC em pacientes com cardiopatia estrutural (Quadro 40.3).

Prevenção secundária de morte súbita cardíaca

Sobreviventes de parada cardíaca por FV/TV apresentam alto risco de recidiva de taquiarritmias fatais, sobretudo nos primeiros 6 a 12 meses após o evento (até 10%).[72,73] Devido a este alto risco, é necessário o estabelecimento precoce de terapêuticas de prevenção secundária de MSC, que inclui tratamento da cardiopatia, drogas antiarrítmicas e implante de CDI.[61]

Quadro 40.2 Principais estudos avaliando o emprego de CDI na profilaxia primária de MSC.

Estudo	Critérios de inclusão	N	Avaliado	Resultado
MADIT[60]	IAM prévio, FEVE ≤ 35%, CF I-III, TVNS, TV no EEF.	196	CDI x Amiodarona	Redução de 54% da mortalidade no grupo CDI.
CABG-Patch[61]	Cirurgia de revascularização miocárdica, FEVE < 36%, ECGAR (+).	900	CDIx "CDI placebo"	Estatisticamente similar.
MUSTT[62]	FEVE ≤ 40%, IAM, TVNS, TV no EEF.	704	Terapia antiarrítmica (CDI + drogas) guiada por EEF x sem terapia antiarrítmica.	Redução da mortalidade global e arrítmica no grupo que recebeu CDI.
MADIT II[64]	Cardiopatia isquêmica, FEVE ≤ 30%, qualquer CF.	1232	CDI x TMO	Redução de 31% da mortalidade no grupo CDI.
SCD-HeFT[65]	Cardiopatia isquêmica e não isquêmica, CF I-III FEVE ≤ 35%.	2521	CDI x Amiodarona x Placebo	Redução de 23% da mortalidade no grupo CDI. Sem benefício no grupo amiodarona em relação ao placebo.
DINAMIT[66]	IAM (06 a 40 dias), FEVE ≤ 35%, baixa variabilidade RR no Holter.	674	CDI x sem CDI	Redução da mortalidade arrítmica, sem redução significativa da mortalidade global.
DEFINITE[67]	Cardiopatia não isquêmica, FEVE ≤ 35%.	458	CDI x TMO	Sem diferença estatisticamente significante.
AMIOVIRT[68]	Cardiopatia não isquêmica, CF I-III, TVNS.	103	CDI x Amiodarona	Risco semelhante de MSC, sobrevida livre de arritmia maior no grupo amiodarona.
COMPANION[69]	Cardiopatia isquêmica e não isquêmica, CF I-III, FEVE ≤ 35%, QRS > 120 ms	1520	TMO x TMO+TRC x TMO+TRC+CDI	Redução de 36% no risco de mortalidade no grupo que recebeu CDI em comparação ao TMO isolado. O grupo que recebeu TRC+TMO não apresentou diferença estatisticamente significativa em relação a grupo TMO isolado.

IAM (Infarto Agudo do Miocárdio); FEVE (Fração de Ejeção do Ventrículo Esquerdo); CF (Classe Funcional); TVNS (Taquicardia Ventricular Não Sustentada); TV (Taquicardia Ventricular); EEF (Estudo Eletrofisiológico); CDI (Cardiodesfibrilador Implantável); ECGAR (Eletrocardiograma de Alta Resolução); TMO (Tratamento Medicamentoso Otimizado); TRC (Terapia de Ressincronização Cardíaca); MSC (Morte Súbita Cardíaca).

■ CAPÍTULO 40

Morte Súbita Cardíaca   **737**

Quadro 40.3 Recomendações para implante de CDI na prevenção primária de MSC em pacientes com cardiopatia estrutural.[61]

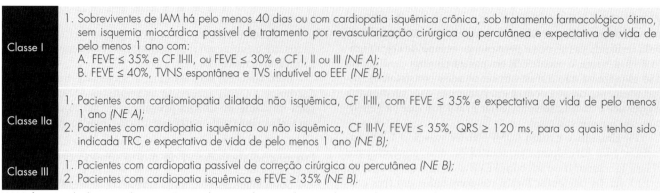

IAM (Infarto Agudo do Miocárdio); FEVE (Fração de Ejeção do Ventrículo Esquerdo); CF (Classe Funcional); TVNS (Taquicardia Ventricular Não Sustentada); TVS (Taquicardia Ventricular Sustentada); EEF (Estudo Eletrofisiológico); TRC (Terapia de Ressincronização Cardíaca).

No que diz respeito ao tratamento da cardiopatia estrutural, como mencionado anteriormente, β-bloqueadores, inibidores da enzima conversora da angiotensina, bloqueadores dos receptores de angiotensina, inibidores da aldosterona, estatinas e ácido acetilsalicílico mostraram-se efetivos em prevenir MSC.[9,59,65]

Após a demonstração pelo estudo CAST,[53] que antiarrítmicos da classe I, até então considerados a terapia preconizada para profilaxia secundária de MSC, aumentaram a mortalidade de pacientes portadores de coronariopatia e disfunção ventricular esquerda, a amiodarona passou a ser a droga antiarrítmica indicada para tais pacientes. O estudo CASCADE[74] avaliou 228 pacientes recuperados de MSC, randomizados para tratamento empírico com amiodarona ou antiarrítmicos da classe I. A sobrevida livre de eventos (morte cardíaca ou TV), após 6 anos, foi 41% *versus* 20%, respectivamente. O estudo é criticado por não ter grupo controle recebendo placebo e, desta forma, não ser possível inferir se a diferença na sobrevida se deve aos efeitos benéficos da amiodarona ou aos efeitos deletérios das outras drogas.

Assim como na prevenção primária, o desenvolvimento do CDI é, sem dúvida, o maior avanço na profilaxia de recidiva de morte súbita. Três são os principais estudos que avaliaram o papel do CDI na profilaxia secundária de MSC: o estudo AVID,[75] o estudo CIDS[76] e o estudo CASH.[77]

No estudo AVID,[75] 1.016 pacientes recuperados de MSC por FV/TV, com TV associada à síncope e FEVE ≤ 40%, foram randomizados para receber terapia antiarrítmica (sotalol ou amiodarona) ou CDI. O grupo que recebeu implante de CDI apresentou sobrevida significativamente maior, especialmente em pacientes com FEVE mais deprimida[78] (no subgrupo FEVE ≥ 35% não houve diferença estatisticamente significativa). A principal crítica a esse estudo é o fato do maior número de pacientes em uso de β-bloqueadores no grupo CDI.

O estudo CIDS[76] avaliou terapia medicamentosa com amiodarona *versus* CDI em 659 pacientes com FEVE ≤ 35% que foram recuperados de parada cardiorrespiratória (PCR) ou apresentaram TV com instabilidade hemodinâmica ou síncope com documentação de TV. Neste estudo não houve diferença estatisticamente significativa na mortalidade global. No entanto, análise posterior demonstrou que o uso de CDI era superior em pacientes com dois dos seguintes critérios: FEVE ≤ 35%, classe funcional III ou IV e idade ≥ 70 anos.[79]

Finalmente, o estudo CASH[75] contou com 349 pacientes reanimados de MSC, distribuídos de maneira randômica para tratamento com amiodarona, propafenona, metoprolol ou implante de CDI. O braço que recebeu propafenona apresentou maior taxa de mortalidade ou de recidiva de MSC que o grupo CDI, sendo o seguimento interrompido aos 11 meses. Na comparação CDI *versus* amiodarona e metoprolol combinados, não houve diferença significativa.

Já a metanálise que avaliou conjuntamente os resultados dos três estudos demonstrou 50% de redução relativa na mortalidade arrítmica ($p < 0,0001$) e 28% na mortalidade total entre os pacientes com CDI em comparação aos que receberam tratamento antiarrítmico, com NNT = 29 ($p < 0,00006$).[80] O benefício foi maior nos pacientes com FEVE < 35%.

A SBC e suas diretrizes recomenda o uso do CDI conforme expresso no Quadro 40.4.

CDI em situações especiais

Taquicardia ventricular polimórfica catecolaminérgica (TVPC)

A MSC é um desfecho final frequente em indivíduos portadores de TVPC não tratados. Pacientes sobreviventes de PCR por TV/FV ou pacientes que evoluem com síncope ou TV a despeito de terapia otimizada com β-bloqueadores em dose máxima tolerada são considerados pacientes de alto risco para MSC e, nestes casos, o CDI é indicado (Quadro 40.5). A terapia farmacológica com β-bloqueadores deve ser continuamente mantida, o que pode evitar terapias de choques recorrentes que tendem a se perpetuar pelo estímulo adrenérgico causado pela própria terapia elétrica.[81,82]

Displasia arritmogênica do ventrículo direito

As manifestações clínicas mais comuns da DAVD são arritmias ventriculares, insuficiência cardíaca direita e MSC.

Quadro 40.4 Recomendações para implante de CDI na prevenção secundária de MSC em pacientes com cardiopatia estrutural.[61]

Classe I	1. Parada cardíaca por TV/FV de causa não reversível, com FE ≤ 35% e expectativa de vida de pelo menos 1 ano *(NE A)*; 2. TVS espontânea com comprometimento hemodinâmico ou síncope, de causa não reversível com FE ≤ 35% e expectativa de vida de pelo menos 1 ano *(NE A)*.
Classe IIa	1. Sobreviventes de parada cardíaca, por TV/FV de causa não reversível, com FE ≥ 35% e expectativa de vida de pelo menos 1 ano *(NE B)*; 2. Pacientes com TVS espontânea, de causa não reversível, com FE ≥ 35%, refratária a outras terapêuticas e expectativa de vida de pelo menos 1 ano *(NE B)*; 3. Pacientes com síncope de origem indeterminada com indução de TVS hemodinamicamente instável e expectativa de vida de pelo menos 1 ano *(NE B)*.
Classe III	1. TV incessante *(NE C)*.

TV (Taquicardia Ventricular); FV (Fibrilação Ventricular); FE (Fração de Ejeção); TVS (Taquicardia Ventricular Sustentada).

Quadro 40.5 Recomendações para implante de CDI na prevenção de MSC em pacientes com taquicardia ventricular polimórfica catecolaminérgica.[61]

Classe I	1. Pacientes com TVPC, sobreviventes de parada cardíaca, com expectativa de vida de pelo menos 1 ano (NE C);
Classe IIa	1. Pacientes com TVPC que evoluem com síncope ou TVS, apesar do uso de betabloqueador em dose máxima tolerada e expectativa de vida de pelo menos 1 ano *(NE C)*; 2. Pacientes com TVPC que apresentem contraindicação para o uso de betabloqueador e expectativa de vida de pelo menos 1 ano (NE C);
Classe III	1. Pacientes com TVPC assintomática que apresentem boa resposta ao tratamento com betabloqueador *(NE C)*.

TVPC (Taquicardia Ventricular Polimórfica Catecolaminérgica); TVS (TV Sustentada).

Costuma estar relacionada a estresse físico ou emocional e pode inclusive ser a primeira manifestação da doença.[83] A estratificação de risco para pacientes com DAVD é limitada, sendo os critérios de risco: dilatação de ventrículo direito, anormalidades da repolarização ventricular na parede anterior, história familiar de MSC, acometimento ventricular esquerdo, síncope de origem indeterminada e identificação de padrões genotípicos de maior risco.[84]

Desse modo, a SBC recomenda o implante de CDI em pacientes com DAVD conforme expresso no Quadro 40.6.

Cardiomiopatia hipertrófica

O risco de MSC na CMPH obstrutiva e não obstrutiva foi identificado nas primeiras descrições clínicas e hemodinâmicas desta entidade.[85] Os primeiros estudos que visaram avaliar a história natural da doença mostraram elevada incidência de MSC, atingindo algo em torno de 6% ao ano.[86] No entanto, tais estudos superestimaram a incidência ao analisar uma população de pacientes de centros terciários de atendimento à saúde. Estudos realizados na população geral demonstram incidência bem mais modesta de MSC em pacientes portadores dessa patologia (cerca de 1% ao ano).[87,88]

A identificação de pacientes de alto risco é uma das tarefas mais problemáticas em pacientes com CMPH. Em 2003, o *American College of Cardiology* em associação com a *European Society of Cardiology* publicou um consenso sobre estratificação de risco em pacientes com CMPH.[30] Neste consenso, os especialistas apontam a presença de um ou mais dos fatores de risco (Quadro 40.7) como marcador de alto risco de MSC, devendo o CDI ser indicado nessas circunstâncias.

Quadro 40.6 Recomendações para implante de CDI na prevenção de MSC em pacientes com displasia arritmogênica do ventrículo direito.[61]

Classe I	Pacientes com DAVD que tenham apresentado TV/FV sustentada de causa não reversível e com expectativa de vida de pelo menos 1 ano *(NE B)*.
Classe IIa	Pacientes com DAVD com doença extensa, incluindo envolvimento do VE, associada à história familiar de MSC em 1 ou mais membros, ou síncope de origem não determinada e com expectativa de vida de pelo menos 1 ano *(NE C)*.
Classe III	Pacientes com DAVD assintomáticos, sem fatores de risco *(NE C)*.

DAVD (Displasia Arritmogênica do Ventrículo Direito); TV (Taquicardia Ventricular); FV (Fibrilação Ventricular); VE (Ventrículo Esquerdo); MSC (Morte Súbita Cardíaca).

■ CAPÍTULO 40

Morte Súbita Cardíaca **739**

Quadro 40.7 Fatores de risco para morte súbita cardíaca em pacientes portadores de cardiomiopatia hipertrófica.[30]

- Parada cardíaca abortada (fibrilação ventricular/taquicardia ventricular)
- Taquicardia ventricular sustentada espontânea
- História familiar de morte súbita em jovens
- Síncope inexplicada
- Espessura miocárdica ≥ 30 mm
- Taquicardia ventricular rápida não sustentada

Um prestigiado estudo multicêntrico avaliou a importância dos fatores de risco em 506 pacientes com CMPH submetidos a implante de CDI. Neste estudo, observou-se incidência anual de 10,6% de intervenções apropriadas do CDI para prevenção secundária e 3,6% para primária. A probabilidade de terapias apropriadas para prevenção primária foi similar nos pacientes com um, dois, três ou mais fatores de risco, inferindo que a presença de um único fator de risco já é suficiente para justificar a indicação de CDI.[89] Apesar de importante e promissora ferramenta diagnóstica, a genotipagem ainda não é incluída de modo rotineira na estratificação de risco.

Desta forma, as recomendações da SBC para o emprego de CDI em pacientes com CMPH encontram-se resumidas no Quadro 40.8.

Síndrome de Brugada

Embora dados iniciais de Brugada *et al.* tenham fornecido uma estimativa alarmante da letalidade da doença (cerca de 30% de mortes no prazo de três anos após o diagnóstico), as análises mais recentes envolvendo estudos maiores forneceram dados mais realistas (aproximada-

mente 11% de incidência de parada cardíaca e 17% de incidência de síncope).[90,91]

Pacientes recuperados de parada cardíaca, com padrão eletrocardiográfico espontaneamente anormal e síncope são considerados de maior risco e, portanto, são candidatos a CDI.[92]

A terapia farmacológica com quinidina e hidroquinidina tem apresentado resultados satisfatórios; no entanto, não existem evidências suficientes para recomendá-la isoladamente.[93,94] Assim o implante de CDI permanece sendo o único tratamento efetivo estabelecido para prevenção de MSC em pacientes com SB, e suas indicações, segundo a SBC, encontram-se no Quadro 40.9.

O tratamento farmacológico com drogas antiarrítmicas e a ablação por cateter têm papel coadjuvante importante na recorrência de choques apropriados.[95]

Síndrome do QT longo congênito

As manifestações clínicas mais comuns da SQTLc são palpitações, síncope e MSC desencadeadas ou não por estresse emocional ou físico.[96]

A maior preocupação referente à síndrome é o alto risco de MSC. Parada cardíaca revertida, intervalo QT superior a 500 ms, diagnóstico da síndrome de Jervell e Lange-Nielsen, o diagnóstico dos subtipos QTL1 e QTL2 na presença de intervalo QTc maior que 500 ms e do subtipo QTL3, independentemente da duração do intervalo QT, são considerados fatores de risco para eventos fatais ou potencialmente fatais.[38]

A terapêutica farmacológica com base no uso de β-bloqueadores é fundamental para o tratamento da síndrome e deve ser continuada mesmo após o implante de

Quadro 40.8 Recomendações para implante de CDI na prevenção de MSC em pacientes com cardiopatia hipertrófica.[61]

Classe I	Pacientes com CMH que tenham apresentado FV/TV sustentada de causa não reversível e expectativa de vida de pelo menos 1 ano *(NE B)*.
Classe IIa	Pacientes com CMH que apresentem 1 ou mais fatores de risco maiores para MSC e expectativa de vida de pelo menos 1 ano *(NE C)*.
Classe III	Pacientes com CMH sem fatores de risco *(NE C)*.

CMH (Cardiomiopatia Hipertrófica); TV (Taquicardia Ventricular); FV (Fibrilação Ventricular).

Quadro 40.9 Recomendações para implante de CDI na prevenção de MSC em pacientes com síndrome de Brugada.[61]

Classe I	Pacientes com SB, sobreviventes de parada cardíaca e expectativa de vida de pelo menos 1 ano *(NE C)*.
Classe IIa	Pacientes com SB e alterações eletrocardiográficas espontâneas, síncope e expectativa de vida de pelo menos 1 ano *(NEC)*. Pacientes com SB e documentação de TVS espontânea que não provocou parada cardíaca e expectativa de vida de pelo menos 1 ano (NE C).
Classe IIb	Pacientes com SB e alterações eletrocardiográficas induzidas por fármacos, síncope de origem indeterminada e expectativa de vida de pelo menos 1 ano *(NE C)*.
Classe III	Pacientes com SB assintomáticos e sem fatores de risco *(NE C)*.

SB (Síndrome de Brugada); TVS (Taquicardia Ventricular Sustentada).

Tratado Dante Pazzanese de Emergências Cardiovasculares

CDI. No entanto, a sensibilidade a estes fármacos está intimamente relacionada à forma genética da doença e deve ser levadas em consideração na indicação do implante de CDI[61] (Quadro 40.10).

Doença de Chagas

A doença de Chagas crônica ainda é bastante frequente em nosso meio. O envolvimento cardíaco confere à doença pior morbidade e mortalidade, sendo a principal causa de morte.[30,97] Por apresentar curso clínico variável, a identificação de pacientes de maior risco representa um desafio.

Rassi *et al.*[98] publicaram um estudo, envolvendo 424 pacientes portadores de doença de Chagas, propondo um escore prognóstico para a doença. Os fatores de risco foram apontados e pontuados como se segue: Classe funcional III ou IV pela NYHA (5 pontos); cardiomegalia ao raios X de tórax (5 pontos); disfunção contrátil segmentar e/ou global do VE no ecocardiograma (3 pontos); TVNS no holter de 24 horas (3 pontos); baixa voltagem de QRS no ECG (2 pontos); gênero masculino (2 pontos). Deste modo, quando a somatória de pontos estiver entre 0-6, significa baixo risco de morte (10% em 10 anos); aqueles com pontuação entre 7-11, o risco é intermediário (44% em 10 anos); e àqueles com pontuação entre 12-20, o risco de morte é alto (84% em 10 anos).

No entanto, até o presente momento, não há nenhum estudo consistente avaliando o papel do CDI nesse grupo específico de pacientes, devendo a indicação do CDI seguir as recomendações para cardiomiopatia dilatada.

CONCLUSÃO

A alta incidência e a natureza súbita e inesperada, combinadas com a baixa taxa de sucesso de ressuscitação, tornam a MSC um grande problema não solucionado em cardiologia clínica, medicina de urgência e em Saúde Pública.

A estratificação de risco para MSC ainda é falha. A maioria dos casos de MSC é observada em pacientes de baixo risco, risco intermediário e até mesmo em pacientes sem fatores de risco conhecidos. O subgrupo de alto risco constitui uma pequena proporção do número de mortes anual. Desse modo, o grande desafio, atualmente, é a busca por estratificações de risco mais precisas.

O desenvolvimento do CDI apresentou uma nova dimensão ao tratamento dos pacientes sob alto risco de morte súbita. Associado à terapia farmacológica, o CDI diminui consideravelmente a morbimortalidade desses pacientes.

Quadro 40.10 Recomendações para implante de CDI na prevenção de MSC em pacientes com síndrome do QT longo congênito.[61]

Classe I	Pacientes com SQTLc, sobreviventes de parada cardíaca e expectativa de vida de pelo menos 1 ano *(NE A)*.
Classe IIa	Pacientes com SQTLc que evoluem com síncope ou TVS, apesar de terapêutica otimizada com β-bloqueador e expectativa de vida de pelo menos 1 ano *(NE B)*. Pacientes com SQTLc com contraindicação ao uso de β-bloqueador e expectativa de vida de pelo menos 1 ano (NE C).
Classe IIb	Paciente com SQTLc do subtipo LQT2 ou LQT3 e expectativa de vida de pelo menos 1 ano *(NE C)*.
Classe III	Pacientes assintomáticos sem diagnóstico específico por análise genética *(NE C)*.

SQTLc (Síndrome do QT Longo congênito); TVS (Taquicardia Ventricular Sustentada).

REFERÊNCIAS BIBLIOGRÁFICAS

1. Thomas Lathrop Stedman. Stedman's Medical Dictionary. Williams & Wilkins. 1990. 25ª Edição. p. 331.
2. Mirchandi S, Phoon CKL. Sudden cardiac death: a 2400-year-old diagnosis? Int J Cardiol. 2003;90(1):41-8.
3. Scorza CA, Calil HM, Arida RM, Cysneiros RM, Cavalheiro EA, Scorza FA. Depression and Sudden Cardiac Death: From the Stone Age to Today. Neurobiologia . 2008;71(4).
4. Giovanni Maria Lancisi. In: Encyclopædia Britannica. Retrieved March 12, 2010, from Encyclopædia Britannica Online. [Internet] [acesso em 2014 jul 15]. Disponível em: http://www.britannica.com/EBchecked/topic/329075/Giovanni-Maria-Lancisi
5. Goldberger JJ, Cain ME, Hohnloser SH, et al. American HeartAssociation/American College of Cardiology Foundation/Heart Rhythm Society scientific statement on noninvasive risk stratification techniques for identifying patients at risk for sudden cardiac death: a scientific statement from the American Heart Association Council on Clinical Cardiology Committee on Electrocardiography and Arrhythmias and Council on Epidemiology and Prevention. J Am CollCardiol. 2008;52:1179-99.
6. Zheng ZJ, Croft JB, Giles WH, Mensah GA. Sudden Cardiac Death in the United States, 1989 to 1998.Circulation. 2001;104:2158-63.
7. Gillum RF. Sudden coronary death in the United States: 1980–1985. Circulation. 1989;79:756-65.
8. Zipes DP, Camm AJ, Borggrefe M, et al. ACC/AHA/ESC 2006 guidelines for management of patients with ventricular arrhythmias and the prevention of sudden cardiac death: a report of the American College of Cardiology/American Heart Association Task Force and the European Society of Cardiology Committee for Practice Guidelines (Writing Committee to Develop Guidelines for Management of Patients With Ventricular Arrhythmias and the Prevention of Sudden Cardiac Death). Europace. 2006;8:746-837.

9. Myerburg RJ, Castellanos A. Parada Cardíaca e Morte Súbita Cardíaca em Braunwald – Tratado de Doenças Cardiovasculares. 2008;(1):933-74.

10. Eckart RE, Scoville SL, Campbell CL, et al. Sudden Death in Young Adults: A 25-Year Review of Autopsies in Military Recruits.Ann Intern Med. 2004;141:829-34.

11. Becker LB, Han BH, Meyer PM, et al. Racial differences in the incidence of cardiac arrest and subsequent survival. The CPR ChicagoProject. N Engl J Med. 1993;329:600-6.

12. Myerburg RJ, Kessler KM, Castellanos A. Sudden cardiac death: epidemiology, transient risk, and intervention assessment. Ann Intern Med. 1993;119:1187-97.

13. Tomaselli GF, ZipesDP. What Causes Sudden Death in Heart Failure? Circ Res. 2004;95:754-63.

14. Grundy SM, Balady GJ, Criqui MH, et al. Primary prevention of coronary heart disease: guidance from Framingham: a statement for healthcare professionals from the AHA Task Force on Risk Reduction. American Heart Association. Circulation. 1998;97:1876-87.

15. Siscovick DS, Weiss NS, Fletcher RH, et al. The incidence of primary cardiac arrest during vigorous exercise. N Engl J Med. 1984;311:874-7.

16. Maron BJ. Sudden Death in Young Athletes., N Engl J Med. 2003;349:1064-75.

17. Salerno HD, Oliveira JC, Melo CS, Lage JS. Evidências Atuais para Indicações de Cardioversores-Desfibriladores Implantáveis e Ressincronizadores Cardíacos em Temas de Marcapasso/Celso Salgado de Melo, 3ª Edição. Sao Paulo. Casa Editorial Lemos. 2007;401-418

18. Josephson M, Wellens HJJ. Implantable Defibrillators and Sudden Cardiac Death. Circulation. 2004;109;2685-91

19. Myerburg RJ, Kessler KM, Castellanos A. Sudden Cardiac Death: Structure, function, and time-dependence of risk. Circulation. 1992;85:I2-10.

20. Myerburg RJ, Mitrani R, InterianA Jr, Castellanos A. Interpretation of outcomes of antiarrhythmic clinical trials: design features and population impact. Circulation. 1998;97:1514-21.

21. Angelini P, Velasco JA, Flamm S. Coronary anomalies: incidence, pathophysiology, and clinical relevance. Circulation. 2002;105(20):2449-54.

22. Taylor AM, Thorne SA, Rubens MB, Jhooti P, Keegan J, Gatehouse PD, et al. Coronary artery imaging in grown up congenital heart disease: complementary role of magnetic resonance and X-ray coronary angiography. Circulation. 2000;101(14):1670-8.

23. Kruskal JB, Hartnell GG. Nonatherosclerotic coronary artery disease: more than just stenosis. Radiographics. 1995;15(2): 383-96.

24. Maron BJ, Pelliccia A. The Heart of Trained AthletesCardiac Remodeling and the Risks of Sports, Including Sudden Death. Circulation. 2006;114:1633-44.

25. Popma JJ, Bittl J. Coronary angiography and intravascular ultrasonography. In: Braunwald E, Zipes DP, Libby P, eds. Heart disease. 6th ed. Philadelphia: W.B. Saunders, 2001. p.387-42.

26. Veras FHAP, et al. Origem Anômala das Artérias Coronárias. Rev Bras Cardiol Invas. 2007;15(3):285-92.

27. Arteaga E, Matsumoto AY, Araújo AQ, Antunes MO. Cardiomiopatia Hipertrófica: Atualização. Revista da Sociedade de Cardiologia do Estado de São Paulo. 2009;19(1):52-60.

28. Vaglio JC, Ommen SR, Nishimura RA, Tajik AJ, Gersh BJ. Clinical characteristics and outcomes of patients with hypertrophic cardiomyopathy with latent obstruction. Am Heart J. 2008;156:342-7.

29. Richardson P, McKenna W, Bristow M, et al. Report of the 1995 World Health Organization/International Society and Federation of Cardiology Task Force on the Definition and Classification of cardiomyopathies. Circulation. 1996;93:841.

30. Maron BJ, McKenna WJ, Danielson GK, et al. American College of Cardiology / European Society of Cardiology clinical expert consensus document on hypertrophic cardiomyopathy. A report of the American College of Cardiology Foundation Task force on Clinical Expert Consensus Documents and European Society of Cardiology Committee for Practice Guidelines. J Am Col lCardiol. 2003;42:1687-713.

31. Hamilton, RM, Azevedo, ER. Sudden Cardiac Death in Dilated Cardiomyopathies. PACE. 2009;32:S32-S40.

32. Albanesi FM. Cardiomiopatia Hipertrófica. Conceito e Classificação. Arq Bras Cardiol . 1996;66(2): 103-105.

33. Dietrich CO, Dalegrave C, Cirenza C, Paola AAV. Dispositivos Eletrônicos Implantáveis no Tratamento de Pacientes com Miocardiopatia Chagásica Crônica. Revista da Sociedade de Cardiologia do Estado de São Paulo. 2009;19(1):32-8.

34. Tabib A, Loire R, Chalabreysse L, et al. Circumstances of Death and Gross and Microscopic Observations in a Series of 200 Cases of Sudden Death Associated With Arrhythmogenic Right Ventricular Cardiomyopathy and/or Dysplasia. Circulation. 2003;108:3000-5.

35. Almeida DR, Viégas RFM, Silveira JA, Segala E, Szarf G. Cardiomiopatia Arritmogênica do Ventrículo Direito. Revista da Sociedade de Cardiologia do Estado de São Paulo. 2009;19(1):67-72

36. Aziz S; McMahon RFT; Garratt CJ. Sudden Cardiac Death in Arrhythmogenic Right Ventricular Dysplasia. Circulation. 2000;101;825-7.

37. Huikuri HV, Castellanos A, Myerburg RJ. Sudden Death due to Cardiac Arrhythmias. New England J Med. 2001;345(20):473-82.

38. Priori SG, Schwartz PJ, Mapolitano C, et al. Risk Stratification in the Long-QT Syndrome. New England J Medicine. 2003;348:1866-74.

39. Bayes de Lena A, Coumel P, Leclerq JF. Ambulatory sudden death: Mechanisms of production of fatal arrhythmia on the basis of data from 157 cases. Am Heart J. 1989;117:151.

40. Vetter VL. The role of ECG Screening in evaluation of risk of Sudden Cardiac Arrest in the young. PACE. 2009;32:S6-S14

41. Jouven X, Zureik M, Desnos M, et al. Long-term outcome in asymptomaticmen with exercise-induced premature ventricular depolarizations. N Engl J Med. 2000;343:826-33.

42. Frolkis JP, Pothier CE, Blackstone EH, et al. Frequent ventricularectopy after exercise as a predictor of death. N Engl J Med. 2003;348:781-90.

43. Huikuri HV, Makikallio TH, Raatikainen MJ, et al. Prediction of suddencardiac death: appraisal of the studies and methods assessing the riskof sudden arrhythmic death. Circulation. 2003;108:110-5.

44. Hohnloser SH. Risk factor assessment: difining populations and individuals at risk. Cardiol Clin 2008;26:355-366.

45. Golberger JJ, Cain ME, Hohnloser SH, et al. American Heart Association/American College of Cardiology/Heart Rhythm Society Scientific Statement on noninvasive risk stratification techniques for identifying patients at risk for sudden cardiac death. Circulation 2008; 118:1497-1518.

46. Cheitlin MD, Alpert JS, Armstrong WF, et al. ACC/AHA guidelines for the Clinical Application of Echocardiography: a report of the American College of Cardiology/American Heart Association Task Force on Practice Guidelines (Committee on Clinical Application of Echocardiography). Developed in collaboration with the American Society of Echocardiography. Circulation. 1997;95:1686-744.

47. Cheitlin MD, Armstrong WF, Aurigemma GP, et al. ACC/AHA/ASE 2003 guideline update for the clinical application of echocardiography - summary article: a report of the American College of Cardiology/American Heart Association Task Force on Practice Guidelines (ACC/AHA/ASE Committee to Update the 1997 Guidelines for the Clinical Application of Echocardiography). J Am Coll Cardiol. 2003;42:954-70.

48. Schiller NB, Shah PM, Crawford M, et al. Recommendations for quantitation of the left ventricle by two-dimensional echocardiography. American Society of Echocardiography Committee on Standards, Subcommittee on Quantitation of Two-Dimensional Echocardiograms. J Am Soc Echocardiogr. 1989;2:358-67.

49. Ross DL, Farre J, Bar FW, et al. Comprehensive clinical electrophysiologic studies in the investigation of documented or suspected tachycardias. Time, staff, problems and costs. Circulation. 1980;61:101016.

50. Freedman RA, Swerdlow CD, Soderholm-Difatte V, et al. Prognostic significance of arrhythmia inducibility or noninducibility at initial electrophysiologic study in survivors of cardiac arrest. Am J Cardiol. 1988;61:578-82.

51. Wilber DJ, Garan H, Finkelstein D, et al. Out-of-hospital cardiac arrest. Use of electrophysiologic testing in the prediction of long-term outcome. N Engl J Med. 1988;318:19-24.

52. Mittal S, Iwai S, Stein KM, et al. Long-term outcome of patients with unexplained syncope treated with an electrophysiologic-guided approach in the implantable cardioverter-defibrillator era. J Am Coll Cardiol. 1999;34:1082-9.

53. Echt DS, Liebson PR, Mitchell LB, et al. Mortality and morbidity in patients receiving encainide, flecainide, or placebo: the Cardiac Arrhythmia Suppression Trial. N Engl J Med. 1991;324:781-8.

54. Ellison KE, Hafley GE, Hickey K, et al. Effect of beta-clocking therapy on outcome in the Multicenter UnSustained Tachycardia Trial (MUSTT). Circulation. 2002;106:2694-9.

55. Reiter MJ, Reiffel JA. Importance of beta blockade in therapy of serious ventricular arrhythmias. Am J Cardiol. 1998;82:9I-19I.

56. Cairns JA, Connolly SJ, Gent M, et al. Canadian Amiodarone Myocardial Infarction Arrhythmia Trial. Circulation. 1991;84:550-7.

57. Camm AJ, Julian D, Janse G, et al. European Myocardial Infarct Amiodarone Trial. Am J Cardiol. 1993;72:95F-8F.

58. Domanski MJ, Exner DV, Borkowf CB, et al. Effect of angiotensin converting enzyme inhibition on sudden death in patients following acute myocardial infarction: a meta-analysis of randomized clinical trials. J Am Coll Cardiol. 1999;33:598-604.

59. Pitt B, Remme W, Zannad F, et al. Eplerenone, a selective aldosterone blocker, in patients with left ventricular dysfunction after myocardial infarction. N Engl J Med. 2003;348:1309-21.

60. Mirowski M, Reid PR, Watkins L, et al. Clinical treatment of lifethreatening ventricular tachyarrhythmias with the automatic implantable defibrillator. Am Heart J. 1981;102:265-70.

61. Martinelli Filho M, Zimerman LI, Lorga AM, Vasconcelos JTM, Rassi A Jr. Guidelines for Implantable Electronic Cardiac Devices of the Brazilian Society of Cardiology. Arq Bras Cardiol. 2007;89(6):e210-e238.

62. Moss AJ, Hall WJ, Cannon DS, et al. The Multicenter Automatic Defibrillator Implantation Trial tigators. Prophylactic implantation of a defibrillator in patients with myocardial infarction and reduced ejection fraction. N Engl J Med. 1996;335(26):1933-40.

63. Bigger JT. Prophylactic use of implanted cardiac defibrillators in patients at high risk for ventricular arrhythmias after coronary artery bypass graft surgery. N Engl J Med. 1997;337:1569-15.

64. Buxton AE, Lee KL, Fisher JD, et al. A randomized study of theprevention of sudden death in patients with coronary artery disease. Multicenter Unsustained Tachycardia Trial Investigators. N Engl J Med. 1999;341:1882-90.

65. Priori SG, Alliot E, Blomstrom-Lundqvist C, et al. Task force on sudden cardiac death of the European Society of Cardiology. Eur Heart J. 2001;22:1374-450.

66. Moss AJ, Zareba W, Hall WJ, et al. Prophylactic implantationof a defibrillator in patients with myocardial infarction and reducedejection fraction. N Engl J Med. 2002;346:877–83.

67. Bardy GH, Lee KL, Mark DB, et al. Amiodarone or an implantable cardioverter-defibrillator for congestive heart failure. N Engl J Med. 2005;352:225-37.

68. Hohnloser SH, Kuck KH, Dorian P, et al. Prophylactic use of an implantable cardioverter-defibrillator after acute myocardial infarction. N Engl J Med. 2004;351:2481-8.

69. Kadish A, Dyer A, Daubert JP, et al. Prophylactic defibrillator implantation in patients with nonischemic dilated cardiomyopathy. N Engl J Med. 2004;350:2151-8.

70. Strickberger SA, Hummel JD Bartlett TG, et al. Amiodarone versus implantable cardioverter-defibrillator : randomized trial in patients with nonischemic dilated cardiomyopathy and asymptomatic nonsustained ventricular tachycardia – AMIOVIRT. J Am CollCardiol. 2003;41:1707-12.

71. Bristow MR, Saxon LA, Boehmer J, et al. Cardiac-Resynchronization therapy with or without an implantable defibrillator in advanced chronic heart failure. N Engl J Med. 2004;350:2140-50.

72. Myerburg RJ, Kessler KM, Estes D, et al. Long-term survival after prehospital cardiac arrest: analysis of outcome during an 8 year study. Circulation. 1984;70:70:538-46.

73. Furukawa T, Rozanski JJ, Nogami A, Morae K, Gosselin AJ, Lister JW. Time dependent risk of and predictors for cardiac arrest with chronic coronary artery disease. Circulation. 1989;80:599-608.

74. The CASCADE Investigators: Randomized antiarrhythmic drug therapy in survivors of cardiac arrest (The CASCADE Study). Am J Cardiol. 1993;72:280-6.

75. The Antiarrhythmics versus Implantable Dedfibrillator (AVID) Investigators. A comparison of antyarrhythmic drug therapy with implantable defibrillators in patients resuscitated from near-fatal ventricular arrhythmias. N Engl J Med. 1997;337:1576-83.

76. Connolly SJ, Gent M, Roberts RS, et al. Canadian implantable defibrillator study (CIDS): a randomized trial of the implantable cardioverter defibrillator against amiodarone. Circulation. 2000;101:1297-32.

77. Kuck KH, Cappato R, Siebels J, Ruppel P. Randomized comparison of antiarrhythmic drug therapy with implantable defibrillators in patients resuscitated from cardiac arrest: the Cardiac Arrest Study Hamburg. Circulation. 2000;102:748-54.

78. Domanski MJ, Sanjeev S, Epstein AE, et al. Relative effectiveness of the implantable cardioverter-defibrillator and antiarrhythmic drugs in patients with varying degrees of left ventricular dysfunction who have survived malignant ventricular arrhythmias. J Am Coll Cardiol. 1999;34:1090-5.

79. Sheldon R, Connolly S, Krahn A, et al. Identification of patients most likely to benefit from implantable cardioverter defibrillator therapy: the Canadian Implantable Defibrillator Study. Circulation. 2000;101:1638-40.

80. Connolly SJ, Hallstrom AP, Cappato R, et al. Meta-analysis of the implantable cardioverter defibrillator secondary prevention trials. Eur Heart J. 2000;21:2071-8.

81. Laitinen PJ, Brown KM, Piippo K, et al. Mutations of the cardiac ryanodine receptor gene (RyR2) gene in the familial polymorphic ventricular tachycardia.. Circulation. 2001;103:485-90.

82. Priori SG, Napolitano C, Memmi M, et al. Clinical and molecular characterization of patients with catecholaminergic polymorphic ventricular tachycardia. Circulation. 2002;106:69-74.

83. Corrado D, Basso C, Thiene G, et al. Spectrum of clinicopathologic manifestations of arrhythmogenic right ventricular cardiomyopathy dysplasia: a multicenter study. J Am Coll Cardiol. 1997;30:1512-20.

84. McKenna WJ, Thiene G, Nava A, et al. Diagnosis of arrhythmogenic right ventricular dysplasia /cardiomyopathy. Task Force of the Working Group Myocardial and Pericardial Disease of the European Society of Cardiology and of the Scientific Council on Cardiomyopathies of the International Society and Federation of Cardiology. Br Heart J. 1994;71:215-8.

85. McGiffin DC, O`Brien MF, Galbraith AJ, et al. An analysis of risk factors for death and mode-specific death after aortic valve replacement with allograft, xenograft, and mechanical valves. J Thorac Cardiovasc Surg. 1993;106:895.

86. McKenna W. Sudden death in hypertrophic cardiomyopathy: Identification of the "high risk" patient. In: Brugada P, Wellens HJJ. Cardiac Arrhythmias: Where to go from here? Mount Kisko, NY: Futura Pub Co, Inc, 1987.

87. Cannan CR, Reeder GS, Bailey KR, et al. Natural history of hypertrophic cardiomyophathy. A population-based study, 1976 through 1990. Circulation. 1995;92:2488-95.

88. Kyriakidis M, Triposkiadis F, Anastasakis A, et al. Hypertrophic cardiomyopathy in Greece: clinical course and outcome. Chest. 1998;114:1091-6.

89. Maron BJ, Spirito P, Shen WK, et al. Implantable cardioverter-defibrillators and prevention of sudden cardiac death in hypertrophic cardiomyopathy. JAMA. 2007;298:405-12.

90. Priori SG, Napolitano C, Gasparini M, et al. Natural history of Brugada syndrome. Insights for risk stratification and management. Circulation. 2002;105:1342.

91. Eckardt L, Probst V, Smits JP, et al. Long-term prognosis of individuals with right precordial ST-segment-elevation Brugada syndrome. Circulation. 2005;111:257.

92. Brugada P, Brugada R, Brugada J. Should patients with an asymptomatic Brugada electrocardiogram undergo pharmacological anseletrofisiological tenting? Circulation. 2005;112:279.

93. Belhassen B, Glick A, Viskin S. Efficacy of quinidine in high-risk patients with Brugada syndrome. Circulation. 2004;110:1731-7.

94. Hermida JS, Denjoy I, Clerc J, et al. Hydroquinidine therapy in Brugada syndrome. J Am Coll Cardiol. 2004;43:1853-60.

95. Mizusawa Y, Sakurada H, Nishizaki M, Hiraoka M. Effects of low-dose quinidine on ventricular tachyarrhythmias in patients with Brugada Syndrome: Low-dose quinidine terapy as an adjunctive treatament. J Cardiovasc Pharmacol. 2006;47:359-64.

96. Schwartz PJ, Priori SG, Napolitano C. The long QT syndrome. In: Zipes DJ, Jalife J. From Cell to Bedside. 2000. p. 597-615.

97. Rassi A Jr, Rassi SG, Rassi A. Sudden death in Chagas' disease. Arq Bras Cardiol. 2001;76:75-96.

98. Rassi A Jr, Rassi A, Little WC, et al. Development and Validation of a Risk Score for Predicting Death in Chagas' Heart Disease. N Engl J Med. 2006;355:799-808.

capítulo 41

Bruno Sampaio Saba • Thiago Ghorayeb Garcia • Ricardo Garbe Habib

Síncope

INTRODUÇÃO

Síncope é definida como a perda transitória da consciência caracterizada por hipoperfusão cerebral global de início súbito, de curta duração e com recuperação espontânea completa. Esta definição tem por objetivo minimizar confusões diagnósticas, distinguindo síncope de perda transitória da consciência devido a outras causas, como crises epiléticas.[1]

Embora a síncope possa ter causa e evolução benignas, os episódios recorrentes e as lesões físicas sofridas por um terço dos pacientes após as crises podem ter grandes impactos psicológicos.[2] Por outro lado, a síncope pode ser um sintoma premonitório de parada cardíaca em até 24% dos portadores de cardiopatia.[3]

PATOGÊNESE E CLASSIFICAÇÃO

A Tabela 41.1 propõe uma classificação da síncope de acordo com as causas, enfatizando situações que compartilham a mesma apresentação, porém com diferentes perfis de risco. A diferença fisiopatológica fundamental dentro dessa classificação reside na queda da pressão arterial (PA) com diminuição do fluxo cerebral como causa básica da síncope. A queda abrupta deste fluxo sanguíneo por períodos tão curtos, como 6 a 8 segundos, pode ser suficiente para causar perda de consciência.[1]

A PA é determinada pelo débito cardíaco (DC) e resistência vascular periférica. Uma queda em ambos pode provocar síncope, embora a combinação esteja presente na maior parte das vezes, mesmo havendo predomínio de um sobre o outro.

A queda momentânea da PA levando à síncope pode ter três origens. A primeira é consequente a um reflexo central que causa vasodilatação com ou sem bradicardia (síncope neuromediada), conhecida também como síncope vasovagal. A segunda origem se deve à deficiência da ativação da venoconstrição ao assumir a posição ortostática levando à queda pressórica e hipotensão postural. A última ocorre devido às causas cardiovasculares, como arritmias e doenças cardíacas estruturais, além de outras causas que incluem a embolia pulmonar e a hipertensão arterial pulmonar.[1]

Um estudo prospectivo incluindo 341 pacientes encontrou a seguinte distribuição de casos de acordo com a etiologia: causa cardíaca 23%, neuromediada 56%, hipotensão ortostática 2%, causa psiquiátrica 1% e causas desconhecidas 18%.[4] Outra publicação verificou que síncope de causa desconhecida ou indeterminada ocorria em 31 a 40%. No entanto, a mortalidade neste grupo foi maior em relação à população geral. Esse dado nos permite inferir que muitos que possuíam o diagnóstico de causa indeterminada poderiam ter síncope de causa cardíaca não identificada até então.[5]

Entretanto, embora haja esforço para se determinar a etiologia da síncope, atribui-se a ela mais de uma causa. É comum haver comorbidades e, desta forma, pacientes com bloqueio cardíaco podem sofrer síncope devido à taquicardia paroxística, reflexo vasovagal ou excesso de medicação. O médico emergencista não deve aceitar um diagnóstico sem uma avaliação global pormenorizada.

EPIDEMIOLOGIA

Análise da população participante do estudo de Framingham encontrou incidência de 6,2 por 1.000 habitantes/ano de síncope, após 17 anos de seguimento com um total de 7.814 pacientes. A incidência acumulada após 10 anos foi calculada em 6%.[6] Outro estudo europeu encontrou incidência de 9,5 por 1.000 habitantes após análise de 105.173 pacientes de forma consecutiva em unidade de emergência.[7] Variações na incidência de síncope entre os diversos estudos podem dever-se a diferenças de definição, de métodos e de critérios diagnósticos e da própria população estudada.

Na população de Framingham não houve diferença na incidência entre gêneros, porém, em ambos, há aumento crescente de casos após a quinta e a sexta décadas de vida. Com relação à taxa de recorrência, esta foi maior naqueles com história pregressa positiva de síncope se com-

745

Tabela 41.1 Classificação da síncope.

Síncope neuralmente mediada

Vasovagal
- Mediada por estresse emocional: medo, dor, instrumentação, fobia a sangue.
- Mediado pelo estresse ortostático.

Situacional
- Tosse, espirro.
- Estimulação gastrointestinal (deglutição, defecação, dor visceral).
- Miccional (pós-micção).
- Pós-exercício.
- Pós-prandial.
- Outros (por exemplo: risada, levantamento de peso).

Síncope do seio carotídeo.
Formas atípicas (sem fatores preciptantes aparentes/apresentação atípica).

Síncope devido à hipotensão ortostática

Insuficiência autonômica primária
- Disfunção autonômica pura, atrofia de múltiplos sistemas, a doença de Parkinson com insuficiência autonômica, demência do corpo de Lewy.

Insuficiência autonômica secundária
- Diabetes, amiloidose, uremia, lesões na medula espinhal.

Hipotensão ortostática causada pela ingestão de drogas
- Uso de álcool, vasodilatadores, diuréticos, fenotiazinas, antidepressivos.

Depleção do volume
- Hemorragia, diarreia, vômitos etc.

Síncope cardíaca (cardiovascular)

Arritmia como principal causa:
Bradicardia
- Disfunção do nódulo sinusal (incluindo síndrome de bradicardia/taquicardia).
- Doença do sistema de condução atrioventricular.
- Mau funcionamento do dispositivo implantado.

Taquicardia
- Supraventricular.
- Ventricular (idiopática, secundária à doença cardíaca estrutural ou canalopatias).

Bradicardia e taquiarritmias causadas pela ingestão de drogas
Doença estrutural
- Cardíaca: doença cardíaca valvular, infarto/isquemia miocárdica aguda, miocardiopatia hipertrófica, massas cardíacas (mixoma atrial, tumores etc.). Doença pericárdica/tamponamento, anomalias congênitas das artérias coronárias, disfunção em próteses.
- Outros: embolia pulmonar, dissecção aguda da aorta, hipertensão pulmonar.

Extraída de Moya A, Sutton R, Ammirati F, Blanc JJ, Brignole M, Dahm JB, Deharo JC, et al. Guidelines for the diagnosis and management of syncope (version 2009): the Task Force for the Diagnosis and Management of Syncope of the European Society of Cardiology (ESC). Eur Heart J. 2009;30(21):2631-71.

pararmos à incidência de novos casos, além de ser maior também naqueles com causa cardíaca de síncope. Nos cardiopatas, a incidência ajustada para a idade passa a ser de 10,6 por 1.000 habitantes/ano.[6]

HISTÓRIA CLÍNICA

Uma história confiável é essencial para se obter a causa da síncope. Estudos sugerem que a história e exame físico podem determinar um diagnóstico etiológico em 25 a 50% dos casos.[8,9]

A avaliação inicial deve ser a mais detalhada possível, devendo-se ter especial atenção ao diferenciar síncope das outras causas de perda súbita e temporária da consciência. Deve fazer parte dessa abordagem inicial:

1. História pessoal de cardiopatia e outra doença prévia ou história familiar de morte súbita e doença cardíaca;
2. Buscar quantificar o número e a cronicidade dos episódios sincopais anteriores, se houver;
3. Identificar fatores precipitantes, como posições do corpo;
4. Determinar se há sintomas prodrômicos, sua característica e duração;
5. Saber se houve sintoma durante o período de recuperação;
6. Identificar medicamentos que possam precipitar a síncope.

A descrição de uma testemunha que porventura tenha presenciado o evento faz-se útil nesse contexto. O motivo essencial de uma avaliação minuciosa é procurar por sinais e sintomas específicos que possam determinar maior risco de eventos mórbidos, principalmente morte súbita.[10]

A idade deve ser levada em consideração na formulação da hipótese diagnóstica inicial. Em pacientes jovens, prevalece a síncope neurocardiogênica. Todavia, o emergencista deve considerar a possibilidade de arritmia, particularmente ao associar-se a condições de risco (síncope durante o exercício físico, história familiar de morte súbita). Achados eletrocardiográficos compatíveis com tal situação incluem intervalos QTc longo ou curto, empastamento inicial do complexo QRS associado ao intervalo PR curto na síndrome de *Wolf-Parkinson-White*, taquicardia ventricular bidirecional na taquicardia ventricular catecolaminérgica, onda épsilon na displasia arritmogênica de ventrículo direito e manifestações do aumento do primeiro vetor septal na cardiomiopatia hipertrófica septal assimétrica. Pacientes idosos estão sob maior risco para eventos mórbidos após episódios de síncope. Eles possuem mais disfunção autonômica, hipotensão ortostática, quantidade de medicamentos em uso, que os colocam sob maior risco para síncope. Alguns estudos, entretanto, sugerem que, apesar da idade correlacionar-se com maior risco de morte, ela é menos específica que a história pregressa de doença cardiovascular.[11]

Os sintomas associados podem fornecer importantes pistas diagnósticas. Dor precordial acompanhando o episódio sincopal pode indicar síndrome coronariana aguda ou embolia pulmonar, por exemplo. Dispneia sugere também embolia pulmonar ou presença de insuficiência cardíaca, assim como cefaleia, parestesias ou paresias e confusão mental podem sugerir causa neurológica. Por outro lado, a ausência completa de sintomas concomitantes, com o evento ocorrendo de forma súbita ("tipo liga-desliga") sinaliza para causa arrítmica.

Os fatores concomitantes ao evento, bem como a sua duração, também fornecem pistas acerca da etiologia. A síncope situacional ocorre durante ou imediatamente após estímulos provocativos, como tosse, deglutição (particularmente de líquidos frios), micção ou defecação.

A presença de doença cardíaca pregressa é um forte preditor de síncope de causa cardíaca. Em estudo prospectivo prévio, o único fator independente de causa cardíaca para a síncope foi a suspeita clínica de cardiopatia, com sensibilidade e especificidade de 95 e 45%, respectivamente. A ausência de doença excluiu causa cardíaca em 97% dos pacientes.[4] Recentemente, o estudo EGSYS-2[12] encontrou como preditores de síncope de causa cardíaca, por ordem de importância: palpitações precedendo a síncope, doença cardíaca ou eletrocardiograma alterado, síncope durante o esforço e síncope em posição supina. Ou seja, a presença de fatores precipitantes e pródromos autonômicos tornam mais difícil a etiologia cardíaca como causa da síncope.

EXAME FÍSICO

Devemos inicialmente proceder à cuidadosa inspeção à procura de sinais de trauma, principalmente no crânio. Outros locais a serem avaliados são: ossos da face, do punho e, particularmente nos idosos, os do quadril.

Os sinais vitais são um componente crítico na avaliação. A pressão arterial e a frequência cardíaca devem ser obtidas com o paciente deitado e após 3 e 5 minutos em ortostatismo. A hipotensão ortostática é definida por que-

da da PAS ≥ 20 mmHg e PAD ≥ 10 mmHg, entre as duas aferições. A taquicardia desproporcional ao assumir a posição ortostática (aumento de 30 bpm na frequência cardíaca ou sua manutenção acima de 120 bpm), se associada à fadiga crônica ou episódios anteriores de lipotimia, pode sugerir a síndrome da taquicardia ortostática postural (*Postural Orthostatic Tachycardia Syndrome* – POTS). Algumas vezes, podemos encontrar taquicardia sinusal inapropriada com frequência cardíaca chegando a 160 bpm. Esta síndrome possui estreita ligação com a síncope neuromediada.[1]

A discrepância na palpação dos pulsos dos membros superiores em relação aos inferiores pode indicar dissecção da aorta ou síndrome do roubo da subclávia e merecem abordagem específica.

Ausculta cardíaca também deve ser realizada com bastante atenção. Achados sugestivos de cardiopatia dilatada, como sopro sistólico de insuficiência mitral, devido à dilatação do anel mitral, ou presença de terceira bulha, devem ser minuciosamente investigados. Outros diagnósticos relevantes a serem descartados são: estenose pulmonar, cardiomiopatia hipertrófica, mixoma atrial ou estenose aórtica. Uma segunda bulha pulmonar hiperfonética e palpável pode sugerir hipertensão pulmonar.[10] Um sopro sistólico em foco mitral que se intensifica com a manobra de Valsalva ou em ortostatismo pode indicar cardiomiopatia hipertrófica. Um sopro sistólico mitral também pode ser visto na vigência de infarto inferior pela disfunção do músculo papilar. Sopro carotídeo pode estar presente no mixoma atrial ou associado à estenose aórtica devido à irradiação.

A realização de massagem do seio carotídeo pode identificar a hipersensibilidade deste, particularmente se associada a uma pausa sistólica maior que 3 segundos ou queda na pressão sistólica > 50 mmHg.[1]

DIAGNÓSTICO DIFERENCIAL

Distinção entre síncope e crises convulsivas

A história clínica também é valiosa na distinção entre síncope e crise convulsiva (ver Tabela 41.2). As características da história clínica que auxiliam em tal distinção incluem desorientação após o evento, fácies cianótica ou ausência de palidez durante a crise, sialorreia, dores musculares, sonolência e confusão mental após a crise e duração prolongada da inconsciência, favorecendo o diagnóstico de crise convulsiva. Outros achados que sugerem convulsão são:

1. Aura precedendo o episódio;
2. Desvio horizontal dos olhos durante o episódio;
3. Elevação da pressão arterial e pulso amplo durante a crise;
4. Cefaleia após o evento;
5. Mordeduras na língua. Incontinência urinária ou fecal pode ocorrer tanto no episódio sincopal quanto convulsivo, porém é mais comumente associada no último.[13,14]

Distinção entre síncope e perda transitória de consciência

Em alguns casos realmente há perda de consciência, porém, por outro mecanismo que não a hipoperfusão ce-

Tabela 41.2 Diferenças entre síncope causada por hipotensão neural mediada, arritmias e convulsões.

	Hipotensão/Neuralmente mediada	Arritmias	Convulsões
Ferramentas demográficas/ clínicas	Sexo feminino > sexo masculino Menor idade: (< 55 anos) Mais episódios (> 2) Cenários: ficar de pé, ambiente quente, distúrbios emocionais	Sexo masculino > sexo feminino Maior idade (> 54 anos) Poucos episódios (> 3) Qualquer cenário	Menor idade (< 45 anos) Qualquer cenário
Sintomas pre-monitórios	Maior duração (> 5 segundos) Palpitações Imagem turva Náusea Calor Sudorese Tontura	Menor duração (< 6 segundos) Palpitações menos frequentes	Ataque repentino ou breve emanação (sensação de *deja vu*, olfativo, gustativo, visual)
Observação durante o evento	Palidez Sudorese Pupilas dilatadas Pulso lento Pressão baixa Podem ocorrer incontinência e breves movimentos clônicos	Cor azulada, pode ocorrer incontinência e breves movimentos clônicos	Cor azulada, "espumar pela boca", síncope prolongada (duração > 5 minutos), morder a língua, desvio ocular horizontal, pulso e pressão arterial elevados, incontinência mais plausível*, movimentos clônico-tônicos, se grande mal
Sintomas residuais	Sintomas residuais comuns: fadiga prolongada comum (> 90%) Orientado	Sintomas residuais incomuns (exceto inconsciência prolongada) Orientado	Sintomas residuais comuns: Dores musculares Desorientação Fadiga Dor de cabeça Recuperação lenta

*Pode ser observado com qualquer uma dessas causas de síncope, porém, mais comum com convulsões.
Adaptada de Libby P, Bonow RO, Mann DL, Zipes DP, Braunwald E. Braunwald heart disease: a textbook of cardiocascular medicine. 8th ed. Philadelphia: Saunders Elsevier; 2008.

rebral global (síncope-*like*) (Figura 41.1).[1] São exemplos: a epilepsia, as causas metabólicas (hipóxia, hipoglicemia ou distúrbios eletrolíticos), as intoxicações por medicamentos como benzodiazepínicos ou outros, com efeitos anticolinérgicos e o ataque isquêmico transitório em território vertebrobasilar. Em outras situações, a consciência é somente aparentemente perdida como ocorre nas quedas, na "pseudossíncope" psicogênica (crise conversiva), no ataque isquêmico transitório em território carotídeo e até na catalepsia. Determinar o diagnóstico nestas situações pode ser difícil devido à escassez de história clínica, informações conflitantes ou dificuldade na interpretação e desconhecimento da definição de síncope.[1] Um estudo prospectivo multicêntrico avaliou 996 pacientes consecutivamente admitidos em unidade de emergência por perda súbita de consciência e 16% destes obtiveram diagnóstico definitivo de síncope-*like*.[15]

SÍNCOPE REFLEXA OU NEUROMEDIADA

É definida como a perda repentina e momentânea da consciência e do tônus postural, seguida de recuperação completa e espontânea, em poucos segundos.[16] Refere-se a um grupo heterogêneo de condições nas quais há controle inapropriado dos reflexos cardiovasculares normais, em resposta a um estímulo específico, resultando em vasodilatação e/ou bradicardia, levando à queda na pressão arterial e hipoperfusão cerebral.[1] É a causa mais comum em qualquer cenário e, portanto, a compreensão dos mecanismos implicados na sua gênese é essencial.

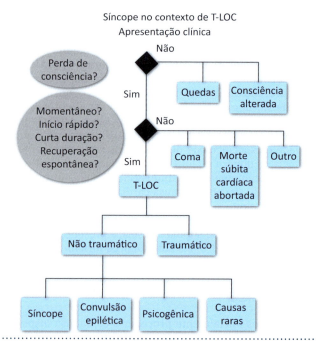

Figura 41.1 Contexto da perda transitória de consciência (TLOC - *Transient Loss of Consciousness*).

Adaptada de Moya A, Sutton R, Ammirati F, Blanc JJ, Brignole M, Dahm JB, Deharo JC, et al. Guidelines for the diagnosis and management of syncope (version 2009): the Task Force for the Diagnosis and Management of Syncope of the European Society of Cardiology (ESC). Eur Heart J. 2009;30(21):2631-71.

Síncope vasovagal

É causada por uma resposta autonômica cardioinibitória e/ou vasodilatadora e pode ser desencadeada por estresse emocional intenso ou exposição a ambientes excessivamente quentes, por exemplo. Possivelmente, a sensibilidade às informações provindas das vias aferentes vagal e de dor, além de outros centros (visual, lobo temporal), afeta o núcleo do trato solitário causando inibição simpática e ativação vagal aferente.

Fisiopatologia

O mecanismo mais frequentemente envolvido na síncope neurocardiogênica é a resposta cardioinibitória, como fora descrito em uma população de 111 pacientes selecionados com diagnóstico presumido de síncope neurocardiogênica e seguidos com *looper* implantável por 3 a 15 meses. Pausas sinusais e episódios prolongados de assistolia foram encontrados em 50% destes.[17]

Ao assumirmos a posição ortostática, cerca de 500 a 800 mL de sangue são mobilizados para as veias distensíveis abaixo do diafragma, causando diminuição no retorno venoso, débito cardíaco e PA. Essas alterações são detectadas por barorreceptores arteriais e transmitidas ao sistema nervoso central, onde um grupo específico de células regula as atividades reflexas cardiovasculares por meio de estímulos simpáticos e parassimpáticos eferentes, no intuito de restaurar a PA e manter a perfusão cerebral intacta. Segundo a teoria mais aceita ("A teoria ventricular"),[18] o resultante aumento do tônus simpático causaria elevação na resistência periférica total, no cronotropismo e no inotropismo cardíaco. Esse aumento da atividade simpática (aumento da frequência cardíaca) atuando na situação de hipovolemia ventricular (queda no retorno venoso) propiciaria vigorosa contração ventricular em "câmara vazia". Há, então, ativação de mecanorreceptores intracardíacos ou fibras C, localizadas especialmente na parede inferolateral do ventrículo esquerdo, resultando em uma resposta aferente parassimpática inibitória denominada reflexo de Bezold-Jarisch[19] que acarreta, em última análise, hipotensão arterial e/ou bradicardia.[20]

Samoil e Grubb[21] descreveram o surgimento de surtos de produção de serotonina em humanos pouco antes de ocorrer o episódio de síncope. Propuseram que a diminuição da sensibilidade dos receptores serotoninérgicos poderia prevenir os episódios. Todavia, estudos em humanos utilizando bloqueadores do receptor de serotonina não resultaram em prevenção do aparecimento de síncope induzida no *tilt-test*.[22] Ainda assim, estudos recentes[23] demonstraram que a clomipramina, um inibidor de recaptação de norepinefrina e serotonina, associa-se a uma maior taxa de positividade no *tilt-test* comparado à nitroglicerina, sugerindo que a teoria serotoninérgica possa ser um mecanismo válido.

Hipersensibilidade do seio carotídeo

É uma condição rara ocasionada por estímulos pressóricos aplicados aos seios carotídeos e faz parte da síncope neuromediada. Pode ser deflagrada durante o ato de se barbear, com uso de colares e até com rotação lateral da cabeça. Porém, na sua forma mais comum nenhum estímulo mecânico pode ser implicado e o diagnóstico é obtido após massagem do seio carotídeo.[16]

O diagnóstico pode ser feito pela aplicação de uma leve pressão sobre a pulsação da carótida, logo abaixo do ângulo da mandíbula, onde a bifurcação da carótida está situada. A pressão deve ser aplicada de 5 a 10 segundos. É importante realizar a massagem do seio carotídeo, tanto em posição supina como ereta. As principais complicações associadas com a realização da massagem do seio carotídeo são neurológicas. Devido a isso, a massagem do seio carotídeo deve ser evitada em pacientes com ataque isquêmico transitório e acidente vascular cerebral prévio, e sopro carotídeo.

O estímulo mecânico do seio carotídeo deflagra uma resposta intensa e desproporcional por parte dos pressoceptores locais, causando acentuada inibição do centro vasomotor com bradicardia ou vasodilatação, o que resulta em hipotensão, pré-síncope ou síncope.

Clinicamente são descritos três tipos de respostas:

1. Cardioinibitória, tipo mais comum, na qual a manifestação predominante é uma diminuição da FC devido à ação vagal sobre os nós sinusal e atrioventricular, é geralmente definida como assistolia ventricular superior a 3 segundos durante a estimulação do seio carotídeo;
2. Vasodepressora, resultante de uma diminuição do tônus vasomotor, sem uma mudança da FC. A queda significativa da pressão arterial é devido a uma mudança no equilíbrio de efeitos parassimpático e simpático sobre os vasos sanguíneos periféricos. Definida como uma diminuição na pressão arterial sistólica de 50 mmHg ou mais, sem diminuição da FC ou uma diminuição na pressão arterial sistólica superior a 30 mmHg quando os sintomas do paciente são reproduzidos;
3. Mista, na qual ocorre uma diminuição da frequência cardíaca e da PA.[10]

O marca-passo definitivo dupla câmara pode ser benéfico em pacientes com resposta cardioinibitória, podendo prevenir quedas da própria altura, mas não síncope. O estudo *Safe Pace Trial*[24] avaliou 175 pacientes idosos que procuraram o serviço de emergência devido a quedas não acidentais sem perda da consciência e foram randomizandos para terapia com ou sem marca-passo. A frequência de queda foi diminuída em 70% no grupo com marca-passo, porém não houve diferença estatística em relação aos episódios de síncope com uma tendência de diminuição em favor do grupo com marca-passo (OR = 0,53; 95% IC: 0,23, 1,20).

HIPOTENSÃO ORTOSTÁTICA

A hipotensão ortostática é definida por queda da PAS ≥ 20 mmHg e PAD ≥ 10 mmHg, entre duas aferições, deitado e de pé. A síncope nesta situação ocorre geralmente como resultado da hipotensão arterial, levando a baixo débito cerebral. Pode ser devido à incapacidade do sistema autonômico periférico em manter o tônus vasomotor ou por depleção de volume circulante efetivo (hipovolemia).[16]

Acredita-se que a disfunção autonômica ou depleção do volume intravascular causem redução significativa na PA quando em posição ortostática. Esta afecção é encontrada em até 24% como causa de síncope.[25] O uso de medicamentos possivelmente implicados como agentes anti-hipertensivos, diuréticos, vasodilatadores ou outras substâncias, como o álcool, deve ser avaliado[1] (Tabela 41.3).

Tabela 41.3 Medicamentos relacionados à síncope.

Medicação relacionada à síncope
Medicamentos vasoativos
■ Alfa e betabloqueadores, bloqueadores dos canais de cálcio, nitratos, medicamentos anti-hipertensivos, diuréticos, medicamentos para a disfunção erétil.
Medicamentos que afetam a condução
■ Antiarrítmicos, bloqueador do canal de cálcio e betabloqueadores, digoxina.
Medicamentos que afetam o intervalo QT
■ Antiarrítmicos, antieméticos, antipsicóticos/depressivos.
Diuréticos

Adaptada de McDermott D, Quinn J. Approach to the adult patient with syncope in the emergency department. 2009, http://www.uptodate.com (version 17.2). Acessado em 01/10/2009.

TRATAMENTO DA SÍNCOPE NEUROCARDIOGÊNICA E HIPOTENSÃO ORTOSTÁTICA

Princípios gerais

Embora haja mecanismos diversos envolvidos, as estratégias de prevenção se aplicam a todos eles, no intuito de reduzir a recorrência e melhorar a qualidade de vida. Em geral, a primeira recomendação é na prevenção dos eventos "gatilhos" das crises, como ambientes quentes ou a baixa ingestão de líquidos, que devem ser evitados ou corrigidos. O reconhecimento dos sintomas prodrômicos também é útil para instituir condutas que pretendem abortar as crises, como assumir o decúbito dorsal e manobras de exercício isométrico que aumentam principalmente o débito cardíaco (comprimir as pernas cruzadas em posição ortostática e manobras de "handgrip")[26] (Figuras 41.2 e 41.3).

As manobras isométricas descritas anteriormente foram avaliadas em um estudo multicêntrico envolvendo 223 pacientes e mostraram diminuir a recorrência dos episódios de síncope em 39%.[27] Para aqueles pacientes cujos sintomas vasovagais são precipitados por ortostatismo, o *tilt-training* parece diminuir a recorrência de síncope.[28]

O *tilt-training* é um programa executado pelo próprio paciente e consiste em permanecer encostado em uma superfície vertical plana (na parede, por exemplo), com os pés afastados 15 cm desta (Figura 41.4). O paciente deve permanecer desse modo inicialmente por 30 minutos, duas vezes ao dia. A sessão deve ser interrompida na iminência de síncope. Todos os pacientes devem possuir um *tilt-test* antes do treinamento e após quatro semanas para monitorar a melhora.[29] Indica-se que este treinamento seja iniciado em ambiente hospitalar nas primeiras sessões devido ao risco de quedas e contusões. Contudo, este tratamento é de difícil adesão e poucos pacientes permanecem longos

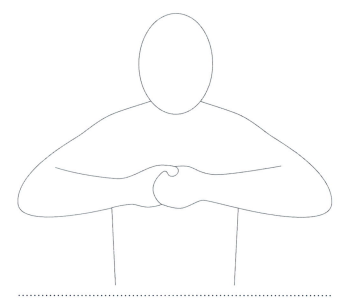

■ **Figura 41.2** Estiramento do braço consiste em contração isométrica dos braços, segurando uma mão com a outra e ao mesmo tempo abduzindo os braços.
Adaptada de Mayo Clin Proc. 2008 Nov;83(11):1280-93.

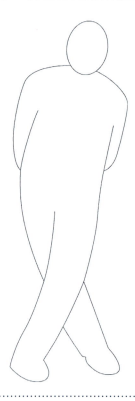

■ **Figura 41.3** A manobra de cruzamento da perna consiste em cruzar as pernas na posição de pé, com estiramento dos músculos da perna, abdominais e glúteos. As pernas estão bem espremidas.
Adaptada de Mayo Clin Proc. 2008 Nov;83(11):1280-93.

períodos com o treinamento programado, tendo em vista que o tratamento por tempo curto não resultou em benefício nos estudos posteriores.[30,31]

Os medicamentos possivelmente implicados (Tabela 41.3) devem ser avaliados judiciosamente quanto à sua neces-

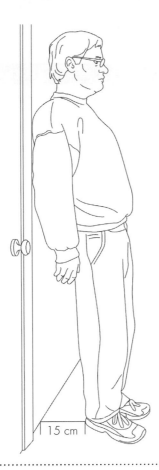

■ **Figura 41.4** *Tilt training.*
Adaptada de http://img.medscape.com/article/703/289/703289-fig3.jpg

sidade de manutenção ou suspensão após episódios de síncope de etiologia ortostática. Devemos orientar os pacientes quanto à benignidade dos episódios e o risco de recorrências.[1]

Outras modalidades de tratamento devem ser consideradas para alguns pacientes. Entre estes, estão os expostos ao risco de trauma associado aos episódios sincopais, particularmente aqueles sem sintomas prodrômicos e aqueles com atividades de alto risco para outrem, como pilotos de avião, operadores de máquinas e motoristas profissionais. Vale salientar que a recorrência constante da síncope tem impacto na qualidade de vida, e a isso deve ser dado especial atenção.

Tratamento adicional

Tratamento medicamentoso

Há poucos estudos clínicos randomizados que comprovem benefício de um fármaco nessa situação, com exceção talvez da midodrina. Expansão volêmica é a base do tratamento tanto para quadros vasovagais quanto para hipotensão ortostática.

Entre os medicamentos que induzem expansão volêmica, a fludrocortisona (um mineralocorticoide sintético) é o mais prescrito, principalmente para jovens.[32] Efeitos adversos incluem hipertensão arterial e hipocalemia. Entretanto, faltam evidências clínicas para seu uso nessa situação. Scott et al.[33] demonstraram não haver benefício da fludrocortisona na dose máxima de 0,2 mg/dia em relação ao atenolol em adolescentes. Aguardamos maiores respostas com o estudo POST II.[34]

Os betabloqueadores foram utilizados na síncope vasovagal com o objetivo de reduzir o estímulo adrenérgico que, por vezes, pode precipitar as crises. O estudo POST[35] avaliou a administração de metoprolol, na dose de 25 mg, duas vezes por dia, *versus* placebo em 208 pacientes com mais de dois episódios de síncope entre a randomização e o tratamento. Após um ano, a incidência de síncope foi similar entre os grupos. Entretanto, de forma surpreendente, houve tendência de maior benefício do metoprolol entre pacientes com mais de 42 anos.

Atualmente a midodrina é o medicamento mais indicado nesta circunstância, assim como na hipotensão ortostática.[36-38] Esta é uma pró-droga metabolizada no fígado à desglimidodrina, que atua como vasoconstritor arterial e venoso, aumentando a pressão no leito arterial periférico, aumentando o retorno venoso e evitando o represamento de sangue periférico. A midodrina é utilizada na dose de 10 mg três vezes ao dia e causa, raramente, hipertensão arterial sistêmica, mas pode precipitar retenção urinária ou urgência miccional em homens idosos e, algumas vezes, sensação de formigamento em couro cabeludo, possivelmente por seu efeito piloeretor.

Marca-passo definitivo

A proposta inicial para o uso do marca-passo nesta situação seria na prevenção da bradicardia em situação de síncope cardioinibitória. Porém, o papel desse dispositivo nos casos ditos "refratários" permanece incerto. A conclusão pode ser tirada avaliando os cinco principais estudos randomizados sobre o tema.

Enquanto três estudos (VPS [*North American Vasovagal PacemakerStudy*],[39] VASIS trial[40] [*Vasovagal Syncope International Study*] e o SYDIT [*Syncope Diagnosis and Treatment*] trial)[41] demonstraram eficácia no uso do marca-passo, dois *estudos* subsequentes nos quais o dispositivo esteve presente nos dois braços de forma randomizada (VPS II [*Second Vasovagal Pacemaker Study*])[42] e o SYNPACE [*Vasovagal Syncope and Pacing Trial*][43] não apresentaram benefício significativo. Unindo os resultados dos cinco estudos, 318 pacientes foram avaliados, sendo que 21% dos portadores de marca-passo apresentaram síncope recorrente contra 44% daqueles que não receberam marca-passo ($p < 0,001$). Em todos os pacientes a seleção pré-implante foi feita pelo *tilt-test*.

Uma meta-análise de nove estudos, que incluiu os citados acima, sugere uma redução não significativa de 17% na incidência de síncope nos estudos tipo duplo-cego e redução de 84% naqueles outros estudos em que o grupo controle não recebeu marca-passo.[44] Esse resultado pouco satisfatório não surpreende se considerarmos que o marca-passo atua eficazmente no componente cardioinibitório do reflexo vagal, embora não afete o componente vasodepressor que muitas vezes é dominante.

Dois estudos não randomizados avaliaram a eficácia do marca-passo em pacientes com assistolia documentada durante o episódio sincopal por meio do *looper* implantável. Em estudo conduzido por Sud et al.,[44] encontrou-se redução das crises de síncope de 2,7 para 0,45 episódios por ano

(p = 0,02) após implante de marca-passo. O estudo ISSUE 2[45] baseou-se nas crises de assistolia detectadas no *looper* implantável e não no resultado do *tilt test* para indicar o marca-passo. Neste estudo foram avaliados 392 pacientes com síncope reflexa presumida por meio do *looper*. Após seleção de 102 pacientes com sintomas correlacionados ao ritmo avaliado pelo *looper*, 53 receberam terapia guiada por este método, predominantemente marca-passo, por assistolia documentada. Estes pacientes obtiveram sensível redução dos episódios de síncope comparados aos que não foram tratados baseando-se no resultado do *looper* (10 *versus* 41%, p = 0,002). Deve-se salientar, entretanto, que o ISSUE-2 não foi randomizado, muito embora forneça as bases para o estudo randomizado, o ISSUE-3.[46] Nesse estudo, todos os pacientes receberam marca-passo, porém somente em um grupo foi feita programação antibradicardia.

Foram selecionados pacientes com mais de 40 anos que tinha experimentado pelo menos ≥ 3 episódios de síncope nos últimos 2 anos. Inicialmente investigados com um *looper* implantável, foram alocados para o estudo somente aqueles que tinham documentação de síncope com assistolia maior de ≥ 3 segundos ou assistolia maior de ≥ 6 segundos sem síncope, dentro de 12 ± 10 meses. Dos 77 pacientes selecionados, houve recorrência de síncope em 27 pacientes, 19 dos quais tinham sido designados para marca-passo OFF (sem função anti-bradicardia) e 8 de marca-passo ON (com função antibradicardia). A taxa de recorrência de síncope em 2 anos foi de 57% (95% IC, 40-74) com marca-passo OFF e 25% (95% IC, 13-45) com marca-passo ON (p: 0,039). Foi observado uma redução de risco absoluta de 32%, e relativa de 57%, de recorrências sincopais no grupo com a função anti-bradicardia ligada. O resultado desse estudo suporta a indicação de marca-passo dupla-câmara para indivíduos com mais de 40 anos com síncope neuralmente mediada de causa cardioinibitória.

O último Guideline Europeu, de 2009, resume as recomendações para o tratamento da síncope meuromediada. (Ver Tabela 41.4).

SÍNCOPE DE CAUSA CARDÍACA

Etiologia cardíaca é implicada em 10 a 19%[6,47] dos episódios de síncope, podendo ocorrer por mecanismo arrítmico ou mecânico. Pacientes com síncope de causa cardíaca apresentam maiores taxas de morte súbita e mortalidade por todas as causas quando comparado àqueles com causas não cardíacas.[6,48,49] Porém, a presença de doença cardiovascular não implica necessariamente que esta seja a causa da síncope.

Dentre as causas cardíacas de síncope, as arritmias são as mais comuns.[6,4] Dependendo do tipo de arritmia, da frequência cardíaca, da função ventricular, da postura e da sensibilidade dos barorreceptores, pode ocorrer comprometimento hemodinâmico levando à diminuição do débito cardíaco e do fluxo sanguíneo cerebral.[50]

Na sala de emergência, o diagnóstico de uma etiologia arrítmica da síncope é difícil de ser feito, uma vez que a maioria das arritmias é paroxística e não estão presentes no momento do atendimento. Além disso, a presença de um distúrbio do ritmo no momento da avaliação não significa que ele seja a causa da síncope (por exemplo, bradicardia sinusal pode ocorrer durante um episódio de síncope vasovagal).[2]

Tabela 41.4 Recomendações para o tratamento da síncope neuromediada.

Recomendações	Classe[a]	Nível[b]
Explicação do diagnóstico e do risco de recorrência são indicadas a todos os pacientes.	I	C
PCMs isométricas são indicados em pacientes com pródromo.	I	B
A estimulação cardíaca artificial deve ser considerada em pacientes com SSC cardioinibitória dominante.	IIa	B
A estimulação cardíaca artificial deve ser considerada em pacientes com frequente síncope reflexa, idade > 40 anos e documentada resposta cardioinibitória espontânea durante o monitoramento.	IIa	B
Midodrina pode ser indicada a pacientes com SVV refratária a medidas de estilo de vida.	IIb	B
Tilt training pode ser útil para a educação dos pacientes, mas seu benefício a longo prazo depende da adesão e cumprimento da manobra.	IIb	B
A estimulação cardíaca artificial pode ser indicada em pacientes com resposta cardioinibitória induzida por *tilt* com frequente síncope imprevisível e idade > 40 depois que a alternativa de terapia falhou.	IIb	C
A estimulação cardíaca não é indicada na ausência de um documento com a resposta cardioinibitória.	III	C
B-adrenérgicos e drogas bloqueadoras, não são indicados.	III	A

[a] Classe de recomendação.

[b] Nível de evidência.

SSC (Síndrome do Seio Carotídeo); PCM (Manobras de Contrapressão Isométricas Físicas); SVV (Síncope Vasovagal).

Adaptada de Moya A, Sutton R, Ammirati F, Blanc JJ, Brignole M, Dahm JB, Deharo JC, *et al.* Guidelines for the diagnosis and management of syncope (version 2009): the Task Force for the Diagnosis and Management of Syncope of the European Society of Cardiology (ESC). Eur Heart J. 2009;30(21):2631-71.

Tanto bradicardias como taquicardias podem levar à síncope. Nas bradicardias, o tempo de enchimento ventricular e o volume sistólico aumentam para manter o débito cardíaco normal. A síncope ocorre quando o aumento no volume sistólico não consegue compensar adequadamente a redução da frequência cardíaca. Nas taquicardias, a diminuição no tempo de enchimento ventricular leva à queda no volume sistólico com consequente hipoperfusão cerebral e síncope.[51]

As bradicardias podem ser causadas por anormalidades na geração ou na condução do impulso elétrico, podendo levar à síncope se a frequência cardíaca for insuficiente para manter o débito cardíaco. Geralmente a síncope por bradiarritmia, diferentemente de outras causas, ocorre sem pródromos (apresentação tipo "liga-desliga").

Alterações na automaticidade do nó sinusal ou na condução sinoatrial ocorrem na síndrome do nó sinusal, podendo levar à síncope devido a longas pausas decorrentes de parada sinusal ou bloqueio sinoatrial associados à falha no mecanismo de escape.[1] Na síndrome bradi-taqui, a síncope pode ocorrer devido à pausa sinusal prolongada após interrupção de uma taquicardia supraventricular paroxística, ou mesmo devido à taquicardia supraventricular, porém com menor frequência.

Os distúrbios da condução atrioventricular (AV) mais associados à síncope são os mais avançados, como bloqueio AV de segundo grau tipo Mobitz II e bloqueio AV total.[1,52] Um atraso ou falha nos mecanismos de escape de marca-passos acessórios são a causa da síncope nestes casos. Bloqueio AV de segundo grau tipo Mobitz I (fenômeno de Wenckebach) geralmente é benigno e não progressivo ou com progressão lenta.

Quando um bloqueio AV de segundo grau (Mobitz I ou II) ou bloqueio AV total estão associados à síncope, o implante de marca-passo definitivo está indicado.

Pacientes com bloqueios de ramo podem apresentar síncope devido a períodos de assistolia causados por bloqueios AV paroxísticos ou por taquicardia ventricular.[51]

Bradicardia também prolonga a repolarização predispondo a taquicardias ventriculares polimórficas.[1]

Quando a síncope é causada por uma taquicardia geralmente é precedida por palpitação, embora possa ocorrer sem qualquer pródromo. Taquicardias supraventriculares raramente estão associadas à síncope, principalmente na ausência de doença cardíaca estrutural. Porém, isso pode ocorrer quando a taquicardia incidir em indivíduos com doença vascular cerebral, doença cardíaca estrutural que comprometa o débito cardíaco ou com distúrbios do tônus vascular ou da volemia. As mais frequentes são a fibrilação atrial e o *flutter* atrial paroxísticos, e a taquicardia supraventricular por reentrada nodal ou por via acessória AV.[51]

Taquicardia ventricular como causa de síncope geralmente está associada à doença cardíaca estrutural, particularmente com doença arterial coronária, sendo que, neste caso, o risco de morte está diretamente relacionado com a gravidade da disfunção ventricular esquerda.[9] Indivíduos com miocardiopatia dilatada não isquêmica também podem apresentar síncope por taquicardia ventricular. Um exemplo é a cardiopatia chagásica, onde a síncope é prevalente e relacionada a episódios de taquicardia ventricular, embora não se comprove impacto destes eventos em mortalidade.[52] Displasia arritmogênica do ventrículo direito é doença degenerativa caracterizada por substituição do miocárdio por tecido fibrogorduroso. Apresenta amplo aspecto de apresentação, podendo variar desde batimentos ventriculares prematuros até taquicardia ventricular levando à síncope ou morte súbita.[53]

Anormalidades da repolarização ventricular, como a síndrome do QT longo, levam a síncope devido à taquicardia ventricular polimórfica (*torsades de pointes*). A forma hereditária da síndrome geralmente está associada à história de morte súbita na família. A forma adquirida pode estar relacionada ao uso de diversos medicamentos (enumerados no site www.qtdrugs.org)[1] ou a distúrbios eletrolíticos (principalmente hipocalemia). Outras patologias hereditárias que devemos atentar ao avaliar os pacientes com síncope são a síndrome de Brugada, a miocardiopatia hipertrófica, a síndrome do QT curto e a taquicardia ventricular catecolaminérgica.

Doenças cardíacas estruturais podem causar síncope devido à incapacidade do coração em aumentar seu débito para compensar adequadamente a demanda circulatória. As causas mais comuns são estenose aórtica, miocardiopatia hipertrófica, mixoma atrial, hipertensão pulmonar, tromboembolismo pulmonar, tamponamento pericárdico, dissecção de aorta e infarto agudo do miocárdio.[1]

OUTRAS CAUSAS DE SÍNCOPE OU PERDA TRANSITÓRIA DE CONSCIÊNCIA

Causas neurológicas e cerebrovasculares

Desordens neurológicas podem causar síncope como resultado de um distúrbio autonômico ou cerebrovascular, prioritariamente pela síndrome do roubo da subclávia. Outros transtornos neurológicos podem causar perda súbita de consciência e serem confundidos com síncope (Figura 41.1 e Tabela 41.2).

Exames complementares, como eletroencefalograma, *doppler* de carótidas e vertebrais, tomografia computadorizada (TC) e ressonância nuclear magnética (RNM) de crânio, são frequentemente solicitados para identificar o diagnóstico etiológico.

O eletroencefalograma pode diagnosticar convulsão naqueles pacientes com perda súbita de consciência associada a movimentos tônico-clônicos, embora atividade epileptiforme seja encontrada em somente 20 a 55% dos pacientes com crises convulsivas em um primeiro exame,[54] podendo-se aumentar a sensibilidade com a sua repetição. Porém, este exame não está indicado na avaliação inicial de síncope, exceto na condição citada. A TC e a RNM de crânio também não estão indicadas nesta condição[1] (Tabela 41.5).

Tabela 41.5 Recomendações para avaliação neurológica na síncope e perda transitória de consciência.

Recomendações / Indicações	Grau de recomendação	Nível de evidência
■ Avaliação neurológica é indicada em pacientes nos quais se suspeita que T-LOC seja epilepsia.	I	C
■ Avaliação neurológica é indicada quando síncope é devido à ANF, a fim de avaliar a doença subjacente.	I	C
■ EEG, ultrassom das artérias do pescoço e tomografia computadorizada ou ressonância magnética do cérebro não são indicados, exceto para uma pessoa que não apresente síncope.	III	B

ANF (Insuficiência Autonômica); ECG (Eletroencefalografia); T-LOC (Perda Transitória da Consciência).

Adaptada de Moya A, Sutton R, Ammirati F, Blanc JJ, Brignole M, Dahm JB, Deharo JC, et. Al. Guidelines for the diagnosis and management of syncope (version 2009): the Task Force for the Diagnosis and Management of Syncope of the European Society of Cardiology (ESC). Eur Heart J. 2009;30(21):2631-71.

A doença aterosclerótica cerebral raramente está associada a episódios verdadeiros de síncope. Até porque no acidente vascular encefálico e no ataque isquêmico transitório ocorrem *deficits* focais que não se recuperam pronta e completamente. Se ocorrerem sintomas de tonturas, por exemplo, é mais provável se tratar da circulação cerebral posterior enquanto *deficits* focais sugerem comprometimento da circulação carotídea. Por isso não há recomendação do uso de *doppler* de carótidas e vertebrais nos episódios típicos de síncope, exceto na suspeita da síndrome do roubo da subclávia, que é uma afecção de rara ocorrência, na qual há obstrução da artéria subclávia entre a sua origem na aorta e a origem da artéria vertebral. Em virtude da redução na pressão da artéria subclávia distalmente à obstrução, o sangue flui anterogradamente pela artéria vertebral contralateral, chega à artéria basilar e desce retrogradamente pela artéria vertebral ipsilateral, para suprir a circulação colateral para a extremidade superior. Dessa forma, o suprimento sanguíneo é sequestrado no sistema basilar e pode comprometer o fluxo sanguíneo encefálico regional e total.[55] Os episódios de síncope costumam ocorrer após exercício com o braço afetado.

Causas psicogênicas (pseudossíncope)

Podemos notar alguns aspectos para diferenciar síncope de pseudossíncope. Os fatores que apontam para o diagnóstico de causa psicogênica são:

1. Crises prolongadas, não raras ultrapassando os 15 minutos;
2. Alta frequência de recorrência, inclusive com vários episódios no mesmo dia;
3. Ausência de bradicardia durante as crises;
4. Ausência de um fator deflagrador;
5. A presença de certo tônus motor durante os episódios. Importante salientar que pode haver trauma associado às crises psicogênicas.

As crises psicogênicas ainda podem assemelhar-se às crises convulsivas – chamadas de pseudoepilepsia – que podem ser diagnosticadas por meio do eletroencefalograma.[1] Estas podem ser tão frequentes quanto 6% dos casos de síncope em unidades especializadas neste atendimento.[56]

SÍNCOPE DE ORIGEM INDETERMINADA

Em pacientes sem história de infarto do miocárdio ou alteração significativa no ECG, o monitor de eventos implantável (*looper*) pode ser a primeira estratégia para avaliar a síncope de origem indeterminada.[45] O EEF (estudo eletrofisiológico) e o *tilt test* também foram avaliados com esta finalidade e foram capazes de fornecer o diagnóstico em 70% dos pacientes estudados (total de 184 pacientes). Vale ressaltar que 39% destes possuíam doença cardíaca estrutural ou história familiar de morte súbita, ECG alterado e palpitações precedendo a síncope, o que, sabidamente, favorecem a etiologia cardíaca demonstrando alto risco de morte.[57] Importante salientar que estes pacientes de alto risco, mesmo com o tratamento adequado da doença subjacente, estão sob risco de recorrência dos episódios de síncope. Como exemplo, pode-se citar os pacientes com cardioversor-desfibrilador implantável (CDI) que estão mais protegidos para morte cardíaca súbita, mas não obrigatoriamente para os episódios de síncope. Sobre esse tema uma análise do SCD-HeFT[58] demonstrou que o CDI não protege contra recorrência de síncope se comparado à amiodarona ou placebo.[47]

MANOBRAS E EXAMES COMPLEMENTARES

Eletrocardiograma (ECG)

O eletrocardiograma, em conjunto com a história clínica e o exame físico, faz parte da avaliação inicial do paciente com síncope. Informações obtidas com o ECG, como alterações do ritmo, da condução atrioventricular e intraventricular, podem justificar a perda transitória da consciência e guiar o tratamento.[59]

Alterações morfológicas podem sugerir alguma doença cardíaca estrutural subjacente, porém um ECG inicial normal não exclui a doença cardíaca como causa de síncope.[60] A presença de qualquer alteração no ECG na avaliação inicial é um preditor independente de causa cardíaca da síncope e está associado à maior risco de arritmias e morte.[61]

Achados eletrocardiográficos específicos podem identificar a causa provável da síncope. Bradicardia sinusal, um intervalo PR prolongado ou bloqueio de ramo levantam a possibilidade de doença do nó sinusal ou bloqueio AV intermitente. A análise eletrocardiográfica pode identificar a presença de um intervalo PR curto e onda delta, significando a presença de via acessória e síndrome de Wolff-Parkinson-White. Outros achados incluem um intervalo QT longo (síndrome do QT longo), bloqueio de ramo direito associado a supradesnivelamento do segmento ST em derivações precordiais direitas (síndrome de Brugada), ondas T negativas em derivações precordiais associadas a ondas *epsilon* (displasia arritmogênica do ventrículo direito).[53,2]

Embora o ECG confirme o diagnóstico definitivo em apenas 5% dos pacientes, pode fornecer informações importantes sobre a etiologia da síncope, devendo ser realizado em todos os pacientes.[2,61]

Teste de inclinação ortostática (*tilt test*)

O *tilt test* é usualmente utilizado para avaliação de síncope, embora tenha sensibilidade e especificidade limitadas para esse fim. Pode ser particularmente útil na suspeita de síncope neurocardiogênica, em jovens saudáveis ou idosos em que a etiologia da síncope permaneça desconhecida.[23,62,63]

O teste é realizado com o paciente em pé, em posição inclinada de 70 graus e sob monitorização de PA e FC. O paciente permanece nessa posição cerca de 40 minutos, podendo variar se houver estimulação farmacológica sensibilizadora ou não. Nos protocolos mais utilizados, o isoproterenol é feito a partir de doses progressivas para atingir 20 a 25% de incremento da FC de base e a nitroglicerina sublingual na dose de 300 a 400 mcg. Ambos os protocolos possuem respostas positivas similares (61 a 69%), com alta especificidade (92 a 94%).[1] A finalidade do teste é induzir reflexos de hipotensão arterial, bradicardia ou hipotensão ortostática associada a síncope ou lipotimia. Podemos encontrar, a depender da predominância dos reflexos encontrados, predominância do componente vasodepressor, cardioinibitório ou ambos configurando reposta mista.

Um teste negativo não exclui síncope reflexa. Alguns estudos compararam o resultado do *tilt test* com episódios de síncope espontânea, documentados por meio do *looper* implantável e mostraram que a resposta cardioinibitória é capaz de predizer episódios de assistolia com alta probabilidade. Porém, a resposta vasodepressora ou o teste negativo não possuem correlação com episódios de assistolia no *looper*.[64,45]

Vale a pena salientar que protocolos muito prolongados ou com uso de sensibilizadores em altas doses podem diminuir a especificidade no caso de um teste positivo.

Holter

A monitorização contínua por 24 horas, 48 horas ou até por 7 dias possui valor limitado em detectar a etiologia da síncope, já que a maioria dos pacientes não reproduz os sintomas durante o período de monitorização. Somente 1 a 2% dos pacientes podem ter um Holter diagnóstico de forma não selecionada. Porém, o Holter pode ganhar importância se os sintomas forem muito frequentes.

Dados observacionais em pacientes muito sintomáticos sugerem que a etiologia seja psicogênica. Nesta população um exame negativo pode ser útil para excluir causa arrítmica.[1]

Teste ergométrico

Este deve ser solicitado em pacientes com história de síncope induzida pelo esforço, após realização de ecocardiograma, para excluir cardiomiopatia hipertrófica e estenose aórtica grave. Deve-se ter rigor na monitorização eletrocardiográfica e de pressão arterial durante o exercício e na fase de recuperação, visto que alguns pacientes apresentam síncope logo após o esforço físico.

Síncope durante o esforço sugere causa cardíaca (causas obstrutivas como estenose aórtica e cardiomiopatia hipertrófica forma, obstrutiva, além de causas arrítmicas e causa isquêmica), enquanto síncope após o exercício relaciona-se quase sempre a mecanismo reflexo. Bloqueios atrioventriculares de segundo ou terceiro graus secundários à taquicardia induzida pelo exercício predizem evolução para BAVT permanente. Nesta situação, o ECG frequentemente demonstra distúrbio de condução intraventricular. As indicações do teste devem ser individualizadas (Tabela 41.6).[1]

Estudo Eletrofisiológico (EEF)

A eficácia do exame em determinar a causa da síncope depende fundamentalmente da suspeita diagnóstica levantada previamente (probabilidade pré-teste). Um teste positivo é muito mais frequente em cardiopatas ou naqueles com ECG alterado segundo uma análise de oito estudos, incluindo 625 pacientes com síncope submetidos ao EEF. Nesta população de cardiopatas, houve mais de 50% de positividade no exame invasivo.[65]

Os recentes avanços em outros métodos de avaliação, como os monitores implantáveis, têm diminuído a importância do EEF para esse fim. Alguns registros demonstram que aproximadamente 2% dos pacientes avaliados por síncope realizam EEF. Mesmo assim, existem indicações para o estudo, conforme listado na Tabela 41.7.[1]

Síncope em pacientes com bloqueio de ramo

Pacientes com bloqueio de ramo bi ou trifascicular estão sob alto risco de desenvolver bloqueio AV de alto grau. Dois fatores são relacionados a este risco elevado: história de síncope e intervalo HV (His-ventrículo) prolongado. A taxa de progressão para o BAV em 4 anos é de 4, 12 e 24%, respectivamente para os intervalos HV < 55 ms (normal), ≥ 70 ms e ≥ 100 ms.[66]

O desenvolvimento de bloqueio intra ou infra-hissiano na estimulação incremental atrial é altamente preditor de BAV. Contudo, o EEF possui baixa sensibilidade para esse achado. Esse dado é corroborado pela alta incidência de bloqueio avaliado pelo *looper* implantável naqueles com EEF negativo.[67] Sabe-se também que a sensibilidade do estudo aumenta com a utilização dos antiarrítmicos da classe I.[1]

Os pacientes com bloqueio de ramo possuem taxa de morte súbita de aproximadamente 8% após 3 anos de seguimento[16] e esta taxa não sofre influência da presença de síncope, intervalo HV prolongado ou implante de marca-passo definitivo.[68]

Tabela 41.6 Recomendações para realização do teste ergométrico na avaliação de síncope.

Recomendações	Grau*	Nível*
Indicações		
■ Teste ergométrico é indicado para pacientes que obtiveram síncope durante ou logo após o esforço.	I	C
Critérios de diagnóstico		
■ Teste ergométrico é diagnóstico quando a síncope acontece durante ou imediatamente após o exercício na presença de alterações eletrocardiográficas ou hipotensão grave.	I	C
■ Teste ergométrico é diagnóstico quando o bloqueio AV de segundo grau Mobitz II ou terceiro grau se desenvolve durante o exercício, mesmo sem síncope.	I	C

*Grau de recomendação.
*Nível de evidência.
AV (Atrioventricular);
Adaptada de Moya A, Sutton R, Ammirati F, Blanc JJ, Brignole M, Dahm JB, Deharo JC, *et al.* Guidelines for the diagnosis and management of syncope (version 2009): the Task Force for the Diagnosis and Management of Syncope of the European Society of Cardiology (ESC). Eur Heart J. 2009;30(21):2631-71.

Tabela 41.7 Recomendações para estudo eletrofisiológico no contexto da síncope.

Recomendações	Grau*	Nível**
Critérios de diagnóstico		
Indicações		
■ Em pacientes com doença isquêmica do coração, EEF é indicado quando a avaliação inicial sugere uma causa de arritmia de síncope, a menos que já tenha uma indicação estabelecida para CDI.	I	B
■ Em pacientes com BR, EEF deve ser considerado quando os testes não invasivos não conseguiram fazer o diagnóstico.	IIa	B
■ Em pacientes com síncope precedida de palpitações súbitas e breves, EEF pode ser realizado quando outros testes não invasivos não conseguiram fazer o diagnóstico.	IIb	C
■ Em pacientes com síndrome de Brugada, CAVD e cardiomiopatia hipertrófica, um EEF pode ser realizado em casos selecionados.		
■ Em pacientes com ocupação de alto risco, no qual todos os esforços para excluir uma causa cardiovascular de síncope se justificam, um EEF pode ser realizado em casos selecionados.	IIb	C
■ EEF não é recomendado em pacientes com ECG normal, sem doença cardíaca e palpitações.	III	B
Critérios de diagnóstico		
■ EEF é diagnóstico e não são necessários testes adicionais nos seguintes casos:		
■ Bradicardia sinusal e CSNRT prolongado (> 525 ms).	I	B
■ BR e um intervalo HV basal maior ou igual a 100 ms, ou quando um bloqueio His-Purkinje de segundo ou terceiro grau é demonstrado durante a estimulação incremental ou com prova farmacológica.	I	B
■ Indução de TV monomórfica sustentada em pacientes com infarto do miocárdio prévio.	I	B
■ Indução de TSV rápida que cause sintomas secundários a hipotensão ou espontâneos.	I	B
■ Um intervalo HV entre 70 e 100 ms deve ser considerado diagnóstico.	IIa	B
■ A indução de TV polimórfica ou fibrilação ventricular, em pacientes com síndrome de Brugada, CAVD e pacientes ressuscitados de parada cardíaca, podem ser considerados diagnósticos.	IIb	B
■ A indução polimórfica TV ou fibrilação ventricular em pacientes com cardiomiopatia isquêmica ou CD não podem ser considerados um resultado de diagnóstico.	III	B

*Grau de recomendação.

**Nível de evidência.

CAVD (Cardiomiopatia Arritmogênica do Ventrículo Direito); BR (Bloqueio de Ramo); CSNRT (Tempo de Recuperação do Nódulo Sinusal Corrigido); CD (Cardiomiopatia Dilatada); EEF (Estudo Eletrofisiológico); CDI (Cardioversor Desfibrilador Implantável); HV (His-Ventrículo); TSV (Taquicardia Supraventricular); TV (Taquicardia Ventricular).

Adaptada de Moya A, Sutton R, Ammirati F, Blanc JJ, Brignole M, Dahm JB, Deharo JC, et al. Guidelines for the diagnosis and management of syncope (version 2009): the Task Force for the Diagnosis and Management of Syncope of the European Society of Cardiology (ESC). Eur Heart J. 2009;30(21):2631-71.

Em resumo, os pacientes com HV prolongado ou BAV induzido no EEF sob estímulo farmacológico fazem parte de uma população de alto risco para desenvolver BAV de alto grau, mas a ausência desses achados não afasta a possibilidade de bloqueio durante a evolução.[1]

Monitor de eventos implantável (*looper*)

O monitor de eventos implantável (*looper*) é um dispositivo aplicado ao tecido subcutâneo, geralmente paraesternal ou região peitoral esquerda, que detecta arritmias cardíacas por um período de 18 até 36 meses. O *looper* registra o ECG quando ativado por mecanismo de taquicardia ou bradicardia, a depender da programação ou pelo próprio paciente pelo uso de ímã. Permite o registro de forma retrospectiva após o paciente recobrar a consciência, caso haja episódio de síncope. Alguns destes dispositivos podem transmitir sinais via telemetria. Possuem alto custo inicial e podem, por vezes, dificultar a diferenciação entre arritmias ventriculares e supraventriculares.[1]

O *looper* pode ser útil em casos de episódios infrequentes e suspeita de arritmia cuja avaliação não invasiva foi inconclusiva. Nestes pacientes, episódios de bradicardia são frequentemente implicados na causa da síncope, muito embora haja sintomas na presença de ritmo sinusal.

O estudo ISSUE[69] utilizou o *looper* em 111 pacientes com síncope recorrente (≥ 3 episódios nos últimos 2 anos) que apresentaram eletrocardiograma normal e sem doença cardíaca estabelecida. Todos foram submetidos ao *tilt-test*, com 26% de resultados positivos. A recorrência de síncope não diferiu naqueles com *tilt-test* positivo comparado àqueles com resultado negativo (34%). Os achados mais frequentes no *looper* foram as pausas sinusais precedidas de bradicardia ou taquicardia-bradicardia, sugerindo etiologia vasovagal para a síncope. Porém, em alguns subgrupos, como os pacientes com bloqueio de ramo, encontramos pausas ventriculares geradas por BAV transitório.[70] Logo, devemos interpretar os achados do *looper* com cautela pela dificuldade em estabelecer a etiologia como sendo vasovagal, autonômica ou por BAV.

Massagem do Seio Carotídeo (MSC)

É sabido que a aplicação de pressão sobre a bifurcação das artérias carótidas produz redução na frequência cardíaca e queda na PA. Em alguns indivíduos, este reflexo pode estar anormalmente aumentado. Uma pausa ventricular durando mais que 3 segundos e/ou a queda na PA > 50 mmHg após 10 segundos de manobra definem hipersensibilidade do seio carotídeo. Quando associada à síncope, define síndrome do seio carotídeo. O paciente deve estar em posição supina ou ereta, sob monitorização eletrocardiográfica e de PA para podermos detectar o componente vasodepressor. Pode ser realizada à direita ou à esquerda. Uma resposta anormal pode ser vista em mais de 30% dos pacientes, especialmente em homens idosos e não relacionada necessariamente à síndrome do seio carotídeo. É rara naqueles com menos de 40 anos.

Teste da adenosina

A indução de bloqueio AV (BAV) com assistolia durando > 6 segundos ou BAV sem assistolia durando mais de 10 segundos após injeção rápida (< 2 segundos) de adenosina são considerados testes anormais. Embora possa ser positivo em caso de síncope de origem indeterminada sugerindo como causa o BAV, esta relação não foi confirmada em estudos recentes. Logo, o baixo valor preditivo do teste limita sua utilidade em pacientes com síncope.[1]

AVALIAÇÃO INICIAL E ESTRATIFICAÇÃO DE RISCO

A avaliação inicial visa dois objetivos básicos: estabelecer o diagnóstico e o mecanismo que desencadeou a síncope e determinar o prognóstico relacionado a eventos futuros, seja em curto prazo (após primeiros dias), seja em longo prazo (após 1 ano).[71]

A causa da síncope nem sempre é óbvia, tornando desafiadora a detecção dos pacientes sob alto risco para morte súbita.[16]

Se uma causa para a síncope não for prontamente reconhecida na avaliação inicial, as próximas decisões a serem tomadas levam em conta se o paciente deve ser internado ou pode receber alta para seguimento ambulatorial. É neste contexto que se inserem as unidades de síncope. A proposta de avaliação nestas unidades possui como metas principais: 1) reconhecer os pacientes potencialmente graves e interná-los; 2) distinguir aqueles com baixo risco, que serão candidatos à alta hospitalar com posterior referenciamento ambulatorial, além de uma parcela que não necessita de nenhuma avaliação ou tratamento; 3) escolher o melhor momento para realizar testes naqueles indivíduos em que o diagnóstico inicial foi inconclusivo (Figura 41.5).[1]

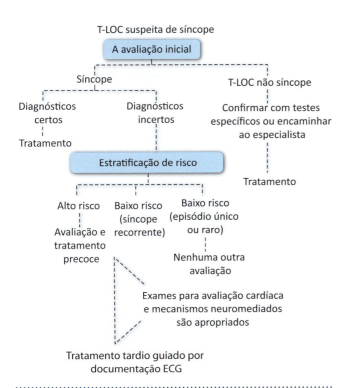

■ **Figura 41.5** Fluxograma de diagnóstico em pacientes com suspeita de T-LOC.
ECG (Eletrocardiograma); T-LOC (Perda Transitória da Consciência).
Adaptada de Moya A, Sutton R, Ammirati F, Blanc JJ, Brignole M, Dahm JB, Deharo JC, et al. Guidelines for the diagnosis and management of syncope (version 2009): the Task Force for the Diagnosis and Management of Syncope of the European Society of Cardiology (ESC). Eur Heart J. 2009;30(21):2631-71.

A estratificação realizada nas unidades de síncope parece diminuir as admissões hospitalares inapropriadas. Diversos estudos propõem o uso de variáveis clínicas e de ferramentas diagnósticas para identificar indivíduos com maior risco de morbimortalidade em curto e longo prazos. No estudo SEEDS,[72] por exemplo, os pacientes foram randomizados para estratégia convencional e avaliação em Unidades de síncope. A frequência de diagnóstico presuntivo de síncope cresceu de 10 na estratégia convencional para 67% nas Unidades de síncope, enquanto as admissões hospitalares decresceram de 98 para 43%, assim como os dias de internação caíram de 140 para 64 dias. Além disso, a estratégia de avaliação das unidades de síncope mostrou-se custo-efetiva e tão segura quanto a estratégia convencional. De maneira similar, o estudo multicêntrico EGSYS-2[73] comparou a "avaliação usual" à "padronizada" no departamento de emergência. Houve menor tempo de permanência no hospital, menor uso de testes diagnósticos e aproximadamente 20% menos custo utilizando-se a avaliação "padronizada".

As unidades de síncope permitem a avaliação com base em escores de predição de risco de eventos adversos associados aos episódios de síncope. Para tal, lança-se mão das diversas ferramentas de estratificação de risco existentes (Tabela 41.8).

Resultados de publicações do grupo *"The San Francisco Syncope Rule"*[74,75] mostraram que histórico de insuficiência cardíaca, alteração eletrocardiográfica (ritmo diferente do sinusal ou novas alterações), hematócrito menor que 30%, a queixa de dispneia e valor de pressão arterial sistólica (PAS) menor que 90 mmHg são preditores de má evolução em 7 e 30 dias de seguimento.

O estudo STePS[76] demonstrou que alteração eletrocardiográfica, trauma, ausência de pródromos e sexo masculino são marcadores de eventos adversos precoces (< 10 dias) e que, por isso, a presença destes orientaria quanto à internação hospitalar. Entretanto, discute-se que o valor preditivo positivo seria baixo para validar a utilização destes dados na prática clínica. Surgem, então, tentativas de validar outras formas de estratificação de risco, obtendo-se resultados distintos. O estudo ROSE[77] descreveu que o julgamento clínico foi tão acurado quanto o escore de risco *San Francisco Syncope Rule* em reduzir admissões hospitalares desnecessárias.

O grupo italiano OESIL[8] desenvolveu um escore de risco para predizer óbito em 1 ano, em que consta alteração eletrocardiográfica, antecedente de doença cardiovascular (incluindo insuficiência cardíaca), idade acima de 65 anos e síncope sem sintomas prodrômicos.

O estudo EGSYS-2[12] avaliou 516 pacientes admitidos em serviço de emergência por síncope e estabeleceu por meio de análise de regressão logística o risco de tratar-se de causa cardíaca. Após período médio de 2 anos, encontraram-se 67% de causas neuromediadas, 10% com hipotensão ortostática e 11% de causa arrítmica. Os preditores de causa cardíaca e seu escore de pontuação encontram-se na Tabela 41.9.

Para um escore maior ou igual a 3, a sensibilidade, a especificidade e o valor preditivo negativo para o diagnóstico de síncope de causa cardíaca foram 95, 61 e 99%, respectivamente. Admitindo-se escore maior que 4, encontramos

Tabela 41.8 A estratificação de risco na avaliação inicial em estudos populacionais prospectivos, incluindo coorte de validação.

Estudo	Fatores de risco	Placar	Pontos finais	Resultado (validação da coorte)
S. Francisco Syncope Rule[44]	▪ ECG anormal ▪ Insuficiência cardíaca congestiva ▪ Falta de ar ▪ Hematócrito < 30% ▪ A pressão arterial sistólica < 90 mmHg	Sem risco = 0 Risco = ≥ 1 item	Eventos importantes em 7 dias	98% sensível e 56% específico
Martin et al.[40]	▪ ECG anormal ▪ História de arritmia ventricular ▪ História de insuficiência cardíaca congestiva ▪ Idade > 45 anos	0 a 4 (1 ponto para cada item)	1 ano de severa arritmia ou morte por arritmia	Zero ponto — 0% 1 ponto – 5% 2 pontos – 16% 3 a 4 pontos – 27%
OESIL score[41]	▪ ECG anormal ▪ Histórico de doença cardiovascular ▪ Falta de pródromo ▪ Idade > 65 anos	0 a 4 (1 ponto para cada item)	1 ano de mortalidade	Zero ponto – 0% 1 ponto – 0,6% 2 pontos – 14% 3 pontos – 29% 4 pontos – 53%
EGSYS score[42]	▪ Palpitações antes de síncope (= 4) ▪ ECG anormal e/ou doença cardíaca (= 3) ▪ Síncope durante o esforço (= 3) ▪ Síncope enquanto supino (= 2) ▪ Pródromo autonômico (–1)* ▪ Condições predisponentes e/ou fatores precipitantes (–1)**	Soma de n + e – pontos	2 anos de mortalidade total ———— Probabilidade de síncope cardíaca	Menos de 3 pontos – 2% 3 ou mais pontos – 23% ———— Menos de 3 pontos – 2% 3 pontos – 13% 4 pontos – 33% Mais de 4 pontos – 77%

Essa tabela mostra uma série de estudos diferentes que analisaram o impacto de diferentes dados clínicos no acompanhamento de pacientes com síncope. No geral, a presença de ECG anormal, aumento da idade ou dados sugestivos de doença cardíaca implica pior prognóstico em 1-2 anos de acompanhamento.

*Náusea/vômito.

**Lugar quente e cheio/ortostase prolongada/medo-emoção-dor.

ECG: Eletroencefalografia.

Adaptada de Moya A, Sutton R, Ammirati F, Blanc JJ, Brignole M, Dahm JB, Deharo JC, et al. Guidelines for the diagnosis and management of syncope (version 2009): the Task Force for the Diagnosis and Management of Syncope of the European Society of Cardiology (ESC). Eur Heart J. 2009;30(21):2631-71.

sensibilidade de 32% e especificidade de 99%. Ao final do seguimento, a mortalidade foi de 17% naqueles com escore maior ou igual a 3, enquanto naqueles com escore menor que 3 esta foi de 2%. Importante salientar que 46% dos idosos com doença cardíaca tiveram síncope neuromediada, o que limita os dados do estudo. Pela consistência destes resultados e a fácil aplicabilidade na sala de emergência, esse modelo de estratificação de risco é utilizado na Unidade de Emergências do Instituto Dante Pazzanese de Cardiologia (Fluxograma 41.1).

Embora alguns estudos mostrem-se limitados pelo tamanho da coorte, pelo número expressivo de eventos relacionados e pela diversidade de definições para cada evento, todos concluem que anormalidades eletrocardiográficas ou história prévia de doença cardíaca, particularmente doença estrutural, estão sob alto risco de má evolução.

Todavia, os emergencistas devem utilizar as ferramentas de estratificação de risco com cautela, pois existem pacientes que não se enquadram na população utilizada nos estudos (Tabela 41.9).[2]

Tabela 41.9 Preditores de causa cardíaca de síncope na análise multivariada e de pontuação para o diagnóstico da síncope cardíaca.

Variável	Valor de p	OR (95% CI)	Coeficiente de regressão	Score
Palpitações precedendo a síncope	< 0,001	64,8 (8,9 a 469,8)	4,2	4
Doença cardíaca ou ECG anormal, ou ambos	< 0,001	11,8 (7,7 a 42,3)	2,9	3
Síncope durante o esforço	< 0,001	17,0 (4,1 a 72,2)	2,8	3
Síncope em posição supina	0,007	7,6 (1,7 a 33,0)	2,0	2
Fatores preditores, predisponentes ou ambos*	0,01	0,3 (0,1 a 0,8)	−1,1	−1
Pródromos autonômicos**	0,02	0,4 (0,2 a 0,9)	0,8	−1

*Lugar caloroso e lotado/ortostase prolongada/medo-dor-emoção; **náuseas/vômitos.
Adaptada de Del Rosso A, Ungar A, Maggi R, Giada F, Petix NR, De Santo T, Menozzi C, Brignole M. Clinical predictors of cardiac syncope at initial evaluation in patients referred urgently to a general hospital: the EGSYS score. Heart 2008;94:1620–1626.

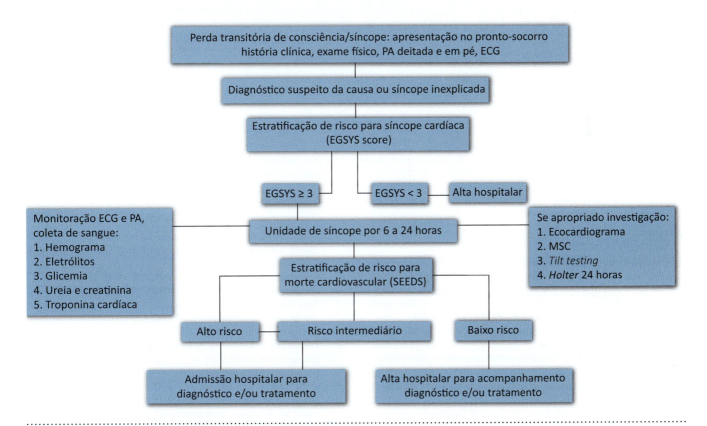

■ **Fluxograma 41.1** Unidade de síncope Dante Pazzanese.

ORIENTAÇÕES SOBRE CONDUÇÃO DE VEÍCULOS

Dados sugerem que o risco de acidente automobilístico em pacientes com história de síncope não difere da média da população geral hígida. Por exemplo, entre os pacientes portadores de taquiarritmias graves participantes do estudo AVID,[78] o risco de acidentes foi de 0,4% por paciente/ano, inferior aos números na população geral por ano. Outros estudos mostraram que os motoristas jovens e os idosos possuíam maior risco de acidentes que os pacientes com síncope recorrente.[79] Portanto, não há evidências para se contraindicar a condução de veículos, excetuando-se os motoristas profissionais (Tabela 41.10).

Tabela 41.10 Recomendações relativas à conduta em pacientes com síncope.

Diagnóstico	Grupo 1 (motoristas particulares)	Grupo 2 (motoristas profissionais)
Arritmia cardíaca		
Arritmia cardíaca: tratamento clínico	Após um tratamento clínico bem sucedido	Após um tratamento clínico bem sucedido
Implante de marca-passo	Após 1 semana	Depois de confirmado funcionamento adequado do dispositivo
Ablação por cateter com sucesso	Após um tratamento clínico bem sucedido	Após o sucesso a longo prazo ser confirmado
Implante de CDI	No geral de baixo risco, restrição de acordo com as recomendações	Restrição permanente
Síncope reflexa		
Isolada e leve	Sem restrições	Sem restrição, a menos que ocorra atividade de alto risco durante a crise*
Recorrente e grave*	Após os sintomas estarem controlados	Restrição permanente, a menos que o tratamento eficaz seja estabelecido
Síncope inexplicada		
	Sem restrição. A menos que ocorra na ausência de pródromos, dirigindo ou na presença de doença cardíaca estrutural	Após o diagnóstico e terapia adequada

Grupo 1: motoristas particulares de motos, carros e outros veículos de pequeno porte com e sem reboque;

Grupo 2: condutores profissionais de veículos de mais de 3,5 toneladas ou de veículos de transporte de passageiros superior a oito lugares, excluindo o condutor. Motoristas de táxis, pequenas ambulâncias e outros veículos formam uma categoria intermediária entre o motorista particular normal e o motorista profissional, e deve seguir a legislação local.

*Síncope neuromediada é definida como grave se for muito frequente, ou que ocorre durante a execução de profissões de alto risco, ou que sejam recorrentes/ sem pródromos em pacientes de alto risco.

Adaptada de Moya A, Sutton R, Ammirati F, Blanc JJ, Brignole M, Dahm JB, Deharo JC, et al. Guidelines for the diagnosis and management of syncope (version 2009): the Task Force for the Diagnosis and Management of Syncope of the European Society of Cardiology (ESC). Eur Heart J. 2009;30(21):2631-71.

REFERÊNCIAS BIBLIOGRÁFICAS

1. Moya A, Sutton R, Ammirati F, Blanc JJ, Brignole M, Dahm JB, Deharo JC, et. al. Guidelines for the diagnosis and management of syncope (version 2009): the Task Force for the Diagnosis and Management of Syncope of the European Society of Cardiology (ESC). Eur Heart J. 2009;30(21):2631-71.
2. McDermott D, Quinn J. Approach to the adult patient with syncope in the emergency department. 2009. [Internet] [acesso em 2014 juç 15]. Disponível em: http://www.uptodate.com.
3. Kapoor WN. Evaluation and outcome of patients with syncope. Medicine. 1990;69:160.
4. Alboni, P, Brignole, M, Menozzi, C, et al. Diagnostic value of history in patients with syncope with or without heart disease. J Am Coll Cardiol. 2001;37:1921.
5. Disertori M, Brignole M, Menozzi C, et al. Management of patients with syncope referred urgently to general hospitals. Europace. 2003;5:283-91.
6. Soteriades ES, Evans JC, Larson MG, et al. Incidence and prognosis of syncope. N Engl J Med. 2002;347:878.
7. Disertori M, Brignole M, Menozzi C, et al. Management of patients with syncope referred urgently to general hospitals. Europace. 2003;5:283-91.
8. Colivicchi F, Ammirati F, Melina D, et al. Development and prospective validation of a risk stratification system for patients with syncope in the emergency department: the OESIL risk score. Eur Heart J. 2003;24:811.
9. Brignole M, Menozzi C, Bartoletti A, et al. A new management of syncope: prospective systematic guideline-based evaluation of patients referred urgently to general hospitals. Eur Heart J. 2006;27:76.

10. Libby P, Bonow RO, Mann DL, Zipes DP, Braunwald E. Braunwald heart disease: a textbook of cardiocascular medicine. 8th ed. Philadelphia: Saunders Elsevier, 2008.

11. Kapoor WN, Hanusa BH. Is syncope a risk factor for poor outcomes? Comparison of patients with and without syncope. Am J Med. 1996;100:646.

12. Del Rosso A, Ungar A, Maggi R, Giada F, Petix NR, De Santo T, et al. Clinical predictors of cardiac syncope at initial evaluation in patients referred urgently to a general hospital: the EGSYS score. Heart. 2008;94:1620-6.

13. Sheldon R, Rose S, Ritchie D, et al. Historical criteria that distinguish syncope from seizures. J Am Coll Cardiol. 2002;40:142.

14. Bergfeldt L. Differential diagnosis of cardiogenic syncope and seizure disorders. Heart. 2003;89:353.

15. Disertori M, et al. Management of patients with syncope referred urgently to general hospitals. Europace. 2003;5:283-91.

16. Brignole M, Alboni P, Benditt DG, Bergfeldt L, Blanc JJ, Bloch Thomsen PE, et al. Guidelines on management (diagnosis and treatment) of syncope—update 2004. Europace. 2004;6:467-537.

17. Moya A, Brignole M, Menozzi C, et al. Mechanism of syncope in patients with isolated syncope and in patients with tilt-positive syncope. Circulation. 2001;104:1261.

18. Sharpey-Schafer EP. Emergencies in general practice: syncope. BMJ. 1956;1:506-9.

19. Mark AL. The Bezold-Jarisch reflex revisited: clinical implications of inhibitory reflexes originating in the heart. J Am Coll Cardiol. 1983;1:90-102.

20. Mosqueda-Garcia R, Furlan R, Tank J, Fernandez-Violante R. The elusive pathophysiology of neurally mediated syncope. Circulation. 2000;102:2898.

21. Samoil D, Grubb BP. Neurally mediated syncope and serotonin reuptake inhibitors. Clin Auton Res. 1995;5:251-5.

22. Theodorakis GN, Markianos M, Zarvalis E, et al. Provocation of neurocardiogenic syncope by clomipramine administrations during the head-up tilt test in vasovagal syndrome. J Am Coll Cardiol. 2000;36:174.

23. Flevari P, Leftheriotis D, Komborozos C, et al. Recurrent Vasovagal Syncope: Comparison Between Clomipramine and Nitroglycerin as Drug Challenges During Head-Up Tilt Testing. Eur Heart J. 2009;30:2249-53.

24. Kenny, RA, Richardson, DA, Steen, N, et al. Carotid sinus syndrome: A modifiable risk factor for non accidental falls in older adults (SAFE PACE). J Am Coll Cardiol. 2001;38:1491.

25. Sarasin FP, Louis-Simonet M, Carballo D, et al. Prevalence of orthostatic hypotension among patients presenting with syncope in the ED. Am J Emerg Med. 2002;20:497.

26. Chen LY, Benditt DG, Shen WK. Management of syncope in adults: an update. Mayo Clin Proc. 2008 Nov;83(11):1280-93.

27. van Dijk N, Quartieri F, Blanc JJ, Garcia-Civera R, Brignole M, Moya A, Wieling W; PC-Trial Investigators. Effectiveness of physical counterpressure maneuvers in preventing vasovagal syncope: the Physical Counterpressure Manoeuvres Trial (PC-Trial). J Am Coll Cardiol. 2006;48:1652-7.

28. Reybrouck T, Heidbuchel H, Van De Werf F, Ector H. Long-term follow-up results of tilt training therapy in patients with recurrent neurocardiogenic syncope. Pacing Clin Electrophysiol. 2002;25:1441-6.

29. Abe H, Kohshi K, et al. Effects of orthostatic self-training on head-up tilt testing and autonomic balance in patients with neurocardiogenic syncope. J Cardiovasc Pharmacol. 2003;41 Suppl 1:S73-6.

30. On YK, Park J, Huh J, Kim JS. Is home orthostatic self-training effective in preventing neurocardiogenic syncope? A prospective and randomized study. Pacing Clin Electrophysiol. 2007;30:638-43.

31. Duygu H, Zoghi M, Turk U, Akyuz S, Ozerkan F, Akilli A, et al. The role of tilt training in preventing recurrent syncope in patients with vasovagal syncope: a prospective and randomized study. Pacing Clin Electrophysiol. 2008;31:592-6.

32. Parry SW, Kenny RA. The management of vasovagal syncope. QJM. 1999;92:697-705.

33. Scott WA, Pongiglione G, Bromberg BI, et al. Randomized comparison of atenolol and fludrocortisone acetate in the treatment of pediatric neurally mediated syncope Am J Cardiol. 1995;76:400-2.

34. Raj SR, Rose S, Ritchie D, Sheldon RS, POST II Investigators The Second Prevention of Syncope Trial (POST II)—a randomized clinical trial of fludrocortisone for the prevention of neurally mediated syncope: rationale and study design. Am Heart J. 2006;151:1186.e1-1186.e7.

35. Sheldon R, Connolly S, Rose S, et al. Prevention of Syncope Trial (POST): a randomized, placebo-controlled study of metoprolol in the prevention of vasovagal syncope Circulation. 2006;113:1164-70.

36. Jankovic J, Gilden JL, Hiner BC, et al. Neurogenic orthostatic hypotension: a double-blind, placebo-controlled study with midodrine. Am J Med. 1993;95:38-48.

37. Ward CR, Gray JC, Gilroy JJ, Kenny RA. Midodrine: a role in the management of neurocardiogenic syncope. Heart. 1998;79:45-9.

38. Perez-Lugones A, Schweikert R, Pavia S, et al. Usefulness of midodrine in patients with severely symptomatic neurocardiogenic syncope: a randomized control study J Cardiovasc Electrophysiol. 2001;12:935-8.

39. Connolly SJ, Sheldon R, Roberts RS, Gent M. The North American Vasovagal Pacemaker Study (VPS). A randomized trial of permanent cardiac pacing for the prevention of vasovagal syncope. J Am Coll Cardiol. 1999;33:16-20.

40. Sutton R, Brignole M, Menozzi C, et al. Vasovagal Syncope International Study (VASIS) Investigators Dual-chamber pacing in the treatment of neurally mediated tilt-positive cardioinhibitory syncope: pacemaker versus no therapy. Circulation. 2000;102:294-9.

41. Ammirati F, Colivicchi F, Santini M. Syncope Diagnosis and Treatment Study Investigators Permanent cardiac pacing versus medical treatment for the prevention of recurrent vasovagal syncope: a multicenter, randomized, controlled trial. Circulation. 2001;104:52-7.

42. Connolly SJ, Sheldon R, Thorpe KE, et al. Pacemaker therapy for prevention of syncope in patients with recurrent severe vasovagal syncope: Second Vasovagal Pacemaker Study (VPS II): a randomized trial. JAMA. 2003;289:2224-9.

43. Raviele A, Giada F, Menozzi C, et al. A randomized, double-blind, placebo-controlled study of permanent cardiac pacing for the treatment of recurrent tilt-induced vasovagal syncope. The Vasovagal Syncope and Pacing Trial (SYN-PACE). Eur Heart J. 2004;25:1741-8.

44. Sud, S, Massel, D, Klein, GJ, et al. The expectation effect and cardiac pacing for refractory vasovagal syncope. Am J Med. 2007;120:54.

45. Brignole M, Sutton R, Menozzi C, Garcia-Civera R, Moya A, Wieling W, et al. Early application of an implantable loop recorder allows effective specific therapy in patients with recurrent suspected neutrally mediated syncope. Eur Heart J. 2006;27:1085-92.

46. Brignole M, Menozzi C, Moya A, et al. Pacemaker therapy in patients with neurally mediated syncope and documented asystole: Third International Study on Syncope of Uncertain Etiology (ISSUE-3): a randomized trial.Circulation. 2012 May 29;125(21):2566-71

47. Olshansky B, Poole JE, Johnson G, Anderson J, Hellkamp AS, Packer D, et al. Syncope predicts the outcome of cardiomyopathy patients: analysis of the SCD-HeFT study. J Am Coll Cardiol. 2008;51:1277-82.

48. Kapoor WN, Karpf M, Levey GS. Issues in Evaluating Patients with Syncope. Ann Intern Med. 1984;100:755-7.

49. Kapoor WN, Karpf M, Wieand S, Peterson JR, Levey GS. A prospective evaluation and follow-up of patients with syncope. N Engl J Med. 1983;309:197-204.

50. M Landolina, M Mantica, P Pessano, R Manfredini, A Foresti, PJ Schwartz, et al. Impaired baroreflex sensitivity is correlated with hemodynamic deterioration of sustained ventricular tachycardia. J Am Coll Cardiol. 1997;29:568-75.

51. Braunwald E, Fauci AS, Kasper DL, Hauser SL, Longo DL, Jameson JL. Harrison Medicina Interna. 17ª ed. Rio de Janeiro: McGraw-Hill, 2008.

52. Leite LR, Fenelon G, Paes AT, de Paola AAV. The impacto f syncope during clinical presentation of sustained ventricular tachycardia on total and cardiac mortality in patients with chronic chagasic heart disease. Arq Bras Cardiol. 2001;77(5);446-52.

53. Strickberger SA, D Benson DW, Biaggioni I, Callans DJ, Cohen MI, Ellenbogen KA, et al. AHA/ACCF Scientific Statement on the Evaluation of Syncope. Circulation. 2006;113:316-27.

54. Zaidi A, Clough P, Cooper P, et al. Misdiagnosis of epilepsy: many seizure-like attacks have a cardiovascular cause. J Am Coll Cardiol. 2000;36:181.

55. Whittemore AD, Mannick JA. Sindrome do Sequestro da Subclávia. Em: Sabiston DC, Lyerly HR. Tratado de Cirurgia - As bases biológicas da Prática Cirúrgica Moderna. 15ª edição. Rio de Janeiro: Guanabara Koogan, 1998. p. 1566-70.

56. Benbadis SR, Chichkova R. Psychogenic pseudosyncope: an underestimated and provable diagnosis. Epilepsy Behav. 2006;9:106-10.

57. Garcia-Civera R, Ruiz-Granell R, Morell-Cabedo S, Sanjuan-Mañez R, Perez-Alcala F, Plancha E, et al. Selective use of diagnostic tests in patients with syncope of unknown cause. J Am Coll Cardiol. 2003 Mar;5;41(5):787-90.

58. Bardy GH, Lee KL, Mark DB, et al. Amiodarone or an implantable cardioverter-defibrillator for congestive heart failure. N Engl J Med. 2005;352:225-37.

59. Dovgalyuk J, Holstege C, Mattu A, William JB. The electrocardiogram in the patient with syncope. Am J Emerg Med. 2007;25:688-701.

60. Martin TP, Hanusa BH, Kapoor WN. Risk stratification of patients with syncope. Ann Emerg Med. 1997;29:459-66.

61. Huff JS, Decker WW, Quinn JV, Perron AD, Napoli AM, Peeters S, et al. Clinical policy: critical issues in the evaluation and management of adult patients presenting to the emergency department with syncope. Ann Emerg Med. 2007;49:431-44.

62. Grubb BP, Temsey-Armos P, Hahn H, et al. Utility of upright tilt-table testing in the evaluation and management of syncope of unknown origin. Am J Med. 1991;90:6.

63. Oribe E, Caro S, Perera R, et al. Syncope: the diagnostic value of head-up tilt testing. Pacing Clin Electrophysiol. 1997;20:874.

64. Deharo JC, Jego C, Lanteaume A, Djiane P. An implantable loop recorder study of highly symptomatic vasovagal patients: the heart rhythm observed during a spontaneous syncope is identical to the recurrent syncope but not correlated with the head-up tilt test or adenosine triphosphate test. J Am Coll Cardiol. 2006;47:587-93.

65. Linzer M, Yang EH, Estes NA 3rd, Wang P, Vorperian VR, Kapoor WN. Part 2: Unexplained syncope. Clinical Efficacy Assessment Project of the American College of Physicians. Ann Intern Med. 1997;127:76-86.

66. Scheinman MM, Peters RW, Suave MJ, Desai J, Abbott JA, Cogan J, Wohl B, Williams K. Value of the H–Q interval in patients with bundle branch block and the role of prophylactic permanent pacing. Am J Cardiol. 1982;50:1316-22.

67. Menozzi C, Brignole M, Garcia-Civera R, Moya A, Botto G, Tercedor L, et al. Mechanism of syncope in patients with heart disease and negative electrophysiologic test. Circulation. 2002;105:2741-5.

68. McAnulty JH, Rahimtoola SH, Murphy E, DeMots H, Ritzmann L, Kanarek PE, et al. Natural history of 'high risk' bundle branch block. Final report of a prospective study. N Engl J Med. 1982;307:137-43.

69. Moya A, Brignole M, Menozzi C, et al. Mechanism of syncope in patients with isolated syncope and in patients with tilt-posi-tive syncope. ISSUE (International Study on Syncope of Uncertain Etiology). Circulation. 2001;104:1261-7.

70. Brignole M, Menozzi C, Moya A, Garcia-Civera R, Mont L, Alvarez M, et al. Mechanism of syncope in patients with bundle branch block and negative electrophysiological test. Circulation. 2001;104:2045-50.

71. Brignole M, Shen WK. Syncope management from emergency department to hospital. J Am Coll Cardiol. 2008 Jan;22;51(3):284-7.

72. Shen WK, Decker WW, Smars PA, et al. Syncope Evaluation in the Emergency Department study (SEEDS): a multidisciplinary approach to syncope management Circulation. 2004;110:3636-45.

73. Brignole M, Ungar A, Bartoletti A, et al. Standardized-care pathway vs. usual management of syncope patients presenting as emergencies at general hospitals. Europace. 2006;8:644-50.

74. Quinn JV, Stiell IG, McDermott DA, et al. Derivation of the San Francisco Syncope Rule to predict patients with short-term serious outcomes. Ann Emerg Med. 2004;43:224.

75. Quinn J, McDermott D, Stiell I, et al. Prospective validation of the San Francisco Syncope Rule to predict patients with serious outcomes. Ann Emerg Med. 2006;47:448.

76. Costantino G, Perego F, Dipaola F, et al. Short- and long-term prognosis of syncope, risk factors, and role of hospital admission: results from the STePS (Short-Term Prognosis of Syncope) study. J Am Coll Cardiol. 2008;51:276.

77. Reed MJ, Newby DE, Coull AJ, Jacques KG, Prescott RJ, Gray AJ. The Risk stratification Of Syncope in the Emergency department (ROSE) pilot study: a comparison of existing syncope guidelines Emergency Med J. 2007;24:270-5.

78. Akiyama T, Powell JL, Mitchell LB, Ehlert FA, Baessler C. Resumption of driving after lifethreateningventricular tachyarrhythmia. N Engl J Med. 2001;345:391-7.

79. Sorajja D, Nesbitt G, Hodge D, Low P, Hammill S, Gersh B, Shen WK. Syncope while driving: clinical characteristics, causes, and prognosis. Circulation. 2009,doi:10.1161/Circulationaha.108.827626.

42 capítulo

Louise Sahione Bittencourt • Karina Vasconcelos Ferreira de Conti • Carina Amorim Pouillard Carneiro
Antônio Carlos Mugayar Bianco

Complicações no Pós-operatório de Cirurgia Cardíaca

INTRODUÇÃO[1]

O primeiro caso de intervenção cirúrgica no coração é atribuído a Ludwing Rehn que, em setembro de 1896, suturou com sucesso um ferimento cardíaco. O paciente era um rapaz de 20 anos com uma laceração de 1,5 cm na parede anterior do coração, que foi corrigida com três pontos separados de seda. Tentativas de correção de ferimentos semelhantes haviam sido relatadas no ano de 1890 por Ansel Cappelen, na Noruega, e por Guido Farina, em Roma, mas o paciente de Rehn parece ter sido o primeiro a sobreviver ao procedimento. Desde então, muito se tem feito para aprimorar as técnicas de intervenção cirúrgica, mas, na verdade, foi somente há pouco mais de quatro décadas que a cirurgia cardíaca, nos moldes como a conhecemos hoje, começou a se delinear e, a partir daí, o progresso tem sido vertiginoso. O avanço científico do século XX desmistificou o coração como sede da alma, colocando-o em um patamar hierárquico não muito distante dos demais órgãos do corpo. Iniciou-se, assim, a história da cirurgia cardíaca.

As cirurgias cardíacas, no início, eram realizadas sob visão indireta e chamadas de "operações cardíacas a céu fechado". A introdução da circulação extracorpórea, utilizada pela primeira vez em 1953, abriu caminho para o grande desenvolvimento da cirurgia cardíaca, permitindo ao cirurgião a abordagem de estruturas intracavitárias e a correção sob visão direta dos defeitos cardíacos.

No Brasil, a cirurgia cardíaca se difundiu rapidamente. Em 1956, a cirurgia pioneira com circulação extracorpórea foi realizada pelo Dr. Hugo Felipozzi, do Instituto de Cardiologia "Sabbado D'Ângelo" em São Paulo. No Hospital das Clínicas de São Paulo, a primeira cirurgia nestas condições foi realizada em 1958, pelo Prof. Dr. Zerbini e sua equipe. A partir desta data, cada vez mais a cirurgia cardíaca cresceu e se desenvolveu no país, constituindo a solução imediata de muitas doenças cardíacas, antes sem esperança de cura.

Não obstante todos os avanços referentes às técnicas cirúrgicas e cuidados destinados aos períodos pré, intra e pós-operatório, os pacientes submetidos à cirurgia cardíaca ainda apresentam complicações, como infarto agudo do miocárdio, arritmias cardíacas, hemorragias, complicações respiratórias, sangramento, infecção da ferida operatória, hipertensão pós-operatória, complicações cerebrovasculares, digestivas e outras. Essas complicações são importantes por aumentar o tempo de hospitalização e a morbidade e mortalidade dos pacientes, devendo ser amplamente conhecidas e monitorizadas pela equipe médica responsável pelos cuidados perioperatórios.

Este capítulo tem por finalidade fornecer informações sobre as principais complicações do período pós-operatório, visando uma melhor abordagem dos pacientes em recuperação cirúrgica na Unidade de Terapia Intensiva (UTI) Figura 42.1.

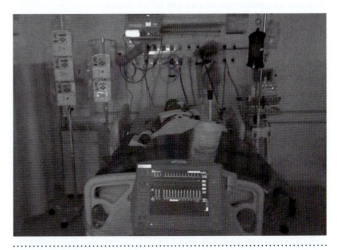

■ **Figura 42.1** Unidade de terapia intensiva do Instituto Dante Pazzanese de Cardiologia.

SÍNDROME VASOPLÉGICA

Introdução

A circulação extracorpórea (CEC) teve nos primórdios da década de 1950 sua introdução como prática médica, sendo indispensável na realização da maioria dos procedimentos cirúrgicos corretivos de patologias cardíacas. Contudo, desencadeia uma indesejável reação inflamatória sistêmica, denominada síndrome pós-perfusão, síndrome vasoplégica ou síndrome de baixa resistência vascular periférica (RVP). Esta síndrome, descrita inicialmente por Gomes *et al.*[2-3] tem incidência em torno de 2 a 10%. Manifesta-se no pós-operatório imediato (em média seis horas após a cirurgia) provocando importante instabilidade hemodinâmica.[4] Sua fisiopatologia é multifatorial, abrangendo técnicas cirúrgicas, equipamentos, medicações (anestésicos, protamina, heparina) e, sobretudo, a resposta inflamatória sistêmica.[5]

A resposta inflamatória relaciona-se com a cascata de complemento, liberação de citocinas e indução da síntese de óxido nítrico. Tem como fatores de risco: idade avançada, sexo masculino, baixa contagem de plaquetas no pós-operatório, hipotermia, tempo prolongado de CEC e de pinçamento da aorta, volume de solução cardioplégica infundido, redução da função ventricular (FE < 40%) e uso de inibidores da enzima de conversão da angiotensina e amiodarona no pré-operatório.[6-7]

Fisiopatologia da reação inflamatória sistêmica

A resposta inflamatória sistêmica caracteriza-se por uma cascata de eventos.[5,8,14] Inicia-se com estímulos pró-inflamatórios e inflamatórios desencadeados pelo trauma cirúrgico, alterações da temperatura corporal, processo de isquemia e reperfusão e, sobretudo, pela CEC que expõe o sangue à superfície e a condições não fisiológicas. Ocorre a ativação da cascata do complemento, liberação variada de citocinas (interleucinas, fator de necrose tumoral, fator de ativação plaquetária), ativação de leucócitos e expressão de moléculas de adesão, além da produção de radicais livres de oxigênio, metabólitos do ácido araquidônico, fator de ativação plaquetária, óxido nítrico e endotelinas. Em conjunto, essa reação levará a uma baixa RVP (vasoplegia), comportando-se como um choque distributivo, refratário a aminas simpatomiméticas em altas doses.

Outros fatores são implicados na indução da resposta inflamatória, ou na sua manutenção, como a elevação dos níveis de endotoxinas, durante e após a CEC, por quebra da barreira da mucosa intestinal e penetração de bactérias na corrente sanguínea; e a administração da protamina, usada na reversão dos efeitos da heparina que, por sua vez, pode estimular a produção de óxido nítrico e ativar os mecanismos fisiopatológicos citados anteriormente.

A representação esquemática dessa resposta inflamatória pode ser observada na Figura 42.2.

A presença da resposta inflamatória sistêmica em alguns pacientes submetidos à cirurgia cardíaca sem a utilização de CEC suporta uma tendência em se reconhecer como principal responsável pelo seu desencadeamento o contato do sangue com a ferida operatória, mais que o contato deste com o circuito da CEC.[8,15]

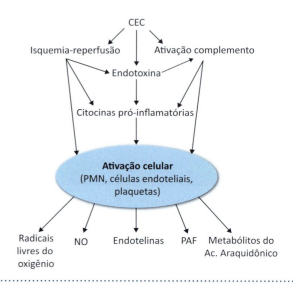

Figura 42.2 Representação esquemática da reação inflamatória gerada pela circulação extracorpórea.
CEC (Circulação Extracorpórea); PMN (Polimorfonucleares); NO (Óxido Nítrico); PAF (Fator Ativador de Plaquetas).
Adaptada de Wan *et al.*, 1997.

Diagnóstico

A síndrome vasoplégica manifesta-se clinicamente por taquicardia, hipertermia, hipotensão importante com necessidade de vasopressores. As extremidades são aquecidas, com boa perfusão periférica, fato que a distingue de outras causas de hipotensão, como choque cardiogênico ou hipovolêmico, que apresentam sinais de hipoperfusão periférica. Poderão estar presentes outras manifestações secundárias à ativação da cascata inflamatória, como insuficiência respiratória com alteração de ventilação-perfusão e hipoxemia, disfunção neurológica e edema cerebral, alteração da função hepática com aumento de transaminases, disfunção renal e queda do débito urinário, hemoglobinúria por hemólise, coagulopatia com tendência a sangramento e, por fim, disfunção orgânica múltipla.[4-5,9]

A monitorização hemodinâmica pelo cateter de Swan-Ganz auxilia no diagnóstico diferencial. As alterações encontradas são representadas por queda na pressão arterial média (PAM), resistência vascular sistêmica (RVS) reduzida, índice cardíaco (IC) e débito cardíaco (DC) normais ou elevados, pressão venosa central (PVC) e pressão capilar pulmonar (PCP) normais.[16]

O exame radiológico de tórax pode ser normal, mas, frequentemente, mostra um infiltrado intersticial difuso de leve a moderada intensidade, e o hemograma, leucocitose com neutrofilia.

Tratamento

Não há consenso quanto ao manejo dos pacientes com vasoplegia. Inicia-se pela adequação volêmica, com preferência ao uso de coloides devido à alteração da permeabilidade vascular. Evita-se a reposição volêmica excessiva pelo risco de formação de edema intersticial pulmonar que retarda o desmame da ventilação mecânica e prolonga o tempo de internação.[5] Parâmetros clínicos, como diurese, perfusão periférica, pressão arterial, frequência cardíaca; laboratorial como lactato, saturação venosa central mista de O_2; e fatores hemodinâmicos, como oferta de oxigênio (DO_2), extração de oxigênio (VO_2), são úteis para monitorar a infusão de líquidos.

Após a adequação volêmica, administram-se fármacos vasoativos, visando à manutenção de níveis tensionais minimamente adequados. Busca-se uma PAM acima de 70 mmHg, por meio do uso de noradrenalina, que possui ação α-adrenérgica com pouco estímulo β-adrenérgico. A dose preconizada varia entre 0,5 e 2,0 μg/kg/min., e não há benefícios de seu uso em doses superiores a 4,0 μg/kg/min.[5]

A vasopressina é estudada como uma possível alternativa terapêutica. Estudos demonstram uma deficiência relativa deste hormônio em pacientes com choque distributivo. A infusão de vasopressina provoca aumento da RVP e da PAM. Entretanto, não há dados definitivos e inquestionáveis quanto à sua indicação na síndrome vasoplégica.[17-18]

Os betabloqueadores injetáveis também são aventados nessa situação. Sua administração visa à reversão do fenômeno de "down-regulation" dos receptores β-adrenérgicos. A utilização rotineira de betabloqueadores na síndrome vasoplégica, entretanto, carece de comprovação científica.[5]

O azul de metileno é relatado como medicamento capaz de reverter a hipotensão arterial não responsiva às catecolaminas. Inicialmente, foi utilizado no choque séptico e, posteriormente, indicou-se seu uso nos quadros de vasoplegia.[19-23] Desprovido de efeito vasoconstrictor, age por meio da inibição da ação do óxido nítrico sobre a musculatura lisa vascular e diminui a lesão secundária à isquemia e reperfusão. A melhora nos níveis tensionais deve-se ao bloqueio do monofosfato de guanosina cíclico, com liberação do sistema adenosina monofosfato cíclico, espécie de "crosstalk" entre os dois sistemas, facilitando o efeito vasoconstrictor da noradrenalina.[19-21,23-24] Sua utilização é controversa e não possui comprovação científica. A dosagem, a mesma preconizada para o tratamento da metaemoglobinemia e sepse, é de 2,0 mg/kg em "bolus" por via intravenosa. Após o "bolus" inicial, indica-se infusão contínua na dose 7,0 mg/kg, visto que sua concentração plasmática decai acentuadamente nos primeiros 40 minutos.[26] Tem como efeitos adversos a elevação na resistência arterial pulmonar com deterioração das trocas gasosas, arritmias cardíacas, vasoconstricção coronariana e angina, diminuição do DC, queda no fluxo sanguíneo renal e mesentérico. As arritmias cardíacas e a angina são transitórias e não ocorrem nas doses até 2,0 mg/kg. Outros efeitos colaterais incluem confusão mental, cefaleia, vômitos e dor abdominal. Anemia hemolítica, hiperbilirrubinemia e alteração de enzimas hepáticas raramente são relatadas.[25] A urina pode se tornar esverdeada devido à redução do azul de metileno a azul de leucometileno no eritrócito.

O azul de metileno é uma opção no tratamento da síndrome vasoplégica irresponsiva a uma abordagem convencional, ajuste volêmico e aminas simpatomiméticas.[25] É necessário, contudo, um maior número de evidências científicas que comprovem sua eficácia.[27-28]

O uso de corticoides é aventado por seus efeitos anti-inflamatórios, diminuindo a liberação de citocinas e, por inibir seletivamente a óxido nítrico sintetase, a ativação do complemento e a ativação da fosfolipase A_2, estabilizando as membranas celulares. Embora tenha uma base experimental lógica, inúmeros estudos falharam em demonstrar seu real benefício. Além disso, apresenta inúmeros efeitos colaterais, como alteração no equilíbrio de água e eletrólitos, e no metabolismo de carboidratos, proteínas e lípides. Tem sua ação mais notada durante o início da agressão, fato que justificaria seu uso precoce antes da deflagração do processo inflamatório e vasoplegia. Esse fato justifica a utilização rotineira, em alguns serviços, de metilprednisolona na dosagem de 1,0 g no início da perfusão.[29-30]

O uso pré-operatório de antioxidantes, de oxigenadores com superfície heparinizada e a depleção de leucócitos são matérias especulativas. Técnicas de ultrafiltração e "cell savers" amplamente empregadas nos serviços americanos, em que o choque vasoplégico não se constitui um problema marcante como em nosso meio, são alternativas válidas. Propiciariam a remoção de substâncias pró-inflamatórias e a diminuição do contato de glóbulos brancos com o circuito de CEC, teoricamente úteis na redução da atividade inflamatória.[31]

A síndrome vasoplégica é uma complicação relativamente frequente nos pacientes submetidos à cirurgia cardíaca. O conhecimento de sua fisiopatologia contribui para o desenvolvimento de novas abordagens terapêuticas; entretanto, novos estudos são necessários para estabelecer quais destas abordagens são comprovadamente eficazes na sua prevenção e no bloqueio dos mecanismos inflamatórios implicados.

SÍNDROME DE BAIXO DÉBITO CARDÍACO

Introdução

Um dos principais objetivos terapêuticos no pós-operatório é alcançar um DC satisfatório, com padrões hemodinâmicos, representados por um IC superior a 2,5 L/min./m², uma PCP ou uma pressão no átrio esquerdo inferior a 20 mmHg e uma frequência cardíaca (FC) menor ou igual a 100 bpm. Clinicamente, os pacientes deverão apresentar-se normotérmicos, com extremidades bem perfundidas e com bom débito urinário.[32]

Definição e quadro clínico

A síndrome de baixo débito cardíaco é definida como a incapacidade do coração em manter um fluxo sanguíneo suficiente para atender à demanda metabólica tecidual.

Clinicamente, pode ser reconhecida por pressão arterial sistólica (PAS) < 90 mmHg ou por um valor inferior em 30 mmHg aos níveis basais; associada a alterações no nível de consciência, agitação psicomotora, confusão mental ou coma; diminuição da temperatura dos membros, cianose, livedo reticular; oligúria (diurese < 30 mL/h); baixa saturação venosa de O_2 (SvO_2 < 50%); acidose metabólica; congestão pulmonar e hipoxemia.

Os parâmetros hemodinâmicos que a definem são: IC < 2,2 L/min./m², geralmente associada a uma pressão de enchimento do ventrículo esquerdo > 20 mmHg, RVS > 1.500 dynas/seg/cm⁻⁵ e aumento na diferença arteriovenosa de oxigênio (> 5,5 mL/dL).

Os pacientes cursam com elevado risco para o desenvolvimento de complicações graves, como parada cardíaca, disfunção orgânica múltipla, alterações neurológicas, coagulação intravascular disseminada e sangramento gastrointestinal com importante incremento na morbidade e mortalidade.

Fisiopatologia

A depressão na função ventricular desencadeia mecanismos compensatórios que incluem a estimulação autonômica simpática e produção de catecolaminas endógenas, com aumento na FC, na contratilidade miocárdica e no tônus vascular arterial e venoso. Ocorre uma elevação na pré e pós-carga, aumento no DC e na pressão arterial (PA) e consequente incremento na demanda miocárdica de oxigênio.[33] O sistema renina-angiotensina é ativado devido à diminuição na pressão de perfusão renal e estimulação simpática. O aumento da angiotensina II incrementa a vasoconstrição periférica e produz liberação de aldosterona. Quando exauridos os mecanismos compensatórios, as manifestações clínicas da síndrome de baixo débito cardíaco tornam-se evidentes.

Um aumento tardio na liberação de lactato, cinco minutos após a reperfusão, representa um retardo na recuperação do metabolismo aeróbico em consequência de uma má proteção miocárdica e se constitui preditor independente da ocorrência de um baixo DC.[34]

A função miocárdica declina geralmente em um período de 6 a 8 horas pós-cirurgia, presumivelmente por injúria de isquemia e reperfusão, após a parada cardioplégica. Salvo nos casos em que ocorra intensa mionecrose, tende a retornar aos parâmetros basais dentro de 24 a 48 horas de pós-operatório.[35]

Fatores predisponentes

A síndrome do baixo débito cardíaco ocorre com maior frequência em pacientes com disfunção sistólica ou diastólica do ventrículo esquerdo (VE) manifestada previamente à cirurgia e é caracterizada por uma baixa fração de ejeção, cardiomegalia e/ou elevação da pressão diastólica final do VE. Outros fatores implicados na sua etiologia são o gênero feminino e a duração do procedimento cirúrgico.[36-37]

Etiologia

Um estado de baixo DC pode resultar de anormalidades na pré e pós-carga, contratilidade cardíaca e FC. Poderá ocorrer, também, em pacientes com função sistólica satisfatória, portadores de importante hipertrofia ventricular esquerda e disfunção diastólica.[38]

Diminuição da pré-carga

- **Hipovolemia:** pode ser reconhecida por diminuição nas pressões de enchimento, baixo IC, RVS normal, pequeno volume diastólico ventricular e função sistólica preservada. Suas principais causas são o sangramento intra e pós-operatório, a perda de fluidos para o interstício e a vasodilatação, fenômeno ligado à ativação da cascata inflamatória, determinando uma hipovolemia relativa, com alteração da relação continente-conteúdo.
- **Vasodilatação:** secundária ao aquecimento e ao uso de vasodilatadores, narcóticos, sedativos e anestésicos. O halotano e enflurano são os anestésicos halogenados que promovem a mais acentuada depressão de contratilidade miocárdica.[39] O propofol e midazolam produzem discreta redução no DC, mas pronunciado efeito sobre a RVP.[40-41] Os opioides (como o fentanil) não produzem depressão miocárdica, mesmo em altas concentrações, mas reduzem o tônus simpático e a PA por diminuição dos níveis circulantes de catecolaminas.[42]
- **Tamponamento cardíaco:** o acúmulo de líquido com aumento da pressão intrapericárdica pode resultar em compressão das cavidades direitas e em tamponamento cardíaco, caracterizado por elevação na PVC, limitação progressiva do enchimento diastólico ventricular, redução no volume sistólico e no DC, como será abordado posteriormente neste capítulo.
- Ventilação com pressão positiva e pressões expiratórias finais (PEEP) quando muito elevadas diminuem significativamente o retorno venoso às câmaras cardíacas direitas.
- Disfunção do ventrículo direito por infarto agudo do miocárdio (IAM) ou hipertensão arterial pulmonar (HAP).
- **Pneumotórax hipertensivo:** ocorre por abertura das cavidades pleurais durante a esternotomia ou acidente na punção para obtenção de acesso venoso central. Deve ser suspeitado quando há uma piora nos parâmetros ventilatórios (altos picos de pressão inspiratória) e gasométricos. Quando acompanhado de instabilidade hemodinâmica, requer drenagem pleural imediata.

Contratilidade miocárdica reduzida

- Baixa fração de ejeção prévia;
- Hipóxia, hipercarbia e acidose;
- Miocárdio atordoado (*stunned myocardium*):[43-44] causado por injúria de isquemia e reperfusão, pobre proteção miocárdica ou IAM perioperatório. Manifesta-se clinicamente por disfunção sistólica, diastólica e/ou arritmias nas primeiras 4 a 12 horas do pós-operatório. Evolutivamente há um retorno gradual a uma atividade mecânica satisfatória. Sua fisiopatologia consta da elevação dos níveis citoplasmáticos de cálcio durante a reperfusão e desacoplamento no processo de excitação-contração por isquemia do retículo sarcoplasmático.

Taquiarritmias ou bradiarritmias: as arritmias poderão gerar ou intensificar uma disfunção cardíaca preexistente pelos seguintes mecanismos

- Taquicardia intensa (> 160 bpm), com reduzido tempo de enchimento ventricular;
- Bradicardia intensa (< 60 bpm);
- Arritmia atrial com perda da contração atrial e do sincronismo atrioventricular;
- Arritmias ventriculares.

Aumento da pós-carga

- **Vasoconstricção:** provocada pela resposta inflamatória à CEC, devido ao aumento de catecolaminas circulantes e ativação do sistema renina angiotensina-aldosterona;
- **Sobrecarga de volume:** pode ocasionar distensão ventricular e hipervolemia, aumentando a tensão da parede ventricular e, consequentemente, a pós-carga.

Disfunção diastólica com alteração do relaxamento e altas pressões de enchimento

São mais frequentes em corações hipertróficos submetidos a tempo prolongado de CEC, e se manifestam com maior intensidade na vigência de taquicardia. O resultado hemodinâmico é uma síndrome de baixo débito, com altas pressões de enchimento e de pressão diastólica final de VE, em pacientes com uma pequena câmara ventricular esquerda. É de difícil resolução e pode progredir para uma disfunção orgânica múltipla.

Diagnóstico diferencial

- Sepse;
- Reações anafiláticas;
- Insuficiência adrenal;
- Reações à protamina.[45]

Avaliação clínica

Um exame físico cuidadoso, incluindo monitoração de débito urinário e de drenos torácicos, é essencial no diagnóstico etiológico e na orientação quanto a um tratamento adequado. Exames laboratoriais, incluindo gasometria arterial e venosa central, hematimetria e dosagem de eletrólitos, também são úteis.

O eletrocardiograma pode detectar a presença de isquemia, arritmias e anormalidades na condução, enquanto a radiografia de tórax é útil no diagnóstico de pneumotórax, hemotórax, posição do tubo endotraqueal e do balão de contrapulsação intra-aórtico (BIA).

A monitoração hemodinâmica com cateter de Swan-Ganz, padrão-ouro para avaliação circulatória, é bastante útil no diagnóstico diferencial e na adequação hemodinâmica dos pacientes. Além do DC por termodiluição, permite, adicionalmente, o cálculo de variáveis como RVS e RVP, saturação venosa mista de oxigênio, consumo e oferta periférica de oxigênio (Tabela 42.1).

O ecocardiograma transtorácico auxilia na definição etiológica do baixo DC. Avalia a função sistólica e diastólica do VE, a função do VD, identifica e quantifica coleções pericárdicas e caracteriza o tamponamento cardíaco.

Tratamento

A ventilação e a oxigenação devem ser satisfatórias. No pós-operatório, o hematócrito geralmente é mantido acima de 24%. Entretanto, na vigência de instabilidade hemodinâmica ou evidência de isquemia miocárdica, transfusões deverão ser realizadas para se manter um hematócrito em torno de 30%.

O uso de monitorização invasiva para avaliação contínua do *status* hemodinâmico permite que intervenções terapêuticas apropriadas sejam tomadas antes que sinais clínicos de disfunção avançada se manifestem, como demonstrado na Tabela 42.2.[32]

Tabela 42.1 Dados hemodinâmicos fundamentais no diagnóstico diferencial de inadequada perfusão tecidual.[53]

Dados hemodinâmicos	Diagnóstico			
	Hipovolemia	Falência cardíaca	↓RVS	↑RVP
PVC	↓	↑	N/↓	↑
PCP	↓	↑	↓	↑
DC	↓	↓	N/↑	↓

PVC (Pressão Venosa Central); DC (Débito Cardíaco); PCP (Pressão Capilar Pulmonar); RVS (Resistência Vascular Sistêmica); RVP (Resistência Vascular Pulmonar). Adaptada de Galas F, Hajjar L, Malbouisso L, Tratado da Socesp, Capítulo 3.

Tabela 42.2 Tratamento de acordo com os parâmetros hemodinâmicos.[52]

PA	PCP	DC	RVS	Tratamento
↓	↓	↓	↓	Volume
N	↑	N	↑	Venodilatador ou diurético
↓	↑	↓	↑	Inotrópico
↑	↑	↓	↑	Vasodilatador
↑↓	↑	↓	↑	Inotrópico/vasodilatador/BIA
↓	N	N↓	↓	Alfa-agonista

Adaptada de Bojar, *Manual of perioperative care in adult cardiac surgery*, 4ª ed. Cap. 11.

Deve-se adequar à pré-carga através da expansão volêmica na tentativa de se elevar o DC. Nos pacientes sem disfunção ventricular, busca-se atingir uma PCP entre 15 e 18 mmHg e, naqueles com disfunção ventricular esquerda (sistólica ou diastólica), níveis em torno de 20 mmHg. A resposta à infusão de líquidos é variável. Falência na elevação das pressões de enchimento pode ser devida à vasodilatação medicamentosa. Observação cuidadosa na resposta à infusão hídrica é necessária, visto que o aumento nas pressões de enchimento sem melhora no DC pode afetar o desempenho miocárdico e de outros órgãos e sistemas. A elevação excessiva da pré-carga aumenta a tensão na parede do VE por elevação na demanda de oxigênio e diminuição no fluxo sanguíneo coronário, podendo induzir isquemia; leva ao edema intersticial pulmonar por aumento no líquido extravascular; e altera a relação ventilação-perfusão, gerando hipoxemia. O VD distendido, por sua vez, interfere na distensibilidade e enchimento do VE por abaulamento do septo interventricular, intensificando a disfunção ventricular esquerda. A presença de disfunção do VD ou biventricular pode também causar hipertensão venosa sistêmica, cuja resultante será a diminuição na pressão de perfusão para outros órgãos, afetando os rins (oligúria), o trato gastrointestinal (congestão esplâncnica, sangramento) e o cérebro (alteração no *status* mental).

Uma FC entre 90 e 100 bpm e o sincronismo atrioventricular deve ser mantido, particularmente nos pacientes com ventrículos hipertróficos. Por vezes, torna-se necessário o uso de um marca-passo (MP) atrial ou atrioventricular para manutenção do sincronismo atrioventricular, gerando um aumento de 20 a 30% no DC. A taquicardia compensatória pode não se manifestar devido a um β-bloqueio vigente no pré-operatório. O uso de um MP provisório pode ser necessário para manutenção de uma FC ≥ 90 bpm. Medicamentos antiarrítmicos devem ser administrados visando o controle das arritmias e de uma frequência ventricular acelerada.

Embora os betabloqueadores sejam benéficos no controle da taquicardia e isquemia, são pouco tolerados na presença de disfunção ventricular esquerda e, desse modo, devem ser evitados no pós-operatório. A taquicardia sinusal pode representar um mecanismo compensatório nos pacientes com câmara ventricular esquerda pequena (ressecção de aneurisma ou troca de valva mitral por estenose mitral). A redução da FC, nesta situação, poderá comprometer o DC. Além disso, frequentemente, a taquicardia é um mecanismo compensatório à hipovolemia e se resolve após a administração de fluidos.

A hipertrofia ventricular esquerda poderá comprometer o DC por restrição diastólica ao enchimento ventricular, mesmo na presença de uma função sistólica preservada e medicamentos com propriedades relaxantes (lusitrópicas), como o milrinone, estão indicados nesta situação.

Se o DC permanecer comprometido após a adequação das pressões de enchimento cardíacas, um medicamento com ação inotrópica positiva deverá ser associado.[46-47] O uso de agentes inotrópicos pode parecer paradoxal, pois eleva o DC às custas de um aumento na demanda de oxigênio pelo miocárdio. Contudo, os fármacos inotrópicos comumente usados não aumentam necessariamente a demanda de oxigênio nos ventrículos com disfunção, pois reduzem a pré-carga, pós-carga e, frequentemente, a FC por melhora na contratilidade miocárdica.

A redução da pós-carga por vasodilatadores poderá ser tentada quando da persistência de um DC insatisfatório. A PA deverá ser monitorada cuidadosamente, evitando-se a ocorrência de hipotensão arterial. A função miocárdica poderá estar comprometida, apesar da PA normal ou elevada, mantida por uma elevada RVS resultante de um tônus adrenérgico elevado e vasoconstrição periférica. Nesta situação, os vasodilatadores devem ser usados com muita cautela, particularmente nos casos com depressão acentuada do IC, pois uma elevada RVS por uma intensa vasoconstrição é, frequentemente, o mecanismo responsável pela manutenção da perfusão cerebral e coronária. Se a RVS estiver acima de 1.500 dynas/seg/cm^{-5}, vasodilatadores devem ser utilizados, isoladamente ou em combinação com agentes inotrópicos.

Não obstante as medidas adotadas, suporte circulatório por um balão de contrapulsação aórtico (BIA) pode ser necessário. Em situações, como na impossibilidade de retirada da CEC e na presença de uma grave insuficiência ventricular esquerda, o uso do BIA ou de um dispositivo de assistência circulatória deverá ser considerado.

O tratamento da síndrome de baixo débito encontra-se resumido na Tabela 42.3.

Tabela 42.3 Tratamento da síndrome de baixo débito cardíaco.[52]

1. Procurar causas não cardíacas corrigíveis (respiratórias, ácido-básicas, eletrólitos);

2. Transfusão sanguínea, se hematócrito < 26%;

3. Otimizar pré-carga (PCP ou pressão átrio esquerdo de 18 a 20 mmHg);

4. Otimizar FC para 90-100 bpm, com marca-passo;

5. Controlar arritmias;

6. Avaliar DC e iniciar inotrópicos, se índice cardíaco < 2,0 L/min./m^2
   - Adrenalina/noradrenalina, se não houver arritmias/taquicardias;
   - Dopamina (se baixa RVS) ou dobutamina (se alta RVS);
   - Milrinone;
   - Inserir BIA;
   - Nesiritide, se baixo índice cardíaco e altas pressões de enchimento;

7. Calcular RVS e iniciar vasodilatador, se > 1.500
   - Nitroprussiato se altas pressões de enchimento, RVS, e PA,
   - Nitroglicerina se altas pressões de enchimento ou isquemia/espasmo coronário;

8. Se baixa PA com baixa RVS
   - Noradrenalina, se DC baixo;
   - Fenilefrina, se DC satisfatório;
   - Vasopressina, se refratários às acima.

Adaptada de Bojar, *Manual of perioperative care in adult cardiac surgery.* 4ª ed., Cap. 11.

Falência ventricular direita e hipertensão arterial pulmonar

Condições predisponentes

A falência do VD produz um enchimento inadequado do VE e um estado de baixo DC. Os pacientes predispostos à disfunção ventricular direita são:

- Portadores de doença aterosclerótica obstrutiva em coronária direita ou em uma artéria dominante esquerda;
- Hipertensão arterial pulmonar associada à doença mitral, aórtica ou disfunção ventricular esquerda grave;
- Pacientes submetidos a transplante cardíaco, pois o coração do doador, especialmente aqueles submetidos a um tempo prolongado de isquemia, poderão ser incapazes de se adaptar agudamente aos altos níveis de pressão da artéria pulmonar do receptor.

A disfunção sistólica do ventrículo direito também pode ocorrer em pacientes sem problemas preexistentes, sendo secundária a:

- Pobre proteção miocárdica;
- Tempo prolongado de isquemia ou miocárdico atordoado;
- Embolia aérea ou trombótica para as artérias coronárias em cirurgias valvares;
- Hipotensão sistêmica e hipoperfusão do VD;
- Hipertensão arterial pulmonar aguda por substâncias vasoativas, produtos de transfusão sanguínea, CEC, pneumotórax hipertensivo, reação à protamina, hipoxemia e acidose;
- Sobrecarga de pressão no VD por doença pulmonar intrínseca, síndrome do desconforto respiratório agudo (SDRA) e tromboembolismo pulmonar (TEP).

Avaliação da função do VD

Os cateteres de termodiluição são úteis na avaliação da função do VD; contudo, a presença de regurgitação tricúspide significativa pode gerar débitos cardíacos anormais. Nesta situação, um meio alternativo para se avaliar o DC é a saturação venosa mista de O_2. Outros métodos diagnósticos alternativos são a bioimpedância e o ecocardiograma.[48-49]

Tratamento medicamentoso

Os objetivos do tratamento são a obtenção de uma pré-carga adequada, melhora na condução atrioventricular e redução da pós-carga do VD por diminuição da RVP.

A pré-carga do VD deve ser elevada até atingir uma pressão atrial direita de 20 mmHg. Se não ocorrer melhora no DC neste nível de pressão atrial direita, administrações adicionais de volume deverão ser evitadas. A sobrecarga de volume do VD leva à deterioração progressiva de sua função, diminuição no enchimento ventricular esquerdo, e hipertensão venosa sistêmica.

A pressão de perfusão sistêmica deve ser mantida, e medicações que aumentem a RVP deverão ser evitadas. Correção de hipotermia, hipoxemia, hipercarbia e acidose respiratória também auxiliam na redução da RVP.

É preconizado o uso de medicamentos capazes de melhorar a função ventricular de ambos os ventrículos e reduzir a pressão pulmonar.

- **Inotrópicos:**
  - **Inibidores da fosfodiesterase (milrinone):** melhoram a contratilidade do VD e reduzem as pressões da artéria pulmonar. Geralmente causam hipotensão sistêmica e necessitam da administração concomitante de estimulantes α-adrenérgicos;
  - **Isoproterenol:** melhora a contratilidade do VD, produz broncodilatação, vasodilatação pulmonar e sistêmica. Produz taquicardia intensa e raramente é usado, salvo em pacientes submetidos a transplante cardíaco.

- **Vasodilatadores pulmonares:**
  - **Óxido nítrico (NO) por via inalatória:** vasodilatador pulmonar seletivo, sem efeitos sistêmicos. Diminui a pós-carga do VD e melhora seu desempenho, sem interferir na pressão sistêmica. Sua dose usual é de 10 a 40 ppm por via inalatória, administrado por máscara ou através do circuito ventilatório. Não interfere no *shunt* intrapulmonar, pois promove vasodilatação somente nas áreas ventiladas e pode reverter a vasoconstricção hipóxica frequentemente notada com outros vasodilatadores pulmonares para uso sistêmico melhorando a relação PaO_2/FiO_2. Quanto maior o grau de hipertensão arterial pulmonar, maior a redução na RVP. Diante de a uma hipertensão pulmonar refratária (pacientes valvares), o NO pode ser associado ao dipiridamol com sucesso na redução da pós-carga do VD. O NO é rapidamente metabolizado no interior das hemácias, dando origem à metaemoglobina, cujos níveis séricos devem ser monitorados. Apesar de raramente ocorrer em adultos, pode ser um problema significativo em crianças. A retirada do NO deve ser gradual para evitar efeito rebote. Estudos comparativos entre o NO e milrinone, em pacientes com hipertensão arterial pulmonar, demonstraram que o NO inalatório associa-se a uma menor elevação da FC, a um melhor desempenho do VD e a um menor requerimento de fenilefrina para manutenção da RVS;
  - **Prostaglandina E1 (PGE1 e seu análogo, epoprostenol-prostaciclina e iloprost):** são potentes vasodilatadores pulmonares, usados primariamente na avaliação de pacientes candidatos ao transplante cardíaco. Reduzem a PAP e melhoram a função do VD. Um estudo comparativo entre NO, PGE1 e nitroglicerina (NTG) em pacientes com hipertensão arterial pulmonar após cirurgia cardíaca demonstrou que os três medicamentos são capazes de reduzir a RVP. O NO inalatório aumentou o DC sem interferir na RVS. A PGE1 aumentou o DC, melhorou o desempenho do VD e teve efeito vasodilatador sistêmico. A NTG reduziu a RVS sem nenhuma melhora hemodinâmica;

- **Adenosina:** administrada na dose de 500 μg/kg/min produz vasodilatação pulmonar seletiva, com subsequente aumento no DC;
- **Antagonistas dos receptores de endotelina:** têm sido usados em pacientes com hipertensão arterial pulmonar primária e, no pós-operatório, podem ser benéficos em pacientes com pressões elevadas na artéria pulmonar e disfunção do VD. Ainda faltam maiores subsídios clínicos que confirmem sua real utilidade.

Se a disfunção do VD persistir, apesar do uso de suporte inotrópico e dos vasodilatadores pulmonares, haverá a necessidade de suporte circulatório mecânico.

O tratamento da insuficiência ventricular direita pode ser visualizado na Tabela 42.4.

Tabela 42.4 Tratamento de insuficiência do VD.[52]

1. Otimizar pré-carga com PVC de 18 a 20 mmHg;
2. Melhorar condução AV;
3. Manter adequada pressão de perfusão sistêmica com drogas vasoativas/BIA;

4. Diminuir pós-carga (RVP) e melhorar contratilidade do VD:
 a) Corrigir hipotermia, hipoxemia, hipercarbia, acidose;
 b) Selecionar inotrópicos com propriedades vasodilatadoras (milrinone, baixas doses de adrenalina, dobutamina);
 c) Usar um vasodilatador pulmonar:
   • NO inalatório
   • Prostaciclina inalatória
   • Adenosina
   • Antagonistas da Endotelina (Bosentan);

5. Otimizar função do VE;
6. Dispositvo de assistência circulatória (VD/AD), se nenhuma resposta às medidas acima.

Adaptada de Bojard, *Manual or perioperative care in adult cardiac surgery.* 4º ed., Cap. 11.

Suporte circulatório mecânico

A assistência circulatória é realizada pelo uso de dispositivos mecânicos que auxiliam no trabalho cardíaco, e representa uma alternativa terapêutica à refratariedade do suporte farmacológico.[50-54]

Tem como principais indicações a dificuldade na saída da CEC e a síndrome de baixo débito cardíaco pós-cirúrgica. Dentre os pacientes submetidos à cirurgia cardíaca, 4% evoluem com insuficiência cardíaca refratária.[55]

Os dispositivos para assistência circulatória são divididos em duas categorias: em série e paralelos como demonstrado na Tabela 42.5. Os dispositivos em série incluem o BIA, a contrapulsação externa e o Hemopump. Os circuitos em paralelo, por sua vez, são subdivididos em pulsáteis e não pulsáteis. Os não pulsáteis, usados com maior frequência, são mais simples e de menor custo, e incluem a bomba de roletes e a bomba centrífuga. A centrífuga mantém um fluxo contínuo e, por isso, não necessita de válvulas artificiais. A bomba de roletes requer hepari-

nização e monitorização contínua, e os tubos necessitam de trocas em intervalos regulares. Seu uso encontra-se em declínio, pela preferência atual ao uso de bombas centrífugas. Os circuitos pulsáteis funcionam como corações artificiais pneumáticos ou elétricos e podem dar suporte hemodinâmico à falência cardíaca direita, esquerda ou biventricular. Normalmente são utilizados como uma ponte para o transplante cardíaco.

Tabela 42.5 Classificação dos dispositivos de assistência circulatória mecânica.[51]

Tipo de fluxo	
• Contrapulsação	Balão intra-aórtico
• Contínuo	Roletes, centrífuga e axial
• Pulsátil	Pneumático e elétrico
Posição em relação ao coração	Série ou paralelo
Em relação ao ventrículo assistido	Direito, esquerdo ou biventricular
Grau de substituição ventricular	Total ou parcial
Posição em relação ao paciente	Para-corpórea ou implantável
Tempo de permanência	< 30 d curta duração 30 d – 1 ano média duração > 1 ano longa duração

Adaptada de Fiorelli AI *et al.*

Em média, uma injúria miocárdica reversível requer sete dias de assistência para a obtenção de uma recuperação adequada.[56] Os mecanismos de recuperação são representados pelo retorno da tensão à parede ventricular, a redução do edema miocárdico e a recuperação das reservas de fosfato de alta energia, que restaura a função sistólica.[57] Estudos recentes sugerem que a utilização de dispositivos de assistência circulatória pode auxiliar na reversão de alterações estruturais no miocárdio, com melhora funcional.[58-59]

As complicações associadas ao uso de dispositivos de assistência ventricular correlacionam-se diretamente com o tempo de seu uso, e as mais comuns são os fenômenos hemorrágicos, a incapacidade em promover sua retirada, o tromboembolismo, a coagulação intravascular disseminada e os eventos neurológicos.[60] Um tempo de utilização entre 48 e 72 horas diminui significativamente a possibilidade de complicações.

Suas indicações baseiam-se em critérios hemodinâmicos (com suporte inotrópico ótimo, uso de drogas vasodilatadoras e BIA):[60]

- PAS < 90 mmHg;
- Pressão atrial > 20 mmHg;
- IC < 1,8 L/min./m^2;
- RVS > 2.100 dynas./s./cm^{-5};
- Débito urinário < 20 mL/hora;
- PCP > 25 mmHg.

As contraindicações relativas para a instituição de assistência circulatória são:

- Idade superior a 70 anos;
- Cardiopatia congênita;
- Endocardite bacteriana;
- Falência renal crônica e/ou hepática grave;
- Doença cerebrovascular sintomática;
- Doença pulmonar obstrutiva crônica (DPOC);
- Discrasia sanguínea.

A assistência ventricular direita tem sido proposta quando o IC é menor que 2,0 L/min./m², na presença de uma PVC superior a 30 cmH$_2$O, após a instalação de um dispositivo de assistência ventricular esquerda.[61]

Balão intra-aórtico

O BIA, utilizado inicialmente na prática clínica por Kantrowitz em 1967, tornou-se o dispositivo de assistência mecânica mais utilizado.[62-63] Age pelo princípio da contrapulsação, ou seja, com insuflação na diástole e desinsuflação na sístole ventricular. Frequentemente é inserido pela artéria femoral e posicionado na aorta descendente, com sua extremidade colocada distalmente à artéria subclávia esquerda (Figura 42.3).

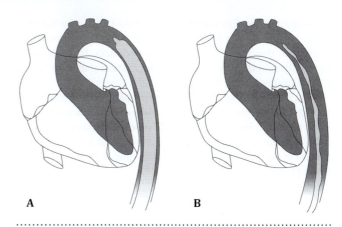

■ **Figura 42.4** Posicionamento do balão intra-aórtico. (**A**) Inflado na diástole. (**B**) Vazio na sístole.

Adaptada de Ramires JAF, A de Oliveira S. Cuidados pré e pós-cirurgia cardíaca, Cap. 16.5.

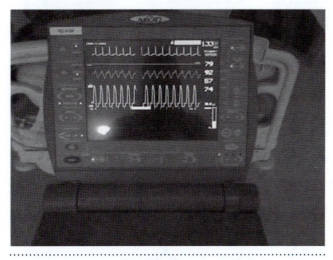

■ **Figura 42.3** Balão de contrapulsação intra-aórtico.

Ao ser insuflado na diástole, simultaneamente ao fechamento da valva aórtica (incisura dicrótica na curva de pressão aórtica), aumenta a pressão de perfusão diastólica das coronárias. Por sua vez, ao se desinsuflar na sístole, reduz a pós-carga e facilita o esvaziamento do VE, favorecendo o equilíbrio entre oferta e demanda de oxigênio e produzindo um aumento no DC em aproximadamente 10% (0,5 a 0,8 L/min.). O BIA é insuflado com hélio, um gás inerte e volátil que permite seu acionamento em frequências elevadas (Figura 42.4).

Uma sincronização ótima é obtida quando o enchimento do BIA ocorre um pouco antes da incisura dicrótica da curva de pressão aórtica e seu esvaziamento na iminência do início da contração isovolumétrica. Quando sincroniza-do com o eletrocardiograma (ECG), seu enchimento deverá ocorrer no ápice da onda T e sua desinsuflação no início da onda R (Figura 42.5).

A presença de arritmias pode dificultar seu sincronismo, e, nas taquiarritmias com elevada resposta ventricular, pode ser regulado para ciclar em batimentos alternados.

Tem indicação em pacientes com pobre resposta às medidas iniciais de reposição de volume, uso de drogas inotrópicas, vasodilatadores e controle da frequência cardíaca. Seu uso, em pós-operatório de cirurgia cardíaca é frequente, especialmente na presença de baixo DC, disfunção acentuada do VE ou isquemia miocárdica perioperatória.

A ação do BIA sobre a insuficiência cardíaca direita é discutível. Um estudo experimental resultou em melhora da função cardíaca, por melhorar a perfusão coronária e o desempenho de ambas as câmaras ventriculares.

O BIA é contraindicado na insuficiência valvar aórtica grave, dissecção aórtica e em pacientes com idade superior a 80 anos. Limitam sua inserção na artéria femoral as doenças da aorta abdominal, torácica, nas artérias ilíacas e femorais.

Diferentes protocolos para a retirada gradual do BIA têm sido aplicados. Um deles preconiza que a frequência dos ciclos do BIA deve ser alterada progressivamente de 1:1 para 1:2, depois para 1:4, de acordo com os parâmetros

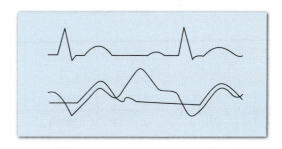

■ **Figura 42.5** Sincronismo pelo eletrocardiograma.

Adaptada de Ramires JAF, A de Oliveira S. Cuidados pré e pós-cirurgia cardíaca, Cap. 16.

hemodinâmicos. Em uma frequência de 1:8, já não interfere no DC e pode ser retirado. A heparinização, se presente, deverá se descontinuada com antecedência, visando uma normalização do tempo de tromboplastina parcial ativado (TTPa) antes de sua remoção.

As complicações vasculares representam sua morbidade mais frequente, ocorrendo em 9% a 36% das passagens por via percutânea.[61-62] O local de inserção mais comum é a artéria femoral, onde pode estar associada com isquemia periférica secundária a oclusão vascular, trombose ou embolia (Figura 42.6).

Bombas centrífugas

São dispositivos introduzidos na prática clínica por Golding, em 1978. Utilizadas nos casos de choque cardiogênico por disfunção ventricular após cirurgia cardíaca e como ponte para o transplante cardíaco. Esses dispositivos poderão dar assistência ventricular direita, esquerda ou biventricular (Figura 42.7).

A assistência ventricular esquerda é feita conectando-se o átrio esquerdo à artéria aorta, com uma bomba centrífuga, que promove fluxo contínuo. A assistência direita conecta o átrio direito ao tronco da artéria pulmonar.

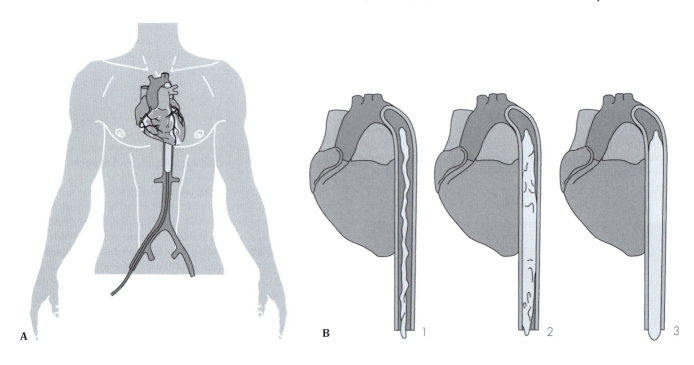

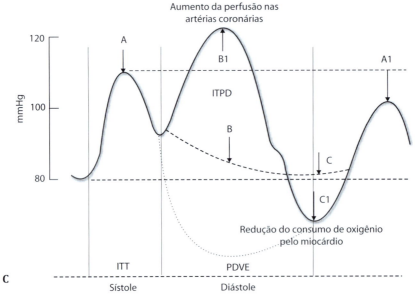

■ **Figura 42.6** (A) BIA na aorta descendente, (B) fases de funcionamento do BIA, (C) curva de pressão na aorta ascendente.[51]

Curva da pressão na aorta ascendente não assistida (A-B-C) e curva assistida (A1-B1-C1), onde se nota redução da pressão sistólica com a assistência (de A para A1), redução da pressão diastólica final do ventrículo esquerdo (de C para C1) e aumento da pressão durante a diástole (de B para B1). ITT (Índice do Tempo de Tensão); ITPD (Índice do Tempo de Pressão Diastólica); PDVE (Pressão Diastólica do Ventrículo Esquerdo).

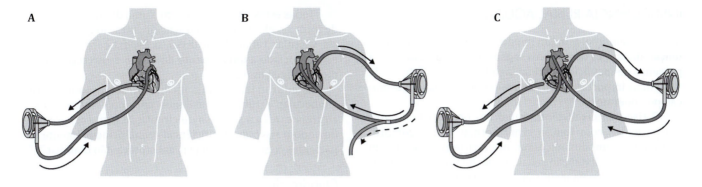

■ **Figura 42.7** Assistência ventricular mecânica (**A**) assistência direita; (**B**) assistência esquerda e (**C**) assistência biventricular.[51]
Adaptado de Fiorelli AI et al.

As bombas centrífugas têm sido usadas com sucesso nas disfunções do VD, após transplante cardíaco, em pacientes com HAP, nos quais o uso isolado de agentes farmacológicos mostrou-se ineficaz (Figura 42.8).

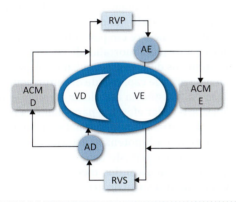

■ **Figura 42.8** Esquema da relação entre os VD e VE e os diferentes modos de assistência circulatória direita e esquerda.[51]
ACMD (Assistência Circulatória Mecânica Direita); ACME (Assistência Circulatória Mecânica Esquerda); AD (Átrio Direito); AE (Átrio Esquerdo); VE (Ventrículo Esquerdo); VD (Ventrículo Direito); RVP (Resistência Vascular Periférica); RVS (Resistência Vascular Sistêmica). Adaptada de Fiorelli et al.

As principais vantagens do uso da bomba são:

- Menor complexidade e custo em relação aos ventrículos artificiais;
- Simplicidade no manuseio do equipamento;
- Suporte do VD, VE ou ambos;
- Console pequeno e facilmente transportável;
- Monitorização contínua do fluxo sanguíneo;
- Turbulência reduzida, menor traumatismo celular e menor risco de embolia aérea.

As principais desvantagens observadas são:

- Requerimento de monitorização contínua, com perfusionista do lado do paciente;
- Necessidade de anticoagulação;
- Necessidade de o paciente permanecer imobilizado no leito;
- Uso limitado de tempo, não superior a 8 a 10 dias.

A interrupção do suporte circulatório deve ser gradual, com redução lenta e programada do fluxo de perfusão e com período de instalação não inferior a 24 horas. A análise evolutiva do comportamento hemodinâmico, ecocardiográfico, metabólico e das necessidades de medicamentos vasoativos auxilia na decisão e na velocidade de sua retirada.

A sobrevida dos pacientes que receberam suporte circulatório com bomba centrífuga devido à falência miocárdica pós-cardiotomia oscila entre 6 e 26% (Figura 42.9).

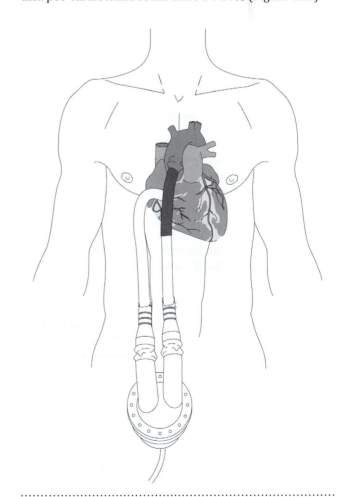

■ **Figura 42.9** Bomba centrífuga.

INSUFICIÊNCIA RENAL AGUDA

A função renal tem um impacto significativo na manutenção da função dos demais órgãos e sistemas. Por isso, a presença de insuficiência renal aguda é um dos fatores de risco mais importantes na determinação de uma má evolução pós-operatória.[64-66]

O risco de insuficiência renal pós-operatória é baixo em pacientes com função renal normal e sem comprometimento hemodinâmico durante a cirurgia, porém, em pacientes com disfunção renal prévia, há um aumento importante na piora da insuficiência renal e na mortalidade.[67] O risco de disfunção renal aumenta 4,8 vezes para cada 1 mg/dL de aumento na creatinina sérica e o risco de diálise é maior que 30% em pacientes com creatinina sérica pré-operatória maior que 2,5 mg/dL.[68] A mortalidade é estimada em 5 a 30% nos pacientes com creatinina sérica maior que 1,5 mg/dL.[69-70] Estes dados demonstram a importância de uma ótima estratégia de preservação da função renal durante a cirurgia, principalmente em pacientes com insuficiência renal pré-operatória.

Fatores de risco

A identificação e a correção dos fatores de risco para o desenvolvimento de insuficiência renal no pós-operatório é essencial para uma boa evolução e redução da mortalidade:[67,71-73]

- **Fatores pré-operatórios:** insuficiência renal crônica, idade avançada, *diabetes mellitus* (DM), hipertensão arterial sistêmica (HAS), doença arterial periférica, uso de contraste a menos de 48 horas da cirurgia, cirurgias de emergência, insuficiência cardíaca descompensada.
- **Fatores intraoperatórios:** tempo de perfusão prolongado, uso de hipotermia profunda durante a anóxia, reoperações, oligúria no intraoperatório, cirurgias combinadas de revascularização miocárdica e valvar, síndrome de baixo débito cardíaco.
- **Fatores pós-operatórios:** instabilidade hemodinâmica, sangramento pós-operatório, insuficiência respiratória com hipoxemia, sepse, medicações nefrotóxicas (aminoglicosídeos).

Fisiopatologia

A circulação extracorpórea durante a cirurgia cardíaca causa uma variedade de alterações no fluxo sanguíneo renal, bem como na função glomerular e tubular renal:[71,74-75]

- **Baixo fluxo sanguíneo:** há aumento dos níveis de renina-angiotensina-aldosterona e retenção de sódio, além do aumento de vasopressina, epinefrina e norepinefrina com aumento da resistência vascular renal;
- **Hipotermia:** diminui o fluxo cortical renal devido à vasoconstrição;
- **Hemodiluição com fluxo não pulsátil:** produz diminuição da pressão oncótica com extravasamento de líquido do intravascular para o espaço intersticial.

Todas estas alterações levam a uma diminuição da taxa de filtração glomerular, da fração de filtração e da resistência vascular renal. Além disso, o *bypass* cardiopulmonar está associado a um aumento da fração de excreção de sódio e de água livre.

Estudos mostram uma melhor preservação na função glomerular e tubular renal nos pacientes submetidos à cirurgia cardíaca sem uso de circulação extracorpórea, reduzindo o risco de insuficiência renal, principalmente em pacientes com insuficiência renal crônica não dialítica.[76-79]

Quadro clínico

A oligúria (débito urinário menor que 0,5 mL/kg/h) pode ser transitória nas primeiras 12 horas do pós-operatório imediato e geralmente responde à infusão de volume, porém a sua persistência normalmente está associada à insuficiência renal aguda devido à síndrome de baixo débito com hipotensão arterial prolongada. A insuficiência renal oligúrica ocorre em 1 a 2% dos pacientes e, naqueles que necessitam de diálise, a mortalidade pode alcançar 50%. Já a insuficiência renal não oligúrica (aumento da creatinina sérica com débito urinário maior que 400 mL/dia) é mais comum, geralmente ocorre em pacientes com insuficiência renal crônica e apresenta mortalidade em torno de 10%.

Não obstante os diversos mecanismos de insulto renal, os rins têm uma grande capacidade de autorregulação com a diminuição da resistência arteriolar aferente e aumento da resistência arteriolar eferente para manter a pressão de perfusão renal, o fluxo sanguíneo renal e a taxa de filtração glomerular. Quando a hipotensão arterial e/ou estado de baixo débito cardíaco persiste com comprometimento do fluxo sanguíneo renal além dos mecanismos autorreguladores, há uma intensa vasoconstricção renal com redução da taxa de filtração glomerular e desenvolvimento da insuficiência pré-renal e, posteriormente, de necrose tubular aguda isquêmica.[80-81]

Tratamento

Após a otimização da volemia e a estabilização hemodinâmica do paciente, algumas medidas para aumento do débito urinário podem ser tentadas.[81] O uso de diuréticos é importante na tentativa de transformar uma insuficiência renal oligúrica em não oligúrica e na diminuição da sobrecarga de volume, porém não muda a sua evolução para necrose tubular aguda e não reduz a mortalidade.[82] Inicialmente um diurético de alça deve ser iniciado, preferencialmente a furosemida, em doses crescentes de 10 mg até um máximo de 1,0 g ao dia. Também pode ser utilizada em infusão contínua de 10 a 40 mg/h.[83] Se não houver aumento do débito urinário, um diurético tiazídico pode ser associado para sinergismo com o diurético de alça (hidroclorotiazida 50 a 200 mg/dia).[84] Estudos mostram que o uso de dopamina em "dose renal" na insuficiência renal oligúrica não previne a ocorrência nem duração da necrose tubular aguda, a necessidade de diálise ou a sobrevida, não sendo recomendado.[85-86]

Após estabelecida a insuficiência renal aguda, o tratamento visa a manutenção da estabilidade hemodinâmica;

correção de distúrbios hidroeletrolíticos e ácido-básico; correção de hiperglicemia; restrição hídrica; evitar medicações que pioram a função renal (aminoglicosídeos, anti-inflamatórios, inibidores da enzima de conversão da angiotensina); uso de inibidores da bomba de prótons para diminuir o risco de sangramento gastrointestinal; início de aporte nutricional rico em aminoácidos essenciais; início precoce do tratamento dialítico, a fim de reduzir a morbidade e aumentar a sobrevida.

Indicações clássicas do início de hemodiálise na insuficiência renal são hipervolemia, a acidose metabólica refratária, encefalopatia urêmica e hipercalemia refratária às medidas clínicas. Apesar disso, estudos demonstram uma melhor sobrevida em pacientes que iniciam o procedimento mais precocemente.[87-88]

ALTERAÇÕES METABÓLICAS

Na cirurgia cardíaca, poderão ocorrer alterações na fisiologia cardiovascular, metabólicas e eletrolíticas, por manipulação de estruturas, uso de circulação extracorpórea e infusão de medicamentos. Dentre estas, destacam-se os distúrbios do sódio e potássio, do equilíbrio ácido-básico e glicemia, que deverão ser monitorados e corrigidos.

Alterações do metabolismo do sódio

Hiponatremia

Definida por nível de sódio plasmático inferior a 130 mEq/L. Tem como causas desequilíbrios durante a circulação extracorpórea, uso de manitol, insuficiência renal, hiperglicemia, dislipidemia, insuficiência adrenal, hipotireoidismo e insuficiência cardíaca. Os sintomas dependem da gravidade e da velocidade de instalação e, na maioria das vezes, é assintomática. Os sinais e sintomas, manifestos nos casos graves, são: cãimbras musculares, anorexia, náuseas, vômitos, letargia, apatia, bradicardia, hipoventilação, respiração de *Cheyne-Stokes*, hipotermia, distúrbios comportamentais, agitação psicomotora, alterações pupilares (pupilas fixas e anisocóricas), depressão de reflexos profundos, convulsões e coma. Ressalta-se que as alterações neurológicas manifestam-se quando os níveis séricos de sódio encontram-se abaixo de 120 mEq/L.[89-92]

A hiponatremia é classificada em relação aos fatores implicados na sua etiologia, osmolaridade plasmática e volemia. Portanto, sua classificação tem importante implicação em sua terapêutica.[90]

- **Pseudo-hiponatremia:** causada por elevada concentração de grandes moléculas de lípides (triglicérides e colesterol), que ao deslocarem a água extracelular, reduzem significativamente a fração plasmática de sódio. O tratamento é feito pela correção da causa de base.
- **Hiponatremia hipertônica:** secundária a presença de solutos osmoticamente ativos (manitol e glicose) no soro. É comum em casos de hiperglicemia intensa, estado hiperosmolar e cetoacidose diabética. O tratamento, neste caso, também será feito pela correção da causa de base.

- **Hiponatremia hipotônica isovolêmica:** causada por grande oferta de água ou por secreção inapropriada do hormônio antidiurético (SIADH) que pode ser secundária a circulação extracorpórea, ventilação mecânica, patologias pulmonares e neurológicas. Nos pacientes assintomáticos, o tratamento é a restrição hídrica. Nos casos sintomáticos, particularmente na presença de sintomas neurológicos, deve-se realizar a reposição de sódio com solução de cloreto de sódio a 3%. A correção não deverá ser realizada rapidamente, evitando-se aumentos de sódio plasmático superiores a 12 mEq em 24 horas. Correções rápidas poderão acarretar mielinólise pontina cerebral.
- **Hiponatremia hipotônica hipervolêmica:** causada por insuficiência renal, cardíaca ou hepática, síndrome nefrótica e outras situações que levam a ganho de solução hipotônica. Seu tratamento é realizado por restrição hídrica (800 a 1.000 mL em 24 horas), associado à administração de diuréticos (furosemida), com reposição de 20 mEq de sódio para cada 250 mL de diurese induzida, a fim de garantir a eliminação de água livre.
- **Hiponatremia hipotônica hipovolêmica:** causada por uso excessivo de diuréticos, hiperglicemia com diurese osmótica, insuficiência adrenal, acidose tubular renal, nefropatia perdedora de sal, diarreia, vômitos e hemorragia. Há perda continuada de sódio e água e seu tratamento consta da restauração volêmica com soro fisiológico (1.000 a 2.000 mL nas duas primeiras horas) e correção da causa básica.

Hipernatremia

Definida por sódio plasmático superior a 145 mEq/L. Tem como causas a privação de água, ou perda hídrica por taquipneia, hipertermia, efeito de diuréticos de alça ou osmóticos (manitol) e *diabetes insipidus*. Manifesta-se clinicamente por náuseas, vômitos, agitação, estupor ou coma. Seu tratamento está indicado quando os níveis séricos de sódio estiverem superiores a 150 mEq/L ou na ocorrência de sintomas, e se baseia na reposição do *deficit* de água. Na hipovolemia, a restauração volêmica é realizada com soro fisiológico, seguida posteriormente pela administração de fluidos hipotônicos, glicose a 5% ou solução salina a 0,45%. A redução da concentração de sódio não deve ultrapassar a 12 mEq/dia.[89-90,92] O volume de solução necessário para correção é estimado pela fórmula a seguir:

Deficit de água (l) = ACT × (1 – Na desejado/Na atual)

ACT = 0,6 × peso em homens ou 0,5 × peso em mulheres

Obs: ACT = água corporal total

Embora pareça paradoxal, os diuréticos de alça, como a furosemida, deverão ser administrados se porventura a hipernatremia ocorrer por oferta excessiva de sódio. Nos casos de *diabetes insipidus* central, administra-se desmopressina por via intravenosa (1 a 4 mcg ou 0,25 a 1 mL, uma a duas vezes ao dia) ou intranasal (20 a 40 mcg, uma vez ao dia).

CAPÍTULO 42 — Complicações no Pós-operatório de Cirurgia Cardíaca

Alterações do metabolismo do potássio

Hipocalemia

Essa alteração frequente no pós-operatório é definida por níveis de potássio plasmático inferiores a 3,5 mEq/L. Tem três causas básicas:[89-90,92]

- Diminuição da ingesta;
- **Má distribuição:** aumento na atividade β-adrenérgica, administração de β-agonistas (broncoespasmo), insulina (hiperglicemia) e alcalose (metabólica ou respiratória);
- **Perda excessiva:** sudorese intensa, vômitos, perda por sonda gástrica ou uso excessivo de diuréticos.

Os sinais e sintomas relacionam-se com a sua velocidade de instalação e intensidade do distúrbio. Na maioria dos casos, não produz sintomas, porém pode se manifestar por fraqueza generalizada, fadiga, rabdomiólise, íleo paralítico e poliúria.

O ECG poderá apresentar alterações, como presença de onda U, achatamento de onda T, depressão do segmento ST e arritmias (particularmente na associação com terapia digitálica),[89-92] como demonstrado na Figura 42.10.

Em geral, a diminuição de 1,0 mEq/L no potássio sérico representa um *déficit* total corporal de 200 a 400 mEq. A conduta terapêutica visa manter os níveis séricos de potássio acima de 4,0 mEq/L. A reposição é realizada preferencialmente em solução salina, pois sua reposição em solução glicosada estimula a liberação de insulina e o consequente fluxo deste íon para o meio intracelular. A velocidade de reposição pode atingir até 40 mEq/h e a concentração máxima da solução administrada não deve ultrapassar 60 mEq/L. Reposições rápidas podem causar arritmias e concentrações maiores, por via periférica, provocar irritação vascular e esclerose.[93]

Hipercalemia

Caracterizada por uma concentração plasmática de potássio superior a 5,0 mEq/L. Ocorre por liberação de potássio intracelular ou pela diminuição em sua excreção renal. Sua principal causa é a insuficiência renal aguda ou crônica agudizada. Outras causas implicadas são: uso de cardioplegia com soluções ricas em potássio, síndromes de baixo débito com oligúria, isquemia tissular importante (como isquemia mesentérica ou de membros) e hemólise. Pode ainda ser secundária a quadros de hipoaldosteronismo primário ou secundário devido a medicamento como inibidores da enzima de conversão da angiotensina, heparina e espironolactona.[92-93]

Clinicamente manifesta-se por fraqueza, adinamia, insuficiência respiratória (hipoventilação) e paralisia flácida ascendente. O ECG poderá demonstrar alterações, como onda T apiculada, achatamento de onda P, prolongamento do intervalo PR, alargamento do QRS, ritmo idioventricular acelerado, fibrilação ventricular (FV) e assistolia.[92-93] A Figura 42.11 apresenta as fases evolutivas das alterações eletrocardiográficas em casos de hipercalemia.

O tratamento está resumido na Tabela 42.6. Relaciona-se com sua gravidade e se baseia em:[94]

- Promover translocação do potássio do extracelular para o intracelular pelo uso de β2-agonista por via inalatória, administração intravenosa de bicarbonato de sódio e solução glicose-insulina (1 UI de insulina para 5,0 g de glicose);

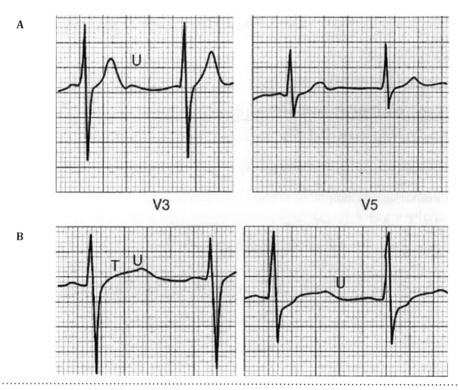

■ **Figura 42.10 (A)** ECG com nível de potássio normal **(B)** ECG na presença de hipocalemia com onda U e achatamento de onda T.

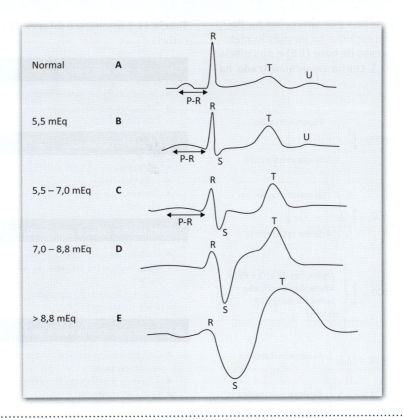

■ **Figura 42.11** Fases evolutivas da hipercalemia – **(A)** traçado normal; **(B)** onda T apiculada; **(C)** aumento da duração do QRS e onda T pontiaguda em tenda; **(D e E)** grandes alterações do complexo QRS e da onda T com alargamento do QRS.

- Diminuir o *pool* corporal de potássio por perdas pela administração de diuréticos de alça (furosemida) e resinas de troca (sorcal). Nos casos mais graves, impõe-se o procedimento dialítico;
- Estabilização elétrica do miocárdio com gluconato de cálcio a 10% por via intravenosa na presença de alterações eletrocardiográficas.

Alterações do equilíbrio ácido-básico

A avaliação acido-básica é realizada rotineiramente nos pacientes assistidos em uma unidade de terapia intensiva, independente de sua patologia de base. É fundamental, pois fornece informações sobre a função respiratória e perfusão tissular. A gasometria arterial permite diagnosti-

Tabela 42.6 Tratamento sugerido da hipercalemia de acordo com o nível de potássio.

Medicamentos/nível de hipercalemia	Leve 5 a 6 mEq/L	Moderada 6 a 7 mEq/L	Grave > 7 mEq/L
Diurético Furosemida 1 mg/kg até 4/4h	Sim	Sim	Sim
Resina Sorcal 15 a 30 g diluído em 100 mL manitol 10 ou 20% 8/8h até 4/4h	Sim	Sim	Sim
Inalação com B2 Fenoterol ou salbutamol 10 gts até 4/4h	Sim	Sim	Sim
Solução polarizante Insulina R 10 UI + 50 g de glicose (SG50% 100 mL ou SG10% 500 mL) até 4/4h	–	Sim	Sim
Bicarbonato de sódio 1 mEq/kg EV lento até de 4/4h	–	Sim	Sim
Diálise	–	–	Sim

car desvios na função respiratória por alterações na PaO_2 (oxigenação) e na PCO_2 (ventilação) e no equilíbrio metabólico, por alterações no excesso de base (BE) e nos níveis de bicarbonato sérico (HCO_3), conforme demonstrado na Figura 42.12.[89]

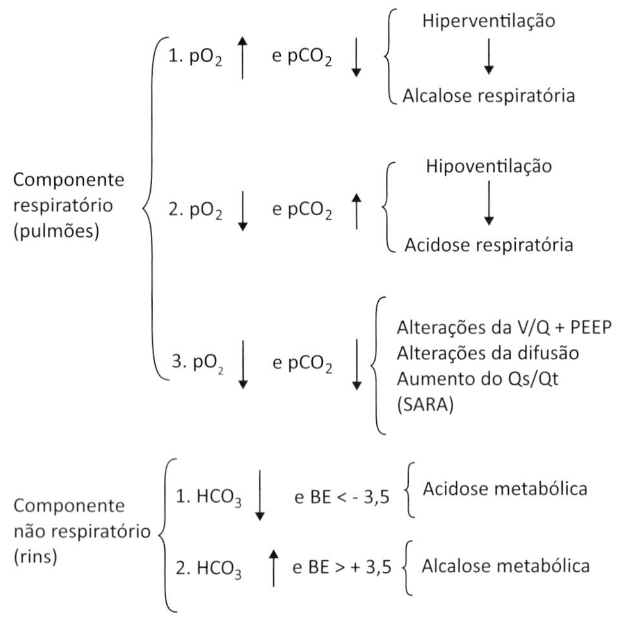

■ **Figura 42.12** Interpretação da gasometria arterial.[89]
Adaptada de Évora *et al.*

Acidose respiratória

Manifesta-se secundariamente a uma doença pulmonar grave, fadiga muscular ou anormalidades ventilatórias ligadas, por vezes, a um ajuste inadequado da ventilação mecânica. Caracteriza-se por uma inadequada eliminação de CO_2 e hipercapnia. Sua etiologia e fatores de risco estão descritos na Tabela 42.7.[92,95]

O organismo compensará, agudamente, com um aumento de 1,0 mmol/L no bicarbonato sérico para cada 10 mmHg de elevação na $PaCO_2$, No caso de acidose respiratória crônica (> 24 horas), ocorrerá participação renal mais intensa, e o aumento proporcional de bicarbonato será maior, ou seja, de 4,0 mmol/L para cada 10 mmHg de elevação na $PaCO_2$.[93]

Os sintomas dependem da gravidade, duração do distúrbio e doença de base. Os casos com início rápido manifestam-se com ansiedade, confusão mental, alucinação, dispneia, taquicardia, arritmia e coma. Nos casos muito graves, com $PaCO_2$ > 60 mmHg, haverá bradicardia, hipotensão, falência miocárdica, aumento de sangramento e narcose.[92,93]

O tratamento depende da velocidade de instalação do distúrbio e de sua gravidade. Correções rápidas e agressivas deverão ser evitadas, visto que uma brusca correção na $PaCO_2$ poderá provocar arritmias, diminuição na perfusão cerebral e convulsão.

Tabela 42.7 Etiologia e fatores de risco para acidose respiratória.

Obstrução das vias aéreas

- Secreção brônquica – bronquite, pneumonia;
- Broncoespasmo;
- Edema pulmonar.

Acometimento pulmonar

- Atelectasia;
- Pneumotórax;
- Derrame pleural;
- Hipertensão pulmonar.

Fatores relacionados à ventilação mecânica (VM)

- Volume minuto reduzido;
- Vazamentos no sistema de VM com perda de volume corrente;
- Má regulagem do aparelho;
- Altos níveis de PEEP.

Depressão respiratória com hipercapnia

- Oxigenioterapia excessiva com inibição de quimiorreceptores carotídeos;
- Alcalose metabólica por diferentes etiologias;
- Uso de opiáceos;
- Dor no pós-operatório.

O seu tratamento baseia-se na manutenção de oxigenação e ventilação adequadas, vias aéreas pérvias, remoção de secreções, tratamento de infecções respiratórias (se presentes) e correção da hipóxia e/ou hipercapnia pela da instituição ou adequação da ventilação mecânica. A administração de bicarbonato deverá ser evitada.[92-93]

Alcalose respiratória

A alcalose respiratória relaciona-se diretamente com a hiperventilação e aumento na excreção de CO_2, e tem como causas ansiedade excessiva, febre, sepse, doenças do sistema nervoso central, hipertireoidismo, hipoxemia, doenças pulmonares e desajuste na ventilação mecânica. O uso de oxigênio puro nos oxigenadores pode levar, em determinadas situações, a uma acentuada diminuição do $PaCO_2$ e alcalose. Na presença de alcalose respiratória, ocorrerá uma resposta compensatória renal, pela qual para a queda de 1,0 mmHg na $PaCO_2$ ocorrerá uma diminuição correspondente de 0,4 a 0,5 mmol no bicarbonato, correspondendo a uma diminuição de 0,003 no pH.[92-93]

Os sintomas, como na acidose respiratória, dependerão da doença de base e da duração e gravidade do distúrbio. O tratamento consta da correção do fator precipitante e do combate à hiperventilação. Alguns pacientes necessitarão de sedação. Os parâmetros ventilatórios serão corrigidos por diminuição do volume corrente, aumento do espaço morto e utilização de ventilação mandatória intermitente, que facilita a correção da $PaCO_2$ por permitir respiração espontânea intercalada à mandatória.[92-93]

778 Tratado Dante Pazzanese de Emergências Cardiovasculares ■ CAPÍTULO 42

Acidose metabólica

A acidose metabólica é causada por produção endógena ou por perda de bicarbonato e acúmulo consequente de radicais ácidos. É distúrbio frequente no pós-operatório de cirurgia cardíaca, sendo manifestação ligada ao baixo débito com hipoperfusão e com produção de ácido láctico por metabolismo anaeróbico.

A CEC, independente de sua adequação e técnica, produz perfusão tecidual inadequada (hipofluxo, ausência de fluxo pulsátil, hipotermia e hiperatividade simpática), cuja consequência final é a acidose, geralmente reversível em curto período após o restabelecimento da circulação normal. A acidose metabólica, no entanto, durante o período transoperatório, poderá se manifestar nos quadros de choque, independente de sua etiologia, ou ser secundária a sepse, hipoxemia grave, isquemia mesentérica, insuficiência renal, hiperglicemia, cetoacidose diabética e altas doses de nitroprussiato de sódio (intoxicação por cianeto).[89]

Pode provocar alterações em vários sistemas. No sistema cardiovascular, piora a contratilidade cardíaca e o DC, reduz o efeito inotrópico positivo das catecolaminas, dilata as artérias periféricas causando hipotensão, aumenta a RVP e diminui o limiar para FV e arritmias por reentrada.[93]

No sistema respiratório, provoca resposta compensatória com hiperventilação (padrão Kussmaul) e diminuição da força muscular respiratória. Ocorre inibição no metabolismo cerebral, com obnubilação e coma. Também produz outras alterações metabólicas, como aumento na produção de lactato hepático, hiperglicemia (resistência periférica a insulina e inibição da glicólise anaeróbia), hipercalemia e aumento do catabolismo proteico.[93]

O tratamento da acidose metabólica visa primordialmente à correção do fator precipitante. Não ocorrem efeitos adversos até pH < 7,2 e, portanto, a acidose deverá ser corrigida quando atingido este valor de pH, associado a um bicarbonato sérico < 15 mEq/L e a um *déficit* de base > 8 mmol/L, uma vez que não se identifique um fator causal passível de correção.[93]

A reposição de bicarbonato baseia-se em seu *déficit*, calculado pela fórmula:

Déficit bicarbonato = Peso $\times$ 0,3 $\times$ BE (*base excess*)

Repõe-se 1/3 na primeira hora e o restante em 24 horas; ou na ausência de insuficiência cardíaca grave, através de uma reposição mais rápida, com administração da metade em 3 a 4 horas. A solução usada é de bicarbonato de sódio a 8,4% (1,0 mL = 1,0 mEq).

Alcalose metabólica

Nas unidades de terapia intensiva cirúrgicas, a alcalose metabólica tem como causas principais o uso excessivo de diurético (em especial de alça), diurese abundante, hipovolemia, perdas por sondas entéricas (reposição inadequada de eletrólitos), nutrição parenteral (composição inadequada), uso excessivo de soluções (bicarbonato de sódio e Ringer lactato) durante a CEC, esteroides, transfusões rápidas e em grandes quantidades (sangue citratado), ou perda excessiva de potássio, comum durante a derivação cardiopulmonar.[89]

Esse distúrbio produzirá efeitos, como diminuição nos níveis séricos de potássio, predispondo a ocorrência de arritmias, atenuação da resposta inotrópica às catecolaminas (similar à acidose), diminuição no "*drive*" respiratório com consequente hipoventilação e vasoconstrição arteriolar cerebral e coronariana.[92]

O tratamento direciona-se à correção da causa subjacente com hidratação, redução na dose de diuréticos, reposição de potássio, uso de bloqueadores H_2 ou inibidores da bomba de prótons (reduz perdas gástricas) e, finalmente, evitar o emprego de soluções com lactato ou acetato, que são metabolizados em bicarbonato.

A reposição do *déficit* de ácido (HCl) é pouco utilizada, ocorrendo excepcionalmente quando o pH supera 7,55 e o bicarbonato sérico encontra-se em níveis superiores a 30 mEq/L. A reposição por administração intravenosa de ácido clorídrico (ampola HCl 18,6% com 5,0 mL, em que 1,0 mL = 5,1 mEq).[93]

Déficit HCl = (0,5 $\times$ peso $\times$ BE) / 2

Calcula-se o *déficit* de HCl, e a reposição é realizada por meio da metade nas primeiras 12 horas e o restante em 24 horas. A infusão deverá ser realizada em cateter central e não deverá ultrapassar uma velocidade de 0,2 mEq/kg/hora.

Alterações do metabolismo da glicose

O estresse cirúrgico e anestésico provoca uma resposta catabólica e um aumento significativo na liberação de hormônios contrarreguladores da glicose: glucagon, catecolaminas, hormônio de crescimento e cortisol. Ocorre aumento de mais de dez vezes na concentração de adrenalina, quatro vezes na concentração de noradrenalina e duas a três vezes nos níveis de cortisol. A elevação das catecolaminas em sinergia com a hipotermia suprime a secreção de insulina e reduz o aproveitamento de glicose. O estresse cirúrgico, a sobrecarga de glicose por infusão endovenosa e a adsorção de insulina nos circuitos da CEC contribuem para a instalação de hiperglicemia, tanto em pacientes diabéticos como em não diabéticos. Além disso, medicamentos de uso corriqueiro no pós-operatório, como aminas simpatomiméticas e diuréticos, podem, também, induzir ou exacerbar a hiperglicemia.[96]

A hiperglicemia no pós-operatório deve ser rigorosamente monitorizada e corrigida, pois, se mantida, poderá levar a um aumento significativo na mortalidade perioperatória. Amplia, em muito, a chance de infecções, deiscência de sutura e insuficiência renal, além de prolongar o tempo de internação na unidade de terapia intensiva e hospitalar. A Figura 42.13 ilustra a relação entre hiperglicemia e evolução hospitalar.[96]

Manejo da hiperglicemia no pós-operatório

Os pacientes diabéticos controlados com hipoglicemiantes orais de curta duração (glicazida) deverão ter o medicamento suspenso nas 24 horas precedentes ao procedimento cirúrgico, ao passo que os hipoglicemiantes de longa duração (metformina, glibenclamida, glimepirida e clorpropramida) deverão estar suspensos em um período mínimo de 48 horas. Serão mantidos com controle da glicemia capilar a cada 4 horas e suplementação de insulina regular por via subcutânea, conforme a necessidade.[96]

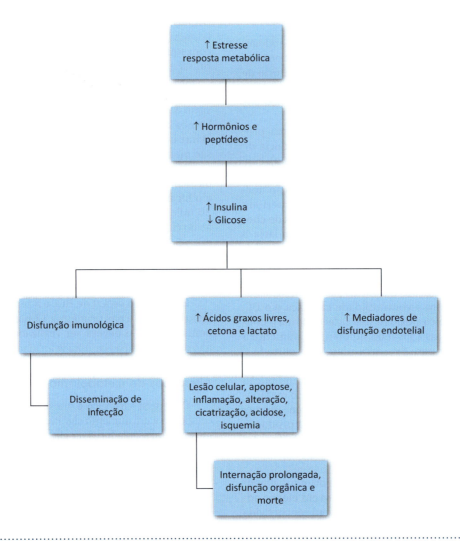

■ **Figura 42.13** Hiperglicemia e evolução hospitalar.[96]
Adaptada de Rizzolli.

Recomenda-se um rigoroso controle da glicemia no pós-operatório, buscando-se uma glicemia capilar entre 110 e 180 mg/dL. Se a glicemia, na admissão, for superior 240 mg/dL, ou, nas primeiras 8 horas de evolução, acima de 180 mg/dL, inicia-se a infusão intravenosa contínua de insulina (100 mL de soro fisiológico a 0,9% + insulina regular 100 UI), conforme protocolo a seguir utilizado na unidade de terapia intensiva do Instituto Dante Pazzanese de Cardiologia (Tabelas 42.8 e 42.9).

Tabela 42.8 Protocolo sugerido para início de infusão de insulina endovenosa.

Glicemia	Bolus insulina regular	Taxa de infusão
181-200	–	0,5 UI/hora
201-240	3 UI	1 UI/hora
241-280	5 UI	1 UI/hora
281-320	10 UI	2 UI/hora

Tabela 42.9 Protocolo sugerido para ajuste da taxa de infusão de insulina endovenosa.

Glicemia	*Bolus* endovenoso	Alteração na taxa de infusão
< 95	25 mL de glicose hipertônica	↓ 0,5 UI/hora
96-110	–	↓ 0,5 UI/hora
111-180	–	Não alterar
181-225	–	↑ 0,5 UI/hora
226-250	Insulina regular 5 UI	↑ 0,5 UI/hora
251-320	Insulina regular 10 UI	↑ 0,5 UI/hora
> 320	Avisar plantonista	–

COMPLICAÇÕES GASTROINTESTINAIS

A incidência de complicações gastrointestinais no pós--operatório de cirurgia cardiovascular varia entre 0,12 e 3,7%. Apesar de raras, desenvolvem-se em pacientes graves e, frequentemente, cursam com elevada morbidade e mortalidade (11 a 75%).[97-101]

O mecanismo fisiopatológico comumente implicado em seu desenvolvimento é a síndrome de baixo débito cardíaco, com produção de agentes vasoconstritores, hipoperfusão e hipóxia do leito esplâncnico, cuja resultante é a inadequação da perfusão tissular e isquemia mucosa.[102] Ocorre como consequência o desenvolvimento de úlceras de estresse, a atrofia da mucosa intestinal e a perda de sua função de barreira, facilitando a translocação bacteriana e a sepse.[103]

A identificação e controle dos fatores de risco são essenciais para o diagnóstico precoce e tratamento. O retardo em sua identificação associa-se comumente com uma pior evolução.

As principais causas de complicações gastrointestinais pós-operatórias são: idade avançada, reoperação por sangramento, doença vascular periférica, paciente em classe funcional IV da New York Heart Association (NYHA), desnutrição, cirurgia de urgência-emergência, transfusões sanguíneas, sepse, falência cardíaca com necessidade de drogas vasoativas e BIA, tempo prolongado de CEC e procedimentos associados. São identificados, também, como fatores de risco, a fibrilação atrial (FA) no pós-operatório, o tabagismo ativo, a insuficiência renal (aguda ou crônica) e a ventilação mecânica prolongada (por mais de 48 horas).[97-98]

Íleo paralítico – taxa de infusão

Corresponde a 0,5 UI/hora, em que a disfunção intestinal localizada do intestino delgado e/ou grosso (síndrome de Ogilvie), caracterizada por hipomotilidade intestinal na ausência de obstrução mecânica. Frequentemente é autolimitada e benigna, porém, ocasionalmente, pode se complicar por perfuração e cursar com alta mortalidade (30% a 45%).[104]

O íleo paralítico ocorre em resposta à isquemia por baixo fluxo, processos inflamatórios, infecciosos e meta-bólicos; e pelo uso de narcóticos. O quadro clínico inclui náuseas, vômitos, distensão e dor abdominal, diminuição ou ausência de ruídos abdominais. Radiograficamente, há distensão de alças, edema e nível líquido, pregueamento acentuado jejunoileal do tipo empilhamento de moedas e dilatação cecal superior a 9 cm.

O tratamento inclui descompressão abdominal com sonda nasogástrica, colonoscopia descompressiva quando diâmetro cecal pode atingir 12 cm (maior risco de perfuração), nutrição parenteral total, correção dos distúrbios metabólicos, eletrolíticos, volêmicos e do DC; além da suspensão de medicamentos que pioram a motilidade intestinal (narcóticos, bloqueadores dos canais de cálcio e agentes anticolinérgicos).

Hemorragia digestiva alta

Sua incidência varia entre 0,22 e 0,76%[105-106] e sua causa mais comum é a úlcera de estresse.[107] A mortalidade pode alcançar 6 a 10%.[108] O mecanismo fisiopatológico mais importante em sua gênese é o baixo fluxo sanguíneo esplâncnico com isquemia da mucosa gástrica, perda dos fatores de proteção, erosão e ulceração.[109]

Tem como fatores de risco: idade avançada, úlcera péptica ou gastrite preexistente, tempo de perfusão prolongado, reoperações, sepse, baixo DC, insuficiência respiratória e anticoagulação.[110-112] A profilaxia com inibidores da bomba de prótons ou bloqueadores H_2 está indicada nestes pacientes que apresentam risco para sangramento.[106,113-114]

Manifesta-se clinicamente por melena ou, mais raramente, por hematêmese. O diagnóstico é realizado por endoscopia digestiva alta, útil também como medida terapêutica, pois possibilita a realização de cauterização ou esclerose do vaso com sangramento ativo e resolução do sangramento em aproximadamente 90% dos casos.[112]

O tratamento consistirá também de reposição volêmica, correção dos distúrbios desencadeantes e uso dos inibidores da bomba de prótons. Os inibidores de bomba de prótons são superiores aos bloqueadores H_2 tanto na resolução do processo como na prevenção dos ressangramentos.[111-115] A necessidade de tratamento cirúrgico é excepcional, restringindo-se aos casos com difícil controle do sangramento, e cursará com uma mortalidade elevada, ao redor de 50%.

Hemorragia digestiva baixa

Menos comum que a hemorragia digestiva alta. Manifesta-se por enterorragia e tem como principais causas a isquemia mesentérica ou colite isquêmica, colite pseudomembranosa, lesões colônicas preexistentes (pólipos, tumores, divertículos) e a angiodisplasia.

Após uma endoscopia digestiva alta, descartando a possibilidade de sangramento alto com trânsito intestinal aumentado; a realização de sigmoidoscopia e/ou colonoscopia impõe-se. Quando não se visualiza sítio de sangramento, ou diante de um sangramento de difícil controle, indica-se uma angiografia mesentérica, com possibilidades diagnósticas e terapêuticas. O tratamento envolverá, também, a correção de fatores de risco e o controle da causa primária.

Isquemia mesentérica

É um quadro grave e cursa com mortalidade superior a 50%.[98,116] Na maioria dos casos, ocorre na ausência de oclusão vascular, sendo secundária à hipoperfusão esplâncnica ou a tromboembolismo.[117]

Manifesta-se por dor abdominal desproporcional aos achados no exame físico. O diagnóstico é difícil, pois normalmente ocorre em pacientes gravemente enfermos, sedados e em ventilação mecânica. A angiografia mesentérica faz o diagnóstico definitivo.

O tratamento constitui-se na realização de laparotomia exploradora com ressecção dos segmentos intestinais necróticos.[118]

Colecistite aguda acalculosa

É mais comum que a colecistite calculosa e tem como causa baixo fluxo e isquemia da vesícula biliar. O diagnóstico baseia-se em sinais e sintomas, como dor à palpação de hipocôndrio direito, febre, náuseas e vômitos. É confirmado por ultrassonografia.[119-120]

O tratamento consiste em colecistostomia percutânea em pacientes muito graves e, preferencialmente, colecistectomia a céu aberto. Impõem-se antibioticoterapia com cobertura para anaeróbios, enterococos e Gram-negativos.[119-120]

Disfunção hepática

Manifesta-se por um aumento transitório das enzimas hepáticas. A hiperbilirrubinemia transitória ocorre em até 20% dos pacientes submetidos à cirurgia cardíaca, porém menos de 1% destes têm evidências de insuficiência hepática ou hepatite aguda.[121-122]

As principais etiologias da disfunção hepática são hiperbilirrubinemia por hemólise, tanto por transfusão sanguínea quanto pela CEC e sepse; e por necrose hepatocelular, que têm como causa fundamental o hipofluxo sanguíneo por baixo DC, cursando com aumento da morbidade e mortalidade. Em geral, a hiperbilirrubinemia é transitória e benigna, porém a necrose hepatocelular se relaciona à disfunção orgânica múltipla e potencialmente grave e fatal.[121-122]

Pancreatite aguda

A ocorrência de hiperamilasemia é comum, acometendo 35 a 65% dos pacientes. Não produz sintomas e os níveis séricos de lipase pancreática são normais. Esta alteração é causada por produção aumentada de amilase por sítios não pancreáticos ou por diminuição em sua excreção renal.[123]

A pancreatite aguda é rara (1 a 3%), potencialmente grave e se associa a um baixo fluxo esplâncnico. Merece diagnóstico preciso por meio de tomografia computadorizada de abdome e tratamento específico imediato.[123]

COMPLICAÇÕES RESPIRATÓRIAS

Introdução

As complicações pulmonares no pós-operatório de cirurgia cardíaca com CEC permanecem como um grande desafio, sendo uma importante causa de morbidade e mortalidade. Têm uma incidência de 2% para SDRA e de 60% a 84% para complicações menos graves, como atelectasias.[124]

Virtualmente, todos os pacientes submetidos à cirurgia cardíaca aberta têm elementos de disfunção pulmonar pós-operatória. Contudo, na maioria, há prejuízos mínimos na oxigenação e ventilação e o distúrbio respiratório é bem tolerado.[125-129]

Fatores de risco para insuficiência respiratória

A insuficiência respiratória é definida como a incapacidade do sistema respiratório manter as necessidades metabólicas do organismo, resultando em hipóxia e/ou hipercapnia. Pode, evolutivamente, predispor ao desencadeamento de arritmias graves e/ou assistolia. Sua instalação depende de inúmeros fatores pré, intra e pós-operatórios, como demonstrado na Tabela 42.10.[130-138]

Alterações da função respiratória após cirurgia cardíaca

Durante o período pós-operatório precoce, os mecanismos responsáveis pelo prejuízo das trocas gasosas e oxigenação limítrofe são a discordância entre a ventilação e a perfusão e a formação de *shunts* intrapulmonares, associados a fatores que interferem diretamente na eficácia ventilatória.[139]

A anestesia geral, os relaxantes neuromusculares e os narcóticos diminuem o *drive* respiratório central e comprometem funcionalmente a musculatura respiratória.

A esternotomia mediana reduz a maioria das variáveis funcionais pulmonares, e os tubos torácicos (drenagem mediastinal ou pleural) também contribuem, dificultando a função respiratória.[140]

A CEC desencadeia uma reação inflamatória sistêmica induzida particularmente pelo contato do sangue com superfícies não endoteliais, que resultará em lesão do endotélio e aumento na permeabilidade vascular. Isto provocará edema no interstício pulmonar (não cardiogênico) e alteração na função respiratória. Os pulmões são os órgãos mais propensos à disfunção, pois há uma acentuada redução ou ausência de fluxo pulmonar durante a CEC, que desencadeia

Tabela 42.10 Fatores de risco para o desenvolvimento de insuficiência respiratória no pós-operatório de cirurgia cardíaca.

Pré-operatórios	Intraoperatórios	Pós-operatórios
Idade avançada (> 65 anos)	Anestesia geral (causa atelectasia e redução da CVF)	Disfunção VE
Obesidade	Tempo de CEC > 150 min.	Hiperidratação
Tabagismo	Toracotomia (pior na toracotomia lateral que na mediana)	Broncoespasmo
Pneumopatias (DPOC, FPI, asma)	Dissecção ATI	Distúrbios hidroeletrolíticos
Hipertensão pulmonar (PSAP > 60 mmHg)	Paresia ou paralisia frênica	Distúrbios endocrinológicos
Desnutrição		Efusões pleurais
Toxicidade por amiodarona		Distúrbios nutricionais
Infecção pulmonar		Mau posicionamento TOT
Alterações do estado mental e força muscular		Má programação dos parâmetros ventilatórios
Deformidades da caixa torácica		
Sobrecarga de volume (ICC/IRC)		

DPOC (Doença Pulmonar Obstrutiva Crônica); FPI (Fibrose Pulmonar Idiopática); CVF (Capacidade Vital Funcional); CEC (Circulação Extracorpórea); ATI (Artéria Torácica Interna); ICC (Insuficiência Cardíaca Congestiva); IRC (Insuficiência Renal Crônica); TOT (Tubo Orotraqueal); VE (Ventrículo Esquerdo).

uma reação inflamatória mediada pelo complemento, com liberação de citocinas e outros mediadores inflamatórios. Sequencialmente, ocorrerá sequestro neutrofílico na vasculatura pulmonar e peroxidação de radicais livres de oxigênio da membrana lipídica, acompanhada de vasoconstrição pulmonar e aumento na permeabilidade alvéolo-capilar.[141]

A dissecção da artéria torácica interna, unilateral ou bilateralmente, associa-se a uma deterioração funcional pulmonar, a uma maior incidência de derrames pleurais e, por vezes, de atelectasias.[142-143] Ocorrem reduções significativas no volume expiratório forçado no primeiro minuto (VEF1), na capacidade vital forçada (CVF), na capacidade residual funcional e na reserva de volume expiratório. Além disso, há um risco potencial para lesão e devascularização do nervo frênico durante a dissecção da artéria torácica interna, particularmente nos pacientes diabéticos.[144-145] Entretanto, um estudo demostrou que a incidência de complicações respiratórias e o nível de prejuízo respiratório não são maiores quando realizada manipulação bilateral da artéria torácica interna, em relação à dissecção unilateral.[142]

O comprometimento do estado hemodinâmico, a disfunção ventricular esquerda e a elevação na pressão da artéria pulmonar contribuem para o estabelecimento do edema pulmonar. Concomitantemente, poderá haver comprometimento na função ventricular direita pelo aumento da resistência vascular pulmonar.

Transfusões sanguíneas podem causar microembolizações e elevação de mediadores pró-inflamatórios, com aumento na resistência vascular pulmonar, na pressão da artéria pulmonar e nas pressões inspiratórias, dificuldade de oxigenação e comprometimento funcional do ventrículo direito.

Comorbidades, como DPOC e obesidade, podem dificultar a função pulmonar pós-operatória, contribuindo para um maior desequilíbrio na relação ventilação-perfusão (V/Q) e prejudicando a oxigenação.[146]

A presença de disfunção diafragmática por injúria do nervo frênico pode ser resultante do uso de soluções salinas geladas no pericárdio, de lesão direta ou da devascularização durante dissecção da artéria torácica interna.[144]

Têm-se demonstrado que o prejuízo na função pulmonar persiste por vários meses após a cirurgia. Parâmetros funcionais, como VEF1, fluxo expiratório forçado em 50% da capacidade vital forçada (FEF 50) e ventilação voluntária máxima (VVM), permanecem alterados em valores 25% inferiores aos do pré-operatório, em um período de três meses e meio após a cirurgia.[147]

Assistência ventilatória no pós-operatório de cirurgia cardíaca

A manutenção das trocas gasosas e a recuperação da função pulmonar são os objetivos fundamentais da assistência ventilatória no pós-operatório de cirurgia cardíaca.

Os objetivos da ventilação mecânica são uma oxigenação adequada com PaO_2 acima de 70 mmHg e uma saturação arterial de O_2 acima de 90%, mantendo uma ventilação alveolar satisfatória, com normocapnia ou hipocapnia leve. Os parâmetros iniciais da ventilação mecânica estão demonstrados na Tabela 42.11.

É possível e desejável alcançar a extubação endotraqueal precoce dentro das primeiras 12 horas após a cirurgia. Múltiplos estudos têm demonstrado que a extubação precoce reduz as complicações pulmonares, encoraja a mobilização precoce e encurta a permanência hospitalar.[125-129,148-150] Entretanto, devem-se observar alguns critérios para uma extubação segura: recuperação anestésica,

■ CAPÍTULO 42

Complicações no Pós-operatório de Cirurgia Cardíaca **783**

Tabela 42.11 Parâmetros iniciais da ventilação mecânica.

Volume corrente	8 a 10 mL/kg de peso
Sensibilidade	0,5 cmH$_2$O
Frequência respiratória	8 a 10 irpm
FiO$_2$ inicial	100%
Modo ventilatório	assistido-controlada
PEEP	4 a 5 cmH$_2$O
Pressão de suporte	5 a 8 cmH$_2$O

estabilidade hemodinâmica, troca pulmonar de gases adequada, capacidade vital superior a 10 mL/kg, força muscular satisfatória, normalização da temperatura corporal e ausência de sangramentos sugestivos da necessidade de nova intervenção cirúrgica.

Após a extubação, deve-se observar o padrão respiratório, a saturação arterial de O$_2$ e o padrão hemodinâmico do paciente. Ocasionalmente, em pacientes cuja intubação orotraqueal foi difícil, pode ocorrer estridor laríngeo e ser necessário o uso de adrenalina e dexametasona (4,0 mg endovenoso) ou até mesmo eventual reintubação.

Se o paciente cursar com dificuldade ventilatória, queda significativa na saturação arterial de O$_2$ e sinais de importante congestão pulmonar, o uso de ventilação não invasiva (BIPAP ou CPAP), frequentemente provê benefício e evita a reintubação.[151] A diurese deverá ser estimulada (furosemida por via intravenosa) para eliminar o excesso de água extravascular pulmonar e deverá ser continuada até o paciente alcançar o seu peso pré-operatório.

A mobilização precoce deve ser estimulada e o paciente deve ser encorajado a tossir e respirar profundamente.[152] A fisioterapia respiratória é necessária e particularmente útil naqueles com doença pulmonar, função respiratória limítrofe ou secreção copiosa.

Intervenções terapêuticas para otimizar o desempenho respiratório no pós-operatório

Considerações pré-operatórias

- Cessar o tabagismo no mínimo oito semanas antes do procedimento;
- Tratar todos os processos de doença cardiopulmonar ativos, como pneumonia, broncoespasmo e insuficiência cardíaca descompensada para otimizar a oxigenação e o *status* ventilatório;
- Manter um hematócrito superior a 30% previamente à cirurgia;
- Adequar a hemodinâmica e a função renal.

Considerações intraoperatórias

- Usar circuitos de CEC que diminuam o estímulo inflamatório, a hemodiluição e a possibilidade de sangramento;[153-154]
- Controlar a administração de fluidos durante a CEC;

- Usar suporte inotrópico ou BIA na vigência de disfunção ventricular esquerda (manter IC > 2,0 L/min./m^2) e evitar pressões de enchimento excessivamente elevadas;
- Controlar a glicemia com insulina intravenosa (manter níveis de glicose inferiores a 180 mg/dL);
- Considerar hemofiltração para remover mediadores inflamatórios e fluidos nos pacientes com insuficiência cardíaca ou disfunção renal;[155]
- Usar narcóticos com meia-vida curta para sedação.

Considerações pós-operatórias

- Tratamento agressivo dos sangramentos pós-operatórios e não retardar a indicação de reexplorações cirúrgicas;
- Administrar volume para estabilizar o quadro hemodinâmico e usar diurético se for necessário eliminar excesso hídrico;
- Controle adequado da glicemia diminuindo o risco de infecção mediastinal;[156]
- Usar medicação ansiolítica e sedativa com curtos períodos de ação;
- Analgesia adequada sem produzir depressão respiratória;
- Uso de medicações anti-hipertensivas com adequação dos níveis tensionais;
- Postura restritiva na indicação de transfusões sanguíneas, salvo em pacientes idosos, com hipotensão, taquicardia, disfunção ventricular esquerda grave ou oxigenação inadequada.

Diagnóstico de insuficiência respiratória

Pode ser suspeitada pela dificuldade na retirada do paciente da ventilação mecânica ou, nos pacientes com respiração espontânea, por alterações clínicas, como:

- Taquipneia (FR > 30 irpm) com respiração superficial;
- Respiração paradoxal abdominal;
- Agitação ou obnubilação;
- Taquicardia ou bradicardia;
- Arritmias;
- Diaforese;
- Hipertensão ou hipotensão arterial sistêmica.

As principais alterações gasométricas na insuficiência respiratória no paciente em ventilação mecânica são:

- PaO$_2$ < 60 mmHg, com FiO$_2$ > 50%;
- Relação PaO$_2$/FiO$_2$:
  - < 150 com níveis de PEEP até 5 cmH$_2$O;
  - < 200 com níveis de PEEP terapêuticos (> 5 cmH$_2$O).
- PaCO$_2$ > 50 mmHg durante o suporte ventilatório.[157-158]

Classificação da insuficiência respiratória[130-132,157-158]

- **Tipo I (hipoxêmica ou não ventilatória):** geralmente é consequência de problemas preexistentes, como ICC, DPOC e HAP.

- PaO_2 < 55 a 60 mmHg;
- $PaCO_2$ < 40 mmHg;
- G (A – a) O_2 alargado.

- **Tipo II (hipoxêmica-hipercápnica ou ventilatória):** resulta de um desequilíbrio entre a capacidade ventilatória e a demanda de oxigênio. É a causa mais comum de insucesso no desmame pré-operatório.

  - PaO_2 < 55 a 60 mmHg;
  - $PaCO_2$ > 50 mmHg;
  - G (A – a) O_2 normal ou alargado.

Ambos os tipos de insuficiência respiratória podem ter uma evolução aguda e limitada (< 72 horas) ou tender à cronicidade (> 72 horas). A forma mais grave da insuficiência respiratória crônica é a SDRA.

A sua etiologia está ligada a cinco processos etiopatogênicos: FiO_2 baixa, hipoventilação, baixa relação V/Q, *shunt* venoarterial pulmonar e dificuldade de difusão (Tabelas 42.12 e 42.13).

Tabela 42.12 Etiologia da insuficiência respiratória: evolução aguda.[174]

Problemas mecânicos
<ul><li>Mau funcionamento do ventilador</li><li>Parâmetros inadequados do ventilador:<ul><li>FiO_2, volume-corrente, frequência respiratória</li></ul></li><li>Problemas com o tubo endotraqueal:<ul><li>mau posicionamento, acotovelamento ou oclusão</li></ul></li></ul>

Estados de baixo débito cardíaco
<ul><li>Dessaturação venosa e *shunt* venoarterial pulmonar</li></ul>

Problemas pulmonares
<ul><li>Atelectasia ou colapso alveolar</li><li>Edema pulmonar – cardiogênico e não cardiogênico</li><li>Hemorragia intersticial</li><li>Pneumonia</li><li>Broncoespasmo grave</li><li>Microembolizações por transfusão sanguínea</li></ul>

Problemas intrapleurais
<ul><li>Pneumotórax</li><li>Hemotórax ou efusões pleurais</li></ul>

Problemas metabólicos
<ul><li>Tremores, com aumento da extração periférica de oxigênio, aumento na taxa metabólica e na produção de CO_2</li></ul>

Farmacológica – fármacos que inibem a vasoconstrição pulmonar hipóxica, aumentando o *shunt* venoarterial pulmonar
<ul><li>Nitroglicerina</li><li>Nitroprussiato de sódio</li><li>Bloqueadores dos canais de cálcio</li><li>Inibidores de enzima conversora[1]</li></ul>

Adaptada de Bianco ACM, Tratado da Socesp, Cap 4.

Tabela 42.13 Etiologia da insuficiência respiratória: evolução crônica.[174]

Tipo I: hipoxêmica
<ul><li>Instabilidade hemodinâmica – estado de baixo débito cardíaco que requeira tratamento vasopressor</li><li>Doenças pulmonares parenquimatosas Síndrome da angústia respiratória aguda (SARA) Pneumonia Obstrução das vias aéreas inferiores – DPOC</li></ul>

Tipo II: hipoxêmica-hipercárbica
<ul><li>Aumento na produção de CO_2 e na demanda ventilatória febre, sepse, tremores dor e ansiedade estados hipercatabólicos oferta excessiva de carboidratos</li><li>Decréscimo no *drive* respiratório estado mental alterado lesão neurológica ou encefalopatia</li><li>Decréscimo na função dos músculos respiratórios desnutrição proteica anormalidades metabólicas: hipofosfatemia, hiper ou hipomagnesemia, hipocalemia ou hipocalcemia, paralisia diafragmática ou lesão de nervo frênico 1,2,3</li></ul>

Adaptada de Bianco ACM, *Tratado da Socesp*, Cap. 4.

Tratamento

Conduta perante as variações de CO_2

A hipocapnia ($PaCO_2$ < 30 mmHg) tem efeitos deletérios, podendo levar à alcalose, hipocalemia, arritmias ventriculares e ao deslocamento da curva de dissociação da hemoglobina para esquerda (com consequente diminuição da liberação de O_2 para os tecidos).[130-132]

É importante o ajuste dos parâmetros ventilatórios diminuindo a frequência do ventilador, aumentando o espaço morto ou reduzindo o volume corrente.

Já a hipercapnia ocorre por uma ventilação inadequada e/ou um aumento da atividade metabólica por reaquecimento ou tremores. Pode se manifestar por taquicardia, hipotensão e arritmias. Suas principais causas são o mau funcionamento do ventilador, mau posicionamento do tubo endotraqueal, acotovelamento, oclusão parcial por rolha de secreção ou pneumotórax.[130-132]

Seu tratamento visa à reprogramação do ventilador (mudança de modo ventilatório: ventilação mandatória intermitente sincronizada, pressão de suporte, redução do PEEP), sedação e curarização (assistência ventilatória total), troca ou reposicionamento da cânula endotraqueal e drenagem torácica, se pneumotórax.

Conduta na insuficiência respiratória aguda[130-132,157-159]

O exame físico por meio da ausculta torácica bilateral e do abdome é importante no diagnóstico etiológico e conduta terapêutica adequada.

Deve-se aumentar a FiO_2 para 100% até identificar o fator causal e ventilar com bolsa de oxigênio (AMBU) quando houver suspeita de mau funcionamento do ventilador.

A observação da curva de pressão do ventilador também é útil na definição diagnóstica. Um aumento agudo no pico de pressão inspiratória pode ocorrer por pneumotórax, broncoespasmo grave, edema pulmonar ou oclusão da cânula traqueal.

A avaliação e a otimização hemodinâmica são essenciais. Se for necessário, deve-se iniciar o uso de inotrópicos. Se a pressão arterial permitir, dar preferência à dobutamina, que não tem efeito vasoconstrictor periférico e pode aumentar o transporte periférico de O_2. A anemia em pacientes com grave desconforto respiratório também deve ser corrigida.

O ajuste dos parâmetros ventilatórios também é importante parte do tratamento no sentido de melhorar a ventilação e oxigenação. Deve-se adicionar PEEP ao circuito do ventilador, com objetivo de manter uma PaO_2 > 70 mmHg e uma $SatO_2$ > 90%, preferencialmente com uma FiO_2 < 50% (devido ao efeito tóxico do oxigênio em frações muito elevadas).[159] Além disso, evitar níveis de pressão nas vias aéreas > 35 cmH_2O (pressão de pico). Esse objetivo pode ser obtido com a diminuição do volume corrente para menos de 7 mL/kg. Quando a complacência pulmonar estiver muito reduzida, recomenda-se ventilação com baixo volume corrente ≤ 5 mL/kg. Pode ser necessário o uso de ventilação com pressão controlada.[157-159]

A sedação e a paralisia muscular melhoram a eficácia da ventilação, reduzindo o gasto energético da parede torácica e do diafragma.

Assim que for realizado o diagnóstico etiológico, o tratamento deverá ser direcionado, ou seja, uso de diurético de alça para diminuição do edema intersticial pulmonar, broncodilatadores e corticoide no broncoespasmo, e antibioticoterapia se houver suspeita de infecção pulmonar. A drenagem torácica será imperiosa quando identificado pneumotórax, efusões pleurais ou hemotórax de grande monta.

Conduta na insuficiência respiratória crônica[130-132]

O sucesso do tratamento depende da estabilização hemodinâmica e da melhora da hipoxemia por meio da diminuição da impedância do ventilador (uso do PEEP, aspiração, fisioterapia respiratória e mobilização, broncodilatadores, transfusão sanguínea, diuréticos na hipervolemia, aumento do calibre da cânula endotraqueal). Devem-se reduzir os requerimentos da ventilação/minuto, sendo essencial o controle da dor e da ansiedade por meio de sedativos e analgésicos, da febre com antitérmicos, e das infecções/ sepse com antibioticoterapia adequada.

A melhora do *drive* respiratório e da fraqueza muscular são solucionados com aporte nutricional adequado (evitar dietas ricas em carboidratos e com excesso de proteínas, dar preferência às dietas ricas em lípides), modo adequado de suporte ventilatório, a fim de reduzir o trabalho respiratório, e fisioterapia respiratória intensificada. Lembrar que a alcalose metabólica e o hipotireoidismo inibem o *drive* respiratório normal, devendo-se otimizar o equilíbrio ácido-básico, hidroeletrolítico e endócrino.

Nestes pacientes, a avaliação da mobilidade diafragmática por radioscopia ou fluoroscopia também é importante.

Se a ventilação mecânica tornar-se necessária por período prolongado, em geral superior a 10 dias, deve-se considerar a indicação de traqueostomia visando o conforto, a facilidade de higiene brônquica e a agilidade do processo de desmame da ventilação mecânica.[160]

Outras complicações

Atelectasia

As atelectasias têm etiologia multifatorial, interferem diretamente na função pulmonar, alteram a relação V/Q, ocasionam aumento no gradiente alvéolo-arterial de oxigênio e no *shunt* pulmonar e podem levar ao aparecimento de hipoxemia.[161-162] Ocorrem com maior frequência no lobo inferior do pulmão esquerdo, devido a efeitos compressivos no intraoperatório.

A anestesia geral propicia o aparecimento de atelectasias e a diminuição da capacidade residual funcional em até 20%.

Durante a CEC, a ventilação mecânica distribui o fluxo gasoso preferencialmente para as áreas pulmonares não dependentes, intensificando as alterações na relação V/Q e estabelecendo o progressivo aparecimento de microatelectasias nas áreas pulmonares dependentes. A síntese inadequada de surfactante pelos pneumócitos tipo II, ocasionada pela oferta insuficiente de sangue para o epitélio alveolar durante a CEC, também contribui para a formação de atelectasias.

Portanto, parte da disfunção pulmonar pós-CEC pode ser atribuída à presença de atelectasias residuais após a reexpansão pulmonar e ao reestabelecimento da ventilação, aos efeitos compressivos sobre o lobo inferior esquerdo (imóvel durante a CEC) e a uma reação inflamatória sistêmica persistente. Entretanto, estudos comparando a função pulmonar pós-operatória em pacientes submetidos à cirurgia cardíaca com ou sem CEC, excetuando-se aqueles com doença pulmonar avançada, não tem demonstrado diferença significativa na incidência de insuficiência respiratória.[135-137]

Síndrome do desconforto respiratório agudo (SDRA)[131-132,141,158-159,163-165]

Na presença de um fator predisponente, como a CEC ou a reação à administração de hemocomponentes, ocorrerá liberação de mediadores inflamatórios e alterações na permeabilidade da membrana alveolocapilar, além do afluxo de neutrófilos para o território pulmonar, o que causa uma série de reações, como liberação de proteases, radicais de superóxido e citocinas.

A alteração na permeabilidade da membrana alveolocapilar pulmonar leva ao extravasamento de líquidos com alto teor proteico para o interstício. Haverá o desenvolvimento de edema intra-alveolar progressivo. Concomitantemente, há alteração funcional do surfactante, com estabelecimento de atelectasias. Nessa fase, ocorre uma importante diminuição da complacência pulmonar, alteração da V/Q, diminuição da capacidade residual funcional, alargamento do gradiente alveoloarterial e aumento progressivo do *shunt* intrapulmonar. Como consequência, há o desenvolvimento de dispneia progressiva e hipoxemia irresponsivas ao aumento da FiO_2.

Após sete dias de evolução, inicia-se a fase de recuperação (proliferativa) com estabelecimento de graus variáveis de fibrose, com graves implicações clínicas em alguns casos.

A SDRA pode ser suspeitada inicialmente pela dificuldade em se manter uma saturação e pressão parcial de O_2 no sangue arterial, apesar do aumento da FiO_2. O quadro é caracterizado pelo aparecimento de um padrão radiológico característico de infiltrado alveolar difuso bilateral, além de uma relação $PaO_2/FiO_2 < 150$, nos pacientes com PEEP < 5 cmH_2O e < 200 se o PEEP for > 5 cmH_2O.

A monitorização hemodinâmica pode diferenciar a SDRA do edema agudo pulmonar cardiogênico (Tabela 42.14). A SDRA cursa com PCP < 18 mmHg, enquanto o edema agudo de pulmão cardiogênico cursa com PCP > 20 mmHg. A lesão pulmonar aguda também deve ser diferenciada da SDRA por uma menor alteração na relação PaO_2/FiO_2 (entre 200 e 300) (Tabela 42.14).

Não existe um tratamento específico. A abordagem direciona-se ao controle do fator etiológico e a um adequado aporte de O_2. Na possibilidade de infecção associada, a antibioticoterapia deverá ser estabelecida com base em culturas do lavado broncoalveolar ou aspirado brônquico. Caso seja necessária terapêutica empírica, dá-se preferência à associação de cefalosporina de terceira ou quarta geração a um carbapenêmico e vancomicina. Hidratação adequada com cristaloides, se há hipovolemia ou uso de diurético na presença de hiper-hidratação objetivando-se à normovolemia, também é medida importante.

A otimização da oferta de O_2 em níveis supranormais, visando à reversão da hipóxia tissular e da acidose láctica, é fundamental. Se necessário, realizar transfusão sanguínea ou uso de inotrópicos positivos (de preferência, a dobutamina, que tem efeito β_1-adrenérgico predominante). Usar vasoconstrictores somente nas situações em que a dobutamina associada à expansão volêmica não forem suficientes para prover adequada perfusão de órgãos nobres.

O melhor modo ventilatório é aquele capaz de gerar uma pressão acima da necessária à abertura dos alvéolos, promover o recrutamento alveolar por meio do prolongamento do tempo inspiratório, se necessário, e capaz de manter os alvéolos abertos na expiração por meio da instituição de PEEP. Os objetivos do tratamento são melhorar a capacidade residual funcional, ventilar o paciente com menores FiO_2 e manter o nível de pressão das vias aéreas < 35 cmH_2O. Normalmente, inicia-se a ventilação mecânica com o modo volume-controlado. Caso não se obtenha melhora, institui-se como modo ventilatório a pressão controlada, prolonga-se o tempo inspiratório e, se for necessário, inverte-se a relação inspiratória e expiratória (2:1; 4:1).

Na ocorrência de acidose respiratória intensa (pH $< 7,2$), pode-se administrar bicarbonato de sódio, para manter um pH acima de 7,2. O desenvolvimento de alcalose deve ser evitado.

As manobras de recrutamento alveolar podem ser realizadas, por exemplo, aumentando a PEEP em incrementos de 5,0 até 40 cmH_2O, de acordo com a tolerância hemodinâmica, mantendo uma pressão de ventilação de 10 cmH_2O durante 30 a 60 segundos e retornando a PEEP aos valores desejados. Essa manobra é habitualmente repetida três a quatro vezes. Deve ser repetida numa frequência que assegure uma oxigenação adequada, expressa por uma relação $PaO_2/FiO_2 > 200$.

O colapso alveolar na SDRA guarda relação com as forças gravitacionais. Assim, a posição prona pode contribuir para melhora da PaO_2, redistribuindo a ventilação para a região dorsal dos pulmões e promovendo melhora da relação V/Q e da oxigenação. Isso pode ser comprovado com a realização de tomografia computadorizada de tórax. Os pacientes que respondem à pronação terão esse efeito em até 3 horas, fato que dispensa o seu uso em períodos mais prolongados. Em alguns casos, não se observa resposta à posição prona, o que pode estar relacionado à nova formação de edema na região ventral.

O NO é um vasodilatador arterial pulmonar seletivo, sem nenhum efeito periférico, que promove vasodilatação arterial somente nas áreas pulmonares ventiladas (não piora relação V/Q). Tem meia-vida de alguns segundos e a sua utilização na dose de 5,0 ppm por via inalatória pode ser útil na reversão da hipoxemia refratária às manobras de recrutamento alveolar e implementação de PEEP adequada em pacientes com baixo débito cardíaco, com hipertensão arterial pulmonar ou contraindicação ao uso de PEEP elevada. Não há evidência de que altere a mortalidade em pacientes com SDRA.

Estudos multicêntricos mostraram que o uso de corticosteroides não previne o desenvolvimento de SDRA e que, em altas doses, poderia elevar a mortalidade por um aumento na taxa de infecção. Portanto, não se justifica o seu uso rotineiro. O uso de baixas doses na fase fibroproliferativa (uma semana de evolução), especialmente a metilprednisolona, na dose de 2,0 mg/kg/dia, poderia promover uma melhora funcional pulmonar e maior sobrevida, já que eles diminuem o grau de fibrose intersticial pulmonar.

A mortalidade descrita nos pacientes com SDRA varia entre 40 e 60%. São considerados fatores de pior prognóstico a idade, a presença de disfunção hepática e a concomitância de sepse ou disfunção de múltiplos órgãos.

Tabela 42.14 Diagnóstico diferencial entre edema pulmonar e não cardiogênico.[2-4,7,8,11,12,174]

Fator	Edema pulmonar cardiogênico	Edema pulmonar não cardiogênico
Mecanismo	Aumento da pressão hidrostática	Aumento da permeabilidade da membrana alveolocapilar
Pressão capilar pulmonar	Elevada (acima de 18 cmH_2O)	Normal ou baixa (abaixo de 18 cmH_2O)
Gradiente entre a pressão diastólica pulmonar e a pressão capilar	Normal (menor que 5 mmHg)	Elevada (maior que 5 mmHg)
Gradiente entre proteína do fluido intersticial e proteína sérica	Menor ou igual a 0,46	Maior ou igual a 0,72

Adaptada de Bianco ACM, Tratado da Socesp, Cap. 4.

Pneumotórax[130-132,141,159]

Se o espaço pleural é atingido durante a cirurgia, haverá livre comunicação com o espaço pericárdico. Uma pequena abertura no espaço pleural, até pela passagem do fio de aço esternal, pode não ser detectada no intraoperatório. O diagnóstico é realizado geralmente por uma radiografia simples de tórax e um dreno torácico deve ser prontamente posicionado nos pacientes sob ventilação mecânica com pressão positiva, independente de sua proporção.

A possibilidade de pneumotórax deverá ser aventada quando ocorre piora nos parâmetros gasométricos ou instabilidade hemodinâmica, sem uma razão óbvia. Frequentemente, o primeiro sinal é um súbito aumento na pressão de pico inspiratório, indicado por repetidos alarmes no ventilador.

Uma radiografia de tórax deve ser obtida após a remoção dos drenos torácicos. Um pequeno pneumotórax (< 20%) pode ser observado com radiografias seriadas. Contudo, estarão indicadas a aspiração do espaço pleural ou a colocação de um novo dreno, se o pneumotórax exceder 20% ou se o paciente se tornar sintomático.

Derrame pleural[130-132,141,159]

Efusões pleurais são notadas em aproximadamente 60% dos pacientes submetidos à cirurgia cardíaca, sendo mais comuns quando a cavidade pleural é invadida durante a dissecção da artéria torácica interna. A efusão pleural geralmente resulta do acúmulo de sangue e fluido seroso. O desenvolvimento de derrame pleural à direita comumente é decorrente da sobrecarga de volume.

Manter um dreno na cavidade pleural por vários dias após a cirurgia mostrou reduzir a incidência de derrame pleural tardio.[166-167]

Um hemotórax pode se desenvolver no paciente com significativo sangramento mediastinal devido à presença de uma comunicação pleuromediastinal, o que pode ser benéfico em evitar um tamponamento cardíaco. Deve-se suspeitar quando houver instabilidade hemodinâmica, queda no hematócrito, baixas pressões de enchimento irresponsivas à reposição hídrica e aumento nos valores da pressão de pico no ventilador. Uma radiografia de tórax em posição supina pode demonstrar mais opacificação em um lado que do outro, mas o nível e a quantificação do hemotórax podem ser de difícil determinação. A tomografia computadorizada de tórax e o ecocardiograma podem ser úteis nestes casos.[168]

Um grande derrame pleural pode produzir colapso diastólico atrial ou ventricular e sinais de tamponamento cardíaco, mesmo na ausência de derrame pericárdico significativo.[169] Estes achados podem ser confirmados pela ecocardiografia.

A maioria dos pacientes com derrame pleural é assintomática. Contudo, aqueles com doença pulmonar de base podem desenvolver dispneia na presença de derrames pleurais moderados. Nesta situação, indica-se a toracocentese.

A síndrome pós-pericardiotomia pode contribuir para o desenvolvimento de derrames serosos ou serossanguinolentos recorrentes. Inicialmente, deve ser tratada por meio da administração de anti-inflamatórios não hormonais ou esteroides, porém poderá requerer toracocentese para alívio dos sintomas.

Broncoespasmo[131-132,141,159]

Broncoespasmo grave pode produzir dificuldade na ventilação mecânica e problemas hemodinâmicos que podem mimetizar o tamponamento cardíaco. Pode ocorrer em pacientes com ou sem DPOC ou hiperreatividade de vias aéreas. É precipitado por sobrecarga de volume, reação a drogas, transfusões sanguíneas ou uso de betabloqueadores.

Seu tratamento inclui inalação com broncodilatadores (salbuterol com ipatrópio), aminofilina intravenosa (deve ser usada com cuidado, pois, apesar dos seus efeitos broncodilatador e leve diurético, é arritmogênica), adrenalina (excelente broncodilatador) e corticoides (benéficos nos quadros de broncoespasmo refratário, pois aumentam a responsividade das vias aéreas aos β-agonistas).[170]

Lesão do nervo frênico[130-132,141,171]

O nervo frênico também pode ser lesado por tração mecânica, por efeito da solução cardioplégica ou por devascularização durante a dissecção da artéria torácica interna.

Na lesão unilateral, muitos pacientes são oligossintomáticos, porém, quando bilateral, geralmente produz taquipneia, respiração com padrão abdominal e hipercapnia quando retirado o suporte ventilatório mecânico.

Pode ser detectado na radiografia de tórax por elevação da hemicúpula diafragmática, por radioscopia ou fluoroscopia diafragmática.

O tratamento, na maioria das vezes, é clínico e fisioterápico, com boa evolução, e consta da manutenção do suporte ventilatório até recuperação do nervo frênico. A plicatura diafragmática, conduta discutível, pode ser necessária. Se o comprometimento diafragmático for bilateral, o suporte ventilatório mecânico em geral é prolongado, e a recuperação do nervo frênico pode ocorrer tardiamente (até 2 anos).

Hipertensão arterial pulmonar[130-132,141,159]

Definida como um pressão arterial sistólica pulmonar (PSAP) > 35 mmHg. Tem como etiologias as valvulopatias, cardiopatias congênitas, disfunção ventricular esquerda e DPOC.[172]

Pacientes com PSAP > 60 mmHg terão um pior prognóstico no pós-operatório.[173]

A abordagem ventilatória é similar àquela adotada nos pacientes com DPOC. Se houver falência ventricular direita associada, outras medidas terapêuticas devem ser associadas, como o NO por via inalatória, prostaglandina em infusão contínua, suporte inotrópico com dobutamina, hidratação adequada, manter baixos níveis de PEEP, principalmente na presença de insuficiência ventricular direita.

Dificuldade de desmame por debilidade da musculatura respiratória[131-132,141]

Por vezes, não se consegue retirar o paciente do ventilador, ou ele necessita ser reintubado em razão de sinais de fraqueza e fadiga da musculatura respiratória, com manutenção de volume corrente inadequado e taquipneia compensatória. Ocorre com maior frequência em pacientes com estado nutricional comprometido, particularmente naqueles com caquexia cardíaca e com níveis acentuadamente elevados de pressão arterial pulmonar.

Durante a assistência ventilatória, poderão ser exigidos níveis mais elevados de pressão de suporte, a fim de manter o volume corrente e a frequência respiratória adequados. A pressão de suporte deverá ser reduzida gradual e lentamente, por vezes 2 cmH$_2$O a cada 24 horas. Quando se atinge uma pressão de suporte entre 14 e 15 cmH$_2$O, deve-se alternar períodos de CPAP de 10 cmH$_2$O, inicialmente por 15 minutos a cada hora, aumentando gradativamente até períodos de 1 hora. A ventilação com pressão de suporte deverá ser mantida durante o período noturno para evitar fadiga da musculatura respiratória.[174-175]

Quando o paciente estiver respirando em CPAP de 8 a 10 cmH$_2$O por um período de uma hora (no esquema de alternância) e se as condições ventilatórias permanecerem estáveis, poderá ser extubado.

COMPLICAÇÕES NEUROLÓGICAS

Introdução

As complicações neurológicas permanecem como uma importante causa de morbidade e acometem cerca de 3 a 8% dos pacientes submetidos à cirurgia cardíaca. As alterações que ocorrem no sistema nervoso central e periférico podem ser transitórias ou definitivas.[176-177]

A mais grave e temida das complicações é o acidente vascular encefálico (AVE). A encefalopatia metabólica e os distúrbios neuropsicológicos têm uma elevada incidência e, conjuntamente com as crises convulsivas, paraplegia e neuropatia periférica, não devem ser subestimados.

A incidência de complicações neurológicas no pós-operatório pouco se alterou nos últimos anos, apesar de um melhor acompanhamento pré e pós-operatórios e do desenvolvimento de novas técnicas anestésicas, cirúrgicas e de proteção de órgãos.[178-179] Talvez, este fato esteja relacionado com a elevação gradativa e progressiva da faixa etária dos pacientes submetidos à cirurgia cardíaca.[180-182] O problema em questão tem profundas implicações clínicas e financeiras devido a uma hospitalização prolongada, a uma maior utilização de recursos tecnológicos e ao comprometimento inerente na qualidade de vida dos pacientes.[183]

As complicações neurológicas podem ser divididas em dois tipos:

- **Tipo I:** déficit neurológico focal tipo AVE, ataque isquêmico transitório (AIT), coma, encefalopatia anóxica. Este tipo apresenta pior prognóstico.
- **Tipo II:** lesão cerebral difusa com desorientação e deterioração da função intelectual ou memória, geralmente reversível e, portanto, de melhor prognóstico.

Injúria neurológica tipo I

A incidência do AVE do tipo isquêmico é de 3 a 6%, sendo responsável por uma mortalidade pós-operatória de até 21%. O AVE hemorrágico, por sua vez, é bem menos comum.[184]

A isquemia é mais comum em cirurgias com manipulação intracardíaca (por exemplo, cirurgias valvulares), em comparação com a revascularização do miocárdio.[184-185] Estudos demonstram que a etiopatogenia do AVE pós-operatório é multifatorial. As causas consideradas são representadas por: macroembolia de partículas de ateromas aórticos durante o pinçamento e/ou canulação, dissecção da aorta durante a canulação, microembolia pela CEC, doença carotídea obstrutiva, hipoperfusão ou hipofluxo durante a CEC, reaquecimento rápido após hipotermia, tempo de CEC prolongado, trombocitopenia induzida pela heparina, hipercoagubilidade sanguínea, tromboembolismo causado por arritmias cardíacas, próteses valvares mecânicas, átrio esquerdo dilatado, cardiomiopatia dilatada, forame oval patente, vegetações em valvas cardíacas e embolia gasosa, dentre outros.[186]

Há inúmeros fatores que aumentam a chance da ocorrência de eventos[187] (Tabela 42.15). Dentre estes, a doença aterosclerótica da aorta é o mais importante, sendo considerado um fator de risco independente.[186,188] As manobras de pinçamento da aorta e sua incisão para a colocação da CEC predispõem à embolização de placas para o sistema nervoso central (SNC). Portanto, é fundamental a identificação de aterosclerose na aorta, previamente à manipulação cirúrgica, visando à prevenção de embolização e as complicações dela decorrentes. A conduta de palpação da aorta durante o procedimento cirúrgico favorece a fragmentação de placas, devendo ser evitada. Portanto, a realização de ultrassonografia epiaórtica é uma alternativa mais segura e proporciona melhores parâmetros para a determinação do melhor local para a canulação.[189]

Tabela 42.15 Fatores de risco associados com AVE no pós-operatório de cirurgia cardíaca.

Pré-operatórios
■ AVE prévio
■ Idade avançada (> 75 anos)
■ Presença de sopro carotídeo, aterosclerose aórtica
■ *Diabetes mellitus*
■ HAS
■ Doença vascular periférica
■ Disfunção ventricular esquerda grave
■ Cirurgia de revascularização do miocárdio na presença de angina instável ou infarto não Q
■ Leucocitose

Trans e pós-operatórios
■ Uso de balão intra-aórtico
■ Trombo mural no ventrículo esquerdo
■ Abertura de câmaras cardíacas durante cirurgia
■ Tempo de CEC prolongado
■ Hipotensão ou parada cardíaca
■ Fibrilação atrial
■ Embolia gasosa

O diagnóstico de AVE é feito, inicialmente, por suas manifestações clínicas por meio da observação do nível de consciência, padrão sensitivo e motor, integridade dos nervos cranianos e, por vezes, por alterações pupilares. Alguns pacientes podem apresentar manifestações variadas, correspondentes a diversas lesões cerebrais secundárias a múltiplos êmbolos. A tomografia computadorizada do crânio ajuda a definir o diagnóstico quanto ao tipo do AVE (isquêmico ou hemorrágico) e a sua extensão (Figura 42.14). Na fase aguda do AVE isquêmico (até 72 horas), não se tem uma definição precisa por imagem tomográfica[190] e a ressonância magnética do crânio com difusão de raios pode demonstrar a presença de infartos cerebrais mais precocemente (após 3 horas de sua instalação), inclusive nos casos com múltiplos infartos.[190-191] Muitas vezes, pelas condições clínicas insatisfatórias, riscos gerados pelo transporte e não disponibilidade de um aparelho de ressonância magnética, há retardo na realização dos exames radiológicos.

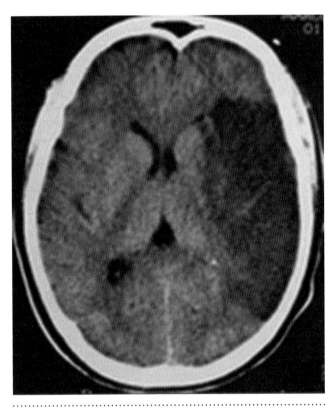

■ **Figura 42.14** Imagem tomográfica de AVE isquêmico em paciente no pós-operatório imediato de cirurgia cardíaca.

O tratamento baseia-se, primordialmente, na manutenção de condições clínicas estáveis, por meio de uma ventilação mecânica adequada (evitando-se hipóxia, hiperóxia, hipercapnia e hipocapnia) e manutenção de condições hemodinâmicas satisfatórias, evitando-se hipertensão arterial sistêmica, arritmias e baixo débito cardíaco. Deve-se estar atento, no sentido de corrigir prontamente, alterações que interferem negativamente no prognóstico neurológico, como distúrbios de coagulação e no metabolismo da glicose, anemia, bem como alterações hidroeletrolíticas e ácido-básicas.

Na presença de hipertensão intracraniana, diuréticos osmóticos, tipo manitol na dosagem de 0,5 mg/kg a cada quatro horas, poderão ser administrados. A corticoterapia não está indicada. A fenitoína por via intravenosa só será utilizada quando da ocorrência de convulsões e não como medida profilática. A antiagregação plaquetária deve ser iniciada tão logo quanto possível.

O tratamento neurocirúrgico, por meio de hemicraniectomia descompressiva, poderá ser necessário no sentido de minimizar as consequências (extensão da isquemia cerebral) de um quadro de hipertensão intracraniana não controlada.[192-193] A necessidade de abordagem neurocirúgica para a drenagem de hematoma intraparenquimatoso com efeito de massa é fundamental e justifica-se pela raridade da ocorrência de AVE hemorrágico no pós-operatório de cirurgia cardíaca.

Injúria neurológica tipo II

Encefalopatia

É o quadro neurológico mais comum no pós-operatório, ocasionado por distúrbios metabólicos e/ou alterações vasculares. Os distúrbios metabólicos mais frequentes são representados pela administração ou abstinência de fármacos (benzodiazepínicos), abstinência alcoólica, hipóxia, insuficiência renal ou hepática, endocrinopatias ou sepse. O estresse cirúrgico gera alterações hidroeletrolíticas e no metabolismo da glicose, que concorrem, também, para a instalação de alterações neurológicas.[194] As alterações vasculares resultam da embolização de pequenas artérias e capilares cerebrais que ocorrem, particularmente, em idosos submetidos a cirurgias com manipulação da aorta, nas cirurgias prolongadas ou que cursem com tempo prolongado de CEC.[176-177,181]

Expressa-se clinicamente por rebaixamento do sensório, agitação psicomotora ou confusão mental – contudo, sem déficit focal evidente ou alteração nos reflexos profundos. O paciente pode apresentar tremores, mioclonias, dificuldade de atenção e *déficit* de memória.

A avaliação inicial direciona-se à farmacocinética de medicamentos utilizados no intraoperatório que poderão ter repercussão no pós-operatório, tanto pela sua meia vida, como pela interação com outros medicamentos. Os pacientes comumente recebem altas doses de opioides, benzodiazepínicos, propofol e halogenados, durante o intraoperatório e o pós-operatório. Estes medicamentos têm uma meia vida de 2 a 4 horas, a qual pode ser prolongada por alguns fatores, como idade avançada, distúrbios metabólicos, insuficiência renal ou hepática. Além disso, outros medicamentos, como os anticolinérgicos, betabloqueadores em altas doses, amiodarona e digoxina, podem ter associação com encefalopatia metabólica.[176-177,181]

O tratamento consta da redução das doses ou suspensão dos medicamentos suspeitos. A administração de naloxone, flumazenil e neostigmina pode reverter o efeito dos opioides, benzodiazepínicos e anticolinérgicos, respectivamente. Entretanto, tais medicamentos aumentam o risco de arritmias e podem causar náuseas, hipertensão arterial sistêmica e convulsões, devendo ser usados com cautela. Deve-se, ainda, corrigir as causas de hipóxia, distúrbios hidroeletrolíticos e do metabolismo da glicose, assim como aqueles secundários a uma insuficiência renal instalada. No caso da síndrome de abstinência (*delirium tremens*), pode-se utilizar haloperidol por via intravenosa, em baixas doses, com boa resposta.

Em relação às causas vasculares, o aperfeiçoamento dos aparelhos de CEC e o uso de filtros arteriais reduziram a incidência dessa complicação.

Delirium, distúrbios neuropsicológicos e distúrbios cognitivos

O *delirium* é definido como uma síndrome de início agudo, caracterizada por transtorno global das funções cognitivas com redução do nível de consciência, desorientação, agitação, anormalidades na atenção, na atividade psicomotora e no ciclo sono-vigília.[195-196] Geralmente é transitório, porém, alterações cognitivas, como perda de memória, diminuição da atenção e da concentração, e alterações de comportamento social, podem permanecer por tempo mais prolongado, até anos após o procedimento cirúrgico.[197] Newman *et al.*[198] estudaram a função cognitiva de 261 pacientes submetidos à revascularização do miocárdio durante 5 anos e encontraram uma incidência de alteração cognitiva em 53% dos pacientes quando da alta hospitalar; em 36%, após 6 semanas; e em 24%, aos 6 meses de pós-operatório. Na avaliação ao quinto ano de seguimento, a incidência de alterações elevou-se, novamente, para 42%, o que relacionou com a progressão da doença aterosclerótica e o hipofluxo cerebral.

Os processos fisiopatológicos envolvidos com essas condições ainda não estão totalmente elucidados, apresentando um caráter multifatorial.[199-200] Uma revisão realizada por Martin *et al.*[201] mostrou que, além de fatores pré-operatórios, como idade, escolaridade e doenças prévias, alguns fatores intraoperatórios e pós-operatórios, como duração do procedimento, pressão arterial e temperatura, também interferem decisivamente na gênese dos distúrbios cognitivos. Microembolizações durante a canulação e pinçamento da aorta, provocando alterações cerebrais difusas, parecem estar fortemente relacionadas com a disfunção cognitiva.[201] Outros autores advogam uma influência genética para justificar esse desfecho pós-cirúrgico.[202-204]

O diagnóstico é eminentemente clínico. Pode ser evidente em alguns casos, porém, em outros, somente uma avaliação neuropsicológica detalhada pode detectar alterações sutis de comportamento, imperceptíveis ao exame clínico rotineiro. Os exames de imagem, na sua quase totalidade, não demonstram alterações.

O tratamento resume-se à redução de estímulos ambientais que possam produzir dor, medo ou ansiedade, como cateteres, tubos e, na medida do possível, a não manutenção do paciente em ambiente de terapia intensiva. Além disso, é importante o apoio psicológico e familiar e o respeito ao ciclo sono-vigília. Deve-se evitar, ao máximo, o uso de benzodiazepínicos e opioides. O haloperidol pode ser utilizado em doses baixas, porém, em altas doses, pode potencializar o delírio.

A abordagem preventiva desses distúrbios deve ser realizada no pré-operatório avaliando os fatores de riscos; no intraoperatório, utilizando-se medicamentos com menos efeitos colaterais e técnicas cirúrgicas mais adequadas no sentido de reduzir a possibilidade de microembolizações;

e no pós-operatório por meio do controle metabólico e ambiental.

Outras complicações neurológicas

Convulsão

Ocorre em menos de 1% dos pacientes submetidos à cirurgia cardíaca. Manifesta-se, geralmente, no pós-operatório imediato, podendo ser focal ou generalizada, isolada ou associada à outra complicação. Alguns pacientes desenvolvem estado de mal epiléptico.[205]

As causas mais prevalentes são alterações metabólicas, níveis inadequados de anticonvulsivantes em pacientes previamente epilépticos, abstinência ao álcool e lesões cerebrais focais.

A conduta é similar àquela dispensada aos pacientes não cirúrgicos. Durante a crise, administra-se um benzodiazepínico (diazepam), por via intravenosa, na dose de 10 mg em *bolus*, que poderá ser repetida, se necessário, até a cessação da crise. Se não houver melhora, administra-se dose de ataque de fenitoína (15 a 20 mg/kg em 30 minutos), seguida de manutenção (5 a 10 mg/kg/dia). Em pacientes cardiopatas, a fenitoína, nestas doses, pode acarretar um problema adicional pelo risco potencial da ocorrência de arritmias.

Evolutivamente, indica-se a realização de um eletroencefalograma (controle da atividade elétrica cerebral) e de uma tomografia computadorizada de crânio para se avaliar prováveis lesões.[177,181]

Neuropatia periférica

As lesões de plexo braquial incidem em 2 a 18%. São resultantes de retração excessiva do manúbrio esternal durante a esternotomia mediana ou posição inadequada dos membros superiores durante a toracotomia lateral. Manifesta-se, normalmente, como monoparesia de um dos membros superiores. A presença de dor no membro, reflexos profundos diminuídos e ausência de outros *déficits* motores, cognitivos e/ou de nervos cranianos excluem, praticamente, um processo de origem central. A avaliação pode ser complementada por uma tomografia computadorizada, no sentido de descartar uma causa central e, na persistência de dúvida, indica-se uma eletroneuromiografia. Geralmente, a lesão tem boa evolução clínica e seu tratamento é conservador, com fisioterapia para reabilitação e sem medicação específica. Na ocorrência de dor do tipo neurítica, indica-se carbamazepina ou gabapentina para seu controle.[206-207]

Paraplegia

Paraplegia por isquemia da medula espinhal pode ocorrer em 26% dos pacientes submetidos à correção de aneurisma de aorta torácica e em uma frequência menor naqueles submetidos à cirurgia para correção de aneurismas de aorta abdominal, a procedimentos endovasculares ou após cirurgia cardíaca, sem intervenções na aorta. Sua etiologia envolve isquemia medular decorrente da interrupção, temporária ou permanente, do suprimento sanguíneo pela artéria de Adamkiewicz e/ou de ramos radiculares torácicos. O diagnóstico da isquemia medular é clínico, confirmado por ressonância nuclear magnética, e as possibilidades terapêuticas se limitam à fisioterapia motora. Algumas medidas profiláticas podem ser adotadas como: resfriamento da medula espinhal por meio de cateteres epidurais, drenagem de liquor por meio de punção lombar e CEC hipotérmica.[208]

ISQUEMIA MIOCÁRDICA PERIOPERATÓRIA

Introdução

A isquemia miocárdica pode ser tanto transitória quanto irreversível, levando ao infarto agudo do miocárdio (IAM), e pode ocorrer durante ou após a cirurgia cardíaca. Essa complicação está mais frequentemente associada à cirurgia de revascularização miocárdica (CRM). Em torno de 40% das CRM apresentam algum grau de isquemia miocárdica, ocorrendo principalmente dentro das primeiras 6 horas após o seu término.[209-210] A incidência de infarto perioperatório em CRM varia de 5 a 15%,[211-213] e essa variação pode ser explicada pela inexistência de um exame-padrão ouro para o diagnóstico, na situação específica de infarto do miocárdio após cirurgia cardíaca. Utiliza-se como método diagnóstico o ECG, o ecocardiograma (ECO) e os níveis de creatinoquinase (CK) e sua isoforma MB (CK-MB) e troponina, conforme estabelecido pela literatura mundial. Entretanto, podem ocorrer alterações eletrocardiográficas e elevação de enzimas cardíacas no período pós-operatório, mesmo naqueles pacientes que não apresentaram isquemia miocárdica.[211]

Fisiopatologia

A isquemia miocárdica perioperatória pode ocorrer por três mecanismos distintos:

- **Oclusão aguda dos enxertos ou de outros vasos:**[214] inclui enxerto tecnicamente inadequado, oclusão de enxerto por leito distal desfavorável, oclusão de enxerto da artéria torácica interna por trombose aguda, embolia coronária (ateroembolia, mais comum em troca valvar), embolia gasosa, espasmo da artéria torácica interna ou de vasos não enxertados,[215] compressão por prótese, sutura acidental de vasos.
- **Desbalanço entre oferta e demanda de oxigênio:** hipertrofia ventricular esquerda, hipotensão arterial sistêmica e/ou choque prolongado no intraoperatório, taquicardia, HAS ou distensão ventricular durante indução anestésica, levando à isquemia prolongada.[216]
- **Miocárdio "atordoado":** retorno lento da função miocárdica devido à disfunção contrátil que ocorre após um período de isquemia e reperfusão (CEC).[217]

Fatores de risco

Há vários fatores pré, intra e pós-operatórios que predispõem ao aparecimento da isquemia perioperatória.[218-219] Estes fatores estão descritos na Tabela 42.16.

Tabela 42.16 Fatores pré, intra e pós-operatórios que predispõem ao aparecimento da isquemia perioperatória.

Pré-operatórios

- Presença de angina instável e infarto do miocárdio recente
- Doença em tronco da artéria coronária esquerda
- Doença coronariana triarterial
- Ausência de circulação colateral
- *Diabetes mellitus*
- Disfunção ventricular esquerda
- Reoperação
- Tabagismo
- Sexo feminino

Intraoperatórios

- Duração da cirurgia e tempo de clampeamento da aorta
- Solução cardioplégica utilizada
- Endarterectomia coronária
- Taquicardia e fibrilação ventricular durante reperfusão
- Revascularização do miocárdio incompleta
- Instabilidade hemodinâmica

Pós-operatórios

- Hipertensão arterial sistêmica
- Hipotensão arterial sistêmica
- Taquicardia

Diagnóstico

O IAM perioperatório pode ser de difícil diagnóstico, não havendo consenso na literatura. A Terceira Definição Universal de Infarto[220] sugeriu, por convenção arbitrária, que o diagnóstico de IAM perioperatório pode ser dado quando os valores de troponina estiverem acima de 10x o percentil 99 de referência nas primeiras 48 horas após a cirurgia, partindo do valor de troponina prévia normal, associado a (1) novas ondas Q patológicas ou novo BRE, ou (2) oclusão documentada do enxerto ou nova oclusão da artéria coronária nativa, ou (3) de exames de imagem com nova perda de miocárdio viável ou nova anormalidade regional na contração miocárdica, para que se defina o diagnóstico de infarto agudo do miocárdio pós-cirurgia de revascularização (Tipo 5). Por isso, é importante a avaliação dos aspectos clínicos associados a exames complementares como ECG, ecoardiograma, biomarcadores, cintilografia miocárdica e cineangiocoronariografia, que serão comentados a seguir.

Aspectos clínicos

A avaliação clínica para o diagnóstico de IAM no pós-operatório imediato de cirurgia cardíaca não é possível na maioria dos casos. Isso porque a dor torácica é uma constante envolvendo as regiões anterior do tórax e epigástrio decorrente da esternotomia mediana, drenos mediastinais e pleurais, e pericardite. A imobilização prolongada pode causar dor em região dorsal e cervical, e a intubação orotraqueal pode causar dor em região mandibular. A dispneia pode ser decorrente de congestão venocapilar, secreções de vias aéreas superiores, atelectasias pulmonares, derrame pleural, pneumotórax e presença dos drenos pleurais e mediastinal.

A diaforese ocorre secundária à hipoglicemia, hipoxia, hipotensão arterial, dor intensa, náuseas e vômitos. As alterações clínicas mais comuns do IAM perioperatório são a instabilidade hemodinâmica e/ou a presença de arritmia ventricular grave. Na presença dessas alterações, deve-se avaliar cuidadosamente o paciente para excluir esse diagnóstico.

Eletrocardiograma

O ECG constitui uma importante arma diagnóstica, rápida e facilmente obtida para o diagnóstico de IAM perioperatório. Deve ser realizado imediatamente após a chegada do paciente na UTI e comparado com o ECG pré-operatório para a identificação de alterações isquêmicas agudas. A presença de onda Q patológica nova e persistente, bem como as alterações do segmento ST (infra ou supradesnivelamento do segmento ST e inversão da onda T) constituem importantes critérios para o diagnóstico de IAM após cirurgia cardíaca[221] (Figura 42.15). Estabelecida a suspeita de IAM perioperatório, o ECG deve ser repetido quando as medidas terapêuticas para isquemia já tiverem sido iniciadas para avaliar a persistência das alterações, já que estas só têm significado de isquemia quando permanentes. Deve-se repetir o ECG a cada 24 horas até o quinto dia de pós-operatório.

É importante observar que existem outras causas de alterações eletrocardiográficas além da isquemia. Alterações do segmento ST, como supra ou infradesnivelamento, podem ocorrer nas seguintes situações: distúrbios hidroeletrolíticos, hipovolemia, hipertensão arterial sistêmica e hemorragia intracraniana.[222] Nestes casos, as alterações costumam ser reversíveis. Espinosa et al.[223] avaliaram 37 pacientes submetidos à revascularização do miocárdio isolada ou associada a outros procedimentos e observaram que a onda Q pode ser transitória, secundária a distúrbio metabólico grave, após clampeamento aórtico, no início da CEC e durante a estimulação atrial com marca-passo, o que foi confirmado também em outros estudos.[224-225] A elevação do segmento ST maior ou igual a 0,1 mV em duas ou mais derivações contíguas no pós-operatório deve ser avaliada criteriosamente, pois pode ser decorrente da revascularização de uma área inativa prévia, de aneurismectomia isolada ou associada, de pericardite, ou de espasmo de um enxerto arterial ou de uma artéria coronária nativa.[226] Em alguns casos, o supradesnivelamento de ST pode ser decorrente do próprio procedimento cirúrgico, sem relação com isquemia, e nesses casos não está associado com aumento da morbidade e da mortalidade pós-operatória.[227] Bloqueios de ramo direito e esquerdo podem também ocorrer nas cirurgias de trocas valvares sem necessariamente significar isquemia miocárdica.[223] As alterações da repolarização ventricular são pouco específicas para o diagnóstico de IAM perioperatório. Nesses casos, a presença de instabilidade hemodinâmica ou de elevação enzimática muito acima do valor de referência pode sugerir a presença dessa complicação. Exames mais sofisticados, como a cintilografia miocárdica ou o estudo ecocardiográfico, poderão confirmar o diagnóstico de áreas menores de lesão miocárdica.[226]

Deve-se também ficar atento para o fato de que em 20% dos pacientes com IAM pós-operatório não há surgimento de onda Q. O ECG não é tão sensível quanto as enzimas para o diagnóstico de IAM perioperatório, mas a presença de onda Q permanente é, do ponto de vista prático, 100%

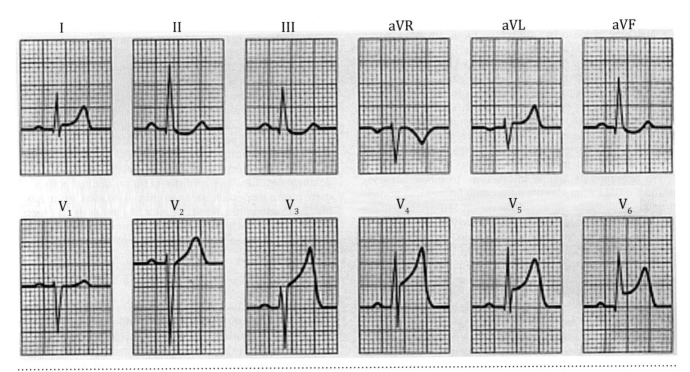

■ **Figura 42.15** Infarto agudo do miocárdio em parede anterolateral no pós-operatório de revascularização miocárdica devido à oclusão de enxerto de artéria torácica interna para artéria descendente anterior.

diagnóstico. Pacientes que apresentam IAM diagnosticado por nova onda Q têm mortalidade maior que aqueles apenas com elevação enzimática.[228]

Marcadores bioquímicos de lesão miocárdica

O diagnóstico de IAM após cirurgia cardíaca com a utilização dos marcadores de lesão miocárdica é limitado, pois praticamente todos os pacientes apresentam algum grau de elevação de seus níveis decorrentes do próprio procedimento cirúrgico (Tabela 42.17).

Tabela 42.17 Principais enzimas utilizadas no diagnóstico de IAM no pós-operatório de cirurgia cardíaca.

Enzima	Início aumento	Pico	Queda
CKMB	4 a 6h	18 a 24h	48 a 72h
Troponina	4 a 8h	36 a 72 h	5 a 14 dias

Creatinoquinase e suas isoenzimas

A CPK é uma enzima que catalisa a transferência de fosfato de alta energia da molécula do trifosfato de adenosina para produzir a creatina fosfato. Embora sensível para o diagnóstico de lesão muscular, não é específica para o diagnóstico de lesão miocárdica. Sua isoenzima CK-MB, embora considerada padrão para o diagnóstico de IAM, também apresenta limitações decorrentes de sua presença na musculatura periférica.

A maioria dos pacientes submetidos à cirurgia cardíaca apresenta elevação dos níveis de CK-MB entre 6 e 8 horas, normalizando-se entre 2 e 3 dias, enquanto a CPK atinge seu pico em torno de 21 horas, normalizando-se em 5 dias.[229] Vários fatores anatômicos ou relacionados ao procedimento cirúrgico interferem com os níveis de CK-MB, bem como o uso de certos medicamentos, como nitratos de curta ação, utilizados no período pré-operatório, que podem determinar elevação importante de níveis de CK-MB talvez por seu efeito deletério na proteção miocárdica durante a cirurgia.[230] A própria toracotomia pode liberar a CPK do músculo esquelético, que contém de 1 a 3% da CK-MB. Além disso, a CK-MB está presente no miocárdio ventricular e atrial e canulação atrial; a manipulação cardíaca direta, a pericardite e a miocardite pós-operatória podem liberar esse marcador.[231]

A presença de angina instável, de trombos, a angiografia e o DM foram identificados como fatores que podem atenuar a elevação da atividade da CK-MB após cirurgia cardíaca devido ao pré-condicionamento isquêmico.[232-235]

Não obstante essas variáveis, níveis de CK-MB cinco vezes acima do normal foram considerados preditores independentes de eventos cardíacos no pós-operatório de cirurgia cardíaca.[236] Por isso, alguns serviços preconizam dosagem rotineira desta enzima no pós-operatório de revascularização miocárdica e mesmo nas trocas valvares. No entanto, em outros serviços, como no Instituto Dante Pazzanese de Cardiologia, esta conduta não é adotada de rotina pelo grande número de falsos positivos justificados pelos motivos que foram descritos anteriormente. Nesse serviço, a dosagem enzimática só é realizada quando há alguma suspeita de IAM perioperatório.

Troponina I e T

Nos últimos anos, a introdução da troponina tornou mais rápido e preciso o diagnóstico dos eventos cardiológicos. Apesar de novas ondas Q no ECG ou novos segmentos acinéticos ou discinéticos sugerirem infarto transmural, pequenas lesões miocárdicas não são reconhecidas, a menos que a troponina seja dosada, devido a sua alta sensibilidade e especificidade.[237] A troponina, quando comparada ao ECG e à dosagem de CK-MB, é a melhor preditora de injúria miocárdica significativa após cirurgia cardíaca.[238]

Como já documentado na literatura, os níveis da troponina, seja ela I ou T, se elevam no primeiro dia de pós-operatório da CRM, mesmo que não haja evento isquêmico associado.[239] O seu pico ocorre entre 6 e 8 horas após a interrupção do pinçamento da aorta.[240] Porém, níveis de troponina muito elevados podem ser sugestivos de isquemia miocárdica. Uma publicação recente da Revista Brasileira de Cirurgia Cardiovascular[241] refere que a chance de um paciente com IAM pós-operatório apresentar troponina I igual ou superior a 6,1 ng/mL é 50 vezes maior que a de um paciente que não infartou apresentar troponina acima desse nível.

A identificação de um valor de corte para a troponina I é de fundamental importância, pois se torna mais uma ferramenta para o diagnóstico do IAM pós-operatório, o que tem um impacto negativo grande para a recuperação pós-cirúrgica dos pacientes.[239] Vários autores já relataram diferentes pontos de corte e diferentes níveis de sensibilidade e especificidade para valores de troponina, como diagnósticos de IAM perioperatório. Utilizando o mesmo método enzimático, Martinez *et al.*[242] encontraram um ponto de corte diagnóstico de troponina I em valores de > 12 ng/mL 10 horas após a retirada da pinça aórtica; Bonnefoy *et al,*[243] valores de > 10 ng/mL; Alyanakian *et al.*[244] cifras de > 15 ng/mL; Gensini *et al,*[245] > 9,2 ng/mL após 12 horas; e Sadony *et al,*[246] > 11,6 ng/mL após 24 horas de retirada da pinça aórtica. No estudo de Nascente *et al,*[247] a determinação da troponina I na décima-segunda hora após a retirada da pinça aórtica com valores de 9,15 ng/mL obteve a melhor relação de sensibilidade e especificidade para o diagnóstico de IAM.

Com base nas várias publicações já realizadas, a presença de níveis séricos elevados de troponina na ordem de 10 a 20 vezes acima dos valores normais é altamente sugestiva de IAM perioperatório.[248] Porém, o valor ideal de corte das troponinas para o diagnóstico de IAM ainda não está bem estabelecido, tornando-se necessária a realização de outros estudos que confirmem ou validem os pontos de corte para a troponina para sua aplicabilidade clínica. A definição atualmente adotada de elevação maior que 10 vezes o valor normal de referência, como estipulada pela Terceira Definição Universal de Infarto,[220] é baseada em consenso de especialistas.

Ecocardiograma

O ECO transtorácico, se necessário o transesofágico, realizado à beira do leito, é fundamental para o diagnóstico de IAM perioperatório, quando as alterações do ECG e as enzimas cardíacas não forem suficientes para estabelecer o diagnóstico. A presença de novas alterações de contratilidade regional das paredes miocárdicas representa um dos critérios para o diagnóstico de IAM perioperatório, sendo importante sempre a comparação do ECO obtido na UTI com o pré-operatório para avaliar *déficits* de contração prévios à cirurgia.[221]

Em casos de suspeita de IAM perioperatório, o ECO é importante não só para o diagnóstico mas também para a avaliação da função ventricular residual, a fim de auxiliar na terapêutica, na estratificação de risco e determinação de prognóstico dos pacientes.

Cintilografia do miocárdio

Originalmente desenvolvidas para o diagnóstico de IAM espontâneo, algumas técnicas de medicina nuclear foram avaliadas no diagnóstico do infarto perioperatório. A cintilografia com pirofosfato de tecnécio foi a mais estudada. Apresenta uma sensibilidade elevada para o diagnóstico de IAM quando realizada após 24 horas até o quinto dia do início do infarto. Vários estudos[249-250] que avaliaram o papel da cintilografia com pirofosfato de tecnécio para o diagnóstico de infarto perioperatório, em relação ao eletrocardiograma e à elevação enzimática, mostram que a incidência de IAM é significativamente maior quando se utiliza esse exame, isso porque a cintilografia pode detectar pequenas áreas de necrose, que não são suficientes para provocarem alterações eletrocardiográficas e enzimáticas.

Sua limitação no pós-operatório de cirurgia cardíaca é a necessidade de remoção do paciente da unidade de pós-operatório para a realização do exame, o que dificulta o diagnóstico precoce. Outro aspecto importante é a necessidade de análise comparativa com um exame prévio, pois a presença de áreas de calcificação em válvulas e aneurismas calcificados pode apresentar uma imagem positiva na ausência de lesão aguda. Isso inviabiliza ainda mais o seu uso no pós-operatório de cirurgia cardíaca, já que é praticamente impossível realizar o estudo pré e pós-operatório em todos os pacientes. Portanto, é um exame pouco utilizado no pós-operatório de cirurgia cardíaca.[251]

Cinecoronariografia

O estudo hemodinâmico pode estar indicado na presença de IAM perioperatório e instabilidade hemodinâmica. Pacientes com isquemia miocárdica confirmada pela elevação do segmento ST, em duas ou mais derivações no ECG e alterações novas de contratilidade regional miocárdica ao ECO transtorácico, que evoluem com síndrome de baixo débito, arritmia de difícil controle ou necessidade de suporte circulatório mecânico (BIA, apresentam indicação imediata de cinecoronariografia de urgência.[222] Os pacientes estáveis podem ser tratados clinicamente, porém, podem se beneficiar da cinecoronariografia precoce que permite um diagnóstico preciso com possibilidade de reintervenção (angioplastia ou reoperação) e preservação miocárdica. Nos pacientes submetidos a cateterismo cardíaco, podem ser encontradas as seguintes alterações: oclusão de enxertos, anastomoses incorretas, espasmos dos enxertos, oclusão de leitos distais anteriormente ruins e lesões residuais devido à revascularização incompleta.[252]

Conduta na isquemia perioperatória

A presença de supradesnivelamento do segmento ST no ECG de admissão é avaliada cuidadosamente para ex-cluir as possíveis causas de supradesnivelamento. Na suspeita de IAM, discute-se com o cirurgião a necessidade de cinecoronariografia para avaliar a qualidade do leito arterial coronário. Em presença de leito coronário de boa qualidade, encaminha-se o paciente para o laboratório de hemodinâmica para tratamento. Na impossibilidade de tratamento, o paciente é encaminhado para reoperação. Nos casos de leito arterial de má qualidade, trata-se o paciente clinicamente com nitrato, betabloqueador, aspirina, antiarrítmicos, vasopressores e suporte circulatório mecânico, quando necessário.[226] Para pacientes com instabilidade hemodinâmica importante, recomenda-se passagem de cateter de Swan-Ganz para melhor monitorização da pré e pós-carga e do débito cardíaco.

Prognóstico

O significado clínico do IAM perioperatório ainda não está completamente estabelecido. A literatura sugere que os pacientes com IAM perioperatório tenham pior evolução e maior frequência de eventos cardíacos, em um período de 2 anos e meio após a cirurgia, em comparação com aqueles que não tiveram esse diagnóstico. A presença de IAM perioperatório parece ser um importante preditor de eventos cardiovasculares após cirurgia cardíaca, mesmo considerando-se as diferenças clínicas dos pacientes, como função ventricular prévia, extensão da doença coronariana, extensão do procedimento cirúrgico e função ventricular no período pós-operatório.[253]

HIPERTENSÃO ARTERIAL SISTÊMICA

Introdução

A HAS é comum no pós-operatório de cirurgia cardíaca, manifestando-se em até 80% dos pacientes.[254] É definida como PAS maior ou igual a 140 mmHg ou pressão arterial média maior ou igual a 110 mmHg.[255]

Etiologia

Vários fatores estão envolvidos na etiologia da HAS no pós-operatório de cirurgia cardíaca, como:[254-256]

- Atividade simpática aumentada: devido a níveis elevados de catecolaminas, renina-angiotensina e vasopressina, associados com o estresse cirúrgico;
- Vasoconstricção causada por hipotermia, baixo DC e hipovolemia;
- Uso prévio de betabloqueadores (rebote);
- HAS prévia;
- Cirurgia de aorta ou valva aórtica;
- Febre, ansiedade, dor, recuperação pós-anestésica, uso de tubo orotraqueal e sua manipulação;
- Alterações metabólicas: hipóxia, hipercarbia, acidose e hiperglicemia;
- Hipertrofia de ventrículo esquerdo e fração de ejeção maior que 60%.

Tratamento

O tratamento deve ser instituído rapidamente, pois a manutenção do paciente hipertenso relaciona-se com outras complicações, como AVE, maior ocorrência de sangramento em locais de sutura, disfunção ventricular, isquemia miocárdica e arritmias. A PAS deve ser mantida entre 100 e 140 mmHg, e a PAM em torno de 90 mmHg. Nas cirurgias de aorta, devem ser mantidas em níveis menores, com PAM entre 70 e 80 mmHg, para proteção das anastomoses.[256] O objetivo do controle tensional é reduzir a demanda miocárdica de oxigênio sem, contudo, comprometer a pressão de perfusão miocárdica.

As principais medidas implementadas são:[257-258]

- Manter oxigenação e ventilação satisfatórias;
- Otimizar a volemia, pois a hipovolemia provoca hipertensão reativa;
- **Sedação:** benzodiazepínico (midazolam 2,5 a 5,0 mg endovenoso) para pacientes que não apresentam condições clínicas para o desmame da ventilação mecânica; ou dexmedetomidina (0,2 a 0,4 µg/kg/h), para reduzir a ansiedade naqueles que apresentam condições para o seu desmame;
- **Analgesia:** morfina (2,5 a 5,0 mg endovenoso) preferencialmente, ou meperidina (25 a 50 mg endovenoso);
- Vasodilatadores endovenosos (nitroprussiato de sódio ou nitroglicerina);
- **Anti-hipertensivos via enteral:** após extubação e na vigência de maior estabilidade, visando o desmame dos medicamentos endovenosos.

Vasodilatadores endovenosos

Nitroprussiato de sódio

Atua no relaxamento da musculatura lisa vascular, reduz a RVS e RVP, provoca venodilatação com consequente redução na pré-carga e na pressão de enchimento do ventrículo esquerdo, resultando em um melhor desempenho ventricular. Deve ser administrado somente após normalização da volemia, para não provocar queda do DC devido a uma pré-carga inadequada.

A ocorrência de taquicardia reflexa traduz hipovolemia e aumenta a demanda miocárdica de oxigênio. Seu início de ação é rápido, em segundos, diminuindo rapidamente os níveis tensionais, e seus efeitos cessam em 1 a 2 minutos após a interrupção de sua infusão. Os pacientes sob seu uso necessitam de uma monitoração contínua e rigorosa.[259]

A dose preconizada é de 0,1 a 10 µg/kg/min. Dilui-se uma ampola (50 mg) em 250 mL de soro fisiológico ou glicosado. O frasco deve estar protegido da luz devido a sua fotossensibilidade.

Pode potencializar quadros de isquemia miocárdica, pois provoca dilatação de vasos de resistência na circulação coronariana e, assim, produzir roubo de fluxo. Por isso, sua administração deve ser evitada na evidência de miocárdio isquêmico. Quando empregado em doses elevadas (> 8,0 mg/kg/min.) e por períodos prolongados, particularmente na presença de disfunção hepática ou renal, pode levar à intoxicação por seus metabólitos (cianeto e tiocianato), que se manifesta por acidose metabólica persistente. O tratamento da intoxicação por cianeto é feito por meio da administração de bicarbonato de sódio (1,0 mEq/kg) e de hidroxicobalamina.

Nitroglicerina

Provoca venodilatação com consequente redução da pressão arterial, pré-carga, das pressões de enchimento, do volume sistólico e do DC. Deve ser evitada em situações de hipovolemia por intensificar a diminuição do DC e induzir taquicardia reflexa. Possui efeito vasodilatador coronariano (vasos de condutância) e melhora o fluxo para o subendocárdio e para as áreas isquêmicas. Não provoca roubo de fluxo coronário e, por isso, sua administração é preferida nos pacientes com coronariopatia isquêmica.[259] Tem como inconveniente, ser um fraco vasodilatador arterial, efeito só obtido por meio da administração de altas doses (> 200 µg/min.), raramente usadas na prática clínica.

A dose utilizada é de 0,1 a 10 µg/kg/min. e diluída do mesmo modo que o nitroprussiato.

Em altas doses, por meio de sua metabolização hepática, pode levar a metaemoglobinemia, cujo tratamento é realizado com a administração de azul de metileno a 1%, por via intravenosa (1,0 mg/kg).

Anti-hipertensivos de uso oral

Inibidores da enzima conversora de angiotensina (iECA)

Provocam vasodilatação arterial e venosa, sem causar aumento reflexo da FC. Reduzem a pré e pós-carga e diminuem a demanda miocárdica de oxigênio. Dentre os iECA, a medicação de primeira escolha é o captopril devido a sua menor meia-vida. Está contraindicado em pacientes com insuficiência renal aguda.

Bloqueadores de canal de cálcio

Agem no relaxamento da musculatura lisa vascular, produzem vasodilatação arterial periférica e diminuição da pós-carga. Provocam vasodilatação coronariana, porém alguns apresentam efeito inotrópico e cronotrópico negativos. A anlodipina é o medicamento de primeira escolha por não possuir efeito inotrópico negativo. O diltiazem, por seu efeito antiespástico, é muito utilizado em pacientes revascularizados com enxertos de artéria radial, porém tem como desvantagens o seu efeito inotrópico negativo e a possibilidade de indução de bloqueios ao nível do nó atrioventricular.

Vasodilatadores

A hidralazina é um vasodilatador arteriolar direto que diminui a RVS e a pressão arterial. Por causar taquicardia reflexa, seu uso deve ser evitado em pacientes coronariopatas e, naqueles em pós-operatório de cirurgia de aorta. Em pacientes com hipertensão refratária e, sobretudo, naqueles com insuficiência renal aguda, representa uma opção terapêutica.

Betabloqueadores

Provocam queda da pressão arterial pelo seu poder inotrópico e cronotrópico negativo. Reduzem a contratilidade, o volume sistólico e o DC, e, atuam no nó sinusal provocando queda na FC. Provocam bloqueio simpático e supressão do sistema renina-angiotensina. Tais medicamentos devem ser utilizados com cautela nos pacientes com função ventricular e FC limítrofes.

ARRITMIAS

Introdução

As arritmias cardíacas são relativamente comuns no pós-operatório de cirurgia cardíaca e acometem entre 20 e 50% dos pacientes.[260-261] Incidem em 11 e 40% dos pacientes submetidos à CRM, 40 e 50% das correções valvares e em até 60% dos procedimentos associados.[262] Apresentam-se como bradiarritmias ou taquiarritmias, e são causas potenciais de prolongamento no tempo de internação hospitalar, devido à instabilidade hemodinâmica, insuficiência cardíaca, choque cardiogênico e complicações tromboembólicas. Portanto, além de um incremento na morbidade e na mortalidade têm, também, implicações econômicas com aumento nos custos hospitalares.

Dentre as arritmias supraventriculares, a fibrilação atrial (FA) é a que apresenta maior incidência no pós-operatório de cirurgia cardíaca. Embora o *flutter* e a taquicardia atrial tenham mecanismos de origem similares aos da FA, são menos comuns. As extrassístoles ventriculares isoladas são muito frequentes e não oferecem risco potencial, salvo se evoluírem para arritmias mais complexas, como episódios de taquicardia ventricular. A taquicardia e a fibrilação ventriculares são raras e, frequentemente, relacionam-se com a cardiopatia preexistente (insuficiência coronariana ou valvopatia). A taquicardia juncional não paroxística é mais comum no pós-operatório de cardiopatias congênitas. As bradiarritmias, por sua vez, ocorrem com mais frequência nas cirurgias valvares.[263]

Etiologia

As arritmias no pós-operatório têm sua etiologia ligada aos fatores descritos a seguir:[264]

- **Cardíacos:** miocardiopatia e presença de arritmias prévias, isquemia aguda, má proteção miocárdica e pericardite;
- **Respiratórios:** hipoxemia, hipercapnia e pneumotórax;
- **Distúrbios metabólicos:** hipocalemia, hipercalemia, hipomagnesemia, hipo ou hipertermia, anemia, hipovolemia e acidose;
- **Estímulos mecânicos:** presença de cateteres intracardíaco e trauma cirúrgico (átrio e ventriculotomia, manipulação cirúrgica próximo ao sistema de condução);
- **Efeito de medicamentos:** digital, medicamentos vasoativos e aminofilina;
- **Estímulos adrenérgicos:** ansiedade e dor.

Bradiarritmias

Os distúrbios de condução e bloqueios atrioventriculares (BAV) podem ocorrer no pós-operatório de cirurgia cardíaca. As bradiarritmias incidem com mais frequência nas cirurgias valvares que na CRM, fato justificado pela proximidade do sistema de condução às valvas mitral e aórtica. A incidência de BAV total é, segundo Moore *et al.*,[265] de 4% para troca de valva aórtica e de 1% para troca de valva mitral. Os bloqueios cardíacos têm sua etiologia ligada a uma gama de fatores, como distúrbios metabólicos, efeito residual da cardioplegia, edema, reação inflamatória, hemorragia junto ao tecido de condução, anóxia, suporte terapêutico medicamentoso e, finalmente, à lesão iatrogênica do tecido de condução e a fibrose.[266] Goldman *et al.*[266] descrevem como fatores predisponentes do BAV no pós-operatório a presença de distúrbios de condução pré-operatórios, idade avançada (acima de 51 anos), calcificação intensa do anel aórtico, intervenção valvar tricuspídea e proteção miocárdica ineficiente (Figura 42.16).

A estimulação cardíaca artificial temporária frequentemente faz-se necessária na presença de BAV de alto grau. É feita por meio de eletrodos epicárdicos inseridos no ato cirúrgico.[267] O bloqueio poderá apresentar caráter temporário ou definitivo. Cerca de 50% dos BAV de alto grau temporários no pós-operatório de cirurgia cardíaca revertem ao ritmo sinusal entre 2 e 4 semanas,[268] e não existem critérios definidos que permitam prever a sua reversão ou não.[269] O Departamento de Estimulação Cardíaca Artificial da Sociedade Brasileira de Cirurgia Cardiovascular (DECA-SBCCV) orienta o implante de MP definitivo nos casos em que o bloqueio perdure por período superior a 15 dias e se acompanhe de ritmo de escape infranodal (classe I) ou nodal (classe II),[270] visto que, antes de transcorrido este período, o edema local e o comprometimento do sistema de condução podem ser reversíveis (Figura 42.17).

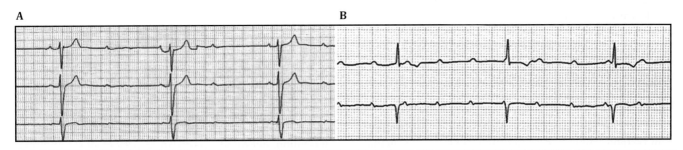

■ **Figura 42.16 (A)** ECG com BAV 2:1 em paciente com 55 anos no PO imediato de troca de valva mitral; **(B)** ECG com BAVT em paciente, 60 anos, no PO imediato de troca de valva aórtica.

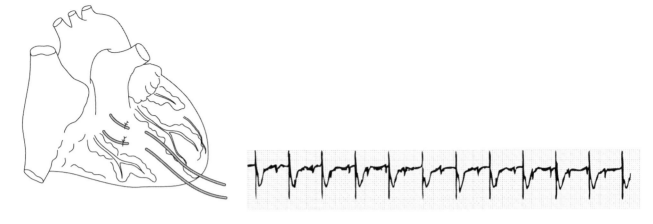

■ **Figura 42.17** Eletrodos de marca-passo epicárdicos e imagem de ECG com eletrodo atrial e ventricular em paciente no pós-operatório de cirurgia cardíaca.

Taquiarritmias

Fibrilação atrial

Introdução

Não obstante o aprimoramento das técnicas cirúrgicas e de cardioproteção, a FA continua a ter alta prevalência no pós-operatório de cirurgia cardíaca, sendo a arritmia mais frequente.[271-272] Sua incidência vem aumentando, e correlaciona-se principalmente com a idade e não com fatores técnicos propriamente ditos. Ocorre predominantemente nos primeiros 5 dias de pós-operatório, com pico entre 24 e 72 horas e, infrequentemente, aparece após a primeira semana de evolução.[273] Na maioria das vezes, tem um curso benigno, sendo excepcional a ocorrência de instabilidade hemodinâmica e fenômenos embólicos. Prolonga o tempo de permanência em UTI e, como consequência, o tempo de internação hospitalar.[271,274] Ocorre em aproximadamente 30% das CRM e em cerca de 60% das cirurgias valvares.[275] Os fatores de risco relacionados com sua ocorrência são: idade avançada, sexo masculino, FA prévia, insuficiência cardíaca, suspensão do uso de betabloqueador, dentre outros. Embora haja controvérsia na literatura, a utilização da CEC poderia estar associada a uma maior incidência de FA no pós-operatório.[276-277]

Vários estudos procuram estabelecer fatores de risco que permitam estratificar qual o potencial arritmogênico e identificar os pacientes mais vulneráveis. Além disso, busca-se avaliar estratégias profiláticas, farmacológicas e não farmacológicas, que diminuam a incidência dessa arritmia e suas complicações e, por conseguinte, reduzam o tempo de internação hospitalar e custos.[278-280]

Implicações clínicas

A FA no pós-operatório geralmente é autolimitada com restabelecimento do ritmo sinusal em 6 a 8 semanas em mais de 90% dos pacientes.[281] Tem uma taxa de reversão espontânea superior a outras formas de FA. Por outro, lado os pacientes com FA no pós-operatório possuem maior mortalidade hospitalar, maior tempo de internação hospitalar, maior taxa de readmissão na UTI, tempo mais prolongado de ventilação mecânica, e maior necessidade de drogas inotrópicas, suporte circulatório mecânico e reintubação. Relaciona-se também com maior incidência de complicações gastrointestinais, insuficiência renal, AVE, insuficiência cardíaca, necessidade de drogas antiarrítmicas após a alta hospitalar e aumento na mortalidade num período de 30 dias a 6 meses.[282-285]

O tromboembolismo, periférico e para o SNC, é temível. Nos pacientes revascularizados, o risco de AVE varia entre 1 e 6% dos casos.[267-268] Apresentam maior risco os pacientes com *déficit* neurológico prévio, insuficiência cardíaca, átrios muito dilatados ou com sopro carotídeo.[286]

Fatores de risco e causas da FA

A identificação do paciente de alto risco permite um tratamento preventivo adequado e reduz a incidência da FA no pós-operatório, diminuindo suas consequências evolutivas, seu impacto econômico e o tempo de internação hospitalar.

Os fatores de risco e causas para o seu surgimento após uma cirurgia cardíaca, exaustivamente descritos na literatura, podem ser divididos entre pré, intra e pós-operatórios, como demonstrado na Tabela 42.18.

Dentre os preditores independentes pré-operatórios, a idade avançada tem o maior peso.[287] A FA acomete mais de 18% dos indivíduos submetidos à CRM acima de 60 anos e cerca de 50% daqueles com idade superior a 80 anos.[288] Essa associação se deve a um maior número de comorbidades associadas e à presença de alterações estruturais no miocárdio atrial, como distensão e fibrose, secundárias às alterações próprias do envelhecimento. A HAS é, também, considerada um importante preditor, pois se associa a alterações estruturais cardíacas, como fibrose e dilatação, e a outras comorbidades (por exemplo, idade avançada).[289] Outras variáveis envolvidas são representadas pelo gênero masculino, obesidade, paroxismos prévios desta arritmia, antecedente de IAM, presença de valvopatia (particularmente estenose mitral), disfunção ventricular esquerda, DM e DPOC, assim como a descontinuação de medicamentos, como betabloqueadores e IECA.[290-292]

Tabela 42.18 Fatores de risco para FA no pós-operatório de cirurgia cardíaca.

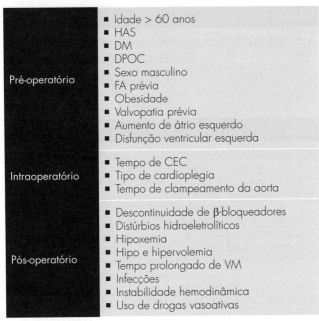

Pré-operatório	■ Idade > 60 anos ■ HAS ■ DM ■ DPOC ■ Sexo masculino ■ FA prévia ■ Obesidade ■ Valvopatia prévia ■ Aumento de átrio esquerdo ■ Disfunção ventricular esquerda
Intraoperatório	■ Tempo de CEC ■ Tipo de cardioplegia ■ Tempo de clampeamento da aorta
Pós-operatório	■ Descontinuidade de β-bloqueadores ■ Distúrbios hidroeletrolíticos ■ Hipoxemia ■ Hipo e hipervolemia ■ Tempo prolongado de VM ■ Infecções ■ Instabilidade hemodinâmica ■ Uso de drogas vasoativas

Fatores relacionados ao procedimento cirúrgico que gerem isquemia atrial ou deflagrem a cascata inflamatória como o tempo de pinçamento da aorta, tipo de cardioplegia (quente ou fria) e utilização de CEC, também se relacionam com o surgimento de FA no pós-operatório.[292]

No período pós-operatório, a presença de complicações, como pericardite, distúrbios hidroeletrolíticos (principalmente distúrbios do potássio e do magnésio), balanço hídrico excessivamente positivo, hipóxia, hipovolemia, infecções, ventilação mecânica prolongada, instabilidade hemodinâmica, baixo DC e uso de aminas vasoativas, podem também favorecer a ocorrência de FA.[290,292-294]

Diagnóstico

O diagnóstico de FA é eletrocardiográfico, caracterizando-se por uma arritmia supraventricular, na qual ocorre uma completa desorganização na atividade elétrica atrial e os átrios perdem sua capacidade de contração, ou seja, desaparece sua atividade mecânica, a sístole atrial. Clinicamente, poderá ser oligossintomática, apresentar-se como sensação de palpitações ou instabilidade hemodinâmica[295] (Figura 42.18).

Prevenção da FA no pós-operatório

A arritmia manifesta-se tanto em pacientes com fatores de risco conhecidos como também em um número substancial de pacientes sem nenhum fator de risco. Isso justifica o estabelecimento de medidas profiláticas para reduzir a incidência dessa arritmia e, consequentemente, suas implicações clínicas.[296-298]

A administração de agentes betabloqueadores é a medida mais eficaz na profilaxia de FA, reduzindo significativamente a sua incidência no período pós-operatório e diminuindo a morbidade e a mortalidade pós-operatórias.[299-302] Este fato é corroborado por Ferguson et al.,[303] que relataram uma diminuição na mortalidade de 3,4% para 2,8% nos pacientes que receberam betabloqueadores no período perioperatório.

Os betabloqueadores, salvo contraindicações específicas, devem ser utilizados como terapia de primeira escolha em todos os pacientes submetidos à cirurgia cardíaca. Essa medicação não deverá ser suspensa no pré-operatório e deverá ser reiniciada no primeiro dia de pós-operatório.[296-297] Alguns estudos demonstram uma superioridade do sotalol em relação a outros agentes betabloqueadores na profilaxia da FA no pós-operatório.[304-306] Cristal et al.[307] mostraram diminuição na incidência de FA com o uso desse agente (incidência de 12% com o uso de sotalol x 22% com

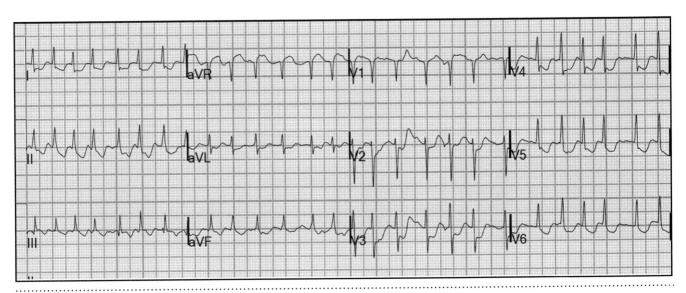

■ Figura 42.18 ECG com FA de alta resposta em paciente no pós-operatório de cirurgia cardíaca.

outros betabloqueadores). Dessa maneira, o sotalol pode ser uma alternativa mais eficaz na prevenção da FA, tendo ainda como vantagem seu curto tempo de ação, fato desejável, na eventualidade da ocorrência de efeitos colaterais manifestos.[296-297]

A amiodarona é outro agente que pode ser usado na profilaxia da FA no pós-operatório.[308-312] Relata-se uma redução de 22,5 a 37% na incidência da arritmia com o seu uso.[307] Entretanto, Butler *et al.*[313] relataram a presença de bradiarritmias e pausas sinusais como complicação dessa terapia. A amiodarona torna-se uma alternativa para a profilaxia de FA, nos casos em que não se recomenda o uso de betabloqueadores. Nos pacientes com alto risco para o desenvolvimento de FA, a associação entre betabloqueadores e amiodarona pode ser aceitável, porém deverá haver grande atenção em relação à ocorrência de bradiarritmias e para a necessidade eventual de MP temporário.[296-297]

A administração de corticoides tem sido avaliada por alguns estudos na prevenção da FA no pós-operatório com base em seu efeito de reduzir a atividade pró-inflamatória induzida pela CEC. Porém, sua eficácia, a dose e o período necessário para o uso ainda não foram bem elucidados.[314-315]

O uso de digital ou verapamil no período pré-operatório não previnem a FA,[316] e os resultados com procainamida são inconsistentes.[317] Recentemente, em pacientes submetidos à CRM, têm-se tentado prevenir a FA pelo uso de estatinas.[318] O estudo ARMYDA[319] (Atorvastatina para a Redução da Disritmia do Miocárdio depois da Cirurgia Cardíaca) demonstrou que o tratamento com estatina prévio à cirurgia cardíaca eletiva diminui significativamente o risco de desenvolvimento de FA no pós-operatório.

O uso de magnésio também tem sido considerado uma estratégia profilática e deve ser considerado, visto que os pacientes com hipomagnesemia apresentam alterações no potencial de ação e na repolarização da membrana celular do miócito, predispondo às arritmias.[320-321] Miller *et al.*[322] revelaram em uma meta-análise redução na incidência de FA no pós-operatório de 28% para 18% com o uso de magnésio.

A estimulação cardíaca artificial e temporária com eletrodos de MP epimiocárdicos, uniatriais ou biatriais, é outra tentativa de profilaxia de FA; entretanto, além do maior custo, há poucas evidências que sustentem seu uso rotineiro.[323-324] A estimulação atrial artificial reduziria a incidência de FA por efeito supressor de eventos deflagradores, como as extrassístoles atriais ou pela diminuição da refratariedade atrial.[325] Greenberg *et al.*[325] demonstraram que em pacientes submetidos à estimulação do átrio esquerdo ou à biatrial houve redução na incidência de FA e no tempo de hospitalização. As diretrizes para prevenção de FA no pós-operatório sugerem a estimulação biatrial como recomendação grau I, nível de evidência B.[296-297]

Outra modalidade de prevenção é a preservação da gordura epicárdica anterior (comumente seccionada em cirurgia cardíaca), manobra que diminuiria a incidência de FA.[326]

Tratamento

O tratamento pode constar somente da redução da FC, ou de cardioversão química ou elétrica, quando se deseja a reversão ao ritmo sinusal (Tabela 42.19).

Tabela 42.19 Recomendações para pacientes com FA no pós-operatório de cirurgia cardíaca segundo as diretrizes.

Classe I

- Betabloqueador para prevenir FA pós-operatória nos pacientes submetidos à cirurgia cardíaca, a menos que contraindicado (nível de evidência A).
- A administração de fármacos bloqueadores do nó AV para o controle da resposta ventricular nos pacientes com FA pós-operatória (nível de evidência B).

Classe IIA

- A administração pré-operatória de amiodarona como tratamento profilático em pacientes com alto risco de FA (nível de evidência A).
- Cardioversão farmacológica com amiodarona ou cardioversão elétrica em pacientes com FA pós-operatória, utilizando-se o mesmo protocolo recomendado para pacientes não cirúrgicos (nível de evidência B).
- Administrar medicação antiarrítmica como tentativa de manter o ritmo sinusal em pacientes com FA pós-operatória recorrente ou refratária, como recomendado para outros pacientes com FA aguda (nível de evidência B).
- Administrar medicação anticoagulante em pacientes que desenvolvem FA pós-operatória, como recomendado para pacientes não cirúrgicos (nível de evidência B).

Classe IIB

- Administrar sotalol profilático para pacientes com risco de desenvolver FA pós-operatória (nível de evidência B).

Na presença de instabilidade hemodinâmica, a cardioversão elétrica (CVE) sincronizada é mandatória. Por sua vez, quando há estabilidade hemodinâmica, é preferível o controle da resposta ventricular, pois, nestas situações, a arritmia costuma ser autolimitada. Os betabloqueadores de ação curta são os fármacos de escolha para controle da FC, particularmente quando a função ventricular é preservada. Outros agentes que bloqueiam o nó atrioventricular, como os bloqueadores de canais de cálcio não diidropiridínicos, podem ser usados alternativamente, ressaltando-se que podem causar hipotensão arterial. O digital é pouco efetivo, particularmente em situações em que o tônus adrenérgico está elevado. A amiodarona, por via intravenosa, é outra alternativa, particularmente nos pacientes portadores de disfunção ventricular esquerda.[327-328] Em situações em que não se consegue o controle da frequência ventricular e em pacientes altamente sintomáticos, a CVE está indicada, tomando-se as mesmas precauções dos casos não cirúrgicos, particularmente com anticoagulação.

Vários agentes podem ser utilizados para reverter a FA pós-cirúrgica em ritmo sinusal, como a amiodarona, a procainamida, o ibutilide e o sotalol. Em nosso serviço, a amiodarona via intravenosa tem sido preferida devido à eficácia, ao baixo índice de complicações e ao menor efeito inotrópico negativo que os demais agentes. Recomenda-se uma dose de ataque de 5,0 mg/kg em 30 minutos e manutenção de 15 a 40 mg/h.[297,327-328]

O papel do potássio no tratamento da FA no pós-operatório não se encontra bem definido, entretanto, recomenda-se manter seus níveis séricos entre 4,5 e 5,5 mmol/L.[297]

Devido ao risco de AVE, especialmente em pacientes submetidos à CRM, recomenda-se a anticoagulação com heparina e posterior anticoagulação oral, quando a FA persistir por mais de 48 horas.[329] A warfarina, salvo contraindicações, é preferível nos pacientes de alto risco (idade ≥ 65 anos, insuficiência cardíaca, DM, HAS, acidente vascular isquêmico transitório ou AVE), buscando-se manter uma relação normatizada internacional (RNI) entre 2,0 e 3,0. Caso ocorra reversão para ritmo sinusal, a warfarina deverá ser continuada por 4 semanas. Ácido acetilsalicílico é uma alternativa para os pacientes de baixo risco para fenômenos tromboembólicos, ou para aqueles com contraindicações ao uso de cumarínicos.

Flutter atrial

Ocorre em cerca de 30% dos pacientes submetidos à cirurgia cardíaca, independentemente da correção de cardiopatias congênitas, patologias valvares ou insuficiência coronária. Tem como etiologia as mesmas causas da FA.[290]

O diagnóstico eletrocardiográfico faz-se por meio da presença de taquicardia, com ritmo regular, ondas P não visíveis e pela presença de ondas em "dentes de serra" (ondas f). A frequência ventricular normalmente encontra-se em cerca de 150 batimentos por minuto (Figura 42.19).

O tratamento depende das condições clínicas e hemodinâmicas do paciente, como na FA. Deve ser preferencialmente tratada com CVE devido à boa resposta com reversão em baixa energia (em torno de 50 J). Nos casos em que não há sucesso com a CVE, deve-se controlar a frequência ventricular de modo semelhante à FA, sendo recomendados antiarrítmicos que atuem aumentando o grau de BAV (betabloqueadores, digital, bloqueadores de canal de cálcio e amiodarona), no sentido de se evitar altas frequências ventriculares e instabilidade hemodinâmica. Caso persista por mais de 48 horas, deve-se considerar a anticoagulação.

Estimulação atrial rápida por eletrodos epicárdicos pode ser utilizada na tentativa de sua reversão. Aconselha-se que se execute uma estimulação com uma frequência de 10 batimentos acima da frequência atrial do *flutter*. A frequência da estimulação atrial deverá ter a duração de 20 a 30 segundos, e deverá ser interrompida se surgirem sintomas decorrentes de hipotensão arterial. Poderá haver degeneração do *flutter* atrial para FA e, algum tempo depois, para ritmo sinusal, visto que a FA é um ritmo instável nessa situação.[330] Essa técnica pode ser sensibilizada pela administração de um antiarrítmico, como a procainamida, que reduz a frequência atrial e permite que a frente de onda desencadeada pelo estimulador artificial penetre o circuito arritmogênico e interrompa o *flutter* atrial.[331]

Quanto à prevenção do *flutter*, não há uma conduta específica, porém o uso da amiodarona, assim como na FA, parece razoável para se prevenir as recorrências.

Taquicardia atrial

A taquicardia atrial é menos comum que o *flutter* e a FA; e a intoxicação digitálica é o principal fator predisponente para o seu surgimento. Além dessa causa, deve ser

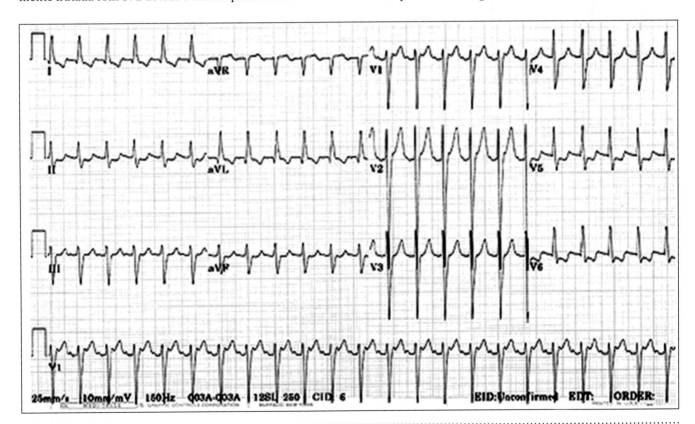

■ **Figura 42.19** ECG com *flutter* atrial em paciente no pós-operatório de cirurgia cardíaca.

considerada a distensão atrial por cardiopatia subjacente (como a estenose mitral), assim como áreas de lesão nos átrios, no local de canulação para CEC ou atriotomias para correções de cardiopatias congênitas[332] (Figura 42.20).

O medicamento de escolha para o seu tratamento é a amiodarona. Os fármacos do grupo I devem ser evitados pela ineficácia e maior risco de efeitos colaterais. A CVE nem sempre dá resultados. Medicamentos que reduzem a resposta ventricular, como betabloqueadores e antagonistas dos canais de cálcio também podem ser administrados. Nos casos de intoxicação digitálica, deve-se suspender o medicamento e administrar potássio se seus níveis plasmáticos estiverem abaixo de 3,5 mEq/L. Os fios de MP temporário poderão ser utilizados para estimulação atrial artificial na tentativa de reverter a taquicardia, de forma similar à preconizada para o *flutter* atrial.[330]

Taquicardia juncional

Ocorre, mais frequentemente, no pós-operatório de cardiopatias congênitas, embora possa também ocorrer em adultos em pós-operatório de cirurgia valvar e CRM. Costuma ser transitória e de curta duração e parece ser secundária à redução dos níveis plasmáticos de magnésio, visto que a administração prévia ou sua reposição pós-operatória diminui a incidência.[333] Outros fatores relacionados com a sua ocorrência são representados por intoxicação digitálica, hipopotassemia, hipóxia e acidose metabólica. Pode se complicar com insuficiência cardíaca devido a elevada FC, dissociação atrioventricular e insuficiência valvar, principalmente naqueles pacientes com disfunção ventricular[330] (Figura 42.21).

O tratamento direciona-se, inicialmente, à correção de alterações eletrolíticas e gasométricas. Dentre os antiarrítmicos, a amiodarona parece ser o mais eficaz, tanto na reversão como na redução da frequência ventricular. A propafenona e a procainamida são outras opções terapêuticas a serem consideradas.[332] Por sua vez, a estimulação atrial artificial por meio de eletrodos epicárdicos, em frequência superior a da taquicardia, pode ser eficaz no controle da frequência ou na eliminação do foco automático, interrompendo a taquicardia e normalizando o ritmo cardíaco.[330]

Taquicardia e fibrilação ventricular

As extrassístoles ventriculares e a taquicardia ventricular não sustentada são frequentes no período pós-operatório e, geralmente, não afetam o prognóstico. A taquicardia ventricular sustentada, embora pouco frequente, é potencialmente letal, cursa com uma mortalidade, segundo relatos na literatura, de até 44%, particularmente quando polimórfica. Ocorre nas primeiras 48 horas até o sétimo

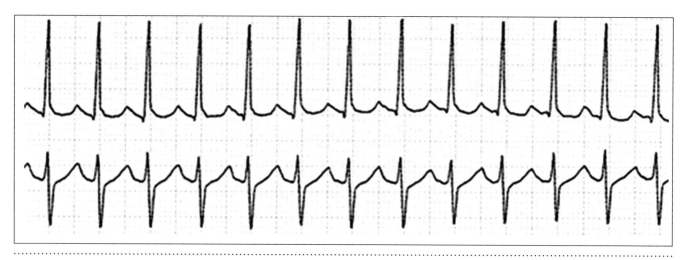

■ **Figura 42.20** ECG com taquicardia atrial em paciente no pós-operatório de cirurgia cardíaca.

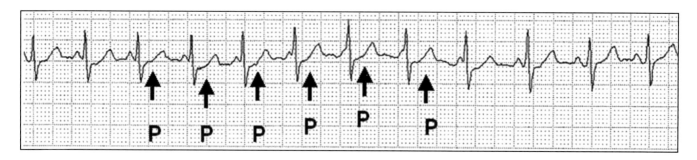

■ **Figura 42.21** ECG com taquicardia juncional em paciente no pós-operatório de cirurgia cardíaca.

dia após a cirurgia e se relaciona, particularmente, com a patologia de base.[334] Estudos retrospectivos apontam como fatores causais: hipóxia, distúrbios eletrolíticos (hipomagnesemia, hipocalemia) e do equilíbrio ácido-básico (acidose metabólica), IAM, oclusão de enxertos coronarianos, isquemia, medicamentos (digital, fármacos simpaticomiméticos utilizados para suporte hemodinâmico, antiarrítmicos utilizados para o tratamento de outras arritmias) e condições clínicas que evoluem com baixo DC.[335] A descarga adrenérgica, muito comum no pós-operatório, pode desencadear taquicardia ou fibrilação ventricular em indivíduos predispostos.

Os pacientes mais propensos a taquiarritmias malignas são aqueles com disfunção ventricular (FE < 40%), isquemia miocárdica e história prévia de taquicardia ventricular. Dentre as cardiopatias congênitas, a taquicardia ventricular ocorre com maior frequência após o tratamento cirúrgico de tetralogia de Fallot[336] e anomalia de Ebstein.[337]

O diagnóstico da taquicardia ventricular é feito por meio do ECG de 12 derivações, devendo-se sempre considerar o diagnóstico diferencial com taquicardia supraventricular com aberrância, por meio dos critérios de Brugada. Os eletrodos epicárdicos atriais podem ser úteis na confirmação da dissociação atrioventricular e na origem ventricular da taquicardia (Figura 42.22).

A conduta em casos de taquicardia ventricular, específica do pós-operatório, é similar àquela adotada para taquicardia ventricular por outras causas. Nos pacientes com instabilidade hemodinâmica, a CVE está indicada. Em pacientes estáveis, pode ser tentada a estimulação ventricular com os fios epicárdicos[330] ou o tratamento medicamentoso por via intravenosa com lidocaína, procainamida ou amiodarona. Após o restabelecimento do ritmo sinusal, deve-se proceder à identificação da causa da taquicardia, devido ao risco de recorrências. A prevenção de novos episódios deverá ser realizada com a administração de amiodarona, pois esta reduz o risco de morte súbita, embora não interfira no risco de morte por outras causas, conforme sugerido pelos estudos EMIAT e CAMIAT.[338] A realização do estudo eletrofisiológico para guiar a terapêutica e determinar a necessidade de implante de desfibrilador automático deverá ser avaliada.

PARADA CARDIORRESPIRATÓRIA

É uma grave complicação, incide em 1 a 2% dos pacientes, com tendência atual de redução no número de casos.[339-342] A mortalidade é de aproximadamente 30% e se encontra na dependência de uma abordagem rápida e agressiva.[343] Tem alta incidência de causas reversíveis, como fibrilação ventricular (25 a 50% dos casos) e sangramento no pós-operatório.[344]

A parada cardiorrespiratória (PCR) no pós-operatório de cirurgia cardíaca tem múltiplas particularidades e merece um tratamento diferenciado, guiado por um protocolo específico. Foi publicada, recentemente, a Diretriz da Associação Europeia de Cirurgia Cardiotorácica para Ressuscitação na Parada Cardíaca após Cirurgia Cardíaca.[345]

O diagnóstico de PCR geralmente é imediato, pois os pacientes se encontram monitorados por meio de oxime-

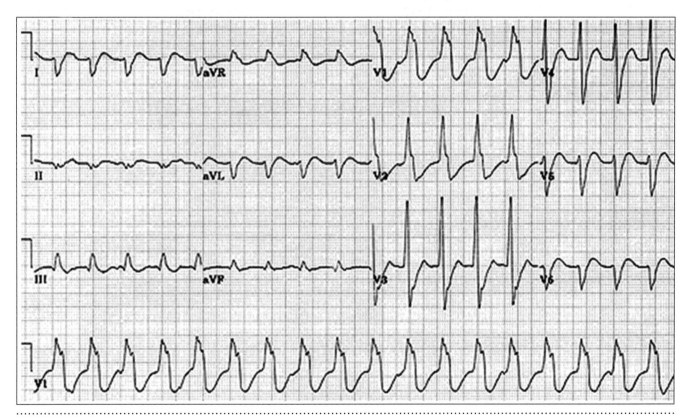

■ **Figura 42.22** ECG com taquicardia ventricular em paciente no pós-operatório de cirurgia cardíaca.

tria de pulso, pressão arterial invasiva e monitoração eletrocardiográfica contínua. Após o seu reconhecimento, é mandatório o início imediato dos procedimentos de ressuscitação cardiopulmonar (RCP).[346] A ausculta respiratória é essencial, no sentido de identificar alterações na posição do tubo orotraqueal, pneumotórax e/ou hemotórax. Deve-se, então, iniciar massagem cardíaca e ventilação com bolsa de oxigênio (AMBU) com oxigênio a 100%, adaptada à máscara facial ou ao tubo endotraqueal.

O uso de adrenalina ou vasopressina[347] está indicado conforme protocolo de condutas na PCR do Capítulo 10 (Parada Cardiorrespiratória – Suporte Avançado de Vida em Adultos).

A conduta baseia-se na identificação do ritmo, como demonstrado na Figura 42.23.

Parada cardiorrespiratória em fibrilação ventricular ou taquicardia ventricular sem pulso (FV/TV)

Indica-se, antes do início das manobras de RCP, a desfibrilação elétrica com carga máxima recomendada pelo fabricante do aparelho, preferencialmente bifásico, quando for possível sua realização dentro do primeiro minuto após a instalação. Estudos[348-350] demonstram que na PCR intra-hospitalar por FV/TV sem pulso, a desfibrilação precoce associa-se à melhor sobrevida. Nos pacientes em PCR no

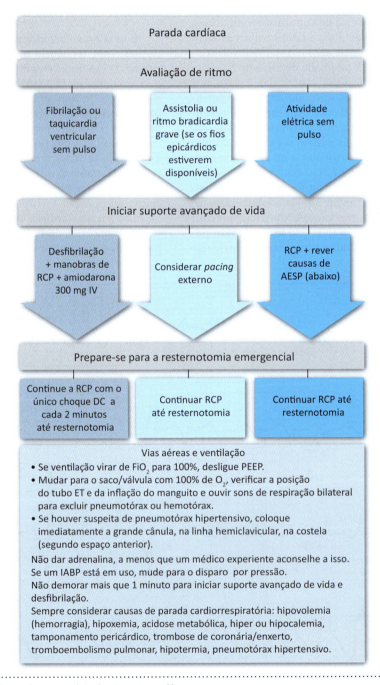

■ **Figura 42.23** Algoritmo PCR no pós-operatório de cirurgia cardíaca.

pós-operatório, a realização de massagem cardíaca externa deve ser evitada, pois pode se associar a complicações potencialmente fatais, como hemorragia maciça por ruptura de linhas de suturas vasculares.[344,259-353] Na ausência de tempo hábil, inicia-se a massagem cardíaca externa, numa frequência de 100 compressões por minuto, até que se providencie o material apropriado para desfibrilação.

É possível monitorar a eficácia da manobra de ressuscitação por meio da pressão arterial invasiva, visto que os pacientes estão frequentemente com esse tipo de monitorização. Serão consideradas eficazes as compressões que gerarem uma pressão arterial sistólica de 60 mmHg.[354-355]

Na falência da desfibrilação,[356-359] administra-se amiodarona em *bolus* intravenoso de 300 mg. Se houver arritmia recorrente ou refratária, uma segunda dose de 150 mg poderá ser realizada, seguida de uma dose de manutenção de 900 mg por 24 horas. Lidocaína pode ser usada como alternativa se a amiodarona não estiver disponível.

Após uma terceira tentativa de defibrilação sem sucesso, uma esternotomia de emergência com compressões cardíacas internas estará indicada.[360]

Parada cardíaca em assistolia ou atividade elétrica sem pulso

Nos casos que cursam com bradicardia, o uso de MP epicárdico estará indicado dentro do primeiro minuto após sua instalação. Na ausência de fios epicárdicos, usam-se pás externas para sua conexão. Na indisponibilidade do MP no primeiro minuto, iniciam-se as manobras de RCP. Se a PCR for em atividade elétrica sem pulso e o paciente estiver em uso de MP provisório transcutâneo, transvenoso ou epicárdico, este deverá ser desligado brevemente para possibilitar a identificação de uma possível fibrilação ventricular fina.

Embora não demonstre benefícios com o uso de atropina nos casos de PCR no pós-óperatório em assistolia ou atividade elétrica sem pulso, na bradicardia seu uso é recomendado até a dose de 3,0 mg por via intravenosa.[361-362] Causas reversíveis, como hipóxia, hipovolemia, hiper ou hipocalemia, e hipotermia devem ser diagnosticadas e tratadas.

O tamponamento cardíaco é a principal causa de PCR não FV/TV no pós-operatório imediato de cirurgia cardíaca. Após 5 a 10 minutos de realização de procedimentos de ressuscitação, se não houver retorno do ritmo, esternotomia de emergência deve ser prontamente realizada e iniciadas as compressões cardíacas internas. Os benefícios das compressões cardíacas internas, em relação à externa, são representados por melhor pressão de perfusão coronariana, aumento no retorno de uma circulação espontânea, aumento no fluxo sanguíneo para órgãos vitais e maior sobrevida.[363-365]

Se apesar da esternotomia de emergência e compressões cardíacas internas, ritmo espontâneo e o DC não forem restabelecidos, a instituição de CEC (*bypass* cardiopulmonar) deverá ser considerada.[366]

SANGRAMENTO NO PÓS-OPERATÓRIO

Introdução

Aproximadamente 1 a 3% dos pacientes submetidos à cirurgia cardíaca com CEC necessitarão de reabordagem cirúrgica no pós-operatório imediato, por um aumento no sangramento mediastinal.[367-368]

A CEC causa grandes alterações no sistema de coagulação dos pacientes submetidos à cirurgia cardíaca. Além da hemodiluição, o contato das células sanguíneas com o circuito de CEC ocasiona a destruição e disfunção plaquetária. Há a ativação plaquetária e das vias extrínsecas e intrínsecas do sistema de coagulação, induzindo fibrinólise. A heparinização sistêmica também se constitui como uma importante causa de fibrinólise e disfunção plaquetária.[369]

O sangramento pós-operatório é um problema grave, com altas taxas de morbidade e mortalidade. Além disso, há a possibilidade de tamponamento cardíaco, predisposição a reações transfusionais devido às transfusões múltiplas, dificuldade de extubação, e possibilidade de instalação de insuficiência respiratória, insuficiência cardíaca direita, infecções e insuficiência renal.[370-372]

Os fatores que predispõem a um sangramento perioperatório aumentado são idade avançada, anemia pré-operatória, cirurgias de emergência, reoperações, tempo de CEC prolongada, tratamento fibrinolítico recente, terapêutica prévia com ácido acetilsalicílico ou tienopiridínicos, e com os diferentes tipos de heparina.[373]

Etiologia[369,374-375]

Os sangramentos mediastinais significativos frequentemente têm etiologia cirúrgica como hemostasia inadequada, ruptura de linhas de suturas de sítios anastomóticos, condutos venosos ou arteriais, tecidos subesternais e sutura esternal. Esses sangramentos, quando persistentes, cursam com depleção e consumo de fatores de coagulação e de plaquetas e, com isso, o desenvolvimento de uma coagulopatia secundária, se a causa básica não for tratada e revertida.[376]

Sangramentos por coagulopatia ocorrem, com maior frequência, em pacientes submetidos a procedimentos com tempo de perfusão prolongado, ou por efeito residual e rebote da heparina. Níveis anticoagulantes de heparina circulante geralmente ocorrem quando há liberação tardia de heparina, represada em áreas pouco perfundidas durante a CEC e por dissociação tardia do complexo heparina-protamina (inibição competitiva).

O uso da CEC traz diversas consequências ao sistema de coagulação. A trombocitopenia por hemodiluição e por destruição plaquetária nos circuitos de CEC pode reduzir em 30 a 50% o número total de plaquetas. Além disso, há uma disfunção plaquetária por alteração dos receptores de membrana e pela heparinização, que poderá levar à fibrinólise. A depleção de fatores de coagulação (redução em até 50%) poderá se manifestar em decorrência da hemodiluição instalada durante o procedimento cirúrgico. Deve-se considerar distúrbio de coagulação quando não há resolução do sangramento após administração de protamina e nos casos com alterações persistentes no coagulograma.

Conduta diagnóstica

O sangramento pós-operatório é considerado excessivo quando for maior que 3,0 mL/kg/h nas primeiras duas horas de pós-operatório imediato, ou maior que 1,5 mL/kg/h a partir, da terceira hora. É também importante, além de sua quantificação, observar outros fatores, como a cor do sangramento (venoso x arterial), os parâmetros hemodinâmicos (identificação precoce de tamponamento cardíaco), além de se realizar a coleta precoce de um coagulograma, que permitirá diferenciar os sangramentos por hemostasia inadequada ou daqueles secundários à coagulopatia. A presença de um TTPa acima de 100 segundos ou tempo de coagulação ativado (TCA) acima de 120 segundos indicam distúrbio de coagulação ou heparina circulante.

Conduta terapêutica clínica[377-379]

Protamina

Deve ser administrado 1,0 mg de protamina para cada 1000 UI de heparina utilizada na CEC. Cada ampola de sulfato de protamina tem 5,0 mL, e cada 1,0 mL possui 1,0 mg de protamina. Sua administração deve ser lenta (5 mg/min.), devido ao seu efeito hipotensor. O uso excessivo da protamina terá efeito anticoagulante (ação antitrombínica), podendo agravar o sangramento.[380]

Desmopressina (DDAVP)

É administrado na dose de 0,3 a 0,4 mcg/kg via intravenosa, em 20 minutos. Sua administração rápida poderá gerar hipotensão arterial por efeito vasodilatador. O seu benefício é restrito a pacientes com doença de Von Willebrand e outras disfunções plaquetárias secundárias à uremia ou ao uso prévio de medicamentos antiplaquetários. O DDAVP aumenta os níveis de atividade pró-coagulante e do fator de Von Willebrand (VIII) em 50%, com melhora na adesividade plaquetária.[381-382]

Ácido épsilon aminocaproico (Ipsilon®)

Seu uso está indicado quando há hiperfibrinólise primária ou no sangramento ativo persistente não cirúrgico, após a correção dos distúrbios de coagulação. A dose preconizada é de 5,0 a 10 g endovenoso lento, e repetir 1,0 a 2,0 g a cada 1 hora até cessar o sangramento.[383-385]

Concentrado de hemácias

A oxigenação tissular depende do DC e dos níveis séricos de hemoglobina, essenciais para a manutenção de uma oferta adequada de oxigênio.[386] Nos pacientes com sangramento mediastinal aumentado, deverá ser dispensada atenção especial para a manutenção dos níveis adequados de hemoglobina que garantam uma adequada oxigenação tecidual, o que diminui a possibilidade de isquemia miocárdica e mantém a estabilidade hemodinâmica.[387] Apesar de seus efeitos deletérios como ativação da cascata inflamatória, imunossupressão, aumento no risco de infecção da ferida operatória, sepse, disfunção renal e insuficiência respiratória, a transfusão sanguínea (concentrado de hemácias) está indicada quando o hematócrito encontrar-se abaixo de 26%. A indicação de transfusões sanguíneas deverá ser analisada quanto aos riscos e benefícios, pois sua realização tem interferência evolutiva substancial, com aumento na morbidade e na mortalidade pós-operatória.

Concentrado de plaquetas

A transfusão plaquetária está indicada quando sua contagem estiver abaixo de 100.000/mm³, na vigência de sangramento mediastinal excessivo. Idealmente, deve-se transfundir uma unidade de plaquetas para cada 10 kg de peso do paciente. Uma unidade de plaquetas eleva a contagem plaquetária em 7.000 a 10.000/mm³. Nos pacientes sem sangramento excessivo, a transfusão plaquetária só estará indicada quando sua contagem estiver abaixo de 20 a 30.000/mm³.

Plasma Fresco Congelado (PFC)

Contém fatores de coagulação e é usado nos distúrbios de coagulação com alteração do TTPa e/ou do TCA. É reposto na dose de duas a quatro unidades. Ressalte-se que os fatores de coagulação em 30% de seus níveis normais já são eficazes na manutenção de uma hemostasia adequada.

Crioprecipitado

Indicado em pacientes com hipofibrinogenemia confirmada laboratorialmente (fibrinogênio menor que 100 mg/dL) ou na doença de Von Willebrand. A dose recomendada é de uma unidade para cada 10 kg de peso do paciente.

Conduta terapêutica cirúrgica

Reexploração cirúrgica

Indicado nos sangramentos superiores a 400 mL/h na primeira hora ou em um montante de 300 mL/h durante 2 a 3 horas subsequente ou superior a 200 mL/h a partir da quarta hora.[388-389]

A reexploração por sangramento mediastinal, quando do retardo em sua indicação ou da necessidade de esternotomia de emergência para seu controle, associa-se a uma maior morbidade e mortalidade. Mesmo nas ocasiões em que a reabordagem cirúrgica não identifique um local de sangramento ativo, a remoção de coágulos e a lavagem da cavidade torácica e da ferida operatória frequentemente propiciam a cessação do sangramento.[388-389]

Esternotomia de emergência

Está indicado quando há risco imediato de parada cardíaca secundária a um sangramento excessivo ou tamponamento cardíaco. Todos os membros da equipe devem estar familiarizados com a técnica e o uso do equipamento de esternotomia de emergência, que deve encontrar-se disponível em toda UTI de pós-operatório de cirurgia cardíaca.[390-391]

DERRAME PERICÁRDICO, PERICARDITE E TAMPONAMENTO CARDÍACO

Introdução

A presença de pericardite e/ou derrame pericárdico é frequente no pós-operatório de cirurgia cardíaca e pode não ter uma importante significância clínica ou, por vezes, levar ao tamponamento cardíaco, uma grave complicação.

O tamponamento cardíaco foi descrito inicialmente por Beck,[392] caracterizando-se por uma tríade: queda da pressão arterial, turgência jugular e abafamento de bulhas. Provoca elevação na PVC, limitação progressiva do enchimento diastólico ventricular e redução no volume sistólico e do DC.[393] Tem baixa incidência, mas ocasiona instabilidade hemodinâmica e aumento na morbidade e na mortalidade pós-operatória. Portanto, é necessário um diagnóstico rápido e preciso, com tratamento imediato.

A incidência do derrame pericárdico no pós-operatório de cirurgia cardíaca é variável. Descrições mais antigas relatam uma incidência entre 50 e 80%, quando avaliado por ecocardiografia, sendo a maioria de pequena proporção.[394-396] Em trabalhos mais recentes, descreve-se uma menor incidência, ou seja, em torno de 21%. Evolui para tamponamento um porcentual de 1 a 5% dos derrames pericárdicos.[397] Grandes derrames pericárdicos desenvolvem-se, comumente, entre o quarto e o décimo dias de pós-operatório, sendo mais comuns em pacientes que apresentem sangramento aumentado.[398-399]

Etiologia e classificação

As causas de derrame pericárdico e de tamponamento pós-cirúrgicos são múltiplas e variam com o período de pós-operatório: precoce (menor que 1 semana) ou tardio (maior que 1 semana).

Os derrames pericárdicos e tamponamentos mais precoces resultam de sangramentos cirúrgicos, como: ruptura de suturas e próteses, sangramento mediastinal, retirada do eletrodo de MP epicárdico e/ou cateter de átrio esquerdo, utilizados para facilitar o manejo pós-operatório.[400] Além disso, pode ocorrer quilopericárdio,[401] complicação rara causada por lesão no ducto torácico, por lesão das tributárias do ducto ou por trombose instalada na confluência das veias jugular e subclávia esquerda, obstruindo a drenagem do ducto torácico. Alguns fatores, relacionados com sangramento nas fases iniciais de pós-operatório, são citados como facilitadores da ocorrência de tamponamento, como uso de anticoagulantes, deficiência de fatores de coagulação, hepatopatias, uremia, reoperações, politransfusão, tempo prolongado de CEC, disfunções orovalvares e uso de assistência circulatória mecânica.[402]

O tamponamento cardíaco tardio tem sua fisiopatologia menos clara. Em geral, não se relaciona com sangramento cirúrgico, visto que em poucos casos se identifica um sangramento ativo. Geralmente, está relacionado a processo inflamatório do saco pericárdico (pericardite) ou ao uso de anticoagulantes.[400]

Em relação à extensão e à localização, o tamponamento pode ser circunferencial (por efusão) ou regional (hematoma). Ambos apresentam etiologia e repercussão hemodinâmica similares.

Diagnóstico clínico

O diagnóstico de tamponamento pericárdico no pós-operatório de cirurgia cardíaca exige alto grau de suspeição clínica e realização de exames complementares (ecocardiograma), visto que o quadro clínico frequentemente não é

característico, com sinais e sintomas inespecíficos. Russo *et al.*,[403] em uma série de 510 pacientes submetidos à cirurgia cardíaca, notaram que sintomas como hipotensão arterial sistêmica, pulso paradoxal acima de 12 mmHg e PVC elevada estiveram presentes em 70, 60 e 50% dos tamponamentos, respectivamente. Chuttani *et al.*[404] avaliaram pacientes com diagnóstico de tamponamento cardíaco pós-cirurgia cardíaca, com o objetivo de delinear sinais clínicos: 86% deles tinham hipotensão arterial, 50% pulso paradoxal e 25% encontravam-se em choque obstrutivo.

Diagnóstico laboratorial

Radiologia

A radiografia do tórax não é útil no diagnóstico de tamponamento cardíaco regional; já no tamponamento cardíaco por efusão observa-se um aumento progressivo da área cardíaca, que se torna evidente quando o pericárdio contém uma coleção de cerca de 250 mL. É um importante método no diagnóstico diferencial da síndrome de baixo débito cardíaco[405] (Figura 42.24).

Eletrocardiografia

Não apresenta alterações características no tamponamento cardíaco regional, apresentando-se normal ou com alterações do segmento ST e/ou inversão da onda T. No tamponamento cardíaco por efusão, podem ser encontradas alterações inespecíficas, como onda P apiculada, alterações do segmento ST, inversão de onda T e diminuição da amplitude dos complexos QRS; raramente se evidencia uma alteração patognomômica, caracterizada pela alternância elétrica entre onda P e QRS (Figura 42.25).

Ecocardiografia

É o principal método diagnóstico, seja por tamponamento por efusão, seja por hematoma pericárdico.[406] Se realizado por meio de janela acústica transtorácica, pode apresentar limitações nas primeiras 48 horas de pós-operatório quando, frequentemente, o paciente pode se encontrar sob ventilação mecânica, com drenos pleurais, enfisema subcutâneo, pseudomediastino e/ou tórax hiperinsuflado. Weitzmann *et al.*[395] relataram exames tecnicamente inadequados em 2% dos pacientes nos primeiros dias de pós-operatório. A técnica transesofágica, por sua vez, é um importante instrumento acrescentando detalhes anatômicos no tamponamento por efusão e por diagnosticar o tamponamento por hematoma pericárdico.

As características ecocardiográficas do tamponamento cardíaco são representadas por: aumento expiratório anormal das dimensões ventriculares direitas, diminuição inspiratória anormal das dimensões ventriculares esquerdas, compressão atrial direita, colapso diastólico ventricular direito, aumento inspiratório anormal da velocidade de fluxo pela valva tricúspide, diminuição inspiratória anormal da velocidade de fluxo pela valva mitral, ausência de colapso inspiratório da veia cava inferior e "coração oscilante" (*swinging heart*), manifestados isoladamente ou concomitantemente. A frequência desses achados varia, sendo mais

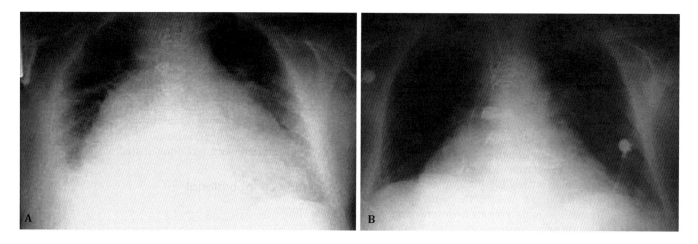

■ **Figura 42.24** (**A**) Radiografia de tórax em PO de cirurgia cardíaca de troca de valva tricúspide e pulmonar evidenciando perda da silhueta cardíaca, sugerindo derrame pericárdico; (**B**) radiografia de tórax após punção pericárdica mostrando diminuição da área cardíaca.

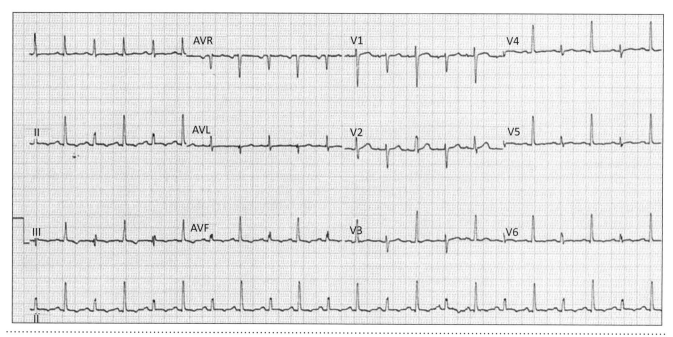

■ **Figura 42.25** ECG de paciente em tamponamento cardíaco: observar alternância do QRS.

frequentemente encontrado o colapso diastólico do átrio e/ou do ventrículo direito, que pode variar com as alterações volêmicas do paciente. Em um estudo realizado por Chuttani et al.[404] foi encontrado 70% de colapso do átrio e ventrículo direitos e 20% de colapso do ventrículo esquerdo, e o colapso do átrio esquerdo não foi visualizado.[407] Tamponamento cardíaco regional com colapso do ventrículo esquerdo já foi relatado mesmo na ausência de derrame pericárdico, tendo como causa grande derrame pleural à esquerda. Estes casos são raros e de ocorrência mais tardia (15 dias após a cirurgia cardíaca)[408] (Figura 42.26).

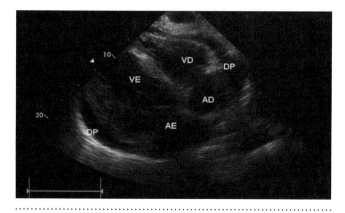

■ **Figura 42.26** ECO com derrame pericárdico em paciente no pós-operatório de cirurgia cardíaca.

Tratamento

A maioria dos derrames pericárdicos não provoca repercussões hemodinâmicas e, por isso, podem ser tratados de maneira conservadora. O tamponamento cardíaco exige intervenção rápida com descompressão pericárdica, que pode ser realizada por pericardiocentese (por meio da punção por agulha ou colocação de cateter), preferencialmente guiada por ecocardiograma, que oferece maior segurança, menor risco de complicações e pode ser realizada à beira do leito.[409] Outra forma de tratamento é a drenagem cirúrgica (pericardiotomia),[410] que consiste em pequena reabertura da incisão cirúrgica em cerca de 2,0 cm, na altura do apêndice xifoide, com aspiração do fluido com aspirador cirúrgico. Esse procedimento deve ser executado no bloco cirúrgico e, excepcionalmente, na dependência da gravidade do quadro, poderá ser realizado na UTI, por equipe especialmente treinada.

Pericardite

Trata-se de um processo inflamatório secundário à abertura cirúrgica do pericárdio. Desenvolve-se, geralmente, na primeira semana após a cirurgia, porém pode ter um período de latência de 2 a 3 semanas. Há relatos de incidência de até 30% de pericardite pós-cirúrgica. Geralmente não tem repercussão clínica e só são diagnosticadas casualmente, por alterações eletrocardiográficas (supradesnivelamento difuso do segmento ST). Poucos casos apresentam sintomatologia e caracterizam uma síndrome pós-pericardiotomia,[411] com febre, mal-estar, dor pleuropericárdica, dispneia e atrito pericárdico. Trata-se de um processo habitualmente benigno e autolimitado. Não tem sua etiologia totalmente esclarecida, sugerindo-se uma causa autoimune.

Outra entidade descrita na literatura é a pericardite constrictiva,[412] que pode ocorrer no pós-operatório tardio de cirurgia cardíaca com CEC. É uma entidade muito rara, ocorrendo de 0,025 a 0,15% dos casos operados com CEC. Manifesta-se por um quadro de restrição diastólica e, nestes casos, pode ser requerido um novo tratamento cirúrgico.

Conclusão

A pericardite e o derrame pericárdico são complicações frequentes no pós-operatório de cirurgia cardíaca e, geralmente, não apresentam repercussões importantes, diferentemente do tamponamento cardíaco. O diagnóstico deste nem sempre é de fácil realização e, por isso, exige um alto grau de suspeição. A presença de diminuição súbita da drenagem sanguínea da cavidade pericárdica nas primeiras horas pós-cirúrgicas, associada à instabilidade hemodinâmica, aumento da PVC, oligúria e alargamento da área cardíaca (radiografia de tórax), é altamente sugestivo de tamponamento cardíaco. O ecocardiograma é de grande importância para a confirmação do diagnóstico e avaliação da repercussão hemodinâmica. A presença de colapso diastólico do átrio e do ventrículo direito sugere tamponamento cardíaco, necessitando de tratamento urgente para restabelecer o equilíbrio hemodinâmico.

FENÔMENOS TROMBÓTICOS VENOSOS E ARTERIAIS

Trombose venosa profunda e tromboembolismo pulmonar

A incidência de trombose venosa profunda no pós-operatório de cirurgia cardíaca é de aproximadamente 20%.[413-414]

O tromboembolismo pulmonar, por sua vez, é complicação incomum devido à heparinização sistêmica no intraoperatório e à disfunção plaquetária causada pela CEC e pelo bloqueio medicamentoso prévio. Têm incidência de 1% a 2%.[413] São fatores de risco a insuficiência cardíaca congestiva, o tempo prolongado de restrição ao leito, a dislipidemia associada ao estado de hipercoagulabilidade e a ativação plaquetária. A prevenção visa evitar a ocorrência de trombose venosa profunda por meio de dispositivos de compressão elásticos e heparina.[415] É de difícil diagnóstico, visto que outras patologias podem causar dispneia, hipoxemia e dor torácica no pós-operatório de cirurgia cardíaca.

O diagnóstico de trombose venosa profunda é realizado por meio do *doppler* venoso, enquanto o de tromboembolismo pulmonar, com a angiotomografia ou angiografia pulmonar.

O tratamento consiste em anticoagulação com heparina e, posteriormente, com warfarina. Usa-se filtro de veia cava inferior nos pacientes com contraindicação à anticoagulação. O tratamento trombolítico está contraindicado devido à grande possibilidade de sangramento na fase precoce de uma cirurgia de grande porte. Nos pacientes com tromboembolismo pulmonar maciço, indica-se embolectomia percutânea ou cirúrgica.[416]

Oclusão arterial aguda

Ocorre particularmente em pacientes que necessitam do uso de BIA, cuja isquemia distal é a complicação mais comum, ocorrendo em 5 a 10% destes. Os fatores de riscos envolvidos com maior frequência são baixa superfície corpórea e doença obstrutiva arterial ileofemoral grave pré-existente. O uso endovenoso de heparina, com manutenção de um TTPa entre 1,5 e 2,0 vezes acima do controle, diminui o risco de isquemia e eventos tromboembólicos.[417]

COMPLICAÇÕES INFECCIOSAS

Introdução

As infecções nosocomiais incidem em 10 a 20% dos pacientes submetidos à cirurgia cardíaca e se associam a um aumento de 4 a 5 vezes na morbidade e na mortalidade hospitalar.[418-420]

Profilaxia antibiótica

A prevenção da infecção da ferida operatória inicia-se na indução anestésica,[421] com duração total de 36 a 48 horas.[422] Não tem eficácia na prevenção de outras infecções nosocomiais, como pneumonia, infecção do trato urinário e de cateteres.[423] As cefalosporinas de segunda geração, em especial a cefazolina, por sua eficácia contra os cocos Gram-negativos, são os antibióticos mais utilizados.

Fatores de risco

Associam-se a um maior risco de infecção a idade avançada, gênero feminino, obesidade, DM, colonização nasal por *Staphylococcus aureus*, reoperações, tempo prolongado de perfusão, cirurgias de urgência e emergência, ventilação mecânica prolongada, uso prolongado de cateteres, administração empírica de antibióticos de amplo espectro, síndrome de baixo débito cardíaco, AVE perioperatório, hiperglicemia persistente e necessidade de múltiplas transfusões sanguíneas.[419,424-426]

Prevenção

Medidas preventivas, como lavagem das mãos, remoção precoce de cateteres e sondas (dispositivos invasivos), uso racional de transfusões sanguíneas, desmame precoce da ventilação mecânica, são essenciais. O uso nasal de gluconato de clorexidina a 12%, no período perioperatório, reduziu em 70% a incidência de pneumonia e diminuiu a mortalidade pós-operatória.[427-429]

Infecção da ferida esternal

Ocorre em aproximadamente 1% dos casos. Está associada a uma alta mortalidade (> 20%). Os patógenos mais comumente envolvidos são *Staphylococcus* coagulase-negativo e *Staphylococcus aureus*. São fatores implicados com uma maior ocorrência de infecção de ferida operatória:[430-343] idade avançada, obesidade, DM, DPOC, insuficiência renal, doença vascular periférica, desnutrição, reoperações, tempo prolongado de perfusão, cirurgias de urgência e emergência; uso bilateral das artérias torácicas internas (controverso),[435-436] ventilação mecânica prolongada, sangramento mediastinal e reabordagem cirúrgica, síndrome de baixo débito cardíaco, hiperglicemia[437] e necessidade de múltiplas transfusões sanguíneas. O diagnóstico é clínico, laboratorial e radiológico. A cultura da secreção, obtida por coleta direta ou por punção, pode identificar os micro-organismos implicados.[438]

A apresentação clínica é variável e dependente do agente etiológico.[439-440] Infecções por *Staphylococcus aureus* tendem a ser mais agressivas e se apresentam nos primeiros 10 dias de evolução pós-operatória. As infecções por *Staphylococcus* coagulas e negativo, por sua vez, são mais tardias e insidiosas.[441]

As infecções de ferida operatória são divididas em menores ou superficiais (pele) e maiores ou profundas (subcutâneo, osteomielite, mediastinite).

As infecções superficiais manifestam-se por dor, calor e hiperemia local, com drenagem localizada de secreção serosa ou purulenta. O esterno usualmente encontra-se estável. Seu tratamento limita-se à antibioticoterapia sistêmica.

As infecções profundas se apresentam por dor torácica, drenagem de material purulento, instabilidade de esterno, febre, leucocitose e letargia. Além da instituição de antibioticoterapia, por um período mínimo de 6 sema-

nas, requerem, frequentemente, reabordagem cirúrgica para exploração do mediastino e debridamento de tecido infectado. Em alguns casos, a irrigação contínua da ferida cirúrgica, com antibiótico e drenagem subesternal para eliminação do espaço morto, é necessária.[439,442] Cursa com um prognóstico reservado e com mortalidade em torno de 20%, particularmente associada à disfunção orgânica múltipla.

Complicações da safenectomia

Ocorrem em 10 a 20% dos pacientes.[443] Caracterizam-se como pacientes de maior risco as mulheres diabéticas e obesas, e aqueles com doença vascular periférica grave. A ocorrência de complicações relaciona-se diretamente com a técnica da safenectomia, e a utilização de técnica endoscópica reduz para menos de 5% a sua incidência. O tratamento requer antibioticoterapia, debridamento cirúrgico e drenagem de hematoma ou abscesso.

REFERÊNCIAS BIBLIOGRÁFICAS

1. Braile DM, Godoy MF. História da Cirurgia Cardíaca. Arq Bras Cardiol. 1996;66:329-37.
2. Gomes WJ, Carvalho AC, Palma JH, Goncalves Junior I, Buffolo E. Vasoplegic syndrome: a new dilemma. J Thorac Cardiovasc Surg. 1994;107(3):942-3.
3. Gomes WJ, Carvalho AC, Palma JH, Teles CA, Branco JN, Silas MG, et al. Vasoplegic syndrome after open heart surgery. J Cardiovasc Surg (Torino). 1998;39(5):619-23.
4. Carrel T, Englberger L, Mohacsi P, Neidhart P, Schmidli J. Low systemic vascular resistance after cardiopulmonary bypass: incidence, etiology, and clinical importance. J Card Surg. 2000;15(5):347-53.
5. Evora PRB, Ribeiro PPJF, Vicente WVA, Menardi AC, Reis CL, Rodrigues AJ, et al. Vasoplegia em cirurgia cardíaca: fisiopatologia, diagnóstico e conduta. Rev Soc Cardiol Estado de São Paulo. 2001;11(5):970-80.
6. Mekontso-Dessap A, Houel R, Soustelle C, Kirsch M, Thebert D, Loisance DY. Risk factors for post-cardiopulmonary bypass vasoplegia in patients with preserved left ventricular function. Ann Thorac Surg. 2001;71(5):1428-32.
7. Argenziano M, Chen JM, Choudhri AF, et al. Management of vasodilatory shock after cardiac surgery: identification of predisposing factors and use of a novel pressor agent. J Thorac Cardiovasc Surg. 1998;116(6):973-80.
8. Mota AL, Rodrigues AJ, Evora PR. Adult cardiopulmonary bypass in the twentieth century: science, art or empiricism? Rev Bras Cir Cardiovasc. 2008;23(1):78-92.
9. Gomes WJ, Erlichman MR, Batista-Filho ML, Knobel M, Almeida DR, Carvalho AC, et al. Vasoplegic syndrome after off-pump coronary artery bypass surgery. Eur J Cardiothorac Surg. 2003;23(2):165-9.
10. Brasil LA, Gomes WJ, Salomão R, Buffolo E. Inflammatory response after myocardial revascularization with or without cardiopulmonary bypass. Ann Thorac Surg. 1998;66:56-9.
11. Cremer J, Martin M, Redl H, Bahrami S, Abraham C, Graeter T, et al. Systemic inflammatory response syndrome after cardiac operations. Ann Thorac Surg. 1996;61:1714-20.
12. Holmes JH, Connolly NC, Paull DL, Hill ME, Guyton SW, Ziegler SF, et al. Magnitude of the inflammatory response to cardiopulmonary bypass and its relation to adverse clinical outcomes. Inflamm Res. 2002;51:579-86.

13. Taylor KM. SIRS: the systemic inflammatory response syndrome after cardiac operations. Ann Thorac Surg. 1996;61:1607-8.
14. Brett SJ, Quinlan GJ, Mitchell J, Pepper JR, Evans TW. Production of nitric oxide during surgery involving cardiopulmonary bypass. Crit Care Med. 1998;26:272-8.
15. Diegeler A, Doll N, Rauch T, Haberer D, Walther T, Falk V, et al. Humoral immune response during coronary artery bypass grafting: a comparison of limited approach, "off-pump" technique, and conventional cardiopulmonary bypass. Circulation. 2000;102(19)[suppl 3]:95-100.
16. Dragosavac D, Araujo S, Carieli MC, et al. Invasive hemodynamic monitoring in the postoperative period of cardiac surgery. Arq Bras Cardiol. 1999;73(2):550-4.
17. Argenziano M, Choudhri AF, Oz Mc, Rose EA, Smith CR, Landry DW. A prospective randomised trial of arginine vasopressin in the treatment of vasodilatory shock after left ventricular assist device placement. Circulation. 1997;96(9) [Suppl II]:286-90.
18. Talbot MP, Tremblay I, Denault AY, Bélisle S. Vasopressin for refractory hypotension during cardiopulmonary bypass. J Thorac Cardiovasc Surg. 2000;120(2):401-2.
19. Andrade JCS, Batista Filho ML, Évora PRB, Tavares JR, Buffolo E, Ribeiro EE, et al. Utilização do azul de metileno no tratamento da síndrome vasoplégica após cirurgia cardíaca. Rev Bras Cir Cardiovasc. 1996;11:107-14.
20. Kofidis T, Strüber M, Wilhelmi M, Anssar M, Simon A, Harringer W, et al. Reserval of severe vasoplegia with single-dose methylene blue after heart transplantation. J Thorac Cardiovasc Surg. 2001;122:823-4.
21. Grayling M, Deakin CD. Methylene blue during cardiopulmonary bypass to treat refractory hypotension in septic endocarditis. J Thorac Cardiovasc Surg. 2003;125:426-9.
22. Évora PR. Should methylene blue be the drug of choice to treat vasoplegias caused by cardiopulmonary bypass and anaphylactic shock? J Thorac Cardiovasc Surg. 2002;119:632-4.
23. Preiser JC, Lejeune P, Roman A, Carlier E, De Backer D, Leeman M, et al. Methylene blue administration in septic shock: a clinical trial. Crit Care Med. 1995;23:259-64.
24. Ribeiro NAM, Stolf NAG, Junior AFS, Viana VJC, Carvalho EM, Athanázio R, et al. Efeito do azul de metileno na resposta inflamatória e hemodinâmica em pacientes submetidos à cirurgia de revascularização miocárdica com circulação extracorpórea. Rev Bras Cir Cardiovasc. 2004;19(1):17-23.
25. Evora PRB, Ribeiro PJF, Vicente WVA, Reias CL, Rodrigues AJ, Menardi AC, et al. Azul de metileno no tratamento da síndrome vasoplégica em cirurgia cardíaca. Quinze anos de perguntas, respostas, dúvidas e certezas. Rev Bras Cir Cardiovasc. 2009;24(3)279-88.
26. Levin RL, Degrange MA, Bruno GF, et al. Methylene blue reduces mortality and morbidity in vasoplegic patients after cardiac surgery. Ann Thorac Surg. 2004;77(2):496-9.
27. Leite EG, Ronald A, Rodrigues AJ, Evora PR. Is methylene blue of benefit in treating adult patients who develop catecholamine-resistant vasoplegic syndrome during cardiac surgery? Interact Cardiovasc Thorac Surg. 2006;5(6):774-8.
28. Shanmugam G. Vasoplegic syndrome: The role of methylene blue. Eur J Cardiothorac Surg. 2005;28(5):705-10.
29. Chaney, MA. Corticosteroids and cardiopulmonary bypass: a review of clinical investigations. Chest. 2002;12(3):921-31.
30. Kilger E, Weis F, Briegel J, et al. Stress doses of hydrocortisone reduce severe systemic inflammatory response syndrome and improve earl outcome in a risky group of patients after cardiac surgery. Crit Care Med. 2003;31:1068-74.
31. Wan S, LeClerc JL, Vincent JL. Inflammatory response to cardiopulmonary bypass: mechanisms involved and possible therapeutic strategies. Chest. 1997;112(3):676-92.
32. Griffin MJ, Hines RL. Management of perioperative ventricular dysfunction. J Cardiothorac Vasc Anesth. 2001;15:90-106.
33. Smith RC, Leung JM, Mangano DT. Postoperative myocardial ischemia in patients undergoing coronary artery bypass surgery. Anesth. 1991;74:464-73.
34. Rao V, Ivanov J, Weisel RD, Cohen G, Borger MA, Mickle DA. Lactate release during reperfusion predicts low cardiac output syndrome after coronary bypass surgery. Ann Thorac Surg. 2001;71:1925-30.
35. Breisblatt WM, Stein KL, Wolfe CJ, et al. Acute myocardial dysfunction and recovery: a common occurrence after coronary bypass surgery. J Am Coll Cardiol. 1990;15:1261-9.
36. Royster RL, Butterworth JF IV, Prough DS, et al. Preoperative and intraoperative predictors of inotropic support and long-term outcome in patients having coronary artery bypass grafting. Anesth Analg. 1991;72:729-36.
37. Bernard F, Denault A, Babin D, et al. Diastolic disfunction is predictive of difficult weaning from cardiopulmonary bypass. Anesth Analg. 2001;92:291-8.
38. Casthely PA, Shah C, Mekhjian H, et al. Left ventricular diastolic function after coronary artery bypass grafting: a correlative study with three different myocardial protection techniques. J Thorac Cardiovasc Sug. 1997;114:254-60.
39. Pagel PS, Kampine JP, Schmeling WT, et al. Influence of volatile anesthetics on myocardial contractility in vivo. Anesth. 1991;74:900-7.
40. Haessler R, Madler C, Klasing S, et al. Propofol/fentanyl versus etomidate/fentanyl for the induction of anesthesia in patients with aortic insufficiency and coronary artery desease. J Cardiothorac Vasc Anesth. 1992;6:173-80.
41. Stowe DF, Bosnjak ZJ, Kampine JP. Comparision of etomidate, ketamine, midazolam, propofol, and thiopental on function and metabolism of isolated hearts. Anesth Analg. 1992;74:547-58.
42. Miller DR, Wellwood M, Teasdale SJ, et al. Effects of anesthesic induction on myocardial function and metabolism: A comparison of fentanyl, sufentanil and alfentanil. Can J Anaesth. 1998;35:219-33.
43. Grubitzch H, Ansorge K, Wollert HG, et al. Stunned myocardium after off-pump coronary artery bypass grafting. Ann Thorac Surg. 2001;71:352-55.
44. Rinaldi CA, Hall RJ. Myocardial stunning and hibernation in clinical practice. J Clin Pract. 2000;54:659-64.
45. Porsche R, Brenner ZR. Allergy to protamine sulphate. Heart Lung. 1999;28:418-28.
46. Morales DLS, Garrido MJ, Madigan JD, et al. A Double-blind randomized trial: prophylatic vasopressin reduces hypotension after cardiopulmonary bypass. Ann Thorac Surg. 2003;75:926-30.
47. Martikainen TJ, Tenhunen JJ, Uusaro A, Ruokonen E. The effects of vasopressin on systemic and splanchnic hemodynamics and metabolism in endotoxin shock. Anesth Analg. 2003;97:1756-63.
48. Davila-Roman VG, Waggoner AD, Hopkins WE, Barzilai B. Right ventricular dysfunction in low output syndrome after cardiac operations: assessment by transesophageal echocardiography. Ann Thorac Surg. 1995;60:1081-6.
49. Perings SM, Perings C, Kelm M, Strauer BE. Comparative evaluation of thermodilution and gated blood pool method for determination of right ventricular FE at rest and during exercise. Cardiology. 2001;95:161-3.

50. Harris C, Reeves B, Raskin AS. Dispositivo para assistência circulatória, seleção e aplicação clínica em pacientes em choque cardiogênico pós-cardiotomia, tecnologia extracorpórea. Rev Latino Americana. 1996;3:13-9.

51. Fiorelli AL, Oliveira Jr JL, Coelho GHB, Rocha DC. Assistência circulatória mecânica: porque e quando. Rev Med (SP). 2008;87(1):1-15.

52. Bojar MR. Low cardiac output. In: Manual of perioperative care in cardiac surgery. 4 ed. Boston: Blackwell Scientific Publications, 2005. p. 346-58.

53. Galas FRBG, Hajjar LA, Malbouisson LMS. Síndrome de baixo débito cardíaco e assistência circulatória mecânica no pós-operatório de cirurgia cardíaca. In: Tratado de Cardiologia SOCESP. 2ª ed. São Paulo: Manole, 2008. p. 2611-28.

54. Galas FRBG. Tratamento da síndrome de baixo débito cardíaco no pós-operatório. In: Cuidados pré e pós-cirurgia cardíaca. 1ª ed. São Paulo: Roca, 2004. p. 59-117.

55. McEnamy MT, Kay HR, Bucley MR, et al. Clinical experience with IABP support in 728 patients. Circulation. 1978;58:122-32.

56. Braunwald E, Kloner RA. The stunned myocardium: prolonged post-ischemic ventricular dysfunction. Circulation. 1982;66:1146.

57. Pierce WS. Effective clinical application of ventricular bypass. Ann Thorac Surg. 1995;39:2-3.

58. Terracciano CMN, Harding SE, Adamson D, Koban M, Tansley P, Birks EJ, et al. Changes in sarcolemmal Ca entry and sarcoplasmic reticulum Ca content in ventricular myocytes from patients with end-stage heart failure following myocardial recovery after combined pharmacological and ventricular assist device therapy. Eur Heart J. 2003;24:1329-39.

59. Terracciano CMN, Hardy J, Birks EJ, Khaghani A, Banner NR, Yacoub MH. Clinical recovery from end-stage heart failure using left ventricular assist device and pharmacologic therapy correlates with increased sarcoplasmic reticulum calcium content, but not with regression of cellular hypertrophy. Circulation. 2004;109:2263-5.

60. Pennock JL, Pierce W, Wisman C, Bull A, Waldhausen L. Survival and complications following ventricular assist pumping for cardiogenic shock. Ann Surg. 1983;198:464-76.

61. Quaal SJ. Cardiac mechanical assistance beyond ballon pumping. St Louis: Mosby, 1993.

62. Kantrowitz A, Tjonneland S, Freed PS, Phillips SJ, Butner AN, Sherman JL. Initial clinical experience with intra-aortic ballon pumping in cardiogenic shock. Jama. 1968;203:113-8.

63. Powell WJJ, Daggett WM, Magro AE, et al. Effects of intra aortic balloon counterpulsation on cardiac performance, oxygen consumption, and coronary blood flow in dogs. Circ Res. 1970;26:753-64.

64. Mangano CM, Diamondstone LS, Ramsay JG, Aggarwal A, Herskowitz A, Mangano DT. Renal dysfunction after myocardial revascularization: risk factors, adverse outcomes and hospital resource utilization. The Multicenter Study of Perioperative Ischemia Research Group. Ann Intern Med. 1998;128:194-203.

65. Higgins TL, Estafanous FG, Loop FD, et al. ICU admission score for predicting morbidity and mortality risks after coronary artery bypass grafting. Ann Thorac Surg. 1997;64:1050-8.

66. Shroyer ALW, Coombs LP, Peterson ED, et al. The Society of Thoracic Surgeons: 30-day mortality and morbidity risk models. Ann Thorac Surg. 2003;75:1856-64.

67. Antunes PE, Prieto D, Oliveira JF, Antunes MJ. Renal dysfunction after myocardial revascularization. Eur J Cardiothorac Surg. 2004;25:597-604.

68. Durmaz I, Buket S, Atay Y, et al. Cardiac surgery with cardiopulmonary bypass in patients with chronic renal failure. J Thorac Cardiovasc Surg. 1999;118:306-15.

69. Penta de Peppo A, Nardi P, De Paulis R, et al. Cardiac surgery in moderate to end-stage renal failure: analysis of risk factors. Ann Thorac Surg. 2002;74:378-83.

70. Weerasinghe A, Nornick P, Smith P, Taylor K, Ratnatunga C. Coronary artery bypass grafting in non-dialysis-dependent mild-to-moderate renal dysfunction. J Thorac Cardiovasc Surg. 2001;121:1083-9.

71. Boldt J, Brenner T, Lehmann A, Suttner SW, Kumle B, Isgro F. Is kidney function altered by the duration of cardiopulmonary bypass? Ann Thorac Surg. 2003;75:906-12.

72. Andersson LG, Ekroth R, Bratebby LE, Hallhagen S, Wesslen O. Acute renal failure after coronary surgery: a study of incidence and risk factors in 2.009 consecutive patients. Thorac Cardiovasc Surg. 1993;41:237-41.

73. Ryckwaert F, Boccara G, Frappier JM, Colson PH. Incidence, risk factors and prognosis of a moderate increase in plasma creatinine early after cardiac surgery. Crit Care Med. 2002;30:1495-8.

74. Lema G, Meneses G, Urzua J, et al. Effects of extracorporeal circulation on renal function in coronary surgical patients. Anesth Analg, 1995;81:446-51.

75. Sehested J, Wacker B, Forssmann WG, Schmitzer E. Natriuresis after cardiopulmonary bypass: relationship to urodilatin, atrial natriuretic factor, antidiuretic hormone and aldosterone. J Thorac Cardiovasc Surg. 1997;114:666-71.

76. Stallword MI, Grayson AD, Millis K, Scawn ND. Acute renal failure in coronary artery bypass surgery: independent effect of cardiopulmonary bypass. Ann Thorac Surg. 2004;77:968-72.

77. Loef BG, Epema AH, Navis G, Ebels T, Van Oeveren W, Henning RH. Off-pump coronary revascularization attenuates transient renal damage compared with on-pump coronary revascularization. Chest. 2002;121:1190-4.

78. Bucerius J, Gummert JF, Walther T, et al. On-pump versus off-pump coronary artery bypass grafting: impact on postoperative renal failure requiring renal replacement therapy. Ann Thorac Surg. 2004;77:1250-6.

79. Ascione R, Nason G, Al-Ruzzeh S, Ko C, Ciulli F, Angelini GD. Coronary revascularization with or without cardiopulmonary bypass in patients with preoperative nondialysis-dependent renal insufficiency. Ann Thorac Surg. 2001;72:2020-5.

80. Badr KF, Ichikawa I. Prerenal failure: a deleterious shift from renal compensation to descompensation. N Engl J Med. 1988;319:623-9.

81. Esson ML, Schrier RW. Diagnosis and treatment of acute tubular necrosis. Ann Intern Med. 2002;137:744-52.

82. Mehta RL, Pascual MT, Soroko S, Chertow GM. Diuretics, mortality and nonrecovery of renal function in acute renal failure. JAMA. 2002;288:2547-53.

83. Krasna MJ, Scott GE, Scholz PM, Spotnitz AJ, Mackenzie JW, Penn F. Postoperative enhancement of urinary output in patients with acute renal failure using continuous furosemide therapy. Chest. 1986;89:294-5.

84. Vanky F, Broquist M, Svedjeholm R. Addition of a thiazide: an effective remedy for furosemide resistance after cardiac operations. Ann Thorac Surg. 1997;63:993-7.

85. Kellum JA, Decker JM. Use of dopamine in acute renal failure: a meta-analysis. Crit Care Med. 2001;29:1526-31.

86. Holmes CL, Walley KR. Bad medicine: a low-dose dopamine in the ICU. Chest. 2003;123:1266-75.

87. Bent P, Tan HK, Bellomo R, et al. Early and intensive continuous hemofiltration for severe renal failure after cardiac surgery. Ann Thorac Surg. 2001;71:832-7.

88. Schiffl H, Lang SM, Fischer R. Daily hemodialysis and the outcome of acute renal failure. N Engl J Med. 2002;346:305-10.

89. Evora PRB, Reis CL, Ferez MA, Conte DA, Garcia LV. Distúrbios do equilíbrio hidroeletrolítico e do equilíbrio acidobásico – Uma revisão prática. Medicina, Ribeirão Preto. 1999;32:451-69.

90. Vieira Neto OM, Moysés Neto M. Distúrbios do equilíbrio hidroeletrolítico. Medicina, Ribeirão Preto. 2003;36:325-37.

91. Freda BJ, Davidson MB, Hall PM. Evalution of hyponatremia: a little physiology goes a long way. Clev Clin J Med. 2004;71:639-50.

92. Jaeger CP, Alcalde R, Guaragna JCVC. Disturbios hidroeletroliticos e do equilíbrio ácido-básico em pós-operatório de cirugia cardíaca. In: Pós-operatório em cirurgia cardíaca. 1ª ed. Rio de Janeiro: Guanabara Koogan, 2005. p. 185-208.

93. Auler Jr JOC, Andrade ACM. Equilíbrio hidroeletrolítico e distúrbio ácido-básico. In: Pós-operatório de cirurgia torácica e cardiovascular. 1ª ed. Porto Alegre: Artmed, 2004. p. 58-72.

94. Martins HS, Hernandes PRC. Hipercalemia. In: Emergências clínicas. Abordagem prática. 2ª ed. São Paulo: Manole, 2006. p. 656-62.

95. Evora PRB, Garcia LV. Equilibrio ácido-base. Medicina, Ribeirão Preto. 2008;41(3):301-11.

96. Rizzolli, J. Manejo das patologias endocrinológicas no pré e pós-operatório de cirurgia cardíaca. In: Pós-operatório de cirurgia torácica e cardiovascular. 1ª ed. Porto Alegre: Artmed, 2004. p. 267-80.

97. D'Ancona G, Baillot R, Poirer B, et al. Determinants of gastrointestinal complications in cardiac surgery. Tex Heart Inst J. 2003;30:280-5.

98. Zacharias A, Schwann TA, Parenteau GL, et al. Predictors of gastrointestinal complications in cardiac surgery. Tex Heart Inst J. 2000;27:93-9.

99. Poirer B, Baillot R, Bauset R, et al. Abdominal complications associated with cardiac surgery. Review of a contemporary surgical experience and a series done without extracorporeal circulation. Can J Surg. 2003;46:176-82.

100. Byhahn C, Strouhal U, Martens S, Mierdl S, Kessler P, Westphal K. Incidence of gastrointestinal complications in cardiopulmonary bypass patients. World J Surg. 2001;25:1140-4.

101. Simic O, Strathausen S, Hess W, Ostermeyer J. Incidence and prognosis of abdominal complications after cardiopulmonary bypass. Cardiovasc Surg. 1999;7:419-24.

102. Kumle B, Boldt J, Suttner SW, et al. Influence of prolonged cardiopulmonary bypass times on splanchnic perfusion and markers of splanchnic organ function. Ann Thorac Surg. 2003;75:1558-64.

103. Baue AE. The role of the gut in the development of multiple organ dysfunction in cardiothoracic patients. Ann Thorac Surg. 1993;55:822-9.

104. Frederic SB, Darayl YS. Terapia Intensiva: diagnóstico e tratamento. 2.ed. Editora Artmed, Porto Alegre, RS, 2005.

105. Welsh GF, Dozois RR, Bartholomen LG, et al. Gastrointestinal bleeding after open heart surgery. J Thorac Cardiovasc Surg. 1973;65:738.

106. Van Der Voort PHJ, Peter HJ, Zandstra DF. Pathogenesis, risk factors and incidence of upper gastrointestinal bleeding after cardiac sugery: is specific prophylaxis in routine bypass procedures needed? J Cardiothorac Vasc Anesth. 2000;14:293-9.

107. Sanisoglu I, Guden M, Bayramoglu Z, et al. Does off-pump CABG reduce gastrointestinal complications? Ann Thorac Surg. 2004;77:619-25.

108. Kankaria AG, Flescher DE. The critical care management of non-variceal upper gastrointestinal bleeding. Crit Care Clin. 1995;11:347-68.

109. Fennerty MB. Pathophysiology of upper gastrointestinal tract in the critically ill patient. Rationale for the therapeutic benefits of acid suppression. Crit Care Med. 2002;30(suppl):S351-5.

110. Cook DJ, Fuler HD, Guyatt GH, et al. Risk factors for gastrointestinal bleeding in critically ill patients. Canadian Critical Care Trials Groups. N Engl J Med. 1994;330:397-81.

111. Conrad SA. Acute upper gastrointestinal bleeding in critically ill patients: causes and treatment modalities. Crit Care Med. 2002;30(suppl):S365-8.

112. Steinberg KP. Stress-related mucosal disease in the critically ill patient: risk factors and strategies to prevent stress-related bleeding in the intensive care unit. Crit Care Med. 2002;30(suppl):S362-4.

113. Cook DJ, Reeve BK, Guyatt GH, et al. Stress ulcer prophylaxis in critically ill patients. Resolving discordant meta-analyses. JAMA. 1996;275:308-14.

114. Phillips JO, Metzler MH, Palmieri TL, et al. A prospective study of simplified omeprazole suspension for the prophylaxis of stress-related mucosa damage. Crit Care Med. 1996;24:1793-800.

115. Lau JYW, Sung JJY, Lee KKC, et al. Effect of intravenous omeprazole on recurrent bleeding after endoscopic treatment of bleeding peptic ulcers. N Engl J Med. 2000;343:310-6.

116. Fritzgerald T, Kim D, Karakozis S, et al. Visceral ischemia after cardiopulmonary bypass. Am J Surg. 2000;66:623-6.

117. Marston A. Basic structure and function of intestinal ciruculation. Clin Gastroenterol. 1972;1:539.

118. Klotz S, Vestring T, Rotker J, Schmidt C, Scheld HH, Schmid C. Diagnosis and treatment of nonocclusive mesenteric ischemia after open heart surgery. Ann Thorac Surg. 2001;72:1583-6.

119. Barrie P, Fischer E. Acute acalculous cholecystitis. J Am Coll Surg. 1995;180:232-44.

120. Rady MY, Kodavatiganti R, Ryan T. Perioperative predictors of acute cholecystitis after cardiovascular surgery. Chest. 1998;114:76-84.

121. Raman JS, Kochi K, Morimatsu H, Buxton B, Bellomo R. Severe ischemic early liver injury after cardiac surgery. Ann Thorac Surg. 2002;74:1601-6.

122. Wang MJ, Chao A, Huang CH, et al. Hyperbilirubinemia after cardiac operation. Incidence, risk factors and clinical significance. J Thorac Cardiovasc Surg. 1994;108:429-36.

123. Ihaya A, Muraoka R, Chiba Y, et al. Hyperamylasemia and subclinical pancreatitis after cardiac surgery. World J Surg. 2001;25:862-4.

124. Gale GD, Teasdale SJ, Sanders DE, et al. Pulmonary atelectasis and others respiratory complications after cardiopulmonary bypass and investigation of an etiological factors. Can Anaesth Soc J. 1979;26(1):15-21.

125. Meade MO, Guyatt G, Butler R, et al. Trials comparing early vs late extubation following cardiovascular surgery. Chest. 2001;120:445-53.

126. Cheng DCH, Karski J, Peniston C, et al. Early tracheal extubation after coronary artery bypass graft surgery reduces costs and improves resource use. A prospective, randomized, controlled trial. Anesth. 1996;85:1300-10.

127. Cheng DCH, Karski J, Peniston C, et al. Morbidity outcome in early versus conventional tracheal extubation after coro-

nary artery bypass grafting: a prospective randomized controlled trial. J Thorac Cardiovas Surg. 1996;112:755-64.

128. Reis J, Mota JC, Ponce P, Costa-Pereira A, Guerreiro M. Early extubation does not increase complications rates after coronary artery bypass graft surgery with cardiopulmonary bypass. Eur J Cardiothorac Surg. 2002;21:1026-30.

129. Guller U, Anstrom KJ, Holman WL, Allman RM, Sansom M, Peterson ED. Outcomes of early extubation after bypass surgery in the elderly. Ann Thorac Surg. 2004;77:781-8.

130. Bojar MR. Respiratory management. In: Manual of perioperative care in cardiac surgery, 4° ed. Boston: Blackwell Scientific Publications, 2005. p, 295-338.

131. Bianco ACM. Pós-operatório de cirurgia cardíaca: insuficiência respiratória. In: Urgências cardiovasculares. São Paulo: Sarvier, 1996. p. 341-72.

132. Bianco ACM. Insuficiência respiratória no pós-operatório de cirurgia cardíaca. Rev Soc Cardiol Estado de São Paulo. 2001;5:927-40.

133. Ng CSH, Wan S, Yim APC, Arifi AA. Pulmonary dysfunction after cardiac surgery. Chest. 2002;121:1269-77.

134. Shapira N, Zabatino SM, Ahmed S, Murphy DMF, Sullivan D, Lemole GM. Determinants of pulmonary function in patients undergoing coronary bypass operations. Ann Thorac Surg. 1990;50:268-73.

135. Roosens C, Heerman J, De Somer F, et al. Effects of off-pump coronary surgery on the mechanics of the respiratory system, lung, and chest wall: comparison with extracorporeal circulation. Crit Care Med. 2002;30:2430-7.

136. Cox CM, Ascione R, Cohen AM, Davies IM, Ryder IG, Angelini GD. Effect of cardiopulmonary bypass on pulmonary gas exchange: prospective randomized study. Ann Thorac Surg. 2000;69:140-5.

137. Taggart DP. Respiratory dysfunction after cardiac surgery: effects of avoiding cardiopulmonary bypass and the use of bilateral internal mammary arteries. Eur J Cardiothorac Surg. 2000;18:31-7.

138. Covino E, Santise G, Di Lello F, et al. Surgical myocardial revascularization (CABG) in patients with pulmonary disease: beating heart versus cardiopulmonary bypass. J Cardiovasc Sur (Torino). 2004;42:23-6.

139. Hachenberg T, Tenling A, Nystrom SO, Tyden H, Hedenstierna G. Ventilation-perfusion inequality in patients undergoing cardiac surgery. Anesth. 1994;80:509-19.

140. Hagl C, Harringer W, Gohrbandt B, Haverich A. Site of pleural drain insertion and early postoperative pulmonary function following coronary artery bypass grafting with internal mammary artery. Chest. 1999;115:757-61.

141. Morris MD, St Clair Jr D. Management of patients after cardiac surgery. Curr Probl Cardiol. 1999;167-227.

142. Daganou M, Dimopoulou I, Michalopoulos N, et al. Respiratory complications after coronary artery bypass surgery with unilateral or bilateral internal mammary artery grafting. Chest. 1998;113:1285-9.

143. Gilbert TB, Barnas GM, Sequeira AJ. Impacto de pleurotomy, continuous positive airway pressure and fluide balance during cardiopulmonary bypass on lung mechanics and oxygenation. J Cardiothorac Vasc Anesth. 1996;10:844-9.

144. Tripp HF, Bolton JW. Phrenic nerve injury following cardiac surgery: a review. J Card Surg. 1998;13:218-23.

145. Yamazaki K, Kato H, Tsujimoto S, Kitamura R. Diabetes mellitus, internal thoracic artery grafting and the risk of an elevated hemidiaphragm after coronary artery bypass surgery. J Cardiothorac Vasc Anesth. 1994;8:437-40.

146. Yamagishi T, Ishikawa S, Ohtaki A, Takahashi T, Ohki S, Morishita Y. Obesity and postoperative oxygenation after coronary bypass grafting. Jpn J Thorac Cardiovasc Surg. 2000;48:632-6.

147. Insler SR, O Connor MS, Leventhal MJ, Nelson DR, Starr NJ. Association between postoperative hypothermia and adverse outcome after coronary artery bypass surgery. Ann Thorac Surg. 2000;70:175-81.

148. Gall SA Jr, Olsen CO, Reves JG, et al. Beneficial effects of endotracheal extubation on ventricular performance. Implications for early extubation after cardiac operations. J Thorac Cardiovasc Surg. 1988;95:819-27.

149. Cancer CC, Chanda J. Intraoperative and postoperative risk factors for respiratory failure after coronary bypass. Ann Thorac Surg. 2003;75:853-8.

150. Arom KV, Emery RW, Petersen RJ, Schwartz M. Cost-effectiveness and predictors of early extubation. Ann Thorac Surg. 1995;60:127-32.

151. Liesching T, Kwok H, Hill NS. Acute applications of noninvasive positive pressure ventilation. Chest. 2003;124:699-713.

152. Stiller K, Montarello J, Wallace M, et al. Efficacy of breathing and coughing exercises in the prevention of pulmonary complications after coronary artery surgery. Chest. 1994;105:741-7.

153. Redmond JM, Gillinov AM, Stuart RS, et al. Heparin-coated bypass circuits reduce pulmonary injury. Ann Thorac Surg. 1993;56:474-8.

154. Karaiskos TE, Palatianos GM, Triantafillou CD, et al. Clinical effectviness of leukocyte filtration during cardiopulmonary bypass in patients with chronic obstructive pulmonary disease. Ann Thorac Surg. 2004;78:1339-44.

155. Huang H, Yao T, Wang W, et al. Continuous ultrafiltration attenuates the pulmonary injury that follows open heart surgery with cardiopulmonary bypass. Ann Thorac Surg. 2003;76:136-40.

156. Furnary AP, Zerr KJ, Grunkemeier GL, Starr A. Continuous intravenous insulin infusion reduces the incidence of deep sternal wound infection in diabetic patients after cardiac surgical procedures. Ann Thorac Surg. 1999;67:352-60.

157. Barbas CSV, Lorenzi Filho G. Insuficiência respiratória aguda. In: Knobel E, Meyer EC. Condutas no paciente grave, 2°ed. São Paulo: Atheneu, 1999. p. 281-95.

158. Pratter MR, Irwin RS. Respiratory failure V: adult respiratory distress syndrome care medicine. Boston: Little Brown, 1995. p. 404-12.

159. Knobel E, Barbas CSV, Bueno MAS, Rodrigues Jr M. Terapia intensiva em pneumologia. São Paulo: Atheneu, 2003.

160. Karski JM. Practil aspects of early extubation in cardiac surgery. J Cardiothorac Vasc Anesth. 1995;9(Suppl1):30-3.

161. Magnusson L, Zemgulis V, Wicky S, et al. Atelectasis is a major cause of hypoxemia and shunt after cardiopulmonary bypass: an experimental study. Anesth. 1997;87(5):1153-63.

162. Brismar B, Hedenstierna G, Lundquist H, et al. Pulmonary densities during anesthesia with muscular relaxation – a proposal of atelectasis. Anesth. 1985;62(4):422-8.

163. Milot J, Perron J, Laçasse Y, Letourneau L, Cartier PC, Maltais F. Incidence and predictors of ARDS after cardiac surgery. Chest. 2001;19:884-8.

164. Asimakopoulos G, Taylor KM, Smith PL, Ratnatunga CP. Prevalence of acute respiratory distress syndrome after cardiac surgery. J Thorac Cardiovasc Surg. 1999;117:620-1.

165. Ware LB, Matthay MA. The acute respiratory distress syndrome. N Engl J Med. 2000;342:1334-49.

166. Light RW, Rogers JT, Moyers JP, et al. Prevalence and clinical course of pleural effusions at 30 days after coronary

artery and cardiac surgery. Am J Respir Crit Care Med. 2002;166:1567-71.

167. Payne M, Magovern GJ Jr, Benckart DH, et al. Left pleural effusion after coronary artery bypass decreases with a supplemental pleural drain. Ann Thorac Surg. 2002;73:149-52.

168. Ali IM, Lau P, KInley CE, Sanalla A. Opening the pleura during internal mammary artery harvesting: advantages and disadvantages. Can J Surg. 1996;39:42-5.

169. Sadaniantz A, Anastacio R, Verma V, Aprahamian N. The incidence of diastolic right atrial colapse in patients with pleural effusion in the absence of pericardial effusion. Echocardiography. 2003;20:211-5.

170. Niewoehner DE, Erbland ML, Deupree RH, et al. Effect of systemic glucocorticoids on exacerbation of chronic obstructive pulmonary desease. N Engl J Med. 1999;340:1941-7.

171. Lederman RJ, Breuer AC, Hanson MR, Furlan AJ, Loop FD, Cosgrove DM, et al. Peripheral nervous system complications of coronary artery bypass graft surgery. Ann Neurol. 1982;12:297-301.

172. Souza R, Bogossian HB, Jardim CVP, Barbas CSV. Hipertensão pulmonar: diagnóstico e tratamento. In: Knobel E. Condutas no paciente grave. 3o ed. São Paulo: Atheneu, 2006. p. 561-8.

173. Parsonnet V, Dean D, Loop F, Beck G, Blum J. A method of uniform stratification of risk for evaluating the results of surgery in adquired adult heart disease. Circulation. 1989;79(supp):I3-I12.

174. Bianco ACM. Assistência Ventilatória e Prevenção e Tratamento das Complicações Pulmonares no Pós-operatório de Cirurgia cardíaca. In: Tratado de Cardiologia SOCESP. 2ª ed. São Paulo: Manole, 2009. p. 2629-42.

175. Carmona MJC, Barbosa RAG, Malbouisson LMS. Alterações pulmonares e peculiaridades da assistência ventilatória. In: Cuidados Pré e Pós-Cirurgia Cardíaca. 1ª ed. São Paulo: Roca, 2004. p. 21-36.

176. Arrowsmith JE, Grocott HP, Reves JG, Newman MF. Central nervous system complications of cardiac surgery. Br J Anaesth. 2000;84:378-93.

177. Llinas R, Barbut D, Caplan LR. Neurologic complications of cardiac surgery. Progr Cardiovasc Dis. 2000;43(2):101-12.

178. Beyersdorf F. The use of controlled reperfusion strategies in cardiac surgery to minimize ischaemia/reperfusion damage. Cardiovasc Res. 2009;83(2):262-8.

179. Grogan K, Stearns J, Hogue CW. Brain protection in cardiac surgery. Anesth Clin. 2008;26:521-38.

180. Floyd TF, Cheung AT, Stecker MM. Postoperative neurologic assessment and management of cardiac surgical patient. Semin Thorac Cardiovasc Surg. 2000;12(4):337-48.

181. Hogue CW Jr, Sundt TM III, Goldberg M, Barner H, Dávila-Roman V. Neurological complications of cardiac surgery: the need for new paradigma in prevention and treatment. Semin Thorac Cardiovasc Surg. 1999;11(2):105-15.

182. Caplan LR. Protrecting the brains of patients after heart surgery. Arch Neurol. 2001;58:571-6.

183. Weitraub WS, Jones EL, Craver J, Guyton R, Choen C. Determinants of prolonged length of stay after coronary bypass surgery. Circulation. 1989;80:276-84.

184. Libman RB, Wirkowski E, Neystat M, Barr W, Gelb S, Graver M. Stroke associated with cardiac surgery: determinants, timing and stroke subtypes. Arch Neurol. 1997;54:83-7.

185. Almassi GH, Sommers T, Moritz TE, Shroger LW, London MJ, Henderson NG, et al. Stroke in cardiac surgical patients: determinants and outcome. Ann Thorac Surg. 1999;68:391-7.

186. Hogue, CW, Gottesman RF, Stearns J. Mechanisms of cerebral Injury from cardiac surgery. Crit Care Clin. 2008;24:83-98.

187. Oliveira DC, Ferro CR, Oliveira JB, Malta MM, Barros Neto P, Cano SJ, et al. Risk factors for stroke after coronary artery bypass grafting. Arq Bras Cardiol. 2008;91(4):213-6, 234-7.

188. Infeld B. Management of the elderly cardiac surgical patient: neurological sequelae. Heart Lung Circ. 2004;13(Suppl 3):19-23.

189. Slaughter MS, Sobieski MA, Tatooles AJ, Pappas PS. Reducing emboli in cardiac surgery: does it make a difference? Artif Organs. 2008;32(11):880-4.

190. Wityk RJ, Goldsborough MA, Hills A, Beauchamp N, Barker PB, Borowicz LM, et al. Diffusion and perfusion weighted brain magnetic resonance imaging in patients with neurologic complications after cardiac surgery. Arch Neurol. 2001;58:571-6.

191. Maekawa K, Goto T, Baba T, Yoshitake A, Morishita S, Koshiji T. Abnormalities in the brain before elective cardiac surgery detected by diffusion-weighted magnetic resonance imaging. Ann Thorac Surg. 2008;86(5):1563-9.

192. Brott T, Bogousslavsky J. Treatment of acute ischemic stroke. N Engl J Med. 2000;343:710-22.

193. Hickenbotton SL, Barsan WG. Acute ischemic stroke therapy. Neurol Clin. 2000;18:379-7, 2000.

194. Zauber C, Grendo A, Kramer L, et al. Metabolic encephalopathy in critically ill patients suffering from septic and non septic multiple organ failure. Crit Care Med. 2000;28:1310-5.

195. Santos FS. Mecanismos fisiopatológicos do delirium. Rev Psiq Clin. 2005;32(3):104-12.

196. Smith LW, Dimsdale JE. Post cardiotomy delirium: conclusions after 25 years? Am J Psychiatry. 1989;147:452-8.

197. Kadoi Y, Goto F. Factors associated with postoperative cognitive dysfunction in patients undergoing cardiac surgery. Surg Today. 2006;36(12):1053-7.

198. Newman MF, Kirchner JL, Phillips-Bute B, Gaver V, Grocott H, Jones RH, et al. Longitudinal assessment of neurocognitive function after coronary artery bypass surgery. N Engl J Med. 2001;344:395-402.

199. Gao L, Taha R, Gauvin D, Othmen LB, Wang Y, Blaise G. Postoperative cognitive dysfunction after cardiac surgery. Chest. 2005;128(5):3664-70.

200. Lelis RGB, Auler Jr JOC. Lesão neurológica em cirurgia cardíaca: aspectos fisiopatológicos. Rev Bras Anestesio. 2004;54(4):607-17.

201. Martin JFV, Melo ROV, Sousa LP. Disfunção cognitiva após cirurgia cardíaca. Rev Bras Cir Cardiovasc. 2008;23(2):245-55.

202. Lelis RG, Krieger JE, Pereira AC, Schmidt AP, Carmona MJ, Oliveira SA, et al. Apolipoprotein E4 genotype increases the risk of postoperative cognitive dysfunction in patients undergoing coronary artery bypass graft surgery. J Cardiovasc Surg (Torino). 2006;47(4):451-6.

203. Steed L, Kong R, Stygall J, Acharya J, Bolla M, Harrison MJ, et al. The role of apolipoprotein E in cognitive decline after cardiac operation. Ann Thorac Surg. 2001;71(3):823-6.

204. Askar FZ, Cetin HY, Kumral E, Cetin O, Acarer A, Kosova B, et al. Apolipoprotein E epsilon4 allele and neurobehavioral status after on-pump coronary artery bypass grafting. J Card Surg. 2005;20(5):501-5.

205. Roach GW, Kanchuger M, Mangano CM. Adverse cerebral outcomes after coronay bypass surgery. Multicenter Study of Perioperative Ischemia Research Group and the Ischemia Research and Education Foundation Investigators. N Engl J Med. 1996;355:700-7.

206. Atra M, Gabbai AA. Comprometimento do plexo braquial na cirurgia cardíaca para revascularização do miocárdio por

206. esternotomia mediana — avaliação clínica. Arq Neuropsiq. 1999;57(4):976-81.

207. Ben-David B, Stahl S. Prognosis of intraoperative brachial plexus injury: a review of 22 cases. Br J Anesth. 1997;79:440-5.

208. Grabitz, K, Sandmann W, Stuhmeier K, et al. The risk of ischemic spinal cord injury in patients undergoing graft replacement fot thoracoabdominal aortic aneurysms. J Vasc Surg. 1996;23:230-40.

209. Vlahakes GJ. Postoperative complications involving the heart and lungs. In: Handbook of patient care in cardiac surgery. 5th ed. Boston: Little Brown, 1994. p. 138-40.

210. Baumgartner WA. Postoperative hemodynamics. In: The Johns Hopkins manual of cardiac surgical care. Saint Louis: Mosby-Year Book, 1994. p. 142-51.

211. Adam DH, Filsoufi F, Antmann EM. Medical management of the patient undergoing cardiac surgery. In: Heart disease: a textbook of cardivascular medicine. 7th ed. Philadelphia: W.B. Saunder, 1993-2019, 2005.

212. Bojar RM. Cardiovascular manegement. In: Manual of perioperative care in cardiac surgery. 4th ed. Malden: Blackwell Science, 2005. p. 404-7.

213. ACC/AHA Guidelines for the management of patients with acute myocardial infarction: executive summary and recommendations: a report of the American College of Cardiology/American Heart Association Task Force on Practice Guidelines (Committee on Management of Acute Myocardial Infarction): 1999 update. Circulation. 1999;100:1016-30.

214. Obarski TP, Loop FD, Cosgrove DM, Lytle BW, Stewart WJ. Frequency of acute myocardial infarction in valve repairs versus valve replacement for pure mitral regurgitation. Am J Cardiol. 1990;65(13):887-90.

215. Sobral MLP, Santos LAS, Santos GG, Stolf NAG. Espasmo coronário no pós-operatório de cirurgia de revascularização do miocárdio: relato de caso e revisão concisa da literatura. Rev Bras Cir Cardiovasc. 2005;20(4):441-4.

216. Burkely BH, Hutchins GM. Myocardial consequences of coronary artery bypass graft surgery. The paradox of necrosis in areas of revascularization. Circulation. 1977;56(6):906-13.

217. Kloner RA, Przyklenk K, Kay GL. Clinical evidence for stunned myocardium after coronay artery bypass surgery. J Card Surg. 1994;9(suppl 3):397-402.

218. Costa Jr JR, Oliveira DC, DerBedrossian A, et al. Fatores preditivos de risco de infarto agudo do miocárdio no pós-operatório de operações de revascularização miocárdica. Arq Bras Cardiol. 2003;80:321-4.

219. Jaeger CP, Kalil RAK, Guaragna JCV, Petrascco JB. Fatores preditores de infarto do miocárdio no período perioperatório de cirurgia de revascularizacão miocárdica. Rev Bras Cir Cardiovasc. 2005;20(3):291-5.

220. Thygesen K, Alpert JS; Jaffe AS; et alThird Universal Definition of Myocardial Infarction. J Am Coll Cardiol. 2012;60(16):1581-1598.

221. Comunale ME, Body SC, Ley C, Koch C, Roach G, Mathew JP, et al. The concordance of intraoperative left ventricular wall-motion abnormalities and electrocardiographic S-T segment changes: association with outcome after coronary revascularization. Multicenter Study of Perioperative Ischemia (McSPI) Research Group. Anesth. 1998;88(4):945-54.

222. Adams DH, Antman E, Braunwald E, Zipes DP, Libby P. Medical management of the patient undergoing cardiac surgery. In: A textbook of Cardiovascular Medicine. 6th ed. New York: Elsevier, 2001. p. 2059-83.

223. Espinoza J, Lipski J, Litwak R, et al. New Q waves after coronary artery bypass surgery for angina pectoris. Am J Cardiol. 1974;33:221-4.

224. Hodakowski GT, Craver JM, Jones EL, et al. Clinical significance of perioperative Q-wave myocardial infarction: the Emory Angioplasty versus Surgery Trial. J Thorac Cardiovasc Surg. 1996;112:1447-54.

225. Yokohama Y, Chaitman BR, Hardison RM, et al. Association between new electrocardiographic abnormalities after coronary revascularization on five-year cardiac mortality in BARI randomized and registry patients. Am J Cardiol. 2000;86:819-24.

226. Ramos RF, Oliveira GBF. Infarto agudo do miocárdio no pós-operatório imediato. Rev Soc Cardiol Estado São Paulo. 2001;5:956-63.

227. Loeb HS, Gunnar WP, Thomas DD. Is new ST-segment elevation after coronary artery bypass of clinical importance in the absence of perioperative myocardial infarction? J Electrocardiol. 2007;40(3):276-81.

228. Martins R, Guaragna JCVC. Infarto agudo do miocárdio no pós-operatório de cirurgia cardíaca. In: Pós-operatório em cirurgia cardíaca. 1ª ed. São Paulo: Guanabara Koogan, 2005. p. 243-50.

229. Birdi I, Angelini GD, Bryan AJ. Biochemical markers of myocardial injury during cardiac operations. Ann Thorac Surg. 1997;63:879-84.

230. Weightman WM, Gibbs NM, Sheminant MR, Whitford EG, Mahon BD, Newman MAJ. Drug therapy before coronary artery surgery: Nitrates are independent predictors of mortality and β-adrenergic blockers predict survival. Anesthesia Analgesia. 1999;88(2)286-91.

231. Mair P, Mair J, Seibt I, et al. Cardiac troponinT: a new marker of myocardial tissue damage in bypass surgery. J Cardiothorac Vasc Anesth. 1993;7(6):674-8.

232. Kloner RA, Shook T, Przyklenk K, Davis VG, Junio L, Matthews RV, et al. Previous Angina Alters In-Hospital Outcome in TIMI 4. A Clinical Correlate to Preconditioning? Circulation. 1995;91(1):37-45.

233. Mak KH, Moliterno DJ, Granger CB, Miller DP, White HD, Wilcox RG, et al. Influence of diabetes mellitus on clinical outcome in the thrombolytic era of acute myocardial infarction. GUSTO-I Investigators. Global Utilization of Streptokinase and Tissue Plasminogen Activator for Occluded Coronary Arteries. J Am Coll Cardiol. 1997;30(1):171-9.

234. Laskey, WK. Beneficial impact of preconditioning during PTCA on creatine kinase release. Circulation. 1999;99;2085-9.

235. Su CY, Payne M, Strauss AW, Dillmann WH. Selective reduction of creatine kinase subunit mRNAs in striated muscle of diabetic rats. Am J Physiol Endocrinol Metab. 1992;263:E310-16.

236. Costa MA, Carere RG, Lichtenstein SV, et al. Incidence, predictors, and significance of abnormal cardiac enzyme rise in patients treated with bypass surgery in the arterial revascularization therapies study (ARTS). Circulation. 2001;104:2689-93.

237. Onorati F, Cristodoro L, Caroleo S, Esposito A, Amantea B, Santangelo E, et al. Troponin I and lactate from coronary sinus predict cardiac complications after myocardial revascularization. Ann Thorac Surg. 2007;83(3):1016-23.

238. Muehlschlegel JD, Perry TE, Liu KY, Nascimben L, Fox AA, Collard CD, et al. Troponin is superior to electrocardiogram and creatinine kinase MB for predicting clinically significant myocardial injury after coronary artery bypass grafting. Eur Heart J. 2009;30(13):1574-83.

239. Leal JCF, Braile DM, Godoy MF, Purini Neto J, Paula Neto A, Ramin SL, et al. Avaliação imediata da troponina I cardíaca em pacientes submetidos à revascularização do miocárdio. Rev Bras Cir Cardiovasc. 1999;14(3):247-53.

240. Eigel P, van Ingen G, Wagenpfeil S. Predictive value of perioperative cardiac troponin I for adverse outcome in coronary artery bypass surgery. Eur J Cardiothorac Surg. 2001;20(3):544-9.

241. Oliveira MAB, Paulo BHH, Brandi AC, Carlos AS, Soares MJF, Zaiantchick M, et al. Importância da troponina I no diagnóstico do infarto do miocárdio no pós-operatório de cirurgia de revascularização. Rev Bras Cir Cardiovasc. 2009;24(1):11-4.

242. Martínez J, Rizaldos S, Amo C, et al. Troponina I cardíaca en el infarto del miocardio: perioperatorio tras cirurgía de revascularización coronaria. Rev Esp Cardiol. 2002;55:245-50.

243. Bonnefoy E, Filley S, Guidollet J. Cardiac troponin I to diagnose perioperative myocardial infarction after bypass surgery. Eur Heart J. 1995;16(Suppl):325.

244. Alyanakian MA, Dehoux M, Chatel D. Cardiac troponin I in diagnosis of perioperative myocardial infarction after cardiac surgery. J Cardiothorac Vasc Anesth. 1998;12:288-94.

245. Gensini GF, Fusi C, Conti AA. Cardiac troponin I and Q-wave perioperative myocardial infarction after coronary artery bypass surgery. Crit Care Med. 1998;26:1986-90.

246. Sadony V, Körber M, Albes G, et al. Cardiac troponin I plasma levels for diagnosis and quantitation of perioperative myocardial damage in patients undergoing coronary artery bypass surgery. Eur J Cardiothorac Surg. 1998;13:57-65.

247. Nascente RB, Guaragna JCV, Spiandorello FS, Melchior R, Werutski G, Azevedo E, et al. Estabelecimento do ponto de corte da Troponina I como marcador de infarto do miocárdio em cirurgia de revascularização miocárdica. Sci Med. 2005;15(3):142-7.

248. Willie G, Lars L. Troponin T: A sensitive and specific diagnostic and prognostic marker of myocardial damage. Clin Chim Acta. 1998;272:47-57.

249. Platt MR, Mills LJ, Parkey RW, et al. Perioperative myocardial infarction diagnosed by technetium 99m stannous pyrophosphate myoocardial scintigrams. Circulation. 1976;54(6):III 24-6.

250. McGregor CGA, Muir AL, Smith AF, et al. Myocardial infarction related to coronary artery bypass graft surgery. Br Heart J. 1984;51:399-406.

251. Codini MA, Turner DA, Battle WE, Hassan P, Ali A, Messer JV. Value and limitations of technetium-99m stannous pyrophosphate in the detection of acute myocardial infarction. Am Heart J. 1979;98:752-62.

252. Fabricius AM, Gerber W, Hanke M, Garbade J, Autschbach R, Mohr FW. Early angiographic control of perioperative ischemia after coronary artery bypass grafting. Eur J Cardiothorac Surg. 2001;19(6):853-8.

253. Force T, Hibberd P, Weeks G, Kemper AJ, Bloomfield P, Tow DD, et al. Perioperative myocardial infarction after coronary artery bypass surgery: clinical significance and approach to risk stratification. Circulation. 1990;82(3):903-12.

254. Guaragna JCVC, et al. Fatores preditores para hipertensão arterial sistêmica no pós-operatório de cirurgia de revascularização miocárdica. Sci Med. 2004;14(1):12-8.

255. Guaragna JCVC. Hipertensão arterial sistêmica no pós-operatório imediato. In: Pós-operatório em cirugia cardíaca. 1ª ed. Rio de Janeiro: Guanabara Koogan, 2005. p. 251-6.

256. Bojar RM. Cardiovascular Management. In: Manual of perioperative care in adult cardiac surgery. 4th ed. Malden: Blackwell Publishing, 2005. p. 389-400.

257. Kaplan JA, Guffin AV. Perioperative management of hypertension and tachycardia. J Cardiothorac Anesth. 1990;4:7-12.

258. Van Zwieten PA, Van Wezel HB. Antihypertensive drug treatment in the perioperative period. J Cardiothorac Vasc Anesth. 1993;7:213-26.

259. Fremes SE, et al. A comparison of nitroglycerin and nitriprusside: Treatment of hypertension. Ann Thorac Surg. 1985;39:53-60.

260. Ommen SR, Odell JA, Stanton MSS. Atrial arrhythmias after cardiothoracic surgery. N Engl J Med. 1997;336:1429-34.

261. Steinberg JS. Postoperative atrial fibrillation: a billion-dollar problem. J Am Col Cardiol. 2004;43:1001-3.

262. Cresswell LL, Schuessler RB, Rosenbloom M, et al. Hazards of postoperative atrial arrhythmias. Ann Thorac Surg. 1993;56:539-49.

263. Moreira DAR. Arritmias no pós-operatório de cirurgia cardíaca. Rev Soc Cardiol Estado de São Paulo. 2001;11(5):941-55.

264. Ganem F. Arritmias no pós-operatório de cirurgia cardíaca. In: Pós-operatório de cirurgia torácica e cardiovascular. 1ª ed. São Paulo: Artmed, 2004. p. 207-11.

265. Moore SL, Wilkoff BL. Rhythm disturbances after cardiac surgery. Semin Thorac Cardiovasc Surg. 1991;3:24-8.

266. Goldman BS, Hill TJ, Weisel RD, et al. Permanent cardiac pacing after open-heart surgery: acquired heart disease. PACE. 1984;7:367-71.

267. Moss AJ, Klyman GE, Emmanouilides GC. Late onset complete heart block: new recognized sequela of cardiac surgery. Am J Cardiol. 1972;30:884-7.

268. Nishimura RA, Callahan MJ, Holmes Jr DR, et al. Transient atrioventricular block after open-heart surgery for congenital heart disease. Am J Cardiol. 1984;53:198-201.

269. Nascimento CS, Viotti Jr LA, Silva LHF, Araújo AM, Bragalha AMLA, Gubolino LA. Bloqueio atrioventricular de alto grau induzido pela cirurgia cardíaca: estudo de critérios de reversibilidade. Rev Bras Cir Cardiovasc. 1997;12(1). 56-61.

270. Kormann DS, Gauch PRA, Takeda RT, et al. Consenso para o implante de marcapasso cardíaco permanente e desfibrilador - cardioversor implantável. Departamento de Estimulação Cardíaca Artificial da Sociedade Brasileira de Cirurgia Cardiovascular. REBLAMPA. 1995;8:4-11.

271. Kalavrouziotis D, Buth KJ, Ali IS. The impact of new-onset atrial fibrillation on in-hospital mortality following cardiac surgery. Chest. 2007;131:833-9.

272. Walsh SR, Tang T, Wijewardena C, Yarham SI, Boyle JR, Gaunt ME. Postoperative arrhythmias in general surgical patients. Ann R Coll Surg Engl. 2007;89(2):91-5.

273. Tamis-Holland JE, Kowalski M, Rill V, Firoozi K, Steinberg JS. Patterns of atrial fibrillation after coronary artery bypass surgery. Ann Noninvasive Electrocardiol. 2006;11(2):139-44.

274. Villareal RP, Hariharan R, Liu BC, Kar B, Lee V, Elayda M. Postoperative Atrial Fibrillation and Mortality After Coronary Artery Bypass Surgery. J Am Coll Cardiol. 2004;43:742-8.

275. Ascione R, Caputo M, Calori G, Lloyd CT, Underwood MJ, Angelini GD. Predictors of atrial fibrillation after conventional and beating heart coronary surgery: a prospective, randomized study. Circulation. 2000;102:1530-5.

276. Siebert J, Rogowski J, Jagielak D, Anisimowicz L, Lango R, Narkiewicz M. Atrial fibrillation after coronary artery bypass grafting without cardiopulmonary bypass. Eur J Cardiothorac Surg. 2000;17:520-3.

277. Salamon T, Michler RE, Knott KM, Brown DA. Off-pump coronary artery bypass grafting does not decrease the incidence of atrial fibrillation. Ann Thorac Surg. 2003;75:505-7.

278. Lima MAVB, Sobral MLP, Mendes Sobrinho C, Santos GG, Stolf NAG. Fibrilação atrial e flutter após operação de revascularização do miocárdio: fatores de risco e resultados. Rev Bras Cir Cardiovasc. 2001;16(3):244-50.

279. Silva RG, Lima GG, Laranjeira A, Costa AlR, Pereira E, Rodrigues R. Fatores de risco e morbimortalidade associados à

fibrilação atrial no pós-operatório de cirurgia cardíaca. Arq Bras Cardiol. 2004;83(2):99-110.

280. Tineli RA, Silva Jr JRE, Luciano PM, Rodrigues AJ, Vicente WVA, Evora PRB, et al. Fibrilação atrial e cirurgia cardíaca: uma história sem fim e sempre controversa. Rev Bras Cir Cardiovasc. 2005;20(3):323-31.

281. Kowey PR, Stebbins D, Igidbashian L, et al. Clinical outcome of patients who develop PAF after CABG surgery. Pacing Clin Electrophysiol. 2001;24:191-3.

282. Silva RG, Lima GG, Laranjeira A, et al. Fatores de risco e morbimortalidade associados à fibrilação atrial no pós-operatório de cirurgia cardíaca. Arq Bras Cardiol. 2004;83:105-10.

283. Villareal RP, Hariharan R, Liu BC, et al. Postoperative atrial fibrillation after coronary artery bypass surgery. J Am Coll Cardiol. 2004;43:742-8.

284. Kim MH, Deeb GM, Morady F, Bruckman D, Hallock LR, Smith KA. Effect of postoperative atrial fibrillation on length of stay after cardiac surgery (The Postoperative Atrial Fibrillation in Cardiac Surgery Study [PACS(2)]. Am J Cardiol. 2001;87(7):881-5.

285. Magee MJ, Herbert MA, Dewey TM, Edgerton JR, Ryan WH, Prince S. Atrial fibrillation after coronary artery bypass grafting surgery: development of a predictive risk algorithm. Ann Thorac Surg. 2007;83(5):1707-12.

286. Creswell L, Schuesller RB, Rosembloom M, Cox JL. Hazards of postoperative atrial arrhythmias. Ann Thorac Surg. 1993;56:539-49.

287. Amar D, Zhang H, Leung DH, Roistacher N, Kadish AH. Older age is the strongest predictor of postoperative atrial fibrillation. Anesth. 2002;96(2):352-6.

288. Creswell LL, Schuessler RB, Rosenbloom M, Cox JL. Hazards of postoperative atrial arrhythmias. Ann Thorac Surg. 1993;56:539-49.

289. Furberg CD, Psaty BM, Manolio TA, et al. Prevalence of atrial fibrillation in elderly subjects: The Cardiovascular Health Study. Am J Cardiol. 1994;74:236-41.

290. Silva RG, Lima GG, Laranjeira A, Costa AR, Pereira E, Rodrigues R. Fatores de risco e morbimortalidade associados à fibrilação atrial no pós-operatório de cirurgia cardíaca. Arq Bras Cardiol. 2004;83(2):99-104.

291. Mathew JP, Fontes ML, Tudor IC, et al. A multicenter study index for atrial fibrillation after cardiac surgery. JAMA. 2004;291:1720-9.

292. Ferro CRC, Oliveira DC, Nunes FP, Piegas LS. Fibrilação atrial no pós- operatório de cirurgia cardíaca. Arq Bras Cardiol. 2009;93(1):59-63.

293. Auer J, Weber T, Berent R, Ng CK, Lamm G, Eber B. Risk factors of postoperative atrial fibrillation after cardiac surgery. J Card Surg. 2005;20(5):425-31.

294. Murphy GJ, Ascione R, Caputo M, Angelini DG. Operative factors that contribute to post-operative atrial fibrillation: insights from a prospective randomized trial. Card Electrophysiol Rev. 2003;7(2):136-9.

295. Zimerman LI, Fenelon G, Martinelli Filho M, Grupi C, Atié J, Lorga Filho A, et al. Sociedade Brasileira de Cardiologia. Diretrizes Brasileiras de Fibrilação Atrial. Arq Bras Cardiol. 2009;92(6 supl. 1):1-39.

296. Eagle KA, Guyton RA, Davidoff R, Ewy GA, Fonger J, et al. ACC/AHA guidelines for coronary artery bypass graft surgery: A report of the American College of Cardiology/American Heart Association Task Force on practice guidelines (Committee to revise the 1991 guidelines for coronary artery bypass graft surgery). J Am Coll Cardiol. 1999;34:1262-347.

297. Dunning J, Treasure T, Versteegh M, Nashef SA. EACTS Audit and Guidelines Committee. Guidelines on the prevention and management of de novo atrial fibrillation after cardiac and thoracic surgery. Eur J Cardiothorac Surg. 2006;30(6):852-72.

298. Geovanini GR, Alves RJ, Brito G, Miguel GAS, Glauser VA, Nakiri K. Fibrilação atrial no pós-operatório de cirurgia cardíaca: quem deve receber quimioprofilaxia? Arq Bras Cardiol. 2009;92(4):326-30.

299. Crystal E, Connolly SJ, Sleik K, Ginger TJ, Yusuf S. Interventions on prevention of postoperative atrial fibrillation in patients undergoing heart surgery: a meta-analysis. Circulation. 2002;106:75-80.

300. Wurdeman RL, Mooss AN, Mohiuddin SM, Lenz TL. Amiodarone vs sotalol as prophylaxis against atrial fibrillation /flutter after heart surgery: a meta-analysis. Chest. 2002;121:1203-10.

301. Zimmer J, Pezzullo J, Choucair W, Southard J, Kokkinos P, Karasik P, et al. Meta-analysis of antiarrhythmic therapy in the prevention of postoperative atrial fibrillation and the effect on hospital length of stay, costs, cerebrovascular accidents, andmortality in patients undergoing cardiac surgery. Am J Cardiol. 2003;91(9):1137-40.

302. Crystal E, Garfinkle MS, Connoly SS, et al. Interventions for preventing postoperative atrial fibrillation in patients undergoing heart surgery. Cochrane Database Syst Rev. 2004;CD003611.

303. Ferguson TB Jr, Coombs LP, Peterson ED. Society of Thoracic Surgeons National Adult Cardiac Surgery Database. Pre-operative B-blocker use and mortality and morbidity following CABG surgery in North America. JAMA. 2002;287:2221-7.

304. Sanjuan R, Blasco M, Carbonell N, Jorda A, Nunez J, Martinez-Leon J, et al. Preoperative use of sotalol versus atenolol for atrial fibrillation after cardiac surgery. Ann Thorac Surg. 2004;77:838-43.

305. Abdulrahman O, Dale HT, Levin V, Hallner M, Theman T, Hassapyannes C. The comparative value of low dose sotalol vs metoprolol in the prevention of post-operative supraventricular arrythmais. Eur Heart J. 1999;20(Suppl):372.

306. Wanderley JF, Lamprea D, Moraes CR, Moraes F. Tenório E, Gomes CA, et al. Profilaxia da fibrilação atrial no pós-operatório imediato de cirurgia coronária: comparação entre propranolol e sotalol utilizados em baixas doses. Rev Bras Cir Cardiovasc. 2001;16(4):350-3.

307. Crystal E, Connolly SJ, Sleik K, Ginger TJ, Yusuf S. Interventions on prevention of postoperative atrial fibrillation in patients undergoing heart surgery: a meta-analysis. Circulation. 2002;106:75-80.

308. Giri S, White CM, Dunn AB, Felton K, Freeman-Bosco L, Reddy P, et al. Oral amiodarone for prevention of atrial fibrillation after open heart surgery, the Atrial Fibrillation Suppression Trial (AFIST): a randomised placebo-controlled trial. Lancet. 2001;357:830-6.

309. Kerstein J, Soodan A, Qamar M, Majid M, Lichstein E, Hollander G, Shani J. Giving intravenous and oral amiodarone perioperatively for the prevention of postoperative atrial fibrillation in patients undergoing coronary artery bypass surgery: the GAP study. Chest. 2004;126:716-9.

310. Mitchell LB, Exner DV, Wyse DG, et al. Prophylactic Oral Amiodarone for the Prevention of Arrhythmias that Begin Early After Revascularization, Valve Replacement, or Repair: PAPABEAR: a randomized controlled trial. JAMA. 2005;294:3093-100.

311. Podgoreanu MV, Mathew JP. Prophylaxis against postoperative atrial fibrillation: current progress and future directions. JAMA. 2005;294:3140-2.

312. Alcalde RV, Guaragna JC, Bodanese LC, et al. Alta dose de amiodarona em curto período reduz incidência de fibrilação

atrial e flutter atrial no pós-operatório de cirurgia de revascularização miocárdica. Arq Bras Cardiol. 2006;87:236-40.

313. Butler J, Harriss DR, Sinclair M, Westaby S. Amiodarone prophylaxis for tachycardias after coronary artery surgery: a randomised, double blind, placebo controlled trial. Br Heart J. 1993;70:56-60.

314. Marik PE, Fromm R. The efficacy and dosage effect of corticosteroids for the prevention of atrial fibrillation after cardiac surgery: A systematic review. J Crit Care. 2009;24:458-63.

315. Halonen J, Halonen P, Jarvinen O, et al. Corticosteroids for the prevention of atrial fibrillation after cardiac surgery: a randomized controlled trial. JAMA. 2007;14:1562-7.

316. Podrid PJ. Prevention of postoperative atrial fibrillation: what is the best approach? J Am Coll Cardiol. 1999;34:340-2.

317. Calo L, Bianconi L, Colivicchi F, et al. N-3 fatty acids for the prevention of atrial fibrillation after coronary artery bypass surgery: a randomized, controlled trial. J Am Coll Cardiol. 2005;45:1723-8.

318. Ozaydin M, Dogan A, Varol E, et al. Statin use before bypass surgery decreases the incidence and shortens the duration of postoperative atrial fibrillation. Cardiology. 2006;107:117-21.

319. Patti G, Chello M, Candura D, Pasceri V, Covino E, Di Sciascio G. A randomized trial of Atorvastatin for Reduction of Post--operative Atrial Fibrillation in Patients Undergoing Cardiac Surgery. Results from the ARMYDA-3 (Atorvastatin for Reduction of Myocardial Dysrhythmias After cardiac surgery) study. Circulation. 2006;114:1455-61.

320. Shiga T, Wajima Z, Inoue T, Ogawa R. Magnesium prophylaxis for arrhythmias after cardiac surgery: a meta-analysis of randomized controlled trials. Am J Med. 2004;117(5):325-33.

321. Zangrillo A, Landoni G, Sparicio D, Pappalardo F, Bove T, Cerchierini E, et al. Perioperative magnesium supplementation to prevent atrial fibrillation after off-pump coronary artery surgery: a randomized controlled study. J Cardiothorac Vasc Anesth. 2005;19(6):723-8.

322. Miller S, Crystal E, Garfinkle M, Lau C, Lashevsky I, Connolly SJ. Effects of magnesium on atrial fibrillation after cardiac surgery: a meta-analysis. Heart. 2005;91:618-23.

323. Fan K, Lee KL, Chiu CS, et al. Effects of biatrial pacing in prevention of postoperative atrial fibrillation after coronary artery bypass surgery. Circulation. 2000;102:755-60.

324. Archbold RA, Schilling RJ. Atrial pacing for the prevention of atrial fibrillation after coronary artery bypass graft surgery: a review of the literature. Heart. 2004;90:129-33.

325. Greenberg MD, Katz NM, Iuliano S, Tempesta BJ, Solomon AJ. Atrial pacing for the prevention of atrial fibrillation after cardiovascular surgery. J Am Coll Cardiol. 2000;35:1416-22.

326. Cummings JE, Gill I, Akhrass R, et al. Preservation of the anterior fat paradoxically decreases the incidence of postoperative atrial fibrillation in humans. J Am Col Cardiol. 2004;43:994-1000.

327. Clemo HF, Wood MA, Gilligan DM, et al. Intravenous amiodarone for acute heart rate control in the critically ill patient with atrial tachyarrhythmias. Am J Cardiol. 1998;81:594-8.

328. Fuster V, Rydén LE, Cannom DS, Crijns HJ, Curtis AB, Ellenbogen KA, et al. ACC/AHA/ESC 2006 guidelines for the management of patients with atrial fibrillation: a report of the American College of Cardiology/ American Heart Association Task Force on Practice Guidelines and the European Society of Cardiology Committee for Practice Guidelines Circulation. 2006;114(7):257-354.

329. Taylor GJ, Malik SA, Colliver JA, et al. Usefulness of atrial fibrillation as a predictor of stroke after isolated coronary artery bypass grafting. Am J Cardiol. 1987;60:905-7.

330. Waldo AL, MacLean WAH. Diagnosis and treatment of arrhythmias following open heart surgery. Emphasis on the use of atrial and ventricular epicardial wire electrodes. Ann Int Med. 1981;95(6):789-90.

331. Olshansky B, Okumura K, Hess PG, Henthorn RW, Waldo AL. Use of procainamide with rapid atrial pacing for successful conversion of atrial flutter to sinus rhythm. J Am Coll Cardiol. 1988;11:359-64.

332. Moreira DAR. Arritmia no pós-operatório de cirurgia cardíaca. Rev Soc Cardiol Estado de São Paulo. 2001;5:941-55.

333. Dorman BH, Sade RM, Burnette JS, et al. Magnesium supplementation in the prevention of arrhythmias in pediatric patients undergoing surgery for congenital heart defects. Am Heart J. 2000;139:522-8.

334. Tam SKC, Miller JM, Edmunds LH Jr. Unexpected, sustained ventricular tachyarrhythmia after cardiac operations. J Thorac Cardiovasc Surg. 1991;102:883-9.

335. Lauer MS, Eagle KA. Arrhythmias following cardiac surgery. In: Cardiac Arrhythmia. Mechanisms, Diagnosis, and Management. Baltimore: Williams & Wilkins, 1995. p. 1206-18.

336. Carlson MD, Biblo LA, Waldo AL. Post open heart surgery ventricular arrhythmias. Cardiovasc Clin. 1992;22:241-53.

337. Oh JK, Holmes DR Jr, Hayes DL, et al. Cardiac arrhythmias in patients with surgical repair of Ebstein's anomaly. J Am Coll Cardiol. 1985;6:1351-7.

338. Cairns JA, Connolly SJ, Roberts R, Gent M. Randomised trial of outcome after myocardial infarction in patients with frequent or repetitive ventricular premature depolarisations: CAMIAT. Lancet. 1997;349:675-82.

339. Anthi A, Tzelepis GE, Alivizatos P, Michalis A, Palatianos GM, Geroulanos S. Unexpected cardiac arrest after cardiac surgery: incidence, predisposing causes, and outcome of open chest cardiopulmonary resuscitation. Chest. 1998;113(1):15-9.

340. Wahba A, Gotz W, Birnbaum DE. Outcome of cardiopulmonary resuscitation following open-heart surgery. Scand Cardiovasc J. 1997;31(3):147-9.

341. Dunning J, Nandi J, Ariffin S, Jerstice J, Danitsch D, Levine A. The Cardiac Surgery Advanced Life Support Course (CALS): delivering significant improvements in emergency cardiothoracic care. Ann Thorac Surg. 2006;81(5):1767-72.

342. Nolan J European Resuscitation Council guidelines for resuscitation 2005. Section 1. Introduction. Resuscitation. 2005;67(Suppl.1):S3-6.

343. Guidelines 2000 for cardiopulmonary resuscitation and emergency cardiovascular care. Circulation. 2000;102:I-1-228.

344. El-Banayosy A, Brehm C, Kizner L, et al. Cardiopulmonary resuscitation after cardiac surgery: a two-year study. J Cardiothorac Vasc Anesth. 1998;12:390-2.

345. Dunning J, Fabbri A, Kolh PH, et al. Guideline for resuscitation in cardiac arrest after cardiac surgery. Eur J Cardiothorac Surg. 2009;36:3-28.

346. Handley AJ, Koster R, Monsieurs K, Perkins GD, Davies S, Bossaert L, European RC. European Resuscitation Council guidelines for resuscitation 2005. Section 2. Adult basic life support and use of automated external defibrillators. Resuscitation. 2005;67(Suppl.1):S7-23.

347. Webb ST. Caution in the administration of adrenaline in cardiac arrest following cardiac surgery. Resuscitation. 2008;78(1):101.

348. Gazmuri RJ, Bossaert L, Mosesso V, de Paiva EF. In adult victims of ventricular fibrillation with long response times, a

349. period of CPR before attempting defibrillation may improve ROSC and survival to hospital discharge, W68 and W177: appendix. Circulation. 2005;112:b1-4.

349. Chan PS, Krumholz HM, Nichol G, Nallamothu BK. American Heart Association National Registry of Cardiopulmonary Resuscitation Investigators. Delayed time to defibrillation after in-hospital cardiac arrest. N Engl J Med. 2008;358(1):9-17.

350. Hajbaghery MA, Mousavi G, Akbari H. Factors influencing survival after in-hospital cardiopulmonary resuscitation. Resuscitation. 2005;66:317-21.

351. Bohrer H, Gust R, Bottiger BW. Cardiopulmonary resuscitation after cardiac surgery. J Cardiothorac Vasc Anesth. 1995;9(3):352.

352. Kempen PM, Allgood R. Right ventricular rupture during closed-chest cardiopulmonary resuscitation after pneumonectomy with pericardiotomy: a case report. Crit Care Med. 1999;27(7):1378-9.

353. Sokolove PE, Willis-Shore J, Panacek EA. Exsanguination due to right ventricular rupture during closed-chest cardiopulmonary resuscitation. J Emerg Med. 2002;23(2):161-4.

354. Little CM, Paradis NA. W95A, Coronary perfusion pressure to guide resuscitation. Circulation. 2005;112(Suppl.I):b1-4.

355. Voelckel WG. W95C, Does the use of coronary perfusion pressure guide more appropriate management? Circulation. 2005;112(Suppl.I):b1-4.

356. Nolan JP, Deakin CD, Soar J, Bottiger BW, Smith G European Resuscitation Council guidelines for resuscitation 2005. Section 4. Adult advanced life support. Resuscitation. 2005;67(Suppl.1):S39-86.

357. Leeuwenburgh BPJ, Versteegh MIM, Jacinta J, Maas JJ, Dunning J. Should amiodarone or lidocaine be given to patients who arrest after cardiac surgery and fail to cardiovert from ventricular fibrillation? Interactive Cardiovasc Thorac Surg. 2008;7:1148-51.

358. Dorian P, Cass D, Schwartz B, Cooper R, Gelaznikas RBA. Amiodarone as compared with lidocaine for shock-resistant ventricular fibrillation. N Engl J Med. 2002;346:884-90.

359. Haukoos JS, Paradis NA. W83A, Does the use of intravenous amiodarone improve survival and prevent recurrent dysrhythmias when compared with other anti-arrhythmia agents? Circulation. 2005;112(Suppl.I):b1-4.

360. Mackay JH, Powell SJ, Osgathorp J, Rozario CJ. Six-year prospective audit of chest reopening after cardiac arrest. Eur J Cardiothorac Surg. 2002;22(3):421-5.

361. Goyal M. W97A, atropine use in an asystole improves patient outcomes. Circulation. 2005;112(Suppl.I):b1-4.

362. Han LS. W97B, does the use of atropine improve outcome when used during management of cardiac arrest? Circulation. 2005;112(Suppl.I):b1-4.

363. Pottle A, Bullock I, Thomas J, Scott L. Survival to discharge following open chest cardiac compression (OCCC). A 4-year retrospective audit in a cardiothoracic specialist centre - Royal Brompton and Harefield NHS Trust, United Kingdom. Resuscitation. 2002;52(3):269-72.

364. Rubertsson S, Wiklund L. Open Chest CPR improves outcome when compared with standard closed-chest CPR: W81b: appendix. Circulation. 2005;112(Suppl.I):b1-4.

365. Benson DM, O'Neil B, Kakish E, Erpelding J, Alousi S, Mason R, et al. Open-chest CPR improves survival and neurologic outcome following cardiac arrest. Resuscitation. 2005;64(2):209-17.

366. Rousou JA, Engelman RM, Flack JE3, Deaton DW, Owen SG. Emergency cardiopulmonary bypass in the cardiac surgical unit can be a lifesaving measure in postoperative cardiac arrest. Circulation. 1994;90:II280-4.

367. Czer LSC. Mediastinal bleeding after cardiac surgery: etiologies, diagnostic considerations, and blood conservation methods. J Cardiothorac Anesth. 1989;3:760-75.

368. Magovern JA, Sakert T, Magovern GJ, et al. A model that predicts morbidity and mortality after coronary artery bypass graft surgery. J Am Coll Cardiol. 1996;28:1147-53.

369. Khuri SF, Valeri CR, Loscalzo J, et al. Heparin causes platelet dysfunction and induces fibrinolysis before cardiopulmonary bypass. Ann Thorac Surg. 1995;60:1008-14.

370. Engoren MC, Habib RH, Zacharias A, Schwann TA, Riordan CJ, Durham SJ. Effect of blood transfusion on long-term survival after cardiac operation. Ann Thorac Surg. 2002;74:1180-6.

371. Chelemer SB, Prato BS, Cox PMJ, O'Connor GT, Morton JR. Association of bacterial infections and red blood cell transfusion after coronary artery bypass surgery. Ann Thorac Surg. 2002;73:138-42.

372. Leal-Noval S, Rincon-Ferrari MD, Garcia-Curiel A, et al. Transfusion of blood components and postoperative infection in patients undergoing cardiac surgery. Chest. 2001;119:1461-8.

373. Ferraris VA, Gildengorin V. Predictors of excessive blood use after coronary artery bypass grafting: a multivariate analysis. J Thorac Cardiovasc Surg. 1989;98:492-7.

374. Despotis GJ, Hogue CWJ. Pathophysiology, prevention, and treatment of bleeding after cardiac surgery: a primer for cardiologists and a update for the cardiothoracic team. Am J Cardiol. 1999;83:15-30.

375. Warkentin TE, Greinacher A. Heparin-induced thrombocytopenia and cardiac surgery. Ann Thorac Surg. 2003;76:2121-31.

376. Chung JH, Gikakis N, Rao AK, Drake TA, Colman RW, Edmunds LHJ. Pericardial blood activates the extrinsic coagulation pathway during clinical cardiopulmonary bypass. Circulation. 1996;93:2014-8.

377. Hartstein G, Janssens M. Treatment of excessive mediastinal bleeding after cardiopulmonary bypass. Ann Thorac Surg. 1996;62:1951-4.

378. Levi M, Cromheecke ME, Jonge E, et al. Pharmacological strategies to decrease excessive blood loss in cardiac surgery: a meta-analysis of clinically relevant endpoints. Lancet. 1999;354:1940-7.

379. Fremes SE, Wong BI, Lee E, et al. Metaanalysis of prophylactic drug treatment in the prevention of postoperative bleeding. Ann Thorac Surg. 1994;58:1580-8.

380. Butterworth J, Lin YA, Prielipp RC, Bennett J, Hammon JW, James RL. Rapid disappearance of protamine in adults undergoing cardiac operation with cardiopulmonary bypass. Ann Thorac Surg. 2002;74:1589-95.

381. Czer LSC, Bateman TM, Gray RJ, et al. Treatment of severe platelet dysfunction and hemorrhage after cardiopulmonary bypass: reduction in blood product usage with desmopressin. J Am Coll Cardiol. 1987;9:1139-47.

382. Horrow JC, Van Riper DF, Strong MD, Brodsky I, Parmet JL. Hemostatic effects of tranexamic acid and desmopressin during cardiac surgery. Circulation. 1991;84:2063-70.

383. Daily PO, Lamphere JA, Dembitsky WP, Adamson RM, Dans NF. Effect of prophylactic epsilon-aminocaproic acid on blood loss and transfusion requirements in patients undergoing first-time coronary artery bypass grafting. A randomized, prospective, double-blind study. J Thorac Cardiovasc Surg. 1994;108:99-108.

384. DelRossi AJ, Cernaianu AC, Botros S, Lemole GM, Moore R. Prophylactic treatment of postperfusion bleeding using EACA. Chest. 1989;96:27-30.

385. Vander Salm TJ, Kaur S, Lancey RA, et al. Reduction of bleeding after heart operations through the prophylactic use

of epsilon aminocaproic acid. J Thorac Cardiovasc Surg. 1996;112:1098-107.

386. Goodnough LT, Johnston MF, Toy PT The variability of transfusion practice in coronary artery bypass surgery. JAMA. 1991;265:86-90.

387. Spiess BD, Ley C, Body SC, et al. Hematocrit value on intensive care unit entry influences the frequency of Q-wave myocardial infarction after coronary artery bypass grafting. J Thorac Cardiovasc Surg. 1998;116:460-7.

388. Moulton MJ, Creswell LL, Mackey ME, Cox JL, Rosenbloom M. Reexploration for bleeding is a risk factor for adverse outcomes after cardiac operations. J Thorac Cardiovasc Surg. 1996;111:1037-46.

389. Karthik S, Grayson AD, McCarron EE, Pullan DM, Desmond MJ. Reexploration for bleeding after coronary artery bypass surgery: risk factors, outcomes, and the effect of time delay. Ann Thorac Surg. 2004;78:527-34.

390. Unsworth-White MJ, Herriot A, Valencia O, et al. Resternotomy for bleeding after cardiac operation: a marker for increased morbidity and mortality. Ann Thorac Surg. 1995;59:664-7.

391. Fiser SM, Tribble CG, Kern JA, Long SM, Kaza AK, Kron IL. Cardiac reoperation in the intensive care unit. Ann Thorac Surg. 2001;71:1888-93.

392. Beck CS. Two cardiac compression triads. JAMA. 1935;104:714-6.

393. Reddy OS, Curtiss EL, O Tolle JL, et al. Cardiac tamponade: hemodynamic observations in man. Circulation. 1978;58:265-72.

394. Weitzman LB, Tinker WP, Kronzon I, Cohen ML, Glassman E, Spencer FC. The incidence and natural history of pericardial effusion after cardiac surgery—an echocardiographic study. Circulation. 1984;69:506-11.

395. Angelini GD, Penny WJ, El-Ghamary F. The incidence and significance of early pericardial effusion after open heart surgery. Eur J Cardiothorac Surg. 1987;1:165-8.

396. Pepi M, Muratori M, Barbier P, Doria E, Arena V, Berti M, et al. Pericardial effusion after cardiac surgery: incidence, site, size, and haemodynamic consequences. Br Heart J. 1994;72(4):327-31.

397. Luo H, Chen M, Trento A, Miyamoto T, Kobal SL, Neuman Y, et al. Usefulness of a hand-carried cardiac ultrasound device for bedside examination of pericardial effusion in patients after cardiac surgery. Am J Cardiol. 2004;94(3):406-7.

398. Kirklin, Barrat-Boyes. Postoperative care. In: Cardiac Surgery. 3nd ed. Philadelphia:, Phurthill Lizingstone, 2003. p. 195-253.

399. Ofori-Krakye SK, Tyberg TI, Geba AS, Hammond GL, Cohen LS, Langou RA. Late cardiac tamponade after open heart surgery: incidence, role of anticoagulants in its pathogenesis and its relationship to the postpericardiotomy syndrome. Circulation. 1981;63:13-23.

400. Nagel F, Guaragna JCVC. Tamponamento cardíaco no pós-operatório de cirurgia cardíaca. In: Pós-operatório em cirurgia cardíaca. 1ª ed. São Paulo: Guanabara Koogan, 2005. p. 243-50.

401. Pitol R, Pederiva JR, Pasin F, Vitola D. Quilopericárdio isolado após cirurgia cardíaca. Arq Bras Cardiol. 2004;82(4):384-9.

402. Farran JA, Pinheiro Jr JA. Tamponamento cardíaco no pós-operatório de cirurgia cardíaca. Rev Soc Cardiol Estado de São Paulo. 2001;11(5):897-904.

403. Russo A, O`Connor WH, Waxman HL. Atypical presentations and echocardiographic findings in patients with tamponade early and late cardiac surgery. Chest. 1993;104(1):71-8.

404. Chuttani K, Tischler MD, Pandian NG. Diagnosis of cardiac tamponade after cardiac surgery: relative value of clinical, echocardiographic and hemodinamic signs. Am Heart J. 1994;127:913-8.

405. Hamid M, Khan MU, Bashour AC. Diagnostic value of chest X-ray and echocardiography for cardiac tamponade in post cardiac surgery patients. J Pak Med Assoc. 2006;56(3):104-7.

406. Settle HP, Adolph RJ, Fowler NO, Engel P, Agruss NS, Levenson NI. Echocardiographic study of cardiac tamponade. Circulation. 1977;56:95-9.

407. Yamano T, Nakatani S, Nakamura T, Sawada T, Azuma A, Yaku H, et al. Left atrial appendage collapse as a sole feature of cardiac tamponade after cardiac surgery: a case report. J Am Soc Echocardio. 2007;20(12):1415.e1-2.

408. Bilku RS, Bilku DK, Rosin MD, Been M. Left ventricular diastolic collapse and late regional cardiac tamponade postcardiac surgery caused by large left pleural effusion. J Am Soc Echocardio. 2008;21(8):978.e9-11.

409. Kolek M, Brát R. Pericardiocentesis afrer heart surgery - our experience. Vnitr Lek. 2008;54(4):334-40.

410. Angelini GD, Bryan AJ, Lamona M. Refractory supraventricular tachyarrhythmias due to early pericardial efusion following open heart surgery. Thorac Cardiovasc Surg. 1988;36:162-3.

411. Engle MA. Postpericardiotomy syndrome in adults: incidence, autoimmunity and virology. Circulation. 1981;64:58-60.

412. Couto AA, Oliveira GM, Mansur E, Alves MLM. Pericardite constritiva como uma complicação de cirurgia cardíaca. Arq Bras Med. 1986;60(2):99-102.

413. Shammas NW. Pulmonary embolus after coronary artery bypass surgery: a review of the literature. Clin Cardiol. 2000;23:637-44.

414. Goldhaber SZ, Schoepf J. Pulmonary embolism after coronary artery bypass grafting. Circulation. 2004;109:2712-5.

415. Ramos R, Salem BI, De Pawlikowski MP, et al. The efficacy of pneumatic compression stockings in the prevention of pulmonary embolism after cardiac surgery. Chest. 1996;109:82-5.

416. Cho KJ, Dasika NL. Catheter technique for pulmonary embolectomy or thrombofragmentation. Semin Vasc Surg. 2000;13:221-35.

417. Arafa OE, Pedersen TH, Svennevig JL, Fosse E, Geiran OR. Vascular complications of the intraaortic balloon pump in patients undergoing open heart operations: a 15-year experience. Ann Thorac Surg. 1999;67:645-51.

418. Kollef MH, Sharpless L, Vlasnik J, Pasque C, Murphy D, Fraser VJ. The impact of nosocomial infections on patient outcome following cardiac surgery. Chest. 1997;112:666-75.

419. Rebollo MH, Bernal JM, Llorca J, Rabasa JM, Revuelta JM. Nosocomial infections in patients having cardiovascular operations: a multivariate analysis of risk factors. J Thorac Cardiovasc Surg. 1996;112:908-13.

420. Gol MK, Karahan M, Ulus AT, et al. Bloodstream, respiratory, and deep surgical wound infections after open heart surgery. J Card Surg. 1998;13:252-9.

421. Weber W, Marti W, Zwahlen M, Misteli H, Rosenthal R, Reck S, et al. The timing of surgical antimicrobial prophylaxis. Annals Surgery. 2008;247(6):918-26.

422. Kreter B, Woods M. Antibiotic prophylaxis for cardiothoracic operations. Meta-analysis of thirty years of clinical trials. J Thorac Cardiovasc Surg. 1992;104:590-9.

423. MacLaren G, Yeoh SF, Spelman D. Antibiotic prophylaxis in cardiac surgery. Heart. 2008;95(5):646.

424. Leal-Noval SR, Marquez-Vacaro JA, Garcia-Curiel A, et al. Nosocomial pneumonia in patients undergoing heart surgery. Crit Care Med. 2000;28:935-40.

425. Chelemer SB, Prato BS, Cox BM Jr, O'Connor GT, Morton JR. Association of bacterial infection and red blood transfusion

after coronary artery bypass surgery. Ann Thorac Surg. 2002;73:138-42.

426. Leal-Noval SR, Rincon-Ferrari MD, Garcia-Curiel A, et al. Transfusion of blood components and postoperative infection in patients undergoing cardiac surgery. Chest. 2001;119:1461-8.

427. Dagan O, Cox PN, Ford-Jones L, Posonby J, Bohn DJ. Nosocomial infection following cardiovascular surgery: comparison of two periods, 1987 vs 1992. Crit Care Med. 1999;27:104-8.

428. Carrel TP, Eisinger E, Vogt M, Turina MI. Pneumonia after cardiac surgery is predictable by tracheal aspirates but cannot prevented by prolonged antibiotic prophylaxis. Ann Thorac Surg. 2001;72:143-8.

429. Koleff M. Prevention of ventilator-associated pneumonia. N Engl J Med. 1999;340:627-34.

430. Shroyer ALW, Coombs LP, Peterson ED, et al. The Society of Thoracic Surgeons: 30-day mortality and morbidity risk models. Ann Thorac Surg. 2003;75:1856-64.

431. Gummert JF, Barten MJ, Hans C, et al. Mediastinitis and cardiac surgery: an updated risk factor analysis in 10.373 consecutive adult patients. J Thorac Cardiovasc Surg. 2002;50:87-91.

432. Oslen MA, Lock-Buckley P, Hopkins D, Polish LB, Sundt TM, Fraser VJ. The risk factors for deep and superficial chest surgical-site infections after coronary artery bypass graft surgery are different. J Thorac Cardiovasc Surg. 2002;124:136-45.

433. Abboud CS, Wey SB, Baltar VT. Risk factors for mediastinitis after cardiac surgery. Ann Thorac Surg. 2004;77:676-83.

434. Lu JCY, Grayson AD, Jha P, Srinivasan AK, Fabri BM. Risk factors for sterna wound infection and mid-term survival fol-

lowing coronary artery bypass surgery. Eur J Cardiothorac Surg. 2003;23:943-9.

435. Lev-Ran O, Mohr R, Amis K, et al. Bilateral internal thoracic artery grafting in insulin-treated diabetics: should it be avoided? Ann Thorac Surg. 2003;75:1872-7.

436. Hirotani T, Nakamichi T, Munakata M, Takeuchi S. Risks and benefits of bilateral internal thoracic artery grafting in diabetic patients. Ann Thoracic Surg. 2003;76:2017-22.

437. Baskett RJF, MacDougall CE, Ross DB. Is mediastinitis a preventable complication? A 10-year review. Ann Thorac Surg. 1999;67:462-5.

438. Benlolo S, Mateo J, Raskine L, et al. Sternal puncture allows an early diagnosis of poststernotomy mediastinitis. J Thorac Cardiovasc Surg. 2003;125:611-7.

439. El Oakley RM, Wright JE. Postoperative mediastinitis: classification and management. Ann Thorac Surg. 1996;61:1030-6.

440. Francel TJ, Kouchoukos NT. A rational approach to wound difficulties after sternotomy: the problem. Ann Thorac Surg. 2001;72:1411-8.

441. Tegnell A, Aren C, Ohman L. Coagulase-negative staphylococci and sterna infections after cardiac operation. Ann Thorac Surg. 2000;69:1104-9.

442. Satta J, Lahtinen J, Raisenen J, Salmela E, Juvonen T. Options for the management of poststernotomy mediastinitis. Scand Cardiovasc J. 1998;32:29-32.

443. Athanasiou T, Aziz O, Skapinakis P, et al. Leg wound infections after coronary artery bypass grafting: a meta-analysis comparing minimally invasive versus conventional vein harvesting. Ann Thorac Surg. 2003;76:2141-6.

Choque Cardiogênico

André Feldman • Ricardo Calil de Paiva • Tiago Prado Galuppo Martins • Carlos Gun

INTRODUÇÃO

Choque cardiogênico é a apresentação sindrômica do estado de incapacidade do coração em ofertar fluxo sanguíneo adequado aos órgãos e tecidos, decorrente de redução do débito cardíaco com evidência clínica e laboratorial de hipoperfusão tecidual na presença de pré-carga adequada. O choque cardiogênico pode instalar-se em pacientes com cardiopatia prévia, como na descompensação de portadores de insuficiência cardíaca congestiva (ICC) ou em pacientes previamente assintomáticos como no infarto agudo do miocárdio (IAM). Apesar dos avanços no atendimento dos pacientes com ICC e IAM, a mortalidade dos pacientes com choque cardiogênico persiste elevada, com taxas que variam de 30 a 90%.[1]

A principal causa de choque cardiogênico é o IAM sendo, na maioria das vezes, secundário a um infarto com supradesnivelamento do segmento ST. Porém, pode também surgir a partir de um IAM sem supradesnivelamento do segmento ST ou até mesmo a partir de um quadro de angina instável.[2,3]

O Registro Nacional de Infarto do Miocárdio dos Estados Unidos mostra uma incidência de 8,6% de quadros de choque cardiogênico secundários a IAM com supradesnivelamento do segmento ST entre os anos de 1995 a 2004.[4] Com a difusão mais recente da prática de fibrinólise, esta taxa vem caindo, como confirmado pelo registro GRACE.[5]

Nos estudos GUSTO-I e GUSTO III quatro variáveis se mostraram fortes preditores para o desenvolvimento de choque cardiogênico em pacientes com IAM com supradesnivelamento do segmento ST. Tais variáveis foram: idade avançada, pressão arterial sistólica baixa, frequência cardíaca elevada e classes funcionais III e IV de Killip.[6]

Estudo recente realizado na Suíça com quase 24 mil pacientes em 70 centros mostrou que a incidência de choque cardiogênico está em declínio principalmente pela maior utilização de angioplastia primária. Segundo dados do estudo, a incidência de choque cardiogênico caiu de 12,9% para 5,5% ($p < 0,001$) entre os anos de 1997 a 2006, acompanhado de um decréscimo da mortalidade de 62,8% para 47,7% ($p = 0,01$).[7]

DEFINIÇÃO

A definição de choque cardiogênico inclui parâmetros clínicos e hemodinâmicos que podem ser observados na Tabela 43.1.

Tabela 43.1 Parâmetros clínicos e hemodinâmicos do choque cardiogênico.

- Pressão arterial sistólica < 80 a 90 mmHg ou PAM < 30 mmHg em relação à pressão basal por 30 a 60 minutos quando:
  - Não responde à correção da pré-carga
  - Secundária à disfunção cardíaca ou associada a sinais de hipoperfuração
- IC < a 2,2 L/min./m² (ou 1,8 L/min./m² sem suporte terapêutico)
- POAP > 18 mgHg (ou PDFVE) ou PDFVD > 10 a 15 mmHg
- Ecocardiograma demonstrando aumento das pressões de enchimento

PAM (Pressão Arterial Média); IC (Índice Cardíaco); POAP (Pressão de Oclusão da Artéria Pulmonar); PDFVE (Pressão Diastólica Final do Ventrículo Esquerdo); PDFVD (Pressão Diastólica Final do Ventrículo Direito).

ETIOLOGIA

Em pacientes com isquemia miocárdica aguda grave, estudos de autópsia sugerem que em até 80% dos casos de choque cardiogênico existe extensa lesão de tecido miocárdico, geralmente acima de 40%. Os demais pacientes apresentam defeitos mecânicos como ruptura do músculo papilar, septo interventricular ou de parede livre do ventrículo esquerdo (VE).

O estudo GUSTO-I com 41 mil pacientes acometidos por IAM e tratados com terapia fibrinolítica observou que o estado de choque estava presente em apenas 0,8% dos pacientes no momento da admissão hospitalar, ao passo que 5,3% dos pacientes o desenvolveram ao longo da internação. Observou-se que 50% dos pacientes que desenvolviam choque cardiogênico o fazia nas primeiras 24 horas após o infarto.[8] Achados similares foram observados no estudo SHOCK,[9] quando se notou que o tempo médio de desenvolvimento do choque se dá em 5,5 horas, sendo que 75% da população estudada desenvolveu choque cardiogênico nas primeiras 24 horas de internação.[9] No mesmo estudo avaliou-se a frequência das principais causas que levaram ao choque e observou-se que a disfunção de VE é responsável por 79% dos casos. Regurgitação mitral aguda acomete 7% dos pacientes, ruptura de septo interventricular 4%, falência de ventrículo direito (VD) isolado 2% e tamponamento cardíaco 1,4%. Causas como doença valvar prévia, excesso de betabloqueadores e complicações secundárias a cateterismo cardíaco respondem por 7% dos casos.

O desenvolvimento de choque cardiogênico mais tardiamente está relacionado à isquemia recorrente, reinfarto ou surgimento de complicações mecânicas. A realização de um ecocardiograma quando do surgimento de um quadro de choque cardiogênico, mais tardio, é imprescindível para excluir tais complicações.

Falência de VD é causa menos frequente de choque cardiogênico. Estes pacientes não costumam cursar com congestão pulmonar, a menos que haja envolvimento do VE. O envolvimento do VD pode ser avaliado pela realização cuidadosa de um ecocardiograma à beira do leito. Dilatação de VD pode levar ao desvio do septo interventricular para a cavidade do VE prejudicando, desta forma, seu enchimento.

Outras formas de injúria ao miocárdio podem levar ao colapso cardiovascular, conforme descritas na Tabela 43.2.

Tabela 43.2 Causas de choque cardiogênico.

Infarto agudo do miocárdio
■ Grande perda de miocárdio ventricular esquerdo (> 40%)
■ Disfunção do ventrículo direito
■ Aneurisma do ventrículo esquerdo
■ Defeitos mecânicos:
■ Ruptura ou disfunção dos músculos papilares
■ Ruptura da parede livre do ventrículo esquerdo
■ Ruptura do septo interventricular
Miocardite
Síndrome de Takotsubo
Tromboembolismo pulmonar
Tamponamento cardíaco
Estágio final de cardiomiopatias
Insuficiência valvar aguda
Cirurgia cardíaca
Contusão miocárdica
Obstrução da via de saída do ventrículo esquerdo
■ Cardiomiopatia hipertrófica obstrutiva
■ Estenose aórtica
Obstrução da via de entrada do ventrículo esquerdo
■ Mixoma atrial esquerdo
■ Estenose mitral

DIAGNÓSTICO DIFERENCIAL

Outras condições podem ocorrer durante um episódio de IAM e devem ser consideradas em todos os pacientes:

- Choque hemorrágico secundário ao tratamento com agentes fibrinolíticos e anticoagulantes;
- Choque séptico em pacientes em uso de cateteres;
- IAM devido à dissecção aguda de aorta ascendente;
- Uso de agentes inotrópicos negativos;
- Bradicardia grave levando a redução no débito cardíaco e hipotensão durante a fase aguda de IAM;
- Taquiarritmias com comprometimento hemodinâmico ou com piora do grau de isquemia.

FISIOPATOLOGIA

Na ICC, o choque cardiogênico pode decorrer da progressão do remodelamento cardíaco e disfunção ventricular esquerda causados pela evolução natural da doença ou por fatores precipitantes como infecções, ingestão hídrica excessiva, interrupção medicamentosa, uso excessivo de diuréticos e outros.

Na vigência do infarto agudo do miocárdio, vários mecanismos são desencadeados, levando à progressiva deterioração do estado hemodinâmico. No modelo atualmente aceito (Figura 43.1) a injúria ao coração induz à redução do volume sistólico e consequentemente à queda do débito cardíaco, levando à hipotensão arterial sistêmica e à taquicardia reflexa. A redução da perfusão coronariana, bem como o aumento do consumo de oxigênio (causado pelo aumento da pressão diastólica final do VE, aumento do estresse de parede e da taquicardia), contribui para a extensão da injúria ao miocárdio. Além disso, a queda do débito cardíaco e a vasoconstrição levam à isquemia de órgãos e à ativação do sistema inflamatório. A hipoperfusão promove liberação de catecolaminas que aumentam a contratilidade e o fluxo miocárdicos; estas, por outro lado, aumentam o consumo de oxigênio com efeitos pró-arrítmicos e miocardiotóxicos.

No estudo SHOCK,[9] cerca de 20% dos pacientes com choque cardiogênico pós-IAM apresentaram características de inflamação sistêmica, como febre, leucocitose, padrão hiperdinâmico de circulação e baixa resistência vascular sistêmica.

Existem evidências de que o processo inflamatório decorrente ao IAM produza citocinas inflamatórias suficientes para expressar grandes quantidades da enzima óxido nítrico sintetase induzida (iNOS) na circulação e, especialmente, nos miócitos. Essa grande quantidade de óxido nítrico provoca queda da resistência vascular periférica levando à diminuição da perfusão periférica e da perfusão coronária. Além disso, altos níveis de óxido nítrico estão associados à disfunção do VE. Esses fatores causam alterações da perfusão de vários territórios, entre os quais o território esplâncnico, com quebra da barreira tecidual e translocação bacteriana, levando a um quadro de sepse.

O emprego de inibidores da enzima iNOS, como o N-monometil-L-arginina (L-NMMA) e Tilarginina, falhou em demonstrar o efeito benéfico quando usado em pacientes com choque cardiogênico induzido por IAM, com padrão de vasodilatação sistêmica.[10]

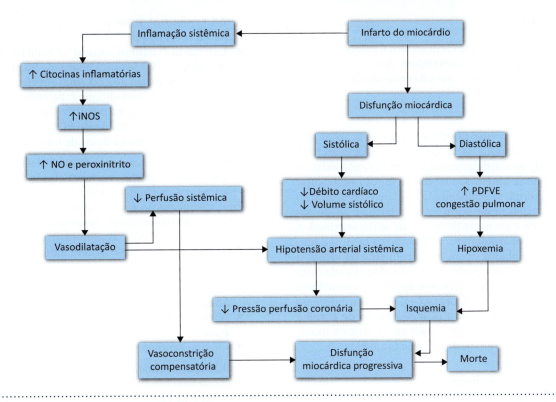

Figura 43.1 Fisiopatologia do choque cardiogênico.
NO (Óxido Nítrico); iNOS (Óxido Nítrico Sintetase Induzida); PDFVE (Pressão Diastólica Final do VE).

Fatores de risco para o desenvolvimento de choque cardiogênico na vigência de IAM incluem idade avançada, IAM com supra de ST, infarto de parede anterior, *diabetes mellitus*, insuficiência cardíaca prévia, infarto prévio, doença coronária multivascular ou bloqueio de ramo esquerdo.[11]

QUADRO CLÍNICO

O quadro clínico mais frequentemente observado consiste no surgimento de congestão pulmonar associada à hipotensão arterial sistêmica e sinais clínicos e laboratoriais de má perfusão tecidual, tais como:

- Perfusão periférica lentificada;
- Oligúria;
- Extremidades frias;
- Rebaixamento do nível de consciência;
- Hiperlactatemia;
- Baixa saturação venosa mista de oxigênio.

No estudo GUSTO-I, dados obtidos no exame clínico do paciente foram associados à maior mortalidade em 30 dias, independentemente de variáveis hemodinâmicas:[12]

- **Oligúria:** razão de chances (*Odds Ratio*) 2,25; intervalo de confiança (IC 95% 1,61-3,15);
- **Pele fria e úmida:** razão de chances (*Odds Ratio*) 1,68 (IC 95% 1,15-2,46);
- **Alteração do nível de consciência:** razão de chances (*Odds Ratio*) 1,68; (IC 95% 1,19-2,39).

A classificação proposta por Killip-Kimball (obtida por meio da avaliação clínica) e a classificação de Forrester (obtida pela monitorização invasiva) fornecem parâmetros que poderão auxiliar na decisão terapêutica como também estimar a mortalidade hospitalar (Tabelas 43.3 e 43.4).

Tabela 43.3 Classificação de Killip-Kimball.[13]

Grupo	Aspectos clínicos	Frequência	Mortalidade
I	Sem sinais de congestão pulmonar	40%-50%	6%
II	B3, estertores pulmonares bibasais	30%-40%	17%
III	Edema agudo de pulmão	10%-15%	38%
IV	Choque cardiogênico	5%-10%	81%

Tabela 43.4 Classificação de Forrester.[14]

Grupo	Características hemodinâmicas	Mortalidade
I	POAP < 18 mmHg e IC > 2,2 L/min./m²	3%
II	POAP > 18 mmHg e IC > 2,2 L/min./m²	9%
III	POAP < 18 mmHg e IC < 2,2 L/min./m²	23%
IV	POAP > 18 mmHg e IC < 2,2 L/min./m²	51%

POAP (Pressão de Oclusão de Artéria Pulmonar); IC (Índice Cardíaco).

DIAGNÓSTICO

O diagnóstico de choque cardiogênico é essencialmente clínico. Exames complementares podem oferecer indícios da existência de cardiopatia de base e da presença de isquemia.

Ecocardiograma

Quando existe a suspeita de outras complicações que possam levar ao choque cardiogênico secundário ao IAM, a realização de ecocardiograma apresenta grande valia na medida em que se obtém dados sobre a função ventricular direita e esquerda, tamponamento cardíaco, regurgitação mitral grave, ruptura de septo interventricular ou de parede livre do VE e sinais de dissecção de aorta proximal. A realização de ecocardiograma transtorácico deve ser tentada, porém, em alguns casos, principalmente na vigência de ventilação mecânica, pode ser difícil a obtenção de boas imagens. Nesta situação, o ecocardiograma transesofágico pode fornecer melhores informações. O ecocardiograma transesofágico não deve ser a primeira opção de escolha em todos os pacientes devido ao seu maior custo e maior risco, principalmente em pacientes não intubados.

Monitorização hemodinâmica

A inserção de cateter de Swan-Ganz e cateter de monitorização invasiva de pressão arterial são procedimentos que podem ajudar no manejo dos pacientes com choque cardiogênico. As diretrizes de 2007 do *American College of Cardiology/American Heart Association (ACC/AHA)*[15] recomendam a utilização de cateter de Swan-Ganz como classe I nas seguintes situações:

- Pacientes com hipotensão arterial sistêmica progressiva irresponsiva à administração de fluidos ou quando a administração de fluidos é contraindicada;
- Pacientes com suspeita de complicações mecânicas relacionadas ao IAM, caso não seja possível a realização de ecocardiograma.

As diretrizes do *ACC/AHA*[15] ainda consideram indicação Classe IIa:

- Hipotensão arterial sistêmica em paciente com congestão pulmonar não responsiva inicialmente à administração de volume;
- Choque cardiogênico;
- Insuficiência cardíaca grave ou progressiva e edema agudo de pulmão que não responde favoravelmente à terapia inicial adotada;
- Sinais persistentes de hipoperfusão sem hipotensão ou congestão pulmonar;
- Administração de vasopressores ou agentes inotrópicos.

Os parâmetros hemodinâmicos encontrados nos pacientes com choque cardiogênico podem ser divididos em duas categorias:

- **Categoria 1:** pacientes com pressão capilar pulmonar (PCP) acima de 15 mmHg, pressão arterial sistólica acima de 100 mmHg e índice cardíaco abaixo de 2,5 L/min./m². Estes pacientes evidenciam falência de VE sem choque clássico.
- **Categoria 2:** definida como PCP acima de 15 mmHg, pressão arterial sistólica abaixo de 90 mmHg e índice cardíaco abaixo de 2,5 L/min./m². Estes pacientes apresentam-se com choque cardiogênico clássico. O índice cardíaco é geralmente baixo (abaixo de 2,0 L/min./m²), acompanhado de PCP elevada (maior do que 20 mmHg) na ausência de hipovolemia.

A monitorização invasiva pode ser útil na identificação do grau de vasoconstrição e vasodilatação periférica. Alguns pacientes com choque cardiogênico apresentam choque com vasodilatação e a sua correta identificação pode ser determinante no emprego da terapia mais adequada.

As diretrizes de 2007[15] contemplam que a monitorização invasiva da pressão arterial tem indicação Classe I nas seguintes situações:

- Hipotensão arterial grave (pressão arterial sistólica abaixo de 80 mmHg);
- Administração de vasopressores ou drogas inotrópicas;
- Choque cardiogênico.

A utilização de monitorização invasiva de pressão arterial é considerada útil (indicação Classe IIa) na utilização de nitroprussiato de sódio ou outro potente agente vasodilatador bem como quando drogas vasoativas são empregadas.

Angiografia coronária

A angiografia coronária deve ser realizada em todos os pacientes em choque cardiogênico quando se suspeita de doença arterial coronária passível de intervenção percutânea ou revascularização cirúrgica.[15]

O estudo SHOCK[9] mostrou haver benefício no emprego de terapia de reperfusão em pacientes que desenvolvem choque nas primeiras 36 horas do início do quadro de IAM e se esta for realizada até 18 horas do início do quadro de choque. Sabe-se que, nesta situação, o emprego de fibrinólise não é o método preferível pelos baixos índices de sucesso, devendo-se optar por procedimentos de revascularização mecânica ou cirúrgica. Para tanto, a realização de angiografia coronária diagnóstica é muito importante à medida que permite o conhecimento da árvore coronária e possibilita um planejamento mais adequado da terapia de reperfusão a ser adotada.[15]

Desta forma, a realização de angiografia coronária em hospitais com disponibilidade de tal procedimento é a abordagem inicial preferível, desde que dentro da janela de 18 horas do início do choque cardiogênico de etiologia isquêmica.[15]

ABORDAGEM TERAPÊUTICA NO CHOQUE CARDIOGÊNICO

O choque cardiogênico é uma emergência médica, necessitando de tratamento imediato e intensivo, visando a sua reversão o mais breve possível a fim de evitar lesões irreversíveis a órgãos vitais. Simultaneamente deve-se tentar identificar a causa do choque para que se possa instituir uma terapia adequada. Inicialmente, deve-se avaliar se o paciente é candidato à infusão de fluidos para a melhora do débito, de acordo com parâmetros clínicos e hemodinâmicos (Tabela 43.5). A princípio, pacientes sem congestão pulmonar importante podem receber cristaloides intravenosos com o objetivo de se obter melhor perfusão tecidual, que pode ser avaliada por meio dos indicadores apresentados na Tabela 43.6.[16,17] As alterações metabólicas e eletrolíticas devem ser corrigidas assim como as arritmias, que devem ser revertidas tão logo quanto possível com a finalidade de evitar maior prejuízo ao débito cardíaco.

Deve-se atentar também para a correção da hipoxemia e o adequado manejo das vias aéreas, uma vez que a maior parte dos pacientes com choque cardiogênico e instabilidade hemodinâmica vão necessitar de suporte ventilatório para otimizar as trocas gasosas.

Tabela 43.5 Parâmetros para a reposição volêmica.

- Frequência cardíaca, pressão arterial média, diurese
- PVC, POAP
- VO_2, SvO_2, lactato
- Relação entre a POAP e do débito cardíaco

PVC (Pressão Venosa Central); POAP (Pressão de Oclusão da Artéria Pulmonar); VO_2 (Consumo de Oxigênio); SvO_2 (Saturação Venosa Mista de Oxigênio).

Tabela 43.6 Indicadores de restauração adequada da volemia.

- Diminuição da frequência cardíaca, aumento da PAM e diurese
- Aumento da PVC e da POAP
- Aumento concomitante da POAP e do débito cardíaco. Quando o aumento da POAP não proporciona aumento adicional do débito cardíaco, deve-se interromper a infusão de líquidos.
- Aumento do VO_2. Quando este não aumenta mais, se reconhece como parâmetro para interromper a infusão de fluidos
- Diminuição dos níveis séricos do lactato

PAM (Pressão Arterial Média); POAP (Pressão de Oclusão da Artéria Pulmonar); PVC (Pressão Venosa Central); VO_2 (Consumo de Oxigênio).

Suporte circulatório

O tratamento imediato da hipotensão arterial e da hipoperfusão tecidual é essencial no manejo de pacientes com choque cardiogênico. Métodos farmacológicos e não farmacológicos podem ser empregados para a reversão da hipotensão, manutenção de perfusão orgânica e de pressão de perfusão coronária.[15] Agentes vasopressores e inotrópicos permanecem como a primeira opção na manutenção do *status* hemodinâmico de pacientes em choque cardiogênico. Está indicado o uso de drogas vasoativas, justamente para manter a pressão arterial média (PAM) acima de 65 mmHg e um débito cardíaco adequado, ou seja, aquele que mantenha uma saturação venosa central (SvO_2) entre 65% e 75%, considerando o valor da hemoglobina acima de 10 g/dL.

A utilização de vasopressores leva à necessidade de utilização de um acesso arterial para a mensuração da PAM e de um acesso venoso central, evitando-se assim necrose tecidual, o que ocorre quando o acesso é periférico.

Vasopressores

Dopamina

É um precursor imediato da noradrenalina, possui a propriedade de interagir com os receptores dopaminérgicos e adrenérgicos. Dependendo da dose pode levar ao incremento do débito cardíaco (5 a 10 μg/kg/min.). Em doses progressivamente maiores (maior que 10 μg/kg/min.) atuam sobre os receptores α-adrenérgicos, proporcionando vasoconstrição arterial e venosa, aumentando a resistência arterial periférica, com consequente aumento da pressão arterial sistêmica, da pressão venosa central e da pressão de oclusão da artéria pulmonar.

Noradrenalina

É um potente vasopressor, aumentando a resistência vascular periférica e a pressão de perfusão coronária, devido ao seu forte efeito sobre os receptores α_1-adrenérgicos. Sua dose varia de 0,2 a 1,0 μg/kg/min.

Adrenalina

Em baixas doses (0,005 a 0,02 μg/kg/min.) estimula, predominantemente, os receptores β-adrenégicos, isto é, provoca aumento do débito cardíaco e vasodilatação periférica. Em doses maiores (0,05 a 0,5 μg/kg/min.) a ação é predominantemente sobre os receptores α-adrenérgicos, aumentando a resistência vascular sistêmica (RVS) e a pressão arterial.

Infelizmente, a utilização desses medicamentos leva a uma elevação na RVS em pacientes que já apresentam RVS aumentada, limitando a melhora do débito cardíaco, ampliando o trabalho cardíaco e elevando a PCP. Nestes casos o suporte hemodinâmico mecânico pode ter maior benefício.[14]

Inotrópicos

Dopamina

Na dose 5 a 10 μg/kg/min atua basicamente sobre os receptores β-adrenérgicos, aumentando o débito cardíaco. No Instituto Dante Pazzanese utiliza-se uma fórmula que concentra a medicação, evitando a administração de volume em excesso e que permite saber rapidamente a dose (em mcg/kg/min.) que está sendo empregada. Esta fórmula é: peso $\times$ 6/5. Exemplificação: Em paciente de 60 kg é empregada a fórmula 60 $\times$ 6/5. Seu resultado é 72. Prescreve-se, desta forma, Dopamina 72 mL diluído em soro até completar 100 mL de solução, neste caso, será diluído em 28 mL. A administração desta solução em mL/h corresponde exatamente à dose em mcg/kg/min., ou seja, se a velocidade de infusão for de 5 mL/h significa que a infusão dada é de 5 mcg/kg/min.

Dobutamina

É uma catecolamina sintética com ação sobre os receptores β-adrenérgicos. No miocárdio, atua nos receptores β_1-adrenérgicos, promovendo inotropismo e cronotropismo positivos e, na parede vascular, sobre receptores

■ CAPÍTULO 43   Choque Cardiogênico   **827**

β_2-adrenérgicos, resultando em vasodilatação. A infusão da dobutamina leva ao aumento da frequência cardíaca e do índice cardíaco com diminuição da RVS. Pode levar à hipotensão arterial, em pacientes hipovolêmicos. A dose recomendada é de 5 a 20 μg/kg/min., devendo-se utilizar doses maiores (maior que 15 μg/kg/min.) para os pacientes em uso de β-bloqueadores, a fim de reverter seus efeitos. A infusão prolongada por mais de 24 a 48 horas está associada à tolerância e perda dos efeitos hemodinâmicos.[18]

Assim como exemplificado com a dopamina acima, no Instituto Dante Pazzanese emprega-se uma fórmula matemática para calcular a dose a ser administrada de dobutamina fornecendo reduzido volume e permitindo saber rapidamente a dose em mcg/kg/min. A fórmula utilizada é: peso $\times$ 6/12,5. Exemplificação: Em paciente de 60 kg é realizado o cálculo 60 $\times$ 6/12,5. Seu resultado é 29. Prescreve-se, desta forma, dobutamina 29 mL diluída em soro até completar 100 mL de solução; neste caso, será diluída em 71 mL. A administração desta solução em mL/h corresponde exatamente à dose em mcg/kg/min., ou seja, se a velocidade de infusão for de 5 mL/h significa que a infusão dada é de 5 mcg/kg/min.

Inibidores da fosfodiesterase e os sensibilizadores dos canais de cálcio

Não estão indicados no choque cardiogênico.[19]

Vasodilatadores

Nitroprussiato de sódio

É um vasodilatador que atua na vasculatura arterial, reduzindo a resistência vascular sistêmica e pulmonar, levando à redução da pré-carga por meio da venodilatação. A dose recomendada é de 0,1 a 5 mcg/kg/min.

Nitroglicerina

É primeiramente um venodilatador que diminui a pressão arterial, reduzindo a pré-carga e as pressões de enchimento. A dose recomendada varia de 10 a 160 mcg/min.

O principal problema relacionado ao uso dessas medicações é a hipotensão arterial sistêmica, que pode amplificar os mecanismos fisiopatológicos do choque.

Ácido acetilsalicílico

O ácido acetilsalicílico, na dose de 160 a 325 mg como dose de ataque, seguida de manutenção de 75 mg, reduz a mortalidade no IAM e é recomendada a todos os pacientes com choque cardiogênico secundário à isquemia coronária, desde que não apresentem contraindicações para a mesma. Sua real eficácia não tem sido comprovada especificamente nesta situação.[20]

Heparina

Em casos de choque cardiogênico relacionado à isquemia coronária aguda, a infusão de heparina intravenosa, especialmente quando em conjunto com terapia de reperfusão, é recomendada, embora não existam estudos comprovando sua real eficácia em tal situação.[15] Porém, há algumas razões para a adoção desta prática uma vez que pacientes em choque apresentam-se com estado de baixo fluxo sanguíneo, com elevação da concentração de fibrinogênio. Como consequência, estes pacientes estão mais propensos a processos trombóticos. Além disso, a heparina é importante coadjuvante na manutenção da patência arterial coronária.[20]

Inibidores de glicoproteína IIb/IIIa

Os inibidores de glicoproteína IIb/IIIa melhoram os desfechos de pacientes com síndrome coronária aguda sem supradesnivelamento do segmento ST.[21] O impacto do eptifibatide no choque cardiogênico foi analisado de forma retrospectiva a partir de dados do estudo PURSUIT.[21] A utilização de eptifibatide não afetou a incidência de choque. Entretanto, os pacientes tratados com esta medicação e que desenvolveram choque, comparativamente aos submetidos à infusão de placebo, apresentaram marcante redução na incidência de morte em 30 dias (69% $\times$ 85%). Um possível mecanismo que explica este benefício seria o alívio da obstrução microvascular.

Uma pequena parcela da população do estudo ADMIRAL[22] que desenvolveu choque mostrou tendência a beneficiar-se com a administração precoce de Abciximab. A maioria dos médicos intervencionistas recomenda seu uso em pacientes submetidos à intervenção coronária percutânea (ICP).[15]

Balão intra-aórtico

O balão intra-aórtico (BIA) é um dispositivo geralmente inserido por meio da artéria femoral e posicionado na aorta descendente torácica distalmente à artéria subclávia esquerda. O BIA insufla e desinsufla sincronicamente ao ciclo cardíaco de forma a resultar em aumento do fluxo sanguíneo coronário durante a diástole e do fluxo sistêmico por meio de uma redução na pós-carga e na impedância aórtica. Estes mecanismos tendem a aumentar o índice cardíaco e a pressão diastólica. A redução na pós-carga se deve a um breve efeito de vácuo criado pela desinsuflação do balão.[20]

O BIA pode produzir uma rápida, porém temporária, estabilização clínica dos pacientes com choque cardiogênico. Isto foi ilustrado em um grande estudo não randomizado com pacientes em choque cardiogênico secundário a IAM refratário à terapia com vasopressores.[23]

Na maioria dos pacientes o BIA melhora a hipoperfusão orgânica e o status neurológico, bem como reduz a acidose metabólica. No entanto, as diretrizes mais atuais não dão suporte ao uso rotineiro do BIA nos pacientes com IAM e choque cardiogênico que serão submetidos à angioplastia primária ou fibrinólise.[24] O estudo IABP-SHOCK II randomizou 600 pacientes com choque cardiogênico pós-infarto agudo do miocárdio para serem tratados com BIA ou com o tratamento medicamentoso padrão. Após 30 dias de seguimento, não houve diferenças na mortalidade entre os dois grupos, tampouco nos desfechos secundários de tempo de internação hospitalar, disfunção renal ou AVC. [25] Também não houve diferenças entre os grupos ao final de 12 meses.[26]

No entanto, uma limitação do estudo foi a alta taxa de cruzamento dos pacientes do grupo controle para o grupo BIA, possivelmente refletindo pacientes que deterioravam rapidamente a condição hemodinâmica mesmo com o tratamento medicamentoso otimizado.

O registro norte-americano de infarto do miocárdio (NRMI) também não identificou benefício em termos de redução da mortalidade com o BIA em pacientes submetidos à angioplastia primária, mas apontou uma diminuição significativa da mortalidade naqueles que receberam fibrinolíticos.[27] Uma metanálise de 2009, e portanto antes do estudo IABP-SHOCK II, também não mostrou diferenças a favor do BIA nos pacientes submetidos à angioplastia primária, mas também identificou uma diminuição significativa da mortalidade hospitalar a favor da fibrinólise.[28]

As diretrizes de 2013 do ACC/AHA[24] e de 2009 da Sociedade Brasileira de Cardiologia (SBC) recomendam a utilização de BIA para estabilização do paciente em choque cardiogênico que não foi rapidamente revertido com terapia farmacológica enquanto o mesmo aguarda procedimento de revascularização. A não resposta ao tratamento farmacológico inicial é definida quando a pressão arterial sistólica é persistentemente baixa (< 90 mmHg), ocorre queda do débito urinário, rebaixamento do nível de consciência, hipoxemia ou arritmias cardíacas refratárias.[19]

As complicações mais frequentes com o uso deste dispositivo são eventos tromboembólicos, sangramento e infecção; no entanto, hemólise, plaquetopenia e mau funcionamento dos dispositivos também podem ocorrer em menor frequência.[19]

Estratégias de reperfusão

Como previamente mencionado, apesar de ainda elevada, a mortalidade do choque cardiogênico tem melhorado consideravelmente.[29,30] Esta nova realidade pode ser atribuída principalmente ao maior número de pacientes submetidos a estratégias de reperfusão coronária. Estudos observacionais sugerem que há estreita correlação entre a reperfusão coronária e a mortalidade intra-hospitalar. Dados da Universidade de Duke sobre 200 pacientes mostraram redução da mortalidade de 75% para 33% após a adoção de medidas de reperfusão coronária independentemente do método adotado.[31] Dados similares foram observados no registro do estudo SHOCK.[9] A mortalidade foi menor em pacientes com fluxo TIMI 3 comparativamente aos fluxos TIMI 0 ou 1 (26% × 47%). A reperfusão coronária pode ser alcançada por fibrinólise, cirurgia de revascularização miocárdica, ou, preferencialmente, por angioplastia coronária. Os resultados são melhores quando a reperfusão é realizada o mais precoce possível na instalação do choque cardiogênico.

Fibrinólise

Atualmente, há poucos dados que avaliaram a eficácia da fibrinólise nos pacientes com choque cardiogênico. Estes dados apontam para um benefício da fibrinólise quando comparada ao placebo. Porém, superioridade é observada com o uso de reperfusão por meio de procedimento percutâneo ou cirúrgico. A aparente limitação da fibrinólise consiste na reduzida pressão de perfusão coronária durante a administração da terapia fibrinolítica.[32]

Em casos de impossibilidade ou atraso na terapia de reperfusão mecânica, o uso da fibrinólise é recomendado. No estudo SHOCK[33] mostrou-se que em pacientes que fizeram uso de fibrinolíticos houve significativa redução de mortalidade em 12 meses de 78% para 60%. A terapia fibrinolítica não reduziu a mortalidade e nem aumentou a taxa de eventos adversos em pacientes que foram submetidos à cirurgia de revascularização miocárdica de emergência.

Intervenção coronária percutânea primária

A ICP é preferida à fibrinólise para choque cardiogênico secundário a IAM, sendo geralmente realizada para a artéria culpada do evento. Porém, em alguns casos, o paciente pode ser submetido à revascularização em múltiplos vasos. Esta decisão deve ser norteada pela apresentação clínica do paciente, características da anatomia coronária, experiência do intervencionista e relação entre lesão e cinética da parede irrigada.

O estudo GUSTO-I[34] com 2.200 pacientes mostrou que a mortalidade em 30 dias foi menor nos pacientes submetidos a cateterismo e ICP precoce. Os benefícios da revascularização precoce foram novamente demonstrados no estudo SHOCK.[35] Neste estudo demonstrou-se que a mortalidade intra-hospitalar após ICP relaciona-se ao tempo de início dos sintomas até a revascularização e ao grau de reperfusão alcançado.

A resposta clínica à ICP é variável. Alguns pacientes melhoram de forma rápida, enquanto outros o fazem de forma gradual e lenta, principalmente em casos de reperfusão mais tardia.[35] O uso de BIA deve ser tentado de forma a otimizar a estabilização dos pacientes que demoram a melhorar o perfil hemodinâmico.

Cirurgia de revascularização miocárdica

A maioria dos pacientes com choque cardiogênico pós--IAM apresenta lesão importante de tronco de coronária esquerda ou doença multiarterial.[35] Nestes pacientes, a viabilidade em se atingir uma revascularização completa pode ser alcançada por meio da realização de cirurgia de revascularização miocárdica; apesar deste grande benefício, é pouco utilizada. Em revisão com 25.311 pacientes que cursaram com choque cardiogênico de 1995 a 2004 observou--se a realização de CRM em apenas 3% dos pacientes.[4]

Estudos mostram que a mortalidade destes pacientes submetidos à cirurgia de revascularização miocárdica é aproximadamente de 41%.[36] Quando comparada à ICP, a mortalidade é similar nos primeiros 30 dias e 1 ano.[36] Porém, a população submetida à cirurgia apresentava-se com maior número de lesões triarteriais e *diabetes mellitus*, refletindo uma população de maior gravidade. Além disso, uma combinação dessas duas estratégias também pode ser realizada em alguns casos, nos quais a angioplastia da artéria culpada é realizada imediatamente e o paciente é encaminhado em seguida para a CRM para revascularização completa.

RECOMENDAÇÕES

A terapia do choque cardiogênico baseia-se em sua pronta identificação, rápida estabilização clínica e adoção da terapia de reperfusão coronária quando indicada. O ecocardiograma deve ser realizado na tentativa de obtenção da etiologia do choque na ausência de IAM.[20] Monitorização hemodinâmica pode ser útil para a tomada de decisões terapêuticas, principalmente em casos de choque mais prolongado. O uso de drogas vasoativas é primordial na manutenção da estabilidade clínica e perfusão tecidual. Recomenda-se a utilização de BIA em pacientes que não reverteram rapidamente o quadro de choque e como ponte à terapia de reperfusão.

As diretrizes do *ACC/AHA*[15] e da SBC[19] recomendam a revascularização miocárdica como Classe I a pacientes com idade inferior a 75 anos com IAM com supradesnivelamento ou bloqueio de ramo esquerdo novo que desenvolvem choque em até 36 horas do início do IAM e que estejam dentro das primeiras 18 horas do início do choque. Em indivíduos com idade superior a 75 anos esta indicação é recomendação Classe IIa.[37]

REFERÊNCIAS BIBLIOGRÁFICAS

1. Goldberg RJ, Gore JM, Alpert JS, et al. Cardiogenic shock after acute myocardial infarction: incidence and mortality from a community-wide perpective, 1975 to 1988. N Engl J Med. 1991;325:1117-22.
2. Holmes DR, Berger PB, Hochman JS, et al. Cardiogenic shock in patients with acute ischemic syndromes with and without ST-segment elevation. Circulation. 1999;100:2067-73.
3. Hasdai D, Harrington RA, Hochman JS, et al. Platelet glycoprotein IIb/IIIa blockade and outcome of cardiogenic shock complicating acute coronary syndromes without persistent ST-segment elevation. J Am Coll Cardiol. 2000;36:685-92.
4. Babaev A, Frederick PD, Pasta DJ, et al. Trends in management and outcomes of patients with acute myocardial infarction complicated by cardiogenic shock. JAMA. 2005;294:448-54.
5. Fox KA, Steg PG, Eagle KA, et al. Decline in rates of death and heart failure in acute coronary syndromes, 1999-2006. JAMA. 2007;297:1892-900.
6. Hasdai D, Califf RM, Thompson TD, et al. Predictors of cardiogenic shock after thrombolytic therapy for acute myocardial infarction. J Am Coll Cardiol. 2000;35:136-43.
7. Jeger RV, Radovanovic D, Hunziker PR, et al. Ten-year trends in the incidence and treatment of cardiogenic shock. Ann Intern Med. 2008;149:618-26.
8. Holmes Jr DR, Bates ER, Kleiman NS, et al. Contemporary reperfusion therapy for cardiogenic shock: the GUSTO-I trial experience. The GUSTO-I Investigators. Global Utilization of Streptokinase and Tissue Plasminogen Activator for Occluded Coronary Arteries. J Am Coll Cardiol. 1995;26:668-74.
9. Webb JG, Sleeper LA, Buller CE, et al. Implications of the timing of onset of cardiogenic shock after acute myocardial infarction: a report from the SHOCK Trial Registry. SHould we emergently revascularize Occluded Coronaries for cardiogenic shocK? J Am Coll Cardiol. 2000;36:1084-90.
10. Alexander JH, Reynolds HR, Stebbins AL, et al. Effect of Tilarginine acetate in patients with acute myocardial infarction and cardiogenic shock: the TRIUMPH randomized controlled trial. JAMA. 2007;297:1657-66.
11. Hands ME, Rutherford JD, Muller JE, et al: The in-hospital development of cardiogenic shock after myocardial infarction: incidence, predictors of oc- currence, outcome and prognostic factors. J Am Coll Cardiol 1989;14:40.
12. Hasdai D, Holmes DR Jr, Califf RM, et al. Cardiogenic shock complicating acute myocardial infarction: predictors of death. GUSTO Investigators. Global Utilization of Streptokinase and Tissue-Plasminogen Activator for Occluded Coronary Arteries. Am Heart J. 1999;138:21-31.
13. Killip T 3rd, Kimball JT. Treatment of myocardial infarction in a coronary care unit. A two year experience with 250 patients. Am J Cardiol. 1967;20(4):457-64.
14. Forrester J, Diamond G, Chatterjie K, Swan HJ. Medical therapy of acute myocardial infarction by application of hemodynamic subsets (first of two parts). N Engl J Med 1976; 295:1356-62.
15. O'Gara PT, Kushner FG, Ascheim DD, et al. 2013 ACCF/AHA Guideline for the Management of ST-Elevation Myocardial Infarction: A Report of the American College of Cardiology Foundation/American Heart Association Task Force on Practice Guidelines. J Am Coll Cardiol. 2013;61(4):e78-e140.
16. Rawles JM, Kenmure AC. Controlled trial of oxygen in uncomplicated myocardial infarction. Br Med J. 1976;1(6018):1121-3
17. Tallman TA, Peacock WF, Emermal CL, et al. ADHERE registry. Non-invasive ventilation outcomes in 2.430 acute decompensated heart failure patient; an ADHERE Registry Analysis. Acad Emer Med. 2008;15(4):355-62
18. Leier CV, Binkley PF. Parenteral inotropic support for advanced congestive heart failure. Prog Cardiovasc Dis. 1998;41(3):207-24
19. Montera MW, Almeida DR, Tinoco EM, et al. II Diretriz Brasileira de Insuficiência Cardíaca Aguda. Arq Bras Cardiol. 2009;93 (3 supl.3):1-65
20. Antman EM, Anbe DT, Armstrong PW, et al. ACC/AHA guidelines for the management of patients with ST-elevation myocardial infarction. [Internet] [acesso em 2014 jul 17]. Disponível em: www.acc.org/qualityandscience/clinical/statements.htm
21. Hasdai D, Harrington RA, Hochman JS, et al. Platelet glycoprotein IIb/IIIa blockade and outcome of cardiogenic shock complicating acute coronary syndromes without persistent ST-segment elevation. J Am Coll Cardiol. 2000;36:685-92.
22. Montalescot G, Barragan P, Wittenberg O, et al. Platelet glycoprotein IIb/IIIa inhibition with coronary stenting for acute myocardial infarction. N Engl J Med. 2001;344:1895-903.
23. Scheidt S, Wilner G, Mueller H, et al. Intra-aortic balloon counterpulsation in cardiogenic shock. Report of a co-operative clinical trial. N Engl J Med. 1973;288:979-84.
24. O'Gara PT, Kushner FG, Ascheim DD, et al. 2013 ACCF/AHA Guideline for the Management of ST-Elevation Myocardial Infarction: A Report of the American College of Cardiology Foundation/American Heart Association Task Force on Practice Guidelines. J Am Coll Cardiol. 2013;61(4):e78-e140.
25. Thiele H, Zeymer U, Neumann FJ, et al. Intraaortic balloon support for myocardial infarction with cardiogenic shock. N Engl J Med 2012; 367:1287.

26. Thiele H, Zeymer U, Neumann FJ, et al. Intra-aortic balloon counterpulsation in acute myocardial infarction complicated by cardiogenic shock (IABP-SHOCK II): final 12 month results of a randomised, open-label trial. Lancet 2013; 382:1638.

27. Barron HV, Every NR, Parsons LS, et al. The use of intra-aortic balloon counterpulsation in patients with cardiogenic shock complicating acute myocardial infarction: data from the National Registry of Myocardial Infarction 2. Am Heart J 2001; 141:933.

28. Sjauw KD, Engström AE, Vis MM, et al. A systematic review and meta-analysis of intra-aortic balloon pump therapy in ST-elevation myocardial infarction: should we change the guidelines? Eur Heart J 2009; 30:459.

29. Goldberg RJ, Gore JM, Thompson CA, et al. Recent magnitude of and temporal trends (1994-1997) in the incidence and hospital death rates of cardiogenic shock complicating acute myocardial infarction: The second National Registry of Myocardial Infarction. Am Heart J. 2001;141:65-72.

30. Zeymer U, Vogt A, Zahn R, et al. Predictors of in-hospital mortality in 1333 patients with acute myocardial infarction complicated by cardiogenic shock treated with primary percutaneous coronary intervention (PCI); Results of the primary PCI registry of the Arbeitsgemeinschaft Leitende Kardiologische Krankenhausarzte (ALKK). Eur Heart J 2004;25:322-8.

31. Bengtson JR, Kaplan AJ, Pieper KS, et al. Prognosis of cardiogenic shock after acute myocardial infarction in the interventional era. J Am Coll Cardiol 1992;20:1482-9.

32. Prewitt RM, Gu S, Schick U, et al. Intraaortic balloon counterpulsation enhances coronary thrombolysis induced by intravenous administration of a thrombolytic agent. J Am Coll Cardiol. 1994;23:794-8.

33. French JK, Feldman HA, Assmann SF, et al. Influence of thrombolytic therapy, with or without intra-aortic balloon counterpulsation, on 12-month survival in the SHOCK trial. Am Heart J. 2003;146:804-10.

34. Holmes Jr DR, Califf RM, Van de Werf F, et al. Difference in countries' use of resources and clinical outcome for patients with cardiogenic shock after myocardial infarction: Results from the GUSTO trial. Lancet. 1997;349:75-8.

35. Wong SC, Sanborn T, Sleeper LA, et al. Angiographic findings and clinical correlates in patients with cardiogenic shock complicating acute myocardial infarction: a report from the SHOCK Trial Registry. SHould we emergently revascularize Occluded Coronaries for cardiogenic shocK?. J Am Coll Cardiol. 2000;36:1077-83.

36. Hochman JS, Sleeper LA, Webb JG, et al. for the SHOCK Investigators. Early revascularization in acute myocardial infarction complicated by cardiogenic shock. N Engl J Med. 1999;341:625-34.

37. King 3rd SB, Smith Jr SC, Hirshfeld Jr JW, et al. 2007 focused update of the ACC/AHA/SCAI 2005 guideline update for percutaneous coronary intervention: a report of the American College of Cardiology/American Heart Association task force on practice guidelines: 2007 writing group to review new evidence and update the ACC/AHA/SCAI 2005 guideline update for percutaneous coronary intervention, writing on behalf of the 2005 writing committee. Circulation. 2008;117:261-95.

capítulo 44

Amanda Graziella Benelli • Mariana Fuziy Nogueira de Marchi • Ronaldo Della Mônica Silva

Monitorização Hemodinâmica e Perfusão Tecidual em Terapia Intensiva

INTRODUÇÃO

O melhor conhecimento da fisiopatologia do choque nos pacientes críticos, aliado ao aprimoramento tecnológico em terapia intensiva, permitiu a realização de diagnósticos mais precisos das causas envolvidas.

Baseado em informações científicas, sabemos que o exame clínico é incapaz de avaliar com precisão as diversas variáveis hemodinâmicas, tais como débito cardíaco, pressões de enchimento, resistências vasculares, fração de ejeção, entre outras, tornando o diagnóstico hemodinâmico invasivo e não invasivo imperiosos na orientação da decisão terapêutica.

A monitorização hemodinâmica não invasiva é vantajosa, uma vez que avalia fatores como pressão arterial, frequência cardíaca e parâmetros doppler-ecocardiográficos, permitindo análise de forma rápida, com baixo risco, e muitas vezes precisa.

A monitorização hemodinâmica invasiva é mais precisa, embora acarrete maior risco ao paciente. Por meio dela é possível estimar a pressão arterial invasiva, pressão venosa central e sua variação, tonometria gástrica, variação da pressão de pulso, saturação venosa central, lactato, pressões e fluxos intracardíacos ao Swan-Ganz.

Assim, pressupõe-se que a vanguarda de cuidados aos pacientes graves exige do médico conhecimento clínico aliado às ferramentas tecnológicas, como instrumentos invasivos e não invasivos, objetos deste capítulo, na tentativa de melhora prognóstica das disfunções orgânicas.

HISTÓRICO

Com o advento da monitorização hemodinâmica invasiva por meio do cateter de Swan-Ganz na década de 1970, uma grande revolução diagnóstica surgiu, melhorando as

estratégias terapêuticas aos pacientes graves. Esse instrumento facilitou o manejo, porém vem sendo criticado em alguns estudos científicos que questionam seu real benefício, apesar de ser um dispositivo diagnóstico.

Outros procedimentos interessantes, como a doppler ecocardiografia transesofágica (Cardio Q™) e a avaliação de curva pressórica (Vigileo™) surgiram a partir da década de 1990 no sentido de minimizar a invasibilidade aos pacientes. Nos tempos atuais surgiram a variabilidade da curva de pressão arterial invasiva (Delta PP) para indicação de reanimação volêmica, cateter de Swan-Ganz volumétrico com análise de fração de ejeção de ventrículo direito e volume diastólico final desta cavidade, além de ecocardiografia de última geração com análise doppler tecidual das estruturas cardíacas.

FORMAS DE MONITORIZAÇÃO HEMODINÂMICA

Em pacientes críticos, a oferta inadequada de oxigênio para os tecidos é fator determinante para o surgimento e propagação da falência de múltiplos órgãos. A manutenção da adequada perfusão tecidual é o objetivo principal da monitorização hemodinâmica nesses pacientes. Historicamente, esta monitorização vem sendo feita por meio de métodos invasivos e não invasivos.

Formas invasivas de monitorização hemodinâmica

Pressão Arterial Sistêmica Média (PAM)

Um dos principais objetivos em monitorização hemodinâmica é manter a PAM em níveis que permitam manter uma adequada perfusão tecidual. A monitorização da PAM de forma invasiva e contínua permite que alterações na pressão arterial sistêmica possam ser rapidamente

833

diagnosticadas e, com isso, ajustes de doses de drogas vasoativas ou infusão de líquidos possam ser feitos de forma rápida e efetiva.

A medida da pressão arterial invasiva tem maior acurácia que a não invasiva em pacientes com choque, emergências hipertensivas ou em uso de drogas vasoativas. Também está indicada no pós-operatório de cirurgias cardiológicas e outras situações em que não podem ser toleradas variações bruscas de PAM, como o pós-operatório de cirurgias neurológicas com monitorização da pressão intracraniana e em pacientes com balão intra-aórtico.[1] Outra indicação para PAM invasiva é a necessidade de coletas seriadas de amostra de sangue arterial em pacientes com insuficiência respiratória e distúrbios do equilíbrio ácido-base. A medida da pressão parcial de oxigênio arterial e do dióxido de carbono fornece informações mais precisas sobre as trocas gasosas em nível alveolar do que a medida da saturação arterial de oxigênio.[2] Um estudo publicado recentemente, o qual comparou uma técnica não invasiva de medida da PAM com a medida invasiva, mostrou uma diferença de 8 mmHg para mais ou para menos entre as duas medidas, diferença considerada significativa, já que para uma PAM ideal de 65 mmHg em pacientes com instabilidade hemodinâmica o tratamento é diferente para os valores de 57 ou 73 mmHg. O estudo concluiu que a PAM invasiva é superior e não deve ser substituída pela medida não invasiva em pacientes críticos[3] (Figura 44.1).

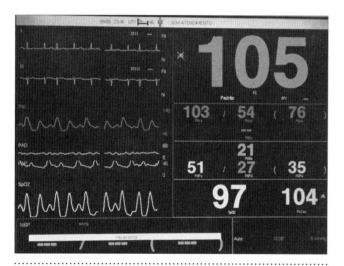

■ **Figura 44.1** PAM (Pressão Arterial Sistêmica Média).

As contraindicações à PAM invasiva estão relacionadas ao local de punção arterial. A primeira escolha para punção da PAM invasiva é a artéria radial e, a segunda, a femoral. Uma das contraindicações ocorre em pacientes com deficiência da circulação arterial distalmente ao sítio de punção, como na síndrome de Raynaud ou tromboangeíte obliterante. O valor do teste de Allen para avaliar a circulação colateral é controverso, já que estudos mostraram que houve perfusão adequada com outros testes diferentemente do que havia mostrado o teste de Allen. Outras contraindicações incluem infecção e injúria traumática proximal ao sítio de punção.[2]

Após a instalação da PAM invasiva são necessários cuidados como zerar o sistema em relação à pressão atmosférica, manter o posicionamento neutro do membro, analisar a morfologia da curva, determinar a resposta dinâmica do sistema de mensuração por meio do teste de lavagem (*fast flush*), reparar vazamentos e bolhas, e fixar adequadamente o sistema. As principais complicações são embolização arterial, isquemia, necrose, hemorragias, infecção, injeção acidental de drogas e fístula arteriovenosa.[1]

O cateter da PAM invasiva deve permanecer o tempo mínimo necessário, devendo ser retirado assim que o paciente não precisar mais de monitorização invasiva ou em casos de complicações relacionadas à presença do mesmo. Em geral, recomenda-se a retirada do cateter ou troca do sítio de punção arterial quando necessário por período superior a 5 dias.

Pressão Venosa Central (PVC)

A pressão venosa central reflete a quantidade de sangue que chega ao coração através das veias cavas e a capacidade do coração em bombear o sangue para o sistema arterial. Ela corresponde a aproximadamente a pressão no átrio direito e também ao volume diastólico final do VD. Os valores de PVC são diretamente proporcionais ao volume sanguíneo que chega ao átrio direito e à complacência das grandes veias que trazem esse sangue.[4] Foi um dos primeiros métodos utilizados para avaliação da volemia e função cardíaca dos pacientes graves e, apesar das limitações, é o método mais simples, pouco invasivo e disponível à beira do leito.[1]

Situações que levam ao aumento da PVC são hipervolemia, expiração forçada, efeito da PEEP, pneumotórax hipertensivo, aumento do tônus venoso e insuficiência cardíaca. Baixos valores de PVC ocorrem na hipovolemia, choque séptico, inspiração profunda e quando há redução do tônus venoso. Deve-se utilizar a PVC em toda situação na qual se tenha dúvida sobre o estado volêmico do paciente e em que a infusão ou não de fluidos possa modificar a evolução do mesmo. As principais indicações são no choque de qualquer etiologia, insuficiência respiratória, insuficiência renal aguda e paciente com alto risco cirúrgico que se submete a cirurgia de grande porte.[1]

A PVC também é um método útil para direcionamento de conduta em casos indefinidos, como quando se tem dúvida se uma imagem radiológica com infiltrado difuso representa congestão ou uma patologia pulmonar, tendo em vista que valores baixos ou normais de PVC praticamente excluem congestão. Níveis elevados de peptídeo natriurético cerebral (BNP) geralmente sugerem exacerbação de insuficiência cardíaca, porém se a PVC estiver normal ou baixa deve-se pensar em outras patologias, como embolia pulmonar ou insuficiência renal.[4]

A variação da PVC após infusão de líquidos (ΔPVC) também é uma forma de avaliar o desempenho cardíaco e se o paciente irá responder bem ou não à expansão volêmica. Variações de até 3 mmHg indicam que provavelmente não há disfunção cardíaca ou hipervolemia e que, portanto, há espaço para reposição volêmica.

Recentemente, estudos vêm mostrando que a PVC não é um método confiável para avaliação de volemia e que não deveria ser utilizada isoladamente para guiar a reposição de fluidos no paciente crítico. Isto porque a PVC é uma medida de pressão do átrio direito apenas, e não uma medida de volume sanguíneo e de pré-carga ventricular. Uma revisão sistemática publicada em 2008 mostrou uma correlação pequena entre PVC e volume sanguíneo, bem como a incapacidade da PVC e ΔPVC de predizerem uma resposta hemodinâmica à administração de líquidos.[5] Sendo assim, sua utilização é de certa forma limitada e deve ser associada a outros parâmetros e dados clínicos do paciente.

As vias preferenciais para cateterização e medida da PVC são as veias jugular ou subclávia, e a medida mais fidedigna é feita através de transdutores de pressão e monitorização eletrônica contínua, registrando-se o traçado da pressão venosa. A extremidade do cateter deve estar localizada na veia cava superior, logo antes do átrio direito.

Após a passagem do cateter devem ser identificadas as ondas de pressão relacionadas ao ciclo cardíaco, além de correlacioná-las com o eletrocardiograma (ECG) quando possível (Figura 44.2). Patologias como fibrilação atrial, bloqueios de ramo, estenose ou insuficiência tricúspide interferem com a medida da PVC, prejudicando sua acurácia. Tais situações podem ser diagnosticadas pela avaliação das curvas da onda de pressão.[4]

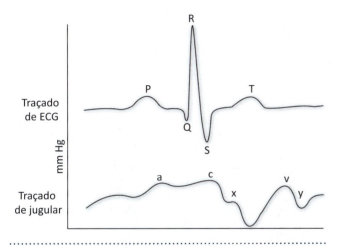

■ **Figura 44.2** PVC (Pressão Venosa Central).

Não há um tempo definido para a permanência do cateter central para medida da PVC. Deve ser o mínimo necessário em razão do risco de infecção, podendo ser retirado tão logo o paciente não apresente mais sinais de instabilidade hemodinâmica.

Saturação Venosa de Oxigênio (SvO₂)

A saturação venosa mista de oxigênio (SvO$_2$) expressa de forma indireta o balanço entre oferta e demanda de oxigênio em nível sistêmico.

Deduzida pela fórmula:

$$SvO_2 = \frac{SaO_2 - VO_2}{1,36 \times Hb \times DC}$$

Em que SaO$_2$ corresponde à saturação arterial de oxigênio, VO$_2$ ao consumo do oxigênio, Hb à hemoglobina sérica e DC ao débito cardíaco. Dessa forma, qualquer alteração em uma das variáveis leva à alteração da SvO$_2$.[1]

O valor normal atribuído à SvO$_2$ varia de 65% a 75%. Um valor inferior a 65% pode significar redução da oferta ou aumento do consumo de oxigênio. A hipóxia tissular, dependendo de sua magnitude e duração, é a principal responsável por causar disfunção de múltiplos órgãos e óbito.[2]

Tem sido observado que a SvO$_2$ possui um papel diagnóstico e prognóstico em pacientes graves com diferentes tipos de comorbidades, como sepse, trauma e infarto agudo do miocárdio (IAM). Goldman R. H. avaliou pacientes pós-IAM sem insuficiência cardíaca (IC), com IC, sem choque e com IC e com choque e mostrou queda significativa, respectivamente, entre os grupos.[3]

O consagrado estudo de Rivers e colaboradores de 2001, *Early Goal Directed Therapy*, mostrou que deve ser instituída a ressuscitação hemodinâmica nas seis primeiras horas da chegada do paciente séptico ao hospital. Neste estudo, uma das variáveis hemodinâmicas a ser seguida para a melhora do paciente é SvO$_2$ maior ou igual a 70%, levando à melhora dos desfechos clínicos em pacientes que atingem esta e outras metas.[4]

A SvO$_2$ é obtida na artéria pulmonar e corresponde à saturação venosa de oxigênio de todo o organismo, uma vez que analisa o sangue proveniente da veia cava superior, inferior e seio coronariano, sendo possível obter a SvO$_2$ através do cateter de artéria pulmonar. Entretanto, o uso de rotina é um tema sempre polêmico, visto que ensaios clínicos não mostram que seu uso acarrete benefício na redução de mortalidade e que pode causar complicações temerárias como arritmia, perfuração cardíaca, infecções entre outras. Pelo alto custo, nem todos os centros estão providos de cateter de artéria pulmonar.[7]

No entanto é possível colher amostra sanguínea do acesso venoso central que corresponde à saturação venosa da veia cava superior, também denominada saturação venosa central (ScvO$_2$). Na prática não são numericamente iguais, e geralmente o valor da ScvO$_2$ é um pouco maior que o da SvO$_2$ (sangue drenado também da veia cava inferior e seio coronariano), porém seu uso clínico também tem valor.[5,6]

Ladakis e colaboradores investigaram a correlação ScvO$_2$ e SvO$_2$ em 61 pacientes sob ventilação mecânica. A SvO$_2$ encontrada foi de 68,6% ± 1,2% e a ScvO$_2$ foi de 69,4% ± 1,1%, obtendo significância estatística. Concluíram que as ScvO$_2$ e SvO$_2$ não são numericamente idênticas, mas podem ser correlacionadas.[7]

A maioria dos trabalhos mostra melhor acurácia no valor de SvO$_2$, porém existe um paralelismo numérico entre as ScvO$_2$ e SvO$_2$. A utilização corriqueira de cateter venoso central nas unidades de terapia intensiva seja para infusão de droga vasoativa, nutrição parenteral ou ressuscitação volêmica, permite o uso habitual da saturação venosa central pelo menor custo e menor risco de complicações e, sendo assim, supera em muitos casos a pequena vantagem da saturação venosa mista em relação à saturação venosa central.[6,7]

Variação da pressão de pulso

A administração de fluido em pacientes graves já é consagrada como uma das medidas iniciais para melhorar os parâmetros hemodinâmicos e, dessa forma, melhorar a sobrevida dos pacientes em estado crítico. No entanto, a infusão excessiva de volume pode causar acúmulo de líquido intersticial, ocasionando dificuldade de trocas gasosas, piora do desempenho cardíaco e distensão abdominal que leva à piora da mecânica respiratória.[1] Sendo assim, é interessante saber o quanto de volume um paciente em estado grave deve receber para melhorar o débito cardíaco.[1]

Estudos mostram que a variação da pressão de pulso é capaz de predizer responsividade volêmica. A administração de volume leva a diferentes respostas no débito cardíaco, dependendo de cada paciente e situação. Esta variação é explicada pela relação de Frank-Starling, demonstrada no gráfico a seguir (Figura 44.3). No início da relação (início da curva) o aumento da pré-carga ocasiona maior aumento do volume sistólico do que no final da relação. É possível notar também que a mesma variação da pré-carga é capaz de determinar diferentes variações nos volumes sistólicos, dependendo da função cardíaca.[3, 6]

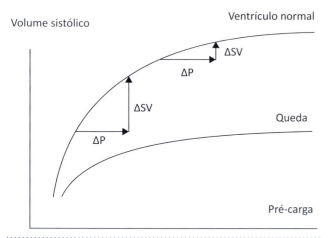

Figura 44.3 Variação da pressão de pulso.
Adaptada de Rodrigo Tavares Corrêa. Variação de pressão de pulso (PP) como guia de reposição volêmica. Uma evolução? Anestesia em revista (2008) jul/ago/set: 10-13.

No paciente sob ventilação mecânica, a pressão positiva no tórax leva à diminuição da pré-carga e aumento da pós-carga no ventrículo direito (VD). Com isso, há diminuição do débito cardíaco de VD durante a inspiração, levando à diminuição de pré-carga em ventrículo esquerdo (VE) e débito cardíaco com nadir na expiração.[7]

O volume sistólico pode aumentar durante a inspiração por aumento do enchimento do VE em razão do aumento do retorno venoso, aumentando também a complacência ventricular por redução de pós-carga.[4, 7]

Através de um cateter arterial, associado a um monitor para registro das curvas de pressão arterial, é possível obter a variação da pressão de pulso dividindo-se a diferença entre pressão de pulso inspiratória pela diferença de pressão de pulso expiratória pela média das duas pressões de pulso[5] (Figura 44.4).

$$DPP\% = \frac{(PP\ máxima - PP\ mínima) \times 100}{PP\ máxima + PP\ mínima)/2}$$

Para se obter a variação da pressão de pulso é necessário que o paciente esteja sedado, sob ventilação mecânica, com PEEP inferior a 10 cmH$_2$O, sem que apresente qualquer tipo de esforço respiratório, em ritmo sinusal, sem disfunção de ventrículo direito ou hipertensão pulmonar.

Andreas Kramer e colaboradores avaliaram a capacidade da variação da pressão sistólica em predizer aumento do débito cardíaco após infusão de volume no pós-operatório de cirurgia cardíaca. Foram avaliados 21 pacientes submetidos à cirurgia de revascularização miocárdica, todos monitorizados com cateter de artéria pulmonar e foi obtida pressão venosa central, pressão de oclusão de artéria pulmonar e débito cardíaco por meio do método de termodiluição, além de variação na pressão de pulso e variação da pressão sistólica. Os dados foram obtidos na chegada do paciente na UTI e após infusão de 500 mL de volume. Pacientes que apresentaram aumento do débito cardíaco superior ou igual a 12% após infusão de volume foram considerados respondedores. Apenas seis pacientes foram respondedores, não houve diferença na PVC ou na POAP entre os grupos respondedores e não respondedores, no entanto houve diferença na variação de pressão de pulso e pressão sistólica, mais nítida na variação de pressão de pulso. Uma variação da pressão de pulso maior ou igual a 11% foi capaz de predizer aumento do débito cardíaco com sensibilidade de 100% e especificidade de 93%.[3]

Michard e colaboradores avaliaram, em 40 pacientes com sepse, a relação entre variação da pressão de pulso e o índice cardíaco após a infusão de 500 mililitros de volume. Dentre os 40 pacientes, 32 estavam sedados, sob ventilação mecânica e com necessidade de droga vasoativa. Dezesseis pacientes tiveram um aumento no índice cardíaco superior ou igual a 15% após infusão de volume (respondedores) e 24 um aumento no índice cardíaco inferior a 15%. A variação da pressão de pulso, antes da administração de volume, foi maior nos pacientes respondedores ($p < 0,01$). O valor da variação de pressão de pulso que permitiu a discriminação entre respondedores e não respondedores foi de 13%, com uma sensibilidade de 94% e especificidade de 96%.[4]

Sendo assim, a variação de pressão de pulso, em uma população específica, permite predizer a responsividade do débito cardíaco após infusão de volume. Não permite inferir a situação volêmica do paciente.

Monitorização da pressão de artéria pulmonar e pressão de artéria pulmonar ocluída

Histórico

Os cateteres para monitorização da artéria pulmonar foram introduzidos na prática clínica na década de 1970 e, desde então, vêm sendo uma ferramenta importante na avaliação e tratamento de pacientes graves, sobretudo aqueles com quadro de choque. No ano de 1970 Swan *et al.*[6] publicaram um estudo em que 100 pacientes foram submetidos à cateterização da artéria pulmonar à beira do leito com um cateter flexível com um balão em sua ex-

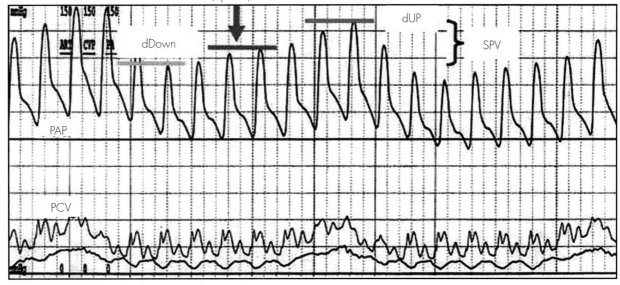

■ **Figura 44.4** Exemplo de variação respiratória na pressão arterial. A pressão arterial pulmonar (PAP, acima) e pressão venosa central (PVC, abaixo) mostram elevação durante a inspiração.[2]
Adaptada de Magder S. *Clinical usefulness of respiratory variations in arterial pressure*. Am J Respir Crit Care Med, 2004;169:151-155.

tremidade distal guiado pelo fluxo sanguíneo, sem a necessidade de imagens radiográficas periódicas, como era feito anteriormente. Cerca de um ano depois, W. Ganz e colaboradores adicionaram um termístor à extremidade distal do cateter, que permitiu a medida direta do débito cardíaco pela técnica de termodiluição. Como o procedimento mostrou-se relativamente simples e sem grandes complicações quando realizado por médicos intensivistas, passou a ser utilizado mundialmente e o cateter utilizado passou a ser denominado cateter de Swan-Ganz.[6]

O cateter de Swan-Ganz passou a fornecer dados hemodinâmicos, como débito cardíaco e pressão de oclusão da artéria pulmonar à beira do leito, que permitiram melhor orientação terapêutica em pacientes críticos. Considerações desfavoráveis com relação à cateterização da artéria pulmonar surgiram na década de 1980, quando se verificou a ausência de estudos randomizados que mostrassem o real benefício do procedimento. Em 1996, Connors et al.[7] realizaram um estudo multicêntrico que sugeriu aumento na mortalidade com o uso do cateter de artéria pulmonar, o que levou a restrições de seu uso nesse período e à necessidade de novos estudos randomizados que comprovassem o benefício do método. O estudo ESCAPE foi o primeiro grande estudo randomizado a avaliar o uso do cateter de artéria pulmonar em pacientes com insuficiência cardíaca sintomática avançada, e seus resultados não mostraram redução da mortalidade no grupo que recebeu o cateter em comparação ao grupo que não o recebeu.[8] Um estudo americano que avaliou a utilização do cateter de Swan-Ganz no período de 1993 a 2004[9] mostrou uma redução de 65% na utilização do método para todos os subgrupos de pacientes. Um dado observado foi que a redução na utilização do método foi menor nos hospitais universitários.

Apesar da redução em sua utilização nos últimos anos, o cateter de artéria pulmonar contribuiu e ainda contribui para a melhor compreensão da fisiopatologia cardiovascular em estados normais e anormais, permitindo melhor categorização das drogas (vasodilatadores, inotrópicos positivos ou negativos, redutores de pré ou pós-carga) e avaliação de seus efeitos de forma aguda em pacientes com instabilidade hemodinâmica.[8]

Indicações

Desde sua introdução, o cateter de artéria pulmonar vem sendo utilizado para caracterizar o colapso circulatório e avaliar o efeito hemodinâmico das estratégias terapêuticas. Apesar dos últimos estudos serem controversos quanto à utilização do método, com uma tendência à não observação de impactos positivos na sobrevida, existem indicações específicas para o uso do cateter de artéria pulmonar em pacientes críticos tanto no contexto clínico como no cirúrgico (Tabela 44.1).[10]

Tabela 44.1 Indicações para utilização do cateter de artéria pulmonar.[10]

Diagnóstico
Diferenciação de causas de choque
Cardiogênico Hipovolêmico Distributivo Obstrutivo
Diferenciação de causas de edema pulmonar
Cardiogênico Não cardiogênico

(Continua)

Tabela 44.1 Indicações para utilização do cateter de artéria pulmonar.[10]

(Continuação)

Avaliação da hipertensão pulmonar
Diagnóstico de tamponamento cardíaco
Diagnóstico de *shunt* intracardíaco
Diagnóstico de metástase linfática de tumores e embolia gordurosa (casos relatados de amostras de sangue colhidas da via da artéria pulmonar ocluída)
Terapêutica
Manejo de pacientes com doenças cardíacas instáveis no perioperatório
Manejo das complicações do infarto agudo do miocárdio
Manejo de pacientes no perioperatório de cirurgia cardíaca
Manejo da pré-eclâmpsia grave
Guia para terapia farmacológica
Vasopressores
Inotrópicos
Vasodilatadores
Guia para terapia não farmacológica
Manejo de fluidos
Sangramento gastrointestinal
Sangramento traumático
Queimaduras
Falência renal
Sepse
Insuficiência cardíaca
Insuficiência hepática
Manejo da ventilação mecânica

Em vista dos últimos estudos, especialistas sugerem que a problemática em torno da cateterização da artéria pulmonar não está na utilização ou não do procedimento e sim na forma como os médicos interpretam os dados, ressaltando a necessidade de protocolos para o manejo dos pacientes baseado nos parâmetros obtidos.[11]

Técnicas de inserção do cateter

A escolha do método e sítio ideais para inserção do cateter de artéria pulmonar dependem da habilidade e experiência do médico. Habitualmente utiliza-se a técnica de Seldinger modificada e os acessos vasculares preferenciais são as veias jugular interna e subclávia.[10]

O posicionamento do cateter de Swan-Ganz é avaliado por meio de curvas de pressão ou guiado por fluoroscopia, sendo este último método indicado em pacientes com dilatação atrial e ventricular direita importante, insuficiência tricúspide e bloqueio de ramo esquerdo (BRE).[10]

Interpretação dos traçados

Curva de pressão de átrio direito

Após a inserção do cateter até a marca de aproximadamente 20 cm, inicia-se o registro da pressão e curva do átrio direito ao monitor. Na presença de válvula tricúspide competente a pressão atrial reflete tanto o retorno venoso ao átrio direito como a pressão diastólica final do ventrículo direito (VD). Normalmente há três ondas positivas e duas deflexões negativas na curva atrial (Figura 44.5):

- A onda "a" reflete a sístole atrial.
- A deflexão "x" reflete a queda subsequente na pressão atrial.
- A onda "c", geralmente pequena, reflete o fechamento da válvula tricúspide.
- A onda "v" reflete a sístole ventricular e o enchimento atrial passivo na diástole atrial.
- A deflexão "y" reflete a queda na pressão atrial consequente à abertura da válvula tricúspide e início da diástole ventricular.

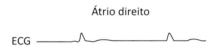

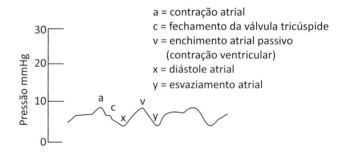

■ **Figura 44.5** Monitorização da pressão de artéria pulmonar e pressão de artéria pulmonar ocluída. O esquema mostra os diferentes componentes do traçado (rastreamento) da pressão atrial direita. A ECG simultânea demonstra a cronometragem dos diferentes componentes.

Adaptada de Redrawn from Gore JM, Aiper JS, Benotti JR, et al. Handbook of hemodynamic monitoring, 1 st ed. Boston: Little Brown & Co, 1985.

Com a extremidade do cateter localizada na artéria pulmonar, a pressão do átrio direito pode ser continuamente monitorizada por meio do lúmen proximal conectado ao transdutor de pressão.

Os valores normais da pressão no átrio direito variam de 0 a 7 mmHg. Condições como infarto de ventrículo direito (VD), hipertensão pulmonar, disfunção de VD, estenose pulmonar, *shunts* esquerda-direita, valvopatia tricúspide e hipervolemia podem elevar a pressão atrial direita.[10]

A insuficiência tricúspide leva ao aumento na pressão do átrio direito e ondas "v" altas e proeminentes em razão da regurgitação do sangue para o átrio durante a sístole ventricular.

A pressão atrial direita pode se igualar à pressão diastólica do VD e à pressão de artéria pulmonar ocluída em situações como tamponamento cardíaco, pericardite constritiva e miocardiopatias restritivas.

Arritmias cardíacas como fibrilação atrial (FA), *flutter* atrial, dissociações atrioventriculares e taquicardias supraventriculares podem alterar as ondas de pressão do átrio direito (Figura 44.6).[10]

Curva de pressão de ventrículo direito

Duas pressões são medidas no VD: a pressão de pico sistólica e a pressão diastólica final (Figura 44.7). Os valores normais da pressão ventricular sistólica do VD são de 15 a 25 mmHg e da pressão diastólica de 3 a 12 mmHg. Monitorizações seriadas da pressão de VD geralmente não são

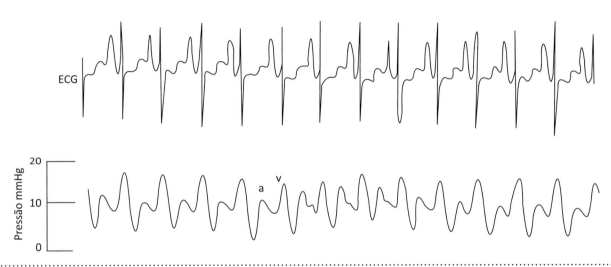

■ **Figura 44.6** Traçados da eletrocardiografia simultânea e insuficiência tricuspídea. Traçado da pressão atrial direita mostra proeminentes ondas "v", quando o sangue é regurgitado para o átrio durante a sístole ventricular.

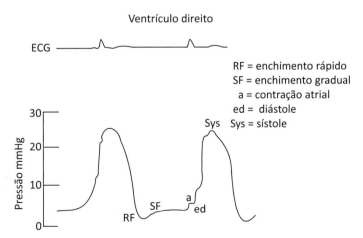

■ **Figura 44.7** O esquema mostra os diferentes componentes do traçado da pressão do ventrículo direito. Um ECG simultâneo é mostrado para demonstrar a temporização dos vários componentes. Pressão diastólica final do ventrículo direito é medido após uma onda, um pouco antes do movimento sistólico ascendente.

necessárias, e o aumento da mesma ocorre em situações associadas a hipertensão pulmonar, estenose pulmonar, disfunção de VD e tamponamento cardíaco.

Curva de pressão de artéria pulmonar

Os componentes da curva de pressão pulmonar são as ondas de pressão sistólica e diastólica e a incisura dicrótica, que representa o fechamento da válvula pulmonar. O traçado da pressão de artéria pulmonar é semelhante ao da pressão sistêmica, porém com amplitude muito menor (Figura 44.8).

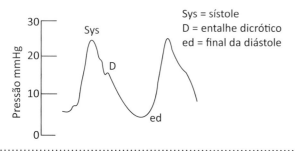

■ **Figura 44.8** O Esquema mostra as principais características do traçado de pressão da artéria pulmonar. A ECG simultânea demonstra o sincronismo dos diferentes componentes. O pico de pressão sistólica cai dentro da onda T do eletrocardiograma.

Adaptado de Gore JM, Aiper JS, Benotti JR, et al. Handbook of hemodynamic monitoring, 1 st ed. Boston: Little Brown & Co, 1985.

Os valores normais da pressão sistólica na artéria pulmonar são de 15 a 25 mmHg e da pressão diastólica de 8 a 15 mmHg.

Tabela 44.2 Causas de elevação da pressão de artéria pulmonar.

- Hipervolemia
- Disfunção sistólica de VE
- Valvopatia mitral
- Embolia pulmonar
- Hipoxemia com vasoconstrição
- Hipertensão arterial pulmonar primária
- *Shunt* esquerda-direita

Curva de pressão de artéria pulmonar ocluída

A pressão da artéria pulmonar ocluída é a pressão que se obtém quando o balão, localizado na extremidade distal do cateter de Swan-Ganz, é insuflado, levando a uma obstrução do fluxo sanguíneo naquele segmento específico da artéria pulmonar. Esta pressão reflete a pressão no átrio esquerdo, pois cria-se uma coluna estática de sangue entre a extremidade distal ocluída do cateter e o átrio esquerdo, fazendo com que as pressões se igualem.

O traçado da curva de pressão de artéria pulmonar ocluída é semelhante ao do átrio direito e os valores normais de pressão média são de 6 a 15 mmHg (Figura 44.9).

Durante a diástole do ventrículo esquerdo, e na ausência de obstrução da válvula mitral, a pressão no átrio esquerdo e a pressão diastólica do VE (PdVE) têm uma relação muito próxima. Assim, determinando-se a pressão de oclusão da artéria pulmonar (POaP) tem-se uma estimativa da PdVE. Porém, em situações nas quais há redução da complacência cardíaca, ocorre interferência na estimativa da pressão de enchimento ventricular esquerdo por meio da POaP, e nesses casos a pressão diastólica final do VE (PdfVE) é maior que a POaP. Por outro lado, pacientes com doença pulmonar podem apresentar uma POaP maior que a PdfVE em razão da constrição de vênulas secundárias à hipóxia.

Patologias como estenose mitral, disfunção sistólica e diastólica do VE, isquemia ou infarto com queda da complacência do VE levam a um aumento na onda "a" na curva de pressão da POaP em virtude do aumento na resistência do enchimento do VE. Elevações na onda "v" são vistas em patologias como insuficiência mitral (Figura 44.10) e sobrecarga aguda de volume para o átrio esquerdo.

Para que a POaP represente com boa acurácia as pressões nas câmaras cardíacas esquerdas é necessário que haja um fluxo contínuo de sangue na coluna que se estabelece entre a extremidade distal do cateter e o átrio esquerdo. Caso a pressão alveolar ao redor do capilar exceda a pressão capilar, a POaP irá refletir a pressão alveolar e não a pressão atrial esquerda. A POaP é uma estimativa real da pressão atrial esquerda apenas quando a pressão capilar excede a pressão alveolar. Com o intuito de definir qual a melhor posição para aferição da POaP dividiu-se o pulmão em três regiões, chamadas zonas de West, baseando-se nas pressões capilar e alveolar.[12]

A zona 3 é a ideal para posicionamento do cateter, pois é nesta região que a pressão alveolar é menor, havendo menor interferência na pressão capilar. Sendo assim, o cateter deve estar posicionado abaixo do átrio esquerdo. Situações indicativas de posicionamento do cateter de Swan-Ganz em outra regiões que não a zona 3 são variações excessivas da curva de pressão com o ciclo respiratório e aumento na POaP maior que 50% do valor de PEEP (pressão expiratória final positiva) utilizado (Figura 44.11).[12]

Durante a ventilação mecânica a pressão alveolar aumenta na inspiração e diminui na expiração. Tal variação é transmitida às estruturas cardíacas e pode ser notada pela variação nas curvas e valores de pressão da artéria pulmonar, e pressão de oclusão de artéria pulmonar durante o ciclo respiratório. Ao final da expiração a pressão pleural e a pressão intratorácica são iguais à pressão atmosférica, independente do modo ventilatório, devendo, desse modo, a POaP ser medida nessa fase do ciclo respiratório. Para pacientes em ventilação espontânea a POaP sistólica é mais fidedigna, enquanto em pacientes sob ventilação mecânica a POaP a ser valorizada deve ser a diastólica.[12]

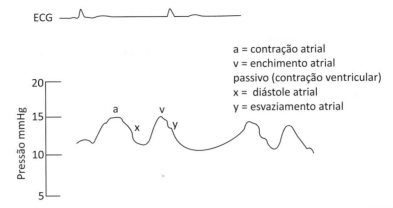

■ **Figura 44.9** O esquema mostra os diferentes componentes do traçado da pressão de oclusão da artéria pulmonar. A ECG simultânea demonstra o sincronismo dos diferentes componentes. O pico da onda "v" está fora do pico da onda 'T' do eletrocardiograma.
Adaptado de Redrawn from Gore JM, Aiper JS, Benotti JR, et al. Handbook of hemodynamic monitoring, 1st ed. Boston: Little Brown & Co, 1985.

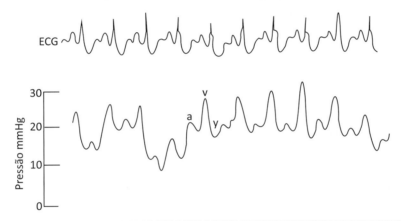

■ **Figura 44.10** Simultânea eletrocardiografia e oclusão da artéria pulmonar vêm de um paciente com insuficiência mitral aguda. A pressão de oclusão da artéria pulmonar é elevada; resultados de insuficiência mitral em uma grande onde "v" seguida de uma descida íngreme "y".
Adaptado de Daily EK, Schroeder JS. Hemodynamic Waveforms: Exercises in Interpretation and Analysis. St. Louis, CV Mosby, 1983. p. 139.

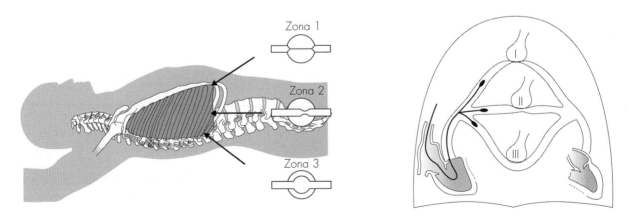

■ **Figura 44.11** Zonas de West.[12] A zona 3 é a preferida para posicionamento do cateter, pois a pressão alveolar é menor sobre o leito capilar.

Durante a ventilação mecânica com pressão expiratória final positiva (PEEP), a pressão expiratória não se iguala à pressão atmosférica, o que pode afetar as medidas das pressões vasculares pulmonares. O efeito real da PEEP na POaP é variável e depende dos valores de PEEP e da complacência pulmonar. Em geral, os efeitos da PEEP não são clinicamente significativos, pois na zona 3 de West teoricamente não há interferência da pressão alveolar nas pressões vasculares. Além disso, quando há aumento da pressão capilar pulmonar em razão do efeito da PEEP, essa pressão reflete a real pressão de enchimento naquela circunstância. Uma estimativa da real pressão de enchimento ventricular pode ser feita subtraindo-se um quarto do valor da PEEP do valor da POaP quando a complacência pulmonar está normal e metade do valor da PEEP quando a complacência pulmonar está reduzida.[5] Estima-se que apenas valores de PEEP acima de 10 cm^3 podem alterar os valores da POaP. Não recomenda-se a retirada da PEEP para aferição da POaP, já que, como exposto, os efeitos da mesma são pequenos e pode-se induzir instabilidade hemodinâmica e hipóxia com tal medida.[12]

Variáveis hemodinâmicas e sua interpretação

O cateter de artéria pulmonar ideal é aquele com cinco lúmens, que permite, além das medidas de pressões vasculares e de câmaras cardíacas, também a medida contínua da SvO$_2$ e do débito cardíaco contínuo (DCC). A medida contínua dessas variáveis permite detectar precocemente alterações hemodinâmicas, bem como uma intervenção precoce e mais efetiva por parte do médico.[1] A medida do DCC é feita por meio da técnica de termodiluição, possível em virtude da incorporação de um filamento térmico ao nível do ventrículo direito e um termístor na extremidade distal do cateter de artéria pulmonar. O filamento térmico leva ao aumento da temperatura do sangue naquela região por meio de ondas de energia enviadas pelo computador e essa alteração de temperatura é detectada pelo termístor distal. O DCC é calculado pelo computador a partir da equação de conservação de energia e é atualizado a cada trinta segundos, e no monitor verifica-se essa atualização a cada três a seis minutos. Quanto maior a velocidade com que o sangue chega até o termístor distal, maior será o débito cardíaco, sendo o inverso também verdadeiro. Em casos de insuficiência tricúspide grave, o débito cardíaco pode ser subestimado, enquanto na presença de *shunts* intracardíacos a medida pode ser superestimada. Nas arritmias cardíacas o DCC também pode não ser confiável.

Outras variáveis importantes para a interpretação da hemodinâmica cardiovascular são fornecidas pelo cateter de Swan-Ganz, seja por meio da aferição direta ou de cálculos com fórmulas conhecidas (Tabela 44.3).

Como a monitorização com cateter de artéria pulmonar é um processo contínuo e que nos fornece inúmeros dados precisos sobre a condição hemodinâmica do paciente, trata-se de um excelente método para orientação diagnóstica e terapêutica em todo tipo de paciente crítico, sobretudo aqueles com quadro de instabilidade com hipoperfusão tecidual. No paciente com choque de qualquer etiologia, a restauração da perfusão tecidual o mais precocemente possível é fator determinante no prognóstico, sendo fundamental nesse momento a adequada reposição de fluidos e uso de drogas vasoativas. A monitorização com o cateter de Swan-Ganz, além de nos fornecer orientação para a melhor terapia, também nos permite avaliar em poucas horas a resposta a esta.

Tabela 44.3 Valores normais dos parâmetros hemodinâmicos fornecidos pelo cateter de Swan-Ganz.

Índice cardíaco (litros/min./m^2)	2,8 – 4,2
Pressão arterial sistêmica (mmHg)	
Sistólica	90 – 140
Diastólica	60 – 90
Média	70 – 105
Pressão de átrio direito (mmHg)	
Máxima	2 – 14
Mínima	2 – 6
Média	1 – 8
Pressão de ventrículo direito (mmHg)	
Sistólica	15 – 28
Diastólica final	0 – 8
Pressão de artéria pulmonar (mmHg)	
Sistólica	15 – 28
Diastólica	5 – 16
Média	10 – 22
Pressão de artéria pulmonar ocluída (mmHg)	
Máxima	9 – 23
Mínima	1 – 12
Média	6 – 15
Pressão de átrio esquerdo (mmHg)	
Máxima	6 – 20
Mínima	-2 – +9
Média	4 – 12
Pressão de ventrículo esquerdo (mmHg)	
Sistólica	90 – 140
Diastólica final	4 –12
Índice de volume sistólico (IVS) mL/m^2	30 – 70
Índice de trabalho sistólico do VE (ITSVE) g·m/m^2	40 – 65
Índice de trabalho sistólico do VD (ITSVD) g·m/m^2	8 – 12
Resistência vascular sistêmica (dinas/seg/cm^2)	900 – 1400
Resistência vascular pulmonar (dinas/seg/cm^2)	150 – 250

Nos pacientes com Síndrome do Desconforto Respiratório do Adulto (SARA), pequenas alterações da volemia podem piorar o edema pulmonar e, por outro lado, volemia baixa pode prejudicar a perfusão tecidual, levando à disfunção de órgãos. Neste contexto, a medida da POaP tem grande valor, pois reflete a pressão hidrostática no capilar pulmonar, permitindo um manuseio mais preciso dos líquidos.[10] Pacientes com disfunção aguda de ventrículo direito, que não respondem à infusão inicial de líquidos e às drogas vasoativas, também se beneficiam com o uso do cateter de Swan-Ganz, sendo ideal, nestes casos, o cateter volumétrico que nos fornece a medida da fração de ejeção do VD e o volume diastólico final do VD (Tabela 44.4).[1]

Em meio a toda a controvérsia quanto à redução na mortalidade de pacientes críticos com o uso do cateter de Swan-Ganz, o que parece ser consenso é a necessidade de maior treinamento dos médicos em relação à utilização do cateter e interpretação dos dados fornecidos por ele para que os resultados sejam realmente benéficos para o paciente.[13]

Tonometria gástrica

A tonometria gástrica é um método minimamente invasivo capaz de determinar de forma indireta, por meio da quantificação de gás carbônico intragástrico, a hipoperfusão do leito esplâncnico, o qual é extremamente sensível às situações de hipóxia tecidual.[1]

A hipoperfusão leva ao aumento de produção do íon H^+ em decorrência da respiração anaeróbia e acúmulo de CO_2 por diminuição da depuração. O gás carbônico difunde-se sem dificuldade da mucosa para o interior do estômago e é medido diretamente pelo tonômetro, que consiste em uma sonda nasogástrica com um balão de silicone na extremidade distal, preenchido com ar ou solução salina e permeável ao CO_2. A extremidade proximal é ligada em um monitor que traduz a PCO_2 medida em números.[1]

Não deve ser utilizada em pacientes com contraindicação à sondagem nasogástrica, como pós-operatório de cirurgia de esôfago.[1]

Por meio do PCO_2 medido, também é possível determinar a medida do ΔPCO_2, diferença entre o PCO_2 arterial e intragástrico, e o cálculo do pH intragástrico a partir da equação de Henderson-Hasselbach:[1] (Figura 44.12)

$$pHi = \frac{6,1 + \log (\text{bicarbonato arterial})}{(0,03 \times pCO_2 \text{ intragástrico})}$$

A tonometria gástrica permite a detecção precoce da perfusão regional, mostrando-se útil como indicador de gravidade no choque, risco de disfunção de múltiplos órgãos e morte.

Alguns fatores são capazes de causar erros na determinação do CO_2 intragástrico, como o uso de antagonistas de receptor histamínico H_2 e dietas gástricas. O uso de dietas por sonda enteral não leva a erros na determinação do PCO_2 quando interrompida uma hora antes da medição.[2]

Maynard e colaboradores demonstraram em um estudo prospectivo, com mais de 80 pacientes graves, que a tonometria gástrica pode predizer morte com boa acurácia quando comparada com as variáveis padrões, como pH arterial, lactato, índice cardíaco, pressão arterial e frequência cardíaca.[3] Em outro estudo, Kirton e colaboradores também demonstraram superioridade da tonometria gástrica em predizer disfunção de múltiplos órgãos em pacientes politraumatizados.[4]

Marik, em um estudo com 30 pacientes graves, constatou que o pH intragástrico foi a única variável dentre as estudadas (lactato arterial, oferta e consumo de oxigênio, pH arterial, APACHEII, saturação mista de oxigênio) capaz de contribuir em predizer óbito e disfunção de múltiplos órgãos; no entanto, não foi demonstrado benefício do uso do pH intragástrico como guia terapêutico.[5]

Tabela 44.4 Diagnóstico diferencial das condições fisiopatológicas associadas à instabilidade hemodinâmica.[12]

Condição hemodinâmica	DC	PAD	PAOP	PdAP-PAOP	RVS	RAP
Choque hipovolêmico	Baixo	Baixa	Baixa	Nl	Nl ou ↑	Nl ou ↑
Insuficiência ventricular esquerda (com ou sem choque)	Baixo	Nl ou ↑	↑	Nl	↑	Nl ou ↑
Insuficiência ventricular direita	Baixo	↑	Nl ou ↑	Nl ou ↑	Nl	Nl ou ↑
Tamponamento cardíaco	Baixo	↑	↑	Nl	↑	↑
Insuficiência mitral aguda	Baixo	↑ ou Nl	↑ com onda "v" apiculada	Nl	↑	↑
Comunicação interventricular aguda	Baixo	↑	↑	Nl	↑	↑
Choque séptico	Alto	Baixa	Baixa	Nl ou ↑	Baixa	Nl ou ↑
Síndrome da angústia respiratória do adulto	Alto ou baixo	Nl ou ↑	Nl	↑	Nl, baixa ou ↑	↑
Tromboembolismo pulmonar	Baixo	↑	Nl	↑	↑	↑

DC (Débito Cardíaco); PAD (Pressão de Átrio Direito); PAOP (Pressão Média de Artéria Pulmonar Ocluída); PdAP (Pressão Diastólica de Artéria Pulmonar); RVS (Resistência Vascular Sistêmica); RAP (Resistência Vascular Pulmonar); nl (Normal); ↑ (Elevado).

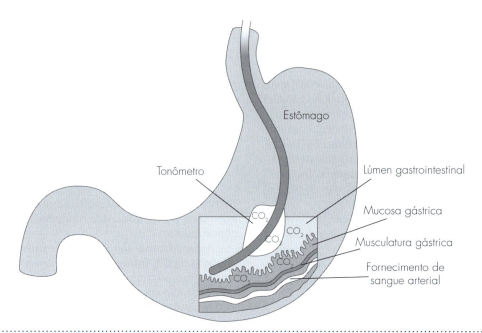

■ **Figura 44.12** Tonometria gástrica.[1]
Adaptada de *Stephen O. Heard, Gastric Tonometry Chest* 2003;123; 469S-474S.

Em um estudo recente com 130 pacientes, prospectivo, randomizado, controlado, entre vários centros da América Latina, incluindo o Brasil, a tonometria gástrica foi adotada como meta de ressuscitação em pacientes sépticos (pHi ≥ 7,32 ou índice cardíaco ≥ 3 L/min./m²). Não foi evidenciado benefício quando a ressuscitação foi baseada na normalização do pHi em comparação à melhora do índice cardíaco. Porém mostrou que a normalização do pHi dentro das primeiras 24 horas é um sinal de sucesso terapêutico em pacientes com choque séptico. Também foi demonstrado que a persistência do pHi baixo está associada com mau prognóstico neste tipo de pacientes.[6]

Apesar de ser um método pouco invasivo, que não submete o paciente a maiores danos, ainda não há estudos que corroborem o uso do pH ou pCO_2 intragástrico como guia terapêutico. Além disso, o uso rotineiro de dieta enteral e profilaxia para úlcera gástrica dificultam ou impossibilitam o uso do método na prática clínica diária. Entende-se, por meio desses estudos, que pode ser usada como mais uma variável hemodinâmica para determinar prognósticos em diversas situações, tais como sepse, perioperatório e politraumatizados.

Formas não invasivas de monitorização hemodinâmica

Lactato

A concentração do lactato arterial depende do balanço entre produção e consumo. Em condições fisiológicas é produzido pelos músculos, cérebro, fígado, pulmões, pele, intestino e hemácias, na ordem de 1500 mmol/L, e metabolizado pelo fígado e rins. Sua concentração sérica em condições normais é de 2 mmol/L.[1]

Sua produção ocorre a partir da seguinte equação:

$$\text{Piruvato} + \text{NADH} + \text{H}^+ \leftrightarrow \text{lactato} + \text{NAD}^+$$

Onde NADH representa dinucleótido de nicotinamida e adenina na sua forma reduzida, e NAD+ a sua forma oxidada.

Assim, a concentração de lactato aumenta quando a produção de piruvato excede sua utilização na mitocôndria.[1]

O piruvato é produzido via glicólise, e é essencialmente metabolizado pela mitocôndria na oxidação aeróbica via ciclo de Krebs.[1] A hipóxia bloqueia o metabolismo mitocondrial inibindo a síntese de ATP e induzindo o acúmulo de piruvato, que irá sofrer metabolismo anaeróbico e será metabolizado em lactato.[1]

Resultante de inúmeros fatores, o nível sérico aumentado de lactato em pacientes graves é marcador de hipóxia tecidual sistêmica e tem como expressão clínica o aumento de pacientes com disfunção de múltiplos órgãos e mortalidade.

Já foi demonstrado que a permanência da concentração de lactato sérico elevada em 24 horas, apesar das medidas instituídas, está associada com altas taxas de mortalidade. Mesmo em pacientes estáveis, normotensos, com comorbidades clínicas ou em pós-operatório, os níveis séricos de lactato elevados e sua permanência traduzem aumento de mortalidade.[2]

Em contrapartida, a queda da concentração arterial de lactato após medidas de ressuscitação volêmica mostram melhores desfechos clínicos.[2]

Em um estudo observacional, prospectivo, incluindo 111 pacientes com sepse grave, Nguyen e colaboradores avaliaram o APACHE II (índice de gravidade para pacientes de UTI geral),[6] inúmeras variáveis clínicas e laboratoriais. Dentre estas, foi analisada a depuração de lactato, definida como porcentagem de decréscimo do lactato entre dois momentos, no caso entre a admissão e seis horas após. Avaliaram mortalidade intra-hospitalar e até 60 dias da internação.[2]

Este estudo demonstrou que a depuração de lactato sérico apresentou relação inversa tanto na mortalidade intra-

-hospitalar como no seguimento de 37 dias, e também que a cada aumento de 10% na depuração, reduzia-se 11% na mortalidade. Pacientes com depuração de lactato sérico ≥ 10% nas primeiras seis horas em comparação com os que apresentaram depuração < 10% apresentaram maior redução no escore APACHE II e na mortalidade intra-hospitalar em até 60 dias.[2]

Abramson e colaboradores avaliaram, em um estudo com 76 pacientes politraumatizados, de forma sequencial, variáveis como índice cardíaco, oferta e consumo de oxigênio, o *Injury Severety Score* (ISS), índice que avalia gravidade e prognóstico em politraumatizados, além da depuração de lactato. Não houve diferença nas variáveis estudadas, com exceção à depuração de lactato entre os sobreviventes e não sobreviventes.[3] Todos os 27 pacientes que tiveram a normalização dos níveis de lactato em 24 horas sobreviveram. Dentre os que tiveram a normalização do lactato entre 24 e 48 horas, a taxa de sobrevivência foi de 75%. Apenas três dos 22 que não tiveram os níveis séricos normalizados sobreviveram. Desta forma, concluiu-se que a melhora das variáveis analisadas por si só não prediz mortalidade, porém o tempo em que ocorre a normalização do lactato sérico é um fator prognóstico importante em politraumatizados.[3]

Alguns estudos mostram que a oferta e consumo de oxigênio podem ser relacionados com prognóstico em pacientes graves. Bakker e colaboradores analisaram medidas de débito cardíaco, variáveis de consumo de oxigênio (pressão arterial de O_2, saturação arterial de O_2, pressão venosa mista de O_2, saturação venosa mista de O_2, taxa de extração O_2, pH) e lactato sérico em 48 pacientes com choque séptico.[4] Não houve diferença significativa entre os pacientes sobreviventes e não sobreviventes quando analisados oferta e consumo de oxigênio. No entanto, os sobreviventes apresentaram menores níveis séricos de lactato tanto no início como na fase final do choque séptico. Apenas os que sobreviveram tiveram queda significativa na concentração sérica de lactato durante a evolução do choque, demonstrando que a taxa de lactato está fortemente relacionada com o prognóstico dos pacientes, e que a redução na concentração do lactato no curso do choque séptico indica desfecho positivo.[4]

Em outro estudo, também de Bakker e colaboradores, foi analisado o nível de lactato sérico no início do choque séptico e na fase de resolução ou óbito em 87 pacientes. Denominou-se *lactime* o tempo em que o lactato permaneceu acima de 2 mmol/L.[5]

Este estudo demonstrou que a duração da acidose lática foi o único preditor significativo de falência orgânica dentre as variáveis estudadas.[5]

A partir destas evidências, fica claro que o emprego do lactato arterial como exame de rotina em unidades de terapia intensiva é capaz de estratificar gravidade e desfechos negativos como morte e disfunção de múltiplos órgãos. Pode inclusive, em certas ocasiões, alterar a conduta médica frente ao caso; porém não existe uma meta numérica que seja capaz de levar à redução na mortalidade.

Ecocardiografia

Introdução

A utilização da ecocardiografia surgiu na década de 1950, quando Hertz e Edler inseriram a análise valvar mi-

tral, seguidos de Harvey Feigenbaum na década de 1960 ao analisar as dimensões do ventrículo esquerdo ao modo M, além do surgimento da análise transesofágica (final da década).[1,2] Tais aplicações somaram-se ao uso do modo bidimensional, Doppler pulsado na década de 1970 e Doppler colorido na década de 1980, facilitando maior acurácia no diagnóstico de alterações anatômicas e hemodinâmicas cardíacas. Essas descobertas favoreceram a utilização junto a pacientes críticos em unidades de emergência e terapia intensiva, com relevantes publicações na década de 1990.

Já na última década houve um extraordinário crescimento tecnológico, introduzindo a análise tridimensional e contrátil segmentar quantitativa, com inúmeras publicações inovadoras ao cenário diagnóstico cardiológico.

A partir de toda esta revolução tecnológica, a ecocardiografia tem acompanhado os doentes críticos com grandes mudanças de paradigmas, predizendo mortalidade dos pacientes[13] por meio de maior participação dos intensivistas no aprendizado da técnica, auxiliando desta maneira o diagnóstico anatomofuncional de patologias cardíacas, além da sua condução terapêutica.

Interação do intensivista e cardiologista

A prática da ecocardiografia tem sido exclusiva dos cardiologistas desde os primórdios de sua utilização, mas com o advento de aparelhos portáteis de última tecnologia em vigência de situações emergenciais, observa-se maior participação de outros especialistas, como anestesistas em exames transesofágicos de cirurgia cardíaca, analisando entre outras coisas a função ventricular.[8] Em pacientes críticos analisados por ecotransesofágico há relatos da importância deste exame como ferramenta aliada ao Swan-Ganz, melhorando a acurácia diagnóstica e mudando conduta em 54% dos casos,[9] fato que em situações emergenciais fortalece a realização do exame com máxima precocidade pelo intensivista. O reconhecimento da importância de treinamento do intensivista já recebeu apoio da Sociedade Americana de Ecocardiografia e do Colégio Americano de Cardiologia por meio de protocolos específicos de treinamento,[10-11] sendo possivelmente aplicado à nossa realidade.

Desta maneira tem-se preconizado um treinamento especializado e graduado em níveis para os diversos grupos profissionais que cuidam de pacientes em serviços de emergência e terapia intensiva da Europa e Estados Unidos, facilitando uma padronização e credibilidade destes profissionais.[3]

Indicações do uso de ecocardiografia

A ecocardiografia, sendo um exame de grande abrangência para doentes de diversas causas, tem "invadido" o universo da terapia intensiva em busca de parâmetros fidedignos para otimizar a perfusão tecidual dos pacientes, muitas vezes em substituição ao Swan-Ganz. Tal fato responde a questões importantes como análise de "status volêmico" com análise de pressões de enchimento, responsividade à reanimação volêmica e função ventricular.

Outros aspectos importantes concernem à análise anatômica e funcional de pacientes com doenças valvares, miocárdicas, pericárdicas e vasculares.

As indicações pertinentes aos diversos grupos de pacientes incluem análises anatômicas e funcionais, hemodinâmicas, auxílio em procedimentos invasivos e complicações, sendo listadas nas Tabelas 44.5 e 44.6.

Tabela 44.5 Indicações hemodinâmicas e aplicações da ecocardiografia em doentes críticos.

Indicações hemodinâmicas – UTI	Aplicações clínicas
Índice cardíaco	Hipovolemia, choque cardiogênico
Volume sistólico	Análise na reanimação volêmica
Índice de resistência sistêmica e pulmonar	Diagnóstico diferencial do choque
Pressões de enchimento	Indicação de reanimação volêmica
Gradientes intra e intercavitários	Análise de pré e pós-carga
Áreas valvares, estimativas refluxos	Condução da síndrome congestiva
Análise de volemia/fluido responsividade	Otimização da perfusão tecidual

Tabela 44.6 Indicações anatomofuncionais e aplicações da ecocardiografia em doentes críticos.

Indicações anatomofuncionais – UTI	Aplicações clínicas
Dimensões de cavidades	Análise volêmica intracavitária
Função sistólica e diastólica	Análise de perfusão tecidual
Alterações valvares	Diagnóstico de vegetações, disfunções
Complicações do infarto	Correção CIV, IM, aneurisma
Complicações do TEP	Trombos, função sistólica de VD
Interação ventilação mecânica	Análise pré e pós-carga de VD
Análise no trauma	Drenagem Tp, correção da dissecção de aorta
Sepsis	Reanimação volêmica
Tamponamento	Drenagem
PCR	Efetividade da massagem, contratilidade

CIV (Comunicação Interventricular); IM (Insuficiência Mitral); VD (Ventrículo Direito);Tp (Tamponamento Cardíaco); Ao (Aorta); TEP (Tromboembolismo Pulmonar); PCR (Parada Cardiorrespiratória).

Análise transtorácica *versus* transesofágica no paciente crítico

A utilização de método não invasivo (transtorácico) tem sido preferencial no doente crítico em razão de seu baixo risco e custo, obtendo dados rápidos e muitas vezes efetivos quando a decisão terapêutica torna-se emergencial. Todavia o método não invasivo possui acurácia limitada no grupo de pacientes em que a janela acústica é desfavorável, como pacientes pós-cirurgia cardíaca (grande quantidade de drenos) e em ventilação mecânica a respeito da pressão positiva.

Na intenção de análise anatômica mais detalhada, pode-se optar pelo estudo transesofágico, cuja análise superior tem sido demonstrada com novos diagnósticos em até 45% dos pacientes,[12] evidenciando estruturas como vegetações, pequenos *shunts* e trombos, mais sensíveis pelo uso de transdutor de alta frequência, sem perder a capacidade diagnóstica anatômica e funcional oferecida pelo acesso transtorácico. Quando optamos pela análise transesofágica, devemos considerar as possíveis complicações e restrições do método invasivo ao esôfago e estômago.

Estudo ecocardiográfico não invasivo *versus* cateter de artéria pulmonar (Swan-Ganz)

Com o surgimento de métodos não invasivos de baixo risco e custo para os pacientes críticos, muitas discussões têm surgido com o ideal de substituição do Cateter de Artéria Pulmonar (CAP) pelo estudo ecocardiográfico, já que este permite análise fiel de diversas variáveis hemodinâmicas adicionadas por outras anatômicas e funcionais.

Nos pacientes com contraindicação para o acesso invasivo, não há dúvida de que a ecocardiografia torna-se a melhor opção. Por outro lado, naqueles sem contraindicação, pode-se utilizar o CAP nos pacientes muito instáveis, apesar de evidências atuais controversas.[14] Nesses casos, a necessidade de suporte hemodinâmico invasivo contínuo torna-se imperiosa e decisiva na orientação da conduta terapêutica, já que o ecocardiograma é exame de análise intermitente.

Em nossa opinião, ainda os cuidados hemodinâmicos de pacientes muito instáveis necessitam de análise com CAP, aliada ao eco seriado, no intuito de buscar o diagnóstico e a conduta mais precisa.

Protocolo de realização ecocardiográfica

No intuito de padronizar os atendimentos diagnósticos, alguns grupos sugerem padronização de cuidados e análise na realização do exame:

1. Acreditação de cardiologistas e intensivistas após treino específico em ecocardiografia.
2. Termo de consentimento junto ao paciente e familiares.
3. Escolha do melhor método – torácico ou transesofágico.
4. Escolha do aparelho de eco.
5. Preparação e orientação do paciente (sedação, analgesia, decúbito adequado).
6. Discussão prévia de indicações, imagens para aquisição, risco e benefício.
7. Estratégia de cortes cardíacos, Doppler e suas variâncias.
8. Aquisição de imagens e gravação das mesmas.

846   Tratado Dante Pazzanese de Emergências Cardiovasculares   ■ CAPÍTULO 44

9. Correlação com dados clínicos e de propedêutica armada.
10. Conclusão diagnóstica com emissão de laudo e parecer da equipe.
11. Decisão terapêutica mantida ou alterada.

Manuseio ecocardiográfico e variáveis utilizadas em terapia intensiva

Para o manuseio dos pacientes, algumas análises descritas a seguir contribuem para o melhor diagnóstico de diversas situações patológicas.

Análise de função sistólica de ventrículo esquerdo

Importante no diagnóstico de disfunções sistólicas e situações de choque. Pode ser caracterizada por análise de fração de ejeção, índice de performance miocárdica (índice de Tei), índice cardíaco, velocidade sistólica ao Doppler tecidual, análise da relação Dp/Dt em vigência de insuficiência mitral, índice de contratilidade segmentar miocárdica.

$$FEVE = VDF - VSF/VDF$$

Em que FE (fração ejeção), VDF (volume diastólico final) e VSF (volume sistólico final) – FE normal > 55%

$$IC = VS \times FC/SC$$

Em que IC (índice cardíaco), VS (volume sistólico) e FC (frequência cardíaca) – IC normal > 3,0 L/min./m²

$$IPM = TRIV + TCIV/TE$$

Em que IPM (índice de performance miocárdica), TRIV (tempo de relaxamento isovolumétrico), TCIV (tempo de contração isovolumétrico), TE (tempo de ejeção) – Valor normal < 0,39 (ventrículo esquerdo) e < 0,28 (ventrículo direito) (Figura 44.13).

Análise de função diastólica ventricular

Fundamental na avaliação de pressões de enchimento de cavidades ventriculares, favorecendo o diagnóstico de síndromes congestivas, associação com disfunções sistólicas, miocardiopatias e pericardiopatias. Tal análise pode ser realizada a partir da análise do fluxo transmitral, Doppler de veias pulmonares, Doppler tecidual, M color Doppler.

Análise de função sistólica de ventrículo direito

Pode ser realizada pela análise ao Doppler tecidual e deslocamento sistólico de suas paredes, excursão anular tricúspide e relação sisto-diastólica da área ventricular direita.

Hipovolemia, fluido responsividade e enchimento ventricular

Tal análise torna-se uma das mais importantes em razão da alta prevalência de hipovolemia em pacientes críticos. Pode ser caracterizada pelo colapso ventilatório espontâneo da veia cava com esta última de dimensão reduzida.[4]

Os sinais de relevante hipovolemia são:

1. Cavidades ventriculares pequenas e hipercinéticas na ausência de inotrópicos, refluxos valvares graves e hipertrofia miocárdica.

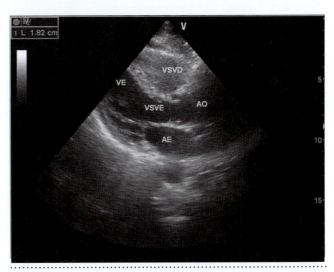

■ **Figura 44.13** Medida da via de saída do ventrículo esquerdo (VSVE) em corte paraesternal longitudinal na base dos folhetos aórticos em sístole para cálculo do volume sistólico desta cavidade e débito cardíaco. Em que: VE (Ventrículo Esquerdo); AO (Aorta); VSVD (Via de Saída do Ventrículo Direito); AE (Átrio Esquerdo).

2. Área diastólica final de VE < 5,5 cm²/m² (SC).[5]

Os sinais de baixa tolerância a fluidos são:

1. Grave disfunção ventricular direita.
2. Sinais de congestão venosa sistêmica (veia cava dilatada, sem resposta ventilatória na ausência de tamponamento e constrição pericárdica).

Os sinais de fluido responsividade de pacientes são:

1. Índice de distensibilidade de veia cava inferior em ventilação mecânica e ritmo sinusal > 18% pré-reanimação com 7 mL/kg fluidos.[17]

$$100 \times \text{Diâmetro máx VCI} - \text{Diâmetro mínimo}/\text{Diâmetro máximo VCI}$$

2. Índice de colapso de veia cava superior em ventilação mecânica e ritmo sinusal > 36% pré-reanimação 10 mL/kg fluidos, com aumento em 11% IC pós-reanimação.[18]

$$100 \times \text{Diâmetro máx VCS expiração} - \text{Diâmetro mínimo inspiração}/\text{Diâmetro máximo VCS expiração}$$

3. Variabilidade de velocidade > 12%[15] e integral de velocidade em VSVE sob ventilação mecânica > 18%.[16]

$$100 \times (Vmáx\ Vsve - Vmín.\ Vsve)/(Vmáx + Vmín./2)$$

4. Variabilidade de fluxo de VSVE ou índice cardíaco maior que 12% após elevação de pernas de pacientes a 30°, com ventilação espontânea ou em ritmos não sinusais.[6,7]

$$100 \times (Fx \text{ ou } IC \text{ pós-elevação}) - (Fx \text{ ou } IC \text{ pré-elevação})/(Fx \text{ ou } IC \text{ pós-elevação})$$

Os sinais de aumento de pressão de enchimento em cavidades esquerdas podem ser avaliados por meio de métodos que utilizam o Doppler como ferramenta:

1. Relação E/E' do Doppler > 15: PAE > 18
2. Relação E/E' do Doppler < 8 : PAE < 12, ou seja, normal
3. PAE = 1,24 (E/E') + 1,9

Análise de tamponamento cardíaco e constrição pericárdica

1. Detecção de relevante líquido pericárdico associado a colabamento diastólico de cavidades ventriculares com redução de volume diastólico final e alteração ventilatória de velocidade de fluxo transmitral > 30% constituem sinais sugestivos de tamponamento, não esquecendo que o diagnóstico essencial é clínico.
2. Presença de espessamento pericárdico, aumento de fluxo reverso em veias cavas e relevante variabilidade ventilatória de fluxo transmitral e tricúspide não condizente com a análise ao Doppler tecidual em paciente com sinais de congestão podem trazer fortes indícios de constrição pericárdica.

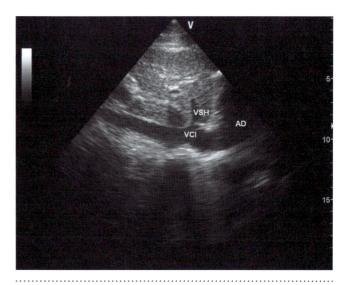

■ **Figura 44.15** Corte subxifoide com exposição de VCI (Veia Cava Inferior), VSH (Veia Supra-Hepática) e AD (Átrio Direito) para análise de fluido-responsividade em pacientes com ventilação mecânica, sem hipertensão pulmonar relevante, constrição pericárdica, tamponamento cardíaco e disfunção sistólica relevante de ventrículo direito.

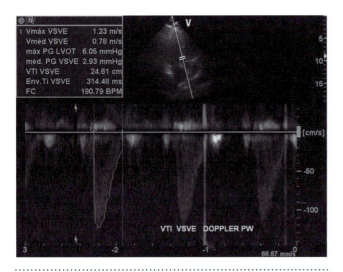

■ **Figura 44.14** Análise da integral da velocidade em via de saída de ventrículo esquerdo (VTI) ao corte apical de cinco câmaras do ventrículo esquerdo.

Análise na síndrome séptica

A ecocardiografia torna-se essencial para análise de inúmeras variáveis relacionadas às complicações da síndrome séptica, sendo cálculo do índice cardíaco, volume sistólico, função de ventrículo direito, pressões de enchimento, volemia e fluido responsividade, resistência vascular sistêmica e pulmonar.

Torna-se também fundamental na pesquisa de fontes infecciosas cardiogênicas como vegetações, abscessos, coleções pericárdicas.

Por meio das mensurações supracitadas seriadas podemos tratar melhor os momentos de maior instabilidade clínica, muitas vezes com o auxílio do CAP.

Análise de cor pulmonale agudo

Como consequência de grave embolia pulmonar ou necessidade de altas pressões positivas na SDRA (síndrome do desconforto respiratório agudo), o relevante aumento na pós-carga do ventrículo direito pode ser assim caracterizado:

- Relevante aumento de cavidades direitas;
- Relevante disfunção sistólica de ventrículo direito (VD);
- Movimento paradoxal septal com desvio de VSVE na sístole;
- Relevante refluxo tricúspide com elevada pressão sistólica e média de artéria pulmonar;
- Diagnóstico de trombos em artéria pulmonar em alguns pacientes;
- Orientação nos níveis de PEEP (pressão expiratória final positiva) com análise de possível disfunção de VD secundária.

Análise diagnóstica – complicações das síndromes coronárias agudas

Podem ser analisados sinais precoces de isquemia miocárdica como hipocinesia, acinesia e discinesias contráteis.

Além disso, podem ser evidenciadas as complicações relacionadas à fibrose, com perda muscular pós-infarto observada na insuficiência mitral por fibrose ou lesões de músculos papilares, comunicações interventriculares, pseudoaneurismas com ou sem derrame pericárdico, aneurismas ventriculares com ou sem trombos associados e sinais de infarto de ventrículo direito com disfunção sistólica.

Análise no trauma

Caracterizada por hemopericárdio, ruptura de cavidades e aórtica, perfurações cavitárias, derrame pleural, ruptura valvar, contusão miocárdica, todas facilitadas por análise ao eco. O eco transesofágico torna-se importante nos casos de pneumotórax, em que há relevante perda de janela acústica ao exame transtorácico.

Ecocardiografia do estado de choque

Facilita o diagnóstico diferencial de patologias já relacionadas, como o tamponamento, disfunção ventricular esquerda e direita, hipovolemia, embolia pulmonar e pneumotórax.

No Algoritmo 44.1, relacionamos protocolo de definição da causa do choque, facilitando o diagnóstico do mesmo.[3]

Novos métodos para obtenção do débito cardíaco

Doppler transesofágico contínuo

O Doppler transesofágico é um método que permite a monitorização do débito cardíaco, em pacientes críticos, por meio de um método pouco invasivo, rápido e contínuo por longo período.[1] É constituído por um sensor de ultrassom posicionado na extremidade distal que deve ser introduzido via oral e posicionado a 35 cm dos incisivos superiores de modo a avaliar fluxo sanguíneo na aorta descendente, na posição torácica (Figuras 44.17 e 44.18).[2]

O volume sistólico (VS) é calculado a partir da equação abaixo, após estimada a área aórtica (AA) e obtida a velocidade do fluxo aórtico em tempo integral (VTi) batimento a batimento:

$$VS = VTi \times AA$$

Para estimar a velocidade do fluxo sanguíneo na aorta descendente e, consequentemente, calcular a função ventricular, assume-se uma relação fixa entre o fluxo para os ramos da aorta ascendente e o fluxo na aorta descendente (aproximadamente 70%, os 30% restantes destinam-se ao crânio e membros superiores). Sabe-se que em paciente crítico isso nem sempre é verdade, ocasionando uma subestimação no débito cardíaco total.[5]

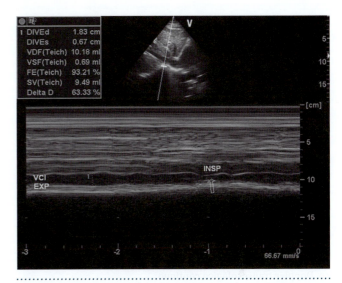

■ **Figura 44.16** Imagem unidimensional a 2 cm do átrio direito, revelando diâmetros máximo e mínimo de veia cava inferior para cálculo do índice de distensibilidade de paciente em ventilação mecânica, com índice de distensibilidade de 61%.

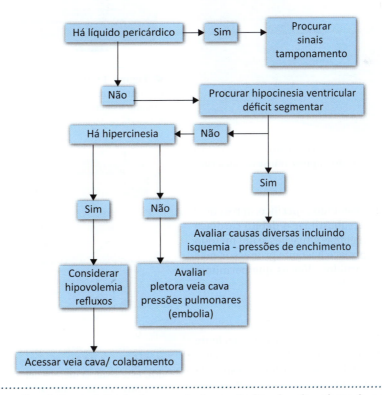

■ **Algoritmo 44.1** Protocolo para diagnóstico de definição da causa do choque, facilitando o diagnóstico do mesmo.[3]

Certas variáveis podem subestimar valores reais do débito cardíaco, como alterações da válvula aórtica, anemia e taquicardia, por causar fluxo turbilhonado na aorta. Algumas situações podem contraindicar a utilização do Doppler transesofágico contínuo, como afecções do esôfago, coarctação e dissecção da aorta, uso de balão intra-aórtico. Além disso, pela fácil deslocação do transdutor, é necessário reposicionamento constante e de preferência que o paciente permaneça sedado e imóvel.[4]

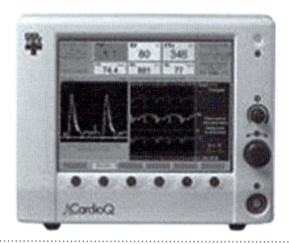

■ **Figura 44.17** Novos métodos para obtenção do débito cardíaco. Doppler transesofágico contínuo.
Adaptada de cardioQ:UKProductBrochure.pdf

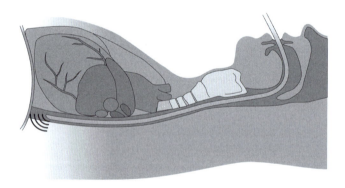

■ **Figura 44.18** Posicionamento do Doppler transesofágico contínuo.

Apesar de requerer treinamento específico, apresentar algumas contraindicações e subestimar o débito cardíaco de forma não aceitável em algumas situações, é um método para determinar o débito cardíaco bastante promissor, mas ainda necessita de outros estudos clínicos que permitam sua utilização de modo sistemático.[5]

Análise da curva de pressão arterial

Outra forma de se obter o débito cardíaco em paciente crítico sem a necessidade de cateter de artéria pulmonar é por meio da análise da curva de pressão arterial associada aos dados antropométricos de cada paciente. Trata-se de um método bastante recente, que não necessita de calibração nem acesso arterial central, apenas um acesso arterial periférico.[1]

O sistema consiste em um transdutor que se conecta ao acesso arterial periférico e um processador que fornece volume sistólico, volume sistólico indexado e variação do volume sistólico (Figuras 44.19 e 44.20).[1]

Também pode ser conectado a um acesso venoso central, o que permite acesso a dados como resistência vascular sistêmica, resistência vascular sistêmica indexada e saturação venosa central.[1]

O sistema calcula a pressão arterial utilizando a pulsatilidade arterial, resistência e complacência vascular a partir da fórmula:

$$VS = K \times Pulsatilidade$$

Em que K é a constante, recalculada a cada 10 minutos, que quantifica a complacência e resistência vascular de acordo com sexo, idade, peso e altura de cada paciente, associada às características da curva de pressão. E a pulsatilidade é proporcional ao desvio padrão da onda de pressão arterial, recalculada a cada 20 segundos.[1]

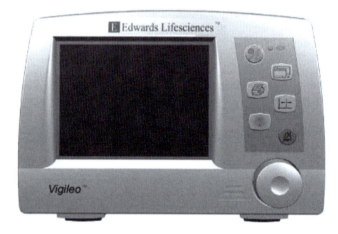

■ **Figura 44.19** Monitor Vigileo®. Plataforma de monitorização minimamente invasiva que mede o débito cardíaco contínuo quando usada com o sensor FloTrac.
Adaptada de Manual do Operador – Monitor Vigileo.

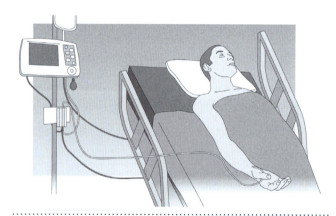

■ **Figura 44.20** Monitor Vigileo® e sistema FloTrac® posicionados. Este sistema oferece débito cardíaco contínuo, volume sistólico, variação de volume sistólico, e resistência sistêmica vascular (RVS) através de uma única linha arterial existente.

Esse novo método de obtenção de débito cardíaco não é capaz de detectar possíveis artefatos na curva de pressão arterial ocasionados por variáveis como insuficiência aórtica, arritmias e intensa vasoconstrição periférica.[1, 4]

Em um estudo clínico com 25 pacientes hemodinamicamente instáveis, com necessidade de droga vasoativa, Comptom e colaboradores avaliaram o débito cardíaco obtido pelo cateter de artéria pulmonar (método de termodiluição), por meio do acesso arterial femoral (PiCCO™) e um acesso arterial periférico; artéria radial (Flotrac™/Vigileo™). Foram mostradas diferenças significativas nos débitos cardíacos obtidos pelo cateter de artéria pulmonar e análise da curva de pressão arterial (Flotrac™/Vigileo™). Assim como na pressão arterial obtida por meio do acesso femoral e radial (p < 0,001).[2]

Mc Gee e colaboradores, em um estudo clínico, prospectivo e multicêntrico, analisaram o débito cardíaco de 84 pacientes instáveis em unidade de terapia intensiva. O débito cardíaco foi obtido pelo cateter de artéria pulmonar pelo método de termodiluição e pelo método contínuo. Também foi obtido pela artéria radial a partir da análise da curva de pressão arterial. Apesar dos pacientes com características clínicas muito heterogêneas, como sepse, disfunção de múltiplos órgãos, arritmias, insuficiência coronariana e problemas pós-cirúrgicos, houve boa correlação clínica entre os débitos cardíacos obtidos.[3]

Seu custo é semelhante ao de um cateter de artéria pulmonar, porém sem os riscos inerentes associados a este método e de mais fácil manuseio.

Também é um método promissor e, assim como o da obtenção do débito cardíaco por meio do Doppler transesofágico, ainda necessita de ensaios clínicos para seu uso sistemático.

REFERÊNCIAS BIBLIOGRÁFICAS

PAM e PVC

1. Dias FE, Rezende E, Mendes CL, et al. Consenso Brasileiro de Monitorização e Suporte Hemodinâmico - Parte II: Monitorização Hemodinâmica Básica e Cateter de Artéria Pulmonar. São Paulo: Revista Brasileira de Terapia Intensiva, 2006. p.18.
2. Tegtmeyer K, Lai S, Brady G, et al. Placement of an Arterial Line. N Engl J Med. 2006;15:354.
3. Stover JF, Stocker R, Lenherr R, et al. Noninvasive cardiac output and blood pressure monitoring cannot replace an invasive system in critically ill patients. BMC Anesthesiol. 2009;9:6.
4. Izacovic M. Central venous pressure – evaluation, interpretation, monitoring, clinical implications. Bratisl Lek Listy. 2008;109(4):185-7.
5. Marik PE, M Baram, Vahid B, et al. Does Central Venous Pressure Predict Fluid Responsiveness? A systematic review of the literature and the Tale of Seven Mares. Chest. 2008;134:172-8.
6. Machado FR, Carvaho RB, Freitas FGR, Sanches LC et al. Saturação venosa central e mista de oxigênio no choque séptico: existe diferença clinicamente relevante?. Revista Brasileira de Terapia Intensiva, 20(4), 398-404.
7. Schettino G, et al. Paciente Crítico: Diagnóstico e tratamento: Hospital Sírio-Libanês. Barueri, SP: Manole, 2006.
8. Rivers E, Ander DS. Central venous oxygen saturation monitoring in the critically ill patient. Curr Opin Crit Care. 2001;7:204-11.
9. Goldman RH, Klughaupt M. Measurement of Central Venous Oxygen Saturation in Patients with Myocardial Infarction. Circulation. 1968;38;941-6.
10. Rivers E, Nguyen B, Havstad S, et al. Early goal-directed therapy in the treatment of severe sepsis and septic shock. N Engl J Med. 2001;345:1368-77.
11. Kopterides P, Mavrou I. Central or Mixed Venous Oxygen Saturation? Chest. 2005;128;1073-5.
12. Rivers E. Mixed Venous Oxygen Saturation May Be Not Numerically Equal, But Both Are Still Clinically Useful. Chest. 2006;129;507-8.
13. Ladakis C, Myrianthefs P, Karabinis A, et al. Central venous and mixed venous oxygen saturation in critically ill patients. Respiration. 2001;68:279-85.

Variação da pressão de pulso

1. Rivers E, Nguyen B. Early goal-directed therapy in the treatment of severe sepsis and septic shock. N Engl J Med. 2001;345:1368-77.
2. Magder S. Clinical usefulness of respiratory variations in arterial pressure. Am J Respir Crit Care Med. 2004;169:151-5.
3. Kramer A, Zygun D. Pulse pressure variation predicts fluid responsiveness following coronary artery bypass surgery. Chest. 2004;126:1563-8.
4. Michard F, Boussat S. Relation between respiratory changes in arterial pulse pressure and fluid responsiveness in septic patients with acute circulatory failure. Am J Respir Crit Care Med. 2000;162:134-8.
5. Michard F, Chemla D. Clinical use of respiratory changes in arterial pulse pressure to monitor the hemodynamic effects of PEEP. Am J Respir Crit Care Med. 1999;159:935-9.
6. Reuter DA., Felbinger TW. Stroke volume variations for assessment of cardiac responsiveness to volume loading in mechanically ventilated patients after cardiac surgery. Intensive Care Med. 2002;28:392-8.
7. Hofer CK, Muller SM. Stroke volume and pulse pressure variation for prediction of fluid responsiveness in patients undergoing off-pump coronary artery bypass grafting. Chest. 2005;128:848-54.

Monitorização com cateter de artéria pulmonar

1. Swan HJC, Ganz W, Forrester J, et al. Catheterization of the heart in man with the use of a flow- directed balloon-tipped catheter. N Engl J Med. 1970;283:447.
2. Connors AF, Speroff T, Dawson NV, et al. The effectiveness of right heart catheterization in the initial care of critically ill patients. SUPPORT Investigators. JAMA. 1996;276:889.
3. Kahwash R, Leier CV, Miller L. Role of the Pulmonary Artery Catheter in Diagnosis and Management of Heart Failure. Heart Failure Clin. 2009;241-8.
4. Wiener RS, Welch G. Trends in the Use of the Pulmonary Artery Catheter in the United States, 1994 – 2003. JAMA. 2007;298:423-9.
5. Silvestry FE. Swan-Ganz catheterization: Interpretation of tracings. UpToDate. 2009;1-29.
6. Payen D, Gayat E. Which general intensive care unit patients can benefit from placement of the pulmonary artery catheter? Critical Care. 2006;10(Suppl 3):S7.
7. Monachini M. Monitorização Hemodinâmica. Paciente Crítico: Diagnóstico e Tratamento – Seção 3: Sistema Cardiovascular e Hemodinâmi ca. Cap 1. p. 201-10.
8. Greenberg SB, Murphy GS, Vender JS. Current use of the pulmonary artery catheter. Curr Opin Crit Care. 2009;15:249-53.

Tonometria gástrica

1. Heard SO. Gastric Tonometry. Chest. 2003;123;469S-474S.
2. Marik PE, Lorenzana A. Effect of tube feedings on the measurement of gastric intramucosal pH. Crit Care Med. 1996;24:1498-500.

3. Maynard N, Bihari D, Beale R, et al. Assessment of splanchnic oxygenation by gastric tonometry in patients with acute circulatory failure. JAMA. 1993;270:1203-10.

4. Kirton OC, Windsor J. Failure of Splanchnic Resuscitation in the Acutely Injured Trauma Patient Correlates With Multiple Organ System Failure and Length of Stay in the ICU. Chest. 1998;113;1064-9.

5. Marik PE. Gastric intramucosal pH. A better predictor of multiorgan dysfunction syndrome and death than oxygen-derived variables in patients with sepsis. Chest. 1993;104;225-9.

6. Palizas F, Dubin A. Gastric tonometry versus cardiac index as resuscitation goals in septic shock: a multicenter, randomized, controlled trial. Critical Care. 2009;13(2):R44.

Lactato e choque

1. Levy B. Lactate and shock state: the metabolic view. Curr Opin Crit Care. 2006;12:315-21.

2. Nguyen HB, Rivers EP, Knoblich BP, et al. Early lactate clearance is associated with improved outcome in severe sepsis and septic shock. Crit Care Med. 2004;32:1637-42.

3. Abramson D, Scalea TM. The Journal of Trauma. 1993;35(4):584-9.

4. Bakker J, Coffernils M, Leon M, et al. Blood lactate levels are superior to oxygen-derived variables in predicting outcome in human septic shock. Chest. 1991;99:956-62.

5. Bakker J, Gris P, Coffernils M, et al. Serial blood lactate levels can predict the development of multiple organ failure following septic shock. Am J Surg. 1996;171:221-6.

6. Knaus WA, Draper EA, Wagner DP, Zimmerman JE. APACHE II: a severety of disease classification system. Crit Care Med. 1985;13:818-29.

Ecocardiografia

1. Krishnamoorthy VK, Sengupta PP, Gentile F, Khandheria BK. Crit Care Med. 2007 Aug;35(8 Suppl):S309-13.

2. Edler I, Lindström K. Ultrasound Med Biol. 2004 Dec;30(12): 1565-644.

3. Price S, Via G, Sloth E, Guarracino F. Echocardiography practice, training and accreditation in the intensive care: document for the World Interactive Network Focused on Critical Ultrasound (WINFOCUS) Cardiovascular Ultrasound , 2008. p. 49.

4. Kircher BJ, Himelman RB, Schiller NB. Noninvasive estimation for right atrial pressure form the inspiratory collapse of the inferior vena cava. Am J Cardiol. 1990;66:493-6.

5. Bernardin G. Les Critères hémodynamiques statiques prédictifs de l'efficacité d'un remplissage vasculaire. Rèanimation. 2004;13:288-98.

6. Lamia B, Ochagavia A, Monnet X, Osman D, Maizel J, Richard C, Chemla D. Echocardiographic prediction of volume responsiveness in critically ill patients with spontaneous breathing activity. Int Care Med. 2007;32:1125-32.

7. Maizel J, Airapetian N, Lome E, Tribouilloy C, Massy Z, Slama M. Diagnosis of central hypovolemia by using passive leg raising. Int Care Med. 2007;33:1133-8.

8. Souguet J, Hanrath P, Zitelli L, et al. Transesophageal phased array for imaging the heart. IEEE Trans Biomed Eng. 1982;29:7007-12.

9. Poelaert JI, Trouerbach J, De Buyzere M, et al. Evaluation of transesophageal echocardiography as a diagnostic and therapeutic aid in a critical care setting. Chest. 1995;107:774-9.

10. American Society of Echocardiography Position Paper: Echocardiography in emergency medicine: A policy statement by the American Society of Echocardiography and the American College of Cardiology. J Am Soc Echocardiogr. 1999;12:82-84St.

11. Vrain JA, Skelly AC, Waggoner AP, et al. Multiskilling and ulticredentialing of the health professional: Role of the cardiac sonographer. J Am Soc Echocardiogr. 1998;11:1090-2.

12. Schmidlin D, Schuepbach R, Bernard E, et al. Indications and impact of postoperative transesophageal echocardiography in cardiac surgical patients. Crit Care Med. 2001;29:2143-8.

13. Heidenreich PA, Stainback RF, Redberg RF, Heidenreich PA, Stainback RF, Redberg RF, et al. Transesophageal echocardiography predicts mortality in critically ill patients with unexplained hypotension. J Am Coll Cardiol. 1995;26:152-8.

14. Murphy GS, Nitsun M, Vender JS. Clinical Anaesthesiology [Best Pract Res Clin Anaesthesiol]. ISSN: 1753-3740, 2005 Mar; Vol. 19 (1), pp. 97-110.

15. Feissel M, Michard F, Mangin I, Ruyer O, Faller JP, Teboul JL. Respiratory Changes in Aortic Blood Velocity as an indicator offluid responsiveness in ventilated patients with septic shock. Chest. 2001;119:867-73.

16. Slama M, Masson H, Teboul JL, Arnout ML, Susic D, Frohlich E Andrejak M. Respiratory variations of aortic VTI: a new index of hypovolemia and fluid responsiveness. Am J Physiol Heart Circ Physiol. 2002;283:H1729-H173.

17. Barbier C, Loubières Y, Schmit C, Hayon J, Ricôme JL, Jardin F, Vieillard-Baron A. Respiratory changes in inferior vena cava diameter are helpful in predicting fluid responsiveness in ventilated septic patients. Intensive Care Med. 2004,30(9):1740-6.

18. Vieillard-Baron A, Chergui K, Rabiller A, Peyrouset O, Page B, Beauchet A, Jardin F. Superior vena caval collapsibility as a gauge of volume status in ventilated septic patients. Intensive Care Med. 2004;30(9):1734-9.

Doppler transesofágico contínuo

1. Marik PE. Pulmonary Artery Catheterization and Esophageal Doppler Monitoring in the ICU. CHEST. 1999;116:1085-10.

2. Valtier B., Bennard P. Noninvasive Monitoring of Cardiac Output in Critically ill Patients Using Transesophageal Doppler. Am J Respir Crit Care Med. 1998;158:77-83.

3. Slama M, Maizel J. Echocardiographic measurement of ventricular function. Curr Opin Crit Care. 2006;12(3):241-8.

4. Lefrant JY, Bruelle P. Training is required to improve the reliability of esophageal Doppler to measure cardiac output in critically ill patients. Intensive Care Med. 1998;24:347-52.

5. Dark P, Singer M. The validity of trans-esophageal Doppler ultrasonography as a measure of cardiac output in critically ill adults. Intensive Care Med. 2004;30:2060-6.

Análise da curva de pressão arterial

1. Manecke G. R. Edwards Flo Trac™ sensor and Vigileo™ monitor: easy, accurate, reliable cardiac output assessment using the arterial pulse wave. Expert Rev Med Devices. 2005;2(5:523-7.

2. Compton F. D, Zukunft B. Performance of a minimally invasive uncalibrated cardiac output monitoring system (FlotracTM/VigileoTM) in haemodynamically unstable patients. British Journal of Anaesthesia. 2008;100(4):451-6.

3. McGee WT, Horswell JL. Validation of a continuous, arterial pressure-based cardiac output measurement: a multicenter, prospective clinical trial. Critical Care. 2007;11(5):R105.

4. Senn A, Button D, Zollinger A, Hofer CK. Assessment of cardiac output changes using a modified FloTrac/Vigileo™ algorithm in cardiac surgery patients. Crit Care. 2009;13:R32.

capítulo 45

Fernanda Cruz de Sousa • Liria Maria Lima da Silva • Flávia Cunacia D'Eva

Sedação e Analgesia

INTRODUÇÃO

Sedação e analgesia

A dor é definida como uma experiência desagradável de caráter sensorial ou emocional associada à lesão tecidual real ou potencial, sendo difícil de estimar sua intensidade. Aliviar a dor e o sofrimento do paciente é uma das principais funções dos profissionais de saúde.

O controle inadequado da dor pode desencadear ansiedade, *delirium*, distúrbios do sono, hipercoagulabilidade, imunossupressão, catabolismo aumentado, alteração da cicatrização, disfunção pulmonar e ativação do sistema nervoso simpático, o que gera taquicardia e aumento da resistência vascular periférica e do consumo de oxigênio pelo miocárdio, por isso a importância de uma analgesia eficaz.[1]

A sedação corresponde a um amplo espectro de condições, desde o estado vigil, orientado e tranquilo, à hipnose, depressão do comando neural da ventilação e redução do metabolismo.[2,3,4]

O conforto com sedativos é um componente prioritário no cuidado à beira do leito de todos os pacientes em unidade de terapia intensiva. Sua importância não se limita apenas ao conforto, e inclui adaptação à ventilação mecânica, tratamento de abstinência de substâncias de abuso, facilitação do sono, restauração da temperatura corpórea, redução da ansiedade, facilitação do sono e redução do metabolismo.[2, 3, 4]

MONITORIZAÇÃO DA SEDAÇÃO

Deve-se monitorizar o nível de sedação para ser evitado nível insuficiente ou muito profundo de sedação. Até os anos 1980 a sedação era profunda e mantida por longos períodos de forma contínua. O paciente era mantido desconectado do meio ambiente, utilizando medicação hipnótica e analgésica de efeito prolongado, associada à inconsciência prolongada, depressão respiratória, hipotensão, bradicardia, íleo paralítico, hipercatabolismo proteico, imunossupressão, lesão de tecidos moles por compressão e trombose venosa profunda, que são prejudicias para a evolução do doente crítico.[2, 3]

Atualmente sabe-se que é importante manter um nível de sedação mais leve, respeitando-se os ciclos de sono-vigília e utilizando drogas de ação mais curta, cujo objetivo é ter o paciente acordado e calmo. Essa nova estratégia tem produzido maior conforto aos pacientes, diminuindo os efeitos indesejáveis da sedação excessiva e a possibilidade de desorientação e *delirium* durante a hospitalização. As estratégias atuais visam conforto e analgesia, mantendo o paciente interativo, orientado e capaz de seguir instruções verbais; assim as avaliações médicas diárias são possíveis e sistematizadas por escalas que tornam viáveis a monitorização mais objetiva e ajuste do nível de sedação.[1,2,3]

A interrupção diária da sedação é uma estratégia que diminui os efeitos indesejáveis da sedação profunda. Kress e colaboradores demonstraram redução do tempo de ventilação mecânica, quantidade de sedativos e utilização de exames complementares para avaliação neurológica.[5]

Para avaliar o grau de sedação, empregam-se inúmeras escalas, sendo a mais utilizada aquela proposta por Ramsay. Esta é usada como referência para validação de novas técnicas, porém avalia somente o grau de sedação. Atualmente, outra escala tem sido mais bem aceita para monitorização da sedação, avaliando também a agitação, denominada Escala de Richmond de Agitação-Sedação (RASS). Por meio de um escore numérico é possível definir o nível de sedação pretendido para determinada condição clínica (Tabelas 45.1 e 45.2).[1,2,3]

Além da monitorização clínica da sedação existem outros métodos mais complexos que não são utilizados na prática clínica: monitorização por interpretação do traçado do eletroencefalograma, monitorização automatizada de eletroencefalograma por análise biespectral. O índice bispectral (BIS) é conhecido pela marca registrada BIS da empresa *Aspect Medical Systems Inc.* e é um parâmetro processado do eletroencefalograma especificamente desenvolvido para avaliar a resposta do paciente aos anestésicos e sedativos. É pouco utilizado em terapia intensiva, mais pelos anestesiologistas.[2, 3]

Tabela 45.1 Escala de sedação de Ramsay (RSS).

1. Ansioso e/ou agitado e/ou inquieto
2. Coopera, orientado, tranquilo
3. Responde a ordens verbais
4. Responde energicamente com batida na glabela ou forte estímulo sonoro
5. Responde preguiçosamente com batida na glabela ou forte estímulo sonoro
6. Não responde

Adaptada de Ramsay et al: Br Med J 1974;2:656-9.

MONITORIZAÇÃO DA ANALGESIA

A dor pode ser descrita em termos de intensidade, duração, localização e qualidade.

A necessidade de avaliação e quantificação da dor referida pelo paciente é imprescindível, devendo ser realizada de forma sistemática, contínua para que seja possível a instalação da terapêutica adequada e avaliação da eficácia da mesma.

A dor aguda se caracteriza por forte intensidade e curta duração e pode ser avaliada em escalas ditas unidimensionais que traduzem uma de suas características (intensidade).

Na avaliação da dor é utilizada a escala analógica visual, numérica, descritiva verbal e numérica verbal (Figura 45.1).

Escala analógica visual: Uma das escalas mais utilizadas na atualidade. Pode ser vertical ou horizontal.

Tabela 45.2 Escala de Agitação-Sedação de Richmond (RASS).

+4 combativo	Claramente combativo ou violento / Perigo iminente para a equipe
+3 muito agitado	Puxa ou tira as sondas ou cateteres, ou tem um comportamento agressivo contra a equipe
+2 agitado	Movimentos frequentes sem finalidade, ou não sincroniza com o ventilador
+1 intranquilo	Ansioso e apreensivo mas sem movimentos vigorosos, nem agressivos
0 alerta e calmo	
-1 sonolento	Não totalmente alerta, mas com uma ordem, mantém-se acordado (mais de 10 segundos) com contato visual
-2 levemente sedado	Com uma ordem, acorda brevemente (menos de 10 segundos) mantendo contato visual
-3 moderadamente sedado	Com uma ordem, realiza qualquer movimento mas não mantém contato visual
-4 profundamente sedado	Com uma ordem, não responde mas se mexe com uma estimulação física
-5 não despertável	Não responde a ordens nem à estimulação física

Adaptada de Sessier et al.: Am J Respir Crit Care Med 2002;166:1338-14

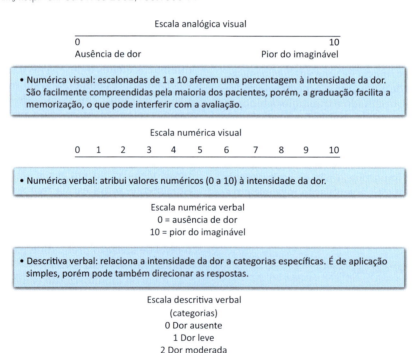

■ **Figura 45.1** Recomendações da Associação de Medicina Intensiva Brasileira sobre analgesia, sedação e bloqueio neuromuscular em terapia intensiva (1999).

PRINCIPAIS ANALGÉSICOS E SEDATIVOS

Opioides

Opioides são as principais drogas para analgesia utilizadas em terapia intensiva. Agem seletivamente nos neurônios que transmitem e modulam a nociocepção. Os receptores dos opioides são encontrados no cérebro, na medula espinhal e nos tecidos periféricos. Todos os opioides produzem depressão respiratória, sendo esse efeito dose-dependente, sobretudo quando é associado aos benzodiazepínicos. Em geral tem efeitos hemodinâmicos mínimos em pacientes euvolêmicos (Tabela 45.3).[6]

Morfina[2,3,7,8,9]

- Farmacocinética:
  - Início de ação: aproximadamente 1 minuto após injeção intravenosa;
  - Pico de ação: após injeção intravenosa de 5 a 20 minutos;
  - Duração da ação: cerca de 4 horas;
  - Metabolização hepática e eliminação renal.
- Considerações especiais:
  - Doses discretas podem causar hipotensão ortostática secundária e vasodilatação esplânica;
  - Doses elevadas determinam estimulação vagal, bradicardia e depressão cardiovascular;
  - Depressão respiratória é profunda e imprevisível;
  - Tem efeito sedativo prolongado em insuficiência renal.
- Efeitos adversos:
  - Histaminoliberação;

- Íleo paralítico, náuseas, vômitos;
- Miose, retenção urinária, espasmo de vias biliares;
- Não utilizar em pacientes com broncoespasmo.
- Doses:
  - Injeção intravenosa (4-5 minutos): 2,5 a 15 mg;
  - Injeção intramuscular ou subcutânea: 2,5 a 20 mg;
  - Injeção intravenosa contínua: 2 mg/hora;
  - Injeção via oral: 10 a 60 mg a cada horas.

Fentanila[2,7,9,10]

- Farmacocinética:
  - Início de ação - aproximadamente um minuto após injeção intravenosa;
  - Duração da ação - 30 a 60 minutos após injeção intravenosa;
  - Eliminação: hepática, é seguro em pacientes nefropatas.
- Considerações:
  - A fentanila não provoca histaminoliberação, tem maior volume de distribuição e menor vida média de liberação que a morfina. É 100 vezes mais potente, e por ser lipofílica tem efeito acumulativo, aumentando o tempo de despertar. A tolerância desenvolve-se rapidamente e exige elevação progressiva da posologia.
- Reações adversas:
  - Bradicardia;
  - Rápido desenvolvimento de tolerância;
  - Íleo paralítico, náuseas, vômitos;
  - Miose, depressão respiratória e rigidez torácica;
  - Efeito prolongado em pacientes com cirrose.

Tabela 45.3 Principais propriedades farmacológicas da morfina e fentanil.

Fármaco	Morfina	Fentanil
Mecanismo de ação	Agonista/receptores opioides	Agonista/receptores opioides
Lipossolubilidade	+	+++
Começo ação mín. (*bolus*)	Aproximadamente 1min.	2 – 5 min.
Duração efeito (*bolus*)	4 – 5h	1 – 2h
Vida média eliminação (mín.)	120 – 240	220
Metabolismo	Hepático	Hepático
Metabólitos ativos	Morfina-6-glucoronídeo	–
Eliminação	Renal	Renal
Sedação	++	+
Analgesia	++	+++
Vantagens	Reversível, sensação de bem-estar	Reversível, rápido começo de ação
Desvantagens	Depressão respiratória; hipotensão; alteração motilidade gástrica; alucinações; náuseas e vômitos	Depressão respiratória; hipotensão; rigidez torácica; alteração motilidade gástrica; alucinações; náuseas e vômitos

– ausente, + mínimo, ++ moderado, +++ alto.

Adaptada de Medens Ano 1, nº 1, 2008.

- Doses:
  - Ataque: 25 a 100 mcg (0,7 a 2 mcg/kg) puro ou 1 a 2 mL;
  - Manutenção: 2 a 6 mcg/kg/h contínuo;
  - *Bolus*: 50 a 100 mcg (4 a 8 mL da solução padrão).
  - Diluição – Padrão:
  - 50 mL de solução pura (50 mcg/mL);
  - Apresentação: frascos com 10 mL com 50 mcg para uso intravenoso, e 2 mL com 50 mcg para uso espinhal.

Meperidina[2,7]

- Farmacocinética:
  - Início de ação após injeção intravenosa: cerca de um minuto;
  - Pico de ação: intravenosa até 20 minutos;
  - Duração da ação: intravenosa ou intramuscular, três a seis horas;
  - Metabolismo hepático.
- Considerações:
  - A meperidina ou peptina não deve ser utilizada cronicamente. Seu início de ação é mais rápido, porém a duração de ação é semelhante à da morfina. Sua administração prolongada pode levar ao acúmulo de normeperidina. Este metabólito, que guarda 50% da potência da meperidina, possui meia-vida prolongada, sendo tóxica e capaz de induzir excitação do sistema nervoso central e provocar ansiedade, alterações no humor, tremores, mioclonias e convulsões. Existe maior risco nos portadores de insuficiência renal, nos idosos e naqueles tratados com doses elevadas de meperidina;
  - A meperidina interage desfavoravelmente com inibidores da monoaminoxidase, determinando hipertermia, hipotensão ou hipertensão, rigidez torácica, psicose, convulsões e coma.
- Efeitos adversos:
  - Euforia, miose;
  - Depressão miocárdica e respiratória;
  - Íleo paralítico, rigidez torácica, convulsões.
- Doses:
  - Injeção intravenosa (lenta) 25 a 100 mg (0,5 a 2 mg kg^{-1}) a cada 3 ou 4 horas;
  - Injeção intravenosa continua 25 mg/h.

Tramadol[2,8]

- Farmacocinética:
  - Início de ação: 20 a 30 min. VO;
  - Duração de ação: 3 a 7 horas;
  - Pico de concentração sérica: duas horas;
  - Metabolismo hepático e eliminação renal.
- Considerações:
  - Recomenda-se associação com tranquilizantes, evitar administrá-lo em pacientes tratados com inibidores de monoaminoxidase, antidepressivos tricíclicos, neurolépticos e drogas que baixam o limiar para convulsões, como a carbamazepina, e em casos de intoxicação por drogas de ação central como o etanol ou barbitúricos.
- Efeitos adversos:
  - Convulsões;
  - Diaforese, taquicardia transitória;
  - Náusea, vômitos, constipação;
  - É contraindicado em convulsivos.
- Doses:
  - Injeção intravenosa: 100 a 400 mg em 24 horas;
  - Dose máxima: 500 mg/dia, exceto em casos de tumor.

Analgésicos não opioides[1,9]

A administração prolongada dos analgésicos anti-inflamatórios não hormonais – AINES – associa-se a complicações como: hemorragia digestiva, insuficiência renal, disfunção plaquetária, além de interações medicamentosas.

Sua ação analgésica é mais efetiva em caso de dores de pequena ou moderada intensidade.

A associação com medicamentos morfínicos é vantajosa, pois têm locais e mecanismos de ação diferentes, permitindo a utilização de doses menores de ambas as drogas.

Os grupos mais comuns de analgésicos não opioides utilizados em nosso meio são os AINES (diclofenaco de sódio, tenoxicam, cetoprofeno) e os derivados da pirazolona (dipirona).

Tenoxicam[2,8]

- Biodisponibilidade: 100%;
- Concentração plasmática máxima após via enteral: 120 minutos;
- Doses: injeção intravenosa, comprimidos ou supositórios 20 mg ao dia (dose única);
- Considerações gerais: analgésico, anti-inflamatório e antipirético;
- Inibidor da agregação plaquetária.
- Efeitos adversos:
  - Gastralgia, lesão da mucosa gástrica, retarda a absorção quando administrado junto com alimento.

Cetoprofeno[2,8]

- Pico de ação: 1 a 2 horas;
- Doses: adultos 75 mg 3×/dia ou 50 mg 4×/dia;
- Dose máxima: 300 mg/dia em 3 a 4 vezes;
- Considerações: é contraindicado para insuficiência hepática severa e renal grave;
- Metabolização hepática e eliminação renal;
- É dialisável.
- Efeitos adversos:
  - Aumenta o efeito dos anticoagulantes orais e da heparina, aumentando o risco de hemorragia;
  - Diminui a atividade dos diuréticos.

Meloxican[2]

- Concentração plasmática máxima após via enteral: 50 minutos.

856   Tratado Dante Pazzanese de Emergências Cardiovasculares   CAPÍTULO 45

- Doses:
  - Injeção intramuscular profunda: 15 mg/dia
  - Comprimidos: 7,5 a 15 mg/dia
- Considerações: analgésico, anti-inflamatório, anti-pirético;
- Margem terapêutica superior aos demais em razão da inibição seletiva da ciclooxigenase 2 em relação a COX1.

Paracetamol[2,8]

Farmacocinética:
- Início de ação: 30 minutos;
- Duração de ação: 4 a 6 horas;
- Considerções: hepatotóxico, mais grave em alcoólatras crônicos;
- Hipersensibilidade: administração com alimentos retarda a absorção.
- Dose:
  - Adultos e crianças acima de 12 anos: 1 cp de 500 mg ou 750 mg 3 a 4 vezes/dia
  - Gotas: 1 gota/kg/dose; limite de 35 gotas dose

Benzodiazepínicos

Os benzodiazepínicos agem por meio da facilitação da atividade inibitória do ácido gama-aminobutírico.[8] Possuem excelente ação sedativa e ansiolítica associada à ação anticonvulsivante e relaxante muscular. Conforme a dose, permite preservação da consciência e da comunica-

bilidade. Produzem amnésia por impedir a consolidação da memória.[1]

A depressão do comando neural da respiração e dos reflexos protetores das vias aéreas pode precipitar ou agravar insuficiência respiratória no paciente não entubado, porém permite a realização de ventilação artificial com preservação da consciência.[2,4]

São drogas de administração segura nos cardiopatas, possuindo alguns efeitos benéficos, relacionados à redução tanto da pré como da pós-carga, em razão de sua ação simpaticolítica. Os benzodiazepínicos diminuem o consumo de oxigênio miocárdico, porém quando associados à hipovolemia podem precipitar hipotensão e quando associados a doses elevadas de opioides podem produzir uma importante depressão miocárdica, sobretudo nos pacientes com disfunção ventricular.[4,11]

Os benzodiazepínicos produzem redução do fluxo sanguíneo e do consumo de oxigênio cerebral, sendo portanto medicamentos úteis na redução da hipertensão intracraniana (Tabela 45.4).[4]

Lorazepam[2,7]

Tem o início de ação mais lento entre os benzodiazepínicos intravenosos. Em razão de sua longa duração de ação, o lorazepan é mais adequado para pacientes que requerem sedação prolongada. Não deve ser usado quando um despertar rápido é desejado. Tem expressivo efeito amnésico e em doses elevadas ou associado aos opioides provoca depressão respiratória e instabilidade hemodinâmica. A apresentação para uso parenteral não está disponível no Brasil.

Tabela 45.4 Propriedades farmacológicas de dois representantes dos benzodiazepínicos.

Fármaco	Lorazepam	Midazolam
Tipo de medicamento	Benzodiazepina	Benzodiazepina
Mecanismo de ação	Agonista receptor GABA$_A$	Agonista receptor GABA$_A$
Lipossolubilidade	++	+++
Início de ação (min.) (bolus)	3 – 7	0,5 – 5
Duração efeito (bolus)	6 – 10h	2h
Vida média eliminação	10 – 20h	2 – 2,5h
Metabolismo	Hepático	Hepático
Metabólitos ativos	–	Alfa-hidróxi-midazolam
Eliminação	Renal	Renal
Sedação	+++	+++
Analgesia	–	–
Vantagens	Reversível	Reversível
Desvantagens	Depressão respiratória; hipotensão; confusão; dependência	Depressão respiratória; hipotensão; confusão; irritação venosa; doses altas; lactoacidose

– ausente, + mínimo, ++ moderado, +++ alto.
Adaptada de Medens Série, Ano 1, n⁰ 1, 2008.

CAPÍTULO 45

Sedação e Analgesia

Diazepam[2-4,9]

É um benzodiazepínico de ação longa, seu metabolismo gera o n-desmetil diazepam que possui uma meia-vida de eliminação prolongada, maior que 20 horas e pode se acumular durante tratamento com grandes doses ou em doses crônicas. As infusões contínuas devem ser evitadas em virtude do risco de sedação prolongada causado pelo acúmulo da droga e de seus metabólitos.

A administração de diazepam em portadores de insuficiência coronariana não produz alteração na frequência cardíaca, promovendo discreta queda na pressão arterial sistêmica, resistência arterial e volume sistólico.[3,4]

- Farmacocinética:[2,4]
  - Início de ação após injeção intravenosa: 2 a 5 minutos;
  - Duração de ação: 2 a 4 horas;
  - Posologia: para sedação em pacientes conscientes utiliza-se de 1 a 10 mg intravenosos repetidos conforme necessário a cada duas ou quatro horas. Doses maiores de 2 a 20 mg a cada uma hora têm sido empregadas para o tétano e a síndrome de abstinência alcoólica;
  - Metabolização hepática: de glicuronização com a produção de metabólitos ativos;
  - Eliminação renal.
- Reações adversas:[2,4]
  - Precipita *delirium*, depressão respiratória, confusão e excitação paradoxal;
  - Tem meia-vida prolongada, por isso seu efeito de sedação é duradouro, sendo necessários diversos dias para a recuperação de seus efeitos, portanto não deve ser usado em infusão contínua;
  - Tromboflebite e dor durante injeção. É altamente esclerosante, exigindo para sua administração veias de grosso calibre;
- Apresentação: ampolas de 10 mg e comprimidos de 5 e 10 mg.

Midazolam[2,4,7,9,12]

O midazolam é o benzodiazepínico de escolha para sedação em curto prazo, pois tem a maior lipossolubilidade, ínicio de ação mais rápido e duração de ação mais curta. Em razão de sua curta duração de ação é utilizado em infusão contínua.[2,7]

Quando administrado em infusão contínua por longo período pode produzir sedação prolongada após o término da infusão, sobretudo na insuficiência renal, insuficiência hepática e sepse.[2,4,7]

Em razão da extensa ligação proteica (96%), os efeitos sedativos podem ser importantes em pacientes hipoproteinêmicos e hipoalbuminêmicos, em virtude da maior fração de droga livre no plasma.[4]

Para reduzir o risco de sedação excessiva, a taxa de infusão do midazolam deve ser determinada pelo peso corporal ideal e não pelo peso corporal total.[7]

- Farmacocinética:[2,7]
  - Início de ação após injeção intravenosa: 1 a 5 minutos;
  - Duração de ação: 1 a 2 horas;

- Metabolização hepática produzindo o metabólito ativo, hidroximidazolam;
- Eliminação renal, não sendo efetivamente removido por meio da hemodiálise. Sua dose deve ser reajustada em pacientes com insuficiência renal com *clearance* de creatinina abaixo de 10 mL/min.;
- Posologia: sedação prolongada em terapia intensiva: injeção intravenosa simples de 0,03 a 0,3 mg/kg seguida de infusão contínua de 0,012 0,6 mg/kg/h. Em pacientes em ventilação mecânica é associado aos opioides, morfina 5 a 50 mg.h ou fentanila 0,05 a 0,5 mg.h.
- Considerações especiais e reações adversas:[2]
  - O midazolam provoca discreto aumento da frequência cardíaca e, apesar de não mudar a resistência vascular, determina pequena queda da pressão arterial e do volume sistólico, causando hipotensão arterial, sobretudo em idosos;
  - Pode causar *delirium* e síndrome de abstinência após suspensão;
  - Depressão respiratória e hipotensão arterial sobretudo se associado aos opioides.
- Apresentação: frasco-ampolas: 3 mL com 15 mg e 10 mL com 50 mg.

Propofol[2-4,7,9,13]

O propofol é um agente anestésico geral intravenoso com elevada solubilidade em gorduras, o que lhe confere alta capacidade em atravessar a barreira hematoencefálica.[3] No sistema nervoso central produz redução do fluxo e do metabolismo cerebral com redução da pressão intracraniana e ação anticonvulsivante.[7,8] Produz hipnose e prejudica a formação da memória, porém com ação amnésica mínima e não possui ação analgésica.[2,3] Tem meia-vida curta e amplo volume de distribuição, sendo muito utilizado em sedações de curta duração (Tabela 45.5).[2,3,4]

- Indicação:[2,3,4,7]
  - Sedação contínua de curta duração, quando há necessidade de avaliações periódicas do nível de consciência, desmame e entubações;
  - Traumastismo intracraniano e lesões neurológicas;
  - Redução dos espasmos tetânicos;
  - Tratamento do estado de mal epiléptico refratário a outras medicações;
  - Broncodilatação, em pneumopatas;
  - Redução de náuseas, vômitos e do prurido;
  - Cardioversão elétrica e taquiarritmias.
- Farmacocinética:[2,3]
  - Início de ação: 40 segundos;
  - Pico de ação: 5 minutos;
  - Duração da ação: 10 a 15 minutos, se o uso não for prolongado;
  - Metabolismo hepático, sendo seguro em hepatopatas. Tem pouca ação sobre a função renal, devendo-se reduzir a dose em hepatopatas e em idosos;
  - Posologia: 0,3 a 3 mg/kg/h. *Bolus* de 1 a 3 mg/kg, devendo este ser evitado pelo efeito hipotensor. Por ser veiculado em emulsão de lipídios, a velocidade de infusão deve ser inferior a 4 mg/kg/h.

Tabela 44.5 Propriedades farmacológicas de alguns agentes sedativos não-benzodiazepínicos.

Fármaco	Propotol	Etomidato	Tiopental	Haloperidol	Dexmedetomidina
Tipo de medicamento	Alquilofenol	Benzoimidazol	Barbitúrico	Fenotiazina	Imizadol
Mecanismo de ação	Agonista receptor $GABA_A$	Agonista receptor $GABA_A$	Agonista receptor $GABA_A$	Bloqueia receptores dopaminérgicos; colinérgicos; histamínicos	Agonista receptor alfa-2 adrenérgico
Lipossolubilidade	+++	++	++	++	+++
Início de ação (min.) (*bolus*)	0.5 – 1	0.5 – 1	0.5 – 1	3 – 20	5 – 10
Duração efeito (*bolus*)	3 – 10 min.	3 – 5 min.	4 – 15 min.	4 – 8h	20 min.
Vida média eliminação h	4 – 7	3 – 5	6 – 12	13 – 35	2h
Metabolismo	Hepático	Esterases hepáticas e plasmáticas	Hepático	Hepático	Hepático
Metabólitos ativos	–	–	–	–	–
Eliminação	Renal	Renal	Renal	Renal	Renal
Sedação	+++	+++	+++	++	+++
Analgesia	–	–	–	–	+
Vantagens	Curta duração de ação; fácil de estabilizar	Rápida indução; curta duração; estabilidade cardiovascular; mínima depressão respiratória	Ação curta	Relativamente efetivou ou tratamento do delírio	Sedação ativa; não depressão respiratória; potencialização analgésica
Desvantagens	Hipertensão; bradicardia; depressão respiratória; acidose; anafilaxia; sepse; irritação venosa	Supressão corticoadrenal; mioclonus; irritação venosa; náuseas e vômitos	Depressão respiratória; depressão cardíaca; acumulação doses repetidas	Sinais extrapiramidais; prolongamento intervalo QT; síndrome neuroléptica maligna	Bradicardia; hipertensão

– ausente, + mínimo, ++ moderado, +++ alto.
Adaptada de Medens Ano 1, nº 1, 2008.

Em sedação para ventilação mecânica é geralmente associado a opioides (morfina 5 a 50 mg/h ou fentanil 0,05 a 0,5 mg/h);

- Recomenda-se a redução progressiva da velocidade de infusão para evitar despertar brusco.
- Considerações especiais e efeitos adversos:[2,3,14]
  - Evitar diluições;
  - Dor no início da infusão em veia superficial;
  - Não deve ser usado em crianças. O uso de propofol em crianças pequenas foi associado à acidose metabólica e morte;
  - A infusão prolongada e com doses altas pode acarretar a síndrome de infusão do propofol. É rara, porém tem alta mortalidade. Caracteriza-se pela apresentação de bradicardia resistente com progressão para assistolia. Simultaneamente, apre-

senta-se com lipidemia, esteatose hepática, acidose metabólica, rabdomiólise e mioglobinúria, resultando em parada cardíaca e insuficiência renal;[14]

- No sistema cardiovascular induz depressão miocárdica discreta e vasodilatação sistêmica, após uma dose em *bolus* pode provocar uma redução de 15% a 20% da pressão arterial média. Em pacientes com hipovolemia ou em ventilação mecânica esses efeitos hemodinâmicos são mais pronunciados. A associação com fentanil potencializa a depressão cardiovascular e respiratória. Pode reduzir a frequência cardíaca por meio da inibição do barorreflexo, condição vantajosa nos pacientes coronarianos. É usado em cirurgias cardíacas pela possibilidade de rápida extubação e poucos efeitos colaterais;[3]

CAPÍTULO 45

Sedação e Analgesia

- O propofol é veiculado em emulsão de lipídios e deve ser considerado no balanço nutricional: cada mililitro contém 0,1 g de gordura, fornecendo 1 quilocaloria. Induz hiperlipidemia quando infundido por tempo prolongado e em doses elevadas. Existem relatos de casos de pancreatite aguda associada ao seu uso prolongado;[2, 4]
- É isento de conservantes, constituindo meio favorável para a proliferação bacteriana e, portanto, requer assepsia rigorosa e após aberto deve ser usado em até 12 horas (Tabela 45.5).[2,3,4]

Dexmedetomidina[5,8,15]

A dexmedetomidina é um agonista dos receptores adrenérgicos alfa-2 seletivo que produz sedação, ansiólise, hipnose e potencializa a ação dos analgésicos e anestésicos.[5,8]

Esses receptores se localizam nas membranas neuronais do sistema nervoso central e periférico, pré e pós-sinápticos. O estímulo dos que se localizam sobre os neurônios do *locus ceruleus*, núcleo noradrenérgico predominante no cérebro, provoca o efeito sedativo, e os receptores localizados na medula espinhal potencializam a analgesia.[8]

Não produz depressão respiratória significativa e o paciente desperta rapidamente, atendendo ordens com facilidade. Diferente dos outros sedativos, a qualidade do sono induzido pela dexmedetomidina é similar à do sono natural, o que explica o fácil acordar dos pacientes, bem orientados e com capacidade de responder às instruções.[15]

No sistema cardiovascular, através dos receptores alfa 2-adrenérgicos do sistema nervoso central, tem efeitos simpaticolíticos com redução da frequência cardíaca, e efeitos vasoconstritores através dos receptores alfa 2-adrenérgicos pós-sinápticos periféricos na musculatura lisa vascular. Em doses muito elevadas promove aumento da resistência vascular sistêmica e diminuição do débito cardíaco. Em razão de sua ação simpaticolítica, seu uso é seguro no período perioperatório de cirurgias cardíacas coronarianas e vasculares.[15]

No sistema nervoso central diminui a pressão intracraniana e estudos demonstram um efeito neuroprotetor.[15]

A dexmedetomidina tem sido usada em vários contextos clínicos e, por não causar depressão respiratória, é utilizada em procedimentos cirúrgicos realizados em pacientes acordados. Merece grande destaque o uso da dexmedetomidina no tratamento das síndromes de abstinência decorrente do uso prolongado de opioides e benzodiazepínicos em terapia intensiva, como também pelo uso de drogas ilícitas e álcool.[15]

O uso de dexmedetomidina em pacientes em ventilação mecânica sob sedação prolongada permitiu o desmame satisfatório sem que ocorresse síndrome de abstinência (Tabela 45.5).[7,15]

- Farmacocinética:[2,7,8]
  - Início de ação: 6 minutos;
  - Pico de ação: 10 minutos;
  - Duração de ação: 2 horas;
  - Dose de ataque: 1 mcg/kg em 10 minutos;
  - Manutenção: 0,2 a 0,7 µg/kg/h, a dose deve ser reduzida em pacientes com disfunção hepática grave;

- Metabolização: hepática;
- Eliminação: renal;
- Diluição padrão: duas ampolas (200 µg/mL) em 96 mL de SF 0,9% ou SG5%.
- Efeitos adversos:[15,16,17]
  - Hipotensão arterial, bradicardia e náuseas durante a infusão de dexmetomidina. A hipertensão arterial durante a dose de ataque é leve (em decorrência da estimulação alfa-adrenérgica) e pode ser minimizada aumentando o tempo de infusão para 20 minutos.
    - A bradicardia pode ser grave em pacientes acima de 65 anos com bloqueio cardíaco avançado.
    - Diminuição da salivação, da contratilidade gastrointestinal, contração da musculatura lisa vascular e da liberação de insulina pelo pâncreas.
    - Diminuição da pressão intraocular.

A associação com hipnóticos e analgésicos potencializa sua ação.

Haloperidol[1,2,7,18-20]

É um antipsicótico da classe das butirofenonas. Promove inibição central da recaptação de catecolaminas nas terminações nervosas e antagoniza os efeitos da dopamina nas sinapses cerebrais e nos gânglios da base. Apresenta pequeno efeito sedativo e hipotensor.[1, 2]

A sedação não é acompanhada por depressão respiratória, e a hipotensão é incomum, a menos que o paciente esteja hipovolêmico ou em uso de betabloqueador.[7]

É utilizado no tratamento do *delirium*, estados confusionais e agitação psicomotora, e em casos refratários pode ser associado aos benzodiazepínicos. Em razão da ausência de depressão respiratória, pode ser usado para sedar pacientes dependentes da ventilação mecânica para facilitar o desmame ventilatório.[18]

Pode ser administrado através das vias oral e parenteral (Tabela 45.5).

- Farmacocinética:[2]
  - Início de ação: parenteral: até 30 minutos com pico de ação em até 45 minutos;
  - Oral: até 2 horas com pico de ação em até 4 horas;
  - Duração da ação: 38 horas.
- Posologia: agitação leve a intensa:
  - Parenteral: 0,5 a 10 mg IV com manutenção de 2 a 10 mg a cada 2 a 8 horas;
  - Oral: 0,5 a 2 mg a cada 8 ou 12 horas;
  - Metabolização: hepática;
  - Eliminação: renal.
- Efeitos adversos:
  - Taquicardia, prolongamento do intervalo QT, *torsades de pointes*, hipotensão ou hipertensão arterial;
  - Laringoespasmo, broncoespasmo;
  - Colestase;
  - Reações extrapiramidais, que são incomuns quando é administrado na forma intravenosa e quando é associado com benzodiazepínicos;[19]
  - Potencializa a ação depressora de sedativos e opioides;

- Síndrome neuroléptico-maligna. É uma reação idiossincrásica caracterizada por temperatura corporal aumentada, rigidez muscular, rabdomiólise, estado mental alterado, instabilidade autonômica e miose. É causada por drogas que inibem a transmissão dopaminérgica (neurolépticos, metoclopramida, droperidol, proclorperazina, anfetaminas e cocaína) ou pela suspensão de drogas que facilitam a transmissão dopaminérgica (amantidina, bromocriptina, levodopa). A maioria dos casos é causada pelos neurolépticos, mais frequentemente em associação ao uso do haloperidol e flufenazina. Porém a incidência desta síndrome durante o uso destes agentes é de 0,2% a 1,9%. O risco desses efeitos colaterais é maior em idosos.[20] Deve ser evitado em pacientes portadores de doença de Parkinson;[7]
  - A *torsades de pointes* é relatada em até 3,5% dos pacientes recebendo haloperidol intravenoso, e por isso deve ser evitada em pacientes com intervalo QT longo ou história prévia de *torsades de pointes*.[7]
- Forma de apresentação: frasco ampola de 1 mL com 5 mg. Frasco conta-gotas de 20 mL com 2 mg por mL.

Barbitúricos[8,16]

Os barbitúricos agem no sistema nervoso central sobre os receptores inibidores gabaérgicos. Sua ação faz com que o canal cloreto permaneça aberto durante mais tempo, efeito que não requer a presença do neurotransmissor GABA. Têm afinidade com locais extrassinápticos centrais, por isso exercem efeitos depressores cardiovasculares e pulmonares. Não possuem ação analgésica.[8]

O principal efeito dos barbitúricos é a hipnose, sendo dose-dependente a depressão do sistema nervoso central. Uma característica particular é seu efeito neuroprotetor: diminuem o metabolismo cerebral e a pressão intracraniana; existe uma resposta neuroendócrina com aumento da liberação de ADH.[16]

No sistema cardiovascular, inibe o reflexo de barorreceptor, diminui a resistência vascular periférica e o retorno venoso e produz depressão miocárdica direta com efeitos profundos nos casos de hipovolemia.[16]

O mais utilizado é o thionembutal, uma droga sedativo-hipnótica que possui início de ação rápido pela alta solubilidade sanguínea. Seu mecanismo de ação se faz na interação com ácido aminobutírico, que é um neurotransmissor inibitório e que contrabalança a ação excitatória do sistema adrenérgico central (Tabela 45.5).[16]

- Indicação:[4,16]
  - É bastante utilizado na sedação de pacientes neurocirúrgicos ou portadores de traumatismo craniano e no controle de convulsões.
- Farmacocinética:
- Doses iniciais de 2 a 4 mg/kg, seguido de infusão contínua.
- Metabolização: hepática.

- Eliminação renal. Doenças hepáticas e renais potencializam sua ação no sistema cardiovascular e no sistema nervoso central.
- Efeitos adversos:[16]
  - Hipotensão arterial, taquicardia compensatória, depressão miocárdica, colapso cardiovascular, depressão respiratória, reação de excitação paradoxal;
  - Náuseas, vômitos;
  - Liberação direta de histamina, reação anafilática;
  - Secreção de hormônio antidiurético (ADH) com diminuição da diurese;
  - Contraindicação:[16] porfiria, fase de latência ou manifestação ativa.

Bloqueio neuromuscular[1,2,4,21]

A curarização resulta da ação dos curares na junção neuromuscular, atuando como antagonistas competitivos da acetilcolina e impedindo a sua ligação aos receptores nicotínicos, localizados na porção pós-sináptica da junção.[1]

Não é usado rotineiramente em terapia intensiva e seu emprego deve ser restrito ao máximo em virtude dos seus efeitos colaterais. A necessidade de curares pode ser bastante reduzida ou até abolida se a sedação e a analgesia forem adequadas.[2,4]

O bloqueio neuromuscular se expressa clinicamente pela paralisia muscular flácida ou pela fraqueza muscular generalizada, com risco de atrofia muscular, trombose venosa profunda, escaras de decúbito, lesão nervosa por compressão e úlcera de córnea. O uso prolongado produz paralisia duradoura e fraqueza.[2,4]

- Indicação:[2,4,21]
  - Auxílio durante entubação orotraqueal;
  - Inadaptação à ventilação mecânica;
  - Síndrome do desconforto respiratório agudo;
  - Hipertensão intracraniana;
  - Controle de espasmos tetânicos;
  - Estado de mal epiléptico, para controle das convulsões;
  - Síndrome neuroléptica maligna.

Succinilcolina[2,4]

É um bloqueador neuromuscular despolarizante de curta ação e, por isso, não deve ser usada em bloqueios neuromusculares prolongados. É utilizada em situações que exigem entubação orotraqueal rápida e difícil, sobretudo quando o tônus muscular da mandíbula impede a laringoscopia.[2,4]

- Farmacocinética:
  - Início de ação: 1 a 2 minutos
  - Duração da ação: 2 a 4 minutos
  - Posologia: 1 a 2 mg/kg
  - Metabolismo no plasma pela colinesterase plasmática e excreção inalterada renal
  - Apresentação: frasco-ampola: 100 e 500 mg (Quelicin-Abbot)
- Efeitos adversos:[2,4]
  - Fasciculações musculares associadas à dor muscular decorrente de uma despolarização per-

sistente, sendo responsável pela elevação do potássio sérico, podendo levar a arritmias fatais;

- Hipercalemia, sobretudo em queimados, portadores de paraplegia ou hemiplegia, trauma muscular ou por lesão do neurônio motor superior;
- Aumenta a pressão intraocular, intracraniana e intragástrica, podendo causar regurgitação e aspiração;
- Em pacientes suscetíveis à succinilcolina, desencadeia hipertermia maligna, sendo contraindicada.

Pancurônio[2,4]

É o curare de longa ação mais utilizado em terapia intensiva. Possui efeitos vagolítico e simpaticomimético que determinam hipertensão e taquicardia, podendo precipitar isquemia miocárdica.[2,4]

- Farmacocinética:
  - Início de ação: 2 a 2,5 minutos;
  - Duração da ação: 100 a 130 minutos;
  - Metabolização hepática em derivados ativos;
  - Eliminação renal não é removida pela diálise.
- Posologia:
  - Dose de 0,06 a 0,1 mg/kg;
  - Infusão contínua: 0,02 a 0,03 mg/kg/h.
- Efeitos adversos:[2,4]
  - Duração de ação prolongada em pacientes com insuficiência renal e hepática;
  - Taquicardia e hipertensão arterial;
  - Liberação de histamina com *rash* cutâneo, broncoespasmo e hipotensão arterial.
- Apresentação: frasco-ampola: 4 mg em 2 mL (Pavulon-Organom).

Atracúrio[2,4]

É um curare de ação intermediária e seu metabolismo independe da função renal ou hepática. Os efeitos acumulativos estão praticamente ausentes e por isso é utilizado em infusão contínua.[2,4]

- Farmacocinética:[2,4]
  - Início de ação: 2 a 3 minutos;
  - Duração da ação: 20 minutos;
  - Metabolização plasmática, sofre hidrólise espontânea no plasma.

- Posologia:
  - Dose de 0,3 a 0,5 mg/kg.
  - Infusão contínua: 2 a 15 mcg/kg/min., utilizar oito ampolas em 200 mL de soro fisiológico.
- Apresentação: frasco-ampola: 25 e 50 mg (Tracrium-Glaxo-Wellcome).
- Efeitos adversos:[2,4]
  - Hipotensão arterial pela vasodilatação, taquicardia.
  - Liberação de histamina, sobretudo quando administrado rapidamente.
  - Apresentação: frasco-ampola: 25 e 50 mg (Tracrium-Glaxo-Wellcome).

Vecurônio[2,4]

É um curare de duração intermediária, análogo ao pancurônio, porém com menos efeitos sobre o sistema cardiovascular. Pode ser usado em infusão contínua, porém produz um metabólito ativo que possui metade da potência do composto original.[4]

- Farmacocinética:
  - Início de ação: 2,5 a 3 minutos;
  - Duração de ação: 65 a 75 minutos;
  - Metabolização hepática com excreção hepática e renal.
- Posologia:
  - Dose: 0,08 a 0,1 mg/kg;
  - Apresentação: Frasco-ampola: 4 mg (Norcuron-Organon Teknika).
- Efeitos adversos:[2,4]
  - Efeitos hemodinâmicos mínimos;
  - Duração prolongada em pacientes com insuficiência hepática e renal.

Outros bloqueadores neuromusculares são reservados para situações clínicas especias, e estão listados na Tabela 45.6.

Etomidato[16,21]

O etomidato é um derivado imidazólico com potente e rápida ação hipnótica. É lipossolúvel e sua redistribuição e metabolismo hepático, sem metabólitos ativos, garantem curta duração de ação. Seu efeito anestésico é mediado pelos receptores GABA-A; ainda que também possa in-

Tabela 45.6 Agentes curarizantes mais empregados em terapia intensiva.

Droga	Bolus (mg/kg)	Manutenção mg/kg/min.	Efeito (minutos)	Duração (minutos)	Complicação
Succinilcolina	1-2	Não recomendada	0,5-1	5-10	Ação vagolítica
Pancurônio	0,1	0.3-0.5	3	45-60	Hipertensão, taquicardia
Atracúrio	0,5	3-10	1,5-2	20	Liberação de histamina
Vecurônio	0,1	1-2	2-3	25-30	Nenhum
Rocurônio	0,6	9-12	1-1,5	20-40	Nenhum
Mivacúrio	0,15	3-10	2	15-20	Liberação de histamina

Adaptada de Slullitel A, Sousa MA. Analgesia, sedação e bloqueio neuromuscular em UTI. Medicina, Ribeirão Preto 1998;31:515.

Tratado Dante Pazzanese de Emergências Cardiovasculares

terferir nos receptores adrenérgicos alfa-2. Suas maiores vantagens são a estabilidade hemodinâmica e a mínima depressão respiratória.[21] Não possui efeito analgésico, desencadeando taquicardia e hipertensão arterial secundárias à estimulação simpática. Essa resposta hiperdinâmica pode aumentar o trabalho cardíaco, anulando assim suas prorieades hemodinâmicas benéficas.[16]

O etomidato exerce efeitos mínimos sobre a ventilação e não altera o tônus broncomotor. É uma excelente opção para pacientes hemodinamicamente instáveis com risco de isquemia coronariana e portadores de doenças neurológicas.[16]

Seu uso vem sendo limitado em razão da supressão da glândula suprarrenal que ocorre mesmo com pequenas doses, aumentando a chance de infecção. Há uma redução tanto nas taxas de cortisol como de aldosterona em 30 minutos após uma única dose de etomidato (Tabela 45.3).[16]

- Farmacocinética:
  - Início de ação: 1 minuto;
  - Duração de ação: 3 a 5 minutos;
  - Metabolização: hepática;
  - Eliminação: renal.
- Efeitos adversos:[16]
  - 50% a 80% de incidência de mioclonias, sendo que desaparece com a administração de benzodiazepínicos. É decorrente da desinibição transitória de estruturas subcorticais durante a transição do estado de consciência para inconsciência;
  - 30% a 40% de náuseas e vômitos;
  - 62% de dor durante injeção intravenosa.

ANTAGONISTAS DOS SEDATIVOS

Os efeitos associados ao uso de alguns sedativos e analgésicos podem ser revertidos por meio dos seus antagonistas.

Naloxona[7,22,23]

É um antagonista opioide puro que se liga aos receptores opioides endógenos. Mostrou ser uma ferramenta valiosa, oferecendo segurança nos cuidados de pacientes que recebem doses elevadas de morfina ou de outros opioides sintéticos.[7]

Seu início de ação é determinado pela via de administração. Pode ser administrada por via intravenosa (início em dois a três minutos), intramuscular (início em 15 minutos) ou endotraqueal.[7] Seus efeitos duram cerca de 60 a 90 minutos, assim uma resposta favorável à administração de naloxona deve ser seguida por doses repetidas ou até infusão contínua.[7,22]

Para pacientes com depressão do nível de consciência sem depressão respiratória, a dose inicial deve ser 0.4 mg/ IV em *bolus*, podendo ser repetida em dois minutos. Em pacientes com dependência de opioide a dose em *bolus* deve ser reduzida para 0,1 a 0,2 mg.[23]

Para pacientes com depressão respiratória, a dose inicial deve ser 2 mg IV em *bolus*, podendo ser repetida a cada dois minutos, se necessário, até uma dose total de 10 mg.[23]

- Efeitos colaterais.[7,23]
  - A reação adversa mais comum é a síndrome de abstinência aos opioides com ansiedade, dor abdominal, vômitos e ereção dos pelos;

- Desaparecimento súbito da analgesia com taquicardia, hipertensão arterial e arritmia cardíaca;
- Pode ocorrer edema agudo de pulmão e convulsões, sendo raras essas complicações.
- Apresentação: frasco-ampola: 0,4 mg/mL ou 1 mg/mL (Narcan).

Flumazenil[4,7,23-25]

É um antagonista competitivo que se liga aos receptores de benzodiazepinas no sistema nervoso central.[7] Permite antagonizar os efeitos hipnóticos e sedativos, porém é inefetivo em reverter a depressão respiratória.[25] Com essa droga, a utilização clínica dos benzodiazepínicos se tornou mais segura e previsível, sobretudo nos procedimentos de curta duração, como cirurgias e procedimentos diagnósticos ambulatoriais.

O flumazenil pode ser usado para auxílio diagnóstico da etiologia do coma.[4] Outro uso na prática clínica é na encefalopatia hepática, baseado no antagonismo de substâncias endógenas similares aos benzodiazepínicos que são patologicamente elevados nesse contexto clínico.[25]

A dose inicial é de 0,2 mg intravenosos em *bolus*, e pode ser repetida em intervalos de um a seis minutos, até uma dose total de 1 mg. A resposta é rápida, com início de ação em um a dois minutos, efeito máximo em seis a 10 minutos e duração aproximada de 60 minutos. Como tem duração mais curta que os benzodiazepínicos, ressedação é comum após 30 a 60 minutos. Pode ser usado em infusão contínua de 0,3 a 0,4 mg/h.[24]

- Efeitos colaterais:[23]
  - Produz poucos efeitos adversos e pode precipitar síndrome de abstinência de benzodiazepínicos em pacientes com uso crônico, além de poder precipitar convulsões naqueles que os utilizam para controle da epilepsia e nas overdoses de antidepressivos tricíclicos;
  - Náuseas;
  - Lacrimejamento;
  - Ansiedade e movimentos involuntários;
  - Não produz efeitos negativos nos parâmetros cardiovasculares apresentando boa tolerabilidade.
- Contraindicação: alergia aos benzodiazepínicos, uso crônico de benzodiazepínico.[4]

Neostigmina[4]

O bloqueio neuromuscular pode ser antagonizado por drogas anticolinesterásicas, com exceção da succinilcolina. A neostigmina é a mais utilizada. É usada na dose de 0,05 mg/kg associada à administração de atropina na dose de 0,01 mg/kg, com a finalidade de atenuar a estimulação sobre os receptores muscarínicos, reduzindo a intensa bradicardia causada por esses agentes.[4]

SEDAÇÃO NA PRÁTICA CLÍNICA

Agitação psicomotora e alteração de consciência

As crises de agitação psicomotora são eventos muito importantes e graves nos pacientes internados. A agitação deve ser encarada como sinal e não como diagnóstico final. Deve ser tratada com sedativos quando causas fisiológicas reversíveis já estiverem afastadas e com analgesia correta. No entanto, aguardar o diagnóstico etiológico nem sempre é possível, visto que a agitação pode representar risco de morte, aumento do consumo de oxigênio pelo miocárdio e perda de função orgânica; por isso a sedação se impõe claramente obrigatória na presença de agitação psicomotora, evitando a contenção física desnecessária ou inadaptação à ventilação mecânica.[1,2,3]

A dor constitui uma das principais causas de agitação em UTI e em pacientes internados, portanto deve-se utilizar fármacos com propriedades analgésicas.[1,3]

São causas de agitação e de estados confusionais agudos:

- Dor, imobilização no leito, incapacidade de se comunicar, privação do sono, desconforto respiratório, infecções, hipotensão arterial, hipóxia, hipercarbia, insuficiência renal e hepática, distúrbios hidroeletrolíticos e acidobásicos, hipoglicemia, porfiria, alterações endocrinometabólicas, alterações do sistema nervoso central, abstinência alcoólica, uso de alguns fármacos como anticolinérgicos, digitálicos, antipsicóticos, antiarrítmicos, betabloqueadores, antagonistas dos canais de cálcio, sedativos, inibidores da bomba de prótons.[1,7]

A presença de *delirium* sempre deve ser avaliada e tratada.

A droga de escolha para tratar o *delirium* é o haloperidol, por via oral ou intramuscular, descrito a seguir (Tabela 45.7). A via intravenosa não é contraindicada, mas deve ser evitada pelo maior risco de efeitos colaterais.

Tabela 45.7 Dose recomendada de haloperidol para episódios de *delirium*.

Intensidade da agitação	Dose IV
Leve	0,5-2 mg
Moderada	5-10 mg
Elevada	10-20 mg

Adaptada de Marino PL.Analgesia e sedação. In: Marino PL, Compêndio de UTI 3ª ed. Artmed, 2008, p.735.

Após ter feito a primeira dose, deve-se aguardar 30 a 60 minutos até que se tenha a resposta adequada: se persistir com agitação, deve-se dobrar a dose inicial e continuar a monitorização. Novas doses podem ser administradas até que haja o efeito esperado ou se houver efeitos colaterais, deve-se associar um benzodiazepínico. Deve-se tomar cuidado com doses crescentes e cumulativas de haloperidol pelo risco de sintomas extrapiramidais e síndrome neuroléptica maligna. Alternativamente, neurolépticos atípicos, como risperidona, quetiapina ou olanzapina podem ser administrados, particularmente em idosos.

Benzodiazepínicos devem ser administrados apenas em casos de abstinência alcoólica ou quando houver efeitos colaterais com altas doses de antipsicóticos, pelo risco de exacerbar os sintomas do *delirium*.

Protocolo de sedação, analgesia e bloqueio neuromuscular em pacientes sob ventilação mecânica do Instituto Dante Pazzanese de Cardiologia[26]

Previsão de ventilação mecânica por tempo curto, inferior a 72 horas:

- Analgesia:
    - Tentar infusão intermitente de analgésicos e sedativos;
    - Hemodinamicamente estável: morfina 2 a 5 mg IV a cada 5-15 minutos;
    - Hemodinamicamente instável: fentanil 25 a 100 µg: 0,5 a 2 mL IV a cada 5-15 minutos:
        - Se o paciente evoluir com desconforto ou agitação, definidos pela não manutenção das escalas de dor e agitação adequadas, deve ser iniciado o protocolo de infusão contínua.
- Para analgesia, deve ser usado o fentanil:
    - Fentanil puro em infusão contínua: 50 mL em solução pura (50 µg/mL):
        - Dose: 50 a 500 mcg/hora- 1 a 10 mL/h.
- Para sedação:
    - Propofol 1% puro, em infusão contínua: 100 mL de solução lipídica pura (10 mg/mL):
        - Dose: 0,3 a 3 mg/kg/h-5-30 mL/h.
    - Dexmedetomidina: 2 ampolas em 100 mL de soro fisiológico: 4 µg/mL:
        - Dose inicial de 1 µg/kg durante 10 minutos, seguida de infusão contínua de 0,2 a 0.7 mcg/kg/h.
- Previsão de ventilação mecânica por tempo indeterminado:
    - Analgesia:
        - Fentanil puro em infusão contínua:
        - 50 mL de solução pura (50 mcg/mL);
        - Dose: 50 a 500 µg/h-1ª 10 mL/h.
        - Sedação:
        - Midazolan: 100 mg diluídos em 80 mL de soro fisiológico (1 mg/h).
- Dose: 0,012 a 0,6 mg/kg/h ou dexmedetomidina conforme descrito acima.

Todos os pacientes sob sedação devem ser submetidos, ao despertar diário, à infusão de sedação, pausada às 9 horas da manhã, após contenção no leito, segundo norma da enfermagem. O médico pode suspender o despertar diário, ou, após avaliação do paciente, retornar à sedação contínua. O retorno da sedação estará indicado em casos de agitação, procedimento cirúrgico iminente ou desacoplamento da ventilação mecânica (Figura 45.2).

SEDAÇÃO E ANALGESIA EM SITUAÇÕES ESPECIAIS

Nos cardiopatas

Nos cardiopatas, o uso de sedativos se encontra relacionado a necessidades clínicas variadas: analgesia, indução de amnésia ou sono, relaxamento muscular, controle de

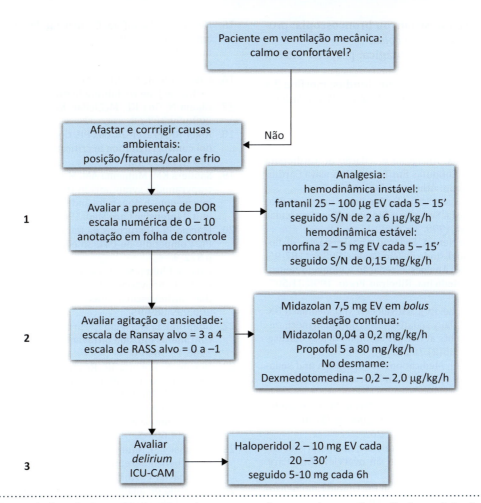

Figura 45.2 Protocolo de sedação, analgesia e bloqueio neuromuscular em pacientes sob ventilação mecânica do Instituto Dante Pazzanese de Cardiologia.[26]

medo e ansiedade, redução do metabolismo e tratamento de diversas emergências cardiológicas.[1,3]

É muito utilizada na realização de procedimentos na prática cardiológica: ecocardiograma transesofágico e transtorácico em crianças, cateterismo, estudo eletrofisiológico invasivo e até em procedimentos de cardioversão elétrica.

Nos cardiopatas, o uso de sedativos requer maior atenção. Os mecanismos fisiopatológicos envolvidos devem ser caracterizados com precisão: miocardiopatias, insuficiência coronariana, cardiopatias congênitas, arritmias desde taquiarritmias a bradiarritmias, volemia, padrões hemodinâmicos e presença de disfunção de outros órgãos para escolha do melhor sedativo.[1,3]

A seguir, algumas indicações específicas de analgesia e sedação no cardiopata:

Edema agudo de pulmão[27]

Morfina: reduz a pré-carga e os reflexos pulmonares responsáveis pela dispneia e a ansiedade, com diminuição do consumo de oxigênio pelo miocárdio. Doses de 2 mg IV a cada 1 a 2 minutos, até redução da ansiedade.

Infarto agudo do miocárdio

Sulfato de morfina é o analgésico de escolha para tratamento da dor, associado ao IAM com supra do segmento ST.[28] Doses de 2 a 4 mg com aumento de 2 a 8 mg IV repetidas a intervalos de cinco a 15 minutos.

Pacientes que usam rotineiramente anti-inflamatórios hormonais (exceto aspirina), agentes seletivos e não seletivos da COX2 antes do IAM com supra ST, deveriam ter esses agentes descontinuados na época do IAM, uma vez que aumentam risco de mortalidade, reinfarto, hipertensão, falência cardíaca e ruptura miocárdica.[28]

Síndromes coronarianas sem supra do segmento ST:[29] sulfato de morfina deve ser utilizado se houver persistência da dor após uso de nitrato sublingual ou após recorrência da dor apesar de tratamento otimizado.

Sugestão de doses para realização de procedimentos em cardiopatas

- **Cardioversão elétrica:** propofol 1% 1 mL a cada 10 kg IV em *bolus*, associado à morfina 2 mg ou fentanil 2 mL.

- **Endoscopia, colonoscopia ou broncoscopia:** propofol 1% 5 a 20 mL IV em *bolus*.
- **Ecocardiografia transesofágica:** propofol 1% 5 a 20 mL IV em *bolus*
- **Debridamento de úlceras profundas:** morfina 2 a 5 mg IV em *bolus* ou Fentanil 2 a 6 mL IV em *bolus*.

REFERÊNCIAS BIBLIOGRÁFICAS

1. Neto AC, Lima APRSX. Analgesia e sedação do cardiopata grave. In: Knobel E. Condutas Em Terapia Intensiva Cardiológica, 1o ed. São Paulo: Atheneu, 2008. p.360-7.
2. Recomendações da Associação De Medicina Intensiva Brasileira sobre analgesia. Sedação e Bloqueio Neuromuscular em Terapia Intensiva,1999.
3. Akamine N, Capone Neto A. Sedação e analgesia no cardiopata. Rev Soc Cardiol Estado de São Paulo. 1998;6:1187-95.
4. Slullitel A, Sousa AM. Analgesia, sedação e bloqueio neuromuscular em UTI. Medicina, Ribeirão Preto. 1998;31:507-16.
5. Kress JP, Vinayak AJ, Levitt J, Schweickert WD, Gehlbach BK, Zimmerman F, et al. Daily sedative interruption in mechanically ventilated patients at risk for coronary artery disease. Crit Care Med. 2007;35(2):365-9.
6. Gommers D, Bakkre J. Medications for analgesia and sedation in the intensive care unit: an overview. Critical Care. 2008;1-5.
7. Marino PL. Analgesia e sedação. In: Marino PL. Compêndio de UTI, 3o ed.. Porto Alegre: Artmed, 2008. p.731-40.
8. Medens Série Sedação. 2008;(1):7-26.
9. Glommers D, Bakker J. Medications for analgesia and sedation in the intensive care unit: an overview. Crit Care. 2008;12(suppl 3):1-5.
10. Murray MJ, DeRuyther ML, Harrison BA. Opioids and benzodiazepines. Crit Care Clin. 1995;11:849-73.
11. Young CC, Prielipp RC. Benzodiazepines in the intensive care unit. Crit Care Clin. 2001;17:843-62.
12. Fragen RJ. Pharmacokinetics and pharmacodynamics of midazolan given via intravenous infusion in intensive care units. Clin Ther. 1997;19: 405-19.
13. Mirenda J, Broyles G. Propofol as used for sedation in the ICU. Chest. 1995;108:539-48.
14. Fudickar A, Bein B, Tonner PH. Propofol infusion syndrome in anaesthesia and intensive care medicine. Curr Opin Anaesthesiol. 2006;19:404-10.
15. Nelson LE, Lu J, Guo T, Saper CB, Franks NP, Maze M. The alpha2-Adrenoceptor Agonist Dexmedetomidine Converges on an Endogenous Sleep promoting Pathway to Exerts Its Sedative Effects. Anesthesiology. 2003;98(2):428-36.
16. Cavalcante IL, Cantino FADF, Vingre RCDO. Anestesia Venosa. Rio de Janeiro: Editora Cristália, 2004.
17. Bhana N, Goa KL, McClellan KJ. Dextmedetomidine. Drugs 2000;59:263-68.
18. Riker RR, Fraser GL, Cox PH. Continuos infusion of haloperidol controls agitation in critically ill patients. Crit Care Med. 1994;22:433-40.
19. Sanders KM, Minnema AM, Murray GB. Low incidence of extrapyramidal symptoms in the treatment of delirium with intravenous haloperidol and lorazepan in the intensive care unit. J Intensive Care Med. 1980;4:201-4.
20. Marino PL. Distúrbios da temperature corporal. In: Marino PL. Compêndio de UTI, 3o ed. Porto Alegre: Artmed, 2008. p.572-9.
21. Paris A, Philipp M, Tonner PH, Steintath ML, Lohse M, Scholz J, et al. Activation of alpha-2B-Adrenoceptors mediates the cardiovascular effects of etomidate. Anesthesiology. 2003;99:889-95.
22. Golgfrank L, Weisman RS, Errick JK. A dosing nomogram for continuous infusion intravenous naloxone. Ann Emerg Med. 1986;15:566-70.
23. Doyons S, Roberts JR. Reappraisal of the "coma cocktail": dextrose, flumazenil, naloxone, and thiamine. Emerg Med Clin North AM. 1994;12:310-6.
24. Bondenham A, Park GR. Reversal of prolonged Sedation using flumazenil in critically ill patients. Anaesthesia. 1989;44:603-5.
25. Shalansky SJ, Naumann TL, Englander FA. Effect of flumazenil on benzodiazepine induced respiratory depression. Clin Pharmacol. 1993;12:438-87.
26. Protocolo de analgesia, sedação e bloqueio neuromuscular da unidade de Terapia Intensiva do Instituto Dante Pazzanese de Cardiologia. IDPC, 2008.
27. Knobel E, Knobel M. Condutas no Edema Agudo de Pulmão. In: Knobel E. Condutas em Terapia Intensiva Cardiológica, 1º ed. São Paulo: Atheneu, 2008. p.128-36.
28. 2007 Focused Update of the ACC/AHA 2004 Guideline for the management of Patients With ST-Elevation myocardial Infarction. J Am Coll Cardiol. 2008;51:210-47.
29. Guideline for the management of patients with unstable Angina/non ST elevation Myocardial Infarction. Circulation. 2007;116:148-304.

46
capítulo

Carlos Eduardo Câmara Prado • Nísia Lyra Gomes • Zilda Machado Meneghelo

Estenoses Aórtica e Mitral

ESTENOSE AÓRTICA

A estenose aórtica é uma valvopatia mais prevalente na população de idade adulta. Embora os fatores de risco para o desenvolvimento de estenose aórtica sejam os mesmos da doença arterial coronária, os fatores que afetam sua progressão ainda não estão claramente definidos.[1,2]

Etiopatologia

A estenose aórtica (EA) é reconhecida como uma das formas de obstrução ao fluxo da via de saída do ventrículo esquerdo (VSVE). Dentre outras formas de obstrução, não abordadas neste tópico, estão as estenoses subvalvar e supravalvar aórtica (quando localizadas respectivamente abaixo ou acima da valva) e a cardiomiopatia hipertrófica obstrutiva. A estenose valvar aórtica isolada é mais comum em homens, mais frequentemente encontrada na forma congênita e degenerativa, e com menos frequência na forma reumática.[1,2]

Estenose aórtica congênita: as malformações congênitas da valva aórtica podem ser unicúspide, bicúspide ou tricúspide e são mais frequentes nos homens, com uma taxa de 4:1. As valvas unicúspides são as mais frequentemente encontradas na EA valvar fatal em crianças menores de um ano, como forma de obstrução grave em lactentes. As valvas bicúspides podem tornar-se estenóticas por fusão das comissuras ao nascimento, porém não são comumente responsáveis por estreitamento importante da valva durante a infância. O fluxo turbulento gerado pela valva morfologicamente anormal traumatiza as cúspides acarretando fibrose, rigidez e calcificação, levando à redução do orifício valvar aórtico na adolescência. As valvas bicúspides podem apresentar associação com dilatação da aorta ascendente. O risco de dissecção nesses pacientes é cinco a nove vezes maior que na população geral.[3] As valvas aórticas tricúspides possuem cúspides de tamanhos diferentes e alguma fusão comissural. Apesar de apresentarem discretas alterações funcionais, o turbilhonamento sanguíneo pode tam-bém induzir a fibrose, rigidez, calcificação e estreitamento do orifício valvar no decorrer da vida. Portanto, estenoses em valvas aórticas tricúspides em adultos podem ser de origem congênita, reumática e degenerativa.

Estenose aórtica adquirida: a EA adquirida é encontrada nas formas reumática e degenerativa calcificada.

A EA reumática possui origem inflamatória a partir de uma infecção de orofaringe por *Streptococcus* β-hemolítico do grupo A de Lancefield e posterior acometimento valvar. Essa inflamação resulta em aderências e fusões das comissuras, neovascularização do anel valvar das cúspides, acarretando rigidez e retração de suas bordas livres, reduzindo assim a abertura valvar, que em geral está associada a algum grau de regurgitação. A valvopatia aórtica reumática, está frequentemente associada a comprometimento valvar mitral e é rara a sua apresentação isolada.

A EA degenerativa calcificada é mais frequente com o avançar da idade e é atualmente a causa mais comum de EA em adultos. As cúspides valvares vão se enrijecendo em razão de um depósito de cálcio ao longo das suas linhas de flexão e em suas bases. A EA calcificada possui uma atividade muito semelhante ao processo aterosclerótico, caracterizado por acúmulo lipídico, inflamação e calcificação.[2,3] Em um estudo de Otto e colaboradores foi verificado que 2% dos indivíduos acima de 65 anos tinham EA intensamente calcificada e que 29% tinham esclerose aórtica sem estenose. Esta foi definida como um espessamento valvar irregular sem obstrução ao fluxo de saída do VE e parece ser a fase inicial do processo. A EA degenerativa está associada a fatores como idade, hipertensão arterial, tabagismo, *diabetes mellitus* e níveis séricos elevados de LDL.[1]

Fisiopatologia

Em adultos, a EA dá-se sobretudo de forma progressiva e crônica com evolução prolongada, geralmente no decorrer de décadas. Durante esse período, o débito ventricular esquerdo é mantido por um processo hipertrófico que resulta em espessamento da parede ventricular esquerda, podendo manter um gradiente pressórico através da valva aórtica por vários anos sem prejuízo no diâmetro e volume ventricular esquerdo ou desenvolvimento de sintomas. O orifício valvar aórtico normal possui um diâmetro de 3 a 4 cm².

Na EA grave com função ventricular normal, o gradiente médio é maior que 40 mmHg, porém quando a função ventricular está deprimida, tanto o gradiente como a velocidade de jato podem estar subestimados.[1] Isso pode ser explicado pela adaptação suficiente ou não do ventrículo esquerdo. Quando a hipertrofia não é suficiente para suportar o aumento da pressão intraventricular, o estresse da parede e a pós-carga elevados levam a uma queda da fração de ejeção.

Muitos pacientes podem permanecer assintomáticos durante longos períodos com EA grave, enquanto outros desenvolvem sintomas na fase moderada da doença, o que pode interferir na tomada de decisões terapêuticas, sobretudo quando se trata de intervenção cirúrgica. A pressão diastólica final elevada geralmente leva à disfunção diastólica, além de disfunção sistólica e insuficiência cardíaca.[3] Os pacientes portadores de EA com disfunção ventricular e com fluxo e gradiente reduzidos representam apenas 5% a 10% dos pacientes. Estes, em geral, têm pior prognóstico. A contratilidade atrial possui uma função relevante no enchimento ventricular na EA, de forma a manter uma pressão diastólica final aumentada do VE sem elevar as pressões atrial média, venosa pulmonar e capilar pulmonar.[3] Quando ocorre uma perda na força atrial, geralmente causada pela fibrilação atrial e dissociação atrioventricular, uma rápida deterioração clínica pode vir a ocorrer.

O desenvolvimento da hipertrofia concêntrica parece ser um mecanismo benéfico e apropriado de adaptação ventricular no intuito de compensar as altas pressões ventriculares. No entanto, tal mecanismo costuma trazer consequências indesejáveis, como a redução do fluxo coronário por grama de músculo, causada tanto pela elevação da pressão muscular sobre o leito das artérias, excedendo a pressão de perfusão coronária, como pelo encurtamento da diástole ventricular, gerando um desequilíbrio entre a oferta e a demanda de oxigênio. Todo este processo pode culminar com isquemia miocárdica, sobretudo durante taquicardias (atividade física, estado febril, hipertireoidismo etc.). Mesmo na ausência de doença coronária, esse mecanismo pode comprometer definitivamente o miocárdio, gerando disfunção ventricular. Outra alteração comum causada pela hipertrofia ventricular é o enrijecimento muscular aumentado, contribuindo para a elevação da pressão de enchimento diastólico, que pode ser responsável por episódios de edema agudo de pulmão. Embora o débito cardíaco permaneça dentro da normalidade durante o repouso na maioria das pessoas com EA grave, frequentemente não se eleva de forma habitual durante o esforço físico. Com a evolução, esse débito cardíaco, o volume ejetivo e, por conseguinte, o gradiente sistólico VE-Aorta, reduzem-se, enquanto as pressões retrógradas ao átrio esquerdo elevam-se.[3]

História natural

Há um longo período assintomático até o estabelecimento de níveis de obstrução valvar suficientes para au-

mento pressórico ventricular e o início dos sintomas que, em geral, iniciam-se na quinta e sexta décadas de vida. Nesse período de latência a morbimortalidade é baixa, semelhante à de um adulto sem EA de mesma idade. Estudos investigativos da história natural da EA em adultos mostram que a doença é progressiva.[1, 3] A taxa de progressão da lesão estenótica tem sido estimada em muitos estudos clínicos. Uma vez que a EA moderada está presente, a taxa média de progressão é um aumento na velocidade do jato aórtico de 0,3 m/s/ano, um aumento no gradiente médio VE-AO de 7 mmHg/ano e uma redução da área valvar de 0,1 cm²/ano. A prevalência tanto da esclerose aórtica como da estenose aórtica aumenta com a idade, estando presente em 48% e 4%, respectivamente, dos adultos acima de 85 anos de idade.[1, 2, 3] A esclerose aórtica é comum nos idosos e está associada com um aumento de aproximadamente 50% no risco de morte por causas cardiovasculares e no risco de infarto do miocárdio mesmo na ausência de obstrução hemodinamicamente significativa da VSVE.[1]

Ross e Braunwald, em 1968, estimaram que apenas 3% a 5% das mortes súbitas na estenose aórtica adquirida ocorrem em pacientes assintomáticos.[4] O desenvolvimento de sintomas (*angina pectoris*, síncope e dispneia) identifica um ponto crítico na história natural da EA e a sobrevida média reduz-se para dois a três anos, com um alto risco de morte súbita. Apesar de a morte súbita ocorrer também em pacientes assintomáticos, este evento é muito raro, ocorrendo em cerca de 1% ao ano.[5]

Manifestações clínicas

Conforme previamente mencionado, os principais sintomas da EA são *angina pectoris*, síncope e dispneia. A maioria dos pacientes assintomáticos com EA grave irá desenvolver sintomas em cinco anos.[5] Em um estudo com 622 pacientes com EA grave assintomática, a probabilidade de permanecer livre de sintomas, enquanto não operado, foi de 33% em cinco anos e a de permanecer livre de eventos cardíacos incluindo morte cardíaca ou cirurgia valvar aórtica foi de 80% em um ano, 63% em dois anos e 25% em cinco anos.

A *angina pectoris* ocorre em cerca de dois terços dos pacientes com EA grave e cerca da metade dos pacientes apresentam associação com doença arterial coronária significativa.[6] A angina da EA é semelhante à da doença arterial coronária (DAC), em geral precipitada por esforço, além de estresse e estado febril, e aliviada ao repouso.

A síncope é definida como uma perda súbita e transitória da consciência e tônus postural com recuperação espontânea. Na EA, alguns autores relacionam a síncope como sendo ocasionada pela redução na perfusão cerebral causada pela obstrução na VSVE, ocorrendo sobretudo durante o exercício, quando há uma queda na pressão arterial em consequência da vasodilatação sistêmica, em presença de débito cardíaco fixo. Outros autores a relacionam à resposta inadequada de barorreceptores e vasopressores, resultado do aumento da pressão intraventricular.[3] São comuns sintomas premonitórios como vertigem e escurecimento visual, mas em casos nos quais ocorre a síncope súbita, esta pode ser em razão de arritmias, como a fibrilação atrial ou bloqueio atrioventricular de forma transitória.

A dispneia de esforço, a ortopneia, a dispneia paroxística noturna e o edema pulmonar refletem graus variados de hipertensão pulmonar e geralmente são sintomas tardios na EA, indicando um momento já avançado da doença, requerendo, portanto, conduta agressiva. Quando a EA é crítica, geralmente associada à função ventricular esquerda deprimida, hipertensão arterial e/ou taquiarritmias, pode ocorrer edema agudo de pulmão.

Exame físico

A EA costuma ser diagnosticada por meio de um sopro sistólico ejetivo na ausculta cardíaca e dos achados de exame físico. O pulso característico da EA, *parvus et tardus*, é um pulso pequeno e fraco (*parvus*), e prolongado e tardio (*tardus*), elevando-se lentamente. Isso ocorre, em estágio avançado, pelo fato das pressões sistólica e de pulso estarem reduzidas. Quando a valva é flexível, A_2 pode ser acentuado e, quando a valva é rígida, A_2 pode ser inaudível.[3]

Em pacientes com valva aórtica calcificada, o sopro é mais alto na base, mas componentes de alta frequência podem irradiar-se para o ápice (fenômeno de Gallavardin), fazendo com que possa ser confundido com o sopro da regurgitação mitral.[4] A gravidade da EA não está relacionada com a intensidade do sopro e sim com a sua duração e momento da sístole em que está o pico de intensidade do sopro.

Exames complementares

Eletrocardiografia

As alterações mais comumente encontradas no eletrocardiograma de um paciente com EA são as alterações do segmento ST características da hipertrofia ventricular esquerda, encontrada na maioria dos pacientes com EA grave. As depressões do segmento ST superiores a 0,2 mV em pacientes com EA sugerem presença de hipertrofia ventricular grave. De acordo com o grau de calcificação da valva aórtica, poderá haver inúmeras formas de bloqueio atrioventricular e intraventricular em 5% dos pacientes com EA calcificada.

Radiografia de tórax

O exame radiológico do tórax pode permanecer normal por um longo período, mesmo em fases avançadas, ou a silhueta cardíaca apresentar um discreto aumento, com arredondamento da borda e do ápice ventriculares esquerdos. Geralmente, quando há grandes aumentos na silhueta cardíaca, ocorre regurgitação valvar ou insuficiência cardíaca associada. É comum que se encontre dilatação pós-estenótica da aorta ascendente.

Ecocardiografia

A ecocardiografia é o principal método para a avaliação das valvopatias em geral. É um método que em mãos experientes nos fornece dados importantes para a definição de gravidade, terapêutica e seguimento da valvopatia, dispensando, na maioria das vezes, a necessidade de outros exames complementares. A ecocardiografia transesofágica não tem sido largamente utilizada na prática clínica rotineira, até mesmo em razão da melhora tecnológica dos aparelhos transtorácicos, mas pode ser útil para melhor definir o orifício aórtico. A ecocardiografia transtorácica está indicada para diagnóstico e avaliação da gravidade da EA, avaliação de espessamento, tamanho e função do ventrículo esquerdo e para avaliação de mudanças na repercussão hemodinâmica e função ventricular esquerda. A ecocardiografia com dobutamina é razoável para avaliar pacientes com EA de baixo fluxo transvalvar, baixo gradiente e disfunção ventricular esquerda. Em geral, os pacientes com disfunção ventricular esquerda causada pela EA crítica, quando submetidos ao ecocardiograma com dobutamina, demonstram um incremento no débito cardíaco e no gradiente VE-AO e a área valvar aórtica tende a permanecer inalterada. Entretanto, quando o paciente é portador de EA e uma disfunção ventricular esquerda de causa não valvar, costuma ocorrer nenhum ou pouco incremento no débito cardíaco e no gradiente VE-AO, além de haver um aumento na área valvar aórtica.[7]

Ergometria

O teste ergométrico não deve ser realizado em pacientes sintomáticos em virtude do elevado risco de complicações. O teste ergométrico em adultos portadores de EA tem uma pobre acurácia diagnóstica para a avaliação de DAC associada, provavelmente em razão de um eletrocardiograma (ECG) inicialmente anormal, sinais de hipertrofia ventricular esquerda e reserva de fluxo coronário limitado. A depressão do segmento ST durante o exercício ocorre em 80% dos adultos com EA assintomática e não tem significado prognóstico conhecido. Entretanto, em pacientes assintomáticos, com função ventricular esquerda preservada, ele pode dar informações que não são detectadas durante a avaliação clínica inicial, tais como capacidade física, resposta pressórica anormal (ex.: em platô ou decrescente) ou sintomas esforço-induzidos omitidos pelo paciente. Amato e colaboradores[3] observaram que a ocorrência de sintomas ou alterações no segmento ST ao esforço deveria ser considerada uma indicação para troca valvar. Finalmente, em pacientes selecionados, as observações feitas durante o exercício monitorado podem prover uma base para conselhos sobre atividade física.[8]

Angiografia

A coronariografia é indicada antes de submeter o paciente com alto risco de DAC a uma cirurgia de troca valvar aórtica ou em homens com idade superior a 35 anos e mulheres acima dos 40 anos de idade.

Medidas hemodinâmicas são recomendadas para avaliar a gravidade de EA em pacientes sintomáticos quando métodos não invasivos são inconclusivos ou há discrepância entre métodos não invasivos e dados clínicos considerando a gravidade da EA.

Manuseio clínico

A frequência das avaliações médicas depende da gravidade da EA e da presença de comorbidades. Os casos devem ser individualizados, uma vez que não há uma periodicidade ótima para a repetição de exames médicos. Pacientes assintomáticos com EA de qualquer grau devem ser avaliados anualmente com história e exame físico. Aconselha-se uma avaliação clínica a cada seis meses para paciente assintomático e estenose grave e esse deve ser orientado a relatar imediatamente qualquer sintoma que possa estar relacionado à doença (tontura, precordialgia, síncope, intolerância a exercício, dispneia). Exercícios físicos devem ser evitados em pacientes com EA grave. O eletrocardiograma e a radiografia de tórax podem nos trazer dados importantes no acompanhamento do portador de valvopatias. O ecocardiograma deve ser realizado anualmente no paciente assintomático com EA grave, a cada dois anos na moderada, a cada três a cinco anos na EA discreta e mais frequentemente quando houver mudanças nos sinais e sintomas.[8]

Tratamento

Tratamento clínico

Antibioticoprofilaxia está indicada em todos os pacientes com EA reumática para evitar recidivas de febre reumática, conforme faixa etária.[9, 10, 11] Até o momento não há evidências de medicamentos que possam prevenir ou atrasar a progressão da EA. Pacientes com EA grave devem ser desaconselhados a praticar atividades físicas e atléticas vigorosas. Os pacientes assintomáticos com EA são acompanhados clinicamente, sem adição de medicamentos, até que desenvolvam sintomas. Após o surgimento destes, como o prognóstico passa a ser ruim e a terapêutica clínica tem pouco a oferecer, os pacientes são geralmente encaminhados à cirurgia. Entretanto, naqueles em que o risco cirúrgico é muito elevado, não querem ser submetidos à intervenção cirúrgica ou têm alguma contraindicação para a cirurgia, como por exemplo uma neoplasia terminal, a terapêutica clínica pode ser necessária. Embora os diuréticos sejam benéficos quando há presença de edemas, eles devem ser usados com cautela, pois a hipovolemia pode reduzir a pressão diastólica final do VE, reduzir o débito cardíaco e acarretar hipotensão ortostática. Inibidores da ECA e bloqueadores dos receptores da angiotensina podem ser usados, também com cautela, nos casos de disfunção ventricular esquerda em pacientes que estão na fila cirúrgica ou naqueles não candidatos à cirurgia. Os betabloqueadores, por poderem causar depressão miocárdica e induzirem insuficiência cardíaca, devem ser evitados. A fibrilação atrial deve ser tratada, uma vez que pode causar angina pela taquicardia e hipotensão pela perda da contribuição atrial, de preferência com cardioversão. Os digitálicos devem ser utilizados apenas em casos de disfunção ventricular e fibrilação atrial. Em pacientes com edema pulmonar agudo decorrente de EA, a infusão de nitroprussiato pode ser útil para reduzir a congestão e melhorar a performance do VE.[9]

As medicações introduzidas aos pacientes com EA grave devem ser iniciadas em pequenas doses e tituladas lentamente, avaliando sempre a dose-alvo, pressão arterial, frequência cardíaca e a possível piora de sintomas. Vale ressaltar que esse tratamento é limitado e não exclui a cirurgia, mesmo que o paciente com lesão grave torne-se assintomático, já que as medicações não alteram a evolução da doença.

Tratamento cirúrgico

A troca valvar aórtica (TVA) melhora sintomas e sobrevida e, por estes motivos, está indicada nos pacientes com EA grave sintomática. Em decorrência do risco aumentado de morte súbita nesse grupo de pacientes, a cirurgia deve ser indicada logo após o início dos sintomas.

Segundo as diretrizes brasileiras e americanas,[9, 10] a TVA é recomendada (CLASSE I) em pacientes com EA grave sintomática, em assintomáticos com EA grave e função ventricular menor que 50% e naqueles que deverão ser submetidos à revascularização miocárdica, à cirurgia na aorta ou outras valvas cardíacas. A TVA é CLASSE IIa em pacientes com EA moderada que serão submetidos à revascularização do miocárdio, à cirurgia na aorta ou outras valvas cardíacas. A TVA pode ser considerada CLASSE IIb em pacientes com EA grave assintomática e resposta anormal ao exercício. Em pacientes assintomáticos com EA grave e baixo risco operatório, a TVA pode ser considerada quando marcadores de progressão rápida da doença estão presentes ou quando a EA é crítica.

Apesar do desenvolvimento do implante percutâneo da valva aórtica, a TVA ainda é o procedimento de escolha para o tratamento da EA grave sintomática. Além disso, o reparo valvar aórtico e a valvotomia aórtica percutânea (VAP) não têm tido bons resultados nos adultos e idosos. Em casos selecionados a VAP pode ser realizada como ponte para a cirurgia em pacientes instáveis ou como procedimento paliativo quando a cirurgia é de muito alto risco. Entretanto, nos adolescentes e adultos jovens com EA congênita grave, a VAP está indicada em todos os pacientes sintomáticos e nos pacientes assintomáticos com gradiente VE-AO, pelo cateterismo, maior que 60 mmHg ou alterações de segmento ST ao ECG durante repouso ou exercício.[10] Nessa faixa etária jovem, a VAP pode mostrar uma sobrevida livre de nova intervenção maior que uma troca valvar por bioprótese, o que deixa de ser verdade nos adultos e idosos, por motivos ainda interrogados.

EA com disfunção ventricular, baixo gradiente transvalvar e baixo débito cardíaco: o risco cirúrgico em paciente com disfunção ventricular grave é elevado. Entretanto, seu prognóstico é muito ruim sem intervenção cirúrgica.[12, 13] Esses pacientes podem gozar de significativa melhora clínica após TVA. A utilização do ecocardiograma com dobutamina é de grande auxílio na determinação e avaliação da real EA e comprometimento/reserva miocárdico/a do paciente. Marie-Annick e colaboradores concluíram que os fatores de risco mais significativos para um desfecho pobre, nesse grupo de pacientes, foi uma capacidade funcional deficiente avaliada pelo *Duke Activity Status Index* (DASI) ou teste de caminhada de seis minutos, uma estenose aórtica mais grave e uma reduzida fração de ejeção do VE no pico do estresse com dobutamina.[12] Vale ressaltar que na associação entre estenose aórtica e estenose mitral graves, o gradiente VE-AO pode estar subestimado.

Novas técnicas

O implante percutâneo da valva aórtica (TAVI – *Transcatheter Aortic Valve Implantation*) foi desenvolvido como alternativa para a cirurgia de troca valvar naqueles pacientes com EA grave sintomática que possuíam alguma contraindicação para a cirurgia ou riscos inaceitavelmente elevados para a mesma. Há um crescente número de ensaios clínicos e registros com diferentes próteses mostrando bons resultados do TAVI, além da crescente curva de aprendizado com a adoção recente desta tecnologia na prática clínica.[14-23]

De uma forma geral, em pacientes com EA grave sintomática avaliados como sendo inoperáveis, TAVI forneceu melhores resultados em comparação com o tratamento clínico, incluindo valvotomia percutânea.[15,16] Naqueles avaliados como sendo de risco muito elevado para a cirurgia, as taxas de mortalidade com TAVI com próteses expansíveis com balão foram similares à troca valvar aórtica cirúrgica,[18,19] observando-se redução de mortalidade quando utilizadas próteses autoexpansíveis em comparação com a cirurgia.[20]

A durabilidade em longo prazo dessas bioproteses implantadas por cateter ainda não é conhecida. Dados comparando os resultados clínicos entre válvulas expansíveis por balão e autoexpansíveis são limitadas, e uma comparação direta dos resultados de longo prazo ainda não está disponível.

As principais complicações da TAVI incluem choque cardiogênico e baixo débito durante a liberação intracardíaca da prótese valvar, ruptura do anel valvar, complicações vasculares (principalmente relacionadas ao acesso), lesão miocárdica, bloqueio atrioventricular, regurgitação paravalvular, além de acidente vascular cerebral.

A troca da valva aórtica cirúrgica continua sendo o tratamento recomendado em pacientes com EA que não possuem risco cirúrgico muito alto ou proibitivo,[14] mas o TAVI já é uma realidade para muitos pacientes não candidatos à cirurgia pelas razões acima.

Emergências na estenose aórtica

As principais situações de emergência na EA são a síncope, a angina, as taquiarritmias, o edema agudo pulmonar (EAP), a insuficiência cardíaca congestiva (ICC) e a parada cardíaca.

- **Síncope:** a síncope é por si só um sintoma indicativo de intervenção cirúrgica precoce para correção da valva aórtica e, quando ocorre com recuperação espontânea não há, em princípio, a necessidade de medicações, bastando muitas vezes apenas o repouso e o decúbito horizontal. A síncope em repouso pode estar relacionada à hipotensão ou arritmias ventriculares e o tratamento destas deve ser realizado de imediato, seguindo-se os protocolos para taquicardia ventricular (TV)/fibrilação ventricular (FV) como o do ACLS, conforme descrito no capítulo correspondente.
- **Angina:** como 50% dos portadores de EA possuem associação com DAC, esta deve ser avaliada, sobretudo por meio da cineangiocoronariografia, pois pode requerer terapêutica específica, incluindo nitratos, estatinas, betabloqueadores (BB) e antiagregantes plaquetários. Nos casos em que a angina não está associada à DAC, deve-se deixar o paciente de repouso, reduzir ou eliminar as condições que acelerem o metabolismo, como infecções e, conforme citado anteriormente, evitar os betabloqueadores.

- **Taquiarritmias:** a fibrilação atrial (FA) diante de uma valva aórtica estenosada, semelhante à estenose mitral, acaba por aumentar, retrogradamente, o volume e a pressão nas veias pulmonares, ocasionando desde congestão até importante EAP. Considerando, nesses casos, que o paciente deverá ser atendido em unidade hospitalar, a FA deverá ser revertida de forma química, nos casos estáveis, ou de forma elétrica (sedação ou anestesia necessárias), quando houver instabilidade hemodinâmica. Para maiores informações sobre como realizar a cardioversão nas taquiarritmias dirija-se ao capítulo correspondente.[24]

As principais medicações intravenosas utilizadas no Brasil que possuem eficácia comprovada na reversão da FA são a amiodarona e a propafenona. Os betabloqueadores, os bloqueadores de canais de cálcio (BCC) não diidropiridínicos, o sotalol e os digitálicos são menos eficazes ou possuem eficácia não comprovada.

ESTENOSE MITRAL

A estenose mitral é uma valvopatia de barreira cuja causa predominante é a febre reumática, acometendo sobretudo os jovens. Sua progressão é muito variável e individual, tendo sido descrita uma perda na área valvar mitral de 0,09 a 0,3 cm^2/ano.[25]

Em países subdesenvolvidos a estenose mitral grave pode estar presente na infância, ao passo que em países desenvolvidos essa costuma aparecer na fase adulta.[10]

A complicação mais comum na estenose mitral é a fibrilação atrial que, por conseguinte, aumenta o risco de eventos embólicos sistêmicos. O tratamento mais efetivo dessa patologia é a cirurgia aberta – reparo ou troca valvar – ou a valvotomia percutânea, esta em pacientes selecionados.

Etiopatologia

Estenose mitral (EM) é uma obstrução na via de entrada do ventrículo esquerdo no nível da valva mitral, resultante de uma anormalidade estrutural do aparelho valvar mitral que dificulta a abertura valvar durante a diástole do VE. A principal causa da EM é a febre reumática, embora uma história clínica seja compatível em apenas 50% a 60% dos pacientes. O envolvimento da valva mitral está presente em aproximadamente 90% dos indivíduos com cardite reumática.[1,3,10,26] Apesar de a prevalência da valvopatia mitral reumática estar reduzindo nos países industrializados, a doença continua a ser endêmica na maior parte da Ásia, América Latina, África e Oriente Médio.[10] A EM atinge mais as mulheres do que os homens, numa proporção de 2:1 em algumas casuísticas e até cerca de 85% de mulheres em outras. EM isolada ocorre em 25% a 40% dos casos de cardiopatia reumática. A febre reumática causa mudanças no aparelho valvar mitral, tais como fusão de comissuras, fusão e encurtamento das cordoalhas e espessamento dos folhetos. A fusão das cordoalhas oblitera os orifícios secundários e a fusão comissural estreita o orifício principal. A febre reumática aguda leva a inflamação e edema dos folhetos com pequenos trombos de complexo plaqueta-fibrina ao longo das zonas de contato dos folhetos. Lesões subsequentes levam à deformidade valvar característica, com obliteração da arquitetura normal do folheto por fibrose, neovascularização e aumento de colágeno e celularidade tecidual. A malformação congênita na valva mitral ocorre raramente e é observada sobretudo em lactentes e crianças. Outras causas de EM, embora raras, são mixoma atrial esquerdo, trombose valvar, vegetações por endocardite infecciosa, mucopolissacaridose, artrite reumatoide, calcificação anular severa e doença de Whipple.

Fisiopatologia

A valva mitral é composta de dois folhetos: o anterior e o posterior, este menor e mais alongado. A sua área normal é de 4 a 6 cm^2.

Com a redução da área valvar, o sangue consegue fluir do átrio esquerdo para o ventrículo esquerdo apenas se impulsionado por um gradiente de pressão. O gradiente transvalvar mitral é fundamental na EM e resulta na elevação da pressão atrial esquerda e posterior transmissão retrógrada passiva dessa pressão para a circulação venosa pulmonar. A redução da complacência venosa pulmonar pode contribuir para o aumento da pressão venosa pulmonar. O aumento da pressão e distensão de veias e capilares pulmonares pode levar a edema pulmonar quando a pressão venosa pulmonar excede em cerca de 30 mmHg a pressão oncótica plasmática. O limiar de surgimento do edema pulmonar é de aproximadamente 20 mmHg no gradiente transvalvar mitral médio (GVM_{med}). Considerando que a pressão diastólica média de ventrículo esquerdo ($PDVE_{med}$) normal é de 5 mmHg, seria necessário um GVM_{med} de 20 mmHg para manter um débito cardíaco normal. Esse é um nível de pressão atrial esquerda em estágio 2 de edema pulmonar (intersticial) que estaria presente. Seria necessário um GVM_{med} de cerca de 15 mmHg para atingir o estágio 1 de edema pulmonar (congestão pulmonar). Se a $PDVE_{med}$ fosse 10 mmHg, um GVM_{med} de 15 mmHg seria suficiente para atingir um estágio 2 de edema pulmonar. As anormalidades que ocorrem e o desfecho do paciente dependem da área valvar mitral e da pressão de átrio esquerdo. A gravidade da EM pode ser graduada com base no limiar de edema pulmonar em determinado débito cardíaco, frequência cardíaca e área valvar mitral.[1, 25, 26]

Em pacientes com EM crônica, mesmo grave, o edema pulmonar pode não ocorrer em razão de uma importante redução na permeabilidade microvascular pulmonar. As arteríolas pulmonares podem reagir com vasoconstrição, hiperplasia intimal e hipertrofia medial que levam à hipertensão arterial pulmonar (HAP). Com o tempo, a HAP grave resulta, retrogradamente, em insuficiência cardíaca direita, dilatação do ventrículo direito e regurgitação secundária da valva tricúspide, podendo até comprometer a valva pulmonar e também levando à regurgitação. Inicialmente, as alterações do sistema arterial pulmonar são reversíveis, como a vasoconstrição arteriolar, seguida por hipertrofia da camada média. Em estágios mais avançados, as alterações tornam-se irreversíveis, com dilatação da artéria pulmonar, hipertensão arterial pulmonar grave, hemossiderose e formação de granulomas de colesterol. O débito cardíaco reduzido e a resistência arteriolar pulmonar aumentada, que resulta de mudanças funcionais e estruturais (espessamento da membrana alveolar, adaptação de neurorreceptores e drenagem linfática aumentada), contribuem para a capacidade de um paciente com EM grave permanecer minimamente sintomático por longos períodos.

Geralmente o ventrículo esquerdo é preservado, a menos que haja associação com insuficiência mitral, lesão valvar aórtica, hipertensão arterial sistêmica e/ou cardiomiopatia. A combinação de valvopatia mitral e inflamação atrial secundária à cardite reumática causa dilatação atrial esquerda, fibrose da parede atrial e desorganização dos feixes musculares atriais. Essas alterações levam a diferentes velocidades de condução e à não homogeneidade dos períodos refratários. A atividade atrial prematura, causada por um foco automático ou reentrada, pode estimular o átrio esquerdo durante o período vulnerável e deste modo precipitar a fibrilação atrial. O desenvolvimento da fibrilação atrial correlaciona-se independentemente com a gravidade da EM, o grau de dilatação atrial e nível de pressão atrial esquerda.

As primeiras crises de dispneia em pacientes com EM são em geral precipitadas por taquicardia resultante de exercícios, gestação, hipertireoidismo, anemia, infecção, outros estados hiperdinâmicos ou fibrilação atrial.

História natural

A EM é das valvopatias a que melhor conseguimos relacionar a presença dos sintomas com a gravidade da lesão. Segundo Kawanishi e Rahimtoola, uma boa avaliação clínica pode diagnosticar com acurácia uma EM moderada ou grave em 92% dos pacientes.[9, 10, 25, 26] A EM é uma doença lentamente progressiva, podendo sua evolução durar muitos anos até o desenvolvimento dos sintomas, decorrentes da congestão venosa pulmonar e queda do débito cardíaco. A história natural da estenose mitral reumática assintomática foi avaliada em um estudo prospectivo de 159 pacientes.[27] O intervalo médio entre febre reumática e o aparecimento de sintomas foi de 16,3 anos. Aos 25 anos, apenas 8% permaneceram assintomáticos, enquanto 9% estavam em classe II (NYHA), 33% em classe III e 50% foram submetidos à cirurgia ou estavam em classe IV. O número de pacientes com EM não reumática é tão pequeno que há poucos dados sobre sua história natural. Nos países desenvolvidos há um longo período latente de 20 a 40 anos da ocorrência da febre reumática até o início dos sintomas. Em países subdesenvolvidos, sobretudo naqueles em que a febre reumática ainda é uma doença endêmica, a EM reumática pode evoluir de forma mais rápida em decorrência de insultos reumáticos graves ou episódios repetidos de cardite reumática por novas infecções estreptocócicas, resultando em EM grave sintomática na adolescência e juventude. Uma vez iniciados os sintomas, a desestabilização destes pode levar uma década para ocorrer. A sobrevida em 10 anos de pacientes com EM sem tratamento é de 50% a 60%, dependendo da apresentação dos sintomas. Nos pacientes assintomáticos ou minimamente sintomáticos, a sobrevida em 10 anos é maior que 80%, com 60% dos pacientes apresentando progressão dos sintomas. Entretanto, uma vez que sintomas limitantes ocorrem, há desanimadores 0% a 15% de sobrevida em 10 anos. Em estudo mais recente, Kawanishi e Rahimtoola[28] evidenciaram uma história natural semelhante.

Após o desenvolvimento da hipertensão pulmonar grave, a sobrevida média cai para menos de três anos. A mortalidade de pacientes não tratados com EM se deve à congestão sistêmica e pulmonar progressiva em 60% a 70%, embolia sistêmica em 20% a 30%, embolia pulmonar em 10% e infecção entre 1% e 5%. Na maioria das séries de pacientes com EM, 75% a 80% eram mulheres, a área valvar inicial era $1,7 \pm 0,6$ cm^2 e a taxa média de progressão foi uma redução da área valvar de 0,09 a 0,32 cm^2/ano.

Manifestações clínicas

Os sintomas na EM costumam aparecer de forma lenta, gradativa à gravidade da estenose. O sintoma mais comum é a dispneia, que está presente em cerca de 70% dos casos sintomáticos e geralmente inicia-se a partir de estados hiperdinâmicos como febre, fibrilação atrial, atividade física e/ou sexual, hipertireoidismo, gestação e estresse e, posteriormente, passa a ocorrer também ao repouso, seguida de dispneia paroxística noturna. Tosse e sibilos podem estar associados, o que leva, com certa frequência, alguns clínicos sem experiência em valvopatias a diagnosticarem erroneamente como uma pneumonia ou bronquite. Em paciente com resistência vascular pulmonar muito aumentada, a função ventricular direita está frequentemente prejudicada. Em virtude da progressão lenta da EM, alguns pacientes tornam-se aparentemente assintomáticos por reajustar seu estilo de vida a um nível mais sedentário, dificultando a avaliação clínica. Outros só descobrem a doença após investigação seguinte a um fenômeno embólico, como o acidente vascular cerebral (AVC), ou episódio de edema agudo pulmonar (EAP).

A embolia sistêmica é uma complicação da EM que vem reduzindo em frequência desde o advento da terapêutica anticoagulante e das novas técnicas intervencionistas. Antes do desenvolvimento dessas opções terapêuticas, aproximadamente um quarto dos óbitos de pacientes com EM era decorrente da embolia sistêmica. A probabilidade de embolização aumenta com o surgimento da fibrilação atrial, com a queda do débito cardíaco, com o aumento da idade e com a dilatação do átrio e aurícula esquerdos. Além do AVC ocasionado pela embolia cerebral, o portador de EM pode apresentar hipertensão arterial e/ou angina, com ou sem infarto, em razão da embolização de artérias renais e coronarianas, respectivamente. O desenvolvimento de grandes trombos atriais pode ocasionar um aumento relativo da EM e da ocorrência de morte súbita, por obstruir a via de saída do átrio esquerdo. Esses grandes trombos, bem como trombos livres no átrio esquerdo, geralmente oferecem alto risco ao paciente e requerem tratamento cirúrgico emergencial.

A hemoptise é um sintoma raro nos portadores de EM, tendo em vista que as intervenções têm sido cada vez mais realizadas em momento ideal, antes do desenvolvimento de hipertensão pulmonar severa. A hemoptise pode ocorrer de várias formas: de maneira súbita, geralmente profusa, porém raramente colocando a vida em risco. Pode também ocorrer como escarro sanguinolento associado a

episódios de dispneia paroxística noturna ou complicando uma bronquite crônica. Quando a EM é grave, associada ou não a disfunção ventricular esquerda, hipertensão arterial e taquiarritmias, um quadro súbito de taquidispneia e tosse com secreção espumosa e sanguinolenta pode ocorrer. Isso se deve ao ingurgitamento da vasculatura pulmonar, à redução da complacência pulmonar e ao aumento da resistência das pequenas vias respiratórias. As palpitações são sintomas frequentes decorrentes dos episódios de fibrilação atrial, inicialmente paroxísticas. Nos pacientes com átrio esquerdo e artéria pulmonar muito dilatados, a rouquidão (síndrome de Ortner) pode estar presente em razão da compressão do nervo laríngeo recorrente por essas estruturas.

Exame físico

Os achados mais comuns no exame físico do paciente com EM são o pulso irregular causado pela fibrilação atrial e sinais de insuficiência cardíaca direita e esquerda.[1, 3, 26] Pacientes com EM grave, débito cardíaco reduzido e vasoconstrição sistêmica, podem apresentar a *fascies mitral*, caracterizada por nariz fino e manchas rosa-púrpura nas bochechas. No entanto, com a precocidade diagnóstica de que dispomos hoje, esse achado tem sido pouco visto. À palpação, o ápice cardíaco costuma revelar um ventrículo esquerdo pouco expressivo. A detecção de uma primeira bulha cardíaca (B1) bem palpável sugere que a cúspide anterior seja flexível. Um som alto do fechamento da valva pulmonar (P_2) pode ser palpável no segundo espaço intercostal esquerdo em pacientes com estenose mitral e hipertensão pulmonar. Na medida em que a hipertensão pulmonar aumenta, a P_2 torna-se mais acentuada. Na ausculta da EM a B_1 torna-se mais acentuada quando as cúspides da valva mitral são mais flexíveis. Em contrapartida, a calcificação e/ou o espessamento acentuado das cúspides da valva mitral reduzem a amplitude de B_1, provavelmente em razão da sua mobilização reduzida. Com o aumento cada vez maior da pressão arterial pulmonar e a redução da complacência do leito vascular pulmonar, ocorre o encurtamento do intervalo entre os componentes da segunda bulha cardíaca (B2), estreitando-se o seu desdobramento até que B_2 fique única. Outros sinais de hipertensão pulmonar grave incluem: estalido sistólico não valvar de ejeção pulmonar, que diminui com a inspiração; sopro sistólico de regurgitação tricúspide; sopro de Graham-Steell de regurgitação pulmonar (este não varia com a inspiração e se associa com a hiperfonese de P_2) e quarta bulha cardíaca (B4) originada em ventrículo direito.

A súbita tensão das cúspides valvares, após completarem a excursão de abertura, produz um ruído denominado estalido de abertura (E_A). Este ocorre quando o movimento da cúspide mitral para dentro de ventrículo esquerdo para subitamente, sendo melhor audível no ápice e usando o diafragma do estetoscópio. A presença do estalido revela uma valva flexível, ainda não rígida, e geralmente acompanhada de B_1 acentuada. A calcificação apenas da borda das cúspides da valva não impede a ausculta do estalido de abertura, ao contrário da calcificação do corpo e da borda. O estalido de abertura é audível de 0,04 a 0,12 s após A_2 (momento de fechamento da valva aórtica) e este intervalo varia inver-

■ CAPÍTULO 46

Estenoses Aórtica e Mitral **873**

samente com a pressão atrial esquerda, o que denota que quanto mais curto o intervalo A_2-E_A, mais grave é a EM.

O sopro característico da EM é o sopro diastólico, em ruflar, de baixa frequência, mais audível no ápice e com a campânula do estetoscópio, e torna-se mais evidente com o paciente em decúbito lateral esquerdo e em expiração profunda. A gravidade da estenose mitral não se correlaciona com a intensidade do sopro diastólico e sim com sua duração e com o encurtamento do intervalo A_2-E_A, como descrito anteriormente. O sopro costuma iniciar-se em seguida ao estalido de abertura, sendo protodiastólico na EM discreta e holodiastólico na EM mais grave. Quando o paciente encontra-se em ritmo sinusal, também é possível auscultar o reforço pré-sistólico que corresponde à contração atrial e à elevação do gradiente transvalvar. Na EM grave, quando há um grande aumento atrial esquerdo, este ocupa o ápice cardíaco e desvia posteriormente o ventrículo esquerdo. Deste modo, o sopro diastólico da EM pode estar ausente (EM silenciosa) ou deslocado para as linhas axilares média ou posterior.

Conforme descrito anteriormente, o sopro diastólico e o estalido de abertura da EM são mais audíveis na expiração que na inspiração, ao contrário do que ocorre com o sopro da estenose tricúspide. Durante a inspiração, o intervalo A_2-E_A alarga-se podendo ser audíveis os três sons em sequência (A_2, P_2 e E_A). O ato de levantar-se rapidamente e a consequente redução do retorno venoso diminui a pressão atrial esquerda e alarga o intervalo A_2-E_A, o que ajuda na distinção entre o conjunto A_2-E_A e o desdobramento de B_2, que se estreita ao levantar-se. Em contrapartida, o intervalo A_2-E_A é significativamente reduzido durante episódios de taquicardia, como no exercício, em decorrência do aumento da pressão atrial esquerda. Ao contrário da manobra de Valsalva, que reduz a intensidade do sopro diastólico da EM por reduzir o fluxo transvalvar mitral, a tosse, os exercícios isométricos e isotônicos e o acocoramento súbito podem acentuar um sopro suave ou duvidoso da EM.

Exames complementares

Eletrocardiografia

O eletrocardiograma (ECG) é um exame complementar simples, de fácil acesso, rápida realização e que traz informações importantes para o acompanhamento do paciente com EM, sobretudo em seu estágio mais avançado, sofrendo modificações na medida em que também ocorrem alterações da gravidade e quadro clínico do paciente.[26] Entretanto, o ECG é pouco sensível no paciente com EM discreta. A representação de um aumento atrial esquerdo, por meio da duração da onda P, geralmente entalhada (onda P *mitrale*), na derivação II (DII) e bifásica na derivação V1, é a alteração mais precoce e frequente no paciente com EM grave e ritmo sinusal. Os sinais de aumento atrial esquerdo geralmente regridem após tratamento instituído. A fibrilação atrial costuma se desenvolver na presença de evidência eletrocardiográfica prévia de aumento atrial esquerdo e está relacionada ao tamanho da câmara, à extensão da fibrose do miocárdio atrial esquerdo, à duração da atriomegalia e à idade do paciente. O eixo do QRS possui certa relação com a gravidade da EM e os níveis da pressão arterial pulmonar, estando entre 0 e 60° quando a AV mitral > 1,3 cm^2 e maior que 60° quando a AV mitral < 1,3 cm^2. Assim como o eixo do QRS pode atingir os 150° quando a pressão sistólica da artéria pulmonar atinge níveis sistêmicos. Quando a pressão sistólica do ventrículo direito supera 100 mmHg, sinais de hipertrofia ventricular direita (eixo QRS > 80° e relação R:S > 1,0 em V_1) geralmente são encontrados no ECG.

Radiografia de tórax

Uma boa radiografia de tórax provê informações valiosas sobre pressões elevadas do átrio esquerdo; onde a congestão pulmonar (redistribuição da circulação pulmonar ao RX de tórax) ocorre com uma pressão de átrio esquerdo (PAE) ≥ 18 mmHg, o edema intersticial (borramento para-hilar e linhas de Kerley) com uma PAE ≥ 25 mmHg, e o edema alveolar (extravasamento de líquido para alvéolos na região peri-hilar em padrão "asa de borboleta") com PAE ≥ 35 mmHg. Na EM grave, a dilatação atrial esquerda é o achado mais precoce, sendo identificado pela presença de um duplo contorno à direita, um quarto arco à esquerda e pela elevação do brônquio fonte esquerdo.[29] Mudanças radiológicas nos campos pulmonares revelam, indiretamente, a gravidade da EM, como a presença das linhas B de Kerley (linhas horizontais, curtas e densas, comumente vistas em ângulos costofrênicos), que indicam a presença de edema intersticial (PAE ≥ 25 mmHg), e as linhas A de Kerley (linhas retas e densas de até 4 cm de extensão e direcionadas ao hilo pulmonar) que indicam obstrução mitral grave e crônica.[26]

Em decorrência da redução do fluxo pela via de saída do VE, a radiografia de tórax pode revelar uma "aorta de passarinho", que se trata de uma aorta subdesenvolvida e pequena à visualização nesse exame. Vale ressaltar que, assim como o eletrocardiograma, a radiografia de tórax, exame bastante simples, barato e atualmente pouco utilizado em virtude dos novos métodos de imagem, é muito importante no acompanhamento ambulatorial do paciente com EM, já que nos permite visualizar as mudanças gradativas do processo evolutivo da doença.

Ecocardiografia

O ecocardiograma é o padrão-ouro para avaliação diagnóstica da EM, além de sugerir a etiologia da lesão, avaliar lesões concomitantes em outras valvas e estimar a pressão arterial pulmonar. As primeiras alterações detectáveis ao ecocardiograma são o estreitamento da área valvar mitral e o aumento do átrio esquerdo. O ecodopplercardiograma bidimensional é o principal exame não invasivo para a definição do tipo de terapêutica a ser instituída, por meio da avaliação de possível trombo em átrio esquerdo, da pressão de artéria pulmonar, do gradiente diastólico transvalvar mitral e do aspecto morfológico das cúspides, dentre outros. Também é recomendado para a reavaliação de pacientes com EM conhecida e mudança de sinais ou sintomas.

O ecocardiograma transesofágico é útil quando a "janela" ecocardiográfica do paciente é inadequada e para melhor avaliação da morfologia valvar e trombos em átrio e aurícula esquerdos.

O ecocardiograma com estresse está indicado nos casos em que há discordância entre achados do ecocardiograma de repouso, achados clínicos, sintomas e sinais, já que permite a avaliação da resposta hemodinâmica do gradiente médio e pressão arterial pulmonar. Esses critérios são aplicáveis quando a frequência cardíaca está entre 60 e 90 bpm.

Com o advento da valvotomia mitral percutânea, o ecocardiograma veio ajudar na indicação dos pacientes que podem ser encaminhados para a intervenção percutânea avaliando-se a morfologia valvar mitral, incluindo mobilidade e flexibilidade dos folhetos, espessamento e calcificação dos folhetos, fusão subvalvar e a aparência das comissuras.[30]

Ergometria

O teste ergométrico não é um exame rotineiramente empregado nos pacientes com EM, embora possa trazer informações importantes para o manuseio do paciente. Ele é sobretudo utilizado, associado ou não à ecocardiografia, para a avaliação da capacidade funcional nos pacientes que levam uma vida sedentária. O teste ergométrico está indicado quando há discrepância entre o quadro clínico e os dados hemodinâmicos do paciente.

Angiografia

A angiografia é outro exame não utilizado rotineiramente nas valvopatias, sendo mormente utilizado quando há discrepância entre os exames não invasivos e os sintomas do paciente ou quando há a necessidade de intervenção cirúrgica em pacientes com risco de doença coronariana associada. Para avaliarmos a cavidade atrial esquerda e seu esvaziamento por meio da angiografia, comumente é realizado o levograma, que consiste na injeção de contraste no tronco da artéria pulmonar, para que então, anterogradamente, esse contraste atravesse todo o sistema vascular pulmonar e atinja o átrio esquerdo.

Manuseio clínico

Os portadores de EM reumática devem receber profilaxia secundária para novos surtos de febre reumática conforme as recomendações encontradas no capítulo específico de febre reumática. Em pacientes assintomáticos que têm EM discreta (AV mitral > 1,5 cm^2 e gradiente médio < 5 mmHg) não há necessidade de mais investigação inicial. Esses pacientes geralmente permanecem estáveis por anos. Por causa do curso lentamente progressivo da EM, o paciente pode permanecer "assintomático" com EM grave simplesmente por mudar seu estilo de vida para um nível mais sedentário.

Tratamento

Tratamento clínico

Antibioticoprofilaxia apropriada está indicada nos pacientes com EM reumática para evitar recidivas de febre reumática e prevenir endocardite infecciosa (ver terapia recomendada no capítulo correspondente). O *ACC/AHA*

2008 Guidelines for the Management of Patients With Valvular Heart Disease[9] não mais tem recomendado a profilaxia de endocardite infecciosa para valvopatas não operados e sem endocardite prévia, seja para procedimentos dentários ou não. No entanto, como realizamos a profilaxia em um país subdesenvolvido, onde a incidência e a prevalência da febre reumática ainda são significativas, boa parte dos especialistas prefere manter a profilaxia.[10]

Os betabloqueadores (BB), os bloqueadores de canais de cálcio (BCC) não diidropiridínicos e os digitálicos podem ser administrados para o controle da frequência cardíaca. A maior eficácia de um BB sobre um BCC não diidropiridínico tem sido reportada. Os digitálicos não oferecem benefício aos pacientes com EM em ritmo sinusal, a menos que estejam com disfunção ventricular direita ou esquerda. Se houver sinais de congestão pulmonar, indica-se a prescrição de diuréticos de alça associados à restrição hídrica e salina. Pacientes que desenvolvem insuficiência cardíaca devem receber diuréticos e BB como uma ponte até o momento da intervenção da valva mitral, tendo em vista que por apresentarem-se sintomáticos, provavelmente já possuem indicação de intervenção mecânica (cirurgia convencional ou percutânea). Apesar de a EM ter seu curso em geral lentamente progressivo, edema pulmonar pode ocorrer subitamente em pacientes assintomáticos com EM grave. Portanto, o paciente deve ser aconselhado a procurar auxílio médico imediatamente se ocorrer aumento abrupto no encurtamento da respiração.

O manuseio da fibrilação atrial (FA) em pacientes com EM é semelhante àquele empregado em pacientes de outras causas. Porém, em virtude das alterações estruturais secundárias à sobrecarga atrial, além de uma possível fibrose causada pela própria febre reumática, é mais difícil restaurar e manter o ritmo sinusal. O controle da frequência cardíaca é de suma importância para o portador de EM grave; entretanto, um esforço deve ser feito para restabelecer o ritmo sinusal. O tratamento imediato da FA inclui administração de heparina intravenosa seguida de anticoagulação oral, com manutenção da frequência ventricular entre 60 e 80 bpm conforme recomendação da *ACC/AHA Guidelines for Management of Atrial Fibrillation*, inicialmente com agentes BB ou BCC não diidropiridínicos intravenosos, seguido de controle em longo prazo com doses orais desses agentes.[24] Em caso de não efetividade dessas substâncias, quando há contraindicação para seu uso, ou quando controle adicional é necessário, pode-se considerar o uso de digitálico e amiodarona. Se houver instabilidade hemodinâmica, a cardioversão elétrica se faz necessária de imediato, com administração de heparina intravenosa antes, durante e depois do procedimento. Se a cardioversão, química ou elétrica, for planejada, sobretudo nos pacientes com FA com mais de 24 horas de duração, faz-se necessária a anticoagulação prévia por mais de três semanas ou administração de heparina intravenosa e realização de ecocardiograma transesofágico para a exclusão da presença de trombos intracavitários, seguida de cardioversão imediata e anticoagulação por ao menos um mês. Betabloqueadores e BCC não diidropiridínicos são mais efetivos em prevenir taquicardia esforço induzida. A FA é mais comum em idosos e está associada com mau prognóstico, com uma taxa de sobrevida de 10 anos que cai de 46% para

25% quando são comparados pacientes com ritmo sinusal e com FA, respectivamente.

Nos pacientes com FA e/ou tromboembolismo prévio, a terapia anticoagulante (varfarina ou femprocumona) está indicada para a profilaxia da embolia sistêmica. A anticoagulação também pode ser considerada em pacientes com EM e ritmo sinusal quando há aumento importante do diâmetro atrial esquerdo (maior que 55 mm) ou contraste espontâneo no ecocardiograma.[9, 10] A embolização sistêmica pode ocorrer em 10% a 20% dos pacientes com EM. A faixa terapêutica do RNI (Razão Normatizada Internacional) recomendada para a anticoagulação do paciente portador de EM em profilaxia ou tratamento de tromboembolismo está entre 2,0 e 3,0, devendo-se manter o uso da heparina até que seja atingida esta faixa. Embora toda a terapia farmacológica supracitada possa ser utilizada em pacientes selecionados, na maioria dos casos em que tais terapias são necessárias há indicação de intervenção mecânica para o alívio da EM.

VALVOTOMIA MITRAL PERCUTÂNEA

A valvotomia mitral percutânea (VMP) é um procedimento que emergiu em meados dos anos 1980 e consiste na introdução por via percutânea de um cateter com um balão (Inoue) ou dois balões insufláveis (duplo balão/*Multi-track*), ou até mesmo um valvulótomo/comissurótomo metálico (valvulótomo de Cribier) através do septo interatrial no intuito de abordar e dilatar a valva mitral estenosada. A técnica de Inoue tornou-se a mais popular mundialmente.[29]

Atualmente a VMP é o procedimento de escolha para o tratamento da EM, reservando-se a intervenção cirúrgica para os pacientes que não querem se submeter ao tratamento percutâneo, que possuem contraindicações ou características valvulares desfavoráveis para o procedimento.[9, 10, 31] A VMP é efetiva para pacientes sintomáticos com EM moderada ou grave, com morfologia valvar favorável para a VMP, na ausência de trombo atrial esquerdo ou regurgitação mitral moderada a grave. Outra classe que também se beneficia deste procedimento são aqueles pacientes assintomáticos com EM moderada ou grave, com morfologia valvar favorável e que possuem pressão sistólica de artéria pulmonar maior que 50 mmHg ao repouso ou maior que 60 mmHg com exercício, na ausência de trombo atrial esquerdo ou regurgitação mitral moderada a grave.

O parâmetro ecocardiográfico mais largamente usado é o escore de *Wilkins*,[30] que leva em consideração a anatomia dos folhetos, as comissuras e o aparelho subvalvar.

As maiores complicações da VMP incluem embolia cerebral e perfuração cardíaca em aproximadamente 1% cada, e o desenvolvimento de regurgitação mitral suficiente para requerer cirurgia em outros 2%. Aproximadamente 5% dos pacientes ficam com um pequeno defeito do septo atrial residual que fecha ou reduz de tamanho na maioria dos casos.[32] Calcificação comissural, folhetos fibróticos com redução da mobilidade e fusão subvalvar importante são preditores de pobre desfecho. Em contrapartida, em pacientes com valvas flexíveis não calcificadas, fusão subvalvar leve e comissuras sem cálcio, o procedimento pode ser realizado com uma taxa de sucesso de mais de 90% e menos de 3% de complicações. Um ecocardiograma transesofágico deve ser realizado antes da VMP para excluir trombo atrial esquerdo e regurgitação mitral moderada ou severa.

Contrariando a contraindicação da realização da VMP em pacientes com regurgitação tricúspide grave, Hannoush e colaboradores[32] desenvolveram um estudo avaliando a regressão da regurgitação tricúspide significativa após valvotomia mitral por cateter balão para EM grave e concluíram que essa regressão foi observada em pacientes que tinham hipertensão pulmonar grave e ocorreu mesmo na presença de doença valvar tricúspide orgânica. Gomes e colaboradores evidenciaram uma frequência de reestenose pós-VMP em sete anos de 27,1%.[32] Nos casos de reestenose, deve-se realizar uma nova avaliação da morfologia valvar e, caso a morfologia seja favorável e não haja contraindicações para VMP, esta pode ser realizada novamente, evitando-se o risco de cirurgia e do implante de prótese.

No Instituto Dante Pazzanese de Cardiologia, o seguimento clínico realizado em 80% de uma população total de 1.455 pacientes submetidos a VMP com sucesso evidenciou incidência de reestenose de 18,4% e 21,9% em sete e 10 anos, respectivamente. Gomes e colaboradores[33,34] avaliaram pacientes submetidos à terceira VMP e observaram que, dos 90 pacientes submetidos a uma primeira VMP, 96,7% obtiveram sucesso na dilatação, dos que no seguimento necessitaram de uma segunda VMP, 85,5% obtiveram êxito e 100% dos nove pacientes que foram submetidos a uma terceira dilatação obtiveram sucesso. O tempo médio para o aparecimento da reestenose ecocardiográfica entre a primeira, a segunda e a terceira dilatação foi de 54,12 meses, 25,23 meses e 29,30 meses, respectivamente. Neste artigo os autores concluíram que apesar de menores, as áreas valvares mitrais obtidas após uma segunda ou terceira intervenção enquadram-se, na maioria dos casos, nos parâmetros de sucesso do procedimento, justificando assim sua indicação em casos selecionados.

Se a valva mitral é adequada para a VMP, mas há contraindicações para o procedimento, a cirurgia valvar mitral é a outra opção, sendo o reparo valvar a cirurgia de escolha quando habilidade e experiência médica estão disponíveis.

Tratamento cirúrgico

O tratamento cirúrgico está disponível em três formas de abordagem: a valvotomia/comissurotomia mitral fechada, valvotomia/comissurotomia mitral aberta e troca valvar mitral (TVM). Uma sucinta comparação entre as três abordagens cirúrgicas e a VMP está descrita na Tabela 46.9. Embora a intervenção cirúrgica esteja acompanhada de excelentes resultados e apresente baixa morbimortalidade, ela deve ser evitada em pacientes assintomáticos ou oligossintomáticos. A intervenção cirúrgica para EM está indicada em pacientes com EM grave e sintomas importantes (Classe III ou IV NYHA) quando a VMP é contraindicada ou indisponível.[9,10] Pacientes sintomáticos com EM moderada a grave que também têm regurgitação mitral moderada a grave deveriam submeter-se à cirurgia valvar. A abordagem cirúrgica preferível é a valvotomia mitral aberta (reparo valvar), que deve ser realizada quando possível (quando a VMP não está disponível ou é contraindicada). A TVM é razoável para pacientes com EM grave e hipertensão pulmonar grave (PSAP > 60 mmHg), com Classe I ou II (NYHA) que não são considerados candidatos para VMP ou reparo valvar. A TVM é aceitável para os pacientes com EM que não são candidatos para a valvotomia mitral percutânea nem para a valvotomia cirúrgica. A mortalidade perioperatória é dependente de fatores como idade, função ventricular, débito cardíaco, problemas médicos concomitantes e presença de doença arterial coronariana. No paciente jovem e saudável a TVM pode ser realizada com um risco menor que 5%; entretanto, em pacientes idosos com outras comorbidades ou hipertensão pulmonar em níveis sistêmicos, a mortalidade perioperatória pode ser tão alta quanto 10% a 20%.

A TVM é recomendada para pacientes sintomáticos cuja valva não foi passível de reparo, seja por via percutânea ou cirúrgica, ou quando há regurgitação mitral moderada ou grave associada. As próteses valvares estão associadas com aumento de risco de morbidades por causa de sua deterioração ou pela necessidade de anticoagulação crônica.

Emergências na estenose mitral

As principais situações de emergência na EM são as taquiarritmias (em particular a FA), o edema agudo pulmonar (EAP), os episódios de tromboembolismo e a insuficiência cardíaca congestiva (ICC). Estas condições agravam e instabilizam o quadro clínico da EM, provocando sintomas significativos e por vezes graves, como o quadro de insuficiência respiratória causado pelo EAP e o acidente vascular cerebral (AVC) no tromboembolismo. Estas são condições graves que devem ser encaminhadas ao pronto-socorro ou Unidade de Terapia Intensiva (UTI) para serem abordadas rapidamente.

Fibrilação atrial: uma taquiarritmia diante de uma valva mitral estenosada acaba por aumentar, retrogradamente, o volume e a pressão nas veias pulmonares, ocasionando desde pouca congestão até EAP. Em decorrência da perda da eficácia da contração atrial, a FA, como mencionado anteriormente, também aumenta o risco de desenvolvimento de trombos intracavitários e fenômenos embólicos. O manuseio da FA em pacientes com EM é semelhante ao empregado em pacientes com FA de outras causas. Considerando, nesses casos, que o paciente deverá ser atendido em unidade hospitalar, a fibrilação atrial deverá ser revertida de forma química, nos casos estáveis, ou de forma elétrica (sedação ou anestesia necessárias) quando houver instabilidade hemodinâmica. Em ambos os casos é recomendada a administração de heparina intravenosa antes, durante e depois do procedimento. Após a cardioversão o paciente deve receber terapia anticoagulante por ao menos um mês (mantido na faixa terapêutica recomendada – RNI entre 2,0 e 3,0), se revertido com sucesso, ou enquanto durar a arritmia. Se o paciente não tiver condições ou houver contraindicações para o uso do anticoagulante oral, o mesmo deverá fazer uso do ácido acetilsalicílico (81 a 325 mg/dia).[24] As principais medicações intravenosas utilizadas no Brasil que possuem eficácia comprovada na reversão da FA são a amiodarona e a propafenona. Os BB, os BCC não diidropiridínicos, o sotalol e os digitálicos são menos eficazes ou possuem eficácia não comprovada.

REFERÊNCIAS BIBLIOGRÁFICAS

1. Otto CM, Lind BK, Kitzman DW, et al. Association of aortic-valve sclerosis with cardiovascular mortality and morbidity in the elderly. N Eng J Med. 1999;341:142-7.
2. Palta S, Pai AM, Gill KS, Pai RG. New insights into the progression of aortic stenosis: Implications for secondary prevention. Circulation. 2000;101;2497-502.
3. Bonow et al. Braunwald's Heart Disease: a textbook of cardiovascular medicine. Nineth Edition, 2012. Elsevier Saunders, Philadelphia.
4. Ross J Jr, Braunwald E. Aortic stenosis. Circulation. 1968;37 (supl V):61-7.
5. Pellikka PA, Sarano ME, Nishimura RA, et al. Outcome of 622 adults with asymptomatic, hemodynamically significant aortic stenosis during prolonged follow-up. Circulation. 2005;111:3290-5.
6. Hakki AH, Kimbiris D, Iskandrian AS, et al: Angina pectoris and coronary artery disease in patients with severe aortic valvular disease. Am Heart J. 1980;100:441.
7. Connolly HM, Oh JK, Schaff HV. Severe aortic stenosis with low transvalvular gradient and severe left ventricular dysfunction. Result of aortic valve replacement in 52 patients. Circulation. 2000;101:1940-6.
8. Amato MCM, Moffa PJ, Werner KE, Ramires JAF. Treatment decision in asymptomatic aortic valve stenosis: role of exercise testing. Heart J. 2001;86:381-6.
9. Bonow RO, Carabello BA, Chatterjee K, et al. 2008 Focused Update Incorporated Into the ACC/AHA 2006 Guidelines for the Management of Patients With Valvular Heart Disease: A report of the American College of Cardiology/American Heart Association Task force on practice Guidelines (Writing Committee to Revise the 1998 Guidelines for the Management of Patients With Valvular Heart Disease): Endorsed by the Society of Cardiovascular Anesthesiologists, Society for Cardiovascular Angiography and Interventions, and Society of Thoracic Surgeons. Circulation. 2008;118:e523-e661.
10. Tarasoutchi F, Montera MW, Grinberg M, Barbosa MR, Piñeiro DJ, Sánchez CRM, et al. Diretriz Brasileira de Valvopatias - SBC 2011 / I Diretriz Interamericana de Valvopatias - SIAC 2011. Arq Bras Cardiol. 2011;97(5 supl. 1):1-67
11. Barbosa PJB, Müller RE, Latado AL, Achutti AC, Ramos AIO, Weksler C, et al. Diretrizes Brasileiras para Diagnóstico, Tratamento e Prevenção da Febre Reumática da Sociedade Brasileira de Cardiologia, da Sociedade Brasileira de Pediatria e da Sociedade Brasileira de Reumatologia. Arq Bras Cardiol. 2009;93(3 supl.4):1-18
12. Vahanian A and Palacius IF. Percutaneous approaches to valvular disease. Circulation. 2004;109;1572-9.
13. Clavel MA, Fuchs C, Burwash IG, et al. Predictors of outcomes in low-flow, low-gradient aortic stenosis. Results of the multicenter TOPAS study. Circulation. 2008;118(supl 1):S234-S242.
14. Holmes DR Jr, Mack MJ, Kaul S, et al. 2012 ACCF/AATS/SCAI/STS expert consensus document on transcatheter aortic valve replacement. J Am Coll Cardiol 2012; 59:1200.
15. Leon MB, Smith CR, Mack M, et al. Transcatheter aortic-valve implantation for aortic stenosis in patients who cannot undergo surgery. N Engl J Med 2010; 363:1597.
16. Makkar RR, Fontana GP, Jilaihawi H, et al. Transcatheter aortic-valve replacement for inoperable severe aortic stenosis. N Engl J Med 2012; 366:1696.
17. Popma JJ, Adams DH, Reardon MJ, et al. Transcatheter aortic valve replacement using a self-expanding bioprosthesis in patients with severe aortic stenosis at extreme risk for surgery. J Am Coll Cardiol 2014; 63:1972.

18. Smith CR, Leon MB, Mack MJ, et al. Transcatheter versus surgical aortic-valve replacement in high-risk patients. N Engl J Med 2011; 364:2187.

19. Kodali SK, Williams MR, Smith CR, et al. Two-year outcomes after transcatheter or surgical aortic-valve replacement. N Engl J Med 2012; 366:1686.

20. Adams DH, Popma JJ, Reardon MJ, et al. Transcatheter aortic-valve replacement with a self-expanding prosthesis. N Engl J Med 2014; 370:1790.

21. Abdel-Wahab M, Mehilli J, Frerker C, et al. Comparison of balloon-expandable vs self-expandable valves in patients undergoing transcatheter aortic valve replacement: the CHOICE randomized clinical trial. JAMA 2014; 311: 1503.

22. Thomas M, Schymik G, Walther T, et al. One-year outcomes of cohort 1 in the Edwards SAPIEN Aortic Bioprosthesis European Outcome (SOURCE) registry: the European registry of transcatheter aortic valve implantation using the Edwards SAPIEN valve. Circulation 2011; 124:425.

23. Moat NE, Ludman P, de Belder MA, et al. Long-term outcomes after transcatheter aortic valve implantation in high-risk patients with severe aortic stenosis: the U.K. TAVI (United Kingdom Transcatheter Aortic Valve Implantation) Registry. J Am Coll Cardiol 2011; 58:2130.

24. Transcatheter versus Surgical Aortic-valve Replacement in Righ-Risk patients. For the PARTNER Trial Investigators. N Engl J Med. 2011;364:2187-98

25. ACC/AHA/ESC 2006 Guidelines for the management of patients with atrial fibrillation. Circulation. 2006;114:e257-e354.

26. Rahimtoola SH, Durairaj A, Mehra A, Nuno I. Current Evaluation and management of patients with mitral stenosis. Circulation. 2002;106:1183-8.

27. Nobre F, Serrano CV Jr. Tratado de Cardiologia da SOCESP. Barueri,SP: Manole, 2005.

28. Selzer A, Cohn KE. Natural history of mitral stenosis: a review. Circulation. 1972;45:878-90

29. Kawanishi DT, Rahimtoola SH. Mitral Stenosis. In: Rahimtoola SH. Atlas of heart disease. Valvular heart disease. Vol XI. Philadelphia, Pa: Current Medicine. 1997:8.1-8.24.

30. Wilkins GT, Weyman AE, Abascal VM, Block PC, Palacios IF. Percutaneous balloon dilatation of the mitral valve: an analysis of echocardiographic variables related to outcome and the mechanism of dilatation. Br Heart J. 1988;60(4):299-308.

31. Inoue K, Owaki T, Nakamura T, Kitamura F, Miyamoto N. Clinical application of transvenous mitral commissurotomy by a new balloon catheter. J Thorac Cardiovasc Surg. 1984;87(3):394-402.

32. Vahanian A, Palacius IF. Percutaneous approaches to valvular disease. Circulation. 2004;109;1572-9.

33. Hannoush H, et al. Regression of significant tricuspid regurgitation after mitral ballon valvotomy for severe mitral stenosis. Am Heart J. 2004;148:865-70.

34. Gomes NL, Esteves VBC, Braga SLN, et al. Valvotomia Mitral Percutânea: da Primeira à Terceira Dilatação. Rev Bras Cardiol Invas. 2009;17(2):169-75.

47 capítulo

Alejandro Sánchez Velásquez • Daniele Destro Padua • Dorival Julio Della Togna

Insuficiências Valvares

INSUFICIÊNCIA MITRAL NA SALA DE URGÊNCIA

Introdução

O aparato valvar mitral envolve os folhetos, as cordas tendíneas, os músculos papilares e o anel mitral. Qualquer anormalidade anatômica ou funcional em qualquer dessas estruturas pode causar disfunção do aparelho valvar conduzindo a uma insuficiência mitral aguda, subaguda ou crônica.[1]

Etiologia

As causas mais frequentes de insuficiência mitral incluem: prolapso da valva mitral, cardiopatia reumática, endocardite infecciosa, calcificação do anel mitral, miocardiopatias e cardiopatia isquêmica (Tabela 47.1).

Tabela 47.1 Principais etiologias de insuficiência mitral aguda e crônica.

Insuficiência mitral aguda		Insuficiência mitral crônica	
Alteração do anel mitral	<ul><li>Formação de abscesso por endocardite infecciosa</li><li>Trauma por cirurgia cardíaca valvular</li><li>Problemas técnicos de sutura após cirurgias valvulares ou endocardite infecciosa</li></ul>	Inflamatórias	<ul><li>Cardiopatia reumática</li><li>Lúpus eritematoso sistêmico</li><li>Esclerodermia</li></ul>
Alteração funcional dos folhetos	<ul><li>Perfuração ou obstrução ao fechamento dos folhetos por vegetação na endocardite infecciosa</li><li>Trauma durante valvotomia mitral percutânea</li><li>Mixoma atrial</li><li>Degeneração mixomatosa</li><li>Lesão de Libman-Sacks no lúpus eritematoso sistêmico</li></ul>	Degenerativas	<ul><li>Prolapso da valva mitral com degeneração mixomatosa dos folhetos</li><li>Síndrome de Marfan</li><li>Síndrome de Ehlers-Danlos</li><li>Calcificação do anel mitral</li></ul>
Rotura das cordas tendíneas	<ul><li>Idiopática (espontânea)</li><li>Degeneração mixomatosa (prolapso de valva mitral, síndrome de Marfan ou síndrome de Ehlers Danlos)</li><li>Endocardite infecciosa</li><li>Febre reumática aguda</li><li>Trauma durante valvotomia mitral percutânea</li></ul>	Infecciosas	<ul><li>Endocardite infecciosa</li></ul>
Alteração do músculo papilar	<ul><li>Doença arterial coronariana (disfunção ou rotura)</li><li>Disfunção ventricular esquerda global aguda</li><li>Doenças infiltrativas (ex: amiloidose, sarcoidose)</li></ul>	Estruturais	<ul><li>Rotura de corda tendínea</li><li>Rotura ou disfunção de músculo papilar</li><li>Dilatação de anel valvar por aumento da cavidade ventricular esquerda</li><li>Cardiopatia hipertrófica</li><li>*Leak* protético paravalvar</li></ul>
Alteração primária de prótese valvar	<ul><li>Bioprótese: perfuração ou fratura de folheto</li><li>Prótese mecânica: desproporção prótese-paciente ou fratura</li></ul>	Congênitas	<ul><li>*Clefts* ou fenestrações de valva mitral</li><li>Anormalidades associadas: defeitos dos colchões endocárdicos, fibroelastose endocárdica, transposição das grandes artérias e origem anômala de coronária esquerda</li></ul>

879

Fisiopatologia

A regurgitação mitral (RM) é uma doença valvar que pode evoluir para a descompensação ventricular e necessidade de cirurgia da válvula mitral. A lesão regurgitante mitral sobrecarrega o músculo ventricular esquerdo com um volume excessivo de sangue que leva a uma série de ajustes compensatórios do sistema cardiovascular.[2,3] Estes ajustes variam ao longo do curso da doença e, em estágios avançados, ocorre descompensação do ventrículo esquerdo que leva o paciente a apresentar sinais de insuficiência cardíaca.

As alterações hemodinâmicas na RM aguda são mais graves do que aquelas na RM crônica em parte pela falta de tempo para o átrio esquerdo e ventrículo esquerdo se adaptarem à regurgitação mitral. Isto está em contraste com a RM crônica, cujas adaptações, sobretudo a hipertrofia excêntrica do ventrículo esquerdo, têm tempo para se desenvolver e normalmente preservar a estabilidade hemodinâmica, mantendo o volume efetivo anterógrado do ventrículo esquerdo e o débito cardíaco. O grau de deterioração hemodinâmica da RM aguda depende da etiologia e do grau da mesma, que é muitas vezes dramática e rápida em suas formas iniciais. Um fator importante é o tamanho do átrio esquerdo, que geralmente é normal, a menos que a insuficiência aguda seja sobreposta à RM crônica. Como o átrio esquerdo de tamanho normal não permite acomodar o aumento repentino do volume regurgitante, ocorre uma elevação abrupta da pressão dentro do átrio esquerdo. Esta é imediatamente refletida retrogradamente para a circulação pulmonar, muitas vezes levando à congestão e edema pulmonar. Além disso, pelo fato do ventrículo esquerdo não ser dilatado, o expressivo volume de sangue que reflui através da válvula mitral reduz o débito cardíaco efetivo anterógrado. Apesar de existir um aumento compensatório na frequência cardíaca, o débito cardíaco cai, e pode resultar em choque cardiogênico. A resposta neuro-humoral para a redução do débito cardíaco é um aumento na resistência vascular, agravando a regurgitação. O grau de regurgitação mitral é limitado pela complacência atrial esquerda e esta, quanto maior for, menor pressão gera na circulação pulmonar. No entanto, isso não ocorre na maioria dos casos de RM aguda porque o volume regurgitante é grande e o átrio esquerdo não consegue se adaptar bem. Assim, a intervenção cirúrgica de urgência para reparar ou substituir a válvula é geralmente mandatória.

Há duas alterações hemodinâmicas importantes na RM aguda com sobrecarga de volume do VE: o ventrículo utiliza suas reservas de pré-carga, resultando em um aumento no volume ventricular total, por meio do mecanismo de Frank-Starling; e a baixa resistência para o enchimento do átrio esquerdo na sístole se traduz em um aumento na fração de ejeção e redução do volume sistólico anterógrado. Desta forma, de acordo com a lei de Laplace, a queda no volume sistólico está associada a uma diminuição da carga sistólica (ou seja, pós-carga). Portanto, na RM aguda, uma elevação da pré-carga do VE e uma diminuição na pós-carga resultam em aumentos da fração de ejeção e do volume ventricular.

A principal mudança que ocorre durante a evolução da RM aguda em crônica é a dilatação do ventrículo esquerdo. Assim, a pequena câmara ventricular hipercinética da RM aguda é convertida em uma grande câmara, adequada para oferecer um grande volume ventricular. Isso ocorre por meio de um rearranjo das fibras do miocárdio, com a adição de novos sarcômeros em série e o desenvolvimento de hipertrofia excêntrica. O efeito final das mudanças do VE na RM aguda tende a ser revertido. Apesar do aumento da cavidade ventricular esquerda e da pré-carga, a tensão em nível do sarcômero retorna a níveis normais ou quase normais[4] e a sobrecarga sistólica característica da RM aguda é gradualmente substituída pelo estresse sistólico normal da parede com o consequente aumento do volume sistólico.[5]

Assim, o volume sanguíneo total observado na regurgitação mitral crônica compensada "é mediado por um desempenho normal de cada unidade funcional da circunferência ventricular esquerda dilatada".[6] Em outras palavras, a contratilidade do VE, condições de carga e a fração de ejeção permanecem dentro da faixa de normalidade apesar do grande volume diastólico final; além disso, a dilatação atrial esquerda contribui para uma diminuição da pressão venosa pulmonar. Durante esta fase compensada da doença, a maioria dos pacientes permanece assintomática. Os distúrbios do ritmo cardíaco são incomuns, e a correção cirúrgica é geralmente adiada.

Apesar desses pacientes aparentemente não apresentarem sintomas, a tolerância ao exercício e a capacidade funcional encontram-se geralmente comprometidas e reduzidas. O grau de comprometimento funcional é, no entanto, um guia confiável para a severidade da doença e da disfunção ventricular esquerda. Em tais pacientes, a falta de condicionamento físico contribui para o comprometimento funcional.

Um fugaz e mal compreendido aspecto da fisiopatologia da RM é a natureza da transição do paciente compensado para um estado descompensado. Essa mudança pode ocorrer como consequência de aumentos progressivos no volume regurgitante e/ou no tamanho da câmara ventricular. Esse estado é caracterizado por alargamento ventricular substancial e progressivo, com aumento da pressão diastólica, aumento do estresse sistólico de parede e diminuição da fração de ejeção; esta última decorrente de um estado de depressão contrátil e de uma pós-carga excessiva. Essas mudanças no tamanho e função do ventrículo esquerdo são frequentemente acompanhadas de aumento atrial progressivo, arritmias atriais, hipertensão pulmonar e, eventualmente, sinais e sintomas de insuficiência cardíaca congestiva.

Alguns pacientes sentem fadiga, limitação ao exercício ou mesmo dispneia durante esta transição. Neles, a decisão de prosseguir com a cirurgia é relativamente fácil e os resultados são geralmente bons. Outros pacientes, no entanto, podem continuar assintomáticos ao longo do período de transição e mostrar evidências de disfunção do VE com mínimo ou nenhum sintoma. Nos pacientes que chegaram a uma fase descompensada avançada, em que o ventrículo esquerdo e a disfunção atrial tornam-se irreversíveis, a cirurgia corretiva da valva mitral pode não trazer resultados satisfatórios, podendo mesmo ser contraindicada nos casos mais graves.

Quadro clínico

A RM aguda em geral se apresenta como uma emergência cardíaca, com o aparecimento súbito e rápida progressão de edema pulmonar, hipotensão e sinais e sintomas de choque cardiogênico. Em alguns casos, a resultante hipertensão pulmonar leva à insuficiência cardíaca direita aguda. A apresentação pode não ser tão dramática se o quadro agudo for sobreposto à RM crônica ou o paciente é mais jovem e fisicamente apto. Tais pacientes podem se apresentar sob a forma subaguda no consultório, e não na Sala de Emergência. No entanto, podem notar aparição repentina e/ou agudização dos sintomas de insuficiência cardíaca associadas a um estado de mal-estar secundário a baixo débito, com crescente dispneia aos esforços, fadiga e fraqueza.

O paciente com RM aguda chega à sala de urgência frequentemente em edema pulmonar e sem evidência de má perfusão tecidual, associado à vasoconstrição periférica, palidez e sudorese.

Exame físico: o pulso arterial é geralmente rápido e de baixa amplitude, em decorrência da redução do fluxo sanguíneo anterógrado. Quando há um aumento associado na pressão das câmaras direitas ocorre estase jugular, que pode ser pulsátil, apresentando ondas "v" bem visíveis se a pressão elevada do ventrículo direito ocasionar insuficiência tricúspide.

A palpação do *ápex* cardíaco revela-se hiperdinâmica e com um diâmetro normal, já que o tamanho do ventrículo esquerdo for geralmente normal. Se, no entanto, a regurgitação aguda é sobreposta à RM crônica, o impulso cardíaco pode ser deslocado para a esquerda em razão do alargamento do ventrículo esquerdo subjacente. Há muitas vezes um precórdio hiperdinâmico com elevação do ventrículo direito, decorrente do aumento agudo da pressão dentro desta câmara e pelo desenvolvimento de regurgitação tricúspide.

O sopro de regurgitação mitral aguda pode ser precoce, mesossistólico ou holossistólico. Entretanto, desde que a pressão dentro do átrio esquerdo aumente significativamente durante a sístole ventricular e o gradiente de pressão entre o átrio e o ventrículo esquerdo diminua ou desapareça no final da sístole, o sopro sistólico é geralmente suave, de baixa frequência e decrescendo, terminando antes do componente aórtico da segunda bulha.

Quando presente, o sopro é muitas vezes melhor auscultado ao longo da borda esternal esquerda e na base do coração, podendo irradiar-se para o dorso. Pode ser confundido com um defeito do septo ventricular agudo que, como a RM aguda, pode ser uma complicação do infarto agudo do miocárdio. A terceira bulha é comumente encontrada, mas pode ser difícil de ser avaliada se o paciente estiver taquicárdico. Com o desenvolvimento de hipertensão pulmonar, o P2 e o aumento na intensidade dos murmúrios de regurgitação pulmonar e tricúspide podem ser apreciados.

Aproximadamente 50% dos pacientes com RM aguda moderada a grave não têm sopro audível, sobretudo aqueles com RM isquêmica.[7-9] Como exemplo, um estudo baseado numa série de 773 pacientes que se submeteram à avaliação ecocardiográfica no prazo de 30 dias após um episódio de infarto do miocárdio, constatou que 89 tinham RM moderada a grave, e 28 desses pacientes (31%) não apresentavam murmúrio.[7] O mecanismo que justifica a RM silenciosa é um gradiente de pressão sistólico relativamente baixo entre o ventrículo esquerdo e o átrio esquerdo, em razão da combinação de baixa pressão arterial sistêmica e elevação da pressão atrial esquerda. Além disso, a transmissão acústica do sopro pode ser obscurecida pela obesidade e o desconforto respiratório. Assim, a ausência de um sopro sistólico não permite excluir o diagnóstico de RM aguda grave.

Exames complementares

Os exames que devem ser realizados em pacientes com RM aguda são: eletrocardiograma, radiografia de tórax, ecocardiograma e, em alguns pacientes, angiografia coronária.

- **Eletrocardiograma:** geralmente não há alterações eletrocardiográficas especificamente associadas à RM aguda. Pode haver, contudo, mudanças que refletem a etiologia, como um infarto agudo do miocárdio, hipertrofia ventricular esquerda ou aumento da onda P refletindo uma RM crônica subjacente.
- **Radiografia de tórax:** revela geralmente um tamanho normal de silhueta cardíaca esquerda, com imagens pulmonares sugestivas de congestão e edema pulmonar. Um aumento do ventrículo esquerdo e átrio pode estar presente se a RM crônica esteve presente antes do evento agudo.
- **Ecocardiograma:** o ecocardiograma transtorácico, muitas vezes realizado na beira do leito, pode demonstrar a disfunção do aparato mitral e fornecer uma avaliação semiquantitativa da gravidade da lesão regurgitante (Figura 47.1). Entretanto, pode subestimar o grau de refluxo por imagens inadequadas do jato de fluxo colorido. O ecocardiograma transesofágico também pode ser realizado se houver dúvidas sobre a morfologia do aparato mitral ou a gravidade da regurgitação.

Índices ecocardiográficos e angiográficos do tamanho e função do ventrículo esquerdo desempenham um papel fundamental na definição de um ventrículo descompensado. O estado de descompensação não é baseado na estimativa semiquantitativa da gravidade da regurgitação obtida a partir de cinecoronariografia ou ecocardiografia Doppler. Pesquisadores clínicos têm estudado as mudanças tempo-

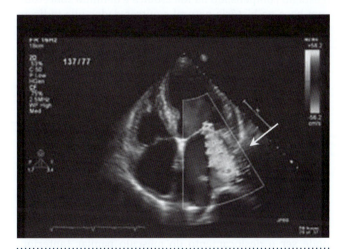

■ **Figura 47.1** Ecocardiograma transtorácico evidenciando regurgitação mitral importante de etiologia isquêmica (seta).

rais no tamanho e função ventricular esquerda antes e após a substituição da válvula mitral em pacientes com RM crônica.[10, 11] Aproximadamente 75% dos pacientes estudados apresentaram um declínio na dimensão da câmara ventricular esquerda no pós-operatório e uma regressão significativa da hipertrofia do VE. Os pacientes restantes, por sua vez, tiveram aumento persistente do ventrículo esquerdo e disfunção sistólica pós-operatória. Estes dois grupos tinham índices pré-operatórios de tamanho do ventrículo esquerdo e função ventricular esquerda diferentes. Em particular, os pacientes com alto risco de apresentar uma resposta ventricular subótima ou ruim após substituição da válvula mitral podem ser identificados pelos seguintes parâmetros ecocardiográficos pré-operatórios:

- Diâmetro diastólico final do VE superior a 70 mm;
- Diâmetro sistólico final do VE superior a 47 mm;
- Fração de ejeção do VE deprimida.

A ecocardiografia de estresse tem sido usada para predizer a função ventricular esquerda após o reparo da valva mitral.[12] Pacientes com fração de ejeção abaixo de 50% no pós-operatório foram comparados com aqueles com valores mais elevados. Os pacientes com fração de ejeção pós-operatória inferior a 50% tinham fração de ejeção pré-operatória significativamente menor (57% contra 73%, $p < 0,0005$), maior índice de volume sistólico final ao exercício (32 cm^3 versus 18 cm^3/m^2), $p < 0,0005$), e menor alteração na fração de ejeção com o exercício (diminuição de 4% versus 9%). Um índice de volume sistólico final ao exercício acima de 25 cm^3/m^2 foi o melhor preditor de disfunção ventricular esquerda pós-operatória (sensibilidade e especificidade de 83%).

Os pacientes que apresentam um ou mais destes marcadores de descompensação ventricular estão em alto risco de persistência de dilatação do ventrículo esquerdo no pós-operatório, bem como de persistência de disfunção ventricular, e um resultado clínico ruim ou subótimo. Embora estas considerações não identifiquem o momento ideal para a substituição ou reparação da válvula mitral, permitem ao clínico prever a resposta do VE para a cirurgia corretiva e, desta forma, proporcionam uma visão das opções de tratamento cirúrgico ou não cirúrgico.[13] Por outro lado, o estágio compensado na RM crônica é definido sobretudo com base na história natural e outros dados que indicam um prognóstico benigno, como quando o diâmetro diastólico final do VE é inferior a 60 mm e o diâmetro sistólico final é inferior a 40 mm.[14] Reconhecendo que estes estudos e suas implicações prognósticas não foram estatisticamente validados de forma prospectiva, eles devem ser usados apenas como orientação geral em uma análise de decisão, que inclui outros dados clínicos e de exames complementares.

Ecocardiografia de esforço: a maioria dos pacientes com RM grave aguda tem comprometimento hemodinâmico. Dessa forma, o teste ergométrico não é apropriado. No entanto, em pacientes com insuficiência mitral de etiologia isquêmica, a regurgitação que é trivial em repouso pode tornar-se grave com o exercício.

O mecanismo de agravamento da RM com o exercício pode ser o deslocamento do músculo papilar (anteriormente conhecido como disfunção do músculo papilar) ou alterações na orientação do músculo papilar decorrentes da hipocinesia da parede do ventrículo esquerdo subjacente. No entanto, o agravamento da RM com o exercício pode ocorrer na ausência de isquemia detectável, como evidenciado pela ausência de dor torácica ou ECG típico em alguns pacientes.[15] Tais pacientes podem apresentar-se com edema pulmonar agudo e com pior prognóstico.

Cateterismo cardíaco: em pacientes selecionados com RM aguda que se encontram hemodinamicamente estáveis, a angiografia coronariana pode ser realizada antes da intervenção cirúrgica para detecção de estenoses significativas que podem, geralmente, ser revascularizadas no momento da cirurgia da valva mitral, acrescentando baixa morbidade ou mortalidade.[16]

A Associação Americana de Cardiologia, juntamente com o Colégio Americano, publicou nas diretrizes de doença valvar as recomendações para a angiografia coronária antes da cirurgia valvar.[16, 17]

A ventriculografia esquerda é geralmente evitada no momento do cateterismo em virtude da carga de contraste em um paciente já comprometido. Além disso, a angiografia ventricular raramente é necessária nos dias de hoje, pois o ecocardiograma é facilmente disponível.

Se a ventriculografia for realizada, o ventrículo esquerdo, como também o átrio esquerdo, são muitas vezes de tamanho normal (a menos que haja RM crônicas preexistentes) e o ventrículo esquerdo é hiperdinâmico. Existe opacificação imediata, completa e geralmente persistente do átrio esquerdo no primeiro tempo após a injeção ventricular (Figura 47.2). Opacificação das veias pulmonares também é frequente em decorrência das altas pressões atriais durante a sístole.

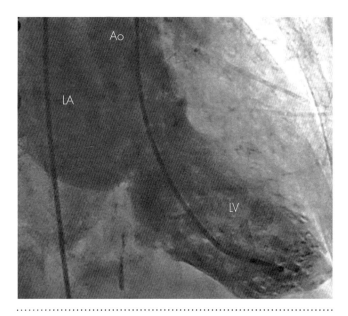

■ **Figura 47.2** Ventriculografia evidencia presença de contraste em LA (Átrio Esquerdo) após LV (Injeção Ventricular).

Tratamento

A RM aguda é uma emergência médica e, na maioria dos casos o tratamento definitivo é a intervenção cirúrgica.

O principal objetivo da terapia médica em RM aguda é estabilizar o paciente antes da cirurgia. O nitroprussiato intravenoso pode reduzir a RM, pois diminui a resistência vascular sistêmica, reduzindo a sobrecarga e o diâmetro ventricular esquerdo,[18-20] gerando, portanto, um aumento no débito cardíaco anterógrado e diminuição da congestão pulmonar. Isso pode estar associado a uma melhora na *performance* sistólica do ventrículo esquerdo e uma redução no consumo de oxigênio pelo miocárdio.

O nitroprussiato não deve ser administrado como monoterapia em pacientes que se apresentam hipotensos. Alguns benefícios podem ser obtidos inicialmente pela administração concomitante de um agente inotrópico, como a dobutamina, ou a inserção de um balão intra-aórtico,[16] o qual pode ser mantido no período pós-operatório até se conseguir estabilização hemodinâmica. Nestes pacientes o balão intra-aórtico diminui o volume regurgitante e a pressão de enchimento ventricular esquerda, aumentando o débito cardíaco anterógrado e a pressão arterial média.

O risco da cirurgia é alto quando a RM é aguda, com mortalidade de até 50%.[21-24] No entanto, o momento exato e o risco da intervenção cirúrgica dependem da etiologia da RM. Em um estudo multicêntrico de cirurgia de regurgitação mitral aguda grave em 279 pacientes, a mortalidade geral em 30 dias foi de 23%, e a sobrevida em 15 anos foi de 67%. Todos os 279 pacientes encontravam-se hemodinamicamente instáveis antes da cirurgia. A plastia valvar foi realizada em 27%, com substituição da válvula no grupo restante. A causa da regurgitação foi isquêmica em 45%, doença mixomatosa da valva mitral em 26%, e endocardite em 28%. Preditores multivariáveis de mortalidade em 30 dias foram infarto agudo do miocárdio, endocardite aguda, choque, disfunção ventricular esquerda e doença coronariana.[25]

A ruptura espontânea de cordoalha muitas vezes pode ser tratada precocemente com o reparo da valva mitral[26] (Figura 47.3). Em comparação à substituição da válvula, o reparo está associado a uma menor mortalidade operatória, melhor preservação da função ventricular esquerda e melhor sobrevida em longo prazo. Além disso, os riscos do implante de uma prótese valvar e da necessidade de anticoagulação são evitados.

Em pacientes portadores de endocardite infecciosa, a maioria dos centros preconiza a intervenção cirúrgica precoce naqueles com RM aguda e insuficiência cardíaca. As metas são evitar danos valvares progressivos e a formação de abscessos perivalvares (Figura 47.4). Não está definido até o momento que adiar a cirurgia diminui o risco de infecção recorrente.

A reparação da válvula é preferível, mas nem sempre é possível, dependendo da extensão da destruição tecidual (Figura 47.5). Em uma revisão de 53 pacientes com RM decorrente da endocardite, a válvula foi reparada em 40% com uma mortalidade operatória de 0% e, em contraste, a mortalidade foi de 13% naqueles que necessitaram de troca valvar.[27] Resultados similares foram observados em uma série de 78 pacientes com endocardite e RM: o reparo da válvula foi possível em 81% e a mortalidade operatória foi de apenas 3%.[28] Em uma metanálise de 24 estudos de cirurgia para endocardite, um total de 470 (39%) pacientes foram submetidos ao reparo da válvula e 724 (61%) foram submetidos à

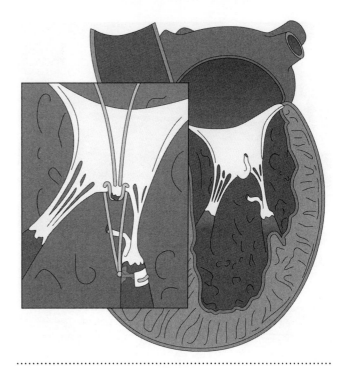

■ **Figura 47.3** Ruptura de cordoalha da valva mitral, com destaque para o reparo cirúrgico.

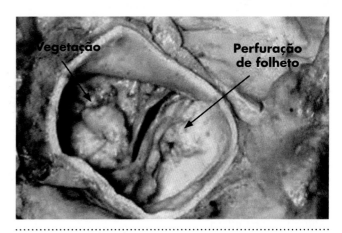

■ **Figura 47.4** Valva mitral apresenta endocardite bacteriana complicada (perfuração de folheto).

troca valvar. O reparo da válvula foi associado a uma menor mortalidade precoce (2,3% *versus* 14,4%) e a longo prazo (7,8% *versus* 40,5%), menores índices de reoperação precoce e endocardite recorrente (1,8% *versus* 7,3%).[29]

O ACC/AHA *(American College of Cardiology/American Heart Association)* 2014 recomenda que, no contexto de infecção ativa, o reparo da valva mitral deve ser realizado, se possível, pois a substituição da válvula mitral está associada a um maior risco de infecção de materiais protéticos.[16]

Em pacientes com RM isquêmica aguda, o tratamento depende da etiologia exata da disfunção valvar.[30] Entre os pacientes com RM aguda decorrente da isquemia miocárdica, revascularização percutânea pode levar à resolução da RM.[31, 32] Nesses pacientes, a terapia medicamentosa e o

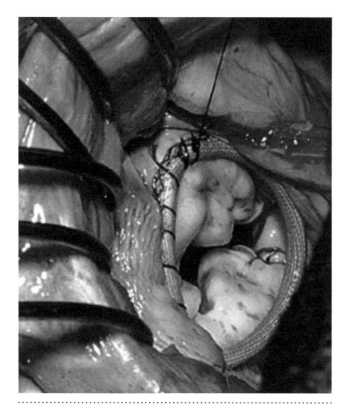

Figura 47.5 Reparo da valva mitral (anuloplastia).

uso do balão intra-aórtico podem ser empregados durante o episódio agudo, com o desmame dessas modalidades conforme a melhoria da função miocárdica.

Em contrapartida, a intervenção cirúrgica é necessária quando se diagnostica ruptura do músculo papilar ou de um folheto mitral em decorrência da endocardite ou doença mixomatosa.[21-24] Devemos salientar que o músculo papilar posteromedial é suprido por ramos terminais da coronária descendente posterior e é mais vulnerável à isquemia que o músculo papilar anterolateral, o qual usualmente é suprido por ramos da descendente anterior esquerda e circunflexa.

O risco da cirurgia é alto nesses pacientes, com uma taxa de mortalidade operatória de cerca de 50%; no entanto, o resultado é ainda pior com a terapia clínica isolada, apresentando uma mortalidade de 75% em 24 horas e 95% dentro de duas semanas após a ruptura completa do músculo papilar.[33, 34] Os fatores de risco para a pior evolução após a cirurgia são idade, sexo feminino e disfunção sistólica ventricular esquerda.[35] Em alguns pacientes, o risco de intervenção cirúrgica pode ser tão elevado que a mesma seria inútil. Com o uso da ecocardiografia, a ruptura parcial do músculo papilar pode ser reconhecida facilmente. O prognóstico nesses pacientes depende da extensão do dano miocárdico e da gravidade da regurgitação mitral. Com a ruptura parcial do músculo papilar, alguns cirurgiões preferem estabilizar o paciente e a cirurgia se prorroga geralmente de seis a oito semanas após o infarto do miocárdio, para evitar a manipulação de tecido necrótico do miocárdio. No entanto, muitos pacientes não podem ser estabilizados e a intervenção cirúrgica deve ser considerada. A reparação da válvula também é a estratégia preferida, mas a necrose miocárdica local pode requerer a substituição da válvula.[36]

REGURGITAÇÃO AÓRTICA

Introdução

A forma aguda da regurgitação aórtica (RA), também chamada de insuficiência aórtica, é geralmente uma emergência médica decorrente da incapacidade do ventrículo esquerdo em se adaptar ao rápido aumento no volume diastólico final causado pelo volume regurgitante (Figura 47.6). Se não corrigida cirurgicamente, a RA aguda geralmente resulta em choque cardiogênico. Em contraste, os sintomas de insuficiência cardíaca na RA crônica ocorrem tardiamente no curso da doença, uma vez que a dilatação progressiva do ventrículo esquerdo e os mecanismos compensatórios estabilizam as anormalidades hemodinâmicas decorrentes do aumento crônico do volume diastólico ventricular esquerdo.

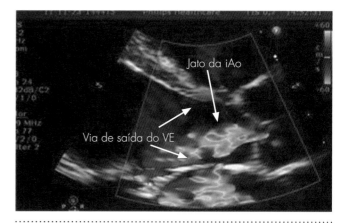

Figura 47.6 Refluxo aórtico ao ecocardiograma transtorácico.
iAo (Insuficiência Aórtica); VE (Ventrículo Esquerdo).

Etiologia

As causas mais comuns de RA aguda são a endocardite e dissecção aórtica. Estes dados foram ilustrados em um estudo unicêntrico de revisão de 268 adultos encaminhados para substituição da válvula aórtica por RA isolada, sendo que 18% dos pacientes apresentavam RA aguda.[37] Todos os casos foram resultantes da endocardite ativa (56%) ou da dissecção aguda da aorta (44%).

- **Endocardite infecciosa:** leva à RA sobretudo por destruição e perfuração do folheto acometido. Além disso, abscessos perivalvares podem romper-se no ventrículo esquerdo, átrio esquerdo ou para via de saída do ventrículo direito, gerando um quadro clínico que mimetiza regurgitação aórtica aguda (Figura 47.7).
- **Dissecção aórtica:** pode ocasionar a RA por dois mecanismos: dilatação das cavidades com coaptação incompleta dos folhetos no centro da valva, ou extensão da dissecção para a base do folheto, resul-

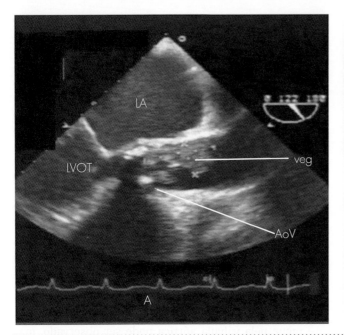 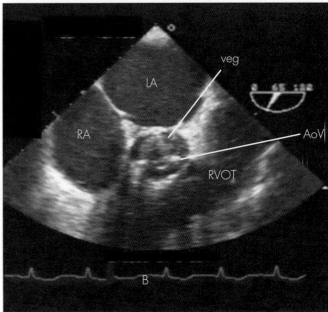

■ **Figura 47.7** Extensa vegetação bacteriana de valva aórtica ao ecocardiograma transesofágico. Veg (Vegetação); LA (Átrio Esquerdo), AoV (Valva Aórtica); LVOT (Via de Saída do Ventrículo Esquerdo); RA (Átrio Direito), RVOT (Via de Saída do Ventrículo Direito).

tando em uma deiscência do folheto da válvula. Os pacientes portadores de válvula aórtica bicúspide têm maior risco de dissecção aórtica (Figura 47.8).[38]

- **Ruptura de uma válvula com fenestração congênita**: a válvula com fenestração congênita pode romper-se no segmento de sobreposição dos folhetos no local de fechamento, resultando em insuficiência aguda grave.[39]
- **Ruptura traumática dos folhetos da válvula**: pode ocorrer após lesão, desaceleração ou trauma no tórax.[40,41]
- **Iatrogênica**: causas iatrogênicas incluem o reparo cirúrgico da válvula ou após valvotomia percutânea com balão.[42]

Fisiopatologia

Na RA crônica, a sobrecarga de volume do ventrículo esquerdo está associada a um aumento gradual no tamanho do mesmo, que mantém um débito cardíaco anterógrado normal, apesar do fluxo regurgitante da valva, levando a uma pressão diastólica ventricular esquerda normal. Entretanto, a cavidade ventricular esquerda dilatada associada a um aumento do estresse sistólico de parede resulta em aumento da pós-carga e estímulo para posterior hipertrofia. Portanto, na RA o quadro hemodinâmico central é uma combinação de sobrecarga de volume e pressão, resultando em hipertrofia excêntrica (adição de sarcômeros em paralelo) e concêntrica (adição de sarcômeros em série).

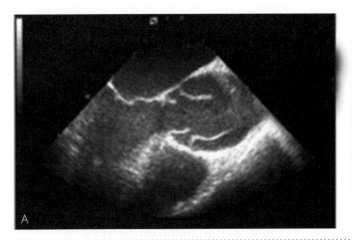 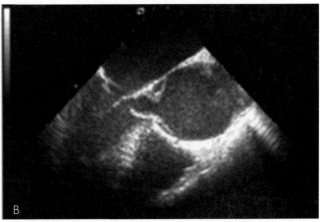

■ **Figura 47.8** Dissecção aórtica tipo A ao ecocardiograma transesofágico. Nota-se *flapping* da íntima se movendo na sístole (**A**) e diástole (**B**). Durante a diástole a valva aórtica se mantém aberta.

Em contrapartida, na RA aguda o volume regurgitante preenche um pequeno ventrículo esquerdo que não teve tempo de dilatar-se, resultando em um aumento agudo na pressão diastólica ventricular esquerda e queda no débito cardíaco anterógrado.

Podemos descrever os eventos fisiopatológicos que se sucedem na RA aguda da seguinte forma:

- O ventrículo esquerdo não pode aumentar agudamente o volume ejetado, resultando em um declínio no volume sistólico e débito cardíaco anterógrado. O declínio no volume de ejeção anterógrado pode ser agravado pelo encurtamento no tempo de enchimento diastólico, em virtude da combinação de fechamento precoce da valva mitral (decorrente da elevada pressão diastólica final) e taquicardia (causada por uma diminuição do fluxo anterógrado e do débito cardíaco). O efeito final é frequentemente grave hipotensão e choque cardiogênico.
- A pressão diastólica ventricular esquerda aumenta acentuadamente, podendo ocorrer equalização da pressão diastólica final aórtica com as pressões do ventrículo esquerdo nos casos graves. A elevada pressão diastólica final do ventrículo esquerdo leva à elevação nas pressões do átrio esquerdo e venosas pulmonares, que podem conduzir ao edema pulmonar.

Estes efeitos podem ser mais pronunciados nos pacientes com uma cavidade ventricular esquerda pequena decorrente da hipertrofia ventricular esquerda preexistente, como na dissecção aórtica em doentes com hipertensão arterial sistêmica ou RA aguda após valvotomia por balão para estenose aórtica congênita[16] ou adquirida.

Quadro clínico

A RA aguda grave em geral apresenta-se catastroficamente com colapso cardiovascular súbito. Os sintomas também estão relacionados com a causa da RA aguda (como os sinais e sintomas de endocardite ou dissecção da aorta). No entanto, em alguns casos a RA aguda é o primeiro indício que sugere um desses diagnósticos. A dissecção aórtica deve sempre ser suspeitada em pacientes com sopro de RA e dor no peito ou nas costas. Como será descrito, muitos dos achados característicos da RA crônica são menos proeminentes ou estão ausentes no exame físico e na avaliação por métodos de imagens em pacientes com RA grave.

Exame físico: manifestações de choque cardiogênico predominam geralmente em pacientes com RA aguda grave. Estes incluem hipotensão grave, palidez, sudorese, cianose e outros sinais de vasoconstrição periférica. A pressão de pulso é normal ou pode ser baixa, mas o pulso é geralmente fraco e rápido. Frequentemente o ápice cardíaco não é deslocado e apresenta-se hiperdinâmico. Nos casos de dissecção aórtica, uma desigualdade de pulsos e da pressão arterial entre os braços direito e esquerdo pode ser observada. No entanto, estas alterações no exame físico podem não ocorrer nos casos de hipotensão profunda.

As manifestações periféricas crônicas da RA, como sinal de Traube, sopro de Duroziez, e o pulso em martelo de água (Corrigan), são menos aparentes ou podem estar totalmente ausentes na RA aguda, pois o volume de ejeção ventricular esquerdo e o enchimento diastólico não aumentam com a insuficiência aguda. Como resultado está ausente a ascensão e queda abrupta da pressão arterial vista na RA.

À ausculta cardíaca pode-se notar:

- O fechamento precoce da valva mitral geralmente produz uma B1 suave ou ausente, o que ocasionalmente pode ser auscultado na metade da diástole;
- O componente aórtico da B2 é frequentemente suave, enquanto o P2 é em geral aumentado, refletindo a hipertensão pulmonar;
- A terceira bulha é frequentemente auscultada, porém o B4 é ausente.

Em contraste com o sopro descendente agudo holodiastólico da RA crônica, o sopro na RA aguda é de baixa frequência, diastólico e precoce (logo após o início da B2). O sopro, porém, pode não ser auscultado quando o gradiente diastólico entre a aorta e o ventrículo esquerdo diminui.

Um sopro sistólico resultante do aumento do volume de sangue pela válvula aórtica pode ser observado, mas normalmente não é forte. A combinação de um murmúrio sistólico e diastólico suave e de baixa frequência geralmente produz um sopro sistodiastólico nos focos da base em pacientes com RA aguda.

EXAMES COMPLEMENTARES

- **Eletrocardiograma:** não há alterações eletrocardiográficas específicas na RA aguda. Alterações inespecíficas do ST e da onda T são comuns em decorrência da acentuada elevação nas pressões do ventrículo esquerdo. Se a RA aguda é resultante da dissecção aórtica, o envolvimento da artéria coronária direita pode resultar em achados eletrocardiográficos sugestivos de isquemia miocárdica.
- **Radiografia de tórax:** o tamanho do átrio e ventrículo esquerdo geralmente é normal na RA aguda, embora possa haver um discreto aumento da silhueta cardíaca à custa do ventrículo esquerdo. Evidências radiográficas de insuficiência cardíaca e edema pulmonar incluem a redistribuição do fluxo sanguíneo para os lobos superiores e aumento no tamanho e quantidade da vasculatura pulmonar. Na RA aguda causada por dissecção da aorta a silhueta cardíaca pode estar significativamente aumentada em virtude do derrame pericárdico, e o mediastino alargado pode resultar de dilatação da raiz aórtica (Figura 47.9).
- **Ecocardiografia:** é de alto valor diagnóstico na RA aguda. O Doppler colorido demonstra o refluxo de sangue através da válvula aórtica em diástole, mas raramente é necessário para calcular o volume regurgitante ou área do orifício regurgitante. Em vez disso, a presença de RA aguda baseia-se nos seguintes resultados:[16, 43]
  - Largura da vena contracta (segmento mais estreito do jato de fluxo em cores) > 6 mm;
  - Sinal do Doppler contínuo intenso com queda diastólica abrupta (PHT < 200 ms);

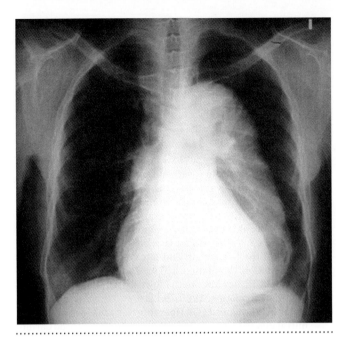

Figura 47.9 RX de tórax na dissecção aórtica: alargamento do mediastino.

- Presença de fluxo reverso holodiastólico na aorta descendente torácica e abdominal proximal (Figura 47.10).

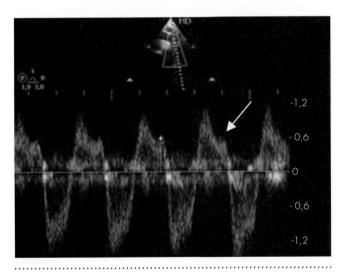

Figura 47.10 Doppler pulsado no segmento proximal da aorta descendente ao ecocardiograma transtorácico: presença de fluxo reverso holodiastólico indicando insuficiência aórtica grave (seta).

A ecocardiografia também permite a avaliação do tamanho do ventrículo esquerdo e sua função sistólica, que geralmente são normais na regurgitação aguda, além de fornecer informações sobre a possível causa da disfunção da válvula (como dilatação da aorta e/ou dissecção ou a presença de vegetações valvares). A imagem transesofágica é mais precisa do que a imagem transtorácica para ambos os diagnósticos.

Outras modalidades de imagem: no paciente com RA aguda e suspeita de dissecção aórtica, a tomografia computadorizada ou o ecocardiograma transesofágico podem ser realizados e apresentam sensibilidade e especificidade semelhantes. No caso da RA por dissecção aórtica, a tomografia computadorizada pode ajudar a delinear a anatomia, identificando o *flap* intimal, bem como o local e a extensão da dissecção e do possível envolvimento dos ramos principais da árvore coronariana. As imagens de ressonância magnética (RM) são de menor utilidade no quadro agudo em razão da necessidade e dificuldade de colocar o paciente no aparelho de *scanner*. Em casos selecionados, a ventriculografia também pode ser útil para o diagnóstico da regurgitação aórtica em pacientes com DAC.

Em decorrência da gravidade da condição clínica do paciente e das alterações hemodinâmicas na RA aguda grave, geralmente não é possível realizar cateterismo cardíaco ou angiografia de contraste, porém, se for realizada, a ventriculografia esquerda geralmente se mostra normal, mas uma injeção de contraste na raiz da aorta revela a RA. Quando a RA é resultante da dissecção, a raiz é alargada e uma luz verdadeira e falsa pode ser visualizada.

Tratamento

O tratamento da RA aguda grave é a substituição da válvula aórtica de emergência. Se houver qualquer atraso na cirurgia, a estabilização pode ser tentada em unidade de terapia intensiva com vasodilatadores intravenosos, tais como nitroprussiato e, possivelmente, inotrópicos como dopamina ou dobutamina, em uma tentativa de reforçar o fluxo anterógrado e diminuir a pressão diastólica final do ventrículo esquerdo.[16] Apesar do tratamento intensivo a mortalidade é alta e decorrente de edema pulmonar, arritmias ventriculares, dissociação eletromecânica ou colapso circulatório. Os betabloqueadores, apesar de frequentemente indicados no tratamento da dissecção de aorta, são contraindicados ou utilizados com muita cautela na RA aguda, por diminuírem a taquicardia reflexa compensatória.

Nos pacientes com endocardite e RA grave, a cirurgia não deve ser adiada, sobretudo se houver hipotensão, congestão pulmonar ou baixo débito cardíaco. O balão intra-aórtico está contraindicado porque a insuflação do balão na diástole pioraria o grau da RA.

Quanto ao manuseio da RA aguda leve, a conduta vai depender da etiologia: nos casos de dissecção aórtica, a RA é reparada no momento da cirurgia para a dissecção; quando decorrente da endocardite, a antibioticoterapia pode ser suficiente para o tratamento, a menos que o paciente tenha outra indicação para a substituição da válvula.[16]

A abordagem cirúrgica depende da causa da RA, que vai desde o implante de uma prótese aórtica valvulada nos casos de dissecção até o reparo da válvula ou mesmo sua troca se a causa for uma fenestração rota.

Um modelo de risco para mortalidade intra-hospitalar após substituição da válvula mitral e/ou reparo da válvula aórtica foi desenvolvido utilizando dados da *Society of Cardiothoracic Surgeons* da Grã-Bretanha e da Irlanda, em

16.679 pacientes, e validado em uma coorte subsequente de 16.160 pacientes.[44] O modelo incluiu múltiplos fatores e foi capaz de estratificar os pacientes com risco de mortalidade entre 0,2 (escore de risco de 0) e 52,9% (escore de risco 25). A cirurgia de urgência ou emergência, como seria realizada para a RA aguda, acrescentou dois e sete pontos, respectivamente, para o escore de risco. Os fatores de risco identificados e a mortalidade observada coincidem com grande parte da literatura anterior. Há, no entanto, algumas limitações: endocardite infecciosa foi excluída do modelo, uma vez que foi observada em menos de 50% das instituições participantes.

REFERÊNCIAS BIBLIOGRÁFICAS

1. Carabello BA. Progress in mitral and aortic regurgitation. Curr Probl Cardiol. 2003;28:553.
2. Gaasch WH, Levine HJ, Zile MR. Chronic aortic and mitral regurgitation: Mechanical consequences of the lesion and the results of surgical correction. In: Gaasch WH, Levin HJ. The ventricle. Boston: Martinus Nijhoff Publishing, 1985. p. 237.
3. Gaasch WH, O'Rourke RA, Cohn LH, Rackley CE. Mitral valve disease. In:Schlant RC, Alexander RW. Hurst's The Heart. New York: McGraw Hill, 1993. p. 1483.
4. Ross J Jr, Sonnenblick EH, Taylor RR, et al. Diastolic geometry and sarcomere lengths in the chronically dilated canine left ventricle. Circ Res. 1971;28:49.
5. Gaasch, WH, Zile, MR. Left ventricular function after surgical correction of chronic mitral regurgitation. Eur Heart J. 1991;12(B):48.
6. Ross J Jr. Adaptations of the left ventricle to chronic volume overload. Circ Res. 1974;35:suppl II:64-70.
7. Bursi F, Enriquez-Sarano M, Nkomo VT, et al. Heart failure and death after myocardial infarction in the community: the emerging role of mitral regurgitation. Circulation. 2005;111:295.
8. Tcheng JE, Jackman JD, Nelson CL, et al. Outcome of patients sustaining acute ischemic mitral regurgitation during myocardial infarction. Ann Intern Med. 1992;117:18.
9. Stone GW, Griffin B, Shah PK, et al. Prevalence of unsuspected mitral regurgitation and left ventricular diastolic dysfunction in patients with coronary artery disease and acute pulmonary edema associated with normal or depressed left ventricular systolic function. Am J Cardiol. 1991;67:37.
10. Schuler G, Peterson KL, Johnson A, et al. Temporal response of left ventricular performance to mitral valve surgery. Circulation. 1979;59:1218.
11. Zile MR, Gaasch WH, Carroll JD, Levine HJ. Chronic mitral regurgitation: Predictive value of preoperative echocardiographic indices of left ventricular function and wall stress. J Am Coll Cardiol. 1984;3:235.
12. Leung DY, Griffin BP, Stewart WJ, et al. Left ventricular function after valve repair for chronic mitral regurgitation: predictive value of preoperative assessment of contractile reserve by exercise echocardiography. J Am Coll Cardiol. 1996;28:1198.
13. Gaasch WH, John RM, Aurigemma GP. Managing asymptomatic patients with chronic mitral regurgitation. Chest. 1995;108:842.
14. Zuppiroli A, Rinaldi M, Kramer-Fox R, et al. Natural history of mitral valve prolapse. Am J Cardiol. 1995;75:1028.
15. Pierard LA, Lancellotti P. The role of ischemic mitral regurgitation in the pathogenesis of acute pulmonary edema. N Engl J Med. 2004;351:1627.
16. Nishimura RA, Otto CM, Bonow RO, et al. 2014 AHA/ACC Guideline for the Management of Patients With Valvular Heart Disease: A Report of the American College of Cardiology/American Heart Association Task Force on Practice Guidelines. J Am Coll Cardiol. 2014;63(22):e57-e185. doi:10.1016/j.jacc.2014.02.536.
17. Lin SS, Lauer MS, Asher CR, et al. Prediction of coronary artery disease in patients undergoing operations for mitral valve degeneration. J Thorac Cardiovasc Surg. 2001;121:894.
18. Chatterjee K, Parmley WW, Swan HJ, et al. Beneficial effects of vasodilator agents in severe mitral regurgitation due to dysfunction of subvalvar apparatus. Circulation. 1973;48:684.
19. Harshaw CW, Grossman W, Munro AB, et al. Reduced systemic vascular resistance as therapy for severe mitral regurgitation of valvular origin. Ann Intern Med. 1975;83:312.
20. Sasayama S, Takahashi M, Osakada G, et al. Dynamic geometry of the left atrium and left ventricle in acute mitral regurgitation. Circulation. 1979;60:177.
21. Rankin JS, Hickey MS, Smith LR, et al. Ischemic mitral regurgitation. Circulation. 1989;79:I116.
22. Tepe NA, Edmunds LH Jr. Operation for acute postinfarction mitral insufficiency and cardiogenic shock. J Thorac Cardiovasc Surg. 1985;89:525.
23. Hickey MS, Smith LR, Muhlbaier LH, et al. Current prognosis of ischemic mitral regurgitation. Implications for future management. Circulation. 1988;78:I51.
24. Replogle RL, Campbell CD. Surgery for mitral regurgitation associated with ischemic heart disease. Results and strategies. Circulation. 1989;79:I122.
25. Lorusso R, Gelsomino S, De Cicco G, et al. Mitral valve surgery in emergency for severe acute regurgitation: analysis of postoperative results from a multicentre study. Eur J Cardiothorac Surg. 2008;33:573.
26. Roberts WC, Braunwald E, Morrow AG. Acute severe mitral regurgitation secondary to ruptured chordae tendineae: clinical, hemodynamic, and pathologic considerations. Circulation. 1966;33:58.
27. Mihaljevic T, Paul S, Leacche M, et al. Tailored surgical therapy for acute native mitral valve endocarditis. J Heart Valve Dis. 2004;13:210.
28. Iung B, Rousseau-Paziaud J, Cormier B, et al. Contemporary results of mitral valve repair for infective endocarditis. J Am Coll Cardiol. 2004;43:386.
29. Feringa HH, Shaw LJ, Poldermans D, et al. Mitral valve repair and replacement in endocarditis: a systematic review of literature. Ann Thorac Surg. 2007;83:564.
30. Iung B. Management of ischaemic mitral regurgitation. Heart. 2003;89:459.
31. Le Feuvre C, Metzger JP, Lachurie ML, et al. Treatment of severe mitral regurgitation caused by ischemic papillary muscle dysfunction: indications for coronary angioplasty. Am Heart J. 1992;123:860.
32. Lehmann KG, Francis CK, Sheehan FH, Dodge HT. Effect of thrombolysis on acute mitral regurgitation during evolving myocardial infarction. Experience from the Thrombolysis in Myocardial Infarction (TIMI) Trial. J Am Coll Cardiol. 1993;22:714.
33. Wei JY, Hutchins GM, Bulkley BH. Papillary muscle rupture in fatal acute myocardial infarction: a potentially treatable form of cardiogenic shock. Ann Intern Med. 1979;90:149.
34. Manning WJ, Waksmonski CA, Boyle NG. Papillary muscle rupture complicating inferior myocardial infarction: identification with transesophageal echocardiography. Am Heart J. 1995;129:191.

35. DiSesa VJ, Cohn LH, Collins JJ Jr, et al. Determinants of operative survival following combined mitral valve replacement and coronary revascularization. Ann Thorac Surg. 1982;34:482.

36. Chevalier P, Burri H, Fahrat F, et al. Perioperative outcome and long-term survival of surgery for acute post-infarction mitral regurgitation. Eur J Cardiothorac Surg. 2004;26:330.

37. Roberts, WC, Ko, JM, Moore, TR, Jones WH, 3rd. Causes of pure aortic regurgitation in patients having isolated aortic valve replacement at a single US tertiary hospital (1993 to 2005). Circulation. 2006; 114:422.

38. Fedak, PW, Verma, S, David, TE, et al. Clinical and pathophysiological implications of a bicuspid aortic valve. Circulation. 2002; 106:900.

39. Blaszyk, H, Witkiewicz, AJ, Edwards, WD. Acute aortic regurgitation due to spontaneous rupture of a fenestrated cusp: report in a 65-year-old man and review of seven additional cases. Cardiovasc Pathol. 1999; 8:213.

40. Pretre, R, Faidutti, B. Surgical management of aortic valve injury after nonpenetrating trauma. Ann Thorac Surg. 1993; 56:1426.

41. Onorati, F, De Santo, LS, Carozza, A, et al. Marfan syndrome as a predisposing factor for traumatic aortic insufficiency. Ann Thorac Surg. 2004; 77:2192.

42. Isner, JM. Acute catastrophic complications of balloon aortic valvuloplasty. J Am Coll Cardiol. 1991; 17:1436.

43. Zoghbi WA, Enriquez-Sarano M, Foster E, et al. Recommendations for evaluation of the severity of native valvular regurgitation with two-dimensional and Doppler echocardiography. J Am Soc Echocardiogr. 2003;16:777.

44. Ambler, G, Omar, RZ, Royston, P, et al. Generic, simple risk stratification model for heart valve surgery. Circulation. 2005; 112:224.

Endocardite Infecciosa

INTRODUÇÃO

Endocardite infecciosa (EI) é uma infecção do endocárdio que afeta particularmente as valvas cardíacas, podendo ser causada por diversos microrganismos, sobretudo bactérias.[1] A morbidade e mortalidade continuam elevadas na era moderna, apesar do diagnóstico por imagem, dos avanços na terapia antimicrobiana e da cirurgia potencialmente curativa.[2, 3]

A mortalidade varia de acordo com o organismo infectante, idade do paciente, comorbidades associadas, sítio da infecção, tipo de valva afetada, nativa ou prótese, causa da bacteremia que resultou na infecção, domiciliar ou nosocomial, e presença de complicações, tais como formação de abscessos, insuficiência cardíaca, disfunção ventricular esquerda, disfunção aguda de valvas ou próteses e eventos embólicos.[4]

De maneira geral, a mortalidade dos pacientes com EI causada por *S. viridans* oscila entre 4% e 16%, podendo se elevar para 25% a 47% quando o agente é *S. aureus*, e atingir acima de 50% quando os fungos estão envolvidos.[4]

A incidência é de aproximadamente 1,7 a 6,2 casos por 100.000 pessoas por ano, e chega a 20 casos por 100.000 nos grupos de alto risco, como usuários de drogas ilícitas por via endovenosa.[5, 6]

Os homens são geralmente mais afetados que as mulheres (numa razão de 2:1) e a incidência se eleva progressivamente com a idade. A média da idade dos pacientes tem aumentado gradualmente de 30 a 40 anos na era pré-antibiótico para 47 a 69 anos recentemente.[7]

Nos últimos 30 anos a investigação e as condutas frente a um caso de EI mudaram radicalmente em países desenvolvidos. Os métodos de imagem não invasivos, cirurgias potencialmente curativas, ciência molecular e protocolos bem definidos têm-se tornado comum no dia a dia. Apesar destes avanços ao longo dos anos, a incidência parece permanecer inalterada.[8]

Essa aparente falta de impacto do avanço da medicina sobre a mortalidade e a incidência pode ser explicada pela mudança que vem ocorrendo na etiologia da EI, sobretudo em países desenvolvidos. A febre reumática deixou de ser um antecedente patológico comum, ao passo que a valvopatia degenerativa em idosos, o uso de drogas ilícitas intravenosas e a instrumentação vascular têm se tornado cada vez mais frequentes.[9, 10]

ETIOLOGIA

Streptococcus viridans

Os *Streptococcus* do grupo *viridans* são agentes comuns de EI em valva nativa de pacientes que não são usuários de drogas injetáveis e nem foram submetidos a procedimentos invasivos.[11] O *Streptococcus viridans,* ou *Streptococcus alfa hemolítico,* é um grupo heterogêneo de microganismos que forma parte da flora normal da cavidade orofaríngea.

Dentro do grupo *viridans* as espécies que podem causar endocardite são *S. sanguis, S. oralis (mitis), S. salivarius, S. mutans* e a *Gemella morbillorum*. Os *Streptococcus viridans* são os agentes causais em 40% a 60% dos casos de EI adquirida na comunidade de valvas nativas e são frequentemente sensíveis à penicilina G.[10, 12]

Como os *Streptococcus viridans* são relativamente pouco virulentos, provocam quadros de curso subagudo e raramente levam à formação de abscessos. Porém os membros dos grupos *S. milleri* ou *S. anginosus (S. anginosus, S. intermedius* e *S. constellatus)* devem ser bem diferenciados porque frequentemente causam abscessos e infecções disseminadas, pelo que requerem tratamento antibiótico mais prolongado.

Algumas espécies de *Streptococcus* têm características biológicas que dificultam o diagnóstico e a terapêutica, por serem nutricionalmente deficientes, e por isso foram recentemente reclassificados em outras espécies chamadas de *Abiothrophia defectiva* e a *Granulicatella* sp.

Streptococcus do grupo D

O *Streptococcus* do grupo D inclui o *Streptococcus bovis* e o *Streptococcus equinus*, que são espécies comensais do trato intestinal humano.

O *Streptococcus bovis* faz parte da flora intestinal normal, estando relacionado a 20% a 40% dos casos de EI em valvas nativas. Ocupa o segundo lugar no grupo dos *Streptococcus*.[13, 14] A endocardite causada pelo *S. bovis* Tipo 1 é frequentemente associada a pólipos ou malignidade no intestino grosso. É uma pista precoce para um provável câncer colorretal. Em razão disso, colonoscopia é requerida nestes pacientes.[7, 14]

Streptococcus pneumoniae

Embora *S. pneumoniae* seja um microrganismo comum nas pneumonias bacterianas, é responsável por cerca de 1 a 3% dos casos de EI em valva nativa.[15]

A mortalidade é similar entre a EI causada por germes resistentes e sensíveis à penicilina. Acomete frequentemente a valva aórtica normal, evoluindo com abscesso cardíaco e disfunção ventricular.[9]

Enterococcus

Enterococcus fazem parte da flora gastrointestinal normal e são responsáveis por 5% a 15% dos casos de EI tanto em valva nativa como protética, sendo as infecções hospitalares responsáveis por 15% destes casos.

Enterococcus faecalis e *Enterococcus faecium* respondem por cerca de 85% e 10% das causas de EI por *Enterococcus*, respectivamente.

A EI por *Enterococcus* pode ter início agudo ou subagudo, acometendo valvas normais ou anormais e valvas protéticas.[7]

Bactérias Gram-negativas

Pseudomonas aeruginosa é o bacilo Gram-negativo que mais causa endocardite infecciosa. As enterobactérias, ao contrário, são causas esporádicas de EI, a despeito de causarem episódios frequentes de bacteremia. A mortalidade da EI por bacilos Gram-negativos é bastante alta (50%).

Os microrganismos do grupo HACEK (*Haemophilus parainfluenzae, Haemophilos aphrophilos, Actinobacillus actinomycetemcomitans, Cardiobacterium hominis, Eikenella corrodens* e *Kingella kingae*) fazem parte da flora normal orofaríngea e do trato respiratório superior. Este grupo pode infectar valvas cardíacas anormais e causar EI subaguda, além de causar infecção em prótese valvar um ano após a cirurgia.

Staphylococcus

Os agentes predominantemente isolados são os *Staphylococcus* coagulase-positivo *ou S. aureus,* e os *Staphylococcus* coagulase-negativo. Os *Staphylococcus aureus* atualmente são os responsáveis por mais de 1/3 dos casos de EI.[16]

Por décadas, a EI causada por *S. aureus* tem sido vista primariamente como uma doença adquirida na comunidade, sobretudo em usuários de drogas por via endovenosa. Recentemente, mudanças significativas nos métodos de assistência médica e resistência bacteriana têm mudado a epidemiologia das infecções por *S. aureus*.[17]

Este grande número de casos de EI por *Staphylococcus* é decorrente do aumento do uso de dispositivos intracardíacos intravasculares em intervenções médicas (cateteres, próteses cardíacas e vasculares, fios de marca-passo, infecção de feridas operatórias etc.).[8, 18]

Em um estudo recente envolvendo 1.779 pacientes com diagnóstico definitivo de EI em 39 centros médicos de 16 países, o *S.aureus* foi o agente etiológico mais comum, correspondendo a 31,4% de todos os casos. A EI associada a procedimentos de assistência médica foi a forma mais comum de EI por *S. aureus*.[17]

Infecção hospitalar

Recente estudo demonstrou uma proporção de 22% dos casos de EI como sendo de origem hospitalar. Dentre os microrganismos encontrados, os *Staphylococcus* e *Enterococcus* foram os responsáveis pela maioria dos casos. Menos de 50% dos pacientes tinham doença cardíaca estrutural, sendo a maior parte das infecções decorrentes de procedimentos cirúrgicos ou ao implante de cateter endovenoso. A mortalidade encontrada foi maior que 50%.[10] Os dados deste estudo correlacionam-se com os relatados por várias outras séries que encontraram uma incidência de 5% a 29% de todos os casos de EI. Essas infecções podem envolver valvas nativas normais ou anormais, incluindo a valva tricúspide, os marca-passos transvenosos, os desfibriladores e as valvas protéticas.[7]

O uso de marca-passo definitivo (MPD) e cardiodesfibrilador implantável (CDI) tem crescido muito nos últimos anos. A taxa de infecção na literatura varia de 0,13% a 19,9% para MPD e de 0,7% a 1,2% para CDI. De todos os casos de infecção destes dispositivos, EI responde por cerca de 10%.

Em pacientes portadores de valvas protéticas, bacteremia ou candidemia hospitalar de outros sítios trazem riscos de EI em valva protética subsequente em cerca de 16 e 11%, respectivamente.[19, 20]

Endocardite em Valva Protética (EVP)

Segundo dados de muitas séries publicadas nos últimos anos, EVP responde por 10% a 15% dos casos de endocardite infecciosa.[21] Há estudos epidemiológicos que relatam um percentual ainda maior, variando entre 10% e 30% de todos os casos de EI, sobretudo em países desenvolvidos.[22] De acordo com o tempo após procedimento cirúrgico, a EVP pode ser classificada em precoce ou tardia.

A EVP *precoce* desenvolve-se dentro do primeiro ano após o implante da prótese, e a forma *tardia* após o primeiro ano.[3] A frequência de EVP é maior nos primeiros seis meses após o procedimento cirúrgico, sobretudo nas primeiras seis semanas.[7]

Durante os primeiros meses, o risco de endocardite é maior em valvas mecânicas, porém 12 meses após o implante valvar, o risco torna-se maior nas próteses biológicas. A partir de cinco anos após a cirurgia, o risco entre os dois tipos de prótese torna-se comparável (Figura 48.1).[7]

892   Tratado Dante Pazzanese de Emergências Cardiovasculares   ■ CAPÍTULO 48

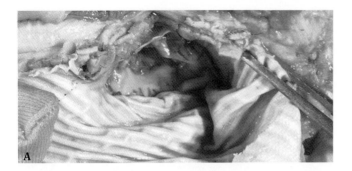 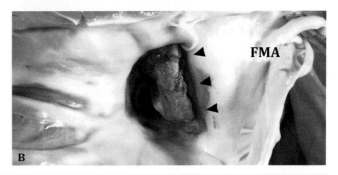

Figura 48.1 Prótese vista da aorta (**A**) e ventrículo esquerdo (**B**) em autópsia. Múltiplas vegetações nos folhetos valvares e deiscência de sutura. As setas indicam folheto mitral anterior (FMA).[23]

Usuários de drogas endovenosas

O risco de EI entre usuários de drogas endovenosas varia de 1% a 5% por ano. Este risco é maior do que o encontrado em pacientes portadores de valvas protéticas ou cardiopatia reumática, o que demonstra a tamanha relevância destes pacientes entre os casos de EI.[3, 7]

Este grupo predomina em séries que avaliaram indivíduos jovens, sendo a maior parte deles (65% a 80% dos casos) homens com idade sobretudo entre 27 e 37 anos.[7]

A valva tricúspide é acometida em 46% a 78% dos casos, e a valva mitral em 24% a 32%. Na grande maioria dos casos (75% a 93%), as valvas são normais antes do desenvolvimento da infecção.[7]

PATOGENIA

Dois mecanismos parecem ser os gatilhos para que ocorra a endocardite trombótica não bacteriana, que antecede o desenvolvimento subsequente da endocardite infecciosa.

O primeiro mecanismo é a formação de trombo sobre o endotélio que sofre uma injúria. Alguns tipos de cardiopatias levam a alterações hemodinâmicas capazes de causar lesão endotelial. Estas alterações podem ser divididas em três tipos: (1) jatos intracardíacos de alta velocidade que produzem um fluxo turbulento; (2) fluxo sanguíneo de uma câmara de alta pressão para uma de baixa pressão; (3) fluxo sanguíneo de alta velocidade através de um orifício estreito.[24]

O segundo mecanismo é a hipercoagulabilidade. Endocardite trombótica não bacteriana decorrente de um estado de hipercoagulabilidade tem sido encontrada em cerca de 1,3% dos pacientes que foram submetidos à necrópsia, sobretudo em pacientes mais idosos, portadores de malignidades, lúpus eritematoso sistêmico, valvopatias e portadores de cateteres cardíacos.[9]

Sobre o endotélio lesado há deposição de plaquetas que estimulam a formação de fibrina, resultando em um trombo estéril.

Quando os microrganismos têm acesso à corrente sanguínea, durante um episódio de bacteremia, poderá haver conversão de endocardite trombótica não bacteriana em endocardite infecciosa.

A magnitude e a frequência da bacteremia, que ocorrem em consequência de traumatismos sobre a pele ou mucosa, dependem do local e da extensão do trauma, da densidade da flora bacteriana e da existência de infecção ou inflamação no sítio de lesão.

Estes traumas estão relacionados a determinados procedimentos médicos/cirúrgicos e também às atividades diárias. O trauma sobre a mucosa oral cursa com elevada incidência de bacteremia. Na medida em que se caminha para áreas do trato genitourinário e gastrointestinal a intensidade de bacteremia após um trauma local diminui progressivamente.

Portanto, o evento inicial para o desenvolvimento de EI é a aderência dos microrganismos aos trombos pré-formados ou às valvas aparentemente intactas, por meio de moléculas superficiais chamadas adesinas.

Ao se aderirem à vegetação, estes microrganismos estimulam a deposição adicional de plaqueta e fibrina com posterior multiplicação local. Estas vegetações podem liberar pequenos fragmentos que causam embolização.

É importante salientar que a ausência de vegetações não exclui o diagnóstico de EI.[24]

MANIFESTAÇÕES CLÍNICAS

Em pacientes com EI em valva nativa, estima-se que o tempo entre o episódio da bacteremia e o início da sintomatologia seja menor que duas semanas em mais de 80% dos pacientes. Em alguns pacientes com EI em valva protética, este período de incubação pode ser bem prolongado, chegando a cinco meses ou até mais que isso.[7]

Desde a descrição por Osler dos sinais clássicos, a EI ainda permanece como um diagnóstico essencialmente clínico.[4] A febre é quase universal, sendo o sinal e sintoma mais comum. Registros sugerem que a febre está presente em mais de 90% dos pacientes e geralmente está associada a calafrios, perda de apetite e perda de peso.[5] Porém a febre poderá estar ausente ou atenuada em pacientes portadores de insuficiência renal crônica, insuficiências hepática e cardíaca, pacientes gravemente debilitados, com história de uso recente de antimicrobianos ou com EI por microrganismos pouco virulentos.[10]

Muitos pacientes com EI têm um sopro cardíaco que, na maioria dos casos, é um sopro preexistente. Sopro cardíaco é encontrado em mais de 85% dos pacientes.[5, 10] Geralmente não são auscultados em EI de valva tricúspide. Um novo sopro ou a mudança de um sopro preexistente são mais comuns em EI aguda de valva nativa ou EI de valva protética, sendo infrequentes em EI subaguda de valva nativa.[7]

Nódulos de Osler são nódulos subcutâneos moles, localizados nas polpas digitais, ou eventualmente mais proximais, que persistem por horas ou por vários dias. Atualmente, são encontrados numa porcentagem bem menor de pacientes do que na era pré-antibiótica (Figura 48.2).

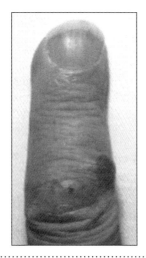

■ **Figura 48.2** Foto mostra nódulo de Osler em dedo médio direito. São observadas também pequenas hemorragias subungeais.[25]

Lesões de Janeway são pequenas lesões eritematosas ou máculas hemorrágicas encontradas nas regiões palmar e plantar que resultam de eventos embólicos sépticos (Figura 48.3).

Manchas de Roth são hemorragias retinianas com centro pálido, sendo achados infrequentes nos casos de EI (Figura 48.4).[7]

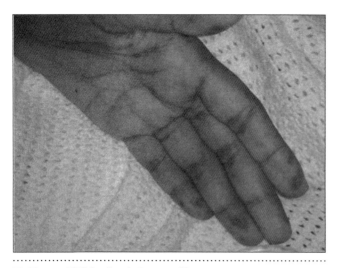

■ **Figura 48.3** Lesões de Janeway.[26]

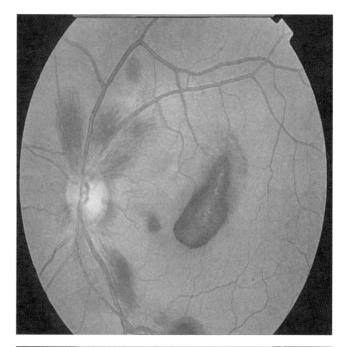

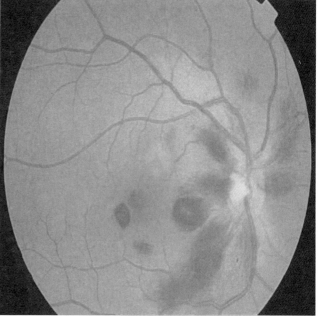

■ **Figura 48.4** Manchas de Roth.[27]

Esplenomegalia pode ser encontrada em 15% a 50% dos pacientes, sendo mais comum em pacientes portadores de EI subaguda de longa duração.[7]

As petéquias são comumente encontradas (10% a 40%) e podem ser vistas na mucosa palpebral, mucosa bucal e palato, além das extremidades, bem como as hemorragias subungueais (5% a 15%), localizadas no leito proximal da unha.

Injúria cerebral ocorre em cerca de 20% a 40% dos pacientes durante episódio ativo de EI, e surge sobretudo em consequência da embolização de uma vegetação ou ruptura de um aneurisma micótico.[18, 28] A maioria dessas manifestações neurológicas apresenta-se como acidente vascular cerebral isquêmico, ataque isquêmico transitório (AIT) ou hemorragia intracerebral. Com a disponibilidade dos métodos de imagem cerebral, a incidência de casos de EI complicados com embolia cerebral vem aumentando.[28] Já está bem estabelecido, por meio de vários estudos prévios, que a ocorrência de injúria cerebrovascular relaciona-se a um aumento na mortalidade de pacientes com EI. Porém nenhum desses estudos associou a mortalidade em relação a cada tipo de manifestação neurológica.[10, 18, 28]

Em 2007, F. Thuny e colaboradores foram os primeiros a avaliar a mortalidade em pacientes que apresentaram AIT ou embolia silenciosa. Neste estudo, não foi verificado aumento na mortalidade neste grupo de pacientes.[24]

DIAGNÓSTICO

O diagnóstico deverá ser suspeitado em pacientes com febre inexplicada associada a alguma situação cardinal de EI, como lesão cardíaca predisponente ou uso de próteses valvares, fenômenos embólicos ou episódios de bacteremia (Tabela 48.1).[7]

Tabela 48.1 Quando suspeitar de EI.[29]

Novo sopro cardíaco de regurgitação
Eventos embólicos de origem desconhecida
Sepse de origem desconhecida
Febre associada com: ■ Material protético intracardíaco; ■ História prévia de EI; ■ Cardiopatia congênita ou valvar prévia; ■ Outros fatores predisponentes para EI (ex: imunossupressão); ■ Evidência de insuficiência cardíaca congestiva; ■ Hemocultura positiva com microrganismos típicos causadores de EI; ■ Fenômenos imunológicos ou vasculares: eventos embólicos, lesões de Janeway, manchas de Roth, nódulos de Osler; ■ Sinais e sintomas neurológicos focais ou não específicos; ■ Abscessos periféricos de origem desconhecida (renal, esplênico, vertebral, cerebral); ■ Evidência de embolia/infiltração pulmonar.

Adaptada de Gilbert Habib, Bruno Hoen, Pilar Tornos, Franck Thuny, Bernard Prendergast *et al. Guidelines on the prevention, diagnosis, and treatment of infective endocarditis (new version* 2009). European Heart Journal doi:10.1093/eurheartj/ehp285.

Nos pacientes com valva protética, mesmo na ausência de febre, o aparecimento de disfunção valvar aguda deverá levar a suspeita clínica de EI. Do mesmo modo, nos pacientes com valvopatia, doenças congênitas (sobretudo cianóticas) ou usuários de drogas ilícitas, que apresentarem perda de peso inexplicada, mal-estar, insuficiência renal aguda ou anemia, deve ser feita a hipótese diagnóstica de EI.

Os critérios de Duke modificados, propostos no ano de 2000, permitiram uma avaliação prática e objetiva dos pacientes com suspeita de EI. São coletados dados clínicos, laboratoriais e ecocardiográficos.[30]

O diagnóstico definitivo de EI pode ser patológico ou clínico. O primeiro consta de: (1) demonstração de microrganismos, por histologia ou cultura, em vegetações ou abscesso cardíaco ou (2) demonstração de lesões patológicas (vegetações ou abscessos cardíacos) confirmadas por histologia evidenciando endocardite ativa. Os critérios clínicos são divididos em: maiores (ecocardiograma e hemoculturas positivas); e menores (febre, condição predisponente, fenômenos imunológicos e/ou vasculares).

O diagnóstico clínico é feito na presença de dois critérios maiores ou com a associação de um maior e três menores (Tabela 48.2).

Tabela 48.2. Critérios de Duke modificado.

Critérios maiores
1. Hemocultura positiva para EI
a) Microrganismos típicos: *Streptococcus viridans;* *Streptococcus bovis;* Grupo HACEK; *Staphylococcus aureus;* Enterococo adquirido na comunidade, na falta de um foco primário. b) Hemocultura persistentemente positiva: Recuperação de um microrganismo consistente com EI de hemoculturas colhidas com 12 horas de intervalo ou Recuperação de um microrganismo consistente com EI de todas as três ou a maioria de quatro ou mais hemoculturas separadas, com a primeira e a última colhidas com intervalo de pelo menos uma hora ou Hemocultura positiva para *Coxiella burnetii* ou anticorpo IgG anti fase 1 > 1:800
2. Evidência de envolvimento endocárdico
a) Ecocardiograma com achados positivos para EI; b) Nova regurgitação valvar.
Critérios menores
1. Fatores predisponentes ■ Cardiopatia; ■ Uso de drogas injetáveis.
2. Febre > 38°C
3. Fenômenos vasculares ■ Embolia arterial; ■ Infarto pulmonar séptico; ■ Aneurisma micótico; ■ Hemorragia intracraniana; ■ Hemorragia conjuntival; ■ Lesões de Janeway.
4. Fenômenos imunológicos ■ Glomerulonefrite; ■ Nódulos de Osler; ■ Manchas de Roth; ■ Fator reumatoide.
5. Evidência microbiológica ■ Hemocultura positiva que não se enquadra nos critérios maiores; ■ Evidência sorológica de infecção ativa com organismo consistente com EI.

Adaptada de Baddour LM, Wilson WR, Bayer AS *et al. Infective endocarditis: diagnosis, antimicrobial therapy and management of complications. Circulation* 2005; 111:394-434.

Ecocardiograma

O ecocardiograma, tanto o transtorácico (ETT) como o transesofágico (ETE), têm um papel bem definido no diagnóstico, manejo e seguimento dos pacientes com EI. Tem como objetivo primário a identificação, localização e caracterização das vegetações, bem como a determinação da repercussão de tal infecção sobre a função cardíaca.[31]

O ecocardiograma deve ser realizado rapidamente, assim que o diagnóstico de EI é suspeitado. A sensibilidade do ETT varia de 40% a 63%, enquanto a do ETE de 90% a 100%.[29]

Três achados ecocardiográficos são considerados critérios maiores para o diagnóstico de EI: vegetações, abscessos e uma nova regurgitação de valva protética.

O ETT é o primeiro exame ecocardiográfico a ser realizado na maioria das situações. Caso este exame seja negativo e havendo um alto grau de suspeição de EI, um ETE deverá ser realizado.

O valor preditivo negativo do ETE é de 90%, porém falsos negativos podem ocorrer em EI de início recente ou com pequenas vegetações. Assim, se o ETE for negativo, mas a suspeita de EI permanecer, um novo ETE deverá ser realizado dentro de sete a 10 dias (Figura 48.5).[29, 31]

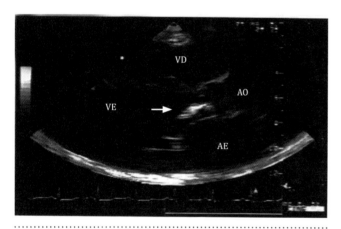

■ **Figura 48.5** Ecocardiograma transtorácico evidenciando grande vegetação em valva aórtica.[32]

Hemoculturas

As hemoculturas devem ser solicitadas quando houver suspeita de EI. Três amostras, respeitando a quantidade de sangue sugerida para o frasco de hemocultura, são retiradas de três sítios distintos, em veias periféricas, usando técnica extremamente estéril. Amostra de sangue venoso central deverá ser evitada pelo risco de contaminação e erros diagnósticos.[29]

Em razão da contínua bacteremia que ocorre na EI, não há necessidade de realizar a coleta de sangue no período febril. As culturas são positivas em aproximadamente 85% das EI, e os microrganismos frequentemente isolados são os *Staphylococcus*, *Streptococcus* e *Enterococcus*.[33]

As culturas são negativas em cerca de 15% das EI, o que retarda o tratamento antibiótico e tem um profundo impacto no prognóstico desses pacientes.[4,12]

O laboratório deverá ficar alerta se houver EI com cultura negativa ou se um agente infeccioso fastidioso é suspeitado, o que pode levar a uma mudança no meio de cultura ou prolongamento do período de incubação.

Quando as hemoculturas permanecem negativas por cinco dias, subculturas em meio Agar chocolate podem permitir a identificação de um organismo fastidioso. Embora o prolongamento do período de incubação seja uma técnica citada por alguns autores na literatura, atualmente as últimas diretrizes sugerem que neste estágio técnicas alternativas, ou mesmo um diagnóstico alternativo, deveriam ser considerados, já que culturas prolongadas estão associadas a maior probabilidade de contaminação.[29]

As causas mais comuns de hemoculturas negativas são: uso prévio de antibiótico, EI por microrganismos de crescimento lento e fungos.

TRATAMENTO DA ENDOCARDITE INFECCIOSA

Antes de iniciar o tratamento para EI é necessário que seja realizada uma investigação clínica rigorosa com o intuito de se conhecer dados epidemiológicos que possam nortear a escolha dos antibióticos. O paciente deve ser interrogado sobre a realização de intervenções diagnósticas ou terapêuticas invasivas, ginecológica, urológica ou gastrointestinal, manipulação dentária, uso de drogas ilícitas, contato com algum tipo de animal ou ingestão de leite não pasteurizado. Nos casos dos portadores de prótese valvar, desfibriladores ou marca-passo, é importante saber o tempo decorrido entre o implante dos mesmos e o início do quadro clínico, e se houve alguma infecção transoperatória.

Nos casos de suspeita diagnóstica de EI subagudas nos pacientes estáveis, sem sinais de insuficiência cardíaca congestiva, sem fenômenos embólicos ou sem sinais de sepse, as hemoculturas devem ser repetidas com intervalo de 12 horas até o isolamento do agente responsável. O laboratório deve ser comunicado sobre a suspeita diagnóstica e o médico responsável deve manter contato diário com o setor de microbiologia a fim de saber se está havendo crescimento de algum microrganismo. No momento em que é feita a identificação do microrganismo com respectivo antibiograma e concentração inibitória mínima (CIM) os antibióticos devem ser ajustados ou trocados.

O tratamento clínico da EI deve ser realizado com antibióticos bactericidas de forma prolongada. A antibioticoterapia deve ser instituída baseando-se na suspeita epidemiológica, nos resultados microbiológicos e no tipo de EI (precoce, tardia, aguda ou subaguda). Os antibióticos devem ser administrados por via parenteral, de preferência em associação e com ação sinérgica, e manter uma concentração sérica adequada no endotélio cardiovascular.

Endocardite infecciosa por *Streptococcus viridans* altamente sensíveis (com CIM inferior a 0,125 µg/mL) e *Streptococcus bovis*

Os esquemas de monoterapia antibiótica com penicilina G cristalina ou ceftriaxone devem ser implementados por quatro semanas, por via parenteral, e têm índices de cura bacteriológica superior a 95% nas endocardites causadas por *Streptococcus* altamente sensíveis à penicilina Z (ver Tabela 48.3). Esta monoterapia tem o benefício também de evitar os efeitos colaterais decorrentes do uso dos aminoglicosídeos, como ototoxicidade ou nefrotoxicidade.[11]

Nos pacientes com EI não complicada podem ser utilizados esquemas de duas semanas em que penicilina ou ceftriaxona é associada à gentamicina na dose de 3 mg/kg/dia.[34] Este esquema não deve ser utilizado em pacientes com EI complicada com infecção extracardíaca ou *clearence* de creatinina < 20 mL/min.

Em pacientes alérgicos à penicilina ou ao ceftriaxone, vancomicina 30 mg/kg a cada 24 horas (dividida em duas doses) é a alternativa mais eficiente e deverá ser mantida por quatro semanas. A administração prolongada de vancomicina pode provocar tromboflebite, *rash* cutâneo, febre, anemia, trombocitopenia e raramente ototoxicidade. Deve ser infundida em pelo menos uma hora para evitar a "síndrome do homem vermelho".[11]

Endocardite infecciosa por *Streptococcus viridans* relativamente resistentes, resistência absoluta e do grupo D (*Streptococcus bovis*)

Os *Streptococcus* resistentes à penicilina são classificados como: relativa resistência (CIM 0,125 a 2 µg/mL) e resistência absoluta (CIM > 2 µg/mL). Entretanto, algumas diretrizes consideram como resistência absoluta CIM > 0,5 µg/mL.[29] Cerca de 30% dos *Streptococcus mitis* e *Streptococcus viridans* são resistentes à penicilina.[35]

Pacientes com EI em valva nativa por *Streptococcus viridans* relativamente resistentes se beneficiam de um esquema de penicilina (IV) ou ceftriaxone (IV ou IM) administrados por quatro semanas associado a uma dose única diária de gentamicina nas duas semanas, iniciais (ver Tabela 48.4).

Para pacientes com EI por *Streptococcus* com uma alta resistência à penicilina (> 0,5 µg/mL) é recomendada a associação de ampicilina 12 g/24h IV dividida em seis doses ou penicilina 18 a 30 milhões de unidades IV divididas em seis doses durante quatro semanas a seis semanas associada a gentamicina 3 mg/kg/dia, IV por quatro a seis semanas.

Em pacientes alérgicos aos betalactâmicos deve ser utilizada a vancomicina na dose de 30 mg/kg/dia IV dividida em duas doses associada a gentamicina 3 mg/kg/dia IV dividida em três doses, ambas por seis semanas.[29]

Streptococcus nutricionalmente variantes como: *Abiotrophia defectiva* e *Granulicatella species*

Este tipo de microrganismo produz quadros insidiosos ou prolongados de EI, associados a complicações e falhas terapêuticas superiores a 40%, possivelmente relacionadas à demora no diagnóstico e terapêutica adequada.

Tabela 48.3 Esquema de tratamento para endocardite de valva nativa causada por *Streptococcus viridans* altamente sensíveis (com CIM inferior a 0,125 µg/mL) e *Streptococcus bovis.*

Antibiótico	Doses	Duração	Nível de evidência
Penicilina cristalina ou	12-18 milhões U/dia divididos em 6 doses IV	4 semanas	IA
Ceftriaxone ou	2 gr/dia IV ou IM em dose única Doses pediátricas: penicilina 200.000 U/kg/d IV em 4-6 doses ou ceftriaxone 100 mg/kg/d IV ou IM em dose única	4 semanas	IA
Penicilina cristalina ou	12-18 milhões U/24 horas em forma contínua ou divididas em 4-6 doses	2 semanas	IB
Ceftriaxone	2 g/24h IV ou IM em dose única.	2 semanas	IB
Associado à			
Gentamicina	3 mg/kg/dia. IV ou IM em dose única Doses pediátricas: gentamicina 3 mg/kg/d IV ou IM em dose única ou dividida em 3 doses	2 semanas	
Em pacientes alérgicos a betalactâmicos			
Vancomicina	30 mg/kg/dia dividida em 2 doses (dose máxima de 2 g/24h) Doses pediátricas: vancomicina 40 mg/kg/dia dividida em 2-3 doses	4 semanas	IB

Adaptada de Baddour LM, Wilson WR, Bayer AS, Fowler VG Jr, Bolger AF, Levison ME, Ferrieri P, Gerber MA, Tani LY, Gewitz MH, Tong DC, Steckelberg JM, Baltimore RS, Shulman ST, Burns JC, Falace DA, Newburger JW, Pallasch TJ, Takahashi M, Taubert KA; Comittee on Rheumatic Fewer, Endocarditis, and Kawasaki Disease; Council n Cardiovascular Disease in the Young; Councils on Clinical Cardiology, Stroke, and Cardiovascular Surgery and Anesthesia. American Heart Association: endorsed by the Infectious Diseases Society of America. Circulation 2005; 111:e 394-e434.

Tabela 48.4 Terapia de tratamento de endocardite de válvula nativa causada por *Streptococcus* do Grupo *viridans* com relativa resistência à penicilina ou *Streptococcus bovis.*[29]

Antibiótico	Doses	Duração	Nível de evidência
Penicilina cristalina ou	24 milhões U/ dia em infusão contínua ou dividida em 4 a 6 doses (IV)	4 semanas	IB
Ceftriaxone	2 g em 1 dose (IV ou IM)	4 semanas	IB
Associado à			
Gentamicina	3 mg/kg/dia em 1 dose (IV)	2 semanas	
Pacientes alérgicos a betalactâmicos			
Vancomicina	30 mg/kg/dia IV dividido em 2 doses (sem exceder 2 g/dia) Dose pediátrica: vancomicina 40 mg/kg/dia dividido em 2-3 doses	4 semanas	IB
Associado à			
Gentamicina	3 mg/kg/dia em 1 dose (IV)	2 semanas	

Adaptada de Gilbert Habib, Bruno Hoen, Pilar Tornos, Franck Thuny, Bernard Prendergast *et al. Guidelines on the prevention, diagnosis, and treatment of infective endocarditis (new version 2009). European Heart Journal doi*:10.1093/eurheartj/ehp285.

O regime antibiótico recomendado para os *Streptococcus* nutricionalmente variantes é a penicilina G, ceftriaxone ou vancomicina por seis semanas, associados a aminoglicosídeos durante as duas semanas iniciais.[29]

Endocardite infecciosa por *Streptococcus pneumoniae, Streptococcus* beta-hemolítico (grupo A, B, C e G)

O esquema terapêutico do *Streptococcus pneumoniae* (CIM < 0,1 mcg/mL) é similar ao *Streptococcus viridans*, exceto pelo fato de que o uso de antibioticoterapia curta de duas semanas deve ser evitado porque ainda não há evidência robusta que justifique sua utilização.

Quando há meningite associada deve-se evitar a penicilina, pela pouca penetrabilidade nos tecidos cerebroespinhais. Essa deverá ser substituída pelo ceftriaxone ou cefotaxima, isolada ou associada à vancomicina.[36]

Os *Streptococcus* do grupo A causam raros episódios de endocardite e são suscetíveis aos betalactâmicos. Aqueles dos grupos B, C, G e o *S. milleri* produzem abscessos e podem requerer tratamento cirúrgico.[37]

O grupo B em próteses valvares está associado à alta mortalidade, pelo que a cirurgia é recomendada.[38] O tratamento antibiótico também é similar aos *Streptococcus viridans*, exceto que os cursos curtos não são recomendados.

Endocardite infecciosa por *Staphylococcus*

Para as cepas sensíveis à oxacilina, a administração de 12 g, divididas em quatro a seis doses, é a primeira opção. O tratamento deve ser prolongado por quatro a seis semanas. Embora o benefício da associação com os aminoglicosídeos não tenha sido demonstrado formalmente, é recomendada nos primeiros três a cinco dias nas EI de valvas nativas, e nas duas primeiras semanas nas EI em prótese valvar.[39, 40]

Nos casos de alergia à penicilina ou nas EI por *Staphylococcus* resistente à meticilina, como a maioria dos *Staphylococcus epidermidis*, recomenda-se a vancomicina na dose de 30 mg/kg/dia divididas em duas doses, por quatro a seis semanas, associada à rifampicina na dose de 300 mg de 8/8 horas, e gentamicina nos primeiros três a cinco dias. Na endocardite infecciosa em próteses valvares os esquemas antibióticos sugeridos estão descritos na Tabela 48.5.

Para o tratamento das bacteremias e das EI do lado direito do coração, causadas por *Staphylococcus* resistentes à vancomicina, pode ser prescrita a daptomicina (6 mg/kg/dia).[41] Estudos observacionais sugerem que ela poderá ser útil também no tratamento de EI de câmaras esquerdas.[42, 43]

Endocardite infecciosa por *Enterococcus*

A maioria dos *Enterococcus* é relativamente resistente à penicilina, ampicilina, vancomicina e aos aminoglicosídeos. Mesmo no tratamento das cepas sensíveis é necessária a associação de altas doses de penicilina, ampicilina ou vancomicina, com aminoglicosídeos (gentamicina ou estreptomicina).[44-46]

A duração do tratamento antibiótico da endocardite infecciosa em valva nativa causada pelo *Enterococcus* depende da duração da infecção. Naqueles pacientes em que a duração dos sintomas for inferior a três meses, o tratamento pode ser feito por quatro semanas. Este deverá ser prolongado por até seis semanas quando a história de febre for maior que três meses.[47]

Os aminoglicosídeos devem permanecer durante todo o esquema terapêutico, sendo fundamental monitorar a função renal e auditiva. Os esquemas antibióticos estão sumarizados na Tabela 48.6.

Tabela 48.5 Antibióticos utilizados nas EI causadas pelo *Staphylococcus* sp.[29]

Antibiótico	Dose	Duração (semanas)	Nível de evidência
Antibióticos utilizados nas EI causadas pelo *Staphylococcus* sp			
EI em valvas nativas			
Staphylococcus sensíveis a meticilinas			
Cloxacilina ou oxacilina associada à gentamicina	12 g/dia IV em 4-6 doses Doses pediátricas: Oxacilina ou cloxacilina 200 mg/kg/dia IV em 4-6 doses. Gentamicina 3 mg/kg/dia IV ou IM em 3 doses	4-6 3-5 dias	IB
Pacientes alérgicos à penicilina ou *Staphylococcus* resistentes à meticilina			
Vancomicina associada à gentamicina	Vancomicina 30 mg/kg/dia em 2 doses Gentamicina 3 mg/kg/dia IV ou IM em 2-3 doses Doses pediátricas: Vancomicina 40 mg/kg/dia em 2-3 doses	4-6 3-5 dias	IB
Endocardite infecciosa em próteses valvares			
Staphylococcus sensíveis à meticilina			
Cloxacilina ou oxacilina associada à	Cloxacilina 12 g/dia IV em 4-6 doses	≥ a 6	IB
Rifampicina e	Rifampicina 1200 mg/dia IV ou VO em 2 doses Gentamicina 3 mg/kg/dia IV ou IM em 3 doses Doses pediátricas: oxacilina e cloxacilina: (ver acima)	≥ a 6	
Gentamicina	Rifampicina 20 mg/kg/dia IV ou oral em 3 doses	2	
Pacientes alérgicos à penicilina ou *Staphylococcus* resistentes à meticilina			
Vancomicina associada à	Vancomicina 30 mg/kg/dia em 2 doses	≥ a 6	IB
Rifampicina e	Rifampicina 1200 mg/dia IV ou VO em 2 doses	≥ a 6	
Gentamicina	Gentamicina 3 mg/kg/dia IV ou IM em 2-3 doses	2	

Adaptada de Gilbert Habib, Bruno Hoen, Pilar Tornos, Franck Thuny, Bernard Prendergast *et al. Guidelines on the prevention, diagnosis, and treatment of infective endocarditis (new version* 2009). European Heart Journal doi:10.1093/eurheartj/ehp285.

Tabela 48.6 Tratamento antibiótico da endocardite infecciosa pelo Enterococo.[11]

Antibiótico	Dose e via de administração	Duração (semanas)	Nível de evidência
Tratamento antibiótico da endocardite infecciosa pelo Enterococo			
Enterococos suscetíveis a betalactâmicos e à gentamicina			
Ampicilina ou	12 g/dia em 6 doses	4-6	IA
Penicilina G	18-30 milhões de U (infusão contínua ou dividida em seis doses)	4-6	IA
Associada à			
Gentamicina	3 mg/kg/dia IV ou IM em 3 doses	4-6	
Ou			
Vancomicina	30 mg/kg/dia em 2 doses	6	IB
Associada à			
Gentamicina	3 mg/kg/dia IV ou IM em 2-3 doses	6	

Adaptada de Baddour LM, Wilson WR, Bayer AS, Fowler VG Jr, Bolger AF, Levison ME, Ferrieri P, Gerber MA, Tani LY, Gewitz MH, Tong DC, Steckelberg JM, Baltimore RS, Shulman ST, Burns JC, Falace DA, Newburger JW, Pallasch TJ, Takahashi M, Taubert KA; *Comittee on Rheumatic Fewer, Endocarditis, and Kawasaki Disease; Council n Cardiovascular Disease in the Young; Councils on Clinical Cardiology, Stroke, and Cardiovascular Surgery and Anesthesia. American Heart Association: endorsed by the Infectious Diseases Society of America. Circulation* 2005; 111: e 394-e434.

■ CAPÍTULO 48 — Endocardite Infecciosa — **899**

Enterococcus resistentes a penicilina, vancomicina e aminoglicosídeos

Os altos níveis de resistência à gentamicina foram demonstrados tanto no *E. faecalis* como no *E. faecium* com CIM superiores a 500 mg/L.[48] A estreptomicina pode ser uma alternativa útil nesses casos, na dose de 15 mg/kg/dia dividida em duas doses, ou poderiam ser considerados cursos mais prolongados de betalactâmicos ou vancomicina. Outra opção é a associação da ampicilina à ceftriaxona pelo sinergismo na inibição complementar de proteínas plasmáticas ligadoras nos *Enterococcus faecalis* resistentes à gentamicina.

Quando há cepas produtoras de betalactamases, devemos trocar a ampicilina pela ampicilina-sulbactam, ou usar esquemas com vancomicina. Nos casos em que há resistência a aminoglicosídeos, betalactâmicos e vancomicina, as alternativas sugeridas são: linezolida 600 mg/dia IV ou via oral por oito semanas ou mais, monitorizando efeitos de toxicidade hematológica, quinopristina 3 mg/kg/dia ou dalfopristina 7,5 mg/kg/dia por oito semanas ou mais, ou ainda combinações de betalactâmicos como o imipenem associado à ampicilina, ou ceftriaxone com ampicilina por no mínimo oito semanas.

Endocardite infecciosa por Gram-negativos e grupo HACEK

Os agentes Gram-negativos são divididos em grupo HACEK (*Haemophilus parainfluenzae*, *H. aphrophilus*, *H. paraphrophilus*, *H. influenzae*, *Actinobacillus a*, *Cardiobacterium hominis*, *Eikenella corrodens*, *Kingella k* e *K. dentrificans*) e as espécies não HACEK.

Geralmente são sensíveis à cefriaxone e outras cefalosporinas de terceira geração, e às quinolonas. O tratamento de eleição é o ceftriaxone na dose de 2 g/dia por quatro semanas. Se os bacilos não são produtores de betalactamases, a ampicilina 12 g/dia IV em seis doses pode ser utilizada. A ciprofloxacina (800 mg/dia IV dividida em duas doses ou 1000 mg/dia VO) é outra opção menos validada.[49]

A *Pseudomonas aeruginosa* cursa com quadro de endocardite muito destrutiva, relacionada a infecções hospitalares. O esquema antibiótico recomendado é a prescrição de cefalosporinas antipseudomonas (ex: cefepime), ticarcilina-clavulanato, piperacilina-sulbactam ou uma quinolona antipseudomona, como a ciprofloxacina, associada a um aminoglicosídeo, por no mínimo seis semanas.

Endocardite infecciosa por fungos

A *Candida albicans* é o agente causal mais frequentemente isolado.

A maioria dos casos é tratada com anfotericina B na dose de 1 mg/kg/dia por um tempo de ≥ seis semanas. O tratamento cirúrgico é quase sempre necessário, bem como a manutenção do tratamento antifúngico por via oral por tempo prolongado indeterminado (Figura 48.6).[50]

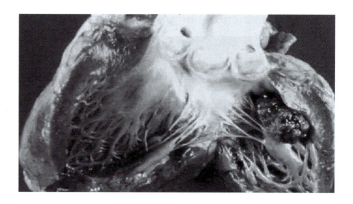

■ **Figura 48.6** A foto é do órgão cardíaco (ou do coração) de um paciente imunocomprometido que evoluiu com quadro de endocardite infecciosa fúngica. Observa-se uma grande vegetação localizada no folheto posterior da válvula mitral.[51]

Endocardite infecciosa com cultura negativa

A escolha de um tratamento empírico deve ser baseada na possível causa da hemocultura negativa, sobretudo em razão do uso recente de antibióticos, ou por epidemiologia positiva para agentes que não crescem em meios de cultura habituais, chamados de germes fastidiosos, como *Brucella*, *Bartonella*, *Coxiella*, *Legionella*, *Mycoplasma* etc.[52] Os esquemas de antibióticos utilizados estão descritos nas Tabelas 48.7 e 48.8.

TRATAMENTO CIRÚRGICO DA ENDOCARDITE INFECCIOSA

Indicações cirúrgicas

A indicação cirúrgica é baseada sobretudo em consensos de especialistas, pois há poucos estudos prospectivos controlados e randomizados sobre esse tópico.

De maneira geral, a cirurgia deve ser indicada para prevenir ou tratar as complicações infecciosas, mecânicas ou embólicas, tais como desenvolvimento de insuficiência cardíaca congestiva progressiva decorrente de insuficiência ou estenose valvar; infecção persistente apesar do tratamento antibiótico adequado e fenômenos embólicos (Tabela 48.9).[53]

A insuficiência cardíaca (IC) é a complicação mais comum e representa a indicação mais frequente de cirurgia.[54] Ocorre em 50% a 60% dos casos e é mais frequentemente observada quando a valva aórtica é afetada. A IC ocorre como consequência de insuficiência aórtica ou mitral, fístulas intracardíacas, perfuração de folhetos, ruptura de cordas e mais raramente por obstrução parcial.[55, 56]

A segunda causa mais frequente de indicação cirúrgica é a persistência do quadro infeccioso, definido como a manutenção do quadro febril e da persistência de leucocitose por mais de sete a 10 dias, apesar do tratamento adequado para o tipo de microrganismo. As causas mais frequentes de falta de controle da infecção são: uso inadequado de antibióticos, extensão perivalvular, formação de abscessos, pseudoaneurismas e fístulas.[57]

Tabela 48.7 Esquemas antibióticos para terapia empírica inicial (EI com cultura negativa).[29]

Esquemas antibióticos para terapia empírica inicial.				
Antibiótico	Dose e forma de administração	Duração (semanas)	Nível de evidência	Comentários
Valvas nativas				
Ampicilina-sulbactam ou amoxicilina-clavulonato Associado à gentamicina	12 g/d e IV em 4 doses 12 g/d e IV em 4 doses 3 mg/kg/d IV ou IM em 2 ou 3 doses	4-6 4-6 4-6	IIb C IIb C IIb C	Pacientes com culturas negativas devem ser tratados em conjunto com especialistas infectologistas.
Vancomicina + gentamicina + ciprofloxacina	30 mg/kg/dia IV em 2 doses 3 mg/kg/d IV ou IM em 2 ou 3 doses 1000 mg/d VO em 2 doses ou 800 mg/d IV em 2 doses	4-6 4-6 4-6	IIb C	Para pacientes que não toleram betalactâmicos. A ciprofloxacina não é uniformemente ativa contra *Bartonella*. Associar Doxiciclina é uma opção quando suspeitamos de *Bartonella*.
Próteses valvares (< de 12 meses de pós-operatório)				
Vancomicina + gentamicina + rifampicina	30 mg/kg/dia IV em 2 doses 3 mg/kg/d IV ou IM em 2 ou 3 doses 1200 mg/d VO em 2 doses	6 2	IIb C	Se não houver resposta ao tratamento deve-se considerar o tratamento cirúrgico e ampliar espectro para Gram-negativos.
Próteses valvares (≥ a 12 meses de pós-operatório)				
Mesmos esquemas utilizados para valvas nativas (Tabela 48.6)				

Adaptada de Gilbert Habib, Bruno Hoen, Pilar Tornos, Franck Thuny, Bernard Prendergast *et al. Guidelines on the prevention, diagnosis, and treatment of infective endocarditis (new version 2009). European Heart Journal doi:10.1093/eurheartj/ehp285.*

Tabela 48.8 Esquemas antibióticos para germes fastidiosos.[29]

Tratamento antibiótico das EI com culturas negativas		
Patógeno	Terapêutica proposta	Sucesso terapêutico
Brucella spp	Doxiciclina (200 mg/dia) associada a cotrimoxazol (960 mg/12h) e associada à rifampicina (300-600 mg/dia).	Considera-se sucesso terapêutico quando os títulos de anticorpos são < 1:60.
Coxiella burnetii (agente da Febre Q)	Doxiciclina (200 mg/dia) associada à hidroxicloroquina (200-600 mg/dia) VO ou doxiciclina (200 mg/dia) associada à quinolona (ofloxacina 400 mg/dia) VO (> 18 meses de tratamento).	Considera-se sucesso terapêutico quando os títulos de IgG antifase I são < a 1: 200 e quando os títulos de IgA e IgM são < 1:50.
Bartonella spp	Ceftriaxone 2 g/dia ou ampicilina (amoxicilina) (12 g/dia) IV ou doxiciclina (200 mg/dia) VO por seis semanas associada à gentamicina (3 mg/kg/dia) por três semanas.	Sucesso terapêutico ≥ a 90%.
Legionella spp	Eritromicina (3 g/dia) IV por duas semanas associada à rifampicina (300-1200 mg/dia) ou ciprofloxacina (1,5 g/dia) VO por seis semanas.	O tratamento ideal ainda não está bem estabelecido. As quinolonas devem ser incluídas pela alta suscetibilidade.
Mycoplasma spp	As novas fluoroquinolonas como ofloxacina, temafloxacino (> de seis meses de tratamento).	Tratamento ideal ainda não estabelecido.
Tropheryma whipplei (doença de Whipple)	Penicilina g (1,2MU) associada à estreptomicina 1 g/dia IV por 2 semanas, a seguir cotrimoxazol VO por 1 ano ou doxiciclina 200 mg/dia associada à hidroxicloroquina (200-600 mg/dia) VO por tempo ≥ 18 meses.	Tratamento de longa data, desconhecida a duração de tratamento ideal.

Adaptada de Gilbert Habib, Bruno Hoen, Pilar Tornos, Franck Thuny, Bernard Prendergast *et al. Guidelines on the prevention, diagnosis, and treatment of infective endocarditis (new version 2009). European Heart Journal doi:10.1093/eurheartj/ehp285.*

Nas EI em material protético, ou causadas por fungos e microrganismos com alta virulência, o tratamento clínico isolado raramente é suficiente para erradicar a doença, e quase sempre é necessária a retirada cirúrgica do material infectado (Figura 48.7).

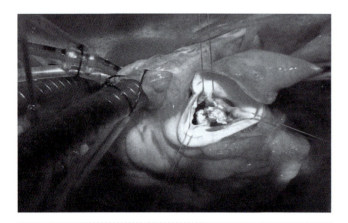

■ **Figura 48.7** Foto mostra uma grande vegetação localizada na face atrial dos folhetos coronarianos esquerdo e direito da valva aórtica em paciente com brucelose.[58]

Tratamento cirúrgico para prevenção de fenômenos embólicos

Os eventos embólicos são complicações frequentes e graves da EI, ocorrem em 20% a 50% dos pacientes.[59] Este risco diminui para 6% a 21% após o início do tratamento antibiótico adequado.[60]

Vários fatores estão associados ao aumento do risco de fenômenos embólicos: o tamanho e a mobilidade da vegetação, a localização na valva mitral, o aumento do tamanho da vegetação apesar do tratamento antibiótico, embolia prévia, EI de várias valvas, alguns microrganismos predisponentes *(Staphyilococcus, Streptococcus bovis, Candida)* e marcadores biológicos.[61] Desses, o tamanho da vegetação é o de pior prognóstico. Vegetações com diâmetro maior que 10 mm, móveis, localizadas na valva mitral e que têm como agente o *Staphylococcus*, apresentam risco ainda maior.

A maioria dos autores concorda que a cirurgia deve ser indicada nos pacientes com vegetações maiores que 10 mm, que tiveram fenômeno embólico, IC, infecção persistente ou abscessos, particularmente quando a vegetação se localizar na valva mitral e naqueles em que esta é maior que 15 mm, mesmo na ausência de outros preditores de mau prognóstico.[62]

Mortalidade, morbidade operatória e complicações pós-operatórias

A mortalidade e morbidade perioperatória variam conforme o tipo de agente infeccioso, o grau de disfunção ventricular, a extensão da destruição das estruturas cardíacas e o estado hemodinâmico do paciente. A mortalidade operatória varia entre 5% e 15%.[63]

Quando não há comprometimento importante das estruturas valvares, a mortalidade cirúrgica é similar à da cirurgia eletiva de troca valvar. Um estudo recente demonstrou que quando a cirurgia foi realizada dentro da primeira semana de antibioticoterapia a mortalidade intra-hospitalar foi de 15%, com riscos de 12% de recorrência e 7% de disfunção valvar pós-operatória.[64]

Tabela 48.9 Indicações cirúrgicas em EI de câmaras esquerdas.[29]

Indicações cirúrgicas	Tipo	Classe	Nível
A. Insuficiência cardíaca			
EI de valva aórtica ou mitral com insuficiência grave ou obstrução valvar causando edema agudo de pulmão refratário ou choque cardiogênico.	Emergência	I	B
EI de valva aórtica ou mitral com fístula dentro de uma cavidade cardíaca ou pericárdio causando edema agudo de pulmão refratário ou choque cardiogênico.	Emergência	I	B
EI de valva aórtica ou mitral com insuficiência grave ou obstrução valvar e IC ou sinais ecocardiográficos de piora hemodinâmica (fechamento precoce da valva mitral ou hipertensão pulmonar).	Urgência	I	B
EI de valva aórtica ou mitral com insuficiência grave sem IC.	Eletiva	IIa	B
B. Infecção não controlada			
Infecção complicada localmente (abscesso, falsos aneurismas, fístulas, vegetações aumentando de tamanho).	Urgência	I	B
Febre persistente e culturas positivas após 7-10 dias.	Urgência	I	B
Infecção causada por fungos ou microrganismos multirresistentes.	Urgência/ eletiva	I	B
C. Prevenção de fenômenos embólicos			
Valva aórtica e mitral com grandes vegetações (> 10 mm) com evento embólico apesar da terapia antibiótica apropriada.	Urgência	I	B
Valva aórtica e mitral com grandes vegetações (> 10 mm) e outros preditores de curso complicado (IC, infecção persistente, abscesso).	Urgência	I	C
Vegetação maior que 15 mm.	Urgência	IIb	C

Adaptada de Gilbert Habib, Bruno Hoen, Pilar Tornos, Franck Thuny, Bernard Prendergast et al. *Guidelines on the prevention, diagnosis, and treatment of infective endocarditis (new version 2009). European Heart Journal* doi:10.1093/eurheartj/ehp285.

PROFILAXIA PARA ENDOCARDITE INFECCIOSA

A doença cardíaca subjacente é representada por lesões estruturais que predispõem à EI. Assim, foram identificados alguns grupos de cardiopatia que cursam com alto risco de endocardite e, portanto, se beneficiam com medidas de prevenção. Estes grupos estão descritos na Tabela 48.10.

Tabela 48.10 Cardiopatias estruturais associadas a maior risco de mau prognóstico e nas quais é recomendada a profilaxia antibiótica nos procedimentos dentais.[65]

- Próteses valvares
- Endocardite infecciosa prévia;
- Cardiopatia congênita não operada (*shunt* de esquerda à direita com cianose, ou que receberam procedimentos menores, paliativos com confecção de *shunts* cirúrgicos e condutos);
- Após os primeiros 6 meses de correção total de cardiopatias congênitas (por cateterismo ou cirurgia) com *patch* ou dispositivos protéticos;
- Cardiopatias congênitas corrigidas com defeitos residuais (a endotelização está inibida);
- Pacientes com transplante cardíaco que desenvolvem uma valvopatia.

Adaptada de Wilson W, Taubert KA, Gewitz M e cols. *Prevention of Infective Endocarditis. Guidelines From the American Heart Association Rheumatic Fever, Endocarditis and Kawasaki Disease Commitee, Council on Cardiovascular Disease in Young, and the Council on Clinical Cardiology, Council on Cardiovascular Surgery and Anesthesia, and the Quality of Care and outcomes Research Interdisciplinary Working Group. Circulation. 2007;* 116:1736-1754.

PROFILAXIA EM INTERVENÇÕES ODONTOLÓGICAS E RESPIRATÓRIAS

Durante muitos anos a profilaxia para EI tem sido recomendada em situações que envolvam lesões da mucosa oral e do trato respiratório que possam resultar em bacteremia. Em razão da falta de evidências baseadas em estudos randomizados de que a EI ocorra mais frequentemente após uma intervenção dentária do que após atividades cotidianas, como a mastigação ou escovação dos dentes, que também geram bacteremia, a recomendação para antibioticoprofilaxia vem sendo motivo de grandes discussões. Recentemente as publicações das diretrizes americanas e europeias restringem a profilaxia aos pacientes de alto risco para EI, conforme citado na Tabela 48.10, que se submetem à manipulação do tecido gengival ou da região periapical do dente, ou quando for necessária a incisão da mucosa oral durante a intervenção.

A recomendação mais importante é a manutenção de uma boa saúde bucal, com educação rigorosa sobre os cuidados com a prevenção de cáries e doenças periodontais.

A profilaxia antibiótica ficará circunscrita a biópsias, extrações dentárias, procedimentos periodontais, implantes dentais e reimplante de dentes avulsionados, instrumentação dos condutos radiculares e apicectomias. Este novo guia não recomenda a profilaxia para a anestesia local através de tecidos não infectados, realização de radiografias, colocação de bandas de ortodontia e ajustes de aparelhos de ortodontia. Os antibióticos devem ser administrados 30 a 60 minutos antes do procedimento em dose única. Os regimes de profilaxia são descritos na Tabela 48.11.[65]

Tabela 48.11 Regimes antibióticos para procedimentos dentários.[65]

Situação	Antibiótico	Adultos	Crianças
Oral	Amoxacilina	2 g	50 mg/kg
Não pode tomar medicação por via oral	Ampicilina ou cefazolina ou ceftriaxone	2 g IV ou IM 1 g IV ou IM	50 mg/kg IV ou IM 50 mg/kg IV ou IM
Alergia à penicilina, tolera a via oral	Cefalexina, clindamicina, azitromicina ou claritromicina	2 g 600 mg 500 mg 500 mg	50 mg/kg 20 mg/kg 15 mg/kg 15 mg/kg
Alergia à penicilina e não tolera a via oral	Cefazolina, ceftriaxone ou clindamicina	1 g IM ou IV 1 g IM ou IV 600 mg IM ou IV	50 mg/kg IM ou IV 50 mg/kg IM ou IV 20 mg/kg IM ou IV

Adaptada de Wilson W, Taubert KA, Gewitz M e cols. *Prevention of Infective Endocarditis. Guidelines From the American Heart Association Rheumatic Fever, Endocarditis and Kawasaki Disease Commitee, Council on Cardiovascular Disease in Young, and the Council on Clinical Cardiology, Council on Cardiovascular Surgery and Anesthesia, and the Quality of Care and outcomes Research Interdisciplinary Working Group. Circulation. 2007;* 116:1736-1754.

Apesar das novas recomendações sobre profilaxia, as Diretrizes da Sociedade Brasileira de Cardiologia sugerem que seja mantida a profilaxia para os pacientes portadores de valvopatias reumática e prolapso de valva mitral com regurgitação, em razão da falta de dados direcionados à população brasileira.[67]

PROFILAXIA EM INSTRUMENTAÇÕES GASTROINTESTINAIS OU GENITOURINÁRIAS

A profilaxia para EI antes da realização de procedimentos invasivos, gastrointestinais ou genitourinários, incluindo esofagoduodenoscopia ou colonoscopia, também é controversa, porém as Diretrizes Brasileiras também recomendam a profilaxia neste grupo de pacientes até que evidências mais robustas a favor ou contra a profilaxia sejam publicadas.[66, 67]

REFERÊNCIAS BIBLIOGRÁFICAS

1. NICE clinical guideline 64 – Prophylaxis against infective endocarditis. (https://www.nice.org.uk/guidance/cg64) [acessado em 23 de fevereiro de 2015]
2. Guidelines on prevention, diagnosis and treatment of infective endocarditis executive summary; the task force on infective endocarditis of the European society of cardiology. Eur Heart J. 2004 Feb;25(3):267-76.
3. Prendergast BD. The changing face of infective endocarditis. Heart. 2006 Jul;92(7):879-85.
4. Prendergast BD. Diagnosis of infective endocarditis. BMJ. 2002 Oct;19;325(7369):845-6.

5. Beynon RP, Bahl VK, Prendergast BD. Infective endocarditis. BMJ. 2006 Aug;12;333(7563):334-9.

6. Frontera JA, Gradon JD. Right-side endocarditis in injection drug users: review of proposed mechanisms of pathogenesis. Clin Infect Dis. 2000 Feb;30(2):374-9.

7. Cabell CH, Jollis JG, Peterson GE, et al. Changing patient characteristics and the effect on mortality in endocarditis. Arch Intern Med. 2002 Jan;14;162(1):90-4.

8. Tleyjeh IM, Steckelberg JM, Murad HS, et al. Temporal trends in infective endocarditis: a population-based study in Olmsted County, Minnesota. JAMA. 2005 Jun;22;293(24):3022-8.

9. Mylonakis E, Calderwood SB. Infective endocarditis in adults. N Engl J Med. 2001 Nov;1;345(18):1318-30.

10. Bonow RO, Mann DL, Zipes DP, Libby P. Braunwald's Heart Disease: A Textbook of Cardiovascular Medicine, 9th ed, Saunders Elsevier, Philadelphia, PA, 2011.

11. Infective endocarditis: diagnosis, antimicrobial therapy, and management of complications: a statement for healthcare professionals from the Committee on Rheumatic Fever, Endocarditis, and Kawasaki Disease, Council on Cardiovascular Disease in the Young, and the Councils on Clinical Cardiology, Stroke, and Cardiovascular Surgery and Anesthesia, American Heart Association: endorsed by the Infectious Diseases Society of America. Circulation. 2005 Jun;14;111(23):e394-434.

12. Van der Meer JT, Van Vianen W, Hu E, et al. Distribution, antibiotic susceptibility and tolerance of bacterial isolates in culture-positive cases of endocarditis in The Netherlands. Eur J Clin Microbiol Infect Dis. 1991 Sep;10(9):728-34.

13. Hoen B, Alla F, Selton-Suty C, et al. Changing profile of infective endocarditis: results of a 1-year survey in France. JAMA. 2002;Jul 3;288(1):75-81.

14. Gupta A, Madani R, Mukhtar H, et al. Streptococcus bovis endocarditis; a silent sign for colonic tumour. Colorectal Dis. 2010;12(3):164-71.

15. Martínez E, Miró JM, Almirante B, et al. Effect of penicillin resistance of Streptococcus pneumoniae on the presentation, prognosis, and treatment of pneumococcal endocarditis in adults. Clin Infect Dis. 2002 Jul;15;35(2):130-9.

16. Wilson WR, Karchmer AW, Dajani AS, et al. Antibiotic treatment of adults with infective endocarditis due to streptococci, enterococci, staphylococci, and HACEK microorganisms. American Heart Association. JAMA. 1995 Dec;6;274(21):1706-13.

17. Fowler VG Jr, Miro JM, Hoen B, et al. Staphylococcus aureus endocarditis: a consequence of medical progress. JAMA. 2005 Jun;22;293(24):3012-21.

18. Heiro M, Nikoskelainen J, Engblom E, et al. Neurologic manifestations of infective endocarditis: a 17-year experience in a teaching hospital in Finland. Arch Intern Med. 2000 Oct;9;160(18):2781-7.

19. Fang G, Keys TF, Gentry LO, et al. Prosthetic valve endocarditis resulting from nosocomial bacteremia. A prospective, multicenter study. Ann Intern Med. 1993 Oct;1;119(7 Pt 1):560-7.

20. Nasser RM, Melgar GR, Longworth DL, et al. Incidence and risk of developing fungal prosthetic valve endocarditis after nosocomial candidemia. Am J Med. 1997 Jul;103(1):25-32.

21. Moreillon P, Que YA. Infective endocarditis. Lancet. 2004 Jan;10;363(9403):139-49.

22. Karchmer AW, Longworth DL. Infections of intracardiac devices. Infect Dis Clin North Am. 2002 Jun;16(2):477-505.

23. Taketani T, et al. Acute Stenosis of Porcine Stentless Bioprosthesis Caused by Infective Endocarditis Circulation. 2006;114(19):e567-8.

24. Goldman L, Ausiello DC. Cecil - Tratado de Medicina Interna. 22a Edição. Editora Elsevier, Rio de Janeiro - RJ. 2005. Volume 2. p.2094-2104.

25. Fu J, Muttaiyah S, Pandey S, Thomas M. Two cases of endocarditis due to Bartonella henselae. J New Zealand Med Association. 2007;;120(1255):U2558.

26. Peripheral signs of infective endocarditis Saturday, Emergency Medicine Blog Universiti Saints Malaysia. [Internet] [acesso em: 2014 jul 17]. Disponível em: emergencymedic. blogspot.com/2008/11/peripheral-signs-of-infective.html

27. Koshy AG, et al. Right Ventricular Mural Bacterial Endocarditis: Vegetations Over Moderator Band. Circulation. 2009;119(6):899-901.

28. Thuny F, Avierinos JF, Tribouilloy C, et al. Impact of cerebrovascular complications on mortality and neurologic outcome during infective endocarditis: a prospective multicentre study. Eur Heart J. 2007 May;28(9):1155-61.

29. Habib G, Hoen B, Tornos P, Thuny F, Prendergast B, et al. Guidelines on the prevention, diagnosis, and treatment of infective endocarditis (new version 2009). Eur Heart J. doi:10.1093/eurheartj/ehp285

30. Li JS, Sexton DJ, Mick N, et al. Proposed modifications to the Duke criteria for the diagnosis of infective endocarditis. Clin Infect Dis. 2000 Apr;30(4):633-8.

31. Brian P. Griffin, Eric J. Topol. Manual of cardiovascular medicine. 3rd ed. Philadelphia, PA:Lippincott Williams & Wilkins, 2009. p1015.

32. Foto cedida gentilmente pelo Dr. Jorge Eduardo Assef, chefe do Setor de Ecocardiografia do Instituto Dante Pazzanese de Cardiologia em São Paulo- SP .

33. Murdoch DR, Corey GR, Hoen B, et al. Clinical presentation, etiology, and outcome of infective endocarditis in the 21st century: the International Collaboration on Endocarditis-Prospective Cohort Study. Arch Intern Med. 2009 Mar;9;169(5):463-73

34. Francioli P, Ruch W, Stamboulian D, et al. Treatment of streptococcal endocarditis with a single daily dose of ceftrixone and netilmicin for 14 days: a prospective multicenter study. Clin Infect Dis. 1995;21:1406-10.

35. Moet GJ, Dowzicky MJ, Jones RN, et al. Tigecycline activity against Streptococcus gallolyticus (bovis) and viridans group streptococci. Diagn Microbiol Infect Dis. 2007;57:333-6.

36. Friedland IR Jr, McCracken GH Jr. Management of infections caused by antibiotic-resistant Streptococcus pneumonia. N Engl J Med. 1994;331:377-82.

37. Lefort A, Lortholary O, Casassus P, et al. Comparison between adult endocarditis due to beta-hemolytic streptococci (serogroups A, B, C and G) and Streptococcus milleri: A multi-center study in France. Arch Intern Med. 2002;162:2450-6.

38. Sambola A, Miro JM, Tornos MP, et al. Streptococcus agalactiae infective endocarditis: analysis of 30 cases and review of literature, 1962-1998. Clin Infect Dis. 2002;34:1576-84.

39. Korzeniowski O, Sande MA. Combination antimicrobial therapy for Staphylococcus aureus endocarditis in patients addicted to parenteral drugs and in nonaddicts: a prospective study. Ann Intern Med. 1982;97:496-503.

40. Cosgrove SE, Vigliani GA, Fowler VG, et al. Initial low-dose gentamicin for Staphylococcus aureus bacteremia and endocarditis is nephrotoxic. Clin Infect Dis. 2009;48:713-21.

41. Fowler VG Jr, Boucher HW, Corey GR, et al. Daptomycin versus standard therapy for bacteremia and endocarditis caused by Staphylococcus aureus. N Engl J Med. 2006;355:653-65.

42. Levine DP, Lamp KC. Daptomycin in the treatment of patients with infective endocarditis: experience from a registry. Am J Med. 2007;120:S28-S33.

43. Guignard B, Entenza JM, Moreillon P, et al. Beta-lactams against methicillin-resistant Staphylococcus aureus. Curr Opin Pharmacol. 2005;5:479-89.

44. Eliopoulos GM. Vancomycin-resistent enterococci Mechanism and clinical elevance. Infect Dis Clin North Am. 1997 Dec;11(4):851-65.

45. Wilson WR, Karchmer AW, Dajani AS, et al. Antibiotic treatment of adults with infective endocarditis due to strepcocci, enterococci, staphylococci and HACEK microorganisms JAMA. 1995;274:1706-13.

46. Ramos AIO, Medeiros CSA, Meneghelo ZM. Lesões das Valvas Cardíacas – Do diagnostico ao Tratamento . p. 297-310. editora Atheneu. 1ª Ediçăo. São Paulo-SP. 2007.

47. Wilson WR, Wilkowske CJ, Wright AJ, et al. Treatment of streptomycin-susceptible and streptomycin-resistant enterococcal endocarditis. Ann Intern Med. 1984;100:816-23.

48. Reynolds R, Potz N, Colman M, et al. Antimicrobial susceptibility of the pathogens of bacteraemia in the UK and Ireland 2001–2002: the BSAC Bacteraemia Resistance Surveillance Programme. J Antimicrob Chemother. 2004;53:1018-32.

49. Das M, Badley AD, Cockerill FR, et al. Infective endocarditis caused by HACEK microorganisms. Annu Rev Med. 1997;48:25-33.

50. Lye DC, Hughes A, O'Brien D, et al. Candida glabrata prosthetic valve endocarditis treated successfully with fluconazole plus caspofungin without surgery: a case report and literature review. Eur J Clin Microbiol Infect Dis. 2005;24:753-5.

51. Fungal Endocarditis. Cardiovascular Pathology. The Digital Pathology Group - Brown Medical School, 2005

52. Berbari EF, Cockerill FR III, Steckelberg JM. Infective endocarditis due to unusual or fastidious microorganisms. Mayo Clin Proc. 1997;72:532-42.

53. Hiroshiro Y, Kiyoyuki E. Surgical Treatment of Active Infective Mitral Valve Endocarditis. Ann Thorac Cadiovasc Surg. 2007;13:150-5.

54. Tornos P, Iung B, Permanyer-Miralda G, et al. Infective endocarditis in Europe: lessons from the Euro Heart Survey. Heart. 2005;91:571-5.

55. Durack DT, Lukes AS, Bright DK. New criteria for diagnosis of infective endocarditis: utilization of specific echocardiographic findings. Duke Endocarditis Service. Am J Med. 1994;96:200-9.

56. Bouza E, Menasalvas A, Munoz P, et al. Infective endocarditis – a prospective study at the end of the twentieth century: new predisposing conditions, new etiologic agents, and still a high mortality. Medicine (Baltimore). 2001;80:298-307.

57. Anguera I, Miro JM, Evangelista A, et al. Periannular complications in infective endocarditis involving native aortic valves. Am J Cardiol. 2006;98:1254-60.

58. C Özbek, U Yetk?n, I Yürekli, M Bademc?, A Gürbüz. Development Of Commissural Perforation Of An Aortic Valve In Brucella Endocarditis With Giant Vegetation. The Internet Journal of Thoracic and Cardiovascular Surgery. 2006;10(1) [https://ispub.com/IJTCVS/10/1/13248]

59. Vilacosta I, Graupner C, San Roman JA, et al. Risk of embolization after institution of antibiotic therapy for infective endocarditis. J Am Coll Cardiol. 2002;39:1489-95.

60. Erbel R, Liu F, Ge J, et al. Identification of high risk subgroups in infective endocarditis and the role of echocardiography. Eur Heart J. 1995;16:588-602.

61. Durante Mangoni E, Adinolfi LE, Tripodi MF, et al. Risk factors for 'major' embolic events in hospitalized patients with infective endocarditis. Am Heart J. 2003;146:311-6.

62. Thuny F, Di Salvo G, Belliard O, et al. Risk of embolism and death in infective endocarditis: prognostic value of echocardiography: a prospective multicenter study. Circulation. 2005;112:69-75.

63. Delay D, Pellerin M, Carrier M, et al. Immediate and long-term results of valve replacement for native and prosthetic valve endocarditis. Ann Thorac Surg. 2000;70:1219-23.

64. Thuny F, Beurtheret S, Gariboldi V, et al. Outcome after surgical treatment performed within the first week of antimicrobial therapy during infective endocarditis: a prospective study. Arch Cardiovasc Dis. 2008;101:687-95.

65. Wilson W, Taubert KA, Gewitz M, et al. Prevention of Infective Endocarditis. Guidelines From the American Heart Association Rheumatic Fever, Endocarditis and Kawasaki Disease Commitee, Council on Cardiovascular Disease in Young, and the Council on Clinical Cardiology, Council on Cardiovascular Surgery and Anesthesia, and the Quality of Care and outcomes Research Interdisciplinary Working Group. Circulation. 2007;116:1736-54.

66. Horstkotte D, Rosin H, Friedrichs W, et al. Contribution for choosing the optimal prophylaxis of bacterial endocarditis. Eur Heart J. 1987;8(suppJ):379-81.

67. Tarasoutchi F, Montera MW, Grinberg M, Barbosa MR, Piñeiro DJ, Sánchez CRM, et al. Diretriz Brasileira de Valvopatias - SBC 2011 / I Diretriz Interamericana de Valvopatias - SIAC 2011. Arq Bras Cardiol. 2011;97(5 supl. 1):1-67

49

capítulo

Antonio Amador Calvilho Junior • Elry Medeiros Vieira Segundo Neto • Idelzuita Leandro Liporace

Complicações da Anticoagulação

ANTICOAGULANTES ORAIS E PARENTERAIS

Os anticoagulantes tradicionalmente utilizados no cenário clínico, tanto para prevenção como para tratamento de doenças tromboembólicas, são a heparina e seus análogos, e os antagonistas da vitamina K. No entanto, ambos apresentam duas grandes limitações:[1]

1. Janela terapêutica estreita para anticoagulação adequada.
2. Alta variabilidade individual na relação dose/resposta, que exige rigorosa monitorização com provas laboratoriais.

Por seu mecanismo de ação ser praticamente imediato quando administrado pela via parenteral, a heparina é o anticoagulante de escolha quando se faz necessária uma ação anticoagulante rápida.[1]

DROGAS ANTICOAGULANTES DISPONÍVEIS NO MERCADO

Heparina

A heparina é um potencializador da ação da antitrombina III (AT III), um anticoagulante natural do organismo. Ao se ligar a um sítio específico da heparina (sequência de pentassacarídeos), a antitrombina sofre uma alteração conformacional que acelera em 1.000 a 4.000 vezes a sua capacidade de inativar a trombina, o fator Xa e o fator IXa.[2-4]

A inativação direta da trombina pela heparina requer a formação de um complexo ternário no qual a heparina se une tanto à antitrombina como à trombina.[5] Esse processo é favorecido por moléculas de grande tamanho, como é o caso da heparina não fracionada (HNF), sendo menos frequente com as heparinas de baixo peso molecular (HBPM) e ausente com o fondaparinux (isso explica a maior atividade antitrombínica das heparinas de alto peso molecular).[3-5]

A principal diferença entre os tipos de heparina se deve ao fato de a HNF apresentar farmacocinética geralmente imprevisível e estreita faixa terapêutica, o que requer monitoramento laboratorial para a adequação da dose. Além disso, a HBPM apresenta maior biodisponibilidade quando utilizada por via subcutânea e maior efeito anticoagulante, o que permite que seja administrada menos vezes ao dia, de modo não contínuo. A HBPM apresenta a vantagem de ocasionar menos trombocitopenia imunomediada e menos osteoporose, porém deve ser utilizada com cautela nos pacientes portadores de insuficiência renal.

Antagonistas da vitamina K

São o acenocoumarol, femprocumona, fluindione e varfarina, sendo este último, na atualidade, o principal anticoagulante utilizado no mundo.

Derivados dos cumarínicos, exercem sua função como inibidores da gamacarboxilação dependente da vitamina K dos fatores de coagulação II, VII, IX e X.[6-9] Esse efeito resulta numa síntese de formas imunologicamente detectáveis mas biologicamente inativas dessas proteínas de coagulação. A varfarina também inibe a gamacarboxilação dependente da vitamina K das proteínas C e S, que têm propriedades anticoagulantes via inibição dos fatores Va e VIIIa. O efeito-pico não ocorre até 36 a 72 horas após a administração da droga, e sua meia-vida plasmática é de aproximadamente três dias.[9, 10]

NOVOS ANTICOAGULANTES

Dabigatran

É um inibidor direto da trombina, ativo por via oral, que tem sido empregado para prevenção e tratamento de doenças venosas e arteriais tromboembólicas em várias

907

situações clínicas (como a artroplastia total de joelho ou quadril),[11] além da profilaxia de tromboembolismo em pacientes com fibrilação atrial não-valvar. É a pró-droga do etexilato, composto ativo que se liga diretamente à trombina com alta afinidade e especificidade. Após a administração oral, o etexilato de dabigatrana é rapidamente convertido em dabigatrana, que inibe a ação da trombina por meio da interação com seu sítio ativo. O pico de concentração plasmática é de 1,2 a 3 horas, tem meia-vida de aproximadamente 12-14 horas e é excretada predominantemente pelos rins.[12] Por isso, atenção especial deve ser dada a pacientes com insuficiência renal.

A dabigatrana está disponível em duas doses (110 mg e 150 mg), ambas para administração duas vezes ao dia, a depender da indicação clínica:

- **Profilaxia de TVP em pacientes cirúrgicos:** 110 mg uma a quatro horas após cirurgia, seguidos de 220 mg 1×/dia por 28 a 35 dias (cirurgia de quadril) ou 10 dias (cirurgia de joelhos);
- **Tratamento e prevenção de TVP:** 150 mg 2×/dia (ClCr > 30 mL/min.);
- **Prevenção de AVC em FA:** 110 mg 2×/dia ou 150 mg 2×/dia (ClCr > 30 mL/min.).

Rivaroxaban

É um inibidor direto do fator Xa de administração oral com biodisponibilidade de 80% e ocorrência de concentrações plasmáticas máximas em 2,5 a 4 horas após a administração oral. O tempo de meia vida é de 9 a 13h e é apenas parcialmente excretado pelos rins (66%). A rivaroxabana já está aprovada para prevenção de tromboembolismo em pacientes com FA não-valvar, prevenção de trombose venosa profunda (TVP) após cirurgias ortopédicas e para o próprio tratamento da TVP. Possui apresentações de 10, 15 e 20 mg, geralmente de posologia única diária, a depender da situação clínica:

- **Profilaxia de TVP em pacientes cirúrgicos:** 10 mg/dia por 35 dias (cirurgia de quadril) ou 12 dias (cirurgia de joelhos);
- **Tratamento e prevenção de TVP:** 15 mg 2×/dia por 21 dias, seguidos de 20 mg/dia;
- **Prevenção de AVC em FA:** 20 mg ao dia (ClCr > 50 mL/min.) ou 15 mg/dia para aqueles com ClCr entre 15 e 50 mg/dL).[13]

Apixaban

Também é um inibidor direto do fator Xa, altamente específico e reversível, de administração oral. O pico de concentração plasmática é 1 a 3h, o tempo de meia-vida é de 10 a 14h, e a excreção renal é baixa (25%). Está aprovada para profilaxia de AVC e tromboembolismo em pacientes com FA não-valvar e prevenção de TVP após cirurgia ortopédica. Está disponível nas doses de 2,5 mg e 5 mg, a depender da indicação clínica e perfil do paciente:

- **Profilaxia de TVP em pacientes cirúrgicos:** 2,5 mg 2×/dia por 35 dias (cirurgia de quadril) ou 12 dias (cirurgia de joelhos);

- **Tratamento e prevenção de TVP:** 10 mg 2×/dia por 7 dias, seguido de 5 mg 2×/dia;
- **Prevenção de AVC em FA:** 5 mg duas vezes ao dia (ClCr > 50 mL/min.) ou 2,5 mg 2×/dia para aqueles com pelo menos dois desses fatores: idade ≥ 80 anos, peso < 60 kg ou creatinina sérica ≥ 1,5 mg/dL.[14]

Danaparoide

Um anticoagulante alternativo que pode ser usado em pacientes com trombocitopenia induzida pela heparina e na trombose venosa profunda aguda. A dose é de 2.000 unidades antifator Xa em *bolus* intravenoso, seguida por 2.000 unidades por via subcutânea duas vezes por dia.[15]

O danaparoide é um heparinoide de baixo peso molecular, constituído por uma mistura de sulfato de heparan (83%), sulfato de dermatan e sulfato de condroitina. Seu efeito anticoagulante é mediado pela inibição da trombina por meio de uma combinação de antitrombina (AT) e cofator I com heparina e cofator II, além de algum mecanismo endotelial indefinido. O efeito básico é uma inibição mais seletiva do fator Xa que a HBPM, com uma atividade antifator Xa de 28:1 em relação ao 3:1 da HBPM.[1]

A terapia com danaparoide é monitorada por níveis de antifator Xa, e não pelo TTPa. Existem várias desvantagens potenciais para a terapia danaparoide, incluindo o custo (cerca de 1.000 dólares por dia na dose de anticoagulação plena), meia-vida muito longa (25h ± 100) e ausência de um antídoto se o sangramento ocorrer.[16]

Hirudina

É uma proteína originalmente extraída da glândula salivar da sanguessuga medicinal (*Hirudo medicinalis*). Existe também a hirudina recombinante conhecida como lepirudina.[17] A hirudina promove sua ação ao ligar-se à trombina de duas maneiras (em seu sítio ativo e ao exossítio I), aumentando, dessa forma, a afinidade de ligação. A atividade anticoagulante da hirudina é monitorada pelo TTPa. Suas desvantagens são o custo e a falta de um antídoto eficaz.[1]

Lepirudina

É uma hirudina recombinante aprovada para o tratamento da trombocitopenia induzida por heparina (TIH).[18,19] O nível adequado de anticoagulante é estabelecido pelo prolongamento do TTPa 1,5 a 3 vezes acima do valor inicial.

Deve-se ter cuidado em doentes com insuficiência renal e atentar ao fato de que seu efeito anticoagulante não é facilmente revertido. Aproximadamente 40 a 70% dos pacientes tratados com lepirudina por mais de cinco dias desenvolvem anticorpos contra ela. Estes não são anticorpos neutralizantes e podem realmente aumentar a potência da droga, talvez retardando a sua depuração da circulação. Portanto, é necessário monitorar o TTPa mais regularmente em tais pacientes.

Argatroban

É outro inibidor direto da trombina. É uma pequena molécula que, em contraste com a hirudina, interage com o sítio ativo da trombina, mas não faz contato com exossítios I ou II. Tem uma curta meia-vida plasmática *in vivo* e é monitorado pelo TTPa, embora também sejam observadas mudanças no tempo de protrombina (TP) dependendo da dose utilizada. Precauções na dosagem são recomendadas em pacientes com disfunção hepática; o ajuste da dose é, aparentemente, não exigido na presença de insuficiência renal.[20]

Bivalirudina

É um inibidor direto da trombina frequentemente usado para anticoagulação na cardiologia invasiva, particularmente na intervenção coronária percutânea. Tem uma meia-vida curta de aproximadamente 25 minutos.[21]

Sua afinidade pela trombina é intermediária entre a da lepirudina e o argatroban, explicando porque a bivalirudina interfere com os testes funcionais de coagulação de uma forma intermediária entre o nível alcançado por aqueles dois outros agentes.

Ximelagatran

É a pró-droga do melagatran. Essa medicação havia sido submetida a ensaios clínicos para tratamento e profilaxia da TVP, assim como para a prevenção do acidente vascular cerebral (AVC) embólico em pacientes com fibrilação atrial (FA) e para a profilaxia secundária após o infarto do miocárdio. Foi retirada do mercado em 2006, após comprovação de hepatotoxicidade em grau inaceitável.[22,23]

Idraparinux

O fondaparinux catalisa a inativação do fator Xa pela AT sem inibição da trombina. O idraparinux é um análogo de maior meia-vida que o fondaparinux, capaz de ser administrado apenas uma vez por semana. Em decorrência da preocupação com o sangramento excessivo após o uso desse agente, o desenvolvimento de idraparinux foi interrompido.[1]

Edoxabana

A edoxabana também é um inibidor do fator Xa ativado, de administração oral, pico de concentração plasmática entre 1 e 2h e meia-vida de 6 a 11h. Tem mínima metabolização hepática e é excretada 50% pelos rins. Já está aprovada para uso nos EUA e deve receber aprovação em breve também no Brasil. A edoxabana é utilizada para prevenção de doenças tromboembólicas e profilaxia de AVC em pacientes com FA não-valvar. A dose é de 30 ou 60 mg uma vez ao dia.

PRINCIPAIS COMPLICAÇÕES DO USO DA HEPARINA

Neste tópico, entre outras complicações, destacam-se sangramento, plaquetopenia e osteoporose, que serão devidamente esclarecidas.

Sangramento

Existe uma forte correlação entre eventos tromboembólicos recorrentes e utilização de heparina em doses subterapêuticas (TTPa menor que 2,5). Entretanto, doses elevadas de heparina (TTPa maior que 2,5) não são tão claramente correlacionadas com eventos hemorrágicos.[24]

Uma revisão publicada com 416 pacientes em uso de heparina revelou que a complicação hemorrágica esteve presente em 5,5% dos pacientes tratados e que esse efeito se correlacionou muito mais com características clínicas desses pacientes do que com os altos níveis de TTPa. As principais características clínicas que propiciam maior chance de sangramento com o uso de heparina são: antecedente recente de cirurgia ou trauma, presença de doença ulcerosa péptica, neoplasia maligna oculta, doença hepática, defeitos hemostáticos, idade maior que 65 anos, sexo feminino e baixo valor do hematócrito.[25]

O manuseio dos pacientes com sangramento em vigência de heparinização depende basicamente do local e da severidade do sangramento, do risco de recorrência de tromboembolismo e dos níveis de TTPa. Aqueles que apresentam episódio recente de tromboembolismo e eventos hemorrágicos durante a anticoagulação com heparina são candidatos à suspensão desta e a receberem filtro de veia cava inferior.

Hemorragia grave

Define-se hemorragia grave (ou maior), conforme recomendado pela Sociedade Internacional de Trombose e Hemostasia, o sangramento com as seguintes características:[26]

- Sangramento fatal, e/ou
- Sangramento sintomático em região ou órgão críticos, e/ou
- Sangramento levando à queda da hemoglobina maior ou igual a 2 g/dL ou levando à transfusão de duas ou mais unidades de sangue total ou concentrado de hemácias.

Há procedimentos-padrão que podem ser realizados para cessar ou minimizar esse tipo de sangramento e promover a estabilidade hemodinâmica:[1, 27]

- Manuseio rápido do estado volêmico do paciente, garantia de via aérea efetiva, manutenção adequada, temperatura corporal do pH sanguíneo e controle eletrolítico (incluindo o cálcio sérico).
- Avaliação do coagulograma, níveis de hemoglobina e contagem plaquetária.
- Diagnosticar rapidamente locais de perda, avaliando, por exemplo, necessidade de endoscopia digestiva, intervenções radiológicas e até cirúrgicas.
- Retirar toda a infusão de anticoagulantes e desconectar equipos que possam conter a medicação.
- Considerar o uso de agentes pró-hemostáticos (antifibrinolíticos, desmopressina e fator recombinante VIIa) e antídotos (quando existentes).
- Considerar outras modalidades que possam remover o fármaco circulante, como plasmaférese, hemoperfusão e hemodiálise.
- Considerar uso da protamina (quando do uso de heparinas).

Protamina para reversão da heparinização

Quando ocorre necessidade de reversão urgente do efeito da heparina, há indicação de usar sulfato de protamina. Este deve ser administrado por via endovenosa e de forma lenta (com infusão menor que 20 mg por minuto e não mais que 50 mg em 10 minutos). A dose a ser utilizada depende da quantidade e do último momento em que foi administrada a heparina. A neutralização completa de 100 unidades do anticoagulante é alcançada com a dose de 1 mg da medicação. Para se calcular a dose, deve-se considerar que a heparina, quando administrada por via endovenosa, tem meia-vida de 30 a 60 minutos. Quando a heparinização é por via subcutânea há absorção mais prolongada, e nesses casos doses repetidas de protamina podem ser necessárias.[27]

Pacientes que receberam previamente protamina, seja isolada ou associada a outras medicações (a exemplo de formulações de insulina contendo protamina), e indivíduos com alergia a frutos do mar têm maior chance de apresentar anafilaxia (aproximadamente 1%).[28]

Trombocitopenia Induzida pela Heparina (TIH)

A trombocitopenia induzida pela heparina (TIH) deve ser rapidamente reconhecida pela equipe médica e merece especial atenção em virtude do potencial risco de morte. Ocorre geralmente dentro de 5 a 10 dias após o início do tratamento.[29,30]

A forma mais grave de TIH é a do tipo II (TIH-II). Esta é uma desordem imunomediada caracterizada pela formação de anticorpos contra o complexo heparina/fator 4 plaquetário (F4P).[31] Também é conhecida como síndrome do coágulo branco, pois há elevada quantidade de plaquetas no trombo arterial que os pacientes desenvolvem (característica marcante dessa síndrome), diferentemente da trombose venosa clássica com alto conteúdo de fibrina.

A segunda forma de trombocitopenia, conhecida como TIH-I, se caracteriza por ocorrer dentro dos primeiros dois dias do uso da heparina e pela ausência de repercussão clínica significativa. Há uma menor queda na contagem das plaquetas, e estas muitas vezes retornam aos valores basais, não exigindo a descontinuação do seu uso.[32] O mecanismo da trombocitopenia não imune parece ser secundário a um efeito direto da heparina na ativação plaquetária.

A TIH-II apresenta-se em 0,2 a 5% dos pacientes expostos à heparina por mais de quatro dias com uma incidência geral de 2,6% observada em uma metanálise. Pacientes tratados por menos de quatro dias com HNF apresentam incidência próxima a 0,2%.[32]

Diferentemente dos estudos acima citados, quando se utiliza a HBPM ou a HNF por um tempo maior que quatro dias, a taxa de TIH-II é surpreendentemente maior. É o que mostram os estudos na área, que revelaram incidência de 42%,[33] chegando em outros a superar 50%.[32,34-37]

Existem outros fatores, além do tempo prolongado de uso da heparina, associados à trombocitopenia imunomediada. São eles:[38]

- Uso de HNF (comparados àqueles pacientes que utilizam HBPM).
- Pacientes tratados cirurgicamente (comparados àqueles que permanecem em tratamento clínico). A cirurgia cardíaca se mostrou o principal procedimento cirúrgico relacionado com formação de anticorpos antiplaquetários.

- Paciente do sexo feminino (maior incidência que nos pacientes masculinos).[39]

É de grande importância a informação sobre exposição prévia à heparina, pois nesse grupo de pacientes o risco de TIH-II é maior. Esse dado é sugerido em estudo de coorte prospectivo, com 1.754 pacientes tratados com HBPM, no qual a incidência de trombocitopenia imunomediada foi significativamente mais frequente entre aqueles com exposição prévia a HNF ou HBPM (1,7% *versus* 0,3%, OR 4.9; IC 95% 1,5-16).[40]

O início da trombocitopenia imune ocorre tipicamente 5 a 10 dias após o início da terapia com heparina, entretanto pode ocorrer precocemente nos pacientes recentemente tratados (dentro de um a três meses) com heparina.[41]

A plaquetopenia imunomediada raramente é grave, normalmente apresenta contagem de plaquetas maior que 20.000 por mL, com média de 60.000 por mL. Dessa forma, hemorragia espontânea é incomum. Essa característica contrasta com a de outras patologias plaquetárias imunomediadas (como a púrpura trombocitopênica idiopática e a púrpura pós-transfusão), em que os pacientes geralmente apresentam contagem de plaquetas < 10.000/mL e com sangramento. As TIHs de início tardio têm sido cada vez mais descritas. Nestes casos, a trombocitopenia e a trombose ocorrem após a retirada da heparina.

O maior problema clínico associado à TIH é a trombose, tanto venosa como arterial. O mecanismo preciso desse estado de hipercoagulabilidade é desconhecido, embora a liberação de fatores pró-coagulantes oriundos de plaquetas ativadas tenha sido postulada como o evento responsável pela ocorrência desse fenômeno. Outras teorias incluem a geração de micropartículas de plaquetas e seus fragmentos, que são liberados e podem servir como catalisadores da cascata de coagulação.[42]

As principais manifestações de trombose venosa são a trombose venosa profunda (TVP) e a embolia pulmonar. Outras manifestações incluem gangrena venosa dos membros (necrose isquêmica distal após a trombose venosa profunda) e trombose de seio cavernoso.[28, 43]

A trombose arterial, embora menos comum, pode levar a uma variedade de manifestações clínicas, incluindo AVC, infarto do miocárdio, oclusão arterial periférica aguda ou infarto de outros órgãos, como mesentério e rim. Esses trombos são "brancos" em razão da presença de agregados plaquetários, daí o nome "síndrome do coágulo branco".

Diagnóstico

O primeiro passo para estabelecer um diagnóstico de TIH é suspeitar da presença dessa síndrome. Qualquer uma das seguintes situações deve levantar a possibilidade de TIH em um paciente que tenha começado a terapêutica com heparina nos últimos 5 a 10 dias, ou em um paciente em tratamento prolongado com heparina de baixo peso molecular.

- Aparecimento de trombocitopenia, de outra forma inexplicável.
- Trombose venosa ou arterial associada à trombocitopenia.
- Contagem de plaquetas que tenha caído 50% ou mais em relação a seu valor basal, mesmo que a trombocitopenia absoluta não esteja presente.

- Lesões cutâneas necróticas no local da injeção de heparina.
- Reações agudas sistêmicas (anafilactoides) como febre, calafrios, taquicardia, hipertensão, dispneia ou até mesmo parada cardiorrespiratória, que ocorrem após a administração de heparina em *bolus*.

O diagnóstico de TIH é feito inicialmente por suspeita clínica, porque os ensaios com maior sensibilidade e especificidade podem não estar prontamente disponíveis e são demorados. Os testes diagnósticos específicos para a THI incluem: ensaios de liberação de serotonina, ensaios de agregação plaquetária e imunoensaios em fase sólida (ELISA).[44]

O ELISA é o mais utilizado na prática clínica, juntamente com um dos testes funcionais, apesar de muitas vezes ocorrer discordância entre os resultados.[44, 45, 46] Do ponto de vista prático, podemos fechar o diagnóstico se a apresentação clínica for coerente com TIH e não existir outra causa para a trombocitopenia, associado a um teste ELISA positivo.[47, 48]

O uso de HBPM, fondaparinux e derivados, tais como danaparoide, está associado com uma incidência muito menor da plaquetopenia imunomediada do que a HNF. De forma geral, a melhor maneira de prevenir a TIH é o uso criterioso de heparina não fracionada ou a substituição por HBPM, se for possível, além de limitar o uso da heparina a um prazo inferior a cinco dias, iniciando varfarina precocemente em pacientes que irão necessitar de anticoagulação a longo prazo.

Tratamento

A primeira conduta frente a um paciente com TIH é a cessação de toda a exposição à heparina, incluindo aquela presente em cateteres/equipos.[33,49] A HBPM também deve ser evitada, pois o *crossover* entre os tipos de heparina é um fator de risco importante para essa reação imunomediada.

Para pacientes com alta suspeita de TIH recomenda-se a utilização imediata de um anticoagulante alternativo (como lepirudina, argatroban, danaparoide, fondaparinux, bivalirudina) (Grau de recomendação 1B), já que eles permanecem em risco de trombose posterior à cessação da heparina. Qualquer um desses agentes pode ser utilizado em pacientes com função renal e hepática normais. Já em pacientes com insuficiência renal ou hepática recomenda-se argatroban ou bivalirudina com doses reduzidas (Grau de evidência 2C).[50,51]

A anticoagulação por pelo menos dois a três meses em pacientes com TIH é recomendada naqueles sem evidências de um evento trombótico, e por três a seis meses se tal evento tiver ocorrido (Grau 2C). A varfarina pode ser iniciada assim que o paciente for estabilizado com outro anticoagulante (acima descrito) e assim que a contagem plaquetária superar níveis maiores ou iguais a 150.000/mL.

A lepirudina (Refludan®) é uma hirudina recombinante que foi aprovada pelo FDA para o tratamento da TIH complicada por trombose. Esse agente também se mostrou eficaz na prevenção de tromboses e nas complicações tromboembólicas.[51]

É recomendada a dose inicial de lepirudina de 0,05 a 0,075 mg/kg/hora (sem necessidade de dose de ataque em *bolus*), que deve ser administrada juntamente com o monitoramento cuidadoso do TTPa em intervalos de quatro horas.[51] Em pacientes com insuficiência renal a dose inicial preconizada é de 0,01 mg/kg/hora, se creatinina de 1,6 a 4,5 mg/dL, ou dose inicial de 0,005 mg/kg/hora, se creatinina maior que 4,5 mg/dL.

As transfusões de plaquetas são contraindicadas para a prevenção de hemorragias em pacientes com TIH, em grande parte em virtude da possibilidade de precipitarem eventos trombóticos. Entretanto, podem ser consideradas em pacientes com TIH e sangramento importante, particularmente naqueles que tenham cessado o uso de heparina há poucas horas.[52]

Necrose da pele

A necrose de pele é uma complicação bem descrita no tratamento com HNF ou HBPM. Os pacientes afetados têm anticorpos heparina-dependentes, mas a maioria não desenvolve trombocitopenia.[53, 54, 55]

As áreas afetadas são geralmente aquelas com maior quantidade de tecido adiposo (sobretudo abdômen); no entanto, as extremidades distais e o nariz também podem estar envolvidos. Inicialmente ocorre a formação de eritema; posteriormente, há a formação de púrpura e hemorragia, e, consequentemente, necrose. Embora as lesões se assemelhem à necrose da pele causada pela varfarina, as deficiências dos anticoagulantes naturais não estão presentes.

PRINCIPAIS COMPLICAÇÕES COM O USO DE ANTAGONISTAS DA VITAMINA K

A varfarina e outros antagonistas da vitamina K, tais como acenocumarol, femprocumona e fluindiona, são os anticoagulantes orais padrão utilizados em uma variedade de situações clínicas em nível ambulatorial. A varfarina corresponde a um dos dez medicamentos com o maior número de eventos adversos graves, segundo relatórios apresentados pelo FDA durante as décadas de 1990 e 2000.[56] As complicações referentes às medicações anticoagulantes são uma causa comum de visitas do departamento de emergência.

O risco de episódios de sangramento em pacientes tratados com varfarina está relacionado ao grau de anticoagulação, bem como à presença de fatores de risco preexistentes para o sangramento. Uma exceção a essa regra é a hemorragia retroperitoneal, uma complicação comum nesses pacientes mesmo quando os níveis de RNI (Relação Normatizada Internacional) estão dentro da faixa terapêutica.[57]

Os pacientes com um risco aumentado de hemorragia após o uso de antagonistas da vitamina K apresentam características em comum. Os fatores listados abaixo foram associados a um aumento significativo do risco de sangramento em uma ou mais análises multivariadas:[58,59]

- Idade elevada (com aumento progressivo após os 60 anos de idade);
- Sexo feminino;
- *Diabetes mellitus*;
- Presença de neoplasia maligna;
- Hipertensão arterial (pressão arterial sistólica > 180 ou diastólica > 100 mmHg);

- Etilismo crônico;
- Doença hepática aguda ou crônica;
- Insuficiência renal crônica;
- Anemia;
- Má aderência do paciente ao tratamento;
- Antecedente de AVC ou hemorragia intracerebral;
- Presença de lesões com tendência a sangramento, como doença péptica;
- Discrasias sanguíneas (defeitos da coagulação, trombocitopenia);
- Uso concomitante de aspirina, anti-inflamatórios não esteroides (AINEs), agentes antiplaquetários, antibióticos, amiodarona;
- Instabilidade no controle do RNI;
- RNI pré-tratamento maior que 1,2;
- Antecedente de hemorragia grave durante o tratamento prévio com varfarina, mesmo com RNI na faixa terapêutica.

Inúmeros modelos estimativos de medidas de risco para anticoagulação já foram propostos. A decisão ambulatorial de anticoagular um paciente deve ser criteriosamente avaliada e devem sempre ser enfatizados os riscos e benefícios envolvidos.

Hemorragia intracraniana

O uso crônico de anticoagulantes orais antagonistas da vitamina K pode ser complicado por hemorragia intracerebral (HIC), sobretudo em pacientes idosos. A HIC é a complicação mais devastadora da varfarina, correspondendo a 90% das mortes relacionadas ao uso dessa droga, levando à invalidez permanente a maioria dos sobreviventes.[60]

Em termos de risco absoluto, a taxa de HIC espontânea entre os pacientes de 70 anos de idade gira em torno de 0,15% ao ano. Nos pacientes em que se objetiva uma faixa terapêutica com valores de RNI de 2,0 a 3,0, a taxa de HIC é aumentada a uma média de 0,3 a 0,8% ao ano. Ensaios clínicos publicados demonstram que as taxas de HIC vêm aumentando nas últimas décadas, provavelmente por um maior número de idosos em terapia de anticoagulação.[61]

Sangramento significativo, em geral, está fortemente associado à anticoagulação excessiva. No entanto, a maioria dos episódios de HIC ocorre com valores de RNI dentro da faixa terapêutica (ou seja, RNI entre 2,0 e 3,5).[62]

O grau de alargamento do RNI, no momento do HIC, correlaciona-se à extensão inicial da hemorragia como também à sua progressão, e esses são fatores estritamente relacionados à mortalidade.[63] Mais da metade dos pacientes com HIC morrem dentro de 30 dias após o aparecimento dessa complicação. Em um estudo recente, a hemorragia cerebral foi fatal em dois terços dos pacientes com RNI > 3,0 na apresentação. A taxa de mortalidade associada com HIC varia de acordo com o estado neurológico do paciente no momento da admissão.[64]

Apresentação clínica e diagnóstico

Quando do aparecimento de sinais neurológicos focais (como hemiparesia, afasia, ataxia) em um paciente anticoagulado, sobretudo se associado à cefaleia, náuseas, vômitos, confusão ou obnubilação, deve-se excluir rapidamente a HIC. O início dos sintomas é geralmente repentino. Em cerca de metade dos pacientes o hematoma continua a aumentar durante as primeiras 12 a 24 horas.[65] A idade média dos pacientes admitidos com HIC é de 70 anos.

A progressão do sangramento, estupor progressivo e hemiplegia, evoluindo para o coma, nos leva a pensar em hérnia transtentorial. O envolvimento frequente do cerebelo associado a HIC tem sido relatado na maioria dos estudos.

Tratamento

A HIC é uma emergência médica que deve ser rapidamente controlada com a reversão da anticoagulação, mesmo em pacientes com hematomas pequenos, em razão do potencial de expansão do sangramento.[66]

Doses elevadas de vitamina K (10 a 20 mg) via endovenosa podem reverter completamente a anticoagulação induzida pela varfarina. No entanto, esse efeito pode demorar cerca de 12 a 24 horas, período no qual a HIC pode aumentar. Em um estudo retrospectivo que avaliou pacientes com HIC associada à anticoagulação com varfarina, seis pacientes com RNI de 4,2 ± 2,0 à admissão foram tratados com vitamina K isoladamente. Em aproximadamente 12 horas após o início do tratamento os valores de RNI ainda se encontravam elevados em 3,0 ± 1,7.[67, 68, 69]

Deve-se ressaltar que altas doses de vitamina K também podem resultar em um período variável de refratariedade à reintrodução da varfarina, fato este que irá influenciar na retomada da anticoagulação.

A utilização de plasma fresco congelado (PFC) para reversão da anticoagulação implica muitas vezes na utilização de um grande volume de transfusão, na dose de 15 mL/kg, sendo esta dose proibitiva para alguns pacientes em virtude da sobrecarga de volume. Muitas vezes são necessárias aproximadamente oito unidades de PFC para que se reverta imediatamente o defeito de coagulação.[70, 71]

Outra desvantagem da infusão de PFC, nesse cenário, é o tempo necessário para verificar a compatibilidade sanguínea (tipagem ABO), degelo e infusão do produto. Em um estudo utilizando PFC, por exemplo, o intervalo de tempo médio entre a admissão desse tipo de paciente em uma unidade de emergência neurológica e a normalização do RNI (≤ 1,2) foi de 30 horas (intervalo de 14 a 50 horas).

O concentrado de complexo de protrombina inativada (CCPI), também chamado de complexo de fator IX, consiste em fatores de coagulação vitamina K-dependentes (fatores II, VII, IX e X). A administração desse complexo leva a uma normalização mais rápida do RNI em comparação à infusão de PFC ou vitamina K utilizadas isoladamente.[72, 73] Como exemplo, em um ensaio clínico prospectivo multinacional, a infusão do CPI resultou em valor de RNI ≤ 1,4 dentro dos primeiros 30 minutos da infusão em todos os 43 pacientes envolvidos. Infelizmente, esse hemoderivado não está sempre disponível em serviços de emergência e possui alto custo.[74, 75, 76]

O fator VIIa recombinante tem sido utilizado para tratar a hemorragia intracerebral grave, tanto espontânea como secundária ao uso de agentes anticoagulantes, incluindo os antagonistas da vitamina K.[77, 78, 79, 80, 81] Ainda não há muitos estudos que comprovem sua superioridade em relação aos demais produtos anteriormente mencionados. Outros problemas são o custo elevado do tratamento e os efeitos pró-trombóticos decorrentes da sua utilização.

A fim de atingir os objetivos supramencionados, recomenda-se que o seguinte "tripé" de tratamento seja iniciado o mais cedo possível:

- Deve-se cessar imediatamente o uso de todos os anticoagulantes e antiagregantes plaquetários.
- Para reversão da antiacoagulação imediata (minutos) e em curto prazo (horas), recomenda-se a infusão de um agente para reversão rápida de efeitos anticoagulantes (CCPI, PFC ou fator VIIa recombinante).
- Para que a reversão da anticoagulação possa ser mantida por longo prazo (horas a dias), recomenda-se a administração de vitamina K por infusão intravenosa lenta, em vez de via oral ou subcutânea. A dose habitual é de 10 mg, que pode ser repetida a cada 12 horas, quando há elevação persistente do RNI.

Não existem estudos randomizados que determinem eficácia e segurança do CCPI, PFC e fator VIIa recombinante. A escolha do agente depende sobretudo de sua disponibilidade na sala de urgência. Atenção também deve ser dada à pressão arterial sistólica, que deve ser mantida em valores menores que 180 mmHg durante a fase aguda.

Dada a alta mortalidade que acompanha HIC, a drenagem cirúrgica do hematoma após a reversão da anticoagulação pode ser considerada em pacientes selecionados.

Após 48 horas do início da reversão da anticoagulação, é razoável que seja instituído o uso da HNF ou HBPM por via subcutânea, em doses profiláticas, para prevenção de eventos tromboembólicos. Para os pacientes que reiniciarão o uso de anticoagulantes, a varfarina pode ser reiniciada em 7 a 14 dias. Meias de compressão pneumáticas e deambulação precoce devem ser consideradas se houver paresia dos membros inferiores.

Abordagem dos pacientes com hiperanticoagulação

A causa para o aumento do RNI deve ser investigada em todos os casos. As causas mais comuns incluem: interação com outros medicamentos, uso de doses inadequadas (excessivas ou insuficientes) de varfarina, deficiência de vitamina K, insuficiência hepática, insuficiência cardíaca e diarreia (ver Tabelas 49.1, 49.2 e 49.3).

Sugestões para o manuseio da anticoagulação estão dispostas nas Tabelas 49.4 e 49.5.

Elevações pequenas do valor do RNI acima da faixa terapêutica podem ser controladas simplesmente pela omissão de uma ou mais doses da varfarina, com subsequente investigação desse aumento e correção dos fatores precipitantes.

Hemorragia maior, conforme descrito anteriormente, constitui uma emergência médica e requer o uso de altas doses de vitamina K por via intravenosa, juntamente com PFC, CPI ou fator VIIa recombinante.

As melhores recomendações para o manuseio dessa situação são norteadas pelas diretrizes formuladas no ano de 2008 pelo *American College of Chest Physician* (ACCP), descritas a seguir:[82]

- **RNI acima da faixa terapêutica, mas < 5,0 em pacientes sem sangramento:** recomenda-se diminuir a dose da varfarina subsequente (apenas), ou omitir uma ou mais doses e reduzir a dose da varfarina, se necessário. O RNI deve ser monitorado com mais frequência, e a terapêutica deve ser reiniciada com uma dose menor quando o RNI situar-se dentro do intervalo desejado se a causa da elevação persistir. Caso o fator tenha sido resolvido retorna-se com a dose habitual.
  Se a elevação do RNI é mínima e/ou passível de ser transitória, não há necessidade de reduzir a dose.
- **RNI entre 5,0 e 9,0 em pacientes sem sangramento:** recomenda-se omitir uma ou mais doses da varfarina e administrar uma dose baixa de vitamina K (por exemplo, 1 a 2,5 mg) por via oral, e de preferência nunca por via intramuscular; não há necessidade de utilizar a via intravenosa. O RNI deve ser monitorado em 48 horas, e quando estiver em faixa adequada, a terapêutica deverá ser reiniciada com dose reduzida.

Tabela 49.1 Interações medicamentosas que aumentam o risco de sangramento por atuação em outras vias de coagulação.

Amica	Dipirona
Aspirina*(baixas doses)	Heparinas e análogos
Benoxaprofeno	Ibuprofeno
Bronfenaco	Indoprofeno
Cilostazol	Nabumetona
Clopidogrel	Naproxeno
Diclofenaco	Nimesulida

Adaptada de Meneguelo ZM, Liporace IL e Barroso CMQ. Terapia Antitrombótica nas doenças valvares. In: Tratado de Cardiologia da SOCESP p. 1.367-1.388. Ed Manole. São Paulo. 2009.

Tabela 49.2 Interações medicamentosas que inibem a ação anticoagulante.

Azatioprina	Metimazol
Barbitúricos	Metiltiouracil
Bosentan	Mitotano
Carbamazepina	Nafcilina
Carbimazol	Nevirapina
Ciclosporina	Primidona
Clordiazepóxido	Propiltiouracil
Clorpromazina	Raioxifeno
Colestiramina	Rifabutina
Erva-de-são-joão	Rifampicina
Espironolactona	Rifapentina
Etretinato	Ritonavir
Ginseng	Sucralfato
Griseofulvina	Tibolono
Mercaptopurina	

Tabela 49.3 Interações medicamentosas que aumentam o risco de sangramento por alteração do INR (necessidade de controle de INR).

Ácido etacrínico	Clofibrato	Fenoprofeno	Lovastatina	Quindina
Ácido flufenâmico	Clomipramina	Floctafenina	Meloxicam	Rebeprazol
Ácido mefenâmico	Cloranfenicol	Fluconazol	Metronidazol	Ranitidina
Ácido nalidixico	Cloxacilina	Fluoracil	Miconazol	Rofecoxib
Alopurinol	Condroitina	Fluoxetina	Moricizina	Rosuvastatina
Amiodarona	Danazol	Flurbiprofeno	Moxalactam	Roxitromicina
Amitriptilina	Delavirdina	Flutamina	Neomocina	Saquinavir
Amoxicilina	Demeclociclina	Fluvastatina	Nilutamida	Sertralina
Amprenavir	Desipramina	Fluvoxamina	Norfloxacino	Sinvastatina
Aspirina (altas doses)	Dextrotiroxina	Fosamprenavir	Nortriptilina	Sulfametoxazol
Atazanavir	Diazôxido	Gatifloxacino	Ofloxacina	Sulfinpirarazona
Azitromicina	Dicloxacilina	Genfibrozila	Omeprazol	Sulfisoxazol
Benzbromarona	Diflunisal	Ginko Biloba	Orlistat	Sulindac
Bicalutamida	Disopiramida	Glucosamina	Oxaprozina	Tamoxifeno
Bivalirudina	Dissuifiram	Hidrato de cloral	Oxifembutazona	Telitromicina
Bufexamaco	Dotiepina	Ifosfamida	Oxitetraciclina	Tenidap
Capecitabina	Doxepina	Imipramina	Pantoprazol	Tenoxicam
Cefamandol	Doxiciclina	Indometacina	Paroxetina	Terbinafina
Cefazolina	Droxicam	Ipriflavona	Paracetamol	Tetraciclina
Cefoperazona	Enoxacina	Isoniazida	Piracetam	Tireoglobulina
Cefotetan	Erlotinibe	Isoxicam	Piroxicam	Tolterodina
Celocoxibe	Entromicina	Itraconazol	Propafenona	Toremifeno
Cetoconazol	Esomeprazol	Lansoprazol	Propoxifeno	Tramadol
Cetoprofeno	Etodolac	Levamisol	Propranoiol	Trimipramina
Cimetidina	Felbamato	Levofioxacina	Propifenazona	Valdecoxibe
Ciprofloxacino	Fenbufeno	Levotiroxina	Proquazona	Vancomicina
Cisaprida	Fenitoína	Liotironina	Protriptilina	Zileuton
Clantromicina	Fenofibrato	Lomoxicam	Quetiapina	Zotepina

Tabela 49.4 Ajustes das doses iniciais da varfarina em relação ao INR.

Dia da coleta	INR	Dose de varfarina
1	1-1,3	01 cp (05 mg)
4	1-1,3 1,4-1,9 2,0-2,5 2,6-3,0 3,1-4,0	01 cp (05 mg) 3/4 cp (3,75 mg) 1/2 cp (2,5 mg) 1/4 cp (1,25 mg) Suspender dose do dia. Após, 1/4 cp até o sexto dia.
7	Avaliar a alteração das doses segundo valores do INR encontrados no primeiro e no quarto dias. Se houver redução da dose no quarto dia, pode haver necessidade de nova redução no sétimo dia.	

Cp (Comprimido).
Adaptada de Tratado de Cardiologia Socesp. 2009. p. 1370. Ed Manole.

Tabela 49.5 Ajustes das doses iniciais da femprocumona em relação ao INR.

Dia da coleta	INR	Dose de femprocumona
1	1-1,3	01 cp (03 mg)
4	1-1,3	01 cp (03 mg). Raramente acontecem alterações neste dia. Nestes casos, fracionamento da dose é o mesmo que o da varfarina.
7	1,4-1,9 2,0-2,5 2,6-3,0 3,1-4,0	3/4 cp (2,25 mg) 1/2 cp (1,5 mg) 1/4 cp (0,75 mg) Suspender dose do dia. Após, 1/4 cp até o décimo dia.
11		Avaliar a alteração das doses segundo valores do INR encontrados no primeiro e no sétimo dias. Se houver redução da dose no sétimo dia, pode haver necessidade de nova redução no décimo primeiro dia.

Cp (Comprimido).

Adaptada de Tratado de Cardiologia Socesp. 2009. p. 1370. Ed Manole.

Evitar a utilização de vitamina K em pacientes portadores de prótese mecânica, sem sangramento; fazer a omissão da dose por dois ou três dias e reavaliar o RNI em 48 a 72 horas.

Caso uma rápida reversão seja necessária, como quando houver a necessidade de cirurgia de urgência, orienta-se suspender a varfarina e administrar por via oral uma ou mais doses de vitamina K ($\leq$ 5 mg/dose).

- **RNI $\geq$ 9,0 sem sangramento:** recomenda-se a cessação da varfarina, administrando uma ou mais doses (por via oral) de 2,5 a 5 mg de vitamina K, e a monitorização do RNI com mais frequência. Deve-se retomar a terapêutica com dose reduzida assim que o INR estiver no intervalo terapêutico.
- **Sangramentos graves ou potencialmente fatais:** recomenda-se a cessação de varfarina e administração de vitamina K (10 mg) por infusão intravenosa lenta, suplementada com PFC, CCPI ou fator VIIa recombinante. A administração de vitamina K pode ser repetida a cada 12 horas para RNI persistentemente elevado.

Pacientes que apresentem sangramento com INR na faixa terapêutica deverão ser investigados para a presença de comorbidades associadas, tais como lesões do trato gastrointestinal e genitourinário, dependendo do local do sangramento. Algumas vezes são descobertas lesões cancerígenas em alguns pacientes, sobretudo idosos, após o início do tratamento com anticoagulantes.

Necrose da pele

A necrose da pele é geralmente relatada nos primeiros dias do uso de altas doses iniciais de varfarina.[83,84] As lesões de pele podem ocorrer em extremidades, seios, tronco e genitália. As biópsias demonstram trombos de fibrina nos vasos cutâneos associados à hemorragia intersticial.

Esse acometimento cutâneo parece ser mediado pela rápida redução dos níveis de proteína C no primeiro dia da terapia, o que induz a um estado transitório de hipercoagulabilidade. Aproximadamente um terço dos pacientes apresenta deficiência de proteína C subclínica. No entanto, entre os pacientes com o diagnóstico previamente estabelecido de deficiência de proteína C, a necrose da pele é uma complicação pouco frequente da terapêutica com varfarina. Alguns relatos de caso também descrevem a necrose da pele ou a trombose em outros locais com o uso de varfarina associado a uma deficiência funcional adquirida da proteína C ou S,[85] heterozigotos de deficiência de proteína S e a presença de fator V de Leiden.

Embolização por colesterol

A embolização por cristais de colesterol (microembolismo) é uma rara complicação da anticoagulação com a varfarina. Normalmente esse fenômeno ocorre após várias semanas de terapia e pode se apresentar com clínica de amaurose, visualização de escotomas, petéquias em superfícies palmares e plantares, e em superfícies laterais dos membros inferiores. Essa condição foi por diversas vezes chamada de "síndrome do dedo azul" ou "síndrome do dedo roxo".[86, 87]

SANGRAMENTO PELOS NOVOS ANTICOAGULANTES ORAIS

Desde a disponibilização de novos anticoagulantes orais (NOACs), não só para a profilaxia de eventos tromboembólicos mas também para o tratamento de algumas condições trombóticas, é crescente o número de pacientes que se apresentam na Sala de Emergência com alguma complicação hemorrágica decorrente do uso dos mesmos, particularmente dabigatrana, rivaroxabana e apixabana. Em geral, os NOACs estão associados a um baixo risco global de hemorragias graves; no entanto, sangramentos com ameaça à vida podem ocorrer.

Uma das vantagens dos NOACs, além da posologia fácil que dispensa controle com INR, é o menor risco de sangramento relativamente a outros anticoagulantes. Em uma metanálise de 12 estudos randomizados que incluiu 102.607 pacientes com fibrilação atrial ou tromboembolismo venoso, o risco de sangramento com NOACs comparado aos antagonistas da vitamina K foi globalmente menor,[88] seja o risco de sangramento maior (risco relativo [RR] 0,72; IC95% 0,62-0,85), sangramento fatal (RR 0,53; IC95% 0,43-0,64), ou hemorragia intracraniana (0,43; IC95% 0,37-0,50); sem aumento da incidência de hemorragia digestiva (RR 0,94; IC 95% 0,75-1,99).

Como não há necessidade de um controle do grau de anticoagulação, como ocorre com os antagonistas da vitamina K, a preocupação no uso dessas medicações é identificar perfis de pacientes que estariam sujeitos a um risco elevado de sangramento. Alguns subgrupos de pacientes merecem comentários:

- **Idosos:** a idade é fator de risco para sangramento com a maioria dos antitrombóticos conhecidos. Na maioria dos ensaios clínicos, os dados sobre o impacto da idade no risco de sangramento deriva de análises de subgrupo.[89] No estudo RE-LY, pacientes com idade ≥ 75 anos apresentaram melhor perfil de segurança com a dose de 110 mg duas vezes ao dia quando comparada com 150 mg duas vezes ao dia, e também quando comparada com a varfarina.[90] Particularmente, o risco de hemorragia intracraniana foi menor com dabigatrana, independentemente da dose e idade.[91] Análise de subgrupos do estudo ROCKET-AF (rivaroxabana) e ARISTOTLE (apixabana) demonstrou não haver efeito da idade sobre a incidência de sangramentos.[92,93] Em relação à apixabana, o estudo ARISTOTLE utilizava a dose menor de 2,5 mg duas vezes ao dia quando o paciente possuía idade ≥ 80 anos e pelo menos um dos critérios seguintes: peso ≤ 60 kg ou creatinina ≥ 1,5 mg/dL, recomendações estas mantidas na bula do medicamento.
- **Insuficiência renal:** a função renal também está relacionada ao risco de sangramento com o uso dos anticoagulantes em geral. A função renal deve ser avaliada antes e durante o tratamento com esses medicamentos, principalmente no caso da dabigatrana, cuja excreção é feita em grande parte pelos rins. Análises de subgrupo dos estudos RE-LY e ROCKET-AF mostraram taxas de sangramento similares à varfarina nos pacientes com ClCr 30-50 mL/min[90,94] Já no estudo ARISTOTLE, pacientes com ClCr 25-50 mL/min tiveram menos eventos hemorrágicos com apixabana quando comparados com a warfarina.[93] Pacientes com disfunção renal grave (ClCr < 25-30 mL/min.) foram excluídos dos grandes ensaios clínicos, e o uso de NOACs nesses pacientes não é recomendado, dando-se preferência para varfarina.
- **Uso concomitante de antiplaquetários:** os grandes estudos randomizados comparando NOACs contra varfarina para prevenção de AVC na vigência de fibrilação atrial incluíram um número significativo de pacientes que tomavam aspirina concomitantemente (geralmente menos de 100 mg por dia). As análises de subgrupos desses estudos indicam que a adição de dose baixa de aspirina crônica a um NOAC está associada a um aumento de aproximadamente duas vezes no risco de hemorragia grave.[90,92,93] Porém, o mesmo efeito também foi associado com a adição de aspirina a varfarina. Assim, reconhecendo que há situações em que o paciente tem indicação tanto de terapia antiplaquetária quanto anticoagulante, deve-se ter cuidado ao associar ambos os medicamentos e informar os pacientes dos riscos.

Reversão da anticoagulação com NOACs

Conceitualmente, reverter a anticoagulação seria medida desejável em pacientes com hemorragia grave ou com risco de morte que continuam sangrando ativamente, embora não existam dados de ensaios clínicos randomizados que tenham avaliado essa estratégia. Até o momento, não há antídotos específicos ou agentes para reversão da anticoagulação nos pacientes em uso de NOACs. Por outro lado, esse aspecto tomado isoladamente não deve influenciar na escolha dessas medicações, tendo em vista o perfil de eficácia e o menor risco de sangramentos com esses agentes.

Do ponto de vista farmacológico, considera-se que a anticoagulação está totalmente revertida após cinco meias-vidas desde a última dose,[95] o que, para pacientes com função renal normal, ocorreria em:

- 2,5 a 3,5 dias após a última dose com dabigatrana;
- 1,5 a 3,5 dias após a última dose com rivaroxabana;
- 1 a 2 dias após a última dose com com apixabana;
- 1,5 a 2 dias após a última dose com edoxabana.

Em algumas circunstâncias, na vigência de hemorragia grave ou ameaçadora à vida, não é possível esperar todo esse tempo, e estratégias para reversão mais rápida da anticoagulação com esses agentes incluem:

- Remoção da medicação da circulação e/ou do trato gastrointestinal;
- Concentrados de complexos pró-trombínicos (CCP);
- Agentes antifibrinolíticos e desmopressina (DDAVP).

- O uso de carvão ativado oral pode ser útil na redução da absorção gastrintestinal da medicação recentemente ingerida. Além disso, no caso da dabigatrana, a hemodiálise de urgência pode ser indicada para remover a dabigatrana circulante nos casos de hemorragia grave ou em pacientes com disfunção renal importante.[96] Já a rivaroxabana e apixabana podem não ser dialisáveis devido ao alto grau de ligação às proteínas circulantes.
- Não existem evidências sólidas com relação à eficácia do uso de DDAVP e agentes anti-fibrinolíticos (como o ácido tranexâmico e o ácido ε-aminocaproico) na reversão de sangramentos com NOACs, mas especialistas recomendam seu uso como terapia adjunta no caso de hemorragias graves. Notar que, o uso de DDAVP requer monitorização de eletrólitos séricos, pois pode levar a hiponatremia importante e sintomática.
- Embora ainda sejam muito utilizados em casos de sangramento mais graves, não há evidências do benefício de PFC em pacientes sob terapia com NOACs. Além disso, a reposição de fatores de coagulação através de PFC implica na administração de muitas unidades desse hemoderivado, o que aumenta o risco de sobrecarga volêmica e reações anafiláticas.

O concentrado de complexo protrombina inativada (CCPI), ou simplesmente complexo protrombínico, como já mencionado, contém altas concentrações de fatores de coagulação vitamina-K dependentes (fatores II, VII, IX e X). São muito estudados no contexto da reversão da anticoagulação por varfarina, e dados sobre o uso desses nos episódios de sangramento relacionados aos NOACs são limitados a modelos animais e voluntários saudáveis.[97] Ainda assim, especialistas recomendam a administração de CCPI nos casos de hemorragia grave ou ameaçadoras à vida em pacientes sob uso desses novos anticoagulantes. Quando indicados, a dose normalmente varia de 50 a 80 unidades/kg de peso. Se essa terapia parece ineficaz, não estão indicadas doses adicionais pelo aumento do risco de trombose. Uma forma de complexo protrombínico ativo (CCPa) está disponível comercialmente e contém os mesmos fatores do CCPI, porém, já ativados, o que teoricamente proporcionaria efeitos hemostáticos mais rápidos, mas com maior risco de eventos adversos trombóticos. Mais uma vez, não existem dados clínicos suficientes com o uso destes no manejo do sangramento agudo de pacientes com NOACs, e sua indicação é consenso de especialistas.[98]

Manejo agudo do sangramento com NOACs

A Figura 49.1 resume a abordagem de pacientes com sangramento agudo sob uso de NOACs.[97]

Os pacientes com sangramento ativo devem ser rapidamente avaliados quanto à sua estabilidade hemodinâmica, além de serem necessários a rápida determinação do local da hemorragia, o estabelecimento do tempo de início do sangramento (quando não oculto), a quantificação da perda de sangue e a determinação da última dose do anticoagulante. Isso inclui um exame físico completo, de preferência com monitorização contínua dos sinais vitais, além da obtenção dos níveis séricos de hematócrito e hemoglobina, função renal e o grau da anticoagulação. O nível de hemoglobina é útil em casos de hemorragias graves, tanto para avaliar a gravidade desta quanto para avaliar a indicação para transfusão de hemácias.

Ao contrário dos antagonistas da vitamina K, não há uma maneira simples e direta de se quantificar o grau de anticoagulação nesses pacientes. O estado de anticoagulação depende do agente específico, da posologia, do tempo desde a última dose e da função renal (e, em menor grau, função hepática). Em todo caso, é recomendada a avaliação do status da coagulação por meio de testes de coagulação comuns (tempo de coagulação, TTPA, TAP, tempo de coagulação de trombina, atividade antifator Xa).[97] Apesar de suas limitações, esses testes podem fornecer informações qualitativas sobre a presença de drogas. Tempos de coagulação de trombina normal em pacientes em uso de dabigatrana, de TAP normal em pacientes recebendo rivaroxabana e de antifator Xa normal naqueles em uso de apixabana sugerem níveis séricos muito baixos dessas medicações e função he-

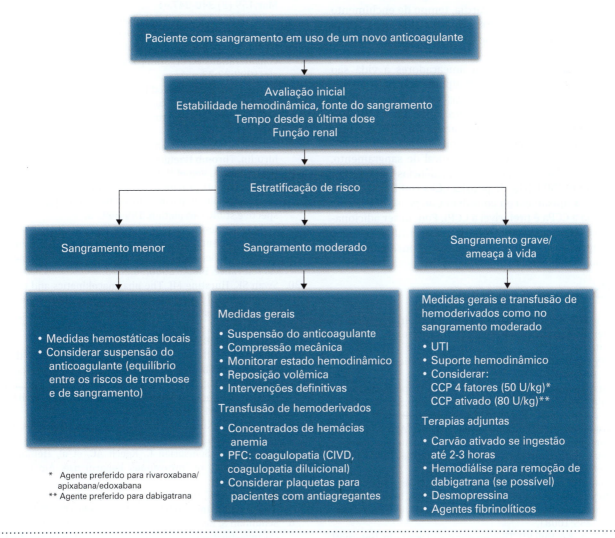

■ **Figura 49.1** Manejo do sangramento em usuários de novos anticoagulantes.[97]
PFC (Plasma Fresco Congelado); CIVD (Coagulação Intravascular Disseminada); CCP (Concentrado de Complexo Protrombínico).
Adaptada de Siegal & Crowther.

mostática praticamente intacta. Embora seja menos preciso, o TTPA pode ser utilizado para determinar o efeito da dabigatrana se o tempo de coagulação da trombina não estiver disponível. Mais pesquisas são necessárias para confirmar a capacidade preditiva desses testes no contexto clínico.

Ocasionalmente, o sangramento que parece significativo pode não ser clinicamente relevante. Nesses casos, recomenda-se observação criteriosa antes de se adotar medidas que exponham o paciente aos riscos de estratégias de reversão da coagulação ou trombose associada devido à retirada de anticoagulantes.

Sangramentos menores (por exemplo, epistaxe, equimose, menorragia) usualmente são facilmente controladas com medidas hemostáticas locais, e nem sempre necessitam suspensão do anticoagulante.

Já em eventos hemorrágicos moderados (por exemplo, sangramento gastrintestinal alto), recomenda-se a suspensão dos anticoagulantes, cuja duração deve ser avaliada em detrimento do sucesso da hemostasia local. Os pacientes devem permanecer monitorizados, pois em muitos casos as fases iniciais do choque hemorrágico costumam se apresentar apenas com taquicardia, tempo de enchimento capilar pouco diminuído e pressão arterial normal. O uso de hemoderivados, nesses casos, é restrito, e sua indicação deve ser individualizada.

Já sangramentos graves ou ameaçadores à vida são emergências que podem requerer suporte avançado de vida (por exemplo, reposição volêmica, vasopressores, ventilação mecânica). O encaminhamento para hemostasia cirúrgica ou endoscópica deve ser feito em caráter de urgência, pois muitas vezes não se é possível estabilizar totalmente o paciente sem o adequado controle do local de sangramento. Com base nos dados disponíveis e evidências limitadas, é preferível CCPI (50 UI/kg de peso) à CCPa (80 U/kg) para a rivaroxabana, apixabana ou edoxabana, ao passo que para a dabigatrana a CCPa é preferível à CCPI. Podem ser adicionadas terapias adjuvantes, tais como agentes antifibrinolíticos ou desmopressina. A hemodiálise pode ser considerada para a remoção da dabigatrana, quando possível.

REFERÊNCIAS BIBLIOGRÁFICAS

1. Leung LLK. Anticoagulants other than heparin and warfarin. [Internet] [acesso em 2014 jul 17]. Disponível em: www.uptodate.com
2. Perry DJ. Antithrombin and its inherited deficiencies. Blood Rev. 1994;8:37.
3. Weitz JI. Low-molecular-weight heparins [published erratum appears in N Engl J Med 1997 Nov 20;337(21):1567] [see comments]. N Engl J Med. 1997;337:688.
4. Marcum JA, McKenney JB, Rosenberg RD. Acceleration of thrombin-antithrombin complex formation in hindquarters via naturally occurring heparin-like molecules bound to the endothelium. J Clin Invest. 1984;74:341.
5. Jordan RE, Oosta GM, Gardner WT, Rosenberg RD. The kinetics of hemostatic enzyme-antithrombin interactions in the presence of low molecular weight heparin. J Biol Chem. 1980;255:10081.
6. Valentine KA, Hull RD. Therapeutic use of warfarin. [Internet] [acesso em 2014 jul 17]. Disponível em: www.uptodate.com
7. Ansell J, Hirsh J, Hylek E, et al. Pharmacology and management of the vitamin K antagonists. Chest. 2008;133:160S.

8. Freedman MD. Oral anticoagulants: Pharmacodynamics, clinical indications and adverse effects. J Clin Pharmacol. 1992;32:196.
9. Clouse LH, Comp PC. The regulation of hemostasis: The protein C system. N Engl J Med. 1986;314:1298.
10. O'Reilly RA, Aggeler PM. Studies on coumadin anticoagulant drugs: Initiation of warfarin therapy without a loading dose. Circulation. 1968;38:169.
11. Eriksson BI, Dahl OE, Buller HR, et al. A new oral direct thrombin inhibitor, dabigatran etexilate, compared with enoxaparin for prevention of thromboembolic events following total hip or knee replacement: the BISTRO II randomized trial. J Thromb Haemost. 2005;3:103.
12. Stangier J, Rathgen K, Stahle H, Gansser D, Roth W. The pharmacokinetics, pharmacodynamics and tolerability of dabigatran etexilate, a new oral direct thrombin inhibitor, in healthy male subjects. Br J Clin Pharmacol 2007;64:292-303.
13. Rivaroxaban- Once daily, oral, direct factor Xa inhibition Compared with vitamin K antagonism for prevention of stroke and Embolism Trial in Atrial Fibrilation: rationale and design of the ROCKET AF study. Am Heart J. 2010 Mar;159 (3) 340-347.e1
14. Roser-Jones C, Becker RC. Apixaban: an emerging oral factor Xa inhibitor. J Thromb Thrombolysis. 2010 Jan;29(1):141-6.
15. Danhof M, deBoer A, Magnani HN, et al. Pharmacokinetic considerations on orgaran (Org 10172) therapy. Haemostasis. 1992;22:73.
16. Nurmohamed MT, Fareed J, Hoppensteadt D, et al. Pharmacological and clinical studies with Lomoparan, a low molecular weight glycosaminoglycan. Semin Thromb Hemost. 1991;17 Suppl 2:205.
17. Greinacher A, Warkentin TE. The direct thrombin inhibitor hirudin. Thromb Haemost. 2008;99:819.
18. Greinacher A, Volpel H, Janssens V, et al. Recombinant hirudin (lepirudin) provides safe and effective anticoagulation in patients with heparin-induced thrombocytopenia: A prospective study. Circulation. 1999;99:73.
19. Eichler P, Friesen HJ, Lubenow N, et al. Antihirudin antibodies in patients with heparin-induced thrombocytopenia treated with lepirudin: Incidence, effects on aPTT, and clinical relevance. Blood. 2000;96:2373.
20. Swan SK, Hursting MJ. The pharmacokinetics and pharmacodynamics of argatroban: Effects of age, gender, and hepatic or renal dysfunction. Pharmacotherapy. 2000;20:318.
21. Warkentin TE, Greinacher A, Koster A. Bivalirudin. Thromb Haemost. 2008;99:830.
22. Heit JA, Colwell CW, Francis CW, et al. Comparison of the oral direct thrombin inhibitor ximelagatran with enoxaparin as prophylaxis against venous thromboembolism after total knee replacement: a phase 2 dose-finding study. Arch Intern Med. 2001;161:2215.
23. Gurewich V. Ximelagatran--promises and concerns. JAMA. 2005;293:736.
24. Juergens CP, Semsarian C, Keech AC, et al. Hemorrhagic complications of intravenous heparin use. Am J Cardiol. 1997;80:150.
25. Campbell NRC, Hull RD, Brant R, et al. Aging and heparin-related bleeding. Arch Intern Med. 1996;156:857.
26. Schulman S, Kearon C. Definition of major bleeding in clinical investigations of antihemostatic medicinal products in non-surgical patients. J Thromb Haemost. 2005;3:692.
27. Crowther MA, Warkentin TE. Bleeding risk and the management of bleeding complications in patients undergoing

anticoagulant therapy: focus on new anticoagulant agents. Blood. 2008;111:4871.

28. Oliveira GB, Crespo EM, Becker RC, et al. Incidence and prognostic significance of thrombocytopenia in patients treated with prolonged heparin therapy. Arch Intern Med. 2008;168:94.

29. Warkentin TE, Greinacher A, Koster A, Lincoff AM. Treatment and prevention of heparin-induced thrombocytopenia: American College of Chest Physicians Evidence-Based Clinical Practice Guidelines (8th Edition). Chest. 2008;133:340S.

30. Chong BH, Castaldi PA. Platelet proaggregating effect of heparin: Possible mechanism for non-immune heparin-associated thrombocytopenia. Aust N Z J Med. 1986;16:715.

31. Greinacher A. Antigen generation in heparin-associated thrombocytopenia: The nonimmunologic type and the immunologic type are closely linked in their pathogenesis. Semin Thromb Hemost. 1995;21:106.

32. Martel N, Lee J, Wells PS. Risk for heparin-induced thrombocytopenia with unfractionated and low-molecular-weight heparin thromboprophylaxis: a meta-analysis. Blood. 2005;106:2710.

33. Warkentin TE. Heparin-induced thrombocytopenia: yet another treatment paradox?. Thromb Haemost. 2001;85:947.

34. Warkentin TE, Levine MN, Hirsh J, et al. Heparin-induced thrombocytopenia in patients treated with low-molecular-weight heparin or unfractionated heparin. N Engl J Med. 1995;332:1330.

35. Magnani HN. Heparin-induced thrombocytopenia (HIT): An overview of 230 patients treated with orgaran (Org 10172). Thromb Haemost. 1993;70:554.

36. Harbrecht U, Bastians B, Kredteck A, et al. Heparin-induced thrombocytopenia in neurologic disease treated with unfractionated heparin. Neurology. 2004;62:657.

37. Girolami B, Prandoni P, Stefani PM, et al. The incidence of heparin-induced thrombocytopenia in hospitalized medical patients treated with subcutaneous unfractionated heparin: a prospective cohort study. Blood. 2003;101:2955.

38. Morris TA, Castrejon S, Devendra G, Gamst AC. No difference in risk for thrombocytopenia during treatment of pulmonary embolism and deep venous thrombosis with either low-molecular-weight heparin or unfractionated heparin: a metaanalysis. Chest. 2007;132:1131.

39. Warkentin TE, Sheppard JA, Sigouin CS, et al. Gender imbalance and risk factor interactions in heparin-induced thrombocytopenia. Blood. 2006;108:2937.

40. Smythe MA, Koerber JM, Mattson JC. The incidence of recognized heparin-induced thrombocytopenia in a large, tertiary care teaching hospital. Chest. 2007;131:1644.

41. Warkentin TE, Eikelboom JW. Who Is (still) getting HIT?. Chest. 2007;131:1620.

42. Crespo EM, Oliveira GB, Honeycutt EF, et al. Evaluation and management of thrombocytopenia and suspected heparin-induced thrombocytopenia in hospitalized patients: The Complications After Thrombocytopenia Caused by Heparin (CATCH) registry. Am Heart J. 2009;157:651.

43. Warkentin TE, Sheppard JA, Horsewood P, et al. Impact of the patient population on the risk for heparin-induced thrombocytopenia. Blood. 2000;96:1703.

44. Warkentin TE. Clinical presentation of heparin-induced thrombocytopenia. Semin Hematol. 1998;35:9.

45. Lacey JV, Penner JA. Management of idiopathic thrombocytopenic purpura in the adult. Semin Thromb Hemost. 1977;3:160.

46. Gruel Y, Pouplard C, Nguyen P, Borg JY. Biological and clinical features of low-molecular-weight heparin-induced thrombocytopenia. Br J Haematol. 2003;121:786.

47. Greinacher A, Amiral J, Dummel V, et al. Laboratory diagnosis of heparin-associated thrombocytopenia and comparison of platelet aggregation test, heparin-induced platelet activation test, and platelet factor 4/heparin enzyme-linked immunosorbent assay. Transfusion. 1994;34:381.

48. Nguyen P, Droulle C, Potron G. Comparison between platelet factor 4/heparin complexes ELISA and platelet aggregation test in heparin-induced thrombocytopenia. Thromb Haemost. 1995;74:804.

49. Napolitano LM, Warkentin TE, Almahameed A, Nasraway SA. Heparin-induced thrombocytopenia in the critical care setting: diagnosis and management. Crit Care Med. 2006;34:2898.

50. Lubenow N, Eichler P, Lietz T, et al. Lepirudin for prophylaxis of thrombosis in patients with acute isolated heparin-induced thrombocytopenia: an analysis of 3 prospective studies. Blood. 2004;104:3072.

51. Arepally GM, Warkentin TE. Lepirudin: walking the dosing line (editorial). Blood. 2006;108:1428.

52. Hopkins CK, Goldfinger D. Platelet transfusions in heparin-induced thrombocytopenia: a report of four cases and review of the literature. Transfusion. 2008;48:2128.

53. White PN, Sadd JR, Nensel RE. Thrombotic complications of heparin therapy, including six cases of heparin-induced skin necrosis. Ann Surg. 1979;190:595.

54. Warkentin TE. Heparin-induced skin lesions. Br J Haematol. 1996;92:494.

55. Moore A, Lau E, Yang C, et al. Dalteparin-induced skin necrosis in a patient with metastatic lung adenocarcinoma. Am J Clin Oncol. 2007;30:329.

56. Wysowski DK, Nourjah P, Swartz L. Bleeding complications with warfarin use: a prevalent adverse effect resulting in regulatory action. Arch Intern Med. 2007;167:1414.

57. Delaney JA, Opatrny L, Brophy JM, Suissa S. Drug drug interactions between antithrombotic medications and the risk of gastrointestinal bleeding. CMAJ. 2007;177:347.

58. Limdi NA, Beasley TM, Baird MF, et al. Kidney function influences warfarin responsiveness and hemorrhagic complications. J Am Soc Nephrol. 2009;20:912.

59. Fitzmaurice DA, Blann AD, Lip GY. Bleeding risks of antithrombotic therapy. BMJ. 2002;325:828.

60. Hylek EM, Singer DE. Risk factors for intracranial hemorrhage in outpatients taking warfarin. Ann Intern Med. 1994;120:897.

61. Shireman TI, Howard PA, Kresowik TF, Ellerbeck EF. Combined anticoagulant-antiplatelet use and major bleeding events in elderly atrial fibrillation patients. Stroke. 2004;35:2362.

62. Douketis JD, Arneklev K, Goldhaber SZ, et al. Comparison of bleeding in patients with nonvalvular atrial fibrillation treated with ximelagatran or warfarin: assessment of incidence, case-fatality rate, time course and sites of bleeding, and risk factors for bleeding. Arch Intern Med. 2006;166:853.

63. Gage BF, Yan Y, Milligan PE, et al. Clinical classification schemes for predicting hemorrhage: results from the National Registry of Atrial Fibrillation (NRAF). Am Heart J. 2006;151:713.

64. Oden A, Fahlen M. Oral anticoagulation and risk of death: a medical record linkage study. BMJ. 2002;325:1073.

65. Fang MC, Go AS, Chang Y, et al. Death and disability from warfarin-associated intracranial and extracranial hemorrhage. Am J Med. 2007;120:700.

66. Hart RG. Management of warfarin-associated intracrebral hemorrage. [Internet] [acesso em 2014 jul 17]. Disponível em: www.uptodate.com

67. Sjoblom L, Hardemark HG, Lindgren A, et al. Management and prognostic features of intracerebral hemorrhage during anticoagulant therapy. A Swedish multicenter study. Stroke. 2001;32:2567.

68. Neau JP, Couderq C, Ingrand P, et al. Intracranial hemorrhage and oral anticoagulant treatment. Cerebrovasc Dis. 2001;11:195.

69. Estol CJ, Kase CS. Need for Continued Use of Anticoagulants After Intracerebral Hemorrhage. Curr Treat Options Cardiovasc Med. 2003;5:201.

70. Huttner HB, Schellinger PD, Hartmann M, et al. Hematoma growth and outcome in treated neurocritical care patients with intracerebral hemorrhage related to oral anticoagulant therapy: comparison of acute treatment strategies using vitamin K, fresh frozen plasma, and prothrombin complex concentrates. Stroke. 2006;37:1465.

71. Lee SB, Manno EM, Layton KF, Wijdicks EF. Progression of warfarin-associated intracerebral hemorrhage after INR normalization with FFP. Neurology. 2006;67:1272.

72. Makris M, Greaves M, Phillips WS, et al. Emergency oral anticoagulant reversal: the relative efficacy of infusions of fresh frozen plasma and clotting factor concentrate on correction of the coagulopathy. Thromb Haemost. 1997;77:477.

73. Fredriksson K, Norrving B, Stromblad LG. Emergency reversal of anticoagulation after intracerebral hemorrhage. Stroke. 1992;23:972.

74. Cartmill M, Dolan G, Byrne JL, Byrne PO. Prothrombin complex concentrate for oral anticoagulant reversal in neurosurgical emergencies. Br J Neurosurg. 2000;14:458.

75. Siddiq F, Jalil A, McDaniel C, et al. Effectiveness of factor IX complex concentrate in reversing warfarin associated coagulopathy for intracerebral hemorrhage. Neurocrit Care. 2008;8:36.

76. Pabinger I, Brenner B, Kalina U, et al. Prothrombin complex concentrate (Beriplex P/N) for emergency anticoagulation reversal: a prospective multinational clinical trial. J Thromb Haemost. 2008;6:622.

77. Steiner T, Rosand J, Diringer M. Intracerebral hemorrhage associated with oral anticoagulant therapy: current practices and unresolved questions. Stroke. 2006;37:256.

78. Levi M, Bijsterveld NR, Keller TT. Recombinant factor VIIa as an antidote for anticoagulant treatment. Semin Hematol. 2004;41:65.

79. Deveras RA, Kessler CM. Reversal of warfarin-induced excessive anticoagulation with recombinant human factor VIIa concentrate. Ann Intern Med. 2002;137:884.

80. Veshchev I, Elran H, Salame K. Recombinant coagulation factor VIIa for rapid preoperative correction of warfarin-related coagulopathy in patients with acute subdural hematoma. Med Sci Monit. 2002;8:CS98.

81. Arkin S, Cooper HA, Hutter JJ, et al. Activated recombinant human coagulation factor VII therapy for intracranial hemorrhage in patients with hemophilia A or B with inhibitors. Results of the novoseven emergency-use program. Haemostasis. 1998;28:93.

82. Ansell J, Hirsh J, Hylek E, et al. Pharmacology and management of the vitamin K antagonists: American College of Chest Physicians Evidence-Based Clinical Practice Guidelines (8th Edition). Chest. 2008;133:160S.

83. Bauer KA. Coumarin-induced skin necrosis. Arch Dermatol. 1993;129:766.

84. Teepe RG, Broekmans AW, Vermeer BJ, et al. Recurrent coumarin-induced skin necrosis in a patient with an acquired functional protein C deficiency. Arch Dermatol. 1986;122:1408.

85. Haran MZ, Lichman I, Berebbi A, et al. Unbalanced protein S deficiency due to warfarin treatment as a possible cause for thrombosis. Br J Haematol. 2007;139:310.

86. Bols A, Nevelsteen A, Verhaeghe R. Atheromatous embolization precipitated by oral anticoagulants. Int Angiol. 1994;13:271.

87. Rauh G, Spengel FA. Blue toe syndrome after initiation of low-dose oral anticoagulation. Eur J Med Res. 1998;3:278.

88. Chai-Adisaksopha C, Crowther M, Isayama T, Lim W. The impact of bleeding complications in patients receiving target-specific oral anticoagulants: a systematic review and meta-analysis. Blood 2014; 124:2450.

89. Sardar P, Chatterjee S, Chaudhari S, Lip GY. New oral anticoagulants in elderly adults: evidence from a meta-analysis of randomized trials. J Am Geriatr Soc 2014; 62:857.

90. Connolly SJ, Ezekowitz MD, Yusuf S, Eikelboom J, Oldgren J, Parekh A, Pogue J, Reilly PA, Themeles E, Varrone J, Wang S, Alings M, Xavier D, Zhu J, Diaz R, Lewis BS, Darius H, Diener HC, Joyner CD, Wallentin L. Dabigatran versus warfarin in patients with atrial fibrillation. N Engl J Med 2009;361:1139-1151.

91. Eikelboom JW, Wallentin L, Connolly SJ, Ezekowitz M, Healey JS, Oldgren J, Yang S, Alings M, Kaatz S, Hohnloser SH, Diener HC, Franzosi MG, Huber K, Reilly P, Varrone J, Yusuf S. Risk of bleeding with 2 doses of dabigatran compared with warfarin in older and younger patients with atrial fibrillation: an analysis of the randomized evaluation of long-term anticoagulant therapy (RE-LY) trial. Circulation 2011;123:2363-2372

92. Patel MR, Mahaffey KW, Garg J, Pan G, Singer DE, Hacke W, Breithardt G, Halperin JL, Hankey GJ, Piccini JP, Becker RC, Nessel CC, Paolini JF, Berkowitz SD, Fox KA, Califf RM. Rivaroxaban versus warfarin in nonvalvular atrial fibrillation. N Engl J Med 2011;365:883-891.

93. Granger CB, Alexander JH, McMurray JJ, Lopes RD, Hylek EM, Hanna M, Al-Khalidi HR, Ansell J, Atar D, Avezum A, Bahit MC, Diaz R, Easton JD, Ezekowitz JA, Flaker G, Garcia D, Geraldes M, Gersh BJ, Golitsyn S, Goto S, Hermosillo AG, Hohnloser SH, Horowitz J, Mohan P, Jansky P, Lewis BS, Lopez-Sendon JL, Pais P, Parkhomenko A, Verheugt FW, Zhu J, Wallentin L. Apixaban versus warfarin in patients with atrial fibrillation. N Engl J Med 2011;365:981-992.

94. Fox KA, Piccini JP, Wojdyla D, Becker RC, Halperin JL, Nessel CC, Paolini JF, Hankey GJ, Mahaffey KW, Patel MR, Singer DE, Califf RM. Prevention of stroke and systemic embolism with rivaroxaban compared with warfarin in patients with non-valvular atrial fibrillation and moderate renal impairment. Eur Heart J 2011;32:2387-2394

95. Scaglione F. New oral anticoagulants: comparative pharmacology with vitamin K antagonists. Clin Pharmacokinet 2013; 52:69.

96. Stangier J, Rathgen K, Stahle H, Mazur D. Influence of renal impairment on the pharmacokinetics and pharmacodynamics of oral dabigatran etexilate: an open-label, parallel-group, single-centre study. Clin Pharmacokinet 2010;49:259-268

97. Siegal DM, Crowther MA. Acute management of bleeding in patients on novel oral anticoagulants. Eur Heart J. 2013;34(7):489-498b.

98. Dickneite G, Hoffman M. Reversing the new oral anticoagulants with prothrombin complex concentrates (PCCs): what is the evidence? Thromb Haemost 2014; 111:189.

capítulo 50

Maria Elisa Martini Albrecht • Fernando Alves Moreira • Maria Virgínia Tavares Santana

Emergências Cardiovasculares na Infância

INTRODUÇÃO

Emergências cardíacas pediátricas são raras quando comparadas com a taxa de ocorrência entre a população de adultos.[1] Ainda que a incidência de cardiopatias congênitas seja de 1 para cada 100 nascidos vivos, a maioria dessas cardiopatias evolui estável, sem descompensação no período neonatal. Cerca de 25% dos casos correspondem a cardiopatias graves com manifestação ainda no período neonatal e representam a causa mais frequente de emergências em cardiologia pediátrica.[2,3]

Os defeitos cardíacos congênitos são bem tolerados no período fetal, e as alterações circulatórias que ocorrem após o nascimento têm efeito marcante na apresentação clínica e no curso da doença.

Algumas anomalias cardíacas podem apresentar descompensação aguda, porém com sintomas inespecíficos que podem ser confundidos com sepses neonatais ou pneumonia.[4]

As cardiopatias congênitas podem se manifestar clinicamente de quatro formas isoladas ou em associação: sopros, arritmias, cianose e insuficiência cardíaca.[5] Em geral, as cardiopatias que se manifestam com cianose já ao nascimento são as mais graves,[1] frequentemente precisando de abordagem cirúrgica e percutânea precoce.

Pacientes previamente submetidos à anastomose de Blalock-Taussig (conexão cirúrgica entre a artéria subclávia e a artéria pulmonar ipsolateral-forma clássica, ou anastomose modificada que é feita com tubo de Gor-tex da aorta para a artéria pulmonar direita ou esquerda) que evoluem com obstrução aguda também são considerados emergência cardiológica.

Neste capítulo serão abordadas a crise de hipóxia e a insuficiência cardíaca.

CRISE DE HIPÓXIA

Consiste em uma situação clínica em que há importante decréscimo do conteúdo arterial de oxigênio, com consequente redução do transporte e da oferta do mesmo aos tecidos, impossibilitando o suprimento adequado das necessidades metabólicas do organismo. Constitui, assim, uma situação de hipoxemia e acidemia grave que deve ser prontamente reconhecida a fim de se evitar maiores complicações, como dano cerebral irreversível ou mesmo óbito.[6]

É a emergência clínica que ocorre frequentemente na evolução de algumas cardiopatias congênitas cianogênicas, como tetralogia de Fallot (T4F), transposição das grandes artérias (TGA), atresia pulmonar (AP), atresia tricúspide (AT), entre outros.[7-9]

Caracteriza-se por respiração rápida e profunda, irritabilidade e choro, aumento da cianose e diminuição da intensidade do sopro quando presente.[9] Às vezes se apresenta como episódios de palidez, perda de consciência ou convulsão. Podem ser desencadeadas ao acordar pelo choro, esforço para evacuar ou pelo exercício físico.

Na análise de 115 crianças admitidas com esse quadro na unidade de terapia intensiva pediátrica do Instituto Dante Pazzanese de Cardiologia, no período entre 2000 e 2006, encontramos 43 (37%) com idade inferior ou igual a 28 dias. Nesse grupo as cardiopatias mais frequentes foram TGA (35%), AP (18,5%) e AT (14%). No grupo com maior idade, T4F foi a mais frequente, com 27,3%.[1]

A crise de hipóxia que surge no período neonatal tem como causa principal as cardiopatias congênitas dependentes do canal arterial persistente, ou seja, qualquer cardiopatia cianogênica com atresia pulmonar, cujo fluxo para os pulmões se faz pelo canal arterial. Assim, a crise de hipóxia nesse período é considerada uma emergência pediátrica, exigindo reconhecimento clínico precoce, diagnóstico preciso e intervenção imediata.[4]

Crises hipoxêmicas são episódios frequentemente dramáticos na evolução natural de crianças com T4F.

Fisiopatologia das crises de hipóxia

A alteração fisiológica básica é a diminuição do fluxo pulmonar e o aumento do *shunt* da direita para a esquerda.

Essa mistura de sangue venoso com sangue arterial pode ocorrer no plano interatrial (Comunicação Interatrial – CIA), interventricular (Comunicação Interventricular – CIV), pelo canal arterial ou ainda na microcirculação pulmonar.[10, 11]

A diminuição do fluxo pulmonar restringe a quantidade de oxigênio captado pelos pulmões, resultando em hipóxia.[10, 12]

A resistência vascular pulmonar é considerada o fator mais importante, porque a estenose pulmonar valvar é fixa e a estenose infundibular, que consiste em fibras musculares desorganizadas intercaladas com tecido fibroso, é relativamente não reativa. Assim, o grau de *shunt* direito-esquerdo ou a quantidade do fluxo pulmonar é controlado primeiramente por alterações da resistência vascular pulmonar.[4]

A queda da resistência vascular sistêmica facilita o desvio de sangue da direita para a esquerda, causando aumento da insaturação arterial de oxigênio.

Essas crises podem ser desencadeadas por febre, exercícios físicos e uso de drogas vasodilatadoras, melhorando com a adoção da posição de cócoras ou pela flexão dos joelhos sobre o abdômen.

A teoria mais aceita atualmente para explicar as crises de hipóxia é a de Morgan e Funtheroth.[13, 14] Segundo esses autores, a hiperpneia é o elemento básico que mantém a crise, independentemente do fator desencadeante. Em geral há um ajuste no centro respiratório dessas crianças, impedindo a ocorrência das crises hipoxêmicas. O aumento súbito no consumo de oxigênio (como choro e febre), resulta no desvio de sangue da direita para a esquerda, pela diminuição da resistência sistêmica e aumento da resistência pulmonar, levando à queda da saturação arterial de oxigênio, do pH e o consequente aumento da $PaCO_2$, que estimulam o centro respiratório e produzem hiperpneia.[12,15]

A hiperpneia torna a pressão intratorácica negativa mais eficiente e aumenta o retorno venoso que, na presença de resistência fixa na via de saída do ventrículo direito e diminuição na resistência vascular sistêmica, favorece o *shunt* direito-esquerdo, levando à acidose e mantendo o ciclo vicioso da crise de hipóxia.

Lembrar que a anemia, dor, febre e irritabilidade aumentam o consumo de oxigênio mas também geram taquicardia, piorando o espasmo infundibular.

Fatores desencadeantes

- Espasmo do infundíbulo subpulmonar.
- Fechamento do canal arterial nas cardiopatias canal-dependente.
  - Aumento do consumo de oxigênio:
  - Irritabilidade;
  - Choro;
  - Evacuações com dificuldade;
  - Estado febril;
  - Hiperpneia;
  - Anemia.

Quadro clínico

A apresentação clínica é variável. A história relatada pelos pais pode ser confundida com cólica abdominal, comum nessa faixa etária, ou com crise convulsiva.

O quadro típico começa com taquidispneia, aumento progressivo da cianose, agitação e perda da força motora. Se não houver intervenção médica nessa fase, o quadro pode evoluir para sofrimento cerebral, traduzido clinicamente por movimentos oculares incoordenados, convulsões, coma e morte.[4, 6, 8, 10, 12, 14, 16]

Diagnóstico

Para a criança apresentar cianose, ela precisa ter 5 gramas de hemoglobina não saturada por decilitro de sangue.[17]

Um dado importante no exame físico é o aumento da cianose. A ausculta cardíaca pode não ser de grande ajuda, pois é comum a ausência de sopros, e a análise da segunda bulha muitas vezes é prejudicada pela presença de taquicardia.[4]

O tratamento da crise de hipóxia baseia-se em

- Tratamento de emergência;
- Tratamento das crises em unidade de terapia intensiva;
- Medidas de suporte para prevenção das crises;
- Tratamento cirúrgico ou percutâneo de urgência.

Etapas fundamentais a serem observadas na crise hipoxêmica

a) Colocar o paciente em posição genitopeitoral. Flexão da perna sobre a coxa e desta sobre o quadril. A compressão das artérias femorais aumenta a resistência vascular periférica e o retorno venoso.[10, 14, 17]

b) Fornecer oxigenioterapia se a cardiopatia não for canal-dependente.

c) Promover sedação e analgesia, usando de preferência a morfina ou meperidina por via endovenosa, caso se consiga acesso venoso, em razão do menor tempo de ação. Não sendo possível, utilizar pela via intramuscular. O objetivo da sedação é controlar a hiperpneia, mantenedora do ciclo cerebral nas crises hipoxêmicas.

Na Tabela 50.1 estão explicitadas as medicações mais utilizadas, modo de apresentação, as doses e os efeitos colaterais.

d) Obter acesso venoso para infusão de medicações.

e) Colher exames como gasometria, hematócrito, glicemia, leucograma, urina tipo 1 e culturas das secreções.

f) Corrigir distúrbios correlacionados como acidose, infecção, anemia, hipoglicemia e hipovolemia[17, 18] (Tabela 50.2).

g) Avaliar a necessidade de suporte ventilatório.

h) Se a saturação de O_2 permanecer menor que 70% avaliar a necessidade de associar outros recursos terapêuticos, como os betabloqueadores, cuja função é aumentar a resistência periférica forçando o sangue para a circulação pulmonar (Tabela 50.3).

Tabela 50.1 Principais medicações utilizadas para o tratamento das crises hipoxêmicas.[19,20]

Morfina	Dimorf SP	Dose	Efeitos colaterais
Protótipo do analgésico narcótico e sedativo potente. Ação de relaxamento do infundíbulo pulmonar. Início da ação: 1 minuto Máximo: 30 minutos. Duração: 6 – 7 horas para dor e 1-3 horas para sedação.	Ampola de 2 mL com 1 mg/mL Ampola de 1 mL com 10 mg/mL Solução injetável cloridrato de morfina Ampola de 1 mL com 10 mg Ampola de 1 mL com 20 mg É a primeira escolha para sedação naquelas crises desencadeadas por espasmo infundibular	Neonatal: *Bolus* (EV – IM): 0,05 mg/kg em intervalos 4-8 horas (máximo: 0,1 mg/kg/dose) Lactentes e crianças: *Bolus* (EV – IM – SC): 0,1 a 0,2 mg/kg/dose em intervalos de 2 a 4 horas (máximo: 15 mg/dose) Atenção para a diluição da ampola usada.	Sedação, náuseas, vômitos, depressão respiratória, miose, obstipação. Espasmo biliar, rigidez muscular em altas doses. Abolição do reflexo da tosse. Vasodilatação. Liberação histamínica causando hipotensão e broncoespasmo.
Meperidina ou petidina	**Dolasal Dolantina**	**Dose**	**Efeitos colaterais**
Opioide sintético 10 vezes menos potente que a morfina e bem mais tóxico que esta. Ação de relaxamento do infundíbulo pulmonar Início da ação: 2-10 minutos. Pico da ação: 1 hora.	Ampola de 2 mL com 100 mg	*Bolus* (EV – IM): 1 mg/kg/dose cada 3 a 4 horas (máximo: 6 mg/kg/dia) Se (EV) infundir lento em 2 – 3 minutos. Não infundir (EV) junto com aminofilina, bicarbonato, diazepam, fenitoína, fenobarbital, furosemida, heparina, hidrocortisona.	Sonolência, sedação, euforia, depressão mental e respiratória, hipotensão, bradicardia, inotropismo negativo, taquicardia, alergia, piora hipertensão intracraniana. Provoca bem menos constipação que a morfina e não bloqueia a tosse. Metabólito normeperidina provoca mioclonias, tremores e convulsões. Antídoto: naloxona
Cetamina	**Ketalar**	**Dose**	**Efeitos colaterais**
Anestésico dissociativo, hipnótico e sedativo com ação broncodilatadora. Aumenta a resistência vascular sistêmica. Ação curta: 10 a 15 minutos em *bolus*.	Frasco de 10 mL com 50 mg/mL Ketamin Frasco de 10 mL com 50 mg/mL Ketamin S Frasco de 10 mL com 50 mg/mL	*Bolus* (EV – IM): 1 a 3 mg/kg/dose Em média 2 mg/kg/dose cada 1,5 a 2 horas	Alucinações auditivas e visuais e pesadelos, disforia. O período pós-recuperação pode ser conturbado pelas alucinações. Arritmias, aumento de secreções, hipersalivação, laringoespasmo. Nistagmo, apneia, aumento da pressão intracraniana, hipertensão, taquicardia, depressão respiratória com doses altas ou infusão rápida.

Adaptada de Oliveira, RG. Blackbook – Pediatria. 3.ed. Belo Horizonte, MG: 2007; 6 – 7. Taketomo CK, Hodding JH, Kraus DM. *Pediatric Dosage Handbook*.15 th ed. Hudson, Ohio: Lexi-Comp's, 2007-2008; pp. 990-992; 1.205-13; 1.118-21.

i) Prostaglandinas: de utilidade comprovada no tratamento das crises hipoxêmicas nas cardiopatias congênitas canal-dependente, torna-se obrigatória a disponibilidade dessa medicação nas unidades de atendimento nos centros primários a terciários (Tabela 50.4). A prostaglandina mantém o canal arterial pérvio enquanto se providencia uma cirurgia paliativa ou definitiva. Seu efeito benéfico se dá à ação relaxante sobre a musculatura ductal. Está indicada no tratamento de neonatos com hipoxemia grave ou insuficiência cardíaca, nos quais a circulação pulmonar ou sistêmica se mantém em razão da patência do canal arterial.

Terapêutica intervencionista

Atriosseptostomia com balão de Rashkind

Essa técnica foi introduzida por Rashkind em 1966 e mudou a história natural dos pacientes com transposição das grandes artérias.[21] Pode ser empregada numa variedade de situações clínicas com obstrução ao fluxo no plano atrial, como conexão anômala total das veias pulmonares, atresia mitral e tricúspide e na atresia pulmonar com septo íntegro, promovendo melhor intercâmbio entre as circulações direita e esquerda. A abertura ou ampliação da comunicação interatrial no plano da fossa oval permite maior mistura de sangue, traduzida pela melhora da hipoxemia e da acidose.[4]

Tabela 50.2 Tratamento complementar das crises hipoxêmicas com peculiaridade de cada medicação utilizada.[19,20]

Bicarbonato de sódio	Bicarbonato de sódio	Dose	Efeitos colaterais
Na crise de hipóxia ocorre vasoconstrição em território pulmonar e vasodilatação sistêmica, o que diminui o fluxo pulmonar e aumenta o *shunt* da direita para a esquerda perpetuando a crise. A acidose desses pacientes deve ser corrigida com doses mais elevadas de bicarbonato de sódio, pois este diminui a ação estimulante da acidose no centro respiratório.	Ampola de 10 mL a 10% Ampola de 10 mL a 8,4% 8,4% = 1 mEq/mL 10% = 1,2 mEq/mL	1 mEq/kg EV A mesma dose pode ser repetida dentro de 10 a 15 minutos. Após a obtenção da gasometria arterial a acidose deve ser corrigida de acordo com a fórmula de Astrup: $mEq = \dfrac{peso \times BE \times 0,3}{2}$ Deve ser diluído 1:1 em água destilada e infundido lentamente BE (excesso de base)	Alcalose metabólica e hipernatremia, hipocalcemia (uso crônico), redução do cálcio ionizado, hipopotassemia, hiperosmolaridade. Necrose tecidual por infiltração. Lesão hepática por infusão na artéria umbilical. Desvio da curva de dissociação de Hb para a esquerda, piorando a oxigenação tissular.
Glicose		**Dose**	**Efeitos colaterais**
Correção de hipoglicemia profunda		Glicose em bolo de 0,5 a 1,0 g/kg EV ou IO (intraóssea) que corresponde: 2 a 4 mL/kg de soro glicosado (SG) a 25 % EV lento ou 5 a 10 mL/kg de SG a 10% EV lento	Febre, confusão, náusea, hiperglicemia e hiperosmolaridade, acidose. Taquipneia, edema pulmonar. Polidipsia. Esclerose e trombose de veias quando se usam soluções acima de 25% em bolo.
Soro fisiológico ou Ringer Lactato		**Dose**	
		10 a 20 mL/kg	
Concentrado de glóbulos vermelhos		**Dose**	
		10 – 15 mL/kg	

Tabela 50.3 Uso de betabloqueadores como coadjuvantes no tratamento das crises hipoxêmicas, ilustrando as doses e os efeitos colaterais.[19, 20]

Metoprolol	Seloken	Dose	Efeitos colaterais
Betabloqueador cardiosseletivo ($\beta 1$)	Tartarato de metoprolol ampola de 5 mL com 5 mg	EV 0,1 a 0,2 mg/kg/dose	Bradicardia, piora da insuficiência cardíaca, piora da perfusão periférica, edema, náusea, vômitos, diarreia, icterícia, aumento das trasaminases e DHL. Broncoespasmo, tosse, dispneia, *rash* e prurido. Contraindicação: choque cardiogênico, BAV, bradicardia, broncoespasmo grave.
Propranolol	**Propranolol**	**Dose**	**Efeitos colaterais**
Betabloqueador não seletivo. Antiarrítmico classe II, inotrópico, cronotrópico negativo, prolonga a condução AV e a refratariedade, reduz a automaticidade.	Comprimido de 10 mg Comprimido de 40 mg Comprimido de 80 mg Ampola 1 mL: 1 mg No Brasil não está disponível propranolol endovenoso	**EV:** 0,01 a 0,25 mg/kg (média 0,05 mg/kg) Diluído em 10 mL d'água. Aplicar a metade da dose em *bolus* e a outra metade em 5 a 10 minutos caso a dose inicial não tenha revertido a crise. Em eventuais superdosagens podem ser usados o isoproterenol ou a adrenalina. **VO:** 0,5 a 1,5 mg/kg a cada 6 horas (máximo de 6 mg/kg/dia) Também pode ser usada na prevenção das crises de hipóxia.	Insuficiência cardíaca, piora a condução AV, prolonga intervalo PR, QT, hipotensão, piora a contratilidade miocárdica, dor torácica, broncoespasmo. Disfunção sexual. Insônia, depressão, fraqueza, letargia, extremidades frias, *rash*, hiperceratose, eczema, irritação conjuntival, aumento dos triglicérides, hipoglicemia, agranulocitose, reduz HDL. Contraindicação: BAV sem marca-passo, ICC, choque cardiogênico, insuficiência renal e hepática, bradicardia grave, asma e DPOC.

Tabela 50.4 Uso das prostaglandinas, ação, doses e efeitos colaterais.[19, 20]

Prostaglandina E1	Bedfordalprost	Dose	Efeitos colaterais
	Frasco ampola de mL: 500 µg/mL Prostin	0,01 a 0,5 µg/kg/minuto em infusão contínua Fórmula rápida para diluição: SG 5% – 19,8 mL Prostin – 0,2 mL Total da solução = 20 mL 0,1 µg/kg/min. = 0,12 x peso Total em mL que correrá em 1 hora.	Apneia, hiperpirexia, bradicardia, hipotensão, abalos mioclônicos, irritabilidade, convulsão, rigidez muscular, letargia, soluço, *rash* cutâneo, edema, incidência aumentada de infecção, diarreia, hiperosteose cortical, alteração da função plaquetária.

Em geral esse procedimento é realizado no laboratório de hemodinâmica, porém pode ser executado à beira do leito na unidade de terapia intensiva, guiado pelo ecocardiograma[4] (Figura 50.1).

As complicações são distúrbios do ritmo cardíaco, perfuração do coração, embolização de fragmentos do balão, quando o mesmo se rompe, e lesão das valvas atrioventriculares e das veias sistêmicas e pulmonares. Esse procedimento é mais efetivo em crianças com menos de dois meses, pois a espessura do septo interatrial aumenta com a idade.[22]

Atriosseptostomia com lâmina de Park

Nas crianças com mais de um mês de idade, o septo interatrial é em geral muito espesso para ser rompido pelo balão. Para estas situações, Park desenvolveu um cateter com lâmina que corta o septo. Em seguida, realiza-se a atriosseptostomia com balão. O procedimento é considerado seguro e efetivo em todas as idades.[2]

Valvuloplastia pulmonar com cateter-balão

Tratamento não cirúrgico da estenose pulmonar valvar crítica que no período neonatal se comporta como cardiopatia circulação pulmonar canal-dependente. As complicações ocorrem em 10 a 30% das crianças e incluem a ruptura do balão, bradicardia e taquicardia, sangramento no local da punção e perfuração na via de saída do ventrículo direito. O procedimento deve ser realizado sob anestesia geral e em uso de prostaglandinas.[1, 23, 24, 22]

Nos neonatos portadores de atresia pulmonar com septo íntegro, nos quais o ventrículo direito é bem desenvolvido e apenas um tecido membranoso ou muscular o separa da valva pulmonar, se utiliza o raio *laser* ou o cateter de radiofrequência para perfurar a valva e, em seguida, completa-se a dilatação com cateter-balão[22,24-27] (Figuras 50.2 e 50.3).

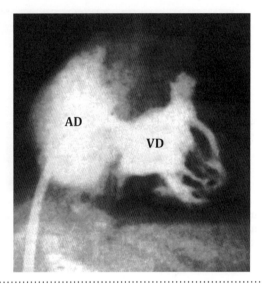

■ **Figura 50.2** Angiografia de recém-nascido com atresia pulmonar com septo interventricular íntegro. Notem a dilatação do átrio direito e ventrículo direito com hipoplasia moderada e atresia valvar. O infundíbulo é bem formado, o que permite a abertura com *laser* ou radiofrequência. AD (Átrio Direito); VD (Ventrículo Direito).

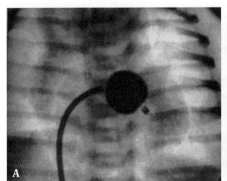 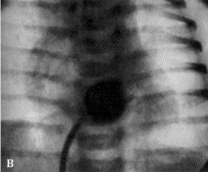 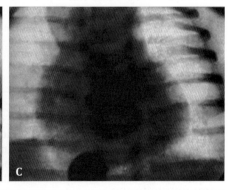

■ **Figura 50.1** Atriosseptostomia pela técnica de Rashkind. **(A)** Cateter-balão de Rashkind preenchido com mistura de contraste e soro posicionado no átrio esquerdo. **(B)** Cateter-balão já no átrio direito, após romper o septo interatrial na região da fossa oval. **(C)** Observa-se o cateter-balão na desembocadura da veia cava inferior, região onde é desinsuflado.

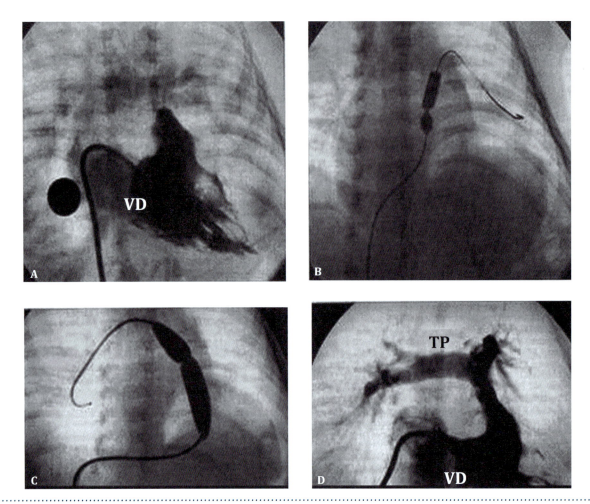

■ **Figura 50.3** (**A**) Cateter de radiofrequência perfurando a via de saída do VD. (**B**) Cateter de angioplastia coronária posicionado na valva pulmonar, formando ampulheta. (**C**) Utilização de cateter-balão de valvuloplastia pulmonar de maior diâmetro, mostrando ainda ampulheta pela estenose pulmonar residual. (**D**) Aspecto angiográfico final após troca sucessiva de cateteres-balão de maiores diâmetros, resultando em boa abertura valvar e opacificação das artérias pulmonares que exibem diâmetro normal. VD (Ventrículo Direito); TP (Tronco Pulmonar).

Os pacientes com tetralogia de Fallot que apresentam crise de hipóxia no período neonatal podem se beneficiar com a dilatação do componente valvar da estenose pulmonar, uma vez que aumenta o fluxo pulmonar, melhorando a saturação de O_2.[19] Caso não seja possível e nas situações em que as crises não revertem com as medidas instituídas, considerar a indicação para realização da operação de Blalock-Taussig de urgência.

Terapêutica cirúrgica

Anastomose sistêmico-pulmonar

O tipo de *shunt* mais empregado é o Blalock-Taussig modificado.[4,15] Essa anastomose sistêmico-pulmonar modificada é realizada por esternotomia mediana total ou miniesternotomia com visualização adequada do tronco braquiocefálico e da artéria pulmonar direita, que são interpostas por um segmento de enxerto de PTFE. Esse procedimento é realizado para aumentar o fluxo sanguíneo pulmonar nos pacientes que apresentam crise de hipóxia de difícil controle clínico.

Atriosseptectomia cirúrgica, segundo a técnica de Blalock-Hanlon

Técnica cirúrgica destinada ao tratamento paliativo, que consiste na criação de um defeito do septo interatrial ou ampliação de um forame oval restritivo com o intuito de descomprimir o átrio e aumentar a mistura de sangue nos pacientes com patologias complexas.[4,15] Essa técnica cirúrgica foi substituída pela atriosseptostomia com cateter-balão proposta por Rashkind em 1966.

Valvotomia pulmonar – cirurgia de Brock e ampliação da via de saída do ventrículo direito

Indicado nos casos de atresia pulmonar com septo íntegro. O objetivo da cirurgia é descomprimir o ventrículo direito para permitir o crescimento da cavidade e aumentar o fluxo pulmonar. Na cirurgia de Brock se realiza comissurotomia a céu fechado. A operação de urgência implica em maior morbimortalidade, de maneira que se deve sempre procurar estabilizar clinicamente essas crianças antes de enviá-las para cirurgia.[4,15]

INSUFICIÊNCIA CARDÍACA

Insuficiência cardíaca é uma síndrome clínica caracterizada pela incapacidade do coração em manter a oxigenação necessária para suprir as demandas metabólicas do organismo.[28-30] Na infância constitui uma emergência que ocorre em 80 a 90% dos casos no primeiro ano, especialmente antes dos três meses de vida, o que torna o diagnóstico mais difícil. Por outro lado, a mortalidade das crianças com insuficiência cardíaca vem diminuindo em razão dos avanços da terapêutica clínica e cirúrgica, o que irá favorecer o crescimento da incidência dessa situação nos adultos no futuro.[29]

Os trabalhos científicos confiáveis em crianças são em número reduzido na literatura e, dentre eles, muitos abrangem uma amostra pequena de pacientes. Os poucos estudos randomizados em crianças mostraram os mesmos resultados daqueles dos adultos, o que faz com que a terapêutica da população adulta seja transportada para o uso na população pediátrica. Isso reforça a necessidade de novos estudos em crianças para se estabelecer corretamente a administração, efeitos, doses e consequências das drogas na terapêutica da insuficiência cardíaca na infância. Estudos sobre mecanismos neuro-hormonais, novos estudos em adultos e crianças e investigações sobre a ação dos agentes farmacológicos e seus mecanismos genéticos vão proporcionar melhoras no tratamento da insuficiência cardíaca nas crianças.[31-35]

Mecanismos envolvidos na oxigenação

Ao discutir insuficiência cardíaca é essencial lembrar os princípios fisiológicos da oxigenação. A oferta de oxigênio é o produto do débito cardíaco (DC) pelo conteúdo arterial de oxigênio (CaO_2), que depende da concentração de hemoglobina (Hb), da saturação de oxigênio ($SatO_2$) e do oxigênio dissolvido no plasma (O_2 plasma). Por outro lado, o DC é o produto da frequência cardíaca (FC) pelo volume sistólico (VS), o qual está relacionado à pré-carga, à contratilidade do miocárdio e à pós-carga. Portanto, a oferta de oxigênio depende diretamente da saturação de oxigênio, concentração de hemoglobina, pré-carga, contratilidade do miocárdio, pós-carga e frequência cardíaca[28-30] (Figura 50.4).

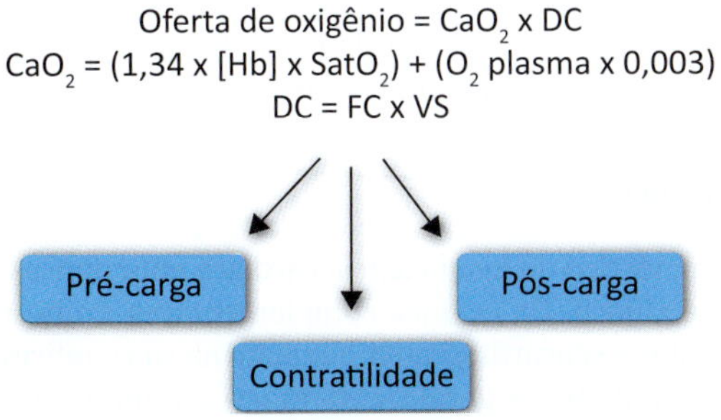

$$\text{Oferta de oxigênio} = CaO_2 \times DC$$
$$CaO_2 = (1{,}34 \times [Hb] \times SatO_2) + (O_2 \text{ plasma} \times 0{,}003)$$
$$DC = FC \times VS$$

Figura 50.4 Fatores envolvidos na oferta de oxigênio tecidual.
CaO_2 (Conteúdo Arterial de Oxigênio); DC (Débito Cardíaco); Hb (Concentração de Hemoglobina); $SatO_2$ (Saturação de Oxigênio); O_2 plasma (Oxigênio Dissolvido no Plasma); FC (Frequência Cardíaca); VS (Volume Sistólico).

Cada elemento citado está envolvido diretamente na oxigenação. Dessa forma se pode compreender que, independentemente da causa da insuficiência cardíaca, as manifestações clínicas e o tratamento estão ligados a esses fatores, os quais, em resposta aos mecanismos compensatórios, poderão ser afetados para preservar a oxigenação.

Fisiopatologia[28-30,35,36]

Frente ao comprometimento do DC com diminuição da oxigenação tecidual, o fluxo sanguíneo é redistribuído para os órgãos vitais, como cérebro e coração, com hipoperfusão de outros aparelhos e tecidos, incluindo pele, músculos e rins. Isso ocorre de forma aguda com resposta hiperdinâmica, que se manifesta pelo aumento da pré-carga, aumento das cavidades cardíacas, liberação de catecolaminas e aumento da pós-carga. Quando esse estado se torna crônico, outros mecanismos compensatórios são desencadeados, como hipertrofia da musculatura miocárdica, aumento da extração periférica de oxigênio e manutenção dos níveis elevados das catecolaminas. Em consequência da hipoperfusão renal, ocorre o estímulo da síntese de renina, a qual libera angiotensina I, que é convertida em angiotensina II, potente vasoconstritor, capaz de elevar a pressão arterial e a resistência vascular. O aumento da síntese de aldosterona garante a retenção de sódio e água, elevando a volemia, a pressão arterial e o volume de enchimento cardíaco. Pelo mecanismo de Frank-Starling, o aumento da pré-carga proporciona maior VS. A vasoconstrição mantém inicialmente a pressão arterial e a perfusão dos órgãos vitais, porém aumenta a pós-carga, sobrecarregando o trabalho cardíaco.

Em resposta à hipoperfusão, à queda dos níveis pressóricos e à hipóxia, ocorre descarga simpática, elevando os níveis séricos de catecolaminas, como a epinefrina e a norepinefrina. Isso estimula os receptores beta do miocárdio, favorecendo o aumento da frequência cardíaca e contratilidade miocárdica, com aumento da pressão arterial e do DC. Ocorre também desvio da curva de dissociação da hemoglobina para a direita, com consequente aumento da oferta de oxigênio aos tecidos.

Essas compensações mecânicas e hormonais são importantes para a preservação dos órgãos vitais. No entanto, quando esses mecanismos atingem seu limite máximo de reserva é instalada a insuficiência cardíaca. A partir deste ponto, a retenção de sal e água acarreta edema, ganho de peso e hepatomegalia, com exaustão do mecanismo de Frank-Starling. Ainda, a taquicardia é observada em resposta ao estímulo adrenérgico, além do aumento da pós-carga que conduz à maior demanda de oxigênio para o miocárdio, o qual, quando comprometido, evolui para hipertrofia ou dilatação. A taquipneia e a dispneia ocorrem por aumento da pressão venosa pulmonar, em razão do excessivo volume sanguíneo circulante. Quando a insuficiência cardíaca se instala de forma muito aguda, não há tempo suficiente para reequilíbrio hemodinâmico e, geralmente, evolui para baixo DC e choque.

Quadro clínico

O quadro clínico da insuficiência cardíaca é bastante variado, dependendo da idade, etiologia, velocidade de instalação e gravidade do quadro. Manifesta-se pelos sinais e sintomas decorrentes da disfunção miocárdica, da diminuição do DC e da congestão venocapilar pulmonar e sistêmica, assim caracterizados.[28-30, 36, 37]

Os sinais e sintomas favorecidos pela disfunção miocárdica e pelo baixo DC são cardiomegalia, taquicardia (superior a 160 bpm no recém-nascido, 120 bpm no lactente e 100 bpm na criança maior), ritmo de galope, pulsos periféricos diminuídos, baixo ganho ponderoestatural, sudorese, irritabilidade, extremidades frias, sonolência, fraqueza, fatigabilidade, palidez, cianose e oligúria.

Em relação à congestão venocapilar pulmonar, se observa dispneia, taquipneia, sibilos, estertores subcreptantes, cianose, deformidade torácica e infecções pulmonares. Esses sintomas ocorrem sobretudo nos lactentes, pois correspondem ao momento da queda da resistência vascular pulmonar. Inicialmente, a dispneia pode ser apenas com interrupções das mamadas nos lactentes ou na ação de correr e brincar em crianças maiores, podendo progredir para esforço respiratório, mesmo em repouso. Nas crianças os estertores subcreptantes são encontrados tardiamente, com insuficiência cardíaca mais acentuada.

Os sinais e sintomas decorrentes da congestão venocapilar sistêmica são hepatomegalia, estase jugular, edema periférico e efusões serosas. Hepatomegalia com fígado a 3 centímetros ou mais abaixo do rebordo costal direito é significativa. Estase jugular pode ser observada somente em crianças maiores, em razão do tamanho reduzido da região cervical em crianças pequenas, e edema não é comum de se encontrar em recém-nascidos em virtude da baixa reserva miocárdica e da instalação do quadro, que geralmente se dá de forma aguda. Outro fato relevante é a manifestação intrauterina do quadro extremo de insuficiência cardíaca, com edema generalizado e hidropsia fetal (Tabela 50.5).

Tabela 50.5 Principais sinais e sintomas de insuficiência cardíaca em crianças.

Neonato	Geralmente apresenta cardiomegalia, taquicardia, taquipneia e hepatomegalia. Quando um desses é ausente, considerar outro diagnóstico que não insuficiência cardíaca
Lactente	Cansaço, interrupção das mamadas, taquicardia, taquipneia, infecções de repetição das vias aéreas, irritabilidade, sudorese fria, baixo ganho ponderoestatural
Criança e adolescente	Dispneia aos esforços (correr, brincar) que progride para esforços menores e para o repouso, desnutrição, taquicardia, taquipneia, edema periférico, estase jugular

Causas

Muitas são as causas de insuficiência cardíaca, podendo ser divididas em estruturais (cardiopatias congênitas) e não estruturais (arritmias, defeitos metabólicos, cardiomiopatias e outras); e pela idade de aparecimento do quadro, desde a vida intrauterina até a adolescência.[28, 29, 35-37] No feto, as principais causas são arritmias, constrição do canal arterial ou do forâmen oval, tranfusão fetofetal e cardiomiopatias.

No neonato, as causas mais importantes podem ser divididas em:

- Cardiopatias congênitas
  - Estenose aórtica crítica (EAo), coarctação da aorta grave (CoAo), interrupção do arco aórtico, síndrome da hipoplasia do coração esquerdo (SHCE), transposição de grandes artérias (TGA), drenagem anômala total de veias pulmonares (DATVP), persistência do canal arterial (PCA), anomalia de Ebstein e fístulas arteriovenosas.
- Outras
  - Arritmias como taqui e bradiarritmias, distúrbios metabólicos como hipoglicemia e hipocalcemia, persistência do padrão fetal, asfixia perinatal, erros inatos do metabolismo (EIM).

No lactente, as causas mais comuns são:

- Cardiopatias congênitas
  - Comunicação interventricular (CIV), comunicação interatrial (CIA), PCA, *truncus arteriosus communis*, defeito do septo atrioventricular forma parcial ou total (DSAVP/DSAVT), janela aortopulmonar, atresia tricúspide, EAo, CoAo, interrupção do arco aórtico, origem anômala de coronária esquerda e cardiopatias complexas como dupla via de saída de ventrículo direito e corações univentriculares.
- Outras
  - Cardiomiopatias, miocardites, doenças neuromusculares, arritmias, hipotireoidismo.

Na criança e no adolescente:

- Cardiopatias congênitas
  - CIV, CIA, PCA, DSAVP, DSAVT, EAo, CoAo e insuficiências valvares como a insuficiência mitral e aórtica.
- Outras
  - Cardiomiopatias, miocardites, hipertensão arterial sistêmica (HAS), doença de Kawasaki, febre reumática, síndromes anêmicas, arritmias, colagenoses e lesões residuais após correção de cardiopatias congênitas (como pós-operatório de correção de tetralogia de Fallot), anastomose cavopulmonar total e pós-valvuloplastias.

Diagnóstico

O diagnóstico de insuficiência cardíaca em crianças é basicamente clínico. Os exames complementares, como raio-x de tórax, ECG e ecocardiograma, auxiliam na sua confirmação.

O raio-x de tórax geralmente mostra aumento da área cardíaca e permite avaliar o grau de congestão pulmonar.

O ECG é inespecífico, auxiliando no diagnóstico da patologia de base ou arritmias.

O ecocardiograma confirma o diagnóstico de uma possível cardiopatia de base, permite avaliação da função ventricular e tem papel fundamental no seguimento do paciente.

Tratamento

Os objetivos do tratamento da insuficiência cardíaca são:

- Alívio dos sinais e sintomas da congestão pulmonar e sistêmica;
- Melhora do desempenho miocárdico;
- Melhora da perfusão periférica;
- Aumento da oferta de oxigênio e diminuição do consumo;
- Ganho de peso.

Tratamento não medicamentoso[28-32,36,37]

a) Repouso e sedação para diminuir o gasto energético e o consumo de oxigênio.

b) Decúbito elevado de 20 a 30 graus para reduzir a congestão pulmonar e para prevenir a broncoaspiração.

c) Controle de temperatura corporal, pois tanto a hipotermia como a hipertermia predispõem ao consumo de oxigênio.

d) Oferta de oxigênio deve ser feita de acordo com a condição clínica do paciente, por cateter, máscara, tenda ou ventilação mecânica, para aumentar a tensão arterial de oxigênio.

e) O volume hídrico fornecido deve ser entre 20 e 50% do basal, e a oferta de sódio deve ser controlada.

f) Nutrição é fundamental, pois a insuficiência cardíaca é uma patologia catabolizante, o que faz com que as necessidades calóricas sejam entre 100 e 150 kcal/kg/dia. Quando possível se opta pela via oral, mas quando não se atinge a meta estabelecida, outras vias são necessárias, como sondagem ou até nutrição parenteral, pois em alguns casos se deve concentrar a oferta calórica em razão da restrição hídrica necessária.

g) Distúrbios acidobásico e hidroeletrolíticos devem ser prontamente corrigidos.

h) Correção da anemia deve ser feita, pois a oferta de oxigênio aos tecidos depende do nível adequado de hemoglobina. Em pacientes portadores de cardiopatia congênita cianótica deve-se manter hematócrito acima de 35% e a hemoglobina em torno de 12 g/dL.

i) Processos infecciosos devem ser tratados assim que diagnosticados, por causarem maior consumo de oxigênio e gasto energético.

j) Vacinação especial – nos casos de menores de 2 anos com cardiopatia congênita cianótica, com cardiopatia e hipertensão pulmonar grave ou em tratamento para insuficiência cardíaca congestiva recomenda-se vacina para prevenção do vírus sincicial respiratório (VSR).

Tratamento medicamentoso

Agentes inotrópicos positivos – digitálicos

Aumentam a contratilidade miocárdica por meio da inibição da bomba de sódio/potássio/ATPase, responsável pelo gradiente transmembrana. Em consequência, eleva-se o sódio intracelular, o qual proporciona também o aumento da concentração de cálcio celular. Quando um potencial de ação estimula a célula, o cálcio é liberado para os miofilamentos, formando mais pontes actina-miosina, com maior contratilidade miocárdica.[28, 29, 32] Proporciona aumento da força e velocidade de contração miocárdica, melhora do VS e do DC. Tem efeito controverso em neonatos, pois estes têm limitada capacidade de contração miocárdica e se beneficiam muito do aumento da frequência cardíaca.

O efeito neuro-hormonal dos digitálicos ocorre pela sensibilização de barorreceptores cardíacos e aórticos que reduzem a ação simpática eferente, bem como a frequência cardíaca, além de prolongar o período refratário no nó atrioventricular.[28, 38] Tem indicação controversa nos casos de hiperfluxo pulmonar.[31]

Apresentação: digoxina, digitoxina, lanatosídeo C

Na população pediátrica prefere-se a digoxina em razão da menor duração do efeito. A digoxina necessita de ajuste nos casos com insuficiência renal, e nessa situação é preferível a digitoxina, uma vez que essa droga tem metabolização hepática, não exigindo o ajuste da dose no comprometimento renal.

A meta é atingir nível sérico entre 1,1 e 1,7 ng/dL que proporciona boa ação inotrópica positiva e baixo risco de intoxicação. Atualmente se utiliza cada vez menos a digoxina como monoterapia, optando-se por associá-la a outras drogas quando necessário.[31, 32]

Agentes simpatomiméticos[28,36,39]

Denominadas aminas simpatomiméticas, agem pela estimulação dos receptores beta, localizados na superfície dos miócitos, agindo positivamente sobre a proteína G e a atividade da adenilciclase. Em consequência, há aumento de AMP cíclico e da ação das proteinoquinases, promovendo influxo de cálcio pela fosforilação dos canais lentos de cálcio. A maior concentração de cálcio intracelular favorece a interação actina-miosina, com aumento da força de contração do músculo cardíaco.

Drogas: o mecanismo de ação das drogas utilizadas para o tratamento da ICC pode ser apreciado no capítulo específico de insuficiência cardíaca do adulto. Da mesma forma que nos adultos utilizamos as seguintes medicações (as doses estão listadas na Tabela 50.7):

a) Dopamina
b) Dobutamina
c) Epinefrina
d) Noradrenalina
e) Isoproterenol

A Tabela 50.6 demonstra a resposta dos receptores adrenérgicos sob ação das catecolaminas.

Inibidores da fosfodiesterase[28,36,39]

Os inibidores da fosfodiesterase são de particular ajuda no pós-operatório de cardiopatias congênitas complexas, mormente naquelas ICC desencadeadas após operação de Jatene e cavopulmonar total.

Tabela 50.6 Resposta dos receptores adrenérgicos às catecolaminas.

Inotrópicos	Alfa	Beta 1	Beta 2	Dopa
Epinefrina	+++	+++	+++	0
Norepinefrina	+++	+++	+	0
Dopamina	0 a +++	++ a +++	++	+++
Dobutamina	0 a +	+++	+	0
Isoproterenol	0	+++	+++	0

Adaptada de Santana MVT, Cardiopatias Congênitas no Recém-nascido: Diagnóstico e tratamento, 2ª ed. São Paulo: Editora Atheneu, 2005.

Amrinona e milrinona são as principais drogas desse grupo, sendo a milrinona 10 vezes mais potente, com meia-vida mais curta e menos efeitos colaterais, como trombocitopenia.[31] As doses estão disponíveis na Tabela 50.7.

Vasodilatadores[28,35,36]

Os vasodilatadores empregados nesse grupo de pacientes pediátricos são:

- **Arteriais**: bloqueadores de canal de cálcio e hidralazina;
- **Venosos:** nitroglicerina;
- **Mistos:** nitroprussiato de sódio e inibidores da enzima conversora da angiotensina (I-ECA)

Os I-ECA, representados pelo captopril e enalapril, são efetivos nas situações de grandes *shunts* E → D e nos quadros de pós-operatório hipertensivo. Evitar em grandes *shunts* D → E e notar que são contraindicados nos casos de hipertensão renovascular. Favorecem a função cardíaca e reduzem a mortalidade dos pacientes provavelmente por inibir o processo de remodelação miocárdica.[40-45] No início do tratamento deve-se monitorizar a pressão arterial, a qual se reduzida mais do que 15% após uma hora favorece a hipoperfusão renal.[31]

Diuréticos[28,35,36]

Indicados na presença de retenção hídrica com o objetivo de inibir a reabsorção tubular do sódio. Melhoram os sintomas nas fases aguda e crônica da insuficiência cardíaca.[28,31,32]

Em crianças utilizamos os diuréticos de alça, os tiazídicos e aqueles poupadores de potássio, cujas doses se encontram na Tabela 50.7.

Betabloqueadores[28,35,36]

A exemplo do que ocorre nos adultos, utilizamos os betabloqueadores nas crianças que não respondem à terapia clássica para ICC, o que ocorre com mais frequência nas miocardites e miocardiopatias, já que nas outras cardiopatias congênitas indica-se o tratamento corretivo. Os bloqueadores inespecíficos (beta 1 e 2) são mais efetivos, pois mediam os efeitos tóxicos das catecolaminas no miocárdio. Dentre eles, o carvedilol proporciona melhores resultados por meio de suas propriedades bloqueadoras (beta 1, beta 2 e alfa) e da ação vasodilatadora, antioxidante e antiproliferativa, agindo na remodelação miocárdica. Alguns estudos demonstraram melhora dos sintomas, da função cardíaca e da morbimortalidade, inclusive com casos de retirada do paciente da lista de transplante cardíaco.[28,45-51]

A descrição das doses, apresentação comercial e via de administração das drogas na insuficiência cardíaca estão representadas na Tabela 50.7.[28-32,36,38,39,52-55]

Tabela 50.7 Drogas utilizadas para o tratamento da insuficiência cardíaca.

Droga	Via de administração	Dose
Digoxina	VO	Prematuros: 5 mcg/kg/dia Neonato: 8-10 mcg/kg/dia Crianças < 2a: 10-12 mcg/kg/dia Crianças > 2a: 8-10 mcg/kg/dia De 12/12h Crianças maiores: até 25 kg: 0,125 mg/dia > 25 kg: 0,250 mg/dia (1 ou 2 vezes ao dia)
Lanatosídeo C	IV	10 mcg/kg/dia de 12/12h

(Continua)

Tabela 50.7 Drogas utilizadas para o tratamento da insuficiência cardíaca.

(Continuação)

Droga	Via de administração	Dose
Dopamina	IV	Até 5 mcg/kg/min. – efeito dopa 5 – 10 mcg/kg/min. – efeito beta1 > 10 mcg/kg/min. – efeito alfa
Dobutamina	IV	2 – 20 mcg/kg/min.
Epinefrina	IV	0,03 – 0,1 mcg/kg/min. – beta 1 e 2 0,1 – 0,2 mcg/kg/min. – alfa e beta 0,2 – 1 mcg/kg/min. – alfa
Noradrenalina	IV	0,05 – 2 mcg/kg/min.
Isoproterenol	IV	0,02 – 2 mcg/kg/min.
Amrinona	IV	Neonato: ataque 0,75 mg/kg e manutenção: 3 – 5 mcg/kg/min. Crianças: ataque 0,75 mg/kg e manutenção 5 – 10 mcg/kg/min. Máximo 10 mg/kg/dia
Milrinona	IV	Ataque 50-75 mcg/kg Manutenção 0,25-0,75 mcg/kg/min.
Furosemida	VO, IV, IM	0,5 – 6 mg/kg/dia Até 6 vezes ao dia
Espironolactona	VO	1 – 4 mg/kg/dia Até 4 vezes ao dia
Hidroclorotiazida	VO	< 6 m: 2 – 3 mg/kg/dia 12/12h > 6 m: 0,5 – 4 mg/kg/dia 12/12h
Nitroglicerina	IV	Iniciar 0,25 – 0,5 mcg/kg/min. Manutenção 1 – 3 mcg/kg/min.
Hidralazina	VO	0,75 – 7,5 mg/kg/dia até 4 doses
	IV ou IM	0,1 – 0,2 mg/kg/dose 4 ou 6 vezes Máximo 3,5 mg/kg/dia
Nitroprussiato de sódio	IV	0,5 – 10 mcg/kg/min.
Captopril	VO	0,2 – 6 mg/kg/dia 2 ou 3 doses
Carvedilol	VO	0,05 – 1 mg/kg/dia Progredir a cada 2 semanas[31, 49, 50, 55]

VO (Via Oral); IV (Via Intravenosa); IM (Via Intramuscular).

Cirúrgico

O tratamento cirúrgico deve ser realizado o mais precocemente possível, assim que as condições clínicas permitirem, para prevenir o desenvolvimento de hipertensão pulmonar e o comprometimento da estrutura miocárdica com hipertrofia ou dilatação.

Quando o risco cirúrgico é muito elevado, opta-se por procedimentos paliativos, como bandagem do tronco pulmonar para as cardiopatias que cursam com *shunt* e atriosseptectomia cirúrgica ou percutânea naqueles pacientes que necessitam melhorar a mistura de sangue no plano atrial, como ocorre na D-TGA com FO permeável, conexão anômala total das veias pulmonares e CIA restritiva, atresia mitral etc. Para as crianças prematuras com PCA, lembrar da alternativa do tratamento medicamentoso para o fechamento do canal arterial, utilizando a indometacina, ou para aqueles com cardiopatias canal-dependente, o emprego das prostaglandinas, para manter o canal arterial permeável, até que se decida qual a operação mais adequada.

■ CAPÍTULO 50 — Emergências Cardiovasculares na Infância

REFERÊNCIAS BIBLIOGRÁFICAS

1. Lee C, Mason LJ. Pediatric cardiac emergencies. Anesthesiol Clin North America. 2001;19(2):287-308.
2. Rosethal G. The science and Practice of Pediatric cardiology. 2nd ed. Baltimore: Willians & Wilkins, 1998. p. 1083-105.
3. Kawabori I. Cyanotic congenital heart defects with increased pulmonary blood flow. Pediatric clin North Am. 1978;25:777-95.
4. Salermo LMVO. Cardiopatias Congênitas no Recém-Nascido: Diagnóstico e tratamento, 2nd Ed. São Paulo: Editora Atheneu, 2005. p. 116-25.
5. Tainer NS, Campbell AGM. Recognicion and management of cardiologic problems in the newborn infant. Progr Cardiovasc Dis. 1972;15(2):159-89.
6. Lima EL. Reconhecimento clínico e abordagem no paciente pediátrico, 1 ed. São Paulo, Rio de Janeiro, Ribeirão Preto, Belo Horizonte: Editora Atheneu, 2007. p. 27-49.
7. Gibernau JMA, Arqué JM, Jimenez MQ. Cardiologia pediátrica clínica y cirurgia. Barcelona: Salvat Ed, 1986. p. 365-403.
8. Jimenez MLA, Rodrigo AB, Jimenez MQ. Insuficiência cardíaca, hipoxemia y crises hipoxemicas. In: Sanchez PA. Cardiologia pediátrica clínica y cirurgia. Barcelona: Salvat Ed, 1986. p. 1103-19.
9. Sluysmans T, Neven B, Rubay J, et al. Early ballon dilatation of the pulmonary valve in infants with tetralogy of Fallot: risks and benefits. Circulation. 1995;95(5):1506-11.
10. Bembom MCLB, Salermo LMVO, Fontes VF. Crises hipoxêmicas. In: Souza AGMR, Mansur AJ. Sosesp Cardiologia, 2 Vol. São Paulo: Atheneu, 1996. p. 792-6.
11. Bricker JT. Clinical phnysiology of right to left Shunts. In: Garson Jr A, Bricker JT, McNamara DG eds. The science and practice of pediatric cardiology. Philadelphia/ London: Lea &Febiger, 1990. p. 1970-2.
12. Moss AJ, Adams FH, Emmanouilides GC.. Heart disease in infants, children end adolescents. 2nd ed. Baltimore: Williams & Wilkins, 1977. p. 276-89.
13. Guntheroth WG, Morgan BC, Mullins G. Phisiologic studies of paramoxysmal hiperpneia in cyanotic congenital heart disease. Circulation. 1965;31:70-6.
14. Neches WH, Park SC, Ettedgui JA. Tetralogia of Fallot with pulmonary atresia. In: GarsonJr A, Bricker JT, McNamara DG eds. The science and practice of pediatric cardiology. Philadelphia/ London: Lea &Febiger, 1990. p. 1079-100.
15. Furlaneto G, Binotto MA. Tetralogia de Fallot. In: Croti UA, Mattos SDS, Pinto Jr VC, Aiello VD. Cardiologia e cirurgia cardiovascular pediátrica. 1 ed. São Paulo: Editora Roca, 2008. p. 291-310.
16. Bembom MC, Guerra ALP, Bembom JC, Crises hipoxêmicas. Estado de São Paulo. Ver Soc Cardiol. 1993;1:93-7.
17. Pedra CAC, Arieta SR. Estabilização e manejo clínico inicial das cardiopatias congênitas cianogênicas no neonato. Ver Soc Cardiol Estado São Paulo. 2002;5:734-75.
18. Tainer NS, Campbell AGM. Recognicion and manegement of cardiologic problems in the newborn infant. In: Progr CArdiovasc Dis. 1972;15(2):159-89.
19. Taketomo CK, Hodding JH, Kraus DM. Pediatric Dosage Handbook.15 ed. Hudson, Ohio: Lexi-Comp`s, 2007-2008.
20. Oliveira, RG. 1º Parte – medicamentos. In: Oliveira RG. Blackbook - Pediatria – 3 ed. Belo Horizonte: Black Book Editora, 2007.
21. Freedom RM, Smallhorn IF, Trusler GA. Transposition of the great arteries. In: Freedom RM, Benson LN, Smallhorn JF eds. Neonatal heart disease. London: Springer – Verlag, 1992. p. 179-212.

22. Pedra CAC, Arieta SR. Cateterismo intervencionista. Ver Soc Cardiol Estado São Paulo. 2002;5:734-75.
23. Wood P. Attacks of deeper cyanosis and loss of consciousness (syncope) in Fallots Tetralogy. Br Heart J. 1958;20:282-6.
24. Gildein HP, Kleinert S, Goh TH, Wikinson JL. Treatment of critical pulmonary valve-stenosis by ballon dilatation in the neonate. Am Heart J. 1996;131(5):1007-11.
25. Benson LN, Freedom RM. The clinical diagnostic approach in congenital heart disease. In: Freedom RM, Benson LN, Smallhorn JF eds. Neonatal heart disease. London: Springer-Verlag, 1992. p. 165-76.
26. Fontes VF, Esteves CA, Braga SLN, Sousa JEMR. Cateterismo intervencionista nas cardiopatias congênitas. In: Barreto ACP, Rego Souza AGM Eds. Socesp Cardiologia: Atualização e reciclagem. São Paulo: Atheneu, 1994. p. 595-619.
27. Fontes VF, Esteves CA, Braga SLN, et al. Atresia pulmonar com septo íntegro. Perfuração valvar por radiofreqüência. Arq Bras Cardiol. 1995;64(3):231-3.
28. Gonçalves RC, Caramura LH, Atik. Ednver: Insuficiência cardíaca. Cardiologia em Pediatria, 2000. p. 189-212.
29. O'Laughlin MP. Congestive Heart failure in children. Pediatric Cardiology. 1999;46(2):263-273.
30. Massin M, Coremans C. Insufficiance cardiaque chronique chez l'enfant: données physiopathologiques récentes et implications thérapeutiques. Arch Pédiatr. 2001;8:1099-1107.
31. Odland HH, Thaulow E. Heart failure therapy in children. Expert Rev Cardiovasc Ther. 2006;4(1):33-40.
32. Shaddy RE. Optimizing treatment for chronic congestive heart failure in children. Crit Care Med. 2001;29(10):s237-40.
33. Ratnasamy C, Kinnamon DD, Lipshultz SE, Rusconi P. Associations between neurohormonal and inflammatory activation and heart failure in children. Am Heart J. 2008;155(3):527-33.
34. Moffett BS, Chang AC. Future pharmacologic agents for treatment of heart failure in children. Pediatr Cardiol. 2006;27(5):533-51.
35. Azeka E, Vasconcelos LM, Cippiciani TM, Oliveira AS, Barbosa DF, Leite RFG, et al. Insuficiência Cardíaca congestiva em crianças: do tratamento farmacológico ao transplante cardíaco. Rev. med. (São Paulo). 2008;87(2):99-104.
36. Abellan DM, Gimenez SC. Insuficiência Cardíaca Congestiva Diagnóstico e Tratamento. In: Cardiopatias Congênitas no Recém-Nascido: Diagnóstico e tratamento, 2nd ed. São Paulo: Atheneu, 2005. p. 103-15.
37. Bocchi EA, Marcondes-Braga FG, Ayub-Ferreira SM, Rohde LE, Oliveira WA, Almeida DR, et al. Sociedade Brasileira de Cardiologia. III Diretriz Brasileira de Insuficiência Cardíaca Crônica. Arq Bras Cardiol. 2009;92(6 supl.1):1-71.
38. Gheorghiade M. Neurohumoral effects of digoxin: a target for further investigation. Cardiologia. 1996;41:967-72.
39. SAVP Manual para provedores – American Heart Association, 2003.
40. Rokicki W, Borowicka E. Use of converting angiotensin inhibitors in children. II. Personal experience with enalapril. Wiad. Lek. 1997;50(4-6):85-93.
41. Bending L, Temesvari A. Indications and effects of captopril therapy in childhood. Acta Phisiol. Hung. 1988;72(Suppl.):121-9.
42. Lewis AB, Chabot M. The effect of treatment with angiotensin-converting enzyme inhibitors on survival of pediatric patients with dilated cardiomiopathy. Pediatr Cardiol. 1993;14(1):9-12.
43. Captopril-digoxin multicenter research group. Comparative effects of therapy with captopril and digoxin in patients with mild to moderate heart failure. JAMA. 1988;259:539-44.

44. CONSENSUS trial study group. Effects of enalapril on mortality in severe congestive heart failure. Results of the cooperative north Scandinavian enalapril survival study. N Engl J Med. 1987;316:1429-35.

45. Buchhorn R, Bartmus D, Siekmeyer W, Hulpke-Wette M, Schulz R, Burch J. B-blocker therapy of severe congestive heart failure in infants with left to right shunts. Am J Cardiol. 1998;81:1366-8.

46. Shaddy RE, Tani LY, Gidding SS, Pahl E, Orsmond GS, Gilbert EM, et al. Beta-blocker treatment of dilated cardiomyopathy with congestive heart failure in children: A multi-institutional experience. J Heart Lung Transplant. 1999;18:269-74.

47. Bruns LA, Chrisant MK, Lamour JM, Shaddy RE, Pahl E, Blume ED, et al. Carvedilol as therapy in pediatric heart failure: An initial multicenter experience. J Pediatr. 2001;138:505-11.

48. Rusconi P, Gómez-Marín O, Rossique-González M, Redha E, Marín JR, Lon-Young M, et al. Carvedilol in children with cardiomiopathy: 3-year experience at a single institution. J Heart Lung Transplant. 2004;23(7):832-8.

49. Bristow MR, Gilbert EM, Abraham WT, Adams KF, Fowler MB, Hershberger RE, et al. Carvedilol produces dose-related improvements in left ventricular function and survival in subjects with chronic heart failure. Circulation. 1996;94:2807-16.

50. Packer M, Bristow MR, Cohn JN, Colucci WS, Fowler MB, Gilbert EM, et al. The effect of carvedilol on morbidity and mortality in patients with chronic heart failure. N Engl J Med. 1996;334:1349-55.

51. Packer M, Coats AJ, Fowler MB, Katus HA, Krum H, Mohacsi P, et al. Effect of carvedilol on survival in severe chronic heart failure. N Engl J Med. 2001;344:1651-8.

52. Hoffman TM, Wernovsky G, Atz AM, Bailey JM, Akbary A, Kocsis JF, et al. Prophylatic intravenous use of milrinone after cardiac operation in pediatrics (PRIMACORP) study. Am Heart J. 2002;143(1):15-21.

53. Shaddy RE, Teitel DF, Brett C. Short-term hemodynamic effects of captopril in infants with congestive heart failure. Am J Dis Child. 1988;142:100-5.

54. Boucek MM, Chang RL. Effects of captopril on the distributions of left ventricular output with ventricular septal defect. Pediatr Res. 1988;24:499-503.

55. Giardini A, Formigari R, Bronzetti G, Prandstraller D, Donti A, Bonvicini M, et al. Modulation of neurohormonal activity after treatment of children in heart failure with carvedilol. Cardiol Young. 2003;13:333-6.

capítulo 51

Luisa Carolina Borges Keiralla • Silvana Gomes Alves

Emergências Cardiovasculares na Gravidez

INTRODUÇÃO

A doença cardíaca materna é a maior causa de morbidade e mortalidade não obstétrica em todo o mundo. Progressos científicos em técnicas diagnósticas e intervenção cirúrgica aumentaram a expectativa de vida em mulheres portadoras de cardiopatias congênitas, permitindo a essa população a opção à maternidade. Os avanços das técnicas obstétricas possibilitaram que mulheres cada vez menos jovens e com maior número de comorbidades engravidassem, tornando o período gestacional de maior risco. A doença valvar reumática, ainda com elevada prevalência, muitas vezes é diagnosticada durante o período gestacional, quando as alterações hemodinâmicas inerentes a esse período desencadeiam os sinais e sintomas de insuficiência cardíaca. Assim, a avaliação cuidadosa da gestante com doença cardiovascular por equipe multidisciplinar se faz primordial, com a finalidade de reduzir a mortalidade materna e fetal.

Alterações cardiovasculares na gestação

As alterações hemodinâmicas na gravidez são significativas e se iniciam no início do primeiro trimestre. O aumento do volume plasmático ocorre a partir da sexta semana e, no segundo trimestre, atinge valores acima de 50% dos valores basais, alcançando um platô até o parto. A elevação do volume plasmático é acompanhada da diminuição do número de glóbulos vermelhos, resultando no quadro de anemia característico da gravidez. A frequência cardíaca aumenta em torno de 20%, acompanhando o aumento do débito cardíaco. Este, por sua vez, eleva-se a partir do primeiro trimestre até o final do segundo trimestre, numa taxa de 30 a 50%. O fluxo sanguíneo uterino se exacerba com o crescimento placentário, levando à queda na resistência vascular periférica e consequente diminuição na pressão arterial no primeiro trimestre e surgimento de edema periférico em 80% das gestantes[1] (Tabela 51.1).

Durante o trabalho de parto, as alterações hemodinâmicas são significativas. A cada contração uterina cerca de

Tabela 51.1 Achados hemodinâmicos durante a gravidez.

Queda da resistência periférica	
Aumento do fluxo uterino	
Aumento do volume sanguíneo de 40 a 45%	Aumento do débito cardíaco > 30%
Aumento da frequência cardíaca de 10 a 20%	
Pressão arterial normal ou reduzida	
Queda da resistência vascular pulmonar	
Aumento da pressão venosa em extremidades	

Adaptada de Braunwald. *Textbook of Heart Disease.* 8.ed., 2008.

500 mililitros (mL) de sangue são lançados na circulação sanguínea, ocasionando um aumento no débito cardíaco e na pressão arterial. No parto vaginal, a perda sanguínea pode atingir aproximadamente 400 mL, enquanto no parto por via cesariana essa perda chega a atingir 800 mL, levando a maior comprometimento hemodinâmico da parturiente. Após o parto, o aumento do retorno venoso, ocasionado pela autotransfusão placentária e pela descompressão da veia cava inferior, torna-se fator de destaque no surgimento do edema agudo pulmonar.[1]

Essas alterações, representando potenciais fatores de complicações para a mulher gestante com cardiopatia, devem ser avaliados cuidadosamente por equipe multidisciplinar e considerados desde o período que envolve o planejamento familiar até a escolha ideal da via de parto.[1]

A escolha da via de parto

Para a maioria das gestantes com cardiopatia, dá-se preferência para o parto via vaginal. A escolha pelo parto via cesariana fica restrito aos casos com indicação obstétrica. Exceções a isso são as pacientes em anticoagulação, pelo risco de sangramento intracraniano do feto, durante o

935

parto vaginal; e aquelas com hipertensão pulmonar grave, dilatação importante da aorta e lesões valvares obstrutivas de grau importante.[1]

Avaliação

As alterações hemodinâmicas decorrentes da gestação manifestam-se ao exame físico como uma ampla variação de achados considerados normais e que devem ser reconhecidos pela equipe multidisciplinar e diferenciados dos achados patológicos. Espera-se encontrar na avaliação da gestante saudável o aumento da frequência cardíaca e da pressão de pulso, terceira bulha, hiperfonese de primeira bulha, sopro sistólico suave na borda esternal esquerda decorrente do hiperfluxo sanguíneo transvalvar, edema periférico, sendo a maioria dessas alterações decorrentes do estado de hipervolemia. Além disso, pode-se notar um sopro contínuo na borda esternal esquerda compatível com um sopro mamário ou ruído venoso cervical (Tabela 51.2). A presença de sopros diastólicos sempre é considerada patológica, e qualquer alteração no exame físico que sugira doença cardíaca deverá ser seguida de avaliação complementar, em especial com o ecocardiograma.[1, 2]

Achados nos exames complementares

A radiografia de tórax, em razão do risco de exposição fetal à radiação, deve ser evitada. Em situações excepcionais, sua realização exige uso de colete de chumbo pélvico-abdominal apropriado. Pode-se notar o aumento na vascularização pulmonar e aumento relativo do índice cardiotorácico, este último decorrente da elevação diafragmática ocasionada pelo contínuo crescimento uterino.

O ecocardiograma é um exame seguro e indispensável na avaliação da gestante com doença cardíaca. Vários achados normais podem ser encontrados e são descritos na Tabela 51.2. O ecocardiograma transesofágico é útil na determinação da presença ou ausência de endocardite, abscesso perivalvar, trombos ou *shunts*. Sua realização também é considerada segura, necessitando apenas de monitorização da oxigenação materna quando utilizada sedação com benzodiazepínicos.[1] Profilaxia para endocardite bacteriana não é necessária.

Alterações eletrocardiográficas características do período gestacional podem ser encontradas e devem ser diferenciadas de achados patológicos na avaliação da gestante (Tabela 51.2).

Incidência de complicações cardiovasculares

A doença cardiovascular está presente em 0,5 a 1% de todas as gestações, sendo considerada a maior causa de morte materna em países desenvolvidos. Curiosamente, não existem sinais de declínio na incidência nas últimas duas décadas. No Reino Unido, metade das mortes maternas no período de 2003 a 2005 foram decorrentes da doença cardiovascular, cardiomiopatia periparto e dissecção de aorta.[3]

Essas condições geralmente catastróficas e de apresentação aguda ocorrem de uma forma geral em mulheres que desconhecem qualquer doença cardiológica prévia. O rápido reconhecimento da apresentação aguda e tratamento adequado aumentam as chances de sobrevida. Além disso, o reconhecimento e a intervenção sobre fatores de risco modificáveis como obesidade e tabagismo são de extrema importância nesse grupo de risco[3] (Figura 51.1).

Tabela 51.2 Achados da gravidez normal.

Sintomas

- Fadiga
- Dispneia
- Palpitações
- Redução da tolerância ao exercício
- Ortopneia
- Edema periférico

Exame físico

- Hiperventilação
- Edema de extremidades
- Distensão venosa jugular
- Aumento da frequência cardíaca e pressão de pulso
- Desvio do ictus cardíaco para esquerda e para cima
- Sopros sistólicos suaves
- Sopro mamário (sopro contínuo na borda esternal esquerda)
- Hiperfonese de primeira bulha
- Creptação discreta em bases pulmonares

Achados eletrocardiográficos

- Taquicardia sinusal
- Desvio do eixo para esquerda
- Aumento da relação R/S nas derivações V1 e V2
- Alteração de repolarização ventricular

Achados ecocardiográficos

- Aumento do diâmetro diastólico do ventrículo esquerdo
- Aumento da espessura miocárdica do ventrículo esquerdo
- Aumento discreto da contratilidade miocárdica
- Aumento moderado das dimensões do átrio direito e esquerdo e ventrículo direito
- Refluxos pulmonar, tricúspide e mitral
- Derrame pericárdico discreto

Adaptada de Topol e Griffin. *Manual of Cardiovascular Medicine*, 3rd edition, 2009.

Patologias com contraindicação à gravidez

Segundo a Organização Mundial da Saúde (OMS), a morbimortalidade materna em portadoras de cardiopatia é classificada em quatro estágios (Tabela 51.3). Quanto maior a classificação, maior o risco materno, devendo a gestação ser contraindicada ou interrompida caso a paciente seja classificada no estágio 4.[4, 5] Os principais preditores de risco em gestantes com cardiopatia são: presença de cianose (saturação de O_2 < 90%), classe funcional > II (NYHA), fração de ejeção do ventrículo esquerdo < 40% e evento cardiovascular prévio (arritmias, edema pulmonar, acidente vascular encefálico).[6] A presença de dois ou mais fatores representa um risco adicional de evento cardíaco durante a gestação de até 75%. Mesmo que seja decidido manter a gestação em pacientes com alto risco, estas devem ser acompanhadas por equipe multidisciplinar e em hospital terciário.⁵ Os detalhes fisiopatológicos e complicações das patologias mais frequentes, bem como seu manejo, serão explanados nos tópicos pertinentes.

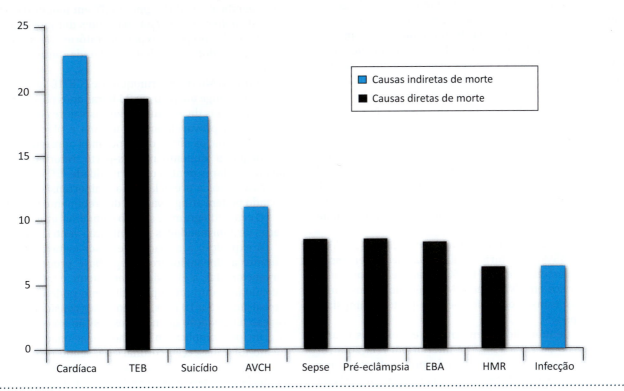

■ **Figura 51.1** Causas de morte materna (Reino Unido 2003-2005).
TEB (Trombolismo Pulmonar); AVCH (Acidente Vascular Encefálico Hemorrágico); EBA (Embolia Amniótica); HMR (Hemorragia).
Adaptada de Roos-Hesslink JW, Duvekot JJ, Thorne AS. Pregnancy in high risk cardiac conditions. Heart 2009.

Tabela 51.3 Classificação da morbimortalidade materna em cardiopatas segundo OMS.

Classe OMS	Risco	Cardiopatias e risco associado
1	Baixo	Miocardiopatia hipertrófica não complicada Valvopatias com lesões leves, próteses biológicas Síndrome de Marfan sem dilatação da aorta Coarctação de aorta corrigida, sem hipertensão ou aneurisma Mulheres pós-transplante cardíaco Disfunção leve do ventrículo esquerdo Cardiopatia congênita corrigida e sem sequelas
2 e 3	Intermediário	Próteses valvares cardíacas mecânicas Estenose mitral *(moderada a grave) e aórtica (moderada) Cardiopatias congênitas complexas pós-cirurgia de Mustard ou Fontan Cardiopatias congênitas cianóticas Coarctação de aorta não corrigida Disfunção ventricular discreta a moderada Estenose pulmonar grave Miocardiopatia periparto prévia sem disfunção ventricular residual Necessidade de uso contínuo de anticoagulante
4	Alto	Estenose aórtica grave Hipertensão arterial pulmonar de qualquer etiologia Síndrome de Marfan com diâmetro de raiz de aorta > 40 mm Miocardiopatia periparto prévia com disfunção ventricular residual Disfunção ventricular grave (CFNYHA III/IV ou FE < 30%)

Adaptada da Diretriz da Sociedade Brasileira de Cardiologia para Gravidez na Mulher Portadora de Cardiopatia e OMS.
* A estenose mitral grave é considerada como risco intermediário, pelos bons resultados com a intervenção percutânea com cateter-balão.

INFARTO AGUDO DO MIOCÁRDIO

O infarto agudo do miocárdio (IAM) em mulheres durante o período fértil é raro. Entretanto, o período gestacional aumenta em três a quatro vezes o risco de IAM.[7-11] Com o avanço na tecnologia de reprodução humana em mulheres com idade mais avançada, é esperado que o IAM se torne uma patologia cada vez mais frequente,[12] podendo ocorrer em qualquer período gestacional: no anteparto (antes de 24 horas do nascimento), periparto (24 horas antes e após nascimento) e o pós-parto (após 24 horas a três meses do nascimento).[12]

Os dados da literatura sobre o assunto são provenientes de relato de casos e estudos descritivos populacionais. Uma revisão recente sobre o assunto mostra que o IAM pode ocorrer em todos os estágios do período gestacional, sendo mais frequente em multíparas (66%) e em mulheres acima dos 30 anos (72%), e de localização mais comum na parede anterior (78%).[12]

Apesar da idade mais jovem, a hiperlipidemia (24%), o tabagismo (45%), a história familiar (22%), a hipertensão (15%) e a *diabetes mellitus* (11%) foram relatados como fatores de risco envolvidos ao IAM,[12] além de outros como trombofilias, transfusões, infecções pós-parto, eclâmpsia e pré-eclâmpsia.[8, 9]

A taxa de mortalidade encontrada em estudos recentes, em torno de 7,3 a 11%,[7, 8] é inferior em relação a revisões anteriores (38%),[13] refletindo provavelmente uma melhora significativa da assistência à gestante com IAM na última década. A mortalidade fetal se aproxima dos 9% e está intimamente relacionada à mortalidade materna, sendo esta última de maior ocorrência no período periparto.

Estudos angiográficos ou por meio de autópsia evidenciaram que a aterosclerose associada ou não ao trombo intracoronário foi a principal causa de IAM (40%), sendo mais prevalente no período anteparto. A dissecção coronariana, uma causa rara de IAM em não gestantes, foi encontrada em 27% dos casos, correspondendo à principal causa de IAM no período periparto (50% dos casos).[12] A dissecção coronariana está provavelmente relacionada ao excesso de progesterona, responsável por alterações bioquímicas e estruturais na parede dos vasos (perda de fibras elásticas, deficiência de mucopolissacarídeos)[14, 15] e também pelo aumento de volume sanguíneo circulante, gerando forças propensas à dissecção. Outra causa relatada foi a trombose coronariana sem evidência de aterosclerose (8%), explicada pela hipercoagulabilidade inerente ao período gestacional[16, 17] e também pelo tabagismo.[18] O espasmo coronariano decorrente da reatividade vascular à angiotensina II[19] e à norepinefrina[20] em associação à disfunção endotelial[21] são os prováveis fatores envolvidos na ocorrência de 13% dos casos de IAM com coronárias normais.[12]

Os critérios para o diagnóstico de IAM na gestação são os mesmos utilizados para população em geral, ou seja, a avaliação de sintomas de isquemia miocárdica, alterações eletrocardiográficas e elevação de marcadores de necrose miocárdica. Entretanto, algumas alterações observadas no período gestacional podem se tornar fatores de confusão para o correto diagnóstico.[22]

Depressão do segmento ST foi relatada em mulheres saudáveis que seriam submetidas à cesariana, após indução anestésica.[7, 23, 24] Um recente estudo reportou alterações significativas do segmento ST em monitorização por meio de *holter* em 42% das pacientes durante cesariana e em até 38,5% no período pós-operatório.[24] Nesse estudo a presença de dor precordial foi relatada durante analgesia com opioide.

A fração MB da creatinoquinase (CKMB) normalmente se eleva e atinge um pico em 24 horas após parto, chegando a atingir níveis de até duas vezes os valores de referência. Sua origem provavelmente é uterina e placentária.[22] Em contrapartida, os níveis de troponina I apresentam apenas um pequeno aumento no pós-parto, retornando rapidamente a valores dentro da normalidade,[22, 25] exceto em casos associados à pré-eclâmpsia e hipertensão gestacional, quando podem atingir valores discretamente elevados.[25, 26]

O ecocardiograma é seguro e pode ser utilizado na avaliação de anormalidades na contração ventricular.

A exposição à radiação deve ser evitada ao máximo. Durante a cineangiocoronariografia e procedimentos intervencionistas, a exposição geralmente é inferior a 1 rad. Dificuldades durante o procedimento podem resultar em exposição de 5 a 10 rads, devendo ser considerada a interrupção da gestação quando a exposição exceder 10 rads.[27] A principal complicação relatada relacionada ao procedimento foi a dissecção coronariana, sendo recomendada a estratificação de risco não invasiva durante a gravidez ou no período de pós-parto imediato em pacientes estáveis e de baixo risco.

O tratamento da gestante com IAM e suas complicações deve seguir o mesmo padrão de cuidados para a população em geral,[28, 29] embora os riscos maternos e fetais devam ser considerados antes da terapia escolhida. Idealmente, a gestante deve ser assistida em unidade de terapia intensiva e por equipe médica que inclua o médico cardiologista e o obstetra.

A revascularização do miocárdio tanto percutânea como cirúrgica foi relatada por alguns autores, não existindo na literatura dados provenientes de estudos randomizados. Portanto, a decisão pelo tratamento ideal deverá ser feita respeitando-se os riscos e benefícios de cada procedimento.

A intervenção coronariana percutânea (ICP) é citada como tratamento de escolha em algumas revisões, sendo observada sua realização em qualquer período gestacional.[12, 9] Os casos de ICP foram feitos sobretudo com *stents* não farmacológicos. A segurança sobre o uso de *stents* farmacológicos na gravidez ainda é incerta, pela necessidade de uso de terapia antiplaquetária prolongada e pela possibilidade de cesarianas nesse período. Portanto, o uso de *stents* farmacológicos pode ser problemático e deve ser evitado se possível.[12]

A revascularização miocárdica cirúrgica, em revisão recente da literatura, foi realizada na maioria das vezes em razão da dissecção coronariana. A maior parte dos casos ocorreu no período anteparto após a segunda semana de gestação. Casos de morte materna, pós-cirurgia e secundários à deterioração cardiovascular e fetal foram relatados.[12]

938 Tratado Dante Pazzanese de Emergências Cardiovasculares

■ CAPÍTULO 51

A terapia de reperfusão com trombolíticos (TT) é relativamente contraindicada, em virtude de as gestantes terem sido excluídas dos grandes estudos. Experiência clínica recente com o uso de TT foi relatada com alteplase no tratamento de pacientes com acidente vascular encefálico, embolia pulmonar, trombose de prótese valvar e trombose venosa profunda.[30, 31] Vários estudos demonstraram que a passagem placentária de estreptoquinase e alteplase[32] é muito baixa para causar fibrinólise no feto, além de apresentar baixo risco de teratogenicidade.[31, 33] Entretanto, complicações como hemorragia materna, parto prematuro, perda fetal, aborto espontâneo, sangramento vaginal, sangramento uterino com necessidade de cesariana de urgência e hemorragia com necessidade de transfusão no pós-parto foram relatados.[30, 34] Assim, o uso de TT sempre deve ser considerado de segunda escolha no tratamento de IAM, sobretudo no periparto e pós-parto recente, em que o risco de dissecção coronariana é superior, dando-se preferência à revascularização percutânea.

As informações a respeito da segurança no uso de medicações na gravidez são bastante limitadas, sendo classificadas de acordo com o risco fetal, como se segue abaixo:[35]

- **Categoria A:** seguro. Estudos controlados não mostram dano fetal, com rara possibilidade para tal.
- **Categoria B:** aparentemente seguro. Ausência de dano fetal em estudos animais ou dano fetal encontrado em estudos animais mas não em estudos humanos controlados.
- **Categoria C:** risco fetal possível, uso apenas se os potenciais benefícios superarem os riscos. Sem dados ou danos fetais em estudos animais e sem estudos em humanos.
- **Categoria D:** risco fetal comprovado. Uso pode ser justificado se o benefício materno superar os riscos.
- **Categoria X:** risco fetal comprovado que supera qualquer possível benefício materno.

Em relação à terapêutica farmacológica empregada no tratamento do IAM, as principais classes de drogas, seus benefícios e riscos são explanados abaixo (Tabela 51.4):

- **Morfina (risco C):** opioide utilizado no tratamento antianginoso quando há refratariedade ao uso de nitratos. Não há evidência de efeitos teratogênicos durante a gravidez. A passagem placentária da droga é bastante rápida e pode causar depressão respiratória neonatal quando administrada imediatamente antes do parto. Sua excreção no leite é baixa, exceto quando utilizada em altas e repetidas doses, não contraindicando a amamentação.[36]
- **Nitratos orgânicos (nitroglicerina: risco B, dinitrato de isossorbida: risco C):** além do uso em síndromes coronarianas como terapia antianginosa, os nitratos intravenosos e orais também se aplicam ao tratamento da hipertensão na gravidez,[37] durante a tocólise (prolongamento do período gestacional por indicação obstétrica) e no relaxamento uterino no pós-parto em pacientes com retenção placentária.[38] Doses devem ser tituladas com cuidado para se evitar hipotensão arterial materna e redução da perfusão uterina.[39] Não há dados sobre a transmissão para o leite materno.
- **Bloqueadores beta-adrenérgicos (metoprolol: risco B, atenolol: risco C):** os agentes betabloqueadores têm sido amplamente utilizados durante a gravidez no manejo da hipertensão, arritmias, estenose mitral, síndrome de marfan e isquemia miocárdica.[40] Não há dados sobre teratogenicidade, entretanto, vários efeitos adversos têm sido relatados como bradicardia, hipoglicemia, hiperbilirrubinemia e apneia fetal, além do risco de retardo no crescimento intrauterino com uso de atenolol,[41] sobretudo no primeiro trimestre.[42] Deve-se dar preferência ao uso de agentes B1-seletivos, em razão do risco de aumento da contração uterina com uso dos não seletivos.[40] Recém-nascidos devem ser monitorados quanto aos efeitos adversos em virtude da concentração plasmática dessas drogas ser maior no leite materno do que no plasma.
- **Bloqueadores dos canais de cálcio (nifedipina, diltiazem, verapamil: risco D):** essa classe de drogas possui ação anti-isquêmica. Apenas a nifedipina tem se mostrado segura durante a gestação.[41] Informações a respeito do uso do diltiazem e verapamil são limitadas, e estudos de vigilância têm sugerido efeitos teratogênicos do diltiazem.[35] O uso concomitante do sulfato de magnésio deve ser feito com cautela em razão do potencial risco de efeito sinérgico.[43] Nifedipina, verapamil e diltiazem são excretados no leite materno. Entretanto, a Academia Americana de Pediatria não contraindica a amamentação.[36]
- **Inibidores da enzima de conversão da angiotensina (IECA) e bloqueadores do receptor da angiotensina (BRAs) (risco: D):** o uso de IECA é contraindicado em gestantes em razão da toxicidade fetal, predominantemente envolvendo o desenvolvimento renal. Outros efeitos adversos incluem oligodrâmnio, retardo de crescimento intrauterino, prematuridade, malformação óssea, contratura de membros, ducto arterioso patente, hipoplasia pulmonar, síndrome do desconforto respiratório, anúria e morte neonatal.[44] Os efeitos dos BRAs são similares; portanto, seu uso também deve ser evitado em pacientes com IAM na gravidez.[45, 46] Concentrações de IECA são encontradas no leito materno, entretanto, a amamentação não é contraindicada.[42] Não há dados sobre os BRAs, apenas a detecção de losartan em leite de ratos.
- **Eplerenone (risco B):** o eplerenone é um antagonista da aldosterona de uso intravenoso que demonstrou redução de mortalidade quando utilizado no tratamento de pacientes com IAM e disfunção ventricular esquerda.[47] Em virtude das poucas informações sobre sua segurança, o eplerenone só deve ser usado na gravidez se o potencial benefício superar o potencial risco. Não há relatos sobre passagem para o leite materno, e a amamentação deve ser contraindicada.[48]
- **Estatinas (risco X):** informações disponíveis sobre o uso de estatinas na gravidez é muito limitado. Estudos animais demonstraram anormalidades esqueléticas com lovastatina, bem como aumento na mortalidade fetal, materna e neonatal com a fluvastatina.[49] Informações obtidas de exposição aciden-

Tabela 51.4 Medicamentos cardiovasculares na gravidez.

Fármacos	Risco fetal		Amamentação
Morfina	C	Cruza a placenta e causa a diminuição respiratória neonatal transitória.	Presente em quantidades insignificantes
Nitratos	B	Cuidados para evitar a hipotensão materna, que pode levar a hipoperfusão placentária. É tocolítica, podendo retardar o trabalho de parto.	Não há dados
Betabloqueadores	B/C	A maioria dos dados disponíveis sobre atenolol (C): possível retardo do crescimento (RC) se forem tomadas as doses altas durante a gravidez. O RC pode estar relacionado com a doença materna subjacente. Se realmente relacionado ao atenolol, é provável que seja um efeito de classe. Avaliações periódicas para monitorar o crescimento fetal são recomendadas para todas as mulheres que estiverem usando β-bloqueadores. Bradicardia transitória neonatal, hipoglicemia e hipotensão são possíveis, portanto é recomendada a presença de um pediatra durante o parto.	Presente no leite materno, mas não há relato de efeitos adversos. Amamentação não deve ser desencorajada.
Bloqueadores dos canais de cálcio	B/C/D	Só nifedipina mostra ser segura (B). Diltiazem pode ser teratogênico (D), dados limitados sobre verapamil (C).	Presente no leite materno, mas não há relato de efeitos adversos. Amamentação não deve ser desencorajada.
Inibidores da enzima conversora de angiotensina (iECA)	D	Teratogênicos/efeitos adversos durante a gravidez. Causa diminuição do fluxo sanguíneo renal fetal levando à hipoplasia renal, oligoidrâmnio que por sua vez causa hipoplasia pulmonar, e deformidades faciais dos membros. Risco de grande anormalidade ~17%.	Varia a passagem para o leite materno. Enalapril não está presente em quantidade significativa.
Receptores antagonistas da angiotensina	D	Poucos dados na literatura. (Sugere-se seguir os mesmos cuidados seguidos com o uso de iECAs.)	Presentes em quantidades significativas no leite de ratos, sugere-se evitar.
Espironolactona	C	Não teratogênico, mas pode ter efeitos antiandrogênicos fetais.	Poucos dados
Estatinas	X	Teratogênica e pode interferir com a síntese de esteroides fetais e membranas celulares.	?
Heparina (de baixo peso molecular e não fracionada)	B	Não atravessa placenta, assim não existe efeito fetal adverso. Pode causar hemorragia materna ou placentária e perda da gravidez. Descontinuar 12 horas antes do parto.	Seguro
Varfarina	D	Atravessa a placenta. Embriopatia no primeiro trimestre. Risco de hemorragia e perda fetal. Menor risco se a mãe utilizar adequadamente doses do anticoagulante inferiores a 5mg. Para aqueles com alto risco de trombose, por exemplo, com uso de válvula mecânica, pesar risco para o feto da varfarina contra o aumento do risco de trombose se a mãe toma heparina.	Seguro, no leite materno em quantidades insignificantes
Aspirina: baixa dose	B	Considerado seguro.	Seguro
Clopidogrel	C	Dados muito limitados, mas há relatos adversos. Risco de hemorragia obstétrica e hemorragia relacionada à anestesia regional: parar uma semana antes do parto.	Sem dados: evitar
Inibidores da glicoproteína IIb/IIIa	C	Relatos apenas de casos isolados.	Não há dados

As categorias de risco fetal são:

A: Segura. Os estudos controlados não mostram dano fetal; existe uma remota possibilidade de dano.

B: Provavelmente segura. Sem dano fetal em animais cobaias, ainda não testado em humanos.

C: Possível risco fetal, usar apenas se o benefício potencial superar o risco. Sem dados, ou dano fetal em animais cobaias, ainda não testado em humanos.

D: Risco fetal comprovado, usar apenas se o benefício potencial superar o risco.

X: Risco fetal comprovado que supera qualquer benefício possível.

Adaptada de Heart 2009;95:680–686. doi:10.1136/hrt.2008.148932.

tal à sinvastatina e à lovastatina durante a gravidez não mostraram efeitos adversos.[50] Entretanto, em razão da ação dessa medicação na inibição da síntese do ácido malônico, responsável pela replicação do DNA, pela síntese de esteroides e da membrana celular no desenvolvimento fetal, seu uso não é recomendado.

- **Heparina não fracionada (HNF) (risco: B) e heparina de baixo peso molecular (HBPM) (risco: C):** ambas as heparinas não cruzam a barreira placentária e vários relatos têm indicado ausência de efeitos adversos,[51] além de vários estudos demonstrarem a segurança de seu uso durante a gravidez.[52] Em razão do aumento do volume plasmático, o volume de distribuição da HBPM se modifica, sendo recomendada a monitorização da anticoagulação por meio da dosagem do nível sérico do fator antiXa (valor ideal entre 0,7 a 1,2 U/mL, quatro horas após a administração da dose da manhã).[53] O tratamento deve ser descontinuado antes do parto (6 horas antes para HNF e 12 horas antes para HBPM), devendo ser retomada sua administração assim que a homeostase permitir.

Terapia antiplaquetária

- **Aspirina (risco C):** a segurança de seu uso no primeiro trimestre é questionável em razão de estudos animais terem demonstrado defeitos no nascimento como fissura espinhal e cranial, defeitos faciais e nos olhos, malformação do sistema nervoso central, visceral e esquelético. Entretanto, a segurança do uso da aspirina em baixas doses (< 150 mg/dia) tem sido sugerida por uma metanálise[54] e por grande estudo randomizado[55] que envolveu mais de nove mil pacientes no segundo e terceiro trimestres. Apesar de ser secretada no leite em baixas concentrações, não há evidência de efeitos adversos.[35] Entretanto, a Academia Americana de Pediatria sugere cuidado na lactação durante o uso da aspirina.[36]
- **Tienopiridínicos (risco B):** informações sobre o uso de tienopiridínicos são limitadas.
- **Inibidores da glicoproteína IIbIIIa (eptifibatide e tirofiban: risco B, abciximab : risco C):** em razão da exclusão de pacientes gestantes dos grandes estudos, informações disponíveis são limitadas.[56] Considerar parto cesariana em vigência do uso dessa medicação em razão do risco de hemorragia intracraniana fetal.[7]

O modo de parto em pacientes gestantes com IAM deve ser determinado após considerações obstétricas e o estado clínico da mãe. A cesariana eletiva evita o trabalho de parto prolongado e estressante, e permite o melhor controle do tempo de parto. O parto vaginal, por outro lado, elimina riscos potenciais associados à anestesia e ao próprio procedimento cirúrgico, que podem incluir flutuações hemodinâmicas, perda sanguínea excessiva, dor, infecção, complicações respiratórias e outros.[57] Uma revisão revelou que de 103 pacientes gestantes com IAM, apenas 10 foram submetidas à cesariana, uma taxa bastante inferior à média

atual que é de 30% na população geral. Isso sugere que o parto vaginal pode ser seguro em pacientes estáveis. O parto vaginal instrumental, por meio do uso de fórceps, deve ser realizado em situações específicas na tentativa de reduzir o esforço materno e o trabalho de parto prolongado. A posição em leve decúbito lateral esquerdo pode ajudar a melhorar o débito cardíaco durante o parto, em razão da menor compressão da veia cava inferior. Além disso, o controle da dor, do medo e da hipertensão devem ser feitos com o objetivo de diminuir o consumo de oxigênio. Para prevenção da isquemia miocárdica durante o trabalho de parto, betabloqueadores, nitroglicerina intravenosa e bloqueadores dos canais de cálcio devem ser utilizados, devendo-se lembrar que os dois últimos têm efeito tocolítico, podendo prolongar o trabalho de parto.[12]

SÍNDROMES HIPERTENSIVAS

As síndromes hipertensivas, conhecidas como doença hipertensiva específica da gestação (DHEG), pré-eclâmpsia, eclâmpsia e síndrome HELLP, são as complicações mais frequentes na gestação e constituem, no Brasil, a maior causa de morte materna, sobretudo quando se instalam nas suas formas graves. Essas entidades diferem, quanto à etiologia e evolução clínica, da hipertensão crônica que coincide com a gestação.[58] Esta última inicia-se antes da gestação até a vigésima semana e em 90% dos casos é essencial.[59] Pode ocorrer sobreposição das doenças em 15 a 30% dos casos de hipertensão crônica, na qual uma gestante com hipertensão arterial essencial desenvolve pré-eclâmpsia superajuntada, sendo mais comum naquelas com disfunção renal prévia.[60]

DHEG é o aparecimento de hipertensão arterial (PA ≥ 140/90 mmHg) após a vigésima semana de gestação. Quando acompanhada por proteinúria maior que 0,3 g em urina de 24 horas e/ou edema de face ou mão, a doença é definida como pré-eclâmpsia.[61] Esta última apresenta evolução temporal variável (de meses a poucas horas), portanto o tratamento deve ser prontamente instituído após suspeita clínica mesmo que a proteinúria seja negativa.

Pré-eclâmpsia grave é definida quando estão presentes um ou mais dos seguintes sinais e sintomas: 1) PA ≥ 160/110 mmHg em duas medidas com intervalo de seis horas; 2) proteinúria ≥ 5 g na urina de 24 horas; 3) oligúria ou diurese menor que 400 mL ao dia; 4) sintomatologia de eminência de eclâmpsia como cefaleia, dor epigástrica e transtornos visuais; 5) presença de cianose e edema pulmonar.

Eclâmpsia ocorre quando surgem convulsões em uma paciente com pré-eclâmpsia, sendo excluídas epilepsia e outras doenças convulsivas. Tal manifestação é difícil de ser diferenciada da encefalopatia hipertensiva. A encefalopatia hipertensiva pode cursar com convulsões e coma com níveis mais baixos de pressão arterial, em comparação com mulheres não grávidas.

Síndrome HELLP (iniciais de *Hemolisys, Elevated Liver functions tests e Low Platelet counts*, sigla definida por Louis Weinstein em 1982) é a entidade clínica que ocorre com a pré-eclâmpsia e eclâmpsia, caracterizada pela presença de hemólise microangiopática, trombocitopenia e alteração da função hepática (Tabela 51.5).

Os fatores predisponentes incluem primigestas, história familiar e pessoal de pré-eclâmpsia/eclâmpsia, hipertensão arterial, diabetes, doenças autoimunes (síndrome antifosfolípide (SAF) e trombofilias), doenças renais e presença de aumento da massa trofoblástica (tecido placentário).

A etiologia da pré-eclâmpsia permanece desconhecida. Aspectos imunológicos, genéticos, defeitos na placentação, lesão endotelial e resposta inflamatória exacerbada são responsáveis pela fisiopatologia dessa doença. O aumento da reatividade e permeabilidade vascular, bem como a ativação da coagulação, causam danos ao endotélio vascular, aos rins, ao sistema nervoso central, ao fígado e à placenta em graus variáveis de acometimento.[62]

Na gestação normal, o tecido trofoblástico fetal invade as arteríolas da decídua materna formando um leito vascular de baixa pressão, baixa resistência e alto fluxo, por ação do sistema das prostaglandinas, predominantemente da prostaciclina (via do tromboxano produzido pelas plaquetas), responsável por vasodilatação generalizada. A invasão trofoblástica incompleta ou mesmo ausente, que ocorre na pré-eclâmpsia, resulta em hipofluxo placentário e isquemia celular, induzindo liberação de citocinas (fator de necrose tumoral), e em hiperreatividade vascular por aumento dos níveis de tromboxano.[63, 64] A oxigenação local dependente de fatores antioxidantes maternos, a imunomediação e a interação com o feto com carga genética paterna (diferentes graus de resposta rejeicional) são os fatores que primariamente determinam o mecanismo de invasão trofoblástica e subsequente apoptose celular placentária.[65] Recentemente, demonstrou-se em estudos *in vitro* e *in vivo* que substâncias relacionadas à angiogênese (como a angiopoetina), e o fator de crescimento endotelial e seu receptor, quando bloqueados, diminuem esse processo de invasão tecidual.[66, 67]

A morte das células placentárias e seu desprendimento para a circulação materna resultam em microembolias que levam a lesão dos tecidos maternos e agravam a pré-eclâmpsia, por induzir lesão endotelial sistêmica, e hiperativação dos sistemas imune, inflamatório e cascata de coagulação.[68] A presença da placenta é determinante na manutenção desse processo e das manifestações clínicas da pré-eclâmpsia, o que justifica o fato de grávidas com maior massa placentária, como no caso de gravidez com mola hidatiforme e gestação múltipla, serem mais suscetíveis ao desenvolvimento da doença.[69, 62]

O envolvimento genético foi demonstrado por meio da maior incidência da pré-eclâmpsia em mulheres da mesma família, entretanto, o exato modo de herança e a interação entre os genótipos maternos e fetais não estão definidos, tratando-se possivelmente de associação poligênica.[62]

As manifestações clínicas das síndromes hipertensivas da gestação estão diretamente relacionadas à resistência vascular periférica aumentada associada à reduzida expansão do volume plasmático caracterizando a tríade alta pressão, alta resistência e baixo volume que resulta em hipofluxo sanguíneo para diversos órgãos.[62]

No sistema renal, a taxa de filtração glomerular diminuída leva a aumento dos níveis de creatinina e ureia; a redução do *clearance* tubular do ácido úrico resulta em sua elevação plasmática; e a proteinúria presente na preeclampsia é decorrente da lesão denominada endoteliose capilar glomerular, caracterizada por tumefação de células endoteliais, com vacuolização e acúmulos de lipídeos.[62]

A lesão hepática que acompanha a pré-eclâmpsia varia de leve a grave necrose hepatocelular com elevação das enzimas hepáticas, podendo nos casos graves ocorrer hemorragias e até rotura do órgão.[62]

As alterações do sistema de coagulação são usualmente inaparentes. Na maioria das pacientes, os níveis de fibrinogênio, plaquetas e fatores de coagulação são normais, sugerindo que o vasoespasmo arteriolar pode estar envolvido no mecanismo dessas alterações. Em 7% das pré-eclâmpsias graves e eclâmpsias, a coagulação intravascular disseminada pode ser encontrada levando a danos em múltiplos órgãos secundários à formação de microtrombos intravasculares.[62]

Outra manifestação clínica encontrada nos casos graves da doença são as convulsões eclâmpticas. A fisiopatologia desse achado não está definida, alguns estudos afirmam que a patogênese está relacionada à intensa vasoconstrição seguida de isquemia cerebral,[70] enquanto outros acreditam

Tabela 51.5 Classificação da hipertensão arterial na gestação.

Classificação de hipertensão durante a gravidez	
Classificação	Recursos
Hipertensão crônica	Hipertensão (pressão arterial sistólica (PAS) ≥ 140 mmHg ou diastólica (PAD) ≥ 90 mmHg) presente antes da gravidez ou diagnosticada antes da 20ª semana de gestação.
Hipertensão gestacional	Hipertensão nova com PA de 140/90 mmHg em duas ocasiões diferentes, sem proteinúria, aparecendo novamente depois da 20ª semana de gestação; PA se normaliza em 12 semanas após o parto.
Pré-eclâmpsia sobreposta à hipertensão crônica	PA aumenta em níveis acima dos basais, associado a proteinúria ou evidência de disfunção de órgão alvo.
Pré-eclâmpsia/eclâmpsia	Proteinúria (> 0,3 g ao longo de 24 horas de 2+/4+ em duas amostras de urina) em adição a nova hipertensão; edema não está incluído nesse diagnóstico por conta da baixa especificidade; quando a proteinúria está ausente, suspeita-se com o aumento da pressão arterial associada à dor de cabeça, visão turva, dor abdominal, baixo número de plaquetas ou nível anormal de enzimas do fígado.

Adaptada de Gifford RW, August PA, Cunningham G, et al: *Report of the National High Blood Pressure Education Program Working Group on High Blood Pressure in Pregnancy.* Am J Obstet Gynecol 183:S1, 2000.

que seja a encefalopatia hipertensiva decorrente do hiperfluxo secundário a alteração da autorregulação da perfusão cerebral em resposta à hipertensão aguda.[71]

O fluxo uteroplacentário também se encontra diminuído levando à insuficiência placentária com comprometimento da nutrição e oxigenação fetal, que pode acarretar restrição de crescimento, sofrimento fetal crônico e, eventualmente, óbito intrauterino. A hipercontratilidade uterina pode ocorrer e resultar em descolamento prematuro de placenta.[62]

A propedêutica complementar para diagnóstico e prognóstico inclui: hemograma completo, proteinúria (de fita ou de 24 horas), urina tipo I, ureia e creatinina, ácido úrico, perfil hemolítico (desidrogenase lática – DHL), enzimas hepáticas (TGO e TGP) e bilirrubinas totais e frações. Outros exames especiais podem ser necessários de acordo com a gravidade e órgão acometido, como, por exemplo, curva glicêmica, eletroforese de proteínas, *clearance* de creatinina, produtos de degradação da fibrina, tempo de protrombina, fibrinogênio, rotina para colagenoses e síndrome antifosfolípides, ecocardiograma e exames de imagem, entre outros. A vitalidade fetal também deve ser avaliada e monitorizada.[62]

O objetivo do tratamento das síndromes hipertensivas é prevenir complicações como descolamento prematuro de placenta, acidente vascular cerebral, edema agudo de pulmão, insuficiência renal, agravamento para pré-eclâmpsia grave, eclâmpsia e síndrome HELLP, que são deletérias tanto para a mãe como para o feto.[62]

Não existe protocolo definido por estudos randomizados para tratamento da hipertensão grave na gestação.[59] A terapêutica anti-hipertensiva melhora o prognóstico materno-fetal, previne a deterioração da hipertensão, protege a mãe de hiper ou hipotensão durante atos anestésicos, prolonga a duração da gestação e diminui tempo de internação hospitalar.[62] A metildopa é o medicamento oral habitualmente usado para controle da hipertensão crônica leve e moderada, apresentando boa eficácia e segurança.[59] O betabloqueador pindolol, que possui atividade simpatico-mimética intrínseca e, portanto, não afeta o fluxo uteroplacentário, bem como o bloqueador de canal de cálcio com ação lenta, o anlodipino, também são boas opções para tratamento oral de manutenção. Os inibidores da enzima de conversão da angiotensina são contraindicados durante a gestação por apresentar efeitos teratogênicos.[62]

Para a hipertensão grave, a hidralazina parenteral (vasodilatador arterial) permanece o medicamento de escolha, devendo-se ter cuidado com hipotensão em gestantes hipovolêmicas.[59] O labetalol parenteral, agente bloqueador alfa-1 seletivo e beta não seletivo, reduz tanto a pressão arterial quanto a frequência cardíaca (FC) materna, sem afetar o fluxo uteroplacentário e a FC fetal.[59] Esse é o medicamento mais utilizado em gestantes de acordo com a literatura internacional, no entanto, não se encontra disponível no Brasil. O nitroprussiato de sódio possui ação imediata e fugaz, além de liberar radicais cianeto, sendo contraindicado o seu uso na gestação e puerpério, exceto em casos de edema agudo de pulmão, falha dos demais agentes hipotensores e presença de feto morto.[62] A nifedipina sublingual também não deve ser usada pelo risco de hipotensão grave com elevada morbidade materno-fetal.

Uma vez diagnosticada a pré-eclâmpsia, a gestante deve ser internada, com dieta hipossódica (2 a 3 g de sal diário) e hiperproteica, e deve permanecer em repouso em decúbito lateral esquerdo. Essa manobra diminui a compressão da veia cava inferior pelo útero, facilitando o retorno venoso e aumentando o débito cardíaco, o que faz melhorar a perfusão renal e aumentar a natriurese, com consequente diminuição da hipertensão e melhora do fluxo uteroplacentário. Na pré-eclâmpsia grave, o tratamento com hipotensores deve ser iniciado quando a pressão arterial diastólica (PAD) atinge níveis superiores a 110 mmHg, com objetivo de diminuir a PAD em 20 a 30% e eliminar a sintomatologia da eminência de eclâmpsia[62] (Figura 51.2).

No tratamento da eclâmpsia, deve-se garantir a oxigenação e a proteção da língua e vias aéreas, administrar sulfato de magnésio (esquema de Pritchard[72] ou Sibai)[73] como anticonvulsivante, corrigir distúrbios metabólicos e iniciar tratamento anti-hipertensivo. Não usar benzodiazepínicos, pois as convulsões são autolimitadas. Após administração de magnésio, deve-se monitorizar os reflexos tendinosos patelares, a frequência respiratória e o volume urinário, para diagnóstico precoce de intoxicação que costuma ocorrer com níveis séricos superiores a 7 mEq/l. Observa-se inicialmente a abolição dos reflexos patelares, e com níveis acima de 10 mEq/l os músculos respiratórios podem ser comprometidos levando à hipóxia. O antídoto utilizado é o gluconato de cálcio 10% (10 mL endovenoso, lentamente). Em caso de manutenção das convulsões, iniciar hidantalização e solicitar exame de imagem para afastar outros diagnósticos[74] (Tabela 51.6).

O tratamento da síndrome HELLP envolve tanto as medidas citadas anteriormente quanto correção da CIVD e in-

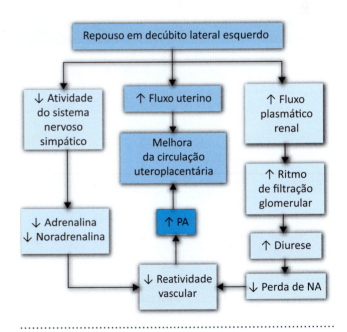

■ **Figura 51.2** Mecanismos benéficos do repouso na doença hipertensiva na gestação.
Adaptada de Tratado de Cardiologia Socesp, 2009, pág. 766.

terrupção da gestação, que é o tratamento definitivo para a doença. No entanto, esta última medida não propicia resultados neonatais favoráveis uma vez que a maioria nasce antes da vigésima oitava semana de gestação, período de maior incidência da doença. Essas gestantes ou puérperas devem ser acompanhadas laboratorialmente, e hipertensão, convulsões, insuficiência renal, lesão hepática (com risco de hematoma e rotura), anemia e sangramentos devem ser monitorados e prontamente tratados. O uso de corticoides em altas doses (dexametasona 10 mg a cada 12 horas) no anteparto e pós-parto ajuda na recuperação clínica e laboratorial dessas pacientes, porém é indicado somente para aquelas com óbito fetal ou fetos inviáveis, com o objetivo de melhor a contagem de plaquetas para o procedimento obstétrico. A melhor opção é a via vaginal pelo menor risco de sangramento, realizando-se cesárea nos casos de colo uterino fechado. Nas pacientes com menos de 34 semanas de gravidez ou peso fetal estimado menor que 1.500 gramas, opta-se por tratamento conservador com acompanhamento clínico e vigilância fetal rigorosos.

Se há evidência de gravidade, indica-se a interrupção imediata da gestação[62] (Tabela 51.7).

ANEURISMA E DISSECÇÃO AGUDA DE AORTA

As doenças da aorta em gestantes, representadas sobretudo pela dissecção e aneurisma, são causadas principalmente por desordens do tecido conjuntivo, dentre as quais se destacam, pela maior prevalência, a síndrome de Marfan e valva aórtica bicúspide.

A dissecção de aorta na gestante ocorre na maioria das vezes no terceiro trimestre de gestação e no período de pós-parto imediato. Alterações histológicas, como a fragmentação de fibras reticulares, diminuição de ácidos mucopolissacarídicos e perda da configuração normal das fibras elásticas, têm sido observadas na parede aórtica de pacientes gestantes e são decorrentes sobretudo em razão das alterações hormonais e hemodinâmicas.[75]

Tabela 51.6 Esquema anticonvulsivante com sulfato de magnésio.

Esquema	Pritchard	Sibai
Dose de ataque	4 g EV em 3 a 5 minutos e 10 g IM	6 g EV em 20 minutos
Dose de manutenção	5 g IM a cada 4 horas	2 a 3 g EV por hora
Risco de intoxicação	Menor	Maior
	Esquema de escolha	Preferível em caso de coagulopatia e/ou plaquetopenia

Tabela 51.7 Medicamentos utilizados no manejo das síndromes hipertensivas na gestação.

Agentes	Ação	Riscos	Comentários
Alfa-metildopa	α-2 agonista, simpaticolítico de ação central. Início de ação lento	Impróprio para a intervenção aguda	Oral
Hidralazina	Vasodilatação arteriolar periférica 10-20 min. para o início da ação (IV)	Ação potencializada se houver hipovolemia	IV; sofrimento fetal com infusão contínua
Nifedipina	Bloqueador dos canais de cálcio. Vasodilatação arteriolar	Relatos de hipóxia fetal, acidose	Oral; pode afetar o progresso no trabalho de parto (tocolítico)
Prazosin	Vasodilatação periférica/α-1 antagonista	Ajuste de dose em hepatopatas, contraindicado na amamentação	Oral
Nitroprussiato	Vasodilatação arteriolar e venosa. Início de ação rápida (30 segundos)	Pode prejudicar a perfusão cerebral. Pode ocorrer a toxicidade do cianeto. Acúmulo de cianeto fetal	IV; HTN rebote com a interrupção
Nitroglicerina	Vasodilatação do músculo liso vascular; 2 minutos para o início da ação	Risco de metemoglobinemia. Cuidado no edema agudo refratário	IV; útil se for evento coronariano agudo
Diuréticos	Potencializa a ação de outros anti-hipertensivos	Não recomendado se a perfusão uteroplacentária estiver reduzida	Oral ou IV. Não é recomendado como terapia de primeira linha

IV (Intravenosa); HTN (Hipertensão).

Tratado Dante Pazzanese de Emergências Cardiovasculares

A síndrome de Marfan é uma desordem associada à degeneração cística da camada média na aorta ascendente, decorrente de mutações no gene que codifica a fibrilina 1, levando à perda de elastina e de sua conformação estrutural normal na parede da aorta. Quando o diâmetro da aorta excede 40 mm, o risco de dissecção aumenta para 10%, devendo ser desencorajada a gravidez nesses casos (diâmetro acima de 44 mm e de 40 mm, segundo *guidelines* canadenses e europeus, respectivamente).[76, 77]

A válvula aórtica bicúspide está associada à dilatação da aorta em até 50% dos casos e é causada pela perda significativa de fibrilina 1, infiltração linfocítica e apoptose de células musculares.[78] Embora os pacientes com síndrome de Marfan tenham maior risco de dissecção de aorta, a válvula aórtica bicúspide é responsável pela maioria dos casos, em razão de sua maior incidência na população geral. Não existem dados disponíveis sobre o manejo dessa patologia na gravidez; portanto, o manejo segue as mesmas orientações para os pacientes com síndrome de Marfan.

O tratamento das gestantes com doenças da aorta deve ser acompanhado com o ecocardiograma a cada seis a oito semanas durante a gestação e por até seis meses após o parto.[75] O tratamento medicamentoso da dilatação de aorta envolve o uso de betabloqueadores na tentativa de reduzir o risco de ruptura e controle da pressão sanguínea. As medicações mais utilizadas nesses casos são labetalol e hidralazina, e também o nitroprussiato de sódio, em casos resistentes. A analgesia adequada durante o parto é essencial para reduzir a estimulação simpática e o estresse cardiovascular.[79] As doses recomendadas são as mesmas utilizadas para a população geral.

Quando a dilatação é diagnosticada durante a gravidez ou ocorre progressiva dilatação em até 30 semanas de gestação, o reparo cirúrgico é recomendado com o feto intraútero. A correção cirúrgica eletiva é indicada quando o diâmetro da aorta exceder 45 mm – ou menos, quando em pacientes com superfície corpórea reduzida. O risco cirúrgico restringe-se sobretudo ao feto com uma taxa de mortalidade atingindo cerca de 10 a 22%. Após 30 semanas de gestação, a cesariana seguida de correção da aorta parece ser a melhor opção para mãe e feto.[75]

A dissecção de aorta na grávida é uma emergência cirúrgica, devendo-se proceder imediatamente à cesariana e posterior correção da dissecção.

O principal objetivo durante o período intraparto em pacientes com doenças da aorta é reduzir o estresse cardiovascular e o trabalho de parto. Se o diâmetro da aorta é inferior a 45 mm, o parto natural pode ser realizado, sendo recomendada a cesariana em casos de dilatações acima de 45 mm. A monitorização e a administração de betabloqueadores deve ser continuada por até três meses de pós-parto em razão do risco de dissecção nesse período.[75]

CARDIOMIOPATIA PERIPARTO

Em 1937, Gouley et al.[80] descreveram a presença de uma rara síndrome de insuficiência cardíaca decorrente de cardiomiopatia dilatada em mulheres grávidas no último trimestre da gravidez que persistia após o parto. Diversos autores observaram essa correlação, e em 2000, seu critério

diagnóstico foi definido no *Peripartum Cardiomiopathy: National Heart Lung and Blood Institute and Office Workshop*.[81] Os critérios incluíam: 1) insuficiência cardíaca no último mês de gestação até cinco meses pós-parto, 2) ausência de cardiopatia prévia, 3) ausência de outras causas de cardiomiopatia, 4) ecocardiograma mostrando disfunção ventricular (fração de ejeção < 45%). Recentemente, Elkayam et al.,[82] após grande registro de casos, propuseram novo critério que determina início antes do último mês de gestação.

A verdadeira incidência da cardiomiopatia periparto (CMPP) não é conhecida: estima-se a ocorrência de 1:1.300 a 1:15.000 gestações[83] de acordo com pequenos estudos, com variação de região para região, sendo mais prevalente em regiões tropicais, quentes e úmidas.[84]

Os fatores de risco para CMPP incluem idade avançada (> 30 anos), multiparidade, raça negra, gestação múltipla, obesidade e pré-eclâmpsia.[84-86] Alguns estudos recentes mostraram que ausência de nutrição adequada, de acompanhamento pré-natal e de aleitamento materno são fatores predisponentes da doença.[84] Tocólise prolongada (tratamento medicamentoso com beta-agonistas para inibir a contração uterina em casos de parto prematuro) também se relaciona com desenvolvimento da cardiomiopatia[86] (Tabela 51.8).

Tabela 51.8 Fatores de risco para Cardiomiopatia Periparto.

- Idade avançada (> 30 anos)
- Obesidade
- Hipertensão arterial crônica
- Multiparidade
- Gestação gemelar
- Tocólise com beta2-agonista
- Pré-eclâmpsia
- Baixo desenvolvimento socioeconômico
- Raça negra

A etiologia da CMPP permanece incerta. Acredita-se que a doença possa ser uma forma de cardiomiopatia dilatada idiopática (CMDI). As alterações cardiovasculares da gravidez podem desencadear insuficiência cardíaca em mulheres com CMDI latente, simulando um quadro de CMPP.[85] Apesar da apresentação clínica e hemodinâmica semelhante, as entidades diferem no aspecto histológico, na presença mais elevada de miocardite na CMPP e no prognóstico. Os casos com mau prognóstico evoluem de forma lenta e progressiva na CMDI, ao passo que na CMPP ocorre rápida deterioração clínica e morte.[87]

As possíveis etiologias da CMPP envolvem miocardite, resposta imune anormal da gestação, resposta inadequada ao estresse hemodinâmico da gravidez, ativação de citocinas, infecção viral e tocólise prolongada. Existem relatos de CMPP familiar, possivelmente relacionada à CMDI silente, manifestada durante a gestação.[88] As evidências enfatizam a miocardite e o processo autoimune como causas mais prováveis. Na biópsia endomiocárdica de pacientes com CMPP, a presença de infiltrados inflamatórios sugestivos de miocardite realça a possibilidade de infecção latente, viral (parvovírus B, herpes 6, vírus *Epstein-Barr*, citomegalovírus) ou mesmo bacteriana (clamídia), como causa associada da alteração autoimune.[89] O estado gravídico predispõe a mulher a uma miocardite mais exacerbada e com apresentação mais grave, em razão da supressão imunológica da gestação. Altos títulos de autoanticorpos contra proteínas do tecido cardíaco, bem como níveis elevados de TNFα, IL-6 e sinalizadores de receptores de apoptose foram documentados, sugerindo resposta anormal imunológica e inflamatória na patogênese da CMPP.[90] Níveis elevados de IgG3 foram documentados na fase inicial da doença em grávidas em pior classe funcional, sugerindo um valor prognóstico dessa imunoglobulina.[91] Muitos estudos sugerem que a CMPP é uma doença autoimune da gravidez, de caráter agudo, que ocorre apenas na presença de alterações imunes e genéticas órgão-específicas.[92] A apoptose dos miócitos foi documentada por diversos autores em modelos experimentais, como componente importante na gênese da insuficiência cardíaca da CMPP. A carência nutricional de alguns oligoelementos pode estar relacionada à doença, no entanto, necessita-se de mais estudos para sua comprovação.[86]

O diagnóstico da CMPP deve ser considerado em mulheres no período periparto com insuficiência cardíaca congestiva (ICC) de início rápido, sendo excluídas outras causas. Alguns sintomas típicos do final da gravidez, como fadiga, dispneia e edema de membros inferiores podem não chamar atenção para o diagnóstico de ICC em fase inicial, portanto, sintomas mais importantes como dispneia paroxística noturna, estertores pulmonares, sopros cardíacos novos, turgência jugular e hepatomegalia devem ser considerados na suspeita diagnóstica.[86] Atualmente, o ecocardiograma demonstrando disfunção ventricular esquerda nova e excluindo outras causas reforça o diagnóstico da CMPP.[81,93] Os diagnósticos diferenciais incluem hipertensão rapidamente progressiva com disfunção diastólica, pré-eclâmpsia grave, sepse, IAM, tromboembolismo pulmonar e embolia por líquido amniótico. Os achados eletrocardiográficos são inespecíficos, sendo mais encontradas taquicardia sinusal e alterações da repolarização ventricular.[86]

O tratamento da CMPP é semelhante ao de outras causas de ICC. Restrição hidrossalina e diuréticos são necessários para diminuição da congestão pulmonar e sistêmica. Os inibidores da enzima de conversão da angiotensina são contraindicados na gestação pelo risco de teratogenicidade no primeiro trimestre, insuficiência renal e morte neonatal no entanto, devem ser usados após o parto. A hidralazina, associada ao nitrato ou anlodipino, é a droga de escolha no pré-parto, devendo-se evitar outros bloqueadores de canais de cálcio com efeito cronotrópico negativo. O carvedilol mostrou aumento na sobrevida de mulheres com cardiomiopatia dilatada; no entanto, seu uso na CMPP é incerto. O uso prolongado de betabloqueadores durante a gestação pode resultar em recém-nascidos com baixo peso, e por isso devem ser usados com cautela antes do parto – de preferência, deve-se usar metoprolol por falta de informações sobre a segurança do carvedilol. Em pacientes em choque cardiogênico, drogas inotrópicas (dobutamina, dopamina e milrinone) e vasodilatadores (nitroprussiato e nitroglicerina) devem ser usados. O nitroprussiato deve ser prescrito com cautela pelo risco de intoxicação fetal com cianeto e tiocianato. Pelo risco elevado de tromboembolismo, embolia coronária, pulmonar e periférica, bem como formação de trombos em ventrículos nessas pacientes, deve-se usar anticoagulação, de preferência com heparina não fracionada.[86,94]

Não existem estudos mostrando eficácia da imunossupressão na CMPP. A imunoglobulina intravenosa, utilizada no tratamento da CMDI e miocardite, mostrou-se eficaz na melhora da fração de ejeção ventricular em comparação com o tratamento convencional da CMPP, como demonstrado em pequeno estudo restrospectivo; no entanto, sua utilização não é recomendada de rotina.[95] O transplante na CMPP apresenta alto índice de rejeição nos primeiros seis meses após início do quadro. A hiperativação imunológica secundária à miocardite predispõe à rejeição e consequentemente às complicações associadas ao transplante, com elevada taxa de mortalidade. Portanto, essa terapia é reservada para mulheres que não recuperam a função ventricular, evoluindo com insuficiência cardíaca em fase terminal, com fração de ejeção menor que 25%, apresentando bons resultados após o transplante.[94]

A mortalidade da CMPP é de aproximadamente 20%. O prognóstico relaciona-se à melhora da fração de ejeção (FE). Aproximadamente 50% das mulheres com a doença recuperam a função ventricular basal em seis meses.[96] A fração de encurtamento do ventrículo esquerdo (VE) menor que 20% e diâmetro diastólico do VE ≥ 6 cm, no momento do diagnóstico, associam-se a maior risco de permanência da disfunção ventricular.[93]

O ecocardiograma de estresse com dobutamina pode ser usado na avaliação da reserva contrátil que é considerada preditor prognóstico da doença. Algumas pacientes apresentam resposta inadequada ao estresse hemodinâmico apesar da recuperação da FE do VE.[93]

Em relação ao aconselhamento genético, uma segunda gravidez é desencorajada pelo risco elevado de recorrência da doença e consequências deletérias para a mãe e o feto, sendo a função ventricular o fator mais importante para essa decisão.[81,85] A presença de FE maior que 25% no início do diagnóstico indica um risco de recorrência de CMPP de 20%; porém, se houver disfunção ventricular importante presente (FE do VE < 25%), essa chance dobra para 40%.[94]

ARRITMIAS

As arritmias supraventriculares e ventriculares, tanto preexistentes quanto de apresentação inicial, são comuns durante a gestação.[97] Esse aumento de incidência ocorre em mulheres com ou sem cardiopatia estrutural. As cardiopatias mais frequentemente associadas a arritmias são a reumática (estenose mitral), a hipertensiva e a chagásica, e dentre as cardiopatias congênitas destaca-se a comunicação interatrial. Pacientes com taquiarritmia supraventricular recorrente apresentam exacerbação dos episódios no período gestacional, ao passo que as taquiarritmias ventriculares ocorrem mais raramente, sem aumento da incidência durante a gestação. As arritmias mais frequentes são as bradicardias e taquicardias sinusais, as extrassístoles supraventriculares e ventriculares isoladas, seguidas da taquicardia supraventricular por reentrada nodal.[98] Deve-se ressaltar a possibilidade de concomitância da arritmia materna no feto.

A atividade simpática aumentada na gravidez pode justificar sua maior incidência, bem como as alterações fisiológicas de elevação da frequência cardíaca, diminuição da resistência periférica e aumento do débito cardíaco.[99] Substâncias estimulantes como café, cigarro, álcool, descongestionantes nasais e situações de estresse e ansiedade podem ser desencadeantes para as arritmias supraventriculares.

Sintomas como palpitações, escotomas, dispneia e ansiedade frequentemente ocorrem, o que motiva a procura de assistência médica.[100]

O diagnóstico das arritmias é feito por meio do exame físico e da análise detalhada do eletrocardiograma de 12 derivações. Esse deve ser preciso para que o tratamento correto seja instituído rapidamente e com mínimos efeitos para a mãe e o feto. A etiologia e a função ventricular esquerda por meio de ecocardiograma devem ser investigadas. O Holter é importante na quantificação de extrassístoles, na identificação de gatilhos desencadeantes das arritmias e para confirmar a eficácia dos antiarrítmicos. O teste ergométrico pode auxiliar nos casos de arritmias durante o esforço. Outros exames como cineangiocoronariografia e ressonância magnética do coração podem ser necessários em casos selecionados de taquicardias ventriculares.[100]

A preocupação em relação ao seu tratamento é o fato de os antiarrítmicos apresentarem alteração de sua farmacocinética e biodisponibilidade durante o período gestacional, além de ultrapassarem a barreira placentária e provocarem efeitos no feto.[101] Quando possível deve ser dada preferência aos medicamentos mais antigos, uma vez que seu metabolismo e efeitos terapêuticos e colaterais são mais conhecidos – e na menor dose, que garanta eficácia e segurança terapêutica.

Deve-se ter especial atenção também às lactantes, uma vez que vários fármacos podem ser excretados pelo leite materno (Tabela 51.9).

Extrassístoles atriais e ventriculares

As ectopias atriais e ventriculares são comuns e benignas, devendo ser esclarecidas para as pacientes. As de origem atrial podem atuar como gatilhos para fibrilação e *flutter* atriais, e outras taquicardias supraventriculares. Fatores que exacerbam sua ocorrência devem ser identificados e eliminados. As ectopias ventriculares, quando não associadas à cardiopatia estrutural, possuem bom prognóstico, não havendo necessidade de tratamento se a gestante for assintomática.[102]

Pacientes muito sintomáticas podem receber betabloqueadores, em doses baixas, uma vez que atravessam a barreira placentária e podem levar a bradicardia fetal, hipoglicemia e hiperbilirrubinemia. Além disso, os betabloqueadores não seletivos, ou seja, com ação beta2, como o propranolol e também o sotalol, podem causar diminuição da perfusão uteroplacentária e comprometimento do desenvolvimento fetal, devendo ser evitados. Devem ser usados preferencialmente beta1-bloqueadores seletivos (metoprolol), ou com atividade simpatomimética intrínseca (pindolol) ou com bloqueio alfa, que têm menor in-

Tabela 51.9 Perfil de segurança, complicações e efeitos na amamentação dos principais fármacos antiarrítmicos disponíveis no Brasil.

Fármaco	Perfil de segurança	Complicações	Amamentação
Adenosina	Seguro, sem efeitos detectáveis no ritmo fetal	Grávidas podem responder a doses baixas desse agente em decorrência de adenosina deaminase	Seguro, meia-vida curta
Atropina	Desconhecido, mas tem sido usada em manobras de ressuscitação	Dados insuficientes	Desconhecido
Amiodarona	Utilização por pouco tempo em emergências	Em uso prolongado causa hipo/hipertireoidismo fetal, retardo do crescimento e prematuridade	Evitar
Betabloqueador	Evitar atenolol no primeiro trimestre	Retardo do crescimento, bradicardia, apneia, hipoglicemia, hiperbilirrubinemia	Seguro
Digoxina	Boa segurança	Morte fetal em casos de toxicidade	Seguro
Diltiazem	Pouca experiência	Anormalidades no esqueleto, retardo do crescimento, morte fetal	Desconhecido
Lidocaína	Seguro	Estresse fetal em caso de toxicidade	Seguro
Quinidina	Seguro na gestação, pouco usada pelo risco de pró-arritmia	Raramente contração uterina, parto prematuro, trombocitopenia neonatal, dano ao nervo auditivo	Seguro
Propafenona	Desconhecido	Dados insuficientes	Desconhecido
Sotalol	Seguro	Bradicardia fetal transitória	Seguro
Verapamil	Seguro	Hipotensão arterial materna	Seguro

Adaptada de Adamson e Nelson-Percy.

■ CAPÍTULO 51   Emergências Cardiovasculares na Gravidez   **947**

terferência na contratilidade uterina.[97] O atenolol deve ser evitado no primeiro trimestre de gestação por estar associado a retardo do crescimento, podendo ser usado no segundo e terceiro trimestres. O verapamil e, raramente, a amiodarona podem ser empregados para tratamento das extrassístoles atriais. A propafenona e o sotalol podem ser usados em não cardiopatas com extrassístoles ventriculares, e a amiodarona é uma opção para as cardiopatas que não tiveram sucesso terapêutico com betabloqueador.[102] Em relação à propafenona, não existem informações precisas sobre seu uso na gestação, apenas estudos com animais e alguns relatos de sua administração na gravidez sem evidências de dano fetal.[102]

Taquiarritmias supraventriculares

Taquiarritmias supraventriculares (TSV) são aquelas comumente de QRS estreito (duração do QRS menor que 120 ms), com frequência cardíaca de aproximadamente 180 a 240 bpm, apresentando-se frequentemente sintomáticas. As mais prevalentes são a taquicardia por reentrada nodal, seguida da taquicardia por reentrada atrioventricular (síndrome de Wolff-Parkinson-White), sendo que esta última apresenta maior refratariedade ao tratamento clínico. A taquicardia atrial é pouco frequente e ocorre geralmente associada à cardiopatia, intoxicação digitálica ou pós-cirurgia cardíaca, e pode ser causa de taquicardiomiopatia. Geralmente, a taquicardia atrial necessita de associação de fármacos para seu tratamento. Em casos de grande repercussão clínica, pode-se indicar a ablação com bom índice de sucesso.[102]

Inicialmente, as TSV são tratadas com manobra vagal, e quando esta se mostra ineficaz, opta-se pelo uso de adenosina 6 mg, podendo-se repetir mais uma dose de 12 mg, num total de 18 mg, sendo um medicamento seguro por ter ação rápida, eficácia de 90% e não apresentar teratogenicidade ou efeitos colaterais para o feto.[103] Em caso de insucesso, pode-se optar pelo uso isolado ou em associação de digital, bloqueador de canal de cálcio (verapamil) ou betabloqueador (propranolol, metoprolol e pindolol), lembrando que essas duas últimas classes de medicamentos provocam aumento do risco de hipotensão, bradicardia e bloqueio atrioventricular total tanto na mãe como no feto, por ultrapassarem a barreira placentária, devendo ser usados com cautela.[103, 104] A digoxina é segura para uso durante a gestação, sem efeitos colaterais importantes no feto ou teratogenicidade, devendo-se evitar doses excessivas.[102] Em pacientes com via acessória, como Wolff-Parkinson-White, existe maior chance de ocorrência de arritmias durante a gestação, sendo o ajmaline (medicamento do grupo I, não comercializado no Brasil) a droga de escolha para seu tratamento; no entanto, deve ser evitado no primeiro trimestre da gestação. Em nosso país opta-se pela administração de propafenona ou sotalol, e em última instância pela amiodarona.[102] Em caso de permanência da taquiarritmia após manobra vagal e medicamentos, pode-se fazer cardioversão elétrica com 50 J, com boa tolerância e efetividade. Em raros casos de insucesso ou importante repercussão hemodinâmica, a ablação por radiofrequência pode ser indicada com baixos riscos e excelentes resultados.[100, 105]

Fibrilação e *flutter* atriais

A fibrilação e *flutter* atriais são mais comuns em mulheres com cardiopatia estrutural preexistente que cursam com aumento atrial importante, como as cardiopatias reumática (estenose mitral), hipertensiva e dilatada, insuficiência cardíaca, pericardite, cardiopatias congênitas (comunicação interatrial tipo *ostium secundum*, anomalia de Ebstein, drenagem anômala das veias pulmonares) e seu pós-operatório.[101] Nos casos de coração normal, predominam as causas não cardíacas como o hipertireoidismo, doença pulmonar obstrutiva crônica e embolia pulmonar, estresse emocional, uso abusivo de álcool, alimentação copiosa e a forma idiopática (mediada pelo sistema nervoso autônomo).[102] As alterações hemodinâmicas, autonômicas, hormonais e emocionais do período gestacional contribuem para seu desenvolvimento.

Em casos de instabilidade hemodinâmica, deve-se prontamente realizar cardioversão elétrica sincronizada com 50 a 100 J. Em caso de fibrilação atrial (FA) estável, pode-se administrar quinidina com boa tolerância, precedida de betabloqueador, pelo seu efeito vagolítico inicial. Porém, tal medicação tem pouco uso atualmente, optando-se por outras drogas dos grupos Ia e Ic, como a propafenona.[102] A cardioversão também pode ser realizada em casos de insucesso do tratamento farmacológico.

Nos casos de FA com duração maior que 48 horas, recomenda-se anticoagulação para prevenção da formação de trombos intracavitários e risco de tromboembolismo, por três semanas antes e quatro semanas após a cardioversão (elétrica ou química). A anticoagulação oral pode ser realizada com warfarina, no entanto esta não deve ser utilizada no primeiro trimestre da gestação, pelo risco de causar defeitos fetais, e nem no terceiro trimestre, pelo maior risco de sangramento periparto, devendo ser substituída nesses períodos por heparina não fracionada subcutânea ou heparina de baixo peso molecular.

No *flutter* atrial, a reversão com antiarrítmicos é rara, sendo indicada a cardioversão elétrica com cargas baixas (50 J). O uso de anticoagulação é recomendado como nos casos de FA.[102]

Para controle de resposta ventricular na FA crônica e no *flutter* atrial refratário a choque, a digoxina, os betabloqueadores ou o verapamil podem ser usados, isoladamente ou em associação.[106] A prevenção de recorrências deve ser feita em pacientes suscetíveis, optando-se pela propafenona, sotalol e, raramente, amiodarona, podendo-se associar antagonistas de canais de cálcio. Quando possível, tratar a condição clínica que predispõe a arritmia. No pós-parto, a frequência das crises pode reduzir ou mesmo se encerrar, pela normalização do estado hemodinâmico.[102]

Taquiarritmias ventriculares

São taquiarritmias com QRS largo, de origem ventricular, monomórficas ou polimórficas e com frequência cardíaca acima de 100 bpm (podendo variar de 70 a 250 bpm). Nestas, é importante o diagnóstico diferencial com taquicardias supraventriculares com QRS > 120 ms (casos de aberrância, bloqueio de ramo prévio, condução atrioventricular retrógrada ou condução por via acessória), uma vez que medicamentos para seu tratamento podem ser deletérios se a taquiarritmia for de origem ventricular.[100] A taquicardia ventricular sustentada (duração > 30 segundos ou com instabilidade) é rara na grávida, e o estado gravídico não predispõe ao aumento da frequência dos episódios em pacientes com história prévia dessa arritmia. Pode ocorrer em mulheres com coração normal, como na taquicardia da via de saída do ventrículo direito ou na taquicardia idiopática do ventrículo esquerdo. As pacientes com cardiopatia estrutural apresentam pior prognóstico.[106] As cardiopatias associadas mais comuns são: cardiopatia chagásica, dilatada e hipertrófica, valvopatias, prolapso de válvula mitral, displasia arritmogênica do ventrículo direito, síndrome do intervalo QT longo e insuficiência coronariana. O uso indiscriminado de antiarrítmicos para tratamento de extrassístoles, a intoxicação digitálica e consumo de cocaína devem ser suspeitados.[102]

Se houver instabilidade hemodinâmica ou comprometimento fetal, está indicada a cardioversão elétrica, com cargas crescentes, sem riscos para a mãe e o feto. Em casos estáveis, a procainamida e ajmalina estão indicadas; no entanto, tais medicamentos não estão disponíveis no Brasil. A lidocaína pode ser empregada, não estando associada a aumento de risco fetal ou malformações congênitas, mesmo quando usada no início da gestação.[102] O sotalol é seguro, com efeito betabloqueador adicional, podendo induzir TV polimórfica ou *torsade de pointes* em 3 a 5% dos casos. A amiodarona possui muitos efeitos colaterais, como hipotireoidismo, retardo no crescimento fetal e trabalho de parto prematuro, devendo ser usada em infusão endovenosa lenta e somente em situações de alto risco materno.

O sulfato de magnésio é usado nas taquicardias polimórficas com QT longo, sem efeitos adversos significativos.[100] Em casos de recorrência, os fatores desencadeantes devem ser removidos, e a insuficiência cardíaca e isquemia miocárdica, se presentes, devem ser tratadas. Os medicamentos mais frequentemente empregados para a prevenção dessas recorrências são a propafenona e sotalol, para as não cardiopatas, e amiodarona para as cardiopatas com disfunção ventricular; betabloqueador ou verapamil podem ser utilizados nos casos de taquicardia ventricular com coração normal ou secundária a prolapso de válvula mitral.[102]

Fibrilação ventricular é rara e pode ocorrer em qualquer estágio da gestação, devendo ser prontamente tratada com desfibrilação e manobras de reanimação cardiopulmonar. Para tratamento em longo prazo, prevenção secundária de morte súbita sobretudo em cardiopatas com disfunção ventricular, o cardiodesfibrilador implantável é recomendado, sem influências negativas para a gestação, parto ou saúde fetal[107] (Figura 51.3).

Bradiarritmias

Bradicardia sintomática raramente ocorre na gravidez. Pode ocorrer bradicardia sinusal como efeito paradoxal da hipotensão postural secundária à compressão extrínseca da veia cava inferior pelo útero.[98] O bloqueio atrioventricular total (BAVT) é pouco comum, mas quando presente frequentemente gera sintomas pelas alterações hemodinâmicas da gravidez.

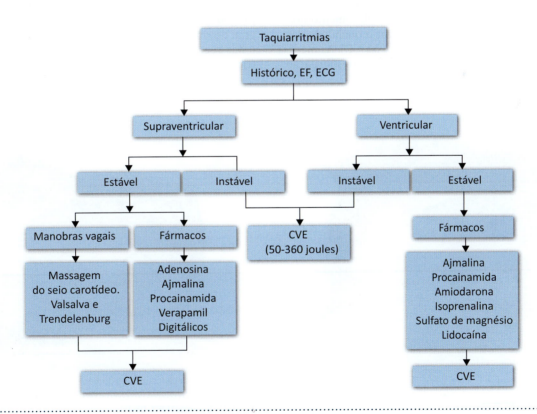

■ **Figura 51.3** Tratamento para pacientes grávidas com taquiarritmias.
CVE (Cardioversão Elétrica); ECG (Eletrocardiograma); EF (Exame Físico).

Nos casos de BAVT, o marca-passo provisório deve ser empregado antes do parto mesmo nas assintomáticas, e, se necessário, o implante de marca-passo definitivo pode ser realizado em qualquer fase da gestação sem riscos significativos para mãe e feto.[100]

PARADA CARDIORRESPIRATÓRIA

A parada cardiorrespiratória (PCR) é evento que ocorre na proporção de 1:30.000 gestações, sendo que 50% das mortes maternas são decorrentes de causas reversíveis, fato que realça a importância do diagnóstico precoce e tratamento correto, que é dirigido não somente para a mãe mas também para o feto. Atualmente, as mulheres engravidam em idade mais avançada, o que promove aumento significativo do número de gestantes que podem sofrer PCR. As causas de PCR, diferentemente do passado, em que a causa mais comum era infecção, nos dias atuais estão mais associadas a fenômenos tromboembólicos, cardiopatias, doenças pulmonares crônicas, procedimentos anestésicos, pré-eclâmpsia e eclâmpsia, hemorragias (descolamento prematuro de placenta, placenta prévia, atonia uterina), tocólise (arritmias, edema agudo de pulmão, hipóxia) e outros.

O tratamento da PCR em gestantes envolve os conceitos básicos da ressuscitação convencional. As alterações fisiológicas e anatômicas do período gravídico interferem diretamente no sucesso do procedimento. Com aproximadamente 20 semanas de gestação, quando o fundo uterino pode ser palpado abaixo da cicatriz umbilical, o retorno venoso pode ficar comprometido pelo peso do útero sobre a veia cava inferior. Assim, neste periodo da gestação, é possível a realização de manobras de deslocamento uterino com uma e duas mãos para otimizar a qualidade das compressões torácicas (Figuras 51.4 A e 51.4 B). As medidas farmacológicas convencionais e o uso de desfibrilação elétrica devem ser adotados com as mesmas indicações clássicas, sem restrições.[108]

A monitorização materna, a vigilância dos batimentos cardíacos fetais por meio da ausculta e o conhecimento da idade gestacional são fundamentais. Pode-se estimar o tempo de gestação a partir da altura uterina: primeiro trimestre, o útero encontra-se na sínfise púbica; segundo trimestre, na região umbilical; e no terceiro trimestre, no apêndice xifoide. As gestações inferiores a 24 semanas visam exclusivamente à sobrevivência materna, por ausência de viabilidade fetal. Naquelas entre 32 e 34 semanas, a realização de cesárea de urgência para descompressão uterina e melhora da hemodinâmica materna, preferencialmente nos cinco minutos iniciais da PCR, melhora o prognóstico materno-fetal. No entanto, a decisão deve levar em consideração a correta idade gestacional, a causa da PCR, a viabilidade fetal, o tempo de parada cardíaca e a disponibilidade de equipe capacitada, para oferecer o melhor atendimento e diminuir danos.

VALVOPATIAS

A doença reumática é a cardiopatia mais frequente na gravidez, com incidência de 50% em gestantes brasileiras com cardiopatia.[109] As lesões valvares estenóticas, mitral e aórtica estão associadas à pior evolução e a maior incidência de complicações na gestação, em comparação com as lesões provenientes de insuficiência.[110] As alterações hemodinâmicas da gestação pioram o gradiente transvalvar nas estenoses e aumentam a sobrecarga volumétrica nas regurgitações, justificando a ocorrência de sintomas. O prognóstico das lesões estenóticas correlaciona-se com o grau de comprometimento anatômico valvar ao passo que o das regurgitações associa-se ao grau de disfunção ventricular.

A

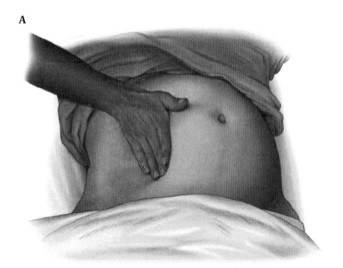

B

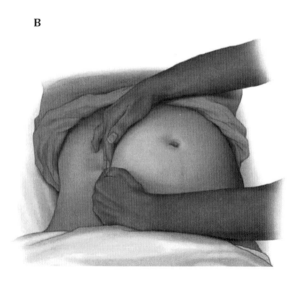

■ **Figura 51.4** (A) Deslocamento uterino manual com técnica de uma mão; (B) Deslocamento uterino manual com técnica de duas mãos.
Adaptado de American Heart Association Guidelines Update for Cardiopulmonary Resuscitation and Emergency Cardiovascular Care 2015.

Na estenose mitral, as classes funcionais III e IV sempre se relacionam à má evolução e pior prognóstico, assim como a presença de hipertensão pulmonar, fibrilação atrial e antecedentes de tromboembolismo ou endocardite.[111] A mortalidade fetal aumenta com a deterioração da capacidade funcional materna, chegando a 30% na presença de ICC classe IV da NYHA.[112] O tratamento medicamentoso para ICC deve ser prontamente iniciado nas pacientes sintomáticas, salvo restrições relacionadas ao risco gestacional. Recomenda-se o uso de betabloqueadores sem atividade simpatomimética intrínseca, diuréticos de alça e digitálicos, em casos de disfunção ventricular e fibrilação atrial. Em casos de refratariedade ao tratamento medicamentoso, medidas intervencionistas como a valvoplastia mitral percutânea ou cirúrgica estão amplamente indicadas nas estenoses graves. O procedimento percutâneo é reservado para as gestantes com anatomia valvar favorável, com escore ecocardiográfico de Wilkins menor que oito (vide capítulo de valvopatias), ausência de trombo em átrio esquerdo e ausência de insuficiência mitral moderada ou grave.[113, 114] Esse procedimento é mais seguro em comparação com a valvotomia cirúrgica que apresenta elevado índice de complicações e morte fetal.[113, 115] Os riscos fetais relacionados à exposição à radiação na primeira metade da gravidez são reduzidos com o uso da proteção com avental de chumbo sobre o abdômen gravídico. O auxílio do ecocardiograma transesofágico durante o procedimento diminui as complicações inerentes à intervenção percutânea.[113]

O prolapso de valva mitral com degeneração mixomatosa tem boa evolução clínica, exceto nas pacientes com insuficiência valvar grave e arritmias, nas quais a evolução relaciona-se com o grau de regurgitação e repercussão hemodinâmica, respectivamente.[116]

A insuficiência aórtica reumática ocorre em 12% das grávidas, e a maioria dessas pacientes evolui sem complicações em razão da adaptação fisiológica do ventrículo esquerdo ao aumento da volemia (mulheres geralmente jovens com função ventricular preservada) e à diminuição do volume regurgitante transvalvar consequente à redução da resistência vascular periférica e ao aumento da frequência cardíaca. A insuficiência cardíaca ocorre em cerca de 5% dos casos e está relacionada à disfunção ventricular. A insuficiência aórtica aguda, pouco frequente na gravidez, está geralmente associada à endocardite infecciosa ou dissecção aórtica em pacientes com síndrome de Marfan.[117]

A estenose aórtica isolada é rara e geralmente tem etiologia congênita, relacionada à valva bicúspide, apresentando risco de complicações durante a gestação de acordo com o grau de estenose, a associação com dilatação ou dissecção da aorta e a presença de disfunção ventricular. O tratamento cirúrgico é de primeira escolha quando presente insuficiência cardíaca, síncope ou angina recorrente.[117]

As demais valvopatias seguem o mesmo algoritmo de tratamento clínico e cirúrgico para mulheres não grávidas, respeitando as restrições medicamentosas durante o período gestacional e puerpério.

Em relação às próteses valvares, a gestação não acelera a degeneração das próteses biológicas, apresentando evolução favorável materno-fetal. No entanto, as bioproteses apresentam risco elevado de desenvolvimento de endocardite infecciosa, devendo-se logo suspeitar do diagnóstico em estados febris, bem como instituir corretamente profilaxia antimicrobiana nessas pacientes. Os riscos de complicações materno-fetais estão aumentados nas portadoras de próteses mecânicas pelo maior risco de trombose relacionada ao estado de hipercoagulabilidade da gestação, bem como pelos riscos elevados de sangramento na mãe e no feto além da malformação fetal, relacionados à anticoagulação.[116] A heparina é o anticoagulante de escolha na gravidez por não atravessar a barreira placentária; no entanto, deve-se evitar o uso maior que seis meses por provocar efeitos maternos adversos (osteoporose, alopecia, hemorragias). A warfarina sódica e a femprocumona atravessam a barreira placentária podendo levar a malformações caracterizadas pela síndrome da warfarina fetal. Além disso, associam-se a sangramento materno durante parto e hemorragia meníngea fetal. Portanto, os anticoagulantes orais devem ser evitados no primeiro trimestre e após a trigésima sexta semana de gestação, períodos em que se recomenda a utilização de heparina.[118]

DOENÇAS CONGÊNITAS

O progresso no campo do diagnóstico e intervenção cirúrgica tem melhorado dramaticamente a sobrevida dos pacientes com cardiopatia congênita, permitindo que muitas mulheres cheguem à idade fértil. A sobrecarga circulatória inerente ao período gestacional e a presença de lesões residuais ou sequelas após a correção ou não correção das doenças congênitas podem ser deletérias e trazer sérios riscos, tanto para a mãe como para o concepto.

A evolução materna é determinada pelo tipo de cardiopatia, correção cirúrgica prévia ou não, presença de cianose e comprometimento da função ventricular.[119, 120] Preditores de risco para eventos cardiovasculares como pior classe funcional (NYHA), doença vascular pulmonar, cianose materna, arritmias maternas, obstrução da via de saída do ventrículo esquerdo e disfunção ventricular classificam a gestante como de alto risco e contribuem para a elevada morbimortalidade materna e fetal.[121]

Uma revisão recente da literatura[122] avaliou 2.491 gestantes com cardiopatia congênita. A maioria das gestações obtiveram sucesso, sendo encontradas complicações em 11% dos casos. As principais foram insuficiência cardíaca (4,8%), arritmias (4,5%) e eventos cardiovasculares (infarto agudo do miocárdio, acidentes vasculares encefálicos e morte cardíaca).

A insuficiência cardíaca foi relatada sobretudo em associação a cardiopatias complexas, como doenças cianogênicas tal qual a síndrome de Einsenmenger e atresia pulmonar com defeito do septo interventricular. A maioria dos casos se resolveram com tratamento medicamentoso, sem sequelas.

As arritmias supraventriculares corresponderam à maioria dos casos de arritmias, sendo os principais grupos de risco os pacientes com transposição dos grandes vasos, os submetidos à cirurgia de Fontan e os com defeitos do septo atrioventricular. A sobrecarga circulatória, efeitos eletrofisiológicos, o aumento da excitabilidade adrenérgica mediada pelo aumento dos níveis de estrógenos circulan-

■ CAPÍTULO 51

Emergências Cardiovasculares na Gravidez **951**

tes, os defeitos estruturais e a presença de tecido cicatricial contribuem para o desenvolvimento das arritmias.

Os eventos cardiovasculares ocorreram em uma de cada 50 gestantes, sobretudo em pacientes com síndrome de Einsenmenger e naquelas com doenças cianogênicas não corrigidas. Mortalidade relativamente alta foi encontrada em pacientes com síndrome de Einsenmenger.

As cardiopatias congênitas acianogênicas que cursam com hiperfluxo pulmonar, como a comunicação interatrial (CIA) e interventricular (CIV), têm seu prognóstico relacionado à presença de sobrecarga de câmaras direitas e à presença ou não de hipertensão pulmonar (síndrome de Einsenmenger). A sobrecarga das câmaras direitas associada ao aumento do volume circulante, característico do período gestacional, proporciona o surgimento de arritmias e insuficiência cardíaca.[123] Profilaxia para endocardite bacteriana deverá ser feita na ocasião do parto, nas CIAs corrigidas com menos de 12 meses e nas não corrigidas, e nas CIVs corrigidas ou não.

A síndrome de Einsenmenger, considerada de alto risco para morbimortalidade materna e fetal, com taxas de mortalidade de até 50%, é uma contraindicação absoluta para a gravidez. O óbito em geral ocorre nos primeiros dias até duas semanas após o parto e está associado à necrose fibrinoide ou trombose na circulação pulmonar, consequente ao agravamento rápido da hipertensão arterial pulmonar.[124] A gestante que optar por manter a gravidez, apesar da recomendação de abortamento terapêutico, deverá ser anticoagulada para prevenção de tromboembolismo, sobretudo no terceiro trimestre até quatro semanas pós-parto e hospitalizada ao menor sinal de atividade uterina prematura ou após as 20 semanas de gestação até o parto. Profilaxia para endocardite bacteriana está recomendada e deve-se dar preferência ao parto por via vaginal com fórceps de alívio, ficando a cesariana restrita aos casos de deterioração clínica materna ou sofrimento fetal.[125]

A coarctação da aorta é uma patologia acianogênica de baixa ocorrência na gravidez; entretanto, quando presente pode levar a elevado risco materno em razão das alterações hemodinâmicas e histoquímicas que ocorrem na parede das artérias, com risco de ruptura; e risco ao feto decorrente do baixo fluxo uteroplacentário. As coarctações apresentam repercussões bem toleradas para a mãe, embora ainda sejam responsáveis por elevada morbimortalidade fetal. As coarctações graves associadas a aneurisma de aorta, intervertebrais e cerebrais ou lesões cardíacas, representam alto risco materno, devendo ser considerado o abortamento terapêutico, já que a ruptura da aorta se torna a principal causa de óbito materno. A gestante com tal patologia deve permanecer em repouso e com bom controle pressórico (pressão arterial sistólica < 140 mmHg), de preferência com betabloqueadores. A angioplastia com cateter-balão é contraindicada na gestação pelo risco de ruptura da aorta. O parto cesáreo será considerado nos casos mais graves.[125]

A tetralogia de Fallot corrigida na infância permite uma boa evolução da gravidez em mulheres com boa capacidade funcional e sem lesões cardíacas residuais significativas. Entretanto, os casos não corrigidos apresentam elevado risco de morte materno-fetal, sendo contraindicada a ges-

tação ou devendo proceder-se a interrupção da mesma ainda no curso do primeiro trimestre. A mortalidade pode atingir cerca de 40% e está associada a arritmias cardíacas, insuficiência cardíaca, endocardite infecciosa e acidente vascular encefálico. São critérios de mau prognóstico: hematócrito acima de 60%, saturação arterial de oxigênio < 80%, hipertensão no ventrículo direito (> 60 mmHg) e episódios de síncope.[126]

As estenoses valvares foram abordadas no tópico referente às valvopatias.

De forma geral, a escolha da via de parto em gestantes com cardiopatias congênitas deve seguir as recomendações obstétricas, salvo quando há descompensação clínica materna importante e sofrimento fetal, conforme já abordado em cada tópico anteriormente. Quando se optar pelo parto vaginal, este deve ser assistido por fórceps de alívio. O decúbito lateral esquerdo é importante para evitar a compressão da veia cava inferior e consequente queda do retorno venoso. São essenciais o controle da pressão arterial e oximetria de pulso. A profilaxia para endocardite infecciosa está recomendada com ampicilina 2 g por via intravenosa e gentamicina 1,5 mg/kg/peso por via intramuscular, aplicadas uma hora antes e seis horas após o parto. A ocitocina pode ser infundida lentamente no puerpério para evitar seu efeito hipotensor, embora a massagem uterina seja a melhor opção no controle do sangramento uterino.[125]

CONCLUSÃO

As cardiopatias maternas ainda são a maior causa de mortalidade materna de origem não obstétrica. Os avanços científicos na área de reprodução humana possibilitaram que muitas mulheres em idade cada vez mais avançada e portadoras de doenças crônicas chegassem à maternidade. Além disso, a evolução nas técnicas cirúrgicas de correção de cardiopatias congênitas ou não permitiu que muitas mulheres chegassem à idade fértil. O conhecimento das alterações hemodinâmicas características do período gestacional e sua repercussão funcional na gestante com cardiopatia tornam-se essenciais para o correto manejo dessa paciente, que vai desde o planejamento familiar, tratamento clínico e cirúrgico e escolha da via de parto até a possível indicação de abortamento terapêutico. Todos esses aspectos avaliados por equipe multidisciplinar são de extrema importância para a redução da morbimortalidade materna e fetal.

REFERÊNCIAS BIBLIOGRÁFICAS

1. Warnes CA. Pregnancy and cardiovascular disease. In: Zipes DP, Libby P, Bonow R, Braunwald E. (editors). Braunwald's heart disease: a textbook of cardiovascular medicine. 8th ed. Philadelphia: WB Saunders, 2008. p. 1967-91.
2. Choure A, Griffin BP, Raymond R. Pregnancy and cardiovascular disease. In: Topol E.J, Griffin B.P. Manual of cardiovascular medicine. 3rd ed. Philadelphia: Lippincott Willims & Wilkins, 2009. p. 538-9.
3. Roos-Hesselink JW, Duvekot JJ, Thorne AS. Pregnancy in high risk cardiac conditions. Heart. 2009;95:680-6.
4. World Health Organization 2005. Medical elegibility criteria for contraceptive use. 3th Ed. Geneve (Switzerland), 2004.

5. Tedolti CL, Freire CMV, Bub TF et al. Sociedade Brasileira de Cardiologia. Diretriz da Sociedade Brasileira de cardiologia para Gravidez na Mulher Portadora de Cardiopatia. Arq Bras Cardiol. 2009;93(6 supl.1):e110-e178.

6. Thorne S, Nelson-Piercy C, MacGregor A, et al. Pregnancy and contraception in heart disease and pulmonary arterial hypertension. J Fam Reprod Health Care. 2006;32:75-81.

7. Roth A, ElkayamU. Acute myocardial infartion associated with pregnancy – an update. Amm Intern Med. 1996;125:751-62.

8. Ladner HE, Danielson B, Gilbert WM. Acute myocardial infartion in pregnancy and puerperium: a population-based study. Obstet Gynecol. 2005;105:480-4.

9. James AH, Jamison MG, Biswas MS, et al. Acute myocardial infarction in pregnancy: a United Sataes population-based study. Circulation. 2006;113:1564-71.

10. The Task Force on the Manegement of cardiovascular Disease During Pregnancy of European Society of Cardiology. Expert consensus document on management of cardiovascular disease during pregnancy: Eur Heart J. 2003;24:761-81.

11. Badui E, Enciso R. Acute myocardial infartion during pregnancy and puerperium: a review: Angiology. 1996;47:739-56.

12. Roth A, Elkayam U. Acute myocardial infarction associated with pregnancy. J Am Coll Cardiol. 2008;52:171-80.

13. Koul AK, Hollander G, Moskovits N, et al. Coronary artery dissection during pregnancy and the postpartum period: two case reports and review of literature. Catheter Cardiovasc Interv. 2001;52:88-94.

14. Manalo-Estrella P, Barker AE. Histopathologic findings in human aortic media associated with pregnancy. Arch Pathol. 1967;83:336-41.

15. Bonnet J, Aumailley M, Thomas D, et al. Spontaneous coronary artery dissection: a case report and evidence for defect in collagen metabolism. Eur Heart J. 1986;7:904-9.

16. Koh CL, Viegas OA, YuenR, Chua SE, Ng BL, Ratnam SS. Plasminogen activators and inhibitors in normal late pregnancy. Postpartum and in the postnatal period. Int J Gynaecol Obstet. 1992;38:9-18.

17. Fletcher AP, Alkjaersig NK, Burstein R. The influence of pregnancy upon blood coagulation and plasma fibrinolytic enzyme function. Am J Obstet Gynecol. 1979;134:743-51.

18. Davis RB, Leuschen MP, Boyd D, et al. Evaluation of platelet function in pregnancy. Comparative studies in non-smokers and smokers. Thromb Res. 1987;46:175-86.

19. Gant NF, Daley GL, Chand S, et al. A study of angiotensin II pressor response throughout primigravid pregnancy. J Clin Invest. 1973;52:2682-9.

20. Nisell H, Hjemdahl P, Linde B. Cardiovascular responses to circulating catecholamines in normal pregnancy and in pregnancy-induced hypertension. Clin Physiol. 1985;5:479-93.

21. Roberts JM, Taylor RN, Musci TJ, et al. Preeclampsia: an endothelial cell disorder. Am J Obstet Gynecol. 1989;161:1200-4.

22. Shivvers SA, Wians FH, Keffer JH, Ramin SM. Maternal cardiac troponin I levels during normal labor and delivery: Am J Obstet Gynecol. 1999;180:122-7.

23. Mathew JP, Fleisher LA, Rinehouse JA, et al. ST segment depression during labor and delivery. Anesthesiology. 1993;78:997-8.

24. Moran C, Ni Bhuinnedin M, Geary M, et al. Myocardial ischemia in normal patients undergoing elective cesarean section: a peripartum assessment. Anaesthesia. 2001.56;1051-8.

25. Atalay C, Erden G, Turhan T, et al. The effect of magnesium sulfate theatment on serum cardiac troponin I levels in preeclamptic women. Acta Obstet Gynecol Scand. 2005;84:617-21.

26. Fleming SM, O'Gorman T, Finn J, et al. Cardiac troponin I in pre-eclampsia and gestational hypertension. Br J Obstet Gynaecol. 2000; 107:1417-20.

27. Colletti PM, Lee K. Cardiovascular imaging in the pregnant patient. In: Elkayam U, Gleicher N. Cardiac problems in pregnancy. 3rd edition. New York, NY: Wiley-Liss, 1998. p. 33-6.

28. Antman EM, Anbe DT, Armstrong OW, et al. ACC/AHA Guidelines for the management of patients with ST-elevation myocardial infartion: executive summary. J Am Coll Cardiol. 2004;44:671-719.

29. Anderson JL, Adams CD, Antman EM, et al. ACC/AHA 2007 Guidelines for the management of patients with unstable angina/non ST-elevation myocardial infarction-executive summary: a report of the American College of Cardiology/American Heart Association Task Force on Practice Guidelines (Writing Committee to Revise the 2002 Guidelines for the Management of Patients With Unstable Angina/Non ST-elevation Myocardial Infarction). J Am Coll Cardiol. 2007;50:652-726.

30. Murugappan A, Coplin WM, Al-Sdat AN, et al. Thrombolytic therapy of acute ischemic stroke during pregnancy. Neurology. 2006;66:768-70.

31. Leonhardt G, Gaul C, Nietsch HH, et al. Thrombolytic therapy in pregnancy. J Thromb Thrombolysis. 2006;21:271-6.

32. Lecander I, Nilsson M, Astedt B. Depression of plasminogen activator activity during pregnancy by placental inhibitor PAI2. Fibrinolysis. 1988;2:165-7.

33. Shepard TH. Catalog of Teratogenic Agents. 6th edition. Baltimore, MD: Johns Hopkins University Press, 1989. p. 655.

34. Usta IM, Abdallah M, El-Hajj M. Massive subchorionic hematomas following thrombolytic therapy in pregnancy. Obstet Gynecol. 2004;103:1079-82.

35. Briggs GG, Freeman RK, Yaffe SJ. Drugs in pregnancy and lactation. 7th edition. Philadelphia, PA: Lippincott Williams & Wilkins, 2005.

36. American Academy of Pediatrics Committee on drugs. The transfer of drugs and other chemicals into human milk. Pediatrics. 1994;93:137-50.

37. Cetin A, Yurtcu N, GuvenalT, et al. The effect of glyceryl trinitrate on hypertension in womwn with severe preeclampsia, HELLP syndrome and eclampsia. Hypertens Pregnancy. 2004;23:37-46.

38. Bullarb M, Tjumum J, Ekerhovd E. Sublingual nitroglycerin for management of retained placent. Int J Gynecol Obstet. 2005;91:228-32

39. Qasgas SA, Mc Pherson C, Frishman WH, et al. Cardiovascular pharmacotherapeutic considerations during pregnancy and lactation. Cardiol Rev. 2004;12:240-61.

40. Hurst AK, Hoffman R, frishman WH, et al. The use of beta-adrenergic blocking agents en pregnancy and lactation. In: Elkayam U, Gleicher N. Cardiac problems in Pregnancy. 3rd edition. New York, NY: Wiley-Liss, 1998. p. 357-72.

41. Magee LA, Elran EL, Bull SB, et al. Risks and benefits of beta-receptor blockers for pregnant hypertension: overview of the randomized trials. Eur J Obstet Gynecol Biol. 2000;88:15-26.

42. Childress CH, Katz VL. Nifedipine and its indications in obstetrics and gynecology. Obstet Gynecol. 1994;83:616-24.

43. Waissman GD, Mayorga LM, Câmera MI, Vignolo CA, Martinotti A. Magnesium plus nifedipine: potentiation of hipotensive effect in preeclampsia. Am J Obstet Gynecol. 19943:136-9.

44. Shotan A, Widerhorn J, Hurst A, et al. Risks of angiotensin--converting enzyme inhibition during pregnancy: experimental and clinical evidence, potencial mechanisms and recommendations for use. Am J Med. 1994;96:451-6.

45. Lambot MA, Vermeylen D, Vermeylen JC. Angiotensin II receptor inhibitors in pregnancy. Lancet. 2001;357:1619-20.

46. Quan A. Fetopathy associated with exposure to angiotensin coveting enzyme inhibitors and angiotensin receptor antagonists. Early Hum Dev. 2006;82:23-8.

47. Pitt B, Remme W, Zannad F, et al. Eplerenone, a selective aldosterone blocker, in patients with left ventricular dysfunction after myocardial infaction. N Engl J Med. 2003;348:1309-21.

48. Inspra (package insert). New York, NY: Pfizer Inc., 2005.

49. Drug Information for the Healthy Care Professional. Vol 1. 16th edition. Rockville, MD: United States Pharmacopial Convention, 1996.

50. Manson JM, Freyssinges C, Ducrocq MB, et al. Postmarketing surveillance of lovastatin and simvastatin exposure during pregnancy. Reprod Toxicol. 1996; 10:439-446.

51. Bates SM, Greer IA, Hirsh J, et al. use of antithrombotic agents during pregnancy: the Seventh ACCP Conference on Antithrombotic and Thrombolytic Therapy. Chest. 2004;126:627s-44s.

52. Sanson BJ, Lensing AW, Prins MH, et al. Safety of low-molecular weight hepain in pregnancy: a systematic rewiew. Thromb Haemost. 1999;81:668-672.

53. Choure A, Griffin BP, Raymond R. Pregnancy and cardiovascular disease. In: Topol EJ, Griffin BP. Manual of cardiovascular medicine. 3rd ed. Philadelphia: Lippincott Willims & Wilkins, 2009. p. 538-539.

54. Imperiale Tf, Petrulis AS. A meta-analysis of low-dose aspirin for the prevention of pregnancy-induced hypertensive disease. JAMA. 1991;226:260-4.

55. CLASP (Collaborative Low-dose Aspirin Study in Pregnancy) Collaborative Group. CLASP: A randomized trial of low-dose aspirin for the prevention and treatment of pre-eclampsia among 9364 pregnant women. Lancet. 1994;343:619-29.

56. Miller RK, Mace K, Polliotti B, et al. marginal transfer of Reopro (abciximab) compared with immunoglobublin G (F105), inulin and water in the perfused human placenta in vitro. Placenta. 2003;24:727-38.

57. Ecker J, Frigoletto F. Cesarean delivery and the risk-benefit calculus. N Engl J Med. 2007;356:885-8.

58. Vega CEP, Kahhale S, Marcus PAF, Pazero LC, Zugaib M. Maternal mortality for hypertension in the city of São Paulo between 1995 and 1999. Hypertens Pregnancy. 2002;21:61.

59. Vidaeff AC, Carroll MA, Ramin SM. Acute hypertensive emergencies in pregnancy. Crit Care Med. 2005;33(Suppl.10): 307-312.

60. Kahhale S, Zugaib M. Síndromes hipertensivas na gravidez. São Paulo: Atheneu, 1995.

61. Meyer NL, Mercer BM, Friedman AS, Sibai BM. Urinary dipstick protein: a poor predictor of absent or severe proteinuria. Am J Obstet Gynecol. 1994;170:137-41.

62. Avila WS, Andrade J, Born D. Cardiopatia e gravidez. Tratado de Cardiologia SOCESP. 2009;24:2456-2472.

63. Brosens I, Dixon HG, Robertson WB. Fetal Growth retardation and the arteries of the placental bed. Br J Obstet Gynaecol. 1977;84:656-63.

64. Gant NF, Daley GL, Chand S, Walley PJ, MacDonald PC. A study of angiotensin II pressor response throughout primigravid pregnancy. J Clin Invest. 1973;52:2682-9.

65. Hung TH, Skepper JN, Charnock-Jones DS, Burton GJ. Hypoxia-reoxygenation: a potent inducer of apoptotic changes in the human placenta and possible etiological factor in preeclampsia. Circ Res. 2002;90:1274-81.

66. Karumanchi SA, Bdolah Y. Hypoxia and sFlt-1 in preeclampsia: the "chiken-and-egg" question. Endocrinology. 2004;145:4835-7.

67. Maynard SE, Min JY, Merchan J, et al. Excess placental soluble fms-like tyrosine kinase 1 (sFlt1) may contribute to endothelial dysfunction, hypertension, and proteinuria in preeclampsia. J Clin Invest. 2003;111:649-58

68. Redman CW, Sacks GP, Sargent IL. Preeclampsia : an excessive maternal inflammatory response to pregnancy. Am J Obstet Gynecol. 1999;180:499-506.

69. Piering WF, Garancis JG, Becker CG, Beres JA, Lemann J. Preeclampsia related to a functioning extrauterine placenta: report of a case and a 25-year fllow-up. Am J Kidney Dis. 1993;21:310-3.

70. Sheehan HL, Lynch J. Pathology of toxemia of pregnancy. Edinburgh:Churchill Livinstone, 1973.

71. Port JD, Beauchamp NJ, Jr. Reversible intracerebral pathologic entities mediated by vascular autoregulatory dysfunction. Radiographics. 1998;18:353-67.

72. Pritchard JA, Cunningham FG, Pritchard SA. The Parkland Memorial Hospital protocol for treatment of eclampsia: evaluation of 245 cases. Am J Obstet Gynecol. 1984;148:951-63.

73. Sibai BM, Graham JM, McCubbin JH. A comparison of intravenous and 150:728-33.intramuscular magnesium sulfate regimens in preeclampsia. Am J Obstet Gynecol. 1984;15;150(6):728-33.

74. Loureiro R, Leite CC, Kahhale S, et al. Diffusion imaging may predict reversible brain lesions in eclampsia and severe preeclampsia: initial experience. Am J Obstet Gynecol. 2003;189:1350-5.

75. Roos-Hesselink JW, Duvekot JJ, Thorne AS. Pregnancy in high risk cardiac conditions. Heart. 2009;95:680-6.

76. Therrien J, Gatzoulis M, Graham T, et al. Canadian Cardiovascular Society Consensus Conference 2001 update: recommendations for management of adults with congenital heart disease – part II. Can J Cardiol. 2001;17:1029–50.

77. Task force on the Manegement of Cardiovascular Diseases During Pregnancy of the European Society of Cardiology. Expert consensus document on management os cardiovascular diseases during pregnancy. Eur Heart J. 2003;24:761–81.

78. Fedak PW, de SA MP, Verma S, et al. Vascular matrix remodeling in pacients with bicuspid aortic valve malformations: implications for aortic dilatation. J Thorac Cardiovasc Sur. 2003;126:797–806.

79. Choure A, Griffin BP, Raymond R. Pregnancy and cardiovascular disease. In: Topol EJ, Griffin BP. Manual of cardiovascular medicine. 3rd ed. Philadelphia: Lippincott Willims & Wilkins, 2009. p. 538-9.

80. Gouley BA, Mc Millan TM, Bellet S. Idiopathic myocardial degeneration associated with pregnancy and especially the puerperium. Am J Med Sci. 1937;19:185-99.

81. Pearson GD, Veille JC, Rahimtoola S, et al. Peripartum Cardiomyopathy. National Heart Lung and Blood Institute and Office of Rare Diseases (National Institutes of Health) workshop recommendations and review. JAMA. 2000;283:1183-8.

82. Elkayam U, Akhter MW, Singh H, et al. Pregnancy-associated cardiomyopathy: clinical characteristics and a comparison between early and late presentation. Circulation. 2005;111:2050-5.

83. Cetta F, Michels VV. The natural history and spectrumof idiopathic dilated cardiomiopathy, including HIV and peripartum cardiomiopathy. Curr Opin Cardiol. 1995;10:332-8.

84. Veille JC, Peripartum Cardiomyopathies: a review. Am J Obstet Gynecol. 1984;148:805-18.

85. Heider AL, Kuller JA, Strauss RA, Wells SR. Peripartum cardiomyopathy: a review of literature. Obstet Gynecol Surv. 1999;54:526-531.

86. Abboud J, Murad Y, Chen-Sacarabelli C, Saravolatz L, Scarabelli TM. Peripartum Cardiomyopathy: A comprehensive review. Int J Cardiol. 2007;118:295-303.

87. Van Hoeven KH, Kitsis RN, Katz SD, Factor SM. Peripartum versus idiopathic dilated cardiomyopathy in young women-a comparison of clinical pathologic, and prognostic features. Int J Cardiol. 1993;40:57-65.

88. Pearl W, Familial occurrence of peripartum cardiomyopathy. Am Heart J. 1995;129:421-22.

89. Bultmann BD, Klingel K, Nabauer M, WallWiener D, Kandolf R. High prevalence of viral genomes and inflammation in peripartum cardiomyopathy. Am J Obstet Gynecol. 2005;193:363-5.

90. Sliwa K, Skudicky D, Bergemann A, Candy G, Puren A, Sareli P. Peripartum cardiomyopathy: analysis of clinical, left ventricular function, plasma levels of cytokines and Fas/APO-1. J Am Coll Cardiol. 2000;35:701-5.

91. Warraich RS, Sliwa K, Damasceno A, et al. Impact of pregnancy-related heart failure on humoral imunity: clinical relevance of G3-subclass immunoglobulins in peripartum cardiomyopathy. Am Heart J. 2005;150:263-9.

92. Sundstrom JB, Fett JD, Carraway RD, Ansari AA, Is peripartum cardiomyopathy an organ-specific autoimmune disease? Autoimmun Rev. 2002;1:73-7.

93. Chapa JB, Heiberger HB, Weinert L, Decara J, Lang RM, Hibbard JU. Prognostic value of echocardiography in peripartum cardiomyopathy. Obstet Gynecol. 2005;105:1303-8.

94. Roos-hesselink JW, Duvekot JJ, Thorne SA. Pregnancy in high risk cardiac conditions. Heart. 2009;95:680-686.

95. Bozkurt B, Villanueva FS, Holubkov R, et al. Intravenous immuneglobulin in the therapy of peripartum cardiomyopathy. J Am Coll Cardiol. 1999;34:177-80.

96. Sutton MS, Cole P, Plappert M, Saltzman D, Goldhaber S. Effects of subsequent pregnancy on left ventricular function in peripartum cardiomyopathy. Am Heart J. 1991;121:1776-8.

97. Tan HL, Lie KI. Treatment of tachyarrhythmias during pregnancy and lactation. Eur Heart J. 2001;22:458-464.

98. Shotan A, Ostrzega E, Mehra A, JohnsonJV, Elkayam U. Incidence of arrhythmias in normal pregnancy and relation to palpitations, dizziness, and syncope. Am J Cardiol. 1997;79:1061-64.

99. Hunter S, Robson SC. Adaptation of maternal heart in pregnancy. Br Heart J. 1992;68:540-43.

100. Trappe HJ. Acute therapy of maternal and fetal arrhythmias during pregnancy. J Intensive Care Med. 2006;21:305-15.

101. Task Force Members, Oakley C, Child A, Iung B, et al. Expert consensus document on management of cardiovascular diseases during pregnancy. Eur Heart J. 2003;24:761-81.

102. Moreira DAR et al. Arritmias na gravidez. Rev Soc Cardiol Estado São Paulo. 2010;20(4):495-503.

103. Gowda RM, Khan IA, Mehta NJ, Vasavada BC, Sacchi TJ. Cardiac arrhythmias in pregnancy: clinical and therapeuthic considerations. Int J Cardiol. 2003;88:129-33.

104. Avila WS, Andrade J, Born D. Cardiopatia e gravidez. In Tratado de Cardiologia SOCESP. 2009;24:2456-2472.

105. Page RL. Treatment of arrhythmias during pregnancy. Am Heart J. 1995;130:871-76.

106. Chow T, Galvin J, McGovern B. Antiarrhythmic drug therapy in pregnancy and lactation. Am J Cardiol. 1998;82:581-621.

107. Natale A, Davidson T, Geiger MJ, Newby K. Implantable cardioverter-desfibrilators and pregnancy. A safe combination? Circulation. 1997;96:2808-12.

108. Lavonas EJ, Drennan IR, Gabrielli A, et al. Part 10: special circumstances of resuscitation: 2015 American Heart Association Guidelines Update for Cardiopulmonary Resuscitation and Emergency Cardiovascular Care. Circulation. 2015;132(suppl 2):S501–S518.

109. Avila WS, Rossi EG, Ramires JF, et al. Pregnancy and heart disease. Experience with 1000 cases. Clin Cardiol. 2003;26:135-42.

110. Tiassi CLD, Rodrigues AFF, Santos ARL, et al. Bacteremia induzida pelo trabalho de parto. Cabe a profilaxia da endocardite infecciosa? Arq Bras Cardiol. 1994;62:91-94.

111. Siu SC, Sermer M, Harrison DA, et al. Risk and predictors for pregnancy related complications in womem with heart disease. Circulation. 1997;96;2789-94.

112. Brady K, Duff P. Rheumatic heart disease in pregnancy. Clin Obstet Gynecol. 1989;32(1):21-40.

113. Seca L, Costa M, Quintal N, Marques AML. Valvoplastia mitral percutânea complicada com tamponamento cardíaco em paciente gestante. Arq Bras Cardiol. 2008;91(5):e45-e47.

114. Bonow RO. ACC/AHA 2006 Guidelines for the Management of Patients With Valvular Heart Disease.A report of the American College of Cardiology/American Heart Association Task Force on Practice Guidelines (writing Committee to Revise the 1998 Guidelines for the Management of Patients With Valvular Heart Disease). J Am Coll Cardiol. 2006;48(3):e1-148.

115. Chambers CE, Clark SL. Cardiac surgery during pregnancy. Clin Obtet Gynecol. 1994;37(2):316-23.

116. Avila WS, Andrade J, Born D. Cardiopatia e gravidez. Tratado de Cardiologia SOCESP. 2009;24:2456-2472.

117. Gouveia AMM, et al. Valvopatias e gravidez. Rev Soc Cardiol Estado de São Paulo. 2010;20(4):481-8.

118. Bates SM, Greer IA, Hirsh J, Ginsberg JS. Use of antithrombotic agents during pregnancy: the seventh ACCP Conference on Antithrombotic and Thrombolitic Therapy. Chest. 2004;126:627S.

119. Whittemore R. Congenital heart disease: its impact on pregnancy. Hos Pract. 1983;18:65-74.

120. Whittemore R, Hobbins JC, Engle Ma. Pregnancy and its outcome in women with and without surgical treatment of congenital heart disease. Am J Cardiol. 1982;50:641-51.

121. Expert consensus document on management of cardiovascular diseases duranig pregnancy. Eur Heart J. 2003;24:761-81.

122. Drenthen W, Pieper PG, Roos-Hesselink JW, et al. Outcome of Pregnancy in Women With Congenital heart Disease. J Am Coll Cardiol. 2007;24:2303–11.

123. Silva MAP, Andrade J. Cardiopatias congênitas acianogênicas. In: Avila WS, Andrade J. Doença cardiovascular, gravidez e planejamento familiar. São Paulo: Atheneu, 2003. p. 67-75.

124. Elkayam U, Cobb T, Gleicher N. Congenital heart disease in pregnancy. 2nd ed. New York: Willey-Liss, 1990. p. 73-98.

125. Tedolti CL, Freire CMV, Bub TF, et al. Sociedade Brasileira de Cardiologia. Diretriz da Sociedade Brasileira de cardiologia para Gravidez na Mulher Portadora de Cardiopatia. Arq Bras Cardiol. 2009;93(6 supl.1):e110-e178.

126. Elkayam U. Pregnancy and cardiovascular disease. In: Zipes DP, Libby P, Bonow R, Braunwald E. Braunwald's heart disease: a textbook of cardiovascular medicine. 7th ed. Philadelphia: WB Saunders, 2004. p. 1965-84.

capítulo 52

André Feldman • Arnóbio Dias da Ponte Filho • Felicio Savioli Neto

Emergências Cardiovasculares em Idosos

INTRODUÇÃO

Pelos critérios da Organização Mundial da Saúde, para países em desenvolvimento é considerado idoso o indivíduo a partir de 60 anos, enquanto para países desenvolvidos idoso é aquele com mais de 65 anos.[1]

O fenômeno do envelhecimento populacional, já bem estabelecido nos países desenvolvidos, vem ocorrendo de forma acelerada nos países em desenvolvimento, trazendo mudanças no perfil epidemiológico e elevação dos gastos assistenciais e previdenciários. Na década de 1970, o Brasil era considerado um país de jovens. Mais de 30 anos se passaram e nosso país é considerado em envelhecimento. Um país é considerado em envelhecimento quando a taxa de idosos ultrapassa 7% da população, e envelhecido quando essa taxa ultrapassa os 14%.[2]

No período de 1950 a 1998, de acordo com dados da OMS, o contingente de idosos na população mundial aumentou de 204 milhões para 579 milhões de pessoas, um aumento de 190% em cinco décadas, ou seja, um acréscimo anual de 8 milhões de idosos. No Brasil, a comparação dos dados censitários de 1950 e 2000 evidenciou aumento na expectativa de vida de 43 para 68 anos. Nesse período, o crescimento da população geral foi de 180%, enquanto o da população idosa foi de 280%. Ao serem comparados os dados censitários de 2000 e 2005, a população geral brasileira aumentou em 8,6%, e a geriátrica, em 25,5%.[1]

No Brasil, em 1996, estimava-se a existência de 16 idosos a cada 100 crianças, sendo que, em 2000, essa proporção passou para 30 a cada 100. O número de idosos aumentou 29 vezes desde 1940. As estimativas de crescimento colocam nosso país no sexto lugar em contingente de idosos em 2025, estimando-se 32 milhões de pessoas com idade superior a 60 anos.[2,3]

As doenças cardiovasculares (DCV) constituem importante problema de saúde pública no mundo atual, visto que acarretam grande morbimortalidade e são responsáveis por boa parte dos custos em assistência médica, principalmente na faixa etária acima dos 60 anos. Ademais, as doen-ças cardiovasculares são a principal causa de mortalidade na população geriátrica, com os idosos representando 80% de todas as mortes por doença cardiovascular.[4] Entre as enfermidades cardiovasculares predominantes incluem-se hipertensão arterial, cardiopatia isquêmica, insuficiência cardíaca e fibrilação atrial. Indivíduos com 65 anos ou mais representam 60% das admissões hospitalares por infarto agudo do miocárdio, 64% das internações por arritmia e 80% das internações por insuficiência cardíaca.[5]

O objetivo deste capítulo é discutir as emergências cardiovasculares mais comuns entre os idosos e mostrar as principais diferenças com relação aos jovens, identificando suas particularidades com ênfase na apresentação clínica, manuseio e evolução.

Alterações fisiológicas relacionadas à idade

O processo natural de envelhecimento está associado a importantes modificações cardiovasculares que, quando combinadas com processos patológicos, propiciam maior suscetibilidade para o desenvolvimento de doenças cardiovasculares (Tabela 52.1). Além disso, a elevada prevalência de comorbidades reduz substancialmente a sensibilidade e especificidade dos critérios clínicos, aumentando a dificuldade e diminuindo a confiabilidade do diagnóstico das car-

Tabela 52.1 Alterações cardiovasculares associadas ao envelhecimento.

- Enrijecimento arterial
- Hipertrofia miocárdica
- Diminuição da complacência ventricular
- Diminuição da resposta beta-adrenérgica
- Comprometimento da função endotelial
- Diminuição da função do nó sinusal
- Diminuição da resposta barorreceptora
- Redução da reserva cardiovascular
- Menor produção de ATP pelos cardiomiócitos
- Redução da capacidade natriurética

diopatias. Somado a isso, o envelhecimento interfere em outros sistemas orgânicos e compromete vários mecanismos contrarregulatórios: redução da função renal, diminuição da capacidade ventilatória, aumento da resistência vascular pulmonar, menor capacidade autorregulatória do sistema nervoso central e diminuição da musculatura esquelética.

Alterações farmacodinâmicas e farmacocinéticas relacionadas à idade

Os idosos utilizam proporcionalmente cerca de três vezes mais medicamentos que indivíduos mais jovens.[6] Além disso, o uso simultâneo de múltiplos fármacos é frequente, predispondo à ocorrência de interações medicamentosas. Alterações farmacológicas, ampla flutuação dose-resposta, reações atípicas aos medicamentos, prescrições inadequadas e não observância terapêutica contribuem para a maior ocorrência de efeitos colaterais, reações adversas e interações medicamentosas na população idosa.[6]

O processo de envelhecimento está associado a importantes alterações cardiovasculares, estruturais e funcionais, que exercem impacto significativo na farmacodinâmica dos medicamentos.[7]

O envelhecimento está associado a importantes modificações da composição corpórea e da função dos órgãos envolvidos na eliminação dos fármacos, alterando gradativamente as propriedades farmacocinéticas dos medicamentos, em especial dos cardioativos. Estudos sobre absorção e biodisponibilidade dos agentes cardioativos em pacientes idosos são escassos e inconsistentes.[7]

À medida que o indivíduo envelhece, diminuem a água corpórea, o volume plasmático, a massa muscular e o peso corpóreo, enquanto a proporção de gordura aumenta.[7] De modo geral, os fármacos hidrofílicos têm volume de distribuição diminuído e níveis plasmáticos mais elevados, enquanto os fármacos lipossolúveis têm volume de distribuição aumentado, com consequente prolongamento da duração de seus efeitos.[7]

Em relação aos mais jovens, a concentração da albumina plasmática reduz-se de 15 a 20% nos idosos, determinando o aumento substancial da fração livre do fármaco com consequente aumento dos seus efeitos.[7]

Os medicamentos são eliminados do organismo pelo metabolismo hepático ou por excreção renal. Embora alguns sejam excretados quase completamente inalterados, a maioria sofre transformação metabólica no fígado. A atividade metabólica hepática diminui progressivamente com o avançar da idade em consequência das reduções do fluxo sanguíneo, do volume e massa e da atividade enzimática.

Os rins representam a principal via de eliminação da maioria dos fármacos. Alterações da estrutura e da função renal ocorrem com o envelhecimento, mesmo na ausência de nefropatia.[7] Tais alterações representam o principal fator responsável pela elevação dos níveis plasmáticos dos medicamentos e seu acúmulo no idoso.

HIPERTENSÃO ARTERIAL NO IDOSO

A hipertensão arterial sistêmica (HAS) é um problema comum em idosos, com prevalência de 60 a 80%.[8] Esti-ma-se que pelo menos 60% dos idosos brasileiros sejam hipertensos. A maioria apresenta elevação isolada ou predominante da pressão sistólica com consequente aumento da pressão de pulso, que têm forte relação com eventos cardiovasculares.[8] Apesar de se tratar do mais importante fator de risco cardiovascular modificável, a HAS é muitas vezes negligenciada (por prescrição de terapêutica inadequada[9] ou inércia terapêutica)[10] em pacientes idosos.

A HAS, enfermidade cardiovascular de maior prevalência na população geriátrica, é responsável direta ou indiretamente por grande parte dos atendimentos na prática clínica. As principais razões que levam o idoso hipertenso ao atendimento de emergência incluem crise hipertensiva e elevação assintomática dos níveis da pressão arterial.

A crise hipertensiva é definida por elevação súbita, inapropriada, intensa e sintomática da pressão arterial, associada ou não à deterioração de órgãos-alvo, que pode conduzir a risco imediato ou potencial de morte. Nessa condição, sintomas como cefaleia intensa, vômitos, dispneia, angina, tonturas, alterações visuais, entre outros, são associados a níveis diastólicos da pressão arterial habitualmente superiores a 120 mmHg e/ou sistólicos superiores a 220 mmHg. Na urgência hipertensiva ocorre elevação da pressão arterial com valores de pressão arterial diastólica (PAD) geralmente superiores a 120 mmHg, sem associação com os sintomas descritos, não parecendo haver, portanto, risco imediato de lesão de órgão-alvo.

Na prática, a principal causa de crise hipertensiva é a HAS não controlada, geralmente decorrente de tratamento inadequado, baixa adesão terapêutica, ansiedade, dor, ingestão excessiva de sal e interações medicamentosas. Na população idosa, a hipertensão secundária à estenose das artérias renais – hipertensão renovascular – sempre deve ser considerada.

A crise hipertensiva é classificada em urgência e emergência hipertensivas, de acordo com presença ou não de comprometimento de órgãos-alvo.

Urgência hipertensiva

Nas urgências hipertensivas, as elevações da pressão arterial não são associadas a quadros clínicos agudos, independentemente da magnitude da elevação da PA. Nessa condição, o risco imediato de morte ou de lesão aguda de órgãos-alvo é baixo, razão pela qual não existe indicação para hospitalização. O controle da pressão arterial deve ser feito ambulatorialmente, de forma gradual, e a administração oral de fármacos hipotensores é habitualmente suficiente para reduzir a pressão arterial em até 72 horas. No entanto, a reavaliação clínica deve ser agendada entre 3 e 7 dias após a alta clínica, com o intuito de evitar ou minimizar possíveis episódios de hipotensão arterial.

Emergência hipertensiva

Nas emergências hipertensivas, a súbita elevação da pressão arterial se associa à disfunção aguda ou rapidamente progressiva de órgãos-alvo: encefalopatia hipertensiva, acidente vascular encefálico, edema agudo de pulmão, infarto agudo do miocárdio, insuficiência renal e dissecção aguda da aorta. Nessa condição, há risco iminente de morte ou de lesão orgânica irreversível, razão pela qual se requer internação em unidade de cuidados intensivos pela necessidade de terapêutica endovenosa sob monitorização da pressão arterial e de lesão de órgão-alvo. O objetivo é reduzir os valores da pressão arterial em minutos ou horas, com declínio de apenas 20 a 25% dos valores iniciais. Reduções abruptas da PA devem ser evitadas devido ao risco de hipoperfusão e de subsequente isquemia de órgão-alvo, com consequente agravamento do quadro clínico.

O diagnóstico diferencial entre emergência, urgência hipertensiva e HAS não controlada é imperioso, com exame clínico detalhado que privilegie a história da doença hipertensiva e suas consequências, ou seja, as lesões de órgão-alvo. Nos idosos, a presença de lesões orgânicas prévias associadas à HAS é relativamente comum, dificultando o diagnóstico da emergência hipertensiva (Tabela 52.2).

Tabela 52.2 Principais emergências relacionadas à elevação súbita da pressão arterial.

Órgão acometido	Tipos de emergência
Cerebrovasculares	Encefalopatia hipertensiva Infarto cerebral isquêmico com hipertensão grave Hemorragia intracerebral Hemorragia subaracnóidea
Cardiovasculares	Dissecção aórtica aguda Insuficiência ventricular esquerda aguda Infarto agudo do miocárdio Angina instável Pós-operatório de cirurgia de revascularização miocárdica
Retinopatia	Hipertensão maligna acelerada com papiledema
Renais	Glomerulonefrite aguda Hipertensão renovascular Crise renal de colagenoses Hipertensão grave após transplante renal
Catecolaminérgica	Feocromocitoma Interações medicamentosas ou alimentares com IMAO Retrocontrole negativo por suspensão de tratamento anti-hipertensivo
Cirúrgica	Hipertensão grave em doentes que requerem cirurgia imediata Hipertensão pós-operatória Hemorragia no pós-operatório

Grande parcela de hipertensos atendidos nos serviços de urgência apresenta-se com valores elevados da pressão arterial, assintomáticos em sua maioria, ou com sintomas não relacionados à elevação da PA. Com diagnóstico inapropriado de crise hipertensiva, podem receber terapêutica anti-hipertensiva excessiva muitas vezes desnecessária.

O risco de um idoso normotenso apresentar HAS foi avaliado em dois relatórios do Framingham Heart Study:

- Um estudo analisou a incidência de HAS (definida como pressão arterial [PA] maior que 140/90 mmHg ou uso de agentes anti-hipertensivos) durante um período de quatro anos em indivíduos que inicialmente tinham PA ótima (inferior a 120/80 mmHg), normal (120-129/80-84 mmHg) ou normal-alta (130-139/85-89 mmHg). Houve aumento progressivo na frequência de desenvolvimento de HAS em pacientes com mais de 65 anos de idade quando se analisaram os grupos, com incidência de respectivamente 16, 26 e 50%. Resultados similares foram observados em indivíduos mais jovens, mas as taxas de progressão foram menores.[11]
- O segundo estudo estimou que indivíduos de 55 a 65 anos sem HAS apresentam risco de 90% de desenvolver hipertensão estágio 1 (PA 140-159/90-99 mmHg) e 40% de desenvolver hipertensão estágio 2 (PA ≥ 160 / ≥ 100 mmHg).[12]

Um importante fator de risco cardiovascular é a hipertensão sistólica isolada (HSI), definida como PA sistólica maior ou igual a 160 mmHg associada a PA diastólica inferior a 90mmHg.[13, 14] Recentemente o *guideline* europeu de manejo da hipertensão arterial confirmou tal definição e recomendou como classe I e nível de evidência A a redução da PA para níveis entre 140 e 150 mmHg nesses pacientes.[15]

A HSI ocorre principalmente em pacientes com idade avançada e está associada a aumento de 2 a 4 vezes no risco de infarto agudo do miocárdio (IAM), HVE, disfunção renal, AVE e morte por DAC.[16,17] Os dados do estudo de Framingham e do estudo NHANES mostraram que ocorre aumento da pressão arterial sistólica e queda da pressão arterial diastólica após os 60 anos de idade em pacientes normotensos e em hipertensos não tratados,[18] e que a HSI acomete 60 a 75% dos idosos hipertensos.[19,20] Além disso, as pressões sistólica e de pulso podem ser os principais preditores de risco nessa faixa etária.[21] Mesmo naqueles com elevação dos níveis diastólicos, o risco cardiovascular correlaciona-se mais estreitamente com a PA sistólica.[22] Entre os idosos, o risco de doença coronária varia diretamente com as pressões sistólica e de pulso e inversamente com a pressão diastólica.[21]

Uma análise do estudo SHEP encontrou aumento significativo de eventos cardiovasculares no grupo que recebeu tratamento ativo quando a PA diastólica foi ≤ 60 mmHg.[23] Uma análise do estudo observacional de Roterdam[24] observou aumento no risco de AVE a partir da pressão diastólica abaixo de 65 mmHg. No estudo INVEST, doentes hipertensos com doença coronária foram aleatoriamente designados para tratamento com verapamil ou atenolol. Risco aumentado de IAM foi observado com valores de pressão diastólica entre 61 e 70 mmHg, e esse risco aumentou 2,5 vezes para valores de pressão diastólica ≤ 60 mmHg.[25]

Fisiopatologia da hipertensão arterial no idoso

O envelhecimento por si só pode determinar modificações tanto na arquitetura como na composição da parede vascular. O endotélio atingido pelo envelhecimento libera menor quantidade de óxido nítrico, que é um importante fator de relaxamento vascular. Por sua vez, embora haja aumento da liberação de endotelina com o avançar da idade, a sensibilidade a esse hormônio vasoconstritor está muito diminuída; dessa forma, o diâmetro dos vasos tende a aumentar progressivamente. O conteúdo de colágeno também aumenta, enquanto a elastina progressivamente se desorganiza, se adelgaça e se fragmenta. Ocorre deposição lipídica e de cálcio com concomitante perda de elasticidade.

Verificam-se mudanças decorrentes do envelhecimento que geram modificações expressivas nos seguintes sistemas:

- **Renal:** diminuição da massa renal com a idade, com redução do número de glomérulos e menor filtração; quando associada à HAS, pode levar a prejuízo acelerado de função.
- **Cardiológico:** depósito de tecido fibroso e substância amiloide, com espessamento da parede ventricular e aumento de rigidez; levando à diminuição da complacência e ao aumento da pressão diastólica final do ventrículo esquerdo, com consequente aumento do átrio esquerdo.
- **Vascular:** enrijecimento da parede dos vasos, com espessamento de suas paredes e dilatação, tornando-as menos distensíveis e elásticas, e acarretando aumento da velocidade de propagação da onda de pulso.

Diagnóstico de hipertensão arterial no idoso

A abordagem do paciente idoso hipertenso no setor de emergência se inicia pela maneira correta de medir a PA e, a partir daí, definir se a HAS é a causa da procura ao setor de emergência ou simplesmente um achado isolado. Algumas peculiaridades, observadas com maior frequência entre os idosos, devem ser atentadas para um correto diagnóstico inicial (Tabela 52.3).

Os idosos, seja pelo tempo mais longo de HAS ou pela soma de fatores de risco, têm maior prevalência de lesões, tais como: alterações no fundo de olho, insuficiência renal, doença cerebrovascular, HVE e aterosclerose periférica. Dessa forma, a pesquisa das lesões em órgãos-alvo é fundamental.

A dissecção aguda de aorta traz um alto risco de mortalidade se não for diagnosticada precocemente. Muitas vezes, o seu diagnóstico é tardio, após o óbito. Tem seu pico de incidência entre 60 e 80 anos, e seus fatores de risco mais importantes são: idade, sexo masculino, história familiar e HAS. Em idosos, a apresentação atípica chega a 25%[26] e a queixa mais comum é a dor lancinante não localizada (região torácica, lombar, abdominal ou mandibular).

Tratamento da crise hipertensiva no idoso

O tratamento das principais formas de crise hipertensiva no idoso não difere em relação ao indivíduo mais jovem. Deve-se levar em consideração a necessidade de maior cuidado com grandes oscilações nos níveis de pressão arterial, uma vez que reduções abruptas da pressão podem levar a quadros de baixo fluxo cerebral por má adaptação periférica, condição comum no idoso, ou pela presença de estenose carotídea subjacente. Outro fator a ser observado é que, em idosos, a hipertensão sistólica isolada é condição muito frequente. Deve-se, portanto, atentar para os níveis de pressão sistólica quando do início do tratamento; porém, os níveis de pressão diastólica são fundamentais e não devem ser reduzidos para valores abaixo de 60 mmHg. Há situações em que se deve tolerar níveis de pressão arterial sistólica mais elevados para que a pressão diastólica não seja reduzida em excesso.

Todos os agentes anti-hipertensivos podem ser usados para o tratamento crônico da hipertensão do idoso, porém preferência deve ser dada aos diuréticos e bloqueadores dos canais de cálcio.[15]

Para o tratamento da urgência hipertensiva, as medicações por via oral são mais utilizadas uma vez que, nessa situação, a redução da pressão arterial pode ser feita de forma mais lenta, em até 24 horas.

Inibidores da Enzima Conversora da Angiotensina (IECA) de curta ação, como o captopril, estão entre os fármacos anti-hipertensores mais utilizados nas urgências hipertensivas e são eficazes após administração oral, em doses entre os 6,25 e 50 mg, com início rápido de ação de cerca de 15 minutos e duração de 4 a 6 horas. Uma de suas complicações, a hipotensão arterial significativa, embora rara, pode ser observada quando da presença de doença re-

Tabela 52.3 Peculiaridades na medida da PA e diagnóstico da HAS no idoso.

Peculiaridade	Característica	Como evitar erro
Pseudo-hipertensão	Medida falsamente elevada devido à rigidez arterial	Manobra de Osler Medida intra-arterial da PA
Hipertensão do avental branco	Medida elevada basicamente em serviços de saúde	Medidas repetidas no consultório Medida domiciliar MAPA, MRPA
Hiato auscultatório	Período silencioso entre a primeira e a terceira fase de Korotkoff	Inflar manguito 20-30 mmHg acima da PAS, palpando pulso radial para garantir que está ouvindo o primeiro som de Korotkoff
Hipotensão ortostática (HO)	Redução $\geq$ 20 mmHg na PAS	Medir sempre a PA em duas posições

MAPA (Monitorização Ambulatorial da PA); MRPA (Monitorização Residencial da POa); Manobra de Osler = é positiva se a artéria radial permanece palpável mesmo após não estar mais pulsátil, porque o manguito está insuflado com pressão superior a PAS.
Adaptada de Miranda RD, Perrotti TC, Bellinazzi VR, Nóbrega TM, Cendoroglo MS, Neto JT. Hipertensão arterial no idoso: peculiaridades na fisiopatologia, no diagnóstico e no tratamento. Rev Bras Hipertens. 2002;9:293-300.

960   Tratado Dante Pazzanese de Emergências Cardiovasculares   ■ CAPÍTULO 52

novascular, comorbidade mais comum em idosos. Uma das suas contraindicações se dá em pacientes com deterioração da função renal, que é, da mesma forma, mais incidente em pacientes com mais de 60 anos.

Os Antagonistas dos Canais de Cálcio (ACC) são excelentes fármacos anti-hipertensivos de amplo uso no tratamento das crises hipertensivas. Os ACC de ação rápida são eficazes e de atuação rápida; no entanto, pelo risco de hipoperfusão grave, notadamente em doentes vulneráveis (idosos com doença carotídea, cardiopatia isquêmica ou insuficiência renal), foram abandonados para uso sublingual desde 1995. Os ACC de ação lenta, por via oral, pelo contrário, permitem redução mais lenta, progressiva e mantida da pressão arterial, com discreta alteração da frequência cardíaca e pequena elevação do débito cardíaco, e com efeito máximo de ação após 3 horas de uso, sendo muito úteis em situações de urgência hipertensiva. Os ACC com formulações de libertação prolongada são também importantes no reajuste da terapêutica ambulatorial.[1,2]

A nitroglicerina e outros nitratos podem se constituir em boa opção anti-hipertensiva no pronto-socorro, sobretudo quando a elevação súbita da pressão arterial se associar à presença de dor anginosa, sendo particularmente úteis nos idosos com hipertensão arterial sistólica isolada.

Em caso de emergência hipertensiva, a redução da pressão deve ser atingida de imediato devido ao risco iminente de lesão grave e muitas vezes irreversível em órgãos-alvo. Dessa forma, a utilização de nitroprussiato de sódio é a abordagem mais utilizada nos dias atuais. Sua ação rápida e meia-vida curta permitem o controle imediato e mais preciso dos níveis de pressão arterial. O labetalol é um bloqueador alfa e beta seguro e eficaz para utilização em bolus ou em infusão contínua, que pode ser utilizado no tratamento das emergências hipertensivas.

Considerações finais sobre hipertensão no idoso

O tratamento do idoso hipertenso no setor de emergência precisa ser criterioso e individualizado, levando-se em consideração não a idade, mas a capacidade funcional prévia ao evento.

Nos pacientes assintomáticos e sem lesão de órgão-alvo, não existem evidências que sustentem que a redução aguda da PA diminua o risco de eventos cardiovasculares,[27,28,29] o que difere do controle da PA no longo prazo, cujas metas são muito similares às de pacientes jovens.

Nos pacientes com emergência hipertensiva, deve-se lembrar da menor reserva fisiológica desses pacientes e a elevada incidência de HSI, o que os predispõe à queda abrupta da PA, podendo levar à isquemia cerebral aguda.

SÍNCOPE NO IDOSO

Síncope é um sintoma definido como perda transitória e súbita da consciência e do tônus postural secundária à redução do fluxo sanguíneo para o sistema de ativação reticular localizado no tronco cerebral, e que não requer terapia elétrica ou química para sua reversão.[30] A recuperação dos sentidos se dá de forma espontânea, completa e rápida.

A investigação de um quadro sincopal pode ser longa, dispendiosa, e o diagnóstico final pode não ser esclarecido. O êxito diagnóstico vai de 40 a 70%.[31] Getchell, em uma amostra de 1.515 pacientes com média de 73 anos, internados com queixa de síncope inexplicada, encontrou explicação para o quadro referido apenas em 42% dos pacientes.

Os dados de Framingham sobre síncope informam que esse evento ocorreu em 3% dos homens e 3,5% das mulheres com idade entre 32 e 60 anos no início de 1950. Esses pacientes foram acompanhados por 26 anos e verificou-se que, na síncope isolada, isto é, passageira "perda de consciência, na ausência de disfunção neurológica prévia ou concomitante, doença coronária ou outra doença cardiovascular", não houve aumento de mortalidade por acidente vascular encefálico (AVE), infarto agudo do miocárdio (IAM), evento cardiovascular, ou por todas as causas. No entanto, quando comparado aos grupos etários mais jovens, os indivíduos com mais de 65 têm risco aumentado de mortalidade.[32]

Epidemiologia da síncope no idoso

A real epidemiologia da síncope em idosos não foi bem estudada. A maior dificuldade em mensurá-la se dá pela sobreposição dos diagnósticos de síncope e de quedas, subestimando esse quadro nessa população. Dos dados disponíveis, a incidência de síncope em pessoas com mais de 70 anos está em torno de 6% ao ano, com 10 a 30% de recorrência em dois anos.[33]

De todas as causas de internação, a síncope é responsável por 1 a 6% das admissões em serviços de emergência. Os idosos formam uma substancial proporção dessas internações, sendo que, em 80% dos casos, os pacientes têm idade superior a 65 anos.[34] Dados do ano de 2000 estimam que, nos EUA, os custos com síncope giraram em torno de 2,4 bilhões de dólares.[35] O prognóstico varia amplamente de acordo com a etiologia; daí a necessidade de investigação completa, rápida, menos dispendiosa e com o máximo de acurácia diagnóstica.

Apresentação clínica da síncope no idoso

A apresentação clínica mais comum é a perda do tônus postural e motor associado à perda da consciência. Esse prejuízo do tônus motor pode estar associado ou não à lesão traumática. Quando o trauma está presente, a ausência de pródromo torna a síncope mais preocupante, associando esse evento ao surgimento de lesões mais graves. Particularmente em idosos, a ausência de pródromo também pode ocorrer mesmo na síncope neurocardiogênica.[36]

A apresentação inicial no departamento de emergência pode estar cercada de fatores confundidores do próprio envelhecimento, tais como: quedas, fratura de fêmur, acidente automobilístico e convulsões. Não é incomum que a síncope tenha mais de uma causa (doença cardíaca estrutural, hipotensão ortostática, hipersensibilidade do seio carotídeo, polifarmácia, hipotensão pós-prandial e vasovagal). O tratamento agressivo das doenças cardiovasculares como a HAS e a polifarmácia (um terço dos pacientes com mais de 65 anos tem prescrição de três ou mais medicamentos) pode contribuir para o desenvolvimento de eventos sincopais, sendo que a redução das medicações diminui a chance de síncope e de quedas.[37]

Em doenças frequentes e muitas vezes graves, apresentações iniciais atípicas podem ser mais comuns em idosos. Tais doenças são: infarto agudo do miocárdio (IAM), tromboembolismo pulmonar (TEP) e dissecção aguda de aorta. A pré-síncope precisa ser diferenciada de vertigem e de sintomas relacionados ao sistema nervoso central (SNC). Episódios que ocorrem pela manhã favorecem o diagnóstico de hipotensão ortostática.[36]

O atendimento no setor de emergência deve tentar responder se a etiologia da síncope é cardiogênica ou não cardiogênica, pois isso está relacionado diretamente ao prognóstico do paciente.

Diagnóstico de síncope no idoso

A avaliação dos pacientes com síncope no departamento de emergência não foca diretamente na obtenção do diagnóstico etiológico, mas sim na estratificação de risco do paciente com o objetivo de:

1. Reconhecer pacientes com risco de morte e interná-los;
2. Reconhecer pacientes de baixo risco que devem ser dispensados e encaminhados aos setores de diagnóstico ambulatorial;
3. Reconhecer aqueles que não precisam de avaliação adicional, nem de tratamento;[38]
4. Escolher quando e onde novos exames devem ser realizados para os pacientes com testes iniciais inconclusivos.

A avaliação inicial é menos acurada na população idosa quando comparada aos jovens porque os sintomas sugestivos de síncope vasovagal (SVV) são menos frequentes em idosos.[39,40] A avaliação dos sistemas neurológico e locomotor, incluindo observação da marcha e equilíbrio, é útil. Se o comprometimento cognitivo for suspeitado, o Mini-Exame do Estado Mental deve ser realizado. O exame clínico para avaliação e diagnóstico deve ser o mesmo realizado em adultos jovens, com exceção dos testes posturais e a massagem do seio carotídeo, que devem ser feitos de rotina na primeira avaliação.[41] No estudo GIS 2009, Galizia, seguindo um algoritmo padronizado, conseguiu o diagnóstico etiológico em 90% dos idosos com síncope. Não foi encontrada associação de sintomas correlacionados a episódios de síncope de etiologia cardíaca, ao passo que náuseas, visão turva, sudorese e alteração de consciência estavam presentes imediatamente antes de um episódio de síncope não cardíaca.[41,42]

O exame físico deve ser direcionado principalmente para confirmar ou descartar evidências de cardiopatia estrutural. Insuficiência cardíaca direita e/ou esquerda, doença valvar e hipotensão postural podem ser diagnosticadas pelo exame físico cuidadoso.

Aproximadamente 30% dos idosos com cognição preservada falham em relatar quedas nos últimos três meses,[43] e metade ou mais dos episódios ocorrem sem testemunhas.[37,39] Dificuldade cognitiva está presente em 5% dos pacientes aos 65 anos e em 20% daqueles com 80 anos, o que pode diminuir a acurácia da anamnese nesses pacientes.[40] Falta de testemunhas (ocorre em 50 a 60% dos casos),[38,39] demência e dificuldade em recordar fatos contribuem para a maior dificuldade diagnóstica.

Instabilidade de marcha, de equilíbrio e lentidão dos reflexos protetores estão presentes em 20 a 50% dos idosos. Nessas circunstâncias, alterações hemodinâmicas moderadas são insuficientes para causar síncope, mas podem resultar em queda ou pré-síncope.[37]

Uma crise convulsiva é frequentemente confundida com síncope. Quando ocorre diminuição do fluxo sanguíneo cerebral e hipoperfusão, pode ocorrer despolarização neuronal global, levando a movimentos semelhantes aos de uma crise tônico-clônica.

A identificação correta do tempo de recuperação da consciência abaixo de 30 segundos, associada à lembrança de onde o paciente estava e com quem estava previamente, falam a favor de síncope. Embora se acreditasse ser incomum, a amnésia retrógrada e a fadiga após o evento podem ser mais frequentes do que se pensava, especialmente em indivíduos muito idosos.[44]

Conhecer a medicação em uso é essencial para diagnosticar superdosagem ou subdosagem de medicação. A avaliação de eventual alcoolismo e de uso de drogas ilícitas é obrigatória.[36]

O eletrocardiograma (ECG) é o exame mais comumente utilizado. Alterações particularmente úteis são as que envolvem a velocidade de condução e o ritmo cardíaco: bloqueio atrioventricular (AV), bloqueio do sistema His-Purkinje, dissociação AV e arritmias complexas, além de parâmetros compatíveis com IAM e hipertrofia ventricular esquerda (HVE).

A monitorização do ECG contínua pelo uso da telemetria ou do registro de Holter, apesar de comumente solicitados, tem baixo poder diagnóstico (4%).[45] A ausência de distúrbios de ritmo e de sintomas durante o registro não exclui arritmia como causa da síncope.

O ecocardiograma (ECO) é outro exame fundamental para avaliar esses pacientes; contudo, não está indicado de rotina, a não ser que se suspeite de doença cardíaca estrutural. Nos idosos, a fração de ejeção do ventrículo esquerdo (FEVE) é um preditor independente de risco de morte. Adicionalmente, o ECO informa sobre: características das valvas, espessura do septo e da parede ventricular, presença de mixoma atrial, tamponamento cardíaco e tamanho das câmaras.[36] Outros métodos de avaliação da FEVE (ventriculografia pelo cateterismo, tomografia computadorizada (TC) cardíaca, ressonância nuclear magnética (RNM) cardíaca e ventriculografia radioisotópica) são mais dispendiosos e não estão disponíveis em muitos centros, sendo reservados para situações específicas.

A TC de crânio tem pouca utilidade nesses pacientes. Em revisão de mais de 2 mil casos de traumatismo cranioencefálico leve e sem sinais de alarme (náuseas, vômitos, cefaleia intensa e rebaixamento do nível de consciência), apenas 3,7% tiveram exame alterado.[46] É recomendada apenas nos casos que se apresentam com déficit focal ou sinal de alarme ao exame físico.[47,48]

962 Tratado Dante Pazzanese de Emergências Cardiovasculares   ■ CAPÍTULO 52

Etiologia da síncope no idoso

Síncope neurocardiogênica (síncope vasodepressora, síncope vasovagal, síncope reflexa)

Essa é uma causa comum de síncope em idosos, onde os pródromos vagais podem ser frustros ou estar ausentes em até 30% dos casos. É causada pela anormalidade da regulação da pressão sanguínea, que se caracteriza por início brusco de hipotensão com ou sem bradicardia. Alguns estímulos (sangue, dor, ortostatismo por tempo prolongado, ambiente quente ou banho quente e situações estressantes) reduzem o enchimento ventricular e/ou aumentam a secreção de catecolaminas, o que leva a uma contração vigorosa do ventrículo em uma cavidade ventricular com depleção de volume. Mecanorreceptores (fibras C), que consistem em fibras não mielinizadas encontradas nos átrios, nos ventrículos e na artéria pulmonar, projetando-se centralmente para o núcleo vagal dorsal da medula, induzem supressão "paradoxal" do tônus simpático periférico e aumento do tônus vagal, causando vasodilatação e bradicardia, resultando em síncope ou pré-síncope.[49,50]

Hipotensão ortostática

Hipotensão ortostática (HO) é definida por uma queda de 20 mmHg da pressão arterial (PA) sistólica, ou de 10 mmHg da PA diastólica, que geralmente ocorre em até três minutos após se assumir a posição ortostática. Em uma coorte independente de pacientes com idade superior a 65 anos, 16% apresentaram HO assintomática.[51] A prevalência varia de acordo com a metodologia aplicada e com o tipo de paciente. No entanto, é sabido que a HO aumenta com a idade, como resultado da diminuição da frequência cardíaca compensatória e aumento do uso de medicações. É uma importante causa de síncope em idosos.

Hipotensão pós-prandial

A hipotensão pós-prandial é subdiagnosticada como causa ou contribuinte de síncope ou pré-síncope. Jansen *et al.*[52] observaram que, em oito de 16 pacientes idosos com síncope inexplicada, ocorreu uma queda da PA sistólica de 17 mmHg após uma refeição. Em idosos institucionalizados e em saudáveis residentes na comunidade, a PA sistólica pode cair de 11 a 25 mmHg dentro de 15 a 90 minutos após a refeição. Desse modo, inquirir sobre o horário da síncope e sua relação com a alimentação pode ajudar no diagnóstico.[52]

Hipersensibilidade do seio carotídeo

A síncope causada pela hipersensibilidade do seio carotídeo (HSC) é resultado da estimulação de barorreceptores localizados na carótida interna, acima da bifurcação da carótida comum. Sua incidência aumenta com a idade e é rara antes dos 40 anos. Para o diagnóstico, aplica-se leve pressão por 5 a 10 segundos sobre a carótida, logo abaixo do ângulo mandibular, onde se localiza sua bifurcação. A resposta normal a essa manobra consiste no decréscimo transitório da frequência cardíaca, na lentificação da condução AV ou em ambas. Esse teste deve ser realizado sob monitorização cardiorrespiratória com suporte emergencial em caso de necessidade.[41]

A HSC é definida como uma pausa sinusal de mais de três segundos (cardioinibitória), uma queda da PA sistólica de 50 mmHg ou mais (vasodepressora) ou ambas (mista). Quando essa resposta está associada à síncope, está feito o diagnóstico de Síndrome do Seio Carotídeo (SSC).[41] A HSC é comum em pacientes idosos do sexo masculino, mas a SSC é menos comum.

As principais complicações da massagem do seio carotídeo são neurológicas. Comparando os dados de três estudos no qual 7.319 pacientes foram analisados, complicações neurológicas foram observadas em 21 (0,29%). Esse teste deve ser evitado em pacientes com acidente vascular ou ataque isquêmico transitório prévios, AVE nos últimos três meses ou com sopro carotídeo, exceto se o Doppler de carótida excluir estenose significativa.[41,53]

Arritmias

O risco de bloqueio atrioventricular (BAV) aumenta com a idade. No departamento de emergência, atenção especial deve ser dada ao ECG com diagnóstico de BAV. Os pacientes, antes do evento sincopal, muitas vezes se queixam de fadiga, intolerância aos exercícios ou pré-síncope. A conduta frente a arritmias cardíacas pode ser revisada no capítulo sobre síncope e arritmias específicas.

Apresentações atípicas

O IAM é uma causa de apresentação atípica de síncope na emergência, particularmente nessa população. Em uma série de 777 pacientes com idades entre 65 e 100 anos, com diagnóstico de IAM, a dor torácica foi o sintoma predominante, embora se tenha verificado diminuição da frequência dessa apresentação com o avançar da idade, conforme está discutido na seção sobre SCA em idosos. Observou-se aumento da queixa de síncope como apresentação de IAM em pacientes com idades subsequentemente mais elevadas.[54]

O tromboembolismo pulmonar (TEP) é uma causa subdiagnosticada de síncope, sendo essa a apresentação inicial de um quadro de TEP em 24% dos pacientes acima de 65 anos na emergência, contra apenas 3% em pacientes jovens.[55] O diagnóstico e a conduta nesse quadro podem ser encontrados no capítulo sobre TEP.

Dados do Registro Internacional de Dissecção Aguda de Aorta apontam que 5 a 10% dos pacientes apresentam quadro de síncope e podem cursar com tamponamento cardíaco ou AVE.[56] Tal como acontece com as síndromes coronárias agudas, a dissecção aguda de aorta cursa com apresentação menos clássica nos idosos em comparação com indivíduos mais jovens.[56]

Etiologias obstrutivas

Das causas obstrutivas, a estenose valvar aórtica é a mais comum. Esse diagnóstico, nessa população, nunca deve ser esquecido. Sintomas como dor torácica, dispneia ou síncope em paciente com área valvar < 1,0 cm^2 podem estabelecer esse diagnóstico etiológico. Uma vez que não há tratamento clínico, esses pacientes, apesar de apresentarem maior morbimortalidade, precisam ser internados e submetidos à troca valvar aórtica. A sobrevida de octogenários submetidos à cirurgia foi de 86% em um ano e de 69% em cinco anos.[57] Outra etiologia, de ocorrência rara, é o mixoma atrial esquerdo.

Álcool e drogas

Na abordagem inicial desses pacientes o questionamento sobre o uso de bebidas alcoólicas ou de drogas ilícitas não pode ser esquecido ou negligenciado.

Disautonomias

A disautonomia familiar (síndrome de Riley-Day) é raramente reconhecida no idoso. Sua apresentação se inicia ainda na fase adulta e é encontrada mais comumente em pacientes de ascendência judaica. A Falência Autonômica Progressista (FAP) tem início insidioso na quinta ou sexta década de vida com intolerância ortostática e sintomas geniturinários, mas sem envolvimento motor.[58] Diabetes e amiloidose são causas de disautonomias secundárias e devem ser consideradas na população idosa.

A atrofia de múltiplos sistemas (síndrome de Shy-Drager) pode cursar com disautonomia, sendo mais comum em idosos, e pode ser confundida, inicialmente, com parkinsonismo.

Avaliação da síncope no idoso

Inicialmente, a história clínica e o exame físico bem-feitos, aliados ao ECG, devem constituir a abordagem de todos os pacientes com síncope. Após essa avaliação inicial, pode-se considerar a realização de ECO, *tilt-test* ou apenas o acompanhamento ambulatorial, conforme o caso. Estudo eletrofisiológico, cateterismo cardíaco e TC de crânio têm papel em situações específicas.

Reiteramos que a estratificação de risco do paciente com síncope no departamento de emergência é de fundamental importância para diferenciar causas potencialmente graves de não graves, e não apenas para elucidação diagnóstica.

Considerações finais sobre síncope no idoso

Síncope é um problema sério de saúde, principalmente no idoso, e uma fonte de ansiedade para todos os envolvidos. A etiologia varia desde causas benignas e triviais a causas potencialmente letais e extremamente graves. A síncope no idoso tem etiologia semelhante à do paciente jovem; contudo, a apresentação clínica pode ser diferente, e cercada de nuances próprias e de desafios diagnósticos. A avaliação inicial com história completa, exame físico cuidadoso e ECG se torna imperiosa. Caso haja suspeita de cardiopatia subjacente como causa de síncope, a internação hospitalar deve ser indicada para o esclarecimento etiológico.

SÍNDROME CORONÁRIA AGUDA (SCA) NO IDOSO

A doença arterial coronária é causa frequente de morbimortalidade na população idosa, em especial entre pacientes com idade superior a 75 anos. Sua mortalidade e taxa de recorrência são mais elevadas, quando comparadas às de indivíduos mais jovens.[59]

Epidemiologia da SCA no idoso

A incidência e, principalmente, a gravidade da SCA aumentam substancialmente com o avançar da idade. Os idosos representam 60% das internações por infarto agudo do miocárdio (IAM) e cerca de 80% dos casos que evoluem a óbito.[59,60] Nos pacientes com SCA, a idade avançada é o principal fator determinante de sobrevida, independentemente da morfologia do segmento ST ao eletrocardiograma. Diversos fatores contribuem para aumentar a gravidade da SCA no idoso: maior prevalência de insuficiência cardíaca, insuficiência renal, maior proporção no sexo feminino, retardo no atendimento médico e maior gravidade da doença coronária de base.[61] Estudos angiográficos de pacientes com SCA revelaram maior gravidade da DAC nos idosos em relação aos mais jovens, com maior frequência de lesões multiarteriais e de disfunção sistólica do ventrículo esquerdo.[62,63] De acordo com os autores do estudo GISSI 2,[64] dos pacientes que evoluíram para óbito na fase hospitalar a incidência de ruptura cardíaca foi de 86% em maiores de 70 anos e de 19% naqueles abaixo de 60 anos.

Diversos fatores contribuem para aumentar a mortalidade da SCA no idoso: presença de importantes comorbidades, doença arterial coronária mais extensa e comprometimento das funções sistólica e diastólica do ventrículo esquerdo.

Apesar da expressiva representatividade de idosos no total de casos de SCA, essa participação não se estende aos ensaios clínicos que, em grande parte, não envolveram os muito idosos e muito raramente são delineados especificamente para estudar esse tipo de ocorrência na idade mais avançada.[63,65]

Nos sexagenários, a doença coronária é mais comum nos homens e, a partir dos 80 anos, a prevalência é equivalente em ambos os gêneros, sendo que entre os nonagenários mais mulheres apresentam infarto comparativamente aos homens.[62]

Diagnóstico da SCA no idoso

Além de maior incidência e mortalidade, algumas particularidades do infarto em idosos merecem destaque. O clássico tripé em que se baseia o diagnóstico dessa doença – quadro clínico, eletrocardiograma, marcadores cardíacos bioquímicos – é bastante distinto em pacientes de faixa etária mais avançada. A insuficiência cardíaca aparece como manifestação clínica prevalente, estando presente em 40% dos pacientes, enquanto apenas 14% dos infartos cursam com dispneia em indivíduos mais jovens. Há quase quarenta anos já era conhecido que dor típica ocorria em apenas 19% dos idosos que cursam com infarto agudo do miocárdio.[59,66]

Quanto ao eletrocardiograma, o infarto sem supradesnivelamento do segmento ST é mais prevalente, sendo responsável pela maioria das ocorrências em idosos. Nessa população, a mortalidade hospitalar é extremamente elevada, podendo atingir níveis de até 19%, enquanto em não idosos gira ao redor de 5%.[67]

Em um ano após o IAM, mais de 1/3 dos idosos terão falecido. Comorbidades, doença coronária aterosclerótica mais avançada e baixa reserva funcional exercem influência fundamental para esse grande aumento de risco observado nessa população; no entanto, a idade em si é um dos mais potentes fatores de risco independentes para a elevada mortalidade do IAM.[68]

Particularidades da SCA em idosos

Os idosos, em comparação com infartados de meia idade, apresentam as seguintes características quando são diagnosticados com SCA: menor prevalência de tabagismo e de revascularização prévia, maior prevalência de pacientes do sexo feminino, mais comorbidades, principalmente insuficiência cardíaca, acidente vascular encefálico, insuficiência renal, anemia, hipoalbuminemia, hiponatremia e maior limitação funcional.

Conclusivamente, o infarto em idosos se caracteriza por: mais comorbidades, manifestações atípicas, eletrocardiogramas mais inespecíficos, mais complicações e maior mortalidade. Por apresentarem múltiplas comorbidades, o diagnóstico de SCA no idoso pode ser dificultado ou mesmo mascarado por outros sintomas. De modo semelhante às mulheres e aos diabéticos, pacientes com idade avançada também têm mais apresentações clínicas atípicas, podendo cursar com dispneia, cansaço súbito, tonturas, síncope, dor abdominal, vômitos, confusão mental, tosse, mal-estar inespecífico e edema agudo de pulmão como manifestação inicial de um quadro de SCA. Comparativamente aos pacientes jovens, essas peculiaridades na apresentação clínica da SCA podem dificultar e retardar o diagnóstico, impedindo a utilização de terapêuticas que exijam um curto espaço de tempo entre o início dos sintomas e o diagnóstico clínico para serem efetivas e suplantar os riscos, como é o caso dos trombolíticos.

Pacientes com idade avançada apresentam maior frequência de isquemia silenciosa, podendo esse achado ser explicado por distúrbios na percepção da dor, disfunção autonômica, maior sensibilidade a endorfinas e desenvolvimento de circulação colateral mais abundante.[64,65,69]

Infelizmente, o tratamento realizado é, muitas vezes, diferente. Os idosos são menos frequentemente internados em hospitais com recursos para revascularização, como laboratório de hemodinâmica; são menos tratados por cardiologistas; menos submetidos a procedimentos invasivos e recebem menos tratamento medicamentoso que comprovadamente reduz complicações relacionadas ao infarto, como aspirina, clopidogrel, β-bloqueador e fibrinolíticos. Em consequência, evoluem mais frequentemente com hipotensão, choque, fibrilação atrial, insuficiência cardíaca, bem como complicações não cardiovasculares, como pneumonia e insuficiência renal aguda, resultando em maior mortalidade hospitalar em 30 dias e em um ano.[59]

Contribui para esse subtratamento uma maior dificuldade diagnóstica, imposta pelos sintomas frequentemente atípicos, associados a eletrocardiograma mais frequentemente não diagnóstico e à apresentação tardia ao serviço de emergência.

A realização de cinecoronariografia cai de menos de 2/3 entre os sexagenários para menos de 1/3 entre os octogenários. A angioplastia coronária é realizada em menos de 30% dos sexagenários e em menos de 10% dos octogenários. Cerca de 20% dos sexagenários são submetidos à cirurgia de revascularização do miocárdio, ao passo que essa cirurgia é exceção entre os octogenários, sendo realizada em apenas 1,5% dos casos. Essa subutilização de recursos terapêuticos, quer invasivos, quer não invasivos, como prescrição de aspirina e de β-bloqueador, tem profundo impacto sobre a evolução clínica e a mortalidade nessa população.

A incidência de choque, fibrilação atrial, insuficiência cardíaca, acidente vascular encefálico e insuficiência renal é significativa e aumenta progressivamente com a idade. Destaca-se a elevada prevalência de insuficiência cardíaca, que ocorre em mais de 1/3 dos sexagenários e em quase 2/3 dos octogenários. Complicações não cardiovasculares como sangramento, necessidade de transfusão sanguínea e pneumonia ocorrem com frequência. Consequentemente, 20 a 30% dos idosos necessitam permanecer hospitalizados por mais de dez dias em decorrência de um quadro de IAM.

Tratamento da SCA em idosos

Os princípios básicos do tratamento da SCA não são diferentes nos idosos em relação aos pacientes mais jovens. Porém, deve-se considerar a maior incidência de sangramento secundário ao emprego de antiagregantes e anticoagulantes. É importante a individualização e a correta estratificação de risco do paciente, com o objetivo de definir a utilização mais adequada de antitrombóticos e anticoagulantes.

A utilização de oxigenoterapia, analgesia e sedação, bem como de nitratos e β-bloqueadores, seguem as mesmas indicações que nos indivíduos mais jovens. Deve-se ter cautela com o emprego de nitratos devido à maior prevalência de hipotensão postural. O dinitrato de isossorbida é a medicação de escolha devido à menor frequência de efeitos colaterais nessa população.

Tendo em vista esse delicado balanço entre riscos e benefícios, as principais diretrizes recomendam que a agressividade da terapêutica antitrombótica esteja baseada na estratificação de risco do paciente. Aspirina e clopidogrel são indicados para todos os pacientes com SCA, desde os de risco mais baixo até os de mais elevado. Em pacientes acima de 75 anos, a dose de ataque de clopidogrel não deve ser indicada, devendo-se empregar apenas a dose de manutenção de 75 mg ao dia. Heparina em dose terapêutica, não fracionada ou de baixo peso, é indicada para todos os pacientes. É importante o ajuste de dose de heparina de baixo peso molecular em pacientes com idade superior a 75 anos. Nessa situação a dose recomendada é de 0,75 mg/kg.

A indicação de inibidores da glicoproteína IIb/IIIa e de cinecoronariografia precoce visando a procedimento de revascularização é reservada a pacientes de risco mais elevado. Recomenda-se a utilização de um índice de estratificação de risco que norteie essas indicações.

Em relação ao emprego de inibidores de glicoproteína IIb/IIIa, os idosos parecem apresentar o mesmo benefício relativo que indivíduos mais jovens. No entanto, como o risco é mais elevado nessa faixa etária, a redução de risco absoluto resultante é maior, levando a um número necessário para tratar (NNT) mais vantajoso.

Deve-se ressaltar que o emprego da fibrinólise não apresenta limite de idade. Apesar da maior incidência de sangramento em idosos, a análise risco-benefício avaliza o emprego de fibrinolítico em idosos.

Quanto à indicação de estratificação invasiva com estudo coronariográfico precoce, recomenda-se essa estratégia para pacientes com estratificação de risco mais elevada, como escore de risco pela escala de TIMI de 5 pontos ou mais. É interessante observar que nos três grandes estu-

■ CAPÍTULO 52

Emergências Cardiovasculares em Idosos **965**

dos que compararam estratégia invasiva precoce com estratégia conservadora, em que a cinecoronariografia era realizada segundo a evolução clínica do paciente (estudos FRISC 10, TIMI IIIB11 e TACTICS – TIMI 18), os resultados favoráveis à estratégia invasiva precoce derivaram consistentemente da população idosa. Em subanálise de ensaio clínico randomizado realizado entre 1997 e 2000, envolvendo mais de 2 mil idosos com SCA sem supradesnível do segmento ST, foi demonstrado que a estratégia invasiva precoce foi melhor para diminuir desfechos isquêmicos, apesar do risco aumentado de sangramento. No entanto, idosos com comorbidades foram excluídos do estudo, e a generalização dos resultados para esses pacientes não é possível.[70]

Em estudo comparando cirurgia de revascularização miocárdica com tratamento clínico em idosos após IAM, os revascularizados tiveram maior sobrevida; contudo, o tratamento clínico otimizado mostrou aumento de sobrevida proporcional ao número de agentes cardioprotetores utilizados.[71]

Muitos são os motivos que podem explicar o tratamento subótimo conferido atualmente aos idosos com SCA, como dificuldade e atraso no diagnóstico além da preferência do próprio paciente, muitas vezes com uma ideia de fatalismo e temor do maior risco de efeitos colaterais e de desfechos adversos com terapêuticas invasivas, temor esse que pode vir também da parte do médico. Para melhorar o cuidado ao idoso com SCA e diminuir sua mortalidade, é necessária a implementação das diretrizes de tratamento de forma semelhante ao que acontece nos mais jovens.

Com as diferentes respostas aos tratamentos conforme as faixas etárias, tornam-se necessários mais estudos envolvendo a população idosa para que se possa ter evidência científica de que o sucesso terapêutico apresentado pelos mais jovens encontre reprodutibilidade nos idosos e também nos muito idosos, possibilitando assim a melhor individualização do tratamento conforme a faixa etária.

DISPNEIA NO IDOSO

A avaliação da dispneia aguda no idoso representa grande desafio para o médico assistente. Alterações fisiológicas decorrentes da idade podem alterar a percepção do idoso. A presença de múltiplas comorbidades complica o diagnóstico e dificulta o tratamento. Apresentações atípicas do quadro de dispneia como, por exemplo, uma SCA, podem levar ao atraso diagnóstico e terapêutico.

Dispneia é um dos mais frequentes sintomas referidos pelo paciente idoso. A sensação subjetiva de falta de ar ou de dificuldade para respirar pode ocorrer durante atividade física. A dispneia patológica ocorre quando essa sensação ocorre ao repouso ou em situações em que não era esperada. Evidência objetiva de falta de oxigenação tecidual se dá com o surgimento de sintomas como taquipneia, cianose e alteração no estado de consciência.[72]

Com o avançar da idade, algumas alterações fisiológicas modificam o funcionamento do sistema respiratório. O passar dos anos leva a uma alteração na composição do tecido conjuntivo, que provoca redução do tamanho dos

bronquíolos e de sua capacidade de retração. Esse fenômeno pode causar fechamento alveolar precoce durante o ciclo respiratório com consequente aumento na resistência ao fluxo aéreo. Adicionalmente, ocorre redução no número de alvéolos que recebem ventilação adequada, limitando a superfície de troca gasosa. Essas modificações resultam em alterações na prova de função pulmonar, com elevação no volume residual e alteração na relação ventilação-perfusão (V/Q). A alteração V/Q alarga o gradiente alvéolo-arterial mesmo em condições basais.

Outra modificação significativa que ocorre com a idade é a redução do volume expiratório forçado no primeiro segundo (VEF_1) em cerca de 10 a 30 mL ao ano após os 30 anos de idade. Após os 40 anos observa-se diminuição da capacidade de difusão dos gases. Adicionalmente às alterações pulmonares intrínsecas, pode-se notar importante prejuízo na mecânica respiratória devido a: perda de massa muscular, cifoescoliose, calcificação de cartilagem intercostal e artrite costovertebral. Esses fatores contribuem para uma maior rigidez da parede torácica associada à redução de sua complacência.

Em situações de estresse, os idosos travam uma grande batalha contra a redução da expansibilidade torácica e a musculatura respiratória fragilizada. Como resultado, estão mais propensos a cursar com descompensação respiratória aguda.

Outras alterações consistem na redução da motilidade ciliar, com consequente redução do clareamento de muco e substâncias, tosse ineficaz, aumento do risco de aspiração secundária a doenças neurológicas e resposta inadequada a quadros de hipoxia e hipercarbia. Infelizmente, com o avançar da idade, ocorre redução na percepção da dispneia, levando à demora em procurar atendimento, com consequente agravamento da doença.[73,74]

O idoso que se apresenta com dispneia no serviço de emergência deve ser avaliado pela história clínica e exame físico detalhados. O diagnóstico diferencial inclui uma série de doenças que afetam múltiplos órgãos e sistemas (Tabela 52.4).

História clínica

Em muitas situações, não é possível obter a história diretamente do paciente, fato que torna imprescindível a presença de um familiar ou informante para a coleta de dados. Quando da investigação das características da dispneia, deve-se questionar sobre: desenvolvimento agudo ou gradual, fatores agravantes e de melhora, frequência e gravidade dos episódios.

A associação da dispneia com dor torácica que piora aos esforços, palpitações, diaforese e síncope sugere relação com doença cardiovascular. Por outro lado, a associação com tosse, expectoração e febre pode sinalizar uma causa infecciosa.

Ponto importante na história é a presença de comorbidades preexistentes como doença pulmonar obstrutiva crônica, asma, insuficiência cardíaca, neoplasia, trombose venosa profunda e imunossupressão. Adicionalmente, é fundamental a investigação das medicações em uso uma vez que a polifarmácia é frequente e, consequentemente, o aparecimento de efeitos adversos não é incomum.

Tabela 52.4 Principais causas de dispneia em idosos.

▪ Embolia pulmonar	▪ DPOC	▪ Asma	▪ Pneumotórax
▪ Pneumonia	▪ SARA	▪ Derrame pleural	▪ Trauma torácico
▪ Neoplasia	▪ ICC	▪ Edema pulmonar	▪ SCA
▪ Arritmia	▪ Tamponamento	▪ Anemia	▪ Acidose
▪ Sepse	▪ Angioedema	▪ Anafilaxia	▪ Aumento da tireoide
▪ Compressão de VA	▪ Corpo estranho em VA	▪ AVE	▪ Miosite
▪ Guillain-Barré	▪ Miastenia *gravis*	▪ Paralisia vocal	▪ Ansiedade

DPOC (Doença Pulmonar Obstrutiva Crônica); SARA (Síndrome da Angústia Respiratória do Adulto); ICC (Insuficiência Cardíaca); AVE (Acidente Vascular Encefálico); VA (Via Aérea).

Exame físico

Infelizmente, em algumas situações, a obtenção de uma história completa não é possível. Nessas situações, o exame físico pode fornecer informações vitais para o diagnóstico e posterior tratamento. Quando o paciente se apresenta com dispneia aguda, a estabilização do quadro é a prioridade do atendimento. A avaliação dos sinais vitais e da circulação, da patência da via aérea, a monitorização cardíaca, o acesso venoso e a oferta de oxigênio são medidas iniciais prioritárias. Caso o paciente apresente apneia, fadiga respiratória e inabilidade de mobilizar secreção, deve ser considerada a possibilidade de entubação orotraqueal. Após a abordagem inicial, é fundamental o exame físico cuidadoso.

Alguns sinais de gravidade devem ser minuciosamente levados em consideração, como: retração costal, taquipneia, diaforese, alteração do nível de consciência, hipotensão, taquicardia e má perfusão periférica.

Em determinadas situações, o diagnóstico diferencial de dispneia pode se tornar um grande desafio, principalmente em relação a pacientes mal informantes. Nessas situações, alguns exames iniciais podem ser de grande valia: eletrocardiograma, radiografia de tórax, peptídeo natriurético cerebral e gasometria arterial. De acordo com a situação e a hipótese formulada, exames mais sofisticados podem ser solicitados com o objetivo de se alcançar o diagnóstico e tratamento precisos.

Idosos com dispneia, geralmente, se apresentam no serviço de emergência com quadros graves, muitas vezes agudos. A presença de múltiplas comorbidades pode complicar o raciocínio diagnóstico; desse modo, quando se está em frente a um idoso com dispneia é fundamental a formulação de algumas hipóteses diagnósticas, focando-se primeiramente nas causas mais graves e com potencial de letalidade. A história clínica e o exame físico após a estabilização inicial do quadro são fundamentais na condução do paciente; porém, em alguns casos, a solicitação de exames é fundamental. Infelizmente, devido à maior fragilidade dessa população, um erro ou retardo diagnóstico ou terapêutico pode trazer consequências graves ao paciente.

Principais causas de dispneia

Embolia pulmonar

A embolia pulmonar é uma doença de difícil diagnóstico e apresenta altos índices de mortalidade. Estudos mostraram que, em idosos, a incidência é ainda maior uma vez que esses pacientes apresentam múltiplos fatores de risco para doença tromboembólica. A síndrome da imobilidade, muito prevalente nessa faixa etária, constitui importante fator de risco, seguido de estase venosa, maior prevalência de neoplasia, reposição hormonal e trauma. Nessa população, as taxas de mortalidade são muito superiores quando comparadas a pacientes mais jovens.[75]

Em termos de apresentação clínica observa-se em idosos que a dispneia continua sendo o sintoma mais prevalente, seguido de dor pleurítica, tosse, hemoptise e síncope. É muito comum a apresentação tardia em serviço de emergência devido a alterações na percepção da dispneia. Nos idosos, o desenvolvimento de hipertensão pulmonar é mais comum e mais importante quando comparado aos mais jovens.[76]

O D-dímero, em pacientes com idade avançada, tem menor valor, uma vez que pode encontrar-se positivo devido a uma série de outros fatores muito prevalentes nessa população. A cintilografia, da mesma forma, apresenta utilidade mais limitada devido à alta frequência de alterações basais no parênquima pulmonar que dificultam sua correta interpretação. A tomografia computadorizada, por sua vez, tem boa acurácia nessa população, porém necessita de contraste endovenoso que pode ser agressivo em pacientes com função renal já comprometida.

Síndrome coronária aguda

Em idosos, a doença coronária apresenta peculiaridades de fundamental reconhecimento. Consulte o item neste mesmo capítulo que trata desse tema com detalhes.

Insuficiência cardíaca

A insuficiência cardíaca (IC) está entre as causas mais comuns de dispneia. Estudos indicam que disfunção diastólica está presente em mais de 10% dos indivíduos com idade superior a 65 anos. Insuficiência cardíaca descompensada é a causa mais comum de internação na população geriátrica.[77]

A alta frequência de IC em idosos é resultado de mudanças fisiológicas que ocorrem no decorrer dos anos. Observa-se menor elasticidade da aorta e dos vasos, que resulta em aumento na pós-carga e em hipertrofia miocárdica com elevação da demanda por oxigênio e, por fim, em disfunção diastólica. Esse processo é agravado por: redução do débito cardíaco, diminuição da perfusão renal, retenção de fluidos e piora de sintomas secundários à retenção de líquidos.[78]

A história clínica e o exame físico devem se focar em identificar os possíveis fatores desencadeantes do quadro de dispneia no idoso. Geralmente, se constituem em: sobrecarga salina, não adesão medicamentosa, isquemia miocárdica, arritmias, disfunção renal, embolia pulmonar, hipertensão descontrolada e infecção.

Quanto à avaliação laboratorial, altos níveis de troponina e de peptídeo natriurético cerebral (BNP), bem como anemia, estão correlacionados a alta morbidade e período prolongado de internação. A utilização do BNP ajuda na diferenciação de dispneia de causa cardíaca e não cardíaca.[79,80,81]

Asma e Doença Pulmonar Obstrutiva Crônica (DPOC)

A DPOC está presente em 34 de cada 1.000 indivíduos com idade acima de 65 anos, sendo a quarta maior causa de morte nessa faixa etária.[82]

A prevalência de asma, embora subestimada, gira em torno de 7 a 9% em indivíduos com idade superior a 70 anos. Embora menos frequente, a asma em idosos apresenta alta mortalidade.

No idoso, a redução da elasticidade das vias aéreas contribui para hiperinsuflação e hipertrofia de glândulas mucosas, o que gera obstrução ao fluxo aéreo e hipercapnia. Em asmáticos, a diminuição da função dos sistemas simpático e parassimpático ocasiona redução dos receptores beta pulmonares.[82,83]

Alguns estudos mostraram que idosos se apresentam tardiamente em serviço de emergência devido à pior percepção da dispneia e por assumir que esse sintoma é secundário a descondicionamento físico ou à idade.[84,85]

Pneumonia

Entre indivíduos com idade superior a 65 anos, a pneumonia é a quinta causa de morte, com números que giram ao redor de 60 mil mortes por ano.[82]

Idade avançada e múltiplas comorbidades contribuem para as elevadas taxas de morbidade e mortalidade nessa população. Algumas modificações fisiológicas, como diminuição de função mucociliar e menor capacidade de expectoração, propiciam menor clareamento de muco e bactérias. Desse modo, pacientes idosos apresentam maior colonização bacteriana de vias aéreas, especialmente por bactérias Gram-negativas. Nessa população, observam-se alterações na deglutição que proporcionam maior chance de broncoaspiração. Com a idade, a rigidez da parede torácica eleva-se e a musculatura atrofia, fazendo com que o trabalho respiratório do idoso seja mais intenso.

Idosos com pneumonia podem se apresentar com sintomas não específicos ou queixas que podem incluir confusão mental, inapetência, dor torácica, maior incidência de quedas e prostração. Apesar da apresentação muitas vezes atípica, a dispneia permanece como o principal sintoma de pacientes com pneumonia.[86]

Considerações finais da dispneia no idoso

Pacientes de idade avançada geralmente se apresentam com quadros graves complicados por múltiplas co-morbidades. É imprescindível que na avaliação da dispneia aguda do idoso inclua-se uma lista de diagnósticos diferenciais com foco nas causas de maior gravidade e com maior risco de morte. O objetivo inicial é a estabilização do paciente com suporte de oxigênio com cateter, máscara ou por meio de assistência aérea avançada, conforme a necessidade. Muitas vezes, dados de história não são corretamente informados, o que dificulta o diagnóstico e o tratamento, que devem ser processados o mais rápido possível.

DOR TORÁCICA NO IDOSO

Epidemiologia da dor torácica no idoso

Nos Estados Unidos, quase seis milhões de pacientes se apresentam ao departamento de emergência com queixa de dor torácica. Apesar da alta frequência, o diagnóstico correto permanece ainda como grande desafio diagnóstico. Na maioria dos pacientes, as causas da dor são benignas; entretanto, o clínico deve considerar que dor torácica no idoso apresenta maior incidência de doenças potencialmente graves.[87-89]

Infarto agudo do miocárdio, dissecção de aorta, embolia pulmonar, pneumotórax, ruptura de esôfago e pericardite constituem-se nas causas mais graves de dor torácica em idosos. Quando o diagnóstico não é feito corretamente, altos índices de morbidade e mortalidade são observados.

Fisiopatologia da dor torácica

A dor torácica surge a partir da estimulação de fibras somáticas e viscerais. Fibras viscerais originam-se a partir do coração, vasos sanguíneos, esôfago e pleura visceral e penetram na medula espinhal em vários níveis. A estimulação dessas fibras produz uma dor de difícil localização e, geralmente, difícil de ser descrita pelos pacientes. Idosos descrevem sensação de agonia, desconforto, peso ou mal-estar, dificultando, muitas vezes, o diagnóstico correto. Por outro lado, fibras somáticas originam-se de estruturas musculoesqueléticas e produzem sintomas mais bem localizados e descritos com mais facilidade. Essas fibras penetram na medula espinhal em níveis específicos, tendendo a gerar sintomas que seguem um padrão em dermátomo.

Abordagem inicial

A avaliação inicial da dor torácica inclui anamnese e exame físico cuidadoso. O eletrocardiograma e a radiografia de tórax são exames que devem ser solicitados na abordagem inicial.

A aparência dos pacientes com dor torácica importante e grave revela semblante de palidez, ansiedade, agitação e diaforese. É importante a obtenção de temperatura, pulso, pressão arterial, frequência respiratória e saturação arterial. A avaliação inicial de via aérea, eficácia ventilatória e circulação é indispensável. Todos os pacientes instáveis devem ser submetidos a um eletrocardiograma e à radiografia de tórax o mais breve possível.

Na investigação inicial, é de extrema utilidade a caracterização da dor com criteriosa investigação sobre momen-

968   Tratado Dante Pazzanese de Emergências Cardiovasculares   ■ CAPÍTULO 52

to de início, localização, duração, características, fatores agravantes ou de alívio, irradiação e intensidade.[89]

É de suma importância a investigação dos fatores de risco para as principais doenças que levam ao quadro de dor torácica, principalmente síndrome coronária aguda, dissecção de aorta e embolia pulmonar.

Diagnóstico diferencial

É imperativa a formulação de algumas hipóteses diagnósticas em pacientes com idade avançada. As principais estão listadas na Tabela 52.5.

Considerações finais sobre dor torácica em idosos

Dor torácica é uma das queixas mais comuns na população geriátrica e pode estar relacionada a doença com altas taxas de mortalidade como infarto do miocárdio, embolia pulmonar e dissecção aguda de aorta. Pacientes idosos com dor torácica apresentam-se mais frequentemente com manifestações atípicas do que os mais jovens, colocando-se em risco de diagnóstico incorreto.

FIBRILAÇÃO ATRIAL NO IDOSO

Introdução

A Fibrilação Atrial (FA) é uma doença relacionada diretamente ao envelhecimento. Estima-se que, no Brasil, existam 1,5 milhão de pacientes com FA.[90]

É a forma mais comum de arritmia cardíaca em adultos e se associa a risco aumentado de morbidade e mortalidade (o dobro em relação a pacientes em ritmo sinusal), o que leva a um custo substancial para a sociedade e o sistema de saúde.[91,92,93]

Incidência e prevalência

A FA raramente ocorre em pacientes com menos de 40 anos de idade, e sua prevalência aumenta com o avançar da idade: 0,4 a 1% na população geral, 5% em pacientes acima dos 70 anos, 10% na população com idade superior a 80 anos e 15% daqueles com mais de 85 anos.[94,95]

De acordo com o estudo de Framingham, a FA está relacionada com aumento da morbidade e mortalidade. Mulheres com FA têm risco três vezes maior de sofrer um acidente vascular encefálico (AVE) do que aquelas sem FA. Homens com FA têm 2,5 vezes maior risco de AVE. Na população com idade entre 80 e 89 anos, a probabilidade maior de desenvolver AVE é de 23,5% na presença de FA. Além disso, pacientes com FA, independentemente do sexo, são 3,5 vezes mais propensos a desenvolver Insuficiência Cardíaca (IC).[91,92,93]

Etiologia e fisiopatologia

A etiologia da FA é multifatorial. A fibrose e a perda de massa muscular do átrio esquerdo desempenham papel importante. Defeitos genéticos, como mutações no lamin AC, poderiam explicar o desenvolvimento de FA idiopática.[96] Condições que levam ao estiramento atrial (estenose mitral e hipertensão arterial) foram identificadas como associadas ao desenvolvimento de fibrose atrial, pela ativação de vias neuro-humorais, incluindo o sistema renina-angiotensina-aldosterona (SRAA).[97]

Algumas doenças sistêmicas (processos inflamatórios,[98] sarcoidose,[99] doenças autoimunes)[100] também têm sido associadas ao desenvolvimento de FA. A Tabela 52.6 apresenta causas e fatores predisponentes à FA.

Tabela 52.6 Etiologia e fatores predisponentes à FA.

- Anormalidades eletrofisiológicas
- Automatismo aumentado (FA focal)
- Alteração na condução (reentrada)
- Aumento da pressão arterial
- Doença valvular mitral ou tricúspide
- Doença miocárdica (primária ou secundária, levando à disfunção sistólica ou diastólica)
- Alteração valvular semilunar (causando hipertrofia ventricular)
- Hipertensão arterial sistêmica ou pulmonar (embolia pulmonar)
- Tumores intracardíacos ou trombo
- Isquemia arterial
- Doença arterial coronariana
- Doença atrial infiltrativa ou inflamatória
- Pericardite
- Amiloidose
- Miocardite
- Alterações atriais fibróticas associadas ao envelhecimento
- Drogas
- Álcool
- Cafeína
- Doenças endócrinas
- Hipertireoidismo
- Feocomocitoma
- Alterações no tônus autonômico
- Atividade parassimpática aumentada
- Hiperatividade simpática

Extraída de Zimerman LI, Fenelon G, Martinelli Filho M, Grupi C, Atié J, Lorga Filho A, et al. Sociedade Brasileira de Cardiologia. Diretrizes Brasileiras de Fibrilação Atrial. Arq Bras Cardiol 2009;92(6 supl.1):1-39.

Tabela 52.5 Principais causas de dor torácica em idosos.

Embolia pulmonar	Síndrome coronária aguda	Pericardite
Pneumonia	Dissecção aguda de aorta	Pneumotórax
Anemia falciforme	Ruptura de esôfago	Refluxo gastroesofágico
Costocondrite	Herpes-zóster	Dor musculoesquelética
Ansiedade	Prolapso da valva mitral	Miocardite

As consequências fisiopatológicas da FA sobre o sistema cardiovascular são: perda da atividade atrial sincrônica, resposta ventricular irregular e frequência cardíaca rápida, com prejuízo do fluxo de sangue arterial coronário. A perda da contração atrial num contexto de disfunção diastólica (por exemplo, estenose mitral, miocardiopatia obstrutiva e restritiva) pode levar à redução do débito cardíaco de até 20 a 50%. Isso pode ser especialmente deletério na população geriátrica, na qual já há diminuição da complacência ventricular. Estudos experimentais mostraram que a FA leva à diminuição do fluxo sanguíneo coronário.[101]

Tratamento

A avaliação do estado hemodinâmico é um passo fundamental para o início da terapêutica desses pacientes. Naqueles com doença cardíaca estrutural grave e disfunção diastólica, a perda da função atrial como resultado da FA (redução da pré-carga) pode levar à instabilidade hemodinâmica e à necessidade de cardioversão elétrica de emergência.

Cardioversão elétrica

A cardioversão elétrica pode ser feita com desfibriladores monofásicos ou bifásicos. Independentemente de qual padrão de fornecimento de energia seja utilizado, o modo **sincronizado** deve ser empregado para evitar a aplicação do choque durante o período refratário, o que poderia levar à fibrilação ventricular. Em ensaios randomizados, as taxas de sucesso foram maiores quando choques bifásicos foram administrados em comparação com os monofásicos. Além disso, menos energia foi necessária para atingir altas taxas de sucesso. Por conseguinte, o choque bifásico é o padrão atual para cardioversão da FA, por: 1) menor número de choques, 2) necessidades de energia mais baixa e 3) menos lesão de pele.[102]

Dados recentes também apoiam a aplicação imediata de energia mais elevada devido ao menor número de choques e a menor quantidade de energia acumulada a ser aplicada em comparação com a aplicação de choques escalonados (100, 200, 360 J).[103,104]

Terapia farmacológica

Nessa população, a discussão sobre o quão agressivo um médico deve ser para o restabelecimento do ritmo sinusal é controverso. Estudos prospectivos como o RACE[105] e o AFFIRM[106] mostraram, principalmente em idosos, que o controle da frequência cardíaca foi tão eficaz quanto a conversão a ritmo sinusal.

Controle do ritmo

A indicação para o restabelecimento do ritmo sinusal (cardioversão) não é absoluta. As vantagens potenciais da manutenção do ritmo sinusal (aumento do débito cardíaco e tratamento sem anticoagulantes) devem ser ponderadas contra possíveis sequelas de longo prazo de terapia antiarrítmica. Pacientes em FA há pouco tempo geralmente podem ser convertidos para ritmo sinusal espontaneamente ou farmacologicamente, especialmente quando algum fator precipitante for removido (por exemplo, hipoxia e sobrecarga de volume).[94] Entretanto, uma vez que a FA persista por mais de uma semana, a cardioversão elétrica terá maior taxa de sucesso. No entanto, até 50% dos pacientes podem retornar para FA a menos que a terapia antiarrítmica seja instituída cronicamente.[107]

Pacientes sintomáticos em FA podem necessitar de terapia farmacológica, no longo prazo, após cardioversão elétrica bem-sucedida. A amiodarona é a medicação mais frequentemente usada nesse cenário, devido à sua eficácia e segurança em cardiopatas. Infelizmente, ela tem sido associada a efeitos colaterais como: fibrose pulmonar, lesão hepática e disfunção da tireoide. Além disso, pode interagir com outras medicações, alterando seus níveis plasmáticos.[108]

Em pacientes que não tenham alterações estruturais significativas ao ecocardiograma, pode-se lançar mão de outras drogas como o sotalol e a propafenona, com menor taxa de efeitos colaterais, porém menor eficácia no controle do ritmo.

A dronedarona é um derivado não iodado da amiodarona, que supostamente tem perfil de menor risco de reações adversas. No entanto, sua eficácia, em comparação com a amiodarona, é questionável, especialmente em populações com disfunção ventricular esquerda grave, nos quais esse agente pode aumentar a mortalidade.[109]

Anticoagulação

A perda da contração atrial leva a mudanças nos padrões de fluxo no interior do átrio esquerdo, resultando em aumento do risco de formação de trombos, que por sua vez podem levar a complicações embólicas. Pacientes com dispositivos implantáveis (marca-passo) com episódios recorrentes de FA com duração maior que 24 horas têm três vezes mais risco de sofrer AVE.[110]

Lip e colaboradores relatam os resultados de uma grande metanálise com mais de 14 mil pacientes.[111] A terapia com varfarina reduziu significativamente o risco de AVE isquêmico ou tromboembolismo sistêmico em comparação com placebo (risco relativo: 0,33). Especificamente na população geriátrica, onde a incidência de FA é especialmente elevada, há indícios crescentes que apoiam o uso mais liberal de anticoagulante oral no contexto de FA. O estudo BAFTA mostrou que a terapia com a varfarina, visando a uma relação normalizada internacional ideal (INR), entre 2 a 3, foi mais eficaz do que 75 mg diários de aspirina na prevenção de AVE em pacientes acima de 75 anos.[112] Não houve diferença significativa na taxa de sangramento maior entre os grupos varfarina e aspirina. Outros estudos, no entanto, chamam a atenção para o cuidado que deve ser tomado quando se utiliza anticoagulante oral nos idosos. Se os valores-alvo de INR (2-3) são difíceis de ser mantidos, ocorre aumento significativo de risco de AVE ou hemorragia.[113]

Mais detalhes quanto ao perfil de pacientes que merecem ser anticoagulados, bem como as indicações e contraindicações dos novos anticoagulantes orais, podem ser vistos no Capítulo 33 deste livro.

970 Tratado Dante Pazzanese de Emergências Cardiovasculares ■ CAPÍTULO 52

REFERÊNCIAS BIBLIOGRÁFICAS

1. IBGE. Notícias População. [Internet] [acesso em 2014 jul 18]. Disponível em: http://www.ibge.gov.br/ibgeteen/noticias/populacao.html
2. Fried LP. Epidemiology of Aging. Epidemiol Rev. 2000;22:95-106.
3. Giatti L, Barreto SM. [Health, work, and aging in Brazil]. Cad Saude Publica. 2003;19:759-71.
4. Hui KK. Gerontologic consideration cardiovascular pharmacology and therapeutics. In: Singh BN, Dzau VJ,Vanhoutte PM, Woosley RL(Ed). Cardiovascular pharmacology and therapeutics. New York: Churchill Livingstone, 1994. p. 1128-42.
5. Parmley WW. Do we practice geriatric cardiology? J Am Coll Cardiol. 1997;29:217- 8.
6. Rowe JW, Besdine RW. Drug therapy. In: Rowe JW, Besdine RW(Ed). Health and disease in old age. Boston: Little Brown Company, 1982. p. 39-53.
7. Wey JY. Age and the cardiovascular system. N Engl J Med. 1992;327:1735-9. Sociedade Brasileira de Cardiologia; Sociedade Brasileira Hipertensão; Sociedade Brasileira de Nefrologia. V Brazilian Guidelines in Arterial Hypertension. Arq Bras Cardiol. 2007;89(3):e24-e79.
8. Amar J, Chamontin B, Genes CB, et al. Why is hypertension so frequently uncontrolled in secondary prevention? J Hypertens. 2003;21:1199.
9. Phillips LS, Branch WT, Cook CB, et al. Clinical inertia. Ann Med. 2001;135:825-34.
10. Vasan, RS, Larson, MG, Leip, EP, et al. Assessment of frequency of progression to hypertension in non-hypertensive participants in the Framingham Heart Study: a cohort study. Lancet. 2001; 358:1682.
11. Vasan, RS, Beiser, A, Seshadri, S, et al. Residual lifetime risk for developing hypertension in middle-aged women and men: The Framingham Heart Study. JAMA. 2002; 287:1003.
12. Staessen, JA, Gasowski, J, Wang, JG, et al. Risks of untreated and treated isolated systolic hypertension in the elderly: Meta-analysis of outcome trials. Lancet. 2000; 355:865.
13. National Institute for Health and Clinical Excellence. Hypertension: management of hypertension in adults in primary care (NICE clinical guideline update). [Internet] [acesso em 2014 jul 18]. Disponível em: http://www.nice.org.uk
14. Mancia G, Fagard R., Narkiewicz K, et al. The Task Force for the management of arterial hypertension of the European Society of Hypertension (ESH) and of the European Society of Cardiology (ESC). European Heart Journal (2013) 34, 2159–2219.
15. Mancia G, Fagard R., Narkiewicz K, et al. The Task Force for the management of arterial hypertension of the European Society of Hypertension (ESH) and of the European Society of Cardiology (ESC). European Heart Journal (2013) 34, 2159–2219.
16. Young, JH, Klag, MJ, Muntner, P, et al. Blood pressure and decline in kidney function: Findings from the systolic hypertension in the elderly program (SHEP). J Am Soc Nephrol. 2002; 13:2776.
17. Franklin, SS, Gustin, W IV, Wong, ND, et al. Hemodynamic patterns of age-related changes in blood pressure. The Framingham Heart Study. Circulation. 1997; 96:308.
18. Franklin, SS, Jacobs, MJ, Wong, ND, L'Italien, GJ. Predominance of isolated systolic hypertension among middle-aged and elderly US hypertensives: analysis based on National Health and Nutrition Examination Survey (NHANES) III. Hypertension. 2001; 37:869.
19. Kannel, WB. Blood pressure as a cardiovascular risk factor. JAMA. 1996; 275:1571.
20. Franklin, SS, Larson, MG, Khan, SA, et al. Does the relation of blood pressure to coronary heart disease risk change with aging? The Framingham Heart Study. Circulation. 2001; 103:1245.
21. Neaton, JD, Wentworth, D, for the Multiple Risk Factor Intervention Trial Research Group. Serum cholesterol, blood pressure, cigarette smoking, and death from coronary heart disease. Arch Intern Med. 1992; 152:56.
22. Somes, GW, Pahor, M, Shorr, RI, et al. The role of diastolic blood pressure when treating isolated systolic hypertension. Arch Intern Med. 1999; 159:2004.
23. Vokó, Z, Bots, ML, Hofman, A, et al. J-shaped relation between blood pressure and stroke in treated hypertensives. Hypertension. 1999; 34:1181.
24. Messerli, FH, Mancia, G, Conti, CR, et al. Dogma disputed: can aggressively lowering blood pressure in hypertensive patients with coronary artery disease be dangerous?. Ann Intern Med. 2006; 144:884.
25. Mehta RH, O'Gara PT, Bossone E, et al. Acute type A aortic dissection in the elderly: clinical characteristics, management, and outcomes in the current era. J Am Coll Cardiol. 2002;40:685-92.
26. Rogers RL, Anderson RS. Severe hypertension in the geriatric patient-Is it an emergency or not? Clin Geriatr Med. 2007;23:363-70.
27. Henderson MC, Prabhu SD. Syncope: current diagnosis and treatment. Curr Probl Cardiol. 1997;22(5):242-96.
28. Solteriades ES, Evans JC, Larson MG, et al. Incidence and prognosis of syncope. N Engl J Med. 2002;347:878-85.
29. Savage DD, Corwin L, McGee DL, et al. Epidemiologic features of isolated syncope: the Framingham Study. Stroke. 1985;16:626-9.
30. Lipsitz LA, Wei JY, Rowe JW. Intra-individual variability in postural blood pressure in the elderly. Clin Sci. 1985;69:337-41
31. Grubb BP. Syncope in the older patient. Hellenic J Cardiol. 2003;44:235-42.
32. Sun BC, Emond JA, Camargo CA. Direct medical costs of syncope-related hospitalizations in the United States. Am J Cardiol. 2005;95:668-71.
33. Hood R. Syncope in the elderly. Clin Geriatr Med. 2007;23:351-61.
34. Van der Velde N, van den Meiracker AH, Pols HA, Stricker BH, van der Cammen TJ. Withdrawal of fall-risk-increasing drugs in older persons: effecton tilt-table test outcomes. J Am Geriatr Soc. 2007;55:734-9.
35. Huff JS, Decker WW, Quinn JV, Perron AD, Napoli AM, Peeters S, Jagoda AS. Clinical policy: critical issues in the evaluation and management of adult patients presenting to the emergency department with syncope. Ann Emerg Med. 2007;49:431-44.
36. McIntosh SJ, Lawson J, Kenny RA. Clinical characteristics of vasodepressor, cardioinhibitory, and mixed carotid sinus syndrome in the elderly. Am J Med. 1993;95:203-8.
37. Martin TP, Hanusa BH, Kapoor WN. Risk stratification of patients with syncope. Ann Emerg Med. 1997;29:459-66.
38. The Task Force for the Diagnosis and Management of Syncope of the European Society of Cardiology (ESC) Developed in collaboration with, European Heart Rhythm Association (EHRA) Heart Failure Association (HFA), and Heart Rhythm Society (HRS): Guidelines for the diagnosis and management of syncope (version 2009). Eur Heart J. 2009 Aug 27.
39. Galizia A, Abete P, Mussi C, Noro A, Morrione A, Langellotto A, et al. Role of the early symptoms in assessment of syn-

cope in the elderly people. Results from the Italian Group for the Study of Syncope in the elderly (GIS STUDY). J Am Geriatr Soc. 2009;57:18-23.

40. Cummings SR, Nevitt MC, Kidd S. Forgetting falls. The limited accuracy of recall of falls in the elderly. J Am Geriatr Soc. 1988;36:613-6.

41. Hoefnagels WA, Padberg GW, Overweg J, van der Velde EA, Roos RA. Transient loss of consciousness: the value of the history for distinguishing seizure from syncope. J Neurol. 1991;238:39-43.

42. Linzer M, Yang EH, Estes M III, et al. Diagnosing syncope. Part 1: Value of history, physical examination, and eletrocardiography. Ann Intern Med. 1997;126:989.

43. Miller EC, Holmes JF, Derlet RW. Utilizing clinical factors to reduced head CT scan ordering for minor head trauma patients. J Emerg Med. 1997;15(4):453-7.

44. Hirano LA, Bogardus ST, Saluja S, et al. Clinical yield of computed tomography brain scans in older general medical patients. J Am Geriatr Soc. 2006;54:587-92.

45. Giglio P, Bednarczyk EM, Weiss K, et al. Syncope and head CT scans in the emergency department. Emerg Radiol. 2005;12:44-6.

46. Fitzpatrick AP, Cooper P. Diagnosis and management of patients with blackouts. Heart. 2006;92:559-68.

47. Mosqueda-Garcia R, Fulan R, Tank J, et al. The elusive pathophysiology of neurally mediated syncope. Circulation. 2000;102(23):2898-906.

48. Shi X, Wray DW, Formes KJ, et al. Orthostatic hypotension in aging humans. Am J Physiol Heart Circ Physiol. 2000;279(4):H1548-54.

49. Jansen RW, Connelly CM, Kelley-Gagnon MM, et al. Postprandial hypotension in elderly patients with unexplained syncope. Arch Intern Med. 1995;155(9):945-52.

50. Munro NC, McIntosh S, Lawson J, Morley CA, Sutton R, Kenny RA. The incidence of complications after carotid sinus massage in older patients with syncope. J Am Geriatr Soc. 1994;42:1248-51.

51. Bayer AJ, Chadha JS, Farag RR, et al. Changing presentation of myocardial infraction with increasing old age. J Am Geriatr Soc. 1986;34:263-6.

52. Timmons S, Kingston M, Hussain M, et al. Pulmonary embolism: differences in presentation between older and younger patients. Age Ageing. 2003;32:601-5.

53. Nallamothu BK, Mehta RH, Saint S, et al. Syncope in acute aortic dissection: diagnostic, prognostic, and clinical implications. Am J Med. 2002;113:468-71.

54. Chiappini B, Camurri N, Loforte A, et al. Outcome after aortic valve replacement in octogenarians. Ann Thorac Surg. 2004;78(1):85-9.

55. Sandroni P, Low PA. Autonomic peripheral neuropathies: clinical presentation, diagnosis, and treatment. J Clin Neuromuscular Disease. 2001;2:147-57.

56. Mehta RH, Rathore SS, Radford MJ, Wang Y, Wang Y, Krumholz HM. Acute myocardial infarction in the elderly: differences by age. J Am Coll Cardiol. 2001;38(3):736-41.

57. Aguirre FV, McMahon RP, Mueller H, et al. Impact of age on clinical outcome and postlytic management strategies in patients treated with thrombolytic therapy. Results from the TIMI II study. Circulation. 1994;90:78-86.

58. White HD, Barbash GI, Califf RM, et al. Age and outcome with contemporary thrombolytic therapy. Results from the GUSTO-I trial. Global utilization of streptokinase and TPA for occluded coronary arteries trial. Circulation. 1996;94:1826-33.

59. Nicolau JC, Cesar LA, Timerman A, Piegas LS, Marin-Neto JA. [Guidelines of the Brazilian Cardiology Society on unstable angina and myocardial acute infarction without ST segment elevation: Part I: Risk stratification and approaches in the first 12 hours after the patient arrives to the hospital]. Arq Bras Cardiol. 2001;77 Suppl 2:3-23.

60. Bruno W, Mesquita ET. Cardiogeriatria. 1st ed. São Paulo: Atheneu, 2001.

61. GISSI-2: a factorial randomised trial of alteplase versus streptokinase and heparin versus no heparin among 12,490 patients with acute myocardial infarction. Gruppo Italiano per lo Studio della Sopravvivenza nell'Infarto Miocardico. Lancet. 1990 Jul 14;336(8707):65-71.

62. Mohallem KL. Síndrome Coronária Aguda com Supradesnivelamento de ST. In: Liberman A, Freitas EV, Savioli Neto F, Taddei CFG, eds. Diagnóstico e Tratamento em Cardiologia Geriátrica - DECAGE - SBC. 1st ed. Barueri: Manole, 2005. p. 204-11.

63. Pathy MS. Clinical presentation of myocardial infarction in the elderly. Br Heart J. 1967;29(2):190-9.

64. Paul SD, O'Gara PT, Mahjoub ZA, DiSalvo TG, O'Donnell CJ, Newell JB, et al. Geriatric patients with acute myocardial infarction: Cardiac risk factor profiles, presentation, thrombolysis, coronary interventions, and prognosis. Am Heart J. 1996;131(4):710-5.

65. Morrow DA, Antman EM, Charlesworth A, et al. TIMI risk score for ST-elevation myocardial infarction: a convenient, bedside, clinical score for risk assessment at presentation: an intravenous nPA for treatment of infarcting myocardium early II trial substudy. Circulation. 2000;102:2031-7.

66. Stern S, Behar S, Leor J, Harpaz D, Boyko V, Gottlieb S. Presenting symptoms, admission electrocardiogram, management, and prognosis in acute coronary syndromes: differences by age. Am J Geriatr Cardiol. 2004;13:188-96.

67. Bach RG, Cannon CP, Weintraub WS, DiBattiste PM, Demopoulos LA, Anderson HV, et al. The effect of routine, early invasive management on outcome for elderly patients with non-ST-segment elevation acute coronary syndromes. Ann Intern Med. 2004;141:186-95.

68. Vanasse A, Courteau J, Niyonsenga T. Revascularization and cardioprotective drug treatment in myocardial infarction patients: how do they impact on patients' survival when delivered as usual care. BMC Cardiovasc Disord. 2006;6:21.

69. Mahler DA, Fierro-Carrion G, Baird JC. Evaluation of dyspnea in the elderly. Clin Geriatr Med. 2003;19:19-33.

70. Imperato J, Sanchez LD. Pulmonary emergencies in the elderly. Emerg Med Clin North Am. 2006;24:317-38.

71. Servansky JE, Haponik EF. Respiratory failure in elderly patients. Clin Geriatr Med. 2003;19:205-24.

72. Berman AR, Arnsten JH. Diagnosis and treatment of pulmonary embolism in the elderly. Clin Geriatr Med. 2003;19:157-75.

73. National Center for Health Statistics. Trends in health and aging. Visits to office-based physicians: distribution by physician specialty, age, sex, and race. United States, selected years, 1975–2004. [Internet] [acesso em 2014 jul 18]. Disponível em: http://209.217.72.34/aging/ReportFolders/ReportFolders.aspx

74. Redfield MM, Jacobsen SJ, Burnett JC, et al. Burden of systolic and diastolic ventricular dysfunction in the community. JAMA. 2003;289(2):194-202.

75. Gupta R, Kaufman S. Cardiovascular emergencies in the elderly. Emerg Med Clin North Am. 2006;24:339-70.

76. Goto T, Takase H, Toriyama T, et al. Circulating concentrations of cardiac proteins indicate the severity of congestive heart failure. Heart. 2003;89(11):1303-7.

77. Januzzi JL, Camargo CA, Anwaruddin S, et al. The N-terminal Pro-BNP Investigation of Dyspnea in the Emergency Department (PRIDE) Study. Am J Cardiol. 2005;95:948-54.

78. Mueller C, Scholer A, Laule-Kilian K, et al. Use of B-type natriuretic peptide in the evaluation and management of acute dyspnea. N Engl J Med. 2004;350(7):647-54.

79. Imperato J, Sanchez LD. Pulmonary emergencies in the elderly. Emerg Med Clin North Am. 2006;24:317-38.

80. Yernault JC. Dyspnoea in the elderly: a clinical approach to diagnosis. Drugs Aging. 2001;18(3):177-87.

81. Braman SS. Asthma in the elderly. Clin Geriatr Med. 2003;19:57-75.

82. Institute for Clinical Systems Improvement (ISCI). Chronic obstructive pulmonary disease. Bloomington (MN): Institute for Clinical Systems Improvement, 2005. p. 1-66.

83. Riquelme R, Torres A, Mustafa E, et al. Community-acquired pneumonia in the elderly.Am J Respir Crit Care Med. 1996;154:1450-5.

84. Bean DB, Roshon M, Garvey JL. Chest pain: diagnostic strategies to save lives, time, and money in the ED. Emergency Medicine Practice. 2003;5(6):1-32.

85. Haro LH, Decker WW, Boie ET, et al. Initial approach to the patient who has chest pain. Cardiol Clin. 2006;24(1):1-17.

86. Boie ET. Initial evaluation of chest pain. Emerg Med Clin North Am. 2005;23:937-57.

87. Zimerman LI, Fenelon G, Martinelli Filho M, Grupi C, Atié J, Lorga Filho A, et al. Sociedade Brasileira de Cardiologia. Diretrizes Brasileiras de Fibrilação Atrial. Arq Bras Cardiol. 2009;92(6 supl.1):1-39.

88. Stewart S, Hart CL, Hole DJ, et al. A population-based study of the long-term risks associated with atrial fibrillation: 20-year follow-up of the Renfrew/Paisley Study. Am J Med. 2002;113:359-64.

89. Benjamin EJ, Wolf PA, D'Agostino RB, et al. Impact of atrial fibrillation on the risk of death: the Framingham Heart Study. Circulation. 1998;98:946-52.

90. Wolf PA, Abbott RD, Kannel WB. Atrial fibrillation as an independent risk factor for stroke: the Framingham Study. Stroke. 1991;22:983-8.

91. Fisher GW. Atrial Fibrilation in the Elderly. Anesthesiology Clin. 2009;27:417-27.

92. Go AS, Hylek EM, Phillips KA, et al. Prevalence of diagnosed atrial fibrillation in adults: national implications for rhythm management and stroke prevention: the Anticoagulation and Risk Factors in Atrial Fibrillation (ATRIA) Study. JAMA. 2001;285:2370-5.

93. Van Berlo JH, de Voogt WG, van der Kooi AJ, et al. Meta-analysis of clinical characteristics of 299 carriers of LMNA gene mutations: do lamin A/C mutations portend a high risk of sudden death? J Mol Med. 2005;83:79-83.

94. Goette A, Staack T, Rocken C, et al. Increased expression of extracellular signal regulated kinase and angiotensin-converting enzyme in human atria during atrial fibrillation. J Am Coll Cardiol. 2000;35:1669-77.

95. Pokharel S, van Geel PP, Sharma UC, et al. Increased myocardial collagen content in transgenic rats overexpressing cardiac angiotensin-converting enzyme is related to enhanced breakdown of N-acetyl-Ser-Asp-Lys-Pro and increased phosphorylation of Smad2/3. Circulation. 2004;110:3129-35.

96. Sharma OP, Maheshwari A, Thaker K. Myocardial sarcoidosis. Chest. 1993;103:253-8.

97. Maixent JM, Paganelli F, Scaglione J, et al. Antibodies against myosin in sera of patients with idiopathic paroxysmal atrial fibrillation. J Cardiovasc Electrophysiol. 1998;9:612-7.

98. Kochiadakis GE, Skalidis EI, Kalebubas MD, et al. Effect of acute atrial fibrillation on phasic coronary blood flow pattern and flow reserve in humans. Eur Heart J. 2002;23:734-41.

99. Page RL, Kerber RE, Russell JK, et al. Biphasic versus monophasic shock waveform for conversion of atrial fibrillation: the results of an international randomized, double-blind multicenter trial. J Am Coll Cardiol. 2002;39:1956-63.

100. Joglar JA, Hamdan MH, Ramaswamy K, et al. Initial energy for elective external cardioversion of persistent atrial fibrillation. Am J Cardiol. 2000;86:348-50.

101. Wozakowska-Kaplon B, Janion M, Sielski J, et al. Efficacy of biphasic shock for transthoracic cardioversion of persistent atrial fibrillation: can we predict energy requirements? Pacing Clin Electrophysiol. 2004;27:764-8.

102. Van Gelder IC, Hagens VE, Bosker HA, et al. Rate Control versus Electrical Cardioversion for Persistent Atrial Fibrillation Study Group. A comparison of rate control and rhythm control in patients with recurrent persistent atrial fibrillation. N Engl J Med. 2002;347(23):1834-40.

103. Wyse DG, Waldo AL, DiMarco JP, et al. Atrial Fibrillation Follow-up Investigation of Rhythm Management (AFFIRM) Investigators. A comparison of rate control and rhythm control in patients with atrial fibrillation. N Engl J Med. 2002;347(23):1825-33.

104. Lip GYH, Tse HF. Management of atrial fibrillation. Lancet. 2007;370:608-18.

105. Goldschlager N, Epstein AE, Naccarelli G, et al. Practical guidelines for clinicians who treat patients with amiodarone. Practice Guidelines Subcommittee, North American Society of Pacing and Electrophysiology. Ann intern Med. 2000;160:1741-87.

106. Kober L, Torp-Pedersen C, McMurray JJ, et al. Dronedarone Study Group. Increased mortality after dronedarone therapy for severe heart failure. N Engl J Med. 2008;358(25):2678-87.

107. Capucci A, Santini M, Padeletti L, et al. Italian AT500 Registry Investigators. Monitored atrial fibrillation duration predicts arterial embolic events in patients suffering from bradycardia and atrial fibrillation implanted with antitachycardia pacemakers. J Am Coll Cardiol. 2005;46:1913-20.

108. Lip GY, Edwards SJ. Stroke prevention with aspirin, warfarin and ximelagatran in patients with nonvalvular atrial fibrillation: a systematic review and meta-analysis. Thromb Res. 2006;118:321-33.

109. Mant J, Hobbs FDR, Fletcher K, et al. Warfarin versus aspirin for stroke prevention in an elderly community population with atrial fibrillation (the Birmingham Atrial Fibrillation Treatment of the Aged Study, BAFTA): a randomised controlled trial. Lancet. 2007;370:493-503.

110. Hylek EM, Evans-Molina C, Shea C, et al. Major hemorrhage and tolerability of warfarin in the first year of therapy among elderly patients with atrial fibrillation. Circulation. 2007;115:2689-96.

111. Antithrombotic Trialists' Collaboration. Collaborative meta analysis of randomized trials of antiplatelet therapy for prevention of death, myocardial infarction, and stroke in high risk patients. BMJ. 2002;324:71-86.

112. Hylek EM, Evans-Molina C, Shea C, et al. Major hemorrhage and tolerability of warfarin in the first year of therapy among elderly patients with atrial fibrillation. Circulation 2007;115:2689–96.

113. Antithrombotic Trialists' Collaboration. Collaborative meta analysis of randomized trials of antiplatelet therapy for prevention of death, myocardial infarction, and stroke in high risk patients. BMJ 2002;324:71–86.

capítulo 53

Juliano Caetano Cherobin • Louis Nakayama Ohe • Cely Saad Abboud

Emergências Cardiovasculares em Pacientes Infectados pelo Vírus da Imunodeficiência Humana

INTRODUÇÃO

Os pacientes infectados com o vírus HIV podem apresentar diferentes tipos de comprometimento do aparelho cardiovascular, quer seja pelo próprio vírus, quer por infecções oportunistas. Esse comprometimento, por sua vez, pode se dar tanto no tecido cardíaco originando quadros de miocardite ou pericardite, como no sistema vascular, culminando com quadros de infarto agudo, por exemplo. Graças ao desenvolvimento dos novos esquemas terapêuticos, é possível prolongar o tempo de vida dos infectados. Atualmente, esses pacientes acabam morrendo mais por doença coronária, geralmente secundária aos efeitos adversos dos novos coquetéis.

Este capítulo abordará as principais emergências cardiovasculares que podem estar associadas à infecção pelo HIV.

PERICARDITE

Introdução

Doença pericárdica é a manifestação cardiovascular mais frequente em pacientes portadores da síndrome da imunodeficiência adquirida (SIDA).[1-5] A incidência de derrame pericárdico entre aqueles com critérios diagnósticos para SIDA é de 11% ao ano.[6] Em estudos com ecocardiografia, o derrame pericárdico é encontrado em 10 a 40% dos pacientes infectados.[1-5] A maior parte dos pacientes com derrame pericárdico é assintomática e sem o diagnóstico etiológico identificado. Já em pacientes sintomáticos, cerca de dois terços dos casos são causados por infecção ou neoplasia.[5]

Etiologia e fisiopatologia

São inúmeras as etiologias de derrame pericárdico em pacientes infectados pelo vírus da imunodeficiência adquirida.[1] As causas mais comuns são as relacionadas a agentes oportunistas e neoplasias, mas geralmente a etiologia não é identificada.[6]

Podemos citar como exemplos:[7-12,6]

- **Micobactérias:** *Mycobacterium tuberculosis,* micobactérias atípicas;
- **Fungos:** *Cryptococcus neoforman, Histoplasma capsulatum;*
- **Vírus:** *Coxsackievirus*; vírus *Epstein-Barr*; *citomegalovírus; adenovírus; herpesvírus;*
- **Parasitas:** *Toxoplasma gondii;*
- **Bactérias:** *Staphylococcus aureus, Streptococcus pneumoniae, Nocardia asteroides, Listeria monocytogenes, Rhodococcus equi, Chlamydia trachomatis;*
- **Neoplasias:** particularmente linfomas não Hodgkin e Sarcoma de Kaposi.

Como já mencionado, a doença pericárdica é o acometimento cardíaco mais comum em pacientes infectados pelo vírus da SIDA, sendo que a alteração mais comum é o derrame pericárdico. Os derrames geralmente são pequenos e assintomáticos, e acredita-se que podem ser parte de uma serosite generalizada que envolve as superfícies pleural e peritoneal (síndrome de extravasamento capilar). Essa síndrome provavelmente tem correlação com expressão aumentada das citocinas nos estágios tardios da doença. Derrames moderados a importantes são mais comuns nas fases mais avançadas da doença.[13]

A pericardite constritiva é incomum e, quando presente, geralmente está relacionada à infecção pelo *Mycobacterium tuberculosis*.[13]

Quadro clínico

Os sintomas da pericardite em pacientes portadores do vírus da SIDA são os mesmos de pacientes com pericardites de outras etiologias. A maior parte dos pacientes é assintomática, apresentando na radiografia de tórax aumento da silhueta cardíaca. Quando sintomáticos, podem apresentar febre e dor torácica pleurítica. À ausculta cardíaca, o atrito pericárdico pode ser audível em bordo esternal esquerdo.[9] Em alguns estudos, foi identificado que até um terço dos pacientes que se apresentam com a forma sintomática da doença apresentam sinais de tamponamento cardíaco.[9] Na Tabela 53.1 apresentam-se alguns sinais e sintomas encontrados em pacientes com tamponamento cardíaco e infectados pelo vírus da SIDA.[6]

Diagnóstico

O ecocardiograma (Figura 53.1) confirma o diagnóstico de derrame pericárdico. A técnica pode identificar sinais de tamponamento como compressão do átrio direito e colapso diastólico do ventrículo direito.[6]

A pericardiocentese é indicada para terapia e diagnóstico etiológico, com realização de culturas, citologias e bioquímica do líquido pericárdico.[14,15] Apesar das controvérsias quanto ao seu real rendimento, em algumas situações, como na suspeita de tuberculose pericárdica, pode ser necessária a biópsia de pericárdio para o diagnóstico definitivo.[16]

O diagnóstico da pericardite tuberculosa pericárdica é particularmente difícil. O diagnóstico definitivo é feito pelo isolamento do agente no fluido pericárdico, ou com biópsia positiva. O sucesso do isolamento do organismo do fluido pericárdico é baixo. O tecido pericárdico (biópsia pericárdica) revela granulomas ou organismos em 80 a 90% dos casos. No entanto, a presença de granulomas sem bacilos no tecido biopsiado ajuda, mas não confirma o diagnóstico, pois granulomas podem ser encontrados em doença pericárdica reumatoide e sarcoidose.[13]

Dosagens de adenosina deaminase (ADA), uma enzima produzida pelos leucócitos no fluido pericárdico, quando maior que 40 unidades por litro apresentam altas sensibilidade e especificidade para o diagnóstico. O interferon gama no fluido pericárdico e o PCR para *Mycobacterium tuberculosis* DNA também podem ser usados.[13]

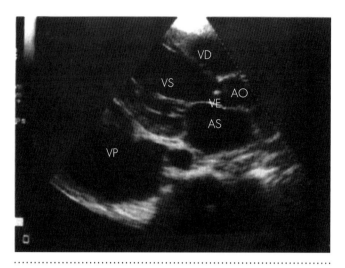

■ **Figura 53.1** Achados ecocardiográficos de derrame pericárdico posterior em paciente com AIDS e endocardite aórtica (vista paraesternal do eixo longo). VS (Ventrículo Esquerdo); VD (Ventrículo Direito); AO (Aorta); VE (Vegetação); AS (Átrio Esquerdo); VP (Efusão Pericárdica).

Tratamento

O tratamento da pericardite depende da etiologia. Pacientes assintomáticos com derrames pericárdicos pequenos necessitam apenas de acompanhamento clínico. Naqueles sintomáticos com derrames moderados a importantes, e até com sinais de tamponamento cardíaco, a pericardiocentese é indicada como tratamento e avaliação diagnóstica.[14,15]

O tamponamento cardíaco ocorre em até 40% dos pacientes com pericardite sintomática, devendo ser realizada drenagem pericárdica conforme avaliação clínica. Se ocorrer recidiva, pode-se fazer necessária a criação de uma janela pericárdica por meio de pericardiotomia subxifoide.[17,18] É plausível iniciar tratamento empírico para pericardite tuberculosa, quando pelos exames complementares não é possível identificar a etiologia. Nesses pacientes, a associação de corticoterapia com prednisolona como terapia adjuvante no tratamento da tuberculose pericárdica durante um mês reduziu as taxas de mortalidade.[19-21]

As outras causas de pericardite devem ter o tratamento dirigido, como, por exemplo, aquela causada por linfoma, que deve ser tratada com radioterapia e quimioterapia.[22,23]

Tabela 53.1 Sinais e sintomas de tamponamento cardíaco em pacientes infectados pelo HIV.

- Dispneia subaguda com possível ortopneia (inconsistente com o exame físico pulmonar)
- Tríade de Beck (hipotensão arterial, sons abafados do coração, distensão venosa jugular)
- Taquicardia com pulso fraco
- Pulso paradoxal > 15 mmHg

Com tamponamento cardíaco subagudo ↔ Derrame pericárdico: pericardite infecciosa, neoplásica ou reativa

Adaptada de HIV-Associated cardiovascular complications: a new challenge for emergency physicians Barbaro G, Fisher SD, Giancaspro G, et al. Am J Emerg Med 2001;19:566-74.

Prognóstico

A presença de derrame pericárdico em pacientes infectados pelo vírus da SIDA é marcador de mau prognóstico, independentemente da existência de sintomas.[15] Pacientes com diagnóstico de SIDA e derrame pericárdico têm uma sobrevida média de 6 meses, independentemente da contagem de células CD4.[6]

HIPERTENSÃO ARTERIAL PULMONAR ASSOCIADA AO VÍRUS DA IMUNODEFICIÊNCIA ADQUIRIDA E DISFUNÇÃO DO VENTRÍCULO DIREITO

Introdução

A infecção pelo vírus da imunodeficiência adquirida (HIV) parece associar-se a um estado pró-trombótico, elevando o risco de trombose venosa profunda e tromboembolismo pulmonar nessa população, podendo ser a causa subjacente da hipertensão arterial pulmonar (HAP).[24]

A incidência de HAP associada ao HIV é estimada em 1 para cada 200 pacientes infectados, muito mais elevada que na população geral.[6] A HAP primária ocorre em aproximadamente 0,5% dos pacientes internados com o diagnóstico de SIDA.[13]

Etiologia e fisiopatologia

A HAP no paciente com SIDA pode ser justificada pelas infecções pulmonares, tromboembolismo venoso ou disfunção do ventrículo esquerdo.[13]

A HAP primária tem sido identificada em pacientes infectados pelo vírus da imunodeficiência adquirida. A patogênese é multifatorial e pouco compreendida.[25] Especula-se que o vírus cause injúria endotelial e vasoconstricção mediada pela glicoproteína 120, associadas aos efeitos da endotelina-1, interleucina-6 e fator de necrose tumoral alfa nas artérias pulmonares. Além disso, a ativação de alfa receptores e fatores genéticos também parecem estar relacionados à patogênese da doença.[25] Também, a infecção pelo HIV parece associar-se a um estado pró-trombótico, elevando o risco de trombose venosa profunda e tromboembolismo pulmonar nessa população, o que pode ser a causa subjacente da hipertensão arterial pulmonar.[24]

Diagnóstico e quadro clínico

Em todo paciente com dispneia paroxística aguda e turgência jugular patológica com exame físico pulmonar

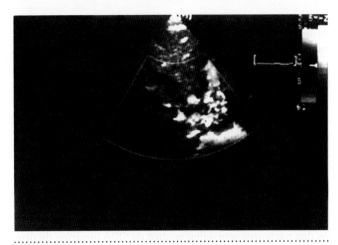

■ **Figura 53.2** Pacientes infectados pelo HIV com hipertensão pulmonar. Eco-Doppler colorido mostra um fluxo retrógrado através da veia supra-hepática relacionada à insuficiência tricúspide grave (abordagem subcostal).

normal, que não apresente alterações isquêmicas agudas ao eletrocardiograma ou infiltrado pulmonar na radiografia de tórax, o diagnóstico de tromboembolismo pulmonar deve ser lembrado.[25] Os sintomas e o prognóstico dos pacientes com disfunção do ventrículo direito estão relacionados com o grau da HAP.[25]

Na Tabela 53.2, estão identificados os sinais e sintomas presentes em pacientes infectados pelo HIV com HAP crônica e *cor pulmonale*.

O diagnóstico pode ser realizado pela ecocardiografia, que demonstra hipertrofia do ventrículo direito e possível dilatação do átrio direito na presença de função ventricular esquerda normal, podendo a pressão sistólica da artéria pulmonar ser também avaliada.[26]

Tratamento

O tratamento da HAP inclui bloqueadores dos canais de cálcio, diuréticos, anticoagulantes, antagonistas da endotelina e análogos da prostaciclina.[27] Análogos da prostaciclina, especificamente o epoprostenol, demonstraram ser efetivos na redução da HAP em curto e em longo prazo, em pacientes infectados com o HIV. Bosentana, um antagonista da endotelina, foi aprovado para o tratamento da HAP primária, sendo uma opção terapêutica. A terapia antirre-

Tabela 53.2 Sinais e sintomas de hipertensão pulmonar crônica e *cor pulmonale* em pacientes HIV positivos.

Hipertensão pulmonar crônica	*Cor pulmonale* crônico
■ Dispneia crônica. ■ Murmúrio de ejeção pulmonar ■ Pressão sistólica de ejeção pulmonar < durante inspiração e > durante a expiração ■ O aumento da intensidade do componente pulmonar da segunda bulha esternal ■ Margem esternal da quarta bulha	1. Hipertensão pulmonar associada ao HIV 2. HP secundária à doença pulmonar ou insuficiência ventricular esquerda (miocardiopatia dilatada) 3. A endocardite infecciosa das seções direitas do coração

Adaptada de HIV-Associated cardiovascular complications: a new challenge for emergency physicians. Barbaro G, Fisher SD, Giancaspro G, et al. Am J Emerg Med 2001;19:566–74.

troviral parece ter efeito benéfico, sobretudo no retardo da progressão ou até mesmo regressão da HAP, mas esses benefícios permanecem questionáveis.[27]

ENDOCARDITE INFECCIOSA

Introdução e etiologia

A infecção pelo HIV não parece ser fator de risco para endocardite infecciosa.[27] A prevalência de endocardite nos usuários de drogas endovenosas é similar tanto em pacientes infectados pelo HIV quanto em indivíduos não infectados.[25] A endocardite ocorre em 6,3 a 34% dos pacientes infectados pelo vírus com esse comportamento de risco.[25] Nesse caso, as características da endocardite são similares às dos pacientes sem o diagnóstico de SIDA usuários de drogas ilícitas endovenosas, sendo causada mais comumente pelo *Staphylococcus aureus* em valvas direitas, especialmente a valva tricúspide.[6,27]

Staphylococcus aureus e espécies de *Salmonella* são organismos comumente associados à endocardite associada a pacientes infectados pelo vírus da SIDA.[13] Endocardite fúngica por organismos como *Aspergillus fumigatus*, espécies de *Candida* e *Cryptococcus neoformans* é mais frequente em pacientes usuários de drogas endovenosas ilícitas com SIDA do que entre aqueles usuários de drogas endovenosas ilícitas sem SIDA.[13]

Quadro clínico e diagnóstico

As manifestações clínicas são semelhantes às dos pacientes não infectados pelo vírus da SIDA. Geralmente pode-se observar febre, perda de peso e sudorese, além de quadros de pneumonia ou meningite associados.[25] Em usuários de drogas ilícitas endovenosas, vegetações podem ser formadas nas valvas tricúspide ou pulmonar, podendo resultar em embolia pulmonar com infartos pulmonares sépticos. Nesse caso, múltiplas opacidades podem ser visualizadas à radiografia de tórax.[25]

Embolias sistêmicas podem acometer as artérias coronárias, baço, intestino, extremidades e o sistema nervoso central. Pulsos periféricos devem ser examinados para excluir sinais de embolização sistêmica. Aneurismas micóticos podem ocorrer em artérias intracranianas, podendo causar hemorragias.[25]

O ecocardiograma pode demonstrar massas ecodensas aderidas em valvas (face à montante dos folhetos) ou no endocárdio mural. Abscessos perivalvares, perfuração de folhetos ou ruptura de cordas tendíneas são mais bem avaliadas com ecocardiografia transesofágica. A ecocardiografia transtorácica e a transesofágica também são úteis para guiar a duração da terapia antibiótica e orientar a necessidade de tratamento cirúrgico.[25]

No diagnóstico da endocardite em pacientes infectados pelo vírus da SIDA, deve-se solicitar, no mínimo, quatro amostras de hemoculturas com um intervalo de coleta de 30 minutos entre cada amostra.[25]

Tratamento e prognóstico

A antibioticoterapia deve ter início precoce, após coleta das hemoculturas. Pode-se optar por terapia empírica inicial com vancomicina 15 mg/kg endovenosa a cada 12 horas, associada ou não a gentamicina 1 mg/kg endovenosa a cada 8 horas.[6]

O prognóstico da endocardite do lado direito geralmente é bom, com menos de 5% de mortalidade global.[27] No entanto, a mortalidade da infecção que acomete o coração esquerdo varia de 20 a 30% sem cirurgia. O prognóstico é pior quando os agentes envolvidos são fungos ou bactérias Gram-negativas.[27]

Endocardite trombótica não bacteriana, a qual se relaciona com grandes vegetações estéreis e friáveis que se formam nas valvas cardíacas, é outra possibilidade diagnóstica em pacientes infectados pelo vírus da SIDA. Comumente está associada com coagulação intravascular disseminada e embolização sistêmica. Mais comumente, acomete as valvas mitral e aórtica. A anticoagulação deve ser avaliada quanto ao risco/benefício em cada caso.[13,38]

DOENÇA ARTERIAL CORONÁRIA

O processo de aterogênese em pacientes infectados pelo HIV é acelerado. Possivelmente esse fato está relacionado ao processo de adesão de leucócitos ou arterite, estimulado pelos macrófagos e monócitos infectados pelo vírus.[6] Além disso, a terapia antirretroviral, especialmente aquela baseada em inibidores de protease, está associada a algumas complicações que acarretam aumento do risco cardiovascular. São elas a lipodistrofia, a dislipidemia mista caracterizada pelo aumento do colesterol total, LDL e triglicérides, além de redução do HDL, resistência insulínica, intolerância à glicose e hipertensão arterial.[28,29]

O risco de eventos cardiovasculares, medido por escores como Framingham, é muitas vezes subestimado nessa população.[30] A presença de fatores de risco cardiovasculares associada a fatores aterogênicos da terapia antirretroviral parece estar relacionada a aumento de síndromes coronárias agudas e acidentes cerebrovasculares nesses pacientes.[29]

Os pacientes HIV positivos apresentam-se com doença arterial coronária mais precocemente em relação aos não infectados, além de terem níveis de LDL colesterol mais elevados, terem mais comumente o hábito de fumar e a presença concomitante de doença arterial periférica.[6]

A abordagem das síndromes coronárias agudas nesses pacientes tem algumas peculiaridades. Parece que a terapia com angioplastia transluminal percutânea é preferida em relação à fibrinolítica. Deve-se atentar para algumas contraindicações relativas à terapia fibrinolítica: pericardite aguda, endocardite infecciosa, tuberculose pulmonar cavitária ativa e trombocitopenia.[6]

Em relação ao uso de estatinas nesses pacientes, é importante lembrar que, com exceção da pravastatina e rosuvastatina, essas drogas são metabolizadas pelo citocromo P450, que é inibido pelos inibidores de protease. O uso concomitante pode resultar em níveis elevados das estatinas e consequente toxicidade. As estatinas mais seguras para uso em pacientes em terapia antirretroviral são: atorvastatina, pravastatina e rosuvastatina. A sinvastatina e lovastatina não devem ser utilizadas.[31]

Os pacientes infectados pelo vírus HIV apresentam taxas de reestenose inexplicavelmente altas após angioplastias.[27]

978 Tratado Dante Pazzanese de Emergências Cardiovasculares ■ CAPÍTULO 53

MIOCARDITE

Miocardite no paciente infectado pelo HIV é uma manifestação frequente, com estudos demonstrando prevalência entre 9 a 52%, dependendo do critério de definição selecionado, e ela pode causar incidência anual de disfunção ventricular esquerda de 1,5%.[32-34]

Pelos critérios de Dallas, miocardite é definida como processo caracterizado por infiltrado linfocitário do miocárdio com necrose e/ou degeneração de miócitos adjacentes com características não típicas aos achados associados com isquemia por doença arterial coronariana.[35]

Entre as principais causas etiológicas de miocardite estão as infecções por fungos, bactérias e protozoários oportunistas e também agentes virais, incluindo o próprio vírus HIV-1. Dentre os agentes não virais, os mais frequentes, segundo estudo multicêntrico, são: *Mycobacterium tuberculosis* (3%), *Mycobacterium avium-intracellulare* (3%), *Candida SP* (6%), *Cryptococcus neoformans* (3%), *Coccidioides immitis* (3%), *Histoplasma capsulatum* (3%), *Toxoplasma gondii* (6%), *Pneumocystis jirovecii* (3%). Entre os agentes virais, HIV-1 (83%), *Coxsackievirus B3* (32%), *Epstein-Barr* (8%), *Cytomegalovirus* (4%),[34]

O processo fisiopatológico que faz com que o vírus HIV-1 cause destruição de células miocárdicas ainda é incerto. O papel das infecções oportunistas pode ser importante no desenvolvimento das lesões, porém tem se aventado o papel não por infiltração de linfócitos no miocárdio, e sim por ação direta do vírus HIV-1 no miócito. O que não foi esclarecido é o mecanismo pelo qual o vírus entra na célula miocárdica, uma vez que esses vírus são desprovidos de receptores CD4.[36]

O quadro clínico de miocardite aguda é de difícil caracterização, e sua suspeita no setor de emergência deve ser enfatizada, uma vez que sua presença acarreta situações potencialmente fatais, como insuficiência cardíaca congestiva e arritmias. Pode ser precedida por sintomas inespecíficos como febre e infecção de vias aéreas superiores antecedendo o quadro clínico em horas e até dias. Dentre os sintomas de miocardite, deve-se lembrar que na grande maioria dos casos ela ocorre de forma silenciosa e, quando presente, apresenta-se com sinais inespecíficos como dor torácica atípica, palpitações e dispneia, que em muitos casos torna difícil a diferenciação dos quadros de infecções broncopulmonares, extremamente comuns nesse tipo de paciente.[37]

Dos exames complementares, o eletrocardiograma pode ter papel importante na diferenciação em relação aos quadros isquêmicos, assim como os marcadores de necrose miocárdica. Os marcadores de necrose miocárdica devem ser interpretados de acordo com o início dos sintomas. A mioglobina mostrou-se marcador inespecífico de afecção miocárdica, pois pacientes infectados por HIV têm maior predisposição a desenvolver miosite. A troponina I cardíaca, quando presente, pode ser indicativa de miocardite, pericardite e infarto, sendo muitas vezes necessária a utilização de exames de imagem como ecocardiografia e ressonância nuclear magnética para diagnóstico diferencial.[25] Em estudo feito por Giuseppe Barbaro em 63 casos de miocardite em infectados por HIV, a associação de exames como eletrocardiograma e marcadores de necrose miocárdica tornou-se útil para o diagnóstico.[37] (Tabela 53.3)

Alguns estudos apontam queda na incidência de miocardite com a introdução de terapia antirretroviral agressiva, porém são evidências de estudos retrospectivos e não prospectivos.[38]

A eficácia da imunoglobulina no tratamento da miocardite aguda ainda é discutível. Existem estudos relatando a melhora da injúria miocárdica com infusão intravenosa de imunoglobulinas, mas faltam também estudos clínicos prospectivos que tenham melhor evidência terapêutica.[39] Tratamento geral com inibidores da enzima de conversão da angiotensina, bloqueadores de receptor de angiotensina e betabloqueadores deve ser instituído o mais precocemente possível.

MIOCARDIOPATIA DILATADA E INSUFICIÊNCIA CARDÍACA CONGESTIVA

Infecção por HIV é causa importante de miocardiopatia dilatada (MCPD) com prevalência relatada de 3,6 até 6%.[40,41] Estudo com acompanhamento de 952 pacientes assintomáticos infectados por HIV determinou, por ecocardiografia, prevalência de miocardiopatia dilatada em 8%, tendo a grande maioria o diagnóstico de miocardite por biópsia, com incidência anual de 1,6%.[42,43]

A presença de miocardiopatia determina pior prognóstico no paciente infectado por HIV, quando comparados a pacientes com miocardiopatia dilatada idiopática. Apresentam sobrevida diminuída e risco de morte aumentado em quatro vezes.[36,40,41]

Tabela 53.3 Utilização de diferentes exames como auxílio no diagnóstico da miocardite.

	Sensibilidade (%)	Especificidade (%)	Valor preditivo positivo (%)
Elevação do segmento ST	50	92	96
Onda T negativa com depressão do ponto J < 1mm e ausência de elevação ST	45	86	93
Batimentos ectópicos ventriculares	35	59	70
Troponina elevada	92	71	96
CK-Mb elevada	87	80	96

Adaptada de Giuseppe Barbaro.

Dentre as principais causas etiológicas descritas estão o uso de drogas ilícitas, álcool, infecções, isquemia por aterosclerose, toxicidade por drogas, deficiência de selênio e caquexia. A causa mais frequentemente associada à miocardiopatia dilatada é a miocardite (45%, segundo estudo GISCA), apesar de o seu papel no desenvolvimento da disfunção miocárdica ainda não estar totalmente estabelecido.[34,44]

O quadro clínico é semelhante ao do paciente não infectado; porém, deve-se ressaltar a possibilidade de diversos sintomas estarem mascarados por outras afecções comuns no paciente infectado por HIV, como, por exemplo, os processos infecciosos broncopulmonares e estados de desnutrição.

O exame de ecocardiografia torna-se extremamente útil no diagnóstico e na diferenciação dos quadros de insuficiência cardíaca.

Quanto ao tratamento, este em nada se diferencia do tratamento consolidado para insuficiência cardíaca. Uma vez diagnosticado o paciente, deve-se instituir o mais precocemente possível terapia com betabloqueadores e inibidores da enzima de conversão da angiotensina. O uso de diuréticos e digitálicos também pode ser utilizado inicialmente para melhora dos sintomas.

Ainda não existem estudos prospectivos relatando benefício da terapia antirretroviral em pacientes com miocardiopatia dilatada.

REFERÊNCIAS BIBLIOGRÁFICAS

1. Corallo S, Mutinelli MR, Moroni M, Lazzarin A, Celano V, Repossini A, et al. Echocardiography detects myocardial damage in AIDS: prospective study in 102 patients. Eur Heart J. 1988 Aug;9(8):887-92.
2. Himelman RB, Chung WS, Chernoff DN, Schiller NB, Hollander H. Cardiac manifestations of human immunodeficiency virus infection: a two-dimensional echocardiographic study. J Am Coll Cardiol. 1989;13(5):1030-6.
3. DeCastro S, Migliau G, Silvestri A, D'Amati G, Giannantoni P, Cartoni D, et al. Heart involvement in AIDS: a prospective study during various stages of the disease Eur Heart J. 1992 Nov;13(11):1452-9.
4. Hsia J, Ross AM. Pericardial effusion and pericardiocentesis in human immunodeficiency virus infection. Am J Cardiol. 1994;1;74(1):94-6.
5. Estok L, Wallach F. Cardiac tamponade in a patient with AIDS: a review of pericardial disease in patients with HIV infection. Mt Sinai J Med 1998 Jan;65(1):33-9.
6. Barbaro G, Fisher SD, Giancaspro G, Lipshultz SE. HIV-associated cardiovascular complications: a new challenge for emergency physicians. Am J Emerg Med. 2001;19:566-74.
7. Fisher SD, Lipshultz SE. Epidemiology of cardiovascular involvement in HIV disease and AIDS. Ann N Y Acad Sci. 2001 Nov;946:13-22.
8. Eisenberg MJ, Gordon AS, Schiller NB. HIV-associated pericardial effusions. Chest. 1992 Sep;102(3):956-8.
9. Chen Y, Brennessel D, Walters J, Johnson M, Rosner F, Raza M. Human immunodeficiency virus-associated pericardial effusion: report of 40 cases and review of the literature. Am Heart J. 1999 Mar;137(3):516-21.
10. Flum DR, McGinn JT Jr, Tyras DH. The role of the 'pericardial window' in AIDS. Chest. 1995 Jun;107(6):1522-5.
11. Lewis W. AIDS: cardiac findings from 115 autopsies. Prog Cardiovasc Dis. 1989 Nov-Dec;32(3):207-15.
12. Gouny P, Lancelin C, Girard PM, Hocquet-Cheynel C, Rozenbaum W, Nussaume O. Pericardial effusion and AIDS: benefits of surgical drainage. Eur J Cardiothorac Surg. 1998 Feb;13(2):165-9.
13. Hunt SA, Abraham WT, Chin MH, et al. ACC/AHA 2005 Guideline Update for the Diagnosis and Management of Chronic Heart Failure in the Adult: A report of the American College of Cardiology/American Heart Association Task Force on Practice Guidelines (Writing Committee to Update the 2001 Guidelines for the Evaluation and Management of Heart Failure). Circulation. 2005;112:1825.
14. Hsia J, Ross AM. Pericardial effusion and pericardiocentesis in human immunodeficiency virus infection. Am J Cardiol. 1994 Jul;1;74(1):94-6.
15. Blanchard DG, Hagenhoff C, Chow LC, McCann HA, Dittrich HC. Reversibility of cardiac abnormalities in human immunodeficiency virus (HIV)-infected individuals: a serial echocardiographic study. J Am Coll Cardiol. 1991 May;17(6):1270-6.
16. Corey GR, Campbell PT, Van Trigt P, Kenney RT, O'Connor CM, Sheikh KH, et al. Etiology of large pericardial effusions. Am J Med. 1993 Aug;95(2):209-13.
17. Ziskind AA, Pearce AC, Lemmon CC, Burstein S, Gimple LW, Herrmann HC, et al. Percutaneous balloon pericardiotomy for the treatment of cardiac tamponade and large pericardial effusions: description of technique and report of the first 50 cases. J Am Coll Cardiol. 1993 Jan;21(1):1-5.
18. Marcy PY, Bondiau PY, Brunner P. Percutaneous treatment in patients presenting with malignant cardiac tamponade. Eur Radiol. 2005 Sep;15(9):2000-9..
19. Small PM, Schecter GF, Goodman PC, Sande MA, Chaisson RE, Hopewell PC. Treatment of tuberculosis in patients with advanced human immunodeficiency virus infection. N Engl J Med. 1991 Jan 31;324(5):289-94.
20. Sunderam G, McDonald RJ, Maniatis T, Oleske J, Kapila R, Reichman LB. Tuberculosis as a manifestation of the acquired immunodeficiency syndrome (AIDS). JAMA. 1986 Jul 18;256(3):362-6.
21. Syed FF, Mayosi BM. A modern approach to tuberculous pericarditis. Prog Cardiovasc Dis. 2007 Nov-Dec;50(3):218-36.
22. Levine AM. AIDS-associated malignant lymphoma. Med Clin North Am. 1992 Jan;76(1):253-68.
23. Licci S, Narciso P, Morelli L, et al. Primary effusion lymphoma in pleural and pericardial cavities with multiple solid nodal and extra-nodal involvement in a human immunodeficiency virus-positive patient. Leuk Lymphoma. 2007;48:209.
24. Lijfering WM, Sprenger HG, Georg RR, van der Meulen PA, van der Meer. Relationship between progression to AIDS and thrombophilic abnormalities in HIV infection. J Clin Chem. 2008 Jul;54(7):1226-33.
25. Barbaro G, Fisher SD, Giancaspro G, et al. HIV-Associated cardiovascular complications: a new challenge for emergency physicians. Am J Emerg Med. 2001;19:566-74.
26. Silva-Cardoso J, Moura B, Ferreira A, Martins L, Bravo-Faria D, Mota-Miranda A, et al. Predictors of myocardial dysfunction in human immunodeficiency virus-infected patients. J Card Fail. 1998 Mar;4(1):19-26.
27. Sudano I, Spieker LE, Noll G, Corti R, Weber R, Lüscher TE. Cardiovascular disease in HIV infection. Am Heart J. 2006;151(6):1147-55.
28. Barbaro G, Ferrari E, Silva R. Cardiovascular complications in the acquired immunodeficiency syndrome. Rev Assoc Med Bras. 2009;55(5):621-30.
29. Class of Antiretroviral Drugs and the Risk of Myocardial Infarction The DAD Study Group. N Engl J Med. 2007;356:1723-35.

30. Parra S, Coll B, Aragonés G, et al. Nonconcordance between subclinical atherosclerosis and the calculated Framingham risk score in HIV-infected patients: relationships with serum markers of oxidation and inflammation. HIV Med. 2009 Oct 21. [Epub ahead of print]

31. Brasil. Ministério da Saúde. Secretaria de Vigilância em Saúde. Programa Nacional de DST e Aids. Recomendações para terapia anti-retroviral em adultos infectados pelo HIV: 2008. Brasília: Ministério da Saúde; 2008.

32. Lewis W. AIDS: cardiac findings from 115 autopsies. Prog Cardiovasc Dis. 1989 Nov-Dec;32(3):207-15.

33. Anderson DW, Virmani R, Reilly JM, O'Leary T, Cunnion RE, Robinowitz M, et al. Prevalent myocarditis at necropsy in the acquired immunodeficiency syndrome. J Am Coll Cardiol. 1988 Apr;11(4):792.

34. Barbaro G; Di Lorenzo G; Grisorio B; Barbarini G. Cardiac involvement in the acquired immunodeficiency syndrome: a multicenter clinical-pathological study. Gruppo Italiano per lo Studio Cardiologico dei pazienti affetti da AIDS Investigators. AIDS Res Hum Retroviruses. 1998 Aug 10;14(12):1071-7.

35. Aretz HT. Myocarditis: the Dallas criteria. Hum Pathol. 1987 Jun;18(6):619-24.

36. Barbaro G, Di Lorenzo G, Soldini M, et al. The intensity of myocardial expression of inducible nitric oxide synthase influences the clinical course of human immunodeficiency virus-associated cardiomyopathy. Circulation. 1999;100: 933-9.

37. Barbaro G. HIV-Associated Myocarditis. Heart Failure Clin. 2005;1:439-48.

38. Barbaro G. Reviewing the cardiovascular complications of HIV infection after the introduction of highly active antiretroviral therapy. Curr Drug Targets Cardiovasc Haematol Disord. 2005 Aug;5(4):337-43

39. Lipshultz SE, Orav EJ, Sanders SP, et al. Immunoglobulins and left ventricular structure and function in pediatrics HIV infection. Circulation. 1995;92:2220-5.

40. Currie PF, Jacob AJ, Foreman AR, Elton RA, Brettle RP, Boon NA. Heart muscle disease related to HIV infection: prognostic implications. BMJ. 1994 Dec 17;309(6969):1605-7

41. Felker GM, Thompson RE, Hare JM, Hruban RH, Clemetson DE, Howard DL, et al. Underlying causes and long-term survival in patients with initially unexplained cardiomyopathy. N Engl J Med. 2000 Apr 13;342(15):1120-2.

42. Barbaro G, Di Lorenzo G, Grisorio B, Barbarini G. Incidence of dilated cardiomyopathy and detection of HIV in myocardial cells of HIV-positive patients. Gruppo Italiano per lo Studio Cardiologico dei Pazienti Affetti da AIDS.N Engl J Med. 1998 Oct 15;339(16):1093-9.

43. Lipshultz SE. Dilated cardiomyopathy in HIV-infected patients.N Engl J Med. 1998;339:1153-5.

44. Herskowitz A, Tzyy-Choou W, Willoughby SB et al. Myocarditis and cardiotropic viral infection associated with severe left ventricular dysfunction in late-stage infection with human immunodeficiency virus. J Am Coll Cardiol. 1994;24:1025-32.

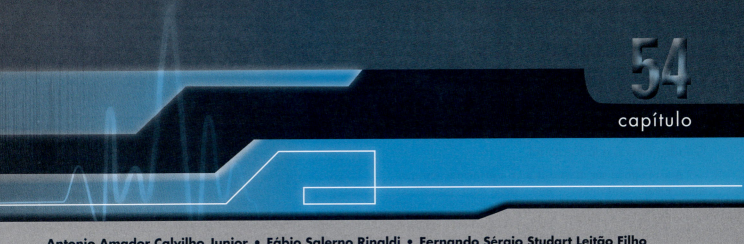

Antonio Amador Calvilho Junior • Fábio Salerno Rinaldi • Fernando Sérgio Studart Leitão Filho

Pneumopatias Obstrutivas no Paciente Cardiopata

INTRODUÇÃO

As doenças respiratórias constituem causas importantes de morbidade no mundo. No nosso país, esta realidade não é diferente, com cerca de 12% de todas as autorizações de internação hospitalar (AIH) do Sistema Único de Saúde (SUS) acontecendo por diagnósticos de asma, pneumonia e doença pulmonar obstrutiva crônica (DPOC), o que representa gastos públicos superiores a R$ 600 milhões por ano.[1]

A asma e a DPOC fazem parte do grupo das pneumopatias obstrutivas, não sendo incomum que haja ocorrência de uma ou ambas em pacientes cardiopatas, o que pode dificultar o manuseio clínico desses pacientes. Acredita-se que a superposição de doenças cardiovasculares com a DPOC seja ainda mais frequente, devido à presença em comum do tabagismo. Este se comporta como principal fator de risco para desenvolvimento de DPOC e, ao mesmo tempo, também está comprovadamente associado a doenças cardiovasculares.

Embora tenham o componente obstrutivo em comum, há peculiaridades tanto etiológicas como terapêuticas que diferenciam essas duas entidades, razão pela qual se optou pela abordagem em separado de cada uma destas patologias neste capítulo.

ASMA

A asma é um grave problema de saúde pública, pois seus gastos superam os da tuberculose e AIDS no Brasil.[2] Estima-se sua prevalência na América do Sul em 9,9% da população, o que equivaleria a 34,7 milhões de pessoas.[3]

Dados do SUS revelam que a cada ano mais de 367 mil brasileiros dão entrada nos hospitais por crises de asma. Em geral, 10% destes pacientes que chegam à emergência necessitam de internação, e dentre eles, 10% evoluem com necessidade de ventilação mecânica.[1]

Estudo sobre mortalidade por asma em oito países da América Latina (incluindo o Brasil) e Espanha, em pacientes hospitalizados por asma aguda grave, mostrou que o desfecho adverso estava significativamente relacionado aos seguintes fatores: sexo feminino, parada cardiorrespiratória pré-hospitalar e acidose na gasometria arterial (pH < 7,3). Isto corroborou achados anteriores de estudos realizados em países desenvolvidos. Não houve diferença significativa em relação à sazonalidade de incidência das crises, entretanto, a maioria dos óbitos ocorreu no inverno.[4]

Definições

Asma é definida como doença inflamatória crônica das vias aéreas inferiores, que cursa com episódios recorrentes de tosse, sibilância e dispneia. Ocorre em indivíduos susceptíveis, ou seja, com predisposição genética, com o desenvolvimento de sintomas dependente de estímulos externos, conhecidos como fatores desencadeantes (alérgicos ou não). Tais sintomas são caracterizados por obstrução ao fluxo aéreo, totalmente reversível ou não, e pelo aumento da reatividade das vias aéreas a uma variedade de estímulos. A principal e mais temida complicação é o episódio de broncoespasmo franco, que, dependendo da intensidade, pode resultar em franca insuficiência respiratória.

Os danos causados pela persistência do processo inflamatório resultam em edema das vias aéreas e hiper-responsividade brônquica (capacidade de broncoconstrição anormal frente a um antígeno). Essa hiper-responsividade é também influenciada pela inervação autonômica, com disfunção do sistema nervoso simpático adrenérgico, do tônus colinérgico e ativação de receptores do sistema não adrenérgico não colinérgico (NANC).[5,6]

Alguns pacientes, especialmente no caso de asma de longa duração não adequadamente tratada, podem desenvolver alterações estruturais fixas das vias aéreas, o que é denominado remodelamento brônquico. Este é caracterizado pela ausência de resposta positiva ao broncodilatador durante a espirometria, o que não se traduz em ausência de benefício clínico com as mesmas medicações durante episódios de crises.[7]

Quadro clínico e laboratorial

A asma pode ser diagnosticada, a princípio, em qualquer idade. Entretanto, como cursa com prevalência bimodal, as crises asmáticas costumam levar aos pronto-socorros, mais frequentemente, pacientes nos extremos de faixa etária (crianças, adultos jovens e idosos).

Tipicamente, esses pacientes apresentam, ao exame físico, quadro de desconforto respiratório, com presença de taquipneia e uso de musculatura acessória (a depender da gravidade da crise). À ausculta pulmonar, encontram-se sinais de obstrução ao fluxo aéreo, com roncos e sibilos difusos. A ausência desses ruídos adventícios não implica em ausência de possibilidade de asma, podendo, na verdade, traduzir crise de asma extremamente grave, situação conhecida como silêncio auscultatório. Hipersecreção pode estar presente, em decorrência de processo inflamatório, ou mesmo pode indicar a possibilidade de infecção respiratória associada, o que deve ser considerado especialmente no caso de secreções purulentas.[8,9,10] A Tabela 54.1 resume os critérios clínicos de gravidade da asma no pronto atendimento.

Com relação ao diagnóstico diferencial de crises de asma, as seguintes patologias devem ser consideradas: bronquiolites de diversas causas (entre elas as virais), traqueobronquites, pneumotórax, insuficiência cardíaca descompensada, embolia pulmonar, edema agudo de pulmão, e até crises de ansiedade e síndromes conversivas.

Tabela 54.1 Sinais clínicos de insuficiência respiratória aguda na asma.

- Tiragem (uso de musculatura respiratória acessória e retração do músculo esternocleidomastoideo)
- Pulso paradoxal: diminuição de mais de 10 mmHg na pressão arterial sistólica ao final da inspiração, se comparada à sua medida ao final da expiração
- Ansiedade, agitação e evolução com rebaixamento do nível de consciência até o coma (relacionados à hipoxemia e/ou à hipercapnia)

Teste de função pulmonar no pronto-socorro

Tanto a espirometria como a medida do pico de fluxo expiratório (PFE) apresentam recomendação grau A para avaliação objetiva da asma e seu tratamento neste cenário.[11] O PFE traz a vantagem da monitorização do tratamento, pois é de fácil realização, tem grande correlação com a gravidade e é comprovadamente superior ao exame clínico (inclusive feito por especialistas).[12]

As Tabelas 54.2 e 54.3 mostram os valores previstos para PFE. Para a correta classificação do PFE, é necessário considerar sexo, idade e estatura do paciente.

Tabela 54.2 Pico de fluxo expiratório em homens.

Homens Anos	Estatura					
	155	160	165	170	175	180
20	564	583	601	620	639	657
25	553	571	589	608	626	644
30	541	559	577	594	612	630
35	530	547	565	582	599	617
40	518	535	552	569	586	603
45	507	523	540	557	573	576
50	494	511	527	543	560	563
55	483	499	515	531	547	563
60	471	486	502	518	533	549
65	460	475	490	505	520	536
70	448	462	477	492	507	521

Tabela 54.3 Pico de fluxo expiratório em mulheres.

Mulheres Anos	Estatura					
	145	150	155	160	165	170
20	405	418	431	445	459	473
25	399	412	426	440	453	467
30	394	407	421	434	447	461
35	389	402	415	428	442	455
40	383	396	409	422	435	448
45	378	391	404	417	430	442
50	373	386	398	411	423	436
55	368	380	393	405	418	430
60	363	375	387	399	411	424
65	358	370	382	394	406	418
70	352	364	376	388	399	411

Gasometria na asma grave

A gasometria não necessita ser realizada em todos os pacientes com crise asmática, tampouco deve ser usada isoladamente para definir gravidade. Está indicada nos pacientes que apresentam desconforto respiratório importante e hipoventilação, preferencialmente se o PFE ou o VEF_1 forem menores que 30% do previsto. Verifica-se geralmente, nos pacientes não graves, gasometria normal e até alcalose respiratória. Entretanto, a presença de acidose respiratória aguda com $PaCO_2 \geq 42$ mmHg indica sinal de gravidade e, se maior que 45 mmHg, há provável indicação de internação em terapia intensiva.

Deve-se ter em mente que alguns pacientes com asma podem cursar naturalmente com hipercapnia, quando em associação com outras doenças pulmonares, como DPOC, apneia obstrutiva do sono, síndromes de hipoventilação alveolar e o remodelamento brônquico pela própria asma previamente não tratada. Nesses casos, a hipercapnia é acompanhada de aumento dos níveis séricos de bicarbonato, indicando a presença de acidose respiratória crônica compensada. Em suma, essa alteração, por ser pré-existente, não deve ser considerada sinal de gravidade, exceto quando excessivamente elevada.

A Tabela 54.4 resume a classificação da crise asmática em pronto-socorro quanto à gravidade, levando em consideração os achados clínicos, gasométricos e espirométricos.

A realização de exames laboratoriais pode complementar os dados obtidos na avaliação anterior. O hemograma pode auxiliar na identificação de quadro infeccioso viral ou bacteriano como provável causa da exacerbação da asma. Em relação aos exames de bioquímica, a hipocalemia pode ser identificada em decorrência do uso de doses elevadas de beta2-agonistas. A radiografia de tórax não tem obrigatoriedade de realização de rotina, devendo ser reservada apenas para casos em que o diagnóstico diferencial se faz necessário para a exclusão de condições como pneumotórax, pneumonia ou derrame pleural.[11]

Tabela 54.4 Classificação da intensidade da crise de asma em adultos e crianças.

Achado	Iminência de PCR	Muito grave	Grave	Moderada/leve
Gerais	Cianose, sudorese, exaustão	Cianose, sudorese, exaustão	Sem alterações	Sem alterações
Estado mental	Confusão ou sonolência	Agitação, confusão, sonolência	Normal	Normal
Dispneia	Grave	Grave	Moderada	Ausente/leve
Fala	Incapacidade de falar	Frases curtas/monossilábicas. Lactente: maior dificuldade alimentar	Frases incompletas/parciais. Lactente: choro curto, dificuldade alimentar	Frases completas
Musculatura acessória	Respiração paradoxal	Retrações acentuadas ou em declínio (exaustão)	Retrações subcostais e/ou esternocleidomastoideas acentuadas	Retração intercostal leve ou ausente
Sibilos	Ausentes	Ausentes com MV localizados ou difusos	Localizados ou difusos	Ausentes com MV normal/localizados ou difusos
FR (irm)	> 30	> 30	Aumentada	Normal ou aumentada
FC (bpm)	Bradicardia relativa	> 140 ou bradicardia	> 110	≤ 110
Pulso paradoxal (mmHg)	Ausente	> 25	10 a 25	< 10
PFE (% melhor ou previsto)	< 30%	< 30%	30% a 50%	> 50%
VEF_1	< 50%	< 50% ou resposta à terapia < 2h	50% a 80%	> 80%
SaO_2 (ar ambiente)	< 90%	< 90%	91% a 95%	> 95%
PaO_2 (ar ambiente)	< 60 mmHg	< 60 mmHg	Ao redor de 60 mmHg	Normal
$PaCO_2$ (ar ambiente)	> 45 mmHg	> 45 mmHg	< 40 mmHg	< 40 mmHg

A presença de vários parâmetros, mas não necessariamente todos, indica a classificação geral da crise.

MV (Murmúrio Vesicular); FR (Frequência Respiratória); FC (Frequência Cardíaca); PFE (Pico de Fluxo Expiratório); SaO_2 (Saturação de Oxigênio no Sangue Arterial); PaO_2 (Pressão Parcial de Oxigênio no Sangue Arterial); $PaCO_2$ (Pressão Parcial de Gás Carbônico no Sangue Arterial).

Adaptada da IV Diretrizes Brasileiras para o Manejo das Asma.[11]

■ CAPÍTULO 54

Pneumopatias Obstrutivas no Paciente Cardiopata

Tratamento das asma em pronto-socorro

Tratamento medicamentoso

Broncodilatadores

β₂-agonistas

Seu uso deve ser imediato, assim que o paciente chega à emergência. Pode ser utilizado de forma intermitente a cada 10 a 30 minutos ou em nebulização contínua.

Revisão sistemática recente não mostrou diferença entre nebulização contínua e uso intermitente, em termos de melhora da função ventilatória, havendo, no entanto, maior incidência de efeitos colaterais com a nebulização contínua.[13]

A forma parenteral pode ser utilizada. Nenhum estudo demonstrou vantagem da forma parenteral sobre a inalatória em adultos. Existem apresentações comerciais de terbutalina e salbutamol (ambos com 500 mcg/mL) para este fim. O uso parenteral aumenta, por outro lado, a incidência de efeitos colaterais e, nos cardiopatas, estes efeitos devem ser constantemente considerados na tomada de decisão.

A Tabela 54.5 mostra os principais β₂-agonistas utilizados em emergências.

Tabela 54.5 β₂-agonistas na sala de emergência.[8]

Nebulização (diluídos em soro fisiológico)	Fenoterol: 10 a 20 gotas Salbutamol: 2,5 a 5,0 mg (10 a 20 gotas)
Aerossol dosimetrado acoplado a espaçador	Salbutamol *Spray* 100 a 200 μg/dose: 200 a 500 μg
Parenteral (SC ou IM)	Terbutalina: 500 μg/mL: 150 a 250 μg Salbutamol: 500 μg/mL: 150 a 250 μg

Modificada de referência 8.

Deve-se dar atenção aos efeitos colaterais dos β₂-agonistas, sendo os mais comuns: taquicardia, potencial para arritmias cardíacas, tremores, ansiedade e hipocalemia.[14]

O uso do aerossol dosimetrado com espaçador oferece como vantagens: acesso mais rápido ao tratamento, menor custo e alta mais rápida do serviço de emergência. Em adultos, o efeito broncodilatador via espaçador ou nebulizador foi, pelo menos, semelhante em desfechos clínicos. Já em crianças, os espaçadores mostraram alguma vantagem.[15] Muitas vezes, no entanto, o paciente tem dificuldade de utilizar esses dispositivos, principalmente em vigência de crise, fazendo com que os nebulizadores sejam mais frequentemente utilizados em serviços de emergência em nosso país. Não há diferenças significativas entre os diversos dispositivos/espaçadores.

O uso de β₂-agonistas de longa ação com início rápido (formoterol) para exacerbações de asma ainda necessita de estudos para demonstrar efetividade.

Anticolinérgicos

A principal evidência da importância dos mecanismos colinérgicos consiste em sua inibição por agentes atropí-

nicos. Em condições fisiológicas, muitas das broncoconstrições induzidas são prevenidas pelo uso de atropina. Na doença pulmonar obstrutiva, a atropina por vezes inibe ou previne a broncoconstrição, mas em outras situações pode ser ineficaz.[16]

Há vários estudos sobre o uso de anticolinérgicos como broncodilatadores, associados ou não aos β₂-agonistas. Os resultados não são homogêneos. Como exemplo, cita-se metanálise com 1.377 pacientes adultos, que mostrou melhora de 7,3% no VEF₁, equivalente a 30 L/min. no PFE, quando comparados ao β₂-agonista isoladamente.[17] Outra metanálise, incluindo 1.483 adultos, mostrou que seria necessário tratar 18 asmáticos com ipratrópio para prevenir uma única internação por asma, indicando benefício aditivo muito pequeno aos β₂-agonistas.[18]

De modo geral, a literatura sugere que o uso do brometo de ipratrópio oferece vantagens adicionais, principalmente nas crises graves, sendo a dose descrita de 5 mg (40 gotas) a ser associada ao β₂-agonista.[19] Em vista disso, na crise grave, está indicada a administração em doses repetidas de β₂-agonistas junto com anticolinérgico de curta duração (Evidência A).[11]

Corticosteroides

O uso de corticosteroides na asma é conhecido há mais de 20 anos, e desde a década de 1990 há evidências de que seu uso precoce é benéfico. Uma metanálise demonstrou benefícios em termos de resolução mais rápida da obstrução e redução das recidivas, com esses mesmos benefícios se estendendo após a alta da emergência.[20]

As doses utilizadas variaram muito ao longo dos anos, inclusive nos estudos. A prednisona pode ser prescrita na dose de 40 a 60 mg/dia por 7 a 10 dias. Se houver possibilidade de uso inferior a 21 dias, não há necessidade de retirada gradual. Não há diferença em termos de eficácia anti-inflamatória entre o uso oral e parenteral na sala de emergência. Recomenda-se o uso endovenoso nos casos em que há impossibilidade do uso do trato gastrintestinal, ou em casos associados à hipotensão/choque, que levariam à má perfusão esplâncnica e à consequente absorção errática.[11]

Com relação à dose, estudo prévio comparou doses altas de 125 a 500 mg de metilprednisolona com doses de 60 a 100 mg para controle de crises de asma. Os resultados mostraram não haver diferença clinicamente significativa entre esses dois esquemas de doses, havendo maior chance de efeitos colaterais com as doses maiores.[21] Há evidência para que se evitem doses superiores a 60 mg de metilprednisolona de 6/6 h/dia.

Existe tendência em se utilizar doses menores na asma, mas que ainda necessita de confirmação. Um estudo publicado pela Cochrane preconiza dose de até 80 mg de metilprednisolona ou 400 mg de hidrocortisona ao dia, divididas de 6/6 h.[22] Doses de ataque mais altas do que as de manutenção podem ser prescritas. A Tabela 54.6 cita as doses usuais de corticosteroides no manuseio de crises de asma em pronto-socorro.

Tabela 54.6 Doses usuais dos corticoides mais utilizados na emergência.[8]

- Prednisona: 40 a 60 mg VO ao dia
- Hidrocortisona: 100 mg IV de 6/6 h
- Metilprednisolona: 40 mg IV de 6/6 h

Adaptada de Neto RAB, Martins HS. Asma brônquica no departamento de emergência In: Martin HS. Emergências Clínicas Baseadas em Evidências. São Paulo: Atheneu, 2006. p. 129-41.

Em relação aos corticosteroides inalatórios, há evidência de que seu uso no departamento de emergência seja benéfico. Uma revisão da Cochrane, de 2002, incluindo 352 pacientes, mostrou que o corticoide inalatório diminuiu o tempo de internação se comparado ao placebo. No entanto, quando associado ao corticoide sistêmico, não mostrou benefício significativo.[23] Estudos em crianças, como o de Nakanishi e colaboradores, de caráter randomizado, placebo-controlado e duplo-cego, comparando flunisolida inalatória (não disponível no mercado nacional) com corticoide oral, mostraram que o corticoide inalatório pode ser utilizado até isoladamente, com a ressalva de que o corticoide oral apresenta melhora funcional mais rápida.[24]

Há evidência com grau de recomendação A para se prescrever corticoide inalatório após a alta hospitalar de paciente com asma persistente.[11]

Xantinas

O possível efeito broncodilatador das metilxantinas não mostrou benefício na crise aguda de asma, de forma que não há recomendação do seu uso nas primeiras horas.

A adição de xantinas ao esquema broncodilatador com β_2-agonistas não trouxe qualquer efeito benéfico em relação aos β_2 isoladamente, conforme revisão sistemática da literatura de 2002, não havendo justificativa para sua prescrição de rotina.[25]

Sulfato de magnésio

Há mais de 60 anos existem relatos do uso de sulfato de magnésio ($mgSO_4$) como tratamento auxiliar em exacerbações de asma; entretanto, permanece controverso seu uso neste cenário. Sabe-se que *in vitro* a hipomagnesemia leva à contração das células musculares lisas, e em ambiente com hipermagnesemia ocorre relaxamento destas. Há séries de casos que mostraram benefício do uso após β_2-agonistas, até dose de 25 mg/kg. Em 2000, um estudo randomizado, duplo-cego e placebo-controlado, com 54 crianças, não evidenciou diferença entre o grupo tratado com sulfato de magnésio e o grupo controle, em termos de taxa de internação, escore de melhora respiratória *Pulmonary index*, que avalia níveis de insuficiência respiratória) ou de melhora para alta hospitalar, mesmo na dose de 75 mg/kg até a dose máxima de 2,5 g. Por outro lado, não foram observados os efeitos colaterais esperados de rubor facial, taquicardia e hipotensão.[26] Nesse mesmo ano, uma revisão da Cochrane sobre sulfato de magnésio intravenoso mostrou vantagens nos casos graves, nas doses de 25 a 100 mg/kg, até dose de 2,0 g em 20 minutos, quando administrado precocemente.[27]

Em 2005, uma revisão sistemática sobre sulfato de magnésio inalado não mostrou vantagem broncodilatado-ra evidente quando associado ou não a β_2-agonista inalatório em relação ao grupo controle (β_2-agonista apenas). No subgrupo de pacientes mais graves, houve leve tendência à melhora. Não foram relatados efeitos colaterais. As doses variaram de 125 a 500 mg por inalação.[28]

Em 2007, foi publicada outra metanálise que mostrou melhora da função pulmonar e das internações por asma após o uso de sulfato de magnésio intravenoso e inalatório.[29]

A última diretriz brasileira recomenda o uso de sulfato de magnésio por via endovenosa para casos de crises graves, refratárias ao tratamento isolado com beta-2-agonistas de curta duração, como forma adjuvante, na dose de 1 a 2 g (dose para adultos) infundidos em cerca de 20 minutos (com nível de evidência A).[11]

Antibióticos

Não há indicação de antibiótico de rotina, apesar de esta conduta ser frequente em muitas situações. Sua indicação formal é para casos de exacerbações associadas à presença confirmada de pneumonia.[30]

Mucolíticos

Não são recomendados, pois podem piorar a tosse e o broncoespasmo, principalmente se usado por via inalatória.

Oxigênio suplementar

De modo geral, as inalações com oxigênio ou ar comprimido não apresentam diferença em termos de melhora clínica nos pacientes não hipoxêmicos. Entretanto, o uso de O_2 suplementar deve ser considerado durante as crises moderadas e graves nos pacientes que apresentem medida de oximetria periférica de pulso (SpO_2) menor que 92%. Em cardiopatas, gestantes e crianças, deve-se manter a SpO_2 maior que 95%[11,31] (Evidência A).

Há potencial para retenção de CO_2 nos pacientes que venham a receber oxigênio a 100% em alto fluxo se, à admissão, apresentarem $PaCO_2$ maior ou igual a 45 mmHg, razão pela qual se deve atentar a esta possibilidade.

A Figura 54.1 mostra o algoritmo de avaliação e tratamento de crises agudas de asma em pronto-socorro para pacientes adultos.

Suporte ventilatório

Ventilação Não Invasiva (VNI)

Diferentemente da exacerbação da DPOC e de outros eventos respiratórios como edema agudo de pulmão, a ventilação não invasiva na crise de asma não apresenta indicação. Por isso, não deve ser aplicada de rotina.[32]

Ventilação Mecânica Invasiva (VM)

As principais indicações para entubação traqueal e ventilação mecânica na crise de asma aguda são:[31]

- parada respiratória ou cardiorrespiratória;
- esforço respiratório progressivo e sinais de fadiga;
- alteração grave do estado de consciência (agitação ou sonolência);

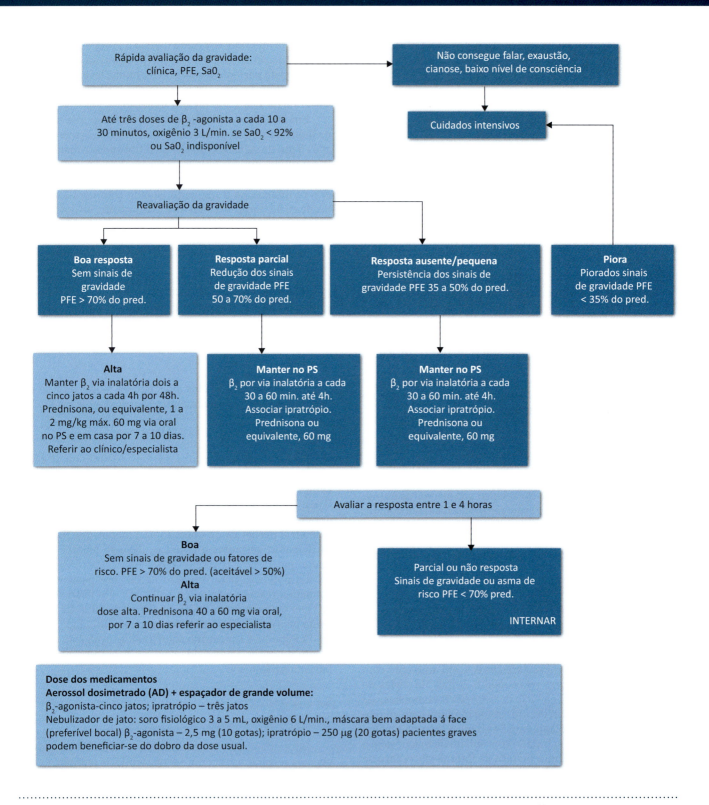

■ **Figura 54.1** Algoritmo do tratamento de crises aguda de asma em pronto-socorro para pacientes adultos.[11]
Adaptada de Sociedade Brasileira de Pneumologia e Tisiologia.

- acidose respiratória progressiva;
- hipoxemia não corrigida pela suplementação de oxigênio com máscara (PaO_2 < 60 mmHg ou SaO_2 < 90%).

Asma lábil e asma potencialmente fatal

Apesar dos avanços no entendimento da fisiopatologia e do tratamento, esta condição permanece um problema até mesmo em países desenvolvidos. Caracteristicamente, pode apresentar evolução rápida para insuficiência respiratória, sendo responsável por paradas cardiorrespiratórias pré-hospitalares e intra-hospitalares. Fatores relacionados a essa situação são citados na Tabela 54.7.

Tabela 54.7 Causas identificáveis de asma quase fatal.[7]

- Exposição a alérgenos ambientais
- Infecção de vias aéreas superiores
- Uso de aspirina e outros anti-inflamatórios não hormonais
- Quadros depressivos graves
- Uso de β-bloqueadores
- Poluição e variações abruptas de temperatura

Adaptada de American College of Chest Physicians.

Deve-se procurar evitar o máximo possível a ocorrência de acidose respiratória grave com pH inferior a 7, uma vez que este quadro tende a evoluir de forma muito grave em questão de horas.[7] Além disso, nesta situação, pode haver impossibilidade de administração de medicamentos por via inalatória devido à insuficiência respiratória aguda grave, razão pela qual se deve optar pelas medicações já descritas por via parenteral.

Considerações importantes em cardiopatas

Em pacientes com antecedentes de doença cardiovascular (coronariopatias, doença cardíaca estrutural e/ou arritmias), os broncodilatadores podem ser prescritos. Entretanto, deve-se usar com cautela os β_2-agonistas. No caso de piora da arritmia ou de ocorrência de taquicardias importantes, considere espaçar o intervalo das inalações, ou reduzir a dose do β_2-agonista em cada inalação ou até mesmo suspendê-lo (nesse caso, optar por inalações com ipratrópio 40 gotas).

É obrigatória a monitorização da frequência cardíaca e, no caso de elevação excessiva, a redução da dose dos broncodilatadores em uso ou aumento do intervalo entre suas administrações deve ser feita. Pode, inclusive, ser necessário associar medicamentos para controle da frequência cardíaca, devendo-se optar pelos bloqueadores dos canais de cálcio, como o verapamil e o diltiazem. Outra preocupação relaciona-se à monitorização dos níveis de potássio, principalmente entre os pacientes em uso de doses elevadas de beta-2-agonistas, uma vez que estas medicações induzem hipocalemia, o que pode facilitar ainda mais o aparecimento de arritmias.

Proteção gástrica é recomendada em virtude do estresse e das doses altas de corticoides sistêmicos utilizados nestas situações. Pode ser utilizado tanto um protetor da classe dos inibidores da bomba de prótons (a exemplo do omeprazol), como antirreceptores H2 da histamina (a mais recomendada é a ranitidina).

Caso seja possível, é preferível a não utilização de medicações betabloqueadoras, mesmo aqueles seletivos (metoprolol e atenolol), em pacientes cardiopatas com asma exacerbada em pronto-socorro. Dependendo do custo-benefício, pode-se considerar, a critério clínico, a utilização das medicações citadas, monitorizando-se o paciente sobre o risco de possível agravamento do broncoespasmo ou da asma.[33-35] Em pacientes que evoluírem com broncoespasmo induzido por betabloqueador, o ipratrópio via nebulização ou em forma de spray acoplado a espaçador em doses equivalentes é a opção indicada.

Asma no pronto-socorro – conclusão

A asma constitui doença extremamente frequente no departamento de emergência, com possibilidade de internação e potencial para o óbito, exigindo tratamento específico e monitorização constante. No paciente com comorbidade cardiológica, poucas são as ressalvas do ponto de vista da terapêutica no pronto-socorro, e a maioria das medicações indicadas não apresenta consequências deletérias que superem seus benefícios.

A ventilação não invasiva e a administração de xantinas sabidamente não são indicadas de rotina no paciente com asma exacerbada. As doses recomendadas de corticosteroides reduziram-se ao longo dos anos, diminuindo assim os efeitos colaterais. O melhor controle ambulatorial reduz as taxas de exacerbação e de internação e, por fim, o manejo diferenciado da ventilação invasiva reduziu o risco de complicações.

DOENÇA PULMONAR OBSTRUTIVA CRÔNICA (DPOC)

A doença pulmonar obstrutiva crônica (DPOC), segundo a definição do GOLD (*Global Initiative for Chronic Obstructive Lung Disease*), é caracterizada por limitação ao fluxo aéreo, não totalmente reversível, de caráter progressivo e que se associa a uma resposta inflamatória anormal dos pulmões a partículas e gases nocivos.[36] De modo semelhante, a Sociedade Brasileira de Pneumologia e Tisiologia (SBPT) considera a DPOC uma enfermidade respiratória prevenível e tratável, também caracterizada por obstrução crônica do fluxo aéreo, não totalmente reversível, incluindo o tabagismo como principal fator etiológico.[37]

O diagnóstico de DPOC é baseado na constatação de limitação ao fluxo aéreo à espirometria, devendo-se também levar em consideração a presença de fatores de risco (tabagismo, exposição ocupacional ou a fogão à lenha) e idade superior a 40 anos.

De acordo com o estudo PLATINO (*Provecto Latino-americano de Investigación en Obstrución Pulmonar*), com base em espirometrias aleatórias na população com mais de 40 anos na Região Metropolitana de São Paulo, identificou-se prevalência de DPOC em 15,8% da população estudada, o que poderia indicar que existem cerca de 7 milhões de pacientes com DPOC no Brasil.[38]

Segundo dados do DATASUS, em 2001 a DPOC foi a quarta causa de internação hospitalar em indivíduos com mais de 40 anos, passando em 2004 a ser a terceira em pessoas com mais de 40 anos.[39]

DPOC e doença cardiovascular

Já existem evidências significativas de associação entre DPOC e aumento do risco cardiovascular, inclusive de forma independente do tabagismo.[40] Documentou-se, junto com o risco cardiovascular aumentado, a presença de estado inflamatório crônico, demonstrado por meio da dosagem de proteína C-reativa pelo método ultrassensível e de outras citocinas inflamatórias.[41,42]

As consequências sobre o sistema cardiovascular causadas pelo tabagismo (isoladamente) são classicamente conhecidas e, embora não sejam do escopo deste capítulo, são diretamente relacionadas à DPOC.

DPOC e doença arterial coronária (DAC) compartilham o tabagismo como fator de risco, o que explica a coexistência frequente dessas duas patologias.[43] Além disso, pacientes com DPOC e DAC apresentam mortalidade e morbidade cardiovasculares aproximadamente duas vezes maiores que aqueles apenas com DAC.[44] Em estudo de pacientes com DPOC e idade acima de 50 anos, demonstrou-se a presença de DAC, hipertensão ou insuficiência cardíaca em 50% dos casos.[45] Em outro estudo, com 5.800 pacientes que sofreram infarto agudo do miocárdio (IAM), foi constatada a incidência de DPOC aproximadamente 50% maior do que na população geral.[46] A insuficiência cardíaca é também frequentemente observada em conjunto com a DPOC.[47] Em estudo que avaliou a acurácia do pró-peptídeo natriurético cerebral N-terminal (pró-BNP NT) e da troponina T em distinguir exacerbação aguda de DPOC e disfunção ventricular esquerda, 46 dos 138 pacientes avaliados (31%) apresentaram as duas condições.[48]

A importância da coexistência dessas entidades vem dos princípios terapêuticos de cada uma delas, que, em muitas situações, podem ser antagônicos, ou seja, o tratamento de uma pode piorar a outra. Isso ocorre no caso de betabloqueadores (que melhoram a isquemia, mas podem pioram a DPOC) e os beta-agonistas e xantinas (que podem melhorar a DPOC e piorar a isquemia).[43]

DPOC e doença arterial coronária

A hipoxemia pode facilitar a ocorrência de síndromes coronárias agudas, como angina instável. A duração e a extensão da hipoxemia necessária para produzir alterações isquêmicas em áreas irrigadas por coronárias doentes é desconhecida.[43] Entretanto, é provável que hipoxemias leves ou moderadas não tenham tanta importância, uma vez que ocorre certa adaptação do organismo a níveis mais baixos de pressão parcial de oxigênio. Isto é ilustrado por um estudo com 38 pacientes com depressão do segmento ST identificada em teste de esforço e que foram submetidos a novo teste e a 3 minutos de respiração com mistura hipóxica para resultar em saturação periférica de O_2 de 85%. Não se observou modificação significativa dos sinais eletrocardiográficos de isquemia.[49] Em virtude disso, talvez seja mais provável que a isquemia piore em situações em que a hipoxemia persista por tempo superior a 5 minutos.[50]

O uso de oxigênio suplementar pode corrigir a hipoxemia associada à DPOC (tanto exacerbada como estável), pois causa alívio da vasoconstrição pulmonar, revertendo a hipoxia e, com isto, promove aumento do conteúdo arterial de oxigênio e maior oferta deste à periferia. Esta melhora permite a redução do débito cardíaco e, consequentemente, do trabalho do ventrículo esquerdo.[43] Esta é provavelmente uma das razões pelas quais a oferta crônica de oxigênio melhora a sobrevida de pacientes com DPOC hipoxêmicos.[51-53] Ao mesmo tempo, é possível que tensões de oxigênio maiores as usuais possam conferir benefício adicional a pacientes com isquemia vigente. Estudos em animais demonstraram que estados hiperóxicos melhoram tanto a função como a distribuição sanguínea ao miocárdio isquêmico.[54] Embora sejam bem toleradas, essas frações inspiradas de oxigênio podem levar à exacerbação da hipercapnia e geralmente não são utilizadas clinicamente.[55,56]

Quadro clínico

O principal sintoma associado à DPOC é a dispneia com caráter persistente e crônico, e que tipicamente piora aos esforços ou durante períodos de exacerbação. Outros achados comumente presentes são sibilância e tosse produtiva, geralmente com eliminação de escarro mucoide.

A cianose pode estar presente nas extremidades e na região perilabial, podendo ser confirmada por oximetria de pulso, com saturação periférica de oxigênio geralmente menor que 90%, ou pela gasometria arterial.

A presença de turgência jugular, edema de membros inferiores e hepatomegalia são sinais indicativos de insuficiência cardíaca direita, expressão clínica do *cor pulmonale*, que pode ser definido como qualquer patologia respiratória crônica que provoque sobrecarga/disfunção do ventrículo direito. Pode ser diagnosticado de modo não invasivo, por meio do ecocardiograma, ao revelar pressão sistólica da artéria pulmonar (PSAP) $\geq$ 35 mmHg, ou, de modo invasivo, pelo cateterismo direito, ao indicar pressão média da artéria pulmonar (PmAP) $\geq$ 25 mmHg em repouso.

Algumas patologias podem ser confundidas com DPOC. A Tabela 54.8 apresenta os principais diagnósticos diferenciais da DPOC e inclui uma breve descrição das características clínicas que permitem diferenciá-las. [36,37,57]

Exacerbação aguda da DPOC

A exacerbação é definida pela piora sustentada dos sintomas em relação ao estado estável, que vai além das variações que naturalmente ocorrem no dia a dia, geralmente resultando em necessidade de alteração na prescrição medicamentosa ou de nova consulta médica, ou mesmo de visita ao pronto-socorro. Trata-se de um diagnóstico clínico, que se baseia na constatação de um ou mais dos seguintes parâmetros: acentuação da dispneia, aumento na produção de escarro e alteração nas características do escarro (que passa de mucoide para purulento).

Quanto à etiologia, as exacerbações podem ser infecciosas ou não infecciosas. As bactérias são responsáveis por 2/3 das exacerbações infecciosas, enquanto os vírus, pelo terço restante. Dentre as causas não infecciosas, destacam-se: insuficiência cardíaca, pneumotórax, derrame pleural, fratura de costelas, tromboembolismo pulmonar, arritmias, exposição a agentes tóxicos ou mesmo à poluição e, ainda, à deterioração da doença de base. Por vezes, é difícil dife-

Tabela 54.8 Principais diagnósticos diferenciais da DPOC.[36]

Diagnóstico	Considerações
DPOC	Início mais comum após os 40 anos; Desencadeada por exposição tabágica significativa (pelo menos 15 anos/maço), por exposição ocupacional, ou por contato com fogão à lenha; Dispneia progressiva e, tipicamente, aos esforços; Espirometria sempre obstrutiva e, geralmente, sem resposta a broncodilatador.
Asma	Início dos sintomas tipicamente na infância; História familiar comumente presente; Espirometria normal ou obstrutiva; Presença comum de atopia (dermatite atópica e/ou rinite alérgica); Espirometria geralmente mostra resposta ao broncodilatador.
Insuficiência cardíaca congestiva	Achados comum ao exame físico: estertores crepitantes em bases, 3ª ou 4ª bulha; dispneia, ortopneia e dispneia paroxística noturna (insuficiência cardíaca esquerda); além de edema de membros inferiores e turgência jugular (insuficiência cardíaca direita); História frequente de hipertensão arterial e/ou de doença coronária; Eletrocardiograma: arritmias, sinais de sobrecarga ventricular esquerda ou biventricular; Radiografia de tórax: aumento da área cardíaca e/ou congestão pulmonar; Diagnóstico confirmado pelo ecocardiograma, ao revelar disfunção sistólica e/ou diastólica do ventrículo esquerdo.
Bronquiectasias	Requer tomografia de tórax de alta resolução para o diagnóstico; O principal sintoma associado é a tosse produtiva com eliminação de grande quantidade de secreção, frequentemente amarelada; dependendo da gravidade do quadro, os pacientes podem apresentar chiado e dispneia aos esforços; Espirometria forçada pode ser normal, ou compatível com distúrbios obstrutivo, restritivo ou misto; Pode ser diagnosticada em qualquer idade.
Tuberculose	Pode ocorrer em qualquer idade; Suspeitada em pacientes com tosse crônica, seca ou produtiva, associada a escarros hemoptoicos, perda de peso, adinamia, sudorese noturna e febre; Contato recente ou próximo com paciente bacilífero reforça a suspeita diagnóstica; Diagnóstico confirmado pela baciloscopia positiva associada a alterações radiográficas compatíveis.
Bronquiolite obliterante	Associação com exposição ao fumo e doenças intersticiais, mais comumente artrite reumatoide; Sintomas mais comuns são dispneia e sibilância; Diagnóstico confirmado por tomografia de tórax de alta resolução; Espirometria revela normalmente distúrbios obstrutivos.

renciar esses dois tipos de exacerbação, mas a presença de febre e de escarro francamente purulento direcionam para a probabilidade de causas infecciosas.

No manuseio de um paciente com exacerbação aguda de DPOC, recomenda-se:

- **Suplementação de oxigênio:** de modo suficiente para manter SpO_2 entre 90% e 92%, seja via catéter nasal, máscara de nebulização ou máscara de Venturi.
- **Broncodilatadores:** β_2-agonista na primeira hora a cada 20 minutos e, em seguida, de 4/4 h, associado a anticolinérgico.
- **Corticosteroides:** ainda não há consenso sobre a dose e a via de administração de corticosteroides sistêmicos em pacientes com DPOC. Algumas fontes recomendam administração endovenosa nos primeiros 3 dias (metilprednisolona 40 a 60 mg ou hidrocortisona em doses equivalentes de 8/8 h ou de 6/6h), seguido de curso de prednisona oral por até duas semanas. O consenso GOLD, apoiado em outros estudos, sugere 30 a 40 mg de prednisona por 7 a 10 dias.[36]

- **Antibióticos:** indicados em todos os pacientes com exacerbações graves ou em pacientes com alteração do volume ou da purulência do escarro (ver Tabela 54.9).
- **Ventilação não invasiva (VNI):** indicada para pacientes com nível de consciência satisfatório, porém, já mostrando sinais de esforço respiratório (frequência respiratória superior a 25 incursões por minuto), sobretudo em pacientes evoluindo com acidose respiratória (PaCO2 > 45 mmHg). Auxilia na redução da mortalidade associada à exacerbação da DPOC, ao prevenir entubações orotraqueais. C-PAP refere-se à aplicação de pressão positiva contínua tanto na inspiração como na expiração. Permite, por meio de uma válvula acoplada a uma máscara especial, a aplicação de uma pressão positiva no final da expiração, que recebe o nome de PEEP (*Positive End-Expiratory Pressure*). A PEEP normalmente utilizada é de 8 a 10 cm de H_2O. O BIPAP refere-se à aplicação de dois níveis de pressão positiva, uma para inspiração (IPAP) e outra para a expiração (EPAP), sendo esta última geralmente menor, o que facilita a adaptação do paciente.

Tabela 54.9 Principais patógenos envolvidos na exacerbação da DPOC e tratamento antimicrobiano sugerido.[37]

Grupo	Principais patógenos	Tratamento
DPOC com $VEF_1 > 50\%$, sem fatores de risco*	*H. influenza, M. catarrhalis, S. pneumonie, C. pneumonie, M. pneumoniae*	β lactâmico + inibidor da β lactamase; Cefuroxima; azitromicina ou claritromicina
DPOC com $VEF_1 > 50\%$, com fatores de risco	*H. influenza, M. catarrhalis, SPRP, C. pneumoniae, M. pneumoniae*	Anteriores mais: moxifloxacina, levofloxacina, gemifloxacina
VEF_1 entre 35% e 50%	*H. influenza, M. catarrhalis*, SPRP, bacilos entéricos gram (-)	Moxifloxacina, levofloxacina, gemifloxacina; β lactâmico + inibidor da β lactamase;
$VEF_1 < 35\%$	*H. influenza, M. catarrhalis, S. pneumoniae* resistente à penicilina, Gram neg entéricos, Pseudomonas	Moxifloxacina, levofloxacina, gemifloxacina β lactâmico + inibidor da β lactamase; Ciprofloxacina se suspeita de *P. aeruginosa*

SPRP (*S. Pneumoniae* Resistente à Penicilina).

*Fatores de risco: idade > 65 anos, dispneia grave, comorbidades significativas (cardiopatia, diabetes melito, insuficiência renal ou hepática), mais de quatro exacerbações nos últimos 12 meses, hospitalização por exacerbação no ano prévio, uso de esteroides sistêmicos nos últimos três meses, uso de antibióticos nos últimos 15 dias.

Adaptada de Jardim JR, Oliveira JA, Nascimento O. II consenso brasileiro sobre doença pulmonar obstrutiva crônica (DPOC). J Bras Pneumol. 2004;30(Suppl 5):S1-S42.

- **Ventilação invasiva:** pacientes com sinais de sofrimento respiratório (dispneia intensa, uso de musculatura acessória, tiragem intercostal, frequência respiratória > 35 incursões por minuto, retenção de $CO_2 - PaCO_2 > 60$ mmHg, hipoxemia refratária) que não respondem adequadamente à VNI, ou com contraindicação para VNI (parada cardiorrespiratória, instabilidade hemodinâmica, rebaixamento do nível de consciência, traumas craniofaciais, queimaduras, obesidade mórbida, pacientes não cooperativos, cirurgias faciais ou gastroesofágicas recentes, presença de secreções abundantes e espessas).

Exacerbação aguda da DPOC – peculiaridades da prescrição

Preconiza-se jejum nas primeiras horas de admissão, devido ao potencial para evoluir para insuficiência respiratória franca, com risco de entubação orotraqueal e de broncoaspiração. Além disso, a VNI pode induzir distensão gástrica e aumentar as chances de broncoaspiração.

A hidratação é indicada na maioria dos casos, exceto em situações em que deve ser utilizada com cautela, como em pacientes com insuficiência cardíaca associada.

Dependendo da presença de comorbidades cardiovasculares preexistentes, como coronariopatias ou mesmo arritmias (fibrilação atrial crônica, por exemplo), deve-se usar com cautela os broncodilatadores, especialmente os β_2-agonistas. No caso de piora da arritmia ou de ocorrência de taquicardias importantes, considere espaçar o intervalo das inalações, ou reduzir a dose do fenoterol em cada inalação, ou até mesmo suspender o fenoterol (nesse caso, realizar inalações com ipratrópio 40 gotas).

Dependendo do grau de broncoespasmo, pode-se optar por associar broncodilatadores parenterais, como a terbutalina (outro β_2-agonista), que é administrado por via subcutânea.

A proteção gástrica está recomendada em virtude do estresse e das doses altas de corticoides sistêmicos utilizadas nestas situações. Pode ser utilizado tanto um protetor da classe dos inibidores da bomba de prótons (a exemplo do omeprazol), como antirreceptores H2 da histamina (a mais recomendada é a ranitidina).

Beta-2-agonistas x DAC

Embora sejam relativamente seletivos para os receptores beta-2 adrenérgicos, esses agentes podem causar os seguintes efeitos deletérios em pacientes com DAC:

- possibilidade de indução de arritmias;
- ativação reflexa de mecanismos adrenérgicos, causando dilatação periférica;
- infrarregulação de receptores miocárdicos do tipo beta-2 adrenérgicos, potencialmente piorando a falência cardíaca associada com a disfunção sistólica ventricular esquerda;
- precipitação de hipocalemia e de hipoxemia, por meio da piora da relação ventilação/perfusão.

A toxicidade cardíaca, com aumento da mortalidade cardiovascular, é mais provável com o uso de beta-2-agonistas por via oral ou nebulização, mas não como aerossol dosimetrado. A maioria das mortes ocorre em pacientes com maior gravidade das condições subjacentes, incluindo insuficiência coronária aguda e insuficiência cardíaca congestiva.[58,59] Os agentes de longa duração, como o salmeterol, têm segurança e efetividade bem demonstradas.[60,61] Mesmo em doses mais elevadas (100 mcg 2 ×/dia), o salmeterol não causou mudança significativa na frequência cardíaca, nem no número de batimentos prematuros e/ou nas evidências eletrocardiográfica de isquemia miocárdica.[62] Em pacientes com história de arritmia, o uso de formoterol na dose de 24 mcg aumentou o numero de batimentos prematuros, diferentemente da dose de 12 μg.[63]

Em pacientes com disfunção ventricular, os beta-2-agonistas apresentam efeito desfavorável. Isto foi ilustrado em revisão com 1.529 pacientes com disfunção sistólica ventricular esquerda, na qual se constatou aumento de

992 Tratado Dante Pazzanese de Emergências Cardiovasculares ▪ CAPÍTULO 54

hospitalização por insuficiência cardíaca, com relação dose-resposta ao uso de beta-agonistas.[64]

Com vista à contínua preocupação quanto ao uso de beta-2-agonistas e sua segurança nos cardiopatas, é recomendado que se dê preferência ao uso de medicações potencialmente seguras, como corticosteroides e tiotrópio (ou ipratrópio).[65,66]

Betabloqueadores x DPOC

Os betabloqueadores, tão úteis no manuseio da doença cardíaca isquêmica, podem induzir broncoespasmo nos pacientes com DPOC. Os não seletivos, em particular, estão formalmente contraindicados. Para esses betabloqueadores, a dosagem requerida para a ocorrência de broncoespasmo pode ser tão baixa quanto a utilizada em preparações oculares tópicas, como o timolol.[67] Por este motivo, tem sido recomendado, para o controle da frequência cardíaca e a otimização da função miocárdica, o uso de outras medicações, como bloqueadores de canal de cálcio, inibidores de enzima conversora da angiotensina (IECA) e nitratos.[68]

Os betabloqueadores beta-1-seletivos (atenolol e metoprolol) parecem seguros em pacientes com DPOC.[69-73] Isso foi avaliado em metanálise de ensaios randomizados e controlados nos quais betabloqueadores cardiosseletivos foram administrados em dose única ou em uso prolongado em cerca de 400 pacientes com asma ou DPOC e com broncoespasmo reversível.[73,74] Neste estudo, o uso de dose única de betabloqueador beta-1-seletivo foi associado à queda do VEF1 (8%); entretanto, houve 5% a 9% de melhora na resposta aos broncodilatadores. Já nos pacientes que fizeram uso prolongado do mesmo tipo de betabloqueador, não foi constatada mudança significativa no VEF1, nem aumento dos sintomas respiratórios, nem da necessidade de broncodilatador. Alguns estudos sugerem que, neste mesmo perfil de paciente, possa também existir maior tolerância aos agentes com ação bloqueadora alfa e beta (carvedilol), em relação aos não seletivos.[75-77]

Em vista disso, torna-se claro que betabloqueadores seletivos, e mesmo o carvedilol, podem ser utilizados com relativa segurança em pacientes com DPOC estável. Além de não serem deletérios, também proporcionam redução da mortalidade pelos efeitos cardiovasculares já conhecidos. Entretanto, não se encontram na literatura estudos que tenham de fato avaliado a segurança desta classe de medicamentos, sejam os seletivos ou os não seletivos, em pacientes com DPOC, durante períodos de exacerbação aguda. De qualquer forma, caso seja imperativa sua utilização, é essencial considerar o risco-benefício da prescrição.

Uso de metilxantinas na DPOC

Revisão sistemática comprovou os benefícios clínicos da utilização de metilxantinas de liberação prolongada (teofilina e bamifilina) em pacientes com DPOC. As diretrizes nacionais e internacionais defendem sua utilização, com a ressalva de serem indicadas apenas para pacientes que permaneçam bastante sintomáticos no dia a dia, a despeito da utilização de broncodilatadores inalatórios. Ao mesmo tempo, o uso de metilxantinas em pacientes com exacerbação de DPOC também foi avaliado em revisão sis-

temática. Esta classe de medicamentos, com destaque para a apresentação endovenosa de aminofilina, não se associou com redução significativa na taxa de admissão hospitalar nem com recuperação mais rápida da função pulmonar em comparação com o placebo. Por outro lado, observou-se maior incidência de efeitos colaterais no grupo das metilxantinas, sobretudo de náuseas e vômitos.[78,79] Pode ser utilizada em pacientes internados ou em unidade de terapia intensiva, a critério clínico, em pacientes com broncoespasmo persistente e recorrente, após ter sido otimizada a terapia broncodilatadora.

Arritmias cardíacas em pacientes com DPOC

A incidência de arritmias varia consideravelmente de acordo com os desenhos dos estudos que avaliaram as metilxantinas na DPOC tanto estável[80-82] como exacerbada.[83,84] Em estudo que avaliou 590 pacientes com exacerbação aguda de DPOC, a fibrilação atrial e as arritmias ventriculares foram preditoras independente de morte (em adição à idade e ao alargamento do gradiente de oxigênio alvéolo-arterial).[83]

Outro estudo avaliou 70 pacientes com DPOC grave, que foram admitidos com insuficiência respiratória aguda. Arritmias ventriculares e supraventriculares foram detectadas em 47% destes pacientes, e isso se associou a aumento de mortalidade, posto que nenhum paciente com arritmia ventricular sobreviveu ao longo do período estudado.[84]

Múltiplos fatores contribuem para o desenvolvimento de arritmias em pacientes com DPOC, incluindo:[85]

- medicações, particularmente metilxantinas, agonistas beta-2-adrenérgicos e digoxina;
- disfunção autonômica cardíaca;
- doença arterial coronária;
- hipertensão arterial sistêmica;
- disfunção ventricular (direita e/ou esquerda);
- níveis elevados de catecolaminas associados à hipóxia;
- hipocalemia e hipomagnesemia;
- acidose respiratória.

As xantinas apresentam efeitos cardíacos bem caracterizados, incluindo: aumento da frequência cardíaca dose-dependente, da automaticidade atrial, e aceleração da condução intracardíaca. Tanto a aminofilina como a teofilina foram associadas com taquicardia sinusal, batimentos atriais prematuros, taquicardia supraventricular, fibrilação atrial, taquicardia atrial unifocal e multifocal, e com arritmias ventriculares.[85]

Os agonistas beta-2-adrenérgicos podem ter efeito pró-arrítmico; entretanto, estudos clínicos mostraram que esses fármacos provavelmente não causam arritmias graves. A maioria dos estudos observou taquicardia sinusal como a arritmia mais frequente e, embora o risco relativo de desfechos adversos estivesse aumentado, esse achado não foi significativo.[85]

A presença de falência respiratória pode também ser determinante na ocorrência de arritmias, pois já se demonstrou relação entre batimentos atriais prematuros, hipoxemia e hipercapnia. Entretanto, a arritmia pode diminuir com a melhora do quadro respiratório.[86]

Embora arritmias variadas possam ocorrer em pacientes com DPOC, a mais característica é a taquicardia atrial multifocal (TAM). O prognóstico dos pacientes tende a se agravar, apesar de a maior parte das mortes estar relacionada com a gravidade da doença pulmonar subjacente, e não com a TAM isoladamente.[85]

As taquicardias supraventriculares estáveis sintomáticas devem seguir o manuseio recomendado pelas diretrizes. No caso da fibrilação atrial, existem recomendações específicas para pneumopatas, publicadas em 2006 por: Americam College of Cardiology (ACC), American Heart Association (AHA) e European Society of Cardiology (ESC),[87] e que estão resumidas na Tabela 54.10.

Tabela 54.10 Recomendações para o manuseio de pacientes com doença pulmonar e FA.[53]

Classe I – Existe evidência e/ou consenso de que as seguintes terapêuticas sejam efetivas na FA em pacientes com doença pulmonar:
■ Correção da hipoxemia e acidemia são as principais medidas para FA desencadeada durante doença pulmonar aguda ou exacerbação aguda de DPOC; ■ Uso de bloqueador de canal de cálcio não diidropiridínico (diltiazem ou verapamil) para o controle do frequência cardíaca na doença pulmonar obstrutiva; ■ Cardioversão elétrica de urgência deve ser realizada para pacientes com FA e instabilidade hemodinâmica.
Classe III – Há evidência e/ou consenso de que as seguintes condutas não são úteis ou podem ser prejudiciais no manuseio de FA em pacientes com doença pulmonar:
■ Uso de xantinas e agonistas beta-adrenérgicos em pacientes com doença pulmonar broncoespástica; ■ Betabloqueadores, sotalol, propafenona e adenosina em pacientes com doença pulmonar obstrutiva.

FA (Fibrilação Atrial); DPOC (Doença Pulmonar Obstrutiva Crônica).
Adaptada de ACC/AHA/ESC guidelines for the management of patients with atrial fibrillation.

Bloqueadores de canal de cálcio, amiodarona, procainamida, digital, flecainida e outros agentes antiarrítmicos já foram utilizados com sucesso no tratamento de taquicardias supraventriculares em pacientes com DPOC. Verapamil e diltizem têm sido os mais efetivos, por meio da modificação da condução atrioventricular, reduzindo assim a resposta ventricular a estas arritmias, e, por vezes, por inibir mecanismos de reentrada das taquicardias relacionadas.

Entretanto, quando possível e necessário, a flecainida endovenosa pode substituir estes agentes no tratamento de taquicardia supraventricular em pacientes com DPOC. Em estudo comparativo com verapamil, a flecainida proporcionou reversão de 80% das arritmias, ao passo que o verapamil reverteu somente 33%.[88] Deve-se lembrar que este foi um estudo único, e ainda se preferem bloqueadores do canal de cálcio nos pacientes com este perfil.

Outros fármacos, incluindo digitais e betabloqueadores, não oferecem vantagens em relação aos bloqueadores do canal de cálcio neste cenário. São aplicadas as mesmas considerações à propafenona (classe IC) e ao sotalol (classe III), pois apresentam propriedades beta-

bloqueadoras. A adenosina pode causar broncoespasmo grave, além de ter seu efeito bloqueado pelas metilxantinas, de modo que seu uso demanda muita cautela nestes pacientes. Quanto à amiodarona, os principais inconvenientes referem-se à possibilidade de desenvolvimento de toxicidade pulmonar, o que ocorre praticamente apenas no uso crônico.[86]

Quanto à abordagem da taquicardia atrial multifocal (TAM), discutida aqui em separado, deve-se inicialmente procurar reverter anormalidades que possam contribuir para seu aparecimento, como toxicidade por xantinas, hipoxemia, hipocalemia e hipomagnesemia.[86] O sulfato de magnésio endovenoso pode ajudar no controle da frequência cardíaca.[89] Verapamil e metoprolol são os principais fármacos usados na reversão da TAM. Além de controlar a frequência cardíaca e o numero de batimentos atriais, o primeiro é capaz de converter a TAM em ritmo sinusal em 40% dos casos.[90] O metoprolol, por outro lado, foi mais efetivo, em um estudo clínico, revertendo 89% dos casos de TAM, comparado a apenas 44% com o verapamil.[91]

Exacerbação aguda de DPOC – conclusão

A DPOC apresenta especial importância no dia a dia de um pronto-socorro cardiológico. O tabagismo é fator de risco comum para doença cardiovascular e DPOC. Além disso, as medicações a serem utilizadas podem ser antagônicas e levar à melhora de uma entidade com consequente piora da outra. Em vista disso, é imperativo que o médico plantonista reconheça qual comorbidade é a principal responsável pelo quadro clínico do paciente, o que influenciará na escolha das medicações a serem prescritas, devendo-se estar ciente dos possíveis efeitos colaterais sobre outras doenças associadas, como DPOC e DAC. A escolha das medicações deve priorizar o uso racional e as características de cada paciente.

REFERÊNCIAS BIBLIOGRÁFICAS

1. Brasil. Ministério da Saúde. [Internet] [acesso em 2014 jul 18]. Disponível em: www.saude.gov.br
2. Stirbulov R. Asma. In: Zamboni M, Pereira CAC. Pneumologia – Diagnóstico e Tratamento. São Paulo: Atheneu, 2006. p. 151-58.

3. Global Initiative for Asthma. [Internet] [acesso em 2014 jul 18]. Disponível em: http://www.ginasthma.com/ReportItem.asp?l1=2&l2=2&intId=94
4. Rodrigo GJ, Plaza V, Forns SB, Tordera MP, Salas J. Factors associated with mortality in patients hospitalized in Spain and Latin America for acute severe asthma in 1994, 1999, and 2004. J Bras Pneumol. 2008;34(8):546-51.
5. Barnes PJ. Adrenergic and non-adrenergic, non-cholinergic control of airways. Respiration. 1986;50(2):9-16.
6. Widdicombe JG. Role of the parasympathetic cholinergic system in normal and obstructed airways. Respiration. 1986;50(2):1-8.
7. Braman SS. Asthma in: ACCP Pulmonary Board Review Course 2007. American College of Chest Physicians. Northbrook: Northbrook, 2007. p. 83-110.

8. Neto RAB, Martins HS. Asma brônquica no departamento de emergência In: Martin HS. Emergências Clínicas Baseadas em Evidências. São Paulo: Atheneu, 2006. p. 129-41.
9. Holleman DR Jr, Simel DL. Does the clinical examination predict airflow limitation?. JAMA. 1995;273(4):313-9.
10. McFadden ER, Kiser R, DeGroot WJ. Acute bronquial asthma. Relations between clinical and physiologic manifestations. New Engl J Med. 1973;228(5):221-5.
11. Sociedade Brasileira de Pneumologia e Tisiologia. IV Diretrizes brasileiras para o manejo da asma. J Bras Pneumol. 2006;32(supl 7):S447-S474.
12. Shim CS, et al. Evaluation of severity of asthma: patients versus physicians. Am J Med. 1980;68(1):11-3.
13. Rodrigo GJ, Rodrigo C. continuous versus intermittent beta-agonist in the treatment of acute adult asthma. Chest. 2002;122:60-5.
14. Creagh-Brown BC, Ball J. An under-recognized complication of treatment of acute severe asthma. Am J Emerg Med. 2008 May;26(4):514.e1-3.
15. Widdicombe JG. Role of the parasympathetic cholinergic system in normal and obstructed airways. Respiration. 1986;50(2):1-8.
16. Cates CJ, Crilly JA, Rowe BH. Holding chambers (spacers) versus nebulisers for beta-agonist treatment of acute asthma. Cochrane Database Syst Rev. 2006(2):CD000052.
17. Soodley RG, Aaron SD, Dales RE. The role of ipratropium bromide in the emergency management of acute asthma exacerbation: a metaanalysis of randomized clinical trials. Ann Emerg Med. 1999 Jul;34(1):8-18.
18. Rodrigo G, Rodrigo C, Burschtin O. A meta-analysis of the effects of ipratropium bromide in adults with acute asthma. Am J Med. 1999 Oct;107(4):363-70.
19. Rodrigo GJ, Rodrigo C. The role of anticholinergics in acute asthma treatment: an evidence-based evaluation. Chest. 2002 Jun;121(6):1977-87.
20. Rowe BH, Keller JL, Oxman AD. Effectiveness of steroid therapy in acute exacerbations of asthma: a meta-analysis. Am J Emerg Med. 1992;10:301-30.
21. Early emergency department treatment of acute asthma with systemic corticosteroids. Cochrane Database Syst Rev. 1:2001.
22. Manser R, Reid D, Abramson M. Corticosteroids for acute severe asthma in hospitalised patients. Cochrane Database Syst Rev. 2001;(1):CD001740.
23. Edmonds ML, Camargo Jr CA, Pollack Jr CV, Rowe BH. The effectiveness of inhaled corticosteroids in the emergency department treatment of acute asthma: A meta-analysis. Annals of Emergency Medicine. 2002;40:2.
24. Nakanishi AK, Klasner AK, Rubin BK. A randomized controlled trial of inhaled flunisolide in the management of acute asthma in children. Chest. 2004 May;125(5):1961-2; author reply 1962-3.
25. Emond S. Addition of intravenous aminophylline to beta2-agonist in adults with acute asthma. Ann Emerg Med. 2002 Sep;40(3):350-2.
26. Scarfone R J, et al. A Randomized Trial of Magnesium in the Emergency Department Treatment of Children With Asthma. Ann Emerg Med. 2000 Dec;36(6):572-8.
27. Rowe BH, Bretzlaff JA, Bourdon C, Bota GW, Camargo CA Jr. Magnesium sulfate for treating exacerbations of acute asthma in the emergency department. Cochrane Database Syst Rev. 2000;(2):CD001490.
28. Blitz M, et al. Inhaled magnesium sulfate in the treatment of acute asthma. Cochrane Database Syst Rev. 2005 Jul 20;(3):CD003898.
29. Mohammed S, Goodacre S. Intravenous and nebulised magnesium sulphate for acute asthma: systematic review and meta-analysis. Emerg Med J. 2007 Dec;24(12):823-30.
30. Graham V, Lasserson T, Rowe BH. Antibiotics for acute asthma. Cochrane Database Syst Rev. 2001;(3):CD002741.
31. Gluckman TJ, Corbridge T. Management of respiratory failure in patients with asthma. Curr Opin Pulm Med. 2000 Jan;6(1):79-85.
32. British Thoracic Society Standards of Care Committee. Non-invasive ventilation in acute respiratory failure. Thorax. 2002 Mar;57(3):192-211.
33. Fraley DS, Bruns FJ, Segel DP, Adler S. Propranolol-related bronchospasm in patients without history of asthma. South Med J. 1980;73:238-240.
34. Salpeter S, Ormiston T, Salpeter E. Cardioselective beta-blockers for reversible airway disease. Cochrane Database Syst Rev. 2002;(4):CD002992.
35. Self T, Soberman JE, Bubla JM, Chafin CC. Cardioselective beta-blockers in patients with asthma and concomitant heart failure or history of myocardial infarction: when do benefits outweigh risks? J Asthma. 2003;40:839-45.
36. Global Initiative for Chronic Obstructive Lung Disease. Global Strategy for the Diagnosis, Management, and Prevention of Chronic Obstructive Pulmonary Disease. NHLBI/WHO Workshop Report. National Institutes of Health. National Heart, Lung and Blood Institute. 2001 . [Internet] [acesso em 2014 jul 18]. Disponível me:www.goldcopd.com
37. Jardim JR, Oliveira JA, Nascimento O. II consenso brasileiro sobre doença pulmonar obstrutiva crônica (DPOC). J Bras Pneumol. 2004;30(Suppl 5):S1-S42.
38. Menezes AMB, Perez-Padilla R, Jardim JRB, Muiño A, Lopez MV, Valdivia G, et al. Chronic obstructive pulmonary disease in five latin american cities (the PLATINO study): A prevalence study. Lancet. 2005;366(9500):1875-81.
39. DATASUS. [Internet] [acesso em 2014 jul 18]. Disponível em: www.datasus.gov.br
40. Sin DD, Wu LL, Man SF. The relationship between reduced lung function and cardiovascular mortality. Chest. 2005;127(6):1952.
41. Engstrom G, Lind P, Hedblad B, Wollmer P, Stavenow L, Janzon L, Lindgarde F. Lung function and cardiovascular risk: Relationship with inflammation-sensitive plasma proteins. Circulation. 2002;106(20):2555.
42. Sin DD, Man SF. Why are patients with chronic obstructive pulmonary disease at increased risk of cardiovascular diseases?: The potential role of systemic inflammation in chronic obstructive pulmonary disease. Circulation. 2003;107(11):1514.
43. Noth I, Schimidt GA. Management of the patient with severe COPD and coronary artery disease. UpToDate. [Internet] [acesso em 2014 jul 18]. Dispnível em: www.uptodate.com
44. Huiart L, Ernst P, Suissa S. Cardiovascular morbidity and mortality in COPD. Chest. 2005;128:2640.
45. Reynolds RJ, Buford JG, George RB. Treating asthma and COPD in patients with heart disease. J Respir Dis. 1982;3:41.
46. Behar S, Panosh A, Reicher-Reiss H, et al. Prevalence and prognosis of chronic obstructive pulmonary disease among 5,839 consecutive patients with acute myocardial infarction. SPRINT Study Group. Am J Med. 1992; 93:637.
47. Rutten FH, Cramer MJ, Grobbee DE, et al. Unrecognized heart failure in elderly patients with stable chronic obstructive pulmonary disease. Eur Heart J. 2005; 26:1887.
48. Abroug F, Ouanes-Besbes L, Nciri N, et al. Association of left-heart dysfunction with severe exacerbation of chronic obstructive pulmonary disease: diagnostic performance of cardiac biomarkers. Am J Respir Crit Care Med. 2006;174:990.
49. Entwistle MD, Sommerville D, Tandon AP, et al. Effect of hypoxaemia on the resting electrocardiogram (ECG) in patients with cardiac ischaemia. Ann Acad Med Singapore. 1994;23:460.

50. Gill NP, Wright B, Reilly CS. Relationship between hypoxaemic and cardiac ischaemic events in the perioperative period. Br J Anaesth. 1992;68:471.

51. Long term domiciliary oxygen therapy in chronic hypoxic cor pulmonale complicating chronic bronchitis and emphysema. Report of the Medical Research Council Working Party. Lancet. 1981;1:681.

52. Continuous or nocturnal oxygen therapy in hypoxemic chronic obstructive lung disease: a clinical trial. Nocturnal Oxygen Therapy Trial Group. Ann Intern Med. 1980;93:391.

53. Petty T. Supportive therapy in COPD. Chest. 1998;113:256s.

54. Cason BA, Wisneski JA, Neese RA, et al. Effects of high arterial oxygen tension on function, blood flow distribution, and metabolism in ischemic myocardium. Circulation. 1992;85:828.

55. Sassoon CS, Hassell KT, Mahutte CK. Hyperoxic-induced hypercapnia in stable chronic obstructive pulmonary disease. Am Rev Respir Dis. 1987;135:907.

56. Aubier M, Murciano D, Milic-Emili J, et al. Effects of the administration of O2 on ventilation and blood gases in patients with chronic obstructive pulmonary disease during acute respiratory failure. Am Rev Respir Dis. 1980;122:747.

57. Studart FS, Jardim JR, Bigatão AM. Doença Pulmonar Obstrutiva Crônica. In Clínica Médica - Guias de Medicina Ambulatorial e hospitalar da UNIFESP – Escola Paulista de Medicina, 2007. p. 353-64.

58. Suissa S, Hemmelgarn B, Blais L, Ernst P. Bronchodilators and acute cardiac death. Am J Respir Crit Care Med. 1996;154:1598.

59. Suissa S, Assimes T, Ernst P. Inhaled short acting beta agonist use in COPD and the risk of acute myocardial infarction. Thorax. 2003;58:43.

60. Ferguson GT, Funck-Brentano C, Fischer T, et al. Cardiovascular Safety of Salmeterol in COPD. Chest. 2003;123:1817.

61. Calverley PM, Anderson JA, Celli B, et al. Salmeterol and fluticasone propionate and survival in chronic obstructive pulmonary disease. N Engl J Med. 2007;356:775.

62. Tranfa CM, Pelaia G, Grembiale RD, et al. Short-term cardiovascular effects of salmeterol. Chest. 1998;113:1272.

63. Cazzola M, Imperatore F, Salzillo A, et al. Cardiac effects of formoterol and salmeterol in patients suffering from COPD with preexisting cardiac arrhythmias and hypoxemia. Chest. 1998;114:411.

64. Au DH, Udris EM, Fan VS, et al. Risk of mortality and heart failure exacerbations associated with inhaled beta-adrenoceptor agonists among patients with known left ventricular systolic dysfunction. Chest. 2003;123:1964.

65. Covelli H, Bhattacharya S, Cassino C, et al. Absence of electrocardiographic findings and improved function with once-daily tiotropium in patients with chronic obstructive pulmonary disease. Pharmacotherapy. 2005;25:1708.

66. Kesten S, Jara M, Wentworth C, Lanes S. Pooled clinical trial analysis of tiotropium safety. Chest. 2006;130:1695.

67. Fraunfelder FT, Barker AF. Respiratory effects of timolol. N Engl J Med. 1984;311:1441.

68. Hof VI. [Beta blockers and bronchial asthma]. Schweiz Rundsch Med Prax. 1995;84:319.

69. Au DH, Bryson CL, Fan VS, et al. Beta-blockers as single-agent therapy for hypertension and the risk of mortality among patients with chronic obstructive pulmonary disease. Am J Med. 2004;117:925.

70. Benson MK, Berril WT, Cruickshank JM, Sterling GS. A comparison of four beta-adrenoceptor antagonists in patients with asthma. Br J Clin Pharmacol. 1978;5:415.

71. Fogari R, Zoppi A, Tettamanti et al. G. Comparative effects of celiprolol, propranolol, oxprenolol, and atenolol on respiratory function in hypertensive patients with chronic obstructive lung disease. Cardiovasc Drugs Ther. 1990;4:1145.

72. Chazan R. Atenolol in the treatment of patients with airway obstruction. Pol Merkuriusz Lek. 1998;4:89.

73. Salpeter S, Ormiston T, Salpeter E. Cardioselective beta-blockers for chronic obstructive pulmonary disease. Cochrane Database Syst Rev. 2005;4:CD003566.

74. Salpeter SR, Ormiston TM, Salpeter EE. Cardioselective beta-blockers in patients with reactive airway disease: a meta-analysis. Ann Intern Med. 2002;137:715.

75. Sirak TE, Jelic S, Le Jemtel TH. Therapeutic update: non-selective beta- and alpha-adrenergic blockade in patients with coexistent chronic obstructive pulmonary disease and chronic heart failure. J Am Coll Cardiol. 2004;44:497.

76. George RB, Manocha K, Burford JG, et al. Effects of labetalol in hypertensive patients with chronic obstructive pulmonary disease. Chest. 1983;83:457.

77. Guazzi M, Agostoni P, Matturri M, et al. Pulmonary function, cardiac function, and exercise capacity in a follow-up of patients with congestive heart failure treated with carvedilol. Am Heart J. 1999;138:460.

78. Barr RG, Rowe BH, Camargo CA Jr. Methylxanthines for exacerbations of chronic obstructive pulmonary disease: meta-analysis of randomised trials. BMJ. 2003 Sep;20;327(7416):643.

79. Barr RG, Rowe BH, Camargo CA. Methylxanthines for exacerbations of chronic obstructive pulmonary disease. Cochrane Database Syst Rev. 2003;(2):CD002168.

80. Kleiger RE, Senior RM. Long-term electrocardiographic monitoring of ambulatory patients with chronic airway obstruction. Chest. 1974;65:483

81. Buch P, Friberg J, Scharling H, et al. Reduced lung function and risk of atrial fibrillation in The Copenhagen City Heart Study. Eur Respir J. 2003;21:1012.

82. Shih HT, Webb CR, Conway WA, et al. Frequency and significance of cardiac arrhythmias in chronic obstructive lung disease. Chest. 1988;94:44.

83. Fuso L, Incalz RA, Pistelli R, et al. Predicting mortality of patients hospitalized for acutely exacerbated chronic obstructive pulmonary disease. Am J Med. 1995;98:272.

84. Hudson LD, Kurt TL, Petty TL, Genton E. Arrhythmias associated with acute respiratory failure in patients with chronic airway obstruction. Chest. 1973;63:661.

85. Arroliga AC. Arrhytmias in COPD. UpToDate. [Internet] [acesso 2014 jul 18]. Disponível em: www.uptodate.com

86. Incalzi RD, Pistelli R, Fuso L, et al. Cardiac arrhythmias and left ventricular function in respiratory failure from chronic obstructive pulmonary disease. Chest. 1990;97:1092.

87. Fuster V, Ryden LE, Cannom DS, et al. ACC/AHA/ESC 2006 Guidelines for the Management of Patients With Atrial Fibrillation A Report of the American College of Cardiology/ American Heart Association Task Force on Practice Guidelines and the European Society of Cardiology Committee for Practice Guidelines (Writing Committee to Revise the 2001 Guidelines for the Management of Patients With Atrial Fibrillation). J Am Coll Cardiol. 2006;48:e149.

88. Barranco F, Sanchez M, Rodriguez J, Guerrero M. Efficacy of flecainide in patients with supraventricular arrhythmias and respiratory insufficiency. Intensive Care Med. 1994;20:42.

89. McCord JK, Borzak S, Davis T, Gheorghiade M. Usefulness of intravenous magnesium for multifocal atrial tachycardia in patients with chronic obstructive pulmonary disease. Am J Cardiol. 1998;81:91.

90. Kastor JA. Multifocal atrial tachycardia. N Engl J Med. 1990;322:1713.

91. Parillo JE. Treating multifocal atrial tachycardia (MAT) in a critical care unit: New data regarding verapamil and metoprolol. Update Crit Care Med. 1987;2:13.

capítulo 55

Thiago Ghorayeb Garcia • Georgiane Crespi Ponta • Nabil Ghorayeb • Ricardo Contesini Francisco

Emergências Cardiovasculares em Atletas

INTRODUÇÃO

Atualmente, a prática de atividade física regular é considerada de fundamental importância para uma vida saudável, relacionando-se à diminuição da taxa de eventos cardiovasculares e da mortalidade por todas as causas.[1,2] Entretanto, o exercício, quando realizado de forma intensa e extenuante, sem o devido preparo físico e supervisão especializada, pode resultar em situações de emergência e, até mesmo, em desfechos fatais.[2]

Culturalmente, associa-se a imagem do atleta a exemplo ideal de saúde; porém, não podemos esquecer que pessoas expostas a elevadas cargas de exercício e a treinamento prolongado tornam-se susceptíveis ao risco de condições emergenciais. A presença de anormalidades cardiovasculares prévias e clinicamente assintomáticas são descritas na maioria dos casos de morte súbita não traumática em atletas,[2,3,4] alcançando mais de 90% do total.[5]

A morte súbita em atletas é um acontecimento raro, porém, extremamente dramático e inesperado, que gera enorme preocupação e tem contribuído para a tentativa de identificação dos mecanismos fisiopatológicos envolvidos e das possíveis etiologias, nas últimas duas décadas, além de definição de propostas para sua prevenção.[5,6] A conduta deverá ser sempre individualizada, considerando-se as características do atleta e de sua modalidade esportiva, já que não encontramos dados expressivos baseados em evidências na literatura atual devido à baixa frequência desse desfecho.[2,7]

Dessa forma, é importante a diferenciação das alterações cardíacas decorrentes de treinamento físico intensivo e prolongado, denominadas como coração de atleta, daquelas consideradas patológicas e capazes de desencadear eventos com consequências sérias ou fatais.[8]

Com isso, torna-se notável o empenho de diversos especialistas no desenvolvimento de estratégias de prevenção primária, como avaliação pré-participação, e secundária, a qual será especificada adiante.

O objetivo deste capítulo é analisar as principais manifestações clínicas relacionadas ao sistema cardiovascular no atleta, que podem necessitar de atendimento de emergência e destacar as possibilidades de conduta e a importância do acompanhamento ambulatorial posterior.

DEFINIÇÕES

Atividade física é qualquer atividade da musculatura esquelética que promove movimentação corporal com gasto energético maior do que o gasto em repouso.[1]

Exercício é uma atividade física regular e planejada, com objetivo de melhorar ou de preservar a saúde e o condicionamento físico.[1,8]

Atleta competitivo é aquele que participa de programa de esporte organizado, o qual requer treinamento e prática de competição regular, com alta premiação pela excelência e pelas conquistas alcançadas.[9,10] Quando não se exige treinamento sistemático regular e de alto rendimento, a atividade é denominada recreativa.[1,11]

Morte súbita (MS), segundo a Organização Mundial da Saúde (OMS), é definida como aquela que ocorre durante as primeiras 24 horas do início dos sintomas.

No atleta, a MS é definida como aquela que ocorre durante ou até 24 horas após a interrupção de atividade esportiva, sendo que, na maioria dos casos, acontece imediatamente ou até 6 horas após o início do exercício.[8]

EPIDEMIOLOGIA DA MORTE SÚBITA EM ATLETAS

Morte súbita em atletas é assunto de grande preocupação médica e desperta particular interesse da população e dos meios de comunicação, principalmente pelo fato de ocorrer durante atividade física e em indivíduos considerados como exemplos de saúde.

A incidência de MS no atleta não é conhecida com exatidão, podendo variar conforme idade, sexo, modalidade esportiva praticada e também em função da definição de MS adotada.[8]

O risco de MS por causas cardiovasculares em jovens atletas é baixo, podendo variar de 1 por 100.000 a 1 por

997

300.000.[8] A predominância de atletas do sexo masculino é maior.[8] Van Camp e colaboradores, em pesquisa sobre MS não traumática durante atividade esportiva, mostrou incidência anual de 0,75 por 100.000 em homens e de 0,13 por 100.000 em mulheres.[12]

De acordo com um grande registro realizado por Maron e colaboradores com atletas competitivos americanos jovens (19 ± 6 anos de idade) em um período de 27 anos,[4] o número absoluto de casos de MS foi relativamente baixo, < 100 por ano, sendo que a principal causa foi cardiovascular.

Estudo realizado por Corrado e colaboradores na região de Veneto, na Itália, com seguimento de 21 anos,[13] observou mortalidade súbita anual de 1 por 100.000 na população geral, de 2,3 por 100.000 em atletas e de 0,9 por 100.000 em não atletas, considerando indivíduos de 12 a 35 anos de idade. Se analisados apenas os casos secundários a doenças cardiovasculares, a taxa anual em atletas foi de 2,1 por 100.000 pessoas.[10]

As cardiopatias constituem a principal causa de MS em atletas, sendo que entre atletas jovens, ou seja, abaixo dos 35 anos, a mais comum é a miocardiopatia hipertrófica seguida pelas anomalias congênitas das artérias coronárias e a displasia arritmogênica do ventrículo direito.[4,8] Em atletas com mais de 35 anos, a mais comum é a cardiopatia isquêmica. Também devem ser lembradas outras causas, cardíacas e não cardíacas, como rabdomiólise, valvopatias e ruptura de aneurisma cerebral[8] (Tabela 55.1).

O levantamento de avaliações de atletas de até 35 anos de idade em atividade, amadores e profissionais, realizadas no Serviço de Cardiologia do Exercício e Esporte do Instituto Dante Pazzanese de Cardiologia em um período de 30 anos, demonstrou prevalência de 8,2% de cardiopatias, tanto benignas quanto com potencial maligno.[7]

Em registro realizado pelo Minneapolis Heart Institute Foundation,[14] que analisou 387 casos de MS em atletas jovens americanos, a miocardiopatia hipertrófica foi a causa mais comum, seguida de *commotio cordis* e de anomalias congênitas das artérias coronárias (Tabela 55.2).

Comprovadamente, já sabemos dos benefícios à saúde proporcionados pela atividade física regular e moderada. Contudo, na presença de doenças cardiovasculares não diagnosticadas, estruturais ou não, o exercício físico vigoroso e prolongado pode se tornar um gatilho, desencadeador de arritmias ventriculares e, consequentemente, de MS cardíaca.[10]

Estudos de necrópsia em atletas jovens demonstraram que em 2% a 5% dos casos não foi detectada doença estrutural cardíaca, provavelmente representadas em parte por canalopatias, como a síndrome do QT longo, taquicardia ventricular polimórfica catecolaminérgica e síndrome de Brugada, além de outras causas como abuso de drogas ilícitas.[5]

POSSIBILIDADES DIAGNÓSTICAS NO ATLETA NA SALA DE EMERGÊNCIA

Relatos recentes têm sugerido que muitos indivíduos com MS relacionada ao exercício apresentam sintomas prodrômicos subestimados pelos próprios pacientes e também pelo médico,[2] o que vem negar o paradigma de que a maioria dos atletas que sofre MS não apresenta sintomas prévios ao evento fatal.

Tabela 55.1 Causas de MS em atletas.

I – Causas cardíacas

A. Com cardiopatia estrutural

- Miocardiopatia hipertrófica
- Hipertrofia ventricular esquerda idiopática
- Miocardiopatia dilatada (doença de Chagas)
- Miocardite
- Origem anômala das artérias coronárias
- Doença arterial coronária arteriosclerótica
- Estenose valvar aórtica
- Displasia arritmogênica do ventrículo direito
- Prolapso valvular mitral com degeneração mixomatosa
- Síndrome de Marfan (aneurisma de aorta)
- Cardiopatias congênitas
- Hipertensão pulmonar
- Ponte miocárdica

B. Sem cardiopatia estrutural

- Síndrome de Wolff-Parkinson-White
- Taquicardia ventricular idiopática
- Síndrome do QT longo
- *Commotio cords*
- Síndrome de Brugada
- Taquicardia ventricular catecolaminérgica

II – Outras causas

- Insolação – hipertermia
- Distúrbios hidroeletrolíticos
- Exarcebação de asma brônquica
- Cocaína (espasmo coronariano)
- Anabolizantes (catecolaminas)
- Hormônio do crescimento (cardiotoxicidade)
- Outras drogas ilícitas
- Rabdomiólise

Tabela 55.2 Causas de morte súbita em 387 atletas.[8]

Causas	Nº de atletas	%
Miocardiopatia hipertrófica	102	26,4
Commotio cords	77	19,9
Origem anômala das artérias coronárias	53	13,7
Hipertrofia ventricular esquerda idiopática	29	7,5
Miocardite	20	5,2
Síndrome de Marfan (aneurisma de aorta)	12	3,1
Displasia arritmogênica do ventrículo direito	11	2,8
Ponte miocárdica	11	2,8
Estenose valvar aórtica	10	2,6
Miocardiopatia dilatada	9	2,3
Prolapso valvular mitral	9	2,3
Asma exacerbada	8	2,1
Insolação	6	1,6
Drogas ilícitas	4	1,0
Outras causas cardiovasculares	4	1,0
Síndrome do QT longo	3	0,8
Sarcoidose cardíaca	3	0,8
Lesão cardíaca estrutural traumática	3	0,8
Ruptura de aneurisma cerebral	3	0,8

Abordaremos os possíveis quadros clínicos de atletas em atendimento de emergência durante ou após atividade física, enfocando os principais fatores etiológicos em cada situação.

ARRITMIAS

Particularidades próprias dos atletas, relacionadas à intensa influência autonômica vagal em repouso e adrenérgica durante atividade física, podem aumentar a susceptibilidade a arritmias.[8,11] Considera-se que todos os candidatos à prática de atividade física regular devem ser submetidos à anamnese e ao exame físico detalhados, e precisam fazer um eletrocardiograma.

Bradiarritmias

Em atletas bem condicionados, devido ao aumento do tônus vagal durante o repouso, um grande espectro de bradiarritmias e alterações eletrocardiográficas pode ocorrer (Tabela 55.3).

Tabela 55.3 Alterações eletrocardiográficas decorrentes das adaptações fisiológicas dos atletas.[9]

- Pausa sinusal
- Arritmia sinusal
- Bradicardia sinusal
- Ritmo juncional
- Extrassístole atrial
- Bloqueio atrioventricular de primeiro grau
- Fenômeno de Wenckebach
- Bloqueio atrioventricular avançado
- Critérios para hipertrofia ventricular esquerda
- Critérios para hipertrofia ventricular direita
- Elevação do ponto J
- Alterações da onda T

Na ausência de sintomas relacionados à bradicardia sinusal, exame físico dentro dos limites da normalidade e traçado eletrocardiográfico sem outras alterações significativas, além da frequência cardíaca, não há necessidade de prosseguir com a investigação. Atletas com bloqueio atrioventricular de primeiro grau ou segundo grau tipo Mobitz I (Wenckebach) assintomáticos, sem cardiopatia estrutural e com boa resposta cronotrópica ao esforço também não necessitam de seguimento.[9,15]

Bradicardia sintomática ou excessiva (< 30 bpm) pode ser avaliada com história clínica, exame físico, eletrocardiograma, monitorização eletrocardiográfica ambulatorial de 24 horas (Holter), teste ergométrico e, se houver suspeita de cardiopatia estrutural, um ecocardiograma deve ser considerado.[9,15] Outros exames devem ser solicitados conforme a necessidade de cada caso.

Atletas com bloqueio tipo Mobitz II e com bloqueio atrioventricular total, assim como com bradicardias com instabilidade hemodinâmica, devem ser avaliados para afastar doença cardíaca estrutural e precisam ser tratados de forma igual à população geral (ver Capítulo de Bradicardias).

Taquiarritmias

A MS arrítmica em atletas, na maioria dos casos, resulta de taquiarritmias ventriculares na presença de cardiopatia estrutural.[7,8,16] Entretanto, a morte arritmogênica pode ocorrer em algumas condições sem cardiopatia estrutural, como na síndrome de Wolff-Parkinson-White (WPW), síndrome do QT longo e curto, síndrome de Brugada e taquicardia ventricular polimórfica catecolaminérgica.[8]

Taquicardias supraventriculares

Arritmias supraventriculares em atletas geralmente são benignas e não requerem tratamento, porém, ocasionalmente, podem estar associadas a sintomas graves ou à instabilidade hemodinâmica, necessitando de tratamento específico.[15]

Taquicardia sinusal ocorre geralmente em resposta a algum tipo de estresse, como o exercício. Não requer tratamento específico a não ser a interrupção da causa que desencadeou a arritmia. Porém, menos frequentemente, pode ocorrer taquicardia sinusal inapropriada, condição caracterizada pela presença de taquicardia sinusal desproporcional à atividade física ou mesmo ao repouso, sendo necessário tratamento. O tratamento definitivo é realizado por meio da ablação por radiofrequência.[8] Como tratamento medicamentoso, pode-se utilizar betabloqueador ou bloqueador do canal de cálcio não diidropiridínico isoladamente ou em combinação, e esta terapêutica deve ser comprovadamente eficaz por um período de seis meses antes de retornar às competições esportivas. Porém, toda prescrição de medicamentos em atletas deve ser criteriosa, considerando a listagem já conhecida de *dopping* instituída pela WADA (World Anti-Doping Agency – www.wada-ama.org).

Fibrilação atrial no atleta geralmente se deve à distensão atrial, podendo também estar relacionada com o aumento da atividade vagal causada pelo treinamento.[17] Na população jovem há maior incidência de FA nos atletas quando comparados aos não atletas.[8] Pode aparecer durante ou após atividade física, causando cansaço desproporcional ao exercício, palpitações e até sintomas de baixo débito cardíaco. Na sala de emergência, a conduta frente ao atleta com fibrilação atrial não difere da do não atleta.

A síndrome de WPW é caracterizada por sintomas de taquicardia associados à pré-excitação ventricular resultante da presença de uma via acessória entre o átrio e o ventrículo. O diagnóstico geralmente é feito pelas alterações eletrocardiográficas detectadas na triagem pré-atividade física. No entanto, mesmo em atletas assintomáticos, a pré-excitação ventricular é motivo de preocupação. Sabe-se que níveis elevados de catecolaminas plasmáticas, decorrente da prática esportiva, podem alterar as propriedades eletrofisiológicas da via acessória e facilitar a condução do estímulo elétrico a partir desta via, diminuindo o período de acoplamento que, na presença de fibrilação atrial, poderá culminar com degeneração para fibrilação ventricular e, consequentemente, para a possibilidade de MS.[1,8,15]

Com isso, o tratamento definitivo pela ablação da via acessória por radiofrequência tem sido proposto para atletas com síndrome de WPW, devido à imprevisibilidade do comportamento da via acessória na presença de altos níveis plasmáticos de catecolaminas.[8,15,16]

Taquicardias ventriculares

A prevalência de arritmias ventriculares em atletas é muito variável (6% a 70%) em estudos com monitorização eletrocardiográfica ambulatorial de 24 horas.[16]

Quanto à presença de arritmias ventriculares, três perguntas devem ser respondidas: se há doença ou alteração estrutural associada, se existem sintomas e se os sintomas pioram com a atividade física.[8]

Síndrome do QT longo

A síndrome do QT longo se caracteriza por intervalo QT corrigido superior a 450 ms em homens e 470 ms em mulheres, associado à presença de síncope de repetição ou MS, secundários à taquicardia ventricular polimórfica (*torsade de pointes*) ou fibrilação ventricular.[18,19] Pode ser adquirida, geralmente secundária a efeito de fármacos, ou congênita, resultante de mutações nos canais de sódio e potássio.[8,16] Na síndrome congênita, a expressão clínica e o gatilho para desencadeamento de eventos arrítmicos variam conforme o genótipo apresentado. Portadores do genótipo LQT1 são os que apresentam maior número de eventos e a atividade física é a responsável pela maioria dos eventos arrítmicos. No LQT2, as arritmias são desencadeadas principalmente por emoções ou estímulos sonoros. Indivíduos com o subtipo LQT3 são os que apresentam maior incidência de eventos fatais, e estão em maior risco durante o repouso e o sono (Figura 55.1).[20,21,22]

Para a estratificação de risco deve-se considerar a história clínica, apresentando um prognóstico pior os pacientes com história de síncope, parada cardiorrespiratória recuperada, antecedente familiar de MS[22] e também na dependência da duração do intervalo QT.[19,23]

Síndrome de Brugada

A síndrome de Brugada é uma doença arritmogênica genética rara, de transmissão autossômica dominante, com predomínio no sexo masculino.[16,24,25] É caracterizada por elevação do segmento ST em derivações precordiais direitas (V1-V3) e alta incidência de MS em indivíduos sem cardiopatia estrutural.[26] As manifestações eletrocardiográficas geralmente são intermitentes e podem ser moduladas por múltiplos fatores como uso de bloqueadores dos canais de sódio, temperatura corpórea, tônus adrenérgico, agentes vagotônicos, alterações eletrolíticas, uso de bebidas alcoólicas e de cocaína.[26,27]

A síndrome é classificada de acordo com o padrão eletrocardiográfico (Figura 55.2).

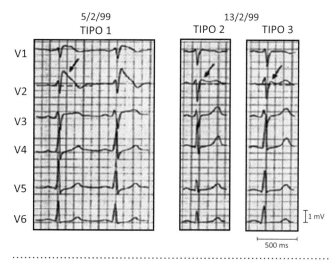

■ **Figura 55.2** Classificação eletrocardiográfica da síndrome de Brugada.[10]

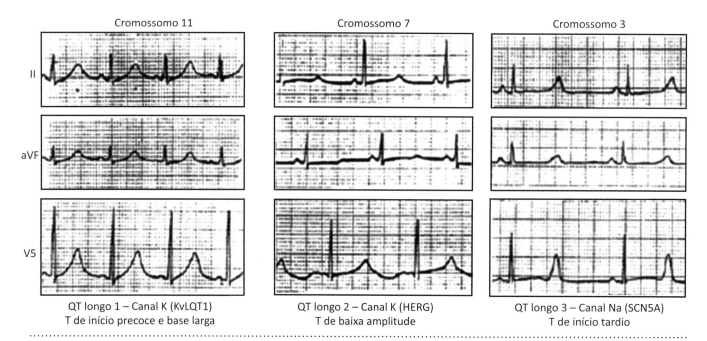

■ **Figura 55.1** Subtipos na síndrome do QT longo.[10]

- **Tipo 1:** caracterizada por supradesnivelamento do segmento ST maior que 2 mm com onda T negativa.
- **Tipo 2:** com supradesnivelamento do segmento ST maior que 2 mm seguido de onda T positiva ou difásica.
- **Tipo 3:** com supradesnivelamento do segmento ST maior que 1 mm com onda T com morfologia semelhante à do tipo 2.[26]

Essa síndrome tem quadro clínico variável, incluindo desde indivíduos assintomáticos, com alteração do eletrocardiograma somente após indução por medicamentos, até pacientes recuperados de parada cardiorrespiratória.[28] A presença da síndrome é marcador de arritmias malignas (taquicardia ventricular e fibrilação ventricular), sendo uma das causas de MS de etiologia inexplicada durante o sono. Fatores de risco para eventos arrítmicos são: história de parada cardiorrespiratória recuperada, síncope de repetição e aparecimento espontâneo de padrão eletrocardiográfico tipo 1. O implante de cardiodesfibrilador implantável (CDI) é o único tratamento eficaz comprovado para a doença.[26]

Taquicardia ventricular catecolaminérgica

Taquicardia ventricular catecolaminérgica é doença genética, de transmissão predominantemente autossômica dominante, ligada a alterações dos receptores da rianodina cardíaca responsáveis pelo efluxo de cálcio.[29,30] Manifesta-se clinicamente por síncope e MS em jovens devido à taquicardia ventricular polimórfica induzida pelo exercício.[31] Manifesta-se tipicamente com taquicardia ventricular bidirecional, que rapidamente se degenera em taquicardia ventricular polimórfica e fibrilação ventricular.

Displasia arritmogênica do ventrículo direito

Displasia arritmogênica do ventrículo direito é doença degenerativa, de origem genética e transmissão autossômica dominante, que envolve necrose de miócitos com substituição progressiva do miocárdio por tecido fibrogorduroso[1] (Figura 55.3). Essa alteração estrutural interfere na condução do impulso elétrico, sendo responsável pelo desenvolvimento de ondas *Epsilon*, dos potenciais tardios e de arritmias ventriculares potencialmente fatais.

Sabemos que atividade física intensa e regular pode resultar em sobrecarga volumétrica do ventrículo direito e, consequentemente, em aumento da sua cavidade, o que promove processo inflamatório no miocárdio, que se torna gatilho para o desenvolvimento de arritmias malignas e também acelera o processo de atrofia fibrogordurosa na população de atletas.[2]

A displasia é identificada em adultos jovens com predomínio no sexo masculino, frequentemente assintomáticos, porém apresenta extenso espectro de apresentação, podendo variar desde extrassistolia ventricular isolada até taquicardia ventricular sustentada ou fibrilação ventricular. Morte súbita pode ser a primeira manifestação da doença, podendo ocorrer durante atividade física ou mesmo em repouso.[32]

Seu tratamento, mesmo em indivíduos assintomáticos, inclui o uso de betabloqueadores e antiarrítmicos da classe III como amiodarona e sotalol. Além disso, pode-se realizar ablação por cateter, sendo esta terapia paliativa, já que o tratamento definitivo em alguns casos é o implante do CDI.[8]

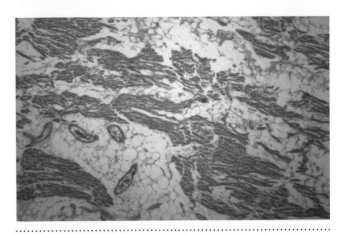

Figura 55.3 Fotomicrografia evidenciando miocárdio com áreas de necrose dos miócitos com infiltração de tecido fibrogorduroso. Arquivo de necrópsias do Grupo de Estudos em Correlação Anatomoclínica (GECAC) da PUC-Campinas, SP.

SÍNCOPE

A síncope no atleta pode ser causada por diversos mecanismos, desde condições benignas como síncope neuralmente mediada até as ameaçadoras da vida como as arritmias ventriculares (Tabela 55.4).

Tabela 55.4 Causa de síncopes em atletas.[9]

Causas	Condição cardiovascular associada
Neuromediada - Após exercício - Sem exercício	Geralmente sem doença cardíaca estrutural
Bradicardia	Adaptação fisiológica ao treinamento BAVT congênito Doença do sistema de condução
Taquicardias supraventriculares	Fibrilação/*Flutter* atrial Taquicardia por reentrada nodal AV Taquicardia por via acessória AV Outras taquicardias supraventriculares
Taquicardias ventriculares	Miocardiopatia hipertrófica Doença arterial coronária Displasia arritmogênica do VD Síndrome do QT longo Miocardiopatia dilatada Miocardite Doenças valvares Doenças cardíacas congênitas Taquicardia ventricular idiopática
Baixo débito cardíaco	Estenose aórtica Mixoma atrial Hipertensão pulmonar Desidratação

Caracteriza-se pela perda transitória do nível de consciência, secundária à hipoperfusão cerebral, com início súbito, curta duração e recuperação espontânea, e acompanhada de perda do tônus postural.[33]

A anamnese e o exame físico detalhados são de fundamental importância para o diagnóstico; todavia, alguns exames complementares poderão ser necessários quando houver suspeita de cardiopatia estrutural e serão específicos para cada caso.

Quando a síncope ocorre imediatamente após o término do esforço físico, devemos pensar na síncope neuralmente mediada induzida pelo exercício,[15,34,35] enquanto na vigência da atividade física, está associada mais frequentemente a doença cardíaca subjacente, geralmente desencadeada por arritmia ventricular complexa, sendo, neste caso, importante preditor de MS.[36]

Os episódios de síncope em indivíduos com estenose aórtica podem ocorrer por: disfunção de barorreceptores ventriculares, com maior resposta vagal, levando à vasodilatação arterial e venosa e, consequentemente, à hipotensão e à diminuição do débito cardíaco; pode haver hipersensibilidade do seio carotídeo e disfunção súbita do ventrículo esquerdo. Dados da literatura apontam que nos casos de estenose aórtica não foram comprovadas arritmias como causas imediatas de síncope.[37]

Na miocardiopatia hipertrófica, a síncope pode ser consequência da presença de um substrato arritmogênico e também pelas alterações relacionadas à obstrução da via de saída do ventrículo esquerdo, que serão detalhados em item específico adiante.

A conduta frente a um atleta com síncope na sala de emergência é semelhante à do não atleta e deve ser individualizada conforme seu mecanismo fisiopatológico, devendo-se dar atenção especial, principalmente, quando a síncope ocorrer durante a atividade física.

PRECORDIALGIA E DISPNEIA AOS ESFORÇOS

Diversas são as possibilidades etiológicas de precordialgia e dispneia aos esforços em uma situação de emergência, sendo destacadas a seguir as principais entidades relacionadas aos indivíduos atletas.

Miocardiopatia hipertrófica

No atleta com dor precordial, independente de sua característica típica ou atípica, devemos suspeitar de miocardiopatia hipertrófica (MCH), devido a alterações na microvasculatura da parede ventricular resultantes desta patologia. Esta cardiopatia tem origem genética, de transmissão autossômica dominante, causada por mutações em genes codificantes de proteínas do sarcômero.[38]

Caracteriza-se por hipertrofia ventricular esquerda de grau variável, com acometimento predominante do septo interventricular e da parede posterior, sem dilatação da câmara ventricular e na ausência de outras condições cardíacas ou sistêmicas que justifiquem tal alteração estrutural.[1,39]

Durante o treinamento intensivo, podem ocorrer episódios recorrentes de isquemia miocárdica induzida pela atividade física, devido ao maior consumo de oxigênio pelas fibras miocárdicas hipertrofiadas, resultando em áreas de necrose com desarranjo celular e posterior substituição por fibrose (Figura 55.4). Este fato propicia maior instabilidade elétrica ventricular, podendo gerar focos potenciais de arritmias.[2] Além disso, o esforço físico vigoroso pode levar a alterações eletrolíticas e volumétricas, as quais também favorecem o desenvolvimento de substratos arritmogênicos.[8]

O atleta também pode apresentar, nos casos mais avançados, quadro de insuficiência cardíaca, explicado pela presença de disfunção diastólica secundária às anormalidades no relaxamento e enchimento do ventrículo esquerdo, com consequente diminuição da complacência ventricular, o que leva à dispneia. É importante ressaltar que não há relação entre a gravidade da hipertrofia e o aparecimento de sintomas.[1]

A MCH pode ser classificada como: obstrutiva ou não obstrutiva, levando em consideração a via de saída do ventrículo esquerdo que pode apresentar suas dimensões reduzidas pela hipertrofia septal e também pelo movimento sistólico anterior da valva mitral contra o septo interventricular, dificultando o fluxo sanguíneo.[1] Essas alterações são responsáveis pela formação do gradiente e muitas vezes pela sintomatologia de síncope e de angina.

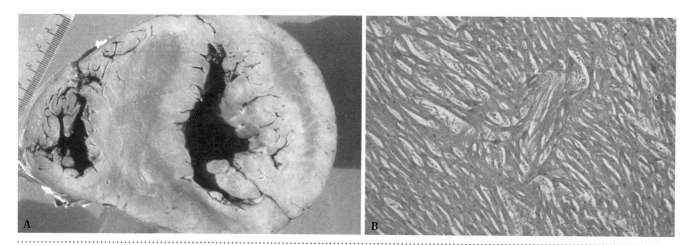

■ **Figura 55.4** (**A**) Macroscopia de coração com hipertrofia de parede característica da cardiomiopatia hipertrófica. (**B**) Fotomicrografia mostrando área de desarranjo de fibras miocárdicas e discreto alargamento do interstício. Arquivo de necrópsias do GECAC (Grupo de Estudos em Correlação Anatomoclínica) da PUC-Campinas, SP.

Os achados ao exame físico são variáveis e dependem do estado hemodinâmico. Ictus impulsivo, amplo e desviado para a esquerda pode ser encontrado nos casos de obstrução da via de saída. Além disso, pode-se auscultar sopro sistólico de ejeção, mais audível no foco aórtico acessório, e com pequena irradiação em direção ao pescoço, que varia de intensidade na dependência do gradiente subaórtico, à manobra de Valsalva, durante ou imediatamente após o exercício ou com o uso de fármacos como o nitrito de amilo.[40] Podemos encontrar também sopro holossistólico suave em foco mitral quando ocorre insuficiência mitral concomitante, geralmente discreta. Já nos casos sem obstrução ao fluxo, os achados são mais sutis, com sopro sistólico suave no foco aórtico acessório; porém, o ictus caracteristicamente impulsivo à palpação comumente corrobora a suspeita desta cardiopatia.[1]

O eletrocardiograma pode apresentar as seguintes características: eixo QRS com desvio à esquerda, presença de ondas Q rápidas e profundas em derivações inferiores e/ou precordiais, em geral associadas à sobrecarga ventricular esquerda e acompanhadas de alterações de ST-T[41] (Figura 55.5). Mais de 90% dos traçados eletrocardiográficos apresentam uma ou mais destas alterações.[1,5,38,42]

O estudo radiológico do tórax poderá ser normal ou com aumento da área cardíaca e, em alguns casos, pode haver congestão venocapilar pulmonar.[8]

O ecocardiograma bidimensional com doppler é uma das principais ferramentas para a confirmação do diagnóstico pela avaliação morfológica e funcional, contribuindo também para a diferenciação da MCH de alterações resultantes do denominado coração de atleta (descrito a seguir).[5,42,43]

Outro método mais recentemente utilizado é o ecocardiograma com doppler tissular, que é capaz de evidenciar alterações mínimas da função cardíaca, sugerindo MCH quando houver redução na velocidade sistólica e diastólica do ventrículo esquerdo com assincronia de contração.[38,44] A ressonância nuclear magnética (RNM) também pode contribuir para o diagnóstico, destacando com maior precisão a fibrose miocárdica em áreas com hipertrofia segmentar, além de analisar a função ventricular e suas possíveis anomalias estruturais segmentares.[38,45] Estes últimos são exames complementares importantes, que auxiliam no diagnóstico diferencial, mas que serão de grande valia no seguimento ambulatorial.

Recomenda-se, no tratamento medicamentoso, o uso de bloqueadores beta-adrenérgicos como primeira escolha para o alívio e controle dos sintomas de insuficiência cardíaca, pela diminuição da frequência cardíaca e da força de contração e diminuição do consumo de oxigênio pelo miocárdio. O tratamento deverá ser individualizado, objetivando a otimização terapêutica semelhante à de não atletas.[1]

Coração de atleta

As adaptações fisiológicas do coração ao treinamento físico regular e intenso envolvem diversas alterações es-

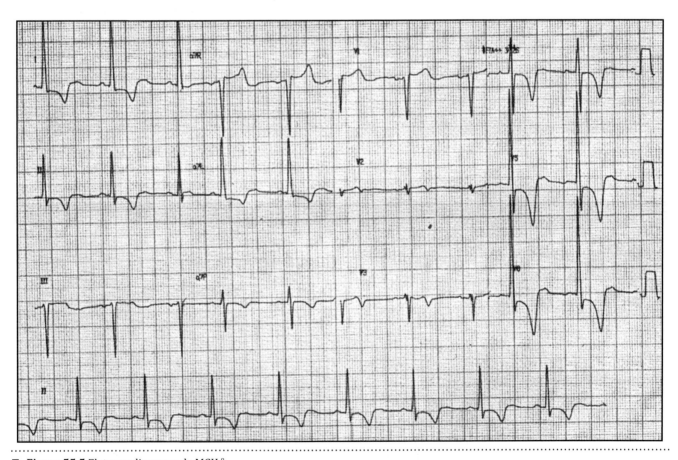

■ **Figura 55.5** Eletrocardiograma da MCH.[8]

truturais e funcionais, como o aumento da parede ventricular esquerda, além dos diâmetros da cavidade e massa muscular, com variações dependentes do tipo de atividade esportiva praticada. Contudo, estas alterações não devem levar à disfunção sistólica e/ou diastólica. A esses achados, denominamos coração de atleta.[9,46]

Quando a espessura da parede na hipertrofia ventricular esquerda está entre 13 e 15 mm e denominamos zona cinzenta. Nessa condição, será necessária a diferenciação dos casos de MCH e coração de atleta,[9,46] pois implicará em prognóstico extremamente diferente.

As principais alterações encontradas nestas duas entidades estão destacadas na Tabela 55.5. É interessante ressaltar que o coração de atleta tem a característica de regressão da hipertrofia ventricular após três meses de descondicionamento físico e/ou dilatação da cavidade do VE maior que 55 mm,[1] fato que não ocorre nos indivíduos com MCH.[46]

Anomalias da artéria coronária

Apesar de a grande maioria dos indivíduos com anomalias da artéria coronária ser assintomática, pode ocorrer precordialgia, devido à possibilidade de isquemia durante a atividade física, por fluxo sanguíneo inadequado ao miocárdio.[47,48]

Dentre os diferentes tipos, destacamos:

- origem anômala da artéria coronária;
- estenose ou atresia da artéria coronária, principalmente ostial;
- ectasia ou fístula coronária;
- associação a vasoespasmo;
- êmbolos intracoronários.

A precisão diagnóstica é importante porque essas anomalias podem aumentar o risco de MS em atletas, na dependência de suas alterações e da repercussão hemodinâmica.[8,47]

A obstrução mecânica é o principal mecanismo responsável por desencadear sintomas nas anomalias da arté-

ria coronária, a partir de reflexos de vasoespasmo ou ainda por compressão de regiões próximas, como em casos de dissecção ou ruptura de aneurisma do seio de Valsalva.

A origem e o trajeto proximal das artérias coronárias anômalas são importantes fatores preditivos de gravidade.[48] A artéria coronária esquerda com origem anômala da artéria pulmonar é a alteração mais encontrada.[1]

Associam-se em 5% dos casos a outros defeitos cardíacos, como comunicação interatrial ou interventricular, coarctação de aorta e outros.

O exame físico tem poucos achados característicos como, a presença de sopro contínuo à ausculta, pelo fluxo sanguíneo através de fístula coronário-pulmonar.

Não encontramos alterações específicas no eletrocardiograma. Alguns autores descrevem a presença de onda Q profunda (> 3 mm), com duração maior que 30 ms e padrão QR em pelo menos uma das seguintes derivações: DI, aVL, V5-V6, além da ausência de onda Q na parede inferior nos casos da origem anômala da artéria coronária esquerda da artéria pulmonar.[48]

A radiografia de tórax não apresenta alterações significativas e o teste ergométrico geralmente encontra-se dentro da normalidade.

O diagnóstico pode ser confirmado pelos seguintes exames: ecocardiograma bidimensional com doppler e, principalmente, ecocardiograma transesofágico, que são úteis na avaliação cardíaca morfológica e funcional; tomografia computadorizada de coronárias, com boa acurácia na determinação da origem e do trajeto proximal; ressonância nuclear magnética, que além da avaliação morfofuncional, permite a avaliação espacial das artérias coronárias e dos grandes vasos e cineangiocoronariografia, que é considerada o exame ideal.[1,8,48]

Ponte miocárdica

A ponte miocárdica é caracterizada por segmentos da artéria coronária epicárdica, geralmente da descendente anterior, que se encontram tunelizados e totalmente en-

Tabela 55.5. Zona cinzenta entre o coração de atleta e a MCH com os critérios para o diagnóstico diferencial da hipertrofia ventricular esquerda.

"Zona Cinzenta" (13-15 mm)		CMH	Coração de atleta
	Distribuição da hipertrofia	Assimétrico	Simétrico
	Espessura máxima da parede do ventrículo esquerdo	≥ 15 mm	< 13 mm
	Dimensão do ventrículo esquerdo	Normal ou reduzida (≤ 45 mm)	Normal ou aumentada (≥ 55 mm)
	Doppler tissular	Velocidade aumentada	Velocidade baixa
	N-Terminal Pro-BNP	Aumentado	Normal
	Regressão com descondicionamento	Ausente	Presente
	Anormalidades no ECG*	Comuns	Incomuns
	Antecedente familiar CMH	Usualmente presentes	Ausentes

*Mais comuns são ondas Q profundas, ondas T invertidas profundas, aumento significativo da amplitude das ondas R e/ou S nas derivações precordiais.

Adaptada de Maron BJ, Zipes DP. 36th Bethesda Conference: eligibility recommendations for competitive athletes with cardiovascular abnormalities. J Am Coll Cardiol. 2005;45:2-64.

volvidos pelo miocárdio do ventrículo esquerdo. Há maior chance de repercussão clínica quando estes trechos se apresentam longos e profundos, com estenose coronária durante a sístole e pela compressão diastólica residual,[8] o que resulta em isquemia miocárdica regional com consequente precordialgia ou até morte súbita relacionadas ao exercício.[9] Porém, é importante ressaltar que a maioria dos indivíduos não tem sintomas. Seu exato significado clínico e prognóstico ainda não estão bem definidos.

Os exames complementares para o diagnóstico assemelham-se aos já citados para as anomalias da artéria coronária.

Os betabloqueadores e os bloqueadores de canais de cálcio não diidropiridínicos são opções para o tratamento farmacológico, além das possibilidades de intervenção percutânea com implante de stent, porém, ainda com elevadas taxas de complicações. Em casos extremos e bem selecionados, a ressecção cirúrgica pode ser uma opção.[9]

Estenose aórtica

A estenose aórtica é outra suspeita em atletas com precordialgia e/ou dispneia aos esforços. Suas possíveis etiologias são congênita, degenerativa ou reumática.[9] A evolução clínica é insidiosa e a maioria dos indivíduos apresenta-se, em grande parte da vida, assintomáticos. Já os casos mais avançados podem apresentar quadro clínico de insuficiência cardíaca.[37]

A angina do peito ocorre nos casos graves, na ausência de aterosclerose coronária significativa, na forma de isquemia miocárdica relativa, por roubo do fluxo sanguíneo por obstrução mecânica e vasodilatação periférica. Além disso, a ejeção ventricular torna-se cada vez mais prolongada, na tentativa de vencer o obstáculo mecânico, o que, ao exercício, leva ao aumento do consumo de oxigênio pelo miocárdio, contribuindo para o desequilíbrio entre oferta e consumo. Outro possível mecanismo envolvido é a redução na oferta de oxigênio ao miocárdio devido à contração ventricular vigorosa, que leva à vasoconstrição das artérias intramurais, interferindo na perfusão tecidual durante o esforço.[37]

Com a progressão da estenose aórtica, para manter adequado o débito cardíaco, ocorre aumento gradativo da pressão intracavitária, o que pode provocar o desenvolvimento de hipertrofia concêntrica do ventrículo esquerdo. Essa alteração resulta em redução da complacência pelo aumento da massa muscular e por maior deposição de colágeno intersticial. Isso se reflete na elevação da pressão diastólica final do ventrículo esquerdo, que resulta no aumento da pressão capilar pulmonar e em consequente congestão pulmonar.

No exame físico, o pulso radial é de pequena amplitude, o ictus é impulsivo e pouco deslocado inferiormente e para a esquerda; palpação de frêmito sistólico, ausculta de sopro sistólico de ejeção rude em foco aórtico com irradiação para face lateral direita do pescoço, clique sistólico antecedendo o sopro nos casos de estenose leve e desdobramento paradoxal da 2ª bulha cardíaca nas valvopatias mais graves podem ser observados.[37,40]

O eletrocardiograma demonstra sobrecarga de câmaras esquerdas com ondas T negativas em precordiais esquerdas nas estenoses graves.

Na radiografia de tórax, pode-se evidenciar aumento da área cardíaca nos casos com insuficiência ventricular esquerda.[40]

A ecocardiografia bidimensional com doppler é o exame complementar mais importante, detalhando a gravidade da lesão valvar e permitindo a avaliação da função ventricular. A estenose aórtica pode ser classificada conforme o cálculo de sua área valvar em: leve, quando maior que 1,5 cm²; moderada, de 1,0 a 1,5 cm²; e grave, quando é menor ou igual a 1,0 cm². Também, considerando a função cardíaca normal, podemos estimar o gradiente pressórico médio da valva aórtica em: leve, nos casos menores que 25 mmHg; moderado, de 25 a 40 mmHg; e graves, quando este valor é maior que 40 mmHg.[9]

O teste ergométrico tem o objetivo de atingir o sintoma-sinal limitante ou então a frequência cardíaca máxima prevista para a avaliação objetiva da capacidade funcional.[37] Deve ser realizado com cautela, atentando-se à pressão arterial em intervalos curtos, ao aparecimento de sintomas, à presença de resposta lentificada da frequência cardíaca e à ocorrência de arritmias.

Se os exames citados não forem suficientes para uma avaliação segura da estenose aórtica, temos ainda a possibilidade de realizar a RNM e o estudo hemodinâmico.[37]

Miocardite

Sabemos que atividade física intensa aumenta a susceptibilidade a infecções do trato respiratório, tanto para um episódio de exercício extenuante isolado, como no caso de excesso de treinamento, devido à ação depressora sobre o sistema imunológico (linfócitos T, interleucinas e células do tipo *natural killer*).[49] Com isso, a miocardite também pode ser causa de precordialgia a ser lembrada, com apresentação clínica heterogênea, que vai desde assintomáticos até casos fulminantes.[50] A maioria dos indivíduos apresenta curso subclínico, o que dificulta o diagnóstico e contribui para eventual progressão para miocardiopatia dilatada.

Destaque para a etiologia viral com seus patógenos mais comuns: Coxsackie tipo B e Parvovirus B19, com evidências experimentais sugerindo que, quando o exercício é praticado nas fases iniciais da doença, pode haver aumento da taxa de replicação viral nos miócitos, resultando no aumento de citólise e de resposta inflamatória[49] (Figura 55.6).

O atleta pode se apresentar ao exame com: taquicardia persistente desproporcional à temperatura corporal, bulhas cardíacas de intensidade diminuída, ritmo de galope por 3ª bulha e sopro sistólico suave em foco mitral e/ou tricúscipe, sobretudo nos casos mais graves com dilatação de câmaras e insuficiência valvar.[40]

O diagnóstico da miocardite é difícil, pois os exames complementares revelam resultados inespecíficos. As alterações eletrocardiográficas consistem em: taquicardia sinusal, alterações difusas do segmento ST, intervalo QT prolongado, bloqueio de ramo predominantemente esquerdo, bloqueio atrioventricular total e taquiarritmias.[51]

Nos exames laboratoriais, podemos encontrar leucocitose e elevação da proteína C reativa, além de aumento dos marcadores cardíacos de necrose.[52] Os parâmetros ecocardiográficos são importantes para a avaliação funcional,

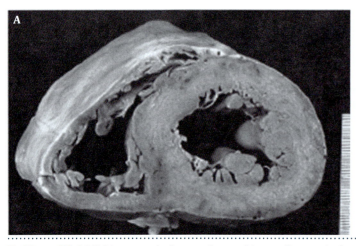
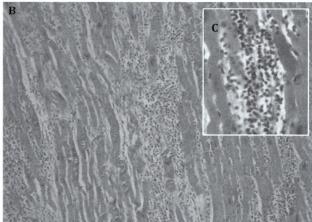

■ **Figura 55.6** (**A**) Macroscopia de coração com hipertrofia ventricular excêntrica e dilatação ventricular. (**B**) Estudo histológico evidenciando infiltrado linfocítico e áreas de necrose dos miócitos e em maior aumento. (**C**) Arquivo de necrópsias do GECAC (Grupo de Estudos em Correlação Anatomoclínica) da PUC-Campinas, SP.

principalmente pela presença de alteração de contratilidade segmentar.[51]

Atualmente, a RNM se tornou importante ferramenta para o diagnóstico diferencial entre um quadro de isquemia miocárdica e de miocardite, que podem apresentar essas alterações citadas, e é capaz de distingui-las pela presença de realce tardio epicárdico característico de miocardite[52] (Figura 55.7).[51] Todavia, ressaltamos que a biópsia endomiocárdica é considerada o padrão ouro para o diagnóstico dessa cardiopatia, pois evidencia infiltrado inflamatório linfocítico com necrose de miócitos adjacentes[51] (Figura 55.6). Porém, este é um procedimento invasivo, de alto custo e baixa sensibilidade e especificidade. Geralmente, é realizada na porção apical do septo do ventrículo direito para diminuir o risco de complicações.[53]

Dados da literatura demonstraram que cerca de 50% dos casos apresentam cura espontânea.[50] O tratamento se baseia predominantemente no suporte hemodinâmico. Muito se tem estudado a terapia imunomoduladora com imunossupressores, geralmente pulsoterapia com corticoides e imunoglobulinas; no entanto, ainda não foram comprovados seus benefícios.[50] O prognóstico depende do nível de comprometimento hemodinâmico, do grau de disfunção ventricular concomitante e também da presença de alterações residuais.[53]

Doença arterial coronária

Esta é a principal causa de MS em atletas acima de 35 anos de idade. São diversos os mecanismos propostos para explicar a fisiopatologia que, porém, ainda não está completamente definida.

O aumento do estresse da parede vascular provocado pela elevação da frequência cardíaca e da pressão arterial durante o exercício intenso contribui para o desenvolvimento de disfunção endotelial. Além disso, a ruptura e a erosão da placa aterosclerótica[9] e ainda a trombose intracoronária,[2] observada nos casos de aumento da ativação plaquetária, são mecanismos considerados. Existe ainda o vasoespasmo indu-

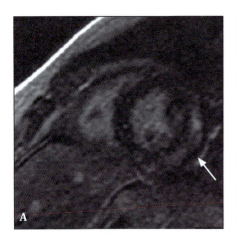
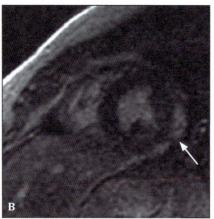
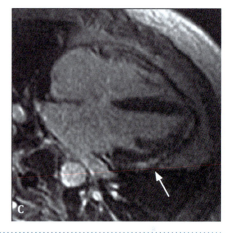

■ **Figura 55.7** RNM com realce tardio. Realce tardio epicárdico (setas) evidenciado no eixo curto (**A** e **B**) e no plano das quatro câmaras (**C**).
Extraída de Kearney MT, Cotton JM, Richardson PJ, Shah AM. Viral myocarditis and dilated cardiomyopathy: mechanisms, manifestations, and management. Postgrad Med J. 2001;77:4-10.

zido pelo esforço, que levou à isquemia miocárdica em testes funcionais, na ausência de ou com mínimo comprometimento coronário evidenciado à cinecoronariografia (Figura 55.8).[2]

Alguns estudos na última década demonstraram que pessoas com melhor condicionamento físico e boa capacidade funcional (incluindo os atletas) têm apresentado eventos cardiovasculares com lesões coronárias menos críticas do que a população geral, e também que o risco de eventos cardiovasculares aumenta com a maior intensidade dos esportes competitivos.[9]

Acredita-se ainda que o pior prognóstico é diretamente proporcional à extensão da doença coronária, à disfunção ventricular esquerda e à presença de instabilidade elétrica miocárdica.[9]

Atualmente, existem poucos estudos na literatura que avaliaram atletas com DAC, sendo que os conceitos e condutas são baseadas nos dados da população de não atletas.[9]

O eletrocardiograma e os marcadores cardíacos são de grande valor e a conduta na sala de emergência não difere da adotada na suspeita de síndrome coronária aguda em não atletas. Devemos lembrar que os traçados eletrocardiográficos dos atletas podem apresentar variantes da normalidade que dificultam a diferenciação com alterações secundárias ao evento cardíaco agudo.

Síndrome de Marfan

É uma doença hereditária, de transmissão autossômica dominante, desencadeada por desordens do tecido conjuntivo, que acomete principalmente os sistemas cardiovascular, esquelético e ocular.[8,54] Esta síndrome se caracteriza por dilatação progressiva da aorta, associada à insuficiência da valva aórtica, prolapso e insuficiência da valva mitral, além do deslocamento da lente ocular e miopia; o Marfan apresenta constituição corporal característica (indivíduos longilíneos, aracnodactilia, deformidade da caixa torácica e escoliose) e ainda alterações de palato e da pele.[54]

No exame histológico, evidencia-se a aorta com desarranjo e fragmentação de fibras elásticas, rarefação de células da camada muscular e deposição de colágeno e mucopolissacarídeos entre as células da camada média e nos folhetos valvares (Figura 55.9).

Tanto a dilatação quanto a dissecção da aorta são consideradas critério maior do sistema cardiovascular para o diagnóstico. O esforço físico intenso leva a maior estresse hemodinâmico sobre a camada íntima da artéria aorta,[8] provocando aumento da pressão arterial e sobrecarga de

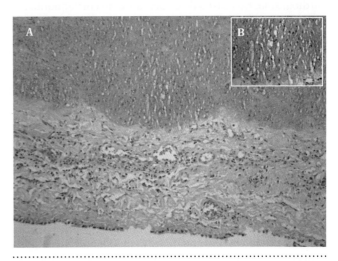

■ **Figura 55.9 (A)** Estudo histológico evidenciando infiltrado linfocítico e áreas de necrose dos miócitos e em maior aumento **(B)** Arquivo de necrópsias do GECAC (Grupo de Estudos em Correlação Anatomoclínica) da PUC-Campinas, SP.

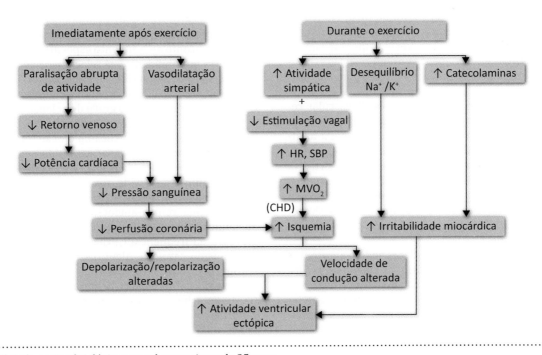

■ **Figura 55.8** Alterações fisiológicas em atletas maiores de 35 anos.

Adaptada de Thompson PD, Franklin BA, Balady GJ, Blair SN, et al. Exercise and Acute Cardiovascular Events. Circulation. 2007;115:2358-68.

volume, o que resulta em dilatação da raiz da aorta e no risco de ruptura ou dissecção local.[2] Esta grave complicação pode gerar um quadro de precordialgia, geralmente lancinante, pelo mecanismo de lesão direta da aorta, porém, também pode ser secundária à isquemia miocárdica por consequente oclusão do óstio da artéria coronária pela progressão do processo de dissecção.

As repercussões valvares, comumente, são insidiosas e progressivas, o que pode proporcionar, nos casos mais avançados, quadros de insuficiência cardíaca com dispneia aos esforços e outras características habituais.[54]

Não encontraremos alterações específicas no eletrocardiograma. Nos casos de dissecção, com consequente redirecionamento do fluxo sanguíneo para o pericárdio, pode ser observada diminuição dos complexos QRS pela formação de derrame pericárdico.[54]

A radiografia de tórax pode ser normal ou apresentar sinais de alargamento do mediastino. O ecocardiograma transtorácico pode trazer informações importantes, principalmente o aumento do diâmetro da aorta, que deve ser ajustado pela idade e a massa corpórea, além informar sobre alterações valvares, função ventricular e presença de complicações.[54]

Outros exames complementares poderão ser úteis, como o ecocardiograma transesofágico, a ressonância nuclear magnética e a tomografia computadorizada,[54] que devem ser realizados apenas após a estabilização do paciente.

Se houver complicação com tamponamento pericárdico, associado à instabilidade hemodinâmica, medidas específicas de emergência devem ser tomadas, como em indivíduos não atletas, por vezes, com necessidade de procedimento cirúrgico de urgência.

COLAPSO CARDIOVASCULAR

É caracterizado pela perda súbita do fluxo efetivo de sangue, secundária a uma causa cardíaca e/ou a fatores vasculares periféricos, que pode reverter espontaneamente ou, em casos mais graves, apenas por intervenção específica. Não discutiremos a reanimação cardiopulmonar, pois será detalhada em outro capítulo deste livro.

O principal mecanismo de colapso cardiovascular relacionado à atividade física é o arritmogênico, que ocorre mais frequentemente na MCH e na cardiomiopatia arritmogênica do ventrículo direito. Já na Síndrome de Marfan, a principal etiologia é a ruptura ou dissecção da aorta. Na doença arterial coronária e na miocardite destacamos os quadros com insuficiência ventricular aguda grave. No caso de anomalias da artéria coronária, os mecanismos são dependentes do tipo de alteração e sua consequente repercussão hemodinâmica.[47]

Além desses mecanismos, os atletas podem apresentar quadro de colapso grave secundário ao *Commotio cordis*, que é consequência a um impacto não penetrante na região do precórdio, sem produzir lesões de costelas, esterno ou coração e que, mesmo em indivíduos sem doença cardíaca, produz estímulo para o início de uma arritmia ventricular.[55] Tem baixa frequência, acometendo mais crianças e adolescentes, os quais têm mais facilidade de transmissão da energia do impacto no tórax para o miocárdio, o que, por sua vez, induz o estímulo elétrico e pode ser o gatilho para a arritmia, na grande maioria dos casos, fibrilação ventricular. Acredita-se ser consequente ao fenômeno R sobre T, que se caracteriza pelo estímulo gerado pelo impacto exatamente no momento da repolarização ventricular, que compreende o intervalo entre 15 a 30 milisegundos prévios ao pico da onda T, duração que corresponde a cerca de 1% do ciclo cardíaco[5] (Figura 55.10).[56]

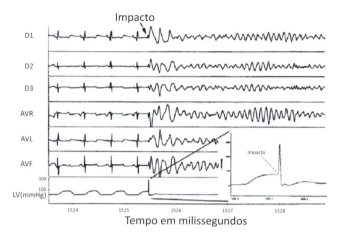

■ **Figura 55.10** Eletrocardiograma de seis derivações em estudo experimental com um impacto a 30 mph com uma bola de beisebol padrão. A Fibrilação Ventricular é desencadeada imediatamente após o impacto durante o período de vulnerabilidade da repolarização.

Adaptada de Link MS, Maron BJ, VanderBrink BA, et al: Impact directly over the cardiac silhouette is necessary to produce ventricular fibrillation in an experimental model of commotio cordis. J Am Coll Cardiol 37:649-654, 2001.

Ainda são possíveis traumas de tórax, mesmo não penetrantes, que podem causar lacerações ou rupturas das estruturas cardiovasculares em atletas, com possibilidade de tamponamento cardíaco,[55] que necessita de diagnóstico precoce e pronto atendimento específico.

Outra possibilidade está relacionada ao abuso de substâncias/drogas, as quais têm efeitos colaterais cardiovasculares que podem induzir arritmias e infarto do miocárdio, e até culminar em quadro grave de colapso cardiovascular.

Diante de um indivíduo jovem com quadro de precordialgia, a intoxicação por cocaína tem se tornado mais frequente atualmente e deve ser lembrada também no grupo dos atletas, mesmo na ausência de doença arterial coronária significativa, devido aos efeitos, tanto do uso agudo como crônico, na ativação do sistema nervoso simpático e do sistema renina-angiotensina e, consequentemente, ao aumento da demanda metabólica do miocárdio pela elevação da frequência cardíaca, da pressão arterial e do inotropismo cardíaco. Além disso, a ação vasoconstritora coronária direta e o estímulo à agregação plaquetária pela cocaína são comprovadas na literatura.

O distúrbio do ritmo cardíaco e o infarto do miocárdio são suas complicações mais graves. Na suspeita de síndrome coronária aguda por cocaína, a conduta é semelhante à de não atletas, devendo-se manter os mesmos cuidados na fase aguda, principalmente uso de bloqueadores dos canais de cálcio, a fim de promover vasodilatação coronária e reduzir a pós-carga; uso de benzodiazepínicos, se necessário, e, apesar de não existir comprovação de benefícios, pelo uso de antiagregantes plaquetários e anticoagulantes, estes agentes são aceitos para atenuar a ação pró-coagulante da cocaína. A única diferença no tratamento é a contraindicação dos betabloqueadores para não comprometer a vasodilatação mediada pelos receptores beta-adrenérgicos.[57,58]

Destaque também aos hormônios esteroides anabólicos androgênicos, popularmente conhecidos como anabolizantes, que, apesar da proibição pela Agência Mundial Antidoping (WADA , do inglês World Anti-Doping Agency), são utilizados na busca de melhor desempenho físico tanto na categoria de ponta quanto na recreativa. Contudo, já foram comprovadas consequências adversas, até fatais,

devido aos diversos efeitos cardiovasculares, como ativação da agregação plaquetária e diminuição da fibrinólise, que promove um estado de hipercoagulabilidade, além de espessamento do septo e da parede ventricular posterior, hipertrofia miocárdica e até, em casos mais avançados, miocardiopatia dilatada.[59]

A Tabela 55.6 apresenta as características eletrocardiográficas detalhadas das principais cardiopatias encontradas em atletas.

Seguimento ambulatorial do atleta

A avaliação cardiovascular sistemática pré-participação em atividade física é recomendada para atletas de es-

Tabela 55.6 Achados eletrocardiográficos das principais cardiopatias em atletas.[42]

	Intervalo QT corrigido	Onda P	Intervalo PR	Complexo QRS	Intervalo ST	Onda T	Arritmias
Cardiomiopatia hipertrófica	Normal	(Sobrecarga átrio esquerdo)	Normal	Aumento da amplitude em precordiais; onda Q anormal inferior e/ou lateral (DEE, BRE); onda Delta	Infradesnivelamento (supradesnivelamento)	Invertida em precordiais esquerdas	(FA); (ESV); (TV/TVNS)
Displasia arritmogênica do ventrículo direito	Normal	Normal	Normal	> 110 ms nas precordiais direitas; onda Épsilon nas precordiais direitas; redução da amplitude no plano frontal; BRD	(supradesnivelamento nas precordiais direitas)	Invertida em precordiais direitas	ESV com padrão de BRE; (TV/TVNS com padrão BRE)
Cardiomiopatia dilatada	Normal	(Sobrecarga átrio esquerdo)	≥ 0,21s	BRE	Infradesnivelamento (supradesnivelamento)	Invertida em inferior e/ou lateral	(ESV); (TV)
Síndrome do QT longo	> 440 ms em homens > 460 ms em mulheres	Normal	Normal	Normal	Normal	Bifásica em todas as derivações	(ESV); (Torsade de Pointes)
Síndrome do QT curto	< 300 ms	Normal	Normal	Normal	Normal	Normal	FA; (TV polimórfica)
Síndrome de brugada	Normal	-	≥ 0,21s	Padrão S1S2S3; (BRD/DEE)	Supradesnivelamento; morfologia "sela" em precordiais direitas	Invertida nas precordiais direitas	(TV polimórfica); (FA); (Bradicardia sinusal)
Síndrome de Wolf-Parkinson-White	Normal	Normal	< 0,12 s	Onda Delta	Alterações secundárias	Alterações secundárias	Taquicardia supraventricular; (FA)
Doença arterial coronária	(Prolongado)	Normal	Normal	Ondas Q anormais	(infradesnivelamento ou supradesnivelamento)	Invertidas em ≥ 2 derivações	ESV; (TV)

Intervalo QT corrigido para a frequência cardíaca pela Fórmula de Bazett. BRE (Bloqueio de Ramo Esquerdo); BRD (Bloqueio de Ramo Direito); DEE (Desvio do Eixo Para a Esquerda) (–30° ou mais); ESV (Extrassístoles Ventriculares Isoladas ou Pareadas); TV (Taquicardia Ventricular); TVNS (Taquicardia Ventricular Não Sustentada).
Doença Arterial Coronária: inclui aterosclerose coronária precoce e anomalias coronárias congênitas.
Ondas Q anormais: ver Tabela 55.7.
Achados eletrocardiográficos menos comuns ou raros estão entre parênteses.

CAPÍTULO 55 Emergências Cardiovasculares em Atletas

portes competitivos visando à detecção de anormalidades cardiovasculares que possam predispor à MS relacionada ao exercício.[42,60] No Instituto Dante Pazzanese de Cardiologia, assim como foi preconizado pelo Protocolo Europeu e pelo Comitê Olímpico Internacional,[61] além da anamnese e exame físico, também é realizado o eletrocardiograma (ECG) na avaliação pré-participação.[42]

Na Itália, o eletrocardiograma de 12 derivações foi implementado como ferramenta obrigatória na avaliação pré-participação em 1982[62], desde então, tem sido comprovada a adequada sensibilidade e especificidade desta estratégia na detecção de cardiomiopatias e arritmias potencialmente letais. Com isso, houve redução da mortalidade de jovens atletas em atividades competitivas em cerca de 90% dos casos, com adequada relação custo-efetividade.[62]

Contudo, ainda não existe nenhum estudo publicado que tenha comparado as taxas de mortalidade dos atletas treinados na Itália com outros países que não fazem ECG de rotina em seus atletas.[63]

Provavelmente, é a relação custo-efetividade que impede que esse exame seja implementado como rotina para todos os atletas dos Estados Unidos da América,[1] que conta apenas com a anamnese e o exame físico na avaliação cardiovascular pré-participação.[60]

Apesar dessas controvérsias em torno da avaliação pré-participação, não existem dúvidas de que se o atleta for sintomático, deverá ser submetido a uma investigação completa e detalhada do risco cardiovascular.[46]

Devemos ser cautelosos em todo o processo de diagnóstico das cardiopatias, atentando aos mínimos detalhes, pois, como consequência de sua confirmação, existe possibilidade de desqualificação do atleta para a atividade de treinamento e competição, a fim de evitar o risco de complicações cardiovasculares e de morte súbita cardíaca.[5]

Na avaliação pré-participação, é fundamental uma anamnese completa, incluindo antecedentes pessoais e familiares, exame físico detalhado e o ECG de 12 derivações, os quais devem ser realizados por médicos com habilidades e conhecimentos específicos em treinamento e suas consequentes alterações fisiopatológicas e capazes de reconhecer os principais sinais clínicos sugestivos de doenças relacionadas a um maior risco cardiovascular.[42,62] Além disso, esta avaliação, idealmente, deveria ser feita logo no início de atividades físicas competitivas dos potenciais atletas, o que corresponde geralmente ao começo da adolescência, e precisa ser repetido a cada 2 anos,[42] logicamente, dependendo das necessidades individuais e de cada modalidade esportiva desenvolvida.

Anamnese

Todos os sintomas cardiovasculares referidos pelo atleta devem ser valorizados e nos alertam para uma investigação mais detalhada.

Muitas doenças envolvidas têm características determinadas geneticamente, o que nos auxilia na identificação pela história familiar, sendo importante a presença de morte súbita em familiares abaixo de 55 anos, quando do sexo masculino, e de 65 anos se do sexo feminino, ou o diagnóstico já estabelecido de familiares com cardiopatias.[42]

Exame físico

Todos os achados do exame físico são importantes, sendo os principais descritos na Tabela 55.7.[42]

Tabela 55.7 Alterações do exame físico.

- Pulsos femorais finos
- Cliques meso/telessistólicos
- B2 única ou desdobrada e fixa com a respiração
- Sopros cardíacos audíveis (tanto sistólico quanto diastólico $\geq 2/6$)
- Ritmo cardíaco irregular
- Pressão arterial > 140/90 mmHg (em mais de uma aferição)
- Características musculoesqueléticas e oculares específicas

Eletrocardiograma

Podemos resumir as alterações eletrocardiográficas importantes que nos remetem, pela presença de um ou mais critérios, à investigação mais detalhada descrita na Tabela 55.8.[42]

Tabela 55.8 Critérios eletrocardiográficos.

Onda P

- Onda P negativa em V1 $\geq 0,1$ mV de profundidade e $\geq 0,04$ s na duração;
- Onda P apiculada em DII e DIII ou V1 $\geq 0,25$ mV de amplitude.

Complexo QRS

- Desvio do eixo no pano frontal: direita + 120° ou esquerda −30° a −90°;
- Aumento da amplitude das ondas R ou S na derivação padrão ≥ 2 mV, onda S em V1 ou V2 ≥ 3 mV ou onda R em V5 e V6 ≥ 3 mV;
- Onda Q $\geq 0,04$ s de duração ou $\geq 25\%$ da amplitude da onda R ou padrão QS em 2 ou mais derivações;
- Bloqueio de ramo direito ou esquerdo com QRS de duração $\geq 0,12$ s;
- Onda R ou R' em V1 $\geq 0,5$ mV em amplitude e R/S ≥ 1.

Segmento ST, onda T e intervalo QT

- Depressão do segmento ST ou retificação da onda T ou a sua inversão em duas ou mais derivações;
- Intervalo QT corrigido > 0,44 s no sexo masculino e > 0,46 s no sexo feminino.

Alterações de ritmo e condução

- Extrassístoles ventriculares ou arritmias ventriculares;
- Taquicardias supraventriculares, *flutter* atrial ou fibrilação atrial;
- Intervalo PR curto (< 0,12 s) com ou sem onda Delta;
- Bradicardia sinusal com FC no repouso ≤ 40 batimentos/min.°;
- Bloqueios atrioventriculares de primeiro (PR $\geq 0,21$ s[b]), segundo ou terceiro grau.

[a]Aumento de menos que 100 batimentos/min. durante teste de esforço.
[b]Não diminui com hiperventilção ou teste de esforço.

Se forem encontrados dados positivos na avaliação inicial, devemos realizar exames adicionais para a investigação mais detalhada, por meio de ecocardiograma, Holter 24 horas e teste ergométrico ou, ainda, após individualização de cada caso: coronariografia, ventriculografia, biópsia endomiocárdica, ressonância nuclear magnética e estudo eletrofisiológico (Figura 55.11).[42]

Com a confirmação de cardiopatia potencialmente de alto risco cardiovascular relacionada à atividade física, o atleta deverá ser orientado em relação às propostas de prevenção de eventos fatais, por meio de mudanças de estilo de vida, possibilidades terapêuticas e também da necessidade de desqualificação para atividade competitiva de acordo com as recomendações determinadas na 16ª, 26ª e 36ª Conferências de Bethesda[9,64,65] e pelo Comitê Italiano para Elegibilidade Esportiva (COCIS).[66]

A seguir, abordaremos o seguimento ambulatorial específico de cada cardiopatia e destacaremos a elegibilidade para a prática de exercício físico, conforme as recomendações da 36ª Conferência de Bethesda de 2005, a qual foi direcionada para atletas competitivos e de alto rendimento. Como não existem dados suficientes na literatura em relação à prática esportiva recreativa não competitiva, profissionais da área acabam extrapolando orientações para este grupo e também para os indivíduos menores de 12 anos de idade.[9]

Existe a possibilidade de um atleta apresentar a associação de duas ou mais cardiopatias, devendo-se considerar as recomendações relativas à doença mais restritiva à prática de atividade física competitiva.[9]

Ressaltamos também que diagnósticos presuntivos e achados limítrofes não devem ser considerados, evitando assim restrições esportivas desnecessárias e todas as consequências psicossociais em indivíduos sadios.

Miocardiopatia hipertrófica

Na suspeita de MCH, recomenda-se a desqualificação do atleta, justificada pelo elevado risco de MS,[9] mesmo nos casos assintomáticos, com a possibilidade de exceção apenas para esportes com componentes dinâmicos e estáticos de baixa intensidade (IA), conforme a classificação dos esportes da 36ª Conferência de Bethesda (Tabela 55.9).[8,9,67]

Os critérios de risco cardiovascular para MCH consideram que a identificação de apenas um deles já é suficiente para classificar o paciente como de alto risco; são eles: morte súbita abortada ou TV sustentada; antecedentes familiares de morte súbita; síncope, principalmente em jovens, relacionada a esforço físico; hipotensão ou resposta atenuada da pressão arterial ao exercício; múltiplos, repetitivos e prolongados períodos de TVNS no Holter de 24 horas e hipertrofia importante do ventrículo esquerdo caracterizada por espessura ≥ 30 mm (Tabela 55.10).[60] Elevados níveis de gradiente subaórtico resultam em progressivo avanço do quadro de insuficiência cardíaca e aumento da mortalidade; contudo, devemos destacar que o gradiente não é considerado critério de risco cardiovascular, pois não há correlação comprovada entre seus valores o aumento do risco de morte súbita cardíaca.[1]

A prevenção da morte súbita é realizada pela colocação de cardiodesfibrilador implantável com a intenção de abortar taquicardias ventriculares potencialmente letais. Não há terapia medicamentosa com eficácia clínica comprovada atualmente, além de poder provocar efeitos colaterais indesejáveis, não sendo indicada para prevenção de eventos cardiovasculares.[1]

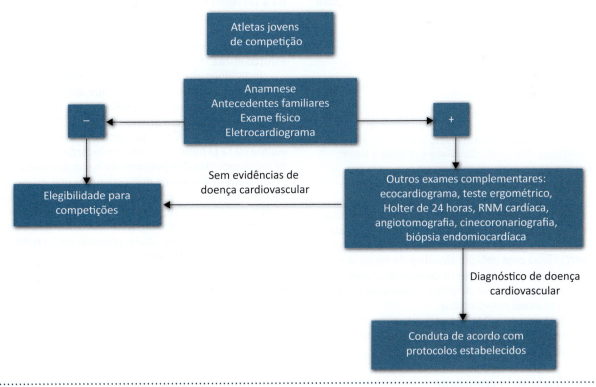

■ **Figura 55.11** Protocolo italiano de avaliação cardiovascular pré-participação para jovens atletas competitivos.
Adaptada de Corrado D, et al. Cardiovascular preparticipation screening of young competitive athletes for prevention of sudden death: proposal for a common European protocol. Eur Heart J. 2005;26:516-24.

Tabela 55.9 Classificação dos esportes.

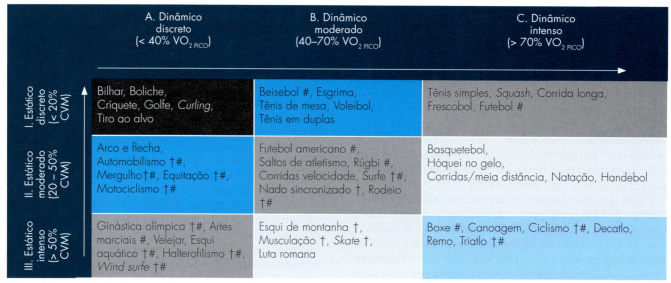

VO₂ PICO (Consumo Pico de Oxigênio); CVM (Contração Voluntária Máxima). Classificação baseada nos componentes máximos estáticos e dinâmicos atingidos durante competição e, possivelmente, nos treinamentos. O aumento do componente dinâmico é definido pela capacidade de consumo no pico de oxigênio estimado alcançado registrada em percentagem e que resulta no aumento da pós-carga. O aumento do componente estático está relacionado ao percentual máximo de contração voluntária alcançada e resulta em aumento da carga pressórica. Sobrecarga Cardiovascular Total (débito cardíaco e pressão arterial): Baixa, nas modalidades atribuídas à cor preta; Baixa a Moderada, correspondente ao azul; Moderada representada pela cor cinza escuro; Moderada a Alta conforme o cinza claro e Alta destacada em azul claro.

† risco aumentado em caso de síncope; # risco aumentado de colisão.

Adaptada de Mitchell JH, et al. 36th Bethesda Conference/Classification of sports. J Am Coll Cardiol 2005; 45:53-56;. Fig2; 1366.

Tabela 55.10 Estratificação de risco cardiovascular para cardiomiopatia hipertrófica.

- Morte súbita abortada ou taquicardia ventricular sustentada
- Síncope relacionada ao exercício, de etiologia não justificada
- Espessura máxima da parede do VE: ≥ 30 mm
- Taquicardia ventricular não sustentada: ≥ 3 complexos, FC ≥ 120 bpm
- Resposta anormal da PA durante o exercício, comportamento em platô (< 25 mmHg em relação à PA inicial) ou resposta deprimida (dimiuição > 15 mmHg do pico PA ou dimiuição > 15 mmHg durante o teste de esforço e relação à inicial)
- História familiar de morte súbita cardíaca

Para os casos que evoluem com insuficiência cardíaca refratária, mesmo com a terapêutica otimizada, existe a possibilidade de miomectomia septal cirúrgica e da intervenção percutânea com ablação alcoólica do septo. A escolha da técnica deve ser feita a partir da análise de cada caso. O implante de marca-passo artificial dupla câmara pode ser indicado em casos selecionados.

A profilaxia antimicrobiana padrão deve ser realizada para procedimentos dentários e cirurgias, segundo as recomendações da AHA.[1]

Anomalias da artéria coronária

Os atletas com anomalias da artéria coronária devem ser desqualificados até tratamento específico.[1,8] Se realizada a correção cirúrgica, o retorno às atividades de treinamento intenso e a participação em competições pode ser reconsiderada, caso não haja sinais de isquemia, arritmias ou disfunção ventricular durante a realização de teste de esforço eficaz.[1,9]

Indivíduos com ponte miocárdica poderão participar de esportes competitivos, desde que apropriados para sua capacidade física, se não apresentarem evidências de isquemia miocárdica em provas funcionais, tanto ao repouso como ao exercício.[9] Caso apresentem sinais de isquemia ao exame ou se já houve infarto do miocárdio, só devem ser liberados esportes competitivos de baixa intensidade, assim como para os pacientes que estiverem nos primeiros seis meses após procedimento intervencionista, percutâneo ou cirúrgico. Se após este período, os indivíduos se mantiverem assintomáticos e com teste funcional dentro da normalidade para o sexo e idade, poderão então participar de modalidades competitivas.[9]

Estenose aórtica

Com a estenose aórtica (EA) confirmada, é recomendável desencorajar o início ou a continuação da carreira esportiva competitiva, mesmo para assintomáticos, devido às características evolutivas desfavoráveis desta cardiopatia.[9,37]

O que acontece é que, em decorrência de atividade esportiva intensa, o atleta acaba por apresentar sintomas em estágios mais precoces da doença em relação à população não atleta. Este é um aspecto fundamental, uma vez que o aparecimento dos primeiros sintomas é fator preditor importante de mortalidade,[9] devendo ser instituído tratamento que, dependendo do caso, pode incluir intervenção cirúrgica.[37] Além disso, quanto maior a gravidade da valvopatia, maior o risco de MS.[9]

Indivíduos com estenose aórtica devem ser acompanhados frequentemente, pois esta é uma doença de caráter progressivo.

Atletas com esta valvopatia que desejem participar de atividades competitivas devem ter monitorização com Holter durante esforço físico que se assemelhe ao da competição planejada para detectar eventuais arritmias ventriculares.[9]

Recomenda-se que atletas com EA leve podem participar de competição esportiva, desde que seja realizado acompanhamento clínico, no mínimo, anual. Já os com grau moderado poderão praticar modalidades consideradas de baixa intensidade (IA). Atletas selecionados com valvopatia moderada poderão participar de esportes estáticos ou dinâmicos de baixa a moderada intensidade caso tenham teste de tolerância ao exercício que mimetize o esforço praticado na competição com capacidade funcional satisfatória, na ausência de alterações do segmento ST ou taquiarritmias ventriculares e com resposta pressórica normal.[9]

Se houver estenose aórtica grave ou nos casos de valvopatia moderada com sintomas, os atletas deverão ser afastados de atividades competitivas.[9]

Poucas evidências existem em relação a atletas submetidos a tratamento cirúrgico com colocação de prótese valvar. Não estão estabelecidos os efeitos de longo prazo do exercício vigoroso repetitivo sobre a função ventricular e também sobre a prótese valvar, existindo apenas a recomendação da necessidade de avaliação médica regular com teste de esforço até a intensidade exigida pelo esporte escolhido, sendo autorizada a prática de esportes considerados de baixa intensidade se a função valvar e a ventricular estiverem dentro da normalidade e se não for necessário o uso de anticoagulantes. Caso contrário, deve ser restringida a prática de esportes com risco de colisão corporal.[37]

No Serviço de Cardiologia do Exercício e Esporte do Instituto Dante Pazzanese de Cardiologia, recomendamos aos iniciantes de esportes profissionais com estenose aórtica o abandono ou o não ingresso no esporte como profissão. Isso se justifica porque a eventual necessidade de abandono no apogeu profissional costuma trazer enorme trauma psicossocial, pessoal e familiar, o que, sem dúvida, dificulta ao atleta a aceitação dessa decisão, levando a conflitos emocionais desgastantes.[37]

Miocardite

Atletas com diagnóstico de miocardite provável ou definida devem ser afastados de atividade física competitiva ou recreativa por seis meses. Esta recomendação independe de idade ou sexo e vale, inclusive, para atletas com sintomatologia leve ou em tratamento medicamentoso.[49,50] Nos casos de processo infeccioso inespecífico, procura-se afastar os atletas da prática esportiva durante o período ativo da doença.

Para o retorno às atividades esportivas competitivas é indicada reavaliação clínica, além de seguimento posterior que deve ser semestral[49] com TE e Holter de 24h até a superação das arritmias.

Atletas que apresentem diagnóstico clínico de miocardiopatia dilatada devem ser afastados de atividades competitivas, com exceção das de intensidade leve (IA). Esta recomendação também é válida mesmo nos casos de atletas assintomáticos, além daqueles com tratamento cirúrgico ou necessidade de cardiodesfibrilador implantável.[49]

Doença arterial coronária

Atletas com diagnóstico de DAC confirmada e considerada de alto risco cardiovascular, ou seja, com disfunção ventricular, evidências de isquemia miocárdica ou arritmias complexas ao teste funcional, com estenose significativa (50%) documentada pela cinecoronariografia, devem ser limitados à prática apenas de esportes de intensidade leve (IA).

Aqueles classificados como de risco moderado são elegíveis para modalidades de baixa intensidade, dinâmica e para as de baixa a moderada intensidade estática (I--IIA).[9]

Pacientes com infarto do miocárdio recente ou necessidade de revascularização coronária devem ser desqualificados para atividades esportivas até a recuperação completa. Ainda não existe consenso sobre o período de tempo considerado adequado para essa recuperação.[9]

Pacientes após infarto do miocárdio ou revascularização coronária (cirúrgica ou percutânea) podem ou não apresentar limitações funcionais. Assim, o retorno à atividade física depende da estratificação de risco de desenvolvimento de eventos CV, e é determinada pela presença e extensão de isquemia, disfunção ventricular e arritmias graves.

Até o momento, pouco se sabe sobre o risco cardiovascular nos casos de vasoespasmo documentado, sendo recomendada a estratificação como nos pacientes com DAC documentada. Já pacientes com espasmo coronário documentado e cineangiocoronariografia normal poderão ser liberados para a prática de atividade competitiva de baixa intensidade.

É importante mencionar que o atleta deve estar ciente dos possíveis sintomas que podem apresentar, além da necessidade de rigoroso e agressivo controle dos fatores de risco e de seguimento ambulatorial anual.[9]

Displasia arritmogênica do ventrículo direito

Recomenda-se que atletas com diagnóstico comprovado ou provável dessa cardiopatia sejam excluídos de esportes competitivos, exceto os de baixa intensidade (IA).[9]

No acompanhamento clínico, deve ser realizado Holter de 24h, teste ergométrico, ecocardiograma, eletrocardiograma de alta resolução e ressonância nuclear magnética.

Além do tratamento farmacológico, existe a possibilidade de ablação por cateter e de implante de cardiodesfibrilador em casos específicos.[8]

Síndrome de Marfan

Deve-se evitar a prática de atividade física, que leve a esforço estático e isotônico e até, na dependência do quadro clínico, desqualificar os atletas com síndrome de Marfan.

É importante ressaltar que o risco de dissecção da aorta aumenta proporcionalmente à dilatação da raiz da aorta. Portanto, o diagnóstico precoce e o acompanhamento regular certamente influenciarão o prognóstico.

Os dados da literatura têm demonstrado que, como opção de tratamento medicamentoso, temos os betabloqueadores, que reduzem as taxas de dilatação da raiz da aorta. Para indivíduos com contraindicação a este fármaco, podemos usar bloqueadores de canais de cálcio. A avaliação dos benefícios dos iECAs e BRAs está em andamento. Se houver insuficiência cardíaca, o tratamento habitual deverá ser instituído. A intervenção cirúrgica profilática, ou seja, prévia à possível ruptura da aorta, comprovadamente tem resultado superior ao da cirurgia em caráter emergencial.[54]

A expectativa de vida está intimamente relacionada à gravidade do acometimento do sistema cardiovascular e, devido ao avanço no conhecimento científico, vem diminuindo consideravelmente a morbidade e a mortalidade desta síndrome.[54]

CONCLUSÃO

Os conceitos já conhecidos de que o treinamento físico, quando regular e intenso, pode levar a alterações significativas das estruturas cardiovasculares, podem direcionar o atendimento de urgência desta parcela específica de indivíduos, os atletas, evitando até desfechos fatais indesejáveis.

Para evitar tal situação, a avaliação pré-participação em atividade física é fundamental e fornece a possibilidade de identificar atletas com anormalidades cardiovasculares não suspeitadas antes do início dos sintomas, o que tem importância na redução do risco de MS relacionada ao esforço físico.[6]

As estratégias de avaliação pré-participação para exercícios físicos, além da avaliação precoce de sintomas prodrômicos e o treinamento adequado de profissionais para situações de emergência, e também da desqualificação de indivíduos de alto risco para MS, constituem medidas bastante prudentes.[2]

A necessidade de entender o substrato anatômico e os mecanismos da morte súbita em atletas e o desenvolvimento de estratégias mais específicas e eficientes de prevenção são as metas que impulsionam o esforço contínuo, cada vez mais discutidos atualmente, para a avaliação cardiovascular pré-participação nos atletas.[42]

REFERÊNCIAS BIBLIOGRÁFICAS

1. Libby P, Bonow RO, Mann DL, Zipes DP, Braunwald E. Braunwald´s Heart Disease: A Textbook of Cardiovascular Medicine. 8. ed. Philadelphia: Saunders Elsevier, 2008.
2. Thompson PD, Franklin BA, Balady GJ, Blair SN, et al. Exercise and Acute Cardiovascular Events. Circulation. 2007;115:2358-68.
3. Taylor AJ, Roban KM, Virmani R. Sudden cardiac death associated with isolated congenital coronary artery anomalies. JACC. 1992;20:640-7.
4. Maron BJ, Doerer JJ, Haas TS, Tierney DM, Mueller FO. Sudden Deaths in Young Competitive Athletes. Analysis of 1866 deaths in the United States, 1980-2006. Circulation. 2009;119:1085-92.
5. Pigozzi F, Rizzo M. Sudden Death in Competitive Athletes. Clin Sports Med. 2008;27:153-81.
6. Corrado D, Migliore F, Bevilacqua M, Basso C, Thiene G. Sudden Cardiac Death in Athletes. Can It Be Prevented by Screening? Herz. 2009;34:259-66.
7. Ghorayeb N, Cruz FES, Dioguardi G. Morte Súbita de Atletas. Fato Novo? Arq Bras Cardiol. 2007;89(6):e169-e170.
8. Ghorayeb N, Dioguardi G. Tratado de Cardiologia do Exercício e do Esporte. São Paulo: Atheneu, 2007.
9. Maron BJ, Zipes DP. 36th Bethesda Conference: eligibility recommendations for competitive athletes with cardiovascular abnormalities. J Am Coll Cardiol. 2005;45:2-64.
10. Corrado D, Basso C, Rizzoli G, Schiavon M, Thiene G. Does Sports Activity Enhance the Risk of Sudden Death in Adolescents and Young Adults? J Am Coll Cardiol. 2003;42:1959-63.
11. Ghorayeb N, Barros Neto TL. O exercício. São Paulo: Atheneu, 1999.
12. Van Camp SP, Bloor CM, Mueller FO, Cantu RC, Oslon HG. Nontraumatic sports death in high school and college athletes. Med Sci Sports Exerc. 1995;27:641-7.
13. Corrado D, Basso C, Rizzoli G, Thiene G. Does Sport activity enhance the risk of sudden death in adolescents and young adults? A prospective population-based study. (Abstract) Circulation. 2001;104 (suppl II):III-346.
14. Maron BJ, Shirani J, Poliac LC, Mathenge R, Roberts WC, Mueller FO. Sudden death in young competitive athletes: clinical, demographic and phatological profiles. JAMA. 1996;276:199-204.
15. Estes NAM, Link MS, Cannom D, Naccarelli GV, Prystowsky EN, Maron BJ, et al. Report of the NASPE Policy Conference on Arrhythmias and the Athlete. J Cardiovasc Electrophysiol. 2001;12:1208-19.
16. Matos LDNJ, Hachul DT. Arritmias ventriculares no atleta: avaliação e elegibilidade para o esporte. Rev Soc Cardiol Estado de São Paulo. 2008;3:272-82.
17. Mont L, Sambola A, Brugada J, Vacca M, Marrugat J, Elosua R, et al. Long-lasting sport practice and lone atrial fibrillation. Eur Heart J. 2002;23:477-82.
18. Elosua R, Arquer A, Mont L, Sambola A, Molina L, Morán EG. Sport practice and the risk of lone atrial fibrillation. Int J Cardiol. 2006;108:332-7.
19. Roden DM. Long-QT Syndrome. N Engl J Med. 2008;358:169-76.
20. Priori SG, Napolitano C, Vicentini A. Inherited Arrhythmia Syndromes: Applying the Molecular Biology and Genetic to the Clinical Management. J Interv Card Electrophysiol. 2003;9:93-101.
21. S.G. Priori E, Aliot C, Blomstrom-Lundqvist L, Bossaert G, Breithardt P. Task Force on Sudden Cardiac Death of the European Society of Cardiology. Eur Heart J. 2001;22:1374-450.
22. Moss AJ, Zareba W, Hal WJ, Schwartz PJ, Crampton RS, Benhorin J. Effectiveness and Limitations of ß-Blocker Therapy in Congenital Long-QT Syndrome. Circulation. 2000;101:616-23.
23. Hobbs JB, Peterson DR, Moss AJ, McNitt S, Zareba W, Goldenberg I, et al. Risk of aborted cardiac arrest or sudden cardiac death during adolescence in the long-QT syndrome. JAMA. 2006;296:1249-54.
24. Brugada J, Brugada R, Brugada P. Right Bundle-Branch Block and ST-Segment Elevation in Leads V1 through V3: A Marker for Sudden Death in Patients without Demonstrable Structural Heart Disease. Circulation. 1998;97:457-60.

25. Priori SG, Napolitano C, Gasparini M, Pappone C, Bella PD, Brignole M, et al. Clinical and Genetic Heterogeneity of Right Bundle Branch Block and ST-Segment Elevation Syndrome : A Prospective Evaluation of 52 Families. Circulation. 2000; 102:2509-15.

26. Antzelevitch C, Brugada P, Borggrefe M, Brugada J, Brugada R, Corrado D, et al. Brugada Syndrome: Report of the Second Consensus Conference. Circulation. 2005;111:659-70.

27. Dumaine R, Towbin JA, Brugada P, Vatta M, Nesterenko DV, Nesterenko VV, et al. Ionic Mechanisms Responsible for the Electrocardiographic Phenotype of the Brugada Syndrome Are Temperature Dependent. Circ Res. 1999;85:803-9.

28. Brugada J, Brugada R, Antzelevitch C, Towbin J, Nademanee K, Brugada P. Long-Term Follow-Up of Individuals With the Electrocardiographic Pattern of Right Bundle-Branch Block and ST-Segment Elevation in Precordial Leads V1 to V3. Circulation. 2002;105:73-8.

29. Roberts R, Brugada R. Genetics and arrhythmias. Annu Rev Med. 2003;54:257-670.

30. Laitinen PJ, Brown KM, Piippo K, Swan H, Devaney JM, Brahmbhatt B. Mutations of the Cardiac Ryanodine Receptor (RyR2) Gene in Familial Polymorphic Ventricular Tachycardia. Circulation. 2001;103:485-90.

31. Priori SG, Napolitano C, Memmi M, Colombi B, Drago F, Gasparini M. Clinical and Molecular Characterization of Patients With Catecholaminergic Polymorphic Ventricular Tachycardia. Circulation. 2002;106:69-74.

32. Elias J, Tonet J, Frank R, Fontaine G. Displasia Arritmogênica do Ventrículo Direito. Arq Bras Cardiol. 1998;70:449-56.

33. Moya A, Sutton R, Ammirati F, Blanc JJ, Brignole M, Dahm JB. Guidelines for the diagnosis and management of syncope (version 2009) The Task Force for the Diagnosis and Management of Syncope of the European Society of Cardiology. European Heart Journal. 2009;30:2631-71.

34. Sakaguchi S, Shultz JJ, Remole SC, Adler SW, Wrie KG, Benditt DG. Syncope associated with exercise, a manifestation of neurocardiogenic syncope. Am J Cardiol. 1995;75:476-81.

35. Calkins H, Seifert M, Morday F. Clinical presentation and long-term follow up of athletes with exercise-induced vasodepressor syncope. Am Heart J. 1996;129:1159-64.

36. Link MS, Estes NAM III. How to Manage Athletes with Syncope. Cardiol Clin. 2007:25;457-66.

37. Ghorayeb N, Dioguardi GS, Souza-Carmo ST, Daher DJ. Estenose Aórtica: diagnóstico e exercício. Rev. Soc. Cardiol. Estado de São Paulo. 2003;13(3):325-32.

38. Piva e Mattos B, Torres MAR, Freitas VC. Avaliação Diagnóstica da Cardiomiopatia Hipertrófica em Fase Clínica e Pré-Clínica. Arq Bras Cardiol. 2008;91(1):55-62.

39. Corrado D, Basso C, Schiavon M, et al. Screening for hypertrophic cardiomyopathy in young athletes. N Engl J Med. 1998;339:364-9.

40. Porto CC. Semiologia Médica. 4ª edição. Rio de Janeiro: Guanabara Koogan, 2001.

41. Pastore CA, Pinho C, Germiniani H, Samesima N, Mano R, et al. Diretrizes da Sociedade Brasileira de Cardiologia sobre Análise e Emissão de Laudos Eletrocardiográficos. Arq Bras Cardiol. 2009;93(3 supl.2):1-19.

42. Corrado D, Pelliccia A, Bjørnstad HH, et al. Cardiovascular preparticipation screening of young competitive athletes for prevention of sudden death: proposal for a common european protocol. Consensus statement of the Study Group of Sport Cardiology of the Working Group of Cardiac Rehabilitation and Exercise Physiology and the Working Group of Myocardial and Pericardial Diseases of the European Society of Cardiology. Eur Heart J. 2005;26:516-24.

43. Seggewiss H, Blank C, Pfeiffer B, Rigopoulos A. Hypertrophic Cardiomyopathy as a Cause of Sudden Death. Herz. 2009;34:305-14.

44. Tsung CO. Hypertrophic cardiomyopathy vs athlete's heart. International Journal of Cardiology. 2009;131:151-5.

45. Shiozaki AA, Kim RJ, Parga JR, Tassi EM, Arteaga E, Rochitte CE. Ressonância Magnética Cardiovascular na Cardiomiopatia Hipertrófica. Arq Bras Cardiol. 2007;88(2):243-8.

46. Pelliccia A, Corrado D, Bjornstad HH, et al. Recommendations for participation in competitive sport and leisure-time physical activity in individuals with cardiomyopathies, myocarditis and pericarditis. Eur J Cardiovasc Prev Rehabil. 2006;13:876-85.

47. Angelini P. Coronary Artery Anomalies. An entity in search of an identity. Circulation. 2007;115:1296-305

48. Veras FHAP, et al. Origem Anômala das Artérias Coronárias. Rev Bras Cardiol Invas. 2007;15(3):285-92.

49. Basso C, Carturan E, Corrado D, Thiene G. Myocarditis and Dilated Cardiomyopathy in Athletes: Diagnosis, Management, and Recommendations for Sport Activity. Cardiol Clin. 2007;25:423-9.

50. Frick M, Pachinger O, Pölzl G. Myocarditis and Sudden Cardiac Death in Athletes. Diagnosis, Treatment, and Prevention. Herz. 2009;34:299-304.

51. Kearney MT, Cotton JM, Richardson PJ, Shah AM. Viral myocarditis and dilated cardiomyopathy: mechanisms, manifestations, and management. Postgrad Med J. 2001;77:4-10.

52. Goitein O, Matetzky S, Beinart R, Di Segni E, Hod H, Bentancur A, Konen E. Acute Myocarditis: Noninvasive Evaluation with Cardiac MRI and Transthoracic Echocardiography. Am J Roentgenol. 2009;192:254-8.

53. Narula N, McNamara DM. Endomyocardial Biopsy and Natural History of Miocarditis. Heart Failure Clin. 2005;1:391-406.

54. Dean JCS. Management of Marfan Syndrome. Heart. 2002;88:97-103.

55. Maron BJ, Poliac LC, Kaplan JA, et al. Blunt impact to the chest leading to sudden death from cardiac arrest during sports activities. N Engl J Med. 1995;333:337-42.

56. Link MS, Maron BJ, VanderBrink BA, et al: Impact directly over the cardiac silhouette is necessary to produce ventricular fibrillation in an experimental model of commotio cordis. J Am Coll Cardiol 37:649-654, 2001. Figura 5).

57. Nasi L. Dor torácica de causa cardiovascular não coronariana. Rev AMRIGS. 2002;46(1,2):13-6.

58. Silveira MS, Silveira FS, Oliveira DP. Infarto Agudo do Miocárdio em Jovem Usuário de Cocaína. Rev SOCERJ. 2009;22(1):56-8.

59. Silva PRP, Danielski R, Czepielewski MA. Esteróides anabolizantes no esporte. Rev Bras Med Esporte. 2002;8(6):235-43.

60. Maron BJ, Thompson PD, Puffer JC, McGrew CA, Strong WB, Douglas PS, et al. Cardiovascular preparticipation screening of competitive athletes. A statement for health professionals from the sudden death committee (clinical cardiology) and congenital cardiac defects committee (cardiovascular disease in the young), American Heart Association. Circulation. 1996;94:850-6.

61. International Olympic Committee, Medical Commission. Sudden cardiovascular death in sport: Lausanne recommendations: preparticipation cardiovascular screening. [Internet [acesso em 2014 jul 18]. Disponível em: http://multimedia.olympic.org/pdf/en_report_886.pdf

62. Corrado D, Basso C, Schiavon M, Pelliccia A, Thiene G. Pre-Participation Screening of Young Competitive Athletes for Prevention of Sudden Cardiac Death. J Am Coll Cardiol. 2008;52:1981-9.

63. Maron BJ, Haas TS, Doerer JJ, Thompson PD, Hodges JS. Comparison of U.S. and Italian Experiences With Sudden Cardiac Deaths in Young Competitive Athletes and Impli-

cations for Preparticipation Screening Strategies. Am J Cardiol. 2009;104:276-80.

64. Mitchell JE, Maron BJ, Epstein SE. 16th Bethesda Conference: cardiovascular abnormalities in the athlete: recommendations regarding eligibility for competition. J Am Coll Cardiol. 1985;6:1186-232.

65. Maron BJ, Mitchell JH. 26th Bethesda Conference: recommendations for detecting eligibility for competition in athletes with cardiovascular abnormalities. J Am Coll Cardiol. 1994;24:845-99.

66. Comitato organizzativo cardiologico per l'idoneita 'allo sport (FMSI, SIC-Sport, SIC, ANCE, ANMCO). Protocolli cardiologici per il giudizio di idoneita' allo sport agonistico. G Ital Cardiol. 1989;19:250-72.

67. Adaptada de Mitchell JH, HaskellW, Van Camp,SP. 36th Bethesda Conference / Classification of sports. J Am Coll Cardiol 2005; 45:53-56. Figura 2. pg1366.

capítulo 56

Rafael Freitas Caetano Teixeira • Denilson e Silva Franco • Mauro Atra

Acidente Vascular Encefálico

INTRODUÇÃO

O acidente vascular encefálico (AVE) é clinicamente definido por comprometimento, devido à parada súbita da circulação sanguínea, em uma área do encéfalo resultando em correspondente perda de função neurológica. Vários fatores podem comprometer a circulação encefálica, conferindo caráter bastante heterogêneo ao AVE no que se refere à etiologia, às manifestações clínicas, ao tratamento e ao prognóstico.[1]

Segundo dados do DATASUS, no ano de 2007 ocorreram 200.794 internações no sistema público de saúde por AVE no Brasil, gerando um custo em torno de R$ 210 milhões. As internações predominaram nas regiões Sul e Sudeste, com taxas de 130 e 171 internações/100.000 habitantes, respectivamente. Nas internações no sistema público, ocorreram 41.880 óbitos, resultando em uma mortalidade aproximada de 21%. Dentre os sobreviventes, muitos evoluíram com déficit neurológico grave, levando à invalidez permanente ou transitória. Quanto à distribuição entre os sexos, a incidência de AVE foi equilibrada. Esses números revelam o ônus gerado pela doença à sociedade, ressaltando o grande número de pacientes total ou parcialmente dependentes de terceiros no que se refere à higiene básica, à necessidade de manejo de dispositivos e de procedimentos (sondas vesicais, enterais, gastrostomias e traqueostomias) e ao acompanhamento ambulatorial.[2]

CLASSIFICAÇÃO E ETIOLOGIA

Os AVEs podem ser agrupados em duas categorias: isquêmicos e hemorrágicos. Os AVEs isquêmicos (AVEi) são responsáveis por aproximadamente 87% dos casos, tendo como principais causas trombose, embolia, vasoconstricção, dissecção e arterite (Quadro 56.1).[1,3,4] Os AVEs hemorrágicos (AVEh) responsabilizam-se pelo restante dos casos, agrupando-se em traumáticos e não traumáticos. Os AVEh podem se apresentar como hemorragia intraparenquimatosa ou subaracnoidea e são causados por qualquer processo que leve à ruptura da parede vascular (Quadro 56.2).[1,4]

Quadro 56.1 Causas de acidente vascular encefálico isquêmico.[1,3,4]

Trombose

- Aterosclerose
- Vasculite: colagenoses, arterite temporal, poliarterite nodosa, granulomatose de Wegener, arterite de Takayasu, sífilis, arterite necrosante, arterite granulomatosa, angeíte granulomatosa de células gigantes das artérias cerebrais e meningite por bactérias, micobactérias, fungos e parasitas;
- Dissecção arterial: artérias carótidas, vertebrais, intracranianas da base do cérebro (espontânea e traumática);
- Distúrbios hematológicos: trombofilias, trombocitose, púrpura trombocitopênica trombótica, coagulação intravascular disseminada, disproteinemias, hemoglobinopatias, angioendoteliose neoplásica;
- Outras: hipofluxo cerebral, uso de cocaína, raios X, medicamentosa (anticoncepcional oral), compressão por aneurisma não roto, doença de *moyamoya*, displasia fibromuscular, doença de Binswanger e trombose venosa.

Embolia

- Cardioembólico: presença de trombo intracavitário (arritmia cardíaca, infarto do miocárdio, miocardiopatia, valvopatia, prótese valvar, tumores, endocardite);
- Embolia aterosclerótica;
- Outras: embolia paradoxal, embolia gordurosa e gasosa, iatrogênica (procedimentos invasivos como arteriografias e cirurgias cardiovasculares).

Vasoconstrição: após hemorragia subaracnoidea, enxaqueca, eclâmpsia, traumática e idiopática.

Quadro 56.2 Causas de acidente vascular encefálico hemorrágico.[1,4]

- Hemorragia intracerebral espontânea
- Hipertensão arterial sistêmica
- Angiopatia amiloide

- Ruptura de aneurisma
- Sacular
- Micótico

Ruptura de malformação arteriovenosa

Discrasias sanguíneas

Sangramento envolvendo tumores cerebrais

Transformação hemorrágica de injúria isquêmica

Agentes simpaticomiméticos (anfetaminas, crack, cocaína e outras) e medicamentos (antagonistas da vitamina K, tienopiridínicos, ácido acetilsalicílico, heparina, inibidores da glicoproteína IIb/IIIa e fibrinolíticos)

Vasculites

Iatrogênica (procedimentos invasivos)

Traumatismo cranioencefálico (TCE)

Idiopática

FATORES DE RISCO

Os principais fatores de risco para AVE são os mesmos encontrados nas demais afecções cardiovasculares (CV), responsáveis pela agressão do endotélio vascular. Dentre os fatores associados ao AVE destacamos hipertensão arterial sistêmica, tabagismo, diabetes melito, dislipidemia, alcoolismo, discrasia sanguínea, certos medicamentos, drogas ilícitas e idade avançada, entre outros.[5-7] Cada um

destes fatores apresenta risco específico para AVE conforme ilustrado na Tabela 56.3.[5]

A tabela mostra a razão de probabilidades (*odds ratio*) de cada uma das variáveis. Nota-se que o ataque isquêmico transitório apresenta a maior associação causal com o AVE. Em um estudo em que 1.707 pacientes foram avaliados no pronto-socorro, 180 pacientes (10%) e apresentaram AVE dentro de 90 dias, e 91 pacientes (5%) o desenvolveram nas primeiras 48 horas.[8]

Quadro 56.3 Acidente vascular encefálico isquêmico – análise univariada de regressão logística combinada (ajustada para idade e data do acidente vascular).[5]

Risco	Odds Ratio	95% IC	P
Ataque isquêmico transitório	5,6	3,7 – 8,5	0,0001
Fibrilação atrial	2,0	1,5 – 2,8	0,0001
Hipertensão	2,0	1,6 – 2,5	0,0001
Hipertrofia ventricular esquerda	1,8	1,4 – 2,4	0,0001
Diabete melito	2,0	1,5 – 2,8	0,0001
Tabagismo	2,0	1,5 – 2,7	0,0001
Insuficiência cardíaca	2,1	1,5 – 3,0	0,0001
Infarto do miocárdio	1,8	1,3 – 2,5	0,0002
Angina	2,0	1,5 – 2,7	0,0001
Doença valvar mitral	2,4	1,5 – 4,1	0,0008
Prolapso valvar mitral	0,8	0,4 – 1,7	0,53
Doença valvar aórtica	1,8	0,9 – 3,5	0,08
Disfunção contrátil regional do miocárdio	2,7	1,3 – 5,7	0,0086

IC (Intervalo de Confiança).

ANATOMIA DA CIRCULAÇÃO SANGUÍNEA ENCEFÁLICA

A circulação encefálica é formada por dois sistemas arteriais: o carotídeo e o vertebrobasilar. O sistema carotídeo é suprido pelas artérias carótidas internas, que se dividem em dois ramos terminais: as artérias cerebrais médias e as cerebrais anteriores. As cerebrais médias anastomosam-se entre si por meio das artérias cerebrais anteriores e da artéria comunicante anterior. O sistema vertebrobasilar é suprido pelas artérias vertebrais, que se unem para formar a artéria basilar. A artéria basilar, por sua vez, bifurca-se, formando as artérias cerebrais posteriores direita e esquerda. As artérias cerebrais posteriores unem-se às artérias cerebrais médias por meio das artérias comunicantes posteriores, havendo, portanto, interligação entre os dois sistemas, carotídeo e vertebrobasilar. Essa comunicação recebe o nome de polígono de Willis (Figura 56.1).[9]

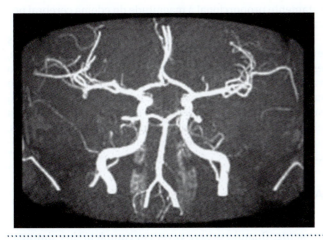

■ **Figura 56.1** Ressonância magnética do polígono de Willis.
Extraída de Machado A. Vascularização do sistema nervoso central e barreiras encefálicas. In: Machado A. Neuroanatomia Funcional. 2. ed. São Paulo: Atheneu, 1998. p. 87-99.

FISIOLOGIA DA CIRCULAÇÃO SANGUÍNEA ENCEFÁLICA

O fluxo sanguíneo cerebral (FSC) corresponde a 15% a 20% do débito cardíaco total, em torno de 50 mL/min./100 g de tecido cerebral. O FSC é constante graças ao mecanismo de autorregulação de perfusão cerebral, que tende a desaparecer quando a pressão arterial média estiver abaixo de 60 mmHg ou acima de 140 mmHg; esses níveis são desviados para a direita nos hipertensos crônicos.[10]

FISIOPATOLOGIA DO ACIDENTE VASCULAR ENCEFÁLICO

Acidente vascular encefálico isquêmico

Quando o FSC diminui, atingindo valores entre 22 e 50 mL/min./100 g, ocorre oligoemia; entre 10 e 22 mL/min./100 g surge uma área de "penumbra isquêmica" e níveis inferiores a esses levam ao infarto e à morte celular. A penumbra isquêmica é definida como uma área isquêmica com potencial para reversibilidade, circundando uma área infartada.[11] A gravidade da isquemia está relacionada ao local da oclusão, à circulação colateral, à velocidade de instalação e à pressão arterial sistêmica; além disso, sofre influência de fatores como hipóxia, hipercapnia, viscosidade, osmolaridade sanguínea e disglicemia.[1]

A isquemia compromete a dinâmica da membrana celular e da bomba de Na^+ e K^+ por diminuição da adenosina trifosfatase no tecido isquêmico. Em seguida, ocorre liberação excessiva de glutamato e aspartato; neurotransmissores excitatórios ativam o receptor de N-metil-D-aspartato, levando ao acúmulo de cálcio intracelular. Este, por sua vez, desencadeia a ativação de diversas enzimas, culminando na ativação da fosfolipase, que é diretamente responsável pela quebra de fosfolipídios da membrana plasmática. Com a membrana plasmática desorganizada, ocorre a morte celular. Essa sequência de ativação que leva à morte neuronal recebe o nome de cascata isquêmica.[12]

Uma vez instalado o evento isquêmico, inicia-se a formação de edema cerebral, que pode ser citotóxico, vasogênico ou intersticial. O edema citotóxico (intracelular) é provocado por falha na bomba de sódio na membrana celular, decorrente do comprometimento da produção de energia, com influxo de sódio nos neurônios, na glia e nas células endoteliais. O evento predomina na substância cinzenta. O edema vasogênico decorre do aumento da permeabilidade do endotélio capilar, levando ao extravasamento de proteínas para o espaço extracelular. Ocorre principalmente na substância branca. O terceiro tipo de edema cerebral é consequência da obstrução do sistema de drenagem do líquido cefalorraquidiano que, por sua vez, produz aumento da pressão intraventricular como acontece na hidrocefalia.[13]

O pico do edema cerebral ocorre entre o terceiro e o quinto dia de evolução. Os mecanismos compensatórios atuam para manter valores normais da pressão intracraniana. Uma vez esgotados esses mecanismos, pode ocorrer manifestação clínica resultante do aumento da pressão intracraniana.[14]

Acidente vascular encefálico hemorrágico

O AVEh apresenta várias etiologias (Quadro 56.2), cada uma com fisiopatologia específica. Serão abordadas as duas principais: relacionada à hipertensão arterial sistêmica (HAS) e à ruptura de aneurisma sacular.[15]

O AVEh hipertensivo está relacionado à ruptura da parede arterial remodelada pela agressão crônica da HAS, provocando microaneurismas de Charcot-Bouchard e lipo-hialinose segmentar (hipertrofia da camada média e deposição de material fibrinoide na parede arterial, principalmente em pequenas artérias). Os principais locais acometidos são os núcleos da base (putâmen, tálamo), o cerebelo e a ponte. Takebayashi e colaboradores examinaram artérias cerebrais coletadas em cirurgias de emergência em casos de hemorragia intraparenquimatosa e as avaliaram por microscopia eletrônica. Buscava-se esclarecer o mecanismo de ruptura arterial na hemorragia intracerebral hipertensiva. Os principais achados foram aterosclerose grave, incluindo alterações degenerativas na camada média, próximas às bifurcações, com predomínio nas artérias perfurantes. Observou-se ainda degeneração das células da musculatura lisa por espasmo reativo resultante da hipertensão arterial crônica.[16]

O sangramento provocado pela ruptura arterial causa efeito de massa, distorcendo e comprimindo a glia e os neurônios do tecido cerebral adjacente, o que é seguido de oligoemia, liberação de neurotransmissores, além de disfunção mitocondrial e da despolarização celular. Dependendo da severidade da disfunção mitocondrial, os efeitos variam desde supressão metabólica até edema e necrose celular. A lesão das células gliais libera produtos que induzem a alteração da barreira hematoencefálica, associada a edema vasogênico e a apoptose celular. A maior parte dos hematomas expande-se até 3 horas a partir do AVE, podendo se estender por até 12 horas. O volume do edema atinge o pico entre 5 e 6 dias, sendo que 75% se forma nas primeiras 24 horas, e o edema permanece por até 14 dias. De acordo com a intensidade do sangramento, pode haver esgotamento do mecanismo de autorregulação da circulação cerebral, levando à hipertensão intracraniana, à herniação encefálica, à hidrocefalia e à isquemia encefálica global.[17]

Hemorragia subaracnoidea

Os aneurismas são responsáveis por 80% das hemorragias subaracnoideas (HSA). Outras etiologias compreendem malformações arteriovenosas (MAV), extensão de hemorragia intraparenquimatosa para o espaço subaracnoideo, displasia fibromuscular, doença renal policística e a forma traumática. A causa mais comum de HSA espontânea é a ruptura de aneurisma sacular. Outros tipos de aneurisma também estão relacionados à HSA, como o micótico, o difuso e o globular. O aneurisma fusiforme resulta de processo aterosclerótico cerebral grave e ocorre, geralmente, em idosos. Em pacientes jovens, é consequência de alterações da arquitetura da parede do vaso, como acontece nas síndromes de Marfan e Ehlers-Danlos. Os aneurismas micóticos são causados por embolia séptica na *vasa vasorum*, produzindo fragilidade da parede vascular.[18] Os aneurismas saculares predominam nas bifurcações e nas ramificações das grandes artérias da base do cérebro, predominando na circulação anterior; a artéria comunicante anterior é a mais acometida.

Malformação arteriovenosa (MAV) ou angiomas são alterações vasculares congênitas que formam um complexo de vasos que comunicam o sistema arterial e o venoso de maneira anormal. Essas alterações são progressivas e são responsáveis por sangramento na faixa etária entre 20 e 50 anos de idade. A manifestação clínica pode decorrer da hemorragia secundária à MAV ou ao aneurisma associado.[19]

O mecanismo responsável pelo desenvolvimento do aneurisma ainda é controverso.[20] Presume-se que resulte de alterações no desenvolvimento das camadas média e elástica do vaso. O risco de ruptura depende do tamanho e da localização do aneurisma. Em pacientes sem história de hemorragia subaracnoidea, a taxa acumulada de cinco anos de ruptura de aneurisma localizado na artéria carótida interna, artéria comunicante anterior, artéria cerebral anterior ou cerebral média é zero para aneurismas com menos de 7 mm, 2,6% para 7 a 12 mm, 14,5% para 13 a 24 mm, e 40% para 25 mm ou mais. Esta taxa está em contraste com os índices de ruptura de 2,5%, 14,5%, 18,4% e 50%, respectivamente, para os mesmos diâmetros de aneurismas da circulação posterior e da artéria comunicante posterior.[21]

MANIFESTAÇÕES CLÍNICAS

O AVE costuma manifestar-se com déficit neurológico de início abrupto. No AVEi, as manifestações clínicas se devem ao comprometimento de território arterial específico. No AVEh, a manifestação também é de território arterial específico; porém, é preciso saber que quando houver um hematoma extenso, a manifestação clínica pode ser de outra região arterial e não da afetada, devido ao caráter expansivo do hematoma. Um evento comum às duas entidades referidas é a possibilidade de hipertensão intracraniana (HIC) diretamente proporcional à magnitude do edema cerebral nos casos de AVEi e ao volume do sangramento no AVEh.

A HIC, tipicamente, manifesta-se por cefaleia, vômitos em jato (não precedidos por náuseas) e edema de papila, este último podendo apresentar-se horas após o evento vascular inicial. O comprometimento do VI par de nervo craniano é frequente pelo seu longo trajeto no espaço subaracnoideo. A HIC deve ser sempre suspeitada pela elevada gravidade, para que medidas sejam empregadas, visando evitar consequências deletérias como a herniação encefálica.

Acidente vascular encefálico isquêmico

O AVEi pode apresentar evolução transitória ou permanente. Quando ocorre reversão completa dos sintomas em menos de 24 horas, define-se o evento como ataque isquêmico transitório (AIT). A despeito da definição, a reversão dos sintomas ocorre em menos de uma hora do início do quadro em 86% dos casos. Recentemente, o AIT passou a ser definido como um episódio breve de disfunção neurológica causada por isquemia focal cerebral ou retiniana, com sintomas clínicos típicos, que se resolvem em menos de uma hora e sem evidência de infarto agudo em imagem de ressonância magnética (RM) do crânio.[22] O encéfalo é irrigado por dois grandes sistemas arteriais: 1) carotídeo, responsável pela irrigação dos dois terços anteriores do cérebro; 2) vertebrobasilar, que irriga o terço posterior do encéfalo (incluindo tronco cerebral e cerebelo). A apresentação clínica do AVEi correlaciona-se diretamente com o território vascular atingido (Quadros 56.4 e 56.5).[23-26]

Acidente vascular encefálico hemorrágico

No AVEh, as manifestações clínicas decorrem da presença de HIC e/ou de condições específicas no sítio do sangramento (Quadro 56.6).[1,15] Nas primeiras horas, o comprometimento neurológico se deve à expansão do hematoma e, após as 24 horas iniciais, é secundário ao edema cerebral, ressaltando-se que pequenos hematomas podem cursar com manifestações similares ao AVEi.

Quadro 56.4 Manifestações clínicas decorrentes de lesões vasculares isquêmicas no território carotídeo.

Artéria cerebral anterior:

- Hemiparesia contralateral com predomínio crural;
- Sinais de frontalização (preensão, reflexos de sucção e tateamento com as mãos);
- Paresia facial central contralateral e distúrbio miccional;
- Hipoestesia contralateral;
- Apraxia da marcha;
- Abulia (falta de iniciativa).

Artéria cerebral média:

- Hemisfério dominante: hemiparesia contralateral, afasia, hemianestesia, desvio do olhar conjugado ipsilateral à lesão, paresia facial central, hemianopsia homônima;
- Hemisfério não dominante: hemiparesia completa homolateral, disartria, heminegligência.

Artéria oftálmica: amaurose fugaz monocular.

Quadro 56.5 Manifestações clínicas decorrentes de lesões vasculares no território vertebrobasilar.

Artéria cerebral posterior:

- Hemianopsia homônima contralateral;
- Hemianestesia contralateral;
- Hemibalismo;
- Ataxia;
- Amaurose cortical;
- Dislexia;
- Síndrome talâmica: dislexia, distúrbio hemissensorial contralateral, dor espontânea, hiperpatia, hemianopsia homônima e hemiparesia leve e temporária

Território vertebrobasilar.

- Hemiplegia contralateral;
- Déficit sensorial com alteração de nervos cranianos ipsilateral;
- Parestesia ipsilateral da face;
- Síndrome de Wallenberg (síndrome sensitiva cruzada do V par): perda ipsilateral da sensibilidade dolorosa e térmica da face, paralisia ipsilateral do palato, faringe e cordas vocais, disfagia, soluços e síndrome de Horner ipsilateral (miose, ptose palpebral e enoftalmo);
- Roubo da subclávia: decorrente de estenose da artéria subclávia proximal à origem da artéria vertebral. É desencadeada por exercício do membro superior levando a roubo de fluxo do sistema vertebrobasilar, caracterizada por claudicação do membro afetado, simulando outras síndromes do território vertebrobasilar.

Quadro 56.6 Manifestações clínicas do acidente vascular encefálico hemorrágico segundo sua localização.

Localização	Manifestação clínica
Putâmen	Hemiparesia contralateral, desvio conjugado do olhar contralateral à hemiparesia, afasia, hemianestesia, midríase ipsilateral fixa.
Tálamo	Hemiplegia ou hemiparesia contralateral, parestesia contralateral, afasia, desvio assimétrico do olhar para dentro e para baixo, anisocoria sem fotorreagência, nistagmo de retração.
Cerebelo	Tríade de Ott (ataxia, paralisia do olhar conjugado horizontal e paralisia facial periférica, todas ipsilaterais), vertigem, blefaroespasmo e nistagmo.
Ponte	Tetraplegia, pupilas puntiformes, atitude de descerebração, instabilidade hemodinâmica, alteração do padrão respiratório, hiper-hidrose, hipertensão grave.
Lobar	Occipital: dor periocular homolateral e hemianopsia homônima; Temporal: dor auricular, hemianopsia e afasia; Frontal: hemiparesia/plegia contralateral e cefaleia frontal; Parietal: cefaleia temporal e hemiparestesia contralateral.

HEMORRAGIA SUBARACNOIDEA (HSA)

Classicamente, manifesta-se com cefaleia, síncope, vômitos, déficit motor, sinais meníngeos e alteração do nível de consciência. A cefaleia geralmente apresenta-se de início súbito, intensa, e tipicamente é relatada como a pior "dor de cabeça" já percebida. Podem ocorrer pequenas hemorragias denominadas sentinelas, precedendo a ruptura do aneurisma por horas ou dias, e levando à manifestação descrita como cefaleia sentinela ou de alarme.[27,28]

A presença de sangue no espaço subaracnoideo pode levar ao aumento súbito da pressão intracraniana (PIC). Deve-se ressaltar que sinais meníngeos podem se manifestar 24 horas após o evento vascular. A HSA sempre deve ser suspeitada na presença de cefaleia associada a vômitos.

Manifestações neurológicas tardias podem ocorrer e devem-se a:[29]

- Ressangramento: pode apresentar dois picos de incidência. O primeiro nas 24 horas iniciais, por instabilidade do coágulo, e o segundo no final da primeira semana, decorrente da atividade fibrinolítica;
- Vasoespasmo: após episódio de HSA, pode ocorrer vasoespasmo angiográfico em 30% a 70% dos casos. Sua presença se deve ao processo irritativo do sangue no espaço subaracnoideo que ocorre entre 4 e 14 dias após a hemorragia, com pico em torno do sétimo dia, e causa isquemia, manifesta como novo déficit neurológico;
- Hidrocefalia: pode ser aguda, subaguda ou crônica. A hidrocefalia aguda/subaguda é ocasionada por interrupção do fluxo liquórico decorrente do sangramento, e pode levar ao estupor e ao coma. A hidrocefalia crônica é causada por alteração da reabsorção do líquido cefalorraquidiano no nível das vilosidades aracnoideas, manifestando-se por quadro de sonolência, síndrome demencial, ataxia e incontinência urinária, no decorrer de meses.

Existem diversas escalas para definir o estado clínico, a conduta e o prognóstico da HSA. A principal delas é a de Hunt e Hess (Quadro 56.7).

Quadro 56.7 Escala de Hunt e Hess.[21]

Classificação	Descrição	Taxa de mortalidade (%)
I	Assintomático ou cefaleia e rigidez de nuca leves	1,4
II	Cefaleia/rigidez de nuca moderada a severa sem déficits neurológicos (exceto comprometimento de pares cranianos)	5,4
III	Sonolência, confusão e déficit focal discreto	18,8
IV	Estupor com hemiparesia moderada a grave	41,9
V	Coma profundo e postura de descerebração	76,9

A escala de Coma de Glasgow, inicialmente utilizada para a avaliação do nível neurológico em pacientes com TCE, pela sua praticidade, pode ser empregada em casos de alteração neurológica não traumática (Quadro 56.3). Deve-se ressaltar que esta escala perde especificidade em algumas situações, como na presença de disfasia, em que a resposta verbal fica comprometida.

Quadro 56.8 Escala de Coma de Glasgow.

Abertura ocular	
▪ Espontânea	4
▪ Estímulo verbal	3
▪ Estímulo doloroso	2
▪ Ausente	1
Resposta verbal	
▪ Orientado	5
▪ Confuso	4
▪ Palavras inapropriadas	3
▪ Sons incompreensíveis	2
▪ Ausente	1
Resposta motora	
▪ Obedece comando	6
▪ Localiza dor	5
▪ Resposta inespecífica	4
▪ Decorticação	3
▪ Descerebração	2
▪ Ausente	1

EXAMES COMPLEMENTARES

As recomendações descritas nesta seção referentes ao AVEi seguem as diretrizes do Comitê Executivo Europeu, publicadas em 2008, e as Recomendações para Exames de Imagem no Diagnóstico de AVEi da American Heart Association de 2009.[30,31]

Deve-se suspeitar de AVE em todos os pacientes com quadro neurológico agudo. Uma vez suspeitado, a anamnese e o exame físico dirigidos devem ser prontamente realizados para avaliar a suspeição da doença e a identificação de morbidades relacionadas à sua etiologia. A investigação de AIT segue a mesma conduta de AVE porque até 10% dos doentes sofrerá um AVE nas próximas 48 horas. Concomitantemente, deve-se solicitar glicemia capilar, eletrocardiograma e avaliação laboratorial de rotina, incluindo hemograma, bioquímica, coagulograma, função renal e função hepática.

Após a avaliação inicial, faz-se necessária uma investigação por imagem para distinguir o AVEi do AVEh e de outras patologias que possam simular AVE (Figuras 56.2, 56.3 e 56.4).

Apesar de a tomografia computadorizada (TC) ser o padrão-ouro para a detecção de sangramento intracraniano, há casos descritos que atestam a superioridade da ressonância nuclear magnética (RNM) nessa situação e em outras, como sangramento crônico ou subagudo, transformação hemorrágica a partir do AVEi, pequenas isquemias, lesões de fossa posterior e micro-hemorragias. Vale ressaltar que a trombólise realizada em casos de micro-hemorragias não visualizadas na TC não altera a mortalidade.[32] Nos casos de HSA, a TC deve ser considerada como primeira opção devido à sua maior sensibilidade em relação à RNM. Os achados sugestivos de HSA na TC definem o tamanho do sangramento e têm valor prognóstico (Quadro 56.9).

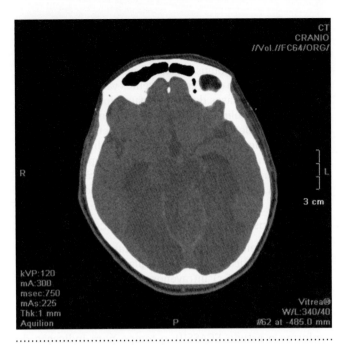

■ **Figura 56.2** Tomografia computadorizada de crânio revelando acidente vascular encefálico isquêmico extenso.

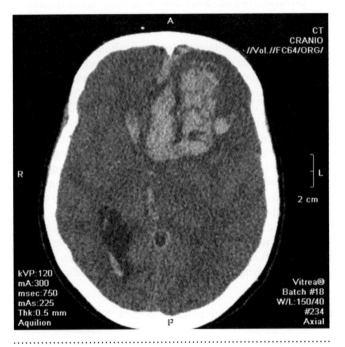

■ **Figura 56.3** Tomografia computadorizada de crânio revelando conteúdo hemorrágico em lobo frontal e occipital.

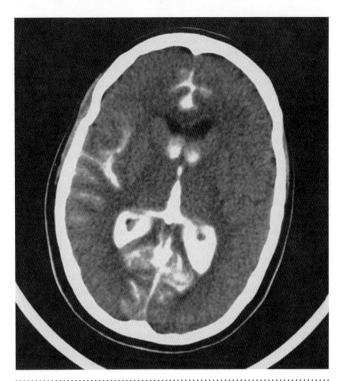

■ **Figura 56.4** Acidente vascular encefálico apresentando hemorragia subaracnóidea.

No AVEi, a literatura descreve sensibilidade de 100% para a detecção de isquemia com a RNM de difusão/perfusão ou a ultrarrápida com sequências difusão e FLAIR, enquanto a TC apresenta sensibilidade de 75% em casos com 6 horas de evolução.[33] Dessa forma, a RNM é a melhor opção para o diagnóstico de AVEi, principalmente nos casos com isquemia de pequena extensão e poucas horas de evolução. Entre as alterações precoces reveladas pela TC incluem-se: diminuição na atenuação tecidual aos raios X, edema tecidual com apagamentos dos espaços de líquido cefalorraquidiano e hiperatenuação arterial. Deve-se lembrar que nas primeiras 72 horas do AVEi pode-se ter um exame sem lesão aguda; porém, se o paciente mantiver o déficit neurológico inicial, confirma-se o diagnóstico de isquemia.

A imagem de perfusão e o estudo angiográfico não devem ser realizados de rotina, a despeito de acrescentarem informações precoces a respeito da perfusão cerebral e da anatomia vascular cerebral, por atrasarem a terapia trombolítica. Entretanto, uma das indicações da imagem de perfusão

Quadro 56.9 Escala de Fisher.

Graduação	Alteração na TC de crânio
Grau I	Sem sangramento visível
Grau II	Sangramento difuso no espaço subaracnóideo inferior a 1 mm
Grau III	Sangramento difuso no espaço subaracnóideo superior a 1 mm ou coágulos
Grau IV	Sangramento intraventricular ou intraparenquimatoso

TC (Tomografia Computadorizada).

é a identificação de pacientes que possam se beneficiar da trombólise intra-arterial após o tempo de 3 horas do evento isquêmico e na avaliação de pacientes com tempo de evolução desconhecido. O estudo angiográfico ajuda a avaliar as artérias quanto a doenças ou malformações, sendo importante para o diagnóstico e a conduta. Pode ser por RNM, TC ou pela angiografia digital por punção arterial.

Concluindo, apesar das opções disponíveis para a avaliação por imagem, em pacientes com AVEi, a TC ainda é a estratégia mais custo-efetiva. Embora apresente menor sensibilidade que a RNM para detectar alterações isquêmicas precoces, é igualmente específica para tais lesões. Diagnósticos diferenciais como tumor ou hematoma subdural crônico também podem ser feitos pela TC.

Outros exames podem ser realizados em casos selecionados, como radiografia torácica, Holter, ecocardiograma, Duplex-scan de carótidas e vertebrais, Doppler transcraniano, Angio-RNM do crânio e Angio-RNM cervical (carótidas e vertebrais), punção lombar, avaliação toxicológica e complementação da avaliação laboratorial de acordo com a suspeita clínica (Quadro 56.10). A punção lombar deve ser realizada nos casos com maior suspeição clínica de HSA com TC normal, e ocorre em aproximadamente 5% dos casos. A diferenciação entre punção traumática e HSA pode ser feita pela proporção entre hemácias e leucócitos: na punção traumática, a relação entre leucócitos e hemácias supera 1:500-1.000.[1]

TRATAMENTO

Pacientes com hipótese diagnóstica de AVE devem ser encaminhados à sala de emergência, a fim de que sejam adotadas medidas de cunho abrangente, direcionadas às condutas gerais.[30]

Aos pacientes com hipótese diagnóstica de AVE, recomenda-se avaliação neurológica periódica, monitorização dos sinais vitais em casos com déficits neurológicos persistentes e significativos; manter o paciente no leito, manter saturação de oxigênio superior a 95%; aplicar soroterapia com solução isotônica por, pelo menos, 24 horas do início do quadro. Em seguida, fazer controle dos níveis pressóricos que deverão ser controlados de modo cauteloso nos pacientes com níveis tensionais superiores a 220 × 120 mmHg. Na presença de insuficiência cardíaca aguda, insuficiência renal aguda, dissecção de aorta ou hipertensão maligna, níveis pressóricos inferiores a esses poderão ser considerados.

Em casos de hipotensão arterial, deverá ser realizada expansão volêmica e o emprego de agentes vasoativos em casos selecionados; em casos de glicemia superior a 180 mg/dL, a correção com insulina é indicado e o uso de glicose hipertônica está indicado quando a glicemia for inferior a 70 mg/dL.

O controle de temperatura será realizado, sobretudo, quando houver presença de febre (temperatura axilar > 37,5 °C); neste caso, é indicada a investigação de infecção associada. A proteção gástrica deve ser igualmente realizada.

Acidente vascular encefálico isquêmico

Nas primeiras horas após a instalação do AVEi, recomenda-se aplicar ativador do plasminogênio tecidual recombinante (APT-r) intravenoso na dose de 0,9 mg/kg (máximo de 90 mg), sendo 10% da dose administrada em *bolus* e o restante, infundida durante 60 minutos. Os critérios de inclusão e exclusão devem ser observados; conforme o estudo ECASSIII, o tempo para indicação do ATP-r pode ser estendido até 4 horas e 30 minutos (Quadros 56.11 e 56.12).[34]

O tratamento intra-arterial da oclusão aguda da artéria cerebral média poderá ser realizado dentro de uma janela temporal de 6 horas.

Em pacientes selecionados, a trombólise intra-arterial na oclusão aguda da artéria basilar poderá ser considerada, sendo a trombólise intravenosa uma alternativa aceitável, mesmo depois de 3 horas do início do quadro.

Na dose de ataque de 160 a 325 mg, o ácido acetilsalicílico (AAS) deverá ser administrado dentro de 48 horas após o AVE. Na presença de contraindicação, a opção é o clopidogrel 75 mg/dia ou a ticlopidina 250 mg de 12/12h. Note-se que a associação de AAS e clopidogrel não está indicada, como regra. Nos casos em que a trombólise estiver planejada ou tiver sido realizada, o AAS não deverá ser iniciado dentro de 24 horas.

A heparinização plena ou uso de substâncias neuroprotetoras não se recomenda, mas a profilaxia de trombose venosa profunda na dose de 5.000 UI subcutânea ou a heparina de baixo peso molecular poderão ser indicadas.

Quadro 56.10 Exames laboratoriais subsequentes de acordo com o tipo de AVC e suspeita etiológica.[24]

Trombose venosa cerebral, hipercoagulabilidade	Estudo de trombofilia, antitrombina 3, mutações dos fatores 2 e 5, fator 8, proteína C, proteína S, anticorpo antifosfolipídico, d-dímeros, homocisteína
Diátese hemorrágica	INR, TTPa, fibrinogênio
Vasculite ou alteração sistêmica	Líquido cefalorraquidiano, estudo de autoanticorpos, anticorpos específicos ou PCR para HIV, sífilis, borreliose, tuberculose, fungos, pesquisa de drogas ilícitas, hemoculturas
Suspeita de patologias genéticas, anemia de células falciformes, doença de Fabry, cavernomas múltiplos	Testes genéticos

PCR (Reação de Polimerase em Cadeia); HIV (Vírus da Imunodeficiência Humana); INR (*Internatinal Normalized Ratio* – média internacional normalizada); TTPa (Tempo da Tromboplastina Parcial Ativada).

A derivação ventricular externa ou a descompressão cirúrgica é recomendada no tratamento dos infartos cerebelares extensos ou com sinais de infarto à TC, envolvendo extensão de 50% ou mais em território da cerebral média (infarto maligno).

A terapia anticonvulsivante poderá ser considerada na seguinte situação: hemorragia lobar e antecedente de crises convulsivas. O tratamento da crise convulsiva será iniciado com fenitoína 3 a 5 mg/kg/dia via oral fracionada em duas ou três tomadas ou será mantida a medicação previamente utilizada pelo paciente. A administração profilática de anticonvulsivantes não se recomenda nos casos de AVE recente sem convulsões.[35]

Quadro 56.11 Contraindicações para trombólise no acidente vascular encefálico isquêmico.[36]

Clínicos

- Pressão arterial sistêmica maior que 185 mmHg ou diastólica maior que 110 mmHg;
- Sangramento interno nos últimos 21 dias;
- Diátese hemorrágica: plaquetas < 100.000/mL, heparina nas últimas 48 horas, TTPa superior ao normal, tempo de protrombina maior que 15 s;
- Cirurgia intracraniana ou raquimedular, trauma craniano grave, AVEi nos últimos três meses;
- Cirurgia de grande porte, trauma grave, infarto agudo do miocárdio nas últimas três semanas;
- Alteração da glicemia maior que 400 ou menor que 50 mg/dL;
- Punção arterial recente em local não compressível;
- Punção lombar nos últimos sete dias;
- Antecedente de AVEh, malformação vascular ou aneurisma intracraniano.

Neurológicos

- Suspeita clínica de hemorragia meníngea (cefaleia intensa e súbita, rigidez de nuca e alteração do nível de consciência mesmo com TC de crânio sem alterações);
- Melhora progressiva do quadro clínico, sugerindo AIT;
- Tempo incerto do início do quadro;
- Idade < 18 anos;
- Avaliar risco-benefício em pacientes com idade superior a 85 anos;
- Considerar não tratar: pacientes muito graves com escore na escala de NINDS > 22 (Quadro 56.13), paciente com déficit neurológico muito discreto (NINDS < 4).

Imagem (TC e/ou RM)

- Hemorragia intracraniana;
- Considerar não tratar: pacientes com sinais precoces de infarto extenso, acometendo mais de um terço do território da artéria cerebral média.

NINDS (National Institute of Neurological Disorders and Stroke).

Quadro 56.12 Cuidados durante e após o uso de r-TPA no AVEi.

Trombolítico só deve ser administrado nos hospitais que preencham os seguintes requisitos

- Monitorização em UTI por no mínimo 24 horas após a trombólise;
- Reconhecer e tratar complicações hemorrágicas do trombolítico;
- TC de urgência;
- Banco de sangue com disponibilidade imediata de hemoderivados;
- Neurocirurgia de urgência.

Avaliação neurológica sequencial rigorosa

- Sangramento intracraniano deve ser a primeira hipótese diante de piora neurológica, cefaleia, hipertensão súbita, náusea e vômito;
- Restrição de acesso venoso central e punção arterial nas primeiras 24 horas após a trombólise;
- Evitar sondagem vesical durante a infusão e por pelo menos 30 minutos após o término da infusão;
- Evitar sonda gástrica por pelo menos 24 horas;
- Monitorização não invasiva da pressão arterial: a cada 15 minutos nas primeiras 2 horas; a cada 30 minutos nas próximas 6 horas e a cada hora até 24 horas.

Manuseio de complicações hemorrágicas

- Suspender imediatamente a infusão do trombolítico;
- Solicitar hemoglobina, hematócrito, TTPa, INR, plaquetas e fibrinogênio, repetindo a cada 2 horas até o controle do sangramento;
- Solicitar avaliação cirúrgica se necessário;
- Transfundir: crioprecipitado 5 unidades (repetir se fibrinogênio menor que 200 mg/dL após 1 hora); plasma fresco congelado 2 unidades a cada 6 horas por 24 horas e plaquetas 1 unidade/10 kg de peso por aférese ou 4 unidades randômicas.

■ CAPÍTULO 56

Acidente Vascular Encefálico **1025**

Quadro 56.13 Escala de AVEi do National Institute of Neurological Disorders and Stroke (NINDS).

1. Estado mental: 1a. Nível de consciência	Alerta Sonolento Torporoso Coma	0 1 2 3
1b. Orientação (mês, idade)	Ambas respostas corretas Uma resposta correta Ambas respostas incorretas	0 1 2
1c. Comandos (abrir/fechar olhos, apertar e soltar a mão)	Realiza ambas as tarefas corretamente Realiza uma tarefa corretamente Não realiza nenhuma tarefa corretamente	0 1 2
2. Olhar conjugado	Normal Paralisia parcial do olhar Desvio conjugado	0 1 2
3. Campo visual	Sem perda visual Hemianopsia parcial Hemianopsia completa Hemianopsia bilateral	0 1 2 3
4. Paralisia facial	Normal Mínima Parcial Completa	0 1 2 3
5. Motricidade em membro superior (membro elevado a 90° e mantido por 10 s) 5a. Braço esquerdo/5b. Braço direito	Sem queda Com queda Algum esforço contra a gravidade Nenhum esforço contra a gravidade Nenhum movimento NT: amputação ou fusão articular Cite: _____	0 1 2 3 4 X
6. Motricidade em membros inferiores (membro elevado a 30° e mantido por 5 s)	Sem queda Com queda Algum esforço contra a gravidade Nenhum esforço contra a gravidade Nenhum movimento NT: amputação ou fusão articular Cite: _____ 5a. Perna esquerda/5b. Perna direita	0 1 2 3 4 X
7. Ataxia de membros (teste do índex-nariz e calcanhar-joelho)	Ausente Presente em um membro Presente em dois membros NT: amputação ou fusão articular Cite: _____	0 1 2 X
8. Sensibilidade (em face, membro superior e inferior dos dois lados)	Normal Perda parcial Perda severa	0 1 2
9. Linguagem	Sem afasia Afasia leve a moderada Afasia grave Afasia global	0 1 2 3
10. Disartria	Articulação normal Disartria leve a moderada Disartria grave NT: entubado ou outra barreira física Cite: _____	0 1 2 X
11. Desatenção (antiga negligência)	Normal Desatenção visual, tátil, auditiva, espacial ou pessoal Profunda desatenção Profunda hemidesatenção ou hemidesatenção para mais de uma modalidade Não reconhece a própria mão e orienta-se somente para um lado do espaço	0 1 2 3 4

NT (Não testável).

Acidente vascular encefálico hemorrágico

O risco de sangramento por ruptura de pequenos aneurismas e arteríolas, com elevação da pressão arterial, pode aumentar nas primeiras horas. O principal objetivo da redução da pressão arterial é evitar a expansão de potenciais locais de hemorragia. Nas fases iniciais do evento, o manejo deve ser realizado com agentes intravenosos (Quadros 56.14 e 56.15).[37]

Quadro 56.14 Recomendações para o manejo de níveis pressóricos elevados no AVEh.

- Se PAS > 200 mmHg ou PAM > 150 mmHg considerar redução agressiva da PA com agentes intravenosas e monitorização pressórica a cada 5 minutos.
- Se PAS > 180 mmHg ou PAM > 130 com suspeita de HIC considerar monitorização da PIC para manter a PPC entre 60 e 80 mmHg.
- Se PAS > 180 mmHg e PAM > 130 mmHg sem evidência de HIC considerar redução cautelosa da pressão arterial (PAM de 110 mmHg ou pressão arterial de 160 x 90 mmHg).

PAS (Pressão Arterial Sistêmica); PAM (Pressão Arterial Média); HIC (Hipertensão Intracraniana); PPC (Pressão de Perfusão Cerebral).

Quadro 56.15 Medicamentos endovenosos utilizados no controle de pressão arterial elevada em pacientes com AVEh.[37]

Medicamento	Dose inicial	Em infusão contínua
Labetalol	5 a 20 mg a cada 15 min.	2 mg/min. (máximo 300 mg/dia)
Nicardipino	–	5 a 15 mg/h
Esmolol	250 µg/kg em *bolus*	25 a 300 µg/kg/min.
Enalapril	1,25 a 5 mg IV 6/6h*	–
Hidralazina	5 a 20 mg em *bolus* a cada 30 min.	1,5 a 5 µg/kg/min.
Nitroprussiato de sódio	–	0,1 a 10 µg/kg/min.
Nitroglicerina	–	20 a 400 µg/min.

*Devido ao risco de hipotensão, a primeira dose deve ser de 0,625 mg.

O manejo da crise e a profilaxia da convulsão devem ser realizados da mesma forma que nos casos de AVEi.

Para a trombose venosa em vigência de quadro de AVEh, a profilaxia deve ser realizada com medidas mecânicas e após o terceiro/quinto dia, a heparina não fracionada na dose de 5.000 UI subcutâneas de 8/8 horas ou a heparina de baixo peso molecular poderão ser indicadas.[37]

Distúrbios de coagulação atribuídos ou não ao uso de anticoagulantes deverão ser corrigidos na fase aguda. Pacientes com indicação para anticoagulação, sobretudo aqueles com fibrilação atrial e embolia prévia, bem como os que têm prótese valvar, poderão reiniciar essa medicação após 7 a 10 dias do episódio de sangramento dependendo da extensão deste e do local acometido.[37]

Recomenda-se o tratamento cirúrgico na presença de hemorragia cerebelar maior que 3 cm de diâmetro com piora neurológica, compressão do tronco encefálico e/ou obstrução do quarto ventrículo. O momento da realização da intervenção não está definido, mas existem evidências de que a espera por um período de 12 horas parece adequado.

Hemorragia subaracnóidea

A conduta terapêutica na HSA segue a diretriz da American Heart Association para tratamento de Hemorragia Subaracnoidea Aneurismática publicada em 2009 e artigo de revisão publicado no *New England Journal of Medicine*.[38,39]

Na presença de ressangramento, deve-se prescrever repouso no leito. Antes da correção do aneurisma, é preciso manter a PAS entre 90 a 140 mmHg. Após a correção, serão permitidos níveis tensionais sistólicos até 200 mmHg. No entanto, esta conduta não tem embasamento em grandes estudos randomizados. Não existem evidências que justifiquem o uso dos antifibrinolíticos de rotina na HSA.

No tratamento do vasoespasmo, deve-se administrar nimodipino na dose de 60 mg via oral/enteral a cada 4 horas durante 21 dias.

Embora a terapia denominada triplo H (hipervolemia, hipertensão arterial e hemodiluição) seja bastante divulgada, não encontra embasamento em grandes estudos, mas é recomendada, conforme a diretriz citada.

A hipervolemia pode ser obtida conservando-se a pressão venosa central entre 5 a 8 mmHg e a pressão capilar pulmonar entre 12 a 16 mmHg. A hemodiluição apresenta como alvo um hematócrito entre 28% e 32%.

Outras medidas pautadas na literatura podem ser aplicadas, como: tratamento da hipomagnesemia e manutenção da infusão contínua de magnésio, na dose de 1,5 g/dia por até 14 dias, o que pode reduzir a incidência de isquemia tardia decorrente de vasoespasmo em até 34%; em até 72 horas do início do quadro, deverá ser prescrito pravastatina na dose de 40 mg/dia, que será mantida por até 14 dias, visando atenuar a incidência, a gravidade e a duração do vasoespasmo.[40,41]

No tratamento da hidrocefalia e do rebaixamento do nível de consciência na fase inicial de HSA, a ventriculostomia poderá ser benéfica.

Quanto à profilaxia de crises convulsivas, esta poderá ser iniciada com anticonvulsivantes, mas seu emprego não deve ser rotineiro. Assim, a fenitoína, na dose de 3 a 5 mg/kg/dia via oral/enteral/endovenosa, ou o ácido valproico na dose de 15 a 45 mg/kg/dia via oral/enteral podem ser utilizadas.

A correção da hiponatremia deve ser realizada com soluções isotônicas ou hipertônicas; a fludrocortisona pode constituir uma opção terapêutica.

A clipagem ou a embolização com "coil" no tratamento cirúrgico percutâneo do aneurisma roto podem ser utilizadas para a redução das taxas de ressangramento após HSA aneurismática. Aneurismas tratados sem sucesso por clipagem ou embolização devem ser acompanhados periodicamente por meio de angiografia para definir a necessidade de reabordagem. Na maioria do casos, o tratamento do aneurisma pode ser precoce.

REFERÊNCIAS BIBLIOGRÁFICAS

1. Adams RD, Victor M, Ropper AH. Doenças vasculares cerebrais. In: Adams RD. Neurologia. 6ª ed. McGraw-Hill, Rio de Janeiro, 1998. p. 513-75.
2. DATASUS. [Internet] [acesso em 2014 jul 18]. Disponível em: http://tabnet.datasus.gov.br
3. Rosamond W, Flegal K, Furie K, et al. Heart disease and stroke statistics–2008 update: a report from the American Heart Association Statistics Committee and Stroke Statistics Subcommittee. Circulation. 2008;117(4):e25-e146.
4. Adams HP Jr, Bendixen BH, Kappelle LJ, et al. Classification of subtype of acute ischemic stroke. Definitions for use in a multicenter clinical trial. TOAST. Trial of Org 10172 in Acute Stroke Treatment. Stroke. 1993;24(1):35-41.
5. Whisnant JP. Modeling of risk factors for ischemic stroke: the Willis Lecture. Stroke. 1997;28:1840-4.
6. MacDougall NJJ, Amarasinghe S, Muir KW. Secondary prevention of stroke Expert Rev Cardiovasc Ther. 2009;7(9):1103-15.
7. Aekaterini G, Marie-Luise M, Marcel A et al. Lifestyle and stroke risk: a review. Curr Opin Neurol. 2009;22(1):60-8.
8. Johnston SC, Gress DR, Browner WS, Sidney S. Short-term prognosis after emergency department diagnosis of TIA. JAMA. 2000;284:2901–6.
9. Machado A. Vascularização do sistema nervosa central e barreiras encefálicas. In: Machado A. Neuroanatomia Funcional. 2ª ed. São Paulo: Atheneu, 1998. p. 87-99.
10. Lassen NA. Cerebral blood flow and oxygen consumption in man. Physiol Rev. 1959;39:183-238.
11. Baron JC. Mapping the ischemic penumbra with PET: a new approach. Brain. 2001;124:2-4.
12. Ginsberg, MD. Injury mechanisms in the ischaemic penumbra. Approaches to neuroprotection in acute ischemic stroke. Cerebrovasc Dis. 1997;7:7-12.
13. Betz AL, Iannotti F, Hoff JT. Brain edema: a classification based on blood-brain barrier integrity. Cerebrovasc Brain Metab Rev. 1989;1:133-54.
14. Gagliardi RJ, Atra M, Mielli SR et al. Período de maior gravidade e maior edema após infarto cerebral. Rev Bras Neurol. 1990;26:79-83.
15. Harrison TR, Fauci AS, Braunwald E, et al. Doenças cerebrovasculares. In: Harrison TR. Medicina Interna. 14ª ed. Rio de Janeiro: McGraw-Hill, 1998. p. 2467-91.
16. Takebayashi S, Kaneko M. Electron microscopic studies of ruptured arteries in hypertensive intracerebral hemorrhage. Stroke. 1983;14:28-36.
17. Qureshi AI, Mendelow AD, Hanley DF. Intracerebral haemorrhage. Lancet. 2009;373:1632-44.
18. Schievink WI, Michels VV, Piepgras DG. Neurovascular manifestations of heritable connective tissue disorders: a review. Stroke. 1994;25:889-903.
19. Fleetwood IG, Steinberg GK. Arteriovenosous malformations. Lancet. 2002;359:863-73.
20. Suarez JI, Tarr RW, Selman WR. Aneurysmal Subarachnoid Hemorrhage. N Engl J Med. 2006;354:387-96.
21. Wiebers DO, Whisnant JP, Huston J III, et al. Unruptured intracranial aneurysms: natural history, clinical outcome, and risks of surgical and endovascular treatment. Lancet. 2003;362:103-10.
22. Easton JD, Saver JL, Albers GW el at. Definition and evaluation of transient ischemic attack. Stroke. 2009;40:2276-93.
23. Bickerstaff ER. Neurological Examination in Clinical Practice. 3rd ed. Oxford: Blackwell Scientific Publications, 1973.
24. Patten J. The Cerebral Hemispheres: Vascular diseases. In: Patten J. Neurological Differential Diagnosis. 2nd. London: Springer, 2005. p. 133-48.
25. Scaff M, Mutarelli EG. Acidentes vasculares Cerebrais. In: Porto CC. Semiologia médica. 3ª ed. Rio de Janeiro: Guanabara Koogan, 1997. p. 1007-13.
26. Fernandes JG, Friedrich M. Síndromes neurovasculares. In: Nunes ML, Marrone ACH. Semiologia neurológica. 1ª ed. Porto Alegre: Edipucrs, 2002 p. 383-9.
27. Borges G, Gallani NR. Cerebral aneurysms. Assessment of 50 cases operated on and comparison with previous series. Arq Neuropsiquiatr. 1997;55(2):287-91.
28. Sanvito WL, Damiane IT. Hemorragia subaracnóidea. In: Melo-Souza SE. Tratamento das doenças neurológicas. 2ª ed. Rio de Janeiro: Guanabara Koogan. 2008. p. 118-23.
29. Kassel NF, Torner JC. Aneurysmal rebleeding: a preliminary report from the cooperative aneurysm study. Neurosurgery. 1983;13:479-81.
30. Ringleb PA, Bousser MG, Ford G, et al. Guidelines for management of ischaemic stroke and transient ischaemic attack. Cerebrovasc Dis. 2008;25:457-507.
31. Latchaw RE, Alberts MJ, Lev MH, et al. Recommendations for imaging of acute ischemic stroke: a scientific statement from the American Heart Association. Stroke. 2009;40:3646-78.
32. Kidwell CS, Chalela JA, Saver JL, et al. Comparison of MRI and CT for detection of acute intracerebral hemorrhage. JAMA. 2004;292:1823-30.
33. Gonzalez RG, Schaefer PW, Buonanno FS, et al. Diffusion-weighted MR imaging: diagnostic accuracy in patients imaged within 6 hours of stroke symptom onset. Radiology. 1999;210:155-62.
34. Bluhmki E, Chamorro A, Dávalos A, et al. Stroke treatment with alteplase given 3.0-4.5 h after onset of acute ischaemic stroke (ECASS III): additional outcomes and subgroup analysis of a randomised controlled trial. Lancet Neurol. 2009;8(12):1095-102.
35. Ferraz AC, Neto AC, Sogayar AMCB. Hemorragia intracerebral espontânea. In: Knobel E. Condutas no Paciente Grave. 3ª ed. São Paulo: Atheneu, 2007. p. 905-15.
36. Massaro AR, Ferraz AC, Zukerman E. Acidente vascular cerebral isquêmico. In: Knobel E. Condutas no Paciente Grave. 3ª ed. São Paulo: Atheneu p. 2007. 885-903.
37. Broderick J, Connolly S, Feldmann E, et al. Guidelines for the management of spontaneous intracerebral hemorrhage in adults: 2007. Stroke. 2007;38:2001-23.
38. Bederson JB, Connolly ES, Batjer JHH, et al. Guidelines for the management of aneurysmal subarachnoid hemorrhage: a stroke council, American Heart Association Statement for Healthcare Professionals From a Special Writing Group of the Stroke Council, American Heart Association. Stroke. 2009;40:994-1025.
39. Suarez JI, Tarr RW, Selman WR. Aneurysmal subarachnoid hemorrhage. N Engl J Med. 2006;354:387-96.
40. Van den Bergh WM. Magnesium sulfate in aneurysmal subarachnoid hemorrhage. Stroke. 2005;36:1011-5.
41. Tseng MY, Czosnyka M, Richards H, et al. Effects of acute treatment with pravastatin on cerebral vasospasm, autoregulation, and delayed ischemic deficits after aneurysmal subarachnoid hemorrhage: a phase II randomized placebo-controlled trial. Stroke. 2005;36;1627-32.

57
capítulo

Adriano Camargo de Castro Carneiro • Carlos Eduardo Sandoli Baía

Hepatopatias e Doenças Cardiovasculares

INTRODUÇÃO

A associação entre hepatopatias e doenças cardiovasculares (CV) pode ocorrer em três diferentes situações: complicações hepáticas das doenças CV, complicações CV das hepatopatias, e alterações hepáticas e CV decorrentes de uma etiologia comum.

Inicialmente, será apresentada a abordagem diagnóstica ao paciente com doença hepática e, então, de forma prática e simplificada, a abordagem ao paciente com alterações conjuntas do fígado e do sistema CV.

ABORDAGEM AO PACIENTE COM DOENÇA HEPÁTICA

As doenças hepáticas se caracterizam por anormalidades na estrutura e na função do fígado e, apesar de diversas etiologias possíveis para essas anormalidades, em geral, elas se manifestam por meio de três padrões distintos: doenças hepatocelulares (predomínio da inflamação, lesão e necrose dos hepatócitos), doenças colestáticas (predomínio da inibição da excreção biliar) e padrão misto.[1]

A história clínica, os fatores de risco, o exame físico e os exames laboratoriais nos permitem definir o padrão da hepatopatia, escolher os exames seguintes a serem solicitados e, por fim, definir o diagnóstico etiológico da doença e estabelecer sua gravidade e seu estadiamento.

História clínica, exame físico e fatores de risco

A história clínica deve avaliar o início dos sintomas e sua evolução, dividindo as hepatopatias em agudas (menos de seis meses) e crônicas (mais de seis meses). Entretanto, não é incomum a ausência de sintomas na fase inicial da doença crônica (especialmente as com padrão hepatocelular), podendo a ascite ou a hemorragia digestiva alta ser sua primeira forma de manifestação.

Os sintomas e os sinais das doenças hepáticas podem ser inespecíficos, como fadiga, anorexia e perda de peso, ou sugerir padrões de acometimento hepático intenso, como insuficiência hepática, hipertensão portal e síndrome colestática.

A insuficiência hepática pode se manifestar com hiperbilirrubinemia (icterícia e bilirrubinúria), hipoalbuminemia (edema periférico e desnutrição), coagulopatia (sangramentos), hiperestrogenemia (eritema palmar, angiomas estelares, ginecomastia e hipogonadismo) e encefalopatia hepática* (alteração do padrão do sono, alteração do comportamento, hálito hepático, asterixe, confusão mental, estupor e coma). A hipertensão portal geralmente se manifesta com ascite, *shunts* (desvios) porto-sistêmicos (varizes gastresofágicas, hemorroidas e *caput medusae*), esplenomegalia e encefalopatia porto-sistêmica. Já as síndromes colestáticas se manifestam com sintomas e sinais decorrentes da retenção de bile, como icterícia, bilirrubinúria, acolia fecal, prurido, hiperpigmentação, xantelasmas e xantomas.

Do ponto de vista cardiovascular, o paciente com cirrose hepática e hipertensão portal moderada apresenta vasodilatação arterial esplâncnica e diminuição da resistência vascular sistêmica. Essas alterações hemodinâmicas induzem inicialmente ao aumento compensatório do débito cardíaco, mantendo a pressão arterial e a perfusão sistêmica dentro da normalidade.[2]

Com a piora da hipertensão portal e da vasodilatação do leito arterial esplâncnico, ocorre hipotensão secundária à redução do volume circulante efetivo, não mais restabelecido pelo estado hiperdinâmico. A partir desse ponto, a ativação do sistema renina-angiotensina-aldosterona (SRAA) e do sistema nervoso simpático leva à vasoconstrição periférica e à retenção de sódio e água. Mais tardiamente, a liberação de arginina vasopressina pela neuro-hipófise provoca retenção adicional de água e hiponatremia diluicional.[2] Esses mecanismos compensatórios, associados à hipoalbuminemia pela deficiência hepática de síntese pro-

---

* A encefalopatia hepática é característica da insuficiência hepática grave por ausência da função do fígado, como nas hepatites fulminantes. Distingue-se da encefalopatia porto-sistêmica, que é consequência do alto grau de comunicação porto-sistêmica, e pode aparecer em pacientes relativamente compensados.

teica, induzem a formação de ascite, edema periférico e má perfusão arterial sistêmica. Assim, o paciente com cirrose descompensada habitualmente se apresenta hipervolêmico, porém, de forma mal distribuída, com taquicardia e tendência à hipotensão discreta.

Outro importante componente da história clínica são os fatores de risco para as doenças hepáticas, sendo os principais o alcoolismo, o uso de medicações e de drogas ilícitas, a atividade sexual insegura, a transfusão de hemoderivados (principalmente antes de 1992** e a história familiar de doença hepática.

Exames laboratoriais

Na avaliação laboratorial de pacientes com suspeita de doença hepática, dispomos das enzimas séricas, que identificam a presença de hepatopatia, distinguem o padrão da hepatopatia e estimam a extensão do dano hepático. As enzimas aspartato aminotransferase (AST) e alanina aminotransferase (ALT) refletem lesão dos hepatócitos e o padrão hepatocelular, enquanto as enzimas fosfatase alcalina (FA), 5´-nucleotidase e gamaglutamiltransferase (Gama-GT) refletem colestase hepática e padrão colestático. A bilirrubina sérica, a albumina sérica e o tempo de protrombina são importantes na avaliação da função hepática e da gravidade da doença.[3]

Com bases nos resultados dos exames iniciais, a solicitação de exames laboratoriais específicos pode ser útil para a definição do diagnóstico etiológico da doença hepática, como, a sorologia para hepatites virais (Tabela 57.1).[1]

Exames de imagem e biópsia hepática

Os exames de ultrassonografia (USG) e de tomografia computadorizada (TC) do fígado são úteis na avaliação da estrutura hepática, na identificação da esteatose hepática, na identificação da dilatação dos ductos biliares e, juntamente com a ressonância magnética (RM), na avaliação de lesões focais hepáticas. A USG com Doppler e a RM podem ser usadas para avaliar a circulação arterial e venosa do fígado. A colangiopancreatografia retrógrada endoscópica (CPRE), a colangiopancreatografia por ressonância magnética (CPRM) e a colangiografia percutânea trans-hepática são úteis na avaliação das doenças dos ductos biliares.[1]

A biópsia hepática é o padrão-ouro na avaliação de pacientes com hepatopatia, sendo usada principalmente para o diagnóstico das hepatopatias crônicas, para determinar o grau e o estágio da doença hepática e para orientação prognóstica e terapêutica.[1] Na fase pré-cirrótica da hepatite C crônica, por exemplo, cerca de um terço dos pacientes apresentam níveis séricos de AST e ALT normais, podendo

Tabela 57.1 Testes diagnósticos específicos nas doenças hepáticas.

Doença	Testes diagnósticos
Hepatite A	IgM Anti-HAV
Hepatite B Aguda	HBsAg e IgM Anti-HBc
Hepatite B Crônica	HBsAg, Anti-HBc, HBeAg, Anti-HBe e PCR DNA HBV
Hepatite C	Anti-HCV e PCR RNA HCV
Hepatite D	HBsAg e Anti-HDV
Hepatite E	Anti-HEV
Hepatite autoimune	AAN, AML, Anti-LKM1, níveis de IgG elevados e histologia compatível
Cirrose biliar primária	AAM, níveis de IgM elevados e histologia compatível
Colangite esclerosante primária	P-ANCA e colangiografia
Doença hepática induzida por medicamentos	Antecedente de ingestão de medicamentos
Doença hepática alcoólica	Antecedente de ingestão excessiva de álcool
Deficiência de α_1-antitripsina	Níveis de α_1-antitripsina reduzidos
Doença de Wilson	Ceruloplasmina sérica reduzida e cobre urinário aumentado; nível hepático de cobre aumentado
Hemocromatose	Saturação de ferro e ferritina sérica elevados
Carcinoma hepatocelular	Nível de α-fetoproteína > 500 e imagem de USG ou TC compatível

HAV (Vírus da Hepatite A); HBV (Vírus da Hepatite B); HCV (Vírus da Hepatite C); HDV (Vírus da Hepatite D); HEV (Vírus da Hepatite E); PCR (Reação em Cadeia da Polimerase); AAN (Anticorpo Antinuclear); AML (Anticorpo Antimúsculo Liso); Anti-LKM1 (Anticorpo Antimicrossomos do Fígado-rim do Tipo 1); AAM (Anticorpos Antimitocondrial), P-ANCA (Anticorpo Anticitoplasma de Neutrófilo Perinuclear); USG (Ultrassonografia); TC (Tomografia Computadorizada).

** A legislação brasileira tornou obrigatória a pesquisa do anticorpo contra o vírus da hepatite C a partir de 1992.

a biópsia hepática revelar o grau de fibrose e inflamação e definir a necessidade do tratamento.[4]

Diagnóstico etiológico da doença hepática

Por meio do estabelecimento do padrão da hepatopatia (hepatocelular, colestática ou mista) e de sua evolução (aguda ou crônica), podemos investigar a etiologia, conforme a demonstra a Figura 57.1.[1]

Classificação e estadiamento da doença hepática

A classificação da doença hepática avalia a atividade (ativa ou inativa) e a gravidade (leve, moderada ou grave) da hepatopatia, e o estadiamento refere-se à sua evolução (pré-cirrótica, cirrótica ou em estágio terminal). Esses dois termos são mais bem avaliados pela biópsia hepática e são importantes para a detecção da cirrose e na atenção a suas complicações (Tabela 57.2).[1]

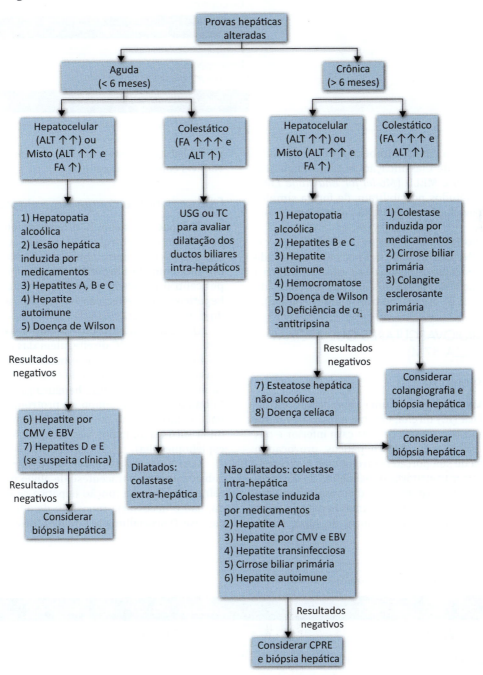

Figura 57.1 Avaliação diagnóstica das doenças hepáticas.
ALT (Alanina Aminotransferase); FA (Fosfatase Alcalina); CMV (Citomegalovírus); EBV (Vírus Epstein-Barr); USG (Ultrassonografia); TC (Tomografia Computadorizada); CPRE (Colangiopancreatografia Retrógrada Endoscópica).
Adaptada de Ghany M, Hoofnagle JH. Abordagem ao paciente com doença hepática. In: Fauci AS, Braunwald E, Kasper DL, Hauser SL, Longo DL, Jameson JL, Loscalzo J. Harrison Medicina Interna, 2009(17),1918-23.

Tabela 57.2 Complicações da cirrose hepática.

Hipertensão portal	Coagulopatia
Ascite	Deficiência de fatores da coagulação
Peritonite bacteriana espontânea	Trombocitopenia
Varizes esofágicas	**Doença óssea**
Gastropatia hipertensiva portal	
Esplenomegalia e hiperesplenismo	Osteopenia
Encefalopatia porto-sistêmica	Osteoporose
Síndrome hepatorrenal	**Anormalidades hematológicas**
Cardiomiopatia cirrótica	
Síndrome hepatopulmonar	Anemia
Hipertensão portopulmonar	Neutropenia
Desnutrição	Trombocitopenia
	Carcinoma hepatocelular

O estadiamento da cirrose também pode ser feito clinicamente por meio da Classificação de Child-Pugh (Tabela 57.3) e do escore MELD (*Model for End-stage Liver Disease*).[5] Esses métodos possibilitam, de forma simples e não invasiva, a avaliação prognóstica dos pacientes com cirrose hepática.

Atualmente no Brasil e em vários outros países, o escore MELD estabelece a gravidade dos pacientes na lista de espera para o transplante de fígado e seu valor determina a ordem de distribuição dos órgãos disponíveis (é o chamado "critério de alocação de órgãos" no transplante hepático).

DOENÇAS CARDIOVASCULARES QUE AFETAM O FÍGADO (TABELA 57.4)

Hepatopatia congestiva

A hepatopatia congestiva é uma complicação da insuficiência cardíaca (IC) direita, em que a pressão venosa elevada é transmitida por meio da veia cava inferior e das veias hepáticas até os sinusoides hepáticos, provocando congestão passiva de sua porção centrolobular. A apresentação clínica pode ser transitória, dependendo da descompensação da IC, com hepatomegalia dolorosa e aumento discreto da bilirrubina direta e de enzimas hepáticas, principalmente da fosfatase alcalina. Sinais de hipertensão portal habitualmente não estão presentes, e o quadro é reversível com o tratamento da IC.[6]

Fibrose hepática congestiva e cirrose cardíaca

Nos pacientes com IC direita prolongada, a congestão dos sinusoides centrolobulares pode evoluir com necrose dos hepatócitos centrolobulares e fibrose pericentral, quadro denominado fibrose hepática congestiva. Se a fibrose pericentral progredir para fibrose extensa, com nódulos hepáticos em regeneração, o quadro passa a ser denominado cirrose cardíaca.[6]

O quadro clínico da cirrose cardíaca é marcado por sintomas e sinais de IC direita, além das alterações próprias de doença hepática. Esta se manifesta por hepatomegalia tensa, alterações discretas de enzimas hepáticas e da bilirrubina sérica, com função hepática geralmente preservada (albumina sérica e tempo de protrombina normais) e sinais de hipertensão portal (ascite com gradiente de albumina soro-ascite maior que 1,1 g/dL, varizes esofágicas e esplenomegalia).

O tratamento se baseia no controle da cardiopatia subjacente e na paracentese de alívio para casos de ascite refratária. Como a função hepática se encontra preservada, não é necessária reposição de albumina após a paracentese. O procedimento de *shunt* (desvio) porto-sistêmico

Tabela 57.3 Classificação da cirrose hepática de Child-Pugh.

Fatores/Pontos	1	2	3
Bilirrubina sérica (mg/dL)	< 2,0	2,0 a 3,0	> 3,0
Albumina sérica (g/dL)	> 3,5	3,0 a 3,5	< 3,0
RNI	< 1,7	1,7 a 2,3	> 2,3
Ascite	Nenhuma	Leve	Grave
Encefalopatia hepática	Nenhuma	Grau I a II	Grau III a IV

Classe A: 5 a 6 pontos; Classe B: 7 a 9 pontos; Classe C: 10 a 15 pontos.

intra-hepático transjugular (TIPS) é contraindicado na cirrose cardíaca, pois pode aumentar a pressão arterial pulmonar e causar descompensação da IC.[6]

Trombose das veias hepáticas e da veia porta na insuficiência cardíaca direita

A IC direita grave, com aumento da pressão venosa da veia cava inferior e das veias hepáticas e consequente congestão passiva do fígado e da veia porta, pode provocar lentificação do fluxo sanguíneo em todo esse sistema venoso e, raramente, cursar com trombose das veias hepáticas (síndrome de Budd-Chiari) ou trombose da veia porta.

A trombose das veias hepáticas se apresenta com hepatomegalia dolorosa, ascite, icterícia e aumento importante das aminotransferases séricas, podendo ocorrer de forma aguda, subaguda ou crônica. O quadro agudo cursa com necrose centrolobular acentuada e complicações da hipertensão portal, implicando em alta mortalidade. O diagnóstico é feito pela ultrassonografia (USG) com Doppler do fígado, podendo também ser utilizadas a TC e a RM. A investigação de outras etiologias como síndromes mieloproliferativas, trombofilias hereditárias e câncer, é obrigatória.[7]

O tratamento varia desde a anticoagulação, nos casos mais leves, ao alívio imediato da obstrução das veias hepáticas, realizado por fibrinólise, angioplastia, TIPS ou *shunt* (desvio) cirúrgico. Nos casos fulminantes e com falha do tratamento de alívio da obstrução, o transplante hepático pode ser considerado.[7]

No caso da trombose da veia porta, ela ocorre em pacientes com IC direita que já apresentam hepatopatia congestiva, cursando com dor abdominal e sinais de hipertensão portal como ascite, esplenomegalia e varizes esofágicas.

Nos quadros agudos com oclusão total da veia porta, o risco de infarto intestinal e de peritonite implica maior mortalidade. O diagnóstico é feito com USG com Doppler, TC ou RM e a investigação de etiologias associadas como trombofilias, doenças hematológicas e doenças inflamatórias abdominais também é recomendada. O tratamento é feito com anticoagulação, na maioria dos casos, reservando-se para os casos graves a angioplastia e, na falha desta, a fibrinólise, com elevado risco de sangramento. O tratamento cirúrgico é indicado quando há evidência de infarto intestinal com ou sem peritonite.[8]

A trombose crônica da veia porta, muitas vezes já compensada com circulação hepatopetal e *shunts* (desvios) porto-sistêmicos, tem na USG o aspecto descrito como "transformação cavernomatosa" da veia porta. Seu tratamento consiste em anticoagulação quando há evidência de trombofilia e no tratamento sintomático das complicações da hipertensão portal.[8]

Lesão hepática isquêmica no choque cardiogênico

O fígado recebe aproximadamente 20% do débito cardíaco, e é capaz de extrair até 95% do oxigênio sanguíneo em situações de baixo fluxo hepático, apresentando, um importante mecanismo compensatório.[6] Contudo, frente a um quadro de hipotensão persistente por choque cardiogênico ou de outra etiologia, a hipoperfusão e a hipoxemia decorrentes podem causar necrose hepática com aumentos

Tabela 57.4 Doenças cardiovasculares afetando o fígado.

- Hepatopatia congestiva
- Fibrose hepática congestiva e cirrose cardíaca
- Trombose das veias hepáticas e trombose da veia porta na insuficiência cardíaca direita
- Lesão hepática isquêmica no choque cardiogênico
- Hepatotoxicidade induzida por medicamentos usados em cardiologia

significativos de AST, ALT e lactato desidrogenase (LDH). O diagnóstico de hepatite isquêmica é feito dentro do contexto clínico apropriado, com elevação das enzimas AST e ALT de 10 a 20 vezes os valores normais, seguidos de queda de mais de 50% desses valores dentro de 72 horas se a causa da hipoperfusão for revertida.[6]

As complicações mais comuns na hepatite isquêmica são a insuficiência hepática transitória (icterícia, coagulopatia, hipoalbuminemia e encefalopatia hepática) e a insuficiência renal aguda por hipoperfusão renal associada. O tratamento consiste basicamente em restabelecer o débito cardíaco, a pressão arterial e a perfusão sistêmica e hepática, podendo ser necessário o uso de agentes vasoativos e suporte em unidade de terapia intensiva.

Hepatotoxicidade induzida por medicamentos usados em cardiologia

Diversos medicamentos prescritos a pacientes com doenças CV podem causar lesão hepática por toxicidade direta ou reação idiossincrásica. Na Tabela 57.5 estão listadas as principais medicações que causam anormalidades hepáticas e o padrão dessas alterações.[9-11]

Tabela 57.5 Hepatotoxicidade induzida por medicamentos usados em cardiologia.

Medicação	Alteração hepática
Inibidores da enzima conversora de angiotensina (IECA)	Hepatite, hepatite mista, colestase
Losartana	Hepatite
Irbesartana	Colestase
Bloqueadores dos canais de cálcio	Hepatite, hepatite mista, colestase, granulomas
Hidroclorotiazida	Hepatite
α-metildopa	Hepatite
Amiodarona	Hepatite, esteatose hepática
Ácido acetilsalicílico	Hepatite
Clopidogrel	Colestase
Estatinas	Hepatite, hepatite mista
Ezetimibe	Colestase, hepatite mista
Ácido nicotínico	Hepatite, hepatite mista

DOENÇAS HEPÁTICAS AFETANDO O SISTEMA CARDIOVASCULAR (TABELA 57.6)

Síndrome hepatopulmonar

A síndrome hepatopulmonar é caracterizada por três componentes: (1) doença hepática, sendo que a hipertensão portal com ou sem cirrose está presente na maioria dos casos; (2) defeito na oxigenação sanguínea definido por pressão parcial de oxigênio no sangue arterial (PaO_2) menor que 80 mmHg ou gradiente alvéolo-arterial de oxigênio maior ou igual a 15 mmHg durante respiração de ar ambiente; e (3) vasodilatação pulmonar documentada por ecocardiograma com contraste com solução salina agitada (para produção de microbolhas) ou cintilografia de perfusão pulmonar com magroagregados de albumina marcados com tecnécio-99m.[12]

A patogenia da síndrome ocorre por vasodilatação difusa ou localizada dos capilares pulmonares, causando desproporção entre a ventilação e a perfusão da unidade alvéolo-capilar (*shunt* intrapulmonar), provavelmente mediada pelo excesso da produção de óxido nítrico na circulação pulmonar. O *shunt* intrapulmonar leva à hipoxemia, que define a gravidade da doença como leve ($PaO_2 \geq 80$ mmHg), moderada ($PaO_2 \geq 60$ e < 80 mmHg), grave ($PaO_2 \geq 50$ e < 60 mmHg) e muito grave ($PaO_2 < 50$ mmHg). A prevalência da síndrome hepatopulmonar alcança entre 5% e 32% dos pacientes cirróticos, com uma média de sobrevida de 24 meses ainda pior para pacientes com $PaO_2 < 50$ mmHg.[12]

O quadro clínico mais comum é a dispneia aos esforços ou em repouso, podendo também ocorrer hipoxemia, cianose, baqueteamento digital, platipneia (sensação de piora da dispneia ao mudar da posição supina para a posição ortostática) e ortodeoxia (queda da PaO_2 de 5% ou 4 mmHg quando o paciente muda da posição supina para a posição ortostática). O diagnóstico é feito por meio do ecocardiograma com contraste ou da cintilografia de perfusão pulmonar.[6,12]

Quando realizamos a injeção de microbolhas no sangue periférico de um paciente sem *shunt* intracardíaco e sem *shunt* intrapulmonar, essas microbolhas passam pelas câmaras cardíacas direitas e, então, ficam retidas na circulação pulmonar. Em um paciente com *shunt* intrapulmonar, as microbolhas são visualizadas pelo ecocardiograma no átrio esquerdo cerca de três a seis batimentos cardíacos após sua passagem pelas câmaras direitas, fechando o diagnóstico de síndrome hepatopulmonar dentro do contexto clínico adequado.

Tabela 57.6 Doenças hepáticas afetando o sistema cardiovascular.

- Síndrome hepatopulmonar
- Hipertensão portopulmonar
- Cardiomiopatia cirrótica
- Alterações eletrocardiográficas na cirrose hepática
- Derrame pericárdico na cirrose hepática
- Insuficiência cardíaca de alto débito causada por fístula arteriovenosa intra-hepática

No caso da cintilografia de perfusão pulmonar com magroagregados de albumina marcados com tecnécio-99m, espera-se que, em situação normal, haja captação do radiofármaco na circulação pulmonar na sua quase totalidade, situação que não ocorre no caso de *shunt* intrapulmonar, que demonstra grande captação do radiofármaco no cérebro após a passagem pela circulação pulmonar.

A angiografia pulmonar também é um método validado para o diagnóstico da síndrome hepatopulmonar, porém, por ser um exame invasivo, geralmente é usado apenas nos casos de hipoxemia grave ($PaO_2 < 60$ mmHg), nos casos com má resposta ao uso de oxigênio a 100% e na suspeita por TC de malformações arteriovenosas passíveis de embolização terapêutica.[12]

O tratamento sintomático de pacientes com síndrome hepatopulmonar é feito com oxigenioterapia prolongada. Paciente com $PaO_2 < 60$ mmHg tem mau prognóstico se mantido em tratamento clínico, sendo o transplante de fígado indicado (valores de $PaO_2 < 50$ mmHg são contraindicação relativa ao transplante devido à alta mortalidade pós-operatória).[6,12-13]

Hipertensão portopulmonar

A hipertensão pulmonar que acompanha pacientes com cirrose hepática e hipertensão portal sem outra etiologia demonstrável, como insuficiência cardíaca esquerda, pneumopatias ou tromboembolia, é denominada hipertensão portopulmonar. Este distúrbio ocorre em cerca de 2% dos pacientes com cirrose hepática e sua prevalência aumenta com o tempo de hipertensão portal.[6] A patogenia envolve estenose luminal das artérias e arteríolas pulmonares, decorrentes de disfunção endotelial, vasoconstrição prolongada, hiperplasia das células endoteliais e musculares lisas, espessamento da íntima e trombose da microcirculação, e provoca aumento progressivo da pressão arterial pulmonar.[6,12]

A maioria dos pacientes é assintomática nas fases iniciais da doença, podendo posteriormente apresentar dispneia aos esforços, angina (isquemia do ventrículo direito), tontura e síncope. Quadros mais graves evoluem com *cor pulmonale*, edema periférico e hipoxemia. A investigação inicial se faz com o ecocardiograma transtorácico que demonstra aumento da pressão arterial pulmonar sistólica, podendo também haver sinais de disfunção sistólica do ventrículo direito e refluxo da valva tricúspide. O diagnóstico é confirmado pelo cateterismo cardíaco direito que mostra valores da pressão arterial pulmonar média maior que 25 mmHg, resistência vascular pulmonar maior que 120 dinas.s/cm[5] e pressão de oclusão da artéria pulmonar menor que 15 mmHg.[6]

O prognóstico após o diagnóstico de hipertensão portopulmonar é reservado, com mortalidade de 50% em seis meses. O transplante de fígado é a melhor opção para esses pacientes, porém, valores da pressão arterial pulmonar média acima de 35 mmHg constituem contraindicação relativa ao procedimento.[6,13] O tratamento medicamentoso da hipertensão portopulmonar se baseia em vasodilatadores da circulação pulmonar como os análogos da prostaciclina (epoprostenol),[14-15] inibidores da fosfodiesterase 5 (sildenafil)[15-16] e antagonistas do receptor de endotelina (bosentan).[15,17] O uso do epoprostenol como ponte para o transplante em pacientes com hipertensão pulmonar grave tem sido relatado com sucesso.[14]

Cardiomiopatia cirrótica

Cardiomiopatia cirrótica é definida como um conjunto de anormalidades cardíacas estruturais e funcionais que acompanham a cirrose hepática na ausência de outra etiologia de doença cardíaca. Essas alterações se compõem de disfunções sistólica e diastólica do ventrículo esquerdo e alterações eletrofisiológicas do coração.[18-19] Na cirrose cardíaca descompensada com hipertensão portal, a vasodilatação do leito arterial esplâncnico resulta em queda da resistência vascular periférica e, inicialmente, ocorre compensação cardíaca com um estado hiperdinâmico de alto débito cardíaco. Com a evolução do quadro, o baixo volume circulante efetivo pela vasodilatação esplâncnica provoca ativação de sistemas vasoconstritores como o renina-angiotensina, o simpático e o arginina-vasopressina.

Acredita-se que a ativação prolongada desses sistemas neuro-hormonais leve à dessensibilização dos receptores beta-adrenérgicos miocárdicos, à retenção de sódio e água, à hipertrofia e fibrose miocárdica e, associado ao efeito inotrópico negativo do óxido nítrico e do monóxido de carbono que se encontram elevados na cirrose hepática, à disfunção sistólica do miocárdio e à insuficiência cardíaca.[18]

A apresentação clínica de insuficiência cardíaca na cardiomiopatia cirrótica geralmente acontece após episódios de estresse hemodinâmico que ocorrem durante uma complicação da cirrose hepática (sepse e sangramento) ou após algum procedimento (TIPS) que aumente a pré-carga cardíaca. O diagnóstico é feito com o ecocardiograma transtorácico que demonstra disfunções sistólica e diastólica do ventrículo esquerdo e pelo eletrocardiograma que pode demonstrar alargamento do complexo QRS e prolongamento do intervalo QT corrigido.[18] Podem-se verificar também níveis aumentados do peptídeo natriurético do tipo B e elevação da troponina em cerca de 30% dos pacientes com cirrose hepática.[6]

O tratamento da cardiomiopatia cirrótica baseia-se no tratamento da insuficiência cardíaca decorrente, e geralmente costuma ser insatisfatório. Melhora parcial tem sido reportada após o transplante hepático.[19]

Alterações eletrocardiográficas na cirrose hepática

Em pacientes com cirrose hepática é notado o aumento progressivo do intervalo QT corrigido (QTc) que se relaciona com a piora do estágio da cirrose hepática e com o aumento dos níveis de bilirrubina sérica. Acredita-se que o prolongamento do intervalo QTc se deva à disfunção parassimpática, podendo estar associada à perda da autorregulação vascular, à diminuição da sensibilidade dos barorreceptores e a prejuízo na resposta a situações de estresse hemodinâmico como infecções e hemorragias, frequentes causas de óbito nessa população.[20]

Derrame pericárdico na cirrose hepática

Pacientes com cirrose hepática descompensada e ascite apresentam importante retenção de sódio e água, re-

sultando em edema periférico, derrame pleural e derrame pericárdico. O derrame pericárdico pode aparecer em cerca de 60% dos pacientes com cirrose descompensada, e geralmente sofrem remissão com a resolução da ascite.[6]

Insuficiência cardíaca de alto débito causada por fístula arteriovenosa intra-hepática

Fístulas arteriovenosas intra-hepáticas, como hemangiomas, hemangioendoteliomas e doença de Osler-Weber-Rendu, são etiologias conhecidas de insuficiência cardíaca de alto débito. Esta, geralmente, manifesta-se por um início gradual de dispneia e congestão pulmonar por aumento da pressão capilar pulmonar. Os pacientes com insuficiência cardíaca de alto débito apresentam débito cardíaco aumentado, taquicardia, extremidades aquecidas e pressão arterial normal ou diminuída. O diagnóstico é feito com exames de imagem do fígado que demonstram fístula arteriovenosa e o tratamento se baseia na resolução da fístula, por embolização arterial seletiva ou cirurgia.[6]

DOENÇAS DE ETIOLOGIA COMUM QUE AFETAM O CORAÇÃO E O FÍGADO (TABELA 57.7)

Diversos agentes etiológicos podem levar a danos ao coração e ao fígado, sejam doenças infecciosas, substâncias tóxicas, doenças metabólicas, doenças de armazenamento, doenças infiltrativas ou doenças autoimunes.[6] Citamos nesta parte as principais etiologias implicadas e as formas mais comuns de acometimento cardíaco e hepático.

Sepse, choque séptico e síndrome da disfunção de múltiplos órgãos (SDMO)

A liberação de mediadores inflamatórios na Síndrome da Resposta Inflamatória Sistêmica (SRIS) pode provocar disfunção de vários sistemas orgânicos, incluindo o fígado e o coração. O paciente pode evoluir com hepatite transinfecciosa caracterizada por um quadro de colestase intra-hepática e na fase da SDMO, com disfunção hepática evidenciada por hiperbilirrubinemia direta, hipoalbuminemia e aumento do tempo de protrombina. As alterações cardiovasculares da SRIS incluem vasodilatação sistêmica com diminuições da pré-carga e da resistência vascular sistêmica, hipotensão, taquicardia e, em quadros mais avan-

Tabela 57.7 Doenças de etiologia comum que afetam o coração e o fígado.

- Sepse, choque séptico e síndrome da disfunção de múltiplos órgãos
- Infecções virais: hepatite C, HIV, vírus Epstein-Barr e CMV
- Álcool
- Síndrome metabólica
- Doenças de armazenamento: hemocromatose e amiloidose
- Doenças infiltrativas: sarcoidose e linfomas
- Doenças autoimunes: lúpus eritematoso sistêmico, artrite reumatoide e vasculites
- Doença endomiocárdica eosinofílica

çados, disfunção miocárdica e redução da contratilidade cardíaca.

Infecções virais

A infecções virais pelos vírus da imunodeficiência humana (HIV), da hepatite C (HCV), citomegalovírus (CMV) e Epstein-Barr (EBV) podem causar hepatite, pericardite e miocardite.

Álcool

O uso abusivo de álcool pode comprometer tanto o fígado como o coração. A lesão hepática inicial é a esteatose hepática, podendo evoluir com esteato-hepatite alcoólica com aumento das aminotransferases e, finalmente, com cirrose hepática. O álcool também exerce efeito deletério no miocárdio, podendo causar cardiomiopatia dilatada e taquiarritmias, sendo a fibrilação atrial a forma mais comum.

Síndrome metabólica

A síndrome metabólica consiste em um conjunto de anormalidades metabólicas como obesidade visceral, resistência à insulina, hipertensão arterial e dislipidemia. Sua prevalência vem crescendo ultimamente com o aumento das taxas de obesidade na população e tem como consequência o maior risco de diabetes melito e de doenças cardiovasculares. Outra complicação importante da síndrome metabólica é a esteatose hepática, causa comum de elevação de aminotransferases (esteato-hepatite não alcoólica) e de cirrose hepática.

Doenças de armazenamento

A hemocromatose é uma doença hereditária do metabolismo do ferro que cursa com deposição excessiva de hemossiderina em vários tecidos como o fígado (hepatomegalia, cirrose hepática e carcinoma hepatocelular), o coração (cardiomiopatia restritiva e insuficiência cardíaca), a pele (pigmentação cutânea acinzentada), o pâncreas (diabetes melito), as articulações (artropatias) e a hipófise (hipogonadismo hipogonadotrópico). O rastreamento genético da doença é possível pela pesquisa de mutações nos genes associados ao metabolismo do ferro, principalmente o gene HFE.[21] Já a sobrecarga adquirida de ferro pode apresentar-se com quadro clínico semelhante, ocorrendo geralmente em pacientes que apresentam anemia hemolítica crônica associada à eritropoiese ineficaz, como a talassemia β-*major*.

Na amiloidose ocorre deposição extracelular de proteínas fibrilares insolúveis em diversos tecidos, sendo mais comum o acometimento do coração, dos rins (proteinúria e síndrome nefrótica), do sistema nervoso periférico (polineuropatia periférica e neuropatia autonômica) e do fígado.[22] As alterações cardíacas mais frequentes são a cardiomiopatia restritiva e os distúrbios do sistema de condução, porém, a disfunção sistólica também pode ocorrer. A principal manifestação hepática é a hepatomegalia, podendo ocorrer colestase intra-hepática em fases avançadas, sendo a insuficiência hepática incomum.

Um tipo especial de amiloidose com repercussão cardíaca é a polineuropatia amiloidótica familiar (PAF), descrita pela primeira vez na cidade portuguesa de Póvoa de Varzim.[23] Portadores dessa enfermidade genética produzem no fígado uma forma modificada da proteína plasmática transtiretina (TTR).[24-25] Essa proteína sofre modificação na posição 30, com a substituição do aminoácido valina pela metionina, formando uma proteína amiloide (TTR Met 30) com tendência à deposição no sistema nervoso periférico e no coração. O quadro clínico manifesta-se geralmente por volta dos 30 a 35 anos de idade[26] por meio de polineuropatia periférica sensorial e motora com início nos membros inferiores, neuropatia autonômica (hipotensão ortostática, diarreia alternada com constipação intestinal, disfunção erétil e disfunção vesical), e distúrbios da condução cardíaca com necessidade de marca-passo.[22]

O tratamento mais eficaz para impedir a progressão da PAF é o transplante de fígado, procedimento que remove a principal fonte da proteína alterada, levando à melhora da neuropatia, porém, sem reversão da cardiomiopatia já instalada.[22,24,25] Uma peculiaridade nessa situação é que o fígado que foi retirado do portador da PAF pode ser utilizado em pacientes da lista de transplante que não possuam esta doença, mediante prévia aceitação. Esse tipo de transplante começou a ser realizado em Portugal em 1997 e foi denominado transplante "sequencial", sendo conhecido como "dominó" na língua inglesa e como "repique" no Brasil.[27] Dessa forma, com um doador podem ser realizados dois transplantes praticamente simultâneos, o primeiro no portador da PAF e o segundo utilizando-se o fígado do portador da PAF para um paciente da lista de espera. Embora durante vários anos se imaginasse que a doença não seria transmitida ao receptor, evidências recentes mostraram doença neurológica em alguns dos receptores de tais órgãos.[28]

Doenças infiltrativas

A sarcoidose é uma doença inflamatória caracterizada pela presença de granulomas não caseosos, podendo acometer qualquer órgão do corpo, mais comumente o pulmão, o fígado, a pele e os olhos. O fígado geralmente apresenta-se aumentado, podendo haver colestase intra-hepática e, menos frequentemente, cirrose e hipertensão portal. O coração pode sofrer infiltração granulomatosa difusa e apresentar disfunção sistólica grave, distúrbios da condução elétrica, arritmias ventriculares multifocais e morte súbita.

Os linfomas são neoplasias de células linfoides que podem, em alguns casos, levar ao acometimento do fígado e do coração. O fígado pode apresentar lesões expansivas ou infiltração difusa com padrão colestático. O coração pode apresentar lesões infiltrativas, pericardite constritiva ou derrame pericárdico.

Doenças autoimunes

Doenças autoimunes, como o lúpus eritematoso sistêmico (LES), a artrite reumatoide (AR) e as vasculites apresentam acometimento sistêmico, podendo envolver o coração e o fígado. O LES pode causar miocardite, pericardite, derrame pericárdico, vegetações fibrinosas na endocardite de Libman-Sacks, aterosclerose acelerada, trombose arterial e venosa (síndrome do anticorpo antifosfolípidio) e alterações das aminotransferases. A AR pode levar à pericardite, ao derrame pericárdico e à vasculite reumatoide com comprometimento hepático. As síndromes de vasculites são doenças mais raras, porém, também podem levar a pericardite, arterite coronária e à elevação das enzimas hepáticas.

Doença endomiocárdica eosinofílica

Também conhecida como endocardite de Löeffler, parece ser uma forma da síndrome hipereosinofílica com predomínio de envolvimento cardíaco. Ocorre importante fibrose endomiocárdica de ambos os ventrículos com cardiomiopatia restritiva biventricular. Hepatoesplenomegalia com infiltrados eosinofílicos costuma estar presente e o achado laboratorial mais sugestivo do diagnóstico é a presença de mais de 1.500 eosinófilos por microlitro do sangue periférico.

CONCLUSÃO

Diversas doenças podem causar anormalidades no sistema cardiovascular e no fígado, dificultando o diagnóstico etiológico nessa situação. A classificação dessas anormalidades em três diferentes cenários – doenças cardiovasculares causando complicações hepáticas, doenças hepáticas causando complicações cardiovasculares e alterações hepáticas e cardiovasculares decorrentes de uma etiologia comum – facilita a abordagem diagnóstica e permite o tratamento adequado dos pacientes.

REFERÊNCIAS BIBLIOGRÁFICAS

1. Ghany M, Hoofnagle JH. Abordagem ao paciente com doença hepática. In: Fauci AS, Braunwald E, Kasper DL, Hauser SL, Longo DL, Jameson JL, Loscalzo J. Harrison Medicina Interna, 2009;17:1918-23.
2. Ginès P, Schrier RW. Renal Failure in Cirrhosis. The New England Journal of Medicine. 2009;361:1279-90.
3. Pratt DS, Kaplan MM. Avaliação da função hepática. In: Fauci AS, Braunwald E, Kasper DL, Hauser SL, Longo DL, Jameson JL, Loscalzo J. Harrison Medicina Interna, 2009;17:1923-6.
4. Berenguer M, Wright TL. Hepatitis C. In: Feldman M, Friedman LS, Brandt LJ, Eds. Sleisenger & Fordtran's Gastrointestinal and Liver Disease: Pathophysiology, Diagnosis, Management, 2006;8:1682-708.
5. [Internet] [acesso em 2014 jul 18]. Disponível em: http://www.unos.org/resources/meldpeldcalculator.asp
6. Naschitz JE, Slobodin G, Lewis RJ, Zuckerman E, Yeshurun D. Heart diseases affectin the liver and liver diseases affectin the heart. American Heart Journal. 2000;140:111-20.
7. Menon KVN, Shah V, Kamath PS. The Budd-Chiari Syndrome. The New England Journal of Medicine. 2004; 350:578-85.
8. Kumar S, Sarr MG, Kamath PS. Mesenteric Venous Thrombosis. The New England Journal of Medicine. 2001;345:183-8.

9. Dienstag JL. Hepatite tóxica e induzida por medicamentos. In: Fauci AS, Braunwald E, Kasper DL, Hauser SL, Longo DL, Jameson JL, Loscalzo J, Eds. Harrison Medicina Interna, 2009;17:1949-55.
10. Navarro VJ, Senior JR. Drug-Related Hepatotoxicity. The New England Journal of Medicine. 2006;354:731-9.
11. Lee WM. Drug-Induced Hepatotoxicity. The New England Journal of Medicine. 2003;349:474-85.
12. Rodríguez-Roisin R, Krowka MJ. Hepatopulmonary Syndrome - A Liver-Induced Lung Vascular Disorder. The New England Journal of Medicine. 2008;358:2378-87.
13. Dienstag JL, Chung RT. Transplante de fígado. In: Fauci AS, Braunwald E, Kasper DL, Hauser SL, Longo DL, Jameson JL, Loscalzo J, Eds. Harrison Medicina Interna. 2009;17:1983-90.
14. Nayak RP, LI D, Matuschak GM. Portopulmonary Hypertension. Current Gastroenterology Reports. 2009;11:56-63.
15. Austin MJ, McDougall NI, Wendon JA, Sizer E, Knisely AS, Rela M, et al. Safety and Efficacy of Combined Use of Sildenafil, Bosentan, and Iloprost before and After Liver Transplantation in Severe Portopulmonary Hypertension. Liver Transplantation. 2008;14:287-91.
16. Cadden IS, Greanya ED, Erb SR, Scudamore CH, Yoshida EM. The Use of Sildenafil to Treat Portopulmonaty Hypertension Prior to Liver Transplantation. Annals of Hepatology. 2009;8:158-61.
17. Tempe DK, Datt V, Datta D. Bosentan for the Treatment of Portopulmonary Hypertension. Annals of Cardiac Anaesthesia. 2008;11:139-40.
18. Wong F. Cirrhotic Cardiomyophaty. Hepatoly International. 2009;3:294-304.
19. Seirafi M, Spahr L. Cirrhotic Cardiomyophaty. Revue Médicale Suisse. 2009;5:1725-31.
20. Rivas MB, Cotrim S, Pontes ACP, Sá RMLS, Albuquerque DC, Albanesi Filho FM. Avaliação do Intervalo QT Corrigido em Diferentes Estágios da Cirrose Hepática Pós-Viral. Revista da SOCERJ. 2005;18:214-9.
21. Powell LW. Hemocromatose. In: Fauci AS, Braunwald E, Kasper DL, Hauser SL, Longo DL, Jameson JL, Loscalzo J. Harrison Medicina Interna, Interna. 2009;17:2429-33.
22. Seldin DC, Skinner M. Amiloidose. In: Fauci AS, Braunwald E, Kasper DL, Hauser SL, Longo DL, Jameson JL, Loscalzo J, Eds. Harrison Medicina Interna. 2009;17:2145-9.
23. Andrade C. A peculiar form of peripheral neuropathy: familiar atypical generalized amyloidosis with special involvement of peripheral nerves. Brain. 1952;75:408-27.
24. Merlini G, Bellotti V. Molecular Mechanisms of Amyloidosis. The New England Journal of Medicine. 2003;349:583-96.
25. Rajkumar SV, Gertz MA. Advances in the Treatment of Amyloidosis. The New England Journal of Medicine. 2007;356:2413-5.
26. Sousa A, Coelho T, Barros J, Sequeiros J. Genetic epidemiology of familial amyloidotic polyneuropathy (FAP)-type I in Póvoa do Varzim and Vila do Conde (North of Portugal). American Journal of Medical Genetics. 1995;60:512-21.
27. Raia S, Massarollo PCB, Baía CES, Fernandes AONG, Lallée MP, Bittencourt P, et al. Transplante de Fígado "Repique": Receptores que Também São Doadores. Jornal Brasileiro de Transplantes. 1998;1:222.
28. Ericzon BG, Larsson M, Wilczek HE. Domino liver transplantation: risks and benefits. Transplantation Proceedings., 2008;40:1130-1.

58
capítulo

Karina Vasconcelos Ferreira de Conti • Marcela Paganelli do Vale • Henri Paulo Zatz

Emergências Cardiovasculares em Portadores de Distúrbios Endocrinológicos

DIABETES MELITO E DOENÇA CARDIOVASCULAR

Introdução

O diabetes melito (DM) é uma doença de alta prevalência e tem grande impacto na morbimortalidade mundial, principalmente pela intrínseca relação com a doença aterosclerótica. A expansão do número de pacientes diabéticos ocorre há pelo menos 20 anos. Estimativas da Organização Mundial da Saúde (OMS) revelam que pode ocorrer aumento na prevalência mundial desta enfermidade da ordem de 114% nos próximos 20 anos, levando ao surgimento de 330 milhões de novos casos.[1] O Brasil segue esta tendência mundial e está entre os 10 países com maior número absoluto de indivíduos com DM.[2] Este crescimento acelerado deve-se, em parte, ao envelhecimento populacional e também às modificações nos hábitos de vida, que, por sua vez, elevam a prevalência da obesidade e do sedentarismo.

A mortalidade mundial relacionada ao DM é estimada em 800 mil casos/ano; entretanto, estes números podem estar subestimados devido à notificação inadequada dos atestados de óbito.[3] A OMS calcula que aproximadamente 2,9 milhões de mortes estão relacionadas ao DM, o que corresponderia a 5,2% da mortalidade geral.[4]

Neste contexto, é necessário lembrar que uma das principais causas de mortalidade relacionadas ao DM é a doença cardiovascular (CV), especialmente a doença arterial coronária (DAC), responsável por grande parte dos óbitos entre os adultos (60% a 80%). O DM é considerado fator de risco CV independente tanto em homens quanto em mulheres, elevando em 2 a 4 vezes a probabilidade de eventos CV maiores.[5-8] Infarto agudo do miocárdio (IAM), acidente vascular cerebral (AVC) e doença arterial obstrutiva periférica (DAOP) ocorrem duas a três vezes mais frequentemente em pacientes diabéticos quando comparado a não diabéticos com os mesmos fatores de risco CV.[9]

Doença arterial coronária no diabético

A prevalência de DAC em adultos diabéticos pode chegar a 55%, índice muito superior aos 2% a 4% habitualmente encontrados na população geral, e se acompanha de elevada mortalidade CV: pelo menos duas vezes maior em homens e cerca de quatro vezes na mulher.[10]

A DAC apresenta aspectos peculiares no paciente diabético em vários aspectos: na fisiopatologia, nas manifestações clínicas e angiográficas e na resposta ao tratamento. O processo de aterosclerose ocorre de forma mais precoce e acelerada nos diabéticos, com aumento importante da morbidade e das complicações.[11,12] Os diabéticos apresentam diversas alterações hematológicas e metabólicas que predispõem à presença de placas ulceradas e trombos coronários com formação de lesões mais complexas.[13] Esta maior incidência de lesões coronárias complexas relaciona-se ao risco elevado de desenvolvimento de quadros coronários agudos. Estudos utilizando tomografia computadorizada das artérias coronárias mostraram calcificação mais acentuada nos vasos de pacientes com DM, o que se constitui em preditor de eventos CV.[14]

Em relação à apresentação clínica, a DAC ocorre em idade mais precoce e está associada a maior gravidade (em geral quadros agudos instáveis) e a pior evolução tardia.[15-17] Vale ressaltar que a DAC nos diabéticos não necessariamente se manifesta pela presença de angina, resultando frequentemente em quadros de isquemia silenciosa ou em manifestações atípicas.

No tocante aos fatores angiográficos, os diabéticos também apresentam uma série de características desfavoráveis que incluem a presença de lesões difusas em vasos de pequeno calibre, acometimento frequente do tronco da coronária esquerda, doença multiarterial, disfunção ventricular esquerda, pobre circulação colateral e tendência à formação de trombos.[17]

1039

Vale ressaltar também que a resposta ao tratamento instituído, seja ele medicamentoso e/ou de revascularização, é menos favorável quando comparada aos não diabéticos.[18] Devido a este conjunto de características adversas, torna-se necessária uma atenção diferenciada ao atendimento das emergências CV e no longo prazo do paciente diabético, tanto no que diz respeito ao diagnóstico precoce, à estratificação do risco para o desenvolvimento de eventos cardíacos maiores, como também em relação à obtenção de metas mais rigorosas de controle dos outros fatores de risco relacionados à aterosclerose coronária. A terapia farmacológica específica para o controle do DM e aquela direcionada ao tratamento das doenças CV, em especial a DAC, associada ou não a procedimentos de revascularização, tem papel fundamental no prognóstico destes pacientes.

Tratamento do diabético com doença arterial coronária na emergência

Em casos de síndrome coronária aguda (infarto agudo do miocárdio com ou sem supradesnivelamento do segmento ST e angina instável), o tratamento do paciente com DM na sala de emergência não difere muito do tratamento usual dos demais pacientes e será abordado em capítulos específicos. Um fato que merece atenção especial no tratamento do paciente diabético com síndrome coronária aguda (SCA) é o controle rigoroso da hiperglicemia.

A hiperglicemia em pacientes com SCA está fortemente associada a uma evolução desfavorável. Pesquisas demonstraram que cerca de 25% a 50% dos pacientes hospitalizados por esta condição apresentam alterações dos níveis glicêmicos, o que pode ter efeito negativo na evolução clínica precoce e tardia.[19]

A hiperglicemia detectada no curso da SCA está independentemente associada à redução da fração de ejeção do ventrículo esquerdo em pacientes com infarto agudo do miocárdio (IAM) de parede anterior, a menores taxas de reperfusão espontânea nos infartos com supradesnivelamento do segmento ST e a maiores áreas de infarto devidas à incidência elevada do fenômeno denominado *no-reflow* (não refluxo), no qual ocorre redução do fluxo coronário epicárdico anterógrado na ausência de obstrução mecânica do vaso.[20-22]

É interessante observar que a hiperglicemia relacionada ao estresse e diagnosticada na admissão hospitalar pode elevar a mortalidade (Figuras 58.1 e 58.2) e o desenvolvimento de insuficiência cardíaca em pacientes com IAM. Em metanálise conduzida por Capes e colaboradores, englobando 15 estudos, compararam-se os riscos relativos de morte hospitalar e falência ventricular esquerda após IAM em diabéticos e não diabéticos com e sem hiperglicemia.[23] Seus resultados revelaram que pacientes sem diabetes e com hiperglicemia têm risco 3,9 vezes maior de morte comparativamente aos não diabéticos sem hiperglicemia. Além disso, concentrações muito altas de glicose em indivíduos não diabéticos elevam o risco de choque cardiogênico. Por outro lado, diabéticos com altas taxas de glicemia apresentam risco moderadamente elevado de morte (1,7 vez) na fase hospitalar. Estes resultados indicam que a hiperglicemia que acompanha o IAM tem impacto negativo e eleva o risco de morte em diabéticos e não diabéticos e também predispõe à falência ventricular esquerda em não diabéticos.

Em decorrência destes achados, várias questões ainda não foram elucidadas. Não se sabe se a hiperglicemia é um mediador de evolução adversa em pacientes com SCA ou apenas um marcador de gravidade da doença. As metas a serem atingidas e a intensidade do tratamento para a redução dos níveis glicêmicos ainda necessitam de estudos para serem definidas com segurança (Figuras 58.1 e 58.2).

Tratamento do diabético com doença arterial coronária no longo prazo

Modificação do estilo de vida

Além da necessidade de controle dos principais fatores de risco de DAC associados ao DM como HAS, dislipidemia e tabagismo, outros fatores modificáveis são dieta hipercalórica e sedentarismo, que acarretam sobrepeso e obesidade. Modificações de estilo de vida que revertam ou melhorem essas condições demonstraram efeito benéfico no controle da glicemia, da pressão arterial e do perfil lipídico, além de serem seguras e apresentarem baixo custo.[24]

Otimização do controle glicêmico

Segundo as recomendações atuais, deve-se almejar o controle ótimo da glicemia nos diabéticos, ou seja, a obtenção de níveis de HbA1c inferiores a 7% para todos os pacientes e, em casos individuais, um valor mais próximo do normal possível, com níveis menores que 6% sem o desencadeamento de hipoglicemias significativas.[25-28] O controle glicêmico rigoroso reduz o risco das complicações microvasculares relacionadas ao diabetes. No entanto, para pacientes com DM de longa data, associado à doença CV avançada, e em indivíduos muito idosos ou fragilizados, admite-se uma HbA1c menos rigorosa, da ordem de 8,5%.

Terapia antiplaquetária

Vários estudos demonstraram de forma inquestionável os benefícios do ácido acetilsalicílico (ASA) na redução do risco de eventos CV. Sua indicação é clássica na prevenção secundária das doenças CV e das SCA, nos pacientes submetidos à revascularização cirúrgica ou percutânea e também na prevenção primária em populações de alto risco.[29]

A prevenção primária de DAC é indicada em diabéticos com idade acima de 40 anos e fatores de risco associados (tabagismo, HAS, obesidade, história familiar de DAC e presença de microalbuminúria) ou naqueles com DM há mais de 10 anos. Por outro lado, a prevenção secundária com ASA em diabéticos com diagnóstico de DAC é mandatória, sendo que pacientes com intolerância a este fármaco podem fazer uso de outro antiplaquetário, como o clopidogrel ou a ticlopidina.[30,31] As doses de ASA empregadas variam de 75 a 325 mg/dia, sendo que não há consenso a este respeito. De qualquer maneira, estudos revelam que não existem diferenças significativas na eficácia clínica quando comparamos doses menores (75 a 150 mg/dia) e doses maiores (160 a 325 mg/dia). Vale ressaltar que doses maiores estão frequentemente relacionadas à ocorrência de sangramentos, particularmente digestivos, em especial quando se associam tienopiridínicos.[29]

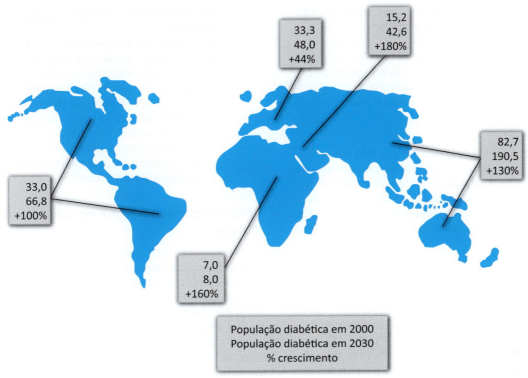

■ **Figura 58.1** Evolução do diabetes no mundo entre 2000 e 2030.
Dados da Organização Mundial de Saúde (OMS)
Adaptada de http://www.who.int/diabetes/facts/world_figures/en/.

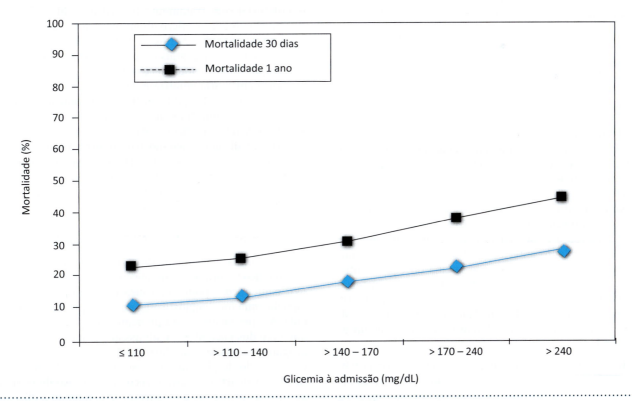

■ **Figura 58.2** Mortalidade e relação com o nível de glicose em pacientes admitidos por SCA.[19]
Adaptada de Deedwania et al.

Quanto ao uso concomitante do clopidogrel com aspirina, o estudo CLARITY-TIMI 28 demonstrou os benefícios desta associação na SCA; porém, novos estudos são necessários para estabelecer se o clopidogrel isolado ou associado ao ASA é superior ao uso apenas deste na prevenção primária de eventos CV nos diabéticos e na prevenção secundária em pacientes com doença coronária estabelecida.[32,33]

Terapia anti-hipertensiva

A meta a ser atingida no tratamento da HAS em pacientes diabéticos é a obtenção de níveis de pressão arterial ≤ 140 × 80 mmHg. As medicações de escolha são as que agem na modulação do sistema renina-angiotensina-aldosterona, que ajudam a evitar o desenvolvimento de nefropatia e a progressão da doença renal para estágios mais avançados.[34,35]

Tratamento da dislipidemia

O tratamento da dislipidemia é indicado em diabéticos com idade ≥ 40 anos ou em diabéticos mais jovens com fatores de risco adicionais para DAC. As metas do tratamento envolvem a obtenção de níveis de LDL < 100 mg/dL; triglicerídios < 150 mg/dL e HDL > 40 mg/dL (nas mulheres pode ser considerado o valor > 50 mg/dL). Pacientes com DM e DAC devem atingir alvos ainda mais baixos de LDL. Segundo o NCEP ATP III, os alvos de LDL devem ser inferiores a 70 mg/dL.[36,37]

Procedimentos de revascularização cirúrgica e percutânea

Os diabéticos representam aproximadamente 25% de todos os pacientes submetidos a procedimentos de revascularização, cirúrgica ou percutânea, a cada ano e, infelizmente, apresentam pior evolução quando comparados aos não diabéticos.

Embora a cirurgia de revascularização miocárdica (CRM) seja a estratégia clássica recomendada para estes pacientes, muitos estudos já foram e continuam sendo realizados com a finalidade de verificar o real desempenho da angioplastia e colocação de *stents*, principalmente dos farmacológicos, no tratamento de pacientes diabéticos multiarteriais em comparação à CRM, além de investigar o papel do tratamento do diabetes e dos fatores de risco associados.[38,39]

No momento atual, as diretrizes sugerem a realização de CRM na presença de lesões > 50% no tronco da coronária esquerda e lesões envolvendo o terço proximal da artéria descendente anterior (DA) associada à DAC multiarterial e a sintomas graves de angina ou equivalentes de isquemia. No caso de acometimento uni ou biarterial sem o envolvimento da DA, não há consenso a respeito. De qualquer forma, de acordo com dados mais recentes envolvendo pacientes diabéticos, devemos seguir as seguintes recomendações:

1. Se a estratégia de tratamento escolhida for a CRM, deve-se tentar utilizar pelo menos um enxerto arterial, de preferência a mamária interna esquerda, para revascularização do território da DA e manter controle glicêmico perioperatório rígido (glicemia < 200 mg/dL) por meio da infusão contínua de insulina.

2. Se a opção for intervenção coronária percutânea (ICP), o uso de *stents* farmacológicos é fortemente recomendado, assim como a utilização de inibidores das glicoproteínas IIb/IIIa, particularmente na vigência de SCA. O controle sistemático e minucioso do DM e dos outros fatores de risco é fundamental para a obtenção de bons resultados clínicos a curto e longo prazo, que influam nas taxas de reestenose coronária e, principalmente, na progressão da doença aterosclerótica.[40]

Acidente vascular cerebral em pacientes com diabetes

Pessoas com DM tipo 2 apresentam aumento da suscetibilidade para aterosclerose pela prevalência de outros fatores de risco aterogênicos, principalmente HAS, obesidade e dislipidemia.[41] Estudos caso-controle e epidemiológicos prospectivos têm confirmado o efeito independente do DM no AVC isquêmico, com risco relativo (RR) variando de 1,8 a 6 vezes.[42] No estudo de Framingham, apesar de o impacto do diabetes ter sido maior na DAOP com claudicação intermitente, na qual o RR foi 4 vezes maior, os territórios cerebral e coronário também foram afetados.[43] O impacto do diabetes foi maior em mulheres do que em homens, atingindo significância estatística como fator independente em mulheres idosas.[43]

A maioria dos dados avaliados sobre prevenção de AVC no diabetes é de prevenção primária. A abordagem multifatorial com tratamento intensivo de hiperglicemia, HAS, dislipidemia e microalbuminúria tem demonstrado redução no risco de eventos CV. Estas abordagens incluem medidas comportamentais e uso de estatina, IECA, BRA e antiplaquetários, quando necessários.[44] As diretrizes sobre prevenção primária enfatizam o controle mais rigoroso da PA com metas < 130/80 mmHg.[45,46] O controle rigoroso da hipertensão em diabéticos tem demonstrado redução significativa na incidência de AVC.[47,48]

O controle glicêmico mostrou reduzir a ocorrência de complicações microvasculares (nefropatia, retinopatia e neuropatia periférica) em vários estudos clínicos,[49-52] sendo recomendado em diretrizes de prevenção primária e secundária sobre doença CV e AVC.[46,53-58]

Tratamento da fase aguda do AVC isquêmico/AIT

A glicemia deve ser medida em pacientes com sinais neurológicos, porque a hipoglicemia pode mimetizar um AVC isquêmico e pode ser causa de lesão cerebral. Se a hipoglicemia for diagnosticada, deve ser prontamente tratada. A hiperglicemia está presente em aproximadamente um terço dos pacientes na admissão e associa-se com mau prognóstico, assim como história de diabetes prévia. O nível desejado de glicemia deve ser de 80 a 140 mg/dL. A American Heart Association recomenda o uso de insulina durante as primeiras 24 horas do AVC, quando a glicemia estiver persistentemente > 140 mg/dL. O paciente deve ter sua glicemia monitorizada frequentemente e a insuli-

1042 Tratado Dante Pazzanese de Emergências Cardiovasculares

■ CAPÍTULO 58

na, ajustada para evitar hipoglicemia. O controle glicêmico mostrou reduzir morte e outras complicações, como insuficiência renal e infecção.[59]

As medidas específicas serão abordadas capítulo pertinente.

Doença arterial obstrutiva periférica no paciente diabético

A associação de DM e DAOP tem sido avaliada e estabelecida em vários estudos. A DAOP em pacientes diabéticos é mais agressiva, com envolvimento precoce de grandes vasos, apresentando-se clinicamente de forma crônica com claudicação intermitente, sendo esta duas vezes mais comum entre os diabéticos do que entre os não diabéticos. Pode ainda se manifestar como isquemia aguda ou gangrena, com necessidade de tratamento emergencial que pode demandar amputação. Estudos demonstraram que pacientes com DM e claudicação intermitente têm 35% de risco de desenvolver isquemia aguda e 21% de necessitar de amputação, comparado com 19% e 3%, respectivamente, entre os não diabéticos. A progressão de isquemia crítica de membros inferiores para gangrena gira em torno de 9% nos pacientes não diabéticos, comparada com 40% nos diabéticos, os quais, em geral, sofrem amputação em idade mais precoce. As amputações são dez vezes mais frequentes em diabéticos com doença arterial periférica do que em não diabéticos.[60-62]

Diante de um paciente com obstrução arterial aguda, o tratamento tem por finalidade a preservação da vida e do membro afetado. É preciso estabelecer a gravidade da isquemia e a necessidade de cirurgia de emergência. O tratamento pode ser dividido em clínico e cirúrgico. A abordagem clínica se constitui de cuidados gerais como repouso absoluto no leito, com o paciente inclinado para melhorar a perfusão tecidual pelo aumento da pressão hidrostática, e aquecimento do membro isquêmico com algodão ortopédico. Em relação ao uso de medicamentos, o primeiro passo é o controle da dor com analgésicos. Se necessário, pode-se realizar bloqueios anestésicos, como anestesia peridural contínua ou bloqueio do plexo braquial para controle da dor. Deve-se iniciar anticoagulação o mais rápido possível para evitar progressão da isquemia e piora do prognóstico. A medicação de escolha para anticoagulação é a heparina, que deve ser administrada na forma venosa. A dose preconizada é 5.000 UI em *bolus*, seguida de infusão contínua, na dose de 1.000 UI/h, com controle do TTPA, tendo como objetivo um valor do TTPA de 2 a 2,5 vezes o valor normal. O uso de vasodilatadores ainda é controverso; deve ser usado com controle rigoroso da PA, pois quedas bruscas na pressão arterial podem piorar a isquemia do membro afetado. Em alguns casos de trombose confirmada, pode ser indicado tratamento com fibrinolítico intra-arterial.[63,64]

Na impossibilidade de tratamento clínico, os pacientes devem ser submetidos à arteriografia de urgência e a procedimento cirúrgico, caso seja possível. O procedimento cirúrgico a ser indicado depende da etiologia e da localização da obstrução. Diante de membros com evidência de inviabilidade, resta somente a amputação, que deve ser indicada se já houver um nível de isquemia bem delimitado, devendo ser realizado o procedimento com segurança, no nível a ser amputado.[63]

Após o tratamento de um membro isquêmico, é necessário estar atento à síndrome de reperfusão, que ocorre após lesão de grandes massas musculares que serão reperfundidas. Isso ocorre devido à rabdomiólise e caracteriza-se por alterações do equilíbrio acidobásico com acidose metabólica, hipoxemia, hipercapnia, hiperpotassemia, mioglobinúria e elevação dos níveis plasmáticos de CPK, DHL e TGO. Os níveis de CPK podem se elevar antes mesmo do procedimento cirúrgico, podendo chegar a 20.000 UI. Esses níveis refletem a quantidade de massa muscular lesada. O quadro se associa a altos índices de insuficiência renal, principalmente em pacientes com DM que geralmente já apresentam disfunção renal de base. A indicação precoce do procedimento cirúrgico é importante para reduzir a gravidade da isquemia e da síndrome de reperfusão. O tratamento baseia-se na correção dos distúrbios acidobásicos e do potássio e na prevenção da insuficiência renal por meio de hidratação e, quando necessário, em estímulo à diurese com manitol a 20% e alcalinização urinária. Em casos de insuficiência renal grave, pode ser necessário tratamento dialítico.[63,64]

ALTERAÇÕES CARDIOVASCULARES NAS DOENÇAS TIREOIDIANAS

As doenças tireoidianas são comuns na prática clínica e afetam principalmente mulheres. Os hormônios tireoidianos exercem influência em vários órgãos, e o coração está entre os mais sensíveis. Exercem ações diretas e indiretas sobre as células cardíacas e, por conseguinte, tanto o excesso de produção (tireotoxicose) quanto a deficiência influenciam o aparelho CV, provocando manifestações clínicas características.

As manifestações CV podem ocorrer por efeito direto do hormônio tireoidiano em nível celular, por interação com o sistema nervoso simpático ou por alterações da circulação e do metabolismo periférico. A tireotoxicose não tratada aumenta o risco de morbidade CV e a mortalidade. Seus efeitos resultam em aumento da frequência cardíaca, da pressão arterial e em alterações da função ventricular sistólica e diastólica, bem como em hipertrofia ventricular esquerda.[65-70]

Hipertireoidismo e doenças cardiovasculares

Cardiopatia tireotóxica

Cardiopatia tireotóxica pode resultar da própria tireotoxicose ou da descompensação de cardiopatia preexistente, induzida pela tireotoxicose. As alterações hemodinâmicas observadas caracterizam-se pelo alto débito cardíaco. Este pode chegar a ser até 300% maior do que o de uma pessoa normal, em consequência da combinação de efeitos como elevação do volume circulante, redução da resistência vascular sistêmica, aumento da contratilidade do ventrículo esquerdo e da fração de ejeção, e aumento da frequência cardíaca.[69,71]

A sintomatologia cardiológica mais comum é: palpitação, cansaço progressivo aos esforços e, ocasionalmente, precordialgia. O exame CV revela manifestações do estado

■ CAPÍTULO 58   Emergências Cardiovasculares em Portadores de Distúrbios Endocrinológicos   **1043** hipercinético: precórdio hiperdinâmico com hiperfonese de primeira bulha, acentuação do componente pulmonar da segunda bulha e, eventualmente, terceira bulha, taquicardia, com frequência cardíaca > 90 batimentos por minuto, que se mantém elevada mesmo durante o sono e aumenta significamente durante o exercício físico. Eventualmente, nota-se sopro mesossistólico na região paraesternal esquerda e/ou um ruído sistólico no segundo espaço intercostal esquerdo durante a expiração, chamado atrito de Means-Lerman, resultante do atrito da pleura normal com o pericárdio hiperdinâmico. Os pulsos periféricos são amplos e a pressão arterial costuma estar elevada com hipertensão predominantemente sistólica.[69]

A tireotoxicose pode provocar quadros cardiológicos emergenciais caracterizados por taquicardia sinusal, fibrilação ou *flutter* atrial com complicações de natureza tromboembólica, insuficiência cardíaca congestiva ou de alto débito e até mesmo quadros de insuficiência coronária. As complicações CV são a principal causa de morte dos pacientes com mais de 50 anos em tratamento de hipertireoidismo.[72]

Além da taquicardia sinusal e da fibrilação atrial, outras alterações eletrocardiográficas da tireotoxicose são: elevação inespecífica do segmento ST, encurtamento do intervalo QT, distúrbio de condução intra-atrial caracterizada pela presença de onda P alargada e com entalhe e aumento do intervalo PR, que pode evoluir para bloqueio atrioventricular de segundo ou terceiro grau, sendo desconhecida a causa dessa manifestação paradoxal. Distúrbios de condução intraventricular também são descritos, principalmente sob a forma de bloqueio completo de ramo direito. Essas alterações parecem ser secundárias a um processo inflamatório e, com frequência, apresentam reversão espontânea.[73]

O ecocardiograma pode demonstrar aumento da espessura da parede do ventrículo esquerdo com fração de ejeção normal ou aumentada. Ocorre aumento da prevalência de prolapso de valva mitral em pacientes com Doença de Graves (41% *versus* 18% na população controle), o que, no entanto, não se observa em outras causas de hipertireoidismo.[74,75]

Tireotoxicose e fibrilação atrial

A fibrilação atrial (FA) é a segunda arritmia mais prevalente do hipertireoidismo e desenvolve-se em 10% a 15% dos casos. Representa fator de risco independente para eventos cerebrovasculares por tromboembolismo e está associada a elevado risco de morte.[76,77]

Pode manifestar-se com palpitações e/ou sinais de insuficiência cardíaca congestiva de alto débito, sem sinais clínico-radiológicos de congestão pulmonar. Os sintomas costumam ser mais intensos na população mais idosa, com presença de dispneia mesmo em repouso e desconforto precordial, possivelmente relacionado ao maior consumo de oxigênio decorrente da elevação acentuada do metabolismo.[69]

O controle terapêutico do hipertireoidismo geralmente resulta na resolução espontânea da FA. As alterações cardiotireotóxicas costumam apresentar excelente resposta terapêutica aos betabloqueadores adrenérgicos, muitas vezes em altas doses. Na impossibilidade de seu uso por contraindicações, utiliza-se alternativamente bloqueadores de canais de cálcio, como, verapamil e diltiazem. Pacientes tireotóxicos em uso de digitálicos são mais propensos a desenvolver intoxicação digitálica.[69,78]

Em relação à anticoagulação nos pacientes com crises tireotóxicas e FA, as diretrizes recomendam o uso de anticoagulante oral (RNI 2,0 a 3,0) até que o hipertireoidismo seja tratado. Se a FA persistir após o controle, devem ser aplicados os mesmos critérios de indicação dos demais casos, visto que também apresenta incidência elevada de fenômenos tromboembólicos. Deve-se ressaltar que na tireotoxicose o metabolismo da vitamina K está aumentado, o que, por conseguinte, indica o emprego de agentes cumarínicos em doses mais baixas.[79,80]

Tireotoxicose e insuficiência cardíaca

A insuficiência cardíaca é uma das complicações mais conhecidas do hipertiroidismo, e pode ocorrer por vários mecanismos, dentre eles: insuficiência cardíaca por alto débito, por taquicardiomiopatia ou por descompensação de quadro prévio de miocardiopatia dilatada.

A insuficiência cardíaca por alto débito ocorre em função das condições hemodinâmicas e adrenérgicas da tireotoxicose, que provocam aumento da demanda metabólica; apesar de o débito cardíaco estar alto, ele está, de fato, abaixo do desejado para um estado de alta requisição da função cardíaca. Nestes casos, geralmente ocorrem sintomas próprios de insuficiência cardíaca, como cansaço e dispneia, porém sem sinais de congestão. Alguns pacientes ultrapassam a condição clássica da insuficiência cardíaca de alto débito e apresentam quadro de hipertrofia ventricular, que pode evoluir para miocardiopatia dilatada com baixa fração de ejeção e sinais congestivos.[81,82,83]

A tireotoxicose pode ainda provocar exacerbação de danos miocárdicos já estabelecidos, devido às condições hiperdinâmicas como aumento da demanda metabólica, principalmente em pacientes com faixa etária mais elevada. Alguns pacientes apresentam, após longo acometimento tóxico, sinais verdadeiros de falência ventricular esquerda, incluindo galope diastólico e congestão pulmonar, decorrentes de frequência cardíaca muito elevada por taquicardia sinusal persistente ou, mais comumente, fibrilação atrial com alta resposta ventricular, caracterizando um quadro de taquimiocardiopatia.[84] Controlar a frequência cardíaca nessa população deve ser objetivo primordial concomitante ao tratamento do hipertireoidismo. Os bloqueadores beta-adrenérgicos são as medicações de escolha. O propranolol melhora a frequência cardíaca, os tremores, o cansaço, a fraqueza muscular, a intolerância ao calor e a hiper-reflexia. Medidas mais definitivas, como uso de agentes antitireoidianos ou iodo-131, também devem ser adotadas.[85]

Tireotoxicose e insuficiência coronária

A insuficiência coronária no contexto do hipertireoidismo é representada pela *angina pectoris* e pelo infarto agudo do miocárdio. Apesar de a angina ocorrer em 0,5% a 20% dos pacientes, o infarto do miocárdio é extremamente incomum, com poucos casos relatados na literatura, com incidência de aproximadamente 1,8%. Descrição de relatos de casos, habitualmente em mulheres com menos de 40 anos, demonstraram a presença de coronárias livres de lesões.[86-90]

Os mecanismos fisiopatológicos ainda não estão bem esclarecidos. Existem evidências de que o hormônio tireoidiano exerça efeitos sobre os fatores que determinam o consumo de oxigênio pelo miocárdio e que anomalias de dissociação oxigênio-hemoglobina poderiam explicar tal fato.[91] Outros possíveis mecanismos incluem: isquemia secundária a vasoespasmo coronário por desequilíbrio da inervação autonômica cardíaca, alteração na concentração de tromboxane A e prostaciclina na circulação coronária, com vasodilatação insuficiente para suprir a demanda metabólica, doença microvascular e tromboembolismo com posterior recanalização do lúmen arterial.[87,88,92]

O diagnóstico diferencial deve ser feito com outras causas não ateroscleróticas de obstrução coronária, como vasculites, enfermidades reumáticas, sífilis, uso de cocaína e angina de Prinzmetal. Porém, a presença de doença tireoidiana documentada e a remissão da angina após o tratamento do hipertireoidismo em pacientes com coronárias normais sugere correlação entre essa patologias.

Tratamento da crise tireotóxica e das alterações cardiovasculares

O tratamento da crise tireotóxica é emergencial e necessita de suporte em terapia intensiva. Com relação ao tratamento medicamentoso, recomendam-se β-bloqueadores (de preferência o propranolol), que proporcionam controle dos sintomas induzidos pelo tônus adrenérgico, melhorando a frequência cardíaca e a função cardíaca como um todo. O propranolol pode ser administrado por via venosa na dose de 1 mg/min., até que o betabloqueio seja alcançado, ou por via oral ou sonda nasogástrica, na dose de 60 a 80 mg a cada 4 horas. Outra alternativa é a utilização de β-bloqueador de curta duração: esmolol – dose de ataque 250 a 500 mg/kg, seguida de infusão de 50 a 100 µg/min.; metoprolol 5 mg em 5 minutos, podendo-se repetir doses adicionais até 20 mg de acordo com a resposta individual. As tionamidas (propiltiouracil e metimazol) são administradas com a finalidade de bloquear a síntese dos hormônios tireoidianos. Alguns preferem o uso do propiltiouracil, devido à sua atuação no bloqueio da conversão periférica de T4 em T3. As doses recomendadas são: metimazol – 20 a 30 mg a cada 4 a 6h, por via oral ou sonda nasogástrica; propiltiouracil – ataque de 600 a 1.000 mg, seguido de 200 mg a cada 4 a 6h, por via oral ou sonda nasogástrica. Doses menores poderão ser utilizadas em pacientes que não preencham critérios para crise tireotóxica, mas apresentem hipertireoidismo grave. Apesar das tionamidas inibirem a formação de hormônio tireoideano, elas não impedem a liberação de hormônio já formado, o que exige outras formas de bloqueio deste. Para isso, podem ser administrada sobrecarga de iodo, habitualmente 2 horas após a prescrição do antitireoideano: solução de iodeto de potássio (5 gotas a cada 6h) ou Lugol (8 a 10 gotas a cada 6h), ambas por via oral ou retal. Podem ser administrados no sentido de reduzir a conversão de T4 a T3, apenas nos casos sugestivos de crise tireotóxica.[85]

Hipotireoidismo e doenças cardiovasculares

Hipotireoidismo – definição e clínica

O hipotireoidismo se caracteriza por uma produção insuficiente de hormônios tireoidianos. Sua maior incidência ocorre entre os 30 e 60 anos, acometendo principalmente as mulheres, em uma relação de 6:1. Sua causa mais comum é a tireoidite autoimune crônica (Tireoidite de Hashimoto). A incidência de hipotireoidismo estimada na população geral é de 2%. As manifestações clínicas são de caráter insidioso, sendo mais exuberantes quanto mais grave for o déficit hormonal e maior for o tempo de evolução da doença. Os sintomas mais comuns são: intolerância ao frio, fraqueza muscular, pele seca e fria, déficit de memória, alterações da personalidade, respiração curta, bradicardia, constipação, edema não compressível (mixedema), rouquidão, dismenorreia e, algumas vezes, insuficiência cardíaca.[69]

Coração mixedematoso

O coração mixedematoso foi inicialmente descrito por Zondek[93] em 1918, como uma situação de aumento da área cardíaca acompanhada de bradicardia e diminuição da força de contratilidade da fibra cardíaca. Do ponto de vista histológico, observa-se a presença de edema miofibrilar com perda de estrias e leve grau de fibrose intersticial e de acúmulo intersticial de mucopolissacarídeos. À microscopia eletrônica observam-se ruptura de mitocôndrias e presença de inclusões lipídicas. As membranas basais capilares estão espessadas, com alteração histológica semelhante à observada em pacientes diabéticos.

As alterações hemodinâmicas no hipotireoidismo são opostas às encontradas no hipertireoidismo e caracterizam-se por bradicardia e redução de cerca de 30% do débito cardíaco. A redução do débito cardíaco pode ser atribuída à diminuição do volume circulante efetivo e ao aumento da resistência vascular periférica. A extração arteriovenosa de oxigênio é normal, apesar da diminuição do débito cardíaco, o que indica ser esta uma situação adaptativa à redução do metabolismo e do consumo de oxigênio corpóreo total. Essa redução do consumo total de oxigênio acarreta diminuição da produção de eritropoetina, o que leva consequentemente a uma menor massa de hemácias e, por conseguinte, à diminuição correspondente do volume circulante. A bradicardia ocorre, apesar da elevação dos níveis séricos de catecolaminas, e deve-se à redução do número de receptores beta cardíacos, o que provoca queda da sensibilidade adrenérgica.[69]

A sintomatologia cardíaca típica manifesta-se geralmente quando ocorre acentuado grau de hipotireoidismo por um período de vários meses. Inicialmente, quando em menor grau, o paciente pode se queixar de fadiga, adinamia, perda de memória, sonolência excessiva, intolerância ao frio e bradipsiquismo. As primeiras manifestações cardíacas costumam ser dispneia aos esforços, cansaço fácil e diminuição da tolerância ao exercício físico. A frequência cardíaca costuma ficar mais baixa. Sem tratamento, a sintomatologia cardíaca vai se tornando mais proeminente até o desenvolvimento de insuficiência cardíaca, podendo surgir derrame pleural[94] e pericárdico[95,96,97] e até tamponamento cardíaco,[98-101] caracterizando quadros cardiológicos emergenciais.

Hipotireoidismo e derrame pericárdico

O derrame pericárdico é um dos achados mais frequentes no hipotireoidismo de longa duração, podendo sua incidência ser estimada em 30% a 40%.[97] O líquido pericárdico, caracteristicamente, apresenta elevado teor de proteínas, o que possivelmente se deve ao aumento da permeabilidade capilar que se associa ao hipotireoidismo.[96] Seu desenvolvimento é insidioso, o que justifica a inexistência de distúrbios hemodinâmicos consequentes. Pulso paradoxal e tamponamento cardíaco são de ocorrência extremamente rara, devido à lenta distensão do pericárdio que não acarreta elevação da pressão pericárdica. O derrame pericárdico regride após a instituição da reposição hormonal, em um período de tempo que varia entre 2 e 12 meses.

Hipotireoidismo e insuficiência cardíaca

A insuficiência cardíaca congestiva é rara e costuma ocorrer mais frequentemente em pacientes com cardiopatia prévia. Pode ser atribuída ao prolongamento do relaxamento diastólico, à diminuição da velocidade de contração durante a sístole e ao inotropismo negativo. Além disso, a resistência vascular periférica acha-se muito aumentada e essa elevação da pós-carga pode reduzir ainda mais o débito cardíaco, contribuindo para aumentar o tempo circulatório e elevar a incidência de hipertensão.

A cardiopatia secundária à disfunção tireoidiana, também denominada cardiopatia mixomatosa, apresenta peculiaridades em relação à insuficiência cardíaca congestiva clássica por outras causas. Apresenta resposta hemodinâmica normal ao exercício físico, responde ao hormônio tireoidiano, mas não aos diuréticos e digitálicos, cursa com ausência de congestão pulmonar visto que não há hipertensão venocapilar. Além disso, o líquido pericárdico e pleural apresentam conteúdo proteico elevado, com características diferentes do transudado típico da insuficiência cardíaca.[69]

Hipotireoidismo e hipertensão arterial

A hipertensão arterial ocorre em 10% a 25% dos pacientes e é predominantemente diastólica. Sua fisiopatogenia ainda não foi totalmente elucidada. Foram estudadas as alterações da resistência vascular periférica e da sensibilidade ao cálcio do músculo cardíaco e liso vascular provocadas pelo hipotireoidismo. Altos níveis séricos de TSH se relacionam com redução da atividade dopaminérgica no sistema nervoso central, que pode contribuir para o desenvolvimento de hipertensão pela liberação de norepinefrina. É interessante notar que os níveis séricos da renina e da aldosterona encontram-se diminuídos nesses pacientes, ou seja, a hipertensão secundária ao hipotireoidismo é hiporreninêmica.[102,103]

Hipotireoidismo e alterações do perfil lipídico

O hipotireoidismo pode provocar alterações importantes no perfil lipídico, aumentando o risco cardiovascular. A dislipidemia relacionada ao hipotireoidismo cursa com aumento dos níveis séricos do colesterol e dos triglicerídeos. A hipertrigliceridemia associa-se com a produção hepática de partículas de LDL colesterol do tipo pequenas e densas, reconhecidas por sua maior ação aterogênica. Observa-se também menor mobilização de ácidos graxos livres. Todos estes fatores fazem do paciente com hipotireoidismo um candidato ao desenvolvimento da doença aterosclerótica coronária. Realmente, esta é duas vezes mais frequente na população hipotireoidea do que na população geral. Curiosamente, a incidência de angina e de infarto agudo de miocárdio não se encontra aumentada nesses pacientes, o

que pode estar relacionado à menor demanda de oxigênio exigida pelo miocárdio, o que lhes permite suportar melhor a redução do fluxo sanguíneo coronário.[104-106]

Hipotireoidismo e alterações eletrocardiográficas

Os pacientes hipotireoideos podem apresentar bradicardia sinusal, aumento do intervalo QT e achatamento ou inversão da onda T, associados à baixa voltagem difusa dos complexos. Algumas dessas alterações podem ser decorrentes da presença de derrame pericárdico, enquanto outras são dependentes de distúrbio primário do miocárdio. As arritmias ventriculares podem ocorrer frente às modificações de duração do potencial de ação e do intervalo QT e, em raros casos, pode evoluir para taquicardia ventricular multifocal tipo *torsade de pointes*.[69]

Tratamento do hipotireoidismo e das alterações cardiovasculares

O tratamento das alterações cardiovasculares é realizado juntamente com a reposição hormonal. A resolução dos problemas cardiovasculares está intimamente relacionada à correção do distúrbio tireoidiano de base. Pacientes com insuficiência coronária e hipotireoidismo devem ser devidamente estratificados de forma invasiva, se necessário, podendo ser postergado o tratamento de reposição hormonal para outro momento e, se não houver indicação cirúrgica, a presença de doença coronariana não é motivo impeditivo ao uso da levotiroxina sódica. Recomenda-se, no entanto, iniciar o tratamento com doses menores, em geral, 6,25 µg/dia, preferencialmente administrados pela manhã, em jejum, e essa dose deve ser aumentada com intervalos de tempo maiores, de 15 a 21 dias, de modo a restaurar progressivamente a normalidade, sem alterações abruptas que possam induzir a um maior consumo de oxigênio. O risco de agravamento de angina ou mesmo de infarto agudo do miocárdio é pequeno se essa programação terapêutica for empregada. Geralmente, com a melhora do hipotireoidismo, ocorre melhora da sintomatologia cardiovascular, o que poderia talvez ser atribuído a um maior fluxo coronário proporcionado pela redução da infiltração mixedematosa das paredes arteriais e pelo reequilíbrio do consumo de oxigênio com o retorno da função dos hormônios tireoidianos.[69]

Efeitos da amiodarona na tireoide

A amiodarona é um potente antiarrítmico, rico em iodo, usado na prática clínica para tratamento de arritmias ventriculares, taquicardia supraventricular paroxística, fibrilação atrial (FA) e *flutter* atrial.[107,108] Apesar de altamente efetiva, a amiodarona está associada a vários efeitos colaterais, sendo os órgãos mais afetados a córnea, os pulmões, o fígado, a pele e a tireoide.[109] Alguns efeitos adversos são dose-dependente e outros podem estar relacionados à estrutura química e ao metabolismo da amiodarona.[110]

A amiodarona é um derivado do benzofurano, cuja fórmula estrutural se assemelha ao hormônio tireoidiano humano T4 (Figura 58.3). O fármaco contém 37% de iodo em seu peso molecular. A dose diária de manutenção libera 50 a 100 vezes um excesso de iodo por dia.[111] Além disso, se distribui por vários tecidos, dos quais é lentamente liberada.[112] A meia-vida da amiodarona é de 52 ± 23,7 dias e, para seu metabólito desetil (DEA), de 61,2 ± 31,2 dias.[112]

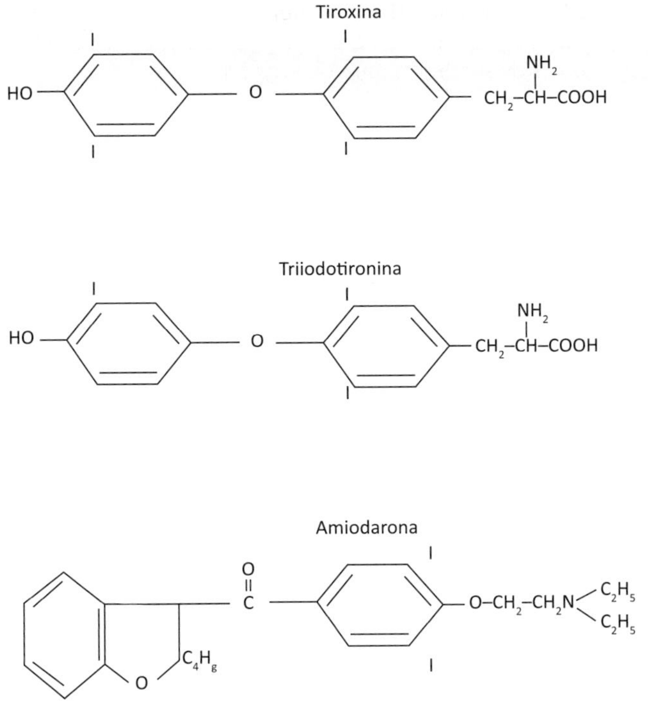

Tiroxina

Triiodotironina

Amiodarona

Figura 58.3 Estruturas químicas da tiroxina, triiodotironina e amiodarona.

Adaptada de Kishore J, Harjai MD, Angelo A, Licata, MD, PhD. Effects of Amiodarone on Thyroid Function. Ann Intern Med. 1997;126:63-73.

O efeito na glândula tireoide pode ser dividido em dois grupos: intrínseco da droga e iodo-induzido (Tabela 58.1) .

A maioria dos pacientes em uso de amiodarona mantém-se eutireoideo,[113] apresentando apenas alterações nos testes de função tireoidiana (Tabela 58.2). Uma minoria, entretanto, desenvolve disfunção tireoidiana, isto é, tireotoxicose ou hipotireoidismo.[114]

Em vários estudos, a incidência de tireotoxicose induzida por amiodarona tem sido relatada de 1% a 23%, e do hipotireoidismo, em 1% a 32%.[115,116-120] Entretanto, a incidência global de disfunção tireoidiana relacionada a amiodarona é estimada em 2% a 24%.[121] Os fatores de risco reconhecidos associados à disfunção tireoidiana são: sexo feminino, doença cardíaca cianogênica complexa, cirurgia tipo Fontan prévia e dose de amiodarona > 200 mg/dia.[122]

Tireotoxicose

A tireotoxicose se desenvolve mais frequentemente em áreas geográficas com baixa disponibilidade de iodo.[116,123,124] A média de duração de tratamento com amiodarona, antes da ocorrência de tireotoxicose, é de três anos.[125] Há relativa predominância no sexo masculino.[123,126] A patogênese da tireotoxicose é complexa e não é completamente entendida. Existem duas formas de tireotoxicose:

- **Tipo I:** usualmente ocorre em glândula tireoidiana anormal, devido ao excesso de iodo, induzindo aumento da síntese e liberação de hormônio tireoidiano.[127]
- **Tipo II:** há uma destruição das células foliculares da glândula, levando à liberação de hormônios tireoidianos pré-formados.[127]

Os sintomas clássicos de hipertireoidismo podem estar ausentes, por causa da ação antiadrenérgica da amiodarona e da menor conversão de T4 em T3.[128] A tireotoxicose pode ser suspeitada por piora da doença cardíaca de base, com taquiarritmia ou angina.[126] A ocorrência ou recorrência de taquicardia ou FA deve ser considerada uma boa razão para se investigar a função tireoidiana.[129] Deve-se diferenciar os dois tipos de tireotoxicose, porque o tratamento é diferente. O exame laboratorial de função tireoidiana não ajuda na discriminação: T4 sérico elevado, TSH suprimido e T3 normal ou elevado.[130] Os elementos que permitem o diagnóstico diferencial estão na Tabela 58.3.[109]

Tabela 58.1 Efeitos da amiodarona na glândula tireoidiana.

Efeito intrínseco da droga	Efeito iodo-induzido
■ Bloqueio da entrada do hormônio tireoidiano nas células ■ Inibição da 5-deiodinase tipos I e II ■ Diminuição da ligação do T3 ao seu receptor ■ Citotoxicidade tireoidiana	■ Falência para escapar do efeito Wolff-Chaikoff ■ Potencialização da autoimunidade tireoidiana ■ Desregulação da síntese do hormônio (efeito Jod-Basedow)

Adaptada de Basaria S, Cooper DS. Amiodarone and the thyroid. Am J Med. 2005;118:706-714.

Tabela 58.2 Efeitos da amiodarona nos testes de função tireoidiana em indivíduos eutireoídeos.

Hormônio tireoidiano	Efeitos agudos (< 3 meses)	Efeitos crônicos (> 3 meses)
T4 livre e total	↑ 50%	↑ 20% a 40% do basal
T3 livre e total	↓ 15% a 20% (normal baixa)	↓ 20% (normal baixo)
rT3	↑ > 200%	↑ > 150%
TSH	↑ 20% a 50%, transitória (geralmente < 20 mU/L)	Normal

Adaptada de Basaria S, Cooper DS. Amiodarone and the thyroid. Am J Med. 2005;118:706-714.

Tabela 58.3 Diferentes achados na tireotoxicose induzida pela amiodarona tipo I e II.

	Tipo I	Tipo II
Anormalidade tireoidiana de base	Sim	Não
Patogênese	Síntese excessiva de hormônio	Tireoidite destrutiva
Absorção do radioiodo na tireoide	Normal/aumentada	Baixa/ausente
IL-6 sérica	Normal/discretamente aumentada	Extremamente aumentada
USG tireoidiana	Nodular, hipoecoico, volume	Normal
USG com Doppler colorido	Alto fluxo sanguíneo tireoidiano	Baixo fluxo sanguíneo tireoidiano

Adaptada de Newman CM, Price A, Davies DW, Gray TA, Weetman AP. Amiodarone and the thyroid: a practical guide to the management of thyroid dysfunction induced by amiodarone therapy. Heart. 1998;79:121-27.

O tratamento da tireotoxicose tipo I objetiva o bloqueio da organificação adicional de iodo, restringindo assim a produção de hormônio tireoidiano. Outra meta da estratégia terapêutica é diminuir a entrada de iodo na tireoide e depletar os estoques intratireoidianos de iodo.[131] A tireotoxicose tipo II responde ao tratamento com esteroides.[128]

Hipotireoidismo

O hipotireoidismo ocorre mais frequentemente do que a tireotoxicose em áreas com disponibilidade adequada de iodo.[116] O tempo médio para a ocorrência de hipotireoidismo é de 6 a 12 meses.[125] Em contraste à tireotoxicose, o hipotireoidismo é um pouco mais comum em mulheres[125] e ocorre em pacientes mais idosos.[132] O mecanismo patogênico mais provável em pacientes com tireoidite de Hashimoto preexistente é o dano glandular.[133] Em pacientes sem anormalidade tireoidiana de base e com autoanticorpos tireoidianos negativos, defeitos leves na organificação do iodo e na síntese de hormônio tireoidiano são as explicações mais prováveis para o hipotireoidismo.[124,134]

Os sintomas mais comuns são fadiga, fraqueza, intolerância ao frio, lentidão física e mental, e pele seca. O bócio é incomum.[132] Os achados laboratoriais são similares àqueles do hipotireoidismo espontâneo.[124,135]

O tratamento do hipotireoidismo não tem a mesma complexidade da tireotoxicose. Se a amiodarona for necessária para o tratamento da doença cardíaca de base, pode ser continuada em associação com a reposição de levotiroxina. O nível sérico de TSH é o parâmetro mais importante para monitorar a terapia.[109,136] Entretanto, se for possível descontinuar a amiodarona, a remissão do hipotireoidismo geralmente ocorre em 2 a 4 meses.[123] Os pacientes devem ser reavaliados a cada 6 a 12 meses para verificar a necessidade de manter a levotiroxina.[130]

As recomendações para seguimento de pacientes em uso de amiodarona estão ilustradas na Figura 58.4.[136]

ALTERAÇÕES DA GLÂNDULA ADRENAL E DOENÇAS CARDIOVASCULARES

Insuficiência adrenal aguda

Introdução

As duas glândulas suprarrenais localizam-se no polo superior de cada rim. A glândula é composta por córtex e

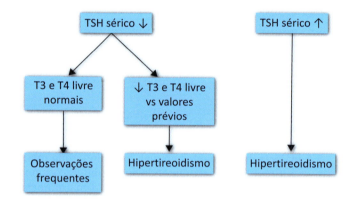

■ **Figura 58.4** Fluxograma para o seguimento dos pacientes em uso de amiodarona.
Adaptada de Martino E, Bartalena L, Bogazzi F, Braverman LE. The effects of amiodarone on the thyroid. Endocrin Rev. 2001;22(2):240-54.

medula. O córtex é composto por três zonas histológicas e sintetiza hormônios esteroides (cortisol, aldosterona e andrógenos), enquanto a medula, que, em essência, é um gânglio simpático, produz catecolaminas.[137] O cortisol, o maior mediador da resposta ao estresse, afeta o coração, o leito vascular, a excreção de água e o balanço eletrolítico. A aldosterona tem o papel de manter as concentrações de potássio e de sódio em níveis fisiológicos e regula o volume extracelular.[138,139]

A insuficiência adrenal (IA) ocorre quando grande parte da função da glândula adrenal é perdida. Pode ser classificada em primária e secundária. Alguns consideram a IA terciária. As duas formas de IA podem se desenvolver lentamente (semanas a meses) ou agudamente, com consequências catastróficas que podem levar ao colapso cardiovascular e ao óbito.[140] A classificação e a etiologia mais comuns estão representadas na Figura 58.5.

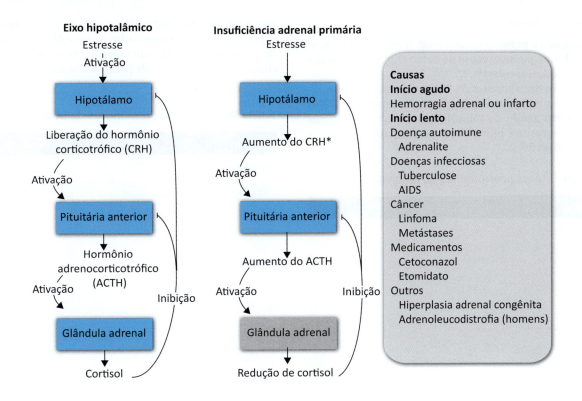

■ **Figura 58.5** Eixo hipotálamo-hipófise-adrenal e causas primária e secundária da IA.
Adaptada de Salvatori R. Adrenal insufficiency. JAMA. 2005;294(19):2481-8.

Manifestações clínicas

A IA aguda é potencialmente letal. O médico deve considerar IA como possível causa de deterioração inexplicada do estado cardiovascular.[140]

Os fatores precipitantes da IA aguda incluem sepse, cirurgia, injúria maior, anestesia geral, intoxicação alcoólica aguda, infarto agudo do miocárdio, hipotermia, diabetes melito tipo 1, asma e hipoglicemia. Estes fatores estão listados na Tabela 58.4.

Tabela 58.4 Fatores precipitantes da IA aguda.

Estimulantes
Cirurgia – maior
Anestesia – geral
Perda de volume – significante
Trauma – maior
Asma
Hipotermia
Álcool – intoxicação aguda
Infarto do miocárdio – agudo
Pirógenos
Diabetes melito tipo 1
Hipoglicemia
Dor – severa
Surto psicótico
Doença depressiva

Inibidores
Morfina
Reserpina
Clorpromazina
Barbitúricos

Adaptada de Preuss JM. Adrenal Emergencies. Top Emerg Med. 2001;23(4):1-13.

Os pacientes com crise adrenal aguda apresentam-se profundamente doentes. Estão depletados de volume, o que pode resultar em hipotensão e choque. Náusea, vômito e dor abdominal grave podem estar presentes. A febre pode ocorrer como resultado de infecção ou pela própria insuficiência adrenal. Sintomas relacionados ao sistema nervoso central, como confusão, desorientação e letargia podem estar presentes. Os achados clínicos da IA aguda estão demonstrados na Tabela 58.5. O diagnóstico diferencial é muito vasto e inclui cetoacidose diabética, sepse, encefalite, abdome agudo perfurativo, acidose metabólica de diversas etiologias, sobredose de medicamentos, crise de tireoide, infarto agudo do miocárdio e embolia pulmonar.[139]

Os mecanismos que produzem hipotensão arterial são multifatoriais. A deficiência de cortisol, mesmo em presença de euvolemia, pode levar à hipotensão por depressão direta da contratilidade miocárdica.[141,142] A responsividade às catecolaminas também está reduzida, resultando em pobre resposta aos vasopressores na sala de emergência. Se houver deficiência coexistente de aldosterona, a perda de sódio pode causar hipovolemia, sendo a deficiência de volume um problema maior na IA primária do que na secundária.[141,143,144]

Os achados laboratoriais comuns incluem hipoglicemia e hiponatremia. Outros achados laboratoriais são hipercale-

mia, hipercalcemia, azotemia e níveis elevados de hematócrito (os dois últimos relacionados à hipovolemia). A contagem de leucócitos é geralmente normal e uma leve acidose está costumeiramente presente pela lipólise aumentada.[139]

Tabela 58.5 Manifestações clínicas da IA aguda.

Sintomas	Frequência
Fraqueza e fadiga	99% – 100%
Hiperpigmentação (pele)	92% – 97%
Hiperpigmentação (membrana mucosa)	71% – 82%
Perda de peso	97% – 100%
Náusea, vômito	56% – 87%
Anorexia	98% – 100%
Hipotensão (< 110/70)	82% – 91%
Dor abdominal	24%
Avidez por sal	22%
Diarreia	20%
Constipação	19%
Síncope	12% – 16%
Vitiligo	4% – 9%
Queixas musculoesqueléticas	6%
Letargia	< 5%
Confusão	< 5%
Psicose	< 5%
Calcificação auricular	< 5%

Adaptada de Preuss JM. Adrenal Emergencies. Top Emerg Med. 2001;23(4):1-13.

Diagnóstico

Uma vez feita a hipótese diagnóstica de IA, vários testes podem ser usados para avaliar a função adrenal. O exame inicial é a medida do cortisol e do ACTH sérico basais, que devem ser colhidos entre 8 e 9 horas da manhã.[139] Nos casos em que o nível de cortisol sérico situam-se entre 3 e 17,9 µg/dL, deve-se prosseguir a investigação com um teste dinâmico da função adrenal (Tabela 58.6). Nenhum dos testes é ideal em termo de sensibilidade e especificidade. Portanto, o exame deve ser interpretado no contexto clínico do paciente. A pesquisa de autoanticorpos é outro teste usado no diagnóstico de IA causada por doença autoimune.[145]

Na insuficiência adrenal aguda, o diagnóstico é inicialmente clínico e o tratamento não deve ser adiado para confirmar o diagnóstico, que pode ser facilitado se houver história de IA crônica ou de tratamento crônico com glicocorticoide. As anormalidades laboratoriais podem ajudar a confirmar a impressão clínica. Se o diagnóstico continuar incerto, deve-se prosseguir a investigação concomi-

Tabela 58.6 Síntese dos testes dinâmicos para avaliação da função adrenal.

	Testes				
	ITT	Metirapone	CRH	Dose convencional de ACTH	Baixa dose de ACTH
Estímulo	Insulina 0,1–0,15 UI/kg intravenosa	Metirapone 30 mg/kg via oral meia noite (máximo 3000 mg)	CRH, 1 µg/kg intravenoso	1–24 ACTH, 250 mcg intravenoso (ou IM)	1-24 ACTH, 1 µg intravenoso
Tempo de coleta de sangue	30, 45, 60 e 90 min.	8h da manhã seguinte	15, 30 e 60 min.	30 ou 60 min.	30 min.
Medidas	Cortisol sérico, glicemia	Cortisol sérico e 11-desoxicortisol	Cortisol sérico	Cortisol sérico	Cortisol sérico
Ponto de corte	Cortisol sérico > 18 µg/dL se glicemia < 40 mg/dL	11-desoxicortisol sérico > 7 µg/dL, com cortisol sérico < 5 µg/dL	Cortisol sérico > 18,5 µg/dL	Cortisol sérico > 18 µg/dL	Cortisol sérico > 18 µg/dL

Adaptada de Salvatori R. Adrenal insufficiency. JAMA. 2005;294(19):2481-8.

tantemente ao tratamento. Nesses casos, o diagnóstico é baseado no teste da estimulação rápida com ACTH, observando-se falência da glândula adrenal em responder ao ACTH exógeno, com produção de cortisol. Os autoanticorpos 21-hidroxilase são um marcador de alta sensibilidade e especificidade para IA autoimune e é útil para identificar pacientes com doença de Addison pré-clínica.[143]

Tratamento

As três metas no tratamento da IA aguda são a reposição de glicocorticoide, correção das anormalidades hidroeletrolíticas e correção da causa da descompensação da IA crônica ou a tentativa de descobrir a etiologia da IA recém-diagnosticada.[139]

Pacientes instáveis, com falência adrenal aguda suspeita, mas não confirmada, devem ser tratados com dexametasona na dose de 6 a 10 mg por via venosa a cada 6 a 8 horas, enquanto se realiza o teste rápido da estimulação com ACTH. A dexametasona é o glicocorticoide preferido nesses casos por ser 100 vezes mais potente do que o cortisol e por não elevar os níveis do cortisol. Assim, a dexametasona não irá interferir no teste de estimulação rápida do ACTH.[141,143,146] Os pacientes com insuficiência adrenal conhecida devem ser tratados com 100 mg de hidrocortisona intravenosa a cada 6 a 8 horas.[141,143,147]

O mineralocorticoide geralmente é desnecessário na fase aguda, se a reposição de água e sal forem adequadas, e se o paciente recebeu hidrocortisona, mesmo em casos de IA primária. Isso se explica pelo efeito mineralocorticoide da hidrocortisona. Entretanto, a adição de fludrocortisona é necessária em pacientes tratados com dexametasona, porque esta não apresenta efeito mineralocorticoide. Após a fase aguda, os paciente com Addison requerem tratamento de longo prazo com fludrocortisona.[141,143]

A hipoglicemia deve ser prontamente tratada com base no dextro. A via de reposição de glicose preferida é a intravenosa (50 a 100 mL de glicose a 50%); mas, na impossibilidade desta via, utilizar glucagon subcutâneo (1 a 2 mg).[139]

Os pacientes estão frequentemente com depleção de > 20% de volume e a hipovolemia deve ser corrigida de maneira agressiva, de acordo com o estado cardiovascular do paciente. Infundir 1 litro de solução salina em 1 hora e até 3 litros podem ser necessários nas próximas 8 horas.[141,143,146] A hipotensão requer reposição de volume e de corticoide.

Os distúrbios eletrolíticos, azotemia, hematócrito elevado e acidose metabólica geralmente são corrigidos com reposição de solução salina, não sendo necessário tratamento específico. Atenção deve ser dada à hipercalemia. O tratamento da hipercalemia é o mesmo de outras condições clínicas.[139]

Por último, o estressor responsável pela crise deve ser identificado e tratado.[139]

IA no paciente crítico

Os pacientes críticos representam um desafio especial em termos de diagnóstico e de tratamento da insuficiência adrenal.[148] Eles apresentam tipicamente uma resposta pró-inflamatória exagerada. Até recentemente, essa resposta era responsável pela supressão do eixo HHA e pela insuficiência adrenal. Entretanto, dados clínicos e experimentais sugeriram que a resistência dos tecidos ao glicocorticoide pode ter papel importante. Esta síndrome complexa é chamada de insuficiência de corticosteroide relacionada ao doente crítico (CIRCI). A CIRCI é definida como uma atividade de corticosteroide inadequada para a gravidade da doença.[149]

Múltiplos fatores podem contribuir para o hipoadrenalismo em pacientes críticos. Provavelmente, a hipoperfusão ou inibição da adrenal ou do eixo HHA por citocinas são as causas mais comuns do prejuízo funcional de diferentes componentes do eixo. Alguns fármacos usados em pacientes críticos podem também levar ao hipoadrenalismo.[150]

Uma manifestação clínica comum é a hipotensão refratária a fluidos e com necessidade de uso de vasopressores.[138,151] A insuficiência adrenal deveria ser considerada em todos os pacientes de UTI que requerem suporte vasopressor. O perfil hemodinâmico é variável e reflete a combinação com a doença de base.[152] A avaliação laboratorial pode demonstrar eosinofilia e hipoglicemia. Hiponatremia e hipercalemia são incomuns.[149]

O diagnóstico da IA no paciente crítico tem sido baseada na dosagem do cortisol sérico ou na alteração do cortisol sérico em resposta a 250 µg de ACTH sintético, também chamado de delta cortisol.[153,154] Ambos os exames têm limitações em doentes graves.[155] Um dosagem de cortisol < 10 m/dL ou um delta de cortisol < 9 mg/dL são os melhores indicadores diagnósticos de IA em pacientes graves (alta especificidade e baixa sensibilidade).[156]

A dose de corticoide no tratamento da IA em paciente crítico deve ser suficiente para diminuir a resposta inflamatória sem alterar excessivamente o sistema imunológico e o processo de cicatrização de feridas. A duração da terapia deve ser guiada pela duração da IA e da inflamação sistêmica associada.[149] Os regimes de tratamento com corticoide, baseado em revisões publicadas,[157-159] estão representados na Tabela 58.7. Estudos adicionais são necessários para determinar se o uso de corticoide na IA relativa melhora a mortalidade no longo prazo.[149]

Tabela 58.7 Regime de corticoterapia em pacientes críticos.

Indicações
Choque séptico dependente de vasopressor (dose de noradrenalina ou equivalente > 0,05 a 0,1 µg/kg/min. em 12h do início ou SARA progressiva após 48 h de cuidados de suporte)

Dose escalonada
Hidrocortisona 50 mg EV a cada 6 h ou 100 mg em *bolus* e após 10 mg/h em infusão contínua, por pelo menos 7 dias, com opção de tratamento por 10–14 dias. Os pacientes deveriam estar sem droga vasoativa e ventilação mecânica para iniciar redução da dose
Hidrocortisona 50 mg EV a cada 8 h por 3–4 dias
Hidrocortisona 50 mg EV/VO a cada 12 h por 3–4 dias
Hidrocortisona 50 mg EV/VO a cada 24 h por 3–4 dias
Reinstituição da dose plena de hidrocortisona se houver recorrência do choque ou piora da oxigenação
Fludrocortisona 50 mcg VO (opcional)
Hidrocortisona e metilprednisolona são considerados intercambiáveis

Complicações limitantes do tratamento com corticoide
Vigilância para infecção: baixo limiar para realização de culturas, mini-lavado broncoalveolar e outras culturas apropriadas
Hiperglicemia: monitorizar dextro, glicemia limítrofe e tratar com insulina quando apropriado
Miopatia: monitorizar CPK e força muscular e evitar agentes bloqueadores neuromusculares

Adaptada de Marik, PE. Critical illness-related corticosteroid insufficiency. Chest. 2009;135:181-93.

Feocromocitoma

Introdução

O feocromocitoma é uma neoplasia das células cromafins do eixo simpático-adreno-medular produtora de catecolaminas.[160,161] Esses tumores representam uma causa incomum de hipertensão arterial, devendo ser considerados em todos os pacientes que apresentem flutuações da pressão arterial e sinais ou sintomas sugestivos de liberação adrenérgica.[160] Em metade dos pacientes, a hipertensão pode ser persistente com cefaleia, sudorese e palpitações, e tais flutuações podem estar ausentes.[162] Além disso, o feocromocitoma é caracterizado pela variabilidade aumentada da pressão arterial,[163] que constitui fator de risco independente para morbimortalidade cardiovascular.[164,165] A ocorrência de aumento sustentado e o grau de variabilidade da pressão arterial se relacionam ao nível de secreção de norepinefrina pelo tumor.[166] A prevalência do feocromocitoma é de 0,1% a 0,6% dos hipertensos na população ambulatorial geral.[167,168] O pico da exacerbação clínica situa-se entre a terceira e a quarta décadas de vida; porém, em 10% dos casos a doença se manifesta na infância, acometendo os dois sexos de forma igual.[169]

Cerca de 90% dos casos de feocromocitomas ocorrem como tumores solitários, unilaterais e encapsulados da medula suprarrenal. Do ponto de vista histológico, menos de 10% dos tumores são malignos. Os locais de metástase distante incluem osso, pulmão, linfonodos e fígado. A regra dos "10" mostra-se útil para lembrar as frequências aproximadas do feocromocitoma: 10% são bilaterais, 10% extrassuprarrenais, 10% malignos, 10% familiares, 10% pediátricos e 10% sem elevação da pressão arterial.[170]

Diagnóstico

As manifestações clínicas são variadas, sendo a hipertensão arterial, intermitente ou sustentada, encontrada em mais de 90% dos casos.[171] Os paroxismos de hipertensão associados a sintomas adrenérgicos (taquicardia, sudorese e palidez) são encontrados em 50% dos casos.[172,173] Em alguns casos, as crises de hipertensão podem se manifestar como formas graves, como acidente vascular encefálico, infarto agudo do miocárdio, angina, edema agudo de pulmão, taquiarritmias graves e até morte súbita.[174] Além da hipertensão arterial, os sinais e os sintomas mais frequentes são: cefaleia (40% a 80%), sudorese (40% a 70%), palpitações (45% a 70%), hipotensão ortostática (50% a 70%), palidez (40% a 50%), ansiedade (35% a 40%), náuseas e vômitos (10% a 50%) e perda de peso (80%).[174] Outros sintomas podem ocorrer com menor frequência, como tremores, dor abdominal, dor torácica, polidipsia, poliúria, acrocianose, rubor facial, dispneia, tontura, convulsão, bradicardia e febre.[175] A presença concomitante da tríade clássica de sintomas (cefaleia, sudorese profusa e palpitações) associada à crise hipertensiva tem sensibilidade de 89% e especificidade de 67% para o diagnóstico do feocromocitoma.[160]

Como o feocromocitoma constitui uma forma potencialmente curável de hipertensão, é importante considerar este diagnóstico na hipertensão. Entretanto, como a hipertensão é encontrada tão comumente na prática clínica (20% a 25% da população adulta), e visto que o feocromocitoma é claramente incomum, a avaliação laboratorial deve ser seletiva, orientada pelo grau de suspeita clínica.[170]

Excreção elevada de catecolamina livre ou altos níveis de seus metabólitos (metanefrina ou ácido vanilmandélico – VMA) no sangue ou na urina estabelecem o diagnóstico de feocromocitoma. A localização da lesão (ou lesões) necessita de exames de imagem.[176]

A escolha dos exames bioquímicos depende da probabilidade pré-teste da presença do feocromocitoma. Na maioria dos casos de hipertensão resistente ou paroxística, a probabilidade de feocromocitoma ainda é baixa e devem ser usados testes com especificidade mais alta, como metanefrina e VMA urinário. Nos casos em que a probabilidade pré-teste é alta, os testes com maior sensibilidade, como metanefrina plasmática, são mais apropriados. Na prática clínica, entretanto, seria apropriado realizar testes com alta sensibilidade e alta especificidade concomitantemente para se chegar a um diagnóstico mais acurado.[176]

A sensibilidade e a especificidade dos vários exames bioquímicos usados no diagnóstico do feocromocitoma estão na Tabela 58.8. Deve-se estar atento às medicações e outros fatores que podem interferir na interpretação dos valores das catecolaminas e metanefrinas (Tabela 58.9). Os pacientes devem parar tais medicações por pelo menos duas semanas antes do exame.[177]

Tabela 58.8 Sensibilidade e especificidade dos testes diagnósticos do feocromocitoma.

Teste	Sensibilidade (IC 95%) (%)	Especificidade (IC 95%) (%)
Metanefrina plasmática livre	99 (96–100)	89 (87–92)
Metanefrina fracionada urinária	97 (92–99)	69 (64–72)
Catecolamina plasmática	84 (78–89)	81 (78–84)
Catecolamina urinária	86 (80–91)	88 (85–91)
Metanefrina total urinária	77 (68–85)	93 (89–97)
Ácido vanilmandélico urinário	64 (55–71)	95 (93–97)

Adaptada de Lenders JW, Pacak K, Walther MM, et al. Biochemical diagnosis of pheochromocytoma: which test is best? JAMA. 2002;287:1427-34.

O teste da supressão da clonidina é útil se os níveis de catecolaminas plasmáticos basais forem elevados (1000 a 2000 pg/mL), a pressão arterial estiver > 160/90 mmHg, e os exames de imagem falharem em localizar a lesão.[178] A Associação Americana de Endocrinologistas Clínicos não recomenda testes provocativos, que podem estar associados com risco substancial.[176]

Tabela 58.9 Causas de falso-positivo nos testes diagnósticos do feocromocitoma.

- Agentes antidepressivos tricíclicos e antipsicóticos
- Levodopa
- Drogas contendo catecolaminas
- Etanol
- Suspensão de clonidina e outras drogas
- Acetaminofeno e fenoxibenzamina (metanefrina plasmática)
- Estresse físico maior (por exemplo, cirurgia, AVC, síndrome da apneia obstrutiva do sono)

Adaptada de Kudva YC, Sawka AM, Young WF Jr. Clinical review 164: the laboratory diagnosis of adrenal pheochromocytoma; the Mayo Clinic experience. J Clin Endocrinol Metab. 2003;88:4533-39.

As opções de exames de imagem para diagnóstico e localização do feocromocitoma incluem TC, RNM das glândulas adrenais e cintilografia com iodo-metaiodobenzilguanidina (MIBG).[131, 179]

Tratamento

Uma vez que o diagnóstico tenha sido feito, o tratamento farmacológico deve ser iniciado, e se for localizado um tumor, a ressecção cirúrgica deve ser indicada. O preparo clínico é fundamental para o sucesso do tratamento cirúrgico. O uso de bloqueadores alfa-1 adrenérgicos deve preceder, em pelo menos duas semanas, a realização da cirurgia. Os β-bloqueadores devem ser iniciados, principalmente na presença de taquicardia sintomática, apenas após o início do uso de alfabloqueadores. Antagonistas do canal de cálcio, inibidores da ECA e simpaticolíticos centrais podem ser úteis na estabilização pressórica antes da ressecção cirúrgica. A crise hipertensiva paroxística do feocromocitoma é considerada uma emergência hipertensiva e deve ser tratada com nitroprussiato de sódio endovenoso em infusão contínua, na dose de 0,5 a 10 µg/min. ou com fentolamina injetável. A remoção cirúrgica total do tumor é o tratamento ideal, e devido ao grande potencial de complicações da anestesia e da própria cirurgia, cuidados intensivos pré e pós-operatórios devem ser tomados.[180] Os pacientes submetidos à remoção total e precoce da neoplasia apresentam, em geral, remissão total dos sintomas e cura da hipertensão arterial. Entretanto, muitos podem manter-se hipertensos em consequência da hipertrofia vascular remanescente ou de alterações funcionais renais, necessitando de tratamento anti-hipertensivo contínuo.[160]

REFERÊNCIAS BIBLIOGRÁFICAS

1. Sarah W, Gojka R, Anders G, et al. Global Prevalence of Diabetes Estimates for the year 2000 and projections for 2030. Diabetes Care. 2004;27:1047-53.
2. Prevalence of Diabetes. World Health Organization. [Internet] [acesso em 2014 jul 18]. Disponível em: http://www.who.int/diabetes/actionnow/en/mapdiabprev.pdf
3. Diretrizes da Sociedade Brasileira de Diabetes 2007. [Internet] [acesso em 2014 jul 18]. Disponível em: http://www.diabetes.org.br/educacao/docs/Diretrizes_SBD_2007.pdf

4. Gojka R, Unwin N, Bennett PH, et al. The burden of mortality attributable to diabetes. Realistic estimates for the year 2000. Diabetes Care. 2005;28:2130-5.

5. Stamler J, Vaccaro O, Neaton JD, et al. Diabetes, other risk factors, and 12-year cardiovascular mortality for men screened in the Multiple Risk Factor Intervention Trial. Diabetes Care. 1993;16:434-44.

6. Grundy SM, Benjamim IJ, Burke GL, et al. Diabetes and cardiovascular disease: a statement for healthcare professionals from the American Heart Association. Circulation. 1999;100:1134-46.

7. O'Keefe JM, Miller JM. Improving the adverse cardiovascular prognosis of type-2 diabetes. Mayo Clin Proc. 1999;74:171-80.

8. Kannel WB. Lipids, diabetes, and coronary heart disease: insights from the Framingham Study. Am Heart J. 1985;110:1100-7.

9. Milicevic Z, Raz I, Strojek K, et al. Hyperglycemia and its effect after acute myocardial infarction on cardiovascular outcomes in patients with Type 2 diabetes mellitus (HEART2D) Study design. J Diabetes Complications. 2005;19(2):80-7.

10. Hammoud T, Tanguay JF, Bourassa MG, et al. Management of Coronary Artery Disease: Therapeutic Options in Patients with Diabetes. J Am Coll Cardiol. 2000;36:355-65.

11. Morrish NJ, Wang SL, Stevens LK, et al. Mortality and causes of death in the WHO multinational study of vascular disease in diabetes. Diabetologia. 2001;44:14-21.

12. Virmani R, Burke A P, Kolodgie F, et al. Morphological characteristics of coronary atherosclerosis in diabetes mellitus. Can J Cardiol. 2006;22(suppl B):81B-84B.

13. Silva JA, Escobar A, Collins TJ, Ramee SR, et al. Unstable angina: A comparison of angioscopic findings between diabetic and nondiabetic patients. Circulation. 1995;92:1731-6.

14. Schurgin S, Rich S, Mazzone T, at al. Increase prevalence of significant coronary artery calcification in patients with diabetes. Diabetes Care. 2001;24:335-8.

15. Stamler J, Vaccaro O, Neaton JD, et al. Diabetes, other risk factors, and 12-year cardiovascular mortality for men screened in the Multiple Risk Factor Intervention Trial. Diabetes Care. 1993;16:434-44.

16. Kuusisto J, Mykkanen L, Herlitz J, et al. Rate and mode of death during five years of follow-up among patients with acute chest pain with and without a history of diabetes mellitus. Diabet Med. 1998;15:308-14.

17. Kjaergaard SC, Hansen HH, Fog L, et al. In-hospital outcome for diabetic patients with acute myocardial infarction in the thrombolytic era. Scand Cardiovasc J. 1999;33:166-70.

18. Myers WO, Blackstone EH, Davis K, et al. CASS registry: Long term surgical survival. J Am Coll Cardiol. 1999;33:488-98.

19. Deedwania P, Kosiborod M, Barrett E, et al. Hyperglicemia and Acute Coronary Syndrome. Circulation. 2008;117:1610-9.

20. Ishihara M, Inoue I, Kawagoe T, et al. Impact of acute hyperglycemia on left ventricular function after reperfusion therapy in patients with a first anterior wall acute myocardial infarction. Am Heart J. 2003;146:674-78.

21. Timmer JR, Ottervanger JP, de Boer MJ, et al. Hyperglycemia is an important predictor of impaired coronary flow before reperfusion therapy in ST-segment elevation myocardial infarction. J Am Coll Cardiol. 2005;45:999-1002.

22. Iwakura K, Ito H, Ikushima M, et al. Association between hyperglycemia and the no-reflow phenomenon in patients with acute myocardial infarction. J Am Coll Cardiol. 2003;41:1-7.

23. Capes S E, Hunt D, Malmberg K, et al. Stress hyperglycaemia and increased risk of after myocardial infarction in patients with and without diabetes: a systematic overview. Lancet. 2000;355:773-8.

24. Nathan DM, Zinman B, et al. Management of hyperglycaemia in type 2 diabetes: a consensus algorithm for the initiation and adjustment of therapy. Diabetologia. 2006;49:1711-72.

25. UK Prospective Diabetes Study (UKPDS) Group. Intensive blood-glucose control with sulphonylureas or insulin compared with conventional treatment and risk of complications in patients with type 2 diabetes (UKPDS 33). Lancet. 1998;352:837-53.

26. Berry C, Tardif JC, Bourassa MG, et al. Coronary Heart Disease in Patients With Diabetes Part I: Recent Advances in Prevention and Noninvasive Management. J Am Coll Cardiol. 2007;49:631-42.

27. The Diabetes Control and Complications Trial/Epidemiology of Diabetes Interventions and Complications (DCCT/EDIC) Study Research Group. Intensive Diabetes Treatment and Cardiovascular Disease in Patients with Type 1 Diabetes. N Engl J Med. 2005;353:2643-53.

28. American Diabetes Association. Standards of medical care in diabetes. Diabetes Care. 2006;29:402.

29. Braunwald E, Zipes DP,Libby P, Bonow R. 7ª edição, Tratado de Doenças Cardiovasculares. Rio de Janeiro: Elsevier, 2006. p. 1042-3.

30. A randomised, blinded, trial of clopidogrel versus aspirin in patients at risk of ischaemic events (CAPRIE). CAPRIE Steering Committee. Lancet. 1996;348:1329-39.

31. Scrutinio D, Cimminiello C, Marubini E, et al. Ticlopidine versus aspirin after myocardial infarction (STAMI) trial. J Am Coll Cardiol. 2001;37:1259-65.

32. Sabatine MS, Cannon CP, Gibson CM, et al. Addition of clopidogrel to aspirin and fibrinolytic for myocardial infarction with ST-segment elevation. N Engl J Med. 2005;352:1179-89.

33. Bhatt DL, Marso SP, Hirsch AT, et al. Amplified benefit of clopidogrel versus aspirin in patients with diabetes mellitus. Am J Cardiol. 2002;90:625-38.

34. Systolic Hypertension in Europe (Syst-Eur) Trial Investigators. Randomised double-blind comparison of placebo and active treatment for older patients with isolated systolic hypertension. Lancet. 1997;350:757-64.

35. Gerstein HC, Yusuf S, Mann JFE, et al. Effects of ramipril on cardiovascular and microvascular outcomes in people with diabetes mellitus: results of the HOPE study and MICRO-HOPE substudy. Lancet. 2000;355:253-9.

36. IV Diretriz Brasileira Sobre Dislipidemias e Prevenção da Aterosclerose - Departamento de Aterosclerose da Sociedade Brasileira de Cardiologia. Arq Bras Cardiol. 2007;88(Supl I):15.

37. Grundy SM, Cleeman JI, Merz CNB, et al. Implications of recent clinical trials for the National Cholesterol Education Program Adult Treatment Panel III guidelines. Circulation. 2004;110:227-39.

38. Sobel BE, Frye R, Detre KM, et al. Bypass Angioplasty Revascularization Investigation 2 Diabetes Trial. Burgeoning dilemmas in the management of diabetes and cardiovascular disease: rationale for the Bypass Angioplasty Revascularization Investigation 2 Diabetes (BARI 2D) Trial. Circulation. 2003;107:636-42.

39. Future Revascularization Evaluation in patients with Diabetesmellitus: Optimal management of Multivessel disease. [Internet] [acesso em 2014 jul 18]. Disponível em: http://www.freedomtrial.com

40. Centemero MP, Cherobin, JC, De Conti, KVF, et al. Doença Arterial Coronária e Diabetes: do Tratamento Farmacológico aos Procedimentos de Revascularização. Rev Bras Cardiol Invas. 2009;17(3):398-413.

41. American Heart Association. Heart Disease and Stroke Statistics—2004 Update. Dallas, Tex: American Heart Association, 2003.

42. US Preventive Services Task Force. Guide to Clinical Preventive Services. 2nd ed. Baltimore, Md: Williams & Wilkins, 1996.

43. Kannel WB, McGee DL. Diabetes and cardiovascular disease: the Framingham Study. JAMA. 1979;241:2035-8.

44. Gaede P, Vedel P, Larsen N, Jensen GV, Parving HH, Pedersen O. Multifactorial intervention and cardiovascular disease in patients with type 2 diabetes. N Engl J Med. 2003;348:383-93.

45. Chobanian AV, Bakris GL, Black HR, Cushman WC, Green LA, Izzo JL Jr, et al, for the National Heart, Lung, and Blood Institute Joint National Committee on Prevention, Detection, Evaluation, and Treatment of High Blood Pressure; National High Blood Pressure Education Program Coordinating Committee. The Seventh Report of the Joint National Committee on Prevention, Detection, Evaluation, and Treatment of High Blood Pressure: the JNC 7 Report. JAMA. 2003;289:2560-71.

46. Goldstein LB, Adams R, Alberts MJ, Appel LJ, Brass LM, Bushnell CD, et al. Primary Prevention of Ischemic Stroke A Guideline From the American Heart Association/American Stroke Association Stroke Council: Cosponsored by the Atherosclerotic Peripheral Vascular Disease Interdisciplinary Working Group; Cardiovascular Nursing Council; Clinical Cardiology Council; Nutrition, Physical Activity, and Metabolism Council; and the Quality of Care and Outcomes Research Interdisciplinary Working Group. Stroke. 2006;37:1583-633.

47. Tight blood pressure control and risk of macrovascular and microvascular complications in type 2 diabetes: UKPDS 38: UK Prospective Diabetes Study Group. BMJ. 1998;317:703-13.

48. Effect of intensive blood-glucose control with metformin on complications in overweight patients with type 2 diabetes (UKPDS 34). UK Prospective Diabetes Study (UKPDS) Group [published correction appears in Lancet. 1998;352:1558]. Lancet. 1998;352:854-65.

49. Prevention of cardiovascular events and death with pravastatin in patients with coronary heart disease and a broad range of initial cholesterol levels: the Long-Term Intervention With Pravastatin in Ischaemic Disease (LIPID) Study Group. N Engl J Med. 1998;339:1349-57.

50. Reichard P, Nilsson BY, Rosenqvist U. The effect of long-term intensified insulin treatment on the development of microvascular complications of diabetes mellitus. N Engl J Med. 1993;329:304-9.

51. Ohkubo Y, Kishikawa H, Araki E, Miyata T, Isami S, Motoyoshi S, et al. Intensive insulin therapy prevents the progression of diabetic microvascular complications in Japanese patients with non-insulin-dependent diabetes mellitus: a randomized prospective 6-year study. Diabetes Res Clin Pract. 1995;28:103-17.

52. Implementation of treatment protocols in the Diabetes Control and Complications Trial. Diabetes Care 18:361–376, 1995. vira 53 American Diabetes Association. ADA clinical practice recommendations. Diabetes Care. 2004;27:S1-S143.

53. American Diabetes Association. ADA clinical practice recommendations. Diabetes Care. 2004;27:S1-S143.

54. Goldstein LB, Adams R, Becker K, Furberg CD, Gorelick PB, Hademenos G, et al. Primary prevention of ischemic stroke: a statement for healthcare professionals from the Stroke Council of the American Heart Association. Circulation. 2001;103:163-82.

55. Pearson TA, Blair SN, Daniels SR, Eckel RH, Fair JM, Fortmann SP, et al. AHA guidelines for primary prevention of cardiovascular disease and stroke: 2002 update: Consensus Panel guide to comprehensive risk reduction for adult patients without coronary or other atherosclerotic vascular diseases: American Heart Association Science Advisory and Coordinating Committee. Circulation. 2002;106:388-91.

56. Grundy SM, Howard B, Smith S Jr, Eckel R, Redberg R, Bonow RO. Prevention Conference VI: Diabetes and Cardiovascular Disease: executive summary: conference proceeding for healthcare professionals from a special writing group of the American Heart Association. Circulation. 2002;105:2231-9.

57. Smith SC Jr, Blair SN, Bonow RO, Brass LM, Cerqueira MD, Dracup K, et al. AHA/ACC scientific statement: AHA/ACC guidelines for preventing heart attack and death in patients with atherosclerotic cardiovascular disease: 2001 update: a statement for healthcare professionals from the American Heart Association and the American College of Cardiology. Circulation. 2001;104:1577-9.

58. Grundy SM, Benjamin IJ, Burke GL, Chait A, Eckel RH, Howard BV, et al. Diabetes and cardiovascular disease: a statement for healthcare professionals from the American Heart Association. Circulation. 1999;100:1134-46.

59. Adams HP Jr, del Zoppo G, Alberts MJ, Bhatt DL, Brass L, Furlan A, et al. Guidelines for the Early Management of Adults With Ischemic Stroke A Guideline From the American Heart Association/American Stroke Association Stroke Council, Clinical Cardiology Council, Cardiovascular Radiology and Intervention Council, and the Atherosclerotic Peripheral Vascular Disease and Quality of Care Outcomes in Research Interdisciplinary Working Groups. Stroke. 2007;38:1655-711.

60. Task Working Group. Management of Peripheral Arterial Disease (PAD) TransAtlantic Inter-Society Consensus (TASC). J Vasc Surg. 2000;31(1 Pt 2):3-9.

61. Burns P, Lima E, Bradbury AW. Second best medical therapy. Eur J Vasc Endovasc Surg. 2002;24:400-4.

62. De Luccia N. Doença vascular e diabetes. J Vasc Br. 2003;2:49-60.

63. Petroianu A. Isquemia dos membros. In: Urgências Clínicas e Cirúrgicas. 1a ed. Rio de Janeiro: Guanabara Koogan, 2002. p. 726-31.

64. Toledo, AE. Doença Vascular Periférica. Rev. Soc. Cardiol. Estado de São Paulo. 1998;8(5):971-80.

65. Roffi M, Cattaneo F, Topol EJ. Thyrotoxicosis and the cardiovascular system:subtle but serious effects. Cleveland Clinic J Med. 2003;70:57-63.

66. Maciel LMZ. Crise tireotóxica. Medicina, Ribeirão Preto. 2003;36:380-3.

67. Klein I, Ojamaa K. Thyroid hormone and the cardiovascular system. N Engl J Med. 2001;344:501-9.

68. Osman F, Gammage M, Franklyn A. Hyperthyroidism and cardiovascular morbidity and mortality. Thyroid. 2002;12(6):483-7.

69. Silva Jr LFRF, Provenzano SSN, Abreu LM. As alterações cardiovasculares nas doenças tireoidianas. Rev. Socerj. 2002;15(1):21-33.

70. Fazio S, Palmieri EA, Lombardi G, Biondi B. Effects of thyroid hormone on the cardiovascular system. Recent Prog Horm Res. 2004;59:31-50.

71. Wildemberg LEA, Sousa LL, Fonseca LPML, Souza MVL. Cardiomiopatia dilatada reversível relacionada a hipertireoidismo. Arq Bras Endocrinol Metab. 2007;51(9):1533-8.

72. Franklyn JA, Maisonneuve P, Sheppard MC, Betteridge J, Boyle P. Mortality after the treatment of hyperthyroidism with radioactive iodine. N Engl J Med. 1998;338:712-8.

73. Hoffman I, Lowrey RD. The Electrocardiogram in Thyrotoxicosis. Am J Cardiol. 1960;8:893.

74. Channick BJ, Adlin EV, Marks AD. Hyperthyroidism and Mitral-Valve Prolapse. N Engl J Med. 1981;305:497.

75. Noah MS, Sulimani RA, Famuyiwa FO, et al. Prolapse of Mitral Valve i Hyperthyroid Patients in Saudi Arabia. Int. J. Cardiol. 1988;19:217.

76. Osman F, Gammage MD, Sheppard MC, Franklyn JA. Cardiac dysrhythmias and thyroid dysfunction: the hidden menace? J Clin Endocrinol Metab. 2002;87:963-7.

77. Sawin CT, Geller A, Wolf PA, Belanger AJ, Baker E, Bacharach P, et al.. Low serum thyrotropin concentrations as a risk factor for atrial fibrillation in older persons. N Eng J Med. 1994;331(19):1249-52.

78. Nakazawa HK, Sakurai K, Hamada N, Momotani N, Ito K. Management of atrial fibrillation in the post-thyrotoxic state. Am J Med. 1982;72:903-6.

79. Gross JL, Caramori ML, Ribeiro JP. Hipertiroidismo com fibrilação atrial: é necessário anticoagular todos os pacientes? Arq. bBras. eEndocrinol. mMetab. 1996;40(1):54-7.

80. Zimerman LI, Fenelon G, Martinelli Filho M, Grupi C, Atié J, Lorga Filho A, et al. Sociedade Brasileira de Cardiologia. Diretrizes Brasileiras de Fibrilação Atrial. Arq Bras Cardiol. 2009;92(6 supl.1):1-39.

81. Froeschl M, Haddad H, Commons AS, Veinot JP. Thyrotoxicosis — an uncommon cause of heart failure. Cardiovasc Pathol. 2005;14:24-7.

82. Riaz K, Forker AD, Isley WL, Hamburg MS, McCullough PA. Hyperthyroidism: curable cause of congestive heart failure. Congest Heart Fail. 2003;9:40-6.

83. Khandwala HM. A case of congestive heart failure due to reversible dilated cardiomyopathy caused by hyperthyroidism. South Med J. 2004;97:1001-3.

84. Cruz FE, Cheriex EC, Smeets JL. Reversibility of tachycardia--induced cardiomyopathy after cure of incessant supraventricular tachycardia. J Am Coll Cardiol. 1990;16:739-44.

85. Biondi B, Fazio S, Carella C. Control of adrenergic overactivity by beta-blockade improves the quality of life in patients receiving long-term suppressive therapy with levothyroxine. J Clin Endocrinol Metab. 1994;78:1028-33.

86. Kotler MN, Michaelides KM, Bouchard RJ, Warbasse R. Myocardial infarction associated with thyrotoxicosis. Arch Intern Med. 1973;132:723-8.

87. Proskey AJ, Saksena F, Towne WD. Myocardial infarction associated with thyrotoxicosis. Chest. 1977;72:109-11.

88. Velasco MCM, Palanco JB, Baquero PA, Puyal MTB. Acute myocardial infarction and thyrotoxicosis. A report of a new case. Rev Esp Cardiol. 1999;52:1019-21.

89. Masini ND, Northridge DB, Hall RJC. Severe coronary vasospasm associated with hyperthyroidism causing myocardial infarction. Br Heart J. 1995;74:700-1.

90. Casini, AF, Gottieb, I, Neto, LV, Almeida, CA, Fonseca, RHA, Vaisman, M. Angina pectoris em paciente com hipertireoidismo e coronárias angiograficamente normais Arq. Bras. Cardiol. 2006;87(5):176-8.

91. Dilmann WH. Cellular action of thyroid hormone on the heart. Thyroid. 2002;12:447-53.

92. Feather HJ, Stewart DK. Angina in thyrotoxicosis. Arch Intern Med. 1983;143:554-5.

93. Zondeck H. Das Myxodemherz. Munch Med Wochenschr. 1918;65:1180.

94. Gottehrer A, Stanford G, Sahn AS, Roa J, Chernow B. Hypothyroidism and pleural effusions. Chest. 1990;98:1130-2.

95. Hardisty CA, Naik DR, Munro DS. Pericardial effusion in hypothyroidism. Clin Endocrinol. 1980;13:349-54.

96. Kerber RE, Sheman B. Echocardiographic evaluation of pericardial effusion in myxedema. Incidence and biochemical and clinical correlations. Circulation. 1975;52:823-7.

97. Kabadi UM, Kumar SP. Pericardial effusion in primary hypothyroidism. Am Heart J. 1990;120:1393-5.

98. Jiménez-Nácher JJ, de Alonso N, Veja B. Taponamiento cardíaco como forma de presentación de un hipotiroidismo primario en una mujer joven. Rev Clin Esp. 1993;193:290-2.

99. Sainz AJ, Encinar JC, Torregrosa IQ, Parreño LT. Tamponamiento pericárdico como forma inicial de presentación de hipotiroidismo primario. Ver Esp Cardiol. 2000;53:145-6.

100. Auguet T, Vázquez, Nolla J, Solsona JF. Cardiac tamponade and hypothyroidism. Int Care Med. 1993;19:241.

101. Rachid A, Caum LC, Trentini AP, Fischer CA, Antonelli DAJ, Hagemann RP. Derrame Pericárdico com Tamponamento Cardíaco como Forma de Apresentação de Hipotireoidismo Primário. Arq Bras Cardiol. 2002;78(6):580-2.

102. Streeten DH, Anderson Jr GH, Howland T, Chiang R, Smulyan H. Effects of thyroid function on blood pressure. Recognition of hypothyroid. Hypertension. 1988;11;78-83.

103. Saito I, Ito K, Saruta T. Hypothyroidism as a cause of hypertension. Hypertension. 1983;5;112-5.

104. Cappola AR, Ladenson PW. Hypothyroidism and atherosclerosis. J Clin Endocrinol Metab. 2003;88(6):2438-44.

105. Hak AE, Pols HAP, Visser TJ, Drexhage HA, Hofman A, Witteman JCM. Subclinical Hypothyroidism Is an Independent Risk Factor for Atherosclerosis and Myocardial Infarction in Elderly Women: The Rotterdam Study. Ann Intern Med. 2000;132:270-8.

106. Sposito AC, Caramelli B, Fonseca FAH, Bertolami MC, et al. Departamento de Aterosclerose da Sociedade Brasileira de Cardiologia. IV Diretriz Brasileira Sobre Dislipidemias e Prevenção da Aterosclerose. Arq Bras Cardiol. 2007;88(supl.I):1-19.

107. Testa A, Ojetti V, Migneco A, Serra M, Ancona C, De Lorenzo A, et al. Use of amiodarone in emergency. Eur Rev Med Pharmacol Sci. 2005;9:183-90.

108. Reiffel JA, Estes NAM III, Waldo AL, Prystowsky EN, Dibianco R. A consensus report on antiarrhythmic drug use. Clin Cardiol. 1994;17:103–16.

109. Ursella S, Testa A, Mazzone M, Silveri NG. Amiodarone-induced thyroid dysfunction in clinical practice. Eur Rev Med Pharmacol Sci. 2005;10:269-78.

110. Harris L, McKenna WJ, Rowland E, Holt DW, Storey GCA, Krikler DM. Side effects of long-term amiodarone therapy. Circulation. 1983;67(1):45-51.

111. Delange FM, Ermans AM. Iodine deficiyncy. In: Braverman LE, Utiger RD. Werner and Ingbar's The Thyroid–A clinical and fundamental text, ed 8. Philadelphia: Lippincott-Raven, 2000. p. 295-315.

112. Holt DW, Tucker GT, Jackson PR, Storey GC. Amiodarone pharmacokinetics. Am Heart J. 1983;106:843-7.

113. Lombardi A, Martino E, Braverman LE. Amiodarone and the thyroid. Thyroid Today. 1990;13:1-7.

114. De Rosa G, Testa A, Valenza V, Maussier ML, Cecchini L, Callà C, et al. Thyroid toxicity during amiodarone therapy. Eur J Int Med. 1989;1:29-35.

115. Rosenbaum MB, Chiale PA, Halpern MS, Nau GJ, Przybylski J, Levi RJ, et al. Clinical efficacy of amiodarone as an anti--arrhythmic agent. Am J Cardiol. 1976;38(7):934-44.

116. Martino E, Safran M, Aghini-Lombardi F, Rajatanavin R, Lenziardi M, Fay M, et al. Environmental iodine intake and thyroid dysfunction during chronic amiodarone therapy. Ann Intern Med. 1984;101:28-34.

117. Borowski GD, Garofano CD, Rose LI, Spielman SR, Rotmensch HR, Greenspan AM, et al. Effect of long-term amiodarone therapy on thyroid hormone levels and thyroid function. Am J Med. 1985;78:443-50.

118. Bekaert J, Solvay H, van Schepdael J. Study of the effect of amiodarone on thyroid function. Coeur Med Interne. 1979;18:241-51.

119. Heger JJ, Prystowsky EN, Jackman WM, Naccarelli GV, Warfel KA, Rinkenberger RL, et al. Clinical efficacy and electrophysiology during long-term therapy for recurrent ventricular tachycardia or ventricular fibrillation. N Engl J Med. 1981;305:539-45.

120. Nademanee K, Singh BN, Hendrickson J, Intarachot V, Lopez B, Feld G, et al. Amiodarone in refractory life-threatening ventricular arrhythmias. Ann Intern Med. 1983;98(5 Pt 1):577-84.

121. Alves LE, Rose EP, Cahill TB Jr. Amiodarone and the thyroid [Letter]. Ann Intern Med. 1985;102:412.

122. Albert SG, Alves LE, Rose EP. Thyroid dysfunction during chronic amiodarone therapy. J Am Coll Cardiol. 1987;9:175-83.

123. Martino E, Aghini-Lombardi F, Mariotti S, Bartalena L, Braverman L, Pinchera A. Amiodarone: a common source of iodine-induced thyrotoxicosis. Horm Res. 1987;26:158-71.

124. Martino E, Aghini-Lombardi F, Mariotti S, Bartalena L, Lenziardi M, Ceccarelli C, et al. Amiodarone iodine-induced hypothyroidism: risk factors and follow-up in 28 cases. Clin Endocrinol (Oxf). 1987;26:227-37.

125. Newnham HH, Topliss DJ, Legrand BA, Chosich N, Harper RW, Stockigt Jr. Amiodarone-induced hyperthyroidism: assessment of the predictive value of biochemical testing and response to combined therapy with propylthiouracil and perchlorate. Aust NZ J Med. 1988;18:37-44.

126. Trip MD, Wiersinga WM, Plomp TA. Incidence, predictability, and pathogenesis of amiodarone-induced thyrotoxicosis and hypothyroidism. Am J Med. 1991;91(5):507-11.

127. Harjai KJ, Licata AA. Amiodarone induced hyperthyroidism: a case series and brief review of literature. Pacing Clin Electrophysiol. 1996;19:1548-54.

128. Eaton SEM, Euinton HA, Newman CM, Weetman AP, Bennet WM. Clinical experience of amiodarone-induced thyrotoxicosis over a 3-year period: role of colour-flow Doppler sonography. Clin Endocrinol (Oxf). 2002;56(1):33-8.

129. Ludica-Souza C, Burch HB. Amiodarone-induced thyroid dysfunction. The Endocrinologist. 1999;9:216-27.

130. Basaria S, Cooper DS. Amiodarone and the thyroid. Am J Med. 2005;118:706-14.

131. Keidar S, Grenadier E, Palant A. Amiodarone-induced thyrotoxicosis: four cases and a review of the literature. Postgrad J Med. 1980;56:356-8.

132. Farwell AP, Abend SL, Huang SKS, Patwardhan NA, Braverman LE. Thyroidectomy for amiodarone induced thyrotoxicosis. JAMA. 1990;263:1526-8.

133. Hawthorne GC, Campbell NPS, Geddes JS, Ferguson WR, Postlewhaite W, Sheridan B, et al. Amiodarone-induced hypothyroidism: a common complication of prolonged therapy. A report of eight cases. Arch Intern Med. 1985;145:1016-9.

134. Wolff J, Chaikoff IL, Goldberg RC, Méier JL. The temporary nature of the inhibition action of excess iodide on organic iodine synthesis in the normal thyroid. Endocrinology. 1949;45:504-13.

135. Sanmarti A, Permanyer-Miralda G, Castellanos JM, Foz—Sala M, Galard RM, Soler-Soler J. Chronic administration of amiodarone and thyroid function: a follow-up study. Am Heart J. 1984;108:1262-8.

136. Bartalena L, Brogioni S, Grasso L, Bogazzi F, Burelli A, Martino E. Treatment of amiodarone-induced thyrotoxicosis, a difficult challenge: results of a prospective study. J Clin Endocrinol Metab. 1996;81:2930-3.

137. Loriaux DL. O córtex supra-renal. In: Goldman L, Ausiello D. Cecil Tratado de medicina interna , 22ª ed. Rio de Janeiro: Saunders, 2004. p. 1642-51.

138. Oelkers W. Current Concepts: Adrenal Insufficiency. N Engl J Med. 1996;335(16):1206-12.

139. Preuss JM. Adrenal Emergencies. Top Emerg Med. 2001;23(4):1-13.

140. Salvatori R. Adrenal insufficiency. JAMA. 2005;294(19): 2481-8.

141. Wogan JM. Endocrine disorders. In: Rosen P, Barkin RM. Emergency Medicine: Concepts and Clinical Practice, 4th Ed. St. Louis: Mosby, 1998. p. 2488-503.

142. Webb WR, Degerli IV, Hardy JD, Unal M. Cardiovascular responses in adrenal insufficiency. Surgery. 1965;58:273.

143. Feingold M, Gavin LA, Schambelan M, Schriock E, Sebastian A, Stem JL. Adrenal Gland, Cecil Essentials of Medicine, 3rd Ed. Philadelphia: W. B. Saunders, 1993. p. 481-92.

144. Leshin M. Acute adrenal insufficiency: Recognition, management and prevention. Urol Clin North Am. 1982;9:229.

145. Falorni A, Nikoshkov A, Laureti S, Grenback E, Hulting AL, Casucci G, et al. High diagnostic accuracy for idiopathic Addison's disease with a sensitive radiobinding assay for autoantibodies against recombinant human 21-hydroxylase. J Clin Endocrinol Metab. 1995;80:2752-5.

146. Brunko MW. Adrenal Disorders. Emergency Medicine Secrets, 2nd Ed. Philadelphia: Hanley and Belfus, 1999. p. 209-13.

147. McDermott MT, Georgitis WJ, Asp AA. Adrenal crisis in active duty service members. Military Med. 1996;161(10):624-6.

148. Knapp PE. Relative adrenal insufficiency in critical illness: a review of the evidence. Curr Opin Endocrinol Diabetes Obes. 2004;11(3):147-52.

149. Marik PE. Critical illness-related corticosteroid insufficiency. Chest. 2009;135:181-93.

150. Shenker Y, Skatrud JB. Adrenal insufficiency in critically ill patients. Am J Respir Crit Care Med. 2001;163:1520-3.

151. Marik PE, Zaloga GP. Adrenal insufficiency during septic shock. Crit Care Med. 2003;31:141-5.

152. Zaloga GP, Marik P. Hypothalamic-pituitary-adrenal insufficiency. Crit Care Clin. 2001;17:25-42.

153. Marik PE, Zaloga GP. Adrenal insufficiency in the critically ill: a new look at an old problem. Chest. 2002;122:1784-96.

154. Annane D, Sébille V, Troché G, Raphaël JC, Gajdos P, Bellissant E. A 3-level prognostic classification in septic shock based on cortisol levels and cortisol response to corticotropin. JAMA. 2000;283:1038-45.

155. Arafah BM. Hypothalamic-pituitary adrenal function during critical illness: limitations of current assessment methods. J Clin Endocrinol Metab. 2006;91:3725-45.

156. Annane D, Maxime V, Ibrahim F, Alvarez JC, Abe E, Boudou P. Diagnosis of adrenal insufficiency in severe sepsis and septic shock. Am J Respir Crit Care Med. 2006;174(12): 1319-26.

157. Annane D, Bellissant E, Bollaert PE, Briegel J, Keh D, Kupfer Y. Corticosteroids for severe sepsis and septic shock: a systematic review and meta-analysis. BMJ. 2004;329:480-9.

158. Minneci PC, Deans KJ, Banks SM, Eichacker PQ, Natanson C. Meta-analysis: the effect of steroids on survival and shock during sepsis depends on the dose. Ann Intern Med. 2004;141(1):47-56.

159. Meduri GU, Marik PE, Chrousos GP, Pastores SM, Arlt W, Beishuizen A, et al. Steroid treatment in ARDS: a critical appraisal of the ARDS network trial and the recent literature. Intensive Care Med. 2008;34(1):61-9.

160. Malachias MVB, Victoria IMN, Nascimento-Neto RM. Hipertensão no feocromocitoma. In: Porto CC. Doenças do coração. Rio de Janeiro: Editora Guanabara Koogan, 1998. p. 501-4.

161. Pacak K, Linehan WM, Eisenhofer G, Walther MM, Goldstein DS. Recent advances in genetics, diagnosis, localization and treatment of pheochromocytoma. Ann Int Med. 2001;134(4):315-29.

162. Mann SJ. Severe paroxysmal hypertension (pseudopheocrhomocytoma). Ann Intern Med. 1999;159:670-5.

163. Zelinka T, Strauch B, Petrák O, Holaj R, Vranková A, Weisserová H, et al. Increased blood pressure variability in pheochromocytoma compared to essential hypertension patients. J Hypertens. 2005;23:2033-9.

164. Björklund K, Lind L, Zethelius B, Berglund L, Lithell H. Prognostic significance of 24-h ambulatory blood pressure characteristics for cardiovascular morbidity in a population of elderly men. J Hypertens. 2004;22:1691-7.

165. Kikuya M, Hozawa A, Ohokubo T, Tsuji I, Michimata M, Matsubara M, et al. Prognostic significance of blood pressure and heart rate variabilities: the Ohasama study. Hypertension. 2000;36:901-6.

166. Ito Y, Fujimoto Y, Obara T. The role of epinephrine, norepinephrine, and dopamine in blood pressure disturbances in patients with pheochromocytoma. World J Surg. 1992;16:759-63.

167. Omura M, Saito J, Yamaguchi K, Kakuta Y, Nishikawa T. Prospective study on the prevalence of secondary hypertension among hypertensive patients visiting a general outpatient clinic in Japan. Hypertens Res. 2004;27:193-202.

168. Sinclair AM, Isles CG, Brown I, Cameron H, Murray GD, Robertson JW. Secondary hypertension in a blood pressure clinic. Arch Intern Med. 1987;147:1289-93.

169. Serrano CV Jr, Timerman A, Stefanini E. Tratado de Cardiologia Socesp. 2ª edição. São Paulo: Manole, 2009.

170. Goldman L, Ausiello D. Tratado de Medicina Interna Cecil. 22ª edição. Rio de Janeiro: Saunders, 2005.

171. Sheps SG, Jiang NS, Klee GG, van Heerden JA. Recent developments in the diagnosis and treatment of pheochromocytoma. Mayo Clinic Proc. 1990;65(1):88-95.

172. Gifford RJ Jr, Manger WM, Bravo EL. Pheochromocytoma. In: Bravo EL, ed. Endocrinol Metab Clin North Am. 1994;23:387-404.

173. Ito Y, Fujimoto Y, Obara T. The role of epinephrine, norepinephrine and tha dopamine in blood pressure disturbances in pacients with pheochromocytoma. World J Surg. 1992;16:759-64.

174. Kaplan NM. Clinical Hypertension. 8 º ed. Baltimore: Williams & Wilkins, 2002.

175. Brenner BM, Cooper ME, de Zeeuw D, Keane WF, Mitch WE, Parving HH, et al. for the RENNAL Study Investigators. Effects of losartan on renal and cardiovascular outcomes in patients with type 2 diabetes and nephropathy. N Eng J Med. 2001;345:861-9.

176. American Association of Clinical Endocrinologists. Medical Guideline for clinical practice for the diagnosis and treatment of hypertension. Endocr Pract. 2006;12(2).

177. Kudva YC, Sawka AM, Young WF Jr. Clinical review 164: the laboratory diagnosis of adrenal pheochromocytoma; the Mayo Clinic experience. J Clin Endocrinol Metab. 2003;88:4533-9.

178. Biochemical diagnosis of pheochromocytoma: which test is best? JAMA. 2002;287:1427-34.

179. Bravo EL. Pheochromocytoma: new concepts and future trends. Kidney Int. 1991;40:544-56.

180. Fleischmann D. Multiple detector-row CT angiography of the renal and mesenteric vessels. Europ J Radiol. 2003;45:579-87.

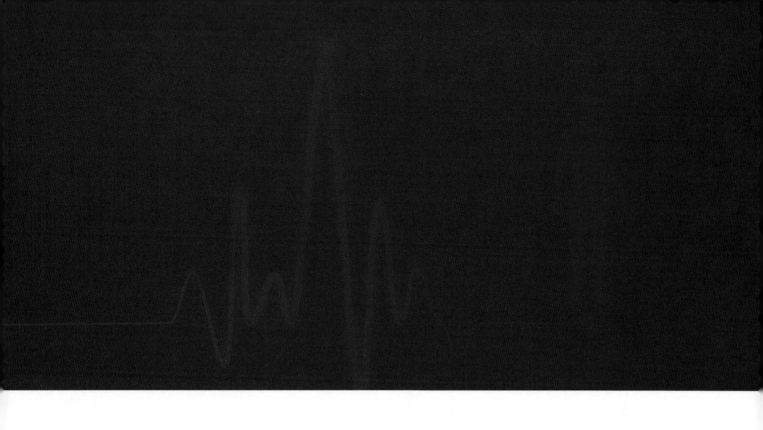

Atlas de Fotos e Imagens em Cores

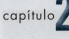
capítulo 2 | Semiologia em Emergências Cardiovasculares

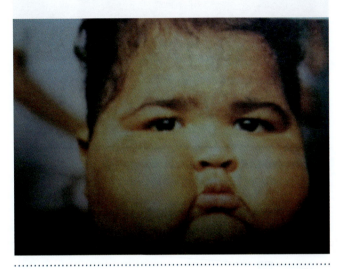

- **Figura 2.1 Fácies** cushingoide.
▶ página 14

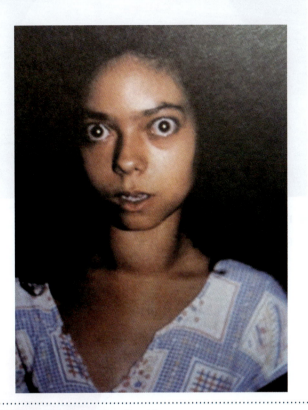

- **Figura 2.3 Fácies** hipertireoideo.
▶ página 14

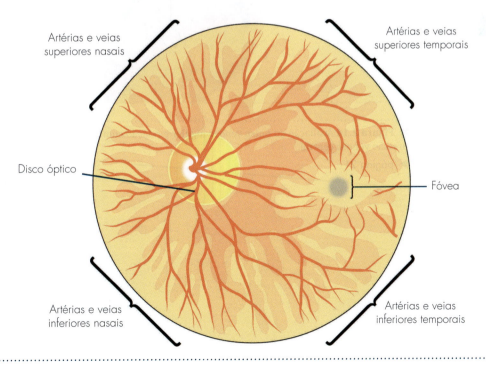

- **Figura 2.11** Estruturas do fundo de olho normal.[14]
▶ página 19

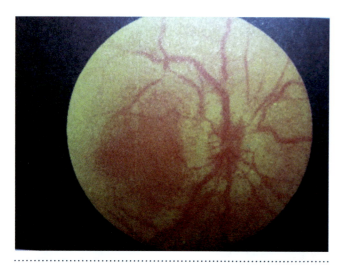

■ **Figura 2.12** Borramento de papila (ou disco) óptica.[15]
▶ página 20

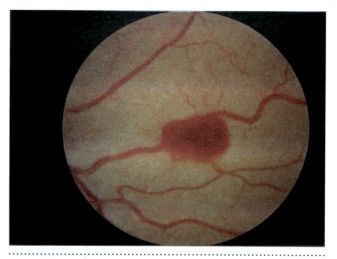

■ **Figura 2.13** Hemorragia com centro claro – mancha de Roth.[15]
▶ página 21

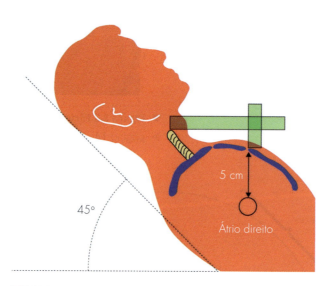

■ **Figura 2.14** Avaliação do pulso venoso jugular e relação com a pressão venosa central.
▶ página 21

capítulo 5 | Emergências Hipertensivas

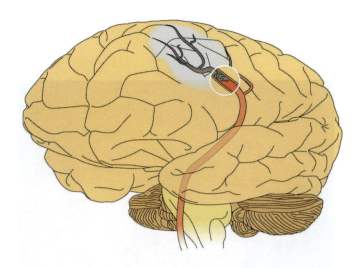

■ **Figura 5.2 Representação** de área cerebral comprometida após AVE.
Adaptada de www.revistapesquisamedica.com.br.

▶ página 97

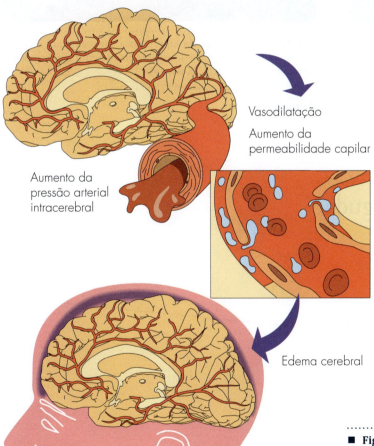

■ **Figura 5.3 Esquema** demonstrativo de desenvolvimento de edema cerebral em decorrência de encefalopatia hipertensiva.[61]

▶ página 97

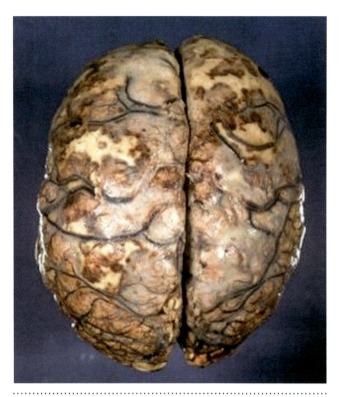

■ **Figura 5.4 Peça** anatômica de um cérebro acometido por encefalopatia hipertensiva
Adaptada de www.acessemed.com.br.
▶ página 98

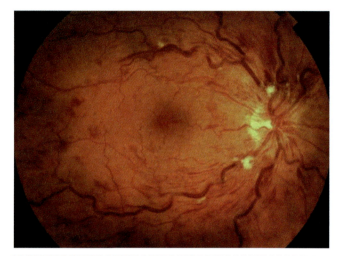

■ **Figura 5.5 Retinopatia** hipertensiva, apresentando aspectos crônicos (exsudatos duros) e comprometimento agudo pós-EH (sangramentos e edema de papila).
Adaptada de www.povoa-saude.blogspot.com.
▶ página 98

capítulo 6 | Dissecção Aórtica Aguda

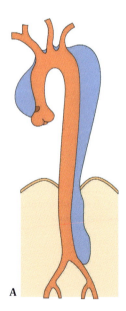
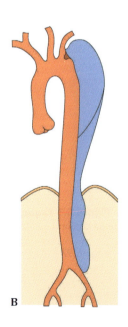

A   B

■ **Figura 6.1 Desenho** esquemático dos tipos de dissecção segundo a classificação de Stanford.[25]
▶ página 106

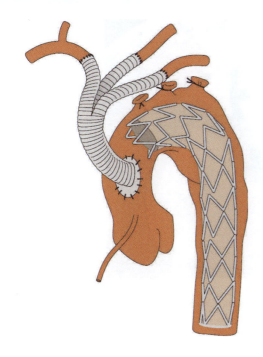
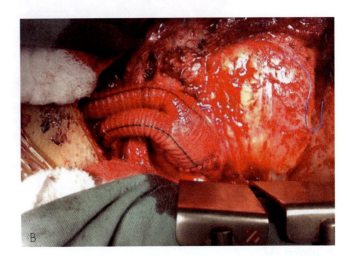

■ **Figura 6.8 Procedimento** híbrido com enxerto bifurcado da aorta ascendente para tronco braquiocefálico e carótida esquerda, seguido de reparo endovascular (Zona 0). (**A**) adaptada de Moulakakis KG *et al.*[69] (**B**) imagem cedida pelo Dr. Antônio Kambara (Chefe da Seção Médica de Radiologia do Instituto Dante Pazzanese de Cardiologia).

▶ página 116

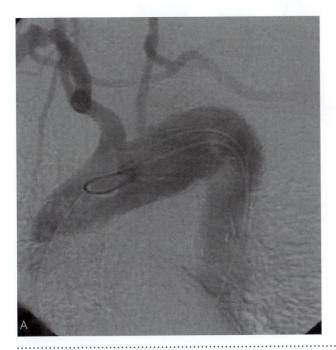
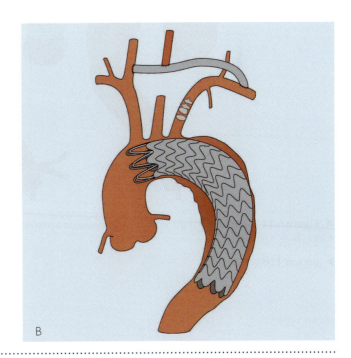

■ **Figura 6.9** *Bypass* da carótida direita – carótida esquerda, seguida de liberação de prótese via endovascular. (**A**) imagem cedida pelo Dr. Antônio Kambara (Chefe da Seção Médica de Radiologia do Instituto Dante Pazzanese de Cardiologia). (**B**) adaptada de Andersen N *et al.*[75]

▶ página 117

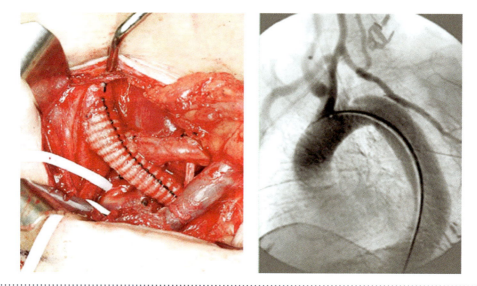

■ **Figura 6.10** *Bypass* da carótida esquerda – subclávia esquerda para preservar artéria vertebral esquerda dominante.[74]
Adaptada de Chan YC *et al.*

▶ página 117

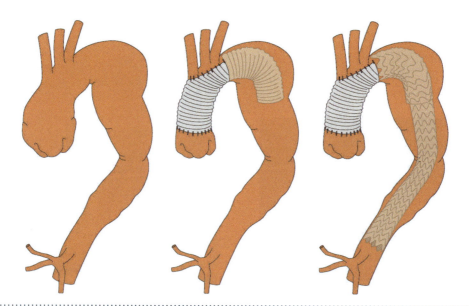

■ **Figura 6.11** Reparo em tempo único de aneurisma da aorta ascendente e aorta torácica descendente.[78]
Adaptada de Azizzadeh A. *et al.*

▶ página 118

capítulo 7 | # Edema Agudo Pulmonar

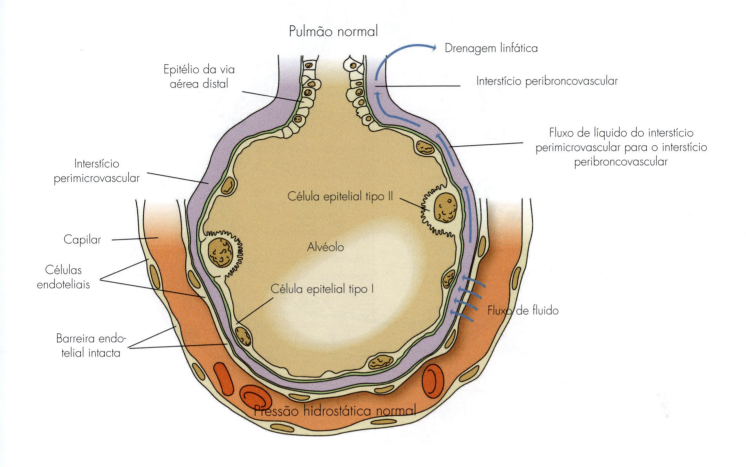

■ **Figura 7.1 Movimento** de fluidos em um pulmão normal.[3]
Adaptada de Ware *et al*.

▶ página 125

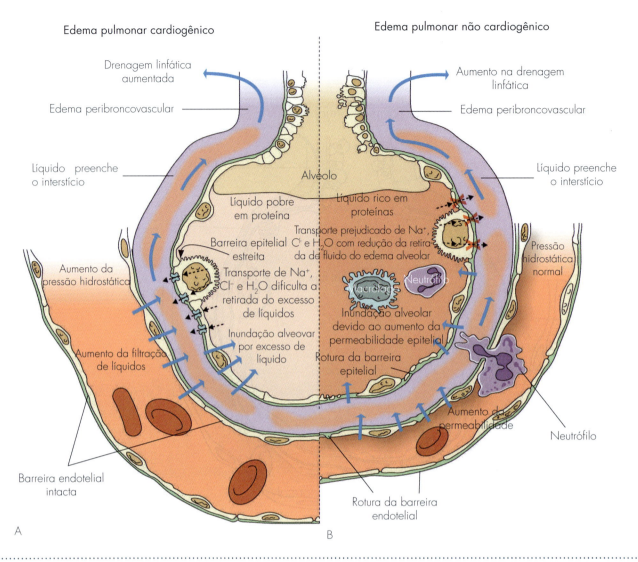

■ **Figura 7.2 (A)** Movimento de fluidos no edema agudo pulmonar cardiogênico. **(B)** Movimento de fluidos no edema pulmonar não cardiogênico.[3]

Adaptada de Ware et al.

▶ página 126

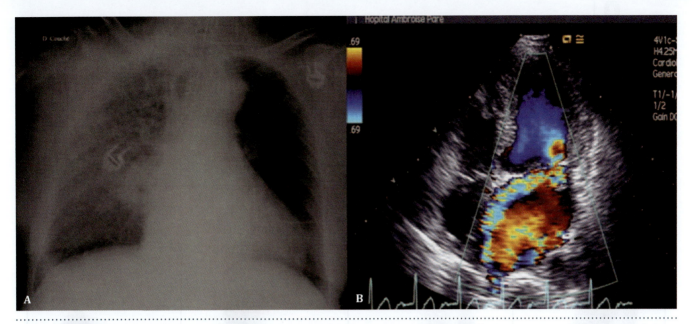

■ **Figura 7.4 (A)** Radiografia de tórax. Edema agudo de pulmão unilateral à direita. **(B)** Ecocardiograma. Corte apical de quatro câmaras do mesmo paciente mostrando regurgitação mitral importante.[19]

Adaptada de Attias *et al.*

▶ página 129

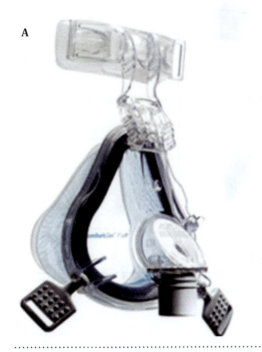
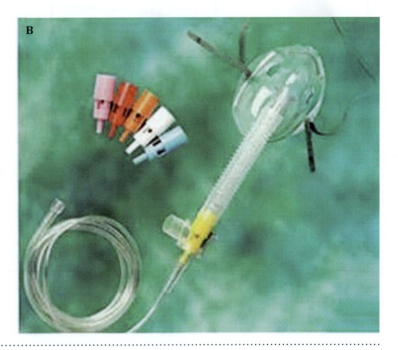

■ **Figura 7.6 (A)** Máscara de Venturi.[36] **(B)** Máscara facial para ventilação não invasiva.[37]

▶ página 131

capítulo 8 | Tromboembolismo Pulmonar

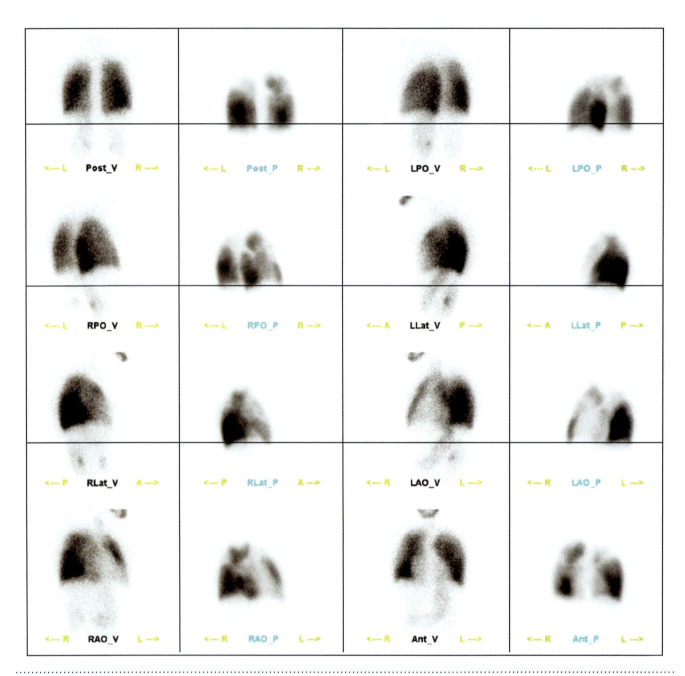

■ **Figura 8.3 Cintilografia** ventilação/perfusão.
▶ página 145

capítulo 9 | Parada Cardiorrespiratória: Suporte Básico de Vida em Adultos

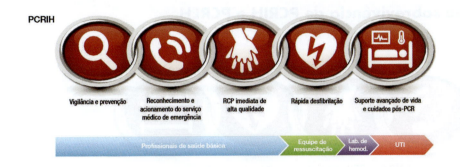

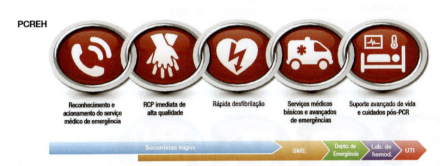

■ **Figura 9.1 Corrente** de sobrevivência no adulto.

PCRIH (Parada Cardiorrespiratória Intra-hospitalar); PCREH (Parada Cardiorrespiratória Extra-hospitalar).

Adaptada de Guimarães HP e equipe do Projeto de Destaques das Diretrizes da American Heart Association. Atualização das Diretrizes de RCP e ACE: *Guidelines 2015: CPR & ECC*. Edição em português.

▶ página 154

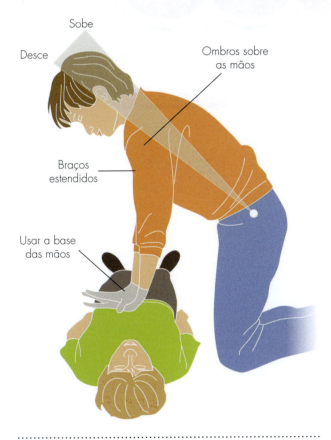

■ **Figura 9.2 Retirado** de Luciano PM *et al.*

Adaptada de Revista da Sociedade de Cardiologia do Estado de São Paulo v. 20- n. 2 – Abr-Mai-Jun – 2010, p. 234.

▶ página 155

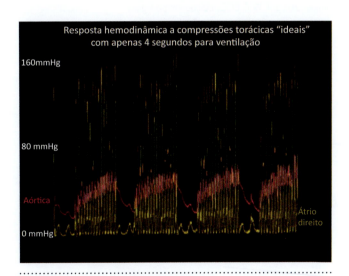

■ **Figura 9.5 Resposta** hemodinâmica com compressões torácicas otimizadas com apenas quatro segundos para ventilação e a relação dessa pausa com a queda da pressão aórtica.

Adaptada de Ewy, GA.Cardiocerebral resuscitation: the new cardiopulmonary resuscitation. Circulation 2005; 111:2134.

▶ página 158

capítulo 10 | Parada Cardiorrespiratória: Suporte Avançado de Vida em Adultos

Cadeias de sobrevivência de PCRIH e PCREH

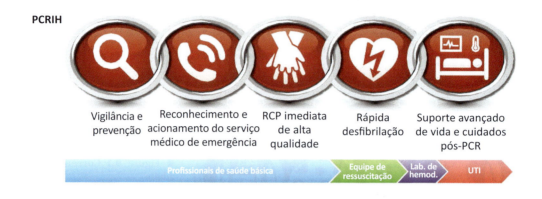

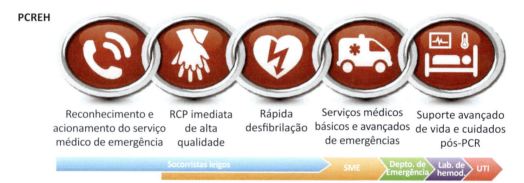

Figura 10.1 Cadeia da sobrevida.
PCRIH (Parada Cardiorrespiratória Intra-hospitalar); PCREH (Parada Cardiorrespiratória Extra-hospitalar).
Adaptada de Guimarães HP e equipe do Projeto de Destaques das Diretrizes da American Heart Association. Atualização das Diretrizes de RCP e ACE: Guidelines 2015: CPR & ECC. Edição em português.

▶ página 164

capítulo 11 | Ressuscitação Cardiopulmonar Pediátrica

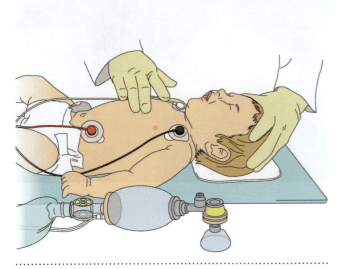

■ **Figura 11.3** Técnica de compressão torácica com um socorrista. Técnica de dois dedos.
▶ página 132

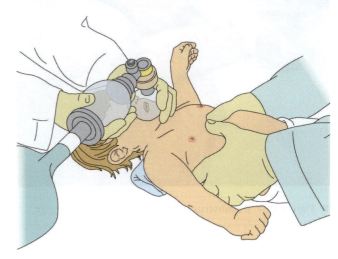

■ **Figura 11.4** Técnica de compressão torácica com dois socorristas. Técnica dos dois polegares e mão envolvendo o tronco.
▶ página 132

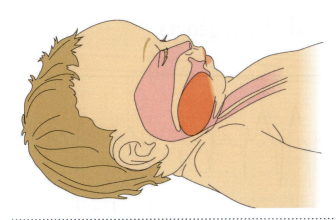

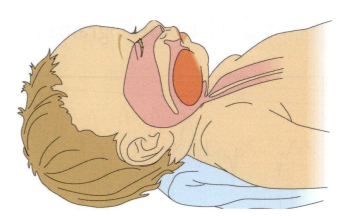

■ **Figura 11.5** Abertura das vias aéreas.
Adaptada de American Heart Association – SAVP Manual para provedores. 2003. Edição em português, 3:48.

▶ página 133

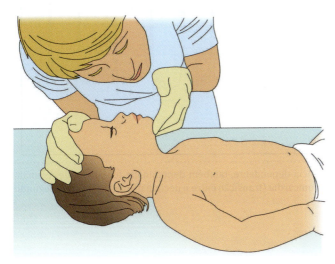

■ **Figura 11.6** Abertura das vias aéreas: manobra de inclinação da cabeça e elevação do queixo.
Adaptada de American Heart Association – SAVP Manual para provedores. 2003. Edição em português, 3:48.

▶ página 133

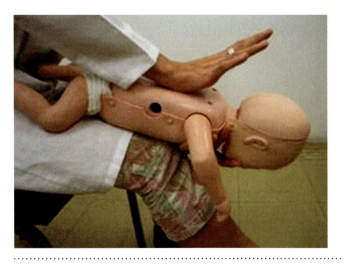 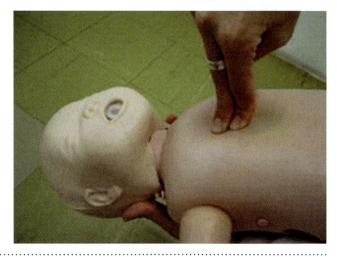

■ **Figura 11.7 Desobstrução** da via aérea em lactente.
Adaptada de http://www.spsp.org.br/spsp_2008/materias.asp?Id_Pagina=342&sub_secao=104.

▶ página 133

capítulo 12 | Eletrocardiograma na Sala de Emergência

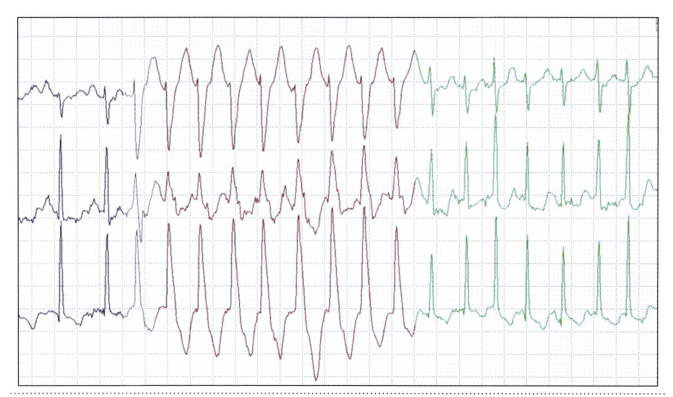

■ **Figura 12.27** Fibrilação atrial com aberrância de condução de frequência dependente, também denominada fenômeno de Ashman. Notar redução progressiva da largura dos complexos QRS no decorrer da taquicardia (transição entre o décimo primeiro e décimo segundo complexos QRS).

▶ página 218

capítulo 15 | Papel do Ecocardiograma nas Emergências Cardiovasculares

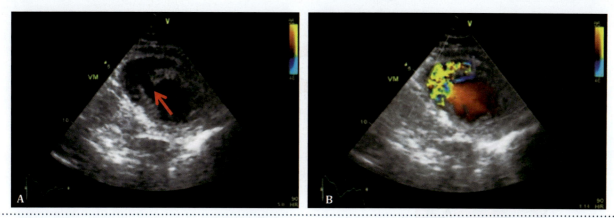

■ **Figura 15.4** Incidência paraesternal de eixo curto registrada num paciente com infarto agudo do miocárdio inferior e inferosseptal. Em (**A**), observe o nítido defeito do septo interventricular (seta) e o sinal de fluxo colorido atravessando o septo ventricular (**B**) do ventrículo esquerdo em direção ao ventrículo direito.

▶ página 257

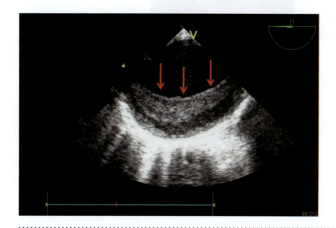

■ **Figura 15.6** Imagem transesofágica da aorta torácica descendente em eixo curto obtida num paciente com hematoma intramural que apresentou dor torácica aguda. As setas vermelhas mostram a camada íntima que foi separada das camadas média e adventícia com o hematoma dentro do espaço íntima/média. Observe que não há evidência de comunicação entre a luz e a camada íntima.

▶ página 258

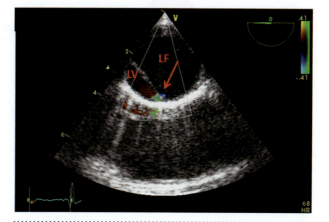

■ **Figura 15.7** Ecocardiograma transesofágico em incidência de eixo curto da aorta descendente registrado num paciente com dissecção aórtica. Observe a geometria circular da aorta relativamente preservada e o *flap* dissecante que a divide numa Luz Verdadeira (LV) e numa luz falsa (LF) substancialmente maior. Observe também neste caso, com auxílio do Doppler com fluxo colorido, que existe orifício de saída comunicando a luz verdadeira com a luz falsa.

▶ página 259

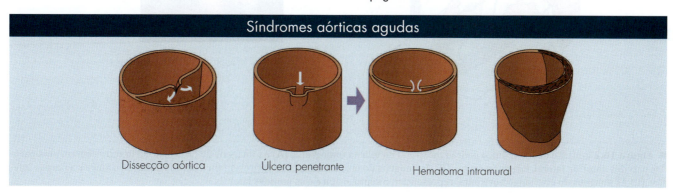

■ **Figura 15.5** Representação esquemática das diferentes formas de apresentação das síndromes aórticas agudas.[80]
Adaptada de Nienaber & Powel. Eur Heart J. 2012;33(1):26-35.

▶ página 258

capítulo 16 | O Papel do Teste Ergométrico e Cintilografia Miocárdica na Sala de Emergência

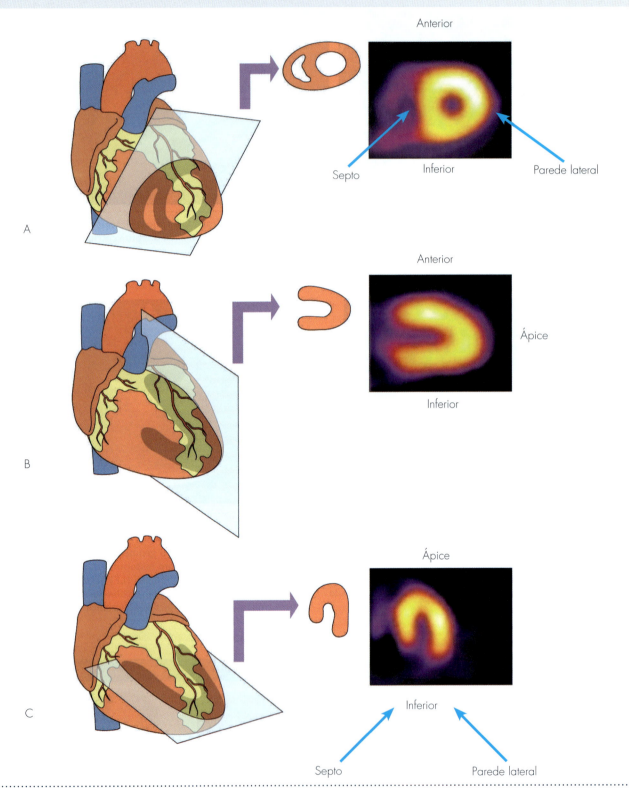

■ **Figura 16.2** Emissão de fóton único padrão mostrada na tela da tomografia. (**A**) As imagens de cada eixo curto representam uma parte das paredes anterior, lateral, inferior e septal. (**B**) As imagens do eixo longo vertical representam a parede anterior, o ápice e a parede inferior. (**C**) As imagens do eixo longo horizontal representam o septo, o ápice e as paredes laterais.[27]

▶ página 267

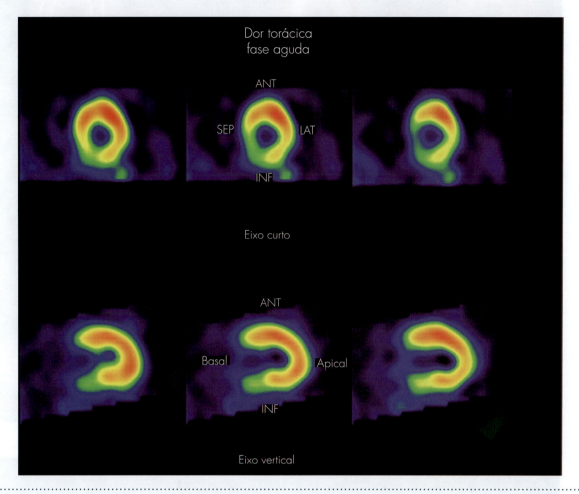

■ **Figura 16.3** Imagem sugestiva de hipocaptação na parede inferior do ventrículo esquerdo de moderada extensão e intensidade.[27]

▶ página 268

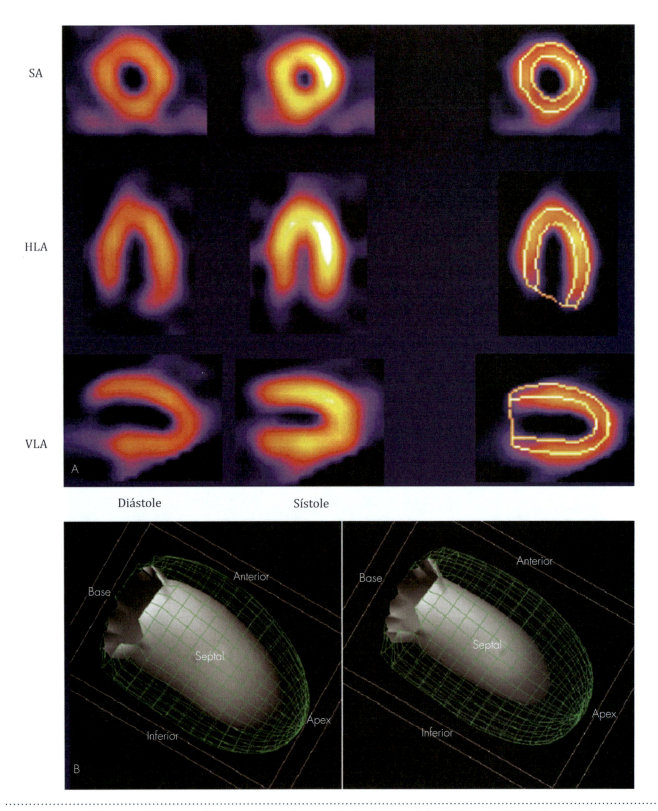

■ **Figura 16.5** (A) Imagens de tomografia computadorizada por emissão de fóton único ECG-gated (SPECT) de perfusão em EC (Eixo Curto), EVL (Eixo Vertical Longo) e ELH (Eixo Longo Horizontal) congeladas na diástole (coluna da esquerda) e em sístole final (coluna do meio). Margens endocárdicas e epicárdicas são mostradas nos quadros diastólicos atribuídos automaticamente pelo programa de análise de software (coluna da direita). (B) A partir dos contornos criados em todas as radiografias bidimensionais, uma imagem processada à superfície tridimensional do ventrículo esquerdo pode ser criada e exibida em várias orientações aqui congeladas em diástole final (à esquerda) e sístole final (direita). O pontilhado verde representa o epicárdio, e a superfície cinza representa o endocárdio. A fração de ejeção é quantificada a partir da mudança de volume. Durante a interpretação da imagem, imagens de SPECT-gated são exibidas no formato de cinema, como um filme de loop infinito, e não como os quadros descritos aqui. (Adaptado de Udelson JE et al.).[26]

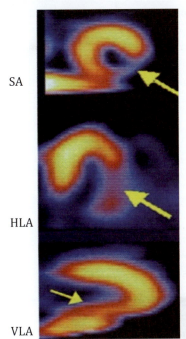

SA

HLA

VLA

■ **Figura 16.6** Exemplo de tomografia computadorizada por emissão de fóton único em repouso de um paciente avaliado no departamento de emergência com dor torácica e alterações eletrocardiográficas iniciais não diagnosticadas. Um defeito grave na perfusão inferolateral em repouso é observado (setas), sugestivo de isquemia ou infarto nessa área. Subsequente angiografia emergente demonstrou uma artéria circunflexa ocluída. (Adaptada de Udelson JE et al.).[26]

▶ página 271

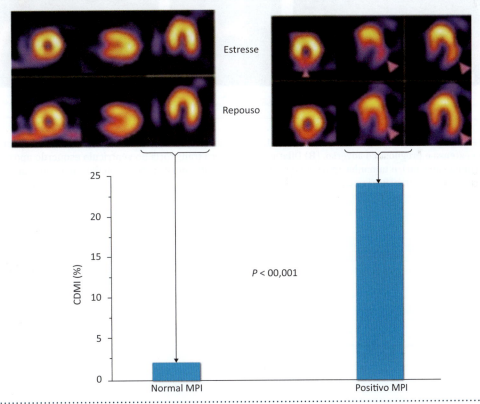

■ **Figura 16.7** Tomografia computadorizada de perfusão de imagem por emissão de fóton único em paciente após a estabilização médica de angina instável. Canto superior esquerdo: avaliação normal associada a um baixo risco de eventos cardíacos durante o seguimento, sugerindo que tal paciente pode ser tratado de forma conservadora, sem cateterismo, mas com estratégias de prevenção secundária agressivas. O gráfico inferior é um resumo de valores preditivos de SPECT no resultado da angina instável a partir de vários estudos. Similar aos conceitos em populações com dor estável no peito, a presença de imagens de perfusão anormal após angina instável está associada a um aumento substancial do risco de morte cardíaca ou infarto do miocárdio durante o seguimento. Canto superior direito: exemplo de um estudo de imagem SPECT de perfusão de alto risco sob estresse do miocárdio no resultado da angina instável. Apesar da estabilização dos sintomas, extensos defeitos de perfusão reversíveis nas paredes inferior e lateral sugerem alto risco de morte cardíaca ou infarto do miocárdio, ou ambos, durante o seguimento. Assim, este paciente seria tratado de forma mais agressiva com cateterismo e intervenção.[36]

Adaptada de Brown KA: Management of unstable angina: The role on noninvasive risk stratification. J Nucl Cardiol 4:S164, 1997.

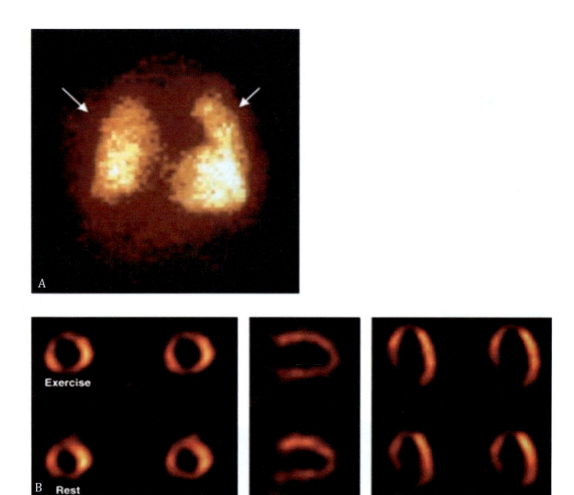

■ **Figura 16.8** (A) Aumento da captação pulmonar de tálio-201, captado na projeção anterior. Captação pulmonar está associada a doença arterial coronariana extensa e prognóstico adverso. (B) Dilatação isquêmica transitória do ventrículo esquerdo após o estresse. Nas imagens ergométricas (linha superior), o tamanho aparente da cavidade do ventrículo esquerdo é maior em comparação com as imagens de repouso (linha inferior), ou seja, transitoriamente dilatado.[26]

ELH (Eixo Longo Horizontal); ELV (Eixo Longo Vertical).

Adaptada de Udelson JE *et al*.

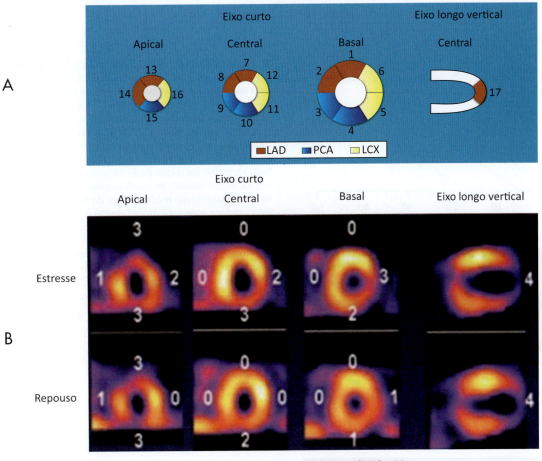

■ **Figura 16.9** (A) Padrão segmentar do miocárdio para a análise visual semiquantitativa em um modelo de 17 segmentos, com os correspondentes territórios vasculares esquemáticos. (B) Escore segmentar de um paciente cujas imagens de perfusão em estresse e repouso na tomografia computadorizada por emissão de fóton único mostram um grave defeito fixo apical (no eixo vertical), estendendo-se até as paredes anteroapical, inferoapical e apical (no eixo curto), com provas de defeitos reversíveis nas paredes inferior e lateral (nos eixos curto, central e basal). A pontuação de estresse (SSS = 23) representa extensa anormalidade de perfusão em estresse (refletindo isquemia e infarto); a pontuação em repouso (SRS = 15) representa a extensão do infarto; e a diferença entre as duas pontuações (SDS = SSS - SRS = 8) representa a extensão da isquemia.[26]

ADA (Descendente Anterior [artéria]); ACE (Circunflexa Esquerda [artéria coronária]); ACD (Artéria Coronária Direita).
Adaptada de Udelson JE et al.

▶ página 274

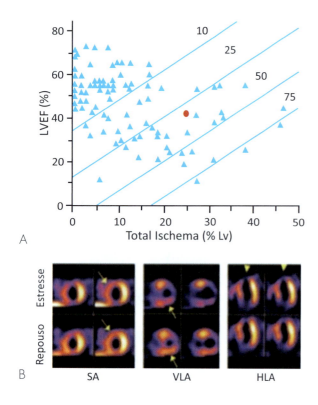

■ **Figura 16.10 (A)** Risco de evento cardíaco durante acompanhamento de longo prazo após o IM (Infarto do Miocárdio) é previsto pela combinação do tamanho do infarto (representada pela Fração de Ejeção do Ventrículo Esquerdo [FEVE]) e da extensão da isquemia reversível. Conforme a medida aumenta, provoca isquemia (eixo x), e, conforme a FEVE diminui (eixo y), o risco aumenta. As linhas azuis representam isobars de 10, 25, 50 e 75% de risco de evento adverso durante o acompanhamento pós-IM. O grande símbolo vermelho corresponde às imagens em **(B)**, que é o exemplo de um paciente estudado vários dias após a elevação aguda do segmento ST e estabilização médica. Além do defeito fixo representando o IM na parede anterior e ápice (pontas de seta), há extensa isquemia induzida dentro e fora a partir da área do infarto (paredes do septo e inferiores, setas), envolvendo 25% do ventrículo. A FE calculada pela tomografia por emissão de fóton único Gated foi de 38%. Com base nos dados, há um risco de cerca de 25% de eventos adversos pós-IM (grande círculo vermelho em A).[43]

ELH (Eixo Longo Horizontal); EC (Eixo Curto); ELV (Eixo Longo Vertical).

Adaptada de Mahmarian JJ, Mahmarian AC, Marks GF, et al: Role of adenosine thallium-201 tomography for defining long term risk in patients after acute myocardial infarction. J Am Coll Cardiol 25:1333, 1995.

▶ página 275

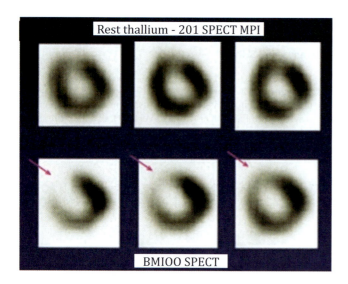

■ **Figura 16.11** Imagem de memória isquêmica com ácido iodo-123-beta-metiliodopentadecanoico imagiologia ácido. Na linha superior, várias tomografias eixo curto com tálio-201 de captação em repouso demonstram perfusão de repouso homogênea em um paciente atendido em um serviço de urgência e cujos sintomas de dor no peito tinham se resolvido várias horas antes. As imagens BMIPP nos mesmos planos tomográficos de eixo curto demonstram um significativo defeito anterosseptal (setas), referido como "memória isquêmica", sugerindo supressão prolongada pós-isquêmica do metabolismo dos ácidos graxos.[44]

IPM (Imagem de Perfusão Miocárdica); SPECT (Tomografia Computadorizada por Emissão de Fóton Único).

Adaptada de Kawai Y, Tsukamoto E, Nozaki Y et al.: Significance of reduced uptake of iodinated fatty acid analogues for the evaluation of patients with acute chest pain. J Am Coll Cardioll 2001:38:1888.

▶ página 275

capítulo 17 | Fisiopatologia da Aterotrombose

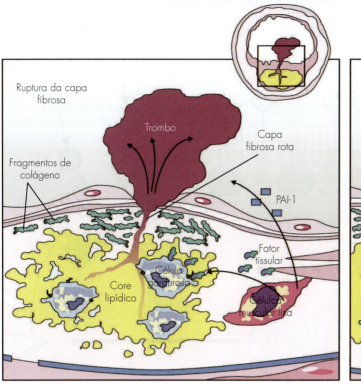
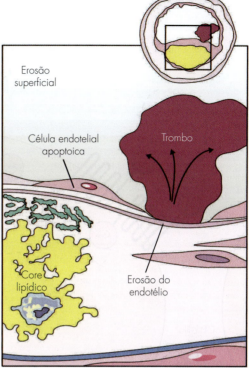

■ **Figura 17.4** Complicação trombótica da aterosclerose. O painel à esquerda corresponde a uma ruptura da capa fibrosa da placa, permitindo o contato do sangue e de seus fatores de coagulação com o fator tissular expresso por macrófagos e células musculares lisas. As células ativadas no local da placa, incluindo célula endotelial e células musculares lisas, liberam grandes quantidades do inibidor do ativador do plasminogênio-1 (PAI-1), um potente inibidor das enzimas fibrinolíticas endógenas, também encontradas na placa, como a uroquinase e o ativador tissular do plaminogênio. O painel à direita representa o segundo mecanismo mais frequente na formação do trombo coronariano, que corresponde à erosão superficial das células endoteliais, talvez causada por descamação ou apoptose endotelial.[40]

▶ página 283

capítulo 18 | Síndrome Coronária Aguda sem Supradesnivelamento do Segmento ST: Diagnóstico e Estratificação de Risco

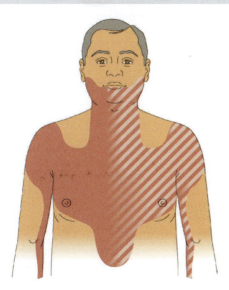

■ **Figura 18.1** Localização e irradiação da dor anginosa.

Adaptada de Healthwise, incorporated.

▶ página 289

capítulo 19 | Síndromes Coronárias Agudas sem Supradesnível do Segmento ST: Tratamento Clínico

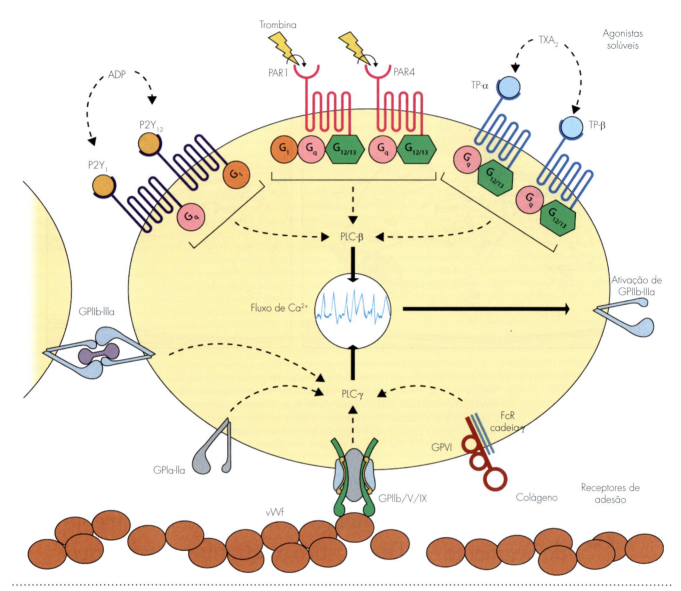

■ **Figura 19.1** Mecanismo de ação dos antiplaquetários.
Adaptada de *Nature reviews*.

▶ página 316

capítulo 26 | Complicações das Síndromes Coronárias Agudas

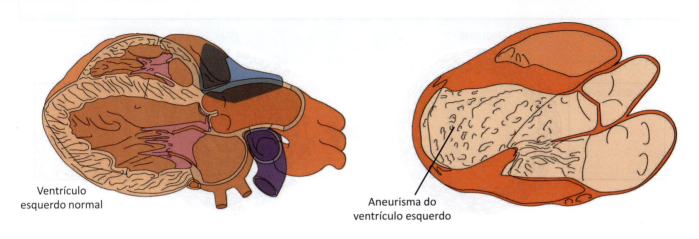

■ **Figura 26.2** Aneurisma ventricular.

▶ página 424

capítulo 29 | Doenças do Pericárdio

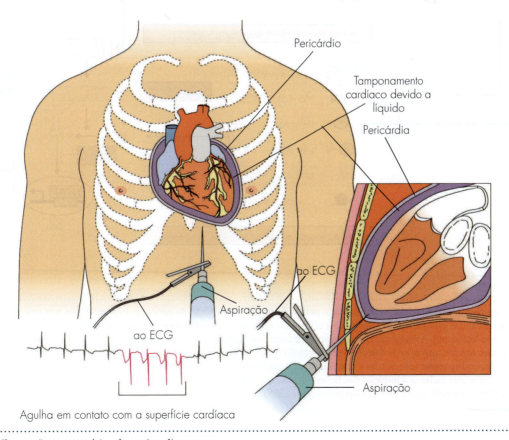

■ **Figura 29.8** Ilustração esquemática da pericardiocentese.

▶ página 489

capítulo 31 | Hipertensão Pulmonar

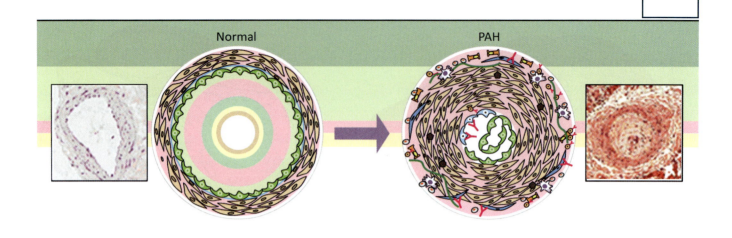

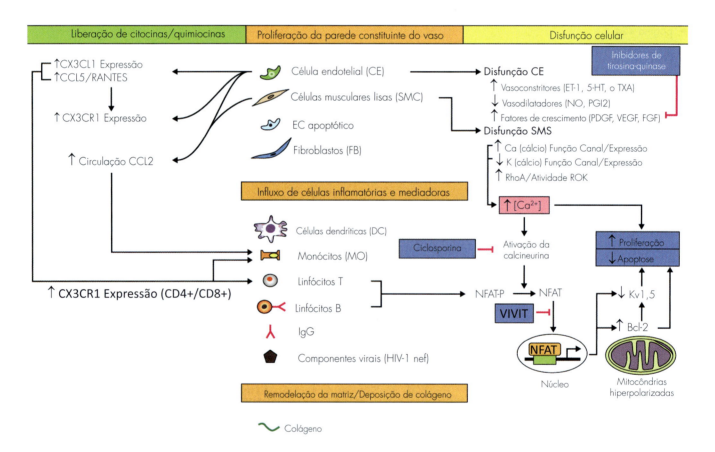

■ **Figura 31.1** Mecanismo do remodelamento mediado pela inflamação. A liberação de citocinas e quimiocinas nos vasos remodelados ou na circulação a partir de células endoteliais ativadas (CE) e células do músculo liso (SMC) é responsável pelo influxo de células inflamatórias (por exemplo, monócitos e linfócitos). A disfunção celular (especialmente envolvendo CE e SMC) contribui para a liberação de mediadores vasomotores e fatores de crescimento, ativação de fatores de transcrição (p. ex., NFAT), influxo de cálcio e disfunção mitocondrial. Por conseguinte, há um desbalanço em favor da proliferação celular e diminuição da apoptose, levando à remodelação e estreitamento do lúmen vascular pulmonar. Potenciais alvos terapêuticos incluem a inibição dos fatores de crescimento com os inibidores de tirosinoquinase, inibição da calcineurina com ciclosporina e a prevenção da ativação de NFAT com polipeptídeo VIVIT.
Adaptada daptado de Hassoun PM et al. J Am Coll Cardiol 2009;54(1):S10-19.

▶ página 511

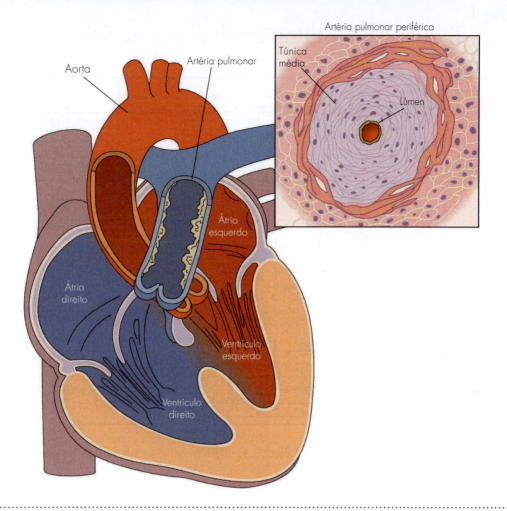

■ **Figura 31.4** Síndrome de Eisenmenger. Em resposta ao importante *shunt* da esquerda para a direita, alterações morfológicas ocorrem nas pequenas artérias e arteríolas pulmonares (no detalhe), levando à hipertensão pulmonar e reversão do *shunt* intracardíaco para a esquerda (seta). Nas pequenas artérias e arteríolas pulmonares, a hipertrofia da camada média, proliferação celular da íntima e fibrose levam ao estreitamento ou fechamento do lúmen do vaso. Com hipertensão pulmonar sustentada, extensa aterosclerose e calcificação frequentemente se desenvolvem nas grandes artérias pulmonares. A síndrome de Eisenmenger pode ocorrer em associação com um defeito do septo ventricular (como mostrado), mas também pode ocorrer em associação com um defeito ou persistência do canal arterial do septo atrial.
Adaptada de Brickner *et al.*[2]

▶ página 513

capítulo 32 | Taquicardias Supraventriculares na Sala de Emergência

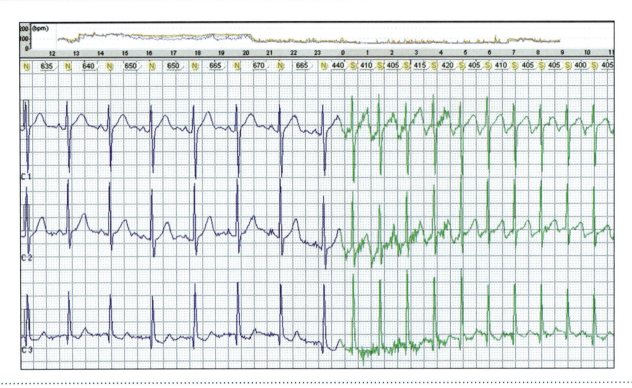

■ **Figura 32.16 Taquicardia** atrial detectada ao Holter. Observe a mudança morfológica da onda P.

▶ página 538

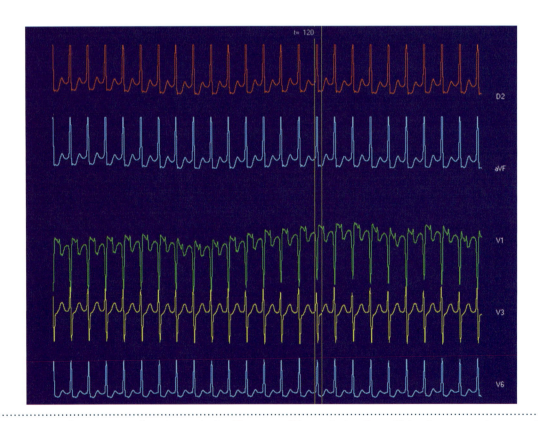

■ **Figura 32.27** Taquicardia por reentrada atrioventricular. Observe em V1 uma derivação esofágica demonstrando uma onda P retrógrada a mais de 70 ms do início do complexo QRS e confirmando o circuito de macrorreentrada.

▶ página 545

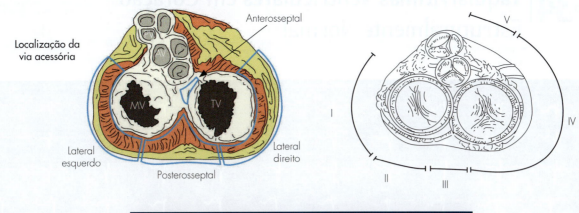

Região	Delta negativa	Eixo QRS	R > S
I	I e/ou aVL	normal	V1-V3
II	III e aVF	-75 a +75	V1
III	III e aVF	0 a 90	V2-V4
IV	aVR	normal	V3-V5
V	V1 e V2	normal	V3-V5

■ **Figura 32.31** Esquema ilustrativo de uma das formas de se localizar a via acessória pelo ECG
Cedida e adaptada pelo Prof. Dr. Dalmo Antonio Ribeiro Moreira).

▶ página 548

capítulo 33 | Fibrilação Atrial e *Flutter* Atrial

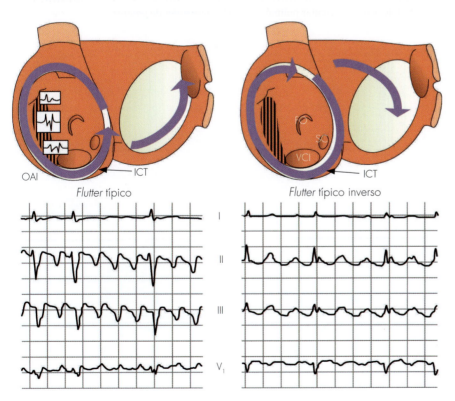

■ **Figura 33.21** Mecanismo e padrão eletrocardiográfico de *flutter* típico (esquerda) e *flutter* típico inverso (direita) em dois pacientes distintos. Os esquemas mostram os átrios em incidência oblíqua anterior esquerda com anéis valvulares ampliados para mostrar a posição da veia cava inferior (VCI), o seio coronário (SC), a fossa oval (FO) e a crista terminal (CT). No *flutter* típico, a reentrada em torno do anel tricúspide é anti-horária (descendente no AD anterior e ascendente no AD septal), e no típico inverso o giro é no sentido contrário. Há um bloqueio funcional na crista terminal que produz potenciais duplos. O istmo cavotricúspide (ICT) é passagem obrigatória da frente de ativação circular. A ativação do átrio esquerdo é passiva a partir do circuito. Para mais detalhes, veja o texto. OAE (oblíquo anterior esquerdo).

Adaptada de Cosío F. G., Pastor A., Núñez A. Flúter auricular: perspectiva clínica actual. *Rev. Esp. Cardiol.*, 2006;59(8):816-31

▶ página 580

capítulo 34 | Taquiarritmias Ventriculares em Coração Estruturalmente Normal

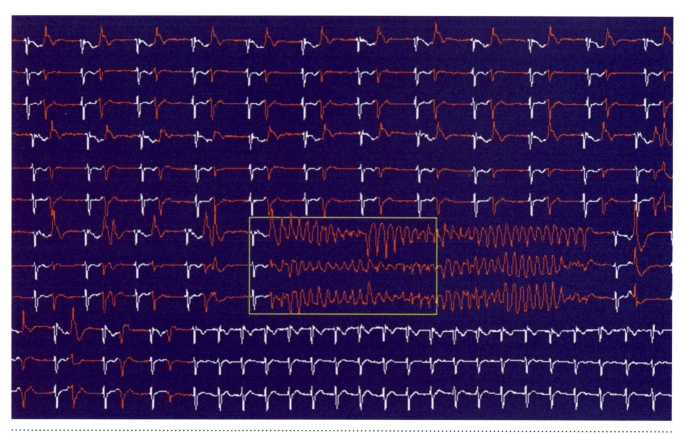

■ **Figura 34.13** Holter 24h mostrando evolução para taquicardia ventricular polimórfica do tipo *torsades de pointes*.
▶ página 604

capítulo 35 | Taquicardias Ventriculares em Pacientes com Cardiopatia Estrutural

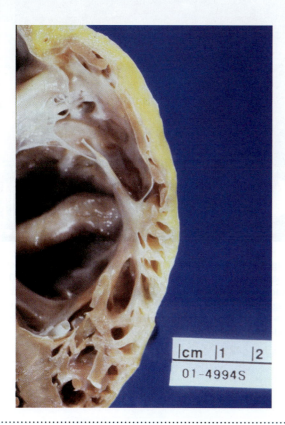

■ **Figura 35.1** Substituição fibrogordurosa do miocárdio com espessamento e alargamento da parede do ventrículo direito.
Extraída de Indian Pacing Electrophysiol J 2003;3(3):148-156.

▶ página 627

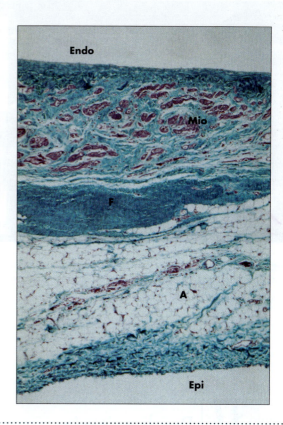

■ **Figura 35.2** Corte histológico evidenciando áreas de F (Fibrose) e tecido A (Adiposo) no Epi (Epicárdio) e miocárdio médio, com pequenos agrupamentos de Mio (Miócitos) remanescentes próximo à borda Endo (Endocárdica).
Extraída de Indian Pacing Electrophysiol J 2003;3(3):148-156.

▶ página 628

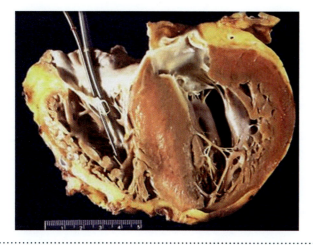

■ **Figura 35.7** Corte transversal do coração evidenciando hipertrofia acentuada do ventrículo esquerdo com redução importante da cavidade ventricular.
Extraída de Br Heart J. 1987 August; 58(2): 156–161.

▶ página 635

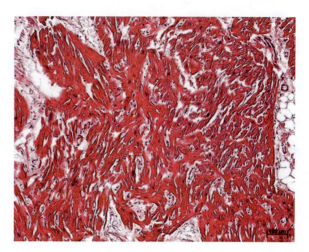

■ **Figura 35.8** Corte histológico do miocárdio da parede livre do ventrículo esquerdo demonstrando desarranjo de miócitos. Note a perda do paralelismo habitual entre as fibras miocárdicas, com orientação oblíqua e áreas de substituição fibrótica.
Extraída de Gac Méd Caracas v. 110 n. 4 Caracas oct. 2002.

▶ página 635

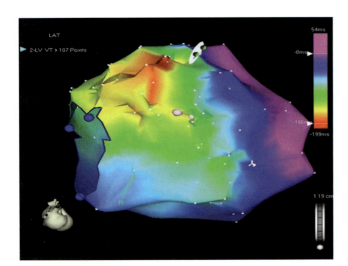

■ **Figura 35.13** Mapeamento de ativação ventricular. A área vermelha representa ativação mais precoce, e a roxa, a mais tardia.
▶ página 648

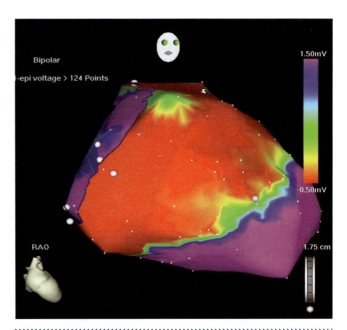

■ **Figura 35.15** Mapeamento eletroanatômico tridimensional em paciente com infarto prévio e taquicardia ventricular. O mapeamento de voltagem é criado em ritmo sinusal. As áreas com voltagem < 0,5 mV aparecem em vermelho, e as áreas com voltagem > 1,5 mV aparecem em roxo. Note a grande área de cicatriz na parede anterior do ventrículo esquerdo.
▶ página 649

capítulo 37 | Bradiarritmias

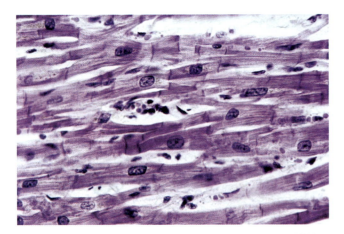

■ **Figura 37.1** Músculo estriado cardíaco. Observam-se as linhas verticais entre as fibras musculares; os discos intercalares.
Extraída de Guyton, AC & Hall, JE. Tratado de Fisiologia Médica, Saunders, 2002.
▶ página 670

capítulo 38 | Marca-passo Provisório na Sala de Emergência

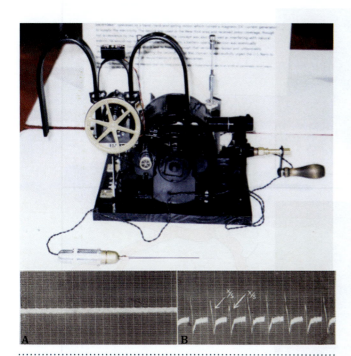

■ **Figura 38.1** Primeiro marca-passo, com registro eletrocardiográfico, em 1930, idealizado pelo Dr. Albert S Hyman.
▶ página 689

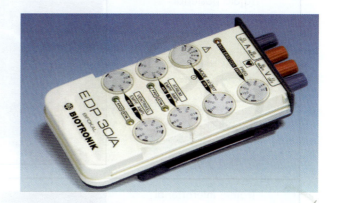

■ **Figura 38.3** Gerador de marca-passo provisório atrioventricular.
▶ página 692

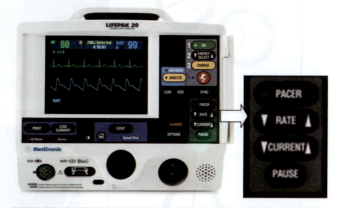

■ **Figura 38.7** Cardiodesfibrilador externo com ampliação da função marca-passo no qual se observam as funções *Pacer*, *Rate*, *Current* e *Pause*.
▶ página 695

capítulo 39 | Emergências Cardiológicas Relacionadas a Dispositivos Cardíacos Eletrônicos Implantáveis (DCEI)

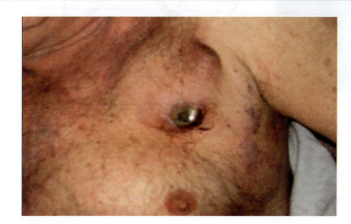

■ **Figura 39.4** Erosão, com exteriorização parcial do gerador de marca-passo.
▶ página 704

capítulo 40 | Morte Súbita Cardíaca

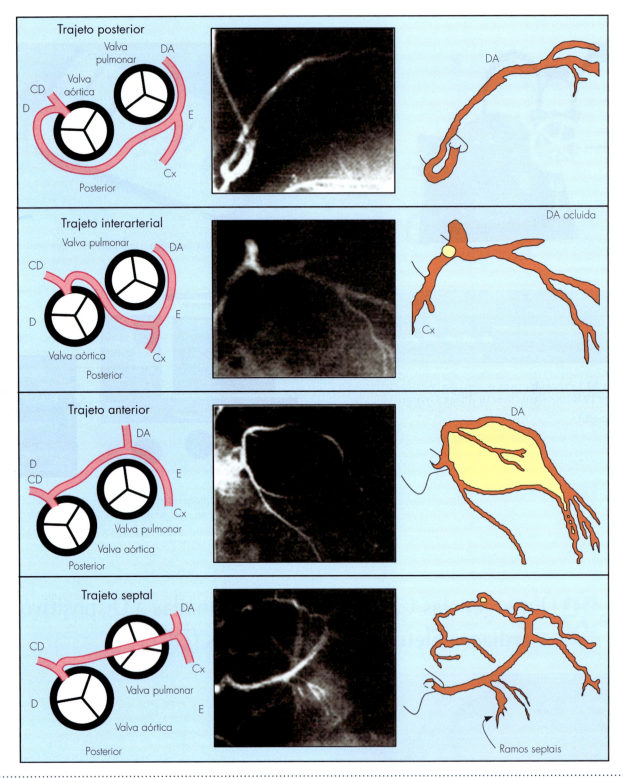

■ **Figura 40.2** Origem anômala da artéria coronária esquerda no seio de Valsalva direito. Cada painel tem uma representação de um corte craniocaudal, ao nível das válvulas semilunares, mostrando o trajeto da artéria coronária anômala. Os angiogramas em posição oblíqua anterior direita e as representações esquemáticas mostram exemplos dos quatro trajetos mais comuns de artéria coronária esquerda anômala originando-se do seio de Valsalva: posterior (retroaórtico), interarterial, anterior e septal.[25]

CD (Artéria Coronária Direita); DA (Artéria Descendente Anterior); Cx (Artéria Circunflexa). Adaptada de Popma JJ, Bittl J. Coronary angiography and intravascular ultrasonography. In: Braunwald E, Zipes DP, Libby P, eds. Heart disease. 6th ed. Philadelphia: W.B. Saunders;2001. p.387-42.

capítulo 42 | Complicações no Pós-operatório de Cirurgia Cardíaca

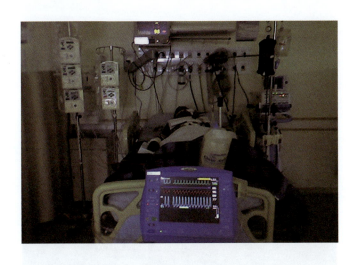

■ **Figura 42.1** Unidade de terapia intensiva do Instituto Dante Pazzanese de Cardiologia.
▶ página 763

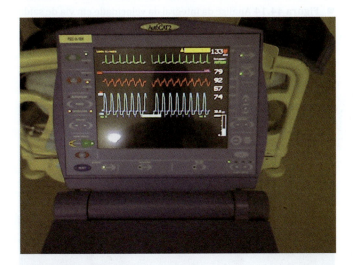

■ **Figura 42.3** Balão de contrapulsação intra-aórtico.
▶ página 771

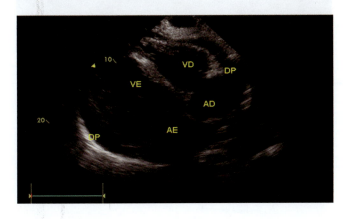

■ **Figura 42.26** ECO com derrame pericárdico em paciente no pós-operatório de cirurgia cardíaca.
▶ página 808

capítulo 44 | Monitorização Hemodinâmica e Perfusão Tecidual em Terapia Intensiva

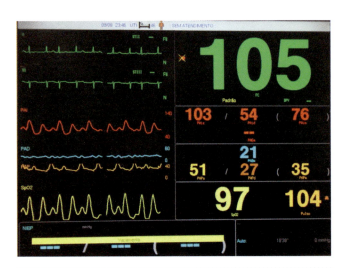

- **Figura 44.1** PAM (Pressão Arterial Sistêmica Média).
▶ página 834

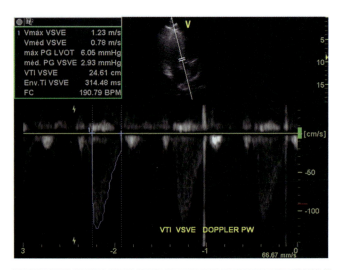

- **Figura 44.14** Análise da integral da velocidade em via de saída de ventrículo esquerdo (VTI) ao corte apical de cinco câmaras do ventrículo esquerdo.
▶ página 848

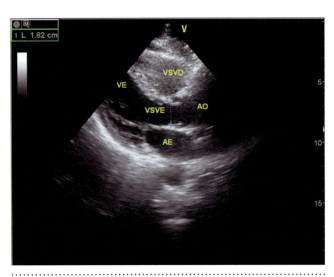

- **Figura 44.13** Medida da via de saída do ventrículo esquerdo (VSVE) em corte paraesternal longitudinal na base dos folhetos aórticos em sístole para cálculo do volume sistólico desta cavidade e débito cardíaco. Em que: VE (Ventrículo Esquerdo); AO (Aorta); VSVD (Via de Saída do Ventrículo Direito); AE (Átrio Esquerdo).
▶ página 847

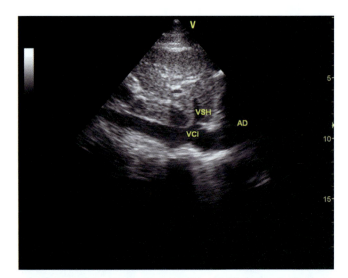

- **Figura 44.15** Corte subxifoide com exposição de VCI (Veia Cava Inferior), VSH (Veia Supra-Hepática) e AD (Átrio Direito) para análise de fluido-responsividade em pacientes com ventilação mecânica, sem hipertensão pulmonar relevante, constrição pericárdica, tamponamento cardíaco e disfunção sistólica relevante de ventrículo direito.
▶ página 848

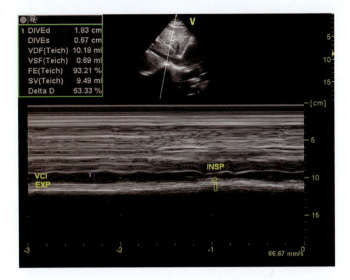

■ **Figura 44.16** Imagem unidimensional a 2 cm do átrio direito, revelando diâmetros máximo e mínimo de veia cava inferior para cálculo do índice de distensibilidade de paciente em ventilação mecânica, com índice de distensibilidade de 61%.

▶ página 849

capítulo 47 | Insuficiências Valvares

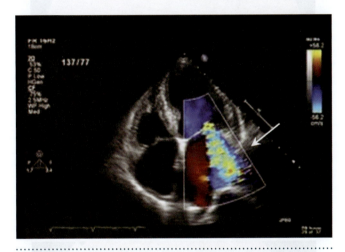

■ **Figura 47.1** Ecocardiograma transtorácico evidenciando regurgitação mitral importante de etiologia isquêmica (seta).

▶ página 831

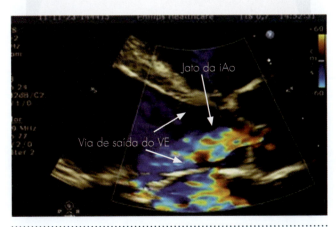

■ **Figura 47.6** Refluxo aórtico ao ecocardiograma transtorácico.
iAo (Insuficiência Aórtica); VE (Ventrículo Esquerdo).

▶ página 834

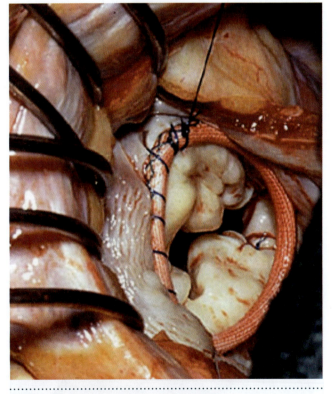

■ **Figura 47.5** Reparo da valva mitral (anuloplastia).

▶ página 834

capítulo 48 | Endocardite Infecciosa

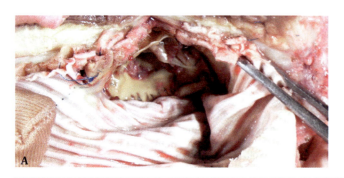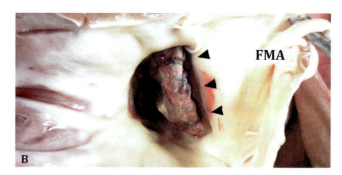

■ **Figura 48.1** Prótese vista da aorta (**A**) e ventrículo esquerdo (**B**) em autópsia. Múltiplas vegetações nos folhetos valvares e deiscência de sutura. As setas indicam folheto mitral anterior (FMA).[23]

▶ página 893

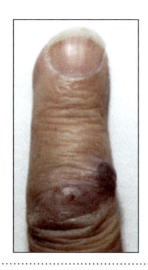

■ **Figura 48.2** Foto mostra nódulo de Osler em dedo médio direito. São observadas também pequenas hemorragias subungeais.[25]

▶ página 894

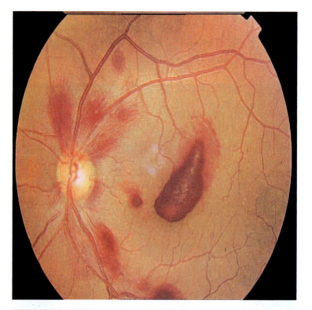

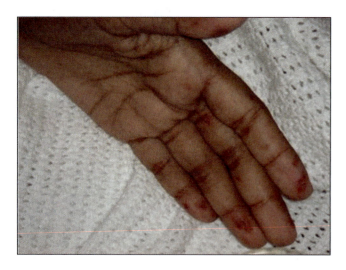

■ **Figura 48.3** Lesões de Janeway.[26]

▶ página 894

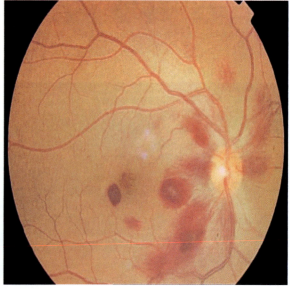

■ **Figura 48.4** Manchas de Roth.[27]

▶ página 894

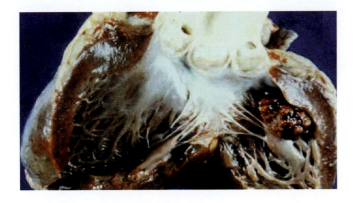

■ **Figura 48.6** A foto é do órgão cardíaco (ou do coração) de um paciente imunocomprometido que evoluiu com quadro de endocardite infecciosa fúngica. Observa-se uma grande vegetação localizada no folheto posterior da válvula mitral.[51]

▶ página 900

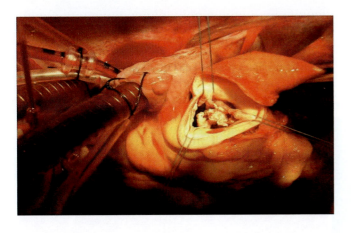

■ **Figura 48.7** Foto mostra uma grande vegetação localizada na face atrial dos folhetos coronarianos esquerdo e direito da valva aórtica em paciente com brucelose.[58]

▶ página 902

capítulo 51 | Emergências Cardiovasculares na Gravidez

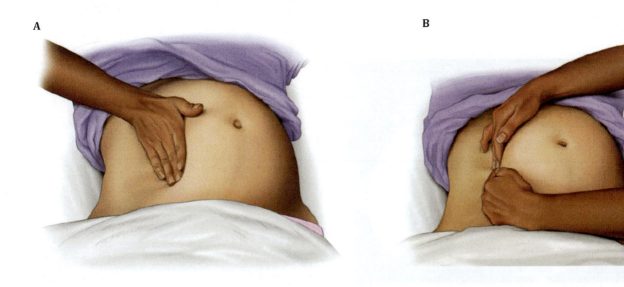

■ **Figura 51.4** **(A)** Deslocamento uterino manual com técnica de uma mão; **(B)** Deslocamento uterino manual com técnica de duas mãos.
Adaptado de American Heart Association Guidelines Update for Cardiopulmonary Resuscitation and Emergency Cardiovascular Care 2015.

▶ página 950

capítulo 55 | Emergências Cardiovasculares em Atletas

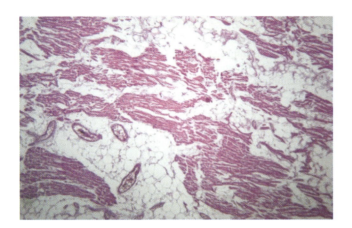

■ **Figura 55.3** Fotomicrografia evidenciando miocárdio com áreas de necrose dos miócitos com infiltração de tecido fibrogorduroso. Arquivo de necrópsias do Grupo de Estudos em Correlação Anatomoclínica (GECAC) da PUC-Campinas, SP.

▶ página 1001

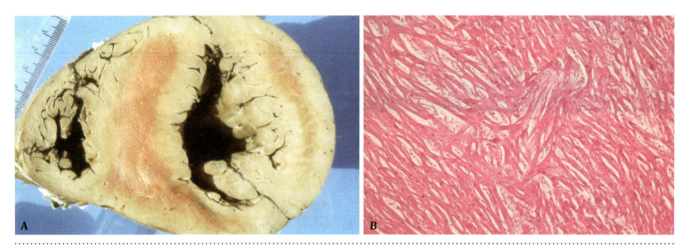

■ **Figura 55.4** (A) Macroscopia de coração com hipertrofia de parede característica da cardiomiopatia hipertrófica. (B) Fotomicrografia mostrando área de desarranjo de fibras miocárdicas e discreto alargamento do interstício. Arquivo de necrópsias do GECAC (Grupo de Estudos em Correlação Anatomoclínica) da PUC-Campinas, SP.

▶ página 1002

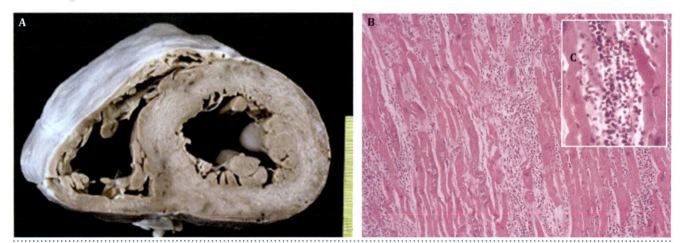

■ **Figura 55.6** (A) Macroscopia de coração com hipertrofia ventricular excêntrica e dilatação ventricular. (B) Estudo histológico evidenciando infiltrado linfocítico e áreas de necrose dos miócitos e em maior aumento. (C) Arquivo de necrópsias do GECAC (Grupo de Estudos em Correlação Anatomoclínica) da PUC-Campinas, SP.

▶ página 1006

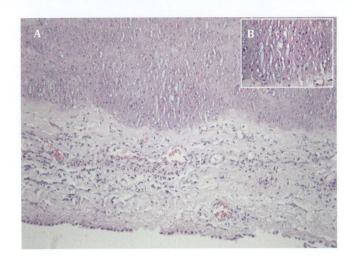

■ **Figura 55.9** (A) Estudo histológico evidenciando infiltrado linfocítico e áreas de necrose dos miócitos e em maior aumento **(B)** Arquivo de necrópsias do GECAC (Grupo de Estudos em Correlação Anatomoclínica) da PUC-Campinas, SP.

▶ página 1007

Índice Remissivo

A

Abaulamento intercostal, 17
Abdome, propedêutica física do, 335
Ablação
    em pacientes com cardiopatia
      estrutural, 648
    por cateter, 637
    por radiofrequência, 546
Acidente
    vascular
      cerebral
        alterações eletrocardiográficas
          relacionadas ao, 232
        hemorrágico, 233
      encefálico, 4, 95, 417
        área cerebral comprometida
          após, 97
        classificação, 1017
        exames complementares, 1022
        etiologia, 1017
        fatores de risco, 1018
        hemorrágico, 1018
        isquêmico, causas, 1017
        manifestações clínicas, 1020
        tratamento, 418, 1024
Ácido acetilsalicílico, 52, 314, 348
Acidose
    metabólica, 181, 779
    respiratória, 778
      etiologia e fatores de risco, 778
Acinesia, 42
Adenosina, 245, 770
Adrenalina, 168
AESP/assistolia, 186
Agachamento rápido, 26
Agente (s)
    antiplaquetários, 314
    curarizantes, 862
    fibrinoespecíficos, 367
    fibrinolíticos disponíveis no Brasil,
      comparação entre, 349
    inotrópicos, 134
    não fibrinoespecífico, 366
    sedativos não benzodiazepínicos,
      propriedades farmacológicas, 859

trombolíticos, 148
vasodilatadores, efeitos
    hemodinâmicos de, 133
Agitação psicomotora, 863
Alcalose
    metabólica, 779
    respiratória, 778
Aldosterona, bloqueador de, 360
Algoritmo (s)
    de Brugada, 665
    de Vereckei, 222
    propostos por Vereckei *et al.*, 665
    utilizando a derivação AVR, 222
Alteplase, 348
Alterações isquêmicas, 338
Amiloidose, 16, 639
Aminoácidos corfrespondentes de
    RyR2, 617
Amiodarona
    alterações eletrocardiográficas
      induzidas pela, 230
    efeitos na glândula tireoidiana, 1047
    em pacientes pós-infarto, estudos
      que avaliaram, 641
    estruturas químicas, 1047
Analgesia, 312
    monitoração da, 854
Analgésicos
    não opioides, 856
    principais, 855
Anamnese, 11
    itens da, 12
Anastomose com tronco celíaco, 119
Aneurisma
    agudo de aorta, 944
    do ventrículo esquerdo, 424
    toracoabdominal, correção de, 119
    ventricular, 424
    verdadeiro do ventrículo esquerdo,
      53
Angina
    estável, 44
    instável, 44, 334, 393
    de Braunwald, classificação,
      297

risco cardiovascular em pacientes
    com, estratificação, 265
pectoris, 334
Angiografia
    durante a internação após a terapia
      fibrinolítica, 377
    pós-fibrinólise, 376
Angioplastia primária, prós e contras,
    383
Angiotomografia
    computadorizada de coronárias, 58,
      248
    de tórax, 83
Ângulo de Louis, 21
Anlodipina, 313
Anomalias coronárias, 640
Anóxia, taquipneia de, 17
Antagonistas
    da endotelina, 520
    do receptor P2Y12 do ADO, 315
    dos canais de cálcio, 53
Anticoagulação
    complicações, 907-920
    duração da, 356
    durante a cardioversão, 564
    inicial, 148
    reversão da, 916
Anticoagulante(s), 353, 473, 907
    interações medicamentosas que
      inibem a, 913
    orais novos, 915
      manejo agudo do sangramento
        com, 917
Antidepressivos tricíclicos, alterações
    eletrocardiográficas induzidas pela,
    230
Antiplaquetário, mecanismo de ação,
    316
Antitrombínico, 412
Aorta
    descendende, 118
    dissecção aguda da, 42
    torácica
      descendente, 258
      dupla luz em, aortografia
        mostrando, 109

Aortite sifilítica, 59
Aortografia mostrando dupla luz em
   aorta torácica, 100
Aparelho circulatório, óbitos por, 6
Apêndice atrial esquerdo, 575
Apixaban, 574, 908
Apneia, 81
   obstrutiva do sono, 673
Arco
   aórtico, 116
      zonas de ancoragem do, 116
   senil, 18
Argatroban, 908
Arginina vasopressina, 448
Arritmia (s), 446, 797, 946
   cardíacas, 426
   de reperfusão, 376
   princípios diagnósticos, 525
   súbita cardíaca, 593
   supraventriculares, 527
   tratamento, 525
   ventriculares, 338
      idiopáticas, classificação, 593
Artéria (s)
   carótida, oclusão da, 42
   coronária, origem anômola da, 728
   mesentéricas, oclusão das, 42
Arteriografia pulmonar, 62, 146
Arterite
   de células gigantes, 59
   de Takayasu, 59
Asma, 81, 983
   cardíaca, 79
   grave, gasometria na, 984
Aspiração pulmonar, 42
Assistência ventricular mecânica, 773
Assistolia, 165
Atelectasia, 23, 786
Atenolol, 53
Ateroma, formação da placa da, 280
Aterosclerose, 279
   complicação trombótica da, 283
   extracardíaca, 290
   processo inflamatório na, 285
Aterotrombose, fisiopatologia da, 279-
   287
Atitude
   de depressão, 15
   de prece maometana, 15
   genupeitoral, 15
Ativação ventricular, mapeamento de,
   648
Atividade elétrica sem pulso (AESP),
   164
Atleta
   coração de, 1003
   emergências cardiovasculares em,
      997-1016
   morte súbita em, 997
   síncopes em, 1001
Atracúrio, 862
Átrio direito, estrutura anatômica, 579

Atriosseptostomia pela técnica de
   Rashkind, 925
Atrito (s)
   pericárdico, 477
   pleurais, 24
Atropina, 191
   na fase aguda do IAM, 672
Ausculta, 23
   cardíaca, 25
Autorregulação do fluxo sanguíneo, 86

B

Bactérias gram-negativas, 892
Balão
   de contrapulsação intra-aórtico, 771
   de Rashkind, atriosseptostomia com,
      923
   intra-aórtico, 244, 771
Barbiatúricos, 861
   de ação curta, 192
Barotrauma, 241
Benzodiazepínicos, 192, 314
   propriedades farmacológicas, 857
Beraprost, 518
Beribéri, 14
Betabloqueador (es), 53, 95
   em pacientes com insuficiência
      cardíaca, estudos que avaliaram,
      642
   na fase aguda do infarto
      agudo do miocário com
      supradesnivelamento do
      segmento ST, 357
Betacaroteno, excesso de, 18
Biomarcadores cardíacos, 333
Biópsia pericárdica, 482
Bivalirudina, 356, 909
Blanking, 712
Bloqueador (es)
   adrenérgicos, 313
   do receptor P2Y12 plaquetários, 350
   dos canais de cálcio, 313
Bloqueio (s)
   atrioventricular(es), 201, 677
      de segundo grau, indicações de
         marca-passo, 683,
      de terceiro grau, 203
      tipos, 201
   funcional, 658
   intraventriculares, 685
   neuromuscular, 192, 861
Blush miocárdico, 385
BNP (*Brain Natriuretic Peptide*), 293
Bócio, 18
Boletim de Silverman-Anderson, 180
Bomba centrífuga, 773
Bosentana, 520
Bradiarritmia(s), 199
   atropina na abordagem das, 430
   causas, 669
   princípios básicos, 669
   sinusal, 671
Bradicardia, 186, 890

algoritmo da, 188
sinusal, 200
Bradipneia, 81
Broncoespasmo, 42
Broncofonia, 23
Bulhas cardíacas, 27
Bypass da carótida, 117

C

Cadeia da sobrevida, 164
Calcificação (ões)
   coronariana, 248
   pericárdicas, 487
Cálcio,transportes em miócitos
   ventriculares, 617
Calsequestrina, 616
Campos pulmonares,
   radiotransparência dos, 238
Canal lacrimal, hiperplasia do, 18
Capacete de oxigênio, 191
Capacidade pulmonar, 178
Captação pulmonar, 273
   de tálio-201, 273
Capuz de oxigênio, 191
Carboxihemoglobina, 82
Cardiodesfibrilador
   externo, 695
   implantável
      em pacientes com cardiomiopatia
         não isquêmica, 646
      indicações, 615
      modalidades, 715
      para prevenção secundária de
         pacientes com cardiopatia
         estrutural, 646
      pós-infarto, indicações, 429
Cardioestimulação transesofágica, 695
Cardiomegalia, radiografia de tórax, 481
Cardiomiopatia
   cirrótica, 1035
   de Takotsubo, 42
   hipertrófica, 41, 635, 729
      fatores de risco associados à
         morte súbita em pacientes
         com, 636
      marca-passo para pacientes com,
         639
   induzida por estresse, 42
   periparto, fatores de risco, 945
Cardiopatia
   em atletas, achados
      eletrocardiográficos, 1009
   estrutural
      ablação em pacientes com, 648
      CDI para prevenção secundária
         de, 646
Cardioversão, anticoagulação durante,
   564
Cardioversor-desfibrilador implantável,
   429
Cascata isquêmica, 256
Catecolamina

emergências hipertensivas causadas por excesso de, 98

resposta dos receptores adrenérgicos às, 930

Cateter

de artéria pulmonar, 130

indicações para utilização, 838

de radiofrequência, 926

de Swan-Ganz,130, 243

nasal, 83, 191

venoso

central, 242

fraturado, 243

Cateterismo

após IAM com SST, 358

cardíaco, 882, 515

Causas mortis, 11

Cavidade oral, exame físico da, 15

CD40L (cluster of differentiation 40 ligand), 296

CDI (*v.tb.* Cardiodesfibrilador implantável)

indicações de implante de, 650

para prevenção secundária de pacientes com cardiopatia estrutural, 646

Celiac graft, 119

Célula

espumosa, 280

miocárdica, potencial de ação da, 555

Cérebro acometido por encefaloipatia hipertensiva, 98

Cessação dos esfcorços, 170

Cetamina, 192

Cetaprofeno, 856

Choque (s), 157

apropriados, taxas cumulativas, 637

cardiogênico, 421, 441

abordagem terapêutica, 826

causas, 824

definição, 823

diagnóstico, 826

diferencial, 824

etiologia, 823

fisiopatologia, 824

parâmetros clínicos e hemodinâmicos, 823

quadro clínico, 825

tratamento, 192

distributivo, 180

tratamento, 192

hemorrágico, tratamento, 192

hipovolêmico, 180

tratamento, 192

séptico, 180, 181

tipos de, 180

Cianose, 15

Ciclo

de Krebs, 844

de sono-vigília, 853

de Wenckebach, 680

Ciclopenitiltriazolopirimidinas, 52

Cifoescoliose torácica, 23

Cineangiocoronariografia, 58

Cinecoronariografia, 339

após IAMCSST, graus de recomendação para, 339

Cinfilografia

de perfusão miocárdica, 57

miocárdica, 266

em repouso, 271

na sala de emergência, 263

nas síndromes coronarianas agudas, 268

pulmonar, 83

ventilação/perfusão, 145

Circuito aberto, 711

Circulação

sanguínea encefálica, 1019

venosa colateral superficial, 19

Circunferência do braço, 91

Cirrose hepática

complicações da, 1032

de Child-Pugh, classificação, 1032

Cirurgia

após o IAM, período ideal para, 403

cardíaca, complicações no pós-operatório, 763-822

de revascularização miocárdica, 416

CKMB, ver Fração MB de creatinofosfoquinase

Classe Killip, 334

Classificação

de Forrester, 422, 825

de Jerome Gans, 99

de Keith-Wagener-Barker, 20, 99

de Killip-Kimball, 290, 422, 825

de Scheie, 20

de Sranford, 107

das dissecções da aorta, 59

Clínica propedêutica, 11

Cliques sistólicos, 28

Clopidogrel, 52

Código de letras, 701

Colapso

cardiovascular, 1008

diastólico, 255

Colchicina, drogas que podem interagir com, 485

Coledocolitíase, 43, 45

Colelitíase, 45

Colestite aguda acalculosa, 782

Commotiocordis, 732

Complexo QRS

duração do, 661

largo, taquicardias de, 655

Compressão torácica, 155, 158

com 1 socorrista, técnica de dois dedos, 8

com 2 socorristas, técnica com 2 polegares e mão envolvendo o tronco, 182

Comunicação interatrial, 27

Conexinas, 669

Configuração

bipolar, 700

unipolar, 700

Consciência

alteração de, 863

perda transitória de, 747, 748

Conteúdo gástrico, aspiração do, 238

Contratilidade segmentar, avaliação, 245

Contusão cardíaca, 259

Coração

com hipertrofia, macroscopia de, 1002

de atleta, 1003

Cordão varicoso palpável, 141

Cordoalha da valva mitral, ruptura, 883

Corpo estranho, aspiração de, 182

Corrente de sobrevivência no adulto, 154

Costocondrite, 43, 45

CPAP (*Continuous Positive Air Pressure*), efeitos na mortalidade hospitalar por edema agudo de pulmão cardiogênico, 132

Creatinoquinase, 54

Crescimento da população brasileira acima de 80 anos, estimativa, 5

Crise (s)

arterial hipertensiva, 87

convulsivas, 747

de asma, em adultos e crianças, classificação da intensidade da, 985

de hipóxia, 921

de pânico, 44

hipertensivas, 85, 86

atendimento, sequência operacional de, 89

na gestação, 100

sinais e sintomas, frequência dos, 90

hipoxêmicas, medicações utilizadas para o tratamento das, 923

Crista terminalis, 553

Critério

de Berruezo, 627

de Duke, 895

de QRS largo

Crosstalk, 712

Cuff, 32

Curva

de elevação da pressão de artéria pulmonar, 840

de pressão

de artéria pulmonar ocluída, 840

de átrio

direito, 838

pulmonar, 840

de ventrículo direito, 839

versus volume no espaço pericárdico, 501

ROC, áreas sob a, 307

D

Dabigatran(a), 574, 907

Danaparoide, 908
Dano
cardíaco, 171
cerebral, 170
após PCR, 170
Dante Pazzanese
escore de risco, 304
validação interna do escore, 307
DCEI, ver Dispositivos cardíacos
eletrônicos implantáveis
DCV, ver Doenças cardiovasculares
D-dímero, 62, 82, 143
DEA (Desfibrilador Manual Manual),
157
Décio Kormann, 689
Decisão terapêutica, 408
Decúbito lateral esquerdo, 26
"Dedos hipocráticos", 15
Defeito do septo interventricular, 257
Déficit bicarbonato, 779
Delayed washout, 247
"Dente de serra", padrão, 583
Depressão do ST, 196
Derivação aVR, análise, 665
Derivados di-hidropiridínicos, 313
Derrame (s)
interlobar, 241
pericárdico, 15, 488, 806
eletrocardiograma no, 505
em posteroanterior, radiografia,
504
etiologia do, 499
imagem ecocardiografia, 482
pleurais, 23
Descolamento
prematuro de placenta, 950
uterino manual com técnica de uma
mão, 950
Desfecho composto, 321
Desfibrilação pelo DEA, 157
Deslocamento de eletrodos, 703
Dexmedetomidina, 860
Diabetes
evolução no mundo, 1041
melito (mellitus), 4, 1039
Diabético, doença arterial coronariana
no, 1039
Diagnóstico clínico, estratégias do, 12
Diástole, 254
corte paraesternal do eixo durante
a, 255
Diazepam, 858, 22
Digital, 473
Digitálico, alterações
eletrocardiográficas induzidas pelos,
228
Dilatação
isquêmica transitória do ventrículo
esquerdo, 273
ventricular, 257
Diltiazem, 314
Dinitrato de isossorbida, 52
Dipiridamol, 245

Discinesia, 42
Disfagia, 59
Disfunção
cardíaca, 448
ativiação neuro-hormonal na, 448
cardiovascular, 181
do nó sinoatrial, 673
hepática, 782
vascular, 448
Dislipidemia, 6
controle da, 360
Displasia arritmogênica de ventrículo
dirieto, 627, 730
Dispneia(s), 15
aos esforços, 1002
avaliação da, escalas usadas, 80
aguda
anamnese, 77
definição, 77
fisiopatologia, 77,78
classificação, 16
denominações especiais, 78
metabólicas, 16
neurogênicas, 16
no idoso, 966
causas, 967
objetivas, 16
paroxística noturna, 79
psiconeurogênicas, 16
subjetivas, 16
suspirosa, 17, 81
Dispositivo (s)
biventriculares em pacientes com
insuficiência cardíaca, 647
cardíacos eletrônicos implantáveis
complicações
cirúrgicas após implante, 702
eletrônicas, 704
emergências cardiológicas
relacionadas a, 699-721
infecciosas, 703, 20
Dissecção
aguda de aorta, 944
suspeita de, abordagem da, 70
aórtica
aguda, 884
apresentação clínica, 106
classificação, 106
diagnóstico, 108
epidemiologia, 105
fisiopatologia, 105
procedimento híbrido, 115
prognóstico, 120
seguimento, 120
tratamento, 112
tipo A, 885
da aorta
classificação de Stanford das, 59
tipo A de Stanford, 110
torácica, 114
tipos segundo a classificação de
Stanford, 106

Dissociação atrioventricular, evidências
de, 660
Distensão gástrica, 191
Distrofias musculares, 18
Distúrbio (s)
do esôfago, 42
endocrinológicos, emergências
cardiovasculares em portadores
de, 1039-1058
Ditialzem, 53
Diuréticos, 94
de alça, 464
doses sugeridas, 465
tiazídicos, 464
Dobutamina, 134, 468
Doença (s)
arterial coronária, 978
cardíaca
isquêmica, 39
materna, 935
valvar, 41
cardiovasculares
manifestações cutâneas, 18
morbidade hospitalar por, 7
mortalidade por, tendência
recente, 6
no Brasil, epidemiologia das, 1-10
no século XXI, 5
papel ao longo das transições, 4
congênitas, 951
-em adultos, 639
coronariana, avaliação de, 111
crônico-degenerativas
induzidas pelos homens, 3
tardias, 3
da aorta, avaliação, 248
da vesícula biliar, 43
de Chagas, 632, 730
de etiologia comum que afetam o
coração e o fígado, 1035
de Graves, 18
do nó sinoatrial, 673
do nó sinusal, 199
classificação, 677
disfunção do, 199
marca-passo definitivo na,
recomendações, 678
do pericárdio, 477-498
do refluxo gastroesofágico, 45
dos ductos biliares, 43
esofágicas, 42
fatores de risco, 7
gastrintestinais, 42
hepática
abordagem ao paciente com, 1029
afetando o sistema cardiovascular,
1034
avaliação diagnóstica, 1031
testes diagnósticos, 1030
hipertensivas
específicas da, 100
na gestação, 943
isquêmica do coração, 4

1062 Tratado Dante Pazzanese de Emergências Cardiovasculares

musculoesqueléticas, 43
pericárdica, 44
relacionada com o HIV, 490
pulmonar obstruitiva crôncia, 81,
989
diagnósticos diferenciais, 991
tireoidinanas, alterações
cardiovasculares nas, 1043
valvar aórtica, 111
Dopamina, 468
Doppler transesofágico contínuo, 850
Dor
abdominal, 42
anamnese da, 39
anginosa
irradiação da, 289
localização da, 289
decorrente da embolia pulmonar, 42
relacionada ao marca-passo
transcutâneo, 695
torácica, 106, 256
abordagem na Unidade de
Emergência, 39-76
alívio da, 312
características no diagnóstico do
infarto agudo do miocárdio, 41
causas comuns, 39
classificação segundo o estudo
CASS, 49
com risco iminente de morte, 63
diagnóstico diferencial no pronto-
socorro, 39
esofágica, 43
etiologias, 40
manifestações clínicas, 44
não isquêmica, abordagem,
algoritmo, 69
-no idoso, 968
no pronto-socorro
abordagem do paciente com,
46
abordagem inicial, algoritmo,
65
unidade de, 46
Dreno de tórax, 244
Droga (s)
anticoagulantes disponíveis no
mercado, 907
antiplaquetárias, ação das, 351
ação das, 351
de uso parenteral nas emergências
hipertensivas, 95
inotrópicas, 520
que podem interagir com colchicina,
485
utilizadas para o tratamento da
insuficiência cardíaca, 930
vasodilatadoras, efeitos
hemodinâmicos das, 467

E

Ecocardiografia, 57
de esforço, 882, 22

Ecocardiograma, 82
papel nas emergêrncias
cardiovasculares, 253-259
transesofágico, 253
transtorácico, 253
com imagem obtida da janela
supraesternal, 255
Edema, 15
agudo de pulmão (pulmonar), 865
cardiogênico, fluido no, 126
não cardiogênico, 128
unilateral, radiografia de tórax,
129
cerebral em decorrência de
encefalopatia hipertensiva, 97
hidrostático, 127
pulmonar
agudo
diagnósticos, 127
exames complementares, 28
tratamento, 130
cardiogênico, 127
fluidos no, 126
radiografia de tórax, 127
Edoxabana, 909
Efeito Venturi, 425
Eixo hipotalâmico-hipófise-adrenal,
1049
Eixo QRS no plano frontal, 661
Eletrocardiografia de alta resolução,
338
Eletrocardiograma, 82
com supradesnivelamento do
segumetno ST, 109
do infarto agudo do miocárdio,
supradesnivelamento do
segmento ST, 195
interpretações errôneas do, 329
na pericardite aguda, 479
na sala de mergência, 195-236
na síndrome coronariana aguda,
infradesnivelamento do segmento
ST no, 198
nas emergências cardíacas, 195
no derrame pericárdico, 505
sincronismo pelo, 771
Eletrodo
de marca-passo, 798
deslocamento de, 703
Elevação passiva dos membros
inferiores, 26
Embolectomia
cirúrgico percutânea, 148
pulmonar percutânea, 148
Embolia
gasosa, 702
pulmonar, 42
Emergência (s)
cardiológicas relacionadas a
dispositivos cardíacos eletrônicos
implantáveis, 699-721
cardiovasculares
em atletas, 997-1016

em idosos, 957-972
em pacientes infectados pelo
vírus da imunodeficiência
humana, 975-961
em portadores de distúrbios
endocrinológicos, 1039-1058
na gravidez,, 935-955
na infância, 921-933
papel do ecocardiograma nas,
253-259
semiologia em, 11-37
em pacientes portadores de CDI, 714
hipertensivas, 958
achados de história, 92
avaliação clínica, 88
causadas por excesso de
catecolaminas, 98
classificação, 86
definições, 86
drogas de uso parenteral nas, 95
epidemiologia, 85
etiologia, 88
etiopatogenia, 87
exame físico, 92
exames específicos conforme o
tipo de, 93
fármaco para tratamento de,
características ideais de um, 94
fisiopatologia, 88, 89
situações especiais, 95
soluções, propostas, 101
tratamento, 94
na estenose mitral, 877
pacientes instáveis no departamento
de, conduta, 718
relacionadas ao potássio, 224
valvares, 256
Enalaprilato, 94
Encefalopatia, 790
hipertensiva, 96
cérebro comprometido por, 98
Endocardite
de valva nativa causada por
Streptococcus viridans, 897
em valva protética, 892
infecciosa, 884, 978
com cultura negativa, 900
etiologia, 891
grupo HACEK, 900
manifestações clínicas, 893
patogenia, 893
por *Enterococcus*, 898
-por fungos, 900
-por gram-negativos, 900
por *Staphylococcus*, 898
antibióticos utilizados nas, 899
por *Streptococcus*, 898
profilaxia, 903
tratamento, 896
-cirúrgico, 900
Endotelina, 449
Endotélio vascular, 279
Enfisema peribrônquico, 241

Índice Remissivo **1063**

Enoxaparina e heparina não fracionada, comparação entre, 320
Enterococcus, 892
  resistentes à penicilina, 900
Envelhecimento
  alterações cardiovasculares associadas ao, 957
  populacional, 5
Enxerto
  bifurcado,119
    da aorta descendende, 116
  para aartéria renal direita, 119
Epoprostenol, 518, 520
Equação de Henderson-HJasselbach, 843
Eritema
  marginado, 18
  nodoso, 18
Erosão com exteriorização parcial do gerador de marca-passo, 704
Escala
  analógico-visual, 80
  de acidente vascular isquêmico do NINDS, 1026
  de agitação-sedação de Richmond, 854
  de Borg, 80
  de coma de Glasgow, 1022
  de Fisher, 1023
  de Hunt e Hess, 1022
  de sedação de Ramsay, 854
Escore
  CHA2DS2VASc, 576
  de Genebra, 142
  de risco
    Dante Pazzanese, 51, 304, 306
    de sangramento HAS-BLED, 577
    de TIMI, 51, 335
    GRACE, 336
    Rassi, 633
    TIMI, 298, 300
  de Wells, 142
  GRACE, 335
  PURSUIT, 302
Esmolol, 94
Esofagite sem refluxo, 43
Espaço (s)
  aéreos, doenças do, 238
  intersticial, doenças do, 238
Espasmo esofágico, 42
Espessamento pericárdico, 487
Espironolactona, 472
Esporte, classificação dos, 1012
Estado cushingnoide, 14
Estalido de abertura, 28
Estase jugular, 292
Estatinas, 314
Estenose
  aórtica, 30, 44, 867
  mitral, 30, 556, 871
  pulmonar, 31
Estertores
  creptantes, 24

subcreptantes, 24
Estimulação
  cardíaca
    brasileira, pai da, 689
    conceitos básicos, 700
  esofágica, 695
  modos de, 701
  simpática, 616
Estímulo
  ausente, 710
  presente com falha
    de comando, diagnóstico diferencial, 708
    de sensibilidade, 710
Estiramento do braço, 750
Estratégia
  da exaustão, 12
  hipotético-dedutiva, 12
  versus estratégia da exaustão, 13
Estratificação de risco
  de Braunwald, 298
  GRACE, 302
  modelos de, 296
  pacientes chagásicos, 633
  variáveis eletrocardiográficas de, 292
Estreptoquinase, 347, 366
Estresse
  com dobutamina, 245
  de cisalhamento, 279
Estrias abadominais, 14
Estudo
  ACRINA, 249
  ACUITY, 322
  AFFIRM, 565
  CASS, 556
  CAST, 640
  CLARITY-TIMI, 350
  CTAF, resultados, 570
  CURE, 317
  CURRENT-OASIS, 315
  EPHESUS, 360
  FINESSE, 353
  GISSI-1, 343
  HOPE, 314
  HOT CAFE, 566
  LIPID, 314
  PIAF, 566
  PIOPED, 145
  Plato, 318
  RACE, 566
  ROMICAT II, 249
  SHOCKI, 401
  STAF, 566
  TRINTON-TIMI, 317
Etomidato, 191, 862
Evento cardíaco, risco de, 275
Exame
  físico, 13
  radiográfico básico do tórax, 237
Exoftalmia, 14
Extraestímulo, 695
Extrassístole

supraventriculares, 528
ventriculares monomórficas, ECG de 12 derivações mostrando, 599

F

Face
  exame físico da, 16
  prognata, 16
Fácies
  acromegálico, 14
  caquética, 13
  das doenças endócrinas, 13
  de ira, 13
  "em lua acheia", 14
  hipertireóideo, 14
  mitral, 13
Fadiga, 14
Falência ventricular direita, 519
Falha de captura ventricular, tira de eletrocardiograma, 706
Falso lúmen, trombose no, 111
Faringite, 42
  estreptocócica, 16
Fármacos
  nas taquicardias supraventriculares, na sala de emergência, 547
  para controle crônico da fibrilação atrial, 572
Fator
  cardíaco, 87
  humoral, 87
  neurológico, 87
  volume extracelular, 87
Feixe
  atrioventricular, 671
  de His, 671
Femprocumona em relação ao INR, ajustes das doses, 915
Fenilalquilaminas, 313
Fenômenos trombóticos venosos e arteriais, 809
Fentanil, propriedades farmacológicas, 855
Feocromocitoma, 99
Ferida esternal, infecção da, 810
Fibrilação
  atrial, 14, 203, 528, 551
    abordagem trombótica no paciente portador de, 577
    associada à cardiopatia, 556
    causas reversíveis, 556
    com alta aresposta ventricular, 530
    controle da frequência cardíaca em pacientes com, 562
    ECG de 12 posições evidenciando, 558
  -episódio agudo, abordagem de, 561
    etiologias, 557
    fatores predisponentes, 557
    gráfico de FC de 24 horas na vigência de, 530
    isolada, 556

medicamentos na cardioversão da, 563
na presença de pré-excitação ventricular, 213
no idoso, 969
prevalência, 552
quadro clínico, 557
ritmo de, 205
tratamento, 5607
ventricular, 165, 427
Fibrinólise, 51
endógena, fisiologia da, 367
pré-hospitalar, 370, 410
Fibrinolíticos
complicações, 372
contraindicações, 347, 409
doses dos, 412
no IAMCSST, recomendações para uso, 374
história dos, 366
Fibrose, 628
detecção de áreas de, 246
hepática congestiva, 1032
miocárdica, 58
Fígado, doenças cardiovasculares que afetam o, 1032
Filtro de veia cava inferior, 149
Flap intimal, 110
Flutter
atrial, 206, 333, 531, 551
abordagem diagnóstica, 581
atípico, 580
-classificação, 579
com condução atrioventricular variável, 531
dependente do istmo cavo-tricuspídeo, 579
ECG com, 801
de 12 derivações evidenciando ritmo de, 583
epidemiologia, 581
etiologia, 581
incomum, 535
mecanismo fisiopatológico, 579
paroxístico, reversão do, 696
quadro clínico, 581
típico, 579
ECG de 12 derivações evidenciando, 584
tratamento, 585
tipo I horário, 207
Fluxo
coronário, graduação de, 385
expiratório
em homens, pico, 984
em mulheres, pico, 984
sanguíneo cerebral, 95
Fluxograma uso de, 12,13
Foco
aórtico, 25
mitral, 25
pulmonar, 25
tricúspide, 25

Fondoparinux, 356
Fosfodiesterase, 769
Fótons
captura, 266
emissão de, 267
Fração
de ejeção
deprimida, 443
preservada, 442
MB da creatinofosfoquinase, 293
Fraqueza muscular, 14
Frequência
atrial, 684
cardíaca, variabilidade da, 338
Função adrenal, 1051
Fundo de olho normal, 19
Fundoscopia, 17, 90
FV/TV sem pulso, 186

G

Gadolínio, 247
Gasometria
arterial, 82, 143
interpretação, 778
na asma grve, 984
Gatilhos, 553
Genes da síndrome do intervalo QT longo, 602
Genética da síndrome do QT longo, 602
Gerador de marca-passo provisório atrioventricular, 692
Germes fastidiosos, esquemas antibióticos, 901
Gestação
crises hipertensivas na, 100
doenças hipertensivas específicas da, 100
hipertensão arterial na, 942
Gigantismo, 16
Glândula adrenal, 1048
Glicemia, controle da, 360
Glicose, alterações de metabolismo da, 779
Global Adult Tabacco Survey, 9
GRACE, estratificação de risco, 302
Gravidez
achados hemodinâmicos durante a, 935
emergências cardiovasculares na, 935-955
medicamentos cardiovasculares na, 940
normal, achados, 936
GUSTO (*The global Use of Strategies to Open Occluded Coronary Arteries*)
estudo, 292
II b,diferenças no prognóstico eletrocardiográfico no, 292

H

Halo senil, 18
Haloperidol, 860

para episódios de *delirium*, 864
Handgrip, 26, 750
HAS-BLED, 577
Hematoma intramural, 258
Hemocultura, 896
Hemoglobina, saturação da, 82
Hemorragia
com centro claro, 21
digestiva
alta, 781
baixa, 782
intracraniana após terapia fibrinolítica, 373
intraplaca, 283
subaracnoidea, 1021
Heparina, 319
complicações do uso da, 909
de baixo peso molecular, 354
não fracionada, 148, 354
intravenosa, ajuste da dose, 149
mecanismo de ação da, 355
trombocitopenia induzida pela, 910
Hepatopatia
congestiva, 1032
doenças cardiovasculares e, 1029
Hepatotoxicidade induzida por medicamentos usados em cardiologia, 1033
Herpes-zóster, 43
Hidralazina, 94
Hidrocefalia, 1022
Hipercalemia
de acordo com o nível de potássio, 777
fases evolutivas, 777
Hipercolesterolemia, 9
Hiperfonese, 60
Hiperglicemia, 14, 780
Hiperplasia do canal lacrimal, 18
Hiperpneia, 81
Hiperpotassemia, 225
Hipertensão
acelerada-maligna, 98
arterial, 6
no idoso, 958
sistêmica, 85, 795
portopulmonar, 1034
pulmonar
classificação, 509
crônica, 42
etiologia da, diagnóstico da, 517
estudo hemodinâmico, 515
fisiopatologia, 510
medicamentos na terapêutica de, 522
protocolo para tratgamento, 521
tratamento , 515
cirúrgico, 518
específico, 517
medicamentoso combinado, 518
na emergência, 519

Hipocaptação na parede inferior
do ventrículo esquerdo, imagem
sugestiva, 268
Hipocinesia, 42
Hipofenose de bulhas, 292
Hiponatremia
hipertônica, 775
hipotônica, 775
Hipotensão
e choque, pacientes com, 253
ortostática, 32, 749
sintomática, 520
Hipotermia, 226, 229
Hipovitaminose, 14
Hipovolemia, 749, 766
Hipóxia, crises de, 921
Hirudina, 908
Hissiano, 201
Histerese, 712
História pregressa da moléstia atual, 11
Holter, 338
24h mostrando evolução para
taquicardia ventricular
polimófica, 604
atrial no traçado de Holter, 529
monitorização cardíca com, 338
traçado de, 200, 528
taquicardia atrial no, 529
Homeostase vascular, papel do
endotélio na, 279

I

Icterícia, 15
Ictus cordis
cupuliforme, 25
globoso, 25
inspeção do, 24
técnica de palpação do, 25
Idoso
dispneia no, 966
dor torácica no, 968
emergências cardiovasculares em,
957-972
fibrilação atrial no, 969
hipertensão arterial no, 958
síncope no, 961
síndrome coronária aguda no, 964
Idrapararinux, 909
IECA (Inibidores da enzima conversora
de angiotensina), 469
Íleo paralítico, 781
Iloprost, 518
"Imagem em espelho", 333
Incidência de Laurell, 240
Infância, emergências cardiovasculares
na, 921-933
Infarto
agudo
do miocárdio, 42
com CKMB positiva e negativa,
294
com elevação do segmento ST,
274, 407

com supradesnivelamento do
segmento ST, 195, 343
tratamento, 343
complicações, características
radiológicas, 54
diagnóstico(s)
topográfico, 196
diferenciais do, 328
marca-passo provisório no,
690
prévio, 334
sintomas, reconehecimetno
precoce dos, 327
tratamento, 343
de reperefusão química,
365
componentes do atraso
temporal entre o início e o
restabelecimento do fluxo na
artéria culpada, 344
inferior, 332
ínfero-látero-dorsal, 330
risco a curto prazo, 299
Infecção
hospitalar, 892
viral, terapêutica específica para,
490
Inflamação, remodelamento mediado
pela, 511
Influência mitral, 420
Inibidor (es)
da glicoproteína IIB/IIIA, 318
diretos da trombina, 320
do sistema renina-angiotensina-
aldosterona, 314
indiretos do fator XA, 319
Injúria neurológica tipo II, 790
Inotrópicos, 468
na insuficiência cardíaca aguda,
doses de, 469
INR (relação normalizada
internacional), 970
Inspiração profunda, 26
Insuficiência
aórtica, 31
aguda, 42
cardíaca, 927
aguda
avaliação inicial do paciente
com, 451
causas, 444
classificação, 441
com pressão arterial, 441, 442
definição, 441
drogas utilizadas para
tratamento da, 930
epidemiologia, 439
fatores precipitantes, 444
hemodinâmica da, 446
suspeita, 462, 15
tratamento clínico da, 461-
475, 15
congestiva, 81, 979

descompensada, 441
dispositivos biventriculares em
pacientes com, 647
hipertensiva, 441
do ventrículo direito, 423
mitral, 30
na sala de urgência, 879
pulmonar, 31
renal aguda, 774
respiratória
aguda, 177, 189
evolução temporal, 179
causas mais frequentes, 178
tricúspide, 31
valvares, 879-889
ventricular esquerda, 421
Insulina endovenosa, 780
Interações medcamentosas
que aumentam o risco de
sangramento, 913, 914
que inibem a ação anticoagulante,
913
Interrogatório de diferentes aparelhos,
11
Intervalo
livre de eventos, 619
QT, eletrocardiograma de 12
derivações evidenciando, 605
Intervenção
coronária com emprego de
dispositivo de aspiração, 387
percutânea após fibrinólise, 385
de resgate, 386, 388
de roitina após fibrinólise, 386
em síndromes coronárias sem
elevação do segmento ST, 393
facilitada, 388
no infarto agudo do miocárdio
com supradesnivelamento do
segmento ST, 381
primária, 381
tardia no IAM, 389
Íntima ulceração superficial da, 282
Intoxicação por antidepressivos
tricíclicos, 232
Intubação seletiva do brônquio fonte
direito, 243
Irradiação, 29
Isoenzimas, 54
Isoproterenol, 769
Isquemia
a distância, 333
da medula espinhal, 42
do miocárdio, 39
manifestações clínicas de, 416
mesentérica, 782
miocárdica, 256, 337, 445
etiologias, 40
manifestações clínicas, 41
perioperatória, 792
recorrente, 290
refratária, 291
papel da, 291

Istmo cavo-tricuspídeo, 579

J

Janela supraesternal, 255

K

Keith-Wagener-Barker, classificação de, 20
Knock pericárdico, 22

L

Lactente, desobstrução da via aérea em, 183
L-arginina oral, suplementação com, 518
Leak paraprotético, 15
Lepirudina, 908
Lesão (ões)
  angiomatoide, 512
  de Janeway, 894
  dilatadas, 511
  do nervo frênico, 788
  mecânicas, 446
  plexiforme, 512
Leucócitos, contagem de, 296
Levosimendana, 134, 468
Lidocaína, 191
Limiar de comando, 700
Linfonodo, 15
Líquido pericárdico, análise do, 500
Livedo reticular, 18
Loop recorders, 674
Looper, 756
Lorazepam, 857
LPA (lesão pulmonar aaguda), 128
LPA/SDRA, manejo erapêutico inicial de paciente com, 135

M

Macrófago, 280
Macroglossia, 16
Mancha (s)
  algodanosas, 20
  café com leite, 18
  de Roth, 21, 894
Manobra (s), 26
  à beira do leito, 26
  de cruzamento de perna, 750
  de inclinação da cabeça e elevação do queixo, 183
  de Müeller, 26
  de Osler, 32
  de Sellick, 160
  de Valsalva, 26
  Rivero-Carvalho, 26
Mapeamento eletroanatômico tridimensional, 649
Marcador (es)
  de hemólise, 92
  de inflamação sistêmicos, 284
  de necrose miocárdica, 54, 82, 143

tempo de liberação, 54
inflamatórios, 295
Marca-passo
  bicameral
    mau funcionamento, 712
    radiografia de tórax, 702
    traçado de paciente portador de, 700
  biventricular, indicações, 647
  carbicameral, funcionamento de um, 705
  disfunções dos, diagnóstico, 707
  definitivo, indicações, 431
  dupla câmera, 637
  ECG com, 694
  história do, 689
  primeiro, 689
  provisório, 244
    atrioventricular, gerador de, 692
    complicações relacionadas ao, 696
    contraindicações ao implante do, 691
  epicárdico, 695
    na sala de emergência, 689-698
    no infarto agudo do miocádio, 690
    indicações, 430
  runaway, 714
  síndrome do, 713
  transcutâneo, 430
    dor relacionada ao, 695
    falha de comando relacionada ao, 695
    indicações, 691
  transvenoso , 430
    complicações relacionadas ao, 697
    indicações, 692
    técnica de implante, 692
Marcha em pequenos passos, 15
Máscara
  com reservatório de oxigênio, 83
  de oxigênio, 191
  de Venturi, 83, 131
  facial, 83
    para ventilação não invasiva, 131
  laríngea, 191
Massagem do seio carotídeo, 756
Mecanorreceptores, 78
Mediastinite, 43, 63
Medicações usadas no suporte avançado de vida, em pediatria, 189
Medicamento (s)
  alterações eletrocardiográficas provocadas por, 228
  cardiovasculares na gravidez, 940
  na cardioversão da fibrilação atrial, 563
  para tratamento das taquiarritmias supraventriculares, 426
  relacioandos à síncope, 750
  utilizados

na terapêutica de hipertensão pulmonar, 522
no manejo das síndromes hipertensivas na gestação, 944
vias de acesso para administração de, 167
Medicina nuclear, 337
Mega-aorta, 118
Meloxican, 856
Memória isquêmica, imagem, 275
Meperidina, 856
Metahemoglobinemia, 82
Metaloproteinases, 296
Metanálise *Fibrinolytic Therapy Trialists*, 371
Metoprolol, 53, 94
Mialgia, 45
Micrognatia, 16
Midazolam, 858
Miectomia septal, 636
Milrinone, 468, 769
Miocárdio
  padrão segmentar do, 274
  substituição fibrogordurosa do, 627
Miocardiopatia (s)
  chagásica, 632
  dilatada, 644, 729, 979
    sobrevida em, 645
  isquêmica, 640
  restritivas, 639
Miocardite, 247, 979
Mioglobina, 54
Miopericardite, 42
Modelo de risco PURSUIT, 301
Molécula de adesão, 296
Monitor
  de eventos implantáveis, 756
  Vigíleo, 850
Monitorização hemodinâmica, 833
Monócito, 280
Morbidade hospitalar por doenças cardoiovasculares, 7
Morbimortalidade materna em cardiopatias segundo OMS, classificação, 937
Morfina, 134, 464
  propriedades farmacológicas, 855
Mortalidade
  pelo método de Kaplan-Meier, 410
  por doenças cardiovasculares no Brasil, taxa padronizada, 6
  proporcional no Brasil, 3
Morte
  materna, causas de, 937
  risco a curto prazo, 299
  súbita, 606, 639
    cardíaca
      causas, 726
      definição, 723
      epidemiologia, 724
      fatores de risco, 724
      fisiopatologia, 726
      histórico, 723

incidência, 725
pacientes com, avaliação, 732
prevenção secundária, estudos
clínicos, 647
tratamento, 736
em atletas, 997
causas, 998, *24*
em pacientes isquêmicos,
estudos, 643
Murmúrio vesicular, 24
Músculo estriado cardíaco, 670

N

Naloxona, 863
Não aderência, 445
Necrose
de miócitos, 58
de pele, 911
detecção de áreas de, 246
miocárdica, 42
marcadores de, 54
Neostigmina, 863
Nesiritide, 468
Nifedipina, 313
Nitratos, 52, 312, 357, 473
Nitrito de amilo, 26
Nitroglicerina, 26, 52, 94, 466
Nitroprussiato, 466
de sódio, 94
Nó
AV, 670
sinoatrial, doença do, 673
No reflow, 58, 247
Nódulo (s)
calcificado, 283
de Osler, 894
hemorrágicos, 18
subcutâneo, 18
NT-proBNT, 293

O

OASIS 5, 321
Obesidade, 6, 14
truncular, 14
Óbito por doenças do aparelho
circulatório, 6
Observação clínica, 11
Obstrução dinâmica da via de saída do
ventrículo esquerdo, 425
Oclusão arterial transitória, 26
Oftalmoplegia, 18
Olho
clínico, 12
exame dos, 18
Onda
comprimento de, 554
de capnografia, 168
de Osborn, 228
delta, 544
P, 544
Open circuit, 711
Opioide, 855, 22

Ortopneia, 78
Ortostatismo, 26
Osteogenesis imperfecta, 18
Osteoporose, 14
Otimização hemodinâmica, 172
cardíaco, 171
Overdrive, 540, 695
Oversensing, 700, 711
Óxido nítrico, 520, 769
Oxigênio, 356
tecidual, 927
Oxigenioterapia, 52, 311
Oximetria de pulso, 82

P

Pace mapping, 649
Paciente
cardiopata, pneumopatia obstrutivas,
983-996
dispneico, avaliação do, 79
Padrão, reconhecimento de, 12, 13
Palpação torácica, 22
Pancreatite aguda, 43
Pancurônio, 862
Pannus, 31, 256
Papila óptica, borramento de, 20
Paracetamol, 857
Parada
cardíaca
extra-hospitalar, 154
fases, 154
intra-hospitalar, 153
cardiorrespiratória, 181, 950
em pediatria algoritmo de
atendimento, 187
monitoração durante, 167
ritmos, 164
suporte
avançado de vda em adultos,
163-175
básico de vida em adultos,
153-161
Parâmetros hemodinâmicos, valores
normais, 842
Paraplegia, 42
Parede livre, ruptura de, 420
Pausas sinusais, 200
PCR, 606 (*v.tb.* Parada
cardiorrespiratória)
Pectorilóquia egofônica, 24
Pectus
carinatum, 23
escavatum, 23
Pele
bronzeada, 18
inspeção da, 15
necrose da, 911
palpação da, 15
pigmentação acinzentada da, 18
Peptídeo natriurético, 449
cerebral, 293
tipo B, 56, 82
Percepção, 77

Percussão, 23
cardíaca, 25
torácica, sons obtidos com, 23
Perfil
de morbidade e mortalidade das
doenças cardiovasculares no
Brasil, 1
epidemiológico, diferenças entre
regiões, 4
Perfuração miocárdica, 702
Perfusão, avaliação da, 246
Pericárdio, doenças do, 477-498
Pericardiocentese, 482
complicações, 486
ilustração esquemática da, 489
Pericardite, 44, 232, 233, 247, 806
aguda, 477
causas, 478
ECG na, 479, 15
sequência diagnóstica da, 484
autorreativa, 493
bacteriana, 491
constritiva, 486
abordagem diagnóstica, 488
hemodinâmica do, 503
crônica, 486
diagnóstico diferencial das principais
formas de, 495
fúngica, 492
induzida por drogas, 494
na artrite reumatoide, 494
na esclerose sistêmica, 494
nas doenças autoimunes, 494
neoplásica, 492, 15
no lúpus eritematoso sistêmico, 494
por radiação, 493
recorrente, 486
tuberculosa, 491
urêmica, 493
viral, 490
Pescoço, exame do, 21
Pico de fluxo expiratório, 83
Pirâmide etárias do Brasil, 2
Pistol shot, 31
Placa
aterosclerótica, patogênese da, 282
de ateroma, formação da, 280
Plaquetas, 349, 350
Platispneia, 79
Pleurite, 42
Pneumomediastino, 241
Pneumonia, 23, 42, 81
aspirativa, 238
Pneumopatias obstrutivas no paciente
cardiopata, 983-996
Pneumotórax, 42, 81, 702
espontâneo, 62
hipertensivo, 62, 766
Polígono de Wills, ressonância
magnética do, 1019
Ponte miocárdica, 1004
PORSUIT
escore, 302

modelo de risco, 301
Porta-agulha, 370
Porta-balão, tempo, 382
Posição
   de cócoras, 26
   sentada, 26
Pós-parada cardíaca, cuidados, 170
Pós-PCR
   cuidados algoritmo, 171
   preditores de mau prognóstico, 170
Potássio, emergências relacionadas ao, 224
Potencial
   de Purkinje, 597
   diastólico tardio, 597
Prasugrel, 52, 350, 352
Precordialgia aos esforços, 1002
Pré-eclâmpsia, gravidade da, sinais indicativos, 100
Pressão
   arterial
      após pericardiocentese, comportamento da, 502
      aspectos relevantes, 32
      conceito, 87
      controle da, 360
      emergências relacioanadas à elevação súbita da, 959
      flutuação respiratória da, 501
      média, autorregulação do fluxo sanguíneo conforme a, 86
      medida indireta da, técnica da, 91
      propedêutica da, 32
      sistêmica média, 834
   conceito, 87
   cricoide, 160
   de perfusão cerebral, 95
   de pulso, variação da, 836
   positiva contínua nas vias aéreas, 191
Pressão-volume do ventrículo esquerdo, 442
Processo aterotrombótico, desenvolvimento do, 280
Propafenoma, 570
   em pacientes
Propofol, 192, 858
Propranolol, 94
Prostaglandina
   E1, 769
   uso de, 925
Proteína C reativa, 55, 295
Prótese
   oclusora do apêndice atrial esquerdo, 575
   vista da aórta, 893
Protrombina em trombina, conversão, 353
Pseudoaneurisma, 421
Pseudocrise hipertensiva, 86
Pseudo-hiponatremia, 775
Pseudossíncope, 754
Ptose palpebral, 18

Pulmão normal, fluidos em um, 125
Pulsação (ões), 237
   epigástricas, 24
   subxifoide, 24
Pulso (s)
   alternante, 34
   arteriais, 34
   bisferiens, 34
   de Corrigan, 34
   dicrótico, 34
   "martelo d'água", 34
   paradoxal, 34, 501, 503
   parvus et tardus, 34
   periféricos, 32
   venoso jugular, 21
      avaliação em relção com a apressão venosa central, 21
      componentes morfológicos, 22

Q

QRS, concordância do, 661
Queixa principal, 11
Quimiorreceptores, 78

R

Radiografia de tórax, 53
   derrame pleural, 239
   dispositivos, 242
   interpretação sob oi ponto de vista caradiovascular, 237
   mostrando opacidade em base de HTX direito, 240
   pacientes sob ventilação mecância, 241
   papel da, 237
   radiotrasnparência dos campos pulmonares, 238
   tromboembolismo pulmonar, 239
Radiotransparância dos campos pulmonares, 238
Receptor
   de rianodina, 618 (*v.tb.* RyR$_2$)
   scavenger, 280
Reexpansão pulmonar, 243
Reflexo de Bezold-Jarish, 690
Refluxo
   aórtico, 884
   hepatojugular, 35
Regurgitação
   aórtica, 884
   tricúspide, 839
Reinfarto, risco a curto prazo, 299
Remodelamento eletrofisiológico, 553
Reparo em tempo único da aorta ascentende e aorta torácica descendente, 118
Reperfusão, estratégias de, 829
Repolarização ventricular, dispersão da, 612
Reposição volêmica, 469
Resistência
   cerebrovascular, 95

   vascular, 449
      periférica, 87
Respiração
   broncovesicular, 24
   brônquica, 24
   profunda, 26
Ressangramento, 1022
Ressonância magnética cardiovascular, 58, 245
   na(s) emergência(s), 245
      cardiovasculares não coronarianas, 247
Ressuscitação cardiopulmonar pediátrica
   avaliação pediátrica, 181
   diagnóstico, 177
   drogas, 189
   manifestações clínicas, 180
   tipos de choque, 180
   tratamento, 192
Retina, alterações da, 20
Retinopatia hipertensiva, 98
   classificações de, 99
Revascularização miocárdica cirúrgica
   em pacientes pós-infarto agudo do miocárdio com supradesnivelamento do Segmento ST, 401
   prévia, 290
Reversão
   das taquicardias, 695
   do *flutter* atrial paroxístico, 696
Risco, estratificação de, 334
Ritmo (s)
   de Biot, 17, 81
   de Cantani, 17, 81
   de Cheyne-Stockes, 17, 81
   de Kussmaul, 17, 81
   em pacientes com fibrilação atrial paroxística, 569
   idioventricular, 428
   juncional, 428, 675
   -respiratórios, 81
   sinusal, 197, 198, 201, 542
      normal, ECG de 12 derivações mostrando, 596
Rivaroxaban (s), 574, 908
ROC (*receiver operating characteristic*), áreas sob a curva, 307
Rocurônio, 192
Roncos, 24
Rouquidão, 42, 59
Ruflar diastólico, 29
Ruído (s)
   adventício, 23
      pulmonares, 24
   de ejeção, 28
Ruptura
   da aorta, 59
   de uma válvula com fenestração, 885
   esofágica, 43
      espontânea, 63

RyR$_2$, aminoácidos correspondentes de, 617

S

Saco pericárdico, 254
Sala de emergência
 eletrocardiograma na, 195-236
 marca-passo provisório na, 689-698
 taquicardias supraventriculares na, 525-549
 tomografia computadorizada na, 248
Sarcoidose, 18
Saturação venosa de oxigênio, 835
SCA, ver Síndrome coronariana aguda
Scheie, classificação de, 20
SDRA, ver Síndrome do desconforto respiratório
SDRA, ver Síndrome do desconforto respiratório agudo
Sedação, 191
 monitoraçãoa da, 853
 na prática clínica, 863
Sedativo (s)
 antagonistas, 863
 principais, 855
Sedentarismo, suspensão do, 359
Segmento ST, elevação côncava, 332
Seio carotídeo
 massagem do, 756
 hipersensibilidade do, 749
Semiologia
 cardiovascular, 11
 em emergências cardiovasculares, 11-37
Semiotécnica da observação clínica, 35
Sensação, 77
 de dispneia, 78
Sensibilidade, 700
Sepse severa, 181
Septo interventricular, ruptura do, 418
Sequência rápida de intubação, 191
Shear stress, 279
Shonshin-beribéri, 15
Sibilo, 24, 291
Sildenafila, 520
Sinal (is)
 de fluxo colorido atravessando o septo ventricular, 257
 de ação
  da amiodarona, 231
  digitálica, 230
 de Becker, 31
 de Duroziez, 31
 de Hampton, 81, 141
 de Lewis, 25
 de menisco, 241
 de Müller, 31
 de Musset, 31
 de Palla, 81
 de parábola, 241
 de Quincke, 31
 de Traube, 31
 de Westermark, 81

Síncope, 42, 141, 606
 avaliação inicial, 757
 cardíaca, 746
 classificação, 745, 746
 crises convulsiva e, distinção entre, 747
 de casua cardíaca, 752
 de origem indeterminada, 754
 definição, 745
 devido a hipertrofia ortostática, 746
 diagnóstico diferencial, 747
 em atletas, 1001
 em repouso, 690
 epidemiologia, 745
 estratificação de risco, 757
 estudo eletrofiológico no contexto da, 756
 exame(s)
  físico, 747
  complementares, 754
 história clínica, 746
 manobras, 754
 medicamentos relacionados à, 750
 neuralmente mediada, 746
 neuromediada, 748
 pacientes com, recomendações relativas à conduta em, 760
 patogênese, 745
 reflexa, 748
 teste ergométrico na avaliação de, 755, 20
 vasovagal, 749
Sincronismo pelo eletrocardiograma, 771
Síndrome (s)
 aórticas
  agudas, 59, 258
 cardiorrenal, 465
  tipo I, fisiopatologia, 467, 15
 coronária
  aguda, 256 , 327
   complicações, 415, 418, 426,431
   em portadores de DCEI, 719
   fisiopatologia, 284
   risco
    de morte, 55
    relativo de futura, 285
  sem dor, 291
  sem supradesnível do segmento ST, 311
   conduta, organograma, 323
  sem supradesnivelamento do segmento ST
 diagnóstico e estratifição de risco, 289
   tratamento clínico, 311
 da angústica respiratória aguda, 238
 da resposta inflamatória sistêmica (SIRS), 180
 da veia cava superior, 59
 de baixo débito cardíaco, 765
  tratamento da, 768
 de Boerhaave, 43, 63

 de Brugada, 611
  adquirida, 614
  classificação eletrocardiográfica, 1000
 de Cushing, 14
 de Down, 16
 de Ehlers-Danlos, 105
 de Eisenmenger, 513
 de hipersensibilidade esofágica, 43
 de Horner, 59
 de Jervell e Lange-Nilsen, 602
 de Marfan, 16, 105, 1007
 de Noonam, 16, 106
 de Pinch-off, 243
 de Tietze, 43
 de Turner, 16, 106
 de Twiddler, 711
 de Wolf-Parkinson-White, 256
 do desconforto respiratório agudo, 126
  critérios diagnósticos, 128
  situações clínicas associadas à, 128
  tomografia de tórax, 130
 do intervalo QT curto
  congênito, 609
  genética, 610
 do marca-passo, 713
 do QT longo
  adquirido, 608
  congênito, 602
   estratificação de risco, 732
  critérios diagnósticos da, 606
  genética da, 602
 HELLP, 100
 hepatopulmonar, 1034
 hipertensivas, 941
 pós-parada cardíaca
  opções de monitorização na, 172
 vasoplégica, 764
Sistema
 cardiovascular, exame do, 24
 de Informações de Mortalidade, 1
 His-Purkinje, 201
 nervoso simpático, 448
 renina-angiotensina
  ativação do, 14
  -inibidores do, 357
 renina-angiotensina-aldosterona, 448
Sobrecarga de volume, 446, 767
Som (ns)
 adventícios, 23
 claro pulmonar, 23
 de Korotkoff, 32
 laringotraqueal, 24
 maciço, 23
 pericárdicos, 29
 pulmonares normais, 24
 submaciço, 23
 timpânico, 23
 traqueal, 24

Sonda
endrotraqueal, 242
nasogástrica, 244
Sopro (s), 29
arteriais do abdome, 35
cardíacos, classificação segundo
Freeman e Levine, 29
de Austin-Flint, 31
de Graham-Stell, 29
sistólico precordial, 291
Sotalol, 570
Strain, 257
Streptococcus
do grupo D, 891
pneumoniae, 892
viridans, 891
Substância amiloide A sérica, 296
Substrato
arritmogênico, 553
elétrico, 553
Succinilcolina, 192,861
Sufocação, 77
Sulfato
de magnésio, esquema
anticonvulsivante com, 944
de morfina, 52
Suporte
avançado de vida
central de atendimento do,
fluxograma, 169
em cardiologia, 329
algoritmo, 166
em pediatria, medicações usadas,
189
básico de vida
adulto, 159
algoritmo de PCR em pediatria
para profissionais de saúde
de, 184
circulatório, 827
mecânico, 770
hemodinâmico, 146
mecânico respiratório, 146
não invasivo, 132
Suprahissiano, 201
Suxametônio, 192
Swinging heart, 254

T

Tabagismo, 6
suspensão do, 359
Tagging, 245
Tamanho cardíaco, avaliação do, 238
Tamponamento cardíaco, 59, 226, 254,
766, 806
apresentação clínica, 502
com alternância elétrica, 228
em pacientes infectados pelo HIV,
976
exames complementares, 504
fisiopatologia, 500
hemodinâmica do, 503
ritmo regular, 227

tratamento, 506
Tanometria gástrica, 843
Taquiarritmia
com QRS largo, diagnóstico
diferencial, 655-668
pacientes grávidas com, tratamento,
949
supraventriculares
medicamentos para tratamento
das, 426
na fase aguda do infarto, 427
ventriculares em coração
estruturalmente normal, 593
Taquicardia, 60, 186
algoritmo de, 190
antidrômica, 212
atrial, 206, 208, 209, 528, 535
com aberrância, 529
com múltiplas morfologias de onda
P, 540
com ortodrômica, 532
detectada ao Holter, 538
multifocal, 540
no traçado de Holter, 529
sustentada, 537
bidirecional, 231
com pulso na sala de emergência,
tratamento, 533
conduzida pelo marca-passo, 712
das fibras de Mahaim, 214
de complexo QRS largo
causas, 655
eletrocardiograma das, dados a
serem analisados, 659
de Coumel, 214
de QRS largo
com ondas P dissociadas, 660
-com padrão concordante, traçado de
ECG, 662
diagnóstico quanto à duração dos
complexos QRS, 526
fascicular, 224
juncional, 528
mantida por via cessória, 544
mediada pelo marca-passo, 713
ortodrômica, 211
por reentrada, 541
antidrômica, 215
atrioventricular, 211, 212, 533,
545
nodal, 209, 210, 531, 542, 543
reversão das, 695
sinusal, 14, 144,199, 203, 227, 528,
534
supraventricular, 203, 528
com bloqueio de ramo esquerdo,
657
com condução intraventricular
aberrante, 214
na infância, tratamento, 532
na sala de emergência, 525-549
ventricular, 428

em pacientes com cardiopatia
aestrutural, 625-654
idiopática, 593
monomórfica, 165, 223
com padrão de bloqueio do
ramo esquerdo, 222
idiopática, 594
não sustentada, 338
polimórfica, 619
catecolaminérgica, 616
Holter de 24 h mostrando
evolução para, 604
idiopática, 600
Taquipneia, 60, 81
de anoxia, 17
Taxa de mortalidade
em pacientes com aneurisma do
ventrículo esquerdo, 425
por doenças cardiovasculares no
Brasil, 6
Técnica
da medida indireta da pressão
arterial, 91
de dois dedos, 182
de dois polegares e mão envolvendo
o tronco, 182
de implante do marca-passo
provisório transcutâneo, 694
de sincronização eletrocardiográfica,
269
Telemetria, 704
Tempo para reperfusão, 346
Tenaxicam, 856
Tenda de oxigênio, 191
Terapia
antiplaquetária, 349
antitrombínicas, 319
de choique de CDI , 717
fibrinolítica, 347
contraindicações, 148
Teste
da adenosina, 756
de inclinação ortostática, 754
ergométrico, 56, 337, 658
critérios de positividade, 265
na sala de emergência, 263
contraindicações, 264
estudos do na, 265
pré-requisitos para, 264
realização, 264
farmacológico, 613
função pulmonar no pronto-socorro,
984
Tetralogia de Fallot, 639
Ticagrelor, 52, 350, 352, 412
Ticlopidina, 350
Tienopiridínicos, 52, 350
Tilt test, 754
Tilt-training, 750, 751
Tipo(s)
constitucional, 13
torácicos, 23
Tireoide, 21

Índice Remissivo **1071**

Tireotoxicose da doença de Graves, 14
Tiroxina, estruturas químicas, 1047
Tomografia
computadorizada
de perfusão de imagem por
emissão de fóton único, 272
helicoidal, 145
da aorta torácica, 146
na sala de emergência, 248
por emissão de fóton único, 270
exemplo de, 271
de tórax, 83
Tonometria gástrica, 844
Toracocentese, 241
Tórax
em tonel, 23
globoso, 23
Torsades de pointes, 606
episódio de, 618
Tosse crônica, 42
Traçado de Holter, 584, 716
em ritmo juncional, 529
Tramadol, 856
TRANSAFER-AMI, 377
Transição
demográfica, 1
epidemiológica, 1,2
estágios clássicos da, 3
Trauma torácico, 259
Trepopneia, 79
Treprostinil, 518
Triagem intercostal, 17
Triângulo da displasia, 730
Triiodotironina, estruturas químicas,
1047
Trombina, inibidores diretas da, 320,
356
Trombioembolismo pulmonar,
diagnósticos diferenciais, 142
Trombo, 144, 255
Trombocitopenia induzida pela
heparina, 910
Tromboembolia pulmonar
aguda, 255
maciça, 255
Tromboembolismo, 512
agudo, eletrocardiogramas no, 225
pulmonar
avaliação complementar, 143
epidemiologia, 139
estratificação de risco, 140
fisiopatologia, 139
leve, 141
maciço, 141
preditores clínicos, 142
quadro clínico, 140
radiografia de tórax e, 239

sinais mais frequentemente
encontrados, 141
sintomas mais frequentemente
encontrados, 141
submaciço, 141
suspeita
de alto risco de, 147
de risco não elevado, 147
Trombólise
no acidente vascular isquêmico,
contraindicações, 1025
pré-hospitalar, 345
Trombolíticos, 146
Trombose
in situ, 512
no falso lúmen, 111
sobre a placa aterosclerótica, 279
venosa profunda, 141, 431
Tronco celíaco, oclusão do, 42
Tropominas, 55
Troponina, 293, 454
e ortalidade, relação da, 294
Truncus arteriosus, 28
Trypanossoma cruzi, 632
Tubo
de Sengstaken-Blakemore, 43
traqueal, 191

U

Úlcera péptica, 45
Underdrive, 695
Undersensing, 700
Unha em "vidro de relógio", 15
Unidade
de dor torácica, 46
de emergência, abordagem da dor
torácica na, 39-76
de terapia intensiva do Instituto
Dante Pazzanese de Cardiologia,
763
Urgência
hipertensiva, 87
etiologia, 88
por respirar, 77

V

Valores preditivos para os sinais
e sintomas de doença arterial
periférica, 33
Valva (s)
mitral
reparo, 884
ruptura de cordoalha da, 883
protéticas, 31
Valvopatias, 731, 950
Valvotomia mitral percutânea, 876

Válvula aórtica bicúspide, 105
Vancurônio, 192
Varfarina, 911
Vasodilatação, 766
Vasodilatador, 26, 133
endovenosos, 466
efeitos hemodinâmicos de agentes,
133
pulmonares, 769
Vasoespasmo, 1022
Vasopressina, 168
antagonistas da, 468
Vecurônio, 862
Veia (s)
cava, diâmetro da, 254
visíveis, 19
Ventilação
com bolsa-máscara facial, 191
mecânica, parâmetros iniciais, 784
Ventilografia, 882
Ventrículo
direito
displasia arritmogênica de, 627,
730
insuficiência do, 423
esquerdo
aneurisma do, 424
hipertrofia acentuada do, 635
normal, 424
Via (s)
aérea (s)
abertura das, 183
avançada, 165
em lactente, desobstrução da, 183
de saída do ventrículo esquerdo, 847
Viabilidade miocárdica, 247
Vírus da imunodeficiência humana,
emergências cardiovasculares em
pacientes infectados pelo, 975-961
Vitamina K, antagonista da,
complicações com o uso de, 911
Volume pulmonar, 178
Voz caprina, 24

X

Xantomas, 18
Ximelagatran, 909

Z

Zona
cinzenta, 1004
de West, 841